第 6 版

Coté & Lerman's A Practice of Anesthesia for Infants and Children

婴幼儿与儿童实用麻醉学

主　编　Charles J. Coté, MD, FAAP
　　　　Jerrold Lerman, MD, FRCPC, FANZCA
　　　　Brian J. Anderson, MB, ChB, PhD, FANZCA, FCICM
主　译　李　军　俞卫锋　上官王宁
副 主 译　张马忠　左云霞　宋兴荣　张建敏　蒋懿斐
主译秘书　王思聪

人民卫生出版社
·北 京·

图书在版编目（CIP）数据

婴幼儿与儿童实用麻醉学 /（美）查尔斯·杰·科泰主编；李军，俞卫锋，上官王宁主译. -- 北京：人民卫生出版社，2025. 1. -- ISBN 978-7-117-36768-4

Ⅰ. R726. 14

中国国家版本馆 CIP 数据核字第 20249YL800 号

| 人卫智网 | www.ipmph.com | 医学教育、学术、考试、健康，购书智慧智能综合服务平台 |
| 人卫官网 | www.pmph.com | 人卫官方资讯发布平台 |

图字：01-2020-2979 号

婴幼儿与儿童实用麻醉学
Yingyou'er yu Ertong Shiyong Mazuixue

主　　译：李　军　俞卫锋　上官王宁
出版发行：人民卫生出版社（中继线 010-59780011）
地　　址：北京市朝阳区潘家园南里 19 号
邮　　编：100021
E - mail：pmph @ pmph.com
购书热线：010-59787592　010-59787584　010-65264830
印　　刷：人卫印务（北京）有限公司
经　　销：新华书店
开　　本：889×1194　1/16　印张：73
字　　数：2978 千字
版　　次：2025 年 1 月第 1 版
印　　次：2025 年 1 月第 1 次印刷
标准书号：ISBN 978-7-117-36768-4
定　　价：729.00 元

打击盗版举报电话：010-59787491　E-mail：WQ @ pmph.com
质量问题联系电话：010-59787234　E-mail：zhiliang @ pmph.com
数字融合服务电话：4001118166　E-mail：zengzhi @ pmph.com

Coté & Lerman's A Practice of Anesthesia for Infants and Children

婴幼儿与儿童实用麻醉学

主　编　Charles J. Coté, MD, FAAP

　　　　Jerrold Lerman, MD, FRCPC, FANZCA

　　　　Brian J. Anderson, MB, ChB, PhD, FANZCA, FCICM

主　译　李　军　俞卫锋　上官王宁

副主译　张马忠　左云霞　宋兴荣　张建敏　蒋懿斐

译　者（按姓氏笔画排序）

于金贵	上官王宁	马　宁	马　锐	马星钢	马雪萍	王　洁
王　袁	王　鑫	王公明	王欣悦	王晓夏	王海英	王锦媛
方攀攀	艾艳秋	石　磊	石学银	叶　茂	史昊鸿	冯继峰
邢喜春	吕　扬	吕改华	吕建瑞	朱昌娥	刘　祥	刘金柱
刘学胜	刘敬臣	刘新浩	许爱军	孙志鹏	杜文康	杜桂芝
李　军	李　丽	李　超	李　强	李义辉	李文志	李玉梅
李丽伟	李玮伟	李恩有	杨　旺	杨丽芳	杨晓玫	肖　婷
吴嘉伟	余高锋	谷海飞	沈伟清	宋兴荣	张　明	张　弦
张　琦	张马忠	张成密	张良成	张孟元	张维智	陈向东
陈雪吟	邵凤霞	林育南	罗　贞	罗　蓉	罗爱林	周智斌
郑若芳	郑雪松	居玲莎	屈双权	赵　平	赵龙德	胡　榕
胡华琨	胡智勇	钟　良	侯丽宏	侯新冉	俞卫锋	姜丽华
费　建	胥　亮	贺　琳	袁静静	贾　爱	柴小青	晏馥霞
徐军美	徐桂萍	高铮铮	郭　楠	郭曲练	黄　璜	黄　磊
黄文起	常　晶	符　强	康文英	章艳君	董海龙	蒋长青
蒋懿斐	韩　园	谢咏秋	镇路明	潘守东	潘志英	魏　昕
魏　嵘	魏晓永					

主译秘书　王思聪

人民卫生出版社

·北京·

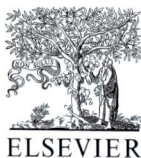

Elsevier (Singapore) Pte Ltd.
3 Killiney Road, #08-01 Winsland House I, Singapore 239519
Tel: (65) 6349-0200; Fax: (65) 6733-1817

This Translation of Coté and Lerman's A Practice of Anesthesia for Infants and Children, 6/E by Charles J. Coté, Jerrold Lerman and Brian J. Anderson was undertaken by People's Medical Publishing House and is published by arrangement with Elsevier（Singapore）Pte Ltd.

Coté and Lerman's A Practice of Anesthesia for Infants and Children, 6/E by Charles J. Coté, Jerrold Lerman and Brian J. Anderson 由人民卫生出版社进行翻译，并根据人民卫生出版社与爱思唯尔（新加坡）私人有限公司的协议约定出版。

《婴幼儿与儿童实用麻醉学》（李军、俞卫锋、上官王宁主译）

ISBN: 978-7-117-36768-4

注　意

本译本由人民卫生出版社完成。相关从业及研究人员必须凭借其自身经验和知识对文中描述的信息数据、方法策略、搭配组合、实验操作进行评估和使用。由于医学科学发展迅速，临床诊断和给药剂量尤其需要经过独立验证。在法律允许的最大范围内，爱思唯尔、译文的原文作者、原文编辑及原文内容提供者均不对译文或因产品责任、疏忽或其他操作造成的人身和／或财产伤害和／或损失承担责任，亦不对由于使用文中提到的方法、产品、说明或思想而导致的人身和／或财产伤害和／或损失承担责任。

使命与意义

　　繁衍后代是人类文明延续的关键，保护儿童健康成长更是成年人的天职。《婴幼儿与儿童实用麻醉学》一书历经近40年、五代人的努力，从最初的304页扩展至如今的1 168页，汇集了众多国家及地区医学科学家的智慧与经验，现更新至第6版。中国麻醉学界的各位专家们能够参与本书中文版的译注工作，是一项光荣且庄严的使命。

　　假如有一份关于婴幼儿与儿童实用麻醉学方面书籍的推荐书单，我相信《婴幼儿与儿童实用麻醉学》（*A Practice of Anesthesia for Infants and Children*）应无出其右。自我从事麻醉工作以来，该书就是儿童麻醉学领域的经典教材。本书涵盖了不同年龄段儿童的生理和心理特点，从简明扼要的表格到详尽的处理流程，从适用的麻醉技术到最新麻醉药物的使用，辅以药理学知识的补充，可谓一应俱全。相较于其他婴幼儿和儿童麻醉学书籍，《婴幼儿与儿童实用麻醉学》拥有更为完整、清晰和实用的知识体系框架。第6版更是与时俱进，称之为儿童麻醉学领域的"圣经"也不为过。无论你是一位专精于儿童麻醉的麻醉医生，还是一位外科医生，乃至一位进修规培医生，甚至只是对此感兴趣的普通读者，相信本书都能为你解答许多的疑惑。我相信，读完这本书后，你会对其高度的适应性和实用性表示惊叹。

　　另外令人惊喜的是，第6版《婴幼儿与儿童实用麻醉学》还创新性地引入了"结对"模式，即儿科专家与小儿麻醉专家通过相"结对"的方式，从两个不同的专业角度对每一个病例进行阐述和分析，确保基础医学与临床实践观点紧密契合。这被Jerrold Lerman主编特别称为"精要"部分，其重要性和独特性，实在不容错过。

　　最后，请允许我以中华医学会麻醉学分会第14届委员会主任委员的身份，感谢所有参与本次译注工作的来自全国各地儿童麻醉领域知名医院的包括李军教授、上官王宁教授等以及我在内的114位麻醉专家们。更要感谢为我们参与这份工作而默默付出的家人们和同事们，正是因为他们的支持与理解，我们才能心无旁骛、齐心协力地完成这项伟大的工作。

　　相信大家不难发现，从参与译注的专家数量上就能看出这项工作的巨大工作量以及异乎寻常的艰难，然而，我们中国的儿童麻醉专家们仍充满着工作的热情。作为世界国土面积第二大、地理多样性最丰富的国家，《婴幼儿与儿童实用麻醉学》中文版对我国儿童麻醉学领域的工作开展意义非凡，正如本书创作的初衷："帮助在有限的资源（过时的设备、有限的药物、电力，甚至有限的氧气供应）的条件下，为儿童提供最好照顾的从业人员的成长。"虽然随着我国经济的高速发展，电力和有限的氧气供应已经不再普遍存在。但过时的设备和有限药物的情况，对我国这样地理多样性且幅员辽阔的国家而言，依旧广泛存在。

　　因此，中华医学会麻醉学分会才会高度重视这项工作，并为此投入如此巨大的人力物力。不为其他，只因梁启超所言之"少年强则中国强，少年雄于地球，则国雄于地球"的期盼。望各位读者能从本书中文版中学有所思、学有所悟、学有所得，为更多中国儿童造福。

2024 年 10 月 2 日

我们将《婴幼儿与儿童实用麻醉学》(第6版)献给在世界各地有幸承担照顾孩子的责任的医生们,他们分布在手术室、ICU、麻醉服务至关重要的场所(如放射科、心导管室)及镇静服务场所(如肿瘤科)等。我们特别感谢在有限的资源(过时的设备、有限的药物、电力,甚至有限的氧气供应)条件下提供最好照顾的从业人员。我们的专业在过去30年中呈指数级发展,由于新的许可法实施,现在药物在应用于孩子之前都会经过更彻底的核查。超声技术使区域麻醉和有创置管技术更为安全。气道设备的质量不断提高。无创连续心排血量可成为下一代监护仪的监护项目来保障我们对孩子的照顾。麻醉深度监测仪也在不断发展,但在年幼儿童中仍不可靠;我们希望这些进步将能更准确评估婴幼儿的麻醉深度,并能够区分中度镇静与深度镇静以及深度镇静与全身麻醉。

我们还将本书献给我们每天为其提供麻醉的儿童,及确保他们的孩子将接受最高标准的照顾并尽可能安全地免受伤害的父母/监护人。我们的专业将继续研究麻醉药物对发育中大脑可能产生的不良影响,以确定在新生动物中的发现是否只是实验探索,或是有实际临床意义、对婴儿和儿童有潜在性的危害。目前的证据既不能证实也不能反驳麻醉药物对发育中人脑的损伤。我们在日常工作中面临的挑战是向父母保证麻醉和我们使用的药物是安全的(据我们目前所知),不会对他们的孩子构成真正和实质性的风险。

Charles J. Coté

Jerrold Lerman

Brian J. Anderson

《婴幼儿与儿童实用麻醉学》，从 1986 年的简陋的第 1 版，仅有 304 页，不断拓展成如今的第 6 版，超过 1 100 页。本书的创始人 John Ryan 教授及 Nishan Goudsouzian 教授已退休，I. David Todres 教授因淋巴癌去世。Jerrold Lerman 教授于第 4 版加入成为合作主编，Brian J. Anderson 教授于第 5 版加入编辑工作，Anderson 教授拓展了各篇章基础药理学方面的阐释。

第 6 版由来自五大洲的 109 位作者撰写完成，其中 22 位为新加入者。本书汇集众多国际专家的观点，将继续成为备受推崇、以循证为纲领的小儿麻醉实践书籍。同之前的版本一样，本书的许多作者是小儿麻醉学、外科及儿科的专科权威医生，因而提高了本书相关血液学、肺病学、心脏学、肾脏学、肝脏学及神经病学的基础认识水平。同上一版一样，本书第 6 版也分为 10 篇：简介、药物及液体治疗、胸部手术麻醉、心脏手术麻醉、大脑及内分泌手术麻醉、腹部手术麻醉、其他外科手术麻醉、紧急情况麻醉、疼痛治疗及特别专题。如此排版可让读者简单又快速地找到相关章节及感兴趣的主题。除少数精选的参考文献外，其他各章节的参考文献已移至相应的专家咨询网址，通过超链接可查找到原版内容。彩色插图、照片及图表使得内容更加清晰易懂，提高观感；许多新的视频剪辑、图形、表格及附录也可在线浏览。

为了完成我们的使命——创造出一部综合性的书籍，我们再一次寻求了众多儿科专家，他们分享了涉及小儿疾病的基础儿科生理学及病理学方面的观点与见解。在每一病例中，儿科专家与小儿麻醉医生相结对，从而保证了基础医学与临床实践观点的相契合。这些是"精要"章节。

本书保留了之前的传统，即本书篇幅最大的章节为药理学部分，包含有 2 000 多篇参考文献。在这一章节中，三位作者撰写并表达了他们对于小儿药理学的不同见解。我们保留了对较古老和较少使用的药物的讨论，从而可全面理解全世界麻醉的多样性。小儿气道章节囊括了对声门上装置、紧急气道管理策略及现有可用于婴幼儿的装置的广泛讨论。本书附有多个在线录像也对这些仪器设备的使用做了说明。

关于特别专题的章节，诸如胸科、骨科、整形外科、普外及泌尿外科、眼科、耳鼻喉科、烧伤科及心脏手术麻醉的主题内容，如生理学、心脏手术、体外循环、止血药物、心脏辅助装置及心脏导管室，以上章节及其内容都做了进一步更新。

我们对麻醉与大脑发育这一章节做了大量的编校，反映了目前对这一主题的理解，并包含了一张综合性表格，里面列举了截至出版时所发表的所有相关研究。因此，读者可以接触到该领域最重要的文献。另外，我们对超早产儿麻醉、产时胎儿手术、创伤及传染性疾病这些章节内容也做了大量修订。

本书还有 3 个全新的章节，对药物基因组学、全凭静脉麻醉和靶控输注、肿瘤患儿围手术期管理做了详细的解说。药物基因组学这一章节强调了基因在预测药物效应中的应用，并且阐明了基因变异所导致的并发症，这些内容在对患者的管理中愈发重要。由于程序性药物推注泵的普及，全凭静脉麻醉技术越来越受到欢迎。

本书适用 13 个章节系统介绍了创伤患者的管理、心肺复苏、恶性高热、超声引导区域麻醉、急性和慢性疼痛的管理、手术室外麻醉、麻醉后恢复室、诊断性和治疗性操作的镇静、血管通路的开放、传染性疾病、医学模拟及最重要的发展中国家小儿麻醉等相关内容。

与之前一样，这次修订的过程也再现了一场世界和生活的缩影旅程。许多作者在撰写过程中，再次面对众多挑战，如爱人离世、个人危机、病患或其他事情。即便有这些困难险阻，作者们都成功编写出精湛的章节，我们希望能让读者认同这是一本最新、最先进的小儿麻醉学书籍。

在装订本次新版时，主编们夜以继日、加班加点地讨论具有争议性的议题，并精编各个章节的语言。三位主编已对本书所有的章节内容进行了审核并达成了共识。这个过程无疑是特殊且大有裨益的锤炼，因而可提高本书的可读性，并融汇了美国、加拿大、新西兰三国的小儿麻醉的经验方法和理念。

我们相信，《婴幼儿与儿童实用麻醉学》（第 6 版）将继续为全球的住院医生和小儿麻醉专培医生提供知识体系框架，并继续成为通过小儿麻醉医生执照考试的一大助手，也将为全球范围内在临床工作的小儿麻醉医生及其他儿科护理者提供参考。

Charles J. Coté
Jerrold Lerman
Brian J. Anderson

致 谢

我们要感谢我们的妻子、丈夫、伴侣、孩子、朋友、秘书们和工作人员，在他们的支持下，组建的国际专家大家庭齐心协力、出色完成了《婴幼儿与儿童实用麻醉学》（第 6 版）的出版。我们特别要感谢来自世界各地的麻醉科、儿科、外科和内科医生们对编委们工作的支持及学术努力，使本书第 6 版得以面世。我们要感谢 Elsevier 出版公司对医疗较为落后的国家，特别是撒哈拉以南的非洲国家国际教育的继续支持，感谢他们向世界麻醉医师联合会的研究员提供各种教科书，包括这本《婴幼儿与儿童实用麻醉学》及其他新兴项目。通过这样的国际努力，才能确保我们专业的最新进展在全球范围内的可用性。

编辑们希望将这一版的书献给已去世的 Richard J. Kitz, MD 主编，他于 1982 年把主编角色传承给 Dr. Coté。没有他的远见、鼓励和支持，本书可能永远不会被创造。

Charles J. Coté
Jerrold Lerman
Brian J. Anderson

于金贵	山东大学齐鲁医院	李玮伟	上海交通大学医学院附属新华医院
上官王宁	温州医科大学附属第二医院育英儿童医院	李恩有	哈尔滨医科大学附属第一医院
马 宁	上海交通大学医学院附属上海儿童医学中心	杨 旺	哈尔滨医科大学附属第二医院
马 锐	西安市儿童医院	杨丽芳	西安市儿童医院
马星钢	深圳市儿童医院	杨晓玫	山东大学齐鲁医院
马雪萍	新疆维吾尔自治区人民医院	肖 婷	湖南省儿童医院
王 洁	华中科技大学同济医学院附属协和医院	吴嘉伟	苏州大学附属儿童医院
王 袁	遵义医科大学附属医院	余高锋	广州市妇女儿童医疗中心
王 鑫	中南大学湘雅二医院	谷海飞	昆明市儿童医院
王公明	山东省立医院	沈伟清	浙江大学医学院附属儿童医院
王欣悦	天津市儿童医院	宋兴荣	广州市妇女儿童医疗中心
王晓夏	广西儿童医院	张 明	昆明市儿童医院
王海英	遵义医科大学附属医院	张 弦	首都儿科研究所附属儿童医院
王锦媛	大连医科大学附属大连市儿童医院	张 琦	河北省儿童医院
方攀攀	安徽医科大学第一附属医院	张马忠	上海交通大学医学院附属上海儿童医学中心
艾艳秋	郑州大学第一附属医院	张成密	上海交通大学医学院附属新华医院
石 磊	河北省儿童医院	张良成	福建医科大学附属协和医院
石学银	上海交通大学医学院附属新华医院	张孟元	山东省立医院
叶 茂	重庆医科大学附属儿童医院	张维智	山西省儿童医院
史昊鸿	复旦大学附属儿科医院	陈向东	华中科技大学同济医学院附属协和医院
冯继峰	广西儿童医院	陈雪吟	中国科学技术大学附属第一医院（安徽省立医院）
邢喜春	哈尔滨医科大学附属第二医院	陈雪吟	华中科技大学同济医学院附属协和医院
吕 扬	哈尔滨医科大学附属第一医院	邵凤霞	大连医科大学附属大连市儿童医院
吕改华	山西省儿童医院	林育南	广西医科大学第一附属医院
吕建瑞	西安交通大学第二附属医院	罗 贞	四川大学华西医院
朱昌娥	上海交通大学医学院附属儿童医院	罗 蓉	四川大学华西医院
刘 祥	河北省儿童医院	罗爱林	华中科技大学同济医学院附属同济医院
刘金柱	天津市儿童医院	周智斌	中山大学附属第一医院
刘学胜	安徽医科大学第一附属医院	郑若芳	温州医科大学附属第二医院育英儿童医院
刘敬臣	广西医科大学第一附属医院	郑雪松	福建医科大学附属协和医院
刘新浩	四川大学华西医院	居玲莎	郑州大学第一附属医院
许爱军	华中科技大学同济医学院附属同济医院	屈双权	湖南省儿童医院
孙志鹏	武汉儿童医院	赵 平	中国医科大学附属盛京医院
杜文康	昆明市儿童医院	赵龙德	南京医科大学附属儿童医院
杜桂芝	四川大学华西医院	胡 榕	中山大学附属第一医院
李 军	温州医科大学附属第二医院育英儿童医院	胡华琨	江西省儿童医院
李 丽	天津市儿童医院	胡智勇	浙江大学医学院附属第一医院
李 超	昆明市儿童医院	钟 良	武汉儿童医院
李 强	江西省儿童医院	侯丽宏	空军军医大学西京医院
李义辉	重庆医科大学附属儿童医院	侯新冉	中南大学湘雅医院
李文志	哈尔滨医科大学附属第二医院	俞卫锋	上海交通大学医学院附属仁济医院
李玉梅	福建医科大学附属协和医院	姜丽华	郑州大学第三附属医院
李丽伟	郑州大学第一附属医院	费 建	南京医科大学附属儿童医院

胥　亮	深圳市儿童医院	符　强	郑州大学第三附属医院
贺　琳	复旦大学附属儿科医院	康文英	中国医学科学院阜外医院
袁静静	郑州大学第一附属医院	章艳君	天津市儿童医院
贾　爱	中国医学科学院阜外医院	董海龙	空军军医大学西京医院
柴小青	中国科学技术大学附属第一医院（安徽省立医院）	蒋长青	上海交通大学医学院附属仁济医院
晏馥霞	中国医学科学院阜外医院	蒋懿斐	温州医科大学附属第二医院育英儿童医院
徐军美	中南大学湘雅二医院	韩　园	温州医科大学附属第二医院育英儿童医院
徐桂萍	新疆维吾尔自治区人民医院	谢咏秋	中南大学湘雅医院
高铮铮	首都医科大学附属北京儿童医院	镇路明	西安交通大学第二附属医院
郭　楠	中国医科大学附属盛京医院	潘守东	首都儿科研究所附属儿童医院
郭曲练	中南大学湘雅医院	潘志英	上海交通大学医学院附属仁济医院
黄　璜	温州医科大学附属第二医院育英儿童医院	魏　昕	中国科学技术大学附属第一医院（安徽省立医院）
黄　磊	昆明市儿童医院	魏　嵘	上海交通大学医学院附属儿童医院
黄文起	中山大学附属第一医院	魏晓永	郑州大学第三附属医院
常　晶	上海交通大学医学院附属上海儿童医学中心		

Trevor L. Adams, MD
Assistant Professor
University of Washington
Department of Anesthesiology and Pain Medicine
Seattle Children's Hospital
Seattle, Washington
Essentials of Hematology

Adam C. Adler, MS, MD, FAAP
Assistant Professor
Baylor College of Medicine
Department of Anesthesiology, Perioperative and Pain
　Medicine
Division of Cardiothoracic Anesthesiology
Texas Children's Hospital
Houston, Texas
Mechanical Circulatory Support

Warwick A. Ames, MBBS, FRCA
Associate Professor
Duke University School of Medicine
Pediatric Anesthesiology
Duke University Medical Center
Duke Children's Hospital and Health Center
Durham, North Carolina
Essentials of Nephrology

Brian J. Anderson, MB, ChB, PhD, FANZCA, FCICM
Professor of Anesthesiology
University of Auckland
Paediatric Anaesthetist and Intensivist
Paediatic Intensive Care Unit
Auckland Children's Hospital
Auckland, New Zealand
*Orthopedic and Spine Surgery; Pharmacokinetics and Pharmacology of
　Drugs Used in Children; The Practice of Pediatric Anesthesia; Total
　Intravenous Anesthesia and Target-Controlled Infusion*

Dean B. Andropoulos, MD, MHCM
Professor
Anesthesiology and Pediatrics
Vice Chair for Clinical Affairs
Department of Anesthesiology
Baylor College of Medicine
Anesthesiologist-in-Chief
Department of Anesthesiology, Perioperative and Pain
　Medicine
Texas Children's Hospital
Houston, Texas
Cardiopulmonary Bypass and Management

Martin B. Anixter, MD
Assistant Professor of Anesthesia
University of Pittsburgh School of Medicine
Department of Anesthesiology
Children's Hospital of Pittsburgh at UPMC
Pittsburgh, Pennsylvania
Organ Transplantation

Philip Arnold, BM, FRCA
Honorary Lecturer
University of Liverpool
Consultant Anaesthetist
Jackson Rees Department of Anaesthesia
Alder Hey Children's Hospital
Liverpool, United Kingdom
Medications for Hemostasis

Robert Baker, MD
Pain Management Fellow
University of Cincinnati College of Medicine
Cincinnati Children's Hospital Medical Center
Cincinnati, Ohio
Chronic Pain

M.A. Bender, MD, PhD
Associate Professor
Pediatrics
University of Washington School of Medicine;
Director
Sickle Cell and Hemoglobinopathy Program
Odessa Brown Children's Clinic
Clinical Research Division
Fred Hutchinson Cancer Research Center
Seattle, Washington
Essentials of Hematology

Charles B. Berde, MD, PhD
Professor of Anaesthesia and Pediatrics
Harvard Medical School
Chief, Division of Pain Medicine
Department of Anesthesiology, Perioperative and Pain
　Medicine
Boston Children's Hospital
Boston, Massachusetts
Acute Pain

Laura K. Berenstain, MD
Associate Professor Clinical Anesthesia
University of Cincinnati College of Medicine
Staff Anesthesiologist Division of Pediatric Cardiac Anesthesia
Department of Anesthesiology
Cincinnati Children's Hospital Medical Center
Cincinnati, Ohio
Mechanical Circulatory Support

Brian Blasiole, MD, PhD
Assistant Professor of Anesthesiology
University of Pittsburgh School of Medicine
Department of Anesthesiology
The Children's Hospital of Pittsburgh of UPMC
Medical Director for Sedation Services and Offsite Anesthesia
Pittsburgh, Pennsylvania
Organ Transplantation

Adrian T. Bösenberg, MB ChB, FFA(SA)
Professor
University of Washington School of Medicine
Pediatric Anesthesiologist
Anesthesiology and Pain Management
Seattle Children's Hospital
Seattle, Washington
Pediatric Anesthesia in Developing Countries

Karen A. Brown, MD
Professor
McGill University Medical School
Queen Elizabeth Hospital of Montreal Foundation Chair in
    Pediatric Anesthesia
Department of Anesthesia
The Montreal Children's Hospital, McGill University Health
    Center
Montreal, Quebec, Canada
Otorhinolaryngologic Procedures

Roland Brusseau, MD
Instructor in Anaesthesia
Harvard Medical School
Senior Assistant in Perioperative Anesthesia
Department of Anesthesia and Perioperative Medicine
Boston Children's Hospital
Boston, Massachusetts
Fetal Intervention and the EXIT Procedure

James Gordon Cain, MD, MBA, FAAP, DABA
Professor and Vice Chair of Anesthesiology
West Virginia University School of Medicine
Department of Anesthesiology Quality Officer
WVU Medicine Chief of Pediatric Anesthesiology
West Virginia Children's Hospital
Morgantown, West Virginia
Organ Transplantation

Vidya Chidambaran, MD, MS
Associate Professor, Anesthesia and Pediatrics
University of Cincinnati College of Medicine
Director, Perioperative Pain Management
Cincinnati Children's Hospital
University of Cincinnati
Cincinnati, Ohio
Pharmacogenomics

Franklyn P. Cladis, MD, FAAP
Associate Professor of Anesthesiology
The University of Pittsburgh School of Medicine
Department of Anesthesiology
The Children's Hospital of Pittsburgh of UPMC
Program Director, Pediatric Anesthesiology Fellowship
The Children's Hospital of Pittsburgh of UPMC
Pittsburgh, Pennsylvania
Organ Transplantation

Rebecca E. Claure, MD
Clinical Professor
Stanford University School of Medicine
Stanford, California
Department of Anesthesiology, Perioperative and Pain
    Medicine
Medical Director, Perioperative Services
Packard Children's Hospital Stanford
Palo Alto, California
Essentials of Endocrinology

Jeffrey B. Cooper, PhD
Professor of Anaesthesia
Harvard Medical School
Department of Anesthesia, Critical Care and Pain Medicine
Massachusetts General Hospital
Executive Director Emeritus
Center for Medical Simulation
Boston, Massachusetts
Simulation in Pediatric Anesthesia

Charles J. Coté, MD
Professor of Anaesthesia (Emeritus)
Harvard Medical School
Division of Pediatric Anesthesia
MassGeneral Hospital for Children
Department of Anesthesia, Critical Care and Pain Management
Massachusetts General Hospital
Boston, Massachusetts
*Burn Injuries; Pharmacokinetics and Pharmacology of Drugs Used in
    Children; Preoperative Evaluation, Premedication, and Induction
    of Anesthesia; Pediatric Equipment; Procedures for Vascular
    Access; Regional Anesthesia; Sedation for Diagnostic and
    Therapeutic Procedures Outside the Operating Room; Strategies for
    Blood Product Management, Reducing Transfusions, and Massive
    Blood Transfusion; The Pediatric Airway; The Practice of Pediatric
    Anesthesia*

Joseph P. Cravero, MD
Associate Professor of Anaesthesia
Harvard Medical School
Senior Associate
Department of Anesthesiology, Perioperative, and Pain
　Medicine
Boston Children's Hospital
Boston, Massachusetts
*Anesthesia Outside the Operating Room; Sedation for Diagnostic and
　Therapeutic Procedures Outside the Operating Room*

Peter M. Crean, MB BCh, FRCA, FFARCSI
Consultant Paediatric Anaesthetist
Department of Anaesthesia
Royal Belfast Hospital for Sick Children
Belfast, United Kingdom
Essentials of Neurology and Neuromuscular Disorders

Andrew J. Davidson, MBBS, MD, FANZCA
Professor
Department of Paediatrics
University of Melbourne
Staff Anaesthetist
Anaesthesia and Pain Management
Royal Children's Hospital, Melbourne
Director
Melbourne Children's Trials Centre
Murdoch Children's Research Institute
Melbourne, Victoria, Australia
Surgery, Anesthesia, and the Immature Brain

Peter J. Davis, MD
Professor of Anesthesiology and Pediatrics
University of Pittsburgh School of Medicine
Dr. Joseph H. Marcy Endowed Chair in Pediatric Anesthesia
Anesthesiologist-in-Chief
Children's Hospital of Pittsburgh of UPMC
Pittsburgh, Pennsylvania
Essentials of Hepatology; Organ Transplantation

James A. DiNardo, MD, FAAP
Professor of Anaesthesia
Harvard Medical School
Chief, Division of Cardiac Anesthesia
Francis X. McGowan, Jr., M.D. Chair in Cardiac Anesthesia
Boston Children's Hospital
Boston, Massachusetts
Cardiac Physiology and Pharmacology

Michael J. Eisses, MD
Associate Professor of Anesthesia
University of Washington School of Medicine
Department of Anesthesiology and Pain Medicine
Seattle Children's Hospital
Seattle, Washington
Essentials of Hematology

John E. Fiadjoe, MD, FAAP
Associate Professor of Anesthesiology and Critical Care
Perelman School of Medicine at the University of Pennsylvania
Department of Anesthesiology and Critical Care
The Children's Hospital of Philadelphia
Philadelphia, Pennsylvania
Plastic and Reconstructive Surgery; The Pediatric Airway

Paul G. Firth, MBChB, BA
Assistant Professor of Anesthesia
Harvard Medical School
Attending Anesthesiologist
Department of Anesthesia, Critical Care and Pain Medicine
Massachusetts General Hospital
Boston, Massachusetts
Essentials of Pulmonology

John W. Foreman, MD
Professor, Emeritus
Duke University School of Medicine
Department of Pediatrics
Duke Children's Hospital and Health Center
Durham, North Carolina
Essentials of Nephrology

Natalie Forshaw, MBChB (Hons), FRCA
Paediatric Anaesthetist
Department of Paediatric Anaesthesia
Great Ormond Street Hospital
London, Great Britain
Interventional Cardiology

Michelle A. Fortier, PhD
Associate Professor
University of California–Irvine School of Medicine
Department of Anesthesiology and Perioperative Care
Orange, California
Perioperative Behavioral Stress in Children

Sandeep Gangadharan, MD
Assistant Professor of Pediatrics
Hofstra-Northwell School of Medicine
Pediatric Critical Care Medicine
Cohen Children's Medical Center
New Hyde Park, New York
Cardiopulmonary Resuscitation

Ralph Gertler, MD
University Medical Center Hamburg-Eppendorf
Klinik für Anaesthesie
Operative und Allgemeine Intensivmedizin, Notfallmedizin
Klinikum Links der Weser
Bremen, Germany
Cardiopulmonary Bypass and Management; Essentials of Cardiology

Elizabeth A. Ghazal, MD
Associate Professor of Anesthesiology
Loma Linda University School of Medicine
Department of Anesthesiology
Loma Linda, California
Preoperative Evaluation, Premedication, and Induction of Anesthesia

Kenneth Goldschneider, MD
Professor, Clinical Anesthesia and Pediatrics
University of Cincinnati College of Medicine
Department of Anesthesiology
Director, Pain Management Center
Cincinnati Children's Hospital Medical Center
Cincinnati, Ohio
Chronic Pain

Erin A. Gottlieb, MD
Associate Professor of Anesthesiology
Baylor College of Medicine
Department of Anesthesiology, Perioperative and Pain
　Medicine
Texas Children's Hospital
Houston, TX
Cardiopulmonary Bypass and Management

Eric F. Grabowski, MD, ScD
Associate Professor of Pediatrics
Harvard Medical School
Director, Massachusetts General Hospital Comprehensive
　Hemophilia Treatment Center
Co-Director, Pediatric Stroke Services
Director, Cardiovascular Thrombosis Laboratory
Department of Pediatrics
Hematology/Oncology
Massachusetts General Hospital
Boston, Massachusetts
*Strategies for Blood Product Management, Reducing Transfusions, and
　Massive Blood Transfusion*

Kelly L. Grogan, MD
Assistant Professor
University of Pennsylvania, Perelman School of Medicine
Department of Anesthesiology and Critical Care Medicine
The Children's Hospital of Philadelphia
Philadelphia, Pennsylvania
Mechanical Circulatory Support

Padma Gulur, MD
Professor
Duke University School of Medicine
Department of Anesthesiology
Durham, North Carolina
Perioperative Behavioral Stress in Children

Charles M. Haberkern, MD, MPH
Professor
University of Washington School of Medicine
Department of Anesthesiology and Pain Medicine
Professor
Department of Pediatrics (adjunct)
Seattle Children's Hospital
Seattle, Washington
Essentials of Hematology

Gregory B. Hammer, MD
Professor
Department of Anesthesiology, Perioperative and Pain
　Medicine
Department of Pediatrics
Stanford University School of Medicine
Stanford, California
Director of Research
Department of Anesthesiology and Pain Management
Packard Children's Hospital Stanford
Palo Alto, California
Anesthesia for Thoracic Surgery

Raafat S. Hannallah, MD, FAAP, FASA
Professor Emeritus of Anesthesiology and Critical Care
　Medicine and of Pediatrics
The George Washington University School of Medicine and
　Health Sciences
Division of Anesthesiology, Pain and Perioperative Medicine
Children's National Health System
Washington, DC
Otorhinolaryngologic Procedures

Tom G. Hansen, MD, PhD
Associate Research Professor
University of South Denmark
Lead Consultant Pediatric Anesthesiologist
Anesthesiology and Intensive Care–Pediatrics
Odense University Hospital, Odense
Department of Clinical Research–Anesthesiology
Odense, Denmark
General Abdominal and Urologic Surgery

Jeana E. Havidich, MD, MS
Associate Professor
Geisel School of Medicine at Dartmouth
Dartmouth-Hitchcock Medical Center
Department of Anesthesiology and Pediatrics
Children's Hospital at Dartmouth
Lebanon, New Hampshire
The Postanesthesia Care Unit and Beyond

Steen W. Henneberg, MD, PhD
Associate Professor
Uppsala University
Uppsala, Sweden
Consultant
Department of Anesthesiology
Copenhagen University Hospital
Copenhagen, Denmark
General Abdominal and Urologic Surgery

James Houghton, BSC (hons), MBChB, FANZCA
Paediatric Anaesthetist
Department of Paediatric Anaesthesia
Starship Children's Hospital
Auckland, New Zealand
Total Intravenous Anesthesia and Target-Controlled Infusion

Andre L. Jaichenco, MD
Pediatric Anesthesiologist
Director of the Fellowship Program for Pediatric Anesthesia
Chief of the Anesthesia Service of the National Pediatric
　　Hospital
Ciudad Autónoma de Buenos Aires
Buenos Aires, Argentina
Infectious Disease Considerations for the Operating Room

Zeev N. Kain, MD, MBA
President
American College of Perioperative Medicine
Chancellor's Professor
Anesthesiology & Pediatrics & Medicine
Executive Director
Center of Stress & Health
University of California School of Medicine, Irvine
Orange, California
Professor (adjunct)
Yale Child Study Center
Yale University School of Medicine
New Haven, Connecticut
Perioperative Behavioral Stress in Children

Richard F. Kaplan, MD
Professor of Anesthesiology
George Washington University
Children's National Medical Center
Washington, DC
*Sedation for Diagnostic and Therapeutic Procedures Outside the
　　Operating Room*

Manoj K. Karmakar, MD, FRCA
Professor of Anaesthesia
The Chinese University of Hong Kong
Director of Paediatric Anaesthesia
Department of Anaesthesia and Intensive Care
Prince of Wales Hospital, Shatin
Hong Kong, China
Ultrasound-Guided Regional Anesthesia

T. Bernard Kinane, MD
Associate Professor of Pediatrics
Harvard Medical School
Pediatrics
Massachusetts General Hospital
Boston, Massachusetts
Essentials of Pulmonology

Elliot J. Krane, MD
Professor
Stanford University School of Medicine
Stanford, California
Department of Anesthesiology, Perioperative and Pain
　　Medicine
Department of Pediatrics
Director, Pain Management
Packard Children's Hospital Stanford
Palo Alto, California
Essentials of Endocrinology

Wing H. Kwok, MB ChB, FANZCA
Clinical Associate Professor
Consultant Anaesthetist
Anaesthesia and Intensive Care
Prince of Wales Hospital, Shatin
Hong Kong, China
Ultrasound-Guided Regional Anesthesia

Vasco Laginha Rolo, MD
Consultant Paediatric Anaesthetist
Birmingham Children's Hospital
Birmingham, United Kingdom
Anesthesia for Children Undergoing Heart Surgery

Jennifer E. Lam, DO
Associate Professor of Anesthesia and Pediatrics
University of Cincinnati College of Medicine
Director, Cardiac Anesthesia Fellowship
Cincinnati Children's Hospital Medical Center
Cincinnati, Ohio
*The Extremely Premature Infant (Micropremie) and Common
　　Neonatal Emergencies*

Mary Landrigan-Ossar, MD, PhD, FAAP
Assistant Professor of Anaesthesia
Harvard Medical School
Senior Associate in Perioperative Anesthesia
Anesthesiology, Perioperative, and Pain Medicine
Boston Children's Hospital
Boston, Massachusetts
*Anesthesia Outside the Operating Room; Sedation for Diagnostic and
　　Therapeutic Procedures Outside the Operating Room*

Gregory J. Latham, MD
Associate Professor
University of Washington School of Medicine
Department of Anesthesiology and Pain Medicine
Seattle Children's Hospital
Seattle, Washington
*Perioperative Management of the Oncology Patient; Essentials of
　　Hematology*

Jerrold Lerman, MD, FRCPC, FANZCA
Clinical Professor of Anesthesia
Staff Anesthesiologist
John R. Oishei Children's Hospital,
Jacobs School of Medicine and Biomedical Sciences
Buffalo, New York
*General Abdominal and Urologic Surgery; Pharmacokinetics and
　　Pharmacology of Drugs Used in Children; Malignant
　　Hyperthermia; Pediatric Equipment; Plastic and Reconstructive
　　Surgery; The Practice of Pediatric Anesthesia*

Luciana Cavalcanti Lima, PhD
Professor
Medicine
Faculdade Pernambucana de Saúde
Pediatric Anesthesiologist
Instituto de Medicina Integral Prof. Fernando Figueira
Recife, Pernambuco, Brazil
Infectious Disease Considerations for the Operating Room

Ronald S. Litman, DO
Professor of Anesthesiology and Pediatrics
University of Pennsylvania Perelman School of Medicine
Department of Anesthesiology and Critical Care
The Children's Hospital of Philadelphia
Philadelphia, Pennsylvania
The Pediatric Airway

Andreas W. Loepke, MD, PhD, FAAP
Professor of Anesthesiology and Critical Care
University of Pennsylvania Perelman School of Medicine
Associate Chief, Cardiac Anesthesia
Department of Anesthesiology and Critical Care Medicine
Children's Hospital of Philadelphia
Philadelphia, Pennsylvania
Surgery, Anesthesia, and the Immature Brain

Christine L. Mai, MD
Instructor in Anaesthesia
Harvard Medical School
Department of Anesthesia, Critical Care and Pain Medicine
Massachusetts General Hospital
Boston, Massachusetts
Simulation in Pediatric Anesthesia

Bruno Marciniak, MD
Pôle d'Anesthésie Reanimation
Centre Hospitalier Régional et Universitaire
Lille, France
Growth and Development

J. A. Jeevendra Martyn, MD, FRCA, FCCM
Professor of Anaesthesia
Harvard Medical School
Anaesthetist-in-Chief
Shriners Hospital for Children
Director, Clinical and Biochemical Pharmacology Laboratory
Department of Anesthesiology
Massachusetts General Hospital
Boston, Massachusetts
Burn Injuries

Linda J. Mason, MD
Professor of Anesthesiology and Pediatrics
Loma Linda University School of Medicine
Loma Linda, California
Director of Pediatric Anesthesia
Department of Anesthesiology
Loma Linda University Medical Center
Loma Linda, California
Preoperative Evaluation, Premedication, and Induction of Anesthesia

Linda C. Mayes, MD
Arnold Gesell Professor
Yale School of Medicine
Yale Child Study Center
New Haven, Connecticut
Perioperative Behavioral Stress in Children

Craig D. McClain, MD, MPH
Associate Professor of Anaesthesia
Harvard Medical School
Senior Associate in Perioperative Anesthesia
Department of Anesthesiology, Perioperative and Pain
    Medicine
Boston Children's Hospital
Boston, Massachusetts
Fluid Management; Pediatric Neurosurgical Anesthesia

Angus McEwan, MB ChB, FRCA
Consultant Paediatric Anaesthetist
Great Ormond Street Hospital
Great Ormond Street
London, United Kingdom
Anesthesia for Children Undergoing Heart Surgery

Michael L. McManus, MD, MPH
Associate Professor of Anaesthesia (Pediatrics)
Harvard Medical School
Senior Associate
Anesthesia and Critical Care Medicine
Boston Children's Hospital
Boston, Massachusetts
Fluid Management

Julianne Mendoza, MD
Clinical Assistant Professor
Stanford University School of Medicine
Department of Anesthesiology, Perioperative and Pain
    Medicine
Stanford, California
Procedures for Vascular Access

Frederick G. Mihm, MD
Professor of Anesthesia
Stanford University School of Medicine
Division Chief, Critical Care Medicine
Department of Anesthesiology, Perioperative and Pain
    Medicine
Stanford, California
Procedures for Vascular Access

Wanda C. Miller-Hance, MD
Professor
Anesthesiology and Pediatrics
Baylor College of Medicine
Associate Director of Pediatric Cardiovascular Anesthesiology
Director of Intraoperative Echocardiography for Pediatrics
    (Cardiology) and Anesthesiology
Texas Children's Hospital
Houston, Texas
*Anesthesia for Noncardiac Surgery in Children With Congenital
    Heart Disease; Essentials of Cardiology*

Pooja Nawathe, MD, FAAP, CHSE
Assistant Professor of Pediatrics Step IV, David Geffin School
   of Medicine, University of California Los Angeles
Assistant Professor of Pediatrics, Cedars Sinai Medical Center
Associate Director, Congenital Cardiac ICU
Pediatrics and Heart Institute
Cedars Sinai Medical Center
Los Angeles, California
Cardiopulmonary Resuscitation

Jerome Parness, MD, PhD, FAAP
Professor
Anesthesiology
Adjunct Professor
Pharmacology and Chemical Biology
University of Pittsburgh School of Medicine
Children's Hospital of Pittsburgh of UPMC
Pittsburgh, Pennsylvania
Malignant Hyperthermia

David M. Polaner, MD, FAAP
Professor
Departments of Anesthesiology and Pediatrics
University of Colorado School of Medicine;
Attending Pediatric Anesthesiologist
Director of Transplant Anesthesia
Children's Hospital of Colorado
Aurora, Colorado
Chairman, Steering Committee
Pediatric Regional Anesthesia Network
Acute Pain; Regional Anesthesia

Ellen Rawlinson, MA (Hons), MBBChir, MRCP, FRCA, MA
Consultant Paediatric Anaesthetist
Anaesthesia
Great Ormond Street Hospital
London, United Kingdom
Interventional Cardiology

Erinn T. Rhodes, MD, MPH
Assistant Professor
Department of Pediatrics
Harvard Medical School
Director of Endocrinology Healthcare Research and Quality
Boston Children's Hospital
Boston, Massachusetts
Essentials of Endocrinology

Faith J. Ross, MD, MS
Assistant Professor
University of Washington School of Medicine
Department of Anesthesiology and Pain Medicine
Seattle Children's Hospital
Seattle, Washington
Perioperative Management of the Oncology Patient

Patrick A. Ross, MD
Associate Professor of Clinical Anesthesiology and Pediatrics
David Geffin School of Medicine, University of California Los
   Angeles;
Anesthesiology Critical Care Medicine
Children's Hospital Los Angeles
Los Angeles, California
Pediatric Equipment

Echo Rowe, MD
Clinical Assistant Professor
Stanford University School of Medicine
Department of Anesthesiology, Perioperative and Pain
   Medicine
Stanford, California
Packard Children's Hospital Stanford
Palo Alto, California
Essentials of Endocrinology

Senthilkumar Sadhasivam, MD, MPH
Professor of Anesthesia
Indiana University School of Medicine
Riley Children's Hospital
Indianapolis, Indiana
Pharmacogenomics

Charles L. Schleien, MD
Chairman and Professor
Hofstra-Northwell School of Medicine, Cohen Children's
   Medical Center
Department of Pediatrics
New Hyde Park, New York
Cardiopulmonary Resuscitation

Annette Y. Schure, MD, DEAA
Instructor in Anaesthesia
Harvard Medical School
Senior Associate in Cardiac Anesthesia
Department of Anesthesiology, Perioperative and Pain
   Medicine
Boston Children's Hospital
Boston, Massachusetts
Cardiac Physiology and Pharmacology

Julia F. Serber, MD
Aegis Anesthesia
Grapevine, Texas
The Pediatric Airway

Erik S. Shank, MD
Assistant Professor of Anaesthesia
Harvard Medical School
Division Chief
Division of Pediatric Anesthesia, Department of Anesthesia and
   Critical Care
Massachusetts General Hospital
Associate Chief
Department of Anesthesia
Shriners Hospital for Children
Boston, Massachusetts
Burn Injuries

Sulpicio G. Soriano, MD
Professor of Anaesthesia
Harvard Medical School
Department of Anesthesiology, Critical Care and Pain
　Medicine
Endowed Chair in Pediatric Neuroanesthesia
Boston Children's Hospital
Boston, Massachusetts
Pediatric Neurosurgical Anesthesia

James P. Spaeth, MD
Associate Professor of Anesthesia and Pediatrics
University of Cincinnati College of Medicine
Director, Division of Cardiac Anesthesia
Cincinnati Children's Hospital Medical Center
Cincinnati, Ohio
*The Extremely Premature Infant (Micropremie) and Common
　Neonatal Emergencies*

James E. Squires, MD, MS
Assistant Professor
The University of Pittsburgh School of Medicine
Department of Pediatrics
Children's Hospital of Pittsburgh of UPMC
Pittsburgh, Pennsylvania
Essentials of Hepatology

Robert H. Squires, MD
Professor
The University of Pittsburgh School of Medicine
Department of Pediatrics
Medical Director, Liver Transplant
Department of Pediatric Gastroenterology
Children's Hospital of Pittsburgh of UPMC
Pittsburgh, Pennsylvania
Essentials of Hepatology

Christopher P. Stowell, MD, PhD
Associate Professor of Pathology
Harvard Medical School
Director, Blood Transfusion Service
Department of Pathology
Massachusetts General Hospital
Boston, Massachusetts
*Strategies for Blood Product Management, Reducing Transfusions, and
　Massive Blood Transfusion*

Paul A. Stricker, MD
Associate Professor of Anesthesiology and Critical Care
Perelman School of Medicine at the University of Pennsylvania
Department of Anesthesiology and Critical Care Medicine
The Children's Hospital of Philadelphia
Philadelphia, Pennsylvania
Plastic and Reconstructive Surgery; The Pediatric Airway

Santhanam Suresh, MD, FAAP
Professor of Anesthesiology and Pediatrics
Northwestern's Feinberg School of Medicine
Arthur C. King Professor and Chair
Department of Pediatric Anesthesiology
Ann & Robert H Lurie Children's Hospital of Chicago
Chicago, Illinois
Regional Anesthesia

Alexandra Szabova, MD
Associate Professor
University of Cincinnati College of Medicine
Clinical Anesthesia and Pediatrics
Cincinnati Children's Hospital Medical Center
Cincinnati, Ohio
Chronic Pain

Demian Szyld, MD, EdM
Attending Physician
Department of Emergency Medicine
Brigham and Women's Hospital
Senior Director
Institute for Medical Simulation
Center for Medical Simulation
Boston, Massachusetts
Simulation in Pediatric Anesthesia

Andreas H. Taenzer, MS, MD
Associate Professor
Geisel School of Medicine
Hanover, New Hampshire
Department of Anesthesiology, Pediatrics and the Dartmouth
　Institute
Children's Hospital at Dartmouth
Lebanon, New Hampshire
The Postanesthesia Care Unit and Beyond

Sandya Tirupathi, MBBS, DA, MRCPCH
Consultant Paediatric Neurologist
Department of Neurology
Royal Belfast Hospital for Sick Children
Belfast, United Kingdom
Essentials of Neurology and Neuromuscular Disorders

Joseph R. Tobin, MD
Professor Emeritus
Anesthesiology
Wake Forest School of Medicine
Winston-Salem, North Carolina
Ophthalmology

Marissa G. Vadi, MD, MPH
Assistant Professor
Loma Linda University School of Medicine
Department of Anesthesiology
Loma Linda, California
Preoperative Evaluation, Premedication, and Induction of Anesthesia

Susan T. Verghese, MD
Professor of Anesthesiology and Pediatrics
The George Washington University School of Medicine and
　Health Sciences
Division of Anesthesiology, Pain and Perioperative Medicine
Children's National Health System
Washington, DC
Otorhinolaryngologic Procedures

David B. Waisel, MD
Associate Professor of Anaesthesia
Harvard Medical School
Department of Anesthesiology, Perioperative and Pain
    Medicine
Boston Children's Hospital
Boston, Massachusetts
Ethical Issues in Pediatric Anesthesiology

Samuel H. Wald, MD, MBA
Clinical Professor
Stanford University School of Medicine
Department of Anesthesiology, Perioperative and Pain
    Medicine
Stanford, California
Procedures for Vascular Access

Benjamin J. Walker, MD
Associate Professor
University of Wisconsin School of Medicine and Public Health
Department of Anesthesiology
American Family Children's Hospital
Madison, Wisconsin
Acute Pain

R. Grey Weaver, Jr., MD
Professor of Ophthalmology
Wake Forest School of Medicine
Winston-Salem, North Carolina
Ophthalmology

David E. Wesson, MD
Professor of Surgery and Pediatrics
Baylor College of Medicine
Associate Surgeon-in-Chief
Texas Children's Hospital
Houston, Texas
Trauma

Delbert R. Wigfall, MD
Professor of Pediatrics; Associate Dean of Medical Education
Duke University School of Medicine
Pediatric Nephrology
Duke Children's Hospital and Health Center
Durham, North Carolina
Essentials of Nephrology

Niall C. Wilton, MRCP, FRCA
Clinical Director of Anaesthesia and Operating Rooms
Department of Paediatric Anaesthesia
Starship Children's Hospital
Auckland, New Zealand
Orthopedic and Spine Surgery

Joseph I. Wolfsdorf, MB BCh
Professor of Pediatrics
Harvard Medical School
Director, Diabetes Program,
Division of Endocrinology
Boston Children's Hospital
Boston, Massachusetts
Essentials of Endocrinology

David A. Young, MD, MEd, MBA, FAAP
Professor of Anesthesiology
Baylor College of Medicine
Department of Anesthesiology, Perioperative, and Pain
    Medicine
Texas Children's Hospital
Houston, Texas
Trauma

目 录

第1章　小儿麻醉的实施

CHARLES J. COTÉ, JERROLD LERMAN, BRIAN J. ANDERSON

1

术前评估和处理	听诊
家长和儿童	触诊
麻醉医生	气道与通气
知情同意	液体和灌注
手术室和监测	麻醉团队的行为
麻醉诱导和维持	麻醉后恢复室
临床监测	术后随访
视诊	总结

在本章中,我们简要叙述小儿麻醉实施中的基本问题。这些基本原则适用于任何情况,为安全麻醉提供了基础。

术前评估和处理

家长和儿童

麻醉医生必须在儿童术前评估中发挥积极作用,术前评估与实施麻醉的最好是同一位麻醉医生。术前评估应包括全面回顾儿童的出生史、疾病史、手术史及家族史;病历回顾;评估和回顾实验室、放射学和其他检查资料;并对每一名将要接受麻醉的儿童进行体格检查(见第4章)。在适当情况下,麻醉前应对儿童进行内科治疗以尽量改善他或她的身体状况(如患有反应性气道疾病的儿童)。另外,必须考虑儿童和家长的情绪状态,给予适当的心理支持,必要时给予药物支持。麻醉团队成员应当与外科医师、护士和儿童生活专家(child-life specialists,译者注:该职业在国外儿童医院很常见,但在国内类似职业尚未普及,没有统一的翻译,之前的一些文献翻译其为儿童生活专家,但其职业主要是与患儿玩耍,降低患儿焦虑感,并将过程以文字形式记录在病历里,并非需要很高的学历或复杂的技能训练)合作(如运用iPad、电影、游戏治疗或比赛等),寻找适当和创新的方法,为儿童和家长即将经历手术作好准备(如看录像带、宣传册、参观医院和/或与训练有素的医疗辅助人员交流等等)。由于门诊手术大量增加,使麻醉医生术前与儿童和家长见面的时

间有所缩短。尽管时间缩短,但术前评估时这些支持性的策略不能省略。

熟悉和了解儿童的临床、心理状况及家长的关注点,对于提供高质量的麻醉很重要。为了使每个儿童都能得到最佳结果,手术前必须与儿童和家长(或看护人或法定监护人)一起见面并建立良好的关系。如果家长与麻醉医生语言不通,要寻求医学翻译的帮助。

许多儿童的发育问题与医院的经历有关。例如,婴幼儿害怕与父母分离,低龄儿童害怕手术致残,青少年害怕失控感、术中知晓和疼痛(见第3章)。术前访视时,可以直接与儿童(有理解能力、通常为5岁及5岁以上)交谈,要用与年龄相称的语言解释麻醉所涉及的内容,以及他们进入手术室后将要发生的事情。即使理性的儿童仍然有着与成人一样的恐惧感,与他们交流可能很困难。例如,要向他们说明麻醉药引起的"睡眠"与家里的睡眠之间主要有什么不同。要给儿童解释清楚,即使麻醉了几个小时,他们只会感觉到沉睡了几分钟。让他们放心,与家里睡觉不同,麻醉药可使他们在手术中没有任何感觉,也不会苏醒,但手术结束后他们会马上清醒过来。

要用适合儿童发育水平的语言解释如何进行麻醉诱导。对于低龄儿童,告诉他或她,将用一个带有香味的面罩吸入"氧化亚氮",香味的类型可由他或她自己选择。大龄儿童可以自己决定麻醉诱导方法,如选择静脉(IV)复合面罩吸入氧化亚氮麻醉,静脉穿刺部位涂抹局部麻醉药乳膏,如:EMLA(eutectic mixture of local anesthetics)或蒸汽冷冻喷雾剂用于

缓解穿刺疼痛、无痛建立静脉通路。如果他们害怕打针穿刺，也可以选择吸入诱导麻醉。儿童生活专家的工作很有帮助，如给儿童展示麻醉面罩和麻醉回路，说明留在静脉内的只是一根很细的软管，而不是一根针；甚至在面罩上贴上装饰贴纸，涂上他们喜欢的香味。

如果家长要陪同麻醉诱导，最好让他们参加术前教育课程培训，课程将讲解经典的麻醉诱导方法、过程及儿童的反应，如有麻醉诱导的视频资料更好。指导家长如何缓解儿童的忧虑，回答家长的问题。在没有任何术前指导和教学的情况下，期望家长能够从容应对儿童麻醉的诱导是一严峻的挑战。在麻醉诱导过程中，儿童可能有一些特殊的变化，可按以下的方式向家长解释：

1. 当您的孩子麻醉时，他或她的眼球可能会向上翻转："您可能会看到孩子的眼球上翻，可能会让您感到不安，但这是完全正常的，也是意料之中的现象。我们每个人入睡时都会发生这样的变化，只是我们自己无法发现它。"

2. "当孩子睡着时，颈部的肌肉松弛，因此，他们可能会打鼾或喉部发出其他声音；如果您的孩子出现这样的情况，也是完全正常的。"

3. "当麻醉药到达大脑后，有时会引起大脑兴奋，出现上肢和下肢无目的地活动，或者可能使头左右晃动，这意味着麻醉药已经起作用了。哪怕您的孩子看似有些清醒，其实他或她已经接受了足够的麻醉，可以确保他或她对此没有任何记忆。"

4. "如果您的孩子变得非常惊恐，我们会很快增加麻醉药的用量，使您的孩子尽快安静下来。"

5. 如果是静脉麻醉诱导，要告诉家长，他们的孩子可能会突然瘫软、停止活动和呼吸，并出现面色苍白，这些都是正常的反应。

同时，不得强制要求家长陪同麻醉诱导。如果有家长陪同，家长必须清楚如果孩子在诱导过程中出现新的或其他危险，他们可能会被请出手术室。要告知家长，麻醉诱导时有家长在场对孩子有益，他们的陪同是一种优待，而不是权利；而且在某些情况下，家长陪同麻醉诱导也许对孩子并不是最好，例如，在大家注意力都应集中在孩子身上的时候，家长可能会使医护人员分心。

对麻醉过程中使用的监护仪进行简单的解释可能会引起儿童的兴趣，也使家长放心。例如，可将脉搏氧饱和度仪称之为"创可贴式仪器"，它会发出红色的光，能在麻醉和恢复期间监测血液中的氧气。脉搏氧饱和度仪在围手术期早期发现并预警缺氧非常有帮助。血压袖带可称为"手臂包绕仪"或"肌肉测量仪"；心电图导联电极片可称为"可让我们看到你的心跳的贴纸，但你一点也不痛。"简单地描述一些监测也是一种安慰。例如，"我们通过呼吸监测你（您孩子）的氧气，我们通过呼吸监测你（您孩子）的麻醉药量，我们通过呼吸监测你（您孩子）的二氧化碳，因此可以肯定，整个麻醉过程中你（您孩子）的呼吸始终是正常的。"对于青少年，有时可询问在学校的科学课上是否学过二氧化碳，有助于他们更好地理解监护仪，消除恐惧，同时使他们更感兴趣。

这些预防性谈话的目的是让家长知道，当需要我们集中精力关注孩子的时候，还要考虑减轻家长的焦虑。家长听了这些解释后，通常会主动放弃陪同孩子麻醉诱导。

针对儿童麻醉后的恢复，我们有关减少术后呕吐和疼痛的策略非常有用。对于容易造成呕吐的手术和有呕吐倾向的儿童，麻醉中就给予预防性止吐药。如果估计在恢复过程中有疼痛，在麻醉时给予区域神经阻滞和/或给肠道外镇痛药。如果儿童在恢复室仍有疼痛，可以增加镇痛药使用。麻醉医生对镇静药和阿片类药有着丰富的药理学知识（见第7章），同时又具有实施神经丛和周围神经阻滞的能力（见第42～44章），可以在镇痛方面提供有用的帮助。如果在手术室或术后需要特殊监护，需要事先给儿童说明，并保证所有静脉导管、气道器材和有创监测等都将在麻醉诱导后放置，不会有任何不适。术后一旦病情条件允许，将立即撤除这些监测。估计儿童术后可能要进重症监护室，包括辅助通气，术前必须与家长和儿童（如果儿童年龄合适）充分讨论。

麻醉医生要和家长坐在一起，回答问题时要缓慢而清晰，不能分心，也不能急于离开，要给儿童和家长更多的真诚和关爱的印象。而不是站在那儿，边用他或她的脚打着拍子边与家长谈话。讲话语速又快，肢体语言指向门口，似乎他或她希望尽快结束谈话。不同的儿童和不同的家长所提供的信息细节都不一样，麻醉医生也是如此，对儿童和家长需求的理解也有所不同。麻醉方案不是无情地罗列和机械地陈述，而应是麻醉医生与家长和儿童交流，解决他们的问题和顾虑。这种谈话时间通常很短，使家长和儿童得不到安全感并心存忧虑，他们的问题也得不到回答。肢体语言在术前谈话时特别重要。通过谈话，让儿童和家长明白，麻醉医生将在麻醉期间提供高质量监护，确保儿童安全，从而减少儿童和家长的焦虑。

麻醉医生

麻醉医生必须充分了解儿童的外科、内科情况及检验结果，有利于选择合适的监测方式、麻醉方法和麻醉用药。麻醉医生要了解外科医生或操作者的要求，如：儿童手术时的体位要求、是否需要肌肉松弛药、某些特殊考虑（如外科医生要监测运动和感觉诱发电位，可能影响麻醉方法的选择）、静脉输液和血制品等的要求（见第9和第12章），以及减轻围手术期的焦虑和疼痛的要求等等。对于复杂的病例，麻醉医生应和外科医生一起制订计划，并在术前告知家长和儿童。任何重要的、不清楚的医疗问题，术前评估时都必须查明，必要时请相关的医学专家会诊。必须仔细阅读专家的会诊意见，会诊意见要反映出专家对麻醉过程的理解、了解麻醉医生对儿童医疗状况的需求，这样才能对麻醉有帮助（见第11、13、16、24、27、28和30章）。

所有儿童术前均应禁食。婴儿应做特殊考虑，长时间禁食可能导致脱水或低血糖（见第4章和第9章）。儿童可能会悄悄地违反术前禁食医嘱，特别是禁食时间过长或旁边其他儿童有食物时更容易发生。麻醉医生必须时刻为可能的饱胃及其后遗症作好准备。例如，有些儿童（如创伤前刚吃过饭的儿童、以前做过食管手术的儿童或有食管裂孔疝的儿童）麻醉时肺误吸胃内容物的风险增加。对这些儿童，要调整麻醉处理方法，尽量减少反流和误吸的风险。术前必须给予适当的心理支持、选择合适的术前用药及术前用药的时机

（见第 3 章和第 4 章）。即使有的家长和儿童看上去很镇定，也不能忽视对他们的心理支持。术前用药可在病房或等候区给予，但对有氧饱和度降低或心肺功能损害风险的儿童，需要进行监测和/或密切观察。危重儿童必须有熟练的医护人员陪同，他们能确保血管活性药物的持续输注，并熟练处理转运途中可能出现的任何紧急情况（见第 39 章）。某些病情危重和特别配合的儿童，可以不用术前药。

知情同意

有关麻醉的收益和风险，必须用通俗易懂的语言向家长和儿童解释清楚。同时，重要的是在讲述这些问题时，不能引起儿童或家长过分恐慌。解释的详细程度，某种程度上取决于儿童潜在的内科和外科情况的严重程度，以及对麻醉处理和手术有何影响。因此，风险可以用普通的语言表示，例如：

"麻醉的风险取决于儿童的健康状况。例如：如果患有心、肺、肾或其他疾病的儿童，他们的麻醉风险就增加。对于您的孩子，我们更关注这些问题（然后详细说明一些特殊的问题，如反应性气道疾病、早产儿呼吸暂停等）"。"提前知道这些问题使我们麻醉处理更方便，并可降低您孩子的麻醉风险，因为我们可以根据您孩子的具体需求修改麻醉方案。当然，总有麻醉药过敏或少见反应的可能性，这些反应我们无法预测，哪怕您的孩子以前经历过麻醉。这就是为什么我们要在整个麻醉期间仔细观察和监护您孩子的原因所在，正如我前面所说的一样。"

我们是根据他们的孩子的特殊需求制订特别的"麻醉方案"，要把这一概念准确地传输给家长。我们是医生，不是技术员，就像儿科医生开抗生素处方一样，麻醉医生开麻醉处方并直接用药。

如果儿童病情危重，或患有直接威胁他或她生命的疾病，必须向家长说明情况。如果家长问到死亡风险，所有人都这样说，在大多数发达国家，麻醉相关的死亡率很小，比步行穿越繁忙街道的风险要小得多。从统计学来看，健康儿童常规手术的死亡发生率为几十万分之一，危重儿童的死亡率要高得多。然而，任何一个儿童的具体麻醉相关死亡率都无法准确预测。在近阶段的术前访视中，家长们表现出了麻醉药相关神经毒性对低龄儿童影响的担忧（见第 25 章）。我们应该提醒家长们，是否决定麻醉和手术，要平衡麻醉和手术的收益和风险。有关麻醉药是否会对低龄儿童造成伤害，尚缺乏实质性的人类数据。我们有着丰富的临床经验和灵敏的监护仪，有助于及早发现不良事件。这样，可以减轻家长们的担忧。

手术室和监测

为了成功地实施拟定的麻醉方案，麻醉医生在诱导前必须查阅儿童的病历以获取相关信息。对于做过术前评估的儿童，也要再次查阅病历，以了解初次评估后可能出现的新问题。检查儿童的身份识别手环很重要，特别是麻醉人员与术前评估人员不一致时更为重要。护士、外科医生和麻醉

医生共同执行外科安全核查表和"Time Out"制度，确认儿童的姓名、计划的手术和手术部位（右侧、左侧或双侧），了解气道问题、预防性抗生素的需求、过敏和过敏反应；检查特殊设备和大口径静脉通路的完好性。确认在病区或重症监护室是否用过抗生素也很重要，可以避免重复使用抗生素。这些核对构成了手术室内的生命安全网（图 1-1）。在诱导前，麻醉团队和手术室成员必须检查所有麻醉诱导和维持的设备，包括吸引以及所有必要的监测设备（见第 4 章和第 52 章）。

根据儿童的临床情况和外科手术选择合适的监测。基本监测在任何情况下都是必不可少的，根据需要在此基础上再增加监测项目。麻醉医生的眼睛、耳朵和手是最基本的"监护仪"，它们具有观察儿童的肤色和胸部运动、辨别心音和呼吸音、触摸动脉脉搏和感知皮肤温度的能力。心前或食管听诊器非常简单实用，即使当我们的注意力不在监护仪上时，仍然可以监测心音和呼吸音的性质。除了非常短小、无创伤的操作，所有儿童都必须有静脉通路以提供快速有效的用药和输液途径。如果术前已有静脉通路，必须检查其通畅度。要确认静脉套管的型号，术中需要大量输液输血的儿童，要用大口径的静脉套管，可在诱导后重新置入。除了一些特殊情况，可能首选用糖溶液输注（见第 9 章），大多数择期手术儿童适合用平衡盐溶液。常规连续监测心电图、温度、吸入氧浓度、氧饱和度、呼气末二氧化碳浓度和血压。呼气末二氧化碳浓度监测仪（尤其是能显示波形的监测仪）和脉搏氧饱和度监测仪对于早期发现潜在的麻醉相关事件非常重要，如不及时发现，可能导致严重的并发症甚至死亡。通过呼吸识别麻醉药并监测其浓度也很有帮助，但并不强制要求。清醒脑电监测仪在儿童中的作用尚未确定，特别是 2 岁以下的儿童（见第 7 章和第 52 章）。近红外光谱仪在心脏手术中应用越来越多，它能有效地监测大脑（即器官）的氧合情况。常规使用无创连续心排血量监测将是下一代手术室的监测内容（见第 52 章），它可以对血流动力学的不良事件和机体对治疗措施（如输血、晶体液、血管升压药和迷走神经阻滞药）的反应提供早期预警。

如果预期大量失血或液体转移的大手术，或如果儿童的病情不稳定，需要进行有创血流动力学监测（如直接动脉压、中心静脉压）。肾功能正常时，尿量可提供血管内容量和器官灌注的间接数据。对于长时间手术、涉及严重失血的手术、可能出现快速或大量失血、预期血压和液体平衡变化很大，或控制性低血压麻醉，监测尿量特别有用。一般来说，成人能监测到的特殊参数，那么对儿童也可采用同样的方法。

小儿麻醉医生认为有创监测的风险大于收益时，有时会放弃有创监测。当然，当收益大于风险时，有创监测有助于精确估算血压、心排血量、心室充盈压和心肺功能。同时，有创监测提供了一种安全机制，可以用于评估药物干预的反应，以及使用血制品、液体和血管活性药后的反应（见第 52 章）。

警告：随着监测越来越复杂，麻醉医生比过去任何时候与患者的距离都要远；完全依靠监护仪来发现临床异常情况很危险。必须把注意力始终集中在儿童和手术区域。电子

手术安全核查表

WHO

患者安全
一个为更安全医疗保健而
建立的全球联盟

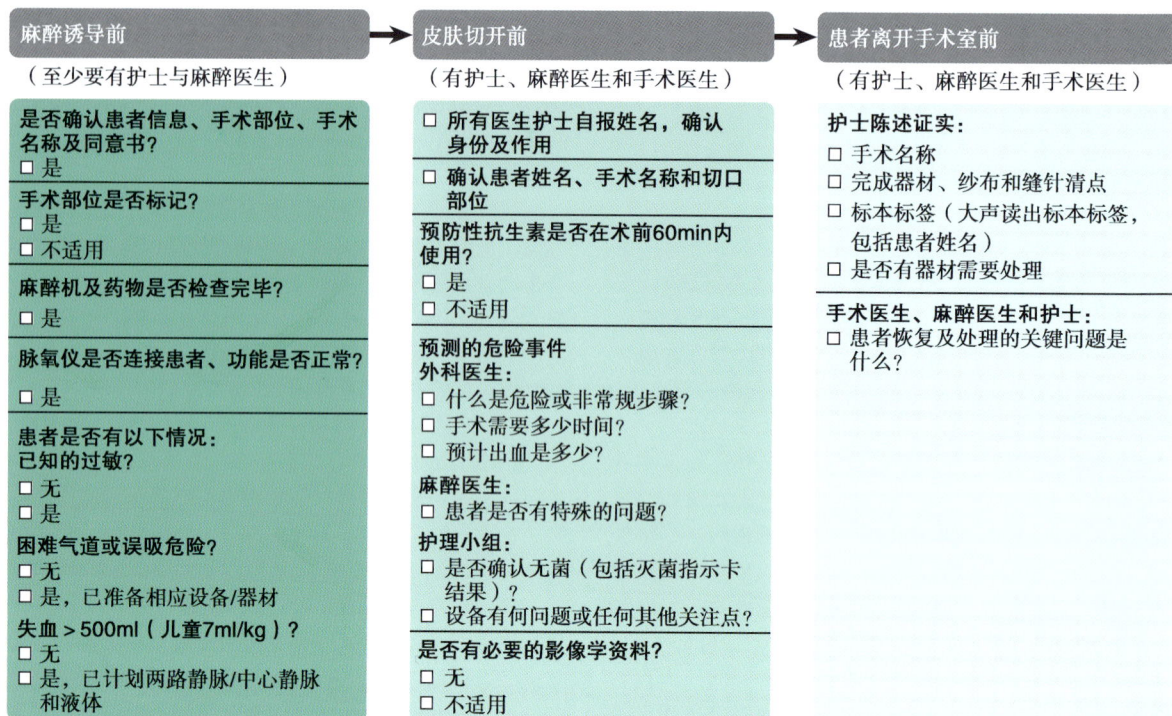

麻醉诱导前	皮肤切开前	患者离开手术室前
（至少要有护士与麻醉医生）	（有护士、麻醉医生和手术医生）	（有护士、麻醉医生和手术医生）

麻醉诱导前
（至少要有护士与麻醉医生）

是否确认患者信息、手术部位、手术名称及同意书？
□ 是

手术部位是否标记？
□ 是
□ 不适用

麻醉机及药物是否检查完毕？
□ 是

脉氧仪是否连接患者、功能是否正常？
□ 是

患者是否有以下情况：
已知的过敏？
□ 无
□ 是

困难气道或误吸危险？
□ 无
□ 是，已准备相应设备/器材

失血 > 500ml（儿童7ml/kg）？
□ 无
□ 是，已计划两路静脉/中心静脉和液体

皮肤切开前
（有护士、麻醉医生和手术医生）

□ 所有医生护士自报姓名，确认身份及作用
□ 确认患者姓名、手术名称和切口部位

预防性抗生素是否在术前60min内使用？
□ 是
□ 不适用

预测的危险事件
外科医生：
□ 什么是危险或非常规步骤？
□ 手术需要多少时间？
□ 预计出血是多少？

麻醉医生：
□ 患者是否有特殊的问题？

护理小组：
□ 是否确认无菌（包括灭菌指示卡结果）？
□ 设备有何问题或任何其他关注点？

是否有必要的影像学资料？
□ 无
□ 不适用

患者离开手术室前
（有护士、麻醉医生和手术医生）

护士陈述证实：
□ 手术名称
□ 完成器材、纱布和缝针清点
□ 标本标签（大声读出标本标签，包括患者姓名）
□ 是否有器材需要处理

手术医生、麻醉医生和护士：
□ 患者恢复及处理的关键问题是什么？

This checklist is not intended to be comprehensive. Additions and modifications to fit local practice are encouraged.　　Revised 1/2009　　© WHO, 2009

图 1-1　世界卫生组织手术安全核查表（出自 http：//www.who.int/patientsafety/safesurgery/en/）

监护仪可能会失灵，如果麻醉医生把太多的注意力用于从监护仪上来寻求解释，而不是直接观察患儿，可能会对患儿造成伤害。这就是心前听诊器如此有用的原因。当监护仪失灵时，听诊心音强，在一定程度上说明患儿没有严重的问题。手术室里的每个人都应该听得到脉搏氧饱和度仪的声音，以便及时发现氧饱和度降低。监护仪及其报警声长时间静音是严重违反安全和实践标准的行为。本书一位编辑知道曾有一个患儿，在麻醉过程中，监护仪所有声音及报警声都被关闭。手术结束时，该患儿已经死于没有发现的气管导管脱出。婴儿和儿童麻醉期间，所有监护仪必须功能正常，并要始终听得到报警声音。

麻醉诱导和维持

儿童在生理学、药理学和发育等方面有着显著差异，麻醉医生不能简单地认为儿童只是一个缩小的成人。婴儿吸入麻醉药的摄取速度比成人快，同样，婴儿对有些药物的蛋白结合、容积分布和效应部位时间常数等可能不如成人，导致给药后起效很快。因此，如果要改变这种情况，吸入麻醉药浓度调节要比大龄儿童和成人慢，静脉用药必须稀释，同时滴定给药时应更加仔细（见第7章）。

原则上，小儿麻醉处理的程序与成人相似。但在实际工作中，有关监护仪的使用顺序常有些小的变动。对一个相对稳定的儿童，麻醉诱导时可能只需要一个脉搏氧饱和度仪

或再加一个心前听诊器即可，诱导后再加其他监测项目，这样可缩短诱导前的时间。诱导前时间越长，儿童焦虑和痛苦的时间越长。对于麻醉诱导前挣扎、乱动的儿童，有的监护仪可以显示准确的数据，而多数监护仪可能不行。例如，对挣扎的儿童用脉搏氧饱和度仪监测，在手指或脚趾完全不动前，得到的数据并不可靠。然而对于病情危重的儿童，用减少监护来防止他们乱动的做法是错误的，如果这样做，麻醉会危及儿童的健康。因此，要根据儿童的行为和疾病严重程度，调整麻醉诱导期间的处理及监测。

临床监测

儿童和成人一样，监测始于对儿童一般情况的基本观察：心率、血压、呼吸和体温。基本监测时最重要的是将监护仪与麻醉医生的视诊、听诊和触诊结合起来，全面整合分析所得到的数据。

视诊

观察儿童的胸部活动（幅度和对称性）、甲床颜色、口唇黏膜和毛细血管再充盈时间，获得通气和灌注是否合适的重要信息。观察手术区域，可马上知道体液转移和失血的程度、手术区域内血液的颜色、肌肉松弛的证据、麻醉深度以及手术过程中可能出现的各种生理问题（如手术牵拉导致静脉回流障碍）。

听诊

听脉搏氧饱和度仪的音调，用心前区或食管听诊器听心音和呼吸音，可以即时和连续反映有关氧合（脉搏血氧仪）、心率和心律，以及对心血出量（心音强度变化）和通气充足（喘息，喘鸣，喉痉挛，无换气）的大体情况。这些信息对诊断心律失常、低血容量、麻醉药过量和气道梗阻时特别有帮助。听手术台上的声音可能也很有帮助，比如快速失血时吸引器的吸引声突然变大，或外科医生对手术操作困难的议论等。

触诊

间断地检查儿童，尤其是触摸外周动脉脉搏、感知皮肤温度，比较和证实所有已获得的心率、心排血量、血压、灌注和温度等信息。

气道与通气

小儿麻醉实践中，最重要的安全考虑是确保气道通畅。由于婴儿和儿童气道独有的特征，很容易发生气道梗阻（见第 14 章）。因此，麻醉医生必须时刻保持对气道的警惕，确保气道始终畅通，特别是在面罩麻醉期间。此时，面罩贴合不良和/或漏气，或合并气道梗阻时，呼气末二氧化碳浓度可能低于真正的二氧化碳浓度。气道梗阻可导致通气不足，尽管通气不足可能有中枢性（阿片类药或吸入麻醉药）或周围性（肌肉松弛药）原因。面罩麻醉时，呼吸回路中二氧化碳曲线图通常很精确。如测不到恰当的呼气末二氧化碳浓度，提示通气不足、面罩漏气或肺血流量减少。此时，气道不通畅或麻醉气体浓度降低，可使儿童的情况恶化。

尽管维持动脉二氧化碳浓度在正常范围（ $35\sim45mmHg$ ），有助于优化通气管理，但对大多数健康婴儿和儿童而言，只要维持动脉氧合，轻度到中度的通气不足并不会造成伤害；相反，严重的过度通气可使脑灌注减少。

持续监测吸入氧浓度、呼气末二氧化碳浓度和脉搏氧饱和度是视诊、听诊和触诊的重要辅助措施。通气不足可能是儿童麻醉期间发病和死亡的最重要因素。

液体和灌注

手术中合适的液体管理对婴儿和儿童尤为重要。由于婴儿和儿童的血容量相对较小，看似少量的失血可能迅速发展成为低血容量。婴儿长时间禁食可能导致液体转移。补充失血和液体基础需要量时，必须谨慎滴定给予（使用限速装置），因为很容易发生液体过多。麻醉医生要对围手术期所用液体的类型和容量有明确的计划。术前要计算维持量、丢失量和潜在的第三间隙损失量，有助于制订液体管理方案，尽管 1 岁以上儿童的液体管理策略已大大简化。计划良好的方案可以使液体的维持和丢失液体的补充更加安全合理（见第 9 章和第 12 章）。麻醉医生应确保静脉留置通路通畅、可被使用。当静脉堵塞、连接松动、脱开或组织内置管时，儿童得不到计划的液体或药物，或注入皮下间隙，有时会造成灾难性后果。

麻醉团队的行为

麻醉医生在整个手术过程中必须专注于儿童和监护仪。儿童的安全掌握在他或她的手中，任何的漫不经心都可能置儿童生命于危险境地。如果麻醉团队成员在麻醉过程中需要替换，必须将所有有关儿童健康、麻醉和手术中出现的情况交接完毕，来传递"责任接力棒"。所有摆放在麻醉机上的药物必须清楚地标明药名和剂量，条形码扫描仪和彩色编码自动帖标机非常有用。婴儿用药时，需要将药物稀释或使用 1ml 注射器，限制注射器中的药量，使药物剂量更精确，提高用药的安全性。然而，用 1ml 注射器注射药物原液时，如药物容量过小，可能潴留在管路无效腔和/或三通开关中，导致用药不完全。

如果麻醉医生发现儿童因手术操作引起生理状态的潜在变化，麻醉医生和外科医生之间保持沟通非常重要，并进行快速、适当和有效地处理。

麻醉结束时也会充满潜在的危机。护士或其他医生不应离开手术间，让麻醉医生独自一人留在手术间而没有帮手。麻醉医生无论在儿童苏醒过程中，还是在转运到恢复室或重症监护室途中，都不能放松警惕。在此过程中很容易发生气道梗阻、氧饱和度降低、呕吐、误吸及谵妄。

麻醉过程的记录必须准确、完整。但是，当儿童的病情需要麻醉医生及时处理时，先不要惦记着完成这些记录。麻醉信息管理系统（anesthesia information management systems，AIMS）的使用率越来越高，它可准确地提供生理参数记录，可使麻醉医生的注意力放在患者身上。但是，在填写"必填"选项时，可能会分散麻醉医生的注意力，特别是在麻醉结束时。

麻醉后恢复室

大多数地区规定麻醉后恢复室（postanesthesia care unit，PACU）由麻醉科负责管理。因此，麻醉医生对患儿的责任一直延伸到 PACU。患儿在向 PACU 转运过程中，必须进行适当的监测，注意气道通畅、通气、氧合和灌注等情况。如有必要，使用电池驱动的输液泵来维持血管活性药物的准确输注。如有需要，可给予面罩供氧。转运时要监测脉搏氧饱和度，在吸氧时监测脉搏氧饱和度常常并不能很好地反映通气情况。然而没有完全苏醒的患儿在转运过程中必须给氧。这些患儿转运时，要采取"扁桃体体位"或"恢复体位"（侧卧位），主要有两个原因：①上呼吸道的口径在该体位时大于仰卧位；②如果呕吐，呕吐物可从口腔流出且远离喉部，呕吐很容易被发现。这种体位还有利于头后仰，维持气道开放。可以通过观察每次呼吸时面罩里的雾气，评估呼吸频率以及呼吸时的气体运动。

到达 PACU 后，要向 PACU 的医务人员简要地汇报患儿的内科和外科问题，重要的术中事件，包括抗生素使用时间、镇痛药、局部麻醉药或神经传导阻滞以及麻醉药的详细信息。还要提供相关的社会和家族史（婚姻状况、神经质家长、虐待儿童史或忽视儿童史），有助于缓解可能发生在 PACU 中的社会问题。PACU 必须配备年龄和大小合适的监测和复苏设备。入住 PACU 时要记录生命体征(氧饱和度、心率、血压、呼吸、体温和疼痛评分),并在 PACU 期间持续记录(见第 47 章)。在适当的情况下,要具体说明有关氧气需求、持续液体管理、实验室结果(如血细胞比容、血气分析、电解质和凝血状况)和放射学检查。一旦麻醉医生确认患儿的生命体征稳定且完成了交接,马上与家长进行简短的见面很重要,告知他们的孩子正在从麻醉中恢复,没有发生(可能发生)问题或困难。家长们会知道他们的孩子对麻醉的耐受情况,以及在恢复室探望期间的可能发生的后续情况。如果患儿在 PACU 中需要特别注意(气道问题、低血压、持续失血可能、阻塞性睡眠呼吸暂停等),该患儿出 PACU 前,麻醉医生应该亲自对其进行再评估,同时安慰家长,或安排适当的术后监测。

术后随访

对于接受门诊手术的患儿,麻醉团队成员应该在术后第一天或第二天打电话给患儿的家长,调查他们的满意度,确认任何可能发生的并发症,这种电话回访很有帮助。对住院过夜的患儿要在出院前要进行随访,评估麻醉后的临床过程,讨论患儿对麻醉药的反应。随访记录必须留在病历中。术后随访有助于让公众了解麻醉科在手术室中扮演的重要角色,以及麻醉学不仅是一个重要的医学专业而已。

总结

本章介绍了安全实施小儿麻醉的基本内容。在接下来的章节中,将以我们集体的经验详细阐述这些原则,用于指导临床麻醉医生和正接受培训的麻醉医生。全书反复提及小儿麻醉安全实施的关键原则,强调其重要性,并补充了一些关于临床问题和争议问题的观点。

(吴嘉伟 译,蒋懿斐 校,李军 审)

第2章　生长发育

BRUNO MARCINIAK

2

生长是一系列复杂的现象，它开始于两个细胞的融合，9 个月后成熟为一个被称为胎儿的有机复合体。这个异常复杂的过程不仅造就了一个生命体，也通过胚胎学追溯每一个胎儿的物种起源。发育不仅仅是细胞数量的简单增加，它包括细胞间的相互作用，胎儿与环境之间的相互作用，以及细胞内信号和细胞间信号相互调节产生效应等一系列过程[1]。

麻醉医生有必要了解随着时间推移发生在胎儿和婴儿身上的发育变化特点，以及这些变化对疾病、药代动力学和药效动力学的影响。

正常和异常的生长成熟

生长是身体生理发育的数量增长，而成熟是小儿的遗传、生物和生理发育；这两种现象都发生在怀孕期间，并在出生后继续进行。产前发育是最重要的发育阶段，包括妊娠前 8 周的器官发育（胚胎生长），随后是器官系统的功能发育和胎儿的成熟（胎儿生长）。快速生长主要发生在妊娠中期；皮下组织和肌肉重量的增加主要发生在妊娠晚期。胎龄是婴儿体重重要的相关因素，它因种族、母亲宫内环境和病理学而异（表 2-1）。

按照惯例，"早产儿"一词适用于出生时体重不足 2 500g 的新生儿，然而定义为妊娠 37 周之前出生的婴儿可能更合

表 2-1　胎龄与体重的关系

胎龄 / 周	平均体重 /g
28	1 165±109
32	1 760±128
36	2 621±274
40（足月）	3 351±448

摘自 Naeye RL, Dixon JB. Distortions in fetal growth. *Pediatr Res* 1978；12：987-991.

适。足月新生儿是指在妊娠 37～42 周之间出生的婴儿。过期妊娠新生儿是指妊娠超过 42 周后出生的婴儿。

早产儿按照实际的出生体重进一步分类。不论孕期长短低出生体重（low-birth-weight，LBW）新生儿体重＜2 500g。极低出生体重（very low-birth-weight，VLBW）新生儿体重＜1 500g。超低出生体重儿体重不足 1 000g。近来出生体重＜750g 的新生儿被称为"微型儿"。关于这一脆弱的新生儿亚群的麻醉管理资料非常有限（见第 37 章）。与胎龄和出生体重有关的常见新生儿疾病见表 2-2。

在出生后前 6 个月，婴儿身体继续以较快的速度增长，但在 2 岁左右会减慢。在青春期身体生长出现第二次加速。简单计算婴儿生长速度的一个方法就是：6 个月婴儿的体重

表2-2　与体重和胎龄相关的常见新生儿疾病

胎龄	相对体重	发生率增加的新生儿疾病
早产 （<37周）	SGA	呼吸窘迫综合征
		窒息
		围生期抑郁症
		低血糖症
		红细胞增多症
		低钙血症
		低镁血症
		高胆红素血症
		病毒性感染
		血小板减少症
		先天性畸形
		母亲吸毒
		胎儿酒精中毒综合征
	AGA	呼吸窘迫综合征
		窒息
		低血糖症
		低钙血症
		低镁血症
		高胆红素血症
	LGA	呼吸窘迫综合征
		低血糖症：糖尿病母亲婴儿
		窒息
		低钙血症
		低镁血症
		高胆红素血症
足月 （37~42周）	SGA	先天性畸形
		病毒性感染
		血小板减少症
		母亲吸毒
		围生期抑郁症
		低血糖症
	AGA	—
	LGA	产伤
		高胆红素血症
		低血糖症：糖尿病母亲婴儿
过期妊娠 （>42周）	SGA	胎粪吸入综合征
		先天性异常
		病毒性感染
		血小板减少症
		母亲吸毒
		围生期抑郁症
		吸入性肺炎
		低血糖症
	AGA	—
	LGA	产伤
		高胆红素血症
		低血糖症：糖尿病母亲婴儿

SGA，小于胎龄；AGA，等同胎龄；LGA，大于胎龄。

为出生体重的2倍，1岁时为出生体重的3倍，4岁时身长翻倍。然而所有器官和器官功能并不是以同样的比例增长。准确评估儿童的发育阶段尤其重要，任何显著偏离正常值都需对原因进行调查。例如，身高和体重是成熟的重要指标，尽管其他因素也可能影响成熟[2]。包括那些导致体重过度增长或阻止正常体重增长的因素（图2-1和图2-2）。

胎龄评估

婴儿的胎龄可用下列三种方法来评估。评估胎龄最准确的方法是在妊娠前期，通过超声检查测量胎儿的冠-臀长度。第二种方法是从母亲最后一次月经期的第一天开始计算妊娠年龄，但这通常不准确。此外，Dubowitz评分系统是一种被广泛接受的方法，它结合新生儿的神经学发育和身体体格发育标准，从而提供了一个准确的胎龄评估方法[3,4]。关于重要的神经和体格发育成熟标志的总结见表2-3。

表2-3　根据神经学与外部体格检查评

体格检查	早产（<37周）	足月（≥37周）
耳朵	不成形，柔软	成形，结实
皮肤	水肿，皮肤薄	皮肤厚
足底	足底前1/3皱纹	全足底皱纹
乳腺	直径<1mm	直径>5mm
生殖器		
男童	阴囊发育不良	阴囊皱褶
	隐睾睾丸	睾丸下降至阴囊
女童	大阴蒂，大阴唇张开	大阴唇发育
四肢	肌张力差	肌张力正常（四肢弯曲）
抓握反射	抓握差	能很好抓握
拥抱反射	存在但会消失（>32周）	完全存在
吸吮反射	弱	强，与吞咽同步

体重和身长

生长是通过体重、身长和头围变化进行评估。百分位图对监测儿童生长发育具有重要的价值。与过去的百分位数相比，增长的偏差比任何单一测量都更显著（图2-3和图2-4）。体重作为反映是否健康、患病或营养不良更加敏感的指标，它较身长和头围更常用于评估儿童的生长发育。体重是一个非特定的增长指标，它的变化反映了肌肉、脂肪组织、骨骼和身体水分的变化。身长的测量提供了骨骼生长的最佳指标，因为它不受脂肪组织或水含量变化的影响。

足月新生儿在出生后24~72h内，由于水分的丢失，体重可能会下降5%~10%。然而到出生后7~10天，新生儿体重就会恢复到出生时的水平。在出生后的前3个月，婴儿体重大约每日增加30g（210g/周），在随后的10~12个月，体重预计每周增加70g（表2-4）。

婴儿出生后的前2年内，在生长图表上绘制早产儿体重时，通常使用矫正胎龄（矫正孕龄PMA；矫正胎龄PCA是从受孕后开始计算，比PMA大约少2周），而不是新生儿的实

2

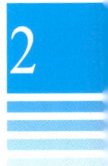

出生至36个月：男童
身长-年龄与体重-年龄百分位关系图

姓名_____

记录号 _____

图 2-1 男童生长图［来自美国慢性疾病预防和健康促进中心（2000）］

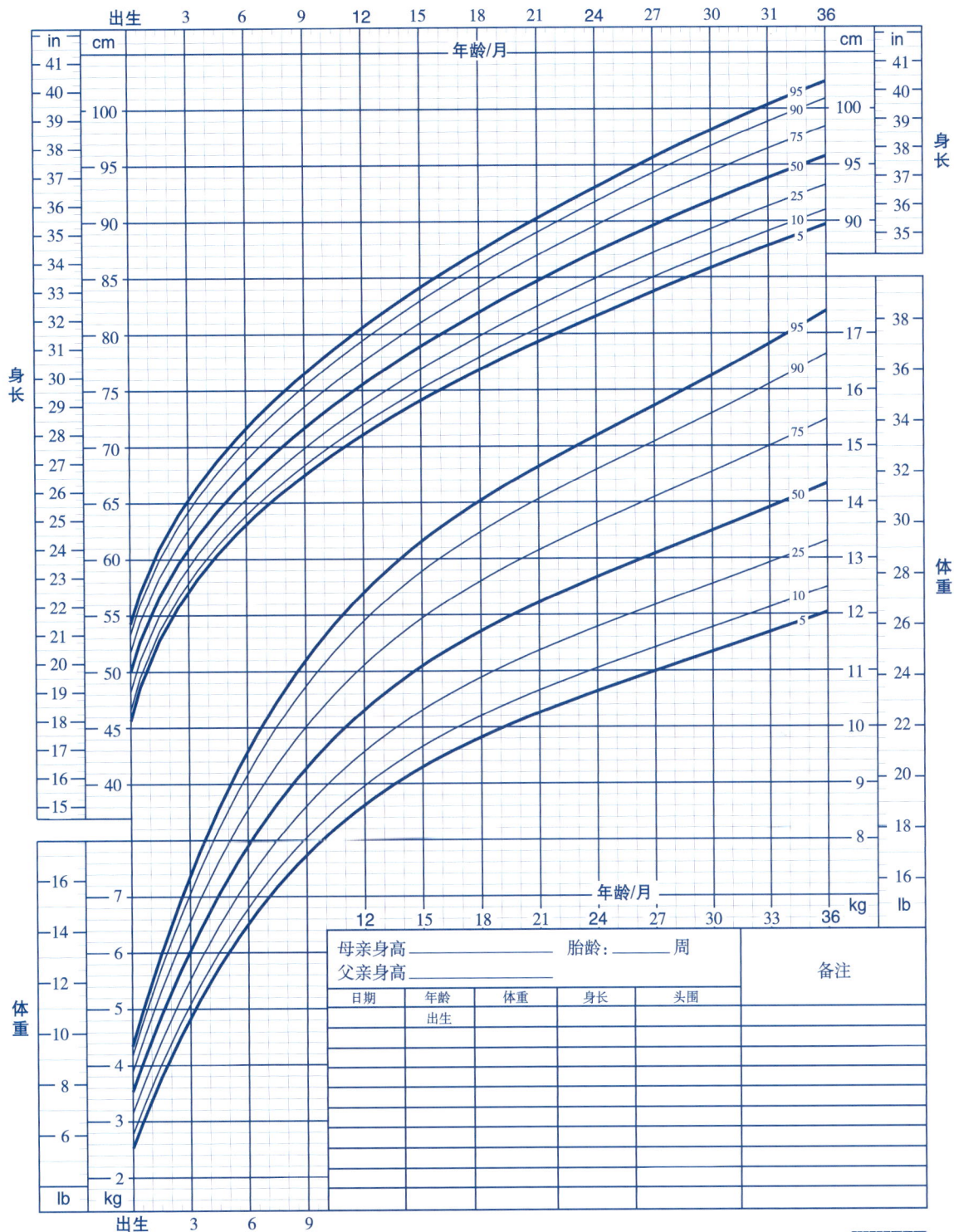

注：2000年5月30出版，2001年4月20日修改。
数据由美国国家健康统计中心与美国慢性疾病预防和健康促进中心联合制订（2000）。
http://www.cdc.gov/growthcharts

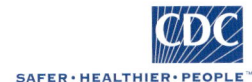

出生至36个月：女童
身长-年龄与体重-年龄百分位关系图

姓名 _____

记录号 _____

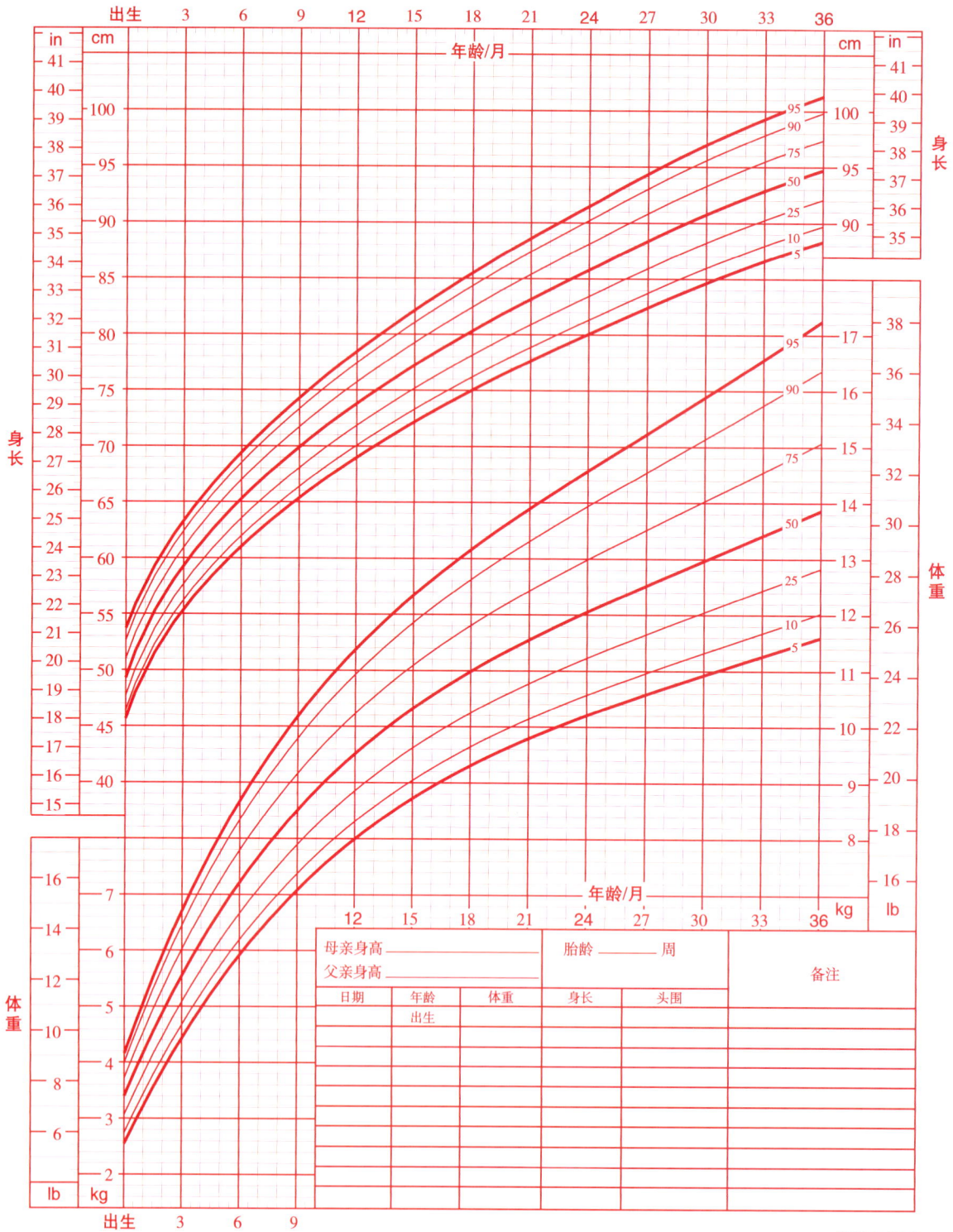

注：2000年5月30日出版，2001年4月20日修改。
数据由美国国家健康统计中心与美国慢性疾病预防和健康促进中心联合制订（2000）。
http://www.cdc.gov/growthcharts

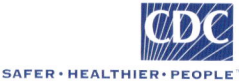

图 2-2   女童生长图〔摘自美国慢性疾病预防和健康促进中心（2000）〕

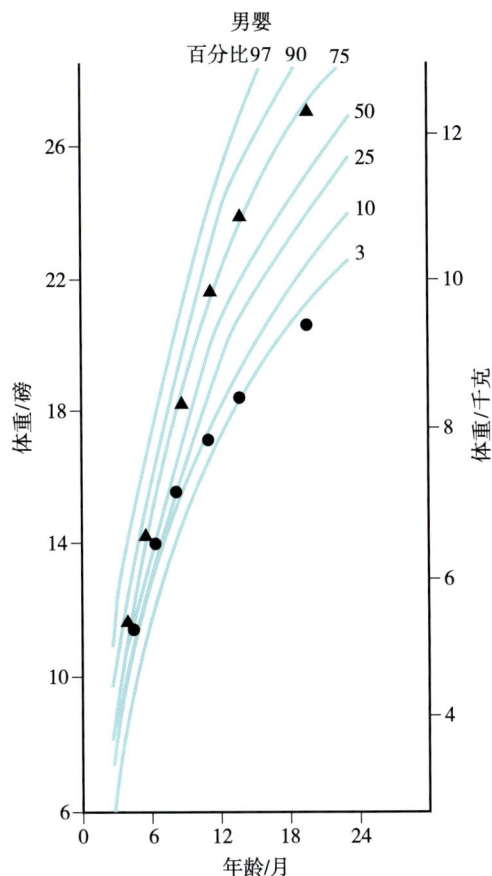

图 2-3 足月男婴出生后生长曲线(体重)。该图代表正常生长曲线。三角形表示正常儿童,圆圈提示一位伴有严重肾衰儿童的发育迟缓

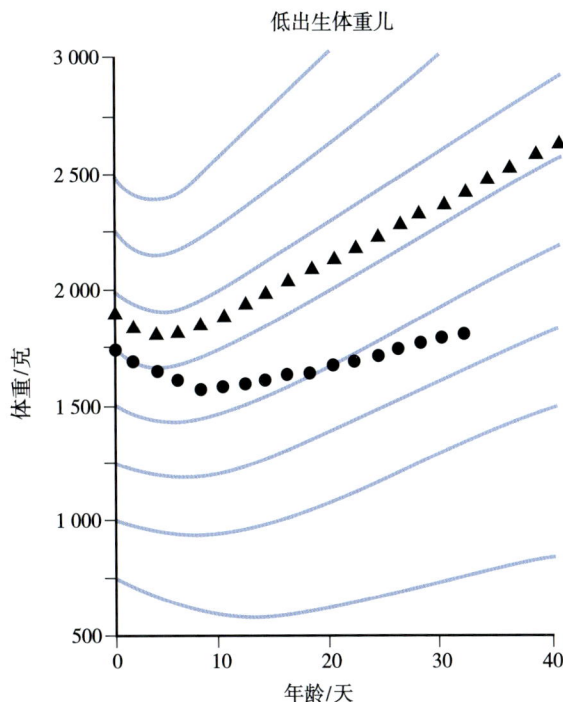

图 2-4 早产儿出生后生长曲线(体重)。该图代表早产儿正常生长曲线。三角形表示正常早产儿,圆圈提示一位伴有支气管肺发育不良早产儿的发育迟缓

表 2-4 年龄与体重的近似关系

年龄/岁	体重/kg
1	10
3	15
5	19
7	23

18 个月～8 岁对应公式为:体重(kg)=2× 年龄/岁+9。
年龄>8 岁对应公式为:体重(kg)=3× 年龄/岁。

表 2-5 年龄与体液的关系

年龄	体液/%	细胞外液/%	细胞内液/%
胎儿	90	60	25
早产儿	80	55	30
足月儿	70	50	35
6～12 月龄	70	30	40

际年龄(即出生后周龄)。

体重和身长是生长的重要指标,尽管其他变化会影响身体自身的组成成分,尤其是身体的总水含量。婴儿期总水含量的减少主要是细胞外液的丢失,大约在 1 岁时达到成人的比例(图 7-8)[5,6]。水分在全身分布的这些变化对于新生儿和婴儿的药物剂量与分布有着重要的影响。男性体内水分含量较高,而女性体内脂肪含量略高。由于细胞内液同时增加,细胞外液减少百分比大于全身水分减少百分比(表 2-5)[7]。

另一个更精确评估发育的指标是体表面积(body surface area, BSA)[8]。体表面积也可以用相对生长方程来描述(见第 7 章):体表面积 $\propto$ 体重$^{2/3}$。

头围

头颅的大小反映大脑的生长,与颅内容积和大脑重量

有关。头围的变化反映了头部的生长,是整个身体生长过程的一部分。它可能提示也可能不提示大脑的潜在参与。异常大或异常小的头颅都可能提示大脑发育异常,提醒麻醉医生必须注意小儿可能存在潜在的神经问题。头颅较大可能表明正常变异、家族特征或病理状态(如脑积水或颅内压增高),小头颅可能表明正常变异、家族特征或像颅缝早闭与异常大脑发育等病理特征。

在出生后的第一年,头围通常增加 10cm,第二年增加 2.5cm。9 个月大时,小儿头围达到成人的 50%,2 岁时达到 75%。头围与标准百分比生长曲线密切相关。如体重一样,头部生长与过去百分位数的偏差比单一测量更有意义。

触诊前囟,判断是否凹陷(脱水)或异常膨出(提示颅内压增高,如脑积水、感染、出血或动脉血二氧化碳分压增高)。如有膨胀,应触诊闭合线是否因颅内压增高而出现异常分离。前囟在 9～18 个月之间闭合;后囟在 2～4 个月大时闭合(图 2-5)。颅骨塑形对于低出生体重儿通常没有临床意义。

面部

虽然颅穹窿的大小迅速增加,但是面部和颅骨基部发育速度较慢。出生时下颌骨很小,但随着小儿的成长,下颌

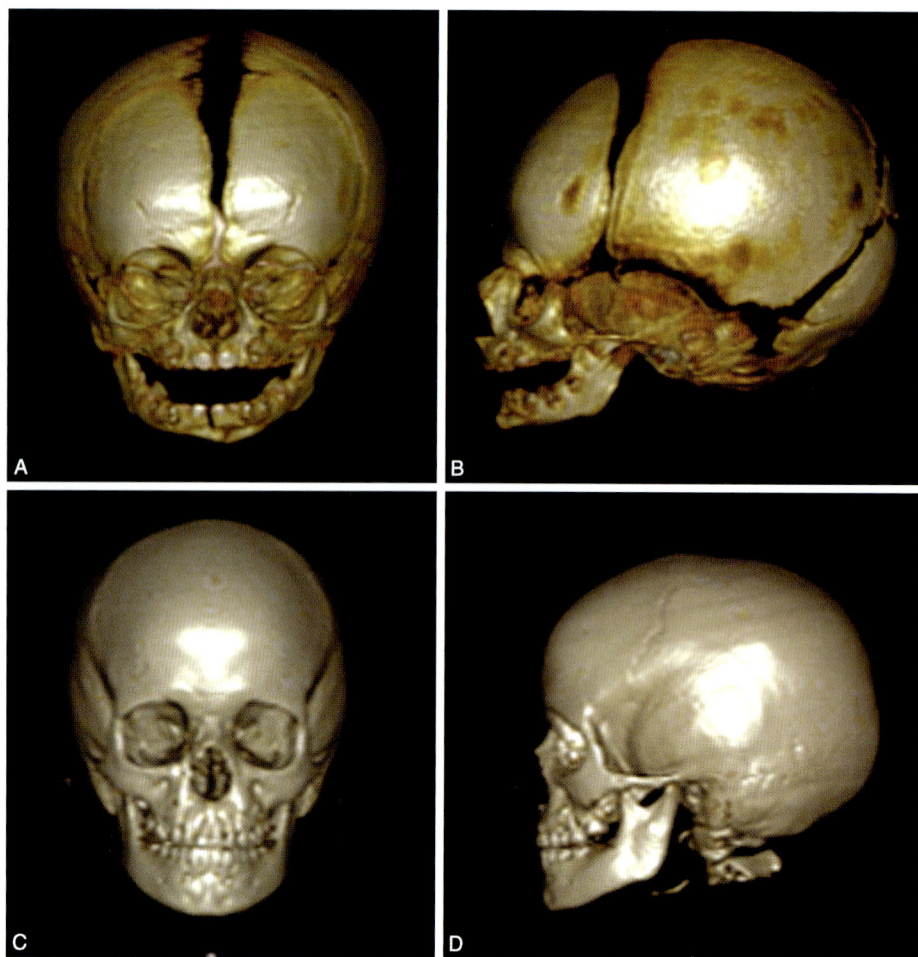

图 2-5 颅骨发育。A、B. 颅骨骨缝完全开放的新生儿的颅骨。C、D. 颅骨骨缝完全融合的 7 岁男孩的颅骨

骨向前生长，下颌角的倾斜度降低。胎儿期下颌骨发育障碍可能引起严重的先天性缺陷［如皮埃尔·罗班综合征（Pierre Robin syndrome）、特雷彻·柯林斯综合征（Treacher Collins syndrome）或戈尔登哈尔综合征（Goldenhar syndrome）］。这些综合征通常合并有其他异常症状。两岁以后，颅顶大小略有增加，而面部结构发生实质性的变化。上颌骨生长迅速以适应牙齿的发育。此外，额窦在 2～6 岁时发育，上颌窦、筛窦和蝶窦在 6 岁以后发育。

牙齿

第一颗牙齿，通常是一颗下切牙，大约在生后 6 个月时长出（乳牙形成）。此后，通常每个月都有一颗乳牙长出，直到 28 个月大时所有 20 颗乳牙全部长出。早产儿在乳牙形成过程中可能表现出牙釉质发育不良[9,10]。

恒牙在 6 岁时随着乳牙的脱落开始长出，这个过程将持续到接下来的 6～8 年。一些遗传性疾病，像唐氏综合征，以及其他因素包括脑瘫、药物因素（如四环素）、营养不良等都会导致儿童牙齿发育异常。

气道及呼吸系统

气道发育包括颅穹窿和颅底、颅盖骨、面部、鳃器、喉部、口腔等许多结构的发育。

这些结构不仅涉及呼吸功能（提供足够的氧气和排出二氧化碳），也用于将吸气呼气与吞咽液体和食物分离开来。实现这些功能涉及各种过程，包括通气、灌注和弥散等。麻醉医生尤其要考虑到这些发育变化，因为它们在气道管理和通气管理中具有重要意义。

上呼吸道发育

在发育过程中，婴儿的上呼吸道经历了大量的解剖学改变，包括大小、形状和相互关系的改变，这在出生后的最初几年尤为突出。

脸面部鼻腔、舌和口咽部以及咽喉部与气管构成上呼吸道的三个重要组成部分。脑颅的发育引起颅骨穹窿和颅底的成熟，而面颅的发育导致脸面部骨骼的成熟。舌苔区域的形成出现在第二个月早期。

6 岁前小儿颅底生长迅速，6 岁后生长相对较慢。出生后颅底发生解剖弯曲，2 岁时发育完全。

鼻咽部的深度增加是由于上腭的重塑及颅底角度的改变。在儿童时期，上呼吸道周围咽部结构的软组织与骨骼结构成比例增加。出生后，鼻腔的尺寸增长很快。在出生后的第一年，鼻腔总的最小横截面积增加 67%，而前部 4cm 的鼻道的体积增大 36%[11,12]。

新生儿的口腔容积较成人来说较小，主要是因为下颌支较短。随着下颌支的快速增长，小儿口腔容积在最初的 12 个月内大大增加。

与成人相比较，新生儿舌体包含极少的脂肪和软组织，但相对于口腔的大小，舌体仍显很大。新生儿舌体具有相对较大的外部肌肉组织和欠发达的上纵肌，从而导致背部扁平，横向活动力较差（见第 14 章）。

喉是由胚胎的外胚层、内胚层和中胚层发育而来，它起源于第三、第四和第六鳃弓。第 14 章详细介绍了新生儿喉与气管的发育。图 2-6 显示新生儿与 2 岁小儿喉口的结构（会厌和声带）。注意新生儿长的"Ω"欧米伽形状的会厌和珍珠白色的声带。

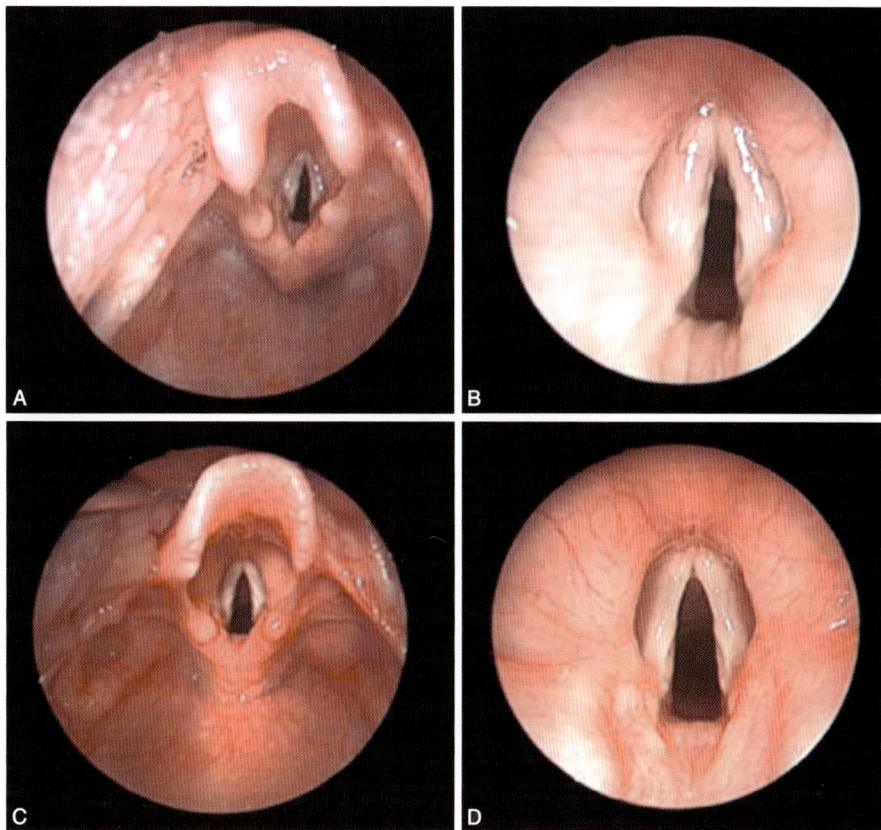

图 2-6　新生儿至 2 岁婴儿喉部发育。新生儿的喉部（A 和 B），会厌较长（A）和声带（B，声门关闭）。2 岁婴儿的喉部（C 和 D），会厌较短（C）声带（D，声门关闭）

呼吸系统的发育

呼吸系统的发育始于妊娠第 4 周。气道、肺泡和肺血管随时间演化进展的三个"定律"调控着肺的正常生长。

气道：在妊娠第 16 周，包括终末细支气管的支气管树形成，腺泡由终末细支气管远端所有气道结构和整个气体交换器组成，其在妊娠的剩余时间内发育而成。

肺泡：肺泡主要在出生后发育，数量不断增加，直到 8 岁左右；体积也不断增大，直到胸壁停止生长。

肺血管：在妊娠第 16 周，动脉和静脉伴随着支气管树的形成而出现。这些位于腺泡内的血管随着肺泡的发育而发育。动脉平滑肌的出现和生长都滞后于新生血管的生长，直到青春期后期才完成。

过渡为呼吸空气

胎儿的呼吸运动早在妊娠第 11 周可被检测到，其特征为呼吸之间存在长时间的呼吸暂停，并产生很少的肺液潮汐运动[13,14]。由胎盘向肺气体交换过程中最关键的是第一次吸气，它启动肺通气，促使肺液的排出，触发从胎儿模式向新生儿模式的改变。

第一次呼吸产生 $40\sim80cmH_2O$ 的肺扩张压力[15]。这样可以排出气道内液体（黏性是空气的 100 倍），克服空气 - 液体界面到达小气道时产生的表面张力，同时克服肺组织阻力。在一些新生儿中，由于肺液的清除延迟，从而导致新生儿暂时性呼吸急促的发生[16,17]。呼吸急促可持续 $24\sim72h$，典型的胸片表现有：肺门周围斑点增多、叶间裂隙液体渗出、肺实质呈条状线性混浊等。

随着肺通气的开始，肺血流量急剧增加。肺血管阻力（pulmonary vascular resistance，PVR）的降低和外周血管阻力的增加（脐循环的丧失）是由胎儿循环直接向产后模式转变的两个关键事件。体循环后负荷的增加导致卵圆孔立即关闭，并逆转通过动脉导管的分流方向。胎儿分流通路在解剖关闭之前，循环模式是不稳定的。缺氧和酸中毒引起的肺血管反应性增加，可能导致右向左的分流逆转（"触发器"循环）（见第 18 章）。

在出生后的最初几分钟，由于分娩过程中胎盘血流受损,会出现"正常"窒息状态。出生后,动脉血氧分压(PaO_2)和pH降低,而$PaCO_2$立即增加,这些分压在出生后第一小时内迅速变化。经过未闭合通道的肺外分流和肺内分流可能通过未扩张的肺区域在出生后会持续一段时间,所以新生儿的生理右向左分流量约为成人的三倍[18]。

呼吸运动机制

胸壁和呼吸肌

由于胸廓结构不佳,婴儿辅助吸气肌相对无效。在婴儿期,肋骨由脊柱向外水平伸展,几乎不随吸气而运动[19]。因此,胸廓的横截面积在整个呼吸周期中保持相对恒定不变。事实上吸气几乎完全依赖于膈肌的下降,这些因素增加了膈肌的运动负荷,使其处于疲劳的危险之中,尤其是早产儿。

新生儿胸壁松软,因为它由未钙化的软骨组成,肌肉组织发育不良及肋骨未完全钙化[20,21]。随着呼吸做功的增加,为了克服吸气不足并保证一定的潮气量,膈肌必须相应增加

下移。运动负荷的增加可能导致膈肌疲劳和呼吸衰竭或呼吸暂停,尤其是早产儿[22,23]。

肌肉强度取决于是否存在足够数量的I型肌纤维(慢收缩、高氧化能力)以应对增加的运动负荷。新生儿尤其早产儿I型肌纤维有限(图14-11),这就增加了发育中的婴儿发生呼吸衰竭的危险。

肺的弹性特征

肺生长发育过程中,静态压力-容积关系的变化是由肺组织容积的增加和弹性性质的变化引起的。肺容积是决定肺顺应性的主要因素。在整个儿童期,肺顺应性都在增加,特定肺顺应性保持相对稳定[24,25]。相反,儿童期和青少年时期胸壁的特定顺应性下降,反映出肋骨的进行性钙化和胸肌体积的增大。

静态肺容量

基于体重的静态肺容量的详细描述见表2-6。

表2-6　年龄相关性呼吸变量							
	新生儿	6个月	12个月	3岁	5岁	12岁	成人
呼吸频率/(次/min)	50±1	30±5	24±6	24±6	23±5	18±5	12±3
潮气量/ml	21	45	78	112	270	480	575
潮气量/(ml·kg)	6~8						6~7
分钟通气量/(ml/min)	1 050	1 350	1 780	2 460	5 500	6 200	6 400
分钟通气量/[ml/(kg·min)]	200~260						90
肺泡通气量/(ml/min)	665		1 245	1 760	1 800	3 000	3 100
肺泡通气量/[ml/(kg·min)]	100~150						60
无效腔量/潮气量	0.3						0.3
氧耗量/[ml/(kg·min)]	6~8						3~4
肺活量/ml	120			870	1 160	3 100	4 000
功能残气量/ml	80			490	680	1 970	3 000
功能残气量/(ml/kg)	30						30
肺总量/ml	160			1 100	1 500	4 000	6 000
肺总量/(ml/kg)	63						82
pH	7.3~7.4		7.35~7.45				7.35~7.45
PaO_2/mmHg	60~90		80~100				80~100
$PaCO_2$/mmHg	30~35		30~40				37~42

肺总量

成人的肺总量(total lung capacity,TLC)比婴儿大得多(图2-7)。这种差异反映了肺总量是一个因变量,主要取决于吸气肌的力量和效率,它可以通过功能残气量的最大吸气压力来预估。成人可产生超过$100cmH_2O$的负压;新生儿能产生高达$70cmH_2O$的压力,这是一个非常大的差值。由于婴儿胸腔的曲率半径小,根据拉普拉斯公式,曲率半径越小,胸腔内外的压力差越大[26]。

功能残气量

体重标准化(每公斤)的功能残气量在整个发育过程中是恒定的,尽管在婴儿和成人中存在不同的机械因素[27]。功能残气量是呼气末肺内气体的容积,此时,胸壁向外的力量与肺向内的弹性回缩力相平衡(图2-8)。新生儿仰卧位时功能残气量变小,一部分原因在于胸壁弱的向外的力量被肺的弹性回缩力所抵消;此外,较大的腹腔压力使膈肌上抬。新生儿可以通过关闭声门时呼气来增加功能残气量。

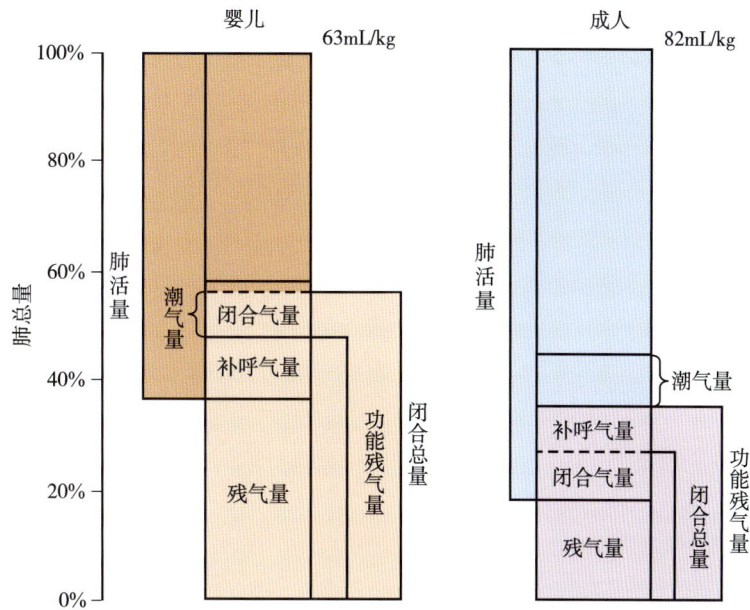

图 2-7　婴儿和成人的肺容量。注意：婴儿的潮气量与闭合气量相同。（改编自 Nelson NM Respiration and circulation after birth. In：Smith CA, Nelson NM, eds. *The Physiology of the Newborn Infant.* Springfield, IL：Charles CThomas；1976；207）

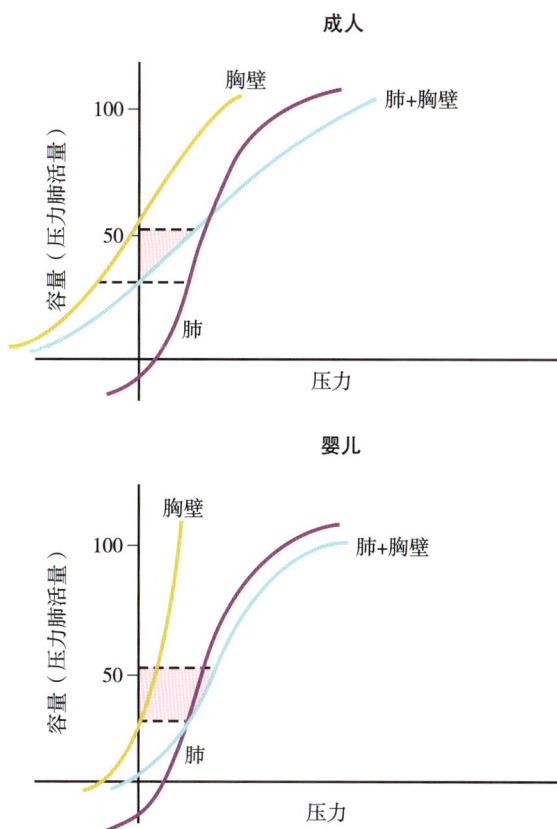

图 2-8　婴儿及成人胸壁顺应性（黄色）、肺顺应性（紫色）、胸腔（胸壁＋肺［蓝色］）顺应性曲线（改编自 Pérez Fontán JJ, Haddad GG. Respiratory physiology. In：Behrman RE, Kliegman RM, Jenson HB, eds. *Nelson Textbook of Pediatrics*.17th ed. Philadelphia：WB Saunders；2003：1363）

动态控制功能残气量的重要临床意义在于：当被麻醉的婴儿气道受损时，与同样受影响的成人相比，呼吸暂停的婴儿肺内氧气储备减少，同时婴儿代谢率增加，迅速导致低氧血症。

闭合容量

随着呼气的完成，肺相关区域的小气道关闭，导致该区域的气体滞留。闭合容量与年龄密切相关，在儿童和青少年时期呈下降趋势，成年后呈上升趋势（图 2-7）。这种变化特点与肺弹性组织的发育和退化及其对弹性回缩力的影响有关。弹性回缩力是跨壁压及最小气道开放的主要决定因素，最小气道由于不含软骨而缺乏固有的稳定性。

在许多老年人和一些 10 岁以下的儿童中，闭合容量在潮式呼吸的范围内（图 2-7）。对于 5 岁以下的儿童，不可能测量闭合容量，但是由于婴儿的弹性回缩力小，一些气道在潮式呼吸过程中可能一直处于关闭状态。这一观点被某一发现支持，即婴儿有一个很大的"滞留气体量"，而这个"滞留气体量"无法与传导气道进行自由气体交换。与年龄有关的 PaO_2 变化以及功能残气量和闭合容量的相应变化可能与气道闭合有关。

气道动力学

阻力及传导

气道阻力随着年龄增长而显著降低，新生儿气道阻力为 $19\sim28cmH_2O/(L\cdot S)$，成人 $<2cmH_2O/(L\cdot S)$[27,28]。早产儿气道阻力大于足月儿气道阻力。另一方面，早产儿的特异气道传导性（阻力的倒数）更大，在出生后的前 5 年内逐渐下降[29,30]。

阻力分布

气道阻力分布在小儿 5 岁左右呈明显变化。在"中央型气道"（气管至第 12～15 级支气管）中，每克肺组织的气道阻力在各个年龄段都是恒定的，而在"周围型气道"（第 12～15 级支气管远端至肺泡）中，每克肺组织的气道阻力在小儿 5 岁时出现显著降低。

吸气和呼气流量受限

新生儿气管顺应性是成人的两倍，早产儿的气管顺应性更大，这可能与喉软骨发育不成熟有关。这一发现的重要病生意义在于：新生儿随着吸气和呼气，气管可能发生动态塌陷（图 14-10）。

呼吸调节

新生儿和成人一样，PaO_2、$PaCO_2$ 和 pH 都参与调节控制通气。其中 PaO_2 主要通过调节颈动脉体和主动脉体的外周化学感受器发挥作用，而 $PaCO_2$ 和 pH 主要作用于延髓的中枢化学感受器。与成人相比，婴儿对高碳酸血症的反应不会因缺氧而增强，低氧实际上可能会抑制足月儿和早产儿对高碳酸血症的通气反应[31,32]。

高浓度氧会抑制新生儿的呼吸，而低浓度氧会刺激新生儿呼吸。然而，新生儿对低氧的反应并不一致。起初，低氧会刺激呼吸回到基线水平，随后会抑制呼吸使其下降。这种反应特点在正常足月儿存在并会持续至生后一周，在早产儿中可能会持续更长时间。经过这一初始阶段后，新生儿对持续性低氧的反应逐渐过渡至成人水平，即通气持续增加[33,34]。

周期性呼吸常见于新生儿。周期性呼吸与临床呼吸暂停不同，高达 25% 的早产儿会发生呼吸暂停，尤其是重度早产儿。早产儿呼吸暂停很可能危及生命。随着呼吸暂停时间的延长，逐渐出现动脉血氧饱和度降低、心动过缓以及肌张力丧失。其他器官发生病变如脑室内出血等情况下，呼吸暂停的发生频率会增加。

早产是全身麻醉新生儿和婴儿发生危及生命的呼吸暂停的重要危险因素[35]。麻醉后出现呼吸抑制的风险与麻醉时新生儿的孕周及受孕日期呈负相关（图 4-7 和图 4-5）[36]。专家共识表明，在受孕 60 周内，婴儿都处于术后呼吸暂停发生的高风险时期[36,37]。

新生儿对于 PaO_2 降低的代偿是通过血红蛋白浓度的增加而产生更大的携氧能力，而新生儿血红蛋白浓度在出生后几周下降。刚出生时，血液中胎儿血红蛋白含量占血红蛋白的 50%。氧血红蛋白解离曲线的位置取决于成人血红蛋白与胎儿血红蛋白的比值。刚出生时，胎儿血红蛋白含量的增加使曲线向成人解离曲线的左侧移动（由 P_{50} 为 27mmHg 时的 HbA 向 P_{50} 为 19mmHg 时的 HbF 变化）。生后第一周，解离曲线向右移动，反映了胎儿血红蛋白向成人血红蛋白的转变[24]。

与婴儿期相比，$PaCO_2$ 和 pH 在新生儿期会有所降低（表 2-6）。

心血管系统

对麻醉医生而言，掌握心血管系统发育具有非常重要的意义。本节简要介绍心率、血压、心排血量及心电图的发展变化；更加详细的介绍见第 16、18 章节。

心率

子宫内胎儿心脏的自主调节主要是通过副交感神经系统介导。出生后不久，交感神经调节开始出现，然而副交感神经系统在儿童时期占据主导地位，直到青春期开始减弱。新生儿心率在正常范围内可能有很大的变化。新生儿出生后 24h 的平均心率为 120 次 /min，1 个月后增加到 160 次 /min，之后逐渐减少到 75 次 /min（表 2-7）[38]。

表 2-7　年龄与心率的关系

年龄	平均心率范围/（次 /min）
早产儿	120～170
0～3 个月	100～150
3～6 个月	90～120
6～12 个月	80～120
1～3 岁	70～110
3～6 岁	65～110
6～12 岁	60～95
>12 岁	55～85

摘自 Hartman ME，Cheifetz IM. Pediatric emergencies and resuscitation. In: Kliegman RM, Stanton ST BF, Geme Ⅲ JW, Schor NF, Behrman RE, eds. *Nelson Textbook of Pediatrics*.19th ed. Philadelphia: Elsevier; 2011: 280.

注意：在睡眠或麻醉期间心率会降低。

年龄较大的儿童会出现较多的心律失常和传导异常，自主神经的张力变化会导致心率的明显波动。

血压

新生儿和婴儿的平均收缩压从出生后 12h 的 65mmHg 上升至出生后 4 天的 75mmHg 和 6 周时的 95mmHg。平均收缩压在 6 周和 1 岁之间几乎没有变化，甚至在 1 岁和 6 岁之间也没有明显变化。此后，随着年龄的增长，收缩压逐渐增加[39,40]。这些测量方法适用于清醒并安静的婴幼儿。生后 12h 内早产儿血压低于足月儿，随后血压逐渐升高，由出生第 1 天时的 68/43mmHg 增加到第 90 天时的 90/55mmHg（表 2-8）[41,42]。儿童下肢测量的血压低于上肢测量的血压[43]。我们同时注意到，出生时发生窒息的婴儿和需要机械通气的婴儿血压偏低。

那些早产出生的青少年和成人的血压比足月出生的同龄人的血压要高。然而，由于早产儿的生长速度较慢，低出生体重并没有被确定为高血压发生的独立风险因素[44]。

心排血量

测定心排血量和血压可以计算出外周血管阻力。这为监测左心室后负荷提供了重要的参考数据，可以指导合理运用血管活性药物（包括血管收缩剂和血管舒张剂）与正性肌力药物。测定心排血量可以通过 Fick 法（使用氧摄取）或热稀释法肺动脉漂浮导管进行测量。对于新生儿，热稀释法很

表2-8　年龄与血压的关系		
年龄	正常血压/mmHg	
	平均收缩压	平均舒张压
早产儿	55～75	35～45
0～3 个月	65～85	45～55
3～6 个月	70～90	50～65
6～12 个月	80～100	55～65
1～3 岁	90～105	55～70
3～6 岁	95～110	60～75
6～12 岁	100～120	60～75
>12 岁	110～135	65～85

摘自 Hartman ME, Cheifetz IM. Pediatric emergencies and resuscitation. In: Kliegman RM, Stanton ST BF, Geme Ⅲ JW, Schor NF, Behrman RE, eds. *Nelson Textbook of Pediatrics*. 19th ed. Philadelphia: Elsevier; 2011: 280.

注意: 在睡眠或麻醉期间血压会降低。

少使用, 因为新生儿心房水平和动脉导管水平存在分流, 会导致测量错误。

脉冲多普勒心排血量测定方法是一项无创监测新生儿心排血量的临床监测技术。出生标准体重在 780～4 740g 之间的新生儿心排血量保持相对稳定, 在这个体重范围内心排血量变化仅为 10%。足月儿和早产儿的心排血量范围均为 220～350ml/(kg·min), 比成人高 2～3 倍[45,46]。从刚出生到一周岁这段时间内, 婴儿平均心排血量(按体重或体表面积标准化计算)保持相当稳定, 为 (204±45) ml/(kg·min)[47]。新生儿相对较大的心排血量[以 ml/(kg·min) 为单位计算]反映了他们较成人的高代谢率(单位体重)和更高的耗氧量。所有物种的基础代谢率都随着体型的减小而增加[48]。(见第 7 章)

脉冲多普勒测定心排血量同样被发现在评估围生期新生儿窒息和酸中毒后左心室心肌功能障碍及其对治疗的反应性方面具有很重要的作用[49,50]。对于年龄较大的儿童, 测量心排血量在循环性休克诊治中十分必要[51]。未来可通过根据阻抗变化的无创技术来测量心排血量(见第 52 章, 图 52-9 和图 52-10)。

正常心电图

P 波反映心房除极化, 随年龄增长而变化不大。PR 间期随年龄增长而延长(第一年的平均值为 0.10s, 12～16 岁时延长至 0.14s)[52]。QRS 波的持续时间随着年龄增长而延长, 但延长超过 0.10s 在任何年龄都是异常的。

刚出生时, QRS 电轴右偏, 反映了宫内发育以右心室发育为主。出生后一个月随着左心室心肌逐渐发育, QRS 电轴向左偏移。此后, QRS 电轴逐渐向左侧改变。

此外, 在所有胸导联, T 波呈直立向上。出生后数小时内, T 波会变成等电位线或转向左胸; 到生后第 7 天, 在 V4R (右侧锁骨下第 5 肋间位置)、V1～V4 导联, T 波倒立。之后, T 波在右胸呈倒立状态直至青春期。在 V4R、V1～V4 导联, T 波在 7 天内扭转失败可能是右心室肥厚的最早心电图证据(见第 16 章)[53,54]。

泌尿系统

人类肾脏的复杂发育过程从妊娠第 4 周开始一直持续到成年。严重的肾衰竭往往伴随有生长发育迟缓。

在妊娠第 10～12 周时, 胎儿在子宫内开始产生尿液, 并排泄到羊膜腔内, 维持羊水容量。胎儿通过胎盘维持其代谢平衡。只有当出生后, 肾脏才开始承担这一功能。超过 90% 的新生儿会在出生后 24h 内排尿, 所有正常新生儿在出生后 48h 内应当排尿。否则, 需要检查包括后尿道瓣膜在内的结构是否存在异常[55]。

肾小管功能在妊娠 34 周后开始发育, 2 岁时达到成人水平[56]。Na^+-K^+-ATP 转运体的数量和功能在出生时减少, 尽管它们的活性在出生后增加了 5～10 倍。所有依赖 Na^+ 梯度的转运体在功能上也都有所降低。新生儿期肾小管吸收 Na^+、葡萄糖和碳酸氢盐的阈值降低; 因此, 面临低钠血症、渗透性多尿和代谢性酸中毒的风险增加。

在妊娠第 36 周时, 肾脏发育完全。肾血流量和肾小球滤过率(GFR)降低, 并与胎龄相关。足月儿 GFR 是成人的 20%～25%。由于心排血量的增加和肾血管阻力的降低, GFR 在出生后迅速增加, 大约在 2 岁时达到成人水平[57](图 7-12)。GFR 的降低显著影响新生儿排 Na^+、排水以及排除药物的能力。出生时, 新生儿血清肌酐的浓度反映了母体血清肌酐的浓度, 出生后的第一天, 血清肌酐值出现下降。由于肌肉的快速增长, 正常的血清肌酐值随着年龄的增长而增加, 男性增加更明显。新生儿肌酐清除率缓慢升高, 在 2～3 岁时达到成人水平。

在子宫内, 胎儿保持轻度呼吸性酸中毒, 与血浆中碳酸氢盐浓度相匹配, 但 $PaCO_2$ 比母体要高。与年龄较大的儿童和成人相比, 刚出生的新生儿和婴儿的血浆碳酸氢盐浓度和 $PaCO_2$ 较低。此外, 新生儿的基础酸产生量相对成人较大, 他们对酸负荷的反应能力较差。年龄较小的儿童, 每公斤体重内源性酸的产量要比成人高 50%～100%。这主要是由于钙离子在骨骼中的沉积, 这一过程每天产生 0.5～1.0mEq/L 的酸。从胃肠道吸收的碳酸氢盐是中和这种非挥发性酸的重要碱性来源, 这在一定程度上解释了婴儿在患胃肠炎时出现严重酸中毒的可能。由于新生儿和婴儿处于酸补偿的极限范围, 因此在急性疾病或饥饿期间均易发生酸中毒。

新生儿和早产儿必须低盐喂养, 因为他们不能有效排出大量盐分和浓缩尿液。远端肾小管功能不全和相对醛固酮减少症是早产儿高钾血症风险增加的主要原因[58]。

消化内分泌系统

肝脏系统

肝脏和胆管的发育开始于前肠的生长; 妊娠第 10 周时, 胆道发育完成。卵黄静脉形成门静脉和肝静脉。肝窦形成静脉导管, 是肝静脉和下腔静脉之间的桥梁。大部分胎盘脐静脉血通过静脉导管进入下腔静脉。其余部分经门静脉经肝进入肝静脉。流向肝左叶的门静脉血少于右叶, 导致左叶发育相对不足。静脉导管在出生后不久即发生闭合[59]。

妊娠第12周时,出现糖异生和蛋白质合成的痕迹;第14周时,肝细胞中发现糖原。尽管到妊娠晚期,胎儿的肝细胞形态与成人相似,但新生儿肝功能发育不成熟,早产儿尤其更加不成熟。肝脏在新陈代谢、控制碳水化合物、蛋白质及脂肪向组织输送中发挥着重要的作用。妊娠末期,肝脏中出现大量的糖原,因此,早产儿和小胎龄儿(SGA)的糖原储备较少,容易发生低血糖。新生儿胆汁酸分泌减少,易发生脂肪吸收不良。

肝脏是合成蛋白质的场所;这个过程在胎儿和新生儿是活跃的。在胎儿时期,主要的血清蛋白是甲胎蛋白。这种蛋白质在妊娠第6周时首次出现,并在第13周时达到高峰。白蛋白的合成始于妊娠第3~4个月,出生时接近成人水平;在早产儿中,白蛋白合成降低。与凝血有关的蛋白质也在肝脏合成,但它们在早产儿和足月新生儿中的浓度在出生后的前几天低于正常水平。造血发生在胎儿肝脏,在妊娠7个月时达到高峰。生后6周,造血仅限于骨髓,除非在溶血性贫血等病理情况下(见第30章)。

新生儿刚出生时肝脏酶解蛋白质的能力降低,但在出生后一年迅速成熟,青春期时达到成人水平。这对早产儿尤其重要,早产儿摄入大量蛋白质会导致血清氨基酸浓度升高达危险水平,并导致代谢性酸中毒的发生。除了肝脏代谢效率较低外,血清蛋白与药物结合的改变和肾功能的不成熟也不利于蛋白质的代谢(见第7章)。

生理性黄疸

高胆红素血症(定义为血清总胆红素水平>5mg/dl)对于新生儿是一个特别重要的问题。约60%的足月新生儿和80%的早产儿在出生后第一周出现黄疸,总胆红素浓度超过5mg/dl[60]。黄疸发生包括几种机制(表2-9)[61,62]。正常情况下,足月新生儿总胆红素浓度一般都<5mg/dl(86μmol/L),无危险因素情况下很少>12mg/dl,产后第三至第四天达到峰值。早产儿的总胆红素浓度在出生后5~7天达到10~12mg/dl的峰值水平。经过这一阶段后,无论是足月儿还是早产儿,胆红素浓度都逐渐下降,在1~2个月时达到成人正常水平(<2mg/dl)。间接胆红素浓度也在出生后的前几天增加。非溶血性生理性高胆红素血症是由于红细胞的破坏和胆红素肝肠循环的增加而产生过多的胆红素;同时由于尿苷-5-二磷酸-葡萄糖醛酸转移酶活性降低,使得胆红素在肝内结合不足(UGT1A1,见第7章和第30章)。有文献报道证实母乳喂养与高胆红素血症之间存在一定关系。高胆红素血症通常发病较晚(产后第三天以后),病因尚不清楚,约1%的母乳喂养婴儿发生该病。早期的假说认为,高胆红素血症

表2-9　新生儿黄疸的主要发生机制

胆红素产生过多
胆红素吸收受损
胆红素结合作用异常
胆红素排泄异常
胆红素肠肝循环增加

与母乳3α,20β-孕二醇通过抑制尿苷-5-二磷酸-葡糖醛酸转移酶的活性有关。该假说尚未被研究证实。此外,遗传变异可能会影响胆红素的代谢[63,64]。

新生儿黄疸的重要致病原因见表2-10。相对罕见的胆汁淤积症与生后最初几周常见的黄疸形成明显对比,因此对生理性黄疸或母乳性黄疸容易作出误判。显示胆汁淤积的症状,如深色尿液和浅白色大便,往往不易被识别[65]。

表2-10　新生儿黄疸的常见病理原因

抗体介导的溶血(Rh和ABO血型系统)
遗传性红细胞疾病(如6-磷酸葡萄糖脱氢酶缺乏引起的药物性溶血或感染性溶血)
感染(如新生儿肝炎,败血症,严重尿路感染)
出血(如颅内出血)
胆道闭锁
代谢原因(如甲状腺功能减退,半乳糖血症)

一旦区分开生理性高胆红素血症和溶血性高胆红素血症,就可以进行对因治疗,并可通过使用光疗及换血疗法,积极预防高胆红素引起的脑病(核黄疸)的发生。光疗通过结构光异构化和光氧化将胆红素转化为可排泄的产物,从而降低血清胆红素的浓度,达到治疗目的[66]。光疗也存在一定的风险和不良后果,尤其是对于极低出生体重的新生儿[67]。光疗法与良性或恶性黑色素细胞病变的发生无关[68]。

与足月儿相比较,早产儿更容易发生核黄疸,所以应该积极降低早产儿的胆红素浓度。长期接受高营养支持的低出生体重儿发生胆汁淤积性黄疸的概率明显增加。黄疸的发病机制尚不清楚,可能与氨基酸抑制胆汁流动有关[69]。治疗低出生体重儿高胆红素血症的有效方法可能包括使用锡-中卟啉,它可以抑制胆红素的产生[70]。

胃肠道

胚胎的消化道由发育中的前肠和后肠组成。这些卵黄细胞迅速伸长,形成环形肠管进入卵黄囊。在妊娠第5~7周时,环形肠管围绕肠系膜上动脉旋转进入腹腔。肠管由近端向远端逐渐成熟。血管和神经丛(Auerbach和Meissner)在妊娠第13周发育形成并开始出现生理性蠕动。胰腺起源于前肠的两个分支;前肠的憩室产生肝脏。

肠激酶和脂肪酶水平随着胎龄的增长而增加,但与年龄较大的小儿相比,刚出生的新生儿酶水平降低。足月儿和早产儿都能很好地处理一定负荷的蛋白质,然而早产儿很难处理大负荷的蛋白质。脂肪消化是有限的,尤其是早产儿,他们只吸收成人水平的65%。新生儿十二指肠运动在妊娠29~32周之间发生明显的成熟变化。这是妊娠29~30周早产儿限制肠内喂养的一个重要因素。中枢神经系统的异常会延迟肠道的这一成熟变化[71]。

吞咽是在中枢和外周神经系统控制下完成的复杂过程。吞咽反射开始于髓质,通过脑神经到达控制食物通过咽食管括约肌的肌肉。在这个过程中,舌头、软腭、咽部和喉部相互协调。这些结构的任何病理状况都会干扰正常吞咽。然而,神经肌肉的不协调更有可能导致这一功能紊乱。尤其在

分娩前或分娩过程中，中枢神经系统受到损伤时表现更为明显。

食管下段括约肌压力在出生时降低，但随后逐渐增加，在生后 3～6 周达到成人水平。据报道，有将近一半的 0～3 个月大婴儿，每天吐奶或"吐口水"，高达 2/3 的 4～6 个月大婴儿，每天吐奶或"吐口水"[72]。这些婴儿大多没有受到不良影响（"快乐的呕吐物"），且能正常生长[73]。这种现象通常在生后第一周开始出现，在 9～24 个月大时随着固体食物的摄入及小儿直立姿势的建立而自然消退。1：1 000～1：300 的婴儿可能出现胃食管反流，应进行积极治疗以预防并发症的发生[74]。

胎粪是在出生前存在于肠道中的物质。它由脱落的肠上皮细胞、胆汁、胰腺和肠道分泌物及 70% 的水分组成。胎粪通常在出生后的最初几个小时内排出；几乎所有足月儿第一次排便都在生后 48h 以内完成。然而，在低出生体重儿中，第一次排便通常会出现延迟，这可能是由于肠蠕动不成熟和肠内喂养延迟导致的肠道激素缺乏造成的。胎粪性肠梗阻常发生于囊性纤维化或巨结肠等疾病。

新生儿的胃肠道转运时间小于成人，但随年龄增长而延长。正常生理范围的大便频率变化很大（从每天 10 次到每周 1～2 次）[75]，母乳喂养的婴儿更为常见。排便频率在出生后的前几年逐渐减少，在 4 岁左右达到成人习惯。

坏死性小肠结肠炎（necrotizing enterocolitis，NEC）是一种后天消化道疾病，与早产儿的发病率和死亡率密切相关。体重不足 1 500g 的早产儿中约有 10% 发生 NEC，新生儿重症监护病房有 1%～5% 的新生儿发生 NEC（见第 37 章）。

胰腺

胰岛素和高血糖素都不透过胎盘屏障。胎儿胰腺内的朗格汉斯胰岛细胞在妊娠第 11 周时开始分泌胰岛素；胰岛素分泌随胎龄增长而增加。出生后，胰岛素反应与胎龄和出生后年龄有关，足月儿的胰岛素反应更为成熟。

孕妇高血糖，尤其是在血糖控制不好的情况下，会导致胎儿朗格汉斯胰岛肥大和增生。这会导致胎儿胰岛素水平的升高，影响脂质代谢，并导致母亲患妊娠糖尿病，产生巨大儿（糖尿病母亲的婴儿，IDM）。高血糖本身并不能起到这种作用；糖尿病母亲的婴儿也可能是糖尿病母亲血清氨基酸增加的结果。胎儿高胰岛素血症在出生后持续存在，可能迅速导致严重低血糖的发生。除了严重低血糖外，这些新生儿的其他先天性异常发生率也会有所增加。

小于胎龄儿常发生低血糖，可能是子宫内营养不良所致。此外，肝糖原储备不足、糖异生不足也会导致低血糖的发生。早产儿可能发生低血糖，但无明显症状，因此需要密切监测早产儿的血糖水平。

足月新生儿在出生后要对葡萄糖进行代谢调整。研究证实血糖异常包括：出生后 3h 内血糖浓度低于 35mg/dl；3～24h 内＜40mg/dl；24h 后＜45mg/dl[76]。尤其需要认识到，即使新生儿很少或者几乎不出现任何症状和体征，他们仍有可能出现严重的低血糖，进而导致不可逆转的中枢神经系统损害的发生。其他新生儿可能会出现癫痫发作，但症状一般都很轻微（如嗜睡和神经质等）。

高血糖（血糖≥150mg/dl）常发生在处于应激状态的新生儿，尤其是接受含糖溶液的低出生体重儿。高血糖常见于全麻下行择期手术的新生儿和婴儿；输注含糖溶液可能增加高血糖的风险。因此，建议术中监测血糖浓度。一项对全麻手术患儿的研究表明，术后血糖值明显高于麻醉诱导后的血糖值；然而，胰岛素的变化微乎其微[77]。与 2.0kg 或 2.0kg 以上的婴儿相比，体重低于 1.0kg 的婴儿发生高血糖的风险明显增加[78]。高血糖还可能导致渗透性利尿和脱水，并与脑室内出血和神经障碍的发生率增加有关。建议术中使用输液泵输注含糖溶液，但仅以基本速度输注即可（见第 9 章）。

造血及免疫系统

足月新生儿的血容量取决于脐带夹闭的时间，脐带夹闭时间可改变胎盘转运的容量。分娩后延迟脐带夹闭，血容量为 93ml/kg；而立即夹闭脐带，血容量为 82ml/kg[79]。然而，在分娩后的前四小时内，血液发生液体流失，血浆体积收缩多达 25%。胎盘转运量越大，生后最初几小时的失水量就越多，导致血液浓缩。早产儿血容量（90～105ml/kg）比足月儿更大。

血红蛋白

新生儿血红蛋白的正常范围为 14～20g/dl。在诊断新生儿贫血或高黏血症时，必须考虑取样部位。毛细血管取样（如足跟血取样）时，由于外周血管的淤滞，降低了血浆容量，导致血液浓度升高，从而使血红蛋白的真实浓度升高。净效应可能使血红蛋白浓度增加 6g/dl；静脉穿刺取样优于毛细血管取样。在 1% 的婴儿中，胎儿母亲在脐带被切断前输血可能有利于解释"正常范围内较低的"血红蛋白。

无论足月儿还是早产儿，出生后骨髓的重组人促红素活性立即下降。脐带血网织红细胞计数为 5% 并持续数天，1 周后下降到 1% 以下。然后在第 12 周时略微增加到 1%～2%，在整个儿童时期都是如此。早产儿在出生时网织红细胞计数较高（高达 10%）。异常的网织红细胞数值通常反映出血或溶血。

足月新生儿的血红蛋白浓度在第 9～12 周下降到最低点 10～11g/dl（血细胞比容为 30%～33%），但随后会增加。血红蛋白浓度的下降是红细胞生成减少的结果，在某种程度上，也是红细胞寿命缩短的结果。早产儿血红蛋白浓度下降更明显，且与早产程度直接相关；同时最低点出现得更早（4～8 周）[80]。体重在 800～1 000g 之间的婴儿，血红蛋白可能会下降到 8g/dl。这种"贫血"（新生儿生理性贫血）是对宫外生活的正常生理调节。尽管血红蛋白浓度降低，但由于 2,3-二磷酸甘油酸的增加，氧解离曲线（向右）发生偏移，不会影响到组织的氧供[81]。此外，胎儿血红蛋白被成年血红蛋白取代，同样会导致氧解离曲线向相同方向的改变。在新生儿中，尤其是早产儿，血红蛋白浓度降低可能与呼吸暂停和心动过速有关[82]。维生素 E 的摄入并不能预防早产儿贫血的发生；6 周龄婴儿对比发现，维生素 E 补充组和未补充组在血红蛋白浓度、网织红细胞和血小板计数以及红细胞形态方面没有显著差异[83]。早产儿贫血往往是重组人促红素（红细胞生成的主要调节因子)分泌不足引起的。一些研究中心在极低出生体重儿(VLBW)中使用重组人促红素来刺激红细胞的生成,从而减少输血的必要性[44,84]。

出生三个月后,血红蛋白浓度稳定在 11.5～12g/dl,一直到 2 岁左右。足月儿和早产儿的血红蛋白浓度在一岁以后是相当的。此后,女性血红蛋白浓度逐渐增加到青春期的 14g/dl,而男性血红蛋白浓度逐渐增加至青春期的 15.5g/dl(见第 10 章)。

白细胞与免疫

生后第一天,白细胞计数通常可达 $21×10^9/L$;第一周时为 $12×10^9/L$,此时,中性粒细胞的数量等于淋巴细胞的数量。之后白细胞数量逐渐减少,青春期时达到成人水平。出生时,中性粒细胞占优势,但数量迅速减少,因此从出生第一周到 4 岁,淋巴细胞是主要细胞。4 岁以后,中性粒细胞接近成人水平。新生儿易发生细菌感染,这在一定程度上与白细胞功能不成熟有关。败血症可能与白细胞反应有关,甚至与白细胞减少有关。白细胞假阳性增加可能是由于药物(如肾上腺素)引起的。新生儿败血症的发生率与胎龄呈负相关,极低出生体重儿发生败血症的概率可高达 58%[85]。

血小板

血小板减少症是新生儿常见的血液学表现,1%～2% 的健康足月儿会出现血小板减少症[86]。新生儿机械通气与血小板的显著下降有关。妊娠年龄、出生体重与血小板减少程度之间可能存在负相关。一项关于新生儿血小板减少症及其对止血完整性影响的研究表明,血小板减少症婴儿的出血风险明显高于同样患病的非血小板减少症婴儿。(见第 10、20、37 章)

凝血

新生儿刚出生时,维生素 K 依赖性凝血因子(即 Ⅱ、Ⅶ、Ⅸ、Ⅹ 因子)为成人的 20%～60%;在早产儿中,这个比值会更小。足月儿和早产儿通常都会出现凝血酶原时间的延长。维生素 K 依赖性凝血因子在肝脏合成,由于新生儿肝脏发育不成熟,即使服用维生素 K,也会产生相对较低浓度的凝血因子。凝血因子的合成需要几周时间才能达到成年人水平;早产儿甚至需要更长时间。有研究对维生素 K 的预防使用进行评估[88],研究证据表明,大多数新生儿维生素 K 缺乏症发生在正常的新生儿。因此,所有新生儿出生后即应当预防性补充维生素 K,防止新生儿出血性疾病的发生。维生素 K 的缺失可能会导致严重,甚至危及生命的后果,特别是对于手术患儿。然而,从理论上讲,凝血抑制剂作用下降的生理性保护机制及纤溶能力的下降平衡了出血风险性的增加。生理性止血的形成以及很难建立诊断婴儿出血障碍的凝血实验差异性均应被考虑[89,90]。

怀孕期间服用抗惊厥药物的母亲其婴儿可能会出现严重的凝血障碍,类似于维生素 K 缺乏症[91]。新生儿服用维生素 K_1 通常能逆转这种出血趋势,尽管有治疗作用,但仍有死亡的可能性发生。其他危险因素包括孕妇使用华法林、利

福平和异烟肼等药物。母乳喂养也可能与严重的维生素 K 缺乏有关;纯母乳喂养的婴儿应补充维生素。

红细胞增多症

3%～5% 的足月新生儿会发生新生儿红细胞增多症(中央型血细胞比容＞65%)。一项使用 M 型超声心动图对新生儿的研究表明,肺血管阻力随着高黏度的增加而增加[93]。通过部分换血来降低血细胞比容,降低血液黏度,可以改善全身和肺部的血流量和氧气输送,有综述报道对无症状婴儿在出生 6h 后进行换血的有效性提出质疑[94]。器官血流量的增加可以预防与高黏度综合征相关的心血管和神经症状的发生。

神经系统与认知功能发育

神经系统发育

在过去十年中围生期死亡率的降低并没有引起预期的脑瘫患病率的降低(1/500 的活产儿)。脑瘫最常见的病因是围生期缺血性脑卒中、脑白质疾病和宫内炎症等[95]。不足 5% 的脑瘫患儿是由围生期窒息引起的。脑瘫发生的高危因素包括先天性异常(尤其是先天性心脏病)、低出生体重、胎盘重量低、多胎、早产、宫内感染或临产前胎位异常等[96]。

虽然出生时神经系统在解剖学上是完整的,但功能并不完善;随着髓鞘和突触的继续形成,神经系统功能逐渐趋于成熟。髓鞘形成通常在 7 岁时完成。婴儿正常的智力发育取决于中枢神经系统的成熟度。神经发育可能受到身体疾病、社会心理支持不充分或营养不良的影响。一项针对早产儿饮食的随机试验研究表明,不理想的饮食会导致智商发育落后 7～8 年[97]。

关于麻醉药物对发育中的动物模型大脑的潜在副作用的研究显示,大脑是脆弱的,它的发育容易受到环境因素的影响(见第 25 章)。两项关于人类大脑的研究认为短暂的全身麻醉不会对幼儿神经系统发育造成伤害[98,99]。

大脑的生长速度不同于身体其他系统的生长速度。大脑有两次发育高峰:妊娠 15～20 周时神经元细胞的增殖,以及从妊娠 25 周开始一直到 2 岁之间胶质细胞的增殖。髓鞘形成持续到 3 岁。在神经发育阶段,营养不良可能会导致严重的神经缺陷。

质膜转运选择性地促进生长的必需物质如葡萄糖、有机酸和氨基酸通过血脑屏障。低氧血症和缺血会导致血脑屏障的破坏,引起脑水肿和颅内压增高。血脑屏障的损伤可能与钙内流增加或自由基的形成有关。进一步研究血脑屏障的损伤机制将有助于寻求合理的治疗方法。早产儿缺氧状态下,血脑屏障对水溶性非结合胆红素的渗透性特别强,这可能对大脑造成损害[100]。

足月新生儿会表现出包括拥抱反射和抓握反射等多种原始反射。一些包括神经和身体重要发育阶段的发育指标,常用来指导判断婴儿发育是否正常。这些重要发育阶段的指标包括所有小儿的平均水平,当然也包括一系列在正常范围内的不同身体功能指标[101]。丹佛发育筛查测试对评估

这些重要发育阶段非常有用。该测试主要集中在以下四个方面的发育评估：①大动作功能；②精细动作和适应技能；③语言；④个人和社会技能。发育中的婴儿由从头到脚的方向控制姿势，逐渐获得运动技能；即从控制头部开始，然后迅速发展到坐、站、走，最后是跑（表 2-11）。

表 2-11 运动发育重要阶段与年龄的关系

运动发育重要阶段	年龄
抬头	3 个月
坐立	6 个月
行走	12 个月
单脚平衡	3 岁

适应技能是通过协调性良好的精细动作来实现的（表 2-12）。异常发育可能反映在某一特定重要发育的出现延迟，或者反映在随着儿童逐渐成熟而出现的持久性病理特征。例如，在 5 个月大的时候，小儿伸手去拿东西，经常会把它们放进嘴里。然而，随着婴儿的逐渐成熟，这种行为通常在 12～13 个月大时停止；对于发育迟缓的婴儿，这种口腔练习可能会持续较长一段时间。

表 2-12 精细运动/适应技能重要发育阶段与年龄的关系

精细运动/适应技能重要发育阶段	年龄
抓手握拳	3 个月
拍手	6 个月
投扔物	1 岁
模仿画垂直线	2 岁
画圆圈	3 岁

语言的发育形成与认知功能密切相关（表 2-13）。个人和社交技能会因环境因素和文化背景而改变（表 2-14）。会走路、会说话以及括约肌控制的发育形成被认为是最重要的。家庭模式、智力水平及身体疾病等其他因素应被适当评估考虑。耳聋可能会导致说话延迟。

表 2-13 语言发育重要阶段与年龄的关系

语言发育重要阶段	年龄
尖叫	1.5～3 个月
发出复音	6 个月
说两个字的话语	1.5 岁
组成短句	2 岁
说出自己的名字	3 岁

表 2-14 个人及社交技能发育重要阶段与年龄的关系

个人及社交技能发育重要阶段	年龄
微笑	3 个月
自己抓食物吃	6 个月
从杯里喝水	1 岁
会做游戏	2 岁

生长发育过程与外界的相互影响

环境中所有潜在的毒素和污染物都可能直接影响生长发育，包括不同的生理性和病理性影响。在过去的 20 年里，我们已经知道程序性细胞死亡（或细胞凋亡）是正常发育的一部分[102]，而且触发因素既有进化途径，又有外部因素。解剖和功能的不同水平，带来了多种多样的研究潜力。长期以来，人们一直认为神经系统的形成，尤其是大脑的特定部位，如海马，只会在发育过程中产生，但最近的研究证据表明，它会在人类的一生中持续存在，遗传和炎症可能是神经退行性疾病发生的关键因素[103, 104]。记忆与神经退行疾病之间的关系及相互作用，现在已经得到了充分的证实[105]。麻醉药物已被证明对啮齿动物和灵长类动物的大脑发育有不利影响，随着对成人神经系统形成机制的探讨研究发现，麻醉药物对成人也有类似的影响[106-108]。然而，最近的研究证据表明，麻醉药物不太可能影响人类婴幼儿的神经行为变化（见第 25 章）。

有证据证实，胎儿大脑功能方面的发育远比我们之前认为的复杂，而且发育不仅仅局限于出生前的最后几周[109]。在妊娠早期，会出现类似觉醒的大脑状态，它可能由母亲的行为改变和外部刺激（如音乐）诱发产生[110]。这些因素对长期的神经发育可能具有一定的作用，记忆产生的时间也可能比之前认为的要早[111]。母亲的声音、心跳、说话和语言都会影响胎儿神经的可塑性[112-115]。

此外，新生儿与外界在很大程度上相互影响。小儿对他或她的外部环境有一些直接的影响。洛伦茨[116]提出"婴儿模式"的人种学概念，他认为某些类型的积极特征可以使人产生积极的反应[117, 118]。婴儿的某些身体特征，如圆脸和大眼睛，被认为是可爱的，同时具有激发人类照顾行为及提高后代生存率的功能。这种现象在不同的动物中都有发现[119]。例如，婴儿的微笑可以加快被关爱的反应速度[120, 121]，缩小母亲有意关注的面部范围[122, 123]。神经生理学和神经心理学之间的研究比较是困难的，当然在我们试图理解人类生长发育的复杂性时，它被证实是一个重要的混淆因素。

致谢

作者感谢 Ronald Gore，Jonathan H. Cronin，Robert M. Insoft，and I. David Todres 等人对本章节所做的贡献。

（张维智 译，吕改华 校，蒋懿斐 李军 审）

精选文献

Friis-Hansen B. Body water compartments in children: changes during growth and related changes in body composition. *Pediatrics*. 1961;28:169-181.

This classic paper describes body water compartments in children and their changes with age. Results still hold true and are widely used today.

Holliday MA, Segar WE. The maintenance need for water in parenteral fluid therapy. *Pediatrics*. 1957;19:823-832.

Another classic paper outlining fluid requirements in children. The paper served as a reference for many years but has come under recent criticsm and a reanalysis of fluid and electrolyte requirents in children.

Ameisen JC. On the origin, evolution, and nature of programmed cell death: a timeline of four billion years. *Cell Death Differ*. 2002;9:367-393.

This paper discusses how programmed cell death is a genetically regulated process of cell suicide that is central to the development, homeostasis and integrity of multicellular organisms. Dysregulation of mechanisms controlling cell suicide plays a role in the pathogenesis of a wide range of diseases. The author explores these processes that also have relevance to current debate concerning the effects of anaesthesia on neonatal development.

Kotecha S. Lung growth for beginners. *Paediatr Respir Rev.* 2000;1:308-313.

A great primer that can be used as a foundation for further learning.

Nowakowski RS, Hayes NL. CNS development: an overview. *Dev Psychopathol.* 1999;11:395-417.

Another classic paper that serves as a great primer.

Sottas C, Cumin D, Anderson BJ. Blood pressure and heart rates in neonates and preschool children; an analysis from ten years of electronic recording. *Pediatr Anesth.* 2016;26:1064-1070.

Blood pressure in children undergoing anesthesia is generally lower than that observed in healthy awake children. There is concern about what is an acceptable lower limit, particularly in the very young. The authors review observed blood pressure from a single institution involving 54,896 anaesthetics in children younger than 6 years. A mean blood pressure drop of 28.6% was noted in infants 0-10 weeks of age.

参考文献

第3章　小儿围手术期应激行为

PADMA GULUR, MICHELLE A. FORTIER, LINDA C. MAYES, ZEEV N. KAIN

近二十年来大家对围手术期儿童行为研究兴趣显著增加。具体来说，认识到行为发展因素在围手术期研究的重要性使该领域的研究显著增加。在这一章节中我们将探讨有关小儿围手术期经历（包括认知发育，小儿对家长的依恋与分离，以及性情气质）相关发展因素。然后我们对手术和麻醉相关的术前焦虑和适应不良行为以及认知预后的最新数据进行回顾与分析。

发育问题

认知发育和对疾病的理解

围手术期对于许多接受手术的患者而言是充满压力的，尤其对小儿更是如此。儿童围手术期应激反应来自多种因素，其中之一就是对疾病和外科手术理解有限。早期发育方面的专家（如 Piaget[1,2]、Werner[3]）认为随着认知的成熟，儿童对疾病变化的理解会发生质的变化。最为广泛地应用于儿童对疾病认知模型是从预先解释诸如现象主义（如魔幻思维）演变到具体的逻辑推理（如食用变质的食物）再演变到形式逻辑解释（如生理原因）以及对于自我与他人之间的区别，理解上会有差异[4]。

小儿对疾病治疗的认知被理解为遵循相似的发育模式。就外科手术而言，孩子对手术概念的理解特别不成熟。低龄儿童是难以给"手术"下定义的，这提示他们会认为手术如同生病，去看医生，或者打个盹一样[5]。鉴于这些发育因素的考虑，低龄儿童比高龄儿童及成人[6]对住院治疗以及手术更容易产生误解显得不足为奇。因而婴幼儿在围手术期行为应激反应具有独特的和迥然不同的风险。

依恋

依恋是小儿围手术期另外一个独特的行为发展因素。

虽然成人接受手术时同样要忍受与家人的分离，但是与父母的分离使孩子们极其害怕、紧张且受亲子关系的影响。

应对分离对儿童正常、健康的发育来说是不可避免和必须的[7]。分离经历就像在学校说再见或在朋友家过夜一样，通过鼓励学习以及相应锻炼机会促进儿童正常心理成长和人格发育。另外，尤其是那些处于失落、疾病或其他应激情况下所发生的分离经历可能会导致儿童陷于混乱、愤怒和焦虑的状态。短暂的分离，比如和外科手术相关的分离，对婴幼儿、学步儿以及学龄前儿童是非常令人恐惧紧张的。甚至于学龄前儿童分离反应，有可能部分地反映了学龄前已经建立的反应模式[7]。具有生物学基础缺陷的儿童，比如对新事物和日常生活规律变化敏感，即便是预期的分离也可能会比敏感性低的儿童产生更加强烈的应激反应[7]。同样心理发育迟缓的儿童在经历分离时可能会发生类似低龄儿童的较大程度的焦虑和应激行为。

依恋影响孩子的分离反应并且通过与主要照顾者早期生活经历形成。婴儿有机会在他或她的相关生活的环境和世界的可靠性和可预测性中培养一种信任感和安全感[8]。这种分离特性，婴幼儿明显地表现在和主要照顾者的短暂分离反应上，并且定义为安全、不安全或者焦虑。

愈是对父母有较多"安全依恋型"的儿童，更容易适应和父母的短暂分离压力以及住院的新环境。这些孩子更愿意探索他们的世界并积极响应照顾者的回归，利用照顾者作为安全稳固的后盾，并从他们那里接近陌生人和新环境[9,10]。相比之下，那些对父母有"焦虑型依恋"的儿童在陌生的环境中比如围手术环境甚至在父母陪同的情况下表现出痛苦。当他们与父母在短暂的分离之后再相聚时，这些孩子会表现出愤怒、痛苦，并避免身体接触。另一类"不安全依恋型"的患儿的行为是回避；和安全依赖型的婴幼儿不一样，回避型儿童不探究他们周围的事物，很少表现出分离的悲伤，而且和父母重聚时对父母不予理睬。相反,"不安全依恋型"儿童在和父母短暂分离后更容易悲伤并且会花费更多的时间试图执意坚持与父母在一起。

气质

低龄儿童围手术期行为应激反应同样也反映出孩子的气质(temperament)。气质是指稳定的情绪和行为反应(如情绪状态、活动性、注意力、反应力、社交能力),这些特征在婴幼儿表现出来并且主要由遗传决定[11]。儿童的气质分三大类:情绪性、活动性、社交性[12]。情绪性是指婴幼儿容易激惹或焦虑,特别是在恐惧的情况下,例如围手术期。活动性是指婴幼儿通常的活动能量水平和行为运动强度。社交能力是指儿童反应在和其他人的接触兴趣或者回避倾向。这些性格行为同样反映在焦虑相关的生理反应方面[13,14]。从长期的研究来看,面对新鲜事物时害羞的儿童,一直到学龄初期仍是这样[15]。因此气质是对行为特点的描述,是描述儿童在面对新鲜事物的反应性和焦虑调节的长期的一系列特征群。

就这个议题而言,儿童发育水平是围手术期行为相关的重要因素。本章其余部分将对儿童外科手术相关的特殊行为进行讨论,包括术前焦虑和术后行为改变结果,比如谵妄、睡眠和其他不良行为改变。

术前焦虑

即将接受麻醉和手术的儿童其焦虑的特征是紧张感、恐惧以及神经质[16]。这些反应归因于和父母的分离,失去控制,对麻醉的不确定性以及对手术和手术结果的不确定性[16]。据估计40%~60%的小儿术前会产生明显的恐惧和焦虑[17]。此外,在麻醉和手术期间,患儿和父母的分离以及麻醉诱导是最令人紧张的时期。有些孩子可以明确地用语言表达他们的恐惧,而另外一些孩子只能通过行为变化的方式表达他们的焦虑。孩子们可能会显得害怕,或焦躁不安,深呼吸,颤抖,停止谈话或玩耍,然后开始哭叫。有些孩子会大小便失禁,表现出肌张力增高,并努力尝试逃离医务人员[18]。这些行为可以带给孩子们在这种环境下的控制感,从而减少无助的感觉所致的破坏性影响[16,18]。除了在此详细描述行为变化的临床表现外,一些研究证实,术前焦虑和神经内分泌变化相关,如血清皮质醇、肾上腺素以及促肾上腺皮质激素水平显著增长,而且自然杀伤细胞活性增强[19,20]。据报道,心率、血压和焦虑行为之间有显著的相关性[21,22]。

风险因素

术前焦虑是一种临床上重要的现象,应该与其他的临床表现或疾病一样同等看待。从流行病学方面而言,所有的疾病都是由高危因素、干预措施以及预后来描述其特征的,而术前焦虑也不例外,我们用经典的疾病流行病学模型回顾分析术前焦虑现象(图3-1)。

确认术前焦虑的高危因素非常重要,因为常规使用药物和行为干预各有利弊。如果常规使用术前镇静药物可能会间接使药物成本增高,护理工作量增加,以及术前候诊室配备监护的床位增加。而且儿童即使接受极短的门诊手术(<30min)也可能出现延迟出院。同样使用术前行为干预也会使住院费用增加。通过药物干预可以减少焦虑患儿占用的医疗资源。因此确认小儿术前有明确的、高风险的、极端焦虑难过将有助于有效的指导使用有限的医疗资源。

儿童围手术期行为应激反应的差异至少源于四个方面:
- 年龄和发育成熟度

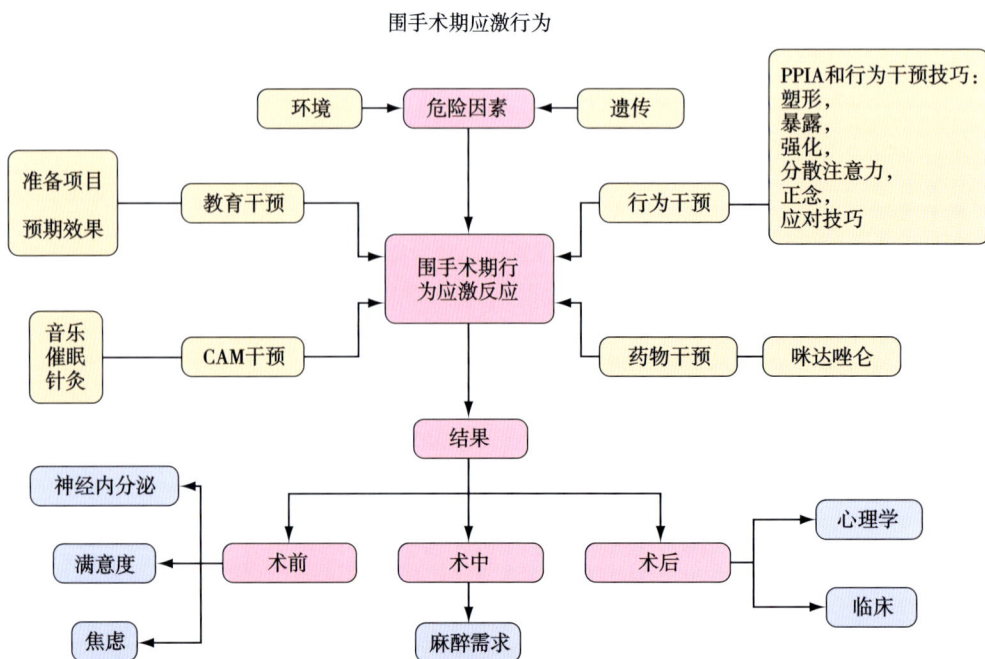

图3-1　围手术期焦虑概述。CAM,补充替代医学;PPIA,麻醉诱导时父母陪同

- 既往就医史和疾病史
- 个人情感调节能力与特质焦虑
- 父母的状态与特质焦虑

　　早期的研究根据上述四个方面检验了儿童麻醉诱导时的行为应激反应[23-27]。1～5 岁的孩子发生异常焦虑和痛苦的风险最大。上述情况不足为奇，因为分离焦虑常常在 1 岁时达到高峰，而 5 岁以上的小儿更容易应对新情况。既往有压力性的医疗治疗比如住院治疗的儿童对再次就医治疗会产生反作用，这些是术前焦虑重要的风险因素。通过性格测试确定儿童是害羞和抑制以及确认这些儿童缺乏良好的社会适应能力，这些儿童术前出现焦虑和悲伤情绪的风险也是增加的[27]。

　　父母的气质同样对孩子的行为有强大的影响力。有些孩子其父母比较焦虑，父母逃避实施应对压力机制以及父母分居或者离异父母，这些都是术前焦虑发生的高风险因素[28]。因为父母焦虑，其孩子术前焦虑水平更高，而这预示着父母术前焦虑也在增加。父母的性别（母亲比父亲更焦虑[29]），孩子的年龄（<1 岁），反复住院的孩子以及孩子的气质是父母焦虑增加的预测器[28,30-32]。确定孩子和父母术前发生焦虑和痛苦的高风险因素并对这些高风险人群实施相应的干预措施。

行为干预

　　药物干预（如术前用药）以及行为干预（如心理干预项目）可用于减轻儿童及其家长术前焦虑和痛苦[17,33]。

术前准备项目

　　目前普遍提倡对将要接受手术和麻醉的小儿进行心理准备。这些准备项目可以是提供叙述故事内容，手术室设施游览，使用玩偶进行角色排练，运用录像带或木偶戏模拟情境，儿童生活专家的准备，或者应对技能教育和放松技巧[34-36]。

　　尽管医学界普遍认同制订术前准备项目的益处，但是对所推荐有关术前准备项目内容还存在很大分歧。早期的项目是以信息为导向，并常使用视频文件或木偶戏整合的模拟技术[37,38]。20 世纪 80 年代后期随着儿童生活专家的准备和提升应对技能教育的运用，这些项目内容也得到了扩展[35]。儿童生活专家是受过专业培训的人，他们可以通过游戏体验，讲解相关信息和手术及操作的流程，促进儿童和家长的应对技能提升，使儿童和家长对围手术期的环境有所认知，并且为儿童和家长提供支持[36]。目前认为提升应对技能是最有效的术前干预措施，其次是模拟、玩游戏、手术室游览和印刷材料[39]。有趣的是，儿童生活专家用于术前准备提升应对技能的方法和其他的术前培训技巧相比较，可以更加缓解手术当日的焦虑；然而焦虑程度在手术后即刻或术后长达 2 周内并未发现差异[40]。因此从成本效益而言，儿童生活专家的附加成本只能减轻术前阶段的焦虑是否合理仍有待商榷。

　　重要的是术前准备项目需要适合小儿的年龄并且是专门针对该儿童量身定制的。有几个因素影响儿童对术前准备项目的反应[28]，比如 6 岁或以上儿童如果在预定的手术前参加术前准备计划超过 5 天，则受益最大，而在术前一天仅参与一次受益最少。事实上，提前一周准备的大龄儿童在手术准备项目期间和手术后的即刻表现出的焦虑程度是增加的，但是在手术前 5 天内焦虑逐渐减少[41]。为了防止预期的极端焦虑发生，大龄儿童必须有足够的时间去处理新的信息并通过训练重新获取应对技能。同样重要的是，要注意到对 3 岁以下的儿童实施术前准备项目可能会产生负面的效果。这大概是由于他们无法将幻想和现实区分开来[1]。逼真的术前准备项目并不能使患儿平静下来，甚至会加重焦虑情绪或者使患儿对手术变得敏感。3～6 岁的儿童区分幻想与现实的能力越来越强，到 6 岁时这种辨别能力通常已经成熟[1]。因此为了获取最大利益，在计划术前准备项目必须考虑到儿童的年龄和准备的时机。

　　除了年龄和时间之外，过往的住院经历也会影响准备项目的有效性。以前曾经住院的儿童更有可能对术前行为准备及围手术期产生过度的情绪反应[28,41-43]。将会发生什么，比如预期的感觉以及玩偶游戏所展现的情形，并没有提供新的信息。此外如果患儿之前有过负面的医疗经历，那么常规的术前准备可能由于触发负面的记忆而产生严重的焦虑。在这种情况下，选择性的行为干预，比如大量的个体化应对技能培训结合脱敏和实际应用可能更适合也更有针对性[42]。

　　因为已经证实父母术前焦虑会增加他们孩子术前焦虑的程度，所以术前准备项目也应该针对父母[23]。尽管一些干预措施已常规使用来减轻孩子的焦虑，但是尚缺乏有关干预措施减轻父母焦虑的信息资料[44]。一项研究显示，观看解说视频后，父母的术前焦虑减少[45]。迄今为止的大多数研究表明儿童术前干预项目减轻了术前焦虑并提升了应对能力[35,41]。

　　与父母未接受干预的患儿相比，那些父母被教导在有压力的医疗事件中积极分散小儿注意力的患儿其焦虑明显减轻[47]。实际上在一项评估以家庭为中心的行为准备项目的随机对照试验（ADVANCE）就是这种情况（表 3-1）。接受 ADVANCE 措施的父母和孩子在麻醉诱导前和麻醉诱导期间的焦虑程度低于没有接受该措施的父母和孩子。事实上 ADVANCE 在控制儿童对麻醉诱导的依从性和焦虑方面与咪达唑仑一样成功（表 3-2）[48]。

表 3-1　术前 ADVANCE 准备项目
减轻焦虑
手术当天分心
术前的视频建模和教育
增加父母对孩子的手术经验，并促进以家庭为中心的护理
无须过度放心 - 建议父母与孩子沟通手术相关事宜
研究人员指导父母，帮助他们取得成功
暴露／塑形孩子麻醉诱导面罩的感受（将面罩放在孩子的口鼻部以输送麻醉药）

摘自 Kain ZN，Caldwell-Andrews AA，Mayes LC，et al. Family-centered preparation for surgery improves perioperative outcomes in children：a randomized controlled trial. *Anesthesiology* 2007；106：65-74.

表3-2   围手术期实施 ADVANCE 准备项目后的结果

	实验组				P值[e]	效应值[f]（95%CI）
	对照组（n=99）	父母陪同（n=94）	Advance 组（n=96）	咪达唑仑组（n=98）		
儿童焦虑（myPAS）						
候诊区	36±16	35±16	31±12[a]	37±17	0.001	0.54（0.78～0.30）
诱导时放置面罩	52±26	50±26	34±23[b]	40±24	0.018	0.33（0.58～0.08）
麻醉恢复室						
芬太尼用量/（μg/kg）	1.37±2.00	0.81±1.00	0.41±1.00[c]	1.23±2	0.016	0.54（0.75～0.24）
离室时间/min	12±48	122±44	108±46[d]	129±44	0.040	0.34（0.60～0.09）

摘自 Kain ZN, Caldwell-Andrews AA, Mayes LC, et al. Family-centered preparation for surgery improves perioperative outcomes in children: a randomized controlled trial. *Anesthesiology* 2007; 106: 65-74。

CI, 可信区间；*mYPAS*, 改良耶鲁焦虑量表。

ADVANCE组焦虑值：

[a] 显著减少和其他的组相比，*P*＜0.01。

[b] 显著减少和对照组以及父母陪同组相比，*P*＜0.05。

[c] 显著减少和对照组以及咪达唑仑组，*P*＜0.01。

[d] 显著减少和咪达唑仑组，*P*＜0.01。

[e] 父母陪同组和对照组*P*=0.07。

[f] Cohen'd 效应值用于计算干预组与其他组合组的对比情况。

值得注意的是，ADVANCE 还减少了麻醉后恢复室的停留时间，并降低了术后镇痛需求。然而 ADVANCE 主要缺点是高成本和人员需求。因此，尽量避免多模式干预，而让儿童在术前接触了解麻醉面罩，并于手术当日分散注意力是术前准备项目中最有效的组成部分[49]。

麻醉诱导期父母陪同

众所周知，绝大多数父母希望在孩子接受免疫接种、骨髓穿刺和牙科治疗的过程中和他们待在一起[50-51]。不论孩子的年龄或以前的手术经历，大多数父母希望麻醉诱导期能陪伴孩子[52,53]。甚至是那些曾经有药物干预经验的父母也是如此。事实上，反复接受手术孩子的父母可能会要求麻醉诱导时陪同而不顾及曾经陪同的经历或预先使用咪达唑仑[54]。也就是说，即使孩子在第一次手术期间使用咪达唑仑后非常平静，父母仍然愿意陪同在麻醉诱导期甚至是随后的手术期间。

然而值得注意的是，麻醉诱导期父母陪同（parental presence during induction of anesthesia, PPIA）并非等同选择了合适的干预措施。例如，麻醉诱导期陪伴率最高的母亲报道同样出现高水平的焦虑，而他们的孩子麻醉诱导时更加痛苦。事实上，超过 90% 的父母报告在麻醉诱导期存在一定程度的焦虑[56]。最令人沮丧的原因包括看到他们的孩子在诱导期间以及分离时他们的孩子变得松弛[56]。这项观察结果在一项研究中被证实，该研究检测了母亲在观察孩子麻醉诱导时的心率、血压、皮肤电导水平[57]。陪同在麻醉诱导期的母亲心率和血压有一定程度的增加（图 3-2）。然而并没有心律失常或缺血发作。另外的研究检查了父母使用耳针是否减少术前焦虑而儿童从 PPIA 中受益[58]。一个多变量模型显示：母亲接受耳针治疗干预，孩子在进入手术室以及安置麻醉面罩于孩子脸上时不再那么焦虑。

PPIA 潜在的利益包括术前用药减少、避免孩子与父母分离时的尖叫和挣扎。PPIA 是否减少儿童麻醉诱导期的焦虑并影响手术和麻醉的长期行为效应仍然存在争议。有关 PPIA 常见的反对意见包括手术室常规的破坏、手术室无菌原则的让步、手术室的拥挤及父母可能的敌对反应。有些儿童在有父母陪伴诱导时的行为应激反应可能比父母不在场时更为消极[59]。有报道 PPIA 还会导致破坏性行为发生，父母在被要求时而拒绝离开手术室，甚至在麻醉第二阶段发生祖母将孩子从手术室移走事件[60,61]。然而有一份报道叙述在一个独立的门诊手术中心，历时 4 年有 3 086 名儿童的手术经验，这些儿童不需要父母陪同，由于过度焦虑，仅有两位父母发生晕厥并迅速恢复[62]。尽管存在争议，但 PPIA 的实施在美国已变得越来越普遍。事实上，1995—2002 年 PPIA 总体上有所增加，而且在这 7 年期间 PPIA 地域性差异有所减少，但是缺乏近期的参考数据（图 3-3）[63,64]。

迄今为止的证据显示，PPIA 的常规使用显得十分矛盾[65-67]。尽管早期研究表明 PPIA 减少焦虑并增强合作[68,69]。但最近的调查显示常规实施 PPIA 并非总是有利的[65-67]。父母和孩子的气质影响了父母陪同的效果。例如大龄儿童（>4 岁），性情平静和不太活跃的儿童，情景焦虑较少的父母，外控点较低的父母从 PPIA 获益最大[30-65]。父母与孩子焦虑水平的对应关系同样重要，父母焦虑孩子平静、父母平静孩子平静与焦虑孩子父母任何一方平静或焦虑相比较，后者孩子在麻醉诱导期表现更为糟糕。在评估这些研究结果时，无论如何应考虑几个因素。首先，随机对照研究的设计原则在研究中被认为是金标准，但并不可能反映所有麻醉医生的临床实践。也就是说，尽管随机对照研究适用于为所有父母提供的医疗中心，但是不适合根据每个孩子和父母的个性特征单独考虑的 PPIA 中心。与实际研究所证实的相比较，这些医疗中心可能与 PPIA 得出不同的结果。其次，在

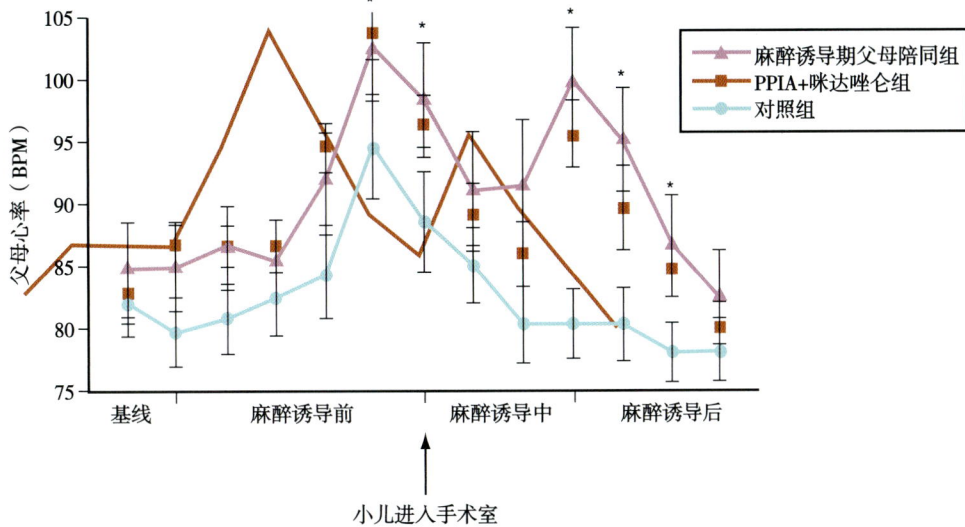

图 3-2 父母麻醉后的心率变化。数值以均值 ± 标准差表示,* 表示组间有统计学差异的时间点(P<0.05)。PPIA,父
母在麻醉诱导期陪同(摘自 Kain ZN, Caldwell-Andrews AA, Mayes LC, et al. Parental presence during induction of
anesthesia: physiological effects on parents. *Anesthesiology* 2003; 98: 58-64)

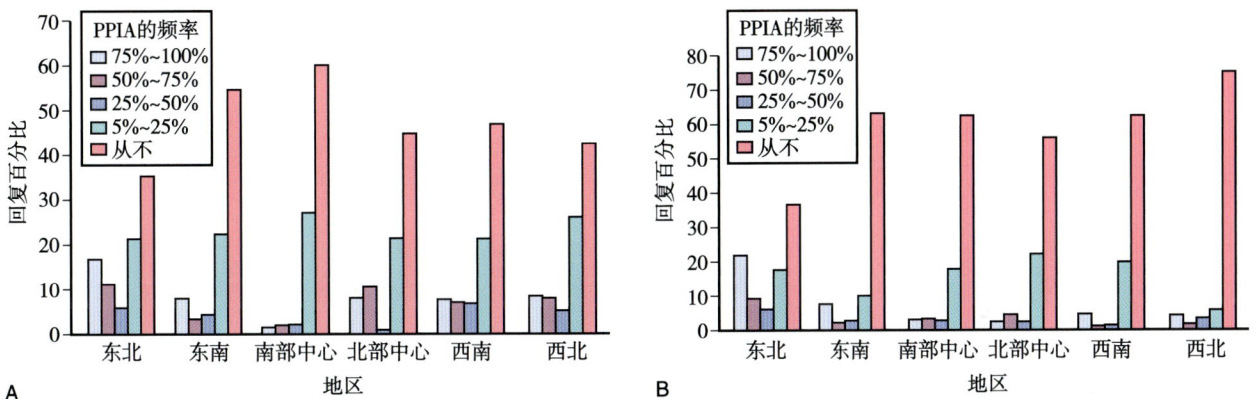

图 3-3 A. 美国 2002 年父母在麻醉诱导期间陪同率; B. 美国 1995/1996 年 PPIA 百分比, 中位数(范围 0~100%)(摘自 Kain ZN, Caldwell-
Andrews AA, Krivutza DM, et al. Trends in the practice of parental presence during induction of anesthesia and the use of preoperative sedative
premedication in the United States, 1995—2002: results of afollow-up national survey. *Anesth Analg.* 2004; 98: 1252-1259)

父母没有充分准备的情况下实施 PPIA 可能会出现适得其反
的结果; 有些父母的行为, 如苛责、过度要求安全保障和命
令, 都会引起更大的痛苦[70]。

考虑到这些缺点, 大家开始对该领域的兴趣转向强调
父母在麻醉诱导期的实际行为。开发一种儿童和成人围手
术期行为的新方法[围手术期儿童 - 成人医疗程序互动量表
(P-CAMPIS)], 促进该方面的研究得到发展(图 3-4)[71]。
该措施初步验证表明父母的行为会影响孩子围手术期的焦
虑, 如同影响孩子在免疫接种时的痛苦一样。

术前访视

术前访视也是一种行为干预, 尽管效果不显著, 但是必
须对所有接受外科手术和麻醉的儿童常规执行[72]。很显然,
麻醉医生在获得知情同意后有道德和法律的义务向孩子和
父母详细介绍麻醉风险情况, 而讲解的内容、深度及广度仍
然存在争议。未详细提供麻醉风险信息的常见原因是医生

考虑到它可能会增加孩子或父母的焦虑。对比研究调查发
现, 如成人患者仅给出有限的信息, 与提供有关程序和麻醉
风险的更详细信息对比, 其焦虑水平报告结果相互矛盾。尽
管早期的研究结果提供了关于术前告知详细信息是否增加
焦虑的数据是含糊不清的[73-75], 但是美国和澳大利亚的一些
研究表明, 患儿及父母获取详细信息包括麻醉并发症相关数
值的预判, 与那些给予最少相关麻醉风险信息相比, 焦虑并
未增加[76-78]。此外父母希望尽可能多地获得有关儿童围手
术期的信息[77], 甚至孩子们同样也希望获得详细的围手术期
咨询例如疼痛、麻醉以及潜在的并发症[79]。因此, 对可能出
现问题的麻醉信息进行非常详细的介绍不应该增加家长或
患者的焦虑感, 并且具有允许做出完全知情选择的优势。然
而应该强调的是, 麻醉医生应该关注记录父母独特的应对方
式。父母使用不同的策略来应对或处理困难、不清楚或不愉
快的生活经历, 比如孩子接受外科手术。虽然有些父母试图
回避不愉快或不明确的信息情况("回避行为"), 但还有些父

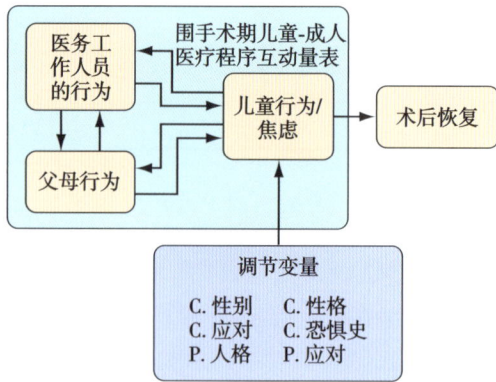

图 3-4　这个框架是关于儿童术前焦虑、父母行为、医务工作人员行为、调节变量、术后恢复之间关系。C, 儿童; P, 父母; P-CAMPIS, 围手术期儿童 - 成人医疗程序互动量表 (摘自 Caldwell-Andrews AA, Blount RL, Mayes LC, Kain ZN. Behavioral interactions in the perioperative environment: a new conceptual framework and the development of the perioperative child-adult medical procedure interaction scale. *Anesthesiology* 2005; 103: 1130-1135)

母可能会寻求任何可利用的信息 ("监控行为")[80]。因而 "监测" 父母将从中获取大量有关围手术期信息, 而 "回避" 父母可能会对围手术期信息情况做出焦虑和痛苦增加的相应反应。因此所提供的麻醉信息必须针对个别父母的需求量身定做。

医疗服务人员干预

　　除了对儿童及父母进行行为干预外, 一项有前途的新型研究支持针对医疗卫生服务人员即麻醉医生和护士实施行为干预。确切地说, 由经验主导派生的行为干预即针对医务人员围手术期压力量身订制的干预 (provider-tailored intervention for perioperative stress, P-TIPS) 已证实成功改变了麻醉医生和护士围手术期行为, 并为减轻儿童围手术期焦虑开辟了一条新的临床途径[81]。P-TIPS 是研究记录成人行为 (父母和医务工作者) 在强制性医疗活动中 (包括外科手术) 对儿童痛苦情绪的影响。具体而言就是分散儿童注意力, 非正式谈话, 以及幽默诙谐的语言, 也被定义为 "应对促进" 行为, 表明可以减轻儿童的悲伤痛苦[82]。相反成人通过保

证、道歉、同情、批评、顺从、过度地控制医疗活动程序的行为被称作 "促进痛苦", 这种行为导致儿童痛苦增加[82, 87-90]。通过实施 P-TIPS, 还衍生出一种影响儿童痛苦的新方法: 医学重新解释 (即将医疗经验和设备重新定义为非威胁性条件), 并且当与儿童医疗经历的直接环境中一起使用时, 被发现会增加儿童的应对能力, 但是当用于参考直接环境之外的物体时, 它会增加患儿的痛苦[87]。

　　初步调查显示, P-TIPS 在增加医务人员预期的良好行为 (应对促进) 和减少不良行为 (促进痛苦) 两方面都取得了成功[81]。本研究纳入了麻醉住院医生和主治医生参与, 并证实他们行为的改变, 而当手术室护士也使用这种干预时, 她们在围手术期充满感情地改变自身行为同样也使父母的行为变得良好。事实上护士表现出恰当适宜的行为改变, 那么父母会表现出预期的良好行为增加和不良行为减少。P-TIPS 提供的这种方法的最大好处是, 不需要对将要接受手术孩子的父母进行单独个性化的培训, 而医疗工作人员与各种各样的孩子和父母互动可以减少行为干预后勤和财政方面的预算。

药物干预

　　儿童术前镇静用药的目的是使儿童与父母无焦虑的分离, 使麻醉诱导平顺, 无应激反应, 儿童术前用药的其他效果还包括遗忘、抗焦虑、预防生理应激反应 (如发绀型先天性心脏病患者心动过速) 和镇痛 (见第 4 章)。

　　美国使用术前镇静剂的模式在 1996 年至 2000 年之间有所发展。1996 年 3 岁以下儿童术前用药非常之少, 而 <65 岁的成人术前用药非常之多 (25% vs 75%), 而且术前用药也因地理位置不同具有实质性的地域性变化。2002 年一项后续的研究显示, 儿童术前用药从 30% 递增至 50%, 相反与 1996 年调查的结果相比较, 术前用药的地区性差异则有所减少 (图 3-5)[64]。有两项调查显示, 最常使用的术前镇静药物是咪达唑仑。当对几项研究的数据进行评审时发现, 在美国允许实施 PPIA 的麻醉医生术前用药最少, 而使用最多的是那些开出术前镇静药物处方的人[63, 91]。因此美国大多数麻醉医生选择通过父母任何一方陪同儿童麻醉诱导过程或术前镇静用药来减轻小儿焦虑。

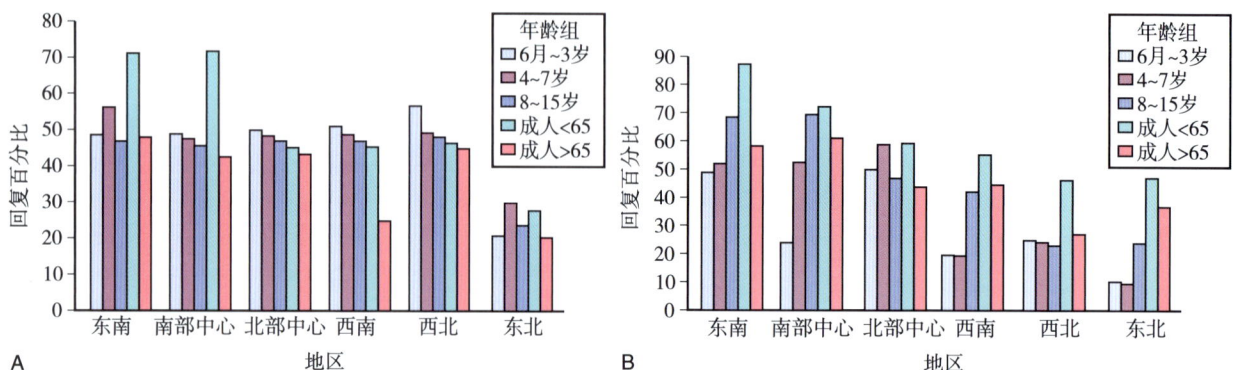

图 3-5　A. 美国 2002 年术前镇静用药百分比。B. 美国 1996 年术前镇静用药的百分比中位数 (范围 0~100%) (摘自 Kain ZN, Caldwell-Andrews AA, Krivutza DM, et al. Trends in the practice of parental presence during induction of anesthesia and the use of preoperative sedative premedication in the United States, 1995-2002: results of afollow-up national survey. *Anesth Analg*. 2004; 98: 1252-1259)

药物干预与行为干预对照

我们把药物干预措施与行为干预对比时发现,使用术前镇静药的小儿焦虑减少,而且比那些有父母陪伴在手术室的孩子更顺从些[67]。有趣的是,当孩子使用镇静药物后父母的焦虑也同样减少。当我们把术前镇静用药和 PPIA 作对比时发现,PPIA 和术前镇静的联合使用较单独使用术前镇静药物更能减轻父母的焦虑,效果更好并增加了父母的满意度[92]。然而 PPIA 对于使用术前镇静药的儿童并没有提供额外的抗焦虑作用。尽管如此,父母陪伴已镇静的孩子进入手术室其自身的焦虑是较少的,而且对于分离过程和整个麻醉经过、护理以及外科手术更加满意。重要的是,要特别留意在孩子麻醉诱导期间父母陪伴是没有任何思想准备的。术前用药复合先进的行为干预在麻醉诱导时父母和孩子的焦虑情绪方面及孩子诱导依从性均得到了相似的结果[48]。此外与那些仅使用术前镇静用药的儿童相比较,接受行为干预的大多数儿童谵妄发生率显著减少,且麻醉恢复室镇痛需求较少。

总而言之,尽管术前镇静用药是术前焦虑最有效的治疗方法,但是并非必须对所有需要接受外科手术的患儿常规使用。它们必须是经过指导用于术前焦虑严重有显著风险的儿童,应当考虑的可变因素包括年龄、外科手术时间及潜在的延迟恢复等。尽管如此,若术前用药有利于孩子,那么术前用药就必须保留使用而不能取消。例如一个儿童接受一个非常简短的手术,小儿非常焦虑,可能必须使用术前用药方能开展手术,此时就不用顾虑延迟恢复及出院的负面影响。

术后结果

焦虑儿童在住院期间及回家的前 3 天会经历非常显著的疼痛(图 3-6)[93]。而且在家康复期间,与非焦虑患儿比较,焦虑儿童服用了更多的可待因和对乙酰氨基酚,谵妄发生率也显著增高(9.7% vs 1.0%),且术后焦虑及睡眠障碍发生率显著增加。接受手术的婴幼儿,其术前焦虑与术后康复异常疼痛、睡眠障碍及其他问题的高发生率有关[93]。此外,一项研究表明围手术期焦虑症,而不仅仅是术前焦虑症,与手术效果较差有关[94]。从传统意义上而言,儿童通过对其在手术前等待区或麻醉诱导时焦虑水平进行评估后将他们分为焦虑型或非焦虑型。相比之下,这项研究检测了儿童整个围手术期(术前和术后)焦虑水平,并调查了围手术期焦虑与术后疼痛和新发生的行为变化之间的关系[94]。

假如术前最低程度的焦虑预示良好的术后结果,那么许多有关减轻术前焦虑程度的措施由此而产生。迄今为止,在成人患者术前准备的研究中已经使用了各式各样的方法评估术后结果,包括疼痛、镇痛、术后并发症、住院时间、患者满意度、血清皮质醇水平、血压和心率变化及行为康复指标[95-103]。尽管对这种研究方法提出了批评,但是其得出的结论是成年患者术前实施精神心理干预对术后的康复会有改善[96,104-106]。如前所述接受 ADVANCE 项目计划的儿童与对照组相比,术前焦虑程度较低,谵妄发生率较低,在术后恢复室停留的时间较短,术后疼痛发生率低,术后镇痛相对减少[48]。

谵妄

儿童术后最主要的适应性不良行为改变即谵妄。这种现象特征是在 PACU 出现的莫名其妙的坐立不安、躁动、颤抖、哭叫或悲啼呻吟及定向障碍。已经发表的研究表明,高达 80% 手术和麻醉的患儿术后会出现谵妄[107]。然因大多数研究中使用的谵妄评估评分量表尚未经过验证,且谵妄和疼痛并不能区分开来,因而疼痛和谵妄是同时存在的,故镇痛药也可用于治疗谵妄。

事实上,在无痛手术中使用已验证的量表检测到谵妄发生率在 15% 到 50%。已知的可能增加谵妄发生率的因素有年龄为 2~6 岁、术前焦虑(尽管有争议)及麻醉方式[七氟烷、安氟烷、异氟烷 ≫ 全凭静脉麻醉(total intravenous anesthesia, TIVA)、氟烷][107-109]。其他因素如既往手术和手术类型(疼痛 ≫ 无痛)可能会影响谵妄的发生率,但是通常由于研究设计缺乏合理性容易被识别。快速麻醉诱导和较深的麻醉尚不能提示谵妄发生。因此术前焦虑与谵妄、术后适应不良的行为变化被证实是密切相关的。有一项研究发现,儿童谵妄发生率与他们术前焦虑程度成正比增加,而且新发生的不良行为发生率同样和谵妄发生率有关[93]。因而患儿术前焦虑可以帮助识别可能发生的术后不良反应,比如谵妄及术后不良行为变化。

睡眠障碍

成人和小儿术后睡眠模式的变化已被完整地记录下来。一项研究报告 47% 患儿会出现睡眠障碍[110],而大约 14% 患儿术后睡眠时间的百分比(快速期睡眠和非快速动眼睡眠)均有所下降。术后最常见的睡眠障碍因素是术后疼痛[111],但心理因素也非常重要。确切地说,已经发现父母焦虑量度和孩子外在行为检验都可以预测术后患儿的睡眠效率。

其他行为变化

除了睡眠外,还记录了患儿手术麻醉后日间行为的改变[112-114]。儿童术后不良行为包括睡眠和饮食障碍、分离焦虑、冷漠、萎靡不振及再度遗尿[23,94,114]。事实上,有些患儿

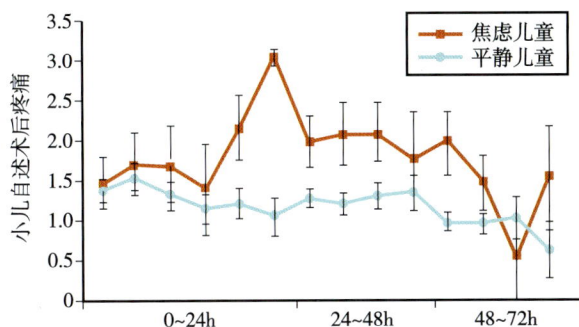

图 3-6　儿童自述术后疼痛与术前焦虑有关(摘自 Kain ZN, Mayes LC, Caldwell-Andrews AA, et al. Preoperative anxiety, postoperative pain, and behavioral recovery in young children undergoing surgery. *Pediatrics* 2006;118;651-658)

术后可能出现长期的心理改变,将会影响后续的治疗效果。也有报道会影响孩子正常发育[115]。有些患儿术后出现新的不良行为,如新的焦虑、夜间哭闹、遗尿、分离焦虑、脾气暴躁及睡眠和饮食障碍。44% 的患儿这种行为可能持续到术后 2 周,有 20% 患儿会持续到术后 6 个月[23]。术后不良行为变化可能与小儿围手术期经历的痛苦悲伤和孩子个性特征互为结果。儿童的年龄、性格及父母的状态和特质焦虑等因素在之前已被确定为术后不良行为变化的可预测因子[23]。而有关小儿经历麻醉诱导时的悲伤情绪和术后发生不良行为之间的关联尚缺乏数据支持。有研究报道,极端焦虑不仅需要紧急的麻醉诱导,且还会导致术后不良行为发生率的增加[109]。研究人员建议麻醉医师告知在麻醉诱导期间感到焦虑的儿童父母,提醒他们的孩子更有可能出现术后负面行为变化,如噩梦、分离焦虑、攻击行为的可能性增加[109]。

因为小儿及父母在术前候诊室表现的焦虑程度会预示术后不良行为的问题[23],假设在候诊室给予术前镇静用药使孩子和父母的焦虑情绪减轻,那么这种药物干预也可以减少术后不良行为发生[70]。一项研究显示术前用药的患儿术后一周不良行为发生率降低[116]。这些数据提示减轻术前焦虑情绪不仅使小儿术前行为变得更好,而且同样也可以改善术后行为[116]。

术中临床结果

普遍认为术前焦虑的增加与术中麻醉药需求的增加有关[117,118]。然而这些都是遭到科学有效性质疑的早期研究报道[119,120]。大多数研究并非使用已验证的焦虑量表来衡量焦虑症或控制潜在的混杂变量,比如术前镇静用药和手术过程[22]。一项研究表明,成人基线(即性状)焦虑增加与术中麻醉需求增加有关。这些学者在研究中控制手术方式,使用双频脑电分析(脑电双频指数,BIS)监测以确保相同的麻醉深度,并运用 TIVA 技术简化麻醉药的计算[121],因而很明显发现,基线或性状焦虑的增加与术中麻醉药需求的增加有关。

尽管有几篇综述报道手术麻醉前焦虑增加与术后恶心和呕吐相关[122],但是试验数据显示,小儿在术前候诊室的焦虑情绪并不能预测在 PACU 或在家发生的恶心和呕吐[123]。

总结

在美国每年有大约 300 万儿童接受麻醉和手术,而其中 40%～60% 的儿童在术前被认为会出现应激行为。为了减轻术前行为应激反应,有多种干预措施被推荐使用。然而针对儿童术前焦虑所常用的行为和药物干预措施是减轻焦虑的一种趋势。这种干预措施被使用的一个可能原因是一些医生认为,缓解父母围手术期的焦虑是一替代结果。有人认为,与其评估各种术前干预措施对暂时性术前行为的影响,不如应专注于旨在证明术前焦虑症的减少可以显著改变术后结果的研究上。众所周知,术前焦虑水平低与术后行为恢复良好有关,而术前中度和高度焦虑水平与术后行为恢复差

相关联。尚不清楚术前焦虑和术后临床康复之间是否有联系,需要高质量的研究来检验这些关联。此外,研究的重点应转向经济实惠和临床切实可行的行为干预的开发上,这些行为干预对每年大量接受外科手术的儿童至关重要。因此借助于网络科技和医疗机构实践改革(如改变医务工作者行为)相结合代表两种新的干预途径即将诞生。

(邵凤霞 译,蒋懿斐 校,李军 审)

精选文献

Fortier MA, Bunzli E, Walthall J, et al. Web-based tailored intervention for preparation of parents and children for outpatient surgery (WebTIPS): formative evaluation and randomized controlled trial. *Anesth Analg.* 2015;120:915-922.

WebTIPS is a newly developed, web-based intervention for preparation of parents and children for surgery that can be accessed in the home setting multiple times by families before and after surgery. This paper reported on both formative evaluation and preliminary efficacy using a randomized controlled trial (RCT) of the impact of WebTIPS of children's and parents' preoperative anxiety. A multimethod trial examining both qualitative and quantitative data from 13 families in which a family member had recently undergone surgery or had an upcoming surgery revealed that WebTIPS was well received by parents and children. The RCT demonstrated significant effects with moderate effect sizes (Cohen's d = 0.59 and 0.63) on children's preoperative anxiety at entrance to the operating room and introduction of the anesthesia mask, respectively. Parents in the WebTIPS group were also significantly less anxious compared with parents in the control group in the preoperative holding area (Cohen's d = 0.65).

Kain ZN, Caldwell-Andrews AA, Mayes LC. Parental intervention choices for children undergoing repeated surgeries. *Anesth Analg.* 2003;96:970-975.

Children were assigned to parental presence at induction (PPIA), premedication with midazolam, PPIA + premedication, or no intervention at initial surgery. Children were then followed up at subsequent surgery and parental preference for intervention was assessed. Of parents whose children were assigned to PPIA, 70% would choose PPIA as an intervention again. Of those assigned to premedication, only 23% would choose premedication again. Regardless of prior intervention, parents at subsequent surgery favored PPIA. Children's and parents' anxiety also affected parental preference for intervention.

Kain ZN, Fortier MA, Chorney JM, Mayes L. Web-based tailored intervention for preparation of parents and children for outpatient surgery (WebTIPS): development. *Anesth Analg.* 2015;120:905-914.

This study described the development of a Web-based Tailored Intervention for Preparation of parents and children undergoing surgery (WebTIPS). A multidisciplinary task force was comprised and determined that WebTIPS would consist of the most up-to-date, empirical evidence for preparing children and their parents for the surgical process and would be delivered via the web using an intake, matrix, and output modules covering the four temporal divisions of surgery (home before surgery, waiting area and anesthesia induction, postanesthesia care unit, home after surgery). The child component includes strategies such as information provision, modeling, play, and coping skills training and is fully animated. The parent component includes information provision, coping skills training, and cognitive and behavioral anxiety management skills (e.g., imagery, diaphragmatic breathing) and makes use of various multimedia modes (e.g., text, video, motion graphics).

Kain ZN, Mayes LC, Caldwell-Andrews AA, et al. Preoperative anxiety and postoperative pain and behavioral recovery in young children undergoing surgery. *Pediatrics.* 2006;118:651-658.

This study assessed preoperative anxiety and postoperative pain and behavioral outcomes after surgery in 241 children. Children who displayed more preoperative anxiety were rated as having higher pain after surgery by their parents. Anxious children also consumed more analgesics at home after surgery and were more likely to experience emergence delirium and postoperative sleep disturbances.

Martin SR, Chorney JM, Tan ET, et al. Changing healthcare providers' behavior during pediatric inductions with an empirically based intervention. *Anesthesiology.* 2011;115:18-27.

This study described the development and evaluation of a new intervention (P-TIPS) focused on changing health care provider and parent behaviors in the perioperative

3

setting to reduce children's preoperative anxiety. The intervention consisted of training providers and parents to increase use of behaviors empirically shown to promote children's coping (e.g., nonprocedural talk, humor, medical reinterpretation) and decrease use of behaviors shown to increase children's distress (e.g., reassurance, empathy, apology). The intervention was shown to successfully alter provider and parent behaviors, with meaning increases in rates of desired behaviors at anesthesia induction (average anesthesiologist Cohen's d = 0.97, average nurse Cohen's d = 1.59) and show positive effects on children's preoperative anxiety.

参考文献

第4章　术前评估、术前用药和麻醉诱导

4

ELIZABETH A. GHAZAL，MARISSA G. VADI，LINDA J. MASON，CHARLES J. COTÉ

小儿麻醉准备

禁食

婴儿和儿童在镇静和麻醉前需要禁食禁饮，以尽量减少胃内容物吸入肺部的风险。在禁食的患儿中，胃中应只存有胃液的基础分泌物。1948 年，Digby Leigh 建议饮清饮料后应禁食 1h 再手术[1]。随后，Mendelson 报道了许多孕产妇死亡归因于麻醉诱导时的误吸。期间 20 年，进食所有固体和液体食物后，择期手术前的禁食时间增加至 8h[1a, 1b]。在 20 世纪 80 年代末和 20 世纪 90 年代初期，基于禁食时间对胃液 pH 和胃容积影响的证据得出结论，清饮料后禁食超过 2h 既不会增加也不会降低肺炎的风险[2-10]。过去，据报道肺炎的风险基于两个参数：胃液容积>0.4ml/kg，pH<2.5；然而，这些数据从未在同行评议期刊上发表过[1a, 11]。给一只猴子的支气管内注入酸 0.4ml/kg，相当于气管吸入 0.8ml/kg，可导致肺炎[12]。使用这些急性肺炎的校正标准（胃残液量>0.8ml/kg，pH<2.5）进行的研究表明，清饮料后禁食 2h 并不会增加小儿肺炎的风险[2-9]。

在没有已知危险因素的现代常规择期小儿或成人病例中，误吸的发生率很小[13-16]。这种小风险是许多因素的结果，包括术前禁食计划。胃排空清饮料的半衰期约为 15min（图 4-1）；因此，98% 的清饮料在 1h 内从小儿胃中排出。清饮料包括水、没有果肉的果汁、碳酸饮料、清茶和黑咖啡。尽管在进食清饮料后禁食 2h 可确保几乎完全排空胃残余量，但将禁食时间延长至 3h 会使手术安排更灵活。清饮料

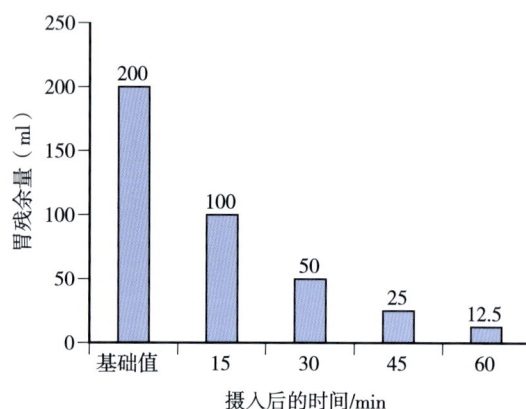

图 4-1　清饮料能快速被胃吸收，半衰期约为 15min。在该图中，例如，200ml 苹果汁在 60min 后就减少至 12.5ml（摘自 Hunt JN，MacDonald M. The influence of volume on gastric emptying. *J Physiol* 1954；126：459-474）

32

后禁食2h的潜在益处包括减少低血糖的风险，比如虚弱、有慢性疾病、营养不良、代谢功能障碍、早产儿或有早产史的儿童就很有可能发生低血糖[17-20]。额外的益处包括减少口渴，减少饥饿（从而减少禁食患儿禁不住"偷吃"其他患儿食物的诱惑），降低诱导期间低血压的风险，以及促进患儿合作[2,11,21]。

对早产儿或新生儿的择期手术可能临时被延迟，从而将禁食时间延长到可能具有潜在危险的程度（如低血糖或低血容量）。在这种情况下，婴儿应在麻醉诱导前给予含葡萄糖的静脉注射维持液。或如果禁食时间被延长，应该在麻醉诱导2h前给予口服清饮料。

母乳的脂肪含量很高且会发生变化（由母亲饮食决定），这将延迟胃排空[21]，误吸母乳会导致严重的肺损伤[22]。母乳不应被视为清饮料[23]。两项研究比较了在新生足月儿和早产儿中清饮料、母乳、配方奶的胃排空时间。两个年龄组的母乳胃排空时间都大于清饮料，而配方奶的胃排空时间更大于母乳[24,25]。鉴于母乳的排空半衰期为50min、配方奶为75min，母乳的禁食时间至少应为3.3h，配方奶的禁食时间为5h。更重要的是，足月婴儿的母乳和配方奶的胃排空时间可能变化很大（15%）（E图4-1）。基于这些数据，美国麻醉医师协会（American Society of Anesthesiologists，ASA）禁食工作组发布了以下指南：母乳禁食4h；配方奶禁食6h（表4-1）[26]。

残留在胃中的喂养物

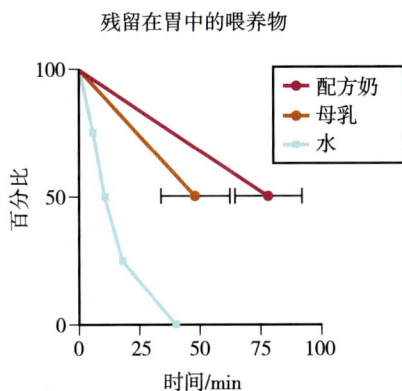

E图4-1 水、母乳或配方奶喂养后在胃内残留的百分比对比婴儿摄入后时间。数据表示为均数±标准差。50%胃排空的时间：水为15min，母乳为50min，配方奶为80min。基于这些数据，95%的胃排空（四个半衰期）应当发生在：饮水后约1h，母乳后约3.5h，婴儿配方奶后约5.5h。然而，请注意母乳和配方奶排空时间的标准差较高（摘自Cavell B. Gastric emptying in preterm infants. *Acta Paediatr Scand*. 1979；68：725-730；Cavell B. Gastric emptying in infants fed human milk or infant formula. *Acta Paediatr Scand*. 1981；70：639-641）

正在咀嚼口香糖的患儿必须吐掉口香糖，而不是吞下它。Hansen和Rune[27]曾报道在开始咀嚼口香糖后的15min内胃液容积增加了70%，几乎全部来自吞咽的唾液。咀嚼口香糖还会增加患儿的胃液pH，但没有明确的证据表明如果出现误吸会增加肺炎的风险[28]。一项对儿童和成人术前咀嚼口香糖的系统性回顾和meta分析表明，咀嚼口香糖不太可能增加误吸的发生率[29]。因此，我们建议如果口香糖被吐掉，择期手术可以如期进行，不需要推迟。然而，若患儿

表4-1 婴儿和儿童术前禁食建议

清饮料[a]	2h
母乳	4h
婴儿配方奶	6h[b]
固体（含脂肪的或油煎食物）	8h

摘自 Warner MA, Caplan RA, Epstein B. Practice guidelines for preoperative fasting and the use of pharmacologic agents to reduce the risk of pulmonary aspiration：application to healthy patients undergoing elective procedures. A report by the American Society of Anesthesiologists Task Force on Preoperative Fasting. *Anesthesiology* 1999；90：896-905.

[a] 仅包括没有果肉的饮料，清茶，或不含奶制品的咖啡。
[b] 一些中心允许在诱导前最多6h食用普通烤面包（不含乳制品）。

吞下了口香糖，则应当取消手术，因为在体温正常的情况下，将误吸的口香糖从支气管或气管中取出会非常困难。

永远不能信任患儿的禁食情况。因此，麻醉医生必须始终保持怀疑，并在诱导之前询问患儿是否吃过或喝过任何东西（尽管答案的真实性也可能总是受到质疑）。在患儿的嘴里发现泡泡糖、糖果或其他食物并不罕见。这是在术前检查气道时要求患儿完全张开嘴并伸出舌头的另一个原因。

当麻醉医生怀疑患儿饱胃时，应适当调整麻醉诱导方案。根据研究，小儿择期手术中误吸胃内容物的发生率从1：10 000～1：1 163不等[13-15,30,31]。相比之下，小儿急诊手术的误吸发生率则高出好几倍，1：4 544～1：373[30,31]。围麻醉期间误吸的危险因素包括神经系统或胃食管的异常、急诊手术（尤其是夜间）、ASA分级Ⅲ至Ⅴ级、肠梗阻、颅内压升高、腹压增加、浅麻醉、肥胖及麻醉医生的技能与经验[14,31]。

小儿的大部分误吸发生在麻醉诱导期间，只有13%发生在麻醉苏醒和拔管期间。相比之下，30%的成人误吸发生在麻醉苏醒期间。一项研究表明，在围手术期发生误吸的大多数婴儿和儿童中存在肠梗阻，3岁以下儿童的误吸风险增加[30]。多种因素使婴幼儿易于发生反流和误吸，包括食管下段括约肌的功能下降、诱导前哭泣时吞咽过多的空气、剧烈的腹式呼吸以及食管较短。在一项研究中，几乎所有的误吸事件都发生在气道控制期间患儿呕吐或咳嗽时，或者麻醉诱导期间还未给予肌松药或肌松药还未完全起效前[30]。

对于择期手术来说，误吸的发生率和死亡率都非常小，并且通常能反映患儿的ASA分级状况；大多数ASA分级Ⅰ或Ⅱ级的患儿吸入清胃内容物后几乎没有后遗症[13,30]。如果患儿误吸后会发生明显的临床症状，也将在2h内出现[30]；死亡率也非常低，估计在0～1：50 000之间[13,14,30]。

穿环

身体穿环在青少年和年轻人中很常见。单个或多个穿环可能出现在身体的任何部位。为减少金属穿环引起并发症的风险，应在手术前将其摘除。E表4-1列出了麻醉期间穿环留在原位可能会发生的并发症[32-34]。

E 表 4-1　金属穿环的并发症
电灼烧伤
金属穿环邻近的所有组织都处于危险之中；使用双极电凝或超声刀以避免灼伤；电极板应远离穿环处
气管插管困难
喉痉挛和缺氧
肺误吸
组织损伤
坏死
出血

改编自 Rosenberg AD, Young M, Bernstein RL, Albert DB. Tongue rings: just say no. *Anesthesiology* 1998; 89: 1279-1280; Wise H. Hypoxia caused by body piercing. *Anaesthesia* 1999; 54: 1129.

吸烟和二手烟

吸烟

遗憾的是，吸烟已不仅限于成人。每天有 3 800 名美国青少年第一次抽烟，其中 50% 以上将成为常规吸烟者。吸烟归因死亡率的年负荷依然很高，预计有 560 万目前 0～17 岁的青少年将过早死于吸烟相关的疾病[35]。尽管在过去二十年中，北美新吸烟者的比率有所下降，但这已经被其他尼古丁产品如电子香烟的使用增加所抵消。许多因素，包括联邦层面缺乏监管、"无害水汽"信息、强大的社交媒体与名人代言，以及针对年轻观众的口味（"纸杯蛋糕""异形血""暗恋樱桃""巧克力治疗"等），对这一年龄阶段开始使用电子烟起到了重要作用[36]。一项全国调查显示，电子烟在高中生中的使用量创历史新高，达到了 13.4%，这比使用率为 9.2% 的传统卷烟还要流行[37]。青年电子烟使用者比非使用者更有可能在一年内开始使用传统卷烟[38]。

已知吸烟会增加血液中的碳氧血红蛋白浓度，降低纤毛功能，降低用力肺活量（functional vital capacity, FVC）和呼气中期流量（$FEF_{25\%～75\%}$），并增加痰液产生。有大量证据表明吸烟者接受手术更容易出现伤口感染和术后呼吸系统并发症[39]。虽然停止吸烟 2 天可降低碳氧血红蛋白水平，并使氧合血红蛋白解离曲线右移，停止吸烟至少 6～8 周以降低术后肺部并发症的发生率是有必要的[40,41]。

目前关注使用电子烟的有害影响主要集中在尼古丁暴露、这些产品代替卷烟使用的潜力，以及可能接触有害的调味化学品如二乙酰（2,3-丁二酮）[42]。这种化学品过去曾被用来给食物增添黄油或奶油味，现在已被证明可引起急性闭塞性细支气管炎[43,44]。由于这些产品出现在市场上的时间有限，因此缺乏长期暴露于电子烟以及使用电子烟对健康影响的数据。

围手术期是永久戒掉吸烟习惯的理想时期，麻醉医生也许可以在推进这一过程中发挥更积极的作用。医生与青少年就戒烟问题进行沟通已被证明会对他们的态度、知识、吸烟目的和戒烟行为产生正面的影响[45]。总之，在对青少年术前访视期间，麻醉医生应该询问吸烟情况，并强调戒烟的必要性，提供改善戒断症状的措施（如尼古丁贴片）。

二手烟

美国的一项全国性调查显示，从 1999 年到 2010 年，3～19 岁无哮喘儿童暴露于吸烟环境（environmental tobacco smoke, ETS）的比例从 57.3% 下降至 44.2%，但哮喘儿童的暴露比例则更高（54.0%）[46]。

研究表明，暴露于 ETS 的儿童更容易患哮喘、中耳炎[47]、特应性湿疹、花粉热[48]和龋齿[49]。ETS 暴露婴儿的下呼吸道疾病发病率也有所增加[50,51]。最近的一项系统性回顾和 meta 分析显示，西方国家中暴露于 ETS 的哮喘患儿哮喘急性发作的住院风险增加了近 2 倍[52]。这是第一次将此风险进行量化，并能够帮助医务人员向父母传达 ETS 会加重哮喘。

一些研究者已经证实 ETS 导致儿童围手术期气道并发症增加。在一项研究中，尿中可替宁（尼古丁的主要代谢产物）被用作 ETS 的标记物[53]。在麻醉诱导和苏醒期间发现，被动吸烟与气道并发症之间存在强烈关联。澳大利亚的一项前瞻性研究进一步深入调查了不同家庭成员吸烟习惯的影响；对于母亲或双亲都吸烟的儿童，其围手术期呼吸道不良事件的发生率高于仅有父亲吸烟的儿童[54]。呼吸系统不良事件包括喉痉挛、支气管痉挛、气道梗阻、低氧饱和度（<95%）及在 PACU 持续咳嗽和喘鸣。

暴露于 ETS 的儿童发生围手术期不良事件的证据已经非常明确。在术前访视期间，麻醉医生应通过询问父母或监护人是否在家吸烟来确定孩子接触 ETS 的情况。这是教育父母和监护人关于 ETS 危害其子女的适当时机。

手术儿童的心理准备

围手术期对儿童和家庭来说是有压力和焦虑的；很多父母对麻醉风险的关注程度高于手术。影响儿童和家庭应对手术压力能力的因素包括家庭状况、儿童的发育与行为状况和文化背景及我们解释错误观念和错误信息的能力。由于后勤和当今行医实践的限制，评估家庭状况和建立融洽关系的时间非常有限。因此，麻醉医生以符合儿童发育水平的方式直接与儿童互动至关重要。需要麻醉医生、外科医生、护士和医院工作人员采用以儿童为核心的专门方法。

虽然从生理学的角度来看，儿童的术前评估和准备与成人相似，但婴儿和儿童的心理准备却大不相同（见第 3 章）。许多医院都有一个开放的房间或宣传资料来描述入院前父母可以获得的术前计划[55]。然而，印刷材料不应取代与护理人员和医务人员的言语交流[56]。鼓励麻醉医生参与设计这些计划，以便他们能准确地反映该机构的麻醉实施过程。当父母第一次被告知患儿要进行一个需要全身麻醉的手术或操作时，术前麻醉经历就开始了。父母的满意度与环境的舒适度以及麻醉医生与孩子和父母之间建立的信任相关[57]。如果诱导期间父母在场被认为符合孩子的最佳利益，那么父母教育计划可以显著减少父母的焦虑并提高他们的满意度，该计划描述了如果父母陪伴患儿到手术室会遇见什么[58]。父母理解和获得的信息量越大，他们就越不会焦虑，然后反过来他们的态度会反映在患儿身上[59,60]。

知情同意书应当包括家庭可以预期的情况以及麻醉医

生在保护儿童健康方面作用的详细说明。在手术前,应当用清晰的术语讨论麻醉风险,但要以让人放心的方式描述将采取的措施,以确保儿童的安全。提及具体细节和各种监测装置可以向父母证明患儿将以最安全和最小心的方式被麻醉,这可以帮助减轻父母的焦虑。血压袖带用于"测量血压",心电监护仪用于"监测心率",听诊器将帮助我们"持续听心音",脉搏血氧仪可以"测量血液中的氧",二氧化碳分析仪用于"监测呼吸",麻醉药监测仪用于"准确测量麻醉药浓度",并留置静脉导管"以根据需要给予液体和药物"。应该给予有能力的患儿和他们的父母充分的机会在术前提问。最后,应让父母确信,我们的"麻醉方案"是针对患儿的需求专门设计,同时考虑到患儿的基本医疗条件和手术需要,以确保最佳的手术条件、患儿的安全和镇痛。

已有证据表明,父母要求全面的围手术期信息,并且高度详细地讨论麻醉风险不会增加父母的焦虑水平。患儿及其家人的准备不足可能导致创伤性的麻醉诱导,增加患儿和麻醉医生的困难,出现患儿术后心理障碍。已有许多针对儿童和成人的术前教育计划用来减轻这些恐惧和焦虑,包括术前参观手术室、教育视频、游戏疗法、奇幻分心法、木偶戏、麻醉咨询及儿童生活专家准备。已经发现术前准备的时间是决定干预措施是否有效的一个重要因素。例如,6 岁以上的儿童在与父母分离时,在手术的 5~7 天之前参与准备计划者最不焦虑,没有参加术前准备者中度焦虑,手术前 1 天接受信息者则最为焦虑。焦虑的预测因素也与患儿的基本性情和既往住院史有关。不同年龄的儿童对麻醉经历的反应各不相同(见第 3 章)。更重要的可能是儿童面对应激的医疗操作/手术时的焦虑特质。

儿童发育和行为

了解与年龄相当的行为以应对外部情况至关重要。E 表 4-2 列出了年龄特异性围手术期焦虑症(第 3 章将进一步讨论有关术前焦虑的危险因素)。应该预见到患儿对麻醉感知的特殊方面;儿童往往与成年人有同样的恐惧,但却无法表达出来。还应该仔细向患儿解释外科手术的原因和必要性。重要的是向患儿保证麻醉与通常的夜间睡眠不同,它是由我们给予药物后引起的特殊睡眠,在此期间无论外科医生做什么他们都无法被唤醒,也不会感觉到疼痛。许多患儿担心他们会在麻醉中和手术过程中醒来。应当向他们保证只有手术完成以后他们才会醒来。

麻醉医生必须仔细选择用来向患儿描述预期会发生什么的词语,因为患儿会具体地思考并倾向于从字面上解释事实。下面的轶事介绍了这方面的例子:

例 1:一名 4 岁患儿被告知,她将在早晨接受"注射",那会"让她入睡"。那天晚上,接到了她母亲非常焦急的电话,描述了一个非常沮丧的患儿;患儿以为她即将被"安睡",就像兽医永久地"安睡"她生病的宠物一样。

例 2:一名 5 岁择期行腹股沟疝修补术的患儿接受了大量的术前药,在抵达手术室时已经深度镇静。出院后,父母经常发现他晚上在家里闲逛。询问他时,患儿回答说他正在"保护"他的家人。他说:"我不想让任何人在你睡觉时偷偷摸摸地给你做手术。"

E 表 4-2　儿科患者的年龄特异性焦虑	
年龄	围手术期焦虑的特异类型
0~6 个月	父母压力最大
	婴儿压力最小——不够大,不会被陌生人吓坏
6 个月至 4 岁	分离恐惧最大
	无法理解流程和说明
	严重的术后情绪不安和行为倒退
	开始有神奇的思考
	认知发展和发脾气增加
4~8 岁	开始理解流程和说明
	仍然恐惧分离
	关注身体的完整性
8 岁至青春期	可以耐受分离
	理解流程和说明
	可以从字面上解释一切
	可能害怕在手术过程中醒来或再也醒不过来
青春期	独立的
	关于自尊和身体肖像的问题
	性特征发育,担心丧失尊严
	对未知的恐惧

改编自 Cruickshank BM, Cooper LJ. Common behavioral problems. In: Greydanus DE, Wolraich ML, eds: *Behavioral Pediatrics*. New York: Springer; 1992。

在第一个例子中,患儿固有的思维模式误解了麻醉医生选择的词汇。第二个例子则代表沟通出现了问题:患儿从未被告知他将接受手术。

不应低估为手术做好适当心理准备的重要性。通常,在手术日之前很少向患者和父母解释。如果麻醉医生了解了与儿童年龄相关的对于麻醉和手术的感知,麻醉医生在消除患儿未知的恐惧方面则具有关键作用(见第 3 章)。他们可以通过呈现一个平静友好的面孔(微笑、看着患儿、眼神接触),温暖地介绍,以一种安心的方式触摸患儿(握着患儿或父母的手)来表达他们的理解。患儿会对诚实地描述他们确切能预期什么做出积极的回应。这包括告知他们开始静脉注射或肌内注射术前药,或者经由面罩吸入我们的神奇氧化亚氮带来的轻微不适。

应描述整个术后过程,包括从手术室到苏醒室,以及术后开始疼痛的时间。鼓励患儿和家人提问。应讨论术后镇痛方案,包括使用长效局部麻醉药;神经阻滞;患者自控、护士控制或父母控制镇痛或硬膜外镇痛;或间断给予阿片类药物(见第 42、43 和 44 章)。

随着儿童年龄的增长,他们会越来越清楚自己的身体,并可能发展为对伤残的恐惧。青少年经常表现得非常独立和自信,但作为一个群体,他们有独特的问题。在一瞬间,他们的情绪可以从一个聪明、成熟的成人变成一个需要支持和安抚的非常不成熟的孩子。青少年通常很难应对残疾或疾病。因为他们经常将自己的外表与同龄人的外表进行比较,所以当他们出现身体问题时,他们可能会特别焦虑。一般来说,他们想知道在麻醉过程中会发生什么。青少年通常是合作的,乐于在术前被控制和不使用术前药。然而,偶尔过度焦虑或吵闹的青少年可能会从术前药中受益。

监测患儿的态度和行为非常有用。一个黏着父母、避免眼神接触、不说话的患儿是非常焦虑的。一个自信、骄傲、自以为"什么都知道"的患儿也可能是敏感和恐惧的。这种"明白一切"的行为可能会掩盖患儿的真实情绪,并且他或她可能会在最需要合作时失控。在某些情况下,非药物支持的措施可能有效。对于极度焦虑的患儿,单一的支持措施可能不足以减少焦虑,需要给予术前药。

在术前识别困难的父母或患儿通常并不容易,特别是如果麻醉医生在手术当天首次见到患儿或家庭,并且评估情况的时间有限。有时,我们会收到外科医生或护理人员关于困难父母或患儿的警告。根据经验,一些麻醉医生能够在短暂的术前评估中识别困难的父母和患儿,并能对麻醉管理计划做出适当的调整。

麻醉"老手"或"常客"在围手术期也可能是困难的。他们之前玩过麻醉和手术游戏,并且对再次参与并不感兴趣,特别是如果他们之前的经历是负面的。这些患儿可能从相对大剂量的术前药中受益最多;回顾先前对术前用药的反应将有助于调整当前的术前用药计划(如在口服咪达唑仑中加入氯胺酮和阿托品以获得更大的镇静深度)。

观察家庭动态以更好地了解患儿,并确定父母或患儿谁处在控制中,是很重要的。家庭多次处于应激状态,特别是如果孩子患有慢性疾病;这些父母经常生气、内疚或者只是筋疲力尽。最终,一个家庭应对疾病的方式在很大程度上决定了孩子如何应对[67]。组织良好、开放和沟通的家庭往往是支持和足智多谋的,而无序、无交流和功能失调的家庭往往是生气和沮丧的。与后一类型的家庭和患儿打交道可能具有挑战性。偶尔有父母十分霸道,要求完全掌控局势;此时重要的是要同情和理解,但要限制并明确定义父母的角色;必须告诉他或她由麻醉医生决定父母何时必须离开手术室;尤其是在诱导期间发生意外事件。

诱导期间父母陪伴

儿科麻醉中一个有争议的领域是诱导期间的父母陪伴。一些麻醉医生鼓励父母在麻醉诱导时在场,而一些麻醉医生则对这一过程感到不舒服,并且不允许父母在场。一些法院对邀请父母陪同患儿进入手术室做出了解释,认为这是一个邀请父母参与照顾患儿的隐含契约。在一个案例中,医院承担了一名母亲在晕倒时受伤的责任[68]。必须分别评估每个患儿和家庭;对于上一个患儿和家庭有益的事情未必适合下一个[69-72]。(有关儿童的这种及其他抗焦虑策略的完整讨论,请参阅第3章。)

如果父母在诱导时陪伴的做法运作良好,那么麻醉医生应该对这种安排感到满意。不应该强迫任何父母参与麻醉诱导,也不应该将任何麻醉医生逼入一种境地,影响了他或她为有需要患儿提供的治疗质量。

必须告知父母在手术室会见到什么(如仪器、手术器械),在诱导期间可能观察到的情况(如眼睛后翻、喉部声音、麻醉监护仪警报、躁动),以及何时会被要求离开。还必须指导他们如何在诱导过程中提供帮助,例如安慰患儿、鼓励患儿信任麻醉医生、分散患儿的注意力及安抚患儿。应当有立即可以在适当的时候护送父母回到等候区的人员。也应该有人照顾想要离开诱导区域或发生头昏目眩或要晕倒的父母。麻醉医生对于诱导期间父母陪伴产生的焦虑随着经验的增加会显著下降[73]。

向父母解释可能会看到或听到的内容至关重要。我们通常会告诉父母以下内容:

今天当你看到你的孩子入睡时,你可能会观察到一些你不习惯看到的情况。首先,任何人入睡时眼睛会向上翻,但是我们在睡觉时通常不会看到这种现象。今天你可能会看到你的孩子这样做了,我不希望你受到惊吓,这是可预期并且正常的。第二件事情是,因为孩子是用了麻醉药物以后入睡的,颈部肌肉的张力会下降,所以有些孩子会开始打鼾或发出振动的声音。再一次,我不希望你被吓坏或认为出了什么问题。我们希望这样,这很正常。你可能会见到的第三件事就是我们所说的"躁动"。当大脑开始入睡时,它可能是先兴奋的。当吸入麻醉药约30~60s以后,您的孩子可能突然环顾四周或突然移动他或她的手臂和腿。在你看来,他或她似乎正从麻醉中醒过来或者感到不安。实际上这是一个好的信号,因为这个现象向我们表明您的孩子正在入睡,并且在15~30s之后他或她将被完全麻醉。此外,您应该知道,即使您的孩子表现得对您保持清醒,实际上他或她也不会记得这些。一旦您的孩子失去意识,我们会请您给孩子一个吻并离开手术室。

这种精心准备是在为父母提供信心,麻醉医生真正知道他或她正在谈论什么,并且避免吓到父母。一般来说,提供的信息越多,父母的焦虑水平就越低。外科服务部门的儿童生活专家对麻醉医生也是有帮助的,通过为患儿与父母准备手术室的经验和让其平静(有关详细信息,请参阅本章节中的"吸入诱导")。

有时候,尽最大的努力通过父母在场或使用镇静剂作为术前药(或兼具两者)来缓解患儿的焦虑并不成功,预期的平稳诱导可能也并不会按计划进行。根据患儿的年龄,有三个选项可供选择:①重新商议(很少成功);②将面罩远离孩子的面部;③建议静脉或肌内注射诱导。如果提出用肌肉或静脉注射诱导,患儿通常会选择使用面罩。如果情况完全失控,可以重新安排择期手术,或者如果父母选择继续,可以使用肌内注射氯胺酮。这些情况对于父母和看护人员来说特别困难,但是必须个别处理。

现病史

在麻醉前访视期间获得患儿的医疗病史,使得麻醉医生可以确定能否为患儿择期手术而优化,预测由并存疾病引起的潜在问题,确定适当的实验室检查是否有用或者还需要其他检查,选择最佳的术前药,制订合适的麻醉计划,包括围手术期监测,并预测术后的问题,包括疼痛管理和术后通气需求。现病史由父母向医生描述,并由转诊或顾问外科医生的记录进行验证。如果患儿足够大,那么从患儿处获得信息是有帮助的。疾病史应该关注以下几个方面:

- 回顾所有的器官系统(表4-2),特别强调手术涉及的器官系统。

表 4-2 系统回顾：麻醉提示

系统	评估因素	可能的麻醉提示
呼吸	咳嗽，哮喘，近期感冒	气道应激，支气管痉挛，用药史，肺不张，肺浸润
	哮吼	声门下狭窄
	呼吸暂停/心动过缓	术后呼吸暂停/心动过缓
循环	杂音	间隔缺损，避免气泡进入静脉导管
	青紫	右向左分流
	蹲踞史	法洛四联症
	高血压	缩窄，肾脏疾病
	风湿热	心脏瓣膜病
	运动不耐受	充血性心力衰竭，发绀
神经	癫痫	药物，代谢紊乱
	脑外伤	颅内高压
	吞咽不协调	误吸，食管反流，裂孔疝
	神经肌肉疾病	肌肉松弛药敏感性，恶性高热
胃肠/肝	呕吐，腹泻	电解质失平衡，脱水，饱胃
	吸收不良	贫血
	黑便	贫血，血容量不足
	反流	可能需要饱胃预防措施
	黄疸	药物代谢/低血糖
泌尿	尿频	尿路感染，糖尿病，高钙血症
	最后一次排尿时间	水合状态
	频繁的尿路感染	评估肾功能
内分泌/代谢	发育异常	内分泌失调，甲状腺功能减退，糖尿病
	低血糖，类固醇治疗	低血糖，肾上腺皮质功能不全
血液	贫血	需要输血
	瘀伤，出血过多	凝血功能障碍，血小板减少症，血小板病
	镰状细胞病	水合作用，输血可能
免疫	药物	可能的药物相互作用
牙科	松动或龋齿	误吸松动的牙齿，预防细菌性心内膜炎

- 回顾患儿和父母的吸烟史。
- 与现有疾病相关的以及之前服用过的药物（非处方药和处方药），包括草药和维生素，以及最后一次服药的时间。
- 药物过敏，过敏反应的细节特征以及是否进行了免疫学检测。
- 既往手术和住院经历，包括那些与当前问题有关的经历。
- 最后一次口服、最后一次排尿（尿不湿）、呕吐和腹泻的时间。必须认识到疾病或外伤的情况下胃肠蠕动经常下降。

　　对于新生儿病例，在妊娠和分娩期间就已经存在的问题，在新生儿期及其以后可能仍然与之相关（E 表 4-3）。母亲的医疗和药物病史（包括治疗和药物滥用）也可为管理需要手术的新生儿提供有价值的信息。

过去/其他医疗史

　　既往医疗史应该包括过去所有疾病的医学病史，包括器官系统的回顾，以前的住院治疗史（药物或手术），与畸形相关的儿童综合征，药物清单，草药治疗，以及任何过敏，特别

E 表 4-3 与常见新生儿问题相关的母亲史

母亲史	新生儿常见的问题
Rh-ABO 不相容	溶血性贫血，高胆红素血症，核黄疸
毒血症	SGA 及其相关问题[a]，肌肉松弛药与镁治疗的相互作用
高血压	SGA 及其相关问题[a]
药物成瘾	药物戒断，SGA
感染	脓毒症，血小板减少症，病毒感染
出血	贫血，休克
糖尿病	低血糖症，产伤，LGA、SGA 以及相关问题[a]
羊水过多	气管食管瘘，无脑畸形，多发异常
羊水过少	肾脏发育不全，肺发育不全
头盆不称	产伤，高胆红素血症，骨折
酒精中毒	低血糖症，先天畸形，胎儿酒精综合征，SGA 及其相关问题[a]

SGA，小于胎龄；LGA，大于胎龄。
[a] 见表 2-2。

是对抗生素和乳胶过敏。应该识别患儿出生时是足月还是早产；如果早产，应注意任何相关的问题，包括新生儿重症监护病房的住院史，气管插管持续时间，呼吸暂停或心动过缓史（包括氧疗，家庭呼吸暂停监测，脑室内出血）和先天性缺陷。

对既往的手术和麻醉记录的回顾对于制订麻醉计划有极大的帮助。应特别注意在气道管理、建立静脉通路或麻醉苏醒时遇到的任何困难。应该注意到小儿对术前药的反应、需要量以及给药途径。

草药疗法

草药产品的使用越来越受欢迎，可能是因为"天然"物质副作用较少的概念所致。在美国五个地理位置不同的中心进行的一项调查发现，3.5% 的儿科手术患者在手术前 2 周接受了草药补充或顺势疗法[74]。美国健康访谈调查结果证实了相似的流行率，0~17 岁儿童中天然产品的使用率为 3.9%[75]。中草药的使用在成人中更常见；32% 的成人外科手术患者服用一种或多种与草药相关的化合物[76]。当在常规围手术期评估中询问使用药物时，近 70% 的成人没有透露他们使用草药的情况。根据 1994 年膳食补充剂健康和

教育法案，草药被定为食品补充剂；并且在草药产品投放市场之前，制造商不需要证明其安全性或有效性[77]。没有美国 FDA 的规定，对于制造和标签都没有质量保证要求，每次制剂都会发生很多变化[78]。麻醉医生应该特别询问有关这些药物的使用问题，因为可能会产生不良反应和药物相互作用。

使用草药可能发生心血管不稳定、凝血功能紊乱、镇静效果加强和免疫抑制[79]。最常用的草药产品是大蒜、人参、银杏、圣约翰草和紫锥花[80]，使用紫锥花和其他中草药治疗咳嗽和感冒在儿科人群中处于领先地位[74,81]。这三种"g"打头的草药与小白菊一起，可能会增加手术中出血的风险。每种制剂中活性成分的含量以及所服用剂量会发生变化，因此难以检测血小板功能的变化和其他微妙的凝血功能障碍。因为对细胞色素 P-450 酶（如 CYP3A4）和 P- 糖蛋白具有有效的酶诱导作用。圣约翰草是最常与麻醉药物及其他药物发生相互作用的草药，通常通过改变药物代谢所致。环孢素和圣约翰草之间可能致命的相互作用已得到充分证实[82-85]。环孢素剂量稳定的心脏、肾脏或肝移植受者，在服用圣约翰草后出现了血浆环孢素浓度降低，在某些病例中发生了急性排斥反应。E 表 4-4 列出了最常用的草药及其潜在的围手术期并发症。

E 表 4-4　八种常用中草药的药理学作用及潜在围手术期并发症			
中草药名称	常见用途	药理学作用	潜在围手术期并发症
紫锥菊，紫色金光菊根	预防和治疗病毒、细菌、真菌感染	刺激免疫系统。长期使用可引起免疫抑制	免疫抑制剂的有效性降低。伤口感染的可能性。可能导致肝毒性
麻黄	饮食辅助	间接和直接作用的拟交感神经药	剂量依赖性增加心率和血压，可能导致围手术期心肌梗死和卒中。与氟烷相关的心律失常。术中麻黄碱的快速耐受
大蒜（ajo）	抗高血压，降脂药，抗血栓形成	以剂量依赖方式抑制血小板聚集（部分不可逆）。降低血脂和胆固醇水平	可能增强其他血小板抑制剂的作用。对围手术期出血的担忧
银杏，金银花；化石树	循环兴奋剂。用于治疗阿尔茨海默病、外周血管疾病和勃起功能障碍	抑制血小板活化因子。抗氧化剂。调节神经递质活性	对围手术期出血的担忧。可能会增强其他血小板抑制剂
人参	用于保护身体对抗应激和恢复内环境稳定	知之甚少。抑制血小板聚集（部分不可逆）	可能增加围手术期出血。可能发生低血糖
卡瓦胡椒，胡椒提取物	抗焦虑	可能增强氨酪酸（GABA）的传递	增强麻醉药的镇静作用。突然停药可能出现戒断综合征。卡瓦诱导的肝毒性
圣约翰草，山羊草、琥珀、硬干草	治疗抑郁和焦虑	中枢抑制 5- 羟色胺，去甲肾上腺素和多巴胺。诱导细胞色素 P-450 3A4	降低通过 CYP3A4 代谢的药物的有效性，如环孢素、阿芬太尼、咪达唑仑、利多卡因、钙通道阻滞剂和地高辛
缬草，缬草根、夏枯草、花蕊	抗焦虑和助眠	增强 GABA 的神经传递作用	增强麻醉药的镇静作用。突然停药相关的戒断型综合征

改编自 Skinner CM, Rangasami J. Preoperative use of herbal medicines: a patient survey. *Br J Anaesth*. 2002; 89; 792-795。

为避免潜在的围手术期并发症，ASA 鼓励在手术前 2 周停用所有的草药[86]，虽然此建议没有基于证据。ASA 认识到这并不总是可行，因此进一步建议麻醉医生了解草药及其潜在的相互作用。应使用标准资源文本仔细评估每种草药，并根据具体情况决定是否需要停药或停药时间[87]。

麻醉和疫苗接种

儿童可能在最近接种过疫苗后进行手术。麻醉医生和

外科医生必须考虑：①麻醉和手术的免疫调节作用是否会影响疫苗的有效性和安全性；②对疫苗的炎性反应是否会改变围手术期病程。

麻醉医生怎么看待麻醉和疫苗接种？一项国际调查显示，在回应的麻醉医生中只有 1/3 从医院政策中受益，从正式决定延迟手术到麻醉医生独立选择[88]。60% 的受访者会为在 1 周内接受过减毒活疫苗（如口服脊髓灰质炎疫苗或麻疹、腮腺炎和风疹疫苗）、行择期手术的患儿实施麻醉，而

40% 的受访者则不会。调查还显示，28% 的麻醉医生会延迟免疫接种至手术后 2～30 天。

对儿童麻醉和疫苗接种相关文献的系统综述给出了在这些情况下对儿童进行治疗的建议[89]。该综述揭示了疫苗接种对淋巴组织增生反应的短暂且可逆的影响，通常在 2 天内恢复到术前水平。疫苗引发的不良事件（如发热、疼痛、易怒）可能会发生，但不应与围手术期并发症相混淆。灭活疫苗如白喉 - 破伤风 - 百日咳的不良事件从接种后 2 天，减毒活疫苗如 MMR 的不良事件从接种后 7～21 天开始变得明显[89]。因此建议根据疫苗的类型在免疫接种和麻醉之间作适当的延迟，以避免将疫苗相关不良事件误认为围手术期并发症。由于儿童仍有患上疫苗可预防疾病的风险，因此最低限度的延迟似乎是谨慎的，特别是在出生后的第一年。同样，在手术后推迟疫苗接种直至患儿完全康复似乎也是合理的。这些建议被大不列颠及爱尔兰儿科麻醉医师协会的共识指南所采用，然而迄今为止，美国 CDC 没有关于疫苗接种和手术时机的政策。其他免疫功能低下的患者，如人类免疫缺陷病毒阳性儿童、癌症患者和移植受者、具有明显的潜在免疫损伤的患者，以及麻醉对疫苗反应的影响尚未得到全面研究。

对药物和乳胶过敏

有关药物和材料的所有过敏的详细信息应在儿童记录中说明。这些包括发病年龄、频率、严重程度、调查和治疗。儿童病史上报告的过敏症绝大多数是非免疫学的或已知（或未知）的药物不良反应。儿童最常见的药物和医院相关过敏症是青霉素和乳胶过敏。

报告的青霉素过敏的大多数病例包括口服青霉素后的斑丘疹。这种情况发生在 1%～4% 的接受青霉素的儿童或 3%～7% 的服用氨苄西林的儿童中，通常发生在治疗期间[90]。很少有迹象或症状表明存在急性（免疫球蛋白 E 介导的）过敏反应（如血管性水肿），甚至不太经常进行皮肤测试以确诊青霉素过敏。鉴于青霉素过敏的频率，大多数这些未经证实的过敏实际上并非对青霉素过敏，而是对液体载体中的杂质轻微过敏或者是（病毒）感染的结果。如果患儿自初次接触后至少 5 年未再接受过青霉素，并且未被免疫学家或变态反应学家诊断为青霉素过敏，那么再接触是正当的。如果患儿已接受过青霉素过敏的免疫学检测，那么最好避免使用这类抗生素。虽然青霉素与第一代头孢菌素之间存在 5%～10% 的交叉反应性，但与第二代和第三代头孢菌素没有类似的交叉反应性。迄今为止，头孢菌素对青霉素过敏的儿童没有产生致命的过敏反应[90]。

乳胶过敏是一种获得性的免疫易感症，由反复接触乳胶引起，通常发生在黏膜上（如患有脊柱裂或先天性泌尿系统异常的患儿，经历乳胶导管反复的膀胱导尿术，超过 4 次手术的患儿，需要家庭机械通气的患儿）。它更常发生在特异反应性的个体和那些对某些水果和蔬菜过敏的人（如香蕉、栗子、鳄梨、猕猴桃、菠萝）[91-97]。对于乳胶过敏症的诊断，孩子应当亲身经历过对乳胶的过敏反应，乳胶过敏皮试阳性，或者玩具气球接触到嘴唇后，嘴唇发生肿胀，或者牙医将橡皮障插入口腔后，舌头发生肿胀[97]。在医院内避免使用乳胶可以防止有风险的儿童对乳胶发生急性过敏反应[98]。乳胶手套和其他含乳胶制品应从儿童附近清除。组胺 H_1 和 H_2 受体拮抗剂和类固醇的预防性治疗不能防止乳胶过敏[91,99]。应通过去除乳胶来源，给予 100% 氧气，用平衡盐溶液进行紧急扩容（重复 10～20ml/kg 直至收缩压稳定），以及静脉注射肾上腺素（根据过敏反应的严重程度给予 1～10μg/kg）来治疗乳胶过敏症。在一些严重的过敏反应中，可能需要连续输注肾上腺素[0.01～0.2μg/(kg·min)]或与其他血管活性药物联合使用数小时。

家族史

询问家族病史，特别是关注一系列疾病很重要，包括恶性高热，肌营养不良，与麻醉相关的长时间麻痹（假胆碱酯酶缺乏症），镰状细胞病，出血（和瘀斑）倾向，以及药物成瘾（药物戒断，HIV 病毒感染）。必须记录与先证者的确切关系。

实验室数据

术前获得的实验室数据应当与病史、疾病、手术操作相适应。常规血红蛋白检测或尿液分析不适用于大多数择期手术；当外科手术不涉及临床上重大失血时，这些测试的价值值得怀疑[100]。文献中没有足够的数据来对健康儿童进行严格的血红蛋白测试建议。术前血红蛋白值测定通常仅针对那些将要接受有潜在失血风险的手术的患者、有血红蛋白疾病特定危险因素的患者、早产儿和 6 个月以下的患者。如果要进行大的重建手术，特别是如果由医疗病史证实，可以进行凝血功能检测［血小板计数、国际标准化比 INR 和部分凝血活酶时间 PTT］；一些中心在扁桃体切除术之前也会做凝血检测。此外，根据计划手术的性质和预期失血量准备潜在输血量时，需要在术前收集血型和交叉配型的标本。

一般来说，不需要常规进行胸部 X 线检查。研究证实，常规胸片在儿童中并不符合成本效益[101,102]。患儿吸空气下的氧饱和度非常有帮助。基础氧饱和度为 95% 或更低提示临床上重大的心肺疾病，需要进一步检查。

选择性的术前实验室检查，如电解质和血糖、肾功能、血气分析、癫痫药物和地高辛血药浓度、心电图、超声心动图、肝功能、计算机断层扫描（CT）、磁共振成像（MRI）或肺功能检查，应当在适当的时候进行。可以在对特定信息进行全面考量后预约这些检查，获得信息的来源包括病历、患者访视、体格检查，以及计划手术和麻醉的类型与侵入性。

妊娠检测

虽然美国青少年的怀孕率正在下降[103]，但仍有一小部分青少年可能会因意外怀孕而进行择期手术。2014 年，美国青少年的分娩率降至历史最低水平，15～19 岁女性的分娩率为 24.2/1 000，对比 2003 年该年龄段的分娩率为 41.6/1 000[103,104]。10～14 岁女孩的分娩率也从 2003 年的 0.6/1 000[104]下降到 2014 年的 0.3/1 000[103]。然而，青春期少女的常规术前妊娠检测可能存在道德和法律困境，包括社会和保密问题。当面临是否进行常规术前妊娠筛查的问题时，这会使麻醉医生陷入困境。每家医院都应采用一个有关妊娠检测的方案，为所有已有月经初潮的女性提供一致且全面的保险。

对北美小儿麻醉实施协会成员的一项调查显示，大约45%的受访者经常要求进行妊娠检测，无论其实践背景如何（教学与非教学设施）[100]。一项回顾性研究对2年内412名接受强制性妊娠检测的青少年手术患者进行了调查，结果显示检测阳性的总发生率为1.2%[105]。207名年龄在15岁及以上的患者中有5名检测者呈阳性，该年龄组的阳性发生率为2.4%。205名年龄<15岁的患者均未显示妊娠试验阳性。一项针对261名年龄10～34岁已有月经初潮患者的前瞻性研究显示，有3例怀孕，但107名<15岁的儿童中没有人怀孕[106]。

最近的ASA麻醉前评估工作组认识到，病史和体格检查可能不足以识别早孕并发表以下声明："文献并不能充分地告知患者或医生麻醉是否会对早孕产生有害影响。可以对育龄期的女性患者进行妊娠检测，检测结果可能会改变他们对患者的管理[107]。"由于有可能将胎儿暴露于潜在致畸物、麻醉和手术引起的放射风险，自然流产的风险，以及报道的在快速发育的胎儿动物脑细胞发生凋亡的风险（见第25章），在妊娠早期不建议进行全身麻醉的择期手术。因此，如果情况不清楚，并且在有病史表明时，最好进行术前妊娠检测。如果需要对可能怀孕的患者进行手术，最好选择使用阿片类镇痛药如瑞芬太尼及最低浓度的吸入麻醉药或丙泊酚以提供足够深度的麻醉。

术前药和诱导原则

总体原则

麻醉前用药的主要目的是：①减轻焦虑；②阻断自主神经（迷走神经）反射；③减少气道分泌物；④产生遗忘；⑤预防胃内容物的肺误吸；⑥帮助麻醉诱导；⑦必要时提供镇痛。术前用药还可以减少对麻醉的应激反应，预防心律失常[108]。每个患儿的术前用药目标必须个性化。轻度镇静，即使它可能不能消除焦虑，也可以使患儿足够平静，从而使麻醉诱导能够平稳进行并成为一个愉快的体验。相反，对于不愿与父母分离、非常焦虑的患儿，可能需要进行重度镇静。

当选择药物或联合用药作为术前药时需要考虑的因素包括患儿的年龄，理想体重，药物史，过敏体质；潜在的医疗或手术条件以及它们如何影响对术前药的反应，或者术前药可能如何改变麻醉诱导；父母和患儿的期望值；患儿的情绪成熟度，性格，焦虑水平，合作程度，生理和心理状态。麻醉医生还应该考虑计划的外科手术操作以及患儿和父母的态度和期望。

术前药的给药途径非常重要。已有多种途径可以给予术前药，包括口服、滴鼻、直肠、经口含服、静脉和肌内注射。尽管滴鼻或肌内注射时药物可能更有效并且起效更可靠，但大多数儿科麻醉医生并不会对没有静脉通路的患儿采用肠外给药。许多能够用语言表达的患儿报告称打针是他们在医院最糟糕的经历[109,110]。大多数情况下，无须打针来给予的药物对患儿、患儿父母和医务人员来说会更加愉快。口

服术前药并不会增加肺误吸的风险，除非摄入了大量的液体[111]。一般来说，术前药的给予途径应取决于药物、期望的药物效果及给药途径造成的心理影响。例如，小剂量的口服药物对于相对平静的患儿可能已经足够，而肌内注射（如氯胺酮）对于不合作的、旺盛的、极度焦虑的孩子可能是最好的。对于这类患儿，比起强迫他或她吞服药物、直肠给药或在脸上强行扣上麻醉面罩、肌内注射给药可能创伤更小[112]。

自1938年Waters关于儿童术前药的经典作品问世以来[113]，无数报道都涉及这一课题。尽管进行了大量研究，但没有发现任何一种单一药物或联合用药对所有患儿都是理想的。许多用作术前药的药物都有相似的作用，而特定的药物在不同的患儿或同一患儿不同情况下可能具有不同的作用。

药物

有几类药物可用于儿童的麻醉前预先给药（表4-3）。预先给药的药物选择取决于期望的目标。应当权衡药物效果与潜在的副作用，并考虑药物相互作用。预先给药包括镇静剂、苯二氮䓬类、巴比妥类、非巴比妥类镇静剂、阿片类药、氯胺酮、α₂-受体激动剂和增加胃动力的药物。

表4-3 常用术前药的药物剂量

药物	给药途径	剂量/（mg/kg）
巴比妥类		
美索比妥	直肠	（10%溶液）20～40
	肌内	（5%溶液）10
硫喷妥钠	直肠	（10%溶液）20～40
苯二氮䓬类		
地西泮	口服	0.1～0.5
	直肠	1
咪达唑仑	口服	0.25～0.75
	滴鼻	0.2
	直肠	0.5～1
	肌内	0.1～0.15
劳拉西泮	口服	0.025～0.05
苯环己哌啶		
氯胺酮ᵃ	口服	3～6
	滴鼻	3
	直肠	6～10
	肌内	2～10
α₂-肾上腺素受体激动剂		
可乐定	口服	0.004
阿片类药		
吗啡	肌内	0.1～0.2
哌替啶ᵇ	肌内	1～2
芬太尼	口服	0.010～0.015（10～15μg/kg）
	滴鼻	0.001～0.002（1～2μg/kg）
舒芬太尼	滴鼻	0.001～0.003（1～3μg/kg）

ᵃ 合用阿托品0.02mg/kg。

ᵇ 建议仅使用一次，因为代谢产物可能导致癫痫发作。

镇静剂

镇静剂的主要作用是缓解焦虑,但它们也有可能产生镇静作用。这组药物包括苯二氮䓬类、吩噻嗪类和丁酰苯类。苯二氮䓬类药物广泛用于儿童,而吩噻嗪类和丁酰苯类很少使用。

苯二氮䓬类

苯二氮䓬类药能使患儿平静,减轻焦虑,并减少对周围事件的记忆。在低剂量时,会产生最低限度的嗜睡、心血管或呼吸抑制。

咪达唑仑是一种短效水溶性的苯二氮䓬类药,消除半衰期约为 2h,是儿童最常用的术前药[114, 115]。比较其他药物,咪达唑仑的最大优点是其快速摄取和消除[116]。它可以静脉注射、肌内注射、滴鼻、口服,直肠给药刺激性最小,但口服或鼻腔给药后口腔或鼻咽部会留下苦味[117-123]。大多数患儿在接受咪达唑仑静脉注射 0.025~0.1mg/kg,肌内注射 0.1~0.2mg/kg,口服 0.25~0.75mg/kg,滴鼻 0.2mg/kg,或直肠 1mg/kg 后,能达到充分镇静。

口服咪达唑仑可有效镇静大多数儿童,并且不会增加胃液 pH 或胃残余量[124, 125]。有证据表明咪达唑仑所需剂量随着儿童年龄的减小而增加,这与吸入药和静脉药相似[126]。年龄较小儿童的剂量需求高是因为他们的药物清除率增加[127]。许多影响细胞色素氧化酶系统的药物会显著影响咪达唑仑的首过清除,包括葡萄柚汁、红霉素、蛋白酶抑制剂及钙通道阻滞剂会降低 CYP3A4 的活性,从而增加咪达唑仑的血药浓度、延长镇静时间[128-134]。相反,抗惊厥药(苯妥英和卡马西平)、利福平、圣约翰草、糖皮质激素和巴比妥类会诱导 CYP3A4 同工酶,从而减少咪达唑仑的血药浓度及其作用时间。服用这些药物的患儿应当调整口服咪达唑仑的剂量。

人们对口服咪达唑仑用作术前药后可能出现的延迟出院表示担忧。给予 1~10 岁的儿童口服咪达唑仑 0.5mg/kg,不影响七氟烷麻醉后的苏醒时间、拔管时间、出 PACU 的时间或出院时间[135]。儿童或青少年口服 20mg 咪达唑仑后也报道过类似的结果;然而,这组儿童中可观察到的术前镇静预示着术后发生苏醒延迟[136]。在 1~3 岁日间手术行腺样体切除术的患儿中,与空白对照组相比,术前药口服咪达唑仑 0.5mg/kg 的患儿,自主睁眼时间延迟了 4min,出院时间延迟了 10min;然而,使用术前药的患儿手术以后在家中的夜间睡眠更安静[137]。

口服咪达唑仑对苏醒的最大影响可能发生于当它用于鼓膜切开术及置管术的患儿,这一过程通常只需要 5~7min。在 1~3 岁儿童中,术前药口服咪达唑仑(0.5mg/kg),丙泊酚麻醉诱导,七氟烷维持,苏醒和早期恢复时间较未使用术前药的儿童分别延迟了 6 和 14min,尽管出院时间没有差异[138]。术后镇静的增加可归因于丙泊酚和咪达唑仑对氨酪酸(GABA)受体的协同作用[139]。

尽管使用咪达唑仑后大多数儿童发生了抗焦虑和轻度镇静,但少数儿童产生不良反应。一些儿童在口服咪达唑仑后会变得焦躁不安[140]。如果静脉注射咪达唑仑(0.1mg/kg)后发生这种情况,静脉注射氯胺酮(0.5mg/kg)可能会逆转这种焦虑[141]。

抗焦虑和镇静作用通常在咪达唑仑滴鼻后的 10min 之内发生[142];鼻腔给药不被广泛接受是因为它会产生刺激、不适和燃烧的余味[143-145]。鼻腔给予咪达唑仑的另一个理论上的影响是它有可能通过筛板引起神经毒性[123]。鼻黏膜和中枢神经系统之间有直接的联系(E 图 4-2)。经鼻给予的药物会很快就在脑脊液中达到较高的浓度[146-148]。到目前为止,还没有报道过这种后遗症。由于含有防腐剂的咪达唑仑已被证明会对动物产生神经毒性,因此我们建议仅使用不含防腐剂的咪达唑仑进行鼻腔给药[149, 150]。

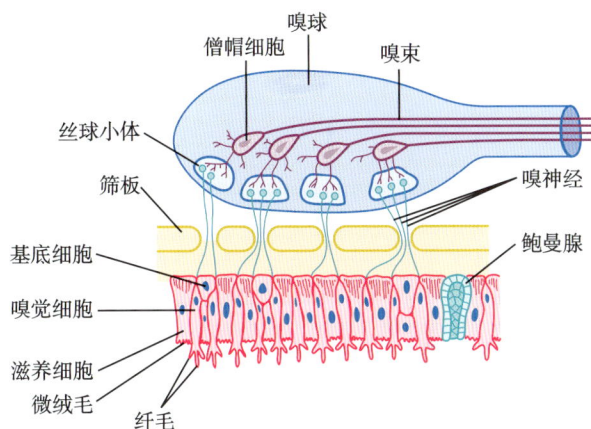

E 图 4-2　鼻黏膜——筛板界面的解剖图。鼻黏膜是人体中唯一能够提供中枢神经系统(CNS)与大气之间直接接触的位置。用于鼻黏膜的药物通过三种途径快速穿过筛板进入 CNS:①直接通过嗅觉神经元;②通过支持细胞和周围的毛细血管床;③直接进入脑脊液(摘自 Hilger PA. *Fundamentals of Otolaryngology*: *A Textbook of Ear*, *Nose*, *and Throat Diseases*.6th ed. Philadelphia: Saunders; 1989: 184)

据报道咪达唑仑舌下含服(0.2mg/kg)与咪达唑仑滴鼻一样有效,并且较咪达唑仑滴鼻更易于接受[151]。在儿童(8 个月至 6 岁)的舌头上分三到五次给予口服透黏膜咪达唑仑(总剂量 0.2mg/kg)后发现,在 95% 的儿童中能获得满意的接受度以及与父母分离[152]。

地西泮仅用于大龄儿童的术前用药。在婴幼儿尤其是早产儿中,由于肝脏功能未成熟,地西泮的消除半衰期显著延长(见第 7 章)。此外,活性代谢产物(去甲地西泮)具有与母体化合物相同的药理活性,成人半衰期长达 9 天[153]。地西泮最有效的给药途径是静脉注射,其次是口服和直肠给药。不建议肌内注射,因为很痛且吸收不稳定[154-158]。预先给予健康儿童地西泮的平均口服剂量范围为 0.1~0.3mg/kg;然而,高达 0.5mg/kg 的剂量也会被使用[159]。直肠给予地西泮的推荐剂量是 1mg/kg,大约 20min 后血清浓度达到峰值[160]。与直肠给予咪达唑仑相比,直肠给予地西泮效果不佳[161]。

劳拉西泮(0.05mg/kg)主要用于年龄较大的儿童。与地西泮相比,劳拉西泮引起的组织刺激更少,遗忘更可靠。口服、静脉或肌内注射给药,并在肝脏中代谢成无活性的代谢产物。与地西泮相比,劳拉西泮的起效较慢,并且其作用持续时间延长。在新生儿中避免使用劳拉西泮的静脉制剂,因为它可能具有神经毒性[162, 163]。

巴比妥类

巴比妥类很少用于术前用药，因为它们已被口服咪达唑仑所取代。巴比妥类药物的优点包括呼吸或心血管抑制较小，抗惊厥作用，以及恶心和呕吐的发生率很低。

相对短效的巴比妥类药物硫喷妥钠和美索比妥可以在有父母陪伴的情况下，经直肠给予 10% 的溶液，父母可以抱着患儿直到他或她镇静[164]。通过一根剪短的吸引导管，直肠给予硫喷妥钠或美索比妥的常用剂量为 30mg/kg，能在 15min 让大约 2/3 的患儿睡着[165-169]。在某些情况下，镇静可能是强效的，以至于发生气道梗阻和喉痉挛。因此应严密监护所有的患儿，备好氧气源、吸引器和提供通气支持的手段；曾有报道，直肠给予美索比妥可引起脊髓脊膜膨出的患儿呼吸暂停[170,171]。用苯巴比妥或苯妥英长期治疗的患儿对直肠给予美索比妥的效果更易产生耐药，可能是因为酶诱导的作用[166,172]。

直肠给予美索比妥的其他缺点包括不可预测的全身吸收，给药后的排便和呃逆。使用美索比妥的禁忌证包括过敏症、颞叶癫痫、潜伏的或明确的卟啉症[173-175]。直肠黏膜撕裂或痔疮的患儿也禁止直肠给予美索比妥，因为大量药物可被吸收，导致呼吸或心搏骤停。

非巴比妥类镇静剂

水合氯醛和三氯福司是口服的非巴比妥类药物，用于患儿镇静；两者都具有较慢的起效时间及相对较长的作用时间。第 7 章和第 48 章概述了推荐的剂量。麻醉医生很少使用水合氯醛，因为它不可靠，作用持续时间长，味道不舒服，对皮肤、黏膜和胃肠道有刺激性。由于新陈代谢受损，不建议在新生儿中使用[176,177]。在美国，不再提供商业制备的水合氯醛，但医院药房可以将粉末形式的水合氯醛配成水溶液以用于口服给药。

阿片类药

阿片类药可用于为术前疼痛的患儿提供镇痛和镇静，但也会产生副作用，包括恶心、呕吐、呼吸抑制、镇静和烦躁不安。因此，所有使用阿片类药作为术前药的患儿都应连续观察并监测血氧饱和度。

硫酸吗啡，静脉注射 0.05～0.1mg/kg，可给予有术前疼痛的患儿。口服给药也有效。由于吸收不稳定，不推荐直肠给药。由于新生儿对吗啡的呼吸抑制作用更敏感，在该年龄组很少使用吗啡作为术前药[178]。

芬太尼曾被引入一种称为"棒棒糖"的给药系统，口服透黏膜枸橼酸芬太尼用于美国儿童的术前用药，但现在已不再适用，部分原因是术前恶心和呕吐的发生率很高。它目前的用途是治疗进展期的癌性疼痛。芬太尼也能经鼻给药（1～2μg/kg），但最初是在麻醉诱导后使用，作为无静脉通路患儿提供镇痛的一种方法[179]。

舒芬太尼的效力是芬太尼的 10 倍，滴鼻的剂量为 1.5～3μg/kg。患儿通常是平静且配合的，大多数情况下与父母分开只有很小的应激反应[142]。在一项比较鼻腔给予咪达唑仑和舒芬太尼不良反应的研究中，咪达唑仑引起更多的鼻腔刺激，而舒芬太尼引起更多的术后恶心和呕吐以及胸廓顺应性降低。此外，舒芬太尼组患儿的出院时间比咪达唑仑组大约晚 40min[144]。鼻腔给予舒芬太尼后潜在的不良反应和住院时间延长使其并不流行用作术前药。

曲马多是一种弱 μ-阿片受体激动剂，其镇痛作用是通过抑制去甲肾上腺素再摄取和刺激 5-羟色胺释放来介导的。曲马多对血小板无作用，并且在临床剂量范围内不抑制呼吸[180]。口服给药后 2h 血清浓度达到峰值，临床镇痛作用可维持 6～9h。曲马多被 CYP2D6 代谢，基于该酶的多态性会产生不同反应[181]。将全身麻醉诱导前静脉给予曲马多（1.5mg/kg）与使用 0.5% 丁哌卡因（0.25ml/kg）行髂腹股沟-髂腹下神经阻滞做一个比较。曲马多在控制疼痛方面与区域阻滞一样有效，尽管曲马多组的恶心和呕吐发生率更高，但两组的出院时间相当[182]。

布托啡诺是一种合成的阿片受体激动-拮抗剂，具有与吗啡相似的特性，可以经鼻给药[183]。最常见的不良反应是镇静，给药约 1h 后可消退。在麻醉诱导后立即经鼻给药 0.025mg/kg，可以为鼓膜切开术和置管术的患儿提供良好的镇痛作用；但与非阿片类药如对乙酰氨基酚相比，会增加在家中的呕吐发生率[184]。

当芬太尼或其他阿片类药与咪达唑仑合用时，会比单独使用阿片类药或单独使用咪达唑仑产生更多的呼吸抑制[185]。如果阿片类药与其他镇静剂如苯二氮䓬类联合使用，每种药物都应当适当减量以避免严重的呼吸抑制。例如，如果一个已经用过咪达唑仑的患儿需要使用芬太尼来进行镇痛，则应以小增量（0.25～0.5μg/kg）来滴定芬太尼剂量，以防止低氧饱和度和呼吸减慢或呼吸暂停。

可卡因是一种前体药物，必须在肝脏中经过去甲基化生成吗啡以提供有效的镇痛。可卡因的常用口服剂量为 0.5～1.5mg/kg，20min 内起效，峰值效应发生在 1～2h 之间。可卡因的消除半衰期为 2.5～3h。联合使用可卡因与对乙酰氨基酚可有效缓解轻度至中度疼痛。重要的是，5%～10% 的儿童缺乏这种转化所需的细胞色素同工酶（CYP2D6），因此不能获得有效的镇痛。另一方面，很小比例的儿童是超高速代谢者，他们能快速将这种前体药物转化为吗啡（见第 6、7 章）。因此，他们的血液中会出现过量的吗啡，并可能导致严重的不良反应，如呼吸抑制和心搏骤停，特别是过量或频繁给予可卡因时。患有阻塞性睡眠呼吸暂停的儿童已被证实可以改变 μ 受体和增加镇痛作用；因此，正常剂量对于这些患儿来说可能是相对过量的[186-191]。鉴于行扁桃体切除术后死亡的结果，FDA 发布了关于行扁桃体切除术的儿童使用可卡因的黑匣子警告[192]。由于这些担忧，大多数儿童医院现在已经从他们的药物手册中取消了可卡因[193]。

氯胺酮

氯胺酮是一种苯环己哌啶的衍生物，可以使皮质与边缘系统的分离产生可靠的镇静和镇痛作用，同时保持上呼吸道的肌张力和呼吸动力[194]。氯胺酮可通过静脉注射、肌内注射、口服、滴鼻和直肠给药。氯胺酮的缺点包括流涎、眼球震颤、术后呕吐发生率增加及可能出现的不良心理反应如幻觉、噩梦和谵妄，尽管迄今为止口服氯胺酮后尚无不良心理反应的报道。同时给予咪达唑仑可以消除或减弱这些反应出现[195,196]。建议加入阿托品或格隆溴铵以减少氯胺酮引起的流涎[197]。

对于旺盛、忧虑或发育迟缓、不合作且拒绝口服药物的患儿，肌内注射氯胺酮是一个有效的镇静方法。小剂量2mg/kg就足以在3～5min内使大多数不合作的患儿充分平静，这样他们就会接受面罩以进行吸入麻醉诱导，即使进行短小手术也不会延长出院时间[112]。然而，肌内注射氯胺酮（2mg/kg）合并咪达唑仑（0.1～0.2mg/kg）可显著延长苏醒和出院时间，使得氯胺酮-咪达唑仑联合应用不太适合短小的日间手术[198]。

肌内注射较大剂量的氯胺酮对于需要维持血压稳定且没有静脉通路患儿的麻醉诱导特别有用，例如那些先天性心脏病的患儿。较大剂量（4～5mg/kg）能在2～4min内镇静患儿，非常大剂量（10mg/kg）能诱导深度镇静，镇静作用可持续12～25min。反复给予较大剂量的氯胺酮可能与幻觉、噩梦、呕吐、不愉快以及麻醉苏醒延长有关[112,199]。在美国和其他几个国家，氯胺酮肌内注射的可用浓度为100mg/ml。必须标记这些注射器，以避免该注射器与含有更稀浓度氯胺酮的注射器混淆。

单独口服氯胺酮以及与口服咪达唑仑合用是一种有效的术前用药，并已被用于缓解儿科肿瘤患者的侵入性操作（如骨髓穿刺）的痛苦[200,201]。单独口服氯胺酮5～6mg/kg能在12min内使大多数患儿安静，并能为半数以上的患儿提供足够的镇静以便建立静脉通路[198,202]。与4mg/kg相比，更大剂量8mg/kg可延长麻醉后的苏醒时间，尽管2h后的恢复情况并无差异[203]。已有描述高达10mg/kg的口服剂量可被用于烧伤患儿操作前的术前用药；相对生物利用度为45%，吸收缓慢，吸收半衰期为1h[204]。

口服咪达唑仑（0.5mg/kg）和氯胺酮（3mg/kg）联合应用比单独使用任一药物能提供更有效的术前镇静。这种口服混合液对于单独使用口服咪达唑仑不能充分镇静的患儿来说是一个很好的选择，并且对于超过30min的外科手术并没有延长苏醒时间[205]。

6mg/kg氯胺酮滴鼻也是一种有效的儿童术前用药，镇静时间为20～40min[206]。理论上，鼻腔给予氯胺酮如果到达筛板，可能会导致神经组织损伤（E图4-2）。因为氯胺酮中的防腐剂具有神经毒性，所以经鼻给予不含防腐剂的氯胺酮可能更安全，尽管尚未被确定[207]。如果通过这种途径给予氯胺酮，我们推荐使用100mg/ml的浓度以将灌注容积减至最小。

直肠给予氯胺酮（5mg/kg）能在给药后30min内产生良好的抗焦虑和镇静作用[208]。然而，直肠途径给药不能提供可靠的吸收。

α₂-受体激动剂

可乐定是一种 α₂-受体激动剂，通过对蓝斑的作用而引起剂量相关的镇静[209]。它同时在中心和外周起作用而降低血压，从而减轻气管插管引起的血流动力学反应[210]。可乐定似乎没有呼吸抑制作用，即使药物过量也是如此[209]。可乐定的镇静和中枢神经系统特性降低了气管插管时的七氟烷最低肺泡有效浓度（MAC）[211]和麻醉维持所需要的吸入麻醉药浓度[212-214]，不会延长麻醉苏醒时间，也不会引起气道相关的并发症[215]。

在手术结束后的前12h内，口服可乐定（4μg/kg）可降低术后疼痛评分和追加镇痛的需求量[216,217]。在计划行扁桃体切除术的患儿中，对比口服咪达唑仑（0.5mg/kg）的患儿，口服可乐定（4μg/kg）的患儿在分离和麻醉诱导期间表现出更强烈的焦虑。尽管两组患儿的出院时间、术后呕吐以及24h镇痛需求相似，咪达唑仑被认为是对行扁桃体切除术患儿更好的术前药[218]。与安慰剂、可乐定（2μg/kg）和口服地西泮（0.4mg/kg）相比，口服可乐定（4μg/kg）可降低斜视手术后的呕吐发生率[219]。

虽然口服可乐定作为术前用药提供了几种理想的特性，特别是镇静和镇痛，但要在麻醉诱导前60min给药的需求使其在繁忙的门诊环境中使用并不切实际[218]。

右美托咪定是一种镇静剂，具有与可乐定相似的性质，只是它对 α₂-肾上腺素受体的亲和力比可乐定高8倍。根据对成人生物利用度的研究，它能通过口腔黏膜很好地吸收[220]。在一项对13名4～14岁儿童（其中9名患有神经行为障碍）的研究中，口服右美托咪定2μg/kg能在给药后20～30min内为面罩诱导提供足够的镇静。据推测，更大剂量的3～4μg/kg可能更有效[221]。

比起口服水合氯醛，经鼻给予3μg/kg右美托咪定对听觉脑干反应测试的成功率更高，镇静起效更快，更快恢复至基线活动[222]。

在烧伤患儿中，麻醉诱导前30～45min给予2μg/kg右美托咪定滴鼻和0.5mg/kg咪达唑仑口服，都可以为麻醉诱导和苏醒提供适当的条件，尽管右美托咪定在术前产生了更多的睡眠[223]。在一项对比试验中，关于麻醉前镇静和与父母分离时的反应方面，口服咪达唑仑（手术前30min给予0.5μg/kg）、口服可乐定（手术前90min给予4μg/kg）、经黏膜给予右美托咪定（手术前45min给予1μg/kg）均产生相似的作用，虽然接受右美托咪定和可乐定的患儿术前平均动脉压和心率反应减弱、术后疼痛评分降低[224]。

抗组胺药

抗组胺药很少用于儿童的术前用药，部分原因是它们的镇静作用波动很大。它们很少用于婴幼儿，但偶尔可能适用于年龄较大的儿童，特别是那些运动功能亢进的儿童。

使用羟嗪主要是源于其镇静的性质[225,226]；它还具有止吐、抗组胺和解痉作用，对呼吸和循环影响极微。它通常与其他类别的药物合用，作为肌内注射的"鸡尾酒"，剂量为0.5～1.0mg/kg。

苯海拉明是一种 H₁ 受体阻滞剂，具有轻度的镇静和抗毒蕈碱作用。儿童的剂量为2.5～5mg/(kg·d)，最大300mg/d，分四次口服、静脉注射或肌内注射。虽然作用持续时间为4～6h，但似乎不会影响麻醉苏醒[227]。口服苯海拉明（1.25mg/kg）和口服咪达唑仑（0.5mg/kg）联合应用可用于行 MRI 检查的健康儿童提供镇静[228]。这种联合用药比单用咪达唑仑更有效，且不会延迟出院和苏醒时间。

抗胆碱能药物

过去,抗胆碱能药物常用于:①预防与某些麻醉药物(氟烷和琥珀胆碱)相关的不良心动过缓;②减少手术操作(如喉镜检查、斜视修复)过程中出现的自主迷走神经反射;③减少分泌物。最常用的抗胆碱能药物是阿托品、东莨菪碱和格隆溴铵。

抗胆碱能药也会引起不良反应,包括心动过速、口干、皮肤红斑和抑制发汗引起体温过高。阿托品和东莨菪碱可透过血脑屏障,如果用药过量可能引起中枢神经兴奋,表现为躁动、意识模糊、烦躁不安、共济失调、幻觉、言语不清和记忆缺失。

由于大多数现代吸入麻醉药不引起心动过缓,儿童又不常使用琥珀胆碱,因此不需要常规使用抗胆碱能药物。大多数麻醉医生仅在有指征时给予这些药物,例如在静脉给琥珀胆碱之前、合用氯胺酮、在新生儿喉镜暴露气管插管之前及当手术刺激迷走神经反射时如斜视修复术。在大多数情况下,抗胆碱能药不需要在术前给予,而应该在静脉通路建立以后给予。

抗胆碱能药的推荐剂量是阿托品 0.01~0.02mg/kg,东莨菪碱 0.005~0.010mg/kg。阿托品较东莨菪碱更常用,更能有效地阻断迷走神经;而东莨菪碱能更好地镇静、止涎和引起遗忘。存在风险或已有早期证据显示,心率减慢的婴幼儿应在心率实际降低之前给予阿托品,以确保立即起效以维持心排血量[229]。格隆溴铵是一种合成的季铵化合物,不会透过血脑屏障;它降低口腔分泌物的效力是阿托品的两倍,而作用持续时间长三倍。格隆溴铵的推荐剂量(0.01mg/kg)是阿托品的一半。仅为了减少分泌物单一目的的常规使用抗胆碱能药物是不必要的,因为口干可能会使儿童感到极度不适。因此,最好保留格隆溴铵用于特定的适应证,如限制与氯胺酮相关的流涎症。

局部麻醉药

儿童对针的夸张恐惧使局麻药软膏成为了皮内浸润注射和肌内注射的有力替代品。有几种无针方法可以减少操作疼痛,每种方法都有其局限性。

EMLA 乳膏(局麻药的低共熔混合物;Astra Zeneca, Wilmington, DE)是两种局部麻醉药(2.5% 利多卡因和 2.5% 丙胺卡因)的混合物。用密闭敷料将 EMLA 乳膏贴于完整皮肤 1h,可为多种浅表操作提供足够的局部麻醉[230],包括建立静脉通路、腰穿、接种疫苗、色斑的激光治疗、新生儿包皮环切术[231-236]。然而,EMLA 会引起静脉收缩和皮肤变白,这两者都使浅表静脉变得模糊,从而增加了静脉置管的难度[237]。EMLA 中的丙胺卡因可能引起高铁血红蛋白血症[238],虽然当其用于足月新生儿和 3 个月以下婴儿的完整皮肤时,在最大剂量 1g 使用 1h 的情况下,没有诱发高铁血红蛋白血症[239]。当 EMLA 长期用于黏膜表面时,利多卡因毒性已被报道过[240]。

Ametop 凝胶是一种局部麻醉剂(4% 丁卡因),已在英国、欧洲和加拿大使用,但在美国则不然。其适应证与 EMLA 相同,但其性能则不同。当在密闭敷料下应用于完整皮肤时,它在 30~40min 内麻醉皮肤,不引起静脉收缩和皮肤变白,并且没有高铁血红蛋白血症的风险。

ELA-Max(4% 利多卡因)是另一种局麻药软膏,使用后仅需 30min 即可减少皮肤操作和静脉置管引起的疼痛[241,242]。ELA-Max 也会像 EMLA 一样引起皮肤变白,但程度较轻;但较 EMLA 能扩张静脉[243]。

S-Caine 贴片是利多卡因和丁卡因(70mg/片)的低共熔混合物,使用一种可控的加热系统加速局麻药的摄取和起效。使用 20min 可减轻静脉穿刺引起的疼痛。这种贴片会引起皮肤轻微和短暂的局部红斑和水肿,但不会使皮肤变白[244]。

利多卡因无针注射系统也可用于无痛静脉置管或其他需要用针的操作,如腰穿[245,246]。有一种这样的系统叫无针喷射注射系统(J tip),在不到 1min 的时间内为给药部位提供局部麻醉。该装置使用空气而不是针头,在置入静脉导管之前在皮下注入 0.25ml 局麻药。一项研究发现,在为插入针头提供局部麻醉方面,喷射注入利多卡因并不比喷射注入安慰剂更有效,并且与不用喷射装置相比,两者都可提供更好的镇痛效果;接受喷射装置的大多数患者报告称他们将来打针时,会要求使用该装置[247]。在一项回顾性研究中,使用喷射装置对于儿童静脉置管的首次成功率并无作用[248]。

非阿片类镇痛药

对乙酰氨基酚是最常用的非阿片类镇痛药,用于治疗儿童术后疼痛。它可以在术前口服、麻醉诱导后手术开始前直肠给药或者在静脉通路建立后静脉注射(有静脉制剂的地区)。

对于鼓膜切开术和置管术,口服对乙酰氨基酚的退热剂量 10~15mg/kg,与术后 10min 或更长时间给予 1mg/kg 酮咯酸[249]效果一样[250]。口服对乙酰氨基酚能被快速吸收,其生物利用度为 0.9~1[250]。对比大龄儿童,新生儿的肝毒性发生率可能更低,因为新生儿的未成熟肝酶系统产生的毒性代谢产物更少[251-253]。当预先给药时,对乙酰氨基酚具有阿片类药的特性,可增强扁桃体切除术患儿术后的镇痛效果[254,255]。对于鼓膜切开术和置管术,术前口服对乙酰氨基酚和可待因较单独使用对乙酰氨基酚提供了更好的镇痛作用[256]。但是,在行扁桃体切除术的患儿中,单用对乙酰氨基酚与联合应用对乙酰氨基酚和可待因在疼痛控制水平上没有差异。单用对乙酰氨基酚的患儿术后口服摄入量明显增加[257]。对于缓解儿童扁桃体切除术后的疼痛,药物浓度与镇痛效果之间的关联已被观察到。效应室浓度 10mg/L 与疼痛评分减少 2.6 个单位相关联(使用 0~10 的视觉模拟量表)[258]。

直肠给予 10、20、30mg/kg 对乙酰氨基酚后的血药浓度达峰时间在给药后的 60~180min 之间。此外,血浆和效应室之间达到平衡的半衰期大约为 1h[258]。这种缓慢吸收和延迟效应部位浓度,使得需要在麻醉诱导后立即给予对乙酰氨基酚,为在手术结束时(主要用于 1h 或更长时间的手术)达到治疗血药浓度提供足够的时间[259]。此外,直肠给予 10~30mg/kg 对乙酰氨基酚可能无法达到峰值或持续的血药浓度以确保其效果(图4-2)。因此,建议直肠给予对乙酰氨基酚

4

10mg/kg

20mg/kg

30mg/kg

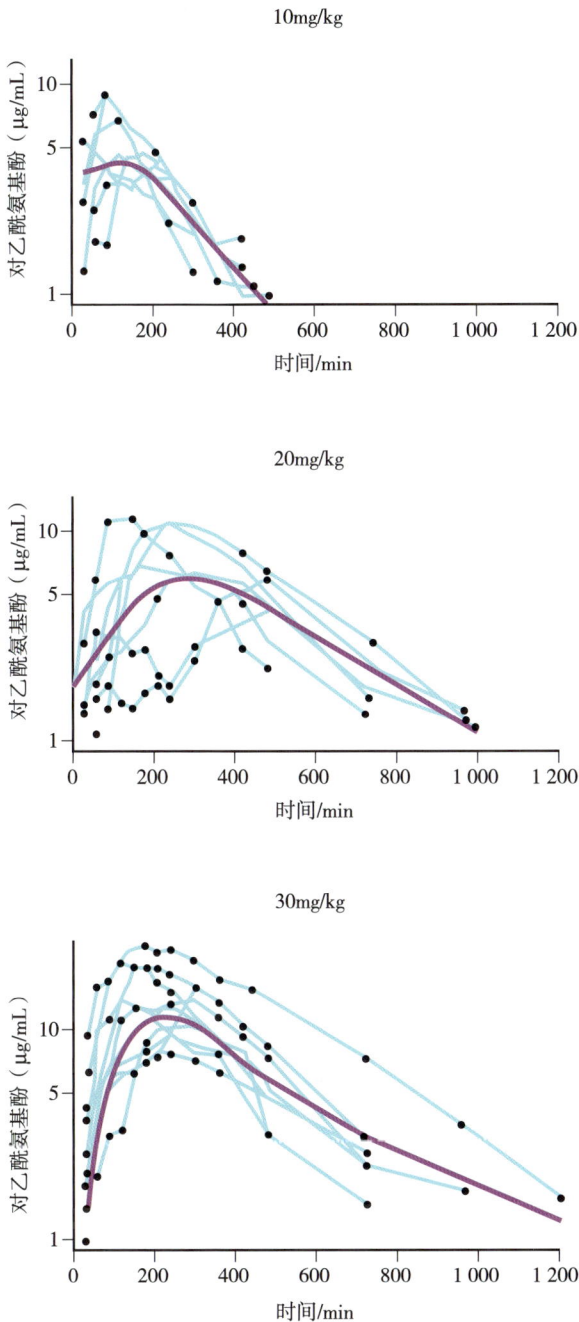

图4-2　记录了 10、20、30mg/kg 直肠给药后的对乙酰氨基酚浓度。绘制每个患儿血浆对乙酰氨基酚浓度（实心圆、蓝绿色线）对比时间的曲线。粗线（品红色）表示"平均"值。请注意，只有给予 30mg/kg 的患儿才达到了 10～20μg/ml 的解热阈值，但即便使用该剂量也不能维持那个阈值范围。这些数据表明需要使用更大的负荷剂量（约 40mg/kg），然后每 6h 追加 20mg/kg；详情见正文（摘自 Birmingham PK, Tobin MJ, Henthorn TK, et al. Twenty-four-hour pharmacokinetics of rectal acetaminophen: an old drug with new recommendations. *Anesthesiology* 1997；87：244-252）

的初始剂量为 40mg/kg，然后每 6h 追加 20mg/kg。这个给药方案后来得到了证实[260]。当直肠给予对乙酰氨基酚 45mg/kg 后，平均最大血药浓度为 13μg/ml（7～19μg/ml），达到最大浓度的平均时间约为 200min[261]。其他几项单次直肠给药的研究也报道了类似的结果[261,262]。

在进一步开发安全性数据之前，直肠给予对乙酰氨基酚的初始剂量不应超过 40～45mg/kg，24h 总剂量不应超过 75～100mg/kg，以避免肝脏毒性。对于择期行颅面手术的患儿，直肠给予对乙酰氨基酚负荷量 40mg/kg，然后每 6h 给予口服或直肠 20mg/kg，较单一口服对乙酰氨基酚能达到更高的血药浓度和更低的疼痛评分；部分原因是一些患儿吐掉了口服的对乙酰氨基酚[263]。需要注意的是，这些口服剂量是过量的，并不推荐。

过度禁食，非常大剂量的对乙酰氨基酚负荷量和七氟烷麻醉可能会耗尽谷胱甘肽储备，从而导致肝功能衰竭[264]。同时服用抗癫痫药物也被认为与对乙酰氨基酚的肝毒性有关[265]。因为肝毒性是对乙酰氨基酚药物过量的一个真实存在且可能致命的并发症，应当在术前完善有关对乙酰氨基酚的用量以及同时服用药物的完整用药史，不能超过建议的最大一日剂量。

一些国家有不同的对乙酰氨基酚静脉制剂[266]。一种对乙酰氨基酚的前体药物（丙帕他莫）的生物利用度为 50%。对于 2～15 岁的儿童，它可以每 6h 给予 30mg/kg（相当于 15mg/kg 对乙酰氨基酚）。在一项发热儿童的安慰剂对照试验中，该剂量的丙帕他莫优于安慰剂[267]。药代动力学研究表明，该剂量的丙帕他莫能维持对乙酰氨基酚的平均稳态血药浓度 10μg/ml[268]。对于 10 天或更小的新生儿，每日 4 次，每次 15mg/kg 丙帕他莫可达到治疗血药浓度；但 10 天以上的新生儿则需要两倍的剂量，或每次 30mg/kg，相同频次[269]。成人志愿者使用大剂量丙帕他莫（60mg/kg）后的止血效果表明，丙帕他莫可短暂可逆性抑制血小板聚集及降低血栓素活性。虽然这些影响较给予酮咯酸（0.4mg/kg）后的影响小，但联合应用对乙酰氨基酚与酮咯酸可能会加剧这些影响[270]。

对于缓解腹股沟疝修补术后疼痛，将静脉用对乙酰氨基酚（15mg/kg）与丙帕他莫（30mg/kg）进行比较。两者镇痛效果相似，但在注射部位，静脉用对乙酰氨基酚的耐受性更好[271]。

一些研究调查了静脉用对乙酰氨基酚在儿科人群中的应用。在一项 50 名、2～5 岁患儿择期行腺样体切除术或扁桃体切除术的研究中，静脉用对乙酰氨基酚 15mg/kg 或直肠对乙酰氨基酚 40mg/kg 得到的疼痛评分相当。在直肠对乙酰氨基酚组中，第一次补救镇痛的时间（中位数 10h，归因于其缓慢吸收）大于静脉用对乙酰氨基酚组（中位数 7h）；尽管在前 6h 内，两组中都没有患儿需要使用任何补救镇痛药[272]。在行扁桃体切除术的患儿中，静脉用对乙酰氨基酚 15mg/kg 与肌内注射哌替啶 1mg/kg 进行了比较。与哌替啶相比，静脉注射对乙酰氨基酚可获得相似的镇痛效果，但镇静效果较差，出院准备时间较早[273]。在使用相同药物和剂量行牙齿修复术的患儿中，对乙酰氨基酚组患儿的疼痛评分较高，但更早可以离开 PACU[274]。一项 45 名健康儿童，5 个月至 5 岁，行一期腭裂修补术的研究发现，每 6h 给予静脉用对乙酰氨基酚 12.5mg/kg（<2 岁）或 15mg/kg（2～5 岁），持续 24h，可改善镇痛效果，减少术后对阿片类药物的需求量[275]。与口服药物相比，静脉给予非麻醉性镇痛药也可减少恶心和呕吐。28 名接受颅缝早闭矫正术的患儿被随机分配至

口服布洛芬（10mg/kg）和对乙酰氨基酚（15mg/kg）组，或静脉注射酮咯酸（0.5mg/kg）和对乙酰氨基酚（15mg/kg）组，口服药物治疗组的呕吐发生率明显增加[276]。

美国 FDA 已批准静脉用对乙酰氨基酚用于 2 岁及以上的儿童。2～12 岁体重＜50kg 儿童的推荐剂量为每 6h，15mg/kg 或者每 4h，12.5mg/kg，每天最大剂量为 75mg/kg。在 2 岁以下的儿童中使用被认为是非标准使用。在美国，选择非标准使用静脉注射对乙酰氨基酚的医疗专业人员应该考虑对 2 岁以下的患者减少剂量。对于 1 个月至 2 岁的婴儿，根据药代动力学数据建议剂量减少 33%，即每 4h，10mg/kg 或每 6h，12.5mg/kg，每天最大剂量为 50～60mg/kg。对于 28 天内的足月新生儿，静脉注射对乙酰氨基酚的剂量应减少 50%，即每 6～8h，7.5mg/kg，每天最大剂量为 30mg/kg。该剂量方案会产生与 2 岁以上儿童相似的药代动力学特征[277,278]。该年龄组的主要问题是对乙酰氨基酚的药物过量和肝毒性。曾报道过三例近乎致命的婴儿病例，这些婴儿静脉注射了 10 倍和 20 倍的过量对乙酰氨基酚[279,280]。在许多情况下，发生过量错误是因为用毫克数来计算剂量，却用毫升数来给药[281]。对于婴幼儿，有必要仔细记录静脉用对乙酰氨基酚的剂量[282]。

止吐药

对于接受高风险手术如扁桃体切除术和斜视修复术、有晕车史或麻醉后恶心呕吐既往史的患儿，应考虑使用止吐药。这些药物的用途在本书的其他章节介绍（见第 7、33 和 34 章）。

糖皮质激素

长期使用糖皮质激素治疗的患儿（如哮喘、克罗恩病、狼疮、急性淋巴细胞白血病）和在过去 6 个月内停用长期糖皮质激素治疗的患儿，可能会发生下丘脑 - 垂体 - 肾上腺素轴的抑制[283]。对于长期接受糖皮质激素治疗的患儿，需要在围手术期补充糖皮质激素，但缺乏证据支持。过去曾有报道，长期接受糖皮质激素治疗的患儿在经历全身麻醉或其他应激反应时发生了低血压。这可能是因为血容量不足。尽管如此，许多内分泌学家仍然建议在麻醉诱导前或诱导后不久补充一剂糖皮质激素，用于"应激"糖皮质激素覆盖。通常的推荐剂量是在麻醉诱导前约 1h 或者一旦建立静脉通路后，肌肉或静脉注射 1～2mg/kg 氢化可的松或相当剂量的地塞米松（0.05～0.1mg/kg）。对于更复杂的手术，每 6h 可重复给予一剂糖皮质激素，最长 72h（见第 27 章）。

胰岛素

对接受手术的糖尿病患儿的最佳管理方案是需要维持血糖浓度稳态，避免高血糖引起渗透性利尿、伤口愈合不全、感染率增加和避免低血糖。麻醉医生应与内分泌医生或初级保健医生合作，为每个患儿的特定糖尿病治疗方案、血糖控制、预期手术和术后护理制订一个计划。糖尿病是儿童中最常见的内分泌问题。术前禁食时间应与非糖尿病儿童建议的禁食时间相同。应该尽一切努力将这些患儿安排在当天手术的第一台，以尽量减少禁食时间。术前实验室检查一般包括血细胞比容、血清电解质和血糖水平；应当在围麻醉期经常检测血糖浓度。已制订了几项草案来控制糖尿病患儿的血糖[284]；这些在第 27 章中有更详细的描述（图 27-1～图 27-9，描述了各项管理策略）。

抗生素

经常使用抗生素以预防或减少外科患者的感染。手术部位感染（SSI）占美国院内感染的 14%～16%。最近一项回顾性研究发现，接受各种外科手术儿童的 SSI 总体发生率约为 2.4%[286]。SSI 增加了发病率和死亡率并大大增加了住院费用[287]。现如今，抗生素使用的适当时机是一些保险公司业绩基准的来源，与外科医生沟通对于成功施行这种麻醉学指导的质量评估措施至关重要。目前的指南规定在切皮前 60min 内对 SSI 进行适当的抗生素预防治疗[288]。如果手术持续时间超过两个药物半衰期或出血量过多，则需要术中重新给药。这些指南中提供的儿科剂量是基于药代动力学，并将成人有效数据外推至儿科患者。"除了少数例外（如氨基糖苷类剂量），儿童剂量不应超过成人推荐的最大剂量。例如，对于体重超过 40kg 的患儿如以 mg/kg 计算给药剂量，计算出的剂量可能超过成人的最大推荐剂量；最终应当使用成人剂量"[288]。表 4-4 列出了常用抗生素用于手术预防的推荐剂量和再给药间隔时间。

表 4-4   目前美国医院药剂师协会关于围手术期抗生素预防的建议（标准化体重）

抗生素	推荐儿童剂量/（mg/kg）（但不超过成人剂量）	推荐成人剂量	推荐术中重复给药间隔/h 或出血＞15% EBV
氨苄西林 - 舒巴坦	50（氨苄西林组分）	3g	2
氨苄西林	50	2g	2
氨曲南	30	2g	4
头孢唑林	30	2g；如果＞120kg 用 3g	4
头孢呋辛	50	1.5g	4
头孢噻肟	50	1g	3
头孢西丁	40	2g	2
头孢替坦	40	2g	6
头孢曲松	50～75	2g	—
环丙沙星	10	400mg	—

表4-4　目前美国医院药剂师协会关于围手术期抗生素预防的建议（标准化体重）（续）

抗生素	推荐儿童剂量/(mg/kg)（但不超过成人剂量）	推荐成人剂量	推荐术中重复给药间隔/h 或出血＞15% EBV
克林霉素	10	900mg	6
厄他培南	15	1g	—
氟康唑	6	400mg	—
庆大霉素	2.5；基于体重剂量	5mg/kg；基于体重剂量，单次	单次给药
左氧氟沙星	10	500mg	—
甲硝唑	15；新生儿＜1 200g：7.5mg/kg（单次）	500mg	—
莫西沙星	10	400mg	—
哌拉西林 - 他佐巴坦	婴儿 2～9 个月：80mg/kg 哌拉西林组分；儿童＞9 个月且≤40kg：100mg/kg 哌拉西林组分	3.375g	2
万古霉素	15	15mg/kg	—

EBV，估计血容量。

改编自 Bratzler DW, Dellinger EP, Olsen KM, et al. Clinical practice guidelines for antimicrobial prophylaxis in surgery. *Am J Health Syst Pharm*. 2013；70(3)：195-283。©[2013], American Society of Health-System Pharmacists, Inc。

对于结构性心脏病患儿预防心内膜炎，理想情况下抗生素应在麻醉和手术诱导前 30～60min 静脉注射，或 1h 前口服。而实际上，这些患儿的抗生素使用通常在麻醉诱导和静脉通路建立以后（表16-2，表16-3）[289]。

抗酸剂、H_2-受体拮抗剂和胃肠动力药

对于发育迟缓、胃食管反流、食管手术后、困难气道、肥胖、外伤的患儿，麻醉诱导或麻醉苏醒期间误吸的风险可能会增加。在麻醉前给予减少胃液量和酸度的药物可以降低肺酸性误吸综合征的风险（表4-5）[1,290]。饮用非颗粒状抗酸剂如枸橼酸钠可增加胃液 pH；应避免使用颗粒状抗酸剂，因为如果误吸会导致严重的肺炎。

表4-5　抗酸剂，H_2-受体拮抗剂和胃肠动力药的剂量

药物	剂量
抗酸剂	
双枸橼（口服）	30ml(0.5～1ml/kg，最多 30ml)
促动力	
甲氧氯普胺（静脉）	0.1～0.15mg/kg
H_2-受体拮抗剂	
西咪替丁（静脉）	5～10mg/kg
雷尼替丁（口服/静脉）	2～2.5mg/kg
法莫替丁（口服/静脉）	0.5mg/kg（不超过 40mg/d)

西咪替丁和雷尼替丁是 H_2 受体拮抗剂，可降低胃酸分泌，增加胃液 pH，减少胃残余量[291,292]。这些药物可以口服、静脉注射或肌内注射。

甲氧氯普胺经常与 H_2- 受体拮抗剂一起使用以增加食管下括约肌的张力，松弛幽门括约肌和十二指肠球部，并通过增加十二指肠和空肠的蠕动来促进胃排空。口服给药后 30～60min，静脉注射后 1～2min，药物起效[293]。诸如锥体

外系症状的不良反应，与甲氧氯普胺通过阻断多巴胺能受体作用于中枢神经系统有关。

麻醉诱导

诱导前准备

充分的准备包括在患儿进入手术室之前提高手术室温度，确保加热装置能正常工作（如加热灯、加热毯、加热器），特别是对年幼的婴儿。诱导前清单应包括各种尺寸的面罩、口咽通气道、喉镜片、气管导管（比预计尺寸大半号和小半号各一根）、一个恰当型号的喉罩及工作正常的吸引器。麻醉机和监护仪需要在患儿进入手术室前准备好，以确保所有适当的设备都在手边，并尽量减少最后一刻的混乱。麻醉诱导过程中最基本的监护仪之一是心前区听诊器。听诊器的钟型头应附上双面胶，以备在诱导前使用。如果患儿的父母麻醉诱导时在场，让他们坐在椅子或凳子上有助于避免晕倒。确保一个安静的手术室环境，没有嘈杂的仪器声和工作人员之间的大声交谈，可以让诱导过程更顺畅、更不令人烦躁。

全身麻醉诱导的方法有很多种。使用哪种技术取决于多种因素，包括患儿的发育年龄、理解力和合作能力、既往的麻醉史、父母是否在场及这些因素与患儿潜在医疗或手术状况之间的相互作用。

吸入诱导

小儿麻醉诱导最常用的方法是使用面罩吸入无刺激性的麻醉药七氟烷或氟烷。麻醉医生应该根据患儿的年龄、镇静程度和合作程度，灵活地调整适合患儿的方法。

如果患儿在到达手术室时已经睡着，可能可以采用偷诱导（steal induction）技术。不触碰或打扰患儿。用 O_2 和 N_2O 预充呼吸回路后，将面罩轻轻置于患儿面部附近，并逐渐靠近，直至轻柔地扣置于其面部。在患儿吸入 N_2O 1～2min

后，七氟烷的浓度可逐步增加至 8%（氟烷的浓度可在耐受范围内增加）。必须尽快进行适当的监护，然后将患儿转移到手术床上。这项技术没有创伤，可以避免患儿在醒着的时候暴露于陌生环境中。然而当患儿因疼痛而苏醒，但不知道发生了什么时，他或她可能会遭受心理伤害。

如果父母希望陪同年幼的孩子前往手术室，我们可以允许患儿留在父母的膝盖上进行诱导。我们会要求患儿面朝前坐在父母的膝盖上，这样就可以自由地接近他的面部。指导患儿家长必须用熊抱的姿势抓紧患儿至关重要，即用手臂紧紧地环抱患儿并限制他的手臂，这样他就不能触碰面罩，同时还要提醒家长，当患儿失去意识后会变得软弱无力。这种方法对缺乏经验的麻醉医生来说执行起来很难，对那些非常强壮的患儿也是如此，因为他们的脖子会从左到右剧烈地转动，从而妨碍了面罩的紧扣。在患儿及其父母面前有一位有经验的人进行帮助也很重要，在诱导过程中可以抓紧患儿，并在诱导成功后帮助把患儿置于手术台上。在这个时候，我们请父母亲吻他们的孩子，然后护送他们前往等候区（E 图 4-3A 和 B）。

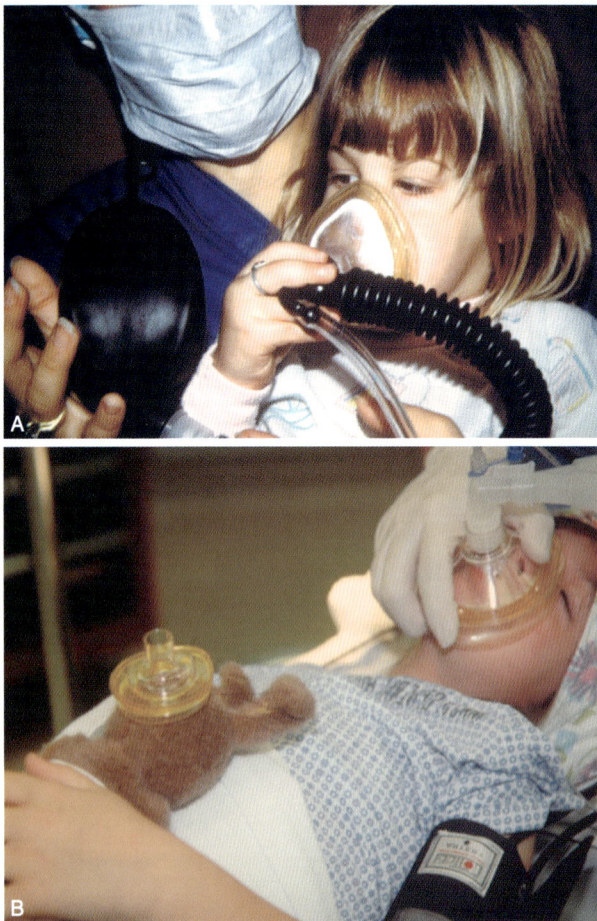

幼儿最佳诱导方式是让其选择一个喜欢的润唇膏味道，涂抹于面罩上，坐在手术床上（而不是仰卧着）并靠在麻醉医生胸前，或者是坐在麻醉医生或父母膝盖上，从而避免使他们感到会受到伤害（E 图 4-4A）。通过试着让患儿做深呼吸吹气球的动作，也许可以分散其注意力，这里的气球指的是储气囊。如果患儿是坐在父母或麻醉医生的膝盖上，强烈建议只有那些穿着尿布或坐在厚毯上的患儿才能这样做，以防在诱导过程中膀胱排空尿液。在这样的诱导过程中，麻醉机应该在容易够到的距离，以便不间断地控制球囊、压力限制阀和蒸发罐。一位助手应该在身边，以便在需要时帮助摆体位和抓紧患儿。还可以使用其他分散注意力的方法，包括允许他们把最喜欢的玩具或能给他们带来安全感的物品带到手术室（E 图 4-4B）。年龄较大的孩子可能会因为允许他们玩掌上游戏或在便携式电子设备上看电影而分散注意力。

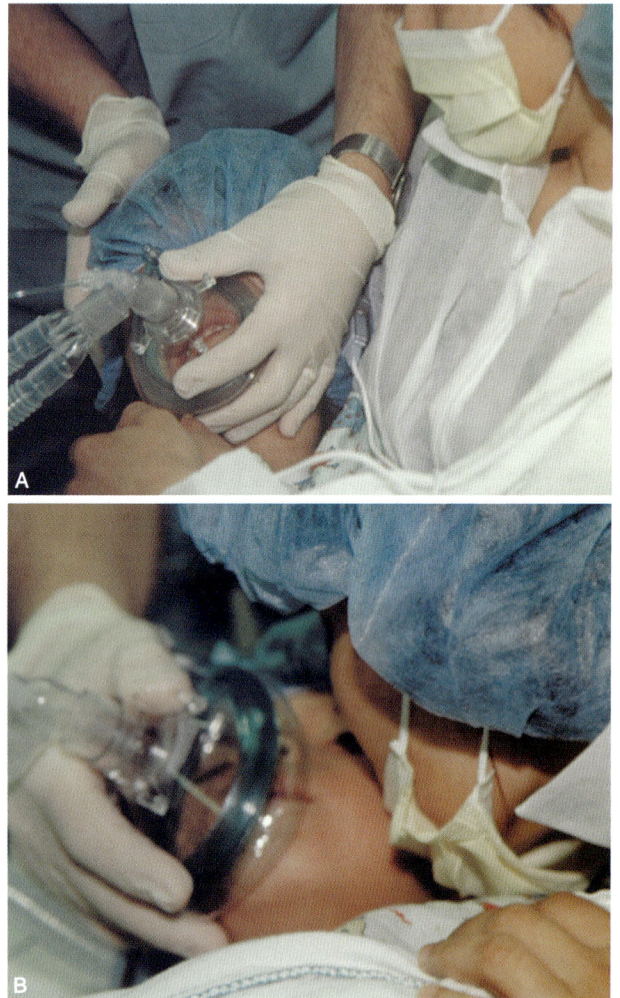

E 图 4-3   A. 有些患儿坐在麻醉医生（或父母）的膝盖上更舒服。在这种情况下，让患儿做吹气球的动作通常能成功分散其注意力，使得吸入诱导顺利平稳。B. 其他患儿可能会因为在诱导时有自己喜欢的玩具、毛绒填充动物或其他能带给其安全感的熟悉物品而分散注意力；在这个病例中，我们让患儿拿着面罩放在她的毛绒兔子玩具上，而我们则将面罩置于她的面部

E 图 4-4   如果父母要求或被要求陪患儿进入手术室，那么向他们解释可能在手术室内看到的所有事情，以及患儿在诱导过程中的反应至关重要。通常低龄患儿可以在父母的膝盖上被麻醉，从笑气（氧化亚氮）开始。注意，这名患儿在诱导过程中笑（A）。在观察到氧化亚氮的预期效果后，在可接受的程度下开始吸入强效吸入麻醉药（七氟烷或氟烷）。一旦患儿被诱导后，我们将其置于手术床上，短暂移除面罩，让父母亲吻孩子（B），然后要求他或她离开手术室。重要的是要有人护送父母回到等候区

在帮助患儿和家长应对麻醉和手术带来的压力和不确定性方面,儿童生活专家很有帮助。这些专家通过培训,可以用适合患儿年龄的语言向其解释整个流程和使用的设备,并引入诸如医疗型游戏等应对策略以减少焦虑。例如,如果允许患儿在术前等候区拿着面罩,选择自己喜欢的香味,用贴纸装饰面罩,他们可能就不会那么害怕麻醉面罩了。儿童生活专家经常使用的一种技术是让患儿在便携式电子设备上玩掌上游戏,从而分散他们的注意力。在这种情况下,儿童生活专家陪同患儿进入手术室,在转运过程中,患儿可以继续玩他或她喜欢的游戏。儿童生活专家帮患儿拿着电子设备,以便其在使用面罩和麻醉诱导开始时可以继续玩游戏。

有些患儿拒绝把面罩放在他们面部附近的任何地方。他们可能对面罩有一种未知的恐惧,或者之前曾在没有使用术前药物或 N_2O 预处理的情况下,一开始就通过面罩吸入高浓度的七氟烷或氟烷,并因此可能受到心理创伤。解决这个问题的办法之一是取下面罩,把呼吸回路的弯头置于手指间,然后在患儿的下颌下方将手弯成杯状。由于氧化亚氮比空气重,杯状手就像一个容器。当患儿的注意力被分散时,将手逐渐靠近面部,直到轻轻盖住嘴。一旦患儿镇静后,就可以使用面罩吸入 8% 七氟烷。拒绝使用面罩的小婴儿,可将某人的小指放入其嘴里让他吮吸,可能会使其平静,这样就可以将面罩轻轻靠近其口鼻从而进行吸入诱导(图 4-3)。

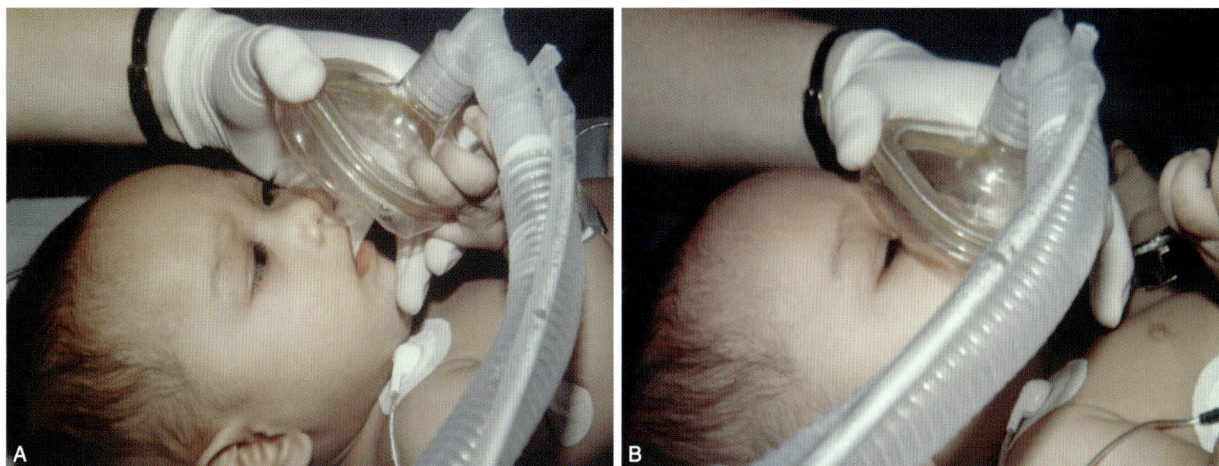

图 4-3 A. 6 个月或更小的婴儿在诱导时将你的小指放在他们的嘴里常常可以使其得到慰藉,同时用手的其余部分拿着面罩靠近他们的面部。一般来说,他们会非常饥饿以至于停止哭泣,急切地吮吸你的小指。B. 当婴儿失去意识时,吮吸的力度会减弱,轻轻拿掉小指,将面罩完全覆盖

七氟烷吸入

传统的面罩麻醉诱导是将面罩轻轻置于患儿面部,用 N_2O 和 O_2(2∶1)混合气体吸入 1 或 2min,直至 N_2O 作用完全起效。给患儿选择有香味的面罩或入睡气体,如泡泡糖味或草莓味,涂抹于面罩内部也许可以掩盖塑料的气味。然后吸入七氟烷,并逐步迅速增加到 8%,健康的小儿不会出现明显的心动过缓或低血压。麻醉诱导后,七氟烷浓度应保持在最大可耐受浓度,直到静脉通路建立,但如果开始控制通气,则应降低浓度以避免过量。维持高浓度七氟烷吸入的原因是为了将诱导早期的知晓风险降到最低。对从未服用其他药物的小儿(≥3 岁)所收集的数据表明,七氟烷与心率的小幅增加有关,尽管有一些小儿吸入七氟烷一段时间后,心率确实下降到 80~100 次/min[294]。与氟烷相比[295],七氟烷不增加心肌对肾上腺素的敏感性[296]。在一项关于三种技术吸入七氟烷用于麻醉诱导的研究中,发现三者之间差异很小:纯氧时吸入七氟烷浓度逐渐增加(2%、4%、6% 和 7%)、纯氧时吸入高浓度七氟烷(7%)及 N_2O 和 O_2 1∶1 时吸入高浓度七氟烷[297]。当加用 N_2O 时,睫毛反射消失的时间缩短,诱导期兴奋的发生率降低。七氟烷诱导初期(睫毛反射消失后不久)激动或兴奋已被观察到;这将在第 7 章中详细讨论。

氟烷吸入诱导

由于氟烷吸入和苏醒较慢,且心动过缓、低血压和心律失常的发生率较高,所以在吸入麻醉诱导中大多已被七氟烷取代。使用氟烷诱导时,吸入浓度每 2~3 次呼吸增加 0.5%,直至达到 5%。此外,直接吸入 5% 氟烷可以在不触发气道反射反应的情况下完成快速麻醉诱导[298]。

麻醉一旦建立,应立即降低氟烷的吸入浓度以避免心率减慢和心肌抑制。如果允许患儿自主呼吸,就要适当调节麻醉深度;然而如果是控制呼吸,那么很容易发生麻醉药物过量(见第 7 章)[299,300]。氟烷增加心脏对儿茶酚胺的敏感性,室性心律失常可能很常见,尤其是在高碳酸血症或浅麻醉期间[301]。

如果在诱导过程中生命体征出现异常,应降低或停止氟烷吸入,用纯氧冲洗回路。如果发生二联律或短阵室速,应考虑以下策略:①过度通气[降低动脉血二氧化碳分压($PaCO_2$)];②加深氟烷麻醉深度;或③改用另一种强效吸入麻醉药[301]。静脉注射利多卡因不能治疗这类心律失常。

在七氟烷或氟烷吸入诱导期间,如果氧饱和度下降(没有诸如血氧探头部分移位,患儿手指或脚趾紧握,或血压袖带充气等机械原因所致低氧饱和度),应吸入纯氧直至血氧饱和度恢复正常且低氧原因被解决。如果氧饱和度下降的

原因与上呼吸道梗阻无关，那么健康小儿最常见的原因是节段性肺不张所致的通气/血流比失调。肺复张可以通过应用 $30cmH_2O$ 压力持续膨肺 30s，或在可耐受的范围内膨肺[302]。这种方法在气管插管前很难操作，因为可能会导致胃膨胀。在这种情况下应放弃膨肺。另外，由下咽部结构塌陷或轻度喉痉挛引起的轻至中度上呼吸道梗阻也会导致通气不足和氧饱和度降低。一般来说，这种上呼吸道梗阻容易解除，通过使用合适的密闭面罩，调节限压阀以产生 5～10cm 的呼气末正压，挤压球囊打开气道，直到患儿麻醉深度达到可以耐受口咽通气道的程度（图 14-10 和图 33-10）。头侧压力应施加于下颌骨髁突上极，使颞下颌关节半脱位，这个手法可以打开口腔，将舌头从鼻咽后壁拉出，从而打开了喉部入口[303]。这种手法可以代替口咽通气道。避免对颏下三角软组织施加压力非常重要，因为这会将舌和软组织推入咽下部，阻塞口咽和鼻咽。如果患儿出现心动过缓的症状，则必须首先给予氧合和建立通气，然后静脉注射阿托品（0.02mg/kg），必要时进行胸部按压和静脉注射肾上腺素（见第 40 章）。

地氟烷吸入诱导

地氟烷非常刺鼻，已证明诱导期间使用会发生严重的喉痉挛（49%）、咳嗽、分泌物增加和低氧血症[304]。因此，地氟烷不推荐用于小儿吸入诱导，但可以在气管插管后安全用于全麻的维持。

催眠诱导

催眠可以减少患有慢性疾病和那些正在接受痛苦治疗[305,306]的患儿的焦虑和疼痛，也可以减少术前焦虑。基于分离的原则，催眠是一种注意力高度集中的意识状态的改变[307]。催眠使人专注于内在本身，导致对当前物理环境和体验的意识降低。小儿更容易沉迷于幻想，他们爱玩的天性使得他们比成年人更容易被催眠[308]。尽管麻醉医生可能没有接受过催眠方面的训练，但他或她可以使用一些催眠手段帮助患儿，即使实际的催眠状态并没有被诱发。让孩子们进入一些适合他们年龄的场景可能会有帮助，比如去动物园，一个奇特的茶话会，一场棒球比赛，或者坐飞机。语速应缓慢而有节奏，描述孩子熟悉的情景和声音，并反复暗示感觉很好。催眠手段分散了患儿的注意力，使麻醉药的气味变成了动物园动物的气味、冲泡茶的气味、航空燃料的气味等等。只要记得反复说一些患儿能识别，并且符合他们经历的事情，在诱导时无论讲述多少个故事都可以产生同样的效果。

与口服咪达唑仑（0.5mg/kg）相比，术前 30min 催眠可显著降低面罩使用时的术前焦虑和术后行为障碍的发生率[309]。催眠可以提供一种放松的健康状态，使患儿能够积极参与到麻醉过程中，从而给他们留下愉快的记忆。与咪达唑仑的顺行性遗忘不同，催眠的好处是可以保留一个愉快的记忆，以防止将来再次麻醉时产生恐惧。

改良单次呼吸诱导

单次呼吸诱导技术对那些希望用面罩快速入睡的患儿特别有吸引力，因为与传统逐步增加浓度的技术相比，这种方法意识丧失的速度要快得多。这种方法对年龄较大的患

儿效果最好，不过如果能够配合，一些 3 岁的患儿也可以用这种方法麻醉。在开始之前，应该通过一个模拟诱导练习来指导患儿，教他或她用嘴（不是鼻子）尽最大可能吸气，然后用力呼气直到肺部空气排空。如果患儿已经习惯于游泳和在水下憋气，这将使练习变得容易很多。练习了几次后，就可以用面罩（没有回路）置于面部再重复练习一次。

在诱导前，用含 70% N_2O 的氧气预充回路和储气囊，将氟烷或七氟烷蒸发罐开到最大。回路内给予适当的新鲜气体流量，手动间歇清空储气囊使其进入排放系统（堵塞回路 Y 型接头）。一旦回路内吸入麻醉药预充浓度达到最大，将面罩接在 Y 型接头上，然后将回路远端堵住（避免污染手术室），指示患儿深吸气，再呼出所有气体并且屏住呼吸。随后将面罩安全地置于患儿嘴巴和鼻子上，同时让他或她用嘴尽最大可能吸气，再屏住，然后开始正常呼吸。失去意识常发生在一次肺活量呼吸后 15～30s 内，通过观察到睫毛反射消失进行判断（图 4-4）[298,310]。

静脉诱导

静脉诱导通常用于那些年龄较大、要求静脉诱导、已建立静脉通路、可能有心血管系统不稳定及因为饱胃而需要快速顺序诱导（rapid-sequence induction，RSI）的患儿。有许多不同的药物可以用于小儿静脉诱导（表 4-6）。理想情况下，所有患儿应在静脉诱导前吸入 100% O_2；如果患儿拒绝使用面罩，可以拿掉面罩，用手将回路 Y 型接头放在患儿脸上或面部附近，从而吸入 O_2。

表 4-6　常用静脉诱导药物剂量

药物	剂量/（mg/kg）
硫喷妥钠或戊巴比妥[a]	5～8
美索比妥	1～2.5
丙泊酚	2.5～3.5
依托咪酯	0.2～0.3
氯胺酮	1～2

[a] 在美国不再使用。

硫喷妥钠

硫喷妥钠已被丙泊酚这一最常用的静脉诱导药物所取代。在健康未行镇静药的儿童中，硫喷妥钠的推荐诱导剂量为 5～6mg/kg[311]；新生儿需要更小的剂量（3～4mg/kg）[312]。身体虚弱或病情严重的患儿、低血容量患儿和用过术前药的患儿在诱导时也可能需要较小的剂量。新生儿硫喷妥钠 β 清除半衰期是其母亲的两倍（15h vs 7h），因此单一剂量硫喷妥钠可能对新生儿产生较长的影响[313]。这种药在美国已经下市。

美索比妥

美索比妥是一种超短效氧巴比妥酸盐，不常用于静脉诱导（1.0～2.5mg/kg）[314]；术前用药的患儿所需的剂量更少。静脉给药后消除速度比硫喷妥钠更快[315]。大剂量会引起骨骼肌亢进、肌阵挛和打嗝[314]。注射部位疼痛很常见，因此有必要静脉注射利多卡因预处理。

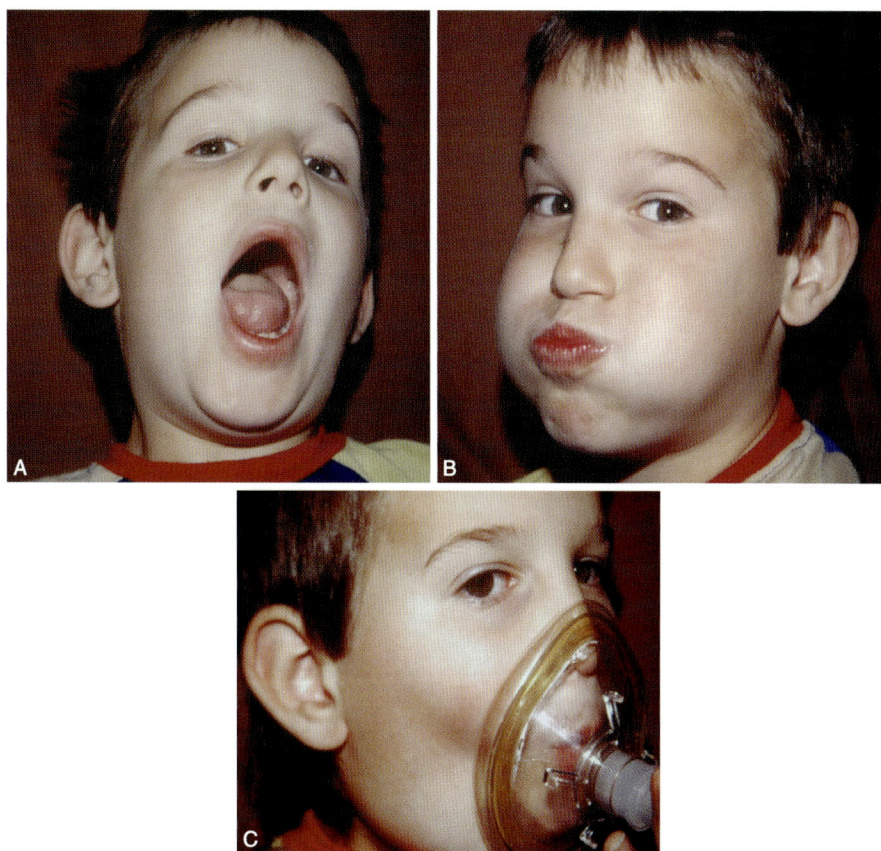

图 4-4　单次呼吸诱导是另一种有效的方法，最适合 5～10 岁的小儿。在实际诱导前，用没有连接回路的面罩练习几次很重要（回路准备具体见正文）。这样，患儿就可以熟悉面罩置于面部的感觉，以及流程的顺序。A、B. 通常，我们要求患儿尽最大可能深吸气然后屏住。接着我们让他用力呼气直到肺内空气被排空，然后再屏住，并将面罩置于他的面部。C. 我们要求患儿尽最大可能吸气并且屏住，然后正常呼吸。如果面罩能将嘴巴和鼻子密闭良好，那么一次肺活量呼吸后，大多数患儿角膜反射会在 15～30s 内失去，这类似于静脉诱导药物

丙泊酚

丙泊酚是小儿最常用的静脉诱导药物。丙泊酚诱导剂量随年龄而变化：1～6 个月健康婴儿满意诱导的半数有效量（ED_{50}）为（3.0 ± 0.2）mg/kg，10～16 岁健康小儿为（2.4 ± 0.1）mg/kg[316]。未用术前药的 3～12 岁健康小儿的 95% 有效量（ED_{95}）为（2.5～3.0）mg/kg[317]。早期分布半衰期约为 2min，终末消除半衰期约为 30min[318]。清除率非常大〔（2.3 ± 0.6）L/min〕，超过肝血流量[318]。丙泊酚用于麻醉诱导的优点包括气道相关问题的发生率降低（如喉痉挛、支气管痉挛）、苏醒更快[319, 320]、恶心呕吐的发生率降低[321, 322]。丙泊酚的主要缺点是注射部位疼痛，尤其是在小静脉注射时（如手背）[316]。在注射丙泊酚前，给予利多卡因（0.5～1.0mg/kg），同时于注射部位近端使用止血带加压 30～60s（静脉区域麻醉），可有效消除 90% 以上患者的疼痛。然而，年纪较小的患儿可能无法忍受静脉区域麻醉引起的不适，这也是考虑使用氧化亚氮作为替代方案的原因，并且同样有效（见第 7 章）。其他报道关于减弱注射痛的技术包括，将利多卡因（0.5～1mg/kg）与丙泊酚混合（但应该在给予丙泊酚之前 60s 内完成）、冷藏的丙泊酚、预先给予阿片类药物或氯胺酮、将丙泊酚稀释到 0.5%[323-331]。

丙泊酚除了作为诱导药物使用外，由于其相对较低的时量相关半衰期，还可以作为全凭静脉麻醉药物（见第 7 章和第 8 章）。丙泊酚尤其适用于行 CT、MRI、放疗、骨穿活检、上消化道和下消化道胃肠镜检查、腰椎穿刺等非手术操作的小儿患者。

依托咪酯

依托咪酯是一种具有显著心血管稳定性的催眠诱导药。依托咪酯在美国和其他几个国家都可以使用，但出于对其肾上腺皮质功能抑制的担忧，许多国家都没有这种药物。它用于脓毒血症、心血管不稳定、心肌病或低血容量性休克患儿的麻醉诱导。根据患儿心血管状况，推荐的诱导剂量为 0.2～0.3mg/kg。静脉注射依托咪酯会引起疼痛和肌阵挛运动[332]，还可能抑制肾上腺类固醇的合成（见第 7 章）[333]。

氯胺酮

氯胺酮是对心血管不稳定患儿非常有用的一种诱导药物，尤其是处于低血容量状态，或那些不能耐受全身血管阻力降低，如主动脉瓣狭窄或先天性心脏病患儿，其肺循环和体循环血流量之间的平衡对维持心血管稳定至关重要。对

于内源性儿茶酚胺已经最大限度分泌以维持循环的患儿，氯胺酮是一种可导致全身低血压的心肌抑制剂[334]。健康小儿氯胺酮的诱导剂量为 1~2mg/kg。严重低血容量时应减少剂量。小剂量静脉注射氯胺酮（0.25~0.5mg/kg）也已成功用于镇静操作。

氯胺酮会引起唾液分泌增多、精神方面副作用（幻觉、噩梦）及术后恶心呕吐。建议使用止涎剂和咪达唑仑来减轻这些副作用。

肌注诱导

虽然最好能避免小儿肌内注射，但偶尔需要这种给药方式，如拒绝其他所有镇静方式（口服、滴鼻、静脉）的儿童或青少年、恶性高热易感患儿、先天性心脏病患儿及静脉通路不佳的患儿。对于婴儿，但更主要是年龄较大的儿童，肌注氯胺酮是一种非常有效的给药方式，因为其浓缩液（100mg/ml）就可以直接使用（见前面的讨论）[112]。

经直肠诱导

直肠给药最适合极度恐惧而拒绝其他所有术前给药方式的幼儿及发育迟缓的患儿。通常仅限于 5 或 6 岁以下，或者是体重<20kg 的患儿，这是因为注射液体容量的限制及对患儿情绪反应的担忧。美索比妥、硫喷妥钠、氯胺酮和咪达唑仑作为经直肠诱导药物均已被研究。未用术前药的患儿，诱导剂量为硫喷妥钠和美索比妥 30mg/kg[335]、咪达唑仑 1.0mg/kg[336]、氯胺酮大约 5mg/kg。

直肠给药的缺点包括由于药物生物利用度低或排便导致麻醉诱导失败，以及由于直肠药物吸收的可变性导致短时间手术后麻醉苏醒延迟。相反，还可能会存在非常快速的药物摄取而导致呼吸障碍。

饱胃和快速顺序诱导

饱胃是小儿麻醉医生最常遇到的问题之一。在饱胃状态下保护气道的首选方法是静脉快速顺序诱导（rapid sequence induction，RSI）。在此操作之前，麻醉医生必须确保手边有合适的设备（表 4-7）。建立静脉通路后，如果可能，患儿应吸入 100% O_2（预充氧）。对成年患者的研究表明，100% O_2、仅仅 4 次肺活量呼吸后，6min 内氧饱和度仍然>95%[337]。还没有对合作或不合作小儿进行的类似研究；然而在没有预充氧的情况下，年幼的婴幼儿在麻醉诱导后氧饱和度下降非常快，比大龄儿童和成人快得多[338,339]。一项研究表明，与年龄较大的患者相比，婴儿吸入氧浓度增加得更快，预充氧

表4-7   快速顺序诱导的必须设备

能正常使用的喉镜片和镜柄（两套）

吸引器（两个）

麻醉药物

已检测的麻醉工作站和呼吸回路

尺寸合适的气管导管

气管导管导引钢丝

正常工作的监护仪（包括脉搏血氧仪、血压袖带和心前区听诊器）

100s 就可以使呼出气氧浓度达到 0.9[340]。即使是哭吵的患儿，也可能可以通过用高流量氧气提高当时环境的氧含量，从而提高动脉血氧分压（PaO_2）。

预给氧不应采用使患儿不适的方式进行。术前分次给药（如静脉注射咪达唑仑 0.05~0.1mg/kg）可减轻诱导前的恐惧和焦虑。在气管插管前对患儿进行预充氧以避免正压通气非常重要，因为正压通气可能会使已经充满的胃膨胀引起反流和误吸。预充氧（以及阿托品 0.02mg/kg）后，静脉给予硫喷妥钠（5~6mg/kg）[311]、丙泊酚（3~4mg/kg）[341,342]、氯胺酮（1~2mg/kg）或依托咪酯（0.2~0.3mg/kg），然后立即给予琥珀酰胆碱 2mg/kg。琥珀酰胆碱仍然是快速起效和持续时间短的肌松药；然而若有琥珀酰胆碱使用禁忌，大剂量罗库溴铵可作为 RSI 的替代肌松药。给予罗库溴铵 1.2mg/kg30s 后，其插管条件与琥珀酰胆碱 1.5mg/kg 相似[343]。罗库溴铵肌颤搐 25% 恢复的平均时间为（46±23）min（范围为 30~72min），而琥珀酰胆碱为（5.8±3.3）min（范围为 1.5~8.2min）。然而，如果硫喷妥钠用于麻醉诱导，然后再给予罗库溴铵，则必须在给药前将硫喷妥钠从输液管中冲洗以防止硫喷妥钠沉淀[344]。罗库溴铵（维库溴铵）的新型拮抗药（舒更葡糖，布瑞亭）也许可以减少对于与罗库溴铵持续时间延长相关风险的担忧，尤其是存在困难气道的情况，还可以消除对静脉注射琥珀酰胆碱的需求（见第 7 章）。舒更葡糖于 2015 年 11 月被美国 FDA 批准上市。快速顺序诱导选择肌松药时，必须权衡是选择立即逆转非去极化肌松药的作用，还是选择琥珀酰胆碱的短效作用。

麻醉诱导时应行环状软骨加压（Sellick 手法），并且维持加压直至气管导管成功置入声带之间[345,346]。环状软骨加压通过压迫食管腔，旨在防止反流物从胃进入咽部。麻醉诱导前，在拇指和中指间触摸环状软骨环，一旦患儿失去意识，就可以用示指稳步增加压力。为了防止被动胃食管反流，必须在食管上端（成人）施加 30~40 牛顿（N）的力（3~4kg 的力），这会在食管上端产生约 50cmH₂O 的腔内压力[347]。然而，活动性呕吐可能会使食管压力超过 60cmH₂O，超过环状软骨加压的压力，导致反流和吸入性肺炎。此外，如果环状软骨压力不能立即解除，可能会发生自发性食管破裂（Boerhaave 综合征）。因此应仔细评估环状软骨加压手法的禁忌证以避免并发症出现（表 4-8）。在儿童面罩通气过程中，吸气峰压

表4-8   环状软骨加压禁忌证

禁忌证	潜在并发症
活动性呕吐	食管破裂可能
气道问题	环状软骨骨折可能加重
	喉部尖锐异物可能导致喉部进一步损伤
食管问题	咽食管憩室
	食管上端尖锐异物可能导致食管进一步损伤
脊柱/神经方面问题	颈椎不稳定可能导致脊髓损伤
	颈部尖锐异物可能导致颈部其他结构损伤

摘自 Thiagarajah S，Lear E，Keh M. Anesthetic implications of Zenker diverticulum. *Anesth Analg* 1990；70：109-111.

不超过 40cmH₂O 可避免胃内充气[348]。在有胃管的情况下，Sellick 手法应封闭食管[349]，但在插管前移除胃管，可以使面罩更好地贴合面部，还可以在使用喉镜和插管时更好地暴露声门。如果把胃管保留在原处，使其开放处于大气压下，可以排出胃内的液体和气体。

来自英国的调查结果显示，只有 40% 到 50% 的患儿采用了环状软骨加压[350,351]。不愿采用环状软骨加压的原因可能有很多，包括使用的适应证，以及多久才能够在正确位置和正确压力下使用[352-354]。用 MRI 评估成人食管位置发现，没有环状软骨加压时有 50% 以上的患者食管位于环状软骨外侧，环状软骨上施加压力时，90% 会发生食管向外侧移位[355]。此外，环状软骨加压可能会扭曲上气道的解剖结构，使喉镜检查更加困难，有时必须解除压力以便更清楚地观察喉部结构和行气管插管，尤其是对于婴儿[356]。环状软骨加压还会降低食管上括约肌和下括约肌的张力[347,357]。然而，适当采用环状软骨加压可以更利于快速顺序诱导插管和面罩通气。

有证据表明，需行急诊手术的患儿如果在入院后 4h 内实施麻醉，胃残余量更大（1.1ml/kg）[358]。而如果手术可以延迟至少 4h，那么胃残余量平均值要少得多（0.51ml/kg）[358]；事实上，这种胃残余量与常规手术禁食患儿中观察的结果相似（图 4-5）[1]。这并不意味着这些患儿不应被视为饱胃；当然，如果手术可以推迟几个小时，风险会有所降低。此外有证据表明，在紧急情况下，胃残余量在一定程度上取决于最后一次进食到受伤的时间间隔及受伤的严重程度[358]。患儿最后一次进食距受伤超过 4h，其胃残余量与那些择期手术禁食的患儿相似（图 4-6）。这些数字让人感到些许安慰，但我们永远不应该认为这些患儿不存在饱胃，而应该认为他们的胃不太饱。此外，可以考虑使用 H₂ 受体阻滞剂、甲氧氯普胺和明确的抗酸药，但它们在这方面的应用并没有证据基础。

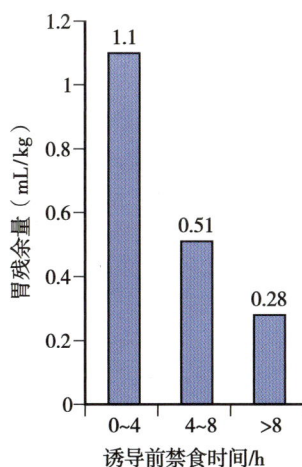

图 4-5　急诊小儿病例胃残余量平均值与麻醉诱导前禁食时间对应图。这些数据表明，如果不危及患儿安全，禁食 4h 可能会减少胃残余量，从而降低（但不是消除）误吸的风险（摘自 Schurizek BA, Rybro L, Boggild-Madsen NB, Juhl B. Gastric volume and pH in children for emergency surgery. *Acta Anaesthesiol Scand.* 1986; 30: 404-408）

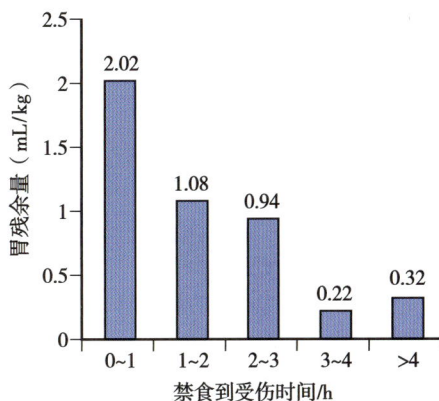

图 4-6　胃残余量平均值与从最后一次进食到受伤间隔时间的对应图。这些数据表明，从进食到受伤的时间间隔越长，胃内容物误吸入肺部的风险越低。此外，如果从最后一次进食到受伤的时间间隔超过 4h，其风险与常规禁食的患儿相似。然而，即使禁食 4h，这些患儿仍然必须按照饱胃来处理。应该注意的是，残余量还与受伤的严重程度有关（受伤越重，残余量越多）（摘自 Bricker SRW, McLuckie A, Nightingale DA. Gastric aspirates after trauma in children. *Anesthesia* 1989; 44: 721-724）

改良快速顺序诱导可能更适合小婴儿，因为短暂的呼吸暂停就很可能使他们的氧饱和度下降，因此在气管插管前需要辅助通气。对 1 001 例接受改良快速顺序诱导小儿患者的回顾性队列研究显示，尽管在插管前行面罩通气，但没有一例发生吸入性肺炎[359]。如果必要，可以对新生儿行清醒插管，因为可保留自主呼吸及喉反射，安全系数更高。熟练地对新生儿行清醒插管，既不会引起明显的心血管不良反应，也不会伴有神经系统后遗症[360]，可能更适合血流动力学不稳定的婴儿[361]。

特殊问题

恐惧的小儿

这个难题还没有令人满意的解决方案。患儿的恐惧一般是基于其发育状况、医院环境和即将进行的手术。这就是为什么要提供尽可能多的信息，并询问其为什么害怕是如此重要的原因。通常，一些有针对性的问题和坦率的回答可以解决患儿大部分的顾虑。大部分情况下，允许父母在麻醉诱导过程中抱着患儿，或者允许患儿自己拿着麻醉面罩，能够使其停止流泪并平息情绪的波动。在其他情况下，常用的解决方案之一是肌注氯胺酮。

孤独症

孤独症谱系障碍（autism spectrum disorder, ASD）是一种神经发育障碍，其特征是社交和沟通技能受损，兴趣狭窄，重复行为，有些人还有触觉、视觉、味觉或听觉过敏。儿童在很小就存在缺陷，但这种缺陷在社交需求超过其能力之前可能不会完全显现出来[362]。诊断是基于对行为和认知的观察和评估，并辅以有效的评估工具。第五版《精神疾病诊断与统计手册（Diagnostic and Statistical Manual of Mental Disorders, DSM-V）》采用了术语 ASD，包括孤独症、阿斯伯格综合征和广泛性发育障碍[363]。患病率的估计受新标准的影响，仍有待评估。

根据美国孤独症和发育障碍监测网站 2012 年的数据，8 岁儿童中每 68 人就有 1 人（每 1 000 人中有 14.6 人）被诊断为 ASD[364]，高于此前估计的每 88 人中有 1 人（每 1 000 人中有 11.3 人）。患病率的增加可能是因为诊断标准更宽泛、公众意识的提高及更敏感筛查工具的开发。孤独症更常见于男孩，男女总体患病率比为 4.5[364]。全球 ASD 患病率约为 1%[365]。超过 70% 的孤独症患者同时存在医疗（胃肠道疾病、癫痫、失眠、线粒体疾病）、发育（智力障碍）或精神（社交恐惧症、注意力缺陷/多动症 ADHD、对立违抗性）问题[362]。

行为和认知训练是 ASD 最有效的治疗方法，但必须在年纪还小的时候就开始，以达到最好的神经系统改善可能。现有的 ASD 药物治疗在治疗核心症状方面并不理想，仅在减轻情绪和行为问题方面有效[366]。抗精神病药物已被证明可有效地减少孤独症儿童的重复行为，但相关的副作用使其只能用于严重受损的患者[367]。血清素再摄取抑制剂可减少重复行为，尽管各研究结果并不一致[367-369]。兴奋剂对 ASD 儿童 ADHD 症状的作用需要更多的研究，但已显示前景并已得到推荐[370]。熟悉这些药物及其与麻醉药物之间潜在的相互作用对麻醉医生而言至关重要（表 4-9）[371,372]。

表 4-9   孤独症谱系障碍儿童常用治疗药物

药物	靶症状	潜在不良反应
抗精神病药 氟哌利多 利培酮 阿立哌唑	侵略性，易激惹，自伤	体重增加，镇静，锥体外系症状，全麻性低血压和心律失常（利培酮）
非典型抗精神病药 氯氮平	重复行为	粒细胞缺乏症，体温过高，心脏传导问题，低血压。停药会引起肌张力运动障碍，谵妄和精神错乱
选择性血清素再摄取抑制剂（SSRI） 氟西汀 西酞普兰	重复行为	激动，胃肠道症状；降低血小板聚集和增加输血风险
兴奋剂 哌甲酯 安非他命	多动，注意力不集中	失眠，食欲下降，体重减轻，头痛，易激惹，可能增加麻醉药需要量，增加高血压和心律失常风险，降低癫痫发作阈值，与血管加压药相互作用
褪黑素	失眠	无副作用记录

对 ASD 患儿来说，围手术期充满压力。他们不能很好地应对例行程序的变化，可能需要麻醉医生发挥自己的聪明才智。他们对光线、声音、接触和疼痛等刺激非常敏感，可能无法清晰表达自己的担忧。医院的环境易使人焦虑，通常会使大多数孤独症儿童感到不安，直到完全失控和不合作。

麻醉医生接触孤独症儿童的方式取决于孤独症的严重程度。在麻醉前访视时，应获得其既往麻醉史，评估其行为和癖好，并与父母或看护人取得联系。应鼓励其家庭带上他们最喜欢的玩具、电子设备和其他令其感到舒适的物品。收集有关基本行为、情绪暴发触发因素和焦虑升级迹象的相关信息也非常重要[373]。术前给予镇静药对这些患儿效果很好。术前用药的决定需要根据个人情况来决定（见"术前用药和诱导原则"）。口服咪达唑仑（0.5～1mg/kg）[374]是小儿最常用的术前抗焦虑药物，其他选择包括口服氯胺酮（6mg/kg）[202]、口服咪达唑仑（0.5mg/kg）与氯胺酮（3～6mg/kg）联合用药[205]。口服右美托咪定（平均剂量 2.6μg/kg）也可以为 ASD 患儿麻醉诱导前提供适当的镇静[375]。其中一些患儿可能对一些特定质地和口味的术前药有问题；在遵守术前禁食指南的前提下，可以考虑在他们最喜爱的饮料中加入术前口服药。过度焦虑的患儿可能不配合口服药物，所以可能需要肌注氯胺酮。在此困难时期，父母也可以提供他们的策略来使患儿更轻松地度过这个阶段。花时间解决父母的担忧，并与患儿家庭建立信任关系十分重要。在最近的一项回顾性研究中，接受口腔修复手术的 ASD 儿童与健康儿童围手术期经历未发现差异，包括并发症、术后疼痛和出院时间。唯一显著的差别在于术前给药类型和给药途径，ASD 患儿非标准术前给药比率更高（肌注氯胺酮加或不加咪达唑仑、氯胺酮滴鼻或术前留置静脉通路用于静脉给予术前药）[376]。

孤独症的严重程度及这些儿童对医院的需求存在很大的差异[377]。一个机构对这类儿童进行优化管理的重点在于早期沟通，以便提供灵活和个性化的入院程序和麻醉计划[377]。一间安静的病房，尽可能安排在清早，缩短等待时间，安排一位儿童生活专家参与，这对于病情较重的患儿在术前可能更加有利[373]。

术中目标应包括充分的镇痛、预防术后恶心呕吐和优化术中补液，以便尽早拔除静脉导管，这可能会防止患儿在苏醒室出现负面情绪暴发。最后，在 PACU 合理利用父母的作用可以促进术后的康复。研究表明，越早与父母团聚的患儿所需的镇痛药越少，而且出院也越早[378]。

贫血

确保小儿充分输氧所需的最低血细胞比容目前尚未得到很好的确定。然而，术前血红蛋白检测对健康儿童行预期出血很少的择期手术来说价值有限[379]。患有慢性贫血的患儿，如肾衰竭患儿，因为代偿性机制，如 2,3-二磷酸甘油酸水平升高、氧摄取增加和心排血量增加，术前不需要输血。贫血患儿行择期手术应考虑到其病史、潜在疾病（如血红蛋白病、血管性血友病、镰状细胞病、其他因子缺乏）、手术性质及其紧迫性。在没有慢性疾病的前提下，大多数小儿麻醉医生会建议择期手术前血细胞比容>25%。如果预期会有大量失血且是择期手术，则应查明贫血的原因并治疗病因，同时推迟手术直到血细胞比容恢复到正常范围。健康小儿计划行择期手术且预计不会大量出血，不应仅仅为了使血细胞比容达到任意限制（如 30%）而接受常规输血。

婴儿生理性贫血发生于出生后 2～4 个月间。此时，血红蛋白 A 的生成增加，红细胞 2,3-二磷酸甘油酸增多，导致氧-血红蛋白解离曲线右移（见第 10 章）。因此，对于 2～4 个月大的婴儿，血红蛋白降低是可以接受的。早产儿是一类特殊的患者人群，贫血、血细胞比容<30%，术后呼吸暂停的发生率可能增加（见稍后讨论），但仍不建议输血[380]。

上呼吸道感染

即使对于最有经验的麻醉医生而言，患有非化脓性、活动性或近期上呼吸道感染（4周内）的患儿也常是个难题。在一年的大部分时间里，20%到30%的小儿会流鼻涕。小儿流鼻涕的鉴别诊断见表4-10。在麻醉前评估中，我们必须依靠病史、体格检查及很少的实验室数据来决定是否实施麻醉。

表4-10　流鼻涕小儿的鉴别诊断

非感染性原因

过敏性鼻炎：季节性，反复发作，清鼻涕；无发热

血管运动性鼻炎：情绪性（哭泣）；气温变化

感染性原因

病毒感染

鼻咽炎（普通感冒）

流感样综合征（上呼吸道和下呼吸道）

咽气管支气管炎（感染性哮鸣）

病毒疹

麻疹

水痘

急性细菌感染

急性会厌炎

脑膜炎

链球菌性扁桃体炎

已有很多关于上呼吸道感染小儿围手术期麻醉风险的研究[381]。有急性上呼吸道感染的小儿插管后出现喘鸣的风险与没有上呼吸道感染的小儿相似[382]。支气管痉挛多发生于气管插管和急性上呼吸道感染的患儿[383]。有上呼吸道感染的患儿支气管痉挛的发生率（41:1 000）较无上呼吸道感染的患儿高10倍[384]。有上呼吸道感染的患儿喉痉挛的发生率（96:1 000）较无上呼吸道感染的患儿（17:1 000）高5倍[385]。而术中血氧轻微下降的发生率在上呼吸道感染患儿中也更高[383]。最后，上呼吸道感染患儿所有呼吸相关不良事件的发生率较无上呼吸道感染患儿高9倍，需要气管插管的比例则高11倍[386]。

比较气管导管和喉罩用于上呼吸道感染患儿时发现，尽管两种气道设备喉痉挛的发生率相似，但使用喉罩时轻度支气管痉挛、严重血氧下降和总的呼吸道不良事件的发生率降低[387,388]。

上呼吸道感染患儿行择期手术时麻醉不良事件的预测因素包括，气道管理方式（气管插管＞喉罩）；父母声称孩子患了"感冒"；存在鼻塞，打鼾，被动吸烟；诱导药物（硫喷妥钠＞氟烷＞七氟烷≈丙泊酚）；有痰；肌松药是否被拮抗[389]。反应性气道疾病和早产史也与上呼吸道感染患儿的不良后果相关[390]。大多数研究中年龄都不是上呼吸道感染患儿发生不良事件的独立预测因素，但有一项研究却表明，6个月以下急性上呼吸道感染患儿支气管痉挛的发生率高于年龄较大的患儿（20.8% vs 4.7%，P=0.08）[391]。在这个研究中，行气道手术（如扁桃体和腺样体切除手术、直接喉镜检查、支

气管镜检查）的患儿呼吸道不良事件发生率最高。

并发上呼吸道感染的患儿取消拟行心脏手术具有特殊意义，因为患儿的心脏情况恶化或疾病发生进展的风险增加（如肺动脉高压），此外还需投入大量的时间、人力和物力。一项关于小儿计划行心脏手术的前瞻性研究发现，呼吸系统不良事件的发生率（29.2% vs 17.3%，$P<0.01$），多种术后并发症发生率（25% vs 10.3%，$P<0.01$）及细菌感染发生率（5.2% vs 1.0%，P=0.01）在上呼吸道感染患儿中更高[392]。

一项全国性的调查显示，经验更丰富的麻醉医生因上呼吸道感染而取消手术的可能性更小[393]。取消手术可能还会增加患儿的精神和经济负担[394,395]。表4-11总结了上呼吸道感染患儿是否继续择期手术时应考虑的因素。

表4-11　影响上呼吸道感染患儿择期手术决定的因素

谨慎行事	考虑取消
患儿只有流鼻涕，没有其他症状	患儿确认的症状：发热，萎靡不振，咳嗽，食欲差，昨晚才出现症状
患儿活跃、开心	昏睡的，病容的
清鼻涕	脓性鼻涕
肺部听诊清晰，症状已趋于平稳或有所改善	哮鸣音，肺部听诊不清晰
年龄大的患儿	患儿<1岁，有早产史
社会问题：家长很难离开工作岗位，保险即将到期	其他因素：有反应性气道病史，大手术病史，气管插管史
无发热	体温>38.5℃
门诊手术不会使免疫功能低下患儿接触可能的感染源	住院手术可能使免疫功能低下患儿接触病毒/细菌感染源

摘自 Tait AR, Malviya S. Anesthesia for the child with an upper respiratory tract infection: still adilemma? *Anesth Analg.* 2005；100：59-65。

就哪些技术有助于预防上呼吸道感染所致并发症而言，在麻醉前给6周内曾患上呼吸道感染或存在急性上呼吸道感染的健康儿童使用支气管扩张剂（吸入异丙托溴铵或沙丁胺醇）进行预处理，并没有任何益处[396]。然而另一项研究中，术前接受沙丁胺醇治疗的近期患有上呼吸道感染的患儿（持续时间≤2周），使用喉罩或气管导管后喉痉挛、支气管痉挛、氧饱和度降低（<95%）和严重咳嗽的发生率明显降低[397]。加湿、静脉补液和抗胆碱能药也可能可减少围手术期并发症[393]，尽管至少有一项研究结果表明，上呼吸道感染患儿在麻醉诱导后给予格隆溴铵并没有减少围手术期呼吸道不良事件的发生率[398]。上呼吸道感染患儿使用局部涂有利多卡因的喉罩后，术后咳嗽发生率降低[399,400]，总的围手术期并发症发生率也降低[400]。

如果决定推迟麻醉，那么小儿需要等待多久才能实施全身麻醉呢？与小儿上呼吸道感染相关的支气管高反应性表明，上呼吸道感染后肺功能参数的变化会持续7周[401,402]。尽管研究表明，手术应推迟到上呼吸道感染治愈后至少7周以后，但这个计划并不切实际，因为大多数患儿那时又会再次出现新的上呼吸道感染。将手术推迟到上呼吸道感染症

愈后 2 周是一种常见的做法，但尚未得到证实。事实上，有数据表明，这一人群呼吸道不良事件的发生率与上呼吸道感染急性期实施麻醉的人群一样高[403,404]。2 周的等待期可能适用于普通鼻咽炎的患儿[405]。可惜的是，目前对最佳时间间隔还没有达成共识。在一项对麻醉医生的调查中，大多数人要等 3～4 周才能进行手术[393]。选择这个时间间隔的理由是呼吸道并发症的风险在 4～6 周内不会发生变化[391]。

总之，在决定是继续手术还是推迟手术时，必须依靠良好的判断、常识、临床经验，与外科医生慎重讨论，以及取得父母或监护人的知情同意。所有这些商议和讨论，包括风险和好处，都应该记录在病史内（更多讨论和观点见第 13 章）。

肥胖

小儿肥胖的定义有很多种。根据疾病防治中心（Centers for Disease Control, CDC）2000 年正常儿童生长量表，CDC 定义为 2 岁至 19 岁儿童和青少年肥胖为体重指数（body mass index, BMI）位于同年龄段 95% 或以上[406]，超重定义为 BMI 位于 85% 到 95% 之间。世界卫生组织使用年龄平均 BMI 标准差来定义小儿超重和肥胖。第三种标准由 Cole 开发[407]，通过汇总国际数据来提供针对不同年龄和不同性别的儿童肥胖诊断临界点。

全世界儿童肥胖的患病率正在迅速增加。世界卫生组织估计，2013 年全球有 4 200 万 5 岁以下儿童超重或肥胖。在美国，大约有 8% 的婴幼儿体重相对于其身长过重，根据 CDC 标准，2011 年到 2012 年间有 17% 的 2～19 岁儿童肥胖[406]。大多数儿童期超重和肥胖病例都是由于卡路里摄入过多和相对缺乏运动所致，其余则是由于如内分泌紊乱、神经功能障碍、遗传综合征（如普拉德-威利综合征）等原因所致[408]。

肥胖是一种复杂的内分泌状态，与多种并发症相关（表 4-12）。随着 BMI 和肥胖持续时间增加，这些并发症的发生率也增加[409]。体重减轻可减少围手术期危险因素。

与正常体重小儿相比，肥胖儿童围手术期呼吸道不良事件发生率增高[410,411]。功能残气量、补呼气量、1s 用力呼气量、扩散容量均下降。高闭合容积可导致肺不张和肺内右向左分流[412]。支气管高反应性和哮喘在肥胖儿童中非常普遍。一位美国儿科哮喘专家在对 2 200 多例经医生诊断的哮喘病例进行的回顾中发现，近 30% 的患儿存在肥胖问题[413]。哮喘的发生率和严重程度随着 BMI 的增加而增加。此外，一项针对 1 129 例青春期前儿童的横断面研究发现，BMI 位于同年龄段 90% 以上的超重儿童，围手术期呼吸道不良反应的独立危险因素 - 上呼吸道感染的风险是低 BMI 儿童的两倍（请参阅本章"上呼吸道感染"部分以进行进一步讨论）[414]。

阻塞型睡眠期呼吸暂停综合征（obstructive sleep apnea syndrome, OSAS）影响 13%～59% 的肥胖儿童[415-417]。患有 OSAS 的患儿对阿片类药物敏感性增高。阿片类药物应根据呼吸反应谨慎滴定。如果给予小剂量阿片类药物后出现呼吸暂停，应进一步减少阿片类药物的剂量并密切监测呼吸情况。同样，患有 OSAS 的肥胖儿童术前给予苯二氮草类药物时，也要小心呼吸抑制的风险。如果患儿规律接受持续正压

表 4-12　儿童期肥胖相关并发症

影响的器官系统	肥胖相关并发症
呼吸系统	支气管高反应性
	哮喘（30% 存在）
	上呼吸道感染发生率高
	阻塞性睡眠呼吸暂停（13%～59% 存在）
心血管	高血压（20%～30% 存在）
	左心室肥厚（青少年）
内分泌	代谢综合征（肥胖青少年 40%～50% 存在）
	血脂异常（高脂血症和高胆固醇血症）
	多囊卵巢综合征
胃肠道	胃食管反流（严重肥胖儿童 20% 存在）
	无症状脂肪肝（80% 存在）。可进展为肝纤维化、非酒精性急性脂肪性肝炎，极少情况下肝硬化
神经/精神系统	假性脑瘤
	自卑
	在学校表现不佳
骨科	股骨头骨骺滑脱

摘自 Mortensen A, Lenz K, Abildstrom H, Lauritsen TLB. Anesthetizing the obese child. *Paediatr Anaesth*. 2011; 21: 623-629。

通气（CPAP）或双水平气道内正压（BiPAP）治疗，则应在术后继续该治疗直到患儿清醒并能维持气道通畅。

肥胖儿童的血容量、每搏量和心排血量都有所增加[418]。20% 到 30% 的肥胖儿童存在高血压；高血压的发生率随着 BMI 的增加而增加[419,420]。术前应测量血压和运动耐量以确定是否存在心肺功能受损。

显著肥胖导致胰岛素抵抗。接近一半的肥胖青少年患有代谢综合征，进展为 2 型糖尿病的风险非常高[421]。术前应测空腹血糖水平，因为可能存在尚未诊断的 2 型糖尿病[422]。2 型糖尿病青少年心脏结构和功能指标的异常与 BMI 和血压呈正相关[423]。肥胖糖尿病患儿如果怀疑有心脏病，术前应考虑行心电图和超声心动图检查。

儿童期肥胖是胃食管反流的危险因素。高达 20% 的严重肥胖儿童存在胃食管反流的症状，而正常体重儿童只有 2%[424]。尽管症状性反流的患病率增加，但所有 BMI 分类患儿胃液的容量均相同（按照校正理想体重），且与禁食时间无关。与正常体重小儿相似，有胃食管反流的超重和肥胖儿童可在术前 2h 允许进食清饮料[425]。

所有肥胖儿童术前都应记录身高、体重、血压、心率、脉搏血氧饱和度和空腹血糖水平。必须进行彻底的气道检查。肥胖儿童面罩通气困难的风险高于正常体重儿童[411,426,427]。托下颌和持续正压通气有利于减少自主呼吸时上呼吸道的塌陷。麻醉诱导前应准备好困难气道设备。肥胖儿童建立静脉通路可能很困难。

由于大多数麻醉药物的药代动力学受肥胖的影响，所以静脉用药的剂量是个问题。可惜的是，关于肥胖儿童药代动力学的研究很少，指导用药剂量的数据也很有限。麻醉诱导药物的剂量也许可以根据患儿总体重、理想体重或去脂体重

来计算（表 4-13）。一般情况下，亲水性药物应根据理想体重给药。但琥珀酰胆碱是一个例外，因为肥胖儿童假性胆碱酯酶活性增加，所以应根据总体重来给药（见第 6 章和第 7 章）[428]。

表 4-13　肥胖儿童静脉麻醉药物剂量

药物	诱导剂量基于	维持剂量基于
硫喷妥钠	去脂体重	
丙泊酚	去脂体重	总体重
合成阿片类药（芬太尼、阿芬太尼、舒芬太尼）	总体重	去脂体重
吗啡	理想体重	理想体重
瑞芬太尼	去脂体重	去脂体重
非去极化神经肌肉阻滞药	理想体重	理想体重
琥珀酰胆碱	总体重	
布瑞亭（舒更葡糖, sugammadex）	总体重	

摘自 Mortensen A, Lenz K, Abildstrom H, Lauritsen TLB. Anesthetizing the obese child. *Paediatr Anaesth*. 2011; 21: 623-629。

阻塞型睡眠呼吸暂停综合征

阻塞型睡眠呼吸暂停综合征（obstructive sleep apnea syndrome, OSAS）是一种睡眠相关呼吸功能障碍，在小儿中表现为周期性气体交换暂停，呼吸暂停持续时间超过 10s，且代表睡眠时每小时总的阻塞性发作次数的呼吸紊乱指数（apnea-hypopnea index, AHI）>1（AHI1~5= 轻度 OSA，6~10= 中度 OSA，>10= 重度 OSA）[429]。睡眠呼吸暂停可定义为中枢性（无气流，缺乏呼吸运动）、阻塞性（无气流，上呼吸道梗阻，胸腔和腹肌反常运动）或混合性（同时由于中枢神经系统缺陷和阻塞性问题）。通过临床评估（见后面讨论）、夜间脉搏血氧测定或多导睡眠图进行诊断。

OSAS 表现为干扰睡眠和通气的周期性发作。这些发作多在快速眼动睡眠中发生，在夜晚随着快速眼动睡眠时间延长，发生的频率也越来越高。OSAS 可发生于所有年龄段小儿（约占儿童总数的 2%），但更常见于 3~7 岁的小儿。男女发生比例相同，与白人相比，非裔美国人和西班牙裔儿童的发生率更高[430-433]。

OSAS 表现为睡眠障碍（包括日间嗜睡）、易怒、夜惊、遗尿、鼾声关着门也能被听到、夜间呼吸停顿和 / 或喘息、由于扁桃体肥大摄入不佳导致发育停滞、言语障碍、身材小（干扰快速眼动睡眠使得生长激素释放减少）。随着全球儿童肥胖症的增加，OSAS 患儿肥胖的存在又加剧了 OSAS 的症状和体征。应特别注意询问肥胖儿童的父母其子女是否有这些症状和体征。OSAS 患儿由于慢性氧饱和度降低可导致心脏、肺和中枢神经系统明显损害。事实上，OSAS 和肥胖都是全身性炎症反应[434]。当它们同时发生在一个孩子身上时，症状和体征要比只有一种时严重得多，行扁桃体切除术后 OSAS 痊愈的可能性也比较小。患有 OSAS 和病态肥胖的儿童，其高血压和糖尿病的发生率高于没有这些疾病的儿童。因此评估患儿的心血管状况十分重要；尽管典型表现为右室功能障碍合并肺动脉高压，但双心室肥厚也可能发生。

严重 OSAS 患儿更可能出现心血管异常，但也有报道发生于轻度 OSAS 患儿[435]。任何患有右心室功能障碍、全身或肺动脉高压，或是发作时多次氧饱和度低于 70% 的患儿都应推荐行心脏评估（图 33-7）。心电图和胸片诊断不敏感，推荐超声心动图检查[436]。尽管约 30% 严重 OSAS 患儿在扁桃体切除术后，OSAS 症状不能得到改善，但解除扁桃体 / 腺样体梗阻可逆转许多这类疾病所致症状，还可在扁桃体切除术后 6 个月内预防其他疾病的进展（肺动脉高压和肺心病）。

OSAS 患儿术前口服咪达唑仑需要谨慎。尽管这些患儿术前自限性的氧饱和度下降发生率不超过 1.5%，但用药后还是有理由监测氧饱和度的[437]。然而，避免术前用药可能更有利于术后。

OSAS 患儿行扁桃体切除术和 / 或腺样体切除术后上呼吸道梗阻风险增加的因素包括：年龄<2 岁，颅面部异常，生长停滞，肌张力减退，病态肥胖，上气道创伤病史，肺心病，多导睡眠图显示呼吸窘迫指数>40 或氧饱和度最低时低于 85%，以及患儿同时行悬雍垂腭咽成形术[438]。夜间氧饱和度低于 85% 时，负责调控阿片类药物受体的基因上调，导致对阿片类药物的敏感性增加；阿片类药物需求降低了约 50%，如按照标准剂量给药会使得严重 OSAS 患儿药物使用相对过量。这已经在动物和人类身上得到了验证[439,440]。为了降低围手术期呼吸系统并发症的风险，在手术期间使用阿片类药物时，应根据呼吸反应小心滴定，如果发现阿片类药物敏感性增加，所有围手术期阿片类药物使用剂量都应相应降低（见第 33 章）[441]。

越来越多的证据表明，负责药物代谢的细胞色素存在明显的种族差异（见第 6 章和第 7 章）。有 8% 到 10% 的小儿，其 CYP2D6 缺陷使得他们无法将可待因转化为吗啡。这些患儿给予可待因后几乎没有镇痛作用。另一方面，有一小部分儿童（0.5% 到 2%）其负责可待因代谢的细胞色素重复复制可卡因代谢，与细胞色素正常的儿童相比，这些"超快速代谢者"的患儿吗啡血药浓度要高得多，这可能会导致吗啡相对过量，且已经发生 OSAS 患儿意外死亡事件[187-189]。因此，FDA 在含有可待因的产品包装盒上添加了警告，并建议扁桃体切除术后的患儿不要使用可待因，尤其是 24h 服药者（见前面的讨论）。

如果在扁桃体切除术后仍存在夜间上呼吸道梗阻，则可采用一些已取得一定功效的辅助策略：经鼻 CPAP 或 BiPAP、鼻用类固醇、氧疗和减肥，尽管小儿很少能耐受经鼻 CPAP/BiPAP[438]。

美国儿科学会（American Academy of Pediatrics, AAP）临床实践指南[442,443]为患有 OSAS、并接受腺样体扁桃体切除术的术后高风险患儿提供了住院期间的监测建议（表 4-14）。指南建议高危患儿在能够处理复杂小儿患者的机构里接受手术，并在手术当晚留院密切监护。除了 AAP 指南外，ASA 认为对成人和小儿来说，这类疾病都是一个日益严重的问题，并也为此制订了一个实践指南。表 4-15，表 4-16（儿童修改版）有助于对 OSAS 患儿潜在的风险进行识别和评估，并提供一个推荐的（尽管尚未验证）风险评估评分系统[443]。这个系统试图鉴别那些围手术期并发症风险显著增加的患者。

表 4-14　美国儿科学会临床实践指南：腺样体扁桃体切除术后OSAS患儿发生呼吸系统并发症的危险因素

年龄 <3 岁
多导睡眠图显示严重 OSAS
存在心脏并发症的 OSAS
生长停滞
肥胖
颜面部异常
神经肌肉疾病
目前呼吸道感染

摘自 Clinical practice guideline: diagnosis and management of childhood obstructive sleep apnea syndrome. *Pediatrics* 2012; 130: 576-584。

尽管有这些诊疗指南和风险识别评分系统，但令人担忧的是，许多患有 OSA 的患儿在扁桃体切除术后因呼吸暂停而死亡或出现神经系统损伤。对儿科麻醉学会成员的调查

及回顾 ASA 内部已了结的索赔案例显示，1990 年至 2010 年间，有 111 份小儿行扁桃体切除术发生不良事件的病例[444]。在这些病例中，有 77% 死亡或出现神经损伤。术后 24h 内近一半的事件发生在出院后。符合 ASA 标准、存在 OSA 风险的患儿更可能因呼吸暂停而发生不良事件，而其他患儿更可能因出血导致不良事件。必须密切监测患儿继发于 OSA、围手术期风险增加的呼吸暂停情况，不应将其从恢复区转出到没有监护的地方（如家里或没有监护的病床），直到不再有术后呼吸抑制的风险[443]。

那些没有神经肌肉疾病、肥胖或颜面部异常等复杂疾病，但存在轻度睡眠呼吸暂停的 1 岁至 18 岁 OSAS 患儿，在手术当晚气道梗阻情况可能没有或有所改善。根据目前的文献，如果符合这些标准，那么 3～12 岁患儿在手术后经过较长时间的观察（4～6h），可以考虑让其在手术当天出院回家。然而那些患有中度至重度 OSA（尤其是肥胖儿童）的患儿，在手术当晚 OSA 症状可能会加重[445,446]。这些患儿应减少阿片类药物的用量，并整夜接受脉搏血氧仪和呼吸暂停监测仪的监护[447]。

表 4-15　OSA 鉴别和评估候选标准[a]

A，临床症状和体征提示 OSA

1. 生理特征诱因

a. 体重位于同年龄、同性别段 95% 以上

b. 颜面部异常影响气道（如唐氏综合征）

c. 解剖性鼻部梗阻

d. 两侧扁桃体几乎接触或接近中线

2. 睡眠期间有明显的气道梗阻史（有以下两项或两项以上；如果没有另一人观察到患者的睡眠，那么需要有以下一项）

a. 打鼾（声音大到关着门也能听到）

b. 频繁打鼾

c. 睡眠时观察到呼吸暂停

d. 因窒息而从睡眠中憋醒

e. 频繁从睡眠中觉醒

f. 睡眠时断断续续发声

g. 家长反映睡不安稳、呼吸困难或睡眠时呼吸费力

h. 夜惊小儿

i. 小儿不正常体位下睡觉

j. 新发遗尿小儿

3. 嗜睡（有以下一项）

a. 尽管"睡眠"充足，日间仍常有嗜睡或疲劳

b. 尽管"睡眠"充足，但在无刺激的环境中容易入睡（如看电视，看书，坐车或开车）

c. 家长或老师反映小儿在白天显得困倦，容易分心，暴躁好斗，或难以集中注意力

d. 小儿在通常清醒时段很难被叫醒

B，确定严重程度

a. 如果小儿有以上两种或两种以上的症状或体征，那么他或她就很有可能患有 OSA。OSA 的严重程度可以通过睡眠研究来确定。如果睡眠研究无法采用，应将其作为中度 OSA 患者来对待，除非上面一个或多个症状非常严重（如体重位于同年龄同性别段 95% 以上，令观察者吃惊的呼吸暂停，小儿经常在没有刺激下几分钟就入睡而没有其他解释），这种情况下应将其视为重度 OSA 患者。

b. 如果进行了睡眠研究，其结果应用于确定小儿围手术期麻醉管理。（回顾多导睡眠图并寻找是否有夜间氧饱和度 <85%，这会增加患者对阿片类药物的敏感性）。然而，由于睡眠实验室检测呼吸暂停发作和低氧血症的标准不同，工作组建议睡眠实验室的评估（无、轻度、中度或重度）优先于实际的呼吸紊乱指数（AHI，每小时睡眠呼吸障碍发作次数）。如果总体严重程度无法得到，也许可以使用下表来确定：

OSA 严重程度	成人 AHI	儿童 AHI
无	0～5	0
轻度 OSA	6～20	1～5
中度 OSA	21～40	6～10
重度 OSA	>40	>10

改编自 Practice guidelines for the perioperative management of patients with obstructive sleep apnea: an updated report by the American Society of Anesthesiologists Task Force on Perioperative Management of Patients with Obstructive Sleep Apnea. *Anesthesiology*. 2014; 120: 268-286。

[a] 此表为儿童修改版；评分系统只是作为一个指南，并未经过验证。

表 4-16　OSA 风险评分系统：举例[a]

A. 基于睡眠研究的睡眠呼吸暂停严重程度（如果睡眠研究不可用则根据临床指标：评分 0～3[b,c]）

OSA 严重程度	
无	0
轻度	1
中度	2
重度	3

B. 手术和麻醉的侵袭性：评分 0～3

手术和麻醉类型	
浅表手术，实施局麻或外周神经阻滞麻醉，无镇静	0
浅表手术，实施中度镇静或全身麻醉	1
外周手术，实施脊髓麻醉或硬膜外麻醉（不超过中度镇静）	1
外周手术，实施全身麻醉	2
气道手术，实施中度镇静	2
大手术，实施全身麻醉	3
气道手术，实施全身麻醉（如扁桃体切除术）	3

C. 术后阿片类药物需要量：评分 0～3

阿片类药物需要量	
无	0
口服小剂量阿片类药物	1
口服大剂量阿片类药物，肠外或椎管内给予阿片类药物	3

D. 评估围手术期风险 - 总分等于评分 "A" 加评分 "B" 或 "C" 中更高的一个：评分 0～6[d]

改编自 Practice guidelines for the perioperative management of patients with obstructive sleep apnea：an updated report by the American Society of Anesthesiologists Task Force on Perioperative Management of Patients with Obstructive Sleep Apnea. *Anesthesiology* 2014；120：268-286。

[a] 此表为儿童修改版。类似于此表的评分系统也许可以用于评估 OSA 患儿围手术期并发症风险是否增加。这个例子临床上还未得到验证，这样的评分系统只是为了提供指导。

[b] 如果患儿术前行无创持续正压通气（CPAP），术后也将会持续使用，则可减去一分。

[c] 如果轻度或中度 OSA 患儿静息状态下动脉血二氧化碳分压＞50mmHg，则应加一分。

[d] 4 分的患儿围手术期风险可能会增加；5 或 6 分的患儿围手术期风险显著增加。

无症状的心脏杂音

心脏杂音在小儿中很常见[448]，可能对麻醉有重要影响。应获得病史来明确杂音的性质。大多数情况下家长会报告说，孩子的儿科医生之前听到过杂音，并确定是一种无害的血流音，没有任何解剖或生理异常。当一位儿科心脏病学家证实了杂音临床特性无害时，超声心动图也很少能显示心脏疾病，尤其是当患儿年龄较大时[449]。然而，即使是一位经验丰富的心脏病专家偶尔也会误诊；排除心脏内部结构缺陷的唯一确诊方法是超声心动图[450]。美国心脏病学会、美国超声心动图协会和儿科超声心动图协会一起制订了儿童门诊心脏病初次经胸超声心动图检查的 "合理使用标准"，从而

为临床决策的制订提供帮助，以更好地关怀患儿[451]。如果患儿无症状、体征，未发现存在心血管疾病，且家族史良好，那么这种无害的杂音可以认为是一种偶发现象。一般来说，非病理性杂音发生在收缩期，柔和、无传导，外周脉搏触觉正常；上下肢血压正常。但是，如果杂音粗糙且难以定位，或是跳脉，或者杂音响度大于 II/VI 级，又或是伴有其他表现（表 4-17、表 4-18），则需要进一步评估[452]。如果之前没有发现过杂音，则应该先转诊到儿科心脏病医生处，或在麻醉诱导前由有经验的儿科超声心动图专家行超声心动图检查[453]。

表 4-17　心脏杂音分级

I 级	仔细听诊才能听见
II 级	微弱，但容易听见
III 级	容易听见，强度中等
IV 级	容易听见，胸壁有明显的震颤
V 级	非常响亮，有震颤，听诊器需要置于胸壁上才能听见
VI 级	听诊器离开胸壁也能听见

改编自 Emmanouilides GC，Allen HD，Riemenschneider TA，Gutgesell HP. *Moss and Adams Heart Disease in Infants*，*Children*，*and Adolescents Including the Fetus and Young Adult*.5th ed. Baltimore：Williams & Wilkins；1995。

表 4-18　心脏疾病的症状和体征

喂养困难：淡漠，乏力，出汗，呼吸急促，呼吸困难
运动耐量差
呼吸急促，呼吸困难，呼噜声，鼻翼扇动，三凹征
反复呼吸道感染（由于血管充血压迫呼吸道导致分泌物淤滞和肺不张）
中心性发绀（累及温暖的黏膜：舌和颊黏膜）或毛细血管充盈不良
外周脉搏缺失或异常

改编自 Pelech AN. Evaluation of the pediatric patient with acardiac murmur. *Pediatr Clin North Am*. 1999；46：167-188。

发热

择期手术前出现低热，是继续麻醉还是推迟使人为难。一般来说，如果患儿只有 0.5℃ 到 1.0℃ 的热度且没有其他症状，那么这种程度的发热就不是全麻的禁忌证。然而，如果发热与最近出现的鼻炎、咽炎、中耳炎、脱水或任何其他疾病征兆有关，谨慎起见应推迟手术。如果手术紧急，应尽一切努力在麻醉诱导前降低体温，主要目的是减少氧需。不应使用阿司匹林退烧，因为它可能会干扰血小板功能，并与瑞氏综合征（Reye 综合征）相关。布洛芬可能与出血时间延长有关[454]，手术前应避免使用。对乙酰氨基酚对血小板功能没有影响，是一种很好的解热药。口服可迅速吸收，几分钟内可产生足够的血药浓度；相比之下，直肠给药需要至少 60min 才能达到有效的血药浓度[259,455]。没有证据表明发热会引起恶性高热反应[456]。

早产儿麻醉后呼吸暂停

早产儿由于重症监护治疗、插管时间延长及器官发育不

成熟，存在许多问题。声门下狭窄发生率增加，易发生围手术期呼吸系统并发症[457]。尽管他们从年龄上看起来很正常，但在手术中可能会出现呼吸暂停，也可能不出现；许多前瞻性研究已经确定了发生术后呼吸暂停风险最高的人群[380,457-466]。孕后年龄（post conception age，PCA）<44周的早产儿在全身麻醉后发生呼吸暂停的风险比PCA≥44周者高[467]。一份对四个机构6年里发表的八篇前瞻性研究的分析发现，呼吸暂停的发生率与孕龄和PCA呈负相关（E图4-5）[467]。比如两个婴儿目前的PCA都是45周，其中一个孕28周出生，另一个孕32周出生，孕28周出生的婴儿发生呼吸暂停的风险是孕32周出生的婴儿的2倍（图4-7）[467]。同样的，两个孕龄相同的婴儿，一个在PCA45周时接受麻醉，另一个在PCA50周时接受麻醉；PCA小的婴儿发生术后呼吸暂停的风险更高。对呼吸暂停事件的识别取决于所使用的监测设备类型（E图4-5）；与连续记录设备相比，单纯观察和阻抗式呼吸描记法更容易错过呼吸暂停事件[467-469]。合并贫血（血细胞比容<30%）的早产儿更容易发生呼吸暂停，其

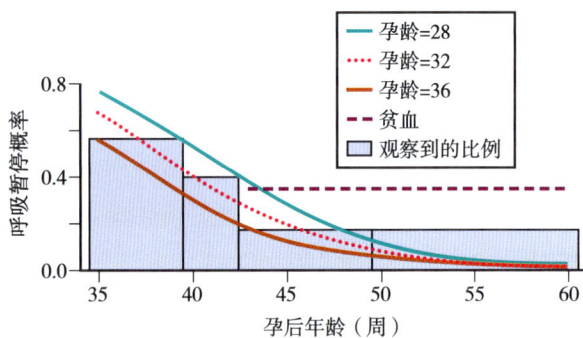

图4-7 所有婴儿呼吸暂停的预测概率与出生时的胎龄和手术时的孕后年龄负相关。贫血婴儿，无论其孕后年龄或胎龄多大，发生呼吸暂停的概率都相同（红色虚线）（摘自 Coté CJ, Zaslavsky A, Downes JJ, et al. Postoperative apnea in former preterm infants after inguinal herniorrhaphy: a combined analysis. *Anesthesiology*. 1995; 82: 807-808）

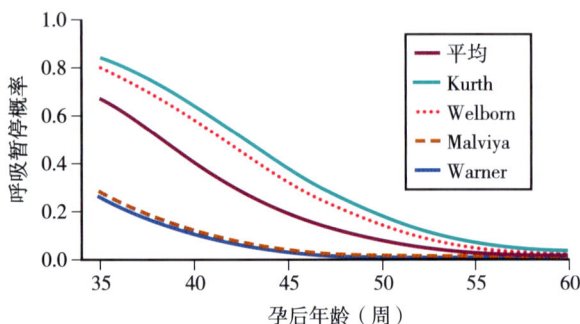

E图4-5 每位研究者根据孕后年龄对所有患儿在恢复室内和离开恢复室后呼吸暂停发生概率的预测。Kurth等和Welborn等的研究曲线几乎相同，Malviya等和Warner等的研究曲线几乎相同。机构间差异显著。其原因尚不清楚，但可能代表了监测技术和患儿群体的差异，因为呼吸暂停发生率最高的研究使用的是连续记录设备（摘自 Coté CJ, Zaxlavsky A, Downes JJ, et al. Postoperative apnea in former preterm infants after inguinal herniorrhaphy: a combined analysis. *Anesthesiology* 1995; 82: 809-822）

发生率与PCA或胎龄无关（图4-7）[380,467]。如果排除存在贫血和在恢复室内出现明显呼吸暂停的婴儿，孕龄32周的婴儿直到PCA达到56周，或孕龄35周的婴儿直到PCA达到54周，呼吸暂停的风险才能在统计学上确定降到1%以下。这个分析确定：①呼吸暂停与胎龄、PCA都呈强负相关；②在家时经常发生呼吸暂停是一个危险因素；③与正常胎龄儿和大于胎龄儿相比，小于胎龄儿免于呼吸暂停；④贫血是一个重要的危险因素，尤其是对PCA44周以上婴儿；⑤坏死性小肠结肠炎、新生儿呼吸暂停、呼吸窘迫综合征、支气管肺发育不良病史或手术中使用阿片类药物或肌肉松弛药，均与术后呼吸暂停不相关[467]。每个临床医生都必须决定如何在未被确认的呼吸暂停风险和继续手术以节约成本，并且不让婴儿在医院过夜接受监护的好处之间取得平衡[470]。最实用和适当的计划是将所有早产且PCA还不到60周的婴儿收入院，监护至少12h，直到不再发生呼吸暂停。

有一项研究探讨了吸入麻醉药的作用；比较了四种麻醉技术：七氟烷诱导并维持，氟烷诱导并维持，氟烷诱导/地氟烷维持，硫喷妥钠诱导/地氟烷维持[471]。尽管每组都至少有一次憋气或自限性呼吸暂停发生，但这40名PCA<60周行疝修补术的早产儿都没有严重呼吸暂停的发生。鉴于此研究样本量小，所有早产儿无呼吸暂停发作的95%以上置信区间仅为92%。虽然在我们的微量分析中，绝大多数早产儿是使用氟烷进行麻醉[467]，但呼吸暂停的报道见于所有麻醉药物，包括七氟烷、地氟烷和区域麻醉（脊髓麻醉或骶管硬膜外麻醉稍后讨论）[472-474]。

对这些婴儿进行术前评估时需要预留术后监护床位，并与家属明确讨论围手术期麻醉和呼吸暂停的风险。如果患儿术前使用茶碱或咖啡因，术后应继续这种治疗[475]。如果患儿没有使用茶碱或咖啡因，那么没有证据支持术后给予茶碱，但有不充分证据表明，咖啡因（10mg/kg）可减少高危婴儿术后呼吸暂停的发生[465,466]。咖啡因在早产儿和足月新生儿中的药代动力学表明，单次静脉注射咖啡因，其临床效果可能持续好几天。然而咖啡因的药代动力学随着年龄的增长而发生显著变化：在年龄较大的婴儿（如PCA 60周婴儿）中，咖啡因的半衰期缩短到大约5h（E图4-6）[476]。一个对早产儿预防性给予咖啡因进行系统性评价的综述得出结论，尽管咖啡因可用于预防术后呼吸暂停、心动过缓和低氧饱和度的发生，但将其作为常规麻醉操作尚无足够的证据[477]。如果给早产儿使用咖啡因，术后仍需入院并整晚接受呼吸监护，因为咖啡因在预防术后呼吸暂停方面并不是100%有效。

除了早产，呼吸暂停可能与许多因素相关（图4-8）。术后最常见的原因是代谢紊乱、药物作用或中枢神经系统发育不成熟。应避免由代谢原因引起的呼吸暂停，如低体温、低血糖、低钙血症、酸中毒及低氧血症（见第37章）。然而，药物对呼吸的影响是不可避免的，因为大多数用于麻醉的药物都会直接或间接抑制呼吸系统[478]。呼吸中枢不成熟的新生儿更容易发生呼吸抑制，残留麻醉药物作用可导致术后呼吸暂停的发生[479]。此外，大多数静脉或吸入麻醉药可降低上呼吸道肌肉张力，导致上呼吸道梗阻、呼吸困难、疲劳及随后发生的呼吸暂停[464]。强效吸入麻醉药还能降低肋间肌张力，减少功能残气量，从而增加低氧血症发生的可能（图4-9）[480]。

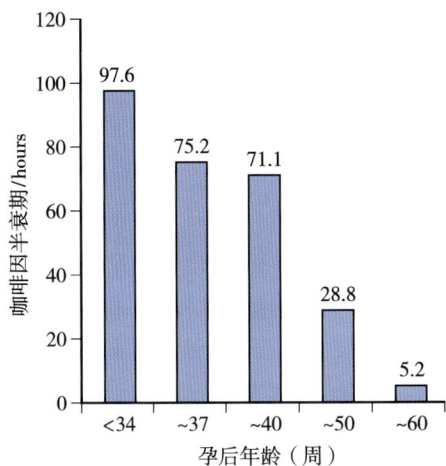

E 图 4-6 根据孕后年龄绘制的咖啡因 β 消除半衰期(h)图。注意，代谢咖啡因的能力迅速成熟，到孕后年龄 60 周时，半衰期只有 5h 左右。不应该指望单一剂量咖啡因就能完全消除早产儿出现呼吸暂停的可能性(摘自 DeCarolis MP, Romagnoli C, Muzil U, et al. Pharmacokinetic aspects of caffeine in premature infants. *Dev Pharmacol Ther*. 1991；16：117-122)

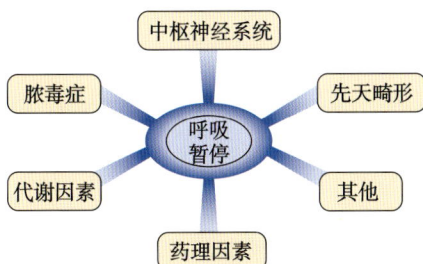

图 4-8 呼吸暂停，定义为嘴或鼻内没有气体流动，可能有很多原因。麻醉医生最常涉及的是代谢、药理或呼吸方面的原因

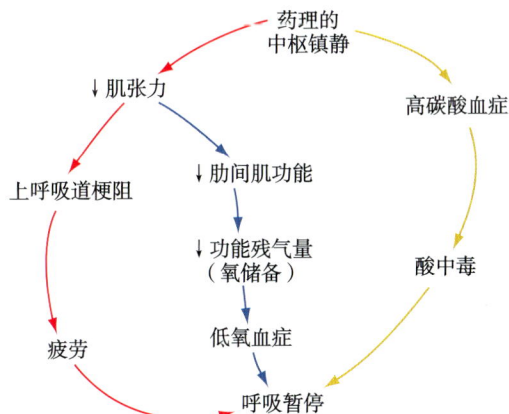

图 4-9 药物干预可能导致一系列事件最终引起呼吸暂停

区域麻醉已被用来降低术后呼吸暂停的风险[459,481-483]。一项多中心、多国家比较全身麻醉和脊髓麻醉对早产儿和足月儿影响的研究(GAS 研究)发现，脊髓麻醉和全身麻醉在呼吸暂停发生率上没有差异(约 6% 为早产儿)。然而在脊髓麻醉后的前 30min，呼吸暂停的严重程度较轻，发生率也较低[474,484]；因此脊髓麻醉也许有潜在的优势。但仍有一些接受脊髓麻醉的婴儿从 PACU 出室几个小时后发生了危及生命的事件(与作者 1995 年的分析类似)[467]。因此，尽管脊髓麻醉有好处，但我们也不能放松警惕。此外相比于 1995 年使用氟烷麻醉的研究，所有全麻组婴儿都使用七氟烷，更现代的麻醉药物并不如作者所提示的那样对呼吸暂停有任何益处。

一项系统性回顾发现，脊髓麻醉与全身麻醉在总的术后呼吸暂停发生率以及心动过缓、氧饱和度下降、术后镇痛或呼吸支持需求方面没有差异[485]。用于延长脊髓麻醉或骶管阻滞持续时间的药物如可乐定，或镇静药物如咪达唑仑和右美托咪定，与术后或术中呼吸暂停相关[486-490]。尽管经验丰富的麻醉医生实施脊髓麻醉的成功率高达 97.4%，且 95.4% 的婴儿麻醉平面足够，但脊髓麻醉阻滞失败的发生率也很高(有些研究中为 20%)，需要多次尝试以准确置入穿刺针[474,491,492]。

自 1995 年我们的微量分析以来[467]，很多方面发生了变化：新的吸入麻醉药取代了氟烷，人工合成的表面活性物质挽救了许多婴儿，改进的呼吸策略减少了气压伤诱发的慢性肺部疾病。尽管这些进展逻辑上应该可降低早产儿麻醉后呼吸暂停的发生率，但事实上却没有什么改变。尽管有了这些医学上的进步，但即使采用区域阻滞技术，也不应将早产儿作为门诊患者实施麻醉；他们需要住院接受术后整夜呼吸暂停监测。

关于足月新生儿，有三份报道描述了婴儿在平稳的全身麻醉后出现了呼吸暂停[493-495]。因此，如果 PCA<44 周的足月儿在麻醉后出现任何呼吸异常，我们建议入院接受呼吸暂停监测。图 4-10 所示流程可作为足月儿和早产儿门诊手术的决策树。

静脉高营养

麻醉医生经常遇到长期患病的婴儿和儿童，他们无法耐受肠内喂养，因此只能依靠全肠外营养(total parenteral nutrition, TPN)。确认这些补液的成分和滴速很重要，以避免潜在的术中并发症。这些溶液大多高渗、葡萄糖含量高，必须通过中心静脉输注。

注意的基本原则如下：

- 避免污染管路。给药或更换补液时，最好不要刺穿管路。
- 不要停止含糖补液，因为相对高胰岛素状态会导致低血糖，而低血糖的症状可能会被全身麻醉所掩盖。相反，在手术前应停止输注脂肪乳剂，因为如果受到污染，它就是一种培养基。
- 任何时候都应使用输液装置，使输液速度保持恒定。意外快速输入大量 TPN 溶液可导致高渗性非酮症昏迷[496]。对 TPN 溶液的术中管理尚无共识。一些临床医生将输注速率降低 33% 到 50%，以避免因麻醉药物作用和体温降低导致代谢率降低而引起的高血糖，而另一些医生则保持输注速率不变，以避免术中低血糖。
- 长时间手术在围手术期监测葡萄糖、钾、钠、钙及酸碱状态非常重要。
- 术前确定血管内管路位置(X 线定位或负压回抽见血)对于避免术中出现胸腔积液或血胸等并发症非常重要。

A

足月儿

年龄≤30天

年龄>30天（此外健康）

- 当天第一个病例
- 考虑区域阻滞用于镇痛
（骶管，神经阻滞，局部浸润）
- 延长PACU内观察时间
- 收入监护床位过夜
（充足的人手和设备）

- 当天第一个病例
- 考虑区域阻滞用于镇痛
（骶管，神经阻滞，局部浸润）
- 延长PACU内观察时间
- 只有在完全恢复、疼痛得到充分控制、液体摄入充足的情况下，才能出院回家

如果人手不足及设备欠佳，转至其他机构

B

早产儿

PCA≤60周

PCA>60周
（此外健康）*

- 当天第一个病例
- 考虑区域阻滞用于镇痛
（骶管，脊髓，神经阻滞，局部浸润）
- 尽量避免使用长效药物
- 考虑静脉给予咖啡因10mg/kg
- 延长PACU内观察时间
- 收入配备充足人手和设备的机构
- 至少监测12h无呼吸暂停

- 当天第一个病例
- 考虑区域阻滞用于镇痛
（骶管，脊髓，神经阻滞，局部浸润）
- 尽量避免使用长效药物
- 延长PACU内观察时间
- 只有在完全恢复正常、疼痛得到充分控制、液体摄入充足的情况下，才能出院回家

如果人手不足及设备欠佳，转至其他机构

*如果不健康，则应按照临床指示采取额外的安全保护措施

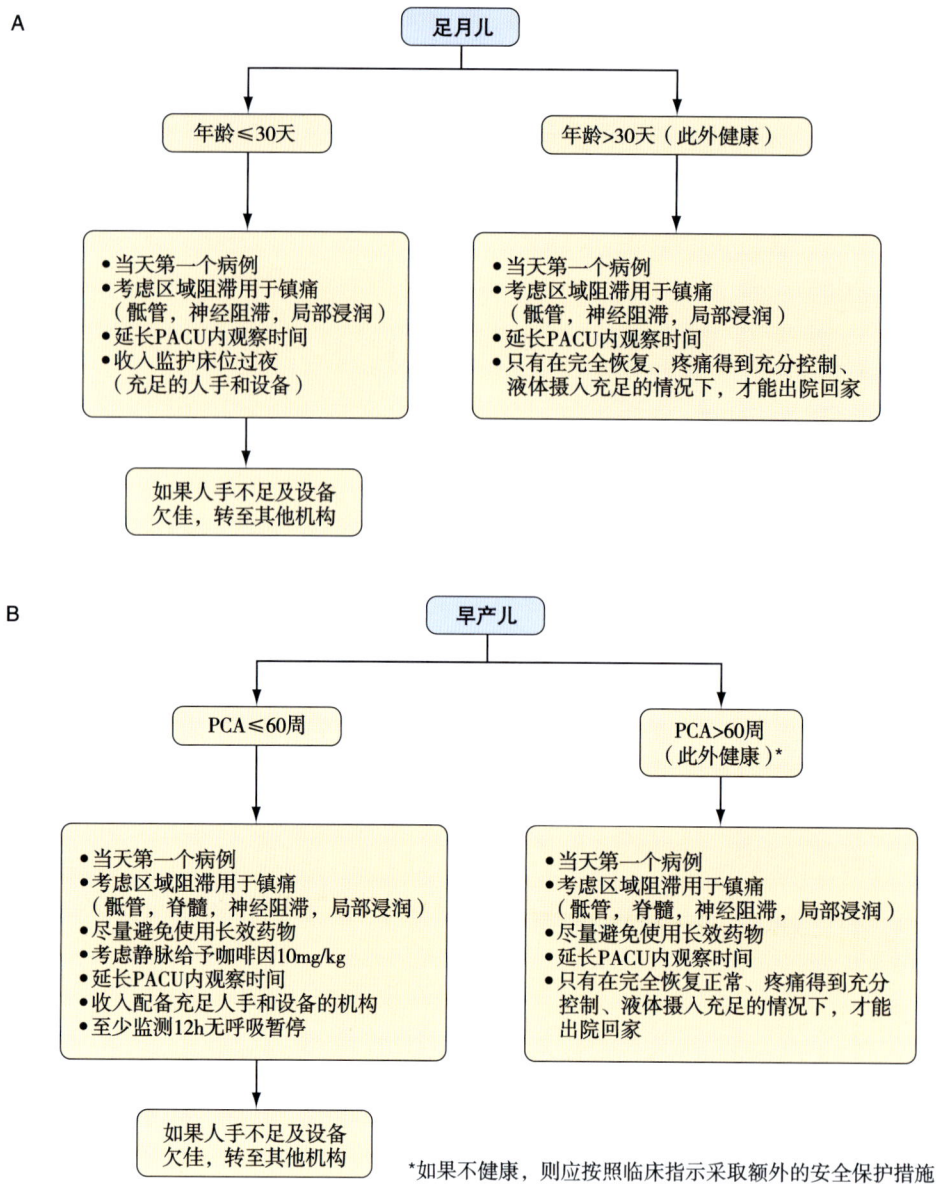

图4-10　足月儿（A）和早产儿（B）门诊手术决策树流程图。PACU，麻醉后苏醒室；PCA，孕后年龄

糖尿病

糖尿病是小儿最常见的内分泌问题。术前评估应包括对患儿胰岛素计划的全面了解。术前禁食时间应与非糖尿病患儿的推荐时间相同。尽可能将糖尿病患儿安排为当天第一台病例以缩短禁食时间。已有好几个方案被推荐用于糖尿病患儿的血糖控制。为避免低血糖，应以一定的输注速度开始静脉输注含5%葡萄糖和电解质的补液。应该在诱导前、术中和术后监测血糖浓度，直到患儿恢复日常血糖控制计划。第27章对糖尿病患儿的围手术期管理进行了更详细的讨论。

支气管肺发育不良

支气管肺发育不良（bronchopulmonary dysplasia，BPD）是一种与早产儿机械通气时间延长和氧毒性有关的慢性肺疾病。通过产前糖皮质激素、表面活性物质疗法及温和的通气策略来减少肺损伤，已经改变了BPD的临床特点[497]。当前BPD在婴儿期就可以得到确认，并使用孕龄、36周时氧需、孕后年龄、吸氧总时间和正压通气需求将其严重程度分为三个级别（轻度、中度或重度）[498,499]。BPD的临床表现包括呼吸急促、呼吸困难、气道高反应性及氧依赖。这些婴儿存在低氧血症、高碳酸血症、功能性肺组织异常生长、气管软化症、支气管软化症、声门下狭窄、肺血管阻力增加及充血性心力衰竭。肺功能异常包括功能残气量下降、扩散能力下降、气道梗阻和活动耐量下降，这些异常可能会持续到学龄期[500]。即使在当今肺表面活性物质普遍使用的时代，回顾性研究估计，患有BPD的极低出生体重儿肺动脉高压的发生率仍在25%到35%之间，这些患儿需要长时间正压通气，这也是与死亡率有关的一个重要的决定因素[501]。这些患儿在家中需要氧疗，并给予利尿剂、地高辛和β2-受体激动剂。术前准备应着重关注优化氧合，减少气道高反应性，纠

正因长期利尿治疗引起的电解质异常。应特别注意维持体液平衡，避免输液过量。足够的呼气时间以避免过度正压通气十分重要，可能存在的声门下狭窄也许需要使用比预计更小型号的气管导管。应考虑合并肺动脉高压和右心室功能障碍的可能性，如果临床上有提示，应通过心电图和超声心动图进行评估。过去 6 个月有糖皮质激素服用史的患儿应给予应激剂量的激素。

癫痫

对癫痫患儿的麻醉管理需要了解抗癫痫药物、药物使用计划及这些药物与麻醉药之间可能的相互作用。手术和麻醉的应激可能会降低癫痫发作的阈值而导致癫痫发作。抗癫痫药物应持续用到择期手术当天。对癫痫发作临床表现的描述有助于诊断术后可能的癫痫发作。如果预计患儿在术后无法口服药物，应该与患儿的神经科医生一起制订一个计划，从口服用药过渡到静脉用药。术前和术后对抗惊厥药物血药浓度的控制也许可以确保恰当的治疗效果（见第 24 章）。

自 20 世纪 20 年代以来，一种高脂肪、低蛋白和碳水化合物的生酮饮食被用于治疗一些难治性癫痫患者[502]。经典的生酮饮食脂肪与碳水化合物和蛋白质的比例为 4∶1。这种饮食的确切作用机制尚不清楚。最近人们对生酮饮食的兴趣再度高涨，使得接受手术的患者中出现了更多正在接受生酮饮食者。

一项回顾性研究调查了 9 名接受生酮饮食患儿的围手术期过程，这些患儿在全麻下接受了 20min 到 11.5h 的手术[503]。患儿持续生酮饮食直到手术禁食开始，并在术后恢复生酮饮食。所有患儿根据术前血清 β- 羟丁酸水平确诊为酮病。用于全麻的药物有多种，包括芬太尼、氟烷、异氟烷、七氟烷、氧化亚氮、丙泊酚、硫喷妥钠和氯胺酮。仅使用不含碳水化合物的溶液。即使在长时间手术过程中，血糖水平也保持稳定。然而在较长手术中，生酮饮食患儿有发生代谢性酸中毒的趋向。未发现其他围手术期并发症，患儿从麻醉中恢复的速度也正常。所有患儿术后均未发现癫痫发作增加。另外几个病例报告也描述了对生酮饮食患儿成功实施全身麻醉而没有发生不良事件的情况[504-506]。

可惜的是，目前还没有指南为生酮饮食患者全麻期间的麻醉管理提供明确的建议。一些中心提倡在全身麻醉前减少或停止生酮饮食，而另一些中心则允许患者在围手术期继续生酮饮食[503]。应在术前与患者的神经科医生或营养师讨论围手术期生酮饮食管理的计划。对于较长时间的手术，术前和术中应定时（如每隔 2～3h）检查血清 pH 或碳酸氢盐水平以监测是否存在酸中毒。术后应继续监测血清 pH 和碳酸氢盐，直到患者重新开始生酮饮食。可能需要静脉注射碳酸氢盐以纠正酸中毒。长时间（＞2h）输注丙泊酚会影响脂肪酸氧化，不推荐用于生酮饮食患者，因致命的丙泊酚输注综合征已有描述，但短时间输注应无问题（见第 24 章）[507, 508]。

镰状细胞病

当一个患儿出现镰状细胞病或镰状细胞特征时，那么麻醉中和麻醉后管理必须改变（见第 10 章和第 13 章）。获得详细的家族史非常重要，如果患儿之前没有检测过，就应该先进行检测。如果镰状细胞检测呈阳性且是择期手术，那么应推迟手术等待血红蛋白电泳结果，以便更详细地描述血红蛋白病的性质。必须强调的是，所有患有镰状细胞病或镰状细胞特征的患儿容量状态和氧合状态都至关重要。建议在术后，尤其是可能发生肠梗阻的手术后，通过一条有保证的静脉通路给予至少 1.5 倍的维持液量。注意各种细节以确保稳定的心血管状态和通气状态，提供充分氧合以防止镰状变形。通过脉搏血氧仪早期发现氧饱和度下降，在这类患儿的管理中具有特殊的价值。患有血红蛋白 S-C 病的患儿虽然血红蛋白水平相对正常，但极易发生镰状变形，所以尤其危险。关于这类患儿围手术期管理，包括术前输血使血红蛋白浓度达到 10g/dl 的适应证的讨论见第 10 章。

致谢

我们要感谢 John F. Ryan，MD；Letty M. P. Liu，MD；I. D. Todres，MD；Nishan G. Goudsouzian，MD；以及 Leila Mei Pang，MD，感谢他们先前对这些主题的贡献。

（史昊鸿 译，贺琳 校，蒋懿斐 李军 审）

精选文献

Coté CJ, Posner KL, Domino KB. Death or neurologic injury after tonsillectomy in children with a focus on obstructive sleep apnea: Houston, we have a problem! Anesth Analg. 2014;118:1276-1283.

Identifies factors leading to deaths or neurologic injury after tonsillectomy caused by apparent apnea in children. Children with severe obstructive sleep apnea may have heightened analgesic and respiratory sensitivity to opioids. Respiratory monitoring continued throughout first- and second-stage recovery, as well as on the ward during the first postoperative night, reduces adverse events.

Davidson AJ, Morton NS, Arnup SJ, et al. Apnea after awake regional and general anesthesia in infants—do we have an answer? Anesthesiology. 2015;123:38-54.

This multicenter, multinational study comparing general anesthesia with spinal anesthesia (the GAS study) for former preterm and full-term infants found no difference in the incidence of apnea in the general anesthesia compared to regional anesthesia group. The incidence and severity of apnea were lower in the first 30 minutes in the PACU following spinal anesthesia compared with general anesthesia.

Gasche Y, Daali Y, Fathi M, et al. Codeine intoxication associated with ultrarapid CYP2D6 metabolism. N Engl J Med. 2004;351:2827-2831.

This article first raised awareness of "ultrarapid metabolizers," individuals with duplications in CYP2D6, the cytochrome responsible for codeine metabolism. Affected individuals may experience relative drug overdoses at normal drug doses, especially in the setting of obstructive sleep apnea.

Jones LJ, Craven PD, Lakkundi A, et al. Regional (spinal, epidural, caudal) versus general anaesthesia in preterm infants undergoing inguinal herniorrhaphy in early infancy. Cochrane Database Syst Rev. 2015;(6):CD003669.

The review found "no difference in the effect of spinal compared to general anesthesia on the overall incidence of postoperative apnea, bradycardia, oxygen saturation, need for postoperative analgesics or respiratory support."

Kain ZN, Mayes LC, Wang SM, Hofstadter MB. Postoperative behavioral outcomes in children: effects of sedative premedication. Anesthesiology. 1999;90:758-765.

Premedication of children with midazolam is not only beneficial in reducing preoperative anxiety but also results in fewer negative behavioural changes during the first postoperative week.

Practice advisory for preanesthesia evaluation: an updated report by the American Society of Anesthesiologists Task Force on Preanesthesia Evaluation. Anesthesiology. 2012;116(3):522-538.

An updated practice advisory for preanesthesia evaluation including preoperative testing based on "analysis of expert opinion, clinical feasibility data, open forum commentary and consensus surveys."

Schwengel DA, Sterni LM, Tunkel DE, Heitmiller ES. Perioperative management of children with obstructive sleep apnea. *Anesth Analg.* 2009;109:60-75.

An excellent review article on the diagnosis, treatment, and anesthetic management of children with obstructive sleep apnea syndrome.

Taghizadeh N, Davidson A, Williams K, et al. Autism spectrum disorder (ASD) and its perioperative management. *Paediatr Anaesth.* 2015;25:1076-1084.

An excellent review article surveying the current literature on autism spectrum disorder and its perioperative management.

Tait AR, Malviya S, Voepel-Lewis T, et al. Risk factors for perioperative adverse respiratory events in children with upper respiratory tract infections. *Anesthesiology.* 2001;95:299-306.

Several risk factors for perioperative adverse respiratory events in children were identified: use of an endotracheal tube (<5 years of age), history of prematurity, history of reactive airway disease, paternal smoking, surgery involving the airway, presence of copious secretions, and nasal congestion.

Wang Z, May SM, Charoenlap S, et al. Effects of secondhand smoke exposure on asthma morbidity and health care utilization in children: a systemic review and meta-analysis. *Ann Allergy Asthma Immunol.* 2015;115:396-401.

This review and meta-analysis found that children with asthma and secondhand smoke exposure are "nearly twice as likely to be hospitalized with asthma exacerbation and more likely to have lower pulmonary function test results."

参考文献

第5章 儿科麻醉的伦理问题

DAVID B. WAISEL

临床医生必须重视"儿童的经历、观点和能力"[1]。临床医生应该亲切地对待每个儿童和家庭,如同对待自己的孩子和家庭一样。认真了解儿童们的经历让感兴趣的儿童参与做出相应决策。如果没有打算采纳他们的意见,临床医生不应征求儿童们的意见,形式上的征求意见是有害的。

对待每一个儿童如同自己亲生子女一般,意味着即使有可能因为麻醉延迟开始而受到指责,也要等待术前用药起效;意味着严格遵循麻醉无菌操作流程进行中心静脉置管;意味着向患儿家长反复解释麻醉方式直到他们明白为止。生物伦理学帮助积极主动的医生识别和解决伦理困境。解决伦理困境只靠遵守道德是不够的。伴有上呼吸道感染的儿童,通常会推迟手术。假若儿童因为不稳定的家庭因素错过了两次手术时机,而医生在解释手术风险时,母亲以"我们已经来医院了"的理由而强烈恳请进行手术。临床医生需要权衡手术做与不做的风险,保证患儿接受必要的治疗,母亲同意手术的权利及"不伤害"的义务,以使儿童受益最大化。谨慎的临床医生在考虑是否手术的过程中会寻找并甄别出潜在的利益冲突。

知情同意

美国儿科学会(American Academy of pediatrics,AAP)将儿科知情同意建立在同意、知情允许和最佳利益标准基础之上[1]。

知情同意流程

同意:患者的角色

尽管大多数儿童在法律上不具有同意治疗的权利,但在其成长允许的范围内有权参与做出决策(表 5-1)。随着儿童成长,依据儿童的成熟度及所做决定的结果,他们参与决策的比重应该增加。

表 5-1　未成年人参与医疗决策的分级

年龄	决策能力	方法
<6 岁	无	最佳利益标准
6～12 岁	形成阶段	知情允许 知情同意
13～18 岁	基本形成	知情同意 知情允许
成熟的未成年人	已经形成,对于特殊决定可以通过判断具有合法决策能力。尽管各州情况不同,但大部分州的未成年条例要求年龄至少 14 岁才允许对较轻风险进行决策	知情同意
独立的未成年人	具备依据条例合理做出决策的能力	知情同意

*表格内容可以作为参考指南,具体情况可做具体分析。

学龄儿童逐渐具备制订决策的能力,因此麻醉医生既要获得父母的知情允许权也要征求儿童的意见。学龄儿童具有运用逻辑和推理的能力,能定义和关联情境的各个方面。例如,6 岁的儿童吸入麻醉诱导前是否需要镇静,8 岁的儿童选择吸入麻醉诱导还是静脉麻醉诱导,12 岁的儿童是否可以实施椎管内麻醉。

大多数 14 岁以上的青少年具备抽象思维能力,运用复杂的推理过程,预测结果,同时评估多种意见,能理解类似概率的概念。虽然一部分青少年与成年人的认知能力相差无几,但由于他们的心智和情感发展不足而受阻,并未形成相对稳定的价值观[2]。麻醉医生获取同意时应尽量履行同意的伦理条件。涉及这些方面的情况,包括从一名将要行漏斗胸修补术的 16 岁少年处获取同意后,对其行镇静下的胸段硬膜外麻醉。

知情允许、最佳利益标准和损害阈值标准

传统意义上，父母可以作为小儿的委托人，并且他们签署知情同意是合法的。然而，委托代理人同意不能等同于同意的精髓，即，知情同意的内容是以获取那位接受治疗的患者本人的个人自主决定为基础。AAP 建议委托人的合适角色是提供知情允许[1]。知情允许与知情同意具有相同要求，但要认识到知情同意原则不能适用。

最佳利益标准要求决策者选择客观的最佳治疗。要承认，当无法从儿童先前的互动中了解或推测其可能的偏好时，知情同意的基础，即自决权，是不适用的。采用该标准需要决定①谁做决定；②什么是最好的医疗措施。选择困难是因为假设前提是只有一个最佳选择，因为如果真的是这样，那么不管由谁做决定都是一样的。在当今社会，可接受的决策是被广泛定义的。出于社会对家庭概念的尊重及认定父母最关心子女，所以能够参与决策过程的父母们是最合适的决策者。尽管不知道患儿的喜好，可以合理地假设其长大后会受父母的价值观影响，父母的价值观可初步作为其将来的价值观。少数人对父母是最好的决策者提出质疑[3]。反对观点主要关于父母对患儿将来喜好认知的合理性。尽管这些担心具有理论意义并且有助于临床医生了解最佳利益标准的复杂性，但该标准规定父母在确定对子女最佳利益方面拥有广泛的自由裁量权。

小儿的最佳利益由那些合理决定范围之外的选择来定义。做出决策的标准包括儿童采用干预措施或不干预的伤害程度、成功概率以及所有风险收益比。

最佳利益标准是可接受的决策指导治疗，并决定了父母决策权范围，但最佳利益标准可能是不确定的，特别是对于试图限制父母权利的决定。人们普遍不愿超越父母之上，限制父母的权利具有高风险性。

有人建议使用伤害阈值标准而不是最佳利益标准来决定是否限制父母的权利。判定决策是否超越伤害阈值的标准是，父母的决策是否威胁儿童的健康和安全，伤害阈值标准是"较低的标准"而不是"最佳"选择之一。伤害阈值的标准类似于评估儿童虐待的标准。伤害阈值的概念是一种新的认知方法，还是已经用于确定最佳利益，后者在很大程度上取决于如何确定可接受决策的边界；一些临床医生可能会使用伤害阈值来确定可接受的决策，而另一些医生则不会[4-8]。

伤害阈值标准需要进一步证实。由于法庭对案件的评估方式不同，伤害阈值标准无法诠释最佳利益标准，也可能在法庭上不适用[9,10]。尽管如此，它至少提供了另一种评估概念，即治疗是否超出可接受范围。

信息披露

"理性的人"（译者注：法律专用术语 reasonable person）标准——在美国、加拿大等大多数国家是合乎法律标准的——要求披露的信息充分满足一位理性且公正的虚构人士。这个标准没有明确定义所提供的信息，也没有考虑患者意愿。"主观的人"标准建议知情同意应与决策者的意愿相匹配。尽管这种以患者为中心的知情同意更能体现知情同意的精髓，但其模糊性很难作为法律标准来应用。

麻醉医生不应生搬硬套知情同意内容，应满足决策者的需要为其提供决策所需的信息和内容。患者和委托人在接收信息和参与决策制订的过程有所不同[11,12]。一般来说，10%～15% 的患者宁愿得到较少的信息。总的来说，大多数患者希望以某种形式共同决策[12]。

麻醉医生应该告知家属必须与之沟通的事项，以及对围手术期经历有影响的事项（如区域阻滞麻醉还是全身麻醉）[13]，并询问决策者是否想要知道更多信息。通过观察决策者的言行，麻醉医生可以调控过程。关于知情同意过程的医疗过错的法律责任较为少见，依据的标准包括职责、违反职责，以及与违反职责直接相关的损害。知情同意中的条款未与患者共享将影响到患者的选择。与父母及时有效沟通将明显减少医疗事故[14]。

以患者为中心的知情同意通常需要传达麻醉医生的意见并且要有理论依据。决策者们通过麻醉医生提供的方案能够更好地决定采取哪种麻醉方式。

决策者往往高估他们对风险和收益的认知程度[15]。我们可以通过修改知情同意的内容来增加决策者获取更多相关信息。例如，对大多数决策者来说，知情同意书书写的格式不合理，内容密集晦涩，书写内容深奥难懂[16]。以八年级阅读水平编写知情同意书，决策者更容易读懂，以及更好地对风险、受益和想法做出决策[17]。

患者可能难以理解风险的量化因素。风险应以绝对数据（如发生率是 10%）来表示，而不是与其他治疗方式相比较的相对数据（如将风险降低 50%）[18,19]。一部分决策者更能理解概率的概念，所以以解释内容包含绝对数据和概率数据是明智的。例如："如果她选择局麻，术后呕吐的概率是 20%，每 10 个人中就有 2 个人发生术后呕吐；如果选择全麻，术后呕吐的概率是 40%，每 10 个人中就有 4 个人发生术后呕吐。也就是全麻后 100 个人里会 20 人发生呕吐。"这样解释比下面的说法"如果全麻，她发生术后恶心的概率比局麻要多一倍"要好。图示法可以增进理解。就上面的例子而言，以一个图形代表 10 个人，用一种颜色代表区域麻醉有 2 个人发生呕吐，另一种颜色代表全身麻醉有 4 个人发生呕吐，这就表明风险增加。

对风险的认识可能取决于最后讲解的是风险还是受益[19]。例如，尽管同时谈到风险和受益问题，肿瘤患者更关心最后讨论到的话题[20]。表 5-2 列举了推荐的交流方式。

表 5-2 　与患者风险谈话的建议
只提供父母或者患者做决定需要的最重要的信息，即使信息不完整
使用八年级水平改善书写和表达的被理解能力
使用风险和频率的绝对值表达数据
适时用图片说明方式来解释统计数据
风险和利益被提及的顺序可能影响患方对风险的理解
在谈话过程中最后出现的话题分量更重
认识到相对风险信息（如个人平均风险）既有说服力又可以提供信息

知情拒绝

签署知情拒绝的要求与签署知情同意的过程相似，决策者在签署拒绝之前应该充分了解风险、受益和替代方案。当父母拒绝临床医生认为对不能参与决策过程的儿童进行必要的治疗时，临床医生可以引用最佳利益标准或者纳入危险阈值标准。当儿童具有表达决策能力并且拒绝非急诊手术时，这种情况比较复杂。麻醉医生应该尊重儿童的权利（特别是年龄超过 10 岁的儿童），如果儿童不同意做手术，他们不应该强迫儿童。特别是对待已是青少年的儿童，区分劝说和强迫具有十分重要的意义。劝说是利用证据和理性来影响父母做出决定，是恰当的。强迫是公然使用诚信威胁、操纵或者信息误导，此法不可取。征得儿童的同意需要同儿童、父母以及其他参与决策的人进一步讨论，并且最好在手术室外进行。

假设一个 15 岁的青少年拟行膝关节镜检查。术前，她同意手术并且其父母签署了麻醉和手术的知情同意书。入手术室前，她哭着拒绝配合。此时麻醉医生应询问她的顾虑，而不是强行或趁其不备给予术前镇静。如果她不能讲清缘由，麻醉医生应考虑将其带离手术室，再考虑重新与她沟通使其平静。简单的行动往往就可解决问题。如果拒绝的原因与焦虑有关，那么患儿可能会同意在候诊室接受足量的术前药。然而，医生实施镇静前必须征得患儿同意，不能简单地认为强迫或是趁其不备给药是合理的。

"医生，如果是你的孩子，你会怎么做？"

临床医生应运用医学事实对咨询做出回应，解释不同治疗具有的不同意义，所以决策者可以选择最佳治疗方案[21-23]。然而，出于不同的原因，临床医生经常面临这样的提问"如果这是你的孩子，你将怎么做？"迫使医生思考角度更宽泛。不要规避问题。拒绝回答该问题使决策者感到沮丧、困惑。

例如，父母可能会说信息太多并难以理解，需要帮助做出合理决策。或许他们实际想了解给患儿最好的治疗是什么。在这种情况，临床医生应该依据个人的经验解释选择的理由。在不确定的情况，父母可能寻求支持以做出正确选择。如果他们家庭意见统一，麻醉医生根据他们的判断给出合理的解答。如果他们意见不一致，临床医生应该这样回答"别的父母在同样的情况下也会做出相同的选择"，或者告诉他们感到不确定是正常的[22]。如果这个家人坚持询问他们应该做什么，临床医生可以告诉他们的认知可能存在差异。然而，临床医生们应该强调给儿童做决策时，其父母的观点比医生的更有效。

父母会在改变孩子一生的问题上寻求帮助，例如向医生提问。医生以轻松的方式解答。如果处于相同情况下，他们也不确定如何去做。医生如实回答会给父母做决定增加难度。

医疗差错的披露和道歉

隐瞒医疗差错是不道德且违背知情同意原则[24]。惧怕后果、支持保障不足、对医疗机构信任的缺乏、缺乏教育，以上因素阻碍了医生披露和恰当地致歉[25-28]。坦诚地披露医疗事故尽管令人沮丧，但往往反而增进医患关系[29,30]。患方得知被隐瞒的医疗差错会损害其信任并迅速导致下一步的法律诉讼。

医生的道歉和同情言论不可以作为做错事情的法定证据，但披露医疗差错可作为法定证据[30-32]。道歉可能影响患者是否起诉及起诉是否成功[31,33]。真诚（非形式上的）的道歉和防止未来类似事件重演的纠正措施，可改善医患关系，也将起诉的可能性降到最低。

缺少披露和道歉经验的医生在此过程会常常弄巧成拙。披露是漫长的过程。初次披露应在事件发生后尽早进行，并以医疗影响为中心。不要推测差错的原因。当信息披露时，最好带着合适的同事，他可以帮你为患者和家属提供心理支持。此后，应该安排一个专用的固定的联络员负责此患者家庭。联络员应负责安排会面、解释事情调查进展并说明防止未来类似事件重演的方案。联络员应在道歉和披露方面经过培训并经验丰富（如专门进行风险管理的同事）。

道歉要表达出悲伤和沮丧。真诚地道歉并采取坚持不懈的行动是无价的，道歉不够真诚将付出沉重代价。就造成不良影响的事件道歉是恰当的。调查结果出来前医生对事件不应承担责任。掩饰明显的错误不合常规。比如，向父母确保他们的子女没有受到伤害后，医生应如实承认错误并提出解决问题的办法。逃避对明显错误的责任是对受害者的进一步伤害（如"本来想给 A 药的，但是不知道怎么地就给了 B 药"）。

正在测试不同的策略以改善披露和道歉。一个称之为"披露、致歉、提供"的方法显示出巨大潜力[34]。公开披露及时公平的赔偿，以及对接受治疗的有力辩护，这个过程的透明化可减少敌对关系，有助于患者的安全，缩减法律程序和成本[34-36]。成功启动该项目需要调整临床医生和医院系统的激励机制。这个机制设立与否，不同的激励措施会导致不信任和项目失败。

特殊情形的儿童知情同意

为青少年保密

临床医生有义务帮助患者保密，使他们的信息免于未经授权和不必要的泄露[37]。保密对公开的信息流动是必需的[38-40]。临床医生与青少年通过私下沟通可增加他们的信任，了解青少年对隐私的担忧并信守承诺。思想开放且成熟的未成年人有权保护其隐私。对于其他青少年，如果保密带来较小伤害，临床医生应该鼓励青少年对父母直言不讳，但也要尊重他们的选择。如果保护隐私给青少年带来巨大危害，临床医生与家长沟通是符合道德伦理的。美国各州的法律要求各不相同。

青少年怀孕

在实施麻醉前麻醉医生常会面临青少年怀孕测试阳性这样的隐私问题。考虑到隐私问题，只告知青少年本人在中国并不合乎道德伦理。因为依照《中华人民共和国未成年人保护法》及相关法律条例，对于青少年本人，还应将怀孕的信息告知其监护人。麻醉医生应邀请儿科医生、产科医生、有此经验的义工及其监护人就该问题进行讨论。

如果青少年要求推迟处理这件事，并选择对其父母隐瞒怀孕事实，会使事情变得复杂[44]。按照中国相关法律条文，麻醉医生协同产科医生在推迟麻醉手术时应小心谨慎将怀孕之事告知父母。虽麻醉医生内心不愿违背青少年的意愿，但在法律框架内，必须如实告知其父母，如可以艺术性以"手术被推迟了，如果你们想知道原因，请跟你们的女儿沟通。"来表达尴尬与事实。这样的陈述真实，也符合法律的保护隐私条例，但违背了保密原则。

将怀孕的事实告知父母虽然十分简单，但临床医生以他们自身的阅历和期望与父母们沟通比较狭隘。并非所有父母都是明智和通情达理的，也不是所有家庭是安全和健康的。虽有保护隐私条例，但是不能违反中国相关法律。

急救治疗

在没有获得父母法律上的知情同意授权时，麻醉医生也应该对未成年人提供必要的急救治疗[55,56]。紧急事件包括引起死亡、残疾和增加远期并发症风险的问题。

青少年拒绝紧急治疗的权利取决于其决策能力及拒绝治疗所造成的伤害。如果伤害明显，而青少年拒绝的理由常是无知或充满误解。在中国，18岁以下青少年没有做出决定的能力（监护人具有决定能力）。但此时也应适当考虑其最佳利益。例如，一名15岁的足球运动员颈椎骨折，可能会拒绝急诊行紧急制动，声称他的生活不能没有足球。大多数人会认为，他的结论太过于关注短期的影响，特别是在突然受伤时可能会导致如此，因此他应该先接受紧急治疗。

判断力削弱的父母

家长酗酒导致他们判断力严重受损，父母可能不能履行委托人的责任[57]。临床医生必须考虑等待适当法律授权的好处及儿童的最佳利益。当父母因判断力受损无法给予合法授权时，此时开展常规手术可能对儿童最有利。临床医生可以向负责法律和风险管理的同事咨询以寻求指导。

临终问题

放弃生命支持治疗

围手术期生命支持治疗的限制

限制生命支持治疗（limiting potentially life-sustaining medical treatment，LSMT）的概念对儿童来说，与成人相同。决策者选择限制LSMT，是因为他们认为不值得为了可能的受益而冒可能的风险[58,59]。AAP、美国麻醉医师学会（American Society of Anesthesiologists，ASA）和美国外科手术学院要求在进入手术室前"重新评估"LSMT的限制。

虽然"不复苏"（do not resuscitate，DNR）一词很常用，但"生命支持治疗"一词使用得越来越普遍。转变的目的强调医学治疗的预期限制是连续的，而不是被中断的。"潜在"一词经常用来更改LSMT，以强调一种治疗方式是否是生命支持的范畴。

重新评估围手术期LSMT的选择，首先要明确患者对拟行手术和临终治疗的目标（表5-3）。麻醉医生应将患者、家属和其他临床医生（如外科医生、重症医生和儿科医生）纳入其中，参与确定符合儿童最佳利益的治疗方式。

表5-3　儿童围手术期生命支持治疗讨论内容

手术计划及预期受益 规定时间内由专门负责医生提供治疗的优势和机会
复苏原因的可能性 不同原因造成复苏的可逆性
描述干预措施及结局 复苏成功的概率，包括与未当场发现的心搏骤停相比，当场发现的心搏骤停 预后更好
复苏与否的结局范围 回应医源性事件
计划及可能实施的手术和术后治疗方式 术后重新评估限制性LSMT的时机和机制
通过目标导向方法确定协议（可能包括完全复苏） 文书记录

改编自 Truog RD, Waisel DB, Burns JP. DNR in the OR: a goal-directed approach. *Anesthesiology* 1999; 90: 289-295; Fallat ME, Deshpande JK. Do-not-resuscitate orders for pediatric patients who require anesthesia and surgery. *Pediatrics* 2004; 114: 1686-1692。

LSMT的潜在好处包括在特定情况下改善生活质量以及延长生命。其负担包括顽固性疼痛和痛苦、残疾及生活质量下降[60,61]。这些指导有助于从短期和长期目标考虑治疗，并将特殊的担忧置于合理情景，比如长期呼吸机支持治疗、疼痛和痛苦。

对患儿采用限制性LSMT，其合理治疗包括减少疼痛，提供血管通路，使患儿能够住在家里，治疗与主要疾病无关的急症问题（如阑尾炎），或治疗与主要病症相关又不会致命的疾病（如肠梗阻）。然而寻求这些治疗并不能避免与复苏后相关的事件，如需要长时间机械通气、认知障碍或身体受限。

针对围手术期限制LSMT，以目标为导向的方法允许决策者优先考虑结果而非依照手术指导治疗。确定预期结果后，决策者请求麻醉医生使用他们的临床经验来决定达到预期目标的具体的干预措施。复苏时对干预措施是否成功的预测比术前更加准确，因为术前对将要发生什么样的问题尚不清楚。治疗应以目标为导向而非特定的手术（就像在病房里做的那样），因为在围手术期，患儿是由专门的麻醉医生在简短、特定的时间内负责管理。通过讨论可承受的负担、预期受益和可能出现的不同结果，来定义目标导向的方法是有帮助的。如果干预措施和负担是暂时且可逆的（如：如果他们能在没有太多痛苦情况下恢复），大多数决策者会选择目标导向方法进行预期治疗。

在术后期间，儿童的父母可实时做出关于具体治疗方案的决定，所以事先确定术后LSMT并非那么重要。然而，如果儿童足够成熟，并参与有关LSMT的讨论时，那么当讨论术后尝试不同治疗方案时，麻醉医生应确保采纳儿童的有益意见。一开始，接受治疗尝试的意愿表明相信试验的负担（如几天的呼吸机支持）可能是值得的（如气管拔管），但有时，随着收益逐渐减少，且负担逐渐增加，可能就不值得了。目标导向方法的内在灵活性，促使评估尝试的治疗是否达到了预期效果。随着我们对于复苏预后不断增进的了解，这点十分重要[62]。

具有时效性的治疗尝试是"临床医生和患者或者家属达成共识，在特定时间内使用特定药物治疗，依据预期的临床结果观察患者的病情是改善还是恶化"[63]。时效性治疗尝试的结果帮助决策者决定是否继续治疗还是改为舒缓治疗。因为了解造成负担的治疗不能到达预期目标而放弃治疗，比不了解疗效就草率地停止治疗更符合伦理道德。

诸如心搏骤停之类的医源性问题不会停止限制 LSMT 的使用[64]。对于决策者，心搏骤停的原因与其决定无关。决策者关心，他们要求限期复苏时需要考虑的因素，包括复苏成功的可能性及心搏骤停后的身心状况。医源性心搏骤停后继续治疗的益处应作为围手术期讨论的一部分[64]。

"短暂且可逆的"目标导向的围手术期不复苏的医嘱，可以这样记录"在手术和 PACU 期间，只有当参与手术的麻醉医生和外科医生根据他们的临床判断确定不良事件是短暂且可逆的，患者才应进行复苏。"在患者许可的情况下，麻醉医生可能希望将患者监护人纳入重新评估讨论，以便根据患者监护人的意愿进行最好地沟通。

执行复苏限制的阻碍

影响实施复苏的主要因素是临床医生态度、时间紧迫性及对政策、法律和伦理等知识的匮乏[64-71]。尽管 20 多年来重新评估已经被认可，并且有了一些改善，但麻醉医生和外科医生对围手术期 LSMT 的认识和操作还存在不足[72-74]。不足之处包括缺乏重新评估的知识，术前很少确定是否存在预案，以及对围手术期接受 LSMT 的患者护理意识不足[75]。然而从整体上看，似乎知识和临床实践的情况取决于不同机构。

麻醉医生可能误以为法律或医院政策要求在围手术期进行全面复苏。遵照法定要求行事的临床医生，在尊重儿童监护人拒绝复苏的意愿时，通常会明确地免于承担责任。鉴于儿童监护人有充分的权利拒绝治疗，并且很少发现临床医生对履行限制 LSMT 负有责任，履行已签署的围手术期限制性 LSMT 而导致负法律责任的风险并不高，而且有可能比不实施 LSMT 时承担的法律责任的风险更少。

生命支持治疗的医嘱

生命支持治疗医嘱（physicians orders for life-sustaining treatment, POLST）被定义为在某种程度上促进复苏意愿的执行，并且在患儿中越来越普遍。POLST 与其他形式的医嘱相比有两个优势。POLST 作为医嘱的优势是适用于不同的地区，包括学校。这些特性可能增加执行复苏意愿的依从性，特别是在紧急医疗治疗方面。POLST 的医疗记录定义了不同急救情况及患方愿意采取的临床干预措施，通常记录为完全治疗、尝试治疗和选择性治疗[76]。尽管临床医生认为，POLST 限制了不必要的复苏，并且使复苏意愿保持

连续性，但一些临床医生报告说，使用这种形式在不同地点使用时仍存在困难[77-81]。需要相关研究帮助优化 POLST 实施[80,82]。

潜在不恰当的干预

考虑用不适用的治疗替代无效治疗更有帮助。某一治疗方案只有在无法实现生理目标时，才是无效的。比较常见和难以抉择的是如何解决可能不恰当的治疗。当"在急救室以外，预期患者情况无法得到充分改善以维持生命；或者预期患者的神经系统功能无法得到充分改善因此其无法感受到治疗的益处"时，干预可能是不合适的[83]。因为针对婴幼儿的具体数据报道较少，所以这一概念较少用于对儿科的决策[84,85]。

由于儿童的负担、成本或不确定的收益等因素，成功率低的治疗被认为是不恰当的。不适当治疗的讨论应围绕治疗目的和达到预期效果。当临床医生提供可能出现的结果时，应该清楚用于评估的内容是基于直觉、临床经验，还是严格的科学研究。评分系统在确定治疗是否潜在不妥时，可用于群体预测，但对于个人决策只能作为参考因素而不是决定因素。

父母和临床医生对临终状态的儿童在治疗上可能无法达成共识。医院应该制订流程以解决可能不恰当的治疗措施引起的分歧（表 5-4）[86]。

表 5-4　重症监护室中要求解决不恰当治疗时产生的冲突的步骤
1.　正式解决冲突程序启动前以及全过程，临床医生应向专家咨询有助于谈判达成协议
2.　以书面形式就冲突解决程序的启动和全部过程以及预期的步骤和时限向委托人发出明确通知
3.　临床医生应获得二次医疗意见，证实诊断和所需治疗是不合适的
4.　通过多学科委员会回顾病例
5.　如果委员会同意临床医生的做法，临床医生应告知患方有权利去其他医院寻找愿意接受转诊的医生，并帮助促进该进程
6.　如果委员会同意临床医生，而找不到愿意接受转诊的医生，应该告知委托人有权通过独立申诉机构申请重审病例
7.　a. 如果委员会或上诉机构同意患者或委托人要求延长生命的治疗，临床医生应提供相应治疗或者将患者转给愿意提供该治疗的机构 b. 如果委员会同意临床医生的判断并未发现愿意提供该治疗的医生，委托人也没找到独立申诉机构或者同意临床医生的立场，临床医生可暂停或撤销有争议的治疗进而提供高质量的姑息治疗

摘自 Bosslet GT, Pope TM, Rubenfeld GD, et al. An official ATS/AACN/ACCP/ESICM/SCCM policy statement: responding to requests for potentially inappropriate treatments in intensive care units. *Am J Respir Crit Care Med. 2015*; 191(11): 1318-1330. doi: 10.1164/rccm.201505-0924ST。

改善儿科重症监护病房中的沟通

儿科重症医学专家应强调多学科合作与交流，依照父母

要求定制个性化的沟通方式,最大限度让父母积极参与其子女的治疗[87,88]。其目的是通过真诚对待、信息分享、治疗沟通的方式,临床医生作为同理心的专业人士,与患者和家长建立起富有同情心的关系。在所有的沟通中,临床医生围绕整体治疗方案,解释谈话沟通的意义。

以患者为中心的特点是——比如提出问题,真诚地换位思考,增加父母参与谈话的次数以及关注社会心理和生活方式问题而非医疗问题——改善家庭会谈时家长们的满意度[89]。当对患者和家人深表同情时,像"我希望这事没发生就好了"这种陈述似乎很有效[90]。表 5-5 列举在 ICU 中良好沟通的特点。

表5-5	ICU 患儿父母交流的意愿
1.	依据家长的要求及在交流中家长的喜好提供真实和完善的信息。理解儿童成长轨迹为其配合治疗和在临终治疗中提供更好的条件
2.	随时从工作人员处定期安排非正式探视和电子邮件交流。其目标是为家长提供容易和经常见面机会提出他们的疑问,对整体情况有足够的认识
3.	最大限度地成功交流,临床医生应该积极评估家长对交流和决策的偏好。包括临床医生提出不同的治疗方案时应考虑如何把信息告知家长。家长们经常会意识到选项之间的区别,一些家长想听所有的选项,而另一些只想听医生推荐的选项
4.	工作人员的情感表达和支持对家长至关重要。为成功做到这一点,临床医生应根据家长的偏好调整自己的风格。大多数临床医生采取的措施是给家长留有足够空间操控谈话,包括少说、多听、当众多家长聚集交流时要保持沉默
5.	父母回应同情、怜悯、真实和完整的关系并从中受益。通俗讲,关系可被视为"存在"——作为一个有爱心的人与家长交流。例如,尽管临床医生认为表达情感是不合适的做法,但家长会感激医生告知坏消息时表达的同情和一定的痛苦,而不是冷冰冰的专业态度
6.	保护亲子关系的完整性使他们作为决策者和保护者继续扮演自我认知里的重要角色。失去这一身份,将削弱家长参与儿童决策的能力
7.	信仰和精神依托是高度个人化的,在医院环境中家长可能不会坦然地表达他们的信仰。患方的精神依托应被理解并将其纳入 ICU 临床工作中,以帮助那些在精神支持中受益的人
8.	深刻的记忆和对重大事件的强烈情感极大影响家长对这些事件的终身看法。这些讨论的处理难度以及临床医生与家庭之间的交流质量通常会成为家庭终身叙述这些事件的基础

改编自 Meyer EC, Ritholz MD, Burns JP, Truog RD. Improving the quality of end-of-life care in the pediatric intensive care unit: parents' priorities and recommendations. *Pediatrics* 2006; 117: 649-657。

心脏死亡后器官捐献

依据神经病学标准(如脑死亡)宣布死亡后获取器官,患儿在送往手术室之前已经宣布死亡。通过机械通气、药物治疗和其他标准的复苏技术维持全身平衡,然后提取器官。

由于担忧可供移植的供体数目有限,导致目前已普遍接受心脏死亡后捐献(donation after cardiac death, DCD)的概念[71,91,92]。DCD 的儿童在被转移到手术室提取器官之前并没有宣布死亡。相反,根据标准利益和负担评估确定取消治疗后,儿童被转移到手术室后停止治疗。如果儿童在停止生命支持治疗后死亡,根据心脏评估宣布他(她)死亡然后提取器官。DCD 方案的伦理问题集中在方案是否严重改变了死亡过程,使决策偏离了濒死儿童的最大利益,并干扰了家庭与濒死儿童相处的能力(表 5-6)。

表5-6	关于心脏死亡后捐献的伦理问题
伦理问题	**讨论要点**
停止治疗前是否应该允许干预	来自干预的代价不符合儿童的最佳利益。另外,干预的代价大部分来自理论,干预可能改善移植器官的质量
应该在 ICU 还是手术室停止治疗	手术室内停止治疗可能增加移植器官的质量。ICU 内停止治疗可能对家庭冲击小并且更符合为了儿童的利益停止治疗的前提。另外,如果儿童在预期的时间内没有死亡,可以消除发生这种事情的尴尬
谁来停止治疗	为保持与停止治疗的前提一致,停止治疗应来自同一个医生。即使在手术室内决定停止治疗,也不能由于场所变化要求一个之前没有负责儿童的治疗麻醉医生去停止治疗
宣布死亡的儿童心脏功能可以维持多久	相对于需要药物干预所需复苏时间,建议的时间是基于自动复苏需要多少时间为前提
一项好的 DCD 规章内容是什么	停止治疗前能接受的干预措施 停止治疗能接受的地点 死亡前等待的时长 什么情况应该放弃治疗 宣布死亡后家人不离开应该做什么

临床和学术实践问题

儿科研究

麻醉医生 Henry K. Beecher 是第一个提出儿童研究与成人研究有不同需求的人[93]。由于儿童无法同意试验,以及对生长发育具有长期伤害的风险,因此儿科研究受到了严密审核[94]。联邦指南提供四种类型科研方法,每一种研究方法都要对风险与受益的比例进行更严格的审查,特别是对受试者的研究没有治疗益处时(表 5-7)。虽然在尽可能的情况下,获得儿童的同意对治疗性医疗过程十分重要,但在研究的背景下,得到父母的知情允许是绝对必要的。

极小风险

极小风险即为那些比日常生活中或在进行常规身体或心理检查时通常不会发生的风险。大多数人解释为健康儿童在日常生活中遇到的风险,如在后院跑步、运动或坐车[95-97]。相对少一些的解释方式是将参与研究的儿童日常生活中遇到的风险作为基准。换句话说,如果一个儿童已经处于风险之中(如经历多次全麻),那么儿童在研究中处于一样级别的风险之中通常也可以被家长接受的。

表5-7　美国儿科研究分类
1. 不涉及大于极小风险的研究
a. IRB 决定极小风险
b. IRB 发现并证明做出充分准备征得儿童的同意和获得家长或监护人的允许
2. 涉及风险大于极小风险,但对个体有直接益处
a. IRB 通过对受试者的预期受益的论述来证明风险的合理性
b. 预期受益与风险的关系至少与可获取的替代治疗方法一样有利
c. 对同意和允许做出充分规定
3. 研究风险大于极小风险,且对个体无直接益处,但可能对受试者的疾病和状况进行全面概括
a. IRB 确定可能出现的风险是在极小风险基础上略有增加
b. 干预和流程为受试者提供,与他们实际或预期的医疗、口腔、心理、社会或教育背景相适应的感受
c. 干预或操作很可能有助于全面了解相关知识。这些对理解或改善受试者的疾病及状况是至关重要的
d. 对同意和允许制定了充分的规定
4. 研究不会另行批准,为了解、预防以及缓解影响儿童健康或福利的严重问题提供机会

上述条款三四项应获得来自父母的允许,父母双方必须双双授权,除非一方死亡、不知去向、无抚养能力者或未获得抚养权,或者只有一方对照顾儿童具有法律抚养权。

IRB,机构审查委员会。

摘自 U. S. Department of Human Services：45CFR 46Subpart D. Additional Protections for Children Involved as Subjects in Research。

某一个体不善于评估研究活动的风险程度等级,常常将风险与熟悉程度、活动控制和潜在危害的可逆性联系起来。机构审查委员会可能会拒绝低风险的研究,因为该研究可能涉及他们不熟悉的事项,同时他们反而会同意风险过高的研究。

极小风险小幅增加

儿科研究范畴提到"大于极小风险,对个体无直接利益前景但可能总结归纳关于受试者病症的相关知识……这是至关重要的"[98]。基于这种说法,在一定条件下将儿童暴露于"小幅增加的极小风险"中是可以接受的。解析该规则有助于澄清这种含糊不清的定义。一种说法是,"轻微的增加"意味着疼痛、不适或应激反应是短暂、可逆且不严重的[99]。研究对象的状态被用来解释一系列特征"已确定的科学性或临床证据已表明,对儿童的健康和福祉产生负面影响或增加未来出现健康问题的风险"。将"病情"解释为"有可能出现这种情况",可以让原本健康的儿童参与研究他们可能患上的疾病(如蜂窝织炎)。至关重要的是,支持该研究的相关证据需要更高等级的依据。

社会经济问题和风险分布

生活在市区的经济条件困难的儿童在研究中所占比例过高,因为位于贫困地区的城市学术中心进行了大部分临床研究[100]。生活在社会经济贫穷地区的儿童往往更容易受到与其所处环境有关的疾病影响,例如哮喘或生活条件艰苦导致的营养不良。有人认为社会经济上处于弱势的儿童更多地参与研究,体现出不平等的风险负担。因为这些儿童更有可能患上这些疾病并更有可能从研究中受益。大多数人拒绝接受这种观点,并认为在某种意义上,社会经济优越的患者无须分担风险就可以无偿地获得研究的好处。一个社会群体与另一个群体相比所承担的风险不成比例,很可能是对最普遍接受的正义核心伦理价值的冲击。

社会经济条件较差的家庭更容易受到为研究参与者提供的小礼物的影响。除了补偿费用(如停车券),礼物本身不应用来鼓励参与研究。问题是,礼物原本只是代表对这些家庭表达感激之情,但却可能成为这些家庭积极参与的动机[100]。

药理研究势在必行

截至 20 世纪 90 年代中期,超过 70% 的新分子实体药物没有儿科药物说明书。缺乏儿童特定年龄的不良反应信息,由于剂量不当而导致治疗无效;缺乏获得新药的途径,因为医生开处方时更倾向于开出虽然药效欠佳但是已为人熟知的药物。对儿科药物的研究不足,迫使医生以非标准的方式开药,比如粉碎或压碎的药片。即使有一些儿童说明书,2 岁以下儿童的说明书比较罕见。

2009 年,加拿大儿科三级医院调查发现,即使将超说明书用法(见下文)与当代儿科参考文献(非官方的、非常自由的解释)进行比较,仍有 16% 的围手术期用药被认为是超说明书用药。根据《加拿大药品专业纲要》中更为传统的标准,55% 的药物为超说明书用药[101]。新生儿和儿童重症监护室尤其具有超说明书用药的风险。在一项超过 65 000 名患者的研究中,85% 的患者超说明书使用了美国 FDA 认为具有高风险或有待研究的药物[102]。超说明书药物包括右美托咪定、多巴胺、氢吗啡酮、劳拉西泮和米力农。

下述历史上的一些事件表明要确保：①儿童与成人一样得益于药物的发展和②在最小的儿童中进行研究这两者的努力。读者还应该从这些事件中了解到,在监管改革能够成功实现之前,常常需要坚持不懈地宣传。1962 年,凯福尔-哈里斯修正案(在沙利度胺事件后批准)要求制药公司在药物上市前必须证明其安全性和有效性。由于绝大多数药物都未经专门的儿科研究,因为完成这项研究的费用很高,所以导致用于儿科药品的数量减少,在包装说明书(药品标签)上常常写着："未证明 12 岁以下儿童的安全性和有效性"。1994 年,FDA 开始要求赞助商解释为什么儿科按说明书用药不能实施,但不要求赞助商参与儿科研究(见第 7 章)。

1997 年以来美国通过了一系列法案来推动和促进儿童用药的临床研究,包括：给予额外 6 个月的专利独占权,通过儿童研究从制药公司获得更多数据;赋予 FDA 具有授权儿科研究的法律权力;要求对所有具有新适应证、新剂型、新途径、新剂量方案或新活性成分的药物和生物制品进行儿科研究,研究需要评估针对特定儿童亚群的药物的安全性、有效性、剂量和给药情况,如果研究不可行、该疗法对儿童患者无效或不安全,或者与现有疗法相比没有实际意义的治疗且不会在大量儿童中使用,这些研究可以放弃;要求儿科研究计划包括研究的大纲,大纲又包括研究目的、研究设计、统计方法、患者年龄、相关结果和时间轴;越来越多地关注最年幼的患儿，包括要求新生儿纳入研究，除非该疾病不影响新生儿或研究不可行或不安全。截至 2016 年 8 月，FDA 授予 217 种药物的儿科专有权[103]。2014 年，FDA 对儿童使用的医疗设备提出了类似的要求。其他国家也采取类似的监管要求和激励措施来鼓励药物研究[104, 105]。

管理潜在的利益冲突

利益冲突是"一系列条件，涉及主要利益的专业判断（如患者的福利或研究的有效性）往往受到次要利益的不利影响[106]。"因为个人条件是内在的，他们最显著的特征是可能产生潜在的利益冲突。关注潜在的利益冲突会将概念从关注个人道德品质转移到更统一的概念。潜在的利益冲突可能是由经济利益、个人利益和职业利益引发，如声誉、晋升和个人满足感[107]。麻醉医生应注意这些潜在的冲突，并试图识别它们，以更好地认识到削弱判断的可能情况。

开展研究

或许开展研究中最具争议的问题是一个想法的产生和发展过程失衡。其他与研究相关的系列争议是关于学术的推广和声誉。研究结果不能帮助识别利益冲突。在一项研究中，只有 80% 的医生透露与研究有关的付款，而 50% 的医生披露来自同一家公司但与所作研究无关。间接支付与直接支付都可能影响研究结果[108]。

2009 年，美国一名麻醉医生伪造了鼓励多模式疼痛治疗的数据。内部审查员对该数据进行内部调查发现了研究中的违规行为。核心期刊将文章撤回。引用 *Anesthesia and Analgesia* 杂志编辑的说法："我们对这种（多模式疼痛疗法）的理解还存在很大的漏洞"[109, 110]。该杂志的编辑称这一丑闻对行业、患者以及参与其中的麻醉医生来说都是一场"悲剧"。鉴于该麻醉医生的研究是"有说服力"和有影响力的，"基于（多模式）该方案的大部分内容已经不复存在了。"需要强调的是该麻醉医生的共同作者被他欺骗而未与其串通。正相反，他们还帮助评估其他未被撤销文章的合法性[110]。

利益冲突也来自厂商对研究的支持。明确的是，学术 - 麻醉学 - 厂商的科研复合体是科学持续快速发展的必要条件。严格的监督使这些滥用最小化[111]。研究人员必须参与试验开发，必须可以访问原始数据，并且必须在无公司授权的情况下也能够发表文章。当地学术界和厂商的权威人士间的亲密关系应该被审视和曝光，以尽量减少影响和潜在的利益冲突[112]。

美国公众可以通过《保护患者阳光法案》（第 6002 条）和《平价医疗法案》的公开支付项目了解医生、研究人员、医院和厂商之间的财务关系[113, 114]。该计划"收集药物和设备公司为医生和教学医院支付的有关差旅、研究、礼品、演讲费用和膳食等信息"[115, 116]。从 2013 年 8 月到 2015 年，公开支付项目报告了 81.2 万笔为医生付款的数据，价值超过 50 亿美元[117]。公开支付项目的实际好处尚不清楚[118-121]。

与厂商互动

与厂商的互动往往通过无意识的感激之情、义务或职位等影响临床医生的处方行为[112, 122-125]。由于临床医生大多不

清楚厂商正在造成的社会影响，会用正当的方式宣称他们不会有意识地调整他们的临床诊疗，但是潜移默化地显得对某一产品或个人具有熟知度和好感恰恰是广告的关键作用。

应对广告持怀疑态度。因为他们通常夸大了益处而对风险轻描淡写，所以临床医生应该独立评估厂商提供的信息（表 5-8）。

表 5-8　制药公司影响医生的策略

1. 教销售人员微妙的语言或非语言技巧影响医生

2. 指导销售人员再被问及可能出现的并发症时，要误导和掩饰

3. 选择性地告知医生数据

4. 禁止散布可能批评产品的研究。（一种策略是将相关研究归类为背景研究，从而禁止散播背景研究）

5. 寻找"产品代言人"为产品宣传

6. 继续采用完善的送礼策略，下意识地讨好医生，为产品和公司建立良好印象

与厂商虚假陈述相关的风险随着临床医生工作量的增加和研究时间的减少而增加。由于这些原因，更仔细地研究这个问题是有意义的。2000 年罗非昔布用于胃肠的研究（Vioxx gastrointestinal outcomes research, VIGOR）结果发表的实验证据表明，罗非昔布（rofecoxib, Vioxx）显著增加患者心肌梗死的发生率。2001 年，美国 FDA 决定临床医生应研究罗非昔布对心血管的影响，并于 2004 年将其撤出市场。美国国会议员 Henry Waxman 随后写道[126]：

罗非昔布的制造商默克公司（Merck）……在制药行业拥有良好的声誉，并支持生产许多产品，如疫苗，这在医学上必不可少且利可图……然而，正如我们所了解的，即使像默克这样的公司，也可以扭曲科学证据后向临床医生推销产品。

绩效压力

绩效压力是"麻醉医生保持手术室快速运转的内在或外在压力"[127]。在接受调查的麻醉医生中，几乎受访的一半麻醉医生认为，他们在应对这种绩效压力时考虑到不安全的麻醉方法[128]。因此，麻醉医生可能不想花时间让儿童提出有关麻醉剂的问题，给焦虑的儿童足量的术前药物，或让父母参与因为儿童感冒而推迟手术的冗长讨论。麻醉医生应该了解自身的技术水平。例如，对于患有多种先天性缺陷的儿童行"常规"扁桃体切除术，可能超出了一些麻醉医生的能力。麻醉医生应该对患者和自身负责任，只提供其业务能力范围内的麻醉，并意识到当承受经济和行政压力时他们可能会做出相反决定。

医生的义务，倡导和良好的公民意识

社会契约暗指医生为患者服务，而不仅仅是直接照顾患者。社会使医学生、住院医生和主治医生能够参与培训、进行研究，或许最重要的是，能够从患者身上学习并与他们共同学习。作为回报，社会期望儿科麻醉医生"管理儿科麻醉的所有事情"（表 5-9）[129-134]。临床医生应参与相关的社区宣传，例如减少因种族、保险状况和语言障碍等问题而导致的儿科医疗差异[135-137]。

5

表 5-9　列举麻醉医生参与和倡导的义务
儿科麻醉医生的义务
对待每一个儿童就像对待自己的儿童和家庭一样，亲切、体贴
根据患者的自身条件制订围手术期计划
对可能伤害儿童的问题做出回应（如有问题的同事）
专注地工作以及自我批评
积极开展继续医学教育
支持科学进步
参与质量改进活动，如安全苏醒
参加专业学术组织，如儿科麻醉学会和美国儿科学会麻醉学和疼痛医学分会
通过教学、指导、创造机会和改进体制使麻醉医生履行这些义务，以培养下一代麻醉医生
社区宣传及参与
提高公众对健康或社会问题的认识
参与公共宣传和演说
努力消除医疗保健方面的种族差异
鼓励医学会在涉及公共健康问题上采取行动
在当地学术组织、政治利益集团或政治组织参与工作
与儿科麻醉医生及其相关的问题：
儿童肥胖
在医院或非医疗场所的儿科镇静安全
虐待儿童
医疗保健服务
亚专业培训在改善儿童护理方面的作用

麻醉医生个人不需要履行每一项义务。麻醉医生团体，如私立医生集团、学术部门和美国学术协会，应共同履行这些义务。

参与患者安全工作

医疗错误来自人为错误和系统漏洞[138,139]。父母尤其对医疗错误感兴趣。在一项研究中，39% 的父母认为自己必须时刻警惕医疗错误发生在他们的儿童身上[140]。临床医生有义务减少系统漏洞，包括参与质量改进活动和数据收集，在高风险情况下根据政策改善医疗条件（如医院感染），并积极参与减少医疗错误的政策改进，如查对患者的通用标准[141]。临床医生也应该参与国内或国际数据库的数据收集。

尽管临床医生可能看不到全局，因此不愿采取"额外"步骤，但临床医生必须相信参与对改善患者诊疗过程是至关重要的[129]。对规定的偷工减料可能会伤害患者。对政策进行修改，削弱整个系统的统一步骤，鼓励他人"制订自己的规则"是不允许的。

临床医生也有义务报告潜在的医疗错误。虽然"无责任"的方法受到鼓吹，但临床医生觉得诚实地报告那些差点就酿成的医疗差错还是有很大的障碍，阻碍了患者安全性的提高。体制方面的阻碍集中在不胜任的手术和对管理缺乏信任[142]。当临床医生认为规定是有害的或不必要的，他们有义务通过适当的渠道提出这些疑问，特别是处理患者安全事件的体制方面的阻碍。

治疗造成的折磨

Cassel 将折磨（suffering）描述为强烈的个人感觉，可以被定义为"与人的整体状态受到威胁相关的极度痛苦状态"[143]。在疼痛管理时应考虑到折磨本身，并应采取适当步骤寻找和减轻折磨的根源。造成折磨儿童的因素包括不知道疼痛的来源或方式，认为疼痛是一种惩罚、担心疼痛永远不会减轻。麻醉医生通过与父母和儿童清楚地沟通这些问题，并尽可能让儿童们能够掌控他们自己治疗，来减少他们所受的折磨。

怀疑虐待儿童

虐待儿童包括身体虐待、性虐待、情感虐待和忽视[144-146]。麻醉医生应特别注意物体形状的瘀伤或烧伤，上臂等软组织区域的损伤，不明原因的口腔和牙齿损伤，婴儿骨折，身高和体重低于第五个百分位数，以及病史不能解释的受伤（图 39-2）。有身体或精神残疾的儿童特别容易受到虐待[147]。像所有的医生一样，麻醉医生在法律上有义务向有关部门报告怀疑儿童受虐待或被忽视。事实上，在大多数司法裁定时，如果某医生未上报涉嫌的虐待儿童，他可能会受到刑事起诉。

道德咨询服务

临床麻醉期间发生伦理学问题由医生独自解决可能很难。伦理委员会及其咨询服务应发挥咨询作用，帮助临床医生、患者和家庭友好地解决伦理困境。麻醉医生可能会发现伦理咨询在知情同意、决策能力、复苏决策以及解决患者、家属和临床医生之间的分歧等问题上很有帮助。

尽管大多数伦理咨询服务成立小组（通常是三人）进行咨询，但有些咨询服务需要整个委员会，有些咨询服务只需要一个人[148]。医生、护士、社工、牧师、行政人员和非医疗行业人员都可以是伦理委员会的成员并进行咨询。伦理咨询服务的共同特点是容许任何人要求进行咨询；咨询前要告知（而不是许可）患者、父母以及主治医生；是否听取咨询给出的建议完全是自愿的。伦理委员会也可就规章制订及组织继续教育项目进行咨询。

在儿科伦理咨询方面，大多数咨询是由主治医师提出的，但咨询请求也有来自护士、社会工作者、执业护士和家庭[149]。典型的伦理问题包括临终关怀、治疗目标、预后、生活质量、父母决策、儿童知情同意、文化差异、职业义务和专业人员之间的分歧[149,150]。伦理咨询一般工作很有效，迅速和一致地达成共识。

伦理学家的观点可能不同于医生的观点。例如，当解释新生儿的最佳利益标准时，伦理学家更倾向于考虑婴儿的利益及其对家庭的影响。新生儿学家受父母意愿的影响，可能只考虑婴儿本身的利益，而很少考虑对家庭的影响[151]。经过咨询，临床医生在处理涉及伦理冲突的病例时感到更加满意，这不仅是因为他们更充分意识到随时可以得到专家给予的咨询服务支持，而且增进了这方面的知识并且处理起来更得心应手。

（王锦媛 译，邵凤霞 校，蒋懿斐　李军 审）

精选文献

Cassel EJ. The nature of suffering and the goals of medicine. *N Engl J Med*. 1982;306:639-646.

Physicians relieve suffering. Cassel's 30-year-old treatise is the unparalleled explanation of suffering.

Committee on Bioethics, American Academy of Pediatrics. Informed consent, parental permission, and assent in pediatric practice. *Pediatrics*. 1995;95:314-317.

This article is the basis of informed consent for children. Pay particular attention to the introduction, in which Dr. William Bartholome (in abstentia) exhorts clinicians to respect "the experience, perspective and power of children".

Gruen RL, Pearson SD, Brennan TA. Physician-citizens: public roles and professional obligations. *JAMA*. 2004;291:94-98.

Gruen et al. provide a thoughtful perspective on the public and professional obligations of physicians. They provide a path on how to fulfill these obligations.

Kon AA, Shepard EK, Sederstrom NO, et al. Defining futile and potentially inappropriate interventions: a policy statement from the Society of Critical Care Medicine Ethics Committee. *Crit Care Med*. 2016;44(9):1769-1774. doi:10.1097/CCM.0000000000001965.

This article elegantly describes the characteristics of potentially inappropriate intervention and provides practical advice about implications.

Lang K, Dupree C, Kon A, Dudinski D. Calling out implicit racial bias as a harm in pediatric care. *Camb Q Healthc Ethics*. 2016;25(3):540-552. doi:10.1017/S0963180116000190.

A thorough, readable and nonjudgmental analysis of one of those problems we prefer not to discuss—differences in care by race.

Quill TE. "I wish things were different": expressing wishes in response to loss, futility, and unrealistic hopes. *Ann Intern Med*. 2001;135(7):551. doi:10.7326/0003-4819-135-7-200110020-00022.

A short paper that changes the way you think about communicating with the patient or family during difficult times. The "wish" statement initiates deeper discussion and conveys empathy and being on the "same side of the fence" with the patient and family.

Shafer SL. Tattered threads. *Anesth Analg*. 2009;108:1361-1363.

Shafer elegantly articulates the harms of false data.

Waxman HA. The lessons of Vioxx: drug safety and sales. *N Engl J Med*. 2005;352:2576-2578.

Waxman's recounting of public testimony eviscerates the reassuring murmurings of industry.

参考文献

第6章　药物基因组学

6

VIDYA CHIDAMBARAN, SENTHILKUMAR SADHASIVAM

　　基因组学将对我们所有人，甚至我们后代生活产生真正的影响。它将彻底改变大多数（如果不是全部）人类疾病的诊断、预防和治疗[1]。这标志着个体化医疗发展的兴趣和活力开始增强，简单地说，个体化医疗即是"在正确的时间为正确的患者提供正确的治疗"。这在麻醉和镇痛方面尤为重要，因为围手术期是一种应激、炎症、疼痛以及血流动力学和代谢变化等因素叠加在慢性疾病上的应激状态；所有因素都存在个体间差异[2]。此外，短时间（如围手术期）内使用多种药物引起的代谢和药物 - 药物相互作用的变化，可能很危险。因为药物反应变异性中遗传因素的贡献

估计有 50%[3]，据报道，59% 的药物涉及不良反应，并至少由一种影响其代谢的变异基因代谢[4]。因此，药物基因组学（pharmacogenomics, PG）及其在个体化麻醉管理中的应用至关重要[5,6]。本章将讨论与小儿麻醉实践相关的基础知识和当前对 PG 的理解。

历史沿革

　　个体化治疗概念可追溯到公元前五世纪的"西方医学之父"希波克拉底[7]。传闻毕达哥拉斯公元前 510 年即注意

到，有些人（但不是所有人）摄入蚕豆会导致出现致命的反应[8]。孟德尔在1865年发表植物杂交实验研究，由此种下了现代遗传学的"种子"。多位科学家因其突破性发现获得了诺贝尔奖，如发现核蛋白（Albrecht Kossel，1910）、核酸双螺旋结构（Watson、Crick和Wilkins，1962）、破解遗传密码（Nirenberg、Khorana、Holley，1968），以及开创DNA测序方法（Sanger、Gilbert、Berg，1980）。这些发现彻底改变了基因测序技术，2003年人类基因组计划成功，构成人类基因组的大约30亿个DNA碱基对测序完成。麻醉绝非PG历史中沉默的旁观者。基因对药物影响的早期发现即涉及卟啉症患者巴比妥类药物的相互作用（1937）[9]，以及胆碱酯酶缺乏导致琥珀胆碱诱发长时间呼吸暂停（1957）[10]和恶性高热（1962）[11]。

基本概念和命名法

"药物遗传学（Pharmacogenetics）"1959年由Friedrich Vogel命名[12]，意指基因变异对药物效应或不良反应的影响。20世纪90年代随着人类基因组计划的实施以及基因组科学的发展，提出了更为广义的"药物基因组学（pharmacogenomics）"，包括基因组中可能决定药物反应的所有基因[13]。目前已知，人类基因组大约包含21 000个基因。最常见的等位基因变异是单核苷酸多态性（single-nucleotide polymorphisms，SNP），意指DNA序列上存在单个碱基变化，且在人群中的发生频率超过＞1%[14]；其他频率＜1%的可称为突变，类型有重复、缺失、插入、异位及DNA片段的反转。然而，由于编码相同的氨基酸不止一个密码子（核苷酸三联体），并非所有突变都会引起蛋白质的结构变化，称为同义变异；而引起蛋白质结构变化的称为错义变异。

细胞经过转录（DNA到mRNA）和翻译（mRNA到氨基酸）两步过程读取每个遗传密码，并产生构成蛋白质的氨基酸序列。蛋白质在功能上可作为药物的受体、酶和转运蛋白而起作用，因此，通常认为基因中具有"功能"作用的外显子变异体，会影响蛋白质结构并具有临床意义。但这个过程并不像我们以前想象的那么简单。转录可能受可变剪接、差异基因表达（取决于调节变异体、微RNA和表观遗传因子）、RNA降解翻译或低效翻译的影响。而且，蛋白质形成依赖于翻译起始序列以及随后的翻译后修饰。此外，蛋白质变异在身体不同部位也有所不同，受到年龄、环境条件和疾病的影响[15]。这种复杂性导致了多种具有临床应用潜力的基因组技术的产生。因而在任何特定个体，基因型可能并不总是等同于某种独特的表型。

转录组学是对细胞内所有mRNA分子的研究。例如，反复暴露于高剂量氯胺酮（一种N-甲基-D-天冬氨酸NMDA受体拮抗剂）可改变凋亡相关基因的表达，并增加发育期神经元（出生后7天大鼠小脑）内NMDA受体基因表达[16]。

蛋白质组学是对蛋白质特别是其结构和功能的大规模研究。蛋白质组学研究的工具主要涉及用酶（如链道酶、RNA酶、变性剂）分离和消除污染物、根据大小分离蛋白质（一维或二维聚丙烯酰胺凝胶电泳）、切割成肽并用质谱法（MS）进行分析。质谱法分析常用基质辅助激光解吸飞行时间（MALDI-ToF）质谱法、电喷雾电离质谱法、表面增强激光解吸飞行时间（SELDI-ToF）质谱法和串联MS质谱法[17]。基于六个或更多个氨基酸属性定义一个肽序列的属性，以识别其编码基因[18]。染色质免疫沉淀（chromatin immunoprecipitation，ChIP）是一种免疫沉淀实验技术，用于研究细胞中蛋白质和DNA之间的相互作用；确定特定蛋白质是否与特定基因组区域相关，例如启动子或其他DNA结合位点上的转录因子，因而是一种重要的研究工具。

蛋白质组学可用于鉴定大鼠模型外周神经损伤后脊髓的差异表达[19]，包括参与伤害性信息传递和调制的特定背角蛋白、细胞代谢、质膜受体运输、氧化应激、细胞凋亡和神经性疼痛下的变性[20]。蛋白质组学能够识别吸入麻醉药的蛋白质结合位点[21]。地氟烷麻醉后，大鼠脑内蛋白质表达水平至少持续改变72h，这强化了麻醉的生理效应远超术后即刻的概念[22,23]。相关研究证实七氟烷和丙泊酚麻醉影响大鼠脑中蛋白质组表达（大致分组为参与细胞骨架/神经元生长、细胞代谢、信号传递和细胞应激/死亡反应）；七氟烷和丙泊酚下调与细胞死亡和应激反应有关的蛋白质，但对其他蛋白质也有不同的影响。七氟烷和丙泊酚对ULIP-2和DPYSL2（与细胞骨架/神经元生长相关）两种蛋白质的调节方向相反；相比丙泊酚，七氟烷影响的蛋白质范围更广、作用更显著且持续时间更长。这些研究结果表明，七氟烷是一种更具破坏性的麻醉药，且不同麻醉药调节蛋白质的基础机制不同[24]。预计未来蛋白质组学将彻底改变术前危险分层，由于麻醉药和镇痛药与特定蛋白质结合有关，蛋白质组学也将改变他们的给药方式[15]。

代谢组学是对特定细胞过程遗留下的特殊化学指纹的系统研究。异氟烷和丙泊酚麻醉啮齿动物期间，其大脑代谢组学不同，异氟烷麻醉后乳酸和谷氨酸浓度更高[25]。高磁共振波谱测量代谢组学可无创识别麻醉诱发的人类大脑效应，是一种令人振奋的新方法，或许可用于观察未成熟大脑麻醉诱导的特异性细胞凋亡或神经毒性（见第25章）。与此类似，暴露于七氟烷和丙泊酚的离体大鼠心脏模型代谢分析显示，两药对脂肪酸和葡萄糖氧化有不同的调节作用，这种调节可能对认识患病心脏在麻醉状态下的反应具有临床意义[26]。

表观遗传学是另一个令人兴奋的领域，它包括通过组蛋白修饰和DNA甲基化改变调控转录来控制基因表达的非结构性DNA修饰[27]。这个概念提出之初是用作生物体可遗传基因组与环境影响之间的桥梁[28]；从衰老的同卵双胞胎高频表观遗传差异可对环境影响一窥端倪[29]。

DNA甲基化通过DNA甲基转移添加酶（DNMT1，DNMT3A，DNMT3B）向DNA二核苷酸的胞嘧啶中嘧啶环的5'碳甲基，将其转化为5-甲基胞嘧啶。DNA中的区域（6%基因启动子区）已被鉴定，其中的胞嘧啶和鸟嘌呤以重复序列彼此相邻，通过磷酸二酯键结合在一起，称为CpG岛。研究发现，甲基化可防止转录因子结合[30]，或阻止对抑制转录的甲基化DNA结合蛋白的吸引，这通常导致基因沉默[31,32]。DNA甲基化分析可使用亚硫酸氢盐处理的DNA进行焦磷酸测序，也可使用商业序列。在急性疼痛到慢性疼痛的转变[33]，μ-阿片受体（内源性和外源性阿片类药物的主要受体[34]）的功能调节和神经性疼痛[35]中，表观遗传学所起的作用激起了人们很大兴趣。

组蛋白去乙酰化（histone deacetylation）是对核小体（DNA 缠绕的组蛋白八聚体）的修饰，涉及通过组蛋白乙酰转移酶（HAT）对组蛋白暴露的 N-末端尾部进行乙酰化[36]；这改变了染色质结构并且使其不那么紧凑，从而使转录因子更容易结合。这导致基因尤其是位于基因启动子区域的基因表达增加。以上结果源自 ChIP 分析以及最近的 ChIP 与测序（ChIP-seq）组合分析[37]。大鼠脑干中缝大核的研究提供了表观遗传学作为疼痛治疗靶点的实例。这对于慢性疼痛、持续性炎症和神经性疼痛的中枢机制非常重要，其中，通过组蛋白去乙酰化酶（HDAC）介导的组蛋白低乙酰化，实现表观遗传抑制 GAD2［编码谷氨酸脱羧酶 65（GAD65）的基因，也是一种调节疼痛的氨酪酸（GABA）合成酶］转录，最终导致 GABA 突触抑制受损。重要的是，HDAC 抑制剂明显增强 GAD65 活性、恢复 GABA 突触功能、缓解致敏疼痛行为，具有治疗潜力[38]。

表观遗传学被誉为未来麻醉研究的可能"中心"[39]。编码蛋白质的 20 000 个基因仅占 DNA 总量的 1.5%。美国人类基因组研究所的 DNA 百科全书 DNA 序列元素（ENCODE）计划旨在阐明影响基因表达的调控因素，同时了解未描述的 DNA（98.5%）的作用[40]。现在，核内小 RNA、长链非编码 RNA、小分子干扰 RNA（siRNA）和 microRNA 与已知的信使 RNA、转运 RNA 和核糖体 RNA 一起被列入清单。microRNA 是小的（19～22 个核苷酸）非编码 RNA 分子，通过与互补序列的碱基配对结合 mRNA 并导致基因沉默或降解。成熟 microRNA 中的短序列（5～7 个核苷酸）决定其与 mRNA 结合的特异性，因此 microRNA 可以结合多个 mRNA，并且一个 mRNA 可以同时与多个 microRNA 结合。异氟烷通过 microRNA-21 依赖机制保护小鼠心脏免受缺血 - 再灌注损伤[41]。由于组织中内源性 microRNA 很容易通过激动剂和抑制剂增加或减少，因此该发现在未来调制心脏基因调节的治疗策略中可能具有临床意义。

肝脏代谢和发育药物基因学

许多药物的代谢涉及细胞色素 P450 酶（CYP）系统。细胞色素 P450 酶系统存在多种亚型，具有针对不同药物的底物特异性[42-44]。为理解不同药物和化学物质对这些酶的诱导和抑制，需要彻底了解细胞色素 P450 系统的命名法以及负责小儿麻醉所用药物代谢的特定亚型。基因和种族多态性导致临床药物代谢能力的显著差异；这些差异可能使个体药物反应不可预测[45-50]。将来可以通过确定小儿独特的代谢能力，根据个体化需求定制药物剂量[50,51]。

细胞色素 P450：I 相反应

细胞色素 P450 是含血红素的蛋白质，参与体内大部分亲脂性化合物的 I 相代谢反应。普遍接受的细胞色素 P450 同工酶的命名法由 CYP 开始，并将具有超过 36%DNA 同源性的酶，组合指定为阿拉伯数字命名的家族，其后是密切相关蛋白（＞77% 同源性）亚家族的字母数字，然后是特定基因的编号，例如 CYP3A4[52,53]。在 CYP1、CYP2 和 CYP3 基因家族中发现了人类药物代谢中重要的同工酶。表 6-1 概述了 P450 同工酶及其常见底物、诱导物、抑制剂和多态体。

表 6-1　常见的相关 CYP450 酶、底物、诱导剂和抑制剂以及影响酶活性的常见多态体

P450 酶	选择性底物	诱导剂	抑制剂	确定的变异体数量	变异体实例	对酶活性的影响
CYP2B6	氯胺酮	卡马西平（S)[a]	氯吡格雷（W)[f]	＞28	*6（516G＞T，785A＞G）	降低
	美沙酮	苯巴比妥	噻氯匹定（W)[f]			
	丙泊酚	苯妥英钠	普拉格雷（W)[f]		*16	
	哌替啶	利福平（S)[a]			*5	
		依法韦仑（W)[e]			（172H-262K-487C）	
CYP2C9	NSAID	卡马西平（M)[b]	胺碘酮（M)[e]	＞30	*2（430C＞T）	降低
	双氯芬酸、布洛芬、萘普生、吲哚美辛	利福平（M)[b]	氟康唑（M)[e]		*3（1075A＞G）	
	其他	苯巴比妥（W)[e]				
	塞来昔布	圣约翰草（W)[e]				
	华法林					
	口服降糖药［甲苯磺丁脲、格列吡嗪］					
	苯妥英钠					
CYP2C19	抗癫痫药	利福平（M)[b]	氟康唑（S)[d]			
	地西泮、咪达唑仑、苯妥英钠、苯巴比妥	依法韦仑、利托那韦	氟伏沙明（S)[d]			
		圣约翰草	噻氯匹定（S)[d]			

表 6-1   常见的相关 CYP450 酶、底物、诱导剂和抑制剂以及影响酶活性的常见多态体（续）

P450 酶	选择性底物	诱导剂	抑制剂	确定的变异体数量	变异体实例	对酶活性的影响
CYP2C19	其他					
	PPI					
	TCA					
	SSRI					
	MAOI					
	氯吡格雷					
CYP2D6	可待因	未知	安非他酮(S)[d]	>100	PM，两个不活跃等位基因(*3-*8，*11-*16，*19-*21，*38，*40，*42) IM，两个活性降低的等位基因(*9，*10，*17，*29，*36，*41)或携带一个活跃的(*1，*2，*33，*35)和一个不活跃的(*3-*8，*11-*16，*19-*21，*38，*40，*42)等位基因，或携带一个活性降低的等位基因(*9，*10，*17，*29，*36，*41)和一个不活跃的等位基因(*3-*8，*11-*16，*19-*21，*38，*40，*42) UM，缺乏不活跃的基因重复(*3-*8，*11-*16，*19-*21，*38，*40，*42)或活性减低的(*9，*10，*17，*29，*36，*41)等位基因	
	右美沙芬					
	氟西汀(S)[d]					
	羟考酮		帕罗西汀(S)[d]			
	氢可酮		奎尼丁(S)[d]			
	曲马多		度洛西汀(M)[e]			
	昂丹司琼		胺碘酮(W)[f]			
	多拉司琼		西咪替丁(W)[f]			
	帕洛诺司琼		塞来昔布(W)[f]			
	托烷司琼		美沙酮(W)[f]			
	抗抑郁药					
	阿米替林					
	丙米嗪					
	氟西汀					
	度洛西汀					
	帕罗西汀					
CYP2E1	挥发性麻醉药	酒精	双硫仑	13	*5(-1293G>C，1053C>T)	升高
	氟烷					
	异氟烷					
	安氟烷					
	地氟烷					
	甲氧氟烷					
	APAP					
	咖啡因					
CYP3A4.5	苯二氮䓬类	卡马西平(S)[a]	抗 HIV 病毒药物(S)[d]	>50	CYP3A4*1B	升高
	地西泮	依法韦仑(M)[b]	酮康唑(S)[d]		CYP3A5*3	失活
	咪达唑仑	奈韦拉平(M)[b]	克拉霉素(S)[d]		CYP3A4*1G	降低

P450 酶	选择性底物	诱导剂	抑制剂	确定的变异体数量	变异体实例	对酶活性的影响
CYP3A4.5	三唑仑	苯巴比妥	红霉素（M）[e]			
	阿普唑仑	苯妥英钠（S）[a]	葡萄柚汁（M）[e]			
	阿片类	吡格列酮	维拉帕米（M）[e]			
	吗啡	利福布汀（W）[c]	地尔硫䓬（M）[e]			
	哌替啶	利福平（S）[a]	阿瑞吡坦（M）[e]			
	芬太尼	圣约翰草（S）[a]	阿托伐他汀（W）[f]			
	舒芬太尼	阿瑞吡坦（W）[c]	西咪替丁（W）[f]			
	瑞芬太尼	泼尼松（W）[c]	异烟肼（W）[f]			
	阿芬太尼		口服避孕药（W）[f]			
	美沙酮					
	格拉司琼					
	酰胺基（LA）					

表6-1 常见的相关 CYP450 酶、底物、诱导剂和抑制剂以及影响酶活性的常见多态体（续）

W，弱；M，中等；S，强。

[a] 强诱导剂：底物 AUC 减少≥80% 减少；[b] 中度诱导剂：底物 AUC 减少 50%～80%；[c] 弱诱导剂：底物 AUC 减少 20%～50%；

[d] 强抑制剂：底物 AUC 增加＞5 倍；[e] 中度抑制剂：底物 AUC 增加 2～5 倍；[f] 弱抑制剂：底物 AUC 增加＜2 倍。

EM，快代谢型；IM，中间代谢型；LA，局部麻醉药；MAOI，单胺氧化酶抑制剂；PM，慢代谢型；PPI，质子泵抑制剂；SSRI，选择性 5-羟色胺再摄取抑制剂；TCA，三环类抗抑郁药；UM，超快代谢型。

摘自 U. S Food and Drug Administration. Drug development and drug interactions：table of substrates，inhibitors and inducers. http：//www.fda.gov/Drugs/DevelopmentApprovalProcess/DevelopmentResources/DrugInteractionsLabeling/ucm093664.htm#4；http：//medicine.iupui.edu/clinpharm/ddis/clinical-table/。

特定细胞色素的发育变化

新生儿肝微粒体中细胞色素 P450 酶较少，许多药物的代谢水平较低[54]。虽然 CYP 酶浓度随胎龄增加，但足月新生儿可能仅为 50% 成人水平[54]。细胞色素 P450 较低导致许多药物在新生儿的清除率较低，包括茶碱、咖啡因、地西泮、苯妥英钠和苯巴比妥[43,44,55-59]。虽然许多同工酶在新生儿不成熟，但一些 P450 同工酶的活性却接近成人，而其他同工酶则在新生儿期产生独特的代谢途径，因此，难以对新生儿药物代谢进行广义上的概括。表 6-2 总结了相关基因的发育模式和临床效果。

甲基黄嘌呤常用于治疗新生儿呼吸暂停和心动过缓，细胞色素 P450 1A2（CYP1A2）参与大部分咖啡因（1,3,7-三甲基黄嘌呤）[69,70]和茶碱（1,3-二甲基黄嘌呤）[71,72]的代谢。胎儿肝脏 CYP1A2 几乎没有活性，而且新生儿中活性仍然很低[73]，因此限制了新生儿中咖啡因的 N-3- 和 N-7-脱甲基化。肾脏清除作为新生儿的另一代谢途径也不成熟[74]，所以早产儿和足月新生儿的药物代谢能力很差[75,76]。治疗早产儿呼吸暂停时，这些发育问题对于确定药物剂量和给药间期具有重要的临床意义[77-79]。出生后 4～6 个月，CYP1A2 活性达到成人水平[80,81]。出生时茶碱的药代动力学模式表现为代谢降低，这与 CYP1A2 催化 N-3- 脱甲基化和 8- 羟基化能力降低模式相似[71]。茶碱清除率在 4～5 个月时达到成人水平，这与尿液代谢物产物所反映的 CYP1A2 活性变化一致[82]。

胎儿期活性降低或无活性的其他 P450 酶包括 CYP2D6 和 CYP2C9[66,83,84]。妊娠晚期 CYP2D6 活性最低（低于 5% 成人活性），出生后第一个月迅速成熟达到 50%～75% 成人水平，但个体间差异较大。CYP2C9 参与代谢非甾体抗炎药、华法林和苯妥英钠，其活性在产前极低[83]但出生后迅速成熟[59,85]；如以 mg/(kg·h) 为单位表示活性，CYP2C9 活性从出生后成人的 21% 三个月后迅速升高到峰值（成人水平）[86]。CYP2E1 活性出生前最低，妊娠晚期开始上升，出生后 24h 内激增，随后逐步增加，至 1 岁时达成人活性水平[87]。相比年龄较大的婴儿、儿童和成人，婴儿出生后 90 天内，体外 CYP2E1 活性表达降低、底物代谢减慢[88]。

CYP3A 是药物代谢中最重要的细胞色素，包括大部分成人肝细胞色素 P450（表 6-1）并广泛参与多种药物的代谢[89]。胚胎发育至 17 周即可检测到 CYP3A，主要以 CYP3A7 形式存在[73]，妊娠 30 周时该酶的活性达到成人水平的 75%[66]，推测 CYP3A7 对预防视黄酸诱导的人类胚胎毒性具有潜在的保护作用[90]。出生时体内 CYP3A 活性似乎已成熟[91]；但目前对出生后胎儿型 CYP3A7 向成人亚型 CYP3A4 如何过渡知之甚少[92,93]。

CYP2D6 参与 β-肾上腺素受体阻滞剂、抗心律失常药、抗抑郁药、抗精神病药和可待因的代谢。胎儿时该酶无活性或活性仅有成人的 1%[94]，最终在出生后得以表达（表 6-1）[66,95]。出生后（无论胎龄）随着该酶系统的快速成熟，

表6-2　新生儿重要肝脏酶的发育基因学及其临床效果

酶	发育模式	临床效果
尿苷二磷酸葡糖醛酸转移酶（UDP-GT）	发育为亚型特异性。通常，6～18个月达到成人水平	<3个月患儿清除率降低，需要吗啡剂量较低[60]
底物		
吗啡		
对乙酰氨基酚		
劳拉西泮		
磺基转移酶	发育似乎快于 UDP-GT；但为底物特异性。婴儿期和儿童期一些亚型的活性可能超过成人（如负责 APAP 代谢的亚型）	新生儿较高的 APAP- 硫酸盐是对葡糖醛酸化不足的"相对保护"[61]
底物		
对乙酰氨基酚		
多巴胺		
CYP1A2	人类胚胎肝脏未检测到。出生后 4 个月时达成人水平，1～2岁儿童可能超过成人水平	
对乙酰氨基酚		
咖啡因		
CYP2C9	胚胎肝脏不明显。用非特异性药理学探针苯妥英钠处理，推测在生命第一周时活性低，6 月龄时活性达成年水平，3～4岁时活性达峰值	早产儿 CYP2C9 低水平，导致布洛芬的疗效个体间变异性很大[62]
CYP2C19	妊娠 8 周时检测到 CYP2C19 的活性且整个妊娠期直到出生均保持不变。出生后前 5 个月，CYP2C19 活性线性增加。10 岁时达成人水平	CYP2C19 等位基因变异产生 PM 表型，增加新生儿对 PPI 的全身性暴露[63] 在 PM 表型（CYP2C19*2/*2，*3/*3，*2/*3）中，地西泮半衰期延长导致麻醉苏醒延迟[64]。
CYP2D6	胎儿肝脏内活性低或无活性，出生后 1 周出现。出生后 1 个月活动水平低（约 20% 成人水平）。3～5岁达成人水平。西咪替丁可抑制其代谢	尽管所有年龄段基因变异影响都大于个体发育，但所有新生儿（<2周）都是 PM 表型，易导致药物中毒[65]
CYP3A4	出生后第一个月活性较低，出生后 6～12 个月接近成人水平	受影响的咪达唑仑清除率的顺序：成人＞足月儿＞早产儿[66] 新生儿代谢不足导致西沙必利蓄积，可能与心电图 QTc 延长有关
CYP3A7	CYP3A7 胎儿功能活跃，为 30%～75% 成人 CYP3A4 水平	

APAP, 对乙酰氨基酚；ECG, 心电图；PM, 慢代谢型；PPI, 质子泵抑制剂。
改编自 Leeder JS, Kearns GL. Pharmacogenetics in pediatrics：implications for practice. *Pediatr Clin North Am.* 1997；44：55-77[53]。

O-脱甲基化开始出现，但 5 岁时 CYP2D6 活性可能仍然低于成人值的 25%。有趣的是，CYP2D6 是一种非诱导性酶，其活性可能随某些疾病状态而发生改变，包括恶性肿瘤、吸烟和一些慢性炎症性疾病（如类风湿关节炎）[96]。

Ⅱ相反应

药物代谢的另一主要途径称为Ⅱ相反应，为合成或共轭反应[97,98]，借此增加药物分子的亲水性以促进肾脏消除。Ⅱ相反应酶包括葡糖醛酸转移酶、磺基转移酶、N-乙酰基转移酶、谷胱甘肽 S-转移酶和甲基转移酶。婴儿期Ⅱ相反应酶也随着发育而变化并影响药物清除（表6-2）[44,99-101]。

胚胎发育期大多数共轭反应的活性有限[102]。尿苷二磷酸葡糖醛酸转移酶（uridine diphosphoglucuronosyltransferases, UGT）参与的共轭反应是幼儿期最为人熟知的合成反应之一。该酶系统包括许多亚型，并且还负责内源性化合物葡

糖醛酸化，例如胆红素（UGT1A1）[102]。就胆红素共轭过程的成熟而言，UGT 的活性出生后立即受限，并且不同亚型以不同的速率成熟[103]。因此如使用的药物需要与 UGT 结合并清除，通常需要调整剂量以免产生新生儿毒性。20 世纪 60 年代氯霉素的经验教训值得借鉴，由于当时并不了解不成熟 UGT 对氯霉素清除的影响，故给予新生儿标准儿科剂量的氯霉素，高浓度氯霉素蓄积导致致命性循环衰竭，这种情况称为灰婴综合征[104,105]。尽管新生儿期氯霉素清除率很低，但在适当的剂量调整和监测下，氯霉素可以安全地用于早产儿和足月儿的治疗[106]。

吗啡、对乙酰氨基酚（APAP）、右美托咪定和劳拉西泮均通过与葡糖醛酸结合而清除。小儿和成人吗啡代谢的主要步骤是 3-和 6-葡糖醛酸化[107]。新生儿吗啡葡糖醛酸化能力有限，必须调整剂量[108-110]。吗啡的清除率[109,111]，特别是 3-和 6-葡糖醛酸化出生时能力有限，随着出生体重[110]、孕龄[42]和出生

后年龄[107, 108]的增加而增加。1个月时吗啡清除率(每kg体重)接近成人[108, 112]。但每kg体重模型很易导致概念混淆;如使用异速生长模型,吗啡清除率直到5～6个月时才能达到成人水平(见第 7 章)[109, 113]。总体而言,UGT 酶的成熟因亚型而异,一般在 2 岁内达到成人水平[53]。吗啡[114, 115]、APAP[116]代谢成熟的时间过程和肾小球滤过率[117]的成熟过程非常相似(图 7-11),足月分娩后 8～12 周均在 50% 成人范围(校正值)。药物经 UGT 清除时,能将母体化学物转化为肾脏排泄的水溶性代谢产物,具有与肾小球滤过率成熟相匹配的清除特征。

与葡糖醛酸转移酶相反,新生儿磺基转移酶系统发育良好,对于某些化合物而言,这可以补偿葡糖醛酸化代谢不足。成人主要经葡糖醛酸化代谢的药物如对 APAP,在新生儿也与硫酸盐结合。因此,相比较大婴儿和成人,新生儿 APAP 的消除半衰期仅中度延长[61, 118, 119]。这是因为 APAP 在新生儿的分布容积增加、硫酸盐化作用加强,药物以对乙酰氨基酚 - 硫酸盐结合物形式排出的比例更高[61, 119-122]。然而这并不能排除肝脏毒性,因为毒性代谢物是通过 CYP2E1 介导的氧化途径产生的。这将在本章后面详细介绍。

出生时生物转化的改变

从宫内到宫外环境的过渡伴随着巨大的血流改变。某些代谢酶活性的表达可能也存在环境触发因素,这导致酶的成熟速度略高于根据末次月经预测的成熟速度[123, 124]。许多生物转化尤其是某些形式的细胞色素 P450 参与的反应,可因出生前母体药物暴露、香烟烟雾或其他诱导剂等因素

诱导;出生后也可因药物暴露诱导或缺氧 / 窒息、器官损伤和 / 或疾病减缓。用于控制缺氧缺血性损伤引起的新生儿癫痫发作时所用的硫喷妥钠清除率降低,这个清除率不能用于预测健康新生儿硫喷妥钠麻醉剂量[125, 126]。

药物代谢、暴露和效应的基因组学

基因变异影响药代动力学和药效学。CYP 酶中 DNA 序列的单核苷酸变异或多态性(SNP)通常会降低,但也可能会增加某些特定药物或药物底物的代谢活性[13]。群体中药物反应的变异为"生物学变异",可能与药物代谢、受体结合和胞内效应器偶联机制等的基因差异有关。异烟肼快速型或慢速型乙酰化表型(N- 乙酰基转移酶)的遗传基础 20 世纪 20 世纪 50 年代确定[127]。大约同时发现了假性胆碱酯酶缺乏引起琥珀胆碱长时间呼吸暂停[10, 128, 129];尽管尚未完全阐明,但已知血浆胆碱酯酶的 Cynthiana(C5)或 Neitlich 变异体比血浆胆碱酯酶活性更强,因而导致琥珀胆碱作用持续时间极短。由于观察到某些个体的过度低血压反应,负责异喹胍代谢的 CYP2D6 也成为早期发现的药物代谢缺陷酶[130-132]。

可待因临床反应的变异性推动了 CYP2D6 基因变异或多态性研究。该酶位于 22 号染色体 q13.1 处。迄今已发现 55 个群体发生率超过 1% 的 CYP2D6 多态性[133];包括功能性和非功能性多肽体和基因重复。多态编号为 *1 表示正常或野生型等位基因(* 表示等位基因)(表 6-3);突变等位基

表6-3 CYP2D6 多态体和可卡因治疗推荐						
可能的表型[a]	活性评分[c]	二倍体实例	对可待因代谢的影响	可待因治疗推荐[b]	可待因治疗推荐的分类	可替代的阿片类药物
超快代谢型(约 1%～2% 的患者)	>2.0	*1/*1xN *1/*2xN	可待因生成吗啡量增加,导致更高的中毒风险	由于潜在的毒性,应避免使用可待因	强	不受 CYP2D6 表型影响的替代药包括吗啡和非阿片类镇痛药。因代谢受 CYP2D6 活性影响,曲马多、一定程度上氢可酮和羟考酮都不是很好的替代品
快代谢型(约 77%～92% 的患者)	1.0～2.0	*1/*1、*1/*2 *2/*2、*1/*41 *1/*4、*2/*5 *10/*10	吗啡生成正常	按标签推荐的特定年龄或体重给药	强	
中间代谢型(约 2%～11% 的患者)	0.5	*4/*10 *5/*41	吗啡生成减少	按标签推荐的特定年龄或体重给药。如无反应,考虑替代镇痛药如吗啡或非阿片类药	中等	监测应用曲马多的反映
慢代谢型(约 5%～10% 的患者)	0	*4/*4、*4/*5 *5/*5、*4/*6	可待因生成吗啡量大大减少,导致疼痛缓解不足	由于缺乏疗效,避免使用可待因	强	不受 CYP2D6 表型影响的替代药包括吗啡和非阿片类镇痛药。因代谢受 CYP2D6 活性影响,曲马多、一定程度上氢可酮和羟考酮都不是很好的替代品;应避免使用这些药物

[a] 白种人的频率估计。

[b] Crews KR, Gaedigk A, Dunnenberger HM, et al. Clinical Pharmacogenetics Implementation Consortium guidelines for cytochrome P450 2D6genotype and codeine therapy:2014update. *Clin Pharmacol Ther* 2014;95(4):376-382。

[c] 一些研究者将活性评分为 0.5 和 1.0 的患者定义为中间代谢型,并将活性评分为 1.5 和 2.0 的患者定义为快代谢型。在本指南中,将活性评分为 1.0 的患者作为快代谢型进行分类是基于这些患者中可待因形成吗啡的特定数据。

因如 *3、*4、*5、*6 和 *9 无 CYP2D6 活性[96,133,134]，占慢代谢型 90% 以上。变异体 *2、*10 和 *17 活性中度降低称为中间代谢型[96]。某些个体可能存在相同基因[134]的多个拷贝，表型奇怪，遗传模式更为复杂。可待因的多种 CYP2D6 多肽体可归纳为三大类：慢代谢型（吗啡生成量可忽略不计）、快代谢型（吗啡生成正常）和超快代谢型（快速和大量生成吗啡）。高达 10% 的白种人和 30% 的中国香港特别行政区的华人都是慢代谢型，可待因镇痛对这些儿童无效[96]。29% 的埃塞俄比亚人和 1% 的瑞典人、德国人和中国人都是超快代谢型，使用可待因后会迅速产生过量吗啡，对他们而言可待因是一种危险的镇痛剂[96]。CYP2D6 多态性的频率，尤其是慢代谢型小儿，可能比以前认为的更常见、更多样化。早期研究表明，异喹胍和司巴丁可能也存在正常或活性降低的慢代谢型[132,135]。不同种族慢代谢型的频率不同，美国人约为 7%[45]，而中国人和日本人则不到 1%[136]。CYP2D6 多肽体与可待因代谢的临床相关性将在本章后面描述。表 6-4 列出了麻醉药和镇痛药的药代动力学相关的各种变异体在不同种族中的等位基因频率。

疼痛和镇痛的药物基因组学

维持患儿术后舒适是儿科麻醉医生的基本目标之一。目前阿片类药物仍是围手术期镇痛最常用的药物。但由于疼痛感知和药物反应的个体差异，其中仅部分可用 PG 解释，因此大约有 50% 的患儿[137,138]无法获得安全有效的镇痛效果[139]。

疼痛感知和基因

疼痛既是主观体验，也是生物-心理-社会现象。众所周知，疼痛反应存在巨大的个体差异，尤其是那些经历过术后疼痛的青少年。动物研究已经在影响疼痛感知的 400 多个基因中发现了遗传标记，这些标记由疼痛基因数据库提供，该数据库是一个疼痛相关转基因敲除研究的交互式浏览器[140]。

神经递质如儿茶酚胺（肾上腺素、去甲肾上腺素和多巴胺）是疼痛感知通路的重要组分。当存在外周炎症时，孤束核中的儿茶酚胺能神经元对内脏和躯体感觉信息进行整合[141,142]；其中一种基因参与编码降解儿茶酚胺的儿茶酚氧位甲基转移酶（catechol-O-methyltransferase, COMT）而对该通路产生影响。COMT 活性降低会增加儿茶酚胺浓度并导致疼痛加剧；涉及四种常见的 SNP（rs6269、rs4633、rs4818 和 rs4680）。其中 SNP rs4680 由 472G＞A 编码，它使氨基酸 158 号位点上的甲硫氨酸取代缬氨酸（Val158Met）。这四种 SNP 定义了低疼痛敏感性（LPS: GCCG val）、平均疼痛敏感性（APS: ATCA met）和高疼痛敏感性（HPS: ACCG val）单倍型[143,144]。这些单倍型的存在导致细胞内表达 COMT 的 mRNA 结构、酶活性和蛋白质水平的差异[145]。LPS 单倍型酶活性最高，而 HPS 单倍型在表达 COMT 的细胞中酶活性和蛋白质水平最低。COMT 内的变异性与机体对热、冷、压力和机械刺激的实验性疼痛反应有关。此外，COMT 基因型可用于预测纤维肌痛、颞下颌关节紊乱[143]和术后疼痛等

慢性疼痛[146]。动物实验研究[148]中 Met/Met 基因型疼痛评分较高，而临床癌症患者[147]则表现为 Val/Val 基因型吗啡用量较大，似乎相互矛盾，但这种矛盾性可能与种族差异、单倍型差异和其他基因的相互作用有关。149 例小儿扁桃体切除术研究，探索了 COMT SNP（rs6269、rs4633、rs4818 和 rs4680）和单倍型与最大疼痛评分和吗啡用量的关系。除了单倍型导致吗啡用量差异外，作者还发现，COMT SNP 次要等位基因携带者镇痛剂用量可能是主要等位基因纯合子用量的三倍[68]。

苯丙氨酸的代谢和 5-羟色胺、多巴胺、肾上腺素、去甲肾上腺素和氧化亚氮（NO）的合成依赖于细胞内有足够的四氢生物蝶呤（BH4），BH4 是这些物质合成所需酶（羟化酶和 NO 合酶）的重要辅助因子。GTP 环化水解酶 1（GCH1）由 GCH1 基因调节，是合成 BH4 的限速酶。在炎症标志物和神经损伤的诱导下 GCH1 发生转录，导致 BH4 和 NO 的产生增加；NO 使瞬时受体电位香草醛亚家族 1（TRPV1）和瞬时受体电位锚蛋白重复序列亚家族 1（TRPA1）敏感性增加，导致神经元钙离子内流增加并增加疼痛反应[149]。同时，由 3 个多态体（rs8007267G＜A、rs3783641A＜T 和 rs10483639C＜G）定义的失活单倍型与 GCH1 体外活性降低有关，也与志愿者实验疼痛模型[150]和椎间盘切除术持续性神经根型腰痛患者[151]的疼痛保护作用相关。但随后一直有阴性结果报道，由于存在多种混杂变量，这种关联是否存在还是依赖于效应的大小尚不清楚。

在预测变异性方面，组合遗传学可能比单个基因意义更大。研究者对 201 名腹部手术患者测试了吗啡用量、术后疼痛和 μ-1 阿片受体（OPRM1）、COMT、尿苷-5'-二磷酸葡糖醛酸转移酶 2B7（UGT2B7）和雌激素受体（ESR1）SNP 之间的关联，试图阐明基因对阿片类药物用量的预测作用。发现年龄和 ESR1、OPRM1 和 COMT 的 9 个 SNP 能够解释吗啡用量差异的比例最大（10.7%；P=0.001）。ESR1、OPRM1 和 COMT 的 3 个 SNP 能够解释的比例是 5%（P=0.007）。COMT 的 rs4680 和 ESR1 的 rs4986936 与阿片类药物用量存在相互作用（P=0.007）[152]。

也有一些先天性疾病会导致机体对疼痛不敏感，这些疾病由基因的致病性突变引起，例如神经营养性酪氨酸激酶 1 型受体（NTRK1）和具有无汗表型的神经生长因子-β（NGFB）[153]。电压门控Ⅸ型钠离子通道中 SCN9A 基因编码的 α 亚基的各种突变，引起 NaV1.7 通道的 α 亚基失活，进而抑制神经信号的产生和传递，导致机体对疼痛不敏感以及嗅觉缺失[75]。有关 PG 和疼痛的全面概述，请参阅本章范围之外的文献综述[139,154]。

影响阿片类药物药代动力学的基因变异

药物遗传学影响酶活性进而影响药物代谢和药效，导致药效降低或毒性作用增加。美国 FDA 已经颁布关于小儿麻醉用药效果的药物遗传学警示和指南。

可待因

可待因为弱阿片类药物，世界卫生组织推荐为癌症三

表 6-4　影响药物 PK/PD 的常见变异体的种族和等位位基因频率

基因变异与种群	EU TSI	北美 /CEU	AA/ASW	北非 MKK/YRI LWK	西班牙 / MXL/MEX	ME	JPT	亚洲 / GIH	CHD CHB	Misc
*CYP2B6*6*	0.284	0.27	0.298	0.366	0.284		0.204	0.421	0.17	
516G>T, rs3745274 785A>G, rs2279343	0.214		0.462	0.421	0.273			0.188	0.19	
				0.33						
				0.455						
OPRM1 A118G	0.162	0.155	0.035	0.032	0.198		0.469	0.416	0.4260.361	0.210(Ash. Jews)
				0						
				0.009						
COMT Val 158Met	0.451	0.478	0.272	0.271				0.395		
rs4680G>A				0.313				0.526		
				0.294						
UGT2B7, 161C/T, 802C/T[a]	C 0.51 T 0.49	C 0.46, T 0.53	C 0.68 T 0.32				C 0.73 T 0.26	C 0.73 T 0.26		
ABCB1 C3435T[b]	0.466	0.534	C.188	0.152 0.177	0.460	0.37 0.38 0.26	0.478	0.597	0.417	
CYP2D6[c,d]	UM 0.08~0.1 PM 0.01~0.09		0.043 0.077	0.019~0.073	0.29(大洋洲) 0.018~0.19	0.017 0.022~0.066	0.12~0.20 0.032	0	0.018~0.048	0.009 <0.001
*CYP2C9*2*[e]	0.13	0.015		0.016	0.057~0.07			0.024		
*CYP2C19*2*[e]	0.128	0.157		0.15	0.083~0.097			0.278		
*CYP3A5*3*[f]	0.90			0.20				0.75		0.355(AUS)

某些研究为区域或种群特异性；区域或种群用括号用括号表示。除左侧斜体字基因上标参考文献外，表中记录的频率参考文献均来自 www.pharmgkb.org（5/24/2016）。请注意，由于某些基因变异使用了多个参考文献，因此报告了一系列频率。此外，不同研究中种群定义可能并不完全相同。

AA，非裔美国人；Ash. Jews，德裔犹太人；ASW，美国西南部的非洲血统；AUS，澳大利亚人；CEU，从人类多态性研究中心（CEPH）收集的拥有北欧和西欧血统的犹他州居民；CHB，在中国北京的汉族人；CHD，生活在科罗拉多州丹佛市的中国人；EM，快代谢型；EU，欧洲人；GIH，得克萨斯州休斯敦的古吉拉特印第安人；IM，中间代谢型；JPT，在日本东京的日本人；LWK，肯尼亚韦布耶亚人；ME，中东；MEX，墨西哥人；Misc，混杂的；MXL，加利福尼亚州洛杉矶城的墨西哥人；MKK，肯尼亚马赛族人；PM，慢代谢型；UM，超快代谢型；TSI，意大利的托斯卡尼人；YRI，尼日利亚伊巴丹的约鲁巴人。

[a]Saito K, Moriya H, Sawaguchi T, et al. Haplotype analysis of UDP-glucuronocyltransferase 2B7gene（UGT2B7）polymorphisms in healthy Japanese subjects. *Clin Biochem*. 2006；39（3）：303-308。

[b]Ameyaw MM, Regateiro F, Li T, et al. MDR1pharmacogenetics: frequency of the C3435T mutation in exon 26is significantly influenced by ethnicity. *Pharmacogenetics*. 2001；11（3）：217-221。

[c]Ingelman-Sundberg M, Sim SC, Gomez A, Rodriguez-Antona C. Influence of cytochrome P450polymorphisms on drug therapies: pharmacogenetic, pharmacoepigenetic and clinical aspects. *Pharmacol Ther*. 2007；116（3）：496-526。

[d]Bernard S, Neville KA, Nguyen AT, Flockhart DA. Interethnic differences in genetic polymorphisms of CYP2D6in the U. S. population: clinical implications. *Oncologist*. 2006；11（2）：126-135。

[e]Sistonen J, Fuselli S, Palo JU, et al. Pharmacogenetic variation at CYP2C9, CYP2C19, and CYP2D6at global and microgeographic scales. *Pharmacogenet Genomics*. 2009；19（2）：170-179。

[f]Rodriguez-Antona C, Sayi JG, Gustafsson LL, et al. Phenotype-genotype variability in the human CYP3A locus as assessed by the probe drug quinine and analyses of variant CYP3A4alleles. *Biochem Biophys Res Commun*. 2005；338（1）：299-305。

阶梯镇痛的第二阶梯药物,常用于术后疼痛和慢性病患者的暴发痛。它是一种前体药,μ-阿片受体亲和力仅为吗啡的 1/200。摄入可待因后 80% 经 UGT2B7 葡糖醛酸化为可待因 -6- 葡糖醛酸和 CYP3A4 脱甲基化为去甲可待因这两种途

径灭活,仍有 5%～10% 的可待因经 CYP2D6 O- 脱甲基化作用变成吗啡,也就是它的活性形式[155](图 6-1)。无 O- 脱甲基化时,可待因本身仅有很小的镇痛作用,其镇痛作用主要由其代谢物可待因 -6- 葡糖醛酸实现[156]。

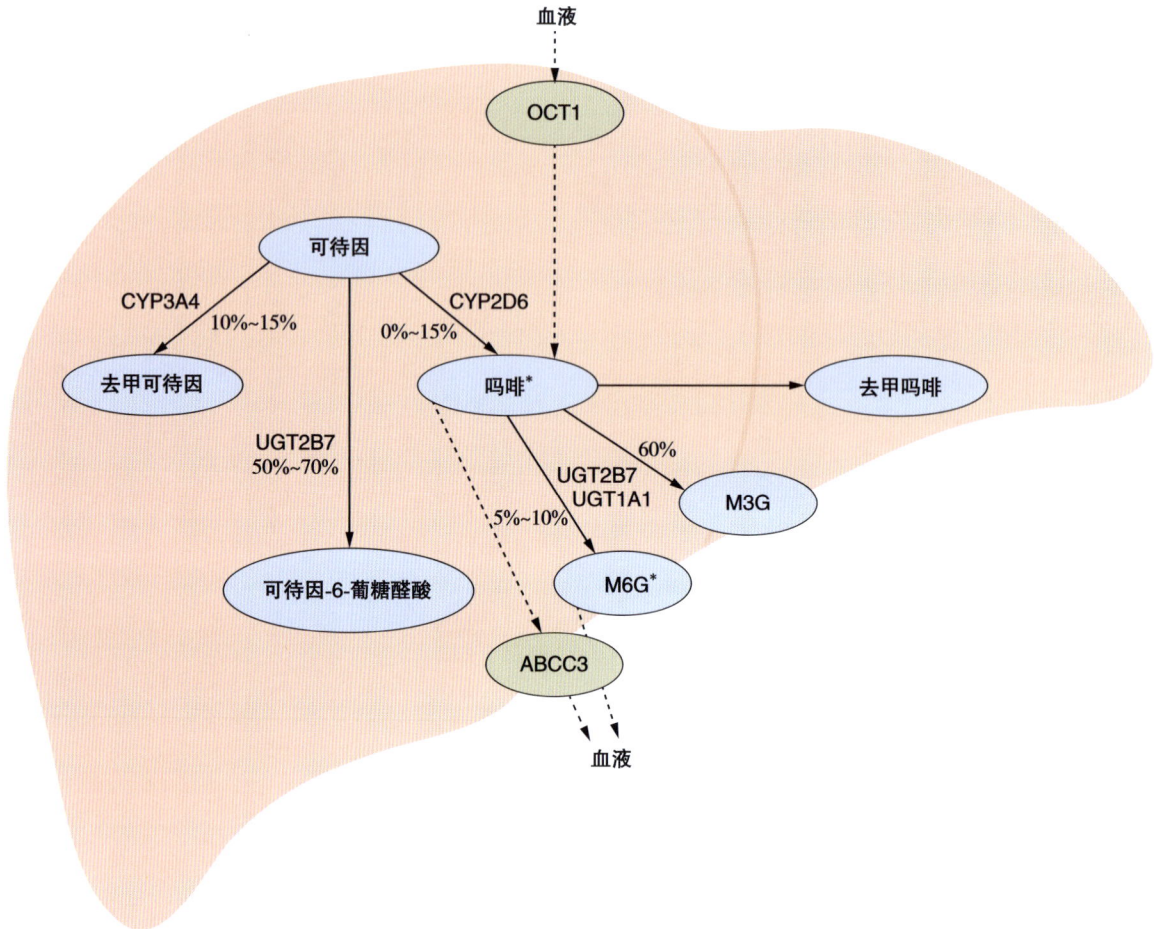

图 6-1　参与肝脏可待因和吗啡药代动力学途径的候选基因。可待因是一种前体药物,它主要通过细胞色素(CYP2D6)转化为活性形式-*吗啡。大约 50%～70% 的可待因通过尿苷葡糖醛酸转移酶(UGT2B7)转化为可待因 -6- 葡糖醛酸;10%～15% 的可待因是通过细胞色素 P450 酶(CYP3A4)对去甲肾上腺素进行 N- 脱甲基化。这两种代谢物对可待因上的 μ-阿片受体具有相似的亲和力。0～15% 的可待因经 CYP2D6 酶 O- 脱甲基化为吗啡,吗啡是活性最高的代谢物*,其对 μ-阿片受体的亲和力比可待因高 200 倍。吗啡主要(60%)经葡糖醛酸化生成吗啡 -3- 葡糖醛酸(M3G);而 5%～10% 经葡糖醛酸化生成吗啡 -6- 葡糖醛酸(M6G),该过程主要由 UGT2B7 代谢,小部分由 UGT1A1 代谢。M6G 是活性代谢物,对 μ-阿片受体具有更高的亲和力。OCT1 是一种肝转运蛋白,负责将吗啡从血液转运到肝细胞。ABCC3 是一种肝外排转运蛋白,它将吗啡和吗啡葡糖醛酸从肝细胞转运到血液中

部分人群(不同种族比例在 2%～10% 之间)属于 CYP2D6 PM 表型,其可待因的镇痛作用有限[76,157];PM 儿童应寻求替代镇痛剂。

最近,可待因在 UM 型小儿应用的安全性和有效性受到质疑。UM 基因型频率在丹麦和芬兰为 1%、希腊和葡萄牙为 10%、埃塞俄比亚为 29%[158]。CYP2D6 多肽体小儿由于慢性间歇性夜间缺氧(阻塞性睡眠呼吸暂停综合征)导致阿片受体上调,常规剂量可待因后也可能特别容易发生意外[159]。因此,心肺功能受损患儿在应用标准(或低于标准)剂量可待因后,其临床的广泛反应需严密监测。多例口服“标准”剂量可待因导致患儿死亡或近乎死亡的案例,事后证实与小儿 UM 表型相关[160,161]。据报道,1 例 2 岁健康男孩腺样体扁桃

体切除后按体重给予适当剂量的可待因,却在术后第二天死亡,结果发现患儿吗啡血药浓度增加(32ng/ml),可待因浓度降低(0.70ng/ml),基因分型揭示其为 CYP2D6 等位基因的功能性重复[160]。随后的深度分析[162,163]最终导致 FDA、欧洲药品管理局和英国药监机构颁布了新的法规 - 限制可待因在小儿使用,一些医院已从其处方集中删除了可待因[164]。临床药物基因组学实施联盟(CPIC)2012 版 CYP2D6 基因型和可待因治疗指南于 2014 年更新[165]。指南建议在 CYP2D6 PM 或 UM 患者中使用可待因的替代镇痛药(表 6-2)。含可待因成分的药物说明书加入 FDA 最强警告即黑框警示,标注其在小儿术后疼痛管理中的风险。警示规定“医疗专业人员应为扁桃体切除术和 / 或腺样体切除术患儿开具

术后镇痛替代药物,可待因不应用于此类手术患儿镇痛"(http://www.fda.gov/Drugs/DrugSafety/ucm339112.htm)。应该注意,无论何种手术,前述担忧适用于所有镇痛超过一天的患儿,特别是阻塞性睡眠呼吸暂停综合征的肥胖儿童(见第 33 章)。

哺乳期妇女应用可卡因可缓解疼痛,但对母乳喂养婴儿的安全问题值得关注。2006 年有一例母亲服用可待因后导致母乳喂养婴儿死亡的报道;案例中母亲为可待因 UM,母乳分析显示吗啡血药浓度高达 87ng/ml[166]。我们不可能知道所有个体的 *CYP2D6* 活性,因此最安全的建议是尽可能避免使用可待因;*CYP2D6* 活性水平高者可待因会有毒性,而水平低者可待因又镇痛不足。也有采取更积极的方式,即识别患者 2D6 亚型(研究镰状细胞病儿童)以确定患者可待因是否有益于其慢性疼痛治疗[167]。尽管药代动力学研究显示 *CYP2D6* UM 型较 EM 型有更多的可待因转化为吗啡[168],但

由于迄今未知的因素,EM 型患者也存在显著的变异性,其中一些可能具有 UM 型表型[162]。

曲马多

曲马多是一种弱阿片受体激动剂,可以经多种途径代谢,经 CYP2D6 介导氧化为 O- 去甲基曲马多后对 μ- 阿片受体的亲和力比曲马多高 200 倍[169]。曲马多通过互补机制发挥其镇痛作用:主要通过 O- 去甲基曲马多激活 μ-阿片受体,而对去甲肾上腺素和 5- 羟色胺再摄取的抑制作用较弱(主要是曲马多)。CYP2D6 慢代谢型小儿活性代谢物的血浆浓度和镇痛作用均低于快代谢型;而 2D6 超快代谢型患者血浆浓度和镇痛作用及副作用均高于超快代谢型患者[170-172]。然而,与可待因一样,基因型可能无法预测所有个体的表型。并非所有 CYP2D6 快代谢基因型个体(n=20)的活性代谢物都是缓慢清除(图 6-2)[173]。

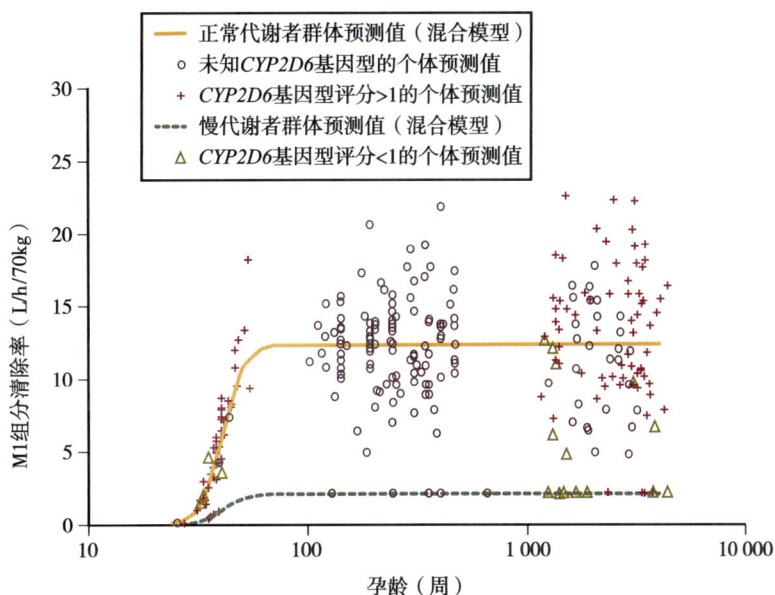

图 6-2 根据个体 *CYP2D6* 基因型的活性评分反映曲马多组分转变为 O- 去甲基曲马多(M1 代谢物)的成熟度。其中一组独特的患者是根据表型确定的慢代谢型(虚线),但并非所有低活性 *CYP2D6* 基因型个体(*n*=20)都包括在该组[摘自 Allegaert K, Holford NHG, Anderson BJ, et al. Tramadol and o-desmethyl tramadol clearance maturation and disposition in humans: a pooled pharmacokinetic study. *Clin Parmacokinet*. 2015; 54(2): 167-178. 经 Springer 许可使用]

氢可酮

氢可酮通过 *CYP2D6* 代谢为氢吗啡酮,其对阿片受体的亲和力比氢可酮高 10～33 倍。虽然药代动力学研究表明 PM 表型氢吗啡酮的峰值浓度较低,但无确凿临床证据证明 *CYP2D6* 基因型的效果[174,175]。

羟考酮

为半合成阿片受体激动剂。大约 11% 的羟考酮经 *CYP2D6* O-脱甲基化代谢为活性代谢物羟吗啡酮,后者的受体亲和力和效能分别为母体的 40 倍和 8 倍。其余 89% 的药物经 CYP3AN-脱甲基化成去甲羟考酮,这是一种抗伤害作用较弱的代谢产物。羟吗啡酮和去甲羟考酮经 *CYP2D6* 和

CYP3A 进一步降解为去甲羟吗啡酮[176]。羟吗啡酮与羟考酮最大浓度比发生在超快代谢型,最小浓度比则出现在慢代谢型。*CYP3A5*^3/^3 基因型癌症患者去甲羟考酮/羟考酮比和每日羟考酮升高率更高[177]。虽然超快代谢型者术后镇痛药需要量较低[178,179],但其他术后患者和癌症患者的研究发现在基因型之间存在临床差异[180,181]。

吗啡

大约 60% 的吗啡经葡糖醛酸化代谢为吗啡 -3- 葡糖醛酸(M3G),只有 5%～10% 经葡糖醛酸化代谢为吗啡 -6- 葡糖醛酸(M6G),代谢主要由肝脏中的 *UGT2B7* 完成,部分由 *UGT1A1* 和 *UGT1A8* 完成[182]。M6G 为活性代谢产物,相比吗

啡其起效缓慢但作用持续时间更长[183]。*UGT2B7* 变异是否影响吗啡 PKPD 尚未确定。有研究发现 *UGT2B7*-840G 等位基因和 -161C＞T SNP 与吗啡葡糖醛酸化水平降低有关[184,185]。175 例肝肾功能正常患者长期口服吗啡，*UGT2B7* 的 12 个 SNP 与吗啡葡糖醛酸 / 吗啡的血清比无相关性[186]。

体外研究表明，吗啡转运的蛋白依赖性较高，60% 的总肝摄取依赖转运蛋白完成。因此，基于体外和大鼠研究，对吗啡及其代谢物的处置起重要作用的各种肝脏转运蛋白的基因学逐渐引起了人们的兴趣[182,187-192]。*OCT1* 主要在人肝脏窦状隙膜中表达，是有机阳离子转运蛋白（OCT）的成员并介导肝脏细胞对吗啡的摄取（图 6-1）。白种人大约 10% 是 *OCT1* 四种常见编码多肽体（Arg61Cys、Gly401Ser、Gly465Arg 和 Met420 缺失）的复合纯合子携带者，导致 OCT1 转运蛋白活性降低或丧失及吗啡血浆浓度升高[193]。扁桃体切除术小儿静脉注射吗啡后，*OCT1* 基因型在吗啡的清除中发挥重要作用[194]。丧失功能的 *OCT1* 变异体（*OCT1**2-*5/*2-*5）的纯合子相比野生型（*OCT1**1/*1）和杂合子（*OCT1**1/*2-*5），吗啡清除率降低（20%）[194]。白种人有缺陷的 *OCT1* 变异体等位基因频率相对常见，这就解释了为什么与非裔美国小儿相比，白种人吗啡清除率降低以及可能的不良事件发生的频率更高。

另一种转运蛋白 ABCC3 属于 ATP 结合盒（ATP-binding cassette，ABC）亚家族，*ABCC3* 在肝细胞基底外侧膜中表达，是 M3G 和 M6G 从肝细胞进入血流的外排转运蛋白（图 6-1）。*ABCC3* 的 SNP-211T（rs4793665）位于该基因的启动子区域，有报道可改变肝脏 mRNA 表达[195]并减少吗啡葡糖醛酸外流[196]。在扁桃体切除术小儿，除了 *OCT1* 基因型多态性影响吗啡药代动力学外，与 C/T+T/T 基因型相比，*ABCC3*-211C＞T 的 C/C 多肽体使吗啡 -6- 葡糖醛酸和吗啡 -3- 葡糖醛酸的转化率增高了 40%[197]。316 名扁桃体切除术小儿也有相似发现，*ABCC3* 变异体 rs4148412（A 等位基因）和 rs729923（等位基因 G）分别使吗啡引起呼吸抑制的比值比增高了 2.36 倍［95%*CI*（1.28，4.37），*P*=0.006 1］和 3.7 倍［95%*CI*（1.47，9.09），*P*=0.005］，导致术后监护室停留时间延长。这一队列研究中 rs4148412AA 和 rs4973665CC 基因型小儿体内吗啡葡糖醛酸组分清除率升高，以及另一项 67 名单纯脊柱手术的青少年队列研究结果，均支持前述的临床关联性[198]。另一种 ABC 外排转运蛋白 *ABCB1* 的 3435C＞T 变异体纯合子中，脑脊液吗啡浓度存在着高表达。这种外排转运蛋白负责从中枢神经系统和胃肠道中去除不需要的药物和毒素。*ABCB1* 3435C＞T 等位基因与癌症相关疼痛中吗啡需要量的增加和混合慢性疼痛人群中吗啡需要量的减少有关[199,200]。扁桃体切除术后，携带 GG 和 GA 基因型的 *ABCB1* 多态体 rs9282564 的患儿呼吸抑制的风险是正常儿童的 4 倍，这导致此类患儿住院时间的延长[201]。

美沙酮

美沙酮主要依靠肝脏 *CYP2B6* 将其转换为无活性代谢产物。在多肽体基因 *CYP2B6* 的许多变异体中，*CYP2B6**6（516G＞T，Q172H；785A＞G，K262R）是最常见和临床意义最显著的变异等位基因之一，可显著降低 *CYP2B6* 的表达水

平和活性[202]。同时与杂合子和非携带者相比，*CYP2B6**6 纯合子中的 S- 美沙酮浓度更高，并且这些 *CYP2B6**6 患者对美沙酮剂量的需求量更低[203,204]。事实上，研究发现口服美沙酮受基因的影响大于静脉输注，且 S- 美沙酮比 R- 美沙酮受基因的影响更大[205]。

影响阿片类药物药效学的基因变异

阿片受体的密度、亲和力以及偶联能力的基因调节影响阿片类药物反应的个体间变异性。对 121 对成人双胞胎随机给予阿芬太尼和安慰剂的研究显示，两组间呼吸抑制（30%）、恶心（59%）和药物厌恶（36%）具有显著的遗传性，并且在应用阿芬太尼后患者的镇静效果（29%）、瘙痒（38%）、头晕（32%）和药物喜好（26%）等反应有着显著的家族性[206,207]。

阿片类受体（OPRM1）

该基因位于 6 号染色体长臂 24～25 区，是 G 蛋白偶联受体家族成员，因其编码的 μ- 阿片类受体是所有阿片类药物和内源性阿片肽如 β- 内啡肽等的分子结合位点而受到广泛关注[208]。阿片类受体广泛分布于整个神经系统（导水管周围灰质、脊髓背角的胶质细胞区、嗅球、大脑皮质、杏仁核）以及胃肠道，该基因介导阿片类药物诱导的镇痛和呼吸抑制、便秘等不良反应。*OPRM1* 研究最广泛的 SNP 之一是 *A118G*（rs1799971），其中鸟嘌呤（G）取代了碱基 118 处的腺嘌呤（A），使得 μ- 阿片受体 40 位处的天冬酰胺变为天冬氨酸（N40D），从而导致受体细胞外区域的 N- 糖基化位点丢失[209]。该等位基因的频率存在种族差异，亚裔人群（50%）出现频率高于白种人（10.5%～18.8%）和非洲裔美国人（5%～15%）[210]。

体外研究发现，相比 A 变异体，表达 G 变异体的细胞中吗啡与细胞表面受体结合位点的结合效率更低；在 118G 携带者尸体发现脑组织激动剂诱导的受体信号转导效率较低；并且 118A 人群脑细胞 mRNA 表达水平相比 G 变异体增高了 1.5～2.5 倍[211-213]。使用卡芬太尼正电子发射断层扫描探究 A118G 表型对 μ- 阿片受体偶联蛋白影响的体内研究显示，在双侧杏仁核、左侧丘脑和左前扣带回皮质层细胞，携带野生型 AA 表型的纯合子吸烟者受体结合能力明显高于携带 G 等位基因的吸烟者[214]。相反，变异体受体对内源性 β- 内啡肽的结合亲和力增加了三倍，这可能使患者对疼痛的敏感性与对阿片类药物的镇痛效果不一致[215]。

如前述机制研究，针对成人患者术后和健康志愿者的研究显示，相比 118G 的 SNP 位点的 AA 表型者，GG/AG 表型者阿片类药物（吗啡、M6G、芬太尼和阿芬太尼）的需要量较大，而恶心等不良反应较少[216-223]。膝关节成形术、子宫切除术和剖宫产术的亚裔患者[216,217,221]术后，G 等位基因携带者的疼痛评分和吗啡需求量均高于 AA 基因型患者。88 例脊柱融合治疗特发性脊柱侧凸的健康青少年前瞻性基因表型盲法研究显示，相比 AG/GG 基因型，吗啡在 AA 基因型患者引起呼吸抑制的风险较大［*OR*5.6，95%*CI*（1.4，37.2），*P*=0.03］[224]。另外的志愿者研究也发现了相似的结果。为

达到相同镇痛效果，118GG 纯合表型志愿者所需阿芬太尼剂量是野生型志愿者的 2～4 倍，并且需要 10～12 倍的剂量才能达到与野生型相同的呼吸抑制效果[225]。然而，研究并未发现 A118G 与吗啡 -6- 葡糖醛酸诱导的呼吸抑制（检测二氧化碳蓄积所致急性低氧通气反应），以及使用芬太尼后的 PONV 之间的相关性[222,226]。针对 OPRM1A 118G 的 meta 分析显示 A118G 的纯合 GG 携带者阿片类药物需求量较高，但恶心等不良反应较少[227]。

除 rs1799971（A118G）变异体外，研究还发现了一种通常在延髓中表达的 5' 端非翻译区 MOR1K 亚型剪接所致的新 C-T 变异体（rs563649）[228]。在 196 例欧美国家无痛症女性患者中，该变异体对痛觉敏感性反应测量的贡献巨大。该 C-T 变异体位于外显子 13 上游内部核糖体进入位点的一段保守结构内，对 MOR1K 亚型的 mRNA 水平和翻译效率均有影响。在 rs563649 和 rs1799971 之间发现了强连锁不平衡，并且 rs563649 的次要 T 等位基因标记了与疼痛敏感性相关的 6-SNP（AGTCTG）单倍型。单倍型组合（而非单一变体）可能是 OPRM1 效应的更好预测因子。

血脑屏障转运蛋白

P- 糖蛋白（P-gp）是血脑屏障转运蛋白（blood-brain barrier transporter，ABCB1）编码的表面磷酸糖蛋白，是 ABC 转运蛋白超家族成员，也是一种 ATP 依赖性的药物外排转运蛋白。P-gp 在肠腔、胆小管、肾近端小管的上皮表面以及血脑屏障脉络丛均有表达。吗啡、芬太尼、美沙酮、舒芬太尼、阿芬太尼、吗啡 -6- 葡糖醛酸以及洛哌丁胺都是经过证实的 P-gp 底物[188,229-232]。血脑屏障 ABCB1 外排转运蛋白变异显著改变阿片类药物在脑组织中的渗透性和药代动力学特点[233]。目前研究最成熟的 ABCB1 编码区变异体是 c.1236C> T（rs1128503）、c.2677G>T/A（rs2032582）和 c.3435C>T （rs1045642），它们都处于强连锁不平衡状态[234]。ABCB1 基因型 1236TT、2677TT、3435TT 以及 1236TT 基因型，都与成人腰麻期间静脉注射芬太尼所致早期和深度呼吸抑制有关[235,236]。纯合性双倍型（GG-CC at c.2677G>T/A 和 c.3435C>T）与吗啡所致术后恶心呕吐具有临界关联[234]；然而，另有成人应用吗啡治疗的研究中，3435T 的 ABCB1 和 80A 的 OPRM1 的共同作用与疼痛缓解效果的增强有关，但对不良反应发生率没有影响[199]。

另一项已经研究的 SNP 是 rs9282564，相比野生型，这种非同义多肽体的腺苷三磷酸酶活性最大速度提高 3 倍以上[237]。GG 和 GA 基因型为 ABCB1rs9282564 的小儿在扁桃体切除术后呼吸抑制的风险更高，从而导致 PACU 停留时间延长。ABCB1 SNP rs9282564 的次要等位基因（G）的每次额外拷贝都会增加呼吸抑制的概率，导致 PACU 停留时间延长 4.7 倍[95%CI（2.1，10.8）]。此外，有报道显示该变异等位基因在降低美沙酮谷水平方面具有一定作用[238]。在阿片类药物依赖和非依赖患者中，第 61、1 199、1 236、2 677 和 3 435 位的 SNP 单倍型影响患者美沙酮需要量，但并不能据此预测其对阿片类药物的依赖性[239]。然而，还有一些与此结果相矛盾的报道显示 ABCB1 多肽体与美沙酮的谷血浆浓度、剂量或反应之间没有相关性[240]。

阿片类 - 麻黄碱系统相互作用

脂肪酸酰胺水解酶、阿片类药物和麻黄碱系统可在多种水平发挥相互协同调节多种功能。脂肪酸酰胺水解酶编码一种可以水解花生四烯酸酒精胺（"幸福"分子）的酶。抑制 FAAH 可增强花生四烯酸酒精胺的生物利用度，从而镇痛作用增强；这为疼痛的缓解提供了潜在的治疗靶点[241,242]。研究显示，五种特定的脂肪酸酰胺水解酶 SNP，包括影响脂肪酸酰胺水解酶稳定性的错义变异体（rs324420），都可使扁桃体切除术患儿术后顽固性恶心呕吐风险增加两倍以上[243]。

成瘾性相关基因

成瘾性与基因相关，某些特定基因的变异可能导致成瘾。这一相关性在青春期和青年人群中尤为显著，因为这一阶段是成瘾发生的重要时期。据认为，无论何种成瘾药物，其成瘾性风险都有 40%～60% 的可能性与基因相关[244]。2011 年美国有 3 420 万人（≥12 岁）曾经因非医疗用途使用过阿片类药物，并且大约有 13% 的高中毕业班学生使用过羟考酮和氢可酮这类处方阿片类药物[245,246]。阿片类药物包括处方阿片类药物暴露是成瘾的先决条件，阿片类药物滥用家族史提示成瘾有基因易感性[247]。针对不同人群中 SNP rs6313 和 rs6311 的 5- 羟色胺（5- 羟色胺）2A 受体基因（HTR2A）基因型遗传相关性的 meta 分析显示，它们与药物滥用的遗传易感性有关，特别是酒精依赖[248]。研究显示，一种谷氨酸受体的某些变异体，编码 NMDA 受体 2A 亚基的 NMDA 2A（GRIN2A）基因与海洛因成瘾性的发生具有相关性[249]。此外的相关研究显示，具有调节阿片类物质增强、奖励和阿片类药物诱导的神经适应性功能的多巴胺 D1 受体（DRD1），以及阿片类药物的作用靶点 μ-1 阿片类受体基因（OPRM1），都存在与阿片类药物依赖或保护作用相关的变异体[250]。其中 OPRM1 基因的 A118G SNP 研究最为广泛，研究已经发现与阿片类药物和其他物质的依赖性相关的基因表型[251,252]。

非甾体抗炎药相关基因

非甾体抗炎药（nonsteroidal anti-inflammatory，NSAID）通过抑制由前列腺素内过氧化物酶基因 PTGS I 和 II 编码的环加氧酶（COX-1 和 COX-2）发挥作用。常用 NSAID 如布洛芬和双氯芬酸先经历 1 期解毒[CYP2C9-S（+）- 布洛芬、CYP2C8-R（－）- 布洛芬、CYP2C9 和 CYP3A4- 双氯芬酸][253,254]，然后进行葡糖醛酸化（主要是 UGT2B7）[255]。多药耐药相关蛋白 2（MRP2/ABCC2）和乳腺癌耐药蛋白（BCRP/ABCG2）影响双氯芬酸葡糖醛酸苷经胆汁排泄，MRP3/ABCC3 是药物从肝脏到血液的主要外排转运蛋白[256]。杜宾 - 约翰逊综合征（Dubin-Johnson syndrome）是由 ABCC2 获得性或遗传性缺乏引起、导致胆红素葡糖醛酸浓度增加的疾病[257]。由于双氯芬酸也通过相同的 ABCC2 转运体途径代谢，因此对于使用双氯芬酸发生不良反应（尤其是肝毒性）的个体应当谨慎对待[258]。

CYP2C9-CYP2C9*2（430C＞T Arg144Cys）和 *CYP2C9*3*（1075A＞C Ile359Leu）有两种常见的等位基因变异体，许多体外和体内研究证实他们活性降低。*CYP2C9*2*、*3* 和 *CYP2C8*3* 等位基因变体降低布洛芬的代谢和/或清除率[259]。但 *CYP2C8*3* 与 *CYP2C9*2* 变异体间存在强烈的连锁不平衡，因此很难区分这些影响是由 *CYP2C8* 还是 *CYP2C9* 造成。针对 *CYP2C9* 和 *CYP2C8* 多态体与极早产新生儿应用布洛芬治疗动脉导管未闭效果的相关性研究表明，较大胎龄和非白种人与布洛芬反应相关，而与 *CYP2C* 多态体无关[260]。与非 *CYP2C9*3* 携带者相比，成人应用 NSAID（包括双氯芬酸、布洛芬、塞来昔布和萘普生）后出现胃十二指肠出血与 *CYP2C9*3* 携带强烈相关（校正 *OR*7.3）[261]。有些研究重复了这一结果[262]，而有些研究则未能重复[263]。

另一种非选择性 COX 抑制剂酮咯酸可安全用于新生儿[264]。然而，儿童（不同于成人）酮咯酸不会显著渗透到脑脊液中。转运基因 *MDR-1* 与经过 BBB 药物转运有关[265]。此外，动物研究还证实脊髓 COX-1 表达水平存在发育相关的差异性，这可能解释了为什么 3 日龄相比 21 日龄大鼠[266]、2 周相比 4 周大鼠[267]，前者酮咯酸镇痛效果缺乏。作者推断，"如果类似缺陷发生于人类中，COX-1 抑制剂可能降低婴儿酮咯酸的作用效果"[267]。然而，临床新生儿酮咯酸研究未观察到类似的结果，酮咯酸在新生儿的镇痛作用可达到 94.4%[264]。

选择性 COX-2 抑制剂对 COX-1 的抑制作用较小，并且短期使用具有胃肠道安全性，但长期安全性尚无定论[268]。当胃黏膜存在病变时，COX-2mRNA 和蛋白表达水平升高，提示 COX-2 可能参与此类病变的修复过程[269]。因此，选择性 COX-2 抑制剂可能会干扰 COX-2 酶介导的保护性前列腺素的产生。

塞来昔布是由 *CYP2C9* 代谢的 COX-2 抑制剂，研究已经证实 *CYP2C9* 变异体影响其药代动力学。志愿者研究显示，相比 *CYP2C9*1/*1* 变异体，*CYP2C9*1/*3* 和 *CYP2C9*3/*3* 变异体的暴露浓度（分别为 2 倍和 7.7 倍）和最大浓度（1.5 倍和 1.8 倍）更高，并且其清除率（分别为 2.3 倍和 10 倍）更低[270]。有报告描述了 1 例 *CYP2C9* 基因中间代谢型患者出现药物诱发的严重胃部疾病，可能是由于长期的塞来昔布药物暴露所致[271]。扁桃体切除术后患儿应用塞来昔布，*CYP2C9*3* 基因型术后疼痛更少且功能恢复更快[272]。塞来昔布目前位列 FDA 生物标志物清单，*CYP2C9* PM 患者谨慎使用（剂量减少 50% 或更换其他药物治疗）。

对乙酰氨基酚相关基因

对乙酰氨基酚（APAP）主要转化为两种无药理学活性的缀合物：葡糖醛酸（52%～57%）和硫酸盐（30%～44%），其中少部分经过氧化成为活性代谢物 N- 乙酰基 -p- 苯醌亚胺 NAPQI（5%～10%）[273]。*UGT1A1*、*UGT1A6*、*UGT1A9* 和 *UGT2B15* 均参与 APAP 的葡糖醛酸化[274]，而一种称为磺基转移酶（SULT）的细胞溶质酶家族参与 APAP 的硫酸化（*SULT1A1*，*SULT1A3*）[275]。有三种 CYP450 亚型 *CYP3A4*、*CYP2E1* 和 *CYP1A2* 可以将 APAP 活化为活性中间体

（NAPQI）[276]，其中 *CYP2E1* 是最重要的亚型。目前对 *CYP3A4* 在 NAPQI 的产生过程中发挥的作用尚有争议[277,278]。随后，NAPQI 与谷胱甘肽巯基结合，形成一种无毒化合物。APAP 过量最初会引起硫酸化饱和，随后发生葡糖醛酸化，增加的 NAPQI 产物消耗细胞内储存的谷胱甘肽，导致 NAPQI 与细胞内肝脏大分子结合，从而引起细胞坏死和损伤。

＜90 天的婴儿与较大婴儿、小儿和成人相比，CYP2E1 的体外活性较低[88]；CYP3A4 在出生后第一周出现而 CYP1A2 出现更晚[279]。12～48 个月龄的小儿体内的 *CYP3A4* 和 *CYP1A2* 的活性最强，超过其他任何发育阶段，这可能增加 1～4 岁小儿体内 NAPQI 表达量[280]，但该年龄段硫酸盐与药物结合能力的增强抵消了含量增加带来的影响。尽管如此，仍有 2 例婴儿 10 倍的 APAP 过量和 2 例婴儿由于多名看护者多次给药所致的使用过量的报道[281]。提醒我们在使用和记录静脉注射 APAP 时需极度谨慎[282]。所幸报道 APAP 过量的婴儿均完全恢复。

UGT1A 多态体 c.2042C＞G（rs8330）与人类肝脏 APAP 的葡糖醛酸化增强、外显子 *UGT1A* 5a/5b 剪接变异体 / mRNA 比值升高以及 APAP 诱导的急性肝衰竭风险降低有关[283]。携带 *CYP3A5* rs776746A 等位基因的个体有意过量服用 APAP 在急性肝功能衰竭患者中占比较高，其 *OR*2.3［95%*CI*（1.1，4.9），*P*=0.034］，但在多重比较检测校正后这一差异并不显著[284]。

慢性疼痛、术后持续疼痛相关基因

相比慢性疼痛水平，急性疼痛阈值受遗传影响较小（估计遗传性评分为 22%～55%）[285]。单卵双胞胎与双卵双胞胎颈背部慢性疼痛可遗传成分高达 60%[286]。β2-肾上腺素受体（ADRβ2）功能失衡增加机体对慢性疼痛的易感性[287]。六项独立的慢性疼痛队列研究（包括截肢和乳房切除术后疼痛）中，五项研究证实钾通道调节亚基（KCNS1，也称 Kv9.1）与疼痛表型存在相关性。*KCNS1* 等位基因的错义 rs734784 是首次发现的慢性神经性疼痛风险预测指标之一[288]。

后续发展为持续性术后疼痛的患者也存在基因表达显著变化，其中至少 10% 转录组在创伤性损伤神经痛模型中存在转录失调。其机制包括外周伤害感受器敏化（瞬时受体电位，TRPA1/TRPV1）[289,290]、影响脊髓背角可塑性的中枢信号转导系统（如脑源性神经营养因子，BDNF）[291] 以及神经免疫机制，包括促炎症介质（白介素、IL-6、肿瘤坏死因子 TNF）[292]。在慢性疼痛性疾病如炎症性肠病，腹痛与结肠组织活检发现的感觉纤维辣椒素受体 TRPV1 高表达有关[293]。BDNF 基因是神经营养蛋白家族成员，在结肠黏膜高表达并伴有结构改变，与患者对内脏痛觉过度敏感有关[294]。影响 δ- 和 μ- 阿片受体（OPRM1）分布的系统还控制热敏疼痛、机械性疼痛、阿片类药物作用和神经损伤引起的机械超敏反应[295,296]。电压门控钙通道控制着从背根神经节到脊髓背角突触前端（CACNA1A）的痛觉神经传导[297]，引起痛觉过敏和异常性疼痛，这可能是由于谷氨酸和 P 物质等前驱性神经递质的钙依赖性释放增加所致。对同卵双胞胎的表观基因组研究揭示了对疼痛的表观遗传效应，阐明了 TRPA1 启动

子在疼痛敏感性中的作用[298]、COMT 甲基化与社会经济状况之间的关系[299]，以及炎症反应中 IL1B 启动子特定的 CpG 位点的 DNA 脱甲基化效应[300]。

药物基因组学影响麻醉

遗传学影响一些小儿麻醉常用药物的药代学和药效学，因此可能影响围手术期的结果。

静脉麻醉药

丙泊酚

肝脏和肾皮质微粒体中代谢丙泊酚的主要酶是 UGT1A9（53%），其次是羟基化酶（38%），它主要经肝脏 CYP2B6 和 CYP2C9 代谢[301]。<10 月龄婴儿 CYP2B6 的活性仅为成人水平的 10%，1.3 岁时达到成人水平的 50% 左右[302]。目前对 UGT1A9 的发育变化知之甚少；然而整个生命过程中这些酶活性却有着百倍的个体差异。丙泊酚清除率在新生儿期变化超过 300%，一般认为遗传学比年龄对其清除率的影响更大[124,303]。UGT1A9 的 SNP 影响葡糖醛酸化的顺序为：2152C＞T，-440C＞T，-331T＞C，-275T＞A 和 98T＞C[304]。应用日本志愿者 DNA 测定 UGT1A9 表达的体外研究表明，UGT1A9 基因中 766G＞A 的颠换导致氨基酸 D256N 置换进而影响丙泊酚葡糖醛酸化动力学[305]。

丙泊酚通过激活由 GABRE 基因控制的中枢抑制性神经递质 GABA-A 发挥其催眠作用[306]。丙泊酚的不良反应已有报道，包括罕见但致命的并发症即丙泊酚输注综合征[307]，但尚不清楚遗传因素是否发挥作用。虽然研究显示使用丙泊酚后，语言交流消失和脑电双频谱指数低于 70 的时间变异分别为 6.6 倍和 4.3 倍，成人丙泊酚诱导后清醒时间的变异性为 15.5～111 倍，而且丙泊酚的清除率变异很大。然而，CYP2B6 变异体（R487C、K262R 和 Q172）、GABRE 变异体（mRNA358G/T、20118C/T、20326C/T 和 20502A/T）的变异性与观察到的反应个体间差异没有关联[308]。到目前为止，没有确凿的证据表明 PG 变异体会影响丙泊酚麻醉的临床效果。

右美托咪定

右美托咪定主要经葡糖醛酸化（UGT1A4，UGT2B10）[309,310] 和 CYP2A6 介导的羟基化[311] 两种途径在肝脏广泛代谢。右美托咪定的临床反应有高度个体间差异[312]，已有研究评估了 CYP2A6SNP 对其清除率的影响。然而，结果表明 CYP2A6 变异体不改变右美托咪定的药代动力学[313,314]。右美托咪定的镇静和抗焦虑作用由 α₂-肾上腺素受体亚型介导，主要是 α₂ₐ（ADRA-2A）。预计受体敏感性会影响右美托咪定的药效学。在 110 例冠状动脉搭桥术患者中，研究了 ADRA2A C1291G 多态体对右美托咪定反应的影响。结果发现含 C 等位基因的患者比含 G 等位基因的患者镇静更深[315]。同时发现，某些 SNP 与统计学上有显著个体差异的血压变化相关[316]。

吸入麻醉药

吸入麻醉药通过与 GABAA 受体不同位点结合而发挥作用。相比非 AA 基因型，七氟烷麻醉后，内含子 A/G 的

GABAγ₂ 核苷酸 3145 位点具有 AA 基因型的学龄前儿童躁动发生率更高[317]。人类促黑素-1 受体（MC1R）基因在黑素细胞表面表达，并影响黑色素的生物合成和色素沉着。小鼠和人体对 κ-阿片类激动剂的反应存在性别差异。有两个变异体 MC1R 等位基因的女性，κ-阿片类药物喷他佐辛的镇痛作用更显著[318]；有三个特定 MC1R 基因突变（R151C，R160W 和 D294H）的女性地氟烷麻醉药用量增加[319]。此外，携带无活性变异体的人有红色头发和苍白皮肤的特定表现型，误使人们相信红头发人群的麻醉药和镇痛药剂量需要改变。它们主要在肝脏 CYP2E1 不同程度地代谢[320]。尽管氟烷性肝炎有家族趋势提示可能有遗传倾向，但遗传机制尚不清楚[133]。

氧化亚氮

基因变异对氧化亚氮作用的影响与甲硫氨酸合成抑制有关。在快速增殖组织中，甲硫氨酸的活化形式 S-腺苷甲硫氨酸是髓鞘及神经递质形成和 DNA 合成的主要底物。我们知道，氧化亚氮不可逆地氧化维生素 B₁₂ 的钴原子，从而抑制钴依赖性酶-甲硫氨酸合成酶的活性，而甲硫氨酸合成酶是甲硫氨酸形成的催化剂。因此，5,10-亚甲基四氢叶酸还原酶（MTHFR）基因有害突变患者，暴露于氧化亚氮可导致其神经功能恶化。据报道，一名男性婴儿神经系统状态的意外恶化就是因为此；该婴儿在两次腰椎穿刺治疗中接触氧化亚氮导致死亡[321]。死后分析显示该婴儿成纤维细胞中 5,10-亚甲基四氢叶酸还原酶缺乏，同时其 MTHFR 基因突变有复杂的组合，包括与酶活性降低相关的 C677T 和 A1298C SNP。这些变异体纯合子的患者在氧化亚氮麻醉后会产生更高的同型半胱氨酸血浆浓度[322]。虽然 B 族维生素输注减轻了这种情况，但并未发现这与围手术期肌钙蛋白增加有关[323]。

苯二氮䓬类

咪达唑仑通过与中枢神经系统抑制性 GABA 受体的可逆相互作用发挥其主要作用。它主要经肝脏 CYP3A4/CYP3A5 酶代谢为羟基衍生物，新生儿 CYP3A4 活性降低故咪达唑仑清除率降低[324]。咪达唑仑经肝脏（CYP3A4）羟化代谢，随之羟基代谢物葡糖醛酸化[325]。CYP3A7 是子宫内主要的 CYP3A 酶，在胎儿肝脏中表达，并且早在受孕后 50～60 天似乎就具有活性。围生期体内似乎有一个时序开关，出生第一周后 CYP3A4 表达显著增加。肝脏 CYP3A4 活性在约 1 周龄时开始急剧增加，1 个月时达成人表达水平的 30%～40%[83]。可能干扰代谢咪达唑仑的细胞色素异构体（CYP3A4）的药物/食物包括西柚汁、红霉素、钙通道阻滞剂和蛋白酶抑制剂[326-329]。净效应使咪达唑仑作用持续时间延长。

地西泮通过与 GABAA 受体特定亚基结合发挥作用[330]，主要经 CYP2C19 酶代谢为去甲基地西泮[331]。在日本患者，影响地西泮清除和全身麻醉苏醒的 CYP2C19 多态体分类如下：无变异体，*1/*1（EM）；一个变异体，*1/*2 或 *1/*3（中间代谢产物，IM）；两个变异体，*2/*2、*2/*3 或 *3/*3（PM）[64]；在中国患者中，CYP2C19 基因 SNP（G681A）的存在以基因-剂量效应方式与地西泮代谢受损相关（纯合子半衰期延长 4 倍，携带 SNP 杂合子的半衰期延长 2 倍）[332]。人类 GABA-A 受

体 α_4 亚基是一种独特的地西泮不敏感性结合位点,推测该位点的变异可解释地西泮敏感性的个体间差异[333]。人类 GABA-A 受体 α-6 亚基中的 $PrO_3 85Ser$ (1236C＞T)氨基酸置换也影响苯二氮䓬的敏感性[334]。

神经肌肉阻滞药

假性胆碱酯酶缺乏症和恶性高热是 20 世纪 60 年代公认的药物遗传学疾病;后者将在别处讨论(见第 41 章)。丁酰胆碱酯酶(BChE)或假性胆碱酯酶是水解神经肌肉阻滞药如琥珀胆碱和米库氯铵以及酯类局部麻醉药的酶。酶活性的缺失导致应用琥珀胆碱后呼吸暂停延长,这可以由若干因素引起,包括影响酶功能的遗传变异体[335]。基因变异体超过 30 种(BChE,3q26.1-q26.3),其中最常见的两种是 A 型(非典型)(209A＞G, Asp70Gly)和 K 型(Kalow)(1615G＞A,Ala539Thr)变异体[336]。白种人 A 型变异体的纯合子发生率为 3∶1 000,但伊拉克、伊朗和南印度的某些种族发生率可能高达 1∶175[337,338]。A 型纯合子中 BChE 活性降低 70%,K 型纯合子中降低约 30%。给予 1.0～1.5mg/kg 琥珀胆碱后呼吸暂停持续时间,从正常纯合子的 5～10min 分别增加到一个异常基因的 10～20min、两个异常基因的杂合子的 20～35min 和异常基因纯合子的、35～60min(见第 7 章)[339]。

局部麻醉药

现代麻醉中,假性胆碱酯酶对酯类局部麻醉药(LA)的作用不大。常用的酰胺类 LA 利多卡因和丁哌卡因由 CYP3A4 代谢;罗哌卡因由 CYP1A2 代谢。CYP1A2 在 3 岁前未完全成熟,CYP3A4 在出生时不成熟,胎儿主要的酶是 CYP3A7。这些可能是＜6 月龄婴儿酰胺类 LA 毒性风险增加的原因[340]。局部麻醉药是钠通道阻滞剂,因此钠通道基因内的基因突变可能改变这些药物的结合位点和药效。体外实验表明,SCN9A 基因中的 N395K 突变减弱了利多卡因对 Nav1.7 通道的抑制作用,并增加利多卡因抵抗[341]。一例病例报告表明,在心脏钠通道 SCN5A 错义突变的沉默携带者中,丁哌卡因诱导 Brugada 综合征患者心电图和心律异常,钠离子电流降低(经全细胞膜片钳分析)[342]。利多卡因还作用于感觉神经元 TRPA1 和 TRPV1 家族的香草素受体,释放一种有血管扩张和感受伤害性的递质,即降钙素基因相关肽(CGRP)[343,344]。TRPV1 的 R701 残基诱导的点突变导致小鼠对利多卡因的敏感性降低[344]。与吸入麻醉相似,已发现 MC1R 变异体(红头发表型)因皮下利多卡因效果降低而对热痛更加敏感[345]。

围手术期转归

术后恶心和呕吐

80 494 名晕动病患者全基因组的相关研究证实,参与平衡、葡萄糖稳态和其他神经系统作用的 35 个 SNP 在晕动病和 PONV 中起重要作用[346]。此外,多巴胺 D2 受体(DRD2)(Taq1A SNP)[347,348]的 A2A2 等位基因及 M3 毒蕈碱乙酰胆碱受体(CHRM3)基因的启动子区域的

rs2165870SNP 与 PONV 相关[349]。CYP2D6 是代谢 PONV 常用治疗药物的酶,如 5-HT3 受体拮抗剂(昂丹司琼、帕洛诺司琼和多拉司琼),CYP2D6 的 UM 型患者这些药物的疗效较差。具有三个 CYP2D6 拷贝的女性手术患者,呕吐(以及由此导致的昂丹司琼治疗失败)发生率明显高于只有两个拷贝的患者。基因型分析显示 PM、IM、EM 和 UM 的呕吐发生率分别为 8%、17%、15% 和 45%($P＜0.01$)[350]。同时发现只有格拉司琼主要经 CYP3A4 代谢,并且可能对 CYP2D6 UM 患者效果更好[351]。尽管帕洛诺司琼通过 2D6 代谢,但其作用持续时间与其清除率无关,因为它以变构方式与 5-HT 3 受体结合并表现协同作用,受体构象结构变形需要 36～48h 才能恢复正常。

围手术期出血

心脏手术术后出血与凝血蛋白和血小板糖蛋白的 SNP 有关(GPⅠaⅡa-52C＞T 和 807C＞T、GPⅠbα 524C＞T、组织因子 -603A＞G、凝血酶原 20210G＞A、组织因子途径抑制剂 399C＞T 以及血管紧张素转化酶 ACE 的缺失/插入)[352]。纤溶酶原激活物抑制剂 1(PAI-1)减弱纤溶酶原向纤溶酶的转化,并且纤溶酶抑制剂的使用可能受 PAI-1 变异体的影响。对成人心脏搭桥患者评估氨甲环酸术后减少胸导管失血量效果的研究中发现,未接受氨甲环酸的纤溶酶原激活物抑制剂 -1 5G/5G 纯合子患者的术后出血量明显高于其他 PAI-1 基因型的患者。而接受了氨甲环酸的 5G/5G 纯合子患者的术后出血量则明显减少[353]。

血流动力学反应

β_2-肾上腺素能(β_2-ADR)受体是 7-跨膜结构域受体家族成员,由位于 5 号染色体上的基因(β_2-ADR,5q31-q32)编码。β_2-肾上腺素受体控制血管和支气管平滑肌张力,从而调控人体支气管扩张剂反应,并可能与喉镜检查和局部麻醉后的血管加压反应有关[354,355]。目前已经发现 9 种 β_2-ADR 变异体[356],其中研究最广泛的是处于连锁不平衡状态的 Arg16Gly 和 Gln27Glu 变异体。从作用机制上看,似乎 16Gly 变体可以增强激动剂诱导的 β-ADR 下调,而 Arg16 基因型完全没有下调作用[357],意即 Arg16 和 Gln27 纯合子对于 β_2-肾上腺素受体激动剂的作用更加敏感。相应地,两项研究显示椎管内麻醉后的血压变异性可以通过 Arg16Arg 变异体(较低的低血压发生率)[358]和 Glu27 变异体(较高的低血压发生率)[359]进行预测。同样,腰麻下剖宫产时,具有 Arg16 纯合子基因型的女性比 Gly16 纯合子基因型者去氧肾上腺素剂量增加了 200μg[360]。有关 β_2-ADR 基因的详细综述可以在其他章节中找到[361]。

围手术期转归的其他影响

研究已经发现一些与围手术期心肌缺血和心律失常[362]及神经系统障碍如认知功能障碍/卒中等相关的基因危险因子[363]。关于这些不予详细描述,读者可自行参考有关围手术期事件相关的综述[6]。炎症取代血栓形成相关基因可以通过一条潜在的通路对围手术期心肌缺血和卒中产生影响。此外,还有研究描述了围手术期肾损害[364]、对脓毒症的保护

效应[365]、炎症反应以及心肺移植后的移植物排斥反应[366]等与一些特定基因变异体之间的联系。

祖先/种族与遗传学

人类迁徙的"走出非洲"理论强调人类种族的共同起源[367]。基于生理特征定义的"人种"与基于社会文化因素定义的"种族"这两个概念,由于广泛的基因融合与种族联姻而变得复杂[368]。因此,遗传学研究常使用祖先信息标记(AIM),即一组单倍体制造者(线粒体 DNA 或 Y 染色体单倍型)或多个未连接的二倍体常染色体标记,在不同地理区域的种群之间表现出截然不同的频率来作为种族的基础。理想的 AIM 应该是在一个祖先群体中固定的等位基因(即等位基因频率为 1.0)而在另一个祖先群体中不存在[369],但由于人群之间的遗传变异水平仅为 5%～10%,想要找到这样的等位基因极其困难[370]。

编码药物代谢的酶、转运蛋白和受体的基因,其多态体分布的频率受种族和族群的影响[371]。正如前文中提及,药代动力学酶如 CYP2D6 的种族差异,超快代谢型表型在撒哈拉沙漠以南的人群中分布更为普遍,而在白种人中则较低;而对于 OPRM1 来说,与欧洲和非洲裔美国人群(5%～25%)相比,亚洲人群中 A118G 等位基因的分布频率要高得多(46%)[210]。非裔美国儿童比白种人儿童更快地清除吗啡,可能与其体内 OCT1 变异体的等位基因频率的差异有关[194,372]。

儿童围手术期疼痛和阿片类药物不良反应的差异现象也与人种有关。白种人儿童接受扁桃体切除后,其术后疼痛的发生率较低,而术后阿片类药物相关的不良反应即使降低剂量仍然较高[372]。非洲裔美国人和西班牙裔与白种人相比,对实验性疼痛的耐受性相对更低[373,374]。另有针对扁桃体切除术后患儿的队列研究显示,吗啡反应有种族相关性:与非拉丁人种相比,拉丁儿童使用吗啡的不良反应更大,但研究未能找到引起这些差异的基因变异体[375]。大多数研究集中在白种人和非洲裔美国人群体,也有一些研究显示非西班牙裔白种人相比亚裔美国人的疼痛耐受性更低[376]。这些研究结果的重要性在于它证明种族可以影响不同人群之间的治疗差异,虽然这有利于个体化医疗,但如果不清楚这些差异是由于遗传因素还是人种因素造成的,也会导致过度治疗或治疗不足。

术后疼痛的阿片类药物治疗方案也有种族差异[377]。非洲裔美国人和西班牙裔美国人镇痛药处方剂量比非西班牙裔白种人更少,使用镇痛药的频率更低,并且镇痛药缓解疼痛的效果也更差[378]。这一现象与其他的一些证明非洲裔美国人的阿片类需要量更少和敏感性更高的研究结果相矛盾[379]。人种和种族的作用可能具有药物特异性,并且受到众多背景因素的影响,应当谨慎解释[380]。

药物基因组学方法

常用基因分型方法

基因分型的方法有很多选择。最常用于麻醉和疼痛相关的药物基因学研究和临床实践是候选基因方法和 SNP 测试。其他更全面和昂贵的基因分型方法包括具有 500 000～500 万个 SNP 的全基因组关联研究平台、全外显子组测序和具有不同覆盖深度的全基因组测序。过去十多年基因分型总成本显著下降。使用全外显子组和全基因组测序方法,通常每个患者产生大量基因数据;所以分析和关联任何临床事件或情况需要大样本量和复杂且稳健的分析方法。

基因研究的共同局限性及其解读

基因研究的解读通常受到研究不足的限制(如缺乏分析多个基因或多态体所需的足够样本量),这主要是由于基因测试的费用和不同种族和民族背景的人群分层。此外,发表偏倚、赢者诅咒、统计和生物学信息在调整基因和环境相互作用方面的分析挑战、独立和外部队列的结果缺乏可重复性以及无法通过机制研究验证基因关联,导致在临床治疗的个体化干预和治疗中,基因信息的临床证据不足。除基因风险因素外,其他因素也可能影响临床效果的衡量。因此,药物基因学研究还需要表观遗传学、蛋白质组学、转录组学和代谢组学的信息来补充,以获得额外的知识和洞察力,以改善个性化医疗质量。

基因分型成本和保险支付率

目前,基因分型、根据潜在遗传风险因素改变临床实践的可靠证据有限,保险支付对遗传检测的覆盖也非常有限。随着围手术期基于遗传基因风险因素(如 CYP2D6 和可待因相关死亡、RYR1 和恶性高热)个体化医疗的证据增加,对术前常规基因分型和此类服务的保险支付也将逐步改变。例如,我们医院,保险支付已包括口服阿片类药物的围手术期 CYP2D6 基因分型。

遗传咨询

药物基因组学研究尤其是儿科的另一个伦理影响,是遗传咨询。通常需要向小儿和父母通报调查结果。可能还需要协助解释经二次分析发现的偶然发现。遗传咨询师需帮助患者及其家人理解并熟悉遗传因素对临床和/或疾病的医学、心理和家族影响,并且作为此类研究工作中不可或缺的一部分。习惯上,遗传咨询仅提供单基因疾病(如恶性高热和 RYR1 基因)。随着从单基因检测和遗传咨询过渡到完整的基因组医学方法,对大多数医疗保健专业人员而言,临床意义将变得更加复杂[381]。一个可能的解决方案是开发临床事件或疾病相关的多基因临床决策支持算法,以便为患者和医疗保健专业人员提供有效帮助。

临床转化:我们身处何方?

正如我们日常使用全球定位系统来导航一样,预计未来我们可以使用基因组处方系统(genomic prescribing system, GPS)主动识别潜在的遗传风险并指导个体化医疗[382]。主动识别不良围手术期事件风险的患者是指导个体化干预的重要的第一步,最好应用电子健康记录-实施临床决策支持系统,将遗传风险因素及其对临床干预的影响整合起来。

实施基于药物基因组学的临床决策支持系统,需要更强大的研究设计、独立验证、更多的研究人群和强大的统计方法[383,384]。为了实现从个体化医疗到围手术期医学的承诺,我们需要更好的证据来验证与医生、患者、制药行业、医疗保健、纳税人和政策制订者相关的临床关联研究。

在围手术期疼痛管理和阿片类药物反应领域,参与疼痛途径($COMT^{[68]}$)、吗啡的药代动力学($OCT1^{[194]}$)、ABCB1 和 C3 基因($ABCB1^{[201]}$ 和 $ABCC3^{[194,197,198,385]}$)、药效学$^{[139,165,386-390]}$($FAAH^{[391]}$)和阿片类 μ 受体 1($OPRM1^{[224]}$)的基因多态体在确定术后临床和经济事件中起主要作用。这些与阿片类药物基因学和外科疼痛管理相关的基因风险因素具有改善临床效果的潜力。由于基因相关研究不能解释因果关系,因此需要进行额外的研究以确定生物学和机械学机制,以便更好地了解风险分层和影响机制/途径的有针对性的干预措施。

结语

与麻醉相关的药物基因学仍然是一个不断发展的领域,有令人兴奋的未来前景,因此麻醉和镇痛可以通过反应而不是"试错方法"策略实施个体化。重要的是要认识到基因学需要与其他因素相结合,以使个体化方法更加全面。人类基因组计划的完成,以及从敲入和敲除基因动物模型、基于实验室的细胞系实验和人体研究中快速积累的数据,对结果和适用性的理解、教育和解读提出了巨大挑战。例如,平均蛋白质组学实验可能会产生 10 000~1 000 000 个单独的数据点,数据点之间存在无数种可能的相互作用。因此,一些支持 Web 的资源可能值得一提,特别是与最新出版物同步更新的 Web 资源(表 6-5)。

表6-5 当前药物基因组学信息的在线资源

在线资源	描述和用途
药物基因组学知识库 www.pharmgkb.org	综合资源,为临床医生和研究人员提供有关基因变异对药物反应影响的知识。可以通过基因、药物或临床表型搜索该知识库,并提供关于药物基因组学的深度信息和计划出版物的临床实施指南
DNA 元素百科全书(ENCODE)联盟 www.encodeproject.org	提供人类基因组中功能元件的综合列表,包括在蛋白质和 RNA 水平起作用的元件,以及控制基因活跃的细胞和环境的调节元件
基因型-组织表达(GTEx)项目 www.gtexportal.org	该项目为科学界提供了研究人类基因表达和调控及其与基因变异关系的资源。项目为此目的的收集和分析来自捐赠者的多种人体组织。通过分析全球 RNA 在个体组织中表达及将基因的表达水平作为数量性状处理,与基因变异高度相关的基因表达的变化可以被鉴定为表达数量性状基因座(eQTL)

药物基因学研究的最终目标是临床转化。转化潜能的实例包括已提出的用于指导治疗的基因组处方系统$^{[382]}$、基于 $OPRM1$、$COMT$ 和 $MC1R$ 基因型的阿片类药物给药系统$^{[392,393]}$ 和阿片类药物诱导的呼吸抑制的遗传风险特征$^{[389]}$。2007 年 9 月发布的电子病历和基因组学(eMERGE)网络,是由美国国立卫生研究院组织和资助的美国医学研究联合体,它由九个机构组成,具有应用各种商业和本土 EHR 的独特和宝贵的先驱经验。将基因组数据整合到 EHR、创建综合基因组决策支持系统以及相关的人工和电子流程,包括成功整合所需标准,这一挑战和解决方案仍在进行中$^{[394-396]}$。

(吕扬 译,李恩有 校,张马忠 李军 审)

精选文献

Andrzejowski P, Carroll W. Codeine in paediatrics: pharmacology, prescribing and controversies. *Arch Dis Child Educ Pract Ed*. 2016;101(3): 148-151.
This article highlights the safety and efficacy aspects of codeine use in children, a very contemporary and important topic. The authors discuss the developmental pharmacology, pharmacokinetics, pharmacodynamics, and pharmacogenetics of codeine in children, how this relates to prescribing, as well as the practical issues and the recent regulatory framework surrounding its use.
Chidambaran V, Mavi J, Esslinger H, et al. Association of OPRM1 A118G variant with risk of morphine-induced respiratory depression following spine fusion in adolescents. *Pharmacogenomics J*. 2015;15(3):255-262.
This article is the first clinical study to show that the opioid receptor polymorphism A118G influences susceptibility to morphine-induced respiratory depression in children.
Chidambaran V, Venkatasubramanian R, Zhang X, et al. ABCC3 genetic variants are associated with postoperative morphine-induced respiratory depression and morphine pharmacokinetics in children. *Pharmacogenomics J*. 2017;17(2):162-169.
This article presents the first study to report association of ABCC3 variants with both morphine pharmacodynamics (opioid-related respiratory depression) and morphine pharmacokinetics (metabolite formation) in two independent surgical cohorts.
Crews KR, Gaedigk A, Dunnenberger HM, et al. Clinical Pharmacogenetics Implementation Consortium guidelines for cytochrome P450 2D6 genotype and codeine therapy: 2014 update. *Clin Pharmacol Ther*. 2014;95(4):376-382.
This article summarizes the evidence from the literature supporting the association of CYP2D6 activity and polymorphisms, provides therapeutic recommendations for codeine based on the CYP2D6 genotype, and includes essential guidelines for prescribing pediatric providers.
Sadhasivam S, Chidambaran V, Zhang X, et al. Opioid-induced respiratory depression: ABCB1 transporter pharmacogenetics. *Pharmacogenomics J*. 2015;15(2):119-126.
This article shows that ABCB1 polymorphisms may affect blood-brain barrier transport of morphine, and therefore individual response to its central analgesic and adverse effects in postsurgical children.

参考文献

第 7 章　儿科用药的药代动力学和药理学

BRIAN J. ANDERSON, JERROLD LERMAN, CHARLES J. COTÉ

儿童尤其是新生儿的大多数药物的药代动力学（药代学）和药效动力学（药效学）与成人不同[1]。儿童由于其不成熟的肾和肝脏功能、不同机体构成、改变的蛋白质结合、独特的疾病谱、多样化的行为学和不同的受体模式，表现出与成人不同的药代学（pharmacokinetics, PK）和药效学（pharmacodynamics, PD）[2-8]。根据药物药代学的差异，需要改变给药剂量和间隔给药时间，以保证既达到临床效果又避免药物毒性[9-12]。此外，一些药物可能会与胆红素的蛋白质位点结合，更易导致早产儿核黄疸[13-18]。药效学可能受到终末器官（如心脏或支气管平滑肌）对药物反应能力的影响。本章讨论基本的药理学原理，这些原理涉及麻醉中使用的很多药物。

药代动力学原理与计算

随着时间的推移，体内药物浓度的变化称为药代学。描述这些变化的原理和方程可用于合理调整药物剂量，以在作用部位达到更有效的药物浓度[19, 20]。本章涉及的方程以通用和实用为目的，更严格复杂的药代学公式请参见相关文献[21, 22]。

体内药物可能以不同的速率在体液和组织之间扩散，但循环浓度的一致变化可用于表征其动力学并指导制订药物用量。药物从循环中去除通常用一级或零级指数方程描述。这两种比率的差异对药物治疗具有重要意义。

一级动力学

体内大多数药物的清除遵循一级速率过程，在一级速率过程中，每单位时间内清除药物的一个恒定的比例或百分比。

因为清除药物的比例保持不变，所以浓度越大，从体内清除的药物量就越大。这种速率可以用下列形式的指数方程拟合：

$$C = C_0 e^{-kt} \qquad （公式 7-1）$$

其中 C 是 t 时刻的浓度，C_0 是起始浓度（取决于剂量和分布容积），e 是自然对数（≈2.718 28）的底，k 是单位为时间倒数的消除率常数。一级表示指数为一次幂（公式 7-1 中的 $-kt$）。二级则为二次幂，例如 $e^{(z)[2]}$。如公式 7-1 的一阶指数方程两边取自然对数，可转换成直线方程形式[$y=mx+b$，其中 x 和 y 是变量（如时间和浓度），m 是斜率，b 是常数]，然后通过线性回归求解。

$$\ln C = \ln C_0 + (-kt) \qquad （公式 7-2）$$

用 $\ln C$（即 C 的自然对数）和时间作图，则斜率为 $-k$，截距为 $\ln C_0$。如果用 $\log C$（即 C 的常用对数）和时间作图，则斜率为 $-k/2.303$，因 $\ln x = 2.303 \log x$。在线性坐标轴上指数速率为曲线，而在半对数坐标轴上则为一条直线。

半衰期

半衰期意指药物浓度下降一半的时间，是一个为人所熟知的指数术语，用来描述许多药物的动力学。半衰期是一级动力学过程，因为相同的时间段内消除的药物比例相同。如前所述，起始浓度越大，每个半衰期内清除的药物量就越大。

半衰期的测定方法有多种。如果将浓度转换为自然对数并按公式 7-2 绘制其与时间的关系图，则该图的斜率为消除速率常数 k。为保证准确度和精密度，确定斜率至少需要三个浓度-时间点，且这些浓度取样应在浓度至少降低一半的时间间隔内。然而,婴幼儿临床实践中,k 通常仅根据终末清除相两个浓度估算。数据点较多时,很容易根据最小二乘线性回归分析计算 ln C 对时间的斜率。半衰期($T_{1/2}$)半衰期可根据消除速率常数 k(时间倒数)计算,如下所示:

$$T_{1/2} = \frac{\ln 2}{k} = \frac{0.693}{k} \qquad （公式 7\text{-}3）$$

根据一系列定时测量的药物浓度,也可以利用图形技术确定半衰期。在半对数坐标轴上绘制浓度 - 时间点,依据视觉或线性回归分析确定最佳拟合线。如图 7-1 所示,其中最小二乘回归线已根据浓度时间点拟合,浓度 20μg/ml 对应的时间是 100min,浓度 10μg/ml 对应的时间是 200min。100min 内浓度下降了一半,所以半衰期为 100min。消除率常数为每分钟 0.693/100 或 0.006 93/min。

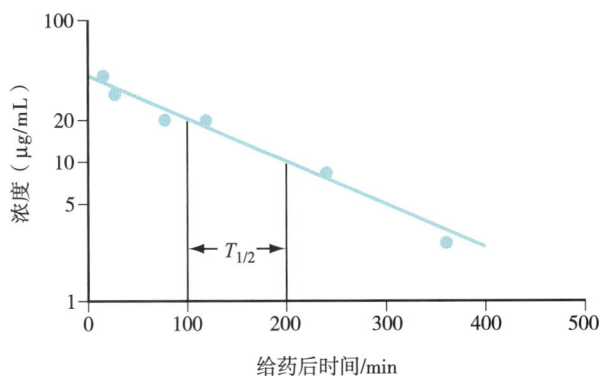

图 7-1　根据图形确定半衰期。如果动力学是一级指数,半衰期可以通过半对数图上的一系列浓度 - 时间点确定。将浓度绘制在半对数轴上,通过这些点绘制最佳拟合线;如图所示,选择方便的浓度,降低一半,如 20μg/ml 和 10μg/ml;这些浓度之间的间隔为半衰期即图中的 100min

但给予静脉麻醉药期间,消除半衰期用于表征机体对这些药物的处置并无多大临床应用价值。更有用的概念是时 - 量相关半衰期(context-sensitive half-time, CSHT),其中的 "context" 意指 "稳态输注" 的 "持续时间"(译者注:原文直译为 "输注的持续时间",实际上 "稳态输注" 和 "持续输注" 是两个不同的概念,CSHT 最初依据稳态输注推导。如果只关注停药以后血浆浓度降低一半的时间,两种输注方式趋势相同但数据相差很大,混淆两种概念将降低药效学预测的可靠性。这里本文原作者理解有误)。CSHT 是停止稳态输注后血浆药物浓度降低 50% 所需的时间[23]。CSHT 与单室模型的消除半衰期相同,并且不会随输注时间而改变。然而,大多数麻醉药物符合多房室模型,CSHT 与其各个房室的半衰期都有显著差异。

药物输注的持续时间可能不影响 CSHT(如瑞芬太尼,2.5min);或中度影响(丙泊酚,输注 1h 时为 12min,输注 8h 时为 38min);或明显影响(如芬太尼,输注 1h 时为 24min,输注 8h 时则高达 280min)。这是停止输注后药物从外周室返回血浆的结果。儿童的外周室大小和清除率高低与成人不同,输注结束时不论血浆浓度处于什么水平,儿童体内药物的残留量相比成人可能多也可能少。例如儿童丙泊酚 CSHT

大于成人[24]。CSHT 有助于对 PK 的深入了解,但该参数可能与临床无关;从药物作用中恢复所需降低浓度的百分比也不一定是 50%(译者注:不同意作者此处观点,作者机械搬用了 50% 的概念,实际上也可以采用停药后血浆浓度降低 10%、20%…80%、90% 等进行描述,用于预测临床患者的恢复)。

一级单室动力学

用于描述浓度变化的指数方程数量决定房室的数量。药物可能在多个组织和体液中扩散,但如果药物在循环中迅速均匀分布,并通过代谢或排泄迅速从循环中清除,则其清除率通常符合一级单室动力学。如果药物浓度变化的半对数图是一条直线,即可直观地判断。如果在静脉注射后未能迅速测量到起始分布相(α 相)的药物浓度,则多房室药物看起来也可能是单室。

一级多室动力学

如果静脉注射后前 15～30min 内及更长时间内,多次测量药物浓度,通常会出现一个以上的消除相。浓度 - 时间半对数图上可观察到斜率变化明显(图 7-2)。描述药物清除所需的房室数量和性质不一定代表特定的体液或组织。当需要用两个一级指数方程描述药物从循环中的清除时,其动力学描述符合以下一级速率二室模型(如中央室和外周室)(图 7-2):

$$C = Ae^{-\alpha t} + Be^{-\beta t} \qquad （公式 7\text{-}4）$$

公式中,C 为浓度,t 为给药后时间,A 为 0 时刻分布相的浓度,以紫色陡直直线表示,α 为分配速率常数,e 为自然对数底;B 为终末消除速率在 0 时刻的浓度,β 为终末消除速率常数。速率常数表示浓度的变化速率,在对数浓度 - 时间

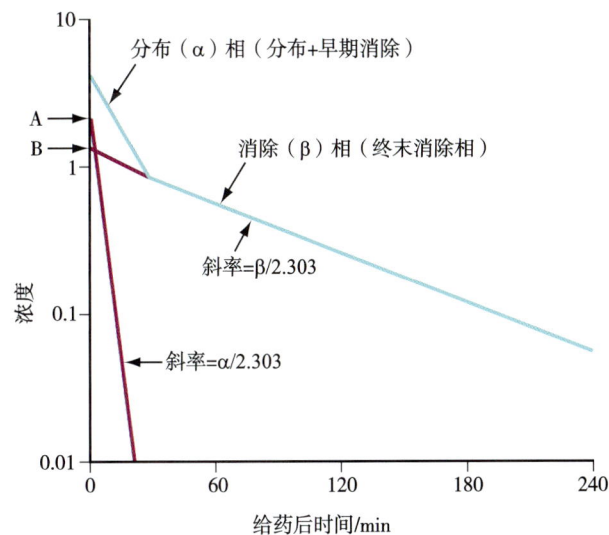

图 7-2　二室动力学的半对数图。血清浓度初期快速下降反映药物的分布和消除,随之是因为消除而导致的浓度缓慢下降。A 是分布相在时间 0 时的浓度,用血清浓度减去因消除而导致的初始浓度下降量(从消除相外推回到时间 0 即 B 点得到浓度),产生的具有陡峭斜率 =α(分配速率常数)/2.303 的下方直线。终末消除相的斜率 =β(终末消除速率常数)/2.303(译者注:原文此处描述错误)

图上，等于曲线斜率除以 2.303。

　　静脉注射给药后这种二室或二相动力学常见，药物迅速从循环中央室分布至外周室。这种情况下，浓度初始快速下降被称为 α 或分布相，代表药物分布至外周室（组织）并同时消除。终末（β）相开始于拐点，此时大部分药物浓度的变化源于消除。为确定分布引起的初始浓度变化（图 7-2），必须从总浓度变化中减去消除引起的浓度变化；代表这两个速率之差的直线的斜率为分布速率常数。

　　上述参数（ A、B、α、β ）与基础生理学几乎没有关系，也可用一个中央室容积和三个速率常数（ k_{10}、k_{12}、k_{21} ）来描述药物在各房室之间的分布。另一种常见方法是使用两个容积（中央室 V_1、外周室 V_2 ）和清除率（ CL、Q ）。Q 为房室间清除率，稳态分布体积（distribution at steady state，V_{dss} ）为 V_1 和 V_2 之和。更为详尽的数学计算请参见相关资料[19, 22]。

　　很多药物具有多室动力学特点，但传统的研究方法用于新生儿时，给药后短期内无法足够取样，因而难以识别出多个房室。临床有些情况下，计算药物剂量和给药时间间隔通常不需要使用多房室动力学。为降低成本、减少血液丢失并简化 PK 计算，通常可假设药物（如庆大霉素和万古霉素）为线性单室动力学，仅根据两种血浆浓度（峰浓度和谷浓度）调整剂量。因为消除率常数取决于终末相，因此，多房室模型药物峰值浓度的取样不能太早——即不能在初期分布相取样；过早取样会导致浓度大于终末消除相的浓度（图 7-2），进而高估斜率和消除半衰期。群体模型有助于改善数据的分析和解释[25, 26]。

零级动力学

　　某些药物消除时，单位时间内消除药量恒定而非恒定比例。这种速率称为零级，由于 $e^0=1$，体内药物量的变化符合以下方程[27]：

$$-dA/dt=k_0 \qquad （公式 7-5）$$

　　其中 dA 是体内药物量的变化（单位 mg），dt 是时间的变化，k_0 是消除速率常数，单位为时间倒数。解此方程后有如下公式：

$$A=A_0-k_0t \qquad （公式 7-6）$$

　　公式中，A_0 是体内药物的初始量，A 是时间为 t 时体内药物的量（mg）。

　　零级动力学（或米氏动力学）也可称饱和动力学，代谢酶或转运系统的能力因过量药物而饱和时就会发生这种现象。这种情况下，单位时间内代谢或运输的药物量恒定。零级动力学在线性坐标轴上，血清浓度-时间关系为线性；在对数（即半对数）坐标轴上则为曲线。临床上当使用过量药物、长期输注或代谢器官功能不全时，一级动力学可能会变成零级动力学。某些药物用于新生儿，治疗剂量范围内即表现为零级动力学特征，并累积到较高的浓度，包括硫喷妥钠、茶碱、咖啡因、地西泮、呋塞米和苯妥英钠。有些药物（如苯妥英钠、乙醇）可能表现为混合级动力学（即低浓度下为一级动力学，高浓度酶饱和后为零级动力学）。这些药物小剂量增加可能导致血清浓度不成比例地大幅升高（图 7-3）。

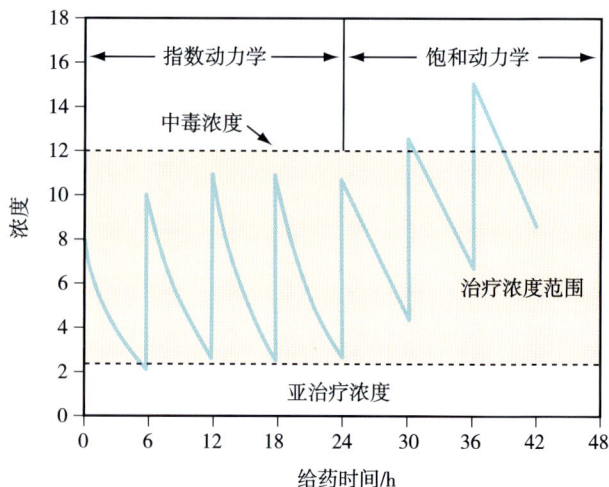

图 7-3　从指数动力学到饱和动力学的转变。给药间隔 6h，前 24h 内浓度为指数动力学，半衰期 3h（$k=0.231/h$），24h 后转为饱和动力学，消除速度 1mg/h，导致药物累积达到中毒浓度

表观分布容积

　　表观分布容积（apparent volume of distribution，V_d ）是一个数学术语，以此将剂量与给药后即刻循环系统的浓度联系起来。可视为稀释容积（即比例因子），用来预测给予一定剂量某种药物后，其浓度在体内的变化。V_d 与生理体液或组织容积并无对应关系，因此称为"表观"。循环系统外分布或与组织结合的药物如地高辛，V_d 甚至可高达 10L/kg，生理学上这是不可能的。可见 V_d 本质上的数学性质。浓度的单位是数量/容积，药物剂量则以数量每千克体重表达，V_d 的单位为容积每千克体重，表示以之将药物剂量稀释后产生的浓度。如下式：

$$浓度（mg/L）=\frac{剂量（mg/kg）}{V_d（L/kg）} \qquad （公式 7-7）$$

　　如果用非常规单位 mg/L 而非 μg/ml（两者等价）表示浓度，则更容易平衡方程式。该方程是大多数 PK 计算的基础，因为很容易重新整理公式 7-7 以求解 V_d 和剂量。同样重要的一点需要注意，这个方程表示的是药物快速静脉注射后的浓度变化。如小剂量输注（如万古霉素或庆大霉素），可能需要更为复杂的指数方程，以解释输注期间药物消除对浓度的影响。新生儿药物消除相对缓慢，输注期间消除的药物量很少，可不考虑消除的影响，而较大年龄儿童可能需要更复杂的方程式。

　　了解 V_d 对剂量调整非常重要。重新整理公式 7-7 可计算 V_d：

$$V_d（L/kg）=\frac{剂量（mg/kg）}{（C_{输注后}-C_{输注前}）（mg/L）} \qquad （公式 7-8）$$

　　药物输注后的浓度 C（输注后）必须在分布相测定，以避免高估峰值浓度，进而导致错误地低估 V_d。首次给药后，C（输注前）的浓度为 0。

药代动力学实例

　　以下示例使用四步方法阐明这些 PK 原理的应用：①计

算 V_d；②计算半衰期；③根据期望的峰谷浓度计算新的剂量和给药间隔；④检查新剂量给药方案的峰谷浓度。

例如：万古霉素以 15mg/kg 的剂量静脉输注 60min，每 12h 一次。治疗第三天（假定达到稳定）测量血浆浓度。输注前浓度或谷浓度为 12mg/L；输注 60min 时结束测量的峰浓度为 32mg/L。

步骤 1：将数据代入公式 7-8 计算 V_d。

$$V_d = \frac{15\text{mg/kg}}{32\text{mg/L}-12\text{mg/L}} = 0.75\text{L/kg}$$

步骤 2：浓度达稳态时，每次给药后峰浓度、谷浓度相同。峰谷浓度之间的时间为 10h，即 12h 减去 1h 输注时间再减去 1h 浓度达峰时间。半衰期可通过重新整理公式 7-2 求解 k（消除率常数），并将计算出的 k 代入公式 7-3。本例计算的消除率常数为 0.098/h，相应的半衰期为 7.1h。然而，有一种临床实用的"床边"方法无须对数计算。例如，血浆浓度在一个半衰期内从 32mg/L 降至 16mg/L，然后在下一个半衰期的某段时间内从 16mg/L 降至 12mg/L。在第二个半衰期结束时，浓度将下降到 8mg/L。由于 12mg/L 是第一个半衰期和第二个半衰期之间的中点，因此在峰谷浓度之间的 10h 内，历经了 1.5 个半衰期。如假设浓度下降为线性，则估计的半衰期为 6.67h（10h÷1.5 半衰期）。注意，实际半衰期 7.1h 与估计半衰期 6.67h 之间的误差来源于线性假设；事实上，一级消除为非线性过程，第一个半衰期前 50% 时间内，浓度实际上从 32mg/L 下降到 22.6mg/L，而不是假定浓度线性下降时的从 32mg/L 下降到 24mg/L。随后的半衰期情况也是如此。然而，为快速床旁估计 PK 参数，该法导致的少量误差可以接受。

步骤 3：如果对浓度不满意须计算新的给药方案。相应地，必须确定期望的峰谷浓度。例如，如果期望的万古霉素的峰、谷浓度分别为 32mg/L（20~40mg/L）和 8mg/L（5~10mg/L），则可重新整理公式 7-8 解出新的剂量：

$$剂量（\text{mg/kg}）= V_d（\text{L/kg}）\times [C_{峰浓度期望值} - C_{谷浓度期望值}（\text{mg/L}）]$$

$$剂量（\text{mg/kg}）= 0.75\text{L/kg}\times（32\text{mg/L}-8\text{mg/L}）$$

$$剂量（\text{mg/kg}）= 18\text{mg/kg}$$

（公式 7-9）

当前剂量产生的峰浓度为 32mg/L，在推荐的治疗范围内，并且在达到峰值后（开始剂量输注后 2h），延长给药间隔至 2 个半衰期（小时）将产生 8mg/L 的谷浓度。剂量间隔应增加至 16h，剂量增加至 18mg/kg。

步骤 4：估算新给药方案产生的峰、谷浓度可很好核查数学错误。15mg/kg 剂量给药 16h 后（或测量到峰浓度后约 2 个半衰期），谷浓度应大约为 8mg/L。此时，剂量调整为 18mg/kg 将使浓度从 24mg/L（假设 V_d 为 0.75L/kg）增加直至 32mg/L 的峰值浓度。

重复给药和药物蓄积

当多次给药时，通常在前一次给药剂量完全消除之前重复给药。这种情况下，峰、谷浓度增加直至达到稳态浓度（C_{ss}）（图 7-3）。平均 C_{ss}（Avg C_{ss}）可用下列公式计算[20]：

$$\text{Avg}C_{ss} = \frac{1}{清除率} \times \frac{f\times D}{\tau}$$

$$= \frac{1}{k\times V_d} \times \frac{f\times D}{\tau}$$

（公式 7-10）

$$= \frac{1.44\times T_{1/2}}{V_d} \times \frac{f\times D}{\tau}$$

（公式 7-11）

在公式 7-10 和 7.11 中，f 是给药剂量被吸收的比例，D 是给药剂量，τ 是与消除半衰期时间单位相同的给药剂量间隔，k 是消除率常数，1.44 等于 0.693 的倒数（公式 7-3）。平均 C_{ss} 的大小与 $T_{1/2}/\tau$ 和 D 呈正比[20]。

稳态

两次给药剂量间隔期从体内代谢的药物量等于单次给药的剂量时，药物就会在体内达到稳态[28,29]。药物在组织和体液间消除和分布达到平衡状态通常需要 5 个半衰期。所有组织处于平衡状态（即稳态）时，每次给药后峰浓度、谷浓度都相同。然而在此之前，间断给药后峰、谷浓度恒定，或持续输注期间药物浓度恒定，不能说已经达到稳态，因为药物可能仍在进入和离开深部组织房室。在药物连续输注期间，达到稳态浓度比例可以用药物半衰期的倍数来计算。经过 3 个半衰期后，浓度为稳态浓度的 88%。长期治疗期间如需改变药物剂量，数个半衰期之前通常无须再次检查浓度，除非有消除功能受损或出现中毒征象，如果症状改善可能也无须检查药物浓度。

负荷剂量

如果连续输注或间歇给药时达到恒定浓度所需时间过长（如 3~5 个半衰期），可以给予负荷剂量以更快地达到目标浓度或坪浓度。临床麻醉在丙泊酚持续输注之前，通常给予负荷剂量[24]。同样的原则也适用于地高辛初步治疗，地高辛的半衰期为 35~69h，早产儿甚至更长[30]。使用负荷剂量会增加治疗过程早期循环系统的药物浓度。但正如使用地高辛负荷剂量观察到的那样，负荷剂量有可能增加药物毒性，须谨慎使用[3,5,6,30]。

很多麻醉药具有多室模型的 PK 特征，基于单室模型（公式 7-9）计算药物剂量的方法不再适用。使用 V_1（中央室 V_d）计算的负荷剂量太小，而使用 V_{dss}（稳态 V_d）计算的负荷剂量又太大（译者注：原文此处描述错误）。尽管减慢给药速度可防止药物在分布相产生过高的浓度，剂量过大时可能导致短暂的毒性反应。

药物峰效应时间（T_{peak}）取决于其清除率和效应室平衡半衰期（$T_{1/2}keo$）两者。低于最大剂量给药时 T_{peak} 与剂量无关；超过最大剂量给药时，最大效应将早于 T_{peak} 出现且作用持续时间更长，这主要由浓度-效应曲线的特点决定（见后面讨论）。由于 V_1 和 V_{dss} 用作换算剂量的固有缺点，T_{peak} 概念已被用作计算最佳负荷剂量的推算[31]。新的参数即峰效应室浓度分布容积（V_{pe}）采用下式计算：

$$V_{pe} = \frac{V_1}{(C_{peak}/C_0)},$$

（公式 7-12）

公式中，C_0 为给药后 t=0 时的理论血浆浓度，C_{peak} 为峰值效应室浓度时间时预测的效应室浓度。负荷剂量（Loading dose，LD）计算方法如下式：

$$LD = C_{peak} \times V_{pe} \qquad （公式7-13）$$

群体建模

小儿麻醉医师已经将群体建模用于 PK 和 PD 的研究。借助非线性混合效应模型，群体建模提供了一种研究药物反应个体间变异性的方法（"个体"是那些临床使用某种药物的人）。解读 PK 过程的传统方法依赖于来自小部分受试者的"丰富"数据。相反，混合效应模型则可以利用大量受试者中每个个体的"稀疏"数据（2~3 个样本）。取样时间并非群体方法的关键，适用于临床诊疗操作或门诊预约的患者。取样时间段而非精确的时间同样有效，这为儿童研究提供了灵活性[31,32]。这种分析方法也可用于解释数据集缺或数据缺失的个体，儿科研究尤为适用。群体建模也可为单纯集聚数据提供单次稳健的 PK 分析，而非小样本研究组间比较，后者由于不同测定和分析方法变得非常复杂。混合效应模型的"混合"是因为其采用固定效应和随机效应的混合来描述数据。其中，固定效应用于预测协变量的平均影响，例如体重可用于部分解释诸如清除率在受试者之间的变异性。随机效应用于描述固定效应无法预测的其他变异性。模型可引入协变量（如年龄、大小、肾功能、性别、温度）来解释个体间变异性的可预测部分。采用迭代法实现非线性回归以发现最优拟合曲线[33,34]。

儿童药代动力学注意事项

生长和发育是儿童不同于成人的两个主要方面。由于彼此之间非常高度的相关，这些因素究竟如何相互作用-仅凭观察很难确定。例如，药物清除率可能随着儿童体重、身高、年龄、体表面积（body surface area，BSA）和肌酐清除增加而增加。解决问题的方法之一是纳入考虑任何成熟因素之前先对儿童体格大小进行标准化[35]。

尺度

1~2 岁儿童的清除率如以 L/（kg·h）示，通常大于较大的儿童和青少年。这主要是由于尺度大小的影响，并不是因为该亚群儿童肝脏较大或肝血流量增加。当采用异速比例时，这种"尺度伪影"就会消失。异速生长是一个用来描述尺度大小和器官功能之间非线性关系的术语。这种非线性关系表达如下式：

$$y = a \times 体质量^{PWR} \qquad （公式7-14）$$

其中 y 为感兴趣的变量[如基础代谢率（basal metabolic rate，BMR）]，a 为比例参数，PWR 为异速生长指数，其取值一直是争论的焦点。BMR 是研究中最常用的变量，支持 PWR 取值 2/3（如 BSA）者与支持 PWR 取值 3/4 者意见严重相悖。PWR 取值 3/4 的支持来自调查研究，该研究显示以 BMR 的对数与体重的对数作图，产生的是一条斜率为 3/4 的直线，所有物种包括人类都是如此。清除率是一个代谢过程，在多个物种的研究发现，以清除率的对数和体重对数作图产生的也是一条斜率 3/4 的直线。图 7-4 以曲马多为例说明了这一点[36]。分形几何从数学的角度解释这一现象。代谢率的 3/4 指数幂定律由一个通用模型推导而来，该模型描述基本物质怎样通过充满分支管道的不规则分形网络进行运输[37]（译者注：基本物质的运输量一定，因而每个管道的运输量有相应的有上下极限，管道并非均一直径，运输量与管道任何参数不存在线性关系）。在物种内部和物种之间，许多生理、结构和时间相关变量可用其体重（W）的幂指数（PWR）分别为 3/4、1 和 1/4 按比例预测[38]。

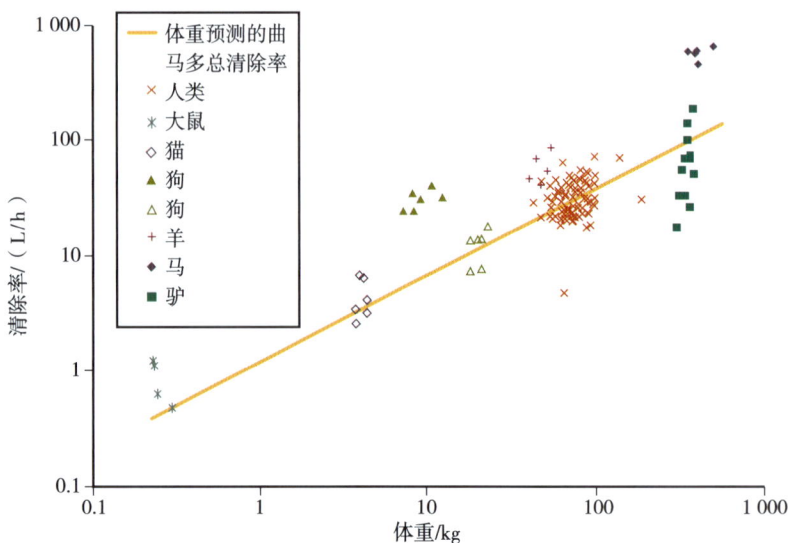

图 7-4   体重预测的曲马多总清除率（CLP total）与人类 3/4 幂指数异速生长模型预测值（实线）的比较。（Holford SD，Allegaert K，Anderson BJ，et al. Parent-metabolite pharmacokinetic models for tramadol-tests of assumptions and predictions. *J Pharmacol Clin Toxicol*. 2014；2［1］：1023-1034，经允许使用）

这些指数也适用于 PK 参数；例如清除率（CL）的指数是 3/4，容积（V）的指数是 1，半衰期（$T_{1/2}$）的指数是 1/4[38]。药物总清除的尺度因子 F_{size} 可以表示为：

$$F_{size}=(W/70)^{3/4} \qquad （公式7-15）$$

当使用 3/4 异速生长指数作为比例时，1 个月至 9 岁儿童的瑞芬太尼清除率与成人清除率相似[39]。代谢瑞芬太尼的血浆酯酶出生时即已成熟[40]。

成熟度

对于大多数药物，单凭异速生长并不足以从成人清除率估计来预测新生儿和婴儿的清除率[41,42]。需要添加一个描述成熟度的模型。已经发现 S 形曲线或称 Hill 模型[43]是描述成熟过程（maturation process，MF）很有用的方法：

$$MF=\frac{PMA^{Hill}}{TM_{50}^{Hill}+PMA^{Hill}} \qquad （公式7-16）$$

TM_{50} 为成熟半衰期，而 Hill 系数与成熟曲线的斜率相关。清除率的成熟始于出生前，这表明停经后年龄（postmenstrual age，PMA）是比出生后年龄（postnatal age，PNA）更好的药物清除率预测因子[38]。图 7-5 显示分别以每千克体重模型和异速生长模型表示右美托咪定的成熟曲线。清除率在婴儿期尚未成熟。

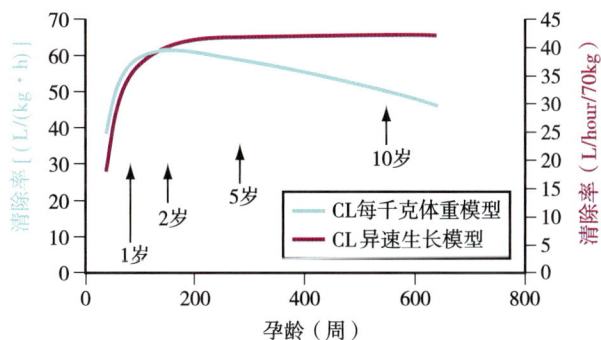

图7-5　每千克体重模型和异速生长 3/4 幂指数模型表达的右美托咪定清除率（CL）成熟曲线。这种成熟模式许多肝脏或肾脏代谢药物清除率的典型特征。（数据取自 Potts AL, Anderson BJ, Warman GR, et al. Dexmedetomidine pharmacokinetics in pediatric intensive care-a pooled analysis. *Paediatr Anaesth.* 2009；19（11）：1119-1129）

清除率以每千克为单位表示，2 岁时最高，随后随年龄而下降。使用异速生长模型后这种"尺度伪影"消失。使用合适的尺度比例表明，>2 岁儿童右美托咪定的 PK 与成人相似。成熟变化一般在出生后 2 年内完成；因此，婴儿右美托咪定代谢尚未成熟，而>2 岁的孩子只是缩小的成人[44]。

器官功能

正常生长发育性变化有别于器官功能的病理性改变[35]。新生儿葡糖醛酸结合能力不成熟，吗啡清除率降低；但相比健康新生儿，危重新生儿的吗啡清除率更低[45-47]，这可能与肝功能下降有关。其他协变量存在可能会掩盖器官功能改变的影响。例如，正压通气与吗啡清除率降低存在相关

性[48]；这种效应可能是由于药物继发性肝血流量减少引起，此类药物如丙泊酚、吗啡多为灌注限制性清除。

肌酐清除率通常用于衡量肾功能、协助确定经肾脏清除药物的剂量。肾小球滤过率（glomerular filtration rate，GFR）计算公式可用于评估儿童肾功能[49]。此类公式基于如身高、血浆肌酐浓度和 BSA 等简单指标计算 GFR，用于成人可以接受，但对 GFR 值<40ml/min 的儿童预测性能较差[50]。作为反映 GFR 的标志物，预期肌酐清除率能用于反映尺度、成熟和器官功能的影响。Schwartz 估算法将年龄依赖性尺度因子（体长或身高）和比例因子（k）整合到公式中（如早产儿 $k=0.33$；0～1 岁足月婴儿 $k=0.45$；1～12 岁 $k=0.55$；$k=0.7$ 适用于 13～21 岁的青少年男性）[51-53]：

$$GFR=\frac{k·身高}{血清肌酐} \qquad （公式7-17）$$

由于肾小管分泌的影响，肌酐清除率可能高估儿童GFR。肾小管重吸收也可能导致早产儿估算不准确。早产儿经肾清除药物的剂量应以尺度和 GFR 成熟度预测，不应使用血清肌酐清除率。尺度（F_{size}）、成熟（MF）和器官功能（OF）的影响可整合到个体 PK 参数（P），其中 P_{std} 是健康成人标准化的参数值[35]：

$$P=P_{std}·F_{size}·MF·OF \qquad （公式7-18）$$

药效学模型

PK 描述机体对药物的处置，PD 则是药物对机体的作用。无明确分界，两者借助"药物经血浆到达效应部位及其作用靶点"这个过程相联系。药物可能通过干扰转运机制、酶抑制或诱导和受体激活或抑制等在非特异性的膜位点发挥作用。

最低有效浓度

滴定镇痛剂直至静息或在疼痛刺激下达到满意的疼痛控制，测定此时血药浓度可用于确定最低镇痛有效浓度。当疼痛再发或需追加止痛剂时，进一步血液检测可提高评估的准确性。该技术已用于测定羟考酮的最低有效镇痛浓度[54]。

最大效应模型

药物浓度-效应关系可用 Hill 方程或 E_{max} 模型描述（参见成熟模型）[43]：

$$效应=E_0+\frac{(E_{max}·C_e^N)}{(EC_{50}^N+C_e^N)} \qquad （公式7-19）$$

其中 E_0 为基础效应响应，E_{max} 为最大效应改变，C_e 为效应室浓度，EC_{50} 为产生 50% E_{max} 时的浓度，N 为 Hill 系数，定义浓度-效应曲线的陡度（图 7-6）。效能（efficacy）是剂量-或浓度-反应曲线上的最大效应。N 和 E_{max} 相同时，EC_{50} 可用作衡量药物的效能（确定等效剂量）。

以双频谱指数作为效应指标，建立 1～16 岁儿童丙泊酚 PD。参数 E_0 估计值为 93.2，$E_{max}=-83.4$，$EC_{50}=5.2mg/L$，

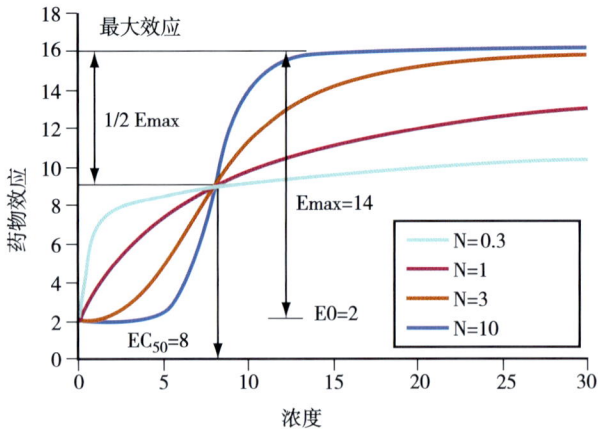

图 7-6 最大效应模型常用于描述药物效应-浓度关系。Hill 系数（N）明显改变曲线形状

N=1.4[55]。其他年龄儿童也存在类似关系[56,57]。该模型也已用于描述瑞芬太尼的降压作用[58]和乙酰氨基酚的镇痛作用[59]。

质反应模型

最低肺泡有效浓度（minimum alveolar concentration，MAC）可用于评价挥发性麻醉药的效价强度，意指在标准手术刺激下，50% 受试者发生体动时的浓度。MAC 虽然初看类似 EC_{50}，但它表达的是质反应而非效应大小；估算方法有两种，一种是记录大量受试者在临床剂量范围内的反应，并用逻辑回归估计剂量-质反应关系，随后以内插法估计 MAC 值。很难募集大量研究对象，因此常使用另一种方法。Dixon[60,61]描述的"up-and-down"法只估计 MAC 而非整个 S 形曲线[62]。通常每名受试者给予一种浓度，每一名受试者根据前一名受试者的反应确定浓度；如果之前的受试者无反应则降低浓度，如果有反应则增加浓度。MAC 是相同数量的反应和无反应者的平均浓度，也可以为"响应-无响应"配对患者的平均浓度。这一技术也用于测定中枢神经阻滞时局麻药的 EC_{50}[63-65]。

逻辑回归模型

药理作用难以分级时，评估"获得某种效应的概率作为血浆浓度的函数"是一种有用的方法。例如体动/无体动、觉醒/入睡等效应测量值为二分变量。逻辑回归常用于此类数据的分析，内插法计算的 EC_{50} 值指的反应概率。例如，使用这种技术估计儿童氯胺酮镇静后苏醒的 EC_{50} 值为 0.52mg/L[66]。

药代学和药效学的关联

一种常见情况是，药物效应与浓度直接相关，但这并不意味着药物效应与浓度的时间进程平行。有时，临床观察效应可能看起来与血清浓度无直接关系，存在浓度和药物效应间滞后现象。许多药物半衰期很短但作用时间很长；这可能与诱发的生理变化（如阿司匹林和血小板功能）或由于 E_{max} 模型的形状与有关。如初始浓度远高于 EC_{50}，5 个半衰期后预计浓度很低时，可能仍存在相当大的药理效应。

效应滞后也可能与药物转移到作用部位（如神经肌肉阻

滞药）、时滞（如利尿剂）、生理反应（如解热剂）、活性代谢物（如伐地昔布）或合成生理物质（如华法林）有关。在浓度-效应图上表现为滞后环。为此，Hull 和 Sheiner 在肌松药研究中引入了效应室和效应室消除半衰期（$T_{1/2}keo$）的概念。数学上，假设达到平衡状态后，中央室药物浓度与效应室浓度相同，但是药物到达效应室之前存在时间延迟。用效应室浓度描述药物的浓度与效应关系[69]。

部分药物的 $T_{1/2}keo$ 值在成人已有描述（如吗啡 16min；芬太尼 5min；阿芬太尼 1min；丙泊酚 3min）。将 $T_{1/2}keo$ 嵌入靶控输液系统程序可用于靶控输注效应室浓度。成人咪达唑仑的 $T_{1/2}keo$ 为 5min，老年人可能会延长，忽略这点可能导致老年人靶控输注时药物过量[67]。

正如预期，基于尺度模型，儿童年龄越小丙泊酚 $T_{1/2}keo$ 越短[55,68]。以脑电图（EEG）变化作为效应指标，七氟烷也有类似特点[70]。如果靶控输注效应浓度，并且程序使用的 T_{peak} 时间（因为来源于在青少年或成人）长于儿童的实际 T_{peak}（T_{peak} 时间越长，$T_{1/2}keo$ 越长），这将导致儿童药物过量。

药物分布

蛋白结合

酸性药物（如地西泮、巴比妥酸盐）主要与白蛋白结合，而碱性药物（如酰胺类局部麻醉药）与球蛋白、脂蛋白和糖蛋白结合[14,15,72,75,77,78]。很多药物在新生儿的血浆蛋白结合率通常低于成人[71]，部分原因与其总蛋白和白蛋白浓度较低有关（图 7-7）。很多在成人血浆蛋白结合率高度结合的药物，在新生儿与蛋白质的亲和力降低（E 图 7-1）[71-75]。蛋白结合率降低导致药物游离部分增加，从而发挥的药理作用更强[2-4,6,76]。这种效应对于高蛋白质结合率药物尤其重要，因为相比低蛋白结合率药物，其结合率的降低将导致药物的游离部分增加的程度更大。例如，健康婴儿苯妥英钠的蛋白结合率为 85%，而在黄疸婴儿只有 80%；相当于黄疸婴儿苯妥英钠游离部分增加 33%（E 图 7-2）。蛋白质结合率的差异可能对酸性药物的效应有很大的影响，尤其是高度蛋白质结合率的药物，例如苯妥英钠、水杨酸盐、布比卡因、巴比妥酸盐、抗生素、茶碱和地西泮。此外，一些药物如苯妥英钠、水杨酸盐、磺胺异噁唑、咖啡因、头孢曲松、泛影葡胺和苯甲酸钠，与胆红素竞争结合白蛋白（E 图 7-2）。如果大量胆红素被取代，特别是在低氧血症和酸中毒的情况下，将会导致血脑屏障（blood-brain barrier，BBB）开放，进而导致核黄疸。这些代谢紊乱常发生于即将手术的新生儿，所以须谨慎选择麻醉药[78]。碱性药物（如利多卡因或阿芬太尼）一般与血浆 α_1-酸性糖蛋白（AAG）结合；AAG 浓度在早产儿和足月婴儿较低，6 月龄时近似成人水平但个体间差异很大（0.32~0.92g/L）[79]。因此，给定药物剂量时，早产儿和足月婴儿体内游离药物较多[79-81]。不同于血浆蛋白结合药物，未结合的脂溶性药物通过被动扩散穿过血脑屏障，迅速达到平衡。这可能导致布比卡因在新生儿容易产生癫痫发作。正如新生儿蛋白质结合率降低，未结合药物比例更大，被动扩散量也就越多。

新生儿的这些结合变化与成人不同，尤其在相对异常

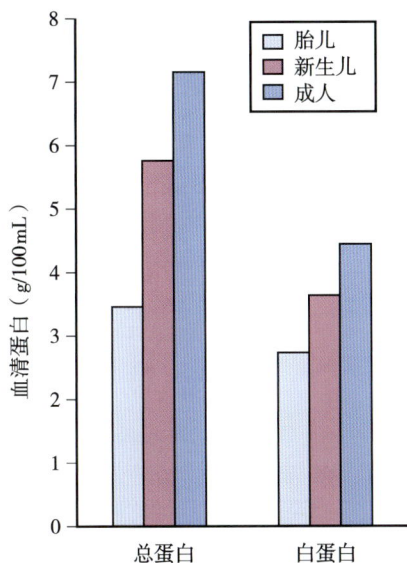

图 7-7　成熟期间血清总蛋白和白蛋白值的变化。注意胎儿总蛋白和白蛋白低于新生儿，新生儿低于成人，这将改变高蛋白结合率药物的 PK 和 PD。因为药物与蛋白结合越少，新生儿和胎儿产生的临床效应就越大［摘自 Ehrnebo M，Agurell S，Jalling B，et al. Age differences in drug binding by plasma proteins：studies on human fetuses，neonates and adults. *Eur J Clin Pharmacol*. 1971；3（4）：189-193］

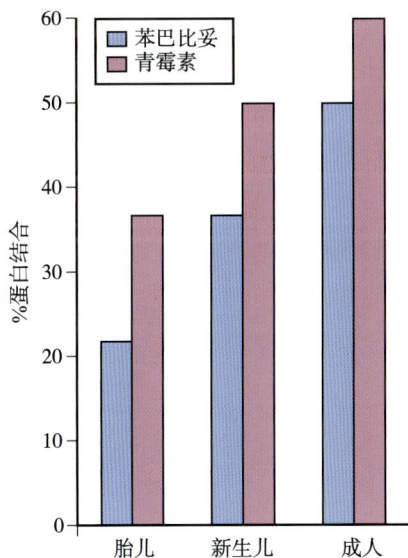

E 图 7-1　改变蛋白结合可能影响药物的临床反应；注意新生和胎儿苯巴比妥和青霉素的蛋白结合相比成人低得多。这种蛋白结合率减少可能部分解释新生巴比妥酸盐的长期作用，因为有更多的非结合药物产生药理活性［摘自 Ehrnebo M，Agurell S，Jalling B，Boreus LO. Age differences in drug binding by plasma proteins：studies on human fetuses，neonates and adults. *Eur J Clin Pharmacol*. 1971；3（4）：189～193］

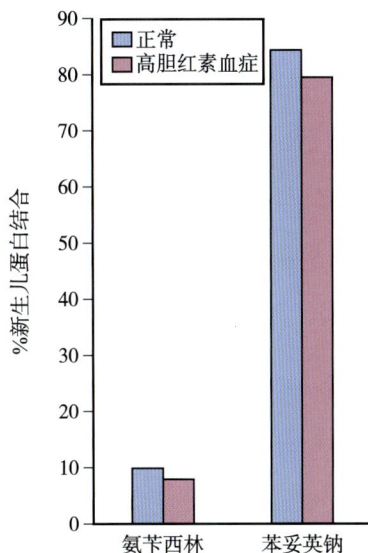

E 图 7-2　注意在高胆红素血症时，许多蛋白结合药物与胆红素竞争结合位点，导致未结合胆红素和未结合药物均升高。这种相互作用可能导致核黄疸发生，以及更多药物产生临床效应。这对蛋白结合率高的药物（如苯妥英钠）尤其重要，但对低蛋白结合率药物（如氨苄西林）重要性较低［摘自 Ehrnebo M，Agurell S，Jalling B，Boreus LO. Age differences in drug binding by plasma proteins：studies on human fetuses，neonates and adults. *Eur J Clin Pharmacol*. 1971；3（4）：189～193］

情况下的药物使用非常重要，异常情况包括蛋白质结合超过 95% 且摄取率高、治疗指数狭窄，或者胃肠外给药（如静脉注射利多卡因），或者口服治疗指数狭窄和 $T_{1/2}keo$ 非常快的药物（如抗心律失常药普罗帕酮、维拉帕米）[82]。

组织结合的成熟变化也影响药物的分布。尽管血清浓度相似，婴儿心肌地高辛浓度是成人的 6 倍。负荷剂量洋地黄化期间，新生儿地高辛的红细胞 / 血浆浓度比相比维持治疗期间低 1/3。这些发现与婴儿地高辛的较大 V_d 一致，也是婴儿所需治疗剂量异常大的部分原因[83]。

机体构成

早产儿和足月婴儿水占体重的比例远大于较大儿童和成人（图 7-8）[8]。对水溶性药物而言，其净效果是婴儿 V_d 较大，如剂量基于体重计算则达到目标血清浓度和临床反应所需初始（负荷）剂量也增加[2-4,84,85]。对于某些药物（如地高辛、琥珀酰胆碱和氨基糖苷类抗生素），足月新生儿相比较大儿童往往需要更大的负荷剂量（mg/kg）[84-88]。然而，新生儿对许多药物的呼吸、神经和循环影响敏感，因此，与儿童和成人相比，新生儿在血药浓度降低时对这些作用依然更敏感。早产儿比足月新生儿更敏感且通常所需血药浓度更低[2]。另一方面，多巴胺在剂量高达 50μg/（kg·min）时仅增加新生儿血压和尿量。这种剂量会引起成人血管强烈收缩，这表明新生儿对心血管反应敏感的敏感性较低[3,86,89-92]。重要的是仔细滴定所有早产儿和足月婴儿药物剂量，以达到预期反应。

与儿童和青少年相比，早产儿和足月新生儿体重和脂肪和肌肉的比例较小；这些组织体重占比随着生长增加（图 7-9）[2,3,8,90,93-95]。因此，依赖于药物肌肉和脂肪重新分配以

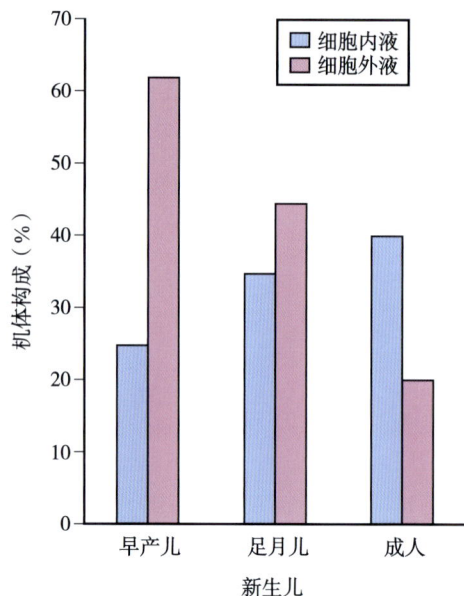

图 7-8 成熟期间细胞内液和细胞外液的变化。注意早产儿和足月婴儿细胞外液中水的比例很大。这增加了高水溶性药物（如琥珀酰胆碱、庆大霉素）的分布容积，是一些药物达到满意临床反应所需负荷剂量（按体重计算）的原因[摘自 Friis-Hansen B. Body composition during growth. In vivo measurements and biochemical data correlated to differential anatomical growth. *Pediatrics* 1971; 47(1 Suppl 2): 264+]

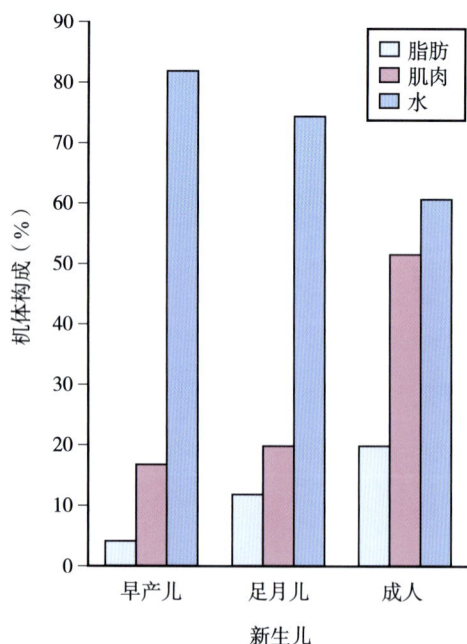

图 7-9 成熟期间脂肪、肌肉和水含量的变化。注意早产儿和足月婴儿脂肪和肌肉比例很小。可能对脂肪（如巴比妥酸盐）和肌肉（如芬太尼）再分配药物的 PK 和 PD 有极大影响，因为药物可以重新分配的组织量较少[摘自 Friis-Hansen B. Body composition during growth. In vivo measurements and biochemical data correlated to differential anatomical growth. *Pediatrics* 1971; 47(1Suppl 2): 264+]

终止临床效果的药物可能产生更大的初始峰值血浓度；因为新生儿重新分配这些药物的组织较少，血药浓度可能更持久。不正确的剂量可能导致长期的不良临床效果（如巴比妥酸盐和阿片类药物可能导致长期镇静和呼吸抑制）。肌肉质量较小也影响神经肌肉阻滞药的反应，婴儿较低血清浓度即可实现神经肌肉阻滞[86]。

区域血流量

除了出生时的生理变化外，出生后最初几个月随生长发育而变化的相对器官质量和区域血流也有所不同。肾脏和大脑占心输出量比例增加而肝脏占比减少。婴儿头和肝脏比例远大于成人。平均脑血流量（ cerebral blood flow, CBF ）高峰出现在儿童早期 3～8 岁（每 100g 70ml/7min ）[97]；新生儿和成人均较低（每 100g 50ml/min ）[98]。高亲脂性麻醉诱导药物与脑组织迅速达到浓度平衡，但脑灌注减少意味着新生儿静脉诱导后起效时间较儿童早期慢。因药物再分配到灌注良好的组织，而深层、灌注不足的组织再分配很少，故恢复时间延长。

血脑屏障

血脑屏障是特异性内皮细胞间复杂的紧密连接网络，限制亲水性分子从血液向脑组织的细胞外扩散。屏障内皮细胞膜选择性表达特定的转运系统，介导营养物质进入和毒性代谢产物排出中枢神经系统（ central nervous system, CNS ）。小分子物质进入胎儿和新生儿大脑相比成人更容易[99]。BBB 功能改善贯穿整个胎儿大脑发育过程，足月时达到成熟；这是核黄疸早产儿比新生儿更常见的原因。血脑屏障破坏或转运系统改变可发生于某些疾病。促炎物质和特定疾病相关蛋白常介导血脑屏障功能障碍[100]。芬太尼通过可饱和的腺苷三磷酸（ adenosine triphosphate, ATP ）依赖性过程主动转运穿过血脑屏障，而 ATP 结合盒蛋白（如 P-糖蛋白）则主动泵出阿片类药物（如芬太尼和吗啡）[101]。P-糖蛋白调节对脑阿片类药物分布和镇痛反应的起效时间、大小和持续时间有显著影响[102]。调节可能发生在疾病过程中、体温升高或其他物质存在时（如维拉帕米、镁）[101]。影响 P-糖蛋白相关基因的遗传多态性可部分解释 CNS 活性药物敏感性的个体间差异（见第 6 章）[103]。

吸收

麻醉药物主要经静脉和吸入途径给药，但术前药和术后镇痛药通常经肠内给药。由于胃排空延迟，新生儿口服给药后，吸收比儿童慢（图 7-10）。

肠内吸收

肠内给药吸收速率出生后 6～8 个月才能达到成人水平[104,105]。先天性畸形（如十二指肠闭锁）、联合用药（如阿片类药物）或疾病特征（如坏死性小肠结肠炎）可能进一步影响药物吸收的变异性。胃排空延迟和清除率降低可能提示须减少剂量和重复用药频率。例如，为获得 APAP 平均稳态目标谷浓度 >10mg/L，30 周早产儿需口服 25mg/(kg·d)，

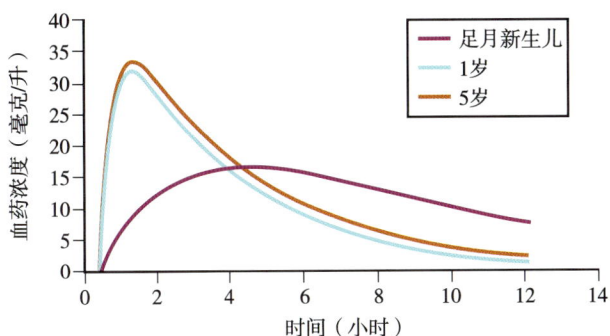

图 7-10 这种模拟的形式意味着给予对乙酰氨基酚的足月新生儿、1 岁婴儿和 5 岁儿童的预测时间 - 浓度曲线。由于胃排空缓慢和清除减少，新生儿达到峰值浓度的时间延迟（摘自 Anderson BJ, van Lingen RA, Hansen TG, Lin YC, Holford NH. Acetaminophen developmental pharmacokinetics in premature neonates and infants: a pooled population analysis. *Anesthesiology* 2002; 96 (6): 1336-1345）

34 周早产儿为 45mg/ (kg·d)，停经后年龄 40 周的婴儿则需要 60mg/ (kg·d) [106]。因为早产儿胃排空缓慢，每天只需两次给药[106]。相比之下，新生儿直肠给药（如硫喷妥钠、甲氧基西酮）的吸收速度比成人快。然而，直肠给药后吸收和相对生物利用度（F）的个体间变异性可能比口服更大，因而不宜经直肠重复给药[107]。新生儿频繁排便可能使栓剂使用无效。儿童经直肠反复给予阿片类药物时，由于吸收和生物利用度的变异性，有导致呼吸骤停的报道[108]。

皮肤吸收

新生儿皮肤表面积相对较大，皮肤灌注增加、角质层较薄，因而局部用药（如糖皮质激素、局麻药、抗菌药）后全身吸收增加。新生儿相比大龄儿童高铁血红蛋白还原酶的活性较低，更容易形成高铁血红蛋白。此外，与成人血红蛋白相比，胎儿血红蛋白更容易被丙胺卡因等药物氧化。再加经皮肤吸收增加，这些提示应避免在此年龄段患儿重复或大面积使用局部麻醉药，如 EMLA（局部麻醉药利多卡因 - 普鲁卡因共晶混合物软膏）[109]。同样，新生儿经皮应用含碘抗菌药可能导致暂时性甲状腺功能减退。

肌内注射

肌内注射（intramuscular, IM）在儿童中不受欢迎。虽然大多数药物生物利用度较高且一致性较好，但相比静脉途径吸收延迟。然而，肌内注射氯胺酮仍然常用，剂量 4mg/kg 给药后 10min 内即可达到峰值浓度[110]。

经鼻吸收

儿童其他给药途径的探索主要聚焦于经鼻给药[111]。经鼻给予吗啡 0.1mg/kg 在英国用于急诊室治疗前臂骨折疼痛；0.2ml 无菌水鼻腔喷雾吸收迅速，吗啡血浆浓度在 10min 内达到峰值（T_{peak}）[112]。经鼻给予 S-氯胺酮 2mg/kg 后，18min 内达到血浆浓度峰值 355ng/ml[113]；经鼻给予芬太尼 150μg/ml（1.5μg/kg）用于 3~17 岁骨折疼痛患儿浓度达峰 13min，镇痛效果良好[114, 115]。鼻内给药的担忧是可能通过后鼻咽或刺激声带[116]。雾化给药装置的进展提高了给药精度。酮咯酸

15mg（体重 30~50kg）或 30mg（体重 >50kg）经鼻给药后血浆浓度迅速升高［浓度达峰时间为（52±6）min］，可作为静脉注射的备选治疗。30min 内达效应室目标浓度 0.37mg/L 并维持 10h[117]。鼻腔通道随年龄而变化，因此该途径吸收也随年龄变化。联合用药可能比单药更好，含有两种药物的制剂可通过相加作用改善镇痛同时减少不良反应[118]。颊部和舌下给药类似经鼻腔给药，操作简便，全身吸收快，同时可避免肝脏的首过消除效应[119]。目前颊部给予咪达唑仑治疗急性癫痫发作，比经直肠给药更常用[120]。

生物利用度

口服药物的生物利用度受以下因素影响：①新生儿频繁进食时与食物的相互作用（如苯妥英钠）[121]；②分拆或改变成人剂型用于儿童（nizatidine）[122]；以及③肠道中细胞色素 P450 酶活性较低。因 CYP3A 活性降低，最后一个因素可能导致咪达唑仑生物利用度增加。专为成人设计的安瓿，按比例用于儿童时，可能导致剂量不准确，（设想的）生物利用度相对增加或减少[124]。

颊部和舌下给药时，剂量极不准确。因为药物需要长时间暴露于黏膜表面。婴儿很难把药物含在嘴里保持必要的时间（特别是味道不好时），药物吞服或吐出的情况远多于成人[125]。如果药物首过效应较大，相对生物利用度降低导致血浆浓度降低。虽然许多镇痛剂有口服液配方可用，但味道是依从性的重要决定因素，患儿可能拒绝服用难吃的制剂[126]。味觉随年龄增长而变化。

首过效应影响生物利用度和活性代谢物的药物效应。3~10 岁儿童口服可乐定的生物利用度较低（F=0.55）。因此，为达到成人类似浓度，需要口服更大剂量的可乐定（每千克体重）[127]；口服吸收较慢（吸收 $T_{1/2}$=0.45h），1h 后浓度方能达峰。同样，治疗 1~8 岁儿童烧伤，口服氯胺酮剂量需高达 10mg/kg[128]；生物利用度低（F=0.45）且吸收较慢；吸收半衰期 59min，受试者间的差异很大[128]。然而活性代谢物诺氯胺酮浓度增加可能是对镇痛效果的有效补充。

代谢与排泄

药物及其代谢物排出机体的主要途径是肝胆系统、肾脏和肺。微粒体酶活性可分为三类：
- 出生时成熟但随年龄增长而下降（如 CYP3A7 负责新生儿美沙酮清除）；
- 出生时成熟并持续到成年（如血浆酯酶清除瑞芬太尼）；
- 出生时不成熟。

最后一组占酶活性的大部分；新生儿许多微粒体酶的浓度和活性降低或缺失。

肝代谢

肝脏是药物代谢最重要的器官。肝酶药物代谢通常将药物从极性较低的状态（脂溶性）转化为极性更强的水溶性化合物（见后面讨论）。负责药物消除的酶活性在新生儿中较低。但消除依赖于酶活性和器官血流量以及器官大小；这

些变化随年龄增长独立存在。半衰期常用于描述成熟度。地西泮、硫喷妥钠和苯巴比妥新生儿半衰期明显延长（如新生儿硫喷妥钠清除半衰期17.9h，几乎是儿童6.1h的3倍，比成人的12h高50%）（E图7-3）[74,76,130,131]。总之，肝脏代谢的药物在新生儿中半衰期延长，4～10岁儿童中缩短，并且在青少年期达到成人水平，反映清除率随年龄变化而变化（图7-5）。半衰期因清除率（CL）和表观分布容积（V_d）而变得复杂（公式7-20），两者都随年龄而独立变化，因此，清除率是衡量成熟度的较好参数。

$$T_{1/2} = \ln2 \cdot V_d / CL \qquad （公式7-20）$$

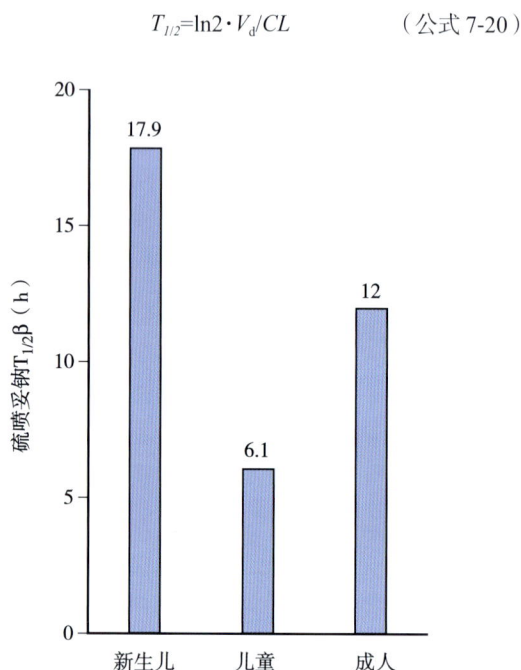

E图7-3 肝脏成熟度对硫喷妥钠代谢的影响。注意新生儿相比儿童或成人的β半衰期明显延长；另外儿童相比成人的β消除半衰期短。这可能部分与新生儿未成熟的肝代谢途径有关；经肝脏代谢的大多数药物也有类似作用。这一现象提示新生儿肝脏血供占心排血量比例较小；而儿童肝脏与身体的比例较大且更大比例的心排血量输送到肝脏，V_d 随年龄增加而变化[摘自 Christensen JH, Andreasen F, Jansen JA. Pharmacokinetics of thiopental in caesarian section. *Acta Anaesthesiol Scand*. 1981, 25(2): 174-179; Ghoneim MM, Van Hamme MJ. Pharmacokinetics of thiopentone: effects of enflurane and nitrous oxide anaesthesia and surgery. *Br J Anaesth*. 1978; 50(12): 1237-1242; Sorbo S, Hudson RJ, Loomis JC. The pharmacokinetics of thiopental in pediatric surgical patients. *Anesthesiology*. 1984, 61(6): 666-670]

经肝脏或其他器官（如肠或肺）广泛代谢的药物称高摄取率药物。这种广泛代谢产生"首过效应"，即肠内给药后药物进入体循环之前，大部分在通过器官过程中被灭活（如普萘洛尔、吗啡和咪达唑仑）。这种药物清除通常称为"灌注限制"。相反，低内源性清除的药物（地西泮、苯妥英、阿司匹林）则被称为"容量限制"。

经肠壁细胞色素P-450代谢在药物吸收过程中即可发生。药物之间竞争肠壁酶可能导致其中一种药物生物利用度增加超过另一种药物[132-134]。联合使用APAP时，去氧肾上腺素的相对生物利用度增加，两者竞争肠壁硫酸盐结合[135,136]。

某些食物（如葡萄柚汁）也会诱导或抑制肠道细胞色素，导致食物药物相互作用[137]。这些酶受年龄（新生儿低于较大儿）和疾病的影响（囊性纤维化或腹腔疾病）[138,139]。

早产儿动脉导管开放或闭合对药物向代谢器官转运有很大影响[140,141]。随着年龄增长，酶活性和进入肝脏的药物量增加，代谢和结合能力也显著改善。其他很多因素影响肝脏成熟和代谢的速度；脓毒症和营养不良可能延缓成熟，而既往抗惊厥药物苯妥英或苯巴比妥等治疗，可能加速成熟[142-144]。

许多药物需要通过生物转化为更加极性的形式，然后消除。药物生物转化包括Ⅰ相反应和Ⅱ相反应两种类型。Ⅰ相反应通过氧化、还原或水解转化药物；Ⅱ相反应通过结合（共轭）反应，如葡糖醛酸氧化、硫酸化和乙酰化将药物转化成更极性的形式[145,146]。肝药物代谢活动最早在妊娠9～22周出现，此期间胎儿肝酶活性在成人活性的2%～36%之间变化[147]。早产儿不能代谢药物的说法是不准确的，相反，必须考虑药物代谢的特定途径。

Ⅰ相反应：细胞色素P-450

许多药物代谢涉及细胞色素P-450（cytochrome P-450，CYP）酶系统。CYP酶系统有多种亚型，对不同药物具有不同的底物特异性。理解各种药物和化合物对这些酶的诱导和抑制作用，需要全面了解CYP系统命名法则以及代谢小儿麻醉用药相关药物对应的CYP亚型。基因和种族多态性可能导致临床药物代谢能力改变，某些情况下降低药物效应的可预测性。表观遗传学是一个新兴领域，研究基因表达可遗传的差异性差异但不改变DNA序列。详细讨论参见第6章。

CYP是含有血红素的蛋白，参与体内脂溶性化合物Ⅰ相代谢[148]。公认的细胞色素P-450同工酶命名法是以CYP开始，DNA同源性超过36%的酶归为同一亚家族，以CYP指定一个阿拉伯数字表示，随后以字母代表密切相关的蛋白质亚家族（＞77%的同源性），然后是特定酶基因的编号，例如 *CYP3A4*[149,150]。对人体药物代谢起重要作用的同工酶包括 *CYP 1*、*CYP 2* 和 *CYP 3* 基因家族。表7-1概述了常见CYP同工酶及其共同底物。

许多药物在新生儿体内代谢减弱与肝微粒体中CYP酶总量减少有关[151]。虽然CYP酶浓度随着胎龄增加，但足月时仅达到成人的50%。新生儿大多数同工酶不成熟，但有些CYP同工酶的活性接近成人；而另一些则产生独特的代谢途径，所有这些使得新生儿药物代谢难以归纳概括（表7-1）。特异性细胞色素的发育变化在第6章中讨论。

Ⅱ相反应

Ⅱ相反应是药物代谢的另一个主要途径，通过合成或结合反应增加分子的亲水性以促进肾脏消除[145,146]。Ⅱ相反应相关酶包括葡糖醛酸基转移酶、磺基转移酶、N-乙酰转移酶、谷胱甘肽S-转移酶和甲基转移酶等，婴儿期随着生长发育而改变，并影响药物消除（表7-2）[152-155]。

胎儿发育期间绝大部分结合反应活性有限[156]。尿苷二磷酸葡糖醛酸转移酶（uronosyltransferases, UGT）结合反

表7-1　新生儿重要细胞色素P-450酶（Ⅰ期反应）的发育模式和活性

酶	所选基质	诱导剂	抑制剂	发育变化
CYP1A2 芳香胺氧化作用	对乙酰氨基酚,咖啡因,茶碱,华法林	吸烟,碳烤肉,奥美拉唑,十字花科蔬菜	α萘黄酮	人类胎儿肝脏未见。4月龄或1~2岁达到成人水平。苯巴比妥和苯妥英钠抑制
CYP2A6	华法林,尼古丁	巴比妥类药物	苯环丙胺	
CYP2C9	双氯芬酸,苯妥英,托拉塞米,S-华法林甲苯磺丁脲	利福平	磺胺苯吡唑,磺吡酮	用苯妥英作为非特异性探针推测胎儿肝脏不明显
CYP2C19	苯妥英,地西泮,奥美拉唑,普萘洛尔	利福平	苯环丙胺	出生第一周活性较低,6个月达成人活性,活性峰值3~4岁。利福平和苯巴妥诱导,西咪替丁抑制
CYP2D6	阿米替林,卡托普利,可待因,右美沙芬,氟西汀,氢可酮,普罗帕酮,普萘洛尔,噻吗洛尔	未知	氟西汀,奎尼丁	胎儿肝脏低或缺乏,但出生后1周出现。出生后1个月活性低(约20%成人)。3~5岁时达成人水平。西咪替丁抑制
CYP3A4	对乙酰氨基酚、阿芬太尼、胺碘酮,布地奈德,卡马西平,地西泮,红霉素,利多卡因,咪达唑仑,硝苯地平,奥美拉唑,西沙必利,茶碱,维拉帕米,R-华法林	卡马西平,地塞米松,苯巴比妥,苯妥英,利福平	氮唑类抗真菌药,炔雌醇,柚皮素,醋竹桃霉素,红霉素	CYP3A4 出生第1个月活性较低,6~12个月接近成人水平
CYP3A7	脱氢表雄酮,炔雌醇,各种二氢嘧啶	卡马西平,利福平,苯妥英,地塞米松,苯巴比妥	氮唑类抗真菌药,红霉素,西咪替丁	CYP3A7 在胎儿具有功能活性,CYP3A4 水平大约是成人的30%~75%

改编自 Leeder JS, Kearns GL. Pharmacogenetics in pediatrics：implications for practice. Pediatr Clin North Am. 1997；44（1）：55-77。

表7-2　新生儿重要的结合反应（Ⅱ相）发育模式

酶	选择性基质	发育模式
尿苷二磷酸葡糖醛酸基转移酶（UDPGT）	氯霉素,吗啡,对乙酰氨基酚,丙戊酸,劳拉西泮	个体发育有亚型特异性。通常6~18个月达成人活性。可能被香烟烟雾和苯巴比妥诱导
磺基转移酶	胆汁酸,对乙酰氨基酚,胆固醇,聚乙烯,多巴胺,氯霉素	个体发育似乎比 UDP-GT 快但为底物特异性。婴儿和儿童某些亚型活性可能超过成人(如负责对乙酰氨基酚代谢的亚型)
乙酰基转移酶（NAT2）	肼屈嗪,普鲁卡因胺,氯硝西泮,咖啡因,磺胺甲噁唑	孕16周胎儿出现活性。出生到2月龄,100% 表现为缓慢代谢表型。1~3岁时活性与成人相同

改编自：Leeder JS, Kearns GL. Pharmacogenetics in pediatrics：implications for practice. Pediatr Clin North Am. 1997；44（1）：55-77。

应是婴儿最常见的反应之一,该反应的酶系统包括多种亚型,并参与内源性化合物如胆红素的葡糖醛酸化反应(通过酶 UGT1A1)[156]。类似胆红素结合的成熟过程,婴儿出生后 UGT 活性立即受限,随之不同亚型以不同速度成熟[157];需要通过 UGT 结合反应清除的药物,经常需要调整剂量避免新生儿中毒。20 世纪 60 年代氯霉素的经验教训值得借鉴,由于当时并不了解 UGT 不成熟对氯霉素清除的影响,故给予新生儿标准儿科剂量的氯霉素。高浓度氯霉素蓄积导致致命性循环衰竭,这种情况称灰婴综合征[158-160]。虽然新生儿期氯霉素清除能力很低,但适当剂量调整和监测可以增加早产儿和足月儿治疗的安全性[161]。

吗啡、APAP、右美托咪定和劳拉西泮也要经历葡糖醛酸化反应。儿童和成人吗啡代谢处置的主要步骤是 3- 和 6- 位葡糖醛酸化[162,163];新生儿通过该途径代谢的能力有限,需要调整吗啡的剂量[46,164,165]。研究表明,新生儿出生时吗啡清除率[164,166]尤其是 3- 和 6- 葡糖醛酸生成能力有限,但出生后随着体重[165]、胎龄[148]和出生后年龄[46,163]增加而增加。有研究认为吗啡清除率(每千克体重表示)在 1 个月时接近成人[46,167],但也有认为直到 5~6 个月才能达到成人水平[164,168]。实际上,葡萄糖醛糖基转移酶的成熟因亚型而异,但总体而言,6~18 个月可达成人活性[160]。对成熟速度理解的困惑与使用每千克体重模型有关。将异速生长与成熟模型结合使用有助于理解。吗啡[46]、APAP[169]、右美托咪定[170]的代谢成熟与 GFR 成熟的时间过程非常相似,足月分娩后 8~12 周(TM_{50})成人尺度调整的肾小球滤过率[171]达到 50% 的成人值(图 7-11)。这三种药物主要由 UGT 清除,将母体化合物转化经肾脏排出的水溶性代谢物;三者清除率的成熟特征完全匹配新生儿 GFR 成熟过程。葡糖醛酸化也是丙泊酚的主要代谢途径,但多种 CYP 同工酶包括 CYP2B6、CYP2C9 或 CYP2A6 也参与其中,并产生比根据单一葡糖醛

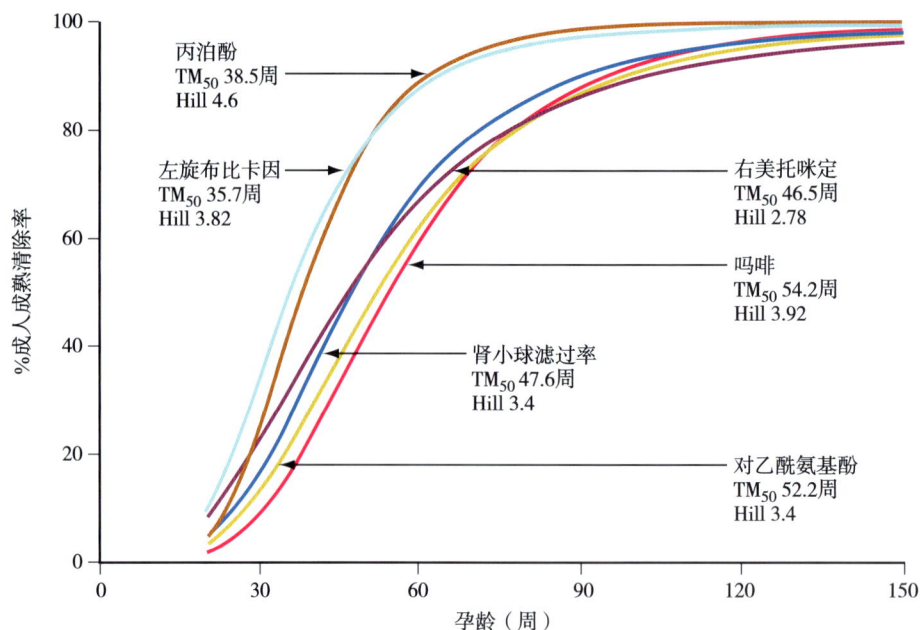

图 7-11   主要经葡糖醛酸结合代谢药物（对乙酰氨基酚、吗啡、右美托咪定）的清除率（以成熟清除率 % 表示）的成熟过程。其成熟特征与肾小球滤过率（GFR）密切相关。与此相反，细胞色素 P-450 同工酶也参与丙泊酚和左旋布比卡因代谢，相比单独从葡糖醛酸化代谢过程预期值，两者代谢成熟更快。Hill，Hill 系数；TM_{50}，成熟半衰期 [摘自 Anderson BJ, Holford NH. Mechanistics basis of using body size and maturation to predict clearance in humans. *Drug Metab Pharmacokinet*. 2009；24（1）：25-36；Anand KJ, Anderson BJ, Holford NH, et al. Morphine pharmacokinetics and pharmacodynamics in preterm and term neonates：secondary results from the NEOPAIN trial. *Br J Anaesth*. 2008；101（5）：680-689；Potts AL, Warman GR, Anderson BJ. Dexmedetomidine disposition in children：a population analysis. *Paediatr Anaesth*. 2018；18（8）：722-730；Allegaert K, Hoon JD, Verbesselt R, Naulaers G, Murat I. Maturation pharmacokinetics of single intravenous bolus of propofol. *Paediatr Anaesth*. 2007；17（11）：1028-1034；Chalkiadis GA, Anderson BJ. Age and size are the major covariates for prediction of levobupivacaine clearance in children. *Paediatr Anaesth*. 2006；16（3）：275-282；Phodin MM, Anderson BJ, Peters AM, et al. Human renal function maturations：a quantitative description using weight and postmenstrual age. Pediatr Nephrol. 2009；24（1）：67-76；Anderson BJ, Holford NH. Tips and traps analyzing pediatric PK data. *Paediatr Anaesth*. 2011, 21（3）：222-237]

酸结合反应预期更快的成熟特点[172]。I 相反应（CYP3A4）是左旋布比卡因氧化的主要酶系，清除速度快于 UGT 成熟相关的酶系[49, 169, 173-176]。

与葡糖醛酸转移酶相反，磺基转移酶系统新生儿发育良好，对某些化合物来说，该系统是对葡糖醛酸化的有效补充。成年 APAP 代谢的主要途径是葡糖醛酸化。然而，相比较大婴儿和成人，新生儿半衰期仅轻微延长[177-179]；部分原因是新生儿 V_d 增高（图 7-20），部分原因是新生儿硫酸盐形成多于葡糖醛酸，以对乙酰氨基酚-硫酸盐结合物形式排出的代谢量更大[106, 178-181]。很遗憾，这无助于防止肝毒性，毒性代谢物主要经由 CYP2E1 介导的氧化途径产生。

生物转化的改变

宫内向宫外环境过渡的主要变化是血流巨大改变。某些代谢酶活性也可能受环境因素的影响，因而成熟率略高于 PMA 预测值[172, 176]。许多生物转化反应特别是涉及某些形式 CYP 的反应，可因出生前母亲接触药物、吸烟或其他诱导剂诱导。新生儿出生后，生物转化可因药物接触诱导（表 7-1，表 7-2），也可因缺氧、窒息、器官损害和/或疾病而减慢。硫喷妥钠用于控制新生儿缺氧缺血引起的癫痫，据此衍生的

低清除率，不可用于健康的新生儿麻醉[182, 183]。

肝外代谢清除途径

许多药物有肝外代谢清除，瑞芬太尼和阿曲库铵由于组织和红细胞非特异性酯酶降解。低龄儿童清除率（以每 kg 体重表示）较高[39, 184-187]，这可能与尺度有关，当采用异速生长模型将清除率标准化到 70kg 的成人时，清除率相似，代谢瑞芬太尼的非特异性血液酯酶出生时即已成熟[40]。

酯类局部麻醉药由血浆丁酰胆碱酯酶代谢，这种酶在新生儿中较少。脐血 2-氯普鲁卡因的体外血浆半衰期是母体血液的两倍[188]，但没有体内研究年龄对其新陈代谢的影响。以每千克体重为单位时，新生儿琥珀酰胆碱清除率较高，提示丁基胆碱酯酶活性在出生时就已成熟[189, 190]。

肾排泄

经体重调整后，早产儿和足月婴儿的肾功能也不如成人高效。这种效率降低与肾小球发育不完全、低灌注、渗透压不足以及产生完全逆流效应有关[191-196]。然而，出生后头几个月内肾小球滤过和肾小管功能发育迅速[171]，20 周龄时接近成熟，2 岁时完全成熟（图 7-11，图 7-12）[192-196]。因此，氨

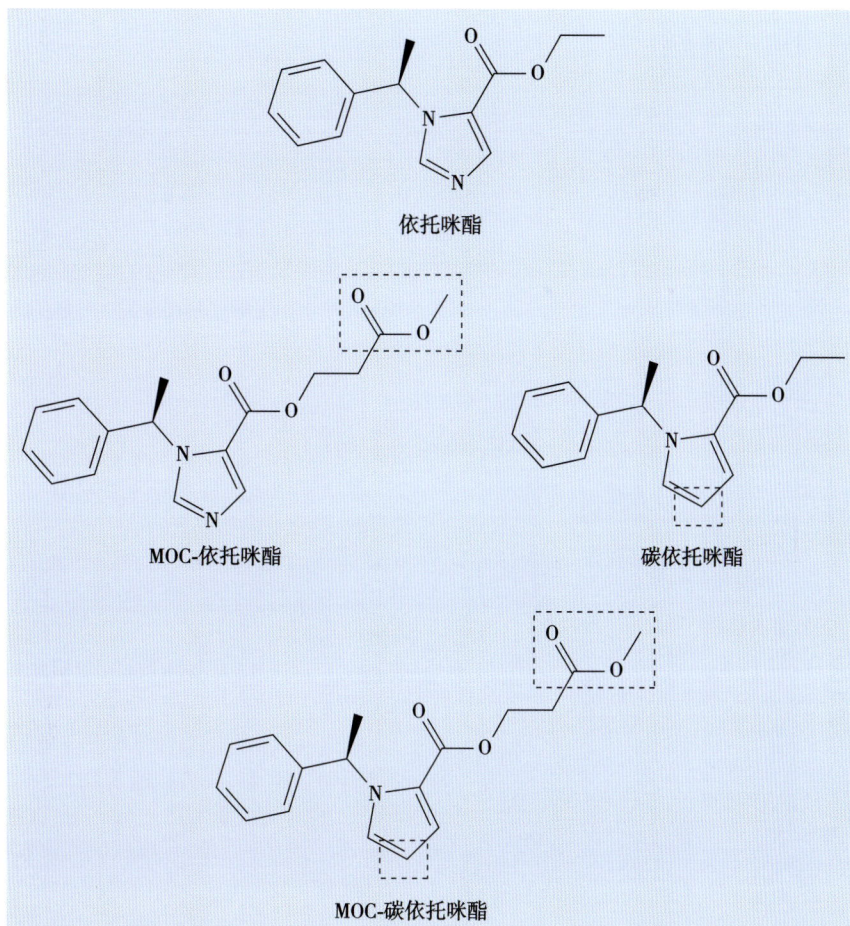

图 7-20　依托咪酯(母体)、甲氧基羰基-依托咪酯(MOC-依托咪酯)(双取代酯侧链)、碳依托咪酯(咪唑环取代吡咯环)和 MOC-碳酸依托咪酯(双酯和吡咯-咪唑环取代)的分子结构。MOC-碳依托咪酯作用时间短暂,不抑制肾上腺激素合成,效能相似于依托咪酯[摘自 Pejo E, Cotton JF, Kelly EW, et al. In vivo and in vitro pharmacological studies of methoxycarbonyl-carboetomidate. *Anesth Analg*. 2012;115(2):297-304]

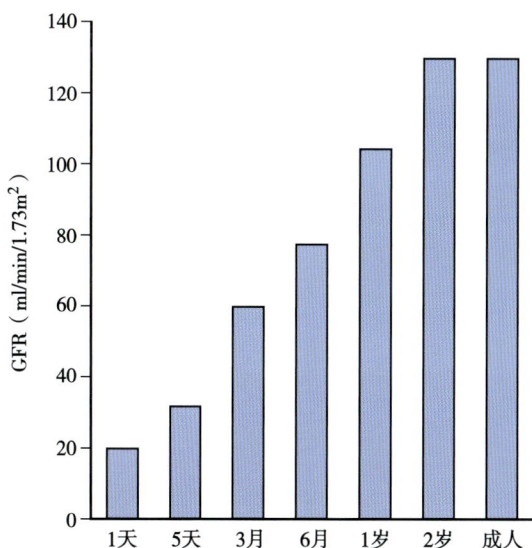

图 7-12　肾小球滤过率随年龄的变化。提示生命的第一年肾小球功能快速发育。异常或者肾功能不成熟可能延迟药物排泄(摘自 Chantler C. *Clinical Pediatric Nephrology*. Philadelphia:JB Lippincott;1976)

基糖苷类和头孢菌素类抗生素等主要经肾小球滤过或肾小管分泌代谢的药物,新生儿消除半衰期较长(E 图 7-4)[197-199]。

如果没有其他代谢途径,肾衰竭患者使用一两次剂量的药物即能在体内达到并维持长时间的治疗浓度。无论何时,给予早产儿或足月婴儿药物治疗时,必须考虑患儿肾脏功能对药物及其活性代谢产物清除率的影响。

箭毒作为古老的肌肉松弛剂,可以其 PK 和 PD 为例说明 V_d(表观分布容积)增加、肌肉质量减少和 GFR 不成熟导致排泄降低之间的复杂相互作用。婴儿和成人阻滞神经肌肉所需箭毒初始剂量(每千克体重)相似[86],然而婴儿达到阻滞效果所需血清浓度低于大龄儿童或成人,这与肌肉质量差异和受体不成熟一致;婴儿较大的 V_d 可用于解释按照体重计算的等效剂量;肾小球功能较弱导致代谢作用持续时间更长[86]。正如经肝脏代谢的药物,当以每千克体重表示时,肾脏排泄的药物代谢经历三个阶段的发育过程(图 7-5):新生儿(肾功能不成熟)半衰期延长,儿童期半衰期缩短,青少年和成人期消除半衰期更长(尺度相关)。

新生儿和早产儿蛋白结合率降低,输送到肝脏代谢的游离药物增加;但清除率降低引起中毒的可能性更大[2,3,5,6]。

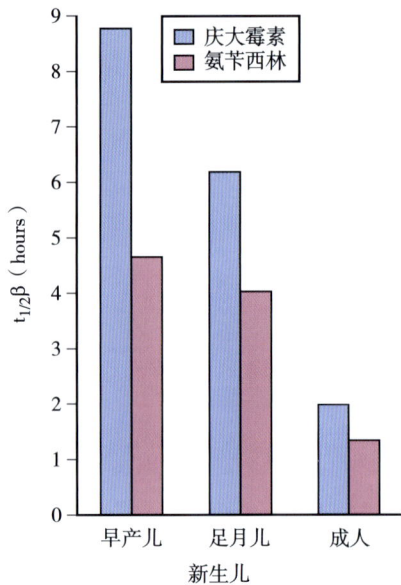

E 图 7-4　氨苄西林和庆大霉素 β 消除半衰期与年龄的关系。注意年龄与 β 消除半衰期之间的反比关系；这种关系与肾功能成熟密切相关。大多数经肾小球滤过排出的药物可观察到类似的效应［摘自 Kaplan JM, McCracken GH Jr, Horton LJ, et al. Pharmabologic studies in neonates given large dosages of ampicillin. *J Pediatr*. 1974；84（4）：71-77；McCracken GH Jr. Phamacological basis for antimicrobial therapy in newborn infants. *Am J Dis Child*. 1974；128（3）：407～419；Miranda JC, Schimmel MM, James LS, Spinelli W, Rosen TS. Gentamicin kinetics in the neonate. *Pediatr Pharmacol*. 1985；5（1）：57-61；and Merritt GJ, Slade JB. Influence of hyperbaric oxygen on the pharmacokinetics of single-dose gentamicin in healthy volunteers. *Pharmacotherapy* 1993；13（4）：382-385］

布比卡因的清除不成熟即是如此，当以大于其代谢速度硬膜外输注布比卡因时，血浆浓度增高足以引起新生儿癫痫发作[200]。

中枢神经系统效应

实验数据表明，许多药物的半数致死剂量（LD_{50}）与年龄密切相关：新生动物的 LD_{50} 明显低于成年动物[201,202]。人类新生儿对大多数镇静剂、安眠药和阿片类药物的敏感性临床熟知，部分原因可能与药物的脑组织通透性增加有关（血脑屏障未成熟或受损）[203-209]。实验研究证实新生动物大脑吗啡和异戊巴比妥钠浓度高于成人动物[210]。

然而，吗啡血药浓度相同时，呼吸抑制（测定 CO_2 反应曲线或动脉血氧张力）出生后 2～570 天发生率相似[211]。PK改变可能增加新生儿吗啡敏感性。给予每千克体重相似剂量时，新生儿清除率降低且 V_d 较小，因而产生的血浆浓度高于大龄儿童[212,213]，并且，这种高浓度相比脑组织穿透性增加对呼吸抑制的贡献更大。

相比血脑屏障完整的婴儿，脂溶性不高的药物更容易进入髓鞘未完全形成新生儿的大脑[203,204,210,214]。1 岁以下儿童特别是停经后年龄（PMA）＜48 周的儿童在使用中枢性药物时，必须平衡潜在的风险和益处。仔细计算剂量并滴定至

达到预期反应的最小剂量。严密的生命体征监测至关重要，因为任何年龄的儿童都可能出现长期效应或临床不良反应，尤其是中枢神经系统发育不完全的婴儿。

儿童的药效动力学

儿童对药物的反应与成人有很多共同点[215]。儿童有不同药物效应的观点与儿童用药的研究缺乏系统性有关，儿童个体大小、生长发育存在差异，所患疾病也与成人不尽相同。然而，新生儿和婴儿的 PD 常与其他阶段儿童不同。比如新生儿对吗啡更加敏感，可能与新生儿清除率降低、V_d 更小等的 PK 改变有关，另一方面也可能与阿片类受体的发育调控有关[216]。

绝大多数吸入性麻醉药的 MAC 在新生儿小于婴儿，而婴儿又大于儿童和成人[217]。孕龄＜32 周的早产儿异氟烷 MAC 值为 1.28%，32～37 周早产儿的 MAC 值为 1.41%，6 个月时增加到 1.87%，然后在整个儿童期再次下降[218]。吸入麻醉药 MAC 随月龄变化的原因未明，可能与血脑屏障的成熟改变、GABAA 受体数量、氯离子转运蛋白的发育变化有关[219-221]。

新生儿肌松药敏感性增加[86]，原因未明。但这一现象与幼鼠膈神经释放的乙酰胆碱量减少了 3 倍、肌肉质量也相对减少一致[222-225]。新生儿 V_d 较大，单次给予肌松药（按 mg/kg 计算）后，其浓度较低，但降低的清除率使得作用时间延长。

凝血[226,227]和纤维蛋白溶解系统[228-231]刚出生时都没有成熟。因此，新生儿获得相似疗效所需抗纤维蛋白溶解药物的目标浓度低于成人。成人氨基己酸抑制血浆纤维蛋白溶解所需体外血清药物浓度为 130mg/L，新生儿仅需 50mg/L[232,233]。因其抗纤溶蛋白清除通路和凝血级联系统都不成熟。新生儿使用氨基己酸时必须调整药物剂量。

由于新生儿心肌不成熟，其心肌细胞内质网钙储备较少。相比大龄儿童和成人，外源性钙对新生儿心肌收缩性的影响更大。相反，如果给予钙通道阻滞剂维拉帕米，新生儿可能会出现心搏骤停[234]。新生儿心肌钾通道不成熟导致其QT 间期延长。新生儿对 QT 间期延长的敏感性高于大龄儿童相比，这使得索他洛尔治疗新生儿室上性心动过速更为有效[235]。

婴儿酰胺类局麻药蛛网膜下腔阻滞时，阻滞时间短且需要更大剂量（以 kg 体重计算）才能达到相同的皮肤节段阻滞。其中部分原因可能与髓鞘形成、郎氏节间距、神经暴露长度、脑脊液相对体积较大及其他尺度因素等有关。新生儿肠内胃动素受体表达和胃窦收缩功能的调节具有年龄依赖性。胃肠动力药可能对极度早产儿无效，早产儿部分有效，对足月儿有效。同样，支气管扩张剂在婴儿疗效较差，因为婴儿支气管平滑肌缺乏。

有些新生儿期使用的药物的效应，可能直到晚年才出现。新生儿和幼儿在发育的敏感阶段受到刺激，可能会产生永久性的效应。例如，先天性甲状腺功能减退如不治疗，会导致终身的表型改变。妊娠期使用己烯雌酚的母亲，其孩子阴道肿瘤的发病率很高[236]。糖皮质激素与哮喘儿童生长发育迟缓有关[237]。有担心新生儿接触某些麻醉剂（如氯胺酮、

咪达唑仑)可能引起广泛的神经元凋亡和长期记忆障碍(见第25章)。

药效动力学测定指标

新生儿和婴儿的药效学较儿童和成人更难评估。测量技术、疾病和病理的不同、非同质群体、招募问题、伦理考虑、有效性和安全性的定义等常使指标的解释容易产生混乱[238]。

婴儿常用效应指标包括麻醉深度、疼痛反应、镇静深度和神经肌肉阻滞强度等。评估麻醉深度的常用方法是脑电图(EEG)或EEG衍生的指数[边缘频率、双频指数(BIS)、熵]。成人和儿童生理学研究表明,脑电监测衍生的麻醉深度监测仪对觉醒的评价精度不高且具有药物依赖性的特点。虽然此类监测并不能很好地体现真实生理情况,但用于指导临床麻醉,可改善成人预后。生理、解剖学和临床观察提示,麻醉深度监测仪的性能在大龄儿童可能与成人相似;但用于婴儿目前仍然缺乏理论和实践证据[239,240]。麻醉期间婴儿与大龄儿童的脑电图完全不同;EEG衍生的麻醉深度监测仪用于新生儿必须要有来源于新生儿的特异性运算法则[241,242]。婴幼儿BIS监测相关现象可能说明前述问题;当七氟烷浓度超过3%(1.2MAC)时,婴幼儿BIS值反常增加且左右侧大脑存在差异。此外,吸入等效MAC不同吸入麻醉药产生的BIS值不一样;而相同MAC下儿童BIS值又高于成人(见第52章)[243-247]。

威斯康星儿童医院镇静量表已用于急诊科评估氯胺酮的效果[66,248]。该量表已用于诊疗操作疼痛或镇静时,但目前为止几乎没有任何"行为量表"得到充分验证,而且观察者之间差异性很大[249-251]。大部分"行为量表"是在急性和诊疗操作环境下可能有用,但对于亚急性或慢性疼痛或应激则可靠性较低。

靶浓度研究方法

治疗的目的是获得目标效应。确定目标效应后可根据PD模型预测所需的靶浓度。群体PD模型参数估计值和协变量信息可用于预测特定个体的PD参数的典型值。然后,用群体PK模型参数估计值和协变量信息预测该个体的PK参数的典型值。例如,达到稳态靶浓度0.6mg/L,新生儿输注速度是0.33μg/(kg·h),1岁婴儿是0.51μg/(kg·h),8岁儿童是0.47μg/(kg·h)[176]。这种靶浓度策略是确定临床用量的有力工具[252]。血清浓度监测和贝叶斯估计可用于患者剂量的进一步调整。

获得目标效应正是小儿麻醉医生使用靶控输注(TCI)系统的目的所在(见第8章)。预计特定的血清或效应室浓度能达到目标效应,则利用TCI系统控制并获得该靶浓度。靶浓度是指达到目标治疗效应(如麻醉状态)又不会引起过度不良反应(如低血压)的浓度。遗憾的是,美国FDA尚未批准这些设备在美国使用。

靶浓度的定义

靶效应室靶浓度已可在很多麻醉、镇痛和镇静药物实现。例如用TCI获得丙泊酚靶浓度3mg/L(3μg/ml)。在青少年,BIS监测仪可利用反馈信息调整丙泊酚输注速度达到个

体化目标效应。但并非所有药物都有这样的反馈系统,而且遗憾的是,目前此类反馈系统在新生儿和婴儿尚无应用价值。

吗啡镇痛的靶浓度是10μg/L。儿童心脏术后观察发现,吗啡稳态血清浓度>20μg/L会导致高碳酸血症(PaCO₂≥55mmHg)及CO₂反应曲线平坦。药物洗脱过程中,血清吗啡浓度>15μg/L时导致46%患儿高碳酸血症,而<15μg/L时发生率仅为13%。相同血清吗啡浓度时呼吸影响无年龄差异[211]。观察或自我报告疼痛量表可用于反馈控制的信息调整剂量增减。

靶浓度可根据目标效应改变。氯胺酮镇痛和麻醉的靶浓度分别为0.25mg/L和2mg/L。BIS监测没有意义,因为氯胺酮兴奋中枢增加BIS值。

药物相互作用

许多药物相互作用导致效应增加或降低是通过PK或PD途径介导。苯巴比妥可诱导CYP3A4代谢,因而影像学检查镇静时氯胺酮用量增加[143],这属于PK层面的相互作用。混合效应模型处理PK相互作用的方法是,将第二种药物作为影响第一种药物PK参数如清除率(CL)、分布容积(Vd)或生物利用度(F)的协变量。研究咪达唑仑-丙泊酚PK相互作用时,将丙泊酚血浆浓度整合入指数协变量模型,以描述丙泊酚对咪达唑仑的清除率(CL)和药物分布容积(V)的影响,即:

$$CL_{IND}=CL_{POP} \cdot exp^{cov(C_{PROP}-中位数\,C_{PROP})} \quad (公式7-21)$$

其中CL是中央室清除率,CL_{POP}和CL_{IND}分别为群体和个体清除率。这里,描述丙泊酚浓度(C_{PROP},以中位数值校正表示)对CL影响的参数是cov。

相互作用也可能发生于药物进入效应室的过程。有研究发现随着氟烷吸入浓度增加,右旋筒箭毒碱的$T_{1/2}keo$增加[257]。氟烷有负性肌力作用[258],它能减少骨骼肌血流[259]。因此,器官血流量的变化能合理解释$T_{1/2}keo$的变化。

竞争性拮抗剂意指竞争同一受体,使得可结合的受体数目减少。与受体结合后产生效应的药物称为激动剂,而那些不产生效应的药物称为拮抗剂。因此,拮抗剂占据某些受体后导致其效应降低。通常,竞争性拮抗剂通过改变C_{50}使效应-浓度曲线右移。因此Emax公式(公式7-19)可表述如下:

$$效应=E_0+\frac{E_{max} \cdot C_e^N}{\left\{\left[EC_{50}^N \cdot \left(1+\frac{A}{EA_{50}}\right)\right]+C_e^N\right\}}$$

$$(公式7-22)$$

其中,C_e是效应室浓度,A和EA_{50}代表配体A的浓度和效能。而非竞争性拮抗剂改变的是最大观察效应(E_{max})而非C_{50}:

$$效应=E_0+\frac{E_{max} \cdot \left(1-\frac{A}{A+EA_{50}}\right) \cdot C_e^\gamma}{C_e^\gamma+C_{50}^\gamma}$$

$$(公式7-23)$$

PD 相互作用并不限于同一作用位点（受体），有些蛋白质有多个结合位点，配体与这些位点结合也可改变上述关系（即通过改变蛋白质构象导致下游变化或调节激动剂 - 受体亲和力）。这些称为"变构"相互作用。受体水平作用可以在体内进行研究，目前已有多种评价体内 PD 相互作用的方法。

传统的麻醉药物相互作用采用等效线或多元 Logistic 回归分析。Minto[260] 和 Greca[261] 基于反应曲面方法提出了一种方法（见第 8 章）。基于效应室相互作用采用计算机模拟预测，三种药物（咪达唑仑、丙泊酚和阿芬太尼）联合使用时较单独使用丙泊酚的作用时间增加三倍。布洛芬和对乙酰氨基酚的反应曲面如图 7-13 所示。布洛芬在 5 岁儿童用量 <100mg（5mg/kg）时，在布洛芬中加入对乙酰氨基酚可以改善镇痛效果[262]。反应曲面模型可用于描述麻醉药的相互作用，甚至是激动剂、部分激动剂、竞争性拮抗剂和反向激动剂之间的相互作用[260, 263]。

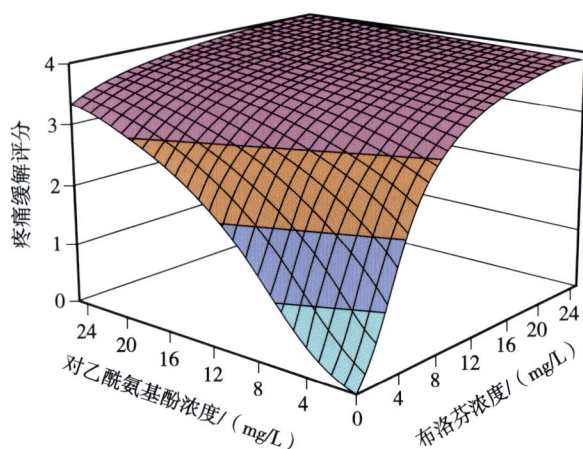

图 7-13   对乙酰氨基酚和布洛芬镇痛作用的反应曲面。浓度为效应室浓度，对乙酰氨基酚的浓度效应曲线绘制于 x-y 轴，布洛芬的浓度效应曲线绘制于 z-y 轴。"曲面"绘制于两者之间，其上的每一点都是对乙酰氨基酚 - 布洛芬联合使用产生的疼痛缓解效应［摘自 Hannam J, Anderson BJ. Explaining the acetaminophen-ibuprofen analgesic interaction using aresponse surface model. *Paediatr Anaesth.* 2011; 21(12): 1234-1240.］

吸入麻醉剂可以延长肌松药的阻滞时间，且具有药物特异性。七氟烷比氟烷增强维库溴铵的作用更强。与平衡麻醉相比，七氟烷和氟烷分别使维库溴铵的用量减少 60% 和 40%[264]。

反应曲面建模技术已经证实七氟烷 - 阿芬太尼[265] 和瑞芬太尼 - 丙泊酚[266, 267] 对成人呼吸抑制有显著协同作用[265, 266, 268, 269]。无疑，使用三种或三种以上镇静剂比一种或两种药物的副作用更大。

药品审批过程、包装说明书和标签

令人关注的是，儿童使用的许多药物在美国缺乏监管部门的批准。而讽刺的是，大多数与药品有关的立法都与婴儿和儿童不良事件有关。磺胺酏剂配方中含有二甘醇（一种车辆防冻剂类似物），上百例患者中多数为儿童服用后中毒。

因此，美国立法禁止药品中添加有毒物质（除非证明低浓度是安全的），并制订了其他措施保护消费者。1962 年沙利度胺灾难后美国立法要求医药公司在药品上市前证明其有效性，以加强安全标准、然后，美国 FDA 对缺乏儿童临床试验的药品要求标签标注"儿童安全性和有效性未经证实"。这对儿童药物开发产生了巨大的负面影响，因而人们常用 Shirkey 创造的单词"治疗孤儿"来形容儿童药物开发的窘境[273]。

直到 20 世纪 90 年代末，近 80% 获批药物的药品标签（包装说明书）中含有"将不同年龄儿童排除在外"的内容。应该注意到，后文所述立法现已导致约 60% 市场药品出现儿科标签，这无疑是强调儿童药物安全的成就[274]。目前手术室和重症监护病房使用的大多数药物都有类似文字[275]。常见药物免责声明包括布比卡因［"在获得更多经验之前，不建议将 sensorcaine（盐酸布比卡因）注射液用于 12 岁以下儿童"][269] 和芬太尼（"尚未确定 sublimaze 对 2 岁以下儿童的安全性"）[276]。免责声明包括在药品说明书中，因为根据法律，说明书内容必须基于"涉及儿童的充分、良好的对照研究"[272, 277-279]。药品包装说明书中没有具体说明的药物使用都被认为是"未经批准的"或"超说明书使用"。缺乏儿童标签的原因是，制药公司从不支持儿童临床对照试验，而且 FDA 也无权强迫其进行儿科研究[280]。1994 年，美国 FDA 通过了对原版食品、药品和化妆品法案[270, 278, 281] 的新解释，允许制造商综述医学文献并将数据提交给 FDA 以修改儿童药品标签[279]。随后 48 种药物的药品标签被修改。很遗憾，那些专利过期的药物缺乏经济利益驱使，尽管有许多文献证实儿童使用的安全性，仍然缺乏儿童标签。艾滋病流行早期，要求缩短药物上市审批流程的呼声使 FDA 面临很大压力；为筹集资金支付顾问和专家费加速审批，通过了新的立法[282] 并经过多次更新（PDUFA Ⅵ）后于 2017 年 8 月实施，从而在 2018～2022 财政年度提供了"稳定和持续的资金"[282a, 282b]。PDUFA 法规有三个组成部分：①向 FDA 提交新药或生物制剂的申请费；②非仿制药品的年费；③每个非仿制药品生产地点的年费[282c]。新立法的目标是进一步加强监管决策的专业知识和流程，改善患者对药物开发的知晓度，并为 PDUFA 法案提供长时间的稳定性。资金的解决大大缩短了新药申请（new drug application, NDA）或生物制剂申请（biologic license application, BLA）的上市时间。最近的追加扩大了支持上市后安全和开展药物流行病学调查的资金，并加强了对非美国制药生产设施的检查力度。根据 PDUFA Ⅴ 的规定，NDA 或 BLA 首次申请获批大约是 72%，而 PDUFA Ⅳ 则为 55%[283, 284]。

20 世纪 90 年代末美国 FDA 增补了《优化儿童药品法案》[268, 285] 并于 2002 年被《最佳儿童药品法》（BPCA）取代，BPCA 专门为美国国立卫生研究院（NIH）预留资金，用于支持专利过期药物的研究[286]。FDA 要求制药公司（如果药品可用于儿童）实施儿童研究[287]。《2007 年食品和药物管理修正案》更新了 PDUFA Ⅳ、医疗器械使用费和现代化法案以及 BPCA[288]。对研究人员来说，特别重要的新要求是所有临床试验必须注册，试验档案向临床医生和公众开放[289]。现在许多期刊已不再发表未注册的药物试验。自 1998 年美国通过第一部儿童立法,儿童药物试验激增(1997年后申请或完成超过1 000次),703种药物制订了新的药品标签;2005—2017年,至少79种药物获得专利延长[290]。遗憾的是,为NIH预留的非专利药试验资金尚未充分提供,旧药标签缺陷依然存在[291]。

对临床医生而言重要的是,尽管药品标签上有关于儿童使用的提示,但根据他们的判断,临床医生完全有医疗和法律权利使用这些药物。"未经批准的使用并非使用不当,当然也不是非法使用"[292,293]。儿童使用药物是医生的决策,可能是基于现有文献,尽管尚未获得FDA的正式批准和药品标签[277,278]。美国儿科学会药物委员会在这个问题上非常清楚:"缺乏对特定用途的批准,不应阻止医生为了患者最大利益而开具可用的药物"[292,293]。上述关于美国对于儿童用药的相关法律法规仅供读者学术研究,临床实践中对于药物是否可用于儿童及用量用法请务必参照中国国内的行业标准及相关法律法规执行。

吸入麻醉药

理化性质

强效吸入麻醉药是醚基麻醉药,含有甲基乙基(恩氟烷、异氟烷和地氟烷)或甲基异丙基(七氟烷)多卤醚骨架(表7-1)。氟烷例外,其化学结构是一种多卤代烷烃。在含甲基乙基麻醉药中,异氟烷和恩氟烷是结构异构体。地氟烷和异氟烷的区别在于地氟烷在α碳原子上以一个氟原子取代后者的氯原子。七氟烷与异氟烷的不同之处在于用三氟甲基取代氯原子,形成了甲基异丙基结构。虽然这四种醚类药物的一般化学结构相似,但单原子取代物所具有的物理化学和药理学性质与后文所述的氟烷性质有很大的不同(E表7-1)。

与强效吸入性麻醉剂相比,氧化亚氮和氙在大气条件下以气态形式存在。氧化亚氮是化工过程的副产物,由大气气体分馏产生,而氙是一种自然存在的元素(大气中占0.05mg/L)。对环境影响方面,氧化亚氮消耗臭氧层,而氙在环境方面是

E表7-1　吸入麻醉药的药理学

	氟烷	恩氟烷	异氟烷	七氟烷	地氟烷	氙
药理学						
化学结构	(F Br / F-C-C-H / F Cl)	(F F Cl / H-C-O-C-C-H / F F F)	(F Cl F / H-C-O-C-C-F / F H F)	(H CF₃ F / F-C-O-C-C-F / H H F)	(F F F / H-C-O-C-C-F / F H F)	
分子量	197.4	184.5	184.5	200.1	168	131
沸点/℃	50.2	56.5	48.5	58.6	23.5	−108
蒸气压/mmHg	244	172	240	185	664	
饱和浓度/%	34	24	34	26	93	
气味	温和、舒适	轻微刺激	轻微刺激	舒适	轻微刺激	无味
溶解度						
$\lambda_{b/g}$ 成人	2.4	1.9	1.4	0.66	0.42	0.14[a]
$\lambda_{b/g}$ 新生儿[b]	2.14	1.78	1.19	0.66	—	—
$\lambda_{brain/b}$ 成人[c]	1.9	1.3	1.6	1.7	1.2	
$\lambda_{brain/b}$ 新生儿[d]	1.5	0.9	1.3	—	—	
$\lambda_{fat/b}$ 成人	51.1	—	45	48	27	
MAC						
MAC 成人	0.75	1.7	1.2	2.05	7.0	71[e]
MAC 新生儿	0.87	—	1.60	3.2	9.2	

λ,分配系数;b/g,血/气;brain/b,脑/血;fat/b,脂/血;MAC,最低肺泡有效浓度(%)。

[a] 摘自 Steward A, Allott PR, Cowles AL, Mapleson WW. Solubility coefficients for inhaled anaesthetics for water, oil and biological media. *Br J Anaesth*。1973;45(3):282-293。

[b] 摘自 Lerman J, Gregory GA, Willis MM, Eger EI 2nd. Age and solubility of volatile anesthetics in blood. Anesthesiology 1984;61(6):139-143; Malviya S, Lerman J. The blood/gas solubilities of sevoflurane, isoflurane, halothane, and serum constituent concentrations in neonates and adults. *Anesthesiology* 1990;72(5):793-796。

[c] 摘自 Yasuda N, Targ AG, Eger EI 2nd. Solubility of I-653, sevoflurane, isoflurane, and halothane in human tissues. *Anesth Analg*. 1989;69(3):370-373。

[d] 摘自 Lerman J, Schmitt-Bantel BI, Gregory GA, Willis MM, Eger EI 2nd. Effect of age on the solubility of volatile anesthetics in human tissues. *Anesthesiology* 1986;65(3):307-311。

[e] 摘自 de Jong RH, Eger EI 2nd. MAC expanded: AD50 and AD95 values of common inhalation anesthetics in man. *Anesthesiology* 1975;42(4):384-389。

惰性的。人类氧化亚氮的药理学数据翔实，氙在成人方面有少量研究，但目前为止尚无儿童数据。

吸入麻醉药的药代动力学

吸入麻醉药肺泡气和吸入气分压增加或平衡的速率（也称为"洗入"）取决于吸入麻醉药进入肺部和从肺部吸收的速率。决定吸入麻醉药洗入的六个因素（表 7-3）[294]中，前三者影响药物向肺部的输送，后三者影响其从肺部排出（摄取）的速度。洗入定义为肺泡气与吸入气的麻醉药分压之比（F_A/F_I，或肺泡气与吸入气的麻醉药百分数分压之比），其值从 0~1，当肺泡气与吸入气分压达到平衡时其值为 1（图 7-14）。尽管图中未显示，但基于其理化性质，氙在所有吸入麻醉药中洗入速度最快（E 表 7-1）[295]。为使 F_A/F_I 达到平衡，吸入麻醉药进入肺部的速度必须远超肺部吸收的速度。

表 7-3　吸入麻醉药洗入的决定因素

- 吸入浓度
- 肺泡通气量
- 功能残气量
- 心排血量
- 溶解度
- 肺泡-静脉分压差

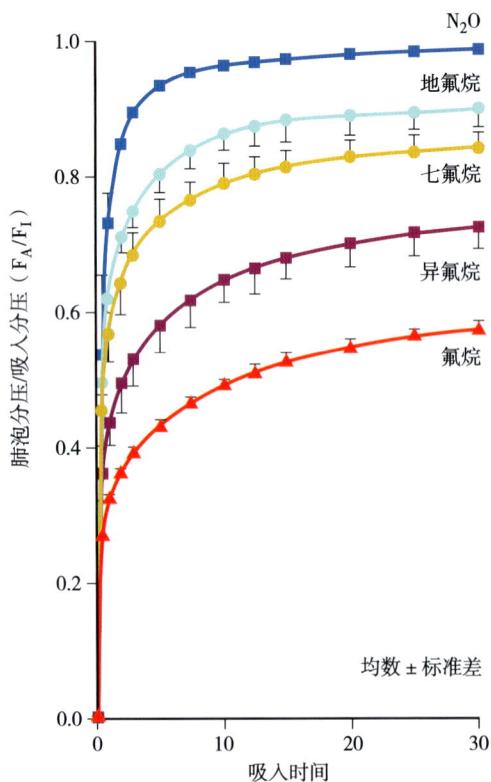

图 7-14　成人 N_2O、地氟烷、七氟烷、异氟烷和氟烷的洗入过程。洗入顺序（N_2O>地氟烷>七氟烷>异氟烷>氟烷）与其血液溶解度成反比。N_2O，氧化亚氮［改编自 Yasuda N, Lockhart SH, Eger EI 2nd, et al. Comparison of kinetics of sevoflurane and isoflurane in humans. *Anesth Analg.* 1991；72（3）：316-324］

婴儿和儿童氟烷（以及异氟烷、恩氟烷和氧化亚氮）的 F_A/F_I 增加速度比成人快（图 7-15）[296-298]。相比成人，新生儿 F_A/F_I 的增加速度更快，这与四个因素有关（表 7-4）；表 7-4 中的顺序也反映了它们对快速洗入的相对重要性。基于这些因素及其理化性质，推测新生儿和婴儿七氟烷和地氟烷的洗入速度类似成人。这等同于后两种吸入麻醉药的安全系数，氟烷尚无此参数。

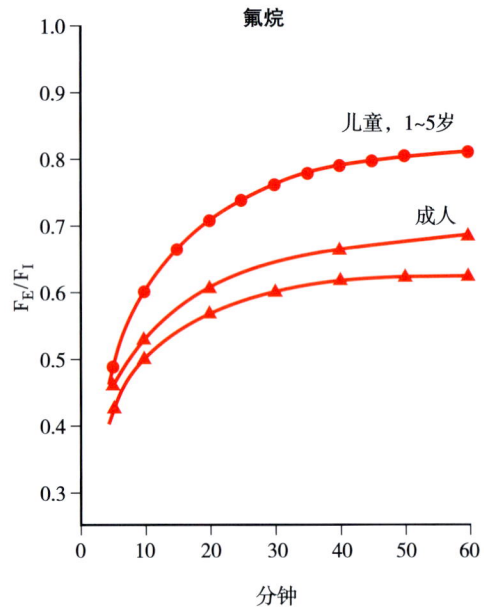

图 7-15　儿童和成人氟烷呼出气分压/吸入气分压（F_E/F_I）的上升速率［改编自 Salanitre E, Rackow H. The pulmonary exchange of nitrous oxide and halothane in infants and children. *Anesthesiology* 1969；30（4）：388-394］

表 7-4　与成人相比小儿洗入速度更快的决定因素

肺泡通气与功能残气量的比值较大

更大比例的心排血量供应富含血管组织

组织/血液溶解度降低

血液/气体溶解度降低

影响吸入麻醉药进入肺部的因素

吸入浓度

仅高浓度吸入（如 N_2O）的麻醉药才会影响其 F_A/F_I。N_2O 的吸入浓度越高，F_A/F_I 升高越快[299]。这种效应称为浓度效应（第二气体效应），取决于两者即浓度效应和 N_2O 吸收增加引起的肺泡通气量增加[294]。因此，当与 N_2O 一起使用时，依赖肺泡通气洗入的药物（即溶解度更高的药物）将有更快的洗入速度。这种效应随着麻醉剂溶解度降低、随时间推移而减弱[300-302]。

肺泡通气量和功能残气量

肺泡通气量（Va）与功能残气量（FRC）之比（Va/FRC）是吸入麻醉药向肺部输送速率的主要决定因素。Va/FRC 越大，F_A/F_I 升高越快（E 图 7-5）。但这种影响因药物而异：对溶解度高的药物（如氟烷）影响程度大于溶解度低的药物（如七

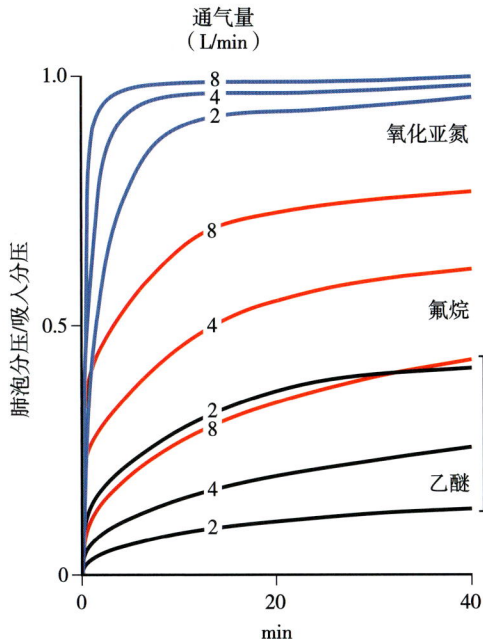

E 图 7-5　肺泡通气量对高溶解度（氟烷）和低溶解度（N₂O）麻醉药洗入（Fₐ/Fᵢ）的影响。相比低溶解度麻醉药，改变通气量更大程度上加速高溶解度药物的洗入速度。Fₐ，肺泡分压；Fᵢ，吸入分压；N₂O，氧化亚氮（改编自 Eger EI 2nd. Anesthetic Uptake and Action. Baltimore：Williams & Wilkins；1974）

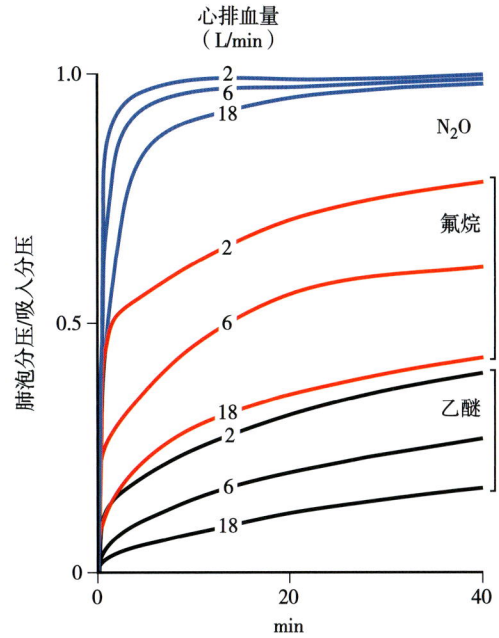

E 图 7-6　心排血量对高溶解度（氟烷）和低溶解度（N₂O）麻醉药吸入（Fₐ/Fᵢ）的影响。心排血量从 18L/min 降至 2L/min，高溶解度麻醉药的洗入速度大于低溶解度药物。解释参见文内。Fₐ，肺泡分压；Fᵢ，吸入分压；N₂O，氧化亚氮（改编自 Eger EI 2nd. Anesthetic Uptake and Action. Baltimore：Williams & Wilkins；1974）

氟烷和地氟烷）。高溶解度药物（如氟烷）因为从肺中吸收的量很大，其 Fₐ/Fᵢ 比值增加实质上依赖于较大的 Va/FRC，但这也限制了 Fₐ/Fᵢ 的增加速度。Va/FRC 的变化对麻醉药 Fₐ/Fᵢ 的影响与麻醉药溶解度成正比。

就 Fₐ/Fᵢ 的年龄影响而言，Va/FRC 是新生儿和成人麻醉之间 Fₐ/Fᵢ 差异的主要原因（表 7-4）。新生儿 Va/FRC 约 5 : 1 而成人仅 1.5 : 1。新生儿代谢率是成人的 3 倍，因此其 Va/FRC 增加了 3 倍。自主呼吸和控制通气时都是如此，但也与控制通气期间的呼吸参数设置有关。

影响吸入麻醉药肺部摄取（去除）的因素

心排血量

Fₐ/Fᵢ 的增加速度与心排血量变化成反比；也就是说，心排血量越小，Fₐ/Fᵢ 增加越快，反之亦然（E 图 7-6）。随着心排血量减少，从肺部带走的麻醉药减少，因此 Fₐ/Fᵢ 平衡速率增加。相比正常心排血量患者，接受吸入诱导的心力衰竭患者可能会在肺部更迅速地达到预期更高的麻醉浓度；如果使用"超摄浓度"技术则进一步加剧，可能导致麻醉药诱导的急性心肌抑制和心排血量失代偿。相反，高心排血量状态（如焦虑）时因肺血流较大，从肺泡带走的药物也就更多，导致麻醉药肺泡分压降低，这减缓了 Fₐ/Fᵢ 的平衡速度。心排血量变化对 Fₐ/Fᵢ 的影响与麻醉药溶解度也有关：麻醉药（七氟烷和地氟烷）溶解度越小影响越小，反之亦然[294]。这也是目前使用的低溶解度麻醉药的另一个安全特征。

反常的是，新生儿较大的心脏指数实际上加速了 Fₐ/Fᵢ 的增加。这是因为新生儿心排血量优先分配给血流丰富的组织（vessel-rich group，VRG）如脑、心、肾、内脏器官和内分泌腺等。新生儿 VRG 血供占心排血量的比例为 18% 体重，远大于成人的 8% 体重。新生儿流向 VRG 的血流量增加，VRG 麻醉药分压与肺泡气分压平衡更快。新生儿 VRG 以外的组织对麻醉药的吸收量较小。VRG 和血液 Fₐ/Fᵢ 的快速增加提示，回流入肺的静脉血麻醉药分压与肺泡分压迅速平衡；随之从肺部吸收的麻醉药减少。新生儿心排血量增加的净效应是矛盾的，因为它加速了 VRG 麻醉分压的平衡，从而加速了 Fₐ/Fᵢ 的平衡。这也是新生儿或婴儿控制通气期间，使用过高浓度吸入麻醉药（特别是溶解度较高的氟烷）时发生"螺旋下降"的原因，如后所述。

溶解度

吸入麻醉药分配入体液和组织的①水相和②蛋白质/脂质相两个房室；类似于氧气在血液中的分配即水相（溶解部分）和血红蛋白（结合部分）。由于吸入麻醉药沿着体液和组织内部和之间的分压梯度（而非浓度梯度）移动，因此 Fₐ/Fᵢ 的增加速度以及由此引起的血液麻醉药分压，决定了麻醉药进出组织的速度并影响器官功能（如中枢神经系统和心脏系统）。

吸入麻醉药 Fₐ/Fᵢ 增加速度与麻醉药在血液中的溶解度成反比，依次为：氧化亚氮＞地氟烷＞七氟烷＞异氟烷＞恩氟烷＞氟烷＞甲氧氟烷（E 表 7-1 和图 7-14）[294,303]。尽管氧化亚氮和地氟烷的溶解度相似，但由于来自 70% 氧化亚氮吸入的浓度效应，氧化亚氮 Fₐ/Fᵢ 增加速度比地氟烷更快。逐步改变低溶解度麻醉药的吸入分压，肺泡分压与新的吸入分压之间的平衡更为迅速；而洗出也同样迅速（见后文），降低吸入分压可迅速将肺泡分压调节到先前的值。因此，低溶解度麻醉药(地氟烷或七氟烷)比高溶解度(氟烷)调节麻醉深度更为迅捷。

年龄是吸入麻醉药血液溶解度的重要决定因素。新生儿氟烷、异氟烷、恩氟烷和甲氧氟烷的血液溶解度比成人低18%(E图7-7,见E表7-1)[304]。血清胆固醇和蛋白质(包括白蛋白)是年龄引起血液溶解度差异的原因。与此相反,低溶解度药物七氟烷新生儿和成年人血液溶解度相似[305]。血红蛋白、血清 α_1 酸性糖蛋白浓度和早产等虽也受年龄影响,但这些不影响大多数吸入麻醉药的溶解度[304,305]。

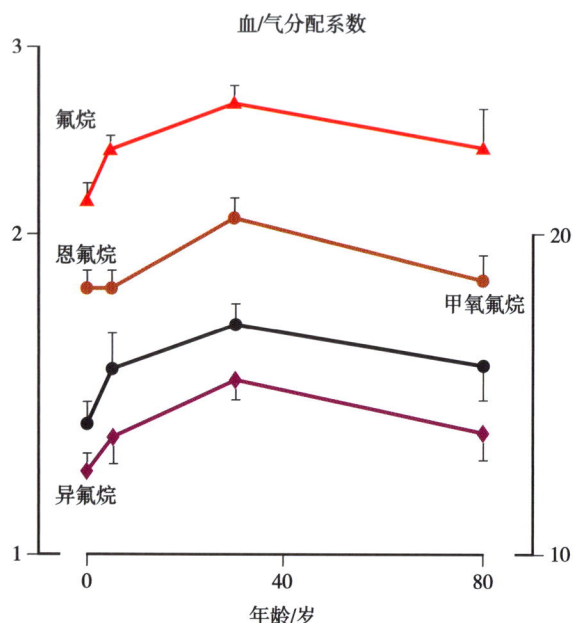

脑/气分配系数

血/气分配系数

E 图 7-7 年龄对四种吸入麻醉药异氟烷、恩氟烷、氟烷(左轴)和甲氧氟烷(右轴)血/气分配系数的影响。所有药物新生儿溶解度比成人低18%[改编自 Lerman J, Gregory GA, Willis MM, Eger EI 2nd. Age and solubility of volatile anesthetics in blood. *Anesthesiology* 1984;61(2):139-143]

新生儿 VRG 中吸入麻醉药的组织/气体溶解度降低,大约是成人的一半(E图7-8)[306];这与组织构成的差异有关:①含水量较大;②蛋白质和脂质浓度降低。就组织中吸入麻醉药的摄取和分布而言,组织/血液溶解度决定了组织中麻醉药的平衡速度。吸入麻醉药的组织溶解度降低可减少麻醉药的分压平衡时间(见后述时间常数讨论)。虽然吸入麻醉药的体内分压不易测量,但可以通过呼出气或肺泡气内的浓度估计。从地氟烷到氟烷,这些麻醉药在成人大脑中的溶解度相差约50%(E表7-1)。与成人相比,新生儿吸入麻醉药的组织溶解度降低加速了 F_A/F_I 的增加速度。新生儿和成人七氟烷和地氟烷的血液溶解度均较低,血液溶解度相似且可能组织溶解度也相似。新生儿和成人这两种低溶解度吸入麻醉药的组织平衡应该相似,因而新生儿应用安全性相似于成人;反之,由于氟烷在新生儿的组织溶解度降低,导致麻醉效应更快且很难预测。

通过计算吸入麻醉药组织平衡时间常数可以估算组织平衡时间。例如,大脑麻醉药分压平衡时间常数(tau,τ)基于下式计算:

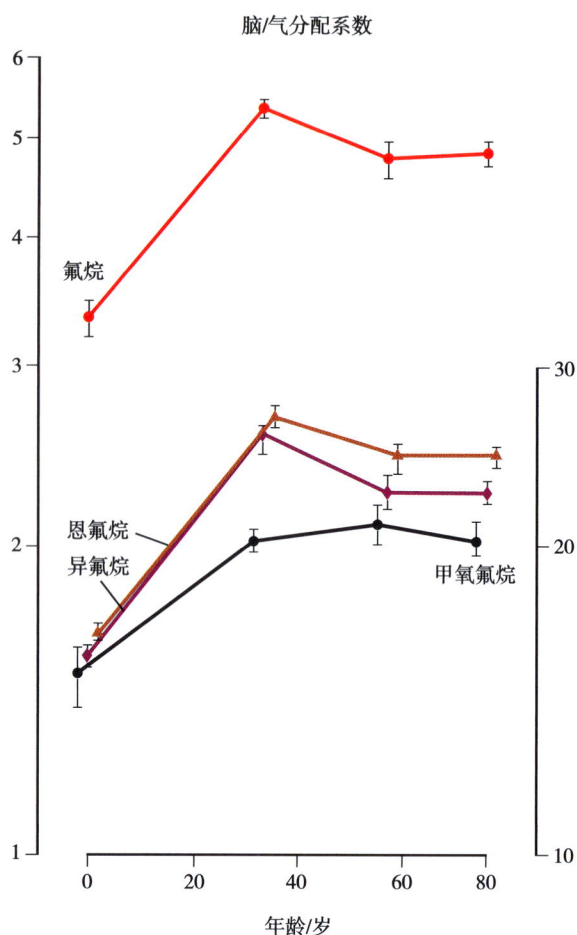

E 图 7-8 年龄对人类脑组织异氟烷、安氟烷、氟烷(左轴)和甲氧氟烷(右轴)溶解度的影响。所有麻醉药在新生儿脑组织中的溶解度均低于老年人(改编自 Lerman J, Schmitt-Bantel BI, Gregory GA, et al. Effect of age on the solubility of volatile anesthetics in human tissues. *Anesthesiology* 1986;65(3):307-311)

$$\tau_{脑} = \frac{脑容量(ml) \times 脑/血溶解度}{脑血流量(ml/min)} \quad (公式 7-24)$$

大脑和血液麻醉药分压达到63%平衡的时间称为一个时间常数。如果每100g脑组织的脑血流量约50ml/min,吸入麻醉药的脑/血液溶解度比是2.0(假设脑组织密度为1g/ml),则时间常数为:

$$\tau_{脑} = \frac{100ml \times 2}{50ml/min} = 4min$$

因为达98%平衡需要四个时间常数,故98%平衡时间为16min。如果脑/血液溶解度减半至1.0(如新生儿),那么95%平衡时间将减少50%~8min。因此,新生儿大脑麻醉分压平衡时间约为成人一半,但仍需要8min;这适用于溶解度较高的麻醉药如氟烷,因其新生儿组织溶解度低于成人[306]。但溶解度较低的麻醉药如地氟烷和七氟烷并非如此,两者新生儿和成人组织溶解度可能相似。

给药后初期15~20min吸入麻醉药的 PK 主要取决于 VRG 的特征,但随后的20~200min则主要与肌肉特征有关[294]。吸入麻醉药骨骼肌溶解度与年龄的对数成正比[306]。

因此,新生儿吸入麻醉药肌肉中溶解度低于成人;肌肉质量较小,F_A/F_I 增加的速度加快。年龄影响麻醉药肌肉溶解度与生命前 50 年蛋白质浓度(即肌肉体积)以及随后 30 年脂肪含量的年龄依赖性增加有关[306]。总体而言,新生儿(和婴儿)溶解度和肌肉质量降低,肌群吸收吸入麻醉药减少,因而 F_A/F_I 比成人更快地达到平衡。

肺泡-静脉分压梯度

肺泡-回心静脉血麻醉药分压差驱动吸入麻醉药从肺泡进入血液。随着 VRG、肌群和其他组织的麻醉分压接近平衡,组织吸收减少,回心血与肺泡麻醉药分压相似。因此麻醉药从肺泡到血液移动的驱动力减小,肺泡麻醉药吸收减少。

第二气体效应

同时使用两种麻醉药时,如果第二种麻醉药的摄取相对较大,则低浓度麻醉药的洗入量增加[294]。如前所述,与强效吸入麻醉剂相比,N_2O 是唯一一种吸收相对较大的吸入麻醉药。但第二气体效应的临床意义成疑[307, 308];有数据表明,就算浓度效应在人类确实存在,其效应也是极小极微弱的。

麻醉诱导

通常认为,相比可溶性麻醉药,不溶性麻醉药 F_A/F_I 增加更快,因而麻醉诱导更为迅速。然而,麻醉诱导速度不仅取决于洗入(PK),还取决于①药物的效能或 MAC;②吸入浓度的增加速度;③最大吸入浓度;④呼吸[包括呼吸道敏感性和通气方式(自主或控制呼吸)]。四个因素联合决定麻醉诱导的相对速度。

吸入麻醉药肺部洗入速度与其血液溶解度成反比。虽然低溶解度麻醉药(如七氟烷和地氟烷)比高溶解度麻醉药(如氟烷)进入肺部更快,但前者的 MAC 更高地抵消了 F_A/F_I 快速增加(E 表 7-1)。低溶解度和高溶解度麻醉药要达到一样的诱导速度,须满足两个标准。首先,低溶解度麻醉药须以更大的增量增加吸入浓度(基于相对 MAC 和洗入特征);其次,低溶解度麻醉药的最大吸入浓度必须与高溶解度麻醉药等效。理论上,溶解度不同的麻醉药可利用超摄浓度技术获得快速和相似的麻醉诱导速度。然而,由于蒸发罐最大吸入浓度的限制,无法获得等效吸入浓度,或者气道过敏(如咳嗽和屏气)中断药物的平缓输送,麻醉诱导也无法达到。

对比诱导初期七氟烷和氟烷 F_A/F_I 快速洗入的陡峭斜率(图 7-14),有助于阐明上述观点。成人氟烷 F_A/F_I 几分钟内达 0.35,而儿童则接近 0.45[296]。这相当于儿童肺泡浓度为 2.25% 或约 2.25MAC。相反,同样时间段内七氟烷在成人和儿童 F_A/F_I 均达到约 0.5,这相当于儿童肺泡浓度约 4% 或 1.6MAC,比氟烷低 25%。

类似但更具临床意义的是,新生儿氟烷和七氟烷的 MAC 分别是约 0.87% 和 3.3%。麻醉诱导时氟烷肺泡浓度达 2.9MAC 而七氟烷仅 1.2MAC,麻醉深度减少 60%。因此,七氟烷很难在自主呼吸的新生儿和婴儿中快速诱导深度麻醉,但同时,相比氟烷,在新生儿中诱导时,使用七氟烷更难引起麻醉药过量。这两个实例阐明了七氟烷区别于氟烷的几个重要的药理学特征。首先,婴幼儿单独使用七氟烷很难快

速达到深度麻醉(类似氟烷能达到的深度)。因此,七氟烷诱导后即使吸入浓度维持在 8%,如立即施行静脉置管、喉镜检查、气管插管或支气管镜检查等,可能导致生理或体动(退缩)反应或不良事件(支气管痉挛)。小儿睫毛反射消失或意识消失后即刻尚未达到深度麻醉水平,切记不要立即降低七氟烷(和氧化亚氮)的吸入浓度(尽管理论上有发生癫痫样脑活动的忧虑,见下文)。这种情况下,补充静脉麻醉药可迅速有效地加深麻醉。其次,这反映了七氟烷的重要安全特性。目前的七氟烷挥发罐设计上保证了不会导致新生儿和婴幼儿麻醉药过量,因为其大 MAC 值抵消了低溶解度的负面效应。以上也有助于理解七氟烷的心血管安全性,也可能是儿童七氟烷相关的并发症和死亡率似乎低于氟烷的原因[309]。应该注意的是,氟烷挥发罐比七氟烷挥发罐允许更多 MAC 倍数浓度的给药,这也可能导致麻醉药过量(见下文)。

麻醉深度控制

吸入麻醉期间麻醉深度的调节有两种反馈:①负反馈呼吸效应和②正反馈心血管效应。反馈意指麻醉药的吸入浓度与麻醉深度之间的关系。负反馈指的是吸入浓度增加而麻醉深度降低,正反馈则是麻醉深度增加。以下两个例子用于阐明反馈在临床儿科麻醉实践中的重要性。

自主呼吸时随着吸入麻醉药的分压增加,肺泡通气减少,从而限制麻醉药的洗入和麻醉深度(E 图 7-9A)[310]。这种负反馈反应是一种保护机制,允许自主呼吸期间安全使用数倍 MAC 的吸入麻醉药浓度(超摄浓度技术)。由于存在麻醉药抑制每分钟通气量的负反馈效应,自主呼吸时通常无法获得过深的麻醉(无论何种吸入浓度,即使同时使用多种麻醉药亦是如此)。随着肺泡通气量的减少以及由此而致的麻醉药洗入减慢,麻醉药的血液吸收减慢,麻醉药向 VRG 的输送减慢。当 VRG 麻醉药分压超过血液时,麻醉药沿着分压梯度从 VRG 转移至血液和其他组织,从而降低麻醉深度。随着麻醉深度减少,肺泡通气再次增加,肺泡麻醉药摄取恢复。因此,自主通气通过负反馈减少呼吸,防止麻醉药过量。

与自主通气负反馈不同,控制通气的正反馈效应输送过量麻醉药至肺泡,增加 F_A/F_I 和麻醉深度并进而降低心排血量,如果持续将可能导致心搏骤停(E 图 7-9B)[310]。每分钟通气量恒定时,蒸发罐可以提供的最大 MAC 值可部分反映新生儿严重心血管衰竭的风险:氟烷和异氟烷≫七氟烷和地氟烷(表 7-5)。七氟烷和地氟烷的蒸发罐 MAC 倍数(约 2.5)小于氟烷(约 6),前两者在其安全范围内。

表 7-5　新生儿电流蒸发器允许的最小肺泡浓度倍数

药物	最大蒸发器输出 /%	MAC/%	最大可能的 MAC 倍数
氟烷	5	0.87	5.75
异氟烷	5	1.20	4.2
七氟烷	8	3.3	2.42
地氟烷	18	9.16	1.96

进一步讨论见正文。

MAC,最低肺泡有效浓度。

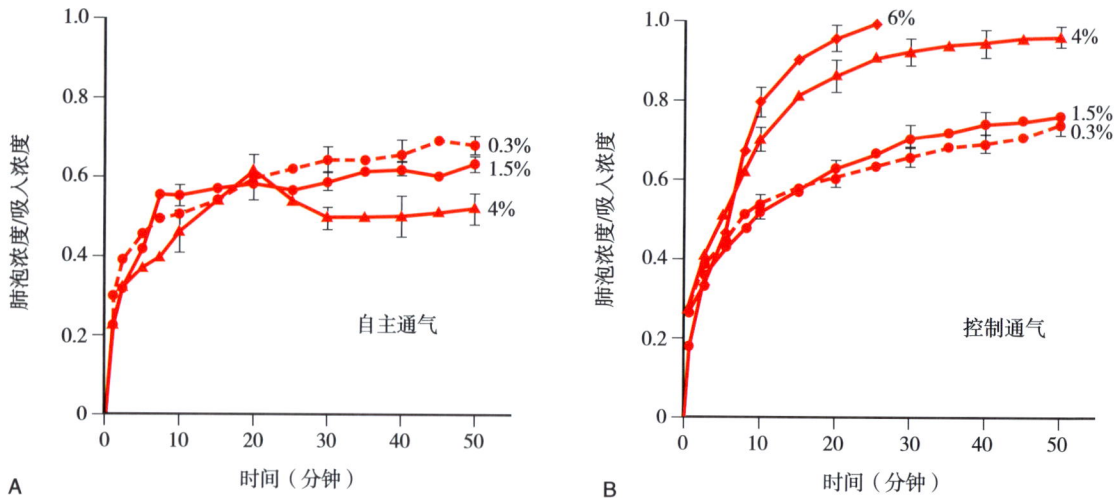

E 图 7-9　通气方式对犬氟烷洗入（F_A/F_I）的影响。A. 自主呼吸时，氟烷浓度在 0.3%～4% 之间 F_A/F_I 均能达到稳态。所有实验犬均存活。B. 相反，控制通气时随着氟烷吸入浓度增加，F_A/F_I 迅速增加并快速趋向平衡，吸入 6% 浓度在 20min 后达到肺泡分压，吸入 4% 浓度 60min 后导致心脏停搏。以上解释了自主通气期间吸入麻醉产生的负反馈保护以及控制通气期间可能导致心脏的正反馈抑制［改编自 Gibbons RT, Steffey EP, Eger EI 2nd. The effect of spontaneous versus controlled ventilation on the rate of rise of alveolar halothane concentration in dogs. *Anesth Analg*. 1977; 56(1): 32-34 ］

吸入麻醉期间自主呼吸和控制通气的安全性取决于反馈回路。实验犬在自主呼吸时吸入氟烷 4%～6% 都能存活，但吸入同样浓度控制呼吸时全部死亡[310]。这一概念对于新生儿和小婴儿特别重要，因其吸入麻醉时更容易发生心脏抑制[294]。

分流

肺和心脏有两种类型的分流：左向右或右向左。左向右分流指的是血流经肺再循环（常通过心内缺陷如室间隔缺损）。一般来说，如果心排血量保持不变，左向右分流对吸入麻醉药的 PK 无明显影响（但可能影响静脉用药的 PK）。相反，右向左分流指的是静脉血回流到心脏时绕过肺部的情况，如心内分流（发绀性心脏病）或肺内分流（肺炎或支气管插管）。这类分流明显延长 F_A/F_I 的平衡时间，延迟的大小取决于麻醉药的溶解度：低溶解度麻醉药 F_A/F_I 较高溶解度麻醉药的延迟程度更大[294]。这些影响与分流的位置无关，无论是心内还是肺内分流。

支气管内插管模型可用于模拟右向左分流，借以了解右向左分流对吸入麻醉药 PK 的影响。该模型中，每侧肺由一个肺泡代表，每侧肺由一个肺动脉灌注（图 7-16）。当气管导管尖端处于气管中段时（图 7-16A），两侧肺泡（肺）通气均匀，因而两侧肺静脉麻醉药分压相等（$P_{\bar{v}}$=1）。但是，如果气管导管尖端进入右主干支气管（相当于右向左分流）（图 7-16B），则所有通气都输送到一个肺泡（肺）；也就是说肺泡（肺）通气量加倍，非通气肺的通气量则为零。这种条件下总通气量保持不变。对其余部分讨论，重要的是要认识到，右向左分流时呼气末和血液的麻醉分压不同，差值大小取决于麻醉药的溶解度。

对高溶解度麻醉药（如氟烷），当气管导管位于右主干支气管（模拟右向左分流）时，如使该侧肺通气加倍则可加速 F_A/F_I 的增加（通气影响可溶性麻醉药洗入）（E 图 7-5），

增强通气使 F_A/F_I 充分增加，足以补偿对侧肺通气不足（图 7-16B）[294]。溶解度越高，通气肺和非通气肺的合并肺静脉麻醉药分压就越接近无右向左分流时。因此，右向左分流对高溶解度吸入麻醉药 F_A/F_I 的净影响最小。

相反，右向左分流时如使用低溶解度麻醉药（如七氟烷或地氟烷），肺通气加倍仅轻度增加 F_A/F_I，因为通气对低溶解度麻醉药 F_A/F_I 增加速度影响有限（E 图 7-5 和图 7-16C）[294]。故通气肺 F_A/F_I 的增加不足以抵消非通气肺血液缺乏的麻醉药。净效应是合并肺静脉血麻醉药分压几乎减半。溶解度越低，肺静脉麻醉分压与气管插管时的分压差越大。右向左分流的总体效果是减慢麻醉诱导，或甚至限制麻醉深度，而这种麻醉深度正常可用低溶解度麻醉药实现[311, 312]。

少有研究阐述这种分流的临床重要性[311, 312]。临床颇有挑战的情况包括心脏右向左分流的儿童以及罹患慢性肺病的婴儿。以溶解度最高的氟烷为例，尽管动脉与吸入分压比滞后于分流关闭时，但右向左分流患儿麻醉仍然非常有效[312]。对此最可能的解释是 5% 氟烷浓度来自可提供 5MAC 超摄浓度的蒸发罐。虽然七氟烷和地氟烷的动脉／吸入分压比尚未在右向左分流儿童中测量过，但理论上预计应该比氟烷难度大，尤其是这些药物超摄浓度技术受限［蒸发罐最大吸入浓度限制在 3MAC 以下（表 7-5）］。我们的经验表明，低溶解度麻醉药用于类似支气管异物行支气管镜检查的情况下，可能需要补充静脉麻醉药以达到足够的麻醉深度。

洗出和苏醒

苏醒期间将吸入浓度设置为零，吸入麻醉药的洗出遵循指数衰减（与洗入曲线反向，图 7-14）[303]。吸入麻醉药洗出的速度（苏醒速度）类似其血液溶解度：地氟烷＞七氟烷＞异氟烷＞氟烷＞甲氧氟烷（E 表 7-1）[303, 313]。大多数吸入麻醉药的体内代谢对洗出无实质性影响。氟烷是一个例外，

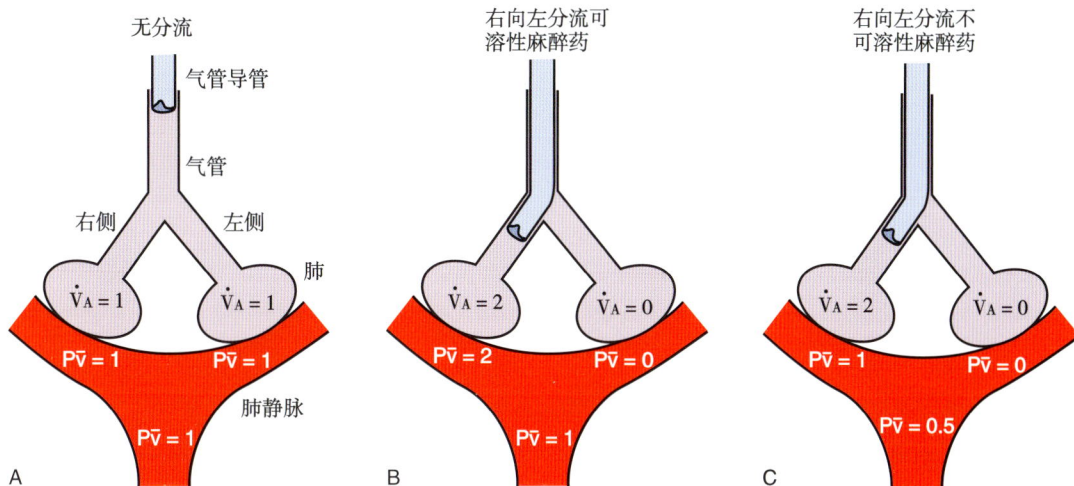

图 7-16　应用模型观察分流对麻醉分压升高速度的影响。A. 正常无分流，两肺肺泡通气（$\dot{V}_A$）均等且血碳酸正常。B. 右向左分流（支气管内插管）使用高溶解度麻醉药（如氟烷）的效果。维持通气和正常碳酸血症，忽略低氧性肺血管收缩。这种情况下，肺通气增加 F_A/F_I（洗入）加速，抵消了分流的影响。合并肺静脉麻醉药分压（$P_{\bar{v}}=1$）与 A 相似。C. 低溶解度麻醉药（如地氟烷或七氟烷）的分流影响。由于肺泡通气增加不会增加通气肺 F_A/F_I，因此血液麻醉分压显著降低（$P_{\bar{v}}=0.5$）。$\dot{V}_A$= 肺泡通气量；$P_{\bar{v}}$ = 肺静脉麻醉药分压（改编自 Lerman J. Pharmacology of inhalational anaesthetics in infants and children. *Paediatr Anaesth*. 1992；2：191-203）

洗出速度与异氟烷一样快，可能是因为其代谢比异氟烷高 15～20 倍（讨论见后）。儿童麻醉药洗出顺序与成人相似但新生儿和婴儿洗出可能比成人更快，原因与洗入速度更高相同（表 7-4）。

有提倡手术快结束时将高溶解度吸入麻醉药切换为低溶解度吸入麻醉药，以节省费用并加速恢复，但这种做法在儿童缺乏数据支持。2h 的成人麻醉，结束前 30min 将异氟烷切换为地氟烷，也未观察到可加速麻醉苏醒[314]。

加速麻醉苏醒和恢复的方法很多。成人停用氧化亚氮会加速吸入麻醉药的洗出和苏醒[315]。最近证实，在麻醉呼吸回路中加入活性炭过滤器吸附麻醉药可加速苏醒[316]。已证实高碳酸通气并使用活性炭过滤器吸附吸入麻醉药可使成人异氟烷、七氟烷和地氟烷麻醉的苏醒速度加快约 60%[317,318]。但小儿类似数据缺乏。

研究设计对麻醉后恢复速度的结果有很大影响。如果手术结束前维持麻醉浓度在固定的 MAC 倍数，通常其恢复模式平行于麻醉药的血液溶解度，至少在恢复早期如此：氟烷＞异氟烷＞七氟烷＞地氟烷（见前述）[319-323]。

然而，如在手术结束时逐渐降低吸入麻醉药的吸入浓度，则药物间的差异较前述固定 MAC 技术的差异要小。其次，恢复速度差异与麻醉持续时间平行；例如短小手术的差异较小，长时间手术的差异较大[320,324-326]。第三，如苏醒之前未能有效预防或治疗疼痛，低溶解度麻醉药更易导致快速苏醒及苏醒期躁动[320,323]。一种更复杂的吸入麻醉药洗出方法是使用 CSHT，即麻醉药分压降低 50% 所需要的时间。使用计算机模型和成年人 PK 数据，强效吸入性麻醉药恩氟烷、异氟烷、七氟烷和地氟烷的 CSHT 相似（＜5min）且不受麻醉时间影响[327]。地氟烷和七氟烷分压降低 80% 的时间相似（＜8min），而异氟烷和恩氟烷时间更长（分别为 30min 和 35min）。但是模拟麻醉时间 6h 后，麻醉药分压降低 90% 的

时间大不相同：地氟烷 14min，七氟烷 65min，异氟烷 86min，恩氟烷 100min。这表明，吸入麻醉药早期恢复（分压下降 80%）四种麻醉药相似（尽管七氟烷和地氟烷更快），但 6h 后（即麻醉时间延长）分压下降 90% 的时间地氟烷速度比其他药物要快得多。

在动物模型中，运动功能恢复（比呼出气麻醉药浓度更好的恢复指标）与吸入麻醉药的洗出速度相似，从最快到最慢为：地氟烷＞七氟烷＞异氟烷＞氟烷[328]。值得注意的是，恢复时间随着麻醉时间延长而增加[328]。在对儿童患者比较两种或两种以上麻醉药恢复时间的研究中，手术结束前维持麻醉药呼气末浓度大约 1MAC，手术结束时突然停药[319,320,329]。这种模式下，恢复与洗出速率相似，而洗出速率又与吸入麻醉药（包括氙和地氟烷）的溶解度相似[330]。然而，临床上，通常随着手术临近结束时，逐渐降低麻醉药浓度。这种做法可能减少吸入麻醉药恢复速度的差异。

吸入麻醉药的药效学

最低肺泡有效浓度

MAC（最低肺泡有效浓度）定义为 50% 的患者对伤害性刺激无体动反应时的肺泡（或呼气末）浓度。确定人类 MAC 的经典刺激是皮肤切开；本章其余部分如无特别说明 MAC 均意指这一刺激。对其他刺激的 MAC 也已确定，包括气管插管、喉罩置入、气管拔管和清醒（表 7-6）。辅用可乐定等药物时，小儿七氟烷麻醉气管插管的 MAC 降低（E 表 7-2）[331]。手性吸入麻醉药同分异构体或对映体的相对效能临床证据相互矛盾[332,334]。动物研究表明，S（+）光学对映体增强神经元钾电导能力，可能比 R（－）对映体效能更强[332,333]。但在成人中，异氟烷 R（－）对映体比 S（+）对映体效能增强 17%[334]。

表7-6　　小儿的 MAC 值	
	最低肺泡有效浓度/%
气管插管	氟烷[2036]: 1.33
	恩氟烷[2037]: 2.93
	七氟烷[341,357,2038]: 2.69、2.66、2.83
导管拔除	异氟烷[2039]: 1.4
	七氟烷[2040,2041]: 1.70、2.3
	地氟烷[2042]: 7.7
喉罩置入	七氟烷[2038]: 2.0
喉罩拔除	七氟烷[2043]: 1.84
	地氟烷（合用1～1.3μg/kg 芬太尼）[2044]: 3.56
气管插管/切皮	氟烷，恩氟烷，七氟烷*: 1.33
MAC 清醒	七氟烷[2045]: 0.66（2～5 岁） 0.43（5～12 岁）

*根据上述最低肺泡有效浓度数据计算。

E 表7-2　　佐剂对七氟烷气管插管 MAC 的影响	
辅助用药	七氟烷 MAC/%
氧气	2.69、2.66、3.2[331,341,357]
60%N₂O	1.57（降低 41%）[331] 2.4（降低 25%）[357]
口服可乐定（4μg/kg）	降低 40[331]
可乐定（4μg/kg）及 60%N₂O	降低 56[331]

MAC，最低肺泡有效浓度；N_2O，氧化亚氮。

吸入麻醉药的效能（或 MAC）差异与脂溶性成反比；也就是说，随着脂溶性降低，效能随之增加（即 MAC 增加）（E 表7-1）。

小儿 MAC 随年龄而显著变化。例如足月新生儿，氟烷 MAC 随年龄减小而增加，1～6 个月时达最大值（1.20%±0.06%），随后下降约 30%（0.87%±0.03%）[335,336]。异氟烷和地氟烷（图 7-17 和 E 图 7-10）也有类似表现[337,338]。但七氟烷与其他吸入麻醉药有本质不同，其 MAC 不随年龄减少而稳步增加（图 7-18）[339]。新生儿和 6 个月以下婴儿的七氟烷 MAC 为 3.3%，而大龄婴儿和儿童则为 2.5%[339-341]；其机制不明。

早产儿仅测定了异氟烷的 MAC（图 7-17）。早产儿在 32 周孕龄以下的异氟醚的 MAC 为 1.28%±0.17%，比 32～37 周孕龄的早产儿（1.41%±0.18%）低 10%，而这又比足月婴儿（1.60%±0.03%）低 12%[218]。这些年龄相关的 MAC 变化原因依然未明。猜测的几种可能原因，包括 CNS 成熟变化和神经体液因子等均未得到证实。

多种因素影响 MAC。促黑素-1 受体基因影响地氟烷 MAC，90% 该基因纯合子或杂合子突变的成人（红发）比无突变者（黑发）地氟烷用量增加 20%[324]；突变儿童可能也有类似关系。低温降低 MAC；4～10 岁儿童，每降低摄氏一度异氟烷 MAC 下降 5%[343]。与健康儿童相比，脑瘫和严重认知障碍患儿氟烷 MAC 降低约 25%[344]。强直刺激诱发的疼

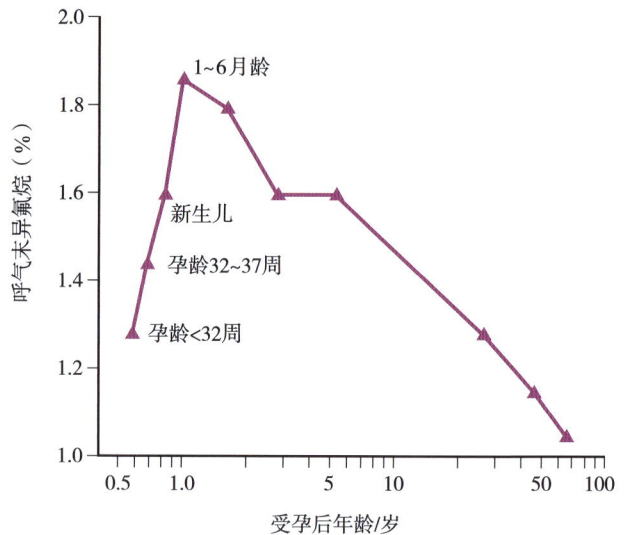

图 7-17　早产儿和足月新生儿、婴儿和儿童异氟烷的 MAC。<32 周婴儿 MAC 值 1.3%，随胎龄增加而增加，1～6 个月时 MAC 值最高为 1.87%，随后随年龄增加而下降直至成年。受孕后年龄是胎龄和产后年龄按年计算的总和［摘自 Cameron CB，Robinson S，Gregory GA. The minimum anesthetic concentration of isoflurane in children. *Anesth Analg*. 1984；63（4）：418-420 和 LeDez KM，Lerman J. The minimum alveolar concentration（MAC）of isoflurane in preterm neonates. *Anesthesiology* 1987；67（3）：301-307］

痛反应相比皮肤切开低估 MAC[345]；但据此计算的健康儿童氟烷 MAC 与已发表的皮肤切开数据相似[336]。慢性抗惊厥药物治疗儿童（比未用抗惊厥药物儿童）氟烷的 MAC 降低 15%，从 0.71%±0.10% 降至 0.62%±0.03%[344]。导致 MAC 降低的因素包括中枢感觉障碍、疼痛阈值增加或不敏感，以及脊髓抑制性和兴奋性调节神经元失衡[346,347]。急性服用巴比妥类和苯二氮䓬类药物 MAC 降低[348,349]，但长期服用类似药物 MAC 不变[350]。特定抗惊厥药物如丙戊酸和苯妥英钠对儿童吸入麻醉药 MAC 的影响尚不清楚。

成人氧化亚氮 MAC 估计为 104%[351]；儿童类似数据缺乏。已证实氧化亚氮与其他吸入麻醉药 MAC 表现为相加作用；成人所有吸入麻醉药（包括七氟烷和地氟烷）与氧化亚氮均表现为作用相加[352,353]，但儿童仅氟烷或异氟烷有类似性质[354,355]。在儿童中，N_2O 与七氟烷或地氟烷合用时[199,200,214]，60%N_2O 使七氟烷 MAC 降低 20%，地氟烷降低 26%（表 7-7）[338,339,356]。在儿童中，七氟烷麻醉也降低了气管插管的 MAC[357]。N_2O 与不同麻醉药相加作用不同的原因仍不清楚。

表7-7　　2岁儿童使用60% 氧化亚氮时 MAC 的降低百分比			
药物	氧气	60% 氧化亚氮	MAC 降低百分比/%
氟烷	0.91	0.37	65
地氟烷	8.67	6.4	26
七氟烷	2.5	2.0	20

MAC，最低肺泡有效浓度。

中年成人氙的 MAC 约为 70%[358,359]；儿童氙的 MAC 尚未确定。

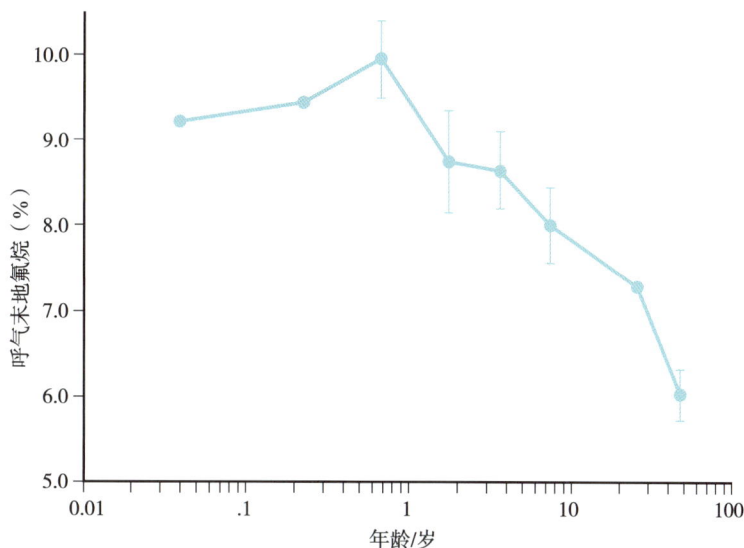

E 图 7-10　新生儿、婴儿和儿童的地氟烷的 MAC。足月新生儿 MAC 值为 9.2%，婴儿期缓慢上升至 6～12 个月时达到顶峰为 9.9%，之后直至成年随年龄增长而下降。所有 MAC 均使用地氟烷-氧麻醉、单切口测量。（其中狭长的蓝色垂直条为标准差。）［摘自 Taylor RH, Lerman J. Minimum alveolar concentration of desflurane and hemodynamic responses in neonates, infants, and children. *Anesthesiology* 1991；75（6）；975-979］

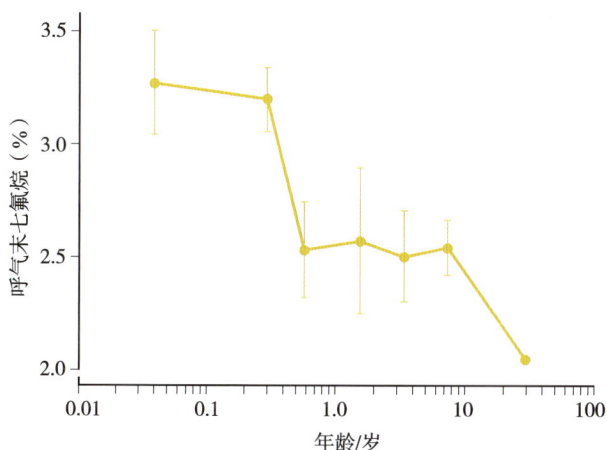

图 7-18　新生儿婴儿和儿童七氟烷 MAC。足月新生儿 MAC 最高（3.3%），1～6 个月时较低（3.2%），6 个月至 10 岁儿童，MAC 减少 25%～2.5%。（垂直黄线为标准差）。年龄为出生后年龄/岁。为保持完整性，图示为 30 岁成人七氟烷的 MAC。所有 MAC 均采用七氟烷-纯氧麻醉、单切口测量［摘自 Lerman J, Sikich N, Kleinman S, Yentis S. The pharmacology of sevoflurane in infants and children. *Anesthesiology* 1994；80（4）：814-824］

中枢神经系统

所有强效吸入麻醉药均有中枢神经系统（CNS）抑制作用，脑血管阻力和脑氧代谢率（$CMRO_2$）剂量依赖性降低。从 0.6MAC 开始，血管阻力降低导致 CBF 相应增加[360]。然而，CBF 增加的程度取决于吸入麻醉药：氟烷>恩氟烷≈地氟烷>异氟烷>七氟烷[360-363]。成人全身麻醉下可维持脑血管系统对 CO_2 的反应性，但随着 MAC 增加而降低，地氟烷达 1.5MAC 时反应消失[364]。吸入麻醉药的净效应是 CBF/

$CMRO_2$ 比值剂量依赖性增加。

吸入麻醉药对儿童 CNS 的影响尚未完全阐明。七氟烷浓度高达 1.5MAC 的情况下，年龄不影响 CBF 的自动调节功能[365,366]。氟烷和异氟烷麻醉期间，儿童 CBF 速度直接与呼气末 CO_2（$ETCO_2$）有关[367]。CBF 速度随氟烷[368]和地氟烷[369]浓度增加而增加。然而相比氟烷，七氟烷不增加 CBF 速度，提示其可作为首选麻醉药[370]。根据目前的证据，七氟烷和异氟烷仍然是小儿神经麻醉中首选的吸入麻醉剂，尤其是在<1MAC 的情况下，并且存在轻度过度通气（见第 26 章）。

儿童氟烷麻醉 EEG 活动与七氟烷明显不同。氟烷 EEG 的特征是慢波与快速节律波（α 和 β 波）叠加，而七氟烷 EEG 的特征主要是尖锐慢波[371]。此外，氟烷 EEG 功率谱从低频（1～4Hz）到中频（8～30Hz）变化大于七氟烷。这些 EEG 的临床意义目前尚不清楚，但可能是儿童吸入麻醉药间 EEG 不一致的部分原因（后面讨论）。

儿童七氟烷麻醉四肢肌阵挛和 EEG 瞬时棘慢复合波均有报道[371-375]。2 例癫痫病史儿童，吸入浓度为 5% 和 7% 时，脑电图出现棘慢复合波[373]；第 3 例无癫痫史患儿七氟烷麻醉期间记录到 30s 的棘慢复合波爆发，但事后才发现[376]。咪达唑仑用作术前药，随后对使用氟烷或七氟烷麻醉的儿童进行了脑电图（EEG）数据分析，未发现癫痫活动证据[371]。有报道，成人七氟烷 1～2MAC 麻醉出现皮质癫痫样 EEG 活动，发作时二氧化碳分压（PCO_2）为 34mmHg[377]。因而有建议限制七氟烷麻醉深度以尽量减少癫痫样脑电活动、甚或临床明显的癫痫活动[378]。然而，伍用其他麻醉药如咪达唑仑、氧化亚氮和阿片类药物，可能减弱癫痫样 EEG 活动[377]。此外，睫毛反射消失后降低七氟烷浓度以限制七氟烷麻醉深度，尚未证明对儿童有益，并且实际上可能增加术中知晓和生理反应的风险（讨论见后）。

七氟烷麻醉诱导期间肌阵挛与癫痫发作的几乎没有关联。为防止诱导期间的不自主运动，建议将七氟烷吸入浓度从 0 逐步增加到 8%（参见前文）。如果出现呼吸暂停，应轻柔辅助同时避免过度通气。

据报道，儿童七氟烷吸入麻醉期间术中知晓发生率为 0.2%～1.2%[379,381]，超过成人。研究表明，经历术中知晓的儿童不会出现长期后遗症[382]。但术中知晓成人和儿童差异的原因不明。对麻醉期间术中知晓的关注促进了儿童 EEG 监测[383]；迄今研究最广泛是 BIS 监测，其取值在 0～100 之间（见第 52 章）。成人 BIS 低于 60 时，知晓和回忆的风险较低，而 >70 风险增加。到目前为止，BIS 在儿童中的研究有限，在婴幼儿和 5 岁以下儿童麻醉管理中的有效性和作用仍然值得怀疑。目前 BIS 软件的 EEG 算法来自成人 EEG 数据而非儿童。尽管如此，较大儿童 BIS 测量值在很大程度上可协助追踪麻醉深度，其值与呼气末浓度相关。然而有几个无法解释的奇怪之处。儿童 MAC 相同时间，氟烷 BIS 值超过异氟烷、地氟烷和七氟烷[246,247,384]。这可能与麻醉药对 EEG 的影响不同有关。此外，特定七氟烷浓度时，BIS 值随年龄增加而降低[243,246,385]。反常的是，随着七氟烷浓度从 3% 增加至 4%BIS 值反而增加，这可能属于儿童七氟烷麻醉期间独特的脑电图表现[385]。

另一个问题是 EEG 监测存在巨大的个体间变异性，使得难以定义意识或缺乏意识的阈值[385]。有趣的是，自主呼吸增加了 BIS 值的变异性[386]。由于氯胺酮、氧化亚氮和阿片类药物并非以剂量依赖性方式抑制脑电，这使得问题更为复杂。左右大脑[387]以及俯卧位[388]时读数也不一致。相同麻醉浓度时，认知功能障碍儿童 BIS 值比正常儿童低，原因未知[389]；鉴于认知障碍儿童 MAC 值下降[344]，BIS 可能并无差异。在 State Entropy 监测仪中，伍用氧化亚氮麻醉时熵增加，使得读数难以理解。所有的这些削弱了儿童吸入麻醉过程中脑电图监测的有效性（见第 52 章）。

心血管系统

吸入麻醉药（除氙气外）可直接［抑制心肌收缩力（钙通道阻滞）、改变传导系统或通过扩张周围血管］或间接（影响交感和副交感神经系统平衡，以及神经体液、肾脏或反射反应）影响心血管系统。儿童对吸入麻醉药的心血管反应因心血管系统和对麻醉药的反应的成熟变化而进一步变得复杂。如将所有这些发育变化综合起来考虑，婴儿和儿童在充分麻醉和严重心肺抑制之间的安全性低于成人。在宏观和微观层面，婴儿和儿童心血管系统不成熟的特征已有很多描述[390]。

婴幼儿心血管功能评估困难。血压和心电图是所有年龄段婴幼儿血流动力学的标准监测，但心排血量和心肌收缩力很难准确定量。二维超声心动图和阻抗可用于评估婴儿和儿童心排血量和心肌收缩力[391-394]，尽管超声心动图测量受前、后负荷的影响。超声心动图变量（应力速度和应力缩短指数）与负荷无关，心肌功能评估的准确性提高，临床应用越来越多[395]。经食管超声心动图在儿童使用广泛，但用于先天性心脏病儿童更多。未来的研究使用通过生物阻抗获得的连续非侵入性心排血量，估计可能会进一步阐明这个问题[396-400]。

吸入麻醉药影响儿童血压受多种因素影响，包括药物种类、剂量、术前用药、术前焦虑程度，以及测量的体循环压力是收缩压、舒张压还是平均动脉压。所有吸入麻醉药均剂量依赖性、不同程度降低血压。1MAC 七氟烷和氟烷分别使收缩压降低 7.5% 和 12.5%，但 1.5MAC 时收缩压又能恢复到清醒状态的数值[395]。与清醒时相比，1 岁以上儿童 1MAC 七氟烷降低收缩压 0～11%，而 1MAC 地氟烷则降低收缩压 22%～28%[338,339]。1MAC 异氟烷和七氟烷可使儿童平均动脉压下降 15%～25%[392,394]。所有吸入麻醉药（高达 1.5MAC）均可在一定程度上降低儿童收缩压。

健康儿童氟烷（高达 1.5MAC）麻醉心肌收缩力降低的程度大于异氟烷或七氟烷，心排血量和射血分数降低[393,394,401]。氟烷和七氟烷降低心脏指数的程度相似，1MAC 时降低 10%，2MAC 时降低 20%～35%[394]。氟烷 0.5 和 1.5MAC 时射血分数较清醒值下降 30%，但等效浓度异氟烷时射血分数不变[392]。婴儿和幼儿氟烷-氧或异氟烷-氧等效浓度麻醉时加入氧化亚氮会降低心肌功能，且降低程度相似[401]。氟烷剂量依赖性降低儿童心肌收缩力，降低程度大于乙醚麻醉。异氟烷和七氟烷降低心肌收缩力的程度小于氟烷，优选用于心血管储备有限的儿童。阿托品可部分恢复氟烷引起的心肌功能下降[401-404]，而平衡盐溶液可恢复异氟烷麻醉引起的心肌功能下降[393]。

吸入麻醉药抑制心肌功能的机制仍存在争议。动物和人类心肌细胞研究表明氟烷、异氟烷和七氟烷降低细胞内钙离子（Ca^{2+}）流量，直接降低心肌收缩力。吸入麻醉药通过对钙离子通道、离子交换泵和肌质网的作用降低钙离子流量[390]。有证据表明，吸入麻醉药通过电压依赖的 L 型钙通道（负责肌质网释放大量钙）减弱心室肌细胞收缩性[405,406]。

新生和成年大鼠、兔和猫的心肌的成熟度不同，新生儿和婴儿吸入麻醉药的抑制作用较大龄儿童更敏感[406-409]。心肌结构差异可能在一定程度上解释吸入麻醉药敏感性变化的年龄相关性，包括新生儿心肌收缩成分减少，肌质网不成熟，心肌收缩成分、钙通道的钙敏感性，及钠钙泵的功能差异[390,405-407,409-412]。新生儿心室肌细胞 Ca^{2+} 稳态很大程度上取决于跨肌纤维膜而非肌质网的钙离子流量[390]；Na^+-Ca^{2+} 交换蛋白是一种调节 Ca^{2+} 跨肌纤维膜转运的蛋白质，新生儿该蛋白的浓度超过成人 2.5 倍，浓度随年龄增长而降低且同时伴 L 型电压依赖性钙通道浓度增加[407]。此外，氟烷可逆性抑制未成熟心肌细胞 Na^+-Ca^{2+} 交换蛋白[407]。新生心肌细胞肌质网尚未完全发育，这有违肌质网是心肌收缩所需 Ca^{2+} 主要来源的常识；Ca^{2+} 稳态究竟如何影响新生儿的心肌收缩力仍然需要更多的研究证实。

自氟烷用于临床，临床医生便发现新生儿氟烷麻醉后低血压和心动过缓的发生率高于成人。然而，使用等效浓度（约 1MAC）氟烷[336,403]的新生儿和 1～6 月龄婴儿情况并非如此。随后发现，异氟烷[413]、七氟烷[339]和地氟烷[338]降低新生儿收缩压的程度与 1～6 月龄婴儿相似。有趣的是，1MAC 七氟烷使新生儿和 1～6 月龄婴儿收缩压降低 30%，降幅远大于较大婴儿和 12 岁以下儿童的 5%[339]。所有年龄段患儿使用 1MAC 地氟烷，其收缩压均降低 30%[338]。以上数据表明，吸入 1MAC 任何吸入麻醉药，婴儿和儿童的收缩压均降低达 30%，因此提示在血流动力学不稳或需吸入更高浓度的婴儿和儿童中，应谨慎使用。基于超声心动图，氟烷和异氟烷从清醒到 1.5MAC 时，新生儿和婴儿心排血量和射血分数呈剂量依赖性下降[391]。比较 1.5MAC 七氟烷和氟烷用于婴儿麻醉，七氟烷能维持心脏指数，但血压和全身血管阻力降低[414]。氟烷和七氟烷对心肌收缩力的影响均呈剂量依赖性，但前者影响大于后者。

氟烷[415] 或异氟烷[416] 抑制婴儿压力感受器反射，氟烷抑制程度更大。鉴于新生儿和婴儿低血压发生率高于年龄较大儿童，维持压力感受器反射可在一定程度上抵消心血管后果。但吸入麻醉药会削弱这种反应，婴儿容易受到麻醉药直接心肌抑制作用的影响。预防性抗胆碱能药物可通过增加心率来增加心排血量。

两项研究评估了吸入麻醉对先天性心脏病手术患儿的血流动力学影响[417,418]。七氟烷可维持心脏指数和心率，低血压和负性肌力作用小于氟烷。与氟烷相比，异氟烷维持心脏指数和射血分数，心率增加，平均动脉压降低较小[417]。七氟烷较少发生严重低血压，且苏醒期血管升压素和正性变时药物的需求也少于氟烷[418]。

吸入麻醉药对心律的影响各不相同。氟烷减慢心率，某些情况下导致交界节律、心动过缓和心搏停止，该反应与剂量有关。氟烷相关的心律失常可能的机制有三种：直接影响窦房结，迷走作用，或交感和副交感神经张力不平衡。也有认为氟烷麻醉诱发的心动过缓可能与交感神经张力减退有关。新生儿心动过缓尤为明显，可能是因为该年龄段患儿心肌交感神经稀疏，副交感神经占主导地位。氟烷麻醉期间交界性心律也很常见。除非存在高碳酸血症，心房或心室异位搏动和室性心动过速短暂发作罕见[419]。氟烷麻醉的婴儿和儿童使用阿托品 10μg/kg 可使心率增加 50% 或更多并促进窦性心律[420]；对婴儿和 2 岁以上儿童有升高血压的作用。

七氟烷对心率的影响较小，在 1MAC 和诱导期间，通常能维持或增加心率；诱导的前 3min 心率可能短暂减慢，但通常无须治疗即自行恢复。在使用 1MAC 七氟烷时，心率保持稳定。但在唐氏综合征患儿诱导过程中心动过缓风险增加，降低吸入浓度可缓解。成人报道，地氟烷通常不影响心率，除非不使用阿片类药物且吸入浓度突然增加。

氟烷增加了心肌对儿茶酚胺的敏感性，尤其是在高碳酸血症和"浅麻醉"情况下[419]。氟烷麻醉期间，肾上腺素室性期前收缩的阈值降低了三倍[421-423]。相反，异氟烷、地氟烷和七氟烷在诱导早期能维持或增加心率[320,338,339,392,394,413,414,424-426]，但有报道七氟烷诱导期间会出现结性节律、随之心率短暂减慢[427]。儿童麻醉期间，发生心动过缓须首先考虑缺氧，然后再考虑其他原因，如药物的直接作用（如高浓度氟烷）。异氟烷、地氟烷和七氟烷的心肌致敏作用不及氟烷，室性心律失常少见[421,422,428]。但七氟烷诱导期间可能引起短暂心动过缓，通常自发消退无须干预。无论是否合并先天性心脏病，唐氏综合征患儿七氟烷诱导期间心动过缓发生率增加三到四倍[429,430]；需抗胆碱能药物治疗者的概率是正常儿童的两倍。

窦房结控制自律性的机制尚未完全阐明，可能包括钾离子（K^+）电流、超极化激发电流，以及 T、L 形钙离子电流[390]。此外，这些通道的发育变化可能与吸入麻醉药引起的心率随年龄变化有一定差异[410]。

最近吸入麻醉药与 QT 间期延长之间关系引起关注，QT 间期延长可导致心搏骤停或尖端扭转型室速。乙醚延长 QTc 间期（>500ms 为异常）[431,432]，但单独应用似乎不足以诱发尖端扭转型室速。尖端扭转型室速与跨室壁复极离散有关，其定义为心肌从心外膜到心内膜复极化率的变异性。在 12 导联心电图上，复极化率可用 T 波峰值至结束的时间间隔估计。有证据表明，在七氟烷麻醉过程中，复极化跨膜弥散有限，因此尖端扭转型室速的风险最低[433]。

快速增加异氟烷或地氟烷吸入浓度，在成人有突发性血压（收缩压和舒张压）和心率增加的报道，在儿童中也有类似观察[434]。这是去甲肾上腺素和/或肾上腺素介导的交感反应，最终导致心动过速和高血压[435,436]。试图增加强效麻醉药吸入浓度减轻心动过速和高血压无效，并且可能使反应持续或增强。为恢复正常生命体征，应停用强效麻醉药并用另一种麻醉药替换。小幅度增加常用麻醉药的吸入浓度（1%）时，儿茶酚胺爆发和心血管反应短暂且微弱[437,438]。芬太尼（2μg/kg）、艾司洛尔和可乐定均可有效预防、减轻或消除这些反应[439-441]。尽管此类反应的快速性似乎与肺有关[442]，但其真正起源尚不清楚；但反对者认为两个部位可能与交感神经放电有关，即肺和 VRG[443]，后者介导的反应更大[443,444]。小儿异氟烷、地氟烷或七氟烷麻醉的神经兴奋反应尚未见报道[445]。

氙相比醚类麻醉药的巨大优势是可维持循环稳定。但氙的心血管影响在儿童中的资料尚缺乏。成人氙的 MAC 很大（表 7-1），儿童可能更大。如果真如此，这不仅限制儿童剂量（如远低于 1MAC），而且还可能限制吸入氧浓度。就算测定了儿童氙的 MAC，在发绀型先天性心脏病儿童中的效果势必较差，因为氙的溶解度最低，较大的 MAC 限制了其可能使用的最大浓度。

呼吸系统

自主呼吸期间，潮气量和呼吸频率随麻醉药种类、麻醉深度和伤害性感受而变化。儿童吸入麻醉期间呼吸频率增加与肺内牵张受体的敏感性以及可能的中枢效应有关。吸入麻醉药通过对呼吸中枢、胸壁肌肉和反射、以剂量依赖性方式显著影响婴儿和儿童的呼吸。氟烷通过减少潮气量和减弱对 CO_2 的反应抑制每分钟通气量[446-449]；呼吸频率的增加可部分抵消这种抑制效应[446,449]。氟烷的通气反应表现为年龄依赖性；婴幼儿每分钟通气量比儿童减少更多[448]。氟烷麻醉的婴幼儿，肋间肌活动减弱先于膈肌[446,450]。使用气管导管而非喉罩通气时，这种效果在早产儿、足月新生儿和婴儿最为明显[451]。完整的呼吸循环中，胸腹运动表现为吸气相腹部隆起和胸壁塌陷（部分肋间肌回缩），呼气相腹部回缩和胸壁平坦。通常称为胸部"摇摆木马"运动（类似于婴儿和儿童上呼吸道阻塞时的现象）。这导致 FRC 的减少，2 岁以下婴儿膈肌和肋间肌 I 型肌纤维减少，尤其值得关注（图 14-11）。该年龄段婴儿容易产生疲劳，呼气末正压很有用，原因即在于此。异氟烷、恩氟烷、七氟烷和地氟烷也可抑制通气驱动力,减少潮气量,减弱对 CO_2 的反应[447,449,452-458]。呼吸抑制(潮气量减少)后的呼吸频率增加无法使每分钟通气量恢复到麻醉前水平。

1.4MAC 时的七氟烷和氟烷的呼吸抑制作用相似,但>1.4MAC[452]时,七氟烷由于直接影响呼吸频率,对呼吸的抑制作用更大[455]。尽管七氟烷或地氟烷麻醉期间呼吸运动可能迅速减弱,但这些药物的低溶解度和快速洗入,确保自发呼吸期间这是一种自限性现象。七氟烷降低肋间肌张力的程度低于氟烷[450,454]。麻醉药呼吸频率的代偿变化不同;1.4MAC 或以上时,氟烷呼吸频率增加,异氟烷不变,七氟烷和恩氟烷在 1.4MAC 或更低时呼吸频率降低[447,449]。由于七氟烷和恩氟烷对呼吸抑制的代偿反应不足,当对儿童使用这些麻醉药麻醉时,须仔细监测自主呼吸,以避免低通气或呼吸暂停。在正常气道、哮喘或近期上呼吸道感染儿童中使用七氟烷,可维持或降低气道阻力;插入气管导管后,气道阻力增加但而无后遗症状[459,460]。

地氟烷>1MAC 时,儿童潮气量降低、自主呼吸抑制[458]。哮喘和呼吸道感染患儿,地氟烷增加气道阻力的程度大于七氟烷[460],最好避免使用地氟烷。

儿童吸入麻醉药的上呼吸道改变有助于解释气道阻塞的病理生理学。1MAC 七氟烷引起的上气道梗阻多于氟烷[461]。在 0.5~1.5MAC 之间逐渐递增浓度,七氟烷可使气道横截积减少 1/3,主要表现为前后径减少[462]。主要因咽壁塌陷导致的横截面积减少,呼气末正压很容易抵消这种影响(见第 14 章)。

泌尿系统

强效吸入麻醉药可通过四种可能的机制影响肾功能:心血管,自主神经,神经内分泌和代谢。前三种机制对肾功能无直接威胁,但第四种代谢相关机制引起临床关注,可能导致吸入麻醉后肾功能障碍。

吸入麻醉药后,体内经 CYP 同工酶系统不同程度代谢(E 表 7-3)。吸入麻醉药代谢后同时释放无机氟和有机氟[463]。这些醚类麻醉剂释放出的无机氟化物引起了人们对吸入麻醉后肾功能障碍的关注。

E 表 7-3　吸入麻醉药的体内代谢

吸入麻醉药	代谢率	参考文献
甲氧氟烷	50	2046
氟烷	20	2047
七氟烷	5	477
恩氟烷	2.4	2035
异氟烷	0.2	2048
地氟烷	0.02	2049

异氟烷和地氟烷体内代谢有限,异氟烷 1.3MAC 数小时后血浆中无机氟浓度仍然非常低[464]。相反,氟烷在体内广泛代谢,释放的氟化物大多为有机形式的三氟醋酸盐;三氟醋酸盐与氟烷性肝炎有关(见后面的讨论)。恩氟烷、七氟烷和甲氧氟烷代谢产生的血浆无机氟浓度高于异氟烷。七氟

烷代谢同时产生无机氟和有机氟[465]。有机六氟异丙醇迅速结合并经肾脏排泄[465],对人类无害。血浆浓度峰值暴露于吸入麻醉药后,无机氟化物血浆峰浓度排序(E 表 7-3):甲氧氟烷>七氟烷>恩氟烷>异氟烷≫氟烷≈地氟烷[466-470]。以甲氧氟烷为例,产生无机氟化物和草酸两种代谢物;两者都与肾功能不全发病机制有关,但临床肾损伤与无机氟化物的关系更为密切[471]。随后的研究表明,超过 2.5MAC 甲氧氟烷麻醉数小时产生亚临床肾毒性,无机氟化物血浆浓度超过 50μmol/L。超过 5MAC 麻醉数小时,如无机氟化物浓度超过 90μmol/L 则产生肾毒性[472]。以上原因导致甲氧氟烷退出临床。

儿童七氟烷麻醉后无机氟化物血浆浓度与恩氟烷相似或更高[473-475],引发了人们对长期接触后肾功能障碍的担忧。儿童短小手术麻醉后无机氟化物浓度与成人相似:约 1MAC1h 后<20μmol/L,停止麻醉 4h 后降至<10μmol/L[457]。尽管如此,儿童和成人血浆无机氟化物峰值浓度与七氟烷暴露 MAC 小时一致[475]。有成人无机氟化物血浆浓度峰值超过肾毒性所谓的阈值(50μmmol/L)[476]的报道,这引起了肾功能不全的担忧。尽管七氟烷麻醉后无机氟化物的血浆浓度很高,但迄今缺乏肾功能不全的临床证据。因此,氟化物介导的肾毒性可能与无机氟化物的血浆浓度无关。

推测吸入麻醉药的肾毒性可能为麻醉药特异性。降解恩氟烷、异氟烷、七氟烷和甲氧氟烷的主要同工酶是 CYP2E1[463,477-479],其次是 CYP2A6 和 CYP3A[480]。肝脏和肾脏含有大量 CYP2E1[477];肾 CYP2E1 对甲氧氟烷的亲和力比七氟烷高 5 倍[480]。这进一步证实醚类麻醉后肾功能障碍源于肾髓质内局部产生无机氟所致,而非肾外产生,而某些麻醉药较其他麻醉药更易释放无机氟(如甲氧氟烷远多于七氟烷)。CYP2E1 对甲氧氟烷的亲和力大于七氟烷,这就是为何甲氧氟烷麻醉后发生肾功能障碍,而七氟烷不会[480]。七氟烷、血浆无机氟化物浓度与儿童和成人肾功能不全缺乏关联,这是对吸入麻醉后肾功能不全机制的新认识。因此,七氟烷后肾功能障碍的风险与暴露于七氟烷的持续时间无关。七氟烷对围手术期肾病的风险并不比其他麻醉药高[481]。七氟烷相关肾功能障碍的第二个理论原因是化合物 A,它是七氟烷在二氧化碳吸附剂存在下碱性水解产物(见后面的讨论)。

肝脏系统

吸入麻醉药体内代谢随年龄变化,出生后 2 年内达到成人水平。代谢的发育变化可归因于多种因素,例如婴儿、儿童与成人相比,肝微粒体酶活性降低,脂肪储存较少以及吸入麻醉药消除更快。氟烷、异氟烷,恩氟烷、七氟烷和地氟烷均与成人术后肝功能障碍和/或肝功能衰竭有关,但七氟烷、地氟烷与肝功能不全之间的联系较为脆弱[482-485]。氟烷和七氟烷与儿童暂时性肝功能障碍有关[486-489]。事实上,数例小儿术后短暂性肝衰竭和一例爆发性肝衰竭及死亡病例可归因于"氟烷型肝炎",血清学抗体已证实氟烷改变肝细胞膜抗原[486]。氟烷暴露后肝功能障碍的确切机制不明,有推测认为是由于对氟烷代谢物的免疫反应所致;假定的有毒代谢物三氟乙酰卤化合物,产生于氟烷的氧化代谢过程。据认为,该化合物通过与肝微粒体蛋白共价结合而在肝脏中诱导

免疫应答，随后形成免疫活性半抗原；再次暴露于氟烷后在肝脏中引起免疫反应[490]。以前使用的药物也可诱导肝酶，如巴比妥酸盐、苯妥英和利福平。虽然有警示儿童氟烷重复麻醉的风险，但我们认为，鉴于全世界数以百万计婴幼儿重复氟烷麻醉并无异常，没有足够的证据支持这种警告。

临床效果

诱导技术

根据醚类系列麻醉药的理化特性，氟烷麻醉诱导应该更为平稳、快速[304,306]，但事实并非如此。除七氟烷外，所有醚类麻醉药都会刺激儿童上呼吸道，导致屏气、咳嗽、流涎、兴奋、喉痉挛和血氧饱和度下降[424,491-500]。儿童临床研究表明，地氟烷吸入诱导期间呼吸困难、喉痉挛和低氧饱和的发生率很高（约 50%）[424,500]。因而 FDA 对地氟烷用于婴儿和儿童麻醉诱导发出"黑框警示"。地氟烷进入临床之前，曾有人主张将异氟烷用于儿童麻醉诱导[493-497]。例如，有

研究表明，婴儿和儿童采用异氟烷-氧气麻醉诱导的质量和速度与氟烷相似[494]。然而，异氟烷可诱发气道反射，尽管缓慢增加吸入浓度、使用香味面罩等多种策略可用于减弱其反应[498,500,501]。鉴于七氟烷诱导的平稳性、经济性和可用性，无理由考虑其他麻醉药用于婴儿和儿童的麻醉诱导。

相比甲基乙基醚系列麻醉药的气道有害作用，七氟烷对上气道无刺激性，且任何浓度下婴幼儿面罩耐受性好[320,321,324,325,329,335,425,502-506]。七氟烷在大多数国家已取代氟烷用于儿童麻醉诱导。无论是缓慢增加浓度或单次呼吸法，七氟烷诱导期间咳嗽、屏气、喉痉挛和低氧饱和度的发生率都与氟烷相似（氟烷诱导屏气发生率高于七氟烷，但诱导期兴奋的发生率低于七氟烷）（E 表 7-4）。8% 七氟烷或 5% 氟烷单次呼吸诱导气道反射反应少见，因而，高浓度吸入麻醉药引发气道反射反应的说法是否正确值得怀疑[506,508]。事实上，七氟烷诱导顺畅，通常无须辅助用药，例如术前药、氧化亚氮或其他防止气道反射反应的策略。

E 表 7-4　诱导过程中的问题：七氟烷与氟烷的比较

问题	七氟烷			氟烷		
	问题数/个	总数个	占比 %	问题数/个	总数/个	占比/%
喉痉挛[320,321,324,425,504,515,2050,2051]	21	708	3.0	20	540	3.8
屏气[320,321,503,504,2050]	39	649	6.0	46	445	10.3
咳嗽[320,321,324,339,505,2052]	20	477	4.2	21	254	8.3
诱导期兴奋[320,321,504,2052]	38	375	10.1	9	211	4.3
支气管痉挛[320,321,2050]	2	544	0.4	2	379	0.5
苏醒期躁动[321,323,530,2051,2052]	20	239	8.4	51	368	13.9

氙麻醉诱导尚未在儿童研究。成人使用七氟烷等效 MAC 诱导，诱导速度更快且呼吸稳定[509]。假若其特点在精心设计的临床试验中得到证实，或许氙也是儿童良好的麻醉诱导药。

目前没有一种单一的理想吸入麻醉药适用于所有儿童麻醉诱导。提倡尽可能降低患儿恐惧。在适当的术前准备（包括术前药、父母陪伴或吸引注意力的各种方法）之后，孩子坐在床上，鼓励其选择合适味道的面罩（掩盖塑料气味），并将面罩覆盖于口鼻呼吸。吸入的新鲜气体由氧气-70% 氧化亚氮组成（排气阀完全打开 1~2min）。一旦患儿变得"傻傻的"或不再口头应答，立即给予 8% 七氟烷。采用氟烷诱导时，每 3~4 次呼吸增加吸入浓度 0.5%~1.0%，直至达到足够的麻醉深度。缓慢增加氟烷浓度可降低气道反射反应，但这缺乏证据支持。事实上，6 岁以上儿童使用 5% 氟烷单次呼吸肺活量诱导时，气道反射反应的发生率非常低[506]。最初，七氟烷也以 1%~1.5% 的速度缓慢递增直至 8%，但有短暂躁动和四肢不自主运动，尤其是在青少年中频繁出现，有时甚或是暴力性的[339]；这与兴奋相过度有关。为了保证兴奋相最低，建议七氟烷吸入浓度尽可能快地增加，可一次性将其浓度从 0 增加到 8%[506]。基于 8% 七氟烷和 5% 氟烷单次呼吸诱导的研究结果，七氟烷无意识运动发生率和需约束患儿明显低于氟烷[506]。最近有报道称 12% 七氟烷的诱导速度比 8% 更快[510]。这不奇怪，但 12% 的七氟烷蒸发器不

应用于临床，因为 11% 七氟烷（实验室环境）-氧气和 10% 七氟烷-氧化亚氮具有助燃性。

尽管一些研究报道认为七氟烷诱导速度快于氟烷，也有认为并非如此。诱导速度不一致与研究设计有关，可能未充分利用 8% 七氟烷蒸发器以及 MAC 的差异。无法单次呼吸肺活量诱导的儿童，快速增加七氟烷吸入浓度非常有效，效果可与单次呼吸技术媲美[324,504-506]。

七氟烷单独或与其他药物（如氧化亚氮）联合使用，都不会触发气道反射反应。研究证实七氟烷在所有吸入麻醉药中气道刺激最小[511]。不论是否有氧化亚氮，七氟烷麻醉期间气道兴奋性相似，这点仍有争议[506,512]。单次呼吸研究发现氧化亚氮不影响七氟烷诱导速度，主要是由于其对七氟烷的浓度降低效应[506]。

尽管氟烷因无气道刺激性，一直是麻醉诱导的首选药物，但氟烷比醚类麻醉药易引发心律失常。自主呼吸并存高水平循环系统儿茶酚胺或高碳酸血症时，心律失常更常见[419]。大多数心律失常为单源性或多源性室期前收缩、结性节律、二联律或室上性心律失常[325,419,499]。这些心律失常大多数为良性，不影响血压；但室性心动过速可能引起低血压。氟烷麻醉中心律失常的处理包括大潮气量鼓肺、过度通气降低 CO_2 张力，如有"浅"麻醉（如出汗、高血压）证据则增加氟烷浓度，或用另一种吸入麻醉剂代替氟烷[419,513]。利多卡因对此类心律失常无治疗作用，因为心肌本身并非处于激

惹状态；且利多卡因 2mg/kg 快速静推可能导致严重心动过缓[514]。醚类麻醉药麻醉期间很少发生心律失常，一旦发生通常为结性[325,415,416,496,499,506,515]；心律失常通常是自限性的，会自行缓解或给予抗胆碱能药治疗。如果心律失常持续存在，则应追踪心脏原因，尤其是有先天性心脏病史者。静脉和吸入麻醉药均可用于先天性心脏病患儿的麻醉诱导和维持（详细讨论请参阅心血管部分和第 23 章）。

一旦获得充分的麻醉深度，选择能够维持自主呼吸、可耐受的最大七氟烷吸入浓度，直至静脉通路建立。如果发生呼吸浅慢或暂停，应辅助通气。这么做可防止诱导早期出现知晓[379,380]。单独或同时停止或降低氧化亚氮或七氟烷的吸入浓度可能容易出现知晓，特别是儿童浅麻醉下受到刺激时；麻醉诱导后（诱导室）转运到手术室途中未连续使用七氟烷时也容易发生知晓。了解氧化亚氮和七氟烷的低溶解度特点有助于认识这些麻醉药的排出速度，尤其是短暂暴露后。静脉通路建立后，可在停止氧化亚氮前使用丙泊酚或其他静脉麻醉药，以便于喉罩或气管导管置入，随后再降低七氟烷浓度。

苏醒

苏醒或恢复通常被任意划分为早期（拔管，睁眼，听从指令）和晚期（饮水，离开麻醉后恢复室或出院）。多数研究表明溶解度较低的麻醉药，早期恢复较快[321-323,326,329]，但少有研究表明晚期恢复较快[320,329,515,516]。

麻醉苏醒和恢复速度前文已述。面罩麻醉或气管插管后，麻醉苏醒期并发症如呼吸道反射反应和呕吐等的发生率大多数吸入药相似[321,323,324,326,416,493,494,516,517]。但地氟烷麻醉后严重气道反应的发生率明显大于异氟烷。此外，地氟烷深麻醉期间拔除喉罩，气道不良反应的发生率显著大于地氟烷（清醒）恢复后或异氟烷麻醉后[518]。

苏醒期谵妄（躁动）

苏醒期谵妄（emergence delirium，ED）为一种意识分离状态，患儿无法安抚、易怒、不妥协和/或不合作[519,520]。ED 儿童经常要求拆除所有监护设施、静脉导管和绷带，并穿上自己的衣服。多数儿童不认识或正确回应父母。目睹这种短暂状态的父母通常表示，孩子的这些行为属于异常。儿童麻醉后 ED 相关的主要行为特征包括无目的的动作和目光转移或凝视[521]。

ED 并非新事物，几乎每一种新的麻醉药进入临床都会首次[522]并反复报道，包括大多数吸入麻醉药[319,32,323,326,517,523-525]及包括咪达唑仑、瑞芬太尼和丙泊酚在内的静脉药物[525,526]。儿童吸入麻醉后 ED 发生率为 2%～80%[321,323,326,516,519]。

1～5 岁儿童 ED 发病率最高，除氟烷外，其他吸入麻醉药的发生率相似，使用辅助药物（如阿片类药物）后减少，出现疼痛时增加，ED 发生率在使用未经验证的评估量表时变化很大[519,520,527-530]。ED 的平均持续时间 10～20min，自发消退且无后遗症，其发生机制仍然未知。

成人和婴儿均有 ED 报道，但发病率远低于儿童。由于无法区分 ED 与疼痛，术后 ED 诊断困难。在氟烷或七氟烷麻醉鼓膜切开术后研究发现，酮咯酸可使 ED 发生率降低 3～4 倍[517]；酮咯酸无镇静作用，故很可能混淆了疼痛和 ED。随后儿童研究表明，神经阻滞后七氟烷仍会诱发 ED[519,530]。ED 发生率与麻醉苏醒的速度[531,532]、深麻醉的持续时间[533]、全身麻醉的持续时间[534]以及父母是否在场无关[529]。

关于 ED 发生率的权威研究是在麻醉下磁共振成像（MRI）且未接受手术的健康儿童中进行的[529]。七氟烷 ED 发生率是氟烷的 2 倍。

但在大多数已发表的研究中，用于诊断 ED 的量表尚未得到验证。为解决这一不足，制订了小儿麻醉苏醒期谵妄（PAED）量表（表 47-4）[520]。PAED 评分阈值＞10 即可诊断为 ED，但最近建议＞12[535]。将 PAED 量表与两个未经验证的量表进行比较[535]，三者是可比较的，由于首先评估了PAED 量表，然后评估其他两个量表，所以研究存在比较偏差（表 7-8）。

表 7-8　小儿麻醉苏醒期谵妄量表的开发与心理测量评估

1. 孩子和看护者有眼神交流
2. 孩子的行为有目的性
3. 孩子知道他或她周围的事物
4. 孩子焦躁不安
5. 孩子痛苦难耐

第 1、2 和 3 项得分按如下反向评分：4= 一点也不，3= 只是一点点，2= 相当多，1= 非常多，0= 极其多。第 4、5 项评分如下：0= 一点也不，1= 只是一点点，2= 相当多，3= 非常多，4= 极其多。对每一项评分进行汇总获得小儿麻醉苏醒期谵妄（PAED）总分。若总分≥10或≥12 分，诊断为苏醒期谵妄。

摘自 Sikich N, Lerman J. Development and psychometric evaluation of the pediatric anesthesia emergence delirium scale. *Anesthesiology* 2004; 100(5): 1138-1145.

ED 预防和治疗的药物干预见表 47-6[527,336]。有效治疗包括芬太尼[537]、氯胺酮[538]、丙泊酚输注或麻醉结束时给予负荷剂量、可乐定[539,540]和右美托咪定[541]。相反，麻醉诱导时给予单剂量丙泊酚、咪达唑仑和氟马西尼等均无效[536,542-546]。需要使用经过验证的谵妄量表进行进一步研究，以阐明麻醉药在无痛手术期间对 ED 的影响。

神经肌肉接头

所有吸入麻醉药均能增强非去极化肌松药的作用[547-549]，减少神经肌肉传导[550]；但后者仅在高浓度时发生。神经肌肉传递减少的机制不明，但可能是这些麻醉剂作用于突触连接处而非影响 PK 或中枢神经系统。增强非去极化肌松药作用顺序：异氟烷≈地氟烷≈七氟烷＞恩氟烷＞氟烷＞氧化亚氮-阿片类技术[547,551]。然而，这种效应增强可能取决于非去极化肌松药的种类（长效比中效肌松药受影响程度大）[547,548,552]，以及麻醉药的浓度（浓度较低麻醉药间差异小或无，较高浓度可能出现很大差异）[548]。儿童注射阿曲库铵的两项对比研究中[552,553]，第一项研究中氟烷和异氟烷降低阿曲库铵用量相似，而第二项中恩氟烷比氟烷降低阿曲库铵用量更明显。这些结果表明，吸入麻醉剂可增强中效和长效神经肌肉阻滞药的作用。

恶性高热

除氙外[554]，所有强效吸入麻醉药均可在易感成人和儿童触发恶性高热(MH)[555-564]。体外研究表明四种吸入麻醉药在 MH 敏感肌肉，增加咖啡因诱导挛缩的相对能力如下：氟烷＞恩氟烷＞异氟烷＞甲氧氟烷[565]。使用从麻醉给药直至探测到反应的替代标记估计麻醉药引发 MH 的相对效能，顺序为：氟烷＞七氟烷＞异氟烷≈恩氟烷[566]。目前，对 MH 易感儿童应避免使用所有吸入麻醉药(见第 41 章)。

在给患有 MH 的儿童麻醉之前，从麻醉机洗出吸入麻醉药，需要了解这些麻醉药在特定麻醉工作站的 PK。详见第41章。

分解产物的稳定性和毒理学

在大多数 CO_2 吸附剂存在的条件下，吸入麻醉药经多种途径降解后形成几种潜在的毒性副产物。恩氟烷、异氟烷和地氟烷(不包括氟烷和七氟烷)与干燥的碱石灰反应生成一氧化碳。氟烷和七氟烷与碱石灰反应生成几种可能有人体器官毒性的有机化合物。而氙与二氧化碳吸附剂完全为惰性，对人体代谢产物或降解产物无任何风险。

解决醚类吸入麻醉药降解相关风险的策略包括应用分子筛[567]和新型二氧化碳吸附剂[568-572]。分子筛具有很大的前景但尚未进入临床；而已经开发并用于临床的许多新型 CO_2 吸附剂可吸收回路 CO_2，但不会将吸入麻醉药降解为一氧化碳和化合物 A(E 表 7-5)[568,569]。其组成与上一代二氧化碳吸附剂不同，与降解的吸入麻醉药的亲和力也有所不同。碱石灰含 95% 氢氧化钙、氢氧化钠或氢氧化钾，其余为水。已退出临床的巴拉林(Baralyme)含 80% 氢氧化钙、20% 氢氧化钡，其余为水。E 表 7-5 比较了新旧两种组成，新型吸附剂不含强碱。最近多种新型配方包括 Amsorb Plus、Drägersorb Free 和 Yabashi lime 可最大限度减少吸入麻醉药降解，并有效吸收二氧化碳[573]。

E 表 7-5 二氧化碳吸附剂的组成测试

CO_2 吸附剂	Ca(OH)$_2$/%	KOH/%	NaOH/%	LiOH/%	H$_2$O/%
Drägersorb 800Plu	82	0.003	2	—	16
Medisorb	81	0.003	3	—	16
Spherasorb	84.5	0.003	1.5	—	14
Amsorb	83.2	—	—	—	14.4
Loflosorb	84	—	—	—	16
Superia	79.5	—	—	—	17.5
Lithium hydroxide	—	—	—	99	1

Amsorb 含 2.4% 的其他化学物质如聚乙烯吡咯烷酮、氯化钙和硫酸钙。Superia 含 3% 的其他化学物质如氯化镁和铝硅酸盐。

摘自 Keijzer C, Perez RS, de Lange JJ. Compound Aand carbon monoxide production from sevoflurane and seven different types of carbon dioxide absorbent in apatient model. *Acta Anaesthesiol Scand*. 2007; 51(1): 31-37.

当甲基乙基醚吸入麻醉药与干燥的二氧化碳吸附剂(最常见的是碱石灰或巴拉林)一起培养时，可能会产生一氧化碳。如果干燥的新鲜气流量足以除去二氧化碳吸收罐内的大部分水分，则罐内吸附剂将会干燥(即在不使用的情况下，流量＞5L/min 连续 24h 或更长时间流经吸收罐)。如果环路储气囊脱离吸收罐而仍有新鲜气体流动，则新鲜气体可能会逆行通过吸收罐，并从储气囊正常流出口流出。麻醉机新鲜气体通过吸气流量阀，不会发生这种情况。如果新鲜气体回流经过吸收罐的时间足够长，则干燥的吸附剂可增加随后吸入麻醉药降解的风险。甲基乙基醚吸入麻醉药(地氟烷、异氟烷或恩氟烷)通过干燥的吸附剂可能产生一氧化碳[572,574,575]。特定二氧化碳吸附剂中产生一氧化碳的幅度：地氟烷＝恩氟烷＞异氟烷≫氟烷＝七氟烷。决定一氧化碳浓度大小的其他因素包括吸入麻醉药的浓度、吸附剂的干燥程度、吸附剂类型(Baralyme＞碱石灰＞新型吸附剂)和吸附剂的温度[574]。新型吸附剂去除了产生一氧化碳所必需的强碱氢氧化钠(NaOH)和氢氧化钾(KOH)，基本上消除了一氧化碳产生的风险(E 表 7-5)[576]。

有研究采用含 KOH 和 NaOH 的新型二氧化碳吸附剂，在地氟烷或七氟烷麻醉的儿童可检测到少量一氧化碳(达 18mg/L)[577]。一氧化碳浓度和新鲜气流量/每分钟通气量比(＜0.68)密切相关，但与麻醉药类型(地氟烷)及年龄关系较弱[577]。在麻醉期间和麻醉之后(甚至脊髓麻醉)都检测到浓度高达 3mg/L 的一氧化碳。因而人们质疑使用地氟烷和其他非七氟烷麻醉药时，最小新鲜气体流量是否有安全保证。尽管该研究的呼吸回路未使用新鲜碱石灰，但呼出气一氧化碳可能也与血红素代谢、炎症和败血症有关[578]。

虽然可通过质谱法检测，但任何独立式麻醉气体分析、脉搏血氧饱和度或血气分析仪器(联合血氧仪除外)都无法检测一氧化碳。用于麻醉期间检测一氧化碳的分析仪目前刚进入市场。因此，解决这一问题的方法是预防：一天工作结束时关闭麻醉机，断开挥发罐新鲜气体软管与吸收罐的连接，保持储气囊与吸收罐连接，避免地氟烷、恩氟烷和异氟烷麻醉使用干燥的吸附剂。另有建议，应避免环路高流量麻醉以防止吸附剂意外干燥。如果吸附剂干可"再水化"吸附剂，但有潜在的其他问题(包括吸附剂结块)[579]。如果怀疑吸附剂干燥，强烈建议吸入麻醉前更换吸附剂。传统吸附剂的替代品如分子筛和新型吸附剂，可很好避免醚类麻醉药降解，前提是吸附剂不干燥[568,569,571,572]。甲基乙基醚麻醉药与新型干燥吸附剂 Amsorb 一起培养时不会产生一氧化碳，与其他干燥的吸附剂仍可能产生一氧化碳（E 表 7-6）[568,569,572]。即使使用碱石灰作为吸附剂，麻醉过程中一氧化碳中毒的发生率仍然极为罕见。相比之下，如果使用 Amsorb 或不含强金属碱的吸附剂，一氧化碳中毒的可能性为零。

CO₂ 吸附剂	AUC-CA-d	AUC-CA-f	AUC-CO-d	AUC-CO-f
Drägersorb 800Plu	351	1 695	4 516	0
Medisorb	327	1 228	1 452	0
Spherasorb	294	301	1 866	0
Amsorb	0	0	0	0
Loflosorb	0	0	0	0
Superia	2 937	0	0	0
Lithium hydroxide	396	0	0	0

E 表 7-6　基于干燥和正常水合 CO₂ 吸附剂与 0.8% 七氟烷实验 CA 和 CO 平均浓度的 AUC（mg/L min）

AUC，曲线下面积；CA，化合物；CO，一氧化碳；CO₂，二氧化碳；d，干燥吸收剂；f，正常水合吸收剂。

摘自 Keijzer C, Perez RS, de Lange JJ. Compound A and carbon monoxide production from sevoflurane and seven different types of carbon dioxide absorbent in a patient model. *Acta Anaesthesiol Scand.* 2007; 51 (1): 31-37。

氟烷在二氧化碳吸附剂存在的条件下，降解为对小鼠有致死性的不饱和乙烯基化合物 2- 溴氯乙烯[580]；2- 溴氯乙烯有潜在肾毒性，但即使低流量条件下对人体危害也很小，因为其回路中的最大浓度 <3% 致死浓度（LC_{50}）[581]。

七氟烷在吸附剂存在条件下通过 Cannizzaro 反应吸收和降解，产生五种降解产物[582,583]。最初推测吸附剂降解七氟烷可能延迟其洗入，但有证据表明这种效果微不足道[584]。七氟烷在碱石灰或巴拉林中降解产生的五种产物中，化合物 A 和 B 的浓度最大。化合物 A，氟甲基 -2, 2- 二氟 -1-（三氟甲基）乙烯醚在浓度 100mg/L 或更高时对大鼠肾脏有毒性，其 LC_{50} 为 1 100mg/L。化合物 B 是一种甲氧基醚化合物，室温下挥发性最低，闭合回路中浓度低于 5mg/L，对动物或人类无严重危害。其余三种代谢物，即化合物 C、D 和 E 在呼吸回路中浓度很低可忽略不计。利用低流量紧闭模型吸入 2.5% 七氟烷麻醉数小时后，化合物 A 浓度达到峰值 20～40mg/L[584-588]。半紧闭环路新鲜气流量 2L/min，儿童 5.6MAC 七氟烷麻醉数小时后化合物 A 的浓度为 16mg/L[589]。化合物 A 产生量增加的因素包括七氟烷吸入浓度增加、Baralyme＞碱石灰及吸附剂温度升高[583,584]。相比前代吸附剂，新型吸附剂对七氟烷的降解程度较低（E 表 7-5，E 表 7-6）。类似一氧化碳产生，作为七氟烷降解为化合物 A 的重要成分，单价碱缺失将减少七氟烷的降解程度[570,576,590]。化合物 A 在低流量条件下对大鼠肾脏有毒性[591-593]；但对人类的影响尚无定论[585-587,594]。常用指标如蛋白尿与肾功能障碍的证据不一致[585-588,594]。化合物 A 介导的肾毒性机制是 β 裂解酶依赖性含氟化合物的代谢；但关于这点一直存在争议[595,596]。如果化合物 A 肾毒性确实依赖于 β- 裂解酶代谢途径，由于人体肾细胞质和线粒体中该酶系统浓度有限，肾毒性不太可能发生。实际上，大鼠

和人类化合物 A 相关的肾毒性证据并不一致，其原因在于大鼠 β- 裂解酶浓度比人类高 8～30 倍[597]。迄今尚无化合物 A 和人类肾脏损伤相关并发症的报道。

目前，用于钠石灰或 Baralyme 紧闭回路低流量麻醉，七氟烷是联邦政府推荐的唯一吸入麻醉药。美国标准是 2MAC- 小时的最小新鲜气流量为 1～2L/min，但这一限制并未得到普遍采纳。

氧化亚氮

氧化亚氮具有多种强效吸入麻醉药不同的性质，值得注意。氧化亚氮的血液溶解度非常极低，血/气分配系数（$\lambda_{血/气}$）值为 0.47。成人氧化亚氮 MAC 为 104%；儿童 MAC 尚未确定。其化学结构是 N-N-O。

氧化亚氮扩散到充满氮气的含气体腔比氮气更快，因为它的血液溶解度比氮气高 34 倍（氮气 $\lambda_{血/气}$ 为 0.014）；因而体腔扩大。体腔体积扩大幅度一定程度上取决于氧化亚氮浓度，由公式 $100/[100-\%N_2O（氧化亚氮）]$ 决定。体腔扩大的速度也取决于血供来源：体腔血供随体积增加而减少者（如梗阻肠祥）扩大速度较慢和总体积较小，血液供应与腔体积无关者（如气胸）则反之。用上述条件模拟的模型，氧化亚氮使梗阻肠祥体积加倍的时间为 120min，而使气胸体积加倍的时间为 12min[598]。使用氧化亚氮时体内任何含气体腔都容易膨胀，如肠梗阻[598]、气胸、眼内气腔、气管导管套囊[599]、喉囊[600,601]、静脉气泡[602]和气脑造影[603]。理论上，腹腔镜手术应避免氧化亚氮，以避免二氧化碳气泡扩散进入静脉（见第 29 章）。

吸入麻醉药术后恶心和呕吐的风险较低；但氧化亚氮是一种致呕性麻醉药。氧化亚氮对成人术后恶心和呕吐影响的荟萃分析证实，致呕手术停用氧化亚氮有益，而非致呕性手术则无须停用[604]。因此，致呕性手术中避免使用氧化亚氮是合理的。同时，该分析还指出，如麻醉药中没有氧化亚氮，术中知晓发生率超过 2%；然而最近的综述未能确定氧化亚氮是否影响成人全身麻醉术中知晓的发生率[605]。

许多研究调查了氧化亚氮对儿童术后呕吐的影响。尽管有证据表明避免使用氧化亚氮会降低儿童术后呕吐的发生率[606]，但优势证据并未显示任何益处[607,611]。一定程度上，这可能与术后呕吐原因众多有关，其中有些因素有利于减少呕吐，例如丙泊酚和/或止吐药。成人数据表明，氧化亚氮对术后呕吐的影响随暴露时间的延长而增加[612]。儿童方面的类似数据尚缺乏；且氧化亚氮儿童研究均未报告术中知晓。

瑞芬太尼 - 丙泊酚麻醉加入氧化亚氮，可以降低儿童术后痛觉过敏的发生[613]。

环境影响

美国国家职业安全与健康研究所（NIOSH）推荐，氧化亚氮长期暴露的浓度应限制在 25mg/L，吸入麻醉药浓度应限制在 10mg/L。这些建议的依据尚不确定，但可能与致畸性和终末器官功能障碍风险有关。小儿麻醉中面罩和/或无囊气管导管及喉罩都会泄漏吸入麻醉药。因此，小儿麻醉期间吸入麻醉药暴露应引起关注。

多卤代麻醉药污染平流层并消耗臭氧层，关于这些药物长期使用以及充分回收或吸附废气的必要性需要进一步思考[614]。多卤代麻醉药的生产浓度极低，且具有较大的分子量，但大气气流有助于其转移到平流层，从而导致全球变暖和臭氧层减少。但卤化麻醉药对环境影响有限，因为在平流层其半衰期约 5 年。相反，氧化亚氮分子量非常小、使用浓度高（50%～70%），平流层半衰期为 120 年。氧化亚氮属于已知温室气体，消耗臭氧层。相比氧化亚氮对环境的巨大影响，禁用多卤代麻醉药本无必要。虽然氧化亚氮是一种严重的温室气体污染物，但大气排放的氧化亚氮绝大部分来自农业和工业，医疗来源极少[615]。为保护臭氧层，应该努力限制吸入麻醉药和氧化亚氮的新鲜气体流量和浓度。

氧气

吸入麻醉药的氧气浓度应根据患儿需求仔细调节。患儿需求可根据吸入氧浓度、氧血红蛋白饱和度（脉搏血氧饱和度）和动脉血气分析确定。氧气供应常常超过儿童新陈代谢需要；但是应当关注其潜在的危险[616]，特别是：①尽管进展缓慢但肺氧毒性已有很多文献报告；通常建议，在禁用氧化亚氮时，长时间手术应采用空气/氧气混合[617]。②值得关注的另外一点是，氧对未成熟新生儿视网膜的不良影响；极有可能导致早产儿视网膜病变（ROP）[618-629]。数例 ROP 婴儿病例，唯一已知的氧气暴露即是手术室吸氧；但 1981 年以来再无术中管理相关的新病例[630,631]！影响 ROP 发生的因素很多；发绀性先天性心脏病的儿童、未暴露于外源性氧气的婴儿，甚至死胎婴儿也有 ROP 报道[632,633]。与 ROP 发生可能有关的因素包括动脉 CO_2 变化、高碳酸血症、低血压、念珠菌败血症、炎症反应、红细胞输血、糖皮质激素治疗、通气时间、血糖升高、低胎龄、慢性肺病、胰岛素样生长因子和血管内皮生长因子缺乏及低氧血症和氧水平波动[634-654]。其他如外源性强光、产妇糖尿病、产妇绒毛膜羊膜炎和分娩 2 周内产妇使用抗组胺药物等都是危险因素；关于维生素 E 缺乏令人信服的证据[655-658]。也有认为与遗传易感性有关，即基因多态性改变了对新生血管形成的控制[648,659-661]。相比对照研究，<1 000g 的婴儿持续经皮氧张力监测不能降低 ROP 风险[662]。ROP 的主要危险因素为极度早产；氧疗只是这个复杂问题的一部分[621,622,624]。ROP 发生主要局限于体重 1 000g 或更轻的婴儿；但出生体重低于 1 500g 且<28 周的婴儿应特别关注[663-665]。新的治疗方法可能包括全身应用普萘洛尔（改善新生血管）和玻璃体内注射抗血管内皮生长因子；这两种治疗方法都可能影响麻醉，应予关注[666,667]。必须意识到高氧导致 ROP 发生，但仍需正确看待。虽然人们一直认为严格控制氧饱和度并尽量减少外源性氧暴露可以降低 ROP 发生率[668]，但多中心研究"早产儿视网膜病变辅助治疗氧阈值（STOP-ROP）"并未支持这一假设[669]。事实上该研究结论认为，"需个体化考虑每个婴儿氧疗的风险/效益，但临床医生无须担心氧疗，正如本研究的做法，会加剧阈前 ROP"[669]。研究建议麻醉医师应采取切实可行的预防措施，以避免婴儿视网膜免受高氧影响，同时确保又不会对婴儿造成不必要的危害。目前尚无全面的流行病学研究探

索麻醉风险因素，鉴于相关因素众多，麻醉管理虽然非常重要但可能只是这个难题的一小部分而已。

鉴于高氧和高碳酸血症的可能作用，术中必须包括严密监测吸入氧浓度和呼出气二氧化碳浓度。维持氧饱和度 93%～95% 时动脉氧分压（PaO_2）约为 70mmHg，偶尔超过 80mmHg[623,670,671]。遗憾的是，血氧测定仪准确性差异很大，因此麻醉医师必须熟悉这些设备[672]。空氧混合可进一步降低吸入氧浓度。需要配备空气-氧气混合转运系统，以便从手术间到 ICU 可继续调节氧疗。[使用便携式氧气罐时，判断气瓶容量的经验法则如下：罐内氧气输送的分钟数 = 压力磅数（磅/平方英寸）×0.3 除以气体流量（L/min）]（1 磅 =0.45kg，1 英寸 =2.54cm）。避免高氧的同时决不能忽视低氧血症；低氧血症危及生命而高氧不会。只要采取合理和安全的方法给氧和通气，ROP 就不会出现。

静脉麻醉药

静脉药物的麻醉效应主要与其脑内（即效应部位）浓度有关；产生麻醉作用的前提是在脑内产生足够的血药浓度。给药后药物都会从富含血管灌注良好的区域（脑、心、肺、肝、肾和内分泌腺体）迅速再分布到肌肉，最后分布到血供较少、灌注较差的区域（骨头、脂肪）。因此，单次给药后的药效主要取决于再分布；而长时间给药时，需注意药物在机体相对灌注不足组织的缓慢分布。蛋白结合、机体组成、心排血量、心排血量分布、代谢、排泄等均可改变静脉麻醉药的药物代谢动力学（药动学）和药物效应动力学（药效学）。脑血药浓度不能维持恒定时麻醉深度也会相应改变。机体成熟过程中机体组成和血脑屏障的变化，尤其是新生儿，对静脉药物的作用时间也有非常大的影响。围生期循环变化（如静脉导管、动脉导管），器官相对质量和区域血流成熟度差异，以及症状性动脉导管未闭（patent ductus arteriosus，PDA）都可能影响药物分布。新生儿期，肾脏和大脑血流占心排血量比例随年龄增长而增加，而肝血流占比则逐渐降低[673]。婴儿脑和肝的重量占体重的比例大于成人[96]。然而新生儿起效通常快于成人（体型大小的影响），因为虽然新生儿心排血量和脑灌注减少意味着静脉诱导后预期起效时间更慢，但对某些药物，其蛋白结合率降低可抵消这种作用。由于再分布到灌注良好和深层灌注较差的组织较为有限，消除时间也会延迟（译者注：原文这句话有歧义，难以理解，这里是直译）。

巴比妥类药

美索比妥

美索比妥为短效巴比妥类静脉麻醉诱导药（1～2mg/kg）。1% 溶液（10mg/ml）静脉注射时有注射痛，偶可见呃逆、呼吸暂停和癫痫样活动等[674,675]。美索比妥对小儿心血管功能影响（心率增加）轻微[676]，禁用于颞叶癫痫患儿[674]。缓慢静滴可防止呼吸暂停。稳态分布容积相似时（170L/70kg），美索比妥代谢清除率[0.76L/（min·70kg）]大于硫喷妥钠[0.24L/（min·70kg）][677]，大剂量给药后也能较快地恢复[678-680]。获得有效麻醉的血浆浓度为 3.12mg/L±0.99mg/L[681]。

10% 美索比妥溶液直肠给药（20～30mg/kg）诱导，安全无创，不良反应发生率低（呃逆 13%、排便 10%）[682]，但已很少使用。经直肠单次给予 10% 溶液[683,684]特别适用于 3 个月至 6 岁儿童 CT 扫描等短小诊疗检查。直肠给药吸收变异性很大，偶见患儿镇静起效缓慢或迅速，原因可能与此有关[678,685]。穿尿不湿或不宜使用其他术前药的患儿（如小儿正在服用红霉素时不宜使用咪达唑仑）也可选用[686,687]。

约 4% 病例出现氧饱和度下降，通常与气道阻塞有关，改变头部位置后很易纠治[682,688]。气道梗阻、癫痫或呼吸暂停罕见发生，但为确保气道通畅，美索比妥须在气道管理训练有素的医生监督下使用[689]。给药后务必严密观察。

硫喷妥钠

硫喷妥钠麻醉最可能的作用机制是通过与 $GABA_A$ 受体结合，延长 GABA 激活的氯离子通道开放时间。硫喷妥钠的半数有效量（ED_{50}）随年龄变化，新生儿为 3.4mg/kg，婴儿为 6.3mg/kg，1～4 岁儿童为 3.9mg/kg，4～7 岁儿童为 4.5mg/kg，7～12 岁儿童为 4.3mg/kg，12～16 岁青少年为 4.1mg/kg[690,691]。儿童硫喷妥钠的 ED_{95} 为 5～6mg/kg，烧伤恢复期儿童进一步增加到 7～8mg/kg[692-694]。13～68 月龄儿童术前 45min 直肠给予硫喷妥钠（44mg/kg），血浆浓度超过 2.8mg/L 可达睡眠或足够镇静的状态[695]。新生儿大脑皮质功能、树突状分枝相对不成熟，突触相对较少，故硫喷妥钠麻醉诱导的效应部位浓度可能低于婴儿[696]。

新生儿给予硫喷妥钠后的低血压反应不如丙泊酚时明显，但如患儿逆转到胎儿循环，仍可能发生低血压[697,698]。硫喷妥钠对血管平滑肌张力几无直接影响；心血管抑制主要是通过抑制交感神经活动和影响肌膜电兴奋和肌质网钙离子释放而直接抑制心肌。足月儿插管前给予 6mg/kg 也无明显生理影响[699]，但新生儿获得满意诱导所需平均剂量较低，为 3.4±0.2mg/kg[690]。

硫喷妥钠临床作用持续时间主要依赖于再分布而非代谢（每小时 10%）。因此硫喷妥钠多次给药可能造成蓄积而致长时间镇静。但 5 个月至 13 岁儿童按每千克体重计算，代谢硫喷妥钠的速度几乎是成人的 2 倍（E 图 7-3）[700-702]；新生儿硫喷妥钠清除率降低，其消除半衰期大于成人和儿童[703,704]。用 3/4 指数异速生长模型表达清除率，停经后年龄（PMA）26 周时为 0.015L/(min·70kg)，42 周时增加到 0.119L/(min·70kg)[182]。足月新生儿出生后 CYP2C19 通路成熟迅速[705]，3 个月内即可达成熟清除率 0.24L/(min·70kg)。

硫喷妥钠可能有急性耐受[706]。通常静脉注射总剂量上限为 10mg/kg，但该剂量用于短小操作后常导致长时间镇静。硫喷妥钠有弱血管扩张和直接心肌抑制效应，两者在低血容量状态下都可能引起明显的低血压（如长时间禁食或创伤后脱水患者）[707]。

美索比妥禁忌（如颞叶癫痫）者，经直肠灌注 10% 硫喷妥钠溶液（20～30mg/kg）可用作麻醉诱导[674]。后者镇静作用时间比美索比妥长，部分原因可能与其代谢率较低有关[708]。

小儿重症监护病房常连续大剂量输注硫喷妥钠[2～4mg/(kg·h)]控制颅内高压；治疗过程中血药浓度监测有助于避免心肌功能抑制。由于药代学零级消除（米氏动力学）

的特征，连续给予硫喷妥钠较单次给药的消除半衰期显著延长（11.7h vs 6.1h）[701,702]。停经后年龄 25 周时最大代谢率（V_{max}）为 11mg/(h·70kg)，足月时增加到 172mg/(h·70kg)。成人 V_{max} 估计为 402mg/(h·70kg)，米氏常数为 28.3mg/L[182,709]。新生儿消除率较低，部分原因可能与基础疾病（如低氧发作）及伍用药物有关。

丙泊酚

丙泊酚（得普利麻）为镇静催眠药，用于麻醉诱导和维持[710]。得普利麻由 1% 丙泊酚、10% 大豆油、1.25% 卵黄磷脂（卵磷脂）、2.25% 甘油、EDTA（乙二胺四醋酸）和氢氧化钠配制而成，pH7.0～8.5。外观呈乳白色，是一种脂质大分子乳液，平均液滴大小 0.15～0.3μmol/L（5～7μmol/L 液滴可透过毛细血管）[711]。水溶性外层磷脂的磷酸基团具有表面负电荷，故这些液滴可见于悬液中。乳状液滴表面负电荷消散则可能出现聚结，这是一个缓慢的自然过程，但物理因素（冻融、高温或搅拌）或乳状液化学成分变化，如降低 pH、加入电解质（如钠、钾、钙或镁）或药物（如利多卡因，讨论见后）也可导致沉淀[711]。大豆油由长链甘油三酯（LCT）组成，LCT 基于其骨架中第 12 至第 22 个碳原子定义，亚油酸（54%）、油酸（26%）、亚麻酸（7.8%）和硬脂酸（2.6%）。1998 年后，EDTA 作为一种抗菌剂添加到得普利麻中。众多丙泊酚仿制药常加入亚硫酸盐或焦亚硫酸酯作为抗菌剂。

丙泊酚为高脂溶性药物，可迅速分布于血供丰富的器官，起效迅速而适于麻醉诱导。药效终止取决于快速再分布和肝内外快速清除[712-714]。由于血供丰富的器官再分布速度很快，故作用时间很短，需反复小剂量注射或持续输注维持稳定的麻醉和镇静状态。药动学研究表明，相比成人，小儿稳态分布容积（V_{dss}）更大（9.7L/kg）且再分布更迅速，但清除率［34ml/(kg·min)］与成人相似或更大（见第 8 章）[715-718]。基于异速生长模型标准化到 70kg 成人，早产新生儿清除率尚未成熟［停经后年龄 30 周为 0.4L/(min·70kg)］，足月时快速成熟［1L/(min·70kg)］，出生后 5 个月可达 90% 成熟清除率［1.8L/(min·70kg)］（图 7-11）[174,719-722]。丙泊酚清除率为肝血流限制型，因此低心排血量儿童清除率降低[723]。新生儿药动学的个体间变异性很大，但清除率降低提示丙泊酚的恢复时间可能会延长，新生儿可能无须像较大儿童和成人那样频繁重复给药。丙泊酚在肝脏与水溶性葡萄糖醛酸苷结合，并从尿液排出[715]。但胆道闭锁婴儿和健康儿童的药动学相似，说明丙泊酚也存在肝外代谢（在肺和肾中）[724]。

新生儿尚无药动学-药效学同步研究，部分原因是缺乏统一的效应测量方法。但儿童研究日益增加（见第 8 章）[55-57]。新生儿效应室平衡半衰期（$T_{1/2}keo$）（<2min）比成年（3min）快[725,726]。新生儿大脑 $GABA_A$ 受体数量较少可能导致所需靶浓度较低，但这一假设未获验证。婴儿颅面部大手术后，丙泊酚镇静具有昼夜节律效应[727]，但在尚未形成昼夜睡眠周期的新生儿中这种效应不太可能发生[728]。

目前测定血药浓度是评估丙泊酚体内分布的唯一手段，但人们一直在寻求其他无创性实时测量技术。一种成人和儿童呼出气体质谱法分析类似于呼气末吸入麻醉药监测技术，已证明可稳定测量血液丙泊酚浓度[729,730]。该技术或许很快可通过监测呼出气丙泊酚浓度指导丙泊酚的使用[731-734]。

在未使用术前药的儿童中，使睫毛反射消失所需的丙泊酚剂量通常随着年龄减小而增加[735-739]。婴幼儿（1～6个月）睫毛反射消失 ED_{50} 为（3±0.2）mg/kg，儿童（1～12个月）为1.3～1.6mg/kg，较大儿童（10～16岁）增加到（2.4±0.1）mg/kg。在中国儿童中，婴儿到12岁儿童之间，丙泊酚剂量随着年龄增长呈更为线性的减少[738]。<2岁、2～5岁和6～12岁儿童的 ED_{95} 剂量分别较前一年龄段降低10%。所有年龄段儿童睫毛反射消失的 $ED_{90～95}$ 比其 ED_{50} 增加50%～75%[735,736]；耐受面罩可能需要更大剂量[736,740]。新生儿丙泊酚剂量未明，但出生第一天剂量偏低；平均用量（3.3±1.2）mg/kg时15%的新生儿需要追加药物。有研究未详细说明精确剂量，大多数新生儿用量约2.5mg/kg可完成气管插管[742]。新生儿气管插管 ED_{50} 范围0.72～1.3mg/kg，但第一次插管成功率仅58%[743]。1～4个月婴儿使用（中位数）丙泊酚3mg/kg和瑞芬太尼2μg/kg后1min，近1/3患儿的插管条件较差[744]，加用罗库溴铵0.2mg/kg也不能改善成功率。儿童七氟烷和氧化亚氮麻醉诱导后，丙泊酚1.5～2mg/kg可获得极佳的气管插管条件[745-748]。相比吸入麻醉药复合丙泊酚，不用术前药的儿童成功置入喉罩（LMA）需要的丙泊酚剂量更大[5.4mg/kg，95%CI（4.7，6.8）][749]。

丙泊酚连续输注或间断给药广泛用于小儿影像学检查，如肿瘤学、胃肠病学和磁共振等诊疗过程[24,750-753]。早期证据认为，氟烷诱导后丙泊酚100μg/（kg·min）可维持磁共振成像（MRI）检查患儿制动，而后发现未用术前药或七氟烷诱导的儿童需要的剂量更大[24]。确切而言，是为了预防扫描过程中肢体无目的性运动。丙泊酚初始输注速度需200～250μg/（kg·min）[即12～15mg/（kg·h）]或更高[前15min速

度可达500μg/（kg·min），随后逐渐降低]。低龄（如婴儿）和认知功能受损儿童需提高初始速度[754]，但注意力缺陷障碍儿童无须增加[755]。术前予咪达唑仑可降低丙泊酚用量，但可能导致简短手术后苏醒延迟。一旦患儿运动减少，可调节丙泊酚输注速度，婴儿接近200μg/（kg·min），年长儿童150μg/（kg·min）。如诊疗操作时轻微体动可接受，短小手术首选间断性单次给药，如需保持制动（肿瘤放疗和影像学检查）则首选输注。肿瘤放疗等长期治疗中，丙泊酚多次镇静未发现耐受性形成[756]。磁共振成像患儿使用丙泊酚镇静，在起效迅速、苏醒和家长满意度等方面优于右美托咪定。

丙泊酚影响许多器官系统的反应。儿童收缩压降低大约为15%[716,740,758,759]，与成人类似[760]。丙泊酚和硫喷妥钠对儿童时有同等降压作用[759,761]。早产儿（29～32周胎龄）研究（intubation surfactant extubation，INSURE）发现，给予低剂量丙泊酚（1mg/kg）后10min出现不能接受的低血压（平均动脉压从38mmHg降至24mmHg），作者认为[697]"合并呼吸窘迫的超早早产儿出生后第一小时内使用丙泊酚必须谨慎"。单次给予丙泊酚或硫喷妥钠诱导后，呼吸暂停的发生率相似[740,758,759,761]。儿童应用丙泊酚的主要缺点是小静脉注射时产生疼痛[762]；消除注射痛的方法很多，包括大静脉注射，静脉注射利多卡因（0.5mg/kg）、哌替啶、氧化亚氮、美托洛尔、右美托咪定、低剂量氯胺酮或曲马多等，或者丙泊酚复合小剂量利多卡因（0.5～1.0mg/kg）[716,736,740,759,761,763-770]。消除成人注射痛最有效的方法是迷你-Bier阻滞，方法是手动挤压注射部位近心端肢体，阻断血流45～60s并静脉注射利多卡因（0.5～1.0mg/kg）[762]；开放静脉阻断立即注入所需剂量的丙泊酚，则不会发生注射痛（E图7-11）。在安慰剂治

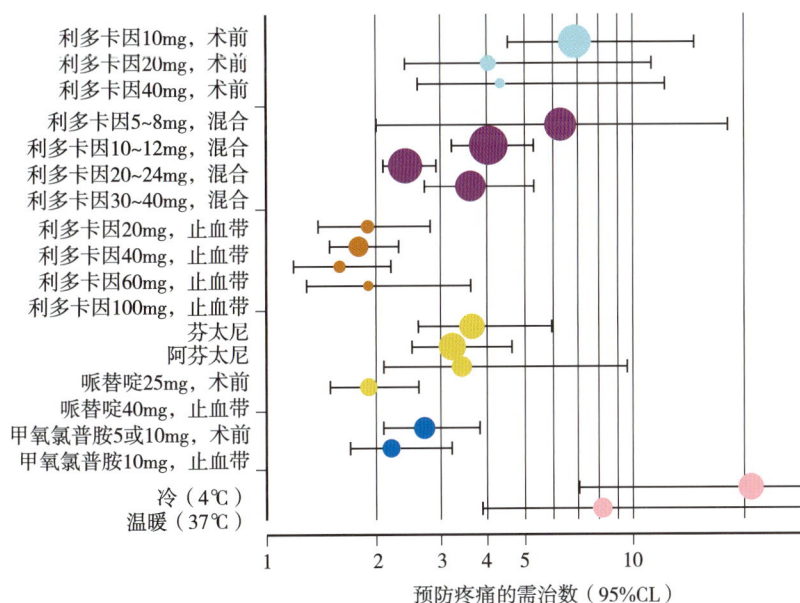

E图 7-11　给成人静脉注射丙泊酚时采用各种预防方法，安慰剂治疗已发生疼痛但仍需疼痛治疗的病例数。止血带技术应结合利多卡因提供的镇痛效果最好。CL，可信区间；每种方法都用唯一的颜色表示；图像符号的大小与分析数据的样本量成比例。[Picard P, Tramèr MR. Prevention of pain on injection with propofol: a quantitative systematic review. *Anesth Analg*. 2000; 90（4）: 963-969]

疗已发生疼痛的成人使用这种方法后，仍需治疗疼痛的病例数平均少于 2 个[766]，说明这种方法非常有效[771]。有作者提倡这种方法应常规使用，但止血带可能会引起儿童不适。丙泊酚注射前，静脉注射利多卡因 2mg/kg（不用止血带）可明显缓解儿童注射痛[771]。荟萃分析的研究中，丙泊酚注射前，静脉注射利多卡因能有效缓解注射痛，但多数研究为给药前将利多卡因（10～20mg）与丙泊酚混合后使用[772]。相比预混合注射利多卡因，利多卡因止血带预处理对预防中长链丙泊酚注射痛更有益处（见第 8 章）[773]。

丙泊酚注射痛的机制与丙泊酚 - 大豆油微粒的含水外层中微量丙泊酚（15～20µg/ml）的伤害性效应有关。当外层丙泊酚浓度降低时（增加制剂中链甘油三酯浓度或静脉注射利多卡因），对静脉伤害性神经末梢的刺激和疼痛的程度将明显减轻[774]。

与硫喷妥钠相比，小儿丙泊酚麻醉后的恢复时间、睁眼时间、拔管时间等更短[775-780]。较之硫喷妥钠 - 异氟烷，小儿丙泊酚诱导和维持麻醉时意识功能恢复更快[781]，恢复室停留和住院时间缩短[775,777]。丙泊酚麻醉后苏醒期躁动很少，已证实吸入麻醉结束时小剂量丙泊酚可减少苏醒期躁动[782-784]；丙泊酚用于诱导或维持时可减少恶心呕吐发生率[777,785-791]。然而在斜视矫正和扁桃体切除等某些特定手术，丙泊酚与阿片类药物联合使用后的结果不尽如此[792-795]。恶心和呕吐可作为小儿术后严重不良后果的替代性评价指标。临床尚无研究表明，呕吐和 / 或脱水患儿采用丙泊酚治疗有助于缩短住院时间或减少夜间入院率。手术或诊疗过程中短期输注丙泊酚并调整速度，很容易控制镇静深度，并确保迅速完全地恢复[796-800]。丙泊酚影响小儿气道通畅和呼吸；上呼吸道尤其下咽区变窄，但仍能维持开放状态[801]。如果发生气道梗阻，可托下颌增加上呼吸道通畅[801,803]。理论上，由于直接抑制颏舌肌活动，并抑制中枢介导的气道扩张和气道反射，上呼吸道塌陷随丙泊酚剂量平行增加[804]。麻醉结束后上述气道变化都会恢复[805]。静脉注射丙泊酚可能导致短暂性呼吸暂停[738,745,759]。

脂质是一种培养基，得普利麻及目前的丙泊酚脂质仿制药必须使用无菌技术处理[806]。1% 丙泊酚可支持至少四种已知微生物的生长，即铜绿假单胞菌、金黄色葡萄球菌、大肠埃希菌和白色念珠菌[807-809]。得普利麻首次用于临床即在严格的无菌条件下制备（脂质乳剂皆是如此），每安瓿脂质乳剂之上覆有一层氮气[711]。然而一旦打开安瓿，外部污染可能导致严重脓毒血症甚至死亡，因而随后要求在丙泊酚制剂中加入抑菌剂或杀菌剂以预防或阻止细菌生长。EDTA 与微量金属螯合后可抑制细菌生长，但不影响乳剂液滴大小或稳定性。其他丙泊酚制剂含有亚硫酸盐或偏亚硫酸盐，它们释放二氧化硫从而抑制细菌生长。亚硫酸盐在较低 pH 时更有效，但酸性会使乳剂液滴稳定性降低，因此对乳剂酸性有一定限度。为进一步防止细菌感染，所有丙泊酚开瓶后 12h 应丢弃。

丙泊酚的药动学特点决定了其苏醒迅速，因而，长期输注给药广泛用于 ICU 镇静[712]。然而得普利麻镇静的 5 例婴儿和儿童（4 周～6 岁）死亡报告，引发了人们对其安全性的怀疑[810]。该症状目前称为丙泊酚输注综合征（propofol infusion syndrome, PRIS），主要但不完全发生于 ICU 长期

镇静患儿[810-814]。经验表明，PRIS 常见于 5mg/（kg·h）［即 70µg/（kg·min）］以上速度连续输注超过 48h。PRIS 的表现包括隐匿性发作的高脂血症、代谢性酸中毒、高钾血症和横纹肌溶解，可突然变为严重心肌不稳定和难以复苏的心血管衰竭。临床征象不易察觉，但表现为突然发作的心动过缓，常规干预难以治疗。有动静脉畸形切除术后的 5 岁儿童，输注丙泊酚 7h 后出现不明原因的代谢性酸中毒，怀疑 PRIS[815]，停药后症状消退。在成人神经外科 ICU 丙泊酚镇静的回顾性研究发现，丙泊酚输注量超过 5mg/（kg·h）时，输注速度每增加 1mg/（kg·h），死亡风险比为 1.93[816]。在至少 28 名儿童和 14 名成人死亡后，美国 FDA 警告不要将丙泊酚用于长期镇静。易发危险因素包括脓毒血症合并输注儿茶酚胺或大剂量糖皮质激素。此外，也有告诫线粒体病患儿不要长时间使用丙泊酚[817]。PRIS 目前的死亡率 30%～80%，血液透析、部分换血疗法和体外膜肺氧合可提高存活率[818,819]。

尽管有 PRIS 风险，但 5mg/（kg·h）以上速度输注仍在 ICU 使用[820]。阐明 PRIS 易感因素及其困难。早期调查发现，PRIS 期间丙二酰基肉碱和 C5- 异戊酰基肉碱血药浓度升高。已知这些化合物抑制肉碱脂酰转移酶和长链甘油三酯转移进入线粒体[821,822]。丙泊酚可能也直接抑制肉碱脂酰转移酶，抑制长链甘油三酯向线粒体的转移。丙泊酚在线粒体内解耦呼吸链复合体 II 的 β- 氧化螺旋，而 β- 氧化螺旋又抑制长链甘油三酯转移至线粒体的跨膜流入，使线粒体无法从所需的能源源泉中获取能量。有创伤中心报告了其成人 PRIS 患者的相关治疗经验，甘油三酯水平随输注时间延长而升高，或许可作为 PRIS 的有效生物标志物[823]。

新生儿严重心肺衰竭见诸报道后，丙泊酚新生儿期应用的安全性引起了人们的关注[824,825]。这些报道的新生儿病例均无先天性心脏病或心肌病，单次给予丙泊酚（1～7mg/kg）的诱导剂量后，收缩压、心率和氧饱和度严重剧烈下降。尽管使用正性肌力和变时性药物治疗，所有病例复苏都非常困难。与丙泊酚有关的心动过缓原因很多[826]。全面梳理丙泊酚使用后发生心动过缓的儿童和成人后，作者认为"丙泊酚对有潜在重大危害的心动过缓，具有一定的风险。"[827]以上反应是否源于急性右向左分流、胎儿循环逆转或其他未被证实的病因尚不明确，新生儿使用丙泊酚诱导麻醉时应谨慎[698]。

尽管有报道儿童应用丙泊酚后出现过敏反应，但过敏反应的具体原因尚未确定[828]。某些情况下这些反应主要为呼吸性，与防腐剂如偏亚硫酸盐有关[829]。然而，14 名首次使用后出现过敏反应的成年人，其中 13 人至少一次免疫试验表现出对丙泊酚的高敏反应[830]，但儿童中未见类似报道。有人认为首次接触反应提示存在先前的敏化作用，可能源于化妆品、洗涤剂和咳嗽药物中类似于丙泊酚异丙基的抗原表位。

由于担心丙泊酚微量成分交叉敏感性可能引发围手术期过敏反应，有医生避免在鸡蛋、大豆或花生过敏者使用丙泊酚。但病例系列研究和近期综述认为，无证据表明应避免鸡蛋、大豆或花生过敏患者使用丙泊酚[824,825]。

得普利麻包装说明书警告慎用于蛋类过敏患者。但蛋类过敏（包括严重过敏）儿童接种从鸡蛋提取的麻疹 - 腮腺炎 - 风疹疫苗后，仅有孤立的个案报道且并无不良事件发生[833-835]。过去 20 年，蛋类过敏儿童使用得普利麻后出现过敏反应的

报道均未获得免疫学证实[832]。事实上，得普利麻含有从加热的蛋黄中提取的卵磷脂。卵磷脂是一种磷脂，蛋中的 9 种蛋白仅 2 种（Gald5 和 Gald6）可能具有免疫原性，但尚无引起过敏反应报道。因为 28 例鸡蛋过敏儿童 43 次使用丙泊酚后发现 1 例轻微的非过敏性反应，故而建议鸡蛋过敏儿童避免使用丙泊酚[832]。但目前几无证据证明蛋类过敏患者应选择丙泊酚替代品治疗[831]。

大豆蛋白过敏主要为胃肠道过敏反应，多在 5~6 岁时消失，因为大多数食物都含有大豆蛋白并导致自然脱敏。大豆过敏罕见有全身性表现。虽然丙泊酚为大豆基乳剂，但生产厂商阿斯利康网站说，所有蛋白质基团已在生产过程中去除，大豆成为抗原基引发免疫过敏反应可能性极低，尽管有一例成人报道[836]但未必是大豆过敏。应该注意的是，大豆和花生之间大约有 5% 的交叉过敏反应[837]。同时有大豆和花生过敏的儿童使用丙泊酚应审慎，尤其是使用仿制药时。但花生或大豆过敏者选择丙泊酚的替代品治疗，几无证据[831]。

为消除丙泊酚的脂质载体和注射痛，替代制剂正在研发中。新配方须满足系列条件：使用方便、稳定、无注射痛或轻微、无感染风险、无器官不良反应包括过敏和代谢迅速。很遗憾，迄今尚无配方能同时满足以上标准。

有建议用中链甘油三酯替代长链甘油三酯以降低 PRIS 和注射痛风险。但是 1% 长链甘油三酯和中链甘油三酯丙泊酚（均加入 2% 利多卡因 1ml）注射痛频率及强度相似[838]。

氯胺酮

氯胺酮是苯环己哌啶衍生物，为 N 甲基 -D- 天门冬氨酸（NMDA）受体拮抗剂[839]。其作用与大脑皮质中枢分离有关，也引起皮质兴奋。后一属性可能是诱发易感儿童癫痫发作，也是氯胺酮镇静或麻醉不宜使用脑电图监测的原因[254-256,840,841]。

氯胺酮是两种光学异构体的混合物，S（+）异构体的效价是 R（-）的四倍。S（+）- 氯胺酮的效价接近 R（-）氯胺酮的两倍。代谢产物去甲氯胺酮的效价是其母体化合物的 1/3。麻醉状态血浆浓度大约为 3μg/ml[842]，术中催眠和遗忘浓度据报道为 0.8~4μg/ml，觉醒时浓度通常低于 0.5μg/ml，0.1μg/ml 时疼痛阈值增加[843]。氯胺酮镇静的浓度 - 反应曲线陡峭[66,844]，意味着血清浓度的微小变化将对镇静程度产生显著影响（图 7-19）。

氯胺酮具有高脂溶性，分布迅速，静脉给药后麻醉起效时间约 30s；水平或垂直眼球震颤通常是麻醉起效的征兆[845,846]。氯胺酮麻醉等效剂量研究发现，相比左旋异构体，右旋异构体镇痛更强、起效更快、心血管反应更少[113,845,847-849]；但已有急性耐受性的报道[850]。儿童因为清除率高（/kg），氯胺酮用量（/kg）大于成人，但个体间的变异性较大[253,843,845,847]。

氯胺酮经 N- 脱甲基作用形成去甲氯胺酮，主要由 CYP3A4 代谢，CYP2C9 和 CYP2B6 也有参与。外消旋氯胺酮消除因 R（-）- 氯胺酮异构体而变得复杂，后者抑制 S（+）- 氯胺酮异构体的消除[851]。以异速生长模型表达时，新生儿清除率尚未成熟，但出生后 6 个月内可达成人水平（80L/h/70kh，等于肝血流量）[852]。新生儿清除率低（26L/（h·70kg））[853-855]，稳态分布容积大（V_{dss} 出生 3.46L/kg，4 岁 1.18L/kg，成人

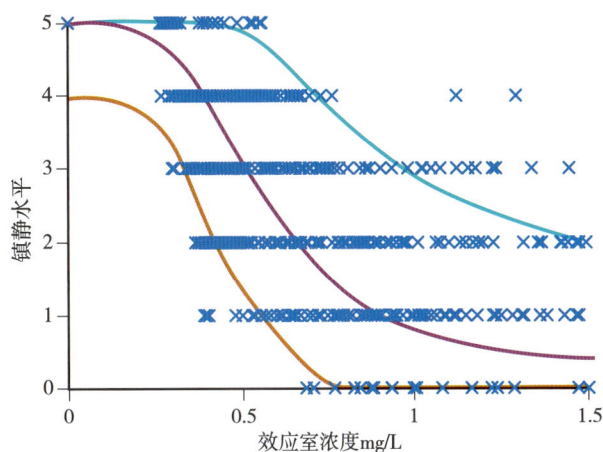

图 7-19　效应室浓度与氯胺酮镇静水平之间的关系（紫线）。产生 50% 最大效应（EC_{50}）的浓度为 0.562mg/L。分类数据以"×"显示。棕色和蓝色线分别表示 5% 和 95% 置信区间。[经作者许可转载，参考文献：Herd DW，Anderson BJ，Keene NA，Holford NH. Investigating the pharmacodynamics of ketamine in children. *Paediatr Anaesth*. 2008；18（1）；36-42]

0.75L/kg）[853]。由于新生儿 V_{dss} 较大，需要 >4 倍 6 岁儿童的剂量才能防止体动[856]。

氯胺酮成人肌内注射给药后生物利用度约 93%，儿童更高[843,857,858]。肝摄取率较高，经口、鼻、直肠制剂相对生物利用度为 20%~50%（表 7-9）[128,858,859]。烧伤手术患儿吸收缓慢（吸收半衰期为 59min），个体差异性较大[128]。

表7-9　氯胺酮不同给药途径的等效性[a]	
给药途径	近似生物等效性（mg/kg）
静脉注射	2
肌内注射	2.15
经鼻给药	4
经直肠给药	8
经口给药	11.75

[a] 请注意，这些是估计值且患者间存在较大的个体差异性。
数据根据以下文献推断：Grant IS，Nimmo WS，McNicol LR，Clements JA. Ketamine disposition in children and adults. *Br J Anaesth*. 1983；55（1）；1107-1111；Grant IS，Nimmo WS，Clements JA. Pharmacokinetics and analgesic effects of i. m. and oral ketamine. *Br J Anaesth*. 1981；53（8）；805-810；Clements JA，Nimmo WS，Grant IS. Bioavailability，pharmacokinetics，and analgesic activity of ketamine in humans. *J Pharm Sci*. 1982；71（5）；539-542。

氯胺酮有良好的镇痛和遗忘作用，麻醉诱导推荐剂量为静脉注射 1~3mg/kg，肌内注射 5~10mg/kg[849,860]。单次用量作用时间 5~8min，α- 消除半衰期为 11min，β- 消除半衰期为 2.5~3.0h[861-863]；需要时追加剂量为 0.5~1.0mg/kg。初始用药时给予阿托品或其他止涎剂有助减少氯胺酮所致分泌物产生[864-866]。极低剂量氯胺酮静脉注射（0.25~0.5mg/kg）或肌内注射（1~2mg/kg），单独或伍用低剂量咪达唑仑（0.05mg/kg），同时合用阿托品（0.02mg/kg）可用于肿瘤评估、伤口缝合、影像学检查等多种诊疗过程镇静[849,860,867-872]。急

诊指南认为 1～1.5mg/kg 氯胺酮无须合用阿托品或苯二氮䓬类[874-876]，但如果不使用止涎剂，喉痉挛风险很大[873]。大剂量氯胺酮产生全身麻醉作用[877-879]。即使小剂量用药也可能出现呼吸暂停或气道梗阻，尤其是与其他镇静药物联合使用时[877,880,881]。

氯胺酮可经口、鼻和直肠给药，既可作为全麻术前药，也可用作诊疗操作镇静[882-900]。据报道，口服氯胺酮作为术前药可减少苏醒期躁动，氯胺酮降低扁桃体切除术术后疼痛评分，临床证据相互矛盾[901-904]。

经直肠、鼻腔给药都有顾虑。类似巴比妥类直肠给药，直肠给予氯氨酮后血清起效和峰值时间极不规则、很难预测。尽管尚未在人体证实，经鼻给药后药物可能沿鼻黏膜神经血管组织直接进入中枢神经系统（E 图 4-2）[905-900]；氯胺酮中的防腐剂具有神经毒性，理论上有中枢神经系统毒性可能[910,911]。好在这些担忧尚无明显的临床意义。鼻喷剂给予 S(+)-氯胺酮和外消旋氯胺酮的生物利用度均在 36% 左右，血药浓度峰值在 8.5min 左右[113,118]。经鼻联合给予氯胺酮-舒芬太尼镇痛快速且副作用少，在儿科疼痛性诊疗管理中有良好的应用前景[118]。

氯胺酮也可用于骶管阻滞镇痛[60,912-917]。氯胺酮神经轴突注射存在神经毒性风险，仅不含防腐剂的氯胺酮才可以用于硬膜外。

小剂量氯胺酮可减少阿片类药物用量，在术后疼痛管理中的应用日益增加[849,860,918-921]。近期荟萃分析发现氯胺酮可降低疼痛评分、减少非阿片类用药，但未能证实其减少阿片类用药的有效性（讨论见后）。氯胺酮局部用药也用于治疗黏膜炎和其他疼痛[287,922-928]。氯胺酮增加心率、心脏指数和全身血压；也增加成人肺动脉压力但对呼吸影响很小[845,929]。控制通气时对小儿肺动脉压没有明显影响[930]。氯胺酮镇静保持自主呼吸的患儿，呼气末二氧化碳升高会导致肺动脉压力增加[931]。已证实氯胺酮镇静可维持外周血管阻力，小儿心导管检查术中对心内分流的影响小于丙泊酚[932]。这种情况下联合应用氯胺酮和丙泊酚[933,934]可能优于任一药物单独使用[935,936]。氯胺酮对血管加压药依赖者具有负性肌力作用[937]。氯胺酮对上呼吸道肌肉的影响不同于咪达唑仑，咪达唑仑会引起成人气道阻塞，但氯胺酮不会[938]。所有麻醉剂中氯胺酮最为安全。意外过量肌内注射 56mg/kg 和静脉注射 15mg/kg 氯胺酮后[939]，镇静时间持续 3～24h，4 例患儿发生呼吸抑制，2 例需气管插管。监测并维持过量用药儿童呼吸道通畅，复苏顺利且无意外发生。鉴于以上，以及氯胺酮对气道通畅影响轻微，因而非麻醉医师也能成功广泛使用这种药物。但氯胺酮相关气道不良事件如喉痉挛、呼吸暂停和气道梗阻等仍有发生，因而使用者必须经历高级气道管理方面的培训。氯胺酮可使组胺刺激的气道平滑肌松弛[940]，但亚麻醉剂量治疗急性哮喘的效果并不确定[941-946]。

术后呕吐是氯胺酮最常见的不良反应，根据给药途径不同，多达 33% 的儿童出现呕吐[846,882]。术中术后做梦、幻觉老年人相比儿童更常见[846]，合并使用苯二氮䓬类可降低其发生率[947,948]。有报告 2 例 3 岁患儿给予氯胺酮一次，给药后反复出现噩梦和异常行为并持续 10 个月[949]。催眠环境可能有助减少这种现象[950]。

发育迟缓或手术室恐惧、易激怒儿童氯胺酮很有用。（0.25～0.5mg/kg）氯胺酮极低剂量静脉注射可用于诊断性脊髓穿刺、骨髓穿刺等短小手术，大剂量可用于血管造影和心导管术。下列情况特别适用氯胺酮：烧伤换药、缝线拆除、低血容量儿童麻醉诱导、使用面罩有危险的儿童（如大疱性表皮松解症）、全身麻醉诱导前需行有创监测的儿童等[845,847,951-953]。氯胺酮已成功用于新生儿，其心血管抑制小于氟烷或异氟烷[954]。烧伤儿童因胃排空延迟故口服氯胺酮吸收缓慢；但活性代谢物（去甲氯胺酮）的镇痛作用有助留置静脉针方便静脉注射[128]。

有荟萃分析综述了氯胺酮的术后镇痛作用，术中给予氯胺酮可降低术后疼痛程度，并减少恢复室内非阿片类镇痛药物的用量，但未能证实可减少术后 6～24h 内阿片类用量[955,956]。术后低剂量[0.02～0.25mg/(kg·h)]输注氯胺酮可减少成人腹部手术后阿片类药物用量，但小儿脊柱手术术后并非如此[957]。

氯胺酮舒张脑血管引起颅内压（intracranial pressure，ICP）升高，同时增加脑氧代谢率。可能是颅内高压儿童的禁忌[958,959]。但这种担忧受到了质疑[960,961]，成人机械通气患者注射 1.5mg/kg、3.0mg/kg 和 5.0mg/kg 氯胺酮镇静后颅内压下降[962]。但需注意这些为镇静状态下气管插管、机械通气患者。严格气道管理和机械通气的 ICU 环境中可使用氯胺酮镇静。

氯胺酮使眼压（intraocular pressure，IOP）增加 30%，因此，用于角膜裂伤患者有潜在的危险[963]。上呼吸道感染期儿童，氯胺酮引起的大量分泌物很可能加重刺激易激惹的气道并导致喉痉挛[864,873]。氯胺酮可能引起咽反射障碍，缺乏气道管理条件时，饱胃儿童不应使用麻醉诱导剂量。使用氯胺酮常有无目的性体动，不可单独用于需绝对制动的外科手术。因其精神作用和致癫痫作用，精神病或癫痫病病史儿童不宜使用氯胺酮[840,845]。

此外，新生啮齿动物和非人类灵长动物研究表明，氯胺酮与快速突触形成过程中神经元凋亡增加有关[839,964,965]。新生恒河猴以 20～50μg/(kg·h) 速度输注氯胺酮 24h 后出现细胞凋亡，而输注 3h 未见以上情况[966]。这些研究的临床意义不明，因为结果是否可从动物外推到人类尚未明确（见第 25 章）。

氯胺酮虽然看起来使用简单，但有潜在危险。只能由气道管理经验丰富的医生使用。强烈建议不要将其用作术前药，除非有经过专业训练的人员持续监测。

依托咪酯

依托咪酯为类固醇类催眠诱导药，主要由肝酯酶代谢。血液浓度 300～500μg/L 时达麻醉状态。与大多数诱导药物相似，其药效消除依赖于体内再分布。中位数年龄 4 岁（范围 0.53～13.21 岁）、体重 15.7kg（范围 7.5～52kg）儿童的依托咪酯药动学已有报道。药动学参数（以 70kg 成人体重标准化）：清除率（CL）为 1.50L/min，Q_2 为 1.95L/min，Q_3 为 1.23L/min，V_1 9.51L，V_2 11.0L，V_3 79.2L[967]。与丙泊酚相似，年幼儿童较年长儿童需要更大剂量才能达到相等的血浆浓度[968]。先天性心脏病的新生儿和婴儿（出生后 0.3～

11.7 个月）依托咪酯的清除率降低。基于异速生长模型以70kg 成人标准化，用二室模型描述依托咪酯的药动学：清除率为 0.624L/min，Q_2 为 0.44L/min，中央室（V_1）为 9.47L，周围室（V_2）为 22.8L。儿童由于中央室增加，药物剂量需要增加 30%[969]。

依托咪酯静脉给药时有注射痛。鉴于过敏反应和肾上腺功能抑制（持续约 24h）风险[970,971]，多数麻醉医生不将该药列为常规用药[972]。由于心血管功能影响小，依托咪酯适用于头部外伤和心血管状态不稳定儿童（如心肌病）[973,974]；也常用于急诊气道管理[975-978]。常用剂量 0.2～0.3mg/kg，在低剂量阿片类和肌松药之前给药。依托咪酯用于危重患儿气管插管，最能体现其优势。大部分危重病患儿，尤其是血管升压药耐药儿童，存在相对肾上腺功能不全，若依托咪酯在此类患者的气道管理极其重要，应考虑补充糖皮质激素[979,980]。

研制中的依托咪酯新配方，短效且不抑制肾上腺功能（图 7-20）[981-985]。甲氧羰基依托咪酯（MOC-依托咪酯）增加一个酯基后，该化合物易被非特异性酯酶水解。MOC-依托咪酯在体外和动物体内均降解非常迅速（E 图 7-12）；MOC-依托咪酯麻醉后动物翻正反射恢复相比母体化合物更快。肾上腺皮质激素合成过程中，吡咯基取代咪唑基后可防止依托咪酯与 11-β-羟化酶结合，肾上腺抑制问题得以解决。碳依托咪酯无法结合 11-β-羟化酶，因而不会肾上腺激素合成（E 图 7-13）。但 MOC-碳酸依托咪酯起效缓慢，因而该药未进入临床试验。

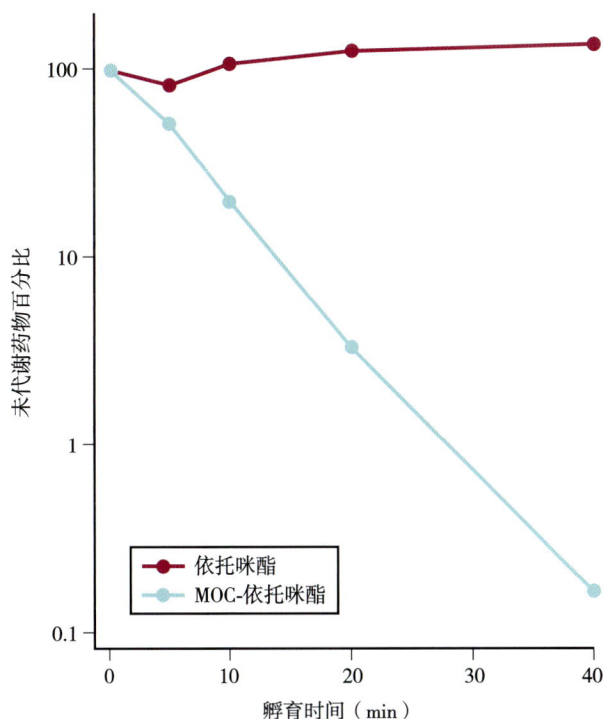

E 图 7-12　MOC-依托咪酯快速代谢与体外人肝脏未代谢依托咪酯浓度对比。[参考文献：Cotten JF, Husain S, Forman SA, et al. Methoxycarbonyletomidate: a novel rapidly metabolized and ultra-short-acting etomidate analogue that does not produce prolonged adrenocortical suppression. Anesthesiology 2009; 111（2）: 240-249]

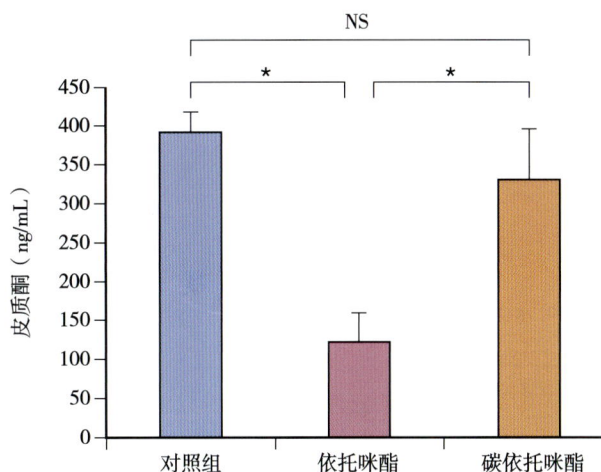

E 图 7-13　大鼠翻正反射消失的 ED_{50} 剂量后对照组、依托咪酯和碳依托咪酯对大鼠肾上腺功能的抑制。*组间差异显著；NS 组间没有差异。[参考文献：Cotten JF, Forman SA, Laha JK, et al. Carboetomidate: a pyrrole analog of etomidate designed not to suppress adrenocortical function. Anesthesiology 2010; 112（3）: 637-644]

神经肌肉松弛药

神经肌肉功能监测

评估神经肌肉功能的标准方法是测量电刺激后诱发的神经反应。该法可即时评估意识消失患者神经肌肉阻滞程度。评估方法包括拇内收肌力、加速度仪或肌电图[986]。拇内收肌力测量的是拇内收肌的颤搐张力，拇内收肌是尺神经支配的唯一拇指肌肉，因此测量值可接近实验室神经肌肉标本单肌肉的精度[547]；尺神经刺激拇收肌的诱发张力可用力位移传感器记录（E 图 7-14A）。用表面或针状电极可借助肌电图记录任一肌肉的复合动作电位，常用肌肉包括指短内收肌、小指展肌或手第一背侧骨间肌（E 图 7-14B）。为获得可重复测量并确保所有受刺激神经和肌肉纤维完全激活，刺激应为超强、方波且持续时间不超过 0.2ms。

临床使用的三种刺激模式（E 图 7-15）：
1. 单次颤搐（0.1～0.25Hz，即次/s）；
2. 四个成串刺激（2Hz，持续 2s）；
3. 强直刺激（50Hz，通常持续 5s）；

只要有可观察到的对照效应单次颤搐就非常有用。比较给予肌松药前后肌颤搐的百分比变化，藉以评估神经肌肉阻滞程度。单刺激可检测到相对较深的肌松程度。事实上，只有阻滞超过 3/4 的突触后受体才能观察到肌颤搐反应抑制[987]。

四个成串刺激（TOF）是评估非去极化肌松药最常用的方法；由四个频率 2 次/s 作用于尺神经的超强刺激组成。评价神经肌肉阻滞程度的指标是第四个颤搐与第一个颤搐的幅度之比。TOF 主要优点是无须对照测量且每 10s 可重复，便于密切监测神经肌肉阻滞程度的快速变化[547]。TOF 为零时通常提示气管插管条件满意（优秀或良好）[988]。相比成熟的新生儿，胎龄<32 周的早产儿 TOF 第四个诱发反应值降

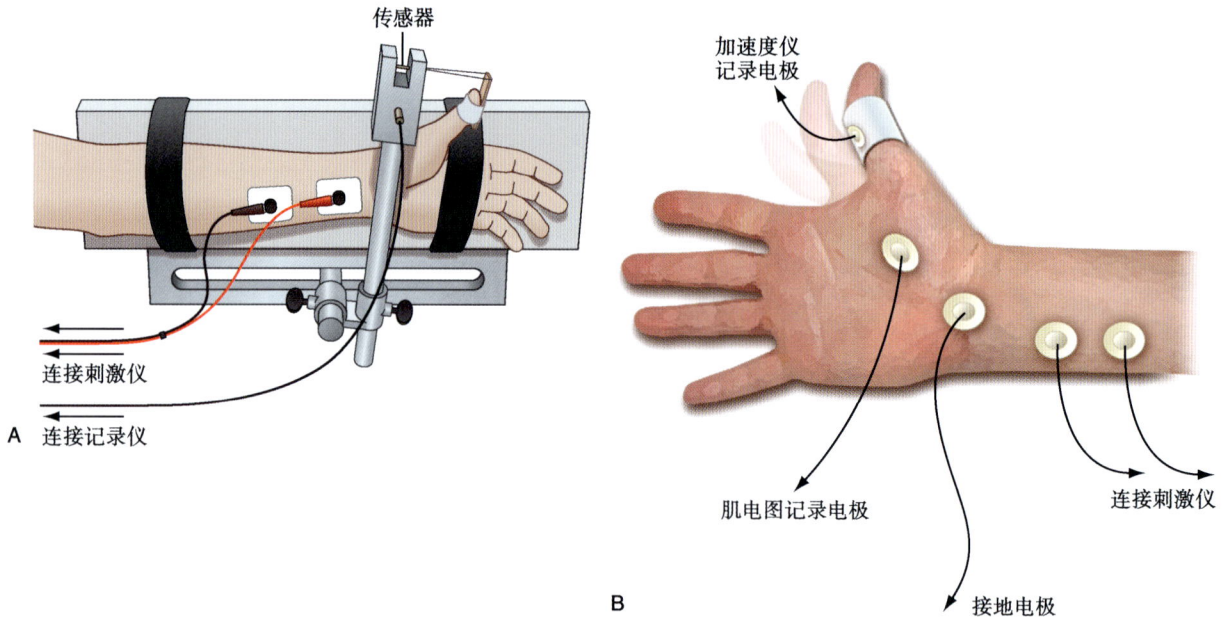

E 图 7-14 A.婴幼儿诱发张力研究装置。B.记录诱发肌电图的电极位置。临床和缺乏记录仪时,感知颤搐反应也足以使用

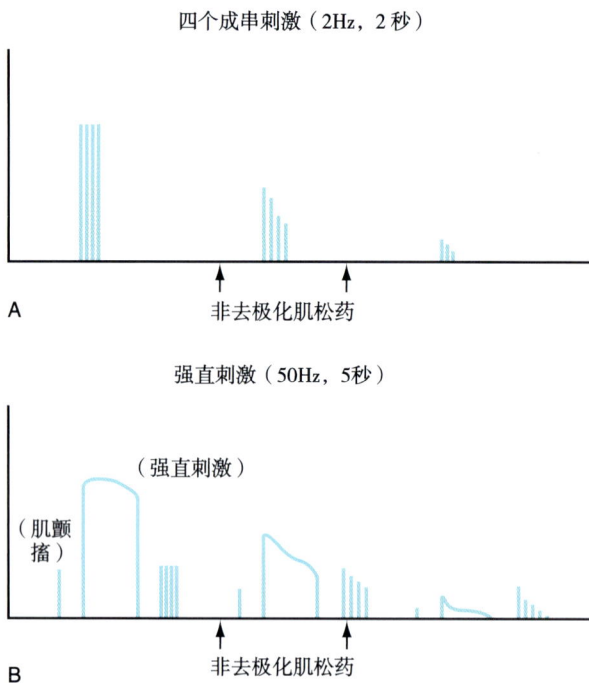

E 图 7-15 四个成串刺激和强直刺激记录的非去极化肌松药效应。A.给予非去极化肌松药前四个肌颤搐相等(箭头),箭毒化后第四个颤搐幅度小于第一个(四个成串刺激)。最后一个序列因为四个颤搐仅观察到三个,表示神经肌肉阻滞程度更深。B.单刺激、四个成串刺激和强直刺激对比。第二次给予非去极化肌松药(箭头)后出现明显的衰退和强直后易化

低(83%±2%)(E 图 7-16)[989];1 个月以下足月产婴儿接近95%[990]。出生后第 1 个月内诱发反应的较大变化可能预示神经肌肉接头的成熟。2 月龄及以上婴儿 TOF 的所有组分几乎相等(100%)[989]。

强直刺激通常用超强刺激持续 5s 或以上而获得。强直

刺激期间乙酰胆碱合成增加但有限。如刺激持续时间太长或者频率太高会发生衰减,即强直刺激的高度降低。衰减现象是由于重复刺激时,每次刺激引起的乙酰胆碱释放减少。由于神经肌肉接头持续存在过量的乙酰胆碱及其受体(安全因素),正常情况下乙酰胆碱释放量减少并不影响传递。非去极化肌松药阻滞部分受体时,乙酰胆碱释放量逐渐减少,最终导致受刺激受体数量减少,进而肌肉收缩幅度降低。衰减也可能并非突触递质传递减少的自发效应,而实际上与药物及其作用不同有关。这提示肌松药可能具有接头前作用[991]。氟烷麻醉的婴儿和儿童接受 20 次/s 的强直刺激持续 5s,衰减 5%;50 次/s 时衰减 9%[990]。这与成人相似[992]。如刺激持续时间延长可观察到更大程度的衰减。小婴儿可观察到 15s 强直刺激期间,可观察到强直刺激高度降低超过50%,早产儿中更明显[993,994]。以上表明,小婴儿可以承受短时间强直刺激,但其肌肉疲劳速度比较年长的儿童更快。

神经肌肉接头完整性也可用强直刺激后易化评估来分析。强直刺激期间乙酰胆碱合成和释放增加,并在停止刺激后短时间持续。由于所有肌肉纤维都受到刺激,这种释放增加不会导致易化。然而,在非去极化(竞争性)神经肌肉阻滞作用的情况下,强直刺激后乙酰胆碱释放增加将刺激更多的肌肉纤维,从而产生特有的强直刺激后易化作用[992]。

强直刺激后计数已用于评估儿童深度肌松[995,996]。方法是对尺神经施加 50 次/s 的强直刺激持续 5s,然后以 1 次/s 频率进行单刺激,测量强直刺激后肌颤搐的个数(E 图 7-17)。由于强直刺激和强直刺激后反应为神经肌肉深度阻滞的指标,通常在出现 TOF 前的肌松恢复期可被引出;但极深度肌松下观察不到强直刺激和强直刺激后反应,随着患者逐渐恢复,最终出现单一强直后反应。恢复进展期间强直刺激后反应的个数随之增加,直至出现 6~7 个计数时 TOF 第一次出现。研究发现,中效肌松药恢复过程中,第一个强直刺激后反应比第一个 TOF 早 5~10min,而长效肌松药早约 20~

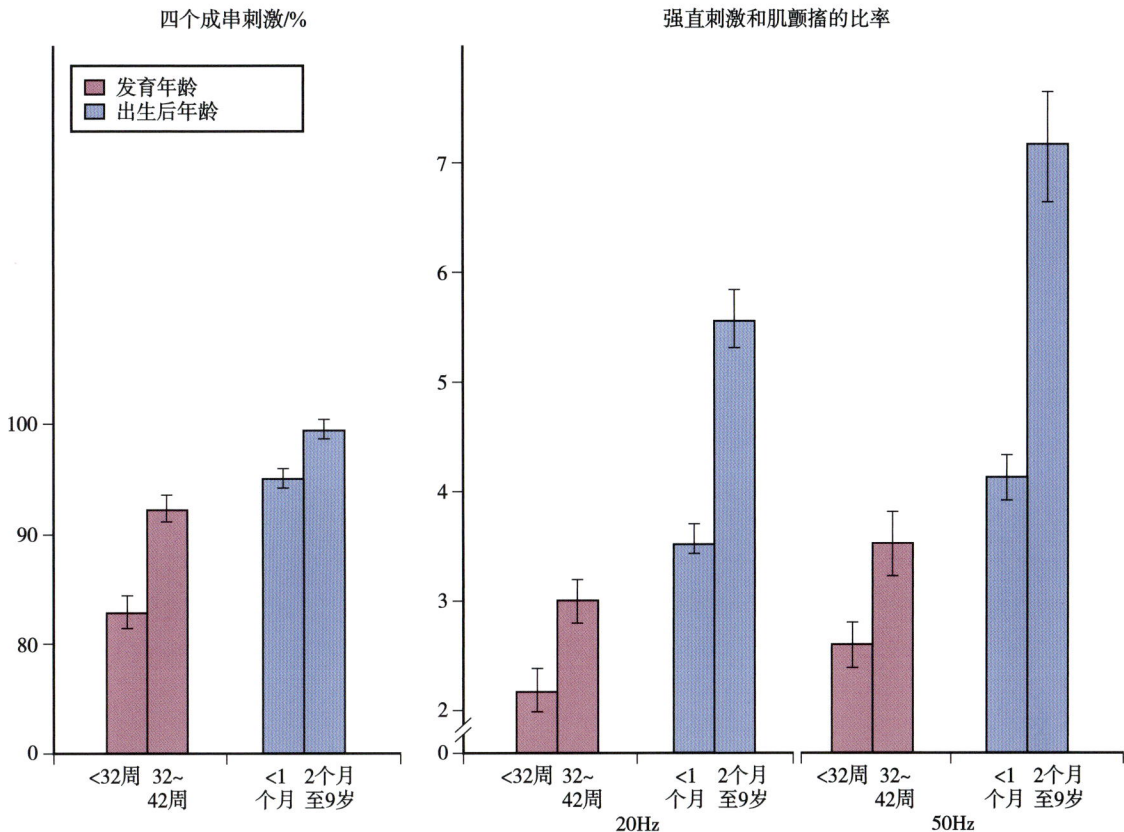

E 图 7-16　在新生儿重症监护病房 42 周龄以下危重婴儿和足月儿使用氟烷麻醉的四个成串刺激和强直刺激及肌颤搐的比率。请注意年龄较大的儿童肌肉神经接头的成熟。[Goudsouzian NG, Crone RK, Todres ID. Recovery from pancuronium blockade in the neonatal intensive care unit. *Br J Anaesth*. 1981; 53(12): 1303-1309]

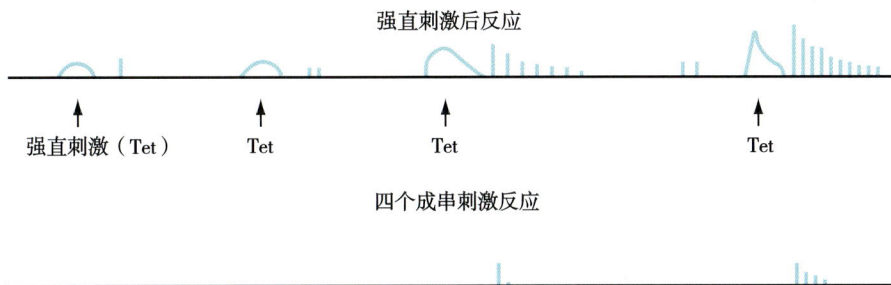

E 图 7-17　非去极化肌松药后四个成串刺激和强直后刺激反应的恢复模式。注意,深度神经肌肉阻滞（无四个成串刺激）的强直后刺激反应明显。神经肌肉阻滞程度越轻,强直后刺激计数越多(见正文)

30min[995, 996]。临床缺乏肌松监测仪时应记录 TOF 期间的收缩次数;因为 TOF 期间收缩次数通常与阻滞程度有很好的相关性。当第一个肌颤搐高度约为对照值的 21% 时,TOF 期间通常能触及三次收缩;14% 时可触及二次收缩;而 7% 时仅能触及一次收缩[997]。手术过程中手术铺巾覆盖患儿手臂时,颤搐收缩次数是很好的肌松评估替代方案。因而 TOF 期间收缩次数是评估神经肌肉阻滞的实用方法;更深度的阻滞可间断使用强直后计数。然而反复强直性刺激为疼痛性且会导致强直后疲劳,并非理想方法。

虽然肌颤搐监测是评价神经肌肉阻滞的标准方法,但神经肌肉阻滞在一组肌群与另一组肌群差异很大。如阻滞膈肌和声带所需肌松药量比阻滞拇收肌多 1.7 倍[998, 999]。但这些中枢性肌肉的恢复速度也快了大约 50%。因此可以想象,外周肌肉监测时虽未见肌颤搐反应,但儿童插管时仍可能咳嗽或有插管反应;或许更重要的是,手术结束外周肌颤搐反应已恢复时,则可明确提示膈肌和声带会恢复得更好。预测气管插管条件是否合适,最好监测眼轮匝肌收缩(用作评估中枢肌肉阻滞),因为它发生在拇收肌的肌颤搐反应之前[1000]。

监测神经肌肉阻滞的另一种方法是加速度仪,用压电传感器量化拇指运动并将其转换为电信号。文献中关于哪种方法最准确,分歧很大[1001-1003]。基于加速度仪的监测仪应用越来越普遍,但使用不便,而且因拇指移位弧长较小,很难用于婴儿。有研究认为这种监护仪准确性高于 TOF[1004-1005];

但也有 TOF 更为准确,因其受外部干扰较少,即它不会超出校准范围[1006]。目前婴幼儿临床应用而言,TOF 仍是非去极化竞争性肌松药最简单、最有用的临床监测手段。

神经肌肉接头

成人神经肌肉接头后乙酰胆碱受体有 5 个亚基(2 个 α 亚基、β 亚基、δ 亚基和 ε 亚基各一个)。早产儿(矫正胎龄<31 周)神经肌肉受体有一个 γ 亚基而非 ε 亚基[1007]。胎儿受体相比成人开放时间更长,允许更多钠离子进入细胞,去极化电位更大。导致的乙酰胆碱敏感性增加和观察到的肌松药敏感性增加相互矛盾,但这也可能是对神经末梢乙酰胆碱储存量减少的代偿[1008]。

新生儿和<2 月龄婴儿神经肌肉传递不成熟[990, 1009]。强直神经刺激后,新生儿乙酰胆碱囊泡储备耗竭比>2 月龄婴儿更快[990]。11～28 天大鼠膈神经 - 膈肌标本数据表明新生儿终板电位中乙酰胆碱的含量较低[223]。新生儿表现出对肌松药敏感性增加。对这种敏感性增加的一种解释是基于肌松药协同效应的观察[1010, 1011]。新生儿表现出较差的协同效应,因为肌松药仅作用于两个 α 亚基受体位点中的一个,而儿童和成人则是作用于两个位点[1011]。果真如此的话,新生儿利用肌松药可能比儿童更为高效。

早产儿耐受呼吸负荷能力较差。早产儿横膈 I 型慢收缩纤维含量不到 10%(图 14-11),足月和 2 岁时约分别增加到 25% 和 55%[225]。肋间肌成熟模式与此类似[225]。I 型纤维较 II 型纤维对肌松药的敏感性更高,因此较之外周肌肉,新生儿的横膈功能保留更好,恢复也更快[999, 1012-1014]。

体内总体液和细胞外液(ECF)[1015]量在早产儿时最大,整个妊娠期和产后都在持续减少,而脂肪占体重的比例随出生后年龄增长而增加。新生儿肌肉仅约占体重的 10%,儿童期末约占体重的 33%。极性药物(如去极化和非去极化肌松药)能迅速分布到细胞外液,但进入细胞的速度较慢。因此,婴儿比儿童或成人需要更大的初始剂量。肌肉体积增加有助于形成新的乙酰胆碱受体,受体数量增加则需要更多药物来阻断受体离子通道激活。

药物效应动力学

为获得预期的神经肌肉阻滞水平,硫喷妥钠 - 氧化亚氮 - 芬太尼复合麻醉时所需药物剂量存在年龄相关的变化。新生儿和婴儿维库溴铵 ED_{95} 为(47±11)μg/kg,3～10 岁儿童为(81±12)μg/kg,13 岁或以上儿童为(55±12)μg/kg(图 7-21)[1016]。

其他肌松药也有类似特点[335, 999, 1017-1019]。此外,新生儿比儿童的神经肌肉阻滞持续时间长[1020]。新生儿所需剂量减少与神经肌肉接头不成熟有关。新生儿细胞外液较多增加了 V_{dss},意即新生儿和青少年初始剂量(每千克)相近。儿童相比成人常需要更大的剂量,原因未明,可能与肌肉体积增大相关。

浓度 - 效应关系的研究更具说服力。与神经肌肉接头不成熟一致,新生儿获得相同水平神经肌肉阻滞所需血浆浓度比儿童或成人低 20%～50%[86, 1021-1024]。吸入麻醉药可降低所需血浆药物浓度[552, 1025, 1026]。

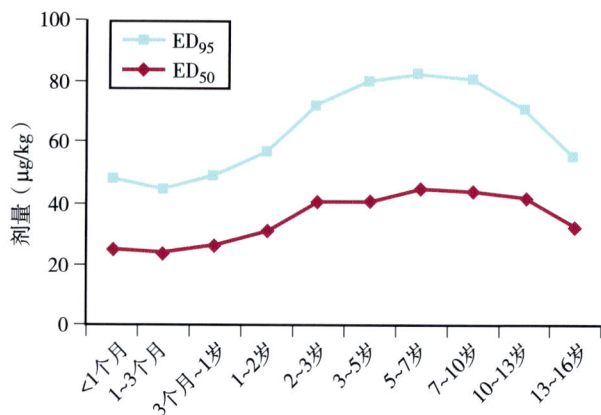

图 7-21　复合麻醉期间维库溴铵用量随年龄变化。ED_{50} 是达到 50% 最大反应的剂量;ED_{95} 是达到 95% 最大反应的剂量[摘自 Meretoja OA, Wirtavuori K, Neuvonen PJ. Age-dependence of the dose-response curve of vecuronium in pediatric patients during balanced anesthesia. *Anesth Analg.* 1988; 67(1): 21-26]

新生儿肌松药起效时间快于年龄较大的儿童和成人。相比儿童[(2.4±1.4)min]和成人[(2.9±0.6)min],70μg/kg 维库溴铵在婴儿[(1.5±0.6)min]的起效时间(达最大效应时间)最快[1020]。这与其他中长效肌松药研究结果相似[1014]。新生儿起效更快可能是因为按照千克计算时,心排血量更高[1014]。

心排血量可用作肌肉灌注的替代指标。起效时间是个体体格大小的函数。使用异速生长 1/4 指数模型标准化为成人 70kg 标准计算,大多数长效肌松药的起效时间约为 3min。低心排血量或肌肉灌注减少的儿童,起效时间将延迟。神经肌肉松弛的起效时间与 $T_{1/2}keo$ 成正比。更早期的研究表明,随氟烷吸入浓度增加,d - 筒箭毒碱的 $T_{1/2}keo$ 也增加[257]。d - 筒箭毒碱作用延迟可能与氟烷的负性肌力作用导致肌肉血流量减少有关[259]。

药物代谢动力学

不同年龄患儿的肌松药用量与药效学和药动学相互作用有关。表观分布容积反映细胞外液的变化,使用异速生长 3/4 指数模型或表面积模型(2/3 指数模型)预测,都能近似反映细胞外液随体重的变化[68]。

相比年龄较大儿童和成人,用异速生长模型或表面积模型标准化后的新生儿和婴儿 d - 筒箭毒碱清除率降低[86]。这些年龄相关的清除率改变与肾小球滤过成熟同步[171],而肾小球滤过是 d - 筒箭毒碱清除的主要途径。新生儿通过肾脏(阿库氯铵)和 / 或肝脏途径(泮库溴铵、哌库溴铵、罗库溴铵和维库溴铵)清除的其他非去极化肌松药的总血浆清除率均降低[021, 1023, 1027-1029]。反之,阿曲库铵和顺式阿曲库铵不依赖于肝肾清除,而是经由霍夫曼消除、酯水解和其他未明的途径[1030]。以每千克体重表示时,新生儿这些药物的清除率增加[1031-1033];以异速生长 3/4 指数表示时,所有年龄段的清除率相似。以每千克体重表示时,琥珀胆碱清除率随年龄增长而降低[189, 190]。琥珀胆碱由丁酰胆碱酯酶水解。这些与瑞芬太尼清除一致[39],瑞芬太尼也是经血浆酯酶水解,该途径出生时已经成熟[40]。

将 d-筒箭毒碱的半衰期从时序时间转换为生理时间有助于相关概念的理解。用异速生长模型标准化分布相，如所预期，$T_{1/2}\alpha$ 在时序时间上随着年龄的增长而增加，但在生理时间上所有年龄段都相同。$T_{1/2}\beta$ 在生理时间随着年龄的增长而减少，这与年龄较小时表观分布容积更大而清除率降低一致。$T_{1/2}keo$ 新生儿和婴儿很大，儿童较小且成年后进一步减少，可能是因为儿童和年轻人的肌肉体积增加，其相应的肌肉灌注也增多。

去极化神经肌松药

琥珀胆碱

琥珀胆碱是唯一用于儿童的去极化肌松药。婴儿对其神经肌肉效应的耐受性比成人强[1034]。早期研究表明，婴幼儿静脉注射 1mg/kg 后神经肌肉的阻滞程度相当于年长儿童静脉注射 0.5mg/kg[1035]。据认为，年幼儿童剂量增加至少部分与药物迅速进入婴儿较大的细胞外液容积有关（E 表 7-7 和表 7-10）。

E 表 7-7 新生儿、婴儿、儿童和成人常用肌松药有效剂量

	新生儿	婴儿	儿童	成人
琥珀胆碱	620	729	423	290
阿曲库铵	120	156~175	170~350	110~280
维库溴铵	47	42~47	56~80	27.56
罗库溴铵	ND	251	409	350
顺式阿曲库铵	ND	150	41	32~50
泮库溴铵	ND	55~92	55~81	50~70

详细描述请参见正文。

ED_{95}，为达到95%最大反应的剂量；ND 表示撰写本章时尚无数据发表。

[a]ED_{95} 的单位是 μg/kg。

表 7-10 婴儿和儿童常用肌松药标准静脉注射插管剂量

	婴儿（mg/kg）	儿童（mg/kg）
琥珀胆碱	3	1.5~2
顺式阿曲库铵	0.1	0.1~0.2
阿曲库铵	0.5	0.5
罗库溴铵[a]	0.25~0.5	0.6~1.2
泮库溴铵	0.1	0.1
维库溴铵	0.07~0.1	0.1

数据来源详见正文。

[a] 儿童吸入麻醉下给予低剂量罗库溴铵（0.3mg/kg），3min 后可行气管插管，约 20min 后较易拮抗。大剂量罗库溴铵（1.2mg/kg）可替代琥珀胆碱，1min 内行气管插管。

琥珀胆碱迄今仍是起效最快的肌松药。儿童和青少年琥珀胆碱（1.0mg/kg）的起效时间为 35~55s，新生儿用量 3mg/kg 时起效更快（30~40s）[1036]。起效时间取决于年龄和剂量，年龄越小剂量越大则起效越快。

与成人一样，婴儿和儿童连续输注琥珀胆碱会导致快速耐受（药物需要量增加）。此外，也可能导致Ⅱ相阻滞产生，TOF<50%（类似于非去极化肌松药产生的阻滞）即可证实。儿童通常给予约 3mg/kg 琥珀胆碱后出现快速耐受，给予 4mg/kg 后快速耐受期间出现Ⅱ相阻滞[190,1037]。

琥珀胆碱经肌内注射给药有效，肌肉完全松弛需 3~4min。肌颤搐反应消除前即可通过面罩通气压力降低探测到呼吸肌松弛。2mg/kg 肌内注射不能在所有儿童获得满意肌松；较大剂量 3mg/kg 肌内注射平均肌颤搐抑制率可达 85%；4mg/kg 可在所有儿童获得深度肌松，但效果持续可达 20min[1038]。6 月龄以下婴儿 5mg/kg 肌内注射才能获得深度肌松；最大肌颤搐抑制平均时间 3.3±0.4min[1039]。肌内注射琥珀胆碱后肌松作用恢复婴儿比儿童更快。琥珀胆碱注射后心率变化不明显。因此通常不建议合用阿托品[1040]。琥珀胆碱也可舌内给药[1041,1042]。有研究调查了 60 名 10 岁以下儿童达临床呼吸暂停的时间。琥珀胆碱（1.1mg/kg）舌内给药 75±4s 后出现呼吸暂停，静脉给药需（35±1）s，而肌肉给药则需（210±17）s[1042]。该研究中未同时应用阿托品的儿童，8/10 出现心律失常（主要是心动过缓）。

紧急情况下无静脉置管时，可选择其他方式给予琥珀胆碱（3mg/kg）以获得肌松快速起效。舌内给药起效时间 133s 明显快于肌内注射 295s[1041]。但选择舌下或舌内给药应审慎。为预防舌内血肿，建议使用 25 号针并避开舌下表面血管以将穿刺风险降至最低。舌下给予琥珀胆碱是静脉途径的替代方案，但应预先使用迷走兴奋剂以避免心律失常。颏下入路似乎可避免舌体出血的可能性。

胆碱酯酶缺乏症

血浆胆碱酯酶（假性胆碱酯酶）是一种糖蛋白，可将琥珀胆碱代谢为琥珀酰单胆碱。血浆胆碱酯酶活性可能由于遗传增加或减少（见第 6 章）。

血浆胆碱酯酶活性可因先天性酶变异或获得性原因而降低。这种酶在 3 号染色体长臂 E1 位点编码。人群 96% 为普通胆碱酯酶纯合子，4% 是等位基因变异纯合子或杂合子[1043]。大部分胆碱酯酶由 5 个等位基因编码：①正常胆碱酯酶，即正常型 "E^u"；②胆碱酯酶活性或数量下降，即非典型 "E^a"（1:10 000~1:3 000- 纯合子）；③耐氟等位基因，即 "E^f"（1:150 000 纯合子）；④沉默等位基因 "E^s"（1:10 000 纯合子）；⑤Cynthiana（C₅）或 Neitlich 变异体，与胆碱酯酶活性增加（或快速）有关[1044]。爱斯基摩人群存在沉默基因变异，其中三者分别标记为 S（沉默）、T（微量）和 R（残留）。沉默基因纯合子儿童琥珀胆碱持续时间可达 6~8h。其他已确定的假性胆碱酯酶遗传变异包括 H 型、J 型和 K 型，酶活性分别降低 60%、66% 和 30%[1043]。有证据表明 K 变异体人群发生率 13%，K/K 纯合子变异可能的发生率为 1:63，这是阻滞延长持续时间<1h 最常见的变异之一。此外，K 变异可在存在其他突变的情况下发生，表明同一个患者可能存在多重突变。

非典型杂合子（E^{u}E^a）不易发现，人群发生率 1:30，仅延长神经肌肉阻滞数分钟。相比之下，非典型纯合子（E^{a}E^a）人群发生率约 1:3 000，单剂量琥珀胆碱肌松作用可长达 1h。胆碱酯酶的遗传变异中沉默基因（E^s）的血浆胆碱酯酶活性最低,因此肌松作用持续时间最长。纯合子(E^sE^s)人群发生率1:10 000,可导致肌松作用长达8h。

存在遗传变异时血浆胆碱酯酶活性通常降低,但某些疾病包括严重肝病、营养不良、有机磷中毒、严重烧伤、肾衰竭、血浆置换、药物(环磷酰胺、碘依可酯、口服避孕药)等也可降低其活性[1043,1045,1046]。增加血浆胆碱酯酶活性的情况包括甲状腺疾病、肥胖、肾病综合征和儿童认知改变[1043,1047-1049]。

酰胺类局麻药辛可卡因与血浆一起孵育,其对苄基胆碱降解抑制的百分比可用于确定血浆胆碱酯酶活性。辛可卡因对正常纯合等位基因(E^uE^u)血浆胆碱酯酶活性有较强抑制(约80%),而对非典型纯合等位基因(E^aE^a)血浆胆碱酯酶活性的抑制仅为20%。当将氟化物添加到血浆时,氟化物抑制E^uE^u60%而抑制E^fE^f仅36%。因此,辛可卡因抑制的百分比较低提示血浆胆碱酯酶缺乏。

琥珀胆碱的副作用

下颌关节僵硬

静脉注射琥珀胆碱后偶见咬肌张力增加进而张口受限(牙关紧闭),尤其在氟烷麻醉期间。氟烷麻醉下注射琥珀胆碱牙关紧闭的发生率0.3%～1%,较硫喷妥钠和琥珀胆碱复合的发生率0/4 457(95%CI上限7/10 000)增加数倍[1050,1051]。咬肌张力增加常为一过性仅持续数分钟,尽管此时咬肌和周围肌肉的诱发性肌颤搐反应已消失。咬肌张力增加通常为轻度,托下颌即可解决[1052]。极少数情况下可能严重到无法张口以致干扰或妨碍气管插管。这种重度张力增加与恶性高热(MH)儿童出现所谓的"钢铁下颌"(图41-2)是否有关仍有争议[1053]。前瞻性研究未能证实咬肌张力明显增加与MH发展有关[1054,1055]。但回顾性研究认为许多儿童经历严重的牙关紧闭后,发展为MH或MH试验阳性[1056-1058]。这些研究未阐明发生严重牙关紧闭时如何处理最好。因为使用琥珀胆碱后出现严重牙关紧闭的儿童,肌肉活检MH的阳性率为50%;故有人主张取消手术,将患儿视为MH易感人群并推荐肌肉活检[1058,1059]。也有人主张继续手术,改用其他麻醉技术避免进一步暴露于MH触发因素,严密监测MH征象(如CO_2升高或心动过速),视情况启动动脉和中心静脉血气采样及早期治疗[1060,1061]。更有主张继续原有麻醉方案,同时监测MH的征象。由于七氟烷取代氟烷成为小儿麻醉主要药物,故这个问题在很大程度上已经没有意义;关于儿童常规使用琥珀胆碱气管插管,FDA已发布"黑框警示"。奇怪的是,如今广泛使用的非去极化肌松药已经有数例咬肌僵硬报告,究竟是非去极化肌松药引起咬肌痉挛,亦或浅麻醉与不完全肌松所致,目前尚不清楚[1062-1064]。

心律不齐

琥珀胆碱分子结构类似由酯键连接的两个乙酰胆碱分子。因此,其对自主神经胆碱能受体的刺激可能与心律失常、唾液分泌增加和支气管分泌物有关。使用琥珀胆碱后常观察到心率改变。心率增加通常为一过性,七氟烷麻醉比氟烷麻醉更明显[1065]。琥珀胆碱引起的心律失常很少是由于心室兴奋性增加。预先静脉注射解迷走药物(如阿托品)显著减少心律失常但不能完全消除[1066]。成人追加给药后心律不齐发生率和严重程度增加[1042,1067]。儿童单次用药后偶发心

动过缓和停搏更值得关注[1066]。因此,除非用药禁忌,推荐静脉注射琥珀胆碱前使用解迷走药物。

高钾血症

琥珀胆碱诱导的肌震颤也与轻度高钾血症、胃内压和眼压升高、骨骼肌疼痛;神经肌肉疾病患者可能发生横纹肌溶解和肌红蛋白血症。这些疾病在新生儿不易诊断,如新生儿先天性强直性肌营养不良可能表现为轻度呼吸功能障碍或喂养困难。但这些新生儿对琥珀胆碱反应剧烈,伴随肌肉持续收缩[1068]。

正常儿童静脉注射琥珀胆碱后,血清钾浓度的增加<1mEq/L,不会引起心律失常。但烧伤(>8%体表面积)、制动或慢性感染(包括腹腔内脓毒症和梭状芽孢杆菌)、上运动神经元损伤(如截瘫、脑炎)、下运动神经元损伤(破伤风、合并肾病的神经病变)、挤压伤以及神经肌肉疾病(包括Werdnigi-Hoffmann病)患儿单次注射琥珀胆碱后可出现危及生命的高钾血症[1070-1077]。这些情况下,直接去神经损伤或假性去神经(制动)导致接头外正常乙酰胆碱受体增殖,以及未成熟(包含γ亚基)的烟碱(神经元)乙酰胆碱受体增殖,以致去极化过程中整条肌肉沿着肌膜都能够释放钾离子[1077]。未成熟的烟碱乙酰胆碱受体比普通乙酰胆碱受体释放的细胞内钾离子更多,通道打开后释放钾离子的时间也更长。虽然损伤后1～3天临床才会出现明显高钾血症,但损伤后数小时内已可记录到。因而此类患儿琥珀胆碱可能导致细胞内钾离子大量外流,导致心搏骤停[1078]。相比较而言,先天性脑瘫或脊髓膨出所致四肢痉挛患儿,静脉注射琥珀胆碱后血清钾浓度升高(<1mEq/L)在正常范围[1078-1080]。近期值得关注的问题是β-肾上腺素受体阻滞剂诱导的高血钾和琥珀胆碱之间可能有致命的相互作用[1081,1082]。

琥珀胆碱诱导的高钾血症最佳治疗方法是静脉注射钙剂(氯化钙10mg/kg或葡萄糖酸钙30mg/kg或更高剂量)。有助恢复心肌细胞静息膜电位和去极化阈值电位之差。钙剂需反复使用并配合心肺复苏、肾上腺素、碳酸氢钠、过度通气、吸入沙丁胺醇(沙布他莫或静脉制剂)、葡萄糖和胰岛素直至心律失常缓解。这种情况下心脏除颤无效。成功治疗高钾血症可能需要很长时间复苏。在上述措施导致细胞内外钾急性再分配后,可经鼻胃管或直肠给予聚磺苯乙烯钠滤出钾离子(见第9、12、28、40章)。

生化改变

有报道吸入麻醉药(特别是氟烷)复合琥珀胆碱麻醉时,血清肌酸激酶浓度升高[1083],罹患神经肌肉疾病患儿更明显[1084]。MH反应后肌酸激酶在12～18h达到峰值。这也可能与对琥珀胆碱"钢铁下颌"有关。

横纹肌溶解

氟烷或七氟烷麻醉后无琥珀胆碱也可发生横纹肌溶解[1085],杜氏和贝克肌营养不良病例即是如此[1086,1087]。单纯横纹肌溶解或横纹肌溶解合并高钾血症[如进行性假肥大性肌营养不良(Duchenne muscular dystrophy,迪谢内肌营养不良)]时需要水化和渗透性利尿、碱化尿液,以防止肌红蛋白沉积导致急性肾小管坏死。

肌红蛋白血症

肌红蛋白血症是肌肉损伤的另一敏感指标,可发生于琥

珀胆碱用药后,但很少导致肌红蛋白尿(即可乐色尿)[1088]。如果发生,治疗同前述横纹肌溶解。

肌颤

肌颤在青少年和儿童常见但在婴儿少见;1~3 岁儿童称为粗大肌肉运动[1083,1089]。小剂量琥珀胆碱(100μg/kg)、泮库溴铵(20μg/kg)、芬太尼(1~2μg/kg)或阿芬太尼(50μg/kg)预处理可降低肌颤频率和强度,但会导致胃内压增加[1083,1089-1092]。横膈膜下脚肌张力增加抵消胃内压增加,净效应是对反流的屏障效应增加。

眼压

静脉注射琥珀胆碱后小儿眼压一过性升高;眼压升高与肌颤无关[1093],其确切机制不明。虽然最初眼压升高与眼外肌强直性收缩有关,但更可能是因为琥珀胆碱麻痹睫状肌伴前房加深和流出阻力增加。眼压常增加约 10mmHg,2~3min 达峰,随后 5~7min 降至基础水平[1093]。因此建议,儿童应在琥珀胆碱给药前或给药至少 7min 后再行眼压测量。尽管琥珀胆碱不会导致开放性眼外伤患儿的眼睛进一步伤害[1094];但若非眼睛无可挽救,贯穿性眼外伤患儿应避免使用。此时,大剂量罗库溴铵(1.2mg/kg)可替代琥珀胆碱用于快速诱导气管插管[1095]。

琥珀胆碱的临床应用

琥珀胆碱已不再常规用于小儿外科手术,主要原因是未确诊的肌营养不良症男性儿童可能出现心搏骤停,概率虽低但却致命[1096,1097]。但在目前所有肌松药中琥珀胆碱确实起效最快、作用时间最短,适用于短小手术快诱导气管插管和治疗喉痉挛[1036,1098,1099]。起效速度与剂量有关,小儿静脉注射琥珀胆碱 1.5~2.0mg/kg,可在 40s 内抑制 95% 的神经肌肉颤搐,小剂量 1.0mg/kg 也可在大约 50s 内达到相同程度抑制[1036,1098]。1 岁以下婴儿由于 V_{dss} 较大,静脉注射 3mg/kg 可在所有儿童获得良好的插管条件[1036]。预先给予静脉注射阿托品 0.01~0.02mg/kg,可减少心律失常发生率(特别追加给药后)。

1993 年,FDA 发布"黑框警示"提醒:除非紧急气道管理,儿童和青少年不再常规使用琥珀胆碱。"黑框警示"基于数例高钾血症致心搏骤停报告,主要发生于未确诊的进行性假肥大性肌营养不良儿童[1100],其死亡率 55% 令人震惊。但几乎所有病例都发生在 8 岁及以下男性儿童。多数情况下,心律失常被误诊为 MH,未能及时给予静脉注射钙剂治疗。随后,FDA 和制造商修改了产品标签(说明书):

"由于可能无任何体征或症状提醒医生哪些患者具有危险因素,因此建议将琥珀胆碱作为紧急插管的备用,或者用于以下须立即开放气道的情况,如喉痉挛、困难气道、饱胃或者肌内注射用于建立静脉通道等。"

琥珀胆碱有高血钾反应风险的饱胃儿童,大剂量罗库溴铵(1.2mg/kg)[1095]或大剂量丙泊酚与阿片类药物(如丙泊酚和瑞芬太尼)[1101]快诱导可达到同等气管插管条件。使用大剂量非去极化肌松药的主要缺点是阻滞时间可能远超计划的手术时间;且由于肌松药不能被拮抗,随之可能出现(概率低)"不能插管,不能通气"的情况。舒更葡糖钠的出现允许罗库溴铵用于快诱导插管,即便是短小急诊手术,避免了

琥珀胆碱的使用(见后面讨论)[1102-1105]。紧急情况下,舒更葡糖钠的价格尚可接受,但用于常规拮抗非去极化肌松药则过于昂贵。

中效非去极化肌松药

阿曲库铵

阿曲库铵(卡肌宁)为双季铵酯型苄异喹啉类化合物,可自发分解为非活性代谢物。生理(碱性)pH 环境下阿曲库铵酶促水解不依赖血浆胆碱酯酶(霍夫曼消除)、酯水解和其他未知途径[1030]。季铵化合物在血液和其他组织液中主要分解为 N- 甲四氢罂粟碱和丙烯酸盐。阿曲库铵在婴儿和儿童的消除半衰期(14~20min)相似。50% 神经肌肉阻滞的稳态血浆浓度(即 EC_{50})婴儿、儿童和成人无差异,EC_{50} 分别为 363ng/ml、444ng/ml 和 436ng/ml[1022]。

2~3 倍 ED_{95}(300~600μg/kg)可在大多数儿童提供有效阻滞[1106,1107],2min 内获得满意的插管条件。插管剂量后无肌颤搐反应时间通常为 15~30min,期间神经肌肉阻断作用完全,随后 20min 内为中等程度阻滞(肌颤搐高度 5%~25%),完全恢复需 40~60min。儿童单位体重阿曲库铵用量大于成人,且通常恢复更快。但这种差异相对较小,多数情况下因患者个体差异性所掩盖。

阿曲库铵自发降解的代谢物无神经肌肉阻滞特性,可连续输注给药。小儿异氟烷麻醉下维持 90%~99% 肌颤搐抑制所需输注量为 6μg/(kg·min),氟烷麻醉下为 7~8μg/(kg·min),氧化亚氮 - 氧 - 阿片类药物麻醉下为 9μg/(kg·min)[552,553]。肝功能受损婴儿和儿童阿曲库铵的 V_{dss}、清除率或半衰期与正常婴儿和儿童无差异[1031]。

阿曲库铵的副作用很小,高达 600μg/kg 的剂量下小儿心率或血压也无明显变化。有时可观察到轻微皮肤潮红[1106]。过敏反应或支气管痉挛的报道极为罕见。

顺式阿曲库铵

顺式阿曲库铵(赛机宁)是阿曲库铵十个立体异构体之一(1R-cis,1'R-cis)。药效是阿曲库铵的三倍而作用时间相同[1108]。与其他非去极化肌松药相似,增加剂量可加快起效时间(E 表 7-7 和表 7-10),药物作用持续时间亦增加。与阿曲库铵类似,顺式阿曲库铵无蓄积性,恢复发生于药物消除相而非分布相。

与其相对药效一致,顺式阿曲库铵起效较阿曲库铵稍慢。两倍 ED_{95}(80μg/kg)顺式阿曲库铵可在 2.5min 内完全抑制肌颤搐,恢复到 25% 和 95% 分别需要 31min 和 53min[1108-1111]。其组胺释放作用最小,持续时间和恢复与阿曲库铵相似。

小儿顺式阿曲库铵分布和消除半衰期分别为 3.5min 和 23min。与成人相比,小儿大多数药物的 V_{dss} 和总清除率更大(mg/kg 表示,见右美托咪定,图 7-5),这是小儿恢复速度更快的原因[1032]。成人肾衰患者顺式阿曲库铵清除率降低 13%,血浆 N- 甲四氢罂粟碱水平较高但仅为阿曲库铵的 10% 左右[1112]。肾衰患者顺式阿曲库铵的作用时间无明显延长[1113]。值得注意的是,慢性抗惊厥治疗患者(卡马西平

或苯妥英钠）可对顺式阿曲库铵产生中等程度的耐药性[1114]。

维库溴铵

维库溴铵是泮库溴铵的单季铵同系物，不含 2β-氮原子的甲基。婴儿 V_{dss} 高于儿童［（357±70）vs（204±116）ml/kg］，而血浆清除率相似［（5.6±1.0）vs（5.9±2.4）ml/（kg·min）］[1021]。

维库溴铵的主要优点是使用数倍临床推荐剂量也无不良心血管反应（E 表 7-7 和表 7-10）[1115]；主要由肝脏代谢并经胆汁排泄[1116]。用药剂量与年龄关系显著（>50%），用药剂量和作用时间呈双相分布，1 岁以下婴儿比大龄儿童敏感。至青春期，用量逐渐减少至成人水平[1016,1020,1117,1118]。极少数情况下新生儿可能对维库溴铵产生耐药性[1119]。

因为无心血管副作用、代谢物无中枢神经系统作用，故维库溴铵常用于危重病患儿。然而，ICU 成人和儿童患者停用维库溴铵后仍有残余肌松，可能与其活性 3-羟基代谢物或类固醇样结构有关[1120-1122]。有研究基于加速度仪调整输注速度，所有患儿都在 1h 内恢复。该研究中值得注意的是新生儿和小婴儿用量比较大儿童低 45%[1123]。顺式阿曲库铵长期输注后恢复快于维库溴铵，更有优势[1124]。

罗库溴铵

罗库溴铵为类似维库溴铵的单季铵甾类肌松药，在中效非去极化肌松药中起效最快，药效较弱故所需剂量较大[1125]。2 倍 ED95 罗库溴铵起效时间为 1~1.5min，比维库溴铵快 20~70s，而两者作用时间相似[1126]。罗库溴铵主要由肝脏代谢，10% 经肾脏排出[1117-1132]。肾衰不影响成人或儿童罗库溴铵诱导起效时间，然而成人作用时间可能延长，但 1 岁以上儿童中未发现作用时间延长[1127,1129,1132]。

氟烷麻醉下小儿罗库溴铵 ED95 为 303μg/kg[1133]，氧化亚氮-氧-阿片类药物麻醉下 ED95 值稍大[1134-1136]。予 600μg/kg（2 倍 ED95）剂量达 90% 和 100% 神经肌肉阻滞的时间分别为 0.8min 和 1.3min（E 表 7-7 和表 7-10）；该剂量下小儿心率约增加 15 次/min。肌松恢复至 25% 和 90% 的时间约为 28min 和 46min[1136]。

小儿短小手术使用 8% 七氟烷吸入麻醉，0.3mg/kg 罗库溴铵可在 2~3min 内产生满意的插管条件[1137]；该剂量罗库溴铵可在给药后 20min 内拮抗[1132]。比较小儿罗库溴铵（600μg/kg）、维库溴铵（100μg/kg）、阿曲库铵（500μg/kg）和琥珀胆碱（1mg/kg）的插管条件，罗库溴铵或琥珀胆碱可在 60s 内完成气管插管，但维库溴铵和阿曲库铵分别需要 120s 和 180s[1138,1139]。增加剂量可缩短插管时间[1140]，1.2mg/kg（3~4 倍 ED95）插管条件与琥珀胆碱相似[1095,1136]。大剂量给药后心率会出现一过性升高但不影响收缩压和舒张压，目前不清楚心率增加是注射痛还是固有变时效应所致[1104]。在 2~11 个月的婴儿中进行的剂量研究表明，与相同剂量（600μg/kg）的较大儿童相比，神经肌肉阻滞的起效稍快，达到抑制 90% 和 100% 肌颤搐的时间分别为 37s 和 64s。婴儿给予罗库溴铵 60s 后神经肌肉阻滞起效速度与琥珀胆碱相似[1133,1142]。新生儿对罗库溴铵似乎比婴儿更敏感[1143]。新生儿罗库溴铵 600μg/kg 持续时间约 90min，且存在明显个体差异。而 450μg/kg 可提供充足的插管条件，持续时间约为 1h[1143]。

PK 研究发现，婴儿罗库溴铵清除率［4ml/（kg·min）vs 7ml/（kg·min）］低于儿童，但 V_{dss} 较大。婴儿和儿童分平均滞留时间分别是 56min 和 26min，因此罗库溴铵在婴儿中的作用时间较长。稳态靶控输注研究发现，罗库溴铵的效能婴儿最大，儿童最小，成人居中[1144]。相比婴儿和成人，儿童罗库溴铵的血浆清除率高、V_{dss} 低，因此儿童的平均滞留时间和药效作用时间较短[1023]。相似于婴儿箭毒和维库溴铵的量效反应，产生相同程度神经肌肉阻滞时，在婴儿的效应室，罗库溴铵血浆浓度小于儿童[86]。七氟烷显著增强罗库溴铵的作用[1145]。

无静脉通路时可选择肌内注射罗库溴铵，大多数儿童肌内注射罗库溴铵（1.8mg/kg，3 倍静脉注射插管剂量）4min 后插管条件仍较差，6~8min 内可达神经肌肉阻滞效果（>98%）[1146]。肌内注射罗库溴铵该剂量下的生物利用度约 80%[1147]。肌内注射罗库溴铵可替代肌内注射琥珀胆碱，但起效非常慢，不适用于紧急情况。肌内注射罗库溴铵药效持续时间［约（80±22）min］明显长于肌内注射琥珀胆碱[1146]。

短效和中效肌松药应用的临床意义

婴幼儿大多为短小手术，中短效肌松药有很大应用价值。这些短效药物可仅给予单次插管剂量（阿曲库铵 500μg/kg，顺式阿曲库铵 200μg/kg，维库溴铵 100μg/kg，罗库溴铵 600μg/kg），同时手术过程中维持浅麻醉水平。如果距离最后一次给药超过 45min，我们可以合理假设神经肌肉功能已接近恢复，但安全的做法是基于临床体征或肌松监测仪确认神经肌肉已完全恢复，无论临床体征是否恢复，我们推荐对所有新生儿和婴儿进行拮抗。

苄异喹啉类和甾类肌松药是酸性化合物（pH 为 3~4），混合硫喷妥钠（pH10~11）会发生沉淀[1148]。顺序使用这些药物时，两者之间应彻底冲洗静脉输液管道。浅麻醉下经小静脉注射维库溴铵和罗库溴铵会产生注射痛，这种疼痛通常表现为患儿缩手，可以通过加深麻醉或使用芬太尼、利多卡因或氯胺酮预处理以减轻疼痛[1149,1150]。

长效非去极化肌松药

箭毒（d-筒箭毒碱）作为主流神经肌肉阻滞剂使用了近半个世纪。对大多数手术而言其作用时间太长且大量释放组胺，箭毒在中效肌松药出现以后使用逐渐减少，现已淘汰。

箭毒退出临床之后，还研发了几种副作用较小的长效肌松药，包括甲筒箭毒、哌库溴铵和多库氯铵，药效分别是箭毒的 2、4 和 10 倍。目前唯一的长效肌松药泮库溴铵仍在一些机构使用。

泮库溴铵

泮库溴铵是一种非去极化双季铵氨基甾类化合物。泮库溴铵经肝部分脱乙酰作用（15%~20%）产生 3-羟基、17-羟基和 3,17-二羟基代谢物。泮库溴铵主要成分经尿液（40%~60%）和胆汁（11%）排出，肝肾衰竭者作用时间延长。氟烷麻醉儿童（3~6 岁），泮库溴铵 V_{dss}（203±36ml/kg）、血浆清除率[(1.7±0.2)ml/(kg·min)]和半衰期[(103±23)min]均延长[1151]。泮库溴铵通过阻断突触前去甲肾上腺素摄取（婴儿心排血量增加）引起轻度心动过速，但没有组胺释放特性，因此收缩压有升高趋势[1152]。泮库溴铵100μg/kg给药后150s内，70%～90%的婴幼儿可获得满意的气管插管条件，将初始剂量增加至150μg/kg可在80秒内为所有儿童提供令人满意的插管条件(E表7-7和表7-10)[1098,1153]。

婴幼儿心脏手术和其他高危手术常用泮库溴铵。从心血管角度看，婴幼儿对大剂量阿片类药物复合空气-氧-泮库溴铵麻醉有很好的耐受性。泮库溴铵的抗迷走作用（心动过速）抵消了强效阿片类药物的迷走作用（心动过缓），而肌松效应抵消了阿片类药物引起的胸壁和声门僵硬[1154]。泮库溴铵也用于新生儿ICU辅助早产儿机械通气[1155]。因为泮库溴铵增加新生儿心率、血压、血浆肾上腺素和去甲肾上腺素水平，有增加颅内出血风险的顾虑[1156]。因此，明智的方法是在全身麻醉或深度镇静下使用泮库溴铵，以减弱其不良心血管反应。维库溴铵优于泮库溴铵之处在于它不显著增加血压[1157-1161]。泮库溴铵辅助新生儿经鼻气管插管或气管内吸引，相比无肌松新生儿，颅内压升高程度降低[1161,1162]。使用肌松药消除脑血流波动，理论上可降低颅内出血的发生率和严重程度。

肌松药的拮抗药

一般原则

儿童尤其是婴儿的耗氧量大于成人。呼吸肌力量轻微减弱可导致低氧血症和二氧化碳蓄积，因而术终神经肌肉功能恢复正常非常重要。新生儿比成人更易出现肌松残余，原因包括：①神经肌肉系统不成熟；②肌松药半衰期更长；③呼吸肌Ⅰ型肌纤维数量较少[更易疲劳，（见第14章，图14-11）][225]以及新生儿肺闭合容量与潮气量重叠（气道闭合发生于呼气末，见图2-5）[1163]。残余肌松使呼吸功能轻微受损，甚至更多肺泡塌陷；导致低氧血症、高碳酸血症和酸中毒，这会增强和延长肌松药的作用时间，进而形成一个恶性循环。

婴幼儿拇内收肌四个成串刺激(train-of-four, TOF)监测高估了膈肌的肌松程度[999]。提示膈肌阻滞比拇收肌阻滞需要更大剂量的肌松药。因此，如果拇收肌TOF已经完全恢复，可以推断膈肌也已经完全恢复。

临床上，评价婴儿拮抗是否充分较儿童或成人更为困难。婴儿难以引出握力和自主抬头，故观察术前的临床情况（肌张力、呼吸深度、哭声）非常重要，目的是在拮抗后达到相似的活动水平。评价肌松拮抗有用的临床症状包括屈髋、屈臂、抬腿和腹肌张力的恢复[1164]。也可测量吸气力，吸气负压为–25cmH₂O或以上提示拮抗充分[1165]。哭闹时肺活量>15ml/kg提示呼吸储备能力足够。TOF辅助很有价值，最小的婴儿也很容易监测到收缩力（四次收缩相同提示拮抗充分）。

依酚氯铵虽起效快，但使用新斯的明最终的恢复更佳，故后者常规用于小儿麻醉[1166,1167]。婴儿（2～10个月）、儿童

（1～6岁）和成人(V_{dss}为0.5L/kg)新斯的明分布容积相似，但儿童消除半衰期更短[1168]。清除率随年龄增长而减少，婴儿、儿童和成人（29～48岁）清除率分别为13.6ml/(kg·min)、11.1ml/(kg·min)和9.6ml/(kg·min)[1168]。在小儿中，拮抗肌松的抗胆碱酯酶药用量低于成人[1168]，但拮抗速度取决于拮抗时神经肌肉阻滞的程度，以及拮抗剂的种类和剂量。TOF反应消退时，给予10～20μg/kg阿托品或5～10μg/kg格隆溴铵后，再予20～25μg/kg新斯的明足以完全恢复肌力。必要时间新斯的明可重复给药，最高可达70μg/kg；超过100μg/kg可能引起神经肌肉接头乙酰胆碱过多导致反常肌无力。小儿依酚氯铵的剂量大于成人，至少需要0.3mg/kg，但通常是0.5～1.0mg/kg[1167,1169-1172]。

有人认为中效肌松药无须拮抗，尤其是最后一次给药很长时间后。借助可靠的肌松监测仪器并结合临床观察和呼吸测量，临床医生越来越相信拮抗并非总是必须。这可能对中短效肌松药，特别是血浆水解的阿曲库铵或顺式阿曲库铵，更为适用。儿童肌松恢复比成人更快[1171,1172]。婴儿所有肌松药的消退都可能延迟，都需要拮抗。怀疑持续存在某种程度的神经肌肉阻滞时也必须进行拮抗。

体温过低增强大多数非去极化肌松药的药效并延迟消除[1173]。术终小儿试图恢复自主呼吸时，这种影响会造成特殊问题。寒战增加氧耗和呼吸系统负荷；如果呼吸肌不能适应这种负荷增加，可能发生低氧血症和二氧化碳潴留进而导致酸中毒，而酸中毒又可增强肌松作用。为避免术后额外的心肺负荷，婴儿体温低于35℃(95℉)需要予以保暖。待核心温度高于该水平再尝试进行肌松拮抗。

理论上，所有抗生素复合肌松药时都具有神经肌肉阻滞的特性[1174]。氨基糖苷类抗生素的衍生物如庆大霉素、妥布霉素和新霉素影响最大。临床单次剂量的抗生素对神经肌肉阻滞作用影响可能很小[1175]；但仅凭这点并不能排除高浓度抗生素增强神经肌肉阻滞的可能，特别并存其他潜在因素时。随着中效肌松药进入临床，抗生素与肌松药相互作用延长神经肌肉阻滞的临床重要性已经降低。

镁也能松弛肌肉并增强肌松作用。成人舒更葡糖钠拮抗罗库溴铵后再给予镁，血镁浓度达2.67mmol/L时可再度导致肌松，45min后肌松方能缓解。

舒更葡糖钠

舒更葡糖钠(Org25969)属环糊精家族成员，是一种环寡糖[1177]，其中心有疏水分子（图7-22)[1178,1179]。这种化合物包裹罗库溴铵和维库溴铵后形成稳定的复合物，阻止肌松药的进一步作用，随后复合物以原形从肾脏排出。化学包裹使罗库溴铵血浆浓度降低，促进罗库溴铵与乙酰胆碱受体解离，加快肌力恢复。在成人志愿者中，给予0.6mg/kg罗库溴铵3min后产生了深度神经肌肉阻滞，舒更葡糖钠2mg/kg或更大单次剂量可在2min内逆转该肌松[1180]。早期儿童研究表明，2mg/kg舒更葡糖钠可逆转罗库溴铵引起的婴儿、儿童和青少年中度肌松作用[1103]；出现第二个肌颤搐到TOF恢复到0.9的平均时间大约为1.2min。最近研究表明，儿童术后应用舒更葡糖钠比新斯的明的拔管和苏醒时间要快得多，而两者副作用类似[1181,1182]。临床试验和儿童研究均证明了其

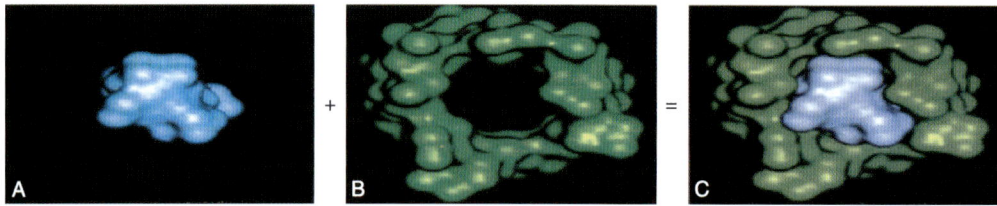

图 7-22 （A）罗库溴铵分子（蓝色）和（B）舒更葡糖钠（绿环）的 X 线晶体学。（C）复合体分子 3D 结构示罗库溴铵位于环状舒更葡糖钠内部。罗库溴铵 - 舒更葡糖钠复合体结构稳定，无解离常数，经肾脏原形代谢［摘自 Gijsenbergh F, Ramael S, Houwing N, van Iersel T. First human exposure of Org 25969, a novel agent to reverse the action of rocuronium bromide. *Anesthesiology* 2005；103（4）：695-703］

安全性和有效性[1182a, 1182b]。舒更葡糖钠在儿童肌松药起效后不久，即可快速高效拮抗大剂量罗库溴铵的作用[1183-1187]。舒更葡糖钠能迅速拮抗成人无肌颤搐的深度肌松作用[1184, 1188]。逆转速度取决于肌松阻滞强度和舒更葡糖钠剂量[1102, 1104, 1189]。鉴于以上，罗库溴铵可能在许多情况下可取代琥珀胆碱，包括儿童短小手术快诱导插管[1105, 1190]。舒更葡糖钠由肾脏清除，已知肾衰患者罗库溴铵的消除延长[1127]。尽管新生儿肾小球滤过率不成熟，但也无不良后果。用于终末期肾衰患者[1191-1193]，舒更葡糖钠的逆转特征与肾功能正常患者相似。

两个原因导致舒更葡糖钠在美国上市推迟。首先，有证据表明舒更葡糖钠可能引发过敏或过敏反应[1194]；其次是价格昂贵。舒更葡糖钠价格超出经济实用性，世界上所有医疗机构都无法作为常规用药（E 表 7-8）[1195]。这使得舒更葡糖钠只能作为一种急救药物。数据表明，相比琥珀胆碱作用消退，该药可在 2min 内抢救罗库溴铵插管剂量（1.2mg/kg）后无法插管或无法通气的情况[1105, 1184]。遗憾的是价格昂贵，如能常规大剂量使用罗库溴铵而不用担心长时间的神经肌肉阻滞，罗库溴铵完全可替代琥珀胆碱，则高钾血症或 MH 的发生率很可能降至接近于零。

E 表 7-8 以体重和阻滞深度估算舒更葡糖钠拮抗罗库溴铵的花费

阻滞深度	重量/kg			
	3	10	20	70
轻度（4 个颤搐衰减）2mg/kg	$2.70	$9.00	$18.00	$63.00
中度（1～2 个颤搐）4mg/kg	$5.40	$18.00	$36.00	$126.00
深度（无颤搐）8mg/kg	$10.80	$36.00	$72.00	$252.00
药物浪费（单个患者使用；深度阻滞）	$79.20	$54.00	$18.00	$20.56[b]

[a] 费用单位为美元（USD）。

[b] 假设每安瓿 200mg，至少约 90 美元。

2017 年 9 月 28 日与布法罗妇女儿童医院辛西娅·布朗的个人交流。

给予舒更葡糖钠后如需重建神经肌肉阻滞，所需罗库溴铵剂量尚不清楚[1151]，更谨慎的做法似乎是改用不受舒更葡糖钠影响的苄异喹啉类肌松药。

肌松药在特殊情况下的应用

众多复合用药中，氟烷诱导后给予琥珀胆碱似乎最有可能触发 MH[1196]（见第 41 章）。MH 风险儿童应避免复合使用去极化神经肌肉阻滞与吸入麻醉药[1197]；最安全的全身麻醉技术是阿片类药物 - 氧化亚氮 - 氧，以及苯二氮䓬类、丙泊酚和非去极化肌松药。去极化肌松药避免了心血管副作用，不引起心动过速 -MH 的早期症状[1198,1199]。有人担心线粒体病和 MH 之间可能存在关联。回顾性综述并结合来自 MH 患者家庭成员病理学样本证据，结论并不清楚，或许是"偶然关联"[1200]。因为这些患儿多为卧床不起，为谨慎起见避免使用琥珀胆碱。尽管缺乏足够数据支持，患者麻醉计划应常规包括恶性高热的预防[1201]。

神经肌肉疾病和线粒体病患儿使用肌松药一直存在争议[1199,1202,1203]。有报道 Duchenne 和 Becker 肌肉萎缩症患儿应用琥珀胆碱后出现横纹肌溶解（见第 24 章和第 41 章）。谨慎的做法是在可疑的神经肌肉疾病或线粒体病儿童避免使用琥珀胆碱（见上文）。神经肌肉疾病患儿非去极化肌松药反应多变，大部分患儿对肌松药相对敏感，尤其是肌肉失用性萎缩的肌营养不良者[1199,1204,1205]。肌松作用持续时间往往延长。由于长期制动，可能有明显的耐药性但非常少见。所有非去极化肌松药中，我们推荐使用顺阿曲库铵，因其有多个降解位点且不依赖于器官功能[1206-1208]。进行性假肥大性肌营养不良儿童阿曲库铵用量与健康儿童相似，但作用时间可能会延长[1206]。进行性假肥大性肌营养不良患儿剂量反应研究表明，罗库溴铵的起效时间和恢复时间均显著延长（2～3 倍于正常儿童）[1209]。严重呼吸功能障碍儿童应谨慎使用肌松药，因为即使是小剂量也可能导致严重的肌肉无力和需要通气支持。同样，术中拮抗任何残余肌松作用很重要。如果对神经肌肉接头功能有任何怀疑，应保留插管直至肌力恢复。

琥珀胆碱引起烧伤儿童高钾血症，可能导致心搏骤停[1210]，烧伤范围越广，高钾血症反应的可能性越大。与高钾血症相关的最小烧伤面积是 8%。虽然大多数心搏骤停发生在烧伤后 20～50 天，但烧伤数天内应用琥珀胆碱可使血浆钾浓度急剧升高。烧伤后 24h 内琥珀胆碱引起高钾血症尚未见报道。高钾血症是烧伤后肌膜表面乙酰胆碱受体上调的结果（见第 36 章）[1211]。

烧伤儿童可能需要 2～3 倍常规静脉注射剂量的非去极化肌松药。这种耐药性高峰出现在烧伤后 2 周左右，在重度烧伤患者可持续数月，随着烧伤愈合而逐渐减弱。耐受性程度与烧伤程度和愈合时间有关。这种抗药性可能部分与肌松药表观分布容积增加（包括 α_1-酸性糖蛋白浓度增加）以及突触外乙酰胆碱受体数量、敏感性及类型的增加等有关（见第 36 章）。

阿片类药

吗啡

吗啡是儿童术后镇痛最常用的阿片类药物，也是其他阿片类药作用的参考标准。其主要镇痛作用是通过激活脊髓上 μ_1-受体；鞘内或硬膜外给药时脊髓 μ_2 受体起重要的镇痛作用[1212]。吗啡溶于水，但相比其他阿片类药物脂溶性较差。

药效学

新生儿和婴儿大手术后吗啡有效镇痛的血浆浓度为 10～20ng/ml[1213,1214]；儿童浓度-效应关系尚未定义[1215]。PK 和 PD 变异性较大，提示术后疼痛的新生儿和婴儿应小剂量（0.02mg/kg）递增静脉滴定以获得满意疗效[1216,1217]。性别和遗传都对 PD 有很大影响[1218]；人类 μ 受体多态性 A118G 基因控制疗效反应[1219]。炎症细胞因子、情绪和肾上腺素能反应也影响 PD（见第 6 章）[1220]。

吗啡的低油水分配系数为 1.4，pKa 值为 8（生理 pH 下 10%～20% 药物未解离）导致其峰值作用延迟、进入中枢神经系统缓慢。吗啡的 $T_{1/2}keo$ 在成人接近 17min[1221]，足月新生儿约为 8min[1222]。

药代动力学

吗啡主要由肝酶 UGT2B7 代谢为具有药理活性的吗啡-3-葡糖苷酸（M3G）和吗啡-6-葡糖苷酸（M6G）。成人硫酸盐化和肾清除为次要代谢途径，但在新生儿占主导地位。M6G 对期望效应（镇痛）和不良反应（恶心，呼吸抑制）的贡献临床争议较大[1223]。有人认为 M3G 拮抗吗啡效应并与其耐受性相关[1224]。

停经后年龄 24 周时清除率为 3.2L/(h·70kg)，足月时增加到 19L/(h·70kg)，6～12 个月可达成人值（80L/(h·70kg)）（图 7-11）[45,48,1225]。这些吗啡代谢的发育影响可部分解释新生儿作用时间延长的原因。吗啡清除率的成熟发育提示，年长婴儿清除率（L/hkg）可能超过成人。吗啡清除率为灌注限制型，肝脏摄取率较高。因其首过效应，口服生物利用率约为 35%[2226]。代谢物经肾脏清除、部分经胆汁排泄。肾功能受损导致 M3G 和 M6G 累积[2227]。相比健康同龄人群，危重新生儿及心脏手术患儿清除率降低（图 7-23）[45-47,1213]。

吗啡 PK 个体差异性很大，因此持续输注期间血清浓度范围跨度很大[1228]。多种协变量与吗啡 PK 变异性有关；扁桃体切除术后非洲裔美国患儿较白种儿的吗啡清除率更快[2229]。清除率变异性受控制 UGT 酶系统的遗传因素影响[1220]；甚至患儿居住地（如高海拔）也会产生影响（见第 6 章）[1230,1231]。

给药途径

新生儿静脉注射吗啡常用，但也有其他途径可选。直肠给药后吗啡镇痛效果差异性很大[1232]；但已有报告多次给予吗啡后吸收延迟引起呼吸暂停，因此**不推荐这种给药途径**[108]。吗啡口服后吸收差异性也相当大[F 0.3，变异系数

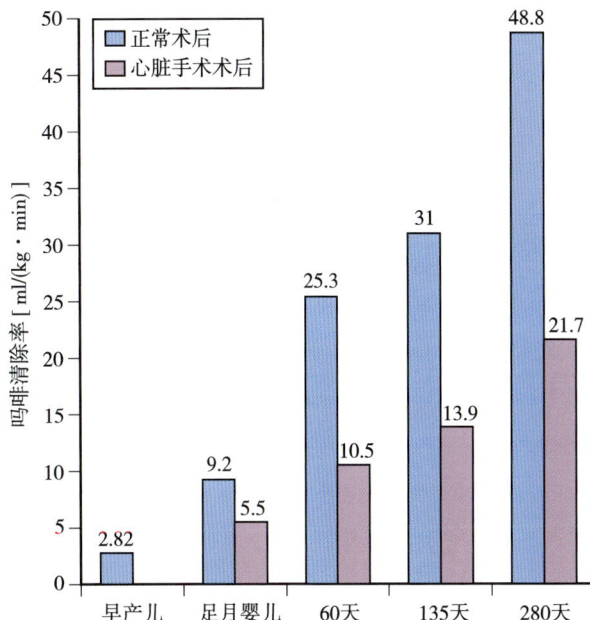

图 7-23 正常和心脏手术后婴儿吗啡清除率与年龄相关。注意婴儿出生后前几周内吗啡代谢能力迅速增加，一些婴儿 1 月龄时即达到成人值。此外，心脏手术后婴儿的吗啡代谢能力明显受损，可能与使用血管升压剂和/或肝脏灌注量降低有关。所有年龄段都存在患者个体间差异；早产儿清除率最低[摘自 Lynn A, Nespeca MK, Bratton SL, et al. Clearance of morphine in postoperative infants during intravenous infusion: the influence of age and surgery. *Anesth Analg*. 1998; 86(5): 958-963 and Mikkelsen S, Feilberg VL, Christensen CB, Lundstrøm KE. Morphine pharmacokinetics in preterm and mature newborn infants. *Acta Paediatr*. 1994; 83(10): 1025-1028]

（CV）36%；吸收半衰期（$T_{1/2}abs$）0.71h，CV 55%]，依据浓度预测的镇痛区间极广[1233]。吗啡（25～50μg/kg）也经骶管和蛛网膜下腔给药（见第 42 和 44 章）；虽然全身吸收缓慢，但吗啡从脑脊液扩散至脑干，可能导致呼吸抑制持续 6～18h。

也可间断静脉注射、连续输注或患者自控镇痛静脉给药（见第 44 章）[1234-1236]。常用初始剂量 0.05～0.2mg/kg。以下情况应减少吗啡剂量：新生儿、危重症患儿、正在追加镇痛药或催眠药的患者和/或夜间阻塞性睡眠呼吸暂停（OSA）血氧饱和度偏低（<85%）者[1237-1239]。

不良反应

婴幼儿使用阿片类药物的主要风险是呼吸抑制[99,1205]。10～30μg/(kg·h)吗啡输注速度可为儿童提供足够的术后镇痛而无呼吸抑制[1240]。4 周龄或以上婴儿术后镇痛需逐步调整输注频率（新生儿约 5μg/(kg·h)，1 个月时约 8.5μg/(kg·h)，3 个月时约 13.5μg/(kg·h)，1 岁时约 18μg/(kg·h)，1～3 岁儿童略低于 16μg/(kg·h)[213]。

婴幼儿血浆浓度 20ng/ml 时可能出现呼吸抑制，但新生儿特别是易发生理性呼吸暂停的早产儿，浓度-反应关系目前尚不清楚。吗啡引起呼吸抑制时潮气量和呼吸频率减少；是否引起 CO_2 反应曲线平移或斜率改变尚未确定。吗啡抑制新生儿呼吸大于哌替啶[1241]，机制不明，可能与 PK 改变、血脑屏障（BBB）不成熟[203]、局部血流改变或脑摄取增

加等有关。新生大鼠吗啡的大脑摄取量是成年大鼠的 2～3 倍[203]；因此新生动物吗啡的 LD_{50} 比成年动物低 5 倍[201-203]。BBB 不成熟可部分解释早产儿吗啡敏感性相比哌替啶或芬太尼增加；后两者由于其亲脂性，能迅速穿过成人或婴儿 BBB–也就是说，对亲脂性药物而言，早产儿几乎没有 BBB[1242]。

或者婴儿清除率降低导致重复给药时吗啡蓄积[167]。另一种可能是呼吸中枢的吗啡敏感性有成熟性改变（PD），而非吗啡大脑内平衡改变（PK）。无论哪种机制，均提示早产儿和 1 岁以下婴儿使用吗啡须谨慎。静脉单次推注吗啡可能伴随明显的组胺释放，偶尔会导致全身性低血压[1244]。静脉输注吗啡过程的荨麻疹常为局部而非全身性过敏反应。

M6G 也可导致肾衰竭患儿呼吸抑制。M6G 镇痛和呼吸抑制的 $T_{1/2}keo$ 为 6.7h（范围 4～8h）。吗啡、M6G 的 EC_{50} 为 16.9ng/ml（范围 10～18ng/ml），量效关系的斜率（$n=2.35$）也相似。

术后恶心呕吐（PONV）的发生率与吗啡用量有关；超过 0.1mg/kg 时儿童呕吐发生率超过 50%[126,1247]。吗啡及其代谢物浓度相似时，拉丁裔儿童瘙痒发生率增加 4 倍，呕吐发生率增加 7 倍[128]，但原因不明。扁桃体切除术研究发现白人女性患儿 PONV 发生率显著高于白人男性患儿（$P=0.001$），麻醉后恢复室停留时间也明显延长（$P=0.01$）[1249]；因而性别也是药效学影响因素之一。

新生儿连续输注吗啡超过 2 周后停药，可见戒断症状；如果吗啡输注速率 >40μg/(kg·h)，输注期少于 2 周即可见到戒断症状。预防戒断症状的策略包括椎管内镇痛、护士控制的镇静管理方案、氯胺酮或纳洛酮与吗啡混合输注及使用耐受可能性较低的替代药物（如美沙酮）[1250,1251]。表 7-11 是成人胃肠外和口服阿片类药物的相对剂量。

表 7-11　成人常用口服和胃肠外阿片类药物的相对比较

药物	胃肠外剂量/mg	口服剂量/mg	半衰期/h
吗啡	10	30～40	2.0～3.5
氢吗啡酮	1.5～2.0	6.0～7.5	2～4
羟考酮		15～30	2～4
美沙酮	7.5～10.0	15	22～25
哌替啶	75～100	300	3～5
可待因	120～130	200	3
芬太尼	0.1	0.1	0.5

改编自 Lugo RA, Kern SE. Clinical pharmacokinetics of morphine. *J Pain Palliat Care Pharmacother*. 2002；16(4)：5-18。

FDA 和美国儿科学会颁布可待因安全问题之后，口服吗啡治疗扁桃体切除术后和其他慢性疼痛逐渐增加[1226,1252-1254]，儿童数据有限[234,1255]。慢性疼痛患儿建议从 1.5～2mg/(kg·d) 开始[1256]；但用于急性疼痛尤其较敏感的 OSA 患儿可能过量。吗啡静脉与口服转化时，口服 3～6mg 相当于静脉注射 1mg。口服吗啡溶液有多种浓度。吗啡缓释片剂儿童可用但研究数据有限，可能是青少年慢性疼痛有效的镇痛药。

哌替啶

哌替啶是治疗重度疼痛的阿片类药物；由于其不良反应

和代谢产物，目前已不再用于镇痛治疗。哌替啶重复给药可能导致代谢产物去甲哌替啶蓄积，进而导致癫痫发作[1257,1258]，已从儿童医院处方集删除。除单次给药外不建议使用。哌替啶为弱阿片类药物，主要激动 μ- 受体，效能约 1/10 吗啡。成人静脉注射后 5min 产生镇痛，10min 内效应达峰（$T_{1/2}keo$ 约 7～8min）[1259,1260]。哌替啶经 N- 去甲基化代谢成哌替啶酸和去甲哌替啶。婴儿和儿童清除率约为 8～10ml/(min·kg)[1261,1262]。新生儿清除率非常低，经胎盘吸收哌替啶的新生儿，其消除半衰期比母体延长 2～7 倍[1263]。儿童静脉给药后消除半衰期 3±0.5h[1261]，新生儿半衰期范围较大，为 3.3～59.4h[1262]。婴儿的 V_{dss} 为 7.2(3.3～11)L/kg[1262]，>2～8 岁儿童的 V_{dss}[(2.8±0.6)L/kg][1261]。

儿童哌替啶仅用于治疗寒战，而非镇痛。起效时间比吗啡更快，但儿童反复给药后有癫痫发作风险，故儿已将其从常规用药中删除。哌替啶用量 1～2mg/kg（表 7-11），但危重病患儿应减量。静脉注射、肌内注射和直肠给药后血浆峰值分别为 5min、10min 和 60min[1264,1265]。儿童直肠给予哌替啶后生物利用率变化很大（32%～81% 给药量），**目前不推荐使用**[1261]。

婴儿哌替啶诱发的呼吸抑制小于吗啡；这与哌替啶 V_d 值较大有关[1241]。与人类临床反应相似，新生动物中哌替啶 LD_{50} 比成年动物低 20%[201]。哌替啶呼吸抑制低于等效剂量吗啡。由于 PK 个体差异性很大，类似其他阿片类药物，年幼婴儿使用哌替啶须严密观察呼吸抑制和气道阻塞等情况[1262]。哌替啶曾作为各种"冬眠合剂"的成分用于镇静已多年。混合物的安全性尚有疑问，不推荐镇静时使用[1266]。

氢吗啡酮

氢吗啡酮是吗啡的半合成同源物，效能 5～7.5 倍于吗啡[1267]。静脉和肌内注射剂量为 10～20μg/kg，静脉连续输注速度为 1～4μg/(kg·h)。经鼻和口服（每 3～4h，30～80μg/kg）给药后生物利用度约 55%，直肠给药后约 35%（不推荐）[1268,1270]；首过代谢明显[1271]。报告的儿童清除率 51.7（范围 28.6～98.2）ml/(min·kg)，半衰期 2.5±0.9h[1268,1272]。氢吗啡酮代谢为氢吗啡酮-3- 葡糖醛酸苷（95%）和其他代谢物，几无多态性诱发的风险[1273]。

氢吗啡酮常用于需长期镇痛时[1274-1277]。氢吗啡酮代替镇痛可减少不良反应或吗啡代谢物蓄积，尤其是肾衰竭时[1278]。用药途径包括静脉、口服、硬膜外和鼻内给药[1267,1274,1275,1279-1282]。

氢吗啡酮可用于治疗慢性癌痛。患儿自控镇痛时，血浆浓度 4.7ng/ml（范围 1.9～8.9ng/ml）可有效缓解黏膜炎[1267,1272]，治疗严重疼痛可能需要更高的血浆浓度（10～30ng/ml）。口服缓释制剂临床试验正在 7～17 岁儿童进行（FDA. gov）。

羟考酮

羟考酮为长效半合成阿片类药物，口服给药，也有控释制剂[1283-1285]。代谢途径是 CYP3A 介导的 N- 去甲基化为去甲羟考酮和 CYP2D6 O- 去甲基化为羟吗啡酮和去甲羟基吗啡酮；这些途径新生儿尚未成熟[1286,1287]。极早产新生儿消除半衰期为 8.8h（范围 6.8～12.5h）；早产新生儿为 7.4h

（4.2～11.6h）；较大新生儿为 4.1h（2.4～5.8h）。6～24 个月婴儿消除半衰期较短，为 2.0h（1.7～7.26h）。所有年龄组中位数肾清除率相当稳定，而非肾清除率随年龄增长而显著增加[1286-1289]。

清除率出生后第一年完全成熟。异速生长模型描述 6 个月至 7 岁儿童的清除率成熟数据如下，$CL/F=55×(Wt/70)^{0.87}$ L/（h·70kg），$V_d/F=86×(Wt/70)^{1.16}$ L/70kg[1288]。眼科术后静脉注射盐酸羟考酮（0.1mg/kg）后，5.4 岁（范围 2～9 岁）患儿的清除率相似；清除率和分布容积（V_{dss}）分别 46L/（h·70kg）和 147L/70kg[1290]。与许多药物相同，新生儿羟考酮消除半衰期的个体差异较大[1288]。儿童静脉、口腔黏膜、肌内注射或口服给药后消除半衰期 2～3h[1289]。肝功能不全患儿清除率可能降低[1291]。

成人经鼻、口服和直肠剂型的相对生物利用度约 50% 静脉给药。幼儿羟考酮含服和舌下给药吸收相似[1272]。各种途径给药后生物利用度为：肌内注射，68%；黏膜，55%；口服，37%[1289,1292]。直肠给予羟考酮生物利用度相似但吸收延长，**不推荐使用**[1293]。羟考酮静脉制剂有显著呼吸抑制作用；幼儿眼科手术后 0.1mg/kg 抑制通气的程度高于其他阿片类药物[1288,1290,1294,1295]。静脉羟考酮后 8min，平均 $ETCO_2$ 最高、平均通气频率最低，4min 后平均外周动脉血氧饱和度最低。

CYP2D6 催化 O- 去甲基化生成羟吗啡酮，占循环代谢产物的 10%，强度为羟考酮的 14 倍，μ- 阿片受体亲和力比羟考酮高 40 倍。因此，快代谢型哺乳母亲可能使婴儿暴露于过量阿片类药物[1290,1296]。肝功能不全患儿清除率可能下降。该药常用于患者从自控镇痛向治疗慢性疼痛的过渡（见第 44 章和第 45 章）[1290]。治疗浓度范围 10～100ng/ml 很广[54,1297]。

氢可酮

氢可酮经 CYP2D6 酶系统代谢为活性代谢物氢吗啡酮（见第 6 章）。剖宫产后成年女性研究发现，60% 为快代谢型，30% 是中间代谢型，3% 是慢代谢型，7% 是超快代谢型。这种基因型变异对药物效能和超快代谢产物的潜在毒性有很大影响[1298]。罹患镰状细胞病的非洲裔美国儿童研究发现，氢可酮代谢为氢吗啡酮后两者体内分布相似[1299]；因而有镇痛不足和潜在过量的风险，建议谨慎使用[1300-1302]。该药常与对乙酰氨基酚组成固定组合联合使用（如 Lortab elixir）；因此须避免开具含对乙酰氨基酚的其他镇痛药。用量应基于理想体重计算[1303]。OSA 风险儿童剂量应减少 33%～50%。治疗浓度 10～40ng/ml[1304]。

美沙酮

美沙酮为合成阿片类药，镇痛效价类似吗啡但分布更快、消除更慢。美沙酮维持治疗用于成人阿片类药物成瘾者可防止戒断症状。美沙酮是长效合成阿片类药物，肠胃给药生物利用率（80%）很高。其 NMDA 受体有拮抗作用利于慢性疼痛治疗，因为该受体激动与阿片类耐受和痛觉过敏有关。美沙酮为外消旋体，临床效应源于 R- 美沙酮异构体；镇痛作用比吗啡高 2.5～20 倍[1305]。

美沙酮主要用于儿童阿片类药物长期输注停药后预防阶段反应，或其他阿片类药物治疗失败或出现不可耐受的副

作用时提供镇痛[1306]。推荐口服作为儿童重度和持续疼痛的一线治疗药物[1307]。胃肠道给予美沙酮也可安全用于儿童肿瘤患者"甲丙氨酯病房"代替静脉阿片类药物镇痛治疗[1308]。

美沙酮静脉给药可有效缓解术后疼痛。从未使用阿片类药物的成人，美沙酮的最低有效镇痛浓度为 58μg/L[1309]，而阿片类药物戒断的新生儿，如美沙酮血浆浓度超过 60μg/L 则无戒断症状发生[1310]。儿科和麻醉常用的美沙酮外消旋体，代谢产物为 EDDP（2- 亚甲基 -1，5- 二甲基 -3，3- 二苯基吡咯烷）和 EMDP（2- 乙基 -5- 甲基 -3，3- 二苯基吡咯啉）。

美沙酮由细胞色素 P450 酶（CYP3A4、CYP2B6 和 CYP2D6）系统清除，这些酶系出生时均未成熟，因而新生儿可能依赖 CYP3A7 清除美沙酮[1311,1312]。美沙酮具有高度脂溶性，儿童和成人 V_d 为 6～7L/kg[1313,1314]。基于异速生长模型标准化到 70kg 成人，可用三室线性分布模型估计美沙酮的 PK 模型。群体参数估计值（CV，个体间变异）为中央室（V_1）21.5（29%）L/70kg；浅外周室（V_2）75.1（23%）L/70kg；深外周室（V_3）484（8%）L/70kg；清除率（CL）9.45（11%）L/（h·70kg）；室间清除率 Q_2、Q_3 分别为 325（21%）L/（h·70kg）和 136（14%）L/（h·70kg）。EDDP 清除率为 9.1（11%）L/（h·70kg）；EMDP（来自 EDDP）的清除率为 7.4（63%）L/（h·70kg）；EDDP 的消除清除率为 40.9（26%）L/（h·70kg）；中间室清除率常数为每 2.17（43%）/h[1315]。新生儿和儿童的参数估计与新生儿[1251]、儿童[1314]、青少年[1316]和成人报告一致[1317]。清除率的成熟与年龄不相关。对映体清除率新生儿也与成人相似[1315]。

在新生儿中，静脉注射 0.2mg/kg 间隔 8h 给药可在 36h 内达到 60μg/L 的目标浓度。心脏手术后大龄儿童要获得这一目标浓度应考虑持续输注而非间断给药。成人长期使用美沙酮治疗时，其疼痛缓解的浓度-反应关系曲线陡直（斜率 4.4±3.8），美沙酮血浆浓度与效应部位间平衡迅速。因而浓度低于 EC_{50} 时疗效迅速消失。单次剂量 0.2mg/kg 给药后数小时，几乎无镇痛作用。建议青少年脊柱手术后镇痛采用输注（图 7-24）给药[1316]，儿童心脏手术后也可考虑使用。应该指出，美沙酮与其他阿片类药物相似，个体间 PK 差异性较大，可能导致药物蓄积，长期给药可能导致致命后果[1318]。

芬太尼

芬太尼维持血流动力学稳定性优于吗啡，起效迅速（成人 $T_{1/2}keo$ 为 6.6min）且作用时间短。由于其较高的脂溶性和小分子结构，芬太尼能有效渗透 BBB 及体内再分布。芬太尼是婴儿和儿童全麻期间最常用的阿片类药物。对高危早产儿、足月新生儿以及心脏外科手术过程期间的婴儿和儿童特别有效。通常给予大剂量芬太尼（10～100μg/kg）以维持心血管稳态[1154,1319-1329]。芬太尼可以静脉注射、肌内注射、鼻内给药，用作硬膜外镇痛佐剂、口服、口腔透黏膜吸收和经皮给药（被动或离子渗透）等[1330-1337]。

芬太尼通过氧化 N- 脱烷基化（CYP3A4）代谢为去甲芬太尼并羟基化。代谢产物均无活性，少量以原形从肾脏消除。相比足月新生儿，早产儿芬太尼清除率明显降低［平均消除半衰期（17.7±9.3）h］，呼吸抑制延长。清除率随胎龄增加而成熟；停经后年龄 25 周、30 周和 35 周时分别为 7ml/（min·kg）、10ml/（min·kg）和 12ml/（min·kg）[1338]。足月新生儿清除

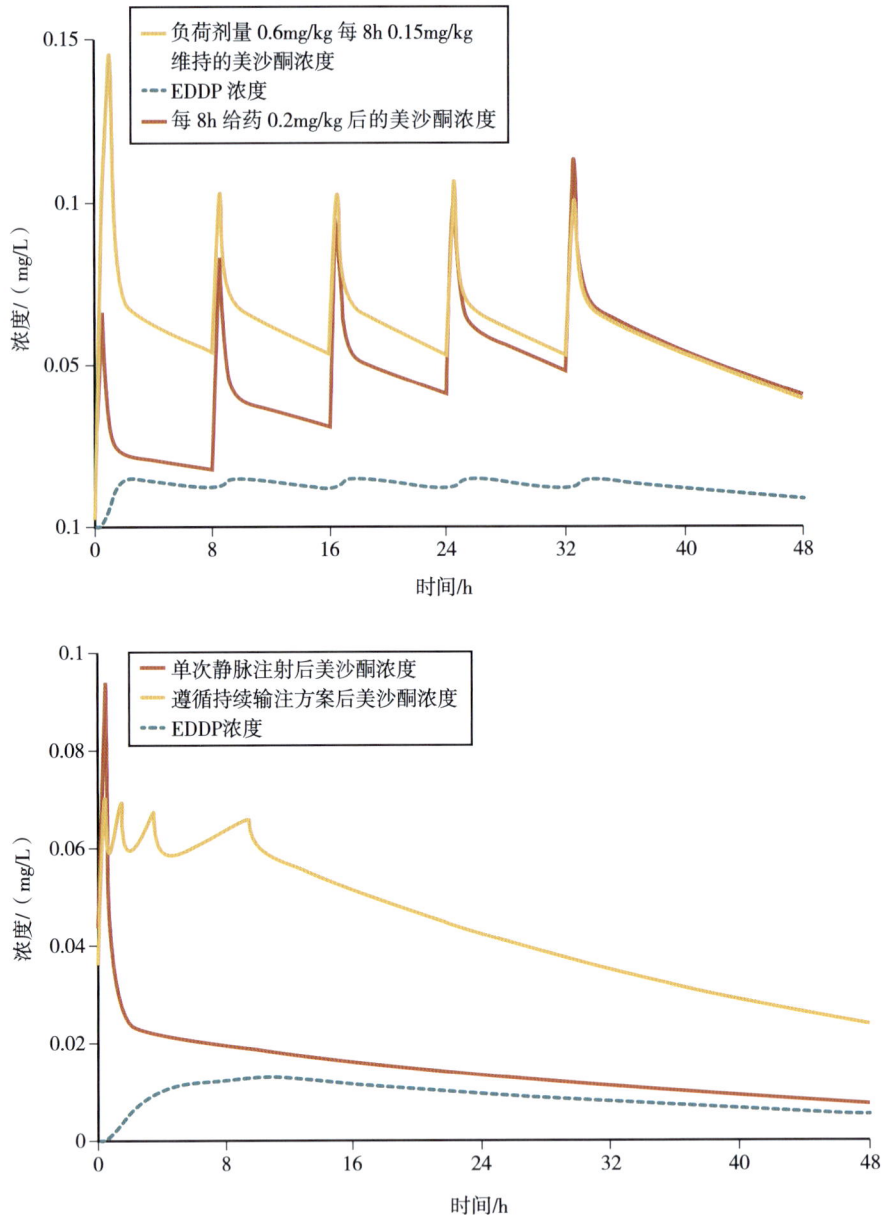

图 7-24　上图示 3.5kg 新生儿模拟结果，美沙酮负荷剂量 0.6mg/kg，随后每 8h 给予维持剂量 0.15mg/kg。EDDP 浓度遵循母体药物浓度规律。相比每 8h 给药 0.2mg/kg 不使用负荷剂量，新生儿美沙酮目标浓度能快速达到 0.06mg/L。儿童给予单剂美沙酮 0.2mg/kg，1.5h 内浓度低于 0.03mg/L，无法获得长时间术后镇痛效应（下图）。输注可能是更好的选择，输注方案是美沙酮负荷剂量 0.15mg/kg，继以 0.15mg/(kg·h) 维持 1h，随后 0.075mg/(kg·h) 维持 2h，最后以 0.025mg/(kg·h) 维持 6h，如此可维持浓度 0.06mg/L。下图也显示了维持该方案后 EDDP 浓度的浓度变化。EDDP，2-亚乙基-1,5-二甲基-3,3-二苯基吡咯烷 [摘自 Ward RM. The pharmacokinetics of methadone and its metabolites in neonates, infants, and children. *Paediatr Anaesth*. 2014; 24(2): 591-601]

率为成人的 70%～80%。以 70kg 成人标准化，新生儿出生后 2 周内达成人值（约 50L/(h·70kg)）[852]。以每千克体重计算时，大龄婴儿（>3 个月）和儿童清除率计算大于成人（30.6ml/(kg·min) vs 17.9ml/(kg·min)），消除半衰期缩短（68min vs 121min）[1319, 1322, 1339-1341]。

芬太尼稳态分布容积在足月新生儿约 5.9L/kg，婴儿降至 4.5L/kg，儿童降至 3.1L/kg，成人降至 1.6L/kg[1342]。新生儿和婴儿稳态分布容积增加，推注给药后，血药浓度较低[343]。足月婴儿（1～7 月龄）缓慢静推芬太尼 3μg/kg，术中

无呼吸抑制也无低氧血症[1344, 1345]；缓慢给药以及 V_{dss} 和清除率（每千克）增加与此有关。肝血流降低会影响（如新生儿脐膨出修复时腹内压增加）芬太尼清除，肝脏细胞色素酶富集区域血流分布不均也会起到作用[1346]。

发绀型心脏病婴儿 V_{dss} 降低，输注芬太尼时血浆浓度增高[1321]。血浆浓度增高与清除率降低[34L/(h·70kg)]，血流动力学紊乱及其继发性肝血流减少有关[1347]。低温也降低芬太尼清除率[138]。输注芬太尼的新生儿推注咪达唑仑后出现严重低血压，反之亦然[1349]。CYP3A4 代谢的其他药物如环

孢素、红霉素可与其竞争清除，并导致芬太尼血浆浓度增加。

芬太尼为强效 μ 受体激动剂，其效价比吗啡高 70～125 倍。成人全身麻醉需要血浆浓度为 15～30ng/ml，基于脑电图其 EC$_{50}$ 为 10ng/ml[1350,1351]。芬太尼可有效预防早产新生儿手术应激反应并改善预后[1352]。单剂量芬太尼（3μg/kg）可降低疼痛的生理和行为学指标，以及机械通气相关的应激反应[1353]。芬太尼血浆浓度相似时，婴儿和成人呼吸抑制发生率相似[1354]。

芬太尼长期输注时危重患儿的 PK 变异很大，平均终末消除半衰期为 21h，范围为 11～36h[1355,1356]。达到相似镇静和镇痛水平，芬太尼输注速度可能相差 10 倍[1355]。PK 和 PD 的变异性强调了剂量滴定以及备用术后通气支持的重要性。儿童长期输注芬太尼有产生快速耐受可能，阿片类药物剂量需求加倍常发生于 7 天后[1357]；停止输注时可能出现戒断症状。与单次负荷剂量相比，芬太尼持续输注加间断推注可有效减轻机械通气早产儿的急性疼痛[1358]。长期输注后应持续数天地逐渐减量而非突然停药[1340,1359,1360]。

低剂量芬太尼作用消除主要是肝脏再分布和快速清除[1340,1361]。成人输注芬太尼 1h 后时量相关半衰期（CSHT）约 20min，8h 后达 270min（图 7-25）[23]。儿童 CSHT 缩短，但新生儿数据缺乏[1341]。大剂量芬太尼在肌肉和脂肪积聚，释放（再循环）速度减慢，大剂量使用后出现长时间呼吸抑制与此有关。无证据表明芬太尼动力学呈剂量依赖性，即临床范围内无组织或酶饱和现象[1361]。阿片类药和巴比妥类药在药理学某些方面非常相似：低剂量时临床效应因再分配终止，大剂量时临床效应因代谢而终止[1354,1361-1364]。

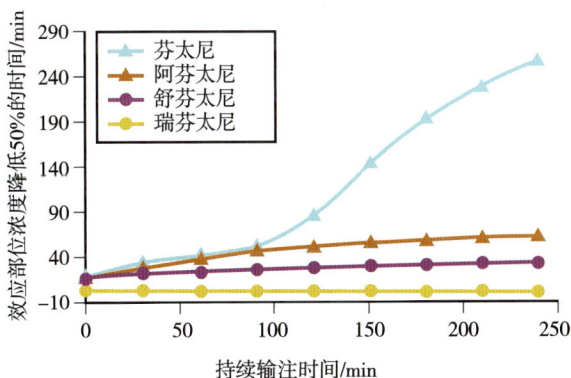

图 7-25　该图模拟维持效应部位浓度恒定输注 240min 后停止输注，瑞芬太尼（黄色圆圈），舒芬太尼（紫色圆圈）、阿芬太尼（棕色三角）和芬太尼（蓝色三角）效应部位浓度降低 50% 所需要的时间。注意：瑞芬太尼曲线平坦，表明其相比其他阿片类药物达平台效应更为迅速，即便长时间输注后，效应部位浓度降低 50% 的时间仍然 <4min[Westmoreland CL, Hole JF, Sebel PS, Hug CC Jr, Muir KT. Pharmacokinetics of remifentanil(GI87084B)and its major metabolite(GI90291)in patients undergoing elective inpatient surgery. Anesthesiology 1993；79（5）：893-903.]

芬太尼初始用量 1～3μg/kg，根据临床指征可酌情追加。高脂溶性使其可迅速透过 BBB；这一特性可能部分解释了新生动物中芬太尼的 LD$_{50}$ 是成年动物的 90%。术中、术后持续输注常用于各年龄段患儿[1321,1364,1365]。芬太尼也用于患者自控镇痛（见第 44 章）[1366,1367]。

静脉注射阿片类药物后常有胸壁和声门僵硬，芬太尼最为常见，其原因尚未明确[138-1373]。球囊和面罩通气困难的原因部分与声门僵硬有关[1373,1374]，缓慢给药可减轻这种不良反应，也可用肌松药或纳洛酮逆转[1374]。此外，罕见推注给药后迷走神经张力增加，导致的心动过缓可能影响新生儿心排血量。芬太尼也对控制新生儿心率的压力反射感受器有明显抑制作用[1375]。鉴于以上原因，泮库溴铵（有解迷走作用）经常与大剂量芬太尼联合使用，并且在新生儿插管中，使用芬太尼-琥珀胆碱前需给予阿托品[1376]。

FDA 曾批准口服芬太尼透黏膜制剂（芬太尼 Oralet）用于儿童术前药，现已退出市场。新配方（Actiq）批准用于 16 岁以上儿童或成人，但治疗儿童癌性爆发痛属于超处方用药[1377-1379]。这种给药方式起效较口含速释片更快，但慢于鼻黏膜给药[1379]。芬太尼绕过肝脏经口腔黏膜快速吸收[794,1331,1332,1380-1384]。尽管如此仍有一半经胃肠道吸收。该制剂儿童生物利用度（33%）低于成人（50%）[1331,1332]。服用后吸收持续一段时间，可提供数小时的镇痛[794,1331,1332]。

开发芬太尼贴剂的目的是提供类似持续静脉输注的缓释制剂[1330,1385-1394]。该制剂并非设计用于治疗术后疼痛，而是针对那些长期需要阿片类药物的患者。这种芬太尼透皮治疗系统（transdermal therapeutic system，TTS）的芬太尼释放速率为 12.5μg/h，可满足儿童癌症疼痛控制的较小剂量需求[1395]。在接受长期吗啡治疗的儿童中，初始剂量近似换算为，口服吗啡 45mg/d 相当于 12.5μg/h 芬太尼 TTS。这是保守的低估剂量以避免呼吸抑制。成人芬太尼吸收在 1h 内开始，6～8h 达治疗水平，24h 达峰[1391,1394,1396]。儿童达峰稍早约 18h[1397]。皮肤的作用类似储器，甚至去除贴剂后吸收仍可持续数小时，由此所致长消除半衰期（14.5±6）h[1397]。皮肤血流、皮肤厚度、贴片位置和皮肤黏附性明显影响芬太尼吸收[1395,1398-1400]。皮肤血流改变（如发热）会增加吸收[1401]。在使用 TTS 芬太尼的慢性疼痛儿童麻醉期间，应考虑加热装置（吸收增加）或体温过低（吸收减少）引起的皮肤血流改变。

TTS 药物应限于熟悉药物转运系统独特 PK 特点的疼痛专家使用[1402]。研究表明儿童和成人经此途径使用芬太尼的 PK 相似[1397]。多中心研究显示 2 至 16 岁儿童的令人满意的长期镇痛效果。但应注意，提交到 FDA 的数据显示，1.5～5 岁儿童芬太尼血浆浓度是成人的两倍[1403]；与此一致，另有研究发现芬太尼浓度与年龄呈负相关，即年龄越小血浆浓度越高[1397]。儿童相比成人皮肤更薄、皮肤血流更好，吸收更快[905]。因此，明智的做法是从最小尺寸的贴剂开始，然后逐渐增加（见第 44 和 45 章）。所有贴剂，包括已经使用过的贴剂，都含有大量芬太尼，有意或无意摄入及不适当使用可能导致致命的毒性反应[1404-1406]。需妥善处理这些贴剂。

硬膜外芬太尼常与酰胺类局麻药联合用于术后镇痛；添加芬太尼可能会加剧瘙痒、恶心和呕吐。扩散超出给药部位有剂量依赖性，但有限，呼吸抑制并不常见[1283,1407]。但值得注意的是，停药后血浆浓度可能会在一段时间内升高，呼吸抑制的潜伏期会延长数小时[1337]。

阿芬太尼

阿芬太尼是一种芬太尼类似物，相比芬太尼的主要优点是脂溶性较低、V_d 较小[1408]。阿芬太尼起效迅速（成人 $T_{1/2}keo$ 为 0.9min），作用时间短，效价是芬太尼的 1/4。麻醉的目标血浆浓度是 400ng/ml。代谢通过 CYP3A4 的氧化 N- 脱烷基化和 O- 脱烷基化，然后与经肾排泄的代谢物结合[1409]。研究表明，相比芬太尼，阿芬太尼脑内浓度低 7～9 倍，V_d 低 4 倍，蛋白质结合较大[1410]。

阿芬太尼比芬太尼体内代谢更快，因此需频繁给药。新生儿清除率（20～60ml/（min·70kg））是成人的 1/10（250～500ml/（min·70kg）），但快速发育成熟[68]。早产新生儿半衰期长达 6～9h[1411,1412]。儿童和成人 V_d 相似，但在早产儿中升高（1.0±0.39 vs 0.48±0.19L/kg）；用每千克体重表示时儿童清除率更高[（11.1±3.9）vs（5.9±1.6）ml/（kg·min）]，因此消除半衰期较短[（63±24）vs（95±20）min][1413-1416]。3～12 月婴儿及年龄较大的儿童的 V_d 和消除半衰期相似[1415]。罹患肝病儿童的清除率明显降低，故肝血流减少的患者临床药效延长（如腹腔压力增加、血管加压药治疗和某些先天性心脏病患儿）[1408,1417,1418]。肾衰竭消除影响不大[1419]。由于早产儿中 α_1- 酸性糖蛋白结合的阿芬太尼较少（65%）而足月婴儿中较多（79%），阿芬太尼未结合部分增加可能与其生物学效应有关[80]。

阿芬太尼的 PK 和 PD 特点有利于其快速有效镇痛，麻醉苏醒迅速。阿芬太尼（10μg/kg）复合丙泊酚（2.5mg/kg）结合用于气管插管，无须 NMBD[1420]；高剂量阿芬太尼也用于心脏手术。在新生儿中，由于胸壁肌僵或声门僵硬的频次，应慎重使用阿尔芬太尼而不加入 NMBD[1262,1421]。

舒芬太尼

舒芬太尼为合成强效阿片类药物，许多方面类似于芬太尼和阿芬太尼。舒芬太尼的效价是芬太尼的 5～10 倍，成人 $T_{1/2}keo$ 为 6.2min[1422]。全静脉麻醉所需浓度为 5～10ng/ml，镇痛浓度 0.2～0.4ng/ml。新生儿有 PD 差异性。新生儿抑制手术刺激血流动力学反应时，血浆舒芬太尼浓度为 2.51ng/ml，明显高于婴儿、儿童和青少年浓度 1.58、1.53 和 1.56ng/ml[1423]。

动物研究证实舒芬太尼代谢消除是 O- 去甲基化和 N- 脱烷基化。同芬太尼和阿芬太尼，CYP3A4 酶负责 N- 脱烷基化[1424]。大多数对儿童静脉注射舒芬太尼的研究集中于心脏手术患儿。有证据显示其 PK 为年龄依赖性，新生儿 V_{dss} 较大、清除率较低，消除半衰期比大龄儿童和成人更长且变异性更大（E 图 7-18）[1423,1425,1426]。新生儿心血管手术中的清除率[（6.7±6.1）ml/（kg·min）]与婴儿[（18.1±2.7）ml/（kg·min）]、儿童[（16.9±3.2）ml/（kg·min）]和青少年[（13.1±3.6）ml/（kg·min）]相比，明显降低[1423]，这与肝脏代谢途径快速一致[1425]。清除率成熟过程用异速生长模型标准化到 70kg 成人，与其他依赖 CYP3A4 代谢的药物相似（如左旋布比卡因、芬太尼、阿芬太尼）（图 7-11）[1427]。另有心血管手术儿童研究表明，婴儿清除率[（27.5±9.3）ml/（kg·min）]高于儿童[（18.1±10.7）ml/（kg·min）][1426]。

健康儿童（2～8 岁）清除率[（30.5±8.8）ml/（kg·min）]高于心脏手术儿童[1428]。肝血流量减少会降低清除率[1428]。肾衰竭不影响舒芬太尼消除，肝血流量有影响；但肝硬化对其消除影响不大[1408,1429,1430]。新生儿 V_{dss} 为（4.15±1.0）L/kg

大于儿童（2.73±0.5）L/kg 和青少年（2.75±0.5）L/kg[1423,1428]。

舒芬太尼负荷剂量后有心动过缓和心搏骤停出现的相关报道，提示注射解迷走药物预处理（阿托品、格隆溴铵或泮库溴铵）是合理的[1431,1432]。

尽管缺乏新生儿数据且存在呼吸抑制风险[1433-1438]，舒芬太尼经鼻给药可能有利于疼痛性诊疗操作患儿的镇静/镇痛[118]。研究表明与经鼻咪达唑仑相比，儿童更易接受经鼻给予舒芬太尼，虽然其呕吐发生率更高且数名儿童麻醉诱导后或诱导期间出现胸壁顺应性降低。经鼻舒芬太尼最有效的剂量为 2～3μg/kg[1434,1436]。儿童硬膜外使用舒芬太尼（0.7～0.75μg/kg）有效，持续时间超过 3h，但麻烦的是瘙痒[1439-1441]。如果连续硬膜外输注给药，应注意舒芬太尼消除缓慢。血浆浓度停药后甚至继续增加，可能导致呼吸抑制[1442]。经鼻舒芬太尼 0.5μg/kg 在 13.8min 时的最大血浆浓度（C_{max}）为 0.042μg/L[118]。

瑞芬太尼

瑞芬太尼是合成阿片类药物中的最新产品[1443,1444]。消除半衰期 3～6min，需输注给药[185,1445-1447]。其独特性在于血液和组织酯酶将其分子中的酯键降解为羧酸代谢物，而迅速终止其效应[1448]，其代谢不受肝肾功能影响[1449]。肾脏消除的瑞芬太尼活性代谢物，活性约为原化合物的 1/1 000～1/300，理论上可在肾功能受损患儿累积并引起临床表现[1450]。

成人肾衰患者输注 12h 后，未能证实有任何阿片类药物效应残留[1451]。瑞芬太尼最重要的特征可能是，半衰期极短以及 10min 内即可快速恢复。丁酰胆碱酯酶缺乏不影响其清除。代谢瑞芬太尼的非特异性酯酶出生时即已成熟[40]。

目标血浆浓度 2～3μg/L 适用于喉镜检查，6～8μg/L 适合剖腹手术，10～12μg/L 可消除与心脏手术相关的应激反应（见第 8 章瑞芬太尼用于全凭静脉麻醉）[1452]。镇痛浓度为 0.2～0.4μg/L。成人 $T_{1/2}keo$ 为 1.16min[184]，但新生儿未见报道。瑞芬太尼短期镇痛作用消退时，应使用替代镇痛药。关于瑞芬太尼 μ- 受体快速耐受性存在争议，可能与 δ- 受体活性相关。异速生长模型可用于描述所有年龄段儿童瑞芬太尼的清除率，清除率 2 790ml/（min·70kg）与其他儿童[185,1454]和成人[184,1444]相似。儿童越小以 ml/（min·kg）表示的清除率越大；清除率随年龄增长而降低，2 岁以下婴儿 90ml/（kg·kg），2～12 岁儿童 60ml/（kg·min），成人 40ml/（kg·min）（图 7-26 和表 7-12）[39,185,1454]。

瑞芬太尼的稳态分布容积 2 个月以下婴儿（452ml/kg）最大，2 个月至 2 岁儿童降至 308ml/kg，2 岁以上儿童降至 240ml/kg。消除半衰期似乎恒定，与剂量或输注持续时间无关，约 3～6min[185,1445]，CSHT 也是恒定的（图 7-25）[1450]。瑞芬太尼输注速率差异 20 倍，导致的自发呼吸恢复时间仅相差 1～3min[1449,1455]。作为阿片类药物，瑞芬太尼对呼吸的影响很好地反映了其 PD 效应[1456]。成人输注阿芬太尼和瑞芬太尼 3h 后，阿芬太尼消除半衰期（47.3±12）min，瑞芬太尼消除半衰期（3.2±0.9）min。阿片类药物的 PD 效应-恢复 50%min 通气量所需的时间，阿芬太尼为（54.0±48.1）min 而瑞芬太尼仅为（5.4±1.8）min。

协变量如心脏手术对瑞芬太尼 PK 影响轻微，但体外循环（CPB）确有影响。由分布容积改变，CPB 期间和之后需要

7

舒芬太尼药代动力学

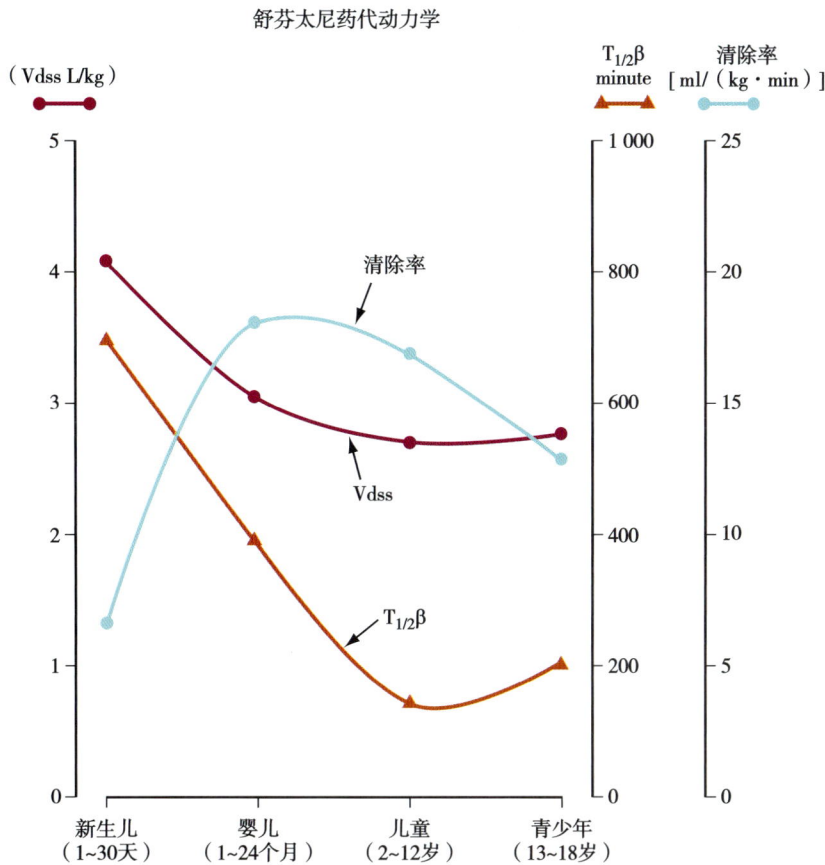

E 图 7-18　舒芬太尼药代动力学与年龄的关系。注意 β 消除半衰期（$T_{1/2}\beta$）和稳态分布容积（V_{dss}）与年龄呈负相关；新生儿清除率最小。儿童和青少年舒芬太尼药代动力学与成人相似 [摘自 Greeley WJ, de Bruijn NP, Davis DP. Sufentanil pharmacokinetics in pediatric cardiovascular patients. *Anesth Analg*. 1987; 66(11): 1067-1072]

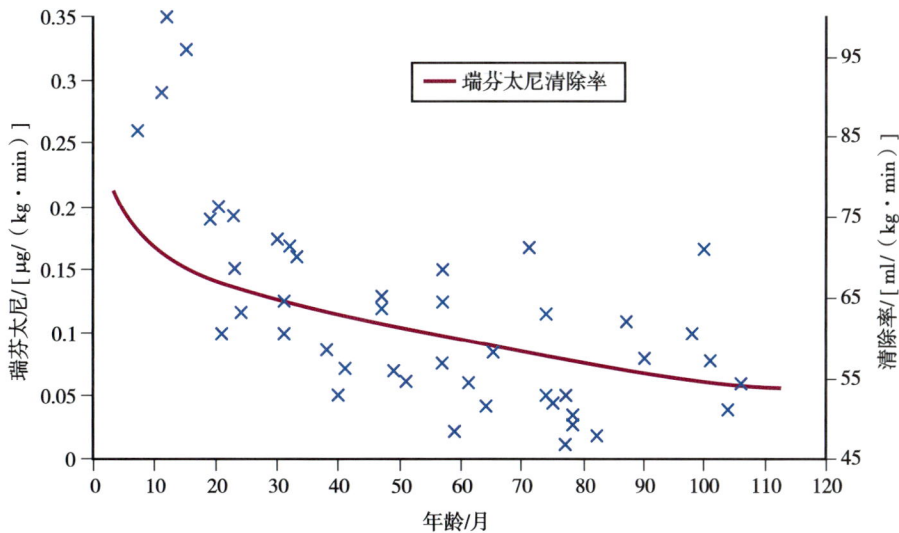

图 7-26　自主通气行儿童斜视手术的麻醉时，年龄对瑞芬太尼耐受剂量（输注速度）的影响[248]。该图叠加了基于异速生长模型确定的瑞芬太尼清除率估计值[76]。婴儿期个体清除率和输注率不匹配。该年龄段婴儿输注速度较大，可能是因为相比较大龄儿童该年龄组呼吸抑制更明显；呼吸频率 10 次/min 的婴儿与 7 岁儿童相比，呼吸减慢的比例不同，表明剂量过大。[摘自 Pediatric models for adult target-controlled infusion pumps. *Paediatr Anaesth*. 2010; 20(3): 223-232; Rigby-Jones AE, Priston MJ, Sneyd JR, et al. Remifentanilmidazolam sedation for paediatric patients receiving mechanical ventilation after cardiac surgery. *Br J Anaesth*. 2007; 99(2): 252-261; Barker N, Lim J, Amari E, Malherbe S, Ansermino JM. Relationship between age and spontaneous ventilation during intravenous anesthesia in children. *Paediatr Anaesth*. 2007; 17(10): 948-955]

表7-12　瑞芬太尼药代动力学与年龄的关系

	0～2个月	2个月～2岁	2～6岁	7～12岁	13～16岁	16～18岁
C_{max}	24.2±10.2[a]	25.4±3.7[a]	34.8±8.2	42.5±13.7	35±10.2	42.7±12.9
V_{dss}	452.8±144.7[a]	307.9±89.2	240.1±130.5	248.9±91.4	223.2±30.6	242.5±109.2
CL/[ml/(min·kg)])	90.5±36.8[a]	92.1±25.8[a]	76±22.4	59.7±22.5	57.2±21.1	46.5±2.1
半衰期/min	5.4±1.8	3.4±1.19	3.6±1.19	5.3±1.4	3.7±1.1	5.7±0.7

CL，清除率；C_{max}，峰值血浆浓度；V_{dss}，稳态分布容积。

[a] 与其他组显著不同。

数据摘自 Ross AK, Davis PJ, Dear G, et al. Pharmacokinetics of remifentanil in anesthetized pediatric patients undergoing elective surgery or diagnostic procedures. *Anesth Analg.* 2001; 93(6): 1393-1401。

调整瑞芬太尼剂量[1457]。CPB 期间的其他 PK 变化与成人数据一致，包括温度降低代谢下降[1458]，相比 CPB 期间，CPB 后清除率更大（代谢增加）[1454]。

呼吸抑制具有浓度依赖性[1459,1460]。声带闭合通常解释为肌肉僵硬，仍是新生儿插管时负荷剂量 3μg/kg 值得关注的问题[1461]。采用丙泊酚（4mg/kg）和瑞芬太尼（3μg/g）或琥珀胆碱（2mg/g）麻醉诱导插管结果相似，无心动过缓、低血压或胸壁强直发生[1462]。瑞芬太尼初始负荷剂量可能引起低血压和心动过缓[1463]，导致一些医生开始输注时，将血浆而非效应部位浓度作为目标。这种低血压反应已在颅骨成形术儿童定量描述。稳态瑞芬太尼浓度 14μg/L，两倍于剖腹手术所需浓度，将导致平均动脉压降低 30%，注射负荷剂量后很容易达到这个浓度。血流动力学效应的 $T_{1/2}keo$ 为 0.86min，小于成人瑞芬太尼边缘频率改变的（$T_{1/2}keo$ 为 1.34min）[184,1464]。

瑞芬太尼长期给药相关的问题是急性耐受。成人志愿者研究发现，镇痛阈值 3h 内达到峰值的 1/4[1465]；青少年脊柱侧弯手术研究也提示有急性耐受性[1466]。1～5 岁腹腔镜手术儿童术中输注瑞芬太尼，速度分别为 0、0.3、0.6 和 0.9μg/（kg·min），结果发现输注 0.6 或 0.9μg/（kg·min）的患者较 0 或 0.3μg/（kg·min）的患者，术后芬太尼用量更多，这表明大剂量瑞芬太尼可引起耐受[1467]。

瑞芬太尼在各个年龄段儿童安全镇痛方面发挥着重要作用，尤其是病情严重的儿童和早产儿[1468-1472]。其主要优点是手术过程中提供强效阿片类药物效应及保持心血管稳定，随后可过渡到不太强效的阿片类药物并早期拔管[1468,1473]。瑞芬太尼是新生儿中唯一一种清除率（kg）增高而非降低的阿片类药物（图 7-26），这也是其在该年龄段患儿的价值所在[1474-1481]。这些药理学差异具有重要的临床意义，意味着可快速滴定获得阿片类药物效应且不会导致长时间镇静。这种阿片类药物只能持续输注给药。如果静脉通路中断、打折或脱落则阿片类药物的作用会迅速消失，患儿会出现疼痛。因此药物应尽可能靠近输注装置的患者端以提供平稳恒速输注。新生儿可稀释（如 5μg/ml）后使用。手术结束后过渡到其他镇痛方案，包括长效阿片类或区域神经阻滞[1482]。

虽然瑞芬太尼可以使用负荷剂量 0.1～0.25μg/kg，但有低血压风险，而且持续输注（0.05～0.15μg/（kg·min））可快速获得稳态镇痛，因而没必要使用负荷剂量给药。如果使用负荷剂量，则通常的目标是效应室而非血浆浓度（译者注：原文此处有歧义，译者已修改）[733]。由于其 PK 优点，持续输注根据效应滴定无须担心"过量"。与多数合成阿片类药物一样，单次给药后可能出现严重心动过缓和低血压，尤其大剂量时[185,1483]。瑞芬太尼可能具有直接的负性变时效应；伍用解迷走神经药物或泮库溴铵可预防这种不良心脏反应[1484,1485]。高浓度（如 15～20ng/ml）的负性变时效应和伴随的血压下降也可用于控制性降压[1486,1487]。

提供深度镇痛并允许监测脊髓诱发运动和感觉电位[1488,1489]，瑞芬太尼似乎是具备此作用的理想阿片类药物。但阿片类药物单用不能产生麻醉，须施用抗焦虑药以确保遗忘；但此类药物的半衰期都超过瑞芬太尼，复苏过程中应注意。

瑞芬太尼辅助丙泊酚无须肌松药可行气管插管[1490]。剂量反应研究发现瑞芬太尼 3μg/kg 复合丙泊酚≤3～4mg/kg 可提供类似 NMBD 的最佳插管条件。瑞芬太尼 2μg/kg 插管条件不满意[744]。瑞芬太尼 - 丙泊酚给药后自主呼吸恢复类似使用琥珀胆碱[1462,1491,1492]；该组合是琥珀胆碱的合理替代方案，可用于儿童气管插管。

布托啡诺和纳布啡

布托啡诺和纳布啡是合成的阿片类激动 - 拮抗剂，镇痛作用等效[1493-1496]。它们通过激动 κ 受体和拮抗部分 μ 受体起效，效价为吗啡的 0.5～0.7 倍，拮抗作用比纳洛酮弱 25 倍。值得关注的是镇静效应，特别是与咪达唑仑相比[1493,1496-1499]。1.5～5 岁儿童纳布啡的消除半衰期（0.9h）显著 <5～8.5 岁儿童（1.9h）和成人（2.3h）。报道的新生儿半衰期为 4h，提示肝脏葡糖醛酸代谢不成熟。成人布托啡诺半衰期与纳布啡相似约 3h。异速生长模型描述 1～10 岁儿童纳布啡 PK：CL 130L/（h·70kg），Q 75.6L/（h·70kg），V_1 210L/70kg，V_2 151L/70kg[1502]。

两种药物均可口服，年轻成人生物利用度 12%～17%，鼻黏膜给药可增加至约 80%[1501,1503-1505]。该系列药物声称的优点是具有足够的镇痛作用，对呼吸抑制有封顶效应[1493,1494,1506-1508]。用于儿童有一定欢迎度[1509-1515]，但纳布啡相比其他镇痛药，对术后疼痛管理的定量分析缺乏[1516]。

儿童经鼻给予布托啡诺对无静脉通路患儿特别有利[1509,1517-1520]。有报告表明布托啡诺术后呕吐频率低于吗啡[1510]。另有报告描述了直肠给药，正如预期，吸收不规则但获得血液峰值水平相对较快[（25±11）min]，消除半衰期[（2.7±0.7）h][1521]。**不推荐直肠给药途径。**必须记住，这些药物可逆转的阿片类药物 μ-受体介导的镇痛作用，因此应该用于初次用药或唯一阿片类用药。

这类药物逆转或预防阿片类引起的瘙痒方面效果不

_[1522,1523]。纳布啡不能逆转吗啡[1524]但能逆转芬太尼引起的呼吸抑制[1525]。布托啡诺已用于骶管或硬膜外给药（25μg/kg）[1526,1527]。

可待因

可待因，是吗啡样阿片类药物，效价为 10% 吗啡。它主要通过葡糖醛酸化代谢，但少部分通过 N-去甲基化成诺卡西汀和 O-去甲基化成吗啡。然而可待因代谢的完整途径仍有待阐明。大约 10% 的可待因代谢生成吗啡。由于可待因的阿片受体亲和力极低，其镇痛作用主要源于代谢物吗啡[1528]。有证据表明高达 11% 的可待因被代谢为氢可酮[1529]，可能是代谢生成吗啡外的另一镇痛机制。儿科镇痛继续使用这种阿片生物碱令人困惑，因为它实际上是一种前体药，且受基因组变异的高度影响，或者无镇痛效果或者过量（参见其他内容和第 6 章和第 33 章）；大多数儿童医院出于安全考虑已不再使用[1157,1530-1533]。美国儿科学会建议深入了解该药的危险性及用于镇痛的必要性，尤其是患有阻塞性睡眠呼吸暂停综合征的肥胖儿童[1534]。2013 年，FDA 在发生数例未诊断的超快代谢型多态性相关的药物过量而致患儿死亡后，发布"黑框警示"，禁止扁桃体切除和腺样体切除（T & A）手术后儿童使用可待因，而导致 T & A 术后可待因处方量急剧减少（见第 6 章和第 33 章）。FDA 最近将这一警示扩展到肥胖和年龄＜18 岁且正在接受 T & A 治疗的患儿[1534a]。然而，圣裘德儿童研究医院鉴定了数百名镰状细胞病儿童的 CYP2D6 多态性，并避免在慢代谢和超快代谢多态性儿童使用可待因，以此解决 CYP2D6 多态性问题[1535]。其余镰状细胞病患儿成功接受了可待因治疗。

可待因主要给药途径是口服和肌内注射，虽然也可直肠给药[1536]。三种途径的可待因用量相似为 0.5～1.5mg/kg。静脉注射可待因曾经使用，因严重威胁生命的不良反应包括短暂、严重心肺功能不全[1537-1539]和癫痫发作[1540]，这种途径已禁用。

儿童围手术期用可待因镇痛部分原因是其良好的 PK 特点。口服给药吸收迅速完全，50% 经历肝脏首过代谢，口服生物利用度 90%，虽然术后生物利用度可能变化很大[1528,1541]。口服后血液浓度达峰约 1h，终末清除半衰期 3～3.5h。肌内注射和直肠途径给药时，血液浓度 0.5h 内达峰，直肠给药后血浆浓度小于肌内注射给药。这两种途径给药后作用持续 1～2h。儿童直肠给药后消除半衰期约 2.6h，而婴儿为 4.6h[1542]，提示婴儿后续给药的时间间隔需延长。成人 Vd 为 3.6L/kg，CL 为 0.85L/h，但儿童发育性变化几无数据描述。

5%～15% 可待因在体内以原形从尿液排泄。剩余 85%～95% 通过三种途径在肝脏代谢：葡糖醛酸化（主要途径）、O-去甲基化和 N-去甲基化[1552]。5%～15% 可卡因经 O-去甲基化成吗啡，该代谢途径依赖于 CYP2D6，这是一种 20% 以上处方药物代谢所需的酶。N-去甲基化途径取决于 CYP3A 酶系统。

可待因 CYP2D6 遗传多态性可归纳为三大类：慢代谢型（PM，吗啡产量极微）、快代谢型（EM，吗啡产量正常）和超快代谢产型（UM，快速产生大量吗啡）。10% 白种人和 30% 的中国香港特别行政区的华人为 PM 型，这些儿童可待因镇痛

常无效[1528]。另外，29% 埃塞俄比亚人和 1% 瑞典人及德国人和中国人为 UM 型[1528]。最近据表明 CYP2D6 多态性的变异频率，特别是 PM 儿童，可能较以前更常见、更多样。长期间歇性夜间缺氧导致基因多态性儿童阿片受体上调，常规或亚临床剂量可待因也易发生意外[1253,1254]。因此，心肺功能受损、肥胖和阻塞性睡眠呼吸暂停综合征疑似者，使用标准（或低于标准）剂量亦须严密监测临床反应。儿童口服"标准"剂量后死亡或近乎死亡已有数例报道并证实为 UM 型[1253,1532,1543-1545]。

可待因控制疼痛有效，虽然受限于吗啡转化量更适合轻中度的疼痛。可待因转化为吗啡的量有限且副作用较少，因而婴幼儿应用普遍，尤其是单次应用时。有证据表明可待因恶心和呕吐发生率低于吗啡[1554]。常与对乙酰氨基酚或非甾体抗炎药联合使用。可待因加入对乙酰氨基酚已证实可缓解婴儿术后疼痛[1547]。研究发现对乙酰氨基酚（10～15mg/kg）和可卡因（1～1.5mg/kg）联合用于儿童扁桃体切除术后镇痛，效果与布洛芬（5～10mg/kg）相当[1548]。

PM 型可待因镇痛作用少或无，但副作用仍在[1549]。而 UM 型血浆吗啡浓度较高，可能出现包括呼吸暂停在内的很多不良反应；用于新生儿可能导致中毒（尤其是含抗组胺和减充血成分的可待因制剂）[1252,1534,1550]。有报道一位 UM 型哺乳期母亲摄入可待因，吗啡迅速大量产生并转移到母乳中，导致其新生儿呼吸抑制后死亡[1543,1551]。由于可待因转化为吗啡的变异性不可预测，建议使用替代药治疗[1552]。我们不再推荐可待因，除非已行 CYP2D6 多态性检测。PM 型儿童可待因镇痛效果不佳；UM 型则可能因吗啡转化增加而致命的危险[1553]。

曲马多

曲马多为弱阿片类药物，呼吸影响极小，通过激活单胺能递质系统的脊髓疼痛抑制通路发挥作用[154-1557]。该制剂在结构上与吗啡和可待因有关[1557]。发挥镇痛作用是两种异构体。一种是 μ 受体激动剂，另一种抑制神经元 5-羟色胺再摄取并抑制去甲肾上腺素摄取，产生"多模式镇痛效应"[1557]。主要通过 CYP2D6 代谢成 O-去甲基曲马多（M1）。PM 型镇痛降低、恶心呕吐减少[1558,1559]。但基因型鉴定并不能预测其表型。归类为 PM 者也可能有正常清除率（图 6-2）。活性 M1 代谢物的 μ-受体亲和力比曲马多约大 200 倍。曲马多因其母体化合物（目标浓度 100ng/ml）和 M1 代谢物（目标浓度为 15ng/ml）产生镇痛作用[1560]。

25 周孕龄时曲马多清除率 5.52L/（h·70kg），停经后年龄 44 周时达 84% 成熟值 8.58L/（h·70kg）[1561]。盐酸曲马多负荷剂量 1mg/kg 可达目标浓度 300μg/L，然后停经后年龄 25 周、30 周、40 周时维持输注速度分别为 0.09mg/（kg·h）、0.14mg/（kg·h）和 0.18mg/（kg·h）[1561]。早在 25 周 PCA 时即可观察到 CYP2D6 活性[1561]。使用标准化异速生长模型，儿童清除率与成人相似[1562]。曲马多对多类儿童群体中至重度疼痛有效，用于 OSA 儿童扁桃体切除术后有一定优势[1563-1571]。由于 CYP2D6 多态性的代谢，FDA 已发布类似禁忌，禁用于 18 岁以下 T & A 手术儿童[1534a]。儿童呼吸暂停与 10 倍剂量误差相关（＞9mg/kg）[1572]。有一种配方给药以滴而非毫升计算，剂量模拟两可，易致意外过量[1573]。

曲马多（1.5～2mg/kg）可直肠给药，约 2h 后血浆浓度

达峰[1574]。曲马多也可骶管给药[1277]，镇痛比静脉给药更长[1575]。骶管内曲马多（5%，2mg/kg）相比骶管内布比卡因（0.25%，2mg/kg）镇痛效果更好[1576]。在明确潜在的神经毒性之前，不推荐骶管给药[1563,1577]。曲马多适合用作静脉镇痛到口服镇痛的过渡（见第 44 章）。相比其他阿片类药物，呼吸抑制和便秘发生率较低，使用限制少，恶心和呕吐发生率相似（10%～40%），是一种有吸引力的替代药物[1578]。

他喷他多

他喷他多（tapentadol）是苯环类口服阿片类镇痛药，双重作用机制类似曲马多，既是 μ 受体激动剂也抑制去甲肾上腺素再摄取。相比曲马多仅轻微影响 5-羟色胺再摄取，阿片类作用更有效且无已知活性代谢物[1579]。CYP2D6 的 PM 患儿预计镇痛效果更好。通常认为属弱中强度阿片类药物，纳洛酮可拮抗。

他喷他多在肝脏结合葡糖苷酸而清除，虽无报道但预计清除率成熟类似经该途径清除的药物（对乙酰氨基酚、吗啡）。儿童资料有限。不良反应（恶心、头晕、呕吐和嗜睡）与曲马多相似[1580]。可缓解伤害性和神经性疼痛但也有滥用和依赖可能。停用单胺氧化酶抑制剂 14 天内使用易发生 5-羟色胺综合征，需谨慎[1581]。

对乙酰氨基酚

对乙酰氨基酚广泛用于治疗疼痛但无抗炎作用。前列腺素 H_2 合酶（PGHS）将花生四烯酸代谢为不稳定的前列腺素 H_2。该酶有结构型酶 PGHS-1（COX-1）和诱导型酶 PGHS-2（COX-2）两种主要形式。PGHS 具有环氧合酶（COX）和过氧化物酶（POX）两个位点。花生四烯酸转化为前列腺素 G_2，为其他前列腺素的前体（E 图 7-19），这取决于 COX 活性位点的酪氨酸-385 基团。对乙酰氨基酚在 POX 位点上具有还原共底物作用。另外，对乙酰氨基酚效应可能由活性代谢物（对氨基苯酚）介导；对氨基苯酚通过脂肪酸酰胺水解酶与花生四烯酸结合，并通过大麻素受体发挥其效应[1582]。

对乙酰氨基酚直肠用药，降低日间手术后阿片类用量的 ED_{50} 为 35mg/kg[1583]。推荐常规用量 >40mg/kg 之前需明确肝脏毒性[1583-1585]；250mg/kg 已有肝毒性报道[1586]。峰浓度与峰效应延迟约 1h[1587,1588]。最大疼痛缓解估值为 5.17（VAS=0～10）等同于 E_{max}=10 时 EC_{50}=9.98mg/L。镇痛效应 $T_{1/2}keo$ 为 53min[1587,1589]。目标效应室浓度 10mg/L 时疼痛减轻 2.6/10[1589]。

儿童对乙酰氨基酚制剂纳肛与口服的相对生物利用度约 0.5，但新生儿更高且接近 1[106]。对乙酰氨基酚有两种静脉制剂可用，选择须谨慎[1590]。一种是对乙酰氨基酚制剂[1591]；另一种是丙酰氨基酚（N-乙酰基-对氨基苯基-二乙基氨基己酸酯），为水溶性对乙酰氨基酚前体，15min 以上缓慢给药，它迅速羟基化成对乙酰氨基酚（1g 丙酰氨基酚 =0.5g 对乙酰氨基酚）[1592]。

儿童对乙酰氨基酚制剂十二指肠 $T_{1/2}$abs 短（4.5min）[1593]。幼儿胃排空延迟，故 <3 个月婴儿 $T_{1/2}$abs 延长（16.6min）[106,1593]。但直肠吸收缓慢且多变。甘油三酯基对乙酰氨基酚 $T_{1/2}$abs

为 1.34h（CV=90%），吸收滞后 8min（CV=31%）。相比较大儿童，<3 个月婴儿直肠制剂 $T_{1/2}$abs 延长（1.51 倍）[1594]。

硫酸盐代谢为新生儿代谢对乙酰氨基酚的主要途径，成人葡糖醛酸苷结合（通过 UGT1A6）为主。使用异速生长 3/4 指数模型，足月新生儿肠内给药后总清除率为 0.74L/（h·70kg），停经后年龄 28 周婴儿为 4.9L/（h·70kg）（CV=38%）[1594,1595]。出生后第一年清除率增加（图 7-11），6 个月时达 80% 大龄儿童（16L/（h·70kg））[106,169]。新生儿静脉制剂的清除率相似[1595,1596]。口服制剂的相对生物利用度为 0.9。

对乙酰氨基酚 V_d 为 49～70L/70kg。Vd 呈指数下降，TM_{50} 为 11.5 周；从 PCA28 周时的 109.7L/70kg 降低到停经后年龄 60 周时的 72.9L/70kg，反映胎儿身体组分及出生后前几个月的体内水分布变化[106]。

对乙酰氨基酚毒性代谢物 N-乙酰基-对苯醌亚胺（NAPQI）在 CYP2E1、1A2 和 3A4 作用下形成；与肝细胞内大分子结合引起细胞坏死和其他损伤。相比年龄较大婴儿、儿童和成人，婴儿出生后 90 天内体外 CYP2E1 活性表达降低[1597]，CYP3A4 在出生后第一周出现而 CYP1A2 出现较晚[1]。新生儿可产生肝毒性代谢物（如 NAPQI），但由于 CYP 活性降低，对乙酰氨基酚诱导的肝毒性罕见。尽管如此，婴儿有两例使用 10 倍过量对乙酰氨基酚的报道，因此静脉注射时需要严密监护[1600]；所幸两名婴儿未发展为急性肝衰竭，均完全康复。

对乙酰氨基酚作为佐剂可减少阿片类药物的用量[59,1583,1601-1606]。麻醉诱导前口服以在苏醒时达到治疗浓度，适用于鼓膜切开置管等短小操作。长时间手术开始时直肠给予对乙酰氨基酚，可在患儿苏醒、能口服药物之前达到治疗浓度[1607]。住院患儿 24h 口服对乙酰氨基酚最大量 75～90mg/（kg·d），但新生儿每日总剂量应减少[1608]。考虑到生物利用度降低和吸收较慢[1609]，儿童栓剂第一个 24h 内建议从 35～40mg/kg 开始[1608]，然后每 6h，20mg/kg。

文献综述了对乙酰氨基酚毒性，76 例 6 岁以下儿童发生肝脏损伤，26 例死亡；每日总剂量低于 75mg/kg 时无死亡或损伤发生[1610]。常规给药很难评估哪些患儿易发肝毒性，治疗期间肝功能短暂损伤可能无法反映肝毒性[1611]。

非甾体抗炎药

非甾体抗炎药（NSAIDs）是一类具有解热、镇痛和抗炎作用的化合物。其作用是通过抑制 PGHS 酶的 COX 位点减少前列腺素生物合成（E 图 7.19）。

由 COX-1 同工酶产生的前列腺素有保护胃黏膜、调节肾血流并诱导血小板聚集的作用。例如，NSAIDs 诱导的胃肠道毒性可能通过阻断 COX-1 活性介导，而 NSAIDs 的抗炎作用可能主要通过抑制诱导型 COX-2 介导。

NSAIDs 常用于儿童退热和镇痛。此外，NSAIDs 的抗炎特性还用于青少年特发性关节炎、肾和胆绞痛、痛经、川崎病和囊性纤维化等多种疾病。吲哚美辛和布洛芬也用于治疗早产儿 PDA[1612-1616]。研究发现对乙酰氨基酚和吲哚美辛与布洛芬治疗导管闭合同样有效，但肾功能、血小板减少及出血副作用较小[1617]。

比较研究儿童 NSAIDs 镇痛与其他镇痛药或镇痛模式

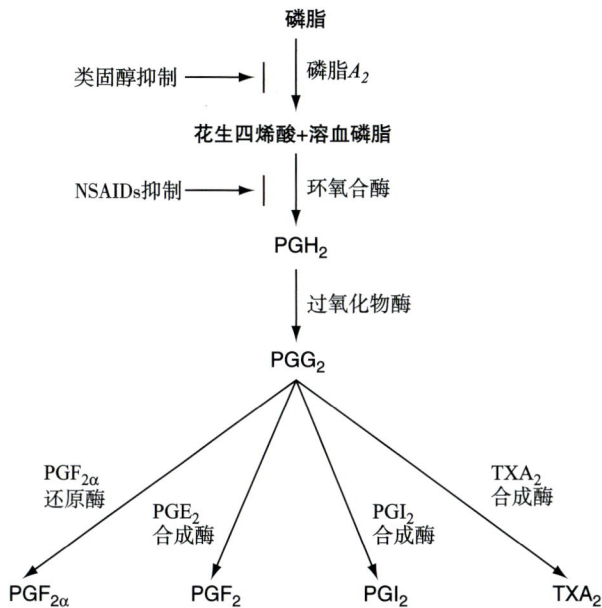

E 图 7-19　前列腺素 H₂ 合成酶控制花生四烯酸转化为前列腺素 G₂(PGG₂)，后者为前列腺素的前体。前列腺素 H₂ 合成酶包含两个位点，即环加氧酶位点和过氧化物酶位点。PGE₂，前列腺素 E2；PGF₂ₐ，地诺前列素；PGH₂，前列腺素 H₂；PGI₂，依前列醇；TXA₂，血栓素 A₂

（如骶管阻滞、对乙酰氨基酚或吗啡）后发现，NSAIDs 是有效的儿童镇痛药物，镇痛质量较高但效果难以量化[1618]。成人拔牙后布洛芬数据显示，与对乙酰氨基酚有相似的 Emax（1.54，刻度 0～3），EC₅₀ 为 10.2mg/L[1619]。T₁/₂keo 为 28min 小于对乙酰氨基酚的 53min[1589]。此外，浓度-反应曲线斜率（Hill 系数，图 7-6）比对乙酰氨基酚更陡峭（布洛芬为 Hill=2，对乙酰氨基酚为 Hill=1），表明镇痛起效更快。对乙酰氨基酚和常用 NSAIDs 药物 S 形 Emax 模型的参数估计见表 7-13。

表 7-13　常用 NSAID 和对乙酰氨基酚 S 型 Emax 量效关系参数估计

参数	对乙酰氨基酚	布洛芬	酮咯酸	双氯芬酸
$E_{max}(0～10)$	5.2	5.1	8.5	4.89
EC_{50}	9.8mg/L	10.2mg/L	0.37mg/L	1.2mg/L
N	1	2	1	1
$T_{1/2}keo$	53min	28min	24min	14min
参考文献	[1609]	[1619]	[1664]	[1649]

摘自 Anderson BJ, Hannam JA. Considerations when using PKPD modeling to determine effectiveness of simple analgesics in children. *Expert Opin Drug Metab Toxicol*. 2015；11(9)：1393-1408。

　　儿童口服 NSAIDs 后胃肠道迅速吸收。口服制剂的相对生物利用度接近 1。直肠给予布洛芬、双氯芬酸、氟比洛芬、吲哚美辛和尼美舒利的吸收率和吸收程度均低于口服给药。

　　双氯芬酸，2-[(2,6-二氯苯基)氨基]苯醋酸，COX-1/COX-2 特异性比为 1(无选择型)。可口服、局部、眼内、关节内、静脉、肌肉及直肠给药。双氯芬酸通过 P450(CYP2C9、3A4 和 3A5)Ⅰ期羟基化和Ⅱ期结合代谢。人体主要由 CYP2C9 代谢为双氯芬酸(D4OH)4'-羟基衍生物；具有 30% 双氯芬酸的抗炎和解热活性[1620]。直肠给药吸收迅速；栓剂 T₁/₂abs 为 35min，滞后时间(T_LAG)为 11min[1621]。

　　NSAIDs 静脉制剂极少。帕瑞昔布钠为静脉 NSAIDs 抗炎药，儿科使用越来越多，但这一人群的 PK 和 PD 数据有限[1622-1624]。帕瑞昔布是一种前体药，可在 0.5～1h 内迅速完全转化为伐地昔布(活性代谢产物)。伐地昔布通过特异性抑制 COX-2 介导的前列腺素合成起作用。成人镇痛开始时间为 7.14min，2h 内达峰效应，持续时间 6～24h。伐地昔布通过细胞色素 P450(CYP3A4 和 CYP2C9)被肝脏广泛代谢。大多数 NSAIDs 的 V_d 在成人中很小(<0.2L/kg)，但在儿童中较大。静脉注射布洛芬的早产新生儿(22～31 周孕龄)V_d 为(0.62±0.04)L/kg[1625]。有报道早产儿 PDA 闭合后布洛芬中央室分布显著减少(0.244L/kg vs 0.171L/kg)[1626]。NSAIDs 作为弱酸性、亲脂性和高蛋白质结合药物，常规给药后蛋白质结合改变对其影响很小，因为肝脏清除 NSAIDs 具有较低的肝脏提取率[82]。

　　NSAIDs 在肝脏经历广泛的Ⅰ期和Ⅱ期酶生物转化，随后分泌进入尿液或胆汁。肾脏消除并非常用 NSAID 的重要途径。PK 变异性很大，部分归因于年龄、体格及药物基因组学等协变量的影响。如 CYP2C9 和 CYP2C8 亚家族代谢布洛芬；个体间 CYP2C 活性表达差异相当大，编码 CYP2C9 的基因功能多态性已有报道[1627]。CYP2C9 活性出生后一过性降低(21% 成人)，随后 3 个月内逐渐增加达到峰值活性(以 mg/(kg·h)表示)[1628]。

　　儿童清除率用 L/(h·kg)表达时通常大于成人。布洛芬清除率成熟模式与其他药物类似(图 7-5)。停经后年龄 22～31 周的极度早产儿清除率 2.06ml/(h·kg)[1625]，停经后年龄 28 周早产儿为 9.49ml/(h·kg)[1626]，学龄前儿童达到峰值 140ml/(h·kg)，儿童晚期和青春期再次降低[71ml/(h·kg)][1629]。吲哚美辛有相类似数据[1612,1630,1631]。

　　许多 NSAIDs 表现出立体选择性[1632]。布洛芬立体选择性已在早产儿(<28 周孕龄)报道。R- 和 S- 布洛芬半衰期分别为约 10h 和 25.5h。R- 布洛芬平均清除率(12.7ml/h)比 S- 布洛芬平均清除率(5.0ml/h)高 2.5 倍[1633]。

　　怀孕期间 NSAIDs 从母体到胎儿血液转移相对较少。极少量 NSAIDs 经母乳分泌。同样，婴儿通过母乳接触酮咯酸，估计仅为母体的 0.4%[1634]。

　　NSAIDs 与其他有机酸的相互作用主要是改变清除率及竞争肾小管分泌。NSAIDs 与口服抗凝血剂、口服降血糖药、磺胺、胆红素和其他蛋白结合药物之间的相互作用与大部分蛋白结合有关。典型的例子是华法林和保泰松同时使用，导致血浆华法林浓度和凝血酶原时间增加[1635]。然而，体外实验时即使保泰松从其白蛋白结合位点取代华法林，也不能解释凝血酶原时间的变化。凝血酶原时间增加与血清华法林浓度增加有关，这主要是因其清除率降低而非蛋白质结合变化[82]。华法林和保泰松竞争蛋白结合位点；也竞争清除途径。NSAIDs 可能引起胃肠道刺激、血液凝固障碍、肾功能损害、中性粒细胞功能障碍和支气管收缩，这些归因于 COX-1/COX-2 的比例，但解释可能过于简单化。

　　布洛芬致早产儿 GFR 降低近 20%，影响氨基糖苷类清除，这些影响与胎龄无关[1636]。新生儿服用布洛芬或安慰剂后，脑血容量、脑血流量及组织氧合指数无差异[1637]。与对乙酰氨基酚相似，儿童短期使用布洛芬后急性胃肠道出血的风险估计为 7.2/100 000[95%CI(2,18)每 100 000 人][1638,1639]。NSAIDs 治疗青少年关节炎后胃病发病率与长期服用 NSAIDs 的成人相当；依据评估标准（如腹痛、贫血、内镜检查），胃十二指肠损伤的发病率可能更显著[1640,1641]。成人阿司匹林或 NSAIDs 加重呼吸系统疾病（ERD）更常见，儿童和青少年也有发生[642]。有报道布洛芬退热时哮喘症状也得到改善。研究表明，布洛芬可能对轻度阵发性哮喘年幼儿童有益，阿司匹林-ERD 是 1/3 严重哮喘合并鼻腔疾病的青少年需要关注的问题。据报道，COX-2 抑制剂是安全的 NSAID-ERD[663]。

由于抑制血栓素合成，常用 NSAIDs 具有可逆性抗血小板作用。出血时间常略有延长，但凝血系统正常儿童能保持在正常范围。新生儿预防性使用布洛芬诱导 PDA 闭合不增加脑室内出血[1644]。文献综述认为儿童扁桃体切除术后 NSAIDs 不会引起任何需要重返手术室处理的出血。相比其他药物，NSAIDs 的恶心和呕吐明显减少，其益处超过不良

反应[1645,1646]。由于担心 OSA 患儿术后阿片类药镇痛引发死亡，最近的研究对布洛芬和对乙酰氨基酚交替使用进行探讨，这种方案可镇痛效果充分，不增加术后出血发生率[1647,1648]。复合用药也可达到相同最大效应（Emax），但每种药物用量减少且效果持续时间更长[262,1649]。

酮咯酸

酮咯酸是强效镇痛性 NSAID[1650-1653]。扁桃体切除术后镇痛效果与小剂量吗啡相似[1653,1654]。小儿麻醉主要用作阿片类镇痛的佐剂或治疗轻中度疼痛，意在减少潜在的呼吸抑制或恶心呕吐[1652,1655-1660]。酮咯酸是术后疼痛治疗的重要辅助手段，特别是长期镇痛或 OSA 风险患儿[1661]。静脉口服治疗过渡也特别有用。酮咯酸可经鼻给药但儿科围手术期数据有限[117,1662,1663]。显示单次口服或肌内注射 10、30、60 或 90mg 用于骨科手术后，成人（$n=522$）数据显示 E_{max} 为 8.5/10（VAS 0~10），$EC_{50}=0.37$mg/L，$T_{1/2}keo=24$min[1664]。该 Emax（图 7-6）大于对乙酰氨基酚或布洛芬（表 7-13），可能与数据来源于成年女性骨折疼痛患者有关。

E 表 7-9　酮咯酸年龄相关的药代动力学变化[2053]

年龄/岁	体重/kg	V_{dss}(SD)/(L/kg)	CL(SD)/[L/(min·kg)]	CL_{std}(SD)/[L/(min·kg)]
1~3	12	0.111(0.025)	0.6(0.2)	27.0(9.0)
4~7	20	0.128(0.047)	0.61(0.22)	31.2(11.3)
8~12	30	0.099(0.014)	0.54(0.15)	30.6(8.5)
12~16	50	0.116(0.040)	0.51(0.12)	32.8(7.7)
成人[364,365,2033,2054]	70	0.11	0.3~0.55	21~38.5

体重为估计值。

CL_{std}，总机体清除率用异速生长模型 3/4 指数标准化为 70kg 成人；SD，标准差；V_{dss}，稳态分布容积。

摘自 Dsida RM, Wheeler M, Birmingham PK, et al. Age-stratified pharmacokinetics of ketorolac tromethamine in pediatric surgical patients. *Anesth Analg*. 2002;94(2):266-270。

异速生长模型标准化 PK 后成人和儿童相似（E 表 7-9）。4~8 岁儿童终末消除半衰期约 6h 但变异性很大[1665-1667]。PK 也可能受时间生物学影响[728]且许多 NSAID 表现出立体选择性。酮咯酸以 1:1 比例的 R(+)和 S(-)立体异构体的外消旋混合物生产和使用。药理活性几乎完全归属 S(-)立体异构体[1632,1668]。3~18 岁儿童 S(-)异构体的清除率是 R(+)异构体的 4 倍（6.2ml/(min·kg) vs 1.4ml/(min·kg)）[1669]。S(-)酮咯酸终末半衰期为 R(+)异构体的 40%（107min vs 259min）；S(-)异构体 V_d 大于 R(+)（0.82L/kg vs 0.50L/kg）。S(-)酮咯酸葡糖苷酸的重吸收率是 R(+)异构体的 2.3 倍。由于 S(-)酮咯酸清除率更大、半衰期更短，基于外消旋预测的 PK 可能高估药理作用持续时间[1669]。

通过抑制环加氧酶抑制血小板功能可能引起术后出血，这是酮咯酸应用的主要担忧之一。酮咯酸对凝血酶原和部分促凝血酶原激酶时间影响极小，但可引起出血时间延长[1652,1670-1673]。不同于阿司匹林，酮咯酸抗血小板作用可逆，其作用取决于体内是否存在酮咯酸[1774]。酮咯酸对血小板功能的影响，在扁桃体腺样体切除术患儿尤为关注[1675-1678]。扁桃体切除术后出血的报告，大多数涉及止血之前的术前或术中使用酮咯酸。另外，出血发生率增加主要在最初 24h 内，

相当于酮咯酸消除的数个半衰期。24h 后出血发生率似乎没有差异。因此，合理的方法应是在手术结束止血后完成后使用。一些医生只在出血可能性较小的情况下才使用酮咯酸，完全避开了这个问题[1519]。关注术后出血可能很有必要，但使用酮咯酸导致危及生命的出血概率极小。酮咯酸出血倾向存在剂量反应关系；剂量大、老年患者或使用超过 5 天时风险更大，临床意义更重要[1684]。系统综述认为扁桃体切除术后成人出血风险增加，但 18 岁以下儿童中并非如此[1685]。术后安全性评估显示，术后 6~18h 给予安慰剂、0.5mg/kg 或 1mg/kg 酮咯酸，肝肾功能、引流量及持续血氧测定均无变化[1632,1668]。许多麻醉医生会与外科医生讨论是否使用并记录于麻醉文档。先天性心脏病术后酮咯酸治疗不增加出血风险[1681]。1 451 例小儿神经外科患者回顾性报告显示，短期治疗不增加出血发生率[1686]。酮咯酸已安全用于早产儿和足月婴儿镇痛，但该年龄段患儿的 PK 尚无报道[1687]。

另一个担忧是对骨愈合的不良影响，尤其脊柱融合手术[1688,1689]。有证据表明，脊柱不愈合仅与大剂量酮咯酸有关，小剂量则不明显。然而酮咯酸已安全用于其他骨科手术镇痛，并无骨折愈合延迟或不愈合的证据[1690-1693]。另一个关注点是有关快速静脉注射酮咯酸后突发严重的心动过缓的

报告。虽然这种反应的机制尚不清楚，但在静脉注射时应缓慢给予酮咯酸。

苯二氮䓬类镇静剂

这些药物有抗焦虑、遗忘和催眠作用。常用于局部麻醉和全身麻醉的辅助用药。苯二氮䓬类与 $GABA_A$ 受体结合，导致氯离子内流、神经细胞超极化产生抑制效应。

咪达唑仑

咪达唑仑是一种水溶性苯二氮䓬类药物，比地西泮具有明显的临床优势。静脉或肌内注射给药无注射痛。咪达唑仑是少数批准用于儿童术前药的药物之一，也是 FDA 批准用于新生儿包括早产儿的唯一苯二氮䓬类药物。

成人静脉使用咪达唑仑的 PK-PD 已有报告。以 EEG 作为效应测量，EC_{50} 为 35～77ng/ml，$T_{1/2}keo$ 为 0.9～1.6min[67,1695,1696]。尽管血浆浓度降低但效应仍持续存在（图 7-27）。老年人和低心排血量时 $T_{1/2}keo$ 增加。因为活性代谢物 1-羟基咪达唑仑的活性约为母体药物的一半，故口服咪达唑仑的 PK-PD 关系很难描述。

儿童镇静很难量化。ICU 输注咪达唑仑的 2 天至 17 岁儿童，PK-PD 关系尚未建立。但基于 COMFORT 痛苦量表评估（表 44-5）滴定咪达唑仑，可有效达到所需镇静水平[1698]。与此一致，心脏手术后儿童平均血清浓度 0.1～0.5mg/L 可实现期望的镇静水平[1699-1701]。成人麻醉状态下血浆浓度为 0.3～0.4mg/L，而成人镇静的目标浓度是 0.1mg/L[170]。

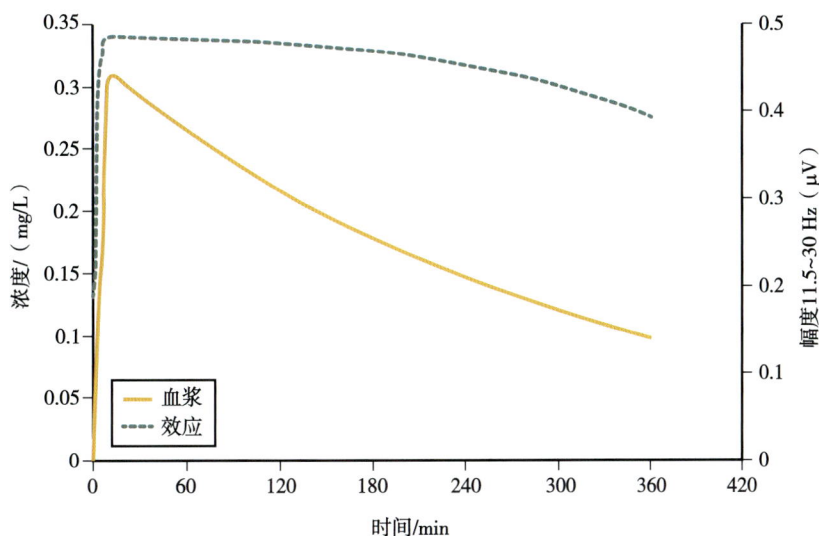

图 7-27　给予新生儿早期两次（间隔 5min）静脉注射咪达唑仑（0.1mg/kg）镇静时的血浆浓度和效应。由于清除率尚未成熟，血浆浓度下降缓慢。虽然未予维持输注，但镇静恢复滞后于血浆浓度下降［药代参数估计值［摘自 Mandema J, Tuk B, van Steveninck AL, Breimer DD, Cohen AF, Danhof M. Pharmacokinetic-pharmacodynamic modeling of the central nervous system effects of midazolam and its main metabolite alpha-hydroxy midazolam in healthy volunteers. *Clin Pharm Ther*. 1992；51（6）：715-728.；Wolf A, Blackwood B, Anderson BJ. Tolerance to sedative drugs in PICU：can it be moderated or is it immutable？ *Intensive Care Med*. 2016；42（2）：278-281］

咪达唑仑主要经肝脏羟基化（CYP3A4）代谢[1704]。羟基化代谢产物葡糖醛酸化后进入尿液排泄。CYP3A7 在胎儿肝脏中表达，是宫内和新生儿中主要的 CYP3A 酶，受孕后 50～60 天开始具有活性。CYP3A4 出生后第一周表达显著增加，1 个月内达成人的 30%～40% 水平[1427]。咪达唑仑的肝摄取率介于 0.3～0.7 之间。代谢清除率取决于肝脏灌注和酶活性。

新生儿清除率降低（0.8～2.2ml/(min·kg)，60ml/(min·70kg)）（E 图 7-20）[1705-1712]，但在孕周 39 周后迅速增加（Hill=3）[1709]，1 岁时达 90% 成熟清除率[1712]。成熟清除率为 523ml/(min·70kg)。TM_{50} 为 73.6 周[1710,1712]。187 例 0.7～5.2kg 新生儿研究发现，中央室容积与体重相关［V_1=（0.591±0.065）L/kg］而外周室不变［V_2=（0.42±0.11）L］[1709]。在心脏手术后婴儿发现，咪达唑仑清除有自身诱导作用[1699]，可能与 CPB 后肝功能改善有关。可能由于咪达唑仑环路吸附，新生儿体外膜肺氧合治疗期间 V_{dss} 增加（0.8～4.1L/kg），但清除率［（1.4±0.15）ml/(min·kg)］不变[1713]。

危重疾病情况下清除率可能降低[1714,1715]。有报道心脏手术 CPB 后咪达唑仑清除率降低[1716]。协变量如肾衰、肝衰[1701]以及联用 CYP3A 抑制剂[686,687]等是儿科重症患者咪达唑仑及其代谢产物 PK 改变的重要因素[1717]。新生儿拟交感神经胺治疗时，可能由于血流动力学受损，咪达唑仑清除率降低 30%[1709]。

建议咪达唑仑输注速率在孕龄＜32 周早产儿中为 0.5μg/(kg·min)，超过 32 周孕龄的婴儿为 1.0μg/(kg·min)。影响肝血流量的任何因素（如 CPB、血管加压药）均可降低咪达唑仑消除，但肝硬化对成人影响极小[1716-1719]。因代谢产物活性极低但半衰期与母体化合物相似，咪达唑仑的 PK 最适合新生儿[1341]。早产儿和足月新生儿使用负荷剂量可致严重的低血压；如给予芬太尼则可能性更大[1350]。同样，新生儿输注咪达唑仑更易因芬太尼负荷剂量而引起严重低血压。快速静脉输注和鼻腔给药可引起肌阵挛[1720]。咪达唑仑可连续输注给药作为全身麻醉和 ICU 辅助用药[854,1721-1723]。长期给药可导致耐受性、依赖性和苯二氮䓬戒断症状[1724,1725]。尤其是新生儿，长期输注应逐渐减量并仔细监测戒断症状（呕吐、激惹、出汗、肠潴留、癫痫发作、神经系统状态改变）[1360,1726,1727]。咪达唑仑有关的问题还包括苯甲醇毒性、代谢性酸中毒和呼吸痉挛[1728,1729]。按照指南推荐给药时，咪达唑仑 24h 用量所含的苯甲醇不会引起毒性。

咪达唑仑是儿科麻醉最常用的苯二氮䓬类药物。口服、经鼻、含服、直肠、静脉和肌内注射等均可。含服和舌下给药[0.3mg/kg（最大10mg）]类似经鼻给药，方便、吸收快速并避免肝脏的首过代谢。紧急控制癫痫发作常用含服；优于直肠给予地西泮[RR1.14；95%CI（1.06，1.24）][120]。

理想的麻醉效应包括顺行性遗忘（约50%）[1730-1732]、麻醉诱导或诊疗操作前镇静和抗焦虑[899,1733-1739]。咪达唑仑遗忘特性优于地西泮[1740]。临床作用效应不同于地西泮；咪达唑仑产生全面舒缓的作用，镇静作用小、不影响语言。相反，地西泮经常引起明显的镇静和言语紊乱。

进入临床之初，多数死亡与呼吸抑制有关，可能是大剂量咪达唑仑与其他药物特别是阿片类药物复合使用的后果。苯二氮䓬类药物间的重要药理学主要是静脉注射咪达唑仑后 CNS 达峰时间为 4.8min，几乎是地西泮的 3 倍（1.5min，见图48-7）[67,1741]。这是因为地西泮脂溶性更高，进入 CNS 更快[1742]。**因此在追加剂量或使用其他药物之前，必须等待足够的时间（3~5min）确保咪达唑仑达到 CNS 峰值效应**[1743]。静脉注射咪达唑仑后低氧血症反应受到抑制，联用强效阿片类药物如芬太尼时抑制更甚。这种组合（0.1mg/kg 咪达唑仑和6µg/kg 芬太尼，静脉注射）与婴儿呼吸暂停相关[1744,1745]。睡眠呼吸障碍儿童术前口服咪达唑仑 0.5mg/kg 后，短暂饱和度降低的发生率仅 1.5%；但静脉注射咪达唑仑 0.1mg/kg 可导致中枢性呼吸暂停和上呼吸道梗阻，后者降低咽部肌肉张力[1747]。组合使用口服咪达唑仑 0.5mg/kg 和吸入氧化亚氮（50%），扁桃体肥大患儿上呼吸道部分梗阻的频率是扁桃体正常患儿的 4 倍[1748]。有趣的是，牙科操作时张口可能增加上呼吸道塌陷，咪达唑仑镇静引起的气道梗阻因而增加[1749]。

最后一个问题涉及某些药物的使用，这些药物影响代谢咪达唑仑的细胞色素亚型（CYP3A4）。这类药物和食品包括葡萄柚果汁、红霉素、钙通道阻滞剂和蛋白酶抑制剂。其净效应是咪达唑仑的作用时间延长。

咪达唑仑用作诱导剂满意度不及其他药物[1750,1752]。一作者静脉注射高剂量 1.0mg/kg 后一例患儿仍未意识消失。相同剂量口服后镇静和抗焦虑迅速起效[1753]。常用剂量和给药途径见表 7-14。有人建议经鼻给药[1733]，起效可能较口服更快[1754]。经鼻途径与 CNS 存在直接连接（E 图 4-2）[905]，咪达唑仑含有的防腐剂直接作用于神经组织时具有神经毒性[911]，因此存在中枢神经系统毒性的理论风险[90]。此外 85% 经鼻咪达唑仑治疗儿童哭泣并抱怨苦涩怪味[125,1438]。避免使用这个途径给药较为合理，因为口服途径同样有效且无风险。

地西泮

地西泮（0.2~0.3mg/kg）口服吸收迅速，血药浓度达峰

表 7-14 婴儿和儿童咪达唑仑的剂量和起效时间（不包括新生儿）

给药途径	剂量（mg/kg）	起效时间/min	峰值时间/min
静脉给药	0.05~0.15	~1	3~5
肌内注射给药	0.1~0.2	3~5	10~20
口服给药	0.25~0.75	5~30	10~30
鼻内给药	0.1~0.2	3~5	10~15
直肠给药	0.75~1.0	5~10	10~30

详解见正文。

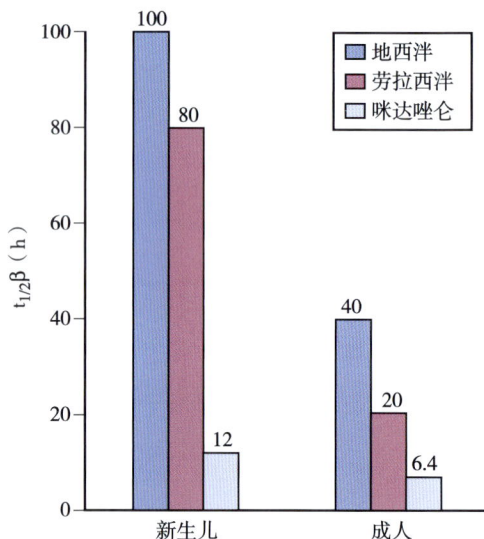

E 图 7-20 新生儿与成人相比，地西泮、劳拉西泮和咪达唑仑的 β- 消除半衰期。注意新生儿地西泮和劳拉西泮半衰期超长。咪达唑仑的药代动力学在新生儿时较佳，是唯一一批准用于该年龄段的苯二氮䓬类药物[摘自 Jacqz-Aigrain E, Daoud P, Burtin P, et al. Pharmacokinetics of midazolam during continuous infusion in critically ill neonates. *Eur J Clin Pharmacol.* 1992；42：329-332；Abernethy DR, Greenblatt DJ. Effects of desmethyldiazepam on diazepam kinetics：a study of effects of ametabolite on drug disposition. *Clin Pharmacol Ther.* 1981；29（6）：757-761；Morselli PL, Principi N, Togononi G, et al. Diazepam elimination in preterm and full-term infants and children. *J Perinat Med.* 1973；1（2）：133-141；Greenblatt DJ, Divoll M, Abernethy DR, Ochs HR, Shader RI. Clinical pharmacokinetics of the newer benzodiazepines. *Clin Pharm.* 1983；8（3）：233-252；and Greenblatt DJ. Clinical pharmacokinetics of oxazepam and lorazepam. *Clin Pharmacokinet.* 1981；6（2）：89-105]

30~90min；儿童吸收速率比成人更快[1755,1756]。广泛用作术前用药、辅助平衡麻醉以及镇静、遗忘和控制癫痫。肌注疼痛且吸收不规则，血浆浓度仅为口服相似剂量的 60%[1757-1759]。直肠给予地西泮（0.2~0.5mg/kg）用于院前治疗儿科癫痫持续状态。推荐静脉剂量为 0.1~0.2mg/kg。地西泮直肠给药剂量范围 0.3~1.0mg/kg，儿童镇静效果令人满意[1760-1763]。有研究发现，液体剂型较栓剂给药后最初 2h 内摄取更快[1760]。成人经鼻给药后生物利用度 70%~90%，血药浓度在约 45 分钟时达到最大值[1764]。

地西泮高度血浆结合，血浆半衰期 20~80h，年轻成人和儿童（≤18 岁）半衰期减少（约 18h）[1760]。肝脏疾病降低

地西泮消除[1765]。分娩前经胎盘使用地西泮，新生儿药物效应和血浆半衰期延长（40～100h），是肝脏排泄机制不成熟和肝血流减少的结果（E 图 7-20）[1755,1766,1767]。地西泮经去甲基化（CYP2C19）进行氧化代谢，其活性代谢产物二甲基地西泮的效价与母体化合物相似，且半衰期大于等于母体化合物，因此新生儿使用应谨慎[1755,1768,1769]。

许多地西泮制剂含有防腐剂苯甲醇。因为难于代谢，与核黄疸有关且可能导致代谢性酸中毒，新生儿应避免接触这种防腐剂[1770-1772]。地西泮常规剂量所含苯甲醇量不足以对新生儿造成伤害[1773]。地西泮有呼吸抑制作用，特别是与阿片类药物联合使用时。口服地西泮可作为术前用药但咪达唑仑效果更好。静脉注射主要缺点是疼痛，预注利多卡因或经滴速较快的静脉通路缓慢注射有助于减少疼痛。由于该药及其代谢产物半衰期延长，新生儿和婴儿应避免服用。由于疼痛和吸收不稳定，不适合肌内注射。

其他镇静剂

可乐定

可乐定常用于儿科麻醉前、辅助麻醉和镇痛，以减少 ED、止吐、预防寒战、增强区域阻滞效果以及减少气管插管和手术继发性应激反应[1775]。给药途径包括静脉、经皮、肌内注射、经皮渗透、肠内、口服、直肠和硬膜外等[127,1776,1777]。

可乐定目标浓度取决于目标效应。1～11 岁儿童血浆浓度 0.3～0.8μg/L 时术前镇静效果满意[1778]。50% 儿童改良 Ramsay 镇静评分为 3 分（嗜睡，对口头命令有针对性反应）时浓度为 0.79μg/L，而 90% 儿童达此目标为 0.95μg/L。50% 儿童达镇静等级 4 所需浓度（嗜睡，对口头命令有目的性反应，但声音高于通常谈话水平或出现轻微皱眉）略高于 0.85μg/L，90% 儿童达到此目标为 1.15μg/L[1779]。成人 BIS 低于 60 与充分的麻醉相关联，所需浓度为 4μg/L[1780]；成人镇痛目标浓度大于镇静目标浓度。当可乐定用于镇痛[1780,1781]，血浆浓度 1.5～2μg/L 时，吗啡用量减少 30%[1782,1783]。可乐定也有右美托咪定的双相低血压 / 高血压反应（后文[1784]）。血浆浓度 1.5～2μg/L 时血压下降，但更高浓度时降压效应消退[1785]。

肾脏消除约 50% 可乐定，经肝脏生物转化的量不确定，但有报道称静脉内给药后肝代谢在 40%～60% 之间[1785-1788]。主要代谢产物对羟基可乐定，通过酚环的羟基化形成，占尿液浓度不到 10%[1786]。细胞色素 P4502D6 参与这一过程。

儿童（不包括婴儿）异速生长模型标准化后的清除率和成人相似［CL=12.8～16.7L/(h·70kg)］。两室模型群体参数估计值（个体间变异）：CL 14.6(35.1%)L/(h·70kg)；中央室分布容积 V₁62.5(71.1%)L/70kg；室间清除率(Q)157(77.3%)L/(h·70kg)；外周室分布容积 V₂119(22.9%)L/70kg。出生时清除率为 3.8L/(h·70kg)，半衰期在 25.7 周成熟，1 岁时达到成人的 82%。与消除途径不成熟一致，新生儿清除率约 1/3 成人[1777]。心脏手术后分布容积增加(V₁ 123%，V₂ 126%)但清除率不增加。直肠给药后吸收滞后(T_LAG)为 2.3min(CV 73.2%)。硬膜外腔吸收后半衰期(Tabs)比直肠慢(0.98h CV 24.5% vs 0.26h CV 32.3%)。可乐定硬膜外、鼻

腔和直肠给药的相对生物利用度为 1(F=1)[1776,1777]。儿童口服生物利用度降低(F=0.55)[127]。

右美托咪定

右美托咪定是美托咪定的右旋光学异构体，是具有镇静、抗焦虑和镇痛作用的选择性 α₂- 肾上腺素受体激动剂。右美托咪定与可乐定同类，但对 α₂- 受体的亲和力比可乐定高 8 倍。麻醉和重症监护中右美托咪定主要用于操作镇静和辅助麻醉。

右美托咪定通过 α- 肾上腺素受体对许多器官系统发挥作用。基于受体选择性，交感神经肾上腺素受体分为 α₁- 受体或 α₂- 受体[1789]。后者根据配体结合进一步细分为三种亚型：α₂A-，α₂B- 和 α₂C-。α₂- 肾上腺素受体激动剂如右美托咪定可结合所有三种亚型，但受体亚型结合随右美托咪定剂量而变化。α₂- 肾上腺素受体通过激活 G 蛋白触发反应、交感抑制（交感神经系统抑制）。根据激活的特异性受体，α₂- 肾上腺素受体激动剂引起低血压、心动过缓、镇静、镇痛、减轻寒战和其他许多生理反应。因此右美托咪定新生儿和儿童的应用范围已扩大，包括预防 ED、术后疼痛管理、无创和有创性操作镇静及阿片类药物戒断治疗[751,1790-1798]。

α₂- 肾上腺素受体遍布全身。中枢神经系统主要位于蓝斑、脊髓和自主神经。α₂- 肾上腺素受体激动剂的 CNS 表现包括镇静和抗焦虑，两者都通过蓝斑介导。镇静也通过 α₂- 肾上腺素受体激动剂抑制上行去甲肾上腺素途径介导。镇痛主要为脊髓介导，有证据表明脊髓上和周围神经也可能参与。α₂- 肾上腺素受体的心血管表现包括心脏和外周血管系统作用。心脏主要是变时效应，阻断心脏加速神经及增加迷走神经活性减慢心率。右美托咪定诱发的婴儿心动过缓可因同时给予地高辛而恶化。降低右美托咪定剂量后心率恢复正常[1799]。α₂- 激动对自主神经节的作用包括交感神经传出减少导致低血压和心动过缓；对外周血管系统的作用取决于剂量：低剂量时抑制交感神经血管舒张，大剂量直接作用于平滑肌血管收缩（图 7-28）。

在周围神经系统，α₂- 肾上腺素受体位于突触前和突触后连接处[1789]。α₂- 肾上腺素受体激动剂的突触前和突触后效应减少去甲肾上腺素释放并抑制交感神经活动。α₂- 肾上腺素受体的其他表现包括抑制寒战及促进利尿，尽管机制仍未阐明[1789,1800]。

成人 ICU 患者血浆浓度超过 0.6μg/L 镇静令人满意[1801]，ICU 心脏手术后儿童镇静需要相似的目标浓度[1802]。儿童心脏手术后及影像学操作过程中镇静已有低血压报道[1784]。婴儿和儿童大剂量右美托咪定镇静，高血压发病率为 5%，大部分为 1 岁以下或需追加剂量维持镇静的患者[1803]。这些心血管不良反应已引起关注。右美托咪定降低儿童心率呈剂量依赖性[1792,1804-1807]；这种效应与中枢介导的交感神经减退导致胆碱能神经占优势有关。12 例 6 岁以下儿童使用大剂量右美托咪定［2～3μg/kg/10min 继以 1.5～2μg/(kg·h)维持］后，心率低于 50 次 /min 但血压保持不变。右美托咪定诱导的心动过缓无须抗胆碱类药或其他药物处理，但已有报道格隆溴铵治疗时出现严重和持续性高血压[1808]。两名儿童斜视手术期间右美托咪定 0.5μg/kg 静脉注射，外科医生轻拉

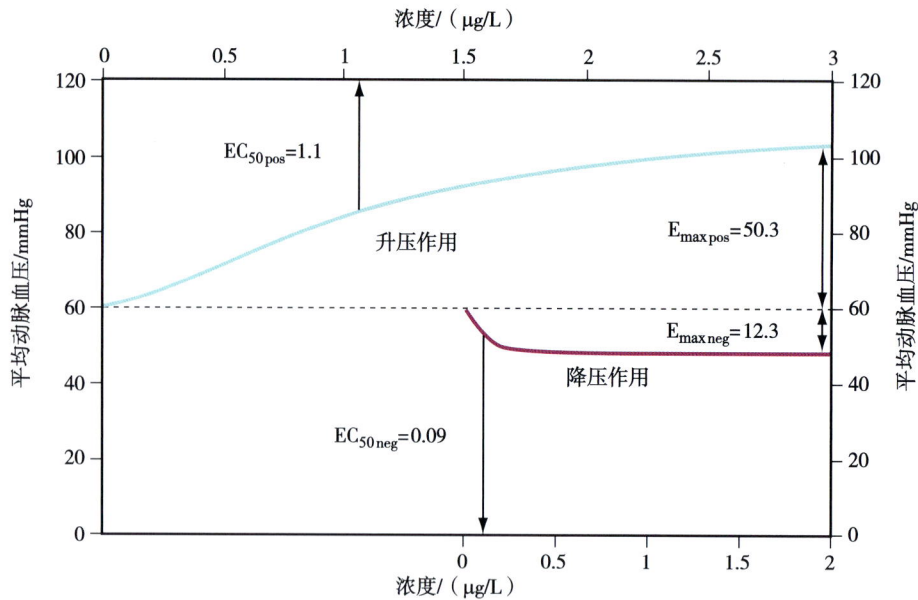

图 7-28 复合 E_{max} 模型显示右美托咪定对心脏手术后儿童平均动脉血压升高和降低的影响。血管收缩效应时间延迟最小,阻滞交感神经阻滞的平衡半衰期($T_{1/2}keo$)为 9.66min[2035]。EC_{50} 为产生 50% 最大效应的浓度。[Potts AL, Anderson BJ, Holford NH, Vu TC, Warman GR. Dexmedetomidine hemodynamics in children after cardiac surgery. *Pediatr Anesth*. 2010; 20(5): 425-433]

眼外肌时出现数次持续 30s 或更长时间的心动过缓,同时无法记录收缩压(未经抗胆碱能药预处理)。给予麻黄碱 0.1~0.2mg/kg 治疗后生命体征恢复稳定。

电生理学实验观察到的一些结果不太有利。1μg/kg 静脉注射 10min 继以 0.7μg/(kg·h)持续输注 10min,观察到心率降低、动脉压显著升高,窦房结和房室结功能均下降。右美托咪定可能对有心动过缓或房室结阻滞风险的患者产生不良影响,电生理学检查时应用可能不太合适[1809]。但右美托咪定并不干扰室上性心动过速患儿的电生理研究,心律失常成功消融术因使用右美托咪定,异丙肾上腺素的需求更大[1810]。右美托咪定引起的传导延迟已用于降低法洛四联症修复后交界性异位性心动过速的发生率[1811]。

两室模型群体 PK 参数:清除率 42.1L/(h·70kg)(CV=30.9%),中央室容积 56.3L/70kg(CV 61.3%),室间清除率 78.3L/(h·70kg)(CV 37.0%),外周室容积 69.0L/70kg(CV 47.0%)[1802]。清除率从足月新生儿出生时 18.2L/(h·70kg)增加到出生后 1 岁龄 84.5% 成熟(图 7-4,图 7-11)。相比非心脏手术人群,心脏手术后右美托咪定清除率降低(83.0%)[1802]。其他作者在心脏手术后儿童也报告了类似结果[1812];这种特性在吗啡、芬太尼和咪达唑仑中也存在。

虽然尽管其他途径也有使用,给药途径优选静脉注射。右美托咪定胃肠外、含服和口服给药的 PK 也有研究报道[1813]。胃肠外给药药代动力学类似静脉给药,含服的生物利用度 82% 而口服生物利用度仅 16%。成人数据表明肾衰对其药代动力学影响有限[1814]。右美托咪定肝脏代谢(UGT 酶)广泛,其中 40% 经 CYP2D6 同工酶代谢[1800],代谢成甲基和葡糖醛酸结合物后,95% 经肾脏消除[1815]。右美托咪定是否干扰 CYP2D6 代谢底物的其他药物的 PK,目前无证据[1815]。儿童 93% 右美托咪定与蛋白结合[1800,1806]。

右美托咪定制剂为每安瓿 2ml 的浓缩溶液(100μg/ml)。用生理盐水、乳酸林格液或 5% 葡萄糖水溶液稀释至适当浓度后,可用注射泵输注。目前推荐的右美托咪定给药方案是给予负荷剂量随后持续输注,虽然全身麻醉期间也有仅用持续输注而无负荷剂量的方法[1792,1806,1816]。尽管负荷剂量 0.5~3.0μg/kg 都有报道[751,1792,1803,1816-1818],推荐负荷剂量 1μg/kg 输注 10min,负荷剂量(与快速静脉注射相反)输注 10min 的目的是减轻可能发生的高血压及其严重程度;完成负荷剂量后以 0.5~1μg/(kg·h)维持输注[751,1792,1816-1818]。(注意:右美托咪定以 μg/(kg·h)输注,而非 μg/(kg·min))。在美国,右美托咪定仅批准用于 24h 内输注,尽管有证据表明更长时间输注后,血流动力学依然稳定[1819]。右美托咪定有待解决的一个问题是长期使用后可能出现戒断(>24h)。ICU 高达 80% 的儿童(0~17 岁)输注后出现戒断症状[(0.42±0.17)μg/(kg·h)][1820,1821]。

与丙泊酚相比,MRI 检查期间右美托咪定能提供足够的镇静,但起效和恢复较慢[1819,1822]。根据作者的经验,使用推荐的最大剂量常需要辅助咪达唑仑等其他镇静剂,以确保儿童 MRI 等操作时保持镇静[751,1823,1824]。

右美托咪定优于其他镇静剂的主要优点之一是对成人和儿童的呼吸抑制最小[1804-1806,1816,1825-1827]。虽然它可使 CO_2 反应曲线迟钝[1828],但不会导致极度缺氧或高碳酸血症。实际上,儿童右美托咪定镇静期间通常能保持呼吸频率、CO_2 张力和血氧饱和度[751,1806,1817]。对没有 OSA 的儿童,右美托咪定剂量增加(1~3μg/kg)仅使上呼吸道发生较小改变,而无气道梗阻的临床症状。尽管如此,使用右美托咪定镇静时仍应采取所有预防气道梗阻的措施[1829]。疑似 OSA 儿童 MRI 睡眠研究,右美托咪定镇静[2μg/(kg·h)]需要人工气道支持明显少于丙泊酚[1830]。

量化右美托咪定的 MAC 节俭效应很难。成人有三项研究用两种右美托咪定浓度评估了异氟烷或七氟烷的 MAC-高浓度（0.6～0.7ng/ml）和低浓度（0.36～0.3ng/ml）[1805,1831,1832]。高剂量组 MAC 节俭效应范围 17%～50%，低剂量组 MAC 节约效应范围 0～35%。因此，很难预测右美托咪定对七氟烷和异氟烷的确切 MAC 降低作用；儿童尚无类似数据。

右美托咪定的镇静效果令人关注，允许患者在温和刺激后唤醒[1806]，无呼吸抑制使其明显有别于阿片类、苯二氮䓬类药物和其他镇静剂。已探索用于儿童多种场所镇静，包括 MRI 等影像学操作过程[751,1792,1816,1817]。

右美托咪定可提供适度镇痛，减少阿片类药物和其他镇痛药用量，但不能完全取代。有研究表明术中使用可减少阿片类药物用量[1800,1833,1834]。

右美托咪定的中枢神经系统效应已在动物阐明，在人类也部分阐明[1835]。右美托咪定通过直接收缩脑血管平滑肌、间接降低动脉血压和心排血量，降低脑血流量。在人类，通过 CT 及大脑中动脉多普勒测量，右美托咪定使脑血流量降低 30%。多普勒测量成人志愿者脑血管，右美托咪定镇静期间能保留脑血流的自动调节和 CO_2 反应。吸入麻醉之前输注，右美托咪定可减弱吸入麻醉诱导的脑血管舒张。

右美托咪定抑制感觉诱发电位，但大多数情况下电位足以进行评估[1836]。同样，右美托咪定输注期间运动诱发电位剂量依赖性降低，但仍可测量[1837]。诱发电位抑制程度不一，但大多数脊柱侧弯手术中可成功监测脊髓功能[1838-1841]。

3～5 岁年龄段儿童吸入麻醉后 ED 发生率为 15%～30%[1825]。许多药物包括右美托咪定可减轻麻醉后 ED 发生率[1795]。右美托咪定降低七氟烷麻醉后 ED 发生率：右美托咪定 [0.2μg/(kg·h)] 不延长恢复时间[1842]；而手术结束前 5min 给予单剂量 0.5μg/kg，苏醒时间延长[843]。这种处理的成本/效益尚需进一步评估。

丙泊酚和阿芬太尼平衡麻醉期间，有研究探索了右美托咪定与神经肌肉阻滞之间的相互作用[1844]。7% 七氟烷麻醉的成人，虽然并无临床意义但右美托咪定可减少颤搐反应。目前未能证实两者间存在任何有临床意义的相互作用。

目前右美托咪定在清醒纤维支气管镜插管、清醒开颅、ICU 镇静（节省阿片类药物）及降低 ED 发病率等方面具有特殊优势[1796,1845-1848]。然而，高剂量右美托咪定与心率和血压不良反应，及难以定性的抗胆碱能药效应有关[1808,1849]。儿童的合适剂量和药物相互作用尚需更多的研究[1809,1850,1851]。先天性心脏病患儿的安全性数据也仍有争议[1809,1852-1854]。

水合氯醛

水合氯醛是婴儿和儿童最古老、曾经使用最广泛的镇静剂之一，通过增强 GABA 受体复合物发挥其镇静作用。类似许多其他镇静剂，该药无镇痛作用。儿科主要用于非创伤性手术镇静和术前药。其主要优点是可以口服或直肠给药，吸收良好，30～45min 起效，镇静效果满意，很少需要补充其他镇静剂。常用剂量为 20～75mg/kg，口服或直肠给药；但单独使用或与其他镇静剂联合使用的最高剂量为 100mg/kg（最多 2g）。

水合氯醛曾是婴儿各种无痛手术最常用的镇静剂[1855-1859]。

然而，美国于 2012 年 5 月已经停止生产水合氯醛溶液[https://www.drugs.com/drug-shortages/chloral-hydrate-oral-solution-and-capsules-902（2017 年 9 月 29 日访问网站）]。由于该药在美国已无法购买，各医院药房必须自制。研究发现自制产品持续时间较短，补充镇静剂的频率较高，且镇静失败率也较高[1860]。

水合氯醛呼吸影响轻微[1861]，但能引起气道梗阻和饱和度降低，特别是扁桃体增大儿童[1826-1864]。此外，有报告发现 6 个月以下婴儿行超声心动图检查，镇静剂量后出现呼吸暂停、气道阻塞、心动过缓和低血压；提示该药并非以前认为的良药[1865]。水合氯醛引起的心律失常主要与其代谢产物三氯乙醇有关。有报道已超过入托年龄曾经的早产儿给予单剂量 30mg/kg 后，镇静长达 12h。新生儿也观察到心动过缓（缓慢至 60 次/min）[1866]。水合氯醛镇静治疗过量后死亡也有报道[1257,1867,1868]。

水合氯醛有许多缺点，味苦且已知会引起呕吐[1869]。不宜长期给药，因为在理论上：①其代谢产物可能致癌；②可能引起严重胃炎（可能与代谢产物三氯醋酸有关）；③药物代谢产物可能累积[1870,1871]。此外还干扰胆红素与白蛋白的结合、毒性代谢物积聚导致新生儿代谢性酸中毒、肾衰竭和肌张力低下等[1872]。

水合氯醛在肝脏和红细胞中通过酒精脱氢酶代谢成活性代谢物三氯乙醇，后者在幼儿的半衰期为（9.7±1.7）h，早产儿半衰期为（39.8±14.3）h（图 48-3）[1873]。三氯乙醇由 UGT 清除（参见吗啡、对乙酰氨基酚和右美托咪定），而该途径新生儿尚未成熟。长半衰期意味着在术后很长时间残留药物效应[1887-1876]。由于半衰期长，因此镇静延长、离开医疗监护后再次镇静和死亡风险增加[1868,1877-1880]。鉴于此，通常不推荐水合氯醛用作术前药，且在手术镇静后建议长时间观察。如果儿童给予水合氯醛同时使用氧化亚氮，可能出现深度镇静或全身麻醉状态[1881]。

抗组胺药

苯海拉明

由于具有组胺 1（H_1）受体抑制和镇静特性，抗组胺药常用于小儿麻醉。苯海拉明是最常用的抗组胺药之一。口服给药（1.25mg/kg）后吸收迅速，持续时间 3～6h。通过 CYP2D6 清除（参见可待因和第 6 章）。通常作为术前药或院内镇静剂。呼吸系统疾病儿童建议慎用，因为苯海拉明使分泌物干燥，导致咳痰困难。治疗过敏反应的静脉剂量为 0.5mg/kg。

西咪替丁、雷尼替丁、法莫替丁

西咪替丁是第一代强效、亲水性、竞争性 H_2 受体介导的组胺反应抑制剂，后代产品是雷尼替丁和法莫替丁。这类药物增加胃液 pH 并减少胃液残留[1882]。H_2 受体拮抗剂的适应证包括胃食管反流、裂孔疝、既往食管手术、肥胖或预期需要长时间喉镜暴露的困难气管插管及高危患者（ASA 分级为 3 和 4 级）。西咪替丁是该类药中研究最多的药物，由于其对细胞色素氧化酶系统影响和药物相互作用，目前使用减少。西咪替丁可部分抑制多种 CYP 酶（CYP1A2、CYP2C9、CYP2C19、CYP2D6、CYP2E1 和 CYP3A4），延长许多药物的半衰期，包括苯妥英钠、苯巴比妥、茶碱、环孢素、卡马西平、未经葡糖醛酸化的苯二氮䓬类药物、钙通道阻滞剂、普萘洛尔、奎尼丁、磺酰脲类、美西律、华法林和三环类抗抑郁药，如丙米嗪[1883]。新生儿和婴儿西咪替丁的消除半衰期比大龄儿童延长[1884]。肾脏是儿童的主要清除器官。4~13 岁儿童肾脏清除率占 70% 总清除率，两倍于成人。如所预期，儿童总清除率（11.6ml/(min·kg)）比成人（7.0ml/(min·kg)）更高，V_d 更大（1.24L/kg vs 0.80L/kg），消除半衰期更短（83min vs 122min）[1885]。

虽然雷尼替丁也可微弱降低 CYP 活性，但常规治疗剂量下不会显著增加其他药物的半衰期[1886-1889]。雷尼替丁通过间断推注给药（2~4mg/kg，分 4 次给药）或使用负荷剂量（0.5mg/kg）继以 0.05mg/(kg·h)持续输注[1890-1892]，给药后 2~4h 效应达峰[1495]。消除半衰期（3±1.35）h。每 8h 给予 1.5mg/kg 雷尼替丁可维持胃液 pH>4[1891]。减少剂量则控制胃液 pH 收效甚微[1890]。

法莫替丁的效价比雷尼替丁高约 8 倍，比西咪替丁强约 40 倍[1893]。法莫替丁研究充分，包括新生儿。因法莫替丁主要由肾脏排泄，剂量取决于肾功能的成熟程度。3 月龄以下婴儿清除率降低，需要间隔 24h 给药（0.25mg/kg，静脉注射或 0.5mg/kg 口服）；3 月龄以上婴儿与较大儿童和成人相似，给药间隔 12h[1884,1894,1895]。有证据表明长期给药法莫替丁的反应性降低（改变胃酸 pH 和容积作用较弱）[1896]。麻醉前给予法莫替丁可增加胃液 pH 但不会减少胃残余容积[1897]。

止吐药

甲氧氯普胺

甲氧氯普胺因其止吐和胃排空效应已用于儿童[1898]。直接作用于化学感受器触发区而有止吐作用，胃排空则是通过拮抗神经递质多巴胺而刺激胃平滑肌活动[1899,1900]。术终 0.15mg/kg 能有效减少斜视和扁桃体切除术后呕吐，尽管效果可能有限[1901]。甲氧氯普胺疗效不如 5-羟色胺 3（5-HT₃）受体抑制剂，但可提供一种补救措施[1902]。与其他结合硫酸盐和葡糖醛酸清除的药物一样，新生儿消除半衰期比大龄儿童延长，口服间隔 6h（0.15mg/kg）[1903]。婴儿（0.9~5.6 月龄）的清除率为 0.67±0.13L/(h·kg)，V_{dss} 为 4.4±0.6L/kg[1904]。

5-羟色胺 3-受体拮抗剂

5-HT₃ 受体拮抗剂包括昂丹司琼、格拉司琼、多拉司琼、托烷司琼和帕洛诺司琼。这些药物是 PONV 的有效预防和治疗措施。尽管已广泛使用，但关于哪种药物最有效，哪种药物副作用大，哪种药物持续时间最长、最容易与其他药剂结合使用，哪种药物费用过高等一直存在争论[1905-1917]。昂丹司琼是 5-HT₃ 受体拮抗剂中第一个有效降低儿童恶心和呕吐发生率的药物，因此也就成为讨论儿童术后预防术后恶心呕吐措施的基础[1918-1927]。有研究报道昂丹司琼（0.1mg/kg）预防患儿扁桃体切除术后呕吐效果优于甲氧氯普胺（0.15mg/kg）。大多数儿科麻醉医师将其用于术后 PONV 高危儿童，例如斜视

修复术、扁桃体切除术或中耳手术，并且限制在有晕动病史或手术后曾有恶心呕吐的儿童身上[1929-1937]。昂丹司琼可有效预防恶心和呕吐，并有助于减轻已发生恶心和呕吐的严重程度。通常推荐剂量 100~150μg/kg 每 6h。临床试验发现 1 月龄儿童也有效；但 4 个月以下婴儿的 PK 不同，提示需要延长给药间隔[1938]。清除是通过羟基化、然后与肝脏中葡糖苷酸与硫酸盐结合。据报道，成熟的清除率为 541ml/(min·kg)，但 6 月、3 月和 1 月大婴儿昂丹司琼清除率分别降低了 31%、53% 和 76%。清除率成熟的 TM_{50} 约 4 个月。昂丹司琼 0.1mg/kg 在 6 个月以下儿童中产生的效能相当于大龄儿童 0.15mg/kg 剂量[1939]。这类药物的另一个问题是长 QT 间期综合征患者可能发生室性心动过速（如尖端扭转），特别是使用强效吸入剂如七氟烷麻醉时[1940,1941]。然而，常规给药后达到的浓度远低于健康个体中 Na 通道抑制 50% 的浓度（IC_{50}）[1907]。

儿童研究表明，如果将这类药物与地塞米松或其他已知止吐的麻醉技术联合使用，可提高止吐效果[1922,1923,1925,1942,1943]。昂丹司琼口服裂解片也已可用[1944]。

其他药物（如格拉司琼、多拉司琼、托烷司琼）均可有效改善 PONV，与其他止吐方式相结合 PONV 可进一步改善[1918,1936,1945-1952]。格拉司琼和多拉司琼较昂丹司琼（4h）具有更长的半衰期（7.8h）及相似的持续时间，这些药可能更适合化疗引起的恶心和呕吐。多拉司琼被 CYP2D6 代谢，易受多态性影响，PM 型消除半衰期长达 40h。CYP3A4 是昂丹司琼和格拉司琼代谢途径主要酶[1907]。

帕洛诺司琼是新型 5-HT₃ 受体拮抗剂，不同于前述 5-HT₃ 受体拮抗剂，它通过变构抑制受体而非与受体结合[1953]。受体需要 30~40h 才能恢复正常构象，因此该药可以被代谢（易受 CYP2D6 多态性影响），但只要受体在此期间保持变形则不会影响其止吐效果。帕洛诺司琼可有效降低成人 PONV[1954]。儿童剂量研究发现，斜视手术后 48h 帕洛诺司琼 0.5μg/kg 与 1μg/kg 和 1.5μg/kg 治疗 PONV 的效果相同[1955]。502 例化疗呕吐双盲双模拟研究发现，帕洛诺司琼 20μg/kg 每 8 小时一次，疗效不低于昂丹司琼 150μg/kg 每 h 给药一次；FDA 和欧洲药品管理局已批准可用于 1 个月大的婴儿[1956]。

神经激肽 1 和其他抗吐药

尽管 5-HT₃ 受体拮抗剂和地塞米松已用于临床，但 PONV 仍时有发生。目前已知脑干（脑干后区和孤束核）的 P 物质受体，也即神经激肽 1（NK1）受体，可能是 PONV 持续存在的关键[1957,1958]。第一种 NK1 受体拮抗剂是阿瑞吡坦，已证实可有效降低成人手术、化疗后及儿童化疗后恶心和呕吐[1959,1960]。阿瑞吡坦是一种口服药物，福沙吡坦是阿瑞吡坦的胃肠外制剂。正在开发其他几种与 5-HT₃ 受体拮抗剂和地塞米松联合使用的 PONV 药物[1961]。

抗胆碱能药物

阿托品和东莨菪碱

阿托品（0.02mg/kg）和东莨菪碱（0.01mg/kg）都具有中枢神经系统作用，但东莨菪碱镇静、止涎作用分别是阿托品

7

的 5～15 倍、2～3 倍。阿托品和东莨菪碱抑制出汗，可能导致体温轻微升高[1962]；心血管加速特性两药等效，按千克体重计算，两药加速心率的剂量婴儿高于成人[1963]。抗胆碱能药适合用于多种特殊情况，例如术前使用减少分泌物，阻断喉和迷走神经反射，治疗或预防琥珀胆碱相关的心动过缓，治疗麻醉诱导心肌抑制导致的心动过缓、新斯的明的毒蕈碱作用及眼心反射。肌内注射阿托品有疼痛，用作术前药时不抑制喉反射；静脉给药时阻断喉反射更有效。虽然有数据认为 21- 三体综合征儿童对阿托品的心脏作用更敏感[1964]，但众多研究不支持这一观点[1965, 1966]；患有闭角型青光眼的 21- 三体综合征儿童须审慎使用阿托品，以免恶化青光眼[1965, 1966]。阿托品可口服、直肠和气管内给药。3 个月以下婴儿口服阿托品可减轻强效吸入麻醉药诱导期低血压反应[1967]。阿托品气管给药吸收并产生生理作用迅速[1968-1971]。

阿托品在肝脏通过 N- 去甲基化代谢，随后与葡糖醛酸结合[1972]；新生儿这两个过程均未成熟，一半药物以原形经肾脏排出。诊断阿托品中毒的老旧的方法是将少量患者尿液滴入猫眼，观察是否有瞳孔散大！

因肝肾功能不成熟，预计新生儿年龄段儿童的清除率降低，但数据缺乏。2 岁以下儿童相比 2 岁以上儿童稳态分布容积增加 [（3.2±1.5） vs （1.3±0.5）L/kg][1973]；两者清除率 [（6.8±5.3） vs （6.5±1.6）ml/（min·kg）] 相似。健康成人消除半衰期（3±0.9）h，足月新生儿消除半衰期是成人的 4 倍[1973, 1974]。

新生儿的 PD 特点尚未阐明。有人认为对于新生儿和婴儿，阿托品最低剂量为 0.1mg；最近证据表明，对于 1～12 个月婴幼儿，静脉注射 5μg/kg 阿托品不增加心率也不会引起心动过缓[1975]。6 个月以下的婴儿需要比年龄较大的儿童更大的剂量来增加心率[420]。5μg/kg 对心率无影响，且 4～6 月龄幼儿不会引起心动过缓[1975]。任何剂量阿托品（5～40μg/kg）都不影响新生儿的收缩压[420]。

临床东莨菪碱常与吗啡联合用于心脏手术期间，发挥其镇静作用及与吗啡联合使用的最大优势。因其止涎和中枢镇静作用常作为氯胺酮麻醉的佐剂。毒扁豆碱可拮抗阿托品和东莨菪碱的中枢镇静作用。由于给药疼痛，最佳药效可能与麻醉诱导不同步，以及目前的强效吸入药分泌物较少、心动过缓罕见；多数医院已不再将抗胆碱能药作为术前药的组成部分。

东莨菪碱是叔胺，中枢神经系统作用比阿托品强，有镇静、遗忘和中度止吐作用[1976]。为最大限度降低副作用的发生，已开发出用于恶心和呕吐的透皮剂型；但仅限于青少年使用以避免潜在的毒性[1977-1979]。已有东莨菪碱透皮贴剂导致 ED 的报道，多见于年轻患者[1980]。也有瞳孔不等大的报道[1981]。

成人东莨菪碱分布容积为 1.4L/kg[1969]。清除过程涉及葡糖醛酸结合、硫酸盐结合以及 CYP3A 家族参与的水解[1977]。出生时葡糖醛酸化和 CYP3A 酶系统都不成熟，清除率降低[1969]。

格隆溴铵

格隆溴铵（0.005～0.01mg/kg）是具有抗胆碱能作用的合成季铵化合物。因其 BBB 低通透性较少引起 CNS 效应，临床效果优于阿托品和东莨菪碱。研究认为格隆溴铵优于阿托品之处在于，其抗胆碱能作用持久可达数小时[1982, 1983]；静脉给药后心率变化最小，导致心律失常较少，心动过速且有不利影响的患者可因此而获利[1984, 1985]。值得注意的是，治疗右美托咪定诱发的心动过缓时，有报道指出格隆溴铵能引起长期和严重的高血压[1808]，但高血压机制未明。儿童右美托咪定给药前预处理无助于减轻心动过缓，且相比未预处理导致收缩压升高更剧（约 20% vs 10%）[1986]。一些儿童在给予格隆溴铵后，胃液容积和酸度降低[1987, 1988]。该药常用于拮抗新斯的明的副拟交感神经作用，预防眼心反射与阿托品同样有效[1989]。

胃肠道吸收不佳（10%～25%）[1990]。1 岁以下婴儿（n=8）清除率为 1.01（范围 0.32～1.85）L/（kg·h），V_{dss} 为 1.83L/kg（范围 0.70～3.87L/kg）[1990]，但无新生儿数据。肾脏占消除的 85%[1982]，因为肾功能不成熟，预计新生儿清除率降低[171]。

拮抗剂

纳洛酮

纳洛酮是一种纯阿片类拮抗剂，与 κ- 和 δ- 受体相比，对 μ- 受体的亲和力更大。静脉给药后纳洛酮拮抗阿片受体非常迅速（30s 至 1min）。纳洛酮在肝脏葡糖醛酸化，口服生物利用度最低。成人消除半衰期 1～1.5h，而新生儿约 3h。当肌内注射时由于贮库效应，成人消除半衰期从 80min 延长至 6h[1991]。

纳洛酮可有效逆转阿片类诱导的不良反应，包括呼吸抑制、胸壁和声门僵硬、恶心呕吐、瘙痒、尿潴留和便秘[1992]。可经任何途径给药，包括胃肠外、椎管内、气管内和口服。正在机械通气的儿童如果不是处于极端情况，仅仅是围手术期需要拮抗阿片类诱导的呼吸抑制，可用极小剂量纳洛酮（0.25～0.5μg/kg）静脉注射启动拮抗。这与综述推荐的儿童围手术期纳洛酮剂量 10～20μg 相似[1993]。如果反应不足，可相同剂量重复使用直至通气改善。静脉纳洛酮累积的总剂量随后可用于肌内注射，以确保呼吸抑制不会复发。危急状态或发生阿片类药物过量的儿童（包括新生儿复苏），可能需要静脉注射更大剂量纳洛酮 10～100μg/kg。美国儿科学会简化了 5 岁以下婴幼儿纳洛酮用量，推荐 100μg/kg；5 岁以上（20kg）儿童用量 2mg[1994]。某种程度上，这是因为较小剂量纳洛酮并非总是有效；同样重要的是应该认识到，过量纳洛酮不仅逆转阿片类镇痛作用，也会导致严重全身高血压、心律失常（包括心室纤颤）和肺水肿（非心源性）[1995]。有证据表明肺水肿发生与纳洛酮剂量不存在剂量依赖性，单次剂量 100μg 也有肺水肿报道。回顾分析了 195 例急诊或儿科 ICU 术后纳洛酮治疗的儿童和青少年，静脉给药 1～500μg/kg，都能有效解除呼吸抑制，17% 患儿发生收缩期高血压，以及 1 例发生肺水肿（0.5%）[1993]。严重阿片类药物引起的呼吸抑制，可能需要持续输注纳洛酮治疗[1996]。任何使用纳洛酮拮抗阿片类药物引起的呼吸抑制的儿童，必须在监测环境中至少观察 2h，以确保呼吸抑制不再复发。

新生儿复苏期间纳洛酮推荐剂量远超大龄儿童。剂量高达 400μg/kg 也无不良反应。新生儿使用纳洛酮的系统综述认为，纳洛酮增加肺泡通气，但无证据表明使用纳洛酮会影响辅助通气或新生儿入住 ICU 等患儿结局[1998]。母亲长期滥用阿片类药物的婴儿，需谨慎使用纳洛酮，因为有诱发癫痫发作的报道[1999]。

纳洛酮也可低剂量输注（≥1μg/(kg·h)）给药[2000]以减轻阿片类药物引起的不良反应，包括恶心和呕吐、瘙痒、尿潴留和便秘[2001]。虽然在患者自控镇痛期间另行输注纳洛酮，随机双盲对照研究发现吗啡相关的恶心和瘙痒显著减少[2004]，但是关于这种做法的有利之处存在分歧[2002,2003]。用于此目的时，需权衡评价对阿片类药物副作用的拮抗和镇痛的拮抗。

纳曲酮

纳曲酮是一种口服阿片类拮抗剂，对μ-受体比κ-和δ-受体具有更大亲和力。纳曲酮活性来源于其母体及代谢产物6β-纳曲醇（通过肝二氢二醇脱氢酶）。成人纳曲酮和6β-纳曲醇消除半衰期分别为4h和13h。口服生物利用度良好，口服后消除半衰期8h，与成人相似[2005]。纳曲酮也用于治疗孤独症[2006,2007]。有自伤行为或过度活跃的儿童，其脑脊液内啡肽浓度较高、疼痛敏感性较低。在动物和人类成瘾者中，阿片类药物诱导的行为类似孤独症儿童。纳曲酮可减少自伤行为[2006]。

纳曲酮可逆转阿片类药物不良反应但使用不多[1998]。纳曲酮及其主要代谢产物6β-纳曲醇在哺乳期母乳分泌的浓度虽低[2008]，但应谨慎管理其婴儿。

甲基纳曲酮

甲基纳曲酮是第一种BBB穿透能力极弱的季铵盐类阿片类拮抗剂。可口服和肠胃外给药，也可皮下和静脉给药。成人静脉剂量0.45mg/kg。因为不穿过BBB，故甲基纳曲酮适用于逆转阿片类药物的外周不良反应，但不影响中枢镇痛作用。阿片类药物引起的副作用包括胃排空、尿潴留、术后肠梗阻和慢性便秘[2010]，给予甲基纳曲酮后都有所改善[2011-2015]。儿童数据缺乏。如果成人安全性和有效性数据也能在儿童得到证实，可能有助于改进我们使用阿片类药物镇痛的能力，同时消除许多外周不良反应，改善儿童舒适度。该药目前用于治疗阿片类药物引起便秘的癌症以及"临终关怀"病房患儿[2016]。

氟马西尼

氟马西尼为特异性GABA$_A$受体竞争性拮抗剂，用于逆转苯二氮䓬类药物的作用。可直肠、经鼻、肌内注射和静脉给药[2017-2020]。单次静脉注射后，氟马西尼蛋白结合率有限（40%），由于肝脏羧酸酯酶代谢迅速广泛，成人消除半衰期约1h[2021-2023]。在严重肝病的成人中，氟马西尼的消除降低[2024]。儿童单次静脉注射10μg/kg后以5μg/(kg·min)持续输注，消除半衰期为35min[2025]。直肠给药剂量较大（如50μg/kg）。鼻腔给药氟马西尼（40μg/kg）的PK在中位年龄为4岁的健康儿童中进行了测定，消除半衰期2h[2017]。氟马西尼也可口服，但由于肝脏首过效应，生物利用度仅16%[2023]。

拮抗苯二氮䓬诱导的镇静，成人氟马西尼用量是17μg/kg。关于儿童的研究发现，剂量24μg/kg临床有效且无再次镇静发生[2025]。尽管有明确的适应证，包括苯二氮䓬类药物过量、脊柱侧凸术中唤醒试验、昏迷儿童治疗及苯二氮䓬类药物诱发的反常反应，但氟马西尼在儿科临床麻醉中作用有限[2026,2027]。由于其消除半衰期短，已有报道1~5岁儿童初期起效后出现再次镇静，因此拮抗苯二氮䓬类诱导的镇静作用后，至少应密切观察2h[2028,2029]。较大剂量用药时应小心，已有氟马西尼诱发癫痫发作的报道[2030]。

毒扁豆碱

这种叔胺是一种可逆性胆碱酯酶抑制剂，用于治疗中枢性胆碱能综合征和ED，以及拮抗阿托品和东莨菪碱的周围神经系统和CNS作用[2031-2033]。由于其非离子化胺基促进血脑屏障的转移，导致中枢神经系统效应；故通常不用于拮抗神经肌肉阻滞。静脉用药的消除半衰期为20~30min，作用持续时间取决于胆碱酯酶活性，可超过1h。毒扁豆碱代谢通过胆碱酯酶水解酯键。毒扁豆碱儿童单次静脉常用剂量是10~30μg/kg[2034]。为了治疗长效药物中毒，可能需要以30μg/(kg·h)的速率持续输注。毒扁豆碱的副作用包括心律失常（心动过缓）、胆碱能危象和癫痫发作[2034]。因此使用毒扁豆碱时应监测心电图。

（王洁 陈雪吟 郑若芳 韩园 黄璜 译，
陈向东 张马忠 李军 审）

精选文献

Anderson BJ, Holford NHG. Mechanism-based concepts of size and maturity in pharmacokinetics. *Annu Rev Pharmacol Toxicol*. 2008;48:303-332.
A review explaining the fundamentals of allometric theory and its application to pharmacology.

Görges M, Zhou G, Brant R, Ansermino JM. Sequential allocation trial design in anesthesia: an introduction to methods, modeling, and clinical applications. *Paediatr Anaesth*. 2017;27(3):240-247.
Sequential allocation trial design is commonly used in anesthesia to determine the MAC of inhalation agents, impact of other drugs, and minimal effective dose. The authors explain the theory behind this methodology and its limitations and offer practical examples.

Hannam JA, Anderson BJ. Pharmacodynamic interaction models in pediatric anesthesia. *Paediatr Anaesth*. 2015;25:970-980.
A review paper explaining interpretation of drug interaction models commonly used in anesthesia.

Kearns GL, Abdel-Rahman SM, Alander SW, et al. Developmental pharmacology—drug disposition, action, and therapy in infants and children. *N Engl J Med*. 2003;349(12):115-167.
This article explains the complex interactions that come into play to shape developmental pharmacology.

Upton RN, Foster DJ, Abuhelwa AY. An introduction to physiologically-based pharmacokinetic models. *Paediatr Anaesth*. 2016;26(11):1036-1046.
Physiological based pharmacokinetic (PBPK) models can be used to predict pediatric PK. PBPK models require detailed physiological data. Data on the ontogeny of individual clearance pathways, derived from measurements of enzyme expression and activity in post-mortem livers, and from in vivo data from drugs that are cleared by similar pathways are useful. Information concerning genetic, physiological, organ and tissue size and composition, protein binding, demographic and clinical data has progressively improved their prediction ability.

参考文献

第8章　全凭静脉麻醉和靶控输注

BRIAN J. ANDERSON，JAMES HOUGHTON

儿童全凭静脉麻醉（total intravenous anesthesia，TIVA）技术最常见的适应证如下：恶性高热风险（吸入麻醉药禁忌），术后恶心呕吐高风险，需快速苏醒的短时放射或有创诊疗操作（如 MRI、骨穿、胃肠镜等）；反复多次麻醉（如放疗），抑制大手术应激反应，需控制颅内压和保护脑代谢的神经外科手术，需监测运动和听觉诱发电位的脊柱内固定术以及需气道操作者（如支气管镜检）[1-3]。全凭静脉镇静和麻醉也用于儿科 ICU，但因有丙泊酚输注综合征（propofol infusion syndrome，PRIS）的风险，丙泊酚禁忌长时间用于危重或低龄患儿[4-13]。

药代动力学和药效动力学原理

药物治疗的目的是获得希望的效应即目标效应。在特定患儿，浓度-效应关系[即药效动力学，（pharmacodynamics，PD）]可帮助预测达到目标效应所需的靶浓度；随后，药代动力学（pharmacokinetic，PK）知识[如清除率（clearance，CL），容积（volume，V）]协助决定达到靶浓度所需的剂量。对于一级消除一室模型 PK 分布的药物，其剂量可简便计算为：

$$负荷剂量 = 容积 \times 靶浓度$$
$$维持量 = 清除率 \times 靶浓度$$

然而，机体对大多数麻醉药物的处置需要用二室或多室模型描述，尽管原理相同，但由于有两个或多个清除率及容积，剂量计算更加复杂（见下文）。

许多药物的 PK 和 PD 方程（称为模型）参数已经发表，但儿童的参数值存在巨大的个体差异。已确认多种协变量有助于更精确地预测特定患儿的剂量，包括体重、年龄、性别、疾病、药物相互作用和药物基因组学等。目前的 TIVA 输注泵整合了体重和年龄预测特定病患的用药剂量和输注速率。

丙泊酚 TIVA 是"药理学在行动"的良好范本。丙泊酚的目标效应（全身麻醉深度）已经确定[如脑电双频指数为 BIS50～55]。达到这个麻醉深度的靶（血浆）浓度也是已知的（如丙泊酚 4mg/L），而且儿童 PK 也已明确。PK 建模和计算机技术的先进理念催生了复杂的给药系统，使静脉麻醉给药更为方便。后续涉及受体器官的反馈系统也已在小儿开发[16,17]。靶控输注（target-controlled infusion，TCI）装置或"智能泵"是复杂给药系统的典型，目标直接针对药物的血浆浓度（plasma concentration，C_p）或效应室浓度（effect-site concentration，C_e）。相比早期仅针对儿童血浆药物浓度的人工技术，这些电脑泵更为先进。然而，它们需要同时输入 PK 和 PD 参数，但目前缺乏稳健的 PK-PD 和参数的个体间变异的估值，这限制了 TCI 在 3 岁以下儿童使用的准确性[20]。

小儿药代动力学参数

TCI 技术使用丙泊酚和瑞芬太尼作为麻醉诱导和维持的主要药物。儿童靶控丙泊酚血浆浓度输注系统用于编程的 PK 参数来源于 Marsh[21]、Gepts[22]、Kataria[19]、Short[23]、Rigby-Jones[24]、Schuttler[25]、Murat[26]、Saint-Maurice[27]、Coppens[28]或 Absalom（Paedfusor）[29]。这些参数（集）一般称为"模型"，以报道作者命名（如 Kataria 模型）。参数估值（如终末清除率 CL；房室间清除率 Q；中央室分布容积 V_1；外周室分布容积 V_2）各不相同（表 8-1）。尽管每个作者的参数集不尽相同，但在相同输注方案下预测浓度相近（图 8-1）。

表8-1   20kg 儿童丙泊酚 PK 参数

参数	Kataria 等[19]	Marsh[21] & Gepts[22]	Paedfusor[29]	Short 等[23]	Schuttler & Ihmsen[25]	Rigby-Jones 等[24]	Murat 等[26]	Saint Maurice 等[27]	Coppens 等[28]
V_1/L	10.4	4.56	9.16	8.64	7.68	11.68	20.6	14.44	3.48
V_2/L	20.2	9.28	18.98	10.8	20.74	26.68	19.4	35.6	4.68
V_3/L	164	58.04	116.58	69.4	264.82	223.86	121.74	168	19.02
CL/(L/min)	0.68	0.542	0.568	0.836	0.56	0.444	0.98	0.62	0.78
Q_2/(L/min)	1.16	0.51	1.044	1.22	1.036	0.32	1.34	1.24	2.04
Q_3/(L/min)	0.52	0.192	0.384	0.34	0.46	0.268	0.4	0.22	0.66

上述模型的性能在丙泊酚给药的不同阶段差别很大。大多数模型低估了负荷剂量后 1min 丙泊酚浓度,提示模型高估了儿童的初始分布容积。经测试,并非上述所有模型性能都在可接受范围内(中位数执行误差即偏倚 <20%,中位数绝对值执行误差即精确度 <30%)。Short 等推导的模型在 3～26 月龄儿童中的性能最佳[32]。

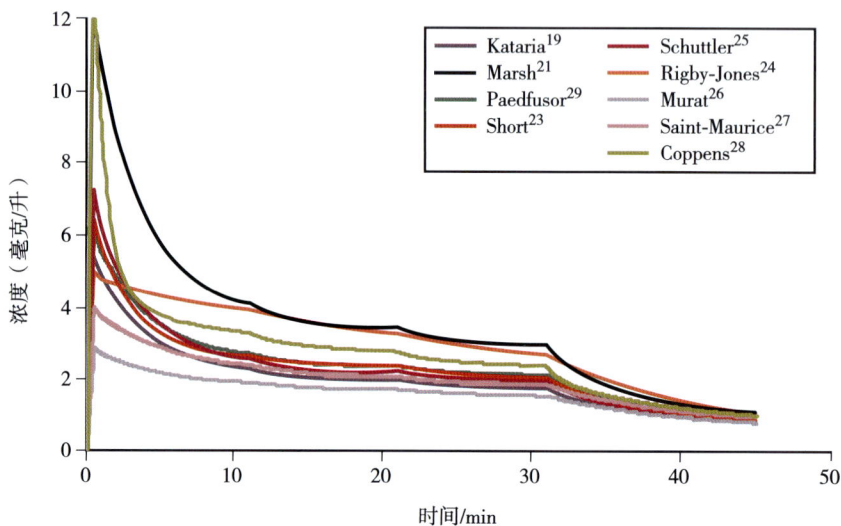

图 8-1   丙泊酚不同药代学模型模拟的时间-浓度曲线。给予 3mg/kg 负荷剂量,持续输注按成人方法(10-8-6 方案,见正文)(Anderson BJ. Pharmacology of pediatric TIVA. *Rev Colomb Anestesiol*. 2013; 41: 205-214)

协变量影响参数的变异性。小儿心脏术后中央室容积增加[24],但这种"疾病严重程度"很少作为 PK 参数的协变量。即便像体重或年龄这类最常见的变异性来源[30],也可能会从参数估值中略去。在早期分布相药物向效应室移动的过程中,给药方式(单次注射或持续输注)[31]、静脉而非动脉取样分析都会影响相应 PK 参数的估值。时间-浓度曲线和 CSHT 也因所用参数不同而不同[32]。

迄今这些药代学参数依然缺乏验证证明研究[28]。据报道,Paedfusor 模型[29]用于 1～15 岁儿童时,中位数执行误差即偏移(MDPE)为 4.1%,中位数绝对执行误差即精确度(MDAPE)为 9.7%[29]。最近有研究认为,除了 Marsh 模型,其他模型参数用于 3～26 月龄儿童的性能都可接受[32]。另有研究认为,Kataria 模型实测-预测浓度的拟合度较差,尽管其应用最为广泛[33]。然而,CL 随年龄增加而降低,且 CL 较低时 MDPE 越小,反之亦然。如模型参数用于其适用的年龄范围之外,则偏移更大、精确度更差。

虽然儿童瑞芬太尼的药理学知识不断增加,但所有年龄段患者使用的 TCI 设备内嵌的均是成人 PK 参数[34,35]。成人参数可安全性用于儿童,因为瑞芬太尼分布容积[36]和 CL(L/(h·kg))[37]随年龄增加而降低,且消除半衰期短、时-量相关半衰期恒定。儿童较大的分布容积降低了负荷剂量产生的峰值浓度;而按成人速度(mg/(min·kg))输注时,儿童较高的清除率导致血浆药物浓度降低。仅用异速生长模型可描述瑞芬太尼在所有年龄段人群的 PK(见第 7 章)[37]。标准化后的清除率 2 970ml/(min·70kg),与其他报道的儿童[36,38]和成人[34,39]数值接近。儿童越小,以 mg/(min·kg)表示的清除率越高,因此,较小(较年幼)儿童比较大(较年长)儿童需要更大的瑞芬太尼输注速率以达到相似的血药浓度。

靶浓度

靶浓度是指希望获得的效应室浓度。稳态时血浆和效应室浓度相同。靶浓度与希望获得的效应有关,而效应又取决于药物的浓度-反应关系,这种关系又因年龄、疾病状态、药物相互作用和刺激等而发生改变。靶浓度可因希望获得的效应大小而改变。瑞芬太尼靶浓度 2～3μg/L 适用于喉镜检查，6～8μg/L 用于腹腔手术、10～12μg/L 用于心脏手术消除应激反应[40]。

丙泊酚镇静靶浓度为 2～3mg/L，4～6mg/L 足以实施麻醉。儿童意识消失和恢复的丙泊酚效应室靶浓度分别为（2.0±0.9）mg/L 和（1.8±0.7）mg/L，与成人相近[41,42]。药物浓度与效应的关系通常以 Hill 公式描述（公式 7-19）[43]：

$$效应 = E_0 - \frac{E_{max} \cdot C_e^N}{(EC_{50}^N + C_e^N)} \qquad （公式 8-1）$$

在这里 E_0 是清醒状态的基础值（如 BIS=100），E_{max} 是最大效应，EC_{50} 是达到 50% 最大效应时的浓度，C_e 是效应室浓度，N 是药物浓度-效应关系的斜率。

有报道[44]，用 BIS 作为效应研究 1～16 岁儿童丙泊酚的 PD，估计的 E_0 值为 93.2，E_{max} 为 83.4，EC_{50} 为 5.2mg/L，N 为 1.4；结果与肥胖儿童非常接近[45]。儿童丙泊酚血浆-效应室平衡速率常数（keo）为 0.6/min（$T_{1/2}keo$=1.15min），敏感性稍低于成人（图 8-2）[33]，但这种差别可能源于 PK 而非 PD[46]。目前已知随年龄增长，Kataria 模型低估药物浓度（与异速生长模型预测浓度一致）。当该模型用于估计 PD 参数时，年龄较大的儿童似乎需要较低的浓度维持麻醉[47]，这是 PK 的影响而不是 PD 的影响[48]。

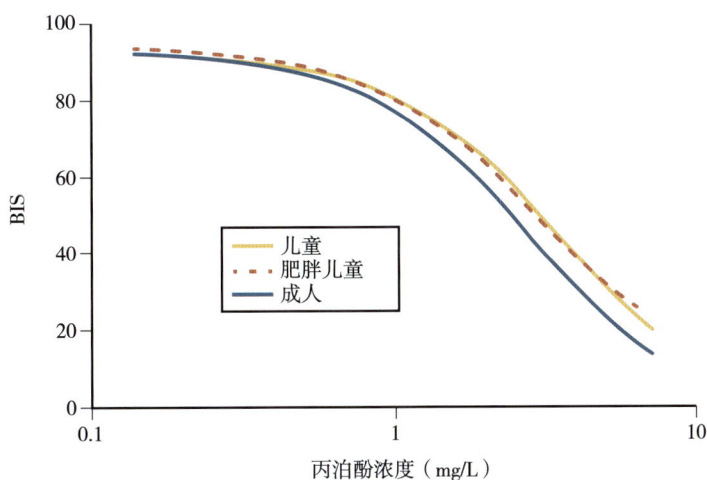

图 8-2　儿童和成人丙泊酚浓度与 BIS 的关系（摘自 Coppens MJ, Eleveld DJ, Proost JH, et al. An evaluation of using population pharmacokinetic models to estimate pharmacodynamic parameters for propofol and bispectral index in children. *Anesthesiology* 2011；115：83-93；Chidambaram V, Venkatasubramanian R, Sadhasivam S, et al. Population pharmacokinetic-pharmacodynamic modeling and dosing simulation of propofol maintenance anesthesia in severely obese adolescents. *Pediatr Anesth.* 2015；25：911-923）

新生儿对丙泊酚的维持输注需求与较大的婴儿和儿童显著不同。可能与 PK 和/或 PD 差异有关。从 PK 而言，由于酶系统尚未成熟，新生儿丙泊酚的清除率低于较大婴儿，孕龄越小清除率越低[49]。为使现有的成人用药方案适应儿童群体，对 50 例 3 岁以下患儿进行预实验，记录总给药次数、给药时间和苏醒时间，以此作为调整给药方案的标准。随后对 2 271 例患儿进行剂量方案评估，并制订了婴儿和儿童丙泊酚输注方案（表 8-2）[50]。新生儿前 10min 的预计输注速率较大［400μg/（kg·min）］，但输注超过 10min 应适当降低速率，否则有药物过量危险。据报道，新生儿和婴儿有苏醒延迟、低血压及心动过速的发生率增加[50]。丙泊酚可导致新生儿严重低血压，该年龄段运行的 PK-PD 关系仍不清楚[51]。

药代动力学和药效动力学的关联

药物效应与浓度直接相关并非意味着药物效应平行于浓度-时间过程。平行仅在浓度低于 EC_{50} 时出现；这种情况下药物消除半衰期才可能与药效效应半衰期高度一致。

由于效应滞后，血浆浓度-效应关系图形成了一个滞后

表8-2　3岁以下小儿丙泊酚输注速率				单位：mg/（kg·h）
时间/min	0～3个月	3～6个月	6～9个月	9～12个月	1～3岁
0～10	24.3	19.7	15.3	14.8	12.1
10～20	20.4	15.2	12.3	11.9	9
20～30	15.1	12	9	9	6
30～40	12	9	6	6	6
40～50	9	6	6	6	6
50～60	6	6	6	6	6

改编自 Steur RJ, Perez RS, De Lange JJ. Dosage scheme for propofol in children under 3 years of age. *Paediatr Anaesth.* 2004；14：462-467。

环。为解决滞后问题，Hull 等[52]和 Sheiner 等[53]基于肌松药提出了效应室的概念，其中，一级速率参数（$T_{1/2}keo$）用来描述中央室-效应室平衡半衰期：

$$T_{1/2}keo = \ln2 / keo \qquad （公式 8-2）$$

该式假定达到平衡状态后，中央室浓度与效应室浓度相

等，但药物进入效应室前存在时间延迟。效应室浓度用于描述药物的浓度-药效关系[54]。

部分药物的成人 $T_{1/2}keo$ 值已经确定，例如吗啡 16min，芬太尼 5min，阿芬太尼 1min，丙泊酚 3min。$T_{1/2}keo$ 普遍集成于 TCI 泵以便实施靶控效应室浓度输注或模拟效应室浓度。

使用同步 PK-PD 模型对儿童丙泊酚的 $T_{1/2}keo$ 进行评估的研究很少。有报道 2~12 岁健康儿童估计值为 1.86min［95%CI（1.16，2.31）］[55]；肥胖儿童为 1.2min［95%CI（0.85，2.1）］[45]。基于尺度模型预计年龄越小，$T_{1/2}keo$ 越小[56]。小儿较快的半衰期与生理时间的指数幂取值 1/4 有关[57]：

$$T_{1/2}keo_{儿童}=T_{1/2}keo_{成人}\times(WT/70)^{1/4} \quad （公式 8-3）$$

儿童丙泊酚 $T_{1/2}keo$ 随年龄（与体重相关）增加而延长（图8-3）[44]。七氟烷和 BIS 在 3~71 岁的患者中也有类似发现[58]。青少年和成人的峰值效应时间（Tpeak）较长，如将其用于低龄儿童靶控效应室浓度输注，将导致用药过量（图8-4）。

同步收集 PK 和 PD 数据并同时估计模型参数称为"整合"模型。PK 参数不应与来自其他研究的 PD 参数联合使用。Tpeak（见第 7 章）常用于估测 $T_{1/2}keo$ 并借此将不同研究的 PK 和 PD 联系起来。Tpeak 随年龄增加而延长（图 8-3）；Tpeak 相同时，基于 Kataria[19] 模型计算的 $T_{1/2}keo$ 为 1.7min，Paedfusor 模型[29] 计算值为 0.8min，由此可见 $T_{1/2}keo$ 具有模型依赖性。

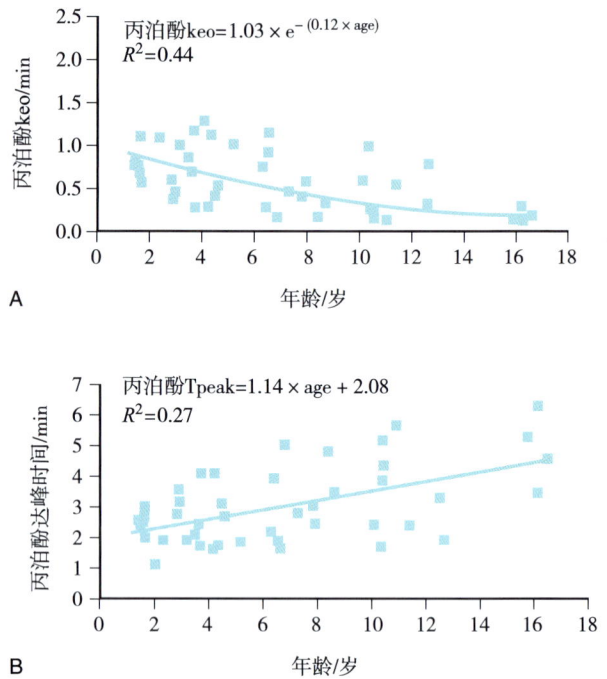

图 8-3　丙泊酚的平衡速率常数、浓度达峰时间与年龄的关系。Keo 随年龄增加而下降，也就是说 $T_{1/2}keo$ 随年龄增加而增加。因而，达峰时间（Tpeak）随年龄（和体重）的增加而延迟（摘自 Jeleazcov C, Ihmsen H, Schmidt J, et al. Pharmacodynamic modelling of the bispectral index response to propofol-based anesthesia during general surgery in children. *Br J Anaesth*. 2008；100：509-516）

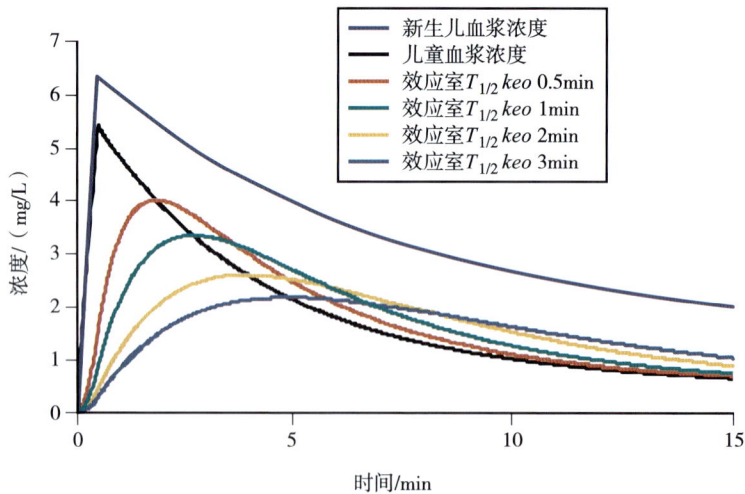

图 8-4　基于 Katria 模型模拟给予典型的 20kg 儿童丙泊酚 3mg/kg 的血浆浓度-时间曲线。$T_{1/2}keo$ 影响效应室浓度预测值，即 $T_{1/2}keo$ 越大达到靶浓度的时间越长

药效学相互作用模型

药物可在多个层面发生相互作用，这些已在第 6 章和第 7 章讨论。TIVA 使用的药物，其间的相互作用常用 PD 相互作用模型描述。

传统方法

评估 PD 相互作用的传统方法包括等效线图解法（图示药物联合使用的等效剂量组合），剂量（或浓度）反应曲线的位移（见第 7 章），或者基于单药和多药治疗的效能计算相互作用指数。这些方法可估计剂量或浓度组合对药物效应影响的大小，但无法获知效应的时间过程及其变异性。

竞争性拮抗剂意指竞争同一受体，使得可结合的受体数目减少。与受体结合后产生效应的药物称为激动剂，而那些不产生效应的药物称为拮抗剂。因此，拮抗剂占据某些受体后导致其效应降低。一般而言，竞争性拮抗剂通过改变 C_{50}

使效应-浓度曲线右移。非竞争性拮抗剂可改变药物的最大效应（E_{max}）而非 EC_{50}。

反应曲面模型

可组合并扩展单个药物的 Emax 模型以整合两种或两种以上药物间的相互作用。"反应曲面"模型是经验模型的扩展，描述或预测两种或两种以上药物的组合效应（图 8-5）。曲面模型内的水平线与等效线图解法提供的信息相同。测定曲面范围内两种药物的浓度及其组合的效应（类似等效线图解分析，但与测定单药浓度或效应配对不同），并利用这些数据点估计曲面参数。这样的 PD 模型可用于阐明整个浓度和反应范围内的相互作用类型，并预测不同药物比例的反应（药物效应）[59]。

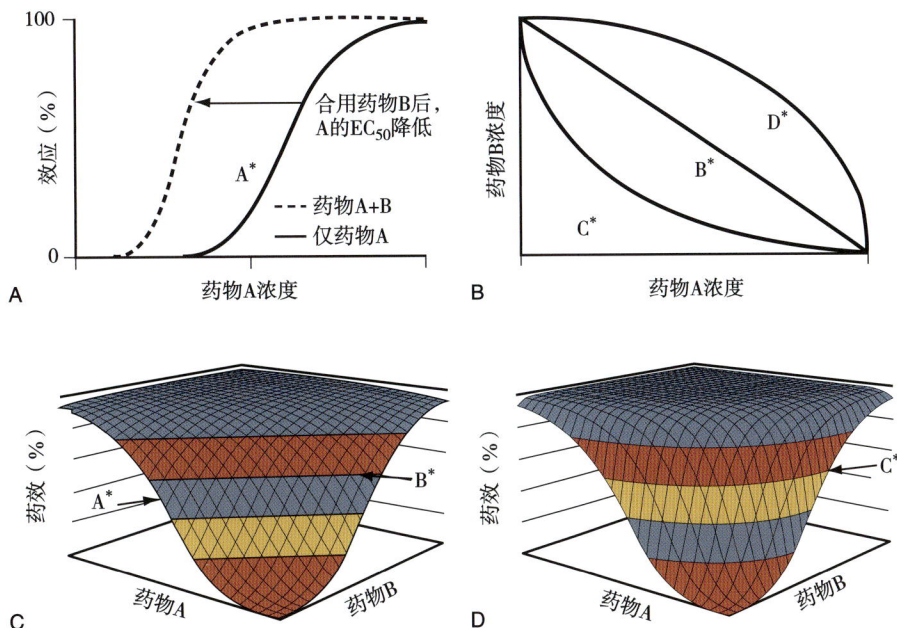

图 8-5　研究药物相互作用的方法。A. 单用或第二种药物维持稳态浓度时加入某药，浓度（或剂量）-效应关系的平移分析。B. 使用等效线构建等效线图（或"相加线"）。曲线向坐标原点内凸提示协同（C*），而外凹则提示拮抗（D*）。上述两种方法的信息均包含在反应曲面模型中，其中水平切面显示的是等效线，垂直切面显示的是单药的浓度-效应关系。（A* 箭头表示药物 A 的单独浓度-反应曲线，B* 为药物 A 和 B 的相加等效线；C* 箭头表示药物 A 和 B 为协同作用）。C 表示两种药物的相加反应曲面。D 表示两种药物的协同反应曲面，协作用以曲面向外弯曲表示（摘自 Hannam JA, Anderson BJ. Pharmacodynamic interaction models in pediatric anesthesia. *Pediatr Anesth*. 2015；25：970-980）

两个常用模型由 Greco 等[60]、Minto 和 Vuyk[61] 提出（见第 7 章）。1～16 岁全麻手术儿童用 Greco 模型研究，证实丙泊酚、瑞芬太尼和芬太尼对 BIS 具有相加作用[44]；丙泊酚 EC_{50} 为 5.20μg/ml，瑞芬太尼 EC_{50} 为 24.1ng/ml，芬太尼 EC_{50} 为 8.6ng/ml，丙泊酚 2.3μg/ml 和瑞芬太尼 4.3ng/ml 配伍较好，可维持血流动力学稳定并保证镇静满足的手术要求。Greco 模型也已用于描述丙泊酚-瑞芬太尼麻醉对伤害性刺激的反应，镇静和喉镜检查两药间表现为协同作用[62]。

用 Minto 模型评估常用麻醉药丙泊酚、咪达唑仑和阿芬太尼的相互作用，证实三者具有催眠协同作用[63]。基于效应室相互作用的计算机模拟提示的三种药物组合（咪达唑仑、丙泊酚和阿芬太尼）维持药效时间是单独使用丙泊酚的三倍。反应曲面可描述麻醉药的相互作用，甚至激动剂、部分激动剂、竞争性拮抗剂和反向激动剂之间的相互作用[63]。

丙泊酚和阿芬太尼的协同作用已由反应曲面阐明。单独使用瑞芬太尼对摇晃、大声呼唤或喉镜检查反应等的影响不明显，但使用丙泊酚可消除这些反应。瑞芬太尼低血浆浓度即可显著降低消除以上反应所需的丙泊酚浓度[64]。比较咪达唑仑、丙泊酚和阿芬太尼的不同配伍，反应各不相同，

无法以每种药物的单独反应来预期[65]。反应曲面方法已用于研究七氟烷和阿芬太尼[66]及瑞芬太尼和丙泊酚[67]对呼吸的影响，证实两种配伍对呼吸影响具有显著的协同作用，导致成人严重呼吸抑制。

有研究在行食管胃十二指肠镜检的 3～10 岁的儿童中，观察了丙泊酚消除伤害性刺激反应的效果[68]。当复合输注瑞芬太尼 0.025μg/（kg·min）时，丙泊酚 EC_{50}（50% 患儿无反应的概率）从 3.7ng/ml 降至 2.8μg/ml。进一步增加瑞芬太尼输注速度时，丙泊酚需要量未进一步降低，但瑞芬太尼相关的呼吸不良事件的风险增加。儿童 TIVA 期间给予阿片类药物，有效镇痛和控制应激反应的同时还有明显的"丙泊酚节俭"作用[68,69]。充分利用这种协同作用可避免丙泊酚过量和甘油三酯聚积，特别是避免长时间手术或麻醉引起 PRIS（丙泊酚输注综合征）的可能。瑞芬太尼减少丙泊酚用量的作用最明显，但其快速消除的特点意味着停药前必须建立替代镇痛技术。其他镇痛剂如芬太尼、阿芬太尼及舒芬太尼和麻醉药也可减少丙泊酚用量，局麻和区域阻滞起效后也有此作用。氧化亚氮和低浓度吸入麻醉药也与丙泊酚和阿片类有协同作用，可减少其用量。

麻醉深度监测

常用麻醉深度监测方法是脑电图（EEG）或 EEG 衍生的指数［边缘频率、双频指数（BIS）、熵］。成人和儿童生理学研究表明，脑电监测衍生的麻醉深度监测仪对觉醒的评价精度不高且具有药物依赖性的特点。虽然此类监测并不能很好地体现真实生理情况，但用于指导临床麻醉，可改善成人预后。生理学、解剖学和临床观察提示，麻醉深度监测仪的性能在大龄儿童中可能与成人相似；但用于婴儿，目前仍然缺乏理论和实践证据[70,71]。麻醉期间婴儿与大龄儿童的脑电图完全不同；EEG 衍生的麻醉深度监测仪用于新生儿必须要有来源于新生儿的特异性运算法则[72,73]。

2015 年，在英国，有 1% 的全身麻醉使用了麻醉深度监测；其中 33% 监测用于 TIVA 复合肌松药的全身麻醉儿童，但未在婴儿中应用[74]。BIS 用于婴儿有一定的局限性，但对大龄儿童尤其是在 TIVA 复合肌松药的病例中是有用的；EEG 衍生的指数已成功用于闭环麻醉[16,20]。闭环系统可能比基于巨大变异性 C_e 的开环系统更有优势。

TIVA 的"麻醉知晓"较吸入麻醉常见。但许多知晓发生于吸入麻醉转为 TIVA 之后，此时尚未给予负荷剂量[75]。吸入麻醉药在丙泊酚达到有效稳态浓度之前已经清除。如未来能即时检测丙泊酚吸入气浓度[76,77]或血浆[78-80]，可能会减少此类并发症。

常用 TIVA 药物

常用药物包括丙泊酚、瑞芬太尼、阿芬太尼及舒芬太尼；氯胺酮也偶尔使用但其时量相关半衰期较长，会导致苏醒延迟[81]。可人工输注（表 8-3）或者基于 PK 模型、儿童专用输注系统。但目前商用软件对适用年龄 1～3 岁或以上、体重 10～15kg 或以上常限制，且其 PK 参数来源于相对健康的少量小儿研究。根据年龄、体重和性别调整中央室容积、清除率及分布的丙泊酚给药系统已经开发且在健康小儿中运行良好[82,83]。但在患病儿童、低龄儿童、婴儿和新生儿很多知识仍然缺乏。因此这些特定人群使用这样的系统仍需谨慎。麻醉医生可借助这些编程设备作为启动 TIVA 技术的基础，但仍需靠技能、知识和经验调整静脉药物，以防止知晓、疼痛和其他副作用发生。

在多房室模型药物建立靶浓度

单室模型药物如固定输注速率，达到稳态血药浓度的时间需要 5 个半衰期（>96% 靶浓度）（图 8-6）。要更快达到靶浓度则需使用负荷剂量，负荷剂量快速填充分布容积，随后再计算维持血药浓度需要的输注速率（图 8-7）。计算负荷剂量对简单的单室模型相对容易，但丙泊酚等药物需要用二或三室模型描述其分布。对于多室模型药物，因其先进入较小的中央室（V_1）以产生意识消失等希望的药物效应。用稳态分布容积（Vss，三室模型 Vss=V_1+V_2+V_3）计算的负荷剂量可能太

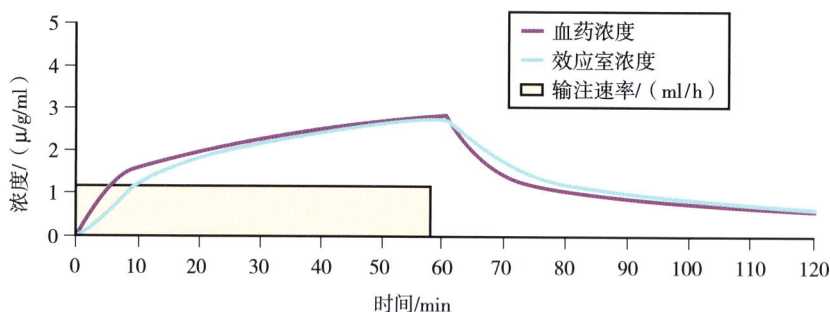

图 8-6　10kg、1 岁健康婴儿无负荷剂量、固定丙泊酚输注速率 10mg/(kg·h)，输注 1h 后仍未达到稳态。输注期间和停药后，效应室浓度均滞后于血浆浓度，大约 1h 后效应室浓度达到血药浓度。CSHT 为 9min（使用 Tivatrainer 模拟）

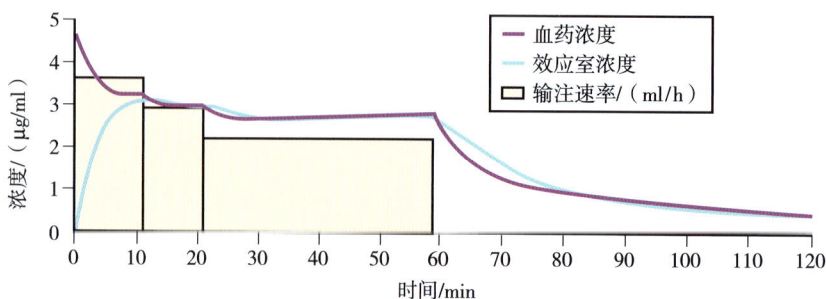

图 8-7　70kg、40 岁健康患者的人工输注方案。早期较高的初始输注速率对确保靶浓度恒定很重要（资料来自 Diprifusor 模型 PK 参数）。负荷剂量（丙泊酚 1%）为 1mg/kg，再以 10mg/(kg·h)输注 10min，8mg/(kg·h)输注 10min，然后 6mg/(kg·h)输注，直到 60min 后停止。最高血药浓度 4.5μg/ml。约 10min 后效应室浓度达 3μg/ml，随后降至 2.6μg/ml 左右然后逐渐上升。CSHT 为 7min

大。基于 V_{ss} 的负荷剂量会引起药物副作用,包括血流动力学不稳和/或毒性反应等。即使是瑞芬太尼,给药时间也应在数分钟以上,以减少心动过缓、低血压、和/或面罩通气困难。如瑞芬太尼 3μg/kg 用于快速顺序插管,应使用抗胆碱药物。

三室模型有助于更清晰地了解静脉给药后药物的处置(图 8-8,表 8-4)。药物进入中央室 V_1(包括血液)并从中消除,同时也向两个外周室分布并回到中央室 V_1,其中一个外周室代表灌注良好的组织器官(快速外周室,V_2),另一个代表灌注不良的组织如脂肪(缓慢速室,V_3)。药物在 V_1 和两个外周室(V_2,V_3)之间的转运以及药物从 V_1 的消除,可用一系列的清除率表示(CL,Q_2,Q_3),这些清除率意指药物在成对房室之间的往复分布,如从 V_1 到 V_2 然后再从 V_2 回到 V_1。静脉麻醉药的首要靶器官是大脑,因此需要一个额外的速率常数描述中央室和大脑效应室的平衡(平衡状态时 $keo=k1e$)。效应室不用容积而用平衡时间表示(请读者注意,这里以及图 8-8 的说明,原作者的理解可能有误,请参阅其他相关资料了解效应室的概念、浓度、平衡时间以及速率常数)。因此效应室浓度反应血药浓度变化之前,存在时滞(图 8-6,图 8-7)。

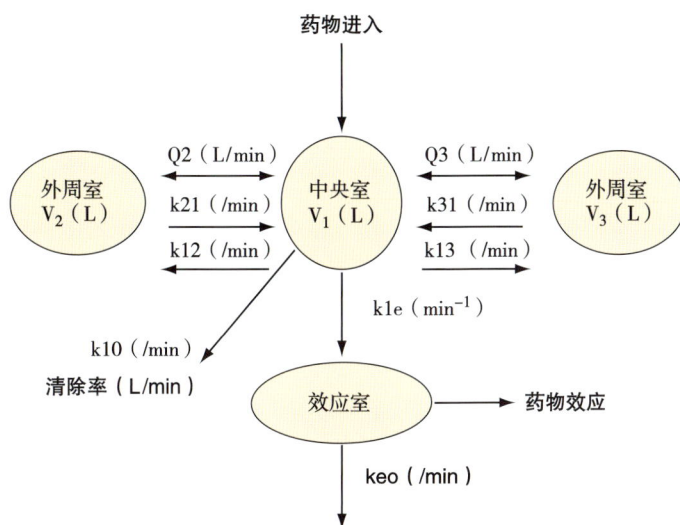

图 8-8 三室模型外加效应室模型。一级速率常数(稳态时 k1e=keo)描述中央室(V_1)与效应室间的平衡速率。这种多室模型概念体现在图 8-9,其中的液压模型用来阐述房室间相互作用。图中箭头可视为药物进入中央室的"管路",将药物输送到中央室后,药物快速流出至 V_2(并回到 V_1),缓慢流出到 V_3(并回到 V_1),清除在此过程中同时发生。k1e 是药物从中央室进入效应室的速率常数

表 8-4 TCI 系统的术语

术语	含义	单位
TCI	靶控输注	
Vc 或 V_1	中央室容积	L
V_2	快速外周室容积(血管丰富组织)=$V_1 \times k_{12}/k_{21}$	L
V_3	慢速外周室容积(血管缺乏组织)=$V_3 \times k_{13}/k_{31}$	L
Cl_1 或 CL	清除率=$V_1 \times k_{10}$	L/h
Cl_2 或 Q_2	V_1 与 V_2 之间清除率=$V_2 \times k_{21}$	L/h
Cl_3 或 Q_3	V_1 与 V_3 之间清除率=$V_3 \times k_{31}$	L/h
Cp	血药浓度	
Ce	效应室浓度	
T	靶浓度	
CALC	TCI 软件计算的浓度	
MEAS	实测浓度	
k_{10}	消除速率常数	/min
Keo	血液和效应室平衡速率常数	/min
$T_{1/2}keo$	血液和效应室平衡半衰期 $T_{1/2}keo=(\ln 2)/keo$	/min
k_{12},k_{21}	V_1 与 V_2 间转运速率常数	/min
k_{13},k_{31}	V_1 与 V_3 间转运速率常数	/min

液压模型有利于理解这些概念。中央室通过一系列不同口径的管道与外周室和效应室相连,还有一个排泄管道代表药物清除(图 8-9)。液柱高度代表药物浓度,描述药物在中央室和外周室转运的梯度变化;可生动表现各室之间随时间而改变的灌注和排空。中央室和外周室互联管道的口径代表房室间清除率(Q_2,Q_3),排泄管道的大小代表清除率(CL)。这种液压模型已用于 TIVA 模拟训练[88]。

三室模型固定速率输注

当以固定速率开始输注时(图 8-6),血药浓度升高但同时药物也开始向快速外周室分布并同时消除。大多数药物的体内分布要多于从血液清除。但瑞芬太尼例外;其酯酶清除率极快,消除量远大于中央室的外周分布量。当所有房室浓度达到平衡时,房室间的浓度梯度很小(房室间药物转运缓慢),但消除的同时药物继续向缓慢外周室分布。净效应是血药浓度持续增加,尽管速度较慢。随着血药浓度升高并趋于平衡,药物消除变得相对更重要。图 8-6 显示了效应室浓度滞后的情况,最终在数小时(有时数天)后达到稳态,此时的输注速率与清除率直接相关。

三室模型负荷剂量与变速输注

开始时注入负荷剂量进入中央室,理想状态时应在没

A

B

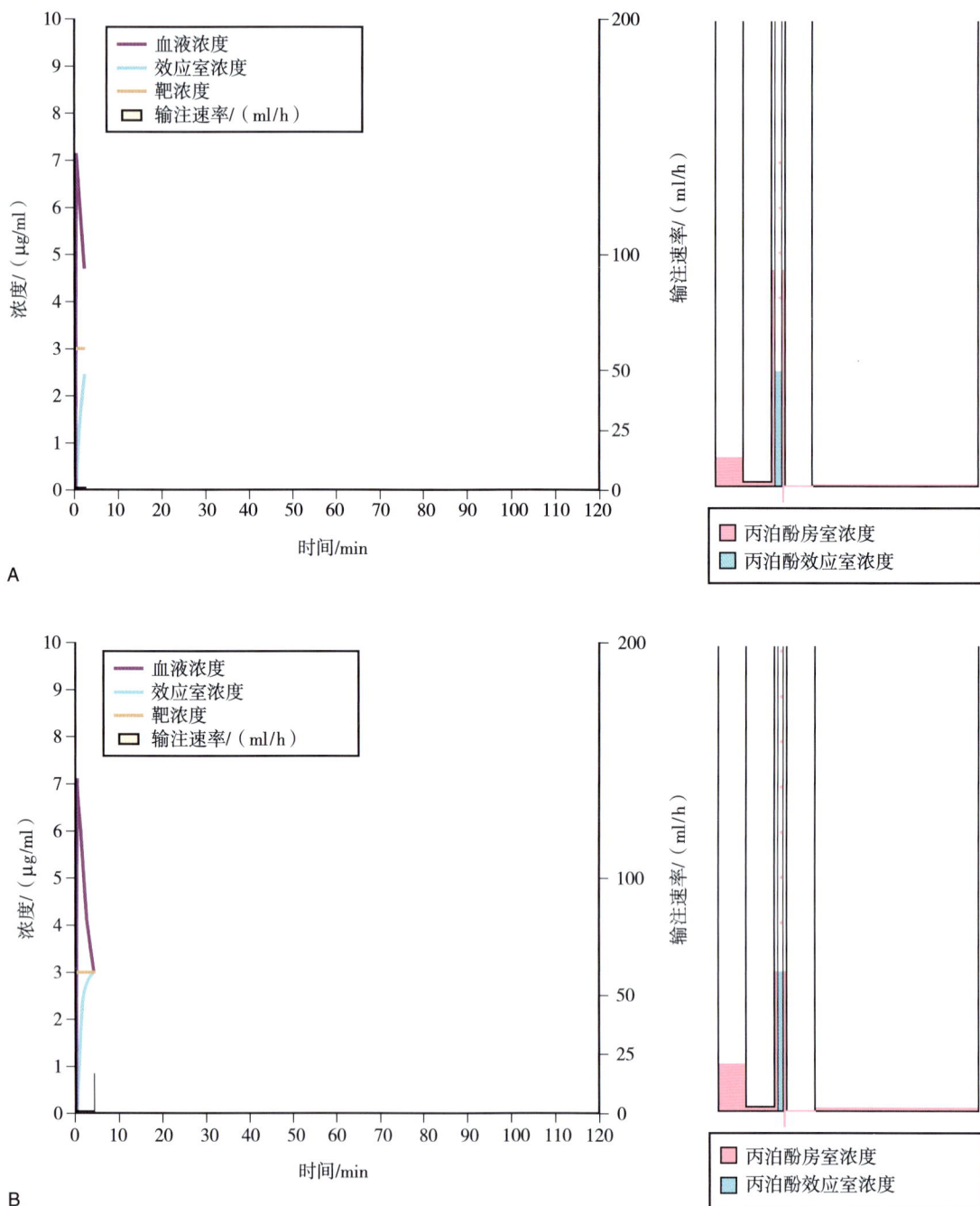

图 8-9　A. 效应室 TCI 的流体力学模型。Paedfusor 模型在 10kg、1 岁健康婴儿的房室容积和房室间清除率。最初数分钟，中央室到效应室浓度梯度标志为"超压"，迫使药物由中央室向效应室转运。血药峰值浓度为 7.1μg/ml。从中央室（C_1）到第一外周室（C_2）的分布很快，减缓了效应室和血药浓度升高；药物从 C_1 消除以及从 C_1 到第二外周室（C_3）的分布也同时进行。B. 效应室 4.5min 时达到 3μg/ml 靶浓度且与 C_1 浓度相等。输注系统在之前给予初始负荷后已停止，现在重新开启以维持效应室靶浓度在 3μg/ml。

C

D

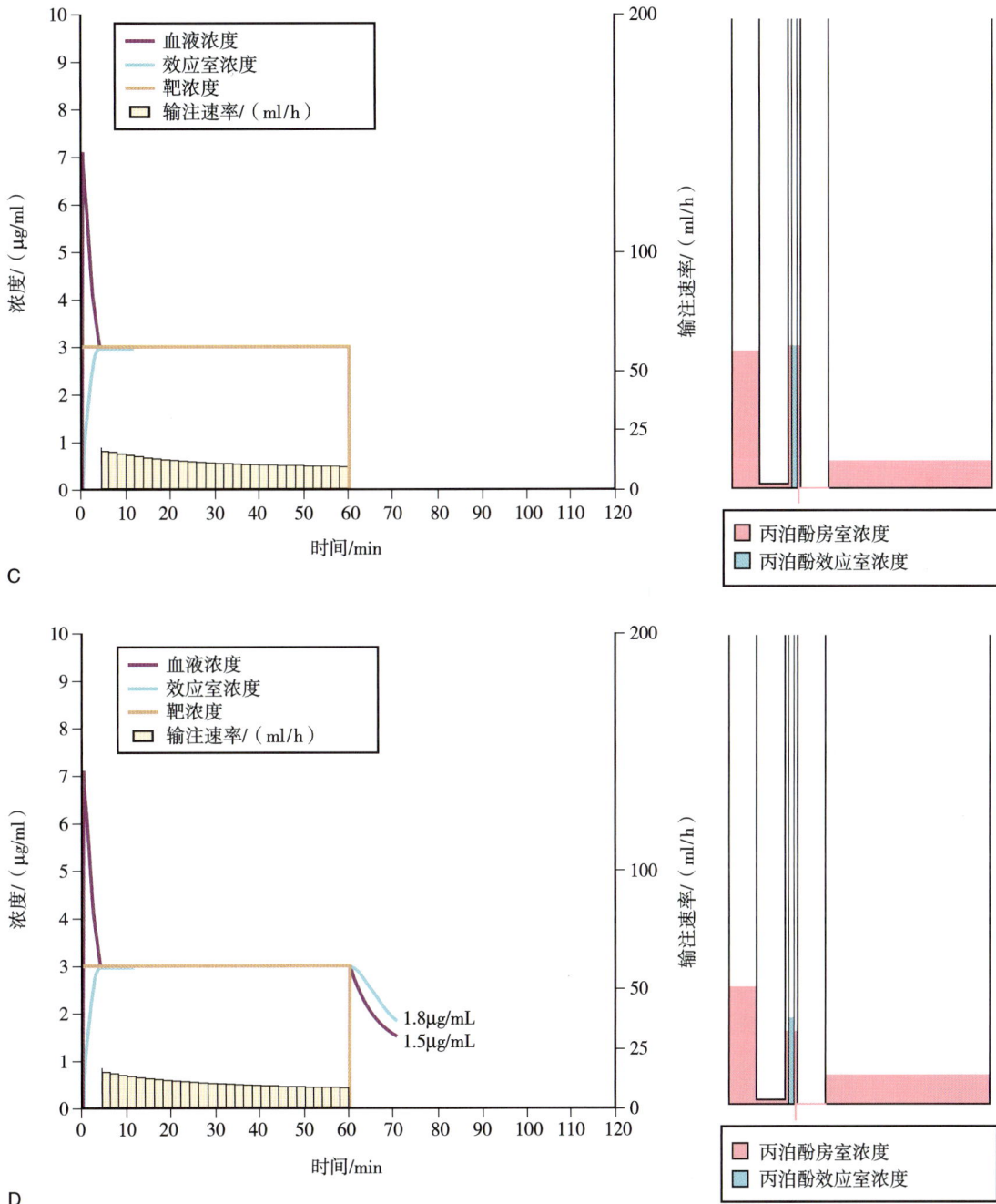

图 8-9(续) C. 效应室浓度在 3μg/ml 维持 1h 后, 将靶浓度设为 0μg/ml, 随之输注泵关闭。总共输注 1% 丙泊酚 14ml 或 14mg/kg。此时, C_2 及 C_3 丙泊酚有明显蓄积, 且 C_1 和效应室浓度仍处于平衡状态。D. 效应室靶浓度设为 0 后约 10min, 血药浓度减半; 因此 CSHT 为 10min。效应室浓度下降滞后清晰可见, 此时效应室且与 C_1 间有浓度梯度差。C_2 到 C_1、到 C_3 也有浓度梯度, 这减慢了 C_1 浓度的下降。

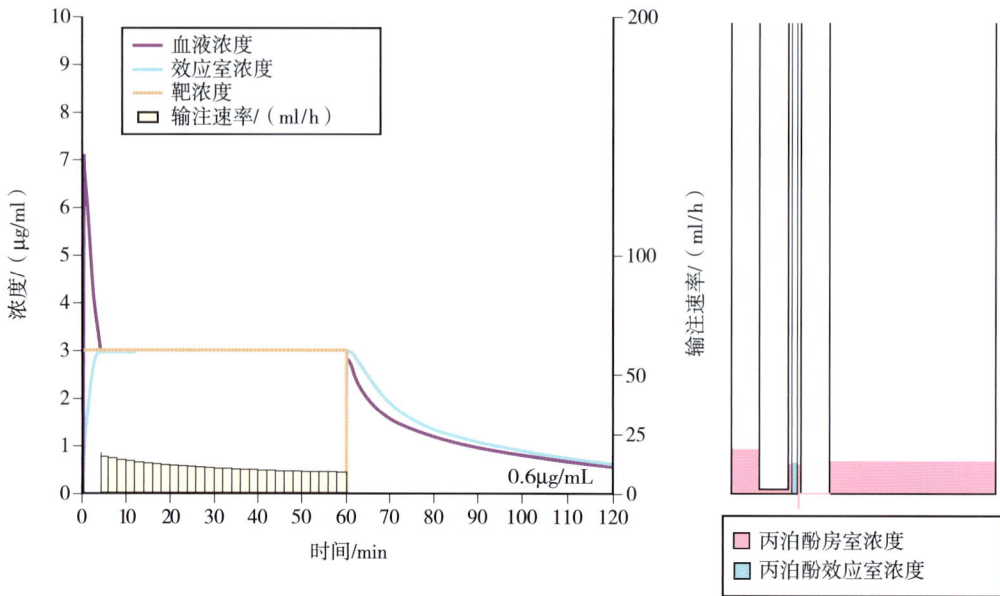

E

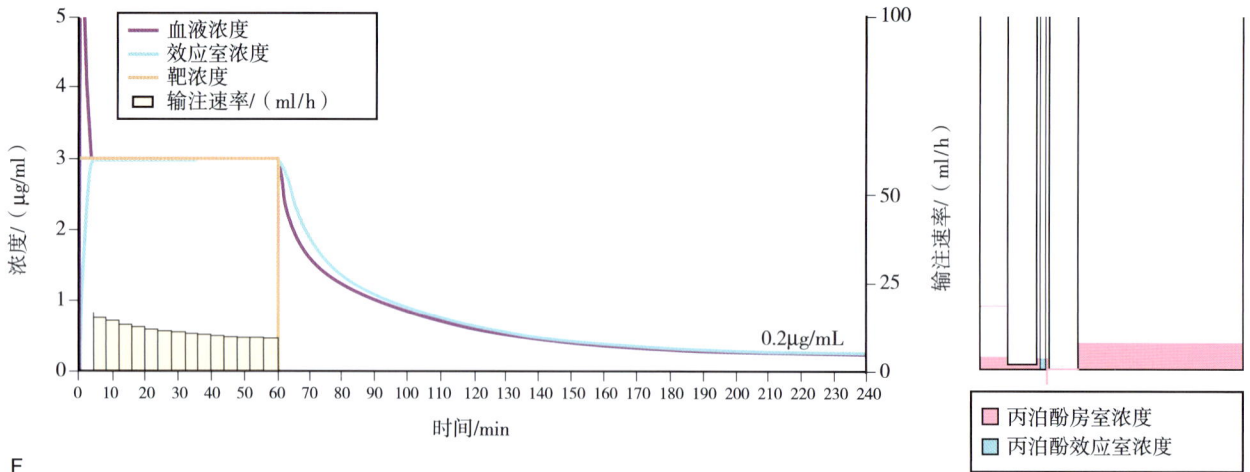

F

图 8-9(续) E. 停止输注后 1h，血液和效应室浓度降至 1/5 效应室维持浓度。在 C_2 和 C_3 仍有相当数量的丙泊酚，可减缓 C_1 及效应室浓度下降。F. 即使在 4h 后，C_2 和 C_3 丙泊酚储存依然数量可观，尽管此时血液和效应室浓度已经极低。但这么低的浓度仍有明显的止吐及抗焦虑作用（摘自 Paedfusor 模型）

有超射的情况下建立特定的效应室靶浓度,然后逐渐降低输注速率以维持效应室浓度恒定,直至形成稳态。药物进入中央室后开始持续向外周室分布,同时持续消除。必须改变输注速率以匹配随时间改变的药物分布和消除(图 8-10,图 8-11)。停止输注后,药物消除继续从中央室排出,一段时间内药物仍将顺浓度梯度从 V_1 进入 V_2 和 V_3,直至分布平衡。此时药物开始从外周室向中央室返回以维持中央室浓度,这将持续一段时间,尤其是具有很大缓慢外周室(作为储库)的高脂溶性药物(如芬太尼,图 8-9F),最终中央室浓度下降。大多数麻醉药输注时间越长,药物的外周室分布越多,并且一旦停止输注,再分布进入中央室并消除的药物储库越大。大多数药物血药浓度下降的半衰期与输注时间相关(瑞芬太尼除外),称为时量相关半衰期(context-sensitive half-time,CSHT),"context" 意指 TCI 维持血药浓度"伪稳态"时的持续输注的时间。每种药物用于特定患者个体,可根据输注时间绘制 CSHT 图(图 8-12A 和 B)。当伪稳态最终到达稳态时,CSHT 最终趋于恒定,那时药物输注对时间不再敏感。这种模式几乎存在于所有静脉麻醉药,以丙泊酚为例,CSHT 的斜率从成人到小儿到婴儿到足月新生儿再到早产新生儿逐渐升高,早产新生儿的 CSHT 在所有年龄段中最长。但瑞芬太尼例外,它的 CSHT 几乎在输注开始即刻即变得不敏感,因为红细胞、血浆和组织酯酶系统能力巨大,瑞芬太尼的消除快速且完全。

瑞芬太尼、阿芬太尼和舒芬太尼的 PK 参数见表 8-5[86];CSHT 见表 8-6 和图 8-12A 和 B。芬太尼短时输注时 CSHF 较短,但随着输注时间的延长,急剧增加。阿芬太尼 CSHF 大约在 90min 后达到平台期。

靶控输注

TCI 是由计算机执行每 8~10s 连续计算,以估计达到用户预设的血液或脑内效应室药物浓度所需输注速率,为开环系统[86]。因此 TCI 可以是血液靶控也可以是效应室靶控。TCI 系统标准命名见表 8-4。现代 TCI 系统是计算机控制的注射器驱动系统,精度可达 0.1ml/h,最高速率 1 200ml/h。系统整合了用户界面和安全警报显示、监测功能以及报警系统。在大多数系统,用户须从菜单选择药物及其浓度,并选择 PK 参数(模型)。适用于儿童的模型很少,有些模型并不适合所有年龄组,另有一些可能适用但在低龄儿童中未经验证;新生儿和婴儿模型更是极少。通过运行诸如 Tivatrainer 或 Rugloop 等模拟程序,可以获得各种模型的使用经验。Tivatrainer 允许通过中心网站和服务器上传新的模型,目前有儿童丙泊酚、新生儿和儿童舒芬太尼以及许多成人丙泊酚、阿芬太尼、瑞芬太尼、芬太尼、氯胺酮以及咪达唑仑模型的细节和模拟程序,模拟程序可清楚显示血液、效应室浓度

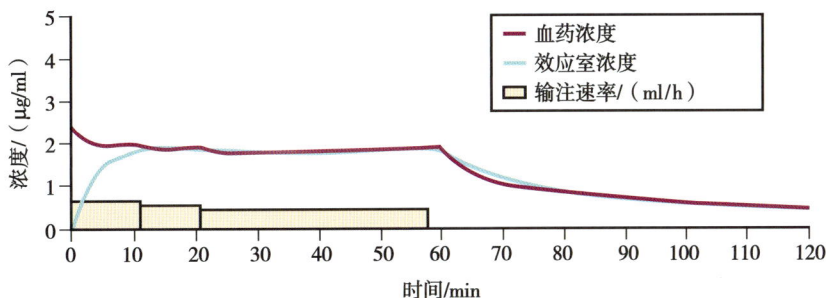

图 8-10 图解 1 岁、10kg 儿童的丙泊酚人工输注技术。早期较高的初始输注速率很重要,可确保靶浓度更为恒定。图示为成人用药方案,负荷剂量为 1mg/kg,再以 10mg/(kg·h)输注 10min,接着以 8mg/(kg·h)输注 10min,然后以 6mg/(kg·h)输注,60min 后停止输注。效应室浓度到 11min 时达到平衡。血液和效应室浓度稳定在 1.8μg/ml 左右。然而这未达到手术所需麻醉深度。CSHT 在输注 1h 后为 9min(摘自 Diprifusor 模型)

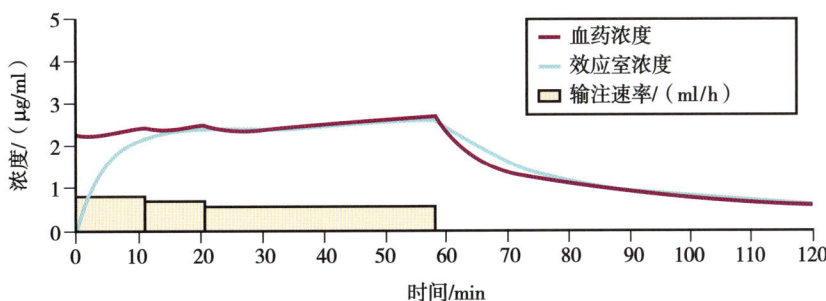

图 8-11 1 岁、10kg 儿童丙泊酚人工输注。负荷剂量 1mg/kg,再以 13mg/(kg·h)输注 10min,再以 11mg/(kg·h)输注 10min,然后以 9mg/(kg·h)输注。60min 时停止输注。效应室浓度直到 20min 达到平衡。血液和效应室浓度稳定在 2.4μg/ml 左右,但接下来的 1h 逐渐升高至 2.6μg/ml。此浓度高于按成人 10-8-6 方案的给药浓度,但可能仍然不足。1 岁儿童需要更大的输注量(摘自 Paedfusor 模型)

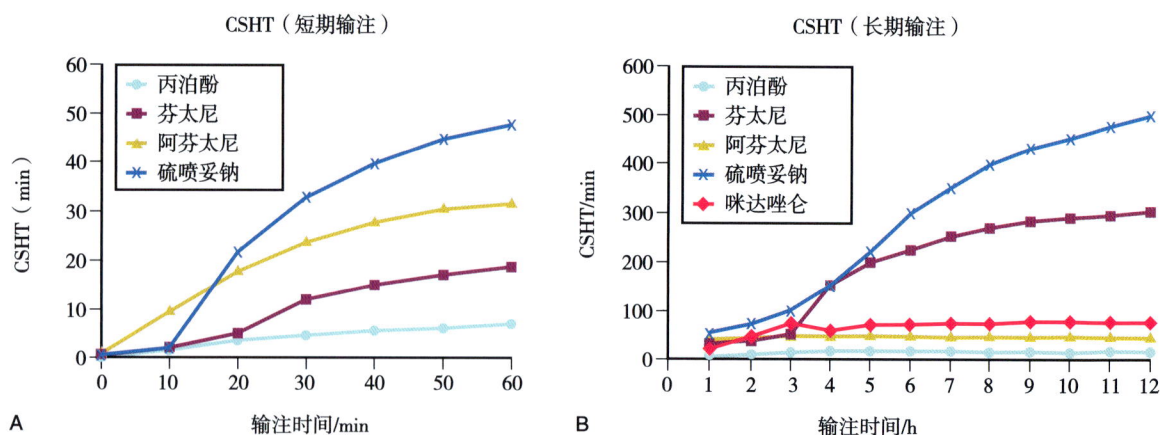

图 8-12　A. 短期输注后的 CSHT。B. 长期输注后的 CSHT。高脂溶性药物如芬太尼和丙泊酚 V_3 与 V_1 相比非常大。V_1 和 V_3 间的房室间清除率等式为 $V_1 \chi k_{13} = V_3 \chi k_{31}$，意味着如果 V_1 远小于 V_3，则 V_1 向 V_3 分布快而 V_3 向 V_1 再分布非常慢。丙泊酚和芬太尼确实如此，两药长期输注后清除较慢。丙泊酚 CSHT 短期输注时约 3min 而输注 12h 后变为 18min 左右；这是因为其消除远快于 V_3 再分布速率。阿芬太尼的非解离浓度是芬太尼的 100 倍［阿芬太尼的药物解离度（pKa）为 6.4，芬太尼的 pKa 为 8.5］。因此，阿芬太尼比芬太尼达峰时间快，$T_{1/2}keo$ 短，V_1 小，稳态分布容积低，清除率低。然而，芬太尼<2h 短时输注后，CSHT 比阿芬太尼短（A）；但长时输注时，阿芬太尼 90min 后 CSHT 达到最高，而芬太尼输注 12h 后 CSHT 仍在继续升高（B）。这是因为芬太尼 V_3 极大，输注停止后重新分配回 V_1 维持血药浓度。（Tivatrainer 模拟）

表 8-5　短效阿片类药物的药代学参数

	瑞芬太尼[34,89,90]	阿芬太尼[91]	舒芬太尼[92]
V_1/L	$5.1 \sim 0.020\,1 \times$（年龄 -40）$+0.072 \times$（LBM-55）	男：$0.111 \times$ 体重 女：$1.15 \times 0.111 \times$ 体重	$0.164 \times$ 体重
V_2/L	$9.82 \sim 0.081\,1 \times$（年龄 -40）$+0.108 \times$（LBM-55）	12.0	$0.359 \times$ 体重
V_3/L	5.42	10.5	$1.263 \times$ 体重
k_{10}/（/min）	$2.6 \sim 0.016\,2 \times$（年龄 -40）$+0.019\,1 \times$（LBM-55）/V_1	$0.356/V_1$	0.089
k_{12}/（/min）	$2.05 \sim 0.030\,1 \times$（年龄 -40）/V_1	0.104	0.35
k_{21}/（/min）	$2.05 \sim 0.030\,1 \times$（年龄 -40）/V_2	0.067	0.16
k_{13}/（/min）	$0.076 \sim 0.001\,13 \times$（年龄 -40）/V_1	0.017	0.077
k_{31}/（/min）	$0.076 \sim 0.001\,13 \times$（年龄 -40）/5.42	0.012 6	0.01
Keo/（/min）	$0.595 \sim 0.007 \times$（年龄 -40）	0.77	0.12

年龄/岁；体重（kg）；LBM，瘦体重；摘自 Absalom AR, Struys MMRF. *An Overview of TCI and TIVA*. Ghent, Belgium：Academia Press；2005。

表 8-6　儿童阿片类药物的时量相关性半衰期

阿片类药物	输注时长 /min				
	10	100	200	300	600
瑞芬太尼	3~6	3~6	3~6	3~6	3~6
阿芬太尼	10	45	55	58	60
舒芬太尼		20	25	35	60
芬太尼	12	30	100	200	

时间和输注速率、容积、房室大小及许多其他特征的图形。

TCI 系统模型来源于少数健康患者，仅能为具体患者给药提供指导[83]。儿童丙泊酚 TCI 的准确性已经得到验证[83,93]。Diprifusor 丙泊酚 TCI 系统整合了其改良版本 Paedfusor[94]，儿童的临床验证性能良好（表 8-7）[93,95,96]。Paedfusor 用于儿童心脏手术明显优于成人使用的成人模型[94,97,98]。Kataria 模型性能类似（表 8-8），也相当理想[83,99]，但所有模型都有

不足之处[100]。经验表明，临床医生应学习如何使用每种模型优化麻醉，确保诱导和维持期稳定并改善复苏速度和质量。大多数儿童模型高估了初始分布容积，导致初始负荷剂量过大的风险[83]。Paedfusor 模型考虑了低龄儿童清除率随年龄（每公斤体重）而增加；特别是 30kg 以下的儿童（表 8-7，表 8-8，图 8-13）。每种模型最低年龄和体重限制不同，从 Paedfusor 模型的 1 岁和 5kg 到 Kataria 模型的 3 岁和 15kg。体重低于 12.5kg 和 2 岁以下儿童，Kataria 模型的第二室为负值，意即此模型不能用于这些患儿。成人 keo 值为 0.26/min（$T_{1/2}keo$ 2.7min）可用于 Paedfusor 模拟（表 8-8）。也就是说 TCI 血浆浓度时，Paedfusor 可以像 Diprifusor 一样显示效应室预测浓度。曾有研究试图使用听觉诱发电位在 Paedfusor 和 Kataria 模型获得更精确的 keo[101]。3~11 岁儿童 Paedfusor 模型的中位数 keo 值 0.91/min（$T_{1/2}keo$=0.8min），而 Kataria 模型相应值为 0.41/min（$T_{1/2}keo$ 1.7min）。用 BIS 监测峰效应时间并进而计算 keo[87,102,103]，结论认为，单次注

表 8-7　丙泊酚 Paedfusor 模型药代学参数

1～12 岁	V_1=0.458 4×体重；V_2=V_1×k_{12}/k_{21}，V_3=V_1×k_{13}/k_{31} k_{10}=0.152 7×体重$^{-0.3}$ k_{12}=0.114；k_{21}=0.055 k_{13}=0.041 9；k_{31}=0.003 3 keo=0.26
13 岁	V_1=0.400×体重 k_{10}=0.067 8 （其他常数同上）
14 岁	V_1=0.342×体重 k_{10}=0.079 2 （其他常数同上）
15 岁	V_1=0.284×体重 k_{10}=0.095 4 （其他常数同上）
16 岁	V_1=0.228 57×体重 k_{10}=0.119 （其他常数同上）

k_{10}，消除率常数；k_{12} 和 k_{21}，V_1 和 V_2 之间的转运速率常数；k_{13} 和 k_{31}，V_1 和 V_3 之间的转运速率常数；keo，效应室平衡速率常数；V_1，中央室容积；V_2，快速外周室容积；V_3，缓慢外周室容积。

1～12 岁年龄组 k_{10} 值是体重的负幂次方函数，反映年龄较小儿童的清除率较高。摘自 Marsh B，White M，Morton N，Kenny GN. Pharmacokinetic model driven infusion of propofol in children. *Brit J Anaesth*. 1991；67：41-48；Rigby-Jones AE，Nolan JA，Priston MJ，et al. Pharmacokinetics of propofol infusions in critically ill neonates，infants，and children in an intensive care unit. *Anesthesiology* 2002；97：1393-1400；Murat I，Billard V，Vernois J，et al. Pharmacokinetics of propofol after asingle dose in children aged 1～3years with minor burns. Comparison of three data analysis approaches. *Anesthesiology* 1996；84：526-532。

表 8-8　儿童丙泊酚 Paedfusor 和 Kataria 模型比较

	Paedfusor[93,94,97,98]	Kataria[99]
V1	0.458×体重	0.41×体重
V2	0.95×体重	0.78×体重+3.1×年龄
V3	5.82×体重	6.9×体重
k_{10}	0.152 7×体重$^{-0.3}$	0.085
k_{12}	0.114	0.188
k_{21}	0.055	0.102
k_{13}	0.041 9	0.063
k_{31}	0.003 3	0.003 8
keo	0.26[a]	N/A[a]

[a] 此为成人值，但 Munoz 等[101]研究了这两个模型并为 3～11 岁儿童定义了更精确的 keo，Paedfusor 模型为 0.91，Kataria 模型为 0.41。Jeleazcov 等[102]推导出年龄相关的 keo 公式：keo=1.03×e$^{-0.12×年龄}$。

射后儿童峰效应时间以及相应的 $T_{1/2}keo$ 值比成人更短[100]。Hahn 等使用状态熵监测得到类似的结果[104]。这些方法使特定年龄段的 keo 值计算（图 8-3），这将有助于未来更准确

地使用丙泊酚进行效应室靶控。必须强调，房室参数有很高的模型特异性，不能互换[83,100]。但也有认为，这些计算和推断只是在规避 PK 参数的不完美而已[83,100]。整合儿童 PK 和 PD 参数非常困难，至少麻醉深度监测的敏感性和特异性仍存在疑虑[33,104-106]。

有些输注泵用 PK 模型编程后，可显示预期血浆或效应室浓度，作为教学工具呈现 TIVA 的复杂性，具有相当高的价值。TCI 在北美尚未得到 FDA 批准，但预计不久即可获批。

靶控效应室输注便于临床无须过多调节即可快速达到期望的麻醉深度，但在儿童仅用作研究工具，尚未进入临床实用[107]。表 8-9 显示使用成人 keo 值 0.26/min（$T_{1/2}keo$=2.7min）用于 TCI 输注时，血液和效应室靶控效果的区别。可以预计，靶控效应室会比靶控血液产生更显著的心血管和呼吸效应，因为其初始负荷剂量导致丙泊酚峰值血浓度较高[107]。众所周知，丙泊酚缓慢给药可保留患儿的自主呼吸[108]，因此采用年龄匹配的 $T_{1/2}keo$ 并从较低初始靶浓度逐渐滴定，可减轻不良反应发生；繁殖则婴儿的不良反应可能明显增加（图 8-14）[102,107]。尽管儿童尤其是 1 岁以下的儿童，BIS 的作用仍不明确，但 TCI 系统使用年龄或体重匹配的 $T_{1/2}keo$ 值可为小儿提供更准确有效的丙泊酚输注[107]。其在降低脂质负荷的安全性和加快临床恢复方面已得到验证（图 8-15）。

表 8-9　健康 1 岁儿童（10kg）Paedfusor 靶控输注丙泊酚血液与效应室浓度 5μg/ml 的比较

	靶控血药浓度 靶控	效应室浓度 靶控
负荷剂量	1.7mg/kg	5.7mg/kg[a]
最高血液靶浓度	5μg/kg	12μg/kg[a]
丙泊酚总输注量（60min）	23.2mg/kg	23.3mg/kg
达到 5μg/ml 效应室浓度时间	17.5min	4.5min[b]

[a] 负荷剂量较大导致高血峰值浓度，可能有血流动力学改变；
[b] 达效应室靶浓度的时间很短。

儿童实用给药方案

掌握 TIVA 需要熟悉相关技术。经验积累可从择期非急诊大龄患儿开始，此类手术刺激大小明确，然后再逐渐过渡到低龄患儿。掌握 TIVA 应用也需要得到外科同事的合作。

给药方法

保证静脉通路是安全实施 TIVA 的关键。只要有可用的静脉通路即可，不一定需要有专用通路。拧紧注射器和输液系统接口以防脱落或泄漏。输注系统的给药口要尽可能离静脉通路近[110]。遇有静脉通路阻力高于输液管，应有防止丙泊酚回流入输液系统的装置。静脉通路上最好有单向止回阀防止回流。经外周置管的中心静脉导管（percutaneous intravenous central catheters，PICC）无法高速输液，不是满意的静脉通路。单根静脉混合输注多种药物，可能有合用药物

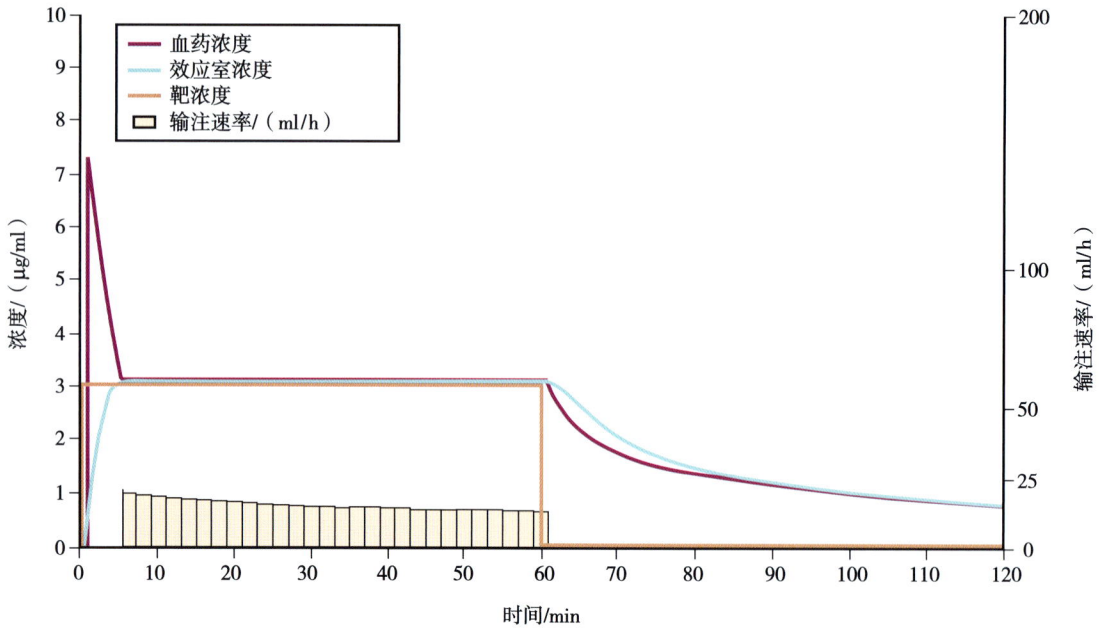

图 8-13　Paedfusor 模型用于靶控输注。1 岁、10kg 儿童丙泊酚效应室靶控输注，靶浓度为 3μg/ml。图示负荷剂量 3.4mg/kg，以 45.5ml/h 输注，以加大血液与效应室浓度梯度，然后输注泵关闭 4min。负荷剂量后血药峰值浓度为 7.1μg/ml。1h 内输注速率从 15.7mg/（kg·h）逐步降到 9.5mg/（kg·h）。60min 时停止输注（即效应室靶浓度设为 0μg/ml）。效应室浓度在 3.65min 达到 3μg/ml。丙泊酚总量 14mg/kg，CSHT 为 10.1min

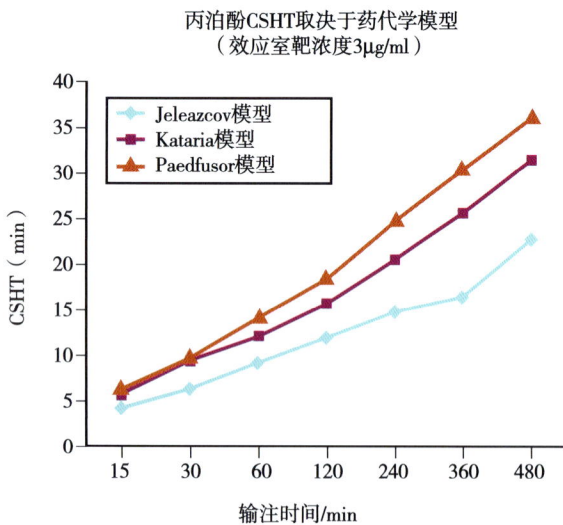

图 8-14　丙泊酚 CSHT 取决于药代学模型。如 keo 不正确，靶控效应室浓度可导致丙泊酚过量。Jeleazcov 模型使用适龄 keo 值，预测 CSHT 最短；其临床重要性在于，给定靶浓度时恢复时间更短（摘自 Limb J, Morton NS. Age specific effect-site TCI in children; modelling using Tivatrainer. *Anaesthesia* 2010；65：542；Absalom A, Vereecke HE, Eleveld DJ. A hitch-hiker guide to the intravenous PK/PD galaxy. *Paediatr Anaesth.* 2011；21：915-918）

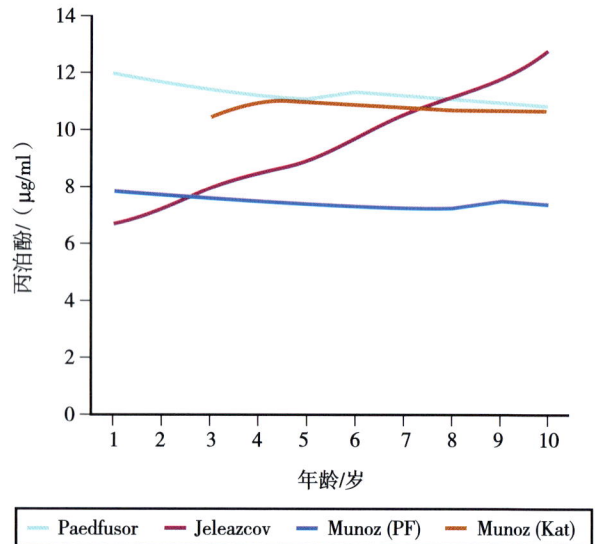

图 8-15　模拟图 8-14 中效应室浓度 5μg/ml 时的血浆峰浓度。大负荷剂量不一定产生高血浆峰值浓度，因为不同年龄的儿童的分布容积不同。如果 keo 不合适，即使靶控效应室浓度时使用更多药物，可能血浆峰值浓度也不会升高，因为外周分布容积可能增加，因此更多药物再分布（摘自 Limb J, Morton NS. Age specific effect-site TCI in children; modelling using Tivatrainer. *Anaesthesia* 2010；65：542；Absalom A, Vereecke HE, Eleveld DJ. A hitch-hiker guide to the intravenous PK/PD galaxy. *Paediatr Anaesth.* 2011；21：915-918）

意外过量的风险。大手术麻醉尽量采用中心静脉,以减少意外皮下注射的风险。低龄儿童可因覆盖手术巾,影响输注部位的即时观察,并可能有移位、阻塞或皮下组织渗漏。常见相关问题见表8-10。

表8-10 静脉麻醉泵给药可能出现的问题	
问题	预防/监测/解决方法
静脉导管断开/脱出静脉	可见,易处理
输液管与输注泵或导管脱开	勿遮盖泵、管连接,使用锁扣注射器
泵断电或暂停	打开声音报警
输液管或静脉导管阻塞	设置高压报警
因管路较细或泵管长报警(如PICC)	报警界限可调
丙泊酚回流入输液管道	使用单向阀
设置与用药不符(如浓度不同)	院内只保留一种丙泊酚浓度。二次检查药物稀释浓度(或药房配制发放) TIVA最好有专用静脉通路
药物程序错误(丙泊酚错用瑞芬太尼)	泵清楚显示药名 泵的LCD屏有颜色编码,注射器有条码

ª 改编自 Nimmo AF, Cook TM. Accidental awareness during general anesthesia in the United Kingdom and Ireland. In: Pandit JJ, Cook TM, eds. *National Audit Project*, ed 5. Royal College of Anaesthetists and the Association of Anaesthetists of Great Britain and Ireland, 2014: 151-158. PICC, 经皮中心静脉导管。

婴儿和新生儿现有麻醉效应测量指标性能不可靠,闭环控制目前不使用。但脑功能监测随剂量变化而改变,至少可以据此确认输液连接正常或未进入皮下。输注泵运行特征(如时间滞后)、静脉管无效腔、注射器大小和型号都和临床观察的反应相关(见第52章)。药液稀释度越高,注射器活塞移动越快,给药精确度越高[110]。药物稀释对婴儿和新生儿给药的精确度至关重要。保留自主呼吸的患者,EEG相关监测(如BIS)并非必须,但应用TIVA和肌松药的患儿应考虑使用。BIS监测在3岁左右使用丙泊酚的儿童中明确有效,但其他药物资料有限。必须注意,低龄儿童BIS数值并不可靠,但BIS值的变化趋势比数值本身能提供更多的信息。

用不同的儿童TCI参数(模型)产生的丙泊酚血浆浓度不同。了解这些特别重要尤其是初始负荷剂量的差异。此外,了解输注泵的性能、PK参数以及其与特定临床条件的适用性也很重要。早产儿、重症患儿、重要器官衰竭患儿所需静脉麻醉药剂量较小。特别关注使用血管活性药和患有先天性心脏病的儿童[111];鉴于PK和PD参数的个体差异,建议滴定给药。

定期检修输注泵。谨慎输注泵故障可能导致患者术中知晓或药物过量。如果麻醉中出现输注问题,谨慎的做法是即时改为吸入麻醉。

输注方案

一般而言,TCI输注丙泊酚的准确性高于人工给药,血

流动力学平稳、诱导剂量减少并改善患儿复苏。如果有专用的儿童年龄适合的TCI泵,理应优于人工输注。丙泊酚效应室浓度4~6µg/ml可满足外科手术麻醉。因为血浆-效应室浓度有需要平衡时间,靶控输注效应室浓度比靶控血浆浓度起效更快。

多数TCI程序(模型)对其指定年龄范围内的某些年龄段患者[28-30],或参数尚未经验证时(如ICU患者或患有神经肌肉疾病行脊柱侧弯手术的小儿)[80]是不准确的。儿童年龄越小,清除率(每公斤体重)越高(异速生长理论)。已知年龄增长时,Kataria参数预测浓度与异速生长模型不一致,低估了实际浓度。该参数用于估测PD时大龄儿童需要较低的麻醉维持浓度[47];这是PK差异而非PD差异[48]。

成人Schnider模型[112]的准确性高于儿童Kataria模型[19]、儿童Marsh模型[21]以及Schuttler[25]模型(仅适合体重>35kg的儿童)[33]。成人使用Schnider模型靶控效应室浓度准确性很好[113]。Kataria模型TCI血浆浓度适用于15~65kg的3~15岁患儿。Steur等[50]为3岁以下儿童制订了一套人工给药方案(表8-2)。丙泊酚易导致新生儿低血压,建议逐渐增加输注速率直至麻醉满意,而不是一开始就快速输注[114]。目前也有模仿Kataria血浆靶控输注设置了3~6µg/ml浓度的人工输注方法[18,115]。儿童丙泊酚TIVA给药方案见表8-11。

表8-11 基于儿童体重的丙泊酚给药方案	
体重	输注方案
>35kg	Schneider效应室浓度模型
15~35kg	Kataria血浆浓度模型或McFarlan人工血浆浓度方案
<15kg	Steur人工输注方案

肥胖儿童

肥胖成人的药物定量问题在小儿也同样普遍。参考的尺度指标随药物和输注方式而异;初始负荷剂量基于瘦体重(LBM)计算,而随后的输注速率可能基于另一种尺度。例如,丙泊酚的输注速率与异速生长模式的总体重相关性最好[45,116],而瑞芬太尼输注的最佳指标是瘦体重。更复杂的是,计算LBM的程序[117]不适合矮胖人群[118];解决方案包括限定体重高限[119]、创造一个虚构身高[120],或者产生新的度量方法[121];使用去脂肪体重可能是最好的解决方案[118]。使用正常脂肪体重作为尺度的调查表明,每种药物合适的"尺度"可能不同。这些剂量计算问题可通过降低靶浓度(如,丙泊酚用4µg/ml而不是6µg/ml),然后再滴定到希望的效应来规避。脑功能监测如BIS可能会有帮助。

复合使用瑞芬太尼

复合使用瑞芬太尼效果良好[123,124],甚至是仅需镇静(如影像学)的儿童,也能增加其麻醉"平顺"度。丙泊酚无镇痛作用,手术刺激导致体动反应的发生率比吸入麻醉药高30%,复合瑞芬太尼可减少体动反应[125]。瑞芬太尼还可降低丙泊酚的靶浓度[67,126];因为丙泊酚的CSHT随时间而延长,长时间手术时丙泊酚剂量减少有利于早期苏醒。此外,瑞芬太尼还有助于减轻四肢手术时止血带引起的疼痛。

大多数儿童在瑞芬太尼-丙泊酚复合麻醉下可保留自主呼吸。图 7-26 显示了保留自主呼吸率 10 次/min 时的瑞芬太尼输注速率。儿童可安全使用成人 Minto 瑞芬太尼模型靶控输注，因而儿童清除率（以每公斤体重计）更高，实测浓度低于 Minto 模型预测浓度。偶尔需呼吸支持时，压力支持模式可轻松完成。瑞芬太尼靶浓度较高时需要控制呼吸。高效应室浓度瑞芬太尼（>10ng/ml）会伴有低血压（图 8-16），神经外科或脊柱内固定术中应充分利用这种特性[127]。丙泊

酚-瑞芬太尼固定配伍（混合于同一注射器内），对此做法存在争议，因为①无法单独调节镇痛和镇静和②提高丙泊酚目标浓度时可能导致瑞芬太尼负荷剂量过大。但这种配伍仍广泛应用。例如，丙泊酚 10mg/ml 加瑞芬太尼 5μg/ml，如果此配伍用于 TCI，丙泊酚靶浓度 3μg/L 时通常可保留自主呼吸，6μg/L 时则需通气支持。尽管这种配伍广泛应用，但瑞芬太尼将变得不稳定，有效时间缩短。由于 pH 影响瑞芬太尼酯酶水解，混合液越稀释稳定性越差[128]。

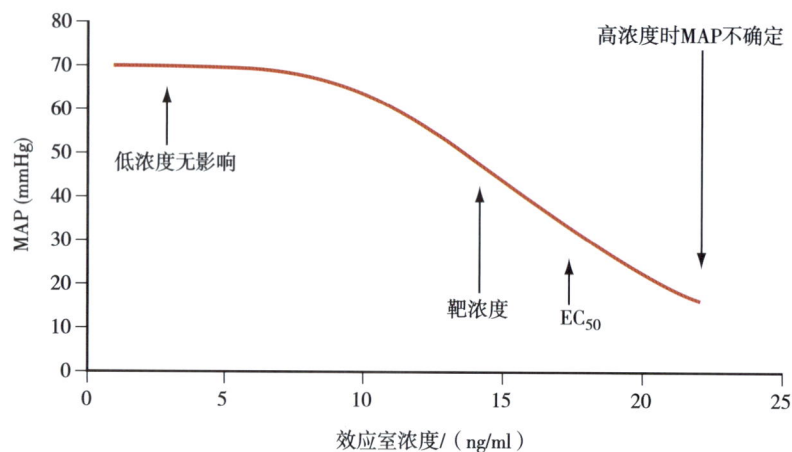

图 8-16 颅骨成形术婴儿（4 个月-1 岁）瑞芬太尼浓度与平均动脉压（MAP）的关系。稳态瑞芬太尼浓度 14μg/L 使 MAP 降低 30%。EC_{50}，50% 最大效应时的浓度（摘自 Anderson BJ, Holford NH. Leaving no stone unturned, or extracting blood from stone? *Paediatr Anaesth.* 2010；20：1-6。经允许使用）

丙泊酚注射痛

丙泊酚注射痛是个棘手问题。手足部小静脉给药时尤其常见。减少注射痛最好的方法使用大静脉置入大口径套管。利多卡因 1mg/kg 静脉注射后近心端上止血带（或用手压迫肢体以阻止静脉血流）30～60s 可有效减轻疼痛。静脉注射丙泊酚前使用阿片类或氯胺酮也有效。注射丙泊酚前先 TCI 瑞芬太尼（Minto 模型）2～3ng/ml 并维持 2min；大多数儿童和成人在这么短的输注时间内仍可维持自主呼吸。此外，芬太尼 1μg/kg 或瑞芬太尼 1μg/kg 静脉负荷剂量也有效果。

吸入诱导后建立 TIVA

吸入诱导是很多儿童医院的标准操作。吸入诱导完成、静脉通路建立后即可开始丙泊酚 TIVA。不建议固定输注速率，因为需要 3～4 个半衰期才能达到稳态浓度（图 8-6）。此时，吸入气麻醉药分压正处于逐渐下降过程中，可先用较低的丙泊酚的初始靶浓度 3μg/ml，随后根据临床调节。如人工给药，应降低初始负荷剂量，特别在需要保留自主呼吸时，丙泊酚常用负荷剂量 1mg/kg。

满足临床需求的实用方法

保留自主呼吸诊疗操作（放射学检查）

不使用阿片类或其他辅助药物时，丙泊酚靶浓度 4～6μg/ml 可维持麻醉并保留自主呼吸。使用气管插管（ETT）

或喉罩（LMA）压力支持可维持 $PaCO_2$ 正常或接近正常；如未行压力支持通气 $PaCO_2$ 可能会升高。

自主呼吸不插管气道操作（纤维支气管镜，硬质喉镜）

可吸入也可静脉诱导。如果吸入诱导，丙泊酚靶浓度从 3μg/ml 开始有利于保留自主呼吸，随后逐步调节。如果静脉诱导，可用丙泊酚血浆靶浓度 4～6μg/ml 但应缓慢诱导；尤其是靶控效应室浓度时，因为获得效应室靶浓度的丙泊酚负荷剂量相对较大，可导致呼吸暂停。

瑞芬太尼有助于抑制气道反应性，是有效的辅助药物。1μg/kg 瑞芬太尼负荷剂量继以 0.02～0.03μg/（kg·min）低剂量输注；然后调节瑞芬太尼输注以维持正常呼吸频率。如使用 Minto 模型 TCI 效应室浓度，可调节初始靶浓度至 1μg/ml。

诱导后可置入喉镜并行利多卡因表面麻醉。吸入诱导一般较快耐受喉镜；静脉诱导则需要等待一段时间达到效应室平衡后，再置入喉镜并表面麻醉。

诊疗操作开始后，可缓慢增加丙泊酚用量（TCI 时血浆或效应室浓度 1μg/ml，人工给药时负荷剂量 1mg/kg）和瑞芬太尼输注量控制操作反应。再次表面麻醉可能有用。因其可导致呼吸暂停，尽量避免丙泊酚负荷剂量过大。

气管插管保留自主呼吸手术（腺样体扁桃体切除术）

可静脉也可吸入诱导。TCI 达预计血浆或效应室浓度或给予负荷剂量后气管插管。植入开口器（如 Boyle-Davis 型）时手术刺激最强。可增加丙泊酚用量应对咽部刺激。可

能引起呼吸暂停,可在手术开始后缓慢减量直到自主呼吸恢复。

喉罩保留自主呼吸手术(骨科及外周手术)

可静脉也可吸入诱导。如人工给药先注射适当剂量丙泊酚。辅以瑞芬太尼特别有用,尤其是未行区域阻滞的外周骨科手术,可防止手术刺激引起的体动反应。

BIS 监测有助调节丙泊酚用量。通常儿童 BIS 值在 40～60 之间,瑞芬太尼 0.1～0.2μg/(kg·min)输注或 Minto 模型靶控效应室浓度 3μg/ml 时,可以保持自主呼吸。自主呼吸时 CO_2 可能排出不足,此时需呼吸支持。区域阻滞患儿辅助使用瑞芬太尼也很有用;有助于快速诱导、阻滞穿刺无反应;阻滞起效后可提供镇痛并减轻止血带反应。阻滞完善时抑制手术刺激、减少丙泊酚用量。降低瑞芬太尼用量或靶浓度可协助评价阻滞效果。

如采用中枢阻滞,瑞芬太尼并非必须,但诱导、气道管理、实施阻滞时仍有帮助。一旦阻滞起效,输注速率或靶浓度即可降低或停止。

气管插管大手术(普外、胸科、神外或骨科大手术如后路脊柱融合)

TCI 或人工给药后开始麻醉,然后给予肌松药并插管气道管理;瑞芬太尼可减轻插管反应。此类大手术患儿应考虑 EEG 监测。如患儿<3 岁,可直接用 BIS 监测或者 EEG 波形处理监测。瑞芬太尼有助于减少丙泊酚用量并避免苏醒延迟。镇痛可采用多模式镇痛和/或区域神经阻滞。

手术后期根据 EEG 调节丙泊酚输注并减量,便于患儿快速恢复意识。手术结束时拮抗残余神经肌肉阻滞并停止

丙泊酚和瑞芬太尼输注。一般来说,瑞芬太尼作用消退后自主呼吸即可恢复,因丙泊酚的 CSHT 较长,麻醉仍有一定深度,此时可以安全拔管。

新生儿行全麻联合区域阻滞麻醉

有人担心麻醉药物可导致人类新生儿脑神经细胞凋亡(见第 25 章),因为从啮齿到灵长类动物模型,麻醉药与 γ 氨基丁酸 -A(GABAA)受体结合导致神经细胞凋亡和其他神经系统变性[129]。右美托咪定[130,131]和瑞芬太尼[130,131]是可能较大的麻醉备选方案,因为他们不经过 GABAA 受体介导,也不会导致啮齿和灵长类动物出现神经细胞凋亡或其他神经系统变性。右美托咪定还可减轻异氟烷诱导的新生大鼠神经认知损害[132]。尽管右美托咪定并非完全意义上的全麻药物,有如下方案:静脉格隆溴铵 5μg/kg 用作术前药,然后右美托咪定负荷剂量 1μg/kg/10min,1～2min 内给予瑞芬太尼 1μg/kg。右美托咪定初始输注速率 1μg/(kg·h),然后根据需要在 ±50% 初始剂量范围内调节。与此类似,0.1μg/(kg·min)瑞芬太尼上下调节(最大 0.5μg/(kg·min))。气道管理需要 ETT 或 LMA 辅助通气以维持正常血碳酸值。

常用丙泊酚人工输注方案

成人

依据简单设计的给药方案即"10-8-6"方案,可在健康成人中获得并维持丙泊酚血药浓度 3μg/ml[133]。静脉负荷剂量 1mg/kg,随后以 10mg/(kg·h)持续输注 10min,然后以 8mg/(kg·h)输注 10min,之后以 6mg/(kg·h)输注(图 8-17)[133]。用 Marsh 模型模拟"10-8-6"方案,估计的血药浓度略高于 3μg/ml 但保持相对稳定[93]。

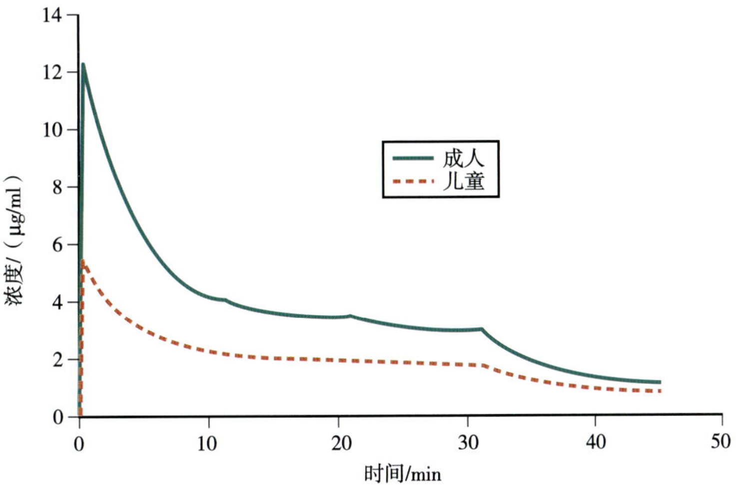

图 8-17　儿童和成人 PK 参数模拟的丙泊酚时间 - 浓度曲线。负荷剂量 3mg/kg 后按成人 10-8-6 方案输注。由于儿童分布容积较大,峰值浓度较低;又因为清除率(以每公斤体重表示)较高,因而随后的浓度相对较低

青少年

青少年一般归于"缩小版"成人,可以使用"10-8-6"方案(表 8-3)[133]。

儿童

儿童维持麻醉所需丙泊酚输注速率高于成人(图 8-17),因为其清除率(以公斤体重计)大于成人(表 8-12)。3～11

表8-3 人工输注方案

药物	负荷剂量	维持输注	备注
丙泊酚[84]	1mg/kg	10mg/(kg·h)输注10min,继以8mg/(kg·h)输注10min,之后6mg/(kg·h)维持	成人方案,目标血药浓度3μg/ml;用于儿童剂量偏低,血药浓度仅达到2μg/ml
丙泊酚[69]	1mg/kg	13mg/(kg·h)输注10min,继以11mg/(kg·h)输注10min,之后9mg/(kg·h)维持	与阿芬太尼同时输注
阿芬太尼[85]	10~50μg/kg	1~5μg/(kg·min)	血药浓度50~200ng/ml
瑞芬太尼[86]	0.5μg/(kg·min)输注3min	0.25μg/(kg·min)	血药浓度6~9ng/ml
瑞芬太尼[86]	0.5~1.0μg/kg,>1min	0.1~0.5μg/(kg·min)	血药浓度5~10ng/ml
舒芬太尼[86,87]	0.1~0.5μg/kg	0.005~0.01μg/(kg·min)	镇痛镇静血药浓度0.2ng/ml
舒芬太尼[86,87]	1~5μg/kg	0.01~0.05μg/(kg·min)	麻醉血药浓度0.6~3.0/ml
芬太尼[85]	1~10μg/kg	0.1~0.2μg/(kg·min)	
氯胺酮[85]	1~2mg/kg	0.1~2.5mg/(kg·h)	小剂量低速用于镇痛镇静,大剂量高速用于麻醉并调节
咪达唑仑[85]	0.05~0.1mg/kg	0.1~0.3mg/(kg·h)	

表8-12 成人及儿童丙泊酚药代参数的差异

年龄	V_d/(ml/kg)	消除半衰期/min	清除率/[ml/(kg·min)]
1~3岁	9 500	188	53
3~11岁	9 700	398	34
成人	4 700	312	28

儿童丙泊酚表观分布容积(V_d)为成人的两倍;低龄儿童丙泊酚清除率为成人的两倍,药物消除相对较快。摘自 Absalom A, Struys MMRF. *An Overview of TCI and TIVA*. Gent, Belgium: Academia Press; 2005。

岁儿童维持稳态浓度3μg/ml,根据 Kataria 参数[19]制订给药方案:负荷剂量2.5mg/kg继以15mg/(kg·h)输注15min,随后15~30min输注速率13mg/(kg·h),30~60min输注速率11mg/(kg·h),1~2h输注速率10mg/(kg·h),2~4h输注速率9mg/(kg·h)。儿童 CSHT 比成人长,从1h的10.4min增加到4h的19.6min,对应的成人值为6.7min和9.5min[18]。后续对此输注方案的临床评估证实其结果可以接受[115]。

儿童丙泊酚需要量增加会导致相关问题出现,因为其配方中含有脂肪乳,用量增加会导致脂质负荷明显增加,尤其是小婴儿(图8-18)。目前一些国家丙泊酚有5mg/ml到20mg/ml(0.5%~2%)多种剂型;使用20mg/ml(2%)剂型是最有效的"脂肪节省"输注策略,直接使脂质负荷减半。

婴儿

婴儿丙泊酚清除率较低,预测其稳态输注速率也应相应减低。然而,基于50例3岁以下患儿临床经验发现,输注速率实际上升高。研究随后用于评估2 271例全麻下机械通气儿童,用于制订新的给药方案并估计输注480min后脂质负荷。类似 Roberts 等的建议[133],输注速率需每10min改变一次;如表8-12所示。不良反应很少-心动过速(12%)、血压下降(8%)、氧饱和度下降(1%)——这些不良反应常规处理很容易解决[50]。

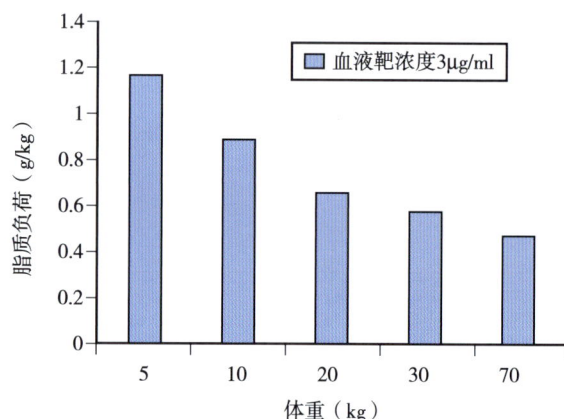

480min时的脂质负荷

图8-18 靶控输注1%丙泊酚3μg/ml浓度、480min后的脂质负荷。注意:小婴儿几乎有2倍高的脂质负荷,因此推荐使用2%丙泊酚或其他减少丙泊酚用量的方法以减少脂质暴露。(Tivatrainer 模拟)

常用阿片类人工输注方案

简便的人工输注方案也可用于阿片类药物芬太尼、阿芬太尼、瑞芬太尼及舒芬太尼;儿童具体方案见表8-3。应预先计划镇痛方案,尤其重要的是,输注停止以前需要给予充足的全身镇痛剂量。儿童舒芬太尼相比阿芬太尼和瑞芬太尼输注后过渡更为平顺。儿童脊柱侧弯术中使用瑞芬太尼后,超短效阿片类药物急性耐药(第7章)已引起关注[134]。

固定搭配

有些情况下,麻醉医生就像优秀的厨师一样,针对特殊的临床情况会有固定的药物配方。其好处是简便易行但缺乏单独给药的灵活性。一些医院的药房会配置好无菌混合液,但因为担心混合液不稳定、缺乏安全性和有效性研究等,有些药房则不愿配制。用于内镜检查的常用搭配见表8-13。

表8-13　消化内镜检查的丙泊酚-瑞芬太尼混合配方

年龄＞10岁

50μg 瑞芬太尼加入 19ml 丙泊酚（瑞芬太尼 2.5μg/ml）

丙泊酚混合液以 175μg/(kg·min)开始输注

年龄＜10岁

100μg 瑞芬太尼加入 18ml 丙泊酚（瑞芬太尼 5μg/kg）

丙泊酚混合液以 150μg/(kg·min)开始

如果青少年使用过高的瑞芬太尼浓度，呼吸频率为 2~4 次/min，收缩压约 75mmHg。如果使用过低的瑞芬太尼浓度，呼吸频率为 8~10 次/min，收缩压 76~84mmHg。年龄＜10 岁的小儿一般不需要调整输注速率，呼吸频率可保持正常。

Ketofol 为氯胺酮丙泊酚合剂（1∶1），适合用于急诊室诊疗操作镇静[135]。报道的优点包括血流动力学稳定、镇痛和恢复良好[136]。用于成人麻醉诱导时两者间表现为相加作用[137]。将这些数据用于儿童模拟[138]：麻醉时长 30min，外消旋氯胺酮与丙泊酚的最佳比例为 1∶5；麻醉时长 90min 时最佳比例为 1∶6.7（图 8-19）[138]。因此，"理想混合"应根据镇静时长和疼痛程度而定。氯胺酮的 CSHT 随输注时间而延长可导致苏醒延迟[139]。

致谢

感谢 Neil Morton, Frank Ebers, Grace Lai-Sze Wong 和 James Limb 对上一版本章内容做出的重要贡献。

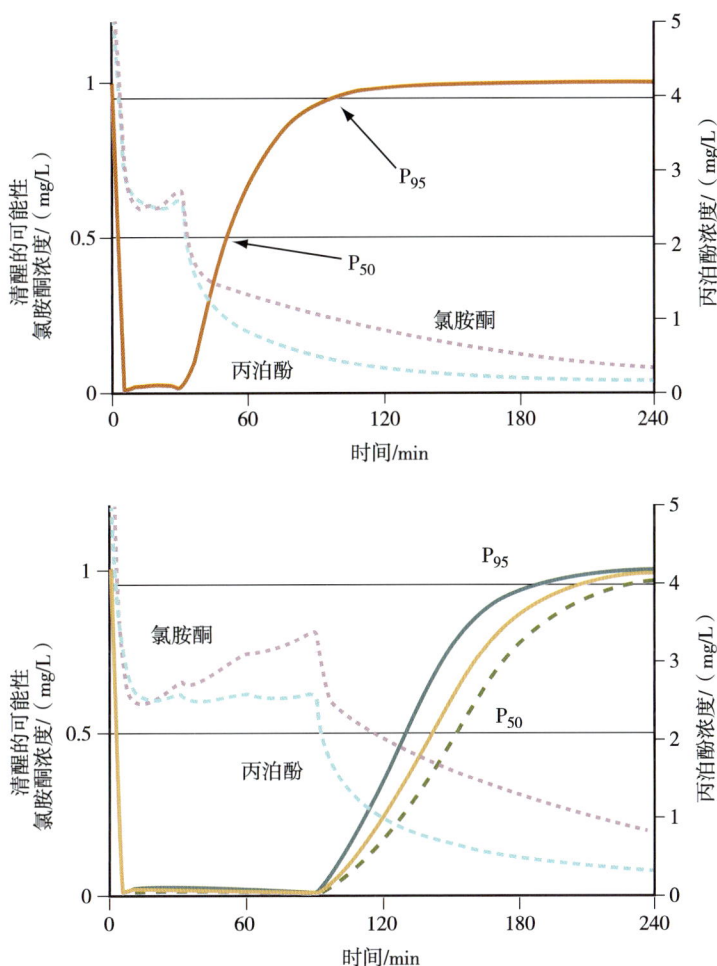

图 8-19　上图显示丙泊酚/氯胺酮按 5∶1 配伍麻醉时清醒的概率。麻醉诱导的负荷剂量为丙泊酚 2.5mg/kg，氯胺酮 0.5mg/kg。采用 McFarlan, Anderson 和 Short[18] 建议速率的 67%（单用丙泊酚）持续输注。氯胺酮时间-浓度曲线为紫色虚线。丙泊酚时间-浓度曲线为蓝色虚线。下图显示输注 90min 的模拟结果。该图也显示了年龄从 2 岁（蓝色实线）到 5 岁（橙色实线）和 10 岁（绿色虚线）儿童的清醒概率。低龄儿童清除率高，比大龄儿童更早恢复意识。P50 是 50% 儿童清醒的概率；P95 是 95% 儿童清醒的概率（经允许摘自 Coulter FL Hannam JA, Anderson BJ. Ketofol simulations for dosing in pediatric anesthesia. *Pediatr Anesth.* 2014；24：806-12）

（胥亮 译，马星钢 校，张马忠　李军 审）

精选文献

Absalom A, Amutike D, Lal A, et al. Accuracy of the "Paedfusor" in children undergoing cardiac surgery or catheterization. *Br J Anaesth*. 2003;91:507-513.

The other widely used parameter set (children 1-15 years) programed into target-controlled infusion pumps is the Paedfusor model. This parameter set is one of the few whose performance has been validated.

Holford NHG, Sheiner LB. Understanding the dose-effect relationship: clinical application of pharmacokinetic-pharmacodynamic models. *Clin Pharmacokinet*. 1981;6:429-453.

This classic study explains use of the Hill equation to explain the concentration-response relationship. The equation and its variants are used to relate both vapors and drugs to anesthesia depth using such monitors as BIS.

Kataria BK, Ved SA, Nicodemus HF, et al. The pharmacokinetics of propofol in children using three different data analysis approaches. *Anesthesiology*. 1994;80:104-122.

Population modeling was used to determine a propofol parameter set in children 3 to 11 years. This parameter set is known as the Kataria model and is programmed into many target-controlled infusion pumps.

Minto CF, Schnider TW, Egan TD, et al. Influence of age and gender on the pharmacokinetics and pharmacodynamics of remifentanil. I. Model development. *Anesthesiology*. 1997;86:10-23.

This is an important study that characterized remifentanil pharmacokinetics in adults. The parameter set is also used in children. There is an element of safety with this approach because both volume of distribution and clearance decrease with increasing age. The greater volume of distribution in children reduces the peak concentrations of remifentanil after bolus dosing; the increased clearance in children results in a smaller plasma concentration when infused at adult rates expressed as milligrams per minute per kilogram.

Roberts FL, Dixon J, Lewis GT, et al. Induction and maintenance of propofol anaesthesia. A manual infusion scheme. *Anaesthesia*. 1988;43(suppl):14-17.

The authors describe a manual infusion regimen for propofol that uses a decreasing infusion rate change every 10 minutes to account for compartment kinetics. This 10-8-6 rule is still widely used and the principle has been adopted by others for use in children administered drugs such as propofol, ketamine, and methadone.

Steur RJ, Perez RS, De Lange JJ. Dosage scheme for propofol in children under 3 years of age. *Paediatr Anaesth*. 2004;14:462-467.

This analysis yielded one of the few infusion regimens available for neonates. Data are limited in this age group, who are prone to an increased incidence of adverse effects, and practitioners are advised to use caution with this technique. Dose-response relationships for hypotension are lacking and the impact of postmenstrual age on clearance and infusion regimens or combination therapy that retains spontaneous respiration are awaited.

参考文献

推荐网站

- TIVAtrainer（http://www.eurosiva.org/TivaTrainer/tivatrainer_main.htm）
- App for iPhone（http://www.pkpdtools.com/doku.php/start）
- App for iPhone（http://www.pkpdtools.com/doku.php/iphone:start）
- YouTube（http://www.youtube.com/watch?v=6U_K-ToHRvs）

第9章　液体管理

CRAIG D. MCCLAIN, MICHAEL L. MCMANUS

由于儿童体积小，表面积体积比大，以及稳态调节机制不成熟，电解质紊乱在儿童中很常见。因此，儿童的液体管理非常具有挑战性。在病房、手术室或 ICU 中，当液体管理无法个体化或者治疗决策是基于成人数据推断时，可能会导致其他的问题。为了更好地了解儿童液体管理并减少儿童液体管理中的问题，本章回顾了液体和电解质调节的基本机制，液体分布腔室的发育解剖学和生理学，以及与麻醉和重症监护相关的特定儿科疾病状态的管理。

调节机制：液体容量，渗透压和动脉压

水在细胞膜上处于热力学平衡，并且仅在溶质运动时移动（E 图 9-1）。Starling 方程描述了水的运动：

$$Q_f = K_f[(P_c - P_i) - \sigma(\pi_c - \pi_i)]$$

其中 Q_f 是流体流动；K_f 是膜流体过滤系数（比例常数）；下标 c 和 i 指的是毛细血管和间隙；P_c 和 P_i 是静水压力，πc 和 πi 是膜两侧的渗透压；σ 是有关联的溶质和膜的反射系数。反射系数可以测量溶质的渗透性，从而得出平衡后其对渗透力的贡献。例如，在血脑屏障上，钠的 σ 接近 1.0[1]，而在肌肉和其他细胞膜中，σ 约为 $0.15 \sim 0.3$[2]。因此当静脉内给予等渗的含钠溶液时，通常只有 15%～30% 的输注盐和水保留在血管内，而其余的则迁移到间质[3,4]。相反，高渗溶液

$$Q_f = K_f[(P_c - P_i) - \sigma(\pi_c - \pi_i)]$$

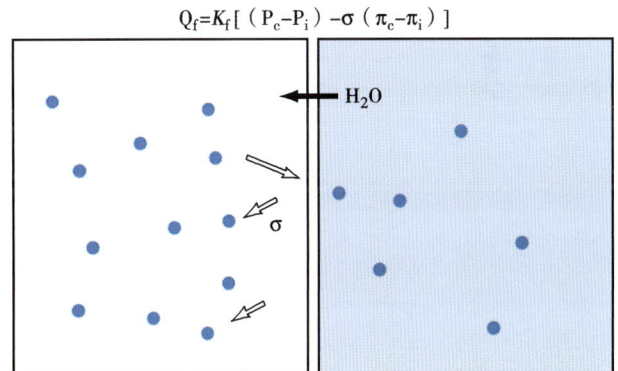

E 图 9-1　水从细胞内运动到细胞外是由 starling 方程描述的

允许更大的循环血容量扩张和更小的液体负荷及间质中的更少的液体（如，水肿）[5-7]。

溶质的量和浓度都受到严格调节，以维持血管内和细胞内室的容量。钠离子是主要的细胞外溶质，因此它是维持血管内容量稳态机制的重要因素。当渗透压保持恒定时，水运动跟随钠离子运动。因此全身钠（尽管不一定是血清 Na$^+$）和全身总水量（Total body water, TBW）通常彼此并行。因为钠的跨膜"渗漏"限制了其对血管内容量的支持，所以该腔室也极大地依赖于不可渗透的大分子，例如蛋白质。与钠相反，白蛋白分子遵循 Starling 平衡，反射系数超过 0.8[8]。可溶性

蛋白质形成我们常说的胶体渗透压,其中约80%由白蛋白构成。

虽然白蛋白的存在有着支持血管内容量的作用,但蛋白质渗入间质(以及随之而来的水运动)可能会限制其效应。已经观察到白蛋白的反射系数在机械损伤后减少其1/3。此外,由于持续的渗漏,在危重患者中缓慢连续输注白蛋白增加血清白蛋白浓度优于单次推注给药的效果。

钾是主要的细胞内溶质,约有1/3的细胞能量代谢依赖于Na^+/K^+交换。钠沿其浓度梯度不断渗入细胞,然后它被钾迅速交换。当细胞暴露于不同的渗透压时,会发生水的运动,导致细胞膨胀或收缩。由于稳定的细胞体积对于生存至关重要,因此复杂的调节机制已经发展到可以确保其稳定性[11,12]。肿胀细胞恢复正常大小的过程统称为调节性容量下降过程,使缩小细胞恢复正常被称为调节性容量增加过程(图9-1)。随着渗透压突然、短暂的变化,在细胞体积微小改变(1%~2%)后,调节性容量下降或调节性容量增加过程被激活,主要通过电解质的运输使细胞容量恢复原来正常大小。如果不稳定性条件持续存在,则通过有机小分子即渗透物或有机渗透剂,它们的积累或丢失来进行慢性代偿。这些渗透剂在刺激下也可以是细胞保护性的,包括多元醇、山梨糖醇、肌醇、氨基酸及其衍生物(如牛磺酸、丙氨酸、脯氨酸)和甲胺(如甜菜碱、甘油基磷酸胆碱)。

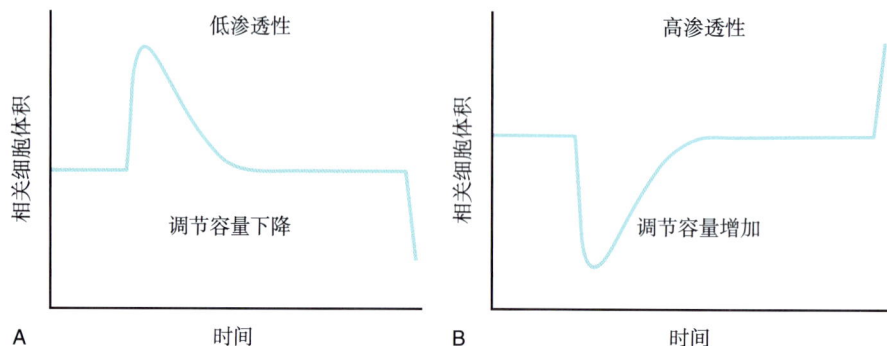

图9-1 激活细胞体积调节机制来应对容量的扰乱。丢失和获得溶质的体积调节分别称为调节体积下降(A)和调节容量增加(B)。这些下降和增加的过程随细胞类型和实验条件而变化。然而,通常由电解质的摄取介导的调节容量增加或由电解质和有机渗透物的损失介导的容量下降在数分钟的时间内发生。当经历调节容量下降(A)或增加(B)的细胞恢复到正常条件时,它们在其静止容量上膨胀或者其静止容量下收缩。这是由容量调节积累或溶质损失引起的,与正常的细胞外液相比,它们分别有效地使细胞质高渗或低渗(摘自 McManus ML, Churchwell KB, Strange K. Regulation of cell volume in health and disease. *N Engl J Med.* 1995; 333: 1260-1266.®Massachusetts Medical Society)

与细胞内容量一样,循环血液(血管内)容量也受到严格控制。血管内容量的增加是由钠和水潴留的增加引起的,而血管内容量的减少是由钠和水的排泄增加引起的。如前所述,如果血清钠需要有效起到控制血管内容量的作用,血浆渗透压必须保持在非常窄的范围内,通常维持在280~300mol/L之间。渗透压变化1%即会引发代偿机制。

血浆渗透压主要受精氨酸升压素(arginine vasopressin,AVP)、口渴感和肾浓缩能力调节。由于渗透压控制的间接目的实际上是容量控制,渗透调节机制也受血压(BP)、心排血量和血管电容等因素的影响[13,14]。在腹水或出血等病理状况下,血管容量的保障优先于渗透压,渗透调节机制调节血管内容量,即使以破坏溶质平衡为代价。

AVP是从下丘脑的视上核和室旁核内的神经元释放的[15]。微电极记录表明不同的神经元亚群对渗透输入,压力感受器介导的输入或两者都有反应。渗透反应性细胞通过改变细胞大小对渗透压变化起反应,因此直接渗透细胞膜(如尿素)的溶质会增加血浆渗透压,而不会引发抗利尿激素(ADH)的释放。输注具有较大细胞膜反射系数(σ)的溶质(如钠,甘露醇)能引起稳健的AVP释放。通常,当血浆渗透压达到约280mol/L的阈值时,AVP释放开始。根据对细胞体积调节的理解,渗透压的快速增加而不是缓慢增加会导致更多的AVP释放,同时循环的动脉侧(左心室,颈动脉窦,主动脉弓和肾小球旁器)的压力感受器提供非渗透性AVP释放的紧张性抑制;低血容量和低血压会减少这种抑制,释放AVP储备,并增加系统的整体"增益"(E图9-2)。因此在容量耗竭或低血压儿童中,即使存在低至260~270mol/L的血浆渗透压,也会发生AVP释放。总之,压力感受器信号总是优先于渗透信号,以便根据需要保留水分来维持循环稳态。

血管内液体容量、水盐的摄入量、电解质平衡和心血管状态在几个水平上相互关联[16]。如随着液体和全身血压增加时,静脉和动脉扩张,AVP释放减少,压力性利尿和尿钠排泄开始[17],由此产生的尿量与动脉之间的关系称为肾功能曲线,其与盐和水摄入的交叉点决定了动脉血压的平衡点。由此产生的尿量与动脉压之间的关系称为肾功能曲线,其与水盐摄入的交叉决定了动脉血压最终稳定的平衡点(图9-2)。平衡(慢性)血压仅受肾功能或液体摄入曲线移动的影响。继发于外周血管阻力变化的动脉压的瞬时变化总是通过总体水盐的相互变化来解决。

肾素-血管紧张素系统的激活也被用来应对动脉血压下降。随着肾灌注减少,肾小球旁细胞释放肾素,肾素又将肾素底物(血管紧张素原)转化为血管紧张素I,然后血管紧张素I通过肺内皮中存在的血管紧张素转化酶迅速转化为血管紧张素II。血管紧张素II以三种方式维持动脉压:①直接血

9

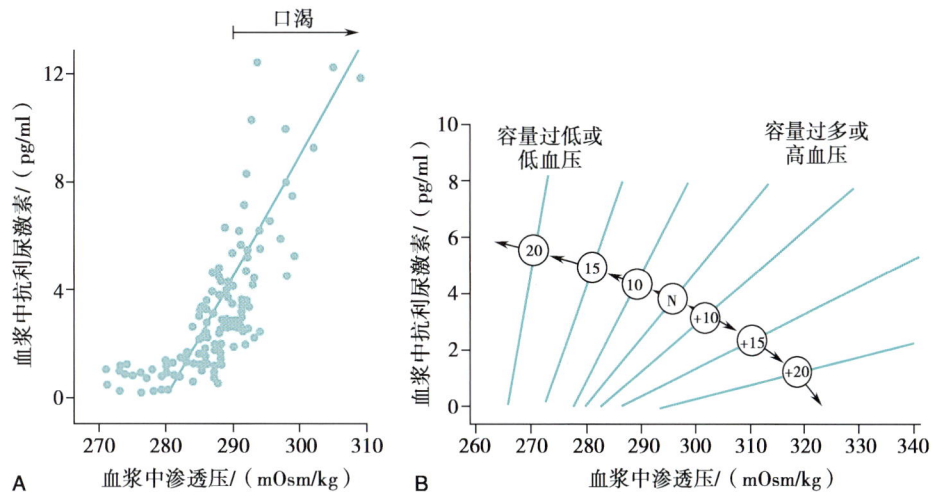

E 图 9-2　A. 血浆抗利尿激素（ADH）浓度与健康人血浆渗透压之间的关系，其中血浆渗透压是根据不同水合状态而变化的。注意，口渴的渗透阈值比 ADH 每千克高几毫摩尔。B. 血流动力学状态对不健康人体内 ADH 渗透调节的影响。中心圆圈中的数字是指容量或血压变化的百分比；N（在中心圆圈中）是指血容量正常血压正常的人群。请注意，血流动力学状态既影响血浆 ADH 与渗透压浓度之间的关系斜率，也影响 ADH 释放的渗透阈值（A from Robertson GL，Aycinena P，Zerbe RL。Neurogenic disorders of osmoregulation. *Am J Med.* 1982；72：339-353；B from Rose DB. *Clinical Physiology of Acid-Base and Electrolyte Disorders.* The 4th ed. New York：McGraw-Hill；1994；159-163）

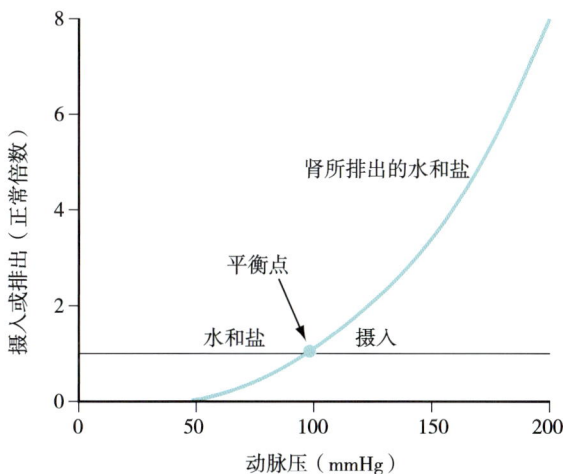

图 9-2　通过将肾排出曲线与盐和水摄入曲线平衡来分析动脉压的调节。平衡点描述了动脉压将被调节的水平。（图中忽略了通过非肾脏途径从身体中流失的盐和水。）（摘自 Guyton AC，Hall JC，eds. *Textbook of Medical Physiology.* Philadelphia：WB Saunders；1996；221-237）

管收缩；②增加盐和水潴留（通过肾血管收缩和肾小球滤过减少）；和③刺激醛固酮分泌（图 9-3）。

　　AVP、压力性利尿和肾素 - 血管紧张素系统允许广泛的盐和水摄入，同时保持血压和容量在较窄范围内变化；所有这些都有助于在机体受到威胁时得以维持全身系统循环以及更快地激活交感神经系统。除了高压传感器，如主动脉弓和颈动脉窦压力感受器以外，血管内容量信息由低压腹部传感器提供。因此，胸内血容量的有效增加或减少可以模拟全身容量状态的变化并产生尿钠排泄、利尿或液体潴留。心房纤维也可以感知血管内容量；随着纤维伸展，心房钠尿肽（ANP）会被释放，尽管复杂的生理机制尚不清楚，ANP 可能

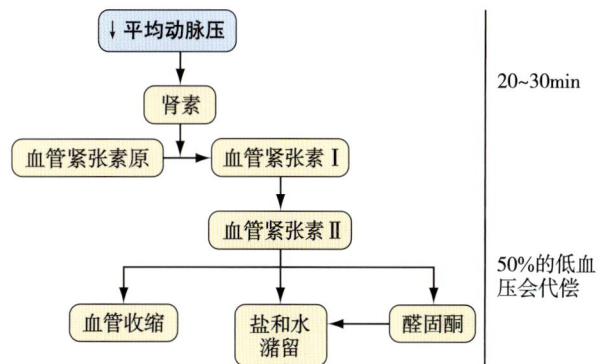

图 9-3　低血压的生理应答

通过适度扩张血管、轻微增加肾小球滤过率（GFR）和减少钠的重吸收来"微调"容量状态。复杂的自动调节机制与不同时间范围效应的互补作用的组合，都应答于不同但相互关联的效应刺激，以此产生一个简明的系统，在这个系统中成熟的个体可以在各种挑战中维持循环稳定。在这种情况下，成功的心脏移植受者，尽管心血管状态总体稳定，但在机体液体稳态方面表现出基本紊乱[19]。

液体腔室及稳态机制的形成

身体水和电解质分布

　　我们对全身总水量腔室发展的大部分理解来源于 20 世纪 50 年代进行的氧化氘稀释研究[20]。通过对 21 名新生儿的研究发现 TBW 约为体重的 78±5%。后续对少数受试者随访发现 TBW 在生后 6 个月中降低至约 60%，其中大部分损失在细胞液外。在儿童时期晚期观察到较小的减少至约 57%（图 9-4）。

身体水分隔

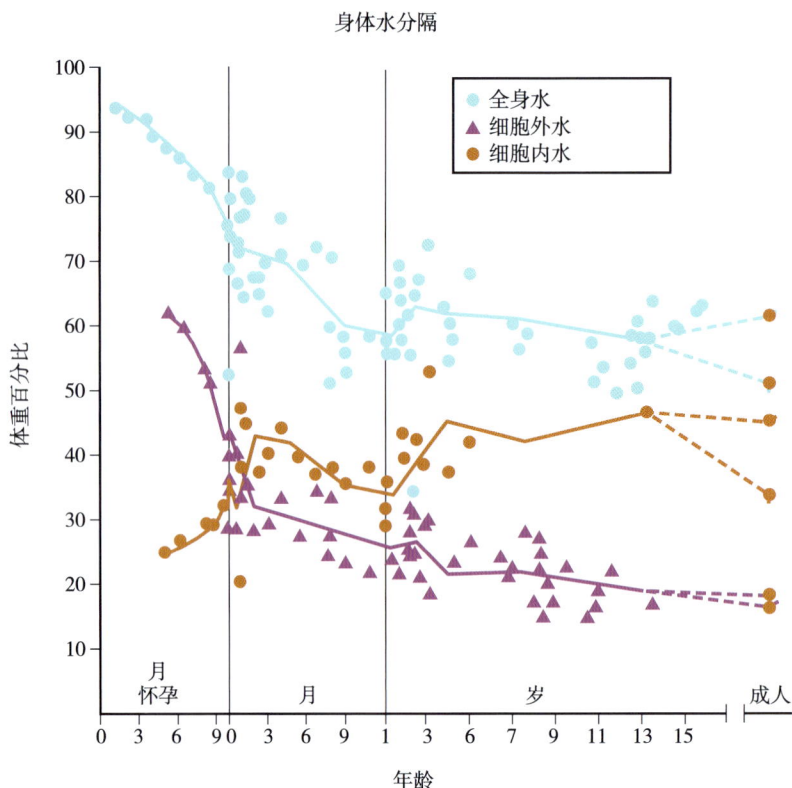

图 9-4　胎儿、婴儿和儿童和成人时期身体内总水分（蓝色圆形）、细胞外水分（紫色三角形）和细胞内水分（橙色圆圈）占体重的百分比

Gamble 在 20 世纪上半叶发表的教育专著中首次描述了细胞外腔室的重要性、其与细胞内间隙的关系及两者的大部分化学解剖结构（E 图 9-3）[21]。表 9-1 提供了成熟的液体腔室的化学组成。

表 9-1　液体隔室的组成部分

	细胞外液	细胞内液
渗透压 /mol	290～310	290～310
阳离子/(mEq/L)	155	155
Na^+	138～142	10
K^+	4.0～4.5	110
Ca^{2+}	4.5～5.0	—
Mg^{2+}	3	40
阴离子/(mEq/L)	155	155
Cl^-	103	—
HCO_3^-	27	—
HPO_2^-	—	10
SO_2^-	—	110
PO_2^-	3	—
有机酸	6	—
蛋白质	16	40

循环血容量

使用碘 121 标记的人血清白蛋白技术确定新生儿的血

容量为 82±9ml/kg，尽管胎盘 - 胎儿输血的程度可能导致显著的变异[23]。在低出生体重儿（LBW）、早产儿或重症患儿中，已能测量到了高达 100ml/kg 的血容量[24]。在初生的几个月内血容量略有增加，在 2 月龄时达到顶峰（约 86ml/kg），然后降低到接近 80ml/kg，最后在一岁时稳定在 70ml/kg。通常血容量与体重之比随着生长而降低。预测血容量最准确的依据是去脂体重，它可以消除成年后的任何男 / 女的变异[25]。表 9-2 中给出了循环血容量的估计值。

表 9-2　循环血容量的估算

年龄	估计血容量/(ml/kg)
早产儿	100
足月新生儿	90
婴儿	80
学龄前儿童（5 岁）	70
成人	70

稳态机制的成熟

肾脏发育大约开始于妊娠第 5 周，约第 38 周拥有足够的肾单位。在肾皮质的最外侧区域，出生后的肾单位分化可持续数周至数月。在妊娠早期，肾血流量约为正常值的 1/5，最初这与结构不成熟有关，后来是由于肾血管阻力增加所致。到妊娠 38 周时，肾血流量约为正常值的 1/3。高肾血管阻力可以保护发育中的肾单位免受压力和体积过负荷的影响。因此肾对子宫内代谢稳态的贡献是有限的。

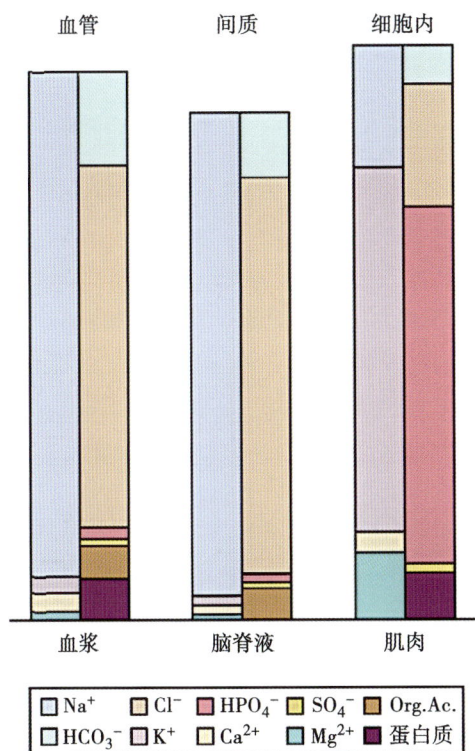

E 图 9-3 体液的酸碱组成。这些图由根据酸碱当量表示的各个因子的平均值构成，即每百立方厘米液体十分之一的正常溶液的立方厘米。每种液体的碱因子叠加在左栏中，酸因子叠加在右栏中。实际上，这些图表表示出来的是液体的结构不是由盐组成，而是由单独持续的离子浓度组成。通过碳酸氢根离子浓度（HCO_3^-）的可调节性以及结构中其他地方的任何变化，可以获得由两个相等高度表示的精确酸碱当量。Na^+＝钠离子；Cl^-＝氯离子；K^+＝钾离子；Ca^{2+}＝钙离子；Mg^{2+}＝镁离子；HCO_3^-＝碳酸氢根离子；HPO_4^-＝磷酸碳酸氢根离子；SO_4^-＝硫酸根离子；Org.Ac.＝有机乙酰基（摘自 McIver MA, Gamble JL. Body fluid changes due to upper intestinal obstruction. *JAMA*. 1928; 92: 1589-1592. Copyright 1928, American Medical Association）

与肺循环一样，肾脏血管阻力在出生后降低，导致肾血流量和肾小球滤过率（glomerular filtration rate, GFR）突然增加。在子宫内，尽管 GFR 较低，但由于水盐的重吸收不良，尿量排出很快。血浆肾素活性在子宫内增加，在出生后立即降低，然后随着多余的细胞外水被动员和排出而再次增加。脐带血中的醛固酮水平增加，且在生后的前 3 天维持在该水平。在生命早期合成代谢增加期间，醛固酮增加可能是钠潴留所必需的。

在未成熟的肾脏中，NaCl 和尿素的浓度梯度变异不大，并且尚未达到完整的肾单位长度。因此新生儿的尿液浓缩能力有限，最大尿渗透压只有成人的一半（700～800 vs 1 300～1 400mEq/L）。在某种程度上，这还涉及循环 ADH 低水平和肾对 ADH 的反应性降低。尽管整体 ADH 产生没有受损，但在某些疾病状态下可能发生过度分泌。有限的尿液浓缩能力需要大量尿量来消除大的溶质负荷。

新生儿的肾血浆流量和 GFR（基于体表面积或异速生长）是成人值的 30%。两者均在第一年增加，六月龄时达到成人值的 50%（分别为每分钟每平方米 350ml 和 70ml，约 1 岁时达到 90%）[26]；图 7-11，图 7-12）[27]。出生时，血清肌酐反映了母体浓度，其可能在足月儿和早产儿中增加，但在出生后第二个月趋于正常，显示肌酐的产生。早产儿中的钠排泄分数（FE_{Na}）显著增加，按足月程度有所减少，并且在第二个月稳定在成人速率。虽然成人肾脏的 FE_{Na} 值可以低至 0.5%，但妊娠 34 周的婴儿不会低于 2%。

这些成熟过程中的特点限制了早产儿或幼儿处理液体和溶质负荷大幅波动的能力。与年龄较大的儿童和成人相比，钠的保存和细胞外容量的调节均受损。有限的 GFR 使液体的排泄变得困难。过量的尿钠丢失会导致维持需求增加；低钠血症很常见。相反，浓缩能力的降低会增加溶质负荷排泄过程中的自由水损失，而表面积与体积的高比例会增加水蒸发的损失。因此液体需求相对较高，且脱水很常见。液体管理中的任何错误都不能容忍。最严重的损伤通常存在于早产儿中，并且大多数稳态机制在出生后第一年发育完全。

液体和电解质需求

Holliday 总结了当代水合疗法的演变[21]。1831 年，Latta 首次报道静脉注射（intravenous, IV）液用于霍乱脱水患者的复苏[28]。1918 年，关于该问题的信息越来越多，Blackfan 和 Maxcy 通过腹腔内注射成功治疗了 9 名婴儿[29]。1923 年，Gamble 及其同事详细介绍了液体和电解质的解剖腔室内容，介绍了毫克当量在临床实践中的应用[22]。这为 Darrow 的"缺失疗法"方案的发展铺平了道路[30]。

在随后的几十年中，提出了替代细胞外和细胞内液体丢失的各种方案，大多由于补充过量的钾和不足的钠而失败了，低钠血症很常见。当治疗的重点转移到使用与血液中钠浓度相似的含钠溶液快速恢复细胞外液容量来补充细胞外液缺失时，这种方案逐渐被大家所接受。这与口服补液一样是目前优选的治疗方法。

"液体维持"的概念是一个复杂的主题。虽然水盐是维持生命所必需的，但对于任何特定时间的某个儿童个体，所需液体的确切数量是未知的（也许是不可知的）。然而与麻醉剂一样，液体和电解质通过临床评估、基本生理学原理和公布的有限数据提供的指南方案来评价滴定效果。与麻醉医师熟悉的其他术语相比，如最低肺泡浓度（MAC）或半数有效剂量（ED_{50}），液体维持这个概念我们知之有限，且在大部分情况下还不够准确。

Holliday 和 Segar 在 1957 年第一次提供了近似"肠外液体治疗中水的维持需求"的计算[31]。通过整合当时已知的相关生理学知识，作者们首次观察到"水丢失和尿丢失与能量代谢相对应，而与重量变化无关"。然而因为水的利用与能量代谢相应，能量代谢与表面积相关，表面积又随着体重改变，仅通过体重来估算需水量应该是可行的。然后作者根据一系列假设进行了探索，从有限的数据推断出"易记的体重和能量消耗之间的关系"。

假设"住院患者"的能量需求"大致处于基础和正常水平之间"，这就构建了一个热量需求与体重的曲线[31]。这条曲线可以看作由三个线性部分组成：0～10kg、10～20kg 和 20～70kg（图 9-5）。以这种方式观察曲线，作者推断"平均需水量，以毫升表示，大致等于能量消耗的卡路里"：100ml/（kg·d），直至体重长到 10kg；当体重多于 11kg 不满 20kg 时，

基础和理想状态下能量消耗的比较

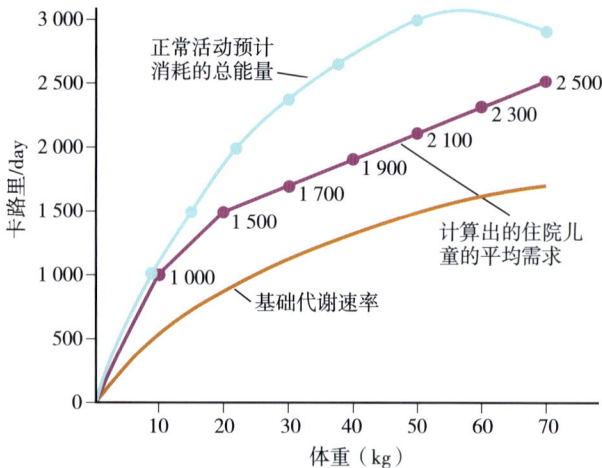

图 9-5　根据 Talbot 研究数据绘制上下曲线[32]。选择第 50 百分位水平的重量，将不同年龄的卡路里转换为与体重相关的卡路里。住院儿童的平均需求计算曲线来自以下等式：

- 0～10kg：100kcal/kg。
- 10～20kg：1 000kcal+超过 10kg 的部分：50kcal/kg。
- ≥20kg：1 500kcal+超过 20kg 的部分：20kcal/kg。

（摘自 Holliday MA，Segar WE. The maintenance need for water in parenteral fluid therapy. Pediatrics 1957；19：823-832）

超过的部分另加 50ml/ 千克 / 每天；当体重超过 20kg 时，超过的部分另加 20ml/（kg·d）。在麻醉实践中该配方进一步简化，每小时要求的液体量称为 "4-2-1 法则"（前 10kg 体重每小时 4ml/kg，接下来 10kg 体重每小时 2ml/kg，其后的每公斤体重每小时 1ml/kg；表 9-3）。

表 9-3　根据 4-2-1 法则，儿童体重和每天或每小时维持液体需要量间的关系

体重/kg	维持液体需求量	
	小时	天
<10	4ml/kg	100ml/kg
10～20	40ml+2ml/kg（超过 10kg 的部分）	1 000ml+50ml/kg（超过 10kg 的部分）
>20	60ml+1ml/kg（超过 20kg 的部分）	1 500ml+20ml/kg（超过 20kg 的部分）

　　几十年来，Holliday 和 Segar 公式的简化使其成为健康儿童液体管理的起点。直到最近，仍有英国的大多数麻醉顾问医师在术中和术后给予择期手术的儿童低钠含糖液。然而这些不严谨的液体使用并不能达到预期效果，并且他们在手术室或者在任何临床情况下盲目应用，都会导致低钠血症、误吸和死亡[34-36]。正如 Holliday 指出他们最初的方法采用的是低钠含糖液，而不是和 0.9% 生理盐水或乳酸林格液一样近乎等渗的含糖液[37]。此外，这些需求是在基础代谢状态下评估的，而不是在儿童患有急性病或生理应激期间评估的，而此期间的 ADH 水平会升高。正如作者警告的那样，"需要了解这个系统的局限性和例外情况，更重要的需要应根据具体情况修改临床决策。"表 9-4 总结了婴儿和儿童的一般失水量。

表 9-4　婴儿和儿童的正常水丢失

丢失的原因	丢失的容量/ml（每 100kcal）
排出	
● 尿	70
● 不可见的丢失	
皮肤	30
呼吸道	15
隐藏的摄入（通过燃烧 100cal）	15
总计	100

　　最近，Holliday 及其同事修改了儿童液体治疗的方法，他和 Segar 提出了几个警告[38]。在一篇相关的评论中，他指出了将原来的 4-2-1 法则应用于儿童急性病的几个问题[39]，即 ADH 失调是疾病危重的标志，因为 ADH 分泌受到各种非渗透因素的影响，如疼痛、压力、机械通气和药物治疗（表 9-5）[40]。因此静脉输液的选择和液体缺失的快速补充必须小心处理。作者为接受择期手术（包括门诊患者）的健康儿童推荐了一种相对简单的策略，以停止 ADH 分泌并防止围手术期水潴留和随后的低钠血症。当一名儿童（没有明显心脏病或肾脏疾病）出现临界至中度血容量不足时（如手术禁食后）、手术期间及在麻醉后恢复室中应给予 20～40ml/kg 的等渗液（每小时 10～20ml/kg）。这些推荐在面对每个儿童个体时允许通过临床判断进行修改[37,41]。如果血容量不足更严重（如在广泛的肠道准备后），围手术期可能需要 40～80ml/kg 的液体。有些人担心即使在健康的儿童中，如此大量的液体也可能导致液体过负荷。然而有证据表明，儿童处理晶体容量的能力远高于成人[42]。

表 9-5　围手术期引起 ADH 释放增加的原因

非渗透性

疼痛

炎症

应激，儿茶酚胺

手术，腹腔镜

呕吐

缺氧

高碳酸血症

药物（如阿片类，胺碘酮，新长春碱）

呼吸系统疾病（如哮喘，肺炎，肺不张）

中枢神经系统失调（如头部损伤，肿瘤）

渗透性

禁食

低血容量

高渗透性

低血压

肾功能不全

肝功能不全

术后静脉注射液体治疗应包括输注等渗溶液以替代正在丢失的液体，再加上原来 4-2-1 液体治疗方案中描述的约一半的比率（即前 10kg 为 2ml/kg，接下来 10kg 为 1ml/kg，之后每增加 1kg 为 0.5ml/kg）。根据以往，当儿童在术后不能耐受口服摄入时，可常规应用低渗盐水溶液（如 0.45% 盐水）维持液体治疗，尽管该方案被认为限制了 ADH 反应并降低了术后低钠血症和高钠血症的风险[37,38,41]，但疼痛和手术应激可能引起 ADH 水平升高，并且增加导致低钠血症带来的癫痫发作和脑病的风险[35,36,43,44]。因此在术后，等渗盐溶液是维持液体治疗的最佳选择[45]，前 12h 按 2：1：0.5 法则，然后恢复到 4：2：1 的规则，直到孩子耐受口服液体[36,66,47]。无论使用哪种液体，都要连续监测血浆电解质浓度，直到孩子能够正常饮水并且内稳态得以恢复[45,48,49]。

新生儿液体管理

在出生后的前几天，水盐等比例丢失导致健康新生儿的体重减轻 5%～15%。虽然 GFR 迅速增加，但最初的尿量极少，经肾脏的丢失适度，因此新生儿第 1 天的液体需求相对较小。在接下来的几天，丢失和液体需求增加。在喂养不良的婴儿中很常见发展为高钠血症和脱水。当摄入量合适时，足月婴儿将在第一周恢复体重。

在低出生体重儿[50]和极低出生体重儿[51]中有三个不同阶段的液体和电解质稳态。出生后的第一天尿量极少，即使液体摄入不足，体重也会稳定。第二阶段，出生后的第 2 天和第 3 天，无论摄入的液体量如何，都会发生利尿。到第四天和第五天，尿量随着液体摄入量和健康状况的变化而开始变化。

早产会大大增加新生儿体液的需求。因此应估计液体需求，然后根据婴儿的体重改变、尿量和血钠浓度进行滴定。

同样重要的是葡萄糖稳态。在妊娠第 9 个月，胎儿开始以超过 100kcal/d 的速率形成糖原储存。在无应激的足月婴儿中，肝糖原储存量为体重的 5%。出生后，在最初 24～48h 内的糖原分解消耗掉了大部分这些储存，随后必须以约 4mg/(kg·min) 的速率进行糖异生来产生葡萄糖。

胎儿出生时的血清葡萄糖浓度为母体值的 60%～70%，在产后头几个小时内减少，但应超过 45mg/dl 以避免神经损伤。低血糖的症状可能包括神经过敏、嗜睡、体温不稳定和抽搐。10% 葡萄糖水溶液（$D_{10}W$）可以 2～4ml/kg 大剂量推注，然后以每分钟 4～6mg/kg 连续输注（使用泵）。应频繁地测量血清葡萄糖浓度，并根据需要调整输注以防止低血糖和高血糖。另外，新生儿专家也逐渐开始使用 40% 葡萄糖凝胶，这种凝胶应用于颊黏膜以便快速吸收和消除低钠血症[52,53]。此举消除了必须建立静脉通路的需要，如果此时尚没有建立静脉通路则可以选择这种方法而无须静脉输液。重要的是，提供的葡萄糖量以 mg/(kg·min) 计算，以避免液体变化期间的错误并利于持续性低血糖的诊断。

第 1 天正常婴儿液体需求量推荐 70～80ml/kg 的 $D_{10}W$。因为 $D_{10}W$ 每分升含有 10g 葡萄糖，该方案提供如下

$$10g/dl \times (70～80)ml/(kg·d) = 7～8g/(kg·d)$$
$$= 0.333g/(kg·h)$$
$$\approx 5mg/(kg·min)$$

在第 2 天，常规将液体增加至每天至少 100ml/kg，并且以 2～3mEq/dl 添加钠。有尿之后再加入 1～2mEq/dl 钾，最终每升含有 30mEq Na^+ 和 10～20mEq K^+ 的溶液近似于之前在大龄儿童中常用的 0.2% 盐水"维持"溶液。

在新生儿 ICU 中，液体管理的重点是提供足够的营养、维持电解质平衡和限制液体过负荷。最后一个因素特别令人担忧，因为早产儿血浆渗透压低，全身蛋白质反射系数亦低于成人[54]。极低出生体重儿特别容易出现液体和电解质失衡[55]，即使是轻度的液体过负荷也可能加剧肺水肿，延长动脉导管开放时间，更容易发生充血性心力衰竭。这种观点通常适用于术前，在婴儿进入手术室后，其中主要考虑的因素通常恰恰相反：在第三间隙液体积聚后恢复循环血容量，在持续失血期间维持血管内容量，补充潜在的大量蒸发损失，在麻醉诱导所致的血管舒张和静脉容量增加情况下维持血压。在手术期间，这些问题必须优先考虑，但是不必要的液体输注最好避免。

术中液体管理

静脉通路和液体输注设备

在婴儿和儿童，术中液体管理的第一步往往最具挑战性：即静脉通路的建立。通常在健康儿童中简便的流程就是建立单一的外周静脉通路。虽然麻醉医师的偏好有所不同，但在麻醉诱导后建立静脉通路最为容易。在较小儿童，通常通过吸入麻醉来进行诱导，由助手将静脉导管置入手或脚的静脉中。在年龄较大的儿童中，静脉通路最好在麻醉诱导之前建立，可以通过使用局部麻醉[如 EMLA（局部麻醉剂的低共熔混合物）乳膏、丁卡因、利多卡因浸润]或镇静或两者一起来帮助建立静脉通路。

病情较重儿童的复杂外科手术通常需要至少两个大口径静脉导管。然而在儿科，"大口径"是一个相对术语，22 号静脉导管对于婴儿通常已足够。较大导管的优选部位包括肘前静脉和隐静脉（图 49-1）。当需要建立中心静脉时（如压力监测、输注血管活性药物或长期置管），可通过股静脉、锁骨下静脉或颈内静脉（后者通常通过高位前入路；见图 49-2～图 49-5）[56]。虽然也可通过颈外静脉获得安全通路，但通常 J 线或导管尖端难以进入[57]。外周插入中心导管（PICC）在住院儿童已非常普遍，虽然这是一种提供静脉输液和药物治疗的长期手段，但由于以下原因而术中应用非常有限：首先，患者安全实践禁止重复进入中心静脉，一旦需要进入，必须严格进行无菌操作。其次，在长而小直径的导管内血流阻力很大，妨碍了导管用于大容量复苏。最后，PICC 的放置通常被用于静脉营养液或其他溶液的输注，可能与麻醉剂产生配伍禁忌。由于这些原因和其他原因，通常需要建立单独的静脉通路，并且如果有大量的液体丢失或明显的大量失血，则必须放置有更低阻力、内径更大、长度更短的静脉导管。

在选择合适的静脉导管时应考虑到导管的长度和直径对液体流速的相对影响。当需要快速输注大量液体时，较长的导管因比较短的导管产生更大的血流阻力而不够理想

（E 图 52-1，E 图 52-2 和图 51-1）。在体外实验，与用于中心静脉相同规格的导管相比，设计用于外周静脉通路的导管具有 18%～164% 的更大流速差异。在不同压力情况下，如紧急容量下需要容量复苏，流速的差距可能达到 17 倍[58]。虽然这表明短外周静脉导管应该是首选，但体内的数据和情况更为复杂。在动物模型发现体内整体静脉导管的流速低于体外，且中心通路对液体流动的阻力比外周通路更小[59]。当比较中心静脉通路与外周通路的风险和收益时，与外周给药相比，中心静脉输注的药物和液体复苏可能没有实际优势[60]。

骨内装置现通常用于危重症或受伤儿童的初始复苏（E 图 49-1，图 49-6，图 49-7）[61,62]，通过这些装置的液体流速较少取决于针头直径，而取决于骨髓腔中的阻力[63]。骨内途径已被用于手术室内的麻醉诱导和维持[64-66]。然而药物的起效难以预测，且该装置比静脉导管更容易移位。潜在的并发症包括肌筋膜综合征[67-69] 及罕见的骨骺生长板损害[62,70]。此类设备最好当作紧急或最后的选择[65]。

为防止意外的液体过负荷，任何时候给儿童使用的静脉输液量不应超过计算的每小时需求量，特别是对婴儿应使用容积室来限制用于输注的液体量。类似地，微滴输注装置限制了液体输注的速率并提供了更好的控制。尽管液体输注泵通过调节输注速率提供了最精确的液体给药模式（因此在提供补充液体或药物时非常有用），但这种装置因阻碍了快速给药和液体的能力，在主要输液通路上运用是不现实的。此外，临床医生应注意，输液泵可能会继续通过脱落的导管进行输液，从而产生误导性的保证，即存在合乎要求的静脉通路，并且正在进行输液。间质内输注大量液体和药物将不会产生预期的结果。此外，如果标示或者过敏手环位于静脉通路部位附近的肢体上，如果液体被输入间质，则它可能充当止血带，可能导致局部缺血。因此，进入静脉通路的位点对于儿童来说很重要，并且需要移除同侧静脉通路点附近的所有手环。

在新生儿和小婴儿中，当预期需要快速输注复苏溶液或血液制品时，许多从业者会将旋塞阀（stopcock manifold）插入静脉液体中。可以在注射器中准备额外的液体并单独加温，在突然失血期间，可将存储的注射器插入输液管中并快速注入一定的液体。

最后，在长时间手术或需要大量液体替代时，所有的静脉输液可以加温以维持热稳态。且在循环的左右心之间存在分流的年幼婴儿和儿童（如卵圆孔未闭），需要安装一个嵌入式的"泡沫"过滤器。

静脉液体的选择和成分

在 20 世纪 60 年代早期[71]，同时测量血浆和细胞外液容量的实验结果表明，在手术期间维持血浆容量的代价是减少血管外间隙。同时，经典地观察到等渗复苏液暂时从血管内间隙重新分布到最初被认为是没有功能的第三间隙，然因手术创伤而损伤内皮糖萼时，液体可能会从血管内转移到组织间隙。因此，历史上的"第三间隙"可能仅仅代表了间质的可逆扩张。由于婴儿的液体分布和肾功能与大龄儿童相比存在不同，因此不清楚这些发现是否可以延伸到婴儿期。因此限制液体仍然是护理的标准，直到慎重的研究明确证明在接受大手术的新生儿中，液体和电解质的需求量通常非常大[72-74]。

从历史上看，低渗液体被用作医院维持液体容量的方案，但这已不再成为惯例。出于若干原因，术中优先选择等渗溶液。首先，大多数正在进行的液体丢失是等渗的，包括血液和间质液体。其次，大量低渗溶液可迅速降低血浆渗透压，产生极低浓度的电解质（特别是钠）和不良的液体转移。实际上，即使是大量的"等渗"液体也会显著降低成年志愿者的血浆渗透压[75]。第三，如前所述，即使使用等渗液，也很难满足麻醉下血管张力降低所必须的血浆容量扩张。最后，如果不能维持足够的液体，那么 ADH 水平的增加和术中其他生理学因素会使水的潴留多于钠。

常用静脉输液的组成见表 9-6。假设正常的血浆渗透压为 275～290mol/L，0.9%NaCl（NS）在理论上相对血浆是高渗的，但考虑其有效成分在体内的活性，其仍然是等渗的[76]。对于含糖溶液，渗透压随着糖的代谢迅速下降，导致游离水的容量增加。因此，使用 5% 葡萄糖水溶液最终相当于使用游离水。

表 9-6 　细胞外液和常见静脉输液的组成

	mOsm/L	阳离子（mEq/L）					阴离子（mEq/L）		
		Na$^+$	K$^+$	Ca^{2+}	Mg^{2+}	NH$_4^+$	Cl$^-$	HCO$_3^-$	HPO$_4^-$
细胞外液	280～300	142	4	5	3	0.3	103	27	3
乳酸林格氏液	273	130	4	3			109	28	
0.45% 生理盐水	154	77					77		
0.9% 生理盐水	308	154					154		
勃脉力 -A	294	140	5		3	1.6	98	98	
3% 生理盐水	1 024	513					513		

勃脉力 -A 是百特公司的一种商品（包含醋酸盐 27mEq/L 和葡糖酸盐 23mEq/L）

关于围手术期使用胶体还是晶体液作为替代品的争议仍未解决。理论上胶体溶液具有更有效的扩张和保留血管内容量。晶体溶液更便宜、更易于储存，且几乎没有副作用。虽然对成人研究的 meta 分析表明使用白蛋白复苏后预后较差[77]，但该观点并未在随后的随机对照试验中得到证实。然而随后试验的亚组分析表明，一些患者，如头部受伤的患者[79]，白蛋白可能加重病情，而其他患者，如感染性休克的患者[80]，可以获得一些益处。因此，液体的选择可能取决于基础的身体状况，并且仍需要临床判断。

值得注意的是，除了 5% 白蛋白外，人工合成类胶体在儿科医生中越来越受欢迎。其中一个原因是开发出了具有更有利作用的新型合成胶体。羟乙基淀粉（HES）是合成胶体，是被简单修饰过的多糖，体内循环淀粉酶可快速降解天然多糖，但 HES 溶液不会快速降解，因为其质质含有羟乙基代替碳位 C-2、C-3 和 C-6 处的羟基，使得分子耐水解。这些化合物的特征在于三个属性：平均分子质量（MW），摩尔取代级（MS）和 C-2/C-6 比率，这些和多糖分子上羟乙基的相对位置有关。

HES 溶液具有较高 MW/MS 之比，与那些较小的 MW/MS 相比，HES 溶液在血管内间隙中保留的时间更长。然而它们也易于产生更多副作用，包括低凝。新的低 MW/低 MS 溶液比旧的高 MW/高 MS 溶液对止血机制的影响要小得多。尽管归因于对血管性血友病因子、因子Ⅷ和血小板功能的干扰，但 HES 化合物影响凝血的确切机制仍不清楚。较大的 C-2/C-6 比率导致淀粉酶降解更慢、副作用更少[81]。当肾功能正常时，新的 HES 溶液（如 HES 130/0.42/6∶1）对于接受择期手术的儿童是安全的，因为他们保持血流动力学稳定性并且仅产生轻度至中度的酸碱变化[82]。因此在需要积极进行术中液体复苏的患者中可以考虑使用这些合成胶体（也可以见第 12 章）。鉴于体外循环回路对凝血因子和血小板功能的影响，在心脏手术中使用这些溶液仍存在争议。

术中常规应用含糖溶液也是一个争论的主题。通常，手术应激会引起增加血清葡萄糖的生理反应，因此在实践中，健康、禁食的儿童即使围手术期液体输注时省去葡萄糖，也很少发生低血糖[83,84]。实际上如果禁食水时间不足十小时时，发生低血糖的风险也特别小[84]。同时，葡萄糖溶液的快速输注肯定会产生急性高血糖和高渗血症[83,84]。因此不应使用含葡萄糖的电解质溶液来补液、第三间隙丢失或失血，但它们可作为电解质维持的背景溶液[85]。一些人群，如衰弱婴儿[86]、营养不良儿童、新生儿和 6 个月以下婴儿[83,87,88]、和接受心脏手术的儿童，都有术中低血糖的风险[89,90]。使用含葡萄糖的溶液（1%～2.5% 葡萄糖）[83,85,87,91]以及进行术中血糖监测，可能对这些儿童有益。

营养过剩

危重患儿到达手术室时输注营养液在临床上很常见。表 9-7 显示了营养液的常见成分。通常儿童每天需要 0.5～3.0mg/kg 蛋白质、每分钟 6～9mg/kg 的葡萄糖以及每天 0.5～3g/kg 的脂肪。术前接受肠外营养的儿童应分别继续接受这些营养液输注，并应从术中要给予的等渗液中扣除相应的液体容量。营养液通常由两种成分组成：脂肪（如脂肪乳）和浓缩的葡萄糖/蛋白质溶液。在手术期间停止使用脂肪乳是明智之举，但如果不可能，则应尽一切努力避免进入任何输液端口以降低脂肪乳被污染风险。相反，浓缩的葡萄糖/蛋白质溶液应以相同的速率继续输注（因为循环胰岛素浓度会相应地变化）。由于对手术应激的高血糖反应及因为麻醉和体温过低会导致代谢减慢，一些从业者通常将营养液输注速率降低 1/3～1/2。如果遵循后一种做法，临床医生应考虑定期检查血清葡萄糖浓度以监测低血糖。在任何情况下都不应该突然输注停止浓缩葡萄糖溶液（如 D_{10} 或 D_{20}），因为高浓度的循环胰岛素可能导致血清葡萄糖浓度急剧下降。

表 9-7　肠外营养液的常见组成 [a]

碳水化合物

10%、12.5%、20%、25%、30% 葡萄糖

如果通过外周静脉导管给药则最大浓度为 10% 或 12.5%

蛋白质

以氨基酸的形式

0.5、1.0、1.5、2.0、2.5 或 3.0g/（kg·d）

脂质

10%、20% 脂质

标准添加

钠：30mEq/L

钾 20mEq/L

钙 15mEq/L

镁 10mEq/L

磷 10mmol/L

肝素

[a] 常见的肠外营养液包含糖，蛋白质，脂质，标准添加物如电解质。这些值代表标准的起始点，可以根据个体需求进行修改。

随着认识到高血糖可能加剧缺血或缺氧事件后的神经损伤，关于术中常规使用含糖液的担忧日益增加。因此许多临床医生现在选择常规手术期间避免使用含葡萄糖溶液。当使用含葡萄糖的溶液时，建议进行适当的监测以避免血清葡萄糖过量。许多从业者使用输注泵或其他速率或体容量限制装置将含葡萄糖的溶液作为单独的背景输注使用，以避免意外的过量推注。有证据表明含有低浓度葡萄糖的等渗溶液（如 1% 或 2.5% 或 5%）是术中使用的安全替代解决方案[92]。在美国，FDA 批准了几个 2.5% 葡萄糖溶液是可用的，但没有浓度低于 2.5% 的溶液。在欧洲，可使用 1% 的葡萄糖电解质溶液[87,92]。因为术中给予含有 5% 葡萄糖（D_5LR）的溶液常引起高血糖症，谨慎的麻醉医师应该选择性地给那些特别容易发生术中低血糖的患者服用含葡萄糖的溶液（即新生儿、慢性营养不良儿童和恶病质的儿童）。在这些情况下，明智的做法是使用低浓度的葡萄糖溶液[81,87]。

禁食推荐

禁食的目的是最小化胃内容物，从而减少麻醉诱导期间呕吐和误吸的风险。与成人相反，儿童的反流误吸反应特别受到关注，因为在许多机构中，儿童的诱导通常通过吸入而不是通过静脉麻醉实现。与静脉诱导相比，吸入诱导易于发生反流的时期可能延长。

问题在于禁食后儿童胃容量减少及产生的效应与增加的不适和脱水风险之间的权衡。对胃容量和 pH 的大量研究已经证明，清澈的液体迅速从胃中排空并刺激胃蠕动，实际上起到减少胃容量和酸度的作用；将这一点与改善水合作用和精神状态的好处结合起来，很明显延长禁食水状态是不合理的。清澈的液体从胃中排空的半衰期约为 20min[93]，部分

取决于摄入的含糖液多少[94]。最近的证据表明,清澈液体的禁食时间为1h,不会增加接受择期麻醉的健康儿童误吸后发生肺炎的风险[95,96]。目前在许多机构中使用的禁食指南列于表4-1[97]。如前所述,对于绝大多数儿童,20~40ml/kg的LR术中给予将提供足够的液体补偿。

血管内容量的评估

一旦患儿被麻醉,许多能反映容量状态的临床线索会因手术因素而丢失或混淆。例如,虽然心动过速是静息状态下术前儿童容量状态一个相当可靠的指标,但除了血管内容量状态之外,许多因素可能会增加心率。收缩压也能反映了术中的容量状态;液体复苏应优先于给予血管活性药和其他正性肌力药和负性变时药。麻醉医师的挑战是查看整个临床线索,考虑可能性,将它们整合到假说中,然后检验假说。

血管内容量的评估始于对年龄相关的心率和血压值的了解(表2-7,表2-8)。心率是持续增加还是仅仅随手术刺激而变化?脉压是否变窄,或者血压是否随着年龄而降低?它是否随正压呼吸而变化?四肢温暖吗?毛细血管灌注是否良好?尿量是多少?这些变量是否在变化?变化率是多少?

放置和连续测量中心静脉压通常被用来直接监测心脏前负荷和间接监测循环血容量(图49-2~图49-5)。除了置入到上腔静脉或左心房的传统中心置管外,动物实验[98]和有限的临床数据表明放置在止于腹腔静脉的股静脉置管也可能有用。在婴儿和儿童的一项研究中发现,右心房和下腔静脉的平均呼气静脉压力差异不足1mmHg[99]。遗憾的是,中心静脉压作为静态测量血容量状态的结果受许多因素干扰,包括右心室顺应性、呼气末正压、腹压等。总而言之,这些混杂因素使中心静脉压成为前负荷和容量状态相对较差的预测指标[100]。

动态评估最能反映容量状态,而"容量反应性"(推注后每搏输出量增加>10%~15%)较好地反映了输注量[101]。当心室容量不足时,呼吸周期引起的每搏输出量的周期性变化加大,在正压通气下(PPV)尤其如此。因此收缩压、舒张压和脉压在血容量不足儿童的动脉波形上变化很明显(图12-10)。脉压变异度可以量化为(PPmax−PPmin)/(PPmax+PPmin/2)×100,并且从降低脉压变异度来推断容量的反应性。根据这一指导,有些人以5~10ml/kg的容量输注来进行试验,直到收缩压和PPV不再有这种反应为止[100]。但这种变异性用于评估儿童容量状态的实用性仍存在争议,应该小心地进行探索[102-104]。

进行性体液丢失和第三间隙

在所有外科手术过程中,血管间隙的液体流失主要是三个同时进行的生理过程的结果。首先,全血以不同的速度流出且必须被补充。其次,毛细血管渗漏和手术创伤导致等渗的含蛋白质的液体外渗到组织间隙(即第三间隙)。第三,麻醉药导致的交感神经张力松弛产生血管舒张(增加血容量)和相对血容量不足(虚拟的丢失)。对非常小的婴儿还必须考虑第四种损失源,即直接蒸发。这些持续的损失通常难以量化(甚至估计)。尽管这些损失可发生在所有年龄

的儿童中,但婴儿循环血量少(如对于5kg婴儿,80ml/kg×5kg=400ml)其容错率低。面对不确定性,审慎的反应是持续保持警惕并依赖常规原则。

常规的做法是,将1ml的血液丢失用1ml胶体(5%白蛋白或血液)或约1.5ml等渗晶体如LR[78,91]来进行补充。等渗晶体也被用来补充第三间隙的损失。仅涉及轻度组织创伤的外科手术按照每小时3~4ml/kg的等渗晶体来弥补第三间隙损失,涉及中度创伤的更广泛的外科手术按照每小时5~7ml/kg的替代以充分维持血管内容量,对于经历非常大的腹部手术的小婴儿,损失可达每小时10ml/kg或更高[72,74]。新生儿坏死性小肠结肠炎的急诊腹部手术的液体需求估计高达50ml/kg[91]。这些"损失"包括蒸发和液体向间质转移的再分配,后者必须仔细考虑,因为血液稀释和过量液体输注导致毛细血管压力增加而加剧。

虽然术中输液是必要的,但第三间隙的全身水盐超负荷积聚需要在术后被代谢。不受限制的液体输注的代价是广泛的全身水肿、肺水肿、肠肿胀和喉气管水肿。健康儿童对这种相对的液体超负荷可良好耐受,大多数过量的液体在术后的前2天被排出,然而在肺部、心脏或肾功能受损的儿童中,这样的液体过量可导致临床重要的术后并发症。

术后液体管理

一般原则

精心计划的术后液体管理是对术中计划的补充,也说明患儿从麻醉中恢复后的生理变化,液体不足和持续的丢失都被补偿了。反复重新评估患儿的状态、调整摄入量,直到出现正常的液体和电解质稳态。为了帮助决策及明确生命体征的趋势,所有液体摄入和输出都要量化,监测尿比重,获得每日体重并测量血清电解质。

简单的门诊手术液体缺乏补足后可以出院,复杂情况下的液体补充需要根据前一小时的摄入量和输出量,每小时进行一次重新调整。与对孤立单一的变量(如低尿量)做出反应相比,根据整体情况进行辨别更为必要。多尿和低尿比重可能预示水分过多或尿崩症,少尿伴高比重尿、有灌注不良现象、临床脱水症状或低心排血量则可能提示血容量不足。水分充足的儿童如果尿液比重正常(或稀释),那么尿少可代表肾衰竭,但如果尿液浓缩则可能是ADH水平增加造成的。在许多情况下,必须进行仔细的身体检查,需要同时测量血清和尿液电解质浓度来明确诊断。

通常手术或胃流失引起的损失很大。例如,带有鼻胃管的新生儿每天可能胃液损失超过100ml/kg[通常为20~40ml/(kg·d)]。因此,在确定替代液的体积和成分时,应考虑各种原因损失的电解质(表9-8)。

术后生理学与低钠血症

儿童术后水盐潴留,部分原因是应激、连续地毛细血管渗漏导致第三间隙积聚、ADH的非渗透性刺激(表9-5)和血容量不足引起的肾素分泌等导致的神经内分泌激活。如前所述,在很多临床情况下,血容量不足是有效的非渗透信号

表 9-8 体液的组成部分

来源	Na$^+$/(mmol/L)	K$^+$/(mmol/L)	Cl$^-$/(mmol/L)	HCO$_3^-$/(mmol/L)	pH	渗透压/(mol/L)
胃	50	10～15	150	0	1	300
胰腺	140	5	0～100	100	9	300
胆	130	5	100	40	8	300
回肠造口	130	15～20	120	25～30	8	300
腹泻	50	35	40	50		
汗	50	5	55	0	碱性	
血	140	4～5	100	25	7.4	285～295
尿	0～100[a]	20～100[a]	70～100[a]	0	4.5～8.5[a]	50～1 400[a]

[a] 随液体摄入量而变化相当大。

摘自 Herrin J. Fluid and electrolytes. In: Graef JW, ed. *Manual of Pediatric Therapeutics.*6th ed. Philadelphia: Lippincott-Raven; 1997: 63-75。

以刺激机体重吸收水,其作用优于渗透信号。

同时,术后通过胸管、鼻胃管抽吸、漏液的切口,甚至持续缓慢出血所致的持续液体和电解质丢失量可能是巨大的,术后的儿童通常完全依赖静脉输液来弥补这些和其他损失。

因此,除非提供等渗的含钠液体,否则术后儿童普遍存在发生低钠血症的风险[105, 106]。在对大型儿童医院 24 412 例住院手术的回顾性研究中,发现术后低钠血症的发生率为0.34%,在这些健康儿童中死亡率高达 8.4%[34]。如果这个测量的发病率扩展到整个国家人口,每年将有 7 448 名儿童患有术后低钠血症,其中 626 名患者会死于这个完全可避免的原因。报告表明低钠血症后死亡率高达 40%～60%,尽管它可能只是预后不良的替代指标而非死亡的实际因素[107, 108]。

在回顾低钠血症的病因时,有两个因素突出:肾外丢失大量含有电解质的溶液和静脉输注低渗液进行液体替代[34]。此外识别的延迟常在相关的发病率中占重要部分,解决方案很简单:①术后应避免在无特异性适应证给予低渗液;②仍在持续的丢失应及时补充;并且③表现出低钠血症潜在症状的儿童,应常规测量血清电解质(见后面的讨论)。

术后肺水肿

随着围手术期的体液变化,术中接受大量液体输注的儿童有发生肺水肿的风险。通常液体在术后第二天开始移位并持续到第 3 天或第 4 天,虽然这种情况儿童较老年人少见,但偶尔在烧伤患儿[109]或创伤或败血症而接受大量液体复苏的儿科患者中发生。在一项综述中[110],13 名患者(11 名成人和 2 名儿童)发生术后肺水肿,所有患者均在术后 36h 内出现症状,术后总净液体潴留超过 67ml/kg。

病理生理状态及其管理

液体超负荷和水肿

水肿本质上是一种"钠病",代表钠和水过负荷,过量的液体存在于细胞外间隙。尽管有时细胞内容量变化很大,但长时间的细胞肿胀代表了基础容量的调节功能障碍,且很可能是一终末期事件。在液体过负荷状态下,如肾病综合征或淋巴阻塞,血浆容量通常会增加,除非 Starling 力的平衡受到干扰。水肿形成有关因素:①间隙的低顺应性;②淋巴回流

增加;③间质蛋白的渗透冲洗;④蛋白多糖凝胶的阻抗和弹性。表 9-9 给出了液体过负荷和水肿形成的鉴别诊断。液体过负荷状态的治疗原则包括:

- 液体限制
- 盐限制
- 利尿,透析
- 低盐白蛋白以减少血浆容量

表 9-9 液体超负荷和水肿形成的鉴别诊断

条件	鉴别诊断
不平衡的摄入和排出	盐中毒
	婴儿配方稀释错误
	静脉输液错误
	通过盐水给药
钠摄入正常但类固醇过量	先天性肾上腺皮质增生症
	外源性类固醇
感知到有效血容量的降低	MAP↓→压力感受器→交感紧张↑, ADH, 肾素, 醛固酮
	血管扩张剂
	充血性心力衰竭
	肝硬化
	肾病综合征
钠排出障碍	慢性肾衰
	急性肾小球疾病(GFR↓,肾小管功能正常)
	非类固醇类抗炎药(PGE$_2$↓和 RBF)
水过量	SIADH
	低渗性输注
	应激(↑ADH)

ADH,抗利尿激素;GFR,肾小球滤过率;MAP,平均动脉压;PGE$_2$,前列腺素 E$_2$;RBF,肾血流量;SIADH,不适当的抗利尿激素分泌综合征。

脱水状态

脱水状态在儿童中很常见。脱水的程度最好通过体重来评估,因为临床症状如心动过速、毛细血管再充盈和皮肤

弹性[111]虽然常常可靠，但可能受水合状态以外的因素影响。例如，毛细血管再充盈时间为 1.5～3.0s，表明液体缺乏量在 50～100ml/kg 之间，但这个现象非常依赖环境温度[112]。同样皮肤弹性差也反映出容量明显减少，但高钠血症脱水的儿童可很好地保持弹性[111]。表 9-10 列出了与不同脱水水平相关的临床症状。

作为第一近似替代液，通过简单推注生理盐水 / 乳酸林格液或勃脉力 -148（平衡晶体溶液）最容易实现大多数较大儿童脱水状态的纠正。然而对于有异常、长期或严重脱水的婴儿或儿童，液体管理必须更加精确。评估脱水严重程度的 5 要点问卷可有助于制订适当的治疗策略[113]：

- 是否存在容量不足，如果存在，那么它有多严重？

如前所述，液体缺乏的评估最好按体重进行，根据临床症状，可对婴儿进行 5%（轻度）、10%（中度）和 15%（严重）的粗略估计（表 9-10）。

表 9-10　婴儿严重脱水的临床特征和症状

临床症状	脱水程度		
	轻度	中度	重度
体重减轻 /%	5	10	15
行为	正常	急躁易怒	过度应激至昏睡
口渴	轻度	中度	强烈
黏膜	可能正常	干	焦干
眼泪	有	比正常少	没有
前囟	平坦	可能凹陷	凹陷
皮肤肿胀	正常	轻度增加	增加
尿排出	正常	少尿	无尿

改编自 Herrin J. Fluid and electrolytes. In：Graef J, ed. *Manual of Pediatric Therapeutics*.6th ed. Philadelphia：Lippincott-Raven；1997：63-75。

- 是否存在渗透压紊乱？

是急性还是慢性？通过测量血清钠浓度来确定渗透压是否失衡。大多数临床上遇到的脱水状态（约 80%）是等渗（Na^+=130～150mEq/L）。几乎任何策略都可以轻松控制这些等渗损失。

大约 15% 的脱水儿童出现高渗性脱水（Na^+>150mEq/L）。这些儿童的风险最大，且因发生了最大的液体丢失出现了一系列临床症状[114]。如果病程慢性，他们可能需要长时间大量缓慢的补液[115]。

5% 的儿童出现低渗性脱水（Na^+<130mEq/L）。对于这种体液缺乏，这些个体通常比其他类型更有症状，且他们对钠替代的要求最高。令人惊讶的是第一次推注后，患儿的临床状况常快速改善。

通常，急性脱水状态（<24h）可快速纠正，而慢性脱水状态必须缓慢纠正。治疗计划的这种差异归因于细胞容量平衡的速度：急剧者可通过电解质的增加或减少（跨膜快速转运），慢性者通过有机渗透物的增加或减少（其运输速度较慢）[11]。从高渗状态纠正脑细胞容量的重新平衡非常缓慢，需要耐心纠正慢性体液缺乏症。同样，快速纠正低钠血症也

很危险[34]，即使注入的是安全的等渗溶液[116]。

- 是否存在酸碱异常？

对儿童的酸碱状态进行定量分析，虽然可提供有关脱水严重程度的有用信息，但数量有限。在评估酸碱状态时，重要的是要记住，早产儿和幼儿的碳酸氢盐的重吸收和尿液酸化有限，即使是正常婴儿也处于轻度代谢性酸中毒状态［pH 为 7.3；血清碳酸氢盐为 20～21mEq/L（正常 22～26mEq/L）］。虽然通常在补液时会缓慢、自发纠正酸碱状态，但灌注不良的儿童接受快速液体推注可能会导致短暂的"再灌注酸中毒"，因为回流循环将无氧代谢产物从组织中冲洗出来。在这种情况下，或当存在肾功能不全时，血液缓冲能力使血清碳酸氢盐浓度低于 8mEq/L 或 pH 低于 7.2，儿童可通过补充碱（碳酸氢钠）来获得益处（图 9-6）[113]。

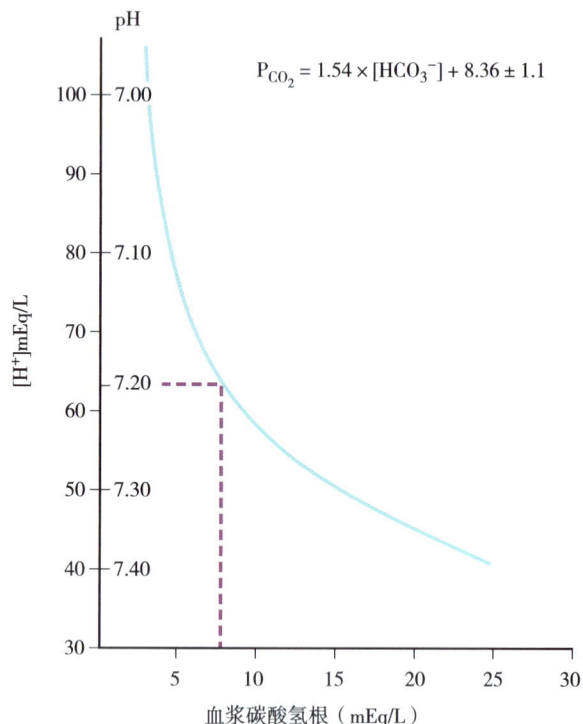

图 9-6　摘自患有代谢性酸中毒的儿童[117]。用于描绘当血清碳酸氢盐下降时 pH 的移位。快速 pH 移位区（pH<7.20）的斜率比缓慢 pH 位移区域（pH≥7.20）大几倍。当 pH 移动通过快速 pH 移位区时，血清碳酸氢盐进一步下降 1 或 2mEq/L，会导致 pH 进一步降低。$[H^+]$，氢离子浓度；$[HCO_3^-]$，碳酸氢根离子浓度；PCO_2，二氧化碳分压（摘自 Kallen RJ. The management of diarrheal dehydration in infants using parenteral fluids. *Pediatr Clin North Am*. 1990；37：265-286）

酸碱状态的快速床旁评估使用以下的大致关系：pH 降低 0.1 单位伴随剩余碱增加约 6mEq/L 或二氧化碳分压（PCO_2）增加 10～12mmHg。然后根据以下等式确定总的替代碱的需求量：

$$剂量（mEq）=0.3 \times 重量（kg）\times BE（mEq/L）$$

临床上，最初给予小剂量的碳酸氢钠（1～2mEq/kg），效果通过血气分析来验证，并且用滴定方法来确定剩余的剂量。

● 肾功能有受损吗？

初步评估包括最后的排尿时间和最近的尿量、尿比重的测量，以及血清尿素氮和肌酐水平。如果不确定性持续存在，则需要测量血清和尿液电解质，以便比较和计算 FE_{Na}（见第 28 章）。

FE_{Na} 值 <1% 意味着肾前性病变导致肾功能障碍，而 FE_{Na} 值在 2%～3% 意味着肾功能不全。然而在健康早产儿中，其值最大可达 9%。

● 钾平衡的状态怎么样？

钾稳态对生命至关重要，血清钾浓度通常保持在很窄的范围内。尽管如此，血清钾浓度不能反映全身储存情况，并且在钾浓度适度变化的情况下可能存在大量耗竭（K^+）。胃肠道丢失或代谢性酸中毒通常伴有钾缺乏，而其他脱水状态则不然。快速液体输注或纠正 pH 或两者兼有之，可使血清 K^+ 急剧下降，且在缺镁的儿童中可发生难治性低钾血症[119]。在所有情况下，输注钾前应确保肾功能正常，且补钾过程应该跨越 48～72h。一旦确认了脱水的性质和严重性，临床医生可采用多种纠正策略中的任何一种来治疗。有一种方法可以评估中至重度脱水，见表 9-10。之后的液体和电解质补充可通过三相法进行，其中使用等渗晶体或胶体溶液可快速恢复循环血浆量、灌注和尿量，其余的缺乏需在 24h 后被纠正，如下所述[120]：

● 急救期：20～30ml/kg 等渗晶体/胶体推注
● 补充阶段 1：在 6～8h 内 25～50ml/kg。阴离子：Cl^- 75%，醋酸盐 25%
● 补充阶段 2：其余的缺乏超过 24h（等渗）或 48h（高渗）。必要时使用钙剂。

感染性休克

美国心脏学会的儿科高级生命支持（Pediatric Advanced Life Support，PALS）推荐和重症监护医学协会的"拯救败血症"运动长期以来一直强调液体管理是成功复苏的基石。作为 Ib 级推荐，最初的"拯救败血症"运动要求"至少 30ml/kg 的晶体"，而 PALS 指南指出用"20ml/kg 等渗晶体 5～20min"，根据需要重复，并期望在第一个小时内输注"至少 60ml/kg"[121, 122]。由于这些指南已被广泛采用，因此液体超负荷与多种情况下的不良预后相关，包括某些脓毒症患儿群体[123-127]。现在持有其他观点：大量晶体（20～30ml/kg）的施用并不符合生理规律，且在脓毒症和心搏骤停中会适得其反，因为这些晶体在循环中很少停留，盐化作用迅速消失，导致的水肿可加剧循环和呼吸紊乱。最近的 PALS 建议承认了这一争议，并呼吁采取不太激进的方法；初始液体 20ml/kg 推注是"合理的"，但"应该极其小心"并进行"个体化患者评估"[129]。同时，"拯救败血症"共识建议现在给予 30ml/kg 晶体用于低血压或乳酸≥4mmol/L 的患者，并将"脓毒症休克"重新定义为一种严重的"脓毒症"[130]。麻醉医师习惯于不断重新评估循环稳态，因此面对脓毒症休克，对通过正性肌力药和血管加压药行明智的液体复苏治疗来追求标准生理终点。

高钠血症和低钠血症

如前所述，钠平衡失调主要以液体平衡紊乱为标志，并根据前述的原则进行纠正。严重的高钠血症或低钠血症会伴有神经系统症状，其严重程度取决于血清 Na^+ 的变化程度和变化速率。

高钠血症

与成人罕见相反，急性高钠血症在儿童中很常见。急性紊乱的死亡率 >40%，慢性紊乱的死亡率为 10%（血清钠 >160mEq/L）[107, 131]。死亡率和永久性神经损伤在婴儿更为常见。根据程度和持续时间，神经系统症状包括烦躁和昏迷；癫痫发作可能是一种表现症状，但在治疗开始后更常见。患有急性紊乱的儿童通常伴有症状，而患有慢性紊乱的儿童（有适应能力的个体）通常无症状。治疗高钠血症的一般原则如下：

● 在循环衰竭的情况下，应给予胶体或生理盐水推注。虽然尚有争议，但使用胶体理论上仅通过增加较少的液体负荷来维持血流动力学。相反，盐水的迅速重新平衡，使其需要重复推注，同时增加总盐负荷。
● 一旦恢复稳定的循环，应尽可能准确评估液体缺乏并在 48～72h 内进行纠正。需要谨慎纠正血清钠浓度。在液体复苏期间应持续评估血清钠浓度和渗透压，目标是每小时纠正不超过 1～2mOsm/L。在仅发生 4h 的高钠血症后，脑中会出现特异性渗透压分子（如三甲胺）以防止脑容量耗尽。快速给予游离水可引起脑水肿、癫痫和死亡。因此应缓慢给予游离水。由于可能伴有低血糖症，一些溶液应含有葡萄糖，并监测血糖水平。
● 警惕癫痫发作、呼吸暂停和心血管危害至关重要，因为对这些并发因素进行适当且及时的治疗是良好预后的主要决定因素。

低钠血症

低钠血症在婴儿和儿童也很常见；由于配方稀释错误导致患病率不断上升而被时常报道[132, 133]。在麻醉实践中，轻度低钠血症是不同严重程度手术常见的术后并发症[134-136]。在神经外科患者中，低钠血症可能代表脑盐消耗或抗利尿激素分泌不当综合征（syndrome of inappropriate antidiuretic hormone secretion，SIADH）[137]。通常有症状的患者为急性低钠血症，无症状的个体为慢性低钠血症[138]。手术后急性低钠血症的儿童可出现非特异性症状，这些非特异性症状常被错误归因于其他原因。早期中枢神经系统症状包括头痛、恶心、虚弱和食欲减退。进行性症状包括精神状态改变、意识模糊、易怒、进行性痴呆和癫痫发作。呼吸暂停（或不规则）是晚期低钠血症的常见表现。

当计划纠正低钠血症时，出现症状者被视为需要紧急医疗干预，而无症状的儿童不需要快速干预。慢性低钠血症必须缓慢纠正，纠正速度不得超过每小时 0.5mEq/L，以避免中央脑桥髓鞘溶解在内的神经系统并发症发生[139]。急性低钠血症的最佳治疗方法是早期识别和干预。由于缺氧会加剧神经损伤，因此应首先使用复苏的 ABC 法则，并确保癫痫发作或呼吸不规则的儿童气道建立。血清钠相对适度（3～6mEq/L）增加可缓解低钠血症性癫痫发作[140]。在几个系列文献中[133, 141, 142]，虽然有限，但这种用高渗盐水（514mEq/L NaCl）快速症状性低钠血症具有良好的耐受性。但应强调完全纠正是不必要且不明智的[143]。初始治疗旨在增加必要的 Na^+，使之不超过可以停止癫痫发作的值（通常 3～5mEq/L），之后在接下来的几天内继续纠正。可使用高渗盐溶液进行纠正直至血清 Na^+ 超过 120mEq/L。需要记住的是，身体总水量可能从婴儿期占体重的 75% 变化到年龄较大的儿童的 60% 甚至更少。总的钠缺乏估计如下：

$$钠变化（mEq/L）\times 分数 \times TBW（L/kg）\times 重量（kg）$$
$$=钠（mEq）$$
$$（希望达到的血清 Na^+ 浓度-目前观察到的血清 Na^+ 浓度）\times 0.6 \times 体重（kg）=需要补充的钠（mEq）$$

例如，25kg 儿童，使用高渗盐水（514mEq/L）将血清钠浓度从 110mEq/L 校正至 125mEq/L，需要输入的总钠量为

$$（125mEq/L-110mEq/L）\times 0.6 \times 25=225mEq$$

或者

在 48h 内，225mEq/514mEq/L=0.44L，0.44L/48=9ml/h

由于此类计算涉及估算，所以应在纠正过程中经常测量血清 Na^+ 浓度。正如和高钠血症一样，大量和低钠血症发病率和死亡率相关的并发因素比如癫痫发作和缺氧都可在治疗过程中发生，因此接受治疗的儿童应在有监测的环境中被照顾。当过度纠正发生时，使用低渗液快速降低血清 Na^+ 可能最具价值[138]，尽管这种疗法并非没有自身危害。

治疗低钠血症的一般原则如下：

- 无症状性低钠血症本身无须迅速纠正。由容量不足引起的相关心血管损害可以通过胶体推注或输注等渗盐水（每天 1L/m²）来解决。补钠时需限制自由水的补充。
- 有症状性低钠血症是一种医疗急症，有时可能反映出不可逆的神经损伤。如前所述，纠正应是快速但有限的，可在 20～30min 内以 2～3ml/kg 给予 3% 盐水（514mEq/L）以停止癫痫发作。
- 随后的纠正通过计算钠缺乏和钠供给来实现，以便在 24～48h 内不超过 0.5mEq/（L·h）或 12～25mEq/L（总共）的输注速率缓慢校正。
- 如果伴随的液体负荷过大或存在少尿，则利尿剂可能有用。

钾代谢失衡

高钾血症

高钾血症偶发是先天性肾上腺增生等疾病的主要表现，更多见于急性肾功能不全、大量组织损伤、酸中毒或医源性事故。在手术室中，患有肌肉疾病、烧伤、上下运动神经元病变、慢性败血症或失用性萎缩的儿童使用琥珀胆碱后可发生急性高钾血症，大量快速输注红细胞或全血也偶有发生（见第 12 章）[144]。也可能是横纹肌溶解或恶性高热的晚期征象（见第 41 章）。

尽管神经系统状况是异常血清 Na^+ 水平患儿的主要关注点，但心脏状态（率和节律）是高钾患儿的关注重点。患有高钾血症的儿童高尖 T 波出现，之后出现 PR 间期延长和

QRS 复合波宽大，直到 P 波丢失。最终 QRS 波群与其 T 波合并产生正弦波模式（图 9-7）。常规使用的治疗方式包括以下方法：

- 紧急治疗首先拮抗钾的心脏作用，通过在 3～5min 内谨慎使用静脉输注钙（氯化钙 20mg/kg，或含 60mg/kg 葡萄糖酸钙配成的 10% 溶液）以避免心动过缓。钙不会降低血清钾浓度，而是在高钾血症存在时增加静息膜电位与由钙浓度确定的阈值电位之间建立梯度。它还可增加动作电位的不应期，最终效应是防止自发性去极化。
- 然后通过使钾返回到细胞内以使血清钾降低，可通过静脉内给予碳酸氢钠（1～2mEq/kg）、β-肾上腺素受体激动剂和轻度至中度的过度通气纠正酸中毒来实现。
- 为了维持细胞内钾，可输注葡萄糖和胰岛素（在 30～60min 内 0.5～1g/kg 葡萄糖和 0.1U/kg 胰岛素）。
- 血清 K^+ 稳定后，注意去除全身钾负荷（聚磺苯乙烯、呋塞米、透析）并纠正其根本原因（图 9-8）。

β-肾上腺素能的激活可以调节钾转运到细胞内[145,146]，促使考虑使用 β-肾上腺素受体激动剂治疗急性高钾血症[147-150]。儿童单次静脉输注 β-肾上腺素受体激动剂如沙丁胺醇（5μg/kg，15min 内）可在 30min 内有效降低血清钾浓度。由于沙丁

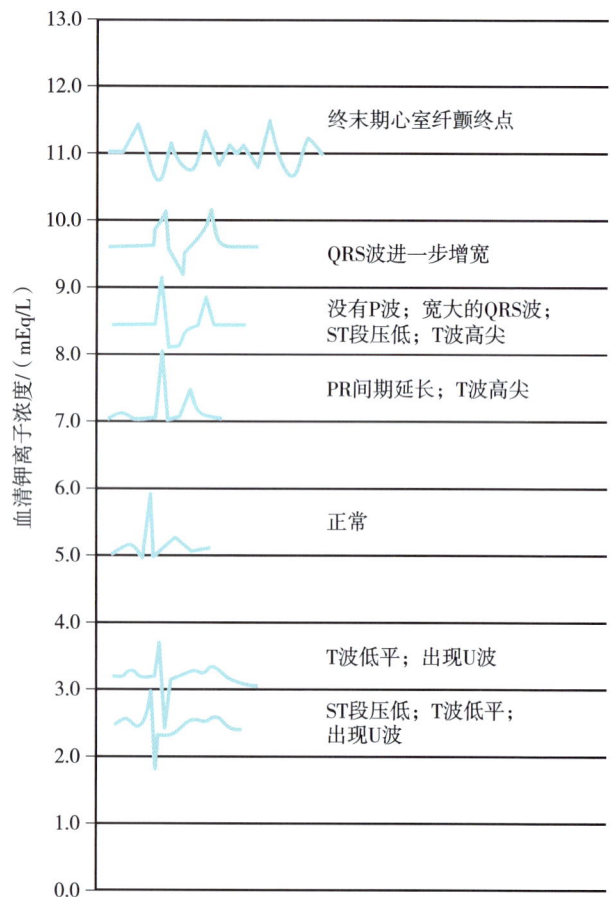

图 9-7　低钾血症和高钾血症的心电图改变（来自 Williams GS, Klenk EL, Winters RW. Acute renal failure in pediatrics. In: Winters RW, ed. *The Body Fluids in Pediatrics: Medical, Surgical, and Neonatal Disorders of Acid-Base Status, Hydration, and Oxygenation.* Boston: Little, Brown; 1973; 523-557）

治疗高钾血症的流程图

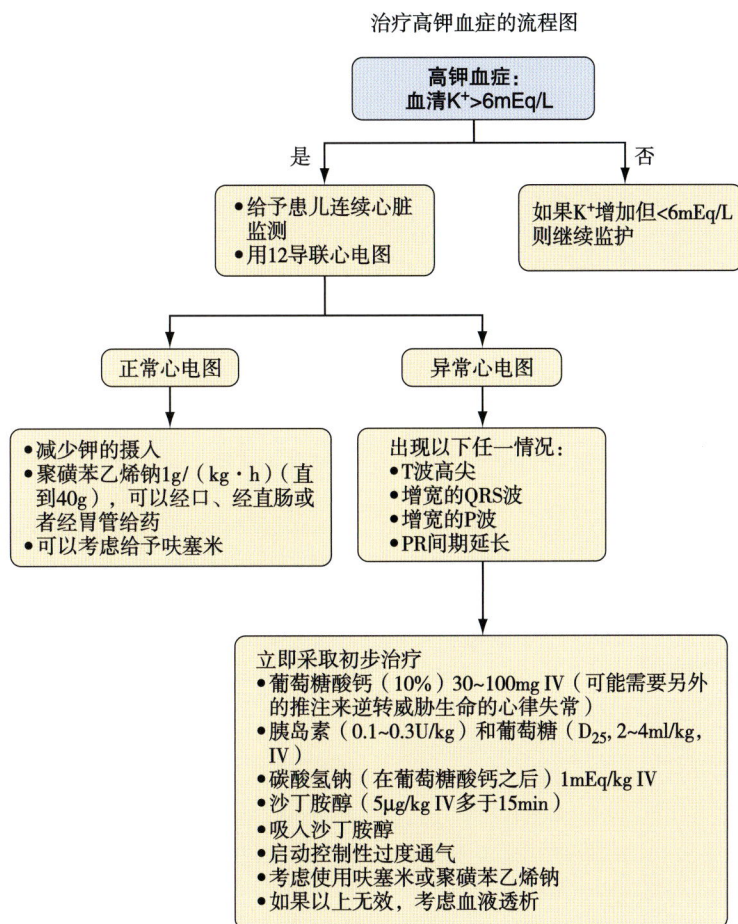

图 9-8　治疗高钾血症的流程图。稳定后要注意去除全身钾的过负荷(呋塞米,透析)并纠正潜在的病因。D_{25},25% 葡萄糖,IV,静脉注射

胺醇在儿童中的快速起效性、有效性和安全性,它已成为高钾血症的首选治疗方法[147]。除静脉治疗外,吸入的沙丁胺醇[151](也称为沙丁胺醇[150])亦可有效降低血钾浓度。吸入途径具有在急诊室中容易使用且不需要静脉通路的明显优势,然而有研究观察到在治疗开始时高钾血症的反常恶化[151],随之而来的是对发生相关心律失常可能性的担忧[152],表明在将此类治疗视为标准治疗之前需要更多的经验。在手术室中,当其他治疗方法被同时给予时,吸入沙丁胺醇可加快血清钾的降低。

低钾血症

低钾血症是儿童胃肠炎相关腹泻或持续性呕吐的最常见并发症。肌肉无力是低钾血症中最常见的症状,且与血清钾的浓度有关[155]。在手术室或 ICU 中,低钾血症也可能伴随多种其他疾病,包括糖尿病、高胆固醇血症、幽门狭窄、饥饿、肾小管疾病、慢性类固醇或利尿剂的使用及 β-肾上腺素受体激动剂的治疗。严重的低钾血症也可伴有心电图改变,包括 Q-T 间期延长、T 波减小和 U 波出现(图 9-7)。

如前所述,血清 K^+ 不能准确反映全身总体钾的稳态,低血清浓度可能与全身钾的大量消耗有关,也可能无关。实际上,细胞外钾仅占整个身体储存的一小部分(约 3%)。因此何时开始替代治疗仍存在争议,且无法计算总的替换需求。

在日常实践中,术前血清钾值(K^+)在 2.0～2.5mEq/L 之间应被纠正,因为进一步的低钾可能会使孩子易患肌无力、心律失常和血流动力学不稳定。

在评估和治疗潜在原因的同时,最好长期口服补钾。当需要进行静脉输液纠正时,应在监测的环境下缓慢给予浓度不超过 40mEq/L[不超过 1mEq/(kg·h)]输注。因这种溶液常引起静脉炎,所以优选大口径或中心静脉导管。在低氯血症和低钾血症的情况下,通常必须先用生理盐水补充氯缺乏。

抗利尿激素分泌不当综合征

许多非渗透因素能够刺激 ADH 释放,且这些因素偶尔会超过渗透调节代偿。发生这种情况时,由于失去对血浆渗透压的控制(见第 28 章),临床医生一直认为增加的 ADH 浓度"不合适"。但如前所述,血管内容量缺乏是血管升压素释放最有效的刺激因素,且对循环系统保护作用优先于对血清钠水平的反应。疼痛、手术应激、危重疾病、败血症、肺部疾病、中枢神经系统损伤、药物和各种其他因素都可刺激 ADH 释放超出维持渗透压平衡所需的水平(表 9-5)。

抗利尿激素分泌不当综合征(syndrome of inappropriate antidiuretic hormone secretion, SIADH)在儿童中常见,但经常被忽略。例如,轻微的头部创伤可能引起 ADH 水平升高

到峰值，尽管很少会产生严重的低钠血症和癫痫发作[154]。脊柱融合术后的尿量通常会因为 ADH 浓度增加而减少，但通常会在 24h 内恢复正常而无须治疗[155]。患有细支气管炎和肺部过度通气的婴儿血浆 ADH 浓度常明显增加，并表现出液体潴留、体重增加、尿液浓缩和血浆低渗，直到他们的疾病开始好转[156]。低钠血症偶尔会引起癫痫发作。

SIADH 的诊断依据是血浆低渗情况下尿稀释功能障碍。在没有容量缺乏、心力衰竭、肾病、肾上腺皮质功能不全或肝硬化的情况下，出现低钠血症（Na^+<135mEq/L）、血浆渗透压低于 280mol/L、尿渗透压高于 100mol/L 一般足以诊断。治疗原则与低钠血症相似，取决于以下方面：

- 限制游离水的摄入
- 补充钠缺乏症（如果存在）
- 给予利尿剂以抵消血管升压素的作用

尿崩症

在手术室和 ICU 中，尿崩症最常与神经外科患者的护理有关[157-159]。尿崩症系由脑死亡致脑内分泌衰竭引起，如果计划器官捐献，可能需要进行液体管理[160,161]。尿崩症是由于血管升压素分泌减少或肾对血管升压素不敏感所致（见第 27 章），表现包括大量多尿、容量收缩、脱水和血浆高渗，高钠血症（Na^+>145mEq/L）伴稀释的多尿（<250mol，>2ml/（kg·h））及高渗透压（>300mol/L）是该病特征。在中枢性尿崩症中，给予去氨加压素会使尿液浓缩，但不会减少水的丢失。术后尿崩症最初可能难以与液体再分布区分开来。

患有颅咽管瘤或病理病变类似位置的儿童在疾病早期可能未出现出血管升压素缺乏，但在类固醇给药后或手术操作期间出现症状。术后尿崩症通常在手术后当晚开始，如果渗透调节结构尚未受到永久性受损，则可在 3～5 天内消退。还可能发生常常混淆的三相反应，其中术后尿崩症看似消退，液体状态正常化或 SIADH 出现，然后血管升压素分泌停止且尿崩症复发。据推测，该模式反映了下丘脑视上核和室旁核中退化神经元的非特异性加压素释放。

已经尝试制订尿崩症围手术期治疗方案[162]。由于血管升压素难以滴定至尿的输出，我们采取最大限度的利尿和限制液体的措施。在这种情况下须密切监测容量状态，因为尿量不再是肾脏灌注的标志。已经存在尿崩症的儿童，以及正在接受颅咽管瘤切除或垂体病变的患者或其他涉及切除或操纵垂体柄的手术，这样的儿童需要进行密切的围手术期监测以防止尿崩症的发生发展。

高氯性酸中毒

输注大量生理盐水可导致血清氯化物过量[164]。Stewart 理论可解释大量输注生理盐水导致高氯性酸中毒的机制[66,165]。在此框架中，血浆 pH 由其"强离子差"（strong ion difference，SID）决定，或阳离子和阴离子之间的浓度差异 [SID=（Na^+）+（K^+）+（Ca^{2+}）+（Mg^{2+}）-（Cl^-）] 决定。因为必须保持电中性，所以必须始终通过由弱酸和 HCO_3^- 共同产生的额外负电荷来平衡 SID。由于弱酸的质量相对固定且 HCO_3^- 是即时响应的缓冲液，SID 的急剧变化直接转化为 HCO_3^- 的急剧变

化，增加 SID 从而增加 [HCO_3^-] 以产生血浆碱化，而 SID 减少使 HCO_3^- 减少以产生血浆酸化。由于大量使用盐水会产生高氯血症，这必然伴随 HCO_3^- 的降低。通常，SID 为 40～42mEq/L（如 140+4+4.5[a]+2[b]-110）。增加 Cl^- 会增加等量的碱缺乏。

生理盐水导致酸中毒的一个更简单的解释是通过稀释 HCO_3^- 引起。当通过盐水扩充血浆容量时，其主要缓冲系统（CO_2/HCO_3^-）被稀释。由于它是一个开放系统，呼吸作用使缓冲酸（CO_2）保持恒定，而缓冲碱 HCO_3^- 减少。这种物理化学行为和由此产生的碱缺乏性酸中毒可在模型系统中重现[167]。

无论根源如何，临床上大量 NS 的使用伴随着与输注量和输注速度相关的代谢性酸中毒。接受妇科手术的健康女性 2h 内给予 35ml/kg 的 NS 会产生酸中毒，而类似采用 LR 则并不会[166]。在儿童接受颅面手术的研究中，接受 NS 输注的患者中有 80%（40% 达到 pH≤7.25）出现酸中毒，而接受乳酸林格液输注者有 37%（8% 达到 pH≤7.25）[168]。一项大型研究发现在腹部手术液体替代治疗中，接受平衡溶液输注的成人术后发病率比接受盐水输注低，但盐水相关性酸中毒的临床意义仍在研究阐明中[169]。

低氯性代谢性碱中毒

患有幽门狭窄的婴儿和其他慢性呕吐的儿童可能会发生低氯性代谢性碱中毒。这两种情况的慢性呕吐导致氢、氯离子和水的大量丢失，导致碱性脱水状态。在没有静脉输液治疗的情况下，肾脏通过调节醛固酮水平增加钠离子重吸收以维持水平衡，同时 H^+（由于呕吐已经缺乏）和 K^+ 在尿液中被排出以交换 Na^+，Na^+-H^+ 交换会进一步加剧现有的碱中毒或阻止碱中毒的好转。代谢性碱中毒也常导致反常性酸性尿。

钾的流失会导致低钾血症。虽然 3.4～4.4mEq/L 之间的低钾血症可能看起来微不足道，因为浓度尚在正常范围内，且慢性轻度低钾血症时所有体液包括细胞内液都达到平衡。细胞内钾浓度为 135～145mEq/L，比细胞外浓度高 30～40 倍；因此胞外的钾慢性减少 1mEq/L，在成人中大约为 100～200mEq K^+，仅为全身钾的 1%～2%，亦可反映全身钾储备的缺乏。然而胞外液的钾丢失与总体钾丢失并非线性相关（由于 Na^+/K^+ 泵干扰和其他电解质稳定机制）。当细胞外 K^+ 浓度 <3.5mEq/L 时，细胞外钾丢失可能造成体内总钾量的大量丢失，而当细胞外 K^+ 浓度 >4mEq/L 时，胞外钾丢失对总钾量的影响作用减弱。

对于患有慢性低钾血症、低氯血症、代谢性碱中毒的婴儿和儿童，使用含有 20mEq/L K^+ 的生理盐水，以 10～20ml/（kg·h）的速率进行外周静脉输注以积极纠正电解质异常和血容量不足，直至钾水平 >3.0mmol/L、氯离子浓度 >95mEq/L 及血容量不足的临床症状缓解。幽门狭窄治疗可能需要 24～48h，这取决于电解质和液体失衡的严重程度。

脑性耗盐综合征

脑性耗盐（也称为肾耗盐）是一种病因不明的低钠血症综合征，最常见于神经外科患者，表现为一种原发性尿钠排

泄过多,可能与脑或心房钠尿肽的失调有关。这种疾病已得到越来越多的认识,据报道在脑肿瘤患儿的发生率已高达 5%[170]。脑性耗盐有时难以与 SIADH 区分,但前者的特征是低钠血症、尿钠排泄过多和血容量不足,而后者是高血容量。初始治疗包括使用等渗溶液进行液体复苏,并使用含钠溶液持续纠正血管内容量的缺乏。尽管大多数病例可快速被逆转,但一些持续的病例可能需要使用盐皮质激素进行治疗。

致谢

作者感谢 Letty M. P.Liu 对本章先前版本的贡献。

(郭楠 译,赵平 校,左云霞 李军 审)

精选文献

Arieff AI, Ayus JC, Fraser CL. Hyponatraemia and death or permanent brain damage in healthy children. *BMJ.* 1992;304:1218-1222.
Much concern has been displayed in recent years about iatrogenic hyponatremia caused by administration of hypotonic solutions. This study highlights the grave consequences of such errors.
Constable PD. Hyperchloremic acidosis: the classic example of strong ion acidosis. *Anesth Analg.* 2003;96:919-922.
This review is an excellent description of alternative methods of evaluating acid-base status. The focus of this paper is on the physiology behind the acidosis created by large, rapid administration of normal saline.
Holliday MA, Friedman AL, Segar W, et al. Acute hospital-induced hyponatremia in children: a physiologic approach. *J Pediatr.* 2004;145:584-587.
This update to the authors' classic 1957 article addresses the problems associated with applying the original formula (4-2-1 rule) to perioperative fluid management. The authors present an alternative approach to perioperative fluid management with a focus on attenuating the antidiuretic hormone response to perioperative stress.
Oh GJ, Sutherland SM. Perioperative fluid management and postoperative hyponatremia in children. *Pediatr Nephrol.* 2016;31:53-60.
This thorough review traces the history of fluid management in the perioperative period with a focus on the development of postoperative hyponatremia. The review is evidence-based, analyzing how the composition of common perioperative electrolyte solutions may contribute to hyponatremia in the face of perioperative upregulation of ADH.
Sümpelmann R, Becke K, Brenner S, et al. Perioperative intravenous fluid therapy in children: guidelines from the Association of the Scientific Medical Societies in Germany. *Pediatr Anesth.* 2017;27(1):10-18.
The Scientific Working Group for Paediatric Anaesthesia updated its 2006 guidelines for perioperative intravenous fluid therapy in children. The recommendations highlighted as brief a fasting interval as possible preoperatively, balanced isotonic electrolyte solution with 1% to 2.5% glucose as a background maintenance solution and a glucose-free balanced electrolyte solution to maintain circulatory homeostasis. Colloid solutions may be administered in place of balanced electrolyte solution to replace ongoing fluid losses when blood products are not indicated. Monitoring electrolyte concentrations should be undertaken serially when intravenous fluids are continued postoperatively to ensure electrolyte and glucose homeostasis.

参考文献

第10章　血液学精要

TREVOR L. ADAMS，GREGORY J. LATHAM，MICHAEL J. EISSES，M.A. BENDER，
CHARLES M. HABERKERN

10

　　麻醉医生在临床上可能会遇到小儿血液系统的各种问题，一方面它们可能是需要外科手术的主要原因，如小儿遗传性球形红细胞增多症（hereditary spherocytosis，HS）行脾切除术；另一方面，它们也是令普外科手术复杂化的因素之一，如患有镰状细胞贫血的小儿接受扁桃体切除术。在围手术期我们常常会关注有关血液系统的问题，如贫血、血小板减少、高凝或低凝状态、小儿恶性肿瘤和造血干细胞移植（hematopoietic stem cell transplantation，HSCT）。

　　在本章中，我们将讨论血液系统疾病，对小儿麻醉医生有意义且令他们感兴趣的注意事项。但需要强调的是：在围手术期，麻醉医生需要与血液科医生合作，并由他们优先处理专科问题。

基础知识

实验室检查数值和诊断试验

　　对即将手术的婴儿或小儿来说，他们的血细胞比容或血小板计数正常值是多少？红细胞、白细胞、血小板和凝血指标在妊娠晚期、新生儿期、婴儿期和儿童时期数值都是不一样的（表10-1）。

　　相对于年龄较大的小儿，足月新生儿的红细胞、网织红细胞和白细胞的数值均高于前者，而新生儿的血小板计数与成人近似。尽管有离体实验表明血小板功能在生后一个月可能会受到损伤，但大量实验室检查证实其功能正常或表现为高凝状态。早产儿和足月新生儿的凝血酶原时间（prothrombin time，PT）和活化部分凝血酶原时间（activated partial thromboplastin time，aPTT）可因维生素K依赖因子和接触激活因子的相对缺乏而延长，但血液中的Ⅷ因子和血管性血友病因子（von Willebrand factor，vWF）水平却是增高的[1]。将PT标准化后得到的国际标准化比值（international normalized ratio，INR）在各年龄组中的均值都是1.0，而INR也是一种规范化了的PT。尽管新生儿的纤维蛋白原功能尚有缺陷，但浓度却和成人相差无几。早产儿和足月新生儿血浆中的多种抗凝因子（如组织因子途径抑制因子、抗凝血酶、维生素K依赖性糖蛋白、蛋白C、蛋白S）浓度都较低。在新生儿中，纤溶酶原的数量和质量都会下降，这种情况会增加血栓形成的风险，对有缺陷的婴儿来说尤其如此[1,2]。在出生后的3～6个月内，新生儿与大龄儿童或成人之间的诸多差异会持续存在。

　　新生儿出生后，由于宫外生活中氧供的增加对红细胞的生成产生负性调节作用以及迅速增加的血容量所导致的血液稀释，都会使早产儿和足月新生儿出现生理性贫血。早产儿在出生后3～6周血红蛋白可达最低值：7～9g/dl，足月儿在出生后8～12周可达最低值：9～11g/dl。尽管某些血液学指标在10～20岁时还会逐步变化，但大多数指标在婴儿期结束时（即出生后第一年）就达到成人标准。因此，对婴儿和儿童来说，根据年龄对实验室检查的参考值进行调整是十分必要的。

　　目前还没有一种理想的单项筛查方法来评估儿童围手术期出血的风险。婴儿和小儿的出血时间似乎比成人更高（新生儿则较低），但出血时间的数值范围很广且相互重叠（表10-1）。虽然出血时间可能有助于预测扁桃体切除术和腺样体切除术的出血[3]、经皮肾穿刺[4]及肝穿刺[5]活检术

表 10-1　不同年龄的血液学计数值

参数[a]	28～32 周早产儿	32～36 周早产儿	足月新生儿	1 岁	小儿	成人
血红蛋白/(g/dl)	12.9	13.6	16.8	12	13	15
血细胞比容/%	40.9	43.6	55	36	38	45
网织红细胞计数/%	—	—	5	1	1	1.6
白细胞计数/%	5 160	7 710	18 000	10 000	8 000	7 500
血小板计数/L	255×10^9	260×10^9	300×10^9	300×10^9	300×10^9	300×10^9
PT/s	15.4	13	13	11	11	12
国际标准化比值(INR)	—	1	1	1	1	1
aPTT/s	108	53.6	42.9	30	31	28
纤维蛋白原/(mg/dl)	256	243	283	276	279	278
出血时间/min	—	3.5	3.5	6	7	5

[a] 所有数值以均数表示，周龄参照妊娠期。

摘自 Andrew M. The relevance of developmental hemostasis to hemorrhagic disorders of newborns. *Semin Perinatol*. 1997；21：70-85；Andrew M，Vegh P，Johnston M，et al. Maturation of the hemostatic system during childhood. *Blood* 1992；80：1998-2005；Goodnight SH，Hathaway WE. *Disorders of Hemostasis and Thrombosis*：*A Clinical Guide*.2nd ed. New York：McGraw-Hill；2001：31-38；Ohls RK，Christensen RD. Development of the hematopoietic system. In：Behrman RE，Kliegman RM，Jenson HB，eds，*Nelson Textbook of Pediatrics*.17th ed. Philadelphia：WB Saunders；2004：1599-1604。

后出血，但鲜有证据支持其用于已有详细临床病史的情况下的一种预测出血的筛查实验[6-8]。

不同于传统的标准实验室检查，测定黏弹性指标的床旁检查如血栓弹力图(thromboelastogram，TEG)、旋转式血栓弹力监测仪(rotational thromboelastometry，ROTEM)和 Sonoclot 分析仪等可以让临床医生更快地收集到出血患者的数据。床旁检查的另一个优点是可以反映从纤维蛋白形成到血凝块收缩直至纤维蛋白溶解这一整个凝血过程，上述检查需使用全血，血浆来源的凝血因子可与红细胞及血小板相互作用，进而提供血小板功能的信息。为确保结果的准确性和可靠性，床旁黏弹性检查需由经过正规培训的人员严格遵守标准程序进行，并作好质控[9]。TEG 已用来评估需要接受脊柱融合术[10]、神经外科手术[11]、体外循环下的心胸手术[12,13]以及创伤手术[14]患儿的凝血状况。虽说它可以在术中为我们提供有价值的信息来评估纤溶、高凝和其他凝血系统的紊乱，但它的应用目前只局限于观察动态的凝血变化，例如体外循环下的心脏直视手术和肝移植手术等。

血小板功能分析仪已经被越来越多地用于评估血小板功能异常。它能够避免获取小儿出血时间时遇到的某些困难。虽然某些研究表明 PFA-100 分析仪在检测异常出血这方面与出血时间作用相当甚至优于出血时间，但对于其在术前筛查中的作用尚未达成共识[15]。目前尚无证据表明某个单一的筛查仪器具有足够的敏感性和特异性可预测小儿出血性疾病或术中出血的风险，但 PFA-100 分析仪却是最有可能发现小儿有出血性疾病的利器[16]。随着调控血小板功能的新药物(如血小板 G 蛋白偶联受体 P2Y12 拮抗剂、糖蛋白 GP Ⅱb/Ⅲ A 复合物拮抗剂)的使用日趋增多，临床医生必须懂得，TEG、PFA-100 分析仪和其他评估血小板功能的方法在监测这些药物和环氧合酶抑制剂的药效方面可能各有不同[17]。

输血指南

在严格分析了围手术期给婴儿或小儿输血所带来的风险和获益后，现在输血量已大为减少。即使是对于 ICU 的婴儿或小儿患者，与开放性输血(即 9.5～10g/dl)相比，限制性输血(即 7g/dl)降低了输血量，但并没有导致死亡率的增加[18,19]。英国国家临床输血审计，输血严重危害报告系统(SHOT)的数据表明，婴儿和 18 岁以下的儿童发生输血不良反应的风险(分别为 37/100 000 和 18/100 000)要远高于成人(13/100 000)，而大多数不良事件和人为差错有关，包括管理、实验室检查、临床判断及处理不当[20]。

婴儿和儿童围手术期红细胞输注指南应与美国麻醉医师协会成分输血小组制订的输血指南一致。该小组建议，血红蛋白浓度>10g/dl 者不应输血，低于 6g/dl 者可以输血[21,22]。当血红蛋白在 6g/dl 至 10g/dl 之间时，应根据小儿的生命体征、氧合和循环灌注情况、失血的剧烈程度以及其他生理指标和外科手术情况来决定是否输入浓缩红细胞(packed red blood cells，PRBC)[23,24]。当浓度超过 10g/dl 时，是否输注 PRBC 应基于相同的生理指标和外科手术情况。对于新生儿或婴儿，是否输注 PRBC 还应考虑以下几个因素：血红蛋白基数和氧耗在这类人群中都是增加的；残余胎儿血红蛋白(血红蛋白 F)对氧的亲和力增加；绝对血容量的不足(即足月新生儿为 85ml/kg，早产儿为 100ml/kg)。对于某些临床疾病，一个健康新生儿的输血临界值可能是 7g/dl，但对于有需要机械通气的严重肺部疾病、慢性肺部疾病、发绀型先天性心脏病或心力衰竭等情况的患儿，其输血临界值可能是 12g/dl 或更高[23,25,26]。对于早产儿，术中失血和贫血都会使低血容量、低血压、酸中毒和术后呼吸暂停的风险成倍增加。本章无法囊括所有输血指南，但很多小儿血液科和小儿肿瘤科的会诊医生已经为他们的患儿群体明确了输血的临界值，这些都在术前详细了解。

法国、英国和美国的专家共识委员会已经发布了血小板输注指南；这些指南是根据已收集到的证据并经过严格的分析后编写的（表 10-2）[21,22,27-31]，如果没有证据表明健康的婴儿和小儿的血小板功能较成人有显著差异，这些指南就应该适用于这些患者。需要根据患儿的基本状况、血小板输注史、目前的药物治疗、外科出血、手术（如体外循环）以及所有可能影响血小板功能和迁移的其他因素[32-36]来综合考虑是否需要输注血小板。体外实验既有七氟烷和丙泊酚抑制血小板聚集的报道，也有加速血小板聚集的报道[37,38]。尽管这些药物对血小板聚集有影响，但并没有报道改变出血时间，说明这些药物在体内不大可能会对凝血过程产生抑制效应[39]。

表 10-2　输注血小板的通用指征	
身体状况或手术	血小板计数值/L
病情稳定血液肿瘤或慢性血小板减少症患者	（10～20）×10⁹
病情稳定白血病患儿行腰椎穿刺术	10×10⁹
骨髓穿刺或活检	20×10⁹
癌症患者胃肠镜检查	（20～40）×10⁹
弥散性血管内凝血	（20～50）×10⁹
造血干细胞移植患者的纤维支气管镜检查	（20～50）×10⁹
新生儿同种免疫性血小板减少性紫癜	30×10⁹
重大手术	50×10⁹
稀释性血小板减少症合并大量输血	50×10⁹
脊髓麻醉	50×10⁹
体外循环	（50～60）×10⁹
肝脏活检	（50～100）×10⁹
无出血早产儿	60×10⁹
产科硬膜外麻醉	（70～100）×10⁹
神经外科手术	100×10⁹

摘自参考文献：27、28、32、35、36。

有关新鲜冰冻血浆（fresh frozen plasma，FFP）和冷沉淀的输注指南也已经发表[21,22,35,40]，我们会在凝血功能障碍一节中讨论。输注 FFP 的适应证[41]通常限于以下几点：

1. 需进行先天性或获得性凝血因子缺乏症的替代治疗，而又无法获取无菌复合凝血因子浓缩物或特定凝血因子，尤其是当预计有大出血或活动性出血时；

2. 大量输血所致的凝血功能障碍；

3. 需要紧急逆转华法林效应而又无法获取凝血酶原复合物时；

4. 弥散性血管内凝血（DIC）和血栓性血小板减少性紫癜等疾病的支持治疗；

5. 缺乏抗凝血酶Ⅲ又需要肝素治疗的小儿。

冷沉淀仅可用于先天性纤维蛋白原缺乏症或血管性血友病预计有大出血或活动性出血时且对去氨加压素（desmopressin acetate，DDAVP）治疗无反应的儿童，或因大量输血导致的低纤维蛋白原血症（<80～100mg/dl）的患儿。

美国病理学家学会和其他输血研究团队就输注少白红细胞[25]以及辐照血[42]（X 线或伽马射线）的适应证（表 10-3 和表 10-4）制订了指南。这些指南对于确定围手术期选择哪

表 10-3　输注少白红细胞的适应证
预防同种异体免疫
先天性溶血性贫血（包括镰状细胞病和珠蛋白生成障碍性贫血）
造血障碍性贫血可能需要多次输血
再生障碍性贫血
骨髓增生异常/骨髓增生综合征
浆细胞病
造血干细胞移植
血液系统恶性肿瘤
已有疾病的治疗
反复出现、严重发热的溶血性输血反应
已知人类白细胞抗原同种免疫
可能应用的情形
巨细胞病毒血清抗体阴性的血制品替代品（表 10-5）
艾滋病感染患者

由 Simon TL，Alverson DC，AuBuchon J，et al 修改．Practice parameter for the use of red blood cell transfusions：developed by the Red Blood Cell Administration Practice Guideline Development Task Force of the College of American Pathologists. *Arch Pathol Lab Med.* 1998；122：130-138。

表 10-4　输注辐照成分血的适应证
绝对适应证
造血干细胞移植
实际或预期的先天性细胞免疫缺陷
宫内输血或宫内输血后
献血者与受血者有亲缘关系或 HLA 匹配的献血者
霍奇金病
急性淋巴细胞白血病
免疫功能低下器官移植受者
相对适应证
免疫抑制药治疗恶性肿瘤与器官移植
新生儿血液置换
新生儿体外膜肺氧合
低出生体重儿（<1 200g）
艾滋病感染患者机会性感染
可能的适应证
足月新生儿（<4 个月）
艾滋病感染患者

由 Simon TL，Alverson DC，AuBuchon J，et al 修改．Practice parameter for the use of red blood cell transfusions：developed by the Red Blood Cell Administration Practice Guideline Development Task Force of the College of American Pathologists. *Arch Pathol Lab Med.* 1998；122：130-138；Treleaven J，Gennery A，Marsh J，et al. Guidelines on the use of irradiated blood components prepared by the British Committee for Standards in Haematology blood transfusion task force. *Br J Haematol.* 2010；152：35-51。

种血制品非常有价值。对于需要长期输注红细胞的血液病患者，尤其是非洲裔儿童，如果当地血库的采血人种主要是来自北欧后裔白种人的话，那延长交叉配血试验的时间或者输注少白细胞悬液能够有效减少同种异型抗体和输血反应[43]。新版指南建议对肿瘤患者输注少白红细胞和辐照血，需就该问题与肿瘤科医生进行探讨。使用血清巨细胞病毒（cytɷlovirus，CMV）抗体阴性的血制品和去白细胞的血制品可减少 CMV 在易感患儿中传播的风险。但若供体在献血时处于病毒血症的早期阶段，其 CMV 血清抗体也可能呈阴性，因此并不能完全消除感染 CMV 的风险（表 10-5）[44]。

表 10-5　输注少白红细胞或血清抗体阴性血制品用于预防病毒传染的适应证
绝对适应证
艾滋病感染患者
血清抗体阴性异体器官受者或造血干细胞移植者或预期移植的受者
孕妇
子宫内输血
可能的适应证
霍奇金病或非霍奇金淋巴瘤
免疫抑制治疗的受者
自体造血干细胞移植受者
遗传性或获得性细胞免疫缺陷
缺乏证据的适应证
血清抗体阴性的足月新生儿
血清抗体阴性的孕妇

由 Simon TL，Alverson DC，AuBuchon J，et al 修改.Practice parameter for the use of red blood cell transfusions: developed by the Red Blood Cell Administration Practice Guideline Development Task Force of the College of American Pathologists. *Arch Pathol Lab Med.* 1998；122：130-138；Treleaven J，Gennery A，Marsh J，et al. Guidelines on the use of irradiated blood components prepared by the British Committee for Standards in Haematology blood transfusion task force. *Br J Haematol.* 2010；152：35-51。

溶血性贫血

溶血综合征是一组由于红细胞溶解从而经常导致贫血的疾病。该类疾病以红细胞形态异常和寿命较短为特征，但红细胞计数可能是正常的。溶血综合征的临床体征包括贫血、脾肿大和黄疸，这些症状有时可能缓慢出现或仅在疾病的急性加重期才表现出来。如果已经发生了大量溶血，那么后期可能会出现血红蛋白尿。尽管尚未深入研究，但理论上任何溶血性疾病都可改变一氧化氮（nitric oxide，NO）的代谢。

对许多麻醉医生而言，许多重要的溶血性贫血是由细胞内缺陷所引起的，可将其分为红细胞膜缺陷，如遗传性球形红细胞增多症；某种酶缺陷，如葡萄糖 -6-磷酸脱氢酶（glucose-6-phosphate dehydrogenase，G-6-PD）缺乏；以及血红蛋白质量和数量缺陷，如镰状细胞病与珠蛋白生成障碍性贫血。可能在手术室遇到的另外一类溶血性贫血主要是由细胞外部因素造成的，例如输血相关性溶血和其他免疫性贫血（异体免疫或自身免疫）；关于这类疾病我们不在这里讨论。

遗传性球形红细胞性增多症

在北美和北欧，遗传性球形红细胞增多症（HS）是遗传性慢性溶血最常见的原因，如果将本病的轻型也纳入的话，它的发病率约为 1～2/5 000[45,46]。HS 于 1871 年被首次报道，随后发现它存在于各个种族人群中，但在非裔美国人中却很少见。尽管有常染色体隐性遗传、新生突变和表现型变异的报道[46]，但 75% 的儿童仍是以常染色体显性遗传的方式遗传该病，因此通常都能追问到家族史。

病理生理学

任意红细胞膜蛋白如：收缩蛋白 β 亚基、锚蛋白、带 3 蛋白等出现异常均可以导致 HS。受影响的蛋白质种类不同和每个基因突变的各异是导致该病临床异质性的原因[45]。当红细胞表面积减少时，它会从一个双凹圆盘状变成一个圆球形，从而改变其稳定性和在毛细血管中的流动性。畸形的红细胞细胞膜僵硬，从而更容易破裂，一旦细胞膜表面积减少 3% 以上，这种情况就会恶化[46]。受损的红细胞由于变形能力差，难以通过脾脏毛细血管，将导致脾脏肿大。血管内和血管外溶血共同导致贫血，进而诱导髓外红细胞生成。红细胞膜畸变后，红细胞寿命由 120 天缩短到几天。大量受损的红细胞溶解后，释放出游离胆红素，可让多达 60% 的儿童出现黄疸甚至胆结石[45]。而溶血反应中的膜碎片还会导致 DIC。由于溶血引起 NO 代谢改变，HS 患者也可能会发生肺动脉高压。

临床体征和实验室检查

任何年龄的儿童均可出现贫血、脾肿大和黄疸这三联征，合并病毒感染常加重症状。HS 的轻度、中度、重度的分型与实验室检查结果和临床表现密切相关。HS 可在出生后不久出现，所以对在出生后第一周出现黄疸的婴儿应考虑到此类疾病的可能；而由此产生的高胆红素血症有时需要血液置换。20% 的患儿表现为轻型 HS；这些小儿仅在青春期前偶尔出现有症状的胆红素胆结石。大约 5% 的患儿表现为重度 HS，其特点为慢性贫血（血红蛋白＜8g/dl）并需要长期输血治疗。该疾病的进程可能会因病毒感染而变得复杂，如细小病毒 B19 感染，这种病毒可以抑制网织红细胞的产生[46]，从而导致再障危象。

当外周血涂片上出现大量中央苍白的球形细胞时，我们通常考虑诊断 HS。全血细胞计数表现为血红蛋白减少，而网织红细胞数增加。渗透脆性试验（Osmotic fragility，OF）是 HS 诊断的金标准，但该试验结果与红细胞的寿命相关，因此必须由经验丰富的技术人员及时进行检验。但是，10%～20% 患者的 OF 试验结果可表现为假阴性，而自身免疫性溶血性贫血患者的 OF 试验结果则可表现为假阳性。因此，最新的 HS 诊断及治疗指南不再推荐其为 HS 的一线筛查试验[47]。而以流式细胞仪检测伊红 -5'- 马来酰亚胺标记的红细胞诊断 HS 则得到越来越广泛的应用。因该方法仅需少量血液，且即使将血液放置一夜后仍可继续使用[48]。此外，慢性溶血引起游离胆红素和血清乳酸脱氢酶浓度增加，血清结合珠蛋白浓度的下降，脾功能亢进将导致血小板减少。

围手术期注意事项

贫血、血小板减少和脾大是对 HS 手术患儿的关注要点。常见的治疗手术包括脾切除术和胆囊切除术，两者可单独实施或联合进行，在开腹或腹腔镜下完成均可。

对大多数患儿来说，脾切除术可以显著延长红细胞寿命，减轻贫血和黄疸的严重程度。常用于 HS 重症患儿，如：严重贫血需频繁输血、生长发育差、长期疲乏无力、有明确髓外造血（如额部隆起）等。喜欢身体接触运动的脾大患儿也适用该手术[46]。脾切除术应在 6 岁之后进行，否则，患儿术后被有荚膜微生物如肺炎链球菌、脑膜炎奈瑟菌和 B 型流感嗜血杆菌等导致暴发性感染的风险将大大增加[49]。除非需要急诊手术，术前均应接种疫苗预防以上微生物感染[50]。而不同医院对术后应用青霉素预防感染的适应证和使用时间也各不相同[45]。

小儿腹腔镜脾切除术比开腹手术更常见，因其引起的疼痛更少，肠道功能恢复更快，住院时间更短，手术瘢痕更小。仅有不到 10% 的患儿需要从腹腔镜手术转为开腹手术[51]。部分脾切除术也在越来越多地开展，既可减少球形红细胞的滞留，也能保留脾脏的部分免疫功能以对抗感染。但残存的脾脏组织可能会变大，未来仍需要接受全脾切除术[52,53]。若脾切除术后再出现贫血，则提示有术中未发现的副脾存在。小儿在脾切除术后可能会出现一过性的血小板数目剧增[54]，因此，导致血栓栓塞性疾病的风险也普遍增加。

HS 患儿胆囊结石的发生率为 21%～63%，但通常只在有胆石症症状时才施行胆囊切除术。接受脾切除术的小儿，若 X 线证实合并有胆囊结石，不论结石是否有症状，均可同时行胆囊切除术[55-57]。表 10-6 总结了 HS 患儿的临床特点和围手术期重要的注意事项。

葡萄糖-6-磷酸脱氢酶缺乏症

G-6-PD 缺乏症在氧化应激原存在时会引起溶血。它是人类最常见的酶缺乏症，影响到全世界大约 4 亿人。这种酶缺乏症是以 X 连锁隐性方式遗传的，男性更易罹患该病，但女性（基因呈杂合子或纯合子）可能会出现该病临床表现。目前已经报道了该病的 100 多种基因变异型，其中一种临床症状相对轻微的基因型（即 G-6-PD A–）主要发生在 10% 的非洲裔男性中，还有一种临床症状严重的基因型（即 G-6-PD Mediterranean）主要发生在意大利、希腊以及其他一些地中海、亚非地区的人群中[58-60]。这种缺乏症在疟疾高发的地区很常见，大概是因为 G-6-PD 缺乏可能会缓解疟疾感染的严重程度。

病理生理学

G-6-PD 在己糖单磷酸/戊糖磷酸旁路中发挥着关键作用，对红细胞正常的能量代谢不可或缺。G-6-PD 所生成的

表 10-6　遗传性球形红细胞增多症患者的围手术期注意事项
术前注意事项
检测血红蛋白、网织红细胞计数、血小板计数
了解输血史和特殊血液需求（如延长血型匹配时间，少白细胞）
了解感染史、再障危象和脾切除术前接种疫苗情况
有指征时脾切除术前应预防性使用抗生素及免疫接种
术中注意事项
选择合适的抗生素
注意腹腔镜手术对循环呼吸功能的影响
严重失血的可能性（脾切除术和胆囊切除术不常见）
当血小板计数较低时，对区域阻滞、肌内注射药物、经鼻置入胃管、经鼻气管插管等操作要格外谨慎
限制使用具有潜在出血风险的药物（如酮咯酸）
术后注意事项
持续监测血红蛋白和血小板
具有潜在的血小板增多症风险：按照血液科医生的建议来管理感染的风险

还原型烟酰胺维生素 B_4 二核苷酸磷酸（nicotinamide adenine dinucleotide phosphate，NADPH）能够维持还原型谷胱甘肽在正常水平，后者能够减少过氧化物的产生，保护细胞在正常生化代谢过程中或在氧自由基大量生成的情况下免受氧化损伤。超氧阴离子或者过氧化氢，都能单独或联合氧化血红蛋白，形成不溶性团块附着于细胞膜。这些不溶性团块与氧化反应共同造成细胞膜受损。因此，G-6-PD 缺乏症的患儿会出现红细胞损害。缺乏合成还原型谷胱甘肽能力的红细胞对氧化损伤特别敏感，在氧化剂和自由基（如感染或摄入某些药物和食物）的作用下，一连串的生化反应将导致 G-6-PD 缺乏症的小儿发生急性溶血[58,60]。

临床体征和实验室检查

G-6-PD 缺乏症的临床症状可能千变万化，在新生儿期或更大年龄组都表现为间歇性或慢性溶血性贫血。出现的症状包括贫血和黄疸；严重者还伴有腰痛、腹痛和肾衰竭。急性疾病如糖尿病酸中毒或摄入多种物质可能加速溶血的发生（表 10-7）。罗汉豆又称蚕豆，含有高浓度蚕豆嘧啶葡糖苷和伴蚕豆嘧啶核苷，它们是一种非挥发性的葡萄糖苷，可引发溶血[61]。

在全球范围内，蚕豆病可能是最常见的由 G-6-PD 缺乏导致急性溶血性贫血的疾病[62]。溶血可能从一过性的轻型到重症，甚至致命的程度。后者常由于没有及时停止或者限制引起溶血的药物导致。实验室检查结果包括：正常红细胞性贫血、网织红细胞增多、血清胆红素浓度升高以及外周血涂片发现海因小体。

围手术期注意事项

在围手术期，G-6-PD 缺乏症通常不会引发问题。最有效的管理策略主要是避免氧化应激原（如疼痛和焦虑）和避免使用氧化性药物（表 10-8）。要为 G-6-PD 缺乏症的患儿

表 10-7　可能诱发葡萄糖-6-磷酸脱氢酶缺乏症患者溶血的药物
抗生素
磺胺类药
甲氧苄啶/磺胺甲噁唑（复方磺胺甲噁唑、赛特灵）
氨苯砜
氯霉素
呋喃妥英
萘啶酸
抗疟疾药
氯喹
羟基氯喹
伯氨喹
金鸡纳碱
米帕林
其他药物
阿司匹林
非那西丁
柳氮磺吡啶
甲基多巴
维生素 C（大剂量）
肼屈嗪
普鲁卡因
奎尼丁
化学物质
樟脑球（卫生球）
亚甲蓝
食物
蚕豆（广义称呼）

表 10-8　葡萄糖-6-磷酸脱氢酶缺乏症患者的围手术期注意事项
术前注意事项
了解溶血史和诱发因素
检测血红蛋白浓度、网织红细胞计数
术中注意事项
避免使用诱发溶血的药物
谨慎使用大剂量可增加高铁血红蛋白的药物，特别是对于婴儿
监测高危条件下（如体外循环）的血红蛋白浓度和尿量
术后注意事项
如果发生溶血，要监测血红蛋白浓度、网织红细胞计数、尿量

提供安全的麻醉，治疗和去除引发溶血的诱因如感染至关重要。适当的监测和治疗可能出现的并发症，但很少需要输血治疗[63]。

在围手术期大剂量或过量使用丙胺卡因、苯佐卡因和硝普钠等药物可能会诱发 G-6-PD 缺乏症患儿溶血[58,60,64,65]。这些患儿可以还原正常情况下使用这类药物产生的高铁血红蛋白，但可能不能耐受高铁血红蛋白所产生的大量强氧化

剂（如超氧阴离子和过氧化氢）。G-6-PD 缺乏症的患儿特别容易出现有症状的高铁血红蛋白血症（因为他们的 NADPH 脱氢酶活性较低）和高铁血红蛋白所致的溶血。合并高铁血红蛋白血症的 G-6-PD 缺乏症患儿禁止使用亚甲蓝治疗，因为该药本身就会引发急性溶血[53]。事实上，对所有 G-6-PD 缺乏症患者，亚甲蓝的使用均是相对禁忌，因为这类患者缺乏将亚甲蓝还原为无活性的无色甲烯蓝所需要的酶，且亚甲蓝也可能会增强氧化反应促进溶血的发生[66]。有报道称 G-6-PD 缺乏症患儿在体外循环期间发生了溶血[65,67]，还有部分 G-6-PD 缺乏症患儿在使用了 EMLA（一种局麻药的低共熔混合物）霜后，出现高铁血红蛋白血症的报道[68]。

血红蛋白病

镰状细胞病

镰状细胞病是一组遗传性血红蛋白病，大约 100 年前由赫里克（Herrick）首次发现，全球各个地区的发病率截然不同。非洲裔美国人和拉美裔美国人的出生发病率分别约为 1/365 和 1/16 300[69]。这种疾病有以下几种类型，镰状细胞贫血（sickle cell anemia, HbSS），约占美国镰状细胞患者群的 70%；镰状细胞/血红蛋白 C 病（sickle cell/hemoglobin C, HbSC），约占 20%；镰状细胞/β-珠蛋白生成障碍性贫血（sickle cell/β-thalassemia, HbSβ-珠蛋白生成障碍性贫血），约占 10%；以及其他一些不常见的变异型，其发病率也随着时间的推移而增加[70]。HbSβ-珠蛋白生成障碍性贫血包括 HbSβ⁰- 和 HbSβ⁺-珠蛋白生成障碍性贫血。两者的区别是前者没有正常的 HbA，而后者的 HbA 含量减少，但少量的 HbA 也能部分缓解后者疾病的严重程度。尽管各类镰状细胞病的基因表型变异很大，但总的来说，HbSS 和 HbSβ⁰-珠蛋白生成障碍性贫血临床表现相似，并且远比 HbSC 和 HbSβ⁺珠蛋白生成障碍性贫血更为严重。镰状细胞病特征（Sickle cell trait, HbAS）是大约有 40% 的血红蛋白变成了血红蛋白 S，这在非洲裔美国人的发生率估计达到 8%，而拉美裔美国人和其他人口亚群的发生率要小得多[69]。镰状细胞基因普遍存在于撒哈拉以南的非洲、地中海、阿拉伯半岛和印度，在疟疾流行地区镰刀细胞自身的特点可以大大提高疟疾的生存率。由于镰状细胞血红蛋白病增加围手术期的发病率和死亡率，因此对它的治疗至关重要。

病理生理学

血红蛋白 A 是由两条 α- 和两条 β-珠蛋白链组成。血红蛋白 S（hemoglobin S, HbS）是由 11 号染色体上的 β-珠蛋白基因单碱基突变产生，其带负电荷的亲水性谷氨酸残基被一个不带电荷的疏水性缬氨酸残基取代。当 HbS 脱氧后，疏水性缬氨酸就会显露出来并通过结合其他 HbS 分子中的缬氨酸形成稳定不溶于水的化合物，从而导致 HbS 的聚合、沉淀和溶血[71]。

与以往单纯地认为镰状细胞只是阻碍微循环血流这种极简的思维模式相比，现在认为它的病理生理要复杂得多。这种思维的转变又催生了更多的治疗手段[71-73]。任何促使血红蛋白结晶（如缺氧、酸中毒和细胞脱水）或延长血液通过毛细血管时间（如脱水、低温、白细胞增多、血栓形成和炎症）

的因素都会增加 HbS 聚合和镰状细胞的形成。炎症、血管内皮细胞黏附异常、血小板和凝血级联反应激活都是导致血管闭塞的原因之一。聚合的 HbS 可以产生破坏性的氧化效应使镰状红细胞膜变得极其脆弱，从而对钠、钾和钙的渗透性发生改变，导致细胞脱水和形成不可逆的镰状细胞[74]。细胞膜中磷脂含量的异常也会导致其变形，而磷脂酰丝氨酸的暴露也会加速凝血级联反应的激活。这些因素和其他因素共同导致不可逆转的镰状红细胞滞留在微循环中，激活凝血和炎症通路，造成组织缺血和坏死。同时，长期的血管内溶血减少了 NO 的产生，而对 NO 清除的增加又降低了其生物利用度。由此产生的 NO 缺乏导致血管内皮功能障碍和多种并发症，如肺动脉高压、异常勃起和皮肤溃疡[74,75]。

临床体征和实验室检查及其治疗

　　镰状细胞病是一种累及机体多个系统和大部分器官的疾病，有时还需要外科治疗。虽然疾病的严重程度有很大的差异，但所有患者的病情都是逐渐进展的。治疗方法和遗传因素在很大程度上解释了预后的差异。有血红蛋白 F（可对抗红细胞的脱氧效应）持续存在的患儿，以及带有 HbSC 或 HbSβ⁺ 的患儿，并发症少于带有 HbSS 或 HbSβ⁰ 的患儿。

　　镰状细胞病的早期诊断和治疗得益于广泛开展的新生儿筛查试验，最早于 1975 年开展于纽约州。大多数镰状细胞病的筛查试验都是将干燥的微量血液样本经过化学处理再将所得的上清液进行等电聚焦电泳扩增序列，这一技术也用于筛查其他疾病。还有一些筛查试验使用的是高效液相色谱法。由于一小部分患有镰状细胞病的小儿不是非洲裔美国人（即土著美国人、拉美裔和白种人）[76]，因此有选择性的筛查可能无法筛查出所有患病的婴儿。截至 2006 年，全美 50 个州以及哥伦比亚特区都对新生儿开展了镰状血红蛋白病的筛查。在新生儿筛查中，具有镰状细胞病特征（HbAS）的婴儿家属可能并不知道这一诊断，但有围手术期并发症的报告表明，对镰状细胞病特征引起的相关并发症的报道极为罕见。在普及新生儿筛查前，在美国出生的患儿和在美国境外出生但却没有定期体检的小儿在术前可能都没有得到确诊及适当的治疗。尽管对非选择性术前筛查的有效性存在争议[77]，但对于术前血红蛋白状况不明的高危小儿应进行该病的筛检，如果筛查试验结果呈阳性，则应进行血红蛋白电泳分析来确诊。然而，尽管电泳对所有年龄段的受试者都具有鉴别价值，但 6 个月以下的婴儿可能因胎儿血红蛋白的存在而出现假阴性结果。血红蛋白值和外周血涂片正常，无明确临床病史的 10 岁以上儿童，罹患严重血红蛋白病的风险较低[78]。

　　小儿镰状细胞病的常见临床症状包括：慢性溶血性贫血、反复血管栓塞所致的重度疼痛、急性胸部综合征（acute chest syndrome，ACS）、感染、肾功能不全、骨骼坏死和胆石症。根据溶血程度不同，还可能引发相关的并发症如肺动脉高压、异常勃起和皮肤溃疡等[79]。慢性肺部疾病和神经系统疾病（如脑卒中）是额外导致高发病率和死亡率的原因[70]。在围手术期，镰状细胞病的患儿最常见的并发症包括 ACS（约 10%）、发热或感染（约 7%）、发生血管闭塞（约 5%）和输血相关反应（约 10%）[80]。

　　慢性溶血性贫血是 HBSS 病的标志之一。实验室检查的特点是：基础血红蛋白浓度为 5~9g/dl（HBSC 病通常＞9g/dl），网织红细胞增多症（5%~10%），外周血涂片可以观察到独特的红细胞形态[73]。红细胞脆性和慢性溶血与贫血、红细胞流速增加及胆石症相关。贫血的治疗可因其他不良因素而变得棘手，例如急性脾隔离症，通常发生于病毒感染后的婴儿及幼儿；或急性再障危象，相当于儿童的一过性幼红细胞减少症，这类情况通常与细小病毒 B19 感染有关。一些慢性贫血和急性重度贫血的患儿需要输注红细胞治疗。尽管这些小儿容易产生抗红细胞抗原的同种抗体，同时还可因反复输血出现铁超载，而未经治疗的铁超载可能会导致危及生命的肝硬化和心力衰竭。在红细胞生成的过程中对嘌呤合成的需求也会增加，如果达不到需求就会出现巨幼红细胞性贫血，因此大多数患儿需要长期服用叶酸。

　　由于微血管在一个或多个部位反复闭塞，导致镰状细胞病患者易发生血管栓塞性疾病。发生栓塞的部位最常见于指/趾骨（即指/趾炎或手足综合征）、长骨、肋骨、胸骨、脊柱和骨盆；也可发生在肠系膜微血管，其导致的腹痛类似于外科急腹症。对血管栓塞所致的疼痛应采用多种方法来处理，包括逆转潜在的诱发因素（通过肢体保暖、补液和离床活动）、分散注意力、心理和行为干预以及应用镇痛药物。早期的药物治疗必须纳入抗炎药物，因为炎症是血管栓塞形成的核心，同时抗炎药物能协同阿片类药物的镇痛作用。必须为镇痛营造一个理想的环境（如平静、友善地分散注意力、护理支持人员和玩具）。羟基脲可用于预防血管栓塞及终末器官损伤，目前广泛推荐用于所有 HbSS 和 HbSβ⁰ 患者。尽管目前对羟基脲的使用严重不足[81]，但它是长期治疗的一个安全有效的组成部分，可通过多种机制减少不良事件的发生；通过增加胎儿血红蛋白浓度来抑制血红蛋白沉淀；降低白细胞计数；改善炎症反应；促进 NO 生成[75,81-83]，而吸入 NO 或 NO 的前体物质也可能是治疗血管闭塞的有效方法[84]。

　　ACS 的特点是出现急性呼吸系统症状，同时肺部 X 线上可以观察到一个或多个肺叶出现肺泡浸润[85]。ACS 在血管闭塞 2~3 天后频繁发生，尽管临床表现各不相同，但通常包括以下一个或全部症状：发热、呼吸急促、咳嗽和低氧血症。该过程大概会持续几天并具有自限性，但也可能发展为呼吸衰竭（15%），甚至死亡。临床表现的不一致部分反映了 ACS 复杂多变的发病机制，一次发作可能有一个或多个原因，包括感染［即细菌或非典型细菌（通常是衣原体或支原体）、病毒或多种药物的联合应用］、肺脂肪栓塞、肺梗死和肺出血[86]。急性期治疗包括支持治疗和吸氧、应用抗生素治疗有荚膜的微生物和非典型细菌、支气管扩张药物、镇痛、必要时呼吸支持及输血。在围手术期，诱发性肺量计或持续正压通气都有助于患儿治疗。羟基脲的使用和长期输血可降低 ACS 的发生频率，而吸入 NO 或 NO 前体和使用抗氧化剂（如精氨酸和谷氨酰胺）可能明显降低 ACS 的严重程度[75,81,84,87-89]。镰状细胞病患儿常伴有气道高反应性，部分原因是 NO 缺乏，应用支气管扩张药物有良好的效果[90,91]。随着年龄的增加，镰状红细胞病患儿反复发生 ACS 可导致的肺损伤和慢性炎症，进而发展为限制性肺病和肺动脉高压。NO 的生成减少、消耗增加或代谢改变导致的 NO 缺乏也可能在疾病的进展中发挥着极其重要的作用[79,85,92]。

在镰状红细胞贫血患儿出生后的几年，由于免疫系统缺陷、脾脏萎缩及功能障碍，感染现象十分普遍[72]。由于该病患儿对肺炎链球菌和乙型流感嗜血杆菌极其易感且容易形成暴发性感染，患儿需要一直使用青霉素直到 6 岁，另一方面，除了接受常规疫苗接种以外，还要接受某些细菌的特异性免疫。之前已有报道 ACS 的发生和许多致病性微生物都有关系，年龄较大的患儿和成人感染革兰氏阴性菌（如沙门菌引起的骨髓炎）也是很常见[86]。

大约 10% 的患儿可出现脑卒中这种致死性的并发症；而高达 40% 的患儿可出现无症状的梗死，另有 10% 的患儿可出现有临床表现的卒中[93]。1/4 的患儿在接受手术时已出现运动或认知功能障碍[94,95]，患儿通常在 2~5 岁发生第一次脑卒中[96,97]。危险因素包括：血红蛋白浓度降低；HbS 浓度增加；白细胞计数增加以及有指/趾炎病史。疼痛、ACS、感染等均可诱发卒中[98]。对急性脑卒中患儿可采取紧急换血治疗，将 HbS 浓度降至 30% 以下，随后可通过定期输血和羟基脲治疗以减少再发卒中风险[99]。对脑卒中管理的重点是预防发生，患儿应从 2 岁开始每年进行经颅多普勒筛查，该检查可发现大多数高危患儿，随后通过输血和羟基脲治疗可以将未来发生卒中的风险降到最低[100-103]。

肾脏病变可包括蛋白尿、血尿、低渗尿和肾小管酸中毒。并可能发生急性或慢性肾功能不全，血管紧张素转化酶（angiotensin-converting enzyme，ACE）抑制剂对治疗肾性高血压有益[104-105]。已经证实，血液透析和肾移植是治疗镰状红细胞贫血所致肾脏并发症的有效方法[106]。HbAS 多以为微量血尿和低渗尿为临床体征[106,107]，但其通常是良性病变，在生理环境极度改变的情况下（如体外循环）可能出现红细胞镰状化[108,109]，同时也有较小的肺栓塞风险。患有 HbAS 的个体运动时可增加横纹肌溶解的风险，剧烈运动可能导致猝死，因此美国大学体育联合会强制要求所有参加职业联赛（Division I）的运动员接受镰状细胞筛查试验，但这一做法也带来了争议[110]。

与 HBSS 基因型的患儿相比，HBSC 基因型的患儿基础血红蛋白浓度更高，出现的并发症更少。由于脾功能受到的影响较小，所以幼儿期感染的风险也较低[78]。但 HBSC 基因型的患儿更容易发生视网膜增生性病变和长骨缺血性坏死[72]。

携带 HbSβ⁰ 基因型的患儿（即一个镰状珠蛋白等位基因和一个不表达 β-珠蛋白的珠蛋白生成障碍性贫血等位基因）的疾病进展与 HbSS 的患儿相同，而携带 HbSβ⁺ 基因型的患儿（即一个镰刀状珠蛋白等位基因和一个低表达 β-珠蛋白的珠蛋白生成障碍性贫血等位基因）的病情则与其 β-珠蛋白的正常表达呈正比，正常表达 β-珠蛋白越高，病情越轻。血红蛋白 S 合并 α-珠蛋白生成障碍性贫血会产生不同的临床表现，患儿疼痛的发生率进一步提高[78]。

许多针对镰状细胞的新治疗方案尚处于研究阶段，值得注意的是这些新方法都是针对该疾病所致复杂的生理变化的各个方面。包括：注射短链脂肪酸，如丁酸盐或脱甲基药物如地西他滨诱导血红蛋白 F 的生成；干扰血红蛋白 S 聚合的小分子药物；改变红细胞黏附于血管壁的抗体；减少细胞脱水的离子通道抑制剂；NO 相关化合物及前体；以及调控炎症通路的药物。BCL11A 是一种锌指蛋白，它在胎儿珠蛋白基因沉默中起关键作用，而它也正是许多治疗机制中的共同靶点[111]。使用造血干细胞移植（HSCT）作为一种治疗镰状细胞病有效的手段得到越来越多的应用。HLA 匹配的同胞兄弟姐妹的造血干细胞移植治愈率可 >80%，大多数没有这样兄弟姐妹的患儿则越来越多地使用脐带血及无亲缘关系且单倍体相合的造血干细胞。为了避免移植的多种并发症，使用儿童自身改良干细胞的基因治疗方案已在实施过程之中，而多基因编辑方法仍在研究之中。

围手术期注意事项

镰状细胞病患儿围手术期发病率和死亡率均高于普通人群。这些患儿往往需要外科手术治疗，最常见的有：胆囊切除术[112]、耳鼻喉科手术[113]、骨科手术（尤其是由骨骼坏死施行的髋关节手术）[114]。患儿常需留置可长期使用的静脉通路用于输血、输注抗生素、镇痛以及其他治疗。美国镰状细胞病合作研究（Cooperative Study of Sickle Cell Disease，CSSCD）报告指出，7% 的患儿死亡与手术相关[70]。对早期的报告进行回顾分析，发现镰状细胞病患儿发病率高达 50%，围手术期死亡率高达 10%[115-118]。发表于 20 世纪 90 年代的研究表明，患儿术后 30 天的死亡率约为 1%[119]。在一项对 600 多名按照标准治疗指南进行管理的镰状细胞病患者的前瞻性研究中，发现并发症发生率约为 30%，ACS 和血管闭塞性疼痛的发生率分别为 10% 和 5%[80]。患者因素（如年龄、肺病史、住院次数）和手术因素（即深部组织和浅表组织）可能影响并发症的发生率。尽管最近的报道表明并发症的发生率较过去降低[123]，但新的手术方式和技术（如腹腔镜和机器人辅助的胆囊切除术和脾切除术）[120-122]对围手术期发病率和死亡率的影响尚不明确。选择何种麻醉方法和手术方式仍在研究之中，但目前仍缺乏可筛选出围手术期最佳管理方法的比较研究。

优化的围手术期管理以维持最佳生理参数为基础，避免可能导致镰状化危象的因素，优化疼痛管理，及血液科医生、外科医生和麻醉医生之间的密切沟通（表 10-9）[124]。对于接受手术的镰状细胞病患儿，首先应将其作为血液病患者对待，外科医生和麻醉医生参与患儿治疗的围手术期部分。避免不必要和具有潜在风险的外科手术（如对严重腹痛的患儿，以剖腹探查术排除阑尾炎）。尽可能减少围手术期并发症应是多学科治疗团队的重点任务。根据对北美麻醉医师在镰状细胞病围手术期管理情况的调查，发现大多数麻醉医师对所有镰状细胞病患者都能与血液科医生保持沟通[125]。

虽然没有证据支持或反驳许多存在已久的围手术期治疗指南以及千差万别的临床治疗方法[125]，但仍应审慎地避免可能导致红细胞血管内镰状化的因素，如：缺氧、酸中毒、热疗、体温过低和脱水等[71]。由于围手术期血管闭塞导致的疼痛很十分常见且与 ACS 相关，精细的疼痛管理十分必要。必须要在整个围手术期监测生命体征，尤其是用脉搏氧饱和度仪监测氧合。对于镰状细胞病患者，用脉搏氧饱和度仪测定的血氧饱和度可能要低于血中实际的氧饱和度，但这种差别通常没有临床意义[126,127]。由于 ACS 是一种常见且危及生命的手术并发症（发生率 10%），发生于术后 1~3 天。因此无论患儿的外在健康状况如何，术后仍需要按指南进行管理[80]。鉴于这类患者的肾脏浓缩功能紊乱，围手术期液体管

表 10-9　镰状细胞病患者的围手术期注意事项

术前注意事项

如果对高危小儿的状况不了解要进行筛查

由血液科进行早期治疗（大部分情况下）

了解急性胸部综合征、血管栓塞所致重度疼痛，输血，输血反应等病史以及住院治疗情况

神经系统评估（如卒中，认知受限）

了解镇痛药和其他药物用药史

检测血细胞比容

监测血氧饱和度（吸空气时），胸部 X 线平片检查

肺功能测定（适当的时候）

了解在家使用诱发性肺量计情况

如有需要，可与儿童生活专家合作

超声心动图（适当的时候）

神经系统影像学检查（了解最近的变化）

肾功能检查

输血前交叉配血（如抗体匹配，少白细胞，镰状细胞阴性）

输血纠正贫血（大部分情况下）

了解无法经口摄食后静脉补液的情况

积极的疼痛管理

积极使用支气管扩张药物治疗

适当的抗生素治疗，包括脾切除术前预防性使用抗生素和免疫接种（如前所述）

术中注意事项

维持氧合、灌注、正常酸碱状态、体温、补液

准备合适的血液制品（如前所述）

失血的替代品

麻醉要满足手术及术后镇痛的要求

注意腹腔镜手术对循环呼吸功能的影响

适当的抗生素治疗

正确使用止血带、红细胞储存罐和体外循环

术后注意事项

由血液科医生进行管理

监测并发症，特别是急性胸部综合征和血管栓塞所致重度疼痛

监测血氧饱和度，视需要给予吸氧，但是无论氧饱和度如何，都要在术后第一个 24h 预防性吸氧

适当的补液（经口和静脉）

适当的抗生素治疗

积极的疼痛管理 - 必须确保能够深呼吸和使用诱发性肺量计

早期下床活动

使用诱发性肺量计（如果可能使用持续或双相气道正压通气模式）和支气管扩张药物治疗

理及术前的住院治疗就十分重要，且必须意识到过量补液会损害患儿脆弱的心血管系统和呼吸系统。

有一些研究表明输血有益，但围手术期这类患儿是否输血仍然存在争议[80,128,129]。为镰状细胞病患儿输注非 HbS 红细胞有以下几种功效：纠正贫血；稀释 HbS 红细胞；补充失血；预防一些并发症（如卒中）。然而输血也有风险，包括同种异体免疫[43,130]、输血反应（围手术期约占 7%）[80]、感染、铁超载、耗时及增加费用。尽管许多研究报道术前没有输血的镰状细胞病的患儿安全地经过了手术[131]，但非对照试验表明，术前输血的确可降低围手术期并发症的发生率[112,119]。镰状细胞病术前输血研究学组对 604 例手术患者（70% 为胆囊切除术、耳鼻喉科及骨科手术）的前瞻性研究表明，单纯输血（即术前纠正贫血至 10g/dl）与积极输血（即通过血置换将术前 HbS 水平降至 <30%）在预防围手术期并发症方面同样有效，同时还能减少患儿的同种异体免疫和输血相关并发症[80]。

为了研究在当今手术和麻醉条件下，输血是否能防止围手术期并发症的发生，开展了一项国际随机临床试验 - 镰状细胞病术前输入血液替代品（Transfusion Alternatives Preoperatively in Sickle Cell Disease, TAPS）术前镇痛治疗在镰状细胞病中的应用试验。由于非输血组的并发症过多，这一试验在招募过程的早期即被终止，这导致了之后对接受中等和复杂手术的镰状细胞病患者进行输血的持续建议[81,129]。目前，建议大多数 HBSS 患儿在施行大部分外科手术前通过"单纯"（即直接）输血纠正术前贫血，维持血红蛋白浓度在 10g/dl。对于需要长期输血的患儿（如预防卒中或急性胸部综合征）应在术前继续输血治疗，并依据常识，确定在输血后立即施行手术。镰状细胞病患儿，在镇静 / 麻醉下接受磁共振成像（magnetic resonance imaging, MRI）和其他检查时，即使没有输血，也不会导致并发症增加[132]。由于 HbSC 患儿的血红蛋白浓度通常在 10g/dl 左右，指南中并无对此类患儿输血治疗的明确建议。对 HbSC 患儿合并 ACS 病史、频繁重度疼痛、潜在肺部疾病或有其他并发症者，建议他们接受选择性术前血液置换以降低 HbS 浓度，但并不需要增加总血红蛋白浓度[133]。由于镰状细胞病患者的同种免疫风险很高，输注的血液需特别准备：延长表型匹配时间；除 ABO 血型外，还应检测 Rh、Cc、D、Ee 和 Kell 抗原[81,102,134]；去除白细胞及筛查镰状细胞血红蛋白。如果患儿需要 HSCT，则应避免家庭成员直接献血，因为这可能导致同种免疫和随后的移植物排斥反应。

麻醉药物和麻醉技术对镰状细胞病患儿围手术期预后的影响并不明确[135]。尽管有实验证据表明氟烷可能会增加镰状红细胞的血液黏滞度[136]，但吸入麻醉药不会对镰状化过程产生影响。阿曲库铵等全麻常用药物在该类人群中的药代动力学可能会发生改变[137]。一项回顾性研究表明区域阻滞可增加术后并发症的发生率[119]，但却未发现影响患者的围手术期预后[112,114]。在围手术期麻醉方案中加入区域阻滞，其扩血管和镇痛作用可以有效地治疗血管闭塞和异常勃起[138,139]。

镰状细胞病患者麻醉管理其他要点还包括：避免过度通气，因其可能降低脑灌注，增加患儿脑卒中的风险[140]。尽管对 HbSS 和 HbAS 的患儿使用止血带受到质疑[141-143]，但越来越多的证据也表明，结合围手术期治疗原则有选择并谨慎地使用止血带是安全的。有文献报道了术中应用止血带长达 2h 而没有出现并发症[144-147]。即使有证据表明术中血液回收装置本身可能在处理血液的过程中使红细胞发生镰状化，甚

10

至生成镰状细胞特征的血液[149]，但用细胞储存罐进行术中血液回收已安全用于镰状细胞病患者[148]。体外循环期间的寒冷、低氧、酸中毒和血流停滞环境似乎更有利于镰状细胞形成。虽有报道称对 HbSS 或 HbAS 的患儿在常规体外循环下施行了心脏搭桥手术而且并没有输血[150-153]，但这些小儿通常在体外循环前或转机期间接受了积极的血液置换。

对比研究专门探讨术后最佳的治疗方法。充分认识该病病理生理特点，了解疾病所致疼痛的研究后，可以知道：最大限度减少术后疼痛，使患者敢于深呼吸，使用诱发性肺量计，鼓励患者早期下床活动等都可以防止 ACS 的发生。由于麻醉和术后炎症会导致发生并发症的风险增加，此时维持正常的血容量、体温、足够的氧合可以降低血管闭塞所致的疼痛。

珠蛋白生成障碍性贫血

珠蛋白生成障碍性贫血是世界上最常见的遗传病之一。它的特点是由于一种多肽的合成减少，有时也可能是基因过表达（如三联 α-珠蛋白基因）对血红蛋白中正常 α-珠蛋白多肽链和 β-珠蛋白多肽链的 1:1 的比例干扰所致。该疾病的临床严重程度与多肽链的缺失程度成正比，从无症状的携带状态到严重无效红细胞生成需要依赖输血治疗，再到胎儿水肿死亡。α- 和 β-珠蛋白生成障碍性贫血的主要患病人群是地中海、非洲和东南亚后裔的小儿。对新生儿 HbS 的筛查试验可以检测出多种表型的 α-珠蛋白生成障碍性贫血，但 β-珠蛋白生成障碍性贫血通常只能发现其重型的表现形式。对共存的异常血红蛋白（如 HbS、HbE）的定性也影响着珠蛋白生成障碍性贫血的临床病程。原发性无效红细胞生成和溶血性贫血，以及由此带来的相关治疗，可对围手术期的治疗产生影响。

病理生理学

珠蛋白生成障碍性贫血是溶血和无效红细胞生成共同作用的结果；换言之，后者又加速了细胞凋亡，部分原因是未配对的珠蛋白链在红系前体中过量沉积[154]。未配对的珠蛋白亚基经过氧化形成高铁血色原，其形成程度影响着溶血的程度。高铁血色原的沉积又导致了一系列问题的出现，包括释放有毒物质和活性氧簇的形成；红细胞膜的改变导致细胞聚集，最终发展成栓塞并激活凝血系统。由于慢性贫血和无效红细胞的生成，开始出现骨髓扩张并导致肝脏和脾脏进行髓外造血。骨髓腔扩张可能发生在颅骨和椎旁等部位，从而导致病理性骨折、骨质改变和疼痛。红系增生和无效红细胞生成导致铁调素（一种多肽，通过与肠壁和巨噬细胞中的铁卟啉结合而抑制铁的吸收）不恰当的低表达，导致胃肠道铁吸收增加，甚至在没有输血的情况下也能发生铁超载。铁超载和过量的铁离子沉积会导致纤维化和肝硬化，并伴有器官功能障碍并最终出现衰竭。虽然许多靶器官都可以出现铁超载，但最好发的器官是肝脏、胰腺、心脏和垂体；通过 MRI 的连续扫描可以准确地判断出每个器官的铁离子沉积程度。

临床体征和实验室检查及其治疗

α 珠蛋白生成障碍性贫血的疾病严重程度通常反映出一个至所有四个 α 珠蛋白基因的表达完全丧失。4 个 α-珠

蛋白基因缺失，会导致胎儿宫内水肿或围生期死亡。除非早期诊断并辅以子宫内输血，否则无法避免。3 个 α-珠蛋白基因缺失，也称作血红蛋白 H（hemoglobin H，HbH）病，相对较轻，其特征是慢性溶血性贫血，应激和氧化物会加剧这种贫血[155,156]。少数严重贫血或需要间断输血治疗的患者往往有两个基因缺失，同时还伴有康斯坦特斯普瑞血红蛋白（hemoglobin Constant Spring，HbCS）突变，突变为（康斯坦特斯普瑞血红蛋白 H，HbH——Constant Spring）[155,156]。只有两个基因缺失的属于轻型，出现轻度、无临床意义的小红细胞性贫血。单基因的缺失导致患者成为携带者，但本身不会出现贫血或小红细胞症。

与 α-珠蛋白生成障碍性贫血不同，β-珠蛋白生成障碍性贫血反映了 β-珠蛋白基因表达的部分或全部的缺失。该疾病主要取决于受影响基因的数量和每个基因受影响的程度。当只有 1 个 β-珠蛋白基因（即 β-珠蛋白生成障碍性贫血特征）受到影响时，表现为轻度小红细胞性贫血。当 2 个 β-珠蛋白基因都受到影响时，临床表现可能为轻到中型，需要间断输血，但不需要长期输血（中间型珠蛋白生成障碍性贫血），或是重型而需要长期输血（珠蛋白生成障碍性贫血或库利贫血）。患有血红蛋白 E（hemoglobin E，HbE）/β-珠蛋白生成障碍性贫血的小儿临床表现变化极大，其严重程度从非常轻微到严重且需要依赖输血治疗。

珠蛋白生成障碍性贫血带来的临床问题有：慢性贫血、对无效红细胞生成的生理应答、输血后的铁超载、异常的铁吸收增加以及铁螯合物治疗[154]；输血相关的同种异体免疫和感染、脾肿大、骨骼异常（由于髓外造血、螯合物治疗以及其他因素）、内分泌功能障碍（包括性腺功能低下、垂体功能减退和糖尿病）、身材矮小、肺动脉高压、静脉血栓形成和血栓栓塞以及心肌病（主要由铁超载引起）。珠蛋白生成障碍性贫血患者同时是高凝人群[157]，在脾切除术后这种情况可能还会加剧[157,158]。

治疗本病中-重型的方法是合理输血治疗，通过输血治疗贫血，抑制无效红细胞生成，同时最大限度减少并积极治疗铁超载。输注去白细胞以及延长表型匹配时间的血液可以减少免疫并发症，严格观察终末器官损伤并对内分泌功能进行管理十分重要。当有合适的供体时，建议在发生严重肝损害之前进行 HSCT，它为珠蛋白生成障碍性贫血提供了一种可行的治疗方法。为了改善疾病的进程，目前正在研究的治疗方案有：使用重组人促红素、胎儿血红蛋白调节剂（如羟基脲、丁酸盐）和抗氧化药物。令人兴奋的一项研究是通过抑制 JAK2-STAT5 细胞通路来调控重组人促红素的基因表达，进而调控无效的红细胞生成[159]。目前，越来越多的正在进行中的基因治疗试验获得了成功，而类似于治疗镰状细胞病的基因编辑的方法还在研究之中。

围手术期注意事项

患中-重型珠蛋白生成障碍性贫血的小儿可能需要接受胆囊切除术和静脉通道留置术，以便于反复输血[160]。虽然脾切除术后可以减少输血量，但若有可能应尽量避免（尤其是中间型珠蛋白生成障碍性贫血）。因为脾切除术后栓塞性疾病的风险也增加了。若实施脾切除术，则术中及术后应使用普通肝素或低分子量肝素进行短时间的抗凝治疗。要遵

循肺炎球菌疫苗接种方案以及脾切术后患者的预防性抗生素使用准则对患儿进行治疗[161]。接受脾切除术的珠蛋白生成障碍性贫血患者应视其为血栓形成的高危人群,当他们处于手术、妊娠和制动这些增加血栓形成危险因素中时,应给予适当的预防治疗[158,162]。脱钙的长骨可能容易发生骨折,而年龄较大的小儿可能需要对畸形骨骼实施截骨术。

珠蛋白生成障碍性贫血患者的围手术期管理尚未得到广泛研究。但与血液科医生保持密切沟通确定输血的指标及术前最佳的血红蛋白水平是非常重要的。此外,还应认识到这些患者可能出现的铁超载并发症:肝功能不全、糖尿病、垂体功能不全和心功能不全(后者是术前心电图和超声心动图检查的指征)[163]。颌面部骨骼畸形可能会挑战气道管理安全[164]。同样,髓外红细胞生成可形成椎旁肿块,使硬膜外或其他神经阻滞难以实施。尽管围手术期高血压可能是腹腔镜脾切除术中常见的问题[166,167],但腹腔镜和机器人辅助胆囊切除术[165]和脾切除术已成功地应用于珠蛋白生成障碍性贫血患儿。表10-10列出了珠蛋白生成障碍性贫血患儿,特别是重型患儿围手术期的注意事项和关注点。

表10-10　珠蛋白生成障碍性贫血患者的围手术期注意事项
术前注意事项
检测血红蛋白浓度
如果在合适的情况下,输血前交叉配血(抗体匹配,给频繁输血的患儿准备少白细胞血)
评估内分泌功能紊乱(如糖尿病,垂体功能减退)
评估心脏功能,包括超声心动图(适当的时候)
评估肝功能,警惕肝硬化和铁或病毒所致的肝损伤
气道评估,对可能出现的困难气道要有充足的准备
脾切除术前预防性使用抗生素和免疫接种
术中注意事项
对脱钙的四肢要小心摆放和固定
注意心血管功能,包括脾切除术后高血压
注意腹腔镜手术对循环呼吸功能的影响
预防血栓栓塞形成
术后注意事项
监测心功能
预防血栓栓塞形成

血小板减少症

血小板功能紊乱和出血

血小板是调节止血的重要组成部分,分布在血液(2/3)和脾脏(1/3)之中,正常寿命是7~10天。小儿血小板数量可能因生成减少或消耗增加而降低,或出现了功能异常。典型的血小板疾病所致的出血通常只包括皮肤和黏膜。虽然婴幼儿原发性和继发性血小板减少的原因很多,但本文主要讨论特发性血小板减少性紫癜(idiopathic thrombocytopenic purpura,ITP)。

特发性血小板减少性紫癜

ITP是健康小儿急性血小板减少的最常见原因,手术患者中常常遇到。据估计,ITP的小儿发病率约为4/100 000,是一种良性的自限性疾病,2~10岁的小儿是主要受累人群[54]。原发性ITP没有明确的诱因,但药物或疾病可以导致继发性ITP。ITP的诊断仍是临床排除性诊断,需要同很多疾病相鉴别,ITP的特异性治疗可帮助诊断。

病理生理学

ITP的特点是抗体介导的免疫应答导致组织巨噬细胞破坏血小板,造成血小板数量减少(血小板计数<100 000/mm³),生存时间缩短。抗体也可抑制巨核细胞和血小板的发育。血小板自身抗体可单独或作为免疫复合物的一部分存在,通常它们是免疫球蛋白G(immunoglobulin G,IgG)型,对血小板膜糖蛋白Ⅱb/Ⅲa和Ⅰb/Ⅸ表现出免疫特异性[168]。当网状内皮系统和脾脏破坏抗体覆盖的血小板时,就会出现血小板减少。

临床体征和实验室检查及其治疗

通常小儿的ITP是在病毒感染或免疫接种后发生的一种良性疾病,其临床表现为黏膜表面的瘀斑或在骨性突起处出现的紫癜、血小板减少、血小板平均体积增加伴骨髓巨核细胞增多。无论何种治疗方法,症状均可在数周或数月内恢复。ITP根据持续时间分为三型,新发ITP(<3个月)、持续性ITP(3~12个月)和慢性ITP(>12个月)[169]。

虽然ITP患儿的血小板功能普遍增加,但只有当血小板计数<10 000~20 000/mm³时,才需要治疗[168]。密切观察、避免活动导致的头部创伤正逐渐纳入到治疗方案中。常用的药物治疗包括:抑制单核/巨噬细胞介导的对抗体覆盖的血小板的破坏的药物(如糖皮质激素、静脉注射免疫球蛋白、抗D免疫球蛋白、长春碱类)。减少抗体生成的药物(如环磷酰胺、抗CD-20抗体),对初期治疗无反应的患儿,可使用刺激血小板生成素受体的试验药物[170]。血小板输注仅限于危及生命的紧急情况。由于脾脏是破坏血小板的主要器官,因此仅建议慢性、有症状的ITP患儿,或急性、危及生命而又对药物治疗无效的ITP患儿行脾切除术[171,172]。该手术通常是微创手术,成功率约为75%[173-175]。

围手术期注意事项

鉴于ITP的临床和实验室检查特点,麻醉医生管理拟行脾切除术或其他手术的ITP患儿时要注意表10-11所列的内容,并且在术前咨询血液科医生,评估是否需要输注血小板以及其他一些内科治疗的需求。

表10-11　特发性血小板减少性紫癜患者的围手术期注意事项
术前注意事项
检测血红蛋白浓度,血小板计数
了解血小板输注史
了解糖皮质激素药物用药史
明确感染史

表 10-11　特发性血小板减少性紫癜患者的围手术期注意事项（续）

脾切除术前预防性使用抗生素和免疫接种（适当的时候）

当血小板计数<30×10⁹/L 时，应和血液科医生共同商议药物治疗还是输注血小板

停用任何抑制血小板的药物（如阿司匹林）

术中注意事项

选择合适的抗生素覆盖致病菌

重视糖皮质激素药物使用

药物治疗和输注血小板指征同上（血小板输注的最佳时机应该是在脾切除术中阻断脾动脉后）

对区域阻滞、肌内注射药物、经鼻置入胃管、经鼻气管插管或其他一些操作要格外谨慎

限制使用有可能导致出血风险的药物（如酮咯酸）

注意腹腔镜手术对循环呼吸功能的影响

术后注意事项

检测血红蛋白浓度，血小板计数

预防感染

使用糖皮质激素药物

疼痛管理

凝血功能障碍

有的手术患儿，其个人史或家族史提示有出血性疾病。麻醉医生必须迅速决定是推迟手术以进一步评估，还是直接实施麻醉。需详细了解病史、家族史仔细体格检查，与血液科医生协商后进行实验室检查，这些都是围手术期筛查、诊断和治疗出血性疾病的重要步骤。

筛查试验

患儿的病史和家族史是最基本的筛查工具。家族史应明确那些归入"易出血者"的家庭成员，这些成员曾在手术中有过非计划输血，或因术后出血需要再次手术。母亲有月经过多的病史也很有意义。患儿病史中的提示性体征和症状包括易产生瘀伤、黏膜出血，年龄较大的女孩月经过多等。虽然对易瘀伤的诊断非常主观，但如果皮肤瘀伤发生在非创伤部位（如躯干）或在没有先前创伤的情况下形成明显的瘀斑，则临床医生应高度怀疑患儿有出血倾向。黏膜出血包括鼻出血和牙龈出血。小儿偶尔出现的鼻出血是正常的，但若其频率增加、持续时间延长、两侧对称出现或同时伴有其他部位的异常出血，则鼻出血的临床意义就增加了。牙龈出血是刷牙或使用牙线剔牙后常见的情况，但若在保持良好牙齿卫生的情况下，出现牙龈的自发出血或慢性出血，则其临床意义也会增加[176]。脐带残端裂开、牙齿治疗（尤其是拔牙）以及包皮环切术伴发的出血延长或失血过多，也是重要的病史。口腔损伤可能导致致命性大出血，但损伤导致的反复或持续性出血则可能意味着有某种潜在的疾病。

临床病史和体格检查提示有出血倾向的小儿，尤其是拟行有大出血倾向的手术或特殊止血要求手术的患儿，如扁桃体切除术，术前应与血液科医生进行沟通并进行相应的实验室检查。对所有患儿的实验室检查，无论其临床病史或手术类型如何，都可能出现假阳性结果，造成昂贵的检查费用支出和无谓的手术取消，这两者都可能致使医疗工作事倍功半及费用高昂。应区别药物引起的出血和自身的出血性疾病。

当高度怀疑有出血疾病时，应开具以下实验室检查项目，包括血小板计数、PT、INR、aPTT、凝血酶时间（thrombin time，TT）和纤维蛋白原浓度。PT 对凝血因子 Ⅱ、Ⅴ、Ⅶ、Ⅹ 的缺乏最为敏感，有助于区分维生素 K 缺乏与其他疾病。还常用于监测华法林的抗凝血效果；但它对监测肝素的治疗效果不够敏感。aPTT 对因子 Ⅷ、Ⅸ、Ⅺ 的缺乏最为敏感，而对因子 Ⅴ、因子 Ⅹ、凝血酶原和纤维蛋白原的缺乏敏感度较低。在缺乏接触或激肽释放酶/激肽系统蛋白、因子 Ⅻ、激肽释放酶原和高分子激肽原时，aPTT 也会延长，但这些因子的缺乏与出血无关。由于 aPTT 试剂对检测各因子缺乏的敏感性不同，因此不宜笼统认为该试验对检测某种具体因子的结果出现了异常；当出现异常结果时需要与血液科医生或检验科医生进行讨论。虽然缺乏一个或多个因子能够造成 aPTT 延长，但也可能是由肝素或血浆抑制剂（如狼疮抗凝剂）所致。将患儿血浆和正常混合血浆（按 1∶1 混合）混合后，分别测定 aPTT，如延长的 aPTT 得到了纠正，则提示有凝血因子缺乏。TT 试验能确定血液凝固所需的时间，有助于确定纤维蛋白原的缺乏或异常，但对标本中的肝素非常敏感。不建议将出血时间、TEG 和血小板功能分析仪（如 PFA-100）作为一线的筛查试验。

aPTT 结果达到正常值上限且高度怀疑个人或家族史中有出血疾病的小儿很可能有异常病变（如血管性血友病）。对这些小儿需要由血液科医生进行进一步的评估。对于是否推迟手术取决于以下几个因素：患儿的病史、手术部位及其迫切性、择期手术相关的出血风险以及术前对一系列筛查试验讨论的结果。

血管性血友病

血管性血友病（von Willebrand disease，vWD）是最常见的出血性疾病之一，尽管研究表明其发病率可能低至 1/1 000[177]。因与血友病的遗传方式不同，最初将 vWD 称为假性血友病，它是血管性血友病因子（vWF）数量、结构或功能异常造成的结果[178]。

病理生理学和分类

糖蛋白 vWF 在凝血级联反应中发挥着两种主要的作用：结合血小板使其黏附于受损的内皮下以及在血浆中携带因子 Ⅷ，而它又是以大分子和小分子多聚体的形式存在于血浆中。在血小板与受损内皮下的结合中，大分子多聚体发挥着比小分子多聚体更积极的作用，是血小板黏附不可或缺的因子，而与因子 Ⅷ 的结合则与多聚体的大小无关。vWF 的两个功能使其成为初级止血过程（通过血小板结合）和次级止血过程（作为因子 Ⅷ 的载体到达损伤部位）的重要组成部分。

vWD 的分类对于了解和治疗这种疾病十分重要。当前分类是由 vWD 委员会通过国际血栓与止血学会制订的[179,180]。该病总体可分为两大类：数量异常（1 型和 3 型）或质量异常（2 型，包括 A、B、M 和 N 等亚型）。除 2N 型和 3 型是常染色

体隐性遗传外，其余类型均为常染色体显性遗传。

由于 vWD 具有遗传异质性，因此根据出血史（即出血发生的次数）和实验室检测的因子浓度和活性提出了临床定义并将其分为轻度、中度和重度[181]。随着对 vWD 分子基础的进一步了解，很可能会改变这种疾病的分类以反映新的变化。例如，Rodeghiero 和他的同事提出了一种新的诊断和分类 vWD 患者的实用方法，用以提供最佳的治疗和管理。他们的方法有标准化的出血史评分、实验室集中分析及在某些亚型中试用 DDAVP[182]。对 vWD 患者进行更完善的分类可以预测临床治疗效果，并能在围手术期进行更好的管理[183]。

临床体征和实验室检查及其治疗

尽管没有明显的关节出血，但通常 vWD 患儿可能会表现出许多与出血性疾病有关的临床体征，它的典型症状是血小板黏附不良，包括瘀伤、鼻出血和月经过多。

以往人们认为 vWD 的患儿出血时间和 aPTT 延长，但轻型患儿的实验室数值通常都正常。当因子Ⅷ的活性处于或低于某种水平时（通常在 30%～35% 以下），aPTT 才会延长，但因子Ⅷ浓度的测定取决于医疗机构所用特异性化验的灵敏度。血小板功能分析仪（如 PFA-100）对本病的诊断具有较好的敏感性和特异性（均接近 90%）[184,185]。PFA-100 试验是测定血液流经覆盖有胶原或腺苷二磷酸（adenosine diphosphate，ADP）或肾上腺素的微孔膜时微孔闭合的时间，而 vWF 的活性和血小板功能决定了该试验的结果。由于该试验具有一定程度的变异性，所以对结果的分析应与其他试验的结果相结合[186]。除 2B 型外，其他类型的 vWD 血小板计数都是正常的。

曾经还有其他一些化验检查用于划分 vWD：vWF 抗原（vWF antigen，vWF：A），它是衡量 vWF 总水平的一个指标；vWF 活性，通常以瑞斯托霉素辅因子活性（ristocetin cofactor activity，vWF：R）进行衡量，本身就是 vWF 通过 GPIb 受体与血小板结合的量度；因子Ⅷ凝血活性；以及 vWF 多聚体分析。某些疾病状态与"获得性 vWD"有关，包括淋巴增生性疾病（以抗 vWF 抗体为标志）、慢性肾衰竭、甲状腺功能减退、肾肿瘤和某些先天性心脏病（以 vWF 多聚体蛋白溶解为特征）[187]。治疗的重点是增加内源性 vWF 的浓度，并在可能的情况下使用 DDAVP 或用凝血因子浓缩物进行替代治疗[188]。DDAVP 通常对 1 型有效，但对 2A 和 2M 型效果并不明显。DDAVP 对于某些小儿可能没有效果，甚至会出现不良反应：比如可能会增加 2A、2M 和 2N 型的异常 vWF；加剧 2B 型的血小板减少症；反复使用可能会导致超敏反应。由于存在发生水潴留、低钠血症和中枢神经系统病变如癫痫的风险，因此不推荐它用于非常年幼的患儿。同样，当静脉给予 DDAVP 治疗后需要限制输液。凝血因子浓缩物［包括因子Ⅷ和 vWF（精制灭菌冻干人抗血友病因子 CSL Behring，King of Prussia，Pennsylvania）或基立福（Grifols，Barcelona，Spain）］通常是 2B、2N 和 3 型所必须的。当无法获得含有 vWF 的浓缩物时，可使用冷沉淀，但由于它可能含有病毒，还有在溶解或加热处理的过程中都可能出现异常的 vWF，因此不推荐作为一线的治疗方法[189]。由于这种疾病对治疗方法反应的错综复杂，加上日新月异的替代品有效性不断提高，所以术前与血液科医生一起确定恰当的治疗方案至关重要[182,190]。

围手术期注意事项

确诊为 vWD 的患儿术前主要的关注点是恰当的术前针对性治疗，避免使用干扰凝血的药物，以及预计术中和术后的出血风险（表 10-12）[191,192]。虽然区域阻滞对这些患儿都是禁忌证，但也有报道表明实施区域阻滞麻醉后并未出现并发症[193]。

表 10-12　血管性血友病患者的围手术期注意事项

术前注意事项

咨询血液科医生：建立正确地诊断并观察患者对去氨加压素（DDAVP）治疗的反应；静脉输注 DDAVP 或含有因子Ⅷ和血管性血友病因子（vWF）的减毒凝血因子浓缩物，如精制灭菌冻干人抗血友病因子（Humate-P）治疗严重的 vWD 或对 DDAVP 治疗无反应的患者[186]

测定实际和期望的凝血因子浓度以及术后预期治疗的时间[191]

停用任何抑制血小板的药物（如阿司匹林）

术中注意事项

对区域阻滞、肌内注射药物、经鼻置入胃管、经鼻气管插管或其他可能导致出血的操作要格外谨慎

限制使用有可能导致出血风险的药物（如酮咯酸）

监测凝血功能，对创伤性大手术要测定血小板计数

用合适的血制品治疗出血

考虑使用抗纤溶药物（如氨基己酸，氨甲环酸）[190]

合理使用重组凝血因子Ⅶa 治疗重症 vWD3 型或含有凝血因子抑制物患者的严重出血

术后注意事项

复查凝血因子浓度（如因子Ⅷ和 vWF）

确保血液制品和凝血因子随时可用

对出血采取恰当的治疗

对接受多种浓缩物或抗纤溶药物或同时接受这两种治疗的患儿要监测其血栓栓塞的情况

血友病

犹太法典"Talmud"首次报道了血友病，书中描述了一个 8 天大的男孩在割礼后出现了大出血。维多利亚女王家族成员在 19 世纪末和 20 世纪初因血友病而产生后遗症，从而引起了公众的广泛关注。1944 年，当时将两个血友病患者的血液混合在一起之后发生了凝结，才首次发现了血友病的多种类型。1952 年，血液科医生揭示了他们的早期发现，一个 10 岁的男孩 Stephen Christmas，表现出血友病的另一个类型，即Ⅸ因子缺乏症，这与传统的Ⅷ因子缺乏症不同。

血友病是由因子Ⅷ（即血友病 A 或经典血友病）、因子Ⅸ（即血友病 B 或 Christmas 病）或因子Ⅺ（即血友病 C）缺乏引起的一组先天性出血疾病。1982～1991 年，在美国六个州的疾病监视区内，常见血友病的类型是血友病 A 和血友病 B，发病率为 1/5 032 活产男婴；血友病 A 的患病率为 10.5/100 000 活产男婴；血友病 B 为 2.9/100 000 活产男婴[194]。由于血友病 A 和 B 都是 X 连锁隐性遗传，因此家族史对本病的诊断具有重要意义。如果父亲是患者，母亲是携带者，或者在极端莱昂化（X 染色体失活）的情况下，则男孩更容易罹患

此病，女孩很少遗传。男性患者的女儿是一个肯定携带者，有 50% 概率遗传给她的任何儿子。新生突变相对普遍（约有 1/3 的血友病 A 和 B 患者），且男性患者很有可能没有家族史[176]。血友病 C 是一种轻型血友病，主要在阿什肯纳兹犹太人群中发病，也称为血浆促凝血酶原激酶前体（plasma thromboplastin antecedent, PTA）缺乏症或罗森塔尔综合征（Rosenthal syndrome）。在美国，其发病率为 1/100 000 成人，仅为血友病 A 发病率的 10%。它与另外两种血友病的区别在于常染色体隐性遗传方式上（因子XI的基因位于 4 号染色体上），没有关节出血，很少需要治疗。女性患者可能会出现月经过多，而男性患者除可能经常鼻出血外，有时也会在术中发生失血过多。

病理生理学

体内正常止血的过程起始于血管内皮受损部位，是通过活化的因子Ⅶ（FⅦa）和组织因子（tissue factor, TF）的相互作用形成复合物直接激活因子Ⅸ和因子Ⅹ，活化的因子Ⅸ与因子Ⅷ一起进一步激活因子Ⅹ，后者与因子Ⅴ一起将凝血酶原转化为凝血酶。止血过程，需要足够的因子Ⅷ和因子Ⅸ参与，如果其中一个缺乏就会出现严重的出血。因子XI激活了因子Ⅸ，但其在止血通路中的确切作用尚不完全清楚。

临床体征和实验室检查及其治疗

血友病 A 和 B 的临床特征有很多相似之处（表 10-13）。这些患儿出血的严重程度和凝血因子缺乏的程度有直接关系[195]。轻型或中间型的血友病患儿只有在创伤或手术等药物止血困难后才出现失血过多，而重症血友病小儿则会自发性出血（如关节积血）[195]。尽管女性携带者偶尔会出现与轻型血友病相似的临床表现，但她们平均有 50% 的正常因子浓度，所以平时不会出现症状[184]。

表 10-13　A 型血友病的临床表现

临床表现	轻型（＞10%）[a]	中间型（2%～10%）[a]	重型（＜2%）[a]
首次出血的年龄	3～14 岁或＞14 岁	＜2 岁	＜1 岁
新生儿期体征	无	包皮环切术后出血	包皮环切术后出血，颅内出血
肌肉骨骼出血	除严重创伤外，平时很少见	轻微创伤可引发关节和肌肉出血	自发性出血
中枢神经系统出血	除严重创伤外，平时很罕见	发生率较重型低	发生率，3%，平均年龄，14 岁
术后出血	伤口血肿渗出	伤口血肿渗出	常常有明显出血
创伤相关出血	严重创伤并血肿形成和深部组织出血	轻微创伤引发肌肉和关节出血	轻微创伤引发常见出血
牙齿出血	时常	常见	非常常见
有凝血因子抑制物	罕见	＜3%	发生率，15%～20%

[a] 因子Ⅷ活性百分比；由 DiMichele D 修改：Hemophilia A（FⅧ deficiency）. In: Goodnight SH Jr, Hathaway W, eds. *Disorders of Hemostasis and Thrombosis*. New York: McGraw-Hill; 2001: 127-139。

除 aPTT 外，总的来说凝血检查结果都是正常的，aPTT 的延长和血中凝血因子的浓度成比例关系。可以通过测定特异性因子的浓度来确诊[196]。如果怀疑患有血友病，但没有家族史，应考虑检测 vWD，特别是类似血友病的类型（即 2N 和 3 型）。由于 aPTT 对检测特定因子缺乏的敏感性不同，该试验对携带者的检验能力因实验室而异；对携带者的诊断通常需要特定的因子分析。

血友病 A 和 B 可通过补充缺乏的因子浓缩物进行替代治疗，但浓缩物的浓度应保持在规定的水平以防止后遗症（表 10-14），且要避免接触血浆制品。治疗的时间应根据疾病的严重程度而定。DDAVP 通过释放内源性物质来增加因子Ⅷ的浓度，从而对某些轻型患者有效，鉴于该药具有快速耐受性而限制了其长期使用，因此通常推荐用于短小手术[197]。对于大多数患者，特别是那些需要保持高浓度才能有效止血的患者，应该使用浓缩物。尽管重组形式的药物不具有传染风险，更利于临床使用，但在供不应求时，可能仍然需要用源于血浆制备的药物[184,197]。罕见的 C 型血友病且术中失血过多的患者，可能需要使用重组因子XI或新鲜冰冻血浆（fresh frozen plasma, FFP）治疗。血液科医生会诊后，为每一个血友病患儿制订一份因人而异的治疗计划是非常必要的。

产生凝血因子浓缩物抑制物的患儿对围手术期的治疗提出了挑战。多年来，在非常必要的情况下外科医生才会为这类患儿施行手术，这个时候他们需要更高浓度的浓缩物或脱敏方案来治疗。然而目前对这些患儿的治疗已取得进步，旁路制剂药物可绕过内源性凝血途径（Ⅷ或Ⅸ）直接刺激凝血酶生成来治疗出血。这些药物有重组因子Ⅶa 和活化的凝血酶原复合物如 FEIBA（抗凝血抑制剂复合物），它们的药效都超过了 80%。然而我们更提倡使用特定因子的浓缩物，除非患儿体内的抑制物水平明显升高[198]。

围手术期注意事项

血友病患儿围手术期关注的重点是预防和治疗出血，类似于 vWD 患儿的治疗（表 10-15）。许多人认为区域阻滞对血友病患儿属于禁忌证，但有报道称，只要维持凝血因子浓度在正常水平就不会出现并发症[199]。

高凝状态

高凝状态是一种有利于血栓形成的状态（即血栓病）。这种情况会增加血栓形成和静脉血栓栓塞不良事件（venous thromboembolic events, VTE）的风险，而 VTE 通常是在诊断时出现的症状。血栓性疾病可以是获得性的，也可以是先天性的。尽管新生儿和青少年在儿童人群中发生的风险相对

表10-14   A型和B型血友病治疗目标

出血种类	A型血友病所需血浆凝血因子的水平/(IU/dl)[a]	B型血友病所需血浆凝血因子的水平/(IU/dl)[a]	持续时间/d[b]
肌肉组织			
表层	40～60	40～60	2～3
深层组织（早期）	80～100	60～80	1～2
深层组织（维持期）	30～60	30～60	3～5
关节	40～60	40～60	1～2
胃肠道			
早期	80～100	60～80	7～14
维持期	50	30	
口腔黏膜	30～50	30～50	2～3
鼻出血	30～50	30～50	2～3
肾脏出血	50	40	3～5
手术（大）			
术前	80～100	60～80	1～3
术后	30～80	30～80	4～14
手术（小）			
术前	50～80	50～80	1～5
术后	30～80	30～80	1～5
中枢神经系统			
早期	80～100	60～80	1～7
维护期	50	30	8～21

[a] 当药物供应充足时推荐的治疗目标。当药物供应短缺时，目标值可能会相应调低。

[b] 可根据临床情况和疾病的严重程度而增加或减少。

由 Brown DL 修改. Congenital bleeding disorders. *Curr Probl Pediatr Adolesc Health Care*. 2005；35：38-62；Srivastava A, Brewer AK, Mauser-Bunschoten EP, et al. Treatment Guidelines Working Group on behalf of the World Federation of Hemophilia. Guidelines for the management of hemophilia. *Haemophilia*. 2013；19：e1-e47。

较高[201]，但小儿 VTE 的发生率低于成人，即使是那些已知有先天性血栓疾病小儿也是如此[200]。先天性血栓性疾病包括因子 V 莱顿突变、凝血酶原基因突变、蛋白 C 和 S 缺乏以及抗凝血酶Ⅲ缺乏[202]。获得性血栓形成的危险因素包括中心静脉导管、感染、恶性肿瘤、手术或创伤[201]对怀疑有高凝状态的非手术小儿经筛查仍有争议，对有家族史但并无症状的小儿也不推荐筛查[203]。

对于筛查和预防性治疗怀疑有高凝状态的小儿仍然缺乏基于循证医学的指南。目前的证据表明，只有接受长期家庭全肠外营养（total parenteral nutrition，TPN）的小儿和有特殊复杂心脏疾病的小儿（如 Fontan 患者）才建议在非手术条件下进行药物预防[204]。但有明确血栓性疾病家族史的手术患儿可能会从筛查试验中获益，并应按照血液科医生对围手术期管理和药物预防的会诊意见进行治疗，如术后使用低分子量肝素等。还可以采用非药物方法预防血栓，包括术后尽早下床活动、适当的补液和穿着弹力袜。这些方法可由医生自行决定使用或由医疗机构根据患儿病史、家族史和 VTE

表10-15   血友病患者围手术期注意事项

术前注意事项

咨询血液科医生，明确诊断

确定以及检验治疗方案，包括使用去氨加压素或凝血因子（浓缩物或重组凝血因子）

考虑多种治疗方法联合治疗以减少凝血因子的暴露

停用所有抑制血小板的药物（如阿司匹林）

术中注意事项

对区域阻滞、肌内注射药物、经鼻置入胃管、经鼻气管插管或其他可能导致出血的操作要格外谨慎

限制使用有潜在导致出血的药物（如 NSAID）

复查凝血指标，尤其是凝血因子水平（因子Ⅷ和Ⅸ）

预计术中出血并使用合适的血液制品治疗

对严重出血考虑使用重组人活化的凝血因子Ⅶ（rFⅦa）

术后注意事项

按照血液科医生的会诊意见，在特定的时间内维持凝血因子的浓度

确保血库随时都有合适的血制品和凝血因子可供使用

预计术后的出血并进行相应治疗

NSAIDs, nonsteroidal antiinflammatory drugs.

的危险因素而选择使用。

对于患有血栓性疾病或具有血栓性疾病家族史的患儿，使用抗纤溶药物预防高危手术（如脊柱侧弯、颅缝早闭）中大出血的研究尚不多见。建议就药物可能的风险/获益与患者及其家属和外科医生进行详细的讨论。

血液系统恶性肿瘤

与成人不同，血液系统恶性肿瘤在小儿中较为常见，占所有新诊断癌症的 40% 以上，其中大多数是白血病[205]。儿童期所有的血细胞谱系都可以发生恶性肿瘤。血液系统的每一种恶性肿瘤都是一种异质性疾病，具有许多不同的生物学亚型，因此治疗方案以及生存率各有不同。表 10-16 列举了血液系统常见恶性肿瘤的种类及其亚型。然而，新近的研究已经揭示了某些亚型间的发病机制和临床特征相互重叠，导致目前对某些疾病亚型的分类做出了更改[206]。图 10-1 详细

表10-16   儿童期（0～14岁）血液系统恶性肿瘤发病率

恶性肿瘤	每百万人发病率/%	5年生存率/%
白血病	54.1	85
急性淋巴细胞白血病	41.2	89
急性粒细胞白血病	8.4	65
淋巴瘤	16.7	93
霍奇金淋巴瘤	6.0	98
非霍奇金淋巴瘤	7.5	89
组织细胞增多症	—	—
朗格汉斯细胞组织细胞增生症	5	85～100
骨髓增生异常综合征	2	50

摘自参考文献207～210。

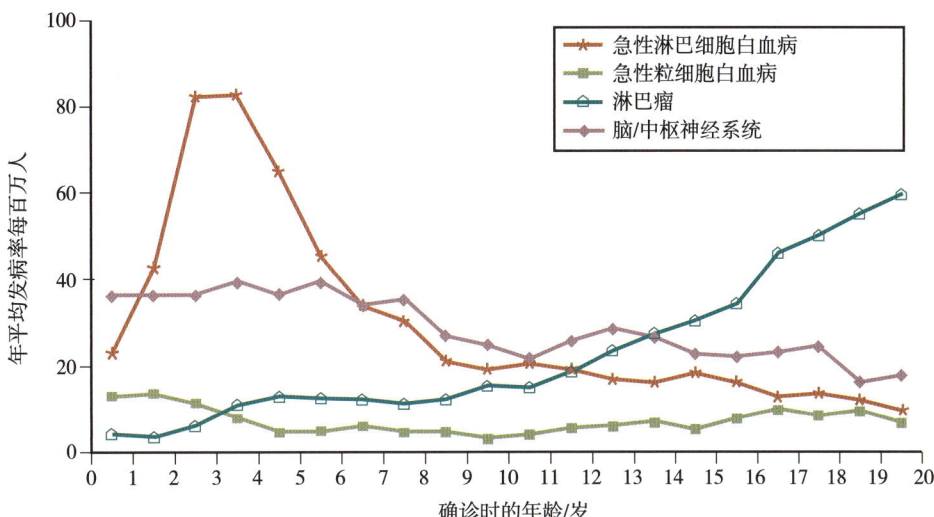

图 10-1　按照儿童肿瘤国际分类（ICCC）划分的儿童恶性肿瘤在特定年龄的发病率，包括所有种族以及男孩和女孩，SEER 1986—1994（摘自 Ries LAG, Percy CL, Bunin GR. Introduction. In: Ries LAG, Smith MA, Gurney JG, et al., eds. Cancer Incidence and Survival among Children and Adolescents: United States SEER Program 1975—1995. Bethesda, MD: National Cancer Institute, SEER Program, 1999. NIH Pub. No.99-4649）

说明了儿童血液系统的恶性肿瘤在各个年龄段的发病率。急性淋巴细胞白血病（acute lymphoblastic leukemia, ALL）在 2～5 岁发病率最高，急性粒细胞白血病（acute myelogenous leukemia, AML）的发病率在整个儿童期都保持稳定，淋巴瘤的发病率在整个儿童期和青春期保持稳步上升的态势。因此，各年龄段的儿童都有罹患血液系统恶性肿瘤的风险，在麻醉管理期间，每个患儿都可能表现出独特的临床特征并使临床决策更具挑战性。

所有血液系统的恶性肿瘤都是源于某种血细胞谱系内未成熟的祖细胞或分化成熟的细胞基因组的发生改变。白血病是淋巴样或髓系祖细胞在骨髓中异常增生所致，而淋巴瘤是淋巴结或其他淋巴组织中的淋巴样祖细胞（较少见的还包括成熟淋巴细胞）的异常增生造成的。由于白血病和淋巴瘤的几种亚型有着非常密切的联系，尤其是他们都可以表现为骨髓和淋巴受累的情况，因此在临床诊断和病理学上很难鉴别。组织细胞增生症是一类以树突细胞、单核细胞或巨噬细胞功能异常为特征的恶性疾病。骨髓增生异常综合征和骨髓增殖性肿瘤是起源于多能造血干细胞的罕见恶性疾病，造成一个或多个造血细胞谱系异常增殖并抑制其他造血细胞谱系。

急性淋巴细胞白血病

急性淋巴细胞白血病（ALL）是儿童期最常见的恶性肿瘤，在小儿所有恶性肿瘤和白血病中占比分别为 25% 和 76%[207]。治疗方案的不断进步使西方国家小儿和青少年的整体存活率达到 90%，另外某些亚型的存活率更高达 95%[211,212]。5 年生存率较低的亚型有婴儿型 ALL（53%）、青少年型 ALL（76%）、T 细胞型 ALL（82%）和所谓的高危分类组（83%）[211]。ALL 的发病高峰在 2～5 岁，此后随年龄增长快速下降（图 10-1）。

病理生理学

ALL 是淋巴样祖细胞在分化早期突变引起的异质性恶性肿瘤，又称作淋巴母细胞肿瘤。这种突变发生在骨髓中的 B 细胞或 T 细胞的淋巴母细胞中。大约 85% 的患者是前 B- 细胞系（pre-B-cell lineage, B-ALL），其余 15% 的患者是 T 细胞系祖细胞（progenitor T-cell lineage, T-ALL）[213]。B-ALL 和 T-ALL 都可以进一步分为几种不同的基因亚型，各亚型的治疗方法和预后不尽相同。通常认为白血病发病机制与一系列基因改变有关，包括染色体易位和染色体数目的变化，通过对调节蛋白不适当的抑制或激活进一步引起遗传学变化并最终导致白血病。这些获得性基因改变可导致骨髓中未成熟细胞的克隆增殖和积聚[214-216]。原始细胞的迅速增殖充满骨髓腔导致无效造血和外周血细胞减少。随着时间的推移，白血病细胞会侵犯其他器官和组织。

诱发 ALL 的具体危险因素目前尚不明确，但一般认为与以下因素相关，包括：放射物接触史（包括胎儿期接触）、遗传多态性和遗传综合征（如 21- 三体、布卢姆综合征、共济失调性毛细血管扩张症及范科尼贫血）[217,218]。21- 三体综合征的患儿在儿童期罹患白血病的风险增加了 18 倍，2/3 的白血病都是 ALL。由于复发和治疗相关死亡率，21- 三体综合征合并 ALL 的患儿的存活率要低于非 21- 三体的小儿[219,220]。

临床体征和实验室检查及其治疗

儿童期 ALL 在发病早期并无特异性的症状和体征，其症状的严重程度受骨髓抑制和血细胞减少的影响。主要症状有：频繁的上呼吸道感染、发热、疲劳、全身无力、皮肤苍白、皮下瘀斑、易擦伤、淋巴结肿大、肝脾肿大、四肢疼痛和拒绝行走[221]。当怀疑有白血病时，全血细胞计数（complete blood cell count, CBC）检查通常能帮助诊断白血病。半数患儿早期的 CBC 表现为白细胞增多，80% 的患儿表现为贫血、中性粒细胞减少和血小板减少[221-223]。这类患儿常常出现面色苍白，疲惫不堪，但其他方面却很健康。但诊断为疾病进展期合并巨大肿瘤并髓外转移的小儿病情更重；可表现为高尿酸血症、肾功能不全、骨骼侵犯导致的钙磷异常、白血病细胞浸润导致的肝功能障碍和轻度凝血异常[223]。B-ALL患儿较少出现 CNS 白血病或前纵隔肿块，但半数的 T-ALL患儿有前纵隔肿块，半数患儿有白细胞增多和血管淤滞，10%～15% 的患儿可有 CNS 白血病[221,222,224]。骨髓穿刺可以明确诊断，进行免疫表型和细胞遗传学研究，进而鉴别 ALL 的亚型和遗传学特征，并用以指导患儿的治疗。可以在麻醉下同时对患儿进行骨髓穿刺和腰椎穿刺，评估脑脊液（cerebrospinal fluid，CSF）中淋巴母细胞的增殖情况。

由于 ALL 是一种异质性疾病，因此患儿特异性白血病细胞的基因组资料有助于对其生存率判断，治疗反应的评估，并确定最佳的治疗方案[216,225]。在大多数儿童肿瘤中心，治疗分为五个阶段：诱导治疗、巩固和中枢神经系统预防治疗、间歇期维持治疗、延迟强化治疗和维持治疗。每种治疗的强度和时间间隔应根据患儿的风险类别而定，而这又取决于特定肿瘤亚型复发的风险。值得注意的是，初诊为 ALL 的患儿很少需要颅脑放疗，因为放疗并不影响患儿预后，但会增加慢性神经认知功能障碍和继发性肿瘤的危险[226,227]。

在确诊后不久就要开始诱导治疗，通过口服药物强化全身化疗并给予鞘内化疗，目的是根除 99% 以上的白血病细胞，恢复正常的造血功能。对标准危险 ALL 患儿以糖皮质激素、长春新碱和天冬酰胺酶三种药物治疗。而对风险增加的患儿通常会加用第四种药物，如蒽环类抗肿瘤药[212]。在 4～6 周的诱导治疗结束时，骨髓中未成熟细胞<5%、血细胞计数恢复正常被定义为症状缓解。以流式细胞仪检测微小残留白血病（minimal residual disease，MRD）可在微观水平进一步定量分析疾病缓解程度。在这个治疗周期结束时，患儿对诱导治疗的反应速度和 MRD 水平是判断患儿预后及影响后期治疗的重要因素[228]。虽然大多数患儿在诱导期结束时都能得到缓解，但若不继续治疗，复发将不可避免[212]。在这一阶段，患儿的总体健康状况变化莫测[229]。

随后，依据治疗方案，进行巩固、间歇期维持和延迟强化治疗 6～9 个月。这一阶段使用大剂量鞘内化疗和静脉化疗，以继续根除所有组织中的白血病细胞，并维持缓解的状态。每种治疗方案中化疗药物的选择、持续时间和强度各不相同。最近增加的靶向抗肿瘤药物（如针对费城染色体阳性白血病的伊马替尼），改善了在这个治疗阶段高风险患儿的预后[225]。在这个阶段，严重的骨髓抑制和药物的毒性反应时有发生，尤其是当合并有严重的中性粒细胞减少症时，一方面限制了化疗药物的剂量，另一方面也推迟了下一阶段化疗开始的时间。另外，脱发、黏膜炎、厌食症、呕吐、严重感染和疲劳也经常在这一阶段发生[224]。尽管在门诊治疗已司空见惯，但强化治疗或进展期后遗症治疗阶段通常需要住院治疗。重要的辅助治疗手段包括：输血、营养支持、预防感染以及应用弱化化疗药物毒性的药物等[230]。最后一期是维持治疗期，需持续治疗 1.5～2.5 年，这个阶段可在门诊开具口服化疗药物（甲氨蝶呤、巯基嘌呤、加减其他药物）进行治疗。这个阶段的患儿表面上常过着近似正常的生活，但有些患儿可能需要短期住院治疗感染所致的中性粒细胞减少或临床状况恶化，许多患儿受到长期治疗所带来的功能障碍的影响，如疼痛、神经系统病变、抑郁和心理社会功能障碍[229]。

多达 20% 的患儿会复发；复发，特别是治疗期间的复发将导致患儿存活率明显降低[231]。由于预后越来越差，不得不使用毒性更大的化疗药物或尚在研究阶段的治疗方法。对于复发和高危的患儿，HSCT 是一种常用的治疗方法，但 HSCT 并不常用于初诊患儿[232]。还有些处于研究阶段的治疗方法，如将在第 11 章讨论的过继性 T-细胞治疗，也表现出极大的应用前景[233]。复发患儿的总体临床状况复杂多变，从仅需门诊治疗到必须进入重症监护室治疗。

围手术期注意事项

新发的 ALL 患儿在诊断后不久即需要在全身麻醉下留置中心静脉通路，用于长期频繁的静脉化疗和抽血。在首次麻醉前，必须排除是否有前纵隔肿块（见第 15 章），因为在诊断时，尽管只有少数患儿有症状，但超过一半的 T-ALL 患儿在诊断时均伴有前纵隔肿块[222]。在诱导和巩固治疗阶段（前 6～9 个月），患儿将接受多次的骨髓和腰椎穿刺。在 ALL 治疗期间，除了更换感染或失去功能的中心静脉通路外，其他外科手术并不特别常见。在实施麻醉前，应当对全血细胞计数进行检测。表 10-2 列举了在各种侵袭性操作前，公认安全的最低血小板的计数值，但对于腰椎穿刺和骨髓穿刺，每个医疗机构要求的数值可能都有所不同。严格遵守无菌原则非常必要，尤其是对于中性粒细胞减少的患儿。对患口腔黏膜炎的患儿行喉镜检查时，应注意保护极其脆弱的口腔黏膜。需要强调的是在确诊并制订治疗计划之前，应避免滥用静脉类固醇药物，因其可能：①导致肿瘤细胞坏死使诊断复杂化；②导致肿瘤溶解综合征；和 / 或③影响治疗随机化。表 10-17 列出了适用于所有血液系统恶性肿瘤的患儿的围手术期注意事项，麻醉注意事项将在第 11 章中详细讨论。

急性粒细胞白血病

虽然 AML 在老年人群的患病率更高，但该疾病也是儿童期第二常见白血病，占儿童白血病的 18% 和儿童白血病总死亡数的 50%[207,234]。儿童 AML 的发病率有两个高峰，分别为 3 岁之前和 14 岁之后（图 10-1）。青春期发病率的上升反映了整个成年期患病率的逐渐增加[207]。在过去的几十年里，儿童期 AML 的 5 年生存率显著提高，达到 65%～70%，但仍有几乎一半确诊为 AML 的患儿最终会复发并死于该病。AML 仍然是儿童期的最严重的恶性肿瘤之一，该病的总体生存率最低，初诊年龄越大，死亡率也越高[207,234,235]。

病理生理学

AML 是一种未分化的骨髓前体细胞的异质性恶性肿瘤。AML 可以是原发疾病，也可继发性于接触细胞毒性药物后（如既往的癌症治疗）或骨髓增生异常综合征。与 ALL 相似，AML 可根据肿瘤的细胞学亚型进一步分类，不同亚型的治疗方案和预后也不尽相同[236]。AML 可能起源于一系列基因突变导致失去分化成熟能力的骨髓细胞快速的克隆增殖和积累[237]，其症状正是由髓内积聚和最终的髓外浸润所造成[236]。

遗传风险是儿童期 AML 发生中的一个重要组成部分。一些更常见的危险因素包括：21-三体综合征、范科尼贫血、

表 10-17　小儿血液系统恶性肿瘤以及造血干细胞移植围手术期注意事项

术前注意事项

主要由血液肿瘤科医生负责患儿治疗

全血细胞计数（适当的时候）

超声心动图或胸部 X 线平片检查或两者兼查

咨询肿瘤科医生确定输血前交叉配血的标准（如巨细胞病毒血清抗体阴性，去除白细胞，辐照血液）

要求所有干细胞移植受者化验血型

了解急慢性疼痛药物治疗史

使用抗生素预防感染

对干细胞移植患者避免使用抑制骨髓的药物

严密观察采取隔离防护措施的指征

留置中心静脉通路时遵守无菌原则

术中注意事项

注意保护皮肤、牙齿、眼睛和关节，摆放体位和放置保护垫时要小心

对有黏膜炎的患者，放置气道工具时要留心

留置中心静脉通路时遵守无菌原则

预防饱胃（适当的时候，如移植物抗宿主病）

适当的补液维持尿量

全静脉营养持续输注（和其他一些含高糖的静脉液体）

如果之前使用博来霉素进行过治疗，要避免高浓度吸氧（FiO_2）并且限制补液

对心功能受损患者要谨慎使用抑制心脏的药物

预防恶心呕吐：只有和肿瘤科医生探讨后，才能使用糖皮质激素药物治疗

只有确保安全和有指征时，才能实施区域阻滞

术后注意事项

对适合的患者可静脉给予阿片类药物或其他镇痛药

留置中心静脉通路时遵守无菌原则

严密观察采取隔离防护措施的指征

布卢姆综合征、共济失调性毛细血管扩张症、施-戴综合征和家族性 7 号染色体单体[238]。21-三体综合征是这些综合征中最常见的一种，其使 AML 的风险增加了 10～20 倍[239]。环境因素在儿童期 AML 发病机制中的作用目前尚不清楚，但暴露于高辐射环境中的小儿（如 20 世纪 40 年代日本原子弹的幸存者）患急性粒细胞白血病的风险大大增加。化疗药物尤其是拓扑异构酶抑制剂等接触史及获得性骨髓抑制是继发性 AML 的重要原因[236]。

临床体征和实验室检查及其治疗

确诊前的临床症状通常是非特异性的，主要包括全血细胞减少所致的面色苍白、出血、易瘀伤和感染等。依据诊断时骨髓抑制的程度，大多数患儿合并贫血和血小板减少[236,240]。白细胞计数可高可低，中性粒细胞减少则很常见，因此患儿很容易发生严重感染。有 20% 的 AML 患者确诊时有白细胞增多（>$100×10^9/L$）[241]。由于血小板减少、血小板功能障碍和肿瘤细胞释放抗凝或促凝血因子等原因，约 14% 的患儿有出血和血栓形成的风险；此为急性早幼粒细胞白血病的特点之一[242]。髓外浸润并不常见，在确诊时仅有约 10% 的患儿发生。常见于皮肤（皮肤白血病）、头部、颈部、大脑（软脑膜）和脊髓[243]。当怀疑有 AML 时，可使用骨髓穿刺活检来确诊。可通过对骨髓中白血病细胞的遗传学诊断决定治疗方案并预计生存率[244]。

诱导治疗的目的是减少患者白血病细胞数目，为此，标准方案是使用阿糖胞苷、柔红霉素和依托泊苷。与 ALL 诱导治疗相比，AML 诱导治疗的强度更大，发生危及生命的并发症（如感染等）的风险也更高。尽管随着时间的推移，诱导治疗后的缓解率已上升到约 85%～90%，但治疗相关的发病率和死亡率仍是个值得关注的问题[245]。这类患儿经常发生严重的骨髓抑制，因此支持性治疗至关重要，整个诱导治疗期及进展期中性粒细胞减少导致感染时，都需要住院治疗[246]。合并巨大肿瘤的患儿易发生肿瘤溶解综合征[247]。约有 4% 的儿童在接受柔红霉素或其他蒽环类抗肿瘤药物治疗的初期即会出现严重心肌病[248]。有 10%～10.30% 的患儿会发生中枢神经系统 AML，因而经腰椎穿刺行鞘内化疗是常规的治疗手段[249,250]。像 ALL 一样，诱导治疗后还需要补充治疗以避免复发。许多治疗方案中，在诱导治疗后，会再进行 3～4 个周期的强化治疗，以期在最佳的肿瘤抑制和避免严重毒性反应之间找到平衡点。对新确诊的儿童期 AML，HSCT 可作为高危患儿进入缓解期后的治疗手段[228]。有 55% 的 AML 幸存者存在长期健康隐患，特别是那些接受过 HSCT 的患儿[251]。由于小儿 AML 的复发率高，许多患儿会接受包括 HSCT 在内的更多强化治疗方案。但这些方案也会造成患儿更高的发病率和死亡率[252]。

有几种重要的 AML 亚型。急性早幼粒细胞白血病（acute promyelocytic leukemia, APL）占 AML 的 5%～10%，是一种以早幼粒细胞为主，对维 A 酸受体基因有特异性突变的 AML[253]。APL 细胞对维 A 酸（all-trans-retinoic acid, ATRA）非常敏感，在治疗方案中加入 ATRA 后，儿童期 APL 的存活率提高到 90% 左右，明显优于 AML 的总体生存率[254]。目前对 APL 的治疗方案只保留了 ATRA 和三氧化二砷，因此其总体毒性和慢性发病率与其他 AML 的治疗方法有明显不同。值得注意的是，此型 AML 经常在确诊时即表现为严重的凝血障碍，而出血和血栓形成的风险是多因素的，部分原因是 DIC 及白细胞增多症发生率高[242,255,256]。

21-三体综合征患儿发生骨髓恶性肿瘤的风险显著提高。原发性 AML 的 21-三体综合征患儿总体存活率很高，因此可以降低化疗强度[257]。这种低强度化疗降低了以往 21-三体综合征患儿治疗相关发病率的风险，包括 17% 的早期发病、有症状的心肌病发病率和 3% 的心肌病死亡率[258]。至少有 4%～10% 的 21-三体综合征新生儿会出现短暂异常性骨髓增生（transient abnormal myelopoiesis, TAM），它目前被归类为骨髓增生性疾病，而非骨髓样白血病。TAM 表现出与 AML 某些相似的地方，但通常会自行缓解。对进展期的患儿可能需要给予化疗才能达到缓解和存活。这些患儿约有 16%～20% 在骨髓疾病缓解后会发展成 AML[259,260]。

因恶性或非恶性疾病接受化疗或放疗的患儿中，有

1%～2% 发生治疗相关性 AML（rapy-related AML，t-AML），这一亚型占儿童期 AML 的 10%～20%。T-AML 通常在接受化疗后 2～10 年后发生。尽管在早期缓解后使用 HSCT 可改善疗效，但总体预后非常差[261]。

围手术期注意事项

与 ALL 一样，AML 患儿确诊很快就需要留置中心静脉通路以及连续的骨髓和腰椎穿刺。新确诊的患儿应进行白细胞增多症、维 A 酸综合征、前纵隔肿块和全血细胞减少后遗症的筛查。由于在 AML 治疗中常规使用蒽环类化疗药，因此必须对患儿是否存在心肌病进行评估，并在整个治疗过程中进行连续的超声心动图检查。治疗中需时刻遵守无菌原则。对于患有黏膜炎的小儿，在喉镜检查时应注意减少对脆弱口腔黏膜的损伤。要强调的是在确诊和治疗方案制订之前，应避免滥用静脉类固醇药物，因为它可能①引起组织坏死干扰诊断；②引起肿瘤溶解综合征；和③影响治疗导致随机化。一些具体的麻醉注意事项，包括对心肌病患者和 HSCT 术后患者的建议，将在第 11 章详细讨论。

霍奇金淋巴瘤

霍奇金淋巴瘤（HL）是第八大最常见的儿童恶性肿瘤，占所有小儿淋巴瘤患者的 40%～50%。在经济发达国家，HL 发病率呈双峰分布，第一个高峰在 15～35 岁之间，第二个高峰在 55 岁之后。因此，婴儿 HL 很少见，但随着年龄的增长，HL 发病率稳步上升，并成为 15～19 岁儿童中最常见的恶性肿瘤。在发展中国家，幼儿 HL 发病更为普遍[207, 262, 263]。小儿 HL 的存活率很高；在美国，5 年存活率超过 97%[207]。基于良好的生存率，目前治疗方案的重点已转移到在维持现有生存率的基础上尽量减少终身发病率[264, 265]。

病理生理学

HL 是一种以恶性霍奇金 / 里德 - 斯特恩伯格（HRS）细胞克隆增殖为特征的 B 细胞系恶性肿瘤。HRS 细胞聚集在淋巴结和其他淋巴组织内，并伴有大量变异炎性细胞浸润，这些细胞占肿瘤体积的 99%[266]。已知的小儿 HL 的危险因素有：免疫缺陷状态、EB 病毒（Epstein-barr virus，EBV）感染和 HL 家族史。根据确诊年龄和地理位置分布，高达 40%～50% 的小儿 HL 与潜在的 EBV 感染有关，可通过 EBV 阳性肿瘤细胞来确诊[267, 268]。HL 分为典型 HL 和以结节性淋巴细胞为主的 HL；尽管不同年龄组的每个亚型发病率各不相同，但在儿童病例中，经典 HL 约占 80%～90%，且预后较结节性淋巴细胞 HL 差[269]。

临床体征和实验室检查及其治疗

80% 的儿童会出现脾肿大和颈部、锁骨上、腋下淋巴结无痛性淋巴结病，偶尔会出现腹股沟淋巴结无痛性淋巴结病。纵隔受累十分常见；55%～65% 的患儿有纵隔肿块并可能伴有心肺疾病（见第 15 章），5% 的患儿有心包受累并可能伴有积液。在确诊前的 6 个月内，高达 10% 的患儿出现原发性 "B" 症状，包括发热、盗汗和体重减轻超过 10%，它的出现对分期和预后具有重要意义[270-272]。确诊时的实验室检查通常是非特异性的，包括白细胞增多、淋巴细胞减少、嗜酸性粒细胞增多和单核细胞增多。除非合并严重转移性疾病，红细胞和血小板计数一般都是正常的。但在确诊时常常已经发生了免疫抑制[271]。

诊断性评价包括体格检查和影像学。胸部 X 线平片能够快速筛查纵隔疾病，颈部、胸部、腹部和骨盆的 CT 检查可以评估淋巴结病变的程度。正电子发射体层成像（positron emission tomography，PET）已越来越多地用于诊断分期和中期评估[273]。但最终仍需要通过淋巴结活检确诊，该项检查是唯一能够获得稀有 HRS 细胞行组织学确认的途径[274]。

活检结果和影像学检查能够确定患儿的风险分级及治疗方案的选择。数十年前，大剂量放疗和高强度化疗的方案导致儿童期 HL 的幸存者遭受大量慢性毒性作用影响。而目前的治疗重点是采用低毒性的联合用药方法，包括低剂量的多种化疗药物联用和低剂量放射治疗，或甚至从方案中剔除放射治疗[274, 275]。小儿 HL 通常能很好耐受小剂量放射治疗，且多数急性不良反应都是短暂和可逆的[275]。HL 复发患者的预后通常良好。因此低复发风险的小儿可以通过常规剂量化疗和放疗达到临床治愈，而高复发风险患儿往往需要大剂量化疗和 HSCT[276]。

围手术期注意事项

患儿出现症状后，很快需要在麻醉下行淋巴结切除活检及留置中心静脉通路。确诊时，至少 2/3 的患儿会有纵隔淋巴结肿大，其中 1/2 的患儿会出现有症状的前纵隔肿块，其面积可超过心脏轮廓 30% 以上[270, 272, 277]，这增加了患儿在麻醉期间的死亡风险[278]。正如第 11 章和第 15 章所述，有严重淋巴结肿大的患儿都应高度怀疑同时罹患了淋巴瘤，并在麻醉前评估是否有前纵隔肿块。合并巨大、压迫性纵隔肿块的患儿，即使接受淋巴结切除活检这种小手术，全身麻醉也可能是致命的，所以此类手术只能在局部麻醉、联用或不联用镇静下完成。

虽然化疗方案不尽相同，但大多数患儿将接受四至七种药物的联合治疗，如长春花生物碱（如长春新碱）、蒽环类（如多柔比星）、博来霉素、环磷酰胺、糖皮质激素、甲氨蝶呤、丙卡巴肼和依托泊苷，以及放疗[279]。因此治疗可能会出现严重的骨髓抑制和不良反应。接受博来霉素治疗的患儿，尤其是在吸入高浓度氧气后有发生肺功能障碍和急性呼吸衰竭的危险。但最近有研究质疑了氧气在博来霉素所致肺损伤发病机制中的作用，且小儿的此种风险并未得到证实（见第 11 章）[280-282]。在小儿恶性肿瘤的存活者中，HL 患儿可能罹患的慢性疾病最为严重，尤其是那些同时接受化疗和放疗的患儿。在接受蒽环类药物化疗和胸部放疗期间及之后，患儿心脏病的发病率尤其令人关切。因此必须对存活患儿进行心脏疾病筛查。然而大多数与心脏有关的死亡要数年后才会发生[283-286]。治疗过程中，同样应遵守无菌原则，在喉镜检查时保护脆弱的口腔黏膜，避免滥用静脉注射用类固醇药物。其他一些具体的麻醉注意事项，将会在第 11 章讨论。

非霍奇金淋巴瘤

非霍奇金淋巴瘤（NHL）是小儿最常见的第五大恶性肿

瘤，在所有儿童期恶性肿瘤中占比达 7%。婴儿 NHL 非常罕见，但随着小儿年龄的增长，NHL 发病率也在稳步上升。本病好发于青春期前的男孩。在淋巴瘤中，NHL 多发生于 10 岁以下的儿童，而 HL 则多发于 10 岁以上的儿童。从出生到 19 岁，确诊 NHL 后，患儿 5 年生存率为 87%，低于 HL 但与 ALL 非常接近[207]。

病理生理学

NHL 是一组由 B 细胞祖细胞、T 细胞祖细胞、成熟 B 细胞或成熟 T 细胞在淋巴结和淋巴组织中积聚形成的异质性肿瘤。然而高达 40% 的 NHL 肿瘤发生在淋巴结外的非淋巴组织中，这可能让诊断变得困难[287,288]。与 HL 相比，NHL 是一种更加全身化的恶性肿瘤，因为它可以从淋巴组织转移到结外组织（反之亦然，并在确诊时表现得更具侵犯性）。小儿常见的 NHL 亚型有：伯基特淋巴瘤、T 淋巴母细胞瘤、B 细胞淋巴瘤、弥漫性大 B 细胞淋巴瘤和间变性大细胞淋巴瘤；其他亚型罕见于小儿[274,290]。先天性或获得性免疫缺陷是发生 NHL 的主要危险因素，包括威斯科特-奥尔德里奇综合征（Wiskott-Aldrich syndrome）、共济失调性毛细血管扩张症、X 连锁淋巴细胞增殖综合征、艾滋病和移植后或其他医源性免疫抑制状态。然而，只有不到 2% 的患儿是因为遗传性疾病所致[291-292]。

临床体征和实验室检查及其治疗

NHL 的临床表现与 HL 相似；大多数患儿表现为无痛性肿块的迅速增长，并可对周围组织和结构产生推挤。因此非霍奇金淋巴瘤常压迫重要组织器官，引发临床急症，包括前纵隔肿块、脊髓压迫、6% 的患儿可出现中枢神经系统受累、心脏压塞、血栓栓塞、肠套叠或肠梗阻[289,293]。所有 NHL 患儿最常见的原发肿瘤部位是腹部、纵隔、周围淋巴结，特别是头颈部[294]。伯基特淋巴瘤是最常见的一种小儿 NHL，好发于头、颈和腹部；但癌肿也可能发生于骨骼、骨髓、皮肤、睾丸和中枢神经系统中。25% 的患儿疾病进展并累及骨髓和中枢神经系统[289,295]。

疾病早期实验室检查结果不尽相同，全血细胞计数值可能在正常范围，但当骨髓受到大面积浸润时，则会出现全血细胞减少。血小板减少和贫血分别是脾隔离症和内出血的体征。约有 20% 的患儿因 NHL 肿瘤细胞迅速增殖出现的高代谢状态而在诱导治疗时发生肿瘤溶解综合征。这些患儿中有很大一部分可能需要透析治疗[296,297]。在疾病早期，颈部、胸部、腹部和骨盆的 CT 检查可用以评估疾病的严重程度。由于淋巴外转移在小儿 NHL 患者中十分常见，PET 检查已成为治疗初期、中期和后期重要的组成部分，但 PET 是否能影响治疗方案仍在进一步评估中[273,298,299]。MRI 通常用于评估特定组织的受累程度，如骨骼或大脑[290]。对病变部位组织进行病理活检可以确诊疾病，之后再通过双侧骨髓穿刺活检以及脑脊液细胞学检查对疾病进行分期[289]。

治疗小儿 NHL 的重点是根据不同的 HL 的亚型和临床分期选择不同的化疗方案。利妥昔单抗等靶向治疗药物在一些 NHL 亚型的治疗中发挥着越来越重要的作用[300-302]。总体而言，各个阶段的小儿 NHL 的治疗周期非常短，通常使用大剂量化疗药物进行冲击治疗并辅以高强度的支持治疗。预防性放射治疗在小儿 NHL 中已很少使用，因它所致的不良反应可能伴随患儿终身，且对大多数亚型的预后并没有明显改善，因此仅用于在诊断时已明确有中枢神经系统受累或对化疗药物不太敏感的患儿[302-304]。治疗期间常见的化疗后遗症包括骨髓抑制、感染、黏膜炎、恶心呕吐、心脏毒性和神经行为并发症。

围手术期注意事项

与大多数儿童血液系统恶性肿瘤一样，治疗期间的手术主要限于疾病早期的活检术、留置中心静脉导管以及处理治疗引起的并发症。局部肿瘤的完全切除已相对罕见，对巨大肿瘤进行的减瘤手术也已几乎不再实施[305]。但肿瘤对肠道或其他重要器官的侵犯和破坏可能需要急诊手术。腰椎穿刺行脑脊液细胞学检查及鞘内注射甲氨蝶呤可对某些 NHL 伴有 CNS 受累亚型的患儿进行预防性治疗[289]。

对新近确诊为 NHL 的患儿，麻醉的关注要点包括：前纵隔肿块、肿瘤对上呼吸道的压迫和肿瘤溶解综合征。前纵隔肿块使全身麻醉具有极高的风险，因此对所有疑似 NHL 的小儿在麻醉前必须接受全面的体格检查和影像学评估（见第 15 章）。上呼吸道的 NHL 病变可能在气道管理过程中阻塞气道或引起出血[306,307]。肿瘤溶解综合征多发生于诱导治疗期间，但它也可在麻醉、手术中或使用糖皮质激素时自发生[308]。前纵隔肿块、肿瘤溶解综合征以及麻醉注意事项的补充说明将在第 11 章详细讨论。

朗格汉斯细胞组织细胞增生症

组织细胞疾病是"组织细胞"的一组病变，"组织细胞"是一个古老的术语，包括树突细胞、巨噬细胞和单核细胞。组织细胞增生症一般分为朗格汉斯细胞组织细胞增生症（Langerhans cell histiocytosis, LCH）和非朗格汉斯细胞组织细胞增生症。鉴于非朗格汉斯亚型的罕见性，本节仅重点讨论 LCH。

LCH 的病因和流行病学特点尚不明确。这是一种罕见且主要发生在儿童时期的疾病，发病率为每年每百万小儿中有 4～9 例，与 HL 或 AML 的发病率相似。一般发病年龄为 1～6 岁[208,309-311]。小儿 LCH 病变的程度范围，可从单系统局灶性病变到危及生命的多系统疾病。低风险局灶性病变更为常见，总体生存率为 99%，而高危弥漫性病变的生存率约为 85%[208,209]。

病理生理学

LCH 是骨髓树突状细胞的炎性肿瘤前体。目前病因不明，主要表现为恶性变的树突细胞克隆增殖并积聚于病灶中。病变部位大量炎症细胞浸润，暴发性释放局部细胞因子，破坏周围组织，产生症状[312]。

临床体征和实验室检查及其治疗

大多数患有 LCH 的小儿表现为单系统局灶性病变。大约 30% 的患儿涉及多系统病变且多发于年幼的小儿中[309,311,313]。病变可发生在任何器官系统。约有 80% 的患儿存在溶骨性病变,40% 有丘疹性皮肤病变[314]。骨髓、肝、肺或脾的受累通常提示预后不良。躯体症状取决于组织病变的部位和程度。实验室检查能很好地反映炎症状况,贫血也很常见[309,311]。

LCH 的临床表现隐匿,并需要与其他多种疾病相鉴别,故较难确诊。但也有一类 LCH 发生在新生儿,可迅速进展为弥散性全身病变[208]。通过对病变组织(通常是皮肤或骨骼)的活检可以明确诊断。组织学表现为大量炎症细胞包绕 LCH 细胞。CT 和 PET 检查可确定疾病程度并帮助选择治疗方法[315]。除非肝脏、脾脏或垂体直接受累,LCH 的实验室检查结果一般都正常。

疾病的程度和受累器官决定了儿童期 LCH 治疗方法的多样性。对单纯的骨骼病变,采用手术刮除和病灶内注射类固醇药物等方法能够获得很好的效果。但疾病可复发。单纯皮肤病变只能采用局部药物治疗,或任其自行消退。但若进展为多系统疾病则对幼儿可能是致命的。因此,大多数小儿采用类固醇药物和相对低剂量的化疗联合治疗 6~12 个月。对某些患儿可以通过手术切除病变组织。若有重要器官或组织(如中枢神经系统)受累,则需谨慎地采用放射治疗的方法[314,316-319]。

围手术期注意事项

根据临床分期、治疗和复发情况不同,3%~50% 的小儿会在治疗前、治疗中特别是治疗后会出现尿崩症[309,319]。由于去氨加压素和液体治疗的最佳方式因人而异,因此在择期手术前,应对多尿和烦渴的小儿进行全面评估,对既往诊断为尿崩症的小儿治疗,应在咨询肿瘤科医生后进行[320]。与其他儿童期血液系统恶性肿瘤相比,该病的化疗方案通常毒性较小,也少有严重的不良反应。但化疗也有可能导致肝纤维化和肺纤维化,且也会有轻微的症状[317]。

骨髓增生异常和骨髓增生性疾病

骨髓增生异常和骨髓增生性疾病是罕见的血液系统恶性肿瘤,有三种不同的类型:骨髓增生异常综合征(myelodysplastic syndrome, MDS)、幼年型粒-单核细胞白血病(juvenile myelomonocytic leukemia, JMML)和 21-三体特异性疾病。而唐氏综合征的短暂异常骨髓细胞生成、21-三体粒细胞白血病和 AML 都已讨论,这里不再赘述。

骨髓增生异常综合征是小儿骨髓恶性肿瘤的罕见病变,仅占小儿血液系统恶性肿瘤的 4%;诊断的中位年龄为 7 岁[206,210]。MDS 经常发展成小儿 AML,需引起重视。五年生存率有一定波动(约 50%),主要取决于疾病特征[321]。JMML 是一种罕见的幼儿骨髓恶性肿瘤,平均发病年龄为 2 岁[206]。大约 13% 的 JMML 患者最终发展为 AML[322]。五年生存率约为 40%,但具体生存情况会随疾病特征而变化[321]。

病理生理学

骨髓增生异常综合征是以造血干细胞异常增殖和分化为特征的克隆性血液病。造血干细胞的早期突变导致所有细胞系的血细胞缓慢减少,但各种细胞减少的严重程度不同。因此 MDS 的临床表现类似于再生障碍性贫血或骨髓衰竭。MDS 可细分为三类:难治性细胞减少、难治性贫血伴原始细胞增多(refractory anemia with excess blasts, RAEB)和难治性贫血伴原始细胞增多转变型(refractory anemia with excess blasts in transformation, RAEB-t)[206,323]。20% 的儿童期 MDS 由遗传性骨髓衰竭综合征导致,包括范科尼贫血、科斯特曼综合征、施-戴综合征、先天性纯红细胞再生障碍性贫血、嵌合型 8 三体、家族性 MDS 和再生障碍性贫血。化疗和放疗史是重要的获得性因素[206,322,324]。

JMML 是一种由髓系干细胞增殖导致可致命的恶性疾病,但在这类疾病中,单核细胞的分化和成熟未受到影响,造成孤立的单核细胞增多症[325]。神经纤维瘤病 I 型(Neurofibromatosis type I, NF1)是 JMML 的主要危险因素,10% 以上的 JMML 患儿合并有 NF1,20% 患儿有抑癌 NF1 基因的突变[326]。

临床体征和实验室检查及其治疗

MDS 的小儿典型表现是全血细胞减少和肝脾肿大[322]。初始治疗取决于血细胞减少的严重程度。某些患儿,特别是那些患有难治性细胞减少或轻度 RAEB 的患儿,病情轻微持续数月甚至数年,且仅需少量输血。而其他患儿则可能病情严重。无论临床表现如何,病情进展都不可避免。HSCT 是 MDS 唯一的治愈方法。最近的研究表明,HSCT 前未接受化疗和在确诊后不久就进行 HSCT 的患儿预后较好[327,328]。预处理方案和 HSCT 均有较高的相关死亡率,HSCT 后复发的小儿生存率较低[206]。

JMML 的患儿,初期的实验室检查可发现贫血、血小板减少和单核细胞增多;红细胞检测显示绝大多数患儿有 Hgb F[322,325]。临床表现包括发热、呼吸系统症状、皮疹、淋巴结肿大及肝脾肿大。疾病进展的患者肝脾肿大非常明显。外周血检验可以确诊 JMML,但通常还需要行骨髓细胞学检查[329]。该病的进展可能十分缓慢,也可非常迅速。由于 JMML 对化疗有耐药性,若不进行 HSCT,生存率很低。只有 6% 的患儿能存活 10 年[330]。因此,所有患儿都应接受 HSCT。尽管 HSCT 和支持治疗都有较大进展,但这些患儿中有一半生存不超过 5 年。在这期间,多达 15% 的患儿还将发展为 AML[331]。

围手术期注意事项

小儿 MDS 或 JMML 的麻醉注意事项与先前讨论的小儿 AML 相似。由于这些小儿大多将接受 HSCT,因此第 11 章将会详细介绍小儿 HSCT 前后的麻醉注意事项。

(马锐 译,杨丽芳 校,左云霞 李军 审)

精选文献

Allen CE, Kelly KM, Bollard CM. Pediatric lymphomas and histiocytic disorders of childhood. *Pediatr Clin North Am*. 2015;62(1):139-165.
This review article summarizes the biology, treatment, and complications of pediatric lymphomas and histiocytic disorders.
Cooper SL, Brown PA. Treatment of pediatric acute lymphoblastic leukemia. *Pediatr Clin North Am*. 2015;62(1):61-73.
This review article summarizes the risk stratification, treatment, and complications of pediatric ALL.
Guzzetta NA, Miller BE. Principles of hemostasis in children: models

10

and maturation. *Paediatr Anaesth.* 2011;21:3-9.

This review article summarizes the fundamentals of hemostasis and highlights the differences in thrombosis and coagulopathy from the preterm neonate through childhood. The impact of disease states on hemostasis is also discussed.

Key NS, Derebail VK. Sickle-cell trait: novel clinical significance. *Hematology.* 2010;2010:418-422.

This review discusses sickle cell trait as a risk factor for adverse outcomes, focusing on its impact on exercise, renal function, and venous thromboembolism.

Latham GJ, Greenberg RS. Anesthetic considerations for the pediatric oncology patient–part 1: a review of antitumor therapy. *Paediatr Anaesth.* 2010;20:295-304.

This article briefly reviews the current principles of cancer therapy and the general mechanisms of toxicity to the child, focusing on the impact to perioperative care and decision-making.

Latham GJ, Greenberg RS. Anesthetic considerations for the pediatric oncology patient–part 2: systems-based approach to anesthesia. *Paediatr Anaesth.* 2010;20:396-420.

A systems-based approach is used to assess the impact of the tumor and its treatment on children, and relevant anesthetic considerations are discussed.

Morley SL. Red blood cell transfusions in acute paediatrics. *Arch Dis Child Educ Pract Ed.* 2009;94:65-73.

The risks and benefits of blood product transfusion in children are considered on the basis of current evidence from adult and pediatric studies.

Vichinsky EP, Haberkern CM, Neumayr L, et al. A comparison of conservative and aggressive transfusion regimens in the perioperative management of sickle cell disease. The Preoperative Transfusion in Sickle Cell Disease Study Group. *N Engl J Med.* 1995;333:206-213.

This multicenter study found that a conservative transfusion regimen was as effective as the aggressive strategy in patients with sickle cell disease, and the conservative regimen resulted in one-half as many transfusion-associated complications.

参考文献

第 11 章　肿瘤患儿围手术期管理

FAITH J. ROSS，GREGORY J. LATHAM

尽管小儿癌症不常见，但它仍是导致 15 岁以下小儿死亡的第二大最常见原因[1,2]。小儿最常见的恶性肿瘤与成人有所不同。白血病、脑瘤、淋巴瘤、组织肉瘤和骨肉瘤是最常见的癌症类型，占儿科恶性肿瘤 50% 以上（表 11-1）。胚胎性肿瘤（如神经母细胞瘤、肾母细胞瘤、视网膜母细胞瘤、髓母细胞瘤）是小儿早期特有的疾病，因此这类患儿有必要在儿童中心接受充分的专业治疗。在过去的几十年里，大多数癌症患儿的存活率都有了显著提高，已有超过 80% 的恶性肿瘤患儿的存活期达到 5 年[3,4]，急性淋巴细胞白血病（cute

lymphoblastic leukemia，ALL）的 5 年存活率现已几乎增长到 90%。因诊断方法的进步和大部分患儿被纳入合作临床试验方案进行治疗[5,6]，许多小儿恶性肿瘤存活率得到显著改善。这些治疗方案包括化疗、放疗、生物变性剂、造血干细胞移植（hematopoietic stem cell transplantation，HSCT）和过继性 T 细胞疗法。

癌症患儿通常需要行很多次麻醉下的外科手术治疗。该治疗可能发生在癌症治疗之前、治疗期间、癌症的缓解期或终末期。针对癌症患儿，我们应该考虑到肿瘤本身、放化

表 11-1　不同年龄段的小儿癌症发病率

癌症分类	不同年龄段的发病率 /%				
	0~4 岁	5~9 岁	10~14 岁	15~19 岁	0~19 岁
白血病	36.1	33.4	21.8	12.4	25.2
中枢神经系统肿瘤	16.6	27.7	19.6	9.5	16.7
淋巴瘤	3.9	12.9	20.6	25.1	15.5
癌和其他恶性上皮肿瘤	0.9	2.5	8.9	20.9	9.2
软组织肉瘤	5.6	7.5	9.1	8.0	7.4
生殖细胞、滋养层和其他性腺肿瘤	3.3	2.0	5.3	13.9	7.0

表11-1　不同年龄段的小儿癌症发病率（续）

癌症分类	不同年龄段的发病率/%				
	0～4岁	5～9岁	10～14岁	15～19岁	0～19岁
恶性骨肿瘤	0.6	4.6	11.3	7.7	5.6
交感神经系统肿瘤	14.3	2.7	1.2	0.5	5.4
肾脏肿瘤	9.7	5.4	1.1	0.6	4.4
视网膜母细胞瘤	6.3	0.5	0.1	0.0	2.1
肝脏肿瘤	2.2	0.4	0.6	0.6	1.1
其他未明确的恶性肿瘤	0.5	0.3	0.6	0.8	0.6

摘自 Latham GJ, Greenberg RS. Anesthetic considerations for the pediatric oncology patient-part 1: a review of antitumor therapy. *Pediatr Anesth*. 2010; 20: 295-304。

疗、外科手术、疼痛综合征对其的影响，及患儿和家庭的心理承受能力。进行积极治疗的癌症患儿从病势沉重者到相对健康、具有良好的功能能力者均有分布。儿童癌症的幸存者在完成癌症治疗后会经历各种长期、常常使之衰弱的后遗症。据报道，62%的癌症存活患儿至少患有一种癌症引起的慢性疾病，28%患有严重的或危及生命的疾病[4]。这些慢性疾病可能会影响到几乎所有器官系统，并且对缓解期的任何一次麻醉都有相当大的影响。儿科肿瘤学的领域是广泛复杂、千变万化。围手术期的多学科交流对保证这类复杂患者的安全治疗至关重要。

癌症治疗的原则

大部分的儿科癌症都采用积极的多模式治疗方案，包括外科切除、放疗、化疗，来治疗局部和转移性病灶。支持性治疗也同样重要，包括营养、情感和心理支持，以确保最大限度地减少肿瘤和治疗方案带来的毒副作用。下文将对围手术期的治疗方案做简要回顾。但是有关现有化疗药物的适应证、副作用及其注意事项可参考其他资料[7-9]。

传统的化疗方案

几十年来，传统的化疗与放疗一直是儿科抗癌的主要疗法。因现在药物联合化疗分子治疗、放疗、挽救性治疗及HSCT的应用，难以精准预测各种疗法对患儿个体产生的毒副作用。但是，治疗方案包括一系列潜在的具有广泛不同作用机制和副作用的抗肿瘤药物，因此一般癌症患儿的每个器官系统都可能遭受到局部或广泛的毒性作用[10]。大多数的化疗药物通过多种机制对快速分裂细胞产生细胞毒性，由于其对肿瘤细胞缺乏特异性，所以不可避免地损伤健康组织且限制了有效的化疗剂量。以较低的剂量同时使用几种具有非重叠毒性作用的化疗药物，在降低毒副作用的同时还会增强对肿瘤细胞的协同杀伤作用[11]。无论如何，骨髓抑制、免疫抑制、心肌毒性、肺毒性和几乎每个器官的功能障碍都有可能发生在癌症患儿身上[12]，在评估和治疗这些患儿时必须充分考虑这些因素。这些毒副作用可能产生短期乃至终身的影响。

一些化疗药物对麻醉医生关注的癌症患儿有着特殊的影响。蒽环类化疗药物（如多柔比星、柔红霉素、伊达比星

和表柔比星）和米托蒽醌以剂量依赖的方式引起心肌病，这种效应因纵隔放射而加重。由于纤维蛋白原、纤溶酶原、抗凝血酶Ⅲ和血管性血友病因子缺乏，门冬酰胺酶会导致1%到2%的出血或血栓风险、肝功能不全和急性出血性胰腺炎[13-15]。博来霉素可能会导致急性肺炎并进展为肺纤维化[16]。顺铂和异环磷酰胺可造成肾小管损伤，导致电解质丢失的Fanconi综合征[17,18]。大剂量的甲氨蝶呤（>1g/m）可能会导致肾衰竭[19,20]。糖皮质激素可通过诱导细胞凋亡对某些造血系统肿瘤产生直接细胞毒性，同时引起肾上腺抑制、高血压、血栓栓塞和肥胖。下面详细讨论化疗药物与麻醉相关的某些毒副作用。表11-2列出了传统化疗药物的主要毒副作用，E表11-1列出了小儿使用的传统化疗药物、分子靶向药物和辅助药物及其相关毒副作用。

部分非化疗性辅助药物和疗法可用于支持性治疗并能减轻化疗的毒副作用。在对毒副作用进行充分治疗的前提下，增大剂量和/或增加额外的化疗药物可增加肿瘤的缓解率。这些支持性治疗手段包括使用止吐药、造血生长因子、HSCT、输注血液制品，以及使用某些药物来减轻或阻断器官特异性毒性。因许多治疗手段可能会给患儿带来急性或慢性的风险，所以需要仔细权衡其利弊[11]。

靶向抗肿瘤药物

随着对癌症生物学认识的不断深入，最近提出了"靶向治疗"策略，由于其直接特异性地杀伤癌细胞，所以可减少对健康细胞的毒性。这类药物中，典型的例子是BCR-ABL（费城染色体）阳性白血病中酪氨酸激酶抑制剂（如伊马替尼）的使用，由于其毒性较小，肿瘤学家可将"靶向治疗药物"与足量的标准化疗药物结合使用，从而改善预后[21-23]。靶向药物包括用于抗血管生成疗法、免疫调节疗法、基因疗法和人源化抗体[23,24]。单克隆抗体的靶向目标是肿瘤细胞表面特异性抗原蛋白。小分子药物作用于特异性基因和癌症生长与进展过程中至关重要的生物途径。目前已经研究出的小分子药物有如下几类途径：作用于肿瘤细胞凋亡途径、组蛋白去乙酰化、蛋白质法尼基转移酶、蛋白酶体作用、血管生成及表皮生长因子受体酪氨酸激酶抑制剂[21,23,25]。

虽然靶向药物整体的毒副作用可能远小于传统的化疗药物，但是已有皮疹、疲劳感、骨骼生长板的改变（抗血管生成药物）、恶心、腹泻、低血压和过敏反应的相关报道[26]。临

表 11-2　治疗相关的毒性与副作用

药物名称	毒副作用
L-门冬酰胺酶	高血糖、过敏、肝功能不全(继发性低蛋白血症和凝血障碍);胰腺炎、血栓形成、卒中
双氯乙基亚硝基脲(BCNU)	脑病、肝毒性、肺毒性
博来霉素	过敏反应、发热、色素沉着、呕吐、氧毒性、肺纤维化
白消安	脑病、肝毒性、肺毒性
卡铂	骨髓抑制、呕吐、肾毒性、神经毒性、耳毒性
顺铂	恶心/呕吐、肾毒性、耳毒性、周围神经毒性
糖皮质激素	肾上腺抑制和坏死、白内障、水肿、胃炎、高血糖、高血压、肌肉萎缩、骨质疏松、肥胖、骨量减少、肿瘤溶解综合征、肿瘤坏死、精神病
环磷酰胺	心脏毒性、出血性膀胱炎、骨髓抑制、恶心、呕吐、抗利尿激素分泌失调综合征(SIADH)
环孢素	皮质盲、电解质紊乱、脑病、牙龈增生、肝毒性、高脂血症、高血压、多毛症、肌炎、感觉异常、震颤
阿糖胞苷	骨髓抑制、黏膜炎、肝炎、恶心/呕吐、神经毒性
放线菌素 D	呕吐、黏膜炎、骨髓抑制、放疗返照?ᵃ
柔红霉素(道诺霉素) 多柔比星(多柔比星) 伊达比星	心肌炎、黏膜炎、骨髓抑制、橙红色尿
依托泊苷	低血压、黏膜炎、骨髓抑制、恶心、呕吐
异环磷酰胺	出血性膀胱炎、骨髓抑制、肾毒性、神经毒性
美法仑 黏膜炎	
甲氨蝶呤	肝毒性、黏膜炎、骨髓抑制、肾衰、神经毒性
巯嘌呤(6-MP)	肝毒性、骨髓抑制
吗替麦考酚酯	电解质紊乱、胃肠道反应、高胆固醇血症、骨髓抑制、皮疹
丙卡巴肼	骨髓抑制
西罗莫司	高脂血症、骨髓抑制
他克莫司(普乐)	贫血、畏食症、背痛、脑病、腹泻、高血糖症、肾毒性、胸腔积液、皮疹
塞替派	神经毒性、黏膜炎
硫鸟嘌呤(6-TG)	肝毒性、骨髓抑制
全身照射	牙齿/骨发育不良、胃肠道毒性、肝毒性、肺毒性
长春碱	骨髓抑制、神经毒性、SIADH
长春新碱	神经毒性、SIADH

ᵃ 放疗返照:输注某些药物时,先前暴露于放疗时的表皮组织产生的反应。

改编自 Carpenter PA, Mielcarek M, Woolfrey AE. Hematopoietic cell transplantation. In: Irwin S, Rippe JM, eds. *Intensive Care Medicine*.6th ed. Philadelphia: Lippincott Williams & Wilkins; 2008: 2150-2168。

床研究型和新型靶向抗肿瘤药物的使用使得与肿瘤学家一起回顾病例更加必要。

放射治疗

新确诊的癌症患儿中,有 1/4 会将放疗作为首选治疗手段[27]。光子(如 X 线)和粒子辐射(如电子、质子、中子)是两种主要类型的电离束辐射。无论粒子来源如何,电离辐射都会通过破坏细胞 DNA 导致细胞死亡。放疗对周围健康组织的毒副作用是不可避免的,辐射极易对小儿的发育组织产生急性和慢性损伤。正常组织的易感性取决于整体和局部接受的辐射剂量、组织自身对辐射剂量的敏感性、受到辐射的组织体积的大小以及治疗的时间(表 11-3)[28]。总的来说,

正常的宿主细胞修复辐射损伤的能力比癌细胞更强,但需要一定的时间。为了让健康组织有足够的时间来进行修复,常将放射治疗所需的总剂量拆分成数次小剂量来进行[29]。随着技术的进步,三维适形放射治疗使辐射剂量与肿瘤形状相匹配,最大限度地减少了对周围组织的辐射[30-32]。尽管这些进步减少了放疗对患儿健康组织的毒副作用,但仍存在出现急性或慢性并发症的风险。此外,同时进行化疗可能会强化放疗的毒副作用,增加组织损伤。

质子放射治疗(proton radiation therapy, PRT)是儿科放射肿瘤学的一种新疗法,已替代传统的光子疗法。但是,PRT 中心仍相对少见(2016 年在美国有二十四家质子放疗中心[http://www.proton-therapy.org/map.htm]),这限制了全

巨表 11-1　化疗药物的器官毒性ª

药品ª	骨髓毒性	心脏毒性	肺毒性	肾毒性	肝毒性	胃肠道毒性	神经毒性	其他
阿仑单抗	++	-	-	-	-	+(N/V/D/M)	-	-
六甲蜜胺	++	-	-	-	+(LFT↑)	++(N/V)	+	-
三氧化二砷	+(白细胞增多)	++(QT间期延长)	+(积液)	-	-	+(N/V/D)	+/-	分化综合征
门冬酰胺酶	+(出血)	-	-	-	+(LFT↑)	+(胰腺炎)	-	凝血功能障碍
5-阿扎胞苷	+++	-	-	-	+(LFT↑)	+(N/V/D)	-	-
贝伐单抗	-	++(HTN,CHF)	-	+(肾病综合征)	-	+(N/V/D/M)	+(乏力)	-
博来霉素	-	-	+++	-	-	+/-	-	发热常见
硼替佐米	+/-	-	-	+	-	+(N/V/D)	+	电解质异常
白消安	+++	-	++	-	++(LFT↑,VOD)	+(N/V)	+(癫痫发作)	-
卡培他滨	++	+(成人)	-	+	+(LFT↑)	++(D/M)	++	-
卡铂	+++	-	-	+	-	++	++	-
卡莫司汀	+++	-	+++	+	+(LFT↑)	+(N/V)	-	皮疹,低镁血症
西妥昔单抗	-	-	+(罕见)	-	-	-	+(罕见)	-
苯丁酸氮芥	+++	-	++(罕见)	-	-	-	++	SIADH
顺铂	-	-	-	+++	-	++(N/V)	++	肿瘤溶解综合征
克拉屈滨	+++	-	-	+(高剂量)	-	-	+(高剂量)	-
氯法拉滨	+++	-	-	+(罕见)	++(LFT↑)	++(N/V)	-	-
环磷酰胺	+++	++(高剂量)	-	++(出血性膀胱炎)	-	++(N/V)	+	SIADH
阿糖胞苷	+++	-	++(高剂量)	-	+(LFT↑)	+++(胰腺炎)	+	ara-C综合征
达卡巴嗪	+++	-	-	-	-	++(N/V)	++(罕见)	-
放线菌素 D	+++	-	-	-	++(LFT↑,VOD)	+++(N/V/D/M)	-	-
长效重组人促红素	-	+(HTN)	-	-	-	-	-	-
达沙替尼	+++	++(心律失常)	-	-	-	++(N/V/D)	-	出血性疾病
柔红霉素	+++	+++	-	-	-	-	-	皮肤疾病
地西他滨	+++	-	-	-	+(LFT↑)	-	-	-
地尼白介素 2	-	++(血管渗漏综合征)	+(罕见)	+(罕见)	+(罕见)	-	+(罕见)	-
地塞米松	+(白细胞增多)	-	-	-	-	-	-	肾上腺抑制
多西他赛	+++	-	+(咳嗽,水肿)	-	+(LFT↑)	-	-	液体保留
多柔比星	+++	+++	-	-	-	-	-	-
表柔比星	+++	++	-	-	+(LFT↑)	-	-(不常见)	-
厄洛替尼	-	-	+++(ILD,罕见)	-	+(LFT↑)	+(D)	-	皮肤病
重组人促红素	-	+(HTN)	-	-	-	-	-	皮疹

E表 11-1　化疗药的器官毒性（续）

药品[a]	骨髓毒性	心脏毒性	肺毒性	肾毒性	肝毒性	胃肠道毒性	神经毒性	其他
雌莫司汀	-	+++（罕见）	-	-	-	+++（N/V）	-	-
依托泊苷	++	-	-	-	+（罕见）	+（N/V）	+（罕见）	-
非格司亭	-	-	-	-	-	-	-	骨痛
氟尿苷	++	++（罕见）	-	-	+++	++（Ulcers）	+（罕见）	-
氟达拉滨	+++	-	-	-	-	-	+++（不常见）	自身免疫性溶血性贫血
氟尿嘧啶	+++	++（罕见）	-	-	-	+++（D/M）	+++（不常见）	-
吉非替尼	-	+（HTN）	+++（ILD，罕见）	-	+（LFT↑）	-	-	皮疹
吉西他滨	++	-	+++（ILD，罕见）	-	+（LFT↑）	+（N/V）	+（罕见）	-
吉妥珠单抗奥唑米星	+++	-	-	+（血尿）	++（LFT↑，VOD）	-	-	-
羟基脲	+++	-	-	-	-	-	-	皮肤病
替伊莫单抗	+++	-	-	-	-	-	+（乏力）	输液反应
伊达比星	+++	+++	-	-	+（LFT↑）	+（N/V/D/M）	-	皮肤病
异环磷酰胺	+++	-	+++（不常见）	+++（出血性膀胱炎，范科尼综合征）	+（LFT↑）	+++（N/V）	++	SIADH
甲磺酸伊马替尼	+	-	-	-	+（LFT↑）	+（D）	-	-
干扰素阿尔法	++	++（罕见）	-	-	+（LFT↑）	-	-	自身免疫症状
白介素2	+	++（血管渗漏综合征）	-	-	+（LFT↑）	+（D）	+	-
伊立替康	+++	-	-	-	+（LFT↑）	++（D）	+（乏力）	电解质异常
拉帕替尼	+	-	-	-	+（LFT↑）	++（N/V/D）	-	血栓形成
米那度胺	++	-	+++（不常见）	-	-	+（D）	-	皮疹
亚叶酸钙	-	-	-	-	-	+（N/V）	-	-
洛莫司汀	+++	-	++（罕见）	++（不常见）	++	+（N/V）	+（罕见）	-
氮芥	+++	-	-	-	-	+++（N/V）	-	-
美法仑	+++	-	++（罕见）	-	-	+（N/V/D/M）	-	SIADH（罕见）
巯嘌呤	+++	-	-	-	+（LFT↑）	+（N/V）	-	皮肤病
美司钠	-	-	-	-	-	+（N/V）	-	皮疹、关节痛
甲氨蝶呤	++	-	++	++（不常见）	-	+（M/D）	++（高剂量）	-
丝裂霉素C	+++	-	+++（罕见）	+++（HUS，罕见）	+++（VOD，罕见）	+（N/V/M）	-	-
米托蒽醌	++	++	-	-	+（LFT↑）	+（N/V/D/M）	-	-
奈拉滨	+++	-	+（不常见）	-	-	+（N/V/D）	++（常见）	水肿
奥普瑞白介素	-	+++	+++（胸腔积液，呼吸困难）	-	-	+（N/V/D/M）	+	水肿

续表 11-1　化疗药物的器官毒性 (续)

药品ᵃ	骨髓毒性	心脏毒性	肺毒性	肾毒性	肝毒性	胃肠道毒性	神经毒性	其他
奥沙利铂	++	-	+++（罕见）	+++（罕见）	+++（VOD，罕见）	++（N/V/D）	+++（常见）	过敏反应
紫杉醇	+++	+（心律失常）	+++（罕见）	-	+（LFT↑）	+（N/V/D/M）	+++（常见）	关节痛
帕尼尼单抗	-	-	-	-	-	+（N/V/D）	-	输液反应
培门冬酰胺酶	-	-	-	-	+++（胰腺炎，不常见）	-	-	血栓形成，葡萄糖不耐症
培非司亭	-	-	-	-	+（LFT↑）	-	+	骨痛
培美曲塞	+++	-	-	-	-	++（N/V/D/M）	-	过敏反应
喷司他丁	++	+（罕见）	-	-	+（LFT↑）	+（N/V）	+	肾上腺抑制
泼尼松	+（白细胞增多）	-	-	-	-	-	-	过敏反应
丙卡巴肼	+++	-	+++（ILD，罕见）	-	-	+（N/V）	++	输液反应，肿瘤溶解综合征
利妥昔单抗	+	+（罕见）	-	-	-	-	+	骨痛，输液反应
沙格司亭	-	+（室性心律失常，不常见）	-	-	+（LFT↑）	-	-	皮肤病
索拉非尼	+	++（成人，罕见）	-	-	+（LFT↑）	+（N/V/D）	+	葡萄糖不平衡
链脲佐菌素	+	-	-	+++（氮质血症）	+（LFT↑）	+++（N/V）	-	出血性疾病
舒尼替尼	+++	+（HTN↓）	-	-	+（LFT↑）	++（N/V/D/M）	-	
替莫唑胺	+++	-	-	-	+（LFT↑）	++（N/V/D）	-	过敏反应
替尼泊苷	+++	-	-	-	-	+（N/V/M）	+	血栓形成，畸形
沙利度胺	-	-	-	-	-	+（D）	+++	
硫鸟嘌呤	+++	-	-	+（罕见）	+++（VOD）	+++（D/M）	+（罕见）	输液反应
塞替派	+++	-	-	-	+（LFT↑）	+（N/V）	-	输液反应
托泊替康	+++	-	-	+（血尿）	+（LFT↑）	++（N/V/D）	-	
托西莫单抗	+++	-	+（罕见）	-	-	+（N/V）	-	RAS
曲妥珠单抗	-	++（CHF）	+（罕见）	-	-	++（N/V/D）	+（常见），++（罕见）	SIADH（罕见）
维 A 酸（维 A 酸）	+++（白细胞增多）	+++（RAS）	+++（RAS）	+（罕见）	+（LFT↑）	+（N/V）	+（常见），++（罕见）	SIADH（罕见）
长春碱	+++	+（罕见）	+++（罕见）	-	-	++（N/V/D/M）	+（常见），+++（罕见）	SIADH（罕见）
长春新碱	++	++（罕见）	+++（罕见）	-	-	++（N/V/D/M）	+++	血栓形成（罕见）
长春瑞滨	+++	-	-	-	+（LFT↑）	++（N/V/D/M）	++	
伏立诺他	+	-	-	-	-	+（N/V）	+（不常见）	

摘自儿科研究，但是当儿科数据不完整或缺失时采用成人数据。CHF，充血性心力衰竭；D，腹泻；G，胃肠道；HTN，高血压；HUS，溶血性尿毒综合征；ILD，间质性肺病；LFT↑，肝功能检查值增加；LVEF，左心室射血分数；M，黏膜炎；N，恶心；RAS，维 A 酸综合征；SIADH，抗利尿激素不合适的综合征；V，呕吐；VOD，静脉闭塞性疾病；+++，严重毒性或剂量限制性毒性；++，中等毒性；+，轻度毒性；-，没有毒性作用。改编自 Latham GJ, Greenberg RS. Anesthetic considerations for the pediatric oncology patient-part 1: a review of antitumor therapy. Pediatr Anesth 2010; 20: 295-304。

表 11-3　放射治疗的晚期影响

辐射区域	晚期影响	危险因子
头颅	神经认知缺陷	>18Gy, IV/IT 甲氨蝶呤
	脑白质病	>18Gy, IT 甲氨蝶呤
	生长激素缺乏	>18Gy
	垂体功能减退	>40Gy
	大血管损伤	>60Gy
	继发性癌症	多样的
	牙齿问题	>10Gy
	白内障	单剂量>2～8Gy, 分次给予 10～15Gy
	耳毒性	>35～50Gy
胸部	**心脏疾病**	
	冠状动脉疾病	>30Gy
	心肌病	>35Gy, >25Gy 同时使用蒽环类药物
	瓣膜病	>40Gy
	心包疾病	>35Gy
	心律失常	未明确
	甲状腺疾病	
	甲状腺功能减退	局部>20Gy, 总体>7.5Gy
	甲状腺功能亢进	局部>20Gy, 总体>7.5Gy
	甲状腺肿瘤, 甲状腺癌	任意剂量
	肺部疾病	
	肺纤维化	>15～20Gy
	限制性肺疾病	未明确
	阻塞性肺疾病	未明确
腹部/盆腔	慢性肠炎	>40Gy
	胃肠道恶性肿瘤	未明确
	肝硬化	>30Gy
	肾功能不全	>20Gy
	膀胱疾病	
	纤维化	青春期前>30Gy, 青春期后>50Gy
	出血性膀胱炎	提高环磷酰胺和异环磷酰胺效果
	膀胱癌	未明确的
	性功能障碍	
	卵巢功能衰竭	4～12Gy
	睾丸功能衰竭	>1～6Gy
任一部位放射	皮肤癌	
	肌肉骨骼变化	
	骨骼长度差异	>20Gy
	病理性骨折	>40Gy
全身照射	以上全部	

Gy, 戈瑞; IT, 鞘内注射; IV, 静脉注射; TBI, 全身照射。

摘自 Latham GJ, Greenberg RS. Anesthetic considerations for the pediatric oncology patient-part 1: a review of antitumor therapy. *Pediatr Anesth*. 2010; 20: 295-304.

球许多患儿尽早获得 PRT 的途径。与传统光子束破坏路径中所有的组织相反,质子束根据肿瘤的深度和形状计算出特定的电荷速度,通过调节质子束的能量使其在特定组织深度最大限度地释放,穿过正常组织时的辐射剂量可低至20%～30%,而在肿瘤处的辐射剂量增至100%,然后衰减到几乎不能透过肿瘤(图 11-1)[33]。因此,PRT 的优点是减少了对肿瘤周围正常组织的损伤,加强了对目标肿瘤细胞的杀伤作用[34]。尽管 PRT 具有优良的物理特性,但其优于传统放疗的整体优势尚未得到临床试验的有力支持,目前缺少相关的随机小儿试验,且长期效果尚未明确[27,35-38]。虽然如此,最近的报告表明,与传统光子放疗的历史数据相比,PRT 降低了神经毒性,改善了生活质量,并且减少了神经内分泌功能不全的发生[36-39]。

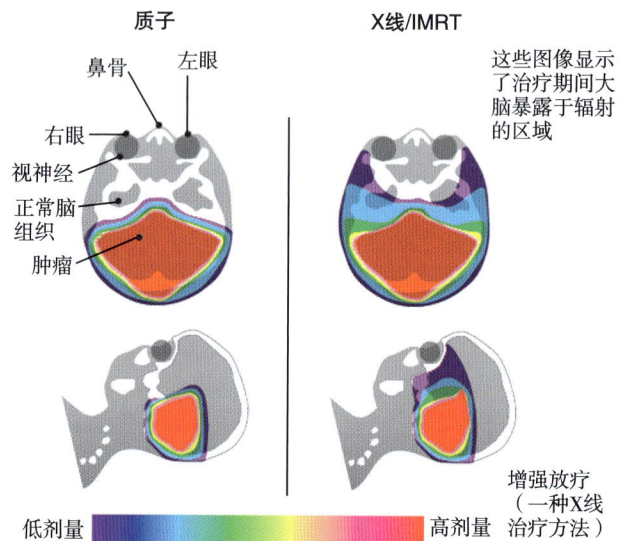

图 11-1　光子(X 线)与质子束治疗后颅窝的差异,当射线由后向前时,进入后颅窝健康组织的辐射剂量是相似的。然而出口端的辐射剂量明显不同:质子在计算深度处失去能量,导致肿瘤以外的敏感组织未受到辐射(眼睛、垂体等)(摘自 SCCA Proton Therapy Center, Seattle, WA.)

器官系统的术前注意事项

气道

尽管气道的原发性肿瘤在小儿中很罕见[40],但各种癌症治疗方案会对气道产生影响,增加了麻醉风险。化疗和放疗均可引起黏膜炎和口干症,在开始治疗后即可出现[41,42]。严重的黏膜炎会导致口腔疼痛和黏膜的脆性增加,并且可能产生假膜形成、声门水肿、出血、血液及分泌物误吸的气道风险[43,44]。

HSCT 后的移植物抗宿主病(graft-versus-host disease, GVHD)也可能导致严重的黏膜炎,其中高达30%的小儿发展成困难气道[44]。长期放疗可能会导致头部和颈部的结缔组织纤维化,改变面部的组织结构,降低其活动度[45]。长期接受放疗的小儿在使用喉镜时可能会面临声门暴露困难、喉罩密闭不良以及声门下狭窄的问题[45,46]。

麻醉医生访视接受过化疗、HSCT 或放疗的患儿时，应该进行全面的术前气道评估和体格检查，重点关注气道受损情况、麻醉史、口腔黏膜受损情况及评估颜面部及颈部的畸形程度和活动度。

循环系统

原发性心脏肿瘤在小儿中并不常见，且通常是良性的并可自愈（如患有结节性硬化症的小儿）[47]。但是心血管系统会出现与癌症相关的并发症，包括化疗和/或放射诱导治疗产生的作用、心包炎和前纵隔肿块。

众所周知，蒽环类化疗药物（多柔比星、柔红霉素、伊达比星和表柔比星）及无关药物米托蒽醌因产生心脏毒副作用而闻名[48,49]。环磷酰胺、氟尿嘧啶、长春花生物碱、阿糖胞苷、克拉屈滨、门冬酰胺酶、紫杉醇、曲妥珠单抗、依托泊苷、替尼泊苷和喷司他丁也与心脏毒性有关[49,50]。蒽环类药物的毒性主要作用于心肌，诱发心肌病和心律失常；急性或亚急性的毒性症状在使用首剂量治疗后不久就会出现，从仅显示心电图变化至出现暴发性心力衰竭，表现不一。大多数表现出急性毒性的患儿通过支持疗法可以恢复。慢性进行性扩张性或限制性心肌病可在治疗一年内发生。症状可能会延迟出现，患儿可能在治疗结束后 20 年以后甚至更长时间出现心力衰竭[51,53]。总之，接受蒽环类和胸部放射治疗的癌症患儿存活者中有八分之一患有严重的慢性心脏病[54]。蒽环类药物的心脏毒性随着剂量的增加而增加，特别是当累积剂量超过 250～360mg/m² 时[53]。但其剂量＜240mg/m² 也导致过心脏损伤，所以蒽环类药物的剂量没有"安全"阈值[55]。预防措施包括使用新的蒽环类似物、抗氧化剂、铁螯合剂及调整剂量[51]。进行胸部放疗的同时，化疗的心脏毒副作用会明显增加（可能是三倍）[53,54,56]。

与主要影响心肌的蒽环类药物毒性不同，放疗可能会损害心血管系统中的所有组织。纵隔放疗的并发症包括心肌病、心包积液、心包炎、瓣膜纤维化、传导紊乱和动脉硬化加速[51,56]。放疗引起的心肌纤维化可诱发进行性限制性心肌病，导致肺血管疾病和肺动脉高压，可发生心脏收缩和/或舒张功能障碍。早发性动脉硬化会影响冠状动脉以及颈动脉、肺动脉、肾动脉和主动脉[54]。在 6～22 岁的患者中均有报道纵隔放疗后发生了致命性心肌梗死[57]。瓣膜性心脏病主要表现为进行性二尖瓣和主动脉瓣狭窄和功能不全。传导紊乱的范围从房性和室性心律失常，到右束支传导阻滞，和偶尔需要放置起搏器的完全性心脏传导阻滞。靠近心脏的自主神经受到辐射损伤，可导致心动过速和与去神经机制类似的相位呼吸变异性的丧失，去自主神经可减弱对心绞痛的感知。在婴儿期和儿童时期接受过纵隔放疗的患者，其心肌缺血的阈值可能会降低。低剂量（＜25～30Gy）短期辐射的毒副作用有限，但即使这些低剂量下也会表现出晚期毒副作用[54,56,58,59]。

在儿童时期经过有心脏毒性的抗癌治疗后，有症状的急性心力衰竭并不常见；但是在重大手术和麻醉状态下，应该考虑到存在损伤心血管系统的潜在风险。对于接受过具有心脏毒性的化疗或纵隔放疗的小儿，应在术前检查心功能不全或心律失常的临床指标，包括病史、体格检查、胸片和心电图。对于接受以下治疗的小儿，建议进行术前或近期超声心动图评估[60]：

- 累积蒽环类药物剂量＞240mg/m²
- 婴儿期使用任何剂量的蒽环类药物
- 胸部照射＞40Gy（或＞30Gy 并伴有蒽环类药物治疗）
- 未知剂量的化疗和放疗

前纵隔肿块

霍奇金淋巴瘤或非霍奇金淋巴瘤的患儿在诊断时常可发现纵隔肿块，并半数患有呼吸道系统疾病[61]。包括神经母细胞瘤、生殖细胞肿瘤和 ALL 等在内的肿瘤常不引起前纵隔肿块[62]。这些患儿可能需要麻醉配合来进行组织活检、肿切除块、静脉导管留置或放射治疗。

临床表现为上腔静脉综合征或前纵隔肿块压迫气道的患儿在围手术期最有可能发生危及生命的并发症（表 11-4）。麻醉医生需要对端坐呼吸、上肢水肿、哮鸣、夜间咳嗽、需要侧睡或侧卧，或喘息等症状进一步评估。尤其值得注意引起气道或大血管受压、肺动脉流出梗阻、心室功能障碍或心包积液症状的影像学或超声检查结果，有必要时需对术前进行缩小肿块治疗的作用展开讨论[63]。预防性治疗存在争议，因为糖皮质激素或放疗可能会改变肿瘤的组织学结构而造成肿瘤坏死，导致确诊更加困难。然而，95% 的患儿在经过 5 天糖皮质激素治疗后仍有可能被确诊[64]。对麻醉、外科和肿瘤学多学科讨论风险和益处将阐明对这些儿童的最佳管理。

表 11-4　早期纵隔肿瘤患儿术前急性心肺并发症的高风险因素

临床表现和症状
端坐呼吸
上肢水肿（SVCS 的表现）
喘鸣
喘息
夜间咳嗽
睡姿单一或异常

影像学诊断
气管、支气管或隆突部位受压
大血管受压
SVC 阻塞
肺动脉流出道梗阻
心功能不全
心包积液

SVC，上腔静脉阻塞；SVCS，上腔静脉阻塞综合征。

摘自 Latham GJ, Greenberg RS. Anesthetic considerations for the pediatric oncology patient-part 2: systems-based approach to anesthesia. *Pediatr Anesth.* 2010; 20(5): 396-420。

第 15 章详细介绍了前纵隔肿瘤患儿的麻醉注意事项。总之，首选局部麻醉和镇静。然而如果需要全身麻醉，围手术期的主要注意事项包括保持呼吸道的通畅（避免呼吸肌麻痹）及准备气管导管保护气道，当患儿心肺功能衰竭时将其转向左侧卧位或俯卧位进行心肺复苏[65,66]。

肺

原发性和继发性肺部恶性肿瘤在小儿中并不常见[67]。由胸腔积液、肺浸润、肺栓塞、乳糜渗出、前纵隔肿块，或白细胞增多导致的肺性白血病引起的肺损伤是小儿肿瘤的直接影响因素[68]。

因治疗引起的肺部并发症或肺功能异常，在仅接受化疗的小儿中发生率为6%，在接受放化疗的小儿中发生率为20%，在接受HSCT的小儿中发生率为25%[51]。化疗药物有可能引起急性或慢性肺损伤，包括肺炎、肺纤维化或非心源性肺水肿，尤其多见于博来霉素[16,69]。肺炎的隐匿表现可为干咳、进行性呼吸困难和肺部啰音，虽然这些症状可被治愈，但一些患儿的肺炎可进展为不可逆的肺部疾病[16,70]。博来霉素引起的肺炎在成人中发生率高达46%，死亡率为3%，小儿发生率尚未明确[71,72]。

急性肺纤维化可突发于治疗期间，或成为放化疗阶段、移植抗宿主病晚期的后遗症，可能会引起较高的发病率和死亡率[52]。对由博来霉素引起的肺纤维化患儿来说，高浓度氧气可急性或慢性加重其肺部限制性疾病[73,74]，因此在围手术期应将患儿吸入氧气调至所需的最低浓度以确保氧供。总之，在麻醉前评估这些儿童的临床和功能状态对于症状性或隐匿性肺部疾病很重要[63]，全面评估基础肺功能对于术后是否需要通气支持或胸腔镜检查的耐受性尤为重要。临床证据表明，对于那些有肺功能障碍的患儿，术前应行合理的肺功能测试，但正常的肺功能测试对患儿来说也可能是一个挑战。

肾

肾母细胞瘤是儿童最常见的原发性肾肿瘤，其次是肾透明细胞肉瘤、恶性横纹肌样肿瘤、先天性中胚层肾瘤和肾细胞癌[75,76]。这些肿瘤都可以直接影响肾功能。同样，肾外肿瘤，如神经母细胞瘤，可通过侵袭肾脏、阻碍尿流或压迫肾血管等途径来影响肾脏系统[76]。

大多数化疗药物具有剂量依赖性的直接肾毒性或改变生理条件而损害肾功能（如败血症、脱水、肿瘤溶解综合征）。顺铂、卡铂和异环磷酰胺是小儿和成人中臭名昭著的肾毒性化疗药物，尤其是联合使用时[77]。顺铂可引起剂量依赖性肾毒性和低镁血症[18]。异环磷酰胺可引起高达90%的患者发生亚临床肾小球毒性症状，30%的患者出现明显临床毒性症状；异环磷酰胺还可诱发多达7%的患儿感染范科尼综合征，这个综合征可能在化疗18个月后延迟出现[17,77]。甲氨蝶呤有可能导致小儿严重的急性肾衰竭[19]。其他化疗药物在大剂量使用时也可导致肾毒性。抗利尿激素分泌失调综合征与多种化疗药物有关。许多治疗小儿肿瘤的非化疗药物（如抗生素和利尿剂）也会引起肾毒性[76]。

腹部局部放疗或全身放疗作为HSCT方案的预处理可导致放射性肾炎，表现为氮质血症、蛋白尿、贫血和高血压[78]。导致小儿肾脏损伤的累计剂量尚未确定[79]。HSCT术后儿童急性肾衰竭发生率高达40%，慢性肾衰竭的发生率为18%~54%[80-82]。

麻醉医生应该了解肾脏或肾旁肿瘤的大小和位置，以确定术中大量出血或血管栓塞的风险，尤其是涉及肾血管系统的肿瘤。术前评估接受过化疗或腹部放疗的儿童，应重点评估是否存在临床和亚临床肾功能不全、电解质紊乱（低钠血症、低磷血症）、液体超负荷、贫血和高渗血症。有严重肾功能障碍的患者应考虑术前透析的必要性。非甾体抗炎药慎用于肾功能不全的儿童，因为非甾体抗炎药引起的肾脏灌注不足可能会加重已存在的肾功能不全。

肝

原发性肝癌仅占小儿癌症的1%，其中20%与遗传综合征有关，比如贝克威思-威德曼综合征。在小儿中，肝母细胞瘤是最常见的原发性肝肿瘤，其次是肉瘤、生殖细胞肿瘤和横纹肌样肿瘤。肝细胞癌偶发于较年长的青少年[83]。

甲氨蝶呤、放线菌素D、6-硫基嘌呤和6-硫基鸟嘌呤与急性肝毒性有关，在使用化疗剂量后可能会出现数小时至数周的急性肝损伤[63]。肝损伤通常是暂时和可逆的。放射线常常引起自限性的急性毒性，但大剂量的放射线（>40Gy）可导致慢性肝纤维化[52]。最令人担忧的是儿童在接受造血干细胞移植后可能出现肝窦阻塞综合征（SOS）。SOS的特点是门静脉高压症、肝衰竭和影响心脏、肺、肾脏的多器官系统衰竭。高达60%的儿童在接受造血干细胞移植后会发生SOS，死亡率为19%~50%[84,85]。

急性和慢性肝病均可在癌症儿童中发现，与凝血障碍和/或药物代谢受损有关。药物的剂量和作用时间应根据肝脏清除率进行相应的调整。潜在的肝毒性药物（如对乙酰氨基酚）在儿童中使用应谨慎，因为它们特别容易使肝脏进一步受损。表现出慢性肝功能衰竭的儿童可能同时存在遗传综合征，如贝克威思-威德曼综合征，这增加了麻醉风险[63]。

胃肠道

原发性胃肠道（gastrointestinal，GI）肿瘤在小儿中并不常见；然而，各种腹腔恶性肿瘤可通过肠梗阻、肠套叠、肠穿孔、腹腔出血、胆道梗阻、静脉或动脉梗阻和肝大而影响胃肠道[63,86]。癌症儿童最常见的胃肠道问题与放疗和化疗的副作用有关。

由于化疗和放疗针对性作用于迅速增殖的组织，而胃肠道黏膜特别脆弱。众所周知，化疗药物会引起导致恶心和呕吐，但也可导致更严重的胃肠道病变，如腹泻、黏膜炎、口腔炎、和中性粒细胞减少性肠炎[87]，这些副作用会加剧癌症儿童的营养不良和脱水。同样，超过20~30Gy的辐射剂量会引起胃肠道组织的炎症和水肿[88]。重要的是，尽管处于钙调神经磷酸酶抑制剂加甲氨蝶呤或吗替麦考酚酯预防的时代，造血干细胞移植后的急性和慢性移植抗宿主病（GVHD）（下文将详细讨论）通常会影响胃肠道，但大多病例症状轻微。造血干细胞移植术后，中度至重度肠道移植抗宿主病的发病率约为10%，如果不及时治疗，死亡率很高[89]。

在麻醉诱导前，接受过癌症治疗的儿童可能会有慢性恶心呕吐或胃排空延迟，这两种症状都会因使用阿片类药物而加重。这些患儿可能有较高的误吸风险，应给予相应的管理。患有胃肠道功能障碍的儿童也可能出现营养不良、脱水和电解质紊乱等症状，需在择期手术前进行纠正。

中枢神经系统

原发性颅内肿瘤如星形细胞瘤、室管膜瘤、原始神经外胚层肿瘤和胶质瘤占儿童恶性肿瘤的17%[2]。肿瘤本身的体征和症状取决于肿瘤的大小和位置及局部肿块对邻近神经结构的影响，症状可能包括易怒、嗜睡、巨颅和呕吐。颅内压升高、脑疝、卒中、癫痫发作或白血病性脑膜炎可能预示着急性失代偿期[62]。原发性脊椎肿瘤并不常见，但可能存在急性脊髓压迫而需要立即进行手术治疗[90]。此外，3%～5%的转移性疾病患儿有一定程度的脊髓压迫，通常在初步诊断时就存在[91,97]。第24章和第26章详细讨论了脑肿瘤患儿的围手术期管理。

铂类化疗药物(顺铂、卡铂、奥沙利铂)、L-天冬氨酸酶、异环磷酰胺、甲氨蝶呤、阿糖胞苷、依托泊苷、长春新碱和环孢素可能引起神经毒性改变[93,94]。急性毒性的特征是精神状态改变、癫痫发作、卒中、脑病、耳毒性和外周神经功能障碍[11]，停药后这些症状往往可逆性消失。慢性毒性通常表现为神经认知和精神功能障碍，下文将对此进行讨论。大脑辐射也会产生深远的神经效应，超过50Gy的辐射剂量可导致严重的局灶性组织损伤、脊髓炎、卒中和视神经毒性；小剂量的辐射，<18Gy，与轻微的神经认知功能障碍有关[88]。

正如第24章和第26章详细讨论的那样，目前切除颅内肿瘤的儿童应接受彻底的神经学评估，重点关注颅内压升高及现有的神经缺陷的体征和症状。镇静剂的好处是可以保持平衡避免儿童颅内压增高的风险。对于这些患儿来说，及时的术后神经检查很重要，因此麻醉药的选择和拔管的时机应根据情况进行调整，以方便尽早评估。

内分泌

原发性内分泌肿瘤占儿童癌症的比例不到5%[95]。性腺生殖细胞肿瘤(睾丸、卵巢和性腺肿瘤)、甲状腺腺瘤和癌以及垂体肿瘤(颅咽管瘤和垂体腺瘤)占了这些儿童内分泌肿瘤中的绝大多数[96]。

大多数化疗药物对内分泌功能的影响很小，慢性内分泌功能障碍在儿童癌症的幸存者中非常罕见[97,98]。然而，使用糖皮质激素会导致剂量依赖性肾上腺抑制。对癌症儿童的研究表明，虽然大多数ALL患儿在慢性类固醇治疗停止后2周内肾上腺功能全部恢复，但仍有些儿童在2～8个月内仍受到不同程度的抑制[99]。因此建议在停止治疗后的第1～2个月，在紧张的治疗程序之前使用应激剂量类固醇[99]。如果麻醉医生考虑术中使用应激剂量类固醇或用于止吐的类固醇，必须首先与患儿的肿瘤医生讨论；类固醇是一种活性抗癌药物，在某些肿瘤中可能会导致肿瘤坏死或TLS，引起免疫抑制，影响癌症治疗方案，并构成违反研究的理由[63]。

与化疗药物对慢性内分泌的最小抑制不同，全身照射(TBI)预处理造血干细胞移植和局灶性颅内放疗，特别是对靠近下丘脑的区域，可导致严重的慢性神经内分泌功能障碍[97]。累积辐射剂量小至18～20Gy可导致生长激素和促性腺激素缺乏，剂量超过35～40Gy的剂量可导致垂体功能减退[100]。甲状腺功能减退可发生在<20Gy剂量治疗2～4年半[101]。

血液学

癌症患儿的治疗常引起骨髓抑制，这既是肿瘤本身产生的影响，也是疾病治疗产生的副作用。有些癌症在初次诊断时就伴随贫血症状，可见于神经母细胞瘤、横纹肌肉瘤、霍奇金淋巴瘤、尤因肉瘤、骨肉瘤和白血病[102,103]。血小板减少症在患有血液肿瘤及实体肿瘤侵袭骨髓的小儿中一样常见[104]。白血病患儿的白细胞计数多变，中性粒细胞减少症在患有ALL的小儿中具有典型表现，但白细胞增多症(>100×10^9/L)可见于20%患有急性骨髓白血病的小儿中。白细胞增多症可导致高凝血症及潜在致命的白细胞淤积症，从而减少组织灌注[105]。

化疗和放疗都会对骨髓细胞产生显著的影响。化疗常因引起骨髓抑制而使应用剂量受限。虽然放疗有可能完全抑制骨髓细胞的产生，但这通常需要暴露于众多的骨髓部位，才能引起显著的临床抑制。然而，TBI作为HSCT的预处理，根据设计，可完全破坏宿主造血细胞，为新的细胞准备骨髓空间。如果不移植新的细胞，所有骨髓部位的TBI剂量即使只有3～5Gy，也是致命的。HSCT后造血的恢复遵循一个可预测的模式：粒细胞先恢复，其次是血小板、淋巴细胞，最后是红细胞。在恢复过程中孩子易受感染、出血和贫血[106]。减少化疗剂量或停止放疗可使细胞数目恢复；然而由于血液细胞的寿命和产生新细胞的时间，全细胞减少症通常需要4周长的时间才能恢复[107,108]。对于预防或治疗细胞减少症，重组人促红素和重组人粒细胞-巨噬细胞集落刺激因子均可最大限度地减少贫血和中性粒细胞减少症的发生[109]。

中性粒细胞减少症的患儿可发生危及生命的感染。操作者应注意隔离患者，在进行侵入性操作或使用患者已建立的血管通路时应严格遵守无菌原则。应避免因使用药物和放置直肠温度探针导致的菌血症，同样也应减少尿管的使用[110]。

凝血系统

癌症患儿的异常出血可能是多因素的，包括血小板减少症、凝血因子缺乏、循环抗凝剂和血管畸形[111]。即使血小板数量和功能正常，任何其他导致凝血异常的因素都可增加术中出血的风险。血液系统肿瘤，特别是白血病中的任何一个亚型，常伴有不明原因的出血和凝血异常[112]。DIC可见于急性早幼粒细胞白血病，较少见于急性粒细胞性白血病和T-细胞性急性淋巴细胞白血病。患有狼疮抗凝综合征的小儿，常存在血栓形成倾向或Ⅷ因子抑制剂而导致获得性血友病。高达8%的患儿在确诊威尔姆斯肿瘤时并发获得性冯·威尔布兰德综合征[113,114]。

化疗可引起严重的凝血反应。L-天冬氨酸酶通过减少纤溶酶原、纤维蛋白原、抗凝血酶因子Ⅲ和冯·威尔布兰德因子，引起高达2%的出血或血栓形成的风险[13]。在肝功能障碍或严重营养不良的情况下，缺乏维生素K也会导致凝血功能障碍[115]。脓毒症、血管内凝血、肝功能衰竭、短效或长效抗凝血药物的使用、伴有脾肿大的血小板淤积症及慢性疾病也可增加围手术期出血的风险。

静脉血栓栓塞(venous thromboembolism，VTE)在小儿

中很罕见，但常见于并发凝血功能障碍和长期留置血管通路的癌症患儿。VTE 在癌症患儿中的发病率约为 8%，其在肉瘤和恶性血液病患儿中的发病率最高[116]。VTE 患儿术前停用抗凝剂的最佳时机需与术者和血液肿瘤学团队进行讨论。这些患儿存在围手术期血栓形成的风险[117]，因此要权衡血栓形成与术中出血的风险。

疼痛

急性和慢性疼痛都是癌症和癌症治疗后的常见并发症。在一项针对 160 名接受癌症治疗患儿的调查中，87% 的住院患儿和 75% 的门诊患儿将自己的疼痛程度评为中度至重度[118]。在一项针对癌症患儿存活者的调查中，治疗过程中最痛苦的经历就是痛苦的药物治疗和外科治疗[119]。

在进行腰椎穿刺和骨髓活检等操作时，全身麻醉可有效缓解其引发的疼痛；在这个过程中，麻醉医生在提高患者舒适度和缓解父母压力方面发挥着核心作用。

癌症患儿与其他承受慢性疼痛折磨的患者一样，常耐受阿片类药物，因此他们更适合多模式的镇痛方法。局部麻醉对患者是有利的，但必须仔细权衡其优点及凝血障碍或化疗引起的严重神经病变之间的风险。麻醉医生与术者、肿瘤学和疼痛学专家进行的多学科讨论，对于权衡这些病情复杂患者的舒适度和安全性至关重要。

神经心理学

多达 40% 的癌症患儿至少在以下几个方面存在神经认知障碍，包括学习能力和执行能力[120,121]。甲氨蝶呤鞘内化疗或颅内化疗危害极大，因此患有 ALL、中枢神经系统肿瘤和头颈部肉瘤的小儿发生认知功能障碍的风险最大[122]。已证明质子束放射疗法及其对恶性肿瘤组织的精准定位，可以减少侧支组织的损伤，并改善神经认知功能[39,123-125]。

癌症诊断和治疗的心理反应存在年龄和个体差异。幼儿常因与父母分离及预感到会遭受痛苦的治疗而感到苦恼。开诚布公地讨论即将采取的治疗操作可使他们对治疗过程具有更强的掌控感。中心静脉通路和局麻药的使用大大减少了治疗产生的不适。在这个年龄段，角色扮演和脱敏疗法更有效[126]。癌症治疗在许多方面给儿童和青少年带来了严重的心理压力。青少年因难以接受其病情而不配合治疗。从某种程度上来说，青少年应主动参与治疗过程，麻醉和手术操作也应在寻求青少年患者的同意后进行[60,126]。尽管同伴之间的互动可促进健康的恢复，但患癌的儿童和青少年还是会由于缺课和严格的治疗计划而脱离同龄人群体。癌症带来的"孤独"可加重他们与健康同龄人之间的隔绝感。因此，应提供癌症患儿与同龄人互动的机会。同龄人之间的互动可能包括患儿对同伴的选择，正常的社交，其他癌症患儿或癌症幸存者对患癌儿童的指导。夏令营、小组干预或儿童癌症幸存者的正式辅导都是非常有效的[127]。

肿瘤溶解综合征

肿瘤细胞迅速增殖的癌症患儿，特别是 ALL 和非霍奇金淋巴瘤的患儿，存在发展成潜在致命性的肿瘤溶解综合征（tumor lysis syndrome，TLS）的风险。一项研究发现超过 40% 的非霍奇金淋巴瘤患者可并发 TLS，其中严重的 TLS 发病率仅为 6%[128]。快速增殖的非血液系恶性肿瘤、巨大的肿瘤包块、对化疗高敏感性也是治疗后发生 TLS 的高危因素。肿瘤细胞快速裂解释放大量的细胞内容物，导致高尿酸血症、高钾血症、高磷血症、低钙血症和酸碱平衡紊乱，从而导致 TLS。细胞释出物易导致急性肾衰竭，也会导致心律失常、心力衰竭、癫痫、多器官衰竭和死亡。TLS 可突发于化疗、放疗、发热、手术或麻醉期间，但最常见于行细胞毒性疗法后的 1～3 天[128,129]。目前，随着对高危患儿采取适当的预防措施，严重的 TLS 的发病率有所下降。围手术期发生 TSL 后需要及时和积极地处理，包括使用水化治疗、利尿、拉布立酶（一种尿酸还原剂）和别嘌醇，以减轻器官损伤，采取积极措施治疗由高钾血症导致的严重心律失常（见第 9 章，图 9-7）[128]。地塞米松等糖皮质激素的细胞毒性效应与 TLS 有关，高危患者应采用其他围手术期止吐药。

维 A 酸综合征

维 A 酸综合征（也称为分化综合征）是一种潜在的危及生命的并发症，在接受维 A 酸（all-trans retinoic acid，ATRA）治疗的急性早幼粒细胞白血病（APL）的患儿中，其发病率为 2%～27%。该综合征的具体机制尚不明确，但有人认为与 ATRA 治疗期间 APL 细胞释放炎症因子有关。维 A 酸综合征通常在治疗 7 天后出现，以呼吸窘迫、发热、肺浸润和体重增加为特征，也可能导致心包积液、低血压、心力衰竭和肾衰竭。因此，最近接受过 ATRA 治疗的 APL 患儿在行全身麻醉之前应进行肺部检查，以便发现心脏及肺脏的异常[130,131]。

造血干细胞移植（HSCT）

背景

50 多年前，第一次尝试利用骨髓治疗恶性肿瘤[132]，第一次成功的小儿骨髓移植发生在近 40 年前[133]。HSCT 是一种潜在的治疗多种小儿恶性和非恶性疾病的方法。HSCT 可用于治疗各种白血病、霍奇金和非霍奇金淋巴瘤，以及各种实体肿瘤，包括生殖细胞瘤、部分肉瘤、神经母细胞瘤、威尔姆斯肿瘤和部分恶性脑肿瘤。此外还可用于治疗许多非恶性疾病，包括骨髓增生异常、再生障碍性贫血、镰状细胞贫血、珠蛋白生成障碍性贫血、先天性免疫缺陷和代谢缺陷[134-137]。因为 ALL 在小儿群体中较常见，因此在许多治疗中心 ALL 是 HSCT 的主要适应证。

用于移植的造血干细胞可以从骨髓、外周血或脐带血中获得。干细胞的来源可能是患儿自身（自体基因）、同卵双生的双胞胎（相同基因）或其他个体（同种异体基因）。同种异体供体细胞通常来自人类白细胞抗原（HLA）相同的姊妹（适用于约 25%～30% 的患者），但随着配型技术和支持性治疗技术水平的提升，改善了配型相合的非血缘供者及供者配型不合的预后[138,139]。

临床特点与治疗

造血干细胞移植的过程包括以下几个步骤：

1. 采用大剂量化疗伴或不伴放疗或免疫调节剂的预处理方案可杀灭肿瘤细胞，为移植的干细胞留出骨髓空间并抑制受体的免疫系统；

2. 造血干细胞移植；

3. 移植物植入（移植后＞30 天）；

4. 早期移植（移植后 30～100 天）；

5. 晚期移植（移植后＞100 天）。

与 HSCT 相关的累积毒性是由隐匿性疾病、既往治疗引起的并发症、移植调理方案、长期骨髓抑制并发症、GVHD 及其治疗导致的。与移植有关的发病率和死亡率取决于患儿的年龄、原发性疾病、并发症及供体与受体之间的组织相容性[140]。总之，姊妹之间进行捐献，其 100 天内的死亡率为 5%～20%；不相关的同种异体之间进行捐献，其 100 天内的死亡率为 10%～40%[141]。

如前所述，HSCT 的相关毒性可通过放化疗直接或间接影响人体的各个器官。在移植过程中，宿主的免疫和物理防御受到损伤。感染是导致移植相关疾病发生和死亡的主要原因之一[142]。小儿易受包括细菌、真菌和病毒在内的各种常见性和条件性致病菌的侵害。黏膜炎很常见，可增加误吸和损伤气道的风险[44,143]。肝窦阻塞综合征（sinusoidal obstruction syndrome，SOS）又称为肝小静脉阻塞症，在接受 HSCT 后的患儿中发生率为 10%～60%，SOS 导致的肝功能衰竭和多器官功能衰竭的死亡率为 19%～50%[144]。肝肾综合征和由 SOS 导致的水钠潴留要求应密切关注液体的平衡、钠的使用和获得性凝血功能障碍，包括输注血小板也难以纠正的血小板减少症[84,144,145]。其他胃肠道并发症包括出血、感染和由阿片类药物导致的腹痛和腹胀（阿片类药物相关的肠道综合征）[146]。急性肺部并发症在 HSCT 后的患儿发生率为 30%～60%，包括感染、出血、水肿、阻塞性细支气管炎、急性呼吸窘迫综合征、特发性肺炎综合征即非感染性肺炎综合征[147-149]。

HSCT 后早期阶段，严重的心肌病和心律失常十分罕见（5%），10%～40% 行 HSCT 后需要重症治疗的患儿，常发生败血症、心力衰竭和心血管系统功能紊乱[147,150,151]。晚期心脏并发症的发生率取决于放疗的剂量和预处理时使用具有心脏毒性化疗药物的剂量。30%～50% 的患儿常发生急性肾衰竭，需要合理补液[80,81,152]；出血性膀胱炎也很常见[153]。在使用环孢素或钙调神经磷酸酶抑制剂他克莫司治疗的患儿中，多达 25% 的患儿可出现类似于溶血性尿毒症综合征的血栓性微血管病变[154]。中枢神经系统相关的并发症可能包括感染、出血、脑病、因代谢和化疗引起的周围神经病变[155]。

与前面描述的骨髓清创术相比，儿科中心越来越多地使用低强度的预处理方案，甚至使用非骨髓清创术的预处理方案，从而降低血液恶性肿瘤的发病率和死亡率[156,157]。通过这些方案可以观察到，在某些情况下最小的骨髓毒性加上长期的免疫抑制可促进供体移植成功[158]，这种方案主要用于患有非恶性血液病、骨髓衰竭和免疫缺陷综合征的小儿，也逐渐用于小儿血液恶性肿瘤的治疗。

移植抗宿主病

GVHD 是供体 T 细胞识别同种抗原受体的临床表现。

20%～80% 的患儿在 HSCT 后 100 天内发生急性 GVHD。发病率取决于供体和受体的组织相容性，及干细胞来源[159]。其特征是炎症性皮炎、肠炎和肝炎。因急性 GVHD 的预后不良，所以使用预防性药物（环孢素、他克莫司与短效甲氨蝶呤）是非常重要的。治疗包括继续使用免疫抑制剂，添加糖皮质激素，以及引入具有长期免疫抑制作用的保守疗法。这些患儿极有可能死于机会性感染[159]。

患儿在 HSCT100 天后，慢性 GVHD 的发生率为 6%～50%。发病率的高低取决于供体和受体的年龄、性别及匹配程度[160]。慢性 GVHD 具有许多自身免疫性疾病的特征，几乎影响到身体的各个器官（如硬皮病、口干和结膜炎、食管炎、肺功能障碍，包括阻塞性细支气管炎，四肢和软组织痉挛或筋膜炎，肝功能不全，脱口，血小板减少症）。30%～60% 的小儿患有肺部疾病。慢性 GVHD 很少并发心脏和肾脏疾病。机会性感染在慢性 GVHD 期间很常见，某种程度上与 GVHD 的免疫抑制有关。溶血是异源性的另一种表现，是导致供体和受体血型不相容的原因[161]。

儿童过继性 T 细胞疗法

随着本章开头提到的新型小分子免疫制剂和单克隆抗体的使用，采用输注基因工程 T 细胞来表达针对特定肿瘤抗原的受体（如 ALL 的 CD19）的过继免疫疗法的研究和应用正在迅速发展。过继性 T 细胞疗法在小儿的适应范围逐渐扩大，但大多数应用于接受过 HSCT 后癌症复发或肿瘤残余的患儿中。简单地说，通过中心静脉导管取出自体 T 细胞，在体外通过基因工程技术将受体表达到所需的抗原，然后重新注入患儿体内。输注后，细胞种植、增殖并清除肿瘤细胞的过程将持续数月或数年[162-164]。然而良好的细胞种植、增殖效果依赖于先前的淋巴细胞清除，这需要 TBI 和化疗引起明显的免疫抑制，而这又关系到上面讨论的所有相关风险[165]。T 细胞疗法治疗儿童神经母细胞瘤、B 细胞 ALL、胶质瘤、骨肉瘤和双神经节苷脂 GD2 肉瘤的试验正在进行中[162]。

在使用 T 细胞输注治疗这些患儿时应注意以下三点：首先，与接受 HSCT 的患儿类似，这些患儿的免疫功能受到抑制，感染的风险很高，必须注意隔离和严格使用无菌技术。其次，以 T 细胞和其他细胞形式进行的过继细胞疗法是一个多变的疗法，需要肿瘤学家和围手术期团队之间进行有效的沟通，以确保患儿的安全。最后，这种治疗伴有潜在的高发病率和死亡率。除了预处理方案的毒副作用外，经过修饰的 T 细胞也可引发自身免疫反应。细胞因子释放综合征是最严重的毒性反应，是由超生理水平的免疫细胞激活及随后大量炎症细胞因子释放引起，轻者表现为发热和肌痛，但重者可能导致心肺功能衰竭、多器官功能障碍，如果不及早治疗，甚至会导致死亡[162-164]。

术前实验室检查和评估

与非癌症患儿一样，没有足够的证据表明对癌症患儿需进行任何常规的麻醉前检查。相反，术前实验室检查或放射学检查应基于患儿的既往史、体格检查、并发疾病和手术过程。只有在可能增加手术风险或影响患儿围手术期管理的情况下，才进行检查[166]。对于病情复杂的患儿，应该提前进行相应的检查，以便：①采取纠正措施，得到满意的回应；②在开始实施麻醉计划之前，与肿瘤学小组成员进行沟通。这样有助于为治疗肿瘤提供最新的检查结果，如血红蛋白数、血小板计数、中性粒细胞绝对值、凝血实验、近期的超声心动图和肺功能结果。以下内容进一步讨论了癌症患儿需要在术前进行实验室检查的必要性。

在癌症患儿进行麻醉之前，并不需要常规进行全血细胞计数检查。但应根据患儿的情况、是否存在并发症、拟实施的手术方式和潜在的失血、血小板减少症、大出血的风险、已知或疑似的贫血，可能需要进行全血细胞技术检查（表11-5）[60]。

表11-5　癌症患儿凝血功能异常的高危因素

小儿贫血的高危因素

- 新诊断的白血病（50%～80%的发生率）或淋巴瘤
- 近期化疗、放疗或HSCT
- <6个月的癌症患儿

小儿白细胞增多包括新诊断的白血病（发生率>20%）的高危因素

小儿白细胞减少症和中性粒细胞减少症包括近期接受过化疗或放疗的高危因素

小儿血小板减少症的高危因素如下：

- 新诊断的白血病
- 任何接受放疗和化疗的小儿
- 弥散性血管内凝血
- 巨脾

摘自 Latham GJ, Greenberg RS. Anesthetic considerations for the pediatric oncology patient-part 3: pain, cognitive dysfunction, and preoperative evaluation. *Pediatr Anesth*. 2010; 20(6): 479-489。

癌症患儿术前不常规进行凝血检查。对于拟行腰椎穿刺、神经阻滞、有大出血风险的外科手术或神经外科手术的患儿，术前常需要进行血小板计数检查。如果血小板计数满足外科手术和局部麻醉的要求，并没有进一步的出血临床证据，就没有必要进行额外的凝血检查。然而在血小板计数正常时，任何凝血异常的病史都值得进一步研究[60]。表11-6列出了在小儿肿瘤学人群中出现凝血障碍、肾功能障碍或电解质紊乱的风险因素。

表11-6　癌症患儿凝血障碍、电解质紊乱、肾功能不全的高危因素

凝血障碍的高危因素

败血症

维生素K缺乏或营养不良

抗凝治疗

白细胞增多症

表11-6　癌症患儿凝血障碍、电解质紊乱、肾功能不全的高危因素（续）

左旋-门冬酰胺酶治疗

急性T淋巴细胞白血病，单核细胞白血病或急性早幼粒细胞白血病的诊断

近期行造血干细胞移植

脾切除

电解质紊乱的高危因素

抗利尿激素分泌过多综合征（SIADH）

高钙血症（骨肿瘤和神经母细胞瘤）

伴有意识障碍的颅内紊乱综合征

脱水或营养不良

过度水化作用

肾功能障碍

肿瘤溶解综合征（高钾血症、高磷血症、低钙血症）

肾脏疾病的高危因素

新诊断的神经母细胞瘤或威尔姆斯肿瘤导致的肾或输尿管梗阻

肝窦阻塞综合征

肿瘤溶解综合征

肾毒性抗肿瘤治疗（异环磷酰胺，顺铂）

近期行造血干细胞移植

摘自 Latham GJ, Greenberg RS. Anesthetic considerations for the pediatric oncology patient-part 3: pain, cognitive dysfunction, and preoperative evaluation. *Pediatr Anesth*. 2010; 20(6): 479-489。

围手术期注意事项

癌症患儿

在接受过3 833个疗程放疗的177位癌症患儿中，麻醉后围手术期并发症发生率为1.3%，与行丙泊酚麻醉的未患癌小儿相当[167]。然而，许多拟行手术的癌症患儿病情严重、生理储备有限，即使是相对较小的生理变化也难以耐受。处于临床缓解期的标准风险白血病患儿大多进行维持化疗，生活方式接近正常，身体素质良好；然而有相当多的癌症患儿，尤其是那些在HSCT前后不久的患儿，可能存在多器官功能障碍，需要住院行重症支持治疗。麻醉医生必须仔细地对每一个需要手术或介入治疗的癌症患儿进行风险分级。在术前必须考虑所有先前描述的关于小儿癌症及其治疗手段对每个器官系统的潜在影响。患儿既往的麻醉经历，以及现在的治疗方案、累积化疗或放疗剂量、主要副作用、近期的超声心动图、实验室检查结果和器官受损程度的信息必须准备完善。如果这些信息在麻醉系统的电子病例中无法查看，作者建议在实施麻醉前，肿瘤专业治疗小组向麻醉医生提供一份最新的数据汇总表（图11-2）。

癌症患儿在疾病急慢性阶段接受的许多治疗手段均需要麻醉参与，其中包括肿瘤诊断或淋巴结活检、肿瘤切除、放置和更换用于治疗和营养支持的长期静脉留置导管、诊断和监测手段（如腰椎穿刺、骨髓抽吸活检、肺肝组织活检、皮肤组织活检、支气管肺泡灌洗、食管胃十二指肠

肿瘤诊疗信息概要

姓名：	病历号：	出生日期：
肿瘤科医生：	肿瘤科医生联系方式：	

肿瘤的诊断信息

肿瘤的诊断信息：
确诊日期：
肿瘤分期及定位：
复发情况：

化疗方案

方案类型：	开始时间：	结束时间：
详细说明：		

化疗药物

药物名称	化疗途径	总剂量及并发症

其他相关用药

放射治疗

放射部位/剂量	治疗日期	累计辐射剂量	并发症

治疗方式

手术治疗：
造血干细胞移植：

超声、CT、肺功能等检查结果

备注、并发症及其他疾病

图 11-2　当患儿近期的关键诊疗信息无法从电子或纸质记录中获取时，肿瘤科医生应向麻醉医生提供一份癌症治疗相关信息的汇总表（摘自 Latham GJ 和 Greenberg RS 编写的《小儿肿瘤患者的麻醉注意事项》的第 3 部分：疼痛、认知功能障碍与术前评估. *Paediatr Anaesth*. 2010；20：479-489）

镜检查等）、影像学检查、放射治疗和放置疼痛管理设备（如硬膜外留置导管）。脾切除术是一些小儿恶性肿瘤分期或治疗的一部分，该手术可能增加术后感染、血小板增多或减少的风险[168]。

腰椎穿刺术和骨髓抽吸术经常应用于癌症患儿，尤其多用于患有恶性血液病的小儿。使用短效药物进行短时间的全身麻醉可确保患儿在手术过程中的舒适性，同时可促进其

康复和早期出院。例如，使用丙泊酚复合短效阿片类药物或低剂量氯胺酮常可达到此目的[169-173]。无论孩子是否存在免疫抑制，麻醉医生在中心静脉部位进行操作时都必须严格遵循无菌原则，以避免发生导管相关性感染。在腰椎穿刺时，建立一套避免误将化疗药长春新碱注入蛛网膜下腔的方案是至关重要的。鞘内注射长春新碱会导致严重的神经性损伤后果，目前可能已导致近 100 例患有可治愈的造血系统肿

瘤的小儿死亡[174]。在任何进行腰椎穿刺和鞘内化疗的治疗间均禁止进行静脉化疗。

放射治疗是目前许多小儿脑肿瘤和颅外实体肿瘤的首选治疗方法。放疗周期因肿瘤类型的不同而不同，通常持续4～8周，且经常与化疗同时进行[28]。现代放射治疗（包括传统的光子束治疗和新的质子束治疗）的目的是精准地照射肿瘤组织，同时尽量减少对周围健康组织的辐射。因此需要对小儿进行全身麻醉，以保证其在放疗过程中保持静止不动。

放疗计划从模拟治疗开始，这需要对拟行后续治疗的患儿实施麻醉。将患儿摆成最佳的治疗体位，获取肿瘤的计算机断层成像信息，并定制合适的模具或改良面罩，从而在日后的治疗中能够反复定位。对于PRT来说，定制的黄铜和/或丙烯酸模具将用于塑型和聚焦质子束，以便精准地照射肿瘤组织。在肿瘤放疗间施行麻醉有许多关键性的挑战（图11-3）。许多放射治疗中心特别是PRT中心，是独立于医院或儿童医院的门诊设施，因此须提供所有必需的设备和药物来处理任何潜在的麻醉相关紧急情况，包括快速转运到儿童医院（图11-4）。患儿可能会因日常麻醉、检查、诊断检验、化疗以及之前或即将进行的手术而承受身心压力。尽可能地采取父母与子女间的引导、一对一支持、分散注意力和奖励机制等方法来缓解患儿的焦虑[127,175]。父母和麻醉团队在放疗期间均不能留在治疗室。因此，采集患儿的多种视频信

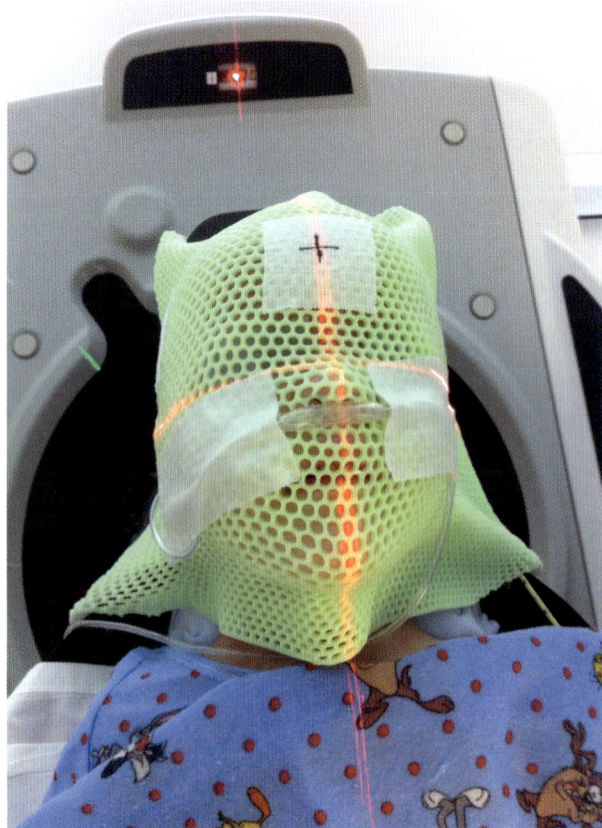

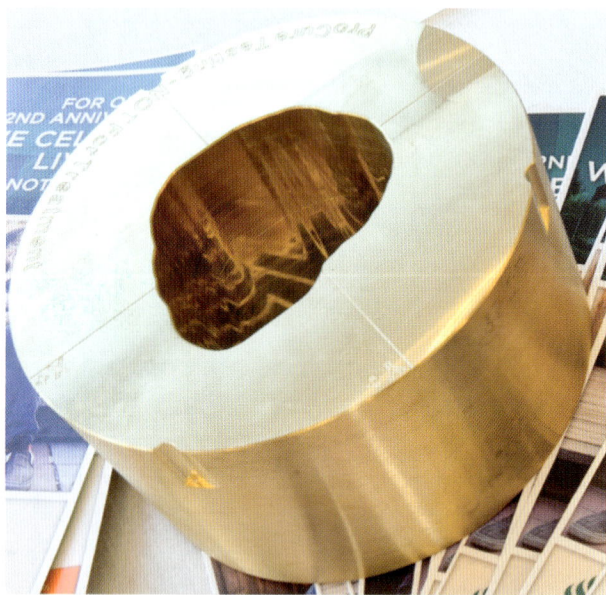

图11-4　上图：由黄铜复合材料围成的孔径可约束质子束的横向放射，以保护肿瘤侧面的正常组织。下图：由蜡或丙烯酸制成的补偿器用于限制质子束向肿瘤外部的放射深度。孔径和补偿器的联合使用，精确地限制了横向和远端的放射区域，仅辐射了射线路径最前端的正常组织（蒙华盛顿州西雅图的SCCA质子治疗中心惠赠）

息及使用麻醉监护设备对麻醉下患儿的生命安全至关重要（图11-5）。

大多数患儿将会留置中心静脉导管以便于静脉麻醉诱导和维持。麻醉过程必须严格遵守无菌原则，以避免败血症及拔除导管，两者均有产生疾病和延误治疗的风险[176]。在局麻药的作用下，周一开放静脉港的输注端口，并持续使用至周五，可缓解因每天反复穿刺给患儿带来的不适。一些医疗中心使用常规的麻醉知情同意书以减轻每日取得家属知情同意的工作负担，但仍需在每次麻醉前对患儿实施评估。对轻度至中度呼吸道感染的患儿实施麻醉时，必须考虑延误感染治疗带来的风险，麻醉方案时考虑的关键因素包括选择使患儿快速恢复的短效麻醉药，下文描述了各种为达到此效

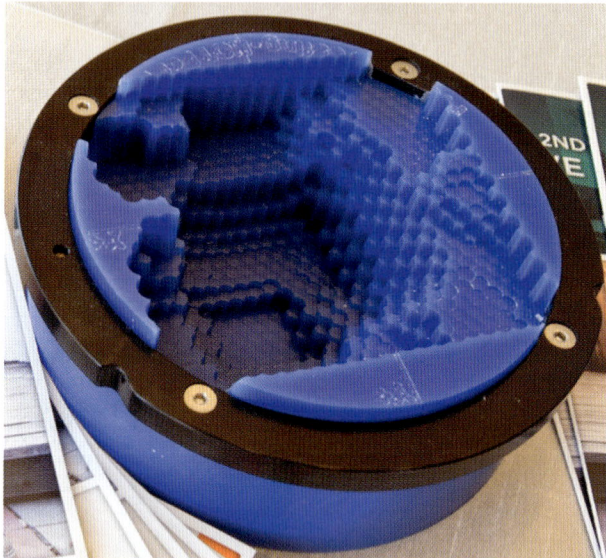

图11-3　利用定制面罩将麻醉后的患儿头部保持在头部放疗所要求的可重复且精确的位置上。在使用丙泊酚的全凭静脉麻醉期间，鼻导管可辅助供氧，并监测呼气末二氧化碳数值（Andrew Pittaway惠赠）

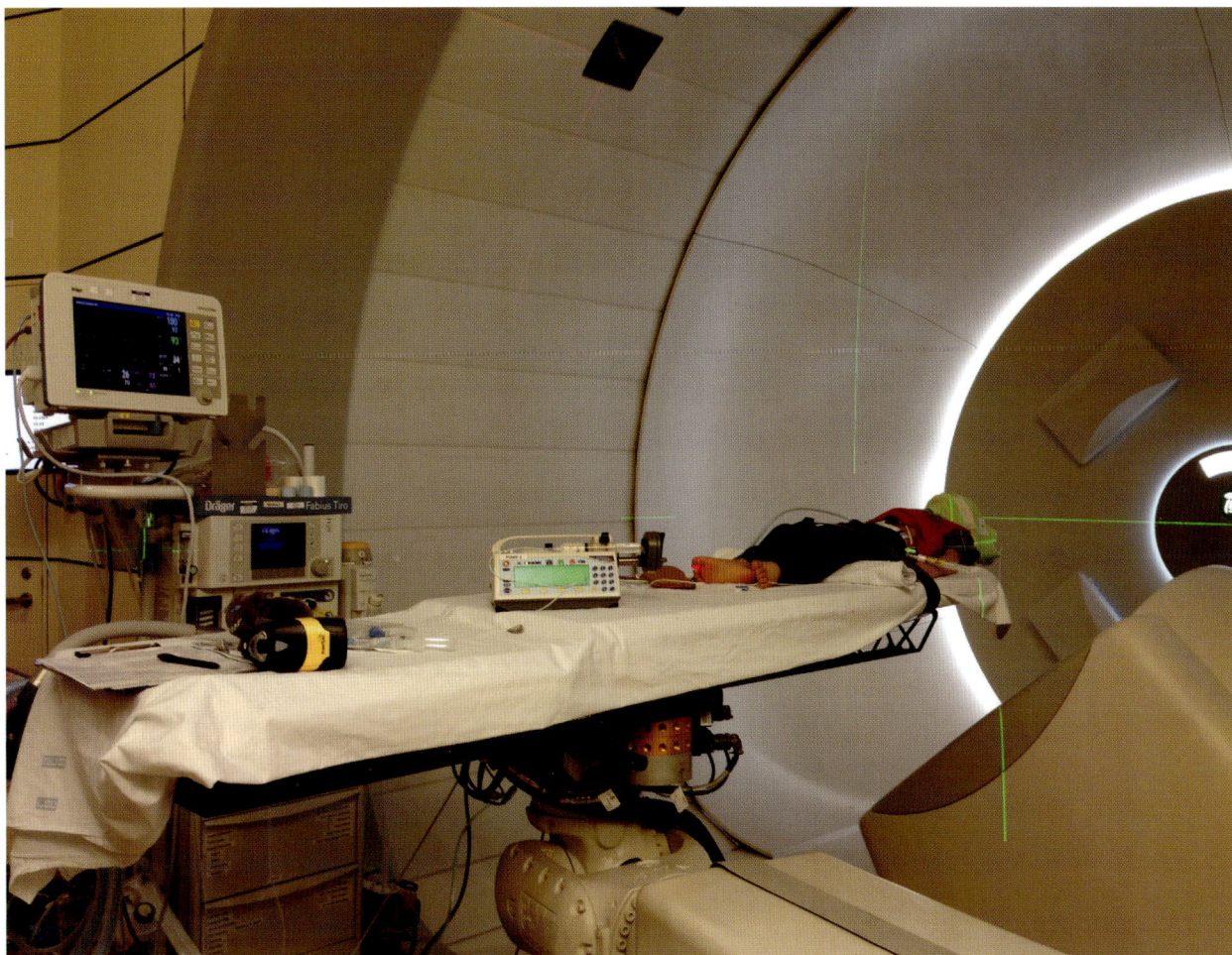

图 11-5　麻醉后的肿瘤患儿在接受质子放射治疗。头部模具固定了孩子的头颅位置，鼻导管可辅助供氧并监测呼气末二氧化碳数值。在实施丙泊酚全凭静脉麻醉期间，麻醉机和抢救药物均可立即使用。在防护室内麻醉医师和放疗医师可通过视频监控持续观察患者生命体征和丙泊酚泵的使用情况（Karen Wong 惠赠）

果的麻醉方法[167, 176-178]。由于丙泊酚全凭静脉麻醉起效迅速、放疗中制动效果良好、快速苏醒及理论上的止吐作用，因此成为一种常用的麻醉方法。虽然可以复合使用阿片类和苯二氮䓬类等辅助药物，但通常不需要，而且可能会增加与呼吸相关并发症[167, 179]。鼻导管可辅助供氧，并通过监测呼气末二氧化碳判断通气的有效性（图 11-3）。七氟烷麻醉复合喉罩通气是另一种并发症发生率较低的麻醉方法[177]。如果一个接受头颅放疗的患儿需行有创气道通气时，则必须修改头部模具，使其能够连接通气道。

对于癌症患儿来说，突发的以及潜在危及生命的紧急情况均可能需要行手术治疗，由于某些特殊肿瘤的影响，可能使麻醉复杂化。肾母细胞瘤可能伴随获得性血管性血友病的症状[113]，前纵隔肿块可能导致上腔静脉阻塞、肺动脉压迫和气管阻塞[180]。神经母细胞瘤可能伴有嗜铬细胞瘤样体征和症状（占 3%）[181]、静脉阻塞，在肿瘤晚期时还可能导致严重的肝大，显著增加大出血的风险。脊髓肿瘤可引起急性脊髓受压，而脑肿瘤或脑出血可引起急性颅内压增高。鉴于小儿肿瘤疾病的复杂性，围手术期有许多需要注意的地方[63]（表 11-7）。

造血干细胞移植受体

移植过程中常见外科治疗和介入手术，与先前描述的针对癌症患儿的干预措施相似。从移植受体或其他个体获取造血干细胞是 HSCT 的关键步骤。采集患儿的骨髓通常需要全身麻醉，但在脊髓麻醉下也可安全地进行[182]。通常将捐献者置于俯卧位，从髂后上嵴抽取约 10ml/kg（受者体重）的骨髓。当从外周血获取干细胞时，通常需要进行镇静或全身麻醉以建立血管通路。因为氧化亚氮会影响蛋氨酸合成酶的活性和 DNA 合成，所以过去认为在收集外周血干细胞时应该避免使用氧化亚氮，但现在几乎没有证据支持这一结论[183]。

鉴于 HSCT 时可能出现的各种并发症，必须认真考虑早先针对接受 HSCT 的癌症患儿所面临的各种问题（表 11-7）。放射、糖皮质激素、黏膜炎和慢性 GVHD 可导致气道易损伤和颈部瘢痕形成，从而增加气道损伤、牙齿损伤和气管插管困难的风险。化疗和 GVHD 可能会损伤皮肤组织，增加开放静脉通路的难度。慢性 GVHD 可导致皮肤硬化，使患儿的肢体活动严重受限，并可发展成干燥综合征，可能需要使用人工泪液治疗。GVHD 可加强肠蠕动并减缓胃排空。患

表 11-7　小儿癌症和造血干细胞移植的围手术期注意事项

术前注意事项

与主要负责患儿治疗的团队沟通

完整的血常规、血清电解质检查（如果需要）

超声心动图和/或胸片（如果需要）

根据肿瘤学家的建议输注匹配的血制品（如巨细胞病毒阴性血清，辐射白细胞）

确定所有干细胞移植受者的血型分类要求

急性和慢性疼痛的用药史

抗焦虑及止痛治疗（如果需要）

使用抗生素预防感染

在干细胞移植患者中避免使用任何骨髓抑制药物

观察隔离措施的指征

进行中心静脉操作时严格遵守无菌原则

采取生命支持治疗措施（如果有需要）

术中注意事项

注意保护皮肤、牙齿、眼睛及关节；摆体位时应轻柔并垫衬软性材料

进行中心静脉操作时严格遵守无菌原则

采取饱胃预防措施（如果有需要，例如移植物抗宿主病患者）

适当补液和维持合适的尿量

持续行全胃肠外营养（和其他高葡萄糖浓度的肠外营养液）

如果之前使用博来霉素治疗，应避免吸入高浓度氧气（FiO_2）并限制性补液

在心脏功能受损患者中合理使用心脏抑制药物

预防恶心呕吐

使用糖皮质激素（如果需要）

在保证安全及有适应证的前提下实施局部麻醉

术后注意事项

给予患者适当剂量的阿片类或其他镇痛药物

进行中心静脉操作时严格遵守无菌原则

评估需要进行的隔离预防措施

儿的免疫功能低下会增加血行感染的风险，因此治疗时始终严格遵守无菌原则。化疗可能会损害心肺功能，改变药物的肝脏代谢，并限制药物和液体的肾脏排泄。如血液学专家和血库顾问的建议，及下文和表 10-3～表 10-5 所述，移植引起的免疫损伤和免疫调节需要对血液成分进行特殊处理。选择合适的血液产品对移植来说是至关重要的。

移植注意事项

红细胞

贫血在癌症患儿中十分常见，在实体肿瘤或霍奇金病的患儿中发病率为 51% 到 74%，在肾母细胞瘤和骨肉瘤的患儿中发病率超过 50%[102]，在接受化疗的患儿中发病率超过 80%，在白血病患儿中发病率超过 97%[184]。关于癌症患儿最佳输血标准的研究资料有限，且尚未建立相关指南。因

此，目前的输血模式来自成人肿瘤学的相关研究资料、其他儿科群体（如重症监护）的输血标准及个别医疗机构的诊疗常规[185]。成人癌症患者输注红细胞的临界值在无症状个体中血红蛋白浓度为 7～9g/dl，在有症状个体中为 8～10g/dl[186]。目前尚不清楚这些标准是否适用于从婴儿期至青春期的患儿，且这些患儿的病情从白血病到脑瘤不等[187]。尽管如此，这些治疗标准已在患儿中得到了经验性应用。在临床实践中，通常在肿瘤患儿的血红蛋白浓度降至 5.5～8g/dl 时采取输血措施[184]。

在决定是否需要输血时应综合考虑以下几个因素，包括：患儿的整体情况，贫血症状，心肺功能障碍，手术的应激反应及预计失血量，凝血功能障碍导致的术中出血风险增加，及患儿所能承受容量负荷的能力。最后，在白细胞增多症的患儿中应慎用血制品，因为输血后血液黏度的增加可导致白细胞淤滞[188]。因此，每个病例的治疗方案都需要建立在合理的临床判断及详细的临床背景之上[189]。

血小板减少症

血小板减少症通常与化疗、放疗或血液系统恶性肿瘤骨髓转移引起的骨髓抑制有关。其他影响血小板的因素包括：感染、弥散性血管内凝血、脾肿大引起的血小板淤滞和药物导致的血小板功能障碍[187]。不论血小板计数处于何种水平均可发生大出血，因此血小板计数不是评估癌症患儿出血风险的唯一指标[190]。癌症或其治疗手段引起的血管内皮损伤及凝血系统级联反应的任何改变均可增加出血的风险。无论怎样，输注血小板在预防患儿大出血方面发挥着重要作用[191]。值得注意的是，在 HSCT 后不久输注血小板可能会影响移植细胞的植入，因此必须与肿瘤学小组讨论围手术期输注血小板的风险/益处[191]。

儿科肿瘤学中预防性血小板输注的最佳方案仍是复杂且有争议。如前所述，出血的风险既不完全取决于血小板计数，也不与血小板计数成反比[190]。虽然缺乏足够的前瞻性试验，但大多数实践指南仍推荐行有创治疗时，血小板计数应 >50×10^9/L；行中枢神经系统手术时，血小板计数应 >100×10^9/L；行腰椎穿刺时，血小板计数应为（10～20）×10^9/L[192]。尽管我们知道这些标准可能并不适用于所有年龄阶段的患儿及癌症的诊断，但目前对于拟行手术的患儿来说，这仍是最佳的指南[191]。

凝血因子缺乏

如果癌症患儿已存在凝血酶原时间延长或部分凝血活酶时间延长、凝血因子缺乏或术中出血的情况，即使血小板计数与功能正常，围手术期输注新鲜冷冻血浆或凝血因子成分也是合理的。外科手术带来的创伤也应考虑在内。实验室检查结果异常和临床凝血功能障碍时，冷沉淀和浓缩凝血因子的使用也是有必要的[189]。需要注意的是，新鲜冷冻血浆无法逆转门冬酰胺酶引起的凝血功能障碍[193]。

血制品的制备

供体血液中具有免疫活性的白细胞可使受体产生严重的免疫反应及其他并发症，尤其多见于免疫功能低下的患

儿。经去白细胞方法过滤后的血液成分减少了 99% 以上的供体白细胞。美国的大部分血液制品以及加拿大和欧洲的所有血液制品均常规去除白细胞[187]，癌症患儿也应当使用去白细胞血制品。表 10-3、表 12-8 详细列出了去白细胞血制品的适应证。去除白细胞降低了血小板同种免疫反应、输血相关的免疫反应、输血发热反应、输血相关感染（包括巨细胞病毒感染）的发生率[194,195]。虽然去除白细胞可能足以预防与供体相关的巨细胞病毒（cytomlovirus，CMV）感染，但 CMV 阴性供体血液仍推荐用于 CMV 阴性的癌症婴幼儿，尤其是接受 HSCT 的小儿（表 10-5 和 E 表 12-1）[196]。

血液制品中含有的供体淋巴细胞可以复制并移植到宿主体内，导致输血相关的移植物抗宿主病（transfusion-associated graft-versus-host disease，TA-GVHD），在免疫缺陷的患者中更为多见。TA-GVHD 在输血数天至数周后出现症状，对治疗缺乏敏感性，且通常是致命的。单靠去除血制品中的白细胞并不能完全规避 TA-GVHD 的风险。因此对于免疫抑制患者，包括癌症患儿，必须使用经放射处理后的血小板和红细胞（表 10-4 和 E 表 12-2）[194,197,198]。血液制品的放射处理可破坏细胞膜稳定性，使细胞内钾离子不断外流，血制品的保存时间缩短；因此，为了避免发生高钾血症，最好经放射处理后立即输血[197]。

接受过 HSCT 的患儿可能会发生血型改变。在异基因 HSCT 中进行的主侧和次侧 ABO 血型错配，促使了 ABO/Rh 受体状态的改变，其变化程度取决于移植的时间和移植的状态。对于近期接受过 HSCT，且围手术期可能需要输血的患儿，麻醉医生术前应与血库和肿瘤学专家进行充分的沟通[199]。

麻醉药物对围手术期免疫调节的影响

近期的科学研究集中于多种围手术期因素对免疫调节和肿瘤复发风险的潜在影响。迄今为止，这些研究大多是体外实验或成人的回顾性研究；因此部分或全部研究结果可能并不直接适用于患儿[200,201]。从理论上讲，围手术期有许多因素可抑制宿主免疫系统，甚至直接导致癌细胞的增殖、残余肿瘤的细胞生长和肿瘤的复发[201,202]。据报道，在使用挥发性麻醉剂、氯胺酮、阿片类药物（尤其是吗啡）和苯二氮䓬类药物麻醉后，可能存在潜在的免疫抑制或癌细胞增殖的风险[200-202]。丙泊酚的研究结果比较复杂，氧化亚氮虽然在体外实验中可能会造成组织损伤，但与成人癌症复发没有关联性。局部麻醉药仅在一部分研究中被证明可以防止癌症复发[201,203]。许多其他因素也与预后不良有间接关系，包括手术应激反应、低血压、低体温、高血糖、输血、应用糖皮质激素和非甾体抗炎药[200]。综上所述，这些研究资料不足以支持为了降低肿瘤复发的风险而改变患儿的麻醉方案这一观点。

总结

癌症患儿几乎每一个器官系统都可能因为本身的恶性肿瘤、治疗引起的毒副作用或两者共同作用而异常，这给麻醉医生带来了许多挑战。那些处于缓解期的癌症患儿往往在不同程度上遭受着癌症治疗带来的长期影响，这些副作用在几十年后仍会影响他们的麻醉治疗。随着小儿癌症治疗方案的增多，负责该患儿的麻醉医生与外科医生和肿瘤治疗团队之间的充分沟通变得越来越重要。为病情复杂的患儿提供安全的围手术期治疗，对其身心异常的了解是至关重要的。

（魏晓永　符强　译，姜丽华　校，左云霞　李军　审）

精选文献

Bindra RS, Wolden SL. Advances in radiation therapy in pediatric neuro-oncology. *J Child Neurol.* 2016;31(4):506-516.
This paper presents an update of the recent advances in radiation technology and treatment protocols for children with cancer.

Latham GJ, Greenberg RS. Anesthetic considerations for the pediatric oncology patient–part 1: a review of antitumor therapy. *Paediatr Anaesth.* 2010;20:295-304.
This article briefly reviews the current principles of cancer therapy and the general mechanisms of toxicity to the child, focusing on the impact to perioperative care and decision-making.

Latham GJ, Greenberg RS. Anesthetic considerations for the pediatric oncology patient–part 2: systems-based approach to anesthesia. *Paediatr Anaesth.* 2010;20:396-420.
A systems-based approach is used to assess the impact of the tumor and its treatment on children; relevant anesthetic considerations are discussed.

Latham GJ, Greenberg RS. Anesthetic considerations for the pediatric oncology patient–part 3: pain, cognitive dysfunction, and preoperative evaluation. *Paediatr Anaesth.* 2010;20:479-489.
This paper discusses the psychosocial impact of cancer and pain syndromes that should be considered in the perioperative period. A discussion of preanesthetic testing and evaluation in children with cancer follows.

Mackall CL, Merchant MS, Fry TJ. Immune-based therapies for childhood cancer. *Nat Rev Clin Oncol.* 2014;11(12):693-703.
This review excellently summarizes the rapidly growing field of immunotherapeutics used in the common forms of pediatric cancer.

参考文献

第12章　血液制品管理、节约用血和大量输血的策略

12

CHARLES J. COTÉ, ERIC F. GRABOWSKI, CHRISTOPHER P. STOWELL

尽管小儿外科手术取得了很大进展，婴儿和小儿还是可能会面临术中严重的大失血，但关于小儿何时会出现凝血功能缺陷的研究却很少[1,2]。现有关于大量输血的研究多在成人中开展，尚缺乏相关证据以建立小儿大量输血的策略[3]。

由于血液资源有限，而且输血可能导致严重并发症。因此，对小儿来说，制订合理的输血策略势在必行。调查发现在拥有完善卫生保健系统的美国，输血最常见的致命并发症是与 ABO 血型不合相关的溶血性输血反应（通常是由于输血错误造成的）、输血相关的容量超负荷（transfusion-associated circulatory overload, TACO）和输血相关的急性肺损伤（transfusion-related acute lung injury, TRALI）[4]。在发展中国家，由于地方性感染（如登革热 Dengue、基孔肯雅热 Chikungunya、疟疾 malaria）和供者筛查技术或后勤限制，输血导致传染病传播的风险可能更大[5]。最近，嗜神经性寨卡病毒引起了人们的关注，因为它与新生儿小头畸形[6]、婴儿的关节挛缩、成人的古兰-巴雷综合征和认知功能障碍有显著关联[7]。自 2016 年夏天开始，在巴西和波多黎各等流行率较高的地区开始对献血者的 RNA 进行检测，美国也于 2016 年底开始实施[8]。在上述病毒非流行地区，主要筛查那些近期曾去过感染流行区的献血者。研究发现，输血过程中小儿较成人更容易出现非传染性并发症。一项对 133 671 例输血患者的回顾发现，108 例小儿和 277 例成人发生不良事件，小儿输血发生过敏反应（2.7 vs 1.1/1 000）、发热反应（1.9 vs 0.47/1 000）、低血压（0.29 vs 0.078/1 000）等不良反应要高于成年人；研究同时发现：男童发生这些不良反应的可能性是成年人的两倍（7.9 vs 4.3/1 000）[9]。

输血过程中感染艾滋病的风险是血制品使用的最大威胁[10-12]。值得欣慰的是，目前输血过程感染人类免疫缺陷病毒（human immunodeficiency virus, HIV）、丙型肝炎病毒（hepatitis C virus, HCV）和乙型肝炎病毒（hepatitis B virus, HBV）的概率极低。发达国家通过实施献血者教育及健康筛查，实施新检测方法和新检测技术（表 12-1）显著改变了输血传播的传染源的范围。输血的一些感染性和非感染性危害的风险总结如下，详见表 12-2。

表 12-1　美国目前用于捐献者血液的筛查试验

乙型肝炎表面抗原

乙型肝炎核心抗体（抗 HBC）

核酸扩增检测乙型肝炎病毒 DNA

丙型肝炎病毒抗体（抗-HCV）

丙型肝炎病毒核酸的核酸扩增检测

人类免疫缺陷病毒 1 型（HIV-1）抗体

HIV-2 抗体（anti-HIV-2）

HIV-1RNA 的核酸扩增检测

12

表 12-1　美国目前用于捐献者血液的筛查试验（续）

人类嗜 T 细胞病毒 1 型（HTLV-I）抗体
抗 HTLV-Ⅱ抗体（抗 HTLV-Ⅱ）
梅毒血清学试验（梅毒螺旋体）
西尼罗河病毒 RNA 的核酸扩增 a
克氏锥虫抗体（恰加斯病）b
寨卡病毒 RNA 的核酸检测
细菌污染的筛选 - 仅限血小板

a 这个测试取决于地理区域的发病率。
b 首次捐献或在疫区居住后捐献时。

摘自 American Association of Blood Banks. Blood FAQ. Available athttp://www.aabb.org/tm/Pages/bloodfaq.aspx（accessed April 2016）。

表 12-2　每输血 1 单位可能的并发症

项目	并发症	发生率
非传染性	非感染性过敏（皮疹）	1∶100
	发热（非溶血性）	1∶100
	输血相关性超负荷	1∶1 000
	延迟性溶血反应	1∶1 600
	输血相关性急性肺损伤	1∶10 000
	急性溶血反应	1∶50 000
	致命性急性溶血反应	1∶500 000
传染性	感染性乙型肝炎病毒	1∶1 000 000
	丙型肝炎病毒	1∶1 700 000
	人类嗜 T 细胞病毒 1 型	1∶2 700 000
	人类免疫缺陷病毒 1 型	1∶1 900 000
	红细胞的细菌污染	1∶50 000
	细菌性败血症（红细胞）	1∶500 000
	血小板的细菌污染	1∶2 000
	细菌性败血症（血小板）	1∶75 000

摘自 Galel SA. Infectious disease screening. In: Fung MK, et al.（eds.）. *Technical Manual*. Bethesda, MD: AABB Press；2014：194；Mazzei CA, Popovsky MA, Kopko PM. Non-infectious complications of transfusion. In: Fung MK, et al.（eds.）. *Technical Manual*. Bethesda, MD: AABB press；2014：684。

尽管输血过程中感染人类免疫缺陷病毒、丙型肝炎病毒和乙型肝炎病毒的风险已经显著降低，但输血也会产生其他有害的影响[13,14]。每一次输血都必须具有医学上的合理性且需要在其益处与潜在的传染病、免疫和代谢风险等方面权衡[15]。为了小儿的最大利益，输血必须有明确的临床目的，麻醉医生也必须记录每次输血的原因。在输血的益处不明确时对小儿进行输血是不妥当的。

血容量

麻醉诱导前应估计小儿的循环血容量。早产儿（90～100ml/kg）的血容量占体重的比例比足月儿（80～90ml/kg），3 个月至 1 岁婴儿（70～80ml/kg）和大龄儿童（70ml/kg）均

高。体型会影响血容量的计算，因为血容量是按标准化体重计算的。例如，一个肥胖的孩子每公斤体重的血容量（60～65ml/kg）比一个体重相同的非肥胖的孩子要小。利用估算的血容量、初始血红蛋白或血细胞比容以及最小可接受血细胞比容，我们可以估算输注红细胞（red blood cell, RBC）前的最大允许失血量（maximum allowable blood loss, MABL）。

可接受的最低血细胞比容根据小儿的个体需要而异。氧供需平衡取决于许多因素，包括血液氧含量、心排血量及局部血流和代谢需求。血液流变性因素（如确保肝移植受体的肝动脉血流充足）也可能对最佳血细胞比容的确定产生影响。患有严重肺部疾病或发绀型先天性心脏病的小儿通常需要比健康小儿更高的血细胞比容来满足氧需。虽然数据仍需进一步确定[17,18]，但研究发现早产儿可能需要更高的血细胞比容来预防呼吸暂停、减轻心脏和呼吸做功，并有可能改善神经发育[16]。如果对是否需要给上述患儿输血不确定，我们应当咨询新生儿专家[16,19,20]。健康的小儿能很好地耐受低于 30% 的血细胞比容。在临床实践中，我们的做法是：如果术后出血的可能性很小，当 <3 个月健康婴儿的血细胞比容下降到 25%，年龄较大婴儿的血细胞比容下降到 20% 我们才考虑输血。在任何情况下都必须保持足够的循环血容量。观察术野以评估失血情况，同时监测生命体征、血细胞比容、尿量和中心静脉压（CVP）有助于评估患儿的循环容量。如果手术预期会导致大量的失血或液体转移，麻醉医生应充分考虑导尿、中心静脉置管和有创动脉监测。小儿的大小或年龄不应妨碍我们使用中心静脉导管（表 12-3）。无创心排血量监测仪的引入可进一步明确输血和容量治疗的必要性和反应性（见第 52 章）[21]。

表 12-3　估计失血量与相关监测设备

估计失血量	推荐的监测设备
<0.5 倍血容量	常规监测
0.5～1.0 倍血容量	常规监测 + 尿量
1.0 倍血容量或更多	常规监测 + 尿量 +CVP+ 动脉血压
1.0 倍血容量或更多，可能存在迅速失血的潜在风险	血常规监测 + 尿量 +CVP+ 动脉血压 + 大静脉通路 + 快输注设备
严重的脑损伤	常规监测 + 尿量 +CVP+ 动脉血压 + 大静脉通路
未知级别的严重创伤	常规监测 + 尿量 +CVP+ 动脉血压 + 大静脉通路（建议上肢或中心静脉）+ 快输注设备

CVP，中心静脉压。

MABL 的估算有三种方法：循环红细胞质量近似值、修正的对数方程和简单比例法[22,23]。三种方法对 MABL 的临床评估结果相似。最直接的方法是用简单比例法估计 MABL[22]。为了便于讨论，我们使用 25% 的血细胞比容作为最低可接受的血细胞比容：

$$最大允许失血量 = \frac{估计患儿血容量 \times（患儿实际血细胞比容 - 最低可接受血细胞比容）}{患儿实际血细胞比容}$$

例如，一个10kg的患儿的血容量估计为10（kg）×70（ml/kg）=700ml，如果该患儿的血细胞比容为42，MABL计算如下：

$$最大允许失血量 = \frac{700 \times (42-25)}{42} = \frac{700 \times 17}{42} = 285ml$$

上述计算只估计了MABL。实际的血细胞比容随着孩子的术前医疗状况、失血速度和晶体溶液置换的速度而变化。

需要注意的是，常用的晶体溶液实际上包括两种溶液：生理盐水溶液和平衡电解质溶液，两者之间存在差异。生理盐水略高渗［钠浓度154mEq/L（308mOsm/L）］，如果大量使用（聚乙烯醇袋装生理盐水的pH为4.5～7.0），可能产生非阴离子间隙性高氯代谢性酸中毒。平衡电解质溶液是低渗透性（273mOsm/L）的溶液，其中包含几种碱基（乳酸、葡萄糖酸盐或醋酸盐）中的一种，其pH为5～8（见第9章）。

初始液体治疗的目的是补充液体不足并提供维持生理需求（见第9章），进一步液体治疗的目的是补充失血和第三间隙液体损失。只要患儿健康，术后渗出液不超过MABL，用晶体液替代整个MABL似乎没有什么危险。传统观点认为，晶体液的输注量应该是失血量的2～3倍，即每失血1ml，补充晶体2～3ml[24,25]。然而，最近的证据表明可用输注更少的晶体液代替失血量（如每失血1ml，需补充晶体液1～2ml）[26]。胶体液价格昂贵，且并没有明确的证据表明它优于晶体液，但它可以用来替代失血量，例如1ml5%白蛋白可补充1ml失血量[27,28]。一种新型淀粉扩容剂已经问世，它们在未来有望用于小儿，但其长期使用的安全性尚不清楚[29,30]。

上述病例：10kg的小儿，其血容量为700ml，MABL为285ml，通过给予570ml等渗晶体液或285ml 5%白蛋白，可以恢复小儿的血容量。然而，如果失血超过MABL或血细胞比容下降到20%～25%（特别是在手术期间或术后预计会有额外的失血），则建议输注浓缩红细胞（packed red blood cells，PRBC）或全血。如果术后很可能发生出血（如脊柱后路融合术、心脏手术、烧伤创面切除植皮术等），应输血至血细胞比容水平高于可接受的最低血细胞比容，如果可在不使儿童接触其他血液的情况下达到更大的血细胞比容，则尤其如此。给小儿额外多输注5%到10%容量的血液较术后又重新输注另一单位血品更合理。我们的做法是，在安全耐受的情况下尽可能多地使用该单位的血液，而不是让患儿在术后重新输注另一个单位的血液。血库通常会将一个单位血液配制成几小份，尤其是针对新生儿和婴儿。这样，单一献血者的血液可以分配给一个特定的患儿，并根据需要在不同的时间每次输注一小份。如果用PRBC代替丢失的红细胞那么恢复特定血细胞比容所需的PRBC的体积可以很简单计算出来。例如，如果一个10kg重患儿的血细胞比容已经下降到23%，且预计术后将继续失血，那么麻醉医生可以使用以下公式来估计最终血细胞比容达到35%所需的PRBC的体积：

$$PRBC的体积 = \frac{(预期血细胞比容 - 实际血细胞比容) \times 预估血容量（70ml/kg×10kg）}{PRBC的血细胞比容}$$

$$= \frac{(35-23) \times (70 \times 10)}{60} = 140ml\ PRBC$$

由于该容积<1个单位，因此可合理注入较计算量更多的容积，即高达40%的血细胞比容（约200ml PRBC），从而为术后出血提供额外的安全界限。美国外科医师学会美国质量改进计划实施的一项前瞻性研究-涉及50个儿科机构的调查发现：不同临床机构在输血方面存在较大差异，输血更可能发生在婴儿和<2岁的幼儿［优势比（OR）=5.9～3.4］、ASA Ⅳ级（OR=3.2）、术前脓毒性休克（OR=14.5）和术前进行心肺复苏术（OR=8.1）的患者[31]。

血液成分及替代品

在卫生保健系统发达的美国，从献血者身上采集的全血多被分为不同成分。1个单位的全血可以提供1个单位的PRBC、1个单位的全血来源血小板和1个单位的新鲜冰冻血浆（fresh frozen plasma FFP）。单采技术可以选择性地收集这三种成分中的任何一种。从血液中分离出单个成分，使每种成分都能在保存最佳功能的条件下储存。例如在冷藏温度（4～10℃）下保存PRBC，在低于-18℃下保存FFP，在室温（20～24℃）下保存血小板。大多患有某一特定疾病的患儿（如贫血、凝血因子缺乏、血小板减少）仅需要某一成分，这就是为什么广泛使用成分输血的原因。

含红细胞的血液成分

含红细胞的血液成分用于治疗有症状的携氧能力不足[32,33]。PRBC是目前使用最广泛的含有红细胞成分的血制品，尽管有些机构可能没有收集制备血液成分的设施，全血可能是唯一可用的血制品。供者的全血被收集在含有枸橼酸盐、磷酸盐、葡萄糖和维生素B₄（citrate, phosphate, dextrose, adenine, CPDA）或只有橼酸盐、磷酸盐和葡萄糖（citrate, phosphate, dextrose, CPD）的抗凝保存液中。后一种情况是全血离心后除去富含血小板的血浆，加入含有维生素B₄、葡萄糖，某些情况下加入甘露醇。添加剂使血制品允许储存42天（CPDA为35天），并能更好地保存2,3-二磷酸甘油酸（2,3-diphosphoglycerate DPG）水平。超过保存期限的含CPDA、添加剂的PRBC及全血的特征见表12-4。含添加剂的PRBC的血细胞比容降低，总体积增加，但红细胞质量保持不变。

红细胞表面携带ABH组织血型系统的糖结合抗原，由9号染色体ABO位点的三个常见等位基因决定[34]。在出生的第一年，婴儿开始对他们缺乏的A或B抗原产生同种抗体。这些同种凝集素在几个月后出现，构成了ABO血型之间输血或移植一个强大的免疫障碍。供体红细胞抗原必须与受体的ABO凝集素相容。同样，含有大量血浆的血液成分（如全血、FFP、单采血小板）必须与受体红细胞上表达的A或B表面抗原相容。PRBC必须与受体ABO血型相容，而全血必须与受体ABO血型一致，因为供体血浆的体积更大，因此也就有了AB凝集素。血型组合方式见表12-5。

表 12-4　含红细胞的血液成分的组成及存储期限

参数	CPDA-1 全血[a]	CPDA-1	红细胞[a] 含添加剂的红细胞[b]
储存天数 /d 天	35	35	42
红细胞体积 /ml[c]	203	203	203
剩余血浆 /ml[c, d]	248	50	30
血细胞比容 /%	40	72	53
pH	6.98	6.71	6.6
三磷酸腺苷（占第一天的百分比）	56	45	60
2, 3-DPG（占第一天的百分比）	＜10	＜10	＜10
上层液体 K⁺（mEq/Unit）	5～7	5～7	5～7

CPDA，枸橼酸盐、磷酸盐、葡萄糖、维生素 B₄ 溶剂；DPG，2, 3-二磷酸甘油酸；RBC，红细胞。

[a] 储存 35 天；[b] 储存 42 天。

[c] 以收集 450ml 全血为基础，血细胞比容为 45%。

[d] 因子 V 和Ⅷ的浓度降低到正常水平的 20% 到 50%（每毫升 0.2～0.5 个单位），其他凝血因子相对稳定。

表 12-5　ABO 血型的相容性

受体 ABO 血型	可接受的 ABO 血型（第二选择）			
	全血	PRBC	FFP/Cryo	血小板
O	O	O	O（A, B, AB, 血浆）	O（A, B, AB）
A	A	A（O）	A（AB）	A（AB）[a]
B	BB	（O）	B（AB）	B（AB）[a]
AB	AB	AB（A, B, O）	AB	AB[a]

Cryo，冷沉淀；FFP，新鲜冰冻血浆；PRBC，浓缩红细胞。

[a] 如果血浆被移除或替换，可来自群体单采血小板（或小儿来自全血来源血小板）。

Rh（D）抗原仅存在于红细胞表面。Rh（D）阳性患者可接受 Rh（D）阳性或 Rh（D）阴性红细胞。一般情况下，Rh（D）阴性患者常规给予 Rh（D）阴性红细胞，但在大量输血的情况下，有可能使用 Rh（D）阳性红细胞以维持基本血供。血库通常根据库存来决定如何供血，对于男性或绝经后女性患者出现上述现象的情况可能更多（表 12-6）。在输血过程中，避免将有生育潜力的女性暴露于 Rh（D）阳性红细胞中，因为可能触发产生抗 D 同种异体抗体，这种抗体是导致新生儿最严重溶血性疾病的原因。表 12-7 显示了将血红蛋白水平提高 2～3g/dl 所需 PRBC 的最初容积。

在常规血库条件下储存过程中红细胞发生的变化已经被阐明[37]。基于体内研究结果，人们提出了关于这些变化是如何损害库存红细胞生理功能的假说。与富含 2, 3-DPG 的红细胞相比，库存红细胞血红蛋白 2, 3-DPG 水平降低及其相应的 P₅₀ 值降低可降低其释放结合氧的能力。一氧化氮（nitric oxide, NO）的耗竭可能会降低红细胞的血管舒张功能，从而影响其维持微循环中小血管的通畅和向组织供血的能力[38]。红细胞细胞膜的组成和特性发生了许多变化，包

表 12-6　血液成分 RH（D）的相容性

受者 Rh（D）类型	可接受的 Rh（D）类型（第二选择）			
	全血或 PRBC	FFP/Cryo	单采血小板	全血分离血小板
阳性	Rh+（Rh−）	均可	均可	Rh+（Rh−）
阴性	Rh−（Rh+）[a]	均可	均可	Rh−（Rh+）[a, b]

Cryo，冷沉淀；FFP，新鲜冰冻血浆；PRBC，浓缩红细胞。

[a] 根据库存情况，血库可能会转到 Rh（D）阳性，特别是对男性患者或绝经后女性患者。

[b] Rh 免疫球蛋白对于有生育潜力的女性，从 Rh（D）阳性供体获得全血来源的血小板。

表 12-7　小儿输血的一般初始剂量和预期效果

输血成分	剂量	效果
浓缩红细胞	10～15ml/kg	增加血红蛋白 2～3g/dl[a]
血小板	5～10ml/kg	增加血小板计数（50～100）×10⁹/L
新鲜冰冻血浆	10～15ml/kg	凝血因子水平增加 15%～20%
冷沉淀	1～2U/kg	增加纤维蛋白原 60～100mg/dl
纤维蛋白原	70mg/kg	增加纤维蛋白原 120mg/dl

[a] 注意，在枸橼酸盐、磷酸盐、葡萄糖和维生素 B4（CPDA）溶剂中，血细胞比容在 60%～70% 之间，而在添加溶液体系中，血细胞比容在 55% 左右，但红细胞的总体积是相同的。

[b] 在预防性血小板剂量（PLADO）试验产生影响之前，这一建议剂量可能会被降低，该试验适用于所有年龄组[35]和儿童年龄范围[36]。

括细胞膜脂质和蛋白质丢失和氧化、一些膜成分的重新排列[39]，这些变化与红细胞膜的形状和弹性变化有关[40-42]。特别是弹性的丧失会阻碍红细胞通过微循环的快速运动。

上述假说和一些动物实验[43]促使临床上开展了一系列关于使用库存 PRBC 对于人体影响的观察性研究（主要涉及创伤、重症监护、结肠直肠手术和心脏手术），但一直没有定论[44-46]。一项来自北美 30 个中心的前瞻性观察研究对 296 名年龄 18 岁以下接受了库存 14 天或更长时间的血液的患儿进行了调查，结果显示这些患儿多器官功能障碍发生率（OR=1.87）及重症监护病房（pediatric intensive care unit, PICU）的住院天数（约 3.7 天）有所增加，但死亡率无差异[47]。一项针对心脏外科患儿的小型研究发现，接受库存时间超过 3 天的血液可能需要额外输注红细胞和 FFP，但这项研究因检验效能过低而缺乏说服力[48]。约有一半的观察性研究发现：不良的临床结果与输注库存较长时间的红细胞之间存在统计上的关联。然而另外一半的研究并没有发现这种联系，其中包括两项先前得出阳性结果研究的扩展研究。少数随机对照试验（randomized, controlled trials, RCT）提示接受不同储存时间 RBC 的患者，其临床结果没有统计学上的显著差异[49]，尽管其中两个试验的检验效能不足[50,51]。了解到红细胞在储存过程中会发生变化的情况下，随之而来产生了一个问题：即这些变化是否会有临床意义[52]，而这一问题的观察性研究尚未解决。

在过去的几年里，几项随机对照试验在四类患者群体中探讨了上述问题，其中两个在儿童群体开展。在加拿大

进行的一项多中心 RCT 对 IC 中低出生体重新生儿进行随机分组,让他们接受储存少于等于 8 天的 PRBC,另一组接受标准库存的 PRBC,为每个婴儿提供 1 个单位 PRBC 的部分血液,直到患儿不需要输血或者输完该 PRBC 为止[48],发现两组间感染、支气管肺发育不良、坏死性小肠结肠炎、死亡及并发症发生率无显著差异。在乌干达,对患有严重贫血(血红蛋白<5g/dl)和乳酸酸中毒(乳酸>5mmol/L)的 6 个月至 6 岁的患儿随机分组,分别接受储存少于 10 天或长于 35 天的 PRBC[49],发现两组间乳酸清除率及根据 β- 钠尿肽评估的左心室张力没有显著差异;根据校正的近红外光谱,两组脑组织氧饱和度也无明显差异。两项针对成人的研究比较了输注不同储存时间的 PRBC 的临床结果。12 岁及以上接受复杂心脏手术需要输血 PRBC 的患者,随机分为两组,一组接受库存 10 天或稍长点、另一组接受库存 28 天或稍短点的 PRBC[50],发现两组多器官功能障碍评分(multiple organ dysfunction score, MODS)的变化、7 天或 28 天死亡率、ICU 停留时间或住院时间、严重不良事件的发生率组间均无差异。加拿大的一项研究,将 ICU 的成人患者随机分配接受库存少于 8 天或标准储存的 PRBC (非长时间库存血)[51],发现两组 30 天或 90 天的死亡率、ICU 停留时间或住院时间、MODS 的变化或其他几个临床终点指标没有统计学差异。对于脆弱的人群,输注储存时间明显短于我们常规储存的 PRBC 并没有显示明显的临床效益。

血小板

血小板可从全血单位中获得,也可以通过单采法采集。全血离心分离出的血小板,悬浮在 40~60ml 血浆中,其浓度为血液循环中的 2~4 倍。每个单位包含至少 5.5×10^{10} 个血小板,在 20~24℃ 温度下储存,同时需要持续振荡,寿命最多为 5 天。一个单位的全血离心分离获得的血小板可使 18kg 患儿血小板计数增加约 15 000/mm³,可使 70kg 成年人血小板计数增加约 $(50 \sim 100) \times 10^9$/L[341,53]。通过单采法获得的 1 个单位血小板,在 200~400ml 血浆中至少含有 3×10^{11} 个,相当于大约 6 单位全血离心获得的血小板。小儿常用剂量为每公斤体重 0.1~0.3 单位,或 10~15ml/kg(表 12-7),该剂量通常产生 $(300 \sim 900) \times 10^9$/L 的增量。然而一项纳入 1 272 名成人和小儿的研究,将为预防医源性出血的受试者分为三组,分别接受 0.5 单位、1 单位(或 6 单位全血离心血小板)、2 单位的单采血小板[54,55]。失血量采用 WHO 出血量表测定:0 级 = 无出血,1 级 = 瘀点,2 级 = 轻度失血,3 级 = 严重失血,4 级 = 致命性失血。研究结果显示:三种剂量组的出血结局(WHO 评分≥2)无差异;亚组分析发现,200 名小儿组的出血风险高于成人,但原因不明,而且这一年龄段的出血风险也没有因血小板接受剂量的不同而不同,似乎与血小板计数无关[42]。未来推荐的血小板输注剂量可能会降低,但这一变化还有待输血和止血协会进一步讨论[56-58]。上述研究仅评估了血小板用于预防出血事件的情况,并没有针对正在出血的手术患者进行研究。

在伴有持续失血的稀释性血小板减少症或消耗性凝血病(如弥散性血管内凝血)的情况下,可能需要输注更大的剂量(≥0.3U/kg)才能将血小板计数提高到 50×10^9/L 以上。因为血小板悬浮在含有抗 A 和抗 B 凝集素的血浆中,它们应该与受体的红细胞 ABO 血型相容。一些献血者具有高滴度的同种凝集素,如果输注大量血浆,这些凝集素可在受体中产生溶血[59]。成年接受血浆不相容的全血来源的血小板不会产生临床意义上的溶血,因为全血来源的血小板所含的血浆量占成人血浆量的比例很小。单采血小板(给患儿输注全血来源血小板)应该与受体的红细胞 ABO 血型一致。对于单采血小板来说,Rh(D)抗原的匹配没有必要,因为血小板不表达 Rh 抗原,且几乎不含红细胞。然而全血来源血小板可能含有红细胞而引发 Rh 同种异体免疫,因此 Rh(D)阴性供者的血小板优先输注给具有生育潜力的 Rh(D)阴性受者。如果绝经前女性从 Rh(D)阳性供体获得全血来源的血小板,可在 72h 内给予 Rh 免疫球蛋白(Rhogam)以防止同种异体免疫。在紧急情况下,血小板的输注可以不考虑 Rh(D)的相容性。

血小板对于外科血管损伤的止血至关重要,对于外科出血的控制也必不可少。血小板可维持完整的血管内皮功能,防止自发性失血。在手术中充分止血所需的血小板数量远远大于预防自发性出血所需的血小板数量。在其他方面状况良好的患儿,血小板计数在 $(40 \sim 50) \times 10^9$/L 间被认为足以防止自发性出血或小的侵入性操作出血(如腰椎穿刺、置管)。如果出现明显的出血迹象,或即将面临外科手术止血的挑战,可能需要血小板连续几天维持在 $(30 \sim 50) \times 10^9$/L 的水平[60,64]。在大量输血的情况下,血小板达到 50×10^9/L 为合适的目标水平[61,65-67]。在某些先天性心脏病和体外循环导致血小板功能受损的患儿中,即使血小板数量充足,也可能需要补充血小板[68,69]。许多药物(如阿司匹林;其他非甾体抗炎药,包括布洛芬和萘普生;双嘧达莫;血小板 P2Y12 受体阻滞剂,如氯吡格雷或普拉格雷;或糖蛋白 IIa/IIIb 受体抑制剂,如阿昔单抗、伊巴肽或替罗菲班;5- 羟色胺再摄取抑制剂如左洛复)和一些医疗状况(如肾衰竭、血尿素氮水平高于 60mg/dl)会引起血小板功能异常,也会妨碍手术止血。在这种情况下,应至少在药物的影响消失或患儿大部分血小板被存储血小板所替代之前,需要维持更高的血小板浓度[70,71]。少数情况如颅内、眼科和耳科手术,虽还没有详细研究过其血小板阈值,但可能需要更高的血小板浓度(100×10^9/L)。

围手术期血小板计数预测临床出血的阈值尚不明确。每一个患儿都必须进行个体化评估,通过不断观察外科手术区域以寻找异常出血的证据[72]。遗憾的是目前尚缺乏有效评估血小板功能的床旁工具。血栓弹力图和其他一些仪器,如微流体流动设备[73,74]和血小板功能分析仪(PFA-100),可以在控流条件下测量血小板功能[75-78]。这些仪器目前正在研究中,还不能预测出血的风险。诊断和评估血小板病变的标准技术仍然是 Born-O'Brien 血小板聚集度测定法,但在术中或重症监护中并不适用[79]。通常术中和大量输血时出血的原因常是稀释性血小板减少而不是新近获得的血小板功能缺陷。

偶尔拟行手术的患儿可能既往有血小板功能障碍的疾病史,这可能与出血相关。如果小儿的血小板计数正常,合理的做法是确保血库有足够的血小板供手术时使用,直到出现病理性出血时才给患儿输注血小板。此外还应考虑另外几个要点[80]:

1. 并不是所有的医院都储存有血小板。除非在手术前就预期有此需要,否则在需要时可能无法获得血小板。因此必须预先与血库预约血小板。

2. 对于手术前患有血小板减少症的小儿,应在手术即将开始前输注血小板,以确保在需求高峰期血小板浓度达到最大值。同时不能因为获得了输注血小板后的计数结果而延迟手术的开始。

3. 血小板只能用大孔过滤器(≥150μm)或去白细胞过滤器(如果需要的话)过滤。微孔过滤器会吸附大量血小板,从而降低输注血小板的有效性。

4. 血小板悬浮在血浆中,有助于补充除不稳定的因子Ⅴ、Ⅷ和半衰期特别短的因子Ⅶ。

5. 血小板在使用前不应冷藏或放在有冰的冷却容器中,因为暴露于低温的血小板会被迅速从循环中清除。

血液中细胞成分的特殊处理

全血采集的白细胞多存在于血小板和 PRBC 这两部分中,FFP 中几乎没有完整的白细胞。输血时携带的白细胞与大多数发热、非溶血性输血反应、人类白细胞抗原(human leukocyte antigen, HLA)同种异体免疫和巨细胞病毒(cytomegalovirus, CMV)的传播相关。为了防止这些白细胞的并发症,血液成分应该在收集后(存储前去除白细胞)或床旁(输血前)通过去白细胞过滤器过滤,以有效清除白细胞(减少 2～3 个指数级)。这一技术优于过去使用的洗涤法和冷冻-脱脂法。表 12-8 列出了使用去白细胞血液成分(如 PRBC 或血小板)可能会受益的患者群体。值得注意的是,在使用去白细胞过滤器后,过敏反应罕见[81]。

表 12-8　输注去白细胞血液成分的适应证

- 为防止有此类反应病史的儿童发生进一步发热、非溶血性输血反应
- 预防可能需要长期血小板输血支持(如白血病、淋巴瘤)的小儿发生人类白细胞抗原同种异体免疫
- 防止移植受者体内的人白细胞抗原同种异体免疫
- 预防巨细胞病毒感染等疾病

尽管去除白细胞是减少 CMV 传播的常见方法,但通过筛查供体 CMV 暴露情况(CMV 抗体检测)也可有效减少 CMV 的传播。虽然免疫系统完好的患儿初次感染 CMV 是良性的,但部分小儿群体仍存在发展为全身性疾病的风险,应保护其不受血源性巨细胞病毒传播。只有没有感染过巨细胞病毒的患者(即 CMV 血清阴性)才有感染风险。特别易受系统性巨细胞病毒感染的患儿群体列于 E 表 12-1。

在某些细胞免疫功能受损的患者中,输注淋巴细胞可能导致移植物抗宿主反应。因为这个过程涉及骨髓和一些常见靶器官(如皮肤和胃肠道),死亡率相当高。可通过将血液中的细胞成分暴露于伽马射线使供体淋巴细胞丧失功

E 表 12-1　小儿巨细胞病毒病感染的危险因素[a]

CMV 阴性孕妇
母亲存在输血史
宫内输血病史
换血疗法史
新生儿输血史(低出生体重儿)
感染 HIV 病毒或存在艾滋病
接受造血干细胞移植的小儿
自体的移植
同种异体输血,若供体也是 CMV 血清阴性
接受实体器官移植的小儿,若供者也是 CMV 血清阴性

CMV,巨细胞病毒;HIV,人类免疫缺陷病毒。
[a] 只适用于 CMV-血清阴性患者。

能来预防输血相关的移植物抗宿主病(transfusion-associated graft-versus-host disease, TA-GVHD)[82]。被认为有 TA-GVHD 患病风险和应接受辐照后细胞成分的患儿群体列于 E 表 12-2。在特殊情况下,即当输血供体与受体是相同的 HLA 单倍型纯合子时,这种并发症也可能发生在免疫系统完整的小儿中。在这种情况下,虽然受者的免疫系统功能正常,但却无法识别供者的淋巴细胞是外来淋巴细胞。供体淋巴细胞对受体组织发动 GVHD 攻击,识别出不匹配的单倍型。当供血者是受血者的血亲时,这种情况更有可能发生。正是由于这个原因,家庭成员捐献的血液和 HLA 匹配的血小板常需接受辐照后使用。

E 表 12-2　小儿发生输血相关性移植物抗宿主病的危险因素

存在 T 细胞免疫缺陷的患儿[如重度联合免疫缺陷病综合征、威斯科特-奥尔德里奇综合征(Wiskott-Aldrich syndrome)、迪格奥尔格综合征(DiGeorge syndrome)]
白血病、淋巴瘤或神经母细胞瘤患儿正在接受化疗
接受造血干细胞移植的患儿
服用氟达拉滨的患儿
胎儿期宫内输血史
新生儿换血疗法史
低出生体重儿
从 HLA 匹配的供体获得血小板的小儿
从近亲那里接受红细胞或血小板的小儿

HLA,人类白细胞抗原系统。

由于辐射损伤细胞膜,受辐射的红细胞失去 K⁺ 的速度比平常更快。因此,辐照红细胞的保存期只有 28 天(最多允许 42 天)。为了避免循环 K⁺ 增加的问题,可以在输血近期进行辐照,如果在储存早期就进行了辐照,则可以通过血液清洗来解决此问题。

新鲜冰冻血浆(FFP)

FFP 是指在采集后 8h 内被分离和冷冻的全血液体成分。在 37℃下解冻通常需要 30min。此后如果在 1～6℃储存,可

在 24h 内使用。一个单位体积的 FFP 180～300ml 不等，包含一个 70kg 患者体内 7% 到 10% 凝血因子活性。FFP 包含所有的凝血因子和调控蛋白，并且浓度与机体原生浓度大约相同，但在 1～6℃保存 6h 后，如同短寿命的因子Ⅶ一样，不稳定因子 V 和因子Ⅷ的浓度会开始降低[83]。FFP 不提供功能性血小板，它也不包含白细胞或红细胞。解冻后的 FFP 可在 7 天内输注，但是必须被标记为解冻血浆，以表明其因子 V、Ⅶ、Ⅷ和蛋白质 S 水平的下降。

FFP 使用时应与受体红细胞 ABO 血型相容，因为它含有与供体 ABO 血型相对应的抗 A 和抗 B 凝集素。如果不知道受体的血型，可以使用 AB 型献血者的血浆，因为 AB 型血既不含抗 A 也不含抗 B 凝集素。另外，由于血浆中含有枸橼酸盐抗凝剂，快速给予 FFP 比输入血浆含量较小的成分（如 PRBC）更易导致枸橼酸盐中毒。

FFP 常在没有循证医学证据的情况下被使用[84]。FFP 的一个主要使用指征是纠正大量输血引起的凝血障碍（表 12-7）；其他指征包括纠正术前或出血引起凝血酶原时间（prothrombin time，PT）延长，紧急逆转华法林，或患者存在先天性或获得性凝血蛋白缺陷如某个凝血因子或重组因子缺失（如凝血因子 X 缺失）[85]。对于肝功能不全、完全母乳喂养[86-88]、使用华法林治疗、使用广谱抗生素（通常消除正常产生维生素 K 的胃肠道菌群）或因口服热量摄入不足而使用全肠外营养或曾长期住院的患儿，要尤其注重维生素 K 的使用。PT 的轻度延长[如国际标准化比值（international normalized ratio，INR）<1.5]一般不必纠正。凝血因子水平与体外凝血时间的关系（以 PT 为例）如图 12-1 所示。即使 PT 有所延长，相对适中水平的凝血因子仍可维持正常止血。当 PT 显著延长时（图 12-1，A 点），输入 1 单位 FFP 可使成年人凝血因子水平增加 7%～10%，显著缩短 PT。但当凝血酶原时间只是轻度延长时，如在 C 点，凝血因子水平已经足够止血，输注 1U 的 FFP（成年人）仅可小幅度缩短 PT，临床上这种小幅度的 PT 缩短并不能改善止血。

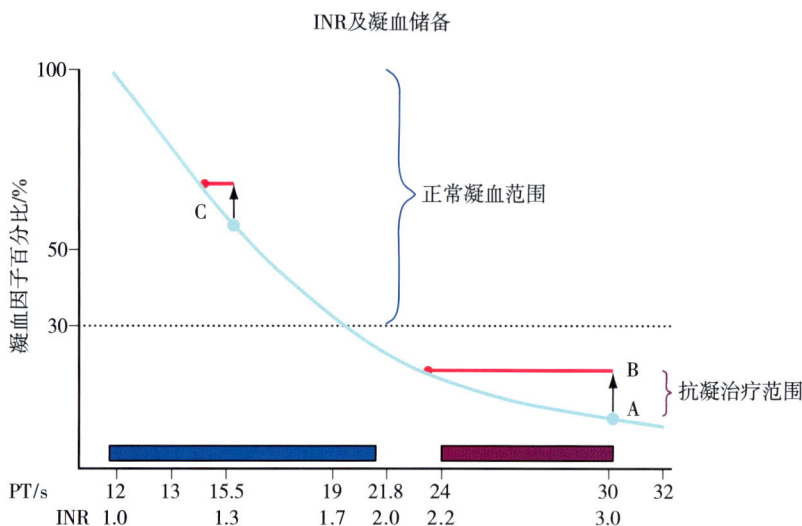

图 12-1   凝血因子水平与凝血试验结果呈非线性关系。凝血因子水平降低到正常水平的 30% 左右，可延长凝血试验时间，但仍支持正常止血。用新鲜冷冻血浆治疗 A 点的成人或儿童，将凝血因子水平提高到 B 点，对凝血酶原时间和国际标准化比值（INR）有显著影响。然而，在 C 点给予成人或儿童相同数量的新鲜冷冻血浆，对凝血酶原时间（PT）的影响很小（改编自 Dzik WH, Stowell CP. Transfusion and coagulation issues in trauma. In: Sheridan RL, ed. *The Trauma Handbook of Massachusetts General Hospital*. Philadelphia: Lippincott Williams & Wilkins; 2004: 139）

冷沉淀

制备冷沉淀的方法是将 FFP 在 4～10℃下解冻，去除大部分血浆，留下沉淀蛋白，然后再悬浮在少量残余血浆（15～25ml）中并重新冷冻。冷沉淀含有原血浆单位中 20% 到 50% 的凝血因子Ⅷ，还含有血管性假血友病因子（vWF）、纤维蛋白原（约 250mg）和凝血因子ⅩⅢ。冷沉淀可用于治疗ⅩⅢ因子缺乏症、纤维蛋白原异常血症和低纤维蛋白原血症（表 12-7）[89-98]。自从凝血因子浓缩物和重组因子Ⅷ的出现，冷沉淀不再用于治疗血管性血友病和 A 型血友病。在美国，含有因子ⅩⅢ和纤维蛋白原的血浆浓缩物已获准用于治疗上述先天性缺陷患者。

病原体灭活/减少

灭活或降低传染原的技术应用于血浆衍生物，如静脉注射免疫球蛋白和血浆来源的凝血因子等已有 20 多年的历史。近年来，病原体灭活技术已被应用于红细胞、FFP 和血小板，其目的是消灭各种存在的传染病原体[99]。这些技术相对于对献血者进行病史筛查及特定生物体检测有几个潜在的优势，特别是对于那些经常引起无症状感染、筛查试验呈阳性前血清学"窗口期"长、新出现或完全未被认识的病原体[100]。

病原体灭活的一般方法有两种：破坏脂膜的方法（溶剂洗涤处理[101]和亚甲蓝加可见光照射[102]）和靶向 RNA 和

DNA（或核酸技术）的方法［amotosalen 氨托沙林［103］或维生素 B₂［104］＋ 紫外线（ultraviolet，UV）照射，或单独紫外线照射］［105］。核酸靶向技术还可使白细胞失活，消除输血传播的移植物抗宿主病的风险，这可能让易感患者输血前不需要对血液细胞成分进行 γ 射线照射［106］。

然而，这些技术确实有局限性。尽管失活技术可使传染性颗粒减少 5 或 6 个对数，但在高病原体负荷的成分中可能并不完全有效［107］。此外，脂质靶向技术不能灭活非脂质包膜病毒，如甲型肝炎病毒、戊型肝炎病毒和细小病毒 B₁₉，而且这些技术都不能灭活朊病毒。病原体灭活过程中还会损伤或耗尽血浆蛋白［108,109］和血小板，这可能会降低它们的有效性［110］。尽管到目前为止还没有证据表明这会产生严重的不良影响［111］，但是存在诸如形成血浆或膜蛋白新抗原［101］，或者长期接触氨托沙林（amotosalen）而产生不良影响的可能性。最后，这些病原体灭活处理相对复杂和昂贵。

美国 FDA 已经允许使用经病原体灭活的多种血液成分：包括经氨托沙林（amotosalen）和 UV-A 光处理的血浆［112］和血小板［113］；经维生素 B₂ 和紫外光处理的血浆［104］；以及溶剂／清洗剂处理的血浆［101］。目前红细胞的病原灭活系统仍在研究中，尚未允许使用。

血浆凝血因子浓缩物和重组凝血因子

最常用的浓缩凝血因子是用于治疗 A 型血友病的凝血因子Ⅷ。血友病患儿可能有许多与其疾病相关的问题，包括脾肿大、肝功能异常和与关节出血相关的关节疾病。既往混合血浆产品的使用与病毒性肝炎（尤其是丙型肝炎）和 HIV 的高传播率有关［114-116］，现今使用更严格的病毒清除和灭活过程，以及引入重组凝血因子Ⅷ和Ⅸ［117-121］，使得这些问题已大大减少［89-96,122］。最初的担忧是接受重组治疗的患儿与接受血浆来源凝血因子治疗的方法相比，抑制物的发生率可能会增加。SIPPET（survey of inhibitors in plasma-product exposed toddlers，幼儿使用血浆制品抑制物的调查）试验证实了这一点［123］，该试验表明，接受含有 vWF、Ⅷ的血浆源性因子治疗的幼儿，抑制物的发生率较接受重组因子Ⅷ治疗的幼儿低近一倍。然而该研究未能显示出高滴度抑制物方面的显著差异，也没有包括自 2010 年开始试验以来出现的任何新型浓缩物。因此关于使用重组因子的最终结论仍不清楚。轻度 A 型血友病通常对去氨加压素（1-deamino-8-D-arginine Vasopressin，1-脱氨基-8-d-精氨酸升压素［DDAVP］）治疗反应良好［124,125］。

新的半衰期延长的凝血因子浓缩物现在可用于 A 型和 B 型血友病。因子Ⅷ和因子Ⅸ浓缩物包含融合的白蛋白或免疫球蛋白 G1（IgG1）的单体 Fc 片段。结合聚乙二醇（糖基化）是另一种改良性技术［126］，这些浓缩物的最佳用途目前正在研究中。

血管性血友病常规使用 DDAVP 或血浆源性凝血因子Ⅷ浓缩物治疗，这些浓缩物富含 vWF，如 Humate-P、Alphanate、Koate DVI 和 Wilate［127］，剂量为瑞斯托菌素辅因子单位／千克，而不是以Ⅷ因子为单位。重组 VWF 是一新的可用的替代品［128］，该产品目前只被批准用于 18 岁以上的人群。对于患有血管性血友病且对 DDAVP 耐药的小儿，或者

存在 DDAVP 禁忌证的小儿（如中枢神经系统出血、过敏反应、脑肿瘤、近期中枢神经系统手术），在手术开始之前不使用血源性制品治疗是合理的，除非在一个即使是轻微出血也可能产生严重并发症的区域进行手术。而且这些患儿通常不会出现病理性出血。一些辅助治疗方法可进一步止血，包括口服和静脉应用抗纤溶药物氨基己酸和氨甲环酸（一种竞争性的纤溶酶原抑制剂），及应用局部止血剂，包括局部胶原和纤维蛋白胶等。

对于患有 B 型血友病的患儿（如克雷司马斯病或因子Ⅸ缺乏症），可使用灭活或清除病毒的人重组因子Ⅸ和高度纯化的因子Ⅸ（含有不同数量的因子Ⅶ、X 和凝血酶原的制剂）进行治疗［91,92,94,129-142］。这类患儿的任何外科手术都应仔细规划，包括与患儿的血液科医生密切沟通，以确保最佳治疗，同时减少不必要的输血（见第 10 章）。

凝血酶原复合物

凝血酶原复合物（prothrombin complex concentrates，PCC）用于大量出血，特别是中枢神经系统大量出血时快速拮抗维生素 K 为基础的抗凝血剂。它们包含人类血浆来源的三因子（Ⅱ、低Ⅶ、Ⅸ和 X、蛋白 C 和 S）或四因子（Ⅱ、高Ⅶ、Ⅸ和 X、蛋白 C 和 S）。这些药物主要用于成人，儿科经验有限［143］。其优点是较使用 FFP 或维生素 K 能更快地逆转出血（然而临床结果并没有任何差异），另外可以减少部分患者的液体输入［144-147］。一项系统综述指出，四因子 PCC 比三因子 PCC 能更可靠地纠正 INR；另一项研究表明，基于体重的治疗方案比单个医生的决定更有优势［148,149］。然而对于服用华法林引起的颅内出血，四因子 PCC 并没有被证明优于 FFP。手术室内，PCC 治疗围手术期凝血障碍的效果尚不清楚［150］。

去氨加压素

DDVAP 是血管升压素的一种合成类似物，可以提高轻度 A 型血友病及血管性血友病患儿凝血因子Ⅷ：C（即凝血活性）及Ⅷ：vWF 水平［125,151-156］。以 0.3μg/kg 剂量静脉注射（最大剂量 20μg；欧洲可用皮下制剂）可在 30～60min 内将上述两种凝血因子水平提高 2～3 倍，半衰期为 3～6h［152］。经鼻使用 DDVAP 也有效，但起效较慢，且对于年龄较小的患儿，持续吸入更为困难，部分药物在鼻黏膜血管未被吸收，也可能会进入胃肠道。80%～90% 血管性血友病患儿对 DDVAP 治疗有效［157,158］，对于这些患儿应静脉注射 DDVAP 进行反应性测试。DDVAP 适用于治疗外科手术出血，有效时间为 2～3 天。当持续出血超过该时间，例如一些整形外科手术，每日静脉注射 Humate P（或 Alphanate 或 Koate DVI）可以避免 DDVAP 使用后可能出现的快速耐受。富含 vWF 因子的药物可以更好地把控凝血因子Ⅷ的峰浓度。当凝血因子Ⅷ峰浓度超过 200% 时，术后深静脉血栓形成及肺栓塞风险增加。

DDVAP 已用于治疗与血小板功能障碍、尿毒症及肝硬化相关的凝血功能异常［159,160］。当潜在出血风险很大时，例如心脏手术和脊柱融合术，DDVAP 可减少择期手术的出血［125,161-166］。尽管初步研究明确证明 DDVAP 对预先不存在凝血疾病的患者有益，但对照研究却未能证实提高凝血因子Ⅷ：C 和 vWF 水平的疗效，因此针对该方面的适应证已被剔

除[167-169]。由于其水潴留的副作用可能导致低钠血症，因此对于<2岁及存在中枢神经系统病变，包括颅脑肿瘤、中枢神经系统放射史、近期有神经外科手术史和中枢神经系统创伤史的小儿，应避免使用DDVAP[170]。

白蛋白、右旋糖酐、淀粉及明胶

目前几种含高分子量分子的溶液（即胶体）已用作容量替代治疗，然而系统评价证实胶体相较于晶体溶液并无优势。这些胶体包括白蛋白、右旋糖酐、淀粉及明胶。

白蛋白使用时间最长且其副作用最少[171,172]。在过去，右旋糖酐（即高分子量和低分子量右旋糖聚合物）用于小儿扩容和血液稀释[173,174]，但目前其主要作用为抗血栓形成，尽管该适应证值得考究[175]。

淀粉是具有高、中、低分子量（480 000～70 000Da）的支链多糖聚合物。虽然淀粉可以增加血容量，但是也可通过稀释凝血因子、削弱血小板功能和凝血级联反应影响凝血功能[176,177]。此外，淀粉在网状内皮组织系统的蓄积可能有潜在未知的长远不良反应[178]。有报道，当其使用剂量超过20ml/kg时，凝血功能发生轻微的改变[179-181]。6%羟乙基淀粉（HES 130/0.4）产生的临床效果和对生理影响与5%白蛋白相似，而成本更小，其在非心脏手术中给予剂量可达16ml/kg，以及在心脏手术中给予剂量可达50ml/kg[182,183]。羟乙基淀粉随机对照试验的荟萃分析结果显示，尽管血小板计数和ICU住院时间显著减少，但死亡率、肌酐和失血量并未增加；该文作者不建议将羟乙基淀粉用于小儿[184]。几项关于在危重成年患者中使用淀粉和胶体的主要综述引起了人们对其导致凝血功能[185,186]和肾功能[187,188]不良反应的担忧，他们发现胶体整体安全性数据尚不足，即使第三代产品也是如此[26,189]。成人患者中提出的这些问题，在小儿中使用时需要我们更多的关注。

明胶是来源于牛胶原蛋白的多肽，它似乎对于凝血功能影响甚微，并可以进行合理的血浆扩容。然而有报道明胶可出现致命的过敏性或类过敏性反应，而它在小儿中的使用非常有限[171,190-194]。一篇系统评价指出，明胶在新生儿和小儿中的使用还缺乏安全性和有效性数据[195]。

红细胞替代品

血液替代品具有通用兼容性、最小的感染风险及更长的保质期（数年而非数天），以便将氧气运送至重要器官[196]。早期开发的产品包括人、牛、基因工程下的血红蛋白聚合物溶液、全氟化碳和脂质包裹的血红蛋白。由于其导致肾衰竭、卒中和血管收缩等严重并发症，大多数产品均在临床试验中失败[197,198]。最近研究的血红蛋白氧载体Hemospan也在临床试验中失败而致研究结束[199-201]。目前，脂质体包裹的血红蛋白[202]作为一种可将氧气携带到受损组织例如脑梗死部位的手段正在研究中[203]；而这些血液替代品的研究都未在小儿中进行。

大量输血

大量输血可定义为输血量超过患者自身血容量1倍或

以上，或在4h内输入超过30ml/kg的PRBC，并伴随有持续未控制的出血（见 http://www.surgery.med.umich.edu/pediatric/trauma/protocols/MassiveTransfusionProtocol4113.pdf）。在一项1 113例18岁以下创伤患儿的回顾性研究中，在最初24h内接受40ml/kg或更多输血的患儿与接受低于40ml/kg输血的小儿相比，死亡风险更高[204]。其他已发表的相关患儿的数据很少[205]。在儿童患者中，麻醉医生必须考虑血液或血容量损失的百分比而非输血单位，必须考虑每种血液组成成分以预测问题，并确定这些问题可能在大量输血的哪个阶段发生（表12-3）。输入大量血液成分可能严重影响凝血功能、钾和钙浓度、酸碱平衡、体温、氧-血红蛋白解离和血细胞比容（即携氧能力）。

当没有足够的时间进行完整的血清学检测，包括交叉配对时，大多数血库都有加速或"紧急"派放血液制品的系统。O型Rh阴性血液可输注给任一小儿而无须交叉配对；O型Rh阳性血液可以输入男性患儿。血库获得小儿血液样本后，再实施标准相容性测试配血。表12-9说明了加速释放红细胞的过程和风险[206]。这种转换通常发生在血库的"幕后"，尽可能快地获得患者标本的正确血型非常重要，须在患者的血液被库存的O型红细胞大幅稀释而致测试的准确性受到影响前。许多机构还制订了大量输血方案，其中包括简化血清学检测的机制以及加速提供特定的血液成分（E图12-1）。

表12-9　快速派放红细胞的大致时间

ABO血型	交叉配对	血库准备时间/min	不相容风险
O型	否	5	RBC同种异体抗体
特定ABO血型	否	15	RBC同种异体抗体
特定ABO血型	简化	30	筛检阴性=无 筛检阳性=RBC同种异体抗体
特定ABO血型	完整	60	无

RBC，红细胞。

改编自 Dzik WH, Stowell CP. Transfusion and coagulation issues in trauma. In: Sheridan RL, ed. *The Trauma Handbook of the Massachusetts General Hospital*. Philadelphia: Lippincott Williams & Wilkins; 2004: 128-147.

由于大量失血，单独或大量输注晶体溶液可能会加重潜在的凝血功能障碍，例如创伤引起的出血，并可能导致ICU停留时间延长[207]。使用固定比例的PRBC、FFP及血小板（1:1:1）的输血方案已用于战伤，然而尚未有系统研究证明该方案优于成人或小儿非战伤下的标准成分输血方案[208-210]。此外，可控的大量出血与大量快速出血之间可能存在差异，这增加了系统研究的难度。这种治疗创伤患者的方法被称为"损伤控制"，其包括纠正低体温、维持足够的灌注、早期给予凝血因子和血小板以纠正凝血功能障碍。而小儿创伤的系统研究尚缺乏[211]。

凝血功能障碍

凝血系统涉及血小板、凝血蛋白和局部组织因子，其启

12

ADHB小儿大量输血方案（MTP）

大量出血伴休克或凝血功能异常

确保将与患儿配对的血液样本送至血库

ALPHA	BRAVO	CHARLIE
0~10kg	10~20kg	20~45kg
O型Rh阴性或特定血型成人红细胞 15mL/kg	O型Rh阴性或特定血型成人红细胞 150mL	1个单位O型阴性或特定血型成人红细胞

致电血库启动小儿大量输血方案

申请、派送和输血如下：

团队领导责任
- 致电凝血功能检查实验室，并在Labplus紧急表格上发送凝血功能检查申请（橙色边框）
- 启动方案：
  - 方致电血库（分机24015）
  - "我正在启动小儿大量输血方案，Alpha、Bravo还是Charlie？"
- 根据需要选择相应的方框，并派人去取回
- 交替输入产品以避免血红蛋白及凝血功能的波动
- 停止方案时致电血库

血库责任
- 确保在O型阴性血液派送后尽快处理与患儿配对的血液样本
- 在选择MTP框一后致电NZBS医疗官员
- 提前解冻下一个方框，并等待申请
- 确保血小板的供应。如果不能为Alpha提供新生儿血小板，联系TMS
- 尽可能提供时间少于14天的红细胞

联系方式
- 血库-分机24015
- 凝血功能检查实验室-分机22069
- SSH麻醉研究开发办公室-021334344

钙
- 对于10%葡萄糖酸钙，给予10%氯化钙（CaCl）mL/kg的3倍
- 勿在成分输血的同一静脉通道同时给予钙剂

其他治疗
- 采用方框3后仍持续出血，如果PR>1.5或APTT>40，考虑额外输入20mL/kg FFP
- 如果纤维蛋白原<1g/L，考虑额外输入5mL/kg冷沉淀
- 如果血小板<75*10^9/L，考虑额外输入10mL/kg血小板
- 如果Ca^{++}<1mmol/L，考虑额外输入0.1mL/kg CaCl
- 参见高钾血症指南

MTP框一
1 成人RBC
1 成人FFP
1 冷沉淀
1 新生儿血小板
按以下的顺序每项输入10mL/kg：
RBC，FFP
RBC，冷沉淀
0.15mL/kg CaCl
RBC，FFP
RBC，血小板
0.15mL/kg CaCl
关注K$^+$

MTP框一
1 全血或1 成人RBC和1成人FFP
0.1mL/kg CaCl

MTP框一
2 全血或2 成人RBC和2 成人FFP
0.1mL/kg CaCl

检查：
- 凝血功能
- 全血计数
- 动脉血气
- K$^+$/Ca^{++}

MTP框二
1 成人RBC
1 成人FFP
1 冷沉淀
0.1mL/kg CaCl

MTP框二
2 成人RBC
1 成人FFP
2 冷沉淀
0.1mL/kg CaCl

氨甲环酸

MTP框三
1 成人RBC
1 成人FFP
150ml血小板
0.1mL/kg CaCl

MTP框三
2 成人RBC
2 成人FFP
1 成人血小板
0.1mL/Kg CaCl

检查：
- 凝血功能
- 全血计数
- 动脉血气
- K$^+$/Ca^{++}

关注K$^+$　　关注K$^+$　　每30分钟重复

重复　　方框2&3备用…　　方框2&3备用…

氨甲环酸
- 负荷剂量：15mL/kg（最大剂量1g）
- 考虑持续输注：2mg/(kg/h)

常用成分容积
- 红细胞：成人：300
- 新鲜冰冻血浆 成人：245
- 血小板 新生儿：50mL成人：270
- 冷沉淀 100mL

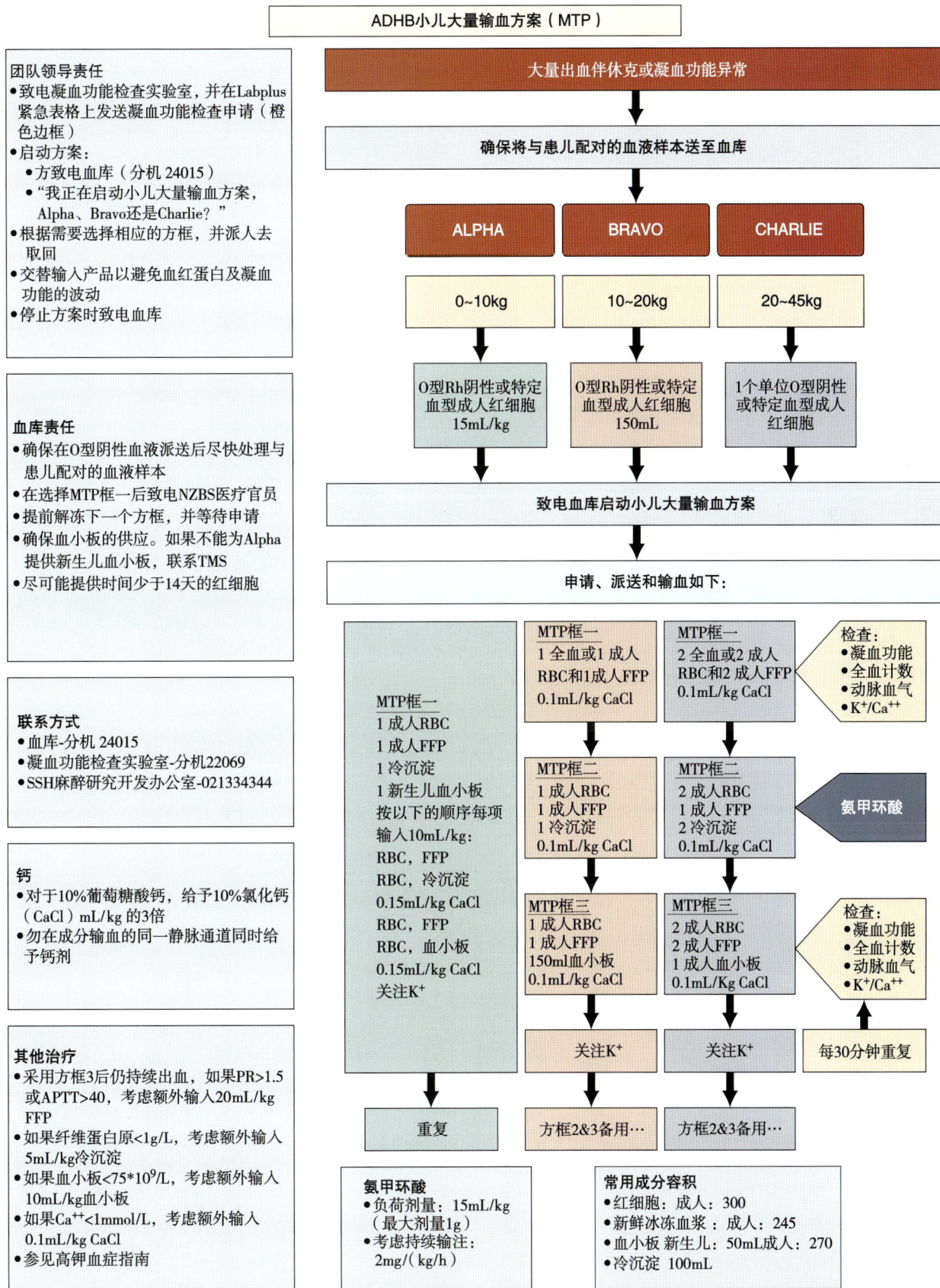

Paediatric MTP 7.3 DRAFT

E 图 12-1　小儿大量输血方案示例（摘自 Starship Children Hospital，Aukland，New Zealand）

动止血的所有步骤。图 12-2 显示，初始步骤是血小板黏附到伤口或血管壁损伤部位，粘连由 vWF 通过其在血小板和糖蛋白 I b- 糖蛋白Ⅸ复合物（GP I b-Ⅸ）上的受体，以及纤维蛋白原通过血小板和糖蛋白Ⅱb- 糖蛋白Ⅲa 复合物（GPⅡb-ⅢA）上的纤维蛋白原受体介导。在流动的血液中，vWF 促进血小板的初始附着，而血小板的扩散和更稳固（抗剪切应力）的血小板聚集则是由纤维蛋白原和 GPⅡa-Ⅲa 复合物驱动的。然而还有证据表明血小板甚至可以附着于完整的内皮细胞，这些内皮细胞具有活化的表型，如在炎性细胞因子暴露或败血症后。血小板通过高分子量的血管性血友病因子多聚体附着于内皮细胞，而纤维蛋白原通过上调的整联蛋白和选择蛋白附着于内皮细胞。

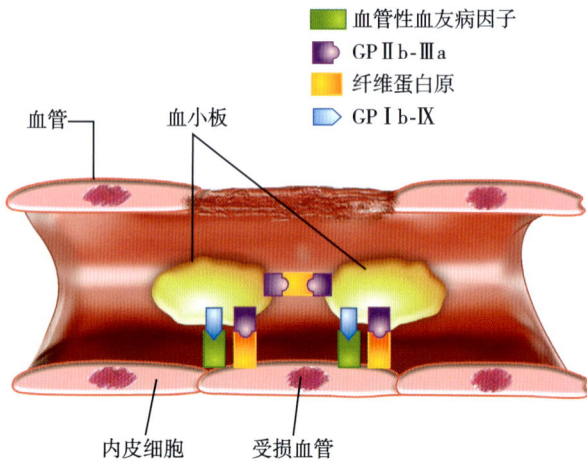

图 12-2　GPⅡb-Ⅲa 复合物（紫色）是纤维蛋白原黏附蛋白（橙色）的受体血小板通过该复合物彼此黏附形成血凝块。血小板与受损血管壁的相互作用分别需要 GP I b-Ⅸ（蓝色）、GPⅡb-Ⅲa 复合物以及血管性血友病因子（绿色）和纤维蛋白原的黏附蛋白之间的协同作用。在快速流动的血液中，GP I b-Ⅸ 与血管性血友病因子相互作用的效果显著减弱

血小板初始止血（即血小板血栓形成）伴随着局部纤维蛋白的产生，其是至少三种表面活性酶复合物的最终产物。凝血由组织因子 / 凝血因子Ⅶa 表面活性酶复合物催化，并通过凝血因子Ⅷa/Ⅸa/Ⅹ 和凝血因子Ⅱ/Ⅴa/Ⅹa 的复合物放大效应。然后，一个包含血小板和纤维蛋白的附壁血小板血栓形成一个支架，血管壁可以在其上愈合。正如先前所知，血小板血栓的纤维蛋白成分在下方形成，而非聚集在血小板之上[212]。当支架不再被需要时，通过血栓溶解和巨噬细胞的作用移除。

表面活性酶复合物（图 12-3）在血小板、白细胞和内皮细胞的磷脂表面上具有活性，但在血液中没有活性。如图所示，最初认为组织因子 / 凝血因子Ⅶa 复合物的形成对于重组 FⅦa（recombinant FⅦa，rFⅦa）的功能及凝血因子Ⅹ 和Ⅸ的活化是至关重要的。然而，达到临床止血需要高剂量的 rFⅦa，该剂量远超过可利用的组织因子达到饱和所需的剂量，这表明 rFⅦa 必然很大程度上独立于组织因子发挥作用[213]，不仅如此，还观察到 rFⅦa 通过血小板上带负电荷离子的磷脂[214]或血小板 GP I b 直接[213]与血小板结合。就这

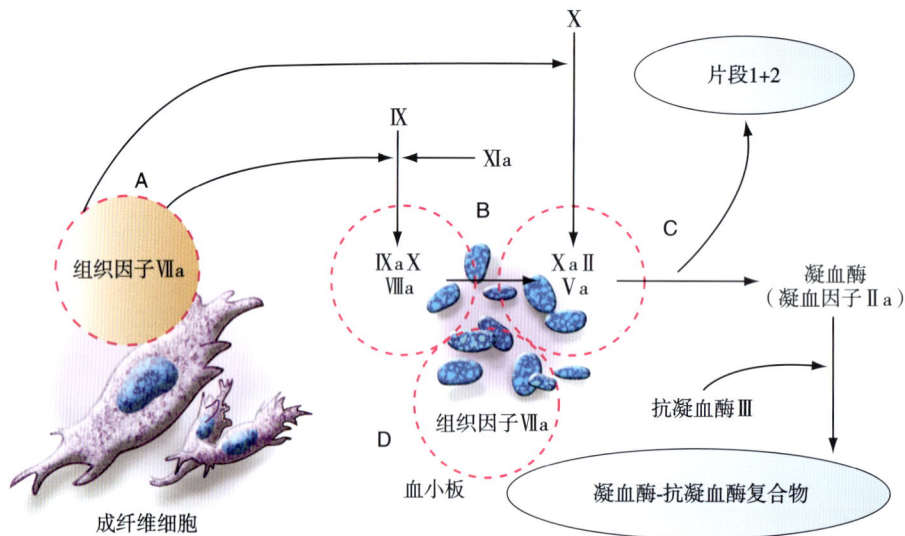

图 12-3　凝血过程中的关键凝血因子酶复合物。组织因子（A）（成纤维细胞表面所示）触发凝血过程，它可激活凝血因子Ⅸ和Ⅹ（血小板表面所示），并促使凝血酶原（凝血因子Ⅱ）转化为凝血酶（凝血因子Ⅱa）。凝血因子Ⅸa 在凝血因子Ⅸ的活化中起催化作用。这个级联反应的三个关键表面活性酶复合物是：（A）组织因了和凝血因了Ⅶa 的复合物，（B）凝血因子Ⅸa、凝血因子Ⅷa、凝血因子Ⅹ的复合物；（C）凝血因子Ⅹa、凝血因子Ⅴa、凝血因子Ⅱ复合物（其中字母"a"表示凝血因子活化形式）。凝血酶原片段 1+2 和凝血酶 - 抗凝血酶复合物是凝血酶产生的标志。片段 1+2 是凝血酶原加工过程中形成的无活性片段；当抗凝血酶Ⅲ与凝血酶结合时，可形成凝血酶 - 抗凝血酶复合物，其能导致凝血酶失活。此外，（D）高剂量 rFⅦa 能够在血小板相关重组 FⅦa 存在的情况下生成凝血酶，而重组 FⅦ可通过激活凝血因子Ⅸ促进Ⅸa- Ⅹ -Ⅷa 复合物的形成。在该图中未显示血流对凝血过程的重要影响；例如，小动脉和动脉的速度梯度以及红细胞的存在促使血小板因子相互碰撞而聚集在一起。（改编自 Grabowski EF. The hemolytic-uremic syndrome toxin, thrombin, and thrombosis. *N Engl J Med.* 2002; 346: 58-64）

一点而言,图 12-4 只是为了更方便理解 PT 和部分促凝血酶原激酶时间(partial thromboplastin time, PTT),其所示的经典凝血级联反应是过于简化的。止血的所有步骤必须在血液流动的环境中来思考,如此一来血流较快的小动脉(即子宫黏膜、胃肠道、上呼吸道、口腔和牙龈)和动脉易于形成富含血小板的血栓(即白色血栓),而血流较慢时,例如体腔中血液停滞或血液淤积,更易形成红细胞占比更高的血栓(即红色血栓)。这就解释了血管性血友病患者因缺乏使血小板黏附在伤口上的蛋白质,以倾向于在黏膜这些高速梯度(小动脉)部位出血为特征,而血友病患者更倾向于在关节间隙和肌肉平面这些低速或接近于零速梯度部位出血的原因。

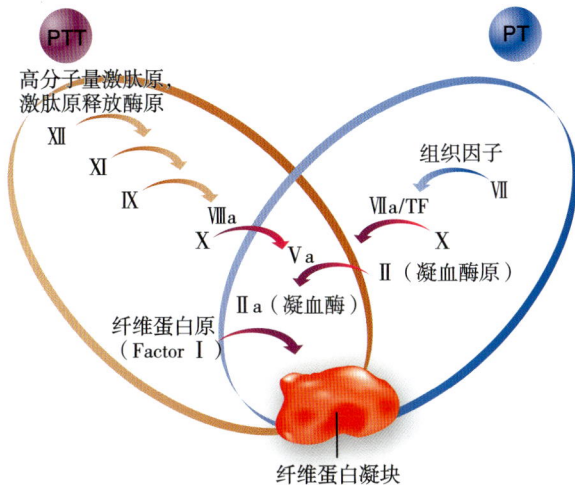

图 12-4　活化部分凝血活酶时间(aPTT)是内源性凝血系统完整性的常用筛选试验,其中包括凝血因子 XII、XI、IX、VIII、V、X、II 和 I(纤维蛋白原)。凝血酶原时间(PT)是外源性凝血系统完整性的常用筛选试验,包括细胞膜表面和微粒上的组织因子,以及凝血因子 VII、V、X、II 和 I。在 PTT 试验中,血液凝结不需要外源性药剂,其包含了内在的完整的凝血系统。而在临床检验实践中,常加入诸如硅藻土的试剂以加速反应,因此将"活化"这一术语添加到试验名称(aPTT)中。在 PT 测试中,血液凝结借助于外源性活化剂(即组织因子)。该图大概展示了组织因子在血液初始凝血阶段的核心作用。组织因子以非活性形式在血液中循环,不再被认为仅是血液本身的外源性因素

　　与大量输血相关的凝血功能障碍通常归因于凝血因子或血小板稀释,或两者兼有。凝血因子的缺乏是否导致凝血功能障碍决于失血量和输入的血液成分类型(即 PRBC 或全血)。稀释性血小板减少是否导致临床出血取决于基础血小板计数和血液替换量(图 12-5)。在某些情况下,出血的原因是消耗性凝血功能障碍,例如纤维蛋白溶解或弥散性血管内凝血(disseminated intravascular coagulation, DIC)[65, 215-235]。在其他情况下,出血是由体温过低、严重的代谢性酸中毒、组织灌注不良和组织因子的释放引起的,应使用有效的血液加温装置维持体温,治疗酸中毒,保证正常血容量和心排血量,以防止凝血功能障碍的发展[222, 236-239]。

稀释性血小板减少

　　为制订小儿大量输血方案,必须依靠临床经验以及成人和有限的小儿研究数据。一项关于越南战争期间成年创

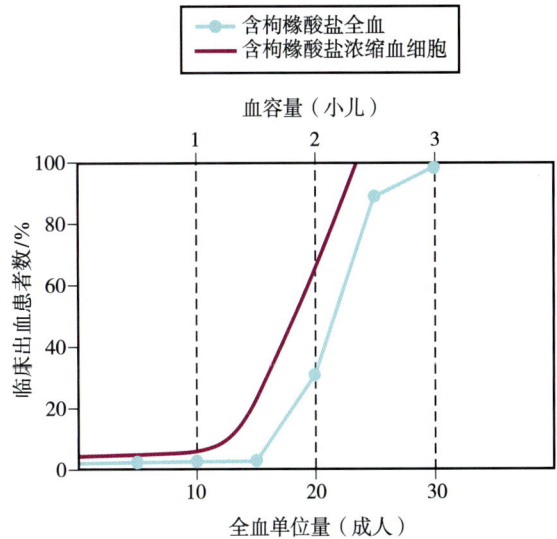

图 12-5　一项关于在成人中使用枸橼酸盐全血(蓝线)的研究发现,大多数病例的出血是由稀释性血小板减少引起的。品红色线表示仅输注枸橼酸盐浓缩血细胞下,因稀释性凝血因子缺乏致临床出血的估计值(改编自 Miller RD. Transfusion therapy and associated problems. ASA Refresher)

伤患者的研究报道,临床出血发生在输注了大约 15 个单位的全血或 1.5 倍血容量的血液后。凝血功能障碍的发生率与 PT 或 PTT 异常无关,而与血小板计数<65×10⁹/L 密切相关[3, 65, 240]。对大量失血进行全血置换的研究也支持上述结论,在这种失血水平下的凝血功能障碍是由血小板减少而非凝血因子缺乏引起的[65, 222-231]。图 12-6 为在成人和小儿中计算出的血小板计数减少与观察到的血小板计数下降的比较;

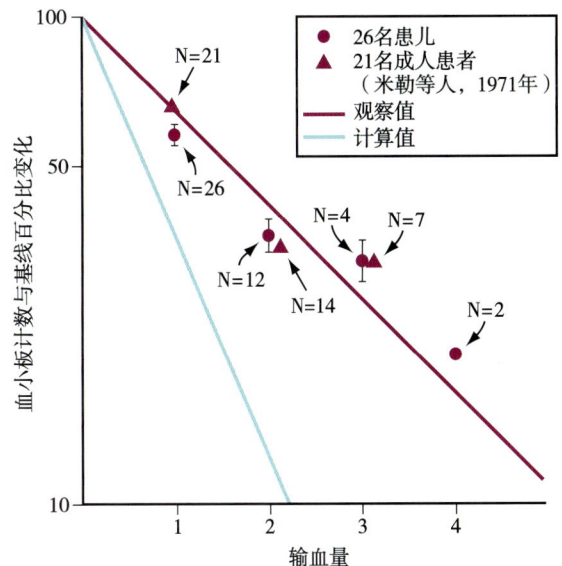

图 12-6　年轻健康的成人和小儿输血量与血小板计数百分比变化[65, 66]。假设这些成人是理想体重为 70kg,血容量为 70ml/kg 的男性,那么 10 个单位全血相当于 1 倍血容量。品红色线表示观察值,蓝线表示计算值。两者差异在于大量输血期间骨髓产生血小板增加和/或脾脏对血小板的补充(摘自 Miller RD, Robbins TO, Tong MJ, Barton SL. Coagulation defects associated with massive blood transfusions. *Ann Surg*. 1971; 174: 794-801; Coté CJ, Liu)

将血流量标准化后，观察到的变化同计算几乎相同。由于血小板可从骨髓、脾、肺和淋巴组织中动员出来，所以观察到的血小板计数减少量与计算的不同。血小板计数通常不会降低到导致小儿出血的浓度，除非丢失 2.0～2.5 倍血容量的血液或在成人中输入 20～25 个单位的全血[66, 229-241]。即便失血量高达 5.0 倍容量，血小板计数超过 $50×10^9/L$ 的小儿通常不会出现临床出血（图 12-7A）[66]。因此，在血容量丢失 1.0～1.5 倍时，应该监测小儿血小板减少及输血可能导致的血小板或凝血因子缺乏情况（见下文）。在血小板计数降至 $50×10^9/L$ 后，每置换一倍血容量，可能需要大约一个剂量的血小板（即成人 6 个单位，小儿 10～15ml/kg）。如果凝血功能障碍早于预期发生（在 1.0 倍血容量丢失之前），则应开始寻找其他出血原因，例如手术区域动脉或静脉压增加，或者出现了 DIC。

血小板计数基础值对于估计避免出现严重血小板减少的最大允许失血量非常重要。例如基础血小板计数为 $600×10^9/L$ 时，当失血量高达 4.0 倍以上血容量时，才可能出现稀释性血小板减少；而当基础血小板计数为 $100×10^9/L$ 时，失血量在 1.0 倍容量时就可能出现稀释性血小板减少（图 12-7B）。尽管可以根据基础血小板计数和失血量进行预测，但在缺乏稀释性血小板减少、可见的微血管出血和持续失血的证据时，通常不会预防性输注血小板[66, 72, 218, 222, 242]。

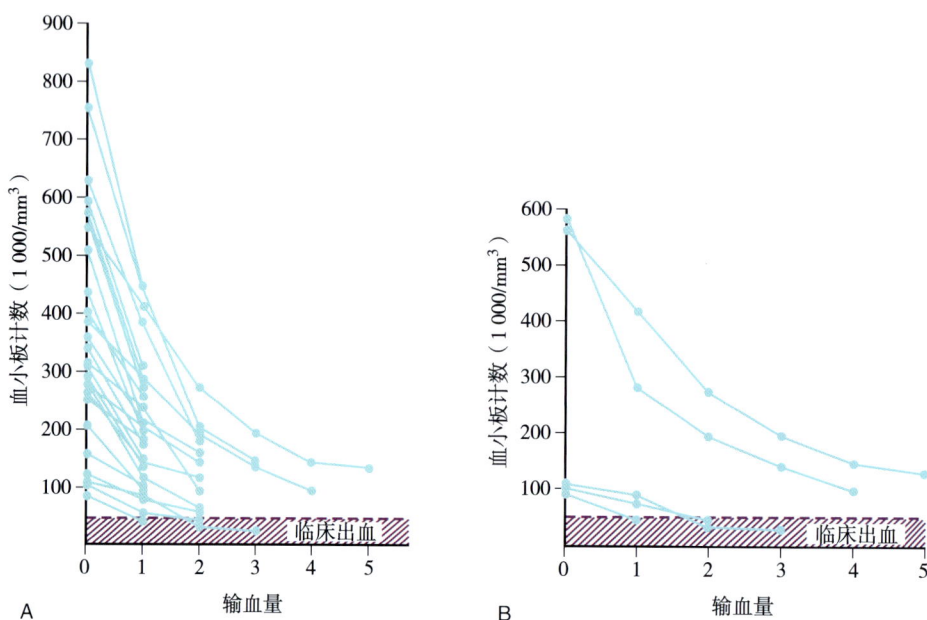

图 12-7 A. 26 名失血量为 1～5 倍血容量患儿的血小板计数连续变化图。多数患儿有严重的热损伤，且许多患儿基础血小板计数较高。当血小板计数降至 $<50×10^9/L$ 时，将出现凝血功能障碍的临床表现。B. 从图 A 中抽取的 5 个患儿血小板计数。基础血小板计数对于估计输血相关的潜在血小板需求量非常有价值。基础血小板计数较低，早期需要输注外源性血小板，而基础血小板计数较高时，失血量达几倍或更多血容量时可能才需要输注外源性血小板。发生凝血功能障碍的 3 个小儿术前血小板计数相对较低，而血小板计数非常高的 2 个孩子尽管失血量为 4 和 5 倍容量，仍不需要输注血小板。（应该注意的是，这些患儿输注了足够的 FFP，将 PT 和 PTT 维持在正常范围内）（摘自 Coté CJ, Liu LMP, Szyfelbein SK, et al. Changes in serial）

尽管大量输血所致的主要缺陷是血小板减少，但一些数据表明，在有大面积创伤或存在低温时，血小板也可能出现功能障碍（即血小板病）[238, 243, 244]。在我们研究的体温保持正常范围内的小儿身上，情况并非如此[66, 223]。最简单评估血小板功能的测试是出血时间，然而该测试对血小板减少也很敏感，故其预测价值比较有限[218, 243, 245]。PFA-100 测试作为一种快速筛查工具，其潜力不如以前，因为该设备使用的是加热至 37℃ 的枸橼酸盐血液，对血小板与血管壁相互作用中微小缺陷相对不敏感，比如轻度血管性血友病。如前所述，仍然迫切需要一种即时装置或简单的测试来评估血小板功能。目前，血小板计数是在包括快速失血的情况下进行血小板输注的最佳指标[246]。其他设备，如测量全血凝固的血栓弹性图已被用于指导输血治疗，但其改善结局的有效性尚未明确[247]。

在几个体外和动物模型系统中，rFⅦa 通过附着于血小板膜（rFⅦa 也由此被摄取到血小板内的存储位点），激活活化血小板表面的因子Ⅸ和Ⅹ，随后募集循环中的组织因子。尽管这显著改善了凝血因子Ⅷ受抑制的血友病患者的止血功能，但在适应证外使用 rFⅦa，如在心血管手术、创伤和脑出血，降低死亡率的证据不足。小儿的使用剂量似乎大于成人，但这尚未得到系统性检验[248]。该因子可增加血栓栓塞的风险，因此使用中也应考虑这种后遗症发生的可能性[249]。

基本的凝血功能检查（如 PT、PTT、纤维蛋白原、血小板计数）应在预计可能大失血的择期手术之前进行，以发现潜在的凝血功能障碍原因并提供足量的血液成分。

12

凝血因子缺乏

在大量输血中进行成分输血治疗管理时,实验室检查结果发现凝血因子缺乏是不可或缺的。PT(用于外源性凝血系统)用于检测凝血因子Ⅶ、Ⅹ、Ⅴ,凝血酶原以及纤维蛋白原[65],而PTT(用于内源性凝血系统)用于检测凝血因子Ⅻ、Ⅺ、Ⅸ、Ⅷ、Ⅹ、Ⅴ,凝血酶原及纤维蛋白原(图12-4)。储存的全血中除了凝血因子Ⅴ、Ⅷ(过期时为正常值的20%～50%)和Ⅶ外,其余凝血因子和调节蛋白的血浆浓度均正常。因凝血因子缺乏导致凝血功能障碍,凝血因子Ⅷ必须小于正常浓度的30%、凝血因子Ⅴ必须小于正常浓度的20%[223]。要做到这一点,至少要用全血替换3.0倍的血容量。在这种情况下,首先出现异常的凝血试验是PTT,因为因子Ⅷ被稀释至低于正常浓度的30%[219]。

如果用PRBC替换失血,按照现代血库技术,输入的血浆量最小,因为在分离时,大约70%的血浆被分离至FFP的部分。用PRBC大量替换失血而未输入其他血液成分,那么所有凝血因子包括纤维蛋白原将会被迅速稀释(图12-4)[3, 218-222, 228, 230, 231, 250-252]。数据已经证实,多种凝血因子缺乏的小儿(如在大量输血期间)较单一凝血因子缺乏小儿(如先天性凝血功能障碍)的PT及PTT延长[230, 231]。在仅用PRBC和晶体输注的成人患者中也记录了这一点;多种凝血因子的稀释与输血量和晶体输注量相关[197]。用PRBC和晶体替换1.0～1.5倍的血容量可将凝血因子稀释至正常水平的30%左右。由于PT和PTT值中度延长时无明显的临床出血迹象[230],因此在临床凝血功能障碍发生前应开始使用FFP。同时,麻醉医生应该预测到PRBC和晶体溶液或白蛋白对凝血因子浓度稀释,以便在1.0倍血容量的失血量被替换后开始使用FFP,避免滞后于凝血试验指标。相关文献记载,纤维蛋白原缺乏(<80mg/dl)也可通过输注FFP纠正,但其明显缺乏,特别是存在消耗性凝血功能障碍(如DIC、纤维蛋白溶解)时,可能需要额外输入冷沉淀(0.2～0.4U/kg)[3, 252-255]。

我们对26名患儿[年龄(12±4)岁,体重(41.9±15.8)kg]进行研究,其中22名接受了哈氏棒手术,3名接受了肿瘤切除术,1名接受了惠普尔术,尽管他们的失血量为0.5～1.0倍血容量,但未输注FFP或全血,且未出现凝血功能障碍的临床表现。当失血量等于或略少于1.0倍血容量时,PT及PTT轻度延长(表12-10)。2名失血量为1.5～2.0倍血容量的患儿PT和PTT值延长,唯一出现凝血功能障碍临床表现的患儿失血量为2.0倍血容量[256, 257]。

PT或PTT延长多少能预测临床凝血功能障碍尚未明确定义。然而,美国国立卫生研究院(NIH)和其他机构的共识小组建议,当凝血功能检验指标超过正常水平的1.5倍(或INR>2.0)时,应将其视为病理性[72, 225, 229, 258-261]。

我们的研究表明,当失血量为1.5倍及以上血容量,且仅用PRBC和晶体或5%的白蛋白替代治疗时,PT和PTT延长到正常水平的1.5倍及以上[256, 257]。在临床实践中,失血量达1.0倍血容量后开始输注FFP(表12-11)。此时,每输注2单位PRBC予以1单位FFP。FFP的适应证和输注时间取决于输注的血液制品类型、输血量与小儿血容量的关系以

及围手术期是否会继续失血。每一血容量被替换后,应测量PT、PTT、纤维蛋白原浓度和血小板计数,以指导是否需要额外的FFP和血小板。

在美国,重组因子Ⅶa(rFⅦa)被批准用于治疗具有高滴度抑制物和先天性凝血因子Ⅶ缺乏的血友病患者。有报道它在包括先天性心脏病在内的其他多种情况下控制出血的有效性[1, 2, 262-266]。然而,在部分肝切除术、肝移植、前列腺手术、骨盆(骨科外科)手术、创伤和上消化道出血的几项随机临床试验中,rFⅦa并没有带来任何益处[267-272]。在一项使用rFⅦa治疗小儿颅内出血的大型随机临床试验中,最大剂量组的血肿扩大仅得到轻微改善,10%还出现了血栓栓塞并发症。在接受rFⅦa治疗的成年患者中,包括急性心肌梗死和卒中在内的主要血栓栓塞并发症的发生率为1.4%～10%[273]。在对照试验证实使用rFⅦa有明显的益处之前,对于适应证外用药,即使是用于危及生命的出血,都应非常谨慎[263, 267-275]。

几项研究比较了在中东战争中治疗创伤的成人输血策略[272, 276]。一次关于大量输血的共识会议和其他审议得出的结论是,证据不支持按1∶1∶1的单位比例预先使用PRBC、FFP和血小板,但支持早期使用抗纤维蛋白溶解药物(即氨甲环酸)[208-211, 276]。共识会议同时推荐了大量输血的综合管理方法,包括快速提供PRBC,使用抗纤维蛋白溶解药物,以及使用标准的凝血功能测试结果(如PT、PTT、血小板计数、纤维蛋白原)或血栓弹力图测试或兼用两者来指导成分输血的基础比例[276]。

与大量输血相关的稀释性凝血功能障碍可合理预测。当使用全血时,稀释性血小板减少通常首先发生,且可能发生在第一次血容量被替换后(如果基础血小板计数<50×10⁹/L)。多数情况下,凝血因子(特别是凝血因子Ⅴ和Ⅷ)在失血量超过三倍血容量前并不会被稀释。而另一方面,当使用PRBC替换失血时,所有凝血因子和血小板可在仅1.0倍的血容量丢失后被稀释。然而,对稀释性凝血功能障碍的预测只有一个大概的指导作用。大量输血时应评估PT、PTT、纤维蛋白原和血小板计数,以指导替代治疗。

弥散性血管内凝血(DIC)和纤维蛋白溶解

DIC和纤维蛋白溶解常与休克、创伤和其他形式的组织损伤有关,伴有促凝血因子(如组织因子)和纤维蛋白溶解剂(如组织纤溶酶原激活剂)的释放。在大量失血的情况下,该过程须与稀释性凝血功能障碍相鉴别。两者鉴别较有困难,因为两者都与术野的病理性渗血相关,都可导致PT和PTT的延长和血小板减少[277-280]。使用大量的全血或PRBC和足够的FFP替代失血时,纤维蛋白原浓度可保持正常;而对于失代偿(急性)DIC,纤维蛋白原浓度可能会降低,但使用PRBC、白蛋白和晶体替代失血也会导致纤维蛋白原的减少。

对诊断DIC和纤维蛋白溶解最有帮助的测试为D-二聚体水平的显著增加,以及在外周血涂片中发现分裂细胞和"头盔细胞"(即微血管病性溶血性贫血);D-二聚体是纤维蛋白溶解过程中通过持续溶栓(通过纤溶酶)所产生的小肽片

段[281-283]。异常的红细胞和红细胞碎片被认为是由微循环中固定化纤维蛋白链的剪切作用，尽管确切的机制仍不清楚。目前已经开发了一个用于筛选潜在 DIC 的评分系统，但还没有在手术室环境中进行评估[284]。如果手术野出现渗出且失血量少于或等于 1.0 倍血容量，即使患儿术前血小板计数及 PT 和 PTT 值正常，也可能已经出现了消耗性凝血功能障碍。

对于 DIC 最有效的治疗方法是消除病因，例如纠正休克、酸中毒或败血症[279,280]。在在 DIC 血栓形成表现的患儿中，肝素治疗仍存在争议。对于活动性出血的患儿，尤其是在手术环境中，肝素治疗并不可取[278,282,283,285]。

高钾血症

RBC 在储存过程中钾会外流到细胞外液中，尤其是随着 PRBC 的老化。三磷酸腺苷（ATP）浓度将会降低酶驱动，ATP 的 Na^+/K^+ 质子泵活性随之降低。当储存的 RBC 达到其最长保质期时，每单位细胞外液中存在约 $5\sim7mEq$ 的 K^+。由于储存在 CPDA-1 或添加剂溶液体系中的全血和浓缩红细胞的胞外液量不同，K^+ 浓度在储存于 CPDA-1 的浓缩红细胞中最高，在储存于 CPDA-1 的全血中最低（E 表 12-3）。在受到辐照的红细胞中，K^+ 外流加倍，且速度更快[82,286]。为避免细胞外 K^+ 的大量积累，辐照红细胞最多可储存 28 天（全血红细胞可储存 35 天，PRBC 可储存 42 天）。

E 表 12-3　每单位过期红细胞中细胞外游离 K^+ 含量估计值（mmol）

参数	储存于 CDPA-1 的浓缩红细胞	储存于 AS-1 的浓缩红细胞	储存于 AS-1 的浓缩红细胞
储存的全血容积	450ml	450ml	500ml
红细胞容积（45% 血细胞比容）	203ml	203ml	225ml
血浆容积（55% 血浆）	247ml	247ml	275ml
抗凝剂/防腐剂容积（a/p）	63ml	63ml	63ml
单位总容积	513ml	513ml	563ml
血浆 +a/p 容积	310ml	310ml	338ml
去除血小板和血浆后血浆 +a/p 容积	（−250ml）	（−270ml）	（−290ml）
剩余血浆 +a/p 容积	60ml	40ml	48ml
添加剂溶液容积（a/s）	0ml	100ml	100ml
血浆 +a/p+a/s 容积	60ml	140ml	148ml
单位总容积	266ml	343ml	373ml
血细胞比容	76%	59%	60%
K^+ 浓度[a]	78.5mmol/L	50mmol/L	50mmol/L
每单位 K^+ 总量[b]	4.7mmol	7mmol	7.4mmol

[a] 非白细胞诱导、非辐射单位的过期测量；CPDA-1 为 35 天，AS-1 为 42 天。

[b] K^+ 浓度 × 残余血浆容积 +a/p+a/s= 每单位 K^+ 的毫摩尔数

虽然库存的红细胞中存在细胞外 K^+，但临床上通过外周静脉通道缓慢输注血液，并无严重高钾血症的报道；而在接受快速输血，尤其是通过中心静脉输注的患儿中，存在高钾血症的发生[287-293]。一项关于新生儿使用 PRBC 输血后血清钾的研究发现血清钾浓度下降[294]。一项回顾性研究显示，在术中接受大量 PRBC 缓慢输血的患儿出现了短暂且不危及生命的高钾血症[295]。当通过外周静脉，以正常且缓慢的输注速率输注 PRBC 时，通常不会发生临床上严重的高钾血症[296,297]。这可以通过 K^+ 绝对数量小（约 $6mEq$），可快速被钾耗竭的输入红细胞重吸收、分布容积大及输血期间晶体或白蛋白的稀释作用得到解释。大量输血时，高钾血症通常是由广泛的组织损伤、输血过快、组织灌注不足所致的酸中毒、低体温和低钙血症引起的[298]。

在成人中，不需要将患者的体格大小与输血速率相关联，但在婴儿或小儿中这一点非常重要。美国小儿麻醉学会发布的一项警告称，11 名在输血过程中出现高钾血症的小儿中，有 4 例死亡，8 例 <1 岁，6 例 <6 个月[299]。围手术期心搏骤停登记处报告了 8 例与输血有关的高钾血症导致的心搏骤停[299,300]。当在成人中快速输注（速率 ≥120ml/min）大量全血或 PRBC，以及在婴儿和小儿中进行快速输血，特别是通过中心静脉导管输注时，高钾血症可能是一个问题[301]。对于一名 70kg 的成人，以 120ml/min 的速度快速输血相当于每分钟输入 $1.5\sim2ml/kg$ 的血液，这在婴儿或小儿需要使用压力袋或快速输血装置。文献报道一名成人在接受 Adsol 保存液储存的 PRBC，使用快速输血装置以每分钟 6.4ml/kg 的速度输入后发生心搏骤停而死亡，其上层清液的钾离子浓度为 $24\sim34mEq/L$（见第 52 章）[302]。在不使用此类装置的情况下，婴儿和小儿中也可能出现类似或更高的输血速率[292,295,303,304]。

原则是要及时补充失血量并避免出血需要快速和大量输血的情况。加热血液并通过外周静脉通道（而非中心静脉导管）进行输注，可以降低高钾血症对心脏传导系统影响的风险[305]。当输注全血或 PRBC 的速度超过每分钟 $1.5\sim2.0ml/kg$ 时，必须密切监测 ECG。如果在高钾血症时发生伴有 T 波高尖的室性心律失常（图 9-7），应采取适当的治疗措施（如氯化钙或葡萄糖酸钙、过度通气、碳酸氢钠、沙丁胺醇、葡萄糖和胰岛素；见第 9-8 和表 28-6）；在这种情况下，聚磺苯乙烯（Kayexalate）是最慢和最无效的，不建议作为急性干预措施采用。对于需要快速、大量输血的小儿，建议在术中使用自体输血装置清洗 PBRC,以避免出现高钾血症[306]。

新生儿快速、大量输注全血或 PRBC,尤其是储存数周的库存血可能导致新生儿高钾性心搏骤停。对需要大量输血的新生儿,为避免高钾血症,常输注相对新鲜的红细胞。在时间允许的情况下,如果没有库存时间较短的红细胞,可以用清洗 PRBC 以降低钾浓度。然而不应该为获得库存不到 7 天的红细胞或者清洗红细胞而延迟对有活动性出血的婴儿输血。同样,宫内输血、换血疗法或新生儿输血应输注相对新鲜的血液(通常<7 天)。

这些做法与小儿麻醉协会提出的"唤醒安全质量改进方案"的建议是一致的,该方案建议麻醉医生预计患儿失血量,早期输血,并注意对血容量不足的小儿进行缓慢的外周静脉输血,而不是快速通过中心静脉导管输血[299]。如果婴儿需要输注辐照红细胞,则应在辐照后立即输注以降低血钾浓度。

低钙血症和枸橼酸盐中毒

枸橼酸盐通过螯合离子钙(ionized calcium, iCa^{2+})作为储存血液成分的抗凝剂。当输注含枸橼酸盐的血液成分时,枸橼酸被体内的有核细胞迅速摄取和代谢,尽管清除枸橼酸的主要部位是肝脏。在大量输血期间,特别是全血或新鲜冰冻血浆,枸橼酸盐的增加可能暂时超过机体清除能力,导致蓄积及 iCa^{2+} 的血浆浓度降低[205,307-311]。一个单位 PRBC 中残余血浆部分的枸橼酸体积较一个单位的全血或新鲜冰冻血浆小得多。临床上除非输血速度非常快,否则 iCa^{2+} 水平很少降低;在成人这个速度必须达到在 3~4min 输注 1 个或更多单位的全血或 FFP[307]。在接受换血疗法的新生儿中有

枸橼酸盐影响 iCa^{2+} 浓度的报道,而这种影响更可能发生在早产儿和低体重儿中。据报道,两名早产儿在用稀释的 FFP 输注期间发生低钙血症,导致其发生无脉性电活动[311,312]。成人心脏手术患者以 1.5ml/(kg·min)接受全血,其心室功能曲线没有改善(即尽管 iCa^{2+} 减少,但心排血量没有增加)。当以相同的速率输注同体积肝素化血液时,心脏对容量负荷的 Frank-Starling 反应是正常的(即心排血量增加,但 iCa^{2+} 水平没有变化)[313]。这些病例报告和该项成人心脏手术研究证实,当枸橼酸盐全血的输注速率超过每分钟 1.5~2.0ml/kg 时,可出现有临床意义的 iCa^{2+} 浓度降低(即心肌收缩性降低)[307,313]。

输注大量 PRBC 后 iCa^{2+} 浓度的变化小于输注全血或 FFP 观察到的变化。尽管在快速输血期间观察到 iCa^{2+} 的浓度明显下降,但这很少与成人的心脏毒性相关。输注枸橼酸化的全血发生低钙血症和高钾血症的概率相同,但低钙血症和高钾血症对心脏电生理的效应是相反。重要的是观察异常的心电图表现,特别是 QRS 波群的增宽、QT 间期延长和 T 波高尖[223,314]。

低钙血症和高钾血症的治疗都是通过给予外源性钙。来自健康动物和大面积热损伤的小儿的证据表明,氯化钙和葡萄糖酸钙解离速度相同。研究发现肝移植的无肝期,氯化钙和葡萄糖酸钙的电离程度相当,进一步证实葡萄糖酸钙不需要肝代谢解离钙离子(图 12-8)[315,316]。氯化钙和葡萄糖酸钙均可用于治疗急性低钙血症,但需要注意的是,葡萄糖酸钙可电离的钙占氯化钙的 1/3(按重量计),因此葡萄糖酸钙剂量为氯化钙的三倍(mg/kg)。多次少量注射钙剂与单次

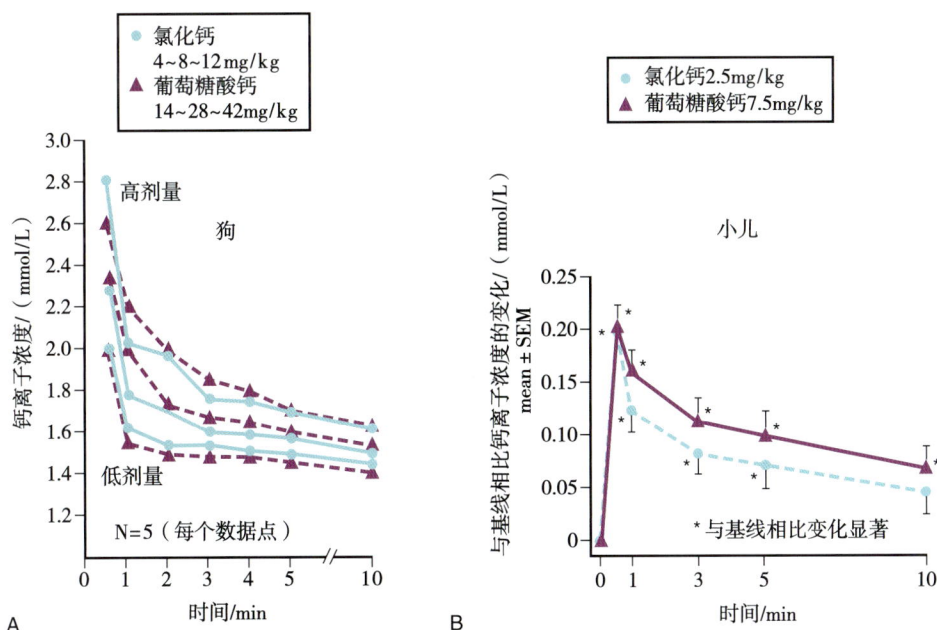

图 12-8　A. 分别给予钙相等的三个剂量的氯化钙(4、8、12mg/kg)或葡萄糖酸钙(14、28、42mg/kg)后,狗动脉 iCa^{2+} 水平的变化。在每一剂量下,每一种钙的 iCa^{2+} 浓度的变化率相同。2min 后最大剂量和最小剂量之间没有显著差异,这表明频繁使用小剂量钙剂同样有效,也许比大剂量的外源性钙剂更安全。B. 接受相同钙剂量氯化钙和葡萄糖酸钙的小儿动脉 iCa^{2+} 水平的变化。在 30s 时,两种形式的钙离子解离程度相同。这些数据表明,葡萄糖酸盐部分的肝脏代谢不需要从葡萄糖酸钙中释放离子化钙(摘自 Coté CJ, Drop LJ, Daniels AL, Hoaglin DC. Calcium chloride versus calcium gluconate: comparison of ionization and cardiovascular effects in children and dogs. *Anesthesiology* 1987; 66: 465-470)

大剂量注射钙剂的效果相当,但前者引起血浆 iCa²⁺ 的波动更小[315]。理想情况下,两种形式的钙均可通过大的外周或中央静脉缓慢给药,因为两者都是硬化药物。

由于血浆的体积相对较小,因此 1 个单位 FFP 枸橼酸盐的绝对量略 <1 个单位全血中枸橼酸盐的量。然而,由于血浆黏度低、输注快,常可更快地达到枸橼酸盐负荷量。在短时间内很容易产生大量的枸橼酸盐。当快速输注 FFP 或全血时,应该小心,特别是小儿 iCa²⁺ 浓度较低或肝功能受损时(如新生儿和接受肝移植的小儿)[312]。图 12-9A 显示广泛热损伤的小儿在以 1.0～2.5ml/(kg·min) 的速度持续 5min 快速输注 FFP 的 iCa²⁺ 浓度的变化。在三种最快的 FFP 输注速度中,iCa²⁺ 浓度在第四和第五分钟之间下降最大并达到最低值[317]。

如果在快速 FFP 输注期间给予外源性钙,可以避免 iCa²⁺ 水平的大幅下降(图 12-9B)。我们在 6 名严重烧伤的小儿中,以每分钟 2ml/kg 的速度持续输入 FFP10 分钟(相当于成人在 10 分钟内接受 1 400ml FFP),尽管 iCa²⁺ 水平显著下降,但均未发现不良的循环变化;然而由于这些小儿有大面积烧伤,我们推测他们为高代谢状态,因此能够更快地代谢过量的枸橼酸盐,这限制了我们将这些数据推广给非烧伤的小儿(见第 36 章)[317]。

用氟烷麻醉的狗,随着呼出氟烷浓度的增加,我们发现枸橼酸盐诱导的低钙血症引起的心血管抑制显著增加[318]。这些发现与低钙血症及氟烷引起的钙通道阻滞作用可产生联合心肌抑制是一致的。尽管氟烷在所有吸入麻醉剂中的钙通道阻断作用最大,但所有吸入麻醉剂在一定程度上通过这种机制及其他机制抑制心肌,增加了枸橼酸盐诱导的低钙血症相关的心肌功能障碍[321-324]。

如果通过中心静脉导管快速输注 FFP,则可能增加枸橼酸盐诱导的低钙血症的不良心脏作用,因为在进入心脏和冠状血管之前,稀释 FFP 并代谢枸橼酸盐的时间较短。可以通过外周静脉更安全地输注 FFP。在快速输注 FFP [>1ml/(kg·min)] 期间应给予钙,以减弱这种短暂但有潜在危险的枸橼酸盐毒性,特别是在强效吸入麻醉剂存在的情况下[318-322]。新生儿和小婴儿特别容易发生枸橼酸盐中毒,因为在短时间内更容易使用相对大量的 FFP 或血小板,而枸橼酸盐可能不会被快速清除(即通过肝脏的首过效应)[312]。除热损伤患者外,接受肝移植和心脏手术的小儿可能需要输注 FFP 并发生低钙血症[325,326]。接受肝移植的患儿,由于肝血流受损和枸橼酸代谢能力降低,特别容易在无肝期和无肝前期血浆 iCa²⁺ 水平降低[327-331]。预期将大量输注 FFP 时,应准备静脉注射钙制剂。

酸碱平衡

大量输血通常发生在以下两种情况:严重创伤伴休克、大手术伴大量失血。在第一种情况下,由于心排血量降低和氧供减少,可能发生严重的代谢性酸中毒。纠正酸中毒可能是复苏的必要部分,同时补充血容量。在这种情况下,可能因酸中毒而发生凝血功能受损[220,236,332-334]。在手术室中,常维持着一定的血管内容量,并且大多数大量失血的情况是可预期的,所以急性失血时可进行可控的血容量补充。即使反复大量失血,只要避免严重血容量不足,代谢性酸中毒通常也不是问题[335-337]。应根据小儿的酸碱状态决定是否输注碳酸氢钠,因为大量输血通常不发生代谢性酸中毒,除非伴有严重的血容量不足、低心排血量或低氧血症。

大量输血后,由大量输注枸橼酸盐及其转化物碳酸氢盐引起的中度至重度代谢性碱中毒是常见的[308,326,338-340]。因此,重要的是在给予碳酸氢钠之前确定酸碱状态,以避免过度校正 pH 并使氧合血红蛋白解离曲线进一步向左移动。

低温

低温可加重与大量失血及血液置换相关的问题。虽然体温过低会降低机体氧耗量并减少需氧量,但低温导致患

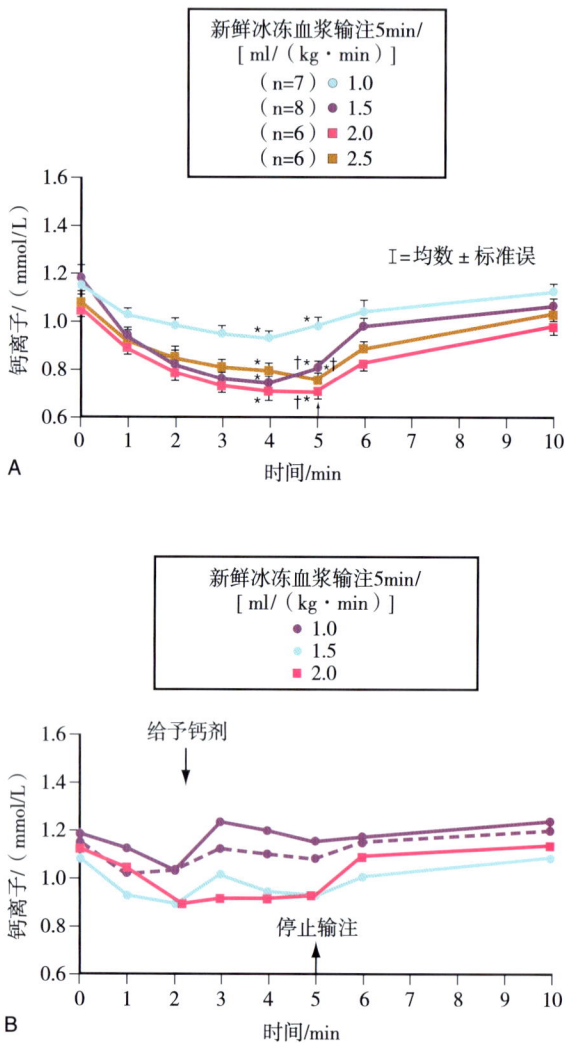

图 12-9　A. 通过输液泵以每分钟 1.0～2.5ml/kg 的速度输注新鲜冰冻血浆 5min 时,严重热损伤小儿动脉内 iCa²⁺ 水平的变化。应注意 iCa²⁺ 浓度有短暂的下降,最低点发生在第四分钟和第五分钟之间。当输注速率等于或超过每分钟 1ml/kg 时,就会发生低钙血症。B. 4 名热损伤小儿输注新鲜冰冻血浆 2min 后注射氯化钙(箭头)发生的 iCa²⁺ 水平变化,iCa²⁺ 水平无明显升高或降低(摘自 Coté CJ, Drop LJ, Hoaglin DC, et al. Ionized hypocalcemia after fresh frozen plasma administration to thermally injured children: effects of infusion rate, duration, and treatment with calcium chloride. *Anesth Analg.* 1988;67: 152-160)

儿寒战将增加氧耗量,并使得氧离曲线左移而减少组织的供氧,在严重低温(约 32℃)时可诱发顽固性室性心动过速[223,341]。低温也可能严重损害血小板功能并损害凝血功能[220,236-238,332,342-344]。

通过所有可用手段预防低体温被认为是创伤患者损伤控制复苏的重要部分[345-348]。低温(成人<34℃)本身是死亡的独立危险因素[349]。根据血液成分,库存的血液制品储存在室温和 4℃之间。在大量输血的情况下,所有血液制品都应通过血液加温器输注。不应考虑其他方法(如将血液储存在加热橱柜中、浸入热水中、放入微波炉中),因为红细胞在长时间升温或过热(>42℃)时易于溶血。围手术期应使用高流量血液加温器加热血液及其他的静脉液体,使用热风保暖毯和辐射保暖器,在四肢周围放置塑料膜,在麻醉回路中插入加热加湿器,盖住小儿的头部,保持温热的手术室室温有助于维持患儿的体温稳定[350-356]。在一个病例中,作者和两名护士在不到 1h 内向患儿输注了超过 50L 的血液制品和晶体,但同时也可将患儿的体温保持在 34.5℃以上[350]。

大量输血期间的监测

如果预计将大量失血,应在手术开始前进行充分的监测,以便记录基线信息。优选外周置入大口径的静脉导管(E 图 12-2);与中心静脉通道不同,因为外周静脉导管的阻力降低,并且它们可将血液制品沉积到外周循环中以进行稀释(避免心脏内出现低温和高钾血症)。如果一个休克状态的患儿(如创伤患儿)入室,医生必须小心区分其他原因的休克造成低血容量(如张力性气胸、心脏压塞)(见第 39 和 40 章),有创监测可帮助诊断小儿容量状态。我们的理念是积极地有创监测,为评估和管理严重低血容量患儿提供最大数据。

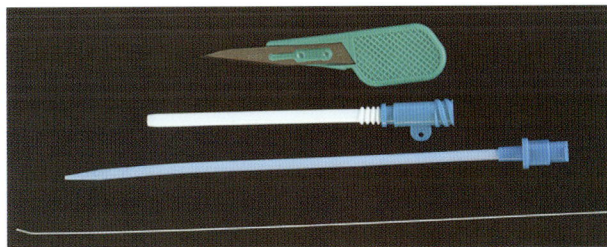

E 图 12-2 可提供快速输液的导管(RIC)。将 20G 的导管插入外周静脉并置入导丝。用刀片扩张皮肤并置入扩张器(蓝色的导管),再将 RIC(白色导管,快速输液导管交换装置,德国埃尔丁中心静脉盒)置入静脉,并移除导丝和扩张器。在适当的地方(白色导管旁边的孔)用缝线固定 RIC,这样只有 6.4cm 长的 8.5F 导管位置合适,RIC 是大孔低阻导管,可使快速输液装置充分发挥作用(图 52-1,E 图 52-1,E 图 52-2)。这些导管有更小尺寸和不同生产商,且这些导管最好与大孔的扩张导管联合使用

1. 常规监测包括心电图、无创血压、听诊器、体温、脉搏血氧饱和度和呼气末二氧化碳;在小儿血管收缩、体温过低或无外周脉搏的特殊情况下,放置在舌头上的脉搏血氧计可能特别有价值[357,358]。低血容量可能偶尔表现为奇脉,可用脉搏血氧仪确定[359]。

2. 导尿管可以观测尿量并评估器官灌注和血管内容量状态。

3. 动脉置管可实现连续血压监测,测量动脉血气以及血细胞比容、葡萄糖、钙、钾和凝血参数。循环血容量的充足性可以从动脉波形的形状、重搏切迹的存在及没有大的呼吸变异来推断(图 12-10)。

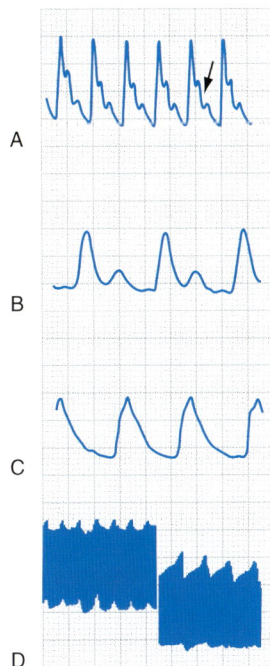

图 12-10 追踪低血容量时动脉波形变化。A. 正常追踪显示动脉脉搏波的急剧上升和重搏切迹的位置。B. 有重搏切迹的移动和脉搏波增宽。C. 脉搏波进一步增宽。D. 脉搏波进一步加宽,重搏切迹消失。与左侧图形比,右侧显示出了夸大的("栅栏")随呼吸的脉搏波变异。除低血容量的因素外,体温过低、深度麻醉、血管扩张剂治疗或阻尼追踪(如血凝块、气泡),可能会在动脉波形的形状上产生人为的变化

4. CVP 可以提供关键信息,且对于各种体型的小儿来说,它的安全性和易用性已经得到证实[360];超声可以提高中心静脉置管的成功率和安全性[361,362]。CVP 的读数取决于导管尖端的位置及同一导管中是否存在快速流动的流体[363,364]。在后一种情况下,应间歇地中断输注以获得准确的读数。我们的临床经验是,健康小儿在麻醉状态下仰卧时,CVP(2～3mmHg)的微小变化可能代表小儿血容量 10%～15% 的变化。在大多数小儿中,右心房压力与左心房压力有很好的相关性;右心房 CVP 通常是两个心室心脏充盈压的准确指标。CVP 导管可提供血液采样和静脉注射药物、液体和血液可靠的位置。由于 CVP 导管管腔长而窄、阻力很大,不能总是将其作为容量输注通道。尽管中心静脉导管是可靠的容量导管,应优选通过外周导管进行快速输血以减少高钾血症、低钙血症或低温诱导心脏停搏的可能性[299,305]。

5. 连续无创心排血量测量装置可提供进一步的临床指导(图 52-10)[21]。

监测仪及其产生的数据均有帮助,但麻醉医师不能仅仅

依赖数字。如果监测仪提供的数据无法被解释并与临床事件无关，则复杂的监测并没有意义。麻醉医师的注意力和判断力才是最终的监护仪。

血栓弹力图是测定血凝块形成的速度、质量的标准定量方法，以及鉴别纤维蛋白溶解的方法[365,366]。该装置首先主要用于与肝移植、创伤和心脏手术相关的大量输血时[345,347,365-376]。一些研究发现，血栓弹力图检查不能有效预测心脏手术后的出血，且会导致大量假阳性结果[377,378]。使用肝素酶可以消除肝素的影响，从而提高结果的准确性，尽管这需要两台机器同时采集血液样本（包括含肝素酶和不包括肝素酶），才能在有效期内得到结果[379]。该监测还可用于指导抗纤维蛋白溶解疗法的有效性[372,373,380]。血栓弹力图在小儿心脏手术患者、肝移植受者以及有大量失血并伴有持续性凝血病小儿的常规监测中的确切作用尚未确定[247]。表12-10、表12-11总结了基于每千克体重输注各种血液成分时各血液成分的变化和估计的FFP需求量。

表 12-10　小儿大量输血中凝血酶原时间及部分凝血活酶时间变化

PT 及 PTT 时间/s	基础值[a]（n=26）	0.5[b]（n=16）	0.75[b]（n=12）	1.0[b]（n=10）
PT				
平均值 ±SD	10.9±0.96	12.5±0.77	13.3±0.76	13.6±0.98
范围	9.3~12	11.4~14.0	11.4~14.2	11.9~15.8
PTT				
平均值 ±SD	31.8±4.4	38.0±4.9	40±5.4	45.1±13.1
范围	25~45.9	28.1~59.6	33~51.5	25.6~60

PT，凝血酶原时间；PTT，部分凝血活酶时间。
[a] 3 个月以下婴儿的血容量基础正常值可能更高。
[b] 失血量。注意：并非子集中的所有小儿都丢失了一半或更多的血容量。

表 12-11　根据输注血制品类型和失血量的最小新鲜冰冻血浆推荐

输注血制品类型	FFP 输注时间	FFP 输注量
全血	失血量为 2.0~3.0 倍血容量，每输入 1.0 倍血容量后	失血量的 25%~33%
PBRC	失血量为 1.0 倍血容量，每输入 1.0 倍血容量后	1 个单位 FFP/2 个单位 PRBC

FFP，新鲜冰冻血浆；PBRC，浓缩红细胞。

传染性疾病的注意事项

在使用血液制品和接触体液时，必须采取基本预防措施以最大限度地减少麻醉医师的风险。即使是婴儿的血液和体液，也可能通过肠外接触（如割伤、针刺）、黏膜接触或接触不完整的皮肤传播乙型肝炎、丙型肝炎和HIV病毒[10,382-390]。意外针刺是麻醉医生在手术室里中最常见的职业暴露。由于采用了安全的静脉注射针头、无针静脉注射系统、使用旋塞以及未用过的针头盖、针帽已经减少了这个问题的发生率。针刺后 HIV 血清学转换的发生率估计为 0.2%~0.5%（约

1/300），然而针刺伤后接触肝炎患者的体液和血液，肝炎的转换率要高得多[10,381,387-389,395,396]。所有机构都应该有针刺伤、黏膜或不完整的皮肤暴露于血液后立即评估和制订治疗的方案（见第 50 章）[397-400]。

麻醉医师必须采取普遍的血液和体液预防措施（如手套、护目镜），并尽量减少针头的使用，尤其是重新给针头盖帽。由于需要液体冲洗管道及容易将空气引入静脉管道，使用三通旋塞器对婴儿的管理可能不是最佳的。在这些婴儿中，建议使用不带针帽的一次性针头或无针系统。如果麻醉医师接触到 HIV 阳性患者或被不明来源的针头刺破，则应确定是否需要立即进行预防性药物治疗[394,396]。建议早期药物治疗以降低血清转换的可能性（表 50-6，表 50-7）。

减少患者接触同种异体血液成分的方法

20 世纪 80 年代和 90 年代，公众对输血传染性危害的认识，特别是 HIV 病毒和肝炎病毒的危害，引起了人们开发避免同种异体输血技术的极大兴趣。这些技术可以最大限度地减少输血和相关风险，减轻父母的担忧，并为那些不适合同种异体输血的患者保留血液供应。在医学界，对输血危害的认识促使人们对输血采取更深思熟虑的方法，更加接受无症状贫血，更加重视贫血的医学治疗，更加重视手术止血。在过去的 20 年里，许多外科手术的输血量都在稳步下降。在同一时期，与输血相关的风险也显著降低。在识别了 HIV 病毒和丙型肝炎病毒后，开展了一些基于病毒 RNA 扩增技术的敏感性试验以筛选供体人群。输血还有其他的不良影响，但两个最重要的风险-细菌感染和输血错误，在库存的同种异体血和自体血之间没有实质性差异。随着同种异体输血与其替代品之间的风险差异变小，应适当在两者间权衡利弊。

重组人促红素

使用重组人促红素来促进产生内源性红细胞可减少对同种异体红细胞输血的需要，并且已在许多人群被证明有效，包括早产儿、接受化疗的小儿、肾衰竭小儿、耶和华见证会信徒儿童，以及接受择期大重建手术、脊柱手术、肝移植或心脏手术的小儿[401-406]。为充分的利用这种治疗方法，应与血液科、血库、患者的主管团队进行讨论和协调[402,407-425]。高血压患者虽然通常可以很好地耐受重组人促红素，但使用重组人促红素时需要小心监测。重组人促红素有冻干（冷冻-干燥的重组形式）或稀释白蛋白溶液，一些耶和华见证会信徒更喜欢冻干配方。

术前自体血储存

在择期手术前采集和储存血液可减少同种异体红细胞的使用[408,421,426-440]。库存的 PRBC 可在液体状态下储存35~42 天[441,442]，因此允许采集几个单位红细胞，也使患者（通常是年轻人）在手术前有足够的时间生成新的红细胞。放血不能刺激小儿产生红细胞生成反应，可能只会导致贫血，因此给予铁、维生素 C 和叶酸十分重要，同样重要的是监测网织红细胞是否增加，以确保骨髓补充丢失的红细胞。

对于患有严重心脏缺血性疾病的小儿（如肥厚性梗阻型心肌病）或有活动性感染的小儿，不应尝试自体血储存，因为细菌会在收集的血液中生长，并在储存过程中播散。对于不太可能输注红细胞手术，术前应该劝阻小儿自体血储存。没有使用的自体血液通常被丢弃，而不是进入一般血库库存，因为没有对传染性病原体进行筛查。患者或小儿患者家属可能希望从家人或朋友那里获得血液（如指定捐献）。尽管有人认为这个捐献者库可能比志愿者、异体捐献者库更安全，但缺乏相关证据证明。定向捐献者被认为是同种异体捐献者，并以与任何志愿捐献者相同的方式进行筛选和测试。由于受血者与血亲捐献者的细胞成分发生输血相关的移植物抗宿主病的风险较大，因此将对血亲的血液进行辐照以消除这种致命的输血并发症[443-445]。

术中血液回收与回输：自体输血

多年来从手术部位回收血液，经过某种形式的处理后再回输入人体，已应用于大血管、心脏手术和多发性创伤手术[432,437,438,446-458]。常用的技术是用离心机清洗回收的血液，清洗离心后的小儿红细胞悬浮在生理盐水中，血细胞比容为50%～60%[448,455]。细胞碎片、过量的枸橼酸盐或肝素、游离血红蛋白、活化的凝血因子和血块几乎完全被清除。自体输血可避免同种异体输血的感染和免疫学风险，如果在手术室进行回输，可最大限度地减少输错血液的可能[447,455,456,459]。

术中血液回收并不广泛应用于婴儿和小儿[407,408,458,460-462]。该设备是为成人设计的，尽管一些制造商已经改良了标准设备以供小儿使用[463,464]。我们发现血液回收是一个有用的辅助手段，可减少脊柱侧凸手术中的异体输血。这项技术也可以与术前自体血储存结合使用，进一步减少异体红细胞输血的需要[446,451,452,461]。然而这些设备的资本投资、一次性用品以及培养熟悉操作人员的费用是很大的。尽管如此，如果可减少2～3个单位的同种异体红细胞的输注，这些费用也是值得的。小儿型号的自体回收设备的发展使得这项技术得到了更广泛的应用，甚至在更小的小儿中也更具成本效益[465]。

适应证

包括任何可能使用2个单位以上库存PRBC或发生大量失血的大型外科手术；罕见血型的儿童；以及大量出血的多发性创伤。

禁忌证

血液回收设备的主要禁忌证包括手术区域细菌污染（如肠道损伤、脓肿）、癌症和镰状红细胞病（如血液中的红细胞呈镰状）。如果手术区域含有局部凝血剂、一些局部抗生素（如多黏菌素、新霉素）或其他外来物质（如甲基丙烯酸甲酯），则回收的血液不应进行回输。恶性肿瘤手术被认为是一个相对的禁忌证，因为理论上认为恶性肿瘤细胞可以被回收并重新输注人体；当处理肿瘤时，丢弃从术野回收的血液可以避免回收含恶性肿瘤细胞的血液[466-468]。

控制性降压

长期以来，控制性降压一直被用于减少术中失血或提供相对无血的术野[407,462,469-481]。控制性降压可以通过多种技术来完成，包括持续输注血管扩张剂、β-肾上腺素能阻滞剂、高浓度吸入麻醉和大剂量阿片类输注（如瑞芬太尼）[470,481-485]。

控制性低血压适用于接受重大重建手术（如颅面外科手术）或骨科整形手术的大龄儿童和青少年。控制性降压的方式和程度取决于手术方式。对于追求清晰的术野而快速失血风险小的手术，采取需要一定时间恢复的降压方式是可以接受的（如高浓度吸入麻醉药复合或不复合使用β-肾上腺素能阻滞药）。如果手术可能导致快速或大量失血，那么能快速逆转的技术（如硝普钠、硝酸甘油、瑞芬太尼）可能更安全。近年来，控制性降压至MAP 55～60mmHg比过去少得多，特别是对于俯卧位的患者。中度控制降压至MAP维持在65～70mmHg更加常见且风险更小，虽然关于这一点并没有文献报道[425]。据报道，使用该技术的主要问题是患者在俯卧位手术后失明[486-490]，致盲因素包括麻醉持续时间、大量失血、贫血、输注大量晶体液等（见第32章和第34章）。

一般概念

所有强效吸入麻醉药都能降低脑耗氧代谢率（$CMRO_2$），增加脑血流量。异氟烷似乎有最大的优势，因为它对脑耗氧代谢率的抑制作用最强，而且它一直被用作唯一的降压剂[491-497]。任何降压技术最重要的考虑因素之一是它对脑血流的影响。

成人中发现当MAP维持在55mmHg和低碳酸血症时可发生脑缺血。俯卧位手术不推荐这种程度的低血压。维持正常的$PaCO_2$对保证足够的脑血流量至关重要。脑血流量与$PaCO_2$的关系在第26章中有更详细的描述。为了优化脑血流量，我们通常将MAP维持在65～70mmHg或以上，$PaCO_2$维持在35～45mmHg。由于使用吸入麻醉剂控制性降压会抑制心肌功能，并需要时间排出体外，因此很难实现快速逆转；我们提倡使用其他的策略（如使用血管扩张剂、瑞芬太尼），在不抑制心脏功能的情况下提供更精确的血压控制。

如果要安全地使用β-肾上腺素受体阻滞剂，临床医生必须了解不同的β-肾上腺素受体阻滞剂半衰期的差异。艾司洛尔作用时间很短，小儿的半衰期约为3min[498]；未麻醉小儿的用量（以μg/kg为单位）大于成人[499]。由于在麻醉下小儿使用艾司洛尔的经验有限，建议起始剂量较小（每分钟25～50μg/kg），每3～5min滴定剂量（每分钟增加12.5～25μg/kg）。拉贝洛尔[500-503]和普萘洛尔[504,505]的半衰期较长，达到峰值效应的时间较长，效应可控性较差，不推荐使用。可以通过大剂量静脉注射高血糖素[50μg/kg，随后每分钟输注0.3～3.0μg/kg（根据成人数据推断）][506-508]和血管升压素[509]逆转急性β-肾上腺素受体阻滞剂的毒性。脂肪乳剂也被建议用于普萘洛尔的毒性治疗，但对于脂溶性较差的β-肾上腺素受体阻滞剂可能无效[510-512]。

药理学

硝普钠

硝普钠起效迅速（秒）、持续时间短（分钟），在推荐剂量范围内使用时的副作用小[513]。该药物必须通过单独的静脉通道泵入,以连续、不间断输注并维持稳定的输注速率。

剂量:初始输注速率为每分钟 0.5~1.0μg/kg[514,515]。可根据需要增加输注速率,以达到理想的 MAP[516,517]。通常在远低于建议最大输注速率每分钟 10μg/kg 就可使全身灌注压大大降低。

毒性:氰化物中毒表现为原因不明的代谢性酸中毒、血乳酸增加及混合静脉血氧含量增加[517,518]。硝普钠自由基与红细胞的巯基相互作用,释放氰化物。如果氰化物的释放量超过了硫氰酸酶解除氰化物的能力,则产生氰化物毒性(即与细胞色素电子传递系统结合)。这将导致无氧代谢、代谢性酸中毒、混合静脉血氧含量的增加,最终导致死亡[517,519-523];氰化物中毒及其治疗是一些小儿麻醉患儿的死亡原因[520-522]。

硝普钠输注时出现的三种反应可能预示着即将发生氰化物中毒:输注速率超过每分钟 10μg/kg,30~60min 内产生快速耐药性,以及立即对药物产生耐药性[518]。如果出现上述任何一种反应,应停止使用硝普钠,并对小儿进行氰化物中毒检查。可以通过用亚硝酸戊酯产生高铁血红蛋白来逆转氰化物与细胞色素酶的结合治疗氰化物中毒。与细胞色素系统相比,高铁血红蛋白对氰化物有更强的亲和力,促使反应朝着形成氰化高铁血红蛋白的方向进行。注射硫代硫酸盐可促进氰化高铁血红蛋白的分解,它与氰化物反应形成无毒的硫氰酸盐,然后由肾脏排出。羟钴胺可能通过形成氰钴维生素而防止氰化物中毒[524]。(见第 18 章)

硝普钠的用量在由不同研究者制订的指南推荐剂量范围内,是一个安全的药物[525-527]。小儿 30min 内的最大用量为每分钟 50μg/kg,3h 内的最大剂量为每分钟 8~10μg/kg,必须经常进行血气分析[517,527]。硝普钠由于其潜在的毒性而其他血管扩张剂毒性更小,使得它在控制性降压中应用减少,最常用于特殊情况下的短期血压控制。

硝酸甘油

硝酸甘油的主要优点是起效相对较快(分钟),无快速耐受性和毒性,作用时间较短(分钟),主要缺点是降压程度有限。

剂量:开始以每分钟 1μg/kg 的速率输注;可逐渐增加剂量至达到满意的降压效果。小儿可能对硝酸甘油的降压作用有抵抗。然而与硝普钠相比,硝酸甘油的潜在毒性较小,可作为替代品。

毒性:硝酸甘油在控制性降压麻醉期间使用的常规剂量相对无毒副作用[477,528,529]。然而,一些报道描述了硝酸甘油引起的高铁血红蛋白血症[530,531]。脉搏血氧仪对其初步诊断(即氧饱和度降低)有价值。然而如果发生这种情况,由于高铁血红蛋白对脉搏血氧仪吸收光谱两端的光吸收率的干扰,无法进行准确的饱和度测定[532,533]。使用其他辅助药物(如吸入强效麻醉药、其他血管扩张剂、β肾上腺素能阻滞剂或阿片类药物)可减少硝酸甘油的总用量。

瑞芬太尼

瑞芬太尼降压由于其相对安全、易于实施和可滴定而越来越受欢迎,特别在脊柱融合术中需唤醒患者时。给药方式与其他血管活性麻醉药相同,用单独的泵及静脉输液管道,且输液尽可能靠近静脉导管以避免引起给药速率波动。该药半衰期很短,应避免在更换或给予其他药物时中断其输注。我们发现联合使用低剂量吸入麻醉药物、低剂量丙泊酚和瑞芬太尼持续输注可提供良好的手术条件。全身动脉压可以通过调节输注阿片类药物的速度来控制,而不用担心手术结束时残留的阿片效应,这种复合麻醉也不会明显干扰感觉和运动电位的监测。如果术中需要唤醒患者,应在苏醒前给予长效阿片类药物如芬太尼。

剂量:对于大多数小儿来说,起始剂量是每分钟 0.1μg/kg,然后根据小儿的反应和手术刺激的程度增加或减少剂量[514]。瑞芬太尼稳态血药浓度达 14μg/L 时可使 MAP 降低 30%[534,535]。

在脊髓融合手术中,麻醉医师应该注意阿片类药物需求量的变化(剂量大到每分钟 2μg/kg,小到每分钟 0.05μg/kg)。以在清醒时提供足够的镇痛作用,在停止输注瑞芬太尼 10min 前给予长效阿片类镇痛药物如吗啡或氢吗啡酮。尽管手术时间很长,这种技术通常可以实现快速平稳地拔管。

控制性降压的一般概念

在使用控制性降压之前,了解该技术原理很重要[536]。如果使用该技术来减少手术失血,小儿的准备和监测不同于以改善手术条件(如显微手术技术)为主要目的的控制性降压。在前一种情况下,需要动脉导管和中心静脉导管置管直接评估循环血压和血容量,而后一种情况只需要直接测量血压的方法(动脉导管)。

麻醉处理

所有吸入麻醉药单一使用都可达到控制性降压效果,但很难调控其引起的心血管抑制[493-495,537,538]。我们不提倡使用强效吸入麻醉剂作为唯一的降压剂,因为心血管抑制作用不能迅速逆转。然而,小到中等浓度的吸入麻醉剂会减少降低血压所需的血管扩张剂、β-肾上腺素受体阻滞剂或阿片类药物的剂量[539]。

短效 β-肾上腺素受体阻滞剂通过直接抑制心排血量,为降低 MAP 提供了一种新的方法。然而,β-肾上腺素受体阻滞剂使用后,心率失去指导麻醉深度和容量状态的价值,因为 2 岁或更小的小儿的心排血量取决于心率(见第 18 章),不推荐在这个年龄组使用 β-肾上腺素受体阻滞剂。低剂量、短效 β-肾上腺素受体阻滞剂可作为控制性降压麻醉中降低吸入麻醉浓度或血管扩张剂用量的唯一合理的辅助手段[540]。速效 β-肾上腺素受体阻滞剂如艾司洛尔可能是最好的选择。因为它的半衰期很短(3min)且可输注给药。

监测及管理原则

监测下列基线参数:血氧饱和度和呼气末二氧化碳、心电图、体温、血细胞比容、血糖、动脉血气、酸碱状态、MAP 和 CVP。使用动脉导管测量动脉血压。

当达到所需的 MAP 时,应测量新的基线 CVP 值并维持这一水平,或在整个过程中略高于该 CVP 值。为了安全地使用任何低血压技术,应始终维持正常血容量。这意味着,即使很小(1mmHg 或 2mmHg)的 CVP 下降也应适当予以补液。麻醉状态下仰卧的健康儿童,心脏充盈压力即使仅发生很小的变化也可能意味着循环血容量显著减少。即使在控制性降压麻醉期间,肾脏每小时也应产生 0.5~1.0ml/kg 的尿液。尿量检测失败常由于导尿管阻塞或扭曲造成。如果尿管是通畅的,应考虑快速补液。

在血压降低和手术视野无血后，MAP 应缓慢增高 5～10mmHg，直到在术野观察到出血增加。届时 MAP 可再次减少大约 5mmHg，以达到最佳条件。使用这种方法，有时仅需要 MAP 从基线降低 10%～20%，就可达到满意的控制性降压的止血效果。

体位　使手术操作区域在患儿身体的最高点，这样可以充分利用重力作用降低血压和减少可能增加失血的静脉回流阻力。如果手术部位是头部，动脉传感器必须校准在头部水平而非心脏水平校准，以确保足够的脑灌注压[529,541]。

实验室变量　在控制性低血压麻醉期间，血红蛋白必须维持在 9～10g/dl，以保持足够的携氧能力。这对于接受脊柱内固定术的小儿很重要，脊髓牵引可能改变脊髓血流量，并可防止可能的失明。应每 30～60min 测量动脉血气并仔细分析评估，以判断氧合、通气或灌注的变化、药物毒性的发展（如硝酸盐的代谢性酸中毒）或麻醉不良事件[542-544]。动脉和呼气末二氧化碳值的巨大差异可能表明存在肺分流或空气栓塞。混合静脉血氧含量的增加可能是氰化物中毒的信号。任何时候都必须保持足够的 PaO_2，维持正常的二氧化碳分压以保证脑灌注[513,545,546]。不提倡常规使用 β- 肾上腺素受体阻滞剂，使用时应连续测量血糖值，因为 β- 肾上腺素受体阻滞剂可抑制糖原分解，导致小儿意外低血糖[475,547,548]。

禁忌证

控制性降压的风险很大[549]。必须个体化考虑风险 / 收益比，特别是神经外科患者和脊柱内固定术的患者。任何主要器官功能受损的全身性疾病都是相对禁忌证。大多数报道的并发症与实施该技术的人员经验不足、患者选择不当、不熟悉所涉及的药物或对诸如血容量状况、pH、$PaCO_2$、血糖等细节的疏忽或没有使用输液泵仔细滴定药物有关。如果是健康的小儿，麻醉医生对所有的生理变量都应密切关注，那么控制性降压改善手术条件，缩短手术时间，减少对输血的好处可能大于潜在的风险。

等容血液稀释

等容血液稀释是减少异体输血的一种有效策略[407,408,432,462,550-560]。有两种基本方法：

1. 允许手术持续失血，直到小儿的血细胞比容值达到高十几个百分点，并保持该血细胞比容值，直到手术临近结束。那时，通过输注 PRBC、血细胞比容可以增加到期望值。这种技术允许在血细胞比容降低的情况下的外科手术出血，从而减少红细胞的损失。

2. 在手术开始时，可以从孩子体内采集血液，同时用晶体溶液补偿丢失的血液。在手术结束时或者大出血时将采集的血液回输至患儿体内。

后一种技术更可取，因为它保留了一定数量的小儿自身血液，这些血液可以在手术结束时回输回患儿体内。

麻醉下的急性等容性血液稀释，血流分布随血细胞比容的减少而改善。血流变学改善是主要的补偿机制，以血细胞比容减少维持氧气输送。当循环血容量不足或者血细胞比容下降到 20% 以下时，氧气摄取就会增加。如果血细胞比容下降到 <15%，就可能发生心内膜下心肌缺血[569-572]。

在这种极重度贫血中，物理溶解的氧开始在供氧中发挥更重要的作用[573]。有报道，极端急性等容血液稀释（血红蛋白低至 2g/dl）是可以耐受的[569,574-577]。我们不赞成在小儿中使用这种技术，因为无法评估这种极端低的血红蛋白浓度对小儿长期认知能力的影响。尽管如此，这些研究表明[569,577]，麻醉状态下，具有正常血容量、轻度低温、并用 100% 的氧气维持通气的健康小儿可以耐受这些极端的血细胞比容。我们将绝对最小血细胞比容限制在 15%，但更倾向于在任何时候都将血细胞比容保持在接近 20%；如果是俯卧位手术，那么血细胞比容更高可能更安全[486-490]。

技术和关键概念

从动脉导管采集动脉血，放入含有适当抗凝剂的无菌血袋中。在任何血液转移之前对每个血袋进行称重，然后在灌装血液过程中把它放在秤上连续称重。经常轻轻晃动血袋以确保抗凝剂的均匀分布。术前应计算要抽取的血液总量，使血细胞比容降至 20%～25%。必须小心地用每 ml 5% 白蛋白或者 1.5～2ml 乳酸林格液替换每毫升血液。有时需要更大量的置换液[557]。根据 CVP 的基线水平对补充液体是否充足进行合理的估计，应保持抽出血液并用液体替换后 CVP 与基线保持一致。

尽管血液稀释术可以在手术初期进行，但最好是在手术开始前进行以监测血流动力学指标的变化。主要关注的是维持正常的循环血容量和提供足够的携氧能力。有根据地推测手术期间预计会有多少失血十分重要，这样自体血就可以代替相应的血液回输。由于小孔过滤器（20μm）比大孔过滤器（≥150μm）能够捕获更多的血小板，因此最好避免小孔过滤器。

适应证

血液稀释可用于预计失血量超过小儿血容量一半的任何手术。

禁忌证

血液稀释禁用于患有镰状细胞病、败血症、发绀性心脏病或重要器官（任何可能因灌注和氧合作用的改变而受到明显影响的主要器官）受损的小儿。我们不推荐联合应用极度血液稀释（血细胞比容 25%）和控制性降压。中度贫血的患儿不适用血液稀释，因为没有足够的医疗单位可以有效应用该技术。

并发症

血液稀释的主要并发症与血容量状态、血红蛋白含量（即去除太多血液）和凝血障碍（即凝血因子的稀释）有关。麻醉医师必须非常注意血容量的替换。只要维持正常血容量和血细胞比容超过 20%，器官灌注或氧合应该不会出现问题。如果在采集过程中没有严格遵循无菌技术，可能发生败血症。

优点

等容血液稀释的好处是，在手术开始时采集的血液单位不会造成感染风险（除非在采集过程中受到细菌污染）或者回输血液时发生错误输注（如果不从手术室采集血液）。等容血液稀释可使外科失血发生在血细胞比容为 20% 而不是40%～45% 的情况下，因此可减少红细胞的损失。如果在手术开始时可以移除 2 或 3 个单位，则可以减少库存 PRBC 的净使用量。这种技术通常只适用于接受脊柱内固定术的青少年，然而由于与失明和贫血有关，很少有麻醉医生对这项技术感到满意。

（罗蓉 译，左云霞 罗贞 校，左云霞 李军 审）

精选文献

Dhabangi A, Ainomugisha B, Cserti-Gazdewich C, et al. Effect of transfusion of red blood cells with longer vs shorter storage duration on elevated blood lactate levels in children with severe anemia: the TOTAL randomized clinical trial. *JAMA.* 2015;314:2514-2523.

This study of children with severe anemia demonstrated that longer-stored RBCs were just as efficacious in delivering option and correcting lactic acidosis as RBCs stored for a short time and thus complements the ARIPI study that showed equivalent clinical outcomes (see Fergusson paper later in list).

Dzik WH, Stowell CP. Transfusion and coagulation issues in trauma. In: Sheridan RL, ed. *The Trauma Handbook of the Massachusetts General Hospital.* Philadelphia: Lippincott Williams & Wilkins; 2004:128-147.

This chapter discusses the issues and complications of massive transfusion and provides a practical guide for management of this difficult clinical situation.

Fergusson DA, Hébert P, Hogan DL, et al. Effect of fresh red blood cell transfusions on clinical outcomes in premature, very low-birth-weight infants: the ARIPI randomized trial. *JAMA.* 2012;308:1443-1451.

This RCT is one of four demonstrating that the duration of RBC storage does not affect patient outcomes.

Lacroix J, Hébert PC, Hutchinson JS, et al. Transfusion strategies for patients in pediatric intensive care units. *N Engl J Med.* 2007;356:1609-1619.

This landmark multicenter clinical trial compared outcomes in pediatric patients randomly assigned to red blood cell transfusion thresholds of 9.5 g/dL or 7 g/dL. There were no differences with respect to new or progressive multiple-organ failure, mortality, or other clinical outcomes between the two groups, which highlights the capacity of even acutely ill pediatric patients to tolerate anemia.

Ness PM, Cushing MM. Oxygen therapeutics: pursuit of an alternative to the donor red blood cell. *Arch Pathol Lab Med.* 2007;131:734-741.

This review provides a comprehensive and balanced summary of the development of synthetic oxygen carriers and the current challenges they face in making the transition from the laboratory to the clinic.

Slichter SJ, Kaufman RM, Assmann SF, et al. Dose of prophylactic platelet transfusions and prevention of hemorrhage. *N Engl J Med.* 2010;362:600-613.

This paper presents new data regarding platelet transfusion for nonoperative, thrombocytopenic patients including 200 children.

参考文献

第13章 呼吸系统精要

13

PAUL G. FIRTH, T. BERNARD KINANE

　　呼吸系统疾病在儿科各系统疾病中较常见。我们常常在围手术期咨询、术中或 ICU 接诊合并有不同程度肺部并发症的患儿，从轻微的急性呼吸道感染到严重的慢性肺部疾病终末期呼吸衰竭。本章主要讨论呼吸生理学基础知识、肺功能评估以及罕见肺部疾病患儿的麻醉管理。第 14 章和第 15 章将讨论小儿气道管理和小儿胸科手术通气相关的问题；新生儿呼吸系统疾病、重症监护管理以及疾病对肺部的影响请参见相关章节。

呼吸生理学

　　肺的形态发育始于受孕后数周，持续至出生后的前 10 年[1]。胎儿在宫内可通过胎盘进行气体交换，出生时气体交换将转移至肺进行，因此呼吸系统的发育是为胎儿的宫外生长做准备。

　　肺的发育始于前肠腹壁的外生长，可分为以下几个阶段（图 13-1）：胚胎期，受孕的最初几周里，内胚层组织向间质投射形成肺芽。假腺期，自肺芽形成至第 17 周，此期肺脏快速生长形成支气管及终末细支气管。小管期，在妊娠中期细支气管继续向下延伸同时发生血管化。囊状期，约始于 24 周，气囊周围的毛细血管网增生形成末期气囊可进行气体交换，26～28 周早产儿的宫外存活得益于此。肺泡期，受孕后第 36 周开始，多数人类胎儿的球囊延长、球囊壁变薄形成肺泡；新生儿的肺通常仅含有 1 000 万～2 000 万个终末气囊（大部分是小囊并不是肺泡），这只是成熟肺的肺泡含量的十分之一，大部分肺泡是在出生后形成的。出生后肺脏的生长发育主要是呼吸性细支气管和肺泡数量增加，并不是肺泡大小的改变。

　　胎儿出生时气体交换迅速转移至肺部，肺瞬间扩张、血流量骤增，出现持续的节律性呼吸，这一结果并非一蹴而就。早在宫内时，即可监测到胎儿有间歇的、节律的呼吸运动，这可能有助于肺的正常解剖结构和生理功能发育。脐带血流中断，促使持续性的呼吸节律形成；肺内羊水的排出（大部分由最初的数次呼吸排出，剩余小部分数日内经淋巴管和肺部排出）。PO_2、PCO_2 和氢离子浓度（pH）改变，致使肺血管阻力降低、肺血流量增加。左心房压力升高、右心房压力降低最终卵圆孔关闭，此时动脉氧分压高于宫内时的压力，呼吸节律则进一步强化。

　　呼吸由复杂的相互作用控制，包括感受器传入信息、信息经由呼吸中枢整合、整合信息经由效应器肌肉传出[2]，外周化学感受器、中枢化学感受器、上呼吸道和肺内受体、胸壁和肌肉的机械感受器均可传入信息。

　　外周化学感受器位于颈动脉体和主动脉体，颈动脉体主要对 PaO_2 和 pH 的化学变化发挥作用。中枢化学感受器在感受 $PaCO_2$ 和 pH 变化中发挥作用，其位于腹外侧延髓浅表部分。

　　鼻咽及喉部，分布着不同的压力、化学、温度及流量的感受器，这些感受器可引起呼吸暂停、咳嗽或通气模式的改变。肺部受体位于气道和肺实质内，气道受体又分为慢适应受体（也称肺牵张受体）和快适应受体。在气道平滑肌中发现牵张感受器与吸气和呼气的平衡有关，这些受体可能是肺牵张反射（黑 - 伯反射，Hering-Breuer reflexes）的传感器，这种反射可以防止肺过度膨胀或萎陷。快适应受体位于气道上皮细胞之间，由烟雾、灰尘和组胺等有害刺激触发。肺实质受体，也称为毛细血管旁感受器，位于肺泡血管附近，它们对肺过度膨胀、肺循环中的化学刺激，甚至是肺间质充血

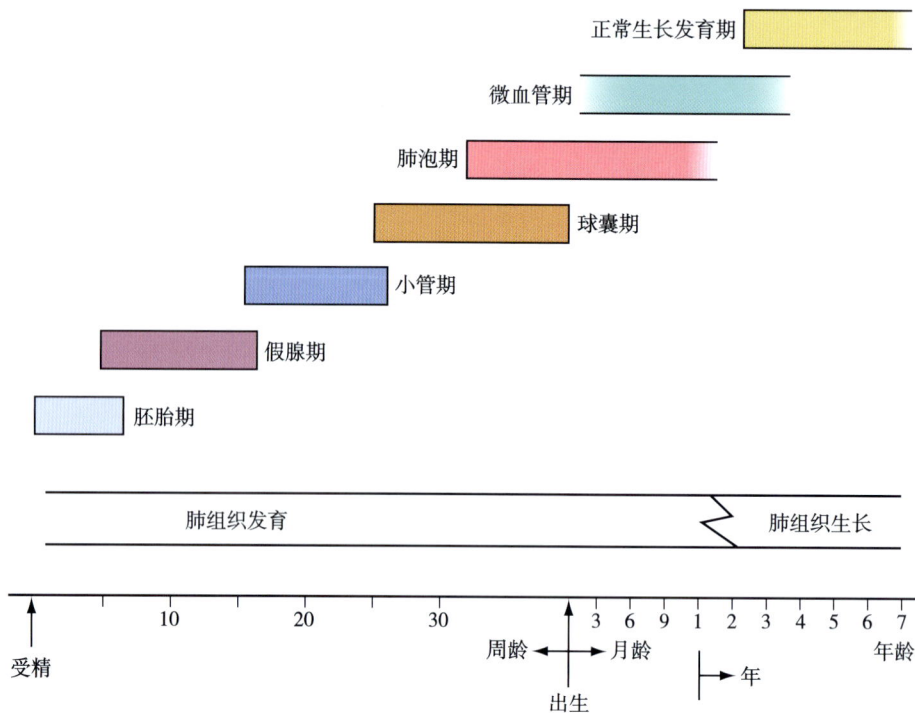

图 13-1   肺发育时间表（Lung development：embryology，growth，maturation，and developmental biology. In：Tausch HW，Ballard RA，Gleason CA，eds. *Avery Diseases of the Newborn*. 8th ed. Philadelphia：WB Saunders；2004：602）

均有反应。胸壁感受器包括机械刺激感受器和本体感受器，机械刺激感受器位于肌梭末端和呼吸肌的肌腱，感受肌肉的长度、张力和运动的变化。

呼吸中枢整合由脑干（不随意的自主调节系统）和皮质（随意调节系统）控制。尽管呼吸节律发生的确切机制尚不清楚，但腹外侧髓质中的前包钦格复合体（pre-Bötzinger complex）和斜方体后核/面神经核旁呼吸组（nucleus/parafacial respiratory group），腹外侧延髓神经回路，被认为是呼吸节律发生器[3]，他们呈节律性地自发放电，这种固有节律受其他呼吸中枢信号调节。感觉输入的不随意自主整合发生在脑桥和髓质不同的呼吸神经元和神经元复合体，他们可改变呼吸节律发生器的基本起搏触发。大脑皮质也会影响呼吸节律，并影响或抑制有意识或潜意识活动（如情绪、唤醒、疼痛、言语、屏气和其他活动）的非自主节律生成[2]。

通气效应器包括神经传出通路、呼吸肌以及组成胸壁和气道的骨骼、软骨及弹性结缔组织。上呼吸道的通畅是由结缔组织和咽扩张肌的持续收缩来维持。在平静吸气时，膈肌收缩产生大部分潮气量，肋间外肌、腹肌和辅助呼吸肌（胸锁乳突肌、颈部肌群）收缩可增加胸腔内的负压。肺和胸腔的弹性结缔组织回缩产生呼气。在正常安静呼吸时，吸气是主动产生，而呼气是被动的。用力呼吸或气道受阻时，吸气和呼气均为主动过程。

年龄是影响胸壁顺应性的另一个因素，在成人呼气末容积等于功能残气量（FRC）。由于婴儿胸壁柔软，肺组织的塌陷趋势不能完全被胸壁支撑作用抵消。婴儿肺容量大于 FRC 时停止呼气，是由吸气肌制动了呼气过程。当这种制动机制受损时，如全身麻醉时，婴儿有发生肺不张的可能。

术前评估

小儿呼吸系统的术前评估基于病史、体格检查以及生命体征的评估等。由于呼吸是由肺及呼吸道共同实现的复杂运动，评估应包括呼吸道、骨骼肌肉系统以及可能影响麻醉或术后气体交换的神经肌肉疾病。应考虑食管反流，心、肝、肾或血液系统疾病对气体交换和肺功能的潜在影响。当疾病诊断不明或其严重程度不详时，须完善实验室、影像学和肺功能等检查。

病史采集初步评估期间，患儿无法提供详尽病史，需询问父母或看护人员补充相关病史。既往病史中提示围手术期风险增加的相关事件包括：近 2 周内有呼吸道感染，运动时喘息，1 年内喘息发作＞3 次，夜间干咳，湿疹等；哮喘、鼻炎、湿疹等家族史；烟草烟雾接触史[1,4]。病毒性上呼吸道感染（URI）在儿童中较常见，应明确感染时间、频率和严重程度；若伴有喘息，应明确诱因、发作频率、严重程度和缓解方式。慢性肺部疾病大相径庭，了解致急性加重的诱因是评估的重点。

对婴幼儿来说，明确实际胎龄、校正胎龄、新生儿呼吸窘迫病史和插管时长尤为重要。早产和长期插管可能引起窒息发作、声门下狭窄和气管软化等并发症，在围手术期有加重的风险；尽管先天缺陷一般在出生时即可能表现出来，但是气道塌陷或狭窄的影响可能在出生后的生长发育中才会被注意到。

小儿体格检查在踏入病房即刻就已开始。尤其对婴幼儿来说，最佳的视诊时机是未被觉察之前、远距离视诊可获得更有意义的信息。呼吸频率是提示呼吸异常的敏感指标，在患儿焦虑或过度通气之前完成最佳。脉搏血氧饱和度是反映氧合基线的有效指标。鼻翼扇动、吸气性凹陷均提示呼吸困难。一般状况可反映重要的信息,患儿神情淡漠、焦虑、烦躁不安、被动体位或明显的发绀均提示呼吸困难或困难气道。体重与肺功能有一定的关系,重度慢性肺部疾病患儿因生长发育迟缓、营养不良而低体重;而重度肥胖患儿伴有气道阻塞和睡眠呼吸暂停。胸廓视诊可发现肋间隙饱满或胸壁畸形等体征。

进一步查体可获得更多信息。过敏和湿疹可能与气道高反应有关。听诊可发现干啰音、啰音、细或粗的捻发音、传导而来的上呼吸道呼吸音、异常呼吸音或心脏杂音。胸部叩诊可估计膈肌位置,是判断肺部过度充气的有效标志。检查时态度和蔼,动作轻柔和温暖的双手可提高诊断率及患儿满意度。

肺功能检查

进一步检查包括胸片、血细胞比容测定、动脉血气分析、肺功能检查和睡眠监测等。特殊检查则适用于诊断不明和需确定治疗进展或疾病损害程度的病例,无须术前常规进行。一般而言,全面的病史和详细的查体足以制订合适的麻醉计划。在提出完善某项新的检查申请前,应先明确该项检查适应证以及其对完善麻醉管理和预后的意义。部分检查在配合欠佳的患儿中无法实施,可以综合年龄、心智成熟度及父母影响力等因素判断配合度。

肺功能检查包括肺通气功能测定、肺容量的测量和换气功能测定。肺功能检查能够提供:①确诊伴有呼吸系统症状时是否存在呼吸系统功能缺陷或异常;②判断肺功能障碍的严重程度;③鉴别肺功能障碍的性质(阻塞性、限制性或混合性)[5]。表 13-1 介绍了小儿肺功能测试的常见适应证。

表 13-1　小儿肺功能检查适应证
● 明确伴有呼吸异常症状儿童有、无通气功能障碍
● 量化肺功能障碍程度
● 明确肺功能障碍的性质(阻塞性,限制性,或混合阻塞性和限制性)
● 有助于判断气道阻塞部位,外周型或中央型
● 鉴别固定气道与可变气道、胸内与胸外阻塞
● 跟踪肺部疾病的进程
● 评估治疗干预的效果并指导治疗策略
● 检测气道反应性增加
● 评估诊断和治疗策略的风险
● 监测化疗或放射治疗
● 有助于预测预后和定量肺功能不全
● 研究急性和慢性疾病过程对肺生长发育的影响

改编自 Castile R. Pulmonary function testing in children. In: Chernick V, Boat TF, Wilmott RW, Bush A, eds. *Kendig's Disorders of the Respiratory Tract in Children*.7th ed. Philadelphia: Elsevier Saunders; 2006: 168。

摘自 National Asthma Education and Prevention Program. 专家小组的全面报告: guidelines for the diagnosis and management of asthma (EPR-3). Bethesda, MD: National Heart, Lung, and Blood Institute, National Institutes of Health; 2007。

肺通气功能测定最常用,包括肺活量、流量 - 容积环、峰值呼气流量的测量。肺活量测定吸气和呼气量作为时间函数,是迄今为止儿童最常用的肺功能检查。在最大吸气后用力呼气时,呼出的总体积称为用力肺活量(FVC),在第一秒呼出的体积分数称为第 1 秒用力呼气量(FEV$_1$)。图 13-2 显示了正常肺功能测试(正常流量 - 容积曲线和肺活量测定参数)。

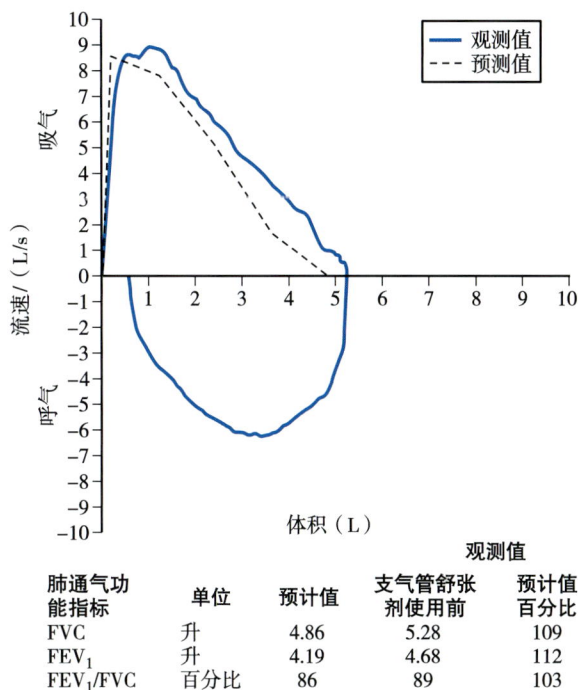

肺通气功能指标	单位	预计值	观测值 支气管舒张剂使用前	预计值百分比
FVC	升	4.86	5.28	109
FEV$_1$	升	4.19	4.68	112
FEV$_1$/FVC	百分比	86	89	103

图 13-2　正常肺通气功能。在用力呼气期间获得正常的流量 - 容积曲线,迅速上升到呼气峰流量(曲线上的最高点),然后随着体积的减少而下降,遵循一个独立于作用力的可再现形状。在这个正常的流量 - 容积曲线中,用力肺活量(FVC)、1s 用力呼气量(FEV$_1$)和 FEV$_1$/FVC 在这个孩子的年龄、身高、性别和种族的正常范围内。吸气和呼气的形状也是正常的。Pre 为支气管舒张剂前,Pred 为预测值

阻塞性通气障碍的特点是以流速降低为主(图 13-3),限制性通气障碍的特点则以肺容量减少为主(图 13-4)。测定呼出气量与用力肺活量的比值有助于鉴别这些肺部疾病的性质。对正常儿童而言,第 1s 用力呼出气末容积应 >80% 的用力肺活量,但在阻塞性通气障碍的患儿呼出气量减少,即 FEV$_1$/FVC<80%,存在阻塞性通气障碍(表 13-2;图 13-3)。FEV$_1$ 联合 FVC 解释才具有意义,仅 FEV$_1$ 减少并不能诊断阻塞性通气障碍。限制性通气障碍时 FEV$_1$ 和 FVC 均减,这与肺组织减少或肺扩张受限有关,当 FVC 小于正常值 80% 且 FEV$_1$/FVC 正常或增加,即可诊断为限制性肺通气障碍(表 13-2;图 13-4)。

表 13-2　阻塞性和限制性通气障碍特征

指标	类别	
	阻塞性	限制性
FVC	正常 / 降低	降低
FEV$_1$	降低	降低
FEV$_1$/FVC	降低	正常

FEV$_1$,第 1s 用力呼气容积;FVC,用力肺活量。

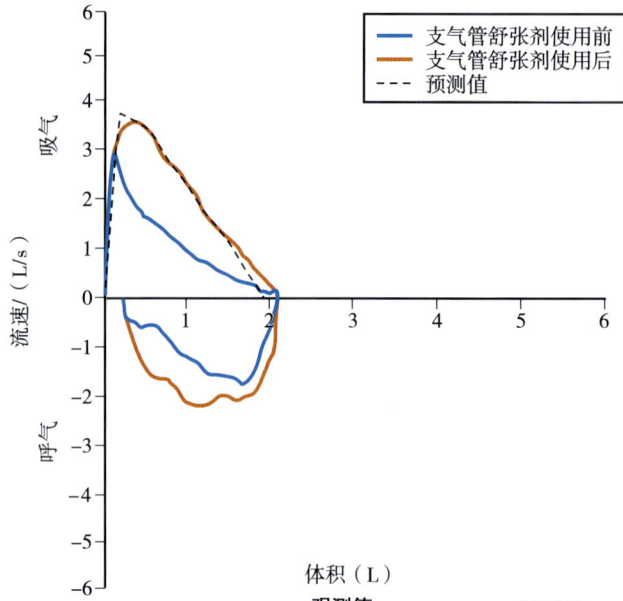

肺通气功能指标	单位	预计值	观测值 支气管舒张剂使用前	预计值百分比	观测值 支气管舒张剂使用后	预计值百分比	改变量的百分比
FVC	升	1.94	2.15	111	2.14	110	0
FEV$_1$	升	1.71	1.30	76	1.82	106	40
FEV$_1$/FVC	百分比	90	60	67	85	94	42

图 13-3　这条流量 - 容积曲线显示了可逆性阻塞性通气障碍，气道阻塞患者 FEV$_1$ 占 FVC 或总呼气量的百分比降低。观察支气管舒张剂使用前的曲线形状（蓝色曲线）。使用短效支气管舒张剂后，曲线形状（棕色）显示正常，FEV$_1$/FVC 和 FEV$_1$ 均有增加。这名儿童患有哮喘，经短效治疗后，FEV$_1$ 明显增加（40%）。可逆性的气流阻塞是哮喘的标志之一

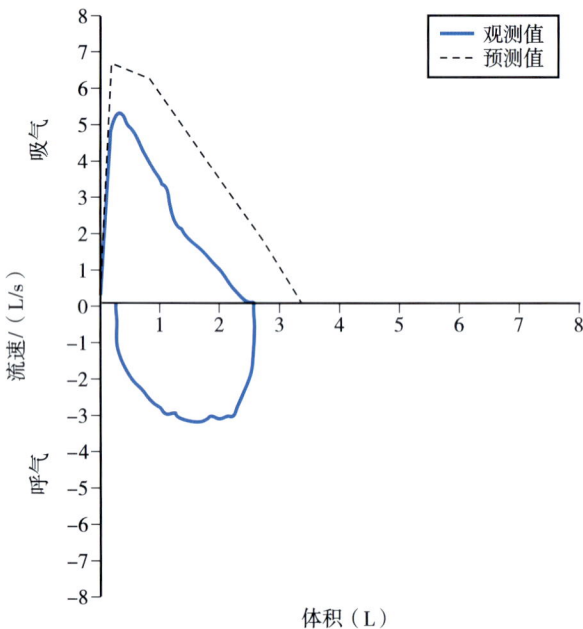

肺通气功能指标	单位	实际值	预测值	预测值百分比
FVC	升	2.59	3.34	77
FEV$_1$	升	2.14	3.00	71
FEV$_1$/FVC	百分比	83	92	90

图 13-4　流量 - 容积曲线显示了限制性障碍。有限制性障碍儿童的血流 - 容积曲线在形态上接近正常，但在所有维度上都较小。FEV$_1$/FVC 比值正常，但 FEV$_1$ 和 FVC 均降低。曲线形状正常。这个患儿有间质性肺病

小儿呼吸系统疾病引起的肺功能异常主要以阻塞性通气障碍为主，鲜有单纯的限制性通气障碍。支气管哮喘是儿童期最常见的阻塞性通气障碍疾病，罕见的阻塞病因有气道病变、喉蹼和声带功能障碍等。限制性通气障碍可由胸廓活动受限引起，如胸壁畸形、脊柱侧弯或胸腔积液等；胸腔内占位性病变也可引起，如肺大疱或先天囊肿等；肺泡通气不足（如大叶性肺炎）致肺容积减少，也被视为限制性通气障碍。尽管囊性纤维化（cystic fibrosis，CF）和镰状细胞病（sickle cell disease，SCD）都是单基因遗传病，但是发病患儿肺部病变过程大相径庭，通气功能障碍特点为混合性。支气管发育不良所致的通气功能障碍特点同样是混合性的。

肺功能检查还适用于固定型上气道阻塞和可变型上气道阻塞的鉴别，并将可变型阻塞分为在胸外上气道阻塞和胸内上气道阻塞（图 13-5～图 13-7，E 图 13-1）。流量 - 容积曲线是根据时间绘制的流量变化图形，不同上气道梗阻可致流量 - 容积曲线发生特征性的改变。固定型上气道阻塞，如肿瘤或主气管狭窄，吸、呼双向流量均显著受限而呈平台样改变；例如，气管狭窄的患儿其吸气和呼气曲线均变平（图 13-6）。可变型阻塞通常只影响部分通气过程，吸气时胸廓扩张气道打开，呼气时胸廓回缩气道塌陷。因此可变型胸外阻塞吸气时更易发生阻塞，而可变型胸内阻塞呼气时更易发生阻塞，于是出现了特征性的流量 - 容积曲线改变。

肺功能检查除了用于肺部疾病的诊断，还可用于评估适应证及疗效。例如，哮喘患者的气道阻塞常是可逆的，无须干预也可逐渐缓解或使用短效支气管扩张剂迅速缓解。成

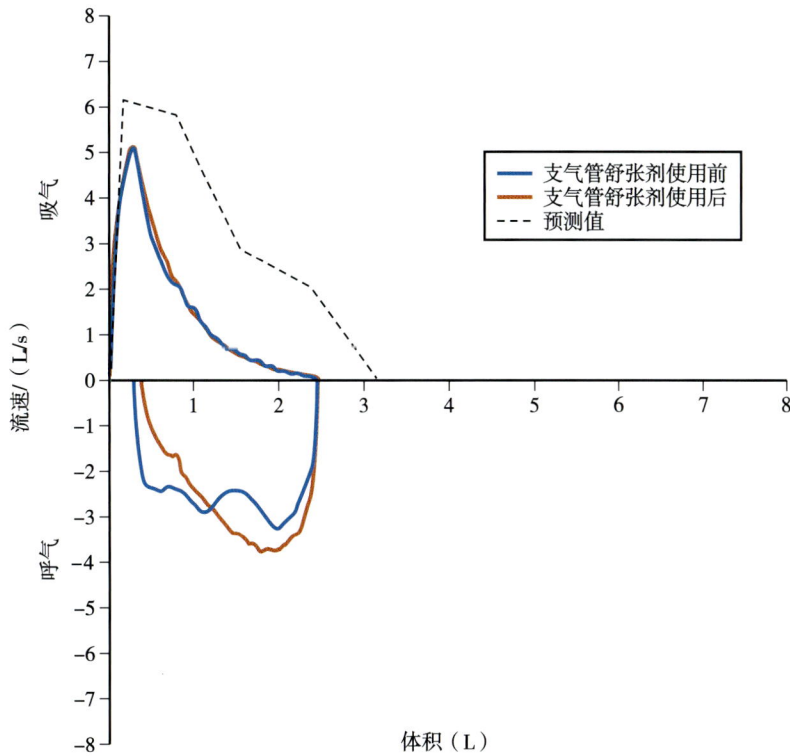

肺通气功能指标	单位	预计值	观测值		观测值		
			支气管舒张剂使用前	预计值百分比	支气管舒张剂使用后	预计值百分比	改变量的百分比
FVC	升	3.16	2.50	79	2.45	78	−2
FEV_1	升	2.82	1.56	55	1.56	55	0
FEV_1/FVC	百分比	91	62	68	64	70	3

图 13-5　肺功能测试显示不可逆的阻塞性病变。FEV_1/FVC 值降低，FEV_1 也是如此，与图 13-3 中的模式不同。服用短效支气管舒张剂后，FEV_1 没有明显改善这个患儿患有囊性纤维化伴不可逆阻塞性病变

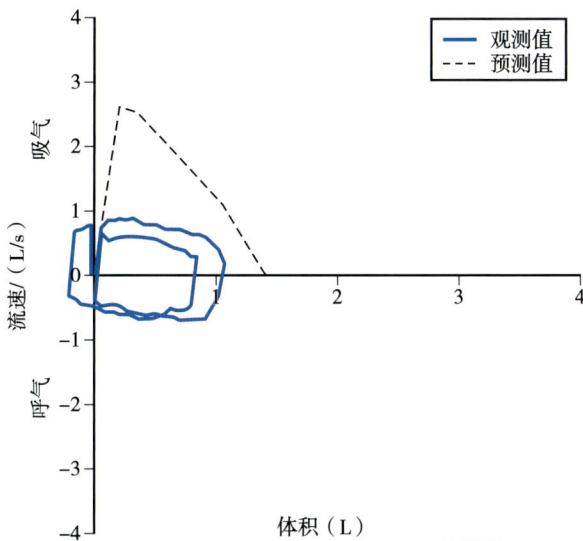

图 13-6　肺功能检查提示固定型上气道阻塞，流量 - 容积曲线的吸气相和呼气相曲线均被压平。这个孩子在气管切开术 2 年后，在气管切开处出现声门下狭窄。FEV_1，1s 内用力呼气量；FVC，用力肺活量

肺通气功能指标	单位	预计值	观测值	
			支气管舒张剂使用前	预计值百分比
FVC	升	1.41	1.19	84
FEV_1	升	1.22	0.83	68
FEV_1/FVC	百分比	91	70	77

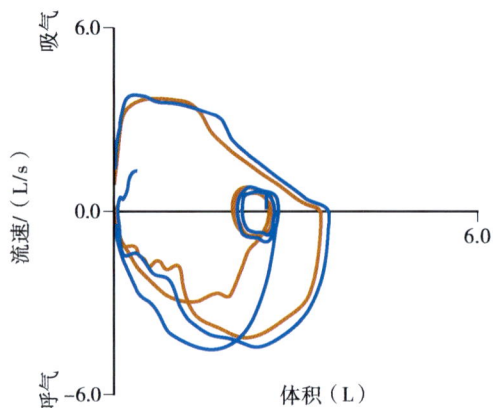

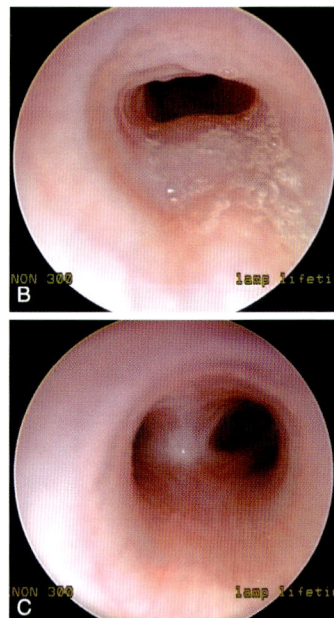

图 13-7　A 图示：一名儿童胸内气道阻塞（血管环）的肺功能测试。流量 - 容积曲线提示有固定的呼气阻塞。吸气环形态正常，支气管舒张剂使用前（褐色）和气管舒张剂使用后（蓝色）血流 - 容积曲线上的呼气流量曲线都趋向平坦。B 图示：修复前狭窄的气管受压。C 图示：血管环分离后气管管腔明显改善（E 图 13.1 用于血管环的磁共振成像血管造影）。FEV_1，1s 内用力呼气量；FVC，用力肺活量。图 13-7 图片 B 和 C 由克里斯托弗·哈特尼克博士提供

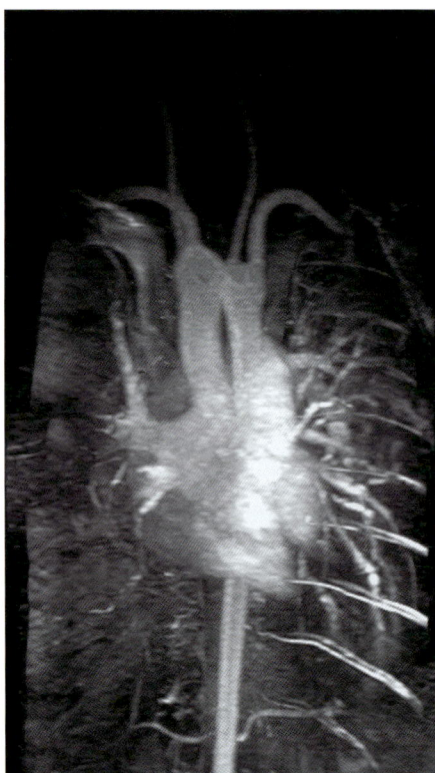

上 图 13-1　在图 13-7 中伴随着血流环的磁共振血管造影显示主动脉解剖异常压迫气管（蒙 Brian O'Sullivan, MD 惠赠）

人支气管激发试验后 FEV_1 增加 ≥12%，绝对值增加 200ml 或约 3ml/kg 体重被认为是阳性反应。FEV_1 所示的气流阻塞程度还可判断哮喘控制疗效，当 FEV_1 较基线水平低或较基线水平急剧下降可能提示哮喘未得到良好的控制，因此围手术期病情恶化风险较大（图 13-3）。

因为肺功能检查测定进入或离开肺的空气量，不是肺部的空气量，所以肺活量测定无法提供绝对肺容积的数据。必须通过其他方法，如气体稀释法或体积描记法，获得关于 FRC 和由 FRC 计算的肺容积信息，如肺总量和残气量。气体稀释法是基于测量与肺闭合连接的回路中氦或氮的稀释变化来计算肺部气体体积，而体积描记则是基于胸腔内气压力的变化来计算肺容积。

围手术期病原学与流行病学

呼吸系统疾病是小儿围手术期发病的主要原因[6,7]，约 1/3 围手术期心搏骤停由此引起[8]。不良事件包括喉痉挛、气道梗阻、支气管痉挛、低氧饱和度、长期咳嗽、肺不张、肺炎和呼吸衰竭[4,9-11]。一项对 755 名儿童的围手术期研究发现呼吸不良事件发生率为 34%[9]，另一项对 9 297 名儿童的观察性研究发现呼吸不良事件发生率为 15%[4]，诱因包括：气道操作、麻醉药物对气道反射的改变、手术损伤以及麻醉和镇痛药引起的呼吸抑制。常见的肺部疾病可进一步影响围手术期呼吸系统并发症的发生率。一项回顾性研究发现肥胖是一独立附加风险因素[11]。

研究表明，年龄越小呼吸系统发病率越高[4,6,7,11-14]。尤其是新生儿对呼吸系统问题较敏感，这是由诸多因素造成的。尽管 FRC 在出生后的几天内接近成人的容量（L/kg），但持续增大的闭合容量增加了肺泡塌陷和肺内分流的可能，动脉导管未闭也会造成分流。婴儿代谢率越高，对氧的需求量越大，通气和气体交换中断后动脉去饱和的时间越短。婴幼儿气道阻力高、直径小，胸壁顺应性增加、肺组织顺应性降低因此呼吸做功大。

上呼吸道感染

上呼吸道感染（upper respiratory tract infections, URI）是常见呼吸系统疾病，通常一年感染数次，在日托的儿童可能更频繁。大部分 URI 由病毒引起，其中鼻病毒约占病因种类的 $1/3 \sim 1/2$[15,16]，其他常见的儿童呼吸道病毒包括腺病毒和冠状病毒。

虽然大部分呼吸道感染是短暂、自限的，并局限于上呼吸道，但在感染愈合的几周内，可造成气道对有害刺激或分泌物的敏感性增加。其机制可能与黏膜浸润、化学介质和神经源性反射改变有关[15]。URI 也可能通过降低 FVC、FEV_1、最大呼气流量和弥散功能而损害肺功能[17,18]。

近期感染或现罹患 URI 的患儿围手术期喉痉挛、支气管痉挛、低氧饱和度、严重咳嗽和屏气的发生率增加（表 13-3）[4,13,14,19,22]。然而，经验丰富且准备充分的麻醉医生可以预测并有效治疗大部分并发症，且无遗留远期后遗症[15,20,22-25]。应辨别 URI 患儿的病理过程和相关并发症，明确急性程度和严重程度后修订麻醉计划或延迟手术（表 13-4，图 13-8）。

表 13-3　常见上呼吸道感染相 - 围手术期不良事件发生率

研究人员	喉痉挛 /%		支气管痉挛 /%		低氧饱和度 /%	
	URI	非 URI	URI	非 URI	URI	非 URI
Tait and Knight, 1987[134]	1.3	1.2				
DeSoto et al., 1988[135]					（<95%）20.0	0[a]
Cohen et al., 1990[12]	2.2	1.7				
Levy et al., 1992[136]					（<93%）63.6	59.0
Rolf and Coté, 1992[22]	5.9	3.3	13.3	0.6[a]	（<85%）13.3	10.5
Tait et al., 1998[137]	7.3		12.2		（<90%）17.1	
Tait et al., 2001[20]	4.2	3.9	5.7	3.3	（<90%）15.7	7.8[a]
von Ungern-Sternberg et al., 2007[14]	7.6	3.1[a]		0.9[a]	19.3	114[a]

与 URI 组比较，[a] $P<0.05$。

UIR，上呼吸道感染。

在每项研究中，圆括号中氧饱和度的数据是每项研究中低氧饱和度的定义。改编自 Tait AR. Anesthetic management of the child with an upper respiratory tract infection. *Curr Opin Anaesthesiol*. 2005；18：603-607。

表 13-4　上呼吸道感染患儿围手术期不良事件的危险因素

研究	URI 状态	因素	RR/OR	研究	URI 状态	因素	RR/OR
Parnis et al., 2001[19]	URI 和无 URI	ETT		Bordet et al., 2002[13]	UR 和无 URI	年龄<8 岁	1.8OR
		患儿"感冒"				LMA	2.3
		患儿打鼾				呼吸道感染	3.7
		被动吸烟者		Mamie et al., 2004[9]	无 URI	非儿科麻醉医生	1.7OR
		麻醉药物				耳鼻喉科手术	1.8
		痰液分泌				未使用肌松药建立 ETT	1.2
		给予抗胆碱酯酶药物					
		鼻塞		Von Ungern-Sterberg et al., 2010[4]	URI 和无 URI	有呼吸疾病史	3.05～8.46RR
Tait et al., 2001[20]	URI	大量分泌物	3.9RR				
		5 岁以下儿童的	1.9			URI 症状	2.05
		ETT				近 2 周内的 URI	2.34
		早产儿（<37 周）	2.3			哮喘、过敏或吸烟史	
		鼻塞	1.4				
		被动吸烟者	1.6			麻醉药物	
		反应性气道疾病	1.8			非儿科麻醉师	
		气道手术	1.8				

ETT，气管导管；LMA，喉罩；OR，相对风险；RR，相关风险；URI，上呼吸道感染。

改编自 Tait AR. Anesthetic management of the child with an upper respiratory tract infection. Curr Opin Anaesthesiol. 2005；18：603-607。

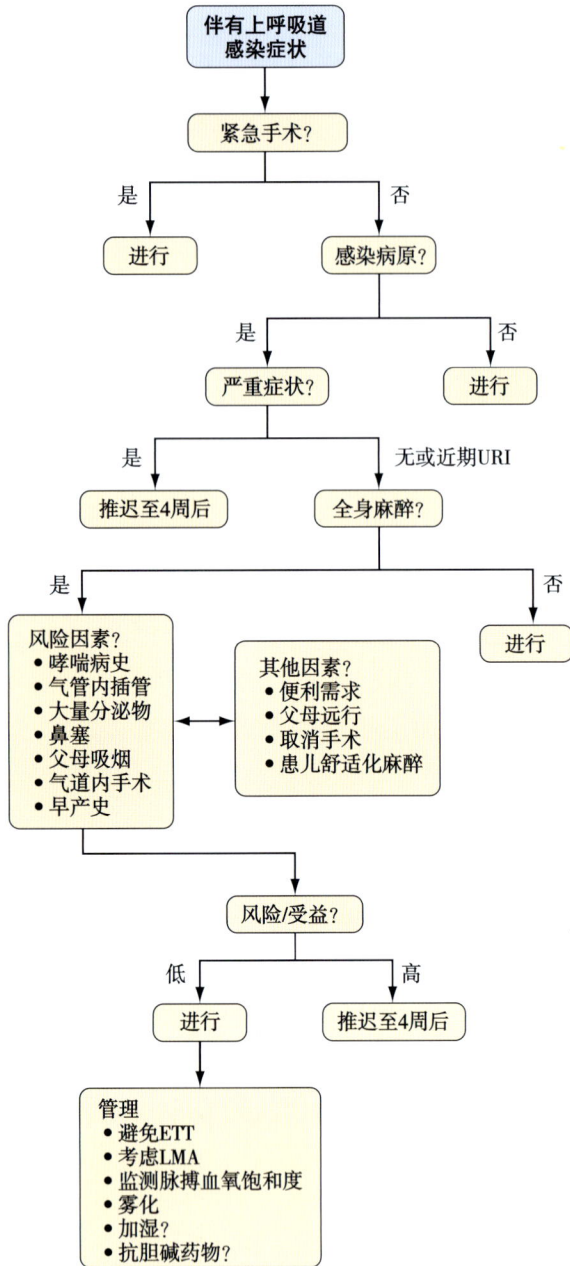

图 13-8　URI 患儿评估及管理流程。ETT，气管插管；LMA，喉罩（摘自 Tait AR, Malviya S. Anesthesia for the child with an upper respiratory tract infection：still adilemma？ *Anesth Analg.* 2005；100：59-65）

　　详细的病史和体格检查是诊断 URI 的基础，在现有条件下可行进一步检查。由于父母或看护人员较熟悉患儿身体状况，因此有助于了解 URI 病史和严重程度。麻醉医生还需评估患儿是否存在发热（体温＞38℃）、行为举止异常、呼吸困难、咳嗽、脓痰、鼻塞、啰音、哮鸣音和喘息等症状。如果肺部查体异常，可以考虑行胸片检查，但由于影像学改变往往滞后于临床症状，其临床意义有限。虽然实验室检查可以明确病毒或细菌性 URI 的病原学诊断，但不适用于需急诊手术的患儿。无严重 URI 症状的患儿，如果他们

的体温不高，无明显分泌物，其他方面基本正常时，则可以按计划进行麻醉，因为术中可能出现的变化较短暂且易处理[4,15,20,22-25]。有严重 URI 症状的患儿，伴有以下任意一种情况时均需要延迟手术：脓性分泌物、下呼吸道症状（如喘息）、咳嗽减弱、T＞38℃、神志异常（如行为或游戏不正常，饮食不正常）[15,25]。

　　URI 症状介于轻度与重度之间时，手术时机更难以抉择。此时，一些其他因素有助于评估风险 / 收益比，包括：并发症，如哮喘、心脏病或阻塞性睡眠呼吸暂停；早产史；URI 的频率；先前的取消；手术类型、复杂性、持续时间及紧迫程度；患儿年龄；对家庭的社会经济影响。麻醉医师的能力和经验也是决定手术时机的因素之一，缺乏经验的麻醉医生麻醉可引起较高的并发症发生率[4]，接台手术患儿也有潜在被传染的风险。

　　如果决定全身麻醉，应避免刺激致敏的气道，尤其对年幼的儿童应尽量避免使用气管内插管等可增加气道相关并发症风险的操作[4,20]。用面罩管理气道时相关并发症的发生率最低[4]，但其适应证有限。与气管插管相比，喉罩引起的气道不良事件发生率低，但其适应证同样受手术类型和误吸事件的制约。

　　无论选择何种气道管理方法，麻醉深度都必须足以抑制插管反应。拔除气管插管的最佳麻醉深度尚无定论。URI 患儿与未感染儿童清醒拔管和深麻醉下拔管出现并发症的概率基本相同[4,14,20,26]。相较而言，清醒后拔管或喉罩的动脉氧饱和度下降和咳嗽的发生率更高[27,28]。

　　URI 后使用麻醉药物的最佳时机（无增加患儿呼吸道不良事件）存在争议，但大部分麻醉医师认为感染缓解 2～4 周后行全身麻醉较为安全[4,14,29]。这综合反映了三个关键因素之间的平衡：上、下气道敏感性改善的时长；围手术期呼吸系统的风险，包括 URI 复发；手术治疗的必要性。

　　在对 9 000 余名儿童的观察研究中，丙泊酚维持麻醉致喉痉挛的发生率明显低于七氟烷[4]。有学者认为这归因于丙泊酚和七氟烷对气道反射的不同影响[30]。声带喷洒利多卡因对喉痉挛和支气管痉挛发生率的影响尚不详[4]。然而，在 URI 患儿置入喉罩时使用利多卡因凝胶润滑剂后不良气道事件的发生率明显低于未使用者[31]。预防性使用格隆溴铵、异丙托溴铵、沙丁胺醇不影响 URI 相关不良事件的发生率[32,33]，然而，一项观察性研究报道在 URI 患儿中预防性使用沙丁胺醇可改善围手术期气道预后[34]。鼻部血管收缩剂（如去氧肾上腺素或羟甲唑啉滴鼻剂）已被推荐用于减少 URI 患儿口咽分泌物，但其疗效仍有待观察[25]。

下呼吸道疾病

　　婴幼儿急性下呼吸道感染可致病情迅速恶化，需积极行气管插管和 / 或进入 ICU 治疗。大部分患儿可行诊断性抗生素治疗，但多数患儿可能是病毒感染。呼吸道合胞病毒是 18 个月以内婴、幼儿常见的致病源[35]。其他病毒性致病原包括副流感病毒、腺病毒和人类偏肺病毒[36]。急性支气管炎则可引起小气道水肿，出现低氧血症、高碳酸血症

和急性呼吸衰竭，急性感染尚未控制前可行持续正压通气（continuous positive airway pressure，CPAP）、高流量鼻导管吸氧或气管插管治疗。

哮吼或喉气管支气管炎，定义为急性呼吸道炎症（声带以下），主要由副流感病毒和腺病毒感染引起。

哮喘是儿童期最常见的慢性疾病之一，据估计在美国有600多万儿童受哮喘影响[37,38]。有喘息病史患儿发生围手术期支气管痉挛的风险增加。与哮喘相关的罕见围手术期并发症包括过敏反应、肾上腺危象和机械通气气压伤（如气胸或纵隔气肿）[39]。对哮喘儿童的麻醉管理实施应包括对疾病的基本了解、对儿童当前健康状况的评估、优化麻醉技术以及应对并发症的识别和治疗。

由于哮喘的确切病理生理机制尚不清楚，因此很难准确定义。哮喘源于希腊语"aazein"，意为"张开嘴呼吸或喘气"[40]。哮喘沿用定义：一种常见的复杂的慢性气道疾病，主要特征包括气道炎症、气道高反应性、广泛多变的可逆性气流受限[37]。哮喘的临床表现包括喘息、胸闷或不适、持续性干咳和运动时呼吸困难。在急性加重期可发生严重呼吸窘迫，其特征是胸壁强直、辅助呼吸肌呼吸、呼气相延长、气胸甚至进展为呼吸衰竭和死亡。在部分患儿中，慢性炎症的发展可能与造成永久性气道改变 - 即气道重构有关，目前的治疗方法无法预防或完全治愈这一过程。哮喘与特异性反应或 IgE 介导的过敏反应有密切的关系[37]。

哮喘的诊断具有挑战性，因为咳嗽、气喘和支气管痉挛可能由许多疾病过程引起。哮喘本身不是一个单一的疾病，其发病过程明显受多种遗传和环境因素的影响[37,40]。许多幼儿会喘息，但没有明确的血液检查、组织学或影像学检查支持哮喘的诊断。因此"学龄前喘息"比"哮喘"更适合描述患有可逆性气道阻塞的儿童[40]。

Tucson 出生队列研究是一项美国最大的纵向研究，试图区分未发生哮喘儿童喘息或哮喘表型[41-43]。该研究对1 246名新生儿队列中3～6岁的826名儿童进行了观察。到6岁时，48.5%的儿童至少经历过一次哮喘发作，再将他们分为3组。"一过性喘息"指的是那些只有在病毒感染后才出现喘息的儿童，通常在3岁之前。"非特异性喘息者"指那些出生几年后喘息的儿童，通常是对病毒感染的反应，但在年长后发生持续喘息可能性较低。"特应性相关喘息"指出现可逆性喘息并有 IgE 介导过敏倾向的儿童，他们在年长或成年后出现持续症状的风险最大[41]。

哮喘的发展是一个复杂的过程，可能涉及两个关键因素的相互作用：宿主因素（特指宿主的炎症遗传修饰因子）和环境暴露（如病毒感染、环境过敏原、污染），尤其是在免疫系统发展关键时期的暴露[37]。因此哮喘包括了一系列的疾病，并非一个特定的病理过程。

哮喘须与其他引起相似临床症状的病因相鉴别（表13-5）。气管软化症或支气管软化症可能会产生喘息，但这往往从出生时就存在（哮喘则不常见），且喘息的最高音调一般位于主气道，而哮喘的异常呼吸音一般位于肺野。慢性吸入引起的呼吸困难往往与进食时间有关。持续的喘息或喘鸣通常是由固定的阻塞或异物引起的。

表13-5　小儿喘息原因	
急性	
毛细支气管炎	气胸
哮喘	支气管内插管
异物	气管插管套囊疝出
吸入性损伤	误吸
	过敏反应
反复或持续性	
毛细支气管炎	纵隔肿块
哮喘	气管软化 / 支气管软化
异物	血管环
支气管肺发育不良	
心力衰竭	喉蹼
囊性纤维化	支气管狭窄
反复误吸	蛔虫感染
镰状细胞病	

慢性咳嗽是儿童哮喘最常见的表现。许多咳嗽的儿童可能听不到喘息声，但仍有哮喘。伴或不伴咳嗽的喘息可由病毒感染引起，而持续的、排痰的咳嗽可能提示化脓性肺病，如肺囊性纤维化病（CF）[39]。咳嗽者对哮喘药物有效提示哮喘的诊断。

儿童哮喘患者围手术期并发症的准确发生率很难明确，这是由于哮喘的定义、并发症的定义和检测、合并疾病、与成年人群的重叠以及麻醉管理技术的改善等方面存在差异。一项对706名严格定义哮喘的成人和儿童患者的回顾性研究发现支气管痉挛发生率为1.7%，无肺炎、气胸或死亡病例[44]。211名12岁以下的儿童无一人在术中发生支气管痉挛。一项对136 000多份电子版麻醉记录的回顾性研究发现，哮喘患者支气管痉挛的发生率为0.8%[45]。相比之下，20世纪60年代早期的研究报告称，7%～8%的哮喘患者会发生喘息[46,47]。一项对59名哮喘患者进行的盲性前瞻性研究发现，25%的患者在气管插管后出现短暂的喘息，大部分为一过性、自限性的[48]。一项对9 297名儿童的观察研究，报道支气管痉挛的总发生率为2%；在2 256名有呼吸道病史的儿童中，其发病率为6%[4,39]。一篇关于哮喘与麻醉主题的社论认为，尽管主要并发症的真实发生率很小，但支气管痉挛确实会导致严重的不良后果，哮喘患儿发生严重并发症的风险较高[49]。

必须在术前明确并区分哮喘的严重程度及控制程度[50]。例如，重度哮喘但控制良好，轻度哮喘但控制欠佳；这两种情况都有增加围手术期并发症的可能性，因为即便是哮喘间歇发作但控制欠佳的患儿也有发生严重恶化的可能性。哮喘的严重程度和控制效果可通过发作频率、最大耐受程度、夜间憋醒、药物治疗、急诊就医、住院治疗和呼吸支持来评估。E 表13.1～E 表13.3概述了评估5～11岁儿童严重程度和控制效果的方法。夜间干咳史、过去12个月内喘息发作>3次、既往或现有湿疹史与支气管痉挛风险增加有关[4]。

E 表 13-1　5～11 岁儿童哮喘严重程度分类（目前未服用长期控制药物）

严重性的组成部分[a]	间歇性哮喘	持续性哮喘		
		轻度的	中度的	重度的
损害				
症状	≤2 天/周	>2 天/周，但不是每天	每日	一整天
夜间觉醒	≤2 次/月	3～4 次/月	>1 次/周，但非夜间	通常 7 次/周
短效 β_2- 肾上腺素受体激动剂用于症状控制（而不是预防 EIB）	≤2 天/周	>2 天/周，但不是每天	每日	每天几次
干扰正常活动	没有	轻微限制	一些局限性	非常有限
肺功能	两次加重之间的正常 FEV_1			
	FEV_1≥80% 预测值	FEV_1/FVC>80%	FEV_1=60%～80% 预测值	FEV_1<60% 预测值
	FEV_1/FVC>85%	FEV_1≥80% 预测值	FEV_1/FVC=70%～80%	FEV_1/FVC<75%
风险				
病情恶化[b]需要口服全身性糖皮质激素	0～2 次/年	1 年内≥2 次		

[a] 严重程度由损害和风险决定。根据患者或护理者对前 2～4 周的回忆和肺功能测定结果评估损害程度。严重性指出现任何特征的最严重类别的特性。

[b] 病情恶化是出现急性发作的症状和体征，需要口服全身性糖皮质激素。每年两次以上的病情恶化表明哮喘持续存在。

在持续性哮喘分类中，没有数据表明病情加重的频率与严重程度类别的对应关系。一般来说，更频繁的检查和更剧烈的恶化（如需要紧急、计划外的护理住院或入住重症监护病房）表明潜在疾病的严重程度更高。

EIB，运动性支气管痉挛

摘自 National Asthma Education and Prevention Program. Full report of the expert panel: guidelines for the diagnosis and management of asthma（EPR-3）. Bethesda, MD: National Heart, Lung, and Blood Institute, *National Institutes of Health*; 2007。

E 表 13-2　根据维持控制所需的最低治疗水平对哮喘得到良好控制后的严重程度进行分类

	间歇性哮喘	持续性哮喘		
		轻度的	中度的	重度的
维持控制所需的最低治疗水平	步骤 1	步骤 2	第 3 步或第 4 步	第 5 步或第 6 步

见 E 图 13-2 为治疗管理。摘自 National Asthma Education and Prevention Program. Full report of the expert panel: guidelines for the diagnosis and management of asthma（EPR-3）. Bethesda, MD: National Heart, Lung, and Blood Institute, *National Institutes of Health*; 2007。

E 表 13-3　5～11 岁儿童哮喘控制的评价

组成部分	控制良好	控制不好	控制非常差
损害			
症状	≤2 天/周但每天不超过 1 次	>2 天/周或在<2 天/周，多次	一整天
夜间觉醒	≤1 次/月	>2 次/月	>2 次/周
干扰正常活动	没有	一些局限性	非常有限
短效 β_2- 肾上腺素受体激动剂用于症状控制（而不是预防 EIB）	<2 天/周	超讨 2 天/周	每天几次
肺功能			
FEV_1 或峰值流量	>80% 预测/个人最佳成绩	60%～80% 预测/个人最佳成绩	<60% 预测/个人最佳成绩
FEV_1/FVC	>80% 预测	75%～80% 预测	<75% 预测

E 表 13-3　5～11 岁儿童哮喘控制的评价（续）

组成部分	控制良好	控制不好	控制非常差
风险			
病情恶化[b]	0～1 次 / 年	2～3 次 / 年	>3 次 / 年
肺生长减少	评估需要长期跟踪		
治疗相关不良反应	药物的副作用在强度上会有所不同,从没有到非常麻烦和令人担忧。强度水平与特定的控制水平无关,但应在总体风险评估中予以考虑		

　　[a] 控制水平以最严重的损害或风险类别为基础。根据患者或护理者对前 2～4 周的回忆以及肺功能或峰值流量测量来评估损害程度。较长时间的症状评估应反映出一个整体评估,例如询问患者的哮喘自上次就诊以来是好是坏。

　　病情恶化是指需要口服全身性糖皮质激素来控制症状和体征的急性发作。

　　EIB,运动性支气管痉挛。

　　摘自 National Asthma Education and Prevention Program. Full report of the expert panel: guidelines for the diagnosis and management of asthma(EPR-3). Bethesda, MD: National Heart, Lung, and Blood Institute, National Institutes of Health; 2007.

　　哮喘持续期治疗是基于分级方案,所以治疗方案的类型往往提示严重程度。吸入短效 β- 肾上腺素受体激动剂是 1 级治疗;针对持续症状、支气管扩张剂治疗效果欠佳的患者首选吸入糖皮质激素作为 2 级治疗。这一级的替代治疗包括白三烯受体拮抗剂、肥大细胞稳定剂(如克罗夫林钠或奈多罗米)和甲基黄嘌呤支气管扩张剂(如茶碱);3 级治疗可增加吸入糖皮质激素的剂量,或在较小剂量的糖皮质激素基础上增加替代疗法,可以考虑使用长效 β- 肾上腺素受体激动剂、白三烯受体拮抗剂或茶碱;4 级治疗包括中等剂量的糖皮质激素和长效 β- 肾上腺素受体激动剂;5 级治疗包括大剂量吸入糖皮质激素或口服糖皮质激素(E 图 13-2)。近年来,针对哮喘病理生理学的生物制剂为个性化治疗带来了希望[51],这些药物包括针对 IgE 的奥马佐单抗(omalizumab)、美泊利单抗(mepolizumab)和针对白介素 5 的瑞利珠单抗(reslizumab)。

　　大部分患儿的哮喘为间歇性或持续性但病情较缓和,治疗上可给予吸入短效 β- 肾上腺素受体激动剂,如病情需要可联合使用低剂量吸入糖皮质激素和 / 或辅助治疗。哮喘控制欠佳可能与药物依从性差、不恰当 / 错误的吸入方法或错误的诊断 / 误诊有关。当使用大剂量糖皮质激素症状仍控制欠佳时应诊断为严重哮喘(E 图 13-2 中的步骤 5 或 6)。还有少部分患儿为"脆性哮喘",尽管有最佳治疗方案,但仍然很难控制,甚至出现危及生命的呼吸系统受损,尤其是既往严重发作或在 ICU 治疗的患儿预后差。

　　特殊检查无须常规进行,但在某些特定情况下有助于诊断。胸片可以协助诊断哮喘急性加重期的合并感染、气胸或纵隔气肿,然而不能协助评估其严重程度。肺功能可有效监测哮喘的长期疗效,但在病情稳定时这项常规的术前检查意义甚少。NO 和各种炎症标志物是目前研究肺部疾病的主要指标 / 工具,但它们在哮喘管理中的应用有待进一步验证[52]。

　　虽然对疾病严重程度的评估是必不可少的,但是需要注意的是,在社区中许多哮喘死亡并不是发生在那些患有严重哮喘的人身上而是发生在那些被认为是轻度或中度哮喘的人群中。通常哮喘的药物治疗是不充分的[50],因此须谨慎以药物处方来判断哮喘的严重程度。一些研究发现,

　　哮喘严重程度的评估与围手术期支气管痉挛发生之间的相关性较差。但是哮喘活动期,如近期哮喘症状、药物疗效以及近期因哮喘就医情况,与围手术期支气管痉挛发生率显著相关[44]。

　　儿童哮喘常规用药应持续至术前。据报道,咪达唑仑是哮喘患者安全的术前用药[53]。糖皮质激素可能预防成人插管后支气管痉挛,然而目前尚缺乏佐证儿童插管后支气管痉挛的临床数据[39]。麻醉诱导前或麻醉诱导后吸入 β- 肾上腺素受体激动剂可减弱与气管插管相关的气道阻力增加[55,56]。氯胺酮是重症哮喘患儿静脉诱导的首选 / 传统选择,但其优越性尚未在临床试验中得到证实[57,58]。丙泊酚优于硫喷妥钠,因为它较少引起支气管收缩[48,59]。与七氟烷或异氟烷相比,地氟烷可增加支气管痉挛风险,由于它可增加儿童气道阻力,因此哮喘患者应避免使用地氟烷[4]。

　　气管导管是引起支气管痉挛的强刺激。URI 患儿的气道敏感性增加,避免气管插管可以降低其肺部并发症的发生率[4,19]。现阶段哮喘围手术期治疗的临床数据仍无法对气道管理提出明确的建议。然而使用面罩或喉罩避免气管插管刺激气管和声带是较明智的气道管理方法。如果必须行气管插管,那么深麻醉是首选,这样可以钝化气道的高反应性,同理在没有禁忌证时可在深麻醉下拔管。手术刺激是支气管痉挛的另一个诱因,合适的镇静及镇痛深度可以防止这种反应。

　　术中支气管痉挛有多种表现,如多声速呼气喘息、呼气时间延长、主动呼气增强、气道压力增加、呼气末二氧化碳监测波形缓慢上升(图 13-9)、呼气末二氧化碳增加和低氧血症。须排除其他原因,如气管内插管部分阻塞(分泌物或气囊疝出而嵌顿导管远端开口)、支气管内插管(导管过深)、吸入回路阻塞、气胸或肺水肿;还须排除呼吸回路或气管内插管的机械性阻塞。

　　术中发生支气管痉挛的一线治疗包括:解除诱发刺激,加深麻醉,适当增加吸入氧(FiO₂)浓度,降低呼气末正压(PEEP),延长呼气时间减少二氧化碳潴留。严重哮喘状态的通气策略的重点是获得充足的氧供,并非气压损伤而换来的正常 $PaCO_2$。所有经历过轻微支气管痉挛的儿童都应该接

间歇性哮喘	持续性哮喘：每日用药，如果需要4级及以上的治疗方案，需向哮喘专科医师求诊 3级治疗开始向医师咨询

如需请升级治疗

（升级治疗前需了解药物使用情况，环境控制和合并症情况）

6级

推荐：

高剂量ICS+LABA+口服激素

可选：

高剂量ICS+LTRA或茶碱+口服激素及推荐明确过敏患者应用奥玛珠单抗

5级

推荐：

高剂量ICS+LABA

可选：

高剂量ICS+LTRA或茶碱及推荐明确过敏患者应用奥玛珠单抗

4级

推荐：

中剂量ICS+LABA

可选：

中剂量ICS+LTRA或茶碱

3级

推荐：

中剂量ICS或低剂量ICS+LABA、LTRA或茶碱

2级

推荐：

低剂量ICS

可选：

色甘酸，LTRA，奈多罗米或茶碱

1级

推荐：

SABA必要时

控制评估

如允许请降级治疗

（哮喘控制良好至少达3个月）

每一级患者教育、环境控制和合并症管理

第2~4级：过敏性哮喘患者可考虑行皮下过敏原免疫治疗（见注释）

适用于所有患者的快速缓解治疗方法

- 根据症状需要使用SABA。治疗的强度取决于症状的严重程度：根据需要每隔20min进行三次治疗。口服全身性糖皮质激素的短期疗程可能是必要的
- 警告：每周使用SABA增加或使用>2天/周缓解症状（非预防性EIB）提示控制欠佳，需升级治疗

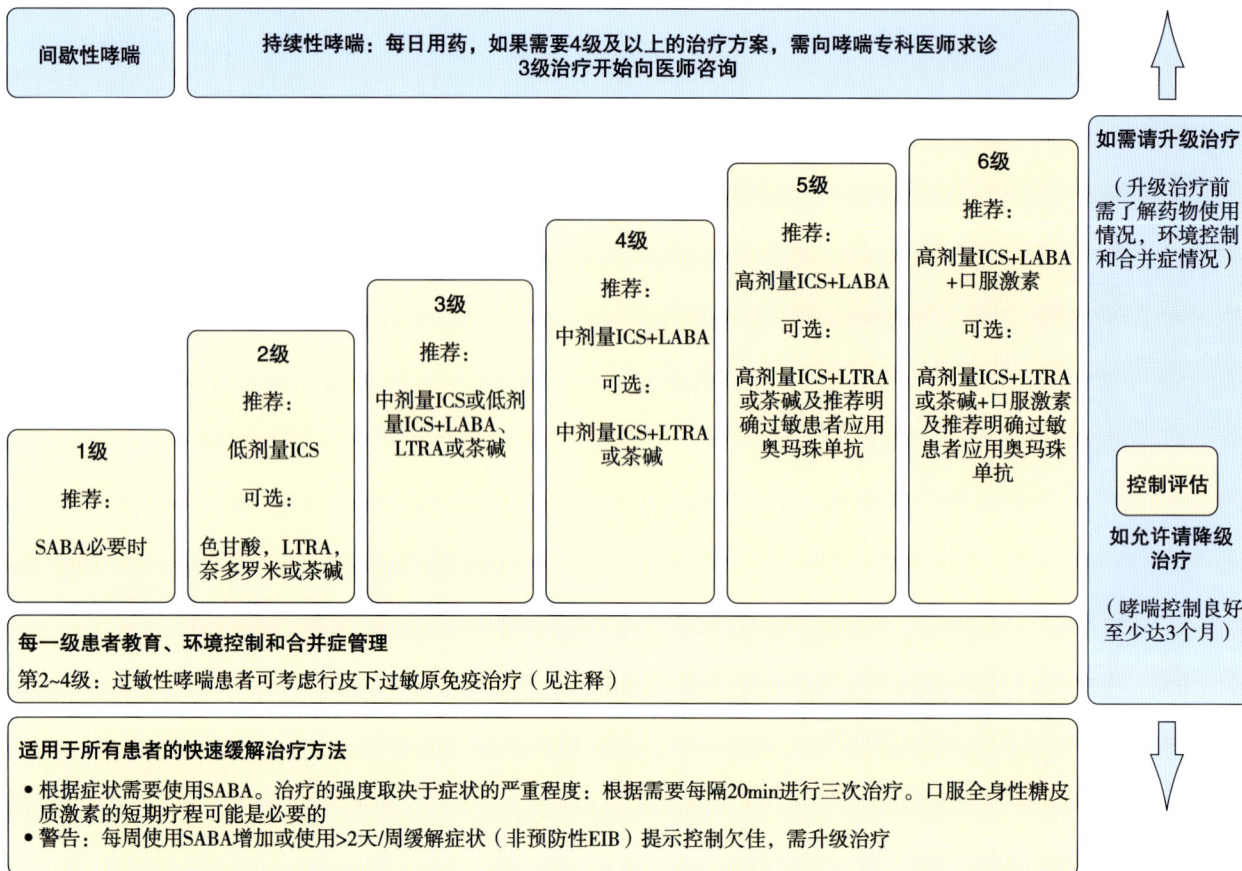

关键：首选或替代疗法中列出多个治疗方案使用字母顺序排序。
ICS，吸入糖皮质激素
LABA，吸入长效β_2-肾上腺素受体激动剂
LTRA，白三烯受体拮抗剂
SABA，吸入短效β_2-肾上腺素受体激动剂

注：
- 逐级治疗旨在帮助而不是取代临床决策，以满足个别患者的需要。
- 如果使用替代治疗，疗效欠佳时则停止，使用推荐首选治疗方法。
- 茶碱不是理想替代品，因为需监测血药浓度。
- 1级和2级治疗的药物是基于证据等级A；3级ICS和ICS辅助治疗是基于证据等级B，此级证据是根据比较对年长儿童和成人得到的，并非该年龄儿童间相对比所得。4~6级是基于专家的意见和从年长儿童和成年人的研究推断得出。
- 2~4级的免疫治疗是基于室内尘螨、动物皮屑和花粉的证据等级B；对于真菌和蟑螂来说，证据缺乏。用单一过敏原进行免疫治疗的证据是最有力的。该治疗在过敏性哮喘儿童中的作用大于成人。进行免疫治疗的临床医生应该作好准备，以鉴别和治疗可能发生的过敏反应。

E 图 13-2　治疗 5~11 岁儿童哮喘的分阶梯疗法［转自 National Asthma Education and Prevention Program 专家小组的全面报告：guidelines for the diagnosis and management of asthma（EPR-3）. Bethesda, MD：National Heart, Lung, and Blood Institute, National Institutes of Health；2007］

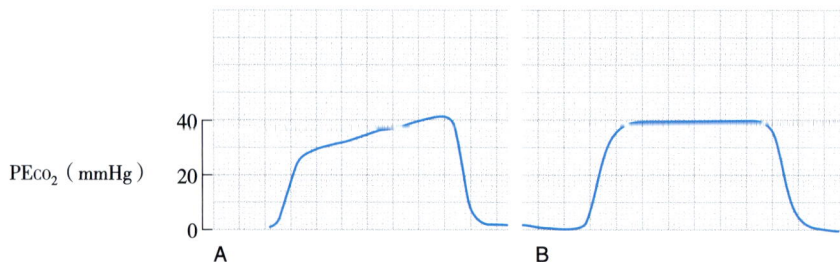

图 13-9　A. 某患儿急性支气管痉挛发作时呼气末二氧化碳（$PECO_2$）的波形变化，$PECO_2$ 缓慢上升。B. 该患儿吸入沙丁胺醇后波形变化。$PECO_2$ 波形现出现平台，提示支气管痉挛缓解、肺内二氧化碳有效排出

受糖皮质激素治疗。

　　β- 肾上腺素受体激动剂可以通过喷雾器或定量吸入器通过特殊设计的气道适配装置喷入（图 13-10）。或者，使用 60ml 注射器将雾化器连接至呼吸回路（E 图 13-3）。然而，在呼吸回路给药的输送效率很低，在小直径气管插管中更低。为了提高儿童气管插管内气雾剂的输送效率，可在连接处按压 10～20 次，或在导管中放置细导丝超过其末端按压 1～2 次[60,61]。

　　如果有硫酸沙丁胺醇注射液（沙丁胺醇），静脉用药效果优于气管用药。急症患儿血浆中沙丁胺醇浓度达 1μg/L 时支气管扩张作用即可迅速起效[62]。沙丁胺醇（10μg/kg，Ⅳ）可重复使用，第一个小时以 5～10μg/（kg·min）速度输注，直到支气管痉挛有所改善，此后以 1～2μg/（kg·min）的速度输注，至支气管痉挛消失。肾上腺素[0.05～0.5μg/（kg·min）]也是一种有效的支气管扩张剂。

　　麻醉医生可能在急诊科或病房访视时，参与患儿哮喘的管理。一个嗜睡、沉默寡言、肺部听诊安静的孩子，尽管接受了治疗，呼吸暂停的危险却迫在眉睫，需要经验丰富的医生行紧急气管插管。表 13-6 概述了评估哮喘恶化程度的体征和症状，

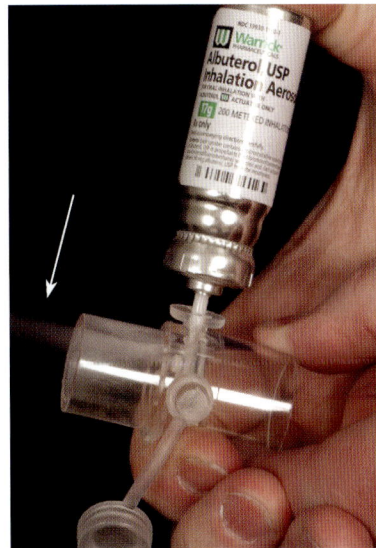

图 13-10　通过气管导管（ETT）注射沙丁胺醇的适配器：给药时间与吸气相同步时可达到最大吸入量，注意沙丁胺醇气雾剂是朝下指向 ETT（箭头）。使用延伸至 ETT 尖端的长静脉导管是进一步改善药物输送的另一种方法

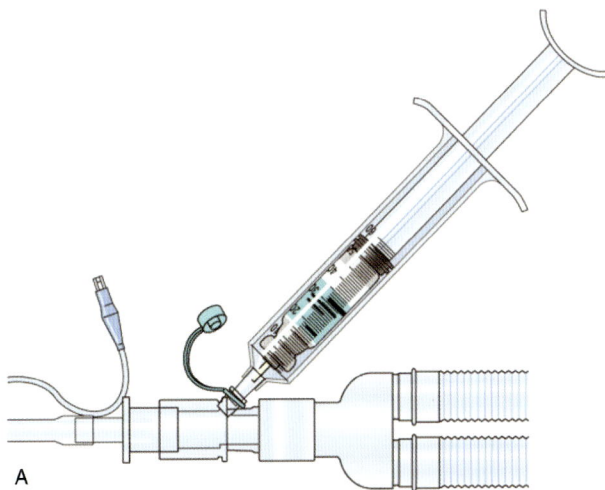

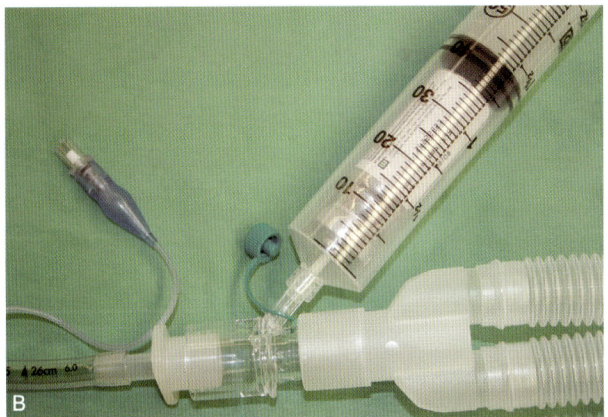

E 图 13-3　A 为示意图，B 为实物图，60ml 注射器可连接到呼吸回路的采样开口处，连接雾化药物，如沙丁胺醇

表 13-6　哮喘恶化严重程度的正式评估				
	轻度	中度	重度	子集：呼吸骤停在眉睫
症状				
气喘吁吁	走路时可以躺下	休息时（婴儿较软，较短，哭泣，进食困难）喜欢坐着	休息时（婴儿停止进食）坐直	
谈	句子	短语	单词	
警觉	可能激动	经常激动	经常激动	昏昏欲睡或困惑
体征				
呼吸速率[a]	增加	增加	增加	
辅助肌肉使用；胸骨上收缩	通常不	通常	通常	反常胸腹运动
哮鸣音	中度,通常只呼气末期	响；整个呼气过程	通常很响；整个吸气和呼气过程	无喘息

表 13-6　哮喘恶化严重程度的正式评估（续）

	轻度	中度	重度	子集：呼吸骤停迫在眉睫
脉搏 / 分钟	略有增加	增加	心动过速	心动过缓
脉搏短绌	无 <10mmHg	可能有 10～25mmHg	常有 >25mmHg（成人） 20～40mmHg（儿童）	无，提示呼吸肌疲劳

功能评估。

PEF（预测值或个人最佳值的百分比）	≥70%	大约 40%～69% 或响应持续时间 <2h	<40%	<25%（在非常状态下不需要 PEF 测试）
PaO2（呼吸室内空气时）	正常（常不需要测试）	≥60mmHg（常不需要测试）	<60mmHg，可能发绀	
PCO2	<42mmHg（常不需要测试）	<42mmHg（常不需要测试）	>42mmHg，可能呼吸衰竭（见正文）	
海平面上的 SaO2%（室内空气）	>95%（常不需要测试）	90%～95%（常不需要测试）	<90%	

^a 清醒儿童呼吸频率指南：年龄<2 个月时，正常呼吸率<60 次 /min；2～12 个月时，<50/min；1～5 岁时，<40/ 分钟；6～8 岁，<30 分 /min。
^b 儿童脉搏率正常值指南：2～12 个月时，正常心率<160 次 /min；1～2 岁时，<120/ 分钟；2～8 岁时，<110/ 分钟。
^c 可测试 CPaO2 或 PCO2 或两者。与成人和青少年相比，儿童的高碳酸血症（通气不足）更容易发生。
PaO2，动脉氧分压；PCO2，动脉二氧化碳分压；PEF，峰值呼气流量；SaO2，血氧饱和度。
改编自 National Asthma Education and Prevention Program. Full report of the expert panel: guidelines for the diagnosis and management of asthma（EPR-3）. Bethesda, MD: National Heart, Lung, and Blood Institute, National Institutes of Health, 2007。

E 图 13-4 为美国国立卫生研究院心肺血液研究所（American National Heart, Lung and Blood Institute）发布的治疗流程。

建议大部分儿童吸氧维持 SpO2 90% 以上。重复或连续使用短效 β- 肾上腺素受体激动剂是治疗儿童哮喘的一线药物，也是最有效的逆转气道受阻方法。在 β- 肾上腺素受体激动剂中添加异丙托溴铵可能会增强支气管扩张，对改善预后有一定的作用。全身糖皮质激素应该用于对 β- 肾上腺素受体激动剂无效的患儿。经上述治疗后仍未缓解者可静脉注射镁剂，可以降低插管的概率，然而这方面证据有限。E 表 13-4 列出了当前推荐使用的药物及剂量。

现今对甲基黄嘌呤（如氨茶碱）应用于哮喘急性加重期的治疗存在许多争议。在一些国家，氨茶碱被认为是治疗哮喘的一线药物，而在另一些国家，氨茶碱被认为是二线药物或使用频率较低。现实中的差异可能是由于其治疗哮喘急性加重期的临床疗效不明确，以及其毒副作用（包括呕吐）[63-66]。

除合并感染外，不建议使用抗生素。成人或年长儿童不推荐大量补液，尽管幼儿可能会因摄入量减少、呼吸频率增加而致明显脱水。一般而言，不推荐胸部物理治疗和黏液溶解剂。患有严重特应性哮喘的患儿对肌松药、抗生素和乳胶过敏的风险更高[39]。过敏引起的支气管痉挛可与哮喘引起的支气管痉挛相鉴别；过敏时伴有全身症状，如血管性水肿、潮红、荨麻疹和循环衰竭。

在手术应激期时肾上腺危象是一种潜在的并发症，此时可因医源性抑制下丘脑 - 垂体 - 肾上腺轴索而引起严重的哮喘[39]。长期服用大量糖皮质激素的患儿应考虑肾上腺功能受抑制。而短期使用泼尼松龙治疗急性哮喘时，其功能受影响时长可达 10 天，但几乎不引起功能障碍。数周以上的夜间大剂量用药可抑制肾上腺功能长达 1 年之久。因此，由于

手术而中断长期全身糖皮质激素治疗的患者或者近期吸入大剂量糖皮质激素的患者，可能需要预防性使用糖皮质激素（见第 27 章）。

囊性纤维化

囊性纤维化（cystic fibrosis, CF）是一种常染色体隐性遗传疾病，由编码 CF 跨膜电导调节器（位于 7 号染色体）的 1 500 多个突变之一引起，它是一种调节不同上皮表面氯离子和其他离子通量的蛋白质[67, 68]。不同的基因缺陷可能会影响蛋白质翻译、细胞加工或氯离子通道门控功能。在白种人中，每 2 000 名新生儿中大约有 1 例发生 CF，这使它成为这一人群中最常见的致命性遗传病。

汗腺、气管、胰腺、肠道、胆道和输精管上皮细胞电解质转运中断致汗液氯化钠浓度升高、黏液分泌增多，肺部疾病、肠梗阻、胰腺功能不全、胆汁性肝硬化和先天性输精管缺失。即使 CF 位点突变相同的儿童，其临床结果也存在很大差异。缺乏该基因会影响其他几种基因产物的表达，包括有关炎症反应、离子成熟、运输和细胞信号转导重要的蛋白质。这些蛋白是表型的潜在修饰物，可能有助于解释临床严重程度的实质性差异。

肺部疾病是 CF 发病率和死亡率的主要影响因素，也是麻醉研究关注的焦点。CF 病理生理学涉及黏液堵塞、慢性感染、炎症和上皮组织损伤。黏液纤毛运输系统可以保护肺部免受吸入性细菌的侵害[69-71]。纤毛浸泡在浆液性的纤周液体层（溶胶层），上面覆盖着更黏稠的黏液层（凝胶层），颗粒物质沿着纤毛顶端被运送，这两个功能层完整才能保证有效运输。正常情况下，黏液以 10mm/min 的速度，将异物和病原体从肺部排出。清除效力取决于黏膜是否充

初步评估
简要病史、体格检查（胸部听诊、辅助呼吸肌参与呼吸、心率、呼吸频率）、
PEF或FEV₁、氧饱和度和其他检查如图所示

FEV₁或PEF≥40%（轻度到中度）
• 吸氧时SaO₂≥90%
• 雾化吸入或MDI吸入SABA，第1h用量≤3次
• 口服糖皮质激素；如果未立刻起效或近期服用口服全身性糖皮质激素

FEV₁或PEF<40%（重度）
• 吸氧时SaO₂≥90%
• 雾化吸入或MDI吸入大剂量SABA佐助异丙托溴铵，每20min或持续1h
• 口服糖皮质激素

自主呼吸即将或已停止
• 经气管插管行机械通气，氧浓度：100%
• 雾化吸入SABA和异丙托溴铵
• 静脉注射糖皮质激素
• 考虑辅助疗法

入院ICU治疗
（详见如下）

再次评估
症状、体格检查、PEF、氧气饱和度、其他需要的检查

中度恶化
FEV₁或PEF40%~69%预计值/最佳状态
体格检查：症状呈重度
• 吸入SABA 60min/次
• 口服糖皮质激素
• 如有改善可继续治疗1~3h；4h内决定是否入院

重度恶化
FEV₁或PEF<40%预计值/最佳状态
体格检查：静息时症状呈重度，辅助呼吸肌参与呼吸，胸廓僵直
病史：高危患者初步治疗后未改善
• 吸氧/氧疗
• 雾化吸入SABA+异丙托溴铵，每h/次或持续
• 口服糖皮质激素
• 考虑辅助疗法

疗效佳
• FEV₁或PEF≥70%
• 末次治疗后改善持续60min
• 无不适主诉
• 体格检查：正常

未完全缓解
• FEV₁或PEF 40%~69%
• 轻至中度症状

疗效差
• FEV₁或PEF<40%
• PCO₂ 42mmHg
• 体格检查：症状加重，嗜睡，意识模糊

个性化决策：再住院治疗（见正文）

出院回家
• 继续吸入SABA治疗
• 继续口服糖皮质激素治疗
• 考虑启动ICS
• 患者教育
  -复习药物治疗，包括吸入剂的使用方法
  -复习/启动行动计划
  -建议密切随访

入院治疗
• 氧疗
• 吸入SABA
• 全身糖皮质激素治疗（口服或静脉注射）
• 考虑辅助治疗
• 监护生命体征；FEV₁或PEF、SaO₂

入住ICU
• 吸氧/氧疗
• 每小时或持续吸入SABA
• 静脉糖皮质激素
• 考虑辅助治疗
• 可能气管插管和机械通气

改善

改善

出院回家
• 继续吸入SABA治疗
• 继续口服糖皮质激素治疗
• 继续ICS治疗。对未行长期治疗控制的患者，考虑启动ICS
• 患者教育（如复习药物治疗，包括吸入剂的使用方法，尽可能控制环境；复习/启动行动计划；建议密切随访）
• 出院前，安排与初级保健人员和/或哮喘专家在1~4周内的随访

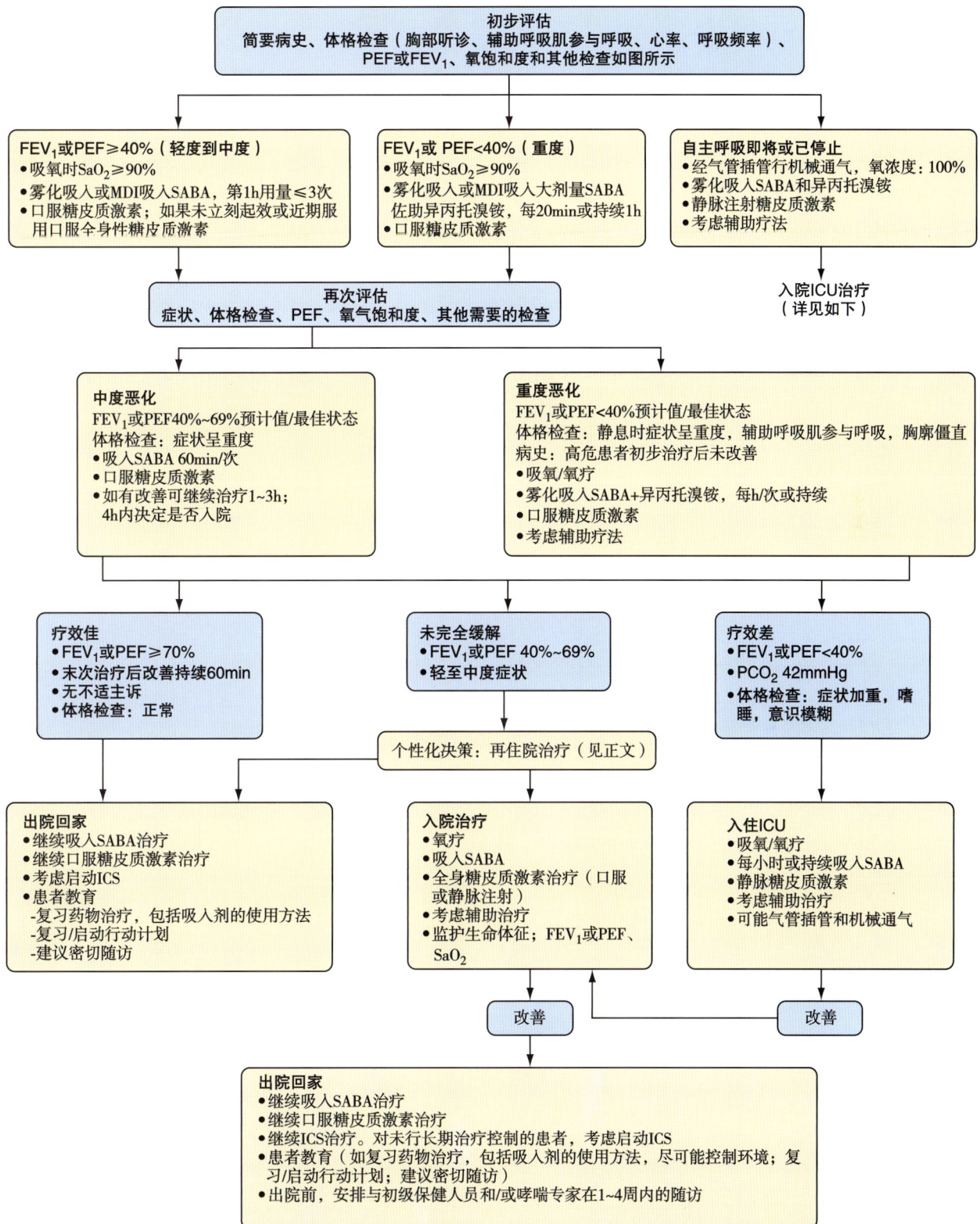

E 图 13-4　哮喘急性发作的急诊科管理及医院治疗。FEV₁，一秒用力呼气量；ICS，吸入糖皮质激素；MDI，定量吸入装置；PCO₂，二氧化碳分压；PEF，峰值呼气流量 SABA，吸入短效 β₂- 肾上腺素受体激动剂 SaO₂：血氧饱和度。摘自 National Asthma Education and Prevention Program. Full report of the expert panel：guidelines for the diagnosis and management of asthma［EPR-3］. Bethesda，MD：National Heart，Lung，and Blood Institute，National Institutes of Health；2007

E 表 13-4　在急诊室或医院治疗哮喘急性发作的药物剂量

药物治疗	成人剂量	儿童用药[a]	评价
吸入短效 β₂- 肾上腺素受体激动剂			
沙丁胺醇			
雾化器溶液 （0.63mg/3ml 1.25mg/3ml 2.5mg/3ml 5mg/ml）	每 20min，2.5～5mg，连续 3 剂，然后根据需要每 1～4h，2.5～10mg，或连续 10～15mg/h	0.15mg/kg（最小剂量 2.5mg）每 20min 3 次，然后 0.15～0.3mg/kg，根据需要每 1～4h 最多 10mg，或通过连续雾化每小时 0.5mg/kg	仅推荐选择性 β₂- 肾上腺素受体激动剂。为了达到最佳输送效果，在 6～8L/min 的气流下将气溶胶稀释至至少 3ml。使用大容量雾化器连续给药。可与异丙托溴铵雾化液混合
MDI（90μg/ 喷）	每 20min 吸 4～8 次，最多 4h，然后根据需要每 1～4h 吸一次	每 20min 吸 4～8 次，每次 3 剂，然后根据需要每 1～4h 吸入一次。使用带阀门的喷瓶。4 岁以下儿童添加口罩	在轻度到中度的急性发作时，MDI 加阀式喷瓶与雾化疗法一样有效，并采用适当地给药技术，由训练有素的人员进行指导
比托特罗			
雾化器溶液（2mg/ml）	见沙丁胺醇剂量	见沙丁胺醇剂量；每毫克的药效是沙丁胺醇的一半	尚未对重度哮喘急性发作进行研究。不要与其他药物混用
MDI（370μg/ 喷）	见沙丁胺醇 MDI 剂量	见沙丁胺醇 MDI 剂量	尚未对重度哮喘急性发作进行研究
左旋沙丁胺醇 （R- 沙丁胺醇）			
雾化器溶液（0.63mg/3ml，1.25mg/ml，3ml）	每 20min 1.25～2.5mg，3 剂，然后根据需要每 1～4h 1.25～5mg	0.075mg/kg（最小剂量 1.25mg）每 20min 3 次，然后 0.075～0.15mg/kg，根据需要每 1～4h 最多 5mg	左沙丁胺醇的剂量是沙丁胺醇的一半，其疗效和安全性相当。尚未通过连续雾化进行评估
MDI（45μg/ 喷）	见沙丁胺醇 MDI 剂量	见沙丁胺醇 MDI 剂量	—
吡丁特罗			
MDI（200μg/ 喷）	见沙丁胺醇 MDI 剂量	见沙丁胺醇 MDI 剂量；每毫克的药效是沙丁胺醇的一半	尚未对重度哮喘急性发作进行研究
全身（注射）β₂- 肾上腺素受体激动剂			
肾上腺素 1：1 000（1mg/ml）	每 20min 0.3～0.5mg，3 剂 SC	0.01mg/kg 至 0.3～0.5mg，每 20min 3 剂 SC	没有证据表明全身给药优于雾化疗法
特布他林（1mg/ml）	每 20min 0.25mg 3 剂 SC	0.01mg/kg，每 20min，3 次，然后根据需要每 2～6h，1 次	没有证据表明全身给药优于雾化疗法
抗胆碱药 **异丙托溴铵**			
雾化器溶液（0.25mg/ml）	每 20min 0.5mg，3 次，然后根据需要	0.25～5mg，每 20min 3 次，然后根据需要	可与沙丁胺醇在同一雾化器中混合。不应作为一线治疗；对于重度急性发作，应加入 SABA 治疗。一旦患者住院，异丙托溴铵的添加并不能提供进一步的益处
MDI（18μg/ 喷）	每 20min 吸 8 次，最多 3h	每 20min 4～8 次，最多 3h	对于 4 岁以下的儿童，应使用带阀门的喷瓶和面罩。研究发现异丙托溴铵 MDI 有长达 3h 的疗效
沙丁胺醇异丙托溴铵			
雾化器溶液（每个 3～ml 小瓶含有 0.5mg 异丙托溴铵和 2.5mg 沙丁胺醇）	每 20min，3ml，3 剂，然后根据需要	每 20min，1.5ml，3 剂，然后根据需要	可在重度急性发作的初始治疗中使用 3h。在沙丁胺醇中添加异丙托溴铵，在患者住院后并未显示出进一步的益处

E 表 13-4　在急诊室或医院治疗哮喘恶化的药物剂量（续）

药物治疗	成人剂量	儿童用药[a]	评论
MDI（每口含 18μg 异丙托溴铵和 90μg 沙丁胺醇）	每 20min 吸 8 次，最多 3h	每 20min，4～8 次，最多 3h	对于 4 岁以下的儿童，应使用带阀门的喷瓶和面罩
全身性糖皮质激素			
泼尼松	40～80mg/d，分 1 或 2 次剂量，直到 PEF 达到预计或个人最佳值的 70%	1mg/kg，分两次剂量（最大值=60mg/d），直到 PEF 达到预计或个人最佳值的 70%	对于门诊"突发"，成人（儿童：1～2mg/(kg·d)，最大值 60mg/d，持续 3～10 天）
甲泼尼龙	参照泼尼松	参照泼尼松	参照泼尼松
泼尼松龙	参照泼尼松	参照泼尼松	参照泼尼松

如果胃肠道转运或吸收不受影响，在重度急性发作中，高剂量糖皮质激素没有已知的优势，静脉注射也没有口服治疗的优势。

对于需要急诊或住院治疗的急性发作患者，全身性糖皮质激素的疗程可能持续 3～10 天。对于少于 1 周的糖皮质激素疗程，无须减少剂量。对于稍长的疗程（如长达 10 天），可能不需要减量，尤其是当患者同时服用吸入性糖皮质激素时。

吸入性糖皮质激素可以在急性发作的任何时候开始治疗。

[a] 儿童：12 岁以下的儿童。

ED，急诊科；MDI，定量喷雾器；PEF，峰值呼气流量；SABA，短效 β- 肾上腺素受体激动剂；SC，皮下。

摘自 National Asthma Education and Prevention Program. Full report of the expert panel: guidelines for the diagnosis and management of asthma（EPR-3）. Bethesda, MD: National Heart, Lung, and Blood Institute, National Institutes of Health; 2007。

分水化[72]。缺乏吸收钠和氯分泌的调节器会减少气道表面的水分，降低黏液清除速率，致使气道内黏附堵塞形成[73]。当分泌物增多、黏稠，纤毛间隙受损时气道阻塞继而引发感染。

CF 患者的肺在出生时基本正常[67]。然而早期慢性、反复性的细菌感染与肺内分泌物聚积、气道表面中性粒细胞杀伤功能受损有关[69,74]。反复和持续的感染长期刺激慢性中性粒细胞内炎症反应，最终破坏气道壁。早期病原体为金黄色葡萄球菌和流感嗜血杆菌。铜绿假单胞菌通常在后期侵入，表现为黏液聚集，并在肺部形成生物膜致肺功能骤减。而耐药菌感染往往具有毁灭性，如某些洋葱伯克霍尔德菌（Burkholderia cepacia）感染，显著增加 CF 的死亡率。

各种侵袭，如细菌、病毒和空气中的刺激物，可致咳嗽、咳痰症状加重，通常伴有全身表现，例如体重减轻、食欲缺乏和无力，这些从基线开始的变化被称为肺病恶化[75]。

反复急性加重的感染与进行性气道阻塞、支气管扩张、肺气肿、通气血流比失调和低氧血症有关。进展期支气管扩张患者血管生长易造成咯血，伴有气道高反应性和气道阻力增高，而大泡的形成会导致气胸。此时，肺功能异常通常为阻塞性的[76]，包括 FRC 增加、FEV_1 降低、呼气峰流速降低、肺活量减少（E 图 13-5）。代偿性过度通气时 $PaCO_2$ 降低，然而肺病理末期表现为高碳酸血症。终末期肺心病致心脏扩大、水钠潴留、肝大。营养不良是 CF 的常见问题，其原因包括胰腺功能不全、酶分泌不全、胃肠动力受损、胆汁的肠肝循环异常、严重肺病引起的热量需求增加和摄入减少[67]。低体重和体重指数与肺功能密切相关，可以预测肺功能不全。

CF 相关糖尿病由胰腺疾病进行性加重和胰岛细胞受损引起。12% 以上的青少年（13 岁以上）CF 患者罹患 1 型糖尿病，且发病率随年龄增长而增加。越来越多的证据显示糖尿病会导致肺部疾病且预后不良。此外，年长的 CF 患者也会合并典型糖尿病。肝功能异常可致血浆胆碱酯酶和凝血因子 II、VII、IX 和 X 减少，而维生素 K 吸收不良也可能导致凝血问题[77]。

1938 年 CF 首次与乳糜泻综合征鉴别开，其预期寿命约为 6 个月。此后，长期的多学科支持治疗取得了重大进展，使患者的平均生存时间延长至 35 年（E 图 13-5）[67,78]。目前，CF 患者中几乎有一半是成人[77]。

CF 的重要治疗包括补充营养、缓解气道阻塞和抗生素治疗。器官移植，尤其是肺移植，已被用于改善生活质量和延长寿命，但其疗效有待证明[78]。

校正剂和增强剂疗法是最近发展起来的，是针对 CF 跨

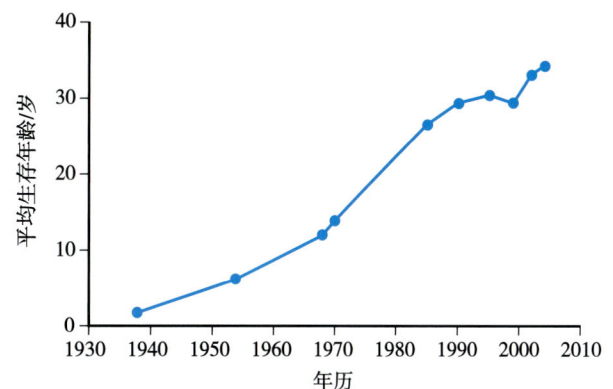

E 图 13-5　囊性纤维化患者首次描述该疾病以来不同时间的平均生存年龄。1970 年以前的数据是从当时的文献中收集的。1985 年以来的数据来自囊性纤维化基金会的数据登记处，并代表在这一年出生的囊性纤维化的儿童的中位生存年龄的预测（摘自 Davis PB. Cystic fibrosis since 1938. *Am J Respir Crit Care Med.* 2006; 173: 475-482）

膜电导调节器中的分子缺陷的治疗方法[79,80]。校正剂主要针对细胞的错误处理，而增强剂主要针对纠正通道的功能。依伐卡托（ivacaftor）是该领域最早开发的药物，它是一种以囊性纤维化跨膜电导调节（CFTR）基因的许多突变为靶点的潜在药物，包括 G551D 突变。

CF 病理生理学的多系统性质和不断变化的人口统计信息，均提示患儿有机会在麻醉下接受外科手术治疗。鼻息肉切除术和耳鼻喉科相关的手术最为常见，这是慢性鼻窦炎和鼻息肉等上呼吸道病理过程（表 13-7）高发的结果[81,82]。胃肠道疾病相关的治疗次之，其他麻醉适应证包括：支气管镜检查及肺灌洗、肠胃镜检查、门静脉高压致静脉曲张硬化剂注射、静脉导管置入和偶尔的外科手术问题。

表 13-7　囊性纤维化最常见的麻醉指征		
新生儿	儿童/青少年	成人
胎粪性肠梗阻	鼻息肉切除术	食管静脉曲张
胎粪性腹膜炎	静脉通路	复发性气胸
肠闭锁	耳鼻喉手术	胆囊切除术
		肺(肝)移植

改编自 Della Rocca G. Anaesthesia in patients with cystic fibrosis. *Curr Opin Anaesthesiol*. 2002；15：95-101。

因为 CF 人群寿命的延长，儿科麻醉医师也可能要参与成人治疗。成人的外科手术通常包括：复发性气胸的治疗、胆囊切除术、心脏或肺移植术；随着越来越多的患者存活到成年，产科病例也可能需要咨询。

这些患者进行麻醉时，肺部疾病是主要关注的问题。一直以来，肺部并发症的发病率和死亡率均较高。例如，在1964 年的一项回顾性研究报告围手术期死亡率为 27%[85]，但到 1972 年已降至 4%[81]。最近的研究证实，CF 患儿全麻后进行肺灌洗术、支气管镜检查、耳鼻喉科手术的死亡率较低，但肺部并发症发病率较高。在一个由 700 名儿童组成的联合队列研究中，围手术期并发症的发生率在 5%～13% 之间[82,86-89]。在一项对 18 名接受胸科手术的 CF 患者进行的研究中，尽管可以通过谨慎的管理将麻醉危害降至最低，但该手术的风险仍很巨大[90]。麻醉对 CF 患儿肺功能的影响尚不清楚。一项对接受食管静脉曲张硬化剂注射的患儿的小型研究，发现全麻后 48h 会出现肺功能恶化。而在另外两项、对约 100 名患儿的研究中发现术前、术后肺功能变化无差异[82,92]。虽然急性呼吸系统并发症可能影响肺功能，但麻醉管理对肺功能的影响难以预测。

评估肺部疾病的严重程度、现状和进展应作为麻醉计划的指导。健身是生存的积极预测因素[67]，运动耐量是评估肺功能的指标之一。分泌物的质量和数量、近期和慢性感染、支气管扩张剂的使用和有效性以及住院治疗次数均是问诊重点。心肺系统的检查应旨在检测心、肺和肝功能的损害。特殊检查不作常规要求，但可以量化疾病终末期器官功能障碍。动脉血气分析、胸片、肺功能、心电图、超声心动图和肝功能有助于患儿麻醉方案制订[84]。

儿童在情感上往往易受到伤害，除了术前焦虑，也有因严重疾病导致的心理原因。术前访视的目的应是减轻痛苦；口服

苯二氮䓬类药物已被成功用作缓解焦虑的药物[82,89]；预防性使用渗透性泻药可预防阿片类药物可能引起的肠梗阻[84]。

黏液干燥是 CF 的主要问题，全身麻醉也会带来特殊的问题。在正常呼吸过程中吸入的气体被加热到体温并湿化，可在隆突远端的等温饱和点达到这种状态[93,94]，这确保了下呼吸道保持潮湿和温暖。在最佳环境下，肺泡内的饱和水汽压为 47.1mmHg，绝对湿度为 43.4g/m³，温度为 37℃。

吸入冷、干燥气体会损害气道的暖化和加湿作用。任何气道设备（口咽气道、喉罩或气管导管）都绕过鼻腔和口咽部，并将冷、干燥的气体输送到更远的气道内。这就远移了等温线饱和点，迫使支气管参与暖化气体和气体交换[94]。这部分气道不太适应水分交换，往往脱水速度更快，从而损害了黏膜纤毛活动梯度，并易导致分泌物堵塞[96,97]。吸入麻醉药可以直接影响黏液纤毛运动，减弱咳嗽反射和通气动力，从而加剧了这一影响。

因此围手术期减少黏液干燥尤为重要。高渗盐水（7% 氯化钠）雾化可加速黏液清除，改善肺功能，提高生活质量，是CF 患者日常护理的一部分[98-100]。雾化治疗应持续到麻醉开始，并在麻醉后立即进行。麻醉通气期间加湿吸入气体或置入人工鼻以保存气道水分，降低浓缩分泌物风险。原则上肺分泌物的清除被认为是重要的，但一项小规模的前瞻性试验报告认为在术中进行支气管冲洗和物理治疗可致急性气道阻力增加，对肺功能改善无明显远期效益[101]。手术结束时应该确认神经肌肉阻滞彻底逆转，尽可能拔除气管插管，鼓励患儿自主呼吸，30°～40° 的头高位有助于膈肌运动和通气。术后理疗、气道加湿、良好镇痛、早期活动有助于分泌物清除、减少肺不张。使用神经阻滞、局部浸润或局部麻醉及非阿片类镇痛药是避免呼吸抑制的有效策略[102,103]。门诊手术是最佳的选择（如果可行），可以最大限度地减少对患者日常生活的干扰，降低医院感染的机会。

镰状细胞病

镰状细胞病（sick cell disease，SCD）是由 11 号染色体点突变引起的遗传性血红蛋白病（见第 10 章）。突变基因编码并合成血红蛋白 S，是正常血红蛋白 A 的突变体，导致了广泛和进行性的血管损伤[104,105]。本病的临床特征包括急性疼痛发作、急性和慢性肺病、出血性和闭塞性卒中、肾功能不全和脾梗死，平均预期寿命缩短到 30 余年[106]。围手术期相关的管理在第 10 章中详尽论述；这里的讨论仅限于 SCD 的肺部病理简要回顾。

急性胸部综合征（acute chest syndrome，ACS）是由 SCD引起的急性肺损伤。诊断标准包括新的肺浸润，在 X 线片上至少涉及一个肺段（不包括肺不张），并伴有一个或多个胸痛症状或体征，体温＞38.5℃、呼吸急促、喘息或咳嗽[107-109]；继发症状包括：感染、骨髓梗死后脂肪栓塞、肺梗死和外科手术[109-111]。影响围手术期 ACS 发生和严重程度的潜在危险因素包括肺部疾病史、近期合并有急性肺部并发症、妊娠、年龄的增长以及外科手术的创伤[104]。ACS 与患者低龄相关，一项对 60 例行腹腔镜手术的镰状细胞病患儿的研究中发现患儿低体温发生率增加，术中出血量更大[112]。

腹股沟疝修补和远端肢体手术后发生 ACS 风险低

（＜5%），而腹内和大型关节外科手术后发生 ACS 的风险高，约为 10%～15%[111,113,114]。虽然镰状细胞病的围手术期总死亡率＜1%[111,115]，但 ACS 可延长术后住院时间，导致呼吸衰竭和死亡。ACS 一般约在术后 3 天出现，约持续 8 天，死亡率为 3.3%[110]。

SCD 还会引起慢性肺损伤，称为镰状细胞性肺病（sickle cell lung disease，SCLD）。由于在从幼儿到成年的队列中尚未对肺功能进行纵向评估，因此 SCLD 的病理学与阻塞性和限制性肺病的关系尚不清楚[117]。患儿肺功能障碍多表现为阻塞性[118]，而成人多表现为限制性障碍[116,119,120]。在肺损伤晚期可能出现肺活量和肺总量降低、气体弥散受损、肺纤维化、肺动脉高压、右向左分流型心脏病和进行性低氧血症[116,120]。肺动脉高压形成可早于肺损伤的临床症状，是疾病进展不祥的迹象，并与猝死的风险增加有关。复发的 ACS 是终末期 SCLD 的独立危险因素，但肺实质和血管损伤的迹象通常出现在 ACS 发作前[116]。

对肺功能的评估应包括 ACS 的现病史、发生频率、严重程度、继发症状以及慢性肺损害的情况。术后 X 线片不仅可与近期的术前 X 线片对比，还可反映术后肺部病理变化。肺损伤的早期特征包括远端肺血管减少和弥漫性间质纤维化。而晚期则以肺纤维化、肺动脉高压和右室肥厚为特征[116,121]。肺功能检查不仅可以指导支气管舒张剂治疗指征，还能鉴别肺功能障碍类型。

SCLD 在围手术期发生 ACS 的风险增加，但基因型的不同、病情严重程度的差异、慢性治疗方案的不同、手术方式的差异和术后管理的复杂性，均加大了此类患者围手术期最佳管理方案的研究难度。良好的麻醉管理和术后护理可保障患者良好的预后[104,105]。

围手术期管理通常包括输注红细胞以降低围手术期发生 ACS 的风险。一项关于 SCD 患者在围手术期输血替代治疗方案的前瞻性研究中纳入了 67 名患者，分为术前输血或不输血的中、低风险患者[122]。虽然因研究过早结束而导致样本量小，低风险手术患者少未行亚组分析，但是发现非输血组包括 ACS 在内的临床不良事件的发生率高于输血组，结论是术前输血可降低 HbSS 纯合子型患者发生 ACS 的风险。

如果术前输血是为了减轻 SCD 的恶化，则简单地将血细胞比容升至 30% 比将血红蛋白 S 浓度降至 30% 的换血疗法更有效。同时换血疗法更容易导致输血相关并发症，包括罕见抗体（如 Kell 和 Duffy 抗体）的产生[110]。因此为预防 ACS 的发生，应该将血细胞比容升至 30%，而不是稀释血红蛋白 S 的浓度。

低风险手术在不输血的情况下发生 ACS 的风险较低[123]。一项对 SCD 患儿在深度深镇静下行 MRI 检查的研究表明，检查后的 1 个月内 ACS 发生率为 1.2%[124]。SCD 合作研究中接受小手术的非输血患者的 ACS 发生率与上一个研究相似为 1.4%[110]。一项对北美儿科麻醉医师的调查发现，大部分麻醉医生未行行小手术的围手术期并发症风险低的患儿输血，而较多的麻醉医生予以病情较重的且行有创检查的患儿输血[125]。

SCD 患儿中有卒中史或有卒中危险因素的患儿出现并发症的概率较高。卒中危险因素包括低血红蛋白、高血压、男性以及三种单核苷酸多态性[126,127]。经过连续经颅多普勒超声监测脑血流，头颅 MRI 监测亚临床卒中变化，发现输血对减少这些患儿后期卒中是有效的[128,129]。无症状 SCD 患儿中发现高达 30% 无症状脑卒中[126]，为了降低这些患儿的卒中风险，基于连续的检查的基础上定期予以输血。然而这一方法引发了对铁超载与重复输血相关并发症的关注。最近一项限制脑卒中危险人群输血次数的研究提前终止，因为尽管在连续经颅多普勒监测下，仍发生了两次卒中事件[130]。慢性羟基脲疗法在降低卒中风险方面也被证实有效[131]。有卒中史的患儿围手术期管理有待进展。

SCD 患儿常发生术后肺不张。目前尚不清楚这是否与一种潜在的 SCLD、镇痛困难、其他原因或并发症有关。这些患儿疼痛管理难度大，大剂量阿片药可抑制呼吸，导致肺不张[132]。ACS 多累及肺下段[109]，提示肺不张与 ACS 之间有关联；激励式肺量仪可防止肺不张和肺实变的发生[133]。局部镇痛、追加非阿片类镇痛药、激励式肺量仪、早期运动和良好的肺促排可降低肺不张和 ACS 的发生率。

ACS 的治疗重点是保持充分的气体交换。氧供方式是以气体交换功能障碍的严重程度来选择的，可以是无创通气支持（如 CPAP）或气管插管的有创通气。支气管扩张剂、激励式肺量计和胸部理疗可能可预防疾病恶化。当存在明显的通气/血流比失调时，纠正贫血可改善动脉氧合，输注红细胞携氧能力增加，部分外周组织氧提取减少，回流静脉血氧含量增高。因为发生通气/血流比失调时，血流经过无气体交换的肺组织平均动脉氧含量明显受到该部分回流血液的氧合作用影响，此时增加静脉氧含量可以改善动脉氧含量，虽然输血与改善预后并无直接关系，但保持充分的气体交换和单纯输血均能改善氧合[109]。

总结

肺部并发症是小儿围手术期发病的主要原因。虽然患儿已有的肺病理改变可能会给麻醉实施带来巨大的挑战，但是全面的术前评估联合术中精准的麻醉管理，可保障大部分患儿的麻醉手术安全。正如本章所述，在适当的情况下与小儿呼吸内科医生沟通、协商解决具体问题，团队协作可显著改善手术和手术预后。

（马雪萍 译，徐桂萍 校，左云霞　李军 审）

精选文献

Bishop MJ, Cheney FW. Anesthesia for patients with asthma: low risk but not no risk. *Anesthesiology.* 1996;85:455-456.
A thoughtful editorial on the implications, dangers, and practical implications of asthma.
Davis PB. Cystic fibrosis since 1938. *Am J Respir Crit Care Med.* 2006; 173:475-482.
A succinct discourse on the evolution of management of cystic fibrosis.
Firth PG, Head CA. Sickle cell disease and anesthesia. *Anesthesiology.* 2004;101:766-785.
A comprehensive review of anesthetic management of sickle cell disease.
Howard J, Malfroy M, Llewelyn C, et al. The Transfusion Alternatives

Preoperatively in Sickle Cell Disease (TAPS) study: a randomised, controlled, multicentre clinical trial. *Lancet.* 2013;381(9870):930-938.

A prospective randomized trial of the effect of perioperative red blood cell transfusion.

Huffmyer JL, Littlewood KE, Nemergut EC. Perioperative management of the adult with cystic fibrosis. *Anesth Analg.* 2009;109:1949-1961.

An updated review of anesthetic implications of advanced cystic fibrosis.

National Asthma Education and Prevention Program. *Full report of the expert panel: guidelines for the diagnosis and management of asthma (EPR-3).* Bethesda, MD: National Heart, Lung, and Blood Institute, National Institutes of Health; 2007.

An extensive review of current evidence on the pathophysiology, diagnosis, and management of asthma.

Tait AR, Malviya S. Anesthesia for the child with an upper respiratory tract infection: still a dilemma? *Anesth Analg.* 2005;100:59-65.

A broad review of the data on perioperative upper respiratory tract infections and suggested approaches to management.

von Ungern-Sternberg BS, Boda K, Chambers NA, et al. Risk assessment for respiratory complications in paediatric anaesthesia: a prospective cohort study. *Lancet.* 2010;376:773-783.

A large prospective observational study of perioperative adverse respiratory events and predictive risk factors.

参考文献

第14章　小儿气道

JOHN E. FIADJOE, RONALD S. LITMAN, JULIA F. SERBER, PAUL A. STRICKER,
CHARLES J. COTÉ

气道发育解剖学
　　舌体
　　喉的位置
　　会厌
　　声带
　　声门下区
喉
　　解剖
　　功能
呼吸系统生理学
　　绝对鼻呼吸
　　气管与支气管功能
　　呼吸功
　　麻醉中的气道梗阻
气道评估
　　临床评估

诊断性试验
气道管理：正常气道
　　面罩通气
　　口咽通气道
　　鼻咽通气道
　　气管插管
　　喉罩通气道
　　其他声门上通气道
气道管理：异常气道
　　小儿异常气道分类
　　管理原则
　　特殊的通气技术
　　用于气管插管的特殊技术
致谢
参考文献

　　小儿气道与成人气道解剖上的不同是导致麻醉技术差异的重要因素，为了更好地理解和管理婴幼儿的正常或病理性气道，我们需要了解其正常的发育过程、解剖结构和生理功能。本章对有助于气道管理的技术和原则加以概述。

气道发育解剖学

　　目前关于小儿气道和成人气道解剖结构及其功能的相关知识，是建立在 Negus、Eckenhoff、Fink 以及 Demarest 等的经典研究基础上[1-3]。他们的研究表明新生儿和成人的气道解剖差异主要体现在五个方面，即本节概述所提到的五点。然而，最近研究表明这些长期公认的理论也并不都是非常合理[2-4]。另外，由于婴儿头部相对较大，无须将任何东西置于头部下方也可以获得适当的"嗅物位"。随着年龄的增长，小儿的气道解剖结构则具有从新生儿气道向成人气道过渡的特点。

舌体

　　一般来说，新生儿和婴儿的舌体在口腔中所占比例较大，因此更容易阻塞气道，其中新生儿尤甚。然而，一项对 1～11 岁儿童口腔结构的 MRI 研究表明，小儿舌体和口腔的骨质结构涉及的其他软组织其实是成比例生长的[5]。但该研究并不包括新生儿和婴儿（1～12 月龄）。

　　舌体对于镇静和麻醉诱导时发生的上气道梗阻影响相对较小。尽管舌体对全年龄段的小儿气道梗阻的产生有一定影响，但对于大龄儿童而言，梗阻的产生更可能是因为鼻咽部与会厌的塌陷。

喉的位置

　　与成人相比，婴儿的喉头更近头侧，其相应位置分别位于 C_3～C_4 水平（婴儿、成人 C_4～C_5 水平）（图 14-1）。MRI 和 CT 已经证实小儿喉头位置实则更近头侧，且婴儿和 2 岁以下小儿的舌骨位置位于 C_2～C_3 水平[8]。因此婴儿舌体、舌骨、会厌、上腭之间的距离较大龄儿童和成人相比要更小一些。

　　小儿喉部更靠近头侧而接近舌根部，使得舌平面和声门开口平面之间的角度变得更加尖锐，从而导致喉部结构的暴露更为困难。因此，对婴儿进行喉镜检查时，为了方便在视野中提起舌体而更好地显露喉头常选用直喉镜片。在某些情况下，如特雷彻·柯林斯综合征（Treacher Collins syndrome）及其他与下颌骨和面中部发育不全相关的综合征，其喉部解剖关系则更加复杂，直接显露声门也更加困难，有时甚至无法进行直接喉镜检查（图 14-2），其原因是下颌骨与面中部发育不全、舌根位置更靠后（即舌后坠）等导致其更接近喉入口，从而使得舌平面和喉部入口平面成锐角（常为 90°）（图 14-3）。这种情况下传统的直喉镜片能提供更好的

283

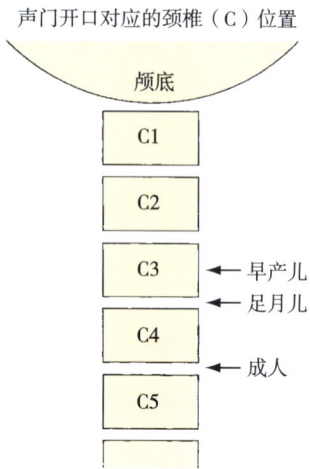

图 14-1　早产儿喉部位于第三颈椎（C₃）中部水平；足月儿喉部位于 C₃～C₄ 间隙水平；成人喉部位于 C₄～C₅ 间隙水平（改编自 Negus VE. The Comparative Anatomy and Physiology of the Larynx. Oxford：Butterworth-Heinemann；1949）

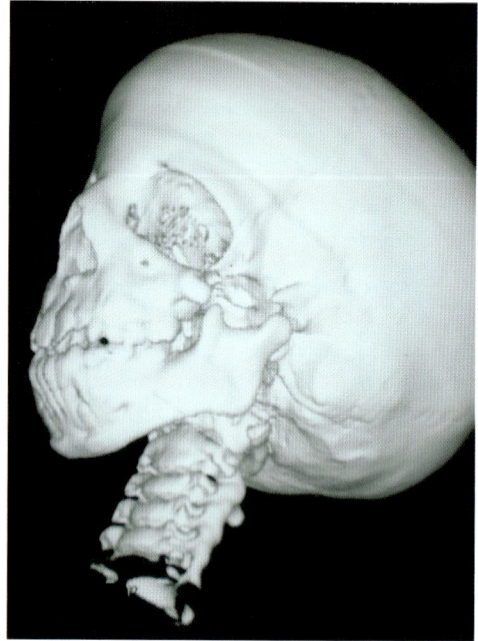

图 14-2　特雷彻·柯林斯综合征（Treacher Collins syndrome）患儿的三维重建图片。由图可见患儿有明显的缩颌，下颌骨位置靠后，面中部发育不全，舌根和喉部入口处位置接近，呈锐角（近 90°）。此时很难用直接喉镜显露声门

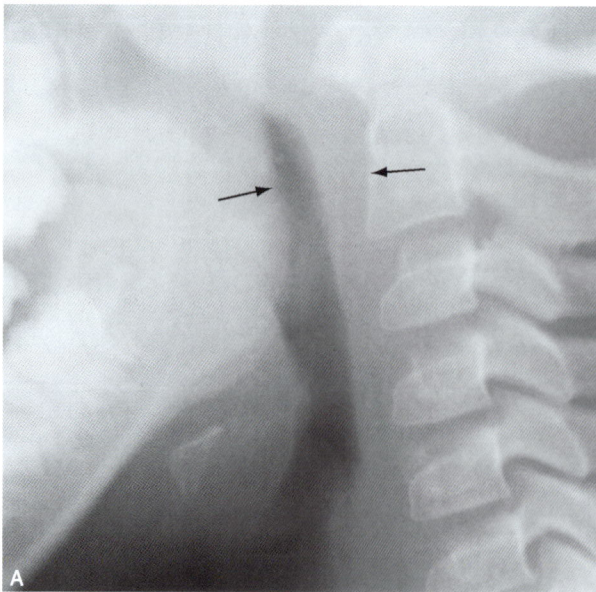

图 14-3　与正常小儿相比，下颌骨发育不全的患儿喉部位置更靠后。A. 一个正常 7 岁儿童的上气道侧位平片，包含颅底和颈椎。箭头所示为下颌支后缘与第二颈椎前缘。B. A 图中的解剖图解

14

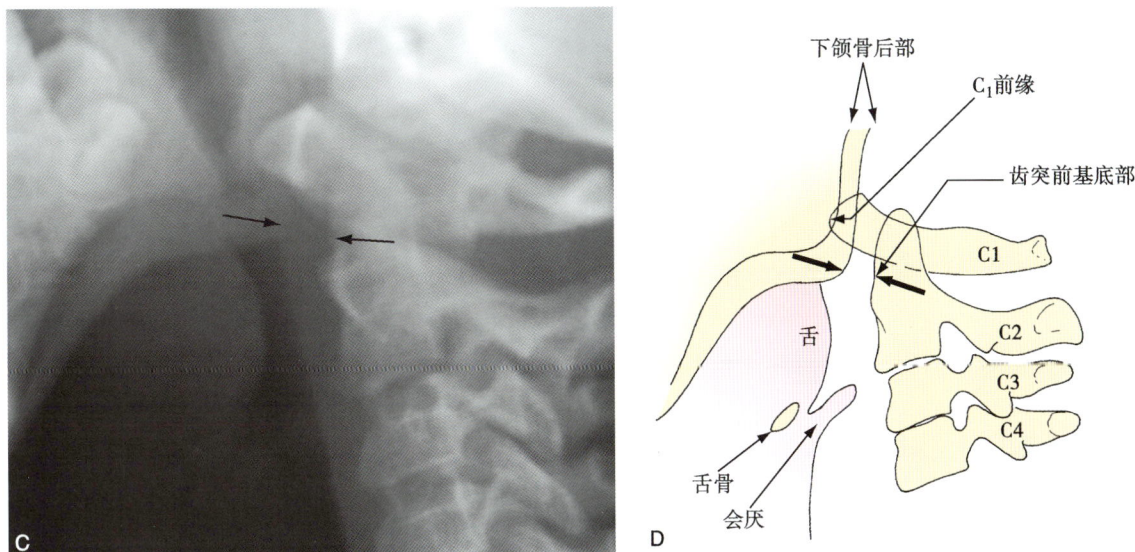

图 14-3(续)　C. 一位 6 岁的特雷彻·柯林斯综合征(Treacher Collins syndrome)患儿在相同位置下的侧位平片。箭头所示同样是下颌支后缘与第二颈椎前缘。D. C 图中的解剖图解。可以看到，与正常解剖相比，该患儿下颌支与第二颈椎间空隙明显减小，第一颈椎前缘与下颌骨后缘重叠。对于许多存在这种解剖异常的患儿来说，极端靠后的舌体和喉部入口使两者平面的夹角呈锐角，这也使喉入口处的暴露极为困难(侧位平片蒙 Donna J. Seibert, MD; John A. Kirkpatrick, Jr., MD; and Robert H. Cleveland, MD 惠赠)

食管入口视野而非喉部入口视野。因此为进行气管插管而使用特殊设备或技术则势在必行。

会厌

　　婴儿会厌较为狭窄、呈 Ω 型、且与气管轴线成角分开；成人恰与此相反，会厌较平且宽、其中轴与气管近乎平行(图 14-4，图 14-5)。这种结构使婴儿在吮吸母乳时会厌能够更靠近悬雍垂，从而将呼吸与进食分隔开，使得婴儿可以在吞咽的同时进行呼吸。但对新生儿和婴儿进行喉镜检查时，会厌的这种结构也使喉镜片提起会厌的操作更为困难。

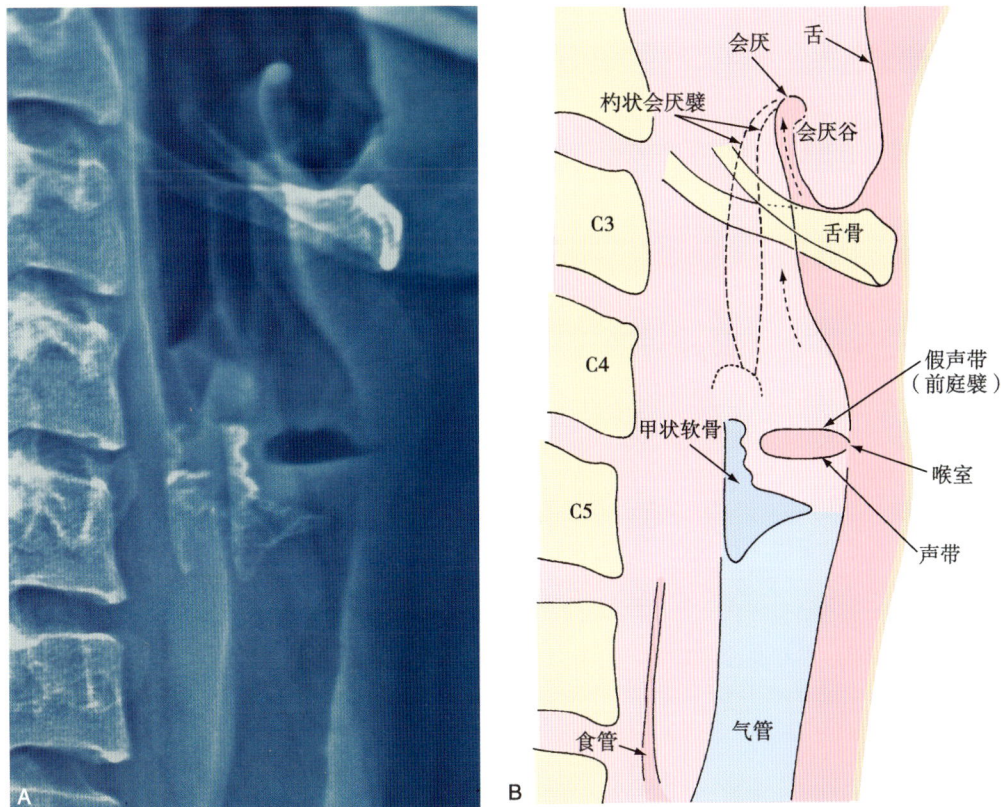

图 14-4　成人单侧颈部静电复印副本中的喉显影(A)及对应的原理图解(B)。可以看到相对较薄而宽的会厌，其轴线与气管平行。舌骨"环抱"会厌，没有声门下狭窄区。也可看到声门与气管轴线垂直

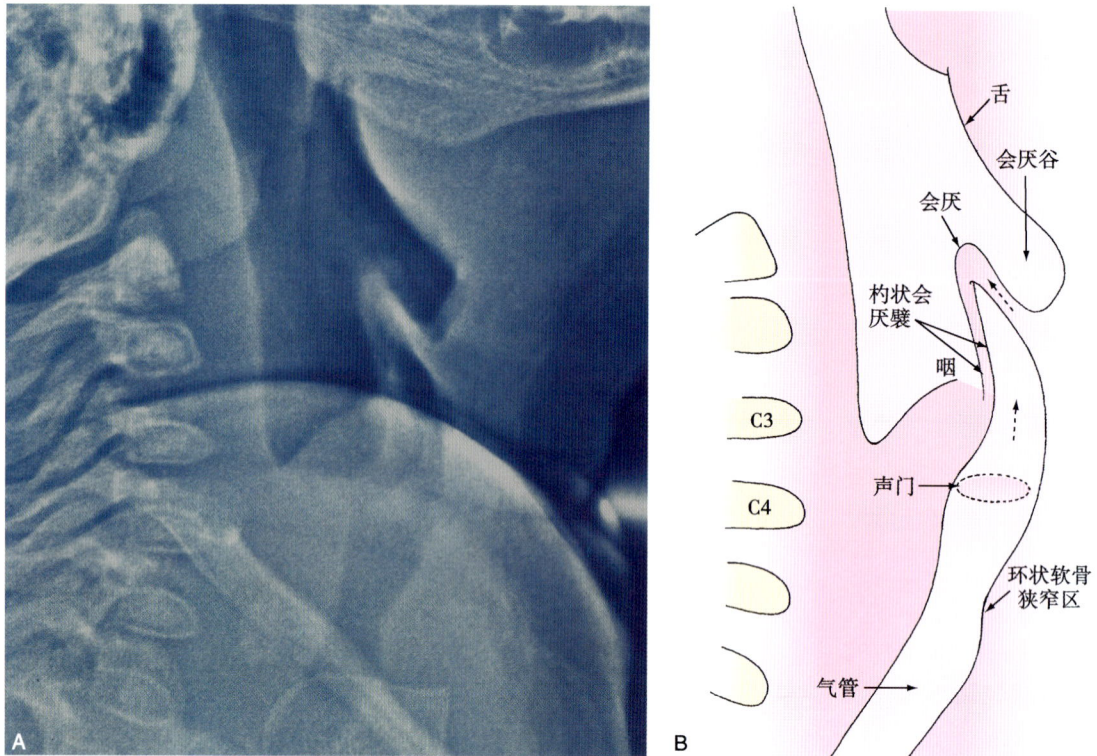

图 14-5　婴儿单侧颈部静电复印副本中的喉显影(A)及对应的图解(B)。可以看到与气管成角的会厌以及狭窄的环状软骨。也可看到声带成角,其前附着处高于后侧,而非成人的垂直方向

声带

成人声带轴与气管轴垂直,而婴儿的声带有一定角度,因此其前附着处较后附着处更近骶侧(对比图 14-4A 与图 14-5A)。这种解剖特点改变了气管插管时导管进喉部入口的角度,有时会造成气管插管困难。尤其是在经鼻气管插管的时候,气管导管(endotracheal tube,ETT)前端可能会顶在声带前连合上,不易进入声门。

声门下区

传统认识都普遍认为婴儿喉部最狭窄处位于环状软骨,而成人最窄处则是声门裂。这种认识是来自对口服镇静药物且保留自主呼吸小儿(<2 岁)的 MRI 与 CT 研究结果[8,9]。与此相反,另一项对丙泊酚镇静下保留自主呼吸的 2 月龄至 13 周岁小儿的 MRI 研究结果表明,小儿喉部最窄处则位于声门开口处和近声门下水平,而环状软骨尺寸在整个儿童期并未发生明显变化[10]。该研究结果与 1897 年[11]及其之后的尸体标本解剖[12-17]结果相矛盾。而造成这种矛盾可能性的最大原因是,最近的研究对象是保留自主呼吸的小儿,在整个呼吸循环中其气道状态是可变的,呼吸过程中软组织塌陷使得环状软骨上部出现明显狭窄。然而,当把相对直径较大的导管插入到声门时,导管可以顺利通过可扩张的声门区,但在声门下位置却可能遇到阻力(如不可扩张的环状软骨区)。尽管这些研究证实了体内的动态生理变化,但环状软骨仍是上气道功能性的最狭窄部分。

声门下气道的快速生长期一般出现在 2 岁前,在这之后气道的生长速率即呈线性[17]。在 10~12 周岁时,环状软骨和甲状软骨达到成人比例,此时声带成角与声门下的狭窄区都不再存在。

成人的声门裂是其气道的最狭窄处[18],当气管导管通过声门后即可顺利置入气管。然而成人尸检结果表明:约 70% 的气道最窄处位于声门下区[19]。成年女性这个狭窄区直径约 10~16mm,成年男性约为 13~19mm。总的来说,气管导管易于通过声门裂进入成人气管的可能原因,是其气道最狭窄区的直径仍然大于最常用的气管导管尺寸。对于成人来说,除了需要置入像双腔管这样更大尺寸的气管导管外,大部分情况下声门下的狭窄区都不会表现得特别明显。而小儿则不同,气管导管可以顺利通过声门却不能通过声门下区的情况很常见(图 14-6)。成人和小儿的喉部均应呈漏斗状,而对于婴儿和较小的孩子来说更多地强调这种结构,其影响也更为重要。

环状软骨是整个喉部气管支气管树中唯一的完整环形软骨,因此这个位置不具有扩张性。因为上气道黏膜是由排列疏松的假复层柱状上皮构成,当压力作用于黏膜层时可导致其出现反应性水肿,使气道内径减小。质地紧密的气管导管在环状软骨水平紧压着气管黏膜,当拔除导管后,黏膜会发生炎症和水肿,进而使气道内径变小,气道阻力增大(如拔管后喉炎)。因为婴儿声门下区域内径较成人更小,同等程度的气道水肿,婴儿气道阻力增加得更为明显。例如,假设婴儿环状软骨位置内径为 4mm,成人环状软骨或气管内径为 8mm,当环气道黏膜发生约 1mm 的水肿(也就是气道内径减小了 2mm)时,婴儿气道横断面面积会减少约 75%(内径至 2mm),而成人该面积仅减少 44%(内径至 6mm)。从生理学的角度看,因为气道阻力的存在,上气道气流为湍流,气道阻力与气道半径的五次方成反比。婴儿气道内径的减小导致气道阻力增加了 32 倍,而成人仅增加了 5 倍(图 14-7)[2]。

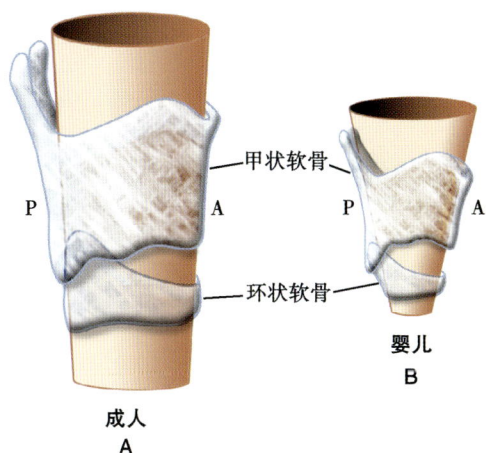

图 14-6 成人（A）与婴儿（B）的喉结构。都有些近漏斗状，只是在婴幼儿更加明显。成人喉的内径较大，可允许大部分气管导管通过顺利进入气管。而对于婴幼儿来说，气管导管通常可以顺利通过声门，却停在无法扩张的环状软骨水平。为防止在此位置出现的水肿，传统教学中通常推荐无套囊的气管导管用于婴幼儿插管（更多信息于正文中）。A，前侧；P，后侧

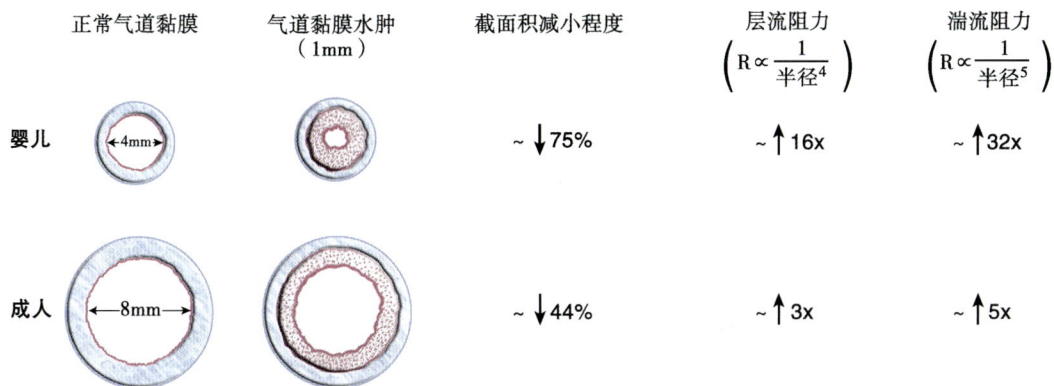

图 14-7 婴儿和成人气道发生黏膜水肿时的相对效应。最左边是婴儿和成人的正常气道。环气道黏膜的水肿使管腔直径减少了 2mm。对于层流气道（第五级支气管及以下），气道阻力与气道半径的四次方成反比，而对于湍流气道（从口腔到第四级支气管），气道阻力与气道半径的五次方成正比。同样是气道内径减少 2mm，对于一个气道内径为 4mm 的婴儿，其气道横截面积减少了 75%，层流气道阻力增加了 16 倍；而成人气道横截面积仅减少了 44%，气道阻力增加 3 倍。而对于湍流气道（上气道）来说，成人气道阻力仅增加 5 倍，婴儿的气道阻力增加了 32 倍

喉

为了安全顺利地进行气道管理，了解喉的解剖和功能至关重要。

解剖
结构

喉由 1 块骨骼（舌骨）和 11 块软骨（包括不成对的甲状软骨、环状软骨、会厌软骨，与成对的杓状软骨、小角软骨、楔状软骨、麦粒软骨）组成。这些软骨由韧带连接悬于颅底。环状软骨与甲状软骨下角的后方相关节，一对三角形的杓状软骨位于上方，与环状软骨后上侧关节面相关节，同时使杓状软骨处于甲状软骨的保护下（图 14-8）。麦粒软骨是圆形的结状软骨，成人的麦粒软骨约有豌豆大小，位于甲状舌骨外侧韧带边缘。

组织皱襞和肌肉覆盖在软骨上。与成人不同，2 周岁以内小儿声门的软骨结构占整个声门长度的 60% 到 75%，这与其他大部分哺乳动物类似[17]。喉内肌的收缩改变了这些组织皱襞的位置和结构，进而影响了呼吸、故意用力紧闭声门（瓦尔萨尔瓦动作，Valsalva maneuver）、反射性喉痉挛、吞咽及发声时的喉功能（图 14-9）。

喉部皱襞的组成如下：
- 一对杓状会厌襞张于会厌软骨后侧缘与杓状软骨尖之间（成对的小角软骨、楔状软骨在其中像支撑衬衫领的金属一样巩固、加强杓状会厌襞）。
- 一对前庭襞（假声带）张于甲状软骨后侧与杓状软骨上方。
- 一对声襞（真声带）张于甲状软骨板后面与杓状软骨声带突或前突之间。
- 不成对的杓间襞（由被组织覆盖着的杓状肌组成）连接着两侧的杓状软骨。
- 不成对的甲状舌骨襞张于舌骨和甲状软骨之间。

组织学

富含血管的口腔黏膜与喉和气管直接相连。这些黏膜包括鳞状上皮、复层上皮、假复层纤毛柱状上皮，声带黏膜为复层上皮。黏膜和黏膜下有着丰富的淋巴管和分泌浆液的腺体，浆液可润滑喉的黏膜皱襞。黏膜下层包含疏松的纤维间质，使得黏膜层在大部分区域中能够较为松弛地附着在底层结构上。但位于会厌和声带表面的黏膜下层有限，因此这些位置的黏膜都是紧密附着的[20,21]。正是由于声带处黏膜与基底层的坚固黏附，声带以上大部分炎症过程可被限制

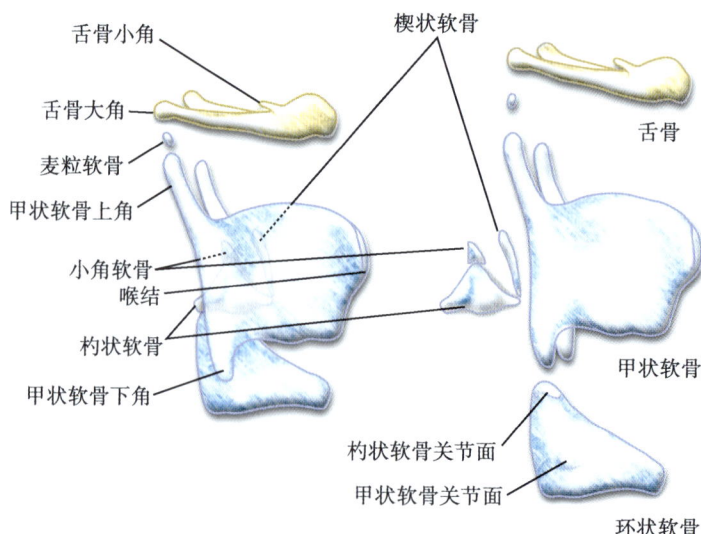

图 14-8　喉软骨。左侧是喉软骨的正常位置，右边是将各个软骨分开排列（摘自 Fink BR，Demarest RJ. Laryngeal Biomechanics. Cambridge，MA：Harvard University Press，1978°by the President and Fellows of Harvard College）

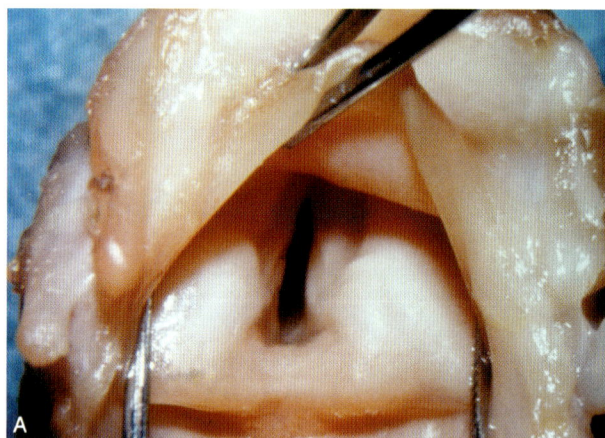

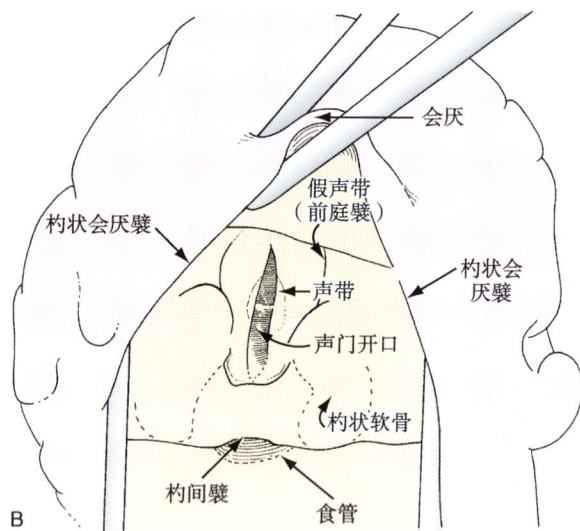

图 14-9　早产婴儿的喉部照片（A）和图解（B）

而免于向下气道扩散[21]。例如，会厌炎多局限于声门上结构，而黏膜疏松的黏附可解释局部水肿的形成（图 33-22，图 33-23）。同样，声门下区域的炎症（喉气管支气管炎，即哮吼）会在声带之下黏膜附着疏松的位置导致明显的声门下水肿，但通常不会扩散到声带以上（图 33-21C）[20]。

感觉和运动神经分布

喉的感觉和运动神经均来自迷走神经的两条分支，即喉返神经及喉上神经。喉上神经有两条分支，内支主要分布于声门上，为感觉神经；外支主要支配环甲肌，是运动神经。喉返神经是声门下喉黏膜主要的感觉神经，同时也支配着除环甲肌以外的喉肌[21,22]。局麻药物阻滞喉上神经后，可导致从声门上区到会厌下缘的麻醉，阻滞环甲肌运动从而松弛声带。声门下和气管麻醉需要穿透环甲膜行喉表面麻醉或进行精确的喉返神经阻滞[23-25]。

血供

喉的血供主要来自甲状腺动脉发出的上、下动脉。喉返神经和动脉伴行且距离很近，甲状腺切除术中的止血易导致声带在术后出现暂时性麻痹[26]。

功能
吸气

在吸气相，由膈肌下移和肋间肌收缩而引起的胸内负压吸引喉部向下。因此喉被纵向拉伸，使得杓状会厌襞和前庭襞间距离、前庭襞和声襞间距离都增加。喉内肌收缩，杓状软骨向后、向两旁移动（向后摆动，向两侧旋转），杓状软骨间距离增加，进而分离并拉伸两边的杓状会厌襞、前庭襞以及声襞。总体来说，吸气使喉入口增大，从而增加了单位时间内由此进入气道的空气量。

呼气

在呼气末,喉部回到静息位,杓状会厌襞、前庭襞、声襞间的纵向距离缩短(就像合上望远镜一样)。两侧杓状软骨同时向中间旋转并向前摆动,返回到静息位,杓状软骨间距减小,使两侧的杓状会厌襞、前庭襞、声襞张力减小且厚度增加。

用力紧闭声门与喉痉挛

紧闭声门并强行呼气(用力紧闭声门或瓦尔萨尔瓦动作)即有意识的喉关闭,其生理机制与意外发生的喉关闭(喉痉挛)类似。用力紧闭声门是在几个不同水平层面上发生的。喉内肌收缩:①杓状软骨间距明显缩短;②杓状软骨向前、向内侧移动,使成对的声襞、前庭襞、杓状会厌襞对合;③喉纵向缩短,杓状会厌襞、前庭襞、声襞间的距离几乎消失(如同把望远镜完全关闭)。喉外肌收缩:甲状舌骨肌使舌骨下移,甲状软骨上移,使声门进一步关闭[1,3,4,27-30]。

喉痉挛时的喉关闭过程与有意识的喉关闭类似,但并不完全一致。两者间有两个重要的不同点。首先,喉痉挛伴随着用力吸气,因此纵向拉伸喉部,将声襞和前庭襞分开。其次,与用力紧闭声门不同,甲杓肌(喉内肌之一)和甲状舌骨肌都不进行收缩,因此杓状会厌襞和甲状舌骨正中皱襞的对合极其轻微。这两点明显的不同使较轻的喉痉挛发生时,喉上部可保持局部开放,这就产生了喉痉挛标志性的高调的吸气性喘鸣音,此时使下颌向上、向前移位(在下颌骨升支的踝突处采用托下颌的方法),将舌根、会厌、杓状会厌襞与声襞纵向分开,可有助缓解喉痉挛[28]。

吞咽

吞咽时关闭声门的过程同样与用力紧闭声门类似。声门开放时的保护主要来自喉部黏膜皱襞的对合,其次来自喉部的向上(头向)移动。喉部上移使甲状软骨靠近舌骨,会厌弯曲折叠覆盖声门开口[1,27,29,30]。在失去意识或深度镇静时,正常的喉保护机制减弱或消失,应预防咽腔内容物误吸到肺。

发声

发声是由呼气时甲状软骨和环状软骨夹角(环甲软骨角)的改变和杓状软骨的内侧移动实现的[1,22,31]。在气流通过时,这些运动导致声带张力产生细微变化,从而引起声带振动。声带的损伤或功能障碍(如炎症、乳头状瘤、麻痹)均可影响发声。发声是唯一通过改变环甲软骨角度而实现喉功能的[1]。因此,即使在吸气相出现了明显的气道梗阻,发声功能仍可存在。

呼吸系统生理学

绝对鼻呼吸

婴儿被认为只能用鼻呼吸[32,33]。前后鼻孔的阻塞(鼻塞、狭窄、后鼻孔畸形)都可能导致婴儿出现窒息[34-36]。造成婴儿绝对鼻呼吸的部分原因是呼吸运动和口咽部运动感觉信息的协调性尚未发育成熟[37]。此外,婴儿喉位置更靠上,口咽结构彼此离得很近,平静呼吸时舌体靠在口腔顶部,易

造成口腔气道梗阻。当婴儿在上气道存在部分梗阻时,或在镇静、麻醉诱导后上气道肌张力下降时进行自主呼吸,咽气道的多个位置都可能造成气道梗阻[38-42]。

随着婴儿的发育,其呼吸和吞咽的协调性也逐渐成熟。喉逐渐扩大,并随着颈椎的延伸而向下移动,在此过程中婴儿可以进行适当的经口呼吸,此过程约在3~5月龄时成熟。鼻孔堵塞时进行经口呼吸的能力具有年龄依赖性:只有8%的孕龄31~32周的早产儿可在鼻塞后经口呼吸,而孕龄在35~36周的早产儿此比例为28%[43],足月儿中约40%可进行经口呼吸的转换[44]。然而,早产儿经口呼吸能力其实并不像上述研究结果中提到的那么差。对17个健康的早产儿(孕龄32±1周,生后12±2天)给予了慢速及快速的鼻塞后均可出现从经鼻呼吸到经口呼吸的转换。该结果延长了后来研究中使用的堵塞时间(>15s)[15]。如果对侧鼻腔存在潜在梗阻,鼻饲管也可能会影响婴儿的呼吸。

气管与支气管功能

气管与支气管的直径有弹性变化,其弹性由扩张或回缩力决定(图14-10)。与成人相比,婴儿的喉、气管和支气管顺应性更高,更易受到扩张和回缩力的影响[32,46,47]。与胸外部分不同,胸段气管更易受到压力影响[46]。在呼气相,胸内保持轻微的负压,使气管和支气管保持开放(图14-10B)。在吸气相,胸内负压增加,扩张拉伸胸段气管、支气管[48]。在胸廓入口处,气管内压和大气压的压差使得气管的胸外部分出现轻微狭窄。不过气管软骨以及颈部的肌肉软组织帮助维持气道开放(图14-10A)。

会厌炎、喉气管支气管炎、上气道异物等均可造成胸外的上气道梗阻,使正常的气道动力发生变化。临床上最终的结果是梗阻位置以下胸外气管出现动力性塌陷。在胸腔入口处,气管内负压和大气压的压力梯度最大,动力性塌陷也最严重,因此可出现明显的吸气性喘鸣(图14-10C)[46-53]。胸段气管梗阻时(如气管异物、血管环状畸形等),吸气相与呼气相都可闻及喘鸣音。更低位的气道发生梗阻时(如哮喘、支气管炎等),胸段气管与支气管明显塌陷,使呼气相延长,大大增加了管腔外正压(图14-10D)。除此之外,由于小儿气道顺应性较高,在支气管平滑肌收缩时(如反应性呼吸道疾病)管腔更易闭合。早产儿和足月儿在平静呼吸下也可能出现气道闭合。

预防动力性气道塌陷非常重要,尤其是在婴幼儿大力哭闹时,跨气道压极度增高,其气管支气管由于顺应性高而易出现气道塌陷。小儿对气道动力作用的敏感性与年龄呈负相关:早产儿最敏感,而成人则最不敏感[59]。因此,对于发生气道梗阻的小儿来说,使其保持镇静非常重要。患儿父母、护理人员、内科医师均应了解这些原理并掌握一定技巧。在插入气管导管之前,应慎用镇静剂和阿片类药物,因为这些药物可抑制甚至消除维持生命的自主呼吸,增加不良事件发生率和死亡率。

呼吸功

呼吸功(work of breathing,WOB)可被定义为压力和容积的乘积,可通过测量跨肺压和潮气量来计算。成人和婴儿

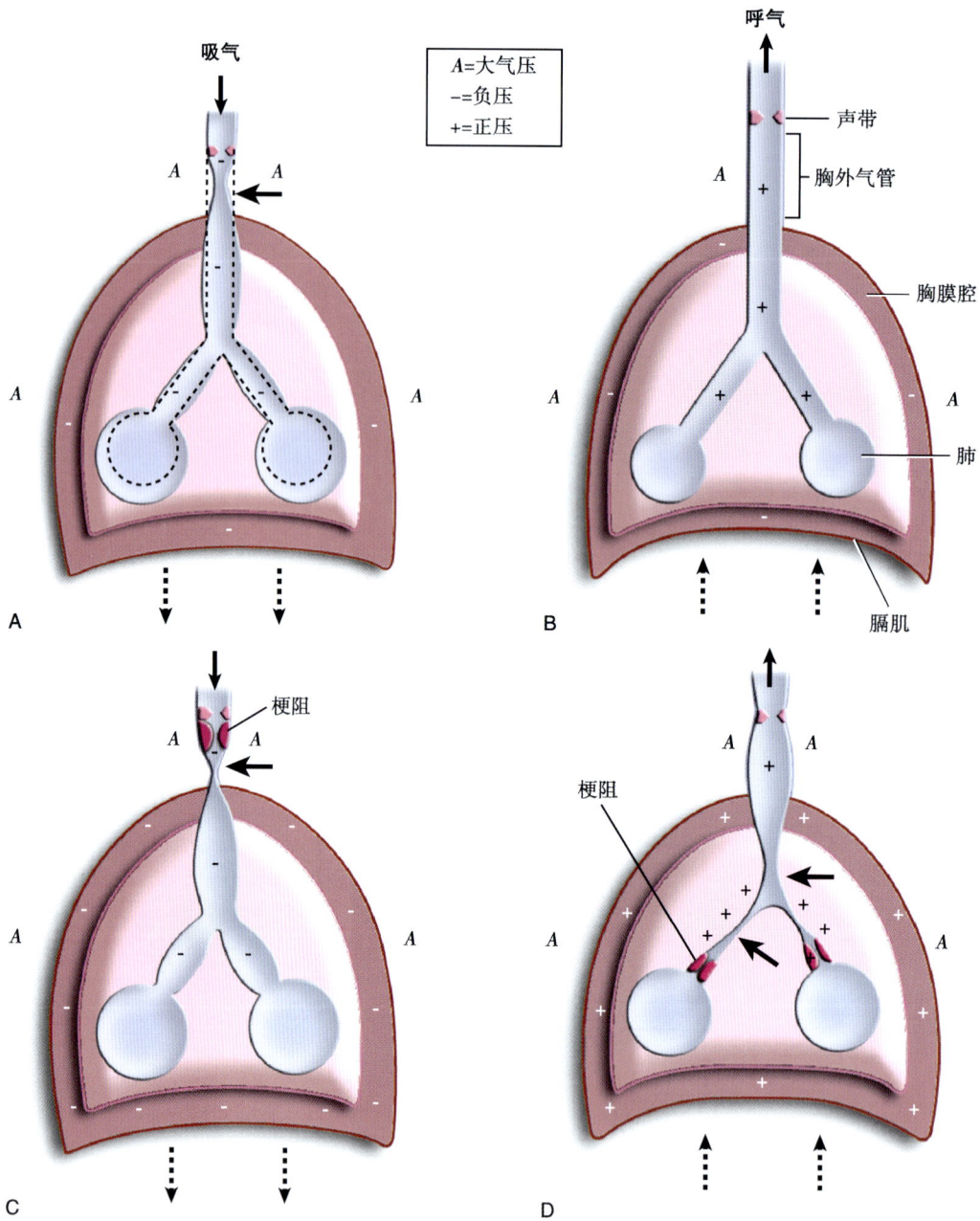

图 14-10　A. 随着膈肌下降、肋间肌收缩，与气管内压和大气压相关的胸内负压增大。最终结果是纵向拉伸咽与气管，扩张胸段气管以及支气管，使空气进入肺部，胸外气管出现一些动力性塌陷(箭头处)。动力性塌陷是气管的高顺应性以及与气管内相对内负压造成的。B. 呼气末的正常情况应是胸膜腔内出现轻微负压支撑气道保持开放。婴儿的胸部顺应性高，无法提供维持气道开放的负压，因此每次呼吸都会出现气道闭合。气道内相对大气压的正压将肺内空气挤出气道。C. 胸外气道梗阻。可以看到在梗阻位置以下的胸外气管出现明显的动力性塌陷。喉入口处气管内负压与大气压的压差最大，因而此处的气管塌陷最为明显(箭头处)。(胸外上气道梗阻可闻及特征性的吸气性喘鸣)D. 胸段气管或气道梗阻。当存在低位气道梗阻时，呼吸可增加胸内正压，导致胸内气道出现动力性塌陷(呼气延迟或哮鸣音，见箭头处)

单位公斤体重的呼吸功基本一样。然而足月新生儿的氧耗量[5~7ml/(kg·min)]却是成人[2~3ml/(kg·min)]的数倍[60]。由于婴儿的呼吸频率明显更快，其氧耗量(以及二氧化碳生成量)要比年长儿大很多。早产儿与呼吸相关的氧耗量是成人的三倍。

婴儿和成人气管支气管树内气道阻力位置是不同的。新生儿鼻腔对气流的阻力占了其整个气道阻力的25%，而成人则有60%[32,62]。婴儿的气道阻力主要来自支气管和小气道，这主要是因为其气管和支气管的管腔直径更小，且支撑结构的顺应性更高[32,63,64]。尤其是婴儿软骨化的胸壁非常柔软，顺应性很高；肋骨的支撑作用相对较差，维持胸内负压的能力较弱。胸内负压不足、支气管顺应性又过高，导致婴儿每一次呼吸都会出现气道的功能性闭合[65-67]。因此对于婴幼儿来说，其大部分的呼吸做功都用于克服小气道阻力,而在成人鼻腔则是气道阻力的主要来源[33,65,66,68-73]。

当气道压增加或肺的顺应性降低时,为达到预定潮气量就需要更大的跨肺压,因此呼吸功随之增加。任何使呼吸功增加的气道条件变化都可能导致呼吸衰竭。如前文所述,在层流气道(第五级支气管以下),呼吸功(对气流的阻力)与气道半径的四次方成反比,而在湍流气道(从上气道到第五级支气管),气道阻力与气道半径的五次方成反比。婴儿的气道直径比成人的小很多,因此出现病理性气道狭窄对婴儿的呼吸功非常不利。增加呼吸功的情况还见于:气管导管过长且管腔过小、气管导管堵塞、气道已存在狭窄。这些情况都会增加氧耗量,反过来也会增加需氧量[74]。氧气需求的增加首先是通过呼吸频率的增加来解决的,但是 WOB 的增加可能是不可持续的。最终的结果可能是耗竭殆尽,导致呼吸衰竭(二氧化碳潴留和低氧血症)(图 4-9)。

和年长儿不同,婴儿膈肌和肋间肌的组织学特点使其更容易发生呼吸衰竭。Ⅰ型肌纤维可耐受重复性运动,例如长跑运动员可通过反复练习来增加他们腿部的Ⅰ型肌纤维比例。婴儿膈肌和肋间肌的Ⅰ型肌纤维比例随着年龄增长而增加(早产儿<足月儿<2 周岁儿童)(图 14-11)。任何增加早产和足月新生儿呼吸功的因素都可能使其呼吸肌疲劳,且比成人更容易发展为呼吸衰竭。

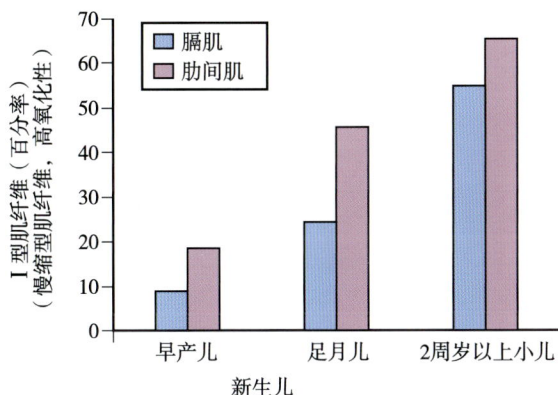

图 14-11　膈肌和肋间肌的组成与年龄相关。如图可见,与足月儿和年长儿相比,早产儿的膈肌和肋间肌Ⅰ型肌纤维含量很低。该组数据为早产儿和足月儿易因呼吸功增加而出现呼吸肌早期疲劳提供了一种可能的机制(摘自 Keens TG, Bryan AC, Levison H, Ianuzzo CD. Developmental pattern of muscle fiber types in human ventilatory muscles. *J Appl Physiol*. 1978; 44: 909-913)

麻醉中的气道梗阻

在麻醉过程中或失去意识时发生的气道梗阻更主要是因为咽喉部结构失去肌张力,而非舌后坠到咽后壁[38,39,78,79]。随着麻醉加深,以软腭和会厌为主的结构逐渐失去肌张力,气道梗阻也逐渐加重[38,39,42,78,80,81]。在七氟烷和丙泊酚麻醉时,随着其浓度增加,小儿咽部气道的空间呈剂量依赖性减少[82-84]。观察发现,咽部空间的缩小主要是以缩短其前后径为主;随着丙泊酚麻醉的加深,小儿上气道变窄,这种缩窄在整个上气道都存在,但更主要还是发生在下咽部的会厌水平上。在寰枕关节处伸展头部同时前屈颈椎(嗅物位)而无须改变舌体位置,即可帮助打开下咽部气道。这个观察结果所支持的观点是上气道梗阻更主要是由于咽部结构塌陷,而非舌位置的变化[40-42]。

患有阻塞性睡眠呼吸暂停的小儿和成人同样会发生咽气道梗阻[37,85]。嗅物位可增加麻醉后成人阻塞性睡眠呼吸暂停患者软腭后区和舌后区的横截面积,并降低两者的闭合压力[86]。这种气道梗阻可通过实施连续气道正压通气(continuous positive airway pressure, CPAP)来克服(图 33-10,图 33-11)。对于丙泊酚麻醉后的小儿,CPAP 主要通过增加气道横截面积实现[83]。尽管麻醉后气道梗阻主要是因为气道前后径的缩短,但 CPAP 的作用仍然存在。对于麻醉后扁桃体腺样体肥大的患儿,提颏、前托下颌的动作也可以帮助打开气道[87-89]。侧卧位(也称作"复苏或扁桃体切除术体位")可明显增强前述气道管理手法的效果[88,89];其本身也可增加气道管腔面积[6]。在扁桃体腺样体切除术患儿中对比提颏和 CPAP 两种方式的研究发现:前托下颌手法是打开气道进行通气的最有效方法[87]。

气道评估

对于所有需要进行镇静或麻醉的小儿,我们都应详细了解气道相关病史并进行相关的体格检查,特别是存在先天性综合征或是查体后发现先天异常的患儿(如小耳畸形的患儿可出现喉镜显露困难)[90],当值医生应做好应对困难气道的准备。在某些特殊情况下,为了进一步评估气道并厘清病史和体格检查发现的病情,还需要进行放射学和实验室检查。尽管对于成人来说已经有很多方法可以评估并预测困难气道[91-95],但目前并没有相对更适合小儿的评估方法[96,97]。粗颈围确实与一些特殊情况相关,比如小儿打鼾、哮喘、高血压、糖尿病,以及围手术期气道不良事件等,但却并不伴有喉镜显露困难[98]。常规的小儿气道评估方法更关注困难气道的风险。喉镜显露困难或插管困难的特征包括:识别与插管困难相关的特殊综合征(如特雷彻·柯林斯综合征)、开口困难(如下颌关节强直、存在小颌畸形或第一鳃弓综合征)、舌肥大(如 Beckwith-Wiedemann 综合征)或口咽占位性病变(如囊状淋巴管瘤或舌咽神经肿瘤)。有些综合征的气道情况会随着年龄增长而改善(如皮埃尔·罗班序列征),而另一些综合征的困难气道则会随年龄逐渐加重(如特雷彻·柯林斯综合征)。

临床评估

病史

病史(包括现病史和既往史)应调查以下体征和症状,麻醉医生应警惕括号中所附的阳性病史带来的潜在问题。

- 存在上呼吸道感染(易患咳嗽、喉痉挛、支气管痉挛、麻醉中血氧饱和度下降、插管后声门下水肿、术后低氧血症)[99-104]
- 打鼾、呼吸音粗、肥胖(腺样体肥大、上气道梗阻、阻塞性睡眠呼吸暂停、肺动脉高压)[105]
- 存在咳嗽及其性质("哮吼样"咳嗽可能预示存在下气道狭窄或之前做过气管食管瘘修补术;咳嗽有痰可能是支气管炎或肺炎;慢性症状的鉴别诊断,如突发的持久性咳嗽可

能是气管异物，夜间咳嗽可能是胸腔肿物压迫气管）
- 既往哮吼史（插管后哮吼，声门下狭窄）
- 高调的吸气性喘鸣（声门下狭窄；喉软骨软化病；胸外气管异物或胸外气管受压）
- 声音嘶哑（喉炎、声带麻痹、乳头状瘤），肉芽肿
- 哮喘和支气管扩张剂治疗史（支气管痉挛）
- 反复性肺炎（喉防误吸功能不全、胃食管反流、肺隔离症、免疫抑制、先天性心脏病）
- 气管异物吸入史（增强气道反应性，气道梗阻，神经功能损害）
- 气管异物吸入史（喉头水肿；喉裂）
- 既往麻醉史，特别是曾有气道相关不良事件（插管困难、面罩通气困难、拔管失败或困难）
- 特应性、变态反应（增加气道反应性）[104]
- 抚养人吸烟史（增加气道阻力，易发生血氧饱和度下降）[104, 106]
- 先天性综合征病史（许多综合征与困难气道有关）
- 早产史（声门下狭窄、支气管肺发育不良、窒息、血氧饱和度下降）

体格检查

体格检查应包括以下方面：
- 面部表情
- 是否有鼻翼扇动
- 是否有张口呼吸
- 黏膜颜色
- 是否有凹陷征（胸骨上窝、肋间、剑突下）
- 呼吸频率
- 是否有变声
- 张口度（图 14-12A）
- 口腔大小
- 舌的大小及其和其他咽部结构的关系（Mallampati 气道分级）[107]
- 是否有松动或脱落牙齿
- 腭大小与外形
- 下颌大小与外形
- 喉与下颌的相对位置（图 14-12C）
- 是否出现喘鸣音，如果出现：
  ○ 喘鸣是否主要出现在吸气相，是否存在上气道（胸外部分）病变（会厌炎、哮吼、胸外气管异物）？
  ○ 喘鸣是否出现在吸气相和呼气相，是否有胸段气管病变（气管异物，血管环状畸形，较大的食管异物）？
  ○ 喘鸣是否主要在呼气相，或有明显的呼气延长，考虑是否存在低位气道病变？
- 吸空气时的血氧含量基线
- 小耳畸形（耳郭发育不全）：双侧而非单侧的小耳畸形与直接喉镜下喉显露困难相关（Cormack-Lehane 分级 3～4 级，图 14-22）[90]。12 例双侧小耳畸形患儿中有 5 例（42%）出现喉显露困难，81 例单侧小耳畸形患儿中只有 2 例（2.5%）出现喉显露困难，而未患小耳畸形的 93 例患儿均未出现喉显露困难[90]。小耳畸形是轻度面中部发育不全的代表

疾病，与下颌发育不全相关。了解这一点的优势是临床中发现耳畸形要比识别下颌发育不全容易得多。
- 整体外观：是否有符合某些综合征的先天异常？若发现一处异常，应继续寻找是否存在其他异常。如果确诊为先天性综合征，即应慎重考虑其对麻醉的影响（E 表 14-1）。

诊断性试验

气道的常规评估通常仅需认真询问病史并进行体格检查。然而当存在病理性气道时，实验室检查和放射学评估则是至关重要。上气道的射线照片（正位、侧位摄片和透视）可供我们了解梗阻发生的位置及原因。必要时，还应做 MRI、CT 以及三维成像模型以对气道情况进行更详细地了解[108-129]。对于存在气道不通畅的患儿，只有当其气道情况不会立即危及生命、且有丰富的气道管理经验的当值医生在场的情况下，才可进行放射学检查。当患儿存在严重的气道通气困难时，在进行放射学检查之前必须及时进行气管插管来保障气道安全。血气分析对评估气道生理功能的受损情况有一定价值，特

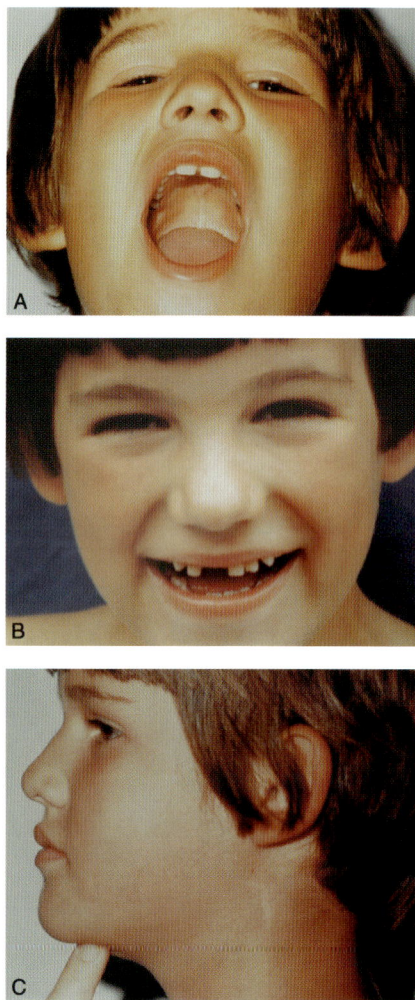

图 14-12　A. 小儿张口度如何？其口腔、舌、腭、下颌是否存在其他异常情况？B. 是否有松动或脱落牙齿？C. 下颌结构是否正常？下颌底部到甲状软骨的距离（甲颏距离）是多少？甲颏距离对于喉部上下移动的距离具有一定指示作用。正常情况下新生儿应至少一横指，到青春期时应至少三横指

巨表 14-1 与困难气道相关的综合征与疾病

综合征	气道	脑	心脏	肾脏	胃肠	内分泌和代谢	肌肉和骨骼	麻醉关注点
软骨发育不全[564-788, 959-963]	面中部发育不全，口鼻腔小	头围大 ± 枕骨大孔狭窄所致脑积水					侏儒；齿突发育不良，寰椎不稳定	插管困难；面罩通气困难，±脑积水
阿佩尔综合征（Apert syndrome）[564, 785-788, 802]	上颌骨发育不全，窄腭 ±腭裂	颅缝早闭，眼距宽	±先天性心脏病	±肾积水，±重复肾			并趾	插管困难；心脏肾脏情况
先天性多发关节挛缩症[964-968]	下颌骨发育不全，腭裂，先天性短颈综合征，斜颈		±室间隔缺损				胸腰部脊柱侧凸	插管困难；相关心脏疾病；减少肌松药用量，热性高热
Beckwith-Wiedemann综合征（内脏肥大）[585, 690-695]	巨舌畸形；随着年龄增长而退化，可能需要部分舌体切除	± 由低血糖导致的精神障碍	心脏肥大	巨大肾	脐膨出，肝脾肿大	低血糖反复发作到 4 月龄，红细胞增多症	膈肌膨出	插管困难；无症状低血糖；脐膨出，新生儿红细胞增多症，热性高热
巨颌症（颌骨纤维异常增生）[815, 816]	双侧上颌骨及下颌骨无痛性膨大可导致气道梗阻							口内肿物造成的插管困难
先天性甲状腺功能减退	舌肥大	可有精神障碍				低体温，代谢减低	脐疝	插管困难，低体温，药物代谢减慢
Cornelia de Lange综合征[794-796]	腭弓高拱，小颌畸形，下颌角前骨刺，舌肥大，±腭裂，颈短	精神障碍	± 先天性心脏病					插管困难；相关心脏疾病
克鲁宗综合征（Crouzon syndrome）[802]	上颌骨发育不全，腭弓呈 V 形倒转，±舌肥大	眼窝浅，眼球突出，颅缝早闭						插管困难；眼损伤
大疱性表皮松解症[876-884]	口腔气道的压力性损伤							插管时应选择较小型号，操作轻柔；小心由大疱形成导致的术后喉头梗阻
Freeman-Sheldon综合征（吹口哨面容综合征）[822-833]	小口，高腭弓	眼距增宽，±颅内高压；斜视，±精神障碍，±小头畸形					颅，胸，跗骨发育不良；脊柱后凸侧弯；髋，膝关节挛缩	插管困难；±恶性高热[509, 510]
戈尔登哈综合征（Goldenhar syndrome）（眼耳椎骨发育异常综合征）[390, 481, 614, 773-779]	颧弓，下颌骨发育不全，腭裂，气管食管瘘	脑积水					寰椎枕骨化，颈椎畸形	插管困难；颈椎畸形
Hallermann-Streiff综合征（下颌-眼-面畸形）[801]	颧骨畸形，小颌畸形，下颌发育不全，颞下颌关节前移，腭高拱狭窄							插管困难

巨表 14-1　与困难气道相关的综合征与疾病（续）

综合征	气道	脑	心脏	肾脏	胃肠	内分泌和代谢	肌肉和骨骼	麻醉关注点
马方综合征[969, 970]	面窄，窄腭		夹层主动脉瘤，主动脉瓣关闭不全				脊柱侧凸，侧凸	插管困难；相关心肺疾病
黏多糖贮积症[628, 700-702, 707-710, 714, 715]								
IH型（Hurler综合征）[705]	面容粗扩，巨舌畸形，颈短，扁桃体肥大，喉入口及气管支气管树狭窄	±颅内高压	心脏重度冠脉及瓣膜疾病，原发性心肌病		肝脾肿大		关节强直，挛缩，脊柱后凸，齿突发育不良，寰枢椎半脱位	插管困难；颈椎失稳；便阻后肺水肿
IH/S型（Hurler-Scheie综合征）[711]	巨头畸形，小颌畸形	轻度精神障碍或智力正常	±心脏瓣膜病		±肝脾肿大		轻度关节强直	±插管困难
IS型（Scheie综合征）或V型[712]	下颌前突	智力正常，角膜混浊	主动脉瓣关闭不全				关节强直	±插管困难
II型（Hurler综合征）[713]	面容粗扩，气管软化，巨头畸形，巨舌畸形	颅内高压，重度精神障碍	心脏瓣膜病，原发性心肌病		肝脾肿大		关节强直休局，脊柱后凸凸侧弯	插管困难
III型（Sanfilippo）	轻度面容粗扩	重度精神障碍						±插管困难
IV型（Morquio）[698, 699, 706]	轻度面容粗扩，下颌前突，颈短		晚期主动脉反流				关节松池，脊柱后凸侧弯，齿突发育不良，寰枢椎失稳	插管困难；颈椎失稳；限制性肺疾病
Nager综合征[661, 971]	小颌畸形，腭裂	低位耳，外耳道闭锁畸形					肢体桡侧畸形	插管困难
喉气管乳头状瘤[899-904]	直接喉镜显露困难		肺动脉高压					插管困难；注意勿将乳头状瘤种植到气管
Pierre Robin综合征（Pierre Robin序列征）[85, 560, 562, 600, 740-753]	下颌发育不全，假性巨舌；±高腭弓，腭裂							插管困难
庞贝病（心肌糖原贮积症）[720-728]	舌肥大	原发性心肌病					肌无力	插管困难；肌无力，肌松药敏感；充血性心肌病，心肌抑制剂敏感
类风湿关节炎[808, 814]	颞下颌关节活动受限，下颌发育不全，环杓关节炎导致喉狭窄		心肌炎，瓣膜心脏病，常见主动脉瓣关闭不全			类固醇类药物治疗史，贫血	颈椎半脱位，颈椎强直	插管困难；颈椎失稳；相关心脏病，定位问题；类固醇治疗史
鲁宾斯坦-泰比综合征（Rubinstein-Taybi syndrome）[972-975]	上颌骨发育不全，窄腭	精神障碍	±先天性心脏病				相关颈椎异常	插管困难；颈椎失稳；相关心脏病

E表 14-1 与困难气道相关的综合征与疾病（续）

综合征	气道	脑	心脏	肾脏	胃肠	内分泌和代谢	肌肉和骨骼	麻醉关注点
硬皮病[976, 977]	口腔、面部、身体大面积瘢痕					类固醇药物治疗史		插管困难；肺顺应性下降；类固醇治疗史
史-莱-奥综合征(Smith-Lemli-Opitz syndrome)[798-800]	小颌畸形，±腭裂，复发性肺炎	中度精神障碍，小头畸形	±先天性心脏病					插管困难；相关心脏病
重症多形红斑(Stevens-Johnson syndrome)[978, 979]	累及喉、气管、支气管的水疱性病变，气道腔积液		心肌炎	尿道炎	食管炎，体液转移	体温升高		插管困难；维持体液平衡；控制体温；尽可能避免插管
重型珠蛋白生成障碍性贫血(Cooley 贫血)[980-983]	颧骨发育不全导致相关下颌发育不全		含铁血黄素沉着症					可能存在插管困难；贫血；相关心脏病
特雷彻·柯林斯综合征(Treacher Collins syndrome)[411, 561, 586, 758-769]	颧骨、下颌骨发育不全，±唇裂，±后鼻孔闭锁±巨口畸形或小口畸形		±先天性心脏病				±颈椎畸形	插管困难；相关心脏病
21-三体综合征(唐氏综合征)[840, 935-941, 984-987]	口小、下颌骨发育不全，舌伸出口外	精神障碍	房室共同通道，室间隔缺损，房间隔缺损		十二指肠闭锁		肌张力低，颈椎半脱位	可能存在插管困难；相关心脏病；减少肌松药用量；插管后喘鸣风险高
特纳综合征(Turner syndrome)(努南综合征(Noonan syndrome))[789-792]	上颌骨狭窄，小下颌，颈短	精神障碍	女性与主动脉疾病相关，男性与肺动脉疾病相关	特发性高血压		性腺功能减退		插管困难；相关心脏病；高血压

别是对于存在慢性气道梗阻和代偿性呼吸性酸中毒的患儿。动脉（或静脉）穿刺取血进行血气分析可为病情提供较有价值的信息，但穿刺过程常令患儿非常痛苦，并造成动力性气道塌陷而加重潜在的气道梗阻情况。应谨慎选择进行血气分析的患儿，且操作过程中技术要熟练。

对于婴儿和配合的年长儿，若怀疑其存在声门病变或已预见到可能有显露声门困难时，可在气管插管前对气道进行内镜下评估（纤维软镜，flexible fiberoptic endoscopy）。超声也可用于气道检查，可确定管内径，帮助选择气管导管的型号[130]。

气道管理：正常气道

面罩通气

面罩具有多种型号和外形。临床多用可充气套囊的一次性透明塑料面罩。可充气的套囊边缘可以模拟面部轮廓，增加密封性并防止压迫损伤。面罩中央锥形部分为透明塑料，便于观察湿度（存在空气交换）、分泌物、呕吐物、嘴唇颜色。选择型号适宜的面罩，并放置在鼻梁（避开眼睛）与下颌之间。尽管面罩麻醉看上去较为简单，事实上这却是最难精通的操作。面罩通气最常见的错误是将手指置于下颌嵴下，紧紧施压于颏下三角，这个动作可导致一定程度的气道梗

阻。应将手指置于下颌骨上方，并尽可能减少施压力量。另一个常见的错误是在患儿紧闭口腔时进行面罩通气。当上气道完全梗阻时，自主呼吸受阻，手控通气也无法实施。在这种情况下，手指应离开面部和下颌骨，用一根手指轻柔地置于下颌骨髁状突位置（短暂的），并向发际线方向提拉，直到建立通畅的上气道。这种手法可以使颞下颌关节半脱位，打开口腔并将舌和其他软组织结构推离咽后壁。一只手要一直置于呼吸囊上感受患儿的有效通气情况，并在必要时进行 CPAP 来维持气道开放。对于另一种方法是保持可调节压力排气阀不完全关闭，使呼吸囊充气来进行 CPAP。置入口咽通气道也可以缓解气道梗阻（但要注意如果口咽通气道过大或过小也可能阻碍通气；图 14-13D, F）。如果上述做法都无法保持上气道通畅，而后患儿可出现声门紧闭或窒息，此时需要其他方法进行干预。

在对婴儿使用呼吸囊进行面罩通气时切忌使头部极度后仰，以尽量减少对婴儿气管拉伸的风险，从而避免原本顺应性良好的气管变得狭窄和梗阻。然而，在一项对 18 名 4月龄以下的健康足月儿的研究显示，头位改变时其气管大小并没有变化[132]。因此对于其他健康婴儿来说，牵拉气管可能也不会导致气管管腔狭窄。该研究并没有检查早产儿头位变化时的上气道变化。这些手法（头后仰）也可能造成一些患儿出现声门上气道梗阻。另一项对 8 周岁以下小儿的研究结果显示，未预知的面罩通气困难发生率为 6.6%。

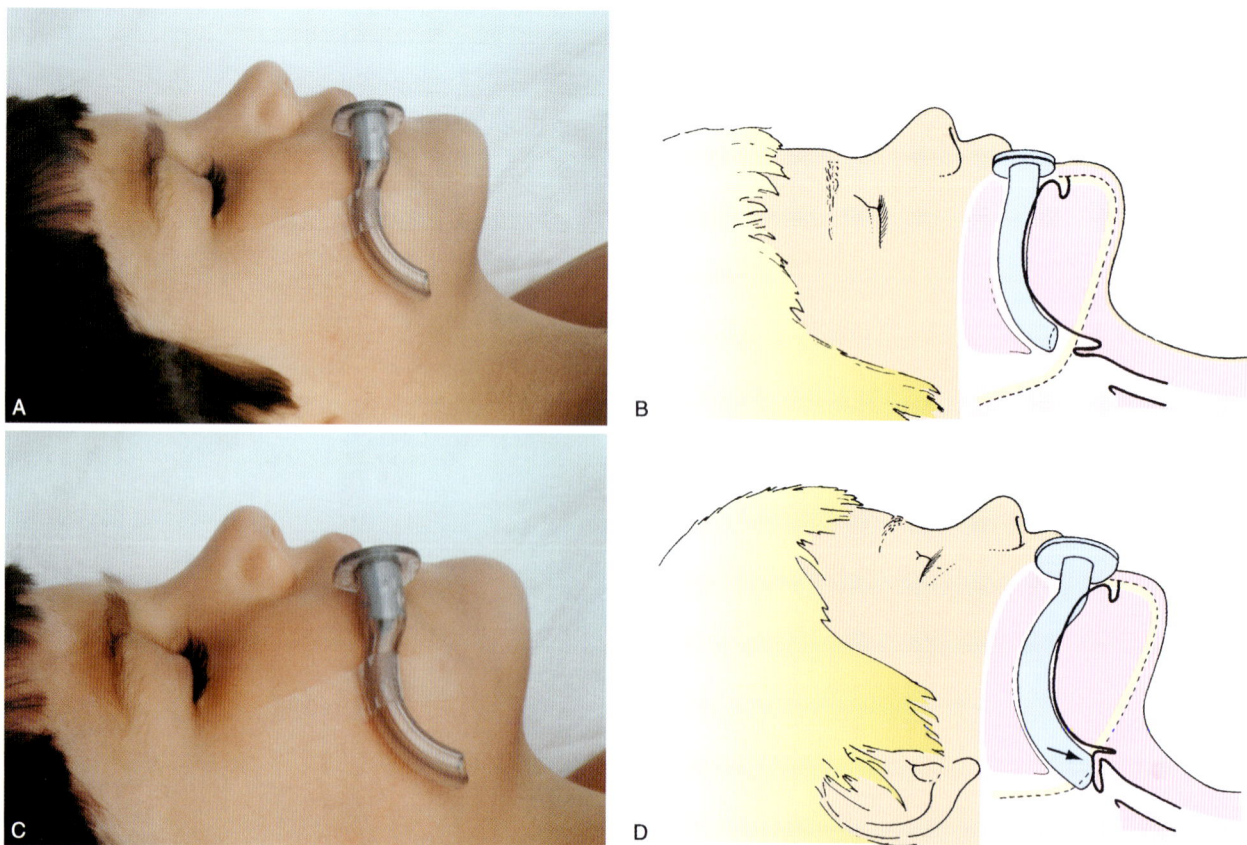

图 14-13　口咽通气道的选择。型号合适的人工气道应解除舌体造成的气道梗阻并避免损伤喉部结构。型号的选择可以用拿着通气道靠在患儿面部比较的方法：通气道远端应位于下颌角头侧（A）。正确的型号与声门开口轴向对齐。B 如果通气道过大，其远端位于下颌角后方（C），可向下推压会厌，造成声门开口梗阻（D，箭头处）。

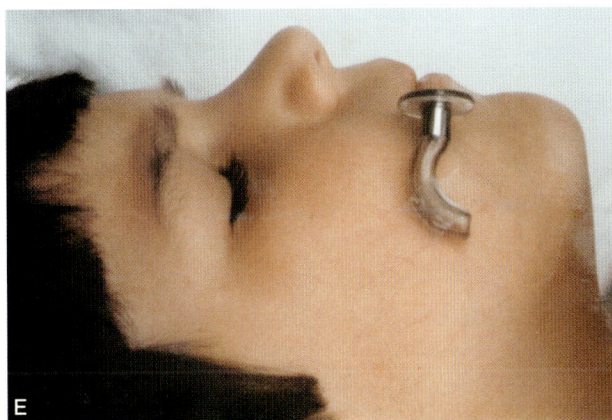

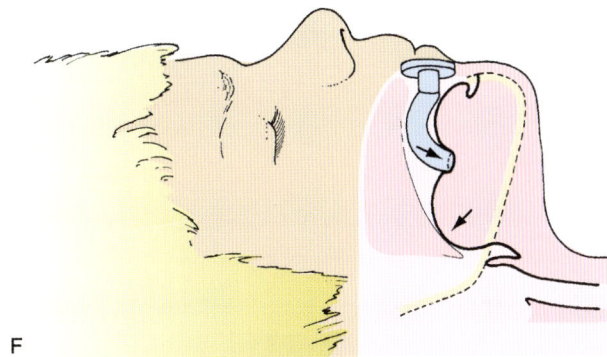

图 14-13(续)　 如果通气道过小，其远端位于下颌角上方(E)，可扭曲舌体，加重气道梗阻(F，箭头处)

口咽通气道

当婴儿在麻醉诱导或失去意识过程中，舌体可能造成气道梗阻。置入适合型号的口咽通气道［或声门上气道，supraglottic airway(SGA)，如喉罩，laryngeal mask airway(LMA)］可缓解气道梗阻。依照图 14-13 的方法可以评估患儿适合的口咽通气道型号，同时也应备好大小各一号的通气道。置入口咽通气道时可能造成舌体折叠，阻碍静脉和淋巴回流，导致舌头肿胀，气道梗阻。压舌板可辅助口咽通气道置入，并能够防止舌体折叠。如果通气道太长，就有可能把会厌压向声门，造成另一处气道梗阻，导致创伤性会厌炎；通气道远端还可能损伤悬雍垂，造成悬雍垂水肿，进而导致气道梗阻(图 14-13C，D)[134, 135]。如果通气道太短，就有可能靠在舌根上，迫使其向后抵在口腔顶部，进一步加重气道梗阻(图 14-13E，F)。对于上气道梗阻，口咽通气道并不是万全之策。操作应小心，避免牙齿或通气道边缘损伤唇和舌。口咽通气道还可以防止患儿牙齿挤压气管导管，并可分开上下颌辅助口咽腔吸引操作。

鼻咽通气道

鼻咽通气道(又称 Robertazzi 鼻咽通气道)有时也可用于缓解小儿上呼吸道梗阻；其适宜的长度约为鼻孔到下颌角的距离。市售鼻咽通气道的型号从 12F 到 36F。一些型号有可调节的法兰，使通气道可调整至更为合适的长度。另外，对于婴儿和幼儿也可使用截短的气管导管，但其不如市售的非乳胶鼻咽通气道柔软和柔韧，更有可能在置入过程中造成创伤。在置入前用热水浸泡软化气管导管的尖端并不能减少儿童经鼻气管插管期间出血的发插生率[136]。当儿童处于浅麻醉状态时，鼻咽通气道比口咽通气道更易耐受。对于腺样体肥大的患儿，通常应避免使用鼻咽通气道，以防导致创伤和出血。鼻咽通气道更常用于缓解麻醉苏醒期出现的部分气道梗阻。

气管插管

插管技术

用于婴儿和小儿的插管技术与成人不同[1-4, 28-30, 113, 137, 138]。小儿气道较小，因气道结构损伤而造成气道梗阻的风险更大。

应尽可能避免先把喉镜片置于食管再慢慢后撤直至看到喉头的做法。这种手法很可能因喉镜片易刮伤食管黏膜、杓状软骨、杓状会厌襞，造成喉部损伤。

有几种方法可使用 Miller 镜片显露婴儿声门。一种方法是在明视下沿着舌表面直接将喉镜片置于会厌谷，然后以此为轴向右旋转镜片，将舌推向左边，适度上提舌头，显露声门开口。这种方法可避免损伤杓状软骨。上提舌根可以使会厌随之上抬，显露声门开口。如果这种方法没有成功，也可用镜片顶端直接提起会厌。另一种方法是由侧前磨牙／门牙上的右连合处将 Miller 镜片置入口腔，这种方法最初是由 Miller 描述的(也就是现在的舌旁路法)[139, 140]。先将喉镜片由口腔右侧置入，镜片顶端沿着中线将舌推向左侧。一旦镜片达到会厌下方，会厌可随镜片顶端上抬，从而显露声门开口。因为镜片由尖齿、门齿位置进入口腔，可以避免对上颌中切牙的损伤。这种方法对于可能存在插管困难的婴儿或小儿来说非常有效。无论使用哪种方法，务必小心操作，避免将牙齿或牙龈作为喉镜片的支点而用力。如果确实存在向牙齿施压的风险，应用塑料牙托保护有风险的牙齿(上颌中切牙)。喉镜检查置入的最佳位置会随着年龄变化。对于 >6 岁的年长儿和成人，在枕后垫薄枕或毯子(厚度约 5~10cm)，将颈椎前移，气管最易显露[141]。头部在寰枕关节处的伸展产生经典的"嗅物位"[113, 142, 143]，使经口轴线(O)、经咽轴线(P)、经气管轴线(T)接近重叠。当这三轴重叠时易于直接显露喉部结构，开放下咽部[40, 42, 78, 86, 142, 143]。图 14-14 展示了气道管理时的头部体位手法。因为年龄较小的小儿枕部相对躯干所占比例较大，颈椎相对前屈，通常不必垫高头部，只需在寰枕关节处后伸头部即可使三轴接近重叠。如果枕部极度后仰，反而有碍显露声门。对于新生儿来说，常需要助手辅助患儿肩膀平置于手术床，并将头部轻度后伸。一些医生采用肩下垫毛巾卷的方式来辅助进行新生儿气管插管。当气管插管的实施者处于站姿时，这种方法可能不利于操作，但当操作者为坐姿时则有利于顺利插管。

三轴理论(O，P，T 三轴重叠)对于描述成人最佳插管体位的有效性已经受到了质疑[144-147]。一些学者依据 MRI 结果和临床实践对垫高头后部有助于显露喉入口的理论提出了质疑[144, 146]。但一项对喉罩置入下小儿进行的 MRI 研

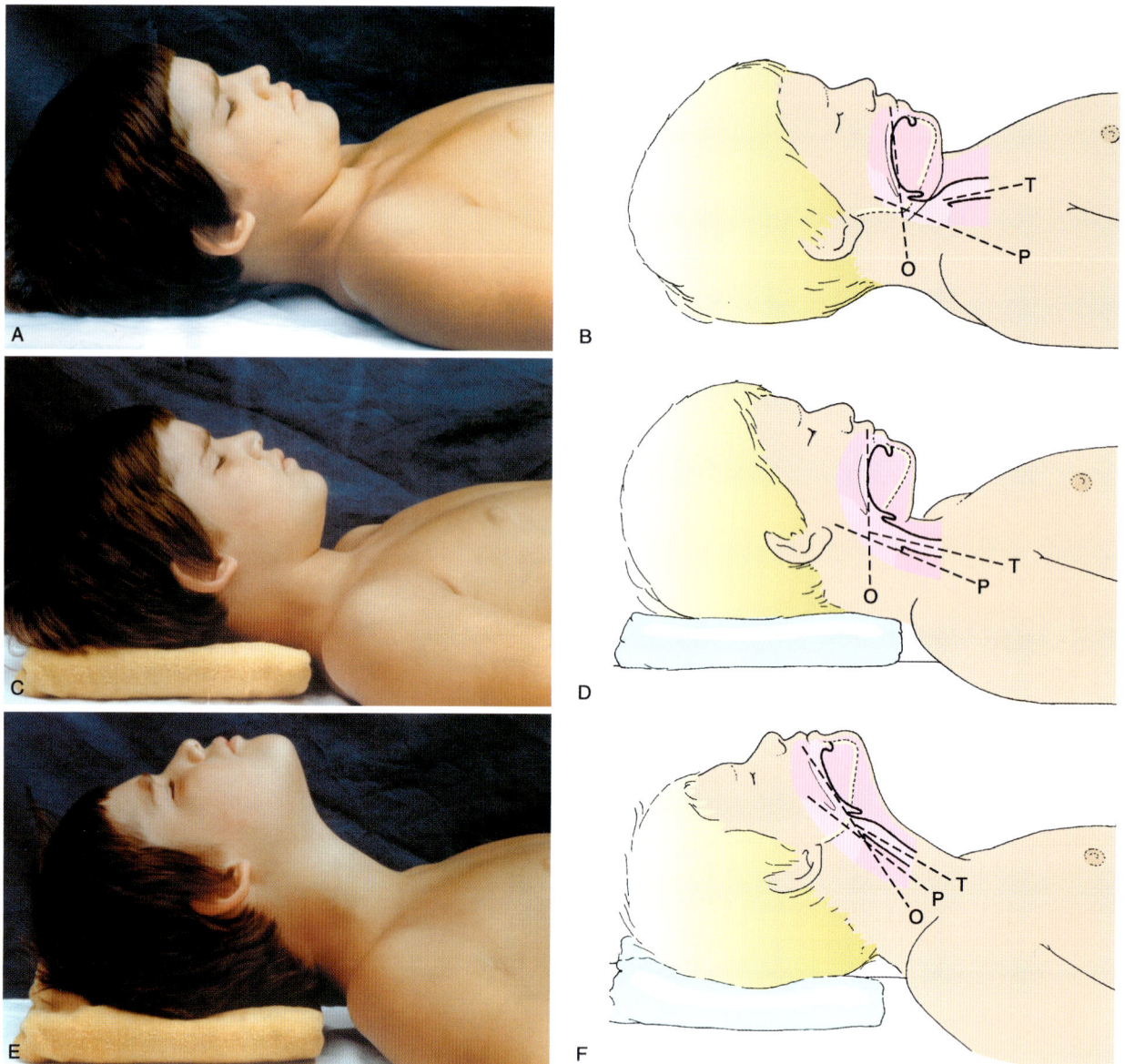

图 14-14   通气和气管插管的正确体位。患儿平躺于手术床上(A),经口轴线(O)、经咽轴线(P)、经气管轴线(T)经过三个不同平面(B)。折叠的床单或毛巾置于枕下(C),P轴和T轴重叠(D)。后伸寰枕关节(E)可使三轴重叠(F)

究发现,轻度头后伸有助于声门轴线和经喉轴线的重叠,但却不利于经咽轴线和经喉轴线的重叠[148]。在另一项对成人的研究中,颈后伸对大部分患者来说喉部显露效果均较好,但对于肥胖患者和颈部活动受限的患者来说最佳的插管体位仍不能确定[144]。一些医生更喜欢嗅物位,但对三轴理论的支持程度不尽相同[149-155]。即使和正常头位相比只有一小部分患者在嗅物位下的气管插管更容易,可以说常规将患者头部置于嗅物位仍然是临床实践中的最佳方法[156]。

在患儿处于清醒、麻醉下、自主呼吸或麻醉后肌松状态下都可以进行喉镜检查。清醒气管插管对于清醒而不配合的年长儿并不易应用,且不够人道,所以更多地用于新生儿插管。新生儿多可较好地耐受操作轻柔、迅速的清醒插管。然而一些国际共识认为除了在静脉置管不成功或威胁生命的危急情况下,仍应慎用清醒插管[157-160]。在镇静肌松下,早产儿

和新生儿的血流动力学反应更小,麻醉管理效果更好[161-165]。

喉镜片的选择

几十年来,临床公认直喉镜片可上抬舌根,更好地显露声门,对于婴幼儿来说比弯喉镜片效果更好。然而从来没有将 Miller 镜片的视野和弯镜片作对比。最近的两项研究表明对于 2 周岁以内的小儿,在 Miller 镜片上提会厌和 Macintosh 镜片上提舌根的情况下,两者都可提供很好的视野。但如果 Macintosh 镜片上提会厌,其所提供的喉部视野就会差一些,因为 Macintosh 镜片的弯曲面会在一定程度上遮挡声带的视野[166,167]。麻醉医生可根据患儿的年龄和体重以及自己的使用偏好来选择镜片型号,表 14-1 展示了常用的范围。

气管导管

依据美国国家标准学会 1967 年的 Z79 标准,用于制作

表 14-1　用于婴儿和小儿的喉镜片型号

年龄	镜片型号		
	Miller	Wis-Hipple	Macintosh
早产儿	0	—	—
新生儿	0	—	—
新生儿～2周岁	1	—	—
2～6周岁	—	1.5	1 或 2
6～10周岁	2	—	2
>10周岁	2 或 3	—	3

加工气管导管的材料都需经过兔肌肉植入测试。如果对于兔在体实验出现炎症反应则不可用于气管导管的加工。这个标准消除了过去曾用于制作橡胶导管的有机金属成分。

最佳气管导管型号的选择因人而异。对于厂家需要的是标准化气管导管内径（inner diameter，ID），而各厂商的导管外径（outer diameter，OD）则不尽相同，与导管的材质有关。OD 的不同要求我们应选择合适的气管导管型号，并检查导管周围漏气情况。可根据患儿的年龄和体重估测合适的无套囊气管导管型号（表 14-2）[170]。

表 14-2　用于婴儿和小儿的气管导管型号

年龄	无套囊导管型号 / mm ID	带套囊导管型号 / mm ID
早产儿		
1 000g	2.5	
1 000～2 500g	3.0	
新生儿～6月龄	3.0～3.5	3.0～3.5[a]
6月龄～1周岁	3.5～4.0	3.0～4.0
1～2周岁	4.0～5.0	3.5～4.5
>2周岁	（年龄 +16 ）/4	年龄 /4+3

[a] 对于一些新生儿来说，带套囊的气管导管可使气道压达 30cmH$_2$O 时仍维持不漏气，因此无套囊的气管导管可能更合适新生儿。

由于小儿气道存在较大变化，备好预使用型号的气管导管后，还应提前准备大小各 0.5mm ID 的导管。使用示指或小指的手指远端直径指示气管内径的方法并不可靠[171]。唐氏综合征患儿需要气管导管常比其年龄对应的型号更小[172]，而心脏病患儿需要的气管导管内径通常会更大[173]。有几种方法可确定导管型号是否合适。一种是先使用公式估测的导管内径，如酚酞管可以毫无阻力地顺利通过声门下区域，则说明导管并不过大。待管固定后，维持通气压力 20～25cmH$_2$O（短期插管可使用高达 35cmH$_2$O 的气道压），检测声门位置是否存在可听到或通过听诊器闻及的漏气音。若无漏气音，说明气管导管过大，应更换小 0.5mm ID 的导管。这个气道压约等于成人气道黏膜的毛细血管静水压，因此多推荐应在此压力下存在漏气。如果对气管壁压力大于这个压力，声门下黏膜可能出现缺血性损伤[174]。但要注意，如果插管后发生了喉痉挛，虽然插管时没有神经

肌肉阻碍，喉痉挛仍可能阻碍漏气，使漏气实验结果类似导管过紧[175]。如果怀疑出现这种情况，在听诊是否漏气前应加深麻醉。改变头部位置也会增加或减少漏气[175]。这些手法对于临时诊断不易发现的声门下狭窄非常重要（图 37-8）。

传统的临床教学多主张对于 8 岁以下小儿使用无套囊气管导管，因为无套囊导管允许漏气存在，可减少对环状软骨内表面的压力，从而减少出现拔管后水肿（哮吼）的风险[170,174,176]。使用无套囊气管导管还可以允许稍大的 ID，从而减少自主呼吸下患儿的气道阻力[177]。然而近年来越来越多的临床数据和实践对这种假设提出了挑战[178-187]。许多研究证实，除了对新生儿和有早产史的婴儿使用微套囊导管[189,190]，在麻醉中无论使用带套囊还是无套囊的气管导管，其拔管后并发症发生率没有差异[178,183,188]。文献中引用的带套囊气管导管的优势有：减少为了选择合适的气管导管型号而反复插管及喉镜检查次数、降低声门下压力、减少手术室污染、减少麻醉药物用量、降低误吸风险、更精确地控制二氧化碳分压（PCO$_2$）、能较准确地测量现代呼吸器复杂的生理呼吸功能、对于限制性肺疾病的患儿可提供更高的气道压、可控制的套囊压力、降低甚至消除拔管后喘鸣的风险等[178-184,188,191-193]。

与无套囊气管导管相比，带套囊导管的一个缺点就是由于套囊形状、大小、充气特点的不同，其功能性 OD 具有很大差异[194]。总的来说，如果确定使用带套囊气管导管，为了补偿所带套囊的体积，应选择 ID 更小一号的导管。一项研究发现，使用以下公式的足月婴儿至 8 岁小儿中，选择合适的带套囊导管型号的比例为 99%[183]：

$$ID（mm）=年龄 /4+3$$

为了克服许多小儿带套囊气管导管的缺点，微套囊（Microcuff）导管应运而生。这种气管导管具有高容低压的椭圆形套囊，且套囊位于导管较远端，可以更好地适应小儿气道的解剖特点（图 14-15）[195]。该套囊由超薄（10μm）的聚氨酯材料制成，形成极小的套囊褶皱，更服帖完整的贴合于气管内表面，以较低的压力密封气管[185,191,195-198]。在 20cmH$_2$O 的充气压力下，套囊横截面积大约是气道内横截面积的 150%。而未充气的套囊仅会很轻微地增加气管导管的 OD。套囊设计更短小，且去除了侧孔（Murphy eye，莫菲孔），使套囊位置更靠近导管远端，因此理论上减小了套囊对环状软骨及周围黏膜的施压[199]。套囊在管轴的位置可帮助确保其位于声门下，也可能有助于减少支气管插管或套囊位于喉内的风险。管壁上基于解剖结构的深度标志可帮助指导导管的置入深度。一个病例报告描述了新生儿在重症监护室中应用微套囊导管后出现喉喘鸣，也提示了之前未知的有关该导管的一些并发症[190]。

一项对这种特殊气管导管在小儿气管插管中应用的研究参考了以下方案来选择导管型号[191]：

对于 2 周岁以上小儿，ID（mm）=年龄 /4+3.5

年龄 1～2 周岁的小儿，选择 ID 3.5mm

对于 3kg 以下的新生儿和 1 周岁以下婴儿，选择 ID 3.0mm

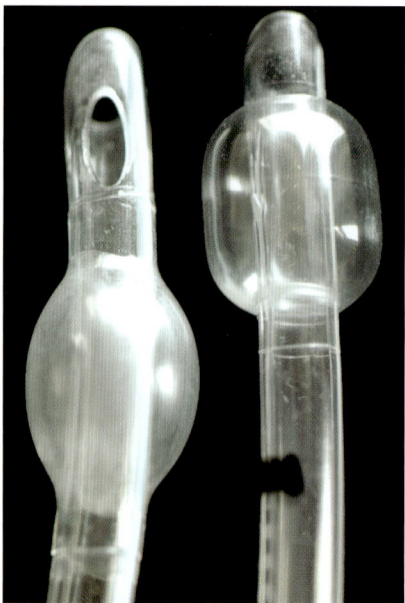

图 14-15　MICROCUFF 气管导管(图右)有超薄(10μm)的聚氨酯材料制成的高容低压的套囊,且套囊位于导管较远端可以更适应小儿气道的解剖特点。与传统用于小儿的带套囊导管(图左)相比,去除了侧孔(Murphy eye),使套囊上缘可更靠近导管远端。套囊在管轴的位置有助于确保套囊位于声门下,或许也有助于减少意外的支气管插管或套囊位于喉部的风险。管壁上基于解剖结构的深度标志可帮助指导导管的置入深度

参考此公式后,仅有 1.6%(6/500)的小儿因为导管型号不合适而需要重新插管[191]。插管后哮吼的发生率为 0.4%(2/500)。在另一项纳入 2 246 名小儿(平均年龄 1.9 岁)的多中心随机研究发现:带套囊(微套囊)和无套囊导管的实验结果并无明显差异,拔管后喘鸣的发生率分别为 4.4% 和 4.7%,导管更换率分别为 2.1% 和 30.8%[193]。而对于微套囊导管的成本/收益分析(约为标准导管的 3~6 倍)显示,应用微套囊导管所降低的麻醉药使用量成本抵消了其本身的高成本[192]。

如果选择带套囊气管导管,套囊的充气压通常为可保证气道密封的最小压力,对于微套囊导管,这个压力约为 10.6cmH_2O[191,193,200,201]。如果麻醉中使用了氧化亚氮,认为其可能弥散进入套囊内,应重新评估套囊压力。而相比传统气管导管,微套囊导管的超薄套囊对氧化亚氮的渗透性更好。尽管微套囊 10cmH_2O 以下的密封压较低,可一定程度地抵消氧化亚氮升高的套囊压力,其最终的结果可能还是会增加对气管黏膜的压力[200-202]。微套囊气管导管达到 25cmH_2O 压力的时间间隔要比传统套囊的气管导管更大[201]。在整个麻醉期间都应常规检查套囊压力或是在套囊内补充氧化亚氮[204]。当使用氧化亚氮时,为了将套囊压力限制在 20cmH_2O 以下,应在套囊的压力指示气囊上连接一个释压阀[205]。

气管导管插入深度

新生儿和 1 周岁以内小儿的气管长度(从声门到隆突)一般在 5~9cm 左右[48]。对于大部分 3 个月到 1 岁的小儿,如酚酞管 10cm 的标志固定于齿龈位置,那么导管远端已经

位于隆突上方了。对于早产儿和足月婴儿,这个距离会更短。对于 2 周岁的小儿,置入 12cm 较为合适。较为简单的记忆方法为:新生儿到 10cm,1 岁到 11cm,2 岁到 12cm。2 岁以上小儿经口插管的正确插管深度(按厘米计)可大体根据年龄和体重按公式计算(表 14-3)[206-209]:

$$年龄(周岁)/2+12$$

$$体重(kg)/5+12$$

$$导管 ID(mm)×3$$

表 14-3　患儿年龄与经口气管插管深度的关系

年龄	预估平齿龈的插管深度 /cm
早产儿<1 000g	6~7
早产儿 1 000~2 000g	7~9
足月新生儿	9~10
1 周岁	11~12
2 周岁	12~13
6 周岁	15~16
10 周岁	17~18
16 周岁	18~20
20 周岁	20~22

一些医生建议进行新生儿的气管插管时应使用解剖标志来决定适合的插管深度[210,211]。测量解剖标志对于以下情况是有好处的,婴儿体重在生后没有立即测量,或是急诊室的新生儿已经出现了呼吸循环的危急情况。一项通过胸部平片评估气管导管位置的研究显示,对于经鼻插管深度的预估,脚部的长度与基于体重的公式准确度相当(分别为 44% 与 56% 的准确率;83% 与 72% 的置管成功率)[211]。此外,鼻中隔耳屏距离法(鼻中隔底基部到耳屏的距离)或者胸骨长度法(胸骨上窝到剑突的距离)都可以预测气管导管的插入深度。任何一个方法测量的距离加 1cm 可准确估测经口插管的深度,加 2cm 则可准确估测经鼻插管的深度[210]。导管位置由胸片确定后,这两种测量方法与体重公式法的比较顺利进行。也有研究表明体表面积公式可优化导管位置。在此研究中也使用了胸片来确定气管导管位置。研究结果显示当使用体表面积图时,20.3% 的插管深度需要被调整;而对 1 岁以上小儿应用年龄公式,1 岁以下应用体重公式时,37% 的插管位置需要调整[212]。

预塑型的气管导管长度通常很难和小儿解剖特点匹配[213]。将 7 个品牌同一 ID 的气管导管经口置入进行比较,带套囊导管弯曲位置到导管末端的距离为 0~1cm 不等,而无套囊导管的距离为 0~4cm 不等,其中 Portex(Smiths Medical, St. Paul, MN)的 5.0mm ID 和 7.5mm ID 导管,同一型号带套囊和不带套囊的经口插管时差异最大,为 2~3cm。更令人担忧的是经鼻插管时导管弯曲位置到末端的距离,其差异性更大。带套囊导管的距离为 0~5.0cm 不等,而无套囊导管的距离差达到了 2~9cm。全部品牌的 4.0mm ID 和 7.5mm ID 气管导管经鼻置入时同一型号下带套囊和无套囊

导管之间的差距均达到了 5～9cm。因此实际上各生产厂家之间出现支气管内插管的风险是不同的，并且如果是经鼻插管到弯曲位置的话风险差距最大，有一些品牌的导管可能根本不适用于小儿。

气管导管置入且用一条胶布固定导管后，首先观察胸部起伏是否对称，用听诊器在腋区听诊呼吸音（并非在前胸壁）。小儿前胸壁听诊无法准确分辨气管内插管，因为对于较小的小儿呼吸音可能向心前区传导，从而模糊支气管内插管的诊断。监测到 CO_2 可确定气管插管，但却不能确定

导管末端是否进入了支气管。在刚插管后的几个呼吸周期里，二氧化碳描记图逐渐减小消失表明插管误入食管。气道压增高、持续性血氧饱和度下降、胸壁运动不对称，这些征象都表明出现了支气管内插管。呼气时在气管导管内壁可见白雾也表明插管进入气管，但在较小的婴儿也可能看不到白雾。胃部听诊以及观察是否出现血氧饱和度下降和发绀也非常重要。一旦确定导管位置正确，用第二条胶布确保导管固定（图 14-16）。

我们观察到在一些小儿麻醉过程中，虽然之前已经确

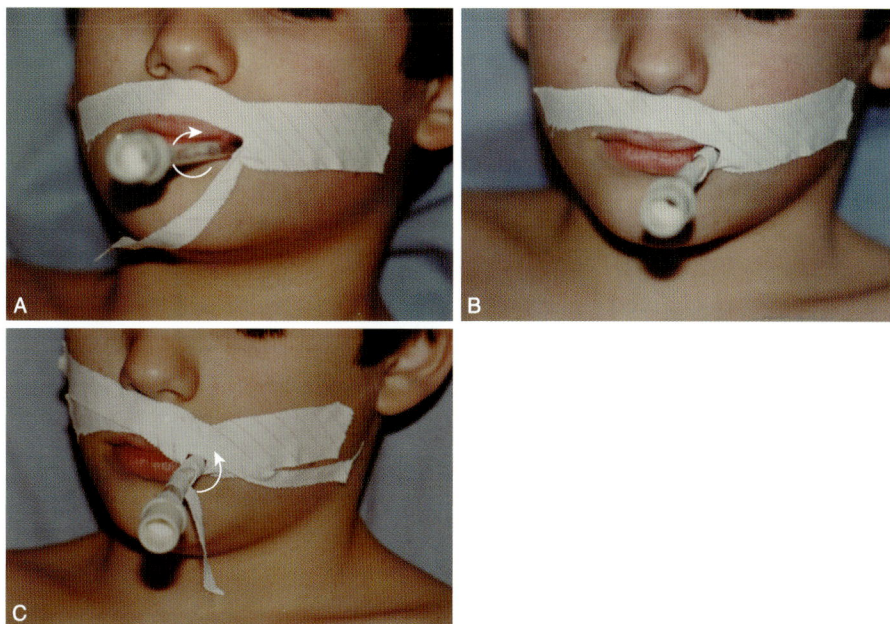

图 14-16　固定气管导管。经口置入气管导管并确定插管位置后，在鼻和上唇之间以及两颊涂安息香酊。A. 待安息香酊干燥，把胶布从中间撕开贴于颊部，将导管置于胶布分开的位置。B. 其中一半缠绕包裹导管，另一半贴于上唇上方。C. 第二条胶布在反方向以相同的方式进行固定。经鼻插管也应按照此法固定

定气管导管位置正确，但仍在手术操作中进入主支气管，术中可发现轻微但持续性的血氧饱和度下降（如从 100% 降至 93% 到 95%）。不少研究都发现仅仅是简单地屈伸颈部就足可以使气管导管进入支气管或脱出气管[214-216]。当发现轻微但持续性的血氧饱和度下降时，相对于增加吸入氧浓度，首先更需要重新检查评估导管位置[217]。

气管插管的并发症

插管后哮吼

围手术期有 0.1%～1% 的小儿会发生插管后哮吼（也称作拔管后哮吼）[184, 191, 218, 219]。增加哮吼发生率的相关因素包括：气管导管 OD 过大（导管插入时无阻力，或在气道压＞25cmH₂O 时气道无漏气）、术中改变体位、手术体位为非仰卧位、反复插管、创伤性插管、患儿年龄为 1～4 岁、手术时长超过 1h、带管咳嗽、术前有哮吼史[203, 204]。目前关于存在上呼吸道感染是否与拔管后哮吼相关的争论现在尚未统一[99, 219]。

插管后哮吼的治疗包括向喉部喷洒肾上腺素和地塞米松。这种治疗的合理性主要是根据感染性哮吼的治疗[220-229]。在把感染性哮吼的治疗方案转换到插管后哮吼的过程中应保

持足够的警惕，因为这两种哮吼的病理过程并不相同。对于插管后哮吼的这种干预性治疗效果并未在对照试验中得到验证[230]。对于长时间插管的小儿，是否在拔管前使用地塞米松的一些研究结果并不一致[231-234]。据研究报告，在相同适应证的情况下肌内注射甲泼尼龙可以减少插管后喘鸣的发生率[235]。

喉部气管（声门下）狭窄

在过去的几十年里，声门下狭窄的发生率已经降到了现在 0～2% 的水平[236]。90% 的获得性声门下狭窄都是由气管插管，尤其是长时间气管插管导致的[237-242]。因为早产儿的环状软骨相对发育不成熟，其长时间插管后声门下狭窄的发生率较低。在这个年龄的小儿软骨细胞较为丰富，且基质中细胞外液含量较大，使其组织结构弹性较好，发生局部缺血性损伤的可能性较低[243]。

获得性声门下狭窄的病理机制是继发于气管导管对气管壁施压的缺血性损伤，缺血导致气道黏膜水肿、坏死、溃疡形成。继发性感染导致软骨暴露，肉芽组织在 48h 之内覆盖溃疡面。最终，瘢痕组织形成，导致气道狭窄（图 14-17）[244-246]。从进行了部分环状气管切除术的患儿获得的样本发现了重度僵硬的瘢痕组织，伴随气管上皮细胞鳞状上皮化生，腺体及弹

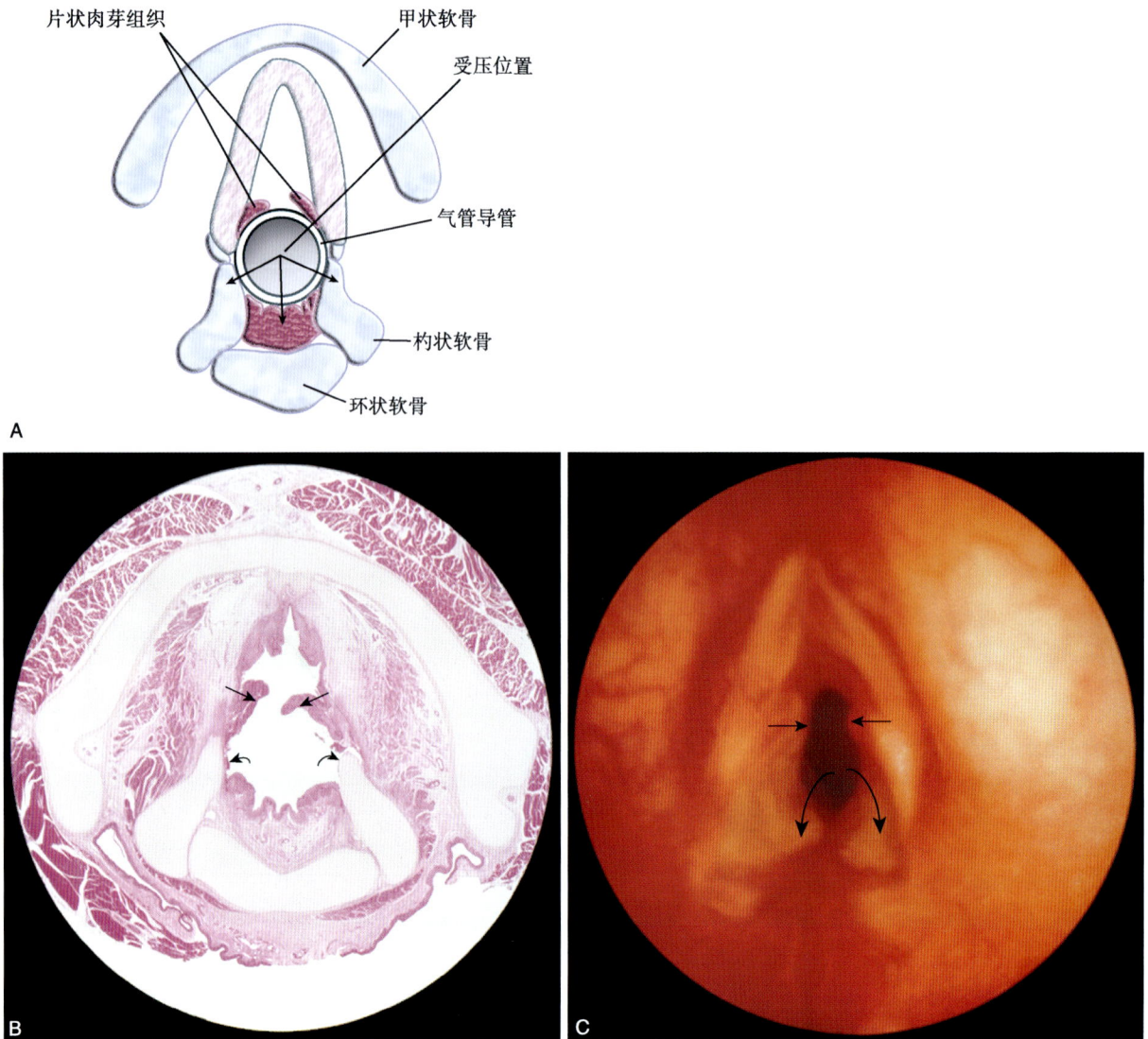

图 14-17 插管性损伤的病理过程。A. 经声门截面示意图。声带杓状软骨黏膜受压坏死形成溃疡, 软骨暴露。新生肉芽组织于溃疡面前形成。B. 声门同一水平组织切片, 直箭头所指为新生肉芽组织, 弯箭头所指声带杓状软骨为缺失的黏膜和溃疡面及暴露的软骨。C. 2 月龄婴儿的插管性气管损伤, 直箭头所指为肉芽组织, 弯箭头所指为溃疡面(白色区域)。最易受损的几个位置通常在环状软骨水平, 导致声门下狭窄(摘自 Holinger LD, Lusk RP, Green CG. *Pediatric Laryngology and Bronchoesophagology*. Philadelphia: Lippincott-Raven; 1997)

性外膜减少, 剩余腺体扩张及囊肿形成[246]。并且环状软骨可受到内外两边的感染, 伴随着内部软骨膜不可逆减少以及在软骨内外两边均发生的巨噬细胞吸收[228]。

增加声门下狭窄风险的因素包括: 气管导管过大、喉部创伤(如创伤性插管、吸入化学刺激性气体或热气、外部创伤、手术创伤、消化性反流)[247-249]、长时间插管(尤其是>25 天的)、重复插管[250]、高血压、脓毒症和感染、慢性病及慢性炎症性疾病[240, 251, 252]。

喉罩通气道

喉罩(laryngeal mask airway, LMA)已成为全麻期间可供选择的标准气道管理方法之一[253-258]。从最原始的喉罩, 也就是现在所说的经典喉罩(LMA Classic)面世以来, 已经出现了多种类型的喉罩(现也被称为声门上通气道,)(图 14-18)[259]。这些新型号包括一次性喉罩、双管喉罩、可曲喉罩(LMA Flexible)、一次性双管喉罩及插管型喉罩。插管型喉罩仅有

3、4、5 号, 只可用于 40kg 以上小儿[260]。经典喉罩的材质是医用级硅胶, 包含一个口径较大的管状结构(通气管), 在靠近远端位置的一个 15mm 接头, 以及最远端的一个可贴合喉部入口的椭圆形罩型通气罩, 所有的面罩都通过一个带阀的导气管和气囊充气。经典喉罩和双管喉罩可以进行无菌处理, 最多重复使用 40 次。经典喉罩有 8 个型号, 可根据小儿体重选择适合的型号(表 14-4)。生产相似喉罩的生产厂家很多, 尽管已经有很多研究在不同喉罩之间进行比较, 但对小儿喉罩使用的研究仍然缺乏[261-266]。

目前, 喉罩已经可用于许多不同类型手术的麻醉, 而事实上它是为了在成人麻醉维持中替代麻醉面罩而设计的[267]。一些观点认为喉罩可以用于适合保持自主呼吸或使用面罩通气的任何手术。和面罩通气相比, 喉罩具有很多优点, 包括解放麻醉医生的双手以进行其他操作, 以及减少手术室污染[268, 269]。使用经典喉罩也可以进行控制呼吸[270, 271]。然而与喉罩用于自主呼吸相比, 用于控制呼吸的操作争议颇

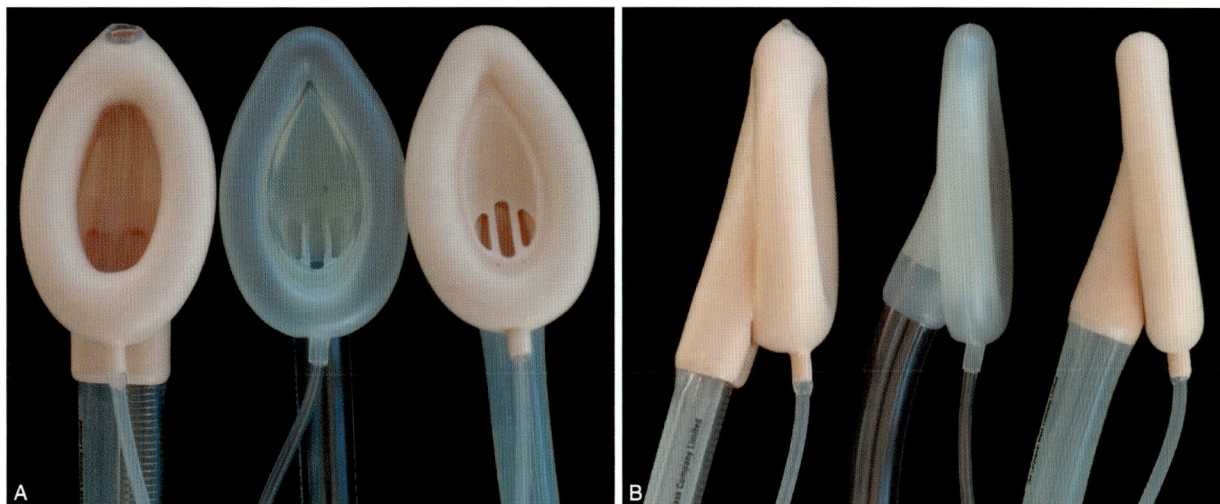

图 14-18　3 种可用于小儿的喉罩：重复使用的经典喉罩、一次性喉罩、双管型喉罩。图中展示位的是每一种的 2 号喉罩。A. 一次性喉罩（中间）的透明材质是医用级聚氯乙烯（PVC），而重复使用的双管喉罩（左）和经典喉罩（右）右医用硅胶制成。注意其结构的不同。可见双管喉罩的引流管位于喉罩远端。双管喉罩的引流管可抬高声门，经典喉罩和一次性喉罩有格栅。双管喉罩比经典喉罩和一次性喉罩更柔软，形状更特殊，通气罩位置更低，这些特点使其在进行正压通气时密封性更好。B. 侧面图，可更清楚显示双管喉罩的结构特点。双管结构（引流管和通气管）且包含牙垫的管腔轮廓较大，稳定性更好

喉罩型号	患儿体重	最大套囊容量 /ml	可通过气管导管的最大内径 /mm		
			经典喉罩	加强型喉罩[a]	双管喉罩[a]
1	新生儿或 5kg 以内婴儿	4	3.5	3.5	不适用
1.5	5～10kg 婴儿	7	4.0	4.0	4.0，一些厂家为 3.5
2	婴儿或 10～20kg 小儿	10	4.5	4.5	4.0
2.5	20～30kg 小儿	14	5.0	5.0	4.5
3	小儿或体重 30～50kg 成人	20	6.0 带套囊	5.0 带套囊	5.0
4	青少年或体重 50～70kg 成人	30	6.0 带套囊	5.5 带套囊	5.0 带套囊
5	较大青少年或体重 70～100kg 成人	40	7.0 带套囊	6.0 带套囊	6.0 带套囊
6	体重＞100kg	50	7.0 带套囊	不适用	不适用

表 14-4　喉罩型号的选择及推荐套囊压力

[a] 这些尺寸与制造商的建议不同，但作者们发现，这是确保气管导管轻松通过喉罩的更好选择。在某些情况下，表列出的管内径较小；某些情况下可选择带套囊气管导管，而不是无套囊气管导管

多。因为在喉罩控制呼吸时可能存在将气体吹到胃里造成胃内容物反流的风险[272-274]。当控制通气的压力较高时（如气道压大于出现漏气音时的压力）易造成通气时将气体吹到胃里[270,275]。

对于进行正压通气的 3～11 周岁的小儿，胃充气的主要危险因素是临床中未被发现的喉罩位置不正确，尤其是在吸气峰压＞17cmH$_2$O 时。在喉罩密封效果较好且气道压＜17cmH$_2$O 时，使用喉罩进行控制通气效果较好，不良事件也较少。

双管喉罩有 7 种型号，增加了密封压，且双管设计可供吸引胃内容物，这些设计特点使其更适用于正压通气[277]。3 号以上的双管喉罩，后部设计有另一个套囊可增加声门的密封压，其前后的套囊相沟通，可由一个压力指示气囊同时充气。更小的型号虽没有喉部的套囊，但通气囊侧边也为增加密封性而进行了改良。双管喉罩易于置入，可允许更高压力的正压通气防止胃充气[278,279]。许多研究已经证实双管喉罩用于小儿自主呼吸和控制呼吸下的使用效果[279-283]。对于小儿来说，双管喉罩和经典喉罩的插入操作均比较容易，经可

视化技术确定置入位置均较为合适，并且黏膜损伤的发生率也较为相似。而双管喉罩的优势为口咽漏气压增加，胃充气的发生率降低[279-283]。与 CPAP 相比，在麻醉中使用双管喉罩并给予压力支持通气还可以改善气体交换，降低呼吸功[284,285]。正如一个 5 岁小儿腹股沟斜疝修补术的病例报告所述，更高的密封压可防止误吸发生[286]。在小儿胃镜检查时，与鼻氧管及传统的麻醉方法相比，即小儿自主呼吸七氟烷空气混合气体复合 1mg/kg 丙泊酚静脉注射的方法，使用双管喉罩更为快捷且并发症更少[287]。

喉罩在儿科麻醉中常用于以下情况：纤维支气管镜（纤维支气管镜）（fiberoptic bronchoscopy，FOB）诊断治疗、放射治疗、影像学检查、耳鼻喉手术、眼科手术[258,267,288-291]。和气管插管相比，喉罩用于气道管理的优势是不增加眼压[292]。而在纤维支气管镜诊疗中，喉罩的通气管比同年龄下使用的气管导管管腔更粗，可允许通过较大的支气管镜镜头而不影响通气氧合[289,290,293,294]。喉罩也可用于观察并评估喉部结构。一些喉罩因其材质和预塑型的构造特点，可为纤维支气

管镜检查提供更好的条件[295]。对于需要反复短时麻醉的小儿，比如放射治疗，喉罩可保证麻醉中的气道安全，又可避免反复插管造成的气道损伤[258]。如果患儿并存可增加支气管反应性的情况（如上呼吸道感染、反应性呼吸道疾病），更推荐使用喉罩而非气管插管[296-299]。存在上呼吸道感染的小儿发生喉痉挛的风险也较高，使用喉罩时要更加小心。

喉罩已经成为处理困难气道的重要工具，特别是对于新生儿困难气道（详见后文）。然而也应注意，喉罩是一种声门上通气道，对于胃内容物反流误吸无法提供可靠的气道保护[272-274]。双管喉罩和一次性双管喉罩因为还有另一个胃引流管，改善了喉罩的这点不足，不过对这两种喉罩尚无正式的小儿应用研究[300]。

对于小儿和成人的喉罩置入方法基本相同。正确的置入方法是模仿吞咽过程[310]。将喉罩套囊完全放空，润滑背面，这是为了模仿唾液润滑食物团，从而形成一个又软又平的楔形"团"。患儿应处于该年龄下适合的插管体位，以吸入氟烷、七氟烷或静脉注射丙泊酚（3～5mg/kg）进行麻醉诱导。用非惯用手使患儿头部后伸，颈部前屈（嗅物位），这种头位模仿随着吞咽，喉部抬高、颈部前屈、头部后伸的动作。喉罩置入时，通气罩开口面向前方（向舌方向）。操作手的示指放在通气罩和通气管之间，将喉罩随着示指置入，并向着患儿头顶方向轻轻上下滑动，将通气罩紧贴硬腭。继续向后用力（向头顶方向），引导喉罩沿着硬腭送至上段食管括约肌。这个方法的关键是要使喉罩紧贴口腔顶部，一直沿着硬腭向下直到遇到阻力。这些动作模仿施压使食物团推入下咽部的过程，先是上下滑动，然后弧形向下。当遇到阻力时，将空气注入通气罩套囊（表14-4中推荐的型号和充气压力）。

通气罩套囊充气后可使喉罩远端向口腔外移出约1cm，导致食管入口周围的密封松动，因此气流进入气管。如果在套囊充气时未见喉罩外移表明喉罩位置可能不正确。进一步确定喉罩位置的方法有：听诊呼吸音、观察麻醉呼吸囊的运动、检测呼吸末CO_2、可提供轻柔辅助通气的能力等，必要时由硬质或纤维喉镜直接观察。如果无法轻柔地进行肺通气（气道峰压<20cmH₂O=或无法闻及呼吸音，应立即拔出喉罩，因为此时喉罩位置不正确或患儿出现了气道梗阻。待确认喉罩位置正确后，用胶布和柔软的牙垫（如纱布卷）固定。

一些病例报告称，当在小儿使用传统方法置入喉罩时，喉罩经常卡在后咽部，对正确位置的调整制造了困难[303,304]。临床工作者随之研究了置入喉罩的其他方法。对于小儿来说，相对于传统方法，旋转或逆转法可使喉罩置入更为简单，成功率更高[305]。将喉罩通气罩套囊面向硬腭从口腔置入（与传统方法相反），之后继续推送至正确位置并立即旋转[303,304,306]。部分充气法相较于传统方法（通气罩放气完全）也具有较高的成功率[306,309]。将喉罩部分充气，保持通气囊边缘平滑，再按传统方法操作[307,308]，或以侧入法或逆转180°置入口腔，旋转至正常方向后向前送至正确位置[306]。对于小儿双管喉罩的操作，与传统方法相比，并不推荐使用旋转法[310]。必要时可使用托下颌以及喉镜辅助置入经典喉罩[311]。

无论使用哪种方法，喉罩置入失败的最常见原因是型号不合适。喉罩过大可能无法超过并覆盖后咽部，而喉罩过

小容易轻松穿过，但可能无法密封喉入口。使用传统方法的另一个常见错误是喉罩向下施压而压入咽部。正确的操作应引导喉罩朝着咽后壁向后施压，使喉罩沿着咽部的生理曲线，正确到达食管括约肌且避免扭曲通气道。如果麻醉深度不够，喉罩置入时阻力较大，导致置入困难或喉痉挛。

喉罩可导致上气道结构损伤或喉返神经和舌下神经损伤[316]。术后咽痛的发生率与气管插管相同或更高[317-319]。对婴儿使用喉罩应更加小心。一项对50个婴儿使用1号喉罩的回顾研究显示即使一开始已经将喉罩置于正确位置，有时仍会出现位移，有12个婴儿在正确置入喉罩后仍出现了延迟性气道梗阻。应警惕并预防术中可能发生的对气道控制的丧失。

对大规模数据采集的评估结果显示，小儿喉罩置入失败的相关因素有：长时间手术、头颈部操作、入院状态为非门诊患者、先天气道异常，还有一种多被称为"患者转运"的情况，主要包括喉罩原位不动时移动患者的体位或改变麻醉的位置[321,322]。

喉罩也可以顺利地用于新生儿复苏[323-325]；喉罩的使用方法比呼吸囊面罩更加简单易学[326,327]。心搏骤停时，胸部按压是公认的关系到心肺复苏是否成功的最重要的因素，应尽可能避免在复苏过程中打断胸部按压，因而喉罩对新生儿心搏骤停复苏时的气道管理非常重要[329]。喉罩还可用于以下情况：给予新生儿呼吸窘迫综合征患儿表面活性物质[330]、长期在重症监护室的新生儿的困难气道管理[331-333]，以及困难气道新生儿的院内转运[334]。

插管型喉罩是专为直接喉镜显露较困难的紧急情况下气管内插管盲视或是颈椎固定的患者设计的[210,335-337]。这是一种硬质设备，主要为成人设计，角度固定（只有3、4、5号），需要特制的ID 6mm到8mm的可曲气管导管（加强气管导管）。

对于小儿来说，拔出喉罩的时机尚有争议。清醒后拔出和深麻醉下拔出这两种观点均有较充分的理由[338-343]。清醒后拔出可确保保护性反射恢复，但气道反应性也随之升高。深麻醉下拔除喉罩可避免气道反应性过高以及喉痉挛风险，但可能增加患儿在苏醒室内出现麻醉后反流误吸或气道梗阻的风险。有观点认为应在患儿恢复吞咽，或可按指令张嘴之前一直保持套囊充气状态，以此降低喉痉挛风险。其机制是喉部分泌物可被清除，减少了喉痉挛的刺激[343]。以2%利多卡因乳膏润滑套囊或静脉注射阿片类镇痛药也可减少麻醉恢复期的咳嗽和喉部刺激症状。

一次性双管喉罩是一次性使用的曲线型喉罩，包含一个椭圆形通气管和延伸到通气面罩尖端的完整引流管。接近通气管远端的位置设计有牙垫，当喉罩置于喉部正确位置时，牙垫应刚好在切牙之间。其设计还包括固定片，可将喉罩正确固定于面部（图14-19）。通气罩放气后，以类似经典型喉镜的方法握持固定片沿着硬腭将喉罩置入咽部。喉罩置入后，应将通气罩套囊充气，用简单的验证试验确认喉罩位置正确。正确的喉罩位置应保证声门无漏气，通气罩顶端位于上段食管括约肌。简单的验证方法为胸骨上窝按压试验：将一小滴水溶性润滑剂置于引流管口出，轻轻按压胸骨上窝，如果水珠随之出现轻轻地上下浮动则表示喉罩位置正确。这个方法证实了引流管通常且密封于食管括约

14

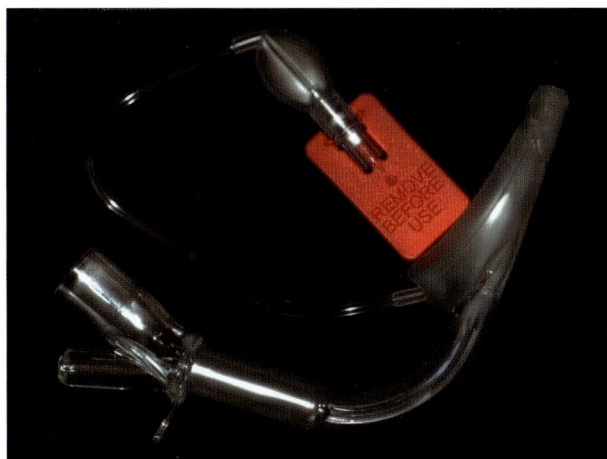

图 14-19 一次性双管喉罩的优势为内置吸引管和牙垫。这种设计可用于扁桃体切除术，因为通气管朝向骶侧塑型，而内置牙垫可避免开口器扭曲通气管及患儿在麻醉恢复期咬管

肌的适当位置。另一个验证方法为通过引流管顺利置入胃管。注意应待胃管进入胃部之后再进行吸引，如此可防止引流管塌陷以及上段食管括约肌损伤。一次性双管喉罩型号较全，包括用于小儿的各种型号。一项将一次性双管喉罩和经典喉罩用于新生儿侏儒症模型的对比研究证实：一次性双管喉罩的套囊充气压更高，插入所需时间更短[344]。尽管一次性双管喉罩对于成人效果较好[345-348]，但其小儿型号的评估研究仍较少[349,350]。

其他声门上通气道

许多厂家都生产了其自己版本的类似经典喉罩的声门上通气道。一些通气道的设计特点使其具有比经典喉罩更好地引导气管插管的能力。一些通气道具有更大的管径，可允许更大的（带套囊）气管导管通过，且取消了格栅（尝试气管插管时刻阻挡气管导管通过）的设计，通气管也更短，且花费更少。因为其种类变化较多，以下内容仅讨论用于麻醉维持的不同机制的声门上通气道。

喉管

喉管可用于自主呼吸或控制通气时以保证呼吸道通畅。单腔喉管仅拥有一个通气管，双腔喉管还有一个引流管用于吸引胃内容物。喉管在远端有一个小套囊（远端套囊）可密封食管，在导气管中部另有一个较大套囊（近端套囊）用于固定通气道并密封口咽和鼻咽腔。套囊间的这两个开口固定，使远端开口面向声门。两个套囊都通过一个指示气囊充气，可通过指示气囊监测套囊压。在喉管靠近标准15mm接头处有3条黑线，可与牙齿共同指示插入深度。可重复使用的喉管由硅胶（无乳胶）制成，可反复经高压灭菌处理使用50次。这种喉管有4种类型：①标准单腔喉管，可重复使用（LT）；②一次性单腔喉管（LT-D）；③引流双腔喉管，可重复使用（LT-suctionⅡ，或LTSⅡ）；④一次性使用引流双腔喉管（LTS-D）（E图14-1）[354]。其共有6种型号，可供新生儿及成人使用（表14-5）。

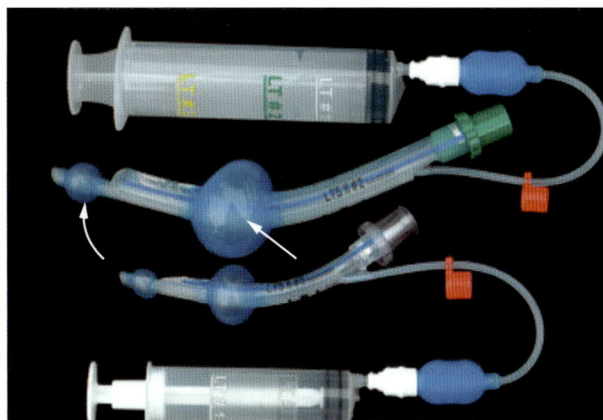

E 图 14-1 喉管。单腔喉管远端封闭且设有一个小套囊（远端套囊，弯箭头），在导气管中部另有一个较大套囊（近端套囊，直箭头）。近端套囊可密封咽喉部，远端套囊可密封食管入口。套囊间有两个开口，该装置这样定位，使远端开口面向声门。两个套囊均通过一个单独的导气管和球囊充气，通过这个导气管和球囊可以监测套囊的压力。在喉管靠近标准15mm接头处有3条黑线，可与牙齿共同指示插入深度。共有6种型号，包括用于小儿的型号。配有含特殊标记和颜色编码的注射器用于确保套囊正确充气。图示为不同型号的喉管

表 14-5 喉管的型号选择及推荐套囊容量

喉管型号	体重或身高	推荐套囊容量/ml	接头颜色
0 新生儿	<5kg	10	透明
1 婴儿	5～12kg	20	白色
2 小儿	12～25kg	35	绿色
3 成人：小号	<155cm	60	黄色
4 成人：中号	155～180cm	80	红色
5 成人：大号	>180cm	90	紫色

喉管的置入需要患儿头颈处于嗅物位或生理位置。润滑喉管远端，从上切齿后方紧贴硬腭置入，向下滑入直至遇到阻力或几乎全部置入。连接麻醉回路，通过评估通气情况是否良好来确认置入位置。之后可能需要进行少许调整（通常需要稍稍退出）以达到最佳通气状态。应注意不要将舌头向后推压压入下咽部。尽管喉管置入后需要更多调整以达到保证气道通畅的最佳位置，文献报道的标准喉管操作难度还是与经典喉罩相当[355,356]，两者的并发症发生率也基本一样[355]。喉管的密封性较经典喉罩较好[357]。与双管喉罩相比，喉管效果稍逊，置入难度也略大[358-360]。尽管引流双腔喉管的成功率与双管喉罩相似，但仍缺乏小儿临床中应用的数据[362-367]。最初的研究结果显示喉管应用于2～12周岁小儿的置入成功率为96%（77/80 例患儿），两例患儿发生并发症，一个出现了喉痉挛，加深麻醉后缓解；另一例出现了轻度的术后吞咽困难[363]。一项对<10岁小儿的研究显示，喉管在自主或辅助通气及纤维光镜条件下进行气道评估时的效果均比喉罩较差[362]。另一项对70例患儿使用 0～3 号喉管的研究显示置入失败率为12%。置入失败的表现有通气失败、低血氧、胃充气、咳嗽、喉痉挛或喉喘鸣，特别是对于体重<10kg的小儿，因此不推荐对于小儿使用该型号[364]。尽管厂家声明喉管可通过纤维支气

管镜，但其开口尺寸仍不足以通过气管插管。

蛇形喉周通气道

蛇形喉周通气道是一种一次性使用的声门上通气道，与经典喉罩原始的设计理念相同，其设计特点为一个圆柱形的充气套囊，可密封下咽部较高的位置。该通气道远端不可充气，其位置超过喉部一点（E 图 14-2）[352,268,369]。对蛇形喉周通气道的初始研究显示，其置入时间、气道通畅程度、重新调整位置次数均与喉罩无显著差异；且气道密封压峰值明显

更高，遂认为其气道密封能力较经典喉罩更好[370]。而近年来研究者开始对蛇形喉周通气道的设计方案和在成人应用过程中的安全性表示担心。在一项对 29 例患者的临床试验中，2 例应用蛇形喉周通气道的患者出现了明显的误吸，随即试验终止[371]。该通气道共 8 个型号，最小可以用于 2.5kg 的婴儿（表 14-6）[368]。其远端的支架中间有较长的裂缝，可供纤维支气管镜和气管导管通过（0.5 号新生儿蛇形喉周通气道允许 3.5 号无套囊导管轻松通过）。在一项对 45 名婴儿和儿童通过 CobraPLA 视频观察喉方向的研究中，所有受试

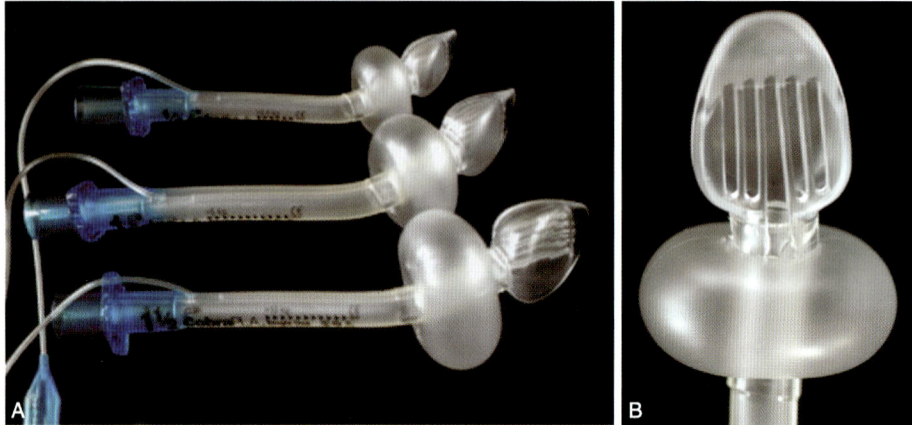

E 图 14-2　蛇形喉周通气罩是一种一次性使用的声门上通气道，与经典喉罩的设计目的相同，其设计特点为一个圆柱形的充气套囊，可密封下咽部较高的位置。该通气道的三种型号（A）。通气道远端越过喉头，不可充气。其远端的支架中间有较长的裂缝，可供纤维支气管镜和气管导管通过（B）

型号	患者体重 / kg	套囊容量 / ml	内径 / mm	可通过气管导管的最大内径 /mm
0.5	>2.5	<8	5.0	3.0
1	>5	<10	6.0	4.5
1.5	>10	<25	6.0	4.5
2	>15	<40	10.5	6.5
3	>70	<70	12.5	8.0
5	>100	<85	12.5	8.0
6	>130	<85	12.5	8.0

表 14-6　不同体重下参考的蛇形喉周通气道型号、套囊容量、气管导管

ª 不同厂家的推荐尺寸并不相同，但经作者证实为了确保气管导管可以顺利通过最好使用这些型号。一些病例使用更小的型号，另一些案例使用了带套囊导管而非无套囊导管。

者均获得了满意的气道视野。但在体重<10kg 的儿童中，77% 的儿童因会厌折叠超过声门而导致喉部视野大部分被阻塞或完全阻塞；而在使用经典喉罩的患儿中这种情况的发生率为 80%[372]。由此研究者建议在较小的小儿应用该通气道时应保持高度警惕，谨防气道梗阻的发生。另外，由于其远端支架距会厌及声门上结构的位置很近，应在深麻醉下拔出以减少对喉头的刺激。对比蛇形喉周通气道与 Air-Q 喉罩对 1~6 周岁患儿纤维光镜插管中的应用，2 种通气道在纤维光镜下的效果类似。其结果显示蛇形喉周通气道插管的时

间更长、密封性更好、出血及咽痛发生率更高[373]。仍需进一步进行该通气道在小儿特别是婴儿中的应用研究，以及其与各类型喉罩的比较研究[377]。

i-gel 喉罩

i-gel 声门上气道管理产品是一种非充气套囊的双管喉罩，由使用热塑性弹性塑胶制成（图 14-20）。内置牙垫，有 6 种型号：1、1.5、2、3、4、5 可供选择（表 14-7）。其双管中一个是通气管，另一个直接连通罩体尖端，当置入正确时可供胃食管引流。润滑 i-gel 喉罩背面，沿着硬腭置入直到后咽部。一项对 50 例患儿的观察研究显示 i-gel 喉罩插入较为容易，平均漏气压为 25cmH_2O；胃引流管全部置于正确位置[378]。对比 i-gel 喉罩与 Ambu 喉罩，i-gel 喉罩的漏气压更高，置入时间更长。需要注意的是 i-gel 喉罩的滑出倾向，应固定到位以防术中移位[379]。对比 i-gel 喉罩与双管喉罩，i-gel 喉罩漏气压更高[380]。

小结

目前可供选择的声门上通气道种类繁多。一部分模仿经典喉罩而花费更少，另一部分则是完全的创新设计。许多新型通气道的设计都可辅助用于正常气道或困难气道的管理，但仍缺乏足够的临床数据证明其中某种设计更优于其他类型。每个医疗机构都应以其临床工作特点选择更适用于小儿的通气道。

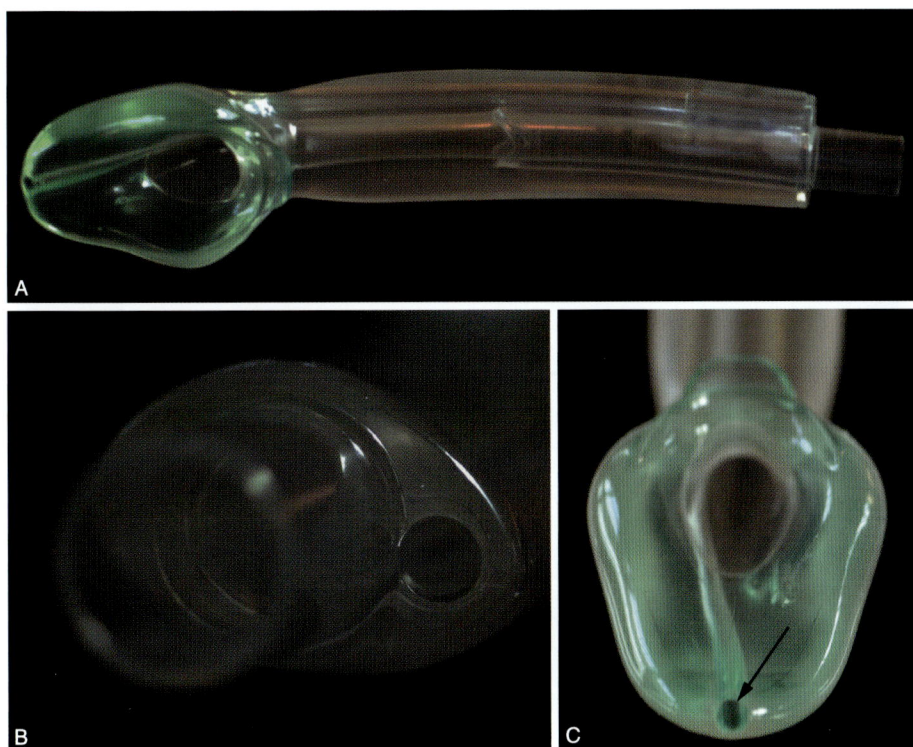

图 14-20 i-gel 喉罩(A)由无乳胶的可塑非充气套囊构成,正确置入后可密封喉入口。其主干内置由较硬的高分子聚合物制成的牙垫,可防止置入后的扭曲以及患儿咬闭通气管;另在 15mm 接头处设有胃引流管(B),当置入正确时麻醉医生可通过此管吸引胃内容物。(C)i-gel 远端的吸引口(箭头处)

表 14-7 i-gel 喉罩的参考型号、内径、气管导管型号、鼻胃管型号

型号	患者体重 / kg	ID/mm	内径 /mm^a	可通过气管导管的最大内径 /mm
0.5	>2.5	<8	5.0	3.0
1	>5	<10	6.0	4.5
1.5	>10	<25	6.0	4.5
2	>15	<40	10.5	6.5
3	>35	<65	10.5	6.5
4	>70	<70	12.5	8.0
5	>100	<85	12.5	8.0
6	>130	<85	12.5	8.0

^a 与不同气管导管厂家的外径相关。

气道管理:异常气道

小儿异常气道分类

识别可能导致气道梗阻或喉镜显露困难的情况非常重要。由先天异常、炎症性、创伤、代谢、肿瘤等疾病导致的气道问题可根据解剖位置分类。表 14-8 和表 14-9 按解剖位置列出了较常见的小儿气道问题。E 表 14-1 列出了较常见的小儿综合征以及相关的麻醉关注点,也可在他处获得更多完整信息[381-384]。对于肥胖患儿的最佳气道管理方法可参考第 29 章。

管理原则

不仅仅是困难气道,对于任何情况下的喉镜检查都应尽

表 14-8 不同解剖位置的小儿困难气道

解剖位置	病因学	临床情况
鼻咽腔	先天性	后鼻孔闭锁、狭窄[34, 35, 664-668],脑膨出[669-675]
	创伤性	异物,创伤
	炎症性	腺样体肥大[676-678],鼻塞[36]
	肿瘤性	畸胎瘤
舌	先天性	血管瘤,唐氏综合征,舌后坠
	创伤性	烧伤,撕裂伤,淋巴、血管阻塞[134, 135, 676, 683-689]
	代谢性	Beckwith-Wiedemann 综合征[585, 690-696],甲状腺功能减退[697],黏多糖贮积症[628, 698-719],糖原贮积症[720-730],神经节苷脂贮积症[731-734],先天性甲状腺功能减退
	肿瘤性	囊性水瘤[735-739],囊性畸胎瘤

表 14-8　不同解剖位置的小儿困难气道（续）

解剖位置	病因学	临床情况
下颌骨或上颌骨	先天发育不全	Pierre Robin 综合征[485,560,562,600,740-757]，特雷彻·柯林斯综合征（Treacher Collins syndrome）[411,561,586,758-772]，戈尔登哈尔综合征（Goldenhar syndrome）[390,481,614,773-780]，阿佩尔综合征（Apert syndrome）[781-783]，软骨发育不全[564,784-788]，特纳综合征（Turner syndrome）[789-793]，Cornelia de Lange 综合征[794-797]，史-莱-奥综合征（Smith-Lemli-Opitz syndrome）[798-800]，Hallermann-Streiff 综合征[801]，克鲁宗综合征（Crouzon syndrome）[802,803]
	创伤性	骨折[804-806]，颈部烧伤伴挛缩[688,689,807]
	炎症性	幼年型类风湿关节炎[808-814]
	肿瘤性	肿瘤，家族性巨颌症[815-817]
咽或喉	先天性	喉软骨软化（婴儿喉）[676,818-821]，Freeman-Sheldon 综合征（吹口哨面容综合征）[822-835]，喉狭窄[676,836]，喉膨出[818]，喉蹼[818,837-839]，血管瘤[840,841]
	创伤性	喉脱位、撕裂[676,806,842-849]，异物[54,55,676,850-858]，吸入性损伤（烧伤）[683-686,688,807,859]，拔管后水肿、肉芽肿、狭窄[860-874]，悬雍垂水肿[134,875]，软腭创伤，大疱性表皮松解症[876-888]
	炎症性	会厌炎[50-52,889-894]，急性扁桃体炎[895]，扁桃体周围脓肿[896,897]，咽喉脓肿[898]，白喉的膜，喉乳头状瘤[899-907]
	代谢性	低钙性喉痉挛[47]
	肿瘤性	肿瘤
	神经性	声带麻痹，小脑扁桃体下疝畸形
气管	先天性	血管环状畸形[56,57,912,913]，气管狭窄或先天性完全性气管环[914-916]，气管软化[818,836,870,917-919]，先天性气管蹼，血管瘤[920-923]
	炎症性	喉气管支气管炎（病毒性）[49,52,53,219,924-926]，细菌性气管炎
	肿瘤性	纵隔肿瘤：神经纤维瘤[927]，气管旁结节（淋巴结）[928-934]

表 14-9　颈椎异常[a]

病因学	临床情况
先天性	唐氏综合征[935-944]，Klippel-Feil 畸形[945-950]，戈尔登哈尔综合征（Goldenhar syndrome）[390,481,614,773-780]，Pierre Robin 综合征[952]，斜颈
创伤性	骨折，半脱位[805,806,842-846,953-956]，颈部烧伤伴挛缩[689]
炎症性	风湿性关节炎[808-814]
代谢性	黏多糖贮积症[莫基奥综合征（Morquio syndrome）][698-713,957]

[a] 颈椎异常可能造成颈部屈伸受限，导致气道管理困难；唐氏综合征患儿出现寰枢椎失稳的比例很大。

可能多地提前准备好用于困难气道的一系列辅助设备。应推广含有处理各个年龄段小儿困难气道各个型号的插管设备的困难气道抢救车，抢救车内容参考见表 14-10。如前所述，对于困难气道应先详细了解既往病史，认真做体格检查，并在必要时进行放射学检查。在过去，可以用颈侧位电子照相描绘解剖异常，而现在超声、MRI、CT 已经替代了这种方法[109-111,113-124,143,385-390]。超声可以用于识别声门下狭窄；在预测困难气管插管以及检查已知困难气道患儿方面也起着重要作用[130]。超声还可用于快速插管，尤其是在血液或分泌物阻碍传统观察时，超声可作为一种可视化设备指导使用可视管芯[391]。

表 14-10　紧急插管抢救车的物品目录

第一层
一次性经典喉罩，型号：1、1.5、2、2.5、3、4、5
一次性双管喉罩，型号：1.5、2、2.5、3、4、5
插管型喉罩，型号：3、4、5
用于插管型喉罩的气管导管，型号（mm ID）：6、6.5、7、7.5、8
插管型喉罩的气管导管固定器
喉罩的型号体重使用表
第二层
气管喷射通气套管[a]（VBM），婴儿（16G），小儿（14G），成人（13G）
紧急气管穿刺套管针（Cook）
Magill 插管钳，备好成人及小儿型号
Aillon 弯管器
Miller 喉镜片，型号：1、2、3、4
Macintosh 喉镜片，型号：1、2、3、4
Phillips 喉镜片，型号：1、2

Wis-Hipple 喉镜片，型号：1、1.5
Oxyscope 喉镜片，型号：0、1（包括氧气管）
手柄（中、小）
电池 ×2
氧气 Y 型接头
沙丁胺醇定量吸入器
注射器（每种 5 个），5ml、10ml
静脉套管针，每种常用型号各 10 个（24G、22G、20G、18G、16G）[a]
旋转接口（Portex，Sontex）
3 号直接头 ×3
第三层
标本钳或舌钳
防护眼镜
擦镜纸
润滑剂

表 14-10　紧急插管抢救车的物品目录（续）	
2% 利多卡因凝胶	ovassapian 通气道（2）
4% 利多卡因溶液	鼻咽通气道，型号：2 号到 34F
局部利多卡因喷雾瓶	口咽通气道，型号：90、80、70、60、50、00、000
吸引管，型号：8、10、14F	**第五层**
Yankauer 吸引器，小儿及成人型号	简易呼吸器（Ambu）
除雾器	Enk 氧流量调节装置（Cook, Inc.）
雾化硅油	喷射通气机
卤素灯泡	管芯，小儿和成人
一次性牙托	含鲁尔接口和 15mm OD 接头的气道导管更换器，型号（mm OD）
第四层	3、4、5、7
面罩，新生儿、婴儿、幼儿、儿童、成人（小号、中号、大号）	含额外导丝的逆行插管导管
Frie 内镜面罩，婴儿、小儿、成人	可接哈勃插头和三相插头的含整流器的延长线
支气管镜气道ᵃ，婴儿、小儿、成人	其他设备包括：光棒，光学管芯（见正文）
牙垫，婴儿、小儿、成人	

ᵃ 已过时物品。

Cook，库克医疗（Cook Critical Care, Bloomington, IN）；F，法码；ID，内径；OD，外径；VBM，VBM 医疗技术有限公司。

改编自 Department of Pediatric Anesthesiology. The difficult airway cart. Lurie Children Hospital, Chicago。

除了气道疾病之外，还必须全面了解患儿的先天综合征或相关疾病过程的病理生理学。处理困难气道最安全的方法是为可导致失败或气道失控的意外情况制订严密的计划，并找到可提供相关帮助的熟练医生，尤其是可熟练进行小儿支气管镜检查和气管切开术的外科医生。为最大限度保证气道安全，还应有技术熟练的助手来帮助患儿处于适当体位，辅助管理气道，并观察生命体征和监护仪指标。为了顺利地指示助手，有关气道管理的计划以及辅助过程中需要的操作手法的特殊细节应进行清晰的沟通。熟悉困难气道的评估和处理流程可帮助操作者制订合理的计划，确保没有错过任何可行的选择[392-398]。

对于任何可提前预见到困难气道的患儿有一些确定的处理原则。如果只考虑气道问题，对于大部分已知困难气道患儿的主要处理策略应是在清醒或轻度镇静下进行操作。然而清醒患儿常难以配合气道操作。因此当出现困难气道预见到患儿较难配合时，采用全麻下辅助自主通气则是首选方法。在评估气道后以适宜方法进行插管时辅助通气可使患儿达到足够的血氧饱和度。因此，对于潜在的困难气道的患儿，无论是在镇静还是全麻下，首要处理原则是要保持自主呼吸[393,398]。保持自主气体交换的原因有二。首先，神经肌肉阻滞可造成舌、咽、喉肌及悬韧带张力消失，导致气道完全梗阻。这种梗阻很可能难以靠手动通气缓解。在已存在或有气道梗阻倾向时，不应使用神经肌肉阻滞剂[42]。其次，如果患儿处于肌松状态，没有自主呼吸音则失去了可定位声门的一种宝贵参考。举例说明，对于颅面部异常或颈部烧伤挛缩的患儿，使用标准的硬质喉镜可能只能显露会厌顶部。在这种情况下，如果没有其他的特殊气道管理设备，可用管芯将气管导管远端塑型至 90°图 14-21），将远端置于会厌后方（若看不到会厌则置于舌根中央），之后操作者耳朵靠近导管近端听呼吸音或监测二氧化碳描记图，可帮助操作者"盲探"声门气管开口。尽管对于困难气道的管理，"保留自主呼吸"法的应用较有历史，而现在观念已转换至使用非去

极化肌松药使患儿肌肉松弛，尤其是在紧急情况下可逆转肌松作用的布瑞亭（sugammadex）上市后，罗库溴铵的应用更加安全（见后文的气道注册研究）。

如果患儿可以在轻度镇静下配合操作，有如下几种气道管理方法。复合使用阿片 - 苯二氮䓬类药物，可降低气道反应性，减少不适感，产生抗焦虑和遗忘作用。尤其是芬太尼和咪达唑仑复合应用，可对青春期前后的年长儿提供有效镇静[399]。根据体重和临床指标调整用药剂量，也要考虑到之前存在的疾病情况。但对于较为恐惧的小儿来说，阿片 - 苯二氮䓬类的药物需要量增加，甚至超出可能导致患儿出现窒息的剂量水平，因此常规用药难以达到较好的镇静效果。此时，氯胺酮作为选择之一则可以发挥催眠及镇痛的效果，可单独使用也可与咪达唑仑复合应用[399]。氯胺酮通常可以保留患儿自主呼吸及上气道开放[400]，同时又可防止气道操作时的喉反射。氯胺酮及咪达唑仑应缓慢给药直至产生效果，谨防过度镇静及窒息[401]。给予咪达唑仑后，几乎需要 5min 才能达到脑电图的峰值效应，若要追加剂量应等待足够的时间（图 48-7）[402,43]。氯胺酮通常以每 2min，0.25～0.5mg/kg 静脉注射来滴定其剂量，氯胺酮的苏醒期幻觉在成人中发生率较高，而对于小儿则并不常见。氯胺酮可能增加气道分泌物的产生及气道反应性，干扰可视气道管理技术，给予止涎剂可缓解这种副作用。另一方面，阿托品或格隆溴铵的抗迷走效应也可降低气道操作时发生反射性心动过缓的风险。在对成人和小儿进行保留自主呼吸下的光导纤维引导插管时，右美托咪定也可作为镇静剂单独使用或复合低剂量的其他镇静剂或阿片类药物使用从而发挥镇静作用[404-411]。

现已进行一项多中心注册登记，即小儿困难插管（pediatric difficult intubation, PediDI）注册登记，其目的为了调查困难插管的风险因素，不同插管技术的成功率，以及评估小儿困难气管插管的并发症。该注册研究的数据显示对于存在困难气道的小儿，在确认面罩通气无困难时多采用肌松后的

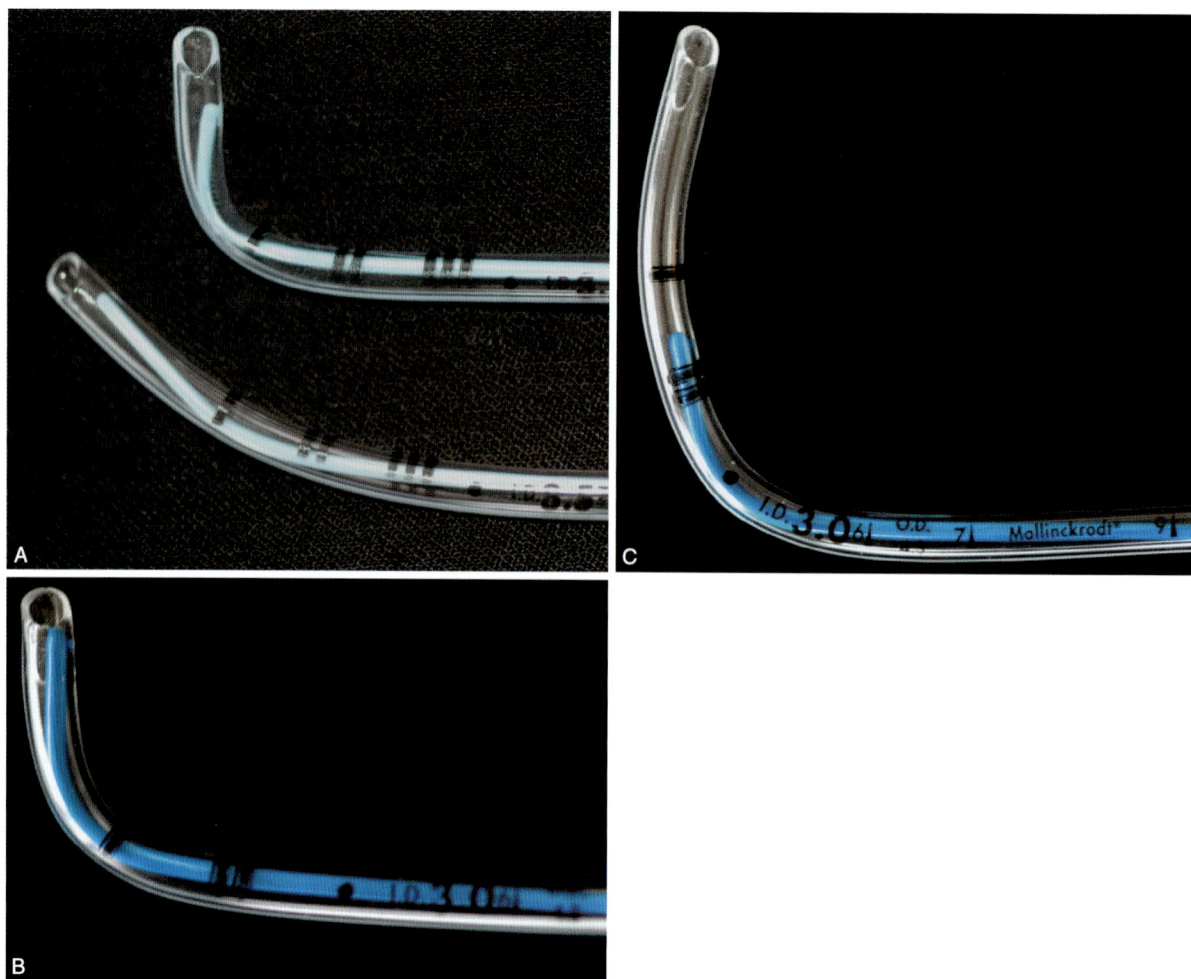

图 14-21　在气管导管内放置管芯可帮助置管成功。A."曲棍球棍"型。B. 对于有面中部发育不良综合征的患儿,舌根到喉入口的解剖关系异常,可将管芯在距远端 1～2cm 的位置塑型至 90°,有助于将气管导管置于会厌后方近喉开口处。在 15mm 接头处听呼吸音可确认正确的声门位置。C. 保持管芯在舌根位置不变同时向前尝试置管数次,帮助气管插管在没有用到其他特殊设备的情况下"盲探"成功

气道管理。这可能是由于担心在气道操作时出现气道反应(喉痉挛、支气管痉挛、咳嗽)。对于未给予肌松药的患儿,保持托下颌 5s 是气道操作时评估气道反射风险的可靠方法。对托下颌试验无反应性的体动、呼吸急促和心动过速,则表明该患儿对气道操作时存在气道触发反应的风险小。在整个气道操作过程中都应维持一定的麻醉深度,特别是插管操作比预定时间延长时。

对于保留自主呼吸的小儿,可采用镇静或全身麻醉联合局部麻醉的方法来降低气道反应性。气道局部麻醉的方法有:①喷利多卡因;②局部应用局麻药物喷剂、凝胶或乳膏;③经喉给予利多卡因;④通过纤维支气管镜的吸引或吸氧通道,用注射器随时按需在喉头及声带喷洒利多卡因;⑤喉上神经阻滞[399]。注意避免使药量达到局麻药物的毒性剂量。应根据患者的体重提前计算所使用局麻药的极量(表 42-2)。利多卡因安全性似乎较高,但应限定其剂量<4mg/kg[412a]。由于苯佐卡因(丁卡因)可能造成高铁血红蛋白血症,且较难控制喷洒的剂量,因此通常不推荐局部喷洒丁卡因用于体重<40kg 的小儿[96,413]。

维持氧合的方法根据操作技术而有所不同(自主呼吸或肌松麻痹后)。对于保留自主呼吸小儿,可使用可给氧喉镜,其主要是由一个 Miller 1 号喉镜片及沿着镜片的通气管构成,通气管较长可以直接连接氧源(E 图 14-3)(译者注:实际配图为原书 E 图 14-12)[414-416]。其他技术包括高流量鼻氧管[417],通过鼻咽通气道或短的预先成形的 RAE 气管导管向咽后部通气,或者通过喉罩进行气管插管。对于无自主呼吸的患儿,以 100% 纯氧进行预充氧至关重要。

许多推荐用于管理困难气道的技术和设备将在后文中进行介绍。之前介绍的用于管理正常气道的一些经验都可使这些设备作为管理困难气道有价值的辅助工具。如果不能保证气管插管成功,认识到自己能力有限是非常重要的。应毫不犹豫地请求同事的帮助或寻求外科医生进行气管切开术或支气管镜检查术。另一个选择是,保持患儿清醒并转运至更高级的儿科医疗中心。在危及生命的紧急情况下,置入声门上通气道或行经皮环甲膜穿刺可能起到挽救生命之效(见"未预见的困难插管")[255,293,294,418,419]。

认知偏差对于气道管理有一定影响,了解这些思维方式可帮助临床医生在出现差错时选择更合理的处理。发生在气道管理过程中的认知偏差包括损失厌恶、框架效应、锚定

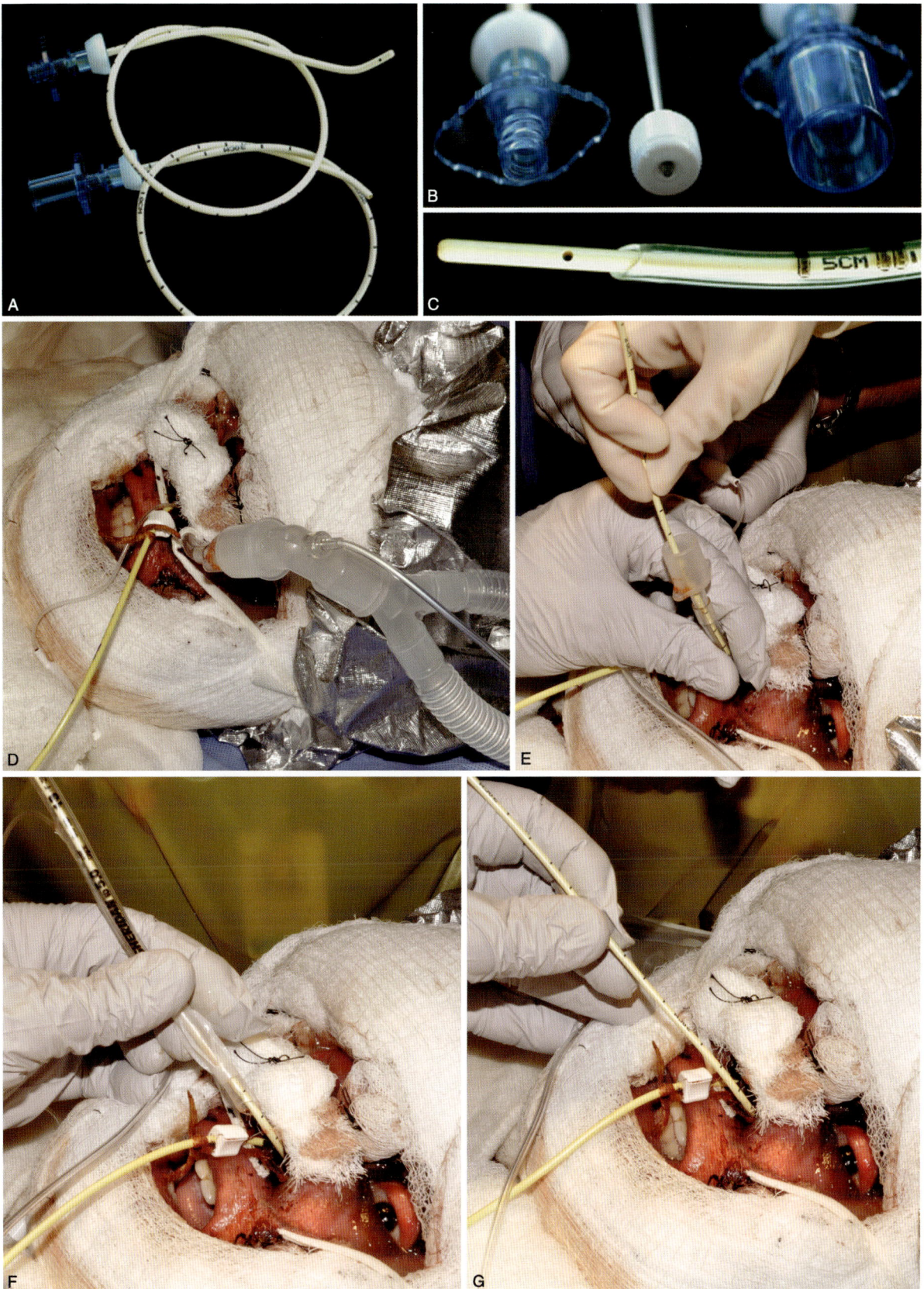

E 图 14-3　提前备好适用于 3.0mm ID 的气管导管更换器（Endotracheal tube exchangers）。气管导管更换器远端含有可供氧的侧孔（A）可连接高频喷射通气系统或标准 22mm 接头（B）。这种装置可与管芯同时使用，也可轻微弯曲引导气管插管（C）。当患儿没有达到拔管标准时，该装置可用于辅助重新插管。这是一个严重面部烧伤的小儿，由于烧伤造成的严重牙关紧闭，无法开口，因此经鼻置入气管导管。考虑到其面罩通气的困难程度，最终决定使用气管导管更换器（D）。首先进行预充氧，以静脉给予低剂量氯胺酮和咪达唑仑进行镇静，并在导管置入气管前以 1mg/kg 的利多卡因喷洒气管导管和气管导管更换器（E）。气管导管移除，只留下气管导管更换器（F、G）。

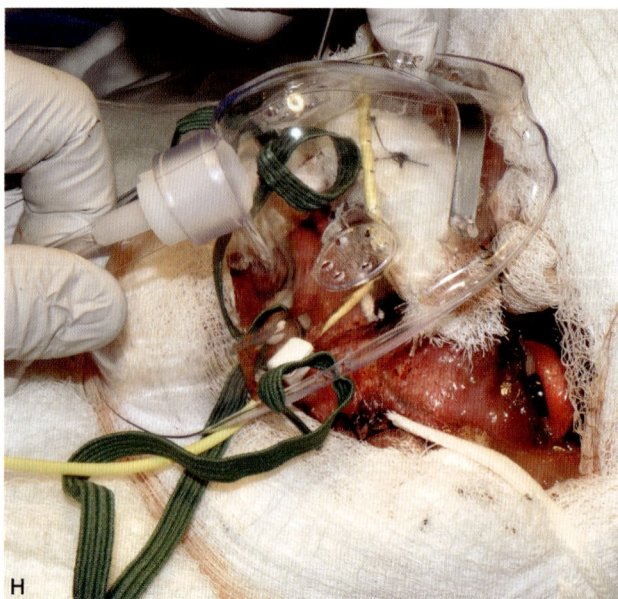

E 图 14-3(续)　患儿进行面罩吸氧并观察通气及氧合情况是否满意,之后移除气管导管更换器(H)

效应。损失厌恶是指比起我们喜欢的已经得到的东西,我们更不能接受失去同等价值的东西,可能导致我们做出不理智的选择。比如,一个已知存在困难气道和有面罩通气困难史的患者,临床医生可能认识到他更适合清醒或轻度镇静的方法。但由于该医生对进行清醒操作的技术并不熟悉,又担心受到来自同行的负面评价,就有可能决定进行吸入诱导。名誉受损和负面评价(损失厌恶)影响了临床医生的认知,导致其为患者选择了不适宜的方法。锚定效应是指一件事的初始信息影响或使后续的决定出现偏差。比如一个开始在麻醉诱导后可以顺利面罩通气的患者,后来又出现通气困难。临床医生可能会更执着于该患者之前的顺利通气,并继续试图调整改善通气状况,却延迟了通过外科手段开放气道的决定。认知框架对临床医生的下一步决定起着关键作用,而框架效应影响了很多情况的决定选择。举一个外行的例子,食物标签为 90% 不含脂肪与含 10% 脂肪的对比。尽管两种标签传达的信息是一样的,前者还是更令人满意,消费者也更倾向于选择前者。还是对于前述的一开始面罩通气顺利之后又通气困难的患者,在临床医生脑中这两种思维方式也很常见。一种框架为"这太糟糕了,这个患者可能需要外科干预开放气道了,我会被起诉的。"另一个框

架则是"这个患者需要外科干预开放气道,这可是救命的办法。"无疑后一种思维框架会促使最有利的行动,而前一种则导致不作为或决定延迟[420]。

病历记录

对于困难气道及其管理过程的病历记录对于下一次需要镇静或麻醉的困难气道患儿至关重要。麻醉病历记录需清晰记下以下内容:

1. 是否尝试进行面罩通气,如果是,是否有困难;
2. 为使面罩通气成功所需的特殊手法;
3. 对于面罩通气没有帮助的特殊手法;
4. 进行气管插管遇到的困难;
5. 成功进行气管插管所需的特殊技术;
6. 对于气管插管没有帮助的特殊技术;
7. 直接喉镜检查喉部结构时的喉镜暴露分级(图 14-22)。

除了与患儿(年龄适宜的)及其家人进行讨论外,还应将其困难气道的概况,详细的管理方法记录在备忘录上交予患儿及家人,同时提交给 MedicAlert 基金的注册中心。这些资料应可复印并分发至病历部门和 MedicAlert 注册中心。在美国境内,如遇到困难气道或困难插管可通过拨打 1-888-

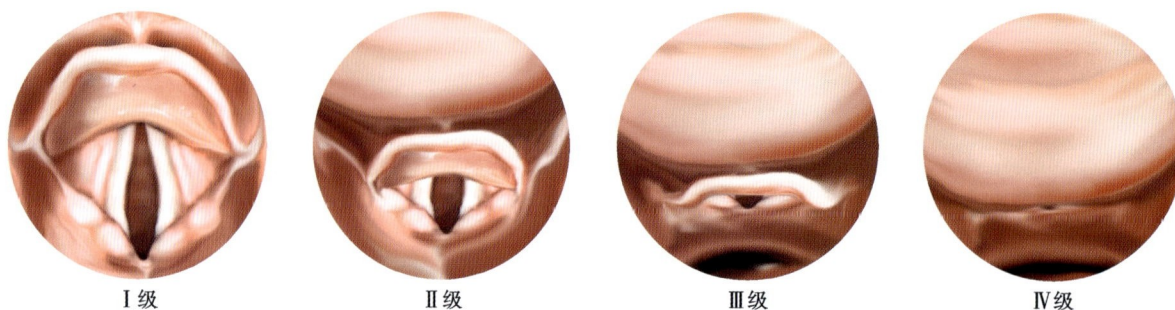

Ⅰ级　　　　　Ⅱ级　　　　　Ⅲ级　　　　　Ⅳ级

图 14-22　Cormack and Lehane 喉镜暴露分级提供了描述可见到的喉部结构的可靠方法。这个分级系统按照喉镜下可见到的喉部结构显露程度和显露过程进行分级(如环状软骨压迫或压喉操作、喉镜片的形状和型号)。这些都为之后准备实施喉镜检查的医生提供了有效信息,使其对可能出现的情况有所了解。Ⅰ级,可完全显露声门;Ⅱ级,只能看到声门入口后壁;Ⅲ级,只能看到会厌;Ⅳ级,仅能看到软腭(摘自 Cormack RS, Lehane J. Difficult tracheal intubation in obstetrics. *Anaesthesia* 1984;39:1105-1111)

633-4298 与 MedicAlert 注册中心取得联系。国际范围内也正在成立类似的注册中心[421]。MedicAlert 登记表格包括有关困难气道类型以及有关气道管理的有效和无效手法的临床资料。任何为已注册患者进行气道管理医生都可在任何时间上传资料信息。尽管用于成人的评分系统[91-95]并没有对全部年龄组的小儿进行全面的研究[96,422]，详细描述喉镜显露喉部成功以及显露过程都是很有必要的（如喉镜片类型、型号、喉外按压、可视喉镜）。

未预见的困难插管

通过认真的术前评估和计划，未预见的困难插管应较为罕见。但临床医生应永远准备好应对潜在的危及生命的情况发生。因为未预见的困难气道的发生是在麻醉（计划 A）已经实施之后，所以已经做了许多对于可预见的困难气道需要的决定。首要的是维持充足的氧合，同时要继续决定下一步行动（如计划 B、计划 C 等等）。图 14-23 展示了一个根据美国麻醉协会（American Society of Anesthesiologists，ASA）困难气道处理流程制订的小儿困难气道决策树。在这种情况下成人和小儿之间的重要区别应引起重视。因为婴儿代谢较高，而功能残气量较低，气道失控和出现低氧血症以及继发性的神经损伤之间的时间明显较成人少[423]。在数学模型中，10kg 的小儿吸入氧浓度为 90% 时，其血氧饱和度降为 0 的时间约为 4min，而

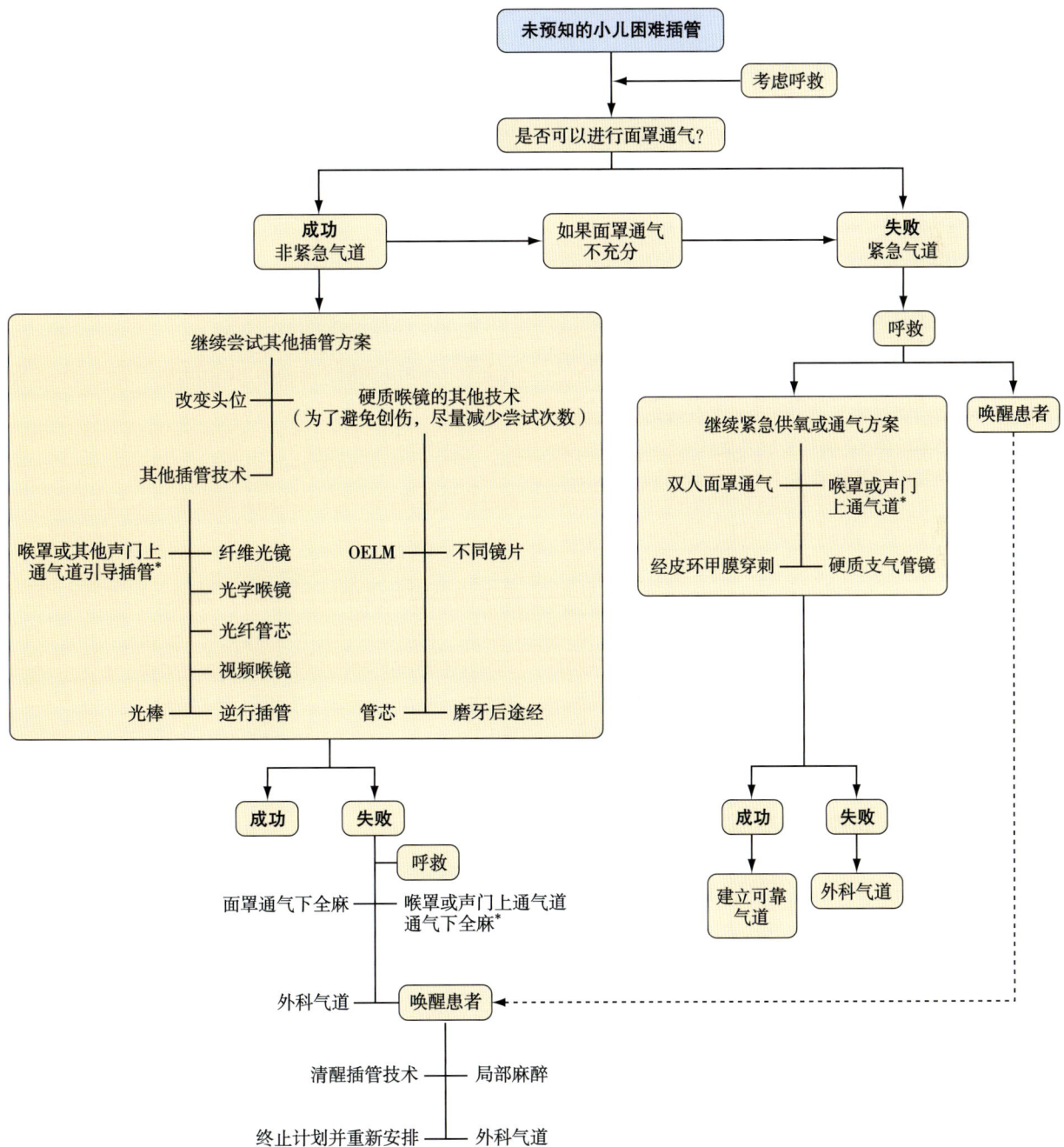

图 14-23　一个管理未预见的小儿困难气道的计划流程。喉外按压（OELM）*如果患儿存在误吸风险或需要高套囊充气压时应考虑使用双管喉罩（改编自 Wheeler M. Management strategies for the difficult pediatric airway. *Anesth Clin North Am.* 1998；16：743-761）

对于 70kg 的健康成年人,同样的过程需要 10min[421,424]。

小儿困难插管注册研究结果显示,需要进行 2 次以上喉镜检查操作的困难气道患儿,其失败率更高,相关并发症发生率也升高[412]。鉴于这些研究结果,在临床工作中应考虑如下策略:①减少直接喉镜检查的次数,当直接喉镜显露失败时转而使用间接技术(视频喉镜、纤维支气管镜);②应考虑在插管过程中尝试使用肺被动氧合的方法,例如高流量鼻氧管供氧,或改良鼻咽通气道[425]。一个类似的小儿重症监护室的注册研究也证实多次插管与不良事件存在相关关系[426]。

声门上通气道对于安全的困难气道管理至关重要,效果较好。由困难气道协会(Difficult Airway Society)/ 大不列颠和爱尔兰小儿麻醉协会(Association of Paediatric Anaesthetists of Great Britain and Ireland, APAGBI)发布的小儿气道指南建议:对于存在困难气道患儿,在气管插管失败时,条件允许的情况下应使用声门上通气道(APAGB 小儿气道指南,见以下网站 http://www.apagbi.org.uk/publications/apa-guidelines)。一个有关对困难气道患儿选择性使用声门上通气道作为主要气道管理方式的研究结果证实声门上通气道的有效性。这个研究纳入了一个儿科医疗机构的 77 272 例接受全麻的患儿,其中 459(0.6%)例患儿存在困难气道(困难气道定义为存在直接喉镜检查困难史或面罩通气困难史或两者皆有),109 例患儿以声门上通气道作为主要气道管理方式,其成功率为 96%(其中 4 例患儿最终选择了其他气道)。

困难气道患儿的气管拔管

在确定气道通畅后不久即应开始准备气管拔管。应反复检查保障气道的设备,迅速转换至功能状态,在成功且安全地拔出气管导管前一直要留在手术室。对于插管操作时间较长或经历了可能导致气道水肿操作的患儿,应静脉注射地塞米松(0.5~1mg/kg,最多不超过 20mg)[232-234]。如果怀疑出现了气道水肿,应考虑术后保留气管插管直到水肿消退。尝试拔管前患儿必须完全清醒,肌力完全恢复,可进行充分的自主呼吸通气。

配有 Rapi-Fit 接口的 Cook 气道更换导管(Cook Critical Care, Bloomington, IN)是一个中空的塑料导管,远端有孔,其近端的接口可安装 Luer-Lok 接头以连接喷射通气设备,或安装 15mm 接头连接标准的麻醉呼吸机,进而在气管拔管时作为供氧的桥梁(E 图 14-4)[428-431]。其型号选择较多,可允许更换 3.0mm ID 以上的气管导管。该导管可用于通气供氧,并在患儿通气效果不佳或出现气道梗阻时引导辅助气管导管再次置入[432]。然而在连接喷射通气设备时也需小心,有报道该操作可能造成明显的气压伤[433,434]。

喷射通气设备的可由 Enk 氧流量调节套装(Cook Critical Care)替代,它可使气流通过标准的低压流量计,由拇指和示指堵塞供氧系统的孔洞来调节(E 图 14-5 上)(译者注:实际配图为原书 E 图 14-4)。若要自行设计 Enk 设备的替代品,可在塑料输氧管上剪出侧孔,模拟类似的低压输氧系统(E 图 14-5 下)(译者注:实际配图为原书 E 图 14-4)。喷射通气设备与气道更换管联用时曾出现过的并发症包括:气胸、纵隔气肿,甚至死亡[435]。其中一个相关并发症的病例报告建议在初始阶段只应使用气体吹入或轻柔的手控通气,只

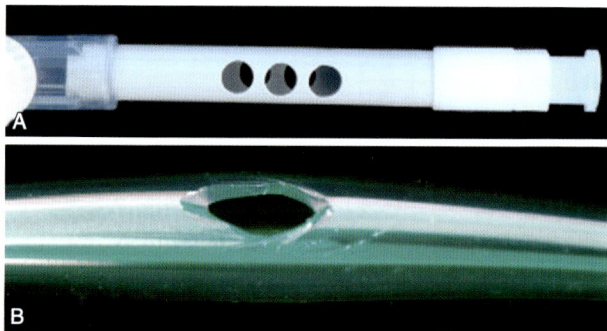

E 图 14-4 A. 可以替代喷射通气系统的 Enk 氧流量调节套装,可以低流量输氧。通过拇指和示指堵塞侧孔可控制通过气管或喉部导管的输氧流量;解除堵塞则可使气流从侧孔流出。B. 一个更加便宜的替代品,在输氧管上剪侧孔,并按 Enk 系统的方法使用

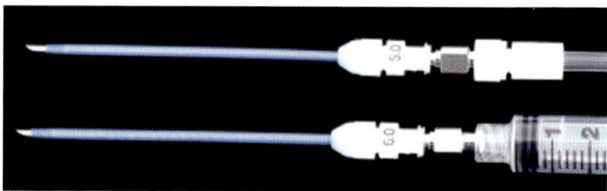

E 图 14-5 图上,防扭曲经气管套管,外径 6F。这个系统的操作与连接注射器经皮置入静脉留置导管类似(图下)。抽吸空气以确认气管位置,之后以图 14-25 的方法置入套管。这个套管可连接喷射通气系统(图上)或图 14-25 中描述的系统

有当上述操作无效时才考虑使用喷射通气[436]。

对于术后长时间保持插管的患儿,较为明智的做法是返回到手术室内进行气管拔管。同时应在场的人员还包括可实施硬质支气管镜检查及气管切开的外科医生,以及熟悉之前进行气道管理时所用技术的麻醉医生。

特殊的通气技术

多手面罩通气技术

在气道安全或患儿清醒之前,多手面罩通气技术可提供一个有效的临时通气方法。一人使用双手保持面罩较好贴服于面部,同时另一人按压呼吸囊(图 14-24)。这个动作也可由一人独自完成,一个人用双手操作面罩,同时由麻醉呼吸机进行通气[437]。偶尔也需要另一人用一只手帮助进行托下颌,另一只手按压麻醉机呼吸囊。极端情况下,需要第三人两只手共同按压麻醉机呼吸囊(为了增加通气的峰压),同时第一个人用双手紧扣面罩,第二个人用双手辅助托下颌[437]。

喉罩

在小儿困难气道的管理中,喉罩的出现具有革命性意义。大量的病例报告和临床经验都证实了在通气和插管都遇到巨大困难甚至完全难以进行时,喉罩对于建立可靠气道的重要价值[395,438-440]。在 ASA 困难气道处理流程的描述中,喉罩既可用于非紧急气道(不能插管,但可通气),也可用于紧急气道的处理[不能插管,也无法进行通气,cannot intubate, cannot ventilate(CICV)][393,395]。既可以用于清醒患儿(清醒的皮埃尔·罗班综合征患儿可耐受清醒下喉罩置入)[441,442],也可以用于已知或怀疑困难气道的麻醉后患儿,

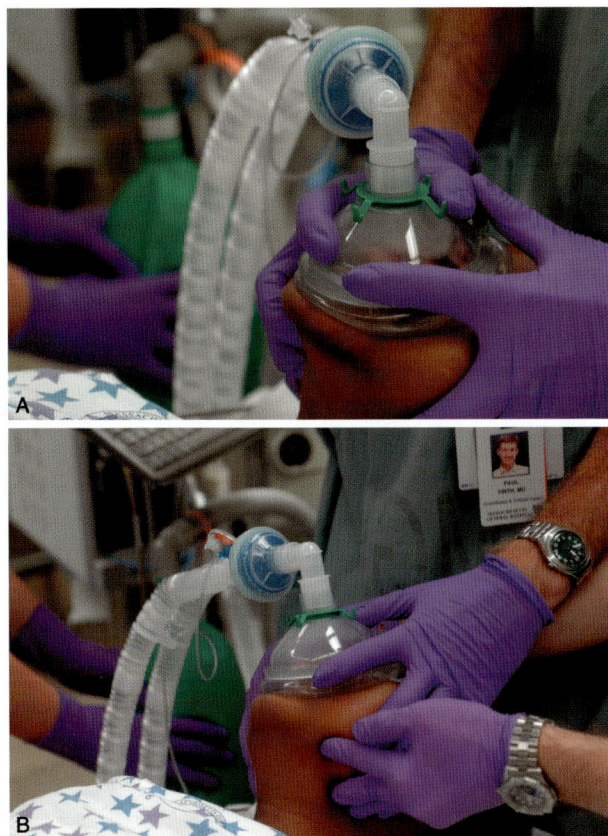

图 14-24　A. 当传统技术无法保证充分通气时,双手面罩通气技术可有效改善面罩贴合程度及通气效果。由一人紧闭面罩,另一人挤压呼吸囊。B. 较少见的情况下,需要第三人在场辅助托下颌(详细可见正文)

在某些情况下建立可靠气道,进而引导进行气管插管或作为暂时气道同时进行其他操作(如外科气道)。据文献,现在还有许多其他的声门上通气道也可用于小儿困难气道管理(见上文),但仍缺乏在小儿的对比研究数据[300,443]。

经皮针刺环甲膜切开

美国心脏学会(American Heart Association)在 1992 年修改了其对于紧急气道管理的建议,认为应优先进行经皮针刺环甲膜切开而非手术环甲膜切开。因为相比之下,前者对颈部重要结构(如颈动静脉)的损伤风险更小,特别是对于没有受过外科训练的操作者来说。此外,大多数操作者可以更迅速地进行经皮操作。然而,5 岁以下的婴幼儿的环甲膜相对较窄,环甲膜切开可能容易损伤甲状软骨和环状软骨,导致喉部狭窄甚至发声功能的永久性损伤,因此只能在危急情况下考虑进行这项操作[444,445]。虽然仍需要更多研究支持,但目前来讲针刺环甲膜切开仍然是婴儿在"无法插管,也无法通气供氧"(cannot intubate,cannot oxygenate,CICO)情况下的技术选择[APAGBI 小儿气道指南(见下文),详见网站 http://www.apagbi.org.uk/publications/apa-guidelines]。

由于经皮针刺环甲膜穿刺极少用于婴幼儿,而不熟练者的操作并不稳妥,因此建议临床医生应优先在患者模拟器或动物模型中进行练习以增长经验[446-449]。图 14-25 展示了该技术的操作过程示意图。一种名为喷射通气套管的商品共有

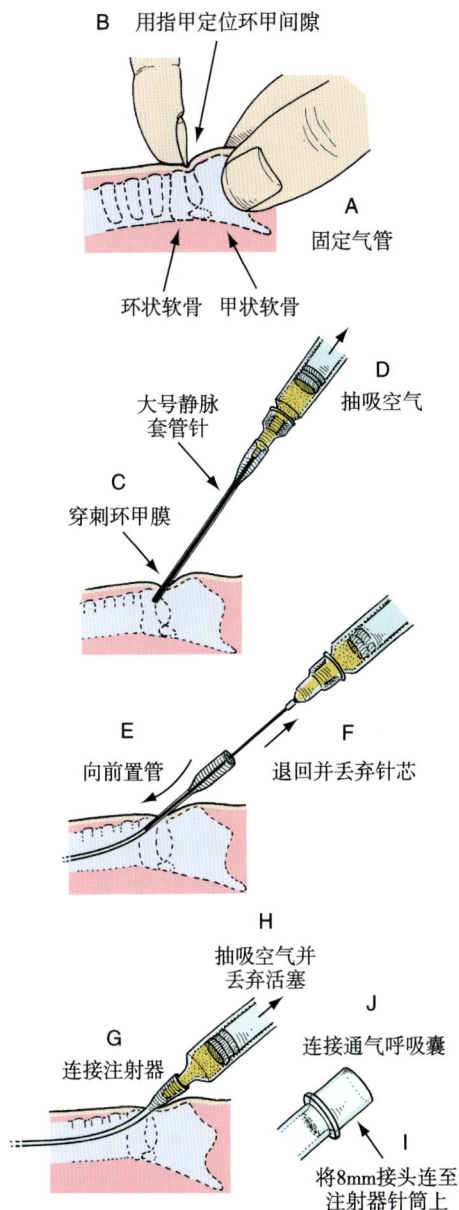

图 14-25　经皮环甲膜穿刺。在肩下垫毛巾卷或折叠的手术单,于正中线延伸头部。A. 站在患儿左侧,以右手固定气管。B. 用左手示指在甲状软骨和环状软骨间定位环甲膜。婴儿的环甲间隙较窄,不足 1mm,只有用指甲才可辨别。左手示指指甲标志环甲膜后,以中指和拇指固定气管。C. 使用大号静脉套管针(12G 到 14G)刺入环甲膜,抽吸空气(D)。继续穿刺过环甲膜向气管内置管,去掉针芯,连接 3ml 注射器(E)并抽吸空气(F),再次确定置管位于气管内。小儿气管导管的 3mm 接头可连接至任何静脉套管针(G)。连接标准的 22mm 接头的呼吸回路,完成通气(H)。另一个办法则是留下 3ml 注射器的针筒连接静脉套管,将 8mm 的气管导管接头插入针筒(I),之后连接 22mm 标准接头的通气系统(J)(摘自 Coté CJ, Eavey RD, Todres ID, Jones DE. Cricothyroid membrane puncture: oxygenation and ventilation in adog model using an intravenous catheter. *Crit Care Med.* 1988; 16: 615-619, ©by Williams & Wilkins)

三个型号可供选择:16G、14G、13G。它由包装内的一个轻微弯曲的穿刺针、和一个几乎和静脉留置套管一样的防扭曲套管组成(图 14-26)。这种套管的远端有两个侧孔,近端有 Luer-Lok 和 15mm 接头接口(图 14-26B),并设计有固定罩和

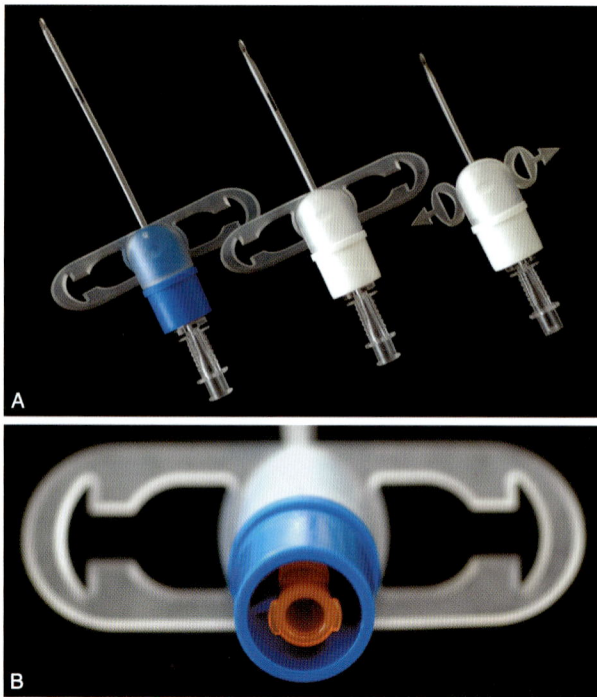

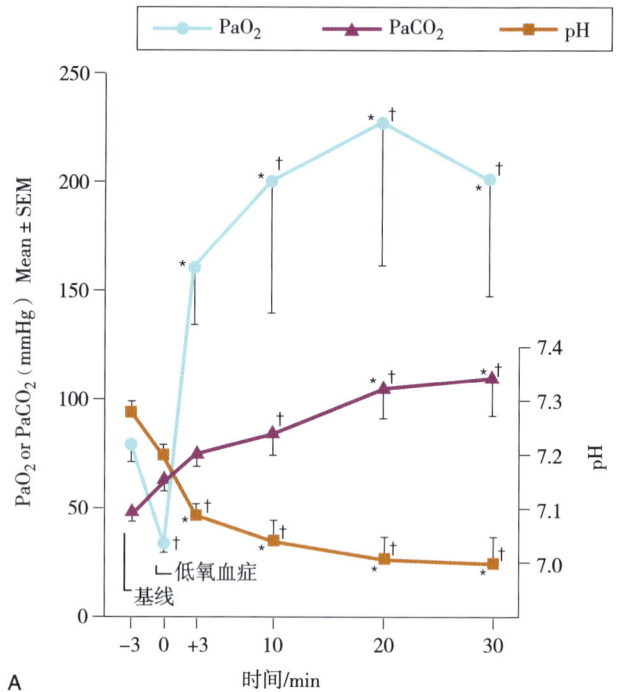

A

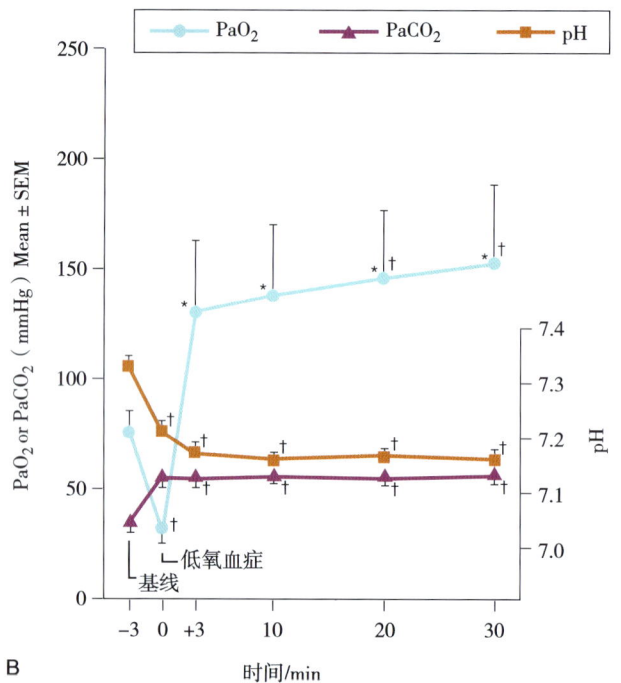

图 14-26　A. 喷射通气套管有 3 种型号：从左至右：13G（成人）、14G（小儿）、16G（婴儿）。它是由包装内的一个轻微弯曲的穿刺针和抗扭曲导管组成。其置入过程与图 14-25 中的描述类似。B. 这种套管的远端有两个侧孔，近端有 Luer-Lok 和 15mm 接头的接口（位于 Luer-Lok 周围），可进行喷射通气或标准通气。其设计还有固定罩和海绵颈贴用于保证气道安全

海绵颈贴用于保证气道安全。

　　经皮针刺环甲膜切开仅提供了充氧的方法，但并没有提供充分的通气。对于仍有自主呼吸的患儿，短期内仅以 1～2L/min 的流量进行气管内通氧就够了，因为健康小儿通常对高碳酸血症的耐受性较好[444,450,451]。一些小儿只要维持氧供充分，即使动脉血 CO_2 水平远超过 150mmHg，也可保证其神经完整性[451]。因此单纯供氧而不进行通气也足够维持生命（图 14-27）。对于没有自主呼吸的小儿，除了供氧以外还需要进行通气。带有安全阀的 Ambu 呼吸囊可通过环甲膜的置管提供限压通气，但在限压阀的标准压力下这些设备的通气效果并不充分[444,452]。也需要极高的通气压力，但压力在气管中段则明显降低（10～16cmH2O）[444]。经皮环甲膜穿刺置管也可用于喷射通气系统。也有文献描述了置管通过狭窄的声门开口进行喷射通气的操作[453-456]。

　　如果出现上气道梗阻（如多次直接喉镜尝试失败），空气和氧气的溢出通道很有限，充氧或试图通气则可能造成该气压伤。大面积皮下气肿或张力性气胸会导致严重疾病甚至死亡[457,458]。因此对婴儿和小儿使用喷射通气时应倍加小心[459]。

　　另一种类似静脉套管针的紧急气道设备为紧急经气管通气套管（Cook Critical Care），包含一个 6F 加强套管，这就比之前介绍的类似设备中的 15G 针头更高级一些（E 图 14-6）（译者注：实际配图为原书 E 图 14-5）。另一个研究用不同的静脉套管和紧急经气管通气套管模拟了 Enk 氧流量调节装置的使用。其结论是当模拟堵塞 Enk 设备的所有侧孔时，紧急经气管通气套管的通气效果最好，且最小氧流量不应＜1L/min。同

图 14-27　A. 6 只自主呼吸的狗动脉血气及 pH 随时间变化的折线图；室内吸空气情况下的基线值描绘在时间 -3；气道梗阻造成低血氧出现 2～3min 后的数值描绘在时间 0。标记处，进行环甲膜穿刺并仅以 1.0L/min 的流量供氧，动脉血氧分压持续增加。B. 5 只没有自主呼吸运动的狗动脉血气及 pH 随时间变化的折线图。以静脉套管针进行环甲膜穿刺并连接 3.0ID 接头连接简易呼吸机进行充氧和通气。$PaCO_2$，动脉血氧分压；SEM，标准误 Sig. 明显差异（摘自 Coté CJ, Eavey RD, Todres ID, Jones DE. Crico-thyroid membrane puncture: oxygenation and ventilation in a dog model using an intravenous catheter. *Crit Care Med.* 1988；16：615-619，©by Williams & Wilkins）

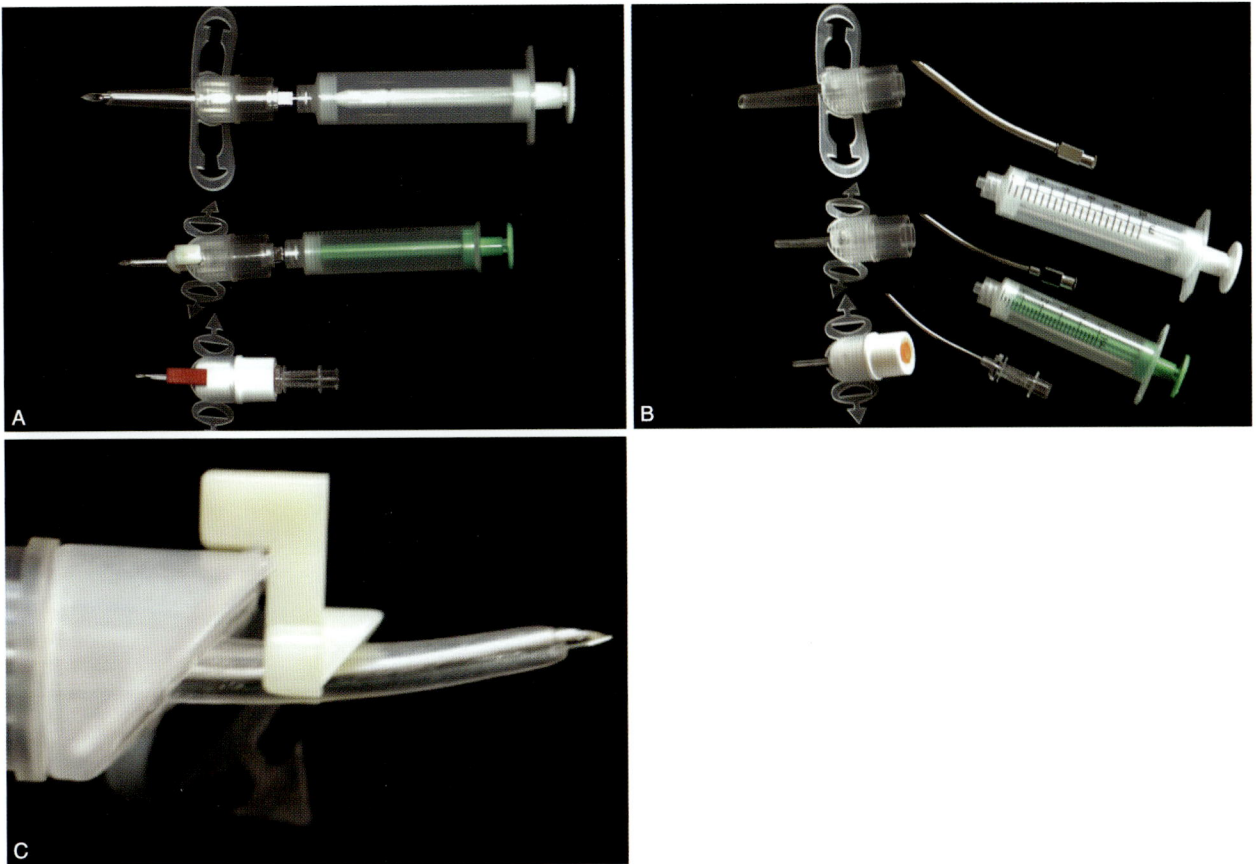

E 图 14-6 QuickTrach 紧急环甲膜穿刺设备共 3 个型号（A、B、C），从下到上分别为 1mm 新生儿型，2mm 幼儿型，以及 4mm 年长儿型。其与图 14-25 中介绍的设备类似，但穿刺针内径更大，最终置管内径也较大。（C）白色塑料质的限制器是用于防止穿刺针置入过深，在成功进入气管后应移除。穿刺针置入时应与皮肤呈 90°，而进入气管后应调整为与皮肤 60°。内置翼板和绑带可帮助固定气道。该设备的型号限制了其在较大小儿和成人的应用，且在临床应用前应在模拟器上进行练习

时也建议初始的新鲜气体流量应设为 1L/min，之后可根据效果上下调整[460]。上气道的开放程度决定了无套囊设备的通气是否成功（如对于没有自主呼吸的患者，气道开放程度越大，通气的有效性越低）[461]。因为这些设备都比较少见，某种程度上也导致这些设备都没有在对照试验研究中证实其有效性。因此，我们建议在模拟器上进行训练，这样医师可以更明确哪种设备更适合他们操作。

　　几种可供选择的经皮紧急气道都是采用短且大内径的穿刺针，或是穿刺针、导丝、扩张器组合使用来辅助置入经皮气道[446,462-464]。Quicktrach 套件（Rüsch）是一种由锥形的 2 或 4mm 套管及固定罩组成的气道设备，其中固定罩可与胶布共同用于气道固定。其设计还包含一个可去除的塑料限制器，可用于限制穿刺针的置入深度。该设备操作步骤如下：刺皮、抽吸空气、移除限制器、移除穿刺针或注射器、连接至标准 22mm 接头。其套装内还提供了一个可曲接头（E 图 14-7）（译者注：实际配图为原书 E 图 14-6）。一个以家兔模型模拟婴儿环甲膜的实验结果显示，该套件在所有 10 例实验对象均成功置入，但其中 2 例出现了环状软骨骨折，1 例出现了气管后壁黏膜损伤[465]。而另一方面，与使用 Seldinger 技术的其他设备相比，该设备可以更迅速地建立气道，目前已有更大的带套囊的成人型号可供使用（E 图 14-8）（译者注：实际配图为原书 E 图 14-7）。

　　使用 Seldinger 技术（如穿刺针、导丝、手术刀切开皮肤、置入扩张器和气管切开导管）的其他设备有 Arndt 和 Melker 设备（Cook Critical Care）。这些设备都可建立足以进行通气和吸氧的 3.0mm ID 气道（E 图 14-9）（译者注：实际配图为原书 E 图 14-8）。然而，置入这些设备的时间较长，不适于迅速建立紧急气道[446,466,467]。而一项猪尸体研究发现，相比气管切开，这种技术舒适度更高[469]。这些设备也可辅助用于选择性经皮气管切开[470]。

　　其他设备如 Pertrach（engineered medical systems），用注射器上的可裂分针穿刺环甲膜（E 图 14-10）（译者注：实际配图为原书 E 图 14-9）。打开皮肤切口后，将带有插管器的气管切开导管直接置入气管，将穿刺针裂开去掉。之后移除插管器，以气管切开胶布固定气道。虽然文献中没有病例报告介绍该设备用于小儿的难易性，但因其操作步骤较多，我们建议其更适合作为择期气管切开术，而不用于紧急情况下建立外科气道。

　　另一个经皮气管切开的设备是 BivonaPedia-Trake 套装（Smiths Medical）（E 图 14-11）（译者注：实际配图为原书 E 图 14-10）。用手术刀切开皮肤，置入带皮肤扩张器的大号穿刺针，理论上足够可以开放气管置入密封器和 3.0、4.0 或 5.0mm ID 的气管切开导管（无套囊或带套囊）。这种设备操作较为复杂，不适用于"不能插管，且不能通气"

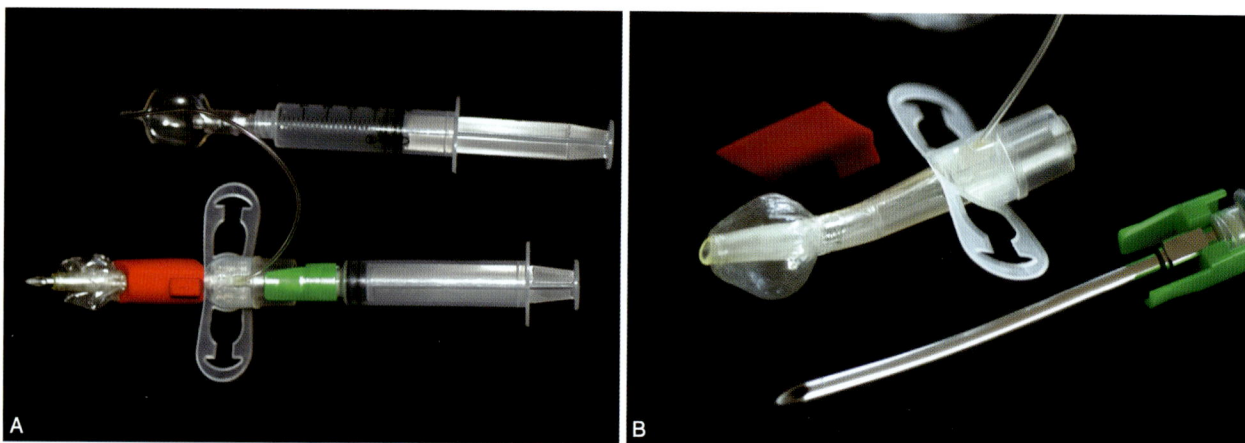

E 图 14-7   A 和 B 用于较年长患者的 QuickTrach 紧急环甲膜穿刺设备。该设备组装后(A)与组装前(B)照片。其置入原则类似于图 14-25 中的描述，但这个套件提供了一个更大且有套囊的气道，可提高密封性。由于穿刺针型号限制，该设备只能用于青少年

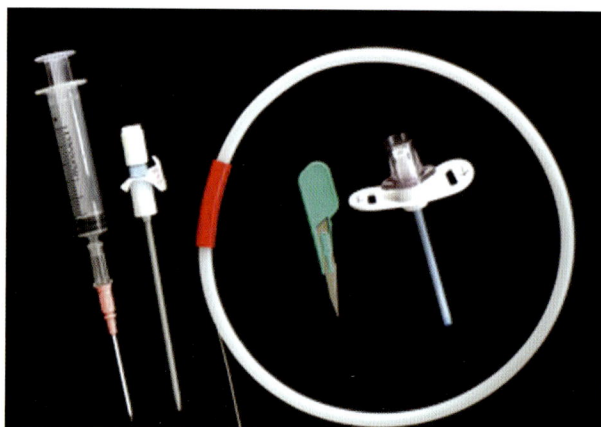

E 图 14-8   Arndt 紧急环甲膜穿刺套件(Cook Critical Care, Bloomington, IN)提供了一个 3.0mm ID 的气道，可供通气和供氧。用类似中心静脉置管的 Seldinger 五步法经皮扩张环甲膜切口，置入安全气道。(1)穿刺针经皮刺入环甲膜，通过注射器和侧孔测量负压，确认吸入空气。(2)经穿刺针置入导丝，移除穿刺针，将导丝留在气管内。(3)用手术刀切开部分皮肤。(4)环甲膜切开导管连接扩张器通过导丝置入气管。(5)移除扩张器和导丝，将环甲膜切开导管(气道)留在气管内。该套件也提供了连接喷射通气设备的接头。其用于小儿尤其是婴儿的经验非常有限。有其他类似设备可供选择(详见正文)

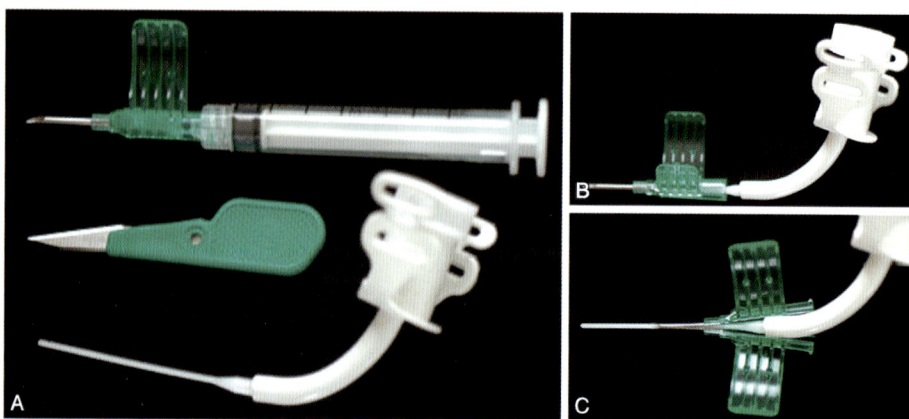

E 图 14-9   A. Pertrach 系统使用的是连在注射器上的可裂分穿刺针，用于穿刺环甲膜。B. 将插管器或扩张器穿过穿刺针置入气管。C. 切开皮肤，插管器连接一个 3.0mm ID 的气道向前置入气管，同时将穿刺针剥离移除。之后移除插管器，用气切胶布固定气道

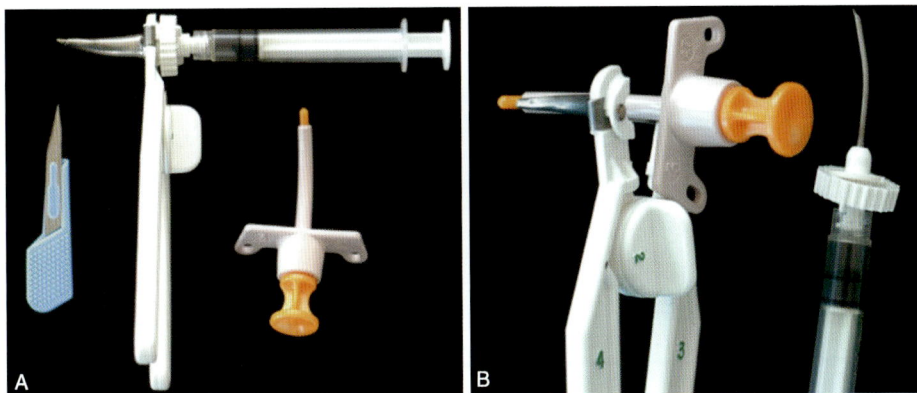

E 图 14-10 A. Bivona Pedia-Trake 套装经皮气管切开套件的操作步骤较多，因此不适用于紧急情况。连着注射器的大孔径穿刺针穿刺环甲膜（穿刺针周围是锐利的锥形扩张系统）。B. 成功刺入气管后，退出注射器和穿刺针，打开扩张器，置入 3mm ID、4mm ID 或 5mm ID 的气管切开导管，使用气切胶布固定气道

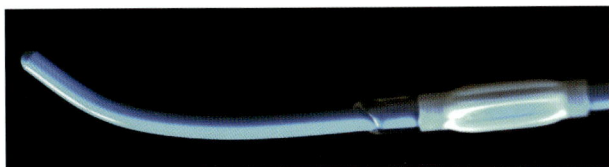

E 图 14-11 弹性树胶探条，可用于引导气管导管进入喉入口。较为常用的形状为曲棍球棍形状，特别是当喉镜下只能看到会厌或大部分声门后区的时候。弹性树胶探条末端的角度已经塑型。当探条成功置入气管时，操作者可隐约感受到探条解除气管环的"颠簸"感。该设备也可用于辅助进行通过喉罩的气管插管，或辅助其他气道设备

的紧急气道，而更适合用于虽较紧急但不需要紧急外科气道的情况。

其他一些包含直插型气管切开导管的套件在小儿的应用较为有限，例如 Nu-Trake 设备以及 Abelson 设备。对于年龄较小的患儿，因为这些设备的穿刺针尺寸相对较大，有造成气管或喉头损伤的潜在风险，所报道的小儿应用经验也较少[463,464,471]。

喉罩与环甲膜针刺切开以及经气管喷射通气的比较

经典喉罩对于处理紧急的气道情况非常有用。与环甲膜针刺切开不同，喉罩不仅可进行通气，还可辅助引导进行气管插管[472]。许多研究表明，相比于其他气道管理技术（如面罩通气和气管内插管），喉罩置入较为容易，相对来说对技术要求不高。更重要的是，与经气管喷射通气相比，经典喉罩的并发症要低得多[473]。然而，如果出现声门或声门上梗阻，声门上通气道则无法进行通气，此时带有或没有经气管喷射通气系统的外科手术气道则仍然是紧急情况下的首选技术。自从经喉罩的出现，临床经验表明如果没有声门或声门上梗阻的证据，置入喉罩保障通气仍然是尝试气道急救时的首选方式[395]。

外科气道

紧急情况下外科气道被一些医生视为可替代环甲膜穿刺的技术[447,474]。一开始这个技术被划在了外科操作范围内，特别是小儿耳鼻喉医生[447,448,474-476]。但经过训练后，麻醉医生也可以迅速实施这项操作[477,478]。事实上，小儿

出现"不能插管，且不能通气"的情况非常罕见。具有小儿或成人环甲膜切开手术经验的操作者很少。与环甲膜穿刺技术相比，支持手术方法的临床证据很少。随机对照试验在伦理学上很难通过，所报病例较少，也就无法获得较多病例。操作指南多依靠大型动物的实验结果和专家意见。由于小儿的气管较小，活动性大，无论是环甲膜穿刺还是以手术刀和探条进行切开术都较为困难[474]；紧急情况下的外科气道最好只用于 5 周岁以上小儿。对于小儿非紧急气道，气管切开术要优于环甲膜切开，其远期并发症更少，拔管后的恢复也更好。

前联合喉镜和通气型硬质支气管镜

前联合喉镜和通气型硬质支气管镜这两种设备可辅助耳鼻喉医师显露喉部，也提供了一种通气方法。前联合喉镜是使用直喉镜片的喉镜，其硬质镜片呈管状，末端有照明。前联合喉镜的使用与显露优势类似于之后介绍的直喉镜片的磨牙后方法[140]。

用于气管插管的特殊技术

硬质喉镜

硬质喉镜是气道管理最熟悉、最普遍的设备。因此对于操作者来说熟悉硬质喉镜的使用并了解其多种操作技术非常重要。本文回顾了一些操作建议：当气管插管意外失败时，应用喉镜进行第二次尝试；而较好的做法是，每次尝试的时候都应对操作有所改进以改善显露情况。在过去，对于有困难的新生儿气道多采用清醒气管插管，但此法现仅用于极端紧急的情况或静脉通路没有开放的时候[157-160]。无论采用什么技术，总有一些解剖特征完全不利于硬质喉镜的成功操作。反复插管失败可能导致气管创伤和水肿，因此应尽量避免反复尝试。特别是婴幼儿本身气道结构已经很窄了，反复操作易于迅速发展为"不能插管，且不能通气"的紧急情况。

无论小儿的气道情况是否正常，确保患儿体位正确并使用适于年龄插管设备都至关重要。经临床证实，以下手法有助于困难气道小儿的气管插管的成功。

最适喉外按压法

气管插管时在外部按压喉部可最大限度地显露喉部[480]。

最适喉外按压法(optimal external laryngeal manipulation, OELM)对颈部不能活动或缩短的小儿和婴儿特别有帮助。助手或者进行喉镜检查的医生都可以进行喉外按压。当喉镜检查医生进行喉外按压时,助手可以将气管导管置入声门,或是助手进行喉外按压,由喉镜检查医生置管[480]。喉外按压也可以用于辅助其他更高级气道设备的操作,比如可视喉镜(详见后文)[481-483]。

插管引导设备

插管引导设备包括塑料涂层可弯曲的金属管芯及弹性树胶探条。这些设备可用于会厌下盲探气管插管。可弯曲的金属管芯置于气管导管内,预先调整气管导管末端形状,有助于气管插管成功(图14-21)。最常用的形状为曲棍球棍形,特别当喉镜检查只能显露会厌或大部分声门后区域时。弹性树胶探条已经塑形,末端成角。单独置入弹性树胶探

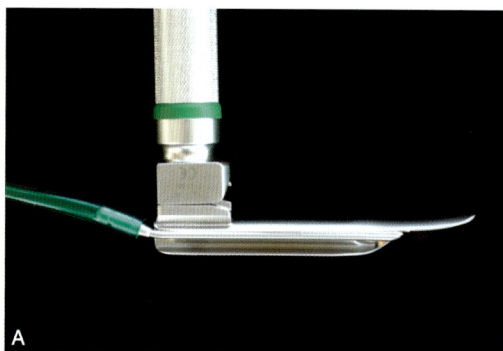

条,之后气管导管套在探条外面进入气管(E 图14-12)(译者注:实际配图为原书E图14-11)。当探条成功置于气管内时,操作者可隐约感受到探条与气管环前部接触时的"颠簸"。这种设备也可用于辅助喉罩下气管插管或其他气道设备的操作[484-487]。

口镜

在一个病例报告中,其作者记录了使用短柄口镜辅助,间接显露一个10周大婴儿的喉部,用1号的Miller喉镜片也无法对该婴儿进行喉镜检查;保留患儿自主呼吸,使用1号Macintosh喉镜片暴露咽部,利用口镜间接显露喉部,在导丝引导下将气管导管通过声门置入气管。

经磨牙后、舌旁或侧入路使用直喉镜片

当传统气管插管技术失败时,特别由于患儿舌肥大或小下颌造成的是二次尝试失败时,以磨牙后途经使用直喉镜片

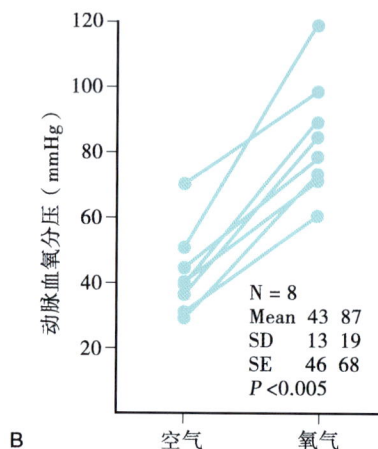

E图14-12   A. Oxyscope是一种改良喉镜。可在进行喉镜检查的同时在喉镜末端以2L/min的流量供氧,如果连接麻醉回路,还可以给予吸入麻醉药。B. 在对婴儿进行喉镜检查时保留自主呼吸可增加患儿的动脉血氧分压水平(摘自Todres ID, Crone RK. Experience with amodified laryngoscope in sick infants. *Crit Care Med.* 1981; 9: 544-545, ©Williams & Wilkins)

可帮助显露声门(图14-28)[140,482,485,489-493]。将患儿头部稍向左偏,选用1号Miller喉镜片从口腔最右侧置入。在舌与咽侧壁的间隙将舌完全推向左侧,可以绕过舌体。由助手用小号拉钩(如Senn拉钩)将右侧口角牵向后方,可增加气管导管的置入空间而更有益于操作。镜片于右侧贴着前磨牙和侧切牙向前置入,直至看到会厌和声门。看到会厌后,用镜片末端将会厌提起,暴露声门开口。喉镜片对于前磨牙和侧切牙的施压极少造成牙齿松动,因为这两颗牙齿为双牙根,牙根也比中切牙更深。

在进行喉镜检查的时候,沿着口腔中线正中位移动喉镜片近端可能增加气管插管的操作空间。而且要小心避免在上颌中切牙施压,以免出现牙齿松动。如果无法看到会厌,可进一步向左旋转头部,喉镜片保持在侧边以增加显露程度。特别是当只能看到部分声门时,应在气管导管内插入导丝,并预先弯曲90°以辅助置管(图14-21)。与传统的正中位入路相比,此法应选用更短的喉镜片(即使在稍大的小儿,也通常选择1号Miller镜片),因为使用这种方法,到声门的距离明显缩短了。

经磨牙后途经进行喉镜操作可改善声门显露情况的原理是:首先,因为喉镜从侧方置入绕了舌体,可减少对软

组织的施压及移位。特别是存在小颌畸形的患儿,这种方法可有效改善声门显露情况[482,485,490,492,493]。对于这样的患儿,与传统的硬质喉镜正中位入路法相比,舌体移位的空间减小。其次,由于从侧边置入喉镜且头部偏向左侧,绕过了中切牙和上颌结构,显露路径更加清晰。最后,使用直喉镜片可避免弯镜片对视野的遮挡[140,489-491]。最后,与正中入路相比,从口腔右侧置入直喉镜片的角度和距离都减小了,有助于更顺利地显露声门开口,特别是在困难插管的情况下。

纤维支气管镜

对于存在困难气道的患儿,使用纤维支气管镜引导气管插管的优势在于其不需要后伸头颈,因此对于颈椎强直(Klippel-Feil)或稳定性较差(唐氏综合征、软骨发育不全性侏儒、创伤)的患儿格外有益。该技术因设备可弯曲,使其可适应多种异常气道的解剖特点,应用较为广泛;镇静下保留自主呼吸的患儿也可较好耐受[399,494-496]。

纤维支气管镜的劣势在于其纤维光束很小,视野范围有限。因此当出血或分泌物较多时则无法使用纤维支气管镜。另外,使用纤维支气管镜需要先在正常气道中操作实践以积累大量的经验。我们的经验是对于每一种型号的纤维支气

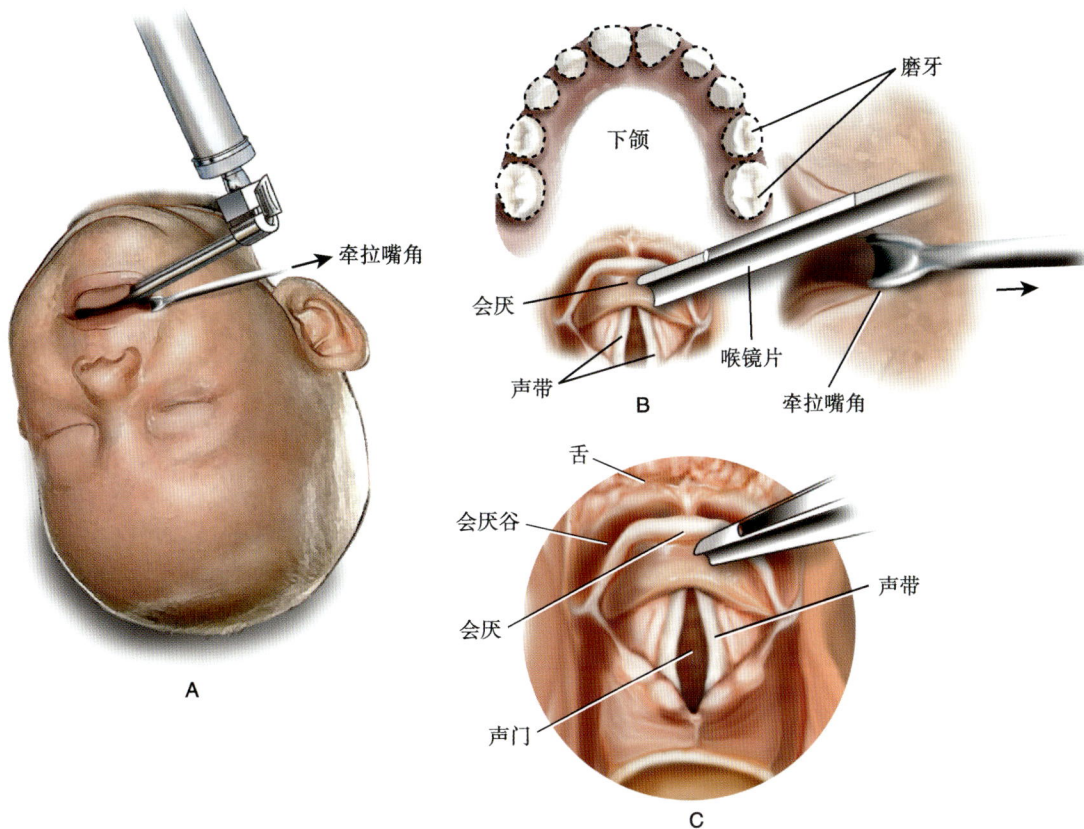

图 14-28　由 A 至 C. 经磨牙后、舌旁或侧入路置入直喉镜片的硬质喉镜。注意将患儿头部转向左侧，喉镜片从磨牙位置朝向声门开口置入（详见正文）

管镜，应先在正常气道操作 20 次以上才可用于异常气道[497]。对于每一种型号纤维支气管镜的练习都非常重要，因为每一种所需要的操作技术都有些许不同。而且，纤维支气管镜结构较为精细易损，价格昂贵，使用和储存时应倍加小心，以防损坏纤维束和可调末端的机械结构。每次使用后均应消毒，以维持操作通道和间隙的开放、纤维束的视野明亮，并避免交叉感染。

纤维支气管镜设备

尖端可变向的纤维支气管镜有多种型号可供选择；最小的直径 2.2mm（Olympus LFP；Olympus，Tokyo），可穿过带有或去除 15mm 接头的 2.5mm ID 气管导管。然而与其他更大型号的纤维支气管镜不同，此型号的镜子没有用于吸引、供氧或给予局麻药的操作通道。现已经有光源并入镜体的纤维支气管镜可供选择；这可以提高设备的便携性，使其更便捷地用于手术室内外。

纤维支气管镜的辅助设备

内镜面罩可在进行纤维支气管镜操作时给保留自主呼吸的患儿的供氧，或为麻醉下患儿进行控制通气。已经可以买到的有 Frei 内镜面罩（E 图 14-13）和 Patil-Syracuse 内镜面罩[489,499]。Patil-Syracuse 内镜面罩有小儿型号，但对于大部分 4 周岁以下的患儿来说都显太大[96]。Frei 内镜面罩的外形构造可使纤维支气管镜从中间位置置入，正位于口鼻上方，更利于进行纤维支气管镜引导下的气管插管。用于置入纤维支气管镜的操作孔上设置了可旋转的透明活瓣，便于口

鼻腔操作。此外，一次性面罩还可与支气管镜旋转接口相连接[500]。纤维支气管镜可通过接口处的活瓣置入，同时通过麻醉环路进行持续通气。可供购买的接口有两种，一种是直接连接在麻醉面罩上，另一种可连接在气管导管上，并可根据麻醉面罩选择使用 15mm 或 22mm 接头。

可用于小儿的支气管镜检查口咽通气道现也可供购买。然而这种口咽通气道只有 3 个型号（婴儿、小儿、成人），且在辅助纤维支气管镜引导小儿气管插管方面，尚无评价其有效性的相关文献。普通的 Guedel 口咽通气道也可经改良用于引导经口气管插管[500]。于气道凸面切割下一窄长条，构成一个可以置入纤维支气管镜的通道。这种改良法可用于在正中入路维持声门开放；但无法作为牙垫使用。

直接法

对于患儿进行纤维支气管镜操作的体位与进行硬质喉镜是不同的。头部应置于手术床并轻轻后伸寰枕关节以防会厌遮挡声门开口[501]。如果选择经口途径，谨记应从正中入路置入纤维支气管镜。经鼻途径便于正中置入，同时还可防止患儿咬纤维支气管镜或气管导管。在鼻孔内局部使用血管收缩剂，并置入润滑后的鼻咽通气道，通气道连接气管导管的 15mm 接头，这样可在对患儿进行标注纤维支气管镜检查的同时给患儿供氧及吸入麻醉药。不过，相比经鼻途径，经口途径也有一些其他优势，包括避免了导管切割腺样体，也避免了鼻出血风险。经口途径对患儿刺激较小，耐受性也更好。如果选择经鼻气管插管，应在鼻腔局部使用血管收缩剂以减少

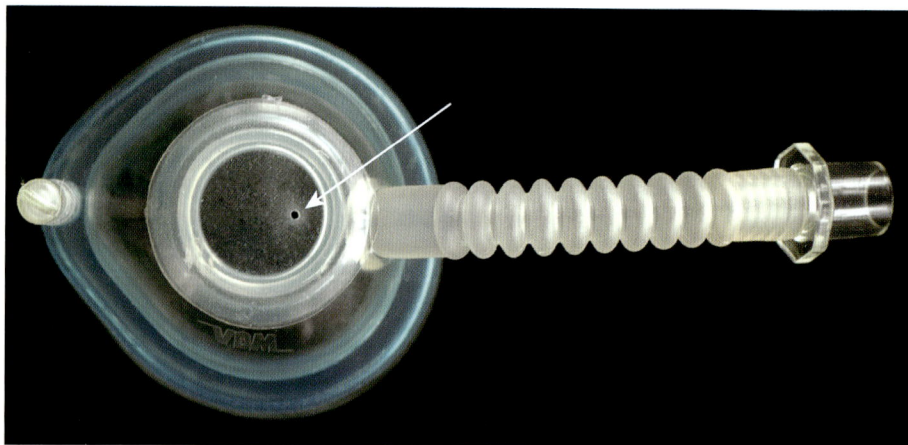

E 图 14-13　Frei 内镜面罩可用于给患者供氧或通气。选择型号适宜的柔软的气管导管,并提前在温消毒水中浸泡,将纤维喉镜及气管导管从面罩上的活瓣开口置入。这样可使整个纤维支气管镜检查气道的过程中患儿都可保持一致的麻醉深度和持续的供氧

出血风险。无论采用哪种方式,都应由助手进行托下颌操作来打开咽后部和声门上间隙。此外,还可使用牙垫或插管型通气道。为了更好地打开咽后部以获得最佳视野,偶尔也需要直接牵引舌体。牵引舌体可用纱布、塑料舌钳、缝合线穿过舌体或是用高压吸引器吸引舌底或舌尖(图 14-29)[502]。

纤维支气管镜远端应从舌后方进入口腔,在直视下逐渐沿着正中位向前置入直至看到可辨认的解剖结构。在纤维

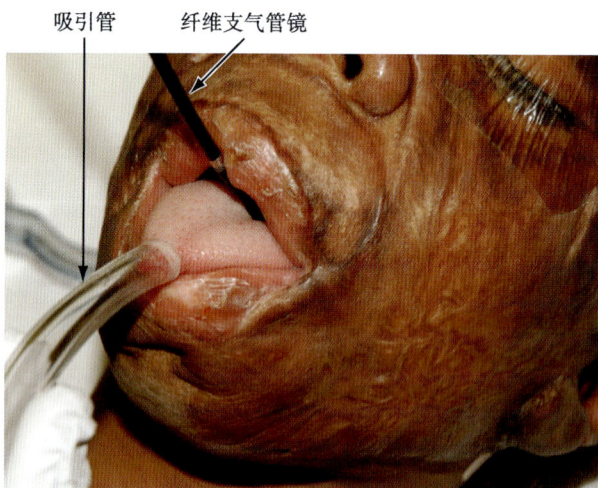

图 14-29　吸引管可用于吸住舌尖辅助向前牵拉舌头,以改善声门显露情况。这种手法对于由分泌物过多造成的舌头湿滑或张口度过小时固定牵拉舌头非常有用,同时又可避免直接用干燥的纱布握持舌头

支气管镜末端改变方向时,保持插入部的竖直非常重要,可保持其操作平面不变。在旋转纤维支气管镜的时候,其前端应轻度弯曲以获得全景视野。总之,应在纤维支气管镜前端确认置入气管后再尝试经鼻或经口插入气管导管。因为和成人相比,小儿的口咽距离较短,在使用纤维支气管镜时的常见错误是在一开始就置入过深而进入食管。为避免这种错误,应在确认气道结构后再进行气道置入。

一旦纤维支气管镜置入气道,另一个常见的问题是气管导管置入时遇有阻力。为了减少这种情况的发生,如果是经口途径,气管导管通过纤维支气管镜时应斜面向下(侧孔向

上),经鼻途经时应斜面向上[503,504]。这个操作要点可助记为 UNDO(鼻上口下):bevel Up for Nasal intubation,Down for Oral intubation[505]。如果是在气管导管尝试通过声门时遇到阻力,应旋转气管导管 90° 或 180°,将斜面转向更易于通过声带的方向。一项研究表明在置入前逆时针旋转导管 90°,可更顺利地将导管送入喉部[506]。整个操作过程中,应严密监测麻醉或镇静深度以及血氧饱和度(脉搏氧)。保证适宜的镇痛或麻醉深度,并确保患儿气道安全,可避免可能发生的心律失常。

在对困难气道的患儿应用纤维喉镜检查之前,应先在模拟人及解剖正常的患儿操作以确保技术足够熟练[507-513]。在一项对比 Miller 1 号喉镜片硬质喉镜和 Olympus LFP 纤维支气管镜的插管时间和并发症的研究中,对于研究中的 40 例婴儿,纤维支气管镜的插管时间稍微增加(22.8s vs 13.6s),而并发症发生率基本一致[514]。作者认为对于正常的婴儿常规用纤维支气管镜引导置管是安全的,可以合理地增加并维持该技术的操作能力[514]。对于小儿来说,视频辅助纤维支气管镜插管比传统使用目镜的纤维支气管镜有更多的优势,包括可更快地掌握置入技巧,整体成功率也可提高[497,515]。

分步法

当可用的纤维支气管镜太大而无法穿过适合婴儿或较小的小儿的气管导管时,可使用分步法进行纤维支气管镜引导气管插管[516]。一种方法是需要带有操作通道的纤维支气管镜以及一个带导丝的心血管导管。导丝插入纤维支气管镜的操作通道至距末端约 2.54cm(1 英寸)的位置。将纤维支气管镜从口腔置入到声带上方,在直视下将导丝向前通过声门置入气管。退出纤维支气管镜,将导丝留在原位。在面罩通气的同时,由助手将心血管导管套在导丝外(增加导丝硬度来辅助引导气管导管)。将气管导管螺旋式地通过心血管导管和导丝,之后退出心血管导管和导丝,气管导管留在原位[516-518]。一些作者认为没有必要将心血管导管套在导丝上。当可用的纤维支气管镜没有操作通道时,可用该方法的改良版[519]。将一根 8F 的红色橡胶导管用防水胶布粘到纤维支气管镜的插入部接近可弯曲尖端的位置。通过纤维支气管镜看到喉部后,将导丝插入橡胶管进入气管。导丝位于

正确位置后，退出纤维支气管镜（以及红色橡胶管），气管导管通过导丝引导进入气管。

当纤维支气管镜过大而无法穿过所需气管导管时的另一种插管方法为，在纤维支气管镜直视下直接气管插管[520-522]。纤维支气管镜通过一侧鼻孔置入，辅助从另一侧鼻孔置入的气管导管进入声门。还有一种选择为，如果纤维支气管镜直视下气管导管很难通过声门，可用一个更容易操作的小导管通过声门，并作为导丝引导气管导管进入气管。保留自主呼吸，在插管期间，可通过气管导管给患儿供氧。据报道，这种方法成功应用于2例新生儿插管，一个患有先天性下颌骨融合，另一个患有丹迪-沃克综合征（Dandy-Walker syndrome）并伴有 lippel-Feil 综合征、小颌畸形、软腭发育不全及悬雍垂前倾[520,521]。最近，对一例患有颞下颌关节强直的患儿进行气管插管时，使用了成人型号的视频纤维支气管镜[523]。如果可用的纤维支气管镜过大且没有操作通道时，还可使用另外一种分步法进行纤维支气管镜引导气管插管。纤维支气管镜穿过一个比婴儿喉部更大的气管导管，在纤维支气管镜直视下将气管导管置入，使其刚好在声带上方。退出纤维支气管镜，使用气道更换导管穿过大号气管导管而置入气管。退出大号气管导管，再将适合型号的气管导管通过交换导管进入气管。据报道，这种方法成功用于一个之前曾因为插管失败而取消手术的6月龄婴儿[524]。

光棒

光棒（lighted stylet or light wand）是管理小儿困难气道时的一种非常有用的辅助工具（E图14-14）[525-529]。该设备有多种型号可供选择：Surch-Lite 照明插管管芯、光棒以及Trachlite。这些设备基本上都由一个可塑管芯及末端的高强度照明组成；管芯预先塑形弯曲，其角度符合成功进入喉入口的路径（45°~90°）。首先，将润滑好的光棒插入气管导管，光棒末端应留在气管导管内以减少其潜在的气道损伤。这时调暗室内灯光，确保光棒进入口腔中后仍可看到透出的光。光棒近端贴着颊部，从口腔置入。随着光棒的置入，逆时针旋转近端使其呈竖直状态。继续将光棒沿着舌的曲线通过口咽腔。如果光棒末端未到达正确位置（如进入食管），只能在颈部表面看到漫射光甚至无法看到光斑。如果在环甲膜水平的正中位置看到了光棒透照出明亮且界限清晰的圆形或锥形光斑，通常可以确定其位置正确（E图14-14）。一旦确定位置正确，轻柔地将气管导管向前置入，退出光棒[528,530]。

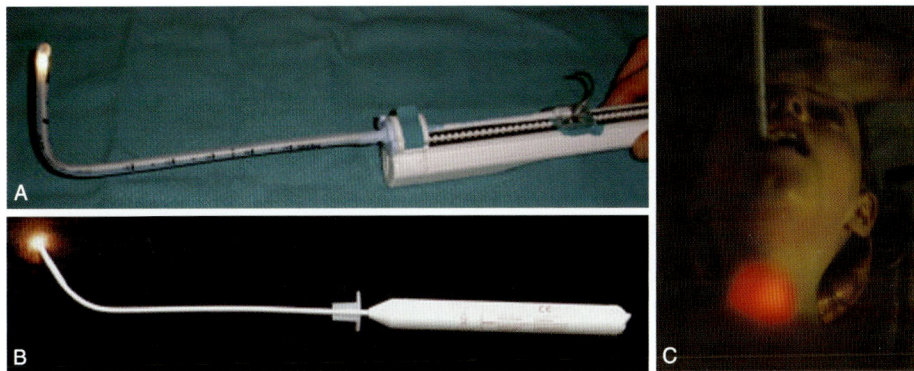

E图14-14 可供选择的不同生产商的多种光棒。A. Trachlight。B. Surch-Lite 照明插管管芯，可供选择的还有光棒和 Trachlite。这些设备提供了一种大号气管导管的盲探置入法。C. 颈部喉水平的明亮光斑表明光棒已正确进入气管。如果看不到光斑，通常表明光棒进入食管

对于没有内在的喉部或气道异常，但被认为可能出现声门显露困难的患儿来说，这项技术非常有用。并且由于光棒引导气管插管时几乎不需要移动颈部，对于存在颈椎骨折的患儿也很有意义[531]。光棒插管时的血流动力学反应与使用硬质喉镜基本相同[527]。而该技术也有一定的局限性，包括这是一种盲探操作，其直径限制使其只能用于较大型号的气管导管，而可能需要多次试插；不过经过反复练习其置入成功率会明显提高[528,530]。常见的气管导管置入困难原因是导管卡在了会厌位置。发生这种情况时，应退出光棒，轻微向后调整光棒位置，利于其在会厌更后方的位置通过。或者，还可以沿着光棒长轴旋转气管导管，使斜面向上。对于该技术，我们的建议与纤维支气管镜的使用相同：在用于气道解剖异常的患儿之前，应先应用于正常气道小儿以获得足够的操作经验。另外，光棒也可以在喉罩辅助下进入气管[532]。

Bullard 喉镜

Bullard 喉镜现较少用于直接显露异常气道小儿的喉入口（E图14-15）。其有3种型号：成人型、小儿型、小儿长型。该设备由光纤束和镜子组合而成。使用时像喉镜片一样置于喉部，以类似于使用标准喉镜的用力方向推开舌头，尽管从结构上看这并不明显，其末端呈90度弯曲，其设计是提供顶端90度的弯曲视野（如舌根周围），但这种构造可帮助直接显露一些解剖异常患儿的喉部结构，如患有下颌发育不良综合征患儿[如 Robin 序列征、特雷彻·柯林斯综合征（Treacher Collins syndrome）[533]、戈尔登哈尔综合征（Goldenhar syndrome），以及颈椎骨折制动]、舌根与声门开口成角过小的患儿，以及患有先天性牙关紧闭症患儿（Hecht综合征）[534]。该操作技术用于小儿时与成人有所不同。将管芯插入气管导管并弯曲呈类似该喉镜的形状（图14-21B），一旦看到喉入口，在 Bullard 喉镜片的一侧插入已弯曲的气

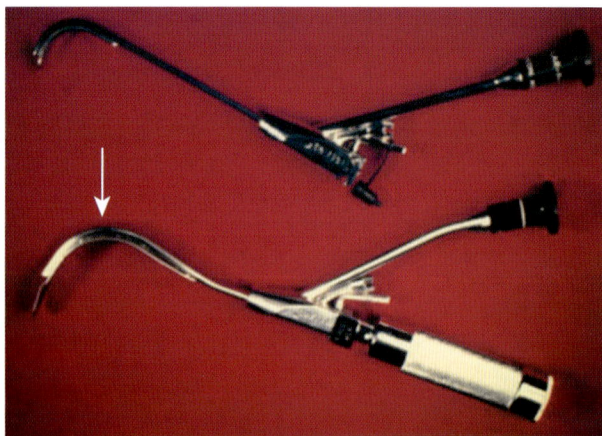

E 图 14-15 Bullard 喉镜有三种型号：成人型、小儿型、小儿长型。图中上为成人型，设有一个气管导管引导器，小儿型则无此设计。该设备由光纤束和镜子组成，光纤束包含在设备之内，使用时像喉镜片一样置于喉部。其设计是提供顶端 90° 的弯曲视野（箭头处）（如舌根周围）。下颌发育不良综合征患儿［如 Robin 序列征、特雷彻·柯林斯综合征（Treacher Collins syndrome）、戈尔登哈尔综合征（Goldenhar syndrome），以及颈椎骨折制动］，其舌根与声门开口成角过小，这种构造可帮助直接显露患儿喉部。将管芯插入气管导管并弯曲呈类似该喉镜的形状（图 14-21B 和 C），一旦看到喉入口，在 Bullard 喉镜片的一侧插入已弯曲的气管导管，在直视下置入气管

管导管，在直视下置入气管。由于该喉镜的视角、显露方法及气管导管的置入方法都与标准喉镜非常不同，其成功率常与麻醉医生的经验密切相关[535,536]。

尽管有小儿型 Bullard 喉镜，但成人型也已成功用于小儿插管[538,539]。虽然对于 1 岁到 5 岁的小儿，以 Bullard 喉镜进行气管插管比 Wis-Hipple 1.5 号镜片需要更多的时间，但成人型号的 Bullard 喉镜也使 Wis-Hipple 1.5 号镜片得到了补充。少见的情况是当使用 Wis-Hipple 镜片插管失败，可由 Bullard 喉镜提供喉上结构的视野使插管获得成功。当需要将气管导管多次从成人 Bullard 喉镜上取下时，往往是由于碰到了右侧杓状会厌襞或声带前联合。将成人 Bullard 喉镜用于小儿时，后一种情况更为棘手[538,539]。

Bullard 喉镜的局限性是在插管过程中，气管导管可能会部分遮挡喉部视野，并且其只能用于经口气管插管[537]。而由于其操作过程中对颈椎移动较少，因此对于颈椎脱位的患儿有一定优势[540-542]。

逆行导丝引导气管插管

逆行引导插管技术是通过静脉导管经环甲膜由气管通道进入喉部，并通过 Seldinger 插管装置的导丝逆行引导气管插管[16,543-549]。可买到的商品化套件可供插入 5mm ID 或以上型号的气管导管（Cook Critical Care）。由于这种方法对于气管施压较大，对于小儿来说套管造成气管后壁穿孔的风险较大，因此极少用于小儿。

视频喉镜和间接插管设备

随着技术的进步，现在摄像机和光学镜头的尺寸减小很多。将这些设备设计到不同类型的喉镜和管芯中，便产生了许多功能强大的气道管理工具，从而更好地保证患儿气道安全[550]。许多新型喉镜都可以改善喉镜检查的显露情况[484,551-557]，且对于存在直接喉镜显露困难的患儿来说，这些新型设备的效果优于传统喉镜[558-564]。然而它们也存在一些局限性，比如和直接喉镜相比插管时间延长，在出血或分泌物较多时使用受限。这些新型设备可按如下方式分类：①视频喉镜，即在设备末端设置了一个摄像头；②光学喉镜，即使用一系列镜子或棱镜或两者组合来传输设备末端的影像；③可视管芯，即在硬性或可塑管芯中设置视频或光学系统。

视频喉镜

视频喉镜在临床麻醉中迅速普及开来，并必然会成为临床操作的标准配置。相比于标准的直接喉镜，视频喉镜的独特优势可改善声门的显露情况，并可共享气道视野，帮助对实习医生的操作进行指导，并减少插管时用力。虽然现用"视频喉镜"宽泛地描述多种配有摄像机和光学镜头的喉镜，但其实各种类型的视频喉镜都有各自独特的设计特点。大体上可将视频喉镜分为两大类：配有成角镜片和标准弧度镜片的视频喉镜。配有成角镜片的视频喉镜用于存在困难气道的小儿效果较好，而配有标准镜片的更适用于正常气道的患者。尽管成角镜片可更好地显露气道前部，但由于摄像机视线和气管平面成锐角，置管过程可能稍会增加一些难度。而配有标准镜片的视频喉镜不存在锐角带来的置管困难，但对于困难气道的患儿可能无法提供成角喉镜一样的最佳视野。配有传统镜片的视频喉镜可用于传统喉镜的使用及教学，指导老师可以通过监视摄像机屏幕对实习医生的操作进行直接指导，这种优势可帮助实习医生提高操作技术。与直接喉镜相比，视频喉镜可提高成人的首次尝试成功率及整体的插管成功率，也可改善小儿气道显露效果[552,555-567]。一项对儿科急诊的回顾性队列研究对比了 C-MAC 视频喉镜和直接喉镜，其结果显示两者首次插管成功没有明显差异［调整后优势比 =1.23, 95%CI（0.78, 1.94）］，且并发症发生率或插管成功率都无明显差异[568]。另一篇比较视频喉镜和直接喉镜在小儿中应用效果的荟萃分析（共纳入 993 例患儿）结果表明：视频喉镜改善了声门显露情况，但延长了插管时间，失败率增加，而两者的首次成功率无明显差异［相对风险 0.96; 95%CI（0.92, 1.00）; I^2=67%］。该文献所报道的视频喉镜可增加失败率与我们的经验不符，实际上存在质疑。而仔细检查他们的 meta 分析后发现，大部分的失败事件都出于一项试验，该试验的研究对象为模拟颈椎活动受限的 2~10 岁患儿，结果显示 Bullard 喉镜首次插管失败率为 50%[569]。许多视频喉镜的练习评估都是在模拟人上进行的，尽管这理应是评估一项新设备的首要步骤，我们仍然鼓励研究者多进行临床研究，以扩充我们的对这些设备的临床实际操作经验。一项研究表明即使实习医生也可迅速地以多种视频喉镜对模拟人进行气管插管，他们对 2 岁以下小儿进行插管时需要的时间仍然明显延长[570]。

GlideScope 视频喉镜。GlideScope 视频喉镜（E 图 14-16）包含一个高曲度的镜片及一个高分辨率的防雾摄像头。共有 6 个型号（0、1、2、3、4、5）可以适应各年龄的患者，甚至仅 1kg 的小儿。在使用前应先打开 GlideScope 待防雾系统

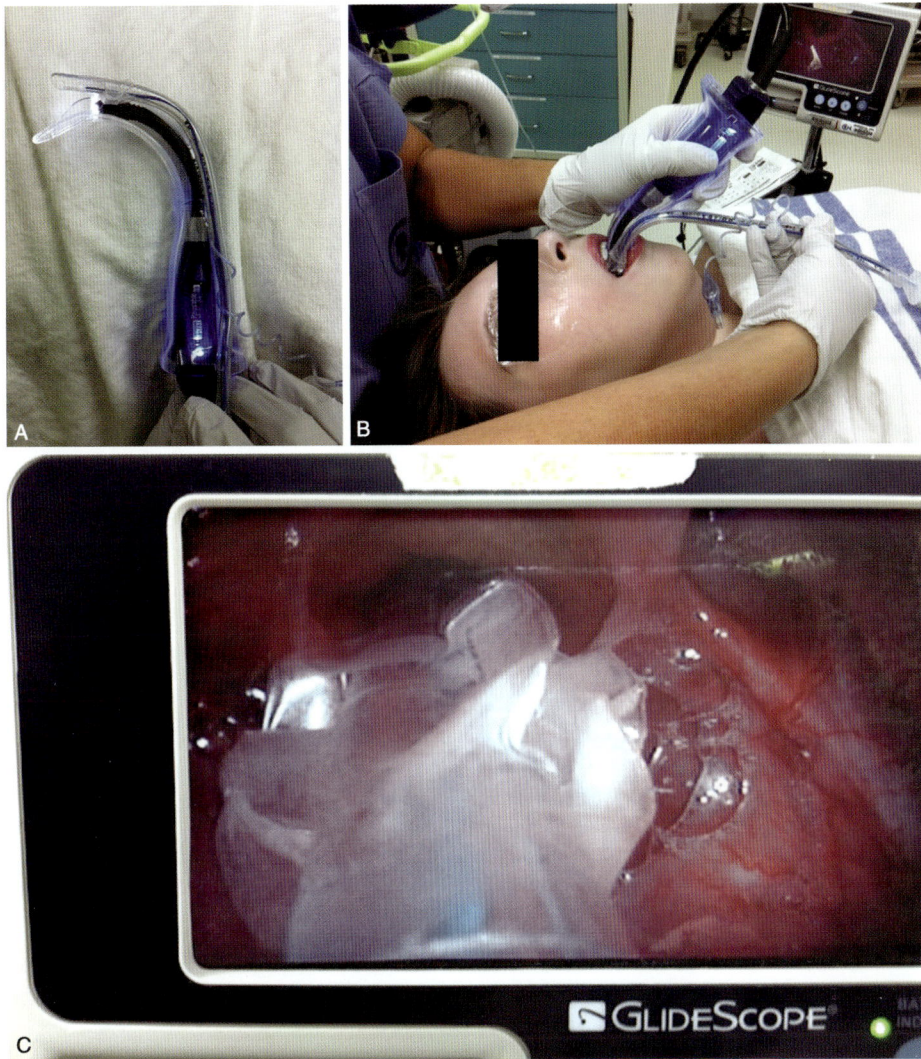

E 图 14-16 A. GlideScope 视频喉镜包括一个在内部的可重复使用的视频系统, 以及在外面的一次性塑料喉镜片, 共有 6 个型号。在插管前, 将管芯润滑后插入气管导管并将其按 GlideScope 喉镜片的弧度塑形。B. 操作医师在正中入路或稍偏向咽部左侧置入镜片, 显露声门开口, 之后沿着镜片的弧度置入气管导管, 同时注意观察显示屏。C. 在直视下将气管导管置入声门开口

升温。为提高成功率, 应在气管导管内插入管芯, 并以选用 GlideScope 镜片的弧度弯曲气管导管。GlideScope 的生产商提供的是硬质管芯, 不过标准的可塑管芯同样有效[571]。与传统的直接喉镜不同, 因为其远侧摄像头的存在, 操作时并没有必要用镜片将舌头推向左边。GlideScope 视频喉镜的镜片设计较为合理, 刚好位于咽部正中或稍向左偏。这个位置可最大限度地为气管导管的置入提供了操作空间。喉镜片末端置于会厌谷, 只需轻轻上抬即可暴露声门。如果镜片置于会厌谷时仍无法获得最佳的显露效果, 可上抬会厌。如果镜片大小不合适或置入过深, 可造成显露效果不佳。也可用喉外按压法帮助显露声门[551, 567]。

一旦得获得最佳视野, 在直视下沿着 GlideScope 喉镜片的弧度置入塑型好的气管导管, 直至看到导管通过了腭舌弓, 并在 GlideScope 的显示屏上看到气管导管的完整视图。GlideScope 视频喉镜置管时, 先直视而后在显示器指导下进行后序的可视化气管插管技术, 而镜片置入时在咽部稍向左偏可扩大插管空间, 也降低了气管插管时的气道软组织损伤

风险[572-576]。对于扁桃体严重肥大堵塞声门的患儿, 如果喉镜操作医生只把注意力集中在屏幕上, 而忽略了进入视野中的带管芯塑形的导管, 那么就可能造成患儿损伤。

当在显示器上看到气管导管时, 将其尖端插向声门。一旦导管尖端通过声带就应退出管芯, 因为这样有助于气管导管向前置入气管。在使用 GlideScope 或其他光学喉镜时, 偶尔也会遇到声门虽然显露情况很好, 但气管导管置入仍然困难的问题。这是因为该插管方法是间接的且需要良好的手眼配合。可以通过多次在正常气道小儿进行气管插管时的使用而获得这些技术。在一项对婴儿的队列研究中, 以 GlideScope Cobalt 视频喉镜成功地进行了 121 例插管, 其平均插管时间为 30s, 95% 的气管插管都是在前两次尝试中即获成功[583]。该设备还可辅助颅面畸形患儿的气管插管[481, 584-586]。对于声门开口视野较为有限的患儿, GlideScope 视频喉镜可提供比直接喉镜更好的喉部显露视野[587]。

Storz 视频喉镜。Storz 视频喉镜是将摄像机整合到 Miller 和 Machintosh 喉镜片上, 这种设计使得操作者可以

Miller 喉镜片的传统使用方法进行操作,如果需要还可以获得视频图像。由于喉镜片末端摄像头的倾角,视频图像的视野可以比直接视线的视野获得更好的 Cormack-Lehane 分级。因为该设备未配备防雾系统,因此为了获得清晰的视野,需要使用防雾溶液。尽管管芯塑形下,末端有少许弯曲的气管导管有利于气管插管,但使用 Miller 视频喉镜片进行

置管时也可不需要管芯(E 图 14-17)。Storz 视频喉镜的操作方法与 GlideScope 视频喉镜类似。喉镜片末端置于会厌谷;不过由于摄像机镜头的放大效应,会厌常遮挡摄像机视野。这种情况下,应用镜片上提会厌来显露声门。一旦获得最佳视野,直视下沿着喉镜片置入气管导管,以确保在摄像机放大的视频视野中的操作正确,同时也可避免损伤气道软组织。

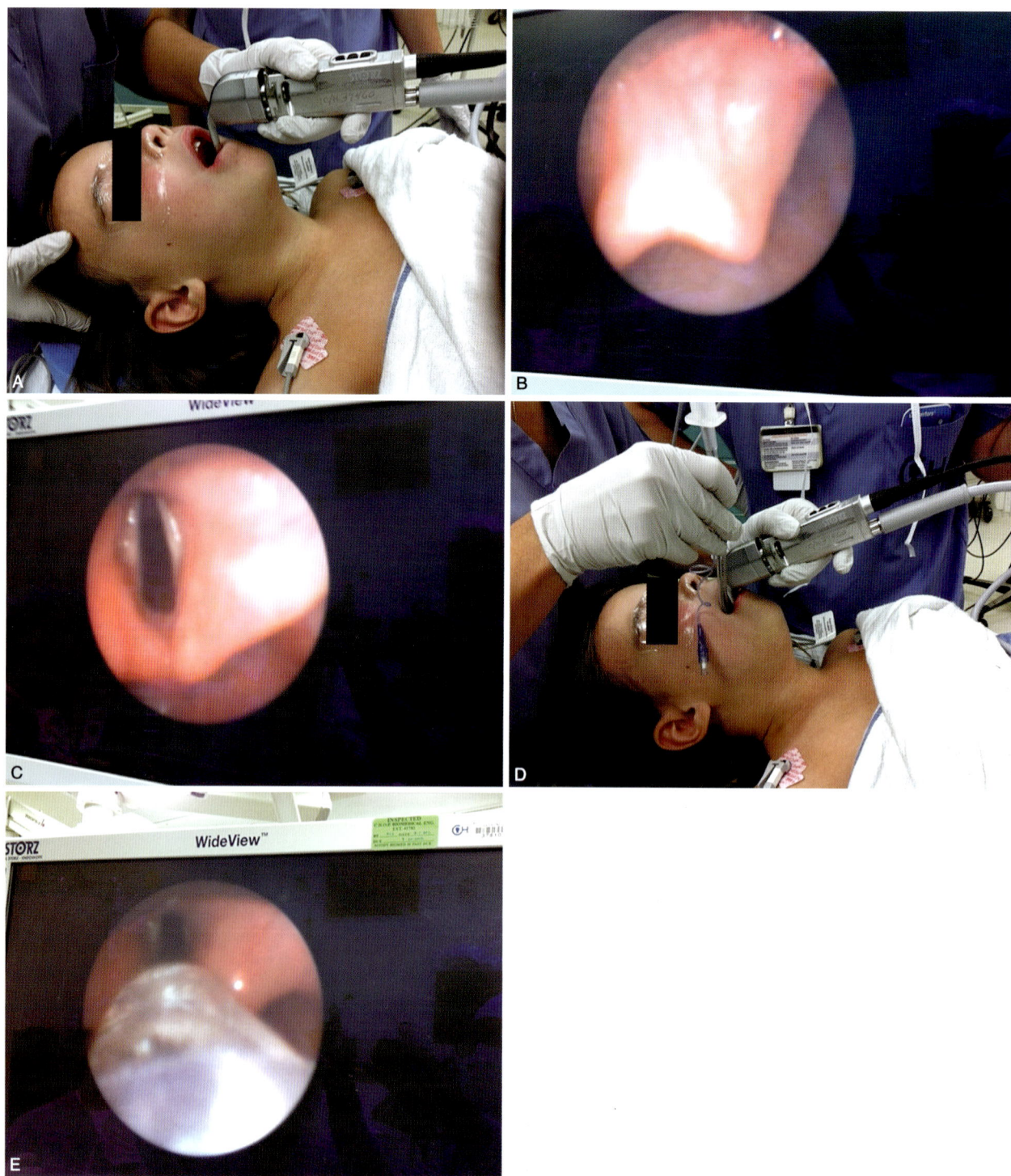

E 图 14-17 Storz 视频喉镜是将摄像机整合到 Miller 和 Machintosh 喉镜片上。A. 以常规方法置入喉镜片。B. 会厌常遮挡摄像机视野。C. 通过标准的上提或倾斜镜片的方法显露声门。D. 管芯塑形的气管导管以常规方法,从口咽腔右侧沿着喉镜片的弧度置入。E. 操作医生在观察显示屏的同时引导气管导管通过声门开口

在正常气道和困难气道的小儿模型中比较 Storz 视频喉镜与 GlideScope 视频喉镜,结果显示两者的插管时间、对视野的视觉模拟评分及使用简便程度都基本相似[589]。在一个小型研究中,对比了 Storz 视频喉镜和 Airtrach 喉镜在 10 例 2 岁以下小儿的使用情况,结果显示 Storz 视频喉镜成功插管用时较多,而两者的成功率基本一致[590]。在另一项在婴儿模拟人的研究中,与标准 Miller 喉镜相比,Storz 视频喉镜的视野更好,插管成功率更高,两者插管时间基本一致[588]。Storz 视频喉镜可成功用于困难气道和正常气道的婴儿及新生儿的气管插管[588,591]。无论是哪种视频喉镜,其操作都需要较好的手眼配合能力。另外,操作者还必须培养在放大比例的视频视野中间接操作气管导管的技能。摄像机的放大效果使得气管导管任何微小的移动都会在显示屏上放大,相对来说给气管插管带来了额外的问题。在对异常气道的患儿使用该设备进行气管插管时,应先用于正常气道小儿以获得足够经验[550]。

MultiView 视频喉镜。MultiView 视频喉镜也是一种将摄像头整合到 Miller 和 Macintosh 喉镜片上的视频喉镜系统(E 图 14-18)。该设备的手柄上安装有视频显示器,可显示镜片末端的图像。通过使用生产商提供的附件(AirView),还可以将显示器上的图像无线传输到外置显示器上。除了放大图像以外,摄像机视野与直接视线下的视野完全相同,这使得该设备可作为直接喉镜教学的理想工具。MultiView 视频喉镜也附带了可塑的管芯附件,可通过安装好的气管导管进行供氧。

光学喉镜

Airtraq 喉镜。Airtraq 喉镜是一种一次性使用的弯曲塑料喉镜,通过透镜和棱镜将镜片末端的图像传送到近端的目镜。这种喉镜可提高成功率,减少食管插管的发生率,尤其是对于技术尚不熟练操作医师[592]。Airtraq 喉镜片有一个槽用于放置气管导管(图 14-30),因此在插管时不需像 GlideScope 视频喉镜、Truview 视频喉镜和 Storz 视频喉镜等设备一样单独操作气管导管。生产商还为使用者提供了无线显示器。Airtraq 喉镜需要在使用前 30s 打开设备以使内置的防雾系统升温。而其劣势则是为了插入设备,需要患者开口度在 16mm 以上。

选择合适的气管导管,润滑气管导管和喉镜的引导槽,将气囊内气体抽尽以免插管过程中损伤套囊[593,594]。将型号适宜的气管导管装入引导槽,患儿头部置于正常位置。Airtraq 喉镜从咽正中位置置入,沿着舌根向前置入直达会厌

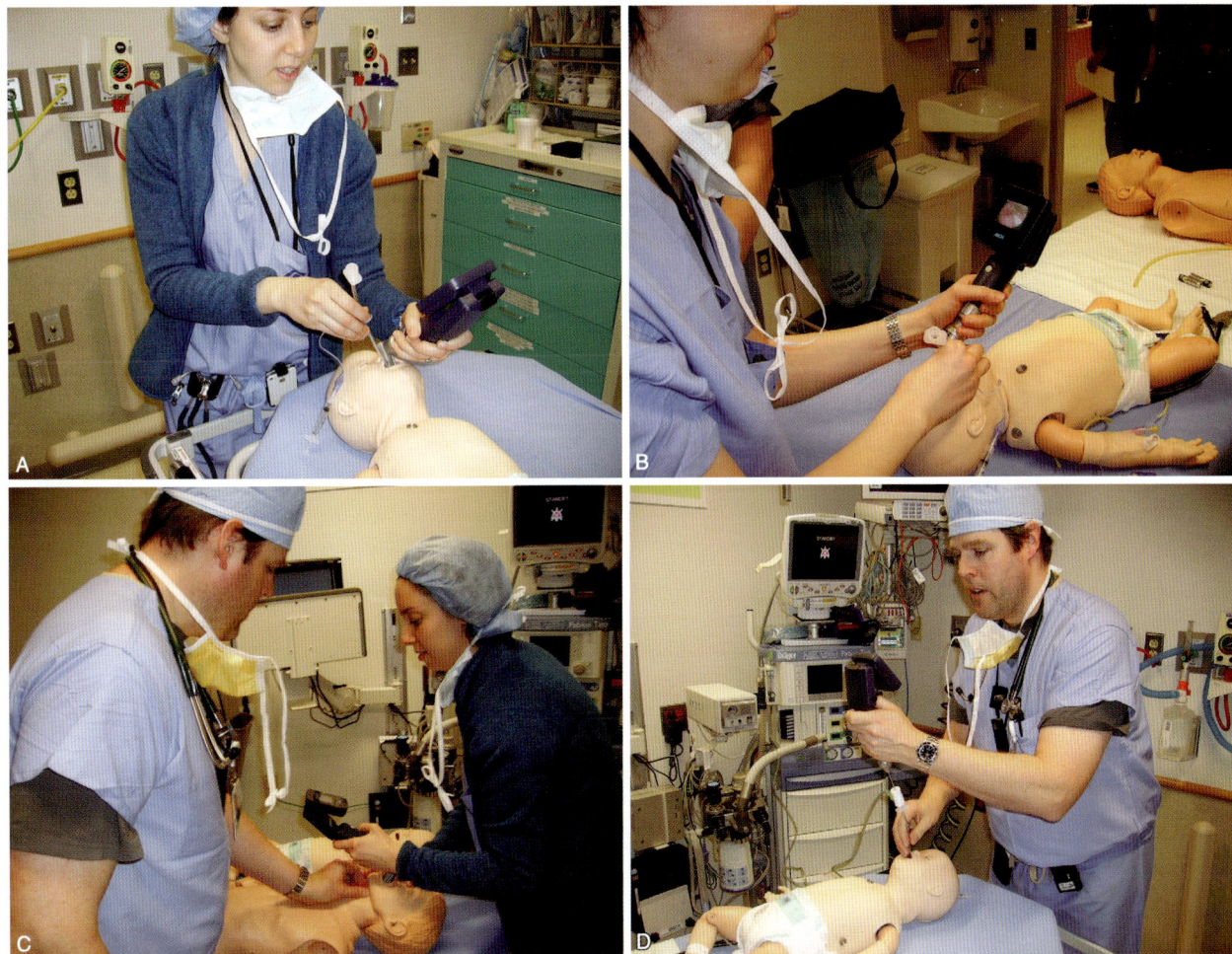

E 图 14-18　MultiView 视频喉镜也将摄像头整合到 Miller 和 Macintosh 喉镜片上,且手柄上安装有视频显示器。A 和 B. 对于婴儿,在气管导管置入声门时该设备可提供更好的视野。C. 麻醉主治医师可通过观察显示屏来评估实习医生的操作。D. MultiView 视频喉镜配有可塑的管芯附件,可通过安装好的气管导管进行供氧

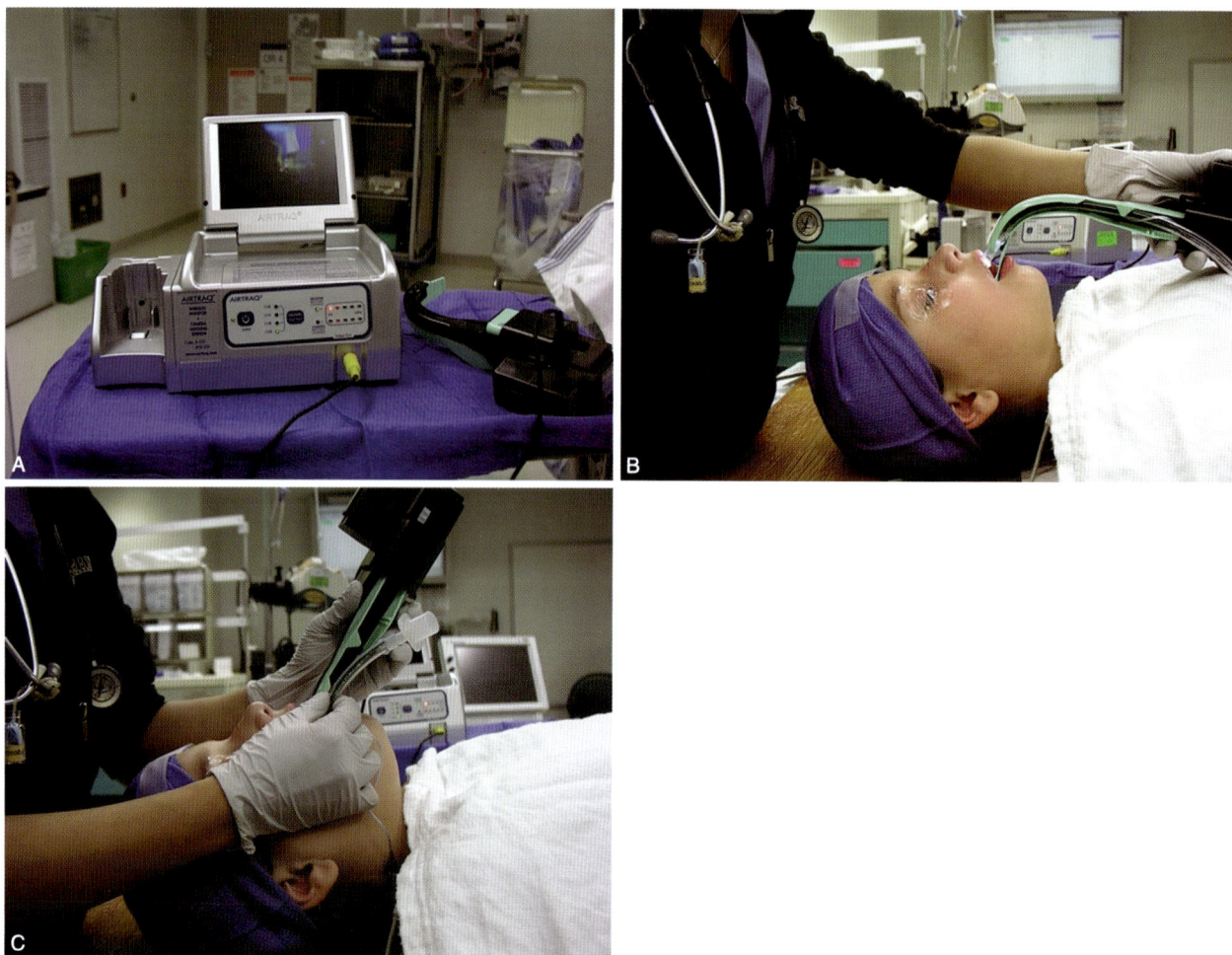

图 14-30　A. Airtraq 喉镜是一种塑料材质的弯曲喉镜,镜片末端有视频摄像机,可改善喉部显露效果,配有一个便携式显示器。B. 将气管导管插入 Airtraq 喉镜片的引导槽内从正中位置入。C. 气管插管后,握持气管导管一侧从 Airtraq 喉镜片中分离出来,之后旋转 Airtraq 喉镜从口咽腔退出

谷。必要情况下可上抬会厌以获得最佳视野。一旦置入到位,轻抬 Airtraq 喉镜以更好地显露声门,此时顺时针或逆时针旋转喉镜,使声门位于取景器的正中,调整到最佳位置后置入气管导管。有时气管导管指向声门开口下方,此时应使喉镜稍向后退,之后再次尝试置管。Airtraq 喉镜的引导槽可能会使气管导管稍向左偏(在婴儿和新生儿上更为明显);因此可在必要时轻轻顺时针旋转喉镜以抵消导管的左偏趋势[595,596]。一旦导管置入气管,握持气管导管,从侧边将其从引导槽中分离开。之后轻柔旋转 Airtraq 喉镜退出口咽腔。

如果使用 Airtraq 喉镜时未达到最佳视野,很可能是因为置入过深以及经过声门。这种情况下,应缓慢后退喉镜直至喉部进入视野。和其他的光学和视频喉镜一样,Airtraq 喉镜也可能造成气道软组织损伤。据报道,Airtraq 喉镜的引导槽造成一名 4 岁患儿扁桃体损伤[597]。考虑到 Airtraq 喉镜的尺寸和咽腔的对比,在对小儿使用该设备时应倍加小心。用于经鼻插管的没有引导槽的 Airtraq 喉镜现已上市,此条件下可由 Magill 插管钳和弹性树胶条条辅助插管[598]。Airtraq 喉镜已成功用于正常气道或困难气道患儿的气管插管;但尽管其设有引导槽,还是有报道记录在新生儿和婴儿中使用时出现引导置管困难[484,552-554,599-601]。Airtraq 喉镜操作简单易

学[602,603]。和其他光学和视频设备一样,Airtraq 喉镜的使用也存在一个学习曲线[604],特别是在年龄较小的患儿中,操作气管导管进入声门的过程[550]。

Truview 喉镜。Truview EVO₂ 婴儿型喉镜是一种带有倾角的不锈钢镜片的光学喉镜,可通过透镜将镜片末端图像放大并传输到目镜(E 图 14-19)。配有一个可与目镜连接的摄像头,进而可将图像传输到显示器上。其镜片设有侧孔,可用于插管过程中的供氧及清理镜头;而对新生儿和婴儿供氧时应小心警惕罕见的胃充气和导管打折的风险[605-607]。由于 Truview 喉镜提供的是间接视野,为保证插管成功应使用管芯;生产商也配有预成型管芯。如同 GlideScope 视频喉镜,气管导管也需要按 Truview 喉镜片的弧度进行弯曲塑形。镜片沿着舌头由咽正中置入会厌谷,轻轻上提暴露声带。气管导管沿着镜片置入,从一开始就小心口腔结构,避免气道软组织损伤。Truview EVO₂ 喉镜与使用 Miller 镜片的标准喉镜相比较,进行小儿气管插管时 Truview EVO₂ 喉镜喉部显露效果更好,但插管时间延长[556]。如果患儿由于颈椎失稳而只能将头部处于正常正中位置,可使用喉外按压法帮助改善视野[608]。一项对成人的研究显示,与标准喉镜相比 Truview 喉镜的喉部显露效果更好,且不需要口、咽和气管三轴线重合[609]。同

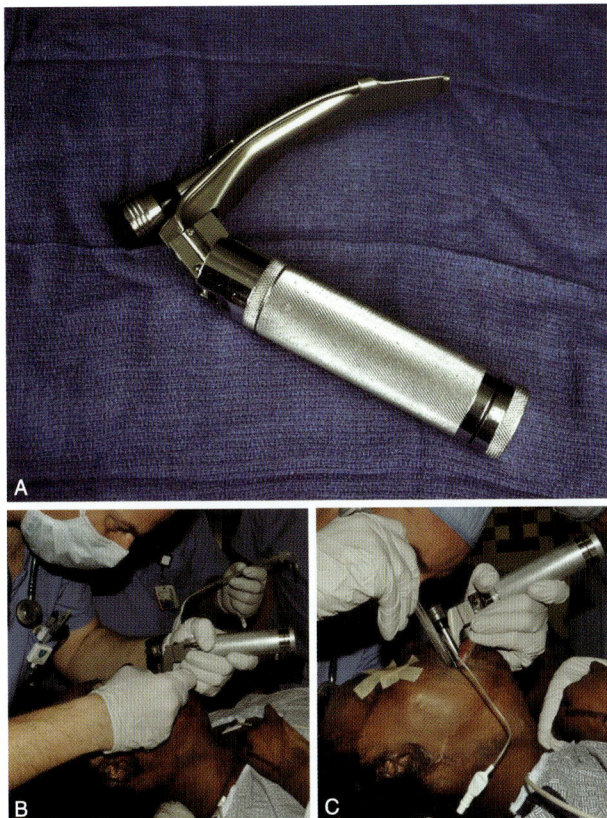

E 图 14-19 A. Truview EVO₂ 婴儿型喉镜是一种带有倾角的不锈钢镜片的光学喉镜,可通过透镜将镜片末端图像放大并传输到目镜。其镜片设有侧孔,可用于插管过程中的供氧。B. 该设备的使用方式与常规的直接喉镜类似。C. 通过在近侧目镜观察的视野将气管导管置入气管

样,Truview 喉镜的使用也存在学习曲线,多加练习可缩短插管时间并减少软组织损伤[550]。Truview PCD 小儿喉镜是最初 Truview 喉镜的最新的升级设计;其镜片有 4 种小儿型号(0、1、2、3),可供体重 800g 的新生儿到青少年使用。一项最近的研究对 86 例使用 Truview PCD 小儿喉镜的正常气道患儿进行了评估,结果显示其中 79 例患儿首次插管成功,而 4 例需要二次插管尝试。气管插管时间为 30s(27.9~37)[610]。

可视管芯

使用可视管芯进行气管插管的方法与纤维支气管镜不同,可允许操作者在直视下将气管导管置入声门。这是因为可视管芯的位置整合在气管导管末端,使操作者可以看到气管导管的末端前缘。这就使操作者在置入过程中可立即辨认出阻挡气管导管的结构,比如右侧杓状软骨,并可调整管芯绕过障碍。视可尼(Shikani)可视管芯与 Bonfils 可视管芯是可供小儿使用的两种型号。由于其透镜较小,视野深度有限,在置入过程中的分泌物、雾气、气道软组织都可能阻挡气管插管。共同使用直接喉镜与这些设备可处理气道软组织对视野的遮挡。直接喉镜可为可视管芯提供充足的视野空间,但需要两名操作者才可顺利插管。可视管芯比纤维支气管镜较为易学和操作,不过一些医生仍然对其在小儿,特别是分泌物较多时的实用价值表示质疑[611,612]。

视可尼(Shikani)可视管芯。视可尼(Shikani)可视管芯是一种可塑的、J 型纤维可视管芯,可将其末端的图像传输

到目镜(E 图 14-20)。其内置一个可调节的导管限制器可用于固定导管,以及一个可用于供氧的通气孔,对年龄较小的小儿应谨慎使用通气孔[607,613]。使用非惯用手托下颌,将会厌从咽后壁抬起,将管芯沿咽部正中位置入。此时可顺利看到舌根、悬雍垂、会厌,且管芯末端进入声门,或刚好置于声门开口上方。持视可尼(Shikani)可视管芯(SOS)保持稳定,同时将气管导管置入。视可尼是小儿困难气道管理时的很有用的辅助工具[614,615]。

Storz Bonfils 可视管芯。Bonfils 可视管芯(Karl Storz)是一种硬质的纤维管芯,其弯曲角度固定约为 40 度(E 图 14-21)。其图像清晰度较视可尼更高,但缺点是不可塑型。尽管生产商推荐使用磨牙后入路进行气管插管,但临床应用时,以类似视可尼的正中入路法也可顺利操作[616]。Bonfils 可视管芯配有小儿和婴儿型号,还可连接便携式显示器(可从生产商处获得)。使用可视管芯进行插管时,可应用止涎剂和吸引器来开阔视野内显露效果。在比较 Bonfils 可视管芯和直接喉镜的队列研究中,对比了两者进行正常气道小儿的插管情况,结果显示 Bonfils 可视管芯视野更好,但插管失败的发生率却更高[611,612,617]。将 Bonfils 可视管芯、标准直接喉镜、和 GlideScope 视频喉镜相比较,Bonfils 可视管芯可明显改善喉部视野,并缩短插管时间[618]。另一项研究比较了 Bonfils 可视管芯与标准纤维支气管镜,结果显示纳入试验的所有患儿全部气管插管成功,而 Bonfils 可视管芯插管时间更短[分别为(52±22)s 与(83±24)s],视野图像质量更高[619]。在一个病例报告中,Bonfils 可视管芯成功用于一个患有巨颌症和多发出血性淋巴管瘤压迫气道的婴儿,将喉镜暴露分级从 4 级提高到了 1 级[620]。

视可尼与 Storz Bonfils 可视管芯对比。两种设备都由包含光纤发光纤维和光纤视觉纤维的金属管芯以及相连的目镜或视频显示器组成。光源可由外置电源或电池供电,并连接到目镜底座的外壳;后者方便携带,可用于紧急的手术室外插管(E 图 14-20,E 图 14-21)[621,622]。且都可配合硬质喉镜使用或单独使用。而这两者也有一些不同点。两种设备

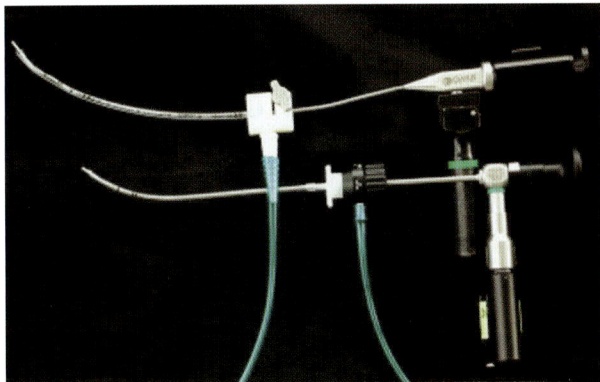

E 图 14-20 可视管芯。图上,Shikani 可视管芯是一种可用于 3.0mm ID 气管导管的可塑型可视管芯。其末端可进行轻度调整,麻醉医生可根据每个患者的情况对管芯形状进行调整。作为一种低成本的气道管理工具,该设备为困难气道的管理提供了另一种选择。图下,Storz Bonfils 可视管芯是一种硬质设备,其弯曲角度固定约为 40°。该设备可用于 2.5mm ID 的气管导管。这两种设备都设有导管接头,可在进行气道操作时通过气管导管末端通氧和吸入麻醉药(详见正文)

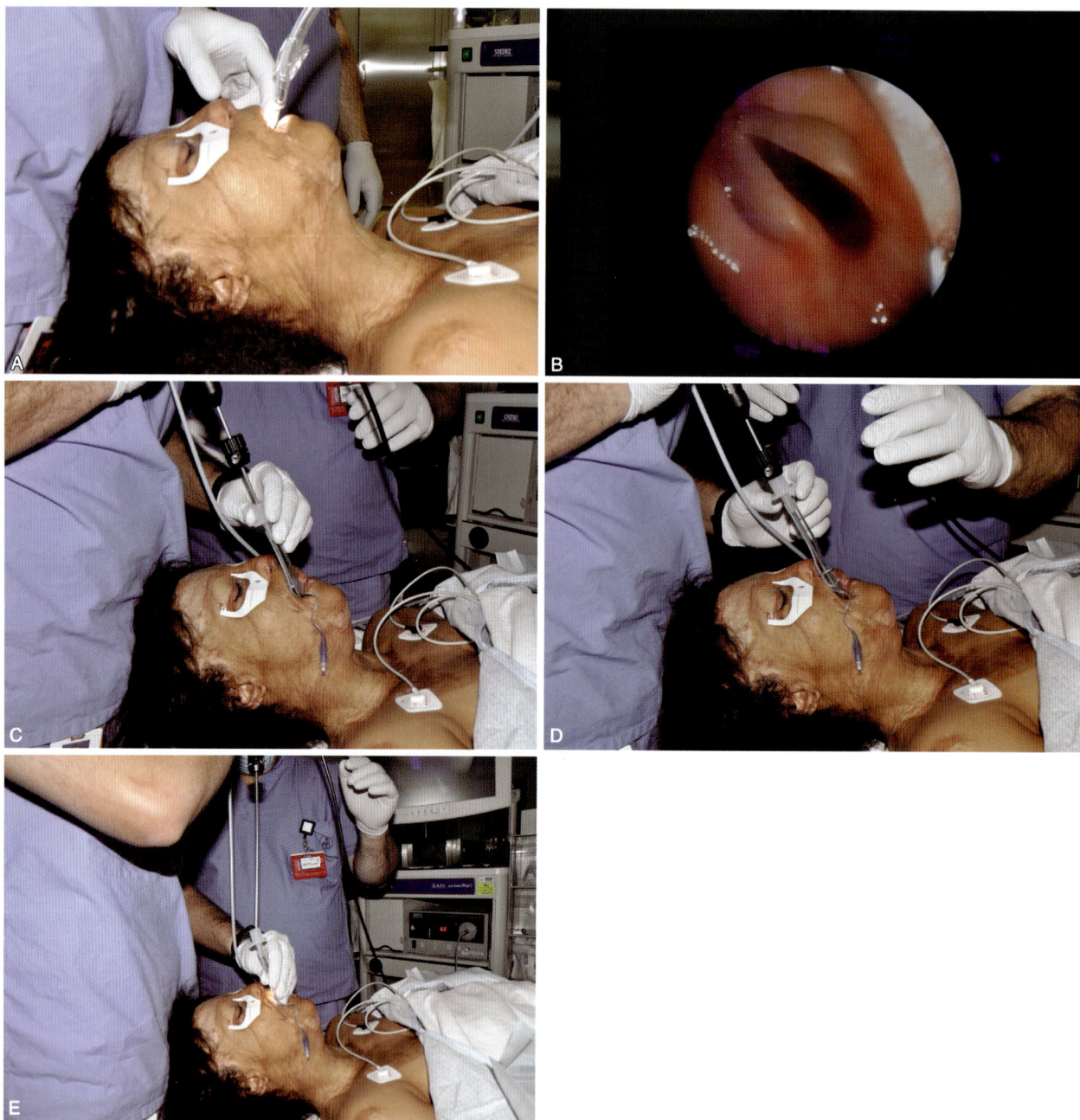

E 图 14-21   这一系列的图片展示的是使用 Storz Bonfils 可视管芯为一个大量头颈部瘢痕挛缩患儿进行气管插管的过程。A. 将气管导管套在 Bonfils 管芯上并置入患儿口腔。B. 确认声门入口位置,将管芯置于声门开口正上方。C 和 D 将气管导管沿着管芯置入气管。E. 在原位固定气管导管,同时小心地退出 Bonfils 可视管芯

都提供了一个接头来连接 ETT,从而通过 ETT 的顶端输送氧气,但视可尼需要去除气管导管上的 15mm 接头,而 Storz Bonfils 可视管芯则可以 15mm 接头来固定导管。小儿型视可尼具有一定可塑性,可适用 3.0mm ID 的气管导管,2.5mm ID 的气管导管也可使用,但可能会有点紧。Storz Bonfils 可视管芯完全没有可塑性,但可以更好地适应 2.5mm ID 的气管导管[614, 621, 623, 624]。还有一点则是两者的灯光亮度不同(电池模式下),Storz Bonfils 可视管芯更亮一些。

喉罩引导气管插管

已经有很多案例证实喉罩可作为有效通道引导气管插管[472]。有多种方法可进行喉罩引导气管插管:盲探法、纤维支气管镜辅助法、管芯或探条辅助法、逆行辅助法[419, 625-631]。因为小儿会厌遮挡喉入口的发生率较高[372],即使是经通气效果判断喉罩位置正确还是可能出现该情况,因此利用可视技术(如纤维支气管镜辅助)辅助进行气管插管则是最好的方法。然而,由于喉罩和传统的气管导管长度基本相同,无论用哪种方法都会遇到的一个棘手问题则是,退出喉罩的时候无法固定气管导管位置,也就是说退出喉罩时很可能造成气管导管同时出现后退[632-635]。一些常规推荐的解决办法有:将喉罩留在原位[634, 638, 639]、将喉罩分裂开[335]、切短喉罩、使用更长的气管导管[640]、依次使用两个气管导管(导管连着

导管），但每种方法都有缺点。将喉罩留在原位会导致气管导管的固定困难，易发生移位。对喉罩进行改造可能会对其功能造成负面影响，而拔出裂开的喉罩很容易造成气管导管的移位。目前还不易获得更长的气管导管。当使用纤维支气管镜辅助气管导管置管时，喉罩可先沿着纤维支气管镜退出，之后将气管导管穿过喉罩，套在纤维支气管镜上置入气管[628,641,642]。另一个替代方法则是将 2 个同型号或是 2 个相差 0.5mm ID 的气管导管末端套叠相接（E 图 14-22）[643-645]。将套叠好的气管导管套在纤维支气管镜外面，在喉罩退出的时候，上方的气管导管可用于维持下方导管的位置[439,646]。之后移除上方的气管导管，通过呼气末 CO_2 和听诊呼吸音确认正确的置管位置。将这两个气管导管置于纤维支气管镜上可使喉罩退出而不影响气管导管位置，但必须要去掉导管上的 15mm 接头，而这个操作在润滑过的气管导管上可能不太容易。通过连接在喉罩或气管导管上的旋转接口进行持续通气，可最大限度地减少从喉罩置入纤维支气管镜到气管导管置入成功这个过程的窒息时间[632,647,648]。

为置管更加容易，可选择小一号而带套囊的气管导管，在置管后进行充气以排除漏气可能。然而，对于小儿的 1.0~2.5 号喉罩，带套囊气管导管的指示气囊无法通过喉罩内腔。而对于大号的喉罩，又会因为气管导管的指示气囊连接管太短而在喉罩后退的时候卡在喉罩上[649]。表 14-4 中列出了对于每种型号喉罩，其可允许通过的最大的气管导管型号。对于小儿型号的一次性喉罩和双管喉罩，应使用更小型号的气管导管。插管型喉罩只有 3、4、5 三个型号。

air-Q 喉罩

air-Q 喉罩是一种椭圆形喉罩，其通气管更短且宽，弯曲程度较大（图 14-31）。air-Q 插管型喉罩有可用于较小患儿的小型号可供选择。相比传统喉罩，其在对小儿中进行喉罩引导气管插管时有一定优势。air-Q 喉罩通气管更宽，可容纳带套囊的气管导管；而长度更短，有助于插管后退出喉罩。其引导气管插管的效果较好，临床中成功用于困难气道小儿[650-654]。air-Q 指示气囊上附有一个红色标记卡，其可平衡大气压和通气面罩的压力，在置入 air-Q 时应留下这个标记卡。生产商推荐，置入时应在通气面罩的背面和末端内表面稍做润滑。

操作者惯用手拿着 air-Q 喉罩的通气管，以一定角度将喉罩置入咽腔。沿着舌根置入喉罩，直至遇到轻微阻力；之后以非惯用手托下颌，将喉罩再稍微向前进入一点，直到可感到气道固定。当使用 air-Q 喉罩引导气管插管时，在尝试插管前仔细检查气管导管及其套囊，以确保导管可轻松穿过所选型号的喉罩。气管导管外表面应充分润滑。移除 air-Q 喉罩的 15mm 接头，将纤维支气管镜插入气管导管，之后再将气管导管置入气管。当可确认气管导管位置正确，将特制的固定器（可用于 3 个小儿型号的气管导管）插入气管导管管腔。之后将 air-Q 喉罩内空气抽出，随着轻微的推进压力，

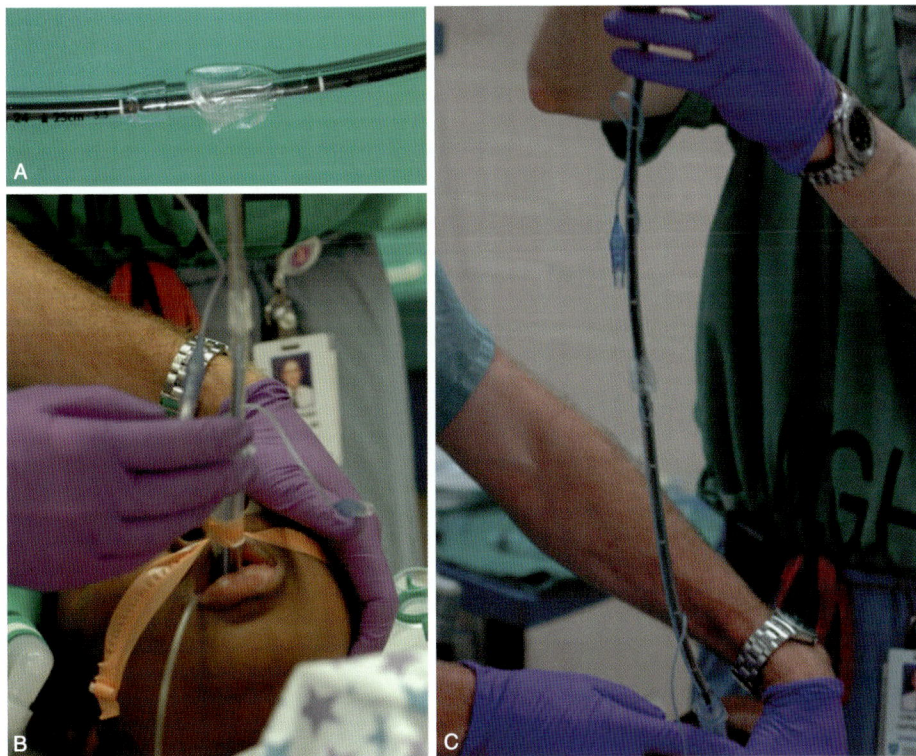

E 图 14-22　喉罩可作为纤维支气管镜辅助气管插管的引导通道，可在定位声门的同时更好地管理气道。喉罩也可以帮助维持纤维支气管镜沿着正中位置入。去掉一个气管导管的 15mm 接头，可在其近端与另一个导管套叠在一起（A）（通常近端的气管导管比远端的导管小半号）。由助手持着喉罩固定，将纤维支气管镜置入喉罩（B）。当纤维支气管镜末端已定位在气管内，将双倍长度的气管导管置入气管（C）。当退出喉罩时，握持近侧的气管导管以固定远端导管位置。放回原来的 15mm 接头，用胶布固定气管导管。根据纤维支气管镜的适合型号，该技术可使用 3.5mm ID 及以上的气管导管

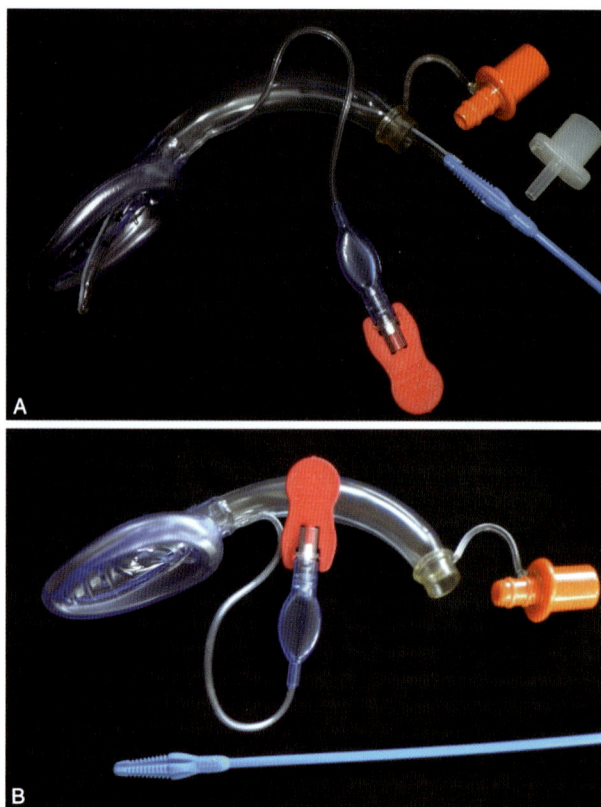

图 14-31　A. air-Q 插管型喉罩引导小儿气管插管时比传统喉罩具有更多优势。Tair-Q 喉罩通气管内径更大,可容纳带套囊气管导管;长度更短,有利于插管后的退出。在尝试气管插管之前,应仔细检查气管导管及其套囊是否可以顺利通过所选型号喉罩的通气管。去除 air-Q 喉罩的 15mm 接头,将纤维支气管镜插入气管,之后将气管导管置入气管。B. 确认气管导管的位置正确后,将特质的固定管芯(coudé-tip Tracheal Tube Introducer, available in three sizes for pediatric-sized ETT)插入气管导管内腔,使喉罩套囊完全放气,轻轻退出喉罩,同时对气管导管轻柔施压以保证位置固定

将 ETT 与固定器一起固定,同时轻轻退出喉罩。再次确认气管导管位置,而后以胶布固定导管。

在一项纳入 50 例 6 月龄到 36 月龄患儿的队列研究中,对 air-Q 喉罩与一次性喉罩进行了比较。结果显示与一次性喉罩相比,air-Q 喉罩的气道密封压更高,纤维支气管镜下的暴露分级也更佳[655]。在另一项研究中,研究者评估了对婴儿进行 air-Q 喉罩引导气管插管的效果,结果显示平均的口咽腔漏气压为(18.5±1.8)cmH₂O,平均插管时间为(13.3±3.9)s;20 例患儿中有 19 例气管插管成功[656]。在对比 air-Q 喉罩与 i-gel 喉罩的研究中,i-gel 喉罩的漏气压更高,但 Air-Q 喉罩在小儿的纤维支气管镜视野更好[657]。同时也有报道记录 air-Q 喉罩引导气管插管在喉镜暴露困难婴儿的成功应用[654,658]。

联合方法

逆行插管导丝与纤维支气管镜联合

有一个病例系列报道,以联合逆行插管导丝和纤维支气管镜的方法用于 20 例患儿的气管插管,患儿年龄从 1 天到

17 岁不等[659]。所需设备包括内镜面罩、用于逆行引导气管插管的设备、一个设有操作通道的纤维支气管镜以及一把抓钳。该方法开始的步骤与逆行引导气管插管类似。用静脉套管针向头侧穿透环甲膜,移除穿刺针,以利多卡因进行表面局麻;抽吸空气,确认套管位于气管腔内;长度合适的导丝穿过套管向头侧置入咽部,直至可从口腔钳夹导丝;之后将导丝从纤维支气管镜末端逆行穿入纤维支气管镜的操作通道(一些纤维支气管镜可能需要去掉末端的组件以使导丝通过)。型号合适的气管导管应已套在纤维支气管镜上,操作医生一边通过纤维支气管镜观察解剖结构,一边将纤维支气管镜沿着导丝置入。当确认纤维支气管镜末端位于声带之下,将导丝向着骶尾方向从静脉套管中拔出;纤维支气管镜进一步向前置入达到气管中段,之后置入气管导管。

成功应用此方法的技巧是整个过程中应保留患儿自主呼吸,并要向骶尾侧拔除导丝,因为这样可进一步将纤维支气管镜拉向气管,而如果反向方向退导丝,很可能将纤维支气管镜拉出气道。在纤维支气管镜视野下定位,可提高逆行引导气管插管的成功率,且由于纤维支气管镜硬度大于导丝,也使气管导管的置入更加顺利。同时,即使有出血或分泌物过多的情况,在逆行导丝的帮助下,使用纤维支气管镜也可更容易地定位声门,也提高了纤维支气管镜插管的成功率。

硬质喉镜与纤维支气管镜联合

可用硬质喉镜片帮助显露,以便纤维支气管定位喉部[660]。

逆行使用纤维支气管镜

纤维支气管镜曾以逆行方法用于一个 4 岁患有 Nager 综合征患儿的气管插管。该患儿在拔除气管切开导管后需要进行气管皮肤瘘闭合术。在使用硬质喉镜和直接光纤设备均失败后,操作医生在直视下将纤维支气管镜以逆行方式从瘘管置入,通过声带,进入鼻咽腔,最终出鼻孔。之后以纤维支气管镜作为导丝置入气管导管[661]。这个临床案例较为特殊,但该方法对于本例中的患儿是很成功的。

逆行光导喉镜

逆行光导喉镜(retrograde light-guided laryngoscopy, RLGL)是一种利用发光二极管手电筒逆行插管的方法。将发光二极管手电筒置于环甲膜位置,直接喉镜置入口腔,并关闭喉镜光源。声门由逆行传导的光照亮,声带位置显示出红色光。这明亮的强光作为一个目标引导操作医生置入气管导管。与传统的直接喉镜相比,逆行光导喉镜可改善首次插管成功率、插管时间及咽痛发生率[662,663]。

致谢

在此,我们感谢 Melissa Wheeler 对本章的前期贡献,以及故去的 I. David Todres。

感谢众多生产商惠赠予我们的一些气道管理设备,我们由此可以举例说明这些常见的设备。由于篇幅所限,无法将所有设备一一展示。对一些设备的举例说明并不应被认为是官方认可,而没有进行说明的设备也并非不重要。我们鼓励临床医生使用这些可用的所有设备,从而针对自己的操作

习惯更有把握地选择最安全、最有效的设备。

（王欣悦 译，刘金柱 校，左云霞　李军 审）

精选文献

Crawford MW, Arrica M, Macgowan CK, Yoo SJ. Extent and localization of changes in upper airway caliber with varying concentrations of sevoflurane in children. *Anesthesiology.* 2006;105:1147-1152.

Crawford MW, Rohan D, Macgowan CK, et al. Effect of propofol anesthesia and continuous positive airway pressure on upper airway size and configuration in infants. *Anesthesiology.* 2006;105:45-50.

These two papers by Crawford and colleagues clarify how anesthetics produce airway obstruction in children. Airway obstruction during anesthesia or loss of consciousness appears to be primarily related to loss of muscle tone in the pharyngeal and laryngeal structures rather than apposition of the tongue to the posterior pharyngeal wall. This reduction in pharyngeal airway space decreases in a dose-dependent manner with increasing concentrations of either sevoflurane or propofol anesthesia.

Fiadjoe JE, Nishisaki A, Jagannathan N, et al. Airway management complications in children with difficult tracheal intubation from the Pediatric Difficult Intubation (PeDI) registry: a prospective cohort analysis. *Lancet Respir Med.* 2016;4(1):37-48.

This registry reviewed 1018 difficult intubation encounters in children. Complications were associated with more than two attempts at tracheal intubation, weight less than 10 kg, short thyromental distance, and three direct laryngoscopy attempts before an indirect technique. The most frequent complication was temporary hypoxemia, but 15 children suffered cardiac arrest. The authors concluded that limiting the number of direct laryngoscopy attempts and quickly transitioning to an indirect technique when direct laryngoscopy fails would enhance patient safety.

Fiadjoe JE, Stricker P. Pediatric difficult airway management: current devices and techniques. *Anesthesiol Clin North Am.* 2009;27:185-195.

This review paper is a comprehensive summary of the newer devices and techniques with which to manage the difficult pediatric airway.

Litman RS, McDonough JM, Marcus CL, et al. Upper airway collapsibility in anesthetized children. *Anesth Analg.* 2006;102:750-754.

This study used an innovative method to measure the propensity of the upper airway to collapse and demonstrated that halothane is a better anesthetic agent than sevoflurane for keeping the upper airway patent during general anesthesia.

Litman RS, Wake N, Chan LM, et al. Effect of lateral positioning on upper airway size and morphology in sedated children. *Anesthesiology.* 2005;103:484-488.

This study used cross-sectional magnetic resonance images of the upper airway to demonstrate that when sedated children are placed in the lateral position, upper airway patency improves, mainly at the level of the epiglottis.

Practice guidelines for management of the difficult airway: an updated report by the American Society of Anesthesiologists. Task force on management of the difficult airway. *Anesthesiology.* 2013;118(2):251-270.

The most recent guidelines from the American Society of Anesthesiologists for management of the patient with a difficult airway, whether anticipated and unanticipated. Although geared for adult anesthesia, the approach outlined in the algorithm may be applied to children.

Rolf N, Coté CJ. Diagnosis of clinically unrecognized endobronchial intubation in paediatric anaesthesia: which is more sensitive, pulse oximetry or capnography? *Paediatr Anaesth.* 1992;2:31-235.

This paper determined that pulse oximetry is more sensitive than capnography in detecting endobronchial intubation. It recommends that when a small but persistent change in oxygen saturation is noted, rather than increase the inspired oxygen concentration, one must first investigate the cause and reassess the position of the endotracheal tube.

Shi F, Xiao Y, Xiong W, et al. Cuffed versus uncuffed endotracheal tubes in children: a meta-analysis. *J Anesth.* 2016;30(1):3-11.

This meta-analysis of two randomized controlled trials and two prospective cohort studies including 1979 children intubated with cuffed endotracheal tubes versus 1803 with uncuffed endotracheal tubes. Cuffed endotracheal tubes reduced the need for tracheal tube exchanges and did not increase the risk for post extubation stridor.

Weiss M, Dullenkopf A, Gysin C, et al. Shortcomings of cuffed paediatric-tracheal tubes. *Br J Anaesth.* 2004;92:78-88.

This paper compares the physical characteristics of the most commonly available pediatric endotracheal tubes (ETTs). It also underscores the shortcomings in ETT design that may affect airway-related patient complications and that should be considered in choosing ETTs for children.

Wheeler M, Roth AG, Dsida RM, et al. Teaching residents pediatric fiberoptic intubation of the trachea: traditional fiberscope with an eyepiece versus a video-assisted technique using a fiberscope with an integrated camera. *Anesthesiology.* 2004;101:842-846.

Lack of proficiency using fiberoptic equipment for pediatric airway management remains a concern. This paper supports two important points: (1) one can achieve a satisfactory proficiency with a pediatric fiberoptic system with relatively few intubations, and (2) a video system can both improve the speed of skill acquisition and shorten the time required for successful intubation.

参考文献

第15章　胸科手术麻醉

GREGORY B. HAMMER

一般围手术期考虑因素

小儿胸外科手术前必须进行周密的术前评估。应根据所涉及的病变进行适当的影像学检查和实验室检查。术前禁食禁饮、术前用药选择和手术室准备，与其他择期进行大手术的婴幼儿相同。在麻醉诱导、放置静脉导管和气管插管后，对于开胸手术及胸腔镜手术的严重肺部病变患儿，应考虑动脉置管测压。对于没有严重肺部病变且手术时间相对短暂的胸腔镜手术患儿可以不需要动脉置管测压。动脉置管测压有助于在肺和纵隔手术操作期间动态监测体循环血压以及单肺通气期间的动脉血气情况。如果外周静脉通路可以满足预计的液体和血液输注要求，则通常不需要放置中心静脉导管。

麻醉维持期间，吸入麻醉药通常复合100%纯氧使用。然而高浓度氧气的输送可能会产生有害影响，包括自由基的形成[1]。相对谨慎的做法是将氧饱和度值维持在一定的目标范围内（如90%~95%），并将吸入氧浓度最小化，尽管对预计存在可能增加肺内分流和降低血氧饱和度的手术操作时提高吸入氧浓度或许是合适的。异氟烷可能是首选，因为相对于其他吸入麻醉药，它在减少缺氧性肺血管收缩方面作用较小，尽管尚未在儿童中进行此类研究[2]；另外，需避免使用氧化亚氮。静脉应用阿片类药物能协同吸入麻醉药并减少其使用的浓度，因此可能会限制吸入麻醉药在减弱缺氧性肺血管收缩方面的作用。另外，也可使用全凭静脉麻醉（见第8章）。

相关章节已经描述了多种方法来预防和治疗腔镜手术后的疼痛。手术开始前用丁哌卡因在切口部位浸润可减少术后疼痛[3,4]。丁哌卡因浸润在减轻术后疼痛方面的效果优于静脉注射芬太尼或替诺昔康[5]。全身麻醉联合局部麻醉也有助于减少术后疼痛，特别适用于开胸手术，同理对胸腔镜手术也有帮助。对于需要留置胸腔引流管的患者来说尤其如此，因为胸腔引流管是术后疼痛的主要来源。此外，行区域神经阻滞的术后镇痛有助于患者行深呼吸和咳嗽，从而减少肺不张和肺炎并发症。后续相关章节描述了各种局部麻醉技术用于术中麻醉和术后镇痛，包括肋间和椎旁阻滞、胸膜内浸润阻滞和硬膜外麻醉（见第42、43和44章）。

胸腔手术中的通气和灌注

通气通常优先分布在肺的依赖区域，因此从最不依赖的肺段到最依赖的肺段之间有一个通气增加的梯度。由于重力作用，血流灌注通常遵循类似的分布，如依赖的肺段区域的血流增加，则通常其通气和血流会相匹配。然而对于婴儿，通气通常分布在肺的非依赖区域，且由于其较小的胸廓前后距离减轻了重力的影响，因此血流的分布相对更均匀。这两种效应使得婴儿的通气/血流（$\dot{V}/\dot{Q}$）比例失调增加。在胸外科手术期间，多个因素会导致通气/血流比例失调的进一步加剧。全身麻醉、肌松作用和机械通气可能会降低双肺的功能残气量。侧卧位压迫依赖肺可能导致肺不张。手术牵拉和/或单肺通气可导致手术肺塌陷。缺氧性肺血管收缩可使血流远离通气不足的肺段，从而最大限度地减少肺通气/血流比例的失调，但吸入麻醉药和其他血管扩张药会减小缺氧性肺血管收缩的作用。这些因素对婴儿、儿童和成人的作用相等。然而，侧卧位对婴儿 $\dot{V}/\dot{Q}$ 比例失调的总体影响与年龄较大的儿童和成人有所不同。

在患有单侧肺部疾病的成人中，当患者处于侧卧位，且其健侧肺处于依赖（"下"）位置，而患侧肺处于非依赖性（"上"）位置时，氧合是最佳的[6]。据推测，这是由于静水压（或重力）在两肺之间存在梯度、健侧肺部的血流量增加以及非依赖性的患侧肺部血流减少有关。这种现象促进了接受侧卧位胸外科手术的成年患者肺通气/血流比例的匹配。

然而，在单侧肺部疾病的婴儿中，如果健侧肺部能处在"上"部，氧合作用会得到改善[7]。对于成人和婴儿之间的这种差异的产生有几个原因。婴儿的胸廓柔软，胸腔易于压缩，不能完全支撑里面的肺，因此功能残气量接近余气量，使得依赖侧肺容易出现气道闭合，甚至在自主呼吸时也是如此[8]。对于侧卧位的成人患者，依赖侧肺的膈肌具有机械优势，因为它可被腹部流体静压力梯度"加载"，而婴儿这种压力梯度小，从而降低了依赖侧肺膈肌的功能优势。婴儿体型小也会降低非依赖性和依赖性肺之间的静水压梯度。因此，依赖性通气肺灌注的有利增加在婴儿中是减弱的。

最后，婴儿的氧需求量高，加上功能残气量小，易导致低氧血症。婴儿通常每分钟消耗 6～8ml O_2/kg，而成人每分钟消耗 2～3ml O_2/kg[9]。由于这些原因，婴儿侧卧位手术期间出现血红蛋白去饱和的风险显著增加。

在胸腔镜手术期间，$PaCO_2$ 的适度增加可能对儿童有益。在一项对接受胸腔镜下动脉导管夹闭手术的 12 名小儿的研究中，将目标 $PaCO_2$ 值维持在 50～70mmHg 之间的高碳酸血症可以增加心排血量、中心静脉和动脉血的氧分压[10]。单肺通气期间增加 PCO_2 靶标值还可以减少体积损伤和气压伤 - 即与使用大潮气量和增加充气压力有关的肺损伤（见下文）。

胸腔镜

随着仪器的小型化、视频技术的进步以及小儿外科医生不断积累的经验，胸部视频内镜手术或胸腔镜检查正在成为越来越多的儿科手术的方式（表 15-1）。与开胸手术相比，胸腔镜检查的优点包括胸部切口较小、术后疼痛减轻、术后恢复较快[11,12]（表 15-2，图 15-1）。内镜可以穿过穿刺针和曲路卡系统，以及能够被电子校正的数字视频信号，产生具有最小光强度的清晰、精细的彩色图像。无论镜头如何旋转，数码相机都可以将图像保持在正立的方向。它们还配备了光学或数字变焦来放大图像或模拟将镜头移近目标物体的视觉变化。最小的腔镜光纤直径<2mm（图 15-2）。安装在 Veress 针上的 2mm 一次性端口可用于引入这些小型仪器。较大的器械和端口用于较大的小儿和更复杂的病例。

表 15-1　婴儿和儿童的胸腔镜手术
诊断检查
肺活检
肺叶切除术
隔离肺切除术
囊肿切除术
肺剥脱术
前肠重复切除术
胸腺切除术
动脉导管未闭结扎术
胸导管结扎术
食管闭锁修复术
交感神经切除术
主动脉固定术
纵隔肿块切除术
前路脊柱融合术

视频内镜手术的第二个重大进展领域是内镜套件的开发，其中所有必要的电缆和布线都位于设备吊臂、天花板和墙壁内。数字图像的操纵可由来自手术区域或附近位置方便的工作站的语音或触摸屏命令控制。平板显示器能显示高质量的数字图像，且可放置在舒适的观看范围内。远程控制的摄像机可以将房间中的视图定向到任何监视器或远程站点。数字 X 线片可以从影像科发送到手术室，且远程位置的专家顾问可在手术室的监视器上查看，以便外科医生可以看到正在讲话的对象并交流。新型内镜套件的另一个特点

表 15-2　胸腔镜的优点（相对于开胸手术）
改善手术可视化
减轻疼痛
减少手术应激
肠梗阻减少 / 早期恢复喂养
更快恢复正常活动（父母和孩子）
住院时间缩短
减少长期并发症
美观上更优越

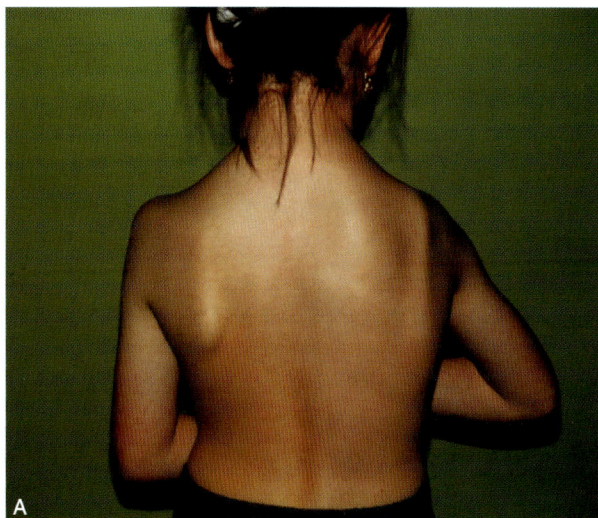

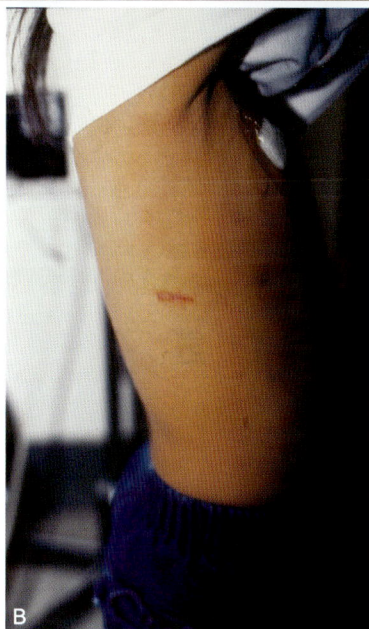

图 15-1　A. 开胸手术后生长发育可能出现明显的胸部畸形。B. 胸腔镜手术的小切口导致肌肉骨骼的变化很小

是语音控制床的摆位。可以通过声音命令定向将镜头定位在观看效果最佳的手术区域中。这些手术"远程操纵器"有助于在狭窄空间进行显微外科手术，即使对于小婴儿也是如此。广泛用于外科手术的其他内镜机器人正在开发过程中。

通过使用 CO_2 充气和利用牵开器在手术区域中牵开肺

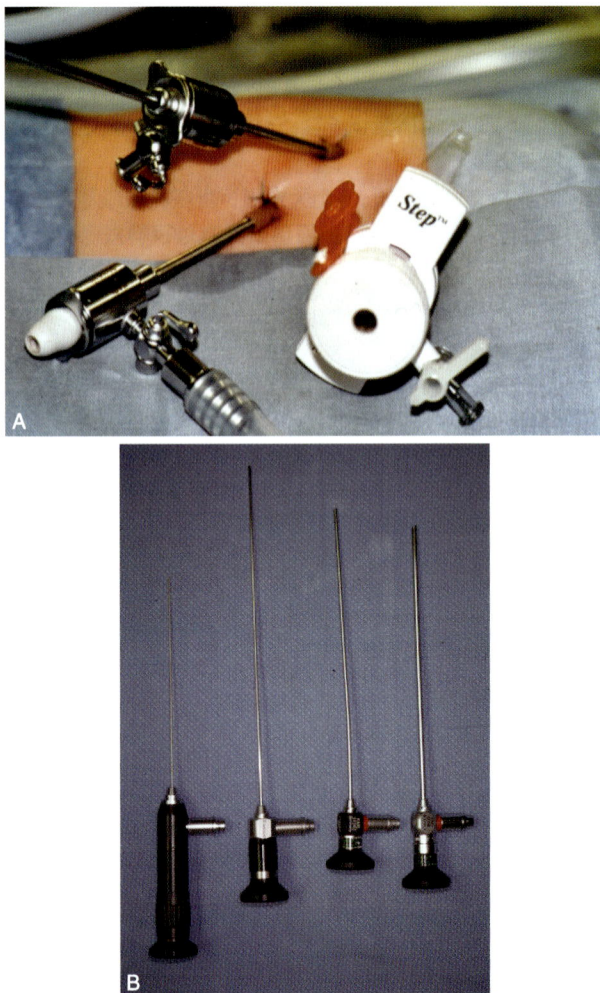

图 15-2　A. 婴儿的原位胸腔镜器械。B. 用于婴儿的腔镜，直径范围为 1.2～4.0mm

图 15-3　如果从袖套到气管导管尖端的距离长于主干支气管，则用于左侧单肺通气的单腔气管导管的放置会导致左上肺叶开口阻塞

组织，可以实现在双肺通气下进行胸腔镜检查。然而，单肺通气在胸腔镜检查中是非常需要的，因为肺部萎陷可改善胸部内容物的可视性，并可减少因使用牵开器引起的肺损伤。

婴幼儿单肺通气技术

使用单腔气管内导管

施行单肺通气的最简单方法是用传统的单腔气管导管特意插入至一侧主支气管[13]。当要插入左支气管时，导管的斜面需旋转 180 度，并将患儿的头转向右转[14]，往里置入气管导管，直到手术侧的呼吸音消失；也可用纤维支气管镜穿过导管或与导管并排以确认或引导导管放置；还可使用 X 线透视来引导和定位导管[15]。当使用带套囊的导管时，套囊的长度必须小于主支气管的长度，并且套囊的近端必须放置在超出隆突的位置，使右上肺叶的开口不被堵塞[16]（图 15-3）。这种技术很简单，除了纤维支气管镜之外不需要任何特殊设备。这可能是紧急情况下单肺通气的首选技术，例如出现气道出血或对侧张力性气胸。

使用单腔气管导管行单肺通气时可能会出现以下问题：如果使用较小的无套囊气管导管，则可能难以提供对目标主

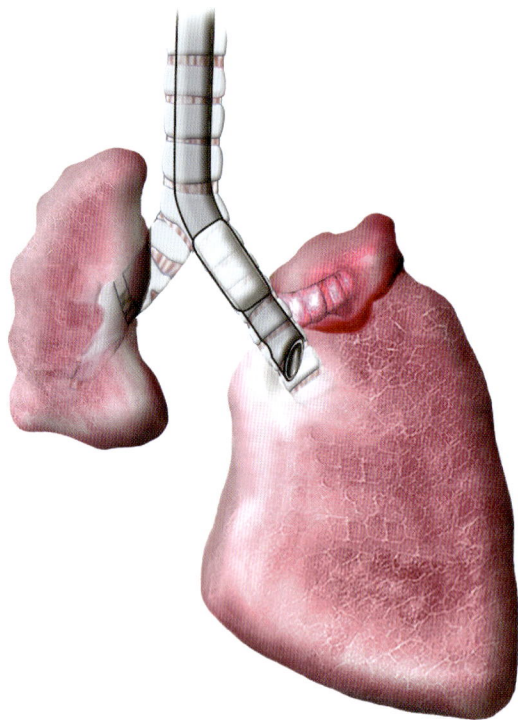

支气管的充分密封，这将使得手术肺不能充分塌陷或不能保护对侧健康肺部免于来自手术肺内脓液和血液的污染；且使用这种技术时，操作者不能对手术肺进行抽吸。特别是当需要对比较短的右主支气管插管时，由于右上叶支气管阻塞，可能发生低氧血症。

已有这种技术多个变化手段的报道，包括用较小的气管导管独立插入两个支气管[17-20]，先用气管导管插入一个主支气管，之后另一个气管导管通过纤维支气管镜置入对侧支气管；该技术的缺点包括操作困难以及气管和支气管黏膜损伤。即使在成功进行双侧支气管插管后，导管的内径也很小，限制了气体流动并阻碍了气道的抽吸。

使用带头端套囊的支气管堵塞器

Fogarty 取栓导管或一种尖端开口带楔形套囊的单腔导管，例如 5F Arndt 支气管封堵器，可用于支气管封堵进而实现单肺通气[21-24]（图 15-4）。将 Fogarty 导管的尖端导丝朝向术侧支气管弯曲有助于导管置入，纤维支气管镜可用于导管的重新定位并确认导管置入的合适位置。将带头端套囊的支气管堵塞器放在气管导管外部有多种技术手段，其中一种方法是首先将气管导管放置到术侧支气管；然后通过该气管导管将一根导丝置入支气管中，退出气管导管，并将堵塞器通过导丝推入相应主支气管中。随后将气管导管沿着堵塞器重新插入气管中。在纤维支气管镜引导下，将导管套囊定位在近端主支气管。导丝退出后可行导管内通气。

还有许多其他技术可用于支气管堵塞器的放置[25]。如果纤维支气管镜没有足够细到可通过内置的气管导管时，X 线透视检查可作为另一种选择用于显示支气管堵塞器球囊并辅助球囊放置于刚刚通过隆突进入主支气管处（图 15-5）。

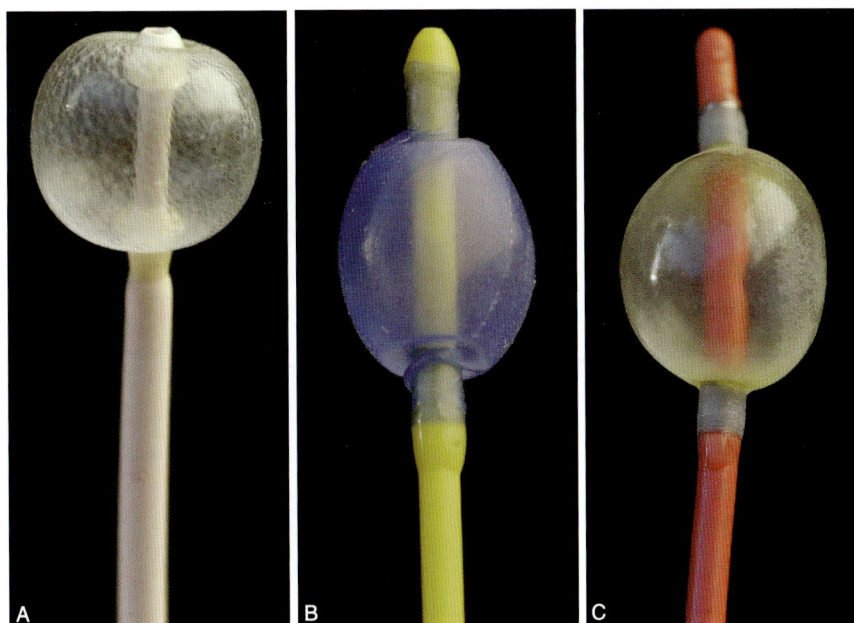

图 15-4　各种用于单肺通气的带头端套囊的导管，包括 Arrow 楔形气囊导管（A）（Arrow International, Inc., Reading, 宾夕法尼亚），Cook 小儿支气管封堵器（B）（Arndt 支气管封堵器，Cook Medical, Inc., 布鲁明顿, 印第安纳）和 Fogarty 取栓导管（Edwards Lifesciences Corp, 欧文, 加利福尼亚）（C）。（摄影：Michael Chen, 医学博士）

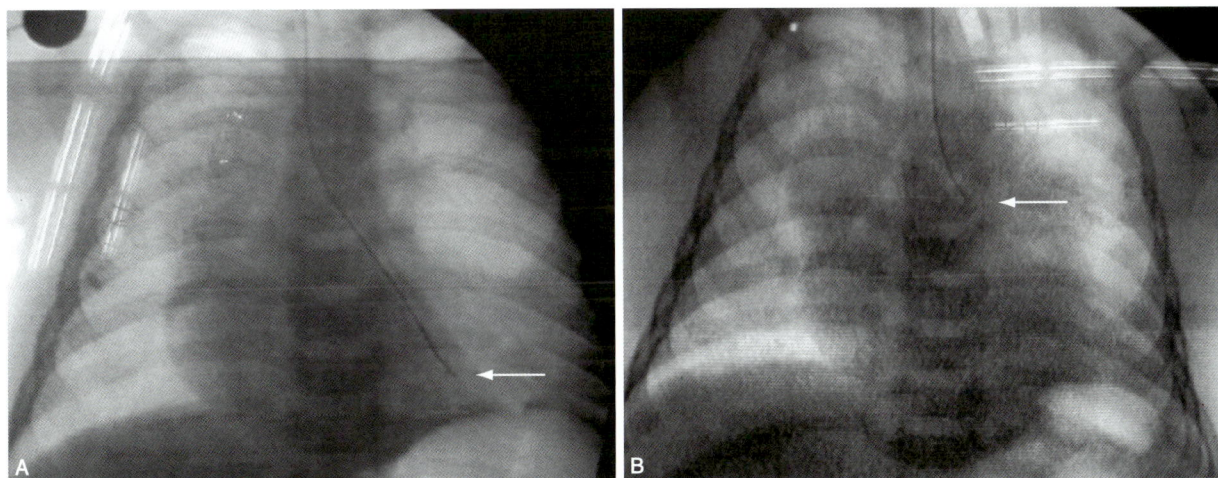

图 15-5　支气管堵塞器（箭头）位于左侧远端支气管（A），在 X 线透视引导下将支气管堵塞器撤回至左主支气管近端（B，箭头）

相较于支气管导管，支气管堵塞器套囊充气后可以完全密封支气管，以提供更理想的肺萎陷和更好的手术条件。

这项技术的一个潜在问题是当堵塞器球囊移位到气管，会阻碍两肺的通气和 / 或阻碍手术侧肺萎陷。目前大多数用于支气管堵塞的导管套囊为低顺应性（即低容量、高压力）。导管套囊需要 1～3ml 空气或盐水才能完全膨胀。套囊的过度膨胀可引起气道损伤甚至破裂[26]。但有项研究报道支气管堵塞器套囊产生的"套囊 - 气管"压力低于双腔支气管导管[27]。当使用头端闭合的支气管堵塞器时，不能在有需要时对术侧肺进行抽吸和持续气道正压通气（CPAP）。

当支气管堵塞器放置在气管导管外部时，必须注意避免压迫引起的气道损伤和由此导致的气管黏膜缺血。堵塞导

管直径和气管导管外径的总和不应超过气管直径。小儿各型号的气管导管外径见表 15-3。这些数值可以用于估测小儿气管直径，后者接近可预计产生气管良好气密性的无套囊气管导管型号。

便于在放置支气管封堵器的同时通过内置气管导管进行机械通气的连接器（adapter）已被开发出来[28,29]。已有带多端口连接器的 5F 支气管内堵塞器设计用于小儿纤维支气管镜检查（Cook Medical）[30]。该导管套囊为椭圆形，以便在充气时较好地贴合支气管内壁，堵塞器导管的最大外径为 2.5mm（包括未充气的套囊），中心内腔直径为 0.7mm，远端套囊的容量为 3ml。套囊长度为 1cm，相当于 2 岁小儿右侧主支气管长度[31]。堵塞器沿着连接器专用端口管路置入，连

表 15-3　单腔无套囊气管导管直径		
ID[a]/mm	OD/mm	等量的型号[b]
3.0	4.3	13
3.5	4.9	15
4.0	5.5	17
4.5	6.2	19
5.0	6.8	21
5.5	7.5	23
6.0	8.2	25
6.5	8.9	27
7.0	9.6	29
7.5	10.2	31
8.0	10.8	32

有套囊气管导管外径约增加 0.5mm。外径也可能因制造商而异。

[a] Sheridan 气管导管（Hudson Respiratory Care Inc., 阿灵顿高地, 伊利诺伊州）。

[b] French（F）口径 $=\pi \times OD（-3 \times OD）$（mm）。

ID, 内径；OD, 外径。

接器还设有纤维支气管镜端口及麻醉呼吸回路和气管导管连接端口（图 15-6）。纤维支气管镜端口带有一个塑料密封盖，而堵塞器端口带有一个 Tuohy-Borst 连接器（B. Braun, 伯利恒, 宾夕法尼亚）用于将堵塞器导管固定在适当位置并维持气密性。氧气可经堵塞器和纤维支气管镜端口输注，因此减少了堵塞器置入过程中低氧血症的发生风险。经堵塞器官腔输注氧气可减少肺内分流，改善氧合，因此可使用更低的氧浓度进行机械通气，以此将氧中毒风险降至最低程度。在术中也可在纤维支气管镜引导下对堵塞器进行重定位。

当使用纤维支气管镜引导支气管堵塞器放置时，堵塞器和纤维支气管镜都必须穿过内置的气管导管。可供堵塞器导管和纤维支气管镜通过的最小内置导管必须大于两者的外径之和。例如，5F 的 Cook 支气管堵塞器和直径为 2.2mm 的纤维支气管镜可以插入内径为 5.0mm 的气管导管；对于需要更小气管内导管的小儿，堵塞器导管可在 X 线透视检查辅助下放置[32]（图 15-5）。

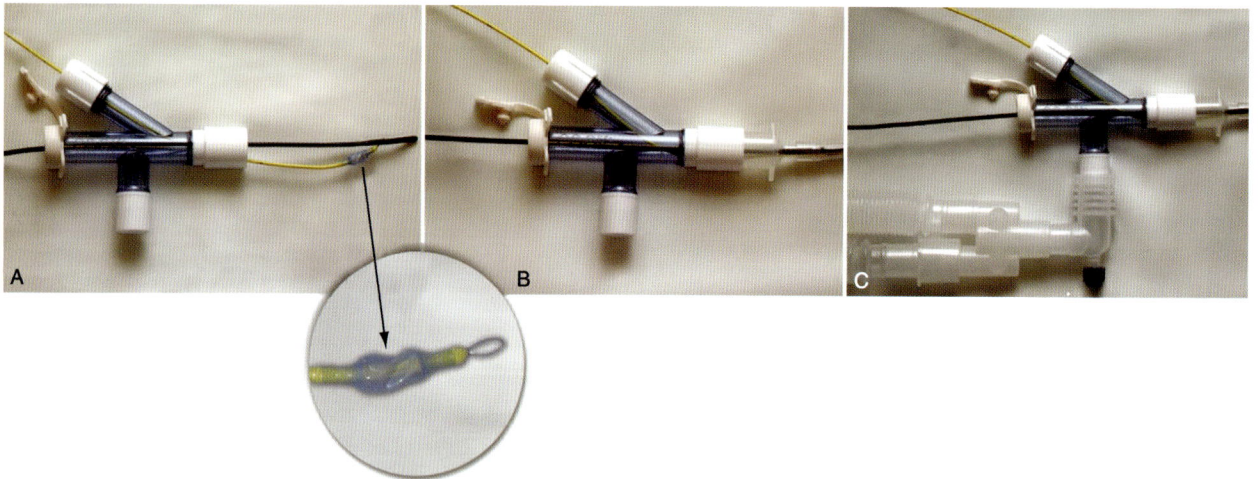

图 15-6　插入多端口连接器的 5F Cook 支气管内导管。A. 连接器有四个端口，用于连接呼吸回路，纤维支气管镜（FOB），支气管内导管和气管内导管。在通过多端口连接器插入纤维支气管镜和支气管内导管后，将纤维支气管镜穿过导管远端的引导线环（箭头）。然后将多端口连接器连接到内置气管内导管（B）和呼吸回路（C）。纤维支气管镜指向手术侧的主支气管。然后推进导管，直到导管上的引导线环从纤维支气管镜的末端滑落到支气管中。（摄影：Elliot Krane, 医学博士）

使用 Univent 管

Univent 管（富士公司, 东京）是一种标准的气管内导管，其第二个内腔含有可以置入支气管的堵塞器导管[33, 34]（图 15-7）。堵塞器导管远端末尾处有一个堵塞器套囊。Univent 管需要在纤维支气管镜的辅助下才能成功置入。现有的内径 3.5mm 和 4.5mm 的 Univent 管适用于 6 岁以上的小儿[35]。与其他支气管堵塞导管相比，Univent 管堵塞套囊的移位较少见。因为 Univent 管的堵塞导管固定于主气管导管上。Univent 堵塞导管末端有开口，允许操作者行术侧肺行抽吸或正压通气。

Univent 管的一个缺点是堵塞导管通道占用了较大的横截面面积，特别是在较小型号的 Univent 管中。因此，相对于 Univent 管的内径（管腔）而言，其外径较大（表 15-4）。较小

表 15-4　Univent 管管径	
ID/mm	OD[a]/mm
3.5	7.5/8.0
4.5	8.5/9.0
6.0	10.0/11.0
6.5	10.5/11.5
7.0	11.0/12.0
7.5	11.5/12.5
8.0	12.0/13.0
8.5	12.5/13.5
9.0	13.0～14.0

[a] 矢状面 / 横断面。

ID, 内径；OD, 外径。

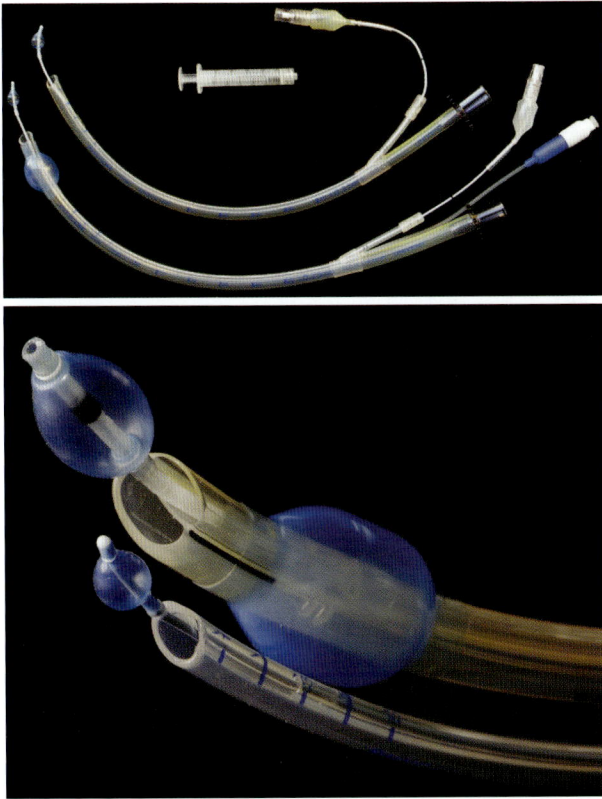

图 15-7　成人 Univent 管有多种尺寸,适用于小儿的 Univent 管内径为 3.5mm 和 4.5mm(上图)。成人 Univent 管带有一个气管导管套囊和一个带尖端套囊的支气管堵塞器,可进行通气和吸引(下图)。小儿的 Univent 管为无套囊导管和尖端闭合的支气管堵塞器。(摄影:Michael Chen,医学博士)

的 Univent 管可导致气流高阻力[36]。Univent 管的堵塞导管气囊为低容高压特性,在正常通气时可导致黏膜损伤[37, 38]。

使用双腔支气管导管

　　基本上所有双腔支气管导管(double-lumen tubes,DLT)都是由两个不同长度的导管模制在一起组成的。较短的导管末端在主气管内,较长的导管末端在支气管内(图 15-8)。适用于较大年龄的小儿和成人的双腔支气管导管都带有气管内和支气管内的套囊,气管内的套囊充气时可行正压通气。支气管内套囊充气时可进行一侧或双侧肺通气,并保护一侧肺免受来自对侧肺分泌物、脓液或血液的污染。

　　Marraro 描述了一种婴幼儿的双腔导管[39]。这种导管由两个不同长度的独立的无套囊气管导管纵向连接组成。这种导管并未在美国上市。在美国市售的最小型号的带套囊的双腔支气管导管为 26F,可在 8 岁小儿中使用。双腔支气管导管还有 28F 和 32F 型号(Nellcor 品牌),适用于 10 岁及以上小儿。有多家制造商生产了透明一次性聚氯乙烯 Robertshaw 型双腔支气管导管(P3Medical,布里斯顿,英格兰),有 35F 至 41F 多种型号(表 15-5)。基本上除了套囊形状和位置等小调整外,大多数产品的特征类似。支气管套囊颜色设计成彩色,通常是蓝色,便于纤维支气管镜识别。双腔支气管导管套囊一般为高顺应性套囊,与低顺应性套囊相比,高顺应性套囊对气管和支气管黏膜压力较小。右侧双

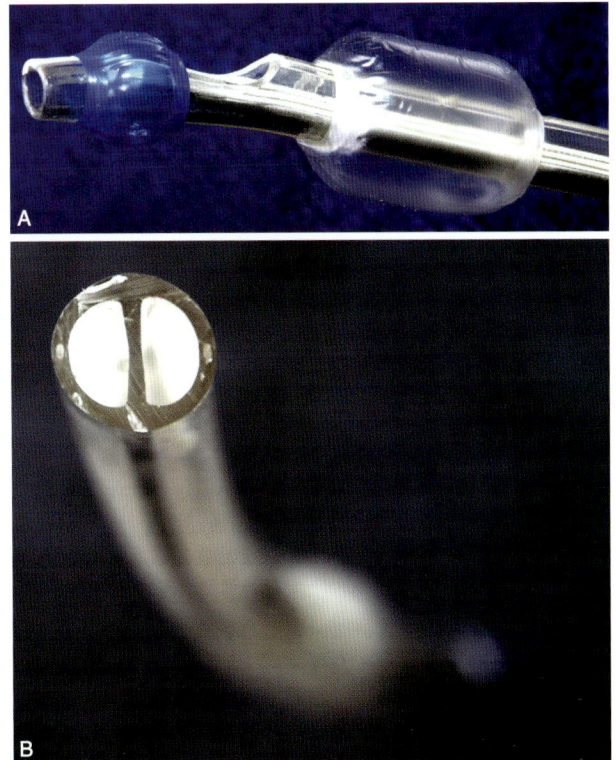

图 15-8　尽管双腔管的支气管腔看上去是圆形的(A),但其实从横断面来看,支气管导管腔和气管导管腔都是 D 形的(B)。气管和支气管的实际管腔大小限制了导管的极限直径。(摄影:Michael Chen,医学博士)

管的支气管导管套囊形状为环状,以使右上肺叶通气侧孔对准右上肺叶开口。由于右主支气管的长度较短,尽管采用这种设计仍有可能会导致右上肺叶阻塞[2, 40]。因此,右侧双腔支气管导管不常用。

表 15-5　双腔支气管导管型号

型号(Fr)	主体 OD/mm	气管腔极限直径 /mm	支气管腔极限直径 /mm
26[a]	8.7	N/A	N/A
28[b]	9.4	3.1	3.2
35[b]	11.7	4.5	4.3
37[b]	12.4	4.7	4.5
39[b]	13.1	4.9	4.9
41[b]	13.7	5.4	5.4

极限直径相当于在理想条件下(如充分润滑)可通过内腔放置的最大的吸引导管或纤维支气管镜。

French(F)口径 $=\pi \times OD(-3 \times OD)$(mm)。与表 15-3 中的数据相比较,本表中 DLT 的 OD 值对应于下列型号的气管导管:26F 的 DLT OD 大小等于 ID 为 6.0~6.5mm 的气管导管;28F 的 DLT OD 大小等于 ID 为 6.5~7.0mm 的气管导管;32F 的 DLT OD 大小等于 ID 为 8.0mm 的气管导管。套囊厚度为 0.049mm,因此,DLT 的总 OD 需额外增加 0.10mm 的套囊大小。

[a]Teleflex Medical。

[b]Covidien。

DLT,双腔支气管导管;ID,内径;OD,外径。

确定小儿气道能否容纳双腔支气管导管以及双腔支气管导管最佳型号的新型机制为使用三维（3D）气道打印建模[41,42]。现在通过X线断层摄影（CT）扫描数据，利用3D打印机可建立出全尺寸、精准解剖、透明的气管支气管树模型。多种单肺通气技术均可在该模型上进行测试，包括气管导管内部或外部放置支气管堵塞器、双腔支气管导管的放置。对于前一种技术，可以选择合适大小的气管导管和支气管堵塞器。胸科手术患者常规计划行CT扫描检查，如果能获得近期CT扫描结果，3D打印建模将不需额外的影像学或射线照射成本。随着3D打印机的普及，对患者气管支气管树3D打印建模费用的降低，该技术可更广泛地应用于制订单肺通气计划，同时训练麻醉医生高效地实施单肺通气技术。

小儿双腔支气管导管置入方法与成人相同，几乎完全使用左侧双腔支气管导管[43]。当导管的前端刚过声门后即可拔出管芯，然后将双腔支气管导管向目标侧旋转90°，再将导管向里推进。插管完成后，首先将气管导管套囊充气，听诊确认双肺呼吸音一致。为了防止支气管套囊压力过大造成的黏膜损伤，可将套囊缓慢充气直至支气管套囊周围密闭，不发生漏气。支气管套囊充气至多需要2ml空气，套囊充气后应重新听诊检查双肺呼吸音，以确认套囊没有超出隆突，以免阻碍对侧肺通气。纤维支气管镜检查可直视下观察到支气管套囊近端放置于刚刚通过隆突进入主支气管处。可以用一个简单方法来确认支气管腔的尖端位于目标侧支气管，方法是在连接管水平夹闭气管腔，然后分别视诊和听诊左侧及右侧肺。通常情况下只有通气侧的半边胸廓有起伏；气管腔被夹闭时，胸部听诊证实左肺有通气，而右肺没有；听诊后松开被夹闭的气管腔，夹闭支气管腔，此时只有气管腔有通气，视诊仅右侧胸廓有起伏且听诊仅右肺通气。当使用右侧双腔支气管导管时，必须确认右上肺有通气。可以通过仔细听诊右上肺进行确认。更准确的确认方法是纤维支气管镜检查。当使用左侧双腔支气管导管时，需警惕支气管导管尖端深入左主支气管远端导致左上肺开口有被阻塞的风险。

尽管经过仔细地检查和听诊，但双腔支气管导管置管位置不当的发生率仍可高达48%[44]。定位左侧双腔支气管导管的最简单方法是通过气管腔行纤维支气管镜检查，当看到隆突时，支气管套囊的近端边缘应刚好超过隆突。应避免套囊骑跨隆突时发生支气管套囊疝导致对侧主支气管被部分阻塞。然后纤维支气管镜通过支气管腔确认左上肺叶开口。当使用右侧双腔支气管导管时，纤维支气管镜通过支气管导管右上肺叶通气侧孔时，必须确认看到右上肺支气管的开口。

小儿双腔支气管导管定位依赖于小型号纤维支气管镜的可用性。外径为3.6mm的纤维支气管镜通常可用于35F双腔支气管导管。但在使用26F、28F和32F双腔支气管导管时，则需要更小型号的纤维支气管镜（表15-5中的极限直径）。

成人双腔支气管导管插管的深度与身高直接相关[45]。小儿尚缺乏类似的测量方法。幸运的是，关于小儿使用双腔支气管导管造成气道损伤的报道很少。

如果套囊不过度充入空气或氧化亚氮，这类高容量、低压力的套囊不会对气道造成损伤。作为选择，套囊也可以用生理盐水代替空气进行填充。

双腔支气管导管的一个缺点是，如果手术后仍需要机械通气，则要将双腔支气管导管更换为单腔气管导管。对于因解剖或功能缺陷造成插管困难的小儿来说这是一个特殊问题。即使患儿术前没有诊断为困难气道，也可能由于面部或声门水肿、气道分泌物增多或出血以及初次插管时引起的喉头损伤造成再次插管困难。使用气管导管交换导管有助于将双腔支气管导管更换为单腔气管导管[46]。市面上交换导管有多种型号（Cook医疗）可用于供氧和喷射通气（图14-3A-H）。

使用气管导管交换导管之前，应考虑几个重要的注意事项：第一，交换导管必须小到可以通过双腔支气管导管的气管腔，需在实际操作前在体外进行测试。第二，置入交换导管过程中，当遇到阻力时不可继续推进交换导管，医生必须时刻了解插入的深度；已有交换导置入导致气管支气管树穿孔的相关报道[47]。第三，如果新的气管导管不能沿着交换导管置入气管，则应立即准备喷射式呼吸机并通过交换导管给氧。喷射式呼吸机应通过内联调节器将吸气压力峰值预设为25psi（172kPa）。当通过交换导置入气管导管时，使用喉镜有助于气管导管置入气管。需要注意的是，如果气管导管的尖端顶在喉入口处，则需要将导管顺时针或逆时针旋转90度才能成功通过。

单肺通气呼吸管理的一般考虑因素

一旦气管导管、支气管堵塞器或双腔支气管导管到位后，应在单肺通气时评估气道压力。双肺通气过程中，如果给予规定的潮气量，气道压力峰值为20cmH$_2$O，那么在单肺通气过程中给予相同的潮气量，气道峰压不应超过40cmH$_2$O。通常情况下，相较于双肺通气，单肺通气下会使用小潮气量、高频率的呼吸模式，以适当减小单肺通气时的分钟通气量，一定程度的允许性高碳酸血症可以减少肺损伤。

当小儿的体位从仰卧位变成侧卧位后，应重新确认气管导管、支气管堵塞器或双腔支气管导管的位置，因为在翻动患儿过程中可能会发生导管移位。单肺通气前应尽可能长的时间维持双肺通气。需要进行单肺通气时，在保证血氧饱和度的前提下尽可能使用较低的吸入氧浓度。假设肺血管收缩反应不变的情况下，吸入氧浓度为1.0时，单肺通气期间的PaO$_2$应在150~210mmHg[48]。最初的潮气量应在6~8ml/kg，以维持PaCO$_2$在45~60mmHg，除非由于其他的生理因素（如合并代谢性酸中毒）导致患者不能耐受这个程度的高碳酸血症。潮气量太小可能导致通气侧肺不张（功能残气量降低），并增加肺内分流。潮气量太大又可能会使得血流更多地进入非依赖侧肺（类似于施加呼气末正压），从而增加肺内的分流[49,50]。

在单肺通气后，PaO$_2$可能会持续下降并维持45min。如果低氧血症仍进一步发展，应通过纤维支气管镜重新确认导管或内置堵塞器的位置。有几种方法可以用来改善氧合。提高PaO$_2$最有效的方法是对非依赖侧肺进行持续气道正压通气[51]。例如，通过给氧产生10cmH$_2$O的持续气道正压可引起肺泡膨胀并减少肺内分流,该措施通常不引起肺膨胀又不影响外科手术操作。如果对非通气侧肺进行了持续气道正压通气技术,PaO_2 仍继续下降,应考虑发生导管或堵塞器位置不当,这时可能会出现气道压突然增加、潮气量减少和 / 或呼气末二氧化碳分压波形改变。如果放置的是双腔支气管导管,也可以请外科医生协助重新定位。外科医生可以摸到细支气管,用手堵住主支气管腔,从而引导双腔支气管导管尖端进入正确的位置。当低氧血症和 / 或高碳酸血症原因无法确诊时,需告知外科医生后恢复双肺通气。

单肺通气可能导致严重的肺损伤,麻醉医生应采取措施最大限度地减少单肺通气对肺造成的不良反应。单肺通气期间肺组织的塌陷和随后的肺复张一直与促炎性因子的增加和肺泡损伤有关[52,53]。一项针对 28 例单肺通气行胸外科手术的小儿研究发现,术前静脉注射 2mg/kg 甲泼尼龙可降低白介素 6 的水平和气道阻力,并增加了血清中类胰蛋白酶、抗炎细胞因子及白介素 10 的浓度。安慰剂对照组的 15 例小儿中有 3 例于术中及术后出现呼吸道并发症,而治疗组的 13 例小儿无一例出现上述症状[54]。

一种可减轻单肺通气相关肺损伤的潜在治疗干预措施是应用肺表面活性剂。在小猪单肺通气模型中,预先将肺表面活性剂缓慢滴入非通气侧肺可减少炎性因子的浓度[55]。临床上单肺通气期间减少肺损伤的一个更实用的方法是最大限度地减少吸入氧浓度,并在单肺通气期间使用肺保护性通气策略。相较于使用 100% 吸入氧,使用 50% 吸入氧对经历 3h 单肺通气的动物造成的肺损伤更小[56]。相较于潮气量为 10ml/kg 及无呼气末正压的通气模式,实验小猪采用保护性通气策略进行机械通气,即潮气量为 5ml/kg、呼气末正压为 5cmH2O,肺损伤较少[57]。在单肺通气时,麻醉医生应考虑对通气侧肺应用可维持氧饱和度所需的最低吸入氧浓度,并应用小潮气量和适当水平的呼气末正压,以最大限度地减少肺损伤。术前也可以考虑应用糖皮质激素。

指南中给出了用于小儿单肺通气导管型号的选择,详见表 15-6。小儿的外形和气道大小有相当大的差异,特别是青少年。表 15-6 给出的建议是根据患者气道大小的平均值提出的。较大的双腔支气管导管也可安全地用于年龄大的小儿中。

表 15-6　小儿单肺通气导管型号的选择				
年龄 / 岁	ETT(ID)	BB(F)	Univent 管	DLT(F)
0.5～1	3.5～4.0	2		
1～2	4.0～4.5	3		
2～4	4.5～5.0	5		
4～6	5.0～5.5	5		
6～8	5.5～6.0	5	3.5	
8～10	6.0 有囊	5	3.5	26
10～12	6.5 有囊	5	4.5	26～28
12～14	6.5～7.0 有囊	5	4.5	32
14～16	7.0 有囊	5,7	6.0	35
16～18	7.0～8.0 有囊	7,9	7.0	35,37

BB,支气管堵塞器;DLT,双腔支气管导管;ETT,气管导管;F,French 型号;ID,内径。

胸部外科病变

新生儿和婴儿

需要手术治疗的各种先天性胸廓内病变可能发生在新生儿或婴儿期,包括气管和支气管、肺实质和膈肌的损伤,及血管异常。

气管狭窄可能是后天获得的,也可能是先天性的。气管狭窄最常见的病因是长时间气管插管,通常发生在患有呼吸窘迫综合征的早产儿。气管黏膜缺血性损伤可能是气管导管在环状软骨水平紧密贴合造成的结果,一段时间后这部分气管黏膜会形成瘢痕和挛缩。在尝试拔管后,可能会进一步发展为声门下狭窄,导致出现喘鸣和呼吸窘迫。高流量氧鼻导管持续正压通气可用于拔管后早期维持氧饱和度。尽管有持续正压通气,如果氧饱和度降低和高碳酸血症持续存在,则可能需要再次气管插管。

气管和 / 或食管受压的病因可能是多种胸廓内病变,包括血管环和吊带(见第 14 章和第 33 章)。

纤维支气管镜可用于评估气管狭窄的严重程度,并排除喘鸣的其他原因(如声带麻痹或喉软化症)。当需要全身麻醉时,吸入麻醉药可通过面罩给药,纤维支气管镜通过面罩上的连接器置入鼻咽部;该操作常在婴儿自主呼吸下进行[58]。无创成像研究越来越多地用于诊断各种先天性气道病变,包括血管环[58]。支气管造影和"虚拟"CT 扫描也是有用的[59,60]。

可以对获得性声门下狭窄的婴儿进行环状软骨劈开术,在诊断性支气管镜检查后置入气道内导管,或手术过程中保留支气管镜。麻醉维持可使用吸入麻醉或静脉麻醉技术,如丙泊酚和瑞芬太尼[61]。通常在手术修复后放置一个比原始气管导管内径大 0.5mm 的气管导管。

对于患有严重先天性气管狭窄的婴儿,可进行喉气管成形术。该手术过程包括将肋软骨、耳软骨或喉软骨移植物置入气管的前部和／或后部[62]。在某些情况下也可在气管内放置支架。这些婴儿可能需要气管插管和术后一段时间的机械通气，术后需持续使用镇静药、镇痛药，有时甚至需要神经肌肉阻滞剂。

肺隔离症由胚胎发育异常引起，产生由异常体循环动脉供应的无功能肺组织。患儿可能出现咳嗽、肺炎和发育不良；这些症状常发生在新生儿期，通常在2岁之前。诊断性检查包括胸腹部的CT扫描和动脉造影，磁共振成像可以提供高分辨率图像，包括血管供应的程度，这样可避免血管造影。一旦确诊就应进行手术切除。术中避免使用氧化亚氮，正压通气通常不会扩大肺隔离。

先天性胸部囊性病变可分为三类[63]。支气管囊肿是由气管支气管树异常增生或分支引起的，肺部压迫可导致呼吸窘迫、反复肺炎和／或肺不张。皮样囊肿临床表现类似于支气管囊肿，但组织学上有不同特点，皮样囊肿由排列着角质化的鳞状上皮组成，而不是呼吸（纤毛柱状）上皮；皮样囊

肿通常在童年或成年后表现出来。囊性腺瘤样畸形在结构上类似于细支气管，但缺乏相关的肺泡、支气管腺和软骨[64]。因这些病变与气道相通使气体滞留而过度扩张，可导致患儿出生后发生呼吸窘迫。当囊性腺瘤样畸形呈多发性且充满空气时，其影像学表现类似于先天性膈疝。手术切除受影响的肺叶是其治疗方案；与先天性膈疝一样，预后取决于剩余肺组织的数量，这些肺组织可能因子宫内压迫而发育不良[65]。

先天性肺叶肺气肿通常在出生后不久表现为呼吸窘迫[66]。这种病变可能是由于在宫内时支气管内的"球形活瓣"导致支气管阻塞，导致支气管远端胎儿肺液进行性过度充盈扩张。由此产生的肺气肿肺叶可能压迫双侧肺组织，导致不同程度的发育不良。大约15%的先天性肺叶肺气肿患儿存在先天性心脏畸形[67]。过度充气的影像学征象可能被误认为对侧张力性气胸或肺不张（图15-9）。正压通气可能会加剧肺过度膨胀。麻醉期间禁忌使用氧化亚氮，最好进行肺隔离

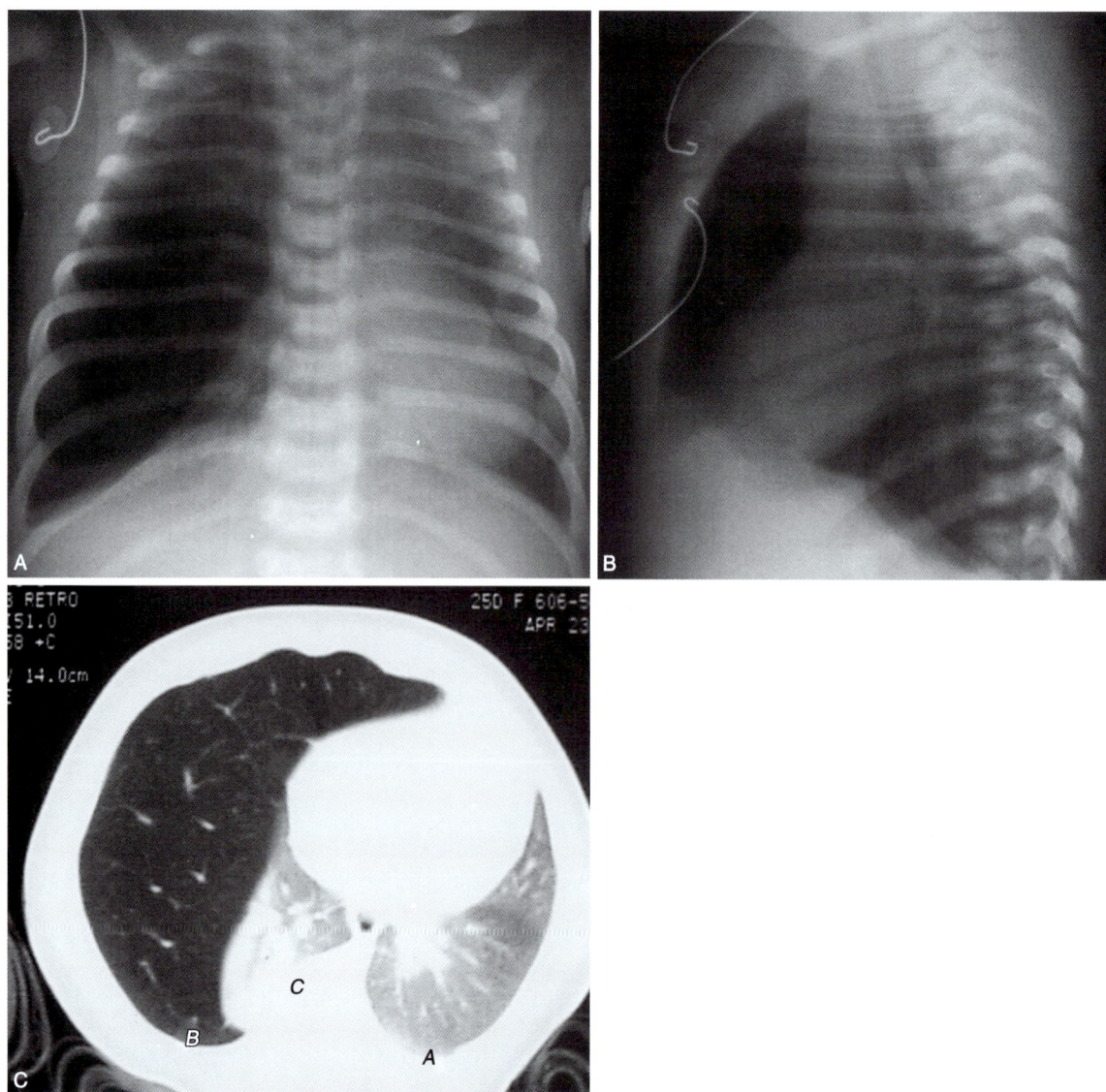

图15-9　右下叶先天性肺叶肺气肿。平片显示右肺前后影像的高透明度（A）侧位影像上心脏和纵隔的后移位（B）。计算机断层扫描（C）显示左肺（A）和右上叶（C）受压，右下叶（B）过度膨胀

第 15 章 胸科手术麻醉 343

（见第 37 章，图 37-10）。

先天性膈疝是一种危及生命的疾病，发生率约 1/2 000。胎儿横膈膜的一部分发育不良会使腹腔内容物进入胸腔，干扰正常的肺生长。80%～90% 的膈肌缺损为部分无法闭合的后膈肌（80%～85% 的病例在左侧），形成一个三角形缺损，称为博卡达莱克孔。胎儿早期通过博卡达克孔形成的疝通常在出生后因肺发育不良立即出现呼吸衰竭。诊断通常在产前进行，胎儿外科修复治疗已有描述[68]。新生儿出现呼吸急促、舟状腹和受影响一侧肺呼吸音缺失。胸部 X 线影像常显示突入左侧半胸的肠管，心脏和纵隔向右偏移，右肺受压（图 15-10）。右侧疝（图 15-10C）可能发生较晚，临床表现较轻。在出现严重呼吸窘迫时应避免进行球囊和面罩通气，宜立即进行气管插管（见第 37 章）。出生后胸腔内肠管扩张，球囊和面罩正压通气进一步压缩膨胀的肺，使得通气和氧合更加困难。

由于肺动脉高压伴右向左分流可导致先天性膈疝新生儿出现严重低氧血症，多种肺血管扩张剂已被应用以增加氧合，其中包括妥拉唑林、依前列醇、双嘧达莫和一氧化氮（NO）[69-73]。高频振荡通气可与血管扩张剂联用以改善患儿术前氧合[74]。前列腺素 E1 用于维持动脉导管未闭并可减少右心室后负荷。如果上述治疗对严重肺发育不全和肺动脉高压无效（如吸入氧浓度为 1.0 时，$PaO_2 < 50mmHg$），应尽早开始体外膜肺氧合（ECMO）以避免进行性肺损伤。预后的改善与早期使用体外膜肺氧合后延迟手术修复有关[75]。

即使采取积极的通气策略，先天性膈疝合并心脏畸形、术前肺泡 - 动脉氧分压差＞500mmHg 或严重高碳酸血症的患儿预后仍很差[76,77]。预后也与肺顺应性和影像学表现有关[78,79]。

经肋下切口并放置同侧胸腔管的矫正手术可在 ECMO 之前、期间或之后立即进行[80,81]。在接受手术修复但不进行 ECMO 的新生儿中，肺动脉高压是发病和死亡的主要原因。过度通气导致呼吸性碱中毒，纯氧可用于降低肺血管

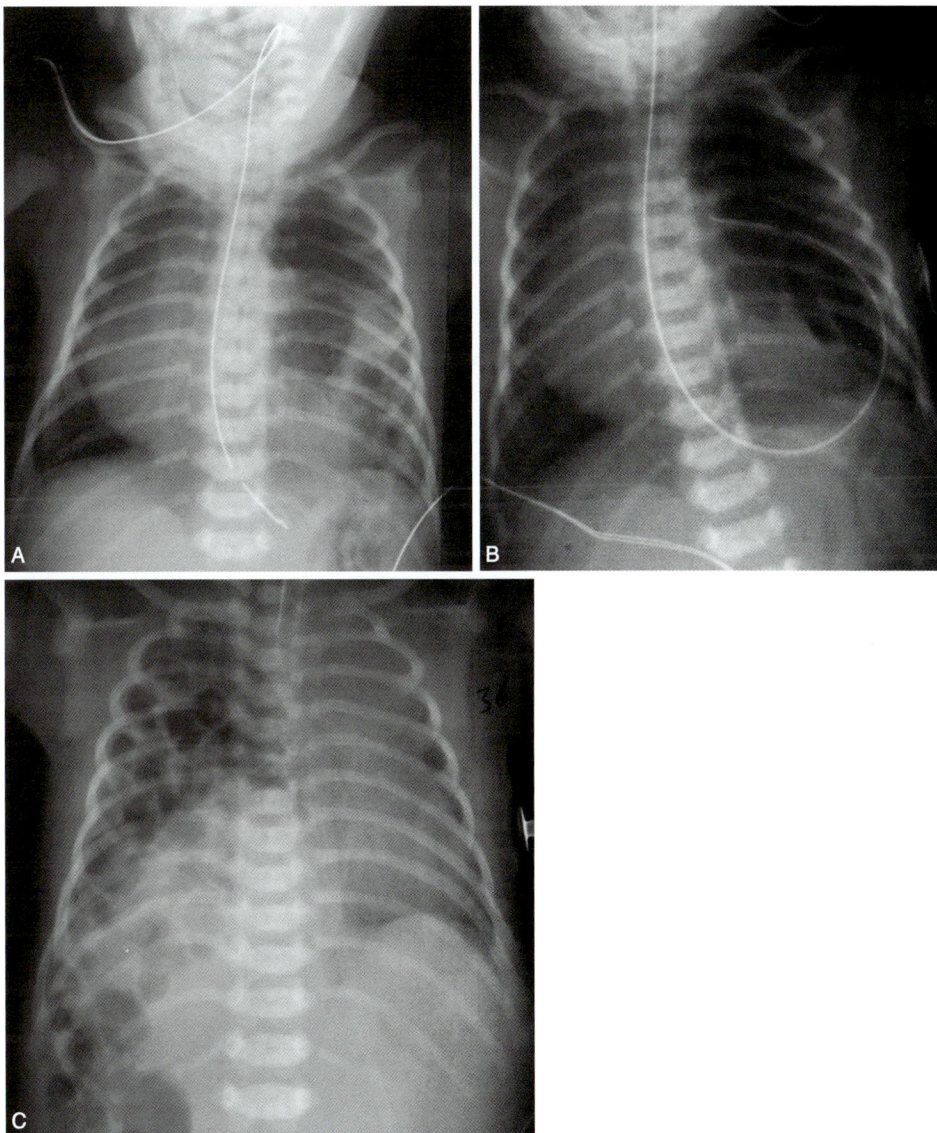

图 15-10　大多数先天性膈疝是左侧的。A. 胸部 X 线摄影显示左侧半胸内存在肠管。B. 鼻胃管已经放置于胃部。C. 先天性膈疝也可能发生在右侧

阻力。应选择降低交感神经兴奋的麻醉药物(如大剂量阿片类药物),因为交感神经兴奋会加重肺动脉高压。应对这类小儿使用小潮气量和低气道压力的通气模式进行通气,以避免对侧(通常是右侧)气胸。氧化亚氮和高频振荡通气在外科修复手术中均已被使用[82, 83]。应持续高度警惕右侧气胸的发生,并在呼吸或循环功能急性恶化时放置胸腔引流管。维持正常的体温、血容量和酸碱状态非常必要;几乎所有婴儿术后都需继续机械通气,因为手术后肺部顺应性明显降低(胸腔内肠管回纳到腹腔和腹腔对膈肌压力增加的结果)。

膈疝中 10%～15% 病例是膈肌的中央和侧部分不能融合,导致胸骨后缺损,称为莫尔加涅孔。这类患儿通常表现为肠梗阻而不是呼吸窘迫。可通过腹部切口进行手术修复(见第 37 章)。

气管食管瘘和/或食管闭锁在新生儿中的发生率约为 1/4 000。患儿中有 80%～85% 发生远端食管盲袋闭锁和近端气管食管瘘的病变[84, 85]。瘘口通常位于隆突上方 1～2 个气管环。患儿的口腔分泌物会淤积在食管盲袋并逐渐溢出,还可通过瘘口发展成进行性胃扩张和酸性胃内容物的误吸。常见的并存疾病是 VACTERL 复合体,指脊柱、肛门直肠、心脏、气管、食管、肾和/或肢体畸形[86]。当经口胃置入无法超过 7cm 时,可证实食管闭锁存在(图 15-11)。此时应固定近端盲袋管并持续抽吸,然后进行胸部 X 线检查进行诊断(见第 37 章)。

术前尽可能避免面罩通气和气管插管以防止胃扩张加剧而进一步累及呼吸系统。如果需要气管插管,可用气管导管堵塞瘘管的气管孔,在气管导管向前进入右主支气管时,听诊左腋下呼吸音减弱,然后退出导管,直到左侧呼吸音增加,则气管导管的尖端位于隆突上方(图 15-12A)。通过在气管导管内置入小型纤维支气管镜可以确定导管位置。因

大量胃扩张而进行紧急胃造口术的情况很少见。可在纤维支气管镜的引导下通过胃造口术在瘘管中放置带有尖端套囊的导管,以防止进一步的胃扩张和/或在严重的肺部疾病及非常大的瘘管的情况下实现有效的正压通气[87](图 15-12B)。也有人报道过带有尖端套囊的导管通过气管进入气管食管瘘时形成"顺行性"阻塞[88](图 15-12C)。应进行术前评估以诊断相关的异常,特别是心脏、肌肉骨骼和胃肠道畸形,在患儿中发生率高达 30%～50%。气管食管瘘和食管闭锁患儿的预后不良,与早产、有潜在肺部疾病以及并存其他先天性异

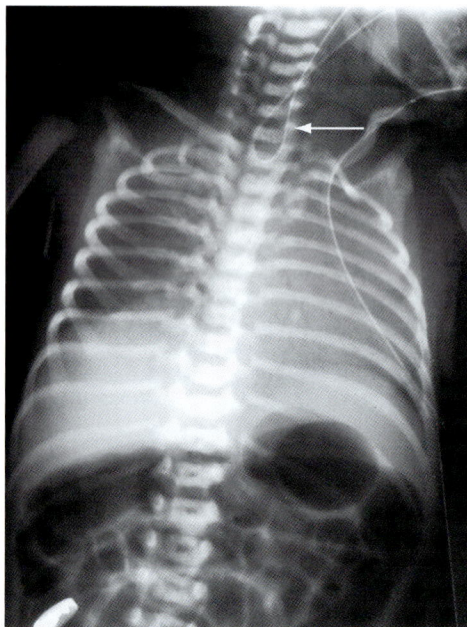

图 15-11　伴有食管闭锁的气管食管瘘。注意胃管盘绕在食管盲袋(箭头)和腹部存在大量积气

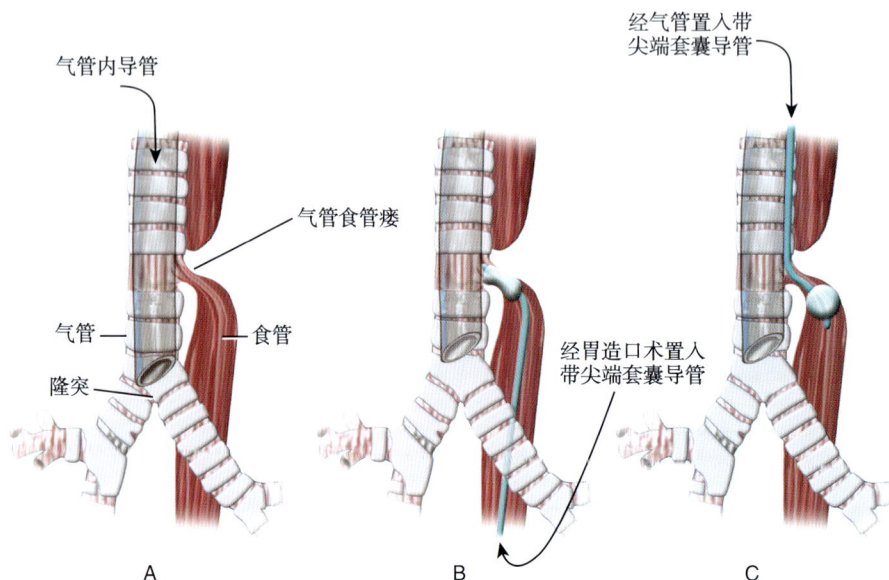

图 15-12　最大限度减少气管食管瘘婴儿胃灌流的方法。如果瘘管与隆突相近,气管导管的尖端可放置在瘘管的远端(A)气管导管的尖端可以放置在瘘管的远侧。或者,可以通过胃造口术(B)或通过气管(C)将带尖端套囊导管置于瘘管中

常等因素有关[90]。

外科修复通常包括右胸切开术和后纵隔胸膜外切开术，尽管最近胸腔镜手术变得更为常见。多数情况下是将瘘管结扎并进行原位食管吻合术（"短间隙闭锁"）。在食管离断"间隙"较长的情况下，则保留近端部分，以备后期可能涉及肠道的吻合使用[85]。气管插管可在患儿保留自主呼吸下进行，或予轻度正压通气和小潮气量以避免胃扩张。如果胃造口管就位，可通过连接胃造口管后停止冒泡或在呼气末期出现二氧化碳的方法来确定瘘口是否已经阻塞[65]，另一种方法是将气管导管置于主支气管，与开胸侧相对，直至瘘管结扎完成。

不与气管相连的食管闭锁发生率很低。这种病变通常因为胃管无法通过继而行放射学检查发现腹部气体缺失而被诊断出来（图 37-9）。不伴有食管闭锁的所谓 H 型气管食管瘘比较少见，这种患儿可在学龄期或青春期出现正压通气期间的复发性肺炎或胃扩张[91,92]（图 37-2）。

瘘管结扎后出现与误吸和呼吸窘迫相关的持续症状，这种状况需要进一步分析排查原因，可能需要行放射学检查，如吞服钡剂或 30° 硬性支气管镜，以确定持续性瘘管或第二瘘管的存在[93]。

学龄期小儿

前面所述的一些病变，如肺隔离症、囊性病变和肺气肿，可能直到学龄期才被诊断出来。其他需要在学龄期进行胸科手术以确定治疗方案或确诊的疾病，包括肿瘤、传染病和肌肉骨骼畸形。

前纵隔肿瘤，包括肺、纵隔和胸膜肿瘤。这些肿瘤可能是原发性或转移性的。最常见的原发性肿瘤是霍奇金病和淋巴母细胞淋巴瘤（非霍奇金淋巴瘤）。不常见的原发性肿瘤包括畸胎瘤（生殖细胞肿瘤）、胸腺瘤、甲状腺、甲状旁腺和间充质肿瘤[94]。因血管或气道压迫引起的症状和体征包括：呼吸困难、端坐呼吸、疼痛、咳嗽、胸腔积液或上腔静脉综合征（上臂、面部和颈部水肿）[95,96]。

术前评估尽可能包括 CT、超声心动图和流量 - 容积曲线评估（图 13-7）。通过 CT 检查发现的气管、支气管或血管（上腔静脉或血流出道）压迫与麻醉诱导期间严重并发症的高发生率相关[96]。然而，CT 扫描是静态的，可能无法识别气道或血管流出道的动态压迫情况。这些肿瘤可能发生在胸外或胸内，形成固定或不固定的阻塞。超声心动图可识别上腔静脉或肺流出道的压迫情况。流量 - 容积环可有效地检测出气道的动态压迫情况，尽管它在成人患者中的效用受到质疑[97]（见第 13 章，图 13-6，图 13-7）。

确诊通常需要进行组织活检。T 细胞型非霍奇金淋巴母细胞淋巴瘤占非霍奇金淋巴瘤的 30%～40%，倍增时间为 12h[98]，因此往往很迫切地需要进行组织活检来诊断。快速诊断和化疗可防止肿瘤的广泛扩散。实际上，霍奇金病和非霍奇金淋巴母细胞淋巴瘤的 5 年生存率如今已超过 80%。应尽可能地通过局部麻醉或镇静的方法取淋巴结或骨髓活检来确诊，避免全身麻醉，有助于早期治疗[99]。如果无法确诊外周组织，且存在严重气道病变和 / 或循环衰竭可能时，经麻醉医生权衡后，可予 12～24h 的糖皮质激素冲

击治疗，启动化疗和 / 或部分放射治疗，将肿瘤变小，以降低麻醉时发生气道或主要血管压迫的致命性风险。任何干预措施都可能有导致肿瘤复发和误诊的风险；因此，部分肿瘤学专家建议在活检前避免这样的干预[100,101]。糖皮质激素通过多种机制诱导肿瘤细胞凋亡，从而减小淋巴瘤组织大小（即肿瘤溶解）[102]。有研究发现，以下四个体征可预测这类小儿的围麻醉期并发症：端坐呼吸、上半身水肿、大血管和主支气管压迫（比值比为 5.1～8）[103]。另一项研究发现，通过放射学检查血管和气道的压迫程度可预测围麻醉期的并发症[99]。必须强调的是，青少年和成人的危险因素不同于 8 岁以下的小儿。例如，在成人中，术中的并发症与 CT 诊断出的心包积液有关，而术后呼吸系统的相关并发症与术前 CT 所示超过 50% 的气管压迫有关[104]。必须非常小心地做好全身麻醉的准备，同时还要注意所伴随的风险。

前纵隔肿瘤患儿的麻醉诱导可能与严重的气道阻塞和循环衰竭有关[99]。有些小儿甚至没有任何呼吸或心血管损害的症状和体征，也可发生上述情况[105,106]。因此，术前应咨询患儿或父母（关于患儿夜间的睡眠姿势）以评估术中什么体位下患儿能实现并维持最可靠又良好的气体交换。对于前纵隔肿瘤患儿，推荐的麻醉方法包括：吸入诱导或缓慢静脉诱导（使用氯胺酮或丙泊酚），保留自主呼吸。肿瘤的重力常作用于肺动脉、上腔静脉或气管支气管树并导致致命后果。保留自主呼吸的做法则抵消了重力的影响[98,101,107]。若同时使用持续气道正压通气，还可避免发生麻醉状态下的功能残气量下降[108]。在青少年和成人中，神经肌肉阻滞常有助于气管插管，以及预防因双腔支气管导管置入引起的咳嗽发生。只要采取适当的预防措施，神经肌肉阻滞相关的并发症很少发生。然而尚未对小儿的实际风险进行研究[104]。保持床头抬高可减少仰卧位时的不良影响，如膈肌上抬引起胸腔容积减少[109]。使小儿处于部分甚至完全的左侧卧位，有助于保持气道通畅，减少对心血管和 / 或气管的压迫[98]。深麻醉状态下，不使用肌肉松弛药和正压通气予以行气管插管可维持正常的跨肺压，并可通过控制气道来改善通气[110-112]。神经肌肉阻滞引起胸腔内负压消失，增加了患者严重的气道压迫和肺血流量（即心排血量）减少的风险[113]。我们前面已介绍使用喉罩替代气管插管的方法[114]。但是企图通过改为俯卧位以恢复心排血量的做法是危险的。推荐混合使用氦氧气（70%/30%）可降低呼吸阻力，增加备受压迫的气管和 / 或支气管处（气流呈湍流状态）的血红蛋白饱和度[114]。注意，至少需要 70% 的氦才能明显增加气道的流量；这个浓度限制了氧气的吸入浓度。如果在麻醉时发生气管或支气管塌陷，或二氧化碳描记图形突然消失（表明呼出气流减少）的现象，侧卧位或俯卧位和硬性支气管镜检查可能会挽救生命[98]。或者利用巾钳或巾钳类似物放置在剑突软骨和胸骨切迹处使胸骨抬起，恢复塌陷结构的稳定性，并制订一个长远的解决方案。这种情况下建议行正中胸骨切开术和心肺转流术，但不切实际，除非在麻醉诱导前已建立了部分旁路[101]。医疗机构应该有一个流程来评估前纵隔肿瘤的患儿，包括多学科会诊（图 15-13）。

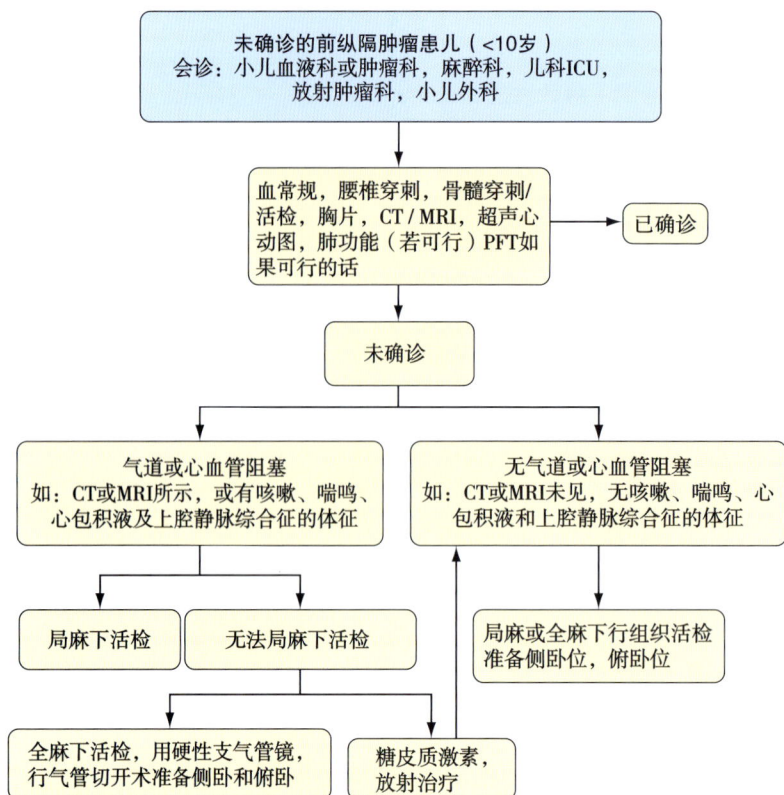

图 15-13　纵隔肿物患儿临床管理流程

总结

　　小儿胸科手术的麻醉面临许多挑战。了解主要潜在病变以及可能影响围手术期管理的并存疾病是至关重要的。术前和术中与外科医生的沟通也是必要的。在计划和执行恰当的术中管理时，需要掌握小儿呼吸系统生理学和解剖学的应用基础知识。熟悉适合不同体型的小儿单肺通气技术可提供完好的手术视野，并最大限度地减少对肺和气道的损伤。

（周智斌　胡榕 译，黄文起 校，李军　上官王宁 审）

精选文献

Capan LM, Turndorf H, Patel C, et al. Optimization of arterial oxygenation during one-lung anesthesia. *Anesth Analg.* 1980;59:847-851.

Fisher AO, Hussain K, Wolfson MR, et al. Hyperoxia during one lung ventilation: inflammatory and oxidative responses. *Pediatr Pulmonol.* 2012;47(10):979-986.

This is an important article describing the adverse effects (e.g., inflammation) caused by using high concentrations of oxygen for SLV in a piglet model.

Hammer GB, Harrison TK, Vricella LA, et al. Single lung ventilation in children using a new paediatric bronchial blocker. *Paediatr Anaesth.* 2002;12:69-72.

This article is the first to describe the use of the Cook 5F pediatric endobronchial blocker. This is now the most commonly used bronchial blocker in children. The characteristics of the catheter and the details of the methodology for insertion and proper placement are highlighted.

Heaf DP, Helms P, Gordon MB, Turner HM. Postural effects on gas exchange in infants. *N Engl J Med.* 1983;28:1505-1508.

Changes in ventilation and perfusion of the lung associated with body position were first described in adults. This paper describes such relationships in infants, highlighting the important differences in this population that have significant clinical relevance during thoracic anesthesia.

Rees DI, Wansbrough SR. One-lung anesthesia and arterial oxygen tension during continuous insufflation of oxygen to the nonventilated lung. *Anesth Analg.* 1982;61:507-512.

These articles describe the maneuvers of choice for increasing oxygenation in patients during single-lung ventilation. Oxygen desaturation is common during single-lung ventilation, especially in children. It is essential that practitioners have an algorithm for addressing this problem promptly during surgery.

Wilson CA, Arthurs OJ, Black AE, et al. Printed three-dimensional airway model assists planning of single-lung ventilation in a small child. *Br J Anaesth.* 2015;115(4):616-620.

Although published as a single case report, this article highlights the utility of using 3D printing for planning the use of SLV in an individual child. This may become an important technique going forward as 3D printing becomes more widely available and cost-effective.

参考文献

第16章　心脏病学精要

WANDA C. MILLER-HANCE, RALPH GERTLER

16

先天性心脏病

发病率

　　先天性心脏病（congenital heart disease, CHD）是最常见的先天性畸形，发病率约占 1% 的活产儿[1]。虽然 CHD 是新生儿死亡的首要原因，但在过去几十年中随着药物和手术治疗的进步，包括麻醉管理水平显著提升，现在更多的患儿得以存活[2,3]。

　　二叶主动脉瓣畸形是最常见的先天性心脏缺陷，发生率可高达人口的 1%[4,5]。心腔间连通，包括室间隔缺损（ventricular septal defects, VSD）和房间隔缺损（atrial septal defects, ASD），是第二常见的先天性心脏病变[6,7]。在发绀型心脏病变中，法洛四联症（tetralogy of Fallot, TOF）占首位，接近先天性心脏病患儿的 6%（图 16-1）[8]。D 型 - 大动脉转位是出生后一周内出现心脏性发绀最常见的病变（图 16-2）。有些婴儿患有法洛四联症，但是不出现发绀或动脉血氧饱和度仅轻微降低，直到晚年才被发现。

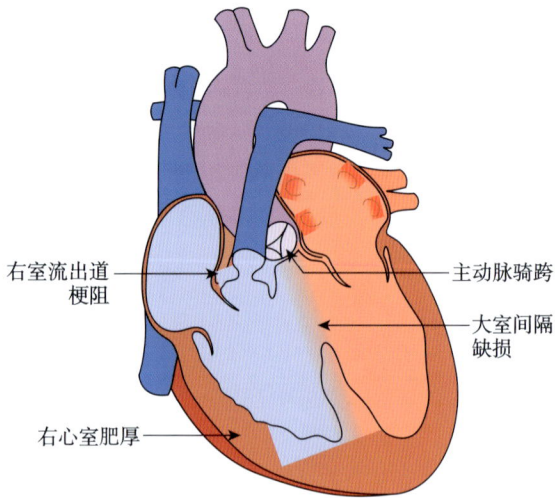

图 16-1　法洛四联症的解剖特征,包括右心室流出道阻塞(可发生在瓣膜、瓣膜下或瓣膜上的任何水平)。一个巨大的室间隔缺损(VSD),主动脉骑跨和右心室肥厚(RVH)。紫色主动脉代表右向左分流的造成低动脉血氧饱和度。注意漏斗部狭窄和肺动脉发育不良

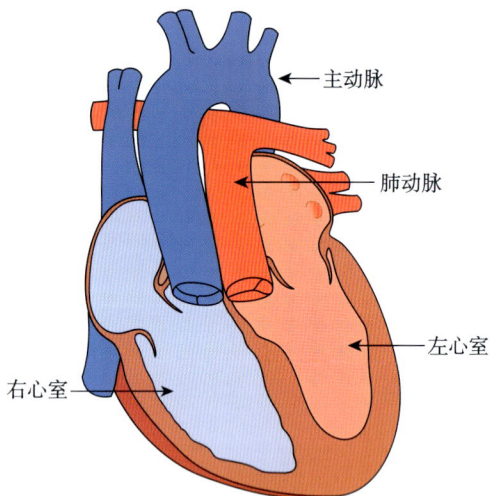

图 16-2　D 型大动脉转位的图例显示心室与大动脉连接不协调。在此病变中,右心室血液注入主动脉、左心室血液注入肺动脉。肺 - 体循环间血液混合是该异常者生存的至关重要因素

分段诊断法

采用分段、序贯的方式是诊断先天性心脏病的精髓[9-11]。它通过沿着血流方向在心脏中导航,逐步系统地检查所有的心脏结构或节段及其关联组织(即节段之间的连接或结合组织)。该诊断方案的基本原则是:确认特定心腔室和血管结构系根据其形态学特征,而非其在身体中的位置[12]。该诊断法首先确定胸内心脏的位置,然后心尖的方向、胸腔/腹腔器官的排列和位置。采用胸骨作为参考线,依据心脏主要部分在胸腔的位置描述其空间位置(图 16-3)。心脏方向指的是从心底部(大血管)到心尖部(心室心尖)排列。大多数情况下,心脏的位置与从心底部到心尖部的方向是一致的,即均在同一方向排列。因此为简单起见,下列术语经常用于临床实践:左位心 - 心脏在左侧胸和心尖部朝向左侧(正常的心脏);右位心 - 心脏在右侧胸和心尖部朝向右侧;中位心 - 心脏和心尖部都均处在中线位置。胸腔内的心脏位置异常(心脏错位)可能是因为相邻组织位置异常或者潜在的非心脏性畸形(如膈疝、肺发育不良、脊柱侧弯)所导致。

内脏的位置或腹部器官(即肝脏和胃)的偏侧导致心房位置改变需要单独考虑(图 16-4)。内脏位置被分类为孤立性(即内脏正常分布,肝在右边,胃在左边,单一脾脏在左侧)、倒置(即内脏翻转,肝在左边,胃在右边)或模棱两可(即内脏位置不确定)。内脏器官、心脏、肺排列异常或偏侧,如内脏异位综合征中所见,很可能与复杂的心血管疾患相关联。心房位置、房室(atrioventricular, AV)连接、心室环(即心室的位置是早期发育时直心管弯曲方向的结果)、心室与大血管的连接、大血管之间的联系将接着描述。先天性心脏病完整的形态学评估的其他目标包括肺动脉分支、主动脉弓和冠状动脉等结构的探查。

相关的畸形描述包括数量、尺寸、间隔缺损的位置、瓣膜病变和大血管异常。尽管许多类型的先天性缺陷都清晰地归入众所周知的分类方案,但还有一些如伴随于内脏异位综合征中的心脏和腹部器官位置异常,往往难以确定。

心脏结构缺陷的生理分类

不同儿童年龄组其心血管畸形的广谱性对不擅长诊疗这类疾病的临床医生提出了挑战。即使对心血管疾病关注和感兴趣的医生,心脏结构缺陷的范畴和相关的血流动力学

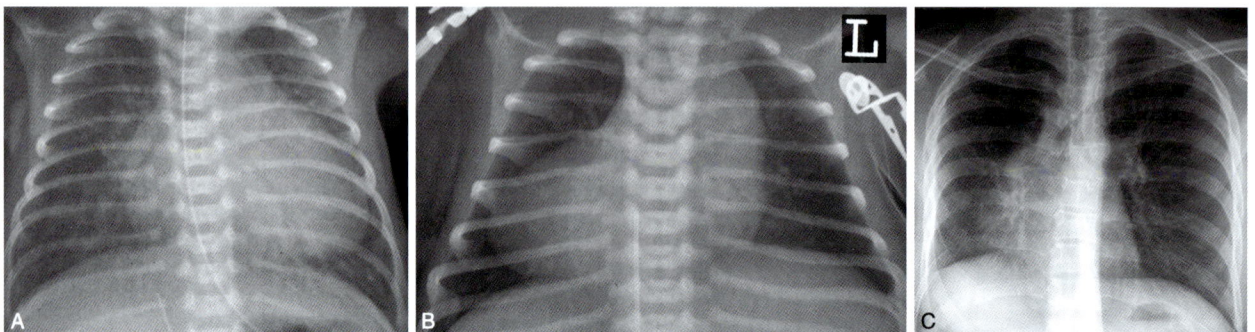

图 16-3　胸片证实心脏在胸腔内各种位置。A. 左位心(左侧位置)。B. 右位心(右侧位置)。C. 中位心(心脏组织位于中央位置)

内脏心房位置类型：心房定位

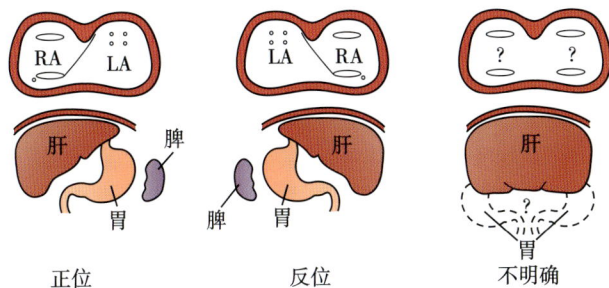

正位　　　　　　反位　　　　　不明确

图 16-4　三种类型的内脏位置的显示。正位内脏表示内脏和心房的正常分布，与右心房（RA）在右侧和左心房（LA）在左侧。胃和脾是在左边，而肝脏是在右边。反位内脏表示内脏和心房的倒置排列，与 RA 在左侧和 LA 在右侧，像正位内脏的镜像。在反位内脏，胃和脾在右边，肝在左边。内脏位置不明确表示内脏器官在解剖中的模糊和不确定，因为解剖上表现出模糊不清

紊乱导致的困扰也可能难以克服（见第 23 章）。

对各种先天性心脏缺陷进行分类提出几种表达方案，比如一些将结构缺陷分为简单或复杂，是否是发绀型心脏病，或者肺血流量是增加还是减少[13-15]。一个生理的分类系统可以方便地理解一些常见的心脏先天性或后天损害造成的基本血流动力学异常，并有助于患者的管理（表 16-1）[16,17]。以下的分类方法是基于基础生理学或病理学的共同特征将小儿心脏病分成六大类。

表 16-1　先天性心脏病的病理分类（代表性病变）

容量超负荷病变
房间隔缺损
室间隔缺损
房室间隔缺损
动脉导管未闭
动脉干异常

体循环血流梗阻性病变
主动脉瓣狭窄
主动脉狭窄
主动脉弓离断
左心室发育不全综合征

肺循环阻塞性病变
肺动脉狭窄
法洛四联症
肺动脉闭锁

并行循环
D-大动脉转位

单心室病变
三尖瓣闭锁
双入口左心室
房室间隔不平衡缺损

内在心肌病变
心肌病
心肌炎

容量超负荷损伤

容量超负荷病变通常由心房、心室或大动脉水平的左向右分流引起。如果分流的位置接近二尖瓣[如 ASD、部分肺静脉异位引流、非梗阻性全肺静脉异位引流），会导致右心的扩张。二尖瓣远端病变（如 VSD、动脉导管未闭（PDA）、永存动脉干]可导致左心扩张。有房室间隔缺损的儿童，称为房室管或心内膜垫缺损，也属于这一类。分流率的大小即肺脏-全身血流量比（$\dot{Q}p/\dot{Q}s$）决定了症状的存在和严重程度，并作为内科和外科治疗的指导。利尿剂治疗和减轻后负荷有助于控制肺循环过负荷和确保足够的全身心排血量。心室容量过载造成的病理学改变可能需要手术治疗或心导管介入来纠正（见第 22 章）。

体循环血流阻塞性病变

几个病变与全身性流出道梗阻有关。新生儿以胸导管依赖性全身血流量为特征的情况包括严重的主动脉狭窄、严重的主动脉缩窄、主动脉弓中断和左心发育不良综合征。前列腺素 E_1 治疗可保持动脉导管通畅，确保足够的全身血流量，直到在生命的最初几天施行手术或导管介入治疗，以缓解全身性流出道梗阻。有流出道梗阻的新生儿/小婴儿中，正性肌力药和/或机械通气支持常是必要的，这些儿童也常出现肺血流量显著增加，$\dot{Q}p/\dot{Q}s$ 比值非常大，需要利尿剂治疗和调控体循环与肺血管阻力来调整全身血流量。

肺循环阻塞性病变

肺循环阻塞性病变的病变包括导管依赖性肺血流的病变。例如严重肺动脉瓣狭窄和伴有完整室间隔的肺动脉闭锁是一种依赖于动脉导管通畅以供肺血流量的异常病变。患有该病的婴儿经常需要输注前列腺素 E_1 来治疗发绀，直到解除或绕过肺流出道梗阻。

并行循环

D 型-大动脉转位的新生儿，肺循环和体循环是并行的，而不是正常的串联关系。在这种情况下，右心室将未氧合的血注入主动脉，而左心室将氧合血注入肺动脉。这种情况下的血液混合也可能发生在心房、心室或导管水平。虽然前列腺素 E_1 治疗可维持导管通畅、增强循环间混合，但在一些婴儿中用球囊房间隔造口术创造或扩大现有的房间隔之间限制性血流的分流，允许或增强血流混合很有必要。血液在心房水平的混合比心室或导管水平的混合更有效。

单心室病变

这类病变是最多样化的一组，包括与房室瓣膜闭锁相关的缺陷（即三尖瓣闭锁）、内脏异位综合征等[18]。在某些情况下，两个心房的血都排入一个占主导地位的心室（如双入口左心室），虽然可以存在第二心室，但生理学上仍是单心室或独立心室心脏。其他有两个不同心室的心脏畸形（如不平衡房室间隔缺损）也可以考虑成单一心室的生理类别，因为相关的缺陷会妨碍双心室工作。另一个常见的原因是主动脉或肺动脉流出道梗阻。

单心室管理的一个重要目标是优化生命早期肺循环和体循环的平衡。这是一个很关键的问题，因为维持肺血管的低阻力和限制心室容量负荷是这些儿童后继治疗中采取姑息治疗和优化转归的先决条件。在患儿行非心脏手术时麻醉管理也要考虑这些[19-23]。有着单心室病理生理改变的儿童是非心脏手术中不良事件的高危人群[24]。

内在心肌病变

患有原发性心肌病或心肌炎的儿童心肌存在内在源性病变。这些患儿常出现心室收缩和/或舒张功能受损，并能从针对他们特定疾病过程的治疗中受益。

后天性心脏病

心肌病

心肌病是指与心功能障碍相关的心肌疾病[25,26]。分为原发性和继发性心肌病[27]。原发性心肌病主要涉及心脏的基因突变，包括离子通道病变、获得性疾病或混合病变。儿童最常见的类型是肥厚、扩张或充血及限制性心肌病。其他形式包括左心室心肌致密化不全[28-30]和致心律失常的右心室发育不良[31-33]。继发性心肌病是指其他可累及神经肌肉系统的器官系统性病变发展到全身性病变，如进行性假肥大性肌营养不良（Duchenne muscular dystrophy，迪谢内肌营养不良）、糖原贮积病（庞贝症）、血红蛋白沉着症或铁超载、线粒体紊乱、化疗药物如蒽环类药物可导致扩张型心肌病[34]。

了解心肌病背后的血流动力学改变对后续急性和慢性治疗有着重要的意义。

肥厚型心肌病（hypertrophic cardiomyopathy，HCM）的特征是心室肥厚，但无明确的血流动力学原因导致心肌壁的增厚[35]。这几乎占儿童心肌病的40%[36-38]。这种异常代表了一组混杂性疾病，其中大多数可识别的遗传缺陷都表现出常染色体显性遗传模式[39,40]。这也是运动员心源性猝死（sudden cardiac death，SCD）最常见的原因[41,42]。部分HCM患儿存在系统性流出道梗阻（如梗阻型心肌病）。目前尚不清楚少数患有肥厚性梗阻性心肌病，以前称为特发性肥厚性主动脉下狭窄的儿童与无梗阻的儿童相比，SCD的风险是否更高。

大多数患有HCM的儿童表现为心脏杂音、晕厥、心悸或胸痛。偶尔也有心电图异常而转诊。准确的家族史是必不可少的。患儿常有显著的心肌搏动，听诊可闻及收缩期流出道杂音，杂音会随着前负荷或后负荷的减少（如站立、瓦尔萨尔瓦动作）和心肌收缩力的增强而增大。随着下蹲和等长静力握拳杂音会降低。患儿也可出现二尖瓣反流性杂音。心电图符合大多数儿童左心室肥厚的标准（图16-5）。在某些情况下，会有显著的心电图变化（图16-6）。心室肥厚、心室无扩张是二维超声心动图的诊断特征。许多儿童的肥厚可能是不对称的。超声心动图是长期评估心室壁厚度、心室尺寸、梗阻存在与否和严重程度、收缩和舒张功能、瓣膜功能和治疗反应的首选成像工具。其他诊断方式，如心导管介入术和MRI，在某些情况下可增加有用的信息。

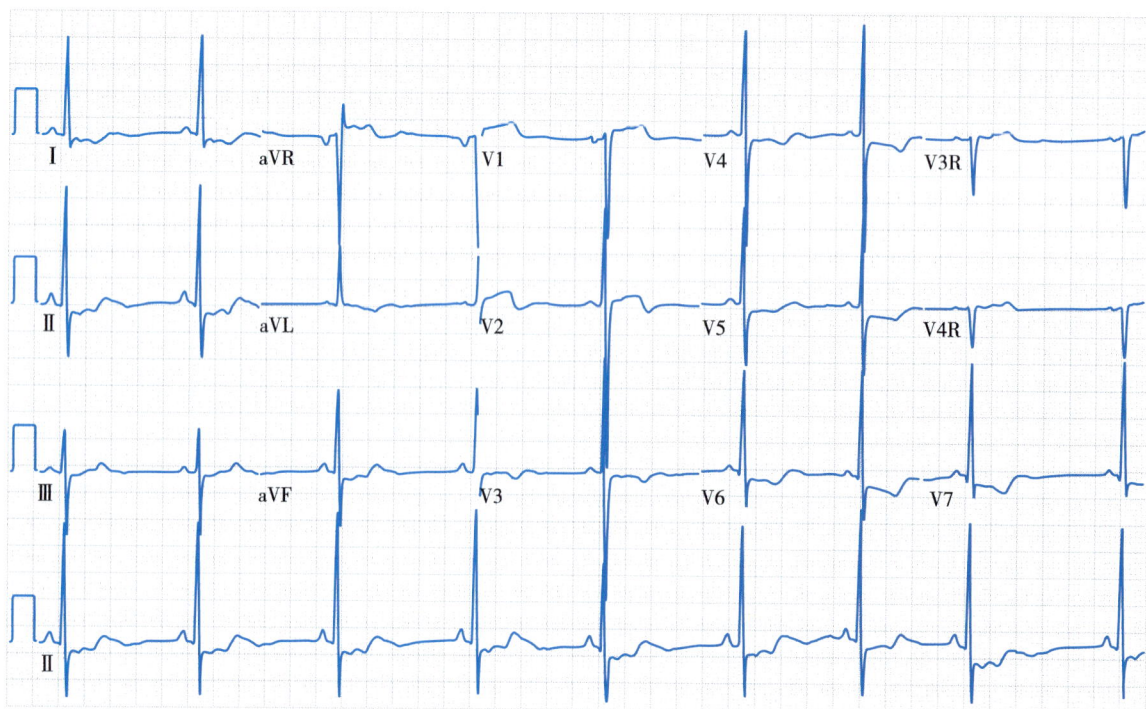

图16-5 一名患有左室肥厚性心肌病的小儿心电图（V1为深S波，左心前区导联为高R波），ST段压低和T波倒置在左心前区导联与左心室肥厚相关联，也称为双相变化。右心导联可看到ST段抬高。该心电图存在窦性心动过缓（心率平均每分钟50次）

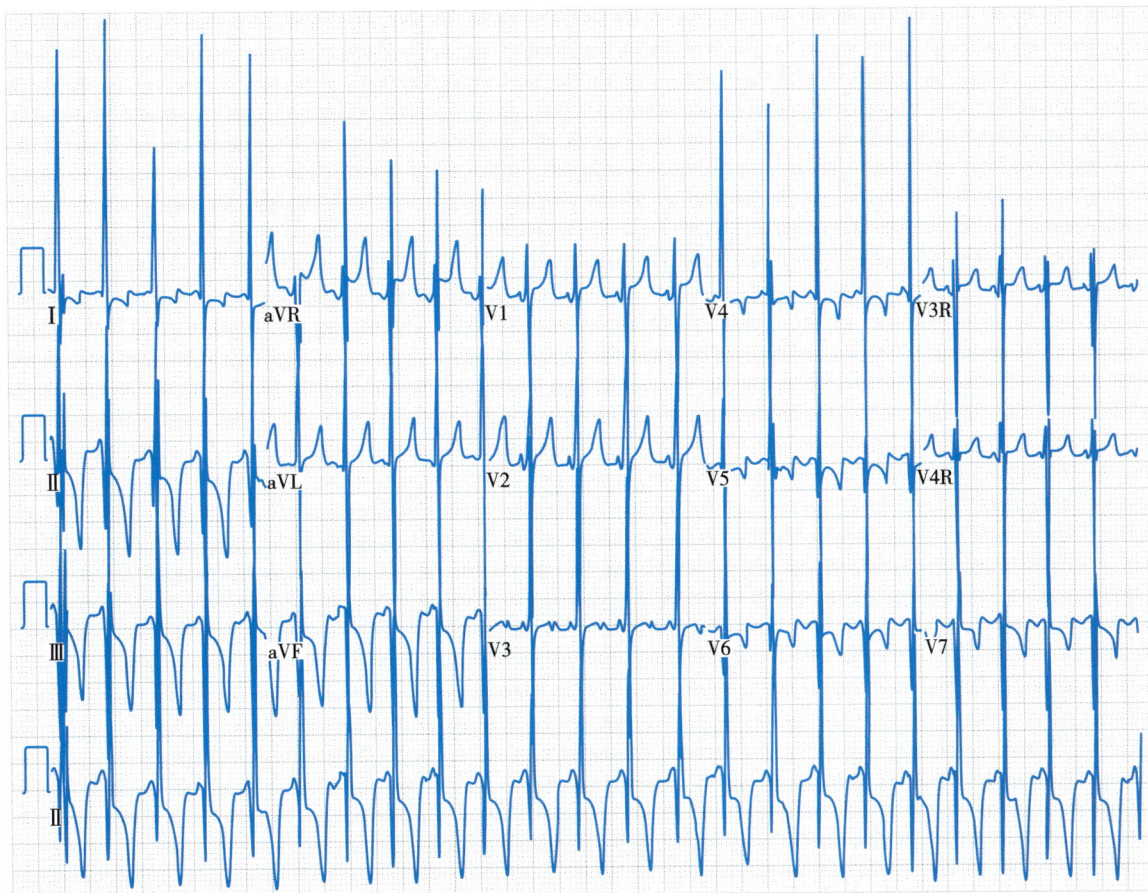

图 16-6　庞贝病是一种以细胞内糖原积累为特征的遗传性疾病。患有这种糖原积累疾病和一种严重的肥厚型心肌病婴儿的心电图，示明显的左右心室电压增高，伴 ST 段和 T 波异常。心电图记录在标准图纸上（10mm/mV），意味着图形没有缩小到合适的尺寸显示在记录纸上

HCM 患儿的管理包括维持足够的心室前负荷，尤其是动力性梗阻的患儿。不推荐使用利尿剂，因其会减少左心室容积和增加流出道阻塞，对血流动力学状态造成不利影响。患儿不能耐受增加心肌收缩力的药物（正性肌力药、钙剂）。患者常通过连续的心电图监测（Holter 记录）和运动测试来进行风险分层[43]。β- 肾上腺素受体阻滞剂和钙离子通道阻滞剂是门诊治疗的主要药物[44]。治疗手段很多，包括对心力衰竭和心律失常的药物治疗进行纵向观察、植入心脏体外除颤器、手术切除或肌切除术、经心导管无水酒精行间隔消融术和心脏移植。

扩张型心肌病（dilated cardiomyopathy，DCM）又称充血性心肌病，其特点是左心室心肌变薄、心室腔扩张及收缩功能受损[45-47]。病因广泛，从遗传或家族形式到感染、代谢紊乱、有毒物质暴露和退化性疾病都可造成病变[48,49]。慢性快速性心律失常也可导致 DCM，心律失常控制后可能改善也可能不会改善[50,51]。大多数患有 DCM 的小儿症状和体征表现为充血性心力衰竭（如呼吸急促、心动过速、疾驰节律、脉搏减弱、肝脾肿大）。胸片典型表现为心影增大、肺血管充血，有时表现为肺不张（图 16-7）。对由于心律失常或是左冠状动脉异常起源于肺动脉（anomalous origin of the left coronary artery from the pulmonary artery，ALCAPA）引发的

心肌病，心电图可鉴别这些心肌病患儿心功能异常的可能原因。心电图显示左心室扩张，收缩功能下降，可证实诊断。急性期的治疗是支持疗法，保持生命体征稳定。治疗方案包括降低后负荷、正性肌力药应用和机械通气。与患有 HCM 的儿童不同，患 DCM 的儿童容量过负荷、心室收缩力低，利尿治疗对患儿有利。大量输液耐受性差，可导致血流动力学失代偿和心力衰竭。儿童 DCM 的结局各不相同，多数情况下要么心功能障碍的程度保持不变，要么左心室收缩功能恢复，但也可能最终需要心脏移植[52,53]。一部分病变严重的儿童可能需要机械循环支持作为康复或心脏移植的中介（图 16-8A 和 B）（见第 21 章）[54-56]。

限制型心肌病（restrictive cardiomyopathy，RCM）是最不常见的心肌病类型（5%），该病患儿在儿童时期就预后不良[57-59]。该病的特点是心肌显著僵硬导致心室充盈受损引起舒张功能障碍，大多数病例是特发性的。表现的症状属非特异性，主要表现在呼吸系统，偶尔因为晕厥或突发死亡事件而诊断出来。体格检查可显示肝脾肿大、外周性水肿和腹水。RCM 超声心动图的特征是严重的房颤、扩张或正常的小型心室，明显的舒张功能障碍导致舒张末期压力升高，左房压增高和继发性肺动脉高压。RCM 患儿易发生血栓栓塞并发症，常推荐使用抗凝治疗。这是围手术期治疗的一个重

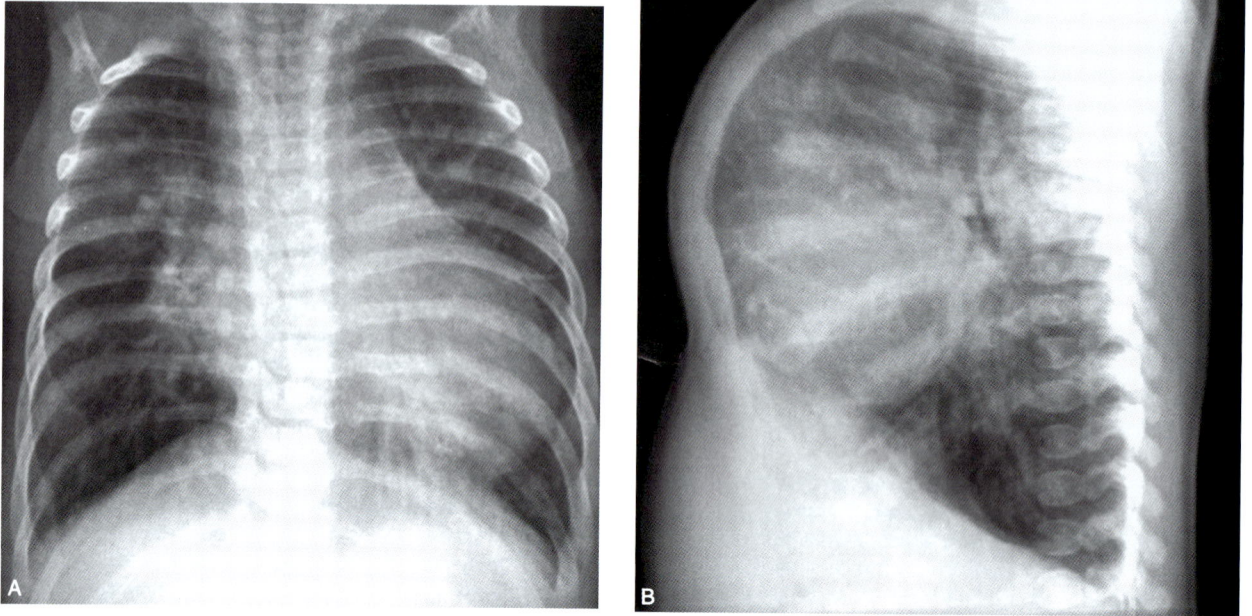

图 16-7　在患有扩张型心肌病幼儿胸部 X 线片的正位片（A）和侧位片（B）显示中度至重度心脏扩大和肺血管充血

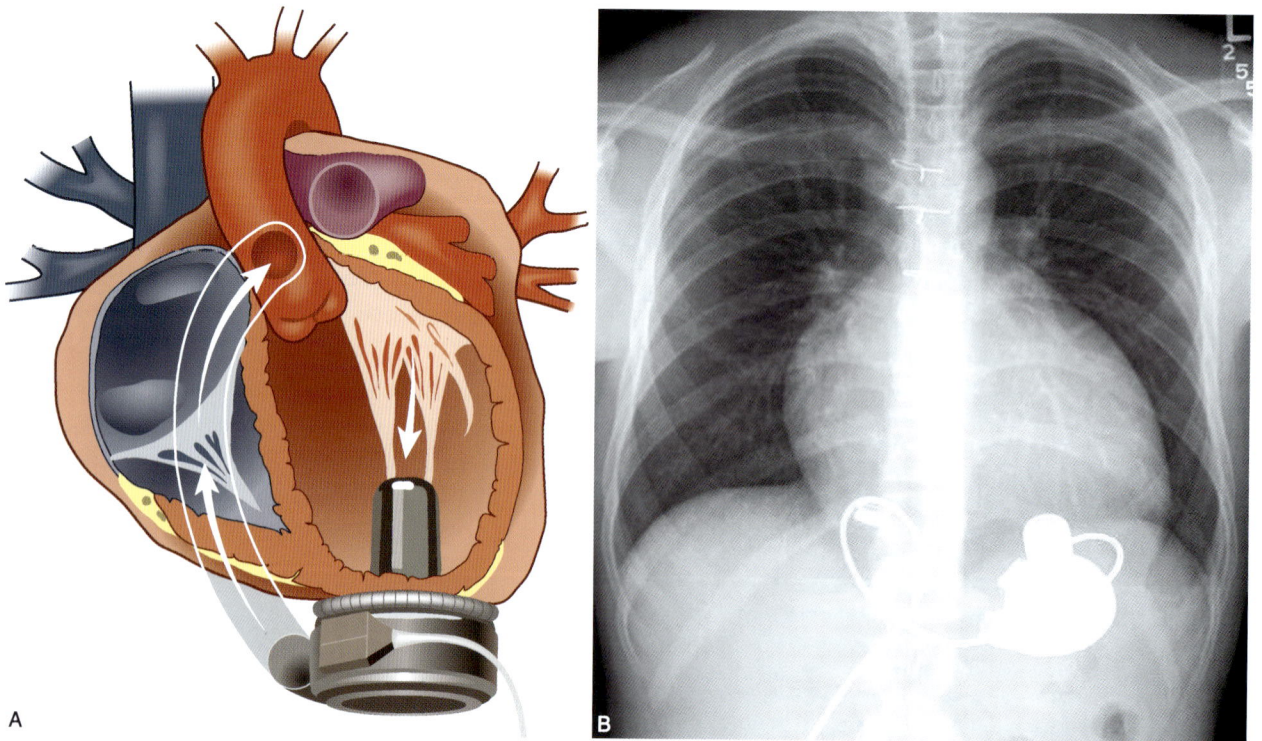

图 16-8　患有扩张型心肌病（DCM）和严重心功能不全的儿童可能需要机械循环支持。A. HeartWare 心室辅助系统。这种小型可植入装置包括一个小型连续流动泵，其中集成了入口插管放置在左心室中，一个流出移植物放置在主动脉中（不是不透射线的），以及一个连接到带有电源的外部控制器的传动系统。B. 放置 HeartWare 心室辅助设备以作为心脏移植的桥梁，患有末期 DCM 的儿童的胸部 X 线片。（插图 A 经得克萨斯儿童医院许可印制）

16

要考虑因素,因为可能需要调整抗凝治疗方案。房性和室性心动过速也可能发生。最佳的治疗方法仍有争议,因为没有特定的药物或治疗方案被证明有显著疗效[60]。与 HCM 患儿相似,利尿剂常常导致前负荷减少,对血流动力学影响不利。正性肌力药不推荐使用,因为该病患儿的心肌收缩功能正常,而且正性肌力药的致心律失常特性会引发致命性事件的发生。在许多医疗中心,心脏移植得到了有效的应用[61]。

心肌炎

心肌炎的定义与心肌的炎症有关,通常与坏死和心肌细胞变性有关[62-64]。在美国常由病毒感染引起,在过去 20 年中导致心肌炎的病毒病原体谱已经发生变化,腺病毒、肠道病毒(如柯萨奇病毒 B)和细小病毒已成为暴发性心肌炎的最常见原因。

心肌炎的总体真实发病率尚不清楚,因为常被当作非特异性病毒综合征而未被诊断和识别。一项为期 10 年的大型心肌病研究发现,每 10 万名年龄 <10 岁的儿童发病率为 1.24 例 / 年;只有一小部分病例是心肌炎的确诊病例[65]。通过临床病史、体格检查和影像学检查进行诊断。当儿童出现新发性充血性心力衰竭或室性心律失常而没有结构性心脏病的证据时应高度怀疑心肌炎。心电图典型特征是低 QRS 波群伴有心动过速,有时是心室起源。胸部 X 线检查常显示心影增大伴肺血管充血(图 16-9)。超声心动图示心室扩张伴有收缩功能降低,与 DCM 相似,且可用于排除其他诊断,如心包积液或冠状动脉异常。心肌炎常常是临床诊断,因为确诊需要在导管室或手术室通过心肌活检而获得组织分析(很少进行)。

许多心肌炎儿童患有亚临床或轻度临床疾病,部分儿童则发展为明显的心力衰竭或心律失常,或两者兼而有之。在

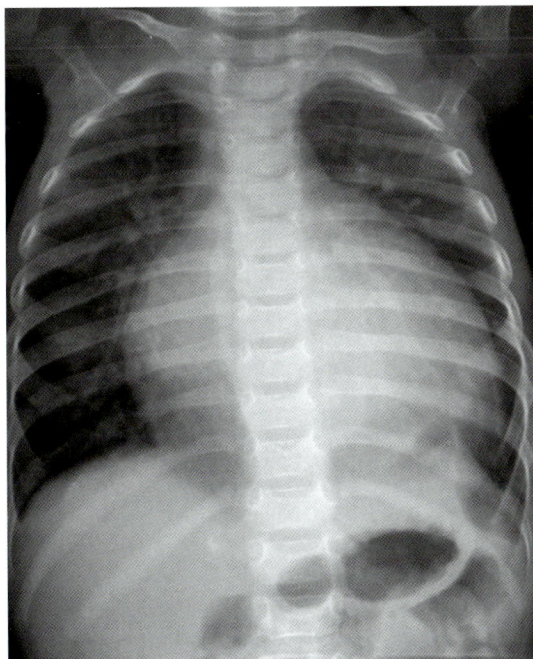

图 16-9　急性心肌炎患儿的胸片显示严重的心脏扩大和轻度肺血管增生

患有心力衰竭的儿童中,大约 1/3 恢复完整的心室功能,1/3 会恢复但继续表现出收缩功能受损,1/3 需要心脏移植[66,67]。在急性期最初表现出严重症状的患儿,一部分将进展为 DCM。

虽然未能确定直接治疗心肌损伤的特定疗法,但已在临床上应用各种治疗方案[68,69]。目前的方案包括利尿和减少后负荷以改善心肌性能,不给已经衰竭的心脏加重负担;适当处理心律失常;免疫调节或静脉注射(IV)免疫球蛋白治疗是多治疗中心的标准治疗方法[70,71]。暴发性心肌炎可能需要机械循环支持(见第 21 章)[72,73]。

流行性感冒和风湿性心脏病

急性风湿热和风湿性心脏病是发展中国家与获得性心脏病相关的主要死亡原因,而且在发达国家也仍然存在,尽管已很少发生[74,75]。抗生素治疗链球菌扁桃体炎(链球菌性咽炎)的有效性显著降低了美国这种疾病的发病率,但偶尔也会发生散发病例[76]。儿童的高峰发病率发生在 5 岁至 14 岁之间。

风湿热是由 A 组 β- 溶血性链球菌或化脓性链球菌的特定菌株感染引起,导致多系统的炎症性疾病。A 组 β- 溶血性链球菌大多数菌株的潜伏期通常为 3~5 天,尽管一些儿童存在更多的咽炎史。

风湿热的临床诊断基于琼斯标准。这些年来为达到这些标准所需的各种表现(主要和次要)的组合已修改了多次。最新修订的琼斯标准考虑了超声心动图在受累心脏诊断中的作用[77]。最常见的急性风湿热表现为心肌炎和关节炎,因此这些被认为是诊断的主要标准。50% 的儿童首次发生风湿病会有心脏受累或心肌炎发生。风湿性心脏病是急性期后的后遗症,最累及二尖瓣和主动脉瓣。多关节炎具有游走性,通常累及大关节。

风湿热和风湿性心脏病的一级预防始于对初始链球菌感染的及时识别和适当治疗[78]。青霉素是大多数患者的首选治疗方法。应用抗生素预防的二级预防旨在避免已知具有风湿热病史(高危人群)个体的复发。预防的持续时间取决于几个因素,建议每隔 3~4 周肌内注射一次青霉素。目前 AHA 指南不再建议对风湿性心脏病患者进行感染性心内膜炎(infective endocarditis, IE)预防,除了少数几例进行换瓣手术或应用人工材料对瓣膜进行修复(参见下一节)。在这些情况下,由于抗药性的存在,需要使用药物替代青霉素。

患有严重心脏受累的儿童可能需接受择期或急诊手术[80]。充血性心脏病常因二尖瓣反流引起,因此药物治疗的效果有限。优先选择瓣膜修复而不是瓣膜置换。

感染性心内膜炎(IE)

病因和治疗

先天性心血管病(先心病)已成为发达国家儿童感染性心内膜炎的主要风险因素[81,82]。风险很大程度上取决于心脏病的性质。感染是由于细菌或其他病原体在血液流动异常或紊乱的区域沉积在组织上引发的。临床通过应用修改

的 Duke 标准以做出 IE 的诊断[83,84]。主要标准包括微生物培养(两次血培养结果阳性)和超声心动图病理损伤的证据。疾病的表现可以是急性或亚急性的。新出现或变化的心脏杂音提示受影响瓣膜的反流或阻塞的发展。全身性栓塞的体格检查(即次要标准)包括出血性出血(即甲床下的线性条纹)、Janeway 病变(即手或脚上无痛的斑点)、Osler 节点(即小的手指有痛结节)和 Roth 斑点(即具有清晰中心的视网膜出血)。非特异性炎症标志物,例如红细胞沉降率和 C 反应蛋白通常增加;镜下血尿作为肾脏受累的表现也很常见。

急性细菌性心内膜炎最常由金黄色葡萄球菌引起[85],临床表现为高热、寒战、肌痛、疲劳和嗜睡,部分患儿可发展为病危或休克状态。CHD 患儿可同时发生左侧和右侧 IE[86]。留置中心静脉导管的儿童要扩大已知导致急性 IE 的病原体谱,包括凝固酶阴性葡萄球菌或其他非细菌生物。

亚急性细菌性心内膜炎(subacute bacterial endocarditis,SBE)通常具有更多的慢性病程和临床表现,儿童出现低烧、乏力、贫血和身体的不适如疲劳或虚弱。一种 Viridians 链球菌群和肠球菌属是最常见的潜在病原体。

细菌性心内膜炎的初步评估包括在开始抗生素治疗之前从不同部位获得的血培养物开始。培养的时间频率取决于儿童的临床情况和稳定性。在高达 20% 有 IE 证据的儿童中,病原体不能被分离出来(即阴性心内膜炎),需要经验性治疗。常规行经胸超声心动图检查以评估是否有赘生物或其他异常[87],虽然发现心内膜的赘生物可确定诊断,但是阴性结果并不能排除诊断。根据对诊断的怀疑程度,可能需要进一步影像检查,包括经食管超声心动图检查[88]。在随访期间,这些影像检查也很有价值。

在收集血培养标本后开始胃肠外途径应用抗生素。最初使用广谱药物,在鉴定出病原体后,应缩小抗生素方案。每天进行血培养直至阴性,从而确定治疗的充分性。所有儿童都需要延长抗生素疗程(即 4~6 周),这可以通过外周中心静脉导管(peripherally inserted central catheter,PICC)来治疗。在家中也可对患有 IE 儿童进行治疗,但取决于许多因素,包括临床状态、对抗生素的初始反应、器官对微生物治疗的敏感性、支持门诊治疗严重感染的基础配备(如父母或家庭成员的能力、家庭保健医生)。

在某些情况下,患有 IE 的儿童需要外科手术干预。药物治疗失败(即无法清除菌血症)、脓肿形成、顽固性心力衰竭、大量赘生物和严重栓塞是外科手术干预的指征。通常情况下手术包括切除赘生物、组织清创或修复随之发生的心脏异常,这些儿童随后应接受心内膜炎预防以便在今后避免风险。

当评估患有已知心脏病和持续性菌血症(或真菌血症)或不明原因发热的儿童时,必须高度怀疑患有 IE。对于在心脏或血管组织中具有异物的任何儿童,例如留置中心静脉导管、经静脉起搏器或除颤器以及封堵装置,也都要高度留意。

心内膜炎预防

正常心内解剖的儿童罹患短暂性菌血症并发展成 IE 的风险极小。然而如前所述,某些心脏病易患心内膜炎。美国心脏学会指南不建议使用抗生素预防,这可能增加感染性内膜炎的终身风险,建议限制使用在那些因 IE 导致不良后果风险巨大的儿童身上,此类儿童包括具有特异性先天性心脏缺陷或某些干预后的儿童、心脏瓣膜置换、既往有感染 IE 的病史和心脏瓣膜病接受移植(表 16-2)[79]。自 2007 年指南实施以来,来自 37 个儿科机构的 1 157 例 IE 病例报告称 2003 年至 2010 年期间这种病症的发病率没有变化,这支持了目前的预防指南[89]。

表 16-2   美国心脏学会预防心内膜炎的适应证

- 先天性心脏病(CHD)
  未修复的发绀型先天性心脏缺陷,包括姑息性分流和导管性分流使用假体材料或装置完全修复先天性心脏缺陷(无论是手术还是经过导管介入,在手术后的前 6 个月内)修复先天性心脏缺损,在假体贴片或设备部位或附近有残留缺损
- 人工心脏瓣膜
- 既往有感染性心内膜炎病史
- 有瓣膜病的心脏移植受者

摘自美国心脏学会(AHA)。

在涉及牙龈组织、牙根区或口腔黏膜穿孔的牙科手术过程中可能发生短暂性菌血症[90]。虽然有几种呼吸道手术与短暂性菌血症相关,但没有确切数据证明这些手术与 IE 之间存在因果关系。对于接受呼吸道侵入性手术的高风险儿童,包括呼吸道黏膜切开或活检,都需要谨慎对待。与之前的指南相反,对于那些接受泌尿生殖系统或胃肠道手术的患者,不推荐常规预防性使用抗生素来预防 IE。但对于特定的临床情况,可以考虑使用抗生素[91]。常规内镜检查或经食管心脏超声不需要常规抗生素治疗,心脏导管介入术也认为并非必要。虽然医师们在经导管放置器械的过程中常规使用抗生素,但缺乏对这种做法的支持证据。

该指南建议在手术前 30~60min 给予抗生素预防,以便在发生菌血症之前达到足够的抗生素浓度(表 16-3)。口服阿莫西林是儿童标准预防方案。对于对青霉素或氨苄西林过敏的儿童,口服替代品包括头孢氨苄、克林霉素、阿奇霉素或克拉霉素。对无法口服药物的儿童,可通过静脉注射或肌注氨苄西林、头孢唑啉和头孢曲松来替代。由于大多数在麻醉诱导后进行择期手术或医疗程序的儿童都有静脉通道,因此一旦建立静脉后便给予抗生素以便在皮肤切口或其他菌血症来源之前组织中抗生素达到足够浓度。如果儿童对青霉素或氨苄西林过敏且无法吞咽口服药物,可使用头孢唑啉、头孢曲松或克林霉素。

尽管许多医疗保健提供者对施行胃肠道或泌尿生殖系统手术的 CHD 患者遵循最新指南改变有关心内膜炎预防的做法初始表现出犹豫不决,但现在已经采纳了最新的建议[92,93]。

川崎病

川崎病(即黏膜皮肤淋巴结综合征)是一种相当常见且可能致命的系统性血管炎形式,其来源不明[94]。该病主要发生在婴儿和幼儿,可影响冠状动脉,导致扩张和动脉瘤形成[95,96]。

诊断依赖于临床特征。孩子必须持续发烧且至少有四个以下的体征才达到诊断标准[97]:

表 16-3 美国心脏学会预防感染性心内膜炎：抗生素治疗方案

途径	抗生素	剂量[a]	
		儿童	成人
口服	阿莫西林	50mg/kg	2g
不能口服	氨苄西林	50mg/kg，肌内或静脉注射	2g 肌内或静脉注射
	头孢唑林或头孢曲松	50mg/kg，肌注或静脉注射	1g 肌内或静脉注射
可以口服，但青霉素和氨苄西林过敏	头孢氨苄[b,c]	50mg/kg	2g
	克林霉素	20mg/kg	600mg
	阿奇霉素或克拉霉素	15mg/kg	500mg
不能口服且青霉素和氨苄西林过敏	头孢唑林或头孢曲松[c]	50mg/kg，肌内或静脉注射	1g 肌内或静脉注射
	克林霉素	20mg/kg，肌内或静脉注射	1g 肌注或静脉注射

[a]，单次剂量在手术前 30～60min 施用。总百分比剂量不应超过成人剂量。[b]，或者，以相当的儿科或成人剂量给另一种第一代或第二代口服头孢菌素。[c]，头孢菌素不应用于有过敏反应、血管神经性水肿或应用青霉素或氨苄西林出现荨麻疹的病史的个体。摘自美国心脏学会（AHA）。

- 多形性皮疹
- 周围肢体改变（如红斑，脱屑，手或脚水肿）
- 双侧，非渗出性结膜炎
- 颈淋巴结肿大（通常是单侧）
- 口腔改变（即草莓舌；红色，干燥或破裂）

非特异性体征可包括烦躁、胆囊水肿、无菌性脓尿、关节炎和无菌性脑膜炎。急性期反应蛋白和血小板增多症也常存在。

在疾病的急性期，建议使用静脉注射人免疫球蛋白（IVIG）和高剂量阿司匹林。在某些情况下需增加抗生素治疗。如果在疾病的最初 10 天内给予高剂量 IVIG，冠状动脉瘤的发病率会显著降低。冠状动脉瘤的存在被认为是川崎病的确诊因素（图 16-10）。对于患有冠状动脉瘤的儿童应使用低剂量阿司匹林治疗，在某些情况下还需与抗凝血药或抗

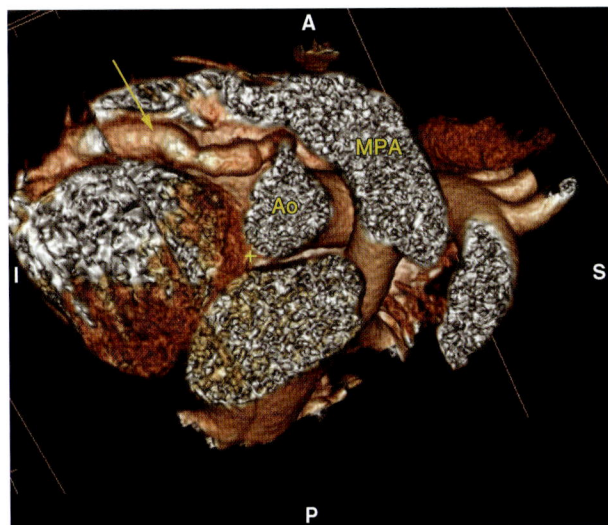

图 16-10 在患有川崎病的儿童的大血管水平上的磁共振重建显示出大的梭形冠状动脉瘤（箭头）。A，前部；AO，主动脉；I，下；MPA，肺动脉主干；P，后部；S，隔膜

血小板药物联合[98]。心肌缺血和梗死虽然不常见，但却是严重的潜在并发症[99]。这类儿童的麻醉管理需仔细考虑心肌的氧需求和供应；在极少数情况下必须要考虑重建冠状动脉血管。

心脏肿瘤

儿童心脏肿瘤很少见。病史和最佳治疗策略常由少数病例报道和小样本研究确定[100-102]。成人心脏肿瘤占 90% 以上是心房黏液瘤，但在儿童中往往是横纹肌瘤或纤维瘤[103, 104]。较少见的类型还包括血管瘤、黏液瘤、浦肯野细胞瘤和角膜瘤。成人大多数肿瘤存在于左心房，但儿童心脏肿瘤可发生在任何心腔中。恶性原发性肿瘤很少见，其预后数据有限。其他非原发性心脏肿瘤，例如神经母细胞瘤，可以侵入血管结构并延伸到心脏中。

横纹肌瘤是儿童最常见的原发性心脏肿瘤[105]，通常涉及室间隔和左心室，并且在大多数情况下存在多个肿瘤。虽是良性肿瘤，但儿童可出现心脏肥大、充血性心力衰竭、心律失常或猝死。横纹肌瘤的严重性很大程度上取决于其大小和可能引起的任何阻塞，这种类型的肿瘤倾向于随着时间而减小或完全消退，除非出现症状，否则不用手术。许多患有心脏横纹肌瘤的儿童伴有结节性硬化症。

心脏纤维瘤是第二种最常见的小儿原发性心脏肿瘤[106]。通常是单一的且涉及心室游离壁。有一类心脏纤维瘤可侵入传导系统，可能需要手术或心脏移植。肿瘤可能非常大，手术完全切除会改变心脏的功能。

心脏肿瘤患儿围手术期管理的主要问题是肿瘤对血流动力学的影响以及相关的心律失常[107]。

儿童心力衰竭

定义和病理生理学

心力衰竭是儿科心脏病学和各种出版物、科学研究和教

科书中的主要兴趣和研究点[108-111]。心力衰竭的细胞基础、代偿机制和治疗策略受到了最广泛的关注。以下重点讨论心力衰竭与麻醉实践相关的关键概念。

心力衰竭被认为是一种泵衰竭和循环衰竭，涉及循环的神经体液方面。有几种情况可能最终影响产生足够的心排血量以满足全身循环需求的能力。该疾病状态不一定意味着心室收缩功能的损害，舒张性心力衰竭是一种日益被认识的临床疾病。

病因和临床特征

小儿心力衰竭的病因与成人的病因明显不同[112]。心力衰竭的病因随年龄而异。在围生期，心脏功能障碍可能与出生窒息或败血症有关，或 CHD 的早期表现。患有心力衰竭的新生儿常出现心排血量低的临床症状，原因包括左心流出道阻塞（如主动脉瓣狭窄、主动脉缩窄、左心发育不全综合征）、严重的瓣膜反流（如 Ebstein 异常）或肺动脉瓣缺失综合征。

生后第一年的心力衰竭主要由结构性心脏病引起，其他原因包括先天性代谢缺陷性心肌病或急性病变如心肌炎。呼吸急促、呼吸困难、心动过速、喂养困难和发育停滞都是患有心力衰竭婴儿的显著特征，体格检查可见叹息样呼吸、啰音、肋间回缩、奔马律和肝脾肿大，通常存在二尖瓣反流性杂音。

生后第一年的心力衰竭也是先前的手术治疗、未经修复或未修复的心血管疾病、心肌病、心肌炎或恶性肿瘤蒽环类治疗的后遗症，偶尔系由于冠状动脉异常或很少情况下因获得性疾病-如川崎病而引发，儿童可能出现与持续心肌缺血

相关的严重心室收缩功能损害。患有心力衰竭的年龄较大儿童表现出运动不耐受、疲劳和生长衰竭，而青少年的症状与成人相似（表 16-4）。

治疗策略

治疗针对心脏功能障碍的原因而定制，包括支持治疗、机械通气、正性肌力支持、减轻后负荷、前列腺素 E$_1$ 治疗以维持肺或全身血流、平衡体循环和肺循环的治疗、基于导管的干预和/或手术[113-116]。急性心力衰竭治疗的主要目标是维持器官灌注，药物包括正性肌力药（如果需要，可以在非常短期的基础上使用）和血管扩张药。用于儿童的优选药物是利尿剂，并包括醛固酮拮抗剂、血管紧张素转换酶抑制剂和 β-肾上腺素受体阻滞剂[117,118]。其他在小儿心力衰竭治疗中受到关注的药物包括奈西立肽（人类-B 型利钠肽的重组形式）和卡维地洛（第三代 β-肾上腺素受体阻滞剂）[119-121]。图 16-11 概述了儿科心力衰竭的诊断策略和可用疗法。

麻醉注意事项

心力衰竭儿童的麻醉非常具有挑战性，病情的严重程度、机体的失代偿程度会影响不良事件的发生率和血流动力学不稳定并可能造成不良后果。几本出版的书籍已经写明了这种情况下与麻醉相关的风险[122-124]。在进行计划的手术之前，首先要重新检查这些患者的风险/收益非常重要。大多数手术类型需要气管插管和机械通气。基于临床情况、实施手术的类型以及对血流动力学状态的影响来确定应用侵入性的监测手段。

表 16-4　儿童心力衰竭的症状特征

	常见	不常见
婴儿和年幼的孩子	• 呼吸急促 • 喂养困难（反流、呕吐、拒食） • 发汗 • 苍白	• 发绀 • 心悸 • 晕厥 • 面部水肿 • 体位性水肿 • 腹水
年龄较大的儿童和青少年	• 疲劳 • 活动不耐受 • 呼吸困难 • 端坐呼吸 • 腹痛 • 恶心 • 呕吐	• 心悸 • 胸痛 • 体位性水肿 • 腹水

摘自 Kantor PF, Lougheed J, Dancea A, et al. Presentation, diagnosis, and medical management of heart failure in children: Canadian Cardiovascular Society guidelines. *Can J Cardiol*. 2013;29(12):1535-1552。

16

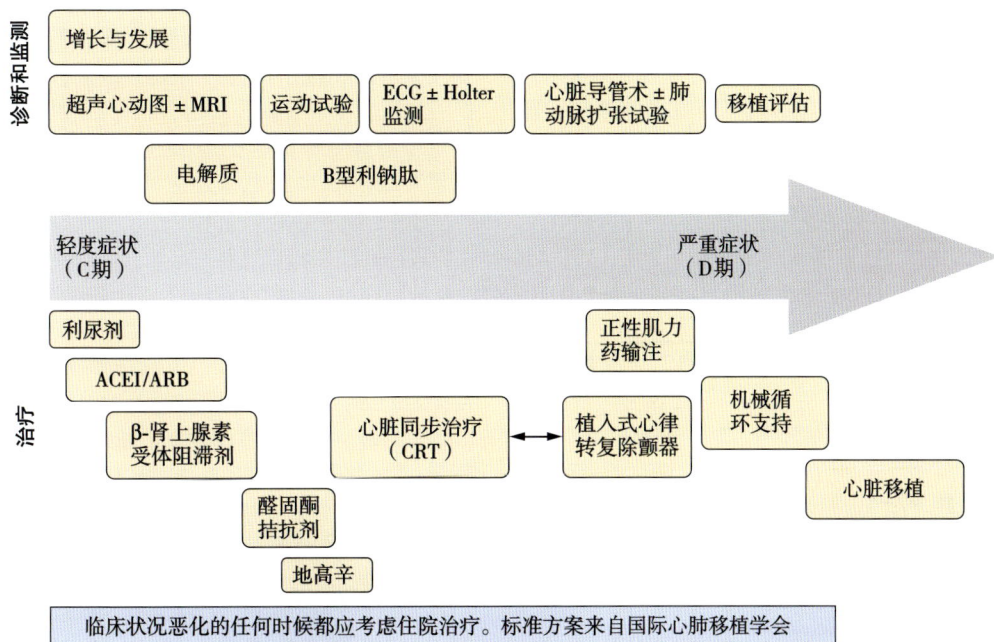

图 16-11　儿科心力衰竭的诊断和治疗策略概述。ACEI，血管紧张素转化酶抑制剂；ARB，血管紧张素受体阻滞剂；ECG，心电图；MRI，磁共振成像。[小儿心力衰竭的门诊管理。Heart Fail Clin. 2010；6（4）；515-529]

综合征、联合征和全身性系统疾病

　　许多疾病，包括由染色体异常、单基因缺陷、基因缺失综合征、已知的关联（即非随机发生的缺陷）和致畸暴露引起的疾病，均可表现为心血管疾病。心血管疾病常伴有多器官系统并发症，这给麻醉医生带来了很多的挑战。

染色体综合征

21-三体综合征（唐氏综合征，Down syndrome）

　　21-三体综合征是最常见的染色体畸形，发生率为 1∶800。随着孕妇年龄的增长，发病率急剧上升。在大多数儿童中，唐氏综合征由 21 三体引起，但它可能来自均衡或不平衡的染色体易位镶嵌现象，表型无法区分。患病儿童个头显著比正常同龄人小，颜面部特征包括微脑颅畸形、短颈、斜睑裂、内褶皱、Brushfeld 斑、小耳和低耳、巨舌症和牙齿融合的小牙症，下颌骨发育不良和扁平脸较为常见。具有肥厚性淋巴组织（如扁桃体，腺样体）的狭窄的鼻咽部与全身张力减退，经常导致阻塞性睡眠呼吸暂停。其他病症包括发育迟缓、颈椎病、脊椎和韧带不稳定（即半脱位风险）、甲状腺疾病、白血病、肥胖、声门下狭窄和胃肠道问题，特别是十二指肠闭锁[125]。

　　唐氏综合征患儿的术前评估应包括综合评估和麻醉管理计划，以尽量降低风险[126]。这些儿童因智力残疾可能需要使用术前用药或镇静剂。特别关注的问题包括舌体肥大引起的上呼吸道阻塞、拔管后喘鸣和颈椎损伤的可能性[127-130]。建立血管通路可能很困难，主观上来说这类儿童的血管小且呈异常放射状、血管高反应性、组织致密性脆弱，由此动脉穿刺置管后并发症的风险增加[131]。

　　40%～50% 唐氏综合征的儿童会出现心血管缺陷，建议他们都应在婴儿早期接受 CHD 筛查[132]。最常见的病变包括房室间隔缺损、VSD、TOF 和 PDA。麻醉下心动过缓常常发生，机制很难解释[133,134]。肺动脉高压可因心脏病理或由上呼吸道阻塞（即阻塞性睡眠呼吸暂停）引起，麻醉管理中应当考虑。唐氏综合征患者氧化亚氮生物利用度降低，导致内皮细胞功能障碍，可用于解释观察到的肺血管反应性增加现象[135]。

18-三体综合征（Edwards 综合征）

　　18-三体综合征被认为是第二常见的染色体三体征（1∶3 500）。大多数儿童表现出小头畸形、精神运动发育延迟和发育迟缓[136]。颜面特征性的表现包括小颌畸形或下颌退缩、小口畸形、畸形耳和小眼畸形，可影响气道管理[137-139]；骨骼异常包括手指紧握和严重的生长迟缓；神经系统问题包括低血压和中枢神经系统畸形。该病的高死亡率与心脏和肾脏问题、喂养困难、脓毒症和神经系统异常引起的呼吸暂停有关。

　　VSD 和多瓣膜疾病组成的心血管疾病存在于大多数患有 18-三体综合征的儿童中[140,141]，麻醉管理中充血性心力衰竭和吸入性肺炎的风险增加[137]。这些儿童还可能需要治疗解决相关的胃肠道或泌尿生殖系统异常。

13-三体综合征（Patau 综合征）

　　13-三体综合征是一种罕见的常染色体三体征，其发病率为 1∶（5 000～12 000）。主要特征包括唇裂和腭裂、全脑畸形、多指畸形、摇篮脚、小眼畸形、小头畸形和严重的发育迟缓[142,143]。几乎所有儿童都有心血管缺陷，包括 PDA、房间隔缺损、瓣膜异常和右位心[140]。这些儿童的整体预后极差。

特纳综合征(Turner syndrome)

特纳综合征是一种遗传性疾病,其特征是部分或完整的 X 染色体单体性[144]。估计发病率为每 1 : 5 000 女性,受影响的胎儿中常发生自然流产。这种综合征的特征包括蹼颈、低耳、多发色素痣、小颌畸形、淋巴水肿、身材矮小和卵巢功能衰竭[145]。系统表现包括心脏缺陷(特别是主动脉缩窄和二尖瓣主动脉瓣)、高血压、高胆固醇血症、肾脏异常、肝脏疾病和炎症性肠病。肥胖在年龄较大的儿童中很常见,同时内分泌异常的发生率增加,如甲状腺功能减退和糖尿病[144, 146]。

基因缺失综合征

威廉姆斯综合征(Williams 综合征)

威廉姆斯综合征(也称为威廉姆斯-比伦综合征)是一种先天性疾病,发病率为 1 : (10 000~20 000)。大多数情况下是由 7 号染色体长臂缺失引起而改变了弹性蛋白基因[147]。威廉姆斯综合征的特征是小精灵相、超社会人格、内分泌异常(包括高钙血症和甲状腺功能减退)、发育迟缓、生长缺陷和神经发育改变。80% 的儿童发生结构性心血管异常,最常见的包括瓣膜和瓣上主动脉瓣狭窄(图 16-12)和主动脉狭窄[148, 149]。动脉病变表现为狭窄,也可能涉及肺动脉、冠状动脉起源或其他血管(如主动脉病变)。腹主动脉弥漫性狭窄可能与肾动脉狭窄有关。

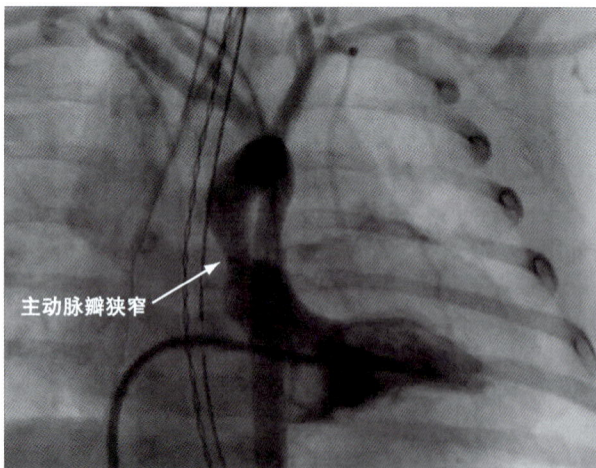

图 16-12 血管造影显示了患有 Williams 综合征的儿童的主动脉瓣狭窄(箭头)的经典血管造影表现

一些报道描述了该病麻醉期间急性血流动力学恶化、心血管衰竭和死亡[150-152]。有两种情况可增加并发症发病率及麻醉和镇静相关的心搏骤停可能性:冠状动脉异常导致心肌缺血,和严重的双心室流出道梗阻。因疾病的影响范围和对受患者的潜在破坏性影响会有所不同,因此应对该病儿童进行全面的心脏评估[153]。进行镇静或麻醉的儿童在进行计划程序之前需要进一步研究其甚至改变管理计划。即使是无症状和尚无临床心血管疾病证据的儿童,在血流动力学变化的情况下也可能面临重大发病和死亡风险,需要高度警惕并特别注意心肌缺血的迹象及在急性失代偿情况下的治疗计划。该综合征是儿科围手术期心搏骤停(pediatric perioperative cardiac arrest, POCA)登记中心搏骤停的主要原因之一,需要考虑特定的管理问题[154]。

鉴于这些问题及努力复苏往往不成功,且对于具有弹性蛋白动脉病的儿童积极努力难于治愈的事实,已经提出了以下措施:①应对计划的程序进行仔细的风险/评估;②儿童应该由具有该患者人群的专业知识并能面对潜在挑战的人员照顾;③应该在有资源的机构提供治疗,以支持急性干预和积极复苏的需要[152]。

患有威廉斯综合征的儿童可能表现出一定程度的肌肉无力,建议谨慎使用神经肌肉阻滞药物[155]。相关的神经发育延迟、注意力-排便障碍和自闭症行为通常需要术前用药。亚临床甲状腺功能减退在这些儿童中很常见[156]。肾脏表现包括肾血管性高血压、功能减退和高钙血症引起的肾钙质沉着症。

染色体 22q11.2 缺失综合征: 迪格奥尔格综合征和腭心面综合征

22q11.2 缺失综合征估计发病率约 1 : 3 000,包括迪格奥尔格综合征、圆锥动脉干融合和腭心面综合征。该综合征也称为 CATCH 22,是心脏缺陷、异常面容、胸腺发育不全、腭裂和低钙血症的综合,所有这些都很常见。心脏畸形、言语延迟和免疫缺陷是染色体 22q 缺失综合征的最常见特征[157]。因为没有任何单一特征与该染色体缺失密切相关,所以对于任何患有圆锥动脉干异常、新生儿低钙血症或与畸形面部特征相关的任何不常见特征的儿童,应考虑此诊断。

心脏畸形通常被描述为圆锥动脉干异常,然而流出道问题也很常见[158]。其余部分的心脏缺陷包括了大量的病理学异常情况,只有少数患者存在正常的心血管系统。由于胸腺发育不全,儿童 T 细胞数量和功能减少,他们的免疫缺陷需要在使用血管通路期间应用受辐射的血液制品和严格的无菌预防措施。神经发育特征主要包括言语延迟和注意力障碍,这些患病个体很容易发现精神异常[159]。

单基因缺陷

努南综合征

努南综合征(Noonan syndrome)(特纳综合征)是一种常染色体显性遗传的变异表达,其发生率为 1 : (1 000~2 500)。该综合征是一组相关病症,统称为 RAS 病变或 Ras/丝裂原活化蛋白激酶(mitogen-activated protein kinase, MAPK)途径失调的发育综合征。努南综合征的特征包括颈部蹼化、耳垂低、胸部畸形、眼距过宽和身材矮小。从主要临床特征进行诊断[160]。新生儿的面部特征可能不太明显,然而广泛性水肿和多余的颈部褶皱可存在于特纳综合征中;在青春期和成年期后面部特征更难以检测。

这种疾病与心血管受累的高发病率相关（约 80%～90%），肺动脉瓣发育不良或狭窄是最常见的特征[161]。一些儿童可在最初几年内发展 HCM[162]。临床问题还可包括发育延迟和出血[163]。

马方综合征

马方综合征（Marfan syndrome）是一种多系统疾病，其变异表达源于位于 15 号染色体上原纤维蛋白-一种结缔组织蛋白的基因突变，临床表现通常涉及心血管、骨骼和眼部系统[164,165]。心血管病理学包括二尖瓣脱垂和反流、升主动脉扩张（图 16-13）和肺动脉主干扩张。主动脉夹层的风险随主动脉大小的增加而显著增加，可能在疾病过程中的任一时点发生[166]。心律失常可能与心脏瓣膜病、心肌病或充血性心力衰竭有关。

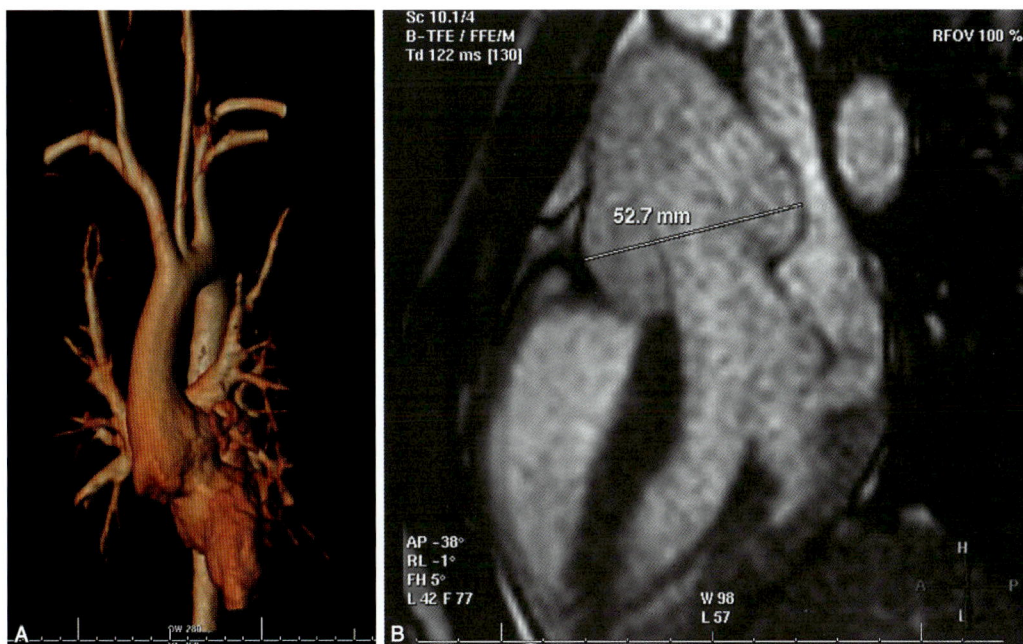

图 16-13　在患有马方综合征的患者中通过磁共振成像显示的严重扩张的主动脉根部。三维重建（A）和矢状面（B）显示主动脉根部的动脉瘤外观

标准治疗是使用 β-肾上腺素受体阻滞剂或血管紧张素受体阻滞剂的药物治疗，主动脉根部扩张的儿童血压控制应在围手术期继续进行[167]。马方综合征患者的主动脉根部置换与其他经历了相似治疗的儿童相比，具有更大的重复夹层和复发性动脉瘤的风险[168]。在围手术期保持血流动力学接近基线值是明智的。主动脉根部手术后，有些人可能需要慢性抗凝治疗。在这些儿童接受预期手术时，可能需要进行术前住院治疗以调整抗凝治疗方案，紧急情况下可能需要输注凝血因子和其他血液制品。除血管病变外，患有马方综合征的儿童具有心室扩张和收缩功能异常的倾向[169,170]。

有几个因素可导致这些儿童的肺部疾病[171]。胸壁畸形和进行性脊柱侧凸可能导致限制性肺病。原纤维蛋白缺陷可影响肺发育和内环境而损害肺功能，发展成自发性气胸相对常见。

CHARGE 综合征

CHARGE 综合征是以先天性畸形为特征的遗传性疾病，包括眼缺损、心脏缺陷、后鼻孔闭锁、生长发育迟缓、泌尿生殖系统问题和耳部异常。大部分受累的患者有位于染色体 8q12 的 CHD7 基因突变（染色质解旋酶 DNA 结合蛋白）。估计该综合征的发生率为 1∶（8 000～10 000）。患儿的心脏缺陷多达 50%～70%，常包括圆锥动脉干和主动脉弓异常。生长发育延迟通常是由心脏病、营养问题和/或生长激素缺乏引起，大多数儿童有一定程度的认知障碍。除心脏缺陷外，对麻醉的影响还有气道异常。在一项回顾性研究中，56% 的儿童报告了上呼吸道异常，其次是后鼻孔闭锁和唇腭裂。术后发生高风险的气道事件在受影响的患者中已有报道。

联合征

VACTERL（或 VATER）联合征

VACTERL 联合征是描述一系列非随机异常的首字母缩写词，包括椎骨、肛门、心血管、气管食管、肾脏和肢体缺陷。VACTERL 联合征的儿童中有 75% 患有 CHD，最常见的病变包括 VSD、ASD 和 TOF，复杂的病理学如动脉干和大动脉转位不常见。

椎体和气管异常会使气道管理和区域麻醉复杂化。大约 70% 的 VACTERL 儿童患有椎体异常，通常由发育不全的椎骨或半椎体组成而易患脊柱侧凸。约 55% 的病例报告有肛门闭锁或肛门无孔，这些异常需要在生后几天进行手术。食管闭锁伴气管食管瘘常在受累患儿存在，低出生体重（＜1 500g）和相关心脏病理状态是接受食管闭锁或气管食管痿手术患儿死亡率的独立预测因子（见第 37 章）。导管相关的心脏病变进一步增加了围手术期的发病率和死亡率。大多数儿童存在肢体缺陷，可能影响血管通路和监测放置。大约 50% 的儿童患有肾脏缺陷。

其他疾患

结节性硬化症是一种罕见的常染色体遗传性疾病，具有显性遗传模式，发病率约为 1：（25 000～30 000）[178]。可归因于大多数儿童的自发突变，这种全身性疾病主要表现为皮肤和神经系统症状，但心脏和肾脏病变也常见。

儿童的上气道结节性肿瘤、纤维瘤乳头状瘤可干扰气道管理。发育迟缓、自闭症、注意力缺陷症和攻击性行为很常见。脑和肾肿瘤（60%～80%）可造成明显的并发症。心脏病理学包括 60% 的儿童患有心脏横纹肌瘤，33% 的患者存在CHD。心脏异常伴随血流受阻、心力衰竭、心律失常、传导缺陷或预激综合征会影响到麻醉药的选择。大多数病例的术前评估应包括评估心律失常、传导缺陷或预激综合征，还应评估血压和肾功能；应优化抗惊厥药并持续至术晨，术后应尽快恢复术前基础用药治疗，因为癫痫发作是最常见的术后并发症。

特定的血管畸形及其对麻醉的影响

异常锁骨下动脉

锁骨下动脉异常（畸形）的典型情况是作为一支独立的血管起源于降主动脉的后方，通常位于主动脉弓分支中最后一个锁骨下动脉的远端。在主动脉弓的左方血管排列如下：第一分支是右颈动脉，第二分支是左颈动脉，第三分支是左锁骨下动脉。异常的右锁骨下动脉不是从无名动脉近端发出的第一弓状血管，而是起源于左锁骨下动脉的远端作为第四分支，并且于食管后方朝向右臂行进。该分支变体是最常见的主动脉弓异常之一，在一般人群发生率 0.4%～2%。它可能与 CHD 有关，也可能与 CHD 无关。这种情况在患有唐氏综合征的儿童中具有高发病率，且与 VSD、TOF 和其他心脏病变相关。在右主动脉弓中，异常的左锁骨下动脉起源于右锁骨下动脉（图 16-14）。这可在圆锥动脉干畸形的情况下看到。大多数目前可用的成像方式可以对异常锁骨下动脉作出诊断。

这种异常有几个方面的含义：

- 它可能会影响体-肺动脉体外循环导管的放置。
- 如果在手术过程中计划行经食管超声心动图检查，需要考

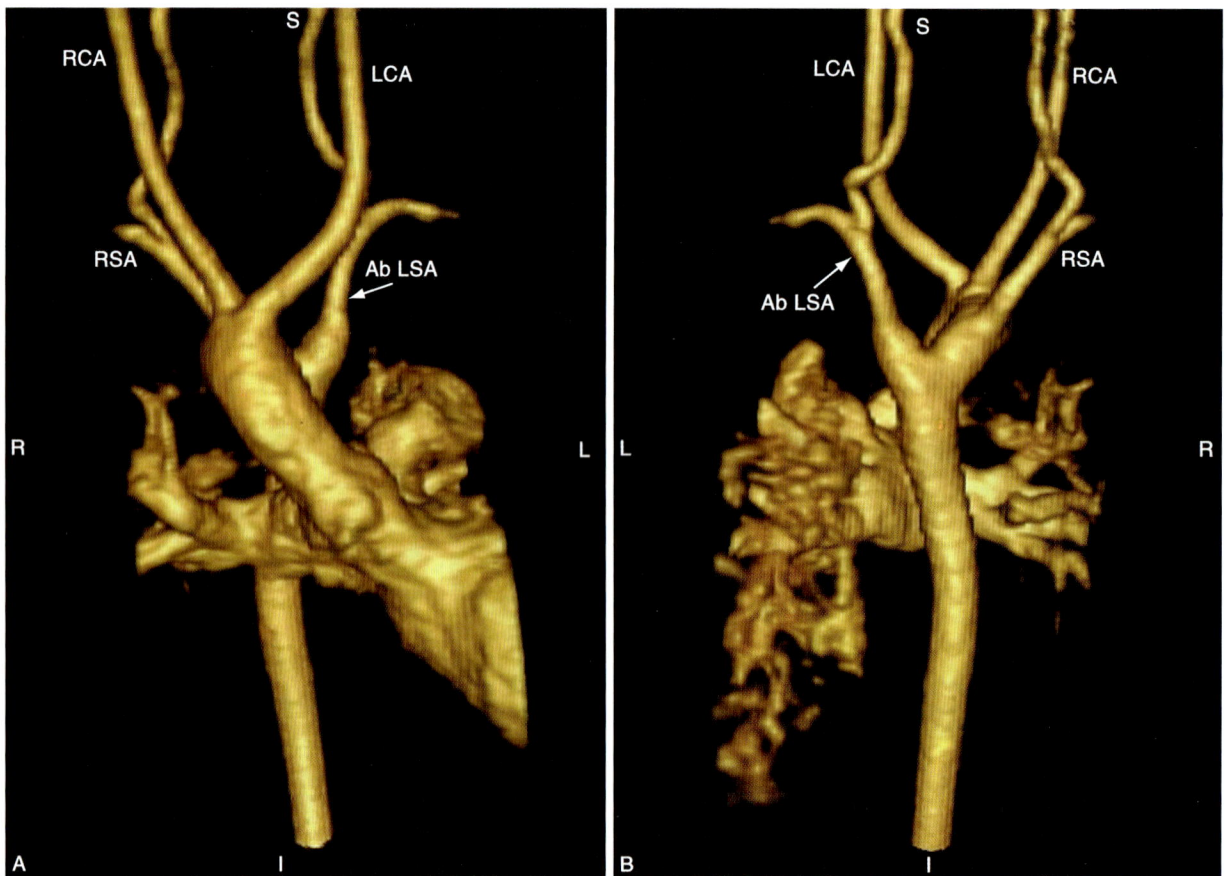

图 16-14 磁共振成像获得的血管环三维重建图。图像显示前（A）和后（B）方向的右主动脉弓伴有一个异常左锁骨下动脉（Ab LSA）。第一个拱形血管是左颈动脉（LCA），其次是右颈动脉（RCA）和右锁骨下动脉（RSA）。Ab-LSA 是起源于降主动脉的最远端分支，在食管后方向左臂走行。经食管超声心动图探头可压迫该血管。I，下面；L，左侧；R，右侧；S，上面

虑动脉穿刺置管的位置选择。如果动脉穿刺在异常血管侧,异常血管可被成像探头沿食管后方向压迫,导致测压记录不准确[184]。无论动脉穿刺的位置如何,在经食管超声心动图检查期间,通过脉搏血氧仪或其他方法监测由异常血管供应的手臂可能是明智的。

- 它有时是血管环的一个组成部分。
- 极少数患有锁骨下动脉异常且没有完整血管环结构的年龄较大儿童可能会抱怨轻度吞咽困难(即吞咽困难)。

左上腔静脉永存至冠状窦

左上腔静脉永存(left superior vena cava, LSVC)是一种异常的系统性静脉引流,在 4.4% 患有 CHD 的儿童中被识别,最常见于有间隔缺损的儿童。它通常代表发育过程中应该要退化的一个静脉残余物,如果持续存在并处于开放状态,可通过扩大的冠状窦引流进入右心房。可能存在双侧上腔静脉(图 16-15)或不存在右上腔静脉腔,双侧上腔静脉可通过无名或桥接静脉进行联通。这种病变包含几个方面:

- 在没有无名静脉的情况下,经左臂或左颈内静脉放置并进

入中央循环的导管可能会停留在冠状窦内,这是一个在小婴儿中不受欢迎的位置。在胸片上,可以发现导管走向位于纵隔左侧这样一个异常的走向,并且可能会被误认为是位于颈内动脉、胸膜内或纵隔位置。

- 在体外循环的静脉插管过程中,LSVC 可以起到一定的作用,以确保足够的静脉引流和最佳操作条件。
- LSVC 的存在对于单心室患者进行包括腔肺(Glenn)连接的姑息治疗是重要的。
- 这种异常可能与扩张的冠状窦相关。在超声心动图中可能与其他缺陷相混淆,包括原发性 ASD(即位于房间隔的下方的 ASD)或异常的肺静脉回流至冠状窦。
- 有时 LSVC 可引流到无顶冠状窦或直接进入左心房,在这种情况下存在从右到左的分流。在进行超声心动图检查时,可以通过左臂或左颈静脉注射搅动的生理盐水来鉴别,并且它可能与全身动脉氧饱和降低有关。这也造成了体循环栓塞的风险。
- 在心脏手术期间,扩大的冠状窦会干扰逆行性心脏停搏液的给药。
- 在某些情况下,它会干扰经静脉置入肺动脉导管。

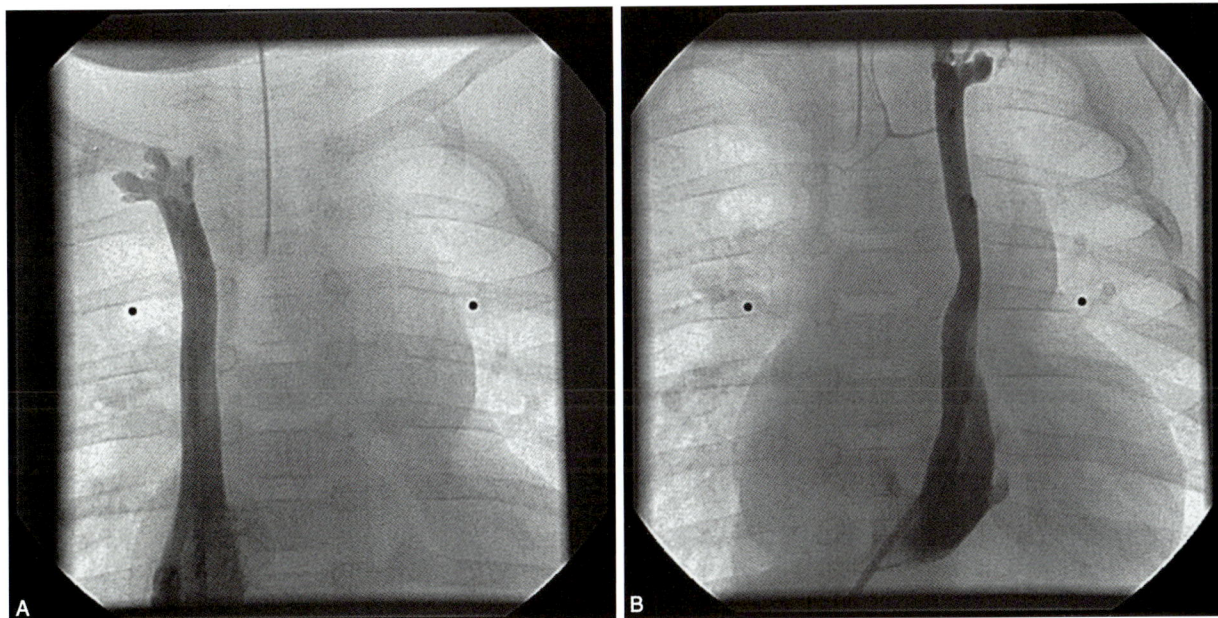

图 16-15　双侧上腔静脉可以单独存在,也可以通过无名静脉或桥接静脉沟通。A. 血管造影显示的是上腔静脉,通常是右侧结构,当它流入右心房时。B. 在同一个患者中,血管造影显示左上腔静脉向冠状窦内引流。导管从下腔静脉进入右心房、冠状静脉窦和左上腔静脉。左上腔静脉造影显示两腔静脉之间没有无名静脉。冠状静脉窦扩张,因为它接受来自左上腔静脉的体循环静脉血

评估患有心脏杂音的儿童

在围手术期间发现一个偶然的杂音可能会给患儿或家庭带来巨大的痛苦,引发额外的检查与诊断,包括心脏病会诊,且有可能推迟预期的手术计划。虽然心脏听诊是一项需要多年实践才能掌握的挑战性技术,但对于经常照看小儿的麻醉医生来说,重要的是通过听诊区分生理性与病理性心脏杂音,了解几个核心概念和危险信号有助于避免忽视潜在的重要诊断。

大约 90% 的正常儿童在日常生活某些时候会有杂音,最常见于新生儿期和学龄前期。大多数杂音是功能性、无害的,无须特殊处理。此诊断是基于与身体检查结果一致的特定良性杂音。

尽管完整讨论心脏杂音的评估超出了本章的范围,但重要的是要核查并有助于区分生理和病理性杂音[187,188]。评估心脏杂音的基本系统方法与评估任何儿童心血管系统的方法相同[189,190]。在安静的环境中,胸部应该用听诊器听到四个主要心脏瓣膜位置心音,婴儿期和儿童时期的生理性杂音

包括肺动脉杂音、静脉杂音、生理性肺分支狭窄、静脉和颈动脉杂音，生理性杂音通常具有低强度（Ⅵ级中的Ⅰ和Ⅱ级）且与正常心血管相关（如正常心前区活动、第二心音、外周脉搏、毛细血管反射）。无意义杂音，例如与肺动脉分支狭窄相关的杂音、右心室流出的杂音和静脉杂音，通常是轻柔、收缩期射血时可闻及，而不是全收缩期皆可闻及。生理性杂音常通过改变小儿的血流动力学状态来鉴别，例如躺下或坐起或时间变化，如发热的消退和贫血的改善。除了静脉嗡嗡声外，舒张期或连续性杂音通常是病理性的，这种杂音被认为与颈静脉和上腔静脉中的全身静脉回流发生湍流有关，在颈部底部最好听诊。如杂音伴随着明显的震颤，肯定是病理性的。

当对杂音的生理性或病理性存在疑问时，需要咨询儿科心脏病专家。尽管有人认为在心脏杂音的初始诊断中胸部X线片和心电图的补充价值很小，且不具有成本效益，但在需要进一步诊断时仍可提供帮助[191]。

儿童心电图的基本解释

尽管影像学检查在儿科心脏病的结构和功能评估中的应用越来越多，但心电图仍在这些儿童的诊断和管理中发挥重要作用，心电图被认为是大多数患有先天性或后天性心血管疾病儿童评估的一个组成部分。

婴儿和儿童的正常心电图特征虽然几十年前就已有描述，但令人惊讶的是该项目仍然是儿科学中最常被误读的筛选检查之一[192]，主要是由于正常个体从新生儿期进入幼年期、青年期和成年期的发育成长过程中，心电图也产生了变化[193]。目前已建立了儿童不同年龄段的心电图参数正常值[194]。熟知不同年龄儿童心电图的正常形态和参数值对于准确解

读该筛查项目至关重要[195]。在出生后短期内，由于右心室优势，表现为右心前区导联（V_1和V_2）中的高R波（图16-16）[196]。在出生后的最初几年心电图逐渐演变为更为熟悉的左心优势形态，即右心前导联大S波和左心前区导联（V_5和V_6）中RS波逐渐进展为高R波（图16-17）。右心优势和右位心的评估需要，是儿科心电图筛查应包括V_3R和V_4R导联的主要原因，而这些导联在成人中无须常规检查。这些电极放置于右胸V_3和V_4的相应位置。

在解读小儿心电图时需要的相关临床信息包括：小儿年龄、性别、疑似或确定的诊断及提请检查的征象。为能准确解读该心电图，有几项工作至关重要，包括：适当的皮肤准备、电极放置、无伪影记录。获取儿科心电图信息的措施必须是系统和有组织的。首先应测定心率、判断节律、评估P波矢量、分析每个P波和QRS波群之间的关系，其间重要的应考虑年龄、自主神经系统、躯体活动程度、药物、疼痛、体温等因素对儿童心率的影响；Ⅰ和aVF导联，P波必须是直立或正值，表明窦房结是心脏的起搏点（即窦性心律）（图16-17）；正常情况下P波应该在QRS波群之前；接着应确定QRS复合波电轴，通过识别垂直于心室去极化方向、等电线最强的导联以确定QRS波前平面轴；或者通过检查Ⅰ导联和aVF导联的去极化方向以粗略估计电轴。正如其他所有组分的评估一样，伴随生长的生理变化是QRS波轴正常值跟随年龄变化的原因。无论什么年龄，QRS轴位于西北象限（介于180°～270°之间，Ⅰ和aVF导联以S波为主导的模式）通常为异常，值得进一步检查，这往往是AV间隔缺损患儿的经典表现。评估T波或复极轴也很重要，QRS波轴和T波轴之间差异＞90度可能代表心室承受应力，是潜在心室肥大的表现（图16-5）。

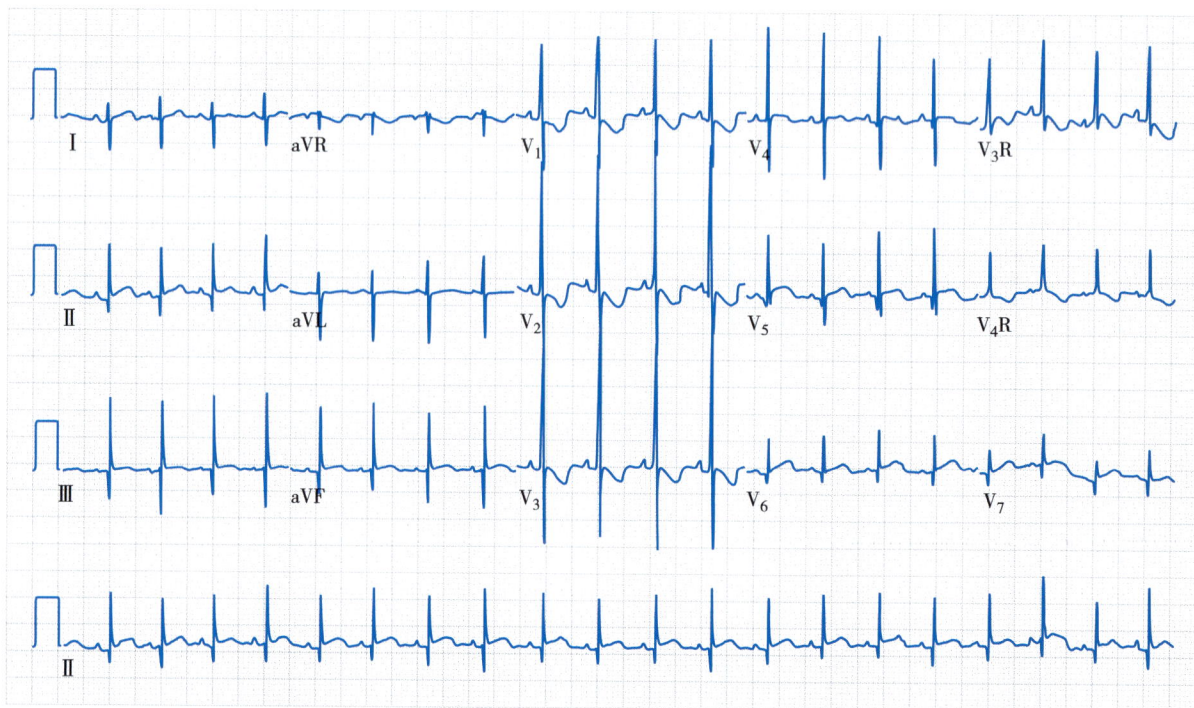

图16-16　一个2天大的新生儿的正常心电图显示了这一时期右心室收缩力的预期优势（即右心前区V_1和V_2导联的高R波）。V_1～V_3导联的倒T波在这个年龄段是正常的

16

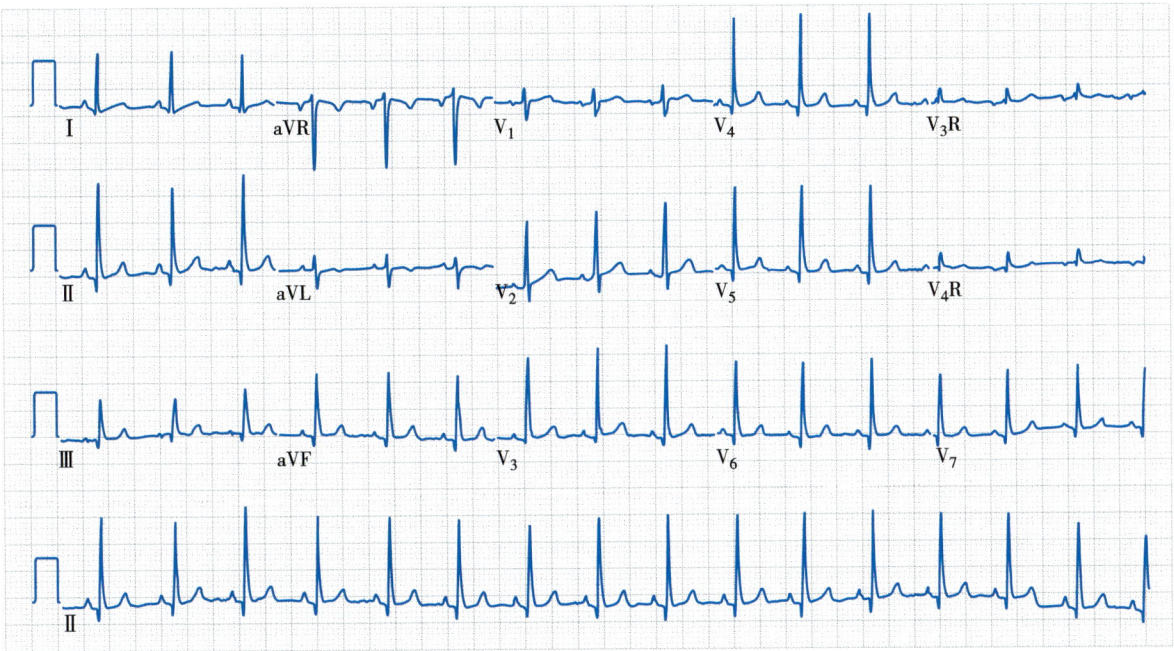

图 16-17　一名 10 岁儿童的正常心电图描记。这个年龄段儿童典型的左心占主导地位的心电图形态特征是左心前区导联（V₅ 和 V₆）RS 波逐渐进展为高 R 波。这与婴儿期和幼儿期的右心室优势型形成对比。如 I 和 aVF 导联的正向 P 波所示，心电图描记显示为正常窦性心律

在完成节律和轴的评估后，应检查由心电图所能反映的心动周期的每个成分[197]。P 波代表心房收缩，特别留意 II 和 V₁ 导联形态，可以显示右心房增大（P 波幅度＞2.5mm 或 3.0mm 基于年龄）或左心房增大（P 波持续时间＞100～120ms，基于年龄）（图 16-18）。PR 间期代表从窦房结到心室去极化所需的时间，且主要取决于通过房室结的时间；特定年龄中 PR 间期延长，表示一度房室传导阻滞。短 PR 间期应该提示 QRS 持续时间评估预激的迹象［即

沃 - 帕 - 怀综合征（Wolff-Parkinson-White syndrome）］，（图 16-19）。

QRS 波代表心室去极化。QRS 持续时间应在有 Q 波的导联中进行检查（通常为 V₅ 或 V₆ 导联）以确定传导延迟的迹象。年龄相关的正常值很重要，因为正常 QRS 持续时间的上限在新生儿中仅为 80ms。在 V₁ 中具有 RSR' 的宽 QRS 波群存在表示右束支传导阻滞，而 V₁ 中的 QS 波和 V₆ 中的高缺口 R 波表示存在左束支传导阻滞。能使 QRS 持续时间

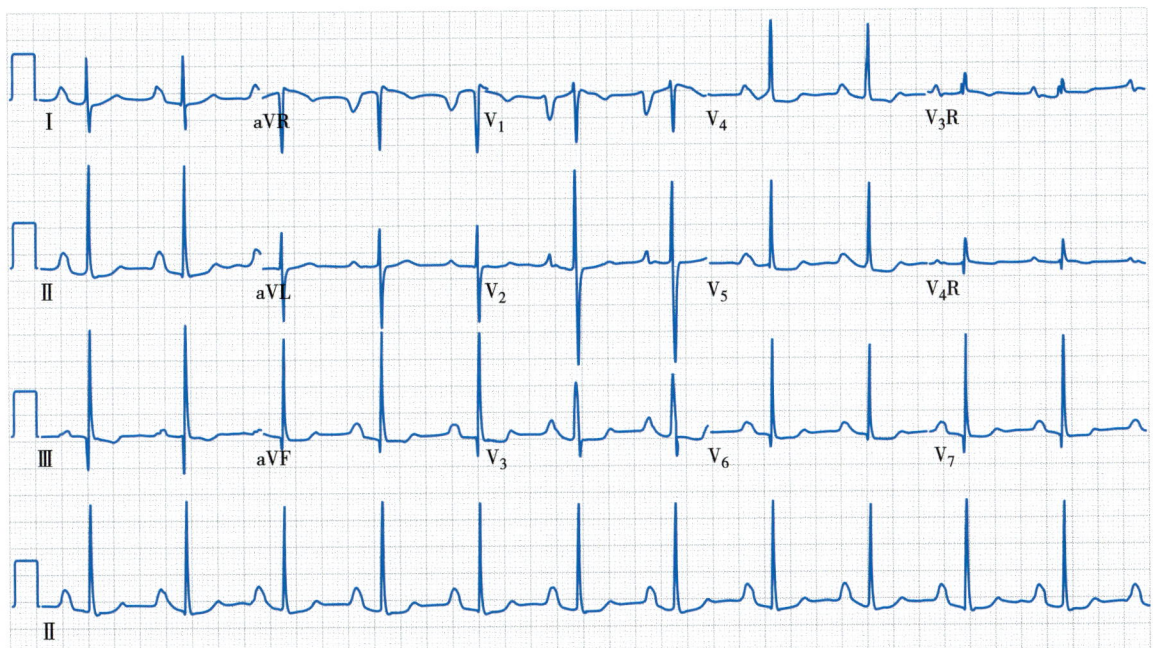

图 16-18　在急诊室对后来发现患有限制性心肌病的患者获得的心电图描记。导联 II 和导联 V₁ 的高和宽 P 波反映了双心房增大

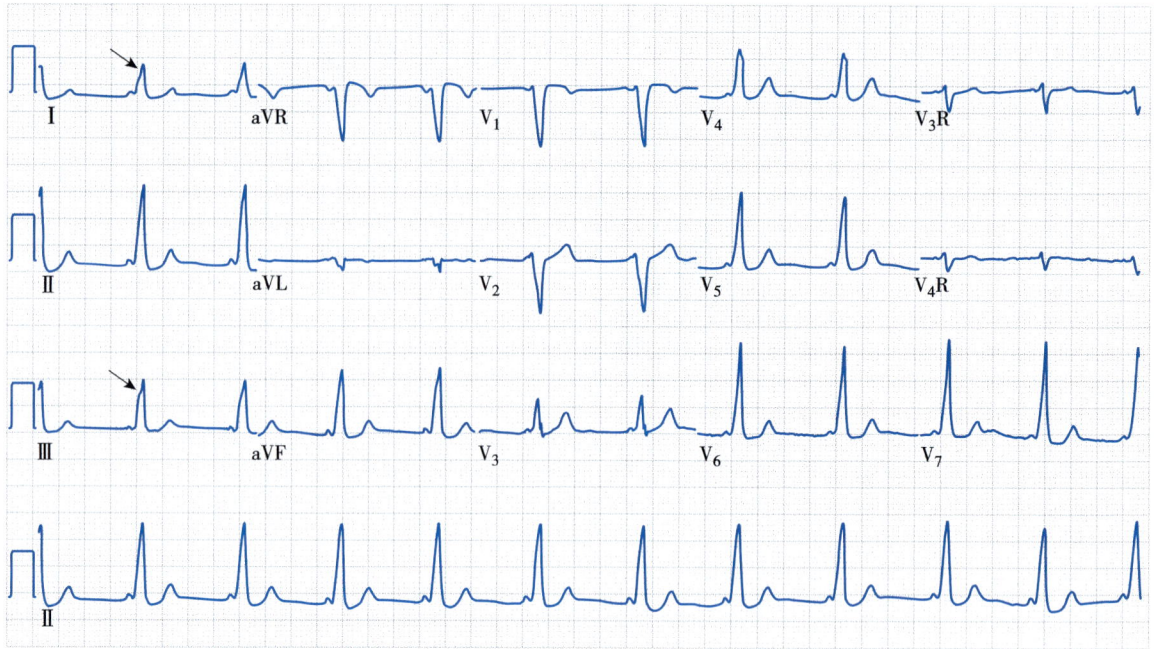

图 16-19　心电图描记显示沃-帕-怀综合征的典型心电图特征：短 PR 间期,δ 波（箭头）和 QRS 间期延长

相延长的还有心室预激和心室起搏。

除 QRS 持续时间外，还应检查 QRS 波的组成部分。Q 波通常出现在上下肢导联以及 aVR 导联中，但它们应该窄（＜40ms）和浅（年龄依赖但通常＜5mm 深）。深或宽 Q 波表明心肌缺血并需要进一步评估。患有 ALCAPA 的婴儿出现罕见但至关重要的心电图征象，这种情况下心电图的经典变化是 I 和 aVL 导联中出现深 Q 波，并且胸导联（V₂ 至 V₄）的 ST 段和 T 波变化也提示了心肌缺血（图 16-20）。QRS 波幅对评估左、右心室的肥厚也很重要，QRS 波幅增加相关的病症包括 HCM、左心室非致密化和 Pompe 病，可能需要超声心动图评估（图 16-5，图 16-6）。

在任何导联中，ST 段都应该是平坦的，并且压低不能超过 0.5mm 或抬高 1mm 以上。与这一规则相左的，主要可见于早期复极时可见中段心前区导联的 ST 段的逐渐上升。T 波代表心室的复极，并且出生时在心前导联中应该是直立的，在 1～3 天之内变为倒置，最初是在 V₁ 中，最后在 V₂、V₃ 中，而有时在 V₄ 中；在之后的几年时间里，T 波以相反顺序从倒立变回直立。在正常青春期少年和成人中，V₁ 导联中

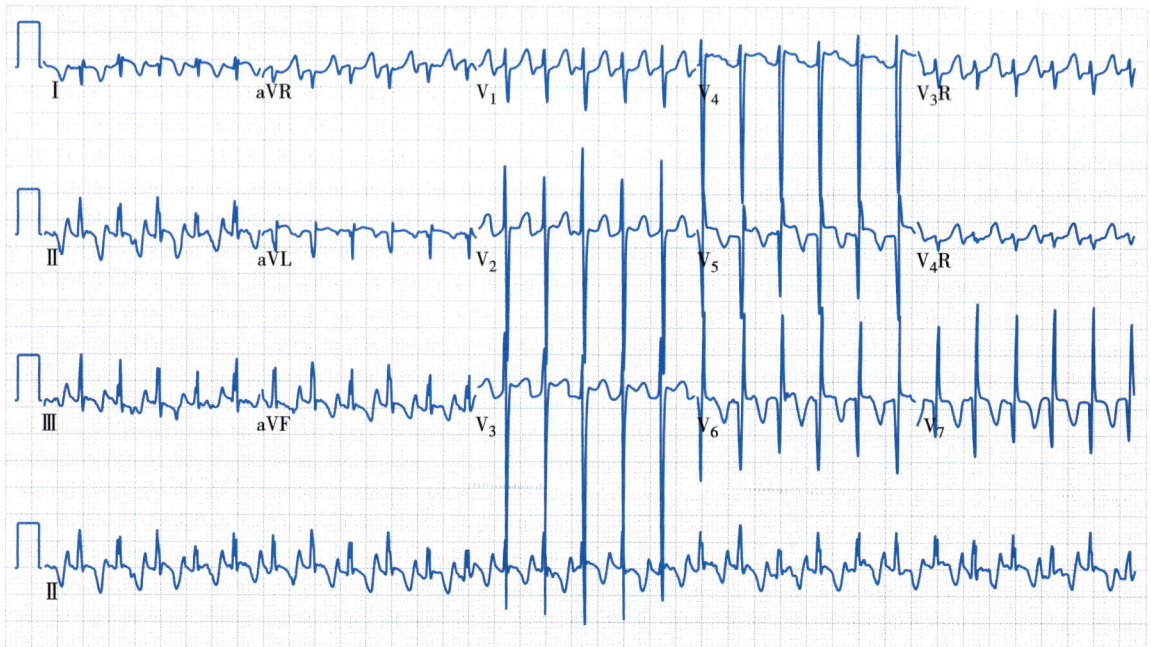

图 16-20　左主冠状动脉异常起源于肺动脉根部的心室功能差婴儿的心电图描记。aVL 中出现 Q 波和弥漫性 ST-T 波改变提示心肌缺血，是这类异常的典型心电图特征

的 T 波可以直立或反转。通常显示 T 波倒立的唯一肢体导联是 aVR。

任何一个 ECG 上都必须检查的心动周期还有 QT 间期，它从心室去极化开始的时间（由 QRS 波的开始为标记）直到复极化完成（由 T 波结束为标记），代表心室肌群去极化和复极化的持续时间，测量如下：

校正 QT 间期（QTc）= 测量的 QT 间期/前 RR 间期的平方根

无论任何年龄，超过 470ms 的 QTc 都被认为是异常的。所有超过年龄正常的 QTc 值都需要进一步研究。应该避免应

用延长 QT 间期的药物，直到心脏病专家对孩子进行评估。

虽然有必要采用详细有组织的方法来解释儿科心电图，但有时候特定的情况或环境需要必须迅速识别心电图的改变。比如在手术室中发生的一例与高钾血症相关的心电图改变。随着血钾的升高，T 波波幅增大，随后可出现 QRS 持续时间延长（图 9-7，图 16-21），这是因为室内传导延迟、房室传导阻滞和心律失常，包括室性心动过速和心室纤颤。其他电解质紊乱可导致心电图特征性改变包括：

低钾血症：T 波波幅降低，ST 段压低，和 U 波的存在
高钙血症：QT 间隔缩短，窦性心律过缓，以及窦房传导

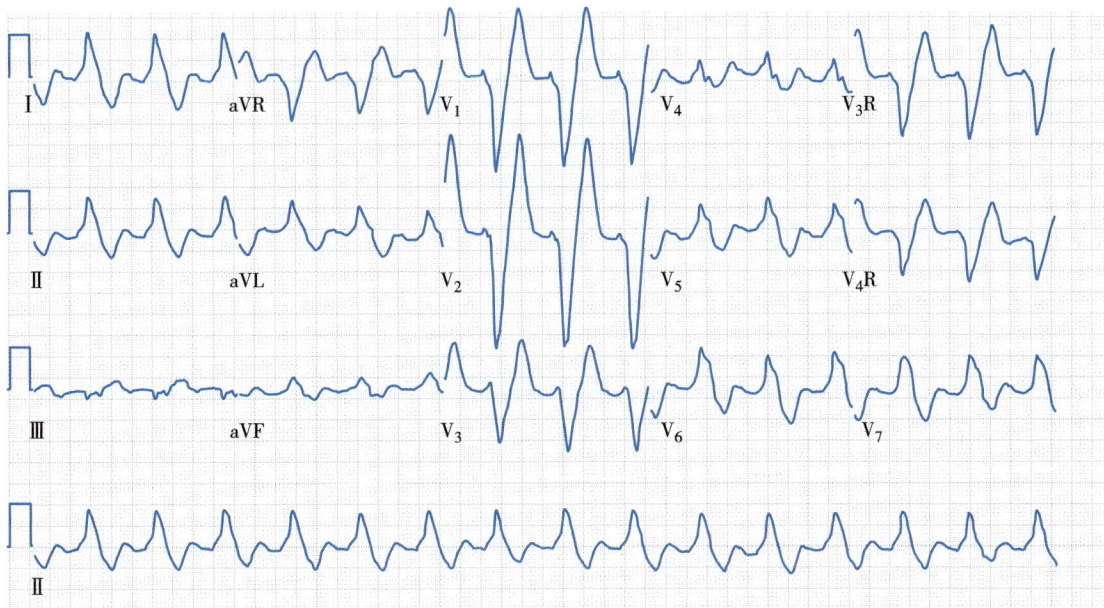

A　25mm/sec　10mm/mV　100Hz

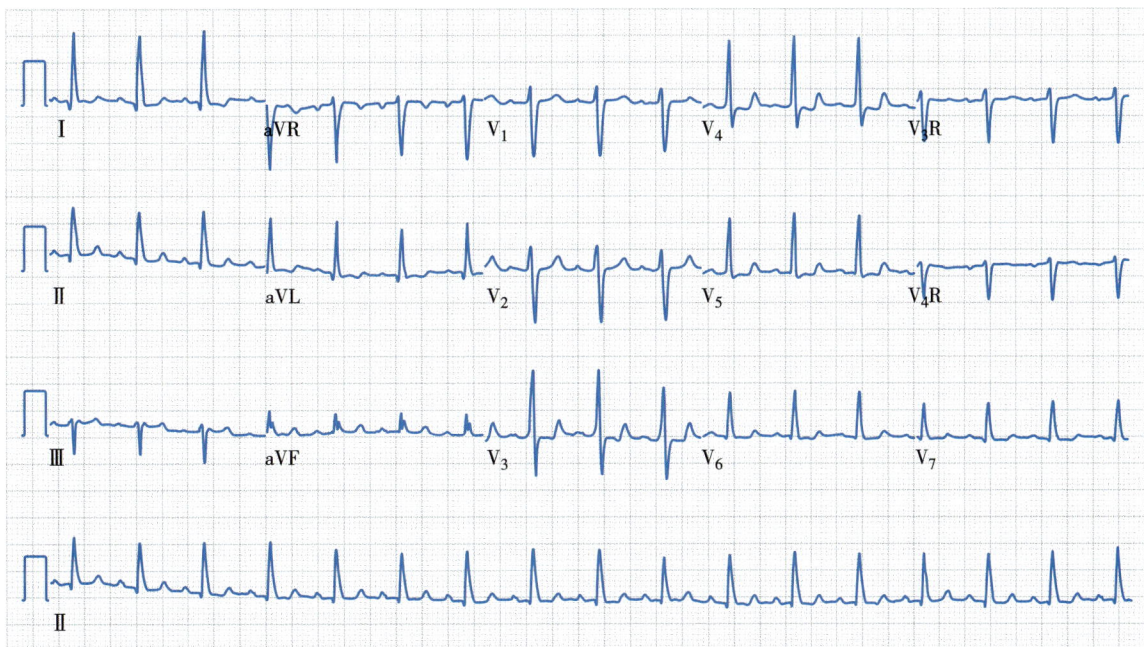

B

图 16-21　这些心电图改变可由高钾血症引起。A. 明显增宽的 QRS 复合波与高尖 T 波联系在一起。如果不治疗，这种情况可能会发展为心室纤颤和心脏停搏。B. 在同一患者的电解质紊乱治疗数小时后获得的描记显示心电图异常改变的消除

阻滞

　　低钙血症：QT 间期延长

　　低镁血症：低钙血症的心电图增强表现

儿童心脏节律的阐释要点和急性心律失常的处理

　　在术前评估、手术室内或术后期间都可以看到心律失常。通常原则包括识别心律失常，确定是否需要急性治疗，决定是否咨询儿科心脏病专家，并向专家传达相关信息以协助明确心律失常的性质并制订管理计划[198]。在解决这些问题时应考虑以下原则：

　　1. 在手术室、床旁或转运中的监护仪和便携心电图机均有助于识别节律紊乱，但对大多数病例来说它们不足以进行明确诊断。在可行的情况下，应对儿童进行 15 导联的心电图描记。

　　2. 治疗儿童的临床医生应具备心律诠释的基本知识。虽然全面讨论心律失常的解释超出了本章的范围，但下面将简要介绍儿科年龄组正常和异常心律的特征。

　　3. 对心律失常进行急性治疗的必要性主要基于心律失常性质、情况紧迫性及在短期内是否可能容忍这种心律失常。所有患者都应遵循美国心脏学会为儿科高级生命支持制订的指南[199]。在其他健康的儿童中，与室性心律失常相反，室上性快速型心律失常很少危及生命。

　　4. 实施的麻醉人员在诊断和处理小儿心律失常方面可能存在很大差异。对于由呼吸衰竭、电解质失衡或代谢紊乱引起的心律失常，可能不需要请小儿心脏病学专家会诊。如窦性心律失常、低心房节律或偶发房早等，这可能是变异或良性节律紊乱的结果。对大多数已知有结构性或后天性心血管疾病，有心脏节律紊乱病史经过心脏病专家治疗的，或

急性心律失常发作，特别是要开始考虑抗心律失常药物治疗的患儿才需要会诊。

　　5. 以下信息可能有助于会诊医生的判断，包括患儿病史的详细相关资料、临床诊断、发病过程 / 干预、相关实验室检查、异常节律的描述或记录、相关的血流动力学参数、围绕该事件的情况（包括有无心脏内的导管）、药物治疗的回顾（包括麻醉药物）及其他适用的治疗方法。专科医生应协助鉴别节律紊乱的类型，建议是否需要进一步评估，提出治疗建议，并在必要时帮助诊断或干预治疗。

基本节律

窦性节律

　　窦性心律的特征是在每个 QRS 波之前有一个 P 波，在每个 P 波之后有一个 QRS 波，在 I 和 aVF 导联中有一个直立的 P 波（图 16-17）。

窦性心律不齐

　　窦性心律不齐表现为心率在呼吸过程中循环变化。这在健康儿童人群中是正常的（图 16-22）。

窦性心动过缓

　　窦性心动过缓的特点是窦性心律，心率低于正常年龄值（图 16-5）。在睡眠或迷走神经张力高的时候可观察到心率减慢。当窦性心动过缓明显时，可出现由异位起搏点引起的缓慢交界性逸搏心律或心房节律。某些类型的先天性心脏病可能会导致心率减慢（如内脏异位综合征）。

　　在术中，特别是在麻醉诱导期间，窦性心动过缓可发生于喉镜暴露、气管插管和气管内吸引等情况。药物（如阿片类）使用或副交感神经张力增高也可引起窦性心动过缓。这类窦性心动过缓很少造成明显的血流动力学改变，如有必要

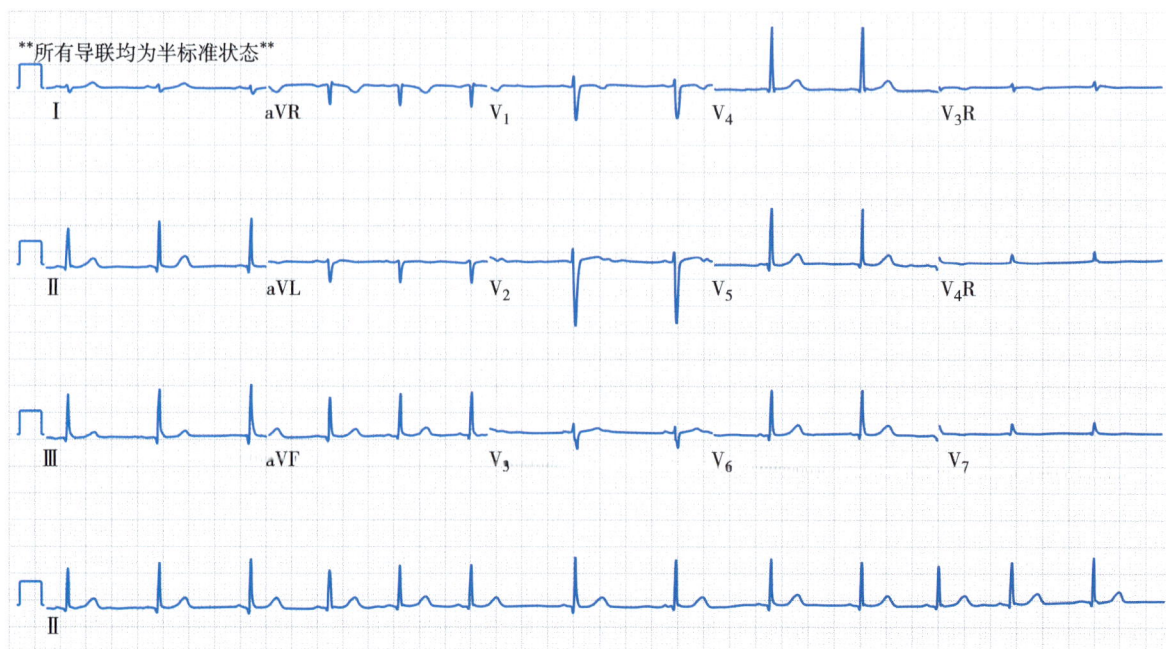

所有导联均为半标准状态

I　　　aVR　　　V₁　　　V₄　　　V₃R

II　　　aVL　　　V₂　　　V₅　　　V₄R

III　　　aVF　　　V₃　　　V₆　　　V₇

图 16-22　心电图显示正常心率随呼吸变化，吸气时心率增加。这种窦性心律不齐是一种自然反应，儿童比成人更常见

可通过消除刺激、给予减轻迷走神经紧张的药物（如格隆溴铵和阿托品）或使用肾上腺素等心脏变时性药物轻松缓解。低氧血症、低体温、酸中毒、电解质紊乱或颅内压升高也可引起窦性心动过缓。与低氧血症有关的心动过缓应及时治疗，给予吸氧和适当的气道管理（见第 40 章）。其他继发性窦性心动过缓的治疗方法应着重解决其根本原因。对于严重的心率缓慢，特别是小婴儿，或合并血流动力学不稳的情况下，即应考虑使用药物治疗（输注肾上腺素、阿托品或异丙肾上腺素）或临时起搏。

窦性心动过速

窦性心动过速时心率高于正常年龄值（图 16-23）。在围手术期通常是由手术刺激、紧张、疼痛、低血容量、贫血、发热、药物治疗（如正性肌力药物）或高儿茶酚胺分泌状态等引起。针对原因进行治疗即可。持续的心动过速状态对机体是不利的，因为它可减少心脏舒张充盈时间，降低心室前负荷，影响心排血量；有血流动力学失代偿危险的儿童包括心室肥厚或舒张功能障碍、主动脉狭窄和肥厚型心肌病等影响更显著。

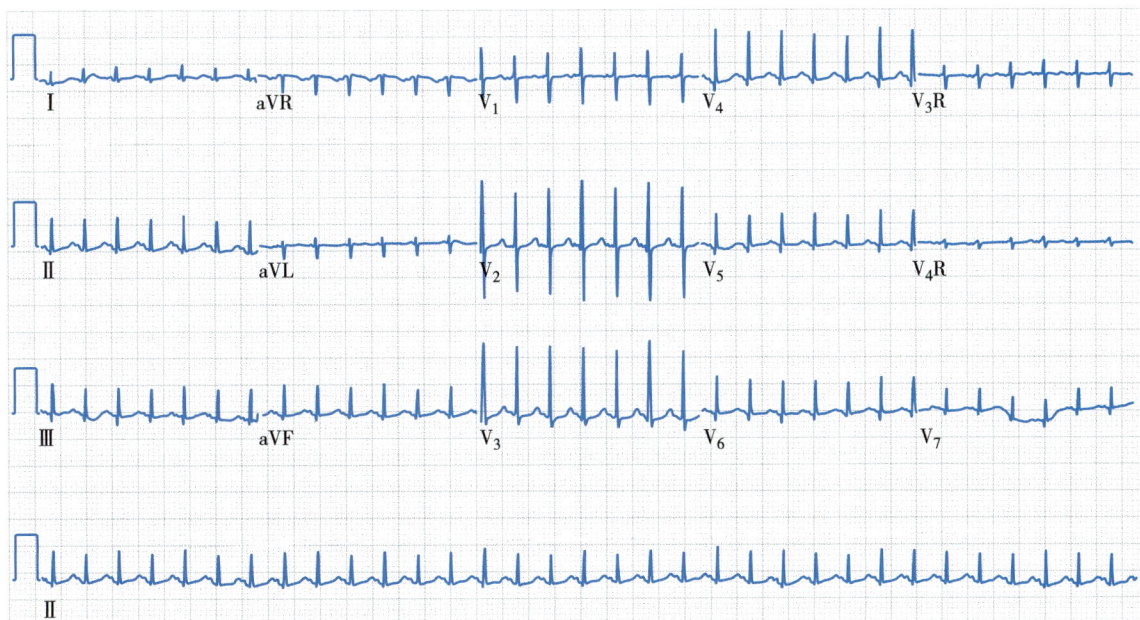

图 16-23　发热时，婴儿心电图呈窦性心动过速，其特征是心率高于正常年龄，QRS 波形态正常，前有 P 波，在 I 和 aVF 导联上直立

交界性心率

交界性心率的特征是 QRS 波的形态与窦性节律相同，但之前无 P 波，比预期的窦性节律慢；当这种节律完全占据心脏起搏点的活动时，可以看到逆行的 P 波和房室分离。心脏手术时出现的交界性心率通常是操作或剥离时太靠近右心房所致。由于房室同步的缺失，中心静脉压力曲线显示出典型的、明显的 a 波（即收缩末期右心房压力波）（图 16-24）。缺乏心房对心室充盈的作用可导致全身动脉血压下降。

传导障碍

束支传导阻滞

不完全性右束支传导阻滞（rSR' 在右心前区导联，QRS 波持续时间接近正常）发生于右心室容量过负荷的儿童（如 ASD 的患儿）。完全性右束支传导阻滞（婴儿期 QRS 波＞100ms，对年龄较大的儿童为 120ms）常发生于涉及右心室流出道的外科手术后，其特征是 V₁ 中 rSR 波型和倒置的 T 波，V₆ 中宽而深的 S 波。左束支阻滞在儿科同年龄范围内较为罕见，可由沿左心流出道行心脏介入而引起，这种传导障碍的标准包括 V₁ 导联出现显著的 QS 或 rS 波，I、aVL 和 V₆ 导联中出现高宽、粗钝、顶端有切迹的 R 波。

房室传导阻滞

一度房室传导阻滞

在一度房室传导阻滞中，PR 间期延长超过正常年龄范围值。每个 P 波之后都有一个下传的 QRS 波。这可在健康个体中发现，但也可在各种疾病状态中看到。一度房室传导阻滞是不需要特殊治疗的良性病变。

二度房室传导阻滞

二度房室传导阻滞有多种形式，Mobitz Ⅰ型（亦称文氏现象）和 Mobitz Ⅱ型是其中最主要的两种类型；它们的特征是周期性地不能将心房冲动传导到心室（P 波后无 QRS 波群）。在二度 I 型房室传导阻滞中，PR 间隔逐渐延长，最终导致下一个心房冲动传导致心室失败，RR 间期亦随之缩短。房室传导阻滞的程度可以用 P 波与 QRS 波的比值来表示（2∶1、3∶2）。这可能发生在迷走神经张力增高时或手术后，通常是一种良性病变，不需要治疗。在发生率较低的二度Ⅱ型房室传导阻滞中，在心房冲动传导失败之前 PR 间隔相对稳定；这种传导紊乱更严重，值得进一步分析研究。

三度房室传导阻滞

三度（完全性）房室传导阻滞的特征是心房冲动传导致心室完全失败。它可以是先天的，也可是后天获得的。房室完全解离，心房收缩快于心室收缩，心室率通常缓慢而有规律（图 16-25）。急性期可采用临时起搏。

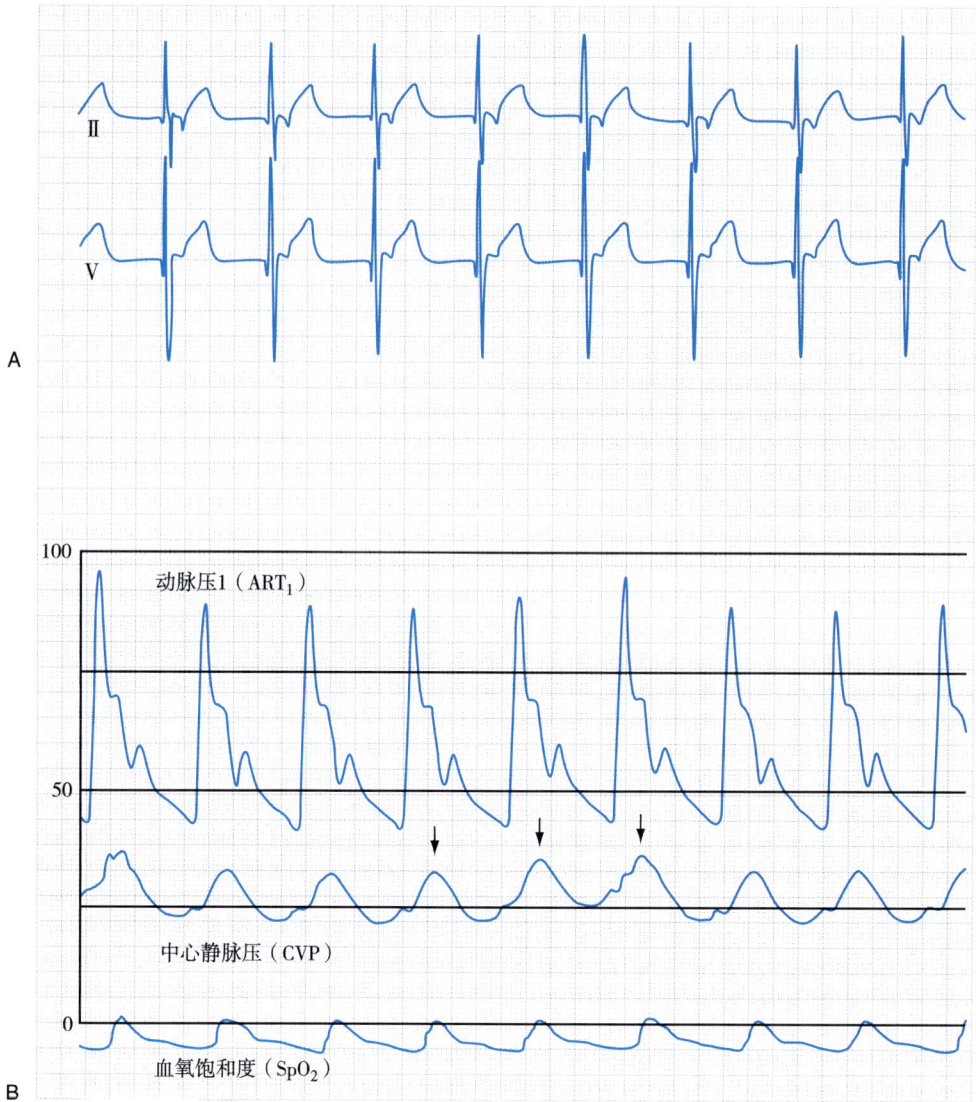

图 16-24　A. 心外科手术行右心房剥离时心电图显示交界性节律,QRS 波后出现逆行 P 波。B. 中心静脉压(CVP)示出明显高大的 a 波(箭头),与房室同步的丧失有关(CVP 的范围为 0～30mmHg)

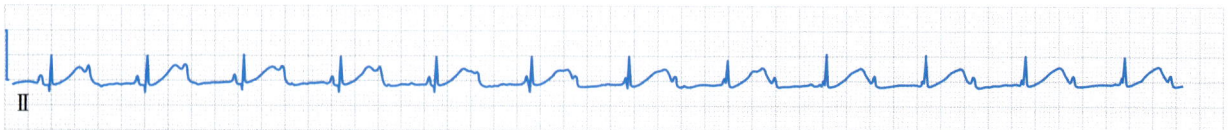

图 16-25　心电图显示独立的心房和心室活动(即房室分离),任何心房冲动均未下行传导至心室。这些是完全性房室传导阻滞的特征

心律失常

室上性心律失常

房性期前收缩或期前收缩

孤立的房性期前收缩(premature atrial contractions, PAC)在婴幼儿中较为常见。心电图上早期 P 波表现出不同于正常窦性心律的形态和轴向。房性期前收缩可正常传导至心室,在房室结处阻断或异常传导(即 QRS 波形态异常)。它们通常是良性的,不需要治疗。如果有中心静脉导管,应

评估导管尖端的位置。

室上性心动过速

室上性心动过速(supraventricular tachycardia, SVT)是婴幼儿最常见的重要心律失常[200,201],其特征是规则的快速心律失常(心动过速心率随年龄而定,但儿童通常超过 230次/min),具有狭窄或常见的复杂 QRS 波形态。室上性心动过速可以发生在结构正常的心脏和各种类型的先天性心脏病中。心动过速的 QRS 形态与正常窦性心律的 QRS 形态相似(图 16-26)。偶尔室上性心动过速中 QRS 波宽大是由束

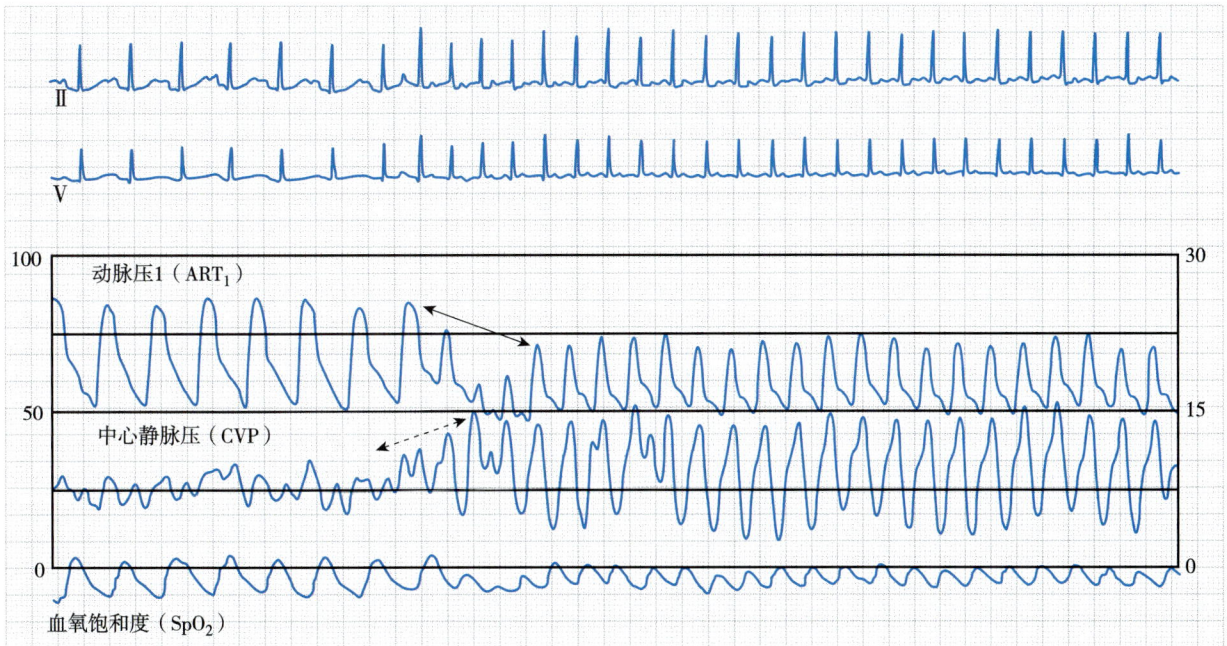

图16-26　术中记录的初始部分显示正常窦性心律。过早的心房搏动会引发狭窄的复杂心动过速（即QRS形态与窦性心律相同）。室上性心动过速与血流动力学变化有关，如全身动脉压下降（ART1，0～100mmHg范围）（实线箭头）和中心静脉压增加［CVP，0～30mmHg范围（虚线箭头）］。SpO₂，血氧饱和度

支传导阻滞引起或与心动过速机制有关（即室上性心动过速伴异常）。宽大的QRS波群使室上性心动过速和室性心动过速难以区分。

　　SVT有自律性和折返性两种类型，可通过评估心动过速的特征来区分，通常需要专科医生帮助。快速性心律失常的评估应该用15导联心电图描记并连续记录，以记录发作和终止情况。如果使用了诸如腺苷类的药物，则应记录对药物的反应或起搏情况。SVT的治疗取决于患儿的临床状况、心动过速的类型和精确的电生理机制。一般管理原则包括以下内容：

- 应确定血流动力学稳定性。血流动力学不稳定时，应进行同步直流电复律（0.5～1.0J/kg）。
- 抗心律失常的治疗主要基于临床诊断和可疑的心动过速机制。可以考虑迷走神经刺激法，但不应该延误治疗。腺苷是大多数室上性心动过速急性诊断和终止的首选药物[202]。慢性常用β-肾上腺素受体阻滞剂治疗。
- 其他措施包括治疗发热（如果存在）、镇静、纠正电解质紊乱，及减少或停用与交感神经刺激（即正性肌力药）或迷走神经性相关的药物。
- 除了药物治疗外，可能还需要心房起搏或电复律。

室性心律失常

室性期前收缩

　　室性期前收缩（premature ventricular contractions，PVC）的特征是QRS波群过早出现，QRS形态不同于窦性心律，QRS波持续时间随着年龄而延长，ST段和T波异常，以及未伴有房性期前收缩的室性期前收缩。单一QRS波形态（即均匀的）的室性期前收缩，无相关症状，在心脏结构正常的儿童中被认为是良性的。窦性心律时的心电图应仔细测量QT间期，如果出现多种形态（即多种形式）的室性期前收缩，而且频率适中或连续出现（即二联律或多联率），常与症状或心脏结构异常相关，则需进一步检查和会诊。

　　围手术期的心室异位节律可能是严重低氧血症、电解质异常或代谢紊乱的结果。其他原因包括吸毒、心肌损伤、血流动力学不良以及先前的心脏手术干预导致的。

室性心动过速

　　室性心动过速（ventricular tachycardia，VT）在儿童中相对少见。它被定义为连续三次或三次以上的心室搏动，频率＞120次 min（图16-27）。室性心动过速的QRS波形态与窦性心律不同，QRS波的持续时间显著随着年龄延长。支持这一诊断的心电图特征包括房室分离、间歇性融合（即介于两种不同QRS形态之间的中间形态的QRS复合体），室性心动过速与单个室早的QRS波形态类似，儿童心动过速时心率通常低于250次/min。

　　小儿患者心动过速急性发作可由缺氧、酸中毒、电解质失衡或代谢问题引起。也可发生在心室功能不全、氟烷麻醉伴或不伴高碳酸血症、血流动力学不良、手术前干预、心肌病、心肌肿瘤、急性损伤（如炎症、创伤）和QT间期延长综合征等情况下[203]。

长QT综合征

　　长QT综合征（long QT syndrome，LQTS）（图16-28）是一种心脏电生理紊乱，使儿童易患心律失常，包括尖端扭转性室性心动过速（图16-29）、心室纤颤和缓慢性心律失常；任何一种都可能导致晕厥、心搏骤停或猝死[204]。发病率为1/2 500，先天性和后天性的形式都被报道过。先天性的变异

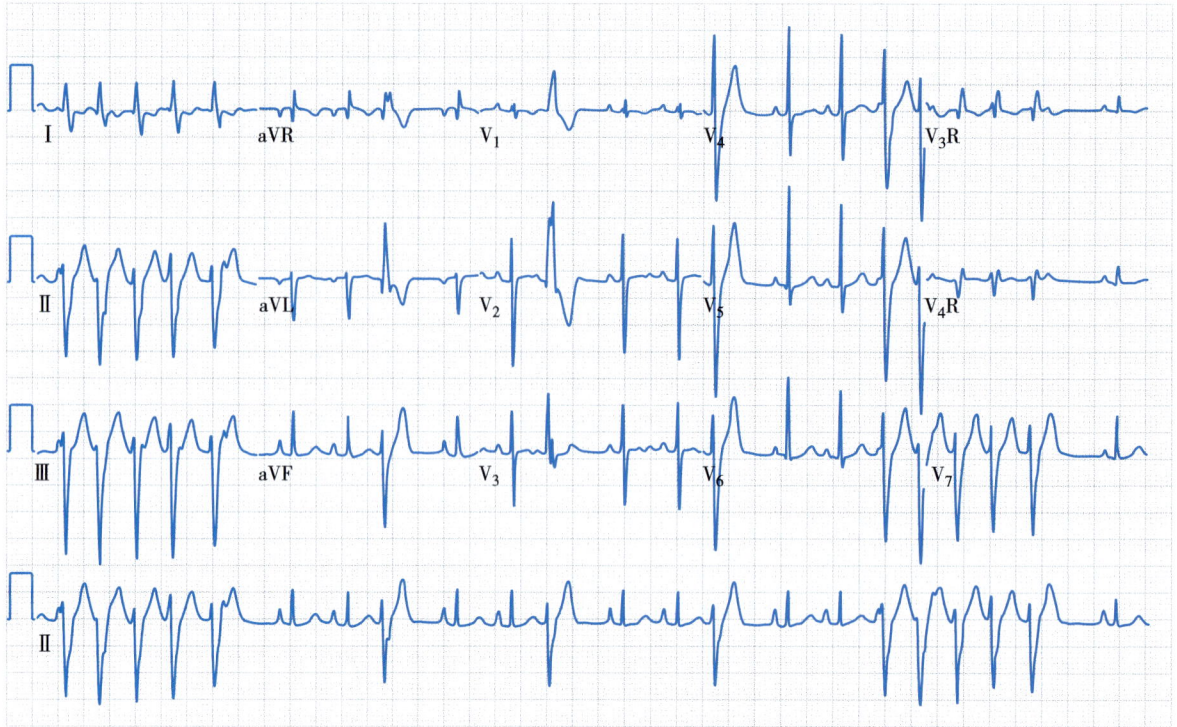

图 16-27　显示频繁、均匀的室性期前收缩和不稳定的单形性室速

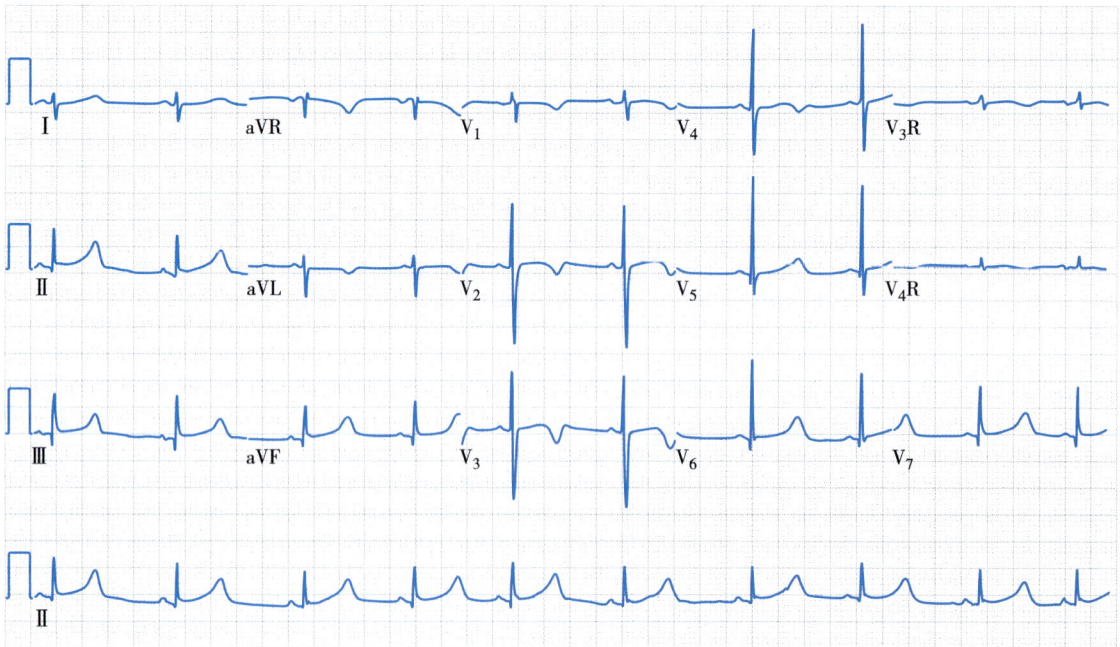

图 16-28　对于长 QT 综合征患者，心电图显示 QT 间期延长

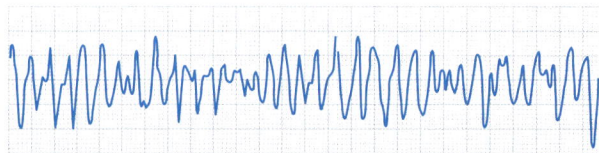

图 16-29　心电图显示 QRS 波正反扭转方向，这是尖端扭转型室性心动过速的特征

很可能是离子通道蛋白基因缺陷的结果,而离子通道蛋白负责维持电稳态[205]。LQTS 的 Romano-Ward 形式占儿科病例的 90%,它的发病率为 1/10 000,呈常染色体显性遗传。耶韦尔和朗格 - 尼尔森综合征(Jervell Lange-Nielsen 综合征)的发生率为 1/1 000 000,呈常染色体隐性遗传,通常合并有耳聋。LQTS 的诊断标准包括心电图、临床病史(如耳聋、晕厥)和家族史。静息心电图上的 QTc 延长是该综合征的特征,但可能并不总是存在。

在医护 LQTS 病患儿时,一个重要的考虑因素是确保术前充分的 β- 肾上腺素能阻断,并尽量减少肾上腺素能刺激[206]。许多已知药物引发尖端扭转型室性心动过速的风险几乎是不可预测的,这些药物被分成若干组,并在 https://crediblemeds.org 上在线列出和更新[207]。

在一项对 LQTS 儿童的回顾性研究中,报告了在麻醉苏醒期间给予昂丹司琼和抗胆碱酯酶药物后随即发生的三例不良事件,其中一例被描述为尖端扭转型室性心动过速[208]。这些心律失常可通过静脉注射 β- 肾上腺素受体阻滞剂、利多卡因或两种药物的联合应用而迅速缓解。该报告表明,患有 LQTS 病的儿童在交感神经活动增强期间(如麻醉苏醒期)有发生心律失常的风险,尤其在使用延长 QT 间期药物的情况下。如果可能的话,不应该将已知能延长 QT 间期的状况(如体温过低)和药物一并联合。尽管大多数麻醉期间常规使用的静脉注射药物和吸入麻醉剂会延长 QT 间期,但不良事件很少发生。这可能部分归因于需要在延长的 QT 间期之外出现第二种异常情况才可以触发心律失常(如复极离散度增加)。幸运的是,大多数麻醉药不会增加复极离散度。

尖端扭转型室性心动过速是一种罕见但可能危及生命的心律失常。要触发扭转型室性心动过速,必须出现第二种现象(如复极离散度增加)。复极离散度指的是复极率的变异度;在这种病例中,它是指心肌中限定区域(即从心外膜透壁到心内膜)的复极率变异度。关于如何从体表心电图来量化复极离散度的增加,有很多争论。一些人认为离散度是 QTc 最大值到最小值,而另一些人则建议测量从波峰到波谷的持续时间。在这两种情况下,正常的上限是 65ms,异常值超过 100ms。

QT 间期延长和尖端扭转型室性心动过速的发生更常见于以下这些情况和药物使用时:电解质紊乱(如低钾血症、低钙血症、低镁血症)、联合药物治疗(如抗生素、抗心律失常药、胺碘酮和普鲁卡因胺等Ⅲ类抗心律失常药)、抗精神病药、神经或内分泌异常(如甲状腺功能减退)、5-HT₃ 受体阻断药(帕洛诺司琼除外)、新斯的明、应激(包括麻醉诱导和苏醒)、女性、心动过缓和冠心病。虽然很多麻醉药物可延长 QT 间期,但很少影响复极离散度(如七氟烷),儿童全身麻醉期间诱发尖端扭转型室性心动过速的风险很少见[209]。室性心动过速的治疗需要考虑以下因素:

1. 虽然某些非典型室上性快速心律失常可能与室性心动过速相似,但有宽大的 QRS 波的心动过速应始终被视为源于心室。

2. 急性室性心律失常的初始治疗方法包括迅速评估临床状态和血流动力学稳定性。持续性心律失常耐受性差,需要立即治疗;对于不稳定的儿童,应在准备心脏复律

时进行心肺复苏。当考虑高级药物治疗时,建议进行专家咨询。潜在的药物干预包括利多卡因、胺碘酮和普鲁卡因胺。由于 QT 延长,后两种药物不应在尖端扭转型室性心动过速期间常规给药。

3. 硫酸镁被认为是尖端扭转型室性心动过速的一线治疗用药。由于 QT 间期延长,普鲁卡因胺和胺碘酮可联合用药。异丙肾上腺素和超速起搏对治疗心动过缓有效。只有当心律失常药物治疗无效时,才应进行电复律(1～2J/kg)。

4. LQTS 应该用 β- 肾上腺素受体阻滞剂治疗(而不是超速起搏),某些形式的 LQTS 可能需要植入心律转复除颤器。

心室纤颤

心室纤颤(ventricular fibrillation,VF)是一种罕见的儿童心律失常。它的特征是无序、非同步的心室活动,不能产生足够的心排血量。心室纤颤时心电图显示低振幅、不规则的偏转,没有可识别的 QRS 波群。零散的心电图电极也可以模拟这些体表心电图特征,因此当怀疑心室纤颤时,应立即进行临床评估并确保电极片充分接触皮肤。

心室纤颤的处理有以下几点:

1. 如果不治疗,这是一种致命的心律失常。

2. 立即除颤(初始剂量为 2J/kg)是最终的治疗方法。心肺复苏从胸外按压开始,应立即开始并持续 2min。如果除颤失败,能量剂量应加倍(4J/kg)并重复。对于体重不足 10kg 的儿童,建议使用直径 2.2cm 的儿童除颤电极板。体重超过 10kg 的儿童建议使用成人除颤电极板(直径 8～9cm),以减少阻抗和最大限度地增加电流流量。

3. 在准备除颤时,或者如果需要多次除颤尝试,电击之间应迅速进行充分的气道控制和胸部按压。应在不延迟除颤的情况下考虑使用复苏药物和胺碘酮。

儿童年龄组的起搏器和除颤器治疗

起搏器命名法

起搏器命名遵循北美起搏与电生理学会和英国起搏与电生理学会的指导原则[210](表 16-5):

- 第一个字母:起搏心腔(A= 心房,V= 心室,D= 双腔或两者都有,O= 无)
- 第二个字母:感知心腔(A= 心房,V= 心室,D= 双腔或两者都有,O= 无)
- 第三个字母:对感知的反应(I= 抑制,T= 触发,D= 双重反应,O= 无)
- 第四个字母:频率调节(R= 频率调节,O= 无)
- 第五个字母:多部位起搏(A= 心房,V= 心室,D= 双腔或两者都有,O= 无)

永久性心脏起搏器

适应证

心脏节律异常器械治疗最新指南发布于 2013 年[211]。一般而言,儿童永久性心脏起搏的适应证包括症状性窦性心动过缓、慢快综合征、先天性三度房室传导阻滞和晚期二度或三度房室传导阻滞[211, 212]。

表 16-5   经修订的 NASPE 通用起搏器代码

置入数量和种类				
I	II	III	IV	V
起搏心腔	感知心腔	对感知的反应	频率调节	多部位起搏
A= 心房	A= 心房	I= 抑制	R= 频率调节	A= 心房
V= 心室	V= 心室	T= 触发		V= 心室
D= 双腔（A+V）	D= 双腔（A+V）	D= 双重（I+T）仅限于响应双腔装置		D= 双腔（A+V）
O= 无	O= 无	O= 无	O= 无	O= 无

由代码指定的起搏器模式描述了起搏器的工作模式。摘自 Bernstein AD, Daubert JC, Fletcher RD, et al. The revised NASPE/BPEG generic code for antibradycardia, adaptive-rate, and multisite pacing. *Pacing Clin Electrophysiol*. 2002；25：260-264，稍作修改。

表 16-6 列出了最常见的起搏模式。

表 16-6   最常见的起搏模式

单室起搏

AAI，心房按需起搏（心房起搏和感知，感知到搏动时被抑制）

AAIR，心房按需起搏（心房起搏和感知，感知到搏动时被抑制），频率适应

VVI：心室按需起搏（心室起搏和感知，感知到搏动时被抑制）

VVIR，心室按需起搏（心室起搏和感知，感知到搏动时被抑制），频率适应

异步起搏（无感知）

AOO，固定频率心房起搏

VOO，固定频率心室起搏

DOO，固定频率房室起搏

双腔起搏

DDD，双腔起搏和感知

DDDR，双腔起搏和感知，传感器驱动的频率适应

围手术期注意事项

对于麻醉医生来说，应了解患者身上的心脏植入式电子设备（cardiac implantable electronic device，CIED），知晓装置放置指征、功能和围手术期可能遇到的潜在问题等基本知识至关重要[213]。对于所有使用植入式起搏器的患者来说，详细询问装置情况是术前评估的重要组成部分[214,215]。最近一次 15 导联心电图的结果，如有可能应予以复查。强烈建议熟悉植入的装置类型、设置、植入日期和指标、装置位置和潜在心律。如果没有记录，也没有提供植入装置详细信息的识别卡，胸片上不透 X 线的标志物可以帮助识别该装置。也可以随时电话联系起搏器的制造商，因为他们保存有所有植入装置的计算机记录。

在择期手术前可能需要重新编程，避免应用电刀引起起搏器故障等潜在问题。这是植入心脏装置的儿童中最常见的潜在电磁干扰来源之一。心脏起搏器患者的围手术期管理建议包括使用双极电凝，而不是单极（如果可能的话）；避免在发生器附近电灼，将电凝的负极板（分散垫）放置在离起搏器尽可能远的地方，使该装置不在电凝电极之间[216]。超声刀和电池驱动、电启动、手持烧灼装置等设备不会干扰心脏植入装置。大多数情况下应停用起搏器的速度应答特性。

当起搏器出现故障并影响基础心率时，应立即使用变时性药物和替代起搏模式。对于完全性房室传导阻滞儿童，行心脏起搏器植入术时建议经静脉植入，但一项 10 年的回顾研究显示常规术前安装临时起搏没有任何益处[217]。捕捉阈值可能受到药物的影响，当接受抗心律失常药物治疗的儿童如果需要起搏，应考虑到这一点。

围手术期的情况也会影响起搏阈值。如果需要的话，应该可以使用磁性装置进行异步起搏。大多数发生器通过异步速率（即 AOO、VOO 或 DOO）起搏来响应磁体装置。潜在的问题是由制造商为特定装置定下的特定磁体速率会与期望的或最佳的起搏速率不同。不应将磁性装置的使用视为术前起搏器审核/编程的替代品。除了围手术期的心电监护外，还应大力提倡在起搏过程中确认脉搏产生的其他方式（如食管听诊器评估心音、脉搏血氧饱和度、侵入性动脉血压监测）。程序完成后，应对设备进行测试和重新编程。

经皮起搏

目前已有几种具备除颤和心脏复律功能同时兼有体外起搏特性的设备供使用。紧急经胸起搏可作为症状性心动过缓儿童的一种临时措施[218]，但这在治疗儿童心跳停搏方面效果不明显[219]。起搏电极的尺寸应根据患者的大小选择（如重量 <15kg 时使用较小的胶垫）。装备设置通常包括起搏速率和功率输出。起搏时需必要的镇静以能够忍受软组织不适。长时间经皮起搏可导致局部皮肤损伤。除了通过 ECG 监测起搏器的心室夺获之外，还应进行临床评估确定心排血量是否充足。

植入式心律转复除颤器

植入型心律转复除颤器（implantable cardioverter-defbrillator，ICD）的主要目标是预防猝死。患有长 QT 综合征、HCM、濒死事件史、致心律失常性右心室发育不良、有恶性心律失常病史的先天性心脏病手术后的患儿可能是植入装置的潜在候选对象[211,212]。这些装置的功能包括起搏和除颤。通过起搏也可以终止快速心律失常。

在过去几年接受植入式装置的儿童越来越多，可能需要麻醉处理的儿童数量也逐渐增多。针对这类患者，术中护理主要考虑的相关因素涉及监测、处理潜在的电磁干扰问题，以及执行紧急除颤、心脏复律或心率支持[213-215]。在大多数

情况下（而不是全部），与心脏病专家或电生理专家进行围手术期会诊讨论至关重要。应该详细询问这些装置，并且可能需要在计划程序之前和结束时进行重新编程。

小儿心脏病的诊断方法

胸片

标准的前后位和侧位胸片为儿童潜在心血管解剖提供了线索。然而对心脏病来说，平片是一种不敏感的筛查工具[220]。患有多种类型的严重先天性心脏病的儿童可能拍出最初看起来正常的 X 线片；或者吸气能力差且胸腺较大的婴儿具有正常的心内解剖结构，但会出现心脏扩大的症状（图 16-30）。

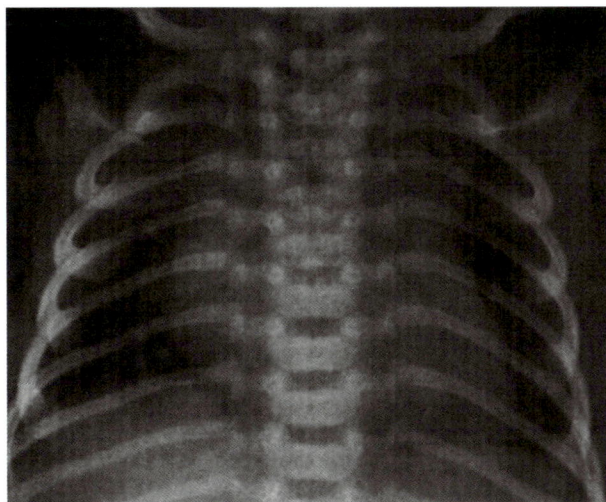

图 16-30　正在接受潜在心脏病评估的新生儿窒息发作，X 线片显示吸气效果不佳，导致心脏胸腺轮廓较大，难以解释心脏大小。这个孩子没有心脏病的迹象

解读胸片先要确定患者的姓名，并确保胸片的左右方向正确。所有医用导管和通路应依次验证其位置、路线和可能的终止位置。应检查骨骼和软组织是否有胸骨钢丝、骨折、脊椎异常或肋间隙增宽的迹象，这表明之前进行过开胸手术。也应该从侧位观察胃泡的位置、肝脏、心包的位置和方向。应检查肺实质是否有局灶性实变，如肺炎或肺不张，并检查肺血管纹理。

应该评估心影和大血管。在幼儿中心影的上部可能被胸腺遮盖。仔细检查心影包括心脏轮廓尺寸的评估和单个腔室或血管扩张的证据。在合并左向右分流行病学变的儿童中，主肺动脉段的大小可以为肺过度循环程度提供进一步的证据。在胸片中通常可以看到气管压陷，有助于确定主动脉弓的片面性，然而幼儿胸腺较突出，使之难以评估。

作为诊断工具，连续的胸片比单独的 X 线片更有用，可随时间推移持续监测儿童的心血管状况。对于容量负荷过大的幼儿，体格检查和生长参数与心脏扩大和肺过度循环程度相结合，比更先进的成像技术更有帮助。胸部平片也可以指导药物治疗的起始和滴定，以及手术干预的时机。

食管吞钡造影检查

目前食管吞钡造影检查（吞咽）在先天性心脏病诊断中的应用和研究十分有限，已大部分被 MRI 和胸片检查所取代。在某些情况下，比如担心存在血管环时，通常因为气道症状或很少见的合并喂养或吞咽困难时，钡餐食管造影可以作为最初的筛查工具[221, 222]。儿童最常见的血管环类型为：①双主动脉弓；②右主动脉弓，其左锁骨下动脉和左动脉韧带异常。钡柱的压痕提示存在特殊的血管异常（图 16-31）。

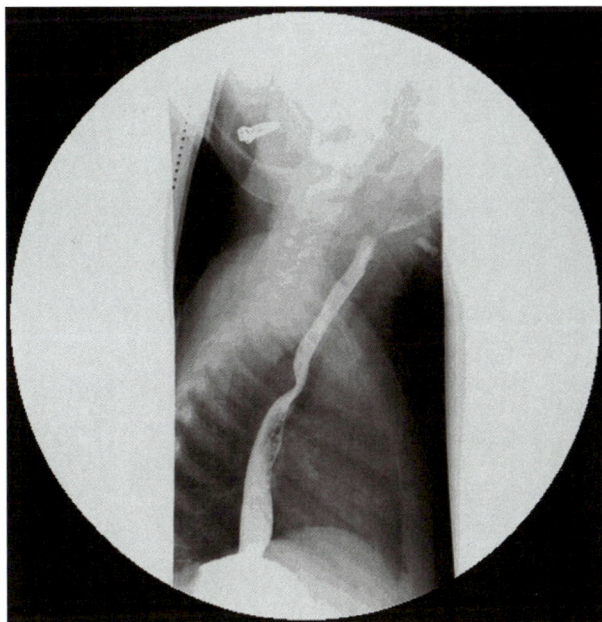

图 16-31　患有呼吸系统症状的儿童吞咽钡剂时，食管中部向后凹陷，这与血管环一致（这种特殊情况是由异常锁骨下动脉和食管后动脉引起的）

超声心动图

超声心动图是对大多数类型的儿童心脏病进行初步和系列评估的金标准[223]。超声探头可获取心血管结构的实时图像，包括经胸、经食管、胎儿、心外膜、心内和血管内超声显像等各种超声心动图模式都可获得[224-229]。在评估和管理疑似或已知心血管疾病的儿童方面都可发挥重要作用。

超声心动图的优点包括其非侵入性、提供良好的时间和空间分辨率、生成便携式实时图像、成本效益高和易用性。与任何类型的超声波一样，这些波在均匀的组织和液体中传播良好，但在空气和骨骼中传播很差。超声心动图的另一个局限性与某些患者群体的有限声窗有关，例如那些经历过多次心胸手术的患者、老年人或有大量软组织或身体脂肪的儿童。因此，心血管 MRI 正越来越多地用于无创成像。超声心动图的其他挑战还包括需要通过在多个平面扫描来获得一系列二维层析图像，从而将这些图像重建为人头脑中的三维结构并达成专家解释。

尽管有这些限制，超声心动图仍然是大多数儿童的主要诊断成像方式。许多医疗和外科处理决策主要基于这种方法所获得的结果给予指导。

标准的经胸研究包括二维检查、M 型成像和多普勒评估（即色流,脉冲波,或连续波模式）。二维成像提供心脏和血管系统的结构评估。横断面图像是由几个窗口获得的,这些窗口允许在多个平面上获得良好的解剖细节。如前所述,在

大多数情况下,这足以对心脏解剖进行详细的分段评估。M 型超声心动图可以对心脏进行一维成像,具有良好的时间分辨率（图 16-32）。它被称为实时心脏冰锥视图,主要用于评估心室大小和功能。

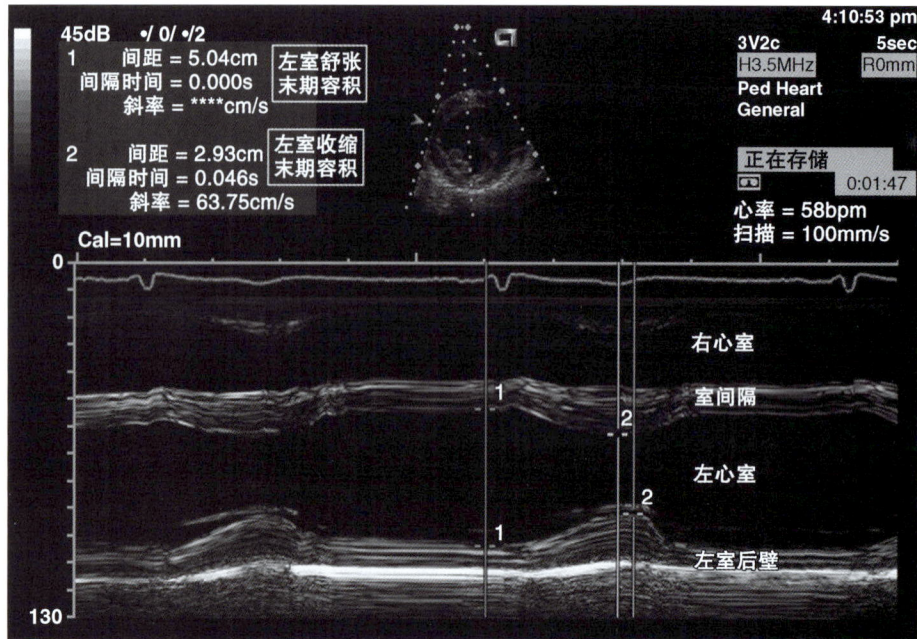

图 16-32　M 型超声心动图可测定左室大小和计算左室缩短率

彩色血流多普勒技术可以评估血流的方向和速度。除了检测心脏瓣膜和血管的血流外,彩色血流成像还可以显示细微的病变,如仅通过标准二维成像很难识别的小间隔缺损。传统上朝向探头的血流显示为红色,背向探头的血流显示为蓝色。湍流流与多普勒速度的增加有关,颜色五彩镶嵌可很容易识别,它通常有一个绿色的色调。

脉冲多普勒和连续波多普勒是可以补充彩色血流数据并提供定量信息的频谱形式。脉冲波可探寻定位狭窄或湍流的特定位置,但它能检测到的速度大小有限。连续波多普勒可以量化更高的速度。利用频谱多普勒获得的速度通过应用简化的伯努利方程可估计各种心室内的压力。这种测量方法表明,两个位置之间的压差大约是它们之间的射流速度（v）平方的四倍:

$$压差（mmHg）=4 \times v^2$$

三维超声心动图的应用在不断发展,包括在先天性心脏病患者中的应用[230-232]。如果获得足够的图像,这种方法可以提供清晰和有用的体积评估。这种方式的一个显著优点是它能够详细显示心血管结构及其相互关系,在许多情况下比二维成像更有助于了解病理情况。这项技术在复杂解剖案例情况下特别有用。三维超声心动图也可用于计划性介入干预。

超声心动图报告解析

心脏腔室和血管尺寸的测量

在超声心动图检查中,通常可以得到以下几种测量值。

包括左室舒张末期（left ventricular end-diastolic, LVED）和左室收缩末期（left ventricular end-systolic, LVES）容积、室间隔和左室后壁厚度、测量瓣膜环和大动脉的尺寸以及左房容积。为了确定这些值是否适合被检查的儿童,这些测量值参考了与身体表面积相匹配的正常儿童数据。这是通过报告测量值和 z 分数来实现的,z 分数表示测量值与比较总体平均值的标准差。

心室功能评估

几种超声心动图技术都能够提供心室功能的信息。心室收缩功能的两个最常报道的指标是缩短分数和射血分数。缩短分数代表心动周期中左心室直径变化的百分比。这是使用以下公式计算的:

$$缩短分数（\%）=（左室舒张末期内径-左室收缩末期内径/左室舒张末期内径）\times 100$$

正常值范围从 28% 到 44%,平均值为 36%。然而,这一指数取决于心室前后负荷。

射血分数（EF）是心室输出的血液（每搏输出量）相对于舒张末期容积的比率,代表每次心跳时从左心室排出的血液百分比。EF 由左心室容积分析得到,公式如下:

$$射血分数（\%）=（左室舒张末期容积-左室收缩末期容积/左室舒张末期容积）\times 100$$

公式中,LVEDV 为左室舒张末期容积,LVESV 为左室收缩末期容积。正常值在 56%～78%。射血分数低与收缩

功能受损有关；然而，在正常射血分数的情况下，心脏功能障碍也可能发生，如舒张性心力衰竭。

虽然这些功能指标很常规，且容易获得，但它们有很大的局限性。EF 的估计是基于椭圆形左心室的几何假设，这可能不适用于系统性右心室或其他类型的心室几何构型（如单心室）；这说明即使在没有临床疾病的情况下，人们仍对其他可能提供更敏感和全面的心室功能信息的方法感兴趣。

这些技术包括心肌性能指数，也称为 Tei 指数，它结合收缩期和舒张期间隔来评估整体心室功能[233, 234]，多普勒组织成像（DTI）用来评估心肌速度[235]，应变/应变率成像用来量化心肌节段变形的速度[236]。虽然已经确定了这些成像方法在正常儿童中的价值，并且描述了病理情况下的改变，但是还需要更多的研究来证实它们在特定类型的心血管病理学中的临床应用。

压力评估

三尖瓣反流的峰值速度可以用来估计右心室收缩压，在没有肺动脉狭窄或流出道梗阻的情况下，右心室收缩压应该等于肺动脉收缩压。例如，如果使用简化的伯努利方程记录三尖瓣的峰值回流速度为 3m/s，则右房和右室收缩压的压力梯度或差值可估计为 $4×3^2=36mmHg$。如果假设右心房压力正常（4～6mmHg），右心室收缩压约为 40mmHg。类似地，如果室间隔缺损的峰值或最大流速测量为 4.5m/s，则预测心室之间的压力梯度为 $4×4.5^2=81mmHg$，这意味着缺损是压力限制的，右心室和肺动脉收缩压相对较低。

梯度评价

峰值瞬时梯度的估计是量化半月瓣和流出道梗阻严重程度最有临床意义的方法。它是通过应用简化的伯努利方程导出的。当在肺动脉瓣上测量这些梯度时，它们往往比在主动脉瓣上测量的梯度与导管插入测得的峰间值的梯度关联更密切，其中平均梯度（通过频谱多普勒跟踪下速度的自动积分得到）显示出更密切的相关性[237]。由多普勒超声心动图测定的平均梯度被认为是衡量房室瓣膜和其他低流量静脉通路梗阻严重程度的更好指标，而不是峰值梯度。

反流性病变的评估

大多数儿科心脏中心对反流性病变严重程度的评估在很大程度上仍主要是定性评估。当这些类别之间有重叠时，通常表现为轻度、中度、重度或三者的结合。在临床上，连续的超声心动图数据评估和对比比一份孤立的报告更有意义。

磁共振成像（MRI）

心血管磁共振血管成像已经成为其他成像模式的补充技术。在评估复杂病理、描绘全身和肺血管异常、评估整体和局部心室功能、评估心肌存活能力和描述肺血管树结构改变的儿童的肺血供特征等方面都已有受益的报道[238-244]。其他可能进一步扩大心血管磁共振成像应用的方面包括左向右分流的量化和血氧饱和度的测量[245-247]。磁共振成像也有助于指导儿科心脏病的介入治疗[248, 249]。

尽管 MRI 的时间分辨率不如超声心动图，但新的序列和技术允许实时获取类似于透视的图像。获取高空间分辨率的 MRI 数据的一个重要方面是使用心脏和呼吸门控技术，以便仅在心脏和呼吸周期的特定部分进行采样。缓慢的心率和较低的呼吸频率有助于这一过程。与计算机断层扫描（CT）相反，MRI 不会使儿童暴露在辐射下；这使得许多患有心血管疾病的幼儿更适合进行一系列检查。然而，这需要进行深度镇静/麻醉及其承担与之相应的固有风险。

由于 MRI 可产生磁场，以下几种金属的存在被认为是禁忌证，包括起搏器、ICD、脑血管夹/线圈，以及最近植入的心脏内或血管内线圈和装置。钛金属可以最大限度地减少异物产生的假象；不锈钢在 MRI 研究中会产生明显的伪影。

MRI 的另一个限制是需要儿童在长时间的检查中保持静止，以优化图像质量。对于幼儿来说，这通常需要使用深度镇静或全身麻醉[250-252]。对于患有复杂且经常发绀的先天性心脏病婴儿，通常要求在这些放射性检查过程中有专科医生看护。心血管疾病的严重性和屏气的需求增加了对远程实施医护的麻醉医生面临的挑战[253]。检查的冗长性和对图像进行后处理的显著时间要求使得 MRI 对放射科医师来说比其他非侵入性成像方式需要更多的时间。

随着 MRI 技术的改进，扫描速度加快，可用性增加，成本降低，它将继续在先天性和获得性儿童心脏病的诊断和纵向随访中发挥越来越大的作用。

计算机断层扫描（CT）

无论是否有心电图门控技术，CT 已经是各种心血管成像模式中的一种选择（图 16-33）[254, 255]。相对于 MRI，CT 的主要优点是扫描时间非常快，对大多数儿童来说，需要小剂量镇静或根本不需要。CT 的一个显著缺点是巨大的辐射负担，尽管通常估计其辐射值相似或稍大于诊断性心导管术，还有对碘造影剂的可能需求及其伴随的风险。要注意的是辐射剂量因机构而异。在保持足够的诊断图像质量的同时优化辐射剂量仍然是一个不会间断的研究领域。

在描绘心内解剖方面，心脏 CT 不如 MRI 准确，但它可提供极好的空间分辨率和心外结构信息。在主动脉弓异常和血管环的评估，以及明确体循环静脉和肺静脉回流中，CT 是有利的。该技术的其他应用包括评估冠状动脉异常（先天性和获得性）和评估与气道病理相关的心血管疾病，其中动态记录和三维重建提供详细信息。

心脏导管及血管造影术

心导管侵入性地测量心内和血管内压力、血氧饱和度，并结合血管造影来评估心脏解剖和血流动力学（图 16-34，图 16-35）。在二维超声心动图时代之前，心导管常常用于诊断目的。随着无创成像技术的进步，诊断程序在这些研究中所占的比例相对较小。目前大多数中心心导管置入术的适应证包括评估生理变量，如压力和阻力数据、测量分流比、当其他诊断方法不充分时的解剖定义、需要电生理检测或治疗，以及何时需要基于导管的介入干预措施。

大多数导管置入术用于介入治疗，包括心肌内膜活检、狭窄血管的血管成形术和支架置入术，瓣膜和导管的扩张、针对固有缺陷的闭塞技术、管状连接，并且认为不再需要外

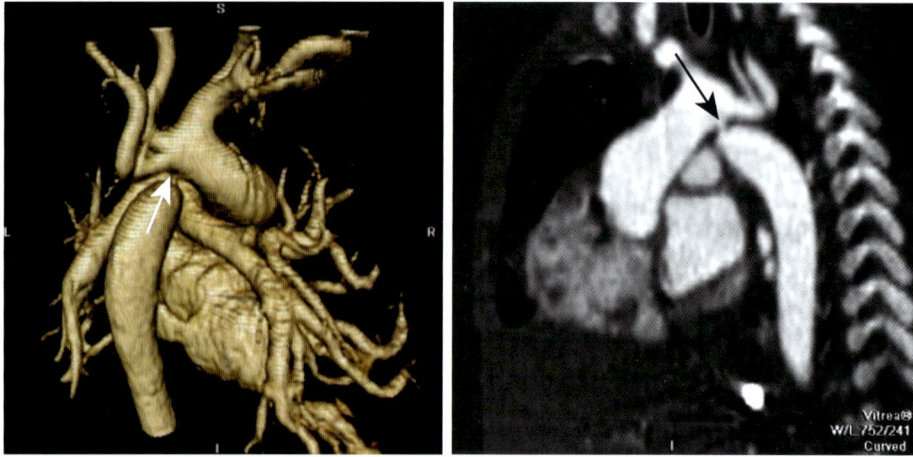

图 16-33　计算机断层摄影图像显示了婴儿主动脉弓严重阻塞的详细解剖结构（箭头）

科手术来产生通道（图 16-36）（见第 22 章）。在某些情况下，如患有复杂心脏病的危重新生儿，基于导管的介入治疗如房间隔球囊造口术和其他程序可以挽救生命。

通常经皮穿刺股动脉途径进入体循环。大多数检查通过放置在不同部位的导管记录压力数据进行血流动力学评估。氧饱和度数据是从不同的心室和血管通过反射血氧计或血气测量获得的。与血气分析得出的氧饱和度计算结果相反，反射血氧测定法提供了测量值。这允许测定的氧含量（即血液中血红蛋白的总量），并且与耗氧量值结合时可评估血流和其他计算（如分流）[257]。可获得的其他数据包括压力梯度、心排血量以及用于获得血管阻力和瓣膜面积的参数。虽然基础测量最好是在模拟清醒状态的条件下进行，但这在儿童中并不可行，而且在大多数情况下需要使用深度镇静或全身麻醉。血流动力学评估和血氧数据计算在正常体温条件下获得是最佳的，然而吸入氧气浓度要保持较低且相对恒定。

透视和血管造影是大多数心导管研究的基本组成部分。在这两种方法中，血管造影图像是在注射造影剂时记录的，因此占了大部分的辐射照射，通常每秒 15 或 30 帧。因此，在心导管插入术中，辐射剂量和风险一直受到关注[258]。大多数血管造影术是在双平面成像过程中通过对设备进行定位以获得最佳的视野，以便描述所讨论的病理（即轴位血管造影）[259]。

尽管心导管置入术经过多年的发展，提高了安全性，但它仍然是一种有风险的侵入性操作[260-263]。包括失血过多、血管并发症、感染、心律失常、血管或心脏穿孔、空气栓塞、心肌缺血以及与造影剂使用相关的风险。相比较年龄较大的儿童，这些并发症在新生儿和婴幼儿身上更容易发生[264]。由于介入导管置入术本身的操作程序，这种技术有更高的并发症发生率和潜在相关的发病率和死亡率。然而随着经导管介入治疗变得更安全和有效，越来越多的婴儿和儿童可能不再需要外科手术，通常在门诊即可进行治疗[265]。在这一领域开展的方法还包括经皮瓣膜置入术、心导管置入和外科干预相结合策略（混合手术）以及胎儿期基于导管的介入治疗等[266-270]。

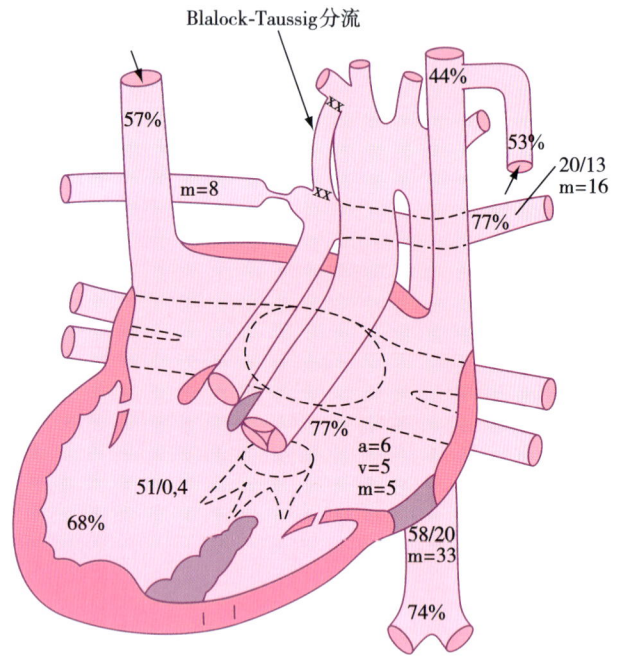

重量3.3kg

诊断
1. 内脏异位
2. 右位心
3. 完全房室通道
4. 右心室双出口
5. 肺动脉瓣狭窄，严重
6. 大动脉转位术
7. 下腔静脉中断伴异常延续
8. 无名后到肺主动脉分流
9. 右肺动脉隔离

图 16-34　在监护心脏结构异常患者时，如患有复杂先天性心脏病，心导管检查图解很有参考价值。图示心导管检查中常规获得的数据，包括氧饱和度测定（以 % 表示）、压力测量（以 mmHg 表示）和血流动力学计算。导管路线用箭头标志。心房收缩时产生的 a 波（a）表示心房压力；v 波（v），是由房室瓣打开前心房被动充盈产生的；以及平均值（m）（单位均为 mmHg）。请参阅"心导管检查报告解析"一节

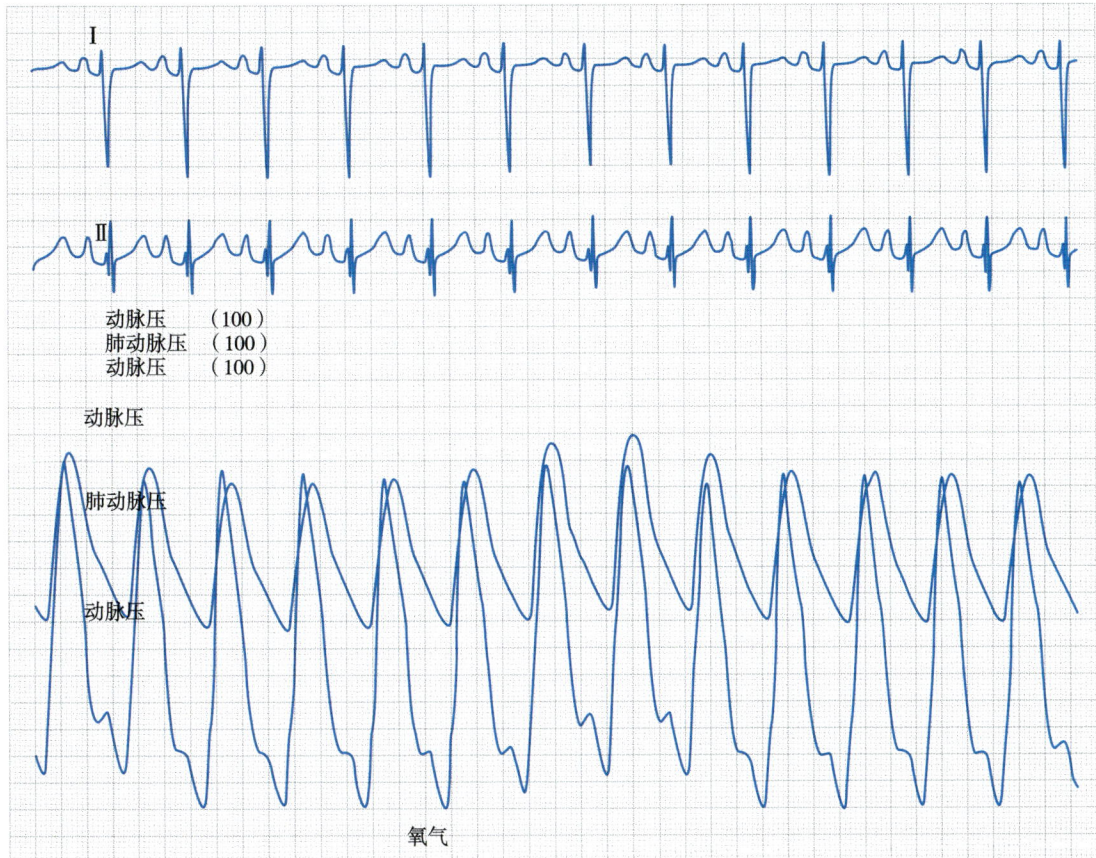

图 16-35　心导管置入术中获得的血流动力学波形图,注意该患儿有多处左侧梗阻,其肺动脉收缩压(100mmHg)处于系统性水平。ART,系统性动脉压;PA,肺动脉压

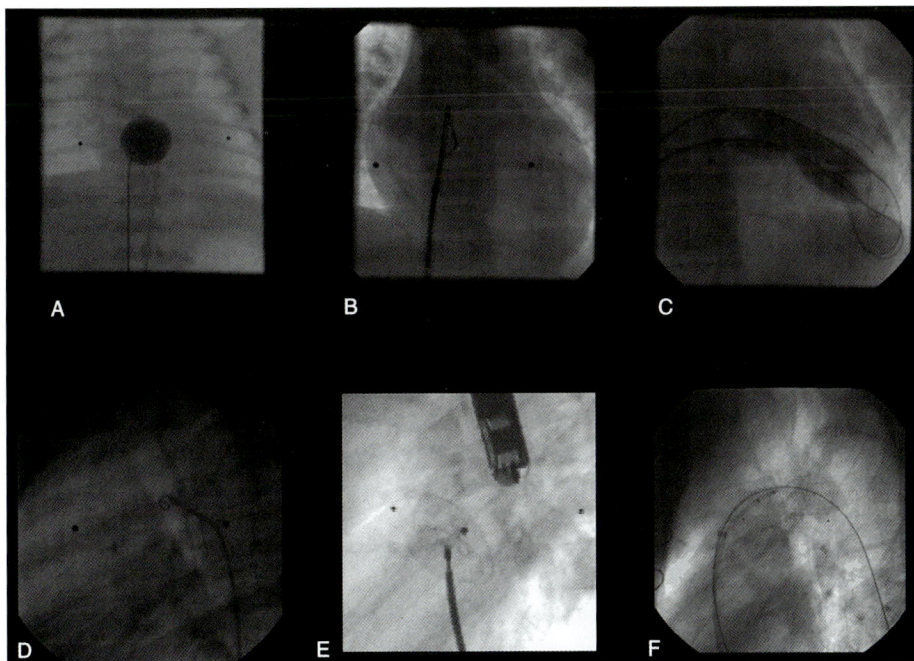

图 16-36　儿童心导管实验室进行了多种类型的介入措施。A. 房间隔球囊造口术。B. 房间隔造口术。C. 双球囊二尖瓣成形术。D. 放置导管线圈封堵器。E. 经导管闭合房间隔缺损。F. 置入支架后扩张肺动脉

心导管检查报告

压力数据解析

心房压力波形特征是几个上升波（a、c 和 v 波）和下降波（x 和 y 波），报告值对应于 a、v 波和平均压力。右心房压力通常以 a 波为主，正常情况下右心房平均压力<5mmHg。左房压力以 v 波为主，左房平均压很少超过 8mmHg。压力波形异常经常与房室瓣狭窄、反流、心律失常和心包疾病等有关。

在心脏收缩期、收缩末期以及舒张末期记录和报告心室压力。通常右心室的收缩压为 25～30mmHg，舒张压为 5～7mmHg。左心室的收缩压随年龄增长，而且应该等于动脉收缩压。而舒张末压一般<10mmHg。

肺动脉压力报告包括其收缩压、舒张压和平均压。正常儿童的肺动脉收缩压应等于右心室收缩压，平均肺动脉压不应超过 20mmHg。肺动脉楔压是通过将导管漂浮至末梢血管，阻断血流而测得的，反映左心房压力。

主动脉压力和描摹的轮廓取决于探寻的位置。通常随着导管向末梢循环漂浮时收缩压会增加，这种现象被称为脉搏波放大。

压力梯度，或两个不同位置之间的压力差，可以用多种方法测量（即平均梯度和峰值梯度）。重要的是要考虑到有多个因素可能会影响测定结果，梗阻严重程度和心室的功能会影响显著，镇静或麻醉下的患者梯度变化较小。

分流的计算

分流的特点在于它们的方向（如左向右、右向左或双向）和大小。左向右的分流可以根据肺部（$\dot{Q}_{pulm}$）与全身（$\dot{Q}_{sys}$）血流量比进行量化分析。公式中，$S_{sys}aO_2$ 是全身动脉氧饱和度，$S\bar{v}O_2$ 是混合静脉氧饱和度，$S_{pulm}vO_2$ 是肺静脉氧饱和度，$S_{pulm}aO_2$ 是肺动脉氧饱和度。

$$(\dot{Q}_{pulm})/(\dot{Q}_{sys})=(S_{sys}aO_2-S\bar{v}O_2)/(S_{pulm}vO_2-S_{pulm}aO_2)$$

当肺部与全身血流量分流比超过 3∶1 时意义显著，尽管较小的分流比可能与相当多的临床症状相关。

心排血量的测定

心脏泵射到体循环中的血液量，或心排血量，可以通过多种方法得出。热稀释测量法使用生理盐水作为指示剂测量肺血流量。在不存在心内分流的情况下，这相当于心排血量（以 L/min 表示）。在 Fick 方法中，氧作为指示剂，心排血量通过应用以下公式获得：

$$\dot{Q}_{sys}=(L/min)=(\bar{V}O_2(L/min))/(C_{sys}O_2-C\bar{v}O_2)$$

公式中，$\dot{V}O_2$ 是耗氧量（假设或测量），$C_{sys}O_2$ 是全身动脉血氧含量，$C\bar{v}O_2$ 是混合静脉血氧含量。氧含量＝氧饱和度 ×（1.36×10× 血红蛋白浓度）。

血管阻力

阻力代表体循环或肺循环中相对于流量的压力变化。它以 Wood 为单位（mmHg/(L·min)）表示，通常用标准化的人体表面积计算。全身血管阻力（SVR）和肺血管阻力（PVR）的计算公式如下：

$$SVR=(平均动脉压－右心房压)/全身血流量$$
$$PVR=肺动脉平均压－肺毛细血管楔压或左房压/全身血流量$$

合并心血管疾病儿童患者围手术期注意事项

一般问题

对患有心脏病的儿童来说，麻醉既具有挑战性又令人畏惧，原因如下[271]：

- 特异的疾病谱
- 先天性病变的广泛度及其潜在的生理影响
- 除了对血流动力学影响，对先心病来说有许多介入和外科手术的选择（表 16-7）
- 事实上，许多父母并不知道儿童病变或畸形的全部过程或细节

为了给这些儿童提供最佳治疗，应达到以下目标：

- 熟悉心血管缺陷
- 了解生理异常和可用的治疗方法
- 认识储备受限的征象、代偿机制和围手术期风险[272]
- 能够识别建议的介入或外科手术操作对儿童潜在身体状况的可能影响，预测是否耐受或如何耐受，并作好准备以应对可能出现的任何问题

把这种艰巨的挑战和困难的目标相结合，即使对最有经验的临床医生来说也是令人生畏的。当治疗患有复杂心血管疾病的儿童时，建议多学科联合以便制订和执行最佳的个体化管理计划。如果条件许可，应咨询小儿心脏病专家或保健医生，包括询问儿童疾病的详细细节、总体临床状况、过去和当前的治疗、先前导管置入或外科手术干预措施，和存在的残留病理变化。围手术期团队成员之间应充分互动，允许交流信息、讨论关注点和推荐规范意见，以制订促进患者治疗和综合护理计划[273]。这对于管理患有复杂病理生理改变的儿童尤为重要。

完整的病史资料和集中检查在术前评估中至关重要。除了评估儿童疾病过程、总体临床状态和功能储备外，还应该评估可能影响麻醉管理的问题（如有限的血管通路、困难气道、胃食管反流、肺和全身血流量及压力的控制等），回顾现有的诊断研究（如心电图、胸片、超声心动图、动态心电图、心导管检查、MRI、CT）。根据手术的性质、疾病的复杂程度以及对围手术期结果的潜在影响，可能需要进行额外的评估和诊断研究。在许多情况下，作为围手术期医生的麻醉医生在确定现有信息是否充分方面起着重要作用。

术前评估的一个基本目标是识别由于心血管疾病造成的心肺功能受限而风险增加的儿童。术前访视后，心脏病患儿的麻醉医生应了解心脏缺损的病理生理学和先前任何干预措施的影响。特别关注异常指标包括低氧血症（SpO_2<75%）、$\dot{Q}_{pulm}/\dot{Q}_{sys}$ 超过 3∶1、流出道压力梯度>50mmHg、肺动脉高压（即平均肺动脉压力>25mmHg）、肺血管阻力指数增加（>2Wood 单位 /m^2）或红细胞增多（即血细胞比容>60%）。一些临床状态可能使儿童在麻醉和手术期间面临严重心肺失代偿的风险：近期充血性心力衰竭、心律失常失控、严

表 16-7　先天性心脏病手术治疗

手术	描述	目标或结果
动脉开关（Jatene）手术	动脉干在半月瓣水平以上横断，重新定位到相应的心室，冠状动脉重新植入新主动脉根部	在大动脉转位术中建立正常的脑室 - 动脉连接（右心室到肺动脉，左心室到主动脉）
房室间隔缺损（房室管 / 心内膜垫缺损）修复术	房室沟通的补片闭合，房室瓣重建，左房室瓣裂隙闭合	消除心内分流
Blalock-Taussig 分流	无名或锁骨下动脉与肺动脉之间的沟通；"改良"意味着移植物的植入	允许或增加肺血流
中央分流、Waterston 分流、Potts 分流、Mee 分流	体循环和肺循环之间的沟通	允许或增加肺血流量
间隔缺损的闭合术	心房或心室层面沟通的补片或初级闭合	消除心内分流
缩窄修复	缓解主动脉弓梗阻（多种途径）	穿过主动脉弓建立开放
Damus-Kaye-Stansel 术	肺动脉与主动脉端侧吻合术；需要通过替代途径重建肺血流（从体循环动脉移植到肺动脉或右心室到肺动脉导管）	在与主动脉血流障碍或其他情况相关的单心室情况下，允许系统性流出道通畅
动脉导管未闭的分割或结扎	动脉导管层面通道闭塞	消除了大动脉层面的分流
Fontan 术	将下腔静脉血液引导至肺循环的连接	引导下腔静脉血液进入肺循环分离单心室患者的肺循环和体循环；通常是单心室姑息治疗的最后一步
Glenn 吻合术（全腔肺动脉吻合术）	上腔静脉和肺动脉之间的吻合（双向意味着从上腔静脉流入两个肺动脉）	在卸载单心室的同时提供肺血流；可能是单心室缓解途径的第一步或中间步骤
Konno-Rastan 手术（主动脉心室成形术）	左心室流出道和主动脉环扩大；室间隔扩大流出道形成的缺损，用大补片修复	减轻主动脉瓣下和瓣膜梗阻；当主动脉根被自体肺动脉根替代时，它被称为 Ross-Konno 手术。此外，冷冻保存的同种移植物组织也可用于主动脉根部延长置换
Nikaidoh 手术	涉及左心室流出道的重建，其中主动脉根部在出口隔膜分离和肺动脉瓣切除后移位，用补片修复室间隔缺损，用心包补片完成右心室至肺动脉吻合	用于治疗伴有肺动脉狭窄和室间隔缺损的大动脉转位
Norwood 手术（第一阶段缓解）	包括主动脉重建、房间隔切除术和行全身肺动脉分流术（改良的 Blalock-Taussig 分流）或右心室至肺动脉导管（Sano 改良版）	通过允许右心室血流喷射到重建的主动脉中来解决系统性流出道梗阻。房间隔切除术提供了肺静脉回心血量通畅引流到右心房。系统与肺动脉的连接可提供肺血流量
肺动脉捆扎	环绕肺动脉的收缩带	限制肺血流量过多
Rastelli 手术	建立心内通道，允许左心室输出到主动脉，同时关闭室间隔缺损，并放置右心室导管到肺动脉	允许左心室单独射向主动脉，取消心室层面的心内分流，并提供通畅的肺血流。该程序导致肺循环和体循环的分离
Norwood 手术的 San 改良版	在 Norwood 手术中，在右心室和肺动脉之间放置移植物，以替代改良的 Blalock-Taussig 分流术	提供肺血流量
Senning 或 Mustard 手术（心房开关）	心房内挡板手术	允许肺静脉血液改道通过三尖瓣进入右心室（作为射进主动脉的系统腔）。全身静脉回流经二尖瓣进入左心室，左心室再泵入肺动脉主干。
法洛四联症修复术	闭合室间隔缺损，解除右室流出道梗阻	消除心室层面的心内分流，解决右心室流出道梗阻（通常在几个层面）
动脉干修复术	闭合室间隔缺损，建立右室至肺动脉的连续性（通常采用同种移植）	取消心内分流，恢复心室和大动脉之间的正常连接
瓣膜切除术	瓣膜切除	缓解瓣膜梗阻
瓣膜切开术	打开狭窄瓣膜	缓解瓣膜梗阻
瓣膜替换术	放置生物假体或机械瓣膜	解决瓣膜病变（梗阻和反流）
瓣膜成形术	瓣膜修理	缓解瓣膜反流和狭窄
Yasui 手术	将血液从左心室经室间隔缺损导入重建的主动脉（使用天然肺动脉瓣作为新主动脉瓣）。通过导管建立右心室至肺动脉的连续性	为具有两个足够大小的心室和系统流出道阻塞的婴儿提供双心室修复

重心室功能障碍、不明原因的晕厥、不耐受剧烈运动、单心室生理功能、主动脉瓣膜狭窄（Williams 综合征）或与心肺功能严重受损相关的任何情况。对于部分儿童，手术后进入重症监护室的计划应在术前就与父母、儿童和护理小组进行讨论。

临床情况和前期治疗的状况

患有先天性心脏病的儿童可能需要在姑息性治疗或在确定治疗方案前后进行麻醉护理。矫正措施使患儿可以获得正常预期寿命和充分的心血管储备，而接受这些干预措施的儿童通常不需要进一步的体格检查或外科治疗。从严格意义上说，只有少数手术符合这些标准：动脉导管未闭的结扎、分离或闭塞，以及孤立的继发孔型房间隔缺损的闭合。其他介入或外科手术可以使其修复或矫正，但不一定使恢复正常的血流动力学或达到预期寿命。临床医生应该考虑潜在的心血管储备限制，需要随访，进一步地医疗管理，以及在某些情况下额外的导管介入或外科治疗。在其他情况下，已缓解的先天性心脏病患儿血液循环可能仍不正常，据报道这部分人群在围手术期发生不良事件的风险更大[24, 274-277]。来自 POCA 登记处的公布数据调查了先天性和获得性心脏病儿童中与麻醉相关的心搏骤停[154]，结果表明有心脏病的儿童比没有心脏病的儿童更容易发生心搏骤停，原因主要是心血管疾病。这些事件大部分发生在普通手术室，通常在手术维持阶段。而发生心搏骤停最常见的异常解剖基础是单心室，尤其是那些处于早期姑息治疗的患儿。心脏病患儿的总死亡率高于非心脏病患儿，其中主动脉瓣狭窄（Williams 综合征）和心肌病患儿的死亡率最高。

先前的手术对心脏和其他系统的影响需要再三考虑。手术干预后可能遗留或改变一些问题，包括残余分流、瓣膜狭窄或流出道梗阻、瓣膜反流、肺动脉高压、心律失常和心室功能障碍。对合并残余显著的病理学特征、疑似或已知肺动脉高压、单心室生理机制，以及那些施行流出道导管放置、瓣膜置换或心脏移植术后的患儿，需要对围手术期风险进行详细评估（见第 17、18 和 22 章）。

总结

医护患有心脏病的儿童是儿科麻醉实践的一个主要方面。心血管疾病的范围包括许多各种不同的结构缺陷和各种先天性或获得性疾病。提供最佳围手术期医疗能力在很大程度上依赖于对病变的基本病理生理学的清晰理解、对常用诊断模式及其临床应用的熟悉程度，以及受影响的个人可选择的医疗和外科治疗方案。在本章中，我们介绍了心脏病学的基本概念，这些概念可以增强儿科执业麻醉医生对心血管疾病的整体认识。

致谢

我们要感谢 Timothy C. Slesnick 博士在前一版本对本章的贡献。

（李玉梅 郑雪松 译，张良成 校，李军 上官王宁 审）

精选文献

Bai W, Voepel-Lewis T, Malviya S. Hemodynamic changes in children with Down syndrome during and following inhalation induction of anesthesia with sevoflurane. *J Clin Anesth*. 2010;22:592-597.
The retrospective study evaluated whether children with Down syndrome are at increased risk for bradycardia and hypotension during and after sevoflurane induction. The investigation reported a significantly higher prevalence and degree of bradycardia in children with Down syndrome. Despite these findings, there were no differences between Down syndrome and control groups in the prevalence of hypotension or pharmacologic interventions.

Brown ML, DiNardo JA, Odegard KC. Patients with single ventricle physiology undergoing noncardiac surgery are at high risk for adverse events. *Paediatr Anaesth*. 2015;25(8):846-851.
The retrospective chart review examined outcomes of anesthetics in children with single ventricle physiology undergoing noncardiac surgery. There was no mortality in a high-risk subgroup of palliated children; however, adverse events associated with anesthetic care occurred in almost 12% of children.

Cordina RL, Celermajer DS. Chronic cyanosis and vascular function: implications for patients with cyanotic congenital heart disease. *Cardiol Young*. 2010;20:242-253.
This excellent article reviews the effects of chronic cyanosis and associated alterations in blood vessel structure and function, with an emphasis on the endothelium and important implications for patients with cyanotic congenital heart disease.

Matisoff AJ, Olivieri L, Schwartz JM, et al. Risk assessment and anesthetic management of patients with Williams syndrome: a comprehensive review. *Paediatr Anaesth*. 2015;25(12):1207-1215.
The article provides an overview of the clinical manifestations of Williams syndrome, proposes a method to estimate anesthetic risk, and outlines recommendations for periprocedural care of affected children.

Rossano JW, Shaddy RE. Heart failure in children: etiology and treatment. *J Pediatr*. 2014;165(2):228-233.
This comprehensive manuscript addresses important aspects of pediatric heart failure, including epidemiology, diagnosis, risk stratification, and current therapies.

参考文献

第17章　小儿心脏手术的麻醉

ANGUS MCEWAN, VASCO LAGINHA ROLO

术前评估

先天性心脏病(congenital heart disease, CHD)约占主要先天异常性疾病的1/3。据估计,CHD的全球出生患病率为0.91%[1],这意味着美国每年有4万名CHD患儿出生[2]。虽然CHD可以单独出现,但常合并有其他心血管及心外畸形[3]。在合并其他先天异常性疾病、染色体异常例如21三体综合征的患儿及CHD患儿的其他兄弟姐妹,其CHD的发病率会增高[4]。随着诊断技术的进步,许多CHD患儿在产前或产后早期得以诊断[5,6]。随着诊断能力、手术技术和围手术期医护水平的提高,大部分医疗中心改变了以往的做法而选择更早地修复缺陷;许多医疗中心选择在新生儿期就进行矫正手术[7,8]。总的来说,大约有一半的CHD患儿在出生后的第一年接受心脏手术,约25%的患儿在出生后的第一个月接受手术[9,10]。

复杂CHD患儿的围手术期处理需要由心外科医生、心内科医生、麻醉医生、重症监护医生、灌注师和护士组成的专门团队来完成。照顾这些患儿的专业人员面临着临床医学中最大生理畸变的挑战,负责这些患儿的麻醉医生需要对心脏解剖学、生理学和病理生理学有全面的了解,且必须能对病理生理迅速变化的每一个细微差别做出快速反应。

除了CHD患儿,小儿心脏麻醉医生还要负责成人CHD患者的治疗,其潜在的心脏问题与儿童有很大的区别[11]。因为大多数患有CHD的儿童有望活到成年,小儿心脏手术的成功导致成年CHD(grown-up CHD, GUCHD)患者的人数不断增加[12]。对这类患者来说,理想的治疗方法是在专科病房对他们进行医护治疗[13,14]。尽管GUCHD医疗中心的数量和规模正在不断增加,但目前仍无法提供所有医疗的需要。与此同时,照顾这类患者的责任落在资格最合适的医生身上,其中包括了小儿心脏麻醉医生。随着他们潜在CHD病情的发展,这类患者往往随着年龄的增长会出现并发症,从而给医务工作者提出额外的挑战。

在评估儿童复杂心脏病时,我们在很大程度上依赖超声心动图和磁共振成像(magnetic resonance imaging, MRI)来获取诊断数据。虽然目前接受诊断性血管造影的患儿较少,但介入性心导管置入治疗更多被采用。在许多情况下,例如动脉导管未闭(patent ductus arteriosus, PDA)、房间隔缺损(atrial septal defect, ASD)及室间隔缺损(ventricular septal defect, VSD),这些以前需要通过手术治疗的疾病,现在可由心脏病医生在血管造影室进行介入治疗。其他干预治疗措施包括,使用带或不带支架的球囊导管扩张动脉以及异常侧支血管的介入治疗。肺动脉狭窄通常采用球囊扩张和支架植入,主动脉缩窄的治疗方法与球囊扩张类似,狭窄的瓣膜也通常采用扩张治疗。这些手术已经导致患者的风险从血管造影室转移到手术室内[15]。对患儿个体来说，由于越来越多的疾病在血管造影室得到治疗，其发病率有了显著下降。但是由于介入手术更为复杂，在血管造影室出现并发症的风险有所增加（见第22章）。

术前访视和评估

术前访视是CHD患儿麻醉管理的重要组成部分[16]。术前访视有以下几个目的：

1. 医疗评估；
2. 麻醉前用药；
3. 提供信息；
4. 与患儿和家属建立融洽的关系；
5. 制订麻醉方案。

医疗评估

麻醉医生必须对心脏解剖、病理生理学、即将进行的手术以及相关的先天性异常或疾病有清楚和详细的了解。医疗评估包括病史的整理、体格检查、影像学和实验室数据的回顾。大多数诊断信息是从病历中获得的，应特别注意超声心动图、血管造影、MRI等影像学资料以及胸片和心电图。许多医疗中心都有联合心脏会议，在会议上多学科专家会对治疗的决策进行讨论，会议的讨论结论对术前评估很有价值。

除了收集具体的诊断信息外，还应有针对性地进行病史收集和体格检查，以评估患儿的总体病情。应着重评估患儿是否出现了心力衰竭及其程度、发绀或出现肺动脉高压的风险。还应收集以往手术的有关信息，因为这有可能改变中心静脉穿刺及有创监测放置的位置。应评估患儿的一般营养状况，生长发育不良可能是严重CHD的症状。应收集可能与麻醉计划有关的其他资料，例如重复手术及重复胸骨切开术表明可能在外科手术进入心脏和大血管进行心肺转流术（cardiopulmonary bypass，CPB）插管之前需要建立外周CPB。这会对导管的放置产生一定的影响，因为可能需要建立颈动静脉或股动静脉旁路，应为CPB的插管保留适当的区域。如果患儿在之前的12个月内接受过抑肽酶治疗，则不应再给予抑肽酶，因为在此期间的重复给药会导致过敏反应的风险增加（Trasylol package insert：Bayer Pharmaceuticals Corporation，West Haven，CT. December 2006）[17]。

手术的类型很重要。例如选择在左侧行Blalock-Taussig分流术，则不应将动脉测压放置在左臂，因为在锁骨下动脉夹闭过程中会导致动脉测压扭曲或丢失。如果计划实施上腔静脉肺动脉吻合术（Glenn分流），颈内静脉导管用于监测肺动脉压力是有效的，但它应该在术后早期拔除，避免上腔静脉（superior vena cava，SVC）形成血栓的风险及其潜在的灾难性后果。

为使用局麻药乳膏，事先应当寻找好的静脉并进行标记。穿刺前应用局麻药乳膏对重症患儿十分有用，即使是在计划采用吸入麻醉诱导的前提下，因为它允许在非常浅的麻醉状态进行静脉穿刺置管，从而避免了高浓度吸入麻醉导致心肌抑制的风险。

麻醉前用药

术前镇静药物的使用十分有益，但用药的方式区别很大。目前有多种药物治疗、给药途径及用药的建议，但术前用药往往取决于地域偏好，而且并不总是基于临床证据。人们对由于术前准备和术前对不配合患儿的处理不足导致术后患儿行为问题的可能性有了深入的认识和越来越多的关注[18]。对于小儿麻醉医生来说，通过非药理学和药理学的方法来降低围手术期患儿的焦虑非常重要[19]。虽然麻醉前用药最好是基于个人基础的评估，但一些一般性的考虑往往适用于大多数拟行小儿心脏手术的患儿。对于<6个月的婴儿，通常不需要预先给药，对于很少表现出焦虑且术前能与他们建立良好关系的年龄较大、健康的患儿，通常也没有必要给予麻醉前用药。然而对于年龄较大的儿童，尤其是那些曾经做过手术、对麻醉和手术有恐惧的患儿，解除他们的恐惧很重要，术前镇静用药对充分解除其与父母分离的焦虑和顺利完成麻醉诱导发挥了关键的作用。严重充血性心力衰竭的患儿最好慎用麻醉前用药，因为常规剂量药物的药效可能无法预测。相反，左心室或右心室流出道动力性梗阻的患儿往往受益于术前镇静用药，因为在诱导过程中的哭泣和挣扎可能会加重梗阻。发绀儿童［如法洛四联症（tetralogy of Fallot，TOF）患儿］在诱导过程中如果受到刺激，发绀可能会加重。对发绀型儿童用药之后的吸氧和监测很重要，因为他们对缺氧的通气反应是迟钝的[20,21]。在美国，有时在麻醉医生的直接监督下在术前准备间使用麻醉前用药，使患儿平静下来并与父母温和地分开。在英国，麻醉诱导是在专门的麻醉室进行的。在诱导完成之前，患儿的父母都会在场陪同，这通常使得没有必要给予患儿额外的麻醉前用药。

最常用的麻醉前用药是口服咪达唑仑（0.5~1.0mg/kg）[22]，然而咪达唑仑的药效可能难以预测，且可能会引起焦虑和烦躁不安的反常反应。氯胺酮、可乐定、替马西泮、水合氯醛、右美托咪定等多种药物都是CHD患儿麻醉前用药的有效药物[23]。

提供信息

以不具威胁、适合儿童年龄和发育阶段的方式向父母和患儿提供信息是术前访视的关键因素。这些信息包括麻醉前镇静药物的使用、禁食时间、诱导的类型、有创测压的方式和可能放置的位置、术后在ICU停留的需要及预计停留的时间。应概述其他监护仪的使用，如经食管超声心动图（transesophageal echocardiography，TEE）并确定有无禁忌证，说明输血的可能性。关于麻醉和手术风险问题的解答应使家长满意（见第4章）。

与患儿和家属建立融洽的关系

通过与家庭建立良好的关系，麻醉医生可以减少患儿和父母的焦虑，使家庭产生信任感，从而改善他们的住院经历。与患儿保持良好的关系也能促使麻醉诱导更顺利地进行，也可以根据患儿的个人喜好和可能的既往经历使用减少其围手术期焦虑的特殊非药物技术。

制订麻醉方案

在对患儿进行评估后，需制订详细的麻醉方案。麻醉医生应对患儿的心脏缺陷、血流动力学转归以及相应的并发症有全面的了解。详细的麻醉方案应包括麻醉药物和技术的选择、通气管理以及变力性/血管活性药物的支持，针对个体患者达到一系列合适的血流动力学目标。

上呼吸道感染和心脏手术

健康儿童存在上呼吸道感染（upper respiratory tract infection，URI）的情况下接受择期非心脏手术，很有可能出现呼吸系统并发症（表 17-1）。这些并发症通常是轻微的，易于处理，发病率很低[24-26]。应根据个体情况决定是否对患有 URI 的儿童进行非心脏手术（见第 4 章）[27-29]。

表 17-1　上呼吸道感染的诊断

下列症状中至少有两项或以上得到家长的确认：

流鼻涕

喉咙痛或痒

打喷嚏

鼻塞

乏力

咳嗽

发热>38℃

资料来自 Schreiner MS，O'Hara I，Markakis DA，Politis GD. Do children who experience laryngospasm have an increased risk of upper respiratory tract infection？ *Anesthesiology* 1996；85：475-480。

决定对患有 URI 的儿童进行心脏手术十分困难，虽然心力衰竭的患儿易患多种 URI，而且他们也可能本身就有类似 URI 的症状。手术相对比较紧急，推迟手术可能会增加患儿的风险。对合并 URI 的患儿行心脏手术可能会延长其在 ICU 停留以及机械通气的时间（虽然其整体住院时间可能不会被延长）；同时会增加肺不张和术后感染的发生率。然而，无论是死亡率（合并 URI 患儿的死亡率为 4.2%，没有合并 URI 患儿的死亡率为 1.6%）或是术后长期后遗症，合并 URI 的患儿接受心脏手术的数量都显著增加[30]。合并 URI 的患儿明显年龄较小、体重较轻，这可能是增加死亡率的部分原因，但在统计学上无显著性差异。在决定是否进行手术时应该考虑到这一点。计划行 Glenn 分流术或 Fontan 手术的患儿可能会面临特殊的风险，因为肺血管阻力（pulmonary vascular resistance，PVR）的增加可能对术后产生不利影响。对于计划行择期心脏手术的 URI 患儿，推迟手术是明智的。如果情况紧急，需要与手术团队讨论，正确评估手术对患儿的风险和益处。

小儿心脏麻醉的围手术期挑战

发绀

发绀患儿通过增加红细胞生成、循环血容量、血管扩张及代谢调节［如调节 2,3-二磷酸甘油酸（2,3-dipho-sphoglycerate，2,3-DPG）］的血浓度］来代偿慢性缺氧，这些自身调节有助于组织供氧。红细胞增多引起的血液黏度增加会增加血管阻力及导致血液淤滞，尤其是在脱水患儿，可能导致肾、肺和脑血栓形成[31-33]。患有红细胞增多症的患儿应避免术前和术后长时间禁食禁饮，除非提供足够的静脉补液。

当血细胞比容增加时，PVR 比体循环血管阻力（systemic vascular resistance，SVR）增加更明显，从而进一步减少已有肺循环损害患儿的肺血流量。凝血障碍常见于发绀型 CHD 患儿，这对手术止血有不良影响[34,35]。此外，慢性低氧血症可引起血管功能和结构的重要变化，可能会导致心血管功能受损[36]。当血细胞比容超过 65% 时，过高的血液黏滞度会损害微血管灌注，从而掩盖其增加携氧能力的优势。当血细胞比容极度增加时，红细胞体积的减少可纠正凝血障碍并改善血流动力学[37]。然而高黏滞度的发绀型心脏病患者的治疗仍有争议[38,39]。成人 CHD 管理指南建议适当采用放血疗法，并处理潜在的并发症[40]。

心内分流

在 CHD 中，许多病理生理涉及正常分开心腔或血管之间的异常通道，从而形成心室、心房及大动脉之间的血液分流或这些分流的组合。麻醉期间对分流的管理主要聚焦在对控制分流因素的了解。

限制性和非限制性分流

当异常通道较小时，缺损的尺寸大小限制了分流，PVR 和 SVR 对分流程度的影响也相应减小。当在异常通道任何一侧的同一循环水平存在较大的压力差时，通道分流会受到限制。当通过缺损处的血流受到限制时，其他决定分流量的因素变得不那么重要。这种情况通常发生在无症状或症状轻微的轻度心脏病患儿身上，如小 ASD 和 VSD 或小的 PDA。

麻醉期间的依赖性分流

在依赖性分流的患儿中，心内分流的方向和程度由循环动力学决定。麻醉管理的主要目标是控制循环动力学的稳定，从而尽量减少分流量。由于分流量依赖于 SVR 和 PVR 之间的压力关系，麻醉管理往往围绕控制相对的血管阻力展开。

在依赖性右向左分流的患儿中，当 SVR 减少或 PVR 增加时，分流量增加。而在依赖性左向右分流的患儿中，当 SVR 增加或 PVR 减少时，分流量增加。在双向或平衡分流的患儿中，血管阻力的变化增加了血管阻力增大一侧的净分流量。

在实际应用中，麻醉过程中的左向右分流急性增加在几种情况下具有重要的临床意义。在房室（atrioventricular，AV）管、动脉干及左心发育不良综合征等存在非限制性、显著的左向右分流时，可发生体循环向肺循环系统大量地分流。左向右分流的耐受性良好，除非出现肺循环窃血导致的低血压，从而导致由于终末器官灌注不良或冠状动脉灌注不足引起的酸中毒。在麻醉过程中，右向左分流伴有一定程度的动脉血氧饱和度降低较为常见。

凝血功能受损

与成人相比，婴幼儿体外循环后凝血功能受损程度较大。CPB 的启动触发了止凝系统的接触激活，伴随着持续的凝血和纤溶以及全身炎症反应的启动，这两者都将导致凝血障碍。在婴儿和儿童中，CPB 回路系统相对于患者的体型更大，使得这些影响更为复杂。在这个患者群体中，体外循环后的凝血障碍是由凝血因子合成功能不成熟、体外循环后的血液稀释及包括凝血因子和血小板消耗在内的复杂因素相互作用导致的。健康足月新生儿出生时维生素 K 依赖性凝血因子水平仅为成人的 40%～66%，在出生后的第一个月上升到成人的 53%～90%[41,42]（见第 2 章）。然而在 CHD 儿童，特别是那些发绀或全身灌注不足的儿童，由于肝蛋白合成受损，凝血因子的合成常常受到抑制。虽然抗凝血酶Ⅲ的水平很低，但由于凝血因子的同时降低，真正的肝素抵抗在婴儿很少见。

在 CPB 开始时，注入比患儿血容量大 2～3 倍的预充液，可将凝血因子尤其是纤维蛋白原稀释至术前的 50%，血小板稀释至术前的 30%。即使在回路中注入全血，也会发生这种程度的稀释。当在预充液中使用浓缩红细胞（packed red blood cell, PRBC）时，可能会发生更大程度的稀释。在新生儿转流结束时，凝血因子的活性往往极低，纤维蛋白原浓度往往低于 100mg/dl，血小板计数仅为（50～80）×10^9/L[43-45]。除了这些数量上的变化，血小板的功能也发生了改变，体外循环导致血小板黏附受体的丢失、血小板活化及白细胞 - 血小板缀合物的形成，发绀患儿血小板黏附受体的抑制程度远大于非发绀型心脏病患儿。此外，肝素也会对血小板功能造成损害[46,47]。

心脏手术会导致纤溶系统的显著激活[48,49]。CPB 期间肝素浓度不足也能导致术后出血，因为抗凝不足导致凝血通路的持续激活。凝血级联反应的持续激活导致血小板和凝血因子的消耗。体外循环转流抗凝的标准测量，即活化凝血时间（activated clotting time, ACT），在接受 CPB 的患儿，它与肝素浓度的相关性较差（通常用其替代物 anti-Xa 来测定）[50]。一项研究结果表明，个体化肝素监测及肝素滴定的使用与大剂量肝素的小剂量鱼精蛋白拮抗有关[51]。使用肝素 - 鱼精蛋白方案也可降低凝血级联反应的激活，从而可能减少术后出血[51-53]。由于以上多因素导致了凝血障碍，儿童的失血问题比成人更严重，新生儿和小婴儿的失血问题尤其严重[54]（见第 19 章）。

减少体外循环后出血的策略

为了使凝血因子和血小板达到正常有效浓度，一些医疗中心使用新鲜全血作为心肺循环预充液。一项成人患者体外凝血的研究指出，输注新鲜全血比输注浓缩血小板具有同等或更大的止血和功能效益。对于儿童，与输注重组全血［如浓缩红细胞、新鲜冰冻血浆（fresh frozen plasma, FFP）和血小板］相比，输注采收 48h 内的新鲜全血可以减少失血量[55]。有研究表明，在新生儿和儿童心脏手术使用新鲜全血预充，可以降低输血需求[56,57]并改善预后[58]。然而使用新鲜全血预充 CPB 回路的好处至少在一项研究中提出了质疑，其实验结果表明新鲜全血的使用没有优势，它延长了在 ICU 的停留时间并增加了围手术期的液体超载[59]。不同的儿童患者群体（如年龄、发绀与非发绀型 CHD）从新鲜全血的使用中可能获得不同的益处。在这一问题得到澄清之前，很难对其在儿童心脏外科手术中的应用提出明确的建议。此外新鲜全血往往很难获得，在供血筛选完成之前，全血必须冷藏 24～48h，而储存会导致严重的血小板损伤。坚持使用新鲜全血给输血服务和供血中心带来了巨大的压力，他们需要协调供体类型与受体需求之间的匹配。此外，在有合适的、更为简单的方法来替代这种血液成分管理策略之前，很可能会有相当数量的医疗中心会继续使用血液成分管理来治疗接受心脏手术儿童的出血和凝血障碍。

因此，个体成分输血治疗仍然是大多数医疗机构的实践标准。当新生儿和小婴儿合并稀释性凝血障碍时，应同时给予血小板和冷沉淀以纠正凝血功能缺陷，必要时需要重复给予初始剂量的血小板（10ml/kg）。若持续出血，血小板计数低于 100×10^9/L 则通常需要输注血小板[60]。冷沉淀中含有高浓度的纤维蛋白原、凝血因子Ⅷ、血管性假血友病因子及凝血因子ⅩⅢ，血小板的黏附和聚集需要纤维蛋白原和血管性假血友病因子参与。血小板的黏附和聚集是原发性止血的第一步（见第 10 章和第 12 章）。在血小板黏附和聚集的基础上，血小板脱颗粒的后续步骤开启整个凝血级联反应[61]。FFP 在这类凝血障碍中的使用没有证据支持，可能会导致红细胞和血小板的过度稀释[62]。

成人输血指南已被描述并已被证实可以减少术后出血及输血需求[63,64]。虽然输血在儿童中的应用往往显得更具经验性，但目前还没有类似的小儿输血应用指南。越来越多的证据表明，止血点（point-of-care, POC）的监测对指导接受心脏手术儿童的具体血液成分治疗是有用的[65]。对于外科手术来说，常规凝血试验在临床决策中往往耗时太长。因此，POC 血小板计数和凝血的黏弹性监测（如血栓弹力图和血栓弹性测定法）正在越来越多地被运用于血液制品及时合理应用的指导[66]。在小儿心脏外科手术，输血量计算公式的运用降低了血液制品的需求量及出血量[67,68]。然而仍需进一步制订有效的指南来监测和治疗小儿心脏手术的术后出血。

抗纤溶药物

小儿心脏手术中使用的抗纤溶药物包括抑肽酶、氨基醋酸（ε-aminocaproic acid, EACA）和氨甲环酸（tranexamic acid, TXA）。EACA 和 TXA 是赖氨酸类似物，可减少成人和儿童心脏手术的术后出血[69,70]，具有相似的药效及安全性[71-73]。小儿心脏手术使用 EACA 和 TXA 的剂量尚未明确。此外，考虑到循环血容量与 CPB 预充量之间的不均衡，新生儿与儿童药物靶浓度不同，药代动力学也存在差异，提示对于新生儿、年龄较小的患儿及年龄较大的儿童应采用不同的给药方案[74-76]。

抑肽酶是一种丝氨酸蛋白酶抑制剂，在许多国家已不再使用。出于安全考虑吊销其销售许可证后，抑肽酶在美国的使用也非常有限。事实上，尽管已对成人进行了彻底的研究，它的使用仍然引起了极大的关注。早期证据表明抑肽酶可减少出血、缩短拔管时间、缩短 ICU 停留时间及降低总死亡率[77]。然而，随后的研究与这些早期研究之间出现了矛盾[78]。虽然有几项研究表明它能有效减少出血和术后机械通气的时间，但还没有针对儿童的相同数量的文献依据[34,79-81]。据报道，抑肽酶在成人血管重建术中的运用导致肾衰竭或卒中的风险增加[82]。该实验组还指出，在血管重建术中使用抑肽酶导致成人患者的 5 年死亡率增加，主要原因是出现了卒中和心肌梗死[83]。与 TXA 或 EACA 相比，抑肽酶术后 30 天的死亡率增加了 1/3[78]。然而，关于死亡率增加的早期数据似乎没有得到后续研究的支持，而且在特定人群中其有效性可能大于风险性[84]。考虑到病理生理学和潜在危险因素的差异，虽然抑肽酶在成人的应用仍存在很大争议，但有关卒中和心肌梗死导致死亡率增加的数据与小儿群体的相关性是有限的。儿童使用抑肽酶导致肾衰竭的风险似乎与成人不太相同，尽管有学者担心抑肽酶可能导致儿童急性肾损伤（acute kidney injury，AKI）[85]，但另一项研究却未能得出同样的结果[86]。另一重要的安全考虑是关于严重过敏反应的风险。有关抑肽酶应用于儿童副作用发生率的报道各有差异，尽管患儿在初次接触抑肽酶后很少发生过敏反应，但再次接触导致严重过敏反应的风险会增加，特别是在最近一次接触抑肽酶后的 12 个月内[17,87]。生产厂家针对抑肽酶一年内的再次接触给出了黑框警告。美国 FDA 建议，只有在 CPB 可以快速启动的情况下才能在术中使用抑肽酶，以防发生严重的过敏反应。关于抑肽酶和赖氨酸类似物的相对安全性还不明确，所以这些不同的药物也会遇到类似的考虑。有证据表明，EACA 或 TXA 至少和抑肽酶有相似的有效性[88,89]。研究表明抑肽酶的使用可能会降低胸腔引流量[90]，提供更好的血液保护效应[91]，以及影响预后（如细胞因子的激活、提供术后恢复的早期指标）[92]。事实上，抑肽酶可能具有独特的抗炎特性，这可能对患儿有利[93]。需要进一步的研究以证实这两类药物的安全性和相对药效，并证明其有效性，改进针对特定患者的有效给药方案（见第 20 章）。

外用药物

使用外用药物促进血栓形成及减少心脏手术的术后出血是常见的。最常用的外用药物是纤维蛋白密封剂，纤维蛋白密封剂模拟凝血过程的各个阶段，与合成黏合剂不同，它们具有生物相容性[94]；纤维蛋白密封剂常来源于血浆成分，大多含有病毒灭活的人纤维蛋白原、含有不同数量XIII因子的凝血酶、抗纤维蛋白溶解剂和钙[95]。当纤维蛋白原和凝血酶在应用过程中混合时，纤维蛋白原转化为纤维蛋白单体，导致半硬性纤维蛋白凝块的形成。通过模拟后期的凝血过程，这些密封剂可以止血并帮助伤口愈合[94]，接受心脏手术的儿童显著地减少了出血[96]。

超滤

超滤是在半透膜上通过对流力和静水压力梯度产生超滤液的过程。因此在 CPB 期间和之后，儿童体内的游离水和低分子量物质被去除。它可以增加血细胞比容、凝血因子和血小板浓度、升高血压、降低 PVR 以及去除超滤液中的炎症介质，显著减少了儿童心脏手术的术后出血[97-99]。

去氨加压素

去氨加压素通过增加血浆中VIII因子和血管性假血友病

因子的浓度发挥作用（见第 10 章和第 12 章），可以有效减少成人心脏手术 CPB 后的出血[100]。去氨加压素被指定在特定的患者亚组中使用[101-103]。遗憾的是，在对儿童的研究中未能证明其在减少出血或输血需求方面有类似的效果[104]。

体外循环手术的麻醉管理

监测

小儿心脏手术期间的无创监测包括脉搏血氧饱和度、五导联心电图、自动袖带测压、心前区或食管听诊器、连续气道测压、吸入和呼出二氧化碳浓度监测、麻醉气体和氧气分析、多部位温度测量以及单位尿液的收集。在诊治 CHD 患儿时，脉氧仪尤为重要。应在不同的肢体放置至少两个探头以免其中一个探头在测量时失效。对于发绀型心脏病患儿，传统的脉氧仪会随着饱和度的降低而高估其实际动脉血氧饱和度[105-108]。在出现严重低氧血症时这种误差往往会加剧[109]。当监测动脉导管分流的患儿时，探头应放置在右上肢以测量动脉导管结扎前的氧合，第二个探头应放置在脚趾来监测动脉导管结扎后的氧合（右侧主动脉弓的患儿需要将探头放置在左上肢）。对行主动脉缩窄修复术的患儿，应将脉搏血氧仪放置在右上肢进行监测，因为它可能是修复过程中唯一可靠的监测仪器。应在主动脉缩窄前后放置袖带测压，这两个袖带测压可以循环使用，并在手术矫正前后记录其差异。

监测呼气末二氧化碳压力（end-tidal carbon dioxide tension，$P_{et}CO_2$）对大多数儿童都有价值。然而对于发绀-分流型心脏病患儿，由于通气-灌注不匹配，$P_{et}CO_2$ 测量可能较少反映真实的 $PaCO_2$[110-112]。动脉血气是衡量通气和氧合充分性最准确的指标。为了提供快速的决断，将血气分析仪放置在心脏手术室内或附近是很有帮助的[113,114]。

当大量的枸橼酸盐血迅速输注或整个血容量被替代时，监测游离钙浓度在外科手术中必不可少。当输注枸橼酸盐全血、FFP 或血小板时，新生儿的游离钙浓度特别容易受到干扰。心脏储备有限的患者耐受游离低钙血症的能力较差，因为他们对枸橼酸盐输注产生的心肌效应更为敏感（见第 12 章）[115]。单独分析时，血清总钙浓度具有误导性。

CPB 期间的温度监测对充分的头部降温和脱机前的适当再升温具有重要的指导作用。由于直接测量大脑温度很不现实，所以替代测量部位包括鼓膜、鼻咽和直肠。鼻咽部与真实的大脑温度最接近，也是最常监测温度的部位。鼓膜和直肠部位的监测往往会高估大脑温度[116]。皮肤温度的监测反映了外周灌注，可提供适当外周复温的信息。

麻醉诱导后，对即将进行 CPB 的患儿行动脉穿刺置管。即使是婴儿桡动脉可以相对容易地经皮穿刺。新生儿常选用股动脉或腋动脉行动脉穿刺。桡动脉、股动脉和腋动脉都是行动脉穿刺和有创测压的合适部位，其并发症发生率与成人相似[117,118]。尽管有一项针对 200 例儿童的回顾性研究报道，肱动脉穿刺置管的并发症发生率与其他部位相似，但肱动脉穿刺测压临床常避免，因为它是缺乏侧支循环的末端动脉[119]。在足背或胫后动脉置管往往会提供不准确的血流动力学数据，尤其是在脱机之后，且也难以采集血液样本进行实验室检测。在罕见的外周动脉置管不能经皮完成的情况下，应考虑采用手术切开以获得动脉通路；或者外科医生可以在胸骨切开后将导管置入乳内动脉，并将无菌测量线经孔巾上方穿过。

中心静脉置管对中 CVP 监测非常有用，也是一种安全、可靠的给药途径，可用于给予正性肌力药或血管升压药及潜在的静脉刺激性溶液。对于心脏外科手术有两种常用的获得中心静脉通路的方法，其使用的决定可能取决于运用习惯。第一种方法是心脏外科医生快速暴露心脏，使其可用于观察和评估充盈压力。CVP 测压线可以很容易地从外科野建立起来，并移交给麻醉团队。这些经胸 CVP 测压是有用的，但有较小的风险[120,121]。第二种方法是经皮行锁骨下静脉或颈内静脉穿刺置管[122-124]，这种方法对时间长、复杂的手术特别有用，尤其对于婴儿或心脏没有暴露之前。重要的是要认识到颈内或锁骨下途径可能失败或导致气胸、出血及大动脉穿刺损伤后的血肿形成[125,126]。颈外静脉置管可避免这些严重的并发症[127]。目前越来越多的中心静脉通路通过超声引导技术来建立（见第 49 章）。英国国家卫生与临床优化研究所（the National Institute for Clinical Excellence, NICE）推荐使用超声引导技术放置中心静脉导管，超声技术被常规应用于放置中心静脉导管。

在非限制性 VSD 或 ASD 患儿（包括单心室或单心房的心脏），中心静脉压与左室充盈压一致。对拟行 Fontan 手术的单心室患儿，应谨慎处理 SVC 静脉导管的置入，因为 SVC 的血栓形成可能导致灾难性的并发症。对于这些儿童，股静脉可能是建立中心静脉通路的首选部位。心脏患者一般也应避免在左侧 SVC 放置中心静脉导管，通过左侧颈内静脉或左侧锁骨下静脉放置中心静脉导管有更大的糜烂和穿孔的风险。此外，在多达 10% 的 CHD 患者，左侧颈内静脉或左侧锁骨下静脉与左侧的永存 SVC 汇合，流入冠状动脉窦或左心房，这两个位置都不适合放置中心静脉导管[128-130]。

心内缺损患儿经皮置入肺动脉导管提供的信息通常与简单的 CVP 没有本质区别。没有可视技术很难置入，且可能无法提供有效的心排血量数据。因此很少被用于小儿心脏病患者。在被认为有用的情况下，最好是通过外科医生在手术台上置入。在一些复杂的 CHD 和预计可能出现术后左室功能不全的手术，持续监测左心压力很有价值。这种测量通常是通过外科团队置入 LA 压力监测导管获得的[131-133]。

经食管超声心动图

在美国，对接受心脏手术的成人和儿童使用围手术期超声心动图已成为监测标准[134-140]。在成人手术中，通常由麻醉医生进行经食管超声心动图（transesophageal echocardiography, TEE）检查；但在儿童手术中，TEE 通常由小儿心内科医生执行。这可能反映了先天性病变复杂性的增加以及准确评估这些病变及其修复的难度。TEE 具有成本效益，因为它的使用可以对外科和医疗管理产生重大影响[141]。有研究表明，根据 TEE 的检查结果，7.3% 的病例进行了第二次转机手术，12.7% 的病例改变了手术方式，18.5% 的病例改变了医疗方式。小儿心脏麻醉医生如果接受了适当训练，通常可以在转机前后进行 TEE 检查[142]。

采用具有多平面功能的小探头大大增加了 TEE 在围手术期的使用，甚至在婴儿和新生儿中也是如此[143,144]。1999 年，一项对美国各医疗中心的调查结果显示，93% 的医疗中心使用了术中超声心动图，除一个中心外，其余均使用了 TEE[145]。美国超声心动图协会和心血管麻醉医生协会发表了对成人[137]和儿童[139]进行术中全面 TEE 检查的指南。

虽然 TEE 在儿童中的使用通常是安全的，但确实会导致并发症的发生，而且可能在小婴儿中更为常见[146]。其并发症包括对口、舌、口咽、食管和胃的损害；其他并发症包括左心房或其他结构受压引起的血流动力学障碍，如果受压结构是位于动脉穿刺点附近的动脉，则可能导致有创血压测压的错误。少数情况下也会发生气道干扰，包括导管脱出、右主支气管插管及气管导管受压。然而其总体发病率很小，约为 2%[147]。在转机前后由 TEE 监测收集的信息，大致可分为两类：血流动力学监测与评估及结构诊断信息。血流动力学信息包括心室功能和充盈情况[148]，结构诊断信息与术前检查结果的确认和手术修复的评估有关。

近红外光谱

近红外光谱（near-infrared spectroscopy, NIRS）允许实时监测组织氧合。该技术基于分光光度法原理，利用人体组织在近红外波长范围内对光线相对通透的特点进行探测。大多数近红外光谱仪都是反射模式，其传感器下方区域由发射机光电探测器和接收传感器进行探测。获得的数值反映了潜在的异质性组织区域（包括动脉、静脉、毛细血管以及其他非血管组织）的氧合情况。尽管有研究表明，该技术可用于监测其他组织的氧合情况[149,150]，如肾脏和内脏循环，但大脑 NIRS 在小儿心脏手术中的应用受到了最多的关注。这项无创监测正在广泛应用于儿童 CPB 期间评估大脑氧气输送的充分性[151-153]。尽管没有明确的证据来确定人类目标近红外光谱的参考值，但它的应用可能会改善心脏术后神经学的预后。有研究表明，其双侧基线下降 20% 会触发增加大脑氧饱和度的措施，如优化颈部位置、增加平均动脉压、增加动脉 CO_2 浓度或增加血细胞比容。如果改变是单侧的，则可能与主动脉插管位置不正确有关[154]。准确地说，因为麻醉本身可能会导致基线改变，所以基线读数应在麻醉诱导前进行（见第 52 章）。

麻醉诱导

在英国，大多数儿童是在紧挨着手术室的麻醉诱导室进行麻醉，而且在大多数情况下其父母都在场。麻醉诱导通常是在儿童和父母坐在一起或被父母抱着的时候进行的。在诱导的最初阶段，可以让一些年龄较大的儿童自己拿着面罩；或者家长可以在儿童麻醉时为他/她扣上面罩。在儿童睡着后被转移到麻醉推车上，进行静脉和动脉通道的建立以及气管插管。这与北美大多数医疗中心麻醉诱导通常在手术室进行的做法不同。

无论是静脉诱导还是吸入诱导，都应该根据儿童和其心脏缺陷的情况决定。当选择静脉诱导（如患儿拒绝面罩诱导），同时静脉通路的建立有困难时，可通过肌内注射或口服氯胺酮使患儿镇静。局部麻醉乳膏的应用，例如局部麻醉药的共熔混合物（eutectic mixture of local anesthetics，EMLA）或 4% 丁卡因凝胶也能减轻注射时的疼痛。需要在术前访视期间确定合适的静脉，并向家长或护理人员说明使用乳膏的位置和时间（EMLA 的起效时间为 1h，4% 丁卡因凝胶的起效时间为 30min）。当静脉通路已建立时，最好选用静脉诱导。对于重症患儿，一般建议在麻醉诱导前确保静脉通路的通畅。

七氟烷是儿童最常用的吸入诱导药。七氟烷的作用非常迅速，对 CHD 患儿应谨慎使用，高浓度的七氟烷可导致心动过缓、低血压及窒息。在达到足够的麻醉深度后应迅速降低七氟烷浓度［儿童的最低肺泡有效浓度（minimum alveolar concentration，MAC）为 2.5%］以防心肌抑制。在需要限制七氟烷浓度的情况下建立静脉通路，可以选用局部麻醉乳膏，因为它可以在更浅的麻醉深度进行静脉穿刺置管。在发绀合并右向左分流及肺血流量减少的儿童中，吸入诱导起效变慢。此外，在新生儿及伴有较大右向左分流的幼婴中，可能无法达到所需的麻醉深度，呼气末浓度不能准确反映吸入麻醉药在血液和大脑的分压。在吸入诱导过程中加入氧化亚氮有两个原因。首先它没有气味，因此可以在气味较强的七氟烷给药前对患儿镇静；其次，与单独使用七氟烷相比，它可以更平稳、快速地诱导。即使对于发绀的患儿，浓度高达 70% 的氧化亚氮可使麻醉诱导平稳。一旦建立静脉通路，氧化亚氮应被空氧混合气体或 100% 氧气替代，同时给予肌肉松弛药。有些儿童因出于对面罩的恐惧而拒绝吸入诱导。为解决这个问题，我们先把面罩放在一边，用两根手指夹住面罩上部，慢慢地把我们的手从患儿的下颌下面伸向患儿的脸（这种气体混合物比空气重）开始诱导，做每一步之前都要先提醒患儿（如在脸上扣上面罩）。如果可能的话，先在自己、父母或动物玩具身上做示范动作以免惊吓患儿。有些儿童更喜欢自己拿着面罩，如果儿童有父母陪同或不能自己拿着面罩，父母可以帮忙拿着面罩。良好的麻醉前用药常常有助于这一过程的进行（见第 4 章）。

对于最好选用静脉诱导的患儿有几种选择。对于进入手术室之前未行吸入诱导的患有主动脉缩窄或左心发育不良综合征的新生儿，一种方法是给予芬太尼 2~3μg/kg、泮库溴铵，然后给予小剂量（即镇静剂量）的七氟烷或异氟烷。芬太尼可抑制插管后的高血压反应，泮库溴铵通过维持心率从而维持心排血量，小剂量的吸入麻醉剂提供镇静或麻醉作用。对于年龄较大的儿童，依托咪酯是一种很好的诱导药物，可以提供稳定的血流动力学，尽管它有注射痛。氯胺酮也广泛应用于新生儿和年龄较大儿童的静脉诱导，可以维持或升高血压、心率和心排血量，但其确切的作用机制尚不明确，可能是刺激内源性儿茶酚胺的释放，但在心力衰竭时应用会出现负性肌力作用[155]。这种负性肌力作用使氯胺酮不适合用于已达到儿茶酚胺最大刺激的患儿（如严重心肌病儿童）[156]。对于心动过速的患儿也不适合应用氯胺酮，比如主动脉狭窄的患儿。

监测应在诱导前开始，尽管使用监测设备会烦扰患儿并对患儿带来不利影响。脉氧仪探头可能是麻醉诱导前唯一的监测。七氟烷和其他卤化剂的使用可能提供另一有利因素，即给心脏和其他器官（特别是大脑和肾脏）提供一定程度

的缺血预处理。事实上七氟烷的使用降低了成人冠状动脉旁路移植术的心肌和肾脏损伤[157]。现有的证据表明，吸入麻醉药在改善心脏手术预后方面发挥了作用，特别是对某些患者亚群[158-160]。七氟烷对不同器官和系统以及在非冠状动脉和非心脏手术中的保护作用，及其推荐剂量和给药时间还需进一步地研究来阐明[161]。有学者认为在儿童患者中也能观察到同样的效应。七氟烷、咪达唑仑和丙泊酚在小儿心脏手术中的使用（在以心肌肌钙蛋白 T 作为损害标志物时）可预防心肌损伤[162]。有研究表明吸入麻醉药对儿童有明确的心脏保护作用[163]，尽管这些作用似乎不适用于所有接受心脏手术的儿童，这还需要进一步的研究来证实[164]。

麻醉维持

CHD 患儿的麻醉维持取决于其术前状态和对麻醉诱导的反应。是否使用吸入麻醉药、阿片类药物或其他静脉用药进行麻醉维持取决于患儿的耐受性和术后的通气计划。如果选择以阿片类药物为主的麻醉剂，则应在 CPB 启动时追加阿片类药物以抵消泵液的稀释作用，并保持足够的阿片类药物血药浓度。据报道，在成人心脏手术中，如果没有使用遗忘性药物，患者会出现术中知晓。虽然年纪较小的儿童可能无法对此进行描述，但在小儿心脏手术中出现术中知晓的现象不应被低估。实际上尽管儿童的术中知晓发生率是否高于或低于成人尚不清楚[165-166]，但麻醉医生应认识到在小儿麻醉中存在术中知晓的可能性，并注意此类并发症可能会导致患儿短期或长期的心理影响[167-169]。最近，英国国家审计项目（national audit project 5，NAP5）提出小儿心脏手术中最小化术中知晓风险的策略[170]，指出术中知晓一定程度上可能取决于几个因素，包括儿童的年龄、血流动力学稳定、手术和 CPB 的预计时间、术后通气计划，具体策略的选择往往取决于单位或个人的偏好。不同的药物单独或联合用药均可预防术中知晓：CPB 期间吸入麻醉药可通过带麻醉蒸发器的膜肺给药，静脉咪达唑仑（0.2mg/kg）可在 CPB 建立时使用，丙泊酚可在转流期间输注。最近，右美托咪定的使用已被提议用于减少术中知晓，它有助于减轻外科手术和 CPB 导致的小儿心脏手术中的血流动力学和神经内分泌反应[171]，其作用还包括减少术中麻醉用药的需求和术后阿片类药物的用量[172]，这表明它可能在减少术中知晓方面有作用。然而，右美托咪定（相当于 0.5MAC）并不是一种全身麻醉药，其预防术中知晓的有效性尚未明确[173]。有研究指出，右美托咪定对心脏、大脑、肾脏和肺有保护作用，右美托咪定的使用可能有助于改善预后、降低术后死亡率及成人心脏手术后并发症和谵妄的发生率[174]。右美托咪定能减缓窦房结和房室结传导[175]，这表明其可能对异位交接区性心动过速（junctional ectopic tachycardia，JET）有效。

建立旁路与脱机

在开始 CPB 之前，外科医生会要求给予肝素。给药后（最好是通过中心静脉给药）转流之前应确定 ACT 值。按照惯例，ACT 的测量值至少应是基线值的三倍以上或 >480s。尽管肝素的个体用药量差异很大且肝素的使用存在很多问题，但肝素仍然是 CPB 抗凝的首选[176,177]。事实上，使用适

当剂量的肝素减少血栓形成和血小板激活的同时减少因过度抗凝导致出血的风险，在这两者之间达到一个适当的平衡对儿童具有特别的挑战性[50]。基于血浆肝素浓度、凝血酶抑制和凝血试验之间不一致的考虑，使用 ACT 作为抗凝唯一的指标可能存在许多不准确之处[178]。抗凝治疗及其逆转的个体化管理似乎导致更少的凝血级联激活、更少的纤溶以及更少的失血和输血需求，然而在进一步研究明确这些已知的临床影响之前，在抗凝治疗中使用肝素和 ACT 测量可能仍将是大多数医疗中心的管理标准[51]（见第 19 章）。当转流开始时，应追加麻醉药物以抵消体外循环回路的稀释和吸附作用，应停止通气。高血压和低血压均可导致转流期间管理的复杂化，通过应用 α- 肾上腺素受体激动剂或拮抗剂（如去甲肾上腺素和酚妥拉明）将血压控制在适当的范围内以确保终末器官的灌注。患儿通常应在这个阶段根据鼻咽温而引导降温。如需心脏停搏，应在主动脉阻断钳夹闭后给予停跳液以在缺血期间提供心肌保护[179,180]，停跳液通常每 20～30min 重复一次，但如果在心脏保持跳动时进行手术则不需要停跳液。心肌损伤与主动脉夹闭的持续时间及心肌保护的有效性相关[181]。

在术中适当时间松开阻断钳、主动脉开放以恢复心脏灌注，心脏通常以正常的窦性心律开始跳动，但并非总是如此。在再灌注早期，可能发生不同程度的传导阻滞。然而这些传导阻滞通常是短暂的，随着灌注液作用的逐渐消失，通常会恢复正常的窦性心律。持续的传导阻滞可能是由于手术过程中传导系统受损所致。

在阻断钳松开后，通常开始给予所需的正性肌力药或血管扩张剂。复温可能在阻断钳松开前就已经开始了，但在阻断钳松开后复温更为常见。

患儿已经充分复温表现为：①正常的核心温度及最小的核心 - 外周温度差；②按需输注正性肌力药；③恢复满意的心功能；④有足够的通气，患儿可以从 CPB 脱机。如果使用了 TEE，应观察心脏是否有空气，如果有空气存在，应在 CPB 脱机之前尝试排除空气。在脱机后的最初阶段，灌注医生通常在外科医生或麻醉医生的指导下可以通过主动脉插管增加血容量。目前许多医疗中心都在改良超滤技术，即从主动脉插管提取动脉血通过超滤器，这些加热后充满氧气的血液被重新注入右心房。如前所述，使用改良超滤的好处包括增加血细胞比容、浓缩凝血因子和血小板、升高血压、降低 PVR 和清除患者体内的炎症介质。当这一过程完成后，可进行全面的 TEE 检查。

当获得满意的 TEE 结果后，灌注医生和手术医生应被提醒鱼精蛋白的使用。外科医生应将吸引器从术野移走，灌注医生应停止所有泵的工作，这样做是为了确保没有鱼精蛋白进入体外循环回路，以防由于任何原因需要重新建立体外循环，特别是在紧急情况下。一旦完成这些准备工作，外科医生要求给予鱼精蛋白对抗循环中的肝素。同时进行血气分析并重复 ACT 检测，ACT 应回到转机前水平。通常在外科医生止血的同时，在改良超滤或鱼精蛋白给药后，可以给予患者所需的血液制品。一旦达到合理的稳定，并且关闭了胸腔（或者决定让胸腔保持开放），患儿就可被转移到 ICU。

麻醉期间体循环和肺血管阻力的调控

在一些接受 Norwood 手术的左心发育不良综合征（hypoplastic left heart syndrome，HLHS）患儿，由于相对较低的 PVR 和相对较高的 SVR 导致过多的血液从体循环流向肺部，导致低血压、组织供氧不良、心肌缺血以及进行性酸中毒。然而，当相反情况发生时，PVR 大于 SVR 会导致患儿出现进行性氧饱和度降低[182,183]，类似的病理生理学存在于其他导管依赖性循环，并在一定程度上存在于其他分流病变中。由于对 PVR 的调控知之甚少，血管活性药物通常对体、肺循环都有影响，而改变分流程度和方向的药理学尝试会产生无法预知的后果，因此难以对 SVR 和 PVR 进行预测性的调控[184,185]。尽管存在这些问题，一些技术已经被证实在调控 PVR 和 SVR 相对稳定方面是有用的。将吸入氧浓度增加到 100%，通过过度通气将 pH 提高到 7.6 或更高，可以降低儿童的 PVR，呼气末正压、酸中毒、体温过低和使用低于 30% 吸入氧浓度可增加 PVR。强效吸入麻醉药降低 SVR 的作用大于 PVR。依托咪酯不会改变 TOF 患儿的肺血流量，而氯胺酮会增加限制性发绀患儿的肺血流量（可能通过扩张肺动脉），减少中度发绀患儿的肺血流量（通过收缩肺动脉）[186]。血管收缩剂（如去氧肾上腺素）增加 SVR 的药效大于 PVR，所以对减少右向左分流及增加左向右分流非常有效。

在心脏手术过程中，选择性增加 PVR 或 SVR 的直接方法是让外科医生在肺动脉或主动脉周围放置部分阻断止血带以增加其阻力，从而增加相反方向的血流量。虽然这只是暂时的措施，但可能在患者日益恶化的情况下重建更好的阻力相对平衡和更正常的生理功能。

麻醉药物在小儿心脏麻醉的应用

吸入麻醉药

七氟烷

七氟烷是小儿麻醉吸入诱导药的一种[187,188]，很少导致心肌抑制或心律失常[189-191]，与其他吸入麻醉药相比诱发气道高反应的可能性较低。与氟烷相比，七氟烷在 CHD 患儿的应用（特别是 1 岁以下和发绀患儿）具有独特的优势[192,193]。与氟烷相比，七氟烷 1.0MAC 和 1.5MAC 不会降低健康儿童清醒状态下的心率[194]，然而在浓度较高时，它能减慢心率和抑制呼吸。这两种特性对 CHD 患儿都很重要，因为心率缓慢会导致心排血量降低，而低通气会导致高碳酸血症和缺氧，从而增加 PVR。在没有氧化亚氮的情况下，七氟烷在麻醉诱导中对心肌收缩力的抑制作用小于氟烷。然而该药确实在一定程度上降低了左室收缩功能及 SVR；与氟烷和异氟烷一样，在 100% 氧浓度 1.0MAC 时它不会改变 ASD 或 VSD 左向右分流的程度[195]。七氟烷会引起特定患者群体（如 21- 三体综合征）心动过缓[196,197]及易感儿童的传导异常[198]，这对心血管储备低下患儿可能具有临床意义。七氟烷应慎用于有严重心室流出道阻塞的儿童[199]。

异氟烷

异氟烷不推荐用于麻醉诱导,因为其出现喉痉挛的概率>20%[200]。由于喉痉挛或其他原因导致不能通气,很快会出现低氧血症和高碳酸血症,两者都会增加 PVR。PVR 的增加及由此导致的肺动脉高压是心脏病患儿不能耐受的,特别是存在右向左分流的患儿(见第 7 章)。尽管异氟烷和等浓度氟烷对健康新生儿和婴儿血流动力学的抑制程度相似[201, 202],但异氟烷在 CHD 患儿的应用可能具有优势,因为它抑制心肌收缩力的作用比氟烷程度轻[203, 204]。

氟烷

在美国、加拿大和英国,氟烷的使用几乎已停止,但它仍然在世界其他地区广泛使用。为完整起见在这里进行说明。<3 个月婴儿摄入氟烷的速度比成人快,心肌摄取氟烷也是如此[205]。虽然氟烷对人类新生儿心肌的确切影响尚不清楚,但年幼的啮齿动物对氟烷的心血管耐受性较低,而麻醉需求剂量较高[206]。对心血管系统正常的婴儿进行的研究表明,氟烷诱导时出现低血压伴心动过缓的发生率很高[207],在正常婴儿麻醉诱导时心指数在氟烷 1.0MAC 时下降到73%,在 1.5MAC 时下降到 59%[202]。1~6 个月婴儿的氟烷MAC 值是所有年龄组中最大的[208]。麻醉需求的增加,加上心血管系统的不成熟,在一定程度上解释了婴儿对氟烷相对不耐受的原因。事实上与氟烷相关的血流动力学抑制已被证实与患儿的年龄成反比[209]。与七氟烷麻醉诱导相比,氟烷可降低不同年龄组儿童的心率和收缩压[187]。因此,诱导前通过肌内注射或静脉输注阿托品以减轻心动过缓和低血压的严重程度、增加心排血量,部分抵消了氟烷对心肌的抑制作用。尽管氟烷会引起低血压,但它会增加发绀型 CHD 患儿的动脉氧饱和度[210]。

七氟烷在麻醉诱导中的谨慎使用常对轻到中度心脏病的患儿的耐受性良好。然而,对患有严重心脏病的幼婴使用大剂量强效吸入麻醉药可能是不明智的。任何年龄心血管储备低下的儿童和右向左分流导致全身动脉血严重去饱和的儿童,对于吸入麻醉药引起的心肌抑制和系统性低血压的耐受性较差。对于患有严重心脏病的儿童,更合适的方法是吸入低浓度的麻醉药使患儿遗忘和催眠,以及控制静脉诱导后可能出现的高血压反应(见第 7 章)。

氧化亚氮

氧化亚氮应避免用于 CHD 患儿的麻醉维持,因为会增加血管内空气栓塞的风险及增加 PVR。氧化亚氮会使血管内微泡和大泡膨胀,从而增加动脉和毛细血管的阻力。在所有右向左分流的儿童,这些气泡都有可能被直接分流到体循环和冠状动脉,这种现象被称为反常栓塞(paradoxical embolization)。即使在以左向右分流为主的患者,也有可能出现气泡从右到左的分流,因为在麻醉和手术过程中,分流方向可能受多种因素的影响而发生短暂的改变。因此必须小心确保没有气泡意外地进入静脉。冠状动脉空气栓塞后的不良后果会因氧化亚氮而加重[211]。氧化亚氮增加静脉空气栓塞

的血流动力学效应,即使在没有出现反常栓塞的情况下[212]。在已有右向左分流的儿童中,反常性空气栓塞显然是一个潜在的问题。如前所述,即使是那些具有较大左向右分流的患儿也可暂时出现分流逆转。当正常的心房压力梯度被逆转时尤其如此,如咳嗽或瓦氏动作。在做瓦氏动作时向右心房注射盐水,可以观察到空气微泡从右向左分流[213-215]。因咳嗽和瓦氏动作可能发生在麻醉诱导期间,即使是严格地清除静脉通路的气泡,也不能阻止少量空气进入体循环。在CPB 之后也可以观察到微气泡[216]。

氧化亚氮可增加成年人的 PVR[217, 218]。然而在 50% 吸入浓度时,似乎不会对婴儿的 PVR 或肺动脉压造成影响[219]。氧化亚氮在此浓度下会轻度降低心排血量[220]。对于肺血流受限、肺动脉高压或心功能低下的儿童建议避免使用氧化亚氮。对于不需要吸入 100% 氧气的代偿良好的儿童,氧化亚氮(通常浓度为 50%)可在麻醉诱导期间使用,但在气管插管前停用。如果气管插管后需要降低吸入氧浓度,以维持 PVR和 SVR 之间的适当平衡,则可在吸入混合气体中加入空气。

静脉诱导麻醉药

氯胺酮

氯胺酮是一种分离性麻醉剂,具有良好的镇痛作用,升高血压、心率和心排血量。引起这些反应的机制还不完全清楚,目前被认为是由于它能刺激内源性儿茶酚胺的释放导致[221-223]。氯胺酮对离体人类心肌有负性肌力作用[224-226],这与潜在的肾上腺素能张力有关[227, 228]。因此氯胺酮在体内的效应可能反映了其直接的心肌抑制作用与引起交感神经刺激能力之间的平衡。所以对于交感神经刺激已经达到最大限度的儿童,例如对于患有严重心肌病的儿童来说,氯胺酮可能是不合适的选择。对需要避免心动过速的患儿,比如患有主动脉瓣狭窄的患儿,氯胺酮也是不合适的选择。只要气道和通气得到保证,氯胺酮对 CHD 儿童的 PVR 影响最小[229, 230],适用于肺动脉压力正常[231, 232]或增加的[186, 233, 234]儿童,尽管在某些特定的 CHD 患者中,氯胺酮偶尔会导致PVR 增加或肺血流量减少[235]。氯胺酮是一种用途广泛的麻醉药,当静脉注射困难或禁止吸入诱导时,可以通过肌内注射或口服方式给药。常规静脉注射 1~2mg/kg 可产生预知的反应,而肌内注射 4~10mg/kg(可与肌内注射咪唑地西泮联合使用)则较难预测其反应。口服氯胺酮的剂量为 5~6mg/kg。氯胺酮的使用因医疗机构而异,有些单位广泛使用,有些单位很少使用(见第 7 章)。

依托咪酯

依托咪酯是一种咪唑衍生类短效麻醉药,无镇痛作用,临床使用非常安全,其动物模型的半数致死量(median lethal dose, LD$_{50}$)/半数有效量(median effective dose, ED$_{50}$)为 26[236],表明其 LD 是 ED 的 26 倍。在健康儿童,单一剂量的依托咪酯对体循环血压、心率和心排血量几乎没有影响[237],对 CHD儿童的血流动力学影响也很小[237, 238],即使用于休克儿童,其血流动力学特性也很好,而且其具有较低的临床重要的

肌阵挛或癫痫持续状态、静脉注射疼痛、恶心和呕吐的风险[239,240]。关于依托咪酯的主要关注点是当它连续给药时死亡率的增加。这种严重的不良反应归因于肾上腺的抑制[241-243]。类固醇合成的抑制发生在单一剂量依托咪酯后续长时间的输注，这引起了它作为麻醉药的争议，特别是其在 ICU 的使用[244]。在接受心脏手术的儿童，依托咪酯给药后血浆皮质醇和 ACTH 浓度下降可能持续 24h 或更长时间[245,246]，并可通过使用其他麻醉药而增强[247]。依托咪酯抑制肾上腺功能的观点已被证实，但在单次剂量麻醉诱导后患者的预后是否不同仍不清楚[248]。新的依托咪酯类似物已经解决了这些缺陷，并可能在未来的使用中增多（见第 7 章）。

丙泊酚

丙泊酚是一快速起效的静脉催眠药，可单次给药或连续输注；无镇痛作用，但具有止吐作用（即使在亚催眠剂量）[249-253]，可有效预防幼小儿童的躁动[254,255]。其作用时间短是药物快速再分配和代谢的结果，这也使得丙泊酚可以通过持续输注而少有药物蓄积。诱导剂量的丙泊酚可降低 SVR、血压和心排血量，对心率影响的个体差异较大。婴幼儿丙泊酚的 ED_{50} 比成人高[241-244,249,256-258]。如果丙泊酚的给药速度很慢，尽管诱导时间会增加，但达到麻醉状态所需的剂量更小，较慢的输注也会导致血流动力学更稳定[259]。注射痛和静脉注射后的不自主运动已解决（见第 7 章）。然而人们仍然对其引发丙泊酚输注相关综合征（propofol related infusion syndrome，PRIS）存在较大担忧。在输注丙泊酚 4mg/(kg·h)48h 后，可能出现这种罕见可致命的综合征，其临床特征是急性心动过缓并可能进展为心跳停止，常与进行性代谢酸中毒、血流动力学不稳定、心肌衰竭及横纹肌溶解有关，伴或不伴肝大或高脂血症[260-263]。PRIS 的症状可能发展迅速，常难以进行积极的药物治疗，需要血液透析或血液灌流，在某些情况下需要使用体外膜肺氧合的心肺支持[264-266]。为避免发生 PRIS，建议对 PRIS 的相关体征保持密切警惕，并限制丙泊酚连续输注的剂量和持续时间[267]。虽然丙泊酚可安全用于 CHD 患儿，但对于重症 CHD 患儿，特别是对于主动脉瓣或二尖瓣狭窄等心排出量固定的患儿，丙泊酚一般避免用作诱导麻醉药。在这些患者中，由于丙泊酚对 SVR 和血压的影响可能会导致严重的低血压。丙泊酚可在 CPB 期间持续输注以降低术中知晓，对于计划早期拔管的患者可能特别有用[268,269]（见第 7 章）。

阿片类药物

芬太尼

与患有严重心脏病的成人一样，芬太尼与泮库溴铵联合静脉诱导（并面罩给予 100% 氧气或空氧混合气体），即使对病情严重的 CHD 患儿也能维持稳定的血流动力学（尽管这些患者并没有顺行性遗忘），强烈要求静脉使用咪达唑仑或其他遗忘性药物以避免术中知晓。在新生儿和婴儿，使用大剂量阿片类药物可通过抑制激素和代谢应激反应从而提供良好的血流动力学稳定性[270,271]。当芬太尼或其他阿片类药物与氧化亚氮联合使用时，氧化亚氮的负性肌力作用可能更

明显，尤其是对于病情较重的儿童[272]。大剂量芬太尼技术对接受 PDA 结扎的早产儿是有效的[273]。对于高危足月新生儿和患有严重 CHD 的较大婴儿，大剂量芬太尼技术的用量可达 75μg/kg，与泮库溴铵联合用药，在诱导、气管插管、手术过程中可以维持稳定的血流动力学[274]；维持良好的氧饱和度，并且在诱导过程中往往可以得到提高，即使对发绀的儿童也是如此[275]。婴儿给予 25μg/kg 芬太尼的心指数、SVR 和 PVR 没有实质性改变[276]。泮库溴铵联合芬太尼用药十分可取，因泮库溴铵的解迷走作用抵消了芬太尼潜在的迷走作用。有研究报道，大剂量芬太尼和泮库溴铵联合用药可以维持婴儿的血流动力学平稳，这在使用其他肌松药时可能无法复制[277]（见第 7 章）。

舒芬太尼

舒芬太尼（5～20μg/kg）是芬太尼的替代药物，其药效是芬太尼的 5～10 倍，安全性较高[278,279]。具有高亲脂性并迅速分布到所有组织。很少用于婴儿和患有 CHD 的儿童。

瑞芬太尼

瑞芬太尼是一种超短效阿片类药物，通过血浆和组织中非特异性酯酶快速代谢为无活性的代谢产物，消除半衰期非常短，时量相关半衰期仅为 3min，与输注时间无关（图 7-24）。在小儿心脏手术中，瑞芬太尼是芬太尼的替代药物，在手术刺激强度最大时可提供强效镇痛。瑞芬太尼有助于快速苏醒和脱离机械通气，且不伴有阿片类药物的残留效应。其药效不受 CPB 的影响[280]。瑞芬太尼可为儿童提供稳定的血流动力学，尽管其有导致心动过缓和低血压的趋势[281-283]。即使在心力衰竭的患者中，瑞芬太尼也没有负性肌力作用[284]。

一个值得关注的问题是，在停用瑞芬太尼之后，随着镇痛需求的增加患者出现的急性耐受[285-287]。虽然有研究表明这在临床上并不重要[288]。预防患者对瑞芬太尼耐受的策略包括氧化亚氮的使用及静脉注射镁剂[289,290]。瑞芬太尼也可用于 ICU 儿童的长时间镇静。在心脏手术后，许多病房已经开始向早期拔管和出院的方向发展（如快通道麻醉），在这种情况下，瑞芬太尼是一种有效的药物（见第 7 章）。在停用瑞芬太尼之前，必须考虑过渡到作用时间更长的阿片类药物。

神经肌肉阻滞药物

泮库溴铵在儿童 CHD 的应用已被深入研究[291]。当给药间隔 >60～90s 时，泮库溴铵可维持心率和血压的稳定[292,293]。插管剂量泮库溴铵的单次给药可引起心动过速并增加心排血量。由于充血性心力衰竭患儿的每搏量是固定的，因此这种单次剂量效应有时可用于维持其心排血量。当使用大剂量阿片类药物时，泮库溴铵可能是用来抵消芬太尼等阿片类药物迷走神经作用的首选神经肌肉阻滞药物（neuromuscular blocking drug，NMBD）。其他 NMBD 也被广泛应用，特别是患者计划在手术室或 ICU 早期拔管时。

与麻醉相关的长期神经认知与发育预后

许多麻醉药，如吸入麻醉药、丙泊酚、氯胺酮及咪达唑

仑,都有可能在新生儿和婴幼儿导致长期的神经认知和发育问题,这已经引起了人们的关注[294-297]。这种作用被认为是由于这些药物引起了新生啮齿动物和灵长类动物神经元凋亡所致。目前为止阿片类药物和右美托咪定均未涉及这些变化[298,299]。目前没有证据表明婴儿期暴露于麻醉与长期神经认知缺陷有直接联系[300]。在这个领域有许多研究正在进行(见第 25 章),包括阐明不同麻醉技术在确定接受心脏手术儿童的神经发育预后方面的潜在作用[301-303]。事实上,许多患有 CHD 的足月儿童已被证实存在广泛的脑异常,其脑容量较小,与接受手术或 CPB 之前的早产婴儿的脑容量相似[304-306]。

区域麻醉

在成人心脏手术中和术后使用区域麻醉来缓解疼痛,可减少手术的应激反应,并可能降低患者的发病率和死亡率。在成人心脏手术,区域镇痛或麻醉技术的优点(无论是单独应用或结合全身麻醉)包括:早期拔管、减少呼吸道并发症、减少肾衰竭、减少卒中及 CPB 后的心肌损伤[307-312]。动物实验已证实胸段硬膜外麻醉可以减少心肌梗死后的心肌损伤[313]。成人冠状动脉搭桥手术中使用胸段硬膜外麻醉,在改善血流灌注从而减少冠状动脉缺血和心肌损伤方面也有类似的效果[314,315]。使用鞘内镇痛(腰麻)也可以达到同样的效果[316]。例如,丁哌卡因高位腰麻的应用降低了 CPB 和 β-肾上腺素功能障碍的应激反应,改善成人心脏术后的心功能[317]。

在小儿心脏手术中应用区域麻醉与镇痛的研究有限。骶管硬膜外给予吗啡用于术后镇痛效果良好,可达术后 6h 左右,减少镇痛需求达术后 24h[318]。对儿童进行的两项回顾性研究包括多种神经区域麻醉技术的应用[319,320],大多数儿童可在手术室拔管,尽管大约 4% 的儿童需要在 24h 内再次插管,其不良反应包括呕吐(39%)、瘙痒(10%)、尿潴留(7%)、术后短暂感觉异常(3%)及呼吸抑制(1.8%)。与各种骶尾部、腰段硬膜外、腰麻相比,胸段硬膜外麻醉的不良反应发生率较低[320],住院时间不受区域麻醉并发症的影响。虽然此研究似乎表明局部镇痛是安全的,但该研究的数据太少,无法得出区域镇痛在小儿心脏手术安全性的结论。

对接受心脏手术的儿童采用区域麻醉仍然存在争议[321,322]。主要问题是出血风险及潜在的灾难性的神经并发症。儿童的风险可能比成人更大,因为其存在侧支血管、静脉压力增加、与发绀相关的凝血障碍及阿司匹林的使用。尽管为解决儿童神经阻滞相关问题做了大量的研究,但仍有许多问题有待解决,如真正的硬膜外血肿的发生率,硬膜外置管和充分抗凝之间所需的时间间隔及对出血的正确管理[319,323-325]。成人心脏手术硬膜外血肿的风险估计为1/1 000,腰麻和硬膜外麻醉的风险估计为 1/2 400[326]。由于迄今关于儿童报道的例数太少,无法确定区域麻醉在儿童中的风险是与成人类似还是更大,这需要一项大规模、随机、前瞻性的研究来评估其没有偏差的真实风险/效益比。在获得这些数据之前,许多专家建议在心脏手术中采用区域麻醉需非常谨慎。一些人已经提出,由于伦理考虑,可能无法进行所需的研究[321]。

近年来,人们对双侧胸椎旁阻滞(thoracic paravertebral blocks, PVB)越来越感兴趣,将其作为一种提供高质量区域镇痛的方法,同时可尽可能地减少神经阻滞技术相关并发症的发生。尽管 PVB 与硬膜外麻醉在成人[327,328]和儿童[329,330]胸外科手术中的使用相比,有相同的疼痛效果和更少的副作用,但其在心脏手术中的使用仍存在争议。事实上,尽管使用非神经镇痛至少在理论上避免了出血和血肿形成等严重神经并发症的风险,但在体外循环手术中对抗凝和神经镇痛技术的类似考虑可能同样存在于 PVB。这些担忧已经在成人心脏手术的相关文献中得到了解决[331,332]。尽管 PVB 已被运用于儿童心脏手术的镇痛,并被一些学者所推荐,但其用于儿童的证据有限[333-335]。在方法学上健全的、大规模、随机、前瞻性研究完全阐明对其安全问题的担忧之前,PVB 在日常手术中的应用可能会一直存在顾虑。

快通道手术

快通道手术是指缩短儿童心脏手术的围手术期。快通道手术计划也称为强化康复计划,可以定义为通过优化围手术期医护的各个方面来减少患者生理压力和术后器官功能障碍的方案,这些方案包括一系列改善术后恢复的多模式技术,从而加快患者功能状态的康复,缩短住院时间。快通道手术提高了医疗保健的标准化,并已证明能够改善预后及降低医疗保健成本。加强心脏手术患儿的康复计划应包括转诊、术前评估、微创手术、早期停止呼吸支持、拔管及从 ICU 和医院出院的每一个阶段,在这种情况下,快通道手术通常指到达重症监护病房后不久拔管,最普遍的是在到达之后的6h 内拔管,而超快通道手术则是指术后立刻在手术室拔管。

小儿心脏术后早拔管在费用及减少与 ICU 住院时间相关发病率方面具有优势[336-340]。这种方法的成功取决于多学科团队的密切合作,团队每一个成员都朝着同一个目标努力。成功的快通道手术通常需要相关护理的发展,以确保患者的护理质量[341]。早拔管和从 ICU 出院需要事先计划,并采用有助于实现这一目标的技术。使用大剂量芬太尼是不合适的,其替代技术已经被使用,包括小剂量芬太尼联合吸入麻醉药[342,343]或瑞芬太尼联合吸入麻醉药或丙泊酚。而另一些医生主张将区域麻醉作为加速拔管的一种手段,但这种方法仍然存在争议。选择比泮库溴铵作用时间短的 NMBD,以确保手术结束时神经肌肉阻滞的逆转相对容易,这一点很重要。确保早拔管成功的其他重要因素包括充分缓解疼痛(如静脉注射对乙酰氨基酚)、患者自控镇痛或护士控制镇痛以及镇吐药的使用,因为早期拔管的儿童似乎更容易出现恶心问题。

一些临床医生主张在手术室拔管,而另一些医生则主张进了 ICU 再拔管。将拔管时间推迟到 ICU 可节省手术时间,降低心血管不稳定、出血和低体温的风险[344]。尽管存在这些问题,许多在手术室拔管的儿童获得了良好的预后。虽然现有的证据不足以对接受心脏手术儿童早拔管提出明确的基于证据的建议,但目前数据证实了早拔管在改善预后和缩短住院时间方面的作用。我们有理由得出这样的结论:快通道手术(包括在手术室的气管拔管)已被证实其有效性、安全性和可行性,适用于低至中等风险的 CHD 手术的患儿[345-347]。

心肺转流术

CPB 将在第 19 章进行讨论。

心脏手术的应激反应

心脏手术和 CPB 是伴随着应激反应增强相关的异常生理状态,其特征是大量激素和代谢物质的释放。这是机体应对损伤反应的一部分,包括多种血液、免疫和神经内分泌作用。应激反应释放的物质包括儿茶酚胺、皮质醇、生长激素、高血糖素、葡萄糖、胰岛素、前列腺素、补体、β- 内啡肽[270,271,348,349]及氧化应激介质[350-352]等多种物质[353-355]。这些物质形成的原因可能是多方面的:血液与异物表面的接触、非搏动性血流、低灌注压力、贫血、体温过低、心肌缺血及浅麻醉。其他导致应激激素增加的因素有体外循环中肾、肝清除延迟及肺循环被隔离[356]。

所有存活胎龄的新生儿、较大的婴儿和儿童都具有发育成熟并与脑干心血管控制中枢相结合的伤害感受系统,触发对疼痛和应激的体液和循环反应[357-360]。新生儿和年龄较大的婴儿对术中疼痛和应激刺激产生的体液、代谢和心血管反应均有大量文献报道[361,362]。接受心脏和非心脏手术新生儿的激素应激反应是接受类似手术成人的 3~5 倍。儿童对应激刺激的循环反应包括体循环高压和肺循环高压。

体液应激反应在心脏手术期间和术后尤为明显,这些反应的特点是大量循环调节物质的增加,包括儿茶酚胺、皮质醇、胰岛素、高血糖素、生长激素及 β-内啡肽,其中儿茶酚胺的循环浓度可较术前基线浓度增加 40%,这是手术刺激下大量交感神经激活的证据,其中有些反应可能会持续到术后几天[363]。

有学者认为,这种极端的应激反应和神经内分泌的激活可能与更高的发病率和死亡率相关。在成人,术中肾上腺素水平高出基线水平的 50% 与术后显著的 β-肾上腺能受体功能改变相关(包括 β-肾上腺素能受体密度增加和亲和力减低)。成人严重充血性心力衰竭的死亡率与调节心血管功能的激素水平升高有关,包括醛固酮、肾上腺素和去甲肾上腺素[364]。在接受心脏手术的新生儿,应激激素浓度的增加可能与死亡率的增加有关[363]。

儿童对应激的代谢反应包括氧耗增加、糖原分解、糖异生和脂肪分解,这些都会导致术中和术后大量的分解代谢。代谢反应通常与血浆皮质醇、儿茶酚胺和其他调节激素(如高血糖素和生长激素)的变化有关。应激反应最显著的临床效应是围手术期低血糖、高血糖、乳酸血症及延长至术后的负氮平衡。新生儿和婴儿对这种代谢紊乱的耐受性很差,耐受性受损是内源性碳水化合物、脂肪和蛋白质相对缺乏的结果:生长速度快导致代谢消耗大;相对较大的大脑对葡萄糖的专一需求高;中间代谢激素调控的不成熟;不成熟的酶系

统在代谢器官中的功能有限。正常新生儿和婴儿对叠加在其生理系统的严重应激反应可能难以耐受。然而目前尚不清楚这些代谢改变是为了调动身体资源从而为组织愈合提供有益的代谢环境,还是纯粹是不适应性反应,导致对预后不利。

另一个因素是应激性高血糖对神经功能的潜在影响。新生儿和幼儿能够产生大量的葡萄糖,主要是由于手术应激时糖原分解和糖异生导致的高血糖。这种高血糖反应可能导致较差的神经预后,特别是在一段时间的脑缺血之后[365]。使用大剂量芬太尼(>50μg/kg)可降低激素应激反应导致的高血糖,并可降低神经损伤的风险[366]。

在足够的剂量下,阿片类药物可以减弱新生儿、婴儿和成人的应激反应[356,367,368]。这种钝化作用通过降低神经内分泌的激活以及激素水平的调节,使得体液循环和代谢环境更正常、更平衡。在婴儿,大剂量阿片类药物用于外科手术的主要步骤和术后镇痛可大大减弱手术的疼痛和应激导致的神经内分泌反应。术中应激反应导致儿茶酚胺的释放可能致使脆弱的心肌发生心律失常。在患有 HLHS 的新生儿,50% 的心室纤颤发生在氟烷麻醉下的手术操作,当大剂量芬太尼作为主要镇痛/镇静麻醉剂时,这一发生率显著降低[369]。随着大剂量阿片类药物的使用,作为这类新生儿问题的术中心室纤颤几乎消失[370]。阿片类药物提高了分离的心脏浦肯野纤维的心室纤颤阈值,这类似于 III 类抗心律失常药物改变了其动作电位时程[371]。新生儿心脏的电生理事件,除了体液和血流动力学反应外,可以通过使用大剂量芬太尼麻醉减轻疼痛和应激的作用而得以改变。

减轻手术和转流的应激反应

糖皮质激素

糖皮质激素被用于许多医疗中心,试图减少手术和体外循环导致的炎症反应,改善心脏手术的预后[372]。然而糖皮质激素的剂型、给药剂量、给药时间和给药的适应证有很大的差异。尽管在人类和动物身上进行的几项小型研究表明,在心脏手术中预防性使用糖皮质激素可能是有利的[373,374],但现有的证据并不支持糖皮质激素在儿童心脏手术中常规使用[375,376]。许多学者呼吁开展一项大型的多中心研究,以确定体外循环手术前糖皮质激素应用的益处、最佳剂量和给药时间[377]。

抑肽酶

抑肽酶原用于减少 CPB 后出血,现被认为具有显著的抗炎作用[378-382]。在成人,抑肽酶已被证明可以降低死亡率和 ICU 住院时间[383],尽管这些作用没有被重复研究。在儿童中可改善术后肺功能、减少拔管和在 ICU 停留的时间[92]。然而在美国或欧洲大陆,抑肽酶已不再作为常规药物使用,因为有证据显示该药会增加成人心脏手术并发症和死亡率。在英国,它可以在指定的患者中使用,但由于以上原因,其使用已经大幅减少。

别嘌醇

别嘌醇被认为通过抑制黄嘌呤氧化酶从而对抗氧自由

基，在再灌注过程中提供保护作用。可减少氧自由基的产生，并可能减少深低温停循环后的神经和心脏损伤[384]。类似地，它已被用于预防新生儿缺氧缺血性脑病死亡率和发病率的试验[385]。这一方案似乎没有得到广泛应用，可能是因为缺乏足够的数据来确定它是否具有重要的临床效益，以及它对死亡率和长期神经发育影响的不确定性。

缺血预处理

　　心脏有能力在短时间内快速适应短暂的缺血，从而延迟随后更严重的缺血性损伤致心肌坏死。为了进一步研究心肌的这一特性进行了大量的动物实验，这可能具有非常重要的临床价值。所有研究的动物均观察到缺血预处理的延迟梗死特性。缺血 5min 即可开始预处理，保护时间为 1～2h。实验室研究表明，腺苷受体的激活启动预处理，细胞内信号转导机制涉及蛋白激酶 C 和腺苷三磷酸（adenosine triphosphate，ATP）依赖的钾通道，但物种间可能存在一定差异。一项对人类心肌梗死的分析表明，一些在梗死前出现心绞痛的成年人在梗死后的预后较好，其部分原因是缺血预处理。更直接的证据来自接受经皮腔内血管成形术的成人，由球囊扩张引起的 ST 段改变第一次比第二次更明显。在接受冠状动脉旁路移植术的成人，接受过短暂缺血预处理的患者 ATP 含量的下降在缺血的前 10min 内得到了降低[386-390]。

　　缺血预处理可能保护心脏以外的器官，甚至有可能通过一个区域（如肢体）一段时间的缺血，从而为远程器官提供保护[391]。一项研究表明，使用血压袖带造成短时间肢体缺血可以对心脏、肺和全身炎症反应产生有利影响[392]。远程缺血预适应（remote ischemic preconditioning，RIPC）对心脏手术患儿的影响是不一致的，这可能反映了其缺血延迟特性在不同研究之间的异质性[393]。

　　多种麻醉药和麻醉辅助药也被发现通过缺血预处理机制对心脏和其他器官，特别是大脑和肾脏提供缺血保护。吸入麻醉药、咪达唑仑和丙泊酚等可以预防小儿心脏手术中的心肌损伤。其他研究显示吸入麻醉剂对儿童有明确的心脏保护作用，尽管这似乎并不普遍适用于所有接受心脏手术的儿童。需要进一步地研究以阐明它们对不同患者群体、不同器官和系统的保护作用、推荐的用药剂量和给药时间。

葡萄糖-胰岛素和钾

　　在成人心脏手术中使用葡萄糖-胰岛素和钾已经被提倡了 40 多年。它被认为可以对主动脉阻断引起的心肌缺血产生保护作用[394-397]。但其作用尚未在接受心脏手术的儿童中进行研究。

具体心脏缺陷的麻醉注意事项

　　讨论各种类型 CHD 修复手术的麻醉注意事项超出了本章的范围，这里仅对更为常见的先天性心脏病变修复手术中可能遇到的问题进行简要的讨论。对心脏病变进行分组是有用的，这样可以使得管理原则在组内更普遍地应用（表17-2）。

表 17-2　先天性心脏病的分类

单纯性左向右分流：肺血流量增加

房间隔缺损（atrial septal defect，ASD）

室间隔缺损（ventricular septal defect，VSD）

动脉导管未闭（patent ductus arteriosus，PDA）

心内膜垫缺损（如房室间隔缺损 atrioventricular septal defect，AVSD）

主肺动脉窗（aortopulmonary window，AP window）

单纯性右向左分流：肺血流量减少伴有发绀

法洛四联症（Tetralogy of Fallot，TOF）

肺动脉闭锁

三尖瓣闭锁

埃布斯坦综合征

复杂分流：肺循环和体循环血流的混合伴有发绀

大动脉转位（transposition of the great arteries，TGA）

永存动脉干

完全性肺静脉异位引流（total anomalous pulmonary venous connection，TAPVC）

右心室双出口（double-outlet right ventricle，DORV）

左心发育不良综合征（hypoplastic left heart syndrome，HLHS）

梗阻性疾病

主动脉瓣狭窄

二尖瓣狭窄

肺动脉瓣狭窄

主动脉缩窄

主动脉弓中断

单纯性左向右分流

　　单纯性左向右分流可增加肺血流量，如果分流量很大，流向肺部的血液可能比正常情况下多三到四倍，从而导致右心的容量负荷增加，这可能导致右心房和右心室扩大，从而导致三尖瓣和肺动脉瓣反流。上述左向右大量分流的病理生理结果最终导致心力衰竭（表 17-3）。

表 17-3　儿童心力衰竭的临床特点

发育不良	心脏杂音
难喂养	肝大
呼吸困难	心脏肥大
复发性肺部感染	肺血流量增多
心动过速	气喘

　　应用利尿剂是这类患儿的主要治疗措施。如果肺血流量大而不加以治疗，肺血管疾病就会进一步恶化，从而导致肺动脉高压[398-403]。在早期阶段这些变化是可逆的，但随着时间的推移，这些变化会变得不可逆转。艾森门格综合征是指严重的肺动脉高压导致分流逆转及出现发绀，先前的左向右分流反转为右向左分流。当病情发展到这一阶段，患儿将不适合接受手术治疗。

越来越多的患儿在更小的年龄就进行了根治性手术以降低罹患肺血管疾病的风险。如果不能进行早期根治手术，可以通过胸骨切开但不使用 CPB 来进行肺动脉环束术以减少肺血流量。这为婴儿的生长提供了机会，在不增加肺动脉高压风险的情况下推迟了最终手术的需要。在肺血流量大量增加的情况下，患儿往往会在 1 岁左右出现严重、不可逆的肺血管疾病。根治手术应在患儿 3～6 个月之间进行，以免这种并发症的发生。

房间隔缺损

房间隔缺损（ASD）是儿童常见的心脏缺陷，发病率为

1∶1 500，约占 CHD 的 10%[404,405]。

ASD 有几种类型：

1. 卵圆孔未闭（patent foramen ovale, PFO）是胎儿两个心房之间的正常通道，通常在出生后不久就会闭合。PFO 仍然在多达 30% 的人群中存在。PFO 通常在儿童中不予治疗。

2. 原发孔 ASD（图 17-1A）位于房间隔下部，靠近房室瓣，可能伴有二尖瓣裂。这属于房室间隔缺损（AVSD）的一种变异。

3. 继发孔 ASD（图 17-1B）位于卵圆窝区域，是由继发隔缺损所致。

4. 静脉窦型 ASD（图 17-1C）可分为上静脉窦型和下静

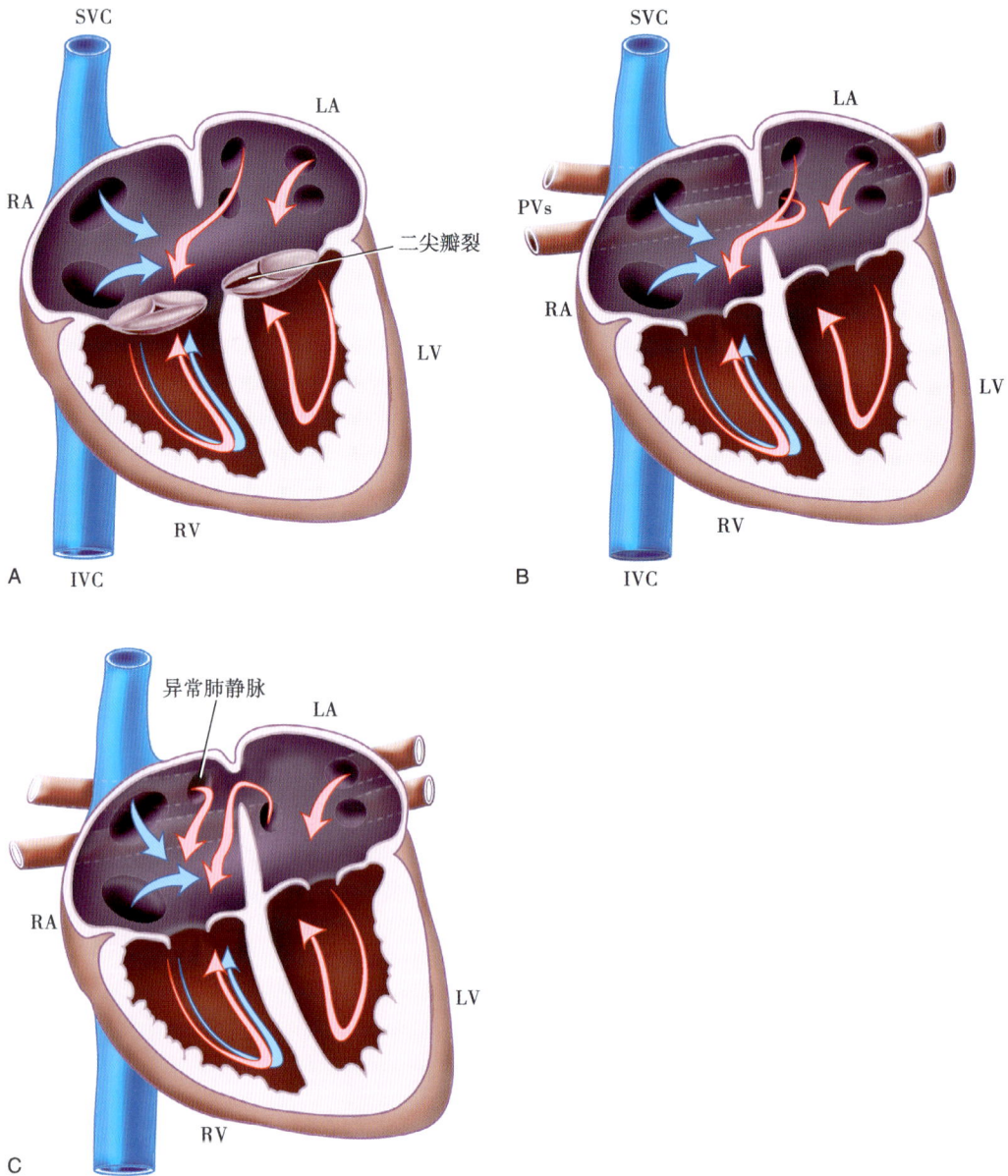

图 17-1　A. 原发孔房间隔缺损（ASD）示意图，去除大血管后，显示通过缺损部位的左向右分流以及二尖瓣裂，也称为部分性房室间隔缺损。B. 继发孔房间隔缺损（ASD）示意图，去除大血管后，显示通过缺损部位的左向右分流以及二尖瓣裂，也称为部分性房室间隔缺损。C. 静脉窦型房间隔缺损（ASD）示意图显示血流通过靠近上腔静脉和异常肺静脉的缺损左向右分流引流至右心房。IVC，下腔静脉；LA，左房；LV，左心室；RA，右房；RV，右心室；SVC，上腔静脉（改编自 May LE. *Pediatric Heart Surgery: A Ready Reference for Professionals*. Milwaukee, WI: Maxishare; 2005）

脉窦型,分别靠近 SVC 或下腔静脉(inferior vena cava, IVC)开口。这可能与肺静脉异常引流相关。

5. 冠状静脉窦型 ASD(如无顶冠状静脉窦)是心房壁的一种缺陷,血液从左心房通过冠状静脉窦流到右心房。

6. 完全性房间隔缺损,房室瓣可能会出现异常或未受影响。许多 ASD 可以通过经皮导管介入治疗。PFO 和继发孔 ASD 通常可采用这种技术进行介入治疗。

麻醉注意事项

1. 这些儿童可在手术台或 ICU 早期拔管,也可以使用较小剂量的阿片类药物。另一种选择是如果计划早期拔管,通过输注短效药物(如瑞芬太尼)或与丙泊酚联合用药往往有效。

2. 很少出现术后肺动脉高压。

室间隔缺损(VSD)

VSD 是儿童最常见的先天性缺陷,发病率为(1.5~3.5):1 000,占 CHD 的 20% 以上[406,407](图 17-2A)。分为四种类型:动脉下缺损(5%)、膜周部缺损(80%)、流入道缺损(5%)和肌部缺损(10%)。如果通过 VSD 的分流量很小,则称为限制性缺损;如果分流量很大,则称为非限制性缺损。相当比例的 VSD 在出生后的最初几年自动关闭。儿童中很少一部分 VSD 可通过经皮导管介入治疗。

麻醉注意事项

1. 术前无症状并施行简单可预测的 VSD 手术治疗的儿童应考虑快通道手术,麻醉管理应旨在促进早期拔管。

2. 心力衰竭患儿术后可能需要正性肌力药物的支持。

3. 如果术前已经出现了显著的左向右分流或手术进行的太晚,术后可能出现肺动脉高压。

房室间隔缺损

AVSD 也称为房室管缺损或心内膜垫缺损。它们是由房室间隔缺损引起的,上、下心内膜垫分别与房间隔及肌部室间隔融合不充分。发病率约为 0.2:1 000,约占 CHD 的 3%。它们通常与 21-三体综合征、TOF 和迪格奥尔格(DiGeorge)综合征有关(表 17-4)。值得注意的是,共同的房室瓣环上的两个分开的瓣孔被称为左右房室瓣,而不是二尖瓣和三尖瓣。存在三种类型的 AVSD:

表 17-4　迪格奥尔格综合征的临床特点及注意事项
无胸腺或小胸腺
伴有免疫缺陷的 T 细胞异常
甲状旁腺功能减退伴低钙血症
畸形,尤其是小嘴畸形
增加手术相关发病率和死亡率
需要辐照血液制品预防移植物抗宿主病

1. 不完全或部分性 AVSD,通常由原发孔 ASD 和二尖瓣前叶裂组成;有两个独立的房室瓣,没有 VSD(图 17-1A)。

2. 完全性 AVSD,包括由房间隔和室间隔缺损组成的大的间隔部缺损以及大的共同的房室瓣(图 17-2A)。

3. ASD 向 AVSD 过渡型,其左右房室瓣可能只是部分分离伴有小到中等的 VSD(图 17-2B)。

其他有关 AVSD 平衡或失平衡状况的描述,取决于心脏两侧对循环的相对影响。这反过来可能取决于心脏两侧的相对大小,但也取决于房室瓣是否狭窄或闭锁,或是否有明显的房室瓣骑跨(即一个房室瓣排空至两个心室)或部分腱

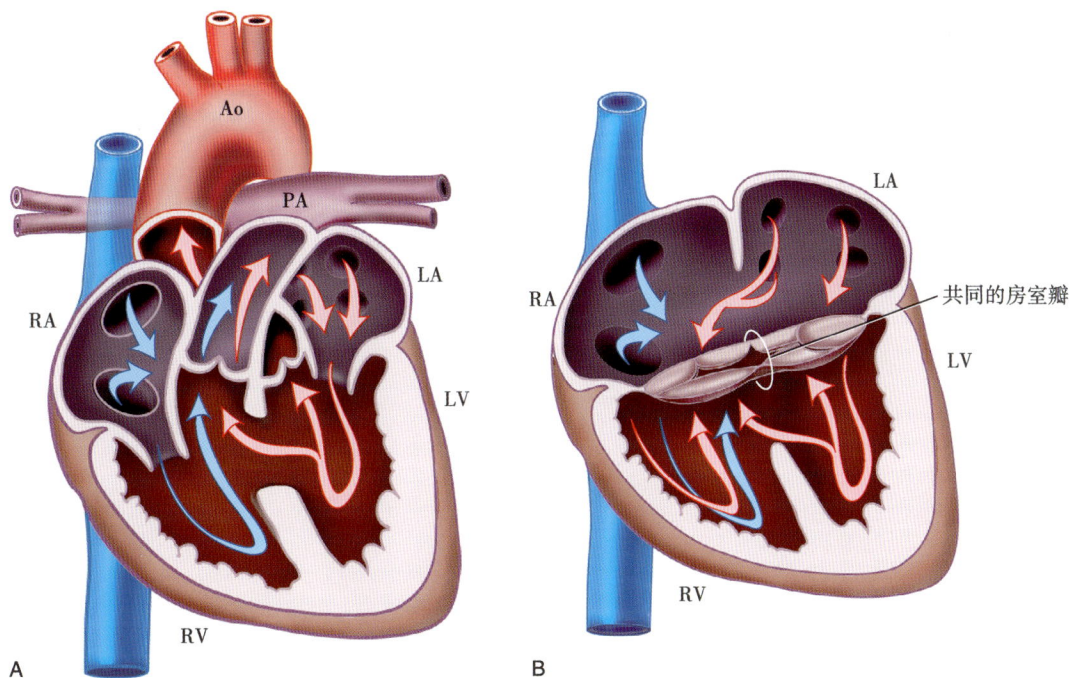

图 17-2　A.室间隔缺损(VSD)示意图显示左向右分流。B.去除大血管后的完全性房室间隔缺损(AVSD)示意图,显示通过心房和心室两部分缺损的左向右分流以及一个共同的房室瓣。Ao,主动脉;LA,左房;LV,左心室;PA,肺动脉;RA,右房;RV,右心室(改编自 May LE. *Pediatric Heart Surgery: A Ready Reference for Professionals*. Milwaukee, WI: Maxishare; 2005)

索或乳头状肌横跨（即横过室间隔的另一侧）。与 AVSD 相关的血流动力学因缺损类型和房室瓣形态而异，包括心房或心室水平的分流、房室瓣狭窄和/或反流。

麻醉注意事项

1. 如果患儿有 21 三体综合征或迪格奥尔格综合征，需要妥善处理麻醉对相关并发症的影响。

2. 通常需要给予正性肌力药。

3. 术后可能出现肺动脉高压。

4. 术后常出现单侧或双侧房室瓣狭窄或反流，对血流动力学和麻醉管理有潜在影响。

5. TEE 尤其有助于评估左侧房室瓣的修复情况。

6. 术后可发生传导阻滞和心律失常。

主肺动脉窗

主肺动脉窗是一种罕见的 CHD 缺损，其主肺动脉与升主动脉之间存在通道，占 CHD 的 0.1%（图 17-3）。根据缺陷的大小和确切位置可分为四种类型[408]。通常存在左向右分流，如不及早治疗有出现心力衰竭和肺血管疾病的风险。主肺动脉窗常与其他心脏和非心脏异常相关：

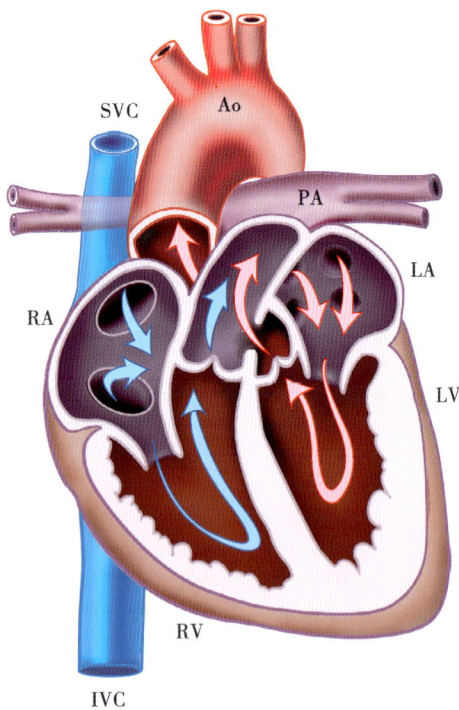

图 17-3 主肺动脉窗示意图，显示通过缺损的左向右分流。Ao，主动脉；IVC，下腔静脉；LA，左房；LV，左心室；PA，肺动脉；RA，右房；RV，右心室；SVC，上腔静脉（改编自 May LE. *Pediatric Heart Surgery.A Ready Reference for Professionals* Milwaukee, WI: Maxishare; 2005）

1. VACTERL 综合征：椎体异常、肛门闭锁、心脏缺陷、气管食管闭锁、肾异常、肢体异常。

2. CHARGE 综合征：眼部色斑及中枢神经系统异常、心脏缺陷、后鼻孔闭锁、生长发育迟缓、生殖器或泌尿系统缺陷，以及耳朵异常。

3. CATCH-22 综合征（即迪格奥尔格综合征的缩写）：心脏缺损、面部异常、胸腺发育不全、腭裂、低钙血症（腭心面综合征），22q11 染色体缺失（表 17-4）。

麻醉注意事项

1. 可能需要给予正性肌力药。

2. 术后可能出现肺动脉高压。

动脉导管未闭

动脉导管是胎儿循环的残迹，从降主动脉的下面发出，远端以左锁骨下动脉为起点延伸至主肺动脉，通常在出生后不久闭合（图 18-1）。然而，大约 2 500 例存活婴儿中有 1 例仍保留，占 CHD 的 10% 左右（图 17-4）。在胎儿时期，右心室的血液直接进入肺动脉，但由于高 PVR，血流通过动脉导管流入降主动脉。出生后 PVR 下降，血液从主动脉流向肺部。PDA 常见于早产儿，与呼吸窘迫综合征（respiratory distress syndrome，RDS）、脑室内出血（intraventricular hemorrhage，IVH）和坏死性小肠结肠炎（necrotizing enterocolitis，NEC）相关，它的存在可能解释了患儿对机械通气持续需求的原因。对于这些婴儿，如果药物治疗不能使 PDA 关闭，就需要通过手术进行结扎或隔离，最常见的方法是通过左侧胸廓切开术，微创手术也是可行的。PDA 也可能在较大的儿童中检测到，这个年龄不再构成采用血管内治疗的限制，由介入心脏病医生经皮介入治疗是首选的治疗方法。麻醉的影响类似于其

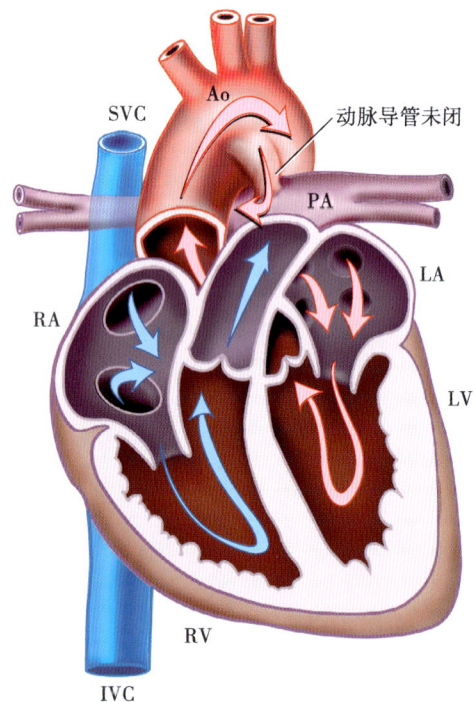

图 17-4 动脉导管未闭示意图显示左向右分流。Ao，主动脉；IVC，下腔静脉；LA，左房；LV，左心室；PA，肺动脉；RA，右房；RV，右心室；SVC，上腔静脉（改编自 May LE. *Pediatric Heart Surgery:A Ready Reference for Professionals.* Milwaukee, WI: Maxishare; 2005）

他术前左向右分流的病变。

在许多医疗中心,对已经在新生儿重症监护治疗病房(neonatal intensive care unit, NICU)进行机械通气的体重不足 1 000g 早产儿,就在床旁行 PDA 结扎术。这就避免了将这些非常小的婴儿转移到手术室及出现相关问题的风险,尤其是体温过低。

术前准备包括以下内容:

1. 交叉配血。
2. 抗生素的使用(心内膜炎的风险)。
3. 维生素 K。

围手术期的特殊风险包括:

1. 因肺回缩问题导致的呼吸困难或血红蛋白去饱和。
2. 主动脉或肺动脉意外结扎。
3. PDA 撕裂导致的大出血。
4. 心内膜炎。
5. 反常空气栓塞。

监测

监测包含所有标准监护仪的使用,包括呼气末二氧化碳监测以及两台脉氧仪(一台在右手,一台在下肢,从而分别监测导管结扎前后的氧饱和度)。如果在夹住导管的过程中下肢脉搏消失,这表明主动脉可能被意外夹住了。在作者所在的医院,所有需求都在治疗方案中拟定,在手术团队到达之前,监测和其他需求都已经就位。

如果已经建立了有创血压监测,那么它是有用的;但如果还没有建立,通常不再被常规要求。非手术室使用的监护仪可能会与电凝止血设备不兼容,导致每次使用电凝止血设备时监护仪结果都会丢失。

麻醉注意事项

1. 一种专门用于输液和给药的静脉管道,长度为 100~150cm,低管径,允许远距离接入(NICU 婴儿床周围的空间有限)。
2. 大剂量阿片类药物。
3. 肌肉松弛。
4. 气管导管只应该有少量的漏气。大量的气管导管周围漏气在肺收缩时可能会妨碍通气充分(手术开始前应重新检查气管导管的尺寸和位置,以及在调整至卧位后重新确定安全、正确的气管导管管尖位置,再开始手术)。
5. 手术完成后可由外科医生进行肋间神经阻滞。
6. 以基本速率静脉维持含葡萄糖的液体。

单纯性右向左分流

法洛四联症

TOF 是最常见的发绀型 CHD,占所有 CHD 的 6%~11%。其特征是圆锥隔向前移位导致的四种畸形(图 17-5):

1. 房间隔缺损。
2. 主动脉骑跨。
3. 右室流出道梗阻(right ventricular outflow tract obstruction, RVOTO)。
4. 右心室肥厚。

RVOTO 从轻度到重度,其梗阻的程度也有所不同。通

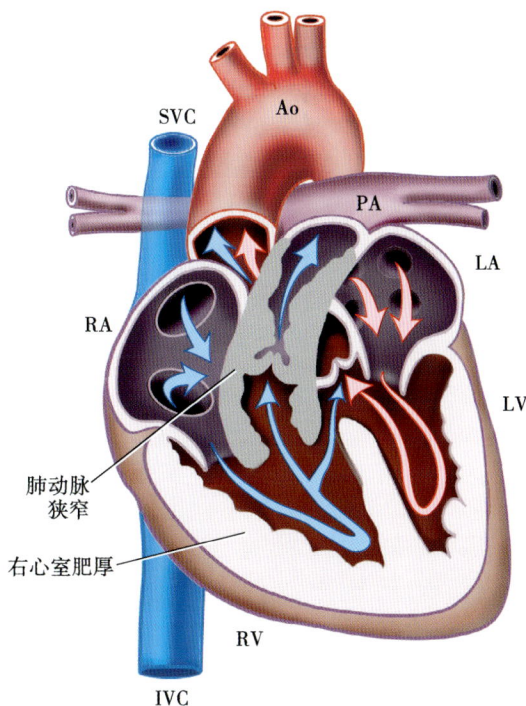

图 17-5　示意图显示法洛四联症的特点:室间隔缺损、主动脉骑跨、右心室肥厚以及肺动脉狭窄。图示肺动脉瓣及瓣下狭窄(灰色区域)。其结果是右向左分流导致发绀。Ao,主动脉;IVC,下腔静脉;LA,左房;LV,左心室;PA,肺动脉;RA,右房;RV,右心室;SVC,上腔静脉(改编自 May LE. Pediatric Heart Surgery:A Ready Reference for Professionals. Milwaukee, WI: Maxishare; 2005)

常肺动脉瓣下漏斗部的动态梗阻是存在的。漏斗部的动态狭窄往往是导致严重发绀发作的原因,也被称为缺氧发作,由此导致血液的右向左分流增加。然而,RVOTO 也可能位于肺动脉瓣或肺动脉主干及分支的水平。TOF 有四个主要的畸形:

1. TOF 合并肺动脉狭窄 - 狭窄可能为瓣下狭窄、瓣膜狭窄、瓣上狭窄或三者的任意组合,这是最常见的 TOF 亚型。
2. TOF 合并肺动脉闭锁 - 严重的畸形,无前行血流从右心室流入肺动脉;它通常与肺动脉发育不良相关,并伴有主肺动脉侧支循环;如果肺动脉发育完全,肺血流多源自 PDA。
3. TOF 伴有肺动脉瓣缺失 - 肺动脉瓣发育不良、功能不全,导致肺动脉扩张,从而引起支气管受压,如果程度严重可能导致呼吸困难。
4. TOF 伴有 AVSD- 最罕见的 TOF 畸形,其中 ASD 和 TOF 共存,使其完整的外科修复特别具有挑战性。

TOF 患儿的右向左分流和发绀是 RVOTO 和 VSD 联合作用的结果。低氧血症的程度取决于 RVOTO 和 SVR 之间的关系,这决定了从室间隔缺损右向左分流的程度。TOF 可能与大量其他心脏和心外异常有关。最常见的心外异常包括迪格奥尔格综合征(表 17-4)和 21- 三体综合征。

缺氧发作

缺氧发作发生在 20%~70% 未经治疗的儿童,可由哭泣或进食引起,也可能在麻醉期间发生。这些缺氧发作的原因

尚不清楚,但代谢性酸中毒、$PaCO_2$升高、循环儿茶酚胺以及手术刺激都与之相关。

缺氧发作需要紧急干预。简单的措施(如吗啡减少流出道痉挛,瓦尔萨尔瓦动作或膝胸卧位增加 SVR)可能是有效的。早期积极地使用血管收缩剂必不可少(如间羟胺或去氧肾上腺素)。去氧肾上腺素应预混在注射器中立即使用。治疗可能需要下列措施:

1. 100% 氧气和过度通气。

2. 静脉输液。

3. 镇静或镇痛(如芬太尼、吗啡)和麻醉。

4. 碳酸氢钠。

5. 血管收缩剂。

(1)去氧肾上腺素首次给药剂量 1μg/kg,之后每隔 1min 上调一倍直到获得满意的反应(早产儿所需剂量可达 30μg/kg),之后以 1~5μg/(kg·min)的速度输注。

(2)如果中心静脉通路可用,去甲肾上腺素的给药速度是 0.01~0.2μg/(kg·min)。

(3)倍他乐克用于缓解漏斗部痉挛及降低心率。

(4)普萘洛尔 15~20μg/kg 缓慢静脉注射给药(最大剂量为 100μg/kg),根据临床效果重复给药。

(5)艾司洛尔以 500μg/kg 的负荷剂量用药超过 1min,然后以 50~250μg/(kg·min)的速度连续输注。

手术治疗

TOF 患儿最佳的手术治疗方案仍存在争议。是先进行体-肺分流术的姑息治疗,在婴儿长大后再行完全修复术;还是在新生儿期或婴儿早期进行完全修复术是两种治疗选择。目前趋向于尽早施行完全修复术[409,410]。完全修复术包括修补 VSD 和解除 RVOTO。RVOTO 的减压可能需要跨环补片(即包括右心室切开术在内的从右心室流出道穿过肺动脉瓣环直到肺动脉瓣上的补片)。在这样的情况下,严重的肺动脉瓣反流是不可避免的。右心室功能不全是修复后的一个特殊问题,通常表现为术后即刻右心室的生理受限;右心室的顺应性大大降低,导致严重的舒张功能障碍。对 TOF 修复患者的长期随访显示,跨环补片术后显著的肺动脉瓣反流的后果比预期的更为严重。事实上,晚期右心室扩张和功能障碍的患者对运动的耐受性降低,血流动力学受损,心律失常以及猝死风险的增加,这些都使得外科医生尽可能避免使用跨环补片,而通常接受一定程度的肺动脉狭窄作为权宜之计[411-413]。完全修复术后即刻 JET 是一种特殊风险。JET 是一种自限性、短 QT 间期的心动过速,由房室结自律性增加引起,不易发展为更严重的心律失常。它的重要性在于,通常发生在术后的 24~48h,此时已经存在的某种程度的心功能障碍可能会因为心率加快和心房收缩对心室充盈作用的丧失而进一步恶化。

麻醉注意事项

体-肺分流术。是一种改良的 Blalock-Taussig 分流术,通过人工血管建立锁骨下动脉与肺动脉分支之间的连接。

1. 患者通常为新生儿或婴儿。

2. 麻醉前使用镇静剂有助于预防诱导时患儿的哭泣,这可能会引起缺氧发作。

3. 诱导过程和术中有缺氧发作的风险。

4. 吸入或静脉诱导均适宜。

5. 手术最常选择胸廓切开术(左或右),但有可能通过胸骨切开术来完成。

6. 通常不需要 CPB。

7. 需要建立动脉和中心静脉通路。

8. 气管导管应合适(或使用带套囊的气管导管),没有或伴轻微漏气,因为手术期间的肺收缩可能会导致通气困难。

9. 动脉测压不应放置在分流侧的手臂,因为锁骨下动脉会在行分流术时被夹闭,动脉测压会随之丢失。

10. 术中可能出现血流动力学和呼吸系统紊乱。

11. 外科医生需要使用小剂量肝素。

12. 血管钳松开后可能会出血,应做好输血准备。

13. 术后的肺血供主要取决于分流量的大小。如果分流量太小,婴儿可能出现较低的氧饱和度;如果分流量较大,婴儿可能会出现心力衰竭、肺水肿及低血压。

14. 肺血流量也取决于体循环血压,血压越高,流向肺部的血液就越多,氧饱和度也就越高。

15. 米力农常与去甲肾上腺素合用,因为去甲肾上腺素增加舒张期由体循环分流至肺动脉的血流,但不会产生不必要的与肾上腺素类似的心动过速。

16. 术后可能需要机械通气。

完全性修复术。如果该患儿计划进行早期的完全修复术,且之前没有通过体-肺分流术进行缓解,则该患儿很可能是新生儿或幼婴,这些患儿仍有缺氧发作的风险。然而,如果患儿以前接受过分流术,他/她可能年龄稍大,缺氧发作的可能性减低。一些病情不很严重的儿童可能不需要行分流术,当他们年龄稍大时可能会进行完全修复术。麻醉前镇静药物的使用对那些有缺氧发作风险的患儿很重要。

1. 静脉和吸入诱导药物均适用。

2. 需要 CPB。

3. 右心室功能不全及肺动脉瓣反流是术后可能出现的问题。

4. 强效的正性肌力药可能会使术后 RVOT 动态缩小,从而使 RVOTO 恶化。考虑去甲肾上腺素主要的 α-肾上腺素能效应可能是比肾上腺素更合适。

5. 米力农因它的松弛特性可能特别有效,可促使僵硬的右心室在舒张期松弛。

6. 外科医生通常经过测量右心室压力来评估修复的质量。

7. 围手术期超声心动图可用于评估修复的情况及右心室功能。

8. β-肾上腺素受体阻带剂的过度刺激和耐受可能是术后触发 JET 的重要原因。

复杂分流。复杂分流(即混合性分流)是指肺循环和体循环血流的混合,伴有发绀。

大动脉转位

大动脉转位(transposition of the great arteries, TGA)较

为常见，约占所有 CHD 的 6%。它经常作为独立的病变发生，很少与心外异常并存。在这些患儿中最常见的手术是动脉转位术（arterial switch operation，ASO），其近期和远期效果均有所改善，以至于得到良好修复的儿童有望过上正常生活[414]。

TGA 是指主动脉起源于形态学上的右心室，肺动脉起源于形态学上的左心室（图 17-6）。在这种心室动脉（ventriculoarterial，VA）连接不协调性疾病，心房以正常的方式与心室相关联（即房室一致性），这导致了两个循环并行而不是串联运行。如果没有这两种循环的混合，体循环将保持完全缺氧状态；然而大约 25% 的病例存在 PDA 或 VSD，从而导致血液混合。如果没有 VSD 且血液混合不充分，则在出生后给予静脉输注前列腺素 E_1 维持动脉导管的通畅，并在新生儿期行紧急房间隔气囊造口术。

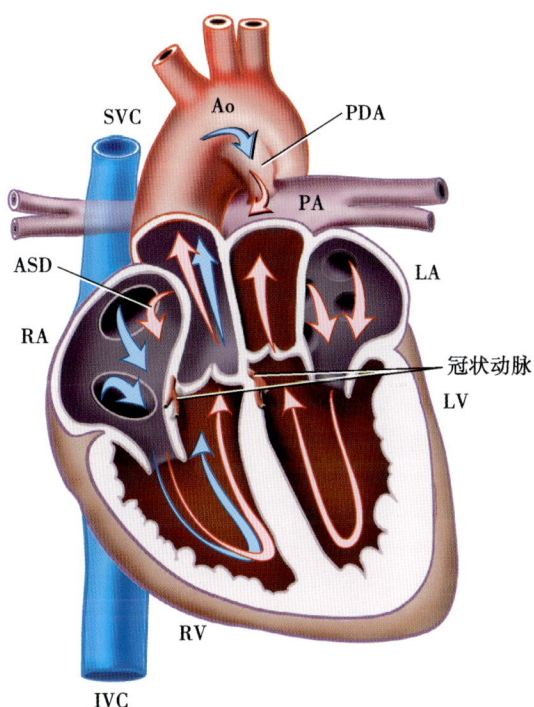

图 17-6　大动脉转位示意图显示完整的室间隔。主动脉起源于右心室，肺动脉起源于左心室。冠状动脉起源于主动脉。这些患儿会出现发绀。Ao，主动脉；ASD，房间隔缺损；IVC，下腔静脉；LA，左房；LV，左心室；PA，肺动脉；PDA，动脉导管未闭；RA，右房；RV，右心室；SVC，上腔静脉（改编自 May LE. *Pediatric Heart Surgery: A Ready Reference for Professionals*. Milwaukee, WI: Maxishare; 2005）

室间隔完整的 TGA 患儿应在新生儿早期行 ASO 术，最好是在出生后的 2～3 周内，因为左心室仅受力于肺循环压力，这种情况持续的时间越长，左心室就越不能适应矫正术后在体循环压力下的泵血。然而如果存在非限制性 VSD，左心室和右心室均暴露于体循环压力下，压力相等，左心室能较好地完成 ASO 术后体循环心室的泵血功能。

如果不治疗，大多数 TGA 患儿会在出生后一年内死于缺氧和心力衰竭。其肺血管疾病发展早，死亡率高[415,416]。

肺血管疾病的早期发展机制较为复杂，不仅与肺血流量大有关，而且 VSD 的存在进一步加速了这一过程。这些婴儿在术后有发生肺动脉高压危象的风险[417]。

手术的选择

动脉转位术。 如果心内解剖结构正常可选择 ASO 术。ASO 术包括切断两个主要动脉主干的远端（包含各自的瓣膜），将其位置交换使得 VA 一致（图 17-7）。还包括将冠状动脉从"旧"主动脉断开，重新连接到新主动脉，以恢复正常的解剖学和生理学。冠状动脉解剖在 TGA 的变异很大，术前必须作好评估，因为将冠状动脉移植到新主动脉十分困难且对预后至关重要。在某些情况下，冠状动脉走行在主动脉壁（壁内），给外科医生带来了特殊的困难。术后的心室功能很大程度上取决于冠状动脉血流的不受限制。

Mustard 和 Senning 手术。 Mustard 和 Senning 手术是心房内分流手术。使用心房内挡板将缺氧血从腔静脉重新定向至左心房、左心室和肺动脉，并将氧合肺静脉血定向至右房、右心室和主动脉，恢复了生理上而不是解剖上的正常，这会造成 AV 不一致，并将形态学和生理学上的右心室保留为体循环心室。在动脉转位术成功之前，这些手术都是作为最终的修复术来完成的，但现在很少将其用作最终修复术。它们仍被用于 TGA、VSD 和肺血管疾病儿童的姑息治疗术[418]，在这些情况下 VSD 被保留。心房转位术也被用于纠正大动脉先天性移位（ccTGA 或 L-TGA）的最终修复术，这是同时伴有 AV 和 VA 不一致的少见的 TGA 畸形；在这些病例中将心房转位术与 ASO 相结合，从而恢复 AV 和 VA 的一致性，这是所谓双转位术的组成部分[419-421]。

Rastelli 手术。 Rastelli 手术被应用于 TGA、VSD 和 LVOTO 患儿。手术关闭 VSD，将血液从左心室输送至主动脉；在肺动脉瓣的远端行肺动脉结扎，用带瓣导管连接右心室和肺动脉，其结果是在左心室和主动脉之间以及右心室和肺动脉之间建立连续性，LVOTO（即肺动脉下区）被忽略。过去 Rastelli 手术在患儿 2～3 岁时进行，在新生儿期采用 Blalock-Taussig 分流术进行缓解。然而与其他 CHD 一样，目前有在新生儿期接受 Rastelli 手术修复的趋势，从而取消了在此之前接受姑息手术治疗的需要。

动脉转位术的麻醉注意事项

1. 患儿常为出生后最初几周的新生儿。
2. 可采用吸入或静脉诱导。
3. 需要有创动脉测压和中心静脉置管。
4. 松开阻断钳后出现的心肌缺血可能与冠状动脉气栓或冠状动脉吻合的充分性有关。松开阻断钳后灌注压力大可导致冠状动脉气栓。如果心肌缺血是由于移植冠状动脉的解剖问题造成，可能需要行再次体外循环术。
5. TEE 或心外超声有助于评估是否排气充分、心肌功能及冠状动脉吻合的充分性。
6. CPB 后的心功能障碍可由以下一种或多种原因引起：
   （1）冠状动脉气栓；
   （2）冠状动脉吻合不良；
   （3）心肌保护不良；
   （4）先天性左心室发育不良。
7. 麻醉医生应预见肺动脉高压。

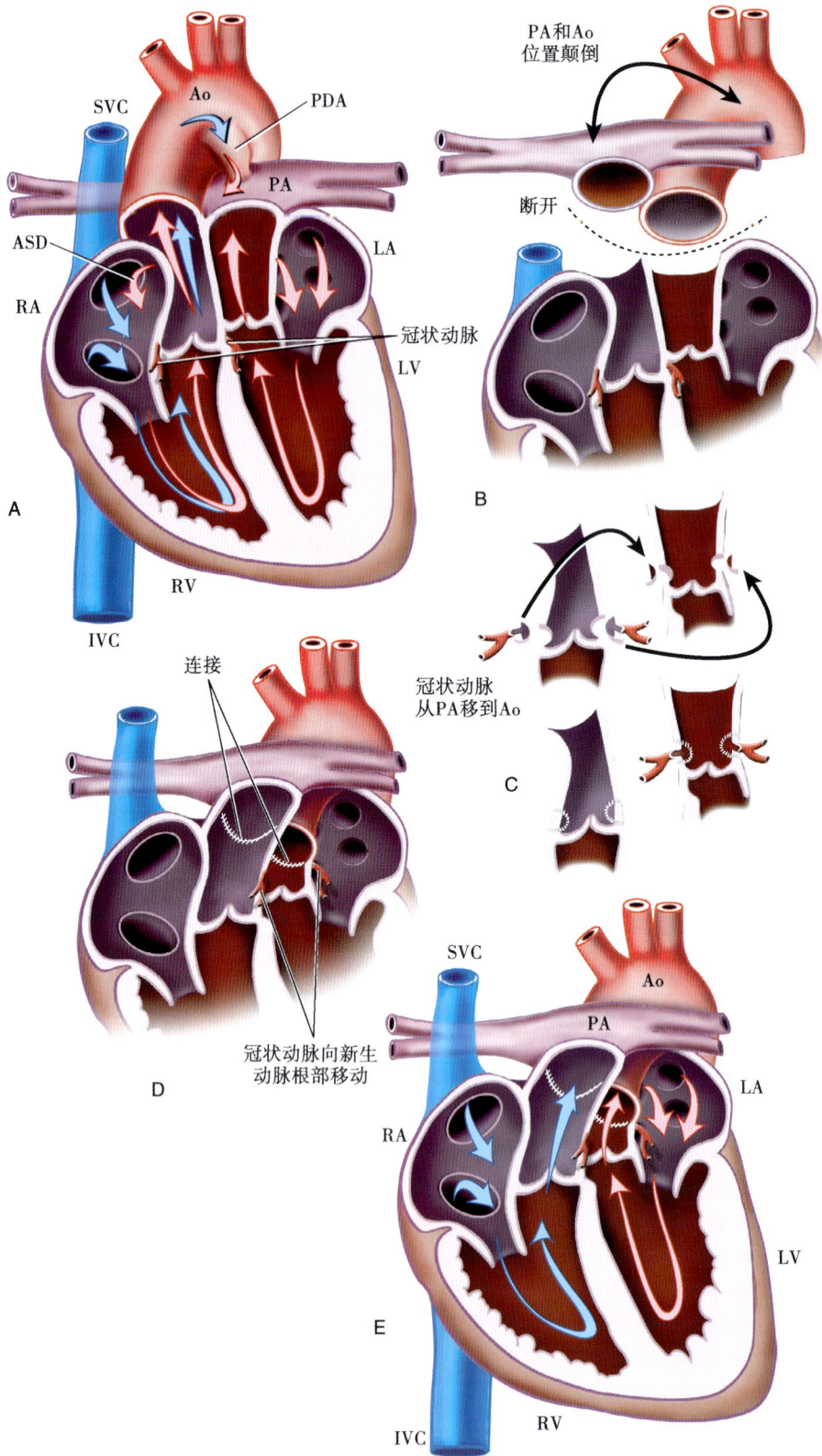

图 17-7 动脉转位术示意图。A. 原有的解剖结构。B. 将肺动脉移到主动脉之前。C. 主动脉连接至左心室，肺动脉连接至右心室。D. 冠状动脉连接至新主动脉根部。E. 最终的构型。Ao，主动脉；ASD，房间隔缺损；IVC，下腔静脉；LA，左房；LV，左心室；PA，肺动脉；PDA，动脉导管未闭；RA，右房；RV，右心室；SVC，上腔静脉（改编自 May LE. *Pediatric Heart Surgery: A Ready Reference for Professionals.* Milwaukee, WI: Maxishare; 2005）

8. 几乎总是需要使用正性肌力药（多巴胺和肾上腺素）。对于这些 CHD，米力农是一种特别有效的药物，因为它具有舒张的调节作用。

9. 修复术后，肺动脉位于主动脉前。由肺动脉高压引起的肺动脉扩张可导致冠状动脉受压及心肌缺血。

10. 左心室往往顺应性很差，增加容量时应谨慎。如果补液不慎，会导致左房压力会迅速上升。

11. 体外循环后的凝血障碍很常见。

12. 常规使用抗纤溶药物。

永存动脉干

永存动脉干是一种罕见的先天性心脏病，发病率为 0.7 : 1 000，约占所有 CHD 的 1%。基本病变是主动脉和肺动脉共用一个动脉出口，伴一个形态各异的单瓣（被称为共同动脉干瓣）及 VSD（图 17-8）。不同的亚型取决于肺动脉如何从主动脉发出及主动脉的大小。血流在动脉水平混合，导致肺血流量增加，导致心力衰竭及早期出现肺动脉高压。手术必须在出生后早期进行以防肺动脉高压不可逆转。永存动脉干与迪格奥尔格综合征有关（表 17-4），在存在这种综合征或 22q11 染色体缺失不确定的情况下，应使用辐照血液制品并仔细监测患儿的血钙浓度。

手术修复包括分离体循环、肺循环及关闭 VSD；从主动脉断开肺动脉，并修复共同动脉干瓣，通常以带瓣导管将肺动脉连接至右心室。可能需要停循环。术后早期死亡率为

5%～25%。已知有几个影响死亡率的因素，包括其他心脏畸形的存在特别是共同动脉干瓣瓣膜狭窄、冠状动脉异常、染色体异常及出生低体重[422,423]。

麻醉注意事项

1. 患者为新生儿。

2. 患者可能已插管并行机械通气，也可能已使用正性肌力药。

3. 如果患儿还没有行机械通气，最好避免使用麻醉前用药。

4. 可能出现心力衰竭。

5. 手术修复是一个高风险的过程。

6. 手术风险包括术后肺动脉高压危象。

7. 需要有创动脉测压。

8. 可能需要停循环。

9. 体外循环术后可能出现凝血障碍。

10. 常规使用抗纤溶药物。

肺静脉异位引流

肺静脉异位引流约占 CHD 的 2.5%，可分为完全性肺静脉异位引流（total APVD, TAPVD）和部分性肺静脉异位引流（partial APVD, PAPVD）。在 TAPVD，所有四条肺静脉均回流到异常部位；而在 PAPVD，一部分肺静脉回流到异常部位，其余回流到左心房。其存活率通常很高，但取决于肺静脉回流的位置（心下型的存活率低于心上型和心内型的存活率）、肺静脉在左心房汇流的大小及有无梗阻存在。在某些情况下，即使肺静脉可能与左心房适当连接，ASD 也会导致部分肺静脉优先回流至右心房。因此，尽管异常肺静脉连接的术语也被使用，但将这些 CHD 称为异常肺静脉引流或回流可能更合适。存在四种类型的 TAPVD：

1. 心上型 TAPVD，肺静脉经垂直静脉通过左头臂静脉回流至 SVC（图 17-9A）。

2. 心内型 TAPVD，肺静脉通过冠状静脉窦连接至右心房（图 17-9B）。

3. 心下型 TAPVD，肺静脉经垂直静脉下行通过膈肌食管裂孔流入 IVC（图 17-9C）。

4. 混合型 TAPVD，上述三种类型的任意组合都可能出现（图 17-9C）。有肺静脉异常引流障碍的婴儿，肺动脉高压、肺血流量降低通常在早期出现，并伴有发绀和呼吸急促，发绀的程度取决于 ASD 的大小、相关的右向左分流及体循环和肺循环静脉血的混合程度。没有肺静脉梗阻和肺动脉高压的患儿通常没有症状。

麻醉注意事项

1. 患者可能是新生儿。

2. 可能发生心力衰竭。

3. 可能存在肺水肿。

4. 术前及术后有出现肺动脉高压的风险，可能需要吸入一氧化氮（NO）。

5. 可能需要深低温停循环。

6. 体外循环后可能出现凝血障碍。

7. 抗纤溶药物的使用。

如前所述，患儿有出现肺动脉高压的风险，可能需要吸

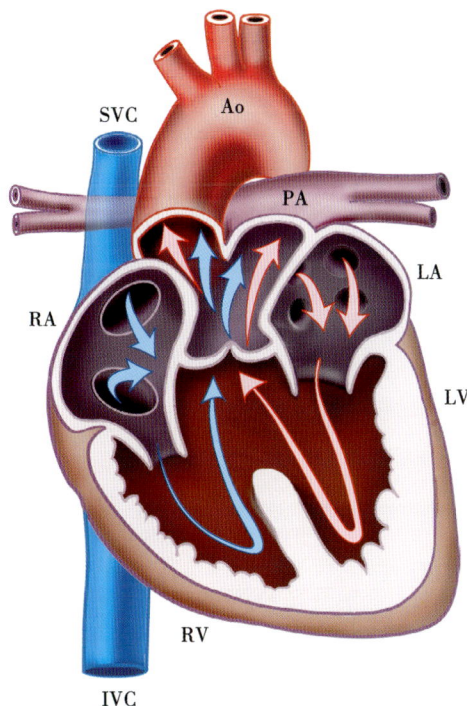

图 17-8　永存动脉干示意图显示共同动脉干瓣以及红蓝血流的混合。Ao，主动脉；IVC，下腔静脉；LA，左房；LV，左心室；PA，肺动脉；RA，右房；RV，右心室；SVC，上腔静脉（改编自 May LE. *Pediatric Heart Surgery: A Ready Reference for Professionals*. Milwaukee, WI: Maxishare; 2005）

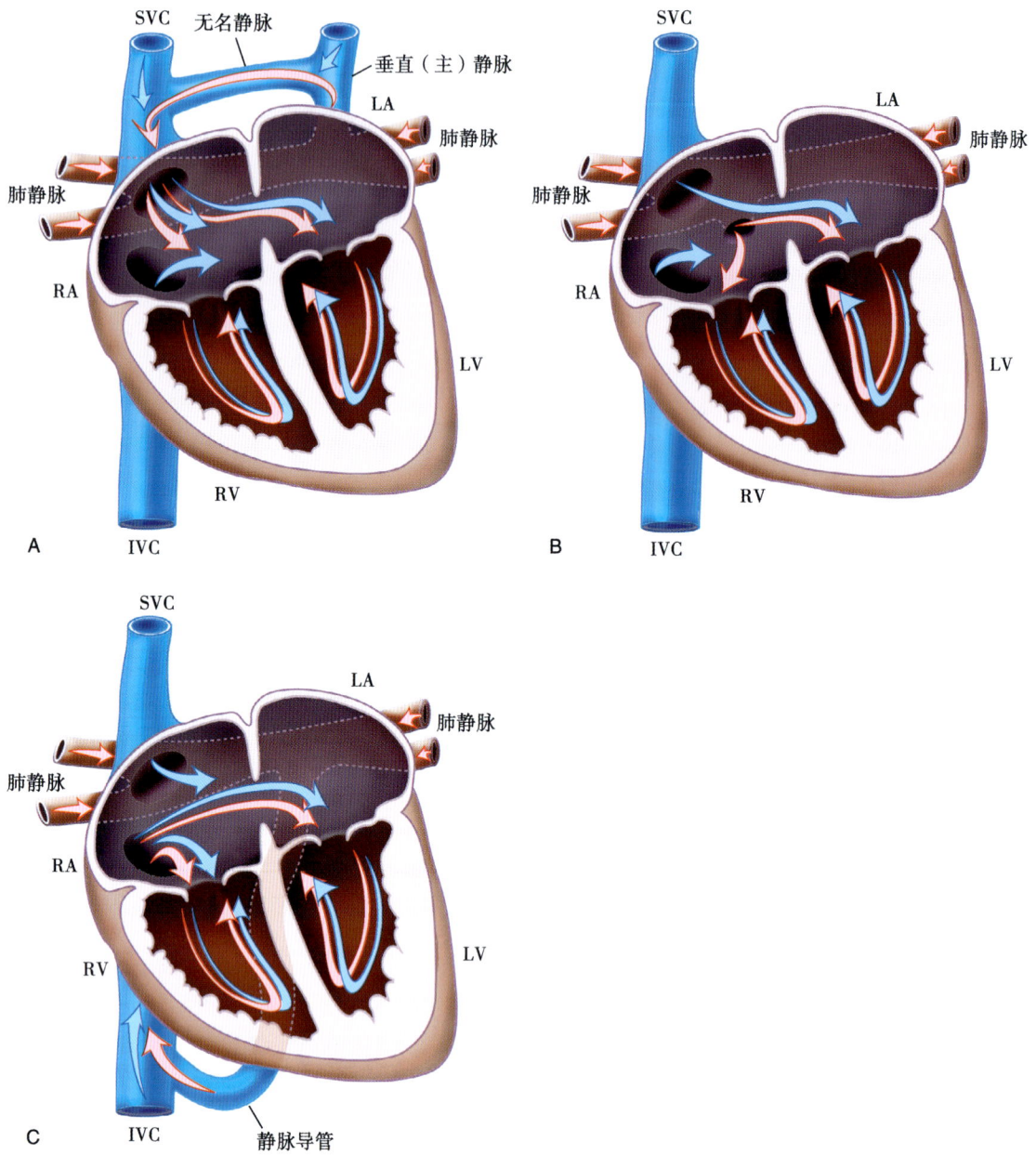

图 17-9 A. 心上型完全性肺静脉异位引流(total anomalous pulmonary venous connection, TAPVD)示意图, 大动脉被移除。肺静脉经无名静脉引流至右房, 伴有 ASD, 导致左向右分流。这类患儿会出现发绀。肺静脉受阻时会出现肺动脉高压。B. 心内型 TAPVD 示意图, 肺静脉引流至右房, 伴有 ASD(译者注), 导致左向右分流。肺静脉受阻时会出现肺动脉高压。C. 心下型 TAPVD 示意图, 肺静脉经静脉导管引流至右房, 伴有 ASD, 导致左向右分流。患儿出现发绀。可出现肺静脉梗阻。IVC, 下腔静脉; LA, 左房; LV, 左心室; PV, 肺静脉; RA, 右房; RV, 右心室; SVC, 上腔静脉(改编自 May LE. *Pediatric Heart Surgery: A Ready Reference for Professionals*. Milwaukee, WI: Maxishare; 2005)

入 NO。然而在这类患者中应谨慎使用 NO。事实上术前有心房水平的阻塞性病变或左心室顺应性差的患儿，可能不能耐受肺静脉回流的急剧增加。因此吸入 NO 的使用可能导致矛盾性肺动脉高压[424,425]。

左心发育不全综合征（HLHS）

在美国，HLHS 的发生率约为 2/10 000。在欧洲，这一数字可能有所下降，因为许多产前诊断为 HLHS 的母亲选择了终止妊娠。HLHS 的解剖学特征（图 17-10）包括：

1. 左心室发育不全。

2. 二尖瓣狭窄或闭锁。

3. 主动脉瓣狭窄或闭锁。

4. 主动脉弓发育不良。

5. 动脉导管依赖性循环。

新生儿 HLHS 的预后已有大幅提高。以前所有这类婴儿几乎均死亡，现在一些医疗中心，大多数患儿至少能活到童年[426]。HLHS 的长期预后目前尚未完全确定，仍存在许多问题。

HLHS 通常是在产前就已诊断，尽管有时会很困难并出现漏诊。出生时，新生儿出现呼吸急促、心动过速、发绀以及可闻及的收缩期杂音。

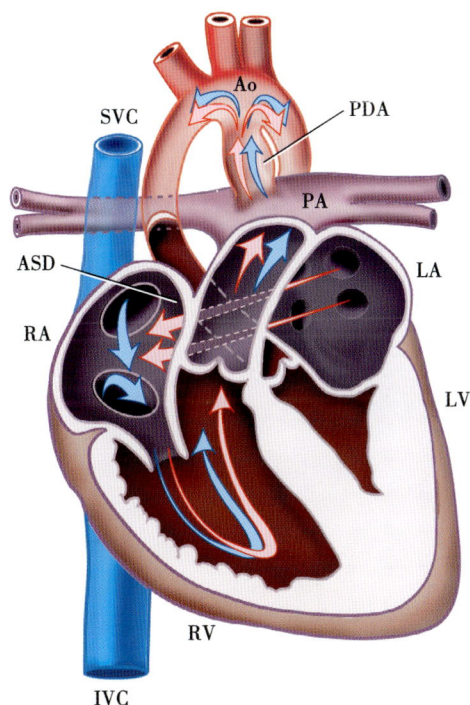

图 17-10　左心发育不全综合征示意图显示非常小的左心室、二尖瓣、主动脉瓣以及主动脉弓。肺静脉回流至左心房，然后通过 ASD 分流至右心房，再通过右心室到肺动脉。动脉导管未闭为体循环提供血容量。Ao，主动脉；ASD，房间隔缺损；IVC，下腔静脉；LA，左房；LV，左心室；PA，肺动脉；PDA，动脉导管未闭；PV，肺静脉；RA，右房；RV，右心室；SVC，上腔静脉（改编自 May LE. *Pediatric Heart Surgery: A Ready Reference for Professionals*. Milwaukee, WI: Maxishare; 2005）

姑息性手术

手术目的是将 HLHS 的解剖转化为单心室型循环，其中右心室成为体循环心室，肺血流量被动地由 SVC 和 IVC 供应（即 Fontan 循环）。这是由 Norwood Ⅰ 期、Norwood Ⅱ 期（也称为上腔静脉肺动脉连接术、双向 Glenn 或 hemi-Fontan 手术）和 Norwood Ⅲ 期（Fontan 手术）三个阶段完成的一系列手术。

Norwood Ⅰ 期手术。Norwood Ⅰ 期手术在新生儿期进行，包括重建主动脉弓使之从肺动脉干发出，肺动脉瓣成为主动脉瓣，肺动脉分支与肺动脉干断开，肺血来源由新建的锁骨下动脉分流（即 Blalock-Taussig 分流术）或从右心室（即 Sano 矫正术）（图 17-11）供应[427]。如果 ASD 是限制性的，则将其扩大以允许肺静脉回流通畅地穿过房间隔而从右侧流入右心室。Norwood Ⅰ 期手术的重要生理原则是房内通道通畅使肺静脉顺利回流、体循环血流通畅、冠状动脉灌注充足及控制肺血流量的供应。

Norwood Ⅱ 期手术。患儿约 6 个月左右进行（建立上腔静脉肺动脉连接，双向 Glenn 或 hemi-Fontan 手术），包括结扎第一次手术时产生的分流，并建立从 SVC 到肺动脉的连接（双向或 Glenn 分流术）。其结果是肺血流由来自 SVC 的体循环静脉血提供。血流被动的依赖于肺动脉压力保持在低水平，因为静脉回流的驱动力是 SVC（连接至肺动脉成为肺循环上游）和心房压力（肺循环下游的压力）之间的压力梯度。这两种压力之间的梯度称为跨肺压，这两个部位之间的任何梗阻（如肺动脉高压）都会导致肺血流量不足。这类患儿仍然发绀，动脉氧饱和度大约维持在 85% 左右，因为来自 IVC 的去饱和血液持续流入心脏和体循环（图 17-12）。

Norwood Ⅲ 期手术。手术转化为解剖学的 Fontan 循环。手术包括通过心外或心内导管将 IVC 与肺动脉连接，这就形成了单心室或 Fontan 循环（图 17-13）。单一右心室将血液泵入体循环，肺血流由 SVC 和 IVC 的体循环静脉血被动回流供应。PVR 必须保持在低水平，因为 PVR 的增加会显著减少肺血流量。在导管和右心房之间建立通道很常见（即开窗术），这样如果 PVR 升高，血液就会流向右心房，维持心排血量。在这种情况下患儿会出现发绀，但心排血量得以维持，这比低心排血量更为安全。术后体循环静脉压力增加可导致胸腔积液、肝大或蛋白质丢失性肠病，之后如果 PVR 持续较低，可以使用经静脉介入治疗关闭开窗。

对这些儿童来说长期的问题是随着时间推移，形态学上的右心室（之后成为体循环心室）会衰竭。唯一的办法是心脏移植[428,429]。

麻醉注意事项
Norwood Ⅰ 期手术

1. 麻醉医生必须了解 HLHS 的解剖学和生理学。

2. 体循环与肺循环之间的稳定通过 PVR 和 SVR 的平衡来维持。如果 PVR 降低，血液将从体循环流向肺循环导致肺循环血量过多，这将导致低血压和全身性低灌注合并酸中毒。如果 PVR 增加，会增加发绀。麻醉之前，这些婴儿最好是保留自主呼吸吸入空气，并输注前列腺素 E_1 维持动脉导管通畅。但如果需要机械通气，重要的是保持正常到稍高

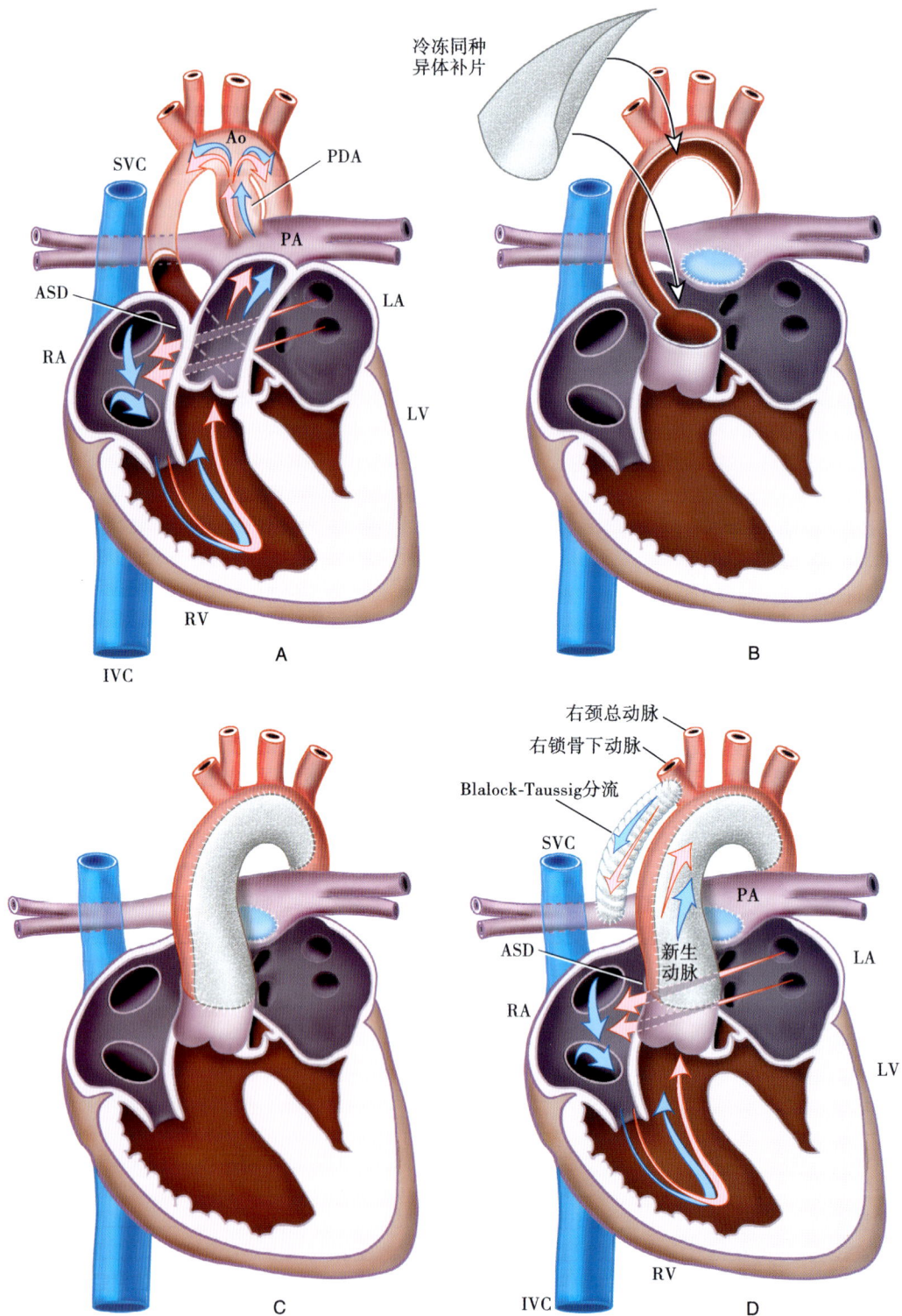

图 17-11 Norwood I期手术示意图。A. 肺动脉干从右心室断并。B 和 C. 剪裁同种大动脉补片加宽重建主动脉弓，与右心室连接，成为单心室型循环。D. 肺血来源由新建的锁骨下动脉至肺动脉的分流（即 Blalock-Taussig 分流术）供应。这类儿童仍存在发绀。Ao，主动脉；ASD，房间隔缺损；IVC，下腔静脉；LA，左房；LV，左心室；PA，肺动脉；PDA，动脉导管未闭；RA，右房；RV，右心室；SVC，上腔静脉（改编自 May LE. *Pediatric Heart Surgery:A Ready Reference for Professionals.* Milwaukee，WI：Maxishare；2005）

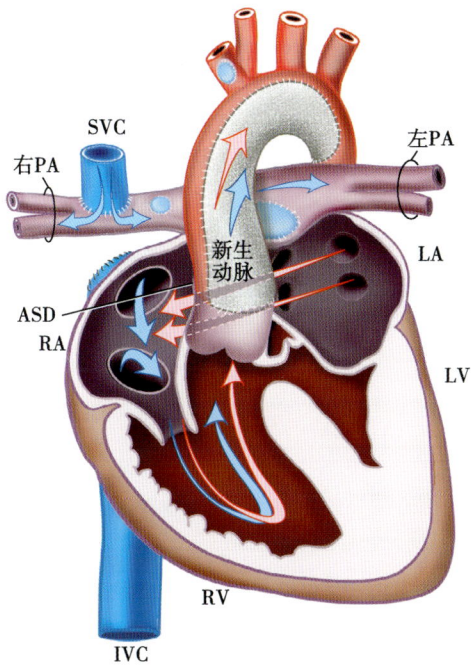

图 17-12　Norwood Ⅱ 期（hemi-Fontan）手术示意图。Blalock-Taussig 分流被断开，Glenn 分流建立 SVC 和肺动脉之间的连接。Ao，主动脉；ASD，房间隔缺损；IVC，下腔静脉；LA，左房；LV，左心室；PA，肺动脉；RA，右房；RV，右心室；SVC，上腔静脉（改编自 May LE. *Pediatric Heart Surgery：A Ready Reference for Professionals*. Milwaukee, WI：Maxishare；2005）

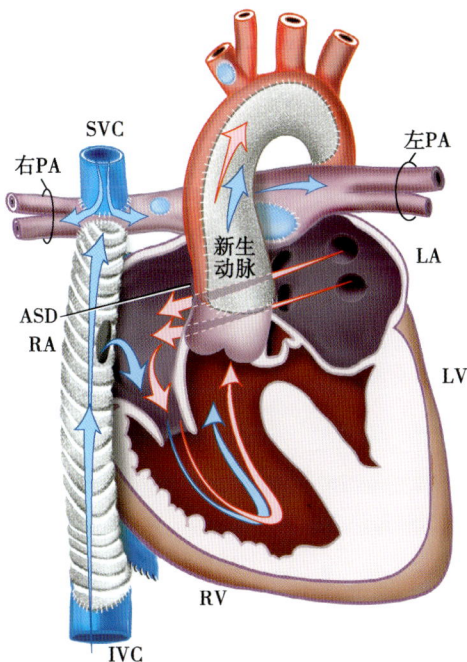

图 17-13　Norwood Ⅲ 期（Fontan）手术示意图。通过导管将 IVC 与肺动脉连接建立 Fontan 循环。开窗术显示在导管和右心房之间建立连接。ASD，房间隔缺损；IVC，下腔静脉；LA，左房；LV，左心室；PA，肺动脉；RA，右房；RV，右心室；SVC，上腔静脉（改编自 May LE. *Pediatric Heart Surgery：A Ready Reference for Professionals*. Milwaukee, WI：Maxishare；2005）

的 $PaCO_2$ 及非常低的 F_IO_2，通常使用空氧混合气体。尽管常规使用脉氧仪监测血氧饱和度作为平衡循环的指针，有证据表明，当单独考虑时，它并不能很好地反映循环之间的平衡。因此体循环静脉氧饱和度也应该用于组织氧输送的评估[183,185,430,431]。近红外线监测也可以作为向大脑输送足够氧气的连续监测。

3. 往返 ICU 之间需要有空气供应；或者也可以使用自动充气袋。

4. 通过股静脉或脐静脉建立静脉通路。避免颈内静脉穿刺，因为狭窄的 SVC 将对之后的 Glenn 分流产生影响。

5. 首选大剂量阿片类药物技术。

6. 可能需要深低温。

7. 术后心功能不全很常见，正性肌力药的使用是必须的。

8. 体外循环后维持体循环和肺循环之间的平衡是一关键问题。一些医疗中心在体外循环后使用长效 α- 肾上腺素受体阻滞剂酚苄明以减少 SVR 的变化，允许使用更高的吸入氧浓度及增加总氧输送[432]。另一种方法是合并使用米力农和血管升压素（如多巴胺或肾上腺素）达到类似的效果。作者的偏好是米力农单次给药（在复温时给予 0.5μg/kg，20min 以上），然后连续输注米力农 0.3μg/（kg·min）联合肾上腺素 0.05～0.1μg/（kg·min）。

9. 体外循环后可能出现凝血障碍。

10. 常规使用抗纤溶药物。

11. 胸骨常保留开放状态，关胸可能会延迟好几天。

Norwood Ⅱ 期手术

1. 手术需要建立 CPB。

2. 不使用停跳液。保持心脏跳动，很少需要使用正性肌力药。

3. 通过股静脉建立静脉通路。然而只能使用单侧，因偶尔需要建立股动静脉旁路。暂时的颈内静脉置管测压有用，它反映了 SVC 和肺动脉吻合术后肺动脉压力的变化。术后早期拔除颈内静脉置管以避免 SVC 血栓的形成。

4. 这是重复手术，应连接体外除颤器。

5. 可使用抗纤溶药物。

6. 目的是早期拔管，胸内正压减少 Glenn 分流的血流量。

7. 婴儿术后应将头部抬高 30° 进行护理，以改善 Glenn 分流及减少 SVC 区域水肿的可能。

Norwood Ⅲ 期手术

1. 手术采用 CPB，但通常不阻断主动脉。

2. 术后 PVR 必须保持在低水平，肺循环管理重要的是尽量减少肺不张，必要时吸入 NO[433]。

3. 如果需要使用正性肌力药，米力农是一个很好的选择，因为其对降低 PVR 有效。

4. 早期拔管有利于血流动力学。

5. 术后早期可能需要输注大量液体。

主动脉瓣狭窄

LVOT 梗阻可发生在瓣膜、瓣膜下或瓣膜上区域，也可以是它们的不同组合,这种疾病很常见,占 CHD 的 10%[434,435]。先天性主动脉瓣狭窄常合并二瓣畸形。大约 10% 的新生儿发生严重的主动脉瓣狭窄,需紧急治疗。主动脉瓣上狭窄可能与 Williams 综合征有关[436]。

尽管主动脉瓣狭窄有许多解剖学上的变异,但其病理生理学本质相同。心肌氧供与氧需之间的不平衡日益加剧,冠状动脉血流因冠状动灌注压低而受损,左心室负荷增加,导致心内膜下缺血、左心室肥厚,有发生左心衰竭的风险。猝死的风险一直存在,尤其是在合并有 Williams 综合征的患儿[437]。儿童的年龄是一个危险因素,年幼的儿童风险最大。出生 3 个月内的患儿,2/3 在治疗主动脉瓣狭窄前需给予正性肌力药或支持呼吸[438]。约 5%Williams 综合征患者在麻醉过程中可能出现心搏骤停[439]。

治疗方案

治疗方案取决于患者的年龄、病变类型和严重程度。对于有严重主动脉狭窄的新生儿需行紧急的瓣膜成形术。可以在 CPB 下施行手术治疗,但通常在心导管室使用腔内球囊瓣膜成形术[440]。此年龄组并发症包括心室纤颤、主动脉瓣关闭不全及残余主动脉瓣狭窄。

在较大的儿童,根据解剖结构可采用几种手术方法。腔内球囊瓣膜成形术常用于年长患儿,最常见的并发症是主动脉瓣关闭不全和残留主动脉瓣狭窄。由于机械瓣膜或生物假体瓣膜需要抗凝治疗,以及生物假体瓣膜不可避免的钙化,因此使用机械瓣膜或生物假体瓣膜置换瓣膜的时间应尽可能延迟。另一种手术选择是 Ross 手术,包括将肺动脉瓣移至主动脉瓣位置,并在肺动脉位置使用同种移植瓣。由于系统瓣膜(即新主动脉瓣)随患儿生长,同种移植瓣钙化缓慢,因此不需要抗凝[441-443]。最近人们对采用心包补片重建术行主动脉瓣狭窄修复(而不是置换)的可能产生了兴趣,此举可避免与瓣膜置换相关的潜在问题[444-446]。

麻醉注意事项

1. 麻醉的重点是维持氧供需之间的平衡。这包括维持正常的心率(无心动过速或心动过缓)、维持 SVR 和舒张压以维持冠状动脉灌注、避免高血压、避免心肌抑制。

2. 新生儿主动脉瓣狭窄 CPB 手术麻醉与其他新生儿心脏手术相似。

3. 腔内球囊瓣膜成形术:

(1) 导管穿过主动脉瓣及球囊充气可导致剧烈的心血管变化。心排血量减少、心肌缺血及心动过缓较常见。在新生儿,将导线穿过瓣叶后可能会发生心室纤颤。麻醉医生必须作好快速新生儿复苏的准备,应立即给予药物治疗,尤其是肾上腺素。

(2) 因为心室功能可能很差,患儿有可能在术后仍保持机械通气。

(3) 心脏外科医生需要建立动脉通路监测血压和手术通道,但其压力并不常显示。

(4) 在球囊扩张时,腺苷偶尔被用于减慢心跳以防充气的球囊通过时损坏瓣膜。但这种做法并不普遍。

主动脉缩窄

主动脉缩窄是主动脉的离散性狭窄,约占 CHD 的 5%。病变通常是独立的,没有合并其他相关畸形。然而这种类型的病变可能与其他 CHD 相关,如主动脉弓、瓣膜异常或 VSD。根据狭窄与动脉导管的关系,可分为导管前、导管旁或导管后型。新生儿期最常见的是导管前型,导管前缩窄与缩窄下侧支循环形成的相关性最小,需要给予前列腺素维持导管通畅。导管旁和导管后缩窄的特征是侧支血管的形成以提供缩窄下方区域的血供。这点很重要,因为脊髓是由这些侧支血管供血,其在主动脉阻断时会发生脊髓供血。

实际上主动脉缩窄的儿童可分为两组。一组为导管前缩窄,出现在新生儿期,几乎没有侧支血管形成,左心功能非常差,可能发生心力衰竭。第二组儿童(通常>1 岁)的侧支血管形成良好,左心室功能较好;股动脉搏动常较弱,患者常有进展性酸中毒。右臂(狭窄近端)和腿部(狭窄远端)收缩期血压的差异可能表明存在主动脉缩窄。

麻醉注意事项

新生儿期修复

1. 患儿左心室功能差,应非常小心,麻醉医生不要被看起来相当健康的婴儿所误导。

2. 患儿已气管插管并行机械通气,且可能正在使用正性肌力药。

3. Ⅳ通路常用于输注前列腺素 E_1,也可用来给予麻醉诱导药。作者的偏好是增加芬太尼剂量(达到 5μg/kg),然后给予肌肉松弛药及低浓度吸入麻醉药(如 0.3%~0.5% 的异氟烷)。如果出现低血压可以不使用吸入麻醉药。

4. 可能需要给予正性肌力药,术前应备好。

5. 理想情况下,动脉置管测压应放置在右臂(右侧桡动脉或腋动脉),以在动脉阻断时连续测压。左锁骨下动脉在手术修复过程中可能会部分堵塞。一些学者提倡使用有创动脉测压,在动脉阻断时测量缩窄区域以下的灌注压力,但这可能在实践中比较困难,因为股动脉通常没有搏动。

6. 应放置中心静脉导管。

7. 手术通常是采用左侧胸廓切开术,不需要 CPB。肺收缩可能导致出现通气问题。因为气管插管伴有较大的漏气可能会导致通气非常困难;气管导管必须贴合紧密或留有最小的漏气,或使用带套囊的气管导管。

8. 截瘫的发生率约为 1%,被认为是主动脉阻断时低灌注导致[447,448]。为减少这种脊髓损伤,应在主动脉阻断前将婴儿的温度降到 34℃ 或 35℃,尽管这种方法没有得到证实。术中应维持上肢血压,麻醉医生不应在主动脉阻断时维持较低的血压。术中需给予低剂量的抗凝药物。缩短主动脉阻断的时间十分重要。

9. 偶尔采用硬膜外麻醉,但存在争议。特别是使用抗凝药物时,存在神经系统损伤的风险。

10. 术后高血压应重视,因为梗阻解除后心室的重塑并非立竿见影;左心室肥厚预计持续到术后几周到几个月;术后即刻可能需要给予血管扩张剂,如硝普钠。

较大儿童期麻醉

1. 病情通常不像新生儿期那么严重。

2. 有创血压监测与新生儿修复术相似。

3. 芬太尼联合静脉诱导麻醉药是诱导的标准选择。因心血管稳定性好，依托咪酯较常用。

4. 虽然有侧支血供，脊髓在主动脉阻断期间仍有缺血风险，对新生儿采取的预防措施同样适用于这些儿童。

5. 使用带套囊的经口气管导管很有用，因为早期拔管是一种常规。

6. 术后高血压是常见问题，良好的镇痛联合硝普钠和β-肾上腺素受体阻滞剂通常是必需的。多达 30% 的儿童最终形成长期高血压并需要治疗。其中一些儿童通过带或不带支架的球囊血管成形术来治疗。主动脉破裂是这些患者存在的风险，进行手术的医院应采取相应的措施处理这种可能风险，并制订明确的抢救计划。

主动脉弓中断

主动脉弓中断是一种罕见的畸形，占 CHD 不到 1%。这种疾病的升主动脉和降主动脉之间发生中断（图 17-14），根据中断发生的位置分为三种类型。因为 PDA 供血于降主动脉，这是一种导管依赖性的系统循环。VSD 也很常见。主动脉弓中断常与 22q11 染色体缺失相关，导致上述的迪格奥尔格综合征（表 17-4）[449]。

这些儿童出生时通常小于胎龄，需给予前列腺素以保持动脉导管通畅。他们经常合并有进行性酸中毒和心排血量

不足。随着动脉导管的关闭，肺血流量增加。手术修复取决于相关病变的存在，尤其是 VSD。在单次修复中，重建主动脉弓并关闭 VSD。两阶段的修复包括主动脉弓的修复和肺动脉绑扎以限制肺血流，VSD 在稍后关闭。无论哪种方法都可能采用深低温停循环。一些医疗中心采用选择性区域灌注来尝试限制相关神经损伤[450]。早期和晚期死亡率都很高，较高的死亡率与患儿体积小、术前酸中毒以及相关的心脏病变有关[451]。

麻醉注意事项

1. 患者是体弱多病的新生儿。

2. 迪格奥尔格综合征应于术前确诊，特别是关于其潜在的低钙血症和需要辐照血液制品；在 22q11 染色体缺失不确定的情况下，谨慎的做法是当其存在。

3. 常规应用大剂量阿片类药物。

4. 理想情况下血压应在中断部位上下分别监测，但在实践中往往很困难。

5. 可采用深低温停循环。

6. 体外循环后可能出现凝血障碍。

7. 常用使用抗纤溶药物。

8. 预期术后肾功能不良。

9. 术后存在肺动脉高压危象的风险。这些患儿可能需要重复手术来处理可能发生在任何水平的复发性 LVOTO。修复主动脉弓的再狭窄通常可以通过腔内球囊扩张术治疗。

小儿重症监护室的运输和转移

心脏外科手术完成后，患者需要一段时间的重症监护。护理的第一阶段是将该儿童从手术室转移至小儿重症监护室（pediatric intensive care unit, PICU），这是一个潜在的危险时期，需要良好的组织、团队合作和适当的设备。现有这些儿童的安全运输指南[452]。

PICU 的运输可分为准备阶段、运输阶段和稳定阶段[453]。在准备阶段，将抵达 PICU 的预估时间通知 PICU。PICU 准备好病床，设置好呼吸机和监护仪，以及准备好任何可能需要的额外干预措施。在作者工作的医院，一份显示该患儿年龄和体重、需要的呼吸机参数设置、传感器数量及正在运行的输液的表格会被发送至 PICU。抵达 PICU 后，需要完成两项基本任务：技术转移和信息传递。最好在信息交接之前进行技术转移。这包括确保所有监护仪都已连接好并正常工作，确保呼吸机连接好并提供足够的通气量，确保所有输液都正常工作，确保引流管和导尿管都已到位并记录其基线读数。完成此操作后，应在所有相关人员在场时完成一次信息交接，其中应包括麻醉医生和外科医生提供的信息。在我们的医院，会有一份核对表以确保不会遗漏任何重要信息。重要的是避免个人之间的大量信息交接，而是与在场的所有相关人员进行逐一全面的交接。

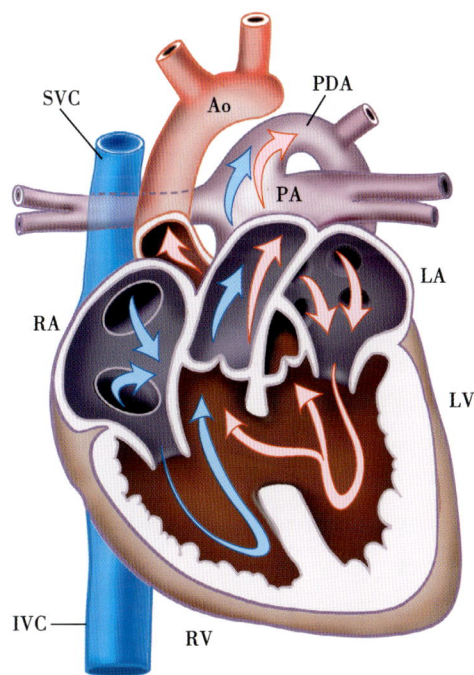

图 17-14 主动脉弓中断示意图。PDA 供血于中断以下部位。Ao，主动脉；ASD，房间隔缺损；IVC，下腔静脉；LA，左房；LV，左心室；PA，肺动脉；RA，右房；RV，右心室；SVC，上腔静脉（改编自 May LE. *Pediatric Heart Surgery: A Ready Reference for Professionals*. Milwaukee, WI: Maxishare; 2005）

致谢

作者要感谢 Paul R. Hickey, Richard L. Marnach, Dolly D. Hansen, Robert W. Reid 和 Frederick A. Burrows 对本章的贡献。

（王鑫 译，徐军美 校，李军 上官王宁 审）

精选文献

Bettex DA, Pretre R, Jenni R, Schmid ER. Cost-effectiveness of routine intraoperative transesophageal echocardiography in pediatric cardiac surgery: a 10-year experience. *Anesth Analg.* 2005;100:1271-1275.

Bettex and coworkers showed in a retrospective study of 580 pediatric patients undergoing cardiac surgery that the use of routine intraoperative transesophageal echocardiography (TEE) was cost effective. They identified 33 children who required a second bypass run on the basis of the intraoperative TEE. The authors estimate that the savings per child were in the range of $690 to $2130.

Hoffman TM, Wernovsky G, Atz AM, et al. Prophylactic intravenous use of milrinone after cardiac operation in pediatrics (PRIMACORP) study. Prophylactic Intravenous Use of Milrinone After Cardiac Operation in Pediatrics. *Am Heart J.* 2002;143:15-21.

In this large, multicenter, prospective, randomized, double-blind study, it was shown that the use of milrinone in high doses (75 μg/kg bolus over 60 minutes, followed by an infusion at a rate of 0.75 μg/kg per minute) in infants undergoing complex congenital cardiac operations reduced the incidence of low cardiac output syndrome in the postoperative period.

Kern FH, Morana NJ, Sears JJ, Hickey PR. Coagulation defects in neonates during cardiopulmonary bypass. *Ann Thorac Surg.* 1992;54:541-546.

Kern and colleagues showed that hemodilution is an important factor in the development of post-bypass coagulopathy in neonates. They showed that platelets and coagulation factors were dramatically reduced as soon as the neonate was placed on cardiopulmonary bypass (CPB) and were not significantly reduced further during CPB.

Malviya S, Voepel-Lewis T, Siewert M, et al. Risk factors for adverse postoperative outcomes in children presenting for cardiac surgery with upper respiratory tract infections. *Anesthesiology.* 2003;98:628-632.

These investigators have shown that children with an upper respiratory tract infection at the time of cardiac surgery are at risk for more complications in the postoperative period and have a longer stay in the intensive care unit. These children need very careful assessment before surgery, and the risk/benefit ratio for the child must be considered.

Mangano DT, Tudor IC, Dietzel C. The risk associated with aprotinin in cardiac surgery. *N Engl J Med.* 2006;354:353-365.

Mangano and associates reported a large observational study in adult patients undergoing revascularization surgery. They reported an increase in renal failure, myocardial infarction, heart failure, stroke, and encephalopathy. This study has been criticized for not being randomized. These effects have not been shown in children, but it has created an unease about the use of aprotinin in children. It is important that well-designed, independent, large studies are carried out in children to establish the role of aprotinin.

Naik SK, Knight A, Elliott M. A prospective randomized study of a modified technique of ultrafiltration during pediatric open-heart surgery. *Circulation.* 1991;84(suppl):III422-III431.

Naik and colleagues were the first to report the use of modified ultrafiltration (MUF) after cardiopulmonary bypass in children. Beneficial effects included reduced total body water, higher hematocrit, higher blood pressure, less postoperative bleeding, and a reduced requirement for inotropes. MUF is now used in many centers worldwide and has a number of benefits.

Pasquali SK, Li JS, He X, et al. Comparative analysis of antifibrinolytic medications in pediatric heart surgery. *J Thorac Cardiovasc Surg.* 2012;143:550-557.

The Society of Thoracic Surgeons Congenital Heart Surgery Database (2004-2008) was linked to medication data from the Pediatric Health Information Systems Database. A total of 22,258 children were included in the study. Aprotinin (vs. no drug) was associated with a reduction in combined hospital mortality/bleeding requiring surgical intervention overall (odds ratio [OR], 0.81; 95% confidence intervals [CI], 0.68–0.91) and in the redo sternotomy subgroup (OR, 0.57; 95% CI, 0.40–0.80). There was no benefit in neonates and no difference in renal failure requiring dialysis in any group. In comparative analysis, there was no difference in outcome for aprotinin versus aminocaproic acid recipients. Tranexamic acid (vs. aprotinin) was associated with significantly reduced mortality/bleeding requiring surgical intervention overall (OR, 0.47; 95% CI, 0.30–0.74) and in neonates (OR, 0.30; 95% CI, 0.15–0.58). These observational data suggest aprotinin is associated with reduced bleeding and mortality in children undergoing heart surgery with no increase in dialysis. Comparative analyses suggest similar efficacy of aminocaproic acid and improved outcomes associated with tranexamic acid.

Williams GD, Ramamoorthy C. Brain monitoring and protection during pediatric cardiac surgery. *Semin Cardiothorac Vasc Anesth.* 2007;11:23-33.

This article reviews brain monitoring modalities available during pediatric cardiac surgery. Its emphasis is on ways of reducing brain injury during cardiopulmonary bypass and deep hypothermic circulatory arrest in children. Neuroprotective stategies are discussed, including selective cerebral perfusion during deep hypothermic circulatory arrest, management of acid-base balance, the degree of hemodilution, blood glucose management, and antiinfammatory therapy.

Zhou G, Feng Z, Xiong H, et al. A combined ultrafiltration strategy during pediatric cardiac surgery: a prospective, randomized, controlled study with clinical outcomes. *J Thorac Cardiovasc Surg.* 2013;27:897-902.

The combined use of ultrafiltration of the prime solution, zero-balance ultrafiltration, and a modified ultrafiltration (MUF) strategy was associated with modest improvements in pulmonary function compared with the combination of coventional and MUF strategies in the early postoperative period, but the principal clinical outcomes are similar.

参考文献

第18章　心脏生理学和药理学

ANNETTE Y. SCHURE，JAMES A. DINARDO

心血管系统在人体中占据重要地位，通过遍布全身的血管和毛细血管组成的庞大网络来提供氧气和营养物质的中央"发电站"，其他器官系统运转都有赖于它的正常发育和功能。出生时，特别是最初几小时，心脏和血管系统需要适应宫外环境。早产、先天性缺陷、分娩并发症以及其他许多因素可阻止或延迟心血管系统发生必要的改变，导致严重病理状态。

全面了解胎儿循环、出生时的变化、年龄特异性特征对于新生儿、婴儿的安全管理具有重要意义，尤其是对诊断室、手术室中日益增多的早产儿和小于胎龄儿(small for gestational age infant，SGA)。尽管胚胎发育极为复杂并且从胎儿到宫外生活过渡艰难，但令人惊讶的是，90%以上的新生儿可以在没有任何特殊干预的情况下分娩，而且每1 000个活产儿中只有7～10个会出现心脏缺陷[1]。(关于胚胎发育的详细讨论已经超出了本章的范围；感兴趣的读者可以参阅 Van Praagh[2] 或 Langman[3] 的经典胚胎学教科书。)

先天性心脏缺陷是最常见的出生缺陷之一。美国每年大约有32 000名CHD新生儿出生。相当一部分患儿在新生儿时期就需要在导管室紧急干预或外科手术治疗。此外，CHD患儿常伴有其他非心脏性疾病，其中很多患儿还需要除心脏治疗以外的其他治疗。儿科麻醉医师必须能够判断和识别CHD对新生儿、婴儿心血管系统产生的病理生理效应以及麻醉和手术操作的潜在影响。

随着外科技术、重症监护和麻醉管理的进步，现在85%的CHD患儿有望活到成年。麻醉医师将越来越多地遇到已经"修复"或"缓解"的CHD儿童接受非心脏手术。第23章讨论了各种心脏缺陷修复后出现的特有的长期问题和麻醉注意事项，但一些情况值得进一步讨论：心脏缺陷修复后运动生理的基本变化，Fontan手术单心室姑息治疗后的生理特点以及移植心脏生理反应的改变。

许多情况需要使用心血管药物，其中一些药物具有明显的年龄特异性效应。对婴儿和儿童进行充分、严格的药物对照研究很罕见，给药剂量多基于长期的用药经验或根据成人剂量来推断。了解最常用心血管药物的基础药理学以及婴幼儿的特殊注意事项是围手术期成功处置的要点。本章将帮助儿科麻醉医师理解新生儿心血管系统的复杂性、CHD的并发症以及基本的用药考虑，为制订安全管理方案提供必要的工具。

心血管生理学

胎儿循环

在子宫内，胎盘的气体交换为胎儿提供了含氧较少的血液，脐静脉中 PO_2 约为 30mmHg，脐动脉中约为 16mmHg。胎儿肺部充满液体，只有较少的血液灌注(心输出量的 10%～15%)。正常的出生后循环可以描述为一个"串联回路"：右心室(right ventricle，RV)和左心室(left ventricle，LV)两个泵，分别支持肺和全身血管这两个不同的阻力系统。相比之下，胎儿循环更适合用"并联回路"的概念来解释：两个心室为体循环提供血流，各种胎儿的捷径通路或连接允许含氧和去氧血混合（图 18-1）[4,5]。来自胎盘的含氧血经脐静脉回流至门静脉系统，其中 30%～50% 的血流绕过肝脏，通过静脉导管分流至下腔静脉（inferior vena cava, IVC），从而保持较高的氧合和流速。其余的脐静脉血通过肝脏微循环进入肝上 IVC。

进入右心房（right atrium, RA）的 IVC 血是不同速度和血氧饱和度的混合血流：来自下半部分身体和肝静脉回流的低速、去氧静脉血和来自静脉导管的高速、含氧脐静脉血。RA（下腔静脉瓣）和希阿里网中的瓣膜样组织优先引导 IVC 的高速血流绕过 RV 和肺血管，直接穿过卵圆孔进入左心房

（left atrium, LA）。这些含氧血与少量从肺循环回流的静脉血在 LA 混合，然后由 LV 喷射到升主动脉和主动脉弓处的大血管。这些血液氧饱和度在 65% 到 70% 之间，为发育中的心脏和大脑提供氧气。

大多数从上腔静脉（superior vena cava, SVC）回流的血液和约 20% 的 IVC 血流（主要是低速、去氧血）到达 RV 并泵入肺动脉（PA）。由于未扩张的肺会产生较高的肺阻力，导致 90% 的血液经动脉导管直接流向降主动脉，所以降主动脉中的血流大部分来自 RV，少数来自 LV。这些血液氧饱和度只有 55% 到 60%，其中 2/3 的血液返回胎盘进行氧合，其余的血液被分配到肠道、肾脏和身体下部（图 18-2）。

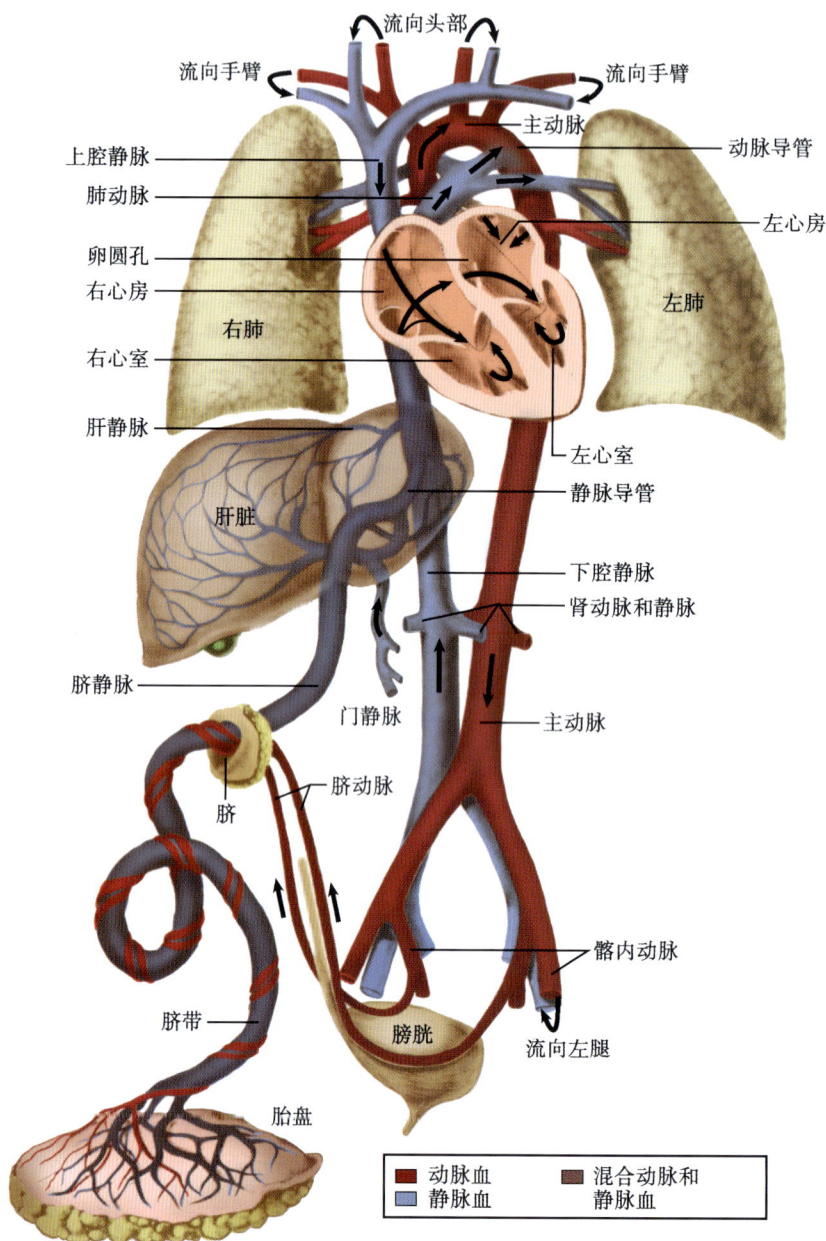

图 18-1　妊娠晚期胎儿循环的过程。注意卵圆孔和动脉导管的选择性血流模式（摘自 Greeley WJ, Berkowitz DH, Nathan AT. Anesthesia for pediatric cardiac surgery. In: Miller RD, ed. *Anesthesia*.7th ed. Philadelphia: Churchill Livingstone; 2010, 图 83-1 ）

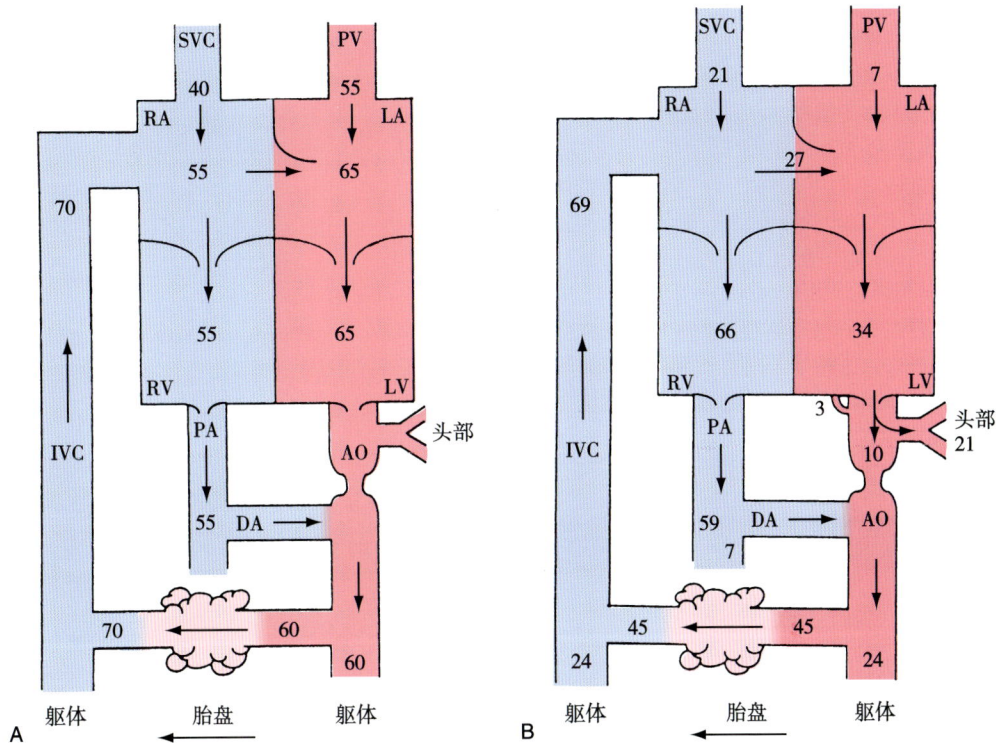

图 18-2　妊娠晚期的胎羊循环。A. 数字表示氧饱和度的百分比。下腔静脉（IVC）的血氧饱和度最高，表明血液主要来自胎盘。左侧心脏血液的氧饱和度略高于右侧。B. 循环过程。数字表示左右心室总心排血量的百分比。IVC 的部分回流血液被右心房（RA）的嵴分隔物通过卵圆孔转移到左心房，与肺静脉（PV）回流血液汇合后进入左心室（LV），然后泵入升主动脉。升主动脉大部分血液流向冠状动脉、锁骨下动脉和颈动脉，只有 10% 通过主动脉弓（由主动脉中的狭窄点指示）进入降主动脉（AO）。剩余 IVC 血流与上腔静脉（SVC）和冠状静脉（3%）的回流血混合，进入右心房（RA）和右心室（RV）后泵入肺动脉（PA）。由于肺阻力增加，只有 7% 的血液通过肺静脉（PV），其余血液通过动脉导管（DA）进入 AO，然后进入胎盘和下半身。AO，降主动脉；DA，动脉导管；IVC，下腔静脉；LA，左心房；LV，左心室；PA，肺动脉；PV，肺静脉；RA，右心房；RV，右心室；SVC，上腔静脉（改编自 Rudolph AM. *Congenital Diseases of the Heart*. Chicago：Year Book Publishers；1974：1-48；and from Freed MD. Fetal and transitional circulation. In：Fyler DC, ed. *Nadas' Pediatric Cardiology*. Philadelphia：Mosby-Year Book；1992：57-61）

　　胎儿循环必须在相对缺氧的环境中供养发育中的胎儿（最高氧饱和度为 65% 到 70%）。"并联回路"的限制和 RV 工作负荷增加，使得这项原本艰巨的任务变得更加复杂，此外，胎儿的直接通路使氧合血和去氧血出现不完全分流，进一步导致容量负荷增加。最初，我们对胎儿循环的理解主要基于动物实验的数据，但近年来，超声技术的进展让我们得以在整个妊娠期各种条件下评估和监测胎儿心血管参数，特别是每搏量和心排血量。RV 每搏量从 20 周时的 0.7ml 增加到 40 周时的 7.6ml，而 LV 每搏量从 0.7ml 增加到 5.2ml。胎儿两心室合并的心排血量约为每分钟 400～425ml/kg，RV 由于容量负荷增加而占主要贡献。38 周时，总心排血量 60% 由 RV 提供（E 表 18-1）[6-8]。子宫内生长受限和胎盘损害与心排血量的重新分配和卵圆孔大小的相对变化有关[9]。功能性胎盘、胎儿心血管高输出状态、更高的血红蛋白浓度以及氧结合与释放的变化[血红蛋白 F，2，3-二磷酸甘油酸（2,3-DPG）增加]对于为发育中胎儿提供足够的组织氧合来说都是必要的。

E 表 18-1　妊娠后半期胎儿的左右心室总心排出量和分布

	胎龄合并心排血量百分比		
	20 周	30 周	38 周
总心排血量	210ml/min	960ml/min	1 900ml/min
左心室	47%	43%	40%
右心室	53%	57%	60%
卵圆孔	34%	18%	19%
肺	13%	25%	21%
动脉导管	40%	32%	39%

　　数据来自 Rasanen J, Wood DC, Weiner S, Ludomirski A, Huhta JC. Role of the pulmonary circulation in the distribution of human fetal cardiac output during the second half of pregnancy. *Circulation* 1996；94：1068-1073。

　　人们一直认为宫内胎儿对 CHD 的耐受性相对较好。但近些年大量证据表明，胎儿心血管疾病缺陷可导致脑灌注固有的自我调节发生变化，从而影响大脑发育[10-12]。超声和磁共振成像表明，25% 到 40% 的 CHD 新生儿在术前就有神经系统异常[13,14]。

过渡循环

出生时，各种体液、生化和生理情况会突然发生变化。首先，胎盘循环在肺部扩张后不久就消失。第二，肺扩张到正常功能残气量（FRC）时，肺微血管呈现最佳的几何关系。第三，进入肺部的空气导致肺泡 PCO_2 减少、PO_2 增加。这三个因素共同作用显著降低肺血管阻力（PVR）[5,15,16]，最终导致肺血流量显著增加，肺静脉回流至左心增加。随着胎盘和低阻力脐带循环的消失，左心室容量负荷和后负荷突然增大（表 18-1）。通常左室舒张末期压力增加，导致左室压力增加，从而对隔膜产生足够的静水压力，导致卵圆孔功能性关闭。而右室压力在此向宫外生存过渡过程中不增加。

表 18-1　出生时血流动力学变化

右心室	左心室
后负荷降低	**后负荷增加**
肺血管阻力降低	胎盘切除
导管关闭	导管关闭
容量负荷降低	**容量负荷增加**
脐静脉回流消失	肺静脉回流增加
心排血量减少 25%	心排血量增加 50%
	导管处短暂性左向右分流

三个胎儿连接（动脉导管、静脉导管和卵圆孔）在出生后的不同时期相继关闭。正常足月婴儿 58% 在出生 2 天后动脉导管功能性关闭（不是解剖学上），98% 在出生 4 天后关闭[17]。尽管许多物质（如花生四烯酸）与诱发导管收缩有关，但最初的收缩可能主要是由于动脉氧分压增加[18,19]和胎盘分离后循环前列腺素减少引起[20]。对氧气的反应呈年龄依赖性：当足月新生儿暴露于氧气中时，通常表现出导管组织平滑肌有效收缩，而早产儿反应不佳，往往需要药物（前列腺素抑制剂）甚至外科治疗。儿茶酚胺引起的 PVR 和全身血管阻力（SVR）的变化以及其他物质（如乙酰胆碱等）有助于导管关闭。2～3 周内，功能性收缩后会出现导管纤维化，形成带状结构，即动脉韧带[21,22]。随着脐静脉的结扎，门静脉压力下降，引发静脉导管功能性闭合。这个过程很少超过 1～2 周，到 3 个月时，只剩下纤维组织，即静脉韧带。

当 LA 压力超过 RA 时，卵圆孔发生功能性关闭。但在大多数婴儿，50% 的 5 岁以下儿童以及 25%～30% 的成年人身上，卵圆孔仍保持解剖学上的结构[23]。超声心动图研究证实，全麻后的健康婴儿会出现从右向左分流（通过卵圆孔），这可能是尽管给予纯氧通气，动脉血氧仍持续不饱和的一个重要原因[24]。

新生儿心血管系统

与成人相比，新生儿心肌发育尚未完全成熟（表 18-2）。细胞结构和代谢的差异导致了许多功能的局限性。相比成人，新生儿心脏含有更少的心肌细胞和更多的结缔组织，收缩成分仅占心脏总质量的 30%，而成人占 60%[25]。新生儿心肌的表面积与质量之比，水与胶原蛋白之比要大于年长的儿童。新生儿心肌细胞内的肌纤维较少，且不太有条理（即不平行于细胞长轴）。肌质网和 T 小管网是进行快速、有效钙调节的重要组成部分，由于其发育不成熟，新生儿的未成熟心肌细胞主要依赖肌膜上的钙流来启动和终止心肌收缩[26-28]。由此造成的后果是，当婴儿暴露于会减少胞外离子钙浓度的物质中时（如血液制品中的枸橼酸盐、白蛋白），这种无条理、不成熟的心肌会出现更严重的收缩功能障碍；婴儿对吸入麻醉药和钙通道阻滞剂的敏感性也会增加。

表 18-2　未成熟心肌与成人心肌的特征差异

	未成熟心肌	成人心肌
细胞结构	线粒体和肌质网状组织较少	线粒体有序排列，SR 富足
	T 小管结构不良	发育良好的 T 小管
	收缩成分有限，含水量增加	肌原纤维数量增加，方向性更好
	收缩力对胞外钙离子的依赖性	经 SR 快速释放和再摄取钙
新陈代谢	碳水化合物和乳酸为主要能源	游离脂肪酸为 ATP 主要来源
	糖原储备和糖酵解产生 ATP 增加	糖原储存和糖酵解有限
	核苷酸酶活性降低，ATP 前体滞留	5'-核苷酸酶活性增加，快速消耗 ATP
	缺血耐受性较好，功能恢复迅速	缺血耐受性较低
功能	顺应性降低	正常张力
	前负荷增加时 CO 增加有限	前负荷增加时能增加 CO，后负荷增加时能维持 CO
	后负荷耐受性降低	
	未成熟自主神经支配：副交感神经占主导，交感神经支配不完全	

ATP，三磷腺苷；CO，心排血量；SR，肌质网。

数据来自 Mossad EB, Farid I. Vital organ preservation during surgery for congenital heart disease. In: Lake CL, Booker PD, eds. *Pediatric Cardiac Anesthesia*.4th ed. Philadelphia: Lippincott, Williams & Wilkins; 2005: 266-290; DiNardo J, Zwara DA. Congenital heart disease. In: DiNardo J, Zwara DA, eds. *Anesthesia for Cardiac Surgery*.3rd ed. Malden, MA: Blackwell Publishing; 2008: 167-251.

18

发育中的线粒体数量减少及各种信号通路、相关信使系统的成熟差异也是新生儿心肌的特征。负责脂肪酸转运的线粒体酶活性不成熟可能是新生儿心肌主要以碳水化合物和乳酸作为能源的原因，也是心肌缺血后缺氧耐受性更好、恢复更快的原因。从胎儿到出生后早期，收缩蛋白产生了各种发育变化，包括酸碱度（pH）、钙敏感性和三磷腺苷（ATP）水解活性的变化。表 18-2 总结了未成熟心脏功能的主要特点。

新生儿非收缩性组织的增加使心室顺应性降低，也限制了对前负荷增加的反应水平。在胎儿期和出生后阶段，两心室顺应性逐渐增加，因此与胎儿相比，新生儿最大每搏量出现在心房压力显著降低时（图 18-3，图 18-4）[29-31]。新生儿的高代谢率（耗氧量为每分钟 6～8ml/kg，而成人为每分钟 2～3ml/kg）需要心脏输出量成比例增加，更快的心率（HR）在某种程度上满足了这一需求[32,33]。由于每搏量固定，心排血量通常主要取决于心率，但胎儿和新生儿的超声心动图研究表明，每搏量尚有增加的能力（图 18-5）[34]。事实上新生儿通过心动过速和调整每搏量来满足代谢需求。另一方面，新生儿对产生负性肌力或变时效应的药物表现出极强的敏感性。出生时，两心室质量相等，并通过共同的隔膜连接。一个心室内增加的压力会转移到隔膜，从而降低另一个心室的顺应性，最终导致心排血量减少。新生儿和婴儿常因这种心室间的依赖性而出现双心室衰竭。

心脏功能不成熟的自主调节在整个新生儿期持续存在。心脏的交感神经和副交感神经对心脏的支配在出生时都可表现出来。但证据表明，交感神经的发育在神经节后神经感受器水平和受体效应器水平都不完善[35]。交感神经系统在婴儿早期成熟，而副交感神经系统在婴儿出生后几天内成熟[36]。自主神经系统两个组成部分在出生时的相对不平衡，可能是新生儿易对各种刺激产生显著迷走神经反射的原因。

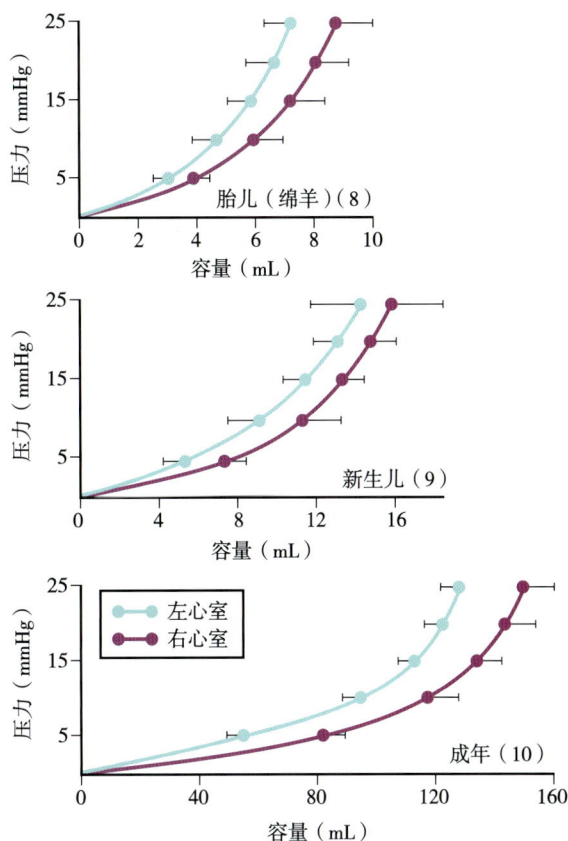

图 18-3　胎儿期、新生儿期、成年绵羊的心室压力 - 容量曲线的比较。心室之间的差异只有成年绵羊才有意义。注意新生儿右、左心室相似的顺应性曲线，使心室之间的生理关系更加密切（如婴儿容易发生双心室衰竭）（摘自 Romero T, Covell J, Friedman WF. A comparison of pressure-volume relations of the fetal, newborn and adult heart. *Am J Physiol*. 1972；222：1285-1290）

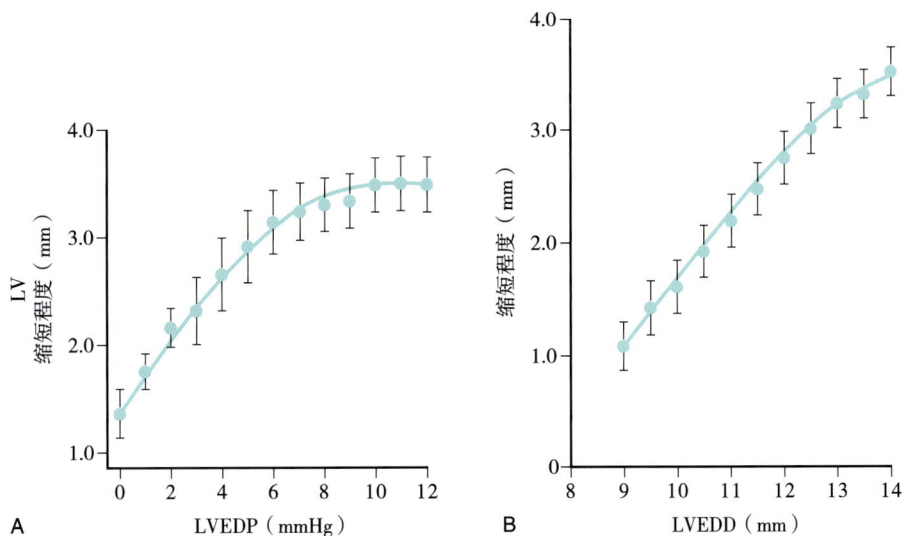

图 18-4　胎羊模型（胎龄 135±5 天）中的 Frank-Starling 曲线。A. 左室舒张末期压（LVEDP）与缩短程度的关系的胎羊模型，心肌功能随着 LVEDP 的增加得到改善，但在 10mmHg 时达到平稳水平。B. 同一模型中，左室舒张末期直径（LVEDD）与左室缩短程度之间的关系。以上结果表明，即便生硬的胎儿心脏也具有一定的、根据容量负荷变化改变每搏量的能力。每个点和竖线表示均值 ± 标准差。LV，左心室（摘自 Kirkpatrick SE, Pitlick PT, Naliboff J, et al. Frank-Starling relationship as an important determinant of fetal cardiac output. *Am J Physiol*. 1976；231：495-500）

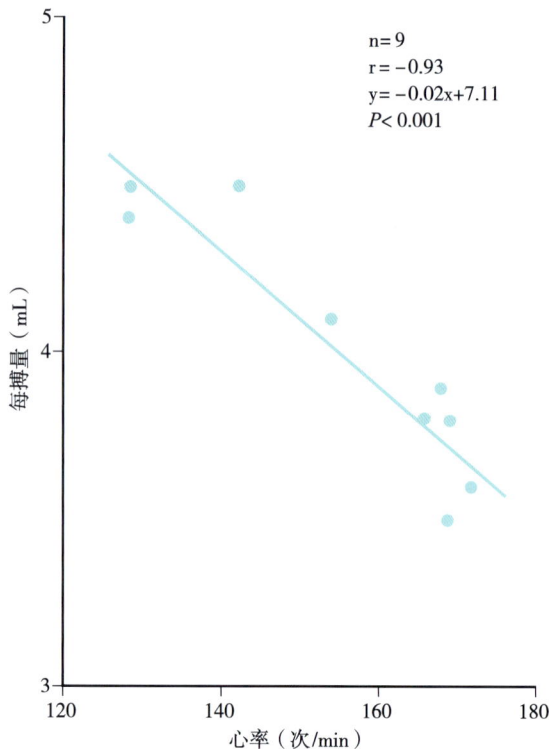

图 18-5　多普勒超声心动图比较了正常宫内胎儿心率的自发变化对每搏量的影响。结果显示每搏量随着心率增加而下降。这些观察证实了胎儿心脏在正常生理条件下改变每搏量的能力（摘自 Kenny J, Plappert T, Doubilet P, et al. Effects of heart rate on ventricular size, stroke volume, and output in the normal human fetus: a prospective Doppler echocardiographic study. *Circulation* 1987; 76: 52-58）

肺血管生理学

出生时，肺血管发育不完全，肺切片显示小动脉数量减少，且小动脉内侧肌化较厚（图 18-6）[37-39]。肺血管系统在出生后前几年内成熟，在此期间小动脉的增殖速度比肺泡快，同时血管树的内侧平滑肌变薄并向远端延伸。只要肺力学和肺泡气体成分保持良好，PVR 就会继续下降（假定正常生理学）。由于肺扩张和氧合作用，出生后不久 PVR 就会明显下降。肺血管的渐进性重塑有利于 PVR 在出生后 2～3 个月内进一步降低；6 个月时几乎可以达到成人水平[39]。

胎儿血管系统对多种刺激极为敏感，缺氧、酸中毒、白三烯水平升高和机械刺激（如气管插管时咳嗽）可导致显著而持久的 PVR 升高（如反应性肺动脉高压）。另一方面，乙酰胆碱、组胺、缓激肽、前列腺素、β-肾上腺素能儿茶酚胺类和氧化亚氮（NO）是强血管扩张剂[37]。在出生后的第 1 天，许多病理生理情况可以引发严重、持久的 PVR 增加[40,41]，阻碍宫外生命的正常调节（E 表 18-2）。施加在 RV 上的急性负荷可引起舒张功能障碍，并通过卵圆孔促进从右向左分流。一旦 PVR 超过 SVR，就会通过动脉导管和卵圆孔产生从右到左的分流，这种情况称为持续性胎儿循环[42]，可导致危及生命的低氧血症，可能需要吸入 NO[43-47]、西地那非[48]或体外支持（即体外膜氧合）[49,50]（见第 21 章）来提供氧合和维持生命。

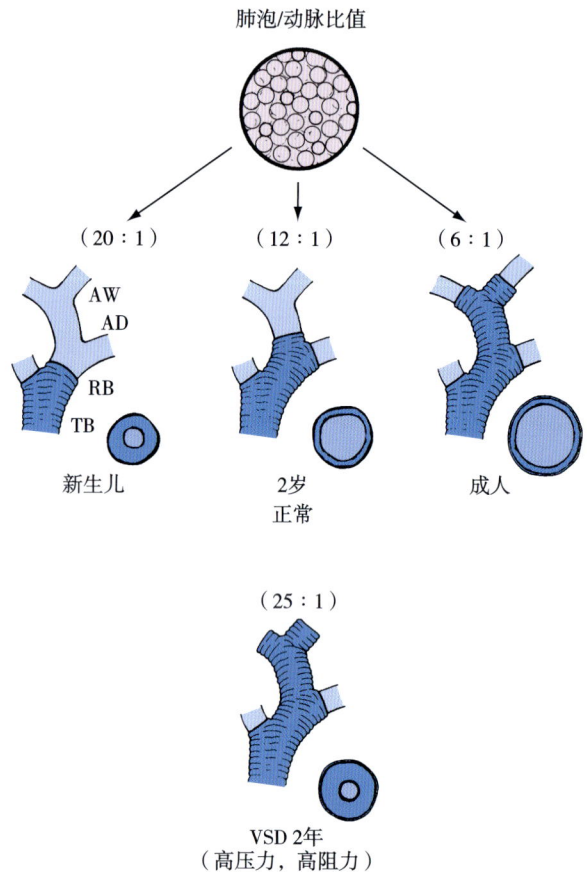

图 18-6　外周肺动脉发育。肺血管正常发育和伴有大室间隔缺损（VSD）的 2 岁儿童的肺血管变化。Rabinovitch 等人从三个方面对肺血管活检标本进行了形态上的表征：血管厚度、肌肉延伸度以及肺泡与动脉的比例。正常新生儿血管平滑肌较厚，但仅延伸至伴随呼吸性细支气管的小动脉，肺泡/动脉比率为 20：1。出生后前几个月里，血管壁明显变薄，相对于肺泡明显增殖，到 2 岁时，正常儿童的肺泡/动脉比率为 12：1，此时变薄的肌肉延伸至与肺泡导管相关的动脉。正常成人的肺泡/动脉比率为 6：1，肌肉一直延伸到肺泡壁的动脉。与此相反，伴有大 VSD 的 2 岁患儿的血管数量明显减少（肺泡/动脉为 25：1），新生儿样的肌肉厚度一直延伸到肺泡壁。AD，肺泡管动脉；AW，肺泡壁动脉；RB，呼吸性细支气管；TB，终末细支气管动脉（摘自 Steven JM, Nicolson SC. Congenital heart disease. In: Miller RD, series editor. *Atlas of Anesthesia*. Vol 7. In: Greeley WJ, volume editor. *Pediatric Anesthesia* Orlando, FL.: Harcourt Publishers; 1998: 6.6; modified from Rabinovitch M, Haworth SG, Castaneda AR, et al. Lung biopsy in congenital heart disease: a morphometric approach to pulmonary vascular disease. *Circulation*. 1978; 58: 1107-1122）

E 表 18-2　导致过渡循环延长的情况

早产	脓毒症
肺部疾病	酸中毒
低氧血症	低体温
高碳酸血症	高海拔
先天性心脏病	长期应激

肺血管闭塞性疾病(pulmonary vascular occlusive disease,PVOD)是指宫内及出生后肺血管系统长期暴露于异常压力和血流模式中而产生的结构变化。肺活检显示肺小动脉肌层增厚、内膜增生、瘢痕形成、血栓形成及远端(腺泡内)动脉数量减少[38]。随着这些变化不断加重,PVR 和 PA 的升高可导致进行性、最终不可逆性的肺血流阻塞。这些肌化的肺动脉对肺血管收缩剂十分敏感,很容易引发肺动脉高压危象。

许多心脏缺陷与肺功能异常有关,可分为以下三大类:

- 肺血管系统暴露于全身动脉血压和高流速的环境下:典型的例子是,一个大的非限制性室间隔缺损(ventricular septal defect,VSD),伴随 PVOD 快速进展。
- 肺血管系统暴露于高流速但压力不增加的环境下:大的房间隔缺损(atrial septal defect,ASD)和小的、限制性动脉导管未闭(patent ductus arteriosu,PDA)属于这一类别。在这种情况下,PVOD 的进展要慢得多。
- 肺静脉引流阻塞导致肺动脉压升高:肺静脉狭窄[如全肺静脉回流异常(total anomalous pulmonary venous return,TAPVR)、三房心]或 LA 压力升高(如二尖瓣闭锁、先天性主动脉狭窄、严重缩窄)可导致肺血管系统出现反压并诱发 PVOD。

肺动脉中的肌肉张力受多种因素调节,许多治疗干预可用于调节 PVR(表 18-3)[16]。

表18-3 肺血管阻力的影响因素

增加 PVR	降低 PVR
PEEP	无 PEEP
高气道压力	低气道压力
肺萎陷	肺扩张至 FRC
低 FiO_2	高 FiO_2
呼吸和代谢性酸中毒	呼吸和代谢性碱中毒
血细胞比容增加	血细胞比容降低
交感神经刺激	应激反应迟钝(深麻醉)
直接手术操作	NO
血管收缩剂:去氧肾上腺素	血管扩张剂:米力农、依前列醇等

- PaO_2:肺泡和动脉缺氧都会增加 PVR,当 PaO_2 低于 50mmHg,尤其是伴有血 pH 下降(<7.4)时,会导致明显的肺血管收缩。另一方面,吸入氧浓度的增加会导致肺血管扩张和循环过度。
- $PaCO_2$:高碳酸血症会导致 PVR 增加,且不依赖于血液的酸碱度。相反,低碳酸血症会由于引起碱中毒而使 PVR 下降。当 $PaCO_2$ 为 20~33mmHg,pH 为 7.5~7.6 时,可实现有效的肺血管扩张。
- pH:呼吸和代谢性酸中毒会导致 PVR 增加,碱中毒则使其降低。
- 肺容量:肺容积接近 FRC 时 PVR 最佳,容积过大会压迫小的肺泡内血管,容积过小可导致肺不张和血管塌陷。
- 刺激交感神经系统:应激、疼痛或麻醉过浅引起的儿茶酚

胺激增可导致 PVR 显著增加。
- 血管扩张剂:大多数用于肺血管扩张的静脉输注药物也会影响全身循环并引起低血压,而吸入药如 NO 或依前列醇可以选择性扩张肺血管(详见"心血管药理学")。

总之,肺血管系统的成熟过程复杂,可受多种外部因素和先天性心脏缺陷的影响。持续性胎儿循环和 PVOD 就是适应和发育不充分的两个例子。在 PVR 增加的情况下,改善肺血流量的通气策略为:提高吸入氧浓度、使肺容积接近 FRC 以及维持 PaO_2>60mmHg、$PaCO_2$ 在 30~35mmHg、pH 为 7.5~7.6。

先天性心脏病的发病率和患病率

先心病(CHD)的定义为"一类实际或潜在具有严重影响功能的心脏或胸腔内大血管结构异常的疾病总称"[51]。这一定义涵盖了许多心血管缺陷,是最常见的先天性畸形之一。但是确切的 CHD 发病率,无论是群体还是个体解剖学亚群,都因定义、病例识别方法和时代的不同而有所不同(E 表 18-3)。大型流行病学调查显示,包括所有类别的 CHD 在内,每 1 000 名活产儿中患病率约 4~50 例[52-55]。当以轻度、中度和重度形式分层时,中度和重度 CHD 的发病率相对一致,每 1 000 名活产儿中约有 6 例。

CHD 患儿的解剖诊断根据确诊方法不同而异。2002 年,Hoffman 和 Kaplan 整理了 62 份 1955 年后出版的流行病学研究报告,调查 CHD 发病率报告存在较大差异的潜在原因[56]。最近的研究数据主要基于产前和产后超声心动图筛查,通常包括大量不需要干预的微小病变(如微小 VSD,非狭窄性二叶主动脉瓣,"无症状"PDA);其他数据明显偏向于更严重的 CHD 类型,如新英格兰地区婴儿心脏计划(NERIPC),记录了在出生后第一年死亡或需要插管、手术的 CHD 儿童[1]。

越来越多的产前诊断方法可能影响报告病变的相对患病率以及结局。当使用胎儿超声心动图时,向更复杂病变的明显转变可能会显示出识别简单缺陷的技术局限性[57]。此外,宫内评估会使结果发生偏差,因为它包括了无法生存至足月的胎儿,这些胎儿具有致命的心脏畸形。自发性流产中 CHD 的患病率高达到 20%,死产儿中 CHD 的患病率达10%[58]。一项研究显示,产前诊断时发现胎儿患有 CHD,特别是复杂心脏病变的孕妇50%选择终止妊娠[57]。

另一方面,患有严重 CHD 的女婴死亡率比男婴低 5%,随着存活率的增加,更多的女性存活到育龄期,在育龄期死亡率进一步降低[59]。其后代患 CHD 的风险约为 3%~4%[60,61]。

加拿大的一项研究调查了 1983 年至 2010 年间 CHD 在普通人群中的患病率和年龄分布的流行病学变化[62]。2010 年,对于所有类型的 CHD,儿童(<18 岁)患病率约为 13/1 000,成人约为 6/1 000。对于严重 CHD,儿童患病率约为 1.8/1 000,成人约为 0.62/1 000。2010 年,严重 CHD 患者 60% 为成人,2000 年为 49%,1985 年为 35%。1983 年至 2010 年间,儿童和成人的 CHD 患病率一直在平稳上升,只是增长速度不同:从 1985 年到 2000 年,严重 CHD 发病率成人增加了 57%,儿童增加了 11%,2000 年至 2010 年,成人增

E 表 18-3　每百万活产儿的 CHD 发病率

损害	研究数量	平均值	标准差	下四分位数	中位数	上四分位数	NERICP 1975～1977
室间隔缺损	43	3 570	2 878	1 757	2 829	4 482	645
持久性动脉导管未闭	40	799	1 399	324	567	782	135
动脉间隔缺损	43	941	1 043	372	564	1 059	65
房室间隔缺损	40	348	165	242	340	396	110
肺动脉狭窄	39	729	731	355	532	836	73
主动脉狭窄	37	401	543	161	256	388	41
主动脉缩窄	39	409	246	289	356	492	165
法洛四联症	41	421	188	291	356	577	196
D-TGA	41	315	115	231	303	388	218
右心发育不良	32	222	199	105	160	224	–
三尖瓣闭锁	11	79	52	24	92	118	56
埃布斯坦综合征	5	114	138	38	40	161	12
肺动脉闭锁	11	132	125	76	83	147	69
左心发育不良	36	266	216	154	226	279	163
动脉干	30	107	71	61	94	136	30
DORV	16	157	103	82	127	245	32
单心室	23	106	70	54	85	136	54
TAPVR	25	94	46	60	91	120	58
所有类型的发绀型 CHD	37	1 391	590	1 078	1 270	1 533	888
所有类型的 CHD[a]	43	9 596	7 484	6 020	7 669	10 567	2 033
二叶型主动脉瓣	10	13 556	13 049	5 336	9 244	13 817	–

[a] 不包括二尖瓣疾病、孤立性异常静脉连接和无症状动脉导管

（Modified from Hoffman JL. Kaplan S. The incidence of congenital heart disease. *J Am Coll Cardiol*. 2002；39：1890—1900）

加了 85%，儿童增加了 22%。1985 年所有严重 CHD 患者的年龄中位数为 11 岁，2000 年为 17 岁，2010 年为 25 岁，这表明有更多的 CHD 儿童存活到了成年（E 图 18-1）。存活率的提高（尤其是严重 CHD 患者）可能归因于产前检查水平的提高、早期诊断性成像以及儿科心脏医疗技术的显著进步；这些结果的改善将继续影响未来的人口统计学。患有 CHD 的青少年和成人患者人数在不断增加，这不仅需要经验丰富的心脏病学家长期随访，医院配备专门的保健设施；还需要包括麻醉医师在内的所有成人医疗团队成员对其潜在的病理生理学有透彻的了解。

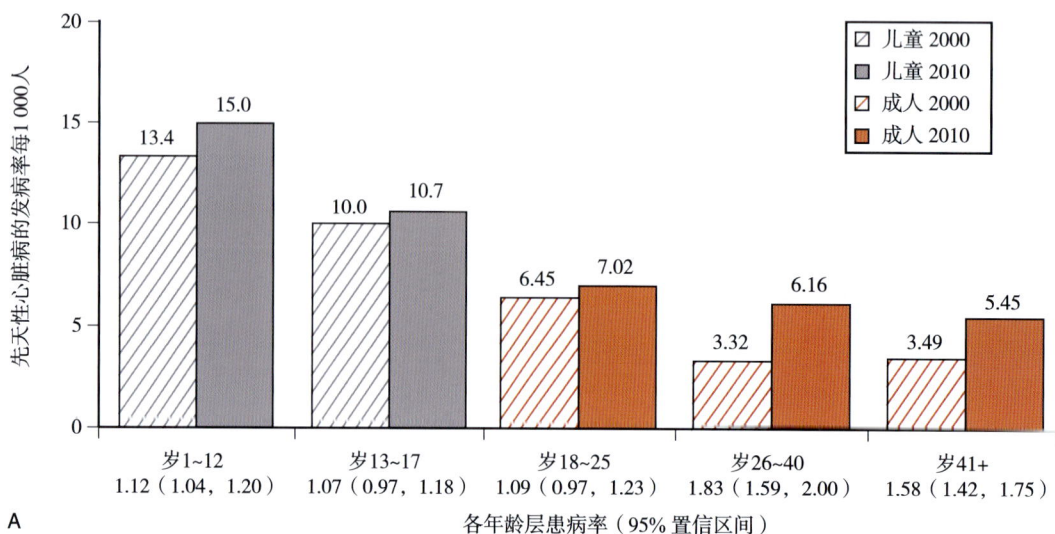

E 图 18-1　2000 年至 2010 年加拿大魁北克省全部（A）和重度（B）先天性心脏病（CHD）患病率按年龄分层的变化情况。CI，置信区间；PR，患病率（摘自 Marelli AJ, Ionescu-Ittu R, Mackie AS, Guo L, Dendukuri N, Kaouache M. Lifetime prevalence of congenital heart disease in the general population from 2000to 2010. *Circulation*. 2014；130（9）：749-756）

18

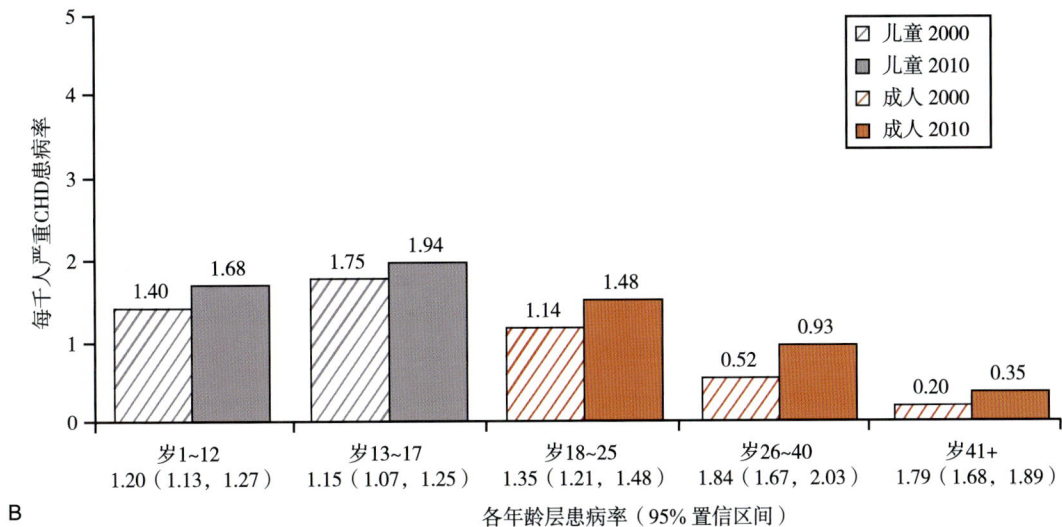

E 图 18-1（续）

先天性心脏疾病的病理生理学类型

CHD 包含的解剖和功能变异的种类极多。已有的多种分类系统，有些根据解剖特征分类，也有通过检查肺血流量（发绀 vs 未发绀）或常见的生理特征（如容积 vs 压力超负荷）来进行分类[63-73]。其中一些分类已在第 16 章中进行讨论。然而，某些缺陷最好使用分流（生理学、解剖学、简单或复杂）、循环间混合和单心室生理学的概念来描述，这些概念将在下面的部分中介绍。

分流

分流是指从一个循环系统（体循环或肺循环）回流的血液在同一个循环系统再循环，完全不经过另一个循环。例如，如果体循环静脉的去氧血直接流向主动脉，其结果是自右向左分流，使去氧血在体循环中再循环。相反，富氧血从肺静脉流入肺动脉会导致左向右分流，使富氧血在肺循环中再次循环。分流经常被描述为生理分流和解剖分流。从本质上来说，血液在同一循环系统内任何类型的再循环都被称为生理分流。大多数情况下，生理分流是由解剖分流引起的（如心腔之间或大血管之间的联通）。但生理分流也可以独立存在，如代表性的大动脉转位引发的生理学改变。

要真正了解分流的病理生理和含义，掌握有效血流量

和体循环/肺循环总血流量的重要概念非常必要。有效血流量是指从一个循环系统到达另一个循环系统的动脉系统内的静脉血量。有效的肺血流量是体循环静脉血到达肺循环的血容量，而有效的体循环血量是肺静脉血到达体循环的血量。无论疾病多么复杂，有效的肺循环血流量和有效的体循环血容量总是相等的。另一方面，总血流量是再循环和有效血流量的总和，反映循环系统的工作负荷。体循环总血流量和肺循环总血流量并不相等。即使在健康人中也有一小部分正常的生理性分流（如心脏内最小的静脉，即 besian 静脉、支气管血管），但是对于 CHD 的患者来说，这种差异非常显著。生理分流或再循环被视为一种无效、多余的负荷混入基础营养血流量（有效血流量）。

解剖分流是两个循环系统之间的联通，在心脏内或在大血管水平均可发生。根据是否存在额外的流出道梗阻可以分为简单分流和复杂分流。在没有任何额外流出道梗阻的简单分流中，分流的大小（即所谓的分流孔）决定了分流的特征。对于具有跨联通较大压力梯度的小分流孔（限制性分流），开放孔的大小基本上决定了分流量。SVR或 PVR 的改变对分流影响不大。相反，对于大分流孔或非限制性分流（也被归类为依赖性分流），血流量和方向由相应的流出阻力控制（如 SVR 与 PVR 之比）（表 18-4 和图18-7）。

表 18-4　简单分流的特点（无流出道梗阻）		
	限制性（小分流孔）	非限制性（大分流孔）
疾病举例	小 ASD、VSD 或 PDA；改良 Blalock-Taussig 分流术	大 VSD、PDA 或 CAVC
跨分流压力梯度	大	小或无
分流方向和大小	PVR/SVR 非依赖	PVR/SVR 依赖
药物和通气干预的影响	很小	大

ASD，房间隔缺损；CAVC，房室共同通道；PDA，动脉导管未闭；PVR，肺循环阻力；SVR，体循环阻力；VSD，室间隔缺损。改编自 DiNardo J，Zwara DA. Congenital heart disease. In：DiNardo J，Zwara DA，eds. *Anesthesia for Cardiac Surgery*.3rd ed. Malden，MA：Blackwell Publishing；2008：167-251。

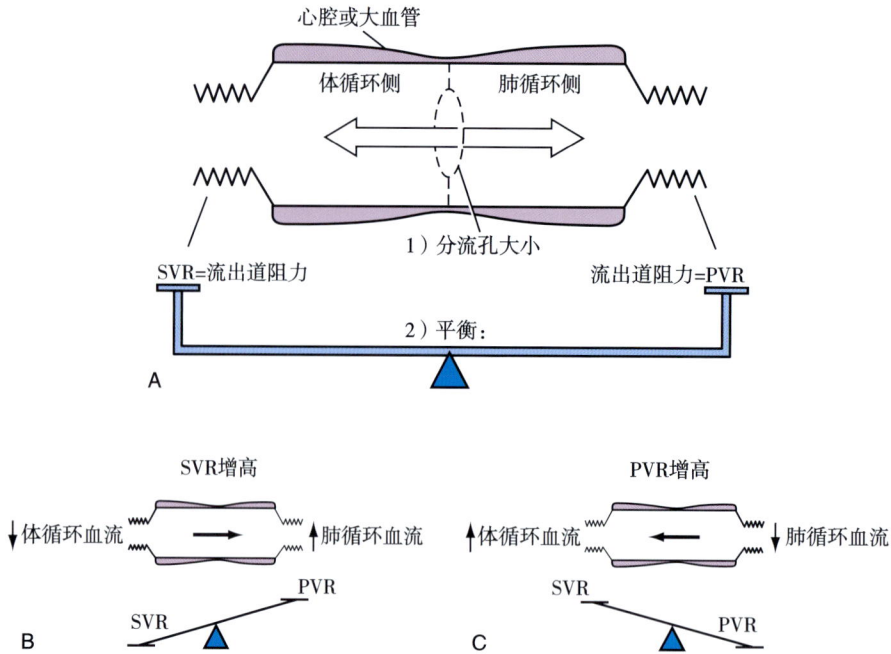

图 18-7   分流孔的大小和肺血管阻力（PVR）与体循环血管阻力（SVR）之比对简单分流的大小和方向的影响。A. PVR 和 SVR 是平衡的，导致肺循环和体循环血流量相等。B. 与 SVR 相比，PVR 降低，导致肺循环血流量增加，体循环血流量减少。C. PVR 相对 SVR 升高，导致肺循环血流量减少，体循环血流量增加（改编自 DiNardo J, Zwara DA. Congenital heart disease. In: DiNardo J, Zwara DA, eds. *Anesthesia for Cardiac Surgery*.3rd ed. Malden, MA: Blackwell Publishing；2008：167-251）

复杂分流包括额外的流出道梗阻，可以发生在心室、瓣膜或大血管内的不同水平，通常分为瓣膜下、瓣膜区或瓣膜上水平。这些梗阻可以是固定的（如瓣膜狭窄）或可变的（如漏斗部梗阻）。分流量和分流方向由流出道阻塞和肺/全身血管床的共同阻力决定。对于下游流出道严重梗阻的患者，SVR 或 PVR 对分流的影响不大。法洛四联症（TOF）是复杂分流的典型病例。右心室流出道梗阻（right ventricular outflow tract obstruction, RVOTO）的程度和类型影响从右向左的分流量，从而影响发绀的程度。这在动态漏斗部梗阻的情况下尤其明显，在这种情况下，前负荷、收缩力和心率的变化可导致肺血流量显著减少和分流增加（表18-5）。

表 18-5   复杂分流的特点（合并流出道梗阻）

	流出道部分梗阻	流出道完全梗阻
举例	TOF, VSD/PS, VSD/主动脉缩窄	三尖瓣或二尖瓣闭锁、肺动脉或主动脉闭锁
分流的大小和方向	相对固定	完全固定
对 PVR/SVR 比值的依赖性	与梗阻程度成反比	不依赖
跨分流压力梯度	取决于分流孔和梗阻程度	仅取决于分流孔

PS, 肺动脉瓣狭窄；PVR, 肺循环阻力；SVR, 体循环阻力；TOF, 法洛四联症；VSD, 室间隔缺损（改编自 DiNardo J, Zwara DA. Congenital heart disease. In: DiNardo J, Zwara DA, eds. *Anesthesia for Cardiac Surgery*.3rd ed. Malden, MA: Blackwell Publishing；2008：167-251）。

循环间混合

循环间混合的概念常被用来描述小儿大动脉转位（transposition of the great arteries, TGA）的独特生理特性。在这种心脏缺损中，主动脉起自右心室，将去氧血液输送回右心，肺动脉起自左心室，将富氧的血液输送回肺循环（图17-6）。除非通过房间隔缺损、室间隔缺损或未闭的动脉导管进行血液混合，否则这一缺陷将导致两个循环系统的完全分离，循环系统互相平行至 100% 生理分流，或富氧血与去氧血的再循环，在胎儿动脉导管关闭后无法维持生命。有效的肺血流（即去氧血到达肺血管床进行氧合）必须通过某种形式右向左的分流来实现；有效的体循环血流量（即富氧血液返回体循环）必须通过左向右的分流来实现。循环间混合是体循环和肺循环有效血流量的混合，仅占总血流量的小部分。大部分体循环和肺循环的血流由再循环的血液组成（图18-8）。通常情况下，肺循环血流量和容积是体循环的 2～3 倍。

饱和度（%） 饱和度（%）

肺静脉 ┬ ┬ 腔静脉

压力（mmHg） 99 | LA | 50 | RA | 压力（mmHg）

A=3 4̄ / V=6 | 95 | 70 | A=7 3̄ / V=3 4̄

LV | | RV | 肺静脉

35/5 | 94 | 72 | 90/4

18/10 1̄2 | PA 94 | Ao 72 | 90/50 7̄0

PVR=0.8 mmHg/L/minute/m² SVR=28.7mm Hg/L/minute/m²

Flow（L/minute/m²） Flow（L/minute/m²）

肺静脉 ┬ ┬ 腔静脉

10.1 | LA | 23 | RA

LV | | RV

→ 有效肺循环和体循环血流
--→ 生理性分流

PA | Ao
9.0 ↓ 1.1 1.1 ↓ 1.2
10.1 2.3
Q̇p Q̇s
肺循环总血流 体循环总血流

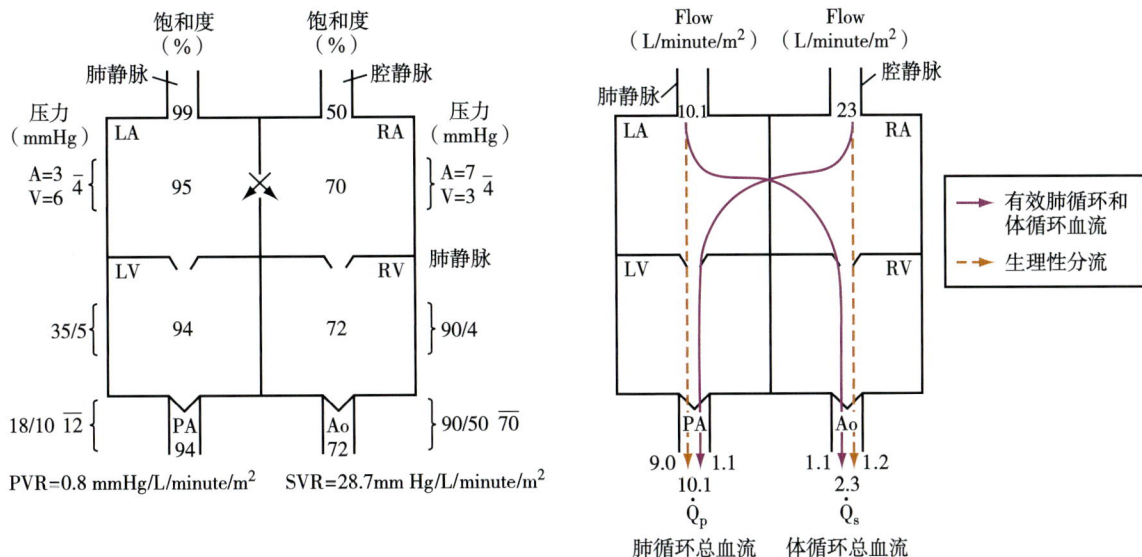

图 18-8 大动脉转位伴有非限制性房间隔缺损和小的左心室流出道压力梯度时的血氧饱和度、压力和血流。循环间混合发生在心房水平。有效肺循环血流量和有效体循环血流量相等[1.1L/(min·m²)]，是心房水平双向解剖分流导致的结果。生理性左向右分流为9.0L/(min·m²)；这代表从肺静脉回流到肺动脉(PA)的血流。生理性右向左分流为1.2L/(min·m²)；这代表血液从全身静脉回流到主动脉(Ao)的血流。肺循环总血流量[Q̇p=10.1L/(min·m²)]，几乎是体循环总血流量[Q̇s=2.3L/(min·m²)]的5倍。大部分肺循环血流是再循环的肺静脉血。在此描述中，肺循环阻力(PVR)低[约为体循环阻力(SVR)的1/35]，从左心室到肺动脉有一个小的压力梯度（峰值差17mmHg）。这些发现与所描述的肺循环血流量较高相一致。LA，左心房；LV，左心室；PA，肺动脉；PVR，肺循环阻力；RA，右心房；RV，右心室；SVR，体循环阻力（摘自 DiNardo J, Zwara DA. Congenital heart disease. In: DiNardo J, Zwara DA, eds. *Anesthesia for Cardiac Surgery*.3rd ed. Malden, MA: Blackwell Publishing; 2008: 167-251）

动脉血氧饱和度(SaO_2)受再循环和有效体循环血流量的体积与饱和度的影响，可使用以下公式计算：

主动脉血氧饱和度 =[（体循环静脉血氧饱和度 × 再循环的血量）+（肺静脉血氧饱和度 × 有效血流量）]÷总体循环静脉血流量

增加循环间的混合可以改善动脉血氧饱和度，对于患有 TGA、室间隔完整和心房交通不足的严重发绀新生儿，球囊房间隔吻合术（无论是在床边超声引导下还是在导管室的 X 线透视检查下，通过球囊扩张现有的未闭卵圆孔或小 ASD）都可以挽救生命。改善体循环和肺循环静脉血氧饱和度的其他措施（如输血、强心剂、通气策略）可以帮助稳定动脉血氧饱和度。

单心室生理学

单心室生理学是存在于各种复杂心脏缺损中的一种循环类型，其特点是在心房或心室水平上回流的体循环和肺循环静脉血液完全混合，然后将混合血液平行地分配到体循环和肺循环。缺损包括一侧心室严重发育不良，另一侧心室流入或流出道梗阻（左心发育不全综合征或室间隔完整的肺动脉闭锁），甚至两心室发育良好但流出道闭锁或严重梗阻（TOF 合并肺动脉闭锁、主动脉弓中断）。在某些病变中，未闭的动脉导管是体循环或肺循环血流的唯一来源，这些被称为导管依赖性循环。在另一些情况下，心内的交通为体循环和肺循环提供足够的血流（表 18-6）。

表 18-6 单心室生理举例

先天性心脏病	主动脉血流起自	肺动脉血流起自
左心发育不全综合征	PDA	RV
新生儿严重主动脉狭窄	PDA	RV
主动脉弓中断	LV 近端，PDA 远端	RV
伴肺动脉瓣闭锁的法洛四联症	LV	PDA，MAPCA
间隔完整的肺动脉闭锁	LV	PDA
三尖瓣闭锁 1B（VSD 和 PS）	LV	从 LV 穿过 VSD 至 RV
动脉干	LV 和 RV	主动脉
左心室双入口，无 TGA	LV	从 LV 穿过 VSD 至球室孔

在单心室生理学中，不论解剖特征如何，心室输出量（由一个或两个心室提供）是肺循环和体循环血流的总和。血流的分布取决于两个平行循环系统的相对流出阻力。主动脉和肺动脉的血氧饱和度是相等的，解剖梗阻的严重程度和位置以及 PVR 与 SVR 的比值决定了流入两个循环系统的平衡血流。

下面的等式说明了影响单个心室生理中动脉血氧饱和度（SaO_2）的各种因素：主动脉血氧饱和度 =[（体循环静脉血氧饱和度 × 体循环静脉总血流量）+（肺静脉血氧饱和度 × 肺静脉总血流量）]÷（体循环静脉总血流量 + 肺循环静脉总血流量）

因此，三个主要变量决定动脉血氧饱和度和单心室患者的初始治疗方案：

- 肺循环血流量与体循环血流量之比（$\dot{Q}_{pulm}/\dot{Q}_{sys}$）。$\dot{Q}_{pulm}/\dot{Q}_{sys}$ 较高时，心室（或 2 个心室）中有更高比例的血液被氧合，因为更多的完全饱和的肺静脉血液进入心脏，与回流的不饱和体循环静脉血混合。只有通过肺过度循环才能使血氧饱和度 >85%。谨慎地调节 PVR 与 SVR 比值可影响 $\dot{Q}_{pulm}/\dot{Q}_{sys}$。
- 体循环静脉血氧饱和度（$S_{sys}vO_2$）：对于给定的 $\dot{Q}_{pulm}/\dot{Q}_{sys}$ 和肺静脉血氧饱和度（$S_{pulm}vO_2$），$S_{sys}vO_2$ 的任何降低都会导致

动脉血氧饱和度的降低。氧输送和氧消耗是 SvO_2 的基本决定因素。充足的氧输送有赖于心排血量和动脉氧含量，也取决于血红蛋白水平和动脉血氧饱和度。所有增加氧输送的措施[如输血使血细胞比容增加到 0.45～0.50 或减少氧耗量（如手术中的充分镇痛和镇静）]均可改善动脉血氧饱和度。

- 肺静脉血氧饱和度（$S_{pulm}vO_2$）：正常情况下，肺静脉血在呼吸室内空气条件下应完全氧和（$S_{pulm}vO_2$=100%），但肺疾病、$\dot{V}/\dot{Q}$ 不匹配或大的肺内分流可导致肺静脉血氧饱和度降低。$\dot{V}/\dot{Q}$ 不匹配通常可通过提高吸入氧浓度改善，而肺内分流对氧疗是不敏感的。肺静脉血氧去饱和会降低动脉血氧饱和度。

特殊情况

已修复先天性心脏病的儿童运动生理学

患有先天性心脏病的患儿，包括那些病变已被修复的患儿，在运动测试中显示出一系列与运动能力降低相一致的异常（E 表 18-4）。有必要评估各种运动测试异常情况，以深入了解先天性心脏病带来的局限。

E 表 18-4　不同类型先天性心脏病患儿心肺运动测试异常变化

缺陷	$\dot{V}O_2$峰值↑	HR 峰值↓	氧脉搏峰值↓	$\dot{V}E/\dot{V}CO_2$↑	VAT↓
修复的 TOF/动脉干	+++	++	+++	+++	++
Fontan	++++	+++	++++	++++	+++
PVOD	++++	+	++++	++++	++++
Ebstein 畸形	+++	++	+++	++	++
房转位术后	+++	++	+++	++	++
主动脉瓣疾病	++	+	++	+	++
主动脉缩窄	++	+	++	+	+++
扩张型心肌病	++++	+	++++	++	++++
肥厚型心肌病	++	+	++	+	++
独立的 PR	+	+	+	+	+

氧耗量（$\dot{V}O_2$）相当于心排血量和氧摄取量的乘积。氧摄取量等于动静脉血氧含量之差。$\dot{V}O_2$ 峰值是在难度逐渐增大的运动试验中 $\dot{V}O_2$ 的最大值。静息时的 $\dot{V}O_2$ 定义为 1 个代谢当量能量消耗单位或 1MET[约 3.5ml O_2/（kg·min）][74]。一名典型的耐力优秀运动员在运动高峰期可达到 20～22MET 或 70～77ml O_2/（kg·min）。日常生活至少需要 4MET 或 14ml O_2/（kg·min）。$\dot{V}O_2$ 峰值是对心血管系统功能全面评估的最佳指标，但由于年龄、性别、精力和身体成分（如脂肪组织）对 $\dot{V}O_2$ 峰值的影响，很难确定其正常值。尽管如此，$\dot{V}O_2$ 峰值被证明是各种先天性心脏病患者住院率和死亡率的可靠预测指标[75]。

在运动过程中，心率通常随 $\dot{V}O_2$ 的增加而呈线性增加。正常的心率峰值通常被定义为 220 减去年龄[以每分钟次数为单位（次/min）]。心脏变时性功能不全儿童在运动高峰时

心率不能增加到预期值的 80% 以上，HR 与 $\dot{V}O_2$ 之间的关系受到抑制。变时性功能不全是预后不良的一个指标，最常见的原因是窦房结功能障碍。相比之下，训练有素且耐力好的运动员心率峰值正常，HR/$\dot{V}O_2$ 比值降低，因为他们的心搏量大于正常人且随着运动而增加。运动中不能增加每搏量（稍后讨论）导致作为代偿机制的 HR/$\dot{V}O_2$ 比值增加。

氧脉搏是心脏每次搏动输送的氧气量。最大氧脉搏为 $\dot{V}O_2$ 峰值与心率峰值的比值。由于 $\dot{V}O_2$ 峰值 = 心排血量 × 氧摄取量，且氧摄取量在多种运动中保持不变，氧脉搏与每搏输出量成正比。正常最大氧脉搏的测定受到影响正常 $\dot{V}O_2$ 峰值测定相同因素的影响。此外，在红细胞增多症时氧脉搏高估了每搏输出量，而在贫血或动脉血氧饱和度降低时氧脉搏低估了每搏输出量。在心室功能受损、严重瓣膜反流或肺血管疾病的患者中，氧脉搏降低[75]。由于在运动时无法

增加左心室前负荷，在具有 Fontan 生理的患者中，氧脉搏同样降低[76]。

呼吸交换率（respiratory exchange ratio，RER）定义为 $\dot{V}CO_2/\dot{V}O_2$（每分钟产生的二氧化碳与每分钟耗氧量之比）。正常的静息 RER 在 0.67～1.0 之间，这取决于饮食中蛋白质、碳水化合物和脂肪的精确组成。随着运动强度的增加，无氧代谢开始，达到乳酸代谢阈值；机体开始用碳酸氢盐缓冲乳酸，使得二氧化碳生成量（$\dot{V}CO_2$）与耗氧量（$\dot{V}O_2$）不成比例地增加，导致 RER 增加。RER 达到或超过 1.09 被认为是无氧代谢的开始，并与运动增加相一致[74,75]。因为 RER 只有在发生无氧代谢时才会增加，由于骨骼肌问题或运动意愿不足而导致的运动受限和低 $\dot{V}O_2$ 与小于此阈值的 RER 相关。

无氧通气阈值（ventilatory anaerobic threshold，VAT）用于识别发生在 $\dot{V}O_2$ 达到峰值之前的无氧代谢，且相对独立于运动意愿。随着有氧运动的进行，每分钟通气量（$\dot{V}_E$）的增加与 $\dot{V}CO_2$ 和 $\dot{V}O_2$ 成正比。当无氧代谢开始，CO_2 生成量因乳酸被缓冲而增加，$\dot{V}_E$ 也相应地增加。VAT 是指 $\dot{V}_E/\dot{V}O_2$ 和 $\dot{V}_E/\dot{V}CO_2$ 的分岔点，$\dot{V}_E$ 的增加与 $\dot{V}CO_2$ 成正比，但与 $\dot{V}O_2$ 不成正比。耐力良好的运动员的一个重要特征是能够达到并维持在无氧阈值下运动，即 $\dot{V}O_2$ 峰值的 80%～85%。

通气效率可以用 $\dot{V}_E/\dot{V}CO_2$ 的斜率来评价。这一关系被定义为 $863\cdot\dot{V}CO_2/[PaCO_2\cdot(1-V_D/V_T)]$，其中 V_D/V_T 是生理死腔量与潮气量之比[77]。$\dot{V}_E/\dot{V}CO_2$ 斜率可视为排出 1L CO_2 所需多少升的通气量。正常儿童运动时 $\dot{V}_E/\dot{V}CO_2$ 斜率 < 28[75]。为了维持运动中 $PaCO_2$ 处于正常水平，V_D/V_T 增加和通气效率降低的儿童 $\dot{V}_E$ 增加大于正常情况，$\dot{V}_E/\dot{V}CO_2$ 斜率陡峭增大。V_D/V_T 的增加是正常 V_D 情况下 V_T 减少或肺血流分布不均匀以及随后的 $\dot{V}/\dot{Q}$ 不匹配导致 V_D 增加的结果，后者是导致心脏病患儿通气效率低下和 $\dot{V}_E/\dot{V}CO_2$ 斜率增大的主要原因。

在肺动脉狭窄（如 TOF 修补后）、肺动脉高压或因任何原因（如左室收缩或舒张功能障碍、二尖瓣疾病）而导致左心房内压力升高的患儿中，$\dot{V}_E/\dot{V}CO_2$ 斜率的增加与死亡率增加有关。当法洛四联症患儿的肺动脉狭窄得到纠正后，$\dot{V}_E/\dot{V}CO_2$ 斜率和 $\dot{V}O_2$ 峰值均有改善。

具有 Fontan 生理的患儿 $\dot{V}_E/\dot{V}CO_2$ 斜率也有所增加。由于缺乏搏动性肺血流，这些儿童在静息状态下存在固有的肺灌注不均。此外，运动时肺末端血管的血流灌注较差。Fontan 开窗术进一步促进了 $\dot{V}_E/\dot{V}CO_2$ 斜率的增加，使 CO_2 浓度高的混合静脉血进入体循环。这导致通过中枢化学感受器的刺激，$\dot{V}_E$ 的增加与 $\dot{V}CO_2$ 不成比例[78]。Fontan 开窗的关闭消除了这种右向左分流，降低了 $\dot{V}_E/\dot{V}CO_2$ 斜率，但不能改善 $\dot{V}O_2$ 峰值[78]。Fontan 患者运动时限制 $\dot{V}O_2$ 增加的主要因素是肺血管床显著增加其表面积、血流量和左心室前负荷的能力受损。

Fontan 生理学

法国心脏外科医生 Francis Fontan 于 1971 年报道了一种治疗单心室复杂心脏畸形的新方法[79]。为了减少单心室的慢性容量负荷过度，使氧合正常，他直接将体循环静脉（上腔静脉和下腔静脉）与肺动脉相连，不需要经心室泵血，将

体循环和肺循环分开。这就形成了这样一种循环，肺血流完全由跨肺血管床的非搏动性压力梯度驱动，单心室是唯一的动力来源；所有其他分流连接均被切断。最初的适应证是三尖瓣闭锁，但多年来经典的 Fontan 技术已在许多方面进行了修改，现已用于各种具有单心室生理的复杂心脏病变，如 HLHS、双入口 RV 间隔完整的肺动脉闭锁（见第 17 章和第 23 章）[80-85]。

出生时无法形成 Fontan 循环，较高的 PVR 和较小的血管直径阻碍了足够的肺血流。在新生儿期，姑息性手术如 I 期 Norwood 手术结合主动脉弓重建、房间隔吻合术和主动脉肺动脉分流手术（改良 Blalock-Taussig 分流术）或 Norwood 手术的 Sano 改良手术（右心室至肺动脉导管），其目的是平衡体循环和肺循环的血流，使婴儿能够在发绀和心室负荷过度的情况下存活几个月。在 3～6 个月大的时候，施行一种名为双向 Glenn 手术或上腔静脉肺动脉吻合术的过渡手术。上腔静脉直接连接到肺动脉，提供非搏动性肺血流，而下腔静脉仍与心脏相连。因此，心室的容量负荷明显减少，但富氧和去氧血液仍混合在一起，血氧饱和度仍低于 80%。到 1～5 岁时，大多数患儿可以施行 Fontan 循环。随着肺血管床的充分发育和成熟，阻力足够小可以使体循环和肺循环血流完全分离。下腔静脉仍与肺动脉相连，大部分是通过心房的外侧通道或心外通道相连，伴有或没有小的开窗（间隔上的小开口或连接体循环静脉回流与单心室共同心房的管道）。在 PVR 突然增加的情况下，开窗术可提供额外的从右向左分流以维持心室前负荷和功能，这似乎有利于适应新的负荷情况，缩短恢复时间，减少早期并发症的发生。开窗通常会自动闭塞，或者在心导管术评估血流动力学时用特殊装置关闭（图 18-9；见图 17-11～图 17-13）[86-89]。

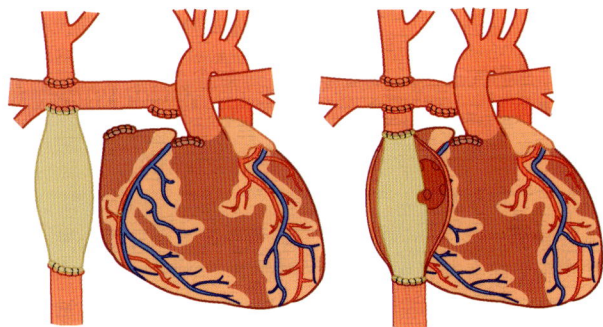

图 18-9　改良 Fontan 术：心外导管（左）和伴有开窗的侧面通道（右）（蒙 Children Hospital of Boston 惠赠）

Fontan 手术极大地改善了单心室患儿的生存时间，但其成功是有代价的：慢性体循环高静脉压和淤血与许多潜在的早期和长期并发症有关，包括心律失常、残余的右向左分流、增加卒中和血栓形成风险的凝血功能障碍、淋巴功能障碍伴有胸腔积液、蛋白丢失性肠病[90-95]。Fontan 患者仍然存在晚期心力衰竭和功能障碍的风险。单心室的解剖和 Fontan 连接的类型影响患儿无并发症的持续时间。伴有体循环性右心室和经典的心房肺 Fontan 手术（右心房与肺动脉直接吻合）的患儿较具有体循环性左心室和改良的 Fontan 修复术的患儿无并发症持续时间更短（E 图 18-2，图 18-3）[96]。

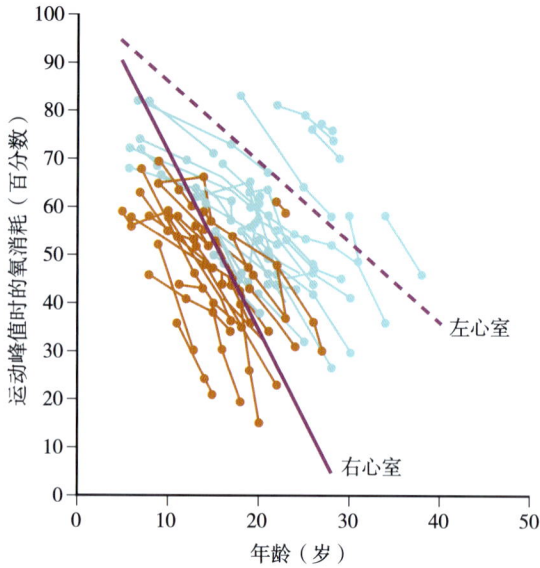

E 图 18-2 根据形态上的右心室(橙色圆形)或左心室(蓝色圆形)的存在,Fontan 患者的氧摄取量峰值 $\dot{V}O_2$ 随时间的变化。实线和虚线分别表示右心室和左心室的 $\dot{V}O_2$ 峰值下降的斜率平均值(摘自 Giardini A, Hager A, Pace Napoleone C, Picchio FM. Natural history of exercise capacity after the Fontan operation: a longitudinal study. *Ann Thorac Surg*. 2008; 85: 818-821)

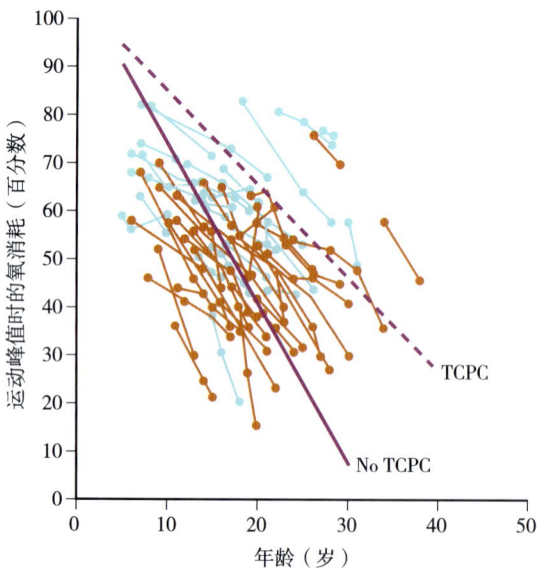

E 图 18-3 根据 Fontan 手术类型的不同,Fontan 患者的峰值氧摄取量 $\dot{V}O_2$ 随时间的变化。橙色圆圈表示心房或房室连接;蓝色圆圈表示心内或心外全腔静脉肺动脉连接术(TCPC)。虚线和实线分别表示有和无 TCPC 的患者 $\dot{V}O_2$ 峰值下降斜率的平均值(摘自 Giardini A, Hager A, Pace Napoleone C, Picchio FM. Natural history of exercise capacity after the Fontan operation: a longitudinal study. *Ann Thorac Surg*. 2008; 85: 818-821)

Fontan 循环有其固有缺陷,如改变了心排血量的控制,降低了对应激的血流动力学反应,减少了运动耐力,这些均已有报道(图 18-10)[97-105]。即使在静止时,按体表面积标准化计算的心排血量通常也只有正常值的 70%(50%~80%)。心排血量由四个因素决定:前负荷、收缩力、心率和后负荷。在生理范围内,心排血量随着前负荷、收缩力和心率的增加以及后负荷的减少而增加。对于 Fontan 循环,心排血量的决定因素更为复杂(图 18-11)[100,106,107]。心排血量的经典决定因素已不太有效,必须考虑其他因素,如跨肺压力梯度和 PVR。具有 Fontan 生理学儿童的心排血量受以下机制调节。

- 前负荷:右心室通常提供动能以扩张肺血管并为左心室创造一个前负荷贮备,从而使心排血量在运动时增加多达 5 倍或以上[106,108]。肺前泵的缺乏导致可用肺血容量显著减少,从而减少或缺乏左心室的前负荷储备[100,109,110]。

- 收缩力:在阶段性的姑息治疗中,单心室通常从容量负荷过度和扩张的心室发展为肥大、充盈不足的心室[111,112]。虽然对 β 肾上腺素刺激的收缩反应得到了保留,但由此引起的心排血量增加幅度减少,很可能与前负荷储备不足有关[103,110]。

- 心率和心律:在生理范围内,不同心率下的心房起搏不会影响心排血量,因为每搏量同时减少[113]。保持心率在正常范围可增加因严重心动过缓或心动过速引起的心排出量减少[114]。在运动测试期间,Fontan 患者表现出变时性功能不全,心率对运动的反应迟钝,这可能是自主神经功能障碍或反射控制异常的结果。与心率相反,心律至关重要。异位节律或房室(AV)节律同步性的丧失会损害心室充盈,降低跨肺压力梯度[115]。

- 后负荷:Fontan 循环的特点是后负荷增加,是对心排血量减少的生理反应,由单心室序贯射血进入两个大的阻力血管床(体循环血管和肺循环血管)导致[100,110,116,117]。各种内分泌系统的自主调节和激活增加了全身静脉阻力,并有助于维持足够的灌注压力和静脉张力。由于前负荷储备有限,试图降低后负荷常常导致严重的低血压。另一方面,后负荷过大也不能耐受,如残余主动脉弓梗阻。

- 经肺血流:经肺血流与体循环静脉压(通常在 10~15mmHg 之间,很少 >20mmHg)与心室前房内压之间的梯度成正比,后者由房室瓣的功能状态、心室、节律和潜在的流出道梗阻所决定。经肺血流与 Fontan 循环的阻力成反比。这种阻力很大程度上是由 PVR 决定的,但狭窄或血栓形成等机械阻塞也发挥作用。腔肺吻合的形状也很重要,因为湍流会造成能量损失和有效驱动压力的降低。结果表明,PVR 是决定经肺血流量、肺静脉血进入体循环心室的血流量和心排血量的重要因素(图 18-12)[100,118,128]。

总之,Fontan 循环可以被描述为具有单动能泵的串联循环。有必要增加体循环静脉压力以产生跨肺压力梯度,驱动血流经过肺血管床;然而,升高的压力同时也增加心室后负荷。心排血量有赖于足够的前负荷和低 PVR。静息时心排血量减少和运动耐量受限是 Fontan 循环的特征。

18

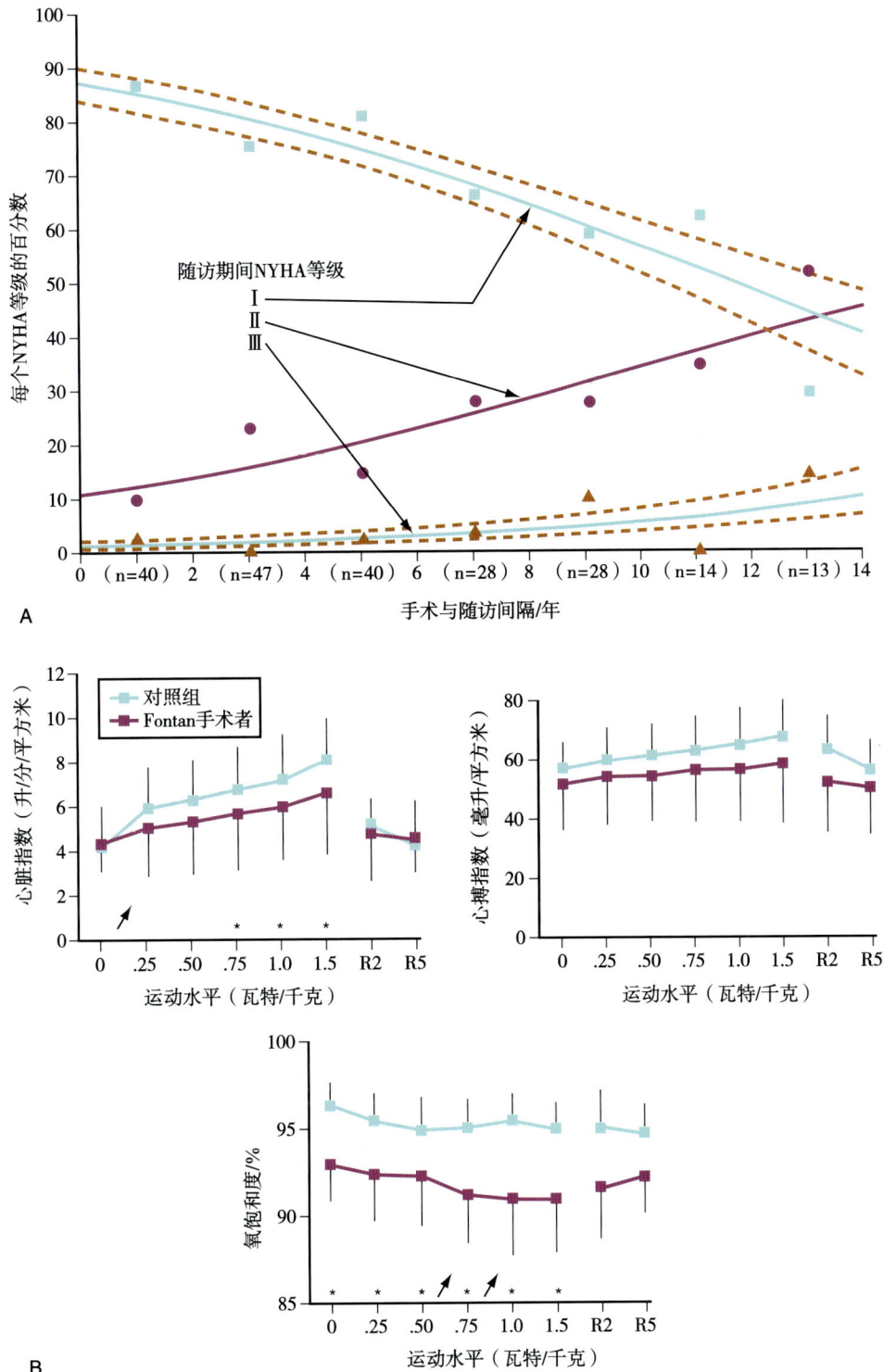

图18-10 A. 随访1个月至20年的334例Fontan手术成功者的症状转归。该图显示了自手术以来纽约心脏学会（NYHA）评定为Ⅰ级（蓝色方形）、Ⅱ级（紫色圆形）或Ⅲ级（棕色三角形）的患者术后的变化。虽然大多数儿童在手术后立即表现出良好的功能状态（NYHA 一级），但随着时间的推移，出现轻度的功能受限。折线表示70%的置信区间。B. Fontan 手术后42名儿患儿（心脏指数、心搏指数和氧饱和度与运动水平的关系）（紫色方形）与正常对照组（蓝色方形）相比的运动试验结果。尽管该方案旨在实现适度的目标，但Fontan 手术患儿随运动增加而提高心排血量的能力与健康儿童显著不同，体循环动脉血氧饱和度始终低于正常水平。不能增加心排血量的主要原因是不能增加肺血流量，从而导致左心室充盈减少。动脉血氧饱和度降低的潜在原因包括肺内分流，由于动静脉畸形和通气/血流比例失衡。箭头表示运动水平之间的值有显著差异（P<0.05）（A 摘自 Fontan F, Kirklin JW, Fernandez G, et al. Outcome after a "perfect" Fontan operation. *Circulation* 1990；81：1520-1536；B 摘自 Gewillig MH, Lundstrom UR, Bull C, et al. Exercise responses in children with congenital heart disease after Fontan repair: patterns and determinants of performance. *J Am Coll Cardiol.* 1990；15：1424-1432. Reprinted with permission from the American College of Cardiology）

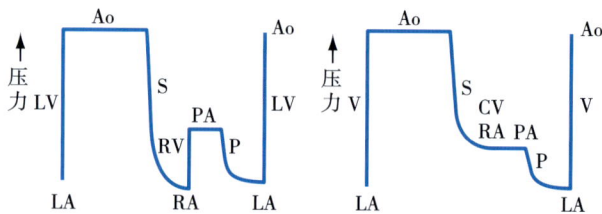

图 18-11 在正常的心血管循环中（左），肺循环（P）与体循环（S）是串联的。右心室（RV）维持右心房（RA）压力，使其低于左心房（LA）压力，并为血流抵抗肺循环阻力提供足够的能量。在 Fontan 循环中（右），体循环静脉与肺动脉（PA）相连，不经过右心室与右心房（RV 不在右边）。在没有开窗术的情况下，体循环静脉血和肺循环静脉血没有混合，但体循环静脉压显著升高。AO，主动脉；CV，腔静脉；LV，左心室；V，单心室（摘自 Gewillig M, Brown SC, Eyskens B, et al. The Fontan circulation: who controls cardiac output? *Interact Cardiovasc Thorac Surg*. 2010; 10: 428-433）

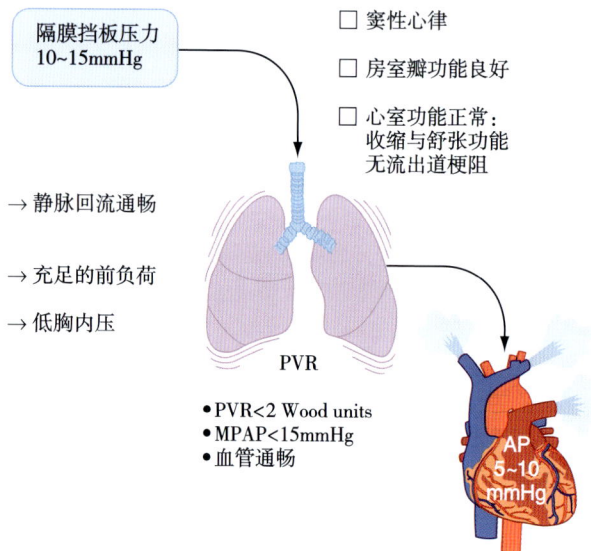

图 18-12 有几个因素决定了 Fantan 循环中的跨肺压力梯度。这些因素包括静脉回流通畅、充足的前负荷和静脉侧的低胸内压；低肺血管阻力（PVR）和无阻塞的肺血管；在心房侧，心室功能正常、房室瓣功能良好、窦性心律和无流出道梗阻的迹象。AP，心房压；MPAP，平均肺动脉压（蒙 A. Schure 惠赠）

心脏移植的生理学

根据国际心肺移植协会（ISHLT）的数据，18 岁以下儿童约占所有心脏移植患者的 13%。每年在这个志愿者机构大约登记有 450 例儿童心脏移植的案例，主要来自欧洲和北美医学中心[129]。主要适应证是心肌病、先天性心脏病和越来越多的再移植，特别是在年龄较大的儿童中。中位存活时间（50% 的移植受者存活的时间）多年来有所改善，主要是因为移植后早期死亡率降低。目前婴儿时期接受移植的存活时间为 20.6 年，1～5 岁的患儿为 17.2 年，6～10 岁的患儿为 13.9 年，青少年为 12.4 年。94% 的移植受者身体功能正常，在体育活动中不受限[129]。

随着存活率的不断提高，越来越多接受心脏移植的患儿将进入手术室接受诊疗操作。对移植心脏的生理变化和当前免疫抑制治疗影响的基本了解对安全管理心脏移植患儿

至关重要。

去神经支配心脏的生理学

移植后，去神经支配心脏的功能主要依赖于完整的 Frank-Starling 机制和循环中儿茶酚胺的刺激。经典的 Frank-Starling 机制描述了心肌在拉伸或紧张时收缩力增加的能力（如心排血量随着静脉回流的增加而增加）。失去传入和传出神经支配对循环控制机制有多重影响，并导致生理变化，包括静息心率增加和对应激与运动的反应迟钝。尽管体力活动很好，但通过运动测试很容易证明心脏移植受者通常只能达到正常能力的 60%～70%。在移植心脏中，运动引起的心排血量增加最初是由心每搏输出量的增加而引起的，这是一个高度依赖于前负荷的过程。循环中的儿茶酚胺刺激引起心动过速发生的时间较晚[130]。对于生理改变更细致的描述总结详见表 18-7[130]。对交感神经再支配的发生率、时间和程度仍在研究中，但已发现对心脏功能的正面影响[131]。在标准化的运动测试中，有神经再支配迹象的移植受者表现出更强的耐力、更大的心率峰值和更好的心脏收缩功能。

表 18-7 移植心脏的生理学

充盈压增加（移植后 4～8 周 LVEDP 12mmHg）
左心室射血分数低于正常
限制性生理（心脏僵硬）
后负荷增加
去传入神经支配
缺血时无心绞痛
改变心脏压力感受器和机械感受器
减少应激引起的体循环血管阻力增加
由于尿钠排泄和利尿减少导致血容量增加
去传出神经支配
静息时心动过速（失去基础迷走神经张力）
削弱对应激的变时性反应（依赖于循环儿茶酚胺）
对药物的反应改变
阿托品、甘比罗和洋地黄不改变心率
新斯的明可能引起严重的心动过缓或心搏骤停
对钙通道阻滞剂、β-肾上腺素受体阻滞剂、腺苷的反应增强
对直接作用的交感神经药物的反应增强
对多巴胺和麻黄碱等间接作用药物的反应降低
电生理
术后即刻发生窦房结功能障碍的概率增高，房室结正常
转变为 β_2-受体
可能的交感神经再支配：时间和范围变量
心脏收缩反应和运动耐量增强
在运动中心率峰值增加

慢性去神经支配也会导致对多种药物的反应发生改变。阿托品、格隆溴铵、地高辛和泮库溴铵对去神经支配的心脏没有变时性作用。对发挥间接作用的拟交感神经药物，如麻黄碱和多巴胺，去神经支配心脏反应迟钝；而对发挥直接作用的肾上腺素类药物，如肾上腺素、异丙肾上腺素和多巴酚丁胺，反应增强，对此类药物的使用应小心滴定给药[132]。一项单中心回顾性研究未发现新斯的明在心脏移植患者中的负

面影响[133]，但有几项病例报告描述了在使用新斯的明逆转神经肌肉阻滞后，发生严重的心动过缓，甚至心搏骤停[134-137]。新斯的明在近期（<6个月）和远期（>6个月）的心脏移植中都能够引起对阿托品敏感、剂量依赖性的心动过缓。直接刺激节后烟碱型胆碱能受体伴去神经支配过敏、旧窦房结对新窦房结起搏器细胞的直接作用及副交感神经再支配被认为是潜在的作用机制[138-140]。推荐避免使用神经肌肉阻滞剂，使用短效的神经肌肉阻滞剂不进行拮抗和使用抗胆碱酯酶药依酚氯铵[136,137]。在接受心脏移植的人群中，与新斯的明相比依酚氯铵似乎对心率的影响较小[141]。

去神经支配的心脏对腺苷也非常敏感，对房室结影响的程度和持续时间增加3～5倍，所以初始剂量和后续的使用剂量应减少50%[142]。钙离子通道阻滞剂和β-肾上腺素受体阻滞剂与加剧心动过缓和低血压相关。由于缺乏反射性心动过速，使用直接血管扩张剂，如硝酸甘油、硝普钠或肼屈嗪等血管扩张剂也可导致严重的低血压；因此这些药物的初始剂量也应减少。

移植后并发症

接受过心脏移植的患儿还会罹患与免疫抑制治疗相关的疾病，再住院治疗感染和排斥反应很常见，特别是在移植后第一年（约42%）。急性排斥反应是主要威胁。随着最新的免疫抑制方案的实施，术后第一年的排斥反应发生率从2008年的近30%下降到2014年的15%[129]。排斥反应被认为与移植心脏血管病变（cardiac allograft vasculopathy，CAV）或冠状动脉疾病的发生有关，他们是导致并发症和移植失败的主要原因。事实上，移植后10年，约16%的婴儿、约27%的1～10岁的儿童和约37%的青少年患有CAV[129]。大多数移植中心每年施行冠状动脉造影或血管内超声心动图作为常规检测排斥反应的一部分。患有CAV的儿童与患有严重冠状动脉疾病和缺血性心脏病的成人面临同样的麻醉挑战。采用诱导和维持方法的积极免疫抑制治疗有其自身的风险[143]。详细的讨论超出了本章的范围，但一般情况下，诱导阶段使用单克隆或多克隆T细胞抗体（OKT3，ATG）和特异性重组人白介素-2受体阻滞剂（巴利昔单抗，达利珠单抗），糖皮质激素、钙调神经磷酸酶抑制剂（环孢素，他克莫司，FK506）、西罗莫司抑制剂（mTOR抑制剂：西罗莫司，维罗莫司）和抗增殖药物（阿扎替普林，吗替麦考酚酯）的多种组合用于维持阶段。不良反应常见，包括神经毒性作用、高血压、肝肾功能障碍、高脂血症、糖尿病、牙龈肥大、多毛症、骨髓抑制和移植后淋巴增生[144]。

几篇高质量的文献综述描述了心脏移植患儿的麻醉管理（见第23章）[145-148]。全面的术前评估、关注排斥反应及冠状动脉疾病和器官功能障碍的发生、详细的用药史，包括主要副作用的观察、去神经生理学的考虑；选择合适的麻醉药物和其他药物是心脏移植患者合理麻醉计划的重要组成部分。

心血管药理学

合理使用血管活性药物

在选择合适的正性肌力药和血管加压药治疗时会受到很多因素的影响，包括临床情况、潜在的心脏异常和其他器官的灌注要求，主要目标是改善组织氧合。氧气输送主要取决于心排血量和氧含量，除了增加心排血量（如最适心率、前负荷、心肌收缩力和后负荷），足够的血红蛋白浓度和氧饱和度也是重要的组成部分。另一方面，对某些先天性心脏病，谨慎地维持肺和全身血流之间的平衡至关重要。

儿茶酚胺和儿茶酚胺类药物仍然是最常用的正性肌力药和血管收缩药。新生儿在使用多巴胺或多巴酚丁胺等药物后心排血量增加，原因可能是由于心率和心肌收缩力同时增加。一些证据表明，婴幼儿心脏手术后使用多巴胺和多巴酚丁胺引起的心排血量增加，这可能更多地与正性变时效应有关，而不仅仅是收缩力的增加[149-151]。除了少数药物外，许多以增加后负荷为主的药物（如α-肾上腺素受体激动剂）在儿童中使用受限。在相应的收缩状态没有改善时，婴幼儿通常不能耐受后负荷的大幅度增加，特别是在明显的潜在收缩功能障碍的情况下。

使用血管活性药物的实际考虑因素

表18-8总结了常用药物、使用剂量及它们对特定心脏功能影响。这些信息大部分都是根据经验从成人研究中获得的。关于常用血管活性药物对不同年龄和不同病理生理状态儿童的影响，可以直接使用的信息非常有限。新生儿、婴儿和小儿对正性肌力药和血管活性药表现出独特反应，主要是因为年龄特异性的药代动力学、受体类型、数量和功能的差异以及给药方式的差异性。在使用正性肌力药的儿童中观察到药物的分布容积和测量的血浆浓度的显著差异。据报道，对于特定的输注速率，血浆浓度范围高达10倍[152-154]。

研究也观察到大量药效学差异（即产生预期效果所需的血清浓度的差异），这些差异部分与受体是否成熟和功能有关。例如，似乎β-肾上腺素受体在新生儿和幼儿阶段密度高，但它们与腺苷酸环化酶的偶联可能并不完全[35,155]，而发育在一定程度上是由甲状腺素控制的。除了发育因素外，β-肾上腺素受体和腺苷酸环化酶活性会因持续给予外源性β-肾上腺素受体激动剂和内源性儿茶酚胺浓度增加而降低，这通常被认为是中度至重度心力衰竭和其他形式的严重应激（如脓毒症）的并发症[156-158]。

在新生儿心肌中，慢性儿茶酚胺暴露或许会上调肾上腺素受体数量或功能，或两者兼有之，这可能模拟了足月儿在正常发育中不断增加交感神经系统活性的过程[159]。随着出生后早期阶段的进一步发育，β-肾上腺素受体密度下降。各种病理生理状态对这些过程的影响尚未完全确定。例如，充血性心力衰竭、体外循环（CPB）和缺血再灌注都会导致β-肾上腺素受体和腺苷酸环化酶表达和活性降低[160-163]；法洛四联症（TOF）婴儿的β-肾上腺素受体密度增加，受体刺激的腺苷酸环化酶活性增加，伴随着基因和蛋白质表达的增加[164,165]。

在给婴儿输注血管活性药物时必须特别注意技术问题。通常情况下输注的是被特别配制成非常浓缩的非标准溶液以尽量减少输液量；因此很可能在剂量或浓度上出现错误。一项针对三级儿童保健医院的研究表明，制备的溶液实际浓度差别很大[166]。由于相对于儿童体重大小而言，这些高浓度的药物即使是小的误差（无论是计算还是输液泵流速）都

表 18-8 正性肌力药和升压药

药物	静脉给药剂量	评论
多巴胺	每分钟输注 2~20μg/kg	主要通过 $β_1$、$β_2$ 和多巴胺受体起作用，与剂量有一定关系；低剂量[2~5μg/(kg·min)]可以增加收缩力，并且还具有直接的多巴胺能受体效应，以增加内脏和肾脏灌注；随着剂量增加可通过 β 效应增加收缩力并增加 α 介导血管收缩；效果取决于内源性储存的儿茶酚胺
多巴酚丁胺	每分钟输注 2~20μg/kg	相对选择性地刺激 $β_1$；也具有潜在刺激 $β_2$ 的作用，心动过速和血管舒张，特别是在较高剂量[>10μg/(kg·min)]时；可能比多巴胺效力低，特别是在未成熟心肌中；没有显著的 α-肾上腺素能作用；与多巴胺相比，发生快速性心律失常的可能性更大；效果与内源性儿茶酚胺储存无关
肾上腺素	每分钟输注 0.02~2.0μg/kg	在较低剂量(每分钟 0.02~0.10μg/kg)下，主要通过 β-效应增加收缩性和血管舒张；增加剂量(>0.1μg/(kg·min))伴随着收缩性增加和 α 介导的血管收缩增加；可能是增强收缩力和灌注的最佳选择，尤其是在严重的心室功能受损，休克或过敏反应的情况下
异丙肾上腺素	每分钟输注 0.05~2.0μg/kg	单纯的非选择性 β- 肾上腺素受体激动剂；显著的变力作用、变时作用($β_1$ 和 $β_2$)和血管舒张($β_2$)作用；可能是一些儿童有效的肺血管扩张剂；心动过速和心肌耗氧量增加可能受剂量限制；也可能发生快速心律失常；支气管扩张剂
去甲肾上腺素	每分钟输注 0.05~2μg/kg	主要对 $α_1$、$α_2$ 和 $β_1$-受体起作用，对 $β_2$ 无明显临床影响。增加全身血压和心排血量($α_1$ 和 $β_1$)以及改善肺血流量($α_2$)。减少心动过速。主要用于治疗感染性休克和肺动脉高压
去氧肾上腺素	1~10μg/kg 推注，每分钟输注 0.1~0.5μg/kg。早产儿和足月儿可能需要推注多达 30μg/kg(见第 17 章)	单纯 α 介导的血管收缩；没有增加收缩力
加压素	每分钟 0.000 3~0.002U/kg	通过血管内皮中的 V_{1a} 受体诱导强烈的血管收缩。可能通过特定组织中的 V_2 受体引起血管舒张(释放氧化亚氮和血管舒张前列腺素)。用于治疗血管舒张性休克，难治性低血压和肺动脉高压。设置注射泵时要注意：多种剂量形式[U/min, U/(kg·h), U/(kg/min), 或 mU/(kg·min))]
氨力农	0.75~1mg/kg 重复两次，最大 3mg/kg。新生儿和婴儿可能需要 2~4mg/kg 的负荷剂量和每分钟 10μg/kg 的输注量	通过抑制磷酸二酯酶增加环腺苷酸；正性肌力和正性舒张，平滑肌血管舒张；低血压；可逆性血小板减少症
米力农	负荷剂量为 50~75μg/(kg·min)输注 0.5~1μg/kg	与氨力农相似(抗血小板作用可能更少)
氯化钙 葡萄糖酸钙	每剂 10~20mg/kg(缓慢) 每剂量 30~60mg/kg(缓慢)	正性肌力和直接血管收缩作用；只有当钙离子含量低和/或心室功能受到其他药物抑制时，才能发挥正常作用；可以减慢窦房结；增加低钾血症和地高辛的电生理异常
地高辛	洋地黄化负荷剂量(TDD)： 早产儿：20μg/kg 新生儿(1个月)：30μg/kg 婴儿(<2岁)：40μg/kg 儿童(2~5岁)：30μg/kg 儿童(>5岁)：20μg/kg 维持：2.5~5μg/kg q12h	TDD 分两部分给：先给 1/2TDD，剩下 1/2 分两次给，每 q8~12h 给 1/4TDD 增加心肌收缩力；减慢窦房结和减少房室(AV)节传导；肾功能不全半衰期延长(24~48h)；广泛的药物相互作用；毒性包括室上性心动过速，房室传导阻滞，室性心律失常；症状包括嗜睡，恶心，呕吐；低钾血症会加剧毒性

会对实际输注药物的量有很大的影响。即使是极小的输注速度也会导致药物输注和起效的延迟(见第 8 章和第 52 章)。考虑到泵的驱动机制实际上是在输液管的远端输送药物，连接输液管时尽可能靠近儿童，并使用载体输注以达到恒定的速率"推动"药物的目的，这些是确保药物输注的安全性和有效性的重要步骤。载体输注的速率也是至关重要的。要使婴儿体内的药物浓度在 10min 以内迅速发生变化，大多数标准设定的输注速率需超过 5ml/h，这可能让其他限制液体的所有努力白费。

血管活性药物

多巴胺

多巴胺仍然是新生儿、婴儿和儿童中最常用的正性肌力药。它对 α、β 和多巴胺能受体都具有活性。多巴胺通过两种机制增强心脏收缩力：首先，它直接刺激心脏 $β_1$-受体，引起心脏交感神经末梢释放去甲肾上腺素；其次，在多巴胺输注过程中，内源性肾上腺素和去甲肾上腺素的循环浓度增加，这表明至少多巴胺输注的部分效应是通过诱导内源性儿茶酚胺的释放间接介导的[167]。由于其间接作用,特别是释放心肌储存的去甲肾上腺素,对于患有充血性心力衰竭或其他导致相对长期的血流动力学应激的儿童,对多巴胺的反应可能会减弱。

肾脏和胃肠道中的多巴胺能受体的活性可以改善这些器官系统的灌注。多巴胺通过刺激肾脏多巴胺能受体特异性和选择性地改善肾脏灌注的证据是矛盾的[168-172](即与任何正性肌力药可能引起的非特异性、全身性心排血量改善的情况相反)。无论机制如何,大多数证据表明,即使在非常大的剂量下,多巴胺也会增加肾血流量和灌注量。

与其他正性肌力药一样,多巴胺的药代动力学研究显示新生儿和儿童的血清浓度存在很大差异[173,174]。由于对给定的输注速率血浆浓度的变异性,以及产生预期效果所需血清浓度的范围广,将多巴胺输注速率加倍或减半可能是达到最佳剂量的合理方法。少量(即5%~10%)多次改变输注速率可能与我们目前对大多数正性肌力药的药代动力学和药效学的理解不一致。

传统认为新生儿对心率有更大的依赖性,心肌顺应性较差,并且对外源性儿茶酚胺的正性肌力作用具有相对的抵抗性。尽管如此,大量的超声心动图表明,低速率[≤5μg/(kg·min)]的多巴胺输注在心率显著增加前就可以增加心肌收缩力[175,176]。有关多巴胺对患病早产儿影响的证据也存在争议[169,177-181]。对于这些婴儿来说,多巴胺对肾脏和肠系膜床的影响可能存在相对分离的情况,多巴胺输注期间动脉血压升高的部分原因可能是肠系膜血管收缩和肠系膜血流减少。

尽管普遍认为多巴胺在输注速率较快[>10~15μg/(kg·min)]时会导致大量血管收缩,但研究表明,对于新生儿和婴儿,即使多巴胺在非常大的剂量下[≥20μg/(kg·min)],心排血量和肾血流也都会得到改善[182,183]。

多巴胺对PVR的影响不一,效果不明显和增加PVR都已被观察到[151,184-190]。多巴胺对PVR的影响很可能取决于剂量及血管内皮和平滑肌的基础状态。血管收缩在缺血再灌注后和缺氧时更可能发生。血管扩张剂(如硝普钠)或α-肾上腺素能阻滞剂(如酚苄明)的存在可以防止多巴胺引起的PVR增加[191,192]。总体而言,由于其对肠系膜和肾血流的有益作用,变时效应比其他药物低,具有降低心律失常的潜在作用,多巴胺仍然是大多数婴儿和儿童的首选药物。

多巴酚丁胺

多巴酚丁胺是异丙肾上腺素的结构类似物,被用作相对选择性的β-肾上腺素受体激动剂,其正性肌力和α-肾上腺素能作用比多巴胺稍差。多巴酚丁胺具有显著的β2-肾上腺素受体激动剂的特性,这是其能扩张外周血管的原因。输注速率快[≥10μg/(kg·min)]时会出现显著的血管舒张和心动过速[150,193-196]。新生儿发生心动过速和快速节律的可能性大于年龄较大的儿童或成人。一些来自未成熟动物模型的证据表明多巴酚丁胺的功效降低可能是因为循环儿茶酚胺浓度更高和β-肾上腺素受体表达和功能的改变[149,150,197-199]。

因为多巴酚丁胺发挥作用不依赖于储存的内源性儿茶酚胺,多巴酚丁胺可能更有效地增加严重充血性心力衰竭或

心源性休克患者的心排血量[200,201]。对于左室功能正常的儿童,多巴酚丁胺可增加左室舒张。它还通过降低收缩末期室壁压力来改善舒张期松弛[202]。证据表明多巴酚丁胺可以改善左室功能障碍的新生儿的左室收缩性,消除了新生儿相对耐药的观点[203]。多巴酚丁胺不能选择性地改善肾脏或肠系膜血流量,不依赖于它增加心排血量产生的效应。多巴酚丁胺改善心排血量与收缩性增加和血管舒张引起的SVR降低有关,在PVR增加的情况下也可能发生肺血管扩张[199]。

与多巴胺一样,血清浓度的指数增长也会导致心脏指数的线性改善。多巴酚丁胺的血清浓度也存在显著的药代动力学差异性[153,204,205]。偶尔可能发生耐受[206]。在一项动物研究中,大剂量多巴酚丁胺输注与缺氧和复氧后血小板出现显著的聚集功能障碍有关[207]。

异丙肾上腺素

异丙肾上腺素是一种单纯、非选择性的β-肾上腺素能激动剂[208]。它可以增加心率和收缩力,扩张肠系膜、肾和骨骼肌血管。异丙肾上腺素也是肺循环的一种相当有效的血管扩张剂[209]。心动过速,几乎总是伴随着异丙肾上腺素的使用,并且更强的收缩性会导致心肌耗氧量的增加,而这通常能够很好地耐受。然而这些改变对于受损心脏的使用受到限制。在心动过速不重要或有利的情况下,异丙肾上腺素产生的肺血管舒张作用或许有益[210]。异丙肾上腺素诱导的全身血管舒张足以引起全身性低血压[189,211]。异丙肾上腺素的正性变时效应可能对心动过缓的儿童有用[212]。该药物越来越多地被用于电生理学,以便于检测全身麻醉下婴儿和儿童的异常传导通路[213]。异丙肾上腺素也是一种有效的支气管扩张剂。长期或大剂量使用异丙肾上腺素和其他儿茶酚胺类药物可能与心肌纤维化的发展有关[214]。

肾上腺素

肾上腺素具有α、β1和β2-肾上腺素能激动剂作用。主要来自成人研究的数据表明,较低剂量[0.02~0.1μg/(kg·min)]的肾上腺素主要与β-肾上腺素能效应相关。在此范围内,由于骨骼肌血管舒张占主导,导致心率和收缩压升高、舒张压降低。肾上腺素剂量在0.1~0.2μg/(kg·min)的范围内时,产生混合的α和β效应。在较大剂量下,α-肾上腺素效应诱导显著的血管收缩,因此皮肤、肌肉、肾脏和肠系膜血流减少。与单纯的α-肾上腺素受体激动剂相比,肾上腺素具有显著的正性肌力作用。肾上腺素的作用不依赖于内源性组织储存的儿茶酚胺。根据经验,肾上腺素似乎对多巴胺或多巴酚丁胺无反应的儿童有效,特别是那些在术后即刻出现明显的循环心室功能障碍的儿童。添加适度血管收缩药以增加心肌收缩力可能有利于维持心肌灌注,并且还可以增加具有分流依赖性循环的儿童的全身和肺血流量。严重不良反应包括心律失常(通常为室性),并且在较大剂量时由于血管收缩导致局部缺血和低灌注。

药代动力学研究显示血清浓度与输注速率之间存在线性关系,但个体对特定浓度的反应存在显著差异[215,216]。已有报告显示,术后出现低心排血量综合征的婴儿和儿童在肾上腺素以0.1μg/(kg·min)输注1~2h后出现葡萄糖和乳酸

浓度升高[215]。

去甲肾上腺素

去甲肾上腺素通常作为与感染性休克有关的严重低血压的一线或二线治疗药物，但也被用于治疗新生儿持续性肺动脉高压和其他形式的肺动脉高压[217-222]。这种内源性肾上腺素能药物激活 α-肾上腺素受体和 β-肾上腺素受体。与肾上腺素相比，激活 β_1-受体的能力相当，激活 α_1-受体的能力略低，对 β_2-受体没有显著影响。动物模型和临床研究显示，去甲肾上腺素增加全身血压及心排血量、氧输送和内脏灌注[223,224]。与肾上腺素相比，去甲肾上腺素引起心动过速的可能性更小。通过激活 α_2-受体引起 NO 的释放，去甲肾上腺素降低 PVR 并可改善肺血流量[184,225-228]。去甲肾上腺素起效非常快，作用时间持续仅为 1～2min。它被儿茶酚-O-甲基转移酶和单胺氧化酶代谢，无活性代谢物通过尿液清除。药代动力学数据主要来自成人研究；少数可用的儿科报告强调了个体差异的广泛性和精确滴定的必要性。初始剂量通常为 0.05～0.1μg/(kg·min)，为了达到预期的效果，必须将剂量缓慢增加，通常增加的幅度控制在 0.1～2μg/(kg·min) 的范围内。在一项针对足月新生儿的小型前瞻性观察研究中，大多数受试者有反应的平均剂量为 (0.5±0.4)μg/(kg·min)，浮动范围为 0.2～7.1μg/(kg·min)[219]。一项针对脓毒症休克儿童的回顾性研究报告显示，平均初始剂量为 (0.5±0.4)μg/(kg·min) 至 (2.5±2.2)μg/(kg·min)，最大个体剂量为 10.5μg/(kg·min)[217]。去甲肾上腺素可通过外周静脉通路给药（建议避免延误治疗），直到可以建立中心静脉通路，但是一些机构报告多达 15% 的儿童在静脉输注血管活性药物时出现渗漏，特别是在转运过程中。因此持续保持警惕很重要[229]。其他副作用包括心律失常和高血压，通常的处理反应是减少剂量。

去氧肾上腺素

去氧肾上腺素是一种单纯的 α-肾上腺素能激动剂，因此其主要功能是引起外周血管收缩。它没有 β-肾上腺素能或正性肌力作用，因此不会增加心肌收缩力。它可以暂时用于改善后负荷、全身血压，并因此改善重要器官的血流量。但是没有同时产生正性肌力作用，单纯的后负荷急性增加通常很难耐受，尤其是在心室受损的情况下。去氧肾上腺素至少在三种情况下非常有用：第一种情况是，对于法洛四联症和动态右室流出道梗阻患儿，增加全身后负荷并减少右向左分流。在这种情况下，这种单纯 α-肾上腺素能效应尤其重要，因为任何额外的收缩性增加都会加重流出道的阻塞。第二种情况是，去氧肾上腺素对依靠体循环至肺动脉分流来提供肺血流和充足氧合作用的发绀型儿童也有益，增加的后负荷可以通过分流增加流量并改善肺血流量。第三种情况是，肥厚性梗阻性心肌病或严重主动脉瓣狭窄患儿的急性低血压会加重流出道梗阻，去氧肾上腺素通过增加后负荷减轻梗阻的严重程度[230-233]。

血管升压素

精氨酸升压素是脑垂体分泌的一种肽。血管紧张素 II 促进其分泌，增加来自下丘脑渗透压感受器的刺激；心肺压力感受器活性增加和利钠肽水平升高会抑制血管升压素分泌。血管升压素通过与特定受体结合而在组织水平起作用，通过血管升压素 1(V_{1a})受体引起血管收缩，还可以促进肾脏重吸收水、分泌肾素；通过血管升压素 2(V_2)受体促进肾脏合成前列腺素。此外血管升压素介导的血管舒张是通过 V_2 受体增加了 NO 和具有血管舒张作用的前列腺素的释放和合成。血管升压素可以使压力感受器敏感，因此可能通过降低交感神经活性引起血管舒张。通常血管升压素主要通过肾脏中的 V_2 受体来促进水潴留。然而在严重低血压期间，血管升压素可通过血管内皮中的 V_{1a} 受体诱导强烈的血管收缩。

血管升压素已被证明对成人血管舒张性休克和心肺复苏的治疗有益[234]。一些儿科病例报告和小型观察研究表明，使用低剂量的血管升压素可以改善血压，加速正性肌力药的停用时间[235-238]。然而，一项对于血管舒张性休克患儿的多中心随机对照试验未证实这些发现。与安慰剂相比，低剂量加压素[0.000 5～0.002U/(kg·min)]没有有益效果；甚至有人提出会增加死亡率[239]。有必要进一步研究来确定血管升压素对于儿童的有效性和安全性。目前正在研究其在先天性心脏手术期间或术后治疗对儿茶酚胺抵抗的血管舒张[240,241]和作为极低出生体重（ELBW）[242]婴儿的难治性低血压的"救援"药物。2013 年，一项 Cochrane 综述发现，没有符合条件的研究来分析血管升压素及其类似物对新生儿难治性低血压的效果[243]。所有有关血管升压素对于儿童的作用的证据均基于病例报告、小样本系列研究和 3 个针对大龄儿童的随机对照试验[239,244,245]。2015 年发表的在 20 名婴儿中进行的一项小型研究比较了加压素和多巴胺作为 ELBW 婴儿低血压的主要治疗效果。血管升压素似乎是安全有效的，但这种解释必须考虑到小样本量的局限[223,246,247]。据报道，在 Norwood 或动脉转位术后早期预防性使用低剂量血管升压素[0.000 3U/(kg·min)]可以降低儿茶酚胺和液体的需要量[248]。难治性肺动脉高压是血管升压素及其类似物的另一种潜在适应证。在动物研究和人体组织的体外实验中，血管升压素通过内皮依赖性 NO 释放或直接激活平滑肌受体引起肺血管舒张[249-252]。这种血管反应似乎与年龄和疾病有关，这也可以解释文献中相互矛盾的结果。一些病例报告和病例系列研究报道了血管升压素成功用于该适应证，但需要进一步研究以评估合适的剂量和安全性[253-256]。从成人数据推断，儿科剂量目前的范围为 0.000 3～0.002U/min。留意输液速度非常重要，特别是在设置注射泵时。文献和常用参考工具通常引用剂量单位为单位/每分钟（U/min）、单位每千克小时（U/(kg·h)）、单位每千克分钟（U/(kg·min)），甚至毫单位每千克分钟（mU/(kg·min)），这可能非常混乱并且容易导致剂量误差。

磷酸二酯酶抑制剂

磷酸二酯酶抑制剂，包括氨力农、米力农和依诺昔酮，是最常用的非儿茶酚胺类正性肌力药，他们的作用机制也相对简单。磷酸二酯酶将环腺苷酸（cAMP）降解为 5'-AMP，磷酸二酯酶抑制剂可防止这种降解，从而增加环核苷酸（主要是 cAMP）的水平，该第二信使浓度的增加导致可利用的钙增加，从而增加了收缩力。因为这种反应与 cAMP 的增加有关，而不是纯粹与磷酸二酯酶的抑制有关，如果 cAMP 的初始水平超过正常值，则会产生最大的效果。以这种方式与 β- 肾上腺素受体激动剂存在协同作用。缺少肾上腺素的刺激使药物对心率、节律和对内源性组织储存的儿茶酚胺依赖性的影响最小化。除了正性肌力作用外，这些药物还具有显著的松弛作用（即舒张期松弛），并促进外周血管舒张[258-260]。磷酸二酯酶药物也可能具有显著的抗炎特性，目前尚未完全清楚[261-263]。

氨力农

氨力农使心肌收缩力显著增加，并减少心室后负荷[259,264,265]。与所有磷酸二酯酶抑制剂一样，到底是全身血管舒张、后负荷降低，还是心肌收缩力增加是改善心排血量的主要潜在机制，一直存在争议。氨力农改善了新生儿和婴儿心脏手术（如动脉转换）以及大龄儿童 Fontan 手术后心脏的功能[260,264,266]。药代动力学数据表明，儿童所需的氨力农负荷剂量和维持剂量约为成人的两倍[267]。除了分布容积和清除率的差异（婴儿都更大），如果在 CPB 期间给予负荷剂量，则需要考虑氨力农与氧合器膜的结合[268]。总体而言，这些数据表明，对于新生儿和婴儿，推荐负荷剂量为 2～4mg/kg，输注速度从 10μg/（kg·min）开始[268]。大剂量的氨力农可引起显著的全身性低血压，特别是在心脏手术后。从实际操作的观点来看，最好在 1h 内缓慢给予负荷剂量的氨力农，还应考虑到氨力农的消除半衰期很长（3～15h）。其他副作用包括可逆的血小板减少症、偶发的药物相关性发热和肝酶升高[269]。

米力农

一些研究表明，在新生儿和婴儿心脏手术后以及伴有心室功能障碍时，使用米力农可改善心排血量和转归[270-275]。米力农主要通过肾脏清除，米力农清除率的成熟过程与肾小球滤过率密切相关。据报道，患有充血性心力衰竭的成人（按 70kg 算）清除率为 9L/h，早产儿由于肾功能相对不成熟，清除率会降低至该值的 10%。这已经在 26 周的婴儿中得到证实，清除率为 0.96L/h（按每 70kg 计算）[276]。与成人相比，儿童米力农的分布容量更大、清除率更高（按 kg 体重算），因此建议对推注剂量和输注速度进行调整[270,275]。与氨力农不同，米力农不会与 CPB 回路管道结合，对血小板功能的不良影响较小。建议负荷剂量为 50～100μg/kg（通常为 75μg/kg），初始输注速率为 0.50～1.0μg/（kg·min）[270,273]。HLHS 新生儿在 I 期姑息术后不久即出现肾清除率降低，应考虑调整剂量（如输注速率为 0.2μg/（kg·min））[277]。米力农增加心排血量，降低心脏充盈压，减少后负荷；该作用通常与快速耐受、β- 肾上腺素受体密度或活性无关。最初的一项多中心、双盲、安慰剂对照试验证明，与安慰剂相比，预防性使用大剂量米力农可显著降低高危儿童受试者心脏手术后低心排血综合征的发生[272]。2011 年一项在欧洲医院开展的心脏直视手术调查显示，在所有药物治疗方案中 70% 使用了米力农[278]。一些小型研究报道米力农和钙增敏剂左西孟旦预防低心排血综合征同样有效[279-281]。此外，最近的 Cochrane 综述发现，现有文献中，预防性使用米力农没有显著降低死亡率（仅有 5 项符合条件的研究）[282]。米力农也越来越多地用于改善对 NO 治疗无反应的持续性肺动脉高压新生儿的氧合作用[283,284]。动物研究表明，静脉或吸入给予米力农可增强肺血管对伊洛前列素和依前列醇的反应[285,286]。米力农潜在的副作用包括低血压、心动过速、快速性心律失常和血小板功能障碍。

依诺昔酮

依诺昔酮是一种磷酸二酯酶抑制剂，已在欧洲广泛使用，但目前在美国尚未使用。它的特性与该类药物的其他产品类似[258,288]。在婴儿心脏手术后用依诺昔酮治疗可以观察到心脏间接指标的改善，如混合静脉血氧饱和度、心室充盈压和全身动脉血压等，还能缩短住院时间[289]。依诺昔酮也有助于改善心脏功能并可能降低儿童心脏移植后的 PVR[290]。

地高辛

地高辛是一种正性肌力药，但它对大量左向右分流引起的充血性心力衰竭儿童患者的有效性仍然存疑。即使临床症状有所改善，但超声心动图显示心肌收缩力并未增加，且常有进行性心室扩张[291,292]。地高辛用于改善因肺动脉高压引起的右室功能障碍，或作为单心室型婴儿间期阶段多模式治疗的一部分仍有争议[293]。

地高辛具有直接和间接作用，其直接作用是抑制膜上钠-钾 ATP 酶从而减少钠离子外流。细胞内钠离子浓度的增加刺激膜上的钠-钙交换蛋白，导致细胞内钙离子浓度增加和正性肌力作用。地高辛的间接作用通过刺激副交感神经系统介导，导致心房和房室结传导减慢。该药物还可用于减缓心房扑动和心房颤动的心室反应，并用于治疗室上性心动过速（见后面的讨论）。

因为地高辛在口服给药后分布缓慢，消除半衰期长（在新生儿和幼儿中长达 1～2d），通常给予负荷剂量（表 18-8）。肾功能不全会显著延长消除半衰期。地高辛治疗浓度为 0.5～2.0ng/ml。静脉和口服给药方案相同，尽管静脉给药更快地引起电生理效应（5～20min）。

许多药物与地高辛相互作用并影响其药代动力学，甚至认为所有与地高辛一起服用的药物都会影响其吸收和清除，通常需要减少剂量[294,295]。地高辛的血清浓度＞3ng/ml 时毒性可能增加[296,297]，中毒症状包括嗜睡、恶心和呕吐。在婴儿和幼儿中，地高辛中毒最常见的心律失常表现为各种传导异常和室上性心动过速（SVT），年龄较大的儿童和成人更容易出现房室传导阻滞、室性心律失常、交界性心动过速和室性期前收缩。低钾血症，特别是细胞内钾耗竭（通常是长期使用利尿剂的结果）会恶化地高辛所致的心律失常。

钙

钙的作用、机制和静脉注射钙的潜在后果仍然存在争议[298]。钙离子浓度对心肌功能很重要。钙是一种正性肌力药，尤其在低钙血症情况下。当吸入麻醉药、β- 肾上腺素能阻滞剂或疾病状态(如脓毒症)抑制左室功能时,它可以改善心室收缩力[299,300]。在心肌功能和钙离子浓度正常时,静脉注射钙对收缩力的影响较轻[301]。细胞外钙离子水平在调节外周血管阻力中起重要作用。已经在血管细胞壁上发现了一种钙敏感性受体[302]。

有证据表明,成人心脏手术后给予钙的主要作用是增加 SVR 和平均动脉压,对心肌本身收缩力影响很小甚至没有[298,303]。事实上后负荷的增加,如果没有伴随收缩力的相应增加,可能会减少每搏量和心排血量。钙可能通过激活钙依赖性蛋白酶和磷脂酶以及由细胞内钙超载引起的细胞器损伤引起或加剧再灌注损伤和细胞损伤[304,305],尤其是对心脏手术后不久的儿童。静脉给予钙的同时给予肾上腺素,可以减弱β-肾上腺素能作用[298]。

对于新生儿和幼儿来说,无论是未手术还是在心脏手术后,静脉给予钙的作用更复杂。早产儿和足月新生儿钙调节能力不稳定,容易发生低钙血症[306,307]。与成人心肌相比,新生儿心肌对低钙血症的敏感性更高,原因是细胞内钙储存减少,肌质网钙处理机制不成熟,以及兴奋收缩耦联对跨膜钙离子流的依赖性更大[308]。CPB 后需要给予大量含枸橼酸、白蛋白的血液制品(两者都与钙结合)和其他液体增加了低钙血症的可能性[309]。最谨慎的做法包括意识到未成熟心肌对细胞外钙的依赖性更大,监测钙离子浓度,以及小心给药以维持钙离子浓度正常或轻微地增加。这种方法尤其适用于新生儿和左室功能下降的患者。心脏缺血再灌注后立即给予大剂量的钙可能并不明智,因为可能加剧再灌注损伤甚至引起心肌挛缩。

钙的外渗可引起局部静脉炎症和组织明显坏死。虽然有人提出葡萄糖酸钙在这方面可能比氯化钙造成的危害更小,但我们建议尽可能通过中心静脉放置的导管给予这两种药物。当给予等量的钙(3:1 葡萄糖酸钙与氯化钙)时,两种形式的钙都会增加钙离子浓度[310]。钙可能显著减慢房室传导,对于窦性心动过缓或交界节律的儿童,给药应谨慎。接受地高辛治疗的儿童同时给予钙时,必须小心谨慎,特别是同时存在低钾血症的情况下,因为此时静脉注射钙会加剧地高辛诱发心律失常的可能性。

甲状腺素

甲状腺素(T_3)对于肌膜钙通道、肌球蛋白、肌动蛋白和肌钙蛋白的成熟至关重要。此外,甲状腺功能减退大鼠表现出β-肾上腺素受体数量减少,兴奋性第二信使蛋白密度降低,抑制性第二信使蛋白密度增加。T_3 主要通过甲状腺素的单碘化作用产生,这个过程受到手术、低体温、儿茶酚胺、普萘洛尔和胺碘酮的抑制,因此术后 T_3 常常减少[311-313]。

T_3 替代疗法通过两种途径发挥作用,即核内和核外。核内作用包括线粒体密度和呼吸的增加、收缩蛋白合成的增加和β-肾上腺素受体的上调。核外效应包括改善葡萄糖转运、增加 L 型钙通道的激活及引起的钙迁移率增加,提高钙再摄取的效率以及改善随后的舒张期松弛。

心脏手术后内分泌功能受损。伴有 T_3 浓度降低的 3 个月以下婴儿心脏手术后入住重症监护病房时,需要更复杂的重症监护过程。皮质醇浓度低在术后早期很常见,但与术后

并发症无关[314]。一项关于接受简单或复杂心脏手术的儿童给予 T_3 的随机双盲安慰剂对照研究证实,给予 T_3 组的心肌功能较好,重症监护室住院时间缩短[315]。T_3 提高心肌收缩力且不增加氧耗;此外,外源性给予 T_3 组的甲状腺功能恢复没有延迟。T_3 在第 1 天使用剂量为 $2\mu g/kg$,第 2 天至第 12 天使用剂量为 $1\mu g/kg$。一项对于接受 Norwood 手术或中断主动脉弓修复和 VSD 闭合的新生儿进行的随机双盲安慰剂对照研究显示,给予 T_3 仅表现出更快达到液体负平衡[316]。许多后续研究都存在局限性,如样本量少和明显的患者异质性;因此术后常规使用 T_3 替代疗法仍存在争议[317-320]。

钙增敏剂

左西孟旦

钙增敏剂是一类具有正性肌力作用的相对较新的药物。左西孟旦自 2000 年以来一直在临床使用,是该类药物中研究最透彻的药物之一。它通过两种不同的机制提供正性肌力、心肌松弛、血管舒张和心脏保护作用:钙致敏和 K^+ 通道开放。左西孟旦与肌钙蛋白 C 结合,维持肌钙蛋白 C 钙结合位点的活性构象,这将钙结合-浓度关系向促进结合的方向转变(即在心内钙浓度低的情况下结合更多),因此对于已知的细胞内钙浓度,收缩力增强。与其他类型的正性肌力药相比,心肌收缩力更大,需氧量增加最少。增加对钙的敏感性而不是细胞钙浓度的概念也是有吸引力的,因为它减少了钙浓度增加所导致的氧耗、线粒体功能和各种钙依赖性蛋白酶和磷脂酶活化产生的有害影响(如在缺血-再灌注期间)。

左西孟旦还被证明可刺激膜和线粒体 ATP 敏感性钾(K_{ATP})通道;前者扩张冠状动脉、肺动脉和全身脉管系统。线粒体 K_{ATP} 通道的开放可能是药理学(和麻醉药)预处理以及潜在细胞保护作用的重要机制。有趣的是,左西孟旦对心室舒张没有影响或有正性作用(舒张期松弛),原因不完全清楚。在比临床使用的剂量大得多的情况下,它确实抑制磷酸二酯酶Ⅲ。与其他正性肌力药物(如多巴胺、氨力农、米力农)相比,其正性肌力作用在受抑制心肌中得以维持[287,321,322]。左西孟旦的安全性已在成人中得到很好的证实,头痛、低钾血症和心动过速是最常见的副作用。是否增加心房颤动的发生率还有争议[323,334]。

患有稳定或失代偿性心力衰竭的成年患者急性治疗期间使用左西孟旦的临床效果包括改善心排血量、降低心室充盈压及降低 PVR[323-326]。然而,左西孟旦治疗急性心力衰竭与多巴酚丁胺或安慰剂[327]相比,关于死亡率的初步研究未能显示任何短期或长期的改善;一项纳入包含 45 篇研究报道的各种条件下的 meta 分析报告了潜在的优势[328]。其他研究表明,心脏切开手术和冠状动脉搭桥术后能改善心脏功能,包括对其他正性肌力药反应差的成人患者也有有益的反应[329-334]。在冠状动脉搭桥术前用左西孟旦预处理也有好的效果[335]。

目前推荐 $6\sim12\mu g/kg$ 负荷剂量,然后以 $0.05\sim0.2\mu g/(kg\cdot min)$ 输注,持续 24h。虽然消除半衰期约为 1h,但通过钙敏感性变化介导的效果可持续 $7\sim9d$。至少有一种代谢物(OR-1896)具有延长作用时间的效果(约 80h),这可能部分

解释了停药后持续观察到的有益效果[336]。

关于在儿童或未成熟动物中使用左西孟旦的数据非常有限。儿童的大多数证据来自观察性研究、病例报告或登记调查[279,337-349]。这些报告表明左西孟旦耐受性良好，可改善心排血量，减少低心排血量综合征患儿的后负荷[337]。只有少数随机对照试验已经发表：其中两项研究比较了先天性心脏病手术后的儿童使用左西孟旦与米力农，认为左西孟旦安全且效果不逊于米力农[279,280]。另一项研究比较了左西孟旦与米力农和多巴胺的标准治疗方法，得出了相同的结论[350]。最近的一项调查研究了小儿心脏手术期间肺动脉压力及对左西孟旦或多巴酚丁胺的反应，结果显示左西孟旦更优越[351]。这些早期数据和药物的作用机制表明需要在儿童中进一步研究，且该药可能适用于心脏手术、心肌炎和脓毒症心肌功能下降的婴儿和儿童[287,337,352]。由于药物的高成本和供应限制，其广泛的临床应用受到显著限制。目前左西孟旦仅在 12 个欧洲国家、亚洲、南美洲和澳大利亚获得批准。儿童（＜18 岁）用药属于超说明书使用，只能在患者需要人文关怀的情况下，并且需要监护人的知情同意[287]。

B 型钠尿肽和奈西立肽

B 型利钠肽（BNP）及其 N 末端前体（NTpBNP）是利钠肽家族的成员，这些肽从心脏释放，作为对压力和心脏容量超负荷的反应，在维持体液平衡和血流动力学稳定性方面发挥重要作用。当心脏牵张受体受到刺激和室壁张力增加时，心室会分泌 BNP。它主要通过存在于大血管和肾脏中的利钠肽受体（natriuretic peptide receptors，NPR）起作用。一旦被刺激，NPR 发挥利尿、排钠、舒张血管作用，并抑制肾素 - 血管紧张素 - 醛固酮系统。BNP 被用于诊断成人心力衰竭的标志物，并作为抗心力衰竭治疗反应的监测指标[353]。这些标志物也越来越多地用于诊断新生儿、婴儿和儿童的心血管疾病。NTpBNP 的浓度通常在出生后立即显著升高，但在出生后的第一周下降。建议使用根据年龄调整的临界点和参考值[344,355]。一项大型多中心心力衰竭试验（儿科卡维地洛试验）的事后分析试图建立预后临界值。在心肌病或 CHD 引起的中度有症状的心力衰竭儿童中，BNP 大于或等于 140pg/ml 与预后较差相关[356]。疾病特异性的临界值以及它们的预后价值，尤其是对于先天性心脏缺陷仍在研究中[357-359]。

奈西立肽是 BNP 的一种重组形式，也通过 NPR 发挥利尿、排钠、舒张血管作用。对成人的早期调查表明，奈西立肽可能对失代偿性心力衰竭患者有益；它似乎可以在 HR 或心肌耗氧量轻微增加的情况下，改善心排血量，降低肺毛细血管闭塞压力，扩张动脉和静脉血管[360-362]。然而一项大型多中心研究发现，奈西立肽没有明显的优势，只建议作为个体化治疗使用[363]。围手术期经验性使用奈西立肽或米力农与 Fontan 手术后早期临床结果的改善无关[364]。尽管奈西立肽减少儿童心脏手术后的平均动脉压，并且已被用作双心室衰竭患儿的辅助治疗，但是需要进行更广泛的研究才能确定在儿童中的有效性和安全性[365-372]。

β- 肾上腺素受体阻滞剂

儿童使用 β- 肾上腺素受体阻滞剂的适应证包括控制高血压（围手术期急性高血压和慢性高血压）、治疗法洛四联症中的发绀和右心室流出道梗阻（RVOTO）、减少肥厚型心肌病中的左心室流出道梗阻（left ventricular outflow tract obstruction，LVOTO）、控制甲状腺功能亢进和嗜铬细胞瘤患者的心率及控制 SVT（见后面的讨论）[373-377]。与成人情况相反，使用 β- 肾上腺素受体阻滞剂治疗儿童慢性心力衰竭一直存在争议[378]，重要区别包括 β- 肾上腺素受体亚型的选择性、半衰期和代谢差异性以及内在拟交感神经活动。即使是"选择性"β- 肾上腺素受体阻滞剂也会在血浆浓度升高时失去选择性，虽然该机制尚不完全清楚，且 β- 肾上腺素受体阻滞剂在儿童中的应用与低血糖有关[379]。因此在禁食和疾病期间应该保持警惕，因为可能会减弱肾上腺素对低血糖的反射。

普萘洛尔

普萘洛尔是儿童最常用的 β- 肾上腺素受体阻滞剂之一。口服剂量通常从每 6h，0.25～0.5mg/kg 开始，每 3～5d 滴定一次；常规剂量是每天 2～4mg/kg。缓释制剂适用于能够吞服药丸的大龄儿童。静脉注射普萘洛尔在几分钟内剂量为 0.01～0.1mg/kg；必要时可以增加（婴儿最大剂量 1mg，儿童最大剂量 3mg）。窦性心动过缓和低血压可能是严重的并发症，特别是在婴儿或静脉给药后。普萘洛尔还可能导致房室节传导紊乱及充血性心力衰竭患者泵功能恶化，其他重要的不良反应包括疲劳、抑郁和嗜睡。与 β₂- 受体相互作用可能加剧支气管痉挛[380]。普萘洛尔主要在肝脏中代谢，药物代谢动力学具有显著的群体差异性，清除率受限于灌注量，代谢也受到肝血流量的影响。它的主要代谢产物 4- 羟基普萘洛尔也有活性[374]。

阿替洛尔

阿替洛尔在儿童中的使用不断增加[377,381,382]。与普萘洛尔相比，它对 β₁ 肾上腺素受体亚型具有更高的选择性，消除半衰期为 8～12h。几乎没有肝脏生物转化，也没有活性代谢物。起始剂量通常为每天 0.8mg/kg 或 1.5mg/kg，每日一剂或两剂，上限为每天 2mg/kg。该药没有静脉给药形式。阿替洛尔不会穿过血脑屏障，因此不存在普萘洛尔常见的一些副作用。在大剂量时，可能丧失对 β₁ 的选择性，可能加剧支气管痉挛和低血糖。

艾司洛尔

艾司洛尔是一种相对选择性的 β₁- 肾上腺素能阻滞剂，具有多种独特功能。起效快，可以很容易地滴定达到所需的目标，并通过红细胞和血浆酯酶的代谢迅速终止其作用[383,384]。该药特别适用于围手术期高血压的急性控制和室上性心动过速的治疗（见后面的讨论）。在 1～5min 内给予 100～500μg/kg 负荷剂量，然后以 50～100μg/（kg·min）速率维持输注。如果未达到所需的效应，则每 5min 将输注速率加倍，直到达到所需的效应。

目前有关儿科剂量的具体数据有限[385]。一项研究调查了刺激性或自发性室上性心动过速发作后艾司洛尔治疗的药代动力学。结果与成人研究结果相似[386]。在进行主动脉缩窄修复后立即使用 3 种不同推注剂量的艾司洛尔，以研究其控制血压的效果：125μg/kg、250μg/kg 和 500μg/kg，静脉注射超过 10~20s，每分钟输注剂量与推注剂量相同[387]；各组之间的血压反应和不良事件相似。新生儿的清除率是年龄较大的儿童的两倍[281ml/（kg·min）vs 126ml/（kg·min）]，与血浆酯酶清除其他药物（如瑞芬太尼）一致[387]。目前推荐的最大负荷剂量为 500μg/kg，随后输注速度为 25~300μg/（kg·min）[388]。艾司洛尔的主要潜在不良反应是低血压，特别是在推注治疗期间。如前所述，艾司洛尔分布迅速且消除半衰期非常短（7~10min），不受器官血流或疾病的影响。因此，低血压通常是短暂的，但在作用消失之前可能偶尔需要使用血管加压药治疗[389,390]。

拉贝洛尔

拉贝洛尔具有非选择性 β- 肾上腺素能阻断特性，也是选择性 α- 肾上腺素受体阻滞剂。α 与 β 阻断效率的比例，口服和静脉内给药分别为 1：3 和 1：7。拉贝洛尔在儿童中的主要用途是控制高血压。静脉给药治疗高血压危象，控制主动脉缩窄修复后的高血压，以及作为手术期间控制性低血压的辅助手段[391-394]。通常剂量为每 5~10min 给予 0.1~0.4mg/kg，输注速度为每小时 0.25~1mg/kg，直至达到所需效果。拉贝洛尔的消除半衰期为 3~5h。

卡维地洛

卡维地洛是一种非选择性 β- 肾上腺素受体阻滞剂，具有其他血管扩张剂和一些抗氧化剂特性[395,396]。α₁ 与 β₁ 阻断的比例为 1：1.7。它主要用于治疗心力衰竭。已证明对成人有显著的益处，包括降低死亡率，减少住院时间，改善纽约健康协会（NYHA）功能分级，减缓临床疾病的进展[397]。对有症状的收缩性心力衰竭的儿童和青少年进行的一项多中心随机双盲安慰剂对照研究发现，在 8 个月的随访期间，卡维地洛与安慰剂的结果无显著差异[398]。然而卡维地洛经常出现在心肌病患者急性失代偿发作后的处方中[399]。基于心室形态的不同，卡维地洛的影响可能有差异，有必要进一步研究[400-403]。一项儿童初次使用卡维地洛治疗的回顾性综述显示，其不良反应（主要是头晕、头痛和低血压）很常见（>50%），但耐受性良好[404]。儿童的理想剂量尚未确定。尽管小样本量的临床经验支持较小剂量，并在超声心动图和 BNP 密切监测下，可逐步调整剂量。但是药代动力学模拟研究表明，比成人使用的剂量要大的剂量[405]也可使用[403]。

血管舒张药

血管舒张药用于控制小儿术中及术后血压，通过降低体循环和肺循环血压，减轻左右心室后负荷，从而改善心泵功能。在体外循环手术中，血管舒张药也用于降低外周循环阻力，改善局部灌注，有助于中心区域的快速降温和复温。

依据药理学的不同，血管扩张药可分为多种类别。例如硝普钠（sodium nitroprusside，SNP）和硝酸甘油（nitroglycerin，NTG）就是最常用的直接作用型硝基血管舒张药。这些药物通过直接（硝普钠）或间接（硝酸甘油）促进氧化亚氮（NO）释放继而激活平滑肌可溶性鸟苷酸环化酶合成环鸟苷磷酸（cGMP）从而达到舒张血管平滑肌的作用。尼卡地平

是一种二羟基吡啶类钙通道阻滞剂，尤其对冠脉和外周血管中的钙通道具有高度选择性。在众多血管舒张剂中，尼卡地平对心率和心肌收缩力的影响甚小，因此被经常作为硝普钠的长效替代品。肼屈嗪是另一种直接作用血管平滑肌的舒张药，偶尔用于控制小儿血压。选择性 α- 肾上腺素受体阻滞剂，如酚妥拉明和苯氧苄胺，也偶尔用于降低围手术期血压和外周循环阻力。选择性 α- 肾上腺素受体阻滞剂的经典适应证是用于处理嗜铬细胞瘤，也常用于低体温体外循环。

血管紧张素转换酶（angiotensin-converting enzyme，ACE）抑制剂常用于实现心室"重塑"及长期血压的控制。前列腺素 E₁（PGE₁）作为一种直接作用的血管舒张剂主要用于维持导管依赖性循环中动脉导管的开放。而相比之下，依前列醇与吸入性氧化亚氮为对肺血管有相对选择性的血管扩张剂。常用的血管舒张剂及抗高血压药物概述于表 18-9。

硝普钠

快速且可靠地降低后负荷和术前、术中及术后的血压为硝普钠的主要适应证。例如，它可用于控制主动脉缩窄或其他形式左室流出道梗阻患儿的术中和术后高血压。硝普钠引起的后负荷降低，特别是与正性肌力药物合用时，可以改善心室功能失调[406,407]。硝普钠用于处理肺动脉高压的有效性因人而异，且可能与患者年龄密切相关[408-412]。

硝普钠直接作用于血管平滑肌致血管舒张，是一种强效血管舒张药[413,414]。该作用可同时降低心脏前、后负荷，此作用起效快（数分钟内），消退也快；在停药后 1~2min 内消失。基于该效应的实效性，该药物的使用通常应在直接动脉血压连续监测下使用输注泵给药。硝普钠的起始给药剂量为 0.3~1μg/（kg·min）。在使用过程中可以适当增加或降低药物剂量以达到满意的效果。很难通过使用硝普钠滴定以达到特定血压目标且容易导致血压的大幅波动[415]。最近一项基于人群药代/药效动力学模型的多中心、随机、双盲剂量范围试验提出了硝普钠的给药剂量指南，建议起始剂量为 0.3μg/（kg·min），同时建议药物剂量的微调及采用缓慢停药的方法以避免发生显著低血压或反跳性高血压[416,417]。低血容量、吸入麻醉药及抑制血管直接舒张反应（如增加交感神经张力、肾素释放）的药物（如普萘洛尔和血管紧张素转换酶抑制剂）均可增强硝普钠的降压作用。

硝普钠引起的不良反应包括氰化物和硫氰酸盐毒性反应、反跳性高血压、抑制血小板功能及通过抑制缺氧性肺血管收缩增加肺内分流。其中反跳性高血压可能是由上述反射机制的激活而引起。缓慢减少药物输注（而不是突然停止药物输注）可以最大限度降低该不良反应的发生。当硝普钠的输注剂量>10μg/（kg·min）（输注 30min 内发生快速耐药或存在直接耐药性），其毒性反应可能会发生。对于小儿，约 500μg/dl 的血氰化物浓度即可致死[418]。但随后研究表明，氰化物浓度增加并不一定与氰化物毒性的临床症状相关[419,420]。硝普钠引起的氰化物和硫氰酸盐毒性反应较为少见，但在肝肾功能不全的新生儿或小婴儿，此不良反应的发生率增加[418,421]。

表18-9 降压药和血管扩张药

药物	静脉剂量	评价
普萘洛尔	0.01～0.1mg/kg 缓慢	非选择性 β-肾上腺素受体阻滞剂；心动过缓、低血压、心泵功能降低；房室传导阻滞；低血糖；支气管痉挛；抑郁；疲劳
拉贝洛尔	每次 0.1～0.4mg/kg 0.25～1.0mg/kg，每小时输注	非选择性 β-肾上腺素受体阻滞剂；选择性 α-肾上腺素受体阻滞剂；静脉给药 α-β 的阻滞比率为 1∶7；剂量（0.1mg/kg）可每 5～10min 重复一次直到预期效果；不良反应与普萘洛尔相似
艾司洛尔	100～500μg/kg 负荷量（>5min）；50～250μg/（kg·min）输注	相对选择性 β-肾上腺素受体阻滞剂；消除半衰期短（7～10min）；低血压，尤其在单次给药时；如未达到预期反应可在 5min 后重复或加倍给药，后以加倍的速率维持输注；依靠血浆和红细胞酯酶而非脏器代谢；输注浓度>10mg/ml 可能会导致静脉硬化；稀释后以高速率输注会增加容量超负荷的风险
硝普钠	起始于 0.3～1.0μg/（kg·min）输注；最大量 6～10μg/（kg·min）	有效的平滑肌松弛；扩张动脉阻力血管和静脉容量血管；因低血容量、吸入麻醉药和其他降压药所引起的低血压；可变的肺血管扩张；潜在氰化物毒性；反射性心动过速；如果输注速度>4μg/kg 或用药时间超过 2～3 天，检测氰化物和硫氰酸盐水平
硝酸甘油	0.5～10μg/（kg·min）输注	直接松弛平滑肌；主要扩张静脉容量血管，大剂量时对动脉阻力血管影响较小；轻度降血压作用；可变的肺血管扩张；用于体外循环时促进降温与复温
尼卡地平	起始于 0.5～1.0μg/（kg·min）输注；最大量 4～5μg/（kg·min）	二氢砒啶类钙离子通道阻滞剂；主要影响冠脉和外周血管，扩血管为主，对心率和心肌收缩力影响小。与吸入药物合用易引发低血压。增强肌松药作用。停药后长时间作用残留
酚妥拉明	0.05～0.1mg/kg 每次；0.5～5μg/（kg·min）输注	选择性 α-肾上腺素受体阻滞剂，主要扩张小动脉；对静脉存在轻微的直接扩张作用
依那普利	5～10μg/kg 每次，每 8～24h 一次	作用时间长；血管性水肿、肾衰竭、高钾血症；与麻醉剂合用引起潜在而不确定的低血压（见正文）
肼屈嗪	0.1～0.2mg/kg 每次，每 6h 一次	最大剂量 20mg 每次；直接作用于平滑肌（主要为小动脉）产生舒张作用；有效半衰期长；快速耐药性；反射性心动过速；狼疮样综合征；药物热；血小板减少
前列腺素 E_1	0.05～0.1μg/（kg·min）输注	直接松弛平滑肌，对动脉导管的相对特异性；可变的肺和体循环血管扩张作用；新生儿呼吸暂停

氰化物是由硝普钠代谢产生，游离氰化物随后在肝脏硫氰酸酶的催化下与硫代硫酸盐结合生成硫氰酸盐。与线粒体电子传递链中的细胞色素氧化酶结合，抑制线粒体呼吸和 ATP 产生为氰化物毒性的一个主要机制。中毒表现包括呼吸急促、混合静脉血氧饱和度增加和代谢性酸中毒。在接受长时间（>24h）、大剂量硝普钠输注或对于脏器功能不全的患儿，建议监测氰化物的血药浓度[420,422-425]。同时也可监测血清硫氰酸盐浓度。当患者肾功能出现异常时，硫氰酸盐浓度可能会升高。当硫氰酸盐浓度达到 5～10mg/dl，可出现中枢神经系统功能异常。处理氰化物中毒的措施包括 5min 内静脉滴注亚硝酸钠 6mg/kg（最大剂量 300mg）和 15min 内静脉滴注硫代硫酸钠 250mg/kg 或 7g/m²（最大剂量 12.5g）。对于肾功能异常的小儿，由于硫代硫酸盐刺激硫氰酸盐的产生，因此可能是此类患儿的禁忌证，推荐使用羟维生素 B_{12} 治疗[426,427]。

硝酸甘油

硝酸甘油是一种作用于静脉容量血管的血管舒张药。它对小动脉平滑肌的影响较小，且其减轻已增加的肺循环血管阻力的作用不固定。与硝普钠相比，硝酸甘油是一种次选降压药物。其半衰期短且无明显毒性代谢产物。与硝普钠相似，硝酸甘油可能增加肺内分流并导致血小板功能障碍。硝酸甘油的使用剂量通常为 0.5～3.0μg/（kg·min）。降压作用在给药 2min 内起效，且在停药 5min 内逐渐消失。当给药

剂量超过 2～3μg/（kg·min）时，可观察到血压轻度下降。如果长时间同时输注硝酸甘油和硝普钠，高铁血红蛋白和氰化高铁血红白可能会增加[428]。

在体外循环手术中，硝酸甘油常用于促进快速有效的降温与复温，并改善组织血供。硝普钠与硝酸甘油的区别主要在于对微循环的影响。由于硝普钠主要降低小动脉张力并扩张前毛细血管，它比硝酸甘油更易减少微血管血流和组织灌注，特别是在动脉血压降低的情况下（如在体外循环期间）[429]。相比之下，硝酸甘油等效扩张前毛细血管和后毛细血管，从而维持甚至增加毛细血管血流灌注[430,431]。

尼卡地平

尼卡地平是第一代可用于静脉注射的二氢吡啶类钙通道阻滞剂，二十多年来一直用于控制各年龄段小儿的血压升高。与硝苯地平相比，尼卡地平对冠脉和外周血管中钙通道的选择性更高，主要引起血管扩张反应而对心率和心肌收缩力影响很小[432,433]。关于尼卡地平对围手术期血压的调节，成人方面的研究甚多，而小儿方面的数据有限，且主要来源于小型的病例分析报告和观察性报告[438-441]。尼卡地平已成功用于早产儿和新生儿的高血压控制，通常以 0.5～1μg/（kg·min）的初始剂量连续输注，并每隔 15～30min 缓慢增加输注剂量直至达到目标血压。常用药物剂量范围为 1～3μg/（kg·min），最大输注速度为 4～5μg/（kg·min）[438,444,445]；

血压的最大改变时间 50% 发生在 45min 内。在一项针对小儿的回顾性研究中，应用以上给药方案平均需要（2.7±2.1）h（总范围为 0.5~9h）方可达到对血压的控制目标[438]。与此同时，存在另一种大剂量给药方式，起始剂量为 5~10μg/（kg·min），在血压得到较好的控制后，以较小的剂量 2~3μg/（kg·min）［总范围 1~5μg/（kg·min）］维持[446,447]。尼卡地平主要在肝脏中代谢（细胞色素 P450、同工酶 CYP3A4）并通过尿液和粪便排泄。一项成人二室药代动力学模型显示尼卡地平的 $T_{1/2\alpha}$ 为 2.7min，$T_{1/2\beta}$ 为 44.8min，缓慢终末期（$T_{1/2\gamma}$）为 14.4h，因此有助于其药效的长期维持。在终止输注后，其降压作用在前 30min 内下降 50%，但最多仍可持续 50h。肝功能不全会影响尼卡地平的清除率。常见的药物不良反应包括轻度的反射性心动过速、面色潮红、恶心呕吐和输液部位静脉炎[438]。与硝普钠相比，尼卡地平不存在快速耐受性，可以长期使用且不会造成有毒代谢产物的积蓄。在术中使用时，应该考虑到其与吸入麻醉药和神经肌肉阻滞剂的药物相互作用[448]。吸入麻醉药会减弱尼卡地平降压所引起的反射性心率增快，且会增强尼卡地平的降血压作用[449]；钙通道阻滞剂会增强去极化和非去极化神经肌肉阻滞剂的药物作用，因此使用时应密切监测[450]。在美国，由于硝普钠的供应受限和高成本，尼卡地平越来越多地被作为其替代品使用。

酚妥拉明和苯氧苄胺

酚妥拉明和苯氧苄胺都是 α- 肾上腺素能阻滞剂，其对 α- 肾上腺素受体的各亚型无选择性。尽管两者对静脉都具有轻微的扩张作用，它们的主要作用是降低动脉端的循环阻力。酚妥拉明通常以 0.5~5μg/（kg·min）的速度输注，而苯氧苄胺通常以 0.2mg/kg（每日一次）的初始剂量口服，然后每 4 天以每天 0.2mg/kg 的服用剂量缓慢增加。苯氧苄胺的常用维持剂量为每天 0.4~1.2mg/kg，均分为三次服用。苯氧苄胺的消除半衰期显著长于酚妥拉明。一些心血管中心发现苯氧苄胺作为一种有效的动脉扩张剂，其较长的消除半衰期是极具优势的，尤其在深低温体外循环手术中能够提供充分的血管扩张作用[451-455]。

血管紧张素转换酶抑制剂

血管紧张素转换酶（angiotensin-converting enzyme，ACE）抑制剂被越来越多地应用于小儿[456-458]。在围手术期，它们被用来控制小儿主动脉缩窄修复术后的血压和缓解左室流出道梗阻。此外对于患有充血性心力衰竭和单心室发育异常的小儿，血管紧张素转换酶抑制剂被长期使用以降低体循环后负荷并改善心室功能[293,399,459]。在日益增多的血管紧张素转换酶抑制剂中，尽管相关数据非常匮乏，卡托普利、依那普利和赖诺普利最常用于小儿。所有血管紧张素转换酶抑制剂的常见不良反应包括血管性水肿、急性肾衰竭和高钾血症；相关并发症的病例报告已有报道[460-462]。发绀以及与呋塞米联合用药是心脏手术患儿接受血管紧张素转换酶抑制引发急性肾损伤的独立危险因素[463]。

关于血管紧张素转换酶抑制剂在麻醉所致低血压中的作用目前仍存在争议[464-468]。在规范的麻醉诱导过程中，血管紧张素受体阻滞剂如氯沙坦和赖诺普利可引发显著的难治性低血压[469]。考虑到存在对容量治疗反应差且需要大量缩血管药物治疗难治性低血压的潜在风险，我们的实践是在术前 1 天停用长效血管紧张素转换酶抑制剂。

卡托普利

卡托普利的半衰期相对较短（＜2h），在肝脏代谢清除（形成卡托普利半胱氨酸二硫化物和二硫化物二聚体）并通过肾脏排泄[470]。对于新生儿，每 8~24h 口服剂量为 0.05~0.1mg/kg，滴定至每 6~24h，0.5mg/kg。婴儿的初始给药剂量为每 6~8h，0.15~0.3mg/kg。药物可滴定增加至每天 6mg/kg，分四次给药。对于年龄较大的小儿口服给药剂量为每 6~12h，0.3~0.5mg/kg。由于此药的作用持续时间短，需要频繁给药，因此小儿更多地使用长效血管紧张素转换酶抑制剂（依那普利和赖诺普利）。

依那普利

依那普利在肝脏内代谢为其活性形式——依那普利拉。依那普利是目前美国唯一批准的血管紧张素转换酶抑制剂的静脉制剂。同时也可采用口服的方式给药，每日 1~2 次，每日剂量在 0.1~0.5mg/kg。静脉注射剂量为每次 0.005~0.01mg/kg，每日 1~3 次[456]。依那普利和赖诺普利均通过肾脏清除。它们的降压作用平均持续 24h，也可延长至给药后 30h。

氯沙坦

氯沙坦选择性阻断 1 型血管紧张素 Ⅱ（AT1）受体。在小儿，氯沙坦主要用于治疗蛋白尿和与肾脏疾病相关的高血压且依从性良好[471-475]。氯沙坦同时也有助于减缓马方综合征患者主动脉根部的扩张速率[476]。

肼屈嗪

肼屈嗪在过去常用于小儿的长期血压控制，但如今在很大程度上已被血管紧张素转换酶抑制剂取代。相比于其在成人的降压作用，肼屈嗪对小儿肺动脉高压的缓解作用不尽如人意[477]。肼屈嗪可通过作用于受体之外的机制直接舒张平滑肌。它能降低心脏后负荷，但同时可能引起显著的反射性心动过速。长期使用肼屈嗪可能会造成液体潴留，因此需同时服用利尿剂。口服剂量为 0.75~1mg/（kg·d），分 2~4 次服用。药物剂量在 3~4 周内可逐渐增加至 5mg/（kg·d）（婴儿）和 7.5mg/（kg·d）（小儿）的最大剂量。在围手术期偶尔采用静脉给药的方式来控制血压并降低后负荷，静脉给药剂量为每次 0.1~0.2mg/kg，但总量不超过 20mg。静脉注射肼屈嗪对于肺血管阻力的影响不确定[477,478]。静脉注射肼屈嗪的抗高血压效果可能会产生快速耐受性。其重要不良反应包括药物相关性发热、皮疹、全血细胞减少和狼疮样综合征。药物消除半衰期约为 4h，但由于药物与血管平滑肌的显著结合，其有效生物半衰期可能会大大延长[479]。

前列腺素 E_1

前列腺素 E_1（Prostaglandin E_1，PGE_1）的主要适应证是建立或维持新生儿动脉导管的通畅性。最好能够在 1~2 周内重新打开新生儿闭合的动脉导管，但有时在较大的婴儿中也偶尔有效[21,480]。

动脉导管的开放对于导管依赖性循环是至关重要的，且常常是救命的。在这些循环中,下半身的血供由右向左的导管分流提供(如主动脉弓中断、严重主动脉缩窄、左心发育不良综合征)或动脉导管未闭是肺血的唯一来源(如肺动脉闭锁、三尖瓣闭锁、严重的法洛四联症)。PGE₁的药物不良反应包括引起体循环低血压、呼吸暂停、感染风险增加、白细胞增多、胃出口梗阻以及中枢神经系统激惹[481-483]。PGE1输注通常以 0.05μg/(kg·min)开始,并可增加至 0.1μg/(kg·min)或更多;维持输注剂量为 0.003～0.01μg/(kg·min)[484,485]。呼吸暂停风险可能与输注速率有关。当输注速率>0.05μg/(kg·min)时通常需要气管插管和通气[486,487]。预防性使用氨茶碱可有效降低呼吸暂停的风险[488]。同时,咖啡因也被证明可能对 PGE₁所致呼吸暂停有效。在治疗原发性和获得性肺动脉高压方面,PGE₁的使用也取得了不同程度的成功[489-492]。

吸入性一氧化氮

使用吸入性一氧化氮(NO)是肺动脉高压治疗的一项重要进展,NO 可被直接输送至肺循环。NO 是一种内皮源性血管舒张因子,主要作用于血管平滑肌中的鸟苷酸环化酶[493]。内源性 NO 由内皮细胞 NO 合酶产生,NO 合酶将氨基酸 L-精氨酸转化为 NO 及副产物 L-瓜氨酸,NO 继而弥散进入下方的血管平滑肌。NO 通过作用于平滑肌鸟苷酸环化酶生成环磷酸鸟苷(cGMP),cGMP 作用于一系列蛋白激酶并降低胞内钙水平以抑制肌肉收缩进而产生血管平滑肌松弛作用(图 37-3A 和图 37-3B)。NO 从内皮细胞向血管内腔的反向扩散可降低白细胞和血小板的黏附性。血液中的 NO 与氧化血红蛋白迅速结合,后者被氧化为高铁血红蛋白。从该反应起,NO 失去活性,血液中释放亚硝酸盐和硝酸盐。红细胞内的高铁血红蛋白随后又被还原为血红蛋白。作为一种特殊的肺血管扩张剂,NO 在血液中的快速结合与失活意味着吸入性 NO 对体循环的影响甚微。

对于成人二尖瓣狭窄、新生儿持续肺动脉高压、肺移植受者及接受手术修复的不同类型先心病的小儿,NO 已被证明具有显著降低肺血管阻力的作用[494-498]。吸入 NO 的药效在很大程度上与将其输送到肺泡的能力有关,后者与肺血管平滑肌非常接近。

对于小儿先心病患者,吸入性 NO 有几项适应证。在心导管室,NO 可用来评估肺动脉高压患儿的肺血管反应性,这有助于帮助区分患有确定性肺血管阻塞性疾病和患有可逆性肺动脉高压的患儿,从而促进治疗管理和优化手术方案[499-501]。

在先心病修复的术后阶段,NO 可用于降低肺血管阻力并改善心肺功能[502-504]。到目前为止,经验表明对于拥有双心室的左房压增高或有类似病理生理改变(如二尖瓣狭窄、严重充血性心力衰竭、心肌病、大量左向右分流以及全肺静脉异位引流)的患儿,术后对于 NO 反应的可能性较大。某些在手术室内体外循环即刻对 NO 无反应的患儿被证明在数小时后对 NO 表现出明显的肺血管阻力降低。NO 通过安装在呼吸机或供氧系统上的特殊输送装置以 1～80ppm 的浓度在氧气中输送。应监测吸入气体中的有毒氮氧化物;长期使用 NO 治疗期间,还应定期评估血液中高铁血红蛋白的浓度[505]。

前列腺素类

依前列醇和前列腺素家族成员通常被归为前列腺素类。所有前列腺素类都是有效的血管舒张药和血小板聚集抑制剂。尽管它们不是选择性的肺血管舒张药,但自 20 世纪 80 年代以来,它们已被用于治疗肺动脉高压并且被列入官方治疗指南(E 图 18-4,E 表 18-5)[506-509]。常见的不良反应包括

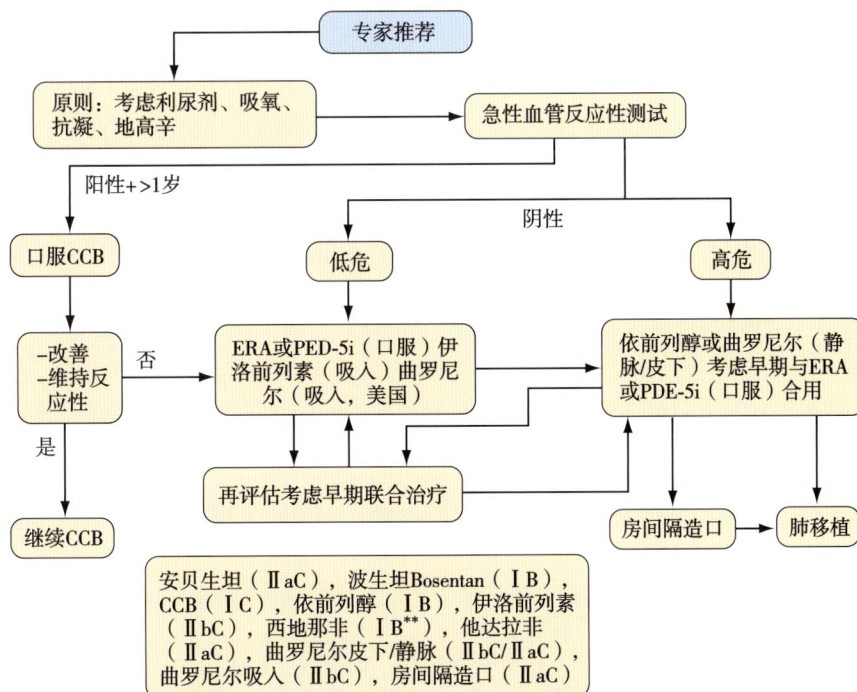

E 图 18-4　CCB,钙通道阻滞剂;ERA,内皮素受体阻滞剂;PDE-5i,磷酸二酯酶 5 抑制剂;SQ,皮下(摘自 Ivy DD, Abman SH, Barst RJ, et al. Pediatric pulmonary hypertension. *J Am Coll Cardiol.* 2013; 62(suppl 25): D117-126)

E 表 18-5　肺动脉高压治疗药物

钙通道阻滞剂	内皮素受体阻滞剂	磷酸二酯酶 5 受体阻滞剂	前列腺素类	NO
氨氯地平	波生坦	西地那非	依前列醇	吸入性 NO
硝苯地平	安贝生坦	他达拉非	曲罗尼尔	
地尔硫䓬		伐地那非	伊洛前列素	
			贝前列素	

改编自 Ivy DD, Abman SH, Barst RJ, et al. Pediatric pulmonary hypertension. *J Am Coll Cardiol*. 2013；62(suppl 25)：D117-D1126。

面色潮红、低血压、头痛、颌痛、皮疹、恶心腹泻及非特异性骨骼肌疼痛。随着用药时间的推移会产生耐受性，需要增加用药剂量[510]。在美国，目前只有三种前列腺素类被美国 FDA 批准：依前列醇(epoprostenol)、曲罗尼尔(treprostinil)和伊洛前列素(iloprost)。贝前列素(beraprost)是一种口服依前列醇类似物，其在日本获得许可并且仍在研究中。

依前列醇

多年来持续静脉输注依前列醇已有效用于不同原因引起的肺动脉高压患儿。它可以通过降低肺动脉压力改善血流动力学、提高心排血量、增加氧气输送并提高患者的活动量和改善呼吸困难等症状[511]。依前列醇在以下患者中取得了满意的效果：由先心病引起的原发性肺动脉高压以及难以逆转的获得性肺动脉高压的患儿；正在等待接受心、肺或心肺联合移植的患儿；原发性肺动脉高压患儿；持续性肺动脉高压的新生儿以及肺动脉高压危象的患儿。部分患儿在起始阶段对于依前列醇无反应，但在长时间的吸入 NO 后又对依前列醇出现反应，该现象提示依前列醇的作用机制包含了一定程度的重塑性，尽管其明确机制还未阐明。

美中不足的是，依前列醇的化学性质在室温下不稳定，半衰期为 6min 甚至更短；依前列醇需要冷藏保存，需要通过中心静脉导管和特定的输注装置持续静脉输注。过快或意外降低输注速率、中心静脉导管移位或阻塞、输注泵故障等均可能引起危及生命的反跳性肺动脉高压[521,522]。依前列醇的输注通常起始为 1~2ng/(kg·min)，并在随后的几个月内逐渐增加至 30~80ng/(kg·min)。对于肺静脉疾病患者，静脉输注依前列醇可能会加重肺水肿；对于肺炎患者，静脉输注依前列醇也可能会加剧患者的通气 / 血流比例失调，从而对氧合产生负面影响。在紧急情况下，应用依前列醇越来越多以吸入的形式，这得益于它能够选择性扩张肺血管并改善通气 / 血流比例的失调[510,523-525]。尽管现有的药物输送系统还远不理想且给药潮气量不稳定，一些临床中心还是将吸入性依前列醇作为价格较贵的 NO 的替代品[510]。

曲罗尼尔

曲罗尼尔于 2002 年被首次应用，最初仅用于皮下连续输注。但此后对于难以忍受皮下输注疼痛的患者，曲罗尼尔也被用作静脉输注。曲罗尼尔的血流动力学效应与依前列醇相似，不良反应较少[526-529]。曲罗尼尔的起始静脉输注剂量为 1~2ng/(kg·min)，并在随后数周内缓慢增加至 40ng/(kg·min)，在个别情况下也会使用更高的输注剂量[80~120ng/(kg·min)]。一项针对小儿的研究证实了静脉注射曲罗尼尔对小儿的有效性[530]。从 2009 年开始，长期门诊患者已开始使用吸入性曲罗尼尔。因为其半衰期较短，必须每 6h

给药一次[531-534]。最近研制出了一类曲罗尼尔的口服缓释制剂。该制剂对从未接受过治疗的成年患者表现出一定的有效性，但对于处在更为复杂疾病阶段的患者，曲罗尼尔被证明对患者的远期改善没有影响[535-538]。曲罗尼尔的不良反应较为常见，包括头痛、恶心、腹泻和面部潮红。对于成人，初始给药剂量为每 12h 0.25mg 或每 8h 0.125mg。当出现超过两次未能给药（因胃肠道症状或外科手术所引起的长时间禁食），必须适当的采取皮下或静脉给药的方式进行治疗。曲罗尼尔应用于小儿的数据尚不清楚。

伊洛前列素

伊洛前列素是另一种 2004 年获得美国 FDA 批准、可通过静脉或超声雾化吸入的依前列醇类似物。它的清除半衰期很短，仅为 7~9min，其临床有效时间有所延长，半衰期为 20~25min。因此频繁的雾化吸入治疗（6~9 次 /d）是必要的。在有关于成人的研究发现，伊洛前列素的使用对于任何原因引起的肺动脉高压、特发性肺动脉高压及慢性血栓栓塞性肺动脉高压均有益。这些患者在使用药物后的血流动力学和生活质量评分等主观指标均获得改善[540-542]。伊洛前列醇在小儿方面的研究较少，尽管许多病例报告的结果令人欣慰，但这些研究患者样本量较少[510,543-550]。伊洛前列醇的远期疗效和药物依从性仍处于研究阶段[551]。对于先心病患儿，伊洛前列醇发挥了与 NO 相似的作用[552]。在一项研究中，全身性与吸入该药发挥了一定疗效[553]。对于先心病患者围手术期肺动脉高压的管理，伊洛前列素成功用于患者术后由吸入性 NO 过渡为吸入性依前列醇治疗的桥接过程[555]。一项开展于羔羊的研究表明当与米力农合用时，依前列醇和伊洛前列素的作用增强[286]。

贝前列素

贝前列素钠是一种口服依前列醇类似物，它的化学性质更为稳定，清除半衰期更长。尽管如此，仍然需要每日服用 3~4 次，在服药 30min 后达到血药浓度高峰。尽管两项双盲实验显示贝前列素不具有显著的长期受益性，但该药物在联合治疗中仍可发挥一定的作用，其应用有助于改善特发性肺动脉高压患儿的运动耐量[556,557]。关于口服贝前列素与吸入依前列醇联合疗法及成功运用贝前列素治疗的远期治疗的病例报告已见发表[553,558-560]。另外，还有一系列病例报告报道了贝前列素对于治疗新生儿持续心肺动脉高压的应用[561]。

内皮素受体阻滞剂

内皮素 1 是一种强力的血管收缩剂，被认为是肺动脉高压发病的关键因素。它可以作用于两类已知受体：内皮素 A 受体和内皮素 B 受体。内皮素 A 受体表达于平滑肌细胞，受体激动引起血管收缩；内皮素 B 受体表达于内皮细胞中，受体激动可通过不同途径导致血管的舒张和收缩。此外，内皮素 B 受体还参与了内皮素的清除。

波生坦

波生坦是一种口服非选择性内皮素受体阻滞剂。成人研究显示，肺动脉高压患者应用波生坦可长期受益。对于存在 Fontan 循环的青少年及成年患者，波生坦也可改善其运动耐量[562]。波生坦可导致肝功能试验结果异常，但目前尚未报道其会引起成人的严重肝功能不全[563-567]。两项有关儿童研究中发现波生坦既可以短期降低肺动脉高压和肺血管阻力，也可以远期改善疾病的症状和病程的稳定性[511,568]。此外，有三项研究表明对于体重在 10kg 以上的儿童，用药剂量可大致遵循成人用药指南，每日总剂量不超过 125mg。尽管缺少对照研究，越来越多的证据表明波生坦应用于儿童的有效性和良好耐受性[569-575]。尽管波生坦所致的肝功能异常在儿童较成人更少，但仍是最为常见的不良反应之一[572-575]。

安倍生坦

安倍生坦是一种选择性内皮素 A 受体阻滞剂，其在成人人群中的作用已经过深入的研究[576-578]。使用安倍生坦似乎与增加外周水肿发病率有关，但其造成肝功能异常的风险较低[579,580]。尽管在小儿方面的应用经验有限，安倍生坦对于一些肺动脉高压患儿仍不失为安全且有效的选择[581]。

西地那非

西地那非是选择性磷酸二酯酶 5 的抑制剂，该亚型在肺血管中可水解环磷酸鸟苷（cGMP）。西地那非通过抑制 cGMP 降解增加 cGMP 浓度并可通过内源性 NO 增强肺血管扩张[582-584]。由于磷酸二酯酶 5 在扩张的右心室高表达，西地那非对增强肺动脉高压患者的心室收缩力[585]。西地那非在成人人群中的使用有着悠久的历史[586-591]。对于小儿，西地那非现作为辅剂应用于 NO 的撤药过程、肺动脉高压的治疗、先天性膈疝患者、心脏手术患者的围手术期管理和新生儿的持续性肺动脉高压治疗[48,592-603]。现已证明口服西地那非与吸入性伊洛前列素联用对于严重肺动脉高压治疗的有效性[604]。绝大多数关于西地那非的药代动力学数据来自口服剂量的成人研究。西地那非吸收迅速；在禁食状况下其生物利用度为 38%～41%；0.5～2.5h 后达到最大血浆浓度。其在肝脏中代谢形成活性代谢产物。西地那非的作用时间较短，半衰期仅为 2～4h。对于严重肝肾功能异常的患者，清除率降低。与健康志愿者相比，西地那非在肺动脉高压患者的清除率降低，生物利用度升高[605-610]。对于成年患者，10mg 静脉给药与 20mg 口服是等效的[611]。在体外实验中，50～400ng/ml 的血浆浓度可以抑制 50%～90% 的磷酸二酯酶 5 的活性[612,613]。该药在儿童的药代动力学研究较少。肺动脉高压儿童患者（1～17 岁）口服西地那非具有相对高的口服清除率[614]。研究表明在新生儿，西地那非拥有更大的分布容积、更长的消除半衰期及在出生后首月与日龄成正比的年龄相关性代谢清除率[615,616]。口服通常初次剂量为 0.25～0.5mg/kg，每 4～6h 一次，并根据耐受程度增加剂量[598,617,618]。对于早产儿、持续性肺动脉高压的新生儿以及先心病术后患儿，已开展静脉使用西地那非的研究[48,619-622]。

西地那非舌下含服的病例报告也有报道[623]。西地那非的耐受性较好；最为常见的不良反应为头痛、发热、呼吸道感染、恶心和腹泻[614]，但肺出血、喘鸣和低血压等严重不良反应也偶有发生[572,614,624]。2012 年，一项随机、双盲、安慰剂对照临床试验（试验 1）公布了关于三种不同口服剂量西地那非应用于未经治疗肺动脉高压患儿的研究结果。经过体重校准后的患儿在 16 周内接受安慰剂、小剂量（10mg/d，三次）、中剂量（10～40mg/d，三次）和大剂量（20～80mg/d，三次）西地那非治疗。结果表明中剂量和大剂量西地那非组的疗效更佳[614]。在以上试验 2 年后的随访研究中（试验 2），大剂量西地那非组患儿的死亡率有所上升[625]，这促使了美国 FDA 发出了禁止对 1～17 岁小儿长期使用西地那非的警告。欧洲药品管理局仅对大剂量西地那非的使用发出了警告。儿科心脏病学专家们目前对西地那非安全性的争论受到出版机构的推动，这些出版机构质疑试验 2 的结果[624,626-628]。在 2014 年，FDA 发布了另一项声明，西地那非的风险效益比对处在特定情况下的患儿是可以接受的。口服磷酸二酯酶 5 抑制剂仍然作为儿童肺动脉高压治疗指南的一部分[506,508]。

希爱力是另一种选择性磷酸二酯酶 5 抑制剂。与西地那非相比，它的作用时间更长，每天只需服用一次。其在儿科患者的初步应用经验表明该药物的前景可期[629,630]。

抗心律失常药

根据不同的作用机制，抗心律失常药常根据 Vaughan Williams 分类法被分为不同的类别。例如，I 类抗心律失常药为钠离子通道阻滞剂。因为该类药物能够降低细胞膜的兴奋性，因此它们也被称为膜稳定剂。I 类抗心律失常药还可根据其对心肌细胞动作电位的影响被细分为 I A 类、I B 类和 I C 类（表 18-10）。许多抗心律失常药拥有多种作用机制，因此难以将其进行分类。常用的 IV 类儿童抗心律失常药见表 18-11。

普鲁卡因胺

普鲁卡因胺是儿童最为常用的 I A 类抗心律失常药之一。它具有钠离子通道和中等的钾离子通道拮抗作用（III 类作用）。主要作用是延缓复极，这一作用对于快速心率更为显著。静脉注射普鲁卡因胺主要用于与沃 - 帕 - 怀综合征（Wolff-Parkinson-White syndrome）、房扑等相关的室上性心动过速和对利多卡因无反应的室性心律失常[631-634]。对于术后交界性异位心动过速，普鲁卡因胺也同样有效[635,636]。此外，电生理学家们还使用它作为"普鲁卡因胺刺激实验"以揭示 Brugada 综合征的特征性心电图改变[637]。

对于儿童，普鲁卡因胺是目前唯一使用的 I A 类抗心律失常药，通常用于短期静脉注射。对于 <1 岁的婴儿，在 30～60min 内给予负荷剂量 3～10mg/kg。年龄较大的儿童在 30～60min 内接受 5～15mg/kg 的单次静脉负荷剂量。在单次静脉推注后，通常以 20～80μg/(kg·min) 的速度持续输注。在个别情况下持续输注速度需要超过 100μg/(kg·min)，尤其是对于婴儿。调整输注速度以达到普鲁卡因胺的血浆浓度为 4～10μg/ml[638]。第一次药物血浆浓度的测定应在起始输注后 6～20h 进行。当发生低血压或 QRS 波宽度增加

表 18-10 Vaughan Willams 抗心律失常药分类

分类	作用机制	举例	分类	作用机制	举例
I	钠通道阻滞剂				艾司洛尔
I A	增加动作电位时程	普鲁卡因胺	III	钾通道阻滞剂	胺碘酮
		奎尼丁			索他洛尔
		丙吡胺			伊布利特
I B	减少动作电位时程	利多卡因			多非利特
		美西律			决奈达隆
		苯妥英钠	IV	钙通道阻滞剂	维拉帕米
I C	不影响动作电位时程	氟卡尼			地尔硫䓬
		普罗帕酮	V	其他或未知机制	腺苷
II	β-肾上腺素受体阻滞剂	普萘洛尔			地高辛
		阿替洛尔			硫酸镁
		美托洛尔			

摘自 Vaughan Williams EM. Aclassification of antiarrhythmic actions reassessed after adecade of new drugs. *Clin Pharmacol*,1984；24：129-147；Fuster V, Ryden LE, Cannom DS, et al. ACC/AHA/ESC 2006 guidelines for the management of patients with atrial fibrillation：a report of the American College of Cardiology/American Heart Association Task Force on Practice Guidelines and the European Society of Cardiology Committee for Practice Guidelines(Writing Committee to Revise the 2001 guidelines for the management of patients with atrial fibrillation). Developed in collaboration with the European Heart Rhythm Association and the Heart Rhythm Society. *Circulation* 2006；114：e257-354。

表 18-11 静脉抗心律失常药

药物(Vaughan Willams 分类)	剂量	评价
普鲁卡因胺(I A；钠 ± 钾通道阻滞；抗迷走效应)	婴儿(<1 岁)：30min 以上 3～10mg/kg 负荷剂量 小儿(>1 岁)：30min 内 5～15mg/kg 负荷剂量 所有年龄段, 输注速度：20～80μg/(kg·min)	用于治疗由 WPW、房扑、交界性异位心动过速(伴低体温)所致的 SVT, 利多卡因抵抗性室性心律失常；低血压和负性肌力作用；狼疮样综合征
利多卡因(I B；钠通道阻滞；加速复极)	单次给药 1mg/kg；之后 20～50μg/(kg·min)	用于室性心律失常；CNS 毒性(呼吸暂停、癫痫发作、感觉异常)
苯妥英钠(I B)	1～3mg/kg, 每 5min 给一次, 达到 15mg/kg 的负荷量, 之后 5～10mg/(kg·d), 均分为每 6h 给药一次	由于潜在的低血压风险, 药物必须缓慢注射(>30min)；抗心律失常药作用与利多卡因相似；可能对地高辛所致的心律失常有效
普萘洛尔(II；β-肾上腺素受体拮抗；钠通道拮抗)	0.01～0.1mg/kg 缓慢输注	非选择性 β-肾上腺素受体阻滞；主要用于治疗 SVT；心动过缓, 低血压, 降低心泵功能；AV 传导阻滞；低血糖；支气管痉挛；抑郁；乏力
艾司洛尔(II；β-肾上腺素受体拮抗)	100～500μg/kg 负荷量(5min 以上给完)；50～250μg/(kg·min)输注	用于 SVT 治疗；相对选择性 β1-受体阻滞；消除半衰期短(7～10min)；低血压, 特别在给药期间；如果在 5min 内达不到预期疗效, 可重复给药或加倍给药, 之后加倍速度输注；非器官依赖性代谢, 依赖于血浆和红细胞酯酶；输注速度>10ng/ml 可能会导致静脉硬化；稀释后快速输注可能会增加容量超负荷的风险
胺碘酮(III；延长复极；肾上腺素能与钙通道阻滞)	5～10min 内单次给药 1～2.5mg/kg(总负荷量 5～6mg/kg)；每 24h 输注 5～15mg/kg	用于顽固的折返性房性或室性心律失常的治疗；对于术后交界性异位心动过速可能有效；IV 单次给药可致低血压；心动过缓；AV 传导阻滞；罕见心律失常和尖端扭转型心律失常；肺纤维化；甲状腺功能减退；与围手术期急性肺损伤的关联性存在争议
维拉帕米(IV；钙通道阻滞)	0.1～0.3mg/kg 单次给药(最高 5mg)	用于较大患儿和成年人的 SVT 治疗；对于 1 岁以下患儿潜在的低血压和心搏骤停风险；心动过缓；AV 传导阻滞；对于一些患有 WPW 的小儿, 可能会增加心室反应性

表18-11 静脉抗心律失常药（续）

药物（Vaughan Willams 分类）	剂量	评价
腺苷	0.05～0.1mg/kg 快速给药，后用盐水冲管；可重复给药并提高药物剂量为0.05mg/kg，2min 给药一次（最高剂量为0.25mg/kg 或12mg，以先达到为准）	增加钾通道流量和抑制慢速内向钙电流；引起短暂性窦性心动过缓和 AV 传导阻滞；短暂性低血压；很少引起心室异位节律和房颤；支气管痉挛；用于治疗 SVT；用于诊断学的诱发短暂的 AV 传导阻滞。对于心脏移植或经中心静脉给药患者，降低50%的药物剂量
地高辛	洋地黄化负荷剂量（TDD）ᵃ： 早产儿：15～25µg/kg 新生儿（<1个月）：20～30µg/kg 婴儿（<2岁）：30～50µg/kg 小儿（2～5岁）：25～35µg/kg 小儿（>5岁）：15～30µg/kg 小儿（>10岁）：8～12µg/kg	TDD 分两部分给：先给 1/2TDD，剩下 1/2 分两次给，每 q8～12h 给 1/4TDD。抑制窦房结和 AV 结传导；用于降低房扑和房颤中的心室反应性，同时也可治疗交界性心动过速或 SVT；对于旁路影响的可变性；肾功能不全可延长半衰期（24～48h）；药物相互作用复杂；包括 SVT、AV 传导阻滞、室性心律失常在内的毒性反应；中度表现包括困倦、恶心、呕吐；低钾血症加重其毒性反应
硫酸镁	单次给药 25～50mg/kg；最大单次剂量2g 30～60mg/kg 每 24h 输注	可能是尖端扭转性心律失常的一线疗法；也可用于难治性室性心律失常和心室纤颤；IV 单次给药可能会伴随低血压和呼吸抑制 -IV 钙剂为解毒剂

ᵃ 日维持剂量因年龄而异；咨询药剂师或心脏病学专家。

AV，房室；CNS，中枢神经系统；IV，静脉注射；SVT，室上性心动过速；WPW，沃-帕-怀综合征（Wolff-Parkinson-White syndrome）。

50% 以上时建议停止输注。普鲁卡因胺具有显著的负性肌力作用，对于由缺血再灌注或其他原因受损的心肌，这一作用可能更为显著。

普鲁卡因胺的清除，50% 取决于肝脏（阶段 II 乙酰化）代谢，另外 50% 取决于肾脏对原型药的清除。普鲁卡因胺在肝脏代谢为 N-乙酰普鲁卡因（N-acetyl procainamide，NAPA），其具有显著的 III 类抗心律失常药作用[639]，以上过程取决于个体 N-乙酰转移酶-2 作为一类缓慢或快速乙酰化酶的基因多态性。在过去，普鲁卡因胺和 NAPA 的浓度被合并计算，以维持 10～30µg/ml 的血浆浓度为治疗目标。而在目前，仅仅检测普鲁卡因胺的血浆浓度。由于口服吸收的不稳定性、频繁地给药、潜在的致心律失常作用及大量的不良反应均使口服普鲁卡因胺治疗趋于复杂化。通常给药剂量为每天 15～50mg/kg，分次给药，每 4～6h 给药一次。对于年龄较长的儿童，可以使用缓释剂型（8～12h）。

大多数普鲁卡因胺相关的不良反应取决于药物的血浆浓度和治疗时长。系统性红斑狼疮样综合征较为常见，表现为发热、胸腔积液、心包炎、关节痛、肌痛和皮疹。相当多数量接受长期治疗的儿童患者表现为抗核抗体阳性，但并不需要终止治疗。

利多卡因

利多卡因是 IB 类抗心律失常药的一员，其他的还包括美西律和苯妥英钠。IB 类药物致心律失常的作用较少。除了拮抗快钠通道外，利多卡因同时加速心肌动作电位和复极时程[638]。与 IA 类相似，该类药物对于快速性心律失常的作用更为显著。利多卡因主要影响房室结下的心肌细胞。利多卡因对拥有最长时程动作电位的心肌细胞作用最显著，从而平衡心室复极。

由于其在肝脏快速代谢的特点，利多卡因仅用于静脉给药。它可用于室性心律失常的紧急处理。利多卡因的初始静脉单次给药剂量为 1mg/kg，5～10min 后可重复一次。标准的利多卡因持续输注剂量为 20～50µg/(kg·min)。

利多卡因的主要药物不良反应为麻醉医生们所熟知。主要包括中枢神经系统毒性，通常在血浆药物浓度 >6～8µg/ml 时发生。其他的还包括精神状态改变、味觉异常或其他感觉异常、呼吸暂停及癫痫发作等。对于心排血量降低的患儿，应该降低利多卡因的使用剂量，因为其清除率受低灌注的影响。对于患有房性快速心律失常或 QT 间期延长的患儿，利多卡因可能会增加其心室反应率[640]。

苯妥英钠

在心律失常的治疗方面，苯妥英钠与利多卡因之间有许多相似之处，其作用范围也局限于房室结下组织及希氏束。苯妥英钠主要与钠通道结合，使其保持在失活状态。超大剂量时也可能会影响钙通道和心肌细胞自律性。该药对难治性室性心律失常特别是地高辛诱发的心律失常具有较好的疗效[641,642]。

苯妥英钠的单次静脉给药负荷剂量为 1～3mg/kg。更大负荷剂量（10～15mg/kg）的苯妥英钠用于癫痫持续状态的治疗。静脉维持剂量为 5mg/(kg·d)，分为 2～3 次给药。由于其可能引起低血压，静脉注射时必须缓慢给药（>30min）。对于婴儿及较大患儿，苯妥英钠在 15mg/kg 的总负荷剂量后（6h 以上分次给药），口服给药剂量为 5mg/(kg·d)（每日分两次给药）。自从作为抗癫痫药使用以来，苯妥英钠的典型不良反应已被详细描述，包括牙龈增生、再生障碍性贫血、共济失调及眼球震颤等。由于其显著的致畸性（胎儿乙酰脲综合征），孕妇及备孕人群应避免使用苯妥英钠。

氟卡尼和普罗帕酮

氟卡尼和普罗帕酮是 IC 类抗心律失常药，因此具有较强的钠通道阻断活性。在成人，氟卡尼用来治疗各种类型的快速型心律失常，且对于拥有正常心律的复发性房颤患者，它能够通过药物复律的方式使其恢复正常心律（"口袋药丸"）[643,644]。氟卡尼经常用来预防与治疗儿童室上性快速心律失常，其作用在这些病例中得到了广泛的评估[645-653]。它阻断激活了的慢钠通道而对钾通道的阻断作用较小。氟卡尼似乎降低了希氏束细胞的不应期和自律性。而实际上心室肌细胞的动作电位时长和不应期被延长，从而延长了 QRS 波的持续时间。

氟卡尼的清除是通过肾脏排泄原型药和肝脏 CYP2D6 代谢实现的，以上两个途径在新生儿均不成熟。新生儿的口服初始剂量为 2mg/(kg·d)，分为两次给药，并根据临床反应调整药物剂量；建议同时检测血浆药物浓度。大于一月龄的婴儿需要的剂量为 3～6mg/(kg·d)。如在计算体表面积的基础上估测氟卡尼口服药物剂量的可靠性更好。对于婴儿，氟卡尼经典的给药浓度为 80～90mg/(m²·d)，分为两次给药（40～45mg/m²，每 12h）。对于年龄更大的小儿，用药量为 100～110mg/(m²·d)（50～55mg/m²，每 12h），通常不使用负荷剂量。氟卡尼的血清消除半衰期取决于年龄：新生儿约为 1 天，<6 个月婴儿约为 12h，年龄更大的小儿或成人约为 8～12h。疗效的峰浓度在 200～1 000ng/ml 之间。膳食改变对于口服药物的吸收具有显著影响。氟卡尼在美国以外可静脉使用，通常在 5～10min 内给予 1～2mg/kg。由于其清除半衰期较长，通常不采用连续输注的方式给药。

氟卡尼具有轻至中度的负性肌力作用。对于患有房性心动过速及心肌解剖、功能严重异常的患儿，发现了氟卡尼的严重致心律失常作用。对于心肌梗死后成年患者，氟卡尼的致心律失常现象显著增加[654]。对于发生阵发性室上性心动过速的儿童和成人，在用药的起始阶段可能会导致缓慢出现但持续发生的室上性心动过速，因此建议以上人群在密切监护下接受氟卡尼治疗。IC 类抗心律失常药对于异常或受损心肌患儿治疗有效性和安全性仍不明确；许多儿童电生理学家避免此类药物在严重心肌功能异常、心肌损伤（如术后即刻）、右或左心肥大（如法洛四联症）、主动脉狭窄患儿中的使用[632,655]。然而一项基于美国 43 个儿科三级医院的管理数据库的回顾性队列研究显示，虽然氟卡尼在先心病与心肌病的使用呈上升趋势（2011 年 8.7% 相比于 2004 年 4.6%），但其造成心搏骤停的概率与其他抗心律失常药相比是相当的[656]。

普罗帕酮的作用与风险和上述的氟卡尼相似。普罗帕酮同样可以控制由自律性改变所引起的心律失常，并用来治疗术后交界性异位心动过速。普罗帕酮的口服剂量为 200～600mg/(m²·d)，分为三次服用[对于 15kg 以下的儿童 10～20mg/(kg·d)，15kg 以上的儿童 7～15mg/(kg·d)]。在美国不提供静脉注射的普罗帕酮。应在 10min 内缓慢进行静脉注射负荷剂量 0.2～1.0mg/kg，首次给药剂量应加倍以获得最大 2mg/kg 的总负荷剂量。有报道普罗帕酮可以 4～7μg/(kg·min) 的速度持续输注[657-662]。

单次推注普罗帕酮可能会引起明显的低血压。该低血压主要源自普罗帕酮的负性肌力作用。与氟卡尼相似，对于有显著器质性或代谢性心肌异常的患儿，例如由严重压力或容量过负荷、缺血再灌注或心肌梗死引起的上述异

常，普罗帕酮可能存在使用禁忌。另外，普罗帕酮也存在潜在的致心律失常作用。普罗帕酮主要在肝脏代谢，且个体之间变异度较大。报道显示普罗帕酮的消除半衰期为 4～18h。普罗帕酮的用药临床反应与血药浓度不存在显著相关性[663]。

β-肾上腺素受体阻滞剂

β-肾上腺素受体阻滞剂是 II 类抗心律失常药。其作用机制、各亚型的选择性、代谢以及其他特性在血管活性药物部分已有讨论。此处我们专注于它们作为抗心律失常药的适应证。普萘洛尔和阿替洛尔是儿童最为常用的 β-肾上腺素受体阻滞剂[377]。

普萘洛尔

普萘洛尔可能是在儿童中研究最为广泛的 β-肾上腺素受体阻滞剂[664]。它的主要适应证为治疗和预防室上性心动过速。即便是婴儿也能耐受大剂量的普萘洛尔[最高至 4mg/(kg·d)]，但同时需要频繁地调整基于体重的药物剂量以维持疗效[665,666]。除了对 β-肾上腺素受体的非选择性阻滞外，普萘洛尔还会影响钠通道并在大剂量时影响钙通道。相比于年龄较大的儿童和成年人，新生儿的传导组织似乎对于该药更为敏感[642,667]。

阿替洛尔

阿替洛尔是一种常用的更长效的 β-肾上腺素受体阻滞剂[645,668,669]。它对 β-肾上腺素受体选择性更好，尽管该药不能完全消除支气管痉挛的风险。阿替洛尔不能透过血脑屏障，这可能成为其与普萘洛尔相比较少引起抑郁、疲劳和不安等反应的原因[382,670]。

艾司洛尔

艾司洛尔广泛用于控制小儿围手术期心律失常[632]。艾司洛尔主要作用于窦房结和房室结。对于希氏束或心室传导系统，艾司洛尔未表现出明显的抗心律失常作用。其终止室上性心动过速的药物动力学和药效在儿童和成人具有相似性[386]。

III类抗心律失常药

主要的 III 类抗心律失常药为胺碘酮、索他洛尔和伊布利特。它们延长去极化从而增加不应期。所有这些药物都有许多其他特性，包括膜稳定作用、钙通道阻滞作用和肾上腺素能阻滞作用。

胺碘酮

除了延长不应期外，胺碘酮同时具有钠通道阻滞和非竞争性 α 和 β-肾上腺素受体阻滞作用，还可能干扰钾通道并抑制心肌去甲肾上腺素的释放。口服胺碘酮在消化道吸收很慢，并在肝脏生成活性代谢产物去甲基胺碘酮。因其脂溶性高且分布容积大，组织内的药物浓度在停止治疗后会保持 2～3 个月。越来越多的数据表明口服或静脉使用胺碘酮对于治疗婴幼儿心律失常的有效性和安全性[671-675]。除了治疗难治性折返性房性或室性心律失常，胺碘酮对于术后交界性异位心动过速也可能有效[676-678]。在婴幼儿的心肺复苏期间，5mg/kg 的胺碘酮静脉推注也用于对电击效果不佳的心律失常。

18

胺碘酮的口服负荷剂量为 10～15mg/(kg·d)，连续服用 5～10 天。在负荷剂量后，长期口服维持剂量为 2～5mg/(kg·d)，每天一次。静脉注射胺碘酮通常给予 1.0～2.5mg/kg 的单次负荷量，5～10min 后重复给药，直到达到 5～6mg/kg 的总负荷。小儿抗顽固性心律失常的平均负荷给药剂量为 6.3mg/kg，其中 50% 的患儿需要以 10～15mg/kg 的剂量持续输注胺碘酮[673,680,681]。

低血压是静脉注射胺碘酮最主要的急性不良反应。胺碘酮与其他抑制窦房结和房室结功能的药物具有协同性，可能引起包括心动过缓和房室传导阻滞在内的严重的心律失常。偶尔可能发生致心律失常作用和尖端扭转型室速。长期口服胺碘酮可能会导致进行性和不可逆性肺纤维化；所有长期服用胺碘酮的患者通常定期监测其肺功能[682-684]。胺碘酮的高碘含量可能会影响甲状腺功能，导致甲状腺功能亢进或甲状腺功能减退；因此甲状腺功能测试应定期或至少每年进行一次。其他影响包括角膜中药物沉积、皮肤光敏性改变及伴转氨酶升高的化学性肝炎。胺碘酮与其他抗心律失常药的联用可能会导致其药物血浆浓度的显著增加[671,673]。

对于接受急性或长期胺碘酮治疗的患儿，其围手术期器官功能障碍的发生率尚存争议。曾有人描述过一类与成人呼吸窘迫综合征类似的综合征，尤其是在接受胸外科或体外循环手术高氧浓度吸入的患儿[685-688]。基于这一发现提出了在择期手术前数周停用胺碘酮的建议[689]。后续的研究未能证明服用胺碘酮的患儿接受手术会显著提高肺或其他器官损伤的发生率。因为绝大多数服用胺碘酮的患儿均存在严重的或威胁生命的心律失常，目前的建议是在手术前持续服用胺碘酮。尽管如此，尝试限制吸入氧浓度和其他可能会造成患儿受到自由基及炎症损伤的因素仍不失为明智的做法[690]。

决奈达隆

决奈达隆是一种胺碘酮的非碘化类似物，旨在减少胺碘酮治疗的碘相关不良反应。与胺碘酮类似，它阻滞钠、钾及钙电流，适应证主要为维持房颤患者的窦性心律，但基于其长期服用的安全性问题，该药仍处于研究阶段[643,691-693]。该药刚获批准使用后，曾经报道了一些严重不良反应的发生，包括几例严重的肝损伤，这促使 FDA 在 2011 年对此发出警告[694,695]。决奈达隆在儿童方面的数据目前仍较少。

索他洛尔

索他洛尔是一类批准在美国使用的新型 III 类抗心律失常药，同时它也是非选择性 β-肾上腺素受体阻滞剂。在小剂量时，β-肾上腺素受体阻滞功能占据主导；在大剂量时，III 类抗心律失常药作用变得更为重要。索他洛尔的适应证为一系列难治性心动过速，包括胎儿室上性心律失常[696]。小儿的初始推荐口服剂量为新生儿 2～4mg/kg，6 岁以下小儿 3～6mg/kg，6 岁以上小儿 2～4mg/kg(分 3 次服用)[697]。索他洛尔的主要不良反应包括由 β-肾上腺素受体阻断所致的轻度心肌抑制以及由其 III 类抗心律失常药作用所致的 QT 间期延长及尖端扭转型室速[698]。应避免在患有哮喘、心力衰竭、肾功能不全及 QT 间期延长的患儿使用该药。索他洛尔对于一些不能耐受胺碘酮不良反应的患儿可

以作为替代品。成人研究显示，与其他治疗和策略相比，索他洛尔在房颤的药理学转窦方面的效应效果不佳，但其仍可用于房颤发作后维持窦性心律，特别是对于冠脉疾病患者[644]。索他洛尔同时也被推荐作为胺碘酮治疗的心脏患者术后房颤的替代药物，但在预防和心率控制方面，单纯 β-肾上腺素受体阻滞剂仍然是首选[699-701]。索他洛尔在儿科方面的使用经验正在稳步增加，但绝大多数研究仍被局限于小规模[377,632,702-706]。

伊布利特

伊布利特是近期研发的一类静脉使用 III 类抗心律失常药。它通过增加缓慢内向钠离子电流和抑制晚期整合电流延长不应期。其可通过静脉给药且起效快。伊布利特目前被用于对房颤、房扑的快速药物转换，尽管其对于后者可能更加有效。与其他 III 类抗心律失常药一样，索他洛尔可以延长 QT 间期并可导致相关多形性室性心动过速(尖端扭转性，成人发生率 5%～8%)[707,708]。因消除半衰期约为 6h，目前建议在患儿静脉使用该药后观察数小时。目前的研究数据单次给药剂量为 10～25μg/kg，10min 以上使用，也可重复给药一次。伊布利特已成功应用于患有先心病的新生儿[709]、儿童[710]以及存在旁路的儿童[711]。

多非利特

多非利特是另一类被批准用于治疗房颤和房扑的新型 III 类抗心律失常药[644]。它通过选择性阻断延迟整合钾电流的快速成分进而延长有效不应期。其主要不良反应为因延长 QT 间期所引起的潜在性尖端扭转性心律失常[712,713]。多非利特目前只能通过口服给药。多非利特已成功应用于成人先心病患者，但其儿科数据仍然缺乏[714]。

维拉帕米

维拉帕米是钙离子通道阻滞剂，是 IV 类抗心律失常药的一员。它的主要作用为抑制窦房结和房室结功能[715]。口服药物剂量为 4～8mg/(kg·d)，分为 3 次服用。对于年龄较大的患儿，可以采用缓释制剂。静脉给药剂量为 0.1～0.3mg/kg，总量不超过 5mg。维拉帕米最重要的不良反应发生于 1 岁以下患儿，静脉给药可引起严重的低血压和心搏骤停[716]。事实上因为这一不良反应，该药现已禁止在婴儿(<1 岁)使用。其他的不良反应包括心动过缓、房室传导阻滞，引起一些患有沃-帕-怀综合征患儿的心室反应增强。

维拉帕米已被证明能够有效治疗大多数大龄患儿及成人的室上性心动过速[632,717,718]。维拉帕米也被用于缓解肥厚性心肌病的流出道梗阻及作为一些患儿的抗高血压用药。其负性肌力及房室传导阻滞作用会被 β-肾上腺素受体阻滞剂和麻醉药加强[720,721]。静脉注射钙剂和 β-肾上腺素能药物如异丙肾上腺素已被用来逆转维拉帕米及其他钙离子阻滞剂所致的抑制效果[722,723]。

腺苷

静脉注射腺苷极大地改变了室上性心动过速的治疗方法。腺苷的电生理作用是多方面的，包括增加钾通道电流和降低缓慢内向钙离子电流。这些影响主要导致窦性心动过缓和短暂的房室传导阻滞。以上过程主要由激活

A1-嘌呤能受体亚型所介导,启动时间在10~20s内。其所引起的心动过缓、房室传导阻滞和低血压额外再持续10~30s。

当腺苷快速进入中心循环时可获得其最佳反应。经中心静脉的起始单次给药剂量为50μg/kg,而经外周静脉的起始单次给药剂量为100~150μg/kg,在给药后再通过液体冲洗将药物送入循环。如果单次给药不成功或作用不持久,可以使用双倍剂量再次给药(最高至300μg/kg)。对于成人,起始给药剂量为6~12mg[724,725]。腺苷还可以作为区分室上性心动过速和其他心律失常的诊断工具。短暂房室传导阻滞所引起的心率下降经常用来识别特定的心电图特征,如沃-帕-怀综合征中的δ波[726]。

除了显著的电生理变化外,腺苷所引起的主要不良反应为短暂的低血压。对于拥有顺行性房室旁路的患儿,腺苷可以引起快速心室反应诱发房颤,因此只有在具备适当的心电监测和复苏设备时才可以使用[727]。双嘧达莫和地西泮可能会抑制腺苷的代谢和胞内的再分布。以上药物均可显著增强腺苷的作用,造成长时间的低血压和房室传导阻滞[728]。经过心脏移植的患儿,腺苷可能会造成长时程的心动过缓和心搏骤停。去神经支配的心脏对于房室传导阻滞异常敏感。对于这些患儿,建议腺苷的初始剂量降低50%[142]。这一点对心导管室的患儿尤为重要,因为在活检过程中电导线所引起的室上性心律失常十分常见。腺苷还被报道会导致小儿支气管痉挛,无论这些患者是否存在活动性的气道疾病。该反应通常程度较轻,如果需要的话可静脉注射氨茶碱进行治疗,氨茶碱可直接中和腺苷对受体的激动反应。

地高辛

地高辛具有抗心律失常和正性肌力作用。其基本药理作用和治疗剂量已在血管活性药物章节讨论。作为抗心律失常药,地高辛同时减慢心房和房室结传导。它能够降低房扑和房颤患者的心室反应性,可用来治疗小儿交界性心动过速和室上性心动过速[377,632]。地高辛对于存在旁路患者的难治期心律失常可能会有不可预期的影响[729,730],因此相对较少地用于沃-帕-怀综合征或其他形式的存在旁路的室上性心动过速患儿。地高辛易通过胎盘,因此仍是治疗胎儿室上性心动过速的主要治疗方法[731-733]。

对于婴儿和小儿,地高辛的药物剂量选择必须慎重。与成人相比,婴儿心肌细胞的地高辛浓度更高[291,734-736]。基于年龄的地高辛剂量选择如表18-8和表18-11所示。静脉与口服剂量基本相同。静脉给药的起效时间(5~10min)较口服给药(1~2h)更快。对于小婴儿,地高辛的消除半衰期有所延长,可达1~2天。严重肾功能不全和充血性心力衰竭会延长其消除半衰期。地高辛不存在活性代谢产物。治疗剂量的地高辛浓度为0.5~2.0ng/ml。为了准确测量地高辛的血药浓度,应在给药前或给药至少6h后获得血液样本。

心肌损伤(如缺血再灌注、心肌炎)可能会增加对地高辛的敏感性。在小儿,当其血浆药物浓度超过3ng/ml时,地高辛毒性反应更易发生[296]。中毒的迹象包括致心律失常、恶心、呕吐和嗜睡。对于婴儿和较小患儿,地高辛毒性反应主要表现为室上性心动过速和房室传导阻滞障碍,而对于成人更易发生室性心律失常、室性期前收缩、房室传导阻滞和交界性心动过速。低钾血症会增加地高辛毒性反应的危险性。许多药物会和地高辛相互作用。通常,在使用其他药物时会减少地高辛的使用量。

硫酸镁

镁在许多生化过程中起重要作用,超过300种酶的催化作用,包括ATP和DNA的合成也需要具有生理学活性的Mg^{2+}存在;心脏的传导和收缩性、钙离子跨膜流动、钾离子转运、血管平滑肌张力维持、冠脉反应性以及NO的合成都由镁参与调节。胞外镁只占人体镁总量的1%;60%的镁存在于骨骼,39%存在于胞内,特别是肌细胞中。这一分布状况解释了当潜在的胞内镁缺乏时血浆镁浓度仍可保持正常。55%的胞外镁是以活性离子形式存在的。离子化镁可以对胞内镁浓度进行较好的预测;其年龄特异性参考值已有发表[737,738]。

硫酸镁目前用于纠正低镁血症、癫痫和高血压的治疗、哮喘发作时扩张支气管和对危及生命的心律失常的治疗。对于长QT综合征和尖端扭转性心律失常的治疗,硫酸镁的治疗特别有价值[739,740]。最近有观点提倡对于小儿体外循环手术预防性给予硫酸镁以减少术后交界性异位心动过速的发生率[741,742]。静脉用量通常为10min内25~50mg/kg(0.2~0.4mEq/kg),最大单次剂量为2g。依据患者的肾功能和血浆药物浓度,每6~8h可重复给药一次。因为镁仅由肾脏排泄,肾功能不全患者需增加给药间隔以避免药物毒性。血浆的正常镁浓度为1.5~2.5mEq/L。当浓度超过5~7mEq/L时可导致中枢神经系统和心肌抑制,最初表现为深腱反射消失和肌无力,可能造成呼吸抑制和心搏骤停(>15~20mEq/L水平)。静脉注射钙剂可直接拮抗镁所致的毒性。

致谢

非常感谢 Avinash C. Shukla、James M. Steven、Francis X. McGowan,Jr.、Paul R. Hickey、Robert K. Crone, and Susan L. Streitz对本章节的贡献。

(李玮伟　张成密 译,石学银 校,李军
上官王宁 审)

精选文献

Baum VC, Palmisano BW. The immature heart and anesthesia. *Anesthesiology*. 1997;87:1529-1548.
Review article describing the developmental changes in the immature heart and the implications for anesthesia on a physiologic, structural, and molecular level.
Cotts WG, Oren RM. Function of the transplanted heart: unique physiology and therapeutic implications. *Am J Med Sci*. 1997;314:164-172.
Classic article describing the physiologic changes in the denervated heart.
Hoffman JL, Kaplan S. The incidence of congenital heart disease. *J Am Coll Cardiol*. 2002;39:1890-1900.
Interesting literature review looking into the reasons for the wide range of incidence data on congenital heart disease.
Jolley M, Colan SD, Rhodes J, DiNardo J. Fontan physiology revisited. *Anesth Analg*. 2015;121(1):172-182.
Review article discussing the fundamental characteristics of the Fontan circulation.

18

Kiserud T. Physiology of the fetal circulation. *Semin Fetal Neonatal Med.* 2005;10:493-503.

Review article with a thorough description of the fetal circulatory physiology and the implications of placental compromise.

Latus H, Delhaas T, Schranz D, Apitz C. Treatment of pulmonary arterial hypertension in children. *Nat Rev Cardiol.* 2015;12(4):244-254.

Review article summarizing the current treatment options for pediatric pulmonary hypertension.

Rhodes J, Tikkanen AU, Jenkins KJ. Exercise testing and training in children with congenital heart disease. *Circulation.* 2010;122:1957-1967.

Original article describing the exercise limitations in children with repaired congenital heart disease.

参考文献

第19章 心肺转流术及管理

RALPH GERTLER, ERIN A. GOTTLIEB, DEAN B. ANDROPOULOS

本章回顾了婴儿和儿童心肺转流术(cardiopulmonary bypass, CPB)的设备和管理策略,重点介绍了与成人CPB相比的差异。我们回顾了CPB对关键器官系统的影响,并讨论了日常实践中发生的具体管理问题。

心肺转流术的基本内容

CPB在20世纪50年代首次应用,其基本原理保持不变:CPB机器在完成心内或心外手术所需的时间内承担心脏和肺的功能。基本的心肺转流回路(图19-1)包括氧合器、热交换器和静脉贮血器,用于灌注、心内引流和心脏停搏液的泵头及合适的管道、插管、监测和报警装置[1]。由于不同年龄的解剖学、代谢和生理学差异,小儿和成人CPB之间存在很大差异(表19-1)。

管路与插管

遗憾的是,心肺转流管路不能因患者的大小而成比例地减小;这种不成比例通常会导致小儿血液稀释和稀释性凝血病。外科手术需要极端的温度、血液稀释和泵流量的变化。由于婴儿和儿童的血管较小且泵速较高(每分钟150～200ml/kg),而成人每平方米的流量为每分钟2.2～2.4L,因此选择尺寸合适的管路以保持这样高的泵速至关重要。剪切应力在小管路中更大,是激活血细胞和血小板所需的数倍之多,这就将导致全身炎症反应综合征(systemic inflammatory response syndrome, SIRS)不成比例地增加。

心肺转流术的管路

过去十年,氧合器构造和尺寸的技术进步,如新生儿氧合器的预充量已经减少到45ml,使得心肺转流管道容积大大减小。此外,管道的直径可减小到3/16英寸,结合更短的管道,可以将新生儿管路的总预充量减小到100～150ml。得克萨斯儿童医院心肺转流管路大小的选择见表19-2。

肝素涂层与非涂层管路

　　幼儿比成人更易受 CPB 的不良影响，且 CPB 的炎症反应对新生儿和儿童患者可产生严重的后果[2,3]。这与 CPB 管路的接触面积部分相关。相对于婴儿和儿童的血容量，CPB 管路的接触面积很大。例如，按照 90ml/kg 计算新生儿血容量，一个体重 3kg 的新生儿血容量大约 270ml，根据很多中心的平均预充量 350ml 计算（预充量达到了 120% 的新生儿估算血容量），CPB 回路容积因此导致＞100% 的稀释。而按照 70ml/kg 计算成人血容量，70kg 的成人血容量约为 5 000ml，CPB 管路的预充液为 1 500ml，其稀释度低于 33%。血液与管路表面的接触也对凝血和纤维蛋白溶解激活起重要作用。对于体重＜10kg 的儿童行 CPB，肝素涂层生物相容性管路系统可减少这种激活[4]，也还可以减少因子Ⅻ和补体系统的激活[5,6]。这导致激肽释放酶和缓激肽的产生减少，反过来减少了内皮细胞对组织纤维蛋白溶解酶原激活物的分泌。一项研究显示，与肝素涂层管路相比，传统的非肝素涂层管路出血量更大[6]。总之，采用肝素涂层管路行手术的小儿其炎症介质释放显著减少且具有更少的并发症，如术后通气时间和 ICU 停留时间缩短等[7]。

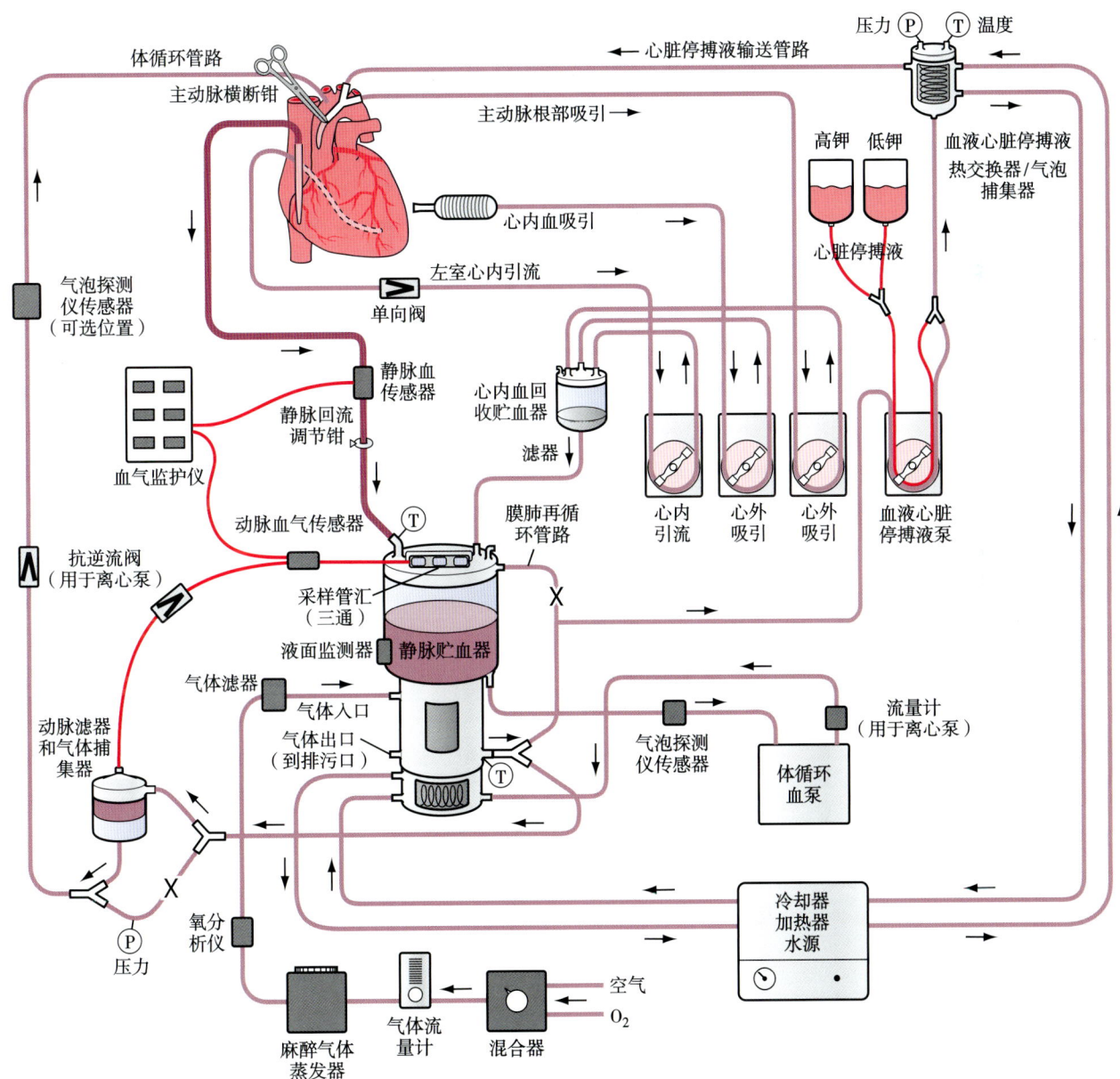

图 19-1　心肺转流管路示意图。本图显示一种带有完整硬壳静脉贮液器和外部心内血回收贮液器的膜式氧合器。许多管路都将心内血回收贮液器、静脉贮液器和氧合器集成在一起。体循环血泵可以是滚子泵或离心泵。小儿大多数采用双腔静脉插管，需用两个单独的静脉插管代替这里描述的单静脉插管。也可将二氧化碳添加到吸入的气体中以实施 pH 稳态血气管理。箭头指示液体流向；P，压力传感器；T，温度传感器；X，管道钳放置的位置（摘自 Hessel EA, Hill AG. Circuitry and cannulation techniques. In: Gravlee GP, Davis RF, Kurusz M, Utley JR, eds. *Cardiopulmonary Bypass: Principles and Practice*.2nd ed. Philadelphia: Lippincott Williams & Wilkins; 2000: 69-97）

表 19-1　小儿与成人心肺转流术的比较

	儿童	成人
血液稀释	成人的 3～15 倍	适中
灌注压	30～40mmHg	适中（>50～80mmHg）
	流量范围宽	流量范围窄
	（每分钟 0～200ml/kg）	（CI 每分钟 2.0～2.4L/m²）
血气管理	pH 稳态（PCO₂ 20～80mmHg 或更高）	α 稳态（PCO₂ 30～45mmHg）
插管技术	变异大	可预测
体肺侧支		不常见
温度范围	变异大	偶尔用 DHCA
血糖管理		可预测
正性肌力药物反应性	阴性	阳性
灌注管路	根据体重	标准
参数	血细胞比容常 >55%～60%	
	PO₂ 40～80mmHg	±
	SaO₂ 75%～80%	
	超滤（MUF/CUF）	± 超滤

CI，心指数；CUF，常规超滤；DHCA，深低温停循环；MUF，改良超滤。

表 19-2　得克萨斯儿童医院心肺转流管路预充液容积和组分

患者体重	预充液容积	预充液组分
<8kg	350ml	全血或 PRBC+FFP+晶体预充液ᵃ
8～15kg	650ml	25% 白蛋白 100ml±PRBC+晶体预充液ᵃ
15～25kg	900ml	25% 白蛋白 100ml+晶体预充液ᵃ
15～25kg	1 200ml	晶体预充液ᵃ

FFP，新鲜冰冻血浆；PRBC，浓缩红细胞。
ᵃ 晶体预充液：1/2 正常血清+勃脉力+CaCl₂+KCl。

心肺转流泵

最常用于 CPB 的两种泵是滚子泵和离心泵。滚子泵具有简单、低成本、流量计算简易和可靠等优点，并且能够在阻力增加的情况下工作而不减少流量[8]。其缺点包括需要评估是否闭塞、脱落或者内管表面的碎裂（潜在地产生动脉微栓子）、可能泵入大量气体及产生较大的正压和负压等。与滚子泵相比，离心泵泵入空气的可能性更小、产生较大正压和负压的可能性更小、血液破坏更少以及几乎不会发生脱落。离心泵的缺点包括成本更高、非闭塞型（可能导致患者意外失血）及依赖于后负荷的流量而需要持续的流量监测。在短小的 CPB 心脏手术中，选择滚子泵还是离心泵或任何特定的离心泵的临床意义仍然未知。搏动灌注的益处可能在未来被证实，但目前尚需进一步的预后数据和技术改进[9]。

心肺转流预充

心脏手术中的最佳预充液是一个持久辩论的话题。晶体液、胶体液以及两者的混合液都在使用。小儿似乎受益于胶体预充液；如果使用晶体预充液，则不应含有乳酸或葡萄糖，因为 CPB 会引起代谢性酸中毒[10]，这种酸中毒是医源性的而不是内脏源性的[11]。预充液中加入乳酸可增加术后血

清乳酸浓度，应予以避免[12]。高氯性代谢性酸中毒是 CPB 代谢性酸中毒的第二个原因，其通常只能通过斯图尔特方法测量酸碱稳态的强离子差而发现[13]。这两个酸化事件可因预充引起的稀释性低蛋白血症而减弱。由于轻度高氯性酸中毒似乎耐受良好且与不良预后无关，因此似乎不需要干预。了解 CPB 相关性酸中毒的性质可能会防止不必要的检查或干预。

在深低温停循环的复杂手术中，由于神经损伤的风险确实存在，避免葡萄糖尤为重要。需注意库存血中的添加剂——枸橼酸-磷酸-葡萄糖（citrate-phosphate-dextrose，CPD）中也含有葡萄糖（以及库存血中钾浓度增高）。我们使用平衡电解质液如勃脉力作为晶体预充液的主要组分。

相对于小儿血容量来说，这种大容积的心肺转流管路对于凝血因子和细胞组分影响很大。转流后血小板计数减少及包括纤维蛋白原在内的凝血因子稀释可导致凝血功能异常。8kg 以下患儿术后 24h 胸腔引流量与心肺转流结束时的纤维蛋白原浓度相关[14]。这种凝血功能异常在婴幼儿和新生儿中发生更频繁，其止血蛋白的血浆浓度在转流开始后立即下降 56%[15]；低龄是凝血异常和出血并发症的唯一重要危险因素[16]。

一种抵消这种稀释性凝血病的方法是回路预充全血。这一方法的支持者引用了两个理论优势：①改善凝血功能，②减少 SIRS，从而减少水肿和器官功能障碍。然而一项研究挑战了这一理所当然的优势，当研究人员报告使用新鲜血液实际上增加围手术期液体需求，从而导致机械通气时间和 ICU 停留时间比单一成分输血组更长[17]。全血预充的唯一优势是更少的供体暴露，而这一点也可以通过匹配来自同一供体的浓缩红细胞（packed red blood cell，PRBC）和新鲜冰冻血浆（fresh frozen plasma，FFP）而避免[18]。一项回顾性分析得出这一结论：与使用成分输血的已发表报告相比，2 岁以下患儿使用新鲜全血的供体暴露量减少[19]。遗憾的是新

19

鲜全血通常无法获得。然而当承诺小儿心血管外科手术使用全血时，可以建立可持续的操作方案来提供这一资源。另一种方法是在预充液中使用FFP[20]。研究发现，使用FFP在手术结束时会有更高的纤维蛋白原浓度。平均而言，FFP组的儿童可减少1.3次供体暴露，且需要更少的PRBC；减少的供体暴露主要是冷沉淀输入减少的结果[20]。在不太复杂的手术和非发绀病变中可以用5%白蛋白安全地替代FFP[21]。只要有可能，我们更喜欢储存5天以内的新鲜血液，新鲜的PRBC可能比储存的PRBC代谢更均衡；前者含有较少的钾离子、较高浓度的葡萄糖、较低的乳酸浓度和较高的pH[22]。此外，术后并发症随着红细胞存储时间的增加而增加[23]，主要并发症包括肺部并发症、急性肾衰竭及感染率增加等。仅就钾离子浓度和酸碱平衡而言，如果预充液在CPB开始前自主循环20min，则可以用储存的PRBC安全地进行预充[24]。

根据患儿的大小和年龄及手术的复杂程度，选择目标血细胞比容。根据患儿的血容量和预充量，可采用以下算式来计算血液预充量：

$$预充的PRBC体积(ml)=[目标血细胞比容]$$
$$\times[患者血容量(ml)]$$
$$+[预充量(ml)]$$
$$-[患者PRBC体积(ml)]$$

得克萨斯儿童医院所使用的平均预充量见表19-2。预充液中的其他添加剂包括肝素、抗纤维蛋白溶解药、抗炎药（糖皮质激素）、抗生素、血管扩张药以及有时用利尿药（甘露醇、呋塞米）。在麻醉结束时和体外循环停机之前，应行血气分析以确保电解质（包括钙和镁离子）、葡萄糖和血细胞比容在所需范围内。用碳酸氢钠和洗液纠正酸碱度和钠浓度，并使用血液滤过洗去残留的乳酸。

抗纤维蛋白溶解药物

抑肽酶

丝氨酸蛋白酶抑制剂调节和防止凝血酶、凝血因子、补体产物、激肽释放酶、胰蛋白酶、弹性蛋白酶和组织蛋白酶等强效酶不受控制地活化（见第20章）。在丝氨酸蛋白酶抑制剂中，广谱的抑肽酶在实验室和临床应用中研究最为广泛。抑肽酶源自牛肺，可抑制纤溶酶、激肽释放酶、胰蛋白酶和其他蛋白酶，产生抗炎和抗纤维蛋白溶解的作用，维持糖蛋白稳态。

1990年首次报道了抑肽酶在小儿心脏手术中的应用[25]。28例包括再次手术、手术矫治大动脉转位和心内膜炎的患儿进行了大剂量抑肽酶治疗，未观察到失血或引流量减少，没有任何不良反应，但体外循环结束到闭合胸骨的时间减少了。

尽管抑肽酶本身价格昂贵，但随访研究的结果显示其成本效益比较高，其使用降低了总体花费，减少了血液制品用量、手术时间、术后机械通气时间和住院时间[26,27]。这在抗纤维蛋白溶解药物的比较研究中得到了证实[28]。然而这种益处仅在复杂手术和大剂量使用中观察到[29]。与成人相比，小剂量方案的效果差可归因于在小儿外科的稀释效应[30]；肺移植患儿在研究中作为抑肽酶的潜在目标群[31]。与大多数

高危人群一样，对于再次手术（定义为再次胸骨切开或再次移植手术）的患儿，无论是采用大剂量还是小剂量方案，都可以显著获益。这与我们的经验是一致的。此外，尽管用药费用相对于小剂量更高，6个月以内的婴儿和再次胸骨切开的患者可以从大剂量抑肽酶方案[32]中获益。经济学研究表明，抑肽酶在再次心脏手术中具有成本效益[26,27]。

抑肽酶影响小儿对CPB的炎症反应[33]，使用抑肽酶可减少术后机械通气时间[34]并且增加PaO_2/FiO_2（动脉血氧分压与吸入氧浓度的比值，或P/F比值），表明肺再灌注损伤减少[35]。其抗炎作用的临床意义尚不清楚，但其具有显著的抗炎特性。

尽管小儿尚未确定标准给药方案，但研究表明，抑肽酶可缩短CPB术后关胸时间、减少血液制品使用和术后胸腔引流量[34]。体外研究显示，抑肽酶的抗纤维蛋白溶解和抗炎活性所需的浓度分别为50~125激肽释放酶抑制剂单位（kallikrein inhibitor units，KIU）/ml和200KIU/ml[26,36,37]。使用抑肽酶可能发生过敏或类过敏性反应，因此在给予负荷剂量或加入CPB回路之前需给予测试剂量。在一项681例患儿的回顾性分析中，过敏反应发生率在首次接触的患儿为1%，第二次接触为1.3%，更多次接触则增加为2.9%[38]。

我们使用抑肽酶的指征包括：复杂的新生儿手术，例如大动脉转位术或Norwood手术，以及大多数再次手术和器官移植术[39,40]。由于在成人心脏手术中使用产生了严重并发症，目前抑肽酶在美国和欧洲已退市。抑肽酶在新生儿中使用安全有效[41]。在质疑抑肽酶安全性的前哨研究中使用的统计方法存在严重问题。抑肽酶继续在澳大利亚和新西兰使用，并已在加拿大重新用于成人冠状动脉旁路移植术。我们的给药方案是通过静脉（intravenous，IV）或体外循环预充给予负荷剂量60 000KIU/kg，手术切皮前开始泵注（每小时7 000KIU/kg），持续输注直至手术结束，患儿离开手术室前停止，这种输注速率可维持血药浓度。也有人根据体表面积给药，结合CPB预充量以实现血药浓度高于200KIU/ml。例如，患者静脉注射和体外循环预充各（0.85~1.7）×10^6KIU/m^{2}负荷剂量，以及每小时持续输注（2.0~4.0）×10^5KIU/m^2[26]。

赖氨酸类似物：氨基己酸和氨甲环酸

尽管手术技术进步，CPB后仍经常难以达到良好的止血效果，这在新生儿中尤其明显。赖氨酸类似物氨基己酸（ε-Aminocaproic acid，EACA）和氨甲环酸（tranexamic acid，TXA）通过干扰纤溶酶原和纤维蛋白的结合，防止活性纤溶酶的激活，从而发挥抗纤维蛋白溶解的作用（见第20章）。TXA还可以通过阻止纤溶酶诱导的血小板激活来改善止血。EACA和TXA都具有一定的抗炎特性，但其程度不同于抑肽酶。一项研究显示，对于71例CPB心脏手术小儿，使用EACA可减少25例患儿术后出血，但仅有发绀型先心病的患儿获益[42]。经验性使用EACA的负荷剂量为75mg/kg，然后每小时输注15mg/kg，另外75mg/kg加入CPB预充液。此外也有研究采用更大剂量的EACA：负荷剂量150mg/kg，维持剂量每小时30mg/kg。在大剂量研究中，虽然术后失血量在治疗组之间没有差异，但术中失血减少[43]。采用血栓弹力图测量的凝血功能显示，采用EACA可使纤维蛋白溶解减

少。与儿童和成人相比，新生儿的 EACA 清除率降低，新生儿所需剂量大约是儿童和成人的一半。负荷剂量 40mg/kg、维持剂量每小时 30mg/kg 及 100mg/L 预充量的方案可有效地保持 90% 体外循环心脏手术的新生儿血浆浓度超过 50mg/L[44]。得克萨斯儿童医院的 EACA 给药方案显示在表 19-3。最近的一项荟萃分析明确了 EACA 在儿科心脏手术中的功效[45]。

TXA 与 EACA 相比具有优势，对于发绀型先心病的患儿具有特殊益处[46]。切皮前单一剂量 50mg/kg 的 TXA 对非发绀型先心病和再次开胸的患儿并无获益。在小儿中使用 TXA 如不持续输注，在 CPB 结束时的 TXA 血浆浓度相对于负荷剂量峰值降低了 80%[47]。

虽然这两种药物效果都不如抑肽酶，但 EACA 和 TXA 在减少小儿心脏手术围手术期失血方面同样有效[48]。鉴于其安全性较好，它们的应用前景可能会更好。它们的药代动力学特征和功效尚需进一步研究。我们根据小儿和成人的模拟研究结果使用 EACA[49]，在 10min 内输入负荷剂量 75mg/kg，随后维持速度为每小时 15mg/kg，泵中预充 75mg/kg，可使 95% 患儿维持血清浓度超过治疗浓度（假设为 130μg/ml）。

表 19-3 氨基己酸使用剂量（得克萨斯儿童医院）

年龄（体重）	患者负荷剂量	维持剂量	CPB 负荷剂量
<30 天（3.5kg）	40mg/kg	每小时 30mg/kg	每 ml CPB 预充液 0.1mg
1 个月～12 岁（3.5～40kg）	75mg/kg	每小时 15mg/kg	75mg/kg
>12 岁（>40kg）	5g	每小时 1g	5g

新生儿剂量摘自 Eaton MP, Alfieris GM, Sweeney DM, et al. Pharmacokinetics of epsilon-aminocaproic acid in neonates undergoing cardiac surgery with cardio-pulmonary bypass. *Anesthesiology* 2015; 122（5）: 1002-1009。

儿童剂量摘自 Ririe DG, James RL, O'Brien JJ, et al. The pharmacokinetics of epsilon-aminocaproic acid in children undergoing surgical repair of congenital heart defects. *Anesth Analg.* 2002; 94（1）: 44-49。

特殊凝血和血液学问题

肝素诱导的血小板减少症

使用普通肝素对成人 CPB 进行抗凝可导致术后 25%～50% 的患者在 10 天内产生抗肝素抗体。少数这样的患者会产生高滴度免疫球蛋白 G（immunoglobulin G, IgG）血小板活化抗体，并与肝素和血小板因子 4（platelet factor 4, PF4）形成免疫复合物[50]，导致血小板激活（经由其 Fc 受体）并形成促凝血血小板微粒而致凝血酶生成和血栓形成。因此肝素诱导的血小板减少症（heparin-induced thrombocytopenia, HIT）的主要问题是，肝素接触数天后的血小板减少伴随血栓形成，血栓通常在大血管或结构中形成。在新生儿和儿童中，HIT 似乎不那么常见、病情更轻，也很可能未充分认识。对需要再次 CPB 手术的患儿发现，约有 1% 的患儿在第二次 CPB 前有 PF4 抗体，而实际发生 HIT 的则要少得多[51]。当怀疑 HIT 时，可以使用 PF4 酶联免疫吸附试验或 HIT 功能试验进行诊断；如果阳性，则不应再给予肝素。如果需要 CPB 可使用肝素的替代品，例如直接凝血酶抑制剂阿加曲班、来匹芦定（lepirudin）和比伐芦定（bivalirudin）。这些药物都没有被批准用于小儿 CPB 的抗凝，但病例报告和少量病例系列已经证明它们可成功用于已诊断 HIT 的患儿[52-54]。部分凝血活酶时间（partial thromboplastin time, PTT）、活化凝血时间（activated clotting time, ACT）、和一个叫作蝰蛇毒凝血时间的专用凝血时间可用于监测这些试剂的抗凝作用，但这些药物没有逆转药。因此，CPB 后出血的治疗仅涉及血液制品和凝血因子。

抗凝血酶Ⅲ缺乏症

肝素通过 1:1 的比例与抗凝血酶Ⅲ（antithrombin Ⅲ,

AT Ⅲ）结合，然后再与凝血酶结合并抑制凝血酶，产生抗凝。4%～13% 的成人患者对正常 CPB 剂量的肝素具有抵抗；肝素抵抗在大多数情况下是因为 AT Ⅲ 部分缺乏从而导致肝素抗凝效果不佳[55]。在儿童这通常是未知的，可能首次怀疑 AT Ⅲ 缺乏症出现在 CPB 前标准剂量肝素 300～400IU/kg 未能充分抗凝时（ACT<300s）。通常的处理是给予从新的肝素药瓶中抽取另一标准剂量的肝素后，重新测量 ACT；如果 ACT 仍不足，则可以怀疑 AT Ⅲ 缺乏症。6 个月以下的婴儿和先天性心脏病患儿的 AT Ⅲ 浓度降低[56]，因此肝素可能无法实现充分抗凝，且可能会出现出血性和血栓性疾病及过度炎症反应。在这种情况下，可以抽血测定 AT Ⅲ 水平。为了进行 CPB，必须增加 AT Ⅲ，这可以通过两种方式来完成：①通过输注 75 单位/kg 的重组 AT Ⅲ，并确保在 CPB 开始之前 ACT 达标；②通过在 CPB 预充液中加入 FFP（其具有足够浓度的 AT Ⅲ）或在 CPB 之前给患儿输注 FFP[55,57]。

当存在 AT Ⅲ 基线浓度下降时，接受 CPB 心脏手术的婴儿的肝素总剂量、CPB 期间产生的凝血酶量及所消耗的纤维蛋白原和产生的纤维蛋白溶解均增加，这些可能在 CPB 后产生凝血功能异常并增加输血风险[58,59]。

重组人凝血因子Ⅶa 治疗大出血

重组人凝血因子Ⅶa（recombinant factor Ⅶa, rFⅦa）最初被批准用于具有因子Ⅷ或Ⅸ抑制剂的血友病患者，90μg/kg 剂量可有效治疗这些患者的出血（见第 10 章）[60]。内源性凝血因子Ⅶ在循环血浆中浓度低，在组织或血管损伤的部位，组织因子（tissue factor, TF）暴露，并且通过凝血因子Ⅶ与 TF 的结合激活外源性凝血途径，将凝血因子 X 活化为凝血因子 Xa，导致从凝血酶原产生凝血酶，进一步激活血小板和凝血

19

级联反应[61]。大剂量 rFⅦa 在损伤部位激活外源性途径,理论上不会导致全身超凝反应,然而其使用后会增加血栓性并发症。rFⅦa 还可激活血小板,增加该药物在显著出血中的潜在获益。因此该疗法似乎适用于治疗手术出血;而对 rFⅦa 超说明书用于小儿心脏手术患者的系统回顾没有发现支持常规或预防性使用该药物的证据[61a]。然而 rFⅦa 可能对于严重危及生命的难治性出血的补救治疗是有益的;作者告诫不要在有血栓栓塞并发症风险的患儿中使用 rFⅦa[62]。使用剂量为 45～90μg/kg,每 2h 重复一次。rFⅦa 不能单独用于止血,而应该是在输注足量的血小板、血浆和纤维蛋白原等有足够止血底物后给药才有效。

纤维蛋白原浓缩物

纤维蛋白原浓缩物可替代冷沉淀,用于 CPB 后补充纤维蛋白原。纤维蛋白原浓缩物作为一种冻干和纯化的人血浆纤维蛋白原,与冷沉淀相比,具有更好的安全性,因为其进行了病毒的灭活且去除了可导致血管反应性的微粒。此外,纤维蛋白原浓缩物中纤维蛋白原含量是已知的,而每个单位的冷沉淀中纤维蛋白原含量则各不相同。一项探索性随机试验发现,在 CPB 术后患儿的出血治疗方面,纤维蛋白原浓缩与冷沉淀相比,安全性和有效性并无差异[63]。基于纤维蛋白原浓度或血栓弹力图测定,经验性应用纤维蛋白原浓缩物的剂量为 70mg/kg。

镰状细胞贫血症

镰状细胞贫血症(sickle cell disease,SCD)是非洲裔或西印度裔患者中最常见的血红蛋白病之一(这一人群中患病率为 0.2%～0.3%),该病的主要原因为血红蛋白 β 链的第 6 位谷氨酸被缬氨酸所替代。正常成人血红蛋白被称为 HbA,而含有突变的血红蛋白 β 链的血红蛋白则被称为 HbS。纯合基因型(HbSS)导致 SCD,其中 HbS 的占比约 70%～90%;而杂合基因型(HbAS)表现为镰状细胞性状,其在这一群体中的患病率为 8%～10%。确诊任何镰状细胞血红蛋白病需要血红蛋白电泳(见第 10 章)。

患有 SCD 的小儿特别容易发生围手术期并发症[64,65]。镰状化可以在缺氧、脱水、酸中毒[66]、低体温、应激和感染时触发。缺氧打开钙激活钾通道(Gardos 通道),导致细胞内脱水[67]。链形成导致血液黏滞度增加及血管堵塞。Gardos 通道的开放是镰状细胞脱水的重要机制,这取决于温度,在低温下更大量的钾离子外流[68]。镰状红细胞缩水也可因酸中毒时氯共转运途径的激活而引起[69]。该途径的活化可以通过增加镰状红细胞内异常低的镁浓度而被阻止。因此,在围手术期使用镁和羟基脲似乎是合理的[70]。

CPB,特别是对于更复杂的外科手术,可能涉及低流量甚至停循环阶段,以及相应的低温而引起的局部血管收缩、低氧血症和酸中毒。证据表明,SCD 患者可安全实施 CPB[71]。流量条件是镰状红细胞黏附于血管内皮细胞的一个重要决定因素。在低流量状态下,若没有内皮激活或黏附蛋白的状况时,镰状细胞与内皮的黏附随着接触时间的增加而增加;而当小静脉处于低流量状况时,仅在内皮细胞激活后才发生镰状细胞黏附。CPB 期间,低流量条件和内皮细胞激活两个条件可能同时出现。在 CPB 期间有多种因素可能触发镰状化,应密切注意转流的各个方面。

过去建议进行常规换血以预防这些并发症[72]。最近的经验证明并非所有患儿都需要换血[73]。越来越多的证据表明输血有害,需重新考虑常规换血的必要性[74]。对于不停循环的简单转流手术,未行换血反而得到了良好的预后。

针对镰状细胞病患儿的围手术期管理指南已提出[73]。使用温热的 CPB 以避免低体温至关重要;输血指征限于血细胞比容降低至 20% 以下;CPB 时维持血管内容量和体温;避免血管升压类药物;术后采用多模式镇痛;鼓励早期深呼吸以防止肺部并发症[75]。在临床实践中,我们使用脑近红外光谱(near-infrared spectroscopy,NIRS)来帮助确定每一患儿可接受的血红蛋白下限。

对于接受低温转流的患儿,是否实施部分或完全换血都有成功报道[76,77]。换血可以在术前或 CPB 开始时进行[78]。对于 CPB 期间的换血,可用血液和常规组分预充管路。当 CPB 开始时,患儿的血液被引入贮存袋并分离。CPB 结束时回输富血小板的血浆,丢弃浓缩的镰状细胞。血小板和血浆的分离与换血相结合不仅可减少术后输血,也可保护血小板免受 CPB 的负面影响[79]。

HbS 的目标浓度究竟多少合适仍有争议。降低 HbS 的绝对水平可能比设定 HbA:HbS 比例更佳,因为剩余的镰状细胞仍然 100% 具有镰状化风险[80]。在 SCD 中,换血有利于脑组织的氧合[81],也可同时降低 HbS 的比例和绝对值,但不能去除所有可能镰状化的细胞。换血还可以改善缺氧性肺血管收缩[81]。当发生这种情况时,可采用连续性血液滤过以减少炎症介质并促进肺部恢复[82]。吸入 NO 也可作为预防镰状细胞危象的辅助手段,它可以改善与氧气的结合,从而减少镰状细胞的形成;降低肺动脉高压;改善肺功能,而对正常血红蛋白无不良影响[83]。

心肌保护

心脏手术中的心肌保护已经发展了很多年,化学停搏的概念是在 1955 年提出[103]。在普遍使用化学停搏前,人们使用心脏表面降温。在 20 世纪 70 年代末和 20 世纪 80 年代初期,引入了高钾冷血停搏液的概念[104]。心脏停搏液中钾浓度为 12～30mEq/L,在低温条件下通常可于 1～2min 内使心脏停搏,在常温条件下需要更高的钾浓度或更长的时间停跳。转流后心肌水肿和全身缺血可通过许多涉及改进停搏液的输送方式和组分的策略而减少,因为它们影响细胞内液和间质液的移动。与成人研究不同,大多数在新生儿中进行的研究显示,血液和晶体停搏液之间几乎没有差异[105,106]。低温也会降低心肌耗氧量。这种方法的最大获益似乎在心肌温度为 24～28℃ 之间。然而越来越多的证据表明,温暖、间歇性的血液停搏液可能比冷晶体或冷血停搏液更好[107],血液停搏液的益处在需要更久主动脉阻断更低龄的发绀患儿中更为明显。对于非发绀患儿,选择何种停搏液似乎不那么重要[108]。通过限制心脏停搏液的压力及使用含血的中度高渗性心脏停搏液,可以避免或减少心肌水肿。可在心脏停搏液中加入氨丁三醇和/或组氨咪唑来缓解由局部缺血引起的酸中毒。密切管理心肌钙平衡以避免细胞内高钙或低钙的极端情况非常重要，尤其是在再灌注期间[109,110]。镁作为钙拮抗剂可解决这一难题，其可以防止大量心脏停搏液中钙浓度过高导致的损害[110,111]，这样可以防止因再灌注损伤导致的线粒体钙超载。镁还可以防止钠进入缺血后的心肌，其在再灌注期间与钙进行交换。

每个心脏中心都有自己的心脏停搏和心肌保护的理念。在得克萨斯儿童医院采用单纯晶体停搏液，预充液的血气和电解质应该与患儿的动脉血气越接近越好。如果预充全血或浓缩红细胞，目标血液稀释范围应为28%～30%。转流开始前，预充液被连续地再循环并加热至35.0～36.5℃。新生儿和婴儿的心脏停搏液中加入白蛋白以维持适当的胶体渗透压，这可能会减少停跳心脏的水肿形成。对于接受停循环、长时间主动脉阻断以及抽吸回流量大的患儿，使用20mg/kg 甲泼尼龙（最多500mg）以减少导致心肌功能障碍的炎性介质产生。表19-4 总结了得克萨斯儿童医院的心脏停搏和心肌保护方案。

表 19-4　心脏停搏液

心脏停搏基液（385ml）

浓度		含量	
氯化钠 BP	3.54g/L	钠	23mmol
无水葡萄糖 BP	6.65g/L	钾	15mmol
氯化钾	2.92g/L	钙	0.35mmol
甘露醇	6.54g/L	氯	39mmol
氯化钙	135mg/L	葡萄糖	2.52g
		甘露醇	2.48g
		pH 约 4.5	
		275mOsm/L	

心脏停搏缓冲液

浓度		含量	
碳酸钠	9.37g/L	碳酸钠	0.28g
碳酸氢钠	27.0g/L	碳酸氢钠	0.81g

心脏停搏液在心肺转流术中的应用

体重＜10kg 的患儿

385ml 心脏停搏基液

26ml 心脏停搏缓冲液

100ml 25% 白蛋白

注意：新生儿的停搏液灌注压力通常为 30mmHg，大婴儿则为 30～40mmHg

体重＞10kg 的患儿

385ml 心脏停搏基液

100ml 0.9% 氯化钠

10ml 25% 甘露醇

5ml 8.4% 碳酸氢钠

注意：停搏液灌注压力通常为 30～60mmHg。一个很好的参考指标是每个患儿转流前的舒张末压。其将指示冠状动脉正常充盈压力。当主动脉关闭不全时，可能需要增加 CPS 流量

心脏停搏液的给药

对所有患者：

温度	8℃～12℃
初始剂量	每分钟 110ml/m² 持续 4min
后续剂量	每分钟 110ml/m² 持续 2min

注意：在初始剂量后，心脏停搏液在主动脉阻断钳闭期间每 20min 灌注一次，除非外科医生另有指示。灌注医师会提醒外科医生需要心脏停搏，并记录时间。根据手术不同，可能需要通过手持冠脉灌注系统将心脏停搏液直接输送到冠状动脉开口。在这种情况下，外科医生将指导灌注医师。应密切注意停搏液灌注管的压力

预充液举例

新生儿：如有可能，用全血，否则以重建全血

全血	225ml
勃脉力 A	50ml
0.45% NaCl	125ml
肝素	2 500IU
NaHCO₃	5mEq
CaCl₂	250mg

儿童：浓缩红细胞

PRBC	250ml
勃脉力 A	300ml
0.45% NaCl	75ml
25% 白蛋白	100ml
肝素	3 500IU
NaHCO₃	20mEq
CaCl₂	300mg

成人：晶体预充

勃脉力 A	700ml
0.45% NaCl	600ml
25% 白蛋白	100～200ml（根据患者大小决定用量）
5% 葡萄糖	40ml
肝素	5 000IU
NaHCO₃	40mEq
CaCl₂	300mg
KCl	2.4mEq

BP，该材料符合英国药典（British Pharmacopoeia）中概述的规范和程序；CPS，心脏停搏液；PRBC，浓缩红细胞。

心肺转流术的阶段

需要 CPB 的手术分为几个基本阶段。

转流前期

该阶段从手术切皮开始,持续至初步手术分离和准备 CPB 导管插管。在此期间可行经食管超声心动图(transesophageal echocardiography,TEE)检查以确认诊断并为转流后复查建立基础。

插管和开始心肺转流

经过胸骨切开和纵隔分离后,进行主动脉插管,如果采用单根静脉引流,可以行右心房插管,双腔静脉引流需行上腔静脉和下腔静脉插管。静脉给予大剂量肝素(300～400UI/kg)后,在开始 *CPB* 之前使用 ACT 评估抗凝的充分性。目标 ACT 通常为 480s。CPB 期间应维持高 ACT,并根据需要在预充液中加入肝素,因为较大剂量的肝素可降低消耗性凝血的程度,从而降低血液制品的需求量[101]。评估抗凝的其他方法包括 Hepcon 系统(肝素血浆浓度测定),其可以更精确地滴定肝素和鱼精蛋白的剂量,因为在低温、血液稀释、血小板功能障碍以及低凝血因子水平的时候 ACT 也是延长的[112,113]。血栓弹力图也可以用作凝血系统的基线测量,然后在转流期间和停机后反复测量,加入肝素酶可以更客观地评估每个患儿需要补充何种凝血因子[114,115]。已证实在 CPB 期间维持高肝素水平强化止血系统保护,进而减少了失血和输血需求[116]。另外维持高 AT Ⅲ 浓度可能进一步减少止血系统的活化[117]。

在大多数中心,为防止静脉回流干扰手术区域,除了最小的儿童(<2kg)之外,所有患儿均采用双腔静脉插管,然后开始 CPB,需逐渐过渡到全流量以尽量减少心肌应力。需使用与患儿血液在温度、pH、钙、钾和血细胞比容上基本相同的预充液。对于体重<10kg 的患儿,CPB 流量为每分钟 150ml/kg,对于体重超过 10kg 的患儿则是每分钟 $2.4L/m^2$。流量可在低温时(见后文)减小,而很多中心现在更倾向于保持整个转流期间更大的流量。插管错位可导致严重的并发症。错位的下腔静脉(inferior vena cava,IVC)插管导致 IVC 回流梗阻,可致静脉压增加,从而导致腹水并降低肠系膜、肝和肾血管床的灌注压。上腔静脉插管错位可导致上腔静脉引流不足,引起脑水肿,随后脑血流量减少,可能导致缺血。也可能发生动脉插管错位,如果插管意外滑过右无名动脉的开口,则可以观察到对大脑左侧的优先灌注。这可以通过 NIRS 发现,NIRS 是一个重要的监测手段,其对小儿心脏手术意义更大[118]。

任何异常的体肺分流都可导致血液从体循环分流入肺循环,然后经静脉管路回流到 CPB 机器。因此,全身灌注在无效回路中被分流回到 CPB 机器,可能发生这种分流的解剖病变包括未发现的动脉导管未闭和肺动脉闭锁合并大的体肺侧支。在这些分流被控制之前需要增加转流流量进行补偿。

降温阶段

小儿心脏手术中经常采用全身性降温,但对于选定病例,现在也越来越常用常温体外循环[119]。低温被分为浅低温(30～36℃)、中低温(22～30℃)和深低温(17～22℃)。通常情况下,需要一段时间的低流量或停循环更复杂的手术操作可能会采用最低的温度。降温主要通过转流回路中的热交换器在体外实现;一些外科医生可能会要求头戴冰帽以防止在停循环期间大脑复温。

主动脉阻断和心内手术阶段

将主动脉阻断钳闭,然后将心脏停搏液灌注入主动脉根部使心脏停搏。

深低温停循环或选择性脑灌注阶段

如果使用停循环,则在至少 20min 的缓慢降温期后开始停循环,并且尝试将深低温停循环(deep hypothermic circulatory arrest,DHCA)的总时长限制在 40min 以内。一种避免使用 DHCA 的特殊转流技术(见下文)也可以在此期间实施。

主动脉开放和复温阶段

在完成心内手术修补和心脏排气之后,开放主动脉阻断钳,允许心肌再灌注。理想情况下,正常的窦性心律和心肌收缩力在此期间恢复,同时使患儿缓慢复温。在复温期间完成手术,开始使用正性肌力药和血管活性药,气道吸引,并开始通气。血液滤过和输血可实现期望的血细胞比容。如有指征,可于此时放置左房测压管和/或肺动脉导管,以及临时心房和心室起搏导线。如果患儿脱离转流时复温不全,转流后核心体温可显著下降,这可能导致血管收缩、寒战、氧耗增加以及酸中毒。然而缺血后体温过高可导致迟发性神经细胞死亡[120]。围手术期的轻度低体温和避免体温过高是必不可少的[121]。在小儿,直肠温度主要反映外周温度。一项研究表明,脚的温度比手的温度更敏感[122]。另一项研究表明,由于解剖学或生理学的原因,相对于手指,脚趾更易产生温度梯度[123]。已提出几个可供参考的温度终点,如鼻咽温>35.0℃、膀胱温>36.2℃,或皮肤温>30℃[124,125];我们使用直肠温 35.5℃ 作为终点[126]。

停机阶段

尝试在 CPB 停机之前,应该优化患儿的核心体温、血细胞比容和代谢变量。在整个停机过程中,应仔细观察体循环心室内是否存有空气,可通过 TEE 确认以及同时密切关注心电图(electrocardiogram,ECG)的变化,患儿处于头低脚高位并且在主动脉根部吸引以排出气体。当通过减少静脉贮血器的引流量增加患儿血容量直到达到最佳充盈压,然后缓慢降低 CPB 流量直至停机。如果预期使用正性肌力药才能停机,应该于开始停机前输注。

心肺转流后期

这个阶段持续到闭合胸骨以及转运至 ICU 交接完成为止。在此期间,在 CPB 停机后可以进行 10～15min 改良超滤(modified ultrafiltration,MUF)。使用 TEE 评估心脏功能和手术修复的效果,如果令人满意,则给予鱼精蛋白以中和残留的肝素。鱼精蛋白应根据转流开始前给予的肝素量计算,常用剂量为每100IU肝素给1.0~1.3mg鱼精蛋白中和。限制鱼精蛋白到这一剂量可防止其过量而影响血小板功能(减少糖蛋白Ib受体与血管性血友病因子的相互作用)[127]。如果ACT仍高或者给予患儿回输转流余血,则需额外补充10%初始剂量的鱼精蛋白并重新检查ACT,牢记转流后导致ACT升高的原因不仅仅是残留肝素,也可能与其他因素有关[128]。

早期使用添加肝素酶的血栓弹力图或鱼精蛋白滴定法测定ACT可确诊肝素残留。然而尤其对于婴儿,鱼精蛋白的补充和对疑似肝素残留的治疗不应分散和延迟其他常见的转流后凝血病的治疗,例如血小板减少症、血小板功能障碍、低纤维蛋白原血症及其他凝血因子缺乏等。由于持续出血会增加手术死亡率,只有在充分止血后才能将患儿转运到ICU[129]。

<16岁的患儿鱼精蛋白反应发生率较成人要低得多,约为1.8%~2.9%[130]。独立危险因素是女性、鱼精蛋白剂量较大、肝素剂量较小。在给药期间,Ⅰ型反应很少,且添加钙不会改变血流动力学结局[131]。值得庆幸的是,严重的过敏性反应(Ⅱ型)或灾难性肺血管收缩(Ⅲ型)很罕见,但也有发生[132]。在5min或更长时间内给予鱼精蛋白可降低任何鱼精蛋白反应的严重性和险恶程度。

不稳定的新生儿和小婴儿可能敞开胸骨延迟关胸,通常计划在24~72h后行关胸手术,此时心脏功能有所改善,心肌水肿减少。

由于CPB可能具有多种不良生理影响,应尽量减少CPB时间和缺血(主动脉阻断)时间;因此尽可能多的将手术放在这些阶段之外进行。一般而言,随着患儿年龄和体型的减小,对CPB的生理反应更为极端。新生儿需要更大程度的血液稀释、转流期间更低的温度以及往往需要更长的主动脉阻断时间,所有这些都可以导致更多的炎症反应。表19-5总结了CPB主要阶段的临床管理问题。

表19-5　转流管理的检查清单

CPB前

1. 检查温度;在诱导和准备期间保持正常体温

2. 补充术前用药

3. 保证无创监测:血压、ECG、脉搏氧饱和度、听诊器

4. 预氧后吸入诱导;如有通路可静脉诱导

5. 放置外周静脉(可多个)

6. 神经肌肉阻滞并通气

7. 气管插管并根据分流的病理生理行机械通气(控制CO_2、O_2等)

8. 监护:

  a. 有创动脉及中心静脉

  b. ECG电极

  c. 尿管

  d. 体温探头

  e. TEE探头(对于>3kg的婴儿)

9. 摆体位

10. 加深麻醉

11. 根据指征使用抗纤维蛋白溶解药物和糖皮质激素

12. 在动脉插管前给予肝素300~400UIkg

13. 检查活化凝血时间需>400~480s

14. 转流开始时加深麻醉

转流期间

1. 当达到全流量时,停止机械通气和输液

2. 检查头部灌注

3. 评估灌注质量(灌注压力、中心静脉压、尿量、动脉血气、温度梯度等)

4. 准备停机

  a. 药物(正性肌力药、钙)

  b. 起搏器

  c. 血液制品

5. 设置并控制温度和复温(温毯、室温)。

6. 换能器校零点

7. 检查动脉血气,准备停CPB,纠正异常值

8. 气道吸引并通气

CPB后

1. 当达到以下指标时可停机:

  a. 核心(中心)温度>35.5℃

  b. 心律稳定或起搏心律

  c. 心脏收缩有力

2. 调整血压;若低血压,可考虑主动脉根部直接测压;容量±药物

3. 考虑改良超滤

4. 检查动脉血气

5. 评估经食管超声心动图,以防有残余缺损和心内气泡

6. 给予鱼精蛋白,每100IU初始剂量肝素给1~1.3mg鱼精蛋白

7. 检查活化凝血时间和动脉血气

8. 关胸并复查动脉血气

9. 转运患儿至ICU

CPB,心肺转流术;ECG,心电图;TEE,经食管超声心动图。

19

心肺转流术管理的特殊方面

pH稳态与α稳态管理

几乎每一次心脏手术都会使用一定程度的低温来减缓所有器官(尤其是大脑和心脏)的代谢和氧耗[133]。在降温过程中,血液中的二氧化碳溶解度变得更高,使其分压下降。身体感知的$PaCO_2$随体温降低而降低,其结果是在中心温度为17~18℃时,如果pH和$PaCO_2$未经温度校正,则身体的pH约为7.6而$PaCO_2$为15~18mmHg(图19-2)[134]。这种极低的二氧化碳分压导致脑血管收缩,特别是在转流的降温阶段,这又导致在给定温度下更少的脑血流量和更低效的脑部降温[135]。因为开始进行pH、$PaCO_2$和PaO_2测量之前血液样品通常需要加热至37℃,使用pH稳态血气管理意味着根据患儿实际体温调整血气值,即通过增加转流期间的$PaCO_2$,使之升到与37℃时测量的一样,其结果是在所有温度下,体内的$PaCO_2$都约为40mmHg,pH为7.4。相反,α稳态管理不根据温度校正血气,就好像患儿血温总是在37℃一样,其在37℃进行血气分析的目标pH为7.4,目标$PaCO_2$为40mmHg。在早期CPB,所有年龄段的患者均采用pH稳态

以保持脑血流量[134]。随后,在20世纪70年代和20世纪80年代随机对照研究证实,采用pH稳态管理的成人患者CPB后急性神经系统问题更为突出[136]。此后成人和小儿CPB均使用α稳态管理。然而对新生猪模型的研究已经对这一结论发起了挑战,该研究证实当婴儿使用α稳态管理时,包括行为和神经病理学在内的神经系统预后明显更差[135,137]。

CPB期间采用pH稳态管理的优点已被证明包括:

- 降低脑代谢率[138]。
- 增加大脑降温和再灌注的速度[139],因此,通过增加CBF而更加均匀而快速的降温和复温来提供更好的脑保护[139,140]。
- PaO_2和pH改变的分子效应,包括脑氧合和脑酶活性的变化,以及脑电活动的减少[140-142]。
- 降低氧合血红蛋白的亲和力[143]。
- 停循环前增加皮质氧合(通过高碳酸性毛细血管扩张)和降低氧代谢率,与α稳态管理相比,提供更慢的脱氧(分别约为10min与7min)[135,144]。皮质缺氧在pH稳态管理下发生在第36min,而α稳态管理下则是第24min。

在具有体肺侧支循环的发绀婴儿中,通过NIRS测定发现,pH稳态管理显著改善了脑氧合[145]。一项16例婴儿的回顾性研究显示,α稳态管理的神经发育结局更差[146]。在一

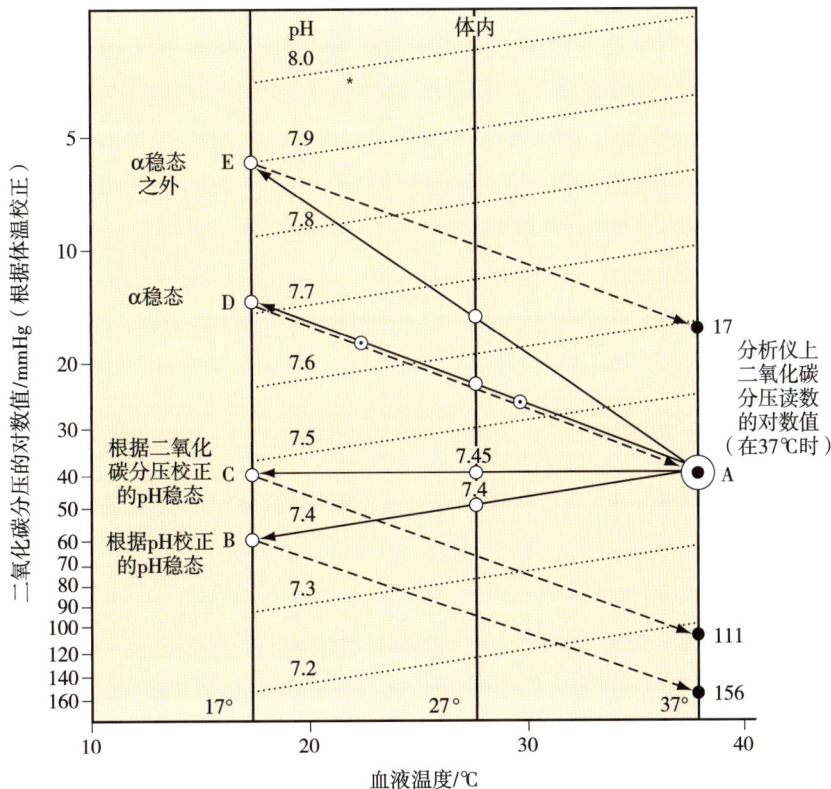

图19-2　当血液温度在17℃~37℃之间变化时pH和PCO_2的变化。A点是起始点,是在37℃时pH为7.4,PCO_2为40mmHg。B、C、D和E点显示大脑在17℃时经历的各种血气管理策略对应的pH和PCO_2。在17℃时,pH稳态管理(根据温度校正pH和PCO_2)产生中性的酸碱环境,而α稳态管理(不校正温度)导致极碱性的环境。当使用pH稳态时,加热血样(如用于血气分析)会导致PCO_2测量值非常高。随着温度下降,由于氢离子的离解减少,血液的酸碱度略有增加(摘自Jonas RA. Carbon dioxide, pH, and oxygen management. In: Jonas RA, DiNardo J, Lawson PC, et al, eds. *Comprehensive Surgical Management of Congenital Heart Disease*. London: Arnold Publishers; 2004: 151-160)

项对 182 例 9 个月以下婴儿进行 pH 稳态与 α 稳态管理的前瞻性随机试验中，强烈的趋势显示 pH 稳态管理可改善预后，包括更早恢复的脑电图活动、更少的癫痫发作次数以及改进精神运动发育指数[147]。另一项研究考察 α 稳态和 pH 稳态管理婴幼儿深低温 CPB 后的发育和神经系统预后[148]，110 例患儿的精神运动发育指数无显著差异（P=0.97）；智力发育指数取决于诊断，在除室间隔缺损以外的所有亚组中，智力发育指数在 pH 稳态组略高，但不具有统计学差异。脑电图异常（P=0.77）和神经系统检查异常（P=0.70）在两种血气管理方法中相似。作者得出结论，选择 α 稳态或 pH 稳态并不一定与婴幼儿深低温 CPB 后早期神经发育结局相关[148]。小儿和成人的研究结果不同，其中一个原因是，pH 稳态增加脑血流，在成人存在粥样硬化斑块下导致粥样斑块微栓。小儿很少出现栓子，而小儿 CPB 神经损伤的主要原因是缺氧缺血[149]；相应的，CPB 期间 pH 稳态管理观察到的脑血流增加在小儿中减少了这种风险。有趣的是，这一推定的机制最近受到了一项研究的挑战，该研究采用可控微栓负荷的猪行 DHCA，结果显示，与 α 稳态相比，pH 稳态仍可改善预后[150]。pH 稳态还通过抵消 pH 和低温导致的氧合血红蛋白解离曲线左移来改善氧供。研究还显示，与 α 稳态相比，pH 稳态管理术后肌钙蛋白峰值降低、呼吸机依赖性降低、ICU 停留时间减少[151]。涉及先天性心脏病的大多数中心目前使用 pH 稳态管理。这需要在转流的所有阶段仔细关注 $PaCO_2$，可以减少吹入 CPB 氧合器的通气量（降低 CO_2 去除效率），并且通常在转流回路气体中加入 CO_2，尤其是对于小婴儿。

转流期间的血细胞比容

婴儿的总血容量相对较小，而预充 CPB 管路所需的液体量相对较大，意味着必须向 CPB 预充液中加入血液。然而不同机构有自己特定的做法，许多中心添加全血、PRBC 和 FFP（<8kg 患儿）或单独 PRBC（<12～15kg 患儿）以确保转流期间血细胞比容不<20%。由于在 20 世纪 80 年代和 20 世纪 90 年代，对输血相关的血源性病毒感染问题的担忧增加，同时考虑到低细胞比容可以确保毛细血管床有足够的血流（因为在低温下血液黏滞度增加），深低温 CPB 使患儿经常可耐受的血细胞比容为 20% 或更低[152]。越来越多的证据表明极端血液稀释的做法不利于小儿神经系统预后。在新生猪模型中，研究者发现经过一定时长的 DHCA 后，缺氧缺血性脑病的发病率和病变程度与血细胞比容显著相关，DHCA 期间 20% 的血细胞比容较 30% 预后差，而与使用何种血气管理策略无关[153]。在另一新生猪模型，深低温 CPB 期间采用毛细血管的活体显微镜检查，发现与 20% 的血细胞比容相比，30% 的血细胞比容不损害脑微循环[154]。最后，在波士顿儿童医院进行的一项前瞻性随机试验，与 CPB 期间 30% 的血细胞比容相比，20% 组的患儿在术后 1 年精神运动发育指数显著减少[89]。而同一组研究人员在对比血细胞比容 25% 和 35% 的随访研究中，并未观察到神经发育预后的差异[155]。然而，当他们结合这两项试验的所有的患儿，发现血细胞比容低于 24% 的患儿术后 1 年精神运动发育指数更差[156]。缺氧缺血性损伤最可能在转流降温和复温阶段发

生，此时脑氧代谢没有被抑制，但血细胞比容和氧供都减少。因此，许多中心目前维持 CPB 期间更高的血细胞比容（至少 25%），这意味着要么使用更多的血液制品要么使用血液滤过来增加转流期间的血细胞比容。目前，美国通过血液制品传播病毒风险的可量化概率为：人类免疫缺陷病毒为 190 万单位分之一，乙肝病毒为 100 万单位分之一，丙肝病毒为 170 万单位分之一[157,158]。因此，风险/收益比有利于更高的血细胞比容，这是对之前实践模式的明确改变。反对在 CPB 期间维持更高的血细胞比容这一做法的依据是，对于双心室矫治的婴儿，在术中和术后早期阶段的血液制品输入与术后机械通气时间延长相关[159]。需要进一步的研究来优化接受 CPB 的婴儿和儿童使用血液制品的策略。

转流期间的流量

当术中回血较多时，许多中心的常规做法是减少 CPB 流量（特别是在低温期间），以减少返回手术区域的血液量，从而允许更有效地完成手术（特别是在小婴儿中）。近年来这一理念受到质疑，因为无法确定患儿特异性的安全流量下限。一项研究报告了 28 例在 CPB 期间接受 α 稳态血气管理的大动脉转位术的新生儿[160]，在 14～15℃ 时，流量从每分钟 150ml/kg 降至每分钟 50ml/kg，然后以每分钟 10ml/kg 的阶差进一步递减，直至停循环开始（至每分钟 0ml/kg）。通过经颅多普勒（transcranial Doppler，TCD）检查发现，当流量大于每分钟 20ml/kg 时，所有新生儿均可检测到脑血流；当流量降至 20ml/kg 时，有 1 例患儿没有检测到脑血流；而当流量降至 10ml/kg 时，8 例患儿没有检测到脑血流。这导致作者得出结论：在这一人群中，每分钟 30ml/kg 是可接受的最小流量。新生猪模型确定，在正常温度下每分钟至少需要 150～175ml/kg 的流量以确保所有末梢器官和组织完全氧合[161]。对高流量转流策略的临床研究，包括除 DHCA 外所有阶段维持每分钟 150ml/kg 的流量、尽量避免使用 DHCA 以及使用 α- 肾上腺素受体拮抗药酚苄明以产生全身血管长时扩张等，表现出很好的短期和长期的临床预后和神经发育结局【译者注：对新生儿期行大动脉转位术的患儿进行的随访研究】；对平均年龄为 9 岁的患儿评估均在正常范围[162]。这一策略也造就了诺伍德手术早期出色的预后，从 1993 年到 1999 年围手术期早期存活率为 83%[163]。同一时期也有报告显示，动脉转位术后患儿有 26.7% 具有神经系统异常，当使用 DHCA 和低流量时，55% 的患儿在神经发育检测中至少有一个异常区域（平均随访 10 年）[163]。

CPB 不期望出现的副作用之一是血管收缩和血管阻力增加导致的局部器官灌注不均。内源性儿茶酚胺的产生和（如果采用）碱性的 α 稳态 CPB 技术是造成这种副作用的原因。为了能够低温转流期间运行全流量而不产生高血压，经常需要使用血管扩张药。目前用于提供全身血管舒张和更均匀降温和复温的药物包括酚妥拉明、硝普钠和硝酸甘油。曾经作为左心发育不良综合征第一阶段姑息治疗策略的一部分，酚苄明可改善预后（目前已无法获得）[164,165]。正如术中温度梯度所示，酚苄明在改善外周循环方面比硝普钠更有效[166]。更大的 CPB 流量增加氧供，这可改善患者的预后[167]。

酚妥拉明是一种非选择性的竞争性 α_1 和 α_2 儿茶酚胺受体阻滞剂，半衰期为 19min，主要由肾脏消除。通过抑制突触后 α_1 和 α_2-受体，它具有血管舒张和降血压作用，可以在 CPB 期间改善心血管指标和代谢性酸中毒[168]。使用酚妥拉明的患儿，增加的乳酸浓度在 CPB 期末达到稳态并持续至手术结束时，而未使用酚妥拉明的患儿其乳酸在 CPB 结束后继续增加[169]。这些结果表明，在低温期间使用酚妥拉明可限制乳酸产生并协助组织排出乳酸。Seelye 及同事将低温后的生理状态称为婴儿的"氧债偿还"期[169]。虽然对 CPB 管理有益，但酚妥拉明的潜在伤害，尤其是对大脑的伤害，仍然没有被完全阐明。一项研究表明，在婴儿心脏手术期间给予酚妥拉明可增加 S100β 蛋白质和大脑中动脉搏动指数（这是提示脑血管阻力改变的一个参数）[170]。

硝普钠易于滴定，其通过产生 NO 并加强环磷酸鸟苷（guanosine monophosphate, GMP）途径产生动脉平滑肌舒张作用。一项研究检验了围手术期硝普钠对 25 例动脉转位术新生儿的影响[171]，通过与转流前的 S100β 蛋白水平进行比较，发现 CPB 结束后 2h 在硝普钠组和非硝普钠组的新生儿，其 S100β 蛋白水平相当，并都在随后的术后 48h 递减。然而在术后 24 和 48h 的测定发现，硝普钠组的 S100β 蛋白水平更低。

硝酸甘油的使用也同样取得了成功。与其他药物相比，唯一被证实的好处是其 NO 的贡献能力[172]。在日本，有报道使用大剂量氯奥沙普秦作为诺伍德手术 CPB 期间低阻抗策略的一部分[173]。

我们常规使用 0.1～0.2mg/kg 酚妥拉明以提供正常的 CPB 流量和舒张压范围内的平均动脉压，如果在转流期间出现低血压，则流量应增加至预测值的 150%；还应该检查酸碱状态以及脑氧合和混合静脉血氧饱和度。通常的原因是严重的血液稀释与氧债，应该及时处理。排除这些后，谨慎使用血管收缩药治疗低血压，因为我们知道正常的体循环压力不会恢复内脏低灌注[174]，血管收缩药通常会导致更大的碱剩余。血管升压素可拮抗过量的 α-肾上腺素受体拮抗药[175]。一项研究表明血管收缩药的应用可导致使用更多碳酸氢钠来治疗酸中毒，并且与拔管时间延长和肠道功能恢复延迟相关[176]。总而言之，因为其对组织灌注有益，转流期间可以考虑使用 α-肾上腺素受体拮抗药，但应小心谨慎并平衡潜在弊端。

常规超滤和改良超滤

超滤涉及在 CPB 回路中放置血液过滤器（类似于 ICU 中使用的连续动脉-静脉或静脉-静脉血液滤过），并且已成为几乎所有专业从事先天性心脏病手术中心的标准操作[177]。常规超滤（conventional ultrafiltration, CUF）在 CPB 期间实施，过滤器放置于 CPB 的动脉管路和静脉管路之间。血液过滤器有数千根带孔的纤维，可以将水、电解质和小分子从血液中滤出。对 CPB 的血液过滤器施以吸力，就对血浆产生了超滤。超滤的优点包括：在无须进一步输血时增加血细胞比容、纤维蛋白原、血浆蛋白和血小板[178,179]；可以除去过量的水和钠（其导致血管内液体过多、组织水肿、肺和心肌水肿等）；可以纠正酸碱和电解质失衡及去除小分子，特别是白

介素和肿瘤坏死因子 α（TNF-α）[180]，它们参与了转流后的炎症过程[181,182]。通过超滤改善了心肌的收缩和舒张功能并减少了全身和肺血管内皮细胞功能障碍[182,183]；肺功能得以更好地保护，可能与白介素 6（IL-6）和血栓素 B2 略有减少有关[184]，尽管也有不一致的发现[185,186]。肺损伤和肺高压的另一介质-内皮素 1 则不会通过任何过滤方式减少[186]。然而在临床上，无论采取何种超滤方式，似乎都对小儿有益，而复杂手术、新生儿和术前已有肺高压的患儿获益更多[185]。

MUF 在 CPB 结束后立即进行，需 10～15min，可通过动脉-静脉进行，这样需将血液过滤器放置在主动脉插管和 IVC 插管之间，也可通过静脉-静脉进行，需使用双腔静脉插管或颈内静脉导管[187]。作为减少 CPB 副作用的备选方法，MUF 于 1991 年[188]开始应用。转流期间的 CUF 通常受静脉贮血器最低液面水平的限制，并且需要添加晶体或胶体才能够在超滤期间连续去除细胞因子。在 MUF 期间，血液流出主动脉、通过血液过滤器，并通过 IVC 插管返回体内。MUF 相对于 CUF 的理论优势是只过滤患儿的血容量，可以更高效的实现前述目标。不足之处在于患儿仍然处于肝素化状态；并且该过程中体温可能下降（除非在该回路中加入热交换器）[189]；此外，还需要额外的时间；通常需要主动脉插管，这在小婴儿中可能导致阻塞主动脉；并且在停机早期患儿容易出现血流动力学不稳定时可能发生急性血容量变化。与去除液体的预期效果相反，通过降低充盈压并改善心肌性能，MUF 实际上增加了动脉压[190]。

越来越多的证据表明超滤的使用降低了转流相关的术后并发症。有关预后的相关研究表明，超滤可改善心肌和肺功能、减轻组织水肿、缩短机械通气时间、减少正性肌力药物支持[191]。在这些方面可能与类固醇的围手术期应用同样高效[192]。遗憾的是，炎症介质的减少只是暂时的，因为在 24h 之后细胞因子的水平相当[193]。

每种方法都有其支持者，一些中心在同一患儿中同时使用这两种技术，控制性对照研究显示 MUF 和 CUF 之间的预后没有差异[191,194]。我们常规对所有 CPB 患者使用平衡超滤技术，因为它可以去除液体和细胞因子，还可以减少会导致再灌注损伤加重的乳酸[195]。

转流前的麻醉管理

转流前小儿麻醉管理的目标包括维持正常的窦性心律和心功能，避免心率、心室收缩力和肺血管阻力（pulmonary vascular resistance, PVR）极度增加。应特别注意维持冠状动脉灌注充足。用于实现这些目标的方法根据病变不同而有差异，例如，对于大量左向右分流的患儿（如共同动脉干、主肺动脉窗、巨大动脉导管未闭和中央分流等）需维持 PVR，这就需要控制性低通气和降低吸入氧浓度，以避免肺血流过多、舒张期分流和冠脉低灌注。可能需要输注血管活性药、正性肌力药或临时套扎肺动脉来实现这些目标。转流前期的持续时间变化很大（特别是对于既往有心脏手术史的患儿），长时间保持血流动力学稳定可能具有一定挑战。应确保足够的麻醉深度以避免交感神经刺激增加和缺氧发作，并应保持温度稳定以避免心律失常，尤其对于 CPB 前手术分

离时间过长的患儿。对于再次胸骨切开的患儿，如果紧急需要，应随时可以获得血液制品和输血加温装置。

接受全胃肠外营养的新生儿和儿童在 CPB 前输注 5% 或 10% 葡萄糖，应频繁监测血糖以避免低血糖或高血糖。年龄较大的患儿可输入平衡电解质溶液勃脉力，需减少维持剂量；如需扩容，可输注 5% 白蛋白。

插管前缝荷包线以及 CPB 前进行插管时，往往会导致心律失常、低血压和低血氧，尤其是对于小婴儿和儿童。在放置插管期间通常需要补充容量；如果主动脉插管已就位，我们的做法是在外科医生完成所有插管前协调麻醉医生和灌注医师之间的液体管理。此时，氯化钙（10mg/kg）也常用于支持血流动力学。

心肺转流术期间的麻醉管理

药代动力学的变化

CPB 开始后即为血管内引入了额外的液体（血液稀释）。血液稀释和蛋白质浓度的改变极大地影响药物分布，也必然引起血浆浓度变化。血浆蛋白结合[196]、低血压、低体温[197]、搏动性[198]、肺隔离、肝肾功能变化、超滤和转流回路吸附麻醉药物是影响药理学反应的其他主要因素[199,200]。血液中的药物以游离（未结合的，因此是活性形式）或血浆结合（与白蛋白等蛋白质结合的非活性形式）的形式存在，因此随着血浆蛋白水平的改变而发生显著变化。CPB 会改变所有这些因素，这使得在 CPB 期间药代动力学参数的描述非常困难。最大的变化发生在 CPB 开始的 5min 内，预充液的添加会立即降低蛋白质浓度，且循环中结合与游离药物的比例会发生变化。发生血液稀释后导致游离药物浓度降低；这减少了可与受体相互作用的药物量。大多数研究表明，在 CPB 中随着时间的推移，血浆中的总药物浓度降低，未结合药物浓度几乎没有变化。但是刚开始 CPB 时（<5min）药物浓度会短暂降低[201]，不期望出现的"麻醉减浅"这个最大风险可能就发生在此时，所以通常在 CPB 开始之前或刚开始时给予额外剂量的芬太尼、肌肉松弛剂和咪达唑仑。对 CPB 期间未结合药物浓度不变的解释是，相对于 CPB 预充液量而言，大多数麻醉药物的分布体积很大，且在静脉给药后用作药物的巨大贮存库。由于血液稀释导致的药物血浆浓度的降低使药物从组织向血浆顺浓度梯度扩散。低温改变血浆浓度主要是通过抑制酶功能和减慢药物清除，每降低 10℃，药物清除速率约减慢一半。当重新恢复常温时，组织的再灌注可能导致药物在低温时的隔离区洗出。这可以解释在复温阶段的阿片类药物血浆浓度的二次增加。pH 稳态管理也影响电离和蛋白质与某些药物的结合程度，从而导致未结合的药物浓度增加。CPB 期间，肺部不在循环中，肺部吸收的药物（如阿片类药物）在 CPB 期间被隔离。当建立全身再灌注时这些药物被释放，导致浓度一过性增加。许多药物分布容积因为转流的预充量而扩大，尤其是新生儿及小婴儿，他们的预充液量往往比血液总量还要多。药物可能会被 CPB 管路本身的不同组件吸收。CPB 相关的肾功能障碍降低了头孢类抗生素、TXA、EACA 和米力农等药物的清除率。

药效学的变化

麻醉药物的药效学作用主要受中枢神经系统的影响，中枢神经系统在 CPB 期间经历了重大变化。例如，CPB 期间的低温会降低麻醉药物的需求量。低温引起许多其他效应，包括降低与受体的亲和力（如阿片受体的亲和力降低[202]、烟碱型乙酰胆碱受体的敏感性降低[203]）、增强神经肌肉接头处的神经肌肉受体阻断药的效果[204,205]以及改变组织血流量（这可能影响对儿茶酚胺的反应）[206]。

CPB 还影响弱酸和弱碱的电离和与蛋白质的结合程度（因此影响游离或未结合的药物浓度），也通过 CPB 期间使用的血气管理策略而影响电解质平衡。在 CPB 期间，钙、镁和钾的血浆浓度降低[207,208]，可能导致肌肉无力、心律失常和洋地黄中毒。可与配体相互作用的受体的数量将决定对应药物效应的量级。充血性心力衰竭患者心脏受体数量减少、受体转导缺陷、去甲肾上腺素合成和再摄取受损。

在这种情况下给予 β- 肾上腺素激动药与 β- 肾上腺素受体数量的进一步减少有关，其药理作用减弱。去除 β- 肾上腺素阻滞可使 β 肾上腺素受体上调而导致肾上腺素能反应性增加[209]。受体密度和功能的变化可能发生得很快，并且已在心脏手术中观察到。在麻醉医生的指导下，许多灌注医师也可以通过安装在体外循环机上的独立挥发罐来实施吸入麻醉。也可在转流期间使用丙泊酚输注以维持麻醉深度。麻醉需求随着全身体温降低而降低[210]，但随着复温开始，需在转流回路中追加包括苯二氮䓬类药物在内的额外的麻醉药物，以确保维持遗忘。受体密度和功能急剧变化的机制和临床意义尚需进一步阐明。

特殊技术

深低温停循环的管理

在心脏手术和 CPB 的早期，低温用于改善心内手术的暴露。1950 年，Bigelow 和其同事首次表明，低体温会降低代谢率[211]。此后陆续发现了低温的其他优点，包括减少 CPB 的炎症反应[212]、减少术中失血[213]、心肌保护[214]和神经保护等[215]。神经保护主要与代谢率的降低（约 64%）有关，这是通过从 37℃降温到 27℃来实现的。DHCA 的缺点包括 CPB 持续时间延长和术后更易出血[216]。然而术后恢复并不因低温而延长[217]，伤口感染率不受低温转流的影响[218]。

在 1959 年开发出可以集成到 CPB 机器中的热交换器后，心脏手术期间的低温才得以被广泛接受[219]。DHCA 包括在 CPB 期间将患儿的体温降到 17~18℃，停止转流，将患儿的血液排入静脉贮血器，并去除心脏插管。在 20 世纪 60 年代首次报道 DHCA 后，该技术在 20 世纪 70 年代和 20 世纪 80 年代因其提供的无血术野而广受欢迎，使用 DHCA 有助于新生儿和小婴儿复杂的心内和主动脉手术[220]，并有利于减少心肌水肿。然而人们很快就发现 DHCA 与神经系统并发症有关，舞蹈徐动症、癫痫、昏迷和轻偏瘫都被记录在案，尤其是长时间（>60min）DHCA。当 α 稳态管理成为广泛接受的标准时，这些急性并发症的发生率似乎有所增加。长期的不良神经发育结局也与长时间 DHCA 有关，包括精神发育异常以及精细运动和粗略运动异常有关[221]。波士顿循环停搏研究（Boston Circulatory Arrest Study）是一项了不起的成就，研究了 1988 年到 1992 年接受动脉转位术的 155 例新生儿，随访至患儿 8 岁[222]。这些年的 CPB 方案包括 α 稳态管理、常规血液稀释至血细胞比容为 20% 以及 CPB 回路中没有动脉滤器。DHCA 时间超过 40min 与不良长期神经系统结局增加显著相关（图 19-3）。虽然现在先天性心脏病手术广泛接受了这一 40min 的临界值，但随后仍然对转流方案进行了许多改变。根据 DHCA 的新生猪模型进行的动物实验结果以及波士顿停循环研究的数据，为提高 DHCA 时患儿的安全阈值，建议如下：

- 血细胞比容目标应为 30%[89]。
- 应在不少于 20min 内缓慢达到全身低温[223]。
- 应使用 pH 稳态血气管理，至少在降温阶段应用（图 19-4）[135,137]。
- 应使用 17～18℃ 的核心体温，并应在头部放置冰袋[224]。
- DHCA 应分隔为 <20min 的时间段，每个时间段之间允许

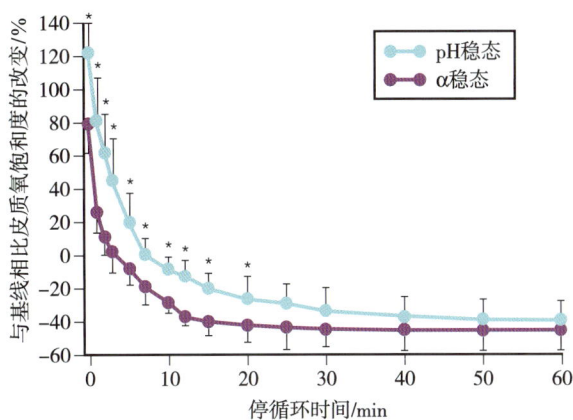

图 19-4 在 pH 稳态和 α 稳态组中，深低温停循环时期的皮质氧饱和度（oxygen saturation，SO$_2$）。在停循环期间，皮质 SO$_2$ 半衰期在 pH 稳态组明显高于 α 稳态组。平均值 ± 标准差，每组 8 只动物。* 组间 $P < 0.05$（摘自 Kurth CD, O'Rourke MM, O'Hara IB. Comparison of pH-stat and alpha-stat cardiopulmonary bypass on cerebral oxygenation and blood flow in relation to hypothermic circulatory arrest in piglets. *Anesthesiology* 1998；89：110-118）

至少 2min 的再灌注期，以改善神经系统预后[225]。
- 低流量 CPB 优于 DHCA。选择性局部脑灌注可能优于全身低流量 CPB[226]。
- 应保持常氧以减少 DHCA 后脑损伤恶化[227]。

神经系统监测（见后面的讨论）可能有助于确定不同患儿 DHCA 的安全持续时间[135,228]。

许多外科医生尽可能避免使用 DHCA，而在必须使用 DHCA 时，则尽量缩短时间并分隔时间段，或使用选择性脑灌注等其他方法（参见下面的讨论）。

区域性脑灌注

已经开发了几种新的 CPB 技术以避免使用 DHCA，这些技术的目的是允许在手术关键时期灌注大脑，例如在诺伍德手术的主动脉重建时[229,230]。这些技术统称为选择性脑灌注。区域性脑灌注（regional cerebral perfusion，RCP）是其中一种，在 CPB 开始之前，将 3～4mm 的小 Gore-Tex 血管（W. L.Gore 和同事，Flagstaff, AZ）缝合到无名动脉上，然后在 CPB 期间用作主动脉插管（图 19-5）。在主动脉重建过程中，结扎阻断头臂血管，减少 CPB 流量，大脑仅通过右颈动脉灌注。就这样实现术野无血（就像实施 DHCA 一样），但大脑仍在接受血流和氧，理论上可避免大脑出现缺氧缺血性损伤。这项技术的另一个潜在优势出现在新生儿身上，他们的主动脉近端分支往往具有广泛的侧支循环，这种侧支通过乳内动脉、胸长动脉和下半身相连。在这种情况下，使用选择性脑灌注还为下半身提供了一些血流，保护肾脏、肝脏和消化系统免于缺氧性损伤[231]。然而这种保护是不完整的，在 25℃ 以下的 RCP 与 DHCA 相比没有额外的保护作用[232]。同时持续灌注延长了有效转流时间，导致更多的细胞因子释放和毛细血管渗漏、肺功能更差、体重增加更多、右心室功能下降等[233]。

一项研究描述了 57 例接受 RCP 治疗的新生儿，所有

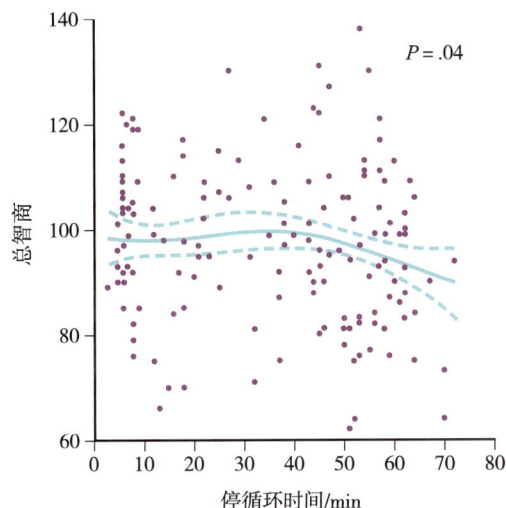

变量	估计临界点（min）	95%置信区间下限（min）
总智商	42	27
言语智商	41	23
操作智商	47	31
平均成绩	43	4
钉板测验（译者注：测验精细运动）	35	13
梅奥失用症测验（译者注：测验语言）	40	29
综合分析（总和六项预后指标）	41	32

图 19-3 停循环的安全时限。根据波士顿停循环研究中 155 例 8 岁儿童，他们都因完全型大动脉转位在新生儿期接受了动脉转位术。转流方案采用 α 稳态血气管理，血细胞比容 20%，温度 18℃。DHCA 超过 40min 的患儿在 8 岁时的心理和生理测试得分均显著下降（摘自 Wypij D, Newburger JW, Rappaport LA, et al. The effect of duration of deep hypothermic circulatory arrest in infant heart surgery on late neurodevelopment: the Boston Circulatory Arrest Trial. *J Thorac Cardiovasc Surg*. 2003；126：1397-1403）

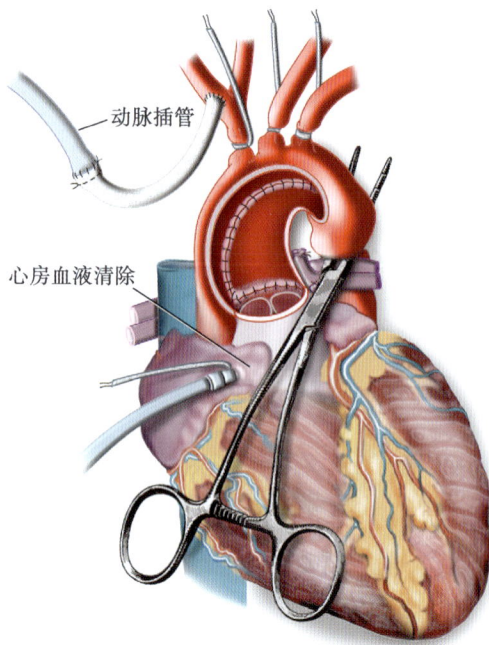

图 19-5　诺伍德 1 期姑息治疗左心发育不良综合征的
选择性脑灌注。转流的动脉流入是由缝在右侧无名动脉
上的一个小的聚四氟乙烯管道提供的。与深低温停循环
不同的是，血流以较低的速率流向大脑，而头臂血管和
胸主动脉被圈闭，提供了一个无血术野（摘自 Pigula
FA, Nemoto EM, Griffith BP, Siewers RD. Regional low-
flow perfusion provides cerebral circulatory support during
neonatal aortic arch reconstruction. *J Thorac Cardiovasc
Surg*. 2000; 119; 331-339）

患儿接受左心发育不全综合征 1 期姑息手术或其他主动脉
弓重建术[231]。平均 RCP 时间为 71±28min，流量为每分钟
57±11ml/kg（正常 CPB 全流量的 38%）。术后脑部 MRI 显
示接受 RCP 的患儿与标准 CPB 患儿无差异。用 Bayley 婴
儿发育量表Ⅲ评估的 12 个月神经发育结局显示认知评分为
100±15，语言评分为 87±15，运动评分为 88±17。RCP 持续
时间的延长与不良神经发育结局无关。包括 NIRS 和 TCD
在内的神经系统监测可用于调节 RCP 期间的流量[235,236]。
该研究在 RCP 期间维持 30～40mmHg 的桡动脉压[235]。

心肺转流术的影响

对心脏的影响

除了继发于主动脉阻断的心肌缺血性损伤之外，其他几
个因素也可能导致围手术期心肌功能障碍。第一种是将全
气夹带到冠状动脉中，这在停机阶段经常发生[237]。尽管心
脏经过细致的排气，空气仍可能进入右冠状动脉，如出现心
肌苍白、收缩乏力和心电图 ST 段抬高则提示心肌缺血。如
果发生这种情况，合理的治疗包括继续 CPB、增加灌注压
力、通过"挤奶"排出冠状动脉内的空气、在试图停机前留出
一定时间使 ECG 和心室功能恢复。外科因素，如冠状动脉

再植术可能导致缺血或残余外科缺陷，有时也会导致心肌功
能障碍。

CPB 的炎症反应（见下文讨论）对心脏功能具有重要影
响[238]。这种全身反应导致毛细血管渗漏综合征，进而导致
水肿液积聚在间质和包括心肌在内的血管外空间[239]。心肌
水肿可导致 CPB 后心肌功能障碍，在胸骨已闭合的小婴儿
中，其机制为损害舒张功能和机械性限制心脏充盈和流出。
此外，CPB 后 6～12h 心肌功能往往有所下降，而心肌水肿是
造成这一现象的原因之一。炎症介质也通过干扰它们与细
胞表面受体的结合来影响心肌对儿茶酚胺的反应性[240]，在
围手术期导致多巴胺、肾上腺素等外源性药物以及患儿内源
性儿茶酚胺围手术期增强心脏功能的作用减弱。

预防和治疗心肌功能障碍的机制包括使用超滤和抗炎
药物，如糖皮质激素和抑肽酶等[241,242]。预防性使用米力农
等非儿茶酚胺类正性肌力药物，也可预防婴儿低心排血量综
合征——即使患儿在术后即刻心功能正常[243]。

对体循环和肺循环血管阻力的影响

CPB 引发的炎症反应常常产生介质，直接增加肺和全
身血管阻力。这些包括白介素、白三烯和内皮素等[244]。实
际上即使手术达到最佳效果，通过直接测量肺动脉压力，往
往发现其在术后即刻显著增加。这种增加对左向右分流量
大的患儿、因扩张型心肌病而行心脏移植的患儿和双向腔
静脉肺动脉吻合术的患儿极其有害，这些患儿右心排血量依
赖于维持较低的 PVR。预防和治疗 PVR 增高包括维持适当
的麻醉深度、以 100% 吸入氧浓度通气以及明智而审慎地使
用过度通气。米力农可通过其作为正性肌力药和肺血管扩
张药的作用来增加右心排血量。吸入 NO 通常用于术后早
期治疗 PVR 显著增加[245]。虽然有效，但其费用高昂，并且
由于 PVR 几乎总是随时间推移而降低，因此吸入 NO 一般
仅用于特定的肺动脉高压病例。其他更简单、更便宜的治
疗包括口服或静脉注射西地那非[246,247]和吸入雾化依前列
醇等[248]。

对肺部的影响

CPB 期间肺部不通气且通常完全塌陷，通气管路断开，
尤其是小婴儿。这会导致严重的肺不张，即使在转流期间
也可以通过持续通气来改善肺功能[249]。同时在转流期间肺
也至少部分缺血，导致 CPB 后在肺泡水平的表面活性物质
产生减少和降低[250]。此外，体肺分流术或肺动脉单源化术
后也可能发生再灌注损伤（肺流量突然增加后产生肺水肿或
出血）。CPB 释放的炎症介质也倾向于增加平滑肌张力和阻
力，因此可导致支气管痉挛[251]。

除补体外，内毒素和某些细胞因子也可激活中性粒细胞
并将其吸引到炎症部位[252]。在动物研究中，内毒素诱导的
肺损伤可导致中性粒细胞在肺毛细血管内快速（45min 内）
积聚，中性粒细胞的活化伴随着黏附分子的上调，中性粒细
胞黏附于肺血管内皮，通过蛋白酶对内皮的损伤，似乎是潜
在病理生理机制的主要步骤（图 19-6）。巨噬细胞通过分泌
细胞因子、细胞毒性代谢产物和白细胞的化学引诱剂，在炎
性急性肺损伤的演变过程中发挥重要作用。在临床上急性

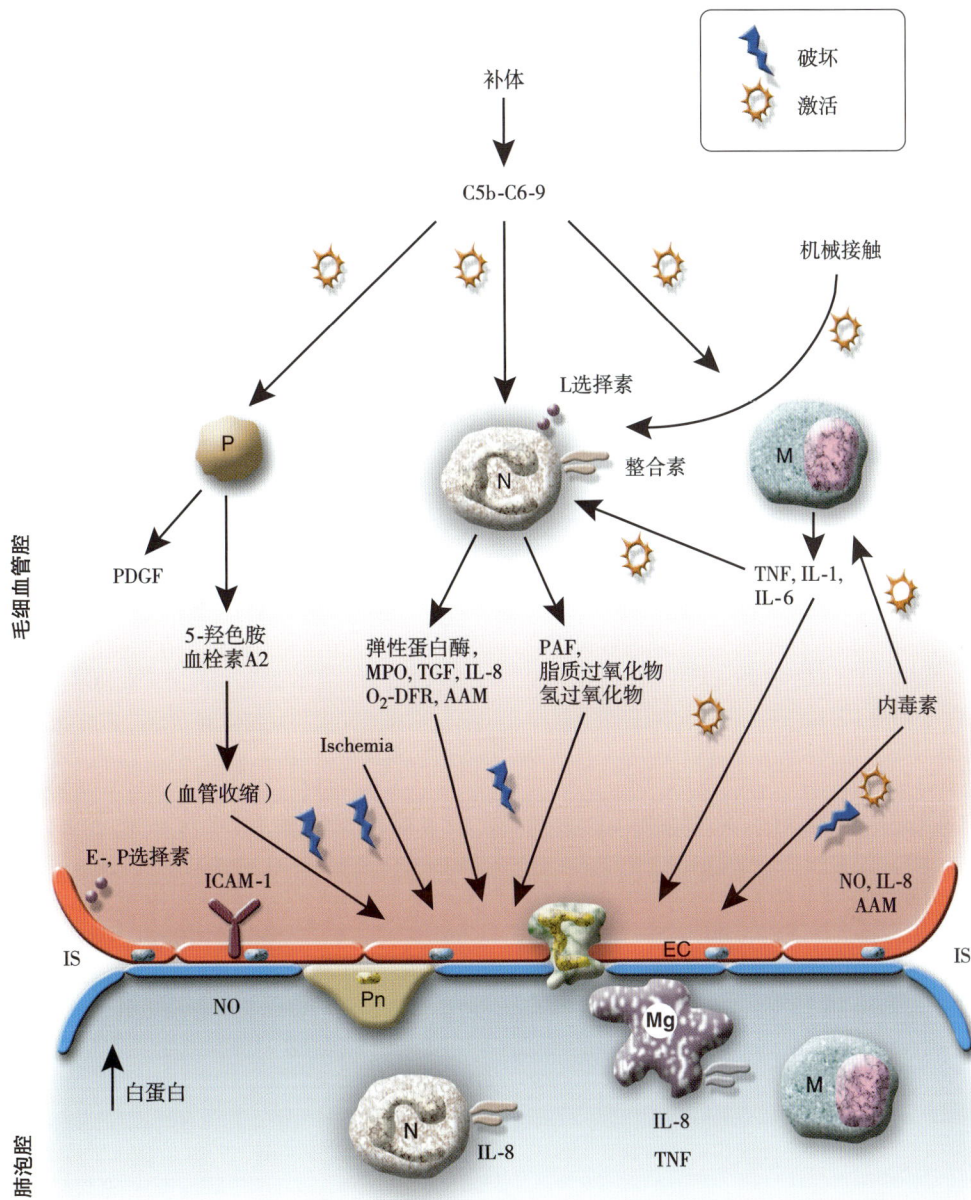

图 19-6　白细胞、内皮细胞（EC）和体液炎症介质在心肺转流肺损伤中起着重要作用。补体（C）激活和补体依赖性机械损伤激活白细胞，白细胞反过来分泌几种炎症介质，如蛋白酶和细胞因子等。补体、细胞因子和缺血再灌注也能激活内皮细胞。可能由肠道细菌释放出来的内毒素对白细胞和内皮细胞也有类似作用。这一过程会破坏内皮和上皮的完整性，使白蛋白、血浆和活化的白细胞进入组织间隙和肺泡腔，导致组织水肿、降低肺顺应性和血氧。AAM，花生四烯酸代谢产物；ICAM-1，细胞间黏附分子 -1；IL，白介素；IS，组织间隙；M，单核细胞；Mg，巨噬细胞；MPO，髓过氧化物酶；N，中性粒细胞；NO，一氧化氮；O_2-DFR，氧自由基；P，血小板；PAF，血小板活化因子；PDGF，血小板衍生生长因子；Pn，肺细胞；TGF，肿瘤生长因子；TNF，肿瘤坏死因子（摘自 Asimakopoulos G, Smith PL, Ratnatunga CP, Taylor KM. Lung injury and acute respiratory distress syndrome after cardiopulmonary bypass. *Ann Thorac Surg.* 1999；1107-1115）

呼吸窘迫综合征（acute respiratory distress syndrome，ARDS）通常只是多器官衰竭的一部分，肺损伤应被视为更常见的全身性炎症状态的一部分。成人 CPB 后 ARDS 患病率报道为 0.5%～1.7%，小儿的发病率尚不清楚。有趣的是，28℃的全身低温不能防止 ATP 的损失和乳酸在肺部的积聚[253]；其他旨在 CPB 期间行肺保护的方法，如持续肺灌注、肺保护液和肺再灌注期吸入 NO 等，可防止更严重的血流动力学恶化、保持肺血管的反应性，但不能预防肺功能不全。

CPB 后肺功能不全的严重程度可通过肺泡-动脉氧合梯度、肺内分流、肺水肿程度、肺顺应性和 PVR 的变化来测量。肺不张的治疗包括在停机期间小心膨胀肺（通过施用多次肺活量呼吸）、轻柔而彻底地气管内吸引及在与 CPB 分离前预防性吸入支气管扩张剂等。采用这些措施，大多数左向右分流量大的患儿肺功能立即得以改善。CPB 的持续时间似乎对肺部预后影响不大[254]，因此 CPB 本身对大多数患儿的肺功能影响不大。然而仍偶有患儿经历了前文提及的因素引发经典的"泵肺"ARDS。对于任何 ARDS 的患者，都采用支持性治疗。

神经系统监测及心肺转流术对脑的影响

脑部监测有助于发现转流后神经系统后遗症风险的患儿，及时识别和治疗脑血流/氧合的变化，评估治疗干预对脑生理的影响，优化 CPB 易损期的脑保护，也可能改善短期和长期的神经系统预后[255]。然而必须认识到，先天性中枢神经系统结构异常的发生率与复杂的先心病有关，这些疾病似乎在近一半的患儿出生时就存在，且不能逆转。在围手术期使用特定的治疗策略可以防止进一步的损伤[255a]。

脑 NIRS 监测仪可测量脑组织氧合（见第 52 章），该装置可无创性测量脑组织氧饱和度，并显示区域脑氧饱和度（regional cerebral oxygen saturation，rSO₂）的数值，即光路中氧合血红蛋白与总血红蛋白的比值。区域脑氧饱和度是局部微循环氧供和氧需平衡的一个测量指标，其范围为 15%～95%。从解剖学模型可以推测，光路中 75% 的脑血容量是静脉血，25% 是动脉血。一项在先天性心脏病患儿中的研究验证了这一点，其通过直接测量颈静脉球和动脉血氧饱和度并与 NIRS 测量的脑氧饱和度进行比较[256]；患儿的实际比例差异很大，但平均静脉：动脉为 85:15。所有 NIRS 设备均同时测量动脉和静脉血氧饱和度，因此该装置不能测量颈静脉球血氧饱和度（jugular venous bulb oxygen saturation，SjvO₂）。由此得出的推论是，尽管 SjvO₂ 可能保持不变，但增加动脉氧饱和度（如增加 FIO_2）的操作会增加这些装置测量的大脑氧合。在一项对 40 例接受心脏手术或导管术的先天性心脏病婴儿和儿童的研究中，除外年龄<1 岁的婴儿，NIRS 与 SjvO₂ 测量值的相关性很差。相比之下，在一项对 30 例接受心脏导管术患儿的研究中，NIRS 与 SjvO₂ 的相关性非常好（$r=0.93$）[258]。这些数据表明，在婴儿和儿童 FIO₂、血红蛋白和二氧化碳相对稳定时，NIRS 对于监测个体脑氧合趋势是有意义的指标。NIRS 值也与婴儿心脏手术后的长期神经发育结局相关。在一项 104 例双心室矫治的前瞻性研究中，术中低 rSO₂ 与死亡或主要并发症无关[259]。然而当这些儿童在 1 岁时接受神经发育测试时，发现 CPB 后 60min 内的平均和最低 rSO₂ 数值越低，其精神运动发育指数越低；低 rSO₂ 也与 1 岁时大脑 MRI 发现的远端缺血性改变相关[260]。

低温低流量转流的神经系统监测

TCD 超声已用于确定低流量 CPB 时脑灌注阈值。TCD 流速显示脑血流的趋势或变化，而不是绝对值。一项报告研究了 28 例使用 α 稳态血气管理的动脉转位术的新生儿[160]。他们的研究表明，NIRS 和 TCD 可能有助于个体化确定低温低流量转流期间每个新生儿可接受的最小流量。转流的流量低于每分钟 30ml/kg 时可导致低灌注[160,261]。这种技术如果没有这些监测，就无法检测到大脑灌注不足，而在某些儿童中，相对于 DHCA，低流量转流可能不具有脑保护的优势。目前尚无这种监测策略的长期预后研究。

深低温停循环的神经系统监测

尽管有临床和实验室证据表明，DHCA 时间超过约 40min 与不良的长期神经和发育结局的风险增加有关，但该技术仍被广泛应用于先天性心脏病外科手术中。基于动物和临床研究，对 DHCA 术后转归改善的最新建议如前所述。在 DHCA 期间，rSO₂ 最低值可预测地降低到转流前基线的 60%～70%（相对变化），在 10～20min 达到最低点，之后并没有进一步下降[262]；此时大脑似乎没有额外的氧摄取量。几项研究表明，NIRS 有可能个体化确定患儿 DHCA 的安全实施及持续时间。在一项行 DHCA 手术的婴儿和儿童的研究中，3 例低 rSO₂ 的患儿在术后出现急性神经系统改变，其中 1 例患儿癫痫发作，2 例患儿长期昏迷[262]。在这 3 例患儿中，CPB 开始后 rSO₂ 的增加要少得多（平均相对增加 3%，而其他没有神经功能改变的患儿增加了 33%），并且在 DHCA 之前的降温时间少于其余 23 例没有发生神经功能改变的患儿。在一个新生猪模型中，DHCA 期间 rSO₂ 值的最低点出现的时间与神经系统的预后相关：大脑没有氧摄取的时间越长，不良神经系统结局的发生率越高；17℃ 时没有额外的脑氧摄取的最大安全持续时间为 30min[153]。有趣的是这一时限与临床和实验室研究相呼应，表明 40min 是停循环的安全时限（图 19-3）。当在较高的温度（如 25℃）下启动停循环时，rSO₂ 的下降速度比在较冷的温度下更快，更早达到最低点[263]。再灌注导致 rSO₂ 增加到 DHCA 前全流量下观察到的水平，随后在复温过程中下降。根据这些数据，我们目前的做法是在 NIRS 达到最低点 20～25min 后再灌注。

区域性脑灌注的神经系统监测

RCP（区域性脑灌注，也被称为选择性脑灌注或顺行性脑灌注）使用聚四氟乙烯（polytetrafluoroethylene，PTFE）管道缝合到无名动脉上或将小的主动脉插管插入右侧无名动脉，用于新生儿主动脉手术，如诺伍德 1 期手术或主动脉弓成形术。其他头臂血管和胸主动脉降支被圈套结扎，从而产生无血术野。大脑只能通过右侧无名动脉和右侧椎动脉灌注。这种方法显著减少或消除了 DHCA 在这些手术中的使用，并保留了脑灌注，有可能改善神经系统预后。起初，该技术使用桡动脉内的压力或预设的每分钟 25～30ml/kg 的转流流量作为无神经系统监测时 RCP 期间的流量估计值。当根据患儿的 NIRS 监测来估计流量时，确定每分钟需要 20～25ml/kg[229]。然而，NIRS 仅应用于头颅右侧（即大脑右侧），与唯一动脉流入的一侧相同。使用 pH 稳态血气策略管理 RCP，我们注意到，当使用 20～25mmHg 的左桡动脉压力作为流量目标时，大多数患儿的 rSO₂ 为 95%（rSO₂ 量表上的最大读数），理论上这些患儿有过度脑灌注的风险。因此，我们利用右脑半球的 NIRS 和 TCD 进行了一项研究，以确定 TCD 是否可指导 RCP 流量[235]。调整转流流量，以达到基线脑血流量的 10% 以内（如使用 TCD 确定必要的流量）。经证明，估计的流量每分钟 63ml/kg（范围为每分钟 24～94ml/kg）明显大于早期研究中的预计值。这一流量与右或左桡动脉的压力无关。所有患儿的 rSO₂ 都得到了很好的维持，因此我们得出结论，TCD 是一种有效的监护措施，可确保 RCP 期间大脑充分灌注而又不过量。由于 RCP 通过一根动脉流入血管给大脑灌注，因此出现了关于大脑左半球血流和氧合充足性的问题。尽管预计新生儿的 Willis 环完整无狭窄，但 10% 的健康足月新生儿与正常血流模式不同。两项研究得出结论，尽管大脑血流和氧合在 RCP 期间对新生儿的两个大脑半球都是足够的，但双侧大脑监测，至少 NIRS 的双侧监测，可能是必要的[235,264]。

全身炎症反应综合征（SIRS）

在心脏手术中，SIRS 是由四个主要的损伤源引起的：①血液成分与转流回路人工表面的接触；②缺血再灌注损伤；③内毒素血症；和④手术创伤；炎症细胞因子、内皮激活和内皮细胞-白细胞相互作用，似乎在诱导这种全身炎症反应中起着重要作用。

血液暴露在转流回路的人工材料（塑料、聚丙烯氧合器纤维和金属吸引装置等）会引发一系列炎症反应，包括激活补体系统、激肽释放酶系统和凝血系统等[239]。因此，白介素、TNF、内毒素、热休克蛋白以及许多其他炎症介质被释放到循环中。白细胞活化也会导致炎症介质的分泌，如蛋白酶和细胞因子（如 TNF-α 和 IL-1），它们在炎症过程发展的早期分泌。这种趋化因子介导的白细胞激活增加是炎症反应传播链中的一个重要环节（图 19-6）。

这种炎症反应可通过一个复杂的抑制系统（如 IL-10 和可溶性细胞因子受体等）来平衡[265]。此外，新生儿的炎症反应可能比婴儿或较大儿童的炎症反应更为严重[266]，因此应采用更为积极的方法来调控新生儿的炎症反应（见下文讨论）。

目前已进行了许多新的治疗方法的研究，包括用于炎症产物（如补体、内毒素和 TNF 等）的单克隆抗体。尽管理论上很有吸引力，但这些治疗方法没有发现任何临床差异。

手术室和 ICU 使用的有效治疗包括：

- 使用糖皮质激素[267]
- 超滤[241]（见前述讨论）
- 抑肽酶（如果有）[242]（见前述讨论）
- 去除白细胞[268]：预充液中使用去白细胞血并在动脉管路安装去白细胞滤器

- 在严重发绀的婴儿中，开始转流时使用常氧处理（F₁O₂ 为 21%）。

糖皮质激素通过进入细胞核并改变炎症分子的转录速率，从而在不同水平上阻断炎症反应。越来越多的证据表明，糖皮质激素通过调节抗炎细胞因子（如 IL-10）的转录或翻译，以及改变其他蛋白质（如内皮素-1 和抑制剂 NF-κβ）的表达而发挥作用[269,270]。因为这些过程需要时间来发展，所以糖皮质激素的作用不是立竿见影的，需要等长达数小时[271]。因此，一般情况下在 CPB 预充液中加入糖皮质激素并不能完全阻止炎症反应[272]；为了有效，可能需要在 CPB 开始前 4h 或更长时间使用糖皮质激素[273]。

尽管使用糖皮质激素调节炎症反应具有这些理论上的优势，但其益处仍未得到证实[274]。最近对 46 000 多例婴幼儿进行的一次大规模出院数据库回顾显示，54% 的婴幼儿使用了糖皮质激素，其死亡率无差异。使用倾向评分匹配，作者得出结论，使用糖皮质激素与更长住院时间、更高感染率和更大胰岛素使用量相关；机械通气时间无差异。使用类固醇没有显著的益处，相反，在较简单的手术类别中，这些药物增加了并发症的发生率[275]。尽管 CPB 的炎症激活肯定会发生，而且根据直觉，炎症过度激活的患者似乎应有更坏的结果，在当代实践中，在对接受双心室矫治的婴儿进行的一项大型研究中，这种反应的程度与 ICU 住院时间和血液制品使用的关系具有统计学意义，但其临床意义并不太大，仅占这些变量差异的 4%～9%[276]。

对凝血功能的影响

CPB 后凝血异常的原因很多。炎症级联激活凝血系统导致凝血因子消耗和纤维蛋白溶解，进而分解已形成的血栓，导致出血增加[16]。治疗方法是适当的肝素化、鱼精蛋白逆转以及使用抗纤维蛋白溶解药来抑制纤维蛋白溶解和改善血小板功能[34]。此外，患儿越小，体外循环预充对凝血因子的稀释度越大，术后凝血蛋白和纤维蛋白原浓度降低的风险也越大。血小板也会被 CPB 回路脱粒和消耗，导致血小板数量减少和血小板功能不全[16]。婴儿越小、转流时间越长、手术越复杂，转流后凝血障碍的发生率越高。减少婴儿体外循环后凝血障碍的措施包括：如有可能，给 CPB 回路预充新鲜全血；如无法获得新鲜全血，则给 CPB 回路预充浓缩红细胞和 FFP[20,277]。治疗通常包括给小婴儿输注血小板作为第一线治疗，然后输注纤维蛋白原和 FFP 来补充凝血因子。如果这些因素得以补足而且检查也是正常的，那么手术出血可能是原因，可能需要再次手术探查[278]。在术中可以通过血栓弹力图（thromboelastography，TEG）、旋转式血栓弹力测定（rotational thromboelastometry，ROTEM）或实验室凝血检查来监测凝血。TEG 已被证明是一种降低输血量的经济有效的监测手段[279]。rⅦa 也被用作对标准治疗措施无反应的严重体外循环后出血患儿的最后手段[61]。目前人们对使用纤维蛋白原浓缩物和三或四种因子的凝血酶原复合物等凝血因子浓缩感兴趣，它们可用于纠正心脏手术后患儿凝血障碍（见第 12 章）。图 19-7 显示了得克萨斯儿童医院使用的术中凝血监测和血液制品和凝血因子输入的规范。

心血管手术室输血路径

1. 确定存在转流后凝血障碍风险的患者。如果没有发现以下患者或手术因素，CPB术后出血的风险很低，不需要ROTEM

   a. 患者因素
- 低龄低体重
- 发绀/红细胞增多症
- 术前抗凝或抗血小板治疗
- VAD或ECMO使用病史

   b. 手术因素
- 多次再手术
- 使用深低温
- 复杂手术；广泛的高压缝合线

2. 如果患者有上述一个或多个因素，确认可获取所有血液制品和药物
3. 当复温时行ROTEM检查以指导转流后凝血因子的补充
4. 评估临床出血和ROTEM结果

给鱼精蛋白后严重出血？
→ 是 → ROTEM结果正常吗？
→ 否 → 无须治疗

ROTEM结果正常吗？
→ 是 → 外科再评估
→ 否 → 加入肝素酶的ROTEM最大血凝块强度<50mm？ → 输血小板10ml/kg

ROTEM纤维蛋白原最大血凝块强度<9mm？ → 输入纤维蛋白原或冷沉淀 → 5kg以上，给予纤维蛋白原浓缩物70mg/kg
→ 5kg以下，给予1单位冷沉淀

加入肝素酶的ROTEM凝血时间>240s → 输入四因子凝血酶原复合物25单位/kg或FFP 15~30ml/kg

5. 如果有临床需要，可于治疗后复查ROTEM
6. 如果继续出血，考虑使用重组凝血因子Ⅶa 90μg/kg，除非由于血栓形成的风险高，已给予四因子凝血酶原复合物

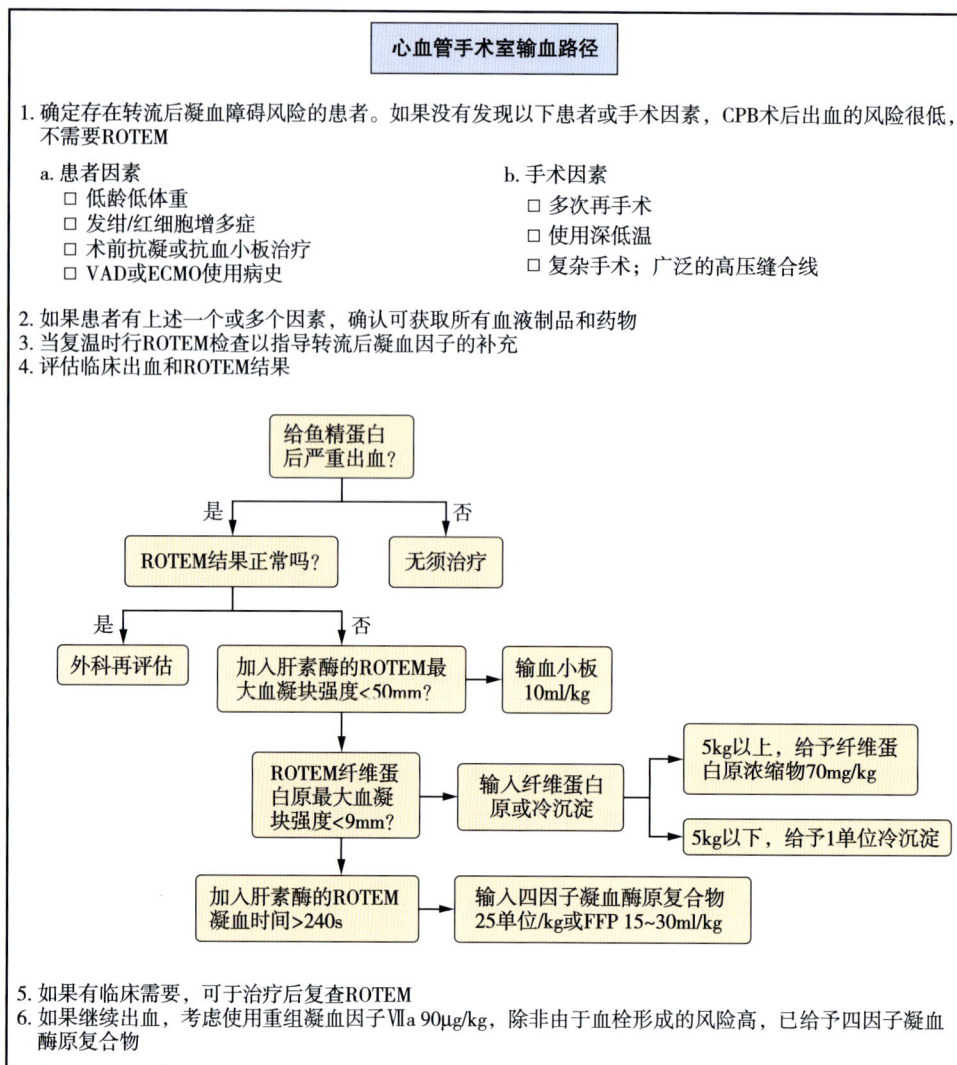

图 19-7　得克萨斯儿童医院凝血监测及血液制品和凝血因子输血规则。CPB，心肺转流术；ECMO，体外膜肺氧合；FFP，新鲜冰冻血浆；ROTEM，旋转式血栓弹力测定；VAD，心室辅助装置

对肝、肾和胃肠道的影响

肝脏、肾脏和胃肠道，与大脑和心脏一样，也可能因长期 CPB、DHCA 或低心排血量综合征而缺血。CPB 会损害肾功能，表现为 CPB 后立即出现蛋白尿和肾小管细胞功能受损；缺血引起的肾功能不全也很常见。由于抗利尿激素（一种对手术应激的反应）的分泌，可能导致少尿。然而后者似乎是暂时性的，通常是自限性的[280]。通过体外循环手术纠正先天性心脏缺陷后，急性肾功能不全的发生率为 17%，不同手术其变异很大，从房间隔缺损修补术后的 0.7% 到动脉转位术后的 59% 不等[281]。深低温停循环使患者的肾脏经受额外的缺血再灌注损伤[282]。CPB 后的急性肾衰竭在小儿中并不常见，围手术期需要透析的比例<3%[281, 283]。心脏手术的婴儿通常需使用利尿药或放置腹膜透析管，后者在某些情况下是预防性的[284, 285]。尽管有些人认为早期腹膜透析改

善存活率与防止体液超负荷有关，其他研究却认为这是由于其更快地清除了 CPB 诱发的促炎细胞因子[286]。需要进一步研究以阐明早期腹膜透析的作用机制。在我们中心，复杂心脏缺陷的新生儿和儿童通常在术后立即进行腹膜透析，以防止体液超负荷并减少炎症细胞因子。氨茶碱已作为替代品进行了试验，但没有取得成功。

肝脏和胃肠功能的恢复在血流动力学恢复之后，但可能需要几天。治疗主要是支持性的。内脏和肾脏灌注可以通过局部氧饱和度进行无创监测。局部氧合可预测肾功能不全和器官衰竭。基于局部 NIRS 的干预可能改善预后[287]。

对免疫系统的影响

白细胞被 CPB 管路激活，但它们的数量可能被白细胞

滤器耗尽，白细胞滤器有时用于减弱炎症反应。尽管理论上可能会增加感染或中性粒细胞功能障碍的风险，但在已发表的研究或临床实践中尚未观察到这种情况[288]。

对内分泌系统的影响

心脏手术后炎症和内分泌反应的大小在一定程度上取决于手术和 CPB 的持续时间[289]。在手术时间短暂的患儿中，术后血中皮质醇、促肾上腺皮质激素和 β-内啡肽的浓度明显高于接受长时间手术的患儿。相比之下，两组血清促炎细胞因子 IL-6、IL-1β、TNF-α 的浓度相似。长时间手术的患儿中促肾上腺皮质激素和皮质醇浓度与血液中 IL-1β、IL-6 和 TNF-α 浓度正相关。

心脏手术后，肾上腺素和皮质醇的血浆浓度均增加[290]。相对于更大剂量（25、50、100 或 150μg/kg）芬太尼，当患儿使用 2μg/kg 芬太尼复合异氟烷麻醉时，转流前后皮质醇和去甲肾上腺素的血浆浓度均显著增加[291]。当芬太尼剂量为 25μg/kg 或更大时，这些患者的血激素浓度没有显著增加。除了心血管稳定性外，在转流期间继续使用更大剂量的阿片类药物可使应激反应最小化，并在转流期间和之后稳定血流动力学，但也可能延迟恢复[292]。此外，心脏手术后生长激素、葡萄糖和胰岛素、乳酸、谷氨酸、天冬氨酸和游离脂肪酸浓度增加，而三碘甲状腺原氨酸浓度下降[293]。限制阿片类药物的用量，平衡炎症和应激的负面影响，将有机会对先天性心脏病手术患儿进行快通道麻醉[294,295]。

转运到 ICU

将患儿从心脏手术室转运到 ICU 时，需要高度警惕。必须连续监测心电图、动脉压、静脉压和心房压，以及呼气末二氧化碳和脉搏氧饱和度；应事先检查监护仪和输液泵的电池电量，以防监护仪故障和血管活性药物输注中断。护送患儿到 ICU 时，应同时携带抢救药物、气道设备和血液制品。离开手术室前，应向 ICU 工作人员报告。使用气管插管转运的患儿，通常使用 Ayres T 形管回路的 Jackson-Rees 改装件在转运过程中手动通气，可以用 100% 氧或空氧混合器（对需要 FiO2 低于 1.0 的患儿）。对于需要吸入 NO 的患儿，应由呼吸治疗师协助运输以确保治疗过程不会出现中断，并且 ICU 内也平稳过渡。到达 ICU 后，确认生命体征，将所有监测设备依次转移至 ICU 监护仪，并重新检查以确保其正常工作，并向 ICU 工作人员提供详细报告。

总结

CPB 是心内及心外大血管手术的必要技术。CPB 引起了许多生理和炎症紊乱，但通过广泛的经验和研究，这些不良反应可以通过一些循证策略大大减轻。因此 CPB 后的预后显著改善，而且 CPB 已不再是复杂先天性心脏缺陷手术的障碍，即使在新生儿中也是如此。

（贾爱 译，晏馥霞 校，李军 上官王宁 审）

精选文献

Andropoulos DB, Easley RB, Brady K, et al. Neurodevelopmental outcomes after regional cerebral perfusion with neuromonitoring for neonatal aortic arch reconstruction. *Ann Thorac Surg*. 2013;95(2):648-654; discussion 654–655.
Fifty-seven neonates were studied using MRI and 12-month neurodevelopmental outcome after neonatal aortic arch reconstruction using regional cerebral perfusion (RCP). Pre- and postoperative MRI revealed new injuries in 40% of all patients. However, cognitive outcomes were comparable to a population norm with slightly reduced language and motor outcomes than the reference. RCP can be considered an effective and safe method to support intraoperative cerebral perfusion.
du Plessis AJ, Jonas RA, Wypij D, et al. Perioperative effects of alpha-stat versus pH-stat strategies for deep hypothermic cardiopulmonary bypass in infants. *J Thorac Cardiovasc Surg*. 1997;114:991-1000.
In this study, 182 neonates and infants were randomized to pH-stat or α-stat CPB strategy. Important trends or statistically significant improved outcomes were seen with pH-stat management for deaths, electroencephalographic (EEG) seizures, return of EEG activity, acidosis, hypotension, inotropic support, and length of mechanical ventilation. These improvements were most significant for arterial switch operation patients.
Jonas RA, Wypij D, Roth SJ, et al. The influence of hemodilution on outcome after hypothermic cardiopulmonary bypass: results of a randomized trial in infants. *J Thorac Cardiovasc Surg*. 2003;126:1765-1774.
One hundred thirteen infants randomized to a target hematocrit of 20% (actual 21.5%) versus 30% (actual 28%) on CPB had lower neurodevelopmental outcome scores on the Psychomotor Development Index of the Bayley Scales of Infant Development with 82 for the low hematocrit versus 90 for the high hematocrit group at 1 year of age. The children with lower target hematocrit also had a greater incidence of scores more than 2 SD below the mean (29% vs. 9%).
Manlhiot C, Gruenwald CE, Holtby HM, et al. Challenges with heparin-based anticoagulation during cardiopulmonary bypass in children: impact of low antithrombin activity. *J Thorac Cardiovasc Surg*. 2016;151(2):444-450.
Antithrombin III is an important co-factor for heparin to work particularly in neonates who have lower values leading to a lower heparin efficacy and less suppression of thrombin generation. Recognizing risk factors and individually treat these can improve anticoagulation during pediatric cardiac surgery.
Miller BE, Mochizuki T, Levy JH, et al. Predicting and treating coagulopathies after cardiopulmonary bypass in children. *Anesth Analg*. 1997;85:1196-1202.
This is the classic article describing the reasons for post-CPB bleeding in infants and children. Platelet defects are the most important cause and the first blood product to administer; hypofibrinogenemia is the second most important, and fibrinogen is the next most important blood product, with fresh frozen plasma ineffective or possibly worsening bleeding.
Newburger JW, Jonas RA, Soul J, et al. Randomized trial of hematocrit 25% versus 35% during hypothermic cardiopulmonary bypass in infant heart surgery. *J Thorac Cardiovasc Surg*. 2008;135:347-354.
Perioperative hemodynamics during hypothermic cardiopulmonary bypass and developmental outcome and brain magnetic resonance imaging at 1 year were evaluated. Hemodilution to hematocrit levels of 35% compared with those of 25% had no major benefits or risks overall among infants undergoing two-ventricle repair. Developmental outcomes at 1 year of age in both randomized groups were below those in the normative population.
Odegard KC, Zurakowski D, DiNardo JA, et al. Prospective longitudinal study of coagulation profiles in children with hypoplastic left heart syndrome from stage I through Fontan completion. *J Thorac Cardiovasc Surg*. 2009;137(4):934-941.
Coagulation profiles throughout staged repair of the hypoplastic left heart syndrome were studied. In general, pro- and anticoagulatory factors were lower than the norm and patients after the Fontan operation presented with significantly higher F. VIII levels. This could potentially increase the risk of thrombosis.
Pasquali SK, Li JS, He X, et al. Comparative analysis of antifibrinolytic medications in pediatric heart surgery. *J Thorac Cardiovasc Surg*. 2012;143(3):550-557.
Comprehensive review on antifibrinolytic therapy in pediatric cardiac surgery.
Withington DE, Fontela PS, Harrington KP, Lands LC. Perioperative

steroids in pediatric cardiopulmonary bypass: we still do not have all the answers. *Pediatr Crit Care Med.* 2016;17(5):475.

This paper discusses the perioperative use of steroids in pediatric cardiac surgery 2016.

Wypij D, Jonas RA, Bellinger DC, et al. The effect of hematocrit during hypothermic cardiopulmonary bypass in infant heart surgery: results from the combined Boston hematocrit trials. *J Thorac Cardiovasc Surg.* 2008;135:355-360.

In this combined review of 271 infants, analysis was undertaken of the effects of hematocrit level at the onset of low-flow cardiopulmonary bypass. A hematocrit level at the onset of low-flow cardiopulmonary bypass of approximately 24% or higher was associated with higher Psychomotor Development Index scores and reduced lactate levels.

Wypij D, Newburger JW, Rappaport LA, et al. The effect of duration of deep hypothermic circulatory arrest in infant heart surgery on late neurodevelopment: the Boston Circulatory Arrest Trial. *J Thorac Cardiovasc Surg.* 2003;126:1397-1403.

Neurodevelopmental outcomes were assessed with a battery of 6 tests in 155 8-year-olds who had a neonatal arterial switch operation using α-stat bypass management, hematocrit of 20% on bypass, and varying duration of DHCA at 18°C. Neurodevelopmental outcomes were not adversely affected for the group as a whole until the DHCA time exceeded 41 minutes (95% lower confidence limit 32 minutes).

Yamamoto T, Wolf HG, Sinzobahamvya N, et al. Prolonged activated clotting time after protamine administration does not indicate residual heparinization after cardiopulmonary bypass in pediatric open heart surgery. *Thorac Cardiovasc Surg.* 2015;63(5):397-403.

A prolonged activated clotting time after pediatric cardiac surgery is a common finding. At a closer look, this does not represent residual heparin concentrations but rather low concentrations of coagulation factors.

参考文献

第20章 止血药物

PHILIP ARNOLD

创伤和手术中出血不可避免。如果机体的凝血功能正常，加上外科细致的止血操作，绝大多数手术不会发生大的出血和后果。然而如果损伤更进一步加重，再合并有凝血功能异常，则会发生大量失血。20世纪初，人们已经认识到输注液体和异体血可预防出血导致的并发症。但也必须认识到输注浓缩红细胞（packed red blood cells, PRBC）的局限性，即不但改善不了凝血功能，而且还会引发由于输注异体血导致的免疫及病理生理改变。

本章着重讨论能够改善凝血功能、减少血制品输注的临床干预措施。尽管以上两个目的似乎很相似，但还是有所区别。临床上通常会遇到两种情况，一是在多数手术中，体外凝血检查可能只提示轻度的凝血异常，这种情况下应用止血药物的确可减少出血，同时无须输注PRBC[1,2]，但如果不用药（止血），也不会发生危及生命的出血。另一种情况是严重的凝血异常，发生危及生命的出血，此时输注血制品是必不可少的治疗措施，而血制品本身也是止血药物。以上两种情况，对于临床医生在权衡利弊上是完全不同的。第一种情况，如果不输血带来的益处大于使用止血药物引起的风险，则可以选择应用止血药。而后一种情况，相较于无法控制的出血和患者的生命，止血药的副作用往往可以忽略。

尽量避免输注异体血制品，这个观点听起来似乎非常正确。然而，关于输血潜在危害的许多观点可能是错误的。英国一家关注输血导致严重并发症的组织（serious hazard of transfusion, SHOT）统计了10年中共发生的3 239例输血并发症，这在总的输血病例中仅为0.013%[3]。这些不良反应在新生儿中更多见，但发生率也不过为0.037%。当然可能由于很多病例漏报，实际的发生率也许会更高些。但可以明确的是，由输血导致的直接危害非常小，由输血导致的感染更低（公众最担心），英国因为输血造成的HIV感染的概率是1/500万。输血引发的即时危险是输注了非相容血[4]。然而输血对儿童预后带来的不易察觉的负面影响可能更为重要[5]。输血会损害肺功能和免疫机制，使儿童较易感染。如果输红细胞是为了增加细胞携氧、提高组织氧供，其实输注患儿自身的血更为有效[6]。其他方面的考量包括输血带来的医疗费用增加、如何保证血制品来源的质量（这在发达国家和医疗体系不健全的美国均存在）。在医疗制度不健全的地区，由于血液来源的复杂，由输血引起的不良反应更常见。

在英国，每年有230万例输血病例（37例/每千人）；其中有4.2%输给18岁以下的儿童（7.1例/每千人），1.7%输给了1岁以下的婴儿（52例/每千人）。来自澳大利亚的儿科输血病例调查显示有41%的输血发生在围手术期[7]，其中6.3%在麻醉状态下。绝大多数都是用于心脏手术（占围手术期使用的58%），只有4%用于创伤较大手术。心脏手术（体外及非体外）、颅缝早闭手术和肝移植通常都需要输血。当然关于此项大出血的流行病学调查结果可能并不完全准确。这些输血案例的报告可能会产生一些误导（如接受心脏手术的新生儿虽然发生较多的出血，但输注的血量却并不多），且大部分血液通常是用于体外循环的预充。观察性研究报道儿童心脏手术可发生大量失血（每公斤体重），年龄小及复杂的手术更是如此[8,9]。心脏手术是儿童失血的主要原因，是 1 岁以内婴幼儿严重出血病例中最首要的原因。

抑肽酶、重组Ⅶa 因子（recombinant factor Ⅶa, rFⅦa）和纤维蛋白原浓缩物被称为"魔法子弹"，能够一定程度地恢复凝血功能。但所有这些药物均有局限性，即只能针对整个凝血过程的某个特定环节。近年来，处理严重出血的措施并无太大变化，也有了一些研究进展，但在撰写本文时，尚未获得在儿童中应用的风险和利益依据。严重出血的最佳治疗举措包括以下方面：

- 良好的外科止血
- 备齐各种血液制品，确保及时到位，并选择恰当的应用时机
- 针对性治疗可能的凝血缺陷（结合临床背景资料），恰当正确的凝血功能检查
- 避免（和识别）体温过低、酸中毒和电解质紊乱

凝血生理学

过去几年对凝血的理解发生了很大变化。"传统"观念一般强调级联式蛋白水解酶的重要性，现在已经让位于"基于细胞的"凝血模型，强调细胞成分在凝固过程中的重要性，以及凝血过程是一个复杂的相互作用网络，而不是一个线性过程[10,11]。与临床知识比较，这方面理论过于复杂和抽象。但理解基本的凝血模型意义重大，是必须学习的知识。

为了实现有效的止血，必须形成血小板血栓附着在受伤部位。为了防止广泛的血栓形成，这个过程需要局限在受伤部位。这是通过细胞表面的变化，使得促凝血反应仅局限在特定细胞表面。不同细胞具有不同的促凝血和抗凝血特性，这个过程目前尚未阐明，但是带有组织因子（tissue factor, TF）的血小板和细胞是该过程的核心。内皮的完整至关重要，通过形成物理屏障而阻断凝血系统的各成分之间发生相互作用（主要是预防活化因子Ⅶ和血小板与胶原蛋白和 TF 携带细胞接触），并通过表达血栓调节蛋白（thrombomodulin, TM）发挥更积极的作用。凝血过程通常分为启动、扩增和蔓延，但实际上各阶段存在一定的重叠。

启动

凝血是由循环中的Ⅶa 因子和 TF 相互结合（一种膜结合脂蛋白，表达于内皮下细胞如成纤维细胞表面）而启动的。TF 和因子Ⅶa（TF/Ⅶa）结合形成复合体，进一步激活因子Ⅸ和 X 因子。在携带 TF 的细胞表面，因子 Xa 与 Va 结合形成"凝血酶原酶"复合物，它可以激活少量的凝血酶[11]（因子Ⅱa）（图 20-1），导致血小板和 V 及Ⅷ因子的活化。

这种低水平的凝血酶形成在体内经常发生，而且并不足以引发广泛的凝血过程。一些凝血抑制剂，如 TF 途径抑制剂（TF pathway inhibitor, TFPI）和抗凝血酶（antithrombin, AT），通过促进 Xa 因子与携带 TF 的细胞分离，使 Xa 因子作用局限化。

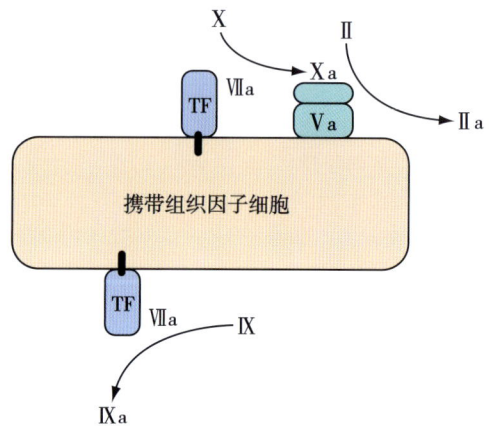

图 20-1　启动。携带组织因子（TF）细胞表面形成 TF/Ⅶa 因子复合物，激活因子Ⅸ和 X。因子 Xa/ Va 复合物，称为"凝血酶原酶"复合物形成少量凝血酶（因子Ⅱa）（摘自 Hoffman M. 模拟血凝级联反应. *J Thromb Thrombolysis*. 2003；16：17-20）

扩增

如果脉管系统发生更广泛损伤，则 TF 和Ⅶa 因子之间、血小板和血管外成分之间（胶原蛋白和血管性血友病因子, von Willebrand factor, vWF）的相互作用增强[10]。这两个过程之间有强烈的正相互作用，导致血小板的进一步聚集和大量凝血酶的产生。

在携带 TF 的细胞上只产生少量凝血酶，之后将进入持续扩增阶段，凝血酶的产生量较大（图 20-2）。这种凝血酶有以下几个功能：

- 活化血小板，暴露受体和凝血因子结合位点
- 在活化的血小板表面激活辅因子 V 和Ⅷ，从而释放 vWF，募集更多的血小板至受伤部位
- 活化Ⅺ，生成Ⅺa[12]

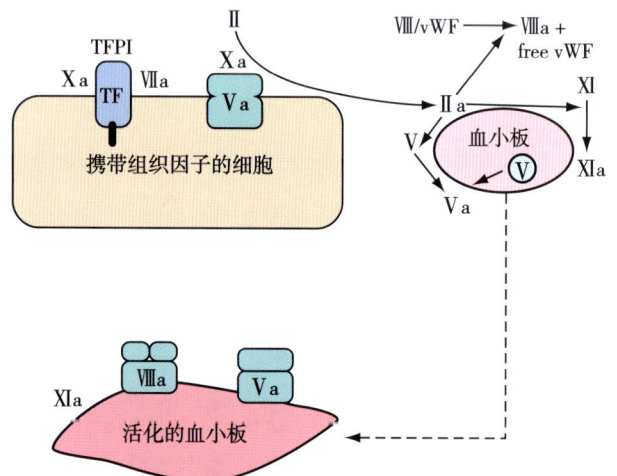

图 20-2　扩增。微量凝血酶（因子Ⅱa）启动了在大规模扩增生成凝血酶的阶段。少量的凝血酶活化血小板，以及其他重要的凝血酶和辅助因子包括：TF、TFPI、组织因子途径抑制剂、vWF 因子（模拟血凝级联反应，摘自 Hoffman M. *J Thromb Thrombolysis*. 2003；16：17-20）

- 激活因子XⅢ（纤维蛋白稳定因子）和促进纤维蛋白交联
- 从纤维蛋白原中切割纤维蛋白肽 A 和 B（形成纤维蛋白）

　　血小板活化的概念非常重要。循环中血小板呈盘状，激活后形状显著改变，表面积增大，各种受体和结合蛋白表达增加，释放一系列化学物质（包括凝血因子和血小板活化剂）。这些复杂的细胞变化是正常凝血的核心[13,14]，这个过程的改变也是手术和大出血中发生凝血病的重要原因。一旦形成凝块，血小板将发生进一步的变化，扩大形成一个物理性栓子。

蔓延

　　蔓延发生在活化血小板的表面，这些活化血小板大量地被招募到受伤的部位。活化的因子Ⅸ（来自启动阶段和在血小板上的Ⅺ因子）与Ⅷa 因子结合，两者形成Ⅸa/Ⅷa 复合物激活血小板表面的 X 因子，Xa 因子与 Va 因子结合形成凝血酶原酶复合物，凝血酶原酶复合物引起凝血酶暴发性产生，通过纤维蛋白原使血块凝固（图 20-3）[10]。患有血友病 A 的儿童无法形成Ⅸa/Ⅷa 复合物，因而无法持续大量生产凝血酶，造成临床上的出血倾向[10]。

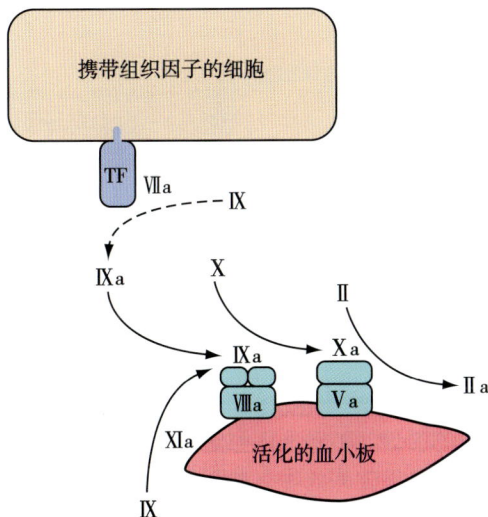

图 20-3　蔓延。Xa 因子由活化的血小板表面上的Ⅷa/Ⅸa 复合物局部形成。得到的 Xa/ Va 凝血酶原酶复合物引起大量凝血酶（因子Ⅱa）的产生。TF，组织因子（摘自 Hoffman M. Remodeling the blood coagulation cascade. *J Thromb Thrombolysis.* 2003；16-20）

　　传统的凝血模型也描述了一种由接触因子［ⅩⅡ、Ⅺ、前激肽释放酶和高分子量激肽原（high-molecular-weight kininogen，HMWK）启动的替代途径。该途径在凝血活化方面没有生理学意义，但它通过激活Ⅷ因子、Ⅸ和Ⅺ因子提供了重要的正反馈加速系统，在纤维蛋白溶解和炎症途径中很重要[15,16]。

血凝抑制

　　通过直接和间接凝血酶抑制系统，血凝块局限在损伤部位。直接系统由 AT、2-球蛋白和肝素辅助因子Ⅱ（heparin cofactorⅡ，HCⅡ）组成，AT 和 HCⅡ在肝素存在下可加速活

化。几种间接凝血酶抑制系统，包括 C-蛋白、S-TM 系统和 TFPI。凝血酶与完整内皮细胞表面的 TM 结合，无法裂解凝血酶原形成纤维蛋白；TM 凝血酶复合物既不能激活血小板也无法激活因子 V 和Ⅷ因子。但该复合物可激活 C-蛋白，而 C-蛋白与 S-蛋白结合，使得 Va 和Ⅷa 因子失活（在内皮细胞和血小板表面）[10,15]。

纤维蛋白溶解

　　纤维蛋白溶解，纤维蛋白降解成可溶性物质，由蛋白水解酶、纤溶酶介导。纤溶酶是由肝脏合成无活性的酶原，纤溶酶原转化而成。该过程由激活剂和抑制剂控制。主要的血管内纤溶酶原激活剂为组织纤溶酶原激活物（tissue plasminogen activator，tPA）[17]。主要的抑制蛋白为纤溶酶原激活物抑制剂-1（plasminogen activator inhibitor-1，PAI-1）、抗纤溶酶（α₂-PI 和 α₂-巨球蛋白）和凝血酶活化纤溶抑制物（thrombin-activated fibrinolysis inhibitor，TAFI）[18]（图 20-4）。

　　除了分解纤维蛋白外，纤溶酶还代谢许多其他蛋白质，包括血小板表面的纤维蛋白原受体（糖蛋白Ⅱb/Ⅲa）和纤维蛋白原[19]。此外，纤溶酶通过促进单链的纤溶酶原激活剂转化为更活跃的双链形式，加速其自身产物的生成。纤溶酶对纤维蛋白的作用是产生一系列降解产物，其中一些具有抗凝特性，这种效果是通过阻止纤维蛋白原聚合和抑制血小板功能来实现的。

　　tPA 由小血管的血管内皮释放，创伤、内毒素、缺血或正常运动等刺激的情况下释放增加。该作用通过接触激活（通过激肽释放酶系统）和一系列其他物质（包括凝血酶）介导。tPA 一经释放即被肝脏快速代谢，半衰期约为 5min[20]。纤维蛋白与纤溶酶原和 tPA 结合，大大加速纤溶酶原转化为纤溶酶（促进其自身降解，同样使该反应局限在血栓形成位置）。tPA 激活纤溶酶原的替代机制还包括与某些细胞（内皮细胞、白细胞和一些肿瘤细胞）表达的受体结合，这方面的意义尚未完全阐明。

　　如血管内凝血广泛发生，则发生过度的纤维蛋白溶解，纤维蛋白的产量过多，这称为继发性纤维蛋白溶解，这种情况是有益的，因为可以防止广泛的血管闭塞。治疗原则是替代消耗的凝血因子、抑制过度凝血、并针对病因治疗。在体外循环、大量失血、创伤和肝移植期间可发生原发性纤维蛋白溶解[20]。在肝移植手术的无肝期，由于无法降解 tPA，纤维蛋白溶解增加；新肝期 tPA 进一步增加，需要几个小时才能恢复至正常水平。在凝血病患者中，凝血酶形成减少可导致 TAFI 的产生减少（在抑制膜结合的纤溶酶中很重要），同时纤溶酶对单链至双链 tPA 的转化作用减弱，造成病程延续。由于可能存在遗传易感性，个别患者更易发生[21,22]。

　　临床上两组药物可抑制纤维蛋白溶解：

　　1. 合成赖氨酸类似物，如氨甲环酸（tranexamic acid，TXA）和氨基己酸（ε-aminocaproic acid，EACA）

　　2. 蛋白酶抑制剂（如抑肽酶）

　　合成赖氨酸类似物是纤溶酶原的特异性抑制剂，通过竞争性结合纤溶酶原分子上赖氨酸位点起作用（图 20-5）。这将阻断纤溶酶原与纤维蛋白的结合，而这是纤溶酶原激活剂将纤溶酶原转化为纤溶酶的必需步骤[23]。大剂量下还具有直接抑制

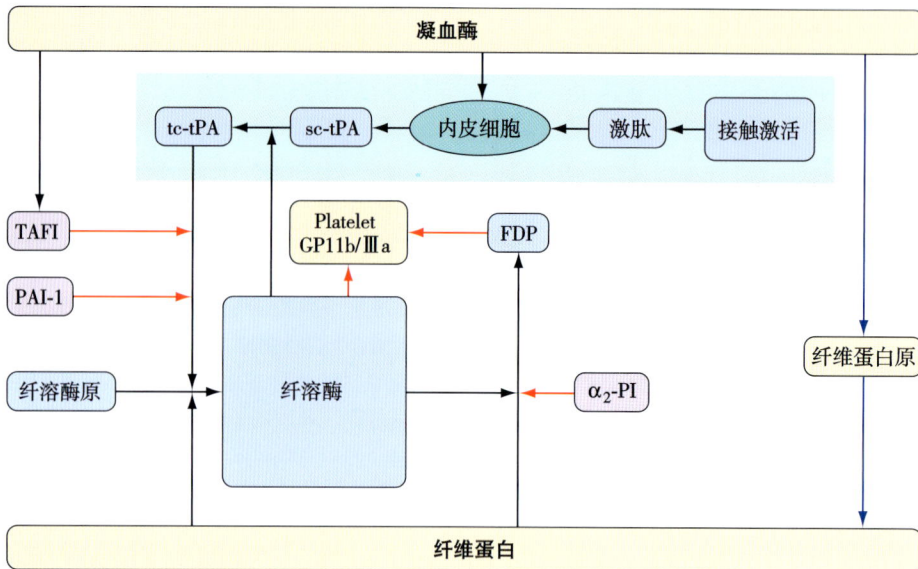

图 20-4　主要纤维蛋白溶解途径，导致纤维蛋白分解成纤维蛋白降解产物（FDP）。它是通过接触激活（阴影区域）从内皮细胞释放组织纤溶酶原激活物（tPA）而引发的。纤溶酶原需要与纤维蛋白结合以转化为纤溶酶。sc-tPA 和 tc-tPA 分别指单和双链 tPA（更活跃的）。内源性纤维蛋白溶解抑制剂显示在蓝色框中。红色箭头显示与凝血系统的相互作用。TAFI，凝血酶激活的纤维蛋白原抑制剂；PAI-1，纤溶酶原激活物抑制剂；GP，糖蛋白；α$_2$-PI，α$_2$-纤溶酶抑制剂

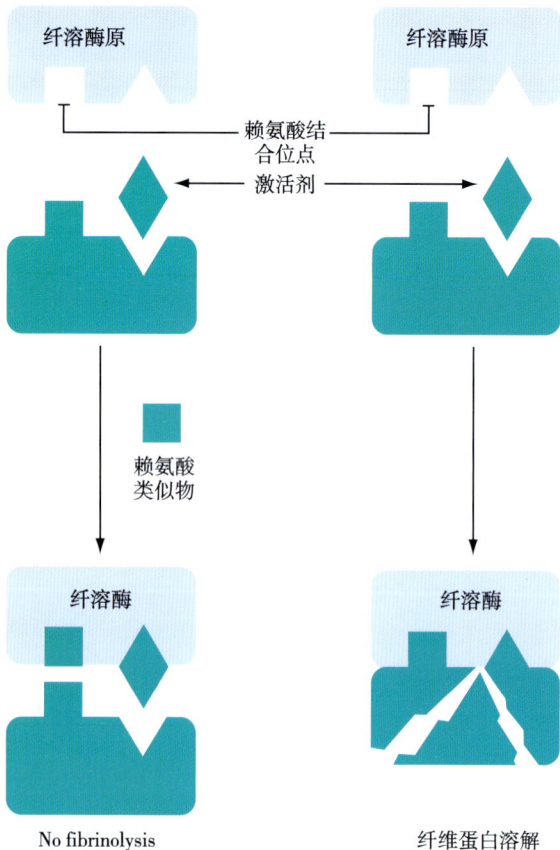

No fibrinolysis   纤维蛋白溶解

图 20-5　合成赖氨酸类似物氨甲环酸和氨基己酸的作用机制。摘自 Mahdy AM, Webster NR. Perioperative systemic haemostatic agents. *Br J Anaesth.* 2004；93：842～858

纤溶酶的作用，以及抑制纤溶酶介导的对血小板的作用。

抑肽酶是一种非特异的蛋白水解酶抑制剂，它对激肽释放酶-激肽（接触）系统有作用，也抑制参与凝血和纤维蛋白溶解的酶类。此外，抑肽酶还有维持血小板功能及抗炎作用。抑肽酶的这种广谱的药理作用可能比赖氨酸类似物更有优势。

凝血系统的发育

与成人比较，新生儿的止血系统成熟迅速[24-26]（见第 10 章）。了解凝血系统在小儿不同年龄段成熟的程度，对于正确解释实验室凝血功能测定结果和选择适当的治疗措施来干预体内止血非常有必要。

所有胎儿凝血因子都是独立于母亲而产生的，早在妊娠 5.5 周就开始形成纤维蛋白原，血液可在 11 周时凝固。20 世纪 80 年代微量测定技术的发展促进了自孕 19 周后即可开始确定胎儿凝血因子的正常参考范围[15, 24, 25]。一般来说，婴儿和成人的凝血系统有四个基本差异[27]：

- 凝血系统各成分的浓度
- 凝血蛋白的更新率
- 合成速度
- 一些血凝关键酶：凝血酶和纤溶酶总体生成和调节能力的差异

新生儿中维生素 K 依赖性 II、VII、IX 和 X 因子的浓度仅为成人值的 50%，这导致凝血酶原时间（PT）或国际标准化比率（INR）稍延长[15]。同样，接触因子 HMWK、前激肽释放酶和 XI 和 XII 因子的浓度约为成人值的 50%[15, 27]。接触因子减少导致的活化部分促凝血酶原激酶时间（aPTT）不成比例地延长。出生时凝血因子浓度降低的原因可能是肝脏合成

能力弱,但出生后浓度迅速增加,到 6 个月时即达到成人水平 80% 左右[15, 28]。

相反,出生时血浆纤维蛋白原的浓度和 V、Ⅷ因子与成人相似,尽管是胎儿纤维蛋白原的形态与成人的结构不同,这种区别的生理意义尚不清楚[29]。出生 2 个月内 vWF 浓度高于成人[30]。

抗凝系统也与成人不同。出生时血浆蛋白 C 和 S 是成人值的 35%,直到青春期才达到成人水平;新生儿 AV 和 HCⅡ的浓度是成人值的 50%,在 6 个月大时达到成人浓度。然而 α₂- 巨球蛋白的浓度在出生时增加且在整个儿童时期仍增加,据推测这可能是幼儿免于血栓栓塞并发症的保护机制之一[31]。体外测定儿童凝血酶生成减少,约为成人的 75%。

尽管新生儿中许多促凝血和抗凝血蛋白的血浆浓度降低,但在有效止血上仍能达到平衡。健康的胎儿、新生儿和儿童在面临轻微创伤时不会出现过多的出血,这与 2 岁以下健康儿童的血栓弹力图(TEG)测定结果一致,与成人相比,使用该测试如未发现凝血异常,则表明止血系统完整。使用 TEG 的进一步研究发现,患有复杂先天性心脏病的 1 岁以下婴儿具有完整且平衡的凝血 - 纤维蛋白溶解系统,但其水平仍处于正常儿童低限[33]。

出血遗传学

血友病是一组遗传性出血疾病,表现为轻微创伤即可导致过度出血。血友病 A 和血管性血友病是最常见的两种类型(见第 10 章和第 12 章),分别与低水平的Ⅷ因子和 vWF 相关。目前很多单基因缺陷导致的单个凝血蛋白和调节蛋白质缺少的疾病被陆续发现,还有一些单基因疾病可能造成血栓形成异常,与抑制性蛋白质功能障碍有关。

在没有特定凝血因子缺乏的情况下,表面上似乎并无不同的患者之间也能观察到原因不明的出血差异。这种差异的原因可能是多方面的,包括手术技术、疾病过程和治疗的细微差别。遗传因素对手术引起的后天性出血具有重要影响,这似乎理论上无法解释。然而最近人们越来越关注遗传和环境因素在后天疾病进展中的相互作用。大多数凝血蛋白的基因组学已阐明,其中对人群中的一些常见变异也有一定的了解,研究较透彻的是 PAI-1 的基因多态性。PAI-1 是一种重要的内源性纤维蛋白溶解抑制剂,缺乏与出血增加有关[34]。G5/G5 多态性很常见(占欧洲人群的约 20%),且与 PAI-1 浓度降低有关,它与心脏手术后的出血及抗纤维蛋白原的临床效应增加有关(虽然并不完全一致)[21, 22]。如果上述推测得到证实,那么 PAI-1 可能仍是一个例外。总体来说,遗传对出血的后果和影响可能轻微。在婴儿期,另一个因素可能是发育和遗传之间的关系,许多凝血蛋白以不同于成人的亚型存在于婴儿中,这意味着婴儿的基因表达也可能不同。了解出血变化中的遗传因素可增进我们对出血过程的理解,并指导临床的个体化治疗。当然,这些在实际应用中仍属推测。

凝血功能障碍与大手术

出血在侵入性手术中不可避免,出血量大则有可能发生凝血紊乱,从而加重原有的出血,或可能使小儿血栓形成风险加大。这两种不良事件并非相互排斥,出血较多且出现凝血功能障碍的患儿血栓形成的风险同样会增加。

大手术中以及出血期间的凝血功能变化非常复杂,且取决于出血发生的临床背景[35]。手术患者与严重创伤后出现的凝血功能变化有一些相似之处,然而两者病理生理因素的平衡状态可能会非常不同。这些凝血的潜在因素发生了如下变化:

稀释　凝血成分在出血中丢失,丢失的血液被缺乏这些成分的晶体、胶体或血制品所取代,导致这些凝血成分的浓度下降。某种程度上这种变化是平衡的,因为凝血抑制剂的浓度也降低。另外,凝血物质可因创伤而释放,这也部分抵消了浓度的下降。凝血物质一种成分的浓度降低造成的凝血改变与另一种成分的减少并不具有相同的临床效果,这使得问题更复杂化。例如许多凝血蛋白浓度的持续降低不会导致严重出血,而仅中等程度的血小板和纤维蛋白原浓度下降就可引起临床上值得关注的出血(见第 10 章和第 12 章)。

组织损伤的影响　炎症和凝血途径之间发生广泛的相互作用。组织创伤后的炎症可能与纤维蛋白溶解途径的过度活化(导致过量出血)和促凝血途径的激活(导致血栓形成的风险增加)有关。

与失血有关的生理紊乱　酸中毒、低体温和低钙血症与出血过多有关[36],低温会降低蛋白水解酶的活性、减少纤维蛋白合成、血小板功能下降,这些过程在复温时基本上是可逆的。酸中毒显著降低凝血蛋白的活性[37],纠正酸中毒不能完全逆转这些影响。血液稀释和枸橼酸盐(包含在许多血液制品中)的作用导致血浆钙浓度降低,在大出血期间应监测钙离子的浓度并根据需要及时补充。冷沉淀物和新鲜冰冻血浆(fresh frozen plasma,FFP)含有高浓度的枸橼酸盐,快速给药可能导致血浆钙浓度急剧下降(图 12-9)。

治疗措施　一些合成胶体导致的出血恶化,其影响程度常常超过血液稀释。与白蛋白、明胶和晶体比较,羟乙基淀粉的使用增加了凝血异常和急性肾损伤风险[38]。不同类型淀粉对凝血效应的影响是否存在差异目前还有争议[39-41]。出于其安全性考虑,限制了它在成人和儿童中的使用。

特殊手术　体外循环手术对凝血功能的影响将在后面讨论。肝移植手术(见第 31 章)和重大创伤(见第 39 章)将在本书的其他章节详细讨论。

小儿心脏手术凝血功能的变化

常规抗凝

如不进行抗凝,血液将迅速在体外循环(cardiopulmonary bypass,CPB)的人造回路表面上形成血栓。CPB 期间激活凝血级联反应的主要机制称为"外源性"TF 途径,由手术创伤和炎症反应激活[42-45]。炎症介质诱导内皮细胞和单核细胞上 TF 的表达,当Ⅻ因子被吸附到 CPB 管路的表面,"内源性"凝血系统也被激活,通过激肽释放酶引起补体、中性粒细胞和纤维蛋白溶解系统的激活[42]。虽然内在系统在引发凝血反应中几乎没有作用,但激肽的激活将导致纤维蛋白溶解和炎症增加[16]。

肝素

肝素是目前用于 CPB 最有效的抗凝剂。肝素与 AT 上赖氨酸位点的结合导致 AT 的构象变化，导致 AT 作用增强，抑制凝血酶、IXa、Xa、XIa 和 XIIa 因子的作用增加了 1 000 倍[42, 47]。3～6 个月大婴儿 AT 浓度较低，其他肝素辅助因子可能更加重要。然而需要行先天性心脏病矫治手术的新生儿，通常所有肝素辅助因子的浓度都较低，这可能是这些患儿凝血酶浓度较高的原因之一[48]。

一般用活化凝血时间（activated clotting time，ACT）监测肝素临床使用。ACT 是一种廉价且快速的床旁测试方法，少量血液样品与促凝剂如硅藻土或高岭土混合。ACT 指的是产生稳定凝块的时间，正常值在 80～140s 之间，CPB 需要 ACT>400s。

ACT 存在一些局限性。首先，ACT 值影响因素众多，包括低温、血液稀释、血小板活化、止血系统激活和抑肽酶治疗等[49, 50]，因此它并不能准确反映肝素浓度。一项研究报告称，CPB 开始后肝素浓度会由于血液稀释下降 50%，而此时 ACT 值却可加倍[51]。第二，在出血的患儿中，ACT 值无法区分是由于肝素过量还是其他获得性止血缺陷导致的出血[51]。用于测量肝素浓度的金标准是抗 Xa 因子测定，然而这种测试用于常规临床仍较麻烦。另一种监测方法是鱼精蛋白滴定，成年患者使用该方法可减少凝血酶的形成[52]；该方法在儿童中也证实可减少出血及凝血酶产生，在婴儿中也同样可减少凝血酶形成[23, 53]，但是该设备的准确性仍受到了质疑[54]。一项在婴儿使用 Hepcon 装置的试验中，因为出现出血增加和延长住院时间的情况而提前终止[53]，该装置低估了肝素浓度，导致肝素过量且鱼精蛋白逆转的量不足[53]；在修改其方案后，与标准治疗相比，使用该装置后显示可减少出血、缩短住院时间、减少凝血酶形成[53]。已经证实了鱼精蛋白滴定法、肝素浓度测定和实验室测量之间结果的一致性[55]。

使用 Hepcon 装置的儿科研究的一个共同特点是，与根据公斤体重给药和参考 ACT 的方案相比，肝素用量增加，这与传统给药方案的其他研究一致。常用的儿科肝素给药方案（CPB 前 300U/kg，然后 100U/kg，使 ACT 保持在 450s 以上），导致 50% 的 CPB 儿童肝素水平低（<2U/ml）[51]。有人提出 CPB 期间肝素浓度降低是凝血和纤维蛋白溶解活化的主要因素。普遍应用的儿童肝素给药方案可能导致给药不足，且根据公斤体重给药不符合儿童的药代动力学和药效学特点。

即使有效剂量的肝素也不能完全消除凝血酶的产生。轻度持续的凝血酶产生导致凝血级联反应、血小板、纤维蛋白溶解和内皮细胞的持续激活。CPB 期间持续的凝血酶生成和激活导致肝素/AT 复合物不能使纤维蛋白结合的凝血酶失活或抑制凝血酶诱导的血小板活化[56]。理论上直接抑制凝血酶应该没有这些限制，但实际上由于缺乏有效的监测和逆转剂，新一代的凝血酶抑制剂（如水蛭素和比伐芦定）的使用受到限制。尽管存在无法使用肝素的情况，但目前仍很少有关于在儿童中使用这些凝血酶抑制剂的报道[57-62]。

肝素的不良反应并不多见，低血压可能是由钙离子减少引起的，极少由过敏反应引起。可能发生良性血小板计数短暂下降，肝素源性血小板减少症是一种罕见但危及生命的血栓前期并发症[60, 63-68]。

鱼精蛋白逆转抗凝

鱼精蛋白是源自鲑鱼精子带正电荷的多肽，它通过与肝素形成离子键来中和肝素，并通过网状内皮系统清除该复合物。最佳给药方案尚未确定，目前儿科使用的剂量未考虑婴儿和儿童中肝素浓度的范围[46, 53]。通常用肝素剂量确定鱼精蛋白的剂量，然而在一些影响因素存在的情况下如给予额外剂量的肝素（CPB 预充及 CPB 期间追加）、CPB 转机时间长短、超滤或凝血发育异常，如何调整鱼精蛋白剂量尚不清楚[69]。

过量的鱼精蛋白可能导致灾难性肺动脉高压和出血性肺水肿[70, 71]。众所周知，鱼精蛋白可能与凝血异常有关，鱼精蛋白/肝素比为 2.6∶1 时 ACT 可延长，即便鱼精蛋白只有很少的过量，也会导致血小板聚集发生[72]。尽管一些针对成人的鱼精蛋白滴定方案的研究表明可显著减少出血[73]，但也有其他研究结果提示在输血需求方面并无差异[74]。

鱼精蛋白的清除率大于肝素的清除率，当组织结合的肝素重新分布时，会发生"肝素反跳"[46]。肝素残留效应和肝素反弹的鉴别诊断具有挑战性。ACT 无法特异性诊断肝素残留，在低浓度肝素（<0.5U/ml）下测定能力也很差[75]。aPTT 和 PT 同样是非特异性的，且即便没有肝素其数值在 CPB 后也会增加[76]。如果肝素浓度很低，未修正的 TEG 亦不能可靠地检测到肝素反弹[77]。如果同时测定上述检查并比较结果，例如重组酶时间（不受肝素影响）或通过体外用肝素酶或鱼精蛋白中和残留肝素，可以提高这些测试的敏感度。鱼精蛋白滴定可用于指导儿童鱼精蛋白的剂量，然而婴儿的方案需要修改（比计算剂量高 50%）[53]。在实践中，大多数麻醉医师继续根据鱼精蛋白/肝素的比例在 1～1.3 之间给予鱼精蛋白。我们目前的做法是无论肝素剂量，先给予标准剂量的鱼精蛋白（4mg/kg），如仍有持续出血或 ACT 异常高的情况下再给予 2mg/kg。在持续出血的情况下，无论是否使用肝素酶以清除残留的肝素，均应进行 TEG 监测。

与心脏外科手术相关的凝血障碍

由于手术创伤、低体温、酸碱平衡紊乱、输血、抗凝剂和 CPB，心脏手术期间凝血障碍较为复杂，且患有先天性心脏病的儿童和婴儿可能预先就存在凝血缺陷或在手术前服用影响凝血的药物（表 20-1）。表 20-2 总结了术前和术中常见的导致过度出血的危险因素。

应用抗血小板药物如阿司匹林或氯吡格雷可能会加重出血。临床医生必须权衡围手术期出血与停药的风险，再决定是否或何时在术前停药。大多数情况下，阿司匹林要在术前停用 5 天才安全。PGE1 可在临床治疗浓度下抑制血小板聚集[78]，但这种作用太细微，TEG 常无法检测到这种效应[33]。择期手术前接受口服抗凝药物治疗的儿童，通常要求在术前停药，但可能需要用肝素"桥接"，通常认为 INR<1.5 可以接受。如果需要紧急纠正抗凝血剂，凝血酶原复合物和维生素 K 比 FFP 更有效[79]，只有在没有凝血酶原复合物时才选择使用 FFP。

表 20-1　小儿心脏手术大出血的危险因素

术前原因

肝功能发育不成熟

先天性凝血病

营养不良

发绀型的先天性心脏病

药物：前列腺素 E1，阿司匹林，氯吡格雷

术中原因

外科侵袭

CPB 前手术止血不充分

炎症级联反应，纤维蛋白溶解等

体外循环

炎症级联

正在进行的纤维蛋白溶解

血管通透性增加

毛细血管损伤

血液稀释

血小板减少

凝血因子减少

纤维蛋白原减少

补体激活

血小板异常

弥散性血管内凝血

体外循环后

手术止血不足

酸中毒

低温

低钙血症

过量输血和凝血因子稀释

鱼精蛋白中和肝素不足

鱼精蛋白过量

回输机血导致肝素中和不足

表 20-2　出血的预测因素

术前因素	术中因素
年龄<1 岁或体重<8kg	主刀因素
高血细胞比容	术式复杂
充血性心力衰竭	CPB 期间血小板计数低
再次胸骨劈开手术	CPB 时间长
先天性或术前凝血病	CPB 低温时间长
发绀型先天性心脏病	深低温

CPB，体外循环。

摘自 Williams GD，Bratton SL，Ramamoorthy C. Factors associated with blood loss and blood product transfusions: a multivariate analysis in children after open-heart surgery. *Anesth Analg*. 1999；89：57-64。

在患有发绀型先天性心脏病的儿童中，由于红细胞增多症，血小板计数下降和功能改变，V、Ⅶ和Ⅷ因子减少及纤溶亢进，导致凝血功能异常，凝血障碍的程度与发绀的程度有关[81]。

尽管设备的设计和材料有所改进，但 CPB 仍对凝血系统有相当大的威胁。儿童因其体重轻（相对于回路的大小）、外科手术的复杂性及凝血系统发育的差异，缺乏凝血物质储备等因素，更易受到影响[82]。一旦建立 CPB，所有凝血蛋白浓度都会下降，血小板数量也会相应减少[51,83]，由于器官低灌注，机械破坏，回路的黏附，这种作用会加剧[84]。尽管已经抗凝，但由于 CPB 管路表面的凝血激活以及血液与心包或空气的接触（通过心内吸引泵），血小板会有进一步的消耗。除了获得性缺陷之外，干扰凝血的物质可能在 CPB 期间累积（如纤维蛋白的降解产物和纤维蛋白溶解的活化剂）。患者年龄小、手术复杂、长时间 CPB 及深低温停循环都会增加发生凝血功能障碍（或严重出血）的风险[9,85,86]。

心脏手术后凝血病的另一个特征是血小板功能障碍[13,14,51,87]，如前所述，血小板被不同激活剂活化从而发挥多种生理功能。在体外评估血小板功能比较困难，最近的研究使用"血小板聚集测定法"来测定血小板功能[88-90]，血小板与电极的黏附能力可通过相应的激动剂测定，可选择不同的激动剂来测定血小板的不同活化途径，也可通过这种方法来评估抑制单个途径的药物效果。目前尚不清楚这与凝血病中"全面"血小板功能的检测有何意义。在儿童心脏手术后进行的一项研究中，发现三项测定值确实发生了一系列改变，表明血小板功能发生了全面变化。尽管持续存在血小板减少，但在术后 24h 血小板功能开始恢复，在患者入住 ICU 即有早期恢复迹象[14]。但何时恢复到正常凝血功能？或者这种自我恢复能力在活动性出血期间是否仍存在？目前尚不清楚。使用 TEG 测定的结果与以这种方式测量的"血小板功能"并不一致[13]。在 CPB 后，应假定血小板功能异常，特别是在活动性出血的患者中。

止血药物

儿童手术期间凝血障碍和出血的病理生理学很复杂，有多因素参与（表 20-1）。没有单一的血液成分或药物可以逆转异常的凝血功能。首先应尝试通过外科手术治疗出血。麻醉医师应该尝试确保肝素的充分中和，并恢复正常的生理状态，如体温、血清钙浓度（Ca^{2+}）和酸碱平衡。血小板和其他血液制品，如 FFP 和冷沉淀物，仍然是治疗术后出血的主要方法[91]。此处简要讨论在儿科心脏手术背景下血液制品的使用情况（见第 12 章）。

血液制品

临床很大程度上需要依据经验输注血液制品，实验室检查仅反映凝血过程的一部分[33]，且通常需要较长时间才能获得结果，无法实时指导麻醉医师选择何种血液制品。TEG 是一种动态全血测试，常用作床旁检测方法，通过评估血栓弹性特性，可更准确地诊断体内出血和凝血异常。已有多项回顾性研究观察了 TEG 在小儿心脏手术中的作用[92-95]。

根据 TEG 指导治疗可减少成人[96-100]和儿童血液制品的输注[101]。在儿童中，使用成人的方案可能不合适，但已有参考方案[92]。

血小板

婴儿在体外循环手术中发生血小板功能障碍和血小板减少并不少见。因此如发生出血，可以选择输注血小板。通过输注血小板，可纠正与之相关的凝血改变如血小板数量和功能（如 TEG 最大振幅），临床证据也证明血小板输注可减少出血。这个结果在一项关于儿童心脏手术的小型临床研究中也得到证实[32]。血小板计数低于 $108×10^9/L$ 可作为出血的预警值，而当血小板计数低于 $120×10^9/L$ 时，TEG 的凝血强度测量值会急剧下降。通常的做法是心脏手术后如出现该现象，则需要把血小板计数维持到 $100×10^9/L$ 水平[102]。在没有出血的情况下，除非发生血小板减少症，通常不需要输血小板[103]。在没有特异的凝血功能测定的情况下，输注血小板治疗凝血功能障碍性的出血似乎也是合理的选择。

新鲜冰冻血浆（FFP）

FFP 的治疗作用，无论是作为出血的经验性治疗还是基于凝血功能监测的结果，都比血小板弱得多。在心脏手术中使用 FFP 的原因是基于观察到出血患者体内的凝血物质浓度显著下降，尤其体外循环后。PT 时间及其衍生测量值 INR 是最常用的评估是否存在凝血异常、凝血因子缺乏及其严重程度的指标。但研究表明：①PT 与临床出血相关性较差；②输注血浆既没有实现 INR 的可测量性变化，也没有为临床带来益处（特别是如果 INR 值仅略微改变<1.7；参见参考文献 104 和图 12-1）。尽管如此，FFP 仍经常在没有出血或 PT 显著增加的情况下输注[105]。如 PT 值延长明显，此时虽无凝血因子的持续丢失，但仍需要较大的血浆量才可有效地纠正凝血结果[104]。如果一开始凝血正常的患者在严重出血后凝血功能恶化，这种情况则更加复杂。

一项针对 FFP 的系统综述证明，FFP 对预防由获得性凝血病引起的出血并无益处，尽管这个研究样本量较小，且是在其他人种中进行[106,107]。在一项对接受心脏手术儿童进行的小型观察研究中，许多患者在输注血小板后出现凝血障碍性出血；如果给这些患者输注 FFP，则出血量增加，但输注冷沉淀却可使出血量减少[32]。疗效缺乏可能与 FFP 剂量有关，最常推荐的 FFP 剂量（10~15ml/kg）[105,108]可能不足以恢复因子浓度[104]。在严重创伤情况下，FFP 可能需要更大剂量（30~40ml/kg）来增加或维持因子浓度[109]，然而在没有严重的持续出血的情况下，这种大剂量的给药方式并不推荐。在体外循环回路或在改良的超滤过程中添加大量的 FFP 有一定益处，但仅限于小婴儿[101,111]。

冷沉淀

并非所有凝血因子在出血期间都同等重要。保证纤维蛋白原的浓度远较其他凝血因子更重要，而其他因素主要涉及启动或扩增阶段凝血酶形成过程，纤维蛋白原是生产纤维蛋白的底物。纤维蛋白原的缺乏表现在形成的血凝块强度下降和出血增加[112]。冷沉淀物是最广泛可用的浓缩纤维蛋白原替代物，纤维蛋白原浓度是 FFP 的 4~8 倍。然而每单位冷沉淀含有的纤维蛋白原较单位 FFP 少，要获取更多的冷沉淀单位需要在多个志愿者中提取。每 10kg 给予 1U 冷沉淀可使纤维蛋白原浓度增加 0.5~1.0g/L。冷沉淀也是 vWF 和Ⅷ因子、ⅩⅢ因子的来源，尽管其预防出血的临床意义尚不清楚。在儿科心脏手术中，冷沉淀物可有效治疗对血小板浓缩物无效的出血[32]。

分离的人血液制品

FFP 或冷沉淀物等产品可视为粗制的人提炼血液制品。目前已能生产出更精制的含有高浓度的单一凝血蛋白或相对标准化的特异蛋白的产品，包括凝血酶原复合物浓缩和纤维蛋白原浓缩物。这些产品是由人血浆库中提取的血液制品，呈固体粉末状，使用前需要溶解重构，不需要冷冻或交叉配型，这简化了产品的供应、储存和管理。因为是从低风险人群中采集血浆，且来自多个供体（减少由单一感染供体产生的病毒载量）并须巴氏消毒，所以病毒传播的风险应该很小[113]。尽管巴氏杀菌对朊病毒感染（prion infection）的效果尚不确切，但预计传播的风险也同样是很低的。为避免交叉感染，重组凝血因子浓缩物（与人源因子浓缩物不同）已上市且应用逐渐增多，如 rFⅦa，将在后面讨论章节（见第 12 章）。虽然本节讨论的制剂是以类似于传统因子补充的方式重建接近生理浓度的凝血物质，但 rFⅦa 的使用方式非常不同，因为产生的因子水平大大超过"正常"。

浓缩凝血酶原复合物

凝血酶原复合物浓缩物（prothrombin complex concentrates, PCC）的主要成分是维生素 K 依赖的凝血蛋白和抑制物。最初研制用于治疗血友病 B（现在由因子Ⅸ浓缩物取代[114]），PCC 现在最常用于快速逆转口服抗凝药[115]，当然也可用于治疗其他形式的异常凝血病[116-120]。

不同 PCC 制剂中的凝血因子浓度不同，PCC 的成分也随储存时间延长而变化，但所有 PCC 都含有高浓度的Ⅱ（PT）因子、Ⅸ因子和 X 因子，不同之处在于凝血因子的活化程度、有无添加肝素和凝血抑制剂（如 AT，蛋白质 C 和 S）以及Ⅶ因子的浓度等。fⅦ浓度较低的配方制剂称为三因子 PCC，而具有更高浓度的称为四因子 PCC。四因子 PCC 最近才在美国上市［Kcentra（CSL Behring, King of Prussia, PA）］，成分与其他美国销售的 Beriplex 或 Confidex 相同。这种差异会影响给药副作用（主要是血栓形成风险）和疗效。血栓形成风险与低浓度的凝血抑制剂、高浓度的活化因子（主要是Ⅶa 因子）及更高的凝血酶原活性（主要是由于反复给药时的蓄积）有关[122]。三因子 PCC 在逆转口服抗凝剂的方面疗效较差，在逆转其他原因引起的凝血异常的效果也不佳[121,123]。

当需要快速逆转华法林的作用时，PCC 被视为首选药物[79]，只有 PCC 无法获取时才使用 FFP。但仅限于需要快速逆转的情况；如出血或需要紧急手术，在其他情况下则只需停用抗凝血剂。逆转时应同时给予维生素 K，因为抗凝剂（华法林）的作用持续时间长于 PCC（而且重复给药会导致血栓形成的风险增加）。口服抗凝剂一般用于易发生血栓栓塞的

20

高危人群，所以在给予 PCC 时，应制定何时开始手术和何时开始口服抗凝治疗的明确计划。PCC 的应用剂量取决于使用的 PCC、患者的实际 INR 和目标 INR。华法林以外的口服抗凝剂很少用于儿童，但未来预期可能会扩大应用范围。PCC 可用于逆转某些药物的作用（如达比加群、阿哌沙班[124]），这其中的管理很复杂，方案仍不确定，需要血液学专家更进一步讨论。

之前已经讨论了在严重凝血病（与口服抗凝血剂无关）中使用 PCC，这在一些欧洲国家已经使用了一段时间。凝血病的发病机制主要是由于凝血蛋白浓度低导致凝血酶产生不足，从而无法启动和维持凝血过程。可以给患者输注诸如 FFP 等含有凝血蛋白的制剂，但其中凝血物质浓度不高（仅为群体的正常浓度）。如前所述，FFP 可能对某些凝血缺陷缺乏疗效。PCC 可以通过提供凝血过程中最关键的凝血因子来帮助恢复凝血酶的产生（作为无活性的酶原）：主要是恢复凝血酶原浓度。这得到了实验研究和观察性研究的支持[125, 116-120]。一项研究使用心脏手术体外循环后患儿的血浆进行体外试验，发现三因子 PCC 在恢复凝血酶生成方面比 rFⅦa 更有效[125]。欧洲麻醉学会关于大出血管理的指南中支持成人使用 PCC（剂量为 20～30IU/kg）[126]。然而这种证据有限，相关的风险亦不确定。严格掌握其适应证是明智之举：出现危及生命的出血，有证据表明凝血时间延长（PT 或 TEG 的潜伏期提示），且仅在经典的治疗失败后，才可以使用。虽然血栓形成的风险尚不清楚[127]，然而在这种情况下有效减少出血的收益还是大于风险。当然还应将风险与其他治疗选择进行比较。这种情况下儿童的剂量仍不确定，临床使用这些药物的经验尚少，一般剂量为 20～40U/kg。

纤维蛋白原浓缩物

临床逐渐意识到纤维蛋白原耗竭在凝血功能障碍和出血中的重要性[128, 129]。另外还认识到，既往在出血期间补充纤维蛋白原的目标值为 1.0g/L 可能太低，需要提升到 2.0g/L 会有更大的获益。传统的血液制品则难以实现此作用，FFP 仅含有生理浓度的纤维蛋白原，增加浓度的作用轻微，而冷沉淀需要从多个供体中提取产品以实现纤维蛋白原浓度的显著增加（特别是体重较大的患者）。人类纤维蛋白原浓缩物已在欧洲大陆上应用，最近已在英国和美国获得许可用于治疗先天性纤维蛋白原缺乏症；与冷沉淀物不同，纤维蛋白原浓缩物仅含有纤维蛋白原，但尚未有在其他类型的凝血病中应用的比较。

最初关于在大出血中应用纤维蛋白原浓缩物报告都是正面的[130, 131]，这样的结论也得到了两篇系统评价的支持[132, 133]，然而也注意到上述研究结果差异较大。最近的三项较大规模的随机对照研究提示，对产后出血[134]、预防和治疗心脏手术后出血疗效均不佳[135, 136]。在这三项研究中，大多数患者的纤维蛋白原浓度均在"正常"范围内（＞1.5g/L）。需要特别关注一项关于纤维蛋白原与安慰剂的随机对照试验（REPLACE 研究）[136]，纳入标准是在体外循环后表现出明显出血的患者，不包括纤维蛋白原浓度降低、药物（或安慰剂）的剂量基于 FIBTEM 测定（Instrumentation Laboratory,

Bedford, MA），结果显示入组患者纤维蛋白原浓度中位数几乎为 2g/L，四分位数范围较窄，接受纤维蛋白原的组中同种异体血液制品的输注反而增加。

有研究报告指出个别接受纤维蛋白原浓缩物的儿童具有良好的效果[101, 137, 138]。一项比较心脏手术后儿童纤维蛋白原浓缩物与冷沉淀物应用效果的研究则提示两者没有差异[139]。因此该制剂的治疗效果仍不明确，最新的研究结果认为不应盲目推崇该药物，还需要更多的临床证据[140]。正在进行的成人和儿童中的临床试验可能会提供更准确的信息[141]。目前的适应证应限于有明确的低纤维蛋白原血症下的出血，决定是否使用纤维蛋白原浓缩物代替冷沉淀物可能取决于不同场景下产品的可获取性、成本和后勤因素，而不是预期的功效或安全性。不同严重程度的出血、需要达到的最佳纤维蛋白原浓度以及测量纤维蛋白原浓度的方法仍然需要进一步研究[142]。纤维蛋白原浓度不足可能是儿童严重出血的常见特征，需要将浓度维持在正常范围内。

ⅩⅢ因子浓缩物

有报道 CPB 后血中ⅩⅢ因子浓度下降，但这一发现是否有临床意义尚不确定[143-146]。已证明在ⅩⅢ因子缺乏的情况，输注浓缩或重组ⅩⅢ因子可以减少成人心脏手术后的出血[145, 147, 148]。一项针对心脏手术后儿童的研究（输注了 FFP）并未发现ⅩⅢ因子缺乏或浓度下降和出血之间存在明显的相关性[149]。ⅩⅢ因子的作用是催化纤维蛋白分子之间桥接的形成。没有足够的证据证明其在获得性出血中的应用。

减少出血的药物

在大多数情况下，血液制品（包括人源的不同产品）可有效治疗凝血病性出血，但它们也可能对患者带来有害影响。另一种方法是使用药物来减少出血和血液制品的需求。最常用的抗纤维蛋白溶解药物有合成的赖氨酸类似物 TXA 和 EACA 以及蛋白酶抑制剂（抑肽酶）。其他类别的药物包括重组因子Ⅶa（rFⅦa），用作严重出血的紧急救治疗法，以及激素类似物去氨加压素。

小儿心脏手术中抗纤维蛋白溶解药物

图 20-5 总结了目前可用于儿童心脏手术中抗纤溶药物的数据（减少术后失血）[150-169]，该类药物的临床研究目前已统计有近 2 000 名儿科病例。但解读这些数据时仍需慎重。大多数试验规模较小、试验方法多样、研究纳入的人群不同、剂量使用不同，且在统计上是有差异的。图 20-6 总结了来自成人心脏手术患者的数据[169]。虽然这些成人研究规模不大且质量参差不齐，但纳入了近 10 000 名患者（主要是观察对术后失血的影响），7 项研究有超过 200 例患者。鉴于在接受心脏手术的儿童中抗纤溶药物（如氨甲环酸、氨基己酸和抑肽酶）的疗效数据，以及在不同但相似的患者群体中已证实其有效性的证据，可以认为这些药物在减少儿童心脏手术后的出血方面是有效的（与安慰剂相比）。此外，这三种药物（TXA、EACA 和抑肽酶）单独应用也可以减少失血。

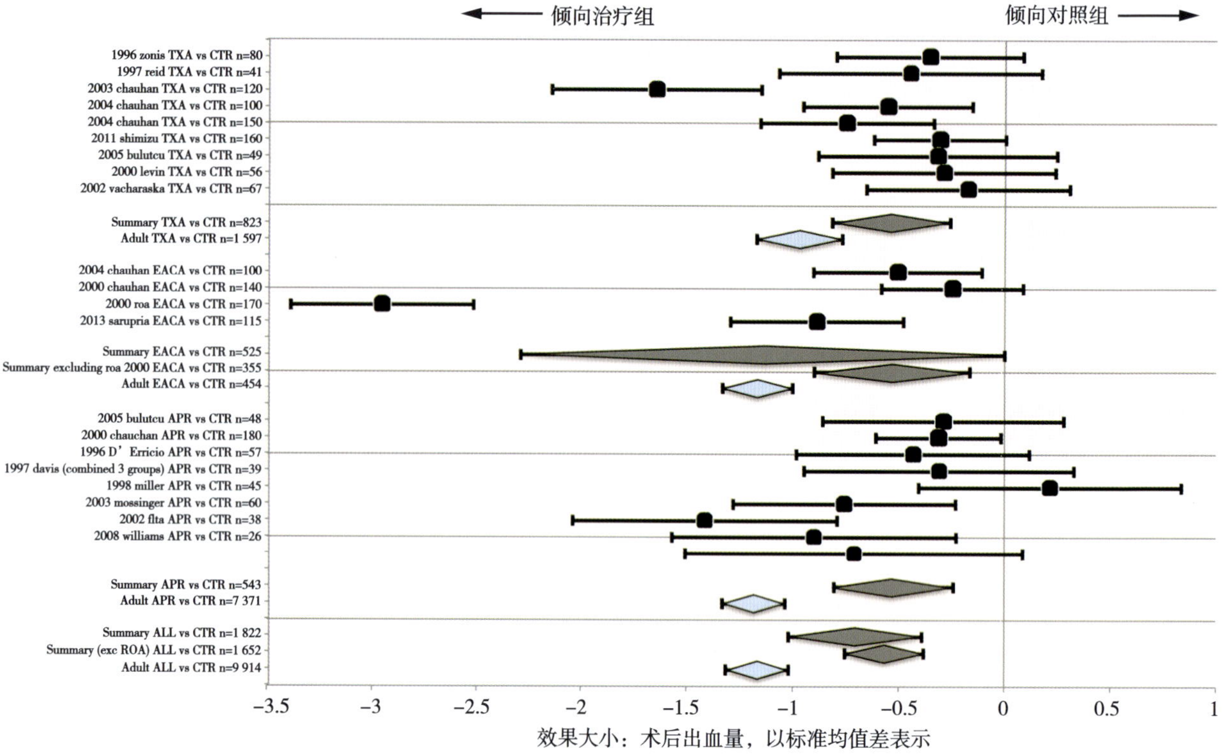

图 20-6   与对照相比, 抗纤维蛋白溶解药物在减少术后失血方面的功效。研究结果显示为标准化的平均差异 (治疗效果的大小除以结果的标准差), 使用的结果表示为术后前 24h 内每千克毫升数。给出标准化的平均差异, 以允许包含相似但不同的结果测量的研究, 并允许与成人研究进行比较。以这种方式表达的效应大小通常小于成人中观察到的效应大小, 表明出血变异的其他原因具有更大的影响。所有三种药物的表现均优于对照。APR, 抑肽酶; EACA, 氨基己酸; TXA, 氨甲环酸

在选择是否使用药物时, 疗效不是唯一的考虑因素。为了进一步确定益处, 有必要考虑失血量的减少是否真的产生临床危害, 是否获益会被不利影响抵消, 是否影响预后, 是否使某种类型的患者受益, 以及使用其他药物是否可以更好地实现这些益处。早期临床研究的粗略统计, 估计减少出血 (儿童) 的剂量为 7.7ml/kg (3.9～11.6ml/kg), 而这些研究的平均失血量为 28ml/kg, 这可能有助于减少失血。之前的荟萃分析发现使用这些药物可降低平均红细胞输注体积, 尽管只是轻度的下降[2], 但并不影响儿童不输血比例、危及生命的出血、手术重新探查 (出血) 或死亡率。在接受心脏手术的成年人中, 尽管对死亡率的影响尚不清楚, 但研究证实可降低输血率和二次手术率。

接受心脏手术的儿童属特殊群体, 药物效应可能受慢性低氧血症和 / 或红细胞增多症 (由于发绀患者过度纤维蛋白溶解, 也可能不存在) 的影响, 新生儿与年龄较大的儿童也有不同 (由于凝血系统的发育差异及其对手术的反应)。合成的抗纤维蛋白溶解药物研究主要在发绀型心脏病行晚期矫治术的儿童中进行, 且大多数研究来自同一机构 (全印度医学科学研究所)[152, 153, 159, 160, 170]。针对 TXA 的研究, 从 144 名发绀型心脏病儿童术后 6h 失血的数据分析, TXA 并没有减少出血 [平均减少 1.8ml/kg, 95%CI (-0.8, 4.5)][150, 151, 155]。

新生儿的纤维蛋白溶解系统与年龄较大的儿童不同, 纤溶酶原浓度约为成人值的 50%, 纤溶酶原激活缓慢, 而抑制剂 (PAI-1) 水平则正常[26]。需要降低 TXA 浓度来抑制脐带血中的纤维蛋白溶解[171]。与纤维蛋白溶解相比, 底物 (纤维蛋白原和血小板) 缺乏可能更易导致新生儿出血, 因此不能认为抑制纤溶能达到止血的效果[112]。在合成抗纤溶药的研究中, 只有一项纳入了 2 个月以下婴儿的报道[150], 而且其结果也不能确定合成抗纤溶药对这组患者的具体效果。在另一项接受动脉转位手术的儿童中使用抑肽酶的研究, 证实可减少失血和同种异体血输注以及再次探查止血的发生率[166]。由于担心成人中的毒性反应, 关于抑肽酶在新生儿中的进一步随机对照试验被提前终止, 初步结果提示在出血或术后恢复方面并没有任何优势[168]。

合成赖氨酸类似物的不良影响

与任何用于促进止血的药物一样, 最令人担忧的并发症是血栓形成。由于有血管吻合口、导管和留置输液用中心静脉导管, 血栓形成可能是心脏手术患者特别需要关注的问题。对于接受 ECMO 支持的患者, 血栓形成也是一个潜在的问题。

在任何大手术或创伤后, 患者可能处于高凝状态并有血栓形成的风险。在成人心脏手术患者, 赖氨酸类似物 (TXA 或 EACA) 未显示与肾、心脑血管事件的风险增加有关[172]。成人的几项荟萃分析得出结论, 心脏手术中预防性应用赖氨酸类似物并未增加血栓栓塞并发症的发生率[173-175], 在非手术高凝状态中已报道有血栓形成[176], 但均是零散的个案报道。没有明确的证据表明任何一种赖氨酸类似物会增加

血栓形成的发生率。TXA 和 EACA 的过敏反应发生率亦很低。

EACA 最常见的急性不良反应是低血压，通常与快速静脉内给药有关。皮疹、恶心、呕吐、虚弱、肌病和横纹肌溶解的报道较少，与长期使用有关[177]。EACA 可致畸，因此孕期禁忌使用。TXA 的快速静脉给药可引起低血压，口服给药可能与胃肠道不良反应有关。在一项成人研究中发现长期输注与肾功能不全有关[178]。

有人担心 TXA[179-182] 和 EACA[183] 可能以剂量依赖的方式与癫痫发作风险增加相关。相关研究综述了可能的机制[184]，TXA 可透过血脑屏障[185]并直接作用于动物大脑引起癫痫发作，最可能的机制是拮抗甘氨酸受体（抑制性受体）[180]；相同浓度的 EACA 亦可观察到类似的效果[180]。全麻药物包括丙泊酚和吸入麻醉药可抑制这种作用，但 ICU 常用的镇静剂则无此作用。最近一项针对接受冠状动脉手术的成人进行的一项大型随机试验显示，与安慰剂相比，接受 TXA 治疗的患者癫痫发作率增加（0.7% vs 0.1%）[186]。成人 TXA 观察性研究的荟萃分析显示，癫痫发作的发生率为 2.3%，比值比（OR 值，与未暴露于 TXA 相比）为 5.4（3.3～8.9）[182]。这种关联也在接受心脏手术的儿童中有所描述[187]。但可能存在较高的偏倚，可能高估了这种效应的真实大小。

抑肽酶的不良反应

关于抑肽酶的不良反应存在很多争议，主要是在对急性冠脉综合征的成人进行观察性研究后得出如下结论，使用抑肽酶后肾衰竭、严重血管内血栓形成（心肌梗死和卒中）和 5 年死亡发生率均增加[172, 188]。这些并发症的发生率并没有随着合成抗纤溶药的使用而增加，而所有的药物似乎都能有效地减少出血。随后一项提前终止的大型随机试验（the blood conservation using antifibrinolytics，BART），比较合成抗纤溶药和抑肽酶在"高风险"成人心脏手术中应用，中期分析显示抑肽酶组死亡率增加[189]，增加的死亡率可能是由心力衰竭和心肌梗死引起的，尽管血浆肌酐增高多见，但抑肽酶治疗组患者肾衰竭的发生率没有增加；与使用合成抗纤维蛋白溶解剂治疗的成人相比，抑肽酶组成人死亡的相对危险度 1.53 [95%CI（1.06，2.22）]。该研究中有关出血的数据尚无定论，尽管认为抑肽酶在预防严重出血方面的作用很小。这些研究的结论是抑肽酶不应该用于所研究的患者群体，并导致该药在一些国家无法获得。随后对成人患者的证据进行了重新评估，指出了 BART 研究中的潜在缺点，使得抑肽酶的可用性再次增加。

这些研究对先天性心脏病儿童和青年人的意义尚不确定。在英国，儿童使用抑肽酶的情况急剧减少[190]。成年患者报告的主要死亡原因是卒中和心肌梗死。虽然血栓性并发症确实发生在儿童身上，但其发病机制和潜在危险因素与成人非常不同。高危手术后的儿童肾衰竭发生机制与成人术后肾衰竭相似，抑肽酶在肾组织内积聚并影响肾脏在缺血情况血流的自动调节作用，抑肽酶是否会引起成人或儿童肾功能检查的暂时性紊乱仍不清楚。许多回顾性研究试图检测抑肽酶与新生儿和儿童肾衰竭之间的联系[191-197]，结果相互矛盾。在一项大型回顾性研究中，抑肽酶的使用

与肾衰竭或死亡的风险增加无关[198]。在对重叠数据集的进一步研究中，抑肽酶再次与无抗纤维蛋白溶解相关的风险增加无关；然而接受 TXA 治疗的患者透析或死亡的风险较低[199]。

更值得关注的是抑肽酶与过敏反应风险之间的关系[200, 201]。初次接触儿童发生过敏的风险很小，但风险随着接触次数而增加（估计为 2.4%）[202]。因此在注射完全剂量之前给予试验剂量是明智之举。

抑肽酶的其他作用

虽然合成抗纤维蛋白溶解剂是纤维蛋白溶解的选择性抑制剂，但抑肽酶是一种非特异性蛋白水解酶抑制剂[16]。蛋白水解酶是一类重要的炎症介质，通过接触激活和补体系统起作用。据推测，抑肽酶可能发挥有益的抗炎作用。多项研究表明应用抑肽酶后炎症标志物明显下降，但也有其他研究未能证实这种效应[203-205]。一项研究显示，与使用 TXA 的婴儿相比，用抑肽酶治疗的婴儿术后炎症标志物明显下降[206]。另一项小型研究针对简单手术的较大儿童，与对照组相比，未能证明抑肽酶对一系列炎症标志物有任何影响[204]。因此重要的是要认识到广泛抑制炎症反应并不总是有益的：炎症在某种程度上是对组织损伤的适当生理反应的一部分，并且接触激活是对缺血性再灌注损伤的保护[16]。目前没有令人信服的临床数据显示抑肽酶的抗炎作用可带来任何临床益处[204]。另外还有一项旨在观察抑肽酶是否可以减少新生儿术后机械通气天数的试验，在尚未招募足够数量的患者之前而终止[168]。

抗纤维蛋白药物的剂量

此类药物的益处和不利影响主要取决于使用剂量。最佳剂量就是达到获益和风险之间的平衡，这需要了解药物的药代动力学及其血浆浓度与疗效和毒性之间的关系。单次注药的方案效果不如基于滴注或间断重复给药的方案[152, 161]，合理的方法是在整个手术过程中保持药物的有效浓度，该理论主要基于药代动力学研究[207-213]。在体外进行的实验可以确定产生预期的作用所需的浓度（抑制纤维蛋白溶解），然而在人体内相应浓度却可能无法产生预期临床效果。剂量使用金标准应是参考基于 PK/PD 设计的临床相关结果，目前仅对儿童进行了有限的剂量研究[152, 161, 214, 215]。

氨甲环酸的剂量

关于 TXA 的剂量存在相当大的不确定性。英国一项针对儿科心脏麻醉医生的调查显示，手术过程中使用的 TXA 剂量差异相差 50 倍（从单次剂量的 5mg/kg 到总量达 250mg/kg）[190]，另外文献中推荐的剂量差异也很大。

两项研究已经揭示了 TXA 在接受心脏手术的儿童中的药代动力学[210, 211]。对于 1 岁以上的儿童，这些研究与成人数据之间存在良好的一致性[208]。由于在出生后第一年药代动力学的显著不同，所以在年幼的婴儿和新生儿中，药代动力学不能从成人或年龄较大的儿童的数据中推断出来，表 20-3 列出了三种常用的低剂量、中等剂量和大剂量血浆浓度的给药方案。然而，这些研究并没有考虑到失血对药效学的

表20-3　三种氨甲环酸的儿童给药方案及相应的血浆浓度

年龄		目标氨甲环酸血药浓度		
		小剂量/ （20μg/ml）	中剂量/ （60μg/ml）	大剂量/ （150μg/ml）
0～2个月	负荷量/（mg/kg）	15	50	120
	维持量/[mg/（kg·h）]	2.5	7	17
	体外预充/（μg/ml）	20	60	150
2～12个月	负荷量/（mg/kg）	9（6～12）a	26（20～30）a	65（45～85）a
	维持量/[mg/（kg·h）]	2	6	14
	体外预充/（μg/ml）	20	60	150
>12个月，≤20kg	负荷量/（mg/kg）	4	13	31
	维持量/[mg/（kg·h）]	2	5.5	14
	体外预充/（μg/ml）	20	60	150
成人 a,b	负荷量/（mg/kg）	8	12.5	30
	维持量/[mg/（kg·h）]	4	6.5	16
	体外预充/（mg/ml）	0.6	1	2

心脏手术期间氨甲环酸的推荐给药方案（目标血药浓度为20μg/ml、60μg/ml和150μg/ml）。体外循环需要预充一定剂量药物以防止CPB时稀释（根据回路的型号大小而不是患者数据）。

a 2个月至1岁儿童所需的负荷剂量随年龄增长而改变。该范围较大的剂量适用于接近2个月的婴儿，而较小剂量（相对于体型）适合接近1岁的儿童。

b 成人低剂量，中剂量和高剂量的目标浓度分别为33μg/ml、52μg/ml和126μg/ml。预充剂量为mg/kg而不是ug/ml。

小儿数据摘自 Wesley MC，Pereira LM，Scharp LA，et al. Pharmacokinetics of tranexamic acid in neonates，infants，and children undergoing cardiac surgery with cardiopulmonary bypass. *Anesthesiology* 2015；122（4）：746-758。

成人数据摘自 Adult d，Dowd NP，Karski JM，Cheng DC，et al. Pharmacokinetics of tranexamic acid during cardiopulmonary bypass. *Anesthesiology* 2002；97（2）：390-399。

影响。在体外，20μg/ml浓度足以抑制纤维蛋白溶解和纤溶酶对血小板的影响[171,216]，新生儿则需要更低的浓度。但在成年心脏病患者中，高浓度血药浓度的给药方案可能会产生较好的临床效果[217]。出血和大量静脉输液等因素也可能影响药物的药代动力学。推荐的做法是常规给予与所述中间浓度相似的剂量（即60μg/ml），当然在严重出血期则需要更大的剂量。

EACA 的剂量

两项小型药代动力学研究可作为儿童[207]和新生儿的EACA剂量参考[218]。与成人相比，超过9个月的儿童需要更大的剂量来维持目标治疗浓度。建议首先给予75mg/kg的负荷剂量，并在体外循环时重复使用，并每小时输注75mg/kg[207]。在法洛四联症矫治患者的研究中，该方案比100mg/kg剂量分两次给予更有效[161]。新生儿的给药方案为负荷剂量40mg/kg，然后是每小时30mg/kg，预充液浓度为100mg/ml，可维持50μg/ml的血浆浓度[218]。然而这比早期研究的儿童目标浓度要低。与TXA一样，最佳有效血药浓度目前尚不确定，通常的目标血药浓度比TXA小10倍，且在体外更低的血浆浓度对新生儿亦有效。

抑肽酶剂量

静脉注射后，抑肽酶迅速重新分布到细胞外空间。它在近端肾小管中代谢并以双相模式消除：分布半衰期为40min，消除半衰期为7h[219,220]。一项在CPB儿童中进行的抑肽酶药代动力学研究检测了基于体重给药（CPB前25 000KIU/kg推注，CPB预充剂量35 000KIU/kg，每小时输注12 500KIU/kg）后的抑肽酶血药浓度[221]。结果发现抑肽酶血浆浓度存在相当大的变异，体重最小患者的浓度最低。这项研究可能有助于解释在儿童中关于抑肽酶的研究也存在不一致。要发挥抑肽酶抑制纤溶酶和抗炎作用，如使用公斤体重给药方案，较小的儿童可能无法达到抑肽酶的治疗浓度（抑肽酶<200KIU/ml的浓度不足以抑制CPB回路上的接触激活）。这与儿童的更大清除率相一致（见第7章，图7-5）。在新生儿中抑肽酶的药代动力学研究也表明，新生儿快速清除能力要求需要更大的剂量来维持治疗浓度：50 000KIU/kg推注，CPB预充40 000KIU/kg和54 000KIU/（kg·h）连续输注3.4h，再以10 000KIU/（kg·h）连续输注3.4h。使用非线性函数计算剂量（如体表面积或3/4异速生长模型，参见第7章），与每公斤线性剂量相反，可以提供更有效的剂量。这使得新生儿的用药剂量比常规剂量高2.5倍[54]。

儿童心脏手术用哪种抗纤维蛋白溶解药？

对成人的荟萃分析表明，EACA和TXA之间没有差异。抑肽酶比TXA和EACA更有效，尽管这种作用很小，但只有抑肽酶可降低再次手术的风险[173]。在儿童TXA和EACA之间没有差异[170,222]。有研究对低剂量抑肽酶（10 000KIU/kg，随后10 000KIU/（kg·h））与EACA（诱导剂量100mg/kg+预

20

充液 100mg/kg，CPB 停机时 100mg/kg）的效果进行了比较[159]。结果表明，与对照组相比，两组术后出血量和输血需求均有所下降，但两组之间无显著差异。最近，有研究将 TXA（100mg/kg 分别在 CPB 之前，期间和之后）与抑肽酶（诱导后 30 000KIU，预充液中 30 000KIU 和 CPB 后 30 000KIU）进行比较。结果表明，两组的胸骨闭合时间、失血量和输血量与对照组相比均有所下降，但两种药物之间无显著差异。当两种药物以相同剂量联合应用时，并没有显示出额外的益处[156]。另一项小型临床试验证明抑肽酶和 TXA 对预后没有差异[223]。

也有回顾性研究观察了上述药物的疗效和不良反应，结果互相矛盾；一些研究表明抑肽酶有更大的益处[192,195,224]，而其他研究则没有显著效果[225]。一项研究指出，应用抑肽酶后出血减少，但肌酐浓度增加，术后通气时间延长[193]。一项大型多中心研究（>22 000 名患者）证明了所有这些药物的益处，然而接受 TXA 用药的患者其死亡率和二次手术率最低[198]。

由于没有令人信服的证据表明任何药物的确切疗效，如何选择抗纤维蛋白溶解药则取决于不良反应和成本，且重大不良反应的发生率也不确定。从机制和现有数据来看，似乎最近关于成人应用抑肽酶的"安全性"问题并不适用于儿童。关于抑肽酶比较确定的不良反应是反复使用的过敏反应，这是一个值得关注的问题，因为许多儿科心脏病患者需要多次手术。在没有明显优于赖氨酸类似物的情况下，抑肽酶的较高成本也难以证明其合理性。在没有进一步研究的情况下，我们的结论是，在抗纤维蛋白溶解方面，赖氨酸类似物优于抑肽酶。

抗纤维蛋白溶解药在非心脏手术中的应用

非心脏手术中，抗纤维蛋白溶解药尤其是 TXA 有应用增加的趋势，主要是骨科手术如脊柱手术（另见 32 章）和颅面手术（见第 35 章）。由于来源问题和先前讨论的安全性问题，抑肽酶的使用较少。

共有 27 项临床试验研究了成人骨科手术中 TXA 的使用[173]，结果提示需要输血的相对风险降低 50%，其中的 20 项试验中，总失血下降超过 400ml，几乎所有这些研究都是在接受关节置换手术的成年人中进行。在一项成人（n=147）接受脊柱后路融合术的研究中，TXA 使总失血量减少了 25%，但在减少输血制品方面并无统计学意义[226]。儿童和青少年脊柱侧凸手术期间抗纤溶药物使用情况的两项调查中，显示 70%～80% 的病例在住院期间均有使用[227,228]。目前尚不清楚适应证是否主要仅限于高风险病例。然而作者所在的机构中，作为减少血液制品方案中的一部分，目前所有脊柱侧凸手术中均使用 TXA。两项荟萃分析和系统评价分析了这个问题（分别回顾了 6 项和 7 项研究），如果是研究例数少于 45 名患者的前瞻性研究，则不纳入[2,229,230]，荟萃分析得出结论：抗纤维蛋白溶解药可减少出血和输注红细胞。到目前为止，还没有一项前瞻性研究比较不同的抗纤维蛋白溶解药之间的疗效。TXA 和 EACA 的回顾性研究似乎显示出 TXA 的优越性，但两者使用的剂量无法匹配[231]。这两项荟萃分析未能确定药物之间的任何差异[2,229]，也无

法确定是否适用于所有接受脊柱侧凸修复的儿童。患有先天性脊柱侧凸的儿童［包括进行性假肥大性肌营养不良（Duchenne muscular dystrophy，迪谢内肌营养不良）症患者］术中出血量较大[232]，尤其是合并凝血障碍及接受大范围手术的患儿，这类患者在减少失血方面需求更大，可能的获益也更多。至少有一项研究证实了患有先天性脊柱侧凸的儿童，抑肽酶可减少出血（见第 32 章）[233]。与心脏手术一样，所用药物的剂量范围相当大，在英国的一项实践调查中，TXA 剂量范围为 3 倍至 5 倍，而在已发表的试验中，剂量变化 10 倍[227]。

抗纤维蛋白溶解药也广泛用于颅缝早闭手术[234-236]。在一项针对北美的临床调查中，20% 的住院开颅手术病例使用抗纤溶药，对于更复杂的修复术，则增加到 30%[237,238]。四项小型试验，三个使用 TXA[239-241]，一个使用抑肽酶[242]（总共 141 个患儿），阐述了这些药物的适应证。所有这些试验都证明了可减少出血和输血。最近的一项研究证明，可使输血量减少 50% 以上（70% vs 37%）[239]。尽管所有这些研究纳入的病例均不多，但都证实抗纤维蛋白溶解药在颅缝早闭手术期间可有效减少失血。

另一个趋势是在手术过程中使用抗纤维蛋白溶解药的原因与减少输血无关[243-246]，目的是防止罕见但可能危及生命的出血，即使这些药物在这种情况下是有益的，但得出这种结论的原因可能是大量患者被纳入。在这种情况下，即使药物不良反应罕见，也要与用药带来的获益权衡，谨慎给药。

抗纤维蛋白溶解药和创伤

在儿童中没有证据表明抗纤维蛋白溶解药可用于治疗创伤中的大量出血。最近的一项超过 20 000 名患者的盲法随机对照试验（clinical randomization of an antifibrinolytic in significant hemorrhage 2，CRASH-2 研究）显示，TXA 可显著降低成人创伤患者的出血风险，死亡率从 16% 降至 14.5%[247]，与出血相关的死亡率从 5.7% 降至 4.9%，血管栓塞事件的发生率没有差异。一项非随机研究对 766 名年龄＜18 岁的创伤儿童进行了研究，这些儿童是阿富汗战争的受害者，评估了 66 名接受 TXA 治疗的儿童，研究发现 TXA 给药与死亡率降低独立相关[248]。由于没有针对儿童进行前瞻性的对照研究，亦无明确的毒性证据，将 TXA 视为创伤或手术严重出血治疗的治疗措施是合理的。但需要强调的是，适应证应该控制在只用于严重出血，如需要用非红细胞血液制品治疗的出血。创伤的推荐剂量为负荷量 15mg/kg，随后 2mg/（kg·h）[249]。这是 CRASH-2 研究中使用的根据公斤体重法得出的剂量。但儿童的剂量应该根据之前在心脏手术的讨论来进行修改。另外特别需要警惕的是，成人创伤后连续用药超过 3h 可能会增加死亡率[250]，虽然目前尚不确定，但应避免这种长时间给药。

作者对使用抗纤维蛋白溶解药的建议

许多儿童和成人被纳入到抗纤维蛋白溶解药的研究。根据这些研究结果，在心脏手术、其他可能需要输血的手术以及与严重出血相关的创伤治疗中使用这些药物是合理的。然而仍有很多不确定因素存在：①使用剂量；②重要不良反

应的发生率尚不清楚；③药物的选择值得商榷；④在不同类型患者和临床情况下的有效性之间的区别等。需要设计更严密的临床研究来回答这些问题。如果没有这些数据，就无法提出可靠的建议。我们目前推荐的做法如下：

- 在患有发绀型心脏病儿童的心脏手术期间常规使用抗纤维蛋白溶解药，尤其是在存在红细胞增多症、长期氧饱和度降低或缺铁的情况下。
- 抗纤维蛋白溶解药在其他儿童心脏手术过程中可作为减少输血策略的一部分使用。对于出血倾向较大的儿童，包括较小的儿童，当 CPB 时间可能很长并且在重复手术期间，可能会（但未证实）获得更大的益处[151,162]。
- 在儿童的其他外科手术中包括脊柱侧凸修复、多关节手术和颅缝早闭修复可给予抗纤维蛋白溶解药。
- 合成的抗纤维蛋白溶解药优先于抑肽酶使用。
- TXA 应大剂量使用：30～50mg/kg 推注，然后每小时输注 15mg/kg。另外的药物被给予 CPB 预充，持续输注直到术后 4h 出血停止。较小的婴儿需要较大的负荷剂量。
- 作者未使用过 EACA，推荐的剂量是 75mg/kg 推注，然后是 75mg/(kg·h)（如果 CPB，另外的 75mg/kg 加到 CPB 回路预充）。
- 这些药物与其他措施一起使用，以减少出血和输血。

去氨加压素

醋酸去氨加压素（1-脱氨基-8-D-精氨酸，1-desamino-8-D-arginine，DDAVP）是合成的加压素类似物，改变天然加压素的化学结构生成去氨加压素。在该过程中抗利尿作用增强，且几乎消除了血管加压作用。去氨加压素对酶促清除作用更具抗性，因此作用持续时间延长至 6～24h[177]。去氨加压素可有效诱导内皮释放Ⅷ因子/蛋白 C 和Ⅷ因子/vWf 复合物，可用于患有轻度血友病、血管性血友病、尿毒症凝血病、肝功能衰竭及接受心脏和脊柱融合手术的成人（见第 12 章）。在 0.3μg/kg 的剂量下可达到去氨加压素的最大效应。必须在 CPB 停止后给予以防止不必要的血小板活化[54]。

已经发表了几项关于在成人中使用 DDAVP 的荟萃分析。最近的研究表明，去氨加压素与失血量的减少有关，但在再次胸骨切开术，需要输血的患者比例或死亡率方面没有任何益处[174]，且与心肌梗死风险增加 2.4 倍有关。

在儿童中，0.3μg/kg 的去氨加压素未能证明对非高危[251]和高风险心脏手术有任何益处[252]。年龄较小的儿童不能像年龄较大的儿童一样从内皮储存部位释放 vWf，且去氨加压素亦不能诱导由手术刺激引起 vWf 的最大限度释放[253]。去氨加压素的潜在不良反应包括液体潴留、低钠血症、快速耐受、心动过速和轻度低血压[254]。去氨加压素目前不推荐用于儿科手术[82]，尽管有人推测它可以用于血小板功能异常下的持续出血，例如出血时间延长或 TEG 上最大振幅值下降[255]。

重组ⅦA 因子

已知重组活化Ⅶ因子（recombinant activated factor Ⅶ，rFⅦa）对于治疗和预防血液中含有抑制因子的血友病患者的出血是安全有效的（见第 10 章和第 12 章）。它也可用于血小板输注无效的格兰兹曼血小板无力症和Ⅶ因子缺乏症患者。欧洲和美国已经批准了该药的这些适应证。

超说明书之外的使用逐渐增加，现在占住院使用率的 97%（图 20-7）[256]。这包括许多适应证，主要是治疗或预防

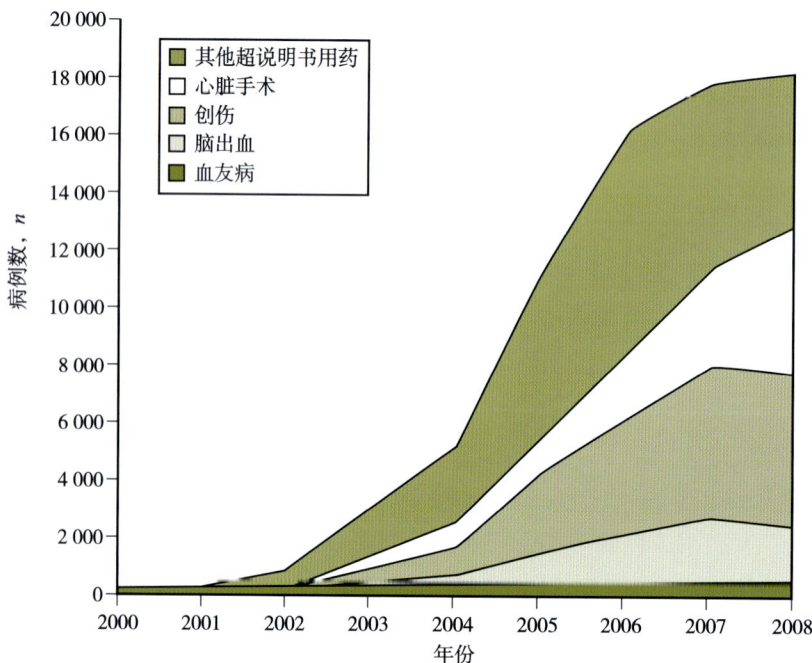

图 20-7　在美国某家医院住院期间使用 rFⅦa 的数据。来自 12 644 名儿童和成人住院的数据。说明书外使用逐年大幅增加，而血友病的使用比例保持不变[摘自 Logan AC, Yank V, Stafford RS. Off-label use of recombinant factor Ⅶa in U. S. hospitals: analysis of hospital records. Ann Intern Med. 2011；154(8)：516-522]

不同严重程度的后天性出血或凝血功能障碍[257-269]，最常见的说明书外适应证是治疗与心血管手术、创伤和颅内出血有关的出血。儿童的超说明书使用也很普遍。一项回顾性研究记录了 3 655 例（美国 39 家儿科医院，为期 7 年），46% 病例用于外科专科或儿科 ICU 的儿童，超过 20% 用于心脏外科或心脏科，1 岁以下的儿童用药最为常见。在美国一家医院的另一项为期 3 年的调查中，共 148 名患者使用了该药，约占该医院儿童心脏手术的 7%[270]。

rFⅦa 因子的治疗效果主要是因其比生理浓度高 10 倍的剂量。因此它不仅仅是缺乏物的"替代"疗法[271]。为使rFⅦa 发挥有益作用，它必须在损伤部位产生大量凝血酶。两种机制可能协同产生这种作用：首先，前面描述的 TF 途径激活以增加 Xa 因子的产生；其次，高浓度的 rFⅦa 直接与活化的血小板表面结合，再次激活因子 Xa 导致凝血酶产生（图 20-8，图 20-9）[272]。需要足够浓度的底物来产生凝块。在给予 rFⅦa 之前，应采取措施确保足够的纤维蛋白原浓度和血小板数量。此外，酸中毒和体温过低等因素会降低rFⅦa 的效应[273]。还需要足够的循环凝血酶原浓度，凝血酶原浓缩物和 rFⅦa 之间亦可产生协同作用。考虑到 rFⅦa 的费用，除了对其安全性的疑问外，在使用前采取更多其他认为有效的措施是明智的。

rFⅦa 减少出血的证据主要来自个案报道。许多病例证实 rFⅦa 可大幅减少灾难性出血。面对束手无策的情况，偶尔取得成功的例证也被视为使用该药物的充分理由。实际情况是 rFⅦa 通常用于出血致死风险低得多的患者。报告的麻醉和外科手术中超说明书用药的案例包括预防性使用（在

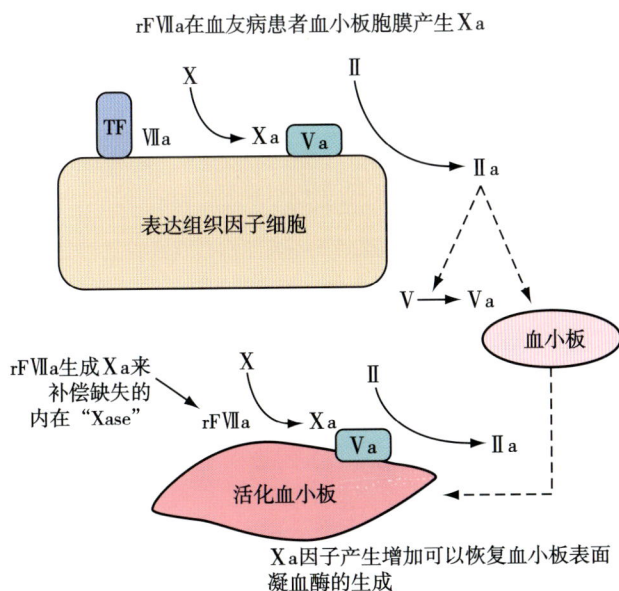

rFⅦa 在血友病患者血小板胞膜产生 Xa

Xa 因子产生增加可以恢复血小板表面凝血酶的生成

图 20-8 基于细胞的凝血模型的示意图和提出的重组活化因子Ⅶ（rFⅦa）如何可能潜在地改善血友病患者凝血的机制。在超生理浓度下，rFⅦa 可以与活化血小板的磷脂膜结合，其中它独立于组织因子（TF）途径激活因子 X，导致血小板表面的凝血酶大量升高。因此，它可以弥补因子Ⅷ或Ⅸ的缺乏，这可能是其在血小板功能障碍中的有效性的解释（摘自 Welsby IJ, Monroe DM, Lawson JH, Hoffmann M. Recombinant activated factorⅦa and the anesthetist. *Anesthesia* 2005；60；1203-1212）

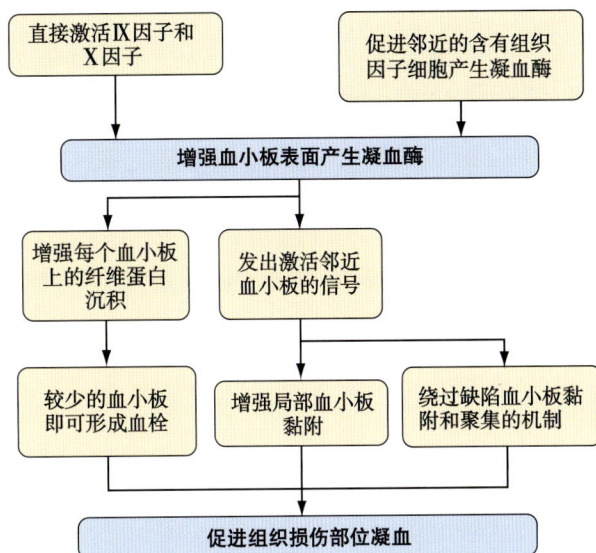

图 20-9 重组活化因子Ⅶ的作用机制：增加凝血酶生成和纤维蛋白沉积以促进凝血（摘自 Welsby IJ, Monroe DM, Lawson JH, Hoffmann M. Recombinant activated factor Ⅶa and the anesthetist. *Anesthesia* 2005；60；1203-1212）

没有严重出血证据的高风险人群中）、用于控制长期或严重（但不是立即危及生命）的出血及尝试使用在所有常规措施用尽后仍危及生命的出血。在这些不同的临床场景中，风险和收益的平衡会有很大差异。

大多数关于 rFⅦa 的对照试验主要集中在预防性使用或用于不太严重的出血病例。26 项随机对照试验研究了rFⅦa 的说明书外使用情况，其中 5 项重点关注外科手术使用[220, 274-277]，这些试验的荟萃分析表明死亡率没有下降，只有中等程度减少出血和输血[278]。一项研究针对成人心脏手术后出现中等严重出血（≥200ml/h 或≥2ml/kg，连续 2h）的患者，证实可降低再次手术率、出血和输血需求[275]。该试验的另一个目的是观察 rFⅦa 的安全性，但可惜试验提前终止，虽然看到了不利影响增加的趋势，但结果尚无定论，该研究作者告诫不要在进一步试验之前更广泛地使用。一项随机试验（*n*=76）观察了在心脏手术的婴儿中预防性给予 rFⅦa（40µg/kg）[276]，结果显示治疗组既无疗效亦无毒性。一项接受神经外科手术的患者的小型试验显示出血量呈剂量依赖性减少[279]。也有针对儿童使用 rFⅦa 的系统综述[280]。

基于对不良反应的担忧有所增加。两项研究系统地回顾了不良反应相关数据[281,282]。在第一项研究中，rFⅦa 治疗组的血栓发生成率较高（10.2% vs 8.7%）。在第二项研究中，来自观察性试验的数据表明 rFⅦa 治疗对死亡率没有影响，尽管在某些组中（包括成人心脏病患者）血栓形成的风险增加。两篇综述都综合了来自不同类型患者的研究数据，因此需要谨慎对待其结果。儿童血栓形成的风险尚不确定，数据亦无定论[280]。在一个大型多中心研究中，接受说明书外rFⅦa 用药的儿童中有 10.8% 发生血栓并发症，接受 rFⅦa 用药儿童的总体死亡率为 34%[283]。在另一项接受 rFⅦa 治疗的严重出血儿童中，血栓发生率低，然而据报道，只有研

究者认为与使用 rFⅦa 有关的致命事件或直接事件才会记录[284]。用 FFP 或 rFⅦa 治疗相似适应证的新生儿血栓形成发生率相似(7%)[285],且早产儿给予较大的重复剂量不会使血栓形成[286]。显然血栓性并发症和死亡率在出血严重的患者中很常见,而大出血情况下需要使用该药物。rFⅦa 可能增加血栓形成的风险,尽管这种影响和药物的益处在不同的临床情况下有所不同。由于内皮细胞损伤和循环单核细胞以及血小板上 TF 表达导致的炎症状态,血栓形成的风险可能进一步增加。由于这个原因,rFⅦa 应谨慎用于体外膜氧合支持的患者[280],以及有证据表明广泛血管内凝血(弥散性血管内凝血)的情况。但是否可用于脱离体外循环后的患者尚不明确。

用于说明书外使用 rFⅦa 的给药方案尚未确定。其中一个困难是没有令人满意的实验室检查来监测其有效性[287,288],以及因子Ⅶ活动并不总能预测疗效[289]。虽然已知在肝脏手术中给予 rFⅦa 后 PT、aPTT 和 TEG 有所改善[290],但它们不能可靠地用于确定给药方案。如果 rFⅦa 的主要影响是在损伤部位,临床观察仍然是效果的最佳指标[287]。使用的剂量通常与血友病患者中所示的剂量(90μg/kg)密切相关,尽管实际上剂量通常会给予四舍五入到整小瓶[290]。尽管已提出 40~60μg/kg 的较低剂量[280],已显示剂量为 40μg/kg 没有效果[276],60~90μg/kg 的较大剂量可能更有效。药代动力学的差异可能是儿童使用较大剂量的理由(儿童清除率为 67ml/kg/成人每小时 37ml/kg)[291,292]。

似乎 rFⅦa 可以有效治疗其他方法难以治愈的严重出血,但它并不普遍有效。对 rFⅦa 说明书外使用的详细调查得出的结论是,各种适应证的临床证据很有限[293]。从严重出血中恢复的患者发生血栓栓塞并发症的风险很大,rFⅦa 可能会增加这种风险[294]。似乎没有理由认为前面这些顾虑的因素不适用于儿童,尽管风险和收益的平衡可能大不相同。作者认为 rFⅦa 应仅用于治疗已证实对其他治疗无效的危及生命的出血,在正确进行的试验之外,不应该用它来预防出血、治疗不太严重的出血或作为血液制品的替代品。如果有指征,其使用不应延迟手术重新探查。应尽一切努力确保足够的血小板计数、足够的纤维蛋白原浓度、纠正酸中毒和使用前接近常温。

新药研发

之前的讨论大多涉及使用多年的药物(和血液制品)。开发用于治疗出血的药物主要是源于希望改善先天性血友病长期治疗的需求来驱动[295]。在过去,这已经导致了急性出血和获得性凝血病的新疗法的产生,将来应该也是如此。未来新研究领域是开发新的纤维蛋白溶解抑制剂以调节手术出血。

总结

本章首先回顾了凝血机制及在正常发育和疾病中的凝血变化。对凝血过程的这种理解促使新药研发,最具代表的是 rFⅦa[11]。凝血系统极其复杂,了解其过程有助于理解临床许多干预措施的作用机制,但并非所有干预都可改善患者的临床状况。除了输入同种异体血液制品的效应外,凝血和其他系统之间的相互作用(激肽-激肽释放酶系统[16]和其他炎性级联反应)更加复杂。因此对所有治疗措施的机制研究是有限的,针对儿童的治疗还需要直接有益的证据。虽然现有的证据仍然缺乏,有时看似矛盾,但我们的目的是尽可能向麻醉医师提供明确的建议。

围绕抑肽酶的问题反映了与该主题相关的问题。尽管招募了相当多的患者(包括儿童),许多重要问题仍未得到彻底解决。对成人安全的担忧导致该药物的终止。重新评估这一证据(未经进一步研究)已导致其在许多国家重新使用。无论利弊如何,在儿童中使用这种药物,其使用取决于该人群的利益以外的其他因素。用于治疗目标在治疗而不是预防出血方面,进行精心设计的试验所面临的挑战更大。目前,提出了几种与传统治疗方法不同的治疗方法(rFⅦa、纤维蛋白原浓缩物、基于 TEG 的输血方案)。临床比任何时候都需要设计精良、实施严谨的临床试验及获得有意义的结果。

致谢

感谢 Andrew Wolf 和 Adam Skinner 先前对本章的贡献。

(陈雪吟　魏昕 译,柴小青 校,李军
上官王宁 审)

精选文献

Faraoni D, Goobie SM. New insights about the use of tranexamic acid in children undergoing cardiac surgery: from pharmacokinetics to pharmacodynamics. *Anesth Analg.* 2013;117:760-762.
This editorial summarizes the challenges in optimizing the use of antifibrinolytic medications for use in children. It offers an insight into the problems of translating drugs widely used in adults to use in children and how pharmacokinetic, in vitro, and clinical studies can be used to make logical recommendations about dosing.

Faraoni D, Goobie SM. The efficacy of antifibrinolytic drugs in children undergoing noncardiac surgery: a systematic review of the literature. *Anesth Analg.* 2014;118(3):628-636.
A balance review of the evidence regarding use of antifibrinolytic drugs in children during noncardiac surgery.

Guzzetta NA, Miller BE. Principles of hemostasis in children: models and maturation. *Paediatr Anaesth.* 2011;21:3-9.
An excellent review of the changes in coagulation with development, with a particular emphasis of the relevance of this to the use of rFVIIa in pediatric practice. This is part of an issue of Paediatric Anesthesia *themed around topics related to coagulation.*

Hoffman M. Remodeling the blood coagulation cascade. *J Thromb Thrombolysis.* 2003;16:17-20.
Hoffman explains the difficulties associated with the "old model" of coagulation cascade. The paper contains an excellent step-by-step discussion of the cellular based model of coagulation.

New HV, Berryman J, Bolton-Maggs PH, et al. British Committee for Standards in Haematology. Guidelines on transfusion for fetuses, neonates and older children. *Br J Haematol.* 2016;175:784-828.
Extensive and informative guidelines produced in the United Kingdom covering aspects of transfusion in the child, infant, and fetus. While written to reflect U.K. practice, the guidelines are informative for readers from other locations.

Rahe-Meyer N, Levy JH, Mazer CD, et al. Randomized evaluation of fibrinogen vs placebo in complex cardiovascular surgery (REPLACE): a double-blind phase III study of haemostatic therapy. *Br J Anaesth.* 2016;117:41-51.
The REPLACE trial is an important trial conducted in adult cardiac surgical patients. The findings cast doubt on the effectiveness of fibrinogen concentrates in the management of bleeding serving as a further warning that there is no

"magic bullet" in the treatment of severe bleeding. Rather, there is a need for good surgical hemostasis and a methodical approach based on an understanding of the physiology and pathophysiology of coagulation.

Warren OJ, Rogers PL, Watret AL, et al. Defining the role of recombinant activated factor VII in pediatric cardiac surgery: where should we go from here? *Pediatr Crit Care Med.* 2009;10:572-582.

A thorough review of the use of rFVIIa in pediatric heart surgery.

Welsby IJ, Monroe DM, Lawson JH, Hoffmann M. Recombinant activated factor VIIa and the anaesthetist. *Anaesthesia.* 2005;60:1203-1212.

This is a very good overview of the mechanisms and use of rFVIIa.

参考文献

20

第21章　机械循环支持

　　每年因心肺功能衰竭而需要入院接受人工支持的患儿数量相当可观。部分患儿在最大限度药物治疗后,和呼吸衰竭仍无法得到缓解、不能为终末器官提供足够的灌注和氧合,这时通常需要机械循环支持,这种机械支持既可以是心肺复苏(cardiopulmonary resuscitation,CPR)的补充,也可以是康复或移植的过渡治疗。目前需要机械支持的患儿数量每年都在增加,尤其是那些罹患原发性心功能不全的小儿。随着对先天性心脏病(congenital heart disease,CHD)患者的识别、管理逐步改善,手术和围手术期生存率日益提高,心功能不全患儿的数量逐年增加[1]。此外,得益于更早的识别和更加积极的治疗,越来越多的心肌病患儿也得以在早期存活。因此在美国每年有近 15 000 例小儿因心力衰竭入院,这些患儿的入院死亡率约为 10%,但有 10%~15%的患儿需要机械循环支持(mechanical circulatory support,MCS)[2,3]。

　　成人心力衰竭的患病率高于小儿,因此成人终末期心力衰竭 MCS 的发展也相应更快、更成熟。第一代心室辅助装置(ventricular assist device,VAD)在 20 世纪 80 年代开始在成人患者中常规应用[4]。而 VAD 在小儿的尝试则始于成人 VAD 设备在青少年中的应用。由于存在如何"小型化"成人设备以适应小儿体重的技术难题,VAD 在小儿中的应用发展较为缓慢;相较于成人,适用于小儿的 VAD 数量、类型都十分有限。成人和小儿患者之间的潜在差异包括生理和解剖变异、对输血的不同免疫反应及由于未成熟的凝血级联反应导致的高血栓栓塞风险[5,6]。此外,由于小儿患者群体数量小、异质性高,对设备的监管评估受限,也使得进展更具挑战性[7]。在美国,可用于小儿的 MCS 装置的数量和类型仍然相对有限,尤其是体重不足 20kg 的患儿,但小儿体外生命支持(extracorporeal life support,ECLS)的数量仍持续增

长。美国心肺血液研究所(National Heart,Lung,and Blood Institute,NHLBI)为小儿开发 MCS 设备的工作可能在将来为这些患儿提供更好的选择[8]。

　　机械支持的形式分为两种,一种是通过体外膜肺氧合(extracorporeal membrane oxygenation,ECMO)提供心肺支持,另一种是通过 VAD 提供心功能支持、维持灌注。

机械循环支持的适应证

　　确定合适的 MCS 启动时间非常重要但也往往很难。目前由于 ECMO 已经变得更加安全,人们普遍认为应尽早开始 MCS、以避免长期低心排血量和器官低灌注状态。早期提供支持可以更好地保留终末器官功能,并最大限度地提高康复或过渡到移植的机会。小儿 MCS 的适应证主要可分为心脏和非心脏适应证(表 21-1)。有的机构使用了以下 MCS 启动标准:①在正性肌力药支持下,心脏指数<2L/(min·m²);②外周灌注不良、伴代谢性酸中毒和混合静脉血氧饱和度低于 40%;③即将发生呼吸、肾脏或肝功能衰竭的征象;④B 型利钠肽(B-type natriuretic peptide,BNP)高于正常或快速进行性升高(表 21-2)[9]。

　　一般而言,除肺动脉高压和孤立性呼吸衰竭外,ECMO或 VAD 均可用于所有适应证。每种设备都各有利弊,最恰当的设备取决于疾病的急性程度、患者的并发症、康复的可能性和预期的支持时间[10]。表 21-3 总结了在选择机械支持策略时必须考虑的各种患者和设备因素。在心力衰竭患者中,主要目标是让心肌休息并恢复功能(过渡至康复)。如果心功能无法恢复,则通常考虑行心脏移植。然而考虑到供体器官的缺乏,患者可能需在等待合适器官的同时通过长期机械支持进行过渡(过渡至移植)。

表21-1　机械循环支持的适应证

术前稳定病情
严重发绀/缺氧发作
肺高压危象
心肌功能障碍/心搏骤停
恶性心律失常
脓毒症

心内直视手术后
心力衰竭
早期：无法脱离CPB
晚期：长期低心排综合征
手术相关
左心发育不良综合征的Ⅰ期姑息治疗
ALCAPA[a]矫治术后
持续的恶性心律失常

过渡至心肌功能恢复
急性心肌炎
心肌病
急性心脏移植排异

过渡至移植
直接过渡至移植
过渡至其他过渡治疗（短期转为长期支持）

非心脏适应证
呼吸衰竭无法氧合和/或通气
溺水
严重低温
药物中毒
危急气道（气管狭窄）
脓毒血症/休克

体外心肺复苏

难治性心肺骤停

[a]ALCAPA，左冠状动脉异常起源于肺动脉。

表21-2　机械心脏辅助的临床标准建议

循环快速恶化（CI＜2L/(min·m²)）
正性肌力药物依赖
B型利钠肽高于正常或快速进行性升高

外周灌注不足
代谢性酸中毒
混合静脉血氧饱和度＜40%

呼吸、肾脏或肝功能衰竭的征象
通气所需吸入氧比例逐渐升高

超声心动图显示严重心功能不全。
CI，心指数。

改编自Hetzer R, Potapov EV, Alexi-Meskishvili V, et al. Single-center experience with treatment of cardiogenic shock in children by pediatric ventricular assist devices. J Thorac Cardiovasc Surg. 2011; 141(3): 616-623; Potapov EV, Stiller B, Hetzer R. Ventricular assist devices in children: current achievements and future perspectives. *Pediatr Transplant*. 2007; 11: 241-255。

此外，还有一大类以成年人为主的患者群体，他们的心肌功能预期无法恢复，同时也不具有移植适应证。对于这类患者，其终点治疗是MCS。这种情况在小儿患者中极为罕见，可能的例外包括一小部分患有进行性假肥大性肌营养不良且已经植入VAD的患儿[6,11]。考虑到这些患者及其家属的强烈意愿，预计这类需要MCS的患者将继续增加。其他可能受益于终点治疗的小儿患者包括：患有化疗引起的心肌病且恶性肿瘤未能控制、不太可能长期缓解的患儿，以及因多种并发症或损伤、无法接受移植的心功能不全患儿。

小儿VAD植入早期关键的决策点在于判断单纯左心室（left ventricular, LV）辅助是否足够。为了使左心室辅助装置（left ventricular assist device, LVAD）提供满意的支持，足够的右心室（RV）功能对于充分的左心室功能和最终的左心室充盈至关重要。与成人心力衰竭不同，小儿心力衰竭通常与双心室衰竭和/或肺血管阻力（pulmonary vascular resistance, PVR）升高有关，这两者均可能限制LV舒张期充盈。有限的数据表明，双心室VAD（biventricular VAD, BiVAD）支持在小儿患者中更为常见，在一项大型单中心试验中，BiVAD比例为29%[12]，而在柏林IDE（Investigational Device Exemption）试验中，其比例为35%[13]。这与在成年患者中的情况形成鲜明对比，根据器官共享联合网（United Network for Organ Sharing, UNOS）提供的成人移植受体MCS患者列表1A，仅9%患者为BiVAD，而根据机械循环支持登记（Interagency Registry for Mechanically Assisted Circulatory Support, INTERMACS）的数据，其比例为7%[14]。不论在成人还是小儿中，BiVAD支持均与死亡率增加相关，这可能反映了需要这种强化支持的患者病情更加严重。

对于一些严重低氧血症和/或循环衰竭的患儿，可能需要术前稳定心肺功能，这些情况可能见于缺氧发作、肺高压危象、梗阻型全肺静脉异位引流、体肺分流闭塞、心源性休克等（表21-1）。一项研究中，26例患儿术前应用ECMO作为随后矫治或姑息手术的桥梁，其中62%存活至出院，未观察到单心室和双心室辅助患者的预后差异[15]。ECMO也已成功应用于难治性心律失常的患儿[16-18]。在一项回顾性研究中，9例因各种心动过速或过缓而应用ECMO的婴儿均存活出院[19]。ECMO在心脏导管室中亦有应用，它既可以在高风险介入手术之前预防性使用，也可以作为抢救措施治疗介入手术的相关并发症、持续低心排或低氧血症[20,21]。

先天性心脏病术后停机困难是机械支持心脏最常见的适应证[22,23]。据估计，先天性心脏病术后2%～5%的患儿需要ECMO支持[24]。心内直视手术后心肌功能障碍可表现为早期衰竭（无法停机）或晚期衰竭（术后持续低心排综合征），合并终末器官功能障碍、血浆乳酸浓度持续升高、低混合静脉血氧饱和度（＜40%）、低脑氧饱和度（低于基线20%以下），且需大剂量正性肌力药支持。在启动MCS前必须首先排除残余外科病变，继发于手术操作的冠状动脉缺血和机械问题（如心脏压塞）[25]。需要重申的是早期启动机械支持可带来更好的预后，这一点至关重要。在一项针对81例患儿的研究中，在手术室（operating room, OR）即开始使用ECMO的患者生存率为64%，而在重症监护治疗病房（intensive care unit, ICU）再开始使用ECMO者生存率仅

表21-3　常见小儿支持装置的特性

设备种类	患者体型限制	支持时间	支持种类	泵型	流量	优点	缺点	美国FDA批准
短期支持装置								
ECMO	无	<3周	心/肺	平流	可变	● 可经中心或外周置管 ● 在所有年龄组中均广泛使用 ● 可以迅速用于抢救 ● 可于床旁安装 ● 价格相对便宜 ● 易于撤除	● 对抗凝要求较高 ● 神经系统并发症较多 ● 出血/输血较多 ● 患者无法转运/转运受限 ● 通常需保持气管插管状态 ● 需要经培训的人员,持续监护	是
BioMedicus BP50 (Medtronic)	无	数天/数周	单心室或双心室	平流离心泵		● 设置较ECMO更简单 ● 对抗凝的要求比ECMO低 ● 对心室的减负荷作用优于ECMO	● 不提供呼吸支持 ● 患者无法转运/转运受限 ● 通常需保持气管插管状态 ● 需正中开胸行心内置管	是 (6h)
CentriMag (Thoratec)	无		单心室或双心室	平流离心泵				
PediMag (Thoratec)	<20kg BSA<1.3m²		单心室或双心室	平流离心泵	最高1.5L/min			
Jostra RoraFlow (Maquet)	无		单心室或双心室	平流离心泵	最高10L/min			
TandemHeart (CardiacAssist)	>40kg BSA>1.3m²	数天	单心室或双心室	平流离心泵	最高5L/min	● 可经皮植入 ● 可以拔除气管导管	● 需房间隔穿刺 ● 血栓栓塞风险 ● 泵脱位风险	
Impella (AbioMed)	BSA>0.93m²	数天	单心室	平流轴流泵	2.5~5L/min	● 三种型号的泵供选择 ● 可经皮植入 ● 提高心室减负荷作用 ● 可以拔除气管导管	● 可能出现泵移位	
长期支持装置								
Berlin Heart Excor	>3kg, BSA 0.2~1.3m²	数月-数年	单心室或双心室	气动,搏动血流	根据泵型号决定	● 可拔除气管导管,患者可活动 ● 对抗凝的要求比ECMO低	● 需正中开胸植入 ● 可能需要更换装置	可用于BTT
HeartWare HVAD	>15kg或BSA>0.65m²	数年	单心室或双心室	平流离心泵	最高10L/min	● 对抗凝的要求较老款VAD低 ● 患者可以出院		可用于BTT
HeartMateⅡ	>30kg, BSA>1.4m²	数年	单心室	平流轴流泵	>2.5L/min			可用于BTT 和DT
SynCardia TAH	BSA>1.2m²(50ml) BSA>1.7m²(70ml)	数年	双心室	气动,搏动血流	最高9.5L/min			可用于BTT

BSA,体表面积;BTT,过渡至移植;DT,终点治疗;ECMO,体外膜肺氧合;TAH,全人工心脏。

为 29%[26]。病理生理改变为单心室或发绀型心脏病的患者在 CPB 后更可能需要机械支持。根据 2015 体外生命支持组织（extracorporeal life support organization，ELSO）登记数据[27]，左心发育不全综合征（hypoplastic left heart syndrome，HLHS）是新生儿中最常见需要 ECMO 支持的 CHD。一些单位主张在 I 期诺伍德手术后常规使用 MCS 来优化术后心排血量[28]。此外，ECMO 和 LVAD 均被用于左冠状动脉异常起源于肺动脉（anomalous origin of the left coronary artery from the pulmonary artery trunk，ALCAPA）婴儿的术后心室支持，帮助患儿过渡至康复或移植[29,30]。

在非先天性心脏病患儿中，病毒性心肌炎是急性心力衰竭的最常见原因，这些患儿可通过 ECMO 成功过渡至康复或移植[31]。其他种类的心脏疾病，如冠状动脉缺血、心脏移植术后排异，由于慢性心肌病、心律失常或先天性心脏病导致的终末期心力衰竭，也可能需要使用 MCS。ECMO 已成功应用于心脏移植后早期和晚期心功能不全的患者。在心脏移植受者中，约有 10% 的患者在术后 2 天内需要静脉 - 动脉（venoarterial，VA）ECMO 支持[32]。由于 ECMO 安装快捷、操作熟练程度较高，且可以用于右心衰竭和肺血管阻力升高的患者，所以通常是支持的首选模式[33]。

各类肺高压患者均可考虑使用 ECMO 支持。具有可逆性肺动脉高压的围手术期患者（如具有全肺静脉异位引流的患者，其升高的 PVR 可在外科手术后得以改善）和肺高压危象的患者均可受益于 ECMO 支持。患有难治性肺动脉高压的患者也可能需要 VA-ECMO 作为肺或心肺移植的过渡治疗。Novalung 公司近期研发了一种使用低阻力中空纤维氧合器的体外无泵式肺辅助装置，可用于继发于肺动脉高压的心源性休克患者。该装置需在肺动脉和左心房置管，利用高肺压驱动血液通过氧合器，排出二氧化碳并改善氧合，因而无须机械泵。此方法可降低肺阻力，从而减轻右室负荷并促进恢复。有 4 例因慢性肺病和肺高压等待肺移植的患儿（年龄从 23 天至 23 个月不等）从 ECMO 转换为体外无泵式肺辅助装置，3 例患儿在该装置辅助期间成功拔除气管导管。4 例患儿中，1 例过渡至康复，1 例过渡至移植，另 2 例在等待移植过程中死亡[34]。此装置的一个潜在优点是尺寸小；因为它比 ECMO 装置小得多，所以患者的转运更加方便。

此外，还有许多非心脏 ECMO 适应证，其中最重要的是呼吸衰竭。来自 2012 年 ELSO 登记的数据显示，接受 ECMO 治疗的患儿中有近 50% 是呼吸衰竭的新生儿[23]。新生儿最常见的 ECMO 适应证是先天性膈疝、胎粪吸入综合征和新生儿持续性肺高压，其总生存率超过 70%[23,35]。在 H1N1 流感中，因呼吸衰竭需 ECMO 支持的患儿数量急剧增加[23,36-38]。对于困难气道的患儿，当常规机械通气不可行或未成功时，ECMO 还可为气管支气管重建提供短期呼吸支持[39]。MCS 的其他非心脏适应证包括严重低体温、药物中毒和溺水。尽管败血症最初被认为是 MCS 的禁忌证，但在 45 例因感染性休克而需要 ECMO 血流动力学支持的患儿中，有接近一半患者存活至出院[40]。事实上，ECMO 作为难治性急性呼吸窘迫综合征（acute respiratory distress syndrome，ARDS）或肺炎患儿的康复过渡治疗，已经被广泛接受[23]。ECMO 可以为肺移植或再次移植提供过渡治疗，

还可用于治疗移植后严重的原发性移植物功能障碍，但这些患者的总体生存率低于其他患者[41-43]。

美国心脏学会小儿高级生命支持（American Heart Association Pediatric Advanced Life Support，AHA PALS）2010 年指南提出 ECPR（extracorporeal CPR）或体外心肺复苏，推荐其应用于因可逆性原因引起的难治性院内心搏骤停[44]。AHA 2015 证据总结继续支持在小儿患者中使用 ECPR，因其与单独使用 CPR 相比可显著提高存活率。心脏病患儿实施 ECPR 后的预后优于非心脏病患儿。因此，AHA 2015 指南建议，在有条件安装 ECMO 的单位，将 ECPR 应用于已确诊心脏病的院内心搏骤停患儿[45]。

禁忌证

MCS 的禁忌证应根据每个病例的具体情况加以考虑，可能包括严重的多系统器官功能衰竭、活动性感染、严重的神经损伤或颅内出血（intracranial hemorrhage，ICH）及严重的凝血功能障碍。极端早产、极低出生体重、某些染色体缺陷和 / 或多种先天性异常也可被视为禁忌证[46]。低出生体重、极端早产和已经发生 ICH 的新生儿对于 ECMO 存在较高风险，因其可能诱发或加重 ICH。大多数出血发生在出生后的前 72h 内，因此理论上出生 3 天后出血或扩大出血的风险可能会减少。大多数 ECMO 排除标准均包括 3 级或 4 级 ICH 患者，且许多人认为出生体重 <1.6kg 是 ECMO 的合理禁忌证，因为回归分析表明，最小体重在 1.6kg 以下者，非心脏 ECLS 的存活率不足 40%[47]。

对于因心脏原因需要 MCS 的患儿，在建立支持之前应充分考虑心肌恢复的可能性；如果不太可能恢复，应考虑患儿是否适合心脏移植。虽然并非绝对禁忌证，但在启动 MCS 之前应该考虑一些常见的解剖学问题，包括心室厚度、半月瓣反流和心内分流。心室增厚，例如肥厚型心肌病，可能妨碍装置的有效引流。在一些心房增大的患者中，心房置管可以改善 VAD 的引流。严重的主动脉瓣或肺动脉瓣膜反流将妨碍心室充分排空。血液会通过反流的瓣膜在心内反复循环，有时甚至需要在 VAD 植入时缝闭或修复瓣膜[48]。在植入装置时还需要同期纠正心内缺损，以防止血栓或空气栓塞、右向左分流。

设备

有多种装置可为小儿的心肺循环提供机械支持。下面按照所提供支持的类型和持续时间分别介绍。

体外膜肺氧合 ECMO

虽然成人患者多数因孤立性 LV 衰竭而需要心肺支持，但小儿患者中更常见的原因是低氧血症、肺动脉高压及合并 RV 衰竭。对于需要短期或紧急心肺支持的患儿，ECMO 仍然是首选方式。20 世纪 70 年代，ECMO 被首次报道用于治疗小儿心力衰竭，随后被用于院间转运时的机械支持[49,50]。目前，ECMO 最常见的心脏适应证是无法脱离 CPB、心搏骤

停常规复苏失败时的紧急支持以及心脏移植后早期心力衰竭。自 1989 年开始 ELSO 登记以来，ECMO 一直是最常用的小儿 MCS 模式，已登记 7 500 余例用于新生儿和儿童的心脏支持，26 000 余例用于新生儿呼吸支持[23,51]。

典型的 ECMO 回路包括：泵（带有可控制流量的伺服调节器的滚子泵或离心泵）、中空纤维或膜式氧合器、热交换器、管路（静脉、动脉或两者皆有）（图 21-1）。改良的 ECMO 回路由肝素涂层管路、Bio-Medicus 离心泵（Medtronic，明尼阿波利斯，明尼苏达州）、中空纤维膜式氧合器、流量探头和血细胞比容/氧饱和度监测仪组成，可在 5min 内完成安装和预充，应用于快速复苏[52]。可建立 ECMO 的大多数医院都有经过培训的人员来协助安装和维护 ECMO 治疗。功能的多样性和实施的快捷性是 ECMO 的优势。对于心内直视手术后患者，术者可以经胸通过右心耳和主动脉置管，或经颈部通过右颈内静脉和颈总动脉置管，对于体型较大的患者，还可以经大腿通过股动脉和股静脉置管。通常选用肝素涂层管路，因其可以减少表面接触引起的补体激活、血小板功能障碍、降低抗凝要求等[53]。一个干净备好随时可用的回路可以保证其快捷性，一旦需启动 ECMO 支持，立即预充入晶体液用于早期支持，并在取得血制品［浓缩红细胞（packed red blood cells，PRBC）］，新鲜冰冻血浆（fresh frozen plasma，FFP）］后立即加入。或者在获得经过配型的血制品前也可以先使用非交叉配型血液（O 型阴性）预充，尤其是在新生儿。

复苏时，在启动机械支持之前，应尽可能避免过大剂量的血管收缩药，并纠正酸中毒，婴儿的头部置于冰中以帮助脑保护。整体而言，足够的心排血量，即使在低血细胞比容的情况下，仍然是成功复苏和长期生存的最重要因素[54,55]。

ECMO 的其他优势包括能够在 ICU 中提供支持，能在机械支持期间为患儿提供超滤或血液透析，且在极小新生儿中也能提供双心室心肺支持。

ECMO 回路构成

ECMO 回路有三种常见构成模式（图 21-1）。最常用的是静脉-动脉 ECMO（venoarterial ECMO，VA ECMO），其构成类似于心肺转流术（cardiopulmonary bypass，CPB）。静脉插管置于上腔静脉或下腔静脉，动脉插管可置于主动脉（需开胸）、股动脉或颈动脉。血液通过静脉管路引出，绕过心脏和肺脏，通过动脉管路返回体内。VA ECMO 可以在无心脏驱动的情况下提供气体交换和血流动力学支持，也可减少心肌做功和氧耗，使患者的心脏"休息"，尤其适用于心肌炎的情况。如果左室射血极少，须注意避免心室过胀，这时可能需要放置左房引流管。

静脉-静脉 ECMO（veno-veno ECMO，VV ECMO）可以通过双腔导管或两条置于大静脉（股静脉，颈内静脉）的静脉插管完成。血液从患者体内引出，发生气体和/或热交换，再通过静脉返回患者体内。VV ECMO 可以提供气体和/或

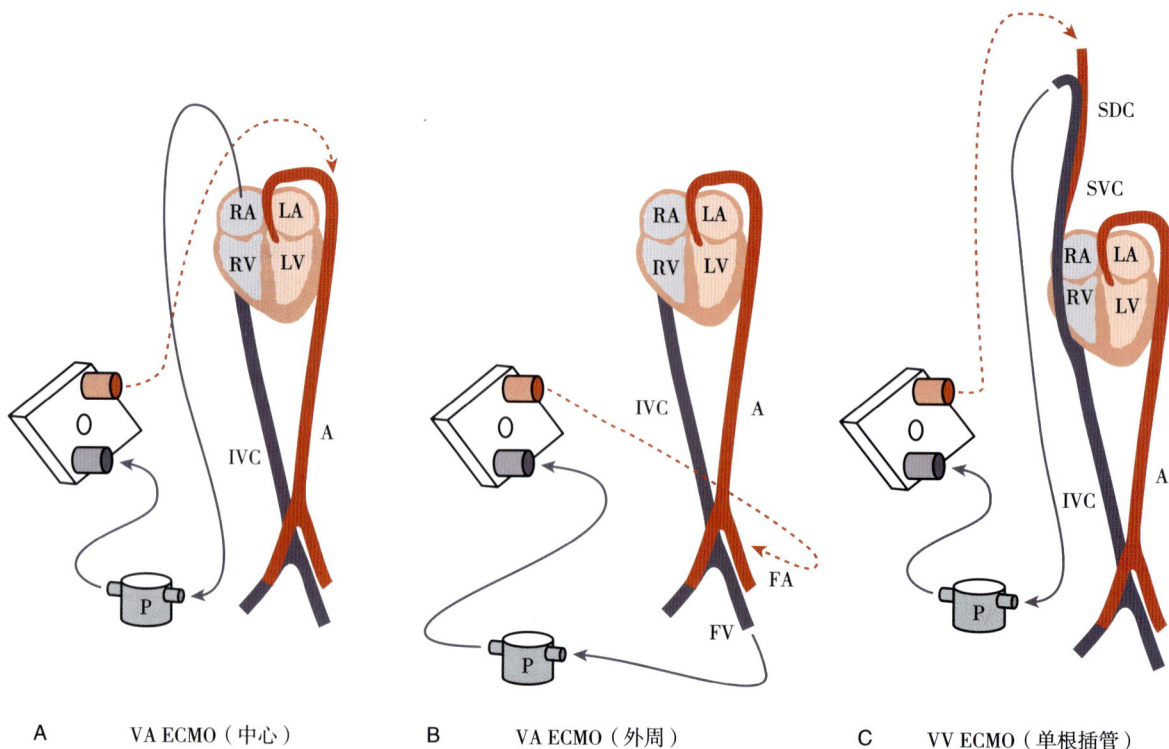

A   VA ECMO（中心）   B   VA ECMO（外周）   C   VV ECMO（单根插管）

图 21-1   体外膜式氧合（ECMO）回路示意图。红色虚线箭头：氧合血液。蓝色实线箭头：未氧合血液。A. 静脉-动脉（venoarterial，VA）中心 ECMO。双静脉插管（右心房［RA］和下腔静脉［IVC］）将血液引流到泵（P），泵推动血液通过带有集成热交换器的氧合器（O），然后通过位于升主动脉（A）的主动脉插管返回。B. VA 外周 ECMO。通过股静脉（FV）插管引流血液，泵推动血液通过氧合器并返回到股动脉（FA）。C. 静脉-静脉（veno-veno，VV）ECMO，单管双腔（SDC）静脉插管策略。其中一腔有两个开口，分别位于下腔静脉（IVC）和上腔静脉（SVC）。他们共同将血液引入泵/氧合器；另一腔开口位于 RA，血液经此回到体内。LA，左心房；LV，左心室；RA，右心房；RV，右心室。此外，这种方法还可以通过在双侧股静脉置管实现［摘自 Martinez G, Vuylsteke A. Extracorporeal membrane oxygenation in adults. *Continuing Education in Anaesthesia, Critical Care & Pain* 2012；12（2）：57-61］

热交换,主要用于心功能良好患者的原发性呼吸衰竭。尽管 VV 插管在技术上更加困难,并且相对更容易出现流量问题和插管部位出血,但是与 VA ECMO 相比,CNS 损伤的发生率较低[56]。

在动脉-静脉 ECMO(arterial-venous ECMO, AV ECMO)中,动脉和静脉均需置管。利用患者自身的血压和心脏收缩将血液泵入 ECMO 回路,仅用于支持气体交换。

婴儿和幼儿的插管通常直接经胸(特别是术后)或经颈部血管(颈动脉和颈静脉)进行,因为在小患者中,经股部血管通常无法提供足够的流量。尽管有 ECMO 支持,但患者通常仍需要保持通气,这是为了帮助产生和循环肺表面活性物质,并排出分泌物,以避免感染。有人建议使用“肺休息”策略,即吸气压和吸入氧比例最小化,并增加呼气末正压以防止肺不张[35]。

一项研究纳入 27 例因心脏相关病因接受 VA ECMO 治疗的患儿,其中包括非手术患儿和心内直视术后患儿,总生存率为 59%;其中 56% 的患者在启动 ECMO 时需要 CPR,而这组患者的生存率为 73%[57]。ECMO 的血流动力学益处包括减轻 RV 前负荷和降低肺动脉压。由于血液经主动脉返回,经常导致后负荷的增加,可能需要通过药物(如米力农)降低后负荷。

对于需要 ECMO 支持的单心室生理和分流依赖性肺循环的患儿,存在几种管理方式。在 10 例接受单心室姑息手术、术后需 ECMO 支持的患儿中,保留主-肺动脉分流者生存率更高[58]。但这需要足够的肺泡通气,且需较高的 ECMO 流量以维持充足的体、肺循环容量。对于低 PVR 的患儿,可能会出现肺血过多的情况,此时可能需要通过外科钳夹限制分流。尽管单心室生理的 ECMO 患儿总体生存率与其他心脏病的患儿相近[57],然而接受一期姑息手术后需 ECMO 支持的 HLHS 患儿中,仅 36% 存活至出院,而体重减轻、支持时间短、肾衰竭的死亡率更高[59]。ECMO 已成功应用于分流口急性血栓形成、一过性心室功能降低的单心室生理患儿[60]。在需 ECMO 支持的 44 例单心室生理和分流的患儿中,支持的适应证是存活出院的最重要的预测因子,其中 81% 的低氧血症患儿得以存活,但只有 29% 的低血压患儿存活至出院[61]。需要 ECMO 支持的 Fontan 术后患儿死亡率显著升高(65%),其原因可能是患儿长期心室功能不全,无法逆转[62]。

2009 年 H1N1 流感大流行期间,ECMO 被大量应用于大龄患儿和年轻成人的原发性呼吸衰竭。当时很多呼吸衰竭和 ARDS 的患儿通过常规和高级通气治疗均无效。根据 ELSO 数据库,使用 VV ECMO 或 VA ECMO 可使药物难治性患者的存活率达到 60%[23]。

ECMO 的缺点包括回路较为复杂,对抗凝的要求比 VAD 高,需要血制品预充和频繁输血,及肺血流减少。与其他支持方式相比,ECMO 回路较复杂,需要经过培训的人员进行全程监管。偶尔可能出现左房减压不足,需要放置左房引流管或行房间隔切开。左房减负不足可导致二尖瓣反流和肺水肿或出血,左室减负不足还可能降低心肌恢复的可能性。大多数情况下,必须维持中等程度的通气支持,以确保向冠状动脉提供充分氧合的血液,因此在整个 ECMO 期间需要气管插管和镇静[63]。然而,最近亦有清醒或非卧床患儿

使用 ECMO 的病例报道(VV 或 VA)[64]。

虽然 ECMO 对快速抢救和短期支持有效,但其支持通常仅能维持 1~3 周,随后并发症风险显著升高,使其应用受限[65]。对于心内直视手术后需要 ECMO 支持的患儿,需要长期 ECMO 支持、肾衰竭、在支持后的首个 24h 中出现低 pH,这些因素与高死亡率相关[66]。根据 ELSO 登记和器官获取和移植网络数据库 2004 年至 2009 年的数据,超过一半通过 ECMO 过渡到心脏移植的患儿未能存活至出院,说明 ECMO 无法可靠地提供中期到长期的机械支持,以使患儿安全地过渡到移植[67]。相较于 VAD 支持的患者,ECMO 支持后存活的患者神经功能损害风险更高,其中患有复杂疾病的年幼患儿预后更差[68]。

心室辅助装置

VAD 用于心血管支持旨在减少左心室、右心室或双心室做功,并恢复足够的心排血量。可按照支持的持续时间、驱动血流的机制以及治疗适应证进行分类(如前所述)。小儿常用设备如图 21-2 所示。支持的时间可大致分为短期使用(通常 <2 周)和长期使用(>2 周)。驱动血流的机制可分为旋转装置(如离心泵)、气动推板装置或轴流装置(表 21-3)。

与 ECMO 相比,由于没有氧合器和管道较短,VAD 所需预充液较少,且对血细胞的损伤较小。VAD 回路由流入和流出管路、泵(体内或体外)、具有传动系统的驱动源以及系统控制器组成。与 ECMO 回路相比,由于没有氧合器和热交换器,VAD 对全身抗凝的要求更低。在 LVAD 中,血液经过左心房或左心室中的流入管进入装置,通过装置后经流出管进入主动脉。在右心 VAD(right-sided VAD, RVAD)中,血液经过右心房或右心室中的流入管进入装置,通过装置后从流出管进入肺动脉。通常将流入管置于心室中能更好地为心室减负,从而降低室壁应力,帮助心室恢复和降低血栓塞事件的发生率。

短期装置

最常用的短期装置是提供平流灌注的离心泵。它们包括 Bio-Medicus Biopump(Medtronic)、CentriMag 和 PediMag(Thoratec)、RotaFlow 和 TandemHeart 等。Impella 是一种提供平流灌注的轴流泵装置。术语离心泵并不总是 VAD 的同义词,因为离心泵也可以与氧合器一起构成 ECMO 回路。离心泵的优势是可以有效为心室减负、降低室壁应力,为心肌重塑和恢复提供最优机会。左室减负还可以缩小左室,改善室间隔构型,从而改善三尖瓣功能和 RV 流入血流[69]。此外,与滚子泵相比,使用离心泵时红细胞损伤更小,全身炎症反应更轻[70]。

离心泵旋转时产生涡流,利用流入口的负压将血液吸入,利用流出口处的正压产生非搏动性射血。离心泵产生的心排血量取决于前负荷、后负荷和泵的转速。即使泵的转速不变,前负荷和后负荷的增减也会改变泵流量,所以必须配备流量探头。必须避免流入口负压过高(血容量不足),因为可能导致空气进入回路。离心泵的主要缺点是因血栓、出血

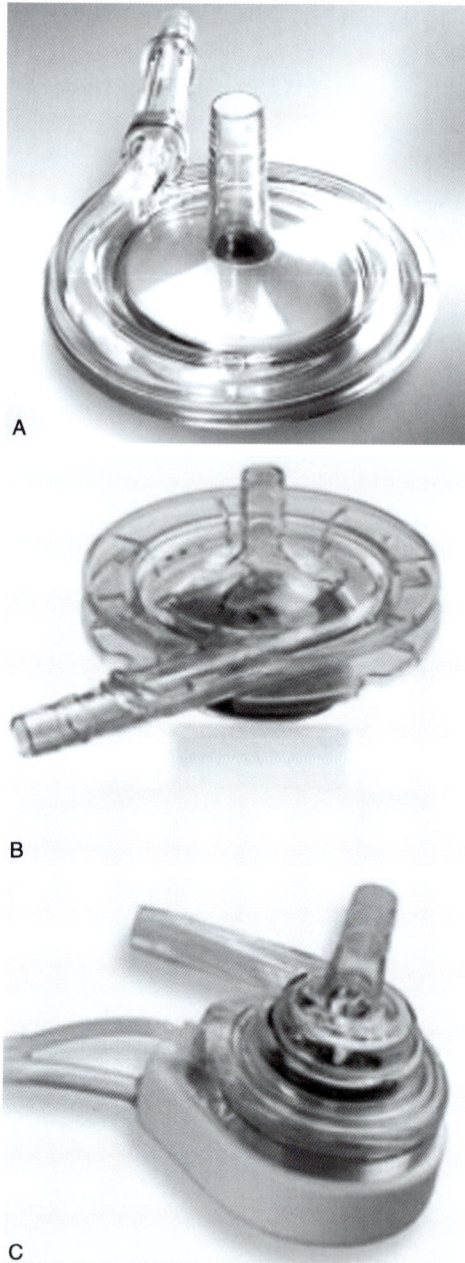

图 21-2　心室辅助装置。A. RotaFlow 辅助装置。
B. PediMag 辅助装置。C. TandemHeart 辅助装置［改编自 Mascio CE. The use of ventricular assist device support in children：the state of the art. *Artif Organs*. 2015；39（1）：14-20］

和感染相关并发症而无法提供长期支持。

RotaFlow 泵（图 21-2A）是一种体外离心平流灌注装置，其转子悬浮于三个磁场中，有一个接触点，血液呈层流通过，相较于 Bio-Medicus 泵，其摩擦力小，产热低，血栓风险也更低[71]。它可用于各种体型、体表面积（body surface area，BSA）的患者，流量可高达 10L/min。它的预充量（32ml）和表面积更小，血流通过时间更短，因而可以最大限度减少血液稀释和血液损伤，还可以与膜式氧合器一起构成 ECMO 回路。它经美国 FDA 批准的使用时间为 6h。然而，有病例报告一例扩张型心肌病的婴儿使用 RotaFlow 支持达 2 个月[72]。

PediMag（图 21-2B）是 CentriMag 的儿童版本。它是一种体外离心平流灌注装置，适用于体重<20kg 的小儿。该设备采用无轴承磁悬浮技术，无接触点。它的预充量仅为 14ml，可提供最高 1.5L/min 的流量。PediMag 经 FDA 批准的支持时间为 6h，也常用于构成 ECMO 回路[73]。

TandemHeart 是一种体外离心平流灌注装置，预充量为 10ml，流量可达 5L/min，使用流体动力学液态轴承支撑转子旋转（图 21-2C）。尽管其体重要求（>40kg）不适合大多数患儿使用，但这种装置有其优势，因为它可以在手术室或导管室内经皮放置，其插管从股静脉入路，可以通过房间隔进入左房。动脉插管可以直接置入大体型患者的股动脉中，对于体重<80kg 的患者，可以在股动脉植入人工血管，以避免下肢缺血[74]。TandemHeart 经 FDA 批准的支持时间为 6h。

Impella 是一种微型平流灌注装置，置于单根猪尾导管中，有三种泵尺寸：2.5L/min（Impella 2.5 经 12F），3.3L/min（Impella CP 经 14F）和 5L/min（Impella 5.0 经 21F）（图 21-3）。小型泵原本用于需要部分 LV 支持的成人高危介入手术和消融手术[74a]，还可为小儿患者提供全流量 LV 支持。Impella 通过股动脉逆行插入；血流入口位于 LV 腔内，流出口位于主动脉，需在透视和经食管超声心动图（transesophageal echocardiography，TEE）引导下置入。在小体型患者中，也可以通过正中开胸直接置入升主动脉。此装置在小儿中仅有少量病例报道，其中最小的患者 10 岁、体重 21kg、BSA 为 0.93m² [75]。

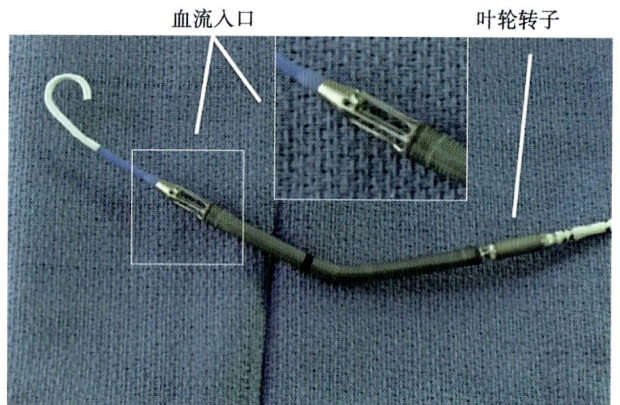

图 21-3　Impella 微轴平流装置猪尾导管。位于猪尾导管末端的血流入口被置于左心室中。电磁驱动的叶轮转子位于主动脉根部/L 主动脉，产生抽吸力，驱动血液经流出口进入主动脉

长期装置

搏动泵

搏动泵是一类可用于长期循环支持的 VAD，其应用患儿可以拔除气管导管、行肠内营养、自主活动。这种装置通过体外气动或电机驱动。与离心泵一样，搏动泵式 VAD 具有优于 ECMO 的几个特点：设计更简单，成本更低，所需抗凝水平更低，并且可用于左、右或双心室循环支持。与之前讨论的装置不同，搏动泵适用于长期 MCS，但直到 Berlin Heart Excor（BHE）出现之前，它们在小儿中的使用受到患者体型的严重限制。

21

在本章撰写之时，BHE 仍是最受欢迎的小儿长期支持装置。BHE 最初于 1987 年在成人中使用，它是一种搏动式体外泵，有多种型号（10、15、25、30、50 和 60ml）（图 21-4）供选择[76]。小号泵适用于新生儿和婴儿，而 25ml 和 30ml 的泵适用于体重不超过 20~25kg 的小儿。其儿童版本于 1992 年首次使用，并已成功用于新生儿和 BSA 低至 0.2m² 的婴儿[77,78]。该装置自 2007 年在美国开始器械临床研究豁免（investigational device exemption, IDE）试验；在此之前，通过人道救助程序，BHE 在北美 29 个不同机构使用了近 100 次。对这些初始患者中的 73 例（体重 3~87.6kg）进行的回顾显示，77% 的患者成功过渡至移植或康复，中位支持时间为 1.6 个月。年龄较小和需要 BiVAD 支持是导致死亡率增加的风险因素[79]。BHE 于 2011 年获得美国 FDA 批准。

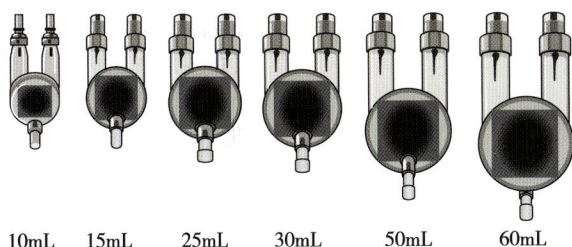

图 21-4 Berlin Heart EXCOR 型号分为 10、15、25、30、50 和 60ml（摘自 Vanderpluym C, Fynn-Thompson F, Blume E. Ventricular assist devices in children: progress with an orphan device application. *Circulation* 2014; 129: 1530-1537）

BHE 由气动式半透明聚氨酯泵、三叶式聚氨酯流入活瓣和流出活瓣、硅胶流入和流出管道组成（图 21-5）。管路通过上腹壁皮肤切口连至体外。体外装置的一个优点是一旦发现血栓形成则可更换装置。包括聚氨酯活瓣在内的所有血液接触面都是肝素涂层的。三层柔性隔膜将泵腔分为气腔和血腔（图 21-6B），面向气腔的两层隔膜被作为驱动膜，带动第三层无缝血膜移动[80]。在心脏舒张期，装置产生负压，血液通过流入活瓣进入推板聚氨酯腔室，使得泵充盈；在心脏收缩期，充盈的血腔被气腔压缩，产生搏动性血流，并通过流出活瓣射入主动脉。该装置由机械活瓣引导血流方向，且泵机和血液之间没有直接接触。泵速调节范围为每

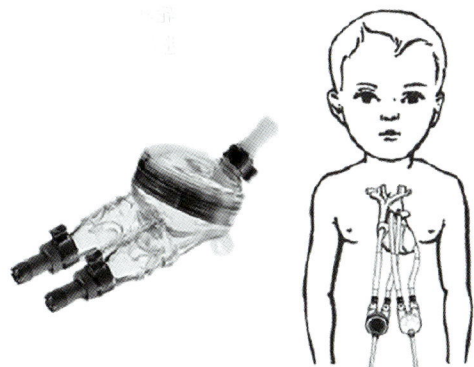

图 21-5 HeartWare 心室辅助装置体内示意图［摘自 Adachi I, Burki S, Zafar F, et al. Pediatric ventricular assist devices. *J Thorac Dis.* 2015; 7(12): 2194-2202］

分钟 30~150 次。BHE 已成功用于提供单室（左或右）或双心室支持，即使在婴儿中也可以使用，并且可以同步、非同步、充盈-排空的模式运行。该产品提供可充电电池，可为成人尺寸的泵提供长达 5h 的独立供电，但由于小直径插管的血流阻力更大、小儿所需泵速更高，因此小儿泵的电力需求更大[81]。为了使患儿可以带装置出院，新一代气动驱动器正在开发中[46]。

BHE 的主要优点包括可以拔除气管导管，鼓励肠内营养，并在长期支持期间优化患者的活动能力。此外，与 ECMO 支持的患儿相比，BHE 支持的患儿输血量更小。在一项研究中，比较了 30 例接受 BHE 支持的患儿和 34 例 ECMO 支持的患儿，BHE 患儿对血小板、PRBC 和 FFP 的输血需求明显更少，患儿的总体死亡率也更低[82]。目前使用普通肝素开始抗凝，将活化部分凝血活酶时间（activated thromboplastin time, aPTT）维持在 60~80s。血栓弹力图（Thromboelastography, TEG）与血小板聚集试验一起用于监测阿司匹林和双嘧达莫的使用。需密切监测抗凝血酶Ⅲ（antithrombinⅢ, ATⅢ）浓度，一旦低于 70% 则需行替代治疗[80]。自 2007 年起，还可以在抗Ⅹa因子浓度监测下，使用低分子量肝素（low-molecular-weight heparin, LMWH）抗凝[9]。如果在活瓣中形成血栓，则可能需要更换泵，但有报告称在成人和小儿 15 年的使用经验中没有出现该操作的并发症[83]。

平流泵

尽管可能存在患儿-器械尺寸不匹配的问题，但由于 BHE 患者发生血栓栓塞事件的风险增加，且目前尚缺乏可出院使用的装置，因此开始有一些成人平流泵在小儿应用的尝试。根据叶轮的设计，平流泵可分为轴流泵式和离心泵式，其设计意在尽量减少运动部件之间的相互作用。与离心泵相同，轴流泵的功能也取决于前负荷和后负荷，前负荷减少可导致心室的排空和塌陷（"抽空事件"），而后负荷的增加一开始可导致前向血流减少，最终将导致反流。与搏动泵相比，轴流泵具有多种优势，包括其血液-装置接触面小、无顺应腔或人工活瓣，及活动部件更少；它们比搏动泵更安静，这对小儿来说是一个决定性的优势。轴流泵还可以在心室功能恢复时允许一些搏动血流灌注，且心排血量可以随着患者活动的增加而增加。对小儿而言，该装置的主要缺点是其尺寸始终存在限制，且只能提供 LV 支持。

HeartMateⅡ（Thoratec；图 21-7）是一种可植入式体内轴流装置，经美国 FDA 批准用作移植的过渡治疗和终点治疗，已应用于 10 000 多例成年患者[73]；它适用于 BSA > 1.3m² 的小儿。该装置被放置在通过将隔膜和腹壁游离形成的囊袋中。使用电动机加速旋转叶轮的叶片以推动血液进入装置，仅具有一个活动部件，无单向活瓣。与其他装置相比，HeartMateⅡ具有较低的血栓栓塞风险，使用维生素 K 拮抗剂和抗血小板治疗（阿司匹林和双嘧达莫）来抗凝。便携式系统控制器也小到可以佩戴在皮带上，患者可无限制地活动几个小时，甚至可以出院回家[84,85]。在一家机构的报道中，其 HeartMateⅡ患儿超过 90% 可过渡到移植治疗[86]。

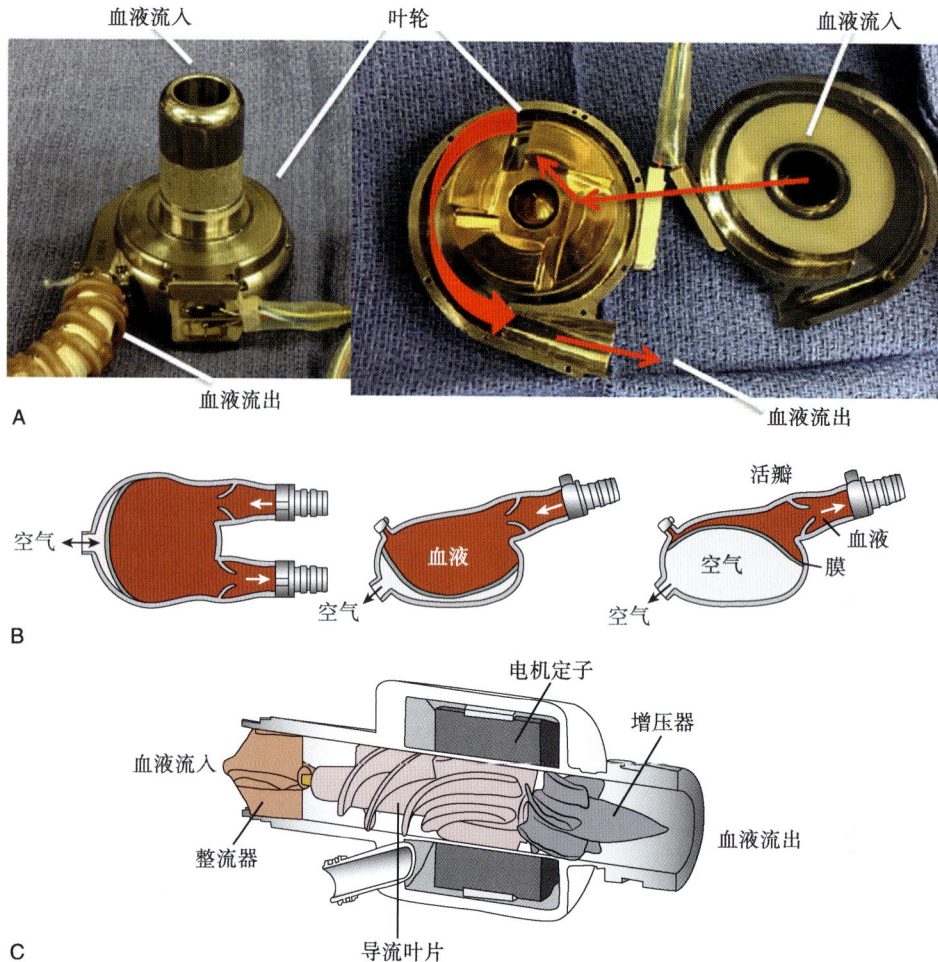

图 21-6 心室辅助装置内部构成示意图。A. 在 HeartWare 装置中,流入管道置于心室中,而内部电磁驱动的叶轮产生抽吸力,驱动血液通过流出口进入主动脉(红色箭头所示的血流通路)。B. 在 Berlin Heart Excor 中,三层柔性隔膜将泵腔分为气腔和血腔。C. MicroMed DeBakey 小儿心室辅助装置(A 和 B 摘自 Hetzer R, Potapov E, Stiller B, et al, Improvement in survival after mechanical circulatory support with pneumatic pulsatile ventricular assist devices in pediatric patients. *Ann Thorac Surg.* 2006;82:917-925. C 图片由 MicroMed Cardiovascular, Inc 提供)

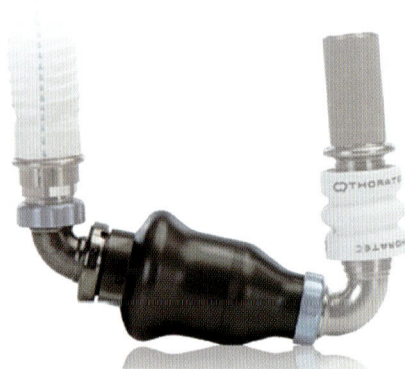

图 21-7 HeartMate II 装置(摘自 Adachi I, Burki S, Zafar F, et al. Pediatric ventricular assist devices. *J Thorac Dis.* 2015;712:2194-2202)

HeartWare 心室辅助系统(HeartWare Ventricular Assist System, HVAD)是一种平流离心泵装置,其离心泵直接连接到流入管(图 21-8),可提供高达 10L/min 的流量。尽管推荐用于 BSA>1.5m² 的患者,但根据文献,多个团队将其应用于较小体型的患儿[87-89];亦有将其应用于体重 13kg、BSA 0.65m² 患儿的报道[85]。HVAD 是一种带有旋转叶轮的小型泵,通过流体动力和离心力驱动血液通过装置(图 21-6A),可以放置在心脏附近的心包腔内,也可以放置在左侧膈肌上方的小囊袋中(图 21-9)[90]。根据 HeartWare 左心室辅助装置用于治疗晚期心力衰竭(Assist Device for the Treatment of Advanced Heart Failure, ADVANCE)试验[91]提供的数据,美国 FDA 已批准其用于移植过渡治疗,预计未来 HeartWare 也将被批准用于终末期治疗。在该试验中,140 例使用 HeartWare 支持的患者与来自 INTERMACS 数据库的对照组患者(n=499)进行了比较,对照组中大多数患者使用了 HeartMate II 装置。在 HeartWare 队列中观察到的出血和

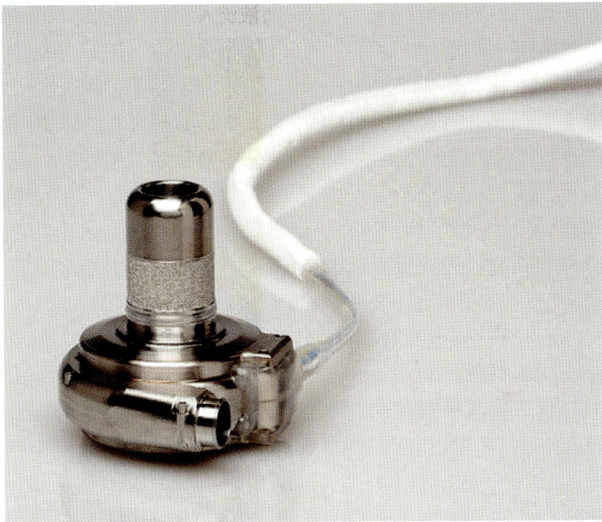

图 21-8　HeartWare 心室辅助装置（摘自 Adachi I，Burki S，Zafar F，et al. Pediatric ventricular assist devices. J Thorac Dis. 2015；712：2194-2202）

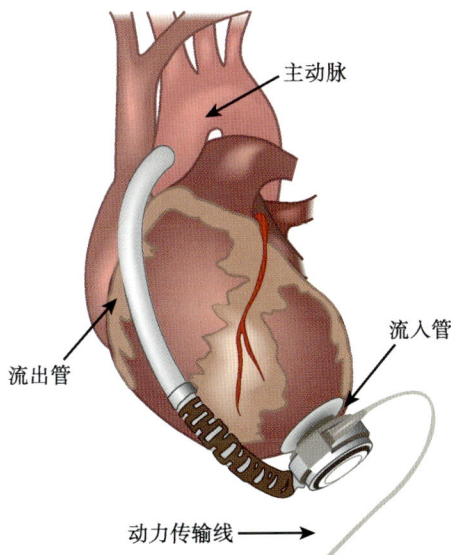

图 21-9　HeartWare 心室辅助装置体内示意图（蒙 HeartWare 惠赠）

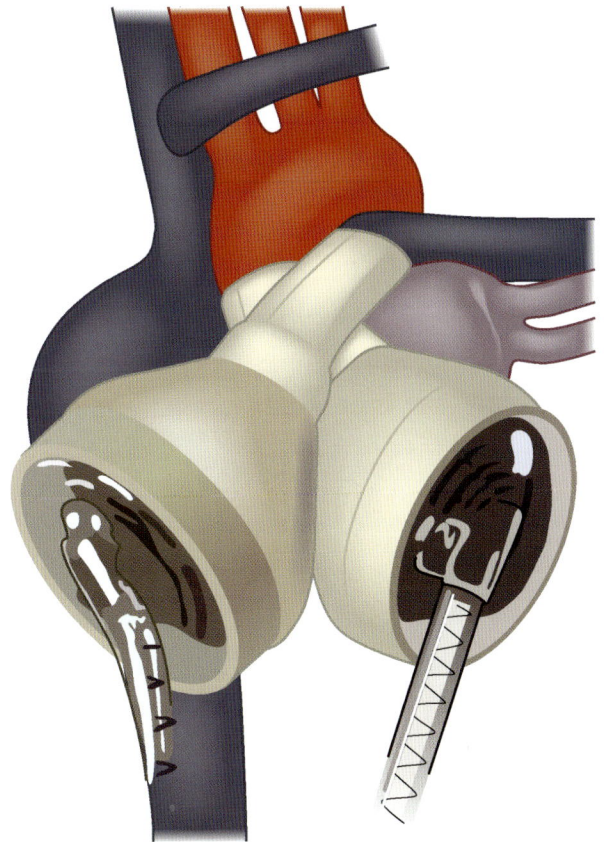

图 21-10　SynCardia 全人工心脏（摘自 Vanderpluym C，Fynn-Thompson F，Blume E. Ventricular assist devices in children：progress with an orphan device application. *Circulation* 2014；129：1530-1537）

感染较少，而 180 天生存率相近。重要的是，这些患儿可以出院回家，很多还可以返回学校，从事正常的日常活动[85]。

全人工心脏

SynCardia 全人工心脏（total artificial heart，TAH）是一种植入式双心室辅助装置，能够提供 9.5L/min 的搏动血流（图 21-10）。目前该泵容量为 70ml，但 50ml 版本正在进行 FDA 试验。它是一种气动式搏动泵装置，设计有两个聚氨酯人工心室，可提供双心室支撑。每个心室有两个机械活瓣，分别用于血流流入和流出。TAH 具有所有可用 VAD 中最大的流入血流量和最短的血流距离，较大的活瓣和较短的血液通路有效地降低了阻力，从而减少了血液淤滞和血栓形成[92，93]。50ml 版本的 TAH 将可应用于 BSA 低至 0.9m² 的患儿，或者

通过虚拟拟合确定的适配患儿[94]。它被美国 FDA 批准用于移植过渡期治疗，全世界已植入 1 200 余例。TAH 的主要优点包括立即解决右心衰竭、房室或主动脉瓣问题、心律失常、LV 血栓和心内分流的问题[46]。由于使用 TAH 无须免疫抑制治疗，因此在免疫功能低下的慢性移植物功能障碍患者中也有使用[95]。最近对 SynCardia 数据库的回顾显示，TAH 曾用于 24 例 CHD 患者，占总植入量的 2.2%[96]。这 24 例患者中有 6 例为青少年（年龄 12～18 岁），该亚组的存活率为 100%。CHD 队列整体存活率为 62%。

机械循环支持的围手术期管理

管理 MCS 的重症患儿需要多学科的专业知识。多伦多儿童医院（Hospital for Sick Children，Toronto，Ontario）建立了一支跨专业的 VAD 支持团队，为接受 Berlin Heart Excor MCS 的患者提供医疗、教育和家庭支持。除了医生（心脏外科、心脏重症科、心力衰竭和心脏移植科、血液科和精神科等）和护士（心脏病科和重症监护治疗病房）外，团队成员还包括药剂师、呼吸治疗师、营养师、社会工作者、物理治疗师、生物医学工程师和灌注师[97]。通过团队协作以及多学科指南来照顾这些患儿可以加强沟通和家庭支持，改善预后[98]。

血流动力学问题

在 ECMO 支持期间,中心静脉压(central venous pressure,CVP)应保持低水平以确保足够的静脉引流。应使用超声心动图评估房间隔位置,严密监测左房压力,左房压力升高可能提示左房和左室减负不完全,有可能需要进行房间隔切割和/或球囊造口术,或手术放置左房引流管[99]。解剖学问题,例如体肺侧支、主动脉瓣反流、动脉导管未闭等,也可导致左房压力持续升高。

ECMO 期间动脉压升高和全身血管阻力(SVR)增加可能是由于泵流量过大,但也应考虑其他原因,如未识别的癫痫发作、镇痛或镇静不足以及体温过低等。ECMO 支持期间的 SVR 增高可以通过药物治疗。一般而言,平均动脉压应保持在与患儿体型和体重相适应的水平。

与 ECMO 支持不同,LVAD 支持需要维持有效的 RV 输出量以保证足够的 LV 充盈。RV 衰竭、肺动脉高压和心律失常都会限制 LV 充盈,因此必须积极治疗[100]。LV 充盈不足的其他可能原因包括插管位置异常、低血管内容量。CVP 可用于评估容量状态。连续超声心动图可用于评估 RV 功能并估测 RV 和肺动脉压。右心衰竭的临床症状包括中心静脉或右房压力升高、肝大、外周水肿和血氧饱和度降低等。RV 功能可通过药物改善,如使用米力农或异丙肾上腺素。治疗肺动脉高压时,应首先确保足够的肺泡通气量,必要时吸入 NO。机械问题,如心脏压塞,也会对血流动力学产生负面影响。这些可以通过超声心动图床旁诊断。LV 减负不足导致的左房和肺动脉压升高,可尝试增加 LVAD 流量来治疗;如有必要,可以启动双心室或 ECMO 支持[101]。

VAD 患儿通常需要使用血管扩张药,目的是维持最佳泵功能所需的低 SVR。经常使用的血管扩张药包括米力农、肼屈嗪、β-肾上腺素受体阻滞剂、血管紧张素转化酶(angiotensin-converting enzyme,ACE)抑制剂和可乐定。左房压力以维持在 3~4mmHg 为佳,同时允许一些心室射血以避免血液淤滞。全身混合静脉血氧饱和度是评价心排血量是否足够的有效指标,它可通过离心泵式 VAD 内置的监测器进行连续监测,在使用体外搏动式 VAD 时需间断测量。

呼吸相关问题

虽然 ECMO 可提供完整的心肺支持,但气管插管和机械通气有助于避免肺不张,并给返回左房的血液提供氧合,从而改善冠状动脉血流氧合。通常建议采用温和的呼吸机设置:①潮气量 6~8ml/kg;②呼气末正压 5~10cmH$_2$O;③呼吸频率 10~12 次/min;④吸入氧比例 0.4 或更低(以避免氧中毒)。最近在小儿中有"清醒"VA ECMO 的报道,包括在支持期间拔除气管导管[102]。对于体肺侧支开放的单心室生理患儿,维持足够的通气尤为重要。由于 ECMO 回路的复杂性,当发生低氧血症时必须考虑机械相关问题,例如氧合器故障。在排除氧合器故障后,可以通过增加 ECMO 流量或增加膜尺寸以改善全身氧合。

VAD 仅可给患儿提供心脏支持。在接受离心泵 VAD 支持时,通常需保持气管插管状态并行机械通气;但是使用体外搏动式 VAD 和植入式 VAD 的患儿可以逐渐拔除气管导管。解剖学问题,如房间隔缺损,应该被认为是右向左分流导致低氧血症的潜在原因[103]。通过离心泵或搏动式 VAD 接受 LV 支持的患儿也可能需要吸入氧化亚氮来降低 PVR 并改善 RV 功能。

血液学相关问题

抗凝治疗仍然是管理 MCS 患儿时最具挑战性的临床问题之一,部分原因是凝血级联反应的年龄差异[104]。MCS 患儿的出血和/或血栓栓塞并发症风险显著升高[105]。插管部位周围的持续出血是一个常见问题,特别是在使用 ECMO 支持时。但更令人担忧的是胃肠道(gastrointestinal,GI)及肺部出血,甚至更为严重的颅内出血;同时也有可能发生梗死或血栓栓塞事件。头部的连续超声检查可用于监测婴儿和新生儿的颅内出血,在可能的情况下,计算机断层扫描可用于年龄较大的患儿。

与 ECMO 回路中的非内皮表面接触可激活止血因子,包括血小板、Ⅻ因子、组织因子和血管性假血友病因子(von Willebrand factor,vWF)。此外还存在纤维蛋白溶解及促炎细胞因子释放的趋势。这导致 ECMO 患者同时存在高凝和凝血功能障碍。这些影响在新生儿和婴儿中尤为突出,因为相对于回路容量,他们的血容量很低[106]。血小板和凝血因子的破坏以及纤维蛋白溶解的增加可导致插管部位周围的出血,以及更危险的体腔内出血。组织因子和炎症系统的激活还会导致高凝状态,引起体内和环路内的血栓形成。ECMO 管理团队的工作要在这种不稳定的凝血状态中维持平衡。

普通肝素是 ECMO 治疗期间抗凝治疗的一线药物。肝素结合 ATⅢ,通过抑制活化因子Ⅸa、Ⅹa、Ⅺa、Ⅻa 和轻度抑制Ⅱa(凝血酶)而产生抗凝作用。婴儿的 ATⅢ 浓度通常较低,且可以在 MCS 期间快速发展为获得性 ATⅢ 缺乏症,所以在该年龄组患儿中需补充更多 ATⅢ 以维持足够的 ATⅢ 水平[107,108]。肝素的抗凝作用最常用活化凝血时间(activated clotting time,ACT)监测,ACT 是一种床旁实时检测,在将血液暴露于高岭土或硅藻土活化剂后检测全血凝固情况。尽管各种 ECMO 规程有所不同,但通常以每小时 10~50 单位/kg 输注肝素,将 ACT 维持在 180~220s 之间。使用肝素涂层管路可以降低对 ACT 的要求。关于 ACT 监测的可靠性及其与 ECMO 患儿体内肝素浓度的相关性存在诸多问题。许多因素,包括血液稀释、温度、凝血因子的减少和血小板功能障碍等,都可能改变 ACT 结果。一些单位还使用其他监测手段,包括 aPTT、抗Ⅹa 浓度测定、抗Ⅹa 范围、TEG 和旋转 TEG[109]。

血细胞比容通常维持在 40%~50% 之间,应尽可能限制输血,因为大多数患儿是心脏移植的潜在候选者,必要时可输注巨细胞病毒阴性的辐照减白细胞 PRBC。维持血小板计数 >100×10^9/L,纤维蛋白原浓度 >100mg/dl,以尽量减少出血并发症[110]。在持续出血的情况下,可以将冷沉淀和/或 FFP 添加到回路预充液中。TEG 可以帮助确定哪些血液制品是合适的。如发生成分输血难以解决的持续性出血,使用重组活化Ⅶ因子能显著减少出血并有助于使 TEG 正常化,但也有在使用之后发生灾难性的回路内凝血的报道[111-114]。可以通过检测血浆游离血红蛋白来监测溶血，其浓度增加可能代表回路中有血栓形成。尽管可用数据有限，但抗纤溶药物也已用于接受 ECMO 治疗的患儿。在一项纳入 298 例患者的研究中，使用氨基己酸会增加血栓事件或 ICH 的发生率[115]。

由于回路中没有氧合器，VAD 支持的患儿抗凝要求相对较低，其 ACT 一般可保持在 140～180s 之间。经皮放置的 VAD，例如 TandemHeart，需要 ACT>180s。大多数长期 VAD，例如 BHE，在安装时患儿处于 CPB 完全抗凝状态。一旦脱离体外循环，即予全量鱼精蛋白中和肝素。在安装 VAD 后的首个 24h 内，二次手术止血的发生率很高。度过术后极早期后，出血风险逐渐降低，但血栓形成风险升高。需通过输注普通肝素将 aPTT 维持在正常值的 1.5 倍。还需监测和维持 ATⅢ水平超过 70% 以避免血栓形成。对于肝素诱导的Ⅱ型血小板减少患儿，已有使用阿加曲班（一种小分子直接凝血酶抑制剂）的报道[116]。

虽然最近一项关于辅助装置患儿凝血治疗趋势的研究显示，各机构院内抗凝治疗的差异很大[117]，但患儿转出 ICU 后，目前大多数机构都遵循 Edmonton 抗血栓方案。该方案涉及三种药物：阿司匹林、双嘧达莫以及华法林（用于≥12 个月的患儿）或依诺肝素（用于<12 个月的患儿）二选其一。由于婴儿很可能食用含维生素 K 的配方奶，且在生长过程中饮食会发生显著变化，导致华法林用量难以控制，因此在婴儿中常用依诺肝素。而且目前尚缺乏关于婴儿中华法林用量的数据，也没有合适的制剂（如混悬液）可用。使用 LMWH 时需要监测抗 Xa 因子活性[118,119]。在使血小板计数和功能正常化后，开始使用阿司匹林和双嘧达莫，通过 TEG 和血小板聚集试验来监测凝血倾向，目标活化值为 30%。一旦适龄患儿可以耐受肠内营养，就可以开始向华法林过渡。虽然仍然存在栓塞和出血并发症的问题，但采用这种管理策略，与早期治疗方案相比，BHE 患儿的生存率显著升高[120]。

尽管平流装置的溶血和血栓形成事件可能相对较少，但在成人患者中常见获得性血管性血友病，这很可能是由于泵内剪切应力导致高分子量多聚体的 vWF 因子被解折叠和裂解。这也被认为是这些患者胃肠道出血发生率增加的原因，但并非所有有获得性血管性血友病的患者都有出血倾向增加[121,122]。

感染的预防

感染一直是管理中的难题，尤其是对于需要中长期 ECMO 和 VAD 支持的患儿。具有较大表面积和湍流区域的装置与高感染率相关，因其会增加血源性病原体的黏附。因此，使用更小、完全可植入式的装置及具有流体动力学优化的装置可降低感染的发生率[123,124]。BHE 等装置可允许拔除气管导管、留置针和静脉管路，减少输血需要，可降低装置相关感染风险[82,125]。报道显示，真空辅助伤口闭合系统可成功治疗流入和流出管道处深部伤口并发症[126]。使用 HeartMate Ⅱ和 HeartWare 的患儿可以出院回家，由此也可以降低感染率。

使用 MCS 可导致免疫功能障碍，从而进一步增加感染

风险[127]。感染的体征和症状可能不是很明显，需要增加正性肌力药量以维持平均动脉压通常是感染的先兆。对感染的内源性反应可导致凝血级联的激活，增加抗凝治疗的难度[128]。许多患儿给予预防性使用抗革兰氏阳性菌抗生素，同时口服制霉菌素预防真菌感染。

麻醉相关问题

无论是给正在使用 ECMO 或 VAD 的患儿，还是给需要马上启动 MCS 的患儿提供麻醉，其麻醉计划都应重点关注两方面问题：患儿的病情和手术的地点（表 21-4）。需急诊手术、患儿病情严重、术前合并多脏器衰竭、需行 CPB 并阻断升主动脉，这些都会增加围手术期风险[129]。

要进行全面的术前评估，应了解患儿需要启动 MCS 的原因、病程长短、可能合并的多器官功能障碍，包括神经系统、血液系统、肾脏、肺脏和肝脏等各方面情况。还需了解患儿目前的药物治疗方案，尤其是正性肌力药物的持续时间和剂量、抗凝方案、镇静方案、心脏功能、血管内容量状态及术前出血的情况等。体格检查应包括气道、当前血管通路和潜在可用的血管通路部位。对于婴儿，在启动 MCS 之前，应进行头部的超声检查，因为严重的脑室内出血是 MCS 的相对禁忌证。同样，使用 ECMO 的婴儿，特别是那些胎龄 35 周以下的婴儿，脑室内出血的风险很高，需每日行头部超声监测[130]。

术前实验室评估应包括血常规（complete blood count，CBC）、血小板计数、电解质、血尿素氮和肌酐浓度、凝血酶原时间和部分凝血活酶时间，及肝功能检查。心肌中产生的 BNP 浓度可作为心室超负荷的标志，在成人和 CHD 患儿中均被证实与心室功能障碍严重程度相关[131,132]。连续监测 BNP 可用于预测 ECMO 患儿的临床结局，未存活患儿在终止 ECMO 支持时的 BNP 浓度高于最终存活患儿[133]。

有用的术前凝血检查包括最近一次 TEG 结果、纤维蛋白原浓度和血小板功能测试（如果有的话）。应查看最近的超声心动图和胸片。应在床边或手术室备好血液制品（包括 PRBC、血小板、冷沉淀物和 FFP 等），并可根据需要提供持续供应。PRBC 应优选为巨细胞病毒阴性、白细胞减少的辐照血，因为所有这些患儿都应被视为潜在的移植候选者（注意辐照后 PRBC 的钾浓度可能会大大增加，如果迅速输注会导致急性高钾血症）。应与外科医生讨论恰当的抗生素预防措施。

在麻醉诱导前应进行美国麻醉医师协会标准监测。根据患儿的病情和计划的术式，应考虑动脉和中心静脉置管。对于长期住在 ICU 或正在进行复苏的患儿，建立新的血管通路可能非常具有挑战性，有时可能需要外科辅助。对于已有机械支持的儿童，重要的是要知道 VAD 射血通常与患儿的自身射血不同步，导致心电图和动脉波形之间存在差异。多个外周静脉通路有助于补充容量和输注血制品。如果正在使用 RVAD 支持，则必须特别注意在建立大静脉通路时不要进气。

对于安装 VAD 的患者，依托咪酯通常是麻醉诱导的优选药物，因为该药在临床浓度下不会抑制心肌收缩力，即使在心室功能严重受损的患儿中也是如此[134]。可谨慎使用阿

表21-4　麻醉相关问题

术前评估	术中管理
病史	**血制品是否立即可得**
病因和心力衰竭的时间	**监测**
全身/终末脏器功能障碍	标准 ASA 监测项目
肺脏	心电图
肾脏	无创血压
肝脏	呼吸末 CO_2
神经系统	体温
药物	外周氧饱和度
正性肌力药物/血管活性药物	评估是否需要有创动脉压和中心静脉压监测
血管紧张素转换酶抑制剂	尿量
抗心律失常药物	**经食管超声心动图**
镇痛/镇静药物	是否有间隔缺损
抗生素	主动脉瓣反流
计划手术方式	二尖瓣狭窄
手术的时间:择期/紧急/急诊	心脏排气
实验室检查	心室功能
血液学	**管理原则**
血常规	维持足够的血管内容量/心室辅助装置的前负荷
血小板计数	避免前负荷突然减少
生化检查	支持右心功能,降低肺血管阻力
电解质	NO 可获取性
肝功能	维持足够的通气
血尿素氮、肌酐	正性肌力药:米力农,前列腺素 E_1
B 型利钠肽浓度	低血压时可扩容或使用 α-肾上腺素能激动药
凝血检查	**术后问题**
凝血酶原时间/部分凝血活酶时间	转运至 ICU
纤维蛋白原浓度	控制活动性出血
活化凝血时间	拔除气管导管的时机
血栓弹力图	
体格检查	
气道	
血管通路,包括已有的和可行的	
神经系统状况	
活动性出血的证据	
评估血管内容量状态	

片类药物和苯二氮䓬类药物,神经肌肉阻滞剂的选择通常基于患儿是否存在肝或肾功能障碍。在气管插管前应确保足够的麻醉深度,以避免 PVR 突然增加,特别是在具有边缘 RV 功能的患儿中。在安装辅助装置的小儿中,应逐渐给予诱导药物,因为其心室功能下降,药物起效时间可能非常缓慢。由于心肌儿茶酚胺的消耗,患儿对 β-肾上腺素能激动剂

的反应可能较差[135]。在术前长期使用 ACEI 类药物降低后负荷的患儿中,也可观察到麻醉诱导后低血压和对儿茶酚胺反应降低的现象[136-138]。在 ECMO 插管前或为植入 VAD 建立 CPB 之前,通常使用阿片类药物、苯二氮䓬类药物和神经肌肉阻滞剂来维持麻醉深度,其目标是维持足够的心排血量并保证全身终末器官的灌注。连续血乳酸浓度监测、混合静

脉血氧饱和度以及是否存在代谢性酸中毒是评估心排血量的有用指标。

除非存在禁忌，否则应在麻醉诱导后即放置 TEE 探头，以便在整个手术过程中进行监测。首次 TEE 检查非常重要，因其可以确定是否存在启动 MCS 前必须关闭的心内分流。还应评估主动脉瓣是否存在反流，因为大于微量的反流可导致血液通过 LVAD 反复循环。还应检查二尖瓣是否存在可能限制 LV 血流流入的显著狭窄。植入辅助装置后，TEE 可确保充分的心脏排气、评估心室功能、监测心内插管的方向并评估泵启动后左心房和心室是否已减负。

对于植入 LVAD 的患儿，随着 CPB 的静脉管路被夹闭，泵速随之增加。如果 LVAD 流量（以及使用充盈 - 排空模式时的频率）低于预期，应关注是否有血容量不足或 RV 功能不良。应密切监测 RV 是否有功能障碍或衰竭的迹象。对于先前存在 RV 功能障碍的患儿，应积极使用肺血管扩张药，如米力农、前列腺素 E1 或 NO 以优化右心功能。低血压和有血管扩张性休克迹象的患儿可能需要使用血管升压素、肾上腺素或去甲肾上腺素以维持循环。此外，应确保足够的容量负荷和 VAD 输出量。

对于使用 ECMO 或离心泵 VAD 支持的患儿，通常不能拔除气管导管，但使用搏动式 VAD 或轴流泵的患儿可以考虑拔管。拔管的时机取决于患儿术前的状况、肺功能障碍的程度、手术时长、术后出血的程度以及血流动力学是否平稳。

对于要安装 VAD 或 ECMO 的患儿，其难以预测的药代动力学是一个需要考虑的重要问题。这些患者通常肝肾灌注和功能发生了变化、药物相互作用改变、蛋白结合降低且可能接受了肾脏替代治疗。ECMO 尤其会使药代动力学复杂化，因其回路具有一定容量、环路内有聚合物、引起组织灌注方式改变以及药物清除改变。在启动 ECMO 时，根据具体情况不同，膜式氧合器和管道内的液体会使循环血容量增加 200～300ml，这对分布容积较大的药物（如芬太尼）几乎没有影响，其血浆浓度几乎没有变化；然而对于分布容积较小的药物，例如非去极化神经肌肉阻滞剂、抗生素庆大霉素和万古霉素，其血药浓度将发生较大变化，消除半衰期可能延长。ECMO 导致的血液稀释可能会降低血浆蛋白浓度，从而导致高蛋白结合率药物的游离成分增加；在较大的管道表面或回路的膜式氧合器上可能会发生严重的药物吸附，导致药物的分布容积进一步增加。停用药物时可能会出现相反情况；吸附的药物被释放回循环系统，使其分布的不可预测性增强，并可能延长药效[139]。这种作用的严重程度取决于回路中使用的材料和药物的性质。通常亲脂性药物，如阿片类药物、丙泊酚和苯二氮䓬类药物，更容易吸附在管道上。患儿使用 ECMO 支持后，药物清除可能会有所改善，这是因其器官得到更好的氧合血液灌注、功能得以改善[140]。多种因素导致难以对这些患儿的药物剂量进行准确预测，而对相关问题的理解至关重要。

心室辅助装置患儿非心脏手术的麻醉

随着小儿患者对 VAD 的使用不断增加，支持期间非心脏手术麻醉的需求也相应增长。虽然这些患儿通常在有经验医护 VAD 患儿的中心就诊，但是越来越多的 MCS 患儿得

以出院回家，这无疑会增加他们需要在其他机构接受紧急救治的可能性。在治疗这些患儿时需要多方协调，因此需与所有围手术期团队成员进行术前讨论，讨论内容包括所有管理 VAD 患儿时相关的细节和问题。应确定患者的基线 VAD 血流参数，以便快速识别与新的"正常"生理值的任何偏移。如果可能，应寻求灌注医师或 VAD 管理团队的帮助。从华法林或低分子量肝素到普通肝素的临时转换应与手术前患者的治疗团队（包括血液科医生）讨论，并准备适当的血液制品。如前所述，VAD 依赖于足够的前负荷以确保装置充盈，并且后负荷不应过大以免阻碍前向血流。对于 VAD 支持的儿童，如果能维持足够的前负荷且 SVR 没有发生急性变化，则诱导药物不会影响泵的正常功能；如前负荷可能不足，在麻醉诱导之前可谨慎地输注血制品或补液。在一组接受非心脏手术的原位 BHE 患儿中，用氯胺酮诱导可较少诱发需要补液或 α- 肾上腺素激动药治疗的低血压[141]。由于 LVAD 的正常工作依赖于足够的右心功能，因此可能需要采取措施以维持或增加右心排血量。要注意避免 PVR 增加，因为 RV 衰竭是此类患者失代偿的最常见原因。应准备好 NO 和适当的血管活性药物。在可能的情况下保留自主呼吸可增强静脉回流和血流动力学稳定性[74,142]。在麻醉诱导前，应贴好除颤电极板，因为窦性心律以外的任何心律都可能会减少 VAD 的充盈。只要有可能，VAD 应连接到墙壁电源。对于 VAD 患儿，无创血压监测可能较为困难，尤其是那些使用平流装置的患儿。应在诱导前确定采样误差和是否能获得可靠的袖带压力。通常需要动脉置管连续监测平均动脉血压。术中使用经胸或经食管超声心动图可能有助于连续评估容量状态、监测流入管道的通畅情况，并帮助诊断 VAD 输出中的任何异常。拟行腹腔镜手术时，应与手术团队讨论尽量使用最小充气压力，因为过高的压力会对 VAD 充盈产生不利影响。此外，极端体位例如陡峭的头高位，也会影响 VAD 的前负荷，导致血流动力学波动。如有可能，向有经验处理这类患儿的麻醉医生进行咨询。

预后和并发症

预后

越来越多的证据表明，无论选择何种类型的 MCS，启动支持的适应证和时机都是决定预后的主要因素。虽然大多数的心脏病患儿有结构性 CHD，但接受 VAD 植入的患儿中只有 20% 患有结构性心脏病[143]。一般而言，与因先天性心脏病或心内直视手术失败而需要支持的患儿相比，急性心肌炎或扩张型心肌病患儿的生存率更高[144-146]。那些因长期心肌病逐渐或急性失代偿而需要 VAD 支持的患儿，相比于 CHD 术后需抢救性 VAD 支持的患儿，两者预后截然不同。后者死亡率明显更高，尤其是那些需要使用 ECMO 过渡到 VAD 支持的患儿。

在可行的情况下，VAD 与 ECMO 相比具有几个主要优势。首先，由于无氧合器，其回路相对简单，对抗凝要求较低，对血液成分的损伤较小。其次，尽管 VV ECMO 神经系统并发症的发生率低于 VA ECMO[147,148]，但 ECMO 支持

的患儿神经功能损伤的发生率仍高于 VAD 支持的患儿,特别是对于有复杂心脏病的年幼患儿[68]。此外,有证据表明 VAD 能提供更好的心室减负和生理休息,它通过使心室几何形态正常化和逆向重塑,促进急性心肌炎或扩张型心肌病患儿的心肌恢复[149-151]。等待移植的慢性心力衰竭患儿及出现进行性多器官功能障碍的患儿,都可通过搏动式 VAD 获益,因其可以帮助患儿恢复肺、肾、肝功能[152]。

有些时候,患儿安装 ECMO 后还需植入 VAD[79,145]。如果 ECMO 患儿无法得到足够的心肌恢复、无法脱离 ECMO 支持,则可能需要转换为 VAD 支持。这种情况多见于先天性心脏病术后需 ECMO 行心肺支持的患者。偶尔也见于已安装 ECMO 等待移植的患儿病情突然加重,需紧急启动 MCS。根据一项评估 VAD 使用和预后的报道,187 例 VAD 患儿中有 21% 曾接受 ECMO 支持[145]。无论患儿诊断如何,由 ECMO 过渡到 VAD 均与生存率下降相关;而心脏手术后因心力衰竭需 ECMO 支持,且因心力衰竭不能缓解需转为 VAD 支持的患儿,其生存率尤其低。

对 55 例患儿进行的回顾性研究显示,接受 BHE 支持的患儿与接受 ECMO 的患儿相比,存活率显著提高,尽管 BHE 组的平均支持时间几乎是后者的三倍[153]。一项多中心研究回顾了通过 MCS 过渡到心脏移植的 99 例患儿的结果,与同时代(1993—2003 年)不需要 MCS 的 2 276 例移植患儿进行了比较。主要研究结果包括 VAD 支持和非 VAD 支持患儿之间存活率无差异,需要 BiVAD 支持与单纯 LVAD 支持的患儿存活率也无差异。此外还观察到移植前需要 VAD 支持的患儿数量增加的趋势,以及最近几年长期 MCS 装置使用增加的趋势。使用长期装置的患儿比使用短期装置的患儿更有可能存活到移植。有 10 例患儿在移植前经过了从 ECMO 到 VAD 支持的"双桥接",其中 9 例儿童成功接受移植。此外,年龄较小的患儿和 CHD 患儿的预后较差[154]。

美国患儿使用 BHE 的单中心报告在 21 世纪初期有所增加,随之而来的是移植候选患者存活率显著提高[79,153]。因此,2006 年 NHLBI 资助了 BHE VAD 的随机对照试验,其结果于 2012 年发表[13]。该研究是小儿 VAD 的首次对照试验,促使美国 FDA 批准了 Berlin Heart Excor 的 IDE 认证。在严格的入选标准下,共 48 例患儿入选,24 例患儿的 BSA <0.7m²,其余 24 例患儿的 BSA 为 0.7~1.5m²;该研究将前瞻性入选的患儿与既往接受 ECMO 支持的患儿进行比较,与接受 ECMO 支持的患儿相比,BHE VAD 患儿存活至移植的比例显著增加,而 BHE VAD 组在无严重神经系统并发症的情况下接受支持的时间明显更长。

所有在 2007 年 5 月至 2010 年 12 月期间植入 BHE VAD 的患儿(n=204)结局显示,12 个月生存率为 75%,其中 6% 在恢复后撤除装置,5% 在研究结束时仍在继续使用该装置[155]。在多因素分析中,低体重、肾功能损害、高总胆红素和使用双心室支持与高死亡率相关;体重<5kg 的患儿死亡率尤其高(64%)。与 IDE 研究中的情况相似,卒中的发生率为 29%,也是最主要的死亡原因。

根据对体重<10kg 的 BHE 患儿的多中心分析,支持期间死亡的主要危险因素包括 CHD 的诊断和胆红素升高,这可能反映其右心力衰竭更严重[156]。CHD 患儿的预后尤其

差,其死亡率超过 90%。ECMO 被确定为体重<10kg 患儿死亡率的独立预测因子。对于体重不足 5kg、需 ECMO 支持的 CHD 患儿,无移植后存活的病例。由于年幼 CHD 患儿复杂的生理学和血流动力学、未成熟的凝血系统、高感染风险和前期矫治手术等,提高其生存率所面临的挑战尤其巨大。已证实泵尺寸与 BSA 的相对大小对血栓栓塞事件的发生率具有重要影响,使用大型泵(>50ml/m²)的患儿血栓栓塞事件明显多于使用小型或相对 BSA 正常尺寸泵的患儿[157]。这种情况最初是在将成人 VAD 植入年长患儿时发现的,这些患儿随后出现了高血压和脑血管意外等并发症[158],这可能是由于将过大的每搏量射入了较小的主动脉中[159]。2013 年新出现了一种专为 BSA 0.3~0.5m² 的患儿设计的 15ml BHE。这种 15ml 泵有可能降低相对于 10ml 装置太大、而 25ml 装置太小的患儿的血栓栓塞事件风险[157]。

INTERMACS 是 NHLBI 资助、美国 FDA 批准的耐用性 MCS 装置注册机构,于 2006 年 6 月开始对成人和小儿耐用性装置的植入进行数据录入。作为该项目的一部分,还开发了一个专用于收集小儿 MCS 使用情况的数据库,即机械循环支持小儿多中心登记(Pediatric Interagency Registry for Mechanical Circulatory Support,PediMACS)。该数据库于 2012 年 9 月 19 日开始登记患者。截至 2015 年 4 月,36 家机构共登记了 251 台装置用于 216 例接受临时或长期 MCS 的患儿。该注册表侧重于收集小儿特有的数据,评估小儿 MCS 的特殊问题,记录在小儿中应用的各种装置,以及确定对治疗反应最好的特定患儿群体。该登记的目标是寻找 VAD 治疗的最佳支持策略,改进 VAD 患儿的选择,通过分析结果得到"最佳方案",并促进和指导小儿装置的开发和临床评估。在 2012 年 9 月 19 日至 2014 年 12 月 31 日期间,5 岁以下患儿中近 50% 的植入装置是搏动性 LVAD,6~10 岁患儿中 56% 的植入装置和 11~18 岁儿童中近 90% 的植入装置是平流 LVAD。在平流装置患儿中,6 个月的实际总体生存率接近 90%,66% 的儿童在 12 个月内接受了移植手术[160]。

机械循环支持对等待移植患儿生存率的影响

在美国等待器官移植的所有患儿中,无论年龄大小,等待心脏移植的患儿都是等待名单上死亡率最高的群体之一[161]。每年大约 500 例患儿被新添加到移植等待名单内,其中每年约有 17% 的患儿在等待供心期间死亡[162]。考虑到近些年移植时使用 MCS 装置支持的患儿比例的增加,MCS 对心脏移植的影响显而易见。2000 年,不到 5% 的患儿在移植时使用装置支持,但到 2013 年其比例增加到 20% 以上[163]。对于重症患儿,尽管等待时间增加,但小儿 VAD 的存在使等候名单的死亡率降低了 50%[164]。重要的是,移植时 MCS 装置支持的患儿比例增加,并没有对移植后存活率产生不利影响[165]。不仅等候名单死亡率下降,许多患儿病情实际得到了稳定和恢复,使其移植后期更加平稳。

1999 年至 2012 年的 UNOS 数据库中共查找到 5 532 例登记等待心脏移植的患儿(年龄≤18 岁);其中 1999 年至 2004 年(时代 1)间共 2 191 例,2005 年至 2012 年(时代 2)间共 3 341 例。时代 1 的等候名单死亡率为 16%,而

时代 2 的死亡率仅为 8%。VAD 治疗在时代 2（16%）中比在时代 1（6%）中比例更高，并且与等候名单存活率提高相关（$P<0.001$）。等候名单死亡率的独立预测因素包括体重<10kg、先天性心脏病、ECMO、机械通气和肾功能不全等。等候患儿得以存活的独立预测因子包括 VAD 治疗、心肌病、血型 A 和在时代 2 登记等。尽管时代 2 被列为状态 1A 的患儿数量增加，但等候名单死亡率下降超过 50%。无论其他因素如何，那些使用 VAD 支持的患儿存活至移植的可能性是其他患者的 4 倍[164]。

第一项评估小儿患者 VAD 支持结果的多中心研究显示，成功过渡至移植的患儿有 77% 得以存活[166]。该研究中 VAD 队列的死亡风险因素包括年代较早和 CHD。需 VAD 支持的患儿与不需 VAD 支持的患儿相比，两者移植后 5 年生存率没有差异[154]。此外，一项使用 UNOS 数据库评估小儿 VAD 支持后移植预后的研究发现，与 ECMO 支持或无机械支持的患者相比，VAD 患者的移植后存活率较高。VAD 支持可能优于 ECMO 的原因包括：ECMO 对镇静和机械通气的要求较高、需要更高水平的抗凝、持续的炎症反应以及非搏动性血流对小儿肾脏灌注可能的有害影响等[5,13,146]。尽管在特定情况下仍然需要使用 ECMO 作为移植的过渡，特别是对于那些先天性解剖结构不适合 VAD 支持的患儿，但仍应尽一切努力在其他机械支持方法可行时避免使用 ECMO。使用体外 VAD 时也观察到较差的预后，这提示转换到其他支持模式可能会改善移植后预后。研究人员发现，使用体外 VAD 对生存率的负面影响可持续到移植后期，这与成人的情况一致[167]。他们认为，尽管在某些情况下可能需要使用体外装置来稳定患儿，但应及时转换为可植入装置以改善预后。一项回顾性研究比较了移植前接受多模式 MCS 的患儿和接受单模 MCS 的患儿，尽管多模式 MCS 患儿需要更长时间的支持，但两者存活至移植和出院的比例相似[168]。

1995 年至 2013 年期间，在得克萨斯儿童医院被列入单纯心脏移植等候名单的 259 例患儿中，使用 MCS 的患儿比例从 2005 年之前（即在 BHE 出现之前，<20kg 患儿仅可使用 ECMO 和离心泵）的 13% 增加到 2005 年之后的 37%（$P=0.0001$）。在接受 MCS 的 70 例患者中，27 例（ECMO=14，短期 VAD=13）使用临时装置作为初始治疗，而另外 43 例使用长期 VAD 作为初始治疗。2005 年之前的等候名单死亡率为 25%，2005 年后显著下降至 11%（$P=0.0006$）。2005 年之前的中位 MCS 持续时间为 12 天，2005 年后增加至 78 天（$P=0.004$）。根据 Kaplan-Meier 分析，过渡到移植后 1 年存活率（2005 年前为 70%，2005 年后为88%）和 5 年存活率（分别为 60% 和 78%）提高的证据尚不足（$P=0.08$）[169]。等候名单死亡率的降低一方面可能是由于 MCS 的使用增加，另一方面也是由于治疗的改善以及整体管理经验的成熟。

机械循环支持和单心室生理

毫无疑问，与心肌病患儿相比，需要 VAD 支持的 CHD 患儿在解剖学上往往更难以支撑，且死亡率更高[155,170,171]。在多项研究中，CHD 均被确定为不利危险因素，且尤以单

心室生理风险最高[172]。根据小儿心脏移植研究（Pediatric Heart Transplant Study，PHTS）和心脏移植研究数据库的数据，在 6 个月至成年的需心脏移植患儿中，单心室是最常见的心脏病变。然而，在不断增加的单心室姑息术后心力衰竭患儿中，VAD 支持的结果并不理想，其存活率仅有 50%，而整体小儿 VAD 存活率为 70%～86%[79,154,171]。因为大多数姑息性腔肺连接术后患儿最终会发展到衰竭阶段，现已设立了腔肺分流术后衰竭患者机械支持（Mechanical Support as Failure Intervention in Patients with Cavopulmonary Shunts，MFICS）登记，用于提高该群体的医疗质量[170]。

Ⅰ期姑息治疗后需 ECMO 支持的 HLHS 婴儿死亡率很高。在近期对 1998 年至 2013 年的 ELSO 数据库进行的一次回顾中，该类患儿中只有 36% 存活至出院[59]。1999 年至 2012 年的 ELSO 数据显示，上腔静脉-肺动脉吻合术后患儿中，有 41% 存活至出院[173]。在因氧合/通气问题需要 VV ECMO 支持的单心室生理患儿中，大多数为Ⅰ期生理，其存活率为 48%[174]。

虽然 MCS 已在单心室姑息治疗的所有阶段使用，但对功能性单心室患儿使用 BHE 的多中心分析报告显示，在Ⅰ期姑息治疗后需要机械支持的 HLHS 新生儿预后尤其差，且总体患儿中仅有 40% 成功过渡至移植[172]。在Ⅰ期姑息治疗后植入支持装置的患儿中只有 11% 存活，而Ⅱ期或Ⅲ期姑息治疗后的患儿有 58%～60% 存活。由于患儿的平行循环导致难以选择正确的泵尺寸，侧支分流导致的肺血增多，以及难以平衡体循环和肺循环血流，这些都可能是这些Ⅰ期姑息治疗后患儿高死亡率的原因。

为 Fontan 循环衰竭的患儿提供 MCS 有特殊的难点。这些患儿可依据其生理分为两大类，这种分类对支持类型的选择有重要影响。对于由体循环心室衰竭（原发性心室功能障碍）导致的衰竭，植入搏动式或平流式机械支持都是可行的，通常流入血流来自体循环心室，流出血流被泵入升主动脉。如果右心压力显著升高，可在植入同期行开窗术[175]。如存在 PVR 增加，或腔-肺阻力增加（Fontan 生理衰竭），则成功的支持更加难以实现，并且可能需要在体静脉和肺循环之间再加入一个泵，因此需要修改 Fontan 途径以分离体循环和肺循环。当心室功能尚可，而 PVR 是主要问题时，流出血流可以被泵入肺动脉，从而提供单纯的右心 MCS。在患儿有严重舒张功能障碍或残余结构性病变的情况下，SynCardia TAH 可能是最可行的支持选择[176]；已有该设备成功应用于一例 Fontan 衰竭的青少年的报道[177]。

对于既往胸骨切开术后的患儿，VAD 植入在技术上也存在困难。在右心室为体循环心室时置管较为复杂，因为右室存在致密的肌小梁，且室间隔的相对位置使插管容易与室间隔过近，导致发生"抽吸"事件。植入装置后，Fontan 患儿通常有更多的出血和血栓并发症，这与患儿固有的蛋白 C 和蛋白 S 缺乏而导致凝血功能障碍相关。

预测是否需要 BiVAD 支持

相较于典型的成人缺血性心肌病，导致小儿左心衰竭的病理更有可能累及右心、导致 RV 衰竭[178]。因此，BiVAD 支持在小儿患者中更为常见，报道的 BiVAD 使用率为 25%～

45%[79,179,180]。多项研究表明接受 BiVAD 支持的患儿存活率较低[155,180-182]。这可能与其需要 BiVAD 支持的病理生理有关，也有可能是由于使用多个装置会导致不良事件(包括感染、出血和血栓形成等)的风险增加。需长期放置 RVAD 的患者预后也较差[183]。对 57 例植入 BHE 行移植过渡治疗的患儿进行 RV 功能障碍评估；其中 25% 需要 BiVAD 支持，另外还有 17% 存在 RV 功能障碍(定义为使用正性肌力药治疗和/或吸入 NO>96h 的情况下，CVP>16mmHg)。与 RV 功能障碍相关的术前变量包括低龄、使用 ECMO、尿素、肌酐和胆红素升高等；尿素升高和需使用 ECMO 是放置 BiVAD 的危险因素。在 LVAD 支持期间发生 RV 功能障碍的患儿术后病程复杂，但存活率(100%)优于 RV 功能保留者(91%)。那些需要 BiVAD 支持的患儿生存率仅为 71%[180]。另一项研究表明，需要双心室支持的患儿术后死亡率明显增高，术前米力农治疗可降低发生需植入 RVAD 的严重 RV 衰竭的风险，并且可提高植入装置后的生存率[12]。

用于心搏骤停的 ECMO

在常规复苏方法失败的情况下，对院内心搏骤停的患儿应急使用 ECMO 已变得越来越普遍。根据对美国心肺复苏登记处(National Registry of Cardiopulmonary Resuscitation，NRCPR)的数据分析，接受 ECPR 治疗的常规 CPR 难治性心搏骤停的 18 岁以下患儿中，有 43.7% 存活至出院。先前存在的败血症、肺炎和/或肾功能不全与死亡风险增加相关。与无心脏病的患儿相比，心脏相关疾病的患儿存活至出院的概率略有提高[184]。根据对 ELSO 登记的数据统计，接受 ECPR 的心脏病患儿中，单心室生理和复杂心脏手术史是生存的负面预测因子[185]。肾功能不全、肺出血、神经损伤以及在 ECMO 支持期间需要额外的心肺复苏也与死亡率增加有关[186]。

有报道称，即使患儿在启动 ECMO 前已经接受了长达 3h 的 CPR，也可获得可接受的神经系统预后[187]。对比存活患儿与非存活患儿，两者在 ECMO 插管前 CPR 的持续时间是相似的[188]。在 ELSO 登记接受 ECPR 的 682 例患儿中，22% 的患儿发生急性神经系统损伤，其院内死亡率为 89%；该队列中，心脏病患儿的神经损伤风险较低[189]。

并发症

心室辅助装置可导致神经、血液、GI 和免疫系统并发症，其中许多并发症的频率和严重程度是装置特异性的。搏动式装置和目前使用的平流泵之间的不良事件情况不同。

卒中是与 MCS 相关的最令人担忧的并发症，其在搏动式装置中的发生率高于平流装置[190]。卒中可能是出血性的，也可能是由于心室血栓或装置内血栓栓塞导致的缺血性卒中，后者更为常见。在 2002 年至 2013 年期间接受 ECMO 支持的 3 517 例心脏手术患儿中，新生儿、体重小于年龄标准、长期使用 ECMO 是卒中的风险因素[191]。在 BHE 试验中，卒中发生率为 29%，血栓栓塞性卒中发生率比出血性卒中发生率高 8 倍[13]。神经系统事件在支持的第一个月更常见，总体而言是泵植入后死亡的主要原因。至少有一次神经系统事件的患儿死亡率为 42%，而无神经系统事件的患儿死

亡率为 18%(P=0.000 6)。体重低于 10kg 的患儿卒中发生率最高[166,192]。增加机构经验和专门指派一名医生来管理患者的抗凝治疗可以降低卒中风险[193]。

植入 ECMO 和 VAD 后出血很常见，通常术后早期最严重。在小儿心脏研究(Pediatric Heart Study)这项多中心辅助装置研究中 1/3 的患儿及 BHE 试验中 50% 的患儿因出血需要再次手术[154]。大出血也是 Berlin Heart 小儿 VAD 试验(Berlin Heart Pediatric VAD study)这项随机研究中最常见的并发症，在低 BSA 组的发生率为 42%，高 BSA 组的发生率为 50%[13]。

感染也是一种相对常见的并发症，发生于 50%~69% 的患儿中[13,194]，主要是由于其长期住院及接受多种侵入性治疗所致，也可能是 VAD 特异性(传动系、硬件或泵囊等)或 VAD 相关(纵隔炎、心内膜炎或血行等)的感染。常见的致病菌包括金黄色葡萄球菌、凝固酶阴性葡萄球菌、铜绿假单胞菌和念珠菌属等[194]。除了控制感染源之外，积极抗生素和/或抗真菌治疗至关重要，特别是对于移植时接受抗排异治疗的患儿。有动力传感器感染的患者通常在心脏移植后 2 周内接受抑制性口服抗生素治疗。

与 VAD 支持相关的免疫并发症包括形成抗人白细胞抗原的抗体(抗 HLA 抗体)，这一事件一直被关注。抗体形成的机制很复杂，可能涉及装置本身特有的因素及 VAD 支持期间发生的临床事件，特别是输注血液制品[195]。即使考虑到输注血液制品的因素，一些研究仍然报道了群体反应性抗体的增加[196]。HLA 抗体的存在是一个值得关注的问题，如果供体已经对特定的 HLA 抗原形成了抗 HLA 抗体且抗体量大可能会限制供体器官的适用性。据报道使用现代 VAD 装置支持的成人患者致敏率高达 60%[197]，但很难确定 VAD 支持的小儿患者产生抗 HLA 抗体的实际发生率。在一项研究中，接受 VAD 支持的患者在移植后约 5 年时存活率下降[166]；作者假设这可能是由于 VAD 患者同种致敏增加，导致移植物衰竭的风险增加。较小的表面积和新型平流装置所采用材料似乎可以降低形成抗 HLA 抗体的概率。

使用平流装置会增加主动脉瓣反流和主动脉瓣叶融合的发生率，这被认为与其增加跨主动脉瓣压差及增加瓣叶应变力有关[198]。在成人亦有关于使用平流装置后肺动脉高压和胃肠道出血发生率升高的报道[199]。胃肠道出血是多种因素共同作用造成的，包括抗凝、获得性 vWF 缺乏和搏动血流减少、导致动静脉畸形形成等[121]。虽然这在小儿患者中尚无记录，但已有患儿发生获得性 vWF 缺乏的报道，其原因可能是由于转子对大型 vWF 多聚体的破坏[88]。随着越来越多的患儿接受长期平流装置支持，胃肠道出血的风险可能会成为小儿 VAD 患者治疗中的难题。

VAD 治疗还与其他胃肠道并发症相关，因其在植入时需要破坏腹膜完整性。据估计 55% 的 VAD 支持成年患者出现腹部并发症，包括伤口/泵囊感染、艰难梭菌感染、肝功能异常和胰腺炎等[200]。小儿人群中此类并发症的发生率尚不清楚。

展望未来

面对小儿患者对先进循环支持的需求日益增加，NHLBI

21

于 2004 年制订了小儿循环支持项目（Pediatric Circulatory Support Program），该项目在 2010 年进化为儿童、婴儿和新生儿泵项目（Pumps for Kids，Infants，and Neonates Program，PumpKIN）。该项目曾设计了一项涉及两种可植入式泵装置、22 家单位参与的前瞻性随机试验（PumpKIN 试验），但美国 FDA 在试验开始前即将其终止，原因是在体外试验中发现 Jarvik 2000 装置（Jarvik Heart，Inc.，New York，NY）会导致过渡溶血[201]。其他体外研究未能揭示溶血的来源。随后该泵的稍大版本 Jarvik 2015（流入管道增粗 40%）被启用并进行了体外试验，结果报告了可接受的溶血水平。在其进入临床试验之前，还将进行进一步的体外研究[163]。

Thoratec（HeartMate III 装置）和 HeartWare（MVAD 装置）都有新型、更小的平流装置进入美国临床试验。这些装置，特别是 MVAD，将在 FDA 批准后以"适应证外应用"的形式迅速应用于小儿患者[163]。

微创肺替代装置目前也在开发中，正在研发的 Biolung[202] 等装置拟替代 ECMO 用于气体交换，可能在不久的将来面世。

（康文英 贾爱 译，晏馥霞 校，李军 上官王宁 审）

精选文献

Adachi I, Fraser C. Mechanical circulatory support for infants and small children. *Semin Thorac Cardiovasc Surg Pediatr Card Surg Annu.* 2011;14:38-44.
This review article summarizes currently available devices for support of children with acute heart failure.
Almond C, Singh T, Gauvreau K, et al. Extracorporeal membrane oxygenation for bridge to heart transplantation among children in the United States: analysis of data from the Organ Procurement and Transplant Network and Extracorporeal Life Support Organization Registry. *Circulation.* 2011;123:2975-2984.
The authors review data from two major databases, evaluating outcomes of children undergoing ECMO as a bridge to heart transplantation in the United States between 1994 and 2009.
Baldwin J, Borovetz H, Duncan B, et al. The National Heart, Lung, and Blood Institute Pediatric Circulatory Support Program: a summary of the 5-year experience. *Circulation.* 2011;123:1233-1240.
This paper presents a summary of the progress made and devices under development in the United States from the Pediatric Circulatory Support Program.
Barrett C, Bratton S, Salvin J, et al. Neurological injury after extracorporeal membrane oxygenation use to aid pediatric cardiopulmonary resuscitation. *Pediatr Crit Care Med.* 2009;10:445-451.
This is a retrospective cohort study of data from the Extracorporeal Life Support Organization registry, evaluating neurologic injury in children undergoing ECPR.
Blume E, Naftel D, Bastardi H, et al. Outcomes of children bridged to heart transplantation with ventricular assist devices: a multi-institutional study. *Circulation.* 2006;13:2313-2319.
This paper presents a multiinstitutional review of children undergoing heart transplantation, evaluating outcomes in those who required VAD support as bridge to transplantation.
Hetzer R, Potapov E, Alexi-Meskishvili V, et al. Single-center experience with treatment of cardiogenic shock in children by pediatric ventricular assist devices. *J Thorac Cardiovasc Surg.* 2011;141:616-623.
The authors offer a review of management strategies and outcomes in 94 patients with Berlin Heart EXCOR support, between 1990 and 2009.
Jefferies J, Price J, Morales D. Mechanical support in childhood heart failure. *Heart Fail Clin.* 2010;6:559-573.
This is a comprehensive review of indications for MCS and currently available devices for children of all ages.
Mascio CE. The use of ventricular assist device support in children: the state of the art. *Artif Organs.* 2015;39(1):14-20.
The author provides an excellent overview of the commonly used ventricular assist devices in children.
Maslach-Hubbard A, Bratton SL. Extracorporeal membrane oxygenation for pediatric respiratory failure: history, development and current status. *World J Crit Care Med.* 2013;2:29-39.
The authors provide a comprehensive review of the use of extracorporeal membrane oxygenation for respiratory failure in children.
Mossad E, Motta P, Rossano J, et al. Perioperative management of pediatric patients on mechanical cardiac support. *Paediatr Anaesth.* 2011;21:585-593.
The authors review the demographics of children requiring MCS and perioperative management concepts for their care.
Rais-Bahrami K, Van Meurs KP. Venoarterial versus venovenous ECMO for neonatal respiratory failure. *Semin Perinatol.* 2014;38(2):71-77.
The authors provide a good brief review of ECMO in neonates complete with cannulation pictorial.
Sani A, Spinella PC. Management of anticoagulation and hemostasis for pediatric extracorporeal membrane oxygenation. *Clin Lab Med.* 2014;34:655-673.
The authors provide a thorough review of various methods for anticoagulation and monitoring for patients on ECMO support.

参考文献

第22章 介入心脏病学

ELLEN RAWLINSON，NATALIE FORSHAW

22

第一例导管置入术治疗儿童先天性心脏病（先心病）（congenital heart disease，CHD）于1947年首次由Dexter及其同事报道[1]。随后在1966年，Rashkind和Miller报道了球囊房间隔造口术[2]。在近几十年的时间里，介入治疗在儿科心血管医学领域得到了极大的发展。

技术的进步增加了儿科心导管手术的范围。由于超声心动图、计算机断层扫描（CT）和磁共振成像（MRI）诊断能力的提高，心导管的诊断需求已经减弱[3]。儿科心导管术已经从诊断手段过渡到了治疗手段，现在介入手术占所有儿科心导管术2/3以上[4]。介入心脏病学为CHD患者提供了更广泛的非外科手术治疗方案，进而推迟或取代外科手术。联合心脏介入术和心脏外科手术的杂交手术，使更复杂的心脏病治疗成为可能[5]。随着更多的CHD患儿存活到成年，患者人口结构发生了变化。介入心脏病学所涉及的儿童代表不同的群体，从早产儿到年龄较大的青少年，伴随简单或复杂的病理生理改变，需要复杂度各不相同的干预措施。心导管室通常是远程站点，并且常常是具有挑战性的环境。麻醉医生为接受心导管术的儿童实施麻醉，必须对患者的病理生理有很好的了解，并根据患者和手术的具体要求制订麻醉方案。在心导管术过程中发生不良事件较为常见。麻醉医生必须能够预测、防止和治疗这种高危人群中可能出现的并发症。

在这一章中，我们将概述介入心脏病学的主要分类，介绍麻醉医生面临的挑战和并发症，并阐述麻醉技术的原理和细节。

手术分类

诊断性心导管术

诊断性心导管术可准确记录循环系统不同区域的压力和氧含量，解读这些血流动力学数据可定量心内分流程度和计算外周血管阻力；指导关键问题的决定，如患儿适合进行姑息性还是修复性CHD手术，以及直接指导医疗治疗，这些信息都十分必要。为了正确解释和比较结果，手术过程中生理条件的一致性和可重复性是必需的。血流动力学参数的期望值列在表22-1。由于患儿年龄的不同，这些参数并非绝对的。由于无创成像技术（如超声心动图、CT和MRI）的广泛使用和性能改进，导致在导管术中使用心血管造影术来定义复杂的心脏解剖结构的情况逐渐减少[6]。

表22-1 诊断性心导管术的正常值

结构	值/mmHg
右心房	3～5（平均）
右心室	20～25/3～5（收缩/舒张末期）
肺动脉	12～15（平均）
左心房	7～10（平均）
左心室	65～110/3～5（收缩/舒张末期）
主动脉	65～110/35～65（收缩/舒张）

治疗性心导管术

目前,在各个年龄段的儿童中,治疗性心导管术约占所有接受心导管术患儿的 2/3[7]。

房间隔造口术

房间隔造口术是通过球囊导管穿过房间隔,通常通过膜性的卵圆孔,继而球囊充气,并通过房间隔撤回,从而形成一个更大的心房内通道,促进含氧和缺氧血液在心房水平的混合。该术式是新生儿 D-大血管转位(D-transposition of the great vessels, D-TGA)最常见的紧急手术方式。D-TGA 患儿的体循环和肺循环并行而非连续贯运转,即右心室将缺氧血泵入主动脉,左心室将含氧血泵入肺动脉;房间隔造瘘使含氧和脱氧血液紧急混合,从而增加全身血氧饱和度。该手术可以在心导管室 X 线透视引导下进行,或在 ICU 床边使用超声心动图引导下进行[8]。房间隔造口的其他适应证包括三尖瓣闭锁、二尖瓣闭锁和室间隔完整的肺动脉闭锁。与手术相关的主要风险是血管损伤、反常性动脉栓塞、心律失常和心脏穿孔。最近对增加脑损伤的担忧似乎没有证据发现[9]。

房间隔缺损封堵术

随着专门设计的封闭器的发展,房间隔缺损(atrial septal defect, ASD)封堵术已成为最常用的血管内治疗方法之一。该技术的目的是关闭继发孔型 ASD,即缺损位于卵圆窝区域。缺损落在这个区域之外,如静脉窦区和原发孔型 ASD,一般不适合经皮房间隔缺损封堵术。

为了保证关闭效果,需有明确证据证明患儿右心结构因容量负荷改变,以及缺损在短期至中期内不可能自发关闭。用于封堵的装置已经从早期笨重的网状物发展到如今各种各样尺寸和设计方案的封堵器。封堵器的选择取决于缺陷的大小和边距,但其品牌选择更多地取决于临床医生的偏好超过装置的客观性能(图 22-1)[10]。建议至少在术后 6 个月,每日服用 3～5mg/kg 的阿司匹林。ASD 封堵术的围手术期

并发症主要包括血管损伤、心律失常、心脏穿孔、设备栓塞等。从长期来看,虽然有报道称存在诸如心脏糜烂等危及生命的并发症,但这些设备对房性心律失常这种最常见的术后并发症有很好的耐受性[11]。ASD 封堵装置也可以用来关闭不再需要的手术开窗,如 Fontan 手术后在心房和静脉导管之间的开窗。

室间隔缺损封堵术

室间隔缺损(ventricular septal defect, VSD)封堵比 ASD 封堵在技术上更有挑战性,且相关并发症的发生率也更高。中间肌部或心尖区室间隔缺损最适合封堵,虽然膜周部 VSD 也可以经皮封堵[12,13]。外科手术和介入手术联合入路可能对某些情况更合适,如手术难以到达的小婴儿前尖部 VSD[14]。

当使用装置封堵 VSD 时,圈套器被放置在心脏的右侧,以捕获从左心室穿过 VSD 的导丝。导丝是通过静脉通路带出体外,形成动静脉轨道;然后传送鞘在导丝上推进,从心脏的右侧接近 VSD。对于前部和高位肌部缺损,通过股静脉入路的导丝最容易捕获和取出,而对于中低位肌部的缺陷,颈静脉入路导丝最容易捕获和取出(图 22-2)。并发症包括心律失常、出血、瓣膜功能障碍、低心排和栓塞[15,16]。膜周部 VSD 封堵器由于与传导束和主动脉瓣接近,从而增加完全性传导阻滞和主动脉瓣功能障碍的发生率。这引起关于封堵器应用的一些争议,其中许多中心鉴于外科 VSD 修补术的良好预后,认为封堵器相关风险不可接受。

动脉导管未闭封堵术

动脉导管未闭(patent ductus arteriosus, PDA)封堵术是针对 CHD 患儿开展的第二项特异性介入措施,该术式继续使用类似于 Rashkind 及其同事开创的原始方法来完成[17]。该手术具有较高的封堵率,是所有介入手术中不良事件发生率最小的,适用于任何有左心室负荷过重证据的 PDA 患儿。PDA 形态从短而宽到窄而曲折,所以习惯的方法是进行一次主动脉造影来明确 PDA 大小和形态。对于小型和

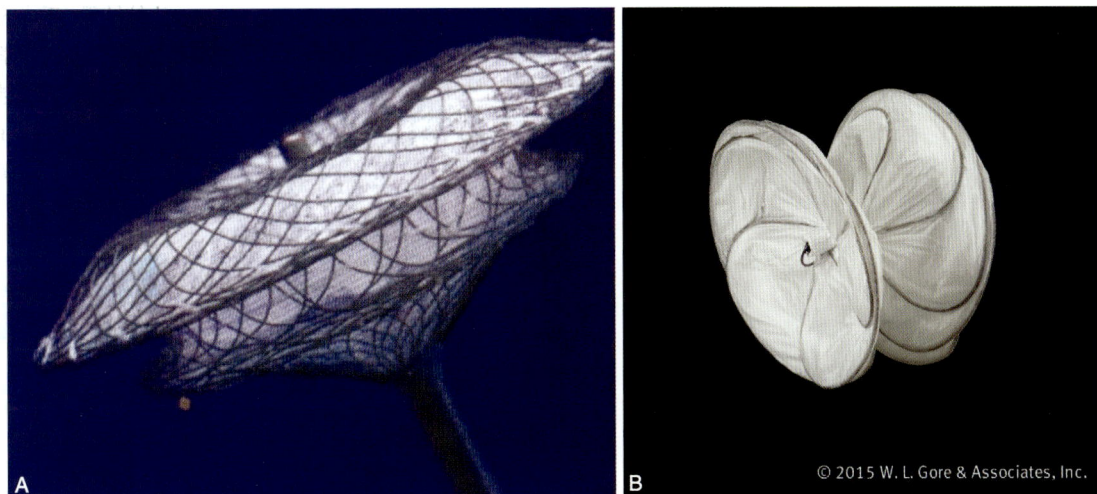

图 22-1　房间隔缺损封堵装置。A. 一种封堵伞(蒙 AGA Medical Corporation, Golden Valley, MN. 惠赠);B. 另一种封堵器(蒙 W. L. Gore & Associates, Flagstaff, AZ 惠赠)

arteries, MAPCA) 和 Blalock-Taussig(BT)分流(图 22-3, 图 22-4)。

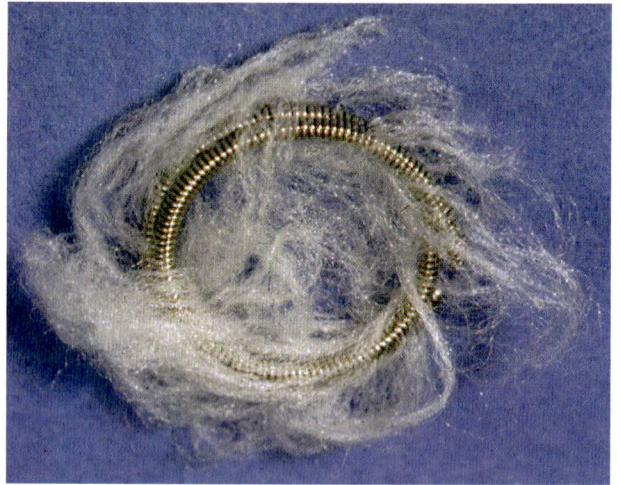

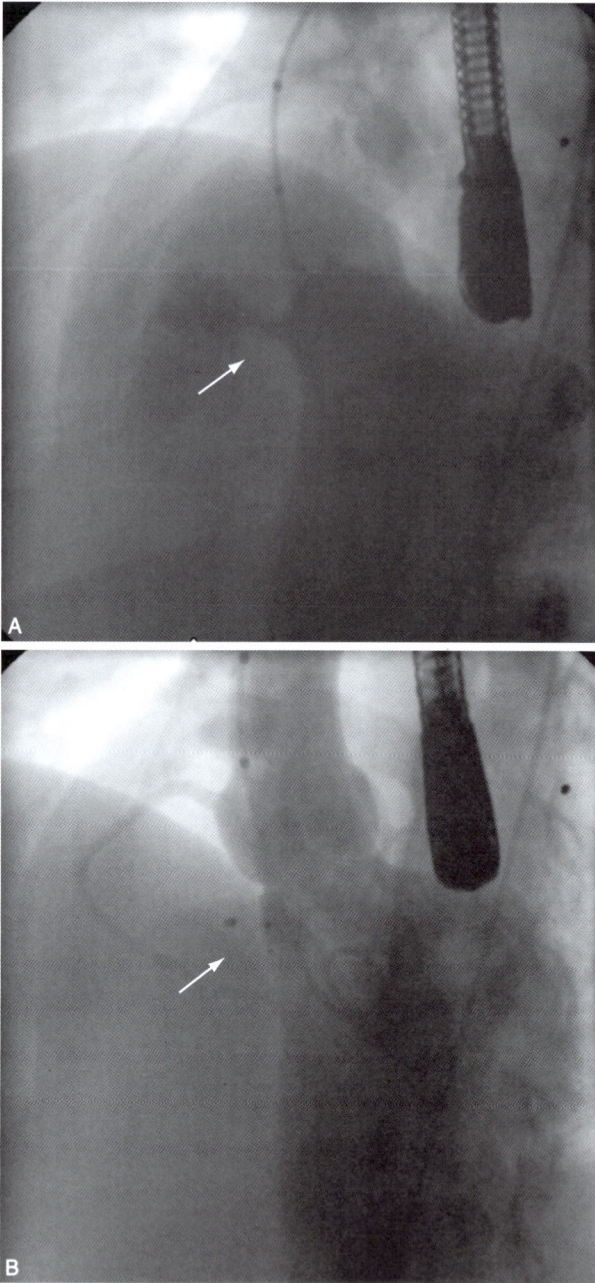

图 22-3   用来封堵动脉导管未闭的线圈

图 22-2   A. 室间隔缺损封堵装置释放前造影。造影剂可通过膜周部室间隔缺损(箭头所示);B. 箭头所示相同区域,封堵器释放后未见造影剂出现

中度 PDA 的封堵,不锈钢线圈(如 Gianturco, Cook Medical, Bloomington, IN)最为常用,而对于较大的 PDA,封堵器设备(如 Amplatzer, St. Jude Medical, St. Paul, MN)更合适[18,19]。封堵装置可以通过逆行或顺行的方法释放。装置栓塞是释放过程中的一个风险,但有几种技术可以帮助控制装置释放。栓塞也可能是迟发性的,因此需要适当的随访。与此过程相关的其他主要风险是血管损伤。尽管多年来技术发展令人印象深刻,但在早产儿或低体重婴儿 PDA 封堵装置仍然是令人望而却步的挑战,这方面需要进一步的导管设计[20]。这些技术也可用于关闭其他不必要的血管连接,如不再需要的主肺动脉侧支(major aortopulmonary collateral

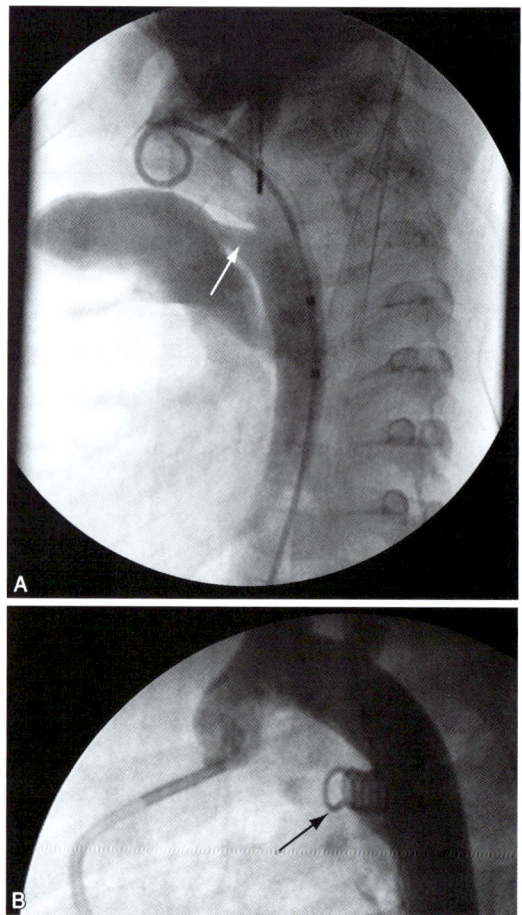

图 22-4   A. 侧位血管造影显示动脉导管未闭(PDA)。PDA 在主动脉和肺动脉之间(箭头所示),造影导管位于主动脉近端;B. 用线圈封堵 PDA 后侧位血管造影;

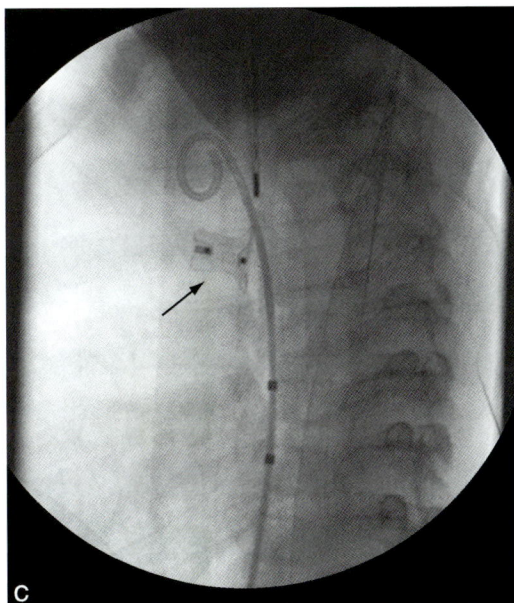

图 22-4(续) C.用封堵伞封堵 PDA 后侧位透视。封堵伞（箭头）位于 PDA 处

球囊扩张和支架植入

球囊血管成形术技术用于扩张狭窄瓣膜，最常见的是肺动脉瓣和主动脉瓣、主动脉或肺动脉的狭窄段、手术放置的分流装置或肺动脉索带。可以使用这种技术治疗新生儿膜性肺动脉闭锁，即先用导丝的硬端或射频导管通过肺动脉瓣膜，然后扩张瓣环[21]。对于年龄较大的婴幼儿孤立性肺动脉瓣狭窄，球囊瓣膜成形术经常是一种治愈性方法，而重症肺动脉狭窄或闭锁的新生儿往往需要进一步的干预来补充肺血流，如导管支架置入术或 Blalock-Taussig（BT）分流术[22]。充气的球囊临时拦截右心室输出，通常伴随短暂的低血压，但一般耐受性良好[23]。可是那些更严重的狭窄和顺行性血流少的患者在治疗过程中血流动力学稳定性更好，特别是那些导管仍然是开放的患者，主要原因是心排血量较少中断。

球囊瓣膜成形术治疗严重主动脉狭窄的作用仍然存在争议。在一些中心，它仍然是首选的治疗方法，而另外一些中心更倾向于外科手术方法。关注点主要在于长期预后和瓣膜成形术起始治疗后需要手术干预的比例[24,25]。手术操作中，新生儿主动脉狭窄的球囊扩张是一个特别高风险的过程。这些婴儿通常处于低心排血量状态，需要通气、肌力支持和前列腺素 E1（prostaglandin E1，PGE1）输注以保持动脉导管通畅。插管可并发心律失常（包括心搏骤停），发生显著的主动脉反流（可能需要手术干预）及急性冠状动脉缺血导致的猝死[26]。年龄较大患儿的并发症发生率低于年龄较小患儿，但一过性的低血压、心动过缓和左束支传导阻滞也有较多报道。

在体循环和肺循环或手术放置分流装置的持续狭窄的局部区域有时会植入支架[27]。支架的正确定位对植入技术要求精度很高，心脏介入医师还需要考虑到植入根据特定病变选择的支架时可能发生的或不可避免的情况。对于有移位可能的支架也有支架错位的风险。虽然罕见，主动脉缩窄支架植入术后发生迟发性动脉瘤的形成已有相关报道[28]。

非外科手术肺瓣膜置换术

在 2000 年，Bonhoeffer 及其同事首先报道了在右心室-肺动脉（RV-PA）导管内用导管植入瓣膜取代功能失调瓣膜的技术[29]。Melody 瓣（Medtronic Inc., Minneapolis, MN）就是一种已被批准用于特定需求、通过手术放置的 RV-PA 导管内装置[30]，用于通过外科手术置入的右心室-肺动脉导管的设备之一。研究证实，Melody 瓣植入后具有较高的手术成功率和令人满意的短期及中期瓣膜功能[31]。为了达到与外科手术置换相媲美的结果，最重要的是要严格筛选适应证并在瓣膜植入时充分地缓解右心室流出道（right ventricular outflow tract, RVOT）阻塞。另外，原发性 RVOT 狭窄患儿植入 Melody 瓣是有前景的[30]。遗憾的是，大多数接受法洛四联症跨环补片修复的患儿由于动脉瘤样 RVOT，目前不适合进行经导管瓣膜置换。不幸的是，由于右心室流出道出现动脉瘤，目前大多数接受法洛四联症经膜室间隔修补手术管理的儿童不适合进行经导管瓣膜置换。然而，新的杂交术式正在出现，有可能解决这一问题，使法洛四联症患者有更多的选择，其中许多人可能需要在他们的一生中反复干预[32]。此外，还有其他替代装置正在开发中，旨在减小传送系统的尺寸，以便能够在年龄更小和体重更轻的患儿中使用这些技术。与外科瓣膜置换一样，血栓的形成和感染性心内膜炎是经导管瓣膜植入术后需关注的问题[31]。

电生理导管置入术

在 20 世纪 60 年代早期，心内膜导管记录心电图第一次成为可能。辅以外部心电图导线，心内心电图可记录心脏的电活动，结合可编程刺激器可诱导和终止快速性心律失常。这项技术明确了心律失常的机制和心律失常发生灶的具体位置。然后，消融导管可被引导到心内膜局部释放能量，以破坏心律失常源头或中断异常传导环路；可通过射频、冷冻消融、激光治疗或直流电消融。消融治疗可用于治疗心律失常，特别是房性快速性心律失常。

电生理导管置入术的操作过程极为复杂，需要专门的设备，经过专门培训的工作人员，并使用多种导管以测得电信号；操作持续时间往往比其他置管术更长。异位起搏点消融术成功率高，并发症少[33,34]。该手术的主要风险是心脏传导阻滞、心脏穿孔、血管损伤和卒中。

血管入路的选择

股静脉是最常用的心导管入路。股静脉置管可避免气胸的风险，并且在未麻醉的儿童中，股静脉往往比颈内静脉更容易进入。在有可能进行外科姑息性腔肺分流的患儿，避免常规的颈内静脉插管可能会降低损害上腔静脉的风险。然而，有时颈内静脉通路是必需的，例如某些 VSD 封堵术、检查患儿腔肺连接、心脏介入医师无法获得股静脉通路时。新生儿可使用脐静脉，但穿过静脉导管进入下腔静脉时可能会遇到困难，可在手术前通过超声评估静脉导管是否开放，以避免不必要的脐静脉操作。另一种入路是经肝穿刺，这一入路已被用于在置管术期间的临时通路和长期血管通路[35]。

手术的并发症和局限性

儿科心导管室是一个高风险的环境,具有较高的发病率和死亡率。在儿科围手术期心脏事件报告的 373 例麻醉相关心脏停搏中,有 34% 例发生在心脏病患儿,其中 17% 发生在心导管室[36]。此外还有手术直接引起的并发症。手术的成功实施需要彻底了解病理改变、极高的警惕性、团队成员之间的良好沟通、外科医生和其他专家适当的后备支援。应制订可预测紧急情况的标准程序。对于高风险手术应准备重症监护床位。对于高危患者或高危手术,体外循环或体外膜肺氧合(extracorporeal membrane oxygenation, ECMO)装备可能是有益的[16],然而这种治疗手段并非所有医院都能配备,所以当地政策的制订应当建立在当地经验、基础设施及高危患者转诊途径的基础上。

总体死亡率和发病率

最近的儿科心导管研究报告表明,其围手术期即刻(术中或苏醒期)的死亡率在 0.05%～0.28% 之间[18,30]。然而在改善儿童和成人先天性疾病治疗(IMPACT)数据库中,一个超过 16 000 例儿科置管术的报告显示:接受置管术的患儿住院期间包括所有原因的死亡率为 2.1%,大多数死亡发生在术后 14 天内[4]。尽管患者和手术越来越复杂,但死亡率正在下降。

介入置管术整体不良事件发生率为 8.8%～10.6%[4,37],可分为重大并发症或轻微并发症。重大并发症是危及生命的事件,需要立即内科或外科干预(如心搏骤停,取出被栓塞的装置),或导致重大永久性病变(如栓塞卒中,血管动脉瘤)。这种类型的不良事件发生率为 1%～2%。轻微并发症是一过性和可通过特定的治疗彻底消除(如可耐受的心律失常,一过性动脉血栓)。尽管技术进步,并发症发生率仍基本不变,反映了患者的人口特征和手术特征发生了改变。

某些患者和手术特征会增加并发症发生的风险。新生儿尤其脆弱,介入置管术中重大并发症发生率为 4.7%,原因可能为生理储备低下、未纠正或部分姑息性处理的先天性心脏缺损,以及导丝或其他介入装置阻塞大血管或心腔风险较大[23]。年龄<1 岁和低体重已被确定为并发症的独立危险因素[38]。特定的心脏病变也与并发症发生率和死亡率增加相关,尤其是无论是未修复或姑息处理的单心室病变还是显著的左心室流出道梗阻病变(如 Williams-Beuren 综合征和肥厚型心肌病)[39]。肺动脉高压的存在,尤其是特发性病因和超过体循环的肺动脉压力,大大增加了围手术期的风险[40]。对新生儿治疗性干预与诊断性干预并发症的发生率相似,而对其他所有年龄组的治疗性干预并发症发生率均高于诊断干预[4,23]。对于具体的手术而言,高危手术包括 VSD 封堵术,房间隔受限的房间隔造瘘,二尖瓣、肺静脉、肺动脉和新生儿主动脉瓣的球囊成形术和外科分流支架植入术[41,42]。与之相对应的,PDA 和 ASD 封堵术发生并发症的风险最小[23]。

血管并发症

血管并发症是小儿心导管术最常见的并发症,约占总并发症的 1/3[43]。这些并发症可能是急性而导致意想不到的血流动力学不稳定,或是延迟出现的而导致长期病变。许多因素可能导致意外的血流动力学不稳定,包括失血、球囊或导管引起的血流或冠状动脉灌注中断、心律失常、填塞、血管破裂、急性瓣膜功能障碍和设备故障。

动脉血栓形成和闭塞

动脉血栓形成在儿科心导管术后较为常见。有两项大型研究报告其发生率分别为 4.3% 和 11.4%[44,45]。然而基于对脉搏的临床评估做出的诊断很可能低估其发生率;当多普勒超声测量时,发现 32% 婴儿腿部的动脉血流受到影响[46]。年龄过小、血管过细、较大的鞘管和反复的动脉鞘管操作都是血栓形成的独立危险因素;红细胞增多症和脱水会进一步增加其风险。

预防性使用肝素可降低但不能消除动脉血栓的风险[47];尽管目前预防性肝素广泛使用,但其合适剂量目前尚未达成共识。常用剂量为 50～100IU/kg,更大的剂量似乎不会增加额外的好处。大多数情况下,脉搏减弱或消失可通过自发或额外给予肝素抗凝解决。溶栓是可行的下一步治疗,但对内科治疗抵抗的血栓、动脉撕裂或撕脱及假性动脉瘤形成则需要外科干预来治疗。经皮取栓术可能适用于年龄较大的儿童[48,49]。尽管进行了干预,在临床良好灌注的肢体中,偶尔脉搏可能会持续性减弱。需要长期关注的问题是肢体的生长迟缓,尽管有一些病例报道,但一项小的研究未能证明随访三年半后肢体长度存在差异。目前没有办法识别那些有风险的患者[48,50]。

静脉血栓形成和闭塞

股静脉或髂股静脉闭塞伴肢体水肿的孤立病例已有相关报道[37],但两项小型前瞻性观察研究发现其发病率分别为 0 和 1.6%[51,52]。所有受影响儿童均接受肝素治疗,无须进一步干预。使用尽量小的导管和预防性应用肝素助于控制其发生率。

血管破裂、穿孔和夹层

血管破裂可以发生在血管穿刺部位或介入部位,是罕见但可能也是潜在的灾难性事件。在一项 4 454 名患儿的研究中,有一名新生儿因股静脉破裂后腹腔内出血引起死亡的报道[23]。在一项 4 952 名患儿的研究中,动脉或静脉穿孔引起 4 例重大并发症、6 例轻微并发症,和 25 例明显的腹股沟血肿[37]。

血管破裂在肺动脉分支球囊扩张和 RVOT 瓣膜植入过程中最常见,但在主动脉瓣扩张后升主动脉和主动脉弓破裂也有报道[53]。动脉夹层、动脉瘤和假性动脉瘤形成偶尔会发生。血管破裂可能导致心包积血或血胸,或两者兼有;球囊扩张后肺动脉破裂可表现为咯血[48]。如果发生破裂和出血,应避免高血压、气管插管(如果尚未控制气道)、中和循环中的肝素。在极端情况下,心包或胸水的血液可以通过股血管直接回输给患者,直到可以进行外科干预。

心脏穿孔和填塞

插管过程中心脏穿孔较为常见,其中心耳和 RVOT 最常见。较大风险的手术包括房间隔造口、二尖瓣球囊扩张及尝试膜性肺动脉闭锁射频穿孔[48]。提示穿孔的迹象包括导丝在非预期部位显影、不合规则的造影剂影像、导管诱发心动过速后血压不能恢复至基线、脉压变小和血流动力学不稳定。为确认可疑的穿孔和填塞,超声心动图应随时可用。穿孔通常可以耐受并通过保守方式进行处理,但C3PO数据库记录了近9 000例在房间隔造口期间5例因心脏穿孔导致的新生儿死亡[54]。

心脏压塞是一种罕见的心导管并发症,发生率为0.1%~0.2%[4]。在一项4 952例患者的研究中,心脏压塞导致2例死亡,其中1例为球囊房间隔造口的新生儿,1例为Fontan手术后肺动脉分支支架植入的4岁儿童[37]。心脏压塞可以通过细针心包穿刺插入心包引流管,或偶尔由心脏外科医生进行心包开窗。

瓣膜损伤或功能障碍

瓣膜损伤并不常见,但在球囊瓣膜成形术中较为常见。主要的并发症是反流增多,这种血流动力学后果在体循环比在肺循环更严重[48]。最常见的损伤机制是在扩张过程中发生瓣叶撕裂,尽管瓣叶也可以被导丝无意穿孔,然后进一步被导管经过进而加重损伤,这种情况偶尔需要紧急手术修复[48]。房室瓣的直接损伤十分罕见,但在房室瓣和室间隔缺损穿过导丝和较大鞘管可能会导致暂时且严重的血流动力学障碍,在植入VSD封堵器时尤其如此[15]。ASD和PDA封堵一般不会产生显著的血流动力学干扰[26]。

失血

失血可能由突然血管破裂引起,但更多的是由于全身肝素化加重了多次血液取样和导管交换相关的缓慢的潜伏性失血。值得注意的是,由于需要较大的导管和多个导管交换,在装置放置过程中更容易发生失血。术前测量血细胞比容和血型鉴定和筛查,对于有较大失血风险的操作,还应要求进行交叉匹配。紧急血液和血液管理设备应随时可用以防意外出血。

心律失常

在心导管术中心律失常很常见,大部分由机械刺激引起,调整导丝或导管位置可迅速缓解。其他心律失常的原因包括冠状动脉空气栓塞、电解质失衡和高碳酸血症。虽然大多数心律失常是轻微和自限的,其亦可引起显著的血流动力学不稳定性,是导致重大并发症的常见原因[23,43]。年龄过小和手术持续时间过长都是发生心律失常的危险因素。心律失常治疗包括除颤、起搏,或内科处理,应与心脏病学专家合作处理。相关设备在导管室中应随时可用。

心律失常的类型

心律失常可能起源于心房、心室或由不同程度阻滞的传导系统引起。房性快速性心律失常最为常见,但通常可通过调整导管位置缓解或自行缓解。然而,单心室、二尖瓣狭窄或心功能差的患儿对房性快速性心律失常耐受性较差,需要尽早进行干预。报道显示导管诱导的完全性心脏传导阻滞发生率为0.3%和2.2%,后者源于一项从超过6 000例儿科导管病例的数据库中专门搜索完全性心脏传导阻滞的回顾性研究[43,55],在该研究中96%的完全性传导阻滞在手术后不久自行恢复,但6名患儿需要植入起搏器。一度和二度房室传导阻滞在各个年龄段均可良好耐受。VSD封堵术可能导致10%的病例出现严重的交界性心动过缓或完全性心脏阻滞,其中几乎一半的儿童需要起搏或异丙肾上腺素[15]。

室性心动过速或房颤的总发生率约为0.3%,但这些是引起主要并发症的最常见的心律失常[43]。接受VSD封堵的患儿中发生室性心律失常者,8.5%需要利多卡因或心律转复[15]。

有体循环梗阻的患儿(如肥厚性阻塞性心肌病或主动脉狭窄)发生心肌缺血继发心室纤颤的风险更大。

心律转复

心脏复律起始功率为0.5J/kg时,对心肌造成组织学损伤很罕见[26]。与成人相比,儿童发生体循环栓塞和肺栓塞少见,发生率为1%~2%。心脏复律后可发生所有形式的心律失常;影响其发生率的因素包括基础病理改变、电解质紊乱、残余药物和复律强度。植入心脏起搏器的患儿进行心脏复律需要特别当心,电极板应放置在发生器和起搏回路一定距离以外,起搏器编程模式应在心脏复律后重新检查。

低氧

小儿心导管术中发生动脉氧饱和度下降或发绀可能是呼吸系统或循环系统原因,应进行系统检查和处理潜在原因。经食管超声心动图(transesophageal echocardiographic,TEE)探头可通过压迫支气管或血管、压迫主气管或有发支气管痉挛而导致低氧。这些事件在体重<10kg的儿童中更常见[26]。气胸罕见,但在心导管术中也可能发生。高碳酸血症、酸中毒、过度正压通气、造影剂和缺氧可增加肺血管阻力,可能导致分流增加和发绀。严重缺氧发作经常在未纠正的法洛四联症的患儿发生[37]。一项研究中,12%的法洛四联症患儿在导管术后12h内出现了严重缺氧发作,尽管已经采用了足够的补液、镇静和使用非离子造影剂等预防措施。

栓塞

置入装置、自体组织和空气都可以导致栓塞。左右循环异常连接的儿童有栓塞全身循环的风险,尤其是脑和冠状动脉血管。

装置、球囊、血栓或脱落的材料

引起栓塞的装置包括线圈、导管伞、封堵装置和血管内支架都被报道过,虽然设备设计的改进(特别是在回收技术方面)降低了这些风险[4,37]。同样,随着材料和设计的技术改进,球囊破裂的发生率也有所下降。建议使用带有附加压力表的充气装置,以确保充气压力不超过球囊的爆裂压力。血栓可以从装置或导管中脱出,球囊扩张可使钙、导管内膜内壁和外科腔肺分流中的血栓脱落。

空气栓塞

气体栓子可能来自鞘、导管、爆裂的球囊或麻醉输液管。介入过程中需要的许多导丝和导管交换,因此空气栓塞是整个操作过程中一直存在的风险[26]。当使用弱造影剂混合物扩张球囊时,鉴于偶尔的球囊破裂,在进行扩张之前必须确保从造影剂混合物注射器和导管中清除所有的气泡。所有静脉通路、静脉注射和静脉输注也应该是没有气泡,理想状况是用于漂浮尖端导管的气球应充满二氧化碳，而不是空气，以尽量减少球囊破裂后潜在的栓塞风险。应该避免氧化亚氮，因为它可能会扩大气泡。

造影剂毒性

血管内介质不良反应相对较少见，但麻醉医生的准确识别和管理至关重要。特质反应可能是急性发生或延迟发生的，但这些反应的病理生理机制复杂、多种多样，仍有待充分阐明。除非进行了正式的过敏测试，否则超敏反应是比较合理的解释[56]。急性和迟发性反应都可在首次接触造影剂时发生，包括所有严重程度的过敏性休克也都可能发生[57]。

急性反应

造影剂的急性反应可轻可重；症状包括心动过速、支气管痉挛、潮红、荨麻疹、喉水肿和循环衰竭。用等摩尔或低渗（非离子）溶液取代高渗（离子）造影剂溶液可大大降低其发生率。在一项超过 11 000 例使用非离子碘造影剂儿童的研究中，有 20 例（0.18%）出现急性反应；16 例为轻度，1 例为中度，3 例为重度[58]。与静脉通路相比，通过动脉通路给予造影剂时，反应似乎更常见。急性反应需按照标准抗过敏方案进行处理，即吸氧、静脉补液、肾上腺素、糖皮质激素、H1 和 H2 拮抗剂治疗。如果有造影剂急性反应的病史，那么当需要进行下一次暴露时，可以考虑使用糖皮质激素和抗组胺药预防。尽管使用了预防措施，仍观察到 40% 预处理的患者发生了所有严重级别的反应，所以应强烈考虑替代药物或成像方式[56]。

延迟反应

延迟反应临床症状更为多样，包括头痛、发热、皮肤发红、固定性药疹、伴嗜酸性粒细胞增多和系统症状的药物反应（drug reaction with eosinophilia and systemic symptoms，DRESS）和史蒂文斯 - 约翰逊综合征。随着日间治疗的日益增多，许多此类反应在患儿离开医院后才会发生。因此了解任何前期暴露和造影剂反应的特定病史对准备行心导管术的患儿至关重要。

肾不良反应及预防

术语对比介质肾毒性（contrast media nephrotoxicity，CMN）是指在没有别的缘由的情形下，在接受静脉对比介质的 3 天内，血清肌酐浓度增长 25% 或 0.5mg/dl[59]。损伤的潜在机制尚不清楚，虽然人们认为造影剂可以减少肾灌注，对肾小管细胞具有毒性。CMN 主要但不限于发生在有肾损害的儿童中；其他危险因素包括脱水、心力衰竭和发绀患儿出现的亚临床肾功能不全。据建议，接受超过 5ml/kg 的非离子造影剂的婴儿或儿童发生 CMN 的风险增加[60]。造影不增加急性肾损伤的风险[61]，且大多数 CMN 似乎可未予干预自行恢复。然而，最近一项对 233 名接受 CT 扫描的儿童的研究发现 CMN 与不良结局之间存在关联，这表明这一过程可能不像以前希望的那样[62]。许多干预措施已开始用于预防 CMN；初步研究显示 N-乙酰半胱氨酸（N-acetylcysteine，NAC）可能有一定前景；但目前尚不能证明任一干预比生理盐水更有效[63]。目前唯一可调整的危险因素是机体容量状态和使用的造影剂剂量。如果可能的话，潜在的肾毒性药物应该至少在手术前 24h 停止。在高达 0.3mmol/kg 正常 MRI 剂量的情况下，以钆为基础的造影剂被认为无肾毒性。然而，有一些证据表明，心脏血管造影所需的剂量增加可能会产生不良的肾效应[64]。大多数放射造影剂具有显著的渗透性利尿作用。在需要大量和/或重复剂量的造影剂过程中，可能会发生显著的利尿作用，造成隐蔽的液体损失和潜在的低血容量，可能需要额外的静脉补液以避免脱水。偶尔也会发生膀胱扩张和尿潴留，在遇到不明原因的患儿，术后不适应加以考虑。

神经系统事件

中枢和周围神经损伤也是心导管术可能的并发症。在一项前瞻性研究中，0.38% 的儿童发生神经系统并发症，并且治疗性操作发生率明显高于诊断性操作[65]。

中枢神经系统

由于栓塞、颈动脉损伤或急性低心排状态导致的脑部缺氧缺血，可能会发生缺血性脑血管事件。血栓栓子可能来自导管或植入装置引起的任何血管内膜或心内膜损伤的部位。介入手术中增加栓塞风险的因素包括导管过大、多次血管穿刺和手术持续时间过长。栓塞性卒中后最常见的并发症是抽搐和偏瘫，但此类卒中的儿童往往恢复良好。由一段时间内低心排血量所致的缺血缺氧性脑病则需要更加谨慎[65]。

外周神经系统

在心导管术过程中，手臂经常外展置于头部以改善心脏侧位放射学成像，这种情况下臂丛可能会受伤[66]。心导管置管相关的低心脏输出状态可以增加这种风险。为了减少损伤的风险，举手时肘部应该弯曲，然后肘部至少内收至台面上 15cm，同时保持头部/颈部处于中间位置[66]。只有在必要时，才在尽可能短的时间内采取风险体位，并记录所有预防措施[67]。

辐射

由于需要快速序列扫描和 / 或长时间扫描，心导管手术接受了大剂量的辐射[68]。复杂的介入手术需要长时间的透视时间、多次血管造影或透视采集。这对患者和工作人员都有风险。辐射过度暴露会导致瘢痕和皮肤损伤、细胞损伤、基因突变、细胞死亡、辐射诱发的癌症和出生缺陷。首字母缩略词 ALARA（as low as reasonably achievable，或 ALARP），意思是"尽可能低的合理实现（或实践）"是为获得适当的诊断图像所需辐射暴露的原则[69]。

患者的辐射暴露

儿童特别容易受到辐射致癌效应的影响；活跃生长的组织和器官对辐射更敏感。他们的身体在手术过程中受照射的比例更大；因为血管细小及目标血管置管困难，手术时间往往较长。许多 CHD 患儿需要进行不止一次心导管术，并且随着长期预后的改善，预期寿命的延长，发生辐射相关问题的机会更大[70]。

辐射的致癌作用需要很长的潜伏时间，往往几十年。在评估辐射暴露导致癌症的终身风险时，需要考虑儿童的年龄、体重以及辐射暴露的持续时间和有效剂量。成人冠状动脉造影的致癌风险为每希沃特（Sv）6%，而实际平均剂量约为10mSv，即增加了0.06%的风险。与之相应的，婴儿因为体重较小，需要暴露的剂量也较小，但他们的敏感性增加。婴儿一生患癌症的风险为每希沃特11%~15%。如果婴儿暴露于大约20mSv（如1h的透视和7次数字采集运行），终身癌症风险估计为0.03%[71,72]。

工作人员的辐射暴露

工作人员受到的辐射暴露大部分来自患者的光束入口点的散射，少量来自X线球管和增强器。需要对工作人员进行保护已成共识，目前通过穿铅衣、甲状腺护套、护目镜和用以保护头颈部的悬浮移动玻璃铅屏来实现。此外，工作人员应尽量保持与辐射源的距离，并尽量减少暴露时间。所有长期在心导管室工作的人员都应佩戴剂量仪，以监测累积辐射暴露情况。

低温和发热

心导管术的手术时间经常较长，这增加了对患者体温密切监测的必要性。低温可加剧失血或心律失常，发热可加重所有神经损伤。除了最简单的检查，其他检查与手术应全部应用身体保温和液体加温装置；应监测核心温度。

心内膜炎

根据目前的建议，心导管检查不需要常规进行心内膜炎预防。然而CHD患者由于心内膜炎的风险增加而需要进行预防[73]。获得性心脏瓣膜病、肥厚性心脏病和既往感染性心内膜炎儿童发生心内膜炎的风险增加。临床实践在不同中心之间有所不同。在任何装置植入之前应预防性应用抗生素；一些中心建议在植入后至少6个月继续预防心内膜炎。诊断或常规血管成形术通常不需要预防性应用抗生素，但血管成形术后通常存在残留血流障碍，有人认为需要预防性治疗。

克服局限性

不能及时开发出合适尺寸的设备是在年龄较小或体重较轻的患儿使用心导管技术的主要局限。为了克服这一困难，临床医生开发了杂交手术使目前的心导管技术可用于婴幼儿。外科医生和介入心脏病学家间的这种合作途径的例子包括肌部室间隔缺损的室周封堵[74]和为1例左心发育不全综合征患者行姑息性杂交手术，即泵外放置PDA支架和创建一个不受限制的ASD[75]。

下一个巨大的挑战是开发可与MRI结合使用的设备和技术[76]。这将尽量减少儿童和工作人员的辐射暴露。然而这项技术完全取代电离辐射心导管技术之前，还有一些重要的技术障碍需要解决。

麻醉

谁来做和怎么做？

小儿介入心脏病学麻醉管理的目的是确保儿童不痛苦，为准确的诊断测量和成功的治疗提供最佳条件，并在手术过程中处理儿童心血管生理的任何并发症或变化。实现这些目标往往需要全身麻醉，但偶尔可能会用深度镇静。

选择镇静或全身麻醉以及麻醉提供者的资历应该与手术的复杂性和患儿的心脏病理学相匹配。深度镇静可以很容易地转变为全身麻醉状态，因此实施镇静的麻醉医生应该同样擅长镇静和全身麻醉，并有能力管理和复苏CHD患儿[77]。绝对不能只按程序做事。所有病例都应提供完全标准的术中监测，并必须有足够的设施进行手术后恢复和紧急复苏。

诊断性操作越来越少而治疗性操作越来越多，这种变化反映在从镇静到全身麻醉的转变，以及儿科心脏麻醉医生的作用不断扩大[78]。这些患儿的麻醉提供者必须具有高水平的儿科麻醉经验，并对小儿心脏病理生理和先心病有深入的了解。他们必须了解生理、手术过程和潜在的并发症，并有能力预测、诊断和应对任何血流动力学变化。

术前评估和管理

择期心脏介入治疗的患儿通常在手术当天入院。理想情况下，所有的患儿都应该在术前心脏检查的同时进行麻醉评估。有效和完整的麻醉评估需要心内科和麻醉科之间的良好协调和沟通。麻醉前评估应明确心脏解剖改变和任何以前的手术、介入和检查的细节，以及目前的心功能状态和任何心功能恶化、发绀或心力衰竭的迹象。应记录心率、血压和血氧饱和度的基线值。

多达25%的CHD患儿有可能影响麻醉管理的综合征或其他异常存在。CHD患儿可能经历过的手术和麻醉，其家人也可能很清楚患儿的病情、住院过程和麻醉情况。术前讨论一定要包括术前镇静、父母是否在场、麻醉诱导方式（见第1章和第4章）。镇静前用药可能对避免焦虑和相关交感神经激活和心动过速的患儿特别有益，如左心室流出道梗阻或伴交感神经诱发性心律失常的患儿。

心脏介入手术可能涉及相当大的生理变化，而一些患儿可能心脏储备有限。他们应该尽可能在最佳健康状态下行手术，因为并发的疾病或感染可能导致心肺功能数值偏差，增加心内膜炎的风险，并增加麻醉相关并发症的风险。呼吸系统疾病尤其可能导致肺血管阻力的增加，对患儿不利。对有并发症的患儿，应仔细权衡手术的紧迫性和程度与患儿的心血管状况是否平衡。

解剖与功能

在评估解剖和功能时，四个主要问题的答案可能会影响麻醉管理：
- 血去哪里了？
- 心室功能怎么样？
- 肺循环反应如何？
- 是否有固定或动态狭窄？

这些问题和其他问题的答案可以帮助麻醉医生确定最佳的管理方法：
- 高氧或缺氧的耐受性如何？
- 交感刺激增加、血管舒张或心肌收缩力降低的影响可能是什么？
- 循环衰竭的可能原因是什么？应该怎样管理？

大多数的主要问题可以从病历、既往手术细节和最近的超声心动图结果来回答。然而始终要留有怀疑之心：很差的功能失调可以很容易地检测到，轻度的功能失调可能不会被提出或检测到。

术前血液检查可能包括血细胞比容和血型或交叉匹配。镇静前用药可包括口服咪达唑仑（0.5mg/kg）或氯胺酮（可达5mg/kg）。如果需要，可使用较大剂量的镇静剂提供更可靠的镇静作用，但可能会导致延迟恢复或术后过度镇静。如果需要静脉诱导，局部应用麻醉乳膏可减轻静脉穿刺疼痛。应注意避免患儿过度脱水。在特定的儿童应考虑术前静脉补液（如 BT 分流术）。

环境

心导管室可能是麻醉医生一个具有挑战性的环境。理想情况下，导管室应位于心脏手术室附近，以方便快速获得 ECMO 对高危病例的支持。在实践中，心导管室往往距离主手术室较远，限制了即可援助和额外资源的可得性。有限的功能空间可能会阻碍在手术和紧急复苏期间接触患儿。血气分析仪应随时可用，对球囊扩张和装置插入等介入手术，血源应随时可得以便紧急输血。

用于成像的横向和前后相机在手术过程中与患者极为接近，加之无菌单的遮挡，在手术过程中限制了麻醉医生接近患者及其气道。无菌单下的盲目操作可以使监护或气管导管脱开。X 线机在获取不同的区域和放大的过程中可能会移动，这会增加气道设备、呼吸回路和静脉通路脱开风险。在铺无菌单和定位相机之前必须采取细致的护理以确保所有的监护装备、气道设备和静脉通路充分安全。有必要延长静脉通路以便在手术过程中进行药物管理。心导管室通常较冷，所有患者应进行体温监测。较小的患儿可能需要主动加温来维持正常体温。室内照明往往较弱，以提高放射影像成像效果（图 22-5）。

心脏病患者

第 16～18 章详细讨论了 CHD 患儿的麻醉管理。重点要考虑的因素包括心肌功能障碍的可能性并确定其有限的

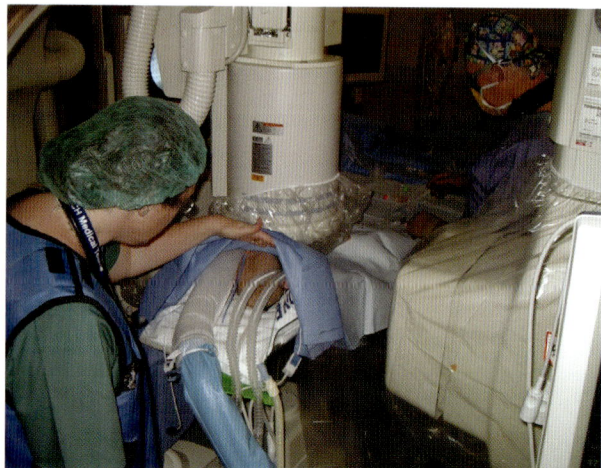

图 22-5　心导管室典型设置，显示与患儿接触受限

功能储备。对右心室肥厚、接近全身压力或容量负荷扩张的心室的儿童来说，这可能是一个特殊的问题。另一个重点要考虑的因素是肺血管的状态和反应性。在下列情况下可能会遇到困难：

- 肺血管反应性增加，如新生儿或儿童原发性肺动脉高压
- 已经形成的不可逆性肺动脉高压、慢性肺动脉压力增加和继发性右心功能不全
- 需要平衡的循环状态（如 BT 分流或动脉导管依赖性情况），其中肺血管阻力的增加或减少可能导致缺氧或全身缺血和酸中毒
- 依靠低肺血管阻力正常运作的循环状态（如腔肺分流术或 Fontan 手术后）

麻醉的选择

许多麻醉药物和技术已被安全地应用于小儿介入心脏病学，因此麻醉技术的选择应以患者的病理生理改变和手术要求为指导。没有特定的麻醉方法适用于所有接受心导管术的儿童；重要的是操作者了解他所做出的选择的好处和局限性[39]。

镇静

深度镇静和全身麻醉之间的界限模糊且有争议，特别是对于意识和记忆难以评估的小儿（见第 46 和第 48 章）。在考虑镇静或全身麻醉的适用性时，几个问题很重要：

- 是否需要保证无体动？
- 预期刺激程度如何？
- 氧分压和二氧化碳分压需要控制吗？
- 麻醉药的心血管效应是什么？
- 发生重大生理变化的可能性如何？
- 手术的预期持续时间多久？

为避免全身麻醉对诊断测量的潜在影响，通常提倡镇静；自主呼吸可能会维持更自然的胸内生理，有利于获得更准确的血流动力学数据。然而，镇静也可引起显著的呼吸改变和缺氧，导致与全身麻醉一样的循环影响，从而改变血流动力学和心内分流，这限制了其理论上的优势[79-81]。诊断研究需要可控、可重复的生理条件，如一致的动脉二氧化碳张力与可操纵的吸入氧浓度。这些条件在镇静的患儿身上可能很难实现和/或复现。许多现代的诊断和介入技术要求患者在很长的时间内绝对无体动，并且可能需要屏气。镇静患者可能出现某种程度的体动，这使得诸如装置放置或球囊扩张等操作可能很困难或危险。然而，尽管有这些担忧，由于有证据显示其相较于全身麻醉更为安全，在某些情况下，镇静仍然是可选择的麻醉技术。包含超过 13 000 例儿科置管术的 C3PO 数据库的报告显示，31% 以自主通气完成手术，安全性与人工气道相当。在这个系列研究中，2% 需要转换为全身麻醉，包括年龄过小、手术风险过大和预测镇静失败需要升压药/强心药支持。参与 C3PO 的 8 个机构存在明显的实践偏好，其中两个中心以镇静方式进行大部分手术，其余六个机构则以全身麻醉作为主要策略[82]。如果使用镇静方式应进行全程标准监测，包括监测气道和呼气末二氧化碳（ETCO$_2$），并且必须制订快速和专业的全身麻醉转换的条款。

镇静技术经过几十年发展，如今有了更有效和可滴定

的策略。在过去，肌内注射哌替啶、异奥沙普秦和氯奥沙普秦的经典冬眠合剂是镇静的标准。直肠用药，包括硫喷妥钠或美索比妥也很受欢迎。然而这些鸡尾酒配方镇静失败和过度镇静的发生率较高，肌内注射途径还与无菌脓肿形成有关。口服氯胺酮和咪达唑仑提供更可靠的镇静，但偶尔需要呼吸支持[79]。理论上静脉氯胺酮是一种很好的镇静选择，因为它提供了一个稳定或增加的心率和血压，对肺血管阻力几乎没有影响；然而恢复时间长、呕吐和精神反应可能需要解决。静脉氯胺酮与咪达唑仑或丙泊酚联用效果得以改善，可以实现每种药物更小的剂量和减轻一些不必要的副作用[83]。丙泊酚也被广泛用于镇静，但与氯胺酮相比，它导致全身血压和全身血管阻力显著降低，对肺血管阻力无影响；这可能会增加右向左分流，或在诊断心导管检查过程中可能会减弱狭窄的压力梯度，难以做出扩张狭窄的决策[84]。与丙泊酚镇静相比，氯胺酮与丙泊酚联合使用产生类似的镇静、心血管抑制较少[85]。相对组合可以根据预期的刺激程度进行调整[86]。右美托咪定镇静已被提出可用于儿童心导管术，但它无法单独提供足够的镇静深度[87]。右美托咪定联合氯胺酮次于丙泊酚联合氯胺酮[88]。

在手术开始前对插管部位的局部浸润将有助于减少镇静患者的疼痛刺激，如在导管插入和交换过程中。对<6个月的高危婴儿，且手术预计时间不超过 90min，骶麻和腰麻可以作为镇静和全身麻醉的替代方案[89]。

全身麻醉

儿科患者中超过 80% 的心导管术是在全身麻醉下进行的。控制通气下的全身麻醉有如下优点：建立没有阻塞和低

通气风险的稳定气道，能够控制动脉二氧化碳分压和准确的吸入氧浓度，并确保无体动。此外因为害怕清醒，许多患者更倾向于全身麻醉；许多儿童需要重复手术，因此患者对整个过程的满意度十分重要。然而全身麻醉也有缺点，正压通气所致胸内压力增加可减少肺循环和体循环的前负荷，增加右心室的后负荷，减少左心室的后负荷。这些影响在右心衰竭或被动性依赖肺血流患者可能特别明显。通过声门上气道装置进行自主通气有利于静脉回流和肺血流，尽管这种情况下经常出现的低通气会导致呼吸性酸中毒和肺血管阻力改变，但这对肺动脉高压患者来说特别麻烦。选择气管插管或声门上气道装置取决于患者因素、手术持续时间、是否需要进行 TEE，以及心脏团队是否需要颈静脉血管入路。

各种全身麻醉药已成功用于介入心脏病学，没有确定哪种为理想的药物。存在吸入麻醉和静脉麻醉的争论，但没有研究提供强有力的证据以推荐一种或另一种技术。应高度小心，避免发生与过量吸入或静脉麻醉药相关的心肌抑制或全身血管舒张。由于大多数心导管过程中手术刺激程度低，较低的 MAC 或血浆浓度麻醉药物可维持足够的麻醉深度，尤其是在补充阿片类药物和肌松药时，从而减轻了全身麻醉的一些负性抑制作用。

吸入麻醉可以安全地用于心导管术的麻醉诱导和麻醉维持。七氟烷具有安全的血流动力学特征，异氟烷可维持心排血量；两者都减少缺氧性肺血管收缩，增加通气血流（V/Q）失衡[90]。这些变化可能会影响通过 Fick 原理（方程见表22-2）计算的心排血量。

虽然氧化亚氮似乎不影响儿童的肺血管（与成人相比），但它可以引起气泡扩张，对于有反常性空气栓塞风险的儿

表22-2　使用心导管数据进行血流动力学计算

血流动力学变量	方程	正常值
氧耗	$\dot{V}O_2=(CO \times CaO_2)-(CO \times CvO_2)$	年龄，心率，性别依赖性[a]
血流		
肺循环	$Q_P=\dfrac{\dot{V}O_2}{(S_{PV}O_2-S_{PA}O_2) \times Hgb \times 1.36 \times 10}$	L/（分·平方米） 3.5～5
体循环	$Q_S=\dfrac{\dot{V}O_2}{(S_{AO}O_2-S_{MV}O_2) \times Hgb \times 1.36 \times 10}$	3.5～5
分流比	$\dfrac{Q_P}{Q_S}=\dfrac{S_{AO}O_2-S_{MV}O_2}{S_{PV}O_2-S_{PA}O_2}$	1:1
阻力		
肺循环	$PVR=\dfrac{PAP-LAP}{Q_P}$	Wood 单位 新生儿：8～10 较大儿童：1～3
体循环	$SVR=\dfrac{AoP-RAP}{Q_S}$	新生儿：10～15 较大儿童：15～30

[a]$\dot{V}O_2$ LaFarge 公式：
男孩 $\dot{V}O_2=138.1-(11.49 \times \ln$ 年龄$)+0.378 \times$ 心率
女孩 $\dot{V}O_2=138.1-(17.04 \times \ln$ 年龄$)+0.378 \times$ 心率

AO，主动脉；AoP，主动脉压力；CaO_2，动脉氧含量；CO，心脏输出量；CvO_2，静脉氧含量；Hgb，血红蛋白；LAP，左心房压力；MV，混合静脉；Q_p，肺血流；Q_s，体循环血流；PA，肺动脉；PAP，肺动脉压力；PV，肺静脉；PVR，肺血管阻力；Q_p，肺血流；Q_s，全身血流；RAP，右心房压力；$S_{AO}O_2$，主动脉血氧饱和度；$S_{MV}O_2$，混合静脉血氧饱和度；SO_2，氧饱和度；$S_{PV}O_2$，肺静脉饱和；SVR，全身血管阻力；$\dot{V}O_2$，氧耗。

童,这点必须考虑。因此它的使用通常限于辅助吸入诱导,而不是在维持麻醉时进行常规使用[91]。

丙泊酚已被安全和广泛用于小儿心导管手术麻醉的维持。它对肺血管阻力没有影响,但剂量依赖性降低心肌收缩力和全身血管阻力,必须对心肌储备较差、主动脉狭窄、体-肺分流或肺动脉高压患者特别关注。然而,在给予100μg/(kg·min)剂量丙泊酚时,分流分数或肺-体血流(Qp/Qs)比值没有变化[92]。丙泊酚与挥发性药物相比,具有降低术后谵妄和术后恶心呕吐的优点。

氯胺酮产生分离麻醉,同时保持气道反射和通气,血流动力学稳定,如果可控制二氧化碳分压,对肺动脉高压患者的肺血管阻力或肺动脉压力没有显著影响[93]。缺点包括精神症状、恶心、恢复时间长和流涎。此外,氯胺酮通过刺激交感神经系统维持心脏输出。对交感神经已经最大限度激活的患儿,氯胺酮可表现出直接的心肌抑制作用[94]。

阿片类药物是一种有效的麻醉药,减少其他麻醉药所需剂量,并减轻肺血管对有害刺激的反应。应给予合适的剂量以避免呼吸抑制和高碳酸血症的副作用。一般来说,手术不十分疼痛,但长效阿片类药物除了镇痛外,还可以发挥术后镇静作用,由于儿童必须平卧几个小时以防止股动脉穿刺部位的出血。瑞芬太尼与其他阿片类药物相比,因其时量相关半衰期短可以快速清除和觉醒,可能在较长的心导管术中有一定优势。通过预防性给予格隆溴铵可以预防心动过缓[95]。导管插管部位周围局部浸润可显著减轻手术刺激的程度,进一步降低麻醉需求。最大安全剂量应根据患儿的体重计算,并告知给介入医师以减少局部麻醉药中毒的风险(表22-2)。

射频消融手术可能会拖延较久,需要无体动,并可突然导致需要除颤的心律失常。由于这些原因,通常首选全身麻醉,但许多麻醉药会影响心脏传导,并可能阻止预激和自发性心动过速的产生。右美托咪定具有有效镇静、抗焦虑和镇痛特性,而对呼吸驱动无影响;但可抑制窦房结和房室结功能,应避免其在电生理检查中的使用[96]。然而,最近一个中心使用不同技术的研究结果挑战了这一观点。右美托咪定对心律失常的诱导和消融没有抑制作用,但高剂量组需要稍高剂量的异丙肾上腺素[97]。争论焦点在于消融过程中是否使用吸入药维持麻醉,但目前缺乏可靠的临床数据。对于预激综合征,异氟烷和七氟烷在1MAC以下的作用不大,而丙泊酚和阿片类药物在任何剂量都没有明显干扰。相反大剂量丙泊酚和阿片类药物可抑制心动过速。在一项前瞻性随机临床试验中,异氟烷和丙泊酚麻醉可产生类似的麻醉持续时间和消融效果[98]。减少麻醉药量可能会减轻其对心脏传导性的一些不必要的影响。

技术原理

心导管术麻醉最重要的原则是麻醉医生对先天性心脏病及其手术有可靠的知识和经验,所使用的技术是可靠的,且麻醉医生可熟练应用。注意细节是提供安全麻醉的关键。除了与心导管团队其他成员可进行工作交流互动外,考虑到术前焦虑、液体管理、全面监测、专家协助和麻醉技术的选择至关重要。

仔细关注容量状态非常重要。长期的术前禁食会导致

严重脱水,尤其是小婴儿应积极避免。在大多数CHD患儿中,低血容量的耐受性较差,尤其是那些分流依赖性循环的患儿和前负荷依赖性的患儿,如单心室的患儿。手术时间延长可能与血液取样、出血和造影剂的利尿作用引起的渐进性低血容量有关。开放输液和高剂量造影剂给予会增加容量超负荷的风险,在充血性心力衰竭的患儿中可能耐受性较差。发绀患者或单心室患者通常习惯或受益于更高的血细胞比容,在补充体液丢失时需要加以考虑。在诊断性心导管操作过程中,大量的液体置换可能会影响灌注压力、梯度和流量,并应告知心脏病科医生。

困难静脉通路在该患者人群中较为常见,但可靠的静脉通路在需要快速复苏的情况下必不可少。超声有助于静脉通路建立,而紧急情况下要有可用的骨髓腔内通路(见第49章)。理想情况下静脉管路应连接在上肢,因为股部血管是幼儿最常用的手术入路,而导管可能妨碍可靠的静脉给药和液体输注。同样,如果静脉管路安置在心导管手术入路的肢体,脉搏血氧饱和度和无创血压也不可靠。有创的中心静脉或动脉监测可用于高危病例监测和治疗。在主动脉弓或主动脉瓣扩张的手术中,应当有动脉管路(最好是右桡动脉),以实现扩张期间连续的血压监测。如果诱导时不需要连续的动脉监测,心脏科医生在术中获得的动脉通路可通过第二个开关或从属监视器进行麻醉监测。

麻醉会引起的心肌抑制和低血压,但麻醉不充分也会造成不良影响。肺动脉高压患儿,对于浅麻醉(如因喉痉挛导致的缺氧)引发的血流动力学反应耐受性较差。缺氧或高碳酸血症可导致肺血管阻力增加,这导致心脏分流增加和缺氧进一步加重。肺动脉高压的增加也可能导致肺顺应性显著降低,进一步增加缺氧,并导致恶性循环。

心导管术通常涉及长时间、较小的疼痛刺激与间断、较大的疼痛刺激,如在动脉和静脉血管扩张、换鞘管或球囊扩张过程应保持心脏医生和麻醉医生之间良好的沟通,以在这些预期时间内相应调整麻醉或镇静镇痛的深度。

TEE越来越广泛地应用于诊断性心导管术过程中,并被用来引导心内置管。TEE探头插入刺激较大,通常需要更深的麻醉,联合使用阿片类药物或神经肌肉阻滞剂或两者兼有。TEE期间气管插管是必要的,以确保稳定的气道,另外必须密切监护以避免在TEE探头的操作过程中气管导管脱出。

心导管术往往时间较长,且接触患者受限。应特别强调护理以确保患者的正确体位以避免受压和潜在的神经损伤。患者的手臂经常被放置在头部上方,以减少图像的干扰,并必须采取护理,以避免过度伸展而导致臂丛神经损伤。

咳嗽和拔管刺激可能增加血肿形成的风险。因此深麻醉拔管可能是首选。深麻醉拔管的优点必须与缺氧、高碳酸血症和失去气道控制或喉痉挛的风险相平衡,如果在患儿完全清醒之前拔除气管导管,可能会出现这种风险。

心导管术通常微创,一般无明显术后疼痛。简单的镇痛药,如对乙酰氨基酚,结合局部浸润通常已足够。阿片类药物很少用于术后镇痛,可能会导致术后恶心和呕吐。出现谵妄和术后躁动可能增加导管穿刺部位出血的风险,麻醉医生有时需要在苏醒期给予额外的镇痛或镇静剂以控制躁动患者,防止这种并发症。

有效的团队合作对于安全有效的小儿心脏导管手术至关重要。这对于高风险儿童和可能涉及多学科专业人员的复杂手术尤其重要。应在手术前和整个过程中保持介入心脏科医生（和杂交手术中的外科医生）和麻醉医生之间的良好沟通，从而便于计划和修改麻醉方案，以及预测任何血流动力学变化或不良事件。对各种并发症的治疗，如出血或心律失常，涉及使用心脏病学和麻醉学技术的干预。一个好的团队工作方法是实现最佳患者预后的关键。

介入心脏病学麻醉的未来

随着为病情更重的患儿开发新的介入手术及与开放手术或 MRI 联合的介入手术的开展，介入心导管术的麻醉将更具挑战性。正如儿科实践中经常出现的情况一样，儿科心导管的技术进步已经落后于成人人群。重点研发较小的适用于儿科的设备将继续扩大儿科介入心脏病学的范围；更广泛的经导管瓣膜置换应用的潜力已经出现。更多的儿童可能需要全身麻醉，而儿科心脏麻醉专家将在介入心导管室中花费越来越多的时间。

对患儿及其手术操作给予前瞻性风险分层以准确预测并可能预防不良事件，是提高患者心导管室安全性的关键[39]。在这方面儿科导管风险评分系统（CRISP）（在线网址 http://www.pmidcalc.org/? sid=26 527 119 & newtest=Y）的开发是一项重大进展，它通过患者的人口统计学数据、目前的生理状态和手术风险预测患儿个体发生不良事件的风险[99]。这种能力对于评估所需的资源、专业知识水平以及制定麻醉策略，以最小化对我们寻求护理的儿童的伤害风险方面，都具有潜在的宝贵价值。

致谢

我们感谢 Geoffrey K. Lane 和 Adam Skinner 医生对本章的前期贡献。

（谢咏秋　侯新冉 译，郭曲练 校，李军
上官王宁 审）

精选文献

Feltes TF, Bacha E, Beekman RH III, et al. Indications for cardiac catheterization and intervention in pediatric cardiac disease: a scientific statement from the American Heart Association. *Circulation.* 2011;123(22):2607-2652.
The American Heart Association has provided a comprehensive overview of the subject.

Lam JE, Lin EP, Alexy R, Aronson LA. Anesthesia and the pediatric catheterization suite: a review. *Paediatr Anaesth.* 2015;25(2):127-134.
This is a good review of anesthesia for pediatric cardiac catheterization.

Odegard KC, Vincent R, Baijal RG, et al. SCAI/CCAS/SPA expert consensus statement for anesthesia and sedation practice: recommendations for patients undergoing diagnostic and therapeutic procedures in the pediatric and congenital cardiac catheterization laboratory. *Anesth Analg.* 2016;123(5):1201-1209.
A comprehensive review of anesthetic concerns in the pediatric catheterization laboratory.

Taylor CJ, Derrick G, McEwan A, et al. Risk of cardiac catheterization under anaesthesia in children with pulmonary hypertension. *Br J Anaesth.* 2007;98(5):657-661.
This investigation examined the important high-risk subgroup of patients with pulmonary hypertension.

Vincent RN, Moore J, Beekman RH, et al. Procedural characteristics and adverse events in diagnostic and interventional catheterisations in pediatric and adult CHD: initial report from the IMPACT Registry. *Cardiol Young.* 2016;26(1):70-78.
This paper describes complications in pediatric cardiac catheterization from the currently largest dataset.

参考文献

第23章　先天性心脏病患儿行非心脏手术的麻醉

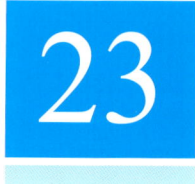

23

WANDA C. MILLER-HANCE

　　由于过去数十年内外科治疗技术的发展，**先天性心脏病**（先心病，congenital heart disease，CHD）的自然转归已明显改善，患儿并发症降低、长期预后更好。随着生存率的进一步提高和预期寿命的持续延长，在先心病患儿施行非心脏手术、非心脏相关的诊疗性操作将会越来越多[1]。随着先天性心血管畸形早期姑息和纠治水平的提高，麻醉医生在日常择期、急诊和紧急非心脏手术中，可能有更多机会管理这些已行先心病手术治疗的患儿。某些情况下，患儿可能需要先行非心脏手术，然后再接受心血管疾病治疗；也有一些患儿可能罹患无须或不适合手术干预的心脏异常，但必须施行非心脏手术。

　　先心病患儿可并存各种心外异常[2-6]，发生率在10%～33%之间[7-9]。肌肉骨骼、中枢神经、泌尿、胃肠和呼吸系统为最常累及的器官系统。许多心外异常相对较轻，可无临床意义或临床意义有限，但其中有相当数量的先心病患儿合并严重的非心脏疾病[10]，其病理和疾病过程可能需要手术干预。小儿常见疾病也会在这些患儿中发生，因而需要相应的诊断性操作和/或外科治疗。此外，与先心病相关的某些染色体异常综合征和遗传病患儿，也可能需要麻醉处理协助诊疗。

　　先心病患儿行非心脏手术的主要困难源于畸形结构种类繁多，每一种畸形都有其相应的特殊生理学紊乱、血流动力学影响和不同的严重程度。多种内科和外科针对性治疗更使得临床情况复杂多变。因而，大多数患儿尤其是病情较重者，需采取个性化麻醉管理方案[11,12]。

先心病患儿的临床预后取决于结构异常的性质和成功缓解/纠正的可能性[13]。姑息手术的主要目标是通过改变缺损所致疾病的自然发展过程，尽可能减少疾病导致的严重后果。但这类患儿心血管解剖和生理异常仍然存在，其异常的循环状态可能增加围手术期不良事件的风险[14-17]。修复性、根治性或治愈性手术的目标是改善血流动力学和心脏功能，同时最大限度降低异常循环的长期不良影响，以改善整体临床预后，但即使病理情况经过手术纠正，心血管系统仍不能被视作正常。因此对许多患儿来说，先天性心脏缺损的修复并不能等同于治愈。

尽管如此，术后血流动力学状态良好的患儿施行非心脏手术时，风险程度并不会高于非先心病患儿。此类患儿通常临床表现和功能状态良好，仅需极少量或无须药物维持，日常活动不受限，常规监护即可；相比非先心病患儿，围手术期管理无须或仅需轻度调整。但是，也有一些患儿术后会残留异常，原发疾病和治疗相关的病理过程术后可能仍然存在或进一步发展，常导致严重心血管或肺损伤。这些可能需要内科或外科进一步处理的残留缺损及后遗症状，导致非心脏手术围手术期并发症增加[18]。影响这些患儿临床管理的因素很多，但疾病和残余异常及由此所致的血流动力学紊乱状态尤为重要[19]。

很多研究探索了先心病患者行非心脏手术时麻醉的影响[11,19-37]，但能提供围手术期结果数据的研究很少[38-45]。心脏病患者施行非心脏手术时，成人围手术期心脏评估和危险分层相关研究众多，也有旨在改善临床预后的指南，非心脏手术时心脏并发症和风险的相关数据丰富；但小儿患者则缺乏严格的科学数据，这增加了临床工作的难度[49]。

优化先心病患儿麻醉管理，需深入了解心血管解剖异常、缺损相关的病理生理后果、功能状态、残余问题、后遗症和预期的长期结果，此外，亦需了解手术方案和可能的并发症。本章概述先心病患儿行非心脏手术时麻醉管理应该遵循的基本原则，并讨论与高危患者有关的围手术期需特别注意的事项和问题。

术前评估

为正确识别和预测增加先心病患儿麻醉管理的高危因素（表 23-1）[50,51]，详尽的术前评估必不可少。目的是收集心血管疾病相关的特殊情况和治疗史；基于临床数据明确患儿目前的功能状态。除了实验室结果和辅助检查，病史和体格检查可提供关于心血管结构畸形和血流动力学状态的辅助信息，进而全面评估风险。借此临床评估并兼顾某些特殊疾患的主要病理生理，制订系统、详细、有组织的麻醉和围手术期管理方案。某些情况下，术前评估也有助于明确是否要推迟择期非心脏手术，是否需其他干预措施或诊断性操作等。

表 23-1　增加先心病患儿非心脏手术麻醉管理风险的因素

抗凝治疗
心律失常
充血性心力衰竭
急诊手术
装置植入史（起搏器或除颤仪）
低氧血症
长期发绀
非心脏外科大手术
心脏介入治疗时年龄较大
心脏外科手术术式较陈旧
肺高压/肺血管疾病
流出道梗阻情况较重
后遗症或残留缺损较重
单心室生理或复杂缺陷
晕厥
未修复的病理状态
心室功能不全
年龄较小（婴儿期）

术前访视另一个重要之处在于，协助患儿及其家长做好术前心理准备，了解手术当天可能出现的问题，包括术前用药、是否需要静脉通路、麻醉诱导计划、预计手术时间以及术后恢复等。除了外科医生和麻醉医生，心脏专科医生、护理人员、社工、儿童生活专家以及其他支持服务人员也可参与作为术前评估团队成员。

病史采集和体格检查

对于所有拟接受麻醉的患儿，病史和体格检查是全面术前评估的重要组成部分。除了关注现病史和手术细节，既往史应重点关注心血管系统状态。相关信息包括心血管疾病的类型和并发症、用药情况、过敏史、住院史、手术和其他治疗史、麻醉史和并发症。询问是否存在呼吸急促、呼吸困难、心动过速、疲劳和与心脏节律异常相关的症状。婴儿的典型症状可能有喂养困难和出汗，年龄较大患儿可能有活动水平降低或运动不耐受。此外，心悸、胸痛和晕厥也是特征性表现。患儿受累于先心病，既往史关注患儿生长、发育评估。发育不良表明心肺功能持续受损。罹患失代偿性疾病、复杂病理情况、相关遗传缺陷或其他综合征的患儿尤为脆弱。近期如有间发呼吸道感染或肺部疾病，则围手术期并发症风险增加，择期手术时更需仔细评估风险/获益比[52,53]。

体格检查包括患儿体重和身高，记录心率、呼吸频率和血压等生命体征。怀疑主动脉弓阻塞或证实接受过治疗，或已经行体-肺动脉分流术患儿，应记录上、下肢和左、右上肢血压以及脉搏触诊的情况；这有助于判断动脉床是否通畅，并利于选择合适的血压监测位置。体格检查也能帮助选择合适的血管通路（静脉和动脉）位置以及可能的困难。应重点评估气道和心血管系统，并注意对比以往检查结果的变化。

一般评估包括患儿的活动水平、呼吸模式、痛苦程度（如果有）及是否有发绀及其程度。呼吸评估的重点是呼吸音，注意是否有呼吸困难、肋间回缩、喘鸣或干湿啰音。如有异常可能提示充血性症状或肺炎。心脏听诊应评估心音、病理性杂音和奔马律。震颤通常提示杂音明显，应予记录。检查腹部是否有肝脾肿大。四肢评估包括脉搏检查、全身灌注、毛细血管再灌注、发绀、杵状指和水肿状况。可能影响麻醉管理的非心脏异常或病理情况（如特殊综合征、可能的困难气道、胃食管反流）也应一并记录。

术前评估的一个重要目标是正确识别心血管疾病所致心肺功能受限患儿。若出现与充血性心力衰竭、发绀、高度发绀发作、功能状态受损（即重度运动不耐受或晕厥发作）相关的症状和体征，则应高度关注围手术期可能出现的问题。心脏专科医师可提供有关心血管疾病性质和严重程度的信息，描述患儿的总体临床状况，并对既往的并发症进行评估；他们能帮助判断哪些患儿属于高风险，并协助优化患儿的术前临床状况。告知围手术期管理团队警惕影响患儿管理的可能因素。麻醉医生应详细了解患儿心脏缺损情况、病理生理学后果、内科和外科治疗的性质、功能状态及围手术期管理的意义。高风险患者推荐术前小儿麻醉专科会诊；要权衡选择门诊手术还是住院手术，有时住院手术可能更好。如手术团队对患儿心血管疾病缺乏深入了解，基于详尽的术前评估，了解手术计划和可能争议，可更好地预测并积极解决相关问题。

辅助检查和实验室检查

患儿平静、呼吸空气时（多数情况下）用脉氧仪（SpO_2）测定动脉血氧饱和度基础值。可接受范围取决于许多因素，包括患儿是否有特殊心血管畸形、是双室还是单室循环、手术前后心脏病理状态以及处于姑息治疗中的哪个阶段。根治术后患儿，SpO_2 值预期应正常或接近正常（至少95%）；而姑息手术后通常在75%到85%之间。

术前实验室检查项目多取决于患儿病情、手术种类、预期时间和复杂程度。最常见的检查包括血细胞比容、血红蛋白、电解质和凝血试验。全血细胞计数可明确发绀患儿是否有红细胞增多、贫血和血小板减少。凝血酶原时间、部分凝血活酶时间和国际标准化比值（international normalized ratio，INR）可提示凝血功能状态。发绀患儿通常红细胞体积增加、血浆容量相对较小。采集凝血试验标本时，应调控取样管枸橼酸盐的量和浓度，以防人为延长数值。利尿剂、地高辛或血管紧张素转换酶抑制剂（angiotensin-converting enzyme inhibitors，ACEI）治疗患儿，测定基本代谢指标组合可能有益；某些情况下若需评估电解质、酸碱平衡、肾脏和肝脏功能以及血糖和血蛋白浓度，代谢功能全套试验更为合适。此外，还应根据预期用血情况进行血型鉴定和交叉配型。

检查近期 ECG 并对照既往心电图，注意其变化（特别是与心腔扩大或心室肥厚相关的指标），借以判断有无节律异常及心肌缺血。如术前评估发现心律失常，提示有血流动力学异常、并进而影响围手术期手术过程的可能，需要进一步评估。有心律失常、心悸或晕厥史，或心电图提示明显异位心律或心律失常的患儿，需监测动态心电图并进一步评估。考虑心肌缺血时应行运动耐受试验或平板试验，以排除主动脉狭窄、冠状动脉异常或运动诱发的心律失常。

检查近期胸片包括侧位片以了解心脏大小、心腔扩大和肺血管分布。复习既往超声心动图、心导管、电生理、磁共振成像和计算机断层扫描等检查。某些情况下，如出现值得进一步检查的症状或问题，有必要停止择期手术以获得进一步诊断信息。同时应保持与患儿心脏病医生的沟通。应权衡择期非心脏手术心导管检查对患儿的风险/收益，心导管检查可先行干预重要的结构、功能或血流动力学异常，不仅能提供潜在的有用信息，很多情况下患儿的临床状况也可得到实质性改善。这对于择期大手术患儿尤为重要。

术前评估的目标之一是用最少的检查、最低的风险、患儿不适感最低的检查和最少的费用获得最多的诊断信息。确定哪些检查对围手术期患儿的优化最为合适、是否需要其他检查，麻醉医生尤其适合。

知情同意

患儿的医护人员包括麻醉医生，术前应与患儿及家属见面，讨论麻醉方案并回答相关问题。术前咨询有助于缓解患儿及其家长焦虑；同时也可借此机会讨论麻醉手术的收益和风险。麻醉和手术可能增加先心病患儿（尤其缺损未纠正患儿）的风险，但各种风险因素对最终结果的影响无法确定。

禁食方案

术前患儿禁食的最佳时间尚有争议[54-59]。为减少误吸风险，大多数医院遵循本国医学会制订的指南。先心病患儿也适用同样的指南，但需综合考虑很多其他因素。如预期禁食时间较长，应给予患儿清饮料或静脉输注维持液以确保容量充足。这对小婴儿、阻塞性疾病、发绀型疾病或单心室生理的患儿尤为重要，维持充分的容量和心室前负荷有助于将麻醉手术相关所致血流动力学紊乱降至最低。

用药

先心病患儿可能需定期服药。利尿剂、血管扩张剂（如ACEI）或抗凝治疗等长期服用的药物，术前通常无须停用（偶尔例外）。维持药物使用直至术前很重要，患儿术前可饮用一小口水、按原计划服用口服药物。

术中管理

麻醉和外科手术增加心血管系统应激，同时激活代偿机制以维持体内稳态。患儿生理和心血管储备评估非常重要，可借以预测其通过增加心排出量满足代谢增加和获得最佳氧供的能力。综合以上并考虑手术性质和复杂程度，也可帮助选择术中所需监测、麻醉药物和技术。一旦发生失代偿须及时处理。围手术期外科医生、心脏病医生/重症医生、麻醉医生和护理团队的良好沟通对复杂疾病患儿治疗尤为重要。

一般注意事项

麻醉医生和医疗设施

麻醉管理应由熟悉先心病患儿情况、拟行手术方式和外科医生常用方法的人员实施。许多儿童专科医院配备有专业小儿心脏麻醉医生，但并非所有医院都有配备。即使配备也可能人数有限，难以应对所有非心脏手术；当然，某些情况下也可能不需要这些高级专科医生。为患儿实施麻醉的麻醉医生，应全面了解心脏畸形的解剖异常、相关的病理生理学及麻醉和外科手术所致进一步影响；同时熟知残留问题和后遗症状[18]。不同专业医生间的充分沟通也有助于获得最佳预后。

哪些医院适合为此类患儿实施非心脏手术，是先心病患儿持久争议的话题之一[36,60,61]。该问题目前尚缺乏相关研究数据和专家共识。有建议高危患儿应在专科医院治疗[36,60]。最近基于治疗结果的分析认为，需要全身麻醉的此类手术患儿可以在非心脏中心安全地进行，但特别强调相关亚专业之间的密切沟通和详尽计划[61]。关于这一点有待于更多研究。

术前用药

患儿术前都有一定程度的恐惧或焦虑，术前用药有术前镇静、缓解焦虑作用，有助于患儿与父母分离、进入手术室、监护准备及麻醉诱导。

常用术前用药包括口服或静脉注射苯二氮䓬类药物、阿片类药物和少量安眠药，巴比妥类和氯胺酮等偶尔使用。术前用药也可经肌内注射、滴鼻和直肠给药。患儿系统性疾病可能影响术前用药对心、肺的作用[62-66]。临床临界状态或血流动力学失代偿患儿，较少或无须术前用药。鉴于通气不足和低氧血症的严重后果，与肺动脉高压相关心血管疾病患儿术前用药应谨慎。相反，有严重发绀发作或儿茶酚胺诱发心律失常倾向的患儿，术前用药非常有益且需要较大剂量。发绀型心脏病患儿，术前用药后应监测脉搏氧饱和度，必要时氧疗[63]。

静脉通路

先心病患儿麻醉管理必须保证静脉通畅以便补液和用药。静脉通路通常可在吸入诱导后建立；但严重心室流出道梗阻、中重度心功能障碍、肺动脉高压或潜在血流动力学紊乱的高危患儿应在诱导前或更早建立。根据预期输液/输血量选择静脉导管型号。如外周静脉通路不畅，尤其术中可能发生较大容量变化时，应建立中心静脉通路，同时可监测中心静脉压力；中心静脉导管置入可在二维超声成像或音频多普勒辅助下进行（见第49章）。单心室生理患儿不宜在上腔静脉置管，置管操作所致血管并发症可能影响肺血流量，也影响随后的姑息手术；应考虑使用小型导管或采取其他途径（如股静脉）。可能或已有右向左分流的患儿，必须确保排出输液管中的空气。紧急情况下，空气过滤器无法进行快速输液和输血，不适合手术室内使用，适合用于术前和术后。

急救药品

先心病患儿随时可能发生血流动力学不稳定，因此，急救药品应提前准备，或保证麻醉医生随时可以取用。

术中监测

术中监测的基本原则是：使用的监测设备能为临床决策提供有价值的信息。基本监测包括观察患儿皮肤颜色、毛细血管充盈、呼吸、脉搏触诊、术野情况及出血颜色。大多数术中使用的标准无创监测包括血压、心电图、脉氧仪、二氧化碳和体温。心前区听诊监测心音变化有助于早期提示血流动力学受损。先心病患儿可能需要有创监测。

动脉血压评估

血压监测起源于脉搏触诊。大多数患儿可使用自动血压监测，根据血管异常（如主动脉弓病变、起源及走行异常）或前期手术（如 Blalock-Taussig 分流，动脉切开）选择监测部位。如需实时血压监测和动脉血气分析，可在麻醉诱导后留置动脉导管直接测压。经皮动脉穿刺置管多数情况下并发症风险较低（见第49章）。优选桡动脉穿刺置管，避免尺动脉穿刺以保护手部血供；必要时也可选择粗大的尺动脉穿刺置管。然而有医院规定不能采取尺动脉穿刺置管，以确保桡动脉受损时有血管（尺动脉）维持手部灌注。二维成像或多普勒超声引导可用于辅助穿刺置管。是否采用有创监测主要取决于患儿临床状态和外科手术性质。

心电图

ECG 从体表记录心肌电活动，用于监测心率、心律和进行 ST 段分析。可显示一个或多个导联。心律失常可见于缺氧、电解质紊乱、酸碱异常、血管内或心内置管及胸腔附近或周围的手术操作。直接观察心电图或进行 ST 段分析可发现心肌缺血[67,68]；成人心肌缺血与预后不良有关，但在小儿中，其临床意义尚不清楚[67,69]。

脉搏血氧饱和度监测

即使是不合作患儿，对脉氧仪探头放置的依从性也很好，脉氧仪为麻醉诱导期间早期应用的监护仪器之一。监测对婴儿、发绀患儿、复杂解剖结构或严重血流动力学紊乱患儿尤为重要。借助脉氧仪波形可连续评估血红蛋白氧饱和度和心率，也可提示外周灌注和心排血量是否充分[70,71]。此外，SpO_2 也可反映心内或大动脉水平分流和肺血流量。

呼末二氧化碳监测

呼末二氧化碳监测可用于确认气管导管位置，评估通气是否足够，并有助于识别支气管痉挛、气道阻塞和恶性高热等病理情况。患儿自主呼吸、镇静状态下经鼻导管吸氧时呼末二氧化碳监测也非常有用；前瞻性观察性研究认为，非麻醉医生施行心导管患儿镇静时，呼气末二氧化碳（$P_{ET}CO_2$）可用于合理评估动脉血二氧化碳[72]。虽然 $P_{ET}CO_2$ 的绝对值不如气管插管时可靠，但二氧化碳波形可证实呼吸和气体交换是否存在。呼气末二氧化碳监测还可在一定程度上反映肺血流量。但发绀性先心病患儿由于肺血流量改变和通气/血流失衡，$P_{ET}CO_2$ 可能低估动脉血二氧化碳分压（$PaCO_2$）[73,74]。

体温监测

大多数手术需常规监测体温。体温通常不会剧烈波动，但小儿尤其是小婴儿，因其体表面积/体重较大、皮下组织较少，可能出现术中意外低温。这可能影响氧供（即氧耗增加）及麻醉恢复，导致血流动力学不利改变并会影响出凝血。先心病新生儿或小婴儿尤其易发生术中低温。

尿量监测

尿量可反映肾脏灌注和心排血量是否足够。大量失血、失液或长时间手术时均需监测尿量，但术中尿量并不能用于预测术后肾功能是否良好。

超声心动图

经食管多普勒超声用于成人全身麻醉[75]或高危非心脏手术监测的研究很多[76-88]。用于小儿非心脏手术也有少量报道[89-92]，但其在小儿非心脏手术中的应用及作用，并无明确结论，有待进一步研究。

新技术

最近几年，围手术期床旁超声备受关注[93,94]。床旁超声的技术和设备仍在不断更新，其在非心脏手术中的应用也受到越来越多的关注[95]。多种连续无创心排血量监测技术在小儿中的应用正处于探索之中[96-98]。这些监测模式都可能有助于改善小儿麻醉临床实践。

麻醉方式及药物的选择

先心病非心脏手术、需深度镇静或制动的诊疗操作患儿，有多种麻醉方案可供选择。目前没有值得推荐的单一配方或麻醉方案；但特殊情况下，应综合手术、疾病过程和功能状态、麻醉和手术所致血流动力学改变的病理生理选择麻醉技术和药物。此外，也须考虑患儿年龄、体格以及麻醉医生的个人喜好等因素。心血管系统麻醉管理的主要目标是优化全身氧供，维持心肌功能在期望范围内，并保证心排血量。警惕心血管储备功能减弱、围手术期应激能力减弱以及体-肺血流平衡失衡发生的可能。无论使用何种药物，均需要精心调控。

麻醉方式

全身麻醉的优点是接受度高、使用方便、效果肯定，适用于多数非心脏手术患儿。缺点是血流动力学波动较大以及有苏醒延迟可能。可经静脉快速麻醉诱导，如无静脉通路也可吸入诱导。吸入麻醉药有扩张血管床、降低交感反应的效应，这对大多数患儿甚或心脏病患儿都较为有利，因为这些患儿通常心肌功能良好、交感神经系统活跃。然而，心室功能障碍患儿可能需要增加静息交感神经张力以维持全身灌注，强效吸入麻醉药可进一步损害心肌功能、降低交感神经张力，并导致心血管失代偿。这些患儿和其他心排血量相对固定的患儿常需复合使用几种药物（即平衡麻醉）获得麻醉效果，以尽量减少血流动力学受损风险。联合使用阿片类、镇静剂和肌松药时心肌抑制作用最小，镇痛、遗忘和制

动的同时保持完整的交感神经反应。

区域麻醉用于先心病患儿安全有效（见第42章和第43章）[99-102]。硬膜外、腰麻等区域麻醉的优点包括麻醉局限于手术部位、减少全身用药量、恢复期较短，儿童体验更为愉悦。但这种麻醉方式并非总是有效；局部麻醉仍有改变血流动力学的可能，尤其是血容量较低或心排血量固定的患儿。凝血功能不全者禁用区域麻醉。骶管内应用局部麻醉药、阿片类药物或其他佐剂（如可乐定），可减弱与手术操作和伤害性刺激相关的交感神经反射，并有助于术后疼痛管理。

麻醉方式影响麻醉及患者苏醒。药物使用越少，麻醉越简单、容易，麻醉效应也更易预测。超短效阿片类药物（如瑞芬太尼）和其他药物（如右美托咪定）可避免因药物残留需机械通气的可能。此外，心室功能和心内分流对吸入麻醉药吸收和分布，以及静脉麻醉药的药代动力学有明显影响（见第7章）。

吸入麻醉药

吸入麻醉一直作为儿科临床麻醉的一线选择[103,104]。自20世纪90年代中期进入临床，七氟烷吸入麻醉诱导已逐步取代氟烷。心脏手术吸入麻醉药对先心病婴幼儿的安全性和有效性研究证实，吸入氟烷后患儿低血压、中度心动过缓和急救用药的次数均是七氟烷的两倍[105]。此外，七氟烷麻醉血流动力学稳定、心肌抑制最小，因此七氟烷已成为小儿尤其是先心患儿的首选麻醉剂[106-110]；但也有地区或在某些情况下，氟烷仍是小儿麻醉的首选。吸入七氟烷诱导后可用异氟烷或地氟烷等药物维持麻醉。

静脉麻醉药

丙泊酚是镇静和全身麻醉最常用药物之一，用于多种先心病患儿麻醉[111-114]。丙泊酚对正常和异常心血管系统患儿血流动力学影响的研究很多。超声心动图研究提示，正常心脏择期手术婴儿，丙泊酚静脉诱导不影响心率、心室缩短分数、心率校正的环向纤维缩短速度或心脏指数，然而由于后负荷降低，丙泊酚降低动脉血压的程度大于硫喷妥钠。比较丙泊酚和氯胺酮在心导管术中的应用，发现丙泊酚可短暂降低部分患儿平均动脉压、轻度降低动脉氧饱和度[116]。由于恢复迅速，丙泊酚已替代氯胺酮用于小儿择期心导管手术麻醉。

30例先心病患儿行心导管检查的研究证实，丙泊酚给药期间平均动脉压和全身血管阻力显著降低，心率、平均肺动脉压或肺血管阻力无明显变化[111]。有心内分流患儿，丙泊酚的净作用是右向左分流增加、左向右分流减少和肺/体血流比降低，因此PaO_2和动脉氧饱和度（SaO_2）明显降低，其中2例患儿分流方向由左向右分流逆转为右向左分流。研究还表明丙泊酚可导致发绀型心脏病患儿动脉氧饱和度进一步降低。最近有探索丙泊酚对先心患儿大脑氧合的影响[117]，发现尽管平均动脉压、每搏量、心排血量和心脏指数显著降低，但丙泊酚镇静可增加脑组织氧含；研究还指出，丙泊酚所致血流动力学变化无临床意义，也不需要处理。

已有研究在电生理检查和射频导管消融术治疗快速型心律失常患儿观察丙泊酚的作用。丙泊酚对沃尔夫-帕金

森-怀特综合征患儿窦房结、房室结功能或旁路传导无明显影响[118,119]。但也有研究认为丙泊酚可抑制小儿异位房性心动过速[120]。

总之,心血管储备充足的患儿能很好耐受心肌收缩力和心率轻度下降、全身血管阻力轻中度下降,可以使用丙泊酚。考虑到丙泊酚对心内分流方向和程度的影响,发绀型心脏病患儿应谨慎;心导管评估肺/体血流比时,丙泊酚可能影响患儿血流动力学状态评定。

硫喷妥钠是一种快速起效的短效巴比妥酸盐,多年来一直用于麻醉诱导。2011年初最后一家公司停止生产销售硫喷妥钠。硫喷妥钠不影响心脏正常小儿的心脏指数,缩短分数随着与负荷无关的收缩性改变而下降。由于巴比妥类药物抑制心肌、扩张静脉并影响外周血容量,可能导致部分患儿血流动力学不稳定。因此有建议硫喷妥钠应谨慎使用,尤其在储备功能受限或交感神经张力增高的患儿。

依托咪酯是一种羧化咪唑衍生物,有麻醉和遗忘作用但无镇痛作用。其特点是对血流动力学几无影响,明显优于其他静脉药[121,122];实验和临床研究均表明,该药心肌收缩力影响最小,对危重患者和心血管储备有限的患者尤为适用[123]。依托咪酯的副作用包括静脉注射痛、不自主肌阵挛及抑制肾上腺功能[124,125]。依托咪酯主要用于麻醉诱导,也可用于心导管和其他患儿镇静[126-128]。

氯胺酮是一种分离性麻醉药物,可经静脉、肌内、鼻腔、直肠和口腔等多种途径给药。其拟交感作用可致心率加快、血压升高和心排血量增加,广泛用于心脏病患儿,特别是婴幼儿。氯胺酮改变全身血管阻力,增加肺血流量,特别适用于右向左分流患儿。而吸入麻醉药则舒张全身血管,存在心内分流时可减少肺血流进而恶化发绀程度。但两者联合应用时均增加动脉血氧饱和度。氯胺酮的其他优点是亚麻醉剂量下产生强效镇痛且无呼吸抑制。

临床常用剂量氯胺酮对肺动脉压和肺血管阻力影响不大;但也有研究认为氯胺酮对肺血管张力可能有不利影响[129-132]。至于心肌功能,体外研究证实氯胺酮对动物和成人衰竭心脏有直接心肌抑制作用,可能与肌细胞膜L型电压依赖性钙通道抑制有关,因此心脏储备严重受损的重症婴儿应谨慎。氯胺酮不良反应包括幻觉、唾液分泌过多、呕吐和颅内压升高。

右美托咪定是选择性α2-肾上腺素受体激动剂,小儿麻醉使用日益广泛。相比可乐定,该药α2肾上腺素受体特异性更强,远超对α1肾上腺素受体的作用。右美托咪定有镇静、抗焦虑和镇痛作用;血流动力学稳定,但有心动过缓、高血压和低血压等不良反应报道。右美托咪定镇静辅助影像学检查时,患儿心率和血压中度降低;中等剂量时心率血压反应与年龄无关,也无须药物对症处理,不会导致不良事件;高剂量则可引起严重心动过缓[133-134]。此外,胃长宁(5μg/kg)治疗右美托咪定诱发的心动过缓,可致严重、持久的高血压[135]。

右美托咪定可用作诊疗操作患儿术前用药,也可用于治疗阿片类药物戒断症状,减少苏醒期谵妄,或手术室和术后辅助用药[136]。用于先心病患儿麻醉监护、诊断和介入性心脏导管、术中镇静、心胸手术后、创伤性操作(使用右美托咪定为主)及治疗围手术期房性和交界性快速心律失常时,右美托咪定有很多优点[137-145]。用于肺动脉高压患儿也获得不错的结果[146,147]。

右美托咪定对小儿电生理的影响包括抑制窦房结功能[148]、降低心率和升高血压。由于可能与心动过缓或房室阻滞高危患者的不良事件有关,因此右美托咪定不适合用于电生理研究[148];但有研究认为右美托咪定用于先心患儿,除了心率有降低趋势,与ECG间期异常无关[149]。在有更多证据之前,传导异常患儿使用右美托咪定应慎重。尽管经验表明右美托咪定用于先心病患儿总体上安全,但病情较重者可能无法耐受右美托咪定相关的心率和血压波动;严重不良作用包括严重心动过缓,进而发展为心室停搏[150]。

阿片类和苯二氮䓬类药物在小儿麻醉中应用广泛。阿片类药物可减弱麻醉和手术相关的神经内分泌应激反应[151,152]。减弱先心矫治术后气道操作引发的肺循环应激反应[153];吗啡有组胺释放和血管舒张作用;合成阿片类药物则没有这些副作用,可为先心患儿提供良好的血流动力学稳定性,心率和血压变化最小[154]。阿片类药物心血管影响小,其临床应用的主要顾虑是中枢性呼吸抑制。苯二氮䓬类药物有镇静和遗忘作用;降低吸入麻醉药浓度,这对血流动力学不稳定或吸入麻醉剂心肌抑制高风险患儿特别重要。苯二氮䓬类药物对先心病患儿影响的研究资料有限[155]。

神经肌肉阻滞药用于辅助气管插管和预防术中反射性体动。吸入麻醉药都能增强非去极化肌松药的效果。不同肌松药具有不同的起效、持续时间和血流动力学效应。肌松药对心血管和自主神经的影响已在成人获得性心血管疾病患者阐明(见第7章)[156-159]。临床肌松药的选择应根据气管插管和手术肌松要求、血流动力学副作用及预计手术时间确定。

麻醉诱导

先心病患儿常用吸入或静脉麻醉诱导。某些情况下,特别是不合作、发育迟缓或有攻击性患儿可选择肌内注射(如氯胺酮)。其他较少使用的诱导方式包括皮下、鼻腔内和直肠给药诱导;这些方法也可组合使用(见第4章)。

鉴于其潜在较大的安全范围,静脉麻醉诱导在一些患儿中更为可取。静脉诱导除了可以滴定给药和能够快速纠正血流动力学改变之外,其他优点还包括诱导迅速,尽管在有较大左向右分流的患儿,由于药物肺部再循环,起效速度可能较慢。左向右分流导致到达大脑的麻醉药浓度降低,进而起效延迟;相反,右向左分流则可加速静脉诱导,因为大部分药物绕过肺部(降解部位)直接进入全身循环,到达大脑更快。

无静脉通路时可行吸入诱导。即使存在中度血流动力学紊乱,尤其是已给予术前药的患儿,逐步增加吸入浓度并尽早置入静脉导管仍是安全的麻醉诱导方法。吸入诱导可使患儿意识消失,为建立静脉通路创造条件。肺血流减少限制体循环动脉血麻醉剂浓度增加的速度,故发绀和右向左分流患儿吸入诱导起效延迟,特别是麻醉剂血液溶解度较低时;而肺血流减少使得其经其消除的麻醉药量减少,肺泡内麻醉剂分压迅速增加(见第7章),因而心排出量降低时吸入诱导速度加快。左向右分流对吸入麻醉药诱导速度影响甚微。

麻醉维持

麻醉诱导后可采用吸入、静脉或静吸复合维持麻醉。无论麻醉方式、药物或麻醉医生的经验如何，麻醉都会导致先心病患儿血流动力学的改变。有些患儿甚至无法耐受血流动力学的轻度改变；导致代偿边缘患儿出现心血管功能衰竭的因素包括低血容量、麻醉药相对过量、迷走神经张力增高、正压通气、低氧血症、气道梗阻、影响体 - 肺血流平衡的 $PaCO_2$ 或其他因素的改变、心肌缺血、心律失常和过敏反应等。麻醉医生应随时准备处理这些少见而又不可避免的事件。

麻醉苏醒

大多数非心脏手术患儿会在手术结束后即刻或不久苏醒。为促进患儿苏醒，可逐步降低并最终停用静脉或吸入麻醉剂，拮抗神经肌肉阻滞药，最后拔除气管导管。苏醒期监护重点是确保保护性反射恢复、监测气道和呼吸是否足够。

术后管理

先心病患儿术后管理涉及的生理学原则多与术中管理相同。术后管理的级别、最佳复苏地点、监护和住院时长很大程度上取决于患儿的临床情况、手术类型和范围。大多数患儿术后即刻即可苏醒、神经肌肉阻滞恢复，但随之可能导致各种应激和血流动力学变化。必须确保充分氧合、通气和气道保护功能，否则应予以辅助治疗。严重通气不足可对重度先心病患儿肺血管张力和整体血流动力学产生不利影响，应尽力避免。术后充分控制疼痛或必要时镇静也非常重要。考虑到对止痛和镇静药物耐受性增加的可能性，对于长期住院后不久就需要施行非心脏手术的儿童来说，这可能是一个具有挑战性的问题。

术后监测、体格检查可为患儿呼吸状态、心功能和全身灌注提供相关信息。无创监测和血气分析可用于评估氧合及通气是否充分。监测尿量也有帮助。

血红蛋白或血细胞比容值在大量失血或输液时有助于评价患儿携氧能力。如果术中和 / 或术后发生体液转移，则需要监测血清电解质。目前地高辛已很少使用，但如若使用则需注意避免低钾血症。新生儿和小婴儿应监测血糖浓度并酌情给予含葡萄糖静脉输液。迪 - 乔治综合征患儿易发低钙血症，应监测离子钙（iCa^{2+}）水平。补液则取决于患儿心脏缺损、手术类型和液体丢失量（见第 9 章和第 12 章）。

围手术期相关问题及特殊注意事项

先心病非心脏手术患儿围手术期可能出现多种问题。本节以其中的部分问题作为框架并概述这些患儿的注意事项。

低血压

低血压可能与长时间禁食所致血容量不足、容量丢失、

心律失常、麻醉药物作用、心肌功能障碍或手术操作的机械性影响有关。诊断低血压需综合考虑影响心室前负荷、收缩力、后负荷及心脏节律的诸多因素。治疗的原则是去除病因，但如有必要，紧急补液和升压药有助于快速提升血压，以保证组织灌注充分，同时完成根治手术方案。尤其是低血容量患者，冲击补液在确保血管内容量充分的同时，有助于恢复灌注和血压。纯 α- 肾上腺素能激动剂如去氧肾上腺素，增加收缩压但不增加心率。难以耐受任何程度的心肌抑制或交感神经活性降低的患儿，术中和术后须持续输注正性肌力药和血管加压药。

发绀

发绀常见于以肺血流量减少或心内分流为特征的先心患儿。随着技术进步，患儿手术年龄越来越小，因而发绀的慢性影响有限。但发绀的长期影响在需要延迟手术、姑息或分期纠正缺损的患儿中依然存在。慢性低氧血症会累及所有主要器官系统；为满足全身氧供，机体的代偿机制包括红细胞增多症（与继发性红细胞增多症有关）、血容量增加、氧摄取和氧供改变及新生血管形成。代偿机制有其正面效应，但也可能产生不利影响。红细胞增多是最明显的代偿性反应，患儿血黏度增加、红细胞瘀积。发绀患儿常有缺铁性贫血，这进一步增加了血液黏度，进而产生不良后果。止血功能异常（如血小板减少、血小板功能改变和凝血因子异常）也是低氧血症和红细胞增多引发的后果，后者同时也增加围手术期风险[160-165]；单位组织血管数目增多使得病理情况更为复杂。

发绀患儿血液黏度增加可使血液淤滞而增加血栓风险[165a]。有建议术前血细胞比容超过 65% 者应采取静脉放血疗法，将血细胞比容降低到 60%～65%，以限制红细胞瘀积和增加组织氧供。放出的血液可保存留作围手术期自体输血用。

发绀型先心病患儿围手术期应保持体液量充足，并注意避免长时间静脉淤滞。发绀患儿反常性栓塞风险增加，输液或给药期间须密切关注静脉通路。无论患儿结构异常的性质，这应作为所有先心病患儿的管理常规。即使静脉管道配备空气滤器也应时刻保持警觉。

法洛四联症发绀发作

法洛四联症患儿重度发绀发作（即痉挛性小发作）可能是由于右室流出道（right ventricular outflow tract, RVOT）重度动力性梗阻，致急性肺血流量减少。非心脏手术中痉挛性发作并不多见，或与全身麻醉削弱其触发因素有关。但发绀偶尔也可能在刺激不明显、毫无征兆的情况下加重。无论什么原因，发绀加重意味着动力性梗阻加重和心室右向左水平分流加剧。应避免如低血容量和血管极度舒张在内的降低体循环血压和全身血管阻力的因素。治疗措施包括增加血容量和体循环血管张力，后者可用去氧肾上腺素初始 5μg/kg 静脉注射，必要时 0.1～2μg/（kg·min）输注维持；或去甲肾上腺素初始 0.5μg/kg 静脉注射，然后 0.05～2μg/（kg·min）维持；或间羟胺初始 0.01mg/kg 静脉注射，然后维持 0.05～0.5μg/（kg·min）。血管升压素 0.02～0.04U/（kg·h）可作为替

代用药。此外,增加吸入氧浓度和降低吸气压力也可改善临床症状。其他治疗方法包括增加镇静或麻醉深度、β-肾上腺素受体阻滞剂[艾斯洛尔起始剂量 $50\mu g/(kg \cdot min)$,这种情况下已基本取代普萘洛尔](见第 16 和 17 章)。肺血管张力在法洛四联症重度发绀发作的生理过程中不起主要作用;但是也应避免额外增加右心室后负荷。

心力衰竭

婴儿充血性心力衰竭最常见原因是心室或大动脉水平分流导致心室容量超负荷。心力衰竭也可由严重的瓣膜反流、阻塞性疾病或固有心肌疾病(如心肌病)所致。此外,结构性缺陷也可致心力衰竭,由于心肌收缩力差、心排血量减少,心血管系统满足全身需求的能力受损。

严重肺血管充血患儿,手术前后应给予正压机械通气。术前优化择期非心脏手术药物治疗,或对心血管缺陷进行相关处理大有裨益。

在一项对 21 例严重心力衰竭患儿施行 28 次全身麻醉的回顾性研究中,有 10% 的患儿发生心搏骤停需要术后非计划性收住重症监护室,96% 的患儿围手术期需正性肌力药支持。结论认为,重度心力衰竭患儿全身麻醉时,并发症的发生率明显增加[166]。

心室功能障碍

先心病患儿心室功能障碍可涉及右心、左心、双心、局部心肌或全心肌组织;可为暂时性也可以是永久性。收缩功能障碍以收缩功能受损为主;而舒张功能障碍与心脏舒张异常或心室顺应性受损有关。有些患儿同时有收缩和舒张功能障碍。心室功能障碍与手术时的年龄和慢性心脏负荷(压力或容量)等因素有关;也可由原发性疾病、心肌肥厚、缺血或发绀引起,或为手术直接结果(如心室切开术、体外循环、缺血时间、循环停止)。影响心肌的疾病(如心肌炎、扩张型心肌病)可表现为充血性症状,而其他疾病(如限制性心肌病)可导致舒张性心力衰竭。

对严重心室功能障碍的心肌病患儿施行非心脏手术,其全身麻醉并发症增加[167]。患儿手术前后需住院支持治疗,多数需重症监护。重度心室功能障碍患儿住院时间较轻度心室功能障碍患儿的要长。因此,推荐早期考虑重症监护支持,以监测和优化心血管治疗。

心室容量超负荷

心室容量超负荷表现为左房压、左室舒张末压和每搏量增加,是许多未手术的先心病患儿的共同特征。长期容量超负荷可致心房、心室和心脏增大。术后患儿残余瓣膜反流可能与负荷改变有关,严重时可导致充血性症状和心室功能障碍。姑息性单心室患儿对心室容量超负荷相关(如体-肺动脉分流)的变化更为敏感。

心室压力超负荷

术后患儿压力超负荷通常是由于残留/复发的肌性、瓣膜或远端流出道梗阻或肺动脉压力或血管阻力增加所致。例如,远端肺动脉床异常患儿即使相关缺损完全修复,但手术修补或其他处理对发育不良的血管效果不佳,这将导致近端肺动脉和右室压力增加及代偿性心肌肥厚,右室压力可超过体循环压力进而危及左室功能,因为室间隔移位可影响左室的充盈或使体循环血液流出受阻(心室相互依赖)。右心室的异常压力负荷也可能是由于流出道重建术后进行性梗阻所致。留置流出道管道患儿,应尽可能推迟再次管道置换手术直至达到外科处理的标准。

无论负荷增加主要影响的是右心室还是左心室,结果都是室壁张力增加致心肌氧耗增加。这意味着心室肌对氧供需平衡很敏感,对可能改变这种精细平衡因素的耐受性降低,缺血风险增加。

心肌缺血

多种因素可致先心病患儿发生心肌缺血,包括慢性低氧血症、收缩期和舒张期室壁应力增加及存在较大体-肺分流时舒张压降低而导致冠状动脉灌注减少。体外循环、主动脉阻断和手术本身的影响也不容忽视。其他易于导致心肌缺血的情况还包括先天性冠状动脉病变、主动脉瓣狭窄以及发绀相关的血液黏度增加。心肌灌注不足可导致心室功能障碍,并最终发展为心肌纤维化。

呼吸力学改变

肺血流量和肺动脉压力慢性增加可导致肺血管进行性改变、肺血管阻力升高和呼吸力学改变。呼吸力学的改变主要与气道阻力增加和肺顺应性降低相关。这些改变可能对姑息手术不完善或有残余分流的患儿造成呼吸功能损害。某些患儿左心房扩张可压迫支气管而导致呼吸功能受损(如空气滞留、肺不张)。

肺动脉高压

肺动脉高压是指静息时平均肺动脉压力超过 25mmHg 或以上。导致肺动脉高压的因素包括肺血流量、肺静脉压和肺血管阻力增加[168]。未纠治的先心病是患儿肺动脉高压的主要原因。常常是心内结构或大动脉水平存在分流造成肺血流非限制增加的后果。早期纠治的好处之一是降低肺动脉压力,心脏术后肺血管反应性增高的可能性降低。然而某些情况下,纠治手术后肺动脉高压仍持续存在或发展。

一个不太常见的独立情况是肺血管阻力的增加,可以是反应性的,也可以是固定性的。无论何种病因,肺动脉高压和肺血管阻力增加均导致患儿围手术期并发症的风险增加[43,132,169,170]。

急性肺血管张力增加也称为肺高压危象,可导致心搏骤停。存在心内交通、允许分流的情况下,肺动脉压力急剧增加可表现为动脉氧合降低、心动过缓和体循环低血压;若无心内交通,右室后负荷急剧增加可导致室间隔左移、侵入左室,损害左室充盈,降低心排血量。可能导致灾难性后果。

严重影响肺血管张力的因素有多种(表 23-2)。紧急情况下应积极采取措施降低肺动脉压力,包括镇静、吸氧、过度通气致低二氧化碳血症、积极治疗酸中毒等[170-173]。必要时使用选择性肺血管扩张剂(如吸入 NO)和增加右室心肌收缩力的药物。患儿肺血流动力参数难以直接测量,致使处理

表23-2　肺血管张力增高的相关因素
酸血症
肺不张
高碳酸血症
低体温
低氧血症
应激反应、刺激、浅麻醉、疼痛
传导性的气道正压

困难。紧急处理需要全面了解病理生理过程，并具备丰富的临床经验。严重肺动脉高压患儿围手术期并发症和死亡率较高，因此须深入评估择期手术的风险/收益及其对总体生活质量的影响。

肺动脉高压性血管病（pulmonary hypertensive vascular disease, PHVD）患儿多数情况下需要启动心导管检查，以明确诊断、评估疾病严重程度、进行血管反应性试验并收集具有预后意义的数据，后续进一步确定药物治疗的反应。虽然检查中模拟患儿清醒状态或许是可取的，但人们已经很好地认识到，镇静下保留自主呼吸有呼吸抑制和高碳酸血症的风险，这可能会影响肺动脉压力和阻力。故多数患儿检查时需要全身麻醉。相关共识之处："我们建议使用镇静或全麻时，有一位熟悉新生儿和儿童 PHVD 管理的麻醉医生在场"[174]。值得注意的是，全麻和机械通气为手术提供了稳定的条件，但需要配备训练有素且具备小儿心肺疾病管理经验的儿科麻醉医生。

心内膜炎预防

美国心脏学会 2007 年发布的感染性心内膜炎（infectious endocarditis, IE）预防指南建议，仅对与 IE 不良后果风险最高的心脏病患者进行预防。较先前指南改变很大，抗生素预防适应证明显减少（见第 16 章）。根据修订后的指南，仅部分先心病患儿手术/操作需要给予亚急性细菌性心内膜炎预防（表 16-2）。编者认为以下情况应行 IE 预防：

- 人工心脏瓣膜
- 感染性心内膜炎病史
- 未修复的发绀型先心病，包括姑息性分流和管道
- 手术或导管介入用人工材料或装置完全修复先天性心脏缺损，术后前 6 个月内
- 先心病修补后人工补片或装置（抑制内皮化）的位置或邻近处有残留缺损
- 心脏移植受体出现心脏瓣膜病变

存在下列情况的患者，推荐预防：①所有涉及牙龈组织或牙根尖周区域操作或口腔黏膜穿孔的牙科手术；以及②呼吸道或感染皮肤、皮肤结构或肌肉骨骼组织的手术（表 16-3）。仅用于预防 IE 的预防性使用抗生素策略不推荐用于泌尿生殖道或胃肠道手术，虽然我们建议可以与当地的外科医生和心脏病专家一道对这个指南建议进行验证。

体循环空气栓塞

存在心内交通的先心病患儿有发生右向左分流和反常性体循环空气栓塞的可能。多种心血管畸形相关的右心压力增加进一步加重了空气栓塞的风险。众所周知，动脉气体栓塞的后果是灾难性的；因此，必须明确心内或血管分流是否存在及其存在的可能性，或默认多数先心病患儿存在这种情况，在此基础上准备适当的预防措施。

抗凝

抗凝剂、抗血小板药物和溶栓药物越来越多地用于儿童，特别是先心病患儿[176-180]。围手术期是否抗凝治疗主要取决于手术性质、治疗的紧迫性、特殊药物治疗以及预期效果或实验室结果。应重点关注发生严重出血的可能性。

大部分浅表小手术并非小剂量阿司匹林的禁忌证，但择期大手术需详细讨论，如有必要，考虑术前 7～10 天停药。由于缺乏儿童大型队列研究，对于华法林（香豆素）治疗患儿的管理意见不一[181-183]、方案多样、缺乏共识。缺乏小儿指南使得问题更加复杂[184]。

如果抗凝适应证为先天性瓣膜病或房性心律失常，则重大血栓栓塞事件的风险相对较低，可在手术前 1～2 周停用华法林；而人工机械瓣膜患者血栓栓塞的风险较大。多数推荐术前数天停用口服抗凝剂，使凝血酶原时间恢复到正常水平的 20% 以内[181]。为使凝血酶原时间恢复到可接受范围，可能需要使用维生素 K、凝血因子浓缩物或新鲜冰冻血浆，尤其是肝病和急诊患者。有专家建议术前择期收治患者入院，尤其使用人工二尖瓣或联合瓣膜的高危患者，停用华法林并开始肝素输注直至术前几小时。另有认为低分子量肝素优于普通肝素，因为围手术期从华法林转换为低分子量肝素时不需要住院治疗[182]。

人工瓣膜患儿通常在 24h 后重新开始抗凝治疗，可通过连续输注肝素或间断皮下注射实现。肝素的优点是如果发生出血并发症，硫酸鱼精蛋白能迅速逆转。如无出血且患儿能够口服，则在术后 2～3 天内重新开始口服抗凝药物。虽然有建议成年患者施行牙科或眼科等小手术时，无须停止抗凝治疗，但针对儿童并无明确建议。

手术所致出血风险与抗凝剂减量所致栓塞风险，两者决定了抗凝血治疗方案改变的程度和持续时间。某些情况下，心脏病医生和外科医生可能会决定手术前后短期使用阿司匹林。关于人工主动脉瓣或在某些手术后，患儿中使用抗血小板治疗是否优于抗凝治疗，尚有分歧[185-188]。

传导紊乱和心律失常

急性节律紊乱可发生于任何麻醉药物或麻醉技术，可能与多种因素有关。既往有心律失常病史或与之相关病理的患者，应谨慎使用解迷走神经或拟交感药物。心动过缓可发生在麻醉诱导、喉镜检查和气管插管过程中，尤其是婴儿和唐氏综合征患儿[189-191]。多数情况下心动过缓为自限性，无须治疗，但低氧血症引发的心动过缓必须立即治疗。

某些病变可能与节律异常有关，易招致急性血流动力学紊乱，增加围手术期的风险。传导系统障碍和节律紊乱可能为心脏手术直接导致，也可能源于姑息治疗或修复不完善。由于心律失常在某些特定手术较为普遍，因此提倡预判其发生并事先有处理计划。对这些病例，需事先咨询儿科心脏病医

生或电生理学家、准备专门药物并熟知电击处理急性节律紊乱。

起搏器和植入式心律转复除颤器

围手术期植入起搏器或除颤器注意事项细节参见第16章。管理有植入装置的患儿，应咨询心脏病医生或电生理专家。大多数情况下需检查设备及程序设定，以免出现与电磁干扰（如电凝止血）相关的硬件故障。应确保备有变时药物和备用起搏模式（如经静脉、心外膜、经皮），并在起搏器功能故障心率不足时使用。必要时可用磁铁非同步起搏，但不能以其替代术前设备检查和模式调整。围手术期心电监测，以及采用可确认脉冲产生的监测模式至关重要。植入设备应在手术后进行检查和重新设定。

神经损伤

先心病手术可能导致喉返神经和膈神经暂时性或永久性损伤。喉返神经损伤可致发声异常或困难气道并导致误吸，尤其对小婴儿。损伤常发生于主动脉弓手术［如动脉导管未闭结扎术（PDA）或主动脉弓重建术］期间或与其相关，其中2/3可在2年内痊愈。膈神经损伤引起膈肌麻痹可导致肺动力学异常和肺储备降低，两者都可能增加围手术期并发症。这些损伤也可由双向Glenn分流、Blalock-Taussig分流和其他手术造成。

艾森门格综合征

艾森门格综合征（Eisenmenger syndrome）目前罕见，其特点是有明显右向右分流病理学理的先心病患儿，呈现进展性、不可逆的肺血管改变。由于肺血管阻力增加（通常>10个wood单位），肺动脉压力达到或超过体循环压力。发绀是心内或动脉水平分流方向逆转的结果[192,193]。艾森门格综合征多发生于年龄较大儿童、青少年或成人先心病患者。其并发症与慢性发绀和红细胞增多症等有关；其他包括咯血、痛风、胆石症、肥厚性骨关节病和肾功能下降。这些夹杂症都需要较多的术前准备和检查。相关的实验室检查包括血液学检查和肝肾功能评估。对特定患者可考虑术前治疗性静脉放血术，保存血液留待自体输血。应该注意，既往手术期间血制品暴露时可能存在抗体，因而血库后可能需额外时间处理。

艾森门格综合征预后不良相关的因素包括晕厥、右室舒张末期压升高和明显的低氧血症（SaO$_2$<85%）。受累者预期寿命明显降低[194]。可能由于室性快速心律失常，大多数患者会突然死亡。合适的患者应选用心肺联合移植术[195]和单独肺移植术[196]。

非心脏手术期间艾森门格综合征患者的并发症和死亡率相当高，不仅医务人员需要具备专业知识，还需配备紧急处理的相关设备。尽管总体预后较差、不良事件风险极高，但研究发现多种麻醉技术和药物取得了较好的预后[37,197-200]。在一项有关艾森门格综合征患者转归的回顾性研究发现，26%患者有明显低血压，17%患者动脉氧饱和度降低[201]。因此建议在诱导前或诱导时使用血管升压素支持血压，以维持全身血管张力和防止分流增加。非常重要的

是，施行任何麻醉或深度镇静之前，患儿家属和患儿本人（如年龄合适）必须了解这些风险。

心脏移植

对先天性或后天疾病所致终末期心脏病患者而言，心脏移植可能是生存的最佳或唯一选择[202,203]。心脏移植术前评估应注意移植适应证，并特别评估移植器官功能。

值得注意的是移植心脏缺乏外部神经支配（即无感觉、交感或副交感神经支配）。去神经支配心脏的生理学研究表明，由于失去自主神经调节，心脏移植受体患者对血流动力学改变的敏感性增加[204]。代偿反应延迟，功能受损的可能性增加。

由于丧失副交感神经抑制作用，移植心脏患儿静息心率常高于正常。心排血量的关键决定因素是全身静脉回流（前负荷）和维持适当的心率。移植后早期心率可由外源性变时器或起搏器支持；随后则由循环血中的儿茶酚胺驱动。不论距离移植时间长短，管理这些儿童时建议：①准备变时性和对心肌、血管系统有直接作用的药物；②备好紧急心脏起搏器（见第18章）。

心脏移植患儿长期应用免疫抑制剂，施行非心脏手术时存在下列问题。首先，多种药物尤其是免疫抑制剂的使用，是围手术期必须关注的问题。大多数情况如果可行，应继续免疫抑制剂治疗，以维持血药浓度稳定、限制对移植器官的排斥反应。但是长期糖皮质激素治疗的患儿，在急诊或其他应激（手术或其他诊疗操作）时有肾上腺危象的危险。围手术期应根据手术、疾病严重程度（预期应激）考虑应用糖皮质激素（应激剂量）。其次，免疫抑制治疗也可能与不同器官系统的不良反应有关。如环孢素增加体循环动脉血压，影响血流动力学稳定；该药还可引起肾功能不全。麻醉管理必须考虑肝、肾功能改变可能。第三，考虑到感染的风险，管理免疫系统受损的患儿时需执行严格的无菌操作。

此外还应注意同种异体移植心脏有血管病变风险（如小血管冠状动脉疾病）。年龄较大儿童或青少年发生心肌缺血时可能并不会出现心绞痛的症状，所以首先应假定大多数此类患儿存在缺血性的风险，尤其是移植后数年的儿童。

机械循环支持装置

近年越来越多的机械循环支持装置植入到患儿，大多数是作为与心脏移植的桥接。对这些患儿来说，诊断性或治疗性的非心脏操作、用于长期血管通路的留置导管放置以及其他操作，可能需要镇静或全身麻醉。由于这类手术通常在专业心脏中心施行，麻醉团队一般与患儿非常熟悉，在患儿长期住院期间有过多次接触。

有关文献已经总结了这些患儿特有的围手术期注意事项[205-207]，包括熟悉各种设备及其操作、控制细则、波形和警报[208]。此外，需重点了解影响设备输出的因素，如容量状态和全身血管张力。右心功能状态影响植入装置的前负荷；因此应尽量降低右室后负荷，防止危及植入装置的充盈和每搏量。低血压在麻醉过程中经常发生，原因可能是在血管舒张和全身后负荷下降的情况下，装置心排血量却保持不变，可给予静脉输液和α-肾上腺素能药物纠治。关键是提前准备

和及时应用血管活性药物。有报道认为，在成人患者倾向于由受过训练的非心脏麻醉医生提供围手术期管理，但儿童麻醉管理仍应由专科医生承担[209]。

围手术期应激反应

正常患儿对疼痛刺激的典型生理反应包括心率和血压升高及 PaO_2 短暂降低。然而这些正常反应对先心病患儿可能有害。心动过速会缩短舒张期充盈时间、减少心排血量；而高血压可增加心室后负荷。先心病患儿术后，对刺激所致心排血量反应性增加能力降低，且最大运动能力受限。

非心脏手术的预后

关于先心病患儿非心脏手术和麻醉风险的相关数据极其有限。针对 110 例非心脏门诊手术先心病患儿的回顾分析发现，47% 患儿发生不良事件，且很多患儿不良事件超过一个[210]。此外，计划外重症监护收治率增加。70 例先心病且有室性心律失常病史的患儿，连续监测其围手术期节律异常，术中和术后室性心律失常的发生率分别为 35% 和 87%[211]。其他研究报道，发绀、充血性心力衰竭需要治疗、健康状况不佳和年龄过小是危险因素[40]。一项对大量患儿的回顾性研究表明，不管大或小的手术干预均可以发生这些风险[42]。

小儿围手术期心搏骤停登记（Pediatric Perioperative Cardiac Arrest，POCA）数据进一步揭示了这一现象。心搏骤停本质上主要是心血管疾病造成，在心脏病患者中发生率高于非心脏病患者。心搏骤停事件在普通手术室发生更频繁，且通常发生于麻醉维持期间。其中两种心脏畸形尤为突出：单心室患儿（尤其是早期接受姑息治疗的儿童）和主动脉瓣狭窄患儿。先心病患儿的总死亡率高于非心脏病的患儿，其中主动脉瓣狭窄（如 Williams 综合征）和心肌病患儿的死亡率最高[212]。

一项针对施行心导管术的患儿的研究发现，心导管检查患儿的心搏骤停发生率增加[213]，高于患儿行非心脏和心脏手术时的发生率。一项有关复杂先心病患儿的回顾性研究证实，Ⅱ期单心室姑息术前、经历多次创伤性操作和强心药、ACEI 或地高辛治疗的患儿，非心脏手术中存在血流动力学不稳定的风险[214]。另有大数据综述表明，中重度先心病患儿行非心脏手术时，相比类似手术的非先心病患儿，前者的死亡率及威胁生命的结果的发生率更高[45]。

总体数据显示，年龄较小、ASA 分级较高、严重心脏病和急诊手术是先心病患儿在非心脏手术期间预后不良的危险因素。

特殊先天性心脏缺陷

先心病患儿行非心脏手术时影响麻醉管理的因素包括：心血管异常的特殊性质、缺损的病理生理学、手术状态（如未手术、先前的姑息性或最终手术）、与主要病理或治疗相关的并发症和其他并发症[35]。

本节回顾一些特殊心脏缺陷，重点是解剖特征、血流动力学结果和治疗策略。讨论这些损伤的潜在残留缺损、后遗症（表 23-3）和长期预后，并重点关注其对麻醉管理的影响。

房间隔缺损

解剖学和病理生理学

房间隔缺损（atrial septal defects，ASD）（图 17-1）是儿童最常见的先天性心脏缺损之一（占先心病的 30%~40%）。发病率为 1∶1 500。根据缺损的位置，可以分为以下几种类型：

- 继发孔或卵圆孔缺损（占 ASD 的 75%）是卵圆窝区域缺损造成，代表房间隔真性缺损（图 17-1B）[218]。这些缺损可能造成二尖瓣脱垂和/或二尖瓣反流[215-217]。
- 原发孔型房间隔缺损（占 ASD 的 15%~20%）为房室间隔（通道或心内膜垫）缺损的一种形式（图 17-1a），这种畸形的特征是缺损位于房间隔下部，常伴有二尖瓣前叶的连合或裂口，以及不同程度的二尖瓣反流。
- 静脉窦缺损（占 ASD 的 5%~10%）通常位于房间隔上方，在上腔静脉与右心房交界处（上腔静脉型）（图 17-1C）[219]。下腔静脉缺损较为少见。这些缺陷常与部分肺静脉异位引流有关[220]。
- 冠状窦缺损（不常见）是由心房通过冠状窦口相通构成。通过"无顶"冠状窦可形成左向右分流。常与持续存在的左上腔静脉有关，后者直接流入左心房，导致右向左分流[221]。
- 其他心房内分流包括两种极端情况，卵圆孔未闭（patent foramen ovale，PFO）和共同心房。原发隔和继发隔将原始心房分为左右心房，PFO 就是原发隔和继发隔之间类似羽翼状的开口或通道。大约 25% 的人有这种结构。这种交通在围手术期可能有临床意义，因为一些病情需要右向左分流，但有时可能形成反常性栓塞，从而影响围手术期管理。共同心房指房间隔完全或几乎完全缺失，存在于一些复杂的先天性心脏畸形。

存在心房交通时，肺、体循环静脉回流的血液混杂。左向右分流使肺静脉血液进入右心房。分流的程度与缺损大小、心室相对顺应性和肺动脉压力有关。缺损明显时右侧容量负荷增加。肺-体循环血流量比（$\dot{Q}_{pulm}/\dot{Q}_{sys}$）超过 2∶1，慢性右侧容量负荷增加可能产生不利影响时，是进行临床处理的指征。

治疗方案、残留缺损、后遗症和长期预后

儿童期继发型 ASD 手术闭合效果良好，可长期生存，死亡率极低[224-227]。缺损修补后心室功能正常。偶有右室持续扩张和室间隔运动异常，但可能不会导致功能障碍[228]。修补较晚时则由于慢性容量负荷过重，可能发生房性心律失常和心室功能障碍。修补缺损延迟可致肺血流量慢性异常增加，可能是生命后期罕见肺动脉高压的危险因素[229]。

有适应证的患儿，导管介入封堵是闭合继发孔 ASD 的一种手术替代方法，成功率高（见第 22 章）[230-232]。并发症可能与导管操作有关，少见或出现较晚[233]。

表 23-3　特殊先天性心脏缺陷治疗后的潜在问题

房间隔缺损

残余心内分流

持续性右室扩张及室间隔异常运动

如修补较迟，房性心律失常、心室功能障碍

肺静脉梗阻（静脉窦缺损伴肺静脉异位引流）

二尖瓣异常、左心室流出道梗阻（原发孔型房间隔缺损伴二尖瓣裂）

肺血管疾病进展（罕见）

房室隔缺损

二尖瓣异常（反流、狭窄）

左室流出道梗阻

残余心内分流

房室传导阻滞、传导异常

前期肺动脉环缩姑息治疗可能导致肺血管系统保护不足或肺动脉解剖结构扭曲

持续性肺动脉高压

主动脉缩窄

体循环高血压

残留或复发性梗阻

因心脏衰竭、主动脉破裂或剥离、感染性动脉内膜炎或心内膜炎、早期冠状动脉疾病或脑出血等病理情况未经治疗而死亡

合并主动脉瓣疾病时心内膜炎的风险

纠正性大动脉转位

残余缺损（如分流、流出道阻塞）

体循环（右）心室扩张、功能障碍、衰竭

左侧（三尖瓣）瓣膜反流

房室传导阻滞或心律失常

冠状动脉异常

可能在一段时间内无症状

心肌缺血

心室功能障碍

可表现为晕厥，或导致猝死

大动脉转位

残余病理（如心内分流、流出道梗阻）

心房板障术后：板障漏、体静脉或肺静脉通路阻塞、右室进行性扩张或衰竭、三尖瓣反流、窦房结功能障碍或房性心律失常

动脉转换手术后：主动脉根部扩张、主动脉反流、主动脉瓣上狭窄（肺动脉或主动脉）或冠状动脉供血不足

埃勃斯坦畸形

进行性三尖瓣反流和右侧容量超负荷

右心室功能障碍

房性快速型心律失常（特别是沃尔夫 - 帕金森 - 怀特综合征）

心房交通存在时，可能有反常性右向左分流

可能需要瓣膜修整或更换

主动脉弓中断

残余心内缺陷

主动脉瓣下梗阻

主动脉弓残留或复发性梗阻

左室流出道梗阻

残留或复发性梗阻

主动脉反流、主动脉根部扩张

心内膜炎风险

心室功能障碍

如心室压力持续超负荷，有心内膜下缺血可能

冠状动脉口狭窄、弥漫性动脉病变（主动脉瓣上狭窄）

生物或机械瓣或管道治疗患者需再次手术

Ross 术后：自体移植物或右心室同种移植物失效、主动脉根部进行性扩张或主动脉反流

动脉导管未闭

残留或复发性分流

肺血管阻力增加（现在罕见）

右心室流出道阻塞

残留或复发性梗阻，导致心室压力超负荷

肺动脉反流可能需要干预

右心室 - 肺动脉管道建立后：因管道失效，需要介入或再手术

单心室

主 - 肺分流术后：分流管狭窄合并低氧血症、心室容量超负荷、体循环心室扩张、肺动脉扭曲或肺动脉高压

双向 Glenn 或半 Fontan 术后：因静脉侧支形成或其他血管交通，静脉通路绕过肺循环或肺动静脉畸形发展（经典 Glenn 吻合时可能性更大）而导致渐进性发绀

Fontan 术后：体循环静脉压力增高、右房高压（伴心房 - 肺连接）、窦房结功能障碍、房性心律失常、房室瓣反流、肝功能障碍、血栓性并发症、凝血功能缺陷、蛋白丢失性肠病、进行性体循环心室扩张或功能障碍

法洛四联症

残留或复发性病理（如心内分流、右室流出道梗阻、远端肺动脉床异常）

进行性肺动脉反流，需要再次处理（如右心扩张、功能障碍）

与血流动力学不良有关的心律失常

晕厥或猝死（致心律失常原因）

右室限制性生理

永存动脉干

残余心内分流

右心室 - 肺动脉重建（狭窄或反流）

主干（主动脉）瓣膜狭窄或反流

室间隔缺损

潜在的残余分流

心内膜炎的风险（修补术后随时间减少）

主动脉瓣反流

少见情况下，肺血管阻力的增加在术后未改善

原发孔型房间隔缺损手术闭合后，主要并发症为二尖瓣功能障碍（如二尖瓣反流或狭窄）和左室流出道梗阻[234-238]。大多数患儿如早期修补则预后良好。静脉窦缺损闭合后可能出现肺静脉梗阻和窦房结功能丧失[239-241]。冠状窦缺损修补取决于缺损特性及其相关异常；处理包括将冠状窦血和可能相关的、异常体循环静脉回流改道，导入右心房；有时只需要在冠状窦口用补片闭合心房交通即可，留下一小段右向左分流，冠状窦脱氧血可直接持续流入左心房[242]。大多数心房交通患儿术后严重后遗症发生率低，预后通常良好。

考虑到存在气体栓塞的风险，有房内交通的患儿应避免空气进入静脉通路。大多数情况下，缺损修补对患儿将来的麻醉管理不会有很大影响。

室间隔缺损

解剖学和病理生理学

室间隔缺损（ventricular septal defects、VSD）是最常见的先天性心脏畸形，占先心病的30%～60%（不包括二叶式主动脉瓣），发病率为（2～6）∶1 000（图17-2A）[243]。VSD可单独存在，也可与其他结构畸形并存。大型缺损时需早期关注充血性心力衰竭或肺动脉高压相关症状。儿童VSD自发性闭合率较高——约75%在6个月至1岁时闭合[244,245]。

根据VSD解剖位置、大小、限制性与非限制性特征以及血流动力学改变，有多种VSD分类方案[246,247]。以下方案根据缺损解剖位置将其分为四种主要形态学类型。某些情况下，缺损边界超出室间隔某一特定区域边界并延伸到另一区域，也符合这种分类。

- 膜周缺损（最常见的类型）位于膜区，三尖瓣隔瓣下紧邻主动脉瓣下方。常伴有冗余三尖瓣间隔组织（如膜部瘤），膜部瘤可限制分流或完全闭塞缺损。
- 肌部缺损可位于肌性室间隔小梁（肌束）的任何部位。多重缺损的外观呈"瑞士奶酪"样，增加了手术闭合的难度。
- 嵴上型缺损（双出口、动脉干、圆锥型）缺损处于肺下漏斗区。可能有主动脉瓣突出或脱垂进入缺损以及主动脉瓣关闭不全、主动脉瓣反流[248]。
- 流入道缺损位于室间隔后部房室瓣附近，常合并房室瓣异常。

明确VSD大小和可能的血流动力学影响，对未行手术患儿的麻醉管理非常有用。

- 小缺损：肺、体循环收缩压比<0.3，$\dot{Q}_{pulm}/\dot{Q}_{sys}$<1.4。缺损造成的血流动力学影响很小或忽略不计。右室收缩压、肺血管阻力和左室大小一般正常。
- 中度缺损：肺、体循环收缩压比>0.3，$\dot{Q}_{pulm}/\dot{Q}_{sys}$在1.4～2.2之间。缺损可致容量超负荷和充血性症状。左房、左室常有一定程度扩张，肺动脉压力增高。
- 大缺损：肺、体循环收缩压比>0.3，$\dot{Q}_{pulm}/\dot{Q}_{sys}$>2.2。缺损常致严重症状（如发育停滞、充血性心力衰竭）。常见心脏增大和肺血管增多。

心室水平分流的生理影响取决于缺损大小、分流量及体肺循环血管相对阻力等。生理学上，孤立的缺损分为压力限制性（即RV压力<LV压力）或非限制性缺损（即RV压力等于或接近LV压力）。限制性缺损多见于小型VSD，通常分流量较少，分流大小由压力梯度决定；如缺损较大且为非限制性，则分流量取决于体肺循环血管阻力之比。非限制性VSD且肺血管阻力较低时，左向右分流较大、肺血流量增加、肺动脉高压和心肌做功增加，临床可见左心容量负荷增加。非限制性左向右分流导致肺充血和呼吸力学异常，其特征是肺顺应性下降、气道阻力和呼吸做功增加。肺泡死腔量增加，肺泡-动脉血氧梯度、分钟通气量增加，耗氧量可能也增加。

伴肺血流量增加的缺损患儿，围手术期应重点关注是否存在肺窃血现象。肺血管阻力下降时的左向右分流增加以牺牲体循环血流为代价，是产生肺窃血的主要原因。因此需评估影响肺血管张力的可能因素，以防止影响体循环输出量。

治疗方案、残留缺损、后遗症和长期预后

儿童早期施行VSD修补术效果良好，通常无后遗症[249-251]；年龄较大时手术可致左室功能下降和左室体积增加[252]。虽然小量分流时血流动力学影响不明显，但并非可视为良性，是否需要根治手术治疗仍在争论中。偶尔中度缺损的幼儿可能保持无症状，直至多年以后随着舒张末期容量增加和心室扩张，心功能逐渐失代偿；此时如肺血管阻力增加幅度不大可能仍有手术指征，但这种情况非常罕见。肺血管阻力显著增加（>7Wood/m²）时，围手术期风险增加，即使手术也无法恢复到正常水平[253]。如果术后肺动脉高压持续存在则预后不容乐观，可能最终导致右室衰竭[254]。得益于早期诊断和治疗，如今罕有患儿疾病进展至艾森门格综合征（即肺血管阻塞性疾病，心室水平分流的方向逆转）阶段。

VSD修补术的后遗症包括残留缺损，偶尔缺损复发、心律失常，或其他传导系统紊乱、主动脉下梗阻和瓣膜反流[255]。手术关闭缺损是治疗金标准，但类似肌部和术后残留缺损等也可行心导管封堵闭合[256,257]。迄今的结果显示其闭合成功率高、并发症少[258]（见第22章）。但导管介入治疗膜部缺损的经验和资料有限[259-262]。早期的封堵器发生完全性房室传导阻滞的风险较高，新一代装置（Amplatzer膜部VSD封堵器，St. Jude Medical, Inc., St. Paul, MN）因而备受青睐[263,264]。

小型缺损或VSD闭合后无残余分流的患儿，由于心室收缩功能正常，可以预见，不会影响未来施行非心脏手术的麻醉管理。

房室间隔缺损

解剖学和病理生理学

房室间隔缺损（atrioventricular septal defects, AVSD）又称房室通道缺损或心内膜垫缺损，其特征是房室间隔缺损和异常房室瓣形成（图17-2B）[265]。占先心病的4%，但唐氏综合征患者有很高的患病率（25%）。AVSD命名混乱、争议较多，一般根据缺损病理分类如下：

1. 完全型（即共同房室通道缺损）由原发孔型缺损、位

23

于流入道上部或后侧肌部的室间隔缺损（连续缺损）和一个较大的共同房室瓣组成。常伴不同程度的房室瓣反流。

2. 部分型（即不完全型）常见特征是原发孔 ASD 伴左房室瓣裂隙或融合。通常可见两种功能不同的房室瓣开口（见"房间隔缺损"）。

3. 过渡型或中间型是房室间隔缺损的两种类型。从作为独立分型的角度而言，过渡型房室间隔缺损指形成部分缺损，包括原发孔房间隔缺损、小的流入道室间隔缺损（通常为非限制性）和两组房室瓣。中间型包括原发孔房间隔缺损、非限制性室间隔缺损、共同房室瓣环以及由桥叶分隔的两个房室瓣孔。

完全型缺损可致非限制性心内分流、肺血流量过多、充血性心力衰竭、右心室和肺动脉收缩压增高。如果不进行处理，可早期出现肺血管的改变。AV 瓣膜反流的严重程度也影响临床表现。部分型 AVSD 一般不会引起严重的肺循环超负荷而导致严重心力衰竭。

围手术期注意事项与前述非限制性心室分流的患儿一致，但对完全性缺损未修复的患儿应加倍小心。伴肺血管阻力增加和反应性肺血管床的缺损未修复患儿，诸如气道操作、浅麻醉、低氧血症或高碳酸血症等，可导致肺动脉压急剧升高到超过体循环的水平及血流动力学受损。

治疗方案、残留缺损、后遗症和长期预后

完全型缺损的外科治疗方法已从二期手术（先行肺动脉环缩以限制肺血流；随后完全修复）进展至婴儿期一期修复。在完全型缺损时，手术包括补片闭合心房内交通、分离共同房室瓣和闭合左侧瓣膜裂口。修复后长期预后良好，残留功能障碍较少[266-268]。

术后问题包括左房室瓣反流或狭窄、残余心内分流、房室传导阻滞和主动脉瓣下梗阻[237,238]。偶尔，肺动脉高压术后持续存在甚或发展，尤其是唐氏综合征患儿。较早时期那些缺损未纠正患儿，高压力和高流量可能会导致肺血管系统肌性增生和艾森门格综合征生理，这是晚期并发症和早期死亡的重要原因[269]。综上所述，此类患者任何手术麻醉都存在很大风险。

右室流出道梗阻

解剖学和病理生理学

肺动脉瓣狭窄是右室流出道梗阻（right ventricular outflow tract，RVOT）患儿最常见的病理改变[270]。其他导致肺血流受阻的病变包括漏斗部（肺动脉瓣下）狭窄、右心室内异常肌束和肺动脉床结构性改变。这些病变可单独存在，也可作为复杂畸形的一部分，例如法洛四联症（稍后讨论）时即可见到多种解剖水平的 RVOT 阻塞（图 17-5）。

虽然孤立性肺动脉瓣狭窄多数情况下为先天性，但疾病是进行性的。非复杂或简单变异者，心房间通道以卵圆孔未闭或继发孔型 ASD 形式存在，室间隔保持完整。

RVOT 梗阻程度与瓣膜狭窄程度直接相关。增加右心室后负荷，导致心肌肥厚和心室舒张期顺应性下降；也可见三尖瓣反流。严重情况下，右心室收缩压可能超过左心室。

肺动脉瓣狭窄患儿出现发绀常提示房内右向左分流和肺血流量减少，可能与严重右室肥厚、心肌纤维化或心室功能障碍有关。

大多数轻至中度瓣膜狭窄患儿可无临床症状，长期耐受性相对较好。年龄较大的患儿存在严重梗阻时，常致运动耐力下降。心内膜下缺血是高血压、右心室肥大患儿的潜在危险。管理应着重维持冠状动脉灌注和心肌收缩力。

治疗方案、残留缺损、后遗症和长期预后

经皮球囊瓣膜成形术有很好的效果，目前为孤立性肺瓣膜狭窄的首选治疗方法，大多数情况下可替代瓣膜切开术，其预后良好、长期并发症少见[271-273]。发育不良的瓣膜导管介入治疗的效果较差，患儿很可能需要手术治疗。再次处理的适应证包括残余流出道梗阻和进行性肺动脉反流[274]。

严重右心室肥厚患儿行非心脏手术时，建议维持足够的心室前负荷并优化循环血容量状态。有残留或复发性流出道阻塞时应避免右心室后负荷进一步增加。

左室流出道梗阻

解剖学和病理生理学

左室流出道梗阻（left ventricular outflow tract，LVOT）可发生在主动脉瓣、瓣上或瓣下水平。单独存在或作为复杂心血管疾病的一部分。二叶式主动脉瓣在所有先天性心脏畸形中最常见，占总人口的 2% 左右[275]。二叶瓣并不意味着主动脉瓣狭窄，但可能与进行性梗阻或反流以及主动脉根部扩张有关。二叶瓣可见于无症状个体或严重的左心肌梗阻。合并其他缺陷的发生率较高，包括 PDA、VSD、主动脉缩窄和其他主动脉及其分支异常。

严重主动脉狭窄和严重梗阻的患儿是否需要早期处理，取决于体循环血流对动脉导管的依赖程度、心力衰竭症状和心室功能障碍的程度。年龄较大的中、重度梗阻患儿可出现运动耐力下降、晕厥或心肌缺血。主动脉瓣狭窄时左室射血受阻可致左室收缩压升高和心肌做功增加。心室肥厚是后负荷增加的代偿性反应。患儿收缩功能可能正常或增加，但可发生舒张功能障碍。

主动脉瓣上狭窄通常发生在窦管交界处。冠状动脉发于梗阻区近心端，所受压力等同于升高的左室收缩压。这种病理情况最常见于威廉姆斯综合征（也称威廉姆斯-伯伦综合征）患儿，小精灵面容、发育迟缓、特发性高钙血症等是该病的特征。相关的动脉病变可能涉及冠状动脉和/或其他体肺血管的起始部[276]。有研究报道了这些患儿的意外并发症，包括麻醉管理期间发生的心搏骤停[277-281]。对威廉姆斯综合征患儿，考虑到心血管失代偿风险的增加和常常复苏失败，强烈建议严密的围手术期/术前规划[282]。理想情况下，麻醉手术应配备熟悉该综合征的儿科麻醉医生，并在能提供急性情况下所需基础设施的场所进行。可以说，此类患儿任何手术的风险均增加。

主动脉瓣下狭窄可有多种病理表现，包括弥漫性纤维嵴或膜、复杂的通道性梗阻、室间隔肥厚（肥厚型心肌病）。以左心室梗阻性病变为表现的主动脉瓣双瓣、主动脉瓣下狭

窄、主动脉缩窄、二尖瓣前向性梗阻（降落伞样二尖瓣、二尖瓣瓣上环）统称为Shone综合征。

左心发育不良综合征（hypoplastic left heart syndrome，HLHS）是LVOT梗阻的一种极端形式（图17-10）。它包括一系列影响左心结构的畸形（如二尖瓣和主动脉瓣、主动脉、主动脉弓）（见"单心室"）。

导致左室输出梗阻异常的共同特征包括：跨受累区域的压力阶差、左室收缩压升高、心肌肌力改变和左室壁张力改变。在慢性梗阻时，由于心肌氧供需平衡改变，肥厚心肌有发生心内膜下缺血的风险。诸如左室后负荷增加、肥厚性心肌重构不佳、心肌收缩或舒张功能下降等因素可影响每搏输出量，而致心功能障碍和心力衰竭[283]。这些问题对轻度以上梗阻患儿有重要意义，而且可影响非心脏手术或其他治疗期间的麻醉管理。

治疗方案、残留缺损、后遗症和长期预后

二叶主动脉瓣患儿可多年无症状，但有主动脉狭窄或反流并伴发血流动力学改变的风险。儿童时期需手术治疗的患儿，有些在其后25年内会因为复发性狭窄或进行性反流而再次手术[284]。经皮球囊瓣膜成形术是治疗严重主动脉瓣疾病的选择之一。手术方法句括瓣膜切开术、机械瓣或生物瓣置换及用同种或自体移植材料行根部置换。Ross手术即是以自体肺动脉移植替换病变主动脉根部，并使用心外导管连接右心室和主肺动脉[286]。可以预见这些患儿的右室管道最终会失效而需再次处理[287]。除了RVOT，对主动脉根部扩张和伴随反流的监测也是随访的重要组成部分[288-289]。此外，升主动脉瘤的形成、剥离和破裂也是需要长期关注的问题。

不连续性主动脉瓣下狭窄的治疗和手术时机仍有争议[290]。术后问题包括残余或复发性梗阻和进展性主动脉反流。严重瓣上梗阻推荐手术治疗，多数情况下可有效缓解梗阻。

心肌纤维化和心室功能障碍可能是婴儿期重度主动脉流出道梗阻的特征。虽然大多数患儿解除梗阻后临床情况显著改善、充血性心力衰竭症状消失以及心肌重构，但仍有较多患儿存在心室肥厚或扩张，并伴有不同程度的收缩或舒张功能损害。其他问题包括心肌缺血、心室衰竭和猝死风险[292,293]。与麻醉和手术相关的重要问题，是左室功能性储备有限以及心肌氧供需精细平衡改变。维持冠状动脉灌注和心室收缩功能是管理这些患儿的关键。麻醉管理期间应妥善准备血管活性药和正性肌力药物。

动脉导管未闭

解剖学和病理生理学

动脉导管连接肺动脉干和胸主动脉（图17-4和图18-1），是胎儿期不可或缺的血管结构。胎儿正常情况下较高的肺血管阻力，使右室血流直接输出到胎儿降主动脉。持续性动脉导管未闭（patentductus arteriosus，PDA）可单独存在，也可能与其他形式的心脏病并存。早产是PDA的重要风险因素之一。

大动脉分流的幅度和方向取决于交通的大小和肺血管阻力。有中度或较大左向右分流量的患儿，其生理效应是肺血流量增加和左室容量超负荷。

治疗方案、残留缺损、后遗症和长期预后

极小或小型PDA患儿预期寿命与常人无异[294]。那些分流导致血流动力学改变明显的患儿，最终会出现与左室容量过载相关的症状。在某些情况下，这可招致肺动脉高压。虽然现代已极少发生，但在过去，中等或较大的未闭导管相关的长期高压和高流量状态，可致一些患儿出现艾森门格综合征。

可手术结扎或切开闭合导管。手术是早产儿和分流量较大患儿首选治疗[295]；婴儿和儿童导管介入闭合的成功率也较高[296]（见第22章）；也可在视频辅助胸腔镜下行导管结扎术[297,298]。无论采用何种方法，闭合中断此血管结构很少引起长期并发症。预计患儿的心血管储备正常，未来麻醉管理采取对应的措施即可。

主动脉缩窄

解剖学和病理生理学

主动脉缩窄的特征是胸段主动脉管腔狭窄，狭窄不连续或分散。婴儿长而窄的主动脉段常与横弓和主动脉峡部发育不良有关，同时还可能存在其他结构性心脏畸形[299]。相关缺陷包括二叶主动脉瓣、VSD、二尖瓣异常和其他类型的左侧梗阻性病变。在新生儿中如主动脉弓病变严重，则意味着存在体循环血流的导管依赖性损害。血流动力学损害是由于体循环血流受阻和左室后负荷增加所致，在婴儿期则以心室扩张和心力衰竭为主。

在年龄较大的患儿通常表现为高血压及存在上、下肢动脉压。心室功能尚保存良好但通常存在左室肥厚，病变长期存在时侧支循环增加。

治疗方案、残留缺损、后遗症和长期预后

主动脉弓严重梗阻或伴有心血管病变相关症状时需早期治疗[300]。在新生儿中，心室收缩功能的改变通常在梗阻解除后消失。体循环高血压和残余压差超过25～30mmHg则需再次处理。多种导管介入术和手术方法已用于其治疗，各有其优缺点[301]（见第22章）。

考虑到低龄手术风险较小、晚期并发症最低，故提倡早期修复[302]。长期问题包括体循环高血压（与血流动力学结果无关）和残余或复发性主动脉弓阻塞[303]。某些患儿修复后左室肥厚可能持续存在，尤其治疗较晚时。有报道修复成功后，仍可能存在舒张期心室功能异常[304]。导管介入治疗（如球囊血管成形术，包括或不包括支架置入）可有效解除梗阻和使血压回归正常[305]，因此既可用作一期治疗，也可用于处理残留或复发[306]。主动脉瘤可发生在缩窄区周围或主动脉其他部位，手术或球囊血管成形术后均可发生。其他长期问题则由并存缺陷所致，如二叶主动脉瓣和冠状动脉疾病提前发生。主动脉缩窄与脑动脉瘤有关。然而，大多数主动脉弓缺损修复后患儿，行非心脏手术时心脏功能基本正常。

法洛四联症

解剖学和病理生理学

法洛四联症（Tetralogy of Fallot, TOF）是最常见的发绀型心脏病变（图 17-5）[307]。典型特征是 RVOT 阻塞/肺动脉狭窄、室间隔缺损、右室肥厚和主动脉骑跨。由于严重程度差异较大故临床表现广泛。肺动脉瓣下梗阻是由圆锥隔前向偏移引起，常包含动力性和固定成分[308]。几乎都存在肺动脉瓣狭窄，肺动脉主干和远端分支常表现出不同程度的发育不全。肺血流量受限和心室水平右向左分流的大小决定了发绀的严重程度。

压力负荷过重可致右室心肌肥厚。大的、非限制性 VSD 和流出道梗阻可使右室压力增加到体循环水平，而典型 TOF 的肺动脉收缩压仍然正常。RVOT 梗阻（漏斗部痉挛）严重程度增加或外周血管阻力降低，使得心内右向左分流和全身动脉去氧饱和加剧，而致发绀程度加重。未行手术纠治患儿可发生特异性重度发绀发作或痉挛性小发作；发作可由疼痛、应激和麻醉过浅所致的儿茶酚胺释放诱发，婴儿发作可由情绪不稳定造成。治疗措施包括补液以增加右室前负荷和每搏输出量、加深镇静或麻醉、避免外源性儿茶酚胺和提高外周血管阻力，以增加左向右分流或将右向左分流的血液量降到最低。虽然肺血管张力在这一生理过程中无明显作用，但应注意给氧或增加吸入氧浓度，并限制可增加肺血管张力和进一步阻碍肺血流的因素。

TOF 已知有几种类型，包括"粉红样"或轻型，和诸如肺动脉闭锁伴远端肺动脉分支缩小或中断的复杂缺陷型两种极端类型。TOF 患儿相关的心血管异常还包括心房内分流、右主动脉弓、多发 VSD、持续性左上腔静脉与冠状窦相通、完全型 AVSD 及冠状动脉起源或走行异常。

治疗方案、残留缺损、后遗症和长期预后

TOF 治疗已从最初体-肺分流姑息治疗的分期方案发展到婴儿一期、根治修复术。新生儿或小婴儿采用何种治疗方法一直存在争议[309-310]。合适的患儿可采用经皮球囊肺瓣膜成形术作为姑息性、暂时性治疗。虽然成功的 TOF 根治修复术可使大多数患儿没有症状，但术后也可能存在严重残留缺损[312,313]。肺动脉瓣反流、残余分流和主肺动脉侧支循环可致容量负荷增加；RVOT 或肺动脉残余或复发性梗阻可致心室压力超负荷，造成右心室压力升高、心肌肥厚和心室顺应性降低。

TOF 患儿需再次处理的情况包括肺血管反流、残留或复发性肺流出道梗阻及血流动力学改变明显的心内残余分流。导管介入可有效治疗肺血管梗阻，并在血管分支严重发育不良时重建血管树。放置心外管道重建右心室至肺动脉的患儿，最终会发生管道失效（狭窄或反流），需要导管介入或再次手术[314]。目前可经皮将瓣膜植入肺动脉，使一些患者免于接受瓣膜置换手术。主动脉根部扩张可致反流逐渐加重而需进一步手术。

过去大多数患儿在较大年龄行根治修复术，包括广泛右心室切开，以方便切除漏斗部梗阻和关闭 VSD。许多患儿还接受了环肺动脉下区、瓣环和瓣上区（跨瓣环补片）补片修补。尽管这种方法能有效解除梗阻，但它总是会引起肺动脉瓣反流，一般来说患者能较好地耐受反流，但病情会随时间而进展。

后期随访证实，肺动脉反流为主要的发病原因，可引起容量超负荷所致的进行性右室功能障碍、室性心律失常及其相关异常，甚至猝死。由于认识到严重肺动脉反流的长期并发症，多年来 TOF 外科治疗策略一直在重新评估和改良[315]。目前的方法是采用经心房入路闭合 VSD，漏斗部切口（如果需要）最小化，同时避免或限制跨瓣环补片尺寸[316,317]。

虽然改良手术全面改善了预后，但这些患儿接受非心脏手术的术前评估时，应询问运动耐受性以作为心肺功能状态的指标，并重新评估右室功能、残余病理及是否存在潜在的节律异常和传导障碍。回顾超声心动图数据对制订麻醉计划非常重要。磁共振成像在评价右室收缩功能、量化肺动脉反流严重程度以及评价远端肺血管床方面非常有用。如果可能也应回顾这些检查结果。电生理检查和程序性心室刺激可用于改善抗心律失常药物治疗、消融心律失常灶或植入电转复-除颤器。

矫正手术后，部分患儿出现 RV 舒张期顺应性降低，即限制性 *RV* 生理。这可能会产生急性和慢性后果。它可以降低肺动脉反流进展和右室扩张的可能性。这种情况下，右心室在舒张末压较高的情况下工作，受影响的个体除了出现室性心律异常的可能性降低外，还表现出较好的运动能力[318]。

肺动脉反流和右室功能障碍的患儿围手术期的管理目标，包括优化右室充盈、维护或支持右室功能，尽量减少增加右室做功的因素（如肺血管阻力增加、峰值吸气压力增加）。由于存在心室间依赖现象，任何影响右心室的不利因素也可能对左心室产生负性影响。

大动脉转位

解剖学和病理生理学

大动脉转位（D-transposition of the great arteries, D-TGA）时，主动脉起源于解剖性右心室，而肺动脉起源于左心室（图 17-6）。这一异常是新生儿期发绀型先心病最常见的原因。相关缺陷包括 VSD、LVOT 梗阻和冠状动脉异常。

在 D-TGA 中，体肺循环并行而非串联进行，从而导致发绀。心房、心室或导管水平的混杂对存活至关重要。大多数婴儿的初始处理包括前列腺素 E$_1$，以保持动脉导管通畅和加强循环间混合。如果受限，可能需要通过球囊房间隔造口术来扩大心房间交通。

大多数罹患 D-TGA 的新生儿除此之外还算健康，手术矫正前应主要关注心导管实验室诊疗操作或干预治疗。麻醉管理的主要注意事项与发绀有关。解剖交通和循环间混杂不足可致严重低氧血症，组织氧合受损时可发展为代谢性酸中毒。较为少见的是，尽管前列腺素 E$_1$ 治疗和解剖交替充分，但肺血管阻力增加致严重发绀。

治疗方案、残留缺损、后遗症和长期预后

几十年前，治疗 D-TGA 的方法包括心房板障（即心房转位）及改道手术（Mustard 术式或 Senning 术式），以使体循

环静脉血进入左心室和肺动脉,而肺静脉经三尖瓣导入右心室和主动脉,完成生理学纠正。右心室作为抵抗体循环后负荷而射血的心腔。这些手术在减轻发绀和使患儿存活的同时[319],会导致诸如窦房结功能障碍和房性心律失常的长期并发症[320]。主要病因包括右室进行性扩张、三尖瓣(体循环房室瓣)瓣环扩张并导致反流、和最终的右心室功能障碍或衰竭[321-323]。这个问题是除了节律异常和传导障碍之外某些患者突然死亡的原因。其他问题包括静脉通路进行性梗阻、心房板障漏及与之相关的心内分流。据报道这些患者的 RV 和 LV 对运动的反应性也有异常[324]。

动脉转换手术(即 Jatene 术式)是 D-TGA 新生儿的标准手术方法,修复并建立心室和各自大动脉之间的正常、一致关系,实现了解剖学纠正。手术过程包括在半月瓣水平以上横切动脉干,与相应的流出道吻合连接,再将冠状动脉移位至新主动脉根部,并关闭心内交通(图 17-7A-E)。恢复正常生理,使左心室能够作为体循环心腔来工作。手术效果及远期预后均很好[325-328]。术后可能出现肺动脉瓣上或主动脉瓣上梗阻。在一些患儿随访可发现新主动脉根部扩张和主动脉反流。大多数情况下心室功能正常[329]。

动脉转换术后患儿麻醉管理一般与无结构或功能性心血管异常的患儿相同。然而需注意,患儿晚期可能存在冠状动脉问题,且临床表现或常规监测难于识别。调查证实,术后可有左室壁局部运动异常、心肌灌注障碍及冠状动脉血管病变,故提示可能存在冠状动脉供血不足的风险[330-334]。因此,在这些患者中应注意这些问题。

先天性纠正型大动脉转位

解剖学和病理生理学

先天性纠正型大动脉转位的特点是心房 - 心室及心室 - 动脉的不一致(双重不一致)。存在心室反转及大血管错位。此畸形中形态学上的右心房进入解剖学左心室,收缩后将血流泵入肺动脉干;形态学上的左心房进入解剖学右心室,再将血流射入主动脉。相对于肺动脉而言,主动脉通常位于左前位,这就解释了 L 型大动脉转位(L-transposition of the great arteries, L-TGA)的命名。

由于循环已经过生理纠正,故不存在发绀。解剖学右心室在此时发挥体循环血泵的作用。常伴有其他缺陷,包括肺流出道梗阻、心室间交通和三尖瓣(左侧)异常。这种病理情况可一直未被发现,直到年龄较大,发生完全性房室传导阻滞引起的心律失常或晕厥或出现其他伴随缺陷的影响时[335]。

治疗方案、残留缺损、后遗症和长期预后

在无其他缺陷的情况下,纠正型大动脉转位患儿可多年保持情况良好。随年龄增长,常见进展性完全性房室传导阻滞[336]。有并存左室压力维持在体循环水平缺陷的年幼患儿适合手术治疗,以恢复左心室作为体循环心室[337]。这种复杂的修复称为双转位手术,把体、肺静脉血流改道的心房板障手术和动脉转位手术相结合。然而,与保守治疗相比,这种手术方案可能并不降低死亡率[338]。

对先天性纠正型大动脉转位的患儿,应长期监护其右室做功和三尖瓣功能[339]。与年龄匹配的对照组相比,患有这种疾病的患儿的总体长期存活率显著降低[340-341]。

永存动脉干

解剖学和病理生理学

永存动脉干的特征是由单一的动脉干发出主动脉、肺动脉根部和冠状动脉(图 17-8)。心室内交通位于动脉根部或动脉干瓣膜的下方。根据肺动脉从动脉干的起源可以分为各种解剖类型[342,343]。相关发现可能包括右主动脉弓、主动脉弓中断、动脉干瓣膜异常(如瓣膜数量异常、狭窄、反流)和冠状动脉异常。大约 1/3 永存动脉干患儿伴有迪乔治综合征(见第 16 章)。

患有永存动脉干新生儿的临床症状,在很大程度上取决于肺血管系统的状况。如果肺血管阻力增加,则患儿代偿良好。肺血管阻力正常性降低可致肺血增多和充血性心力衰竭相关的症状,因此应较早期行手术治疗。永存动脉干是手术修复前发生不良事件风险很高的结构性畸形之一,因为平衡肺血流和血管的阻力相当困难[344]。提示肺血管阻力降低和分流明显的生理学特征包括动脉氧饱和度增加、动脉舒张压降低(可致心肌缺血)、体循环低血压、心排血量受损和远端血管床低灌注。

治疗方案、残留缺损、后遗症和长期预后

永存动脉干的手术步骤包括从动脉干根部分离肺动脉主干、修复主动脉壁缺损、关闭 VSD 以使左室通过动脉根部输出,并放置心外右心室 - 肺动脉管道。也可在不使用心外管道的情况下建立右室流出道连续性作为替代[345]。

接受永存动脉干修复术的新生儿存活率很高[346-349]。晚期并发症包括管道失效、残余或复发性肺动脉梗阻及动脉干瓣膜问题。动脉干瓣膜功能障碍时,可能需要修补或更换。需要重点注意的是右室 - 肺动脉管道和动脉干根部的状况、半月瓣问题带来的后果及双心室的功能状态。

埃勃斯坦畸形(三尖瓣下移畸形)

解剖学和病理生理学

典型三尖瓣埃勃斯坦畸形包括巨大的帆状前小叶、顶部移位的隔叶和后叶[350-351]。常导致右心室心房化和三尖瓣反流。不同程度的右室发育不良很常见。心房间交通较常见,可致右向左分流和临床发绀。疾病的范围从轻或无症状至顽固性充血性心力衰竭[352]。新生儿出现症状意味着临床问题严重,常提示预后不良。年龄较大患儿的症状包括发绀、心悸、呼吸困难和运动不耐受。公认沃尔夫 - 帕金森 - 怀特综合征与埃勃斯坦畸形间存在关联。起始表现可能与室上性心动过速相关(据报道有 20%～25% 存在旁路)。

治疗方案、残留缺损、后遗症和长期预后

埃勃斯坦畸形患儿可无症状,而仅需保守治疗和随访。外科手术主要适用于三尖瓣反流、房间交通修补或其他相关问题。可行射频消融减轻心律失常。相比成人,儿童不太可

能需要瓣膜置换[353]。某些患儿可行腔-肺或 Glenn 吻合，作为所谓的 1 又 1/2 心室方案的一部分，以限制三尖瓣反流严重时的右侧容量负荷[354,355]。据报道，埃勃斯坦畸形手术后功能性预后和长期生存率均较好[356]。房颤在受累患儿术前和术后都很常见。

主动脉弓中断

解剖学和病理生理学

主动脉弓中断是一种罕见畸形，其特征是升主动脉和降主动脉之间存在不连续（图 17-14）。动脉导管通畅与否对中断区域远端的体循环灌注至关重要。畸形可根据中断位置进行分类：A 型发生在左锁骨下动脉远端；B 型在左颈总动脉和左锁骨下动脉之间；C 型在两侧颈总动脉之间。B 型中断是最常见的变异，其次是 A 型和 C 型。

主动脉弓中断常与后错位 VSD 有关，导致主动脉瓣下梗阻。相关畸形包括右主动脉弓、锁骨下动脉的异常起源和永存动脉干。许多有此畸形的患儿都伴有迪乔治综合征。

新生儿主动脉弓中断的表现与主动脉弓梗阻时（如充血性心力衰竭、灌注不良、心血管虚脱、休克）的动脉导管闭合情况有关，偶有差异性发绀（如右手的氧饱和度低于脚上的）。保持患儿稳定和启动前列腺素 E_1 治疗至关重要。主动脉中断的位置和并存畸形的存在可影响血压监测和脉搏血氧测定的位置选择。对前列腺素 E_1 治疗反应良好时，梗阻近端和远端区域之间无明显压差和氧饱和度差（即梗阻近端氧饱和度数值增加，而梗阻远端降低）。

治疗方案、残留缺损、后遗症和长期预后

主动脉弓中断需在出生后最初几天内手术治疗，目的是恢复主动脉弓的连续性并解决并存缺陷。目前倾向于采用一期手术修复[357,359]。病情不复杂时存活率较高[360]。修复后的问题主要涉及 LVOT[361]。可能需要再次手术，有时可行 LVOT 扩大术（如 Konno 术）；最终可能需行主动脉根部或瓣膜置换术或 Ross-Konno 手术。主动脉弓梗阻可长期发生。考虑到梗阻部位对监测有影响，麻醉医生应注意病变的解剖细节和严重程度。

冠状动脉的先天性异常

解剖学和病理生理学

冠状动脉的先天性异常包括主要分支之一起源异常、血管走行异常或涉及冠状动脉循环的病理交通[362-363]。儿童期最常见的异常包括左主冠状动脉异常起源于肺动脉（anomalous origin of the left main coronary artery from the pulmonary artery，ALCAPA）、冠状动脉-肺动脉瘘管和冠状囊瘘管（如冠状动脉与心腔之间的连接）。罕见情况下，冠状动脉异常起源于错误的（对侧）Valsalva 窦，可出现在无症状儿童和青少年[364]。在某些情况下，可见一条主要的冠状动脉走行在大动脉之间。运动时可有冠状动脉血流减少和心肌缺血，推测可能与动脉根部扩张以适应每博输出量增加有关。

临床表现因异常的性质而异。ALCAPA 在婴幼儿常常表现为严重心室功能障碍和二尖瓣反流，其本质上仍是缺血。冠状动脉连接瘘的患儿可出现心脏杂音或心室容量超负荷的表现。症状严重时表明存在充血性心力衰竭。其他冠状动脉异常可表现为心肌缺血，引起劳力性晕厥或胸痛；在某些情况下，心律失常可导致濒死事件。

治疗方案、残留缺损、后遗症和长期预后

ALCAPA 经手术治疗后，大部分患儿心肌功能恢复良好；其余患儿心肌功能改变持续存在，并可发展为扩张型心肌病；病情严重时可能需要心脏移植。少数患儿在无症状或未经任何治疗的情况下长大成人。冠状动脉瘘管有心力衰竭症状时需行导管或手术治疗。冠状动脉在动脉主干间异常走行时，有心绞痛、心肌梗死和猝死的危险。当左冠状动脉起源于右 Valsalva 窦并在主动脉与 RVOT 之间走行时，风险更大。猝死最可能发生在剧烈运动期间或运动后即刻。麻醉对冠状动脉异常的影响主要与潜在的心肌缺血、心室容量超负荷和心室功能障碍有关。

单心室

解剖学和病理生理学

单心室包括多个先天性心脏缺陷，如心室发育不全（HLHS）、房室瓣闭锁（如三尖瓣闭锁）或房室连接异常（如左心室双入口）。有时两个不同心室的病变也被视为功能性单心室范畴，因为相关缺陷可能不允许双心室循环（如不平衡的 AVSD）。

单心室生理的特征是体、肺静脉循环在心房或心室水平完全混杂。常见主动脉或肺动脉流出道梗阻。在姑息治疗的早期，优化肺、体循环之间的平衡是重要的管理策略。

治疗方案、残留缺损、后遗症和长期预后

功能性单心室生理患儿的外科治疗包括以下手术：

体-肺动脉分流术

肺血流量受限或对肺动脉导管依赖的患儿，需要在体、肺循环之间建立联系。最常采用在右锁骨下动脉和右肺动脉之间植入 Gore-Tex 管道（即右侧改良 Blalock-Taussig 分流）。手术的目的是增加肺血流量。潜在的并发症包括与肺血流量减少相关的分流障碍、和与肺血流量过多相关的充血性心力衰竭。许多因素决定了主-肺动脉分流的血流量，其中体循环动脉压至关重要。

肺动脉环缩

肺动脉环缩可限制（无或最小限度）患儿的肺血流量。处理的目的是保护肺血管床免受过大的容量和压力负荷，这是功能性单心室患儿后续治疗方案的基本要求。

肺动脉环缩带的放置可致肺动脉近端分支扭曲变形。对这些患儿的关注重点包括是否存在心内交通、相关分流、心室容量负荷、肺血流机械性受限所致的心室肥厚的后果及并存缺陷相关问题。在某些患儿中，肺动脉环缩可致心室功能障碍和房室瓣反流程度发展或加重。

诺伍德术式

当患儿存在 HLHS、HLHS 变体和其他类似血流动力学

结果的病变时，体循环血流在很大程度上取决于动脉导管的通畅程度。脑和冠状动脉血流通常以逆行的方式由发育不良的、横向的主动脉弓提供。心脏手术前新生儿管理的关键策略是优化体循环灌注以及维持肺-体循环之间的平衡[365]。这种平衡的改变表现为在体循环动脉血氧饱和度较高的情况下，依旧有全身灌注不足的表现（如低血压、乳酸酸中毒、尿量减少），提示肺血流量相对过多。

此时，增加肺血管阻力可以改善血流动力学，包括限制吸入氧浓度、使用低于环境浓度的气体混合物及通过低通气或吸入二氧化碳来增加二氧化碳分压（PCO_2）。麻醉和肌松条件下，在 HLHS 患儿对比低氧和高碳酸对体循环输出量的影响发现，尽管两种情况下均有所降低，但吸入二氧化碳使与体循环输出量改善相关的参数增加，比吸入低氧混合气体更有效[366]。与低通气相比，吸入二氧化碳作为增加肺血管阻力和改善整体临床状况的一种手段可能更受欢迎。

诺伍德手术是患有 HLHS 或类似心脏畸形的患儿三步姑息治疗的第一步，也称作 I 期单心室姑息或重建术，通常在出生后最初几天内完成[367]。外科手术包括主动脉重建或建立一个新主动脉，在固有肺动脉主干和主动脉弓之间建立沟通，使右室和体循环血流畅通无阻；通过房间隔切开术建立广泛的心房间交通；建立肺血流的来源（图 17-11）。肺血流量可以通过改良 Blalock-Taussig 分流或放置右心室到肺动脉管道来实现（Sano 术和变体）。虽然对哪种方法更优已有过争议，但仍需进行更多的研究并进行长期随访，来提供更多的信息[368-373]。需要强调的是，一期姑息治疗后，功能单心室同时负担体循环和肺循环，因此容量负荷较重。这可致心室几何结构的改变，包括进行性心腔扩张，并可能与三尖瓣反流进展、收缩和/或舒张功能受损等问题有关。

I 期镶嵌手术可作为新生儿诺伍德手术的替代。心脏介入医生和外科医生共同努力，在荧光放射影像引导下将支架穿过动脉导管，并通过胸骨正中切开将肺动脉分支环缩[374-377]。可同时或随后，根据需要对心房间交通进行扩大。

诺伍德手术结果差异较大；术后恢复良好意味着婴儿有 85% 到 90% 的存活率。术后即刻出现的问题包括肺血流量不足或过多及心肌功能下降。这种情况下，监测混合静脉血氧饱和度和脑近红外光谱有助于平衡肺、体循环。偶尔发生主动脉弓梗阻；房间隔受限的情况比较少见。治疗阶段之间死亡是诺伍德手术成功率降低的主要原因[378]。在接受右室-肺动脉管道置入的患儿中，管道狭窄与进行性发绀有关，且可导致治疗阶段之间发生严重并发症，通常需要处理或早期行二期姑息治疗[379-380]。

I 期手术后动脉血氧饱和度预计在 75%～85% 之间。围手术期管理和选择监测位置时，应考虑 Blalock-Taussig 分流术可损害同侧锁骨下动脉血流，而无法准确评估血压。这些患儿右心室泵血同时进入肺循环和体循环。虽然此时相比术前生理状况已经较为稳定，但仍然是一个相对脆弱的并行循环。这些患儿几乎不能耐受最常见的儿童期疾病和情况，诸如脱水、发烧或其他可能造成灾难性后果的应激。尽管存在这些挑战，在这些患儿已经有很多非心脏手术成功的报道，包括那些严重影响血流动力学的手术[381]。

Glenn 吻合术或半 Fontan 术

腔-肺吻合或 Glenn 吻合术（即 II 期姑息手术）是在上腔静脉与肺动脉分支间建立直接吻合（图 17-12）。在单心室生理患儿将体静脉血导入肺血管系统的序贯手术中，这是中间的一步。原始或经典 Glenn 手术是横断上腔静脉并与右肺动脉行端-端吻合。长期并发症包括动脉血氧饱和度降低，大部分情况下是由于肺动静脉瘘进展所致[382]。目前的方法是将上腔静脉与右肺动脉行端-侧吻合，以保持肺动脉连续性［即双向腔肺吻合术（BCPA）或双向 Glenn 连接术］。根据特殊解剖异常，可进行右侧、左侧或双侧 BCPA。

在单心室姑息治疗的第二阶段，另一可选手术方式是半 Fontan 术，即将上腔静脉血引流入肺循环，同时放置补片防止上腔静脉血进入右心房。这种术式离侧管道 Fontan 根治术（稍后将进行描述）又近了一步。目前，无论二期姑息治疗施行 BCPA 或半 Fontan 术，均需将体-肺动脉连接（分流或管道）进行结扎和分离。

由于肺血流量的被动特性，第二阶段的手术需要维持较低的肺血管阻力。这种方法在早期为相当多的患儿缓解了症状，同时维持血流动力学平稳[383]。将部分体循环静脉回流直接导入肺血管床，降低心室容量负荷和心肌做功的同时，降低了对单心室输出量的需求。

研究表明，伴有 HLHS 的患儿，在 BCPA 和 Fontan 手术阶段之间的死亡率为 12%[384]。危险因素包括三尖瓣反流、进行 BCPA 时患儿体重较轻。这些因素增加了患儿两姑息手术阶段之间行非心脏手术的麻醉风险。

姑息手术患儿需考虑的因素包括肺血流的被动特性、维持足够血管内容量（最低限度禁饮禁食）以增加肺血流量及限制肺血管张力显著增加。值得注意的是，峰值吸气压力较高或呼气末正压（PEEP）可使肺血流量减少。肺血流量和动脉氧合明显受肺动脉压力（等于上腔静脉压力）、肺静脉压力和肺血管阻力的相互影响。预期体循环动脉血氧饱和度在 75%～85% 之间。虽然增加肺血管阻力的因素会对肺血流量产生不利影响，但已有观察表明，在 BCPA 术后早期，中度高碳酸血症和呼吸性酸中毒可改善动脉氧合、减少氧耗，增强患儿整体氧供[385]。过度通气降低脑氧合，应予以避免[386]。术后并发症包括与侧支血管（绕开肺血流）发育相关的低氧血症，房室瓣反流和心室功能受损。

Fontan 术

Fontan 手术是功能性单心室患儿肺、体循环分离的最后一步（即 III 期重建）。使下腔静脉血液被动回流入肺血管床，同时绕过心脏，最终实现串联循环（图 17-13）。有时需在体循环静脉通路和生理性共同心房之间开窗或建立交通，允许右向左分流（pop off），这样心排血量不再仅仅依赖于肺回流血量，同时也可减轻体静脉压力慢性增加导致的问题。各种 Fontan 改良方案的共同特征是肺、体循环分离和低氧血症缓解[387]。肺血流回流无心室腔介入，主要依赖跨肺压力梯度（或跨肺血管床驱动压），并受肺血管阻力影响。该血流量决定心排血量，因此维持充足体液量和中心静脉压非常重要。

多种解剖和血流动力学有关的因素会影响 Fontan 生理[388]。关键因素包括体静脉回流通畅度、肺血管床状态、胸内压降低，体循环房室瓣膜和心室功能、体循环流出道通畅度以及心房对心室充盈的影响[389]。长期并发症与窦房结功能障碍、房室同步性丧失、房性心律失常、房室瓣膜反流、心室功能障碍、静脉通路梗阻或血栓性并发症及慢性心排血量减少引起的症状有关[390]。Fontan 术后如体静脉压力长期增加可导致肝功能损害、凝血功能障碍、蛋白丢失性肠病、节律紊乱和塑型性支气管炎。Fontan 手术后的生活质量受后期功能状态下降、再手术、心律失常和血栓栓塞性事件的影响[391-396]。对大多数患儿来说，其运动耐量下降提示心肺储备受限，表现为不能增加心脏输出量以满足做功增加的代谢需求。在某些情况下，适合采用血流动力学更佳的 Fontan 改良手术方案[397,398]。

Fontan 循环患儿围手术期管理有几点需重点关注[399,400]。影响心排血量的因素如心室前负荷、房室同步、收缩功能、后负荷和应激反应，即使轻微改变，也会对血流动力学产生不利影响。因此确保体液量充足、保持窦性心律和降低应激反应非常关键。围手术期可能还需使用正性肌力或血管活性药物以维持足够的心室功能。由于体循环静脉压力常常增加，应考虑出血的可能性及其对心室充盈的影响。这些患儿凝血功能障碍将加剧失血和随之血流动力学不稳定的可能性[401]。应考虑到慢性器官灌注减少有关的终末器官功能障碍，尤其是肝、肾系统，可能需要采取干预措施，将围手术期并发症降到最低。应妥善准备控制心脏节律或心律失常的药物或设备。

Fontan 术后气道和通气管理的重要原则。虽然自主呼吸有利于患儿的阶段性肺血流模式，但大多数情况下应首选控制通气。控制通气可最大限度减少自主呼吸期间通气不足、肺不张、低氧血症、高碳酸血症和呼吸性酸中毒等诸多因素对肺血管阻力的不利影响，限制体静脉被动进入肺循环的血量。维持 pH 和二氧化碳分压在正常范围内，动脉血氧饱和度应接近基础值。氧饱和度可能取决于 Fontan 通路上有无开窗及左右分流的程度。大潮气量机械通气会损害肺血流，因为增加的胸内压力传递到肺血管床，可增加肺动脉压力和减少体静脉回流。因此，正确使用机械通气支持非常重要。建议设置包括小潮气量和低 PEEP（使平均气道压最低）及正常或相对较短的吸气时间（即吸/呼比正常或轻度延长）。为保持适当的分钟通气量可能需要增加呼吸频率，但也应注意频率过快的可能不利影响。总目标是保持足够的肺容量、功能残气量和最佳的气体交换。现代辅助机械通气模式-例如能精确控制预设指标的压力支持通气-也适用于这类患者群体。

需要强调，无论处于姑息治疗的哪个时段，单心室生理患儿非心脏手术发生并发症的风险都很高[44]。一项回顾性研究包括 70 例单心室患者历经多次手术共施行 102 次麻醉，结果显示术后 48h 存活率为 100%，与麻醉相关的不良事件发生率为 12%。

已有腹腔镜手术用于单心室循环患者的报告[381,402-404]。腔镜手术有多种优点，但需注意气腹的生理影响、患者体位（Trendelenburg 仰卧头低位或反向 Trendelenburg）、和二氧化碳张力增加等对心肺功能损害的可能。用食管超声评估单心室患者的心功能发现，腹腔镜胃造瘘管期间，心肌缩短分数呈可逆下降[405]。众所周知，单心室患者对手术相关并发

症（如气体栓塞、气胸和纵隔气肿）的耐受性较低，从而增加了不良事件的风险。手术过程中麻醉手术团队内部沟通必不可少。如有血流动力学、氧合或通气困难，应考虑早期降低气腹压改善腹腔内压力或转为开放手术。

总结

非心脏手术可在先心病患儿安全、有效施行。全面了解患儿心血管解剖、生理和潜在的血流动力学变化，对指导围手术期管理和获得最佳预后至关重要。许多先心病患儿婴儿期即已接受完全修复，因此在非心脏手术时血流动力学可正常或接近正常，这些患儿对常规处理耐受良好。但是，应特别注意已知风险增加的患儿，特别是存在缺损未修复或已接受姑息性治疗的患儿。充血性心力衰竭、发绀、肺动脉高压、低龄、严重残留缺损或后遗症等因素会增加围手术期风险的发生率。

先心病病史患儿麻醉管理的重要目标之一是减少与心脏相关的并发症，并将不良预后的可能性降到最低。为实现这一目标应提倡多学科合作；相关医务人员共同努力，采用可降低麻醉和手术风险的围手术期最佳策略。正确预估相关风险可以减少并发症的发生，并便于遇到困难时进行及时和适当的处理。此外围手术期管理团队成员间的良好沟通至关重要。

（常晶　马宁 译，张马忠 校，宋兴荣　上官王宁 审）

精选文献

Brown ML, DiNardo JA, Odegard KC. Patients with single ventricle physiology undergoing noncardiac surgery are at high risk for adverse events. *Paediatr Anaesth*. 2015;25(8):846-851.

This is a retrospective review of all patients who underwent single-ventricle palliation at a single institution with the goal to assess outcomes related to noncardiac surgery. The study identified 417 patients with single-ventricle physiology who underwent a palliative procedure. Of these, 70 patients (16.7%) underwent 102 anesthetics for 121 noncardiac procedures. The study observed no mortality during or after noncardiac surgery; however, a high rate (11.8%) of intraoperative and early postoperative adverse events was identified in this patient population.

Chau DF, Gangadharan M, Hartke LP, et al. The post-anesthetic care of pediatric patients with pulmonary hypertension. *Semin Cardiothorac Vasc Anesth*. 2016;20(1):63-73.

This work presents an excellent review regarding the perioperative care of pediatric patients with pulmonary hypertension. The paper addresses topics such as current concepts related to the condition, preanesthetic preparation, risks factors for adverse events during postanesthesia care, and postanesthetic disposition.

Faraoni D, Zurakowski D, Vo D, et al. Post-operative outcomes in children with and without congenital heart disease undergoing noncardiac surgery. *J Am Coll Cardiol*. 2016;67(7):793-801.

This study compared the incidence of mortality and major adverse postoperative outcomes following noncardiac surgery in children with and without CHD using a pediatric database of the American College of Surgeons National Surgical Quality Improvement Program. The review identified 4520 children with CHD who underwent noncardiac surgery. Children in each of three subgroups consisting of minor, major, and severe CHD were matched and compared with controls without CHD who underwent noncardiac surgery of comparable complexity. It was found that children with major or severe CHD who undergo noncardiac surgery have an increased risk of mortality with a higher incidence of life-threatening postoperative outcomes compared with children without CHD.

Matisoff AJ, Olivieri L, Schwartz JM, et al. Risk assessment and anesthetic management of patients with Williams syndrome: a comprehensive review. *Paediatr Anaesth*. 2015;25(12):1207-1215.

The article is a comprehensive review addressing the clinical manifestations of Williams syndrome and proposing a protocol for risk assessment based on current literature. The paper also provides recommendations for preoperative evaluation and management of anesthesia in affected low-, moderate-, and high-risk patients.

Ramamoorthy C, Haberkern CM, Bhananker SM, et al. Anesthesia-related cardiac arrest in children with heart disease: data from the Pediatric Perioperative Cardiac Arrest (POCA) registry. *Anesth Analg*. 2010;110:1376-1382.

This is a report from the Pediatric Perioperative Cardiac Arrest (POCA) registry on anesthesia-related cardiac arrests, with a focus on children with heart disease. The data were provided by many North American institutions. Children with heart disease who suffered a cardiac arrest were sicker that those without heart disease and more likely to suffer arrest from cardiovascular causes. Mortality rates were greater for those with heart disease. The events were more likely to occur in the general operating room compared with the cardiac setting. The subset of children with a single ventricle was the most common category of heart disease to suffer cardiac arrest. Children with aortic stenosis (e.g., Williams Syndrome)

and cardiomyopathy had the greatest cardiac arrest–related mortality rates.

Williams GD, Maan H, Ramamoorthy C, et al. Perioperative complications in children with pulmonary hypertension undergoing general anesthesia with ketamine. *Paediatr Anaesth*. 2010;20(1):28-37.

This is a retrospective study in children with pulmonary arterial hypertension to determine the nature and frequency of periprocedural complications and to assess whether ketamine administration was associated with complications. In this cohort (68 children), the incidence of cardiac arrest was 10% for major surgery, 0.78% for cardiac catheterization, and 1.6% for all procedures. There was no procedure-related mortality. Ketamine administration was not associated with an increased rate of complications.

参考文献

第 24 章　神经病学及神经肌肉疾病精要

24

PETER M. CREAN, SANDYA TIRUPATHI

　　神经系统疾病在儿童期很常见，其多样性的临床表现和并发症可能需要在麻醉下进行诊断和外科治疗。与其他儿童一样，此类疾病患儿也会罹患同样的急性疾病，如急性阑尾炎。许多神经系统疾病对需要在复杂的自主控制下发挥功能的身体其他系统产生深远的影响。例如，延髓性肌肉功能障碍的患儿因为保护性反射受损，在围手术期易发生反流和误吸。慢性病患者服用的药物可能与麻醉药物产生相互作用，甚至通过特定的方式导致潜在的功能紊乱。随着分子遗传学的发展，这些相互作用的机制越来越明确。麻醉医生必须了解患者潜在的神经或神经肌肉状况及其对麻醉管理的影响，以改善围手术期的预后。

一般注意事项

　　"神经系统疾病"一词涵义广泛，可以是极轻微或非常严重影响的疾病（表 24-1）[1-5]。这些疾病患儿可能有某种程度的身体、认知或其他复合缺陷。许多身体严重残疾的患儿智力正常，有能力决定其治疗方案。轻度认知障碍患儿可能希望通过咨询来选择其治疗方案；尤其是青少年必须参与决策[6]。这种方法对于管理那些习惯于思考健康问题的慢性疾病患儿和那些对希望如何治疗其疾病有强烈而明确意见的患儿尤为重要[7]。

　　在准备为这些患儿实施麻醉时，医生必须对他们和他们的病情深入了解。不应假设他们的理解水平，也不应假设他

表 24-1　神经系统疾病

名称	患病率
脑瘫：所有类型	2.2/1 000 活产儿
癫痫	5～10/1 000 各年龄段
中枢神经系统肿瘤	1～5/1 000 各年龄段
神经肌肉疾病（所有年龄）	1/2 900 所有人群
先天性肌病	1/28 600
进行性肌营养不良	1/3 500
强直性肌营养不良	1/12 000
肢带型肌营养不良	1/90 000
脊髓性肌萎缩	1/74 000
线粒体异常	11.5/100 000 各年龄段

们和他们的父母对可供的选择如何看待[8]。过去将慢性神经系统疾病患儿排除在全方位治疗选择之外是可以接受的做法，而现在必须把所有的治疗选择都包括在内[9]。

　　有各种慢性疾病患儿的父母通常习惯于应对医疗状况，并且常常会仔细考虑各种治疗的影响。他们最了解他们的孩子，通常最有资格为其做出治疗方面的决定。互联网的广泛使用帮助许多家长了解他们孩子的情况和可能的干预措施[10]。他们的目标通常完全一致，这些知识可能有助于医生与患儿和家长合作，确定最佳治疗方案。有时由于信息来源不可靠，治疗方案可能对特殊的患儿不准确或不合适[11]。错

误的信息会给专业人员带来困难,尤其是当父母和患儿的预期与临床医生认为对患儿最有利的选择间存在明显差异的时候。手术团队成员通常参与获得知情同意的最重要过程,由于麻醉可能是治疗过程中风险最大的一部分,因此,麻醉医生必须参与知情同意的过程。

神经系统疾病患儿通常有一个医生长期监督他们的治疗,而这个人应当参与决策过程。对于择期手术,外科医生应在做出为患儿进行手术的决定后尽快与患儿的长期儿科专科医生和麻醉医生建立联系,告知他们该患儿拟行的手术,并征求他们的意见以优化围手术期管理。应早期评估影响患者麻醉管理的各种因素,如认知、沟通和行为问题、共存疾病以及药物治疗等[12]。对于可能正在接受长期呼吸支持的患儿应考虑其目前的治疗,包括咳嗽辅助装置和机械通气。

对于一些有神经系统疾病的患儿来说,可能存在口头交流困难。使用与年龄相适应的辅助沟通设备可能有助于确保医生和患者之间的开放式交流[12]。应尊重和理解父母的护犊之情,因为他们过往的经历、压力、挫折、愤怒可能会使其对孩子存在内疚感[13]。必须根据发病率、死亡率和改善生活质量的可能性来评估每一种手术。必须与父母或监护人明确客观地讨论所有方面的问题,并签署知情同意书。

负责为患儿提供紧急治疗的临床医生必须具备管理神经障碍患儿所需的知识和技能。在紧急情况下可能需要进行术前评估;因此父母持有患儿以往的诊断和治疗记录尤为重要。麻醉诱导前应对现有合并用药、既往史和并发症史(如呼吸功能不全、电解质紊乱或心脏、肾脏或肝功能不全)等情况了解透彻。对于术后可能出现肠梗阻而需要从口服药物改为静脉注射药物的患儿来说,癫痫药物的具体管理计划非常重要。

静态神经障碍

脑性瘫痪(脑瘫)

脑瘫是由于未发育成熟的大脑受损或发育不正常造成的运动、肌肉或姿势障碍性疾病。脑瘫的患病率在活产儿中为1/500[14],其中早产儿约占40%。尽管患儿发生脑瘫与早产、低出生体重、胎盘功能不全、母体感染和发热、宫内感染、宫内生长迟缓、颅内出血和外伤有关,但80%的病例是产前即获得且没有明显的致病原因。出生并发症(包括窒息在内)约占这些病例的6%。脑瘫(10%)的产后原因通常由感染(如细菌性脑膜炎和病毒性脑炎)、外伤(如车祸、跌倒、受虐待)或代谢紊乱(如高胆红素血症)引起[15,16]。

脑瘫的分类取决于严重程度、分布和运动缺陷的性质。随着包括MRI在内的现代成像技术的出现,对脑瘫发病机制的认识有了显著的提高[17-19]。临床特征通常根据运动缺陷的类型、分布和严重程度进行分类(表24-2)。单个肢体受累称为单瘫,身体一侧的两肢受累为偏瘫,下肢受累为截瘫或双瘫,三肢受累为三肢麻痹,四肢均受累为四肢麻痹或四肢瘫痪。运动缺陷可能表现为低血压、痉挛或锥体外系特征,如舞蹈样/张力障碍运动、运动障碍或共济失调。描述性分类包括神经功能缺损、严重程度和分布(如痉挛性截瘫或截瘫-肌张力障碍性偏瘫)。严重程度不同的脑瘫用轻瘫或麻痹等术语来表示。

脑瘫患儿需要进行神经影像学检查以确定其诊断和潜在的病因。尽管一些医疗中心使用口服镇静剂(如咪达唑仑或水合氯醛)进行神经影像学检查,但仍有许多患儿需要在全身麻醉下进行检查。由于其相关的并发症(如呼吸、胃肠、神经肌肉和骨科疾病)、常见的手术情况和需要治疗的脑瘫特有的问题,脑瘫患儿可能在一生中需要经历麻醉药物[20-22]。

表24-2　脑瘫

原因和类型	运动障碍	分布	并发症
低张力性 • 综合征 • 发育不全 • 缺氧-缺血	低轴性 各种肢体性 深腱反射通常增强	弥漫性	学习障碍 癫痫 喂养困难 听力或视力受损 呼吸道感染
痉挛(锥体系) • 缺氧-缺血 • 血管性	增强型:锥体系性 深层肌腱反射增强	单瘫 双瘫 偏瘫 三瘫 四肢瘫痪	癫痫 挛缩 喂养困难 学习困难
运动障碍(锥体外系) • 缺氧-缺血 • 新生儿高胆红素血症 • 代谢问题	非自主性活动:通常是手足徐动症、肌张力障碍和运动障碍的混合型	可能弥散到四肢或局限于一个或多个肢体 常与挛缩共存	听力障碍 挛缩 智力可正常
共济失调 • 大脑发育不全 • 罕见综合征	通常全身性躯干和四肢共济失调 可能并存挛缩	可能弥散性,但常与痴呆有关	平衡力差,言语困难,精细运动技能差
混合型	可能合并上述所有情况	通常弥散性	混合上述所有情况

许多并发症会影响到麻醉管理。了解脑瘫的病理生理学和并发症可以帮助麻醉医生预测和预防围手术期并发症。

多系统并发症

大多数脑瘫患儿存在明显的口部运动功能障碍，当合并有胃食管反流时，可能会导致胃内容物反复误吸入呼吸道、呼吸储备减少、食管狭窄和营养不良[23]。常用的手术包括胃底折叠术、胃造口术和食管扩张术[12]。缺乏运动、缺水和不良饮食习惯易使脑瘫患者出现肠淤滞和便秘，如果病情严重，可能导致粪便阻塞。营养不良可能抑制免疫反应，此外电解质失衡和贫血也很常见。因此术前非常有必要对这些情况进行评估。

肺部并发症是脑瘫常见的死亡原因。胃食管反流导致的误吸是其主要原因，而口腔分泌物过量、延髓功能障碍、反复呼吸道感染和慢性肺病是导致其加重的因素[24,25]。脊柱侧弯也可能限制肺脏功能，心肺受累的情况取决于脊柱弯曲的类型和弯曲的严重程度（见第 32 章）[12]。

中重度脑瘫患儿最常进行的手术是骨科矫形手术[12]。包括缓解痉挛的肌腱松解术、截骨术、髋关节内收肌术和髂腰肌松解术等[26]。骨科手术的发展趋势是在一次全身麻醉下对患儿施行多个手术操作-涉及所有四肢不同程度的肌腱或截骨术，而不是在多次手术中分期进行[12,20]。脊柱侧弯通常需要手术来防止肺功能进一步恶化，并稳定脊柱以促进行走和坐姿。对于进展性弯曲＞40°～50° 的患儿需考虑进行脊柱融合术[27]。

肉毒杆菌毒素注射通常用于减轻患儿的肌肉痉挛，可以在给或不给镇静剂的情况下进行，但全麻下对患儿进行肉毒杆菌毒素注射更常见。在评估患儿是否需要镇静或麻醉时，应考虑其是否需要重复治疗（每 3～6 个月一次）和是否需要使用神经刺激器来确定针的正确位置。

大约 30% 的脑瘫患儿患有癫痫。在痉挛性偏瘫和四肢瘫痪的脑瘫患儿（特别是有新生儿脑病史者）中多见（53%），而在共济失调和手足徐动症脑瘫患儿中少见（29%）。继发性全身性和局灶性癫痫在这些患儿中经常发生。抗惊厥药应维持到手术当天（给药直至手术当日的早晨），并在术后尽快恢复给药[12,28]。

脑瘫麻醉注意事项

必须了解脑瘫患儿的多系统并发症及其针对性治疗，以尽量减少围手术期并发症。危险因素包括：无法行走、严重的神经功能缺损、严重的认知功能障碍、严重的脊柱侧弯、营养不良以及存在胃造口或气管造口[20]。病情严重的患儿可以在术后接受最佳管理，进入儿科重症监护室，在提供全面监测、最大支持和积极呼吸治疗的基础上提供镇痛；在病情稳定后，他们可以转移到普通病房中继续治疗。

应回顾患儿正在接受的所有药物治疗，包括抗惊厥药、抗反射药和抗痉挛药。巴氯芬会产生急性戒断症状，因此不能突然停用。口服丹特罗琳也被用来减少痉挛。巴氯芬和丹特罗琳会导致身体虚弱，由于这些抗痉挛药物可以使麻醉恢复期间呼吸恢复延迟，因此需要减少肌松药的用量。

这些患儿的智力大多高于平均水平。他们在面对麻醉

时的情感和认知问题和其他人一样，包括可能需要术前用药来缓解术前焦虑。合并有痉挛的患儿（特别是上肢痉挛者）可能存在建立静脉通路的困难。如果胃食管反流未经控制，则应考虑快速顺序诱导。虽然这些患儿有外周运动障碍，但静脉注射琥珀酰胆碱只能产生正常的钾离子释放[29]，尽管有证据表明会引起突触外乙酰胆碱受体增加[30]。需特别注意该类患儿麻醉维持和复苏的情况，包括最低肺泡有效浓度（MAC）降低[31]、存在肌松药抵抗[32]以及双频指数（BIS）降低的可能[33]。如有发生呕吐的可能则应作好气道保护措施。

这些患儿疼痛反应正常，因此对待其疼痛不能像截瘫患儿一样处理。如果患儿没有行脑室-腹膜分流术，骶管或硬膜外镇痛则可能是围手术期合适的疼痛管理方法[34]。本书第 44 章介绍了神经认知障碍患儿围手术期疼痛的处理和评估方法。

神经系统畸形

小儿神经系统畸形临床上较常见，也是其早期死亡的常见原因。神经板的出现表明，中枢神经系统在 2 周龄的胚胎中发展非常迅速，并持续到出生后几年。中枢神经系统畸形的原因在很大程度上并未明确，但在发生特定类型的畸形时，发生的时间点比损伤的性质更重要。致病因素包括：母体用药史，如与神经管缺陷（neural tube defects，NTD）相关的丙戊酸钠；感染，如巨细胞病毒，在妊娠的不同时间可引起各种脑损伤；毒素，如酒精；维生素缺乏（如叶酸）和遗传性疾病。以往由于诊断手段受限，通常需要尸检来查明导致临床疾病的神经病理学改变。现在 MRI 在很多病例中可以提供充分的影像图像来帮助诊断疾病（如大脑皮质发育不良）[35]。

神经管缺陷：颅脊髓闭合不全（NTD）

NTD 的胎儿发生率为每 10 000 例中妊娠 17 例，活产发生率为每 10 000 例中 5.7～6.7 例。NTD 是胚胎发育早期神经管发育不正常所致的一组先天性缺陷。NTD 包括无脑、脑膨出和脊柱裂。

NTD 是多因素引起的，其中遗传和环境因素最重要。大约 10% 的 NTD 是由染色体异常引起，如三体（即 18、13 和 21）、三倍体和 22q11 染色体微缺失。某些环境因素包括叶酸缺乏、母体抗癫痫药物（丙戊酸盐、苯妥英、卡马西平和多种药物）治疗、维 A 酸和母亲糖尿病。

孕前叶酸补充可使 NTD 的患病率降低 30%～50%[36,37]。在产前超声检查的同时，还对血清甲胎蛋白水平升高、人绒毛性素水平降低、未结合雌三醇水平降低的孕妇进行筛查；对检测结果呈阳性的病例应及时终止妊娠进一步降低了 NTD 的发病率[38]。

无脑症是由于在受孕后第 23 天到第 26 天之间，神经管无法关闭造成的一种致命性疾病。其会导致神经元结构错乱和颅骨缺失[35]。这些胎儿的某些大脑深部结构可能保持完整，脑干也可能发育正常，在后一种情况下可能会形成正常的呼吸和心血管功能，使婴儿能够在出生后存活数小时或数天。头部和大脑的其他结构，包括眼睛、面部和垂体，

可能无法正常发育。无脑儿通常是盲而聋，且不能感觉到疼痛。

脑膨出是指脑组织连同其被覆的硬脑膜经颅骨和皮肤缺损区膨出颅外的疾病（图 26-12A）。其可能与其他脑畸形有关。前脑膨出与大脑皮质、眼眶结构或垂体异常有关。后脑膨出与脑组织或小脑组织有关，后者通过后颅骨缺损膨出。鼻内脑膨出可能很难被发现。

这些缺陷的长期生存和预后不良。修复性手术是唯一的治疗方法，偶尔会放置分流器以治疗脑积水。此类婴儿大多数死亡，而幸存者常存在严重的神经发育障碍。这些患儿大多存在脑积水[39]。

脊柱裂是指背部中线结构形成不正常或形成不完全的畸形（图 26-12b）[35]。皮肤、骨骼和神经结构可能单独或共同受累。先天性脊髓畸形可能单独存在或与大脑异常有关。如果缺陷严重或呈开放状态（如脊柱裂）则可能在出生时发现，如覆盖脊柱缺陷的皮肤是完整的（如隐性脊柱裂）则可能在儿童后期发现。患有小脑扁桃体下疝畸形的患儿可能出现颈髓或延髓缺损，使他们面临呼吸窘迫的风险（图 26-13 和图 26-14）。脊髓缺损的患儿罹患感觉缺陷的风险更高，因此精心的皮肤护理和安置对于防止压力性溃疡和神经病变关节的损伤至关重要。

隐形脊柱裂无神经组织或覆盖组织突出，因此覆盖的皮肤外观完整或正常。在许多情况下，多毛的斑块或真皮窦（即骶骨窝）可能与脑膜相通，或附着在脊髓或脂肪瘤上，导致覆盖在骨缺损上的脂肪呈肿胀状态。脊髓可能与这些结构连接而被拴在一起，使其在手术或生长过程中（特别是在青春期），容易受损伤。脊髓形成可能异常，当神经组织生长速度慢于周围骨骼时（如脊髓纵裂），软骨或骨刺会在生长过程中损伤或分开脊髓。这些患儿脊髓终止的位置可能异常低，因此骶管阻滞可能不适用。

囊性脊柱裂是最常见的脊柱闭合不全类型，表现为背部明显病损。此缺陷可能在产前或出生时被诊断出来。异常发育的脊髓可能被一层脑膜覆盖（如脑膜膨出），也可能未被覆盖（如骨髓脊膜膨出）。病变的脊髓水平是病情轻重的主要决定因素。为防止感染和进一步损害神经组织，骨髓脊膜膨出的患儿需要在出生后几天内行修复术。患儿可能出现脑脊液漏或硬脑膜破裂，导致需要在术前进行治疗处理的血管内容量和电解质异常。

出生时发现缺陷后，由多学科团队（即儿科医生、神经内科医生、神经外科医生、骨科医生等）在专家中心进行优化管理，该团队能够预测、预防和治疗并发症，并协助进行患儿长期管理。由于脑脊液流动性中断，患有闭合不全的患儿经常会出现术后脑积水，通常需要行脑室-腹腔分流术。这些患儿的远期并发症（包括截瘫、神经源性膀胱、肠或肾功能不全、营养性肢体变化、压力性溃疡、关节挛缩和脊柱侧弯）可能需要手术修复和后续干预。患有 NTD 的患儿如果反复接触乳胶制品（他们没有乳胶过敏的遗传倾向），可能会发生乳胶过敏。为防止乳胶过敏，这些患儿应该在无乳胶环境中予以照顾。第 26 章介绍了 NTD 的麻醉注意事项。

小脑扁桃体下疝（Chiari）畸形

神经系统的小脑扁桃体下疝畸形可能与其他异常共存，并在新生儿期或生命早期的晚些时候表现出来（表 24-3）。

表 24-3　Chiari 畸形

类型	主要特征	相关畸形	神经系统特征
Chiari Ⅰ	小脑扁桃体下端疝出枕骨大孔平面 5mm 以上	脊髓空洞症（20%～70%）；脑积水	晚发（>12 岁），颈髓征象；四肢轻瘫，上肢感觉障碍
Chiari Ⅱ	小脑扁桃体向下移位，小脑蚓部第四脑室及脑干脊液流动受阻	幕上和幕下异常；几乎所有的脊髓脊膜或脑膜膨出	出现于新生儿，头颅畸形，颅内压升高，脑神经麻痹，脊髓征
Chiari Ⅲ（罕见）	小脑向下移位并向后脑膨出，第四脑室延长	后脑缺损；颈部脊柱裂 ± 裂颅	出现在有脑积水 ± 脑干颈髓征的新生儿
Chiari Ⅳ（极罕见）	小脑发育不全或原发性小脑发育不全	经常没有	± 共济失调

Chiari Ⅰ型：这是最轻微的后脑畸形，其特征是小脑扁桃体通过枕骨大孔向后移位超过 5mm。尽管第四脑室可能很小且有轻微变形，但脑干和第四脑室保持相对正常的位置。尽管 Chiari Ⅰ 型畸形的范围通常与其他大脑异常无关，但此类畸形有 20%～70% 的患者伴有脊髓空洞症，这取决于脊柱和颅骨之间正常脑脊液流动中断的程度和范围。适当的枕骨大孔和上颈椎的手术减压是神经功能障碍、症状性脊髓灰质炎或脑积水的首选治疗方法。如果单凭颅颈减压不能减轻脊髓灰质炎所致的压力升高，脑积水者则需要脑室-腹腔分流，需脊髓引流者则行脊髓造口术或脊髓分流术。

Chiari Ⅱ型：是比 Chiari Ⅰ 型畸形更广泛和复杂的异常，有幕下和幕上异常。其发病率占出生率的 0.02%，女性是男性的两倍。小脑扁桃体、小脑蚓部、第四脑室和脑干从后颅窝通过一个宽的大孔突出，在第四脑室出口处阻碍 CSF 的流动。偶尔第四脑室会被"困住"或被包围，并扩大以显示正常或扩张。Chiari Ⅱ 型畸形几乎都出现脑膜膨出或脊髓脊膜膨出，有些伴有脑积水。

Chiari Ⅲ型畸形很少见。其特征为在 Chiari Ⅱ 畸形基础上出现后颅窝内容物疝入相关枕部或高位颈部出现颅内容物膨出。这类患者有严重的神经系统缺陷且预后不良。

Chiari Ⅳ型畸形现象存在争议，且非常罕见。许多文献作者认为原发性小脑发育不全的特征是 Chiari Ⅳ 型畸形，但它必须与小脑"消失"相关的 Chiari Ⅱ 型畸形进行区别。在原发性小脑发育不全的患者中，有残存的小脑（如前四角小叶）、正常脑干、正常大小的后颅窝和正常的脊髓。无脊髓脊膜膨出则排除 Chiari Ⅱ型畸形[40]。

脊髓空洞症

脊髓内的胶质细胞空化引起脊髓空洞症。通过 MRI 可以提供脊髓和充满液体的管状空间的图像，这大大简化了诊断过程[35]。尽管 Chiari Ⅰ型畸形的范围通常与其他大脑异常无关，但20%～70%的此类患者发现存在脊髓空洞症，其严重程度还取决于脊柱和颅骨之间正常脑脊液流动中断的程度。脊髓空洞症表现为分离的感觉丧失，导致疼痛和温度感觉的丧失或损害，此情况通常发生在上肢，可能引起手指和神经病变关节的营养改变。随后可能会发展成麻痹和反射降低。下肢可能出现锥体征，一些病变可能向上延伸（即脊髓灰质炎），并产生下脑干征，如喘鸣音和喉痉挛（即声带麻痹）。

脊髓空洞症的治疗存在争议，尤其对无症状的病变争议更甚。由于脊髓空洞症进展缓慢或根本没有进展，因此治疗可能集中在相关的疾病上。

适当的枕骨大孔和上颈椎的手术减压是神经功能障碍、症状性脊髓空洞或脑积水的首选治疗方法。如果单凭颅颈减压不能缓解脊髓空洞内的压力，脑积水者则可能需要脑室-腹腔分流术，而需脊髓引流者则行脊髓造口术或脊髓空洞分流术。

脑积水

脑积水是指颅内脑脊液（cerebral spinal fluid，CSF）体积增加（特别是脑室内脑脊液体积增加），同时伴有典型体征和症状的颅内压（intracranial pressure，ICP）升高。这是由于 CSF 分泌过多或大脑引流受阻所致[39]。实际上，脑脊液产生过度导致脑积水的病因不常见；这些病例中最常见的病因是由脉络丛肿瘤导致。脑脊液引流受阻是脑积水的常见原因，其他原因包括：脑室出血、小脑扁桃体下疝畸形、脑肿瘤、先天性梗阻和脊髓脊膜膨出。脑积水可伴有慢性或急性 ICP 症状。患儿通常表现为头痛和易怒，但随着 ICP 的增加，症状和体征会逐渐发展为嗜睡、癫痫、呕吐和眼肌麻痹。在婴儿中，其表现为头部生长加快、前囟肿胀、喂养不良、落日征和发育迟缓。若不治疗可能导致意识水平降低、动眼神经麻痹、瞳孔对光反应迟缓、心动过缓，最终导致呼吸停止。脑积水的诊断通常由神经影像学证实，在紧急情况下最常用计算机断层扫描（CT）确诊，其次是用 MRI。

手术是治疗脑积水的最终方法。它通常需要置入一个引流系统，将脑脊液从大脑分流到身体的另一个部位（图26-11）。在置入分流器后，应密切监测患儿是否有分流器并发症，包括感染、分流器阻塞或断裂以及 CSF 引流过度。第26章讨论了治疗脑积水的麻醉注意事项。内镜下脑导水管成形术或第三脑室造口术可能有助于缓解梗阻性脑积水。

腹侧感应障碍

前脑无裂畸形是指胚胎的前脑无法发育成具有正常连接的两个大脑半球的一种头颅疾病[35]。有三种类型：

1. 大叶：半球几乎完全分离，胼胝体几乎不存在。

2. 半叶：两个大脑半球在后半球分开，在前半球间连接。前方胼胝体缺失，丘脑在中线融合。

3. 无叶：未分离的小前脑具有背囊，可能含有一些皮质。面部严重缺陷，可能包括环眼（单眼眶融合的眼球）、猴头畸形（单鼻孔）和中线唇裂。

相关的畸形（如先天性心脏病、头皮缺损、多指畸形）很常见。一些患儿可以确定有染色体异常，这些患儿可能出现复杂的综合征。诊断有赖于使用 MRI 对内外部形态的仔细描绘后进行遗传学的评估。相关并发症（包括脑水肿、内分泌失调以及复杂的严重残疾）通常会使患儿寿命短于预期寿命。

大脑皮质发育障碍

大脑皮质的畸形种类繁多。皮质发育畸形（malformations of cortical development，MCD）逐渐被认为是导致癫痫和发育迟缓的重要原因。据估计，高达40%的难治性癫痫患儿患有皮质畸形。MCD 包括一系列具有各种潜在遗传病因和临床表现的疾病。高分辨影像大大提高了对 MCD 的认知[41]。不同阶段的发育障碍导致了各具特点的 MCD。神经形成障碍可引起小头畸形（小脑）或大头畸形（大脑）。早期神经母细胞迁移障碍导致脑室周围异常（神经元位于脑室沿线）。而后期迁移的异常则导致无脑回畸形（滑脑）或皮质下异位（皮质下存在异位神经元的滑脑）。异常的神经元迁移抑制表面光滑无脑回畸形导致的神经元过度迁移。最后，神经组织的紊乱导致多小脑回（异常的小脑回和脑沟）。MRI 能够增进这些特征识别和分类。

环境因素和基因异常已经被证实为许多此类畸形的病因，基因的紊乱可产生一种多系统综合征。涉及的一些基因包括 *LIS1* 基因、4P-（Wolf Hirschhorn 综合征）和 17P-（Miller-Dieker 综合征）。尸体解剖证实妊娠早期的宫内损伤与这些基因异常密切相关。幸存的胎儿可能没有任何症状，也可能存在严重且复杂的神经功能障碍。

进行性神经系统疾病

原发性脑肿瘤

原发性脑肿瘤的小儿发病率为2.6/10万，占所有小儿恶性肿瘤的15%～20%。除髓母细胞瘤和生殖细胞瘤男性占多数外，其他肿瘤男女比例相当。1/3的小儿恶性肿瘤发生在5岁前，75%发生在10岁前[42]。中枢神经系统肿瘤是仅次于白血病的小儿第二常见肿瘤。幕上肿瘤在2岁或3岁时很常见，幕下肿瘤则主要发生于4岁至10岁。这些肿瘤中的2/3位于幕下，其余1/3位于幕上（表24-4）[43]。10岁之后，肿瘤在大脑的这两个部位中发生频率相同。基于细胞来源和恶性程度将肿瘤从Ⅰ级（良性）到Ⅳ级（恶性）进行病理分类[44]。

临床表现取决于患儿年龄以及肿瘤位置。患儿通常表现为易怒，头围增大，发育不全，发育落后。年长的患儿会出现头痛、恶心呕吐、癫痫发作、步态紊乱和视觉缺陷。幕

表24-4 常见儿童中枢神经系统肿瘤

肿瘤类型	占比*/%	临床特点	治疗方法	生存预后
髓母细胞瘤	14～20	急性共济失调 ↑颅内压	手术切除+放疗和儿童化疗<2年	5年生存率75% 10年生存率50%
小脑星形细胞瘤(80%囊性)	15～20	亚急性-慢性共济失调 头歪斜 ±↑颅内压	手术切除	若完全切除,5年生存率100%
后颅窝室管膜瘤	6～10	脑神经麻痹 颈强直共济失调 ↑颅内压	手术切除 放疗	5年生存率40%,5年以下14%
脑干胶质瘤	6～16	脑神经麻痹 长束征 ↑晚期颅内压	实体活检,根据年龄及细胞分型,如可能则放疗±化疗	生存率取决于细胞类型
颅咽管瘤	6～10	内分泌失调 ↑颅内压 视力障碍	手术治疗 激素疗法	存活率不定
视神经胶质瘤	3～5	眼球突出,↓视力相关疾病(如神经纤维瘤病I型)	治疗方法有争议需遵循个体化原则	存活率不定
松果体区肿瘤	<2	↑颅内压 无法上视	手术治疗±放疗	存活率不定
半球胶质瘤	25～30	α位:↑颅内压,癫痫,局灶性神经功能缺损	手术治疗±放疗±化疗	取决于细胞类型
脑膜瘤	<2	↑颅内压 癫痫发作	手术治疗	存活率不定
神经节细胞瘤与胚胎发育不良性神经上皮肿瘤(DNET)	1～5	局灶性癫痫	手术治疗	预后好 癫痫科治愈
原始神经上皮肿瘤(PNET)	1～2	↑颅内压 局灶性神经功能缺损	手术治疗+放疗	预后差
各种细胞类型脑室内肿瘤	5	↑颅内压:脑水肿	分流+手术切除	存活率不定
不同细胞类型基底核肿瘤	5	偏瘫,肌张力障碍	若恶性则定向放疗	取决于细胞类型

　*占所有儿童中枢神经系统肿瘤比例。
　±,有或无;↓,减少;↑,增加。

上肿瘤可表现为癫痫发作、局灶性神经功能缺损、人格改变、视野缺损(视神经胶质瘤)和内分泌功能障碍(颅咽管瘤)。幕下肿瘤表现为小脑共济失调(髓母细胞瘤、小脑星形细胞瘤)、恶心和呕吐、颅内压增高(室管膜瘤)和脑神经及锥体束征。如果病变增大迅速,会伴有明显的脑水肿或脑脊液回流障碍,导致颅内压增高。若肿瘤出血,会使颅内压急剧升高,并伴随相关症状和体征,需紧急治疗。如果不进行治疗,随之会发生脑干失代偿和死亡。

原发性脑肿瘤通常可通过MRI和磁共振波谱(magnetic resonance spectroscopy, MRS)来诊断。组织活检可以确诊肿瘤,但是并非每次都能获得满意的病理组织。对脑脊液行显微镜检可发现肿瘤细胞以促进诊断。可选用影像引导下的穿刺活检,可作为某些病变部位组织活检的首选方法。

手术治疗是最主要的治疗手段,通常可以辅助以放疗和/或化疗。术前应使用糖皮质激素治疗脑水肿,降低颅内压,减轻症状和体征,纠正体液和电解质异常。如有癫痫则需要抗惊厥治疗。此类患儿的营养水平差,必须通过肠内和肠外营养积极纠正营养不良。可通过手术将脑脊液体外或

体内分流对增高的颅内压进行干预。根据肿瘤的组织类型和位置,可以评估肿瘤是否可被完全切除,但手术时机取决于肿瘤是否应该首先接受放疗或化疗。为了完全切除肿瘤而扩大手术范围,可以改善多种类型肿瘤的预后,但也会显著增加残留神经功能缺损的风险。

原发性肿瘤的5年生存率超过60%,这在很大程度上反映了影像学、手术和循证医学治疗的进步[45]。遗憾的是,中枢神经系统肿瘤的幸存者往往伴有永久性的神经功能缺陷,包括癫痫、学习障碍、视觉和听觉障碍及生长和内分泌障碍。因此需要专业的团队对患儿进行短期和长期的评估,并为患儿及其家庭提供情感和社会方面的支持。有些患儿中枢神经系统肿瘤具有遗传倾向,如神经纤维瘤病(即脊髓神经鞘瘤、周围神经肿瘤、骨骼畸形、类癌综合征和多发性内分泌肿瘤,包括嗜铬细胞瘤)和结节性硬化症(即脑肿瘤,心脏横纹肌肉瘤、肾脏异常、肿瘤和肝癌),这些疾病需要遗传分析和长期随访。

脊髓肿瘤在儿童时期很少见。肿瘤可以是良性或恶性的,位于脊髓内(髓内)或脊髓外(髓外),通常是星形细胞瘤

（60%）或室管膜瘤。最初症状可能非特异性且不明显，尤其是在幼儿中。这些症状可能包括疼痛、感觉异常、轻瘫、括约肌功能障碍、脊柱畸形（星形细胞瘤）、斜颈和脑积水（室管膜瘤）。由于临床症状模糊，因此诊断可能被延误，增加脊髓受压迫的风险。延迟减压可导致血管受损，可能导致四肢、膀胱和肠道完全和不可逆瘫痪，以及永久性严重残疾。因此最好通过脊髓 MRI 进行诊断，它可提供病变部位和邻近结构的详细情况，而不存在过去行脊髓造影术会造成进一步失代偿风险的问题[43]。

治疗手段包括手术解除脊髓压迫，切除或活检病变部位。但对于髓内肿瘤，可能无法手术切除，活检也可能进一步损伤脊髓。通过脑脊液检查可确定肿瘤细胞分型，后续即可使用放射治疗。有神经功能缺陷的患儿需制订康复计划。

代谢性疾病

葡萄糖、蛋白质或脂肪代谢的先天障碍通常是源于基因缺陷。许多代谢紊乱已经确认为分子缺失导致。这些疾病大多数为常染色体隐性遗传。

不同年龄小儿代谢紊乱的表现可能不同。在新生儿期，出现喂养/吮吸不良、呕吐、低血压、呼吸衰竭/呼吸暂停、进行性脑病和癫痫，根据临床表现可能被误诊为败血症。因此，当新生儿出现上述症状时，不仅要考虑感染因素，也应考虑代谢紊乱这一潜在的可能性。在儿童时期，代谢紊乱可表现为不明原因的反复呕吐，伴有脱水、频闪样发作、急性肝或肾衰竭、心肌病、不明原因脑病和癫痫。这些疾病可能导致静态脑病，但更多时候呈现出进行性加重的过程，同时丧失活动和意识。有些神经代谢疾病与智力缺陷有关，有些与身体缺陷有关；系统特征可能突出，神经症状常见（表24-5）。

表24-5　神经代谢紊乱

溶酶体疾病
黏脂贮积病、唾液酸中毒、糖蛋白代谢紊乱
过氧化物酶病
氨基酸代谢异常
有机酸代谢异常
神经递质紊乱
尿素循环代谢异常
维生素代谢紊乱
乳酸酸中毒
呼吸链疾病
线粒体脂肪酸 β- 氧化缺陷
胆固醇代谢紊乱
铜代谢紊乱
其他复杂疾病

神经代谢性疾病主要有三类[46]：

1. 已知有酶缺陷的神经系统疾病，包括氨基酸代谢紊乱（如苯丙酮尿症）、过氧化物酶体紊乱（如肾上腺脑白质营养不良）和溶酶体储存紊乱（如泰-萨克斯病）。

2. 中枢神经系统细胞储存异常者，包括溶酶体储存障碍和黏多醣贮积症。

3. 无法识别的存在生物化学缺陷者（如科凯恩综合征），此类为异质群体，随着对生物化学和遗传缺陷的研究进展，该群体正在逐步缩小。

这三大群体中有相当一部分的人群是重叠的。这些疾病均极为罕见，虽有少部分可以治疗，但大多数的病情进展无法干预，并与早期死亡相关。许多患者身体情况持续恶化，表现为症状逐渐增加，功能丧失，或急性发病后功能突然丧失致使病情逐步恶化。

对可能存在代谢紊乱的患儿，当发生急性疾病时，都应该进行一些基本的实验室检查。血糖、氨、酸碱度、乳酸和尿酮的测定必不可少。其他测试包括血浆氨基酸、尿液有机酸、酰基肉碱情况、血细胞计数、肝功能测试、凝血功能、肌酸激酶和尿酸。紧急情况时的管理包括立即停止喂养并开始输注适量 10% 葡萄糖电解质[150ml/(kg·d)]。在该输注速率下的葡萄糖供应量相当于正常的肝葡萄糖产生量。这通常足以治疗对禁食耐受性降低的疾病，如糖原储存障碍或中链酰基辅酶 A 脱氢酶缺乏症（MCAD，脂肪酸氧化障碍）。在分解代谢加剧的疾病（有机酸尿症或尿素循环障碍）中，外源性葡萄糖可能不足以供应机体需求。然而，外源性葡萄糖可能对线粒体疾病（特别是丙酮酸脱氢酶缺乏）有潜在的危险，因为高葡萄糖供应可能会造成乳酸酸中毒。在大多数情况下，高葡萄糖输注的利大于弊；但应定期监测乳酸水平和酸碱状态[47]。

此类疾病中只有部分可以治疗，主要治疗方法为制订饮食策略，也可辅以使用药物治疗。在疾病早期，尤其是出现临床症状前，及时治疗可以预防神经系统的并发症。例如氨基酸代谢紊乱导致的苯丙酮尿症。患病率因人口而异，在美国，每 10 万人中有 1 例发病。应在新生儿早期进行筛查，一旦发现立即开始特殊饮食。而通过由医生和营养师组成的专家团队密切监管，在生活中保持良好的饮食管理者，并发症出现得更少。但是此类治疗对儿童是否获益尚存疑虑。

乳酸酸中毒在此类疾病中最为常见，尽管许多人拥有此种疾病的遗传基因，但基因可能并不表达，也有可能在生命晚期才被诊断出来[48]。这些疾病特征千差万别，尽管神经病理学、生物化学和异常的影像是公认标准，但目前仍无法提供精确的疾病诊断方法。

进行性神经系统疾病的麻醉关注点

进行性神经系统疾病的患儿接受全身麻醉的风险包括禁食引起的问题以及在此期间保持患者代谢稳定的必要性。择期手术前必须与小儿代谢专家制订细致计划。急诊手术时，患儿及其父母应知道或签署关于营养和代谢指标管理的书面说明，或者他们可以从相关专家那里寻求到专业的建议。

神经肌肉障碍

神经肌肉疾病可由下运动神经元系统任一组成部分的异常引起：脊髓中的前角细胞、轴突、神经肌肉连接或肌肉纤维（图 24-1）[49]。主要特征是近端、远端或分布广泛的骨

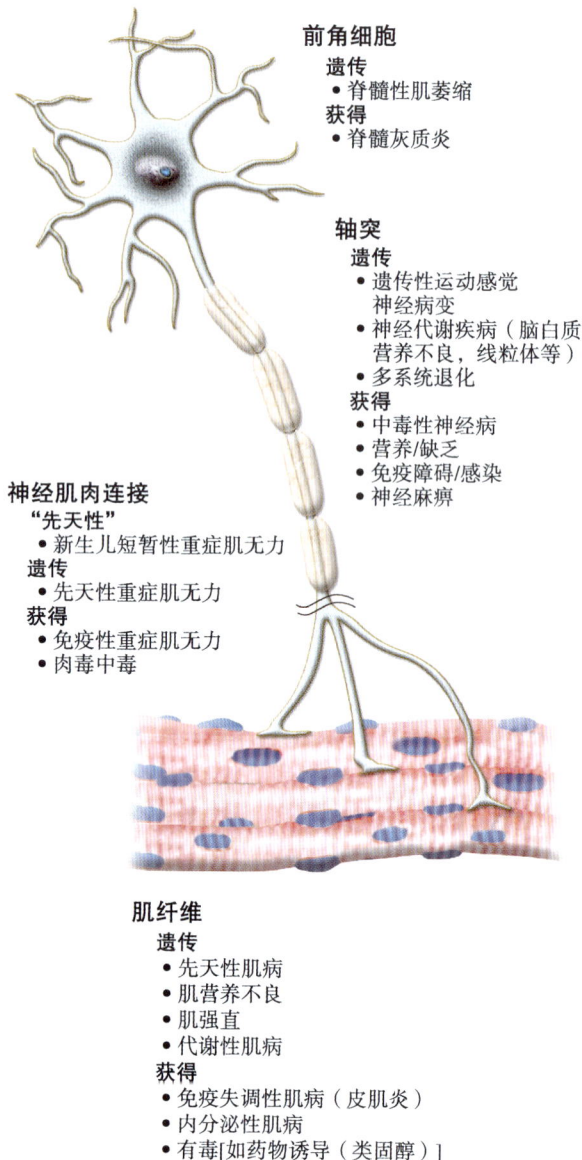

前角细胞
遗传
- 脊髓性肌萎缩

获得
- 脊髓灰质炎

轴突
遗传
- 遗传性运动感觉神经病变
- 神经代谢疾病（脑白质营养不良，线粒体等）
- 多系统退化

获得
- 中毒性神经病
- 营养/缺乏
- 免疫障碍/感染
- 神经麻痹

神经肌肉连接
"先天性"
- 新生儿短暂性重症肌无力

遗传
- 先天性重症肌无力

获得
- 免疫性重症肌无力
- 肉毒中毒

肌纤维
遗传
- 先天性肌病
- 肌营养不良
- 肌强直
- 代谢性肌病

获得
- 免疫失调性肌病（皮肌炎）
- 内分泌性肌病
- 有毒[如药物诱导（类固醇）]

图 24-1 下运动神经元示意图（改编自 Dubowitz V. *Muscle Disorders in Childhood*. Philadelphia：WB Saunders；1978。蒙 A. Moosa，MD 惠赠）

骼肌无力、张力过低和深层肌腱反射减弱。真实的易疲劳性意味着神经肌肉连接的缺陷。神经病变的特点是远端无力和感觉缺陷。关节挛缩、脊柱侧凸、呼吸和心脏受累是常见的并发症，有些情况与认知缺陷有关。

前角细胞障碍

脊髓性肌萎缩

脊髓性肌萎缩（spinal muscular atrophy，SMA）是最常见的常染色体隐性疾病之一，新生儿中发病率约为 1/10 000，其基因携带概率约为 1/50。SMA 是脊髓和脑干核的前角细胞（下运动神经元）进行性变性，导致运动神经元死亡的疾病组群。最近的证据为中枢神经系统内外非运动神经元细胞参与 SMA 发病机制和表型表现提供了新的线索[50]。SMA 的诊断是基于分子遗传学检测。众所周知，*SMN1*（运动神经

元存活基因 1）的突变会导致 SMA；*SMN2* 复制数的增加通常会改变表型。*SMN1* 是突变导致 SMA 中的主要基因。

通过发病年龄和所达到的最大功能进行分类有助于预后和治疗[51,52]。亚型包括：

- 0 型 SMA（建议），产前发病，有严重关节挛缩、双侧面瘫和呼吸衰竭
- 1 型 SMA，年龄<6 个月发病
- 2 型 SMA，发病年龄在 6～12 个月之间
- 3 型 SMA，12 个月后儿童发病，步行能力至少为 25m
- 4 型 SMA，成人发病

目前尚未有治愈性治疗，但可从很多方面来改善寿命和生活质量，特别是对轻度 SMA 的儿童。

0 型 SMA：在大多数重症类型中，降低的宫内运动提示该病发生于产前，出生时出现严重虚弱和关节挛缩，即标记为 SMN 0。其中一些患儿可能有先天性骨折和极细的肋骨。

1 型 SMA（即韦德尼希-霍夫曼病）：大多数情况下在出生时或出生后不久出现。婴儿起初可能看起来神经正常，但很快就会出现典型的症状。当肋间肌肉受到影响时，父母可能首先注意到呼吸模式异常，变成膈肌模式，在临床和影像学上观察到一个钟形胸部。婴儿通常很机敏和灵动，但这类患儿非常虚弱和懒动。面部表情良好，眼球运动正常，但舌束、肌腱反射消失；心脏未受累。虚弱、张力减退和延髓受累导致进行性呼吸功能不全和吞咽功能障碍，通常并发误吸事件。由于呼吸系统并发症，大多数儿童在出生后 2 年内死亡。基本上以姑息性治疗为主，通过温和的物理疗法来保持四肢的柔韧性，并通过喂养进行特殊护理。治疗越来越多采用无创夜间通气，在大多数医疗中心通过气管切开术进行有创通气治疗并不合适。这一问题在文献中引起了较大的争论[53]。

2 型 SMA 是中间形式，但是最常见。由于病症程度较轻，许多患儿通过细致的多学科治疗、矫形和呼吸管理以及营养护理可以生存多年。发病时间在 6～12 个月大。临床症状类似于 1 型 SMA，这些患儿比较聪明，特别是语言表达强。2 型 SMA 患儿通常在某个阶段实现独立坐位，但这些患儿从不能负重或走路。呼吸道感染是一个特殊的问题，使用面罩和便携式呼吸机的无创夜间呼吸支持（即双相或持续气道正压）可提高耐受性。这可以改善患者的健康状况并实现患者在虚弱情况下仍能充分地活动[54,55]。由于渐进性脊柱侧弯通常在早期出现，且在幼儿中很难治疗处理，因此关节挛缩几乎无法避免。尽可能延迟手术矫正和固定仪器使用，以防止脊柱固定导致的青春期脊柱并发症，这些儿童如经过精心准备和管理，通常能很好地耐受手术。一些 2 型 SMA 患儿由于延髓肌肉组织的无力或慢性夜间通气不足的并发症而出现进食困难。良好的营养对健康至关重要，这些患儿可能需要补充营养和胃造口术[56]。

3 型 SMA（即库格尔贝格-韦兰德病）：是一种轻度变异性疾病，与上肢相比，下肢有类似的松弛和软弱无力症状，以近端为主。这些患儿可以独立步行，尽管可能比正常小儿晚，且步履蹒跚。在青春期经常会因为生长突增导致先前处于不稳定平衡状态的肌群变得功能失调而出现病情恶化。肥胖和关节挛缩也可能影响患儿的病情。保持孩子行走通

常是积极有效的措施,可以延迟或预防脊柱侧弯和下肢挛缩[57]。这些患儿可能出现夜间通气不足而需要呼吸支持,其长期生存的预后良好。

该分类中增加了 4 型 SMA,用于描述成人(>18 岁)发病和轻度病程的患者。该型包括能够在成年期行走且没有呼吸和营养问题的患者。

其他非常罕见的 SMA 种类也存在于儿童时期。肩胛骨 SMA 是由于基因 12q24.1~q24.31 缺陷导致的常染色体显性(AD)遗传性肩胛骨和喉部肌肉无力的疾病。6 月龄前出现大脑和脑干发育不全及脑桥小脑发育不全,且为常染色体隐性遗传(AR)的 SMA,是由 VRK1 基因引起的。伴有关节炎的 X 连锁婴儿 SMA,在出生或婴儿期出现肌肉挛缩并导致早期死亡,是 Xp11.3~q11.2 基因上有缺陷且为常染色体隐性遗传。1 型呼吸窘迫的 SMA 是由于免疫球蛋白 mu 结合蛋白 2(IGHMBP2)引起的常染色体隐性遗传,表现为膈肌和远端肢体无力,马蹄足。先天性远端 SMA 是伴有远端挛缩的非进展性疾病,是 12q23~q24 基因缺陷的 AD 遗传疾病[52]。

脊髓性肌萎缩的麻醉注意事项

SMA 患儿会施行各种手术和诊断性检查,包括胃造口术、气管造口术和脊柱手术,这些都需要麻醉[58]。严格的麻醉前评估至关重要,围手术期方案需要根据每个患儿的需求量身订制,且术后可能需要进行呼吸支持。用或不用肌肉松弛的各种麻醉技术已被成功应用。已知这种疾病患儿对非去极化肌肉松弛药有不同程度的敏感性增强,因此应谨慎地避免或减少这些药物的使用。如果使用,应连续评估神经肌肉功能,并在手术结束时对肌肉松弛药的作用进行拮抗。对于这些患儿,琥珀酰胆碱是禁忌。采用腰麻、硬膜外麻醉以及术后硬膜外镇痛无不良反应,但是椎管内阿片类药物的应用,可能会增加呼吸抑制的可能性。

脊髓灰质炎

脊髓灰质炎是由脊髓灰质炎病毒(一种人类肠道病毒)引起的高度传染性的传染病。大多数脊髓灰质炎病毒感染无症状。如果有症状,则分为两个阶段:急性、非特异性、发热性疾病,随后是无菌性脑膜炎,以及急性、松弛、下运动神经元麻痹。它通常表现为不对称并可能影响任何肌肉群。对于呼吸系统受累的患儿,可能需要终身通气支持。幸运的是,因为小儿麻痹症儿乎已被免疫接种消灭,这种情况在西方世界几乎闻所未闻。

轴突疾病

遗传性神经病变

遗传性神经病变是一组异质性疾病,可分为两个主要亚组:一个是以神经病变为唯一或主要特征,一个是神经病变为更广泛的神经系统或多系统疾病的一部分。常见的遗传性神经病变有五个亚型[60]:

- Charcot-Marie 牙病(Charcot-Marie-Tooth disease, CMT):遗传性运动感觉神经病变(hereditary motor sensory neuropathy, HMSN)

- 遗传性神经病变伴有压力麻痹(hereditary neuropathy with liability to pressure palsy, HNPP)
- 遗传性感觉和自主神经病变(hereditary sensory and autonomic neuropathy, HSAN)
- 末梢遗传性运动神经病变(distal hereditary motor neuropathy, dHMN)
- 遗传性神经营养性肌萎缩症(hereditary neuralgic amyotrophy, HNA)

神经病变也可能是更广泛的神经系统或多系统疾病的一部分:

- 家族性淀粉样多发性神经病变(familial amyloid polyneuropathy, FAP)
- 脂质代谢紊乱(如肾上腺脑白质营养不良)
- 卟啉症
- DNA 缺陷的疾病(如共济失调性毛细血管扩张症)
- 与线粒体疾病相关的神经病变
- 与遗传性共济失调有关的神经病变
- 其他复杂神经病变

临床表现取决于亚型,可以发生在任何年龄。患儿通常有步态障碍或足畸形,或者他们可能通过患病的父母而引起神经学家或遗传学家的注意。早期临床症状通常局限于下肢,可能在诊断前有通过矫形外科给予干预。一些神经病变累及多个系统,包括心脏、自主神经和呼吸系统,有必要对这些患儿进行完整的术前评估[61]。

周围神经病变是各种神经代谢紊乱的一个组成部分,其中涉及神经系统或其他器官的其他部分。例如,在 leukodystrophies(metachromatic 和 Krabbe 疾病)中[62, 63],脱髓鞘影响中枢和外周轴突,展现出上下神经元特征组合的临床图像。雷夫叙姆病(Refsum disease)是由支链脂肪酸的弱氧化作用引起的过氧化物酶体疾病,导致植烷酸及其衍生物在血浆和组织中堆积[64]。患有雷夫叙姆病(Refsum disease)的个体存在神经损伤、小脑变性和周围神经病变,发病最常见于童年/青春期,并伴有渐进过程。在患有线粒体疾病的患儿,经常出现周围神经病及许多其他特征[65]。

多系统退化通常是遗传基因决定的神经系统疾病,很少发生在儿童时期。特征可能包括痴呆、癫痫、锥体外系症状、脑干功能障碍、视力和听力障碍、前角细胞受累和周围神经变。这些往往有一个逐渐的进展过程[61]。

获得性周围神经疾病

获得性周围神经疾病在儿童时期很少见。在发达国家的临床实践中,神经病变常使对代谢或营养疾病和癌症的治疗更为复杂化。重要的是在世界上不发达的地区,营养缺乏,尤其是维生素 E、B_1、B_6、B_{12},烟酸和维生素 B_1 缺乏很明显。神经病的特征可能被疾病的其他特征所掩盖。

吉兰-巴雷综合征

吉兰-巴雷综合征(Guillain-Barré syndrome, GBS)是一种急性脱髓鞘疾病,通常在病毒感染或免疫接种后 2~4 周内发生进行性肌无力[38]。其发病率为(1~2):100 000。急性炎症性脱髓鞘性多发性神经病变(acute inflammatory demyelinating polyneuropathy, AIDP)与 GBS 同义。具有相似或相关临床表现的疾病包括急性运动轴索性神经病变（acute motor axonal neuropathy，AMAN），具有显著感觉特征的急性运动和感觉轴突神经病变（AMSAN，预后不良）和 Miller Fisher 综合征（眼肌麻痹，共济失调及反射消失）。其发病机制是在过去 4 周内继发于前驱疾病的免疫交叉反应过程，而前驱疾病通常为上呼吸道感染或胃肠炎。涉及的病原体包括支原体、巨细胞病毒、EB 病毒、牛痘、天花、弯曲杆菌、水疱性口炎病毒、麻疹、腮腺炎、甲型和乙型肝炎、风疹、甲型和乙型流感、柯萨奇病毒和埃可病毒。尽管尚未准确描述病理过程，但已发现各种抗体、免疫复合物和补体成分，提示病理的异质性。

　　这种疾病少见于 3 岁以下儿童，尽管有报道称亚急性发作，但通常是突然发病。首发症状是下肢无力，典型表现是沿着身体上升，后影响到躯干、上肢，有时还影响到脑神经。这种疾病会导致迟缓性麻痹，一般不影响感觉功能，但会引起各个水平的疼痛和反射消失。自主神经病变可能继续进展，导致血压不稳定和心律失常。呼吸肌受累可能导致急性呼吸衰竭或呼吸暂停，需要进行气管插管治疗。

　　GBS 是临床诊断，可以通过在脑脊液中发现蛋白浓度增加（尽管细胞计数正常）和神经传导异常检测来增强临床诊断。通过相关检测，显示神经传导速度降低伴远端延迟、低幅度动作电位的轴突受累及早期病例 Hoffmann 反射的异常或消失表明脊髓反射弧的缺失，来证实脱髓鞘。脊柱 MRI 可显现出神经根和马尾部增厚及对比增强[66]。

　　相比成人，小儿吉兰 - 巴雷综合征通常病程较短、更易康复[67]。如果症状非常轻微，不影响日常生活活动，仅需进行病情观察，无须治疗。自然病程通常在 2 周内可以改善，但渐进性的衰弱可以持续长达 4 周。1/3 的患儿可能有长期后遗症，但通常较轻微。对于有严重延髓或呼吸无力的患儿，要在重症监护室进行支持性治疗与护理[68]。对于卧床或呼吸衰竭的患儿，目前的治疗方案是静脉注射免疫球蛋白（无论是否进行血浆置换）[65]。轴突神经病变的患儿通常比脱髓鞘患儿的运动功能恢复更慢[67,69]；且早期静脉注射免疫球蛋白治疗可加速恢复。但使用糖皮质激素无效，甚至可能延迟恢复。

慢性炎性脱髓鞘性多发性神经病变

　　慢性炎性脱髓鞘性多发性神经病变在儿童极为罕见，通常仅限于年龄较大的人群。表现为亚急性型、慢性进展型或复发型和伴有明显的感觉受累的缓解型。诊断调查与急性 GBS 相似。糖皮质激素、静脉注射免疫球蛋白和血浆置换是其有效的治疗方法[68]。这些治疗短期内可能有效，但可能会复发，患病通常为慢性、致残、复发和缓解状态，不会威胁生命，但会显著影响生活质量[70]。

神经性麻痹

　　神经性麻痹和神经病变一样，在儿童时期也不常见[71]。最常见的是新生儿或先天性面神经性麻痹。出现在难产中涉及头和手臂牵拉的婴儿中，手臂运动障碍因臂丛神经损伤的部位不同而各异。Erb 麻痹（C_5、C_6 损伤）、Klumpke 麻痹（C_8、T_1 损伤），或通常是整个臂丛损伤伴手臂无力甚至有锁骨骨折。脑神经麻痹，特别是涉及眼肌的麻痹，通常与颅内疾病有关，如儿童颅内压增高，也可能是病毒感染有关；在

后者，治疗后可恢复正常。

　　腕管综合征等周围神经麻痹在儿童期也有报道[72]。它们可能使严重的青少年关节炎[73]或沉积病（如黏多糖）等疾病复杂化。因为即使在最佳时机的情况下也很难从小儿身上引出症状，所以从有严重学习障碍的小儿身上识别麻痹可能是个问题。幼儿通常很难掌握笔或做其他精细动作。年龄较大的患儿，症状可能包括手部疼痛、刺痛或麻木。可能需要专科医生进行常规神经传导评估和必要的手术减压。人们担忧小儿腕管综合征是因过度打电子游戏而造成的一种重复性劳损[74]。病例回顾中提及其他病因类型的重复性劳损，如篮球训练和滑雪[75]。

神经肌肉接头疾病

重症肌无力

　　重症肌无力是一种神经肌肉接头疾病。术语"重症肌无力"包括异质性自身免疫性疾病，以神经肌肉传导的突触后缺陷为共同特征。这种自身免疫疾病的特征就是乙酰胆碱介导通路的其中之一受损[76]。抗体阻断各种受体，抑制神经肌肉接头处乙酰胆碱的兴奋，导致无力。这种在神经肌肉接头处的缺陷性传导导致的渐进性肌力减弱有着特定的模式：肌肉使用后需要较长一段时间才能够恢复。重症肌无力可以根据表 24-6 分类。

表 24-6　重症肌无力分类
根据血清特异性抗体：
1. 乙酰胆碱受体（ACHR）抗体阳性
2. 肌肉特异性酪氨酸激酶（MuSK）受体抗体 - 阳性
3. 低密度脂蛋白受体相关蛋白 4（LRP4）抗体阳性
4. 抗体阴性
根据胸腺组织病理学：
1. 胸腺炎
2. 胸腺瘤
3. 萎缩
根据累及范围：
1. 仅累及眼：眼肌无力
2. 累及全身：全身性肌无力
3. 累及吞咽、言语功能：延髓性肌无力

　　小儿重症肌无力是成人疾病的儿童化。同时也是一种自身免疫病，患病者产生拮抗乙酰胆碱受体的抗体，有时还会产生表 24-6 中提到的其他一些蛋白质；治疗方法与成人重症肌无力相似。

　　通常采用乙酰胆碱酶抑制剂联合免疫抑制剂治疗重症肌无力的临床症状（如溴吡斯的明）。硫唑嘌呤仍然是长期免疫抑制治疗的首选药物，通常与类固醇一起使用[77,78]。可选择包括环孢素、环磷酰胺、甲氨蝶呤、吗替麦考酚酯莫菲特和他克莫司等免疫抑制替代硫唑嘌呤[79]。利妥昔单抗是一种很有前景的治疗全身性重症肌无力的新药。新出现的治疗方案包括贝利单抗、伊库利单抗和粒细胞 - 巨噬细胞集落刺激因子。几十年来，通过在青年时期进行胸腺切除手术，以改善非肿瘤性重症肌无力[80]。通过最佳治疗，在日常

24

功能、生活质量和生存率方面预后良好[81]。

新生儿暂时性重症肌无力

新生儿重症肌无力是由来自患病或既往曾患病的母体乙酰胆碱受体抗体引起，这些抗体经过胎盘转运而来[82]。婴儿可出现进食障碍和呼吸功能障碍[83]。使用抗胆碱酯酶药物治疗必须依据重症肌无力的类型和严重程度调整，有时需强化支持治疗。此类重症肌无力是一种需短期治疗的暂时性疾病，复发风险很小。任何患有活动性重症肌无力或有相关疾病史的产妇后代都应该考虑可能患病，因为已经有此类妇女后代患病的病例出现。

先天性肌无力综合征

先天性肌无力综合征(congenital myasthenic syndromes，CMSS)是一组特异性遗传疾病，其特征是神经肌肉传递功能障碍，通常在儿童时期发病；由此导致肌肉无力，并随着用力而加重。据统计，在欧洲，CMSS 的患病率为1/500 000，并且被认为比自身免疫性肌无力更为少见。CMSS 的分类是基于神经肌肉突触中出现缺陷的位置(突触前、突触和突触后)。已经确定了导致疾病的几个突变基因。各种 CMS 有一个共同的临床表现就是发病普遍早。临床症状包括眼肌麻痹和上睑下垂、发音困难和吞咽障碍、面部轻瘫、肌肉疲劳和复发性呼吸暂停。上述临床症状因用力而恶化也是该病的特征之一。由感染触发引起的急性呼吸衰竭，在出生后几个月较常见。在无呼吸辅助的情况下，发生死亡的风险很高。胆碱酯酶抑制剂作用有效是支持诊断重症肌无力的有力证据，但胆碱酯酶抑制剂可使慢通道综合征和乙酰胆碱酯酶缺乏这两种类型的 CMS 恶化[84]。

尽管此病较罕见，但任何新生儿或者婴儿在患有运动问题(如虚弱、低血压、疲劳)、眼部症状(如上睑下垂、眼肌麻痹、瞳孔异常)和呼吸功能不全(如反复呼吸暂停、呼吸机依赖)时，鉴别诊断中均应考虑 CMS。据报道，迟发性肌肉无力发生在青春期或成年早期。因为可能缺少肌无力的典型特征，包括抗胆碱脂酶药物的反应，可能造成诊断困难[85]。需要在专科中心行拉伸实验、重复神经刺激的肌电图、肌肉活检和分子分析以寻求确诊。

重症肌无力的麻醉考虑

麻醉医生可能因以下几个原因参与重症肌无力患儿的治疗[86]:

- 患儿遇到需要机械通气的危机
- 需要大口径中心静脉通道，以方便血浆置换
- 需要胸腺切除术
- 接受与肌无力无关的择期或急诊手术

术前应记录肌无力的严重程度和受疾病影响的肌群，重点是呼吸和延髓功能。肌无力患者对肌松药反应取决于肌松药的类型。运动终板处乙酰胆碱受体的密度降低意味着肌无力患儿可能需要高达计算剂量四倍的琥珀酰胆碱才能建立去极化肌肉阻滞。由于琥珀酰胆碱被乙酰胆碱酯酶代谢，在慢性乙酰胆碱酯酶抑制的情况下，其代谢减少，作用持续时间延长。因此，这些患儿最好避免使用琥珀酰胆碱。

非去极化肌松药的活性随着其作用时间延长而增加。遗憾的是，患者对非去极化肌松药敏感性增加的程度不可预测，并取决于疾病严重程度(如乙酰胆碱受体抗体水平)和

治疗效果之间的相互作用。吸入麻醉药抑制神经肌肉传导，这些作用可能在重症肌无力患者中被放大。然而，异氟烷、七氟烷或地氟烷均未显示有临床意义的术后神经肌肉抑制。丙泊酚不存在这些潜在的神经肌肉反应，因此至少理论上，全凭静脉麻醉是这些患儿的首选麻醉方式。对于无明显呼吸和延髓功能损害的稳定型重症肌无力患者，除最微小的手术外，可能均需要气管插管间歇正压通气。如有可能，应在不使用肌松药的情况下进行气管插管。有报道在此类患儿中，单独使用吸入麻醉药物进行气管插管或使用短效阿片类药物联合丙泊酚气管插管的情况[87]。

类肌无力综合征

肉毒梭菌毒素产生一种类似肌无力的综合征，可能通过两种机制发生：摄入肉毒梭菌毒素污染的食物，包括被污染的蜂蜜，以及肉毒梭菌的伤口感染。其特征包括视力模糊伴上睑下垂、瞳孔扩大和无反应、脑神经麻痹、四肢瘫痪伴屈光不正、进食困难和呼吸功能不全。诊断依赖于临床怀疑、残留食物中毒素的鉴定和肌电图。

通常采用对症支持治疗，可能需要几周到几个月的时间恢复[88]。琥珀酰胆碱禁用于肉毒杆菌中毒和感染破伤风而影响神经肌肉连接的患儿[89]。

肌纤维障碍

肌病

先天性肌病

先天性肌病是一种罕见的疾病，其特征的类型和严重程度各不相同[90]。先天性肌病和其他神经肌肉疾病之间可能存在明显的临床重叠。包括先天性肌营养不良(congenital muscular dystrophies，CMDS)、先天性肌强直性营养不良、先天性肌无力综合征(congenital myasthenic syndromes，CMS)、代谢性肌病(包括 POMPE 病)、SMA 以及普拉德-威利综合征(Prader-Willi syndrome)。所有这些类型疾病都可以发生于新生儿期，出现明显的软弱和/或张力减退("松软婴儿")。虽然可能无法将先天性肌病与其他疾病区分开来，但当存在明显的面部无力伴或不伴上睑下垂、全身性低张("蛙腿")姿势伴低反射、呼吸肌和延髓肌的无力和功能障碍时常提示有先天性肌病。无力和残疾的轻重程度差异很大，从仅有轻微无力到新生儿严重的全身性无力均有可能出现。可能在儿童时期初步发展，出现动作发展延迟的迹象，甚至在随后的生活出现近端无力的症状。通常可以观察到肌肉体积减小。严重无力的患者中常见呼吸功能不全，受影响最严重的婴儿需要持续通气才能存活。通常通过肌肉活检的特征性发现来确认诊断(表 24-7)。如表 24-7 所示，许多这类肌病的基因诊断及真正的基因饰片，现在都可在专业实验室获得，且很大程度上取决于病理发现[91]。先天性肌病可能需要呼吸和营养支持。采用无创夜间面罩通气等微创方法，有助于家庭管理。定期被动运动和谨慎的姿势管理必不可少，可以预防挛缩，尤其是脊柱侧弯。对皮肤、关节、肠道和牙齿的细致护理有助于避免更多的侵入性治疗。麻醉和手术前需要对心血管和呼吸状态进行全面评估[92,93]。

表24-7　先天性肌病

基因分型的病理结果	
疾病	基因组
核心肌病（包括中心性心脏病和多发性小核心病）	*RYR1*、*SEPN1*、*ACTA1*、*TTN*、*MYH7*、*KBTBD13*
中核肌病变	*MTM1*、*RYR1*、*DNM2*、*BIN1*
线虫性肌病（包括帽状病、斑马体肌病和中央核性肌病，因为这些似乎是线虫性肌病的病理变异）	*ACTA1*、*NEB*、*TPM2*、*TPM3*、*TNNT1*、*CFL2*、*KBTBD13*、*KLHL40*
肌球蛋白贮积性肌病（又称透明体肌病）	*MYH7*
先天性纤维型比例失调	*ACTA1*、*TPM3*、*TPM2*、*RYR1*、*SEPN1*

恶性高热（malignant hyperthermia，MH）是一种由麻醉药物触发的骨骼肌疾病。一些核心肌病（中心核心病和多发性小核心病）与MH密切相关（见第41章），其特征的严重程度存在极大差异。MH和核心肌病主要是骨骼肌钙调节障碍。基因检测确定了大多数受影响个体中存在Ryanodine受体基因（*RYR1*）的突变，可解释其对MH的易感性[94]。*RYR1*基因编码控制骨骼肌和其他器官系统中肌质网钙释放的通道。*RYR1*的异常改变了动力学使钙通道失活，钙的积累导致骨骼肌过度收缩，这是由于解除肌动蛋白-球蛋白的正常相互作用的抑制。三磷腺苷水平下降，导致无氧、有氧代谢和酸中毒。MH的早期表现包括高碳酸血症或呼吸急促和心动过速。晚期体征和症状包括发热、交感神经系统激活、高钾血症、肌肉僵硬、弥散性血管内凝血、肌红蛋白尿、多器官功能障碍和早期治疗无效。

体外收缩试验（in vitro contracture test，IVCT）是通过研究肌肉纤维对咖啡因和氟烷等刺激物的收缩反应来确定对MH的易感性[95]。由于这一检查需要进行开放性肌肉活检，具有侵入性且昂贵，因此很少有专业中心进行此项检查，且未在10岁以下小儿中进行。大多数核心肌病患者可能对MH敏感，如IVCT所示，这是在分子检测出现之前确认MH敏感性的唯一手段[96]。DNA分析可以提供一个相当可靠的MH敏感性测试，有研究报道其中接受过IVCT的受影响个体有60%进行DNA分析，而没有接受过IVCT的受影响个体只有20%进行DNA分析（见第41章）[97]。然而由于情况的复杂性，应先由专家进行评估和建议，而不是立即进行DNA分析，使患儿及其家庭能够从适当的调查和解释中获益[98]。任何核心肌病患者及其家人都应了解包括MH的临床情况、诊断以及可能的风险和并发症，并应接受专业的检查。易患MH的个人应携带醒目设备（如医疗警报手环）以在紧急情况下通知医务人员[99]。任何择期手术必须在麻醉医生充分参与的情况下提前仔细制订计划。

代谢性肌病

代谢性肌病（表24-8）不常见且复杂。大多数患儿多系统受累，严重程度足以掩盖肌病特征。麻醉医生最关心的是手术过程出现代谢紊乱的风险，需要与儿科医生密切联系以制订体液电解质平衡和营养管理计划[99,100]。

表24-8　代谢性肌病

嘌呤核苷酸循环障碍：肌腺酸酶脱氨酶缺乏

线粒体肌病：慢性进行性外眼肌麻痹（chronic progressive external ophthalmoplegia，CPEO）

Kearns-Sayre综合征（CPEO、传导障碍、视网膜色素变性）

神经胃肠型脑肌病（myo-neurogastrointestinal encephalopathy，MNGIE）

糖原贮积障碍：肌肉磷酸化酶缺乏

［糖原贮积症（glycogen storage disease，GSD）V型：麦卡德尔病］

溶酶体酸性麦芽糖酶病（GSD Ⅱ型：pompe病）

脂肪酸氧化障碍：肉碱-棕榈酰转移酶Ⅰ和Ⅱ缺乏

线粒体肌病

线粒体疾病是小儿遗传性神经系统疾病的常见原因，每5 000例活产儿中可发生1例。由线粒体或核DNA突变引起。呼吸链受双基因控制：85%的蛋白质由核DNA编码，15%由线粒体DNA编码。核DNA沿着孟德尔遗传模式遗传，而线粒体DNA遵循母体遗传模式，比例为9：1。大多数小儿线粒体疾病由核DNA决定，而成人线粒体疾病由线粒体DNA决定。线粒体疾病涉及的器官由胚胎中有缺陷的核或线粒体DNA决定。受影响组织中缺陷DNA的相对数量决定了疾病的严重程度。最基本的细胞能量过程，线粒体呼吸链的破坏，导致了一组多样性和可变的多系统疾病，统称为线粒体疾病。可在大脑、神经和肌肉单独发生，也可以同时发生。

线粒体疾病的诊断依赖于特征性的临床特征、对线粒体遗传学的理解及合乎逻辑且熟知的检查方法。线粒体基因组异常极为常见，可表现为破坏性表型，也可表现为完全亚临床，因此对疾病的评估和诊断具有挑战性[5]。

神经症状和体征很常见。但通常表现为多样性，包括肌病、神经病、卒中样发作、共济失调、痴呆、癫痫、偏头痛、感音神经性聋和色素性视网膜病。表24-9概述了儿童期较为常见的临床情况。其他器官系统的参与，如糖尿病、胃肠道疾病和心肌病，这些疾病可能与线粒体肌病共存也可能是主导的临床症状。线粒体功能障碍的证据（如乳酸酸中毒、脑脊液蛋白增加和肌肉活检时出现的红色纤维参差不齐）可能存在，也可能不存在。对具有非典型和其他无法解释的特征患儿的评估应包括寻找线粒体异常的证据。临床细节决定了研究计划，该计划应包括MRI和MRS（以检测乳酸峰值）、血液生化（即肌酸激酶、乳酸和葡萄糖水平）、尿氨基酸和有机酸测试、心脏病学评估（即胸部摄片、心电图和超声心动图）、脑电图，运动测试和神经生理学，进而血液和肌肉组织的线粒体研究[101]。肌肉活检研究包括组织病理学、电子显微镜检查、呼吸链酶学和线粒体DNA的分子分析。在某些情况下，还需要进一步研究呼吸链酶和分子遗传学分析[102]。

线粒体疾病的治疗包括特定征象的处理，如抗癫痫治疗和积极维持代谢途径的稳定性[103,104]。维生素和其他补剂，如辅酶Q_{10}（即泛醌）、维生素B_2、维生素B_1和肉碱，被称为线粒体混合物，用于大多数线粒体疾病的治疗[105]。使用鸡尾酒疗法在很大程度上是基于这样一个假设：更高剂量药物可以提高线粒体的能量产生[106]。精氨酸已被用于治疗患有

表 24-9　儿童线粒体综合征

综合征	特点
Alper-Huttenlocher 综合征，神经元变性	癫痫、麻痹、共济失调、痴呆、视力损害、灾难性肝病发作；通常在数月内死亡
Leigh 脑脊髓神经病	主要为脑干症状；复发/缓解或稳步进展至死亡
婴儿肌病和乳酸酸中毒	婴儿期低血压、喂养困难、呼吸问题、心肌病；致死和非致死性
Leber 遗传性视神经病变（LHON）	儿童进行性视力丧失、心律异常、肌张力障碍
Kearns-Sayre（KSS）综合征	进行性眼外肌麻痹、视网膜色素病变、耳聋、心脏传导阻滞、手足徐动症和共济失调、肌病、内分泌紊乱
NARP 综合征	神经病变、共济失调、色素性视网膜炎
MELAS 综合征	线粒体脑肌病、乳酸酸中毒、卒中样发作、痴呆
MERFF 综合征	肌阵挛性癫痫、红纤维参差不齐的肌病（Gomori 肌肉三色染色）、共济失调
MNGIE 综合征	肌神经源性胃肠道脑病

乳酸酸中毒和卒中样发作（melas）的线粒体脑病患者[107]。

肌病患者的麻醉

麻醉医生面临维持代谢稳定和预防并发症的挑战。线粒体肌病患儿与麻醉相关的主要问题包括呼吸衰竭、心脏抑制、传导缺陷和吞咽困难[108]。术前禁食时间应保持在最低限度，以避免低血容量和葡萄糖储备的消耗。必须尽量减少可能引起能量需求增加的情况，如围手术期疼痛、体温过低或体温过高。对于易患乳酸酸中毒的患儿，应避免静脉注射含乳酸的液体，除短小手术外，其他手术过程均应输注含葡萄糖溶液，以避免低血糖[100,109]。但使用促酮饮食治疗癫痫的患儿不应静脉输注含有葡萄糖的溶液。Kearns-Sayre 综合征患儿术前必须完善评估，由于这些患儿以心脏传导异常以及肌病、糖尿病、近端肾小管酸中毒和其他多系统异常为显著特征，因此围手术期需加强监测[106]。

尽管在围手术期报告了一些不良并发症，吸入麻醉和静脉麻醉已成功应用于许多线粒体疾病患儿[109,112]。然而，特定麻醉药物与严重不良反应之间并无明确的关系。对 180 例线粒体肌病患儿围手术期并发症的两项回顾性研究表明，全麻后无并发症发生[100,113]。既没有证据证实吸入麻醉药对这些儿童构成特殊风险，也不能证实线粒体肌病患儿比正常儿童更易受 MH 影响[114]。然而，线粒体疾病由多种分子变化引起，而不同分子变化对麻醉药物的反应不同，因此不能笼统地陈述全身麻醉对所有此类患儿的影响[115]。

所有吸入麻醉药和丙泊酚都会在多个水平上抑制线粒体功能，包括细胞色素氧化酶链和脂肪酸膜转运水平[108]。据推测，儿童长期输注丙泊酚后会出现代谢性酸中毒和心肌衰竭 $[>5mg/(kg·h)$，超过 48h，称为丙泊酚输注综合征，PRIS]，具有线粒体疾病的亚临床表现形式。其发病基础被认为是呼吸链中的细胞色素氧化酶受损和线粒体中的游离脂肪酸转移。然而目前缺乏支持这一观点的证据。在对 61 例 PRIS 患者的回顾性研究中，7 例（4 例小儿和 3 例成人）患者在麻醉期间出现了 PRIS[116]。组织灌注受损（同时伴有脓毒症）可能是一种常见的潜在发病机制。丙泊酚对线粒体呼吸链和脂肪酸代谢的干扰与其他麻醉药物的干扰方式大致相同，这表明丙泊酚用于线粒体肌病患儿的麻醉诱导或短暂手术的麻醉维持是可以接受的，这一观点得到了广泛的认同[21,117]。使用促酮饮食治疗的线粒体肌病患儿可能易受丙

泊酚的影响[118]。据报道，这些肌病患儿对非去极化肌松药可能敏感或者表现为拮抗。为了确保适当的剂量，应在神经肌肉阻滞监测的同时，谨慎地滴定肌松药。

据报道，一例患者使用小剂量丁哌卡因后出现了室性心律失常，随后检查发现该患者患有肉碱缺乏症[119,120]。鉴于丁哌卡因抑制肉碱酰基肉碱转运酶，因此认为脂肪酸代谢缺陷的患者对丁哌卡因的毒性更敏感[120]。

有证据表明，任何麻醉技术都可用于线粒体肌病患儿。然而，线粒体肌病包含各种各样的分子缺陷，因此存在相似表现的不同疾病。某些类型的缺陷可能比其他类型更容易受麻醉药物的抑制，因此可能更容易受到不良影响[108]。故所有线粒体肌病患儿在使用任何类型的麻醉药物时，必须密切监测。所有药物的使用应特别小心，缓慢滴定给药，拔除气管导管前需确保麻醉药物基本作用消失。

肌营养不良

肌营养不良是一组包含 30 多种的遗传性肌肉疾病，可发生在婴儿期、儿童期或成人期（表 24-10）。"营养不良"一词意味着一个破坏性的渐进过程，尽管这是许多肌营养不良患者特有的临床过程，但对于其他人来说，这一过程非常缓慢也可能不伴肌肉力量退化[121]。

神经病学领域在分子遗传学和肌肉病理学方面取得了实质性进展。进行性假肥大性肌营养不良（Duchenne muscular dystrophy，DMD，迪谢内肌营养不良）是第一种致病基因和缺陷蛋白被鉴定出来的遗传性疾病[121]。其特征性的缺陷蛋白促进了免疫组织化学检测的进步，这有助于通过肌肉活检来确认诊断。在大多数情况下，可以通过血液样本行基因突变的检测来确诊，许多患儿不必再进行肌肉活检。在多数常见疾病中，已经确定了缺陷的突变基因和分子位点，从而能够以新药物、使用腺相关病毒载体的基因治疗和家庭咨询的形式进行更为集中的管理[122-124]。肌营养不良的临床特征包括肌无力（其分布因不同类型的挛缩而不同）、深部肌腱反射迟缓、呼吸肌和心脏肌肉组织受累。其他临床特征通常共存，包括学习障碍、耳聋和眼科疾病；血清肌酸激酶水平可能正常或增加，若增加可为一些疾病提供了重要指标，如抗肌萎缩蛋白病，其血清肌酸激酶水平可能是正常的 100 倍。诊断依赖于仔细的临床评估、肌酸激酶浓度、分子

表 24-10 肌营养不良

疾病	基因组
强直性肌营养不良	9q13.3, *DMPK* 或 *DM1*, 肌营
DM1(98%), 常染色体显性	养不良
DM2(2%), 常染色体显性	3q21, *CNBP*(原 *ZNF9*)
先天性肌营养不良	
常染色体隐性 Fukuyama 型	9q31.2, *FKTN*, fukutin
(LGMD2M)	9q34.1, *POMT1*
Walker-Warburg(LGMD2K)	6q22-q23, *LAMA2*
Merosin-negative(MDC1A)	21q22.3, *COL6A1*, *COL6A2*
Merosin-positive(Ulrich)	2q37, *COL6A3*
X 连锁隐性	Xp21.2, *DMD*, 抗肌萎缩蛋白
抗肌萎缩蛋白病	
Duchenne and Becker 型	
Emery-Dreifuss 肌营养不良	Xq27.3-q28, *EMD*, emerin;
X 连锁隐性	Xq26, *FHL1*
常染色体显性	1q22, *LMNA*, lamin A/C
肢带肌营养不良	25 当前特征(2A-2Y)
常染色体隐性(LGMD2)	8 当前特征(1A-1H)
常染色体显性(LGMD1)	4 当前特征
X 连锁	
肱面部	4q35, *FSHMD1A*; 10qter
肌营养不良	*FSHMD1B*; 18p11FSHD2
多动症	(*SMCHD1*)
远端肌病	5q31.2, *MATR3*, matrin 3
眼咽型	14q11.2, *PABPN1*(原 *PABP2*)

数据来自圣路易斯华盛顿大学, http://neuromoberic. wustl. edu/syncm.html(访问日期: 2016 年); 雨果基因命名委员会, http://www.genenames.org(访问日期: 2016 年)。

分析和肌肉活检。虽然这些疾病没有具体的治疗方法, 但是探索分子遗传缺陷和引起疾病的蛋白质方面的进展聚焦在寻找有效的药物治疗来逆转临床症状和体征[124-126]。

对于有严重的软弱无力和张力减退的婴儿, 出现面部无力、警觉性下降、吞咽困难和呼吸力下降这些体征增加了患先天性肌强直性营养不良(DM1)的可能性, 这种疾病通常以常染色体显性遗传的方式源自母亲。临床上怀疑患 DM1 者可通过对受影响基因(*DMPK*)的分子检测来证实, 该基因编码肌强直性营养不良蛋白激酶, 位于 19 号染色体长臂上, 主要在骨骼肌中表达一种蛋白质。获取该基因无须进行肌肉活检。若婴儿面部肌肉运动良好, 警觉性好, 屈光不正, 横膈呼吸模式表明肋间无力, 则很可能患有 SMA。为了避免肌肉活检, 建议对存活运动神经元进行分子检测。类似的原则也适用于儿童后期。例如, 一个步态异常的男孩, 肌酸激酶浓度是正常的 10～100 倍, 很可能患有肌营养不良症, 而靶向分子遗传学检测可以避免肌肉活检[127]。

强直性肌营养不良

强直性肌营养不良是一般人群中最常见的遗传性神经肌肉疾病, 而且有更多的病例仍处于亚临床或未确诊状态[4]。从几乎不能移动的先天性畸形婴儿到轻度运动无力的老年人, 各种严重程度都有可能存在。肌肉无力的严重程度与分子缺陷有关。

这些患儿麻醉后易苏醒延迟。因此, 镇静药物和神经肌肉松弛药的剂量应适当滴定[128]。患儿对琥珀酰胆碱的敏感性增加, 应尽可能施行区域神经阻滞或局部浸润麻醉以减少阿片类药物的使用。

大多数先天性或迟发性强直性肌营养不良患儿有一定程度(可能为重度)的学习困难。患儿受父母中一方影响大, 而另一方影响小。在先天性病例(DM1)中, 患儿总是受母亲影响, 而且多数情况下并不知道患有这种疾病, 而是由儿科医生或儿童神经学家在检查儿童时确诊[129]。婴儿没有出现肌强直的迹象, 肌肉活检对该年龄段患儿的确诊无帮助。母亲出现面部无力和临床肌强直, 强烈表明其虚弱、松软的新生儿身上存在此种疾病[130]。有新生儿文献表明, 母亲颤抖的手(即母亲无法轻易松开握住的手)即可让儿科医生做出诊断[131]。但是, 由于能够通过对婴儿和母亲血液的分子检测来明确诊断, 因此不再需要依赖临床专家行肌肉测试。应为更广泛的家庭提供遗传咨询, 在此背景下, 发现一个以前从未怀疑患病的大家族并不罕见。

患儿可能需要在新生儿时期接受包括呼吸支持在内的重症监护, 但随着年龄的增长症状往往会有所改善。然而显著的学习障碍无法避免, 需要投入多学科儿童发展团队和特殊教育作为规范治疗。应监测包括低血压、晕厥、传导缺陷和心律失常在内的心脏特征。需要手术治疗的特殊情况包括脊柱侧凸和关节挛缩, 须仔细制订围手术期护理计划[129]。

抗肌萎缩蛋白病

第二个最常见的营养不良是抗肌萎缩蛋白病。DMD 是较严重的表型, Becker 肌营养不良(Becker muscular dystrophy, BMD)是较温和的表型, 发病年龄较晚(青春期)。这两种营养不良都是以 X 连锁隐性方式遗传, 且几乎只发生在男孩中[132]。肌膜蛋白是组成骨骼肌和心肌细胞骨架和神经组织所必需的成分, 肌营养不良是由抗肌萎缩蛋白缺乏症(DMD 少于正常含量的 3%)引起。抗肌萎缩蛋白在横向拉伸时增强心肌细胞的内部强度, 并参与信号转导(图 24-2)。DMD 是突变的结果, 主要是营养不良蛋白基因(*DMD*, 位点 Xp21.2)的缺失[127]。

患儿在 6～8 岁间出现肌肉力量衰退, 这种情况一直持续到青春期, 此时行动通常需要轮椅辅助。呼吸、骨骼和心脏等并发症随着年龄的增长而出现。从 10 岁起, 每半年到一年需进行一次超声心动图检查是否合并心肌病。呼吸监测包括夜间睡眠研究和清晨血气分析, 以检测早期夜间通气不足。由于缺乏抗肌萎缩蛋白影响神经组织的完整性, 患者可能会发生进行性认知功能障碍。此外, 抗肌萎缩蛋白的缺乏使肌肉容易在正常伸展或使用去极化药物(如琥珀酰胆碱)时发生撕裂。由于肌质网的缺陷造成细胞内钙浓度增加, 可能会造成骨骼肌细胞的额外损伤。

临床医疗护理部门的协调配合是 DMD 管理的重要组成部分。最好在多学科协作下提供医疗护理, 在这种环境中, 个人和家庭可以与专家就 DMD 所需的多系统管理进行协作。根据当地医疗服务水平, 协调的临床医疗护理可以由包括神经学家、康复专家、神经遗传学家、儿科医生和初级保健医师等广泛的医疗保健专业人员提供。负责临床医疗护

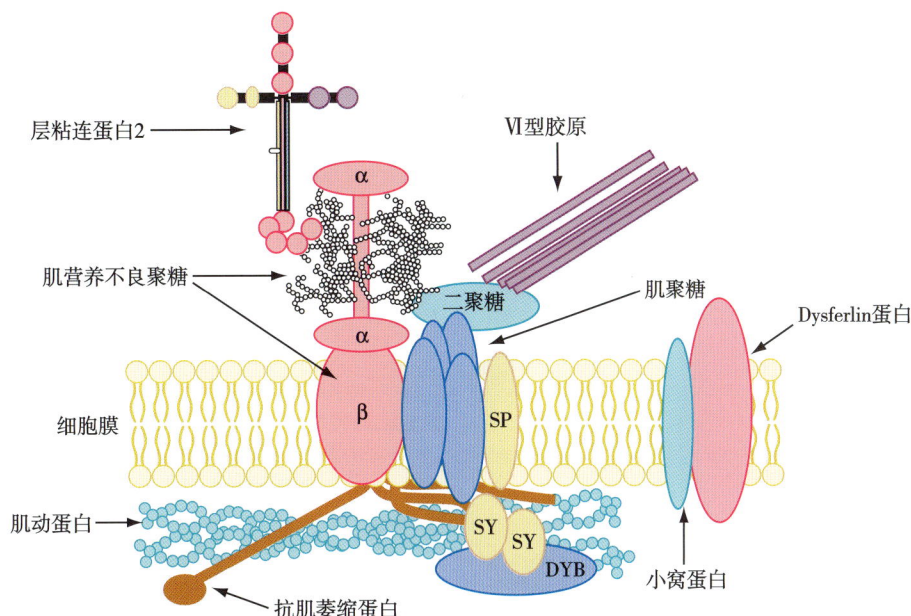

图 24-2　骨骼肌细胞中与抗肌萎缩蛋白相关的蛋白质示意图。膜骨架和信号转导途径的三个关键要素是层粘连蛋白 2（细胞外成分）；抗肌萎缩蛋白相关蛋白复合物（DAPC），其 α- 和 β- 肌营养聚糖、肌聚糖和胞质亚单位（跨膜成分）；抗肌萎缩蛋白（胞内成分）。DAPC 的细胞质亚单位由同生蛋白（SY）和抗肌萎缩蛋白（DYB）组成。肌跨度（SP）有四个跨膜螺旋，其在进行性假肥大性肌营养不良（Duchenne muscular dystrophy，迪谢内肌营养不良）患者中表达丢失。抗肌萎缩蛋白是增强肌肉细胞骨架的关键元素，它通过与促生长素、抗肌萎缩蛋白和神经元氧化亚氮合酶的相互作用介导跨细胞膜的信号转导。注意，非牵拉性肌动蛋白结合到抗肌萎缩蛋白的 N 末端（摘自 Goodwin FC, Muntoni F. Cardiac involvement in muscular dystrophies: molecular mechanisms. *Muscle Nerve* 2005; 32: 577-588）

理协调的人员必须了解可用的评估方法、评估工具和干预措施，以主动管理 DMD 患儿的所有潜在问题。

　　糖皮质激素是治疗 DMD 必不可少的药物，这类药物能在短期（最长 2 年）内减缓肌肉力量及其功能下降，从而降低脊柱侧弯的风险并可以稳定肺功能[133]。通过测量超声心动图得到的数据表明糖皮质激素可以减缓该类患儿心功能障碍的进展，改善心功能[134,135]。泼尼松是常用的糖皮质激素，但在一些国家，使用地夫可特代替泼尼松也同样有效。每天使用泼尼松 0.75mg/kg 是最有效的方案。"DMD 医疗护理工作组"明确概述了类固醇和其他药物的国际指南以及多学科护理的措施[135,136]。应定期监测接受糖皮质激素治疗的患儿，以防止出现激素治疗的继发并发症。必须经常进行体重测量以发现体重增加，定期进行血压检查以预防高血压，并定期进行尿液分析以早期发现糖尿病。还需要定期行骨密度测定或双能 X 线吸收测量扫描和维生素 D 水平的检查。如果有证据表明骨密度降低或存在椎体骨折，则应考虑使用双膦酸盐治疗。还应监测患儿的体重增加和肥胖情况。建议每年进行白内障检查。早期给予饮食建议，并且如有必要，应减少类固醇使用剂量。长期使用类固醇（超过 2 年）不会提高肌肉的力量，并可能导致生长受挫，此时需要尽早转诊内分泌科处治疗。

　　如果进行了一定程度的运动练习和夹板固定仍出现下肢挛缩，在某些情况下可考虑手术[137]，但必须严格执行个体化治疗原则。外科干预经常被用于治疗下肢挛缩，并通过长腿矫形器实现康复，可延长行走阶段的时间[138]。此方案通常适用于 8～12 岁患儿，如果有专家团队的支持，手术具有很好的耐受性和成功率，但会增加父母和家庭的照顾负担[139]。

　　未接受糖皮质激素治疗的患儿有 90% 概率出现明显的进行性脊柱侧弯[140]，也有小概率出现由骨质疏松引起的椎体压缩性骨折。尽管糖皮质激素可以降低脊柱侧弯的风险[141,142]，但却增加了椎体骨折的风险[143,144]。应由有经验的脊柱外科医生进行脊柱护理，包括脊柱侧弯监测、脊柱和骨盆对称性支持以及轮椅坐位系统的脊柱伸展。脊柱矫正手术改善了坐姿和坐位选择，消除了骨质疏松引起的椎体骨折疼痛，并减缓了呼吸功能下降的速度[140,145]。由于术后呼吸无力和可能出现心脏功能障碍，导致围手术期困难重重[145]。儿科医生或神经科医生、外科医生和麻醉医生之间的仔细沟通和精心的术前准备至关重要；应制订术后管理计划，其中应包括提供重症监护治疗等[99]。

　　面肩肱型肌营养不良症（facioscapulohumeral dystrophy，FSHD）在儿童时期不常见，有关手术和麻醉的具体问题有限。儿童时期有几种表现型，包括严重的新生儿型和可能与感觉神经性耳聋有关的进展性儿童型。表型和基因型之间的不规则排列意味着分子缺陷的表达不一致[146,147]。可以通过手术修复此类患儿的肩胛骨而改善上肢的功能[148,149]。

　　肢体束带综合征（limb girdle syndromes，LGMD）（并非单一致病基因，见表 24-10）很少发生，会涉及心脏和呼吸功能，需要进行术前评估。在 Emery-Dreifuss 肌营养不良（EDMD）中，心脏传导缺陷和心律失常很常见，通常以晕厥为主诉。这些患儿治疗需要有一个包括心脏病专家在内的专家小组[99]。在对这些患儿进行全身麻醉之前，必须进行心脏检查。

CMD 是一组早期（从出生起）显现的肌营养不良症。通常进展缓慢或者停滞，可能导致学习困难。最常见的两种 CMD 类型是 Ullrich 先天性肌营养不良（由于胶原蛋白Ⅵ缺陷，涵盖 50% CMD 患者），和 Merosin 缺陷的 CMD（CMD 1A，包括 25% 的 CMD 患者）。上述两种类型不会影响智力。伴有明显智力障碍的 CMD 是由 α- 反肌甘聚糖糖基化缺陷引起的，在大脑和肌肉中产生异常的基底膜形成。根据遗传缺陷的不同，皮质分层紊乱、肌营养不良和眼部问题（肌 - 眼 - 脑综合征）的严重程度也各不相同。这些例子包括 Fukuyama-CMD（由 Fukutin 缺陷引起）、肌 - 眼 - 脑综合征 [由蛋白 O- 甘露糖基转移酶 1（*POMGnT1*）缺陷引起] 和 Walker-Warburg 综合征（由 POMT1 引起）。通过临床影像、肌酐激酶水平、营养不良的肌肉活检、是否存在皮质异常及最后进行基因测试来诊断。CMD 患者的医疗处理方式多种多样，这些治疗方式在先天性肌营养不良症护理标准共识声明中有概述[150]。

肌营养不良患者的麻醉

麻醉对肌营养不良患儿的影响取决于年龄和疾病的严重程度。在儿童早期，受 DMD 影响的骨骼肌会受到破坏，当接触到包括琥珀酰胆碱和吸入麻醉药在内的触发物时，会出现严重的横纹肌溶解症和导致心脏停搏的高钾血症。一些未知患有肌营养不良的儿童在吸入麻醉时发生心搏骤停，是该疾病的第一个征兆。相反，在青春期和成年期，进行性心脏和呼吸衰竭是主要问题。DMD 的病情严重程度通常大于 BMD 和 EDMD。

尽管大量文献表明，吸入麻醉药或琥珀酰胆碱，或两者都能触发肌营养不良患儿危及生命的横纹肌溶解症，但这个致命性的问题始终存在[151-153]。病例报告描述了无论是否使用琥珀酰胆碱，DMD 患儿均发生了横纹肌溶解症、高钾血症和心搏骤停。似乎没有任何一种吸入麻醉药是没有责任的[154,155]。

抗肌萎缩蛋白病是由于缺乏膜稳定蛋白-抗肌萎缩蛋白所致。有学者认为，添加另一种不稳定因素，如吸入麻醉药，会使这些患儿易患轻度或重度横纹肌溶解症、高钾血症甚至死亡。最有可能发生这些并发症的是年幼患儿，其中一些患者之前并未得到诊断，直到在围手术期发生横纹肌溶解症并确诊。当暴露于吸入麻醉药和琥珀酰胆碱时，肌肉衰弱且肌肉质量下降并被脂肪浸润所取代的青少年在手术过程中反而平安无事。尽管目前很少使用琥珀酰胆碱，但与琥珀酰胆碱诱导的心搏骤停相关的死亡率仍为 30%[155]。

没有足够的证据表明肌营养不良小儿（<8 岁和男性）应禁用吸入麻醉药，但在此类患儿中全凭静脉麻醉已成为替代吸入麻醉的首选方法。一般来说，在没有令人信服的证据的情况下，对患有已知 DMD 的幼儿应谨慎地避免使用吸入麻醉药[153,156]。同时，如果不知道引起肌肉溶解的吸入麻醉药的最低浓度，则没有必要通过清洗麻醉机来预防 MH。在某些特定的临床情况下，如 DMD 和困难气道患儿，可能禁用静脉或在麻醉诱导前无法建立静脉通路（或单独使用氧化亚氮），则可短暂使用吸入麻醉药以确保气道安全，然后使用

静脉全麻替代。应考虑其他诱导方法（如氯胺酮静脉注射、口服、肌内注射）、氧化亚氮和 / 或增加辅助技术 [EMLA 乳膏（局部麻醉药物的共晶混合物）、超声引导导管置入术] 以确保更容易建立静脉通路。在吸入麻醉期间和麻醉之后横纹肌溶解症的病例报告表明应警惕这些患儿可能的后遗症[157-159]。即使低风险患儿也应监测横纹肌溶解症（即尿肌红蛋白、血清 K$^+$ 水平）的迹象[156]。如果横纹肌溶解症发生，应立即停止吸入麻醉并用静脉全麻替代。在横纹肌溶解症的症状消失之前，患儿不应出院回家；肌红蛋白尿应静脉使用大量的平衡盐溶液进行处理[156]。

麻醉药物引起的横纹肌溶解症可能与 MH 相似[160]。DMD 儿童发生 MH 的风险与普通人群相同[161]。高钾性心律失常最有效的逆转方法是快速静脉注射钙剂（氯化钙，10mg/kg），重复使用，直到心律失常减轻。其他疗法，包括过度通气、碳酸氢盐、沙丁胺醇、胰岛素和葡萄糖及聚磺苯乙烯（凯氏酯）。与急性横纹肌溶解症相关的高钾血症可能对常规治疗无效，需长期复苏（见第 9 章和第 40 章）。

已有未确诊的 DMD 男孩使用吸入麻醉药后发生横纹肌溶解症的报道。为了降低这种并发症的风险，临床医生应该在术前评估期间询问家庭成员是否有任何抗肌萎缩蛋白疾病病史、轻度低血压症状、运动无力和运动延迟。然而，至少有 30% 的小儿属新发病例（无家族史）和新的突变。应对患儿的发育和神经肌肉病史有一个简要了解，如果有任何疑问或怀疑，术前应该随机检测一种血清肌酸激酶浓度。

未确诊的肌肉疾病

可能患有肌肉疾病（如软弱无力、肌张力减退、运动发育迟缓）但没有明确诊断的患儿会对麻醉医生构成挑战。应仔细询问病史和体格检查[162]。应评估血清肌酸激酶和乳酸浓度，并与儿科医生或儿科神经学家联系以利于寻求建议。如果不能排除进行性肌营养不良（肌酸激酶水平升高的情况下），吸入麻醉药虽然在麻醉诱导时可以考虑谨慎使用，但仍应谨慎避免使用。无症状的婴儿或儿童，其肌酸激酶水平升高可能提示进行性肌营养不良，除非可以排除 DMD 或 BMD，否则应慎用吸入麻醉药。

癫痫

癫痫是儿童时期的一种常见疾病，学龄期人群的患病率为 0.5%～1%。它被定义为反复自发性发作的倾向。癫痫是皮质神经元突然、过度、不受控制的放电[163]。

癫痫可能涉及大脑皮质的任何部分或全部皮质，发作的表现呈多样性。治疗癫痫的第一步也是最重要的一步，是确定发作是否为癫痫，对发作进行分类，并确定癫痫综合征与临床征象是否吻合（表 24-11）。

癫痫的诊断在很大程度上是一个临床过程，通过各种检测提供的信息可以确定病因（成像）或癫痫综合征（脑电图）。癫痫的原因可能是任何类型的脑损伤，可能共存神经功能缺损（如脑瘫），或者可能是一种没有其他神经功能缺损的遗传性疾病。

表24-11 癫痫

癫痫类型分类

　自限制性癫痫发作

　　全身性发作

　　局灶性发作

　持续性癫痫发作

　　癫痫持续状态

儿童癫痫综合征(案例)

　新生儿惊厥

　良性新生儿抽搐

　　良性新生儿家族性抽搐

　　早期儿童癫痫性脑病(EIEE;Ohtahara综合征)

　　早期肌阵挛性脑病(EME)

　儿童综合征

　　癫痫发作(West综合征)

　　婴儿良性肌阵挛性癫痫

　　婴儿严重肌阵挛性癫痫

　　Lennox-Gastaut综合征

　　肌阵挛性不稳定性癫痫

　原发性全身性癫痫

　　失神发作综合征(儿童失神癫痫、肌阵挛失神癫痫)

　　全身强直阵挛发作综合征

　　少年肌阵挛性癫痫

　　少年失神癫痫

　良性局灶性癫痫综合征

　　具有中颞棘波的良性罗兰样癫痫(BRECTS)

　　儿童枕部阵发性癫痫(CEOPS)

　病灶性癫痫

　　颞叶癫痫(颞中硬化)

　　额叶癫痫(结构异常)

在做出癫痫的诊断后,下一步就是确定癫痫综合征。通过回顾以下内容来实现的:

- 癫痫类型
- 年龄
- 相关特征
- 脑电图特征
- 自上次发作以来的间隔时间
- 当前药物、最后用药的时间和血药浓度
- 检查患者是否使用其他非药物治疗,例如生酮饮食(ketogenic diet,KD)或迷走神经刺激(vagal nerve stimulation,VNS)。

癫痫综合征的细节可以指导进一步的检查,帮助制订治疗计划,并教导患者家庭有关预后的知识[164]。

管理的重点是尽可能治疗病因,并使用抗癫痫药物预防癫痫发作。根据癫痫类型和癫痫综合征选择药物,同时考虑患儿的年龄、相关疾病和其他维持药物[165]。尽管有些药物存在限制性,但目前大多数抗癫痫药物都在儿童时期(特别是年幼儿童)获得使用许可。治疗的目的是用最少剂量的抗癫痫药物消除所有癫痫发作。当癫痫对两种或两种以上的抗癫痫药物没有反应,且患儿不适合进行癫痫手术时,可提供生酮饮食或迷走神经刺激等替代疗法。美国癫痫学会指

南和实践参数可在 www.aesnet.org 网站查询[166],英国癫痫指南可在 www.nice.org.uk/CG 网站查询[167]。

对在麻醉下接受外科手术的癫痫患儿,主要问题是癫痫的激发或发作频率增加,其原因有以下几种:

- 因围手术期禁食而错过抗癫痫药物治疗
- 致癫痫麻醉药物(如安氟烷)
- 缺氧
- 电解质紊乱(如低钠血症)
- 神经外科手术对大脑的直接影响
- 脑血管不稳定
- 巧合的严重癫痫恶化
- 术后肠梗阻导致药物吸收不良
- 使用生酮饮食控制良好的患儿酮症丢失

某些引起癫痫的疾病可能与其他问题相关,如心肺功能不全、营养不良和学习障碍[168]。

手术准备应包括对患儿的临床状况系统回顾,与负责该患儿癫痫治疗的医生进行协商。此外,重要的是要知道患儿是否正在使用替代疗法,如 KD 或 VNS。对于大多数小型的择期手术,在围手术期通常无须中断或省略任何药物,建议家长在手术和麻醉的早晨按常规用药。精心地安排手术时间可能有助于避免漏服药物,因为许多患儿每天上午8点和晚上8点分别接受一次抗癫痫药物治疗。如果手术安排在早上晚些时候或下午早些时候进行,则无须错过药物治疗。对于患有复杂癫痫的儿童(如需要接受神经外科手术治疗癫痫),术前应进行仔细评估[169]。在管理癫痫患儿的手术和麻醉时,目的是预防癫痫发作,使治疗得以顺利有效地进行(表24-12)。

表24-12 癫痫患儿围手术期用药管理

术前管理

　联系患儿的儿科医生或神经学医生

　阐明常见的癫痫类型、发作频率和触发因素

　回顾并记录常规药物治疗方案(理想情况下每天两次)

　检测抗癫痫药物水平(仅苯巴比妥、苯妥英钠或卡马西平)

　回顾抢救药物方案

　检查药物过敏和不良反应

小手术或日间手术的管理

　手术安排在下午早些时候

　允许常规的晨间用药

　避免长时间禁食

　夜间常规服药

大手术管理

　确保定期服药直至禁食

　尽可能静脉使用常规药物(苯妥英钠、苯巴比妥、丙戊酸盐、苯二氮䓬);相同剂量每天使用两到三次

　如果不能使用常规药物,则应服用以下药物:

　苯妥英钠:以 50mg/min 的速率静脉注射 15～20mg/kg,然后以 2.5～5.0mg/(kg·d)两次维持

　苯二氮平:抢救时静脉注射

　如果可以肠内给药,应停止静脉注射苯妥英钠的维持剂量,重新建立常规肠内给药维持

为避免干扰癫痫的控制，在围手术期维持给予 KD 并确保所有静脉输液都不含碳水化合物（如生理盐水）是明智的。在一项研究报道中，持续给予 KD 治疗的 9 例患儿在全身麻醉下施行 24 次手术中，无一例出现并发症或癫痫发作加剧的情况[170]。尽管所有患儿在手术中血糖浓度保持稳定，但在麻醉期间，尤其是在长时间手术期间，他们存在发生代谢性酸中毒的风险。因此，术中应监测血糖、酸碱度和碳酸氢盐水平，尤其在持续 3h 以上的手术过程。如果患儿出现酸中毒，应是静脉输注碳酸氢盐的临床指征。如果血糖低于 3mmol/L（55mg/dl），应静脉使用含糖液（葡萄糖 2.5% 或 5%）维持血糖在 3～4mmol/L（55～70mg/dl）之间[171]。术后应继续静脉输液，直到能够耐受口服补液。口服液体应适用于生酮饮食患儿，且碳水化合物含量应低。最后，手术后应尽快恢复生酮饮食。

在植入 VNS 的患者中，建议在每次电流输送期间使用最小量的适当能量，并尽可能将除颤垫放在远离发生器和植入导线的地方。电刀或射频消融术可能会损坏 VNS 的发生器。尽管 VNS 在手术期间不需要停用（通过磁铁放置），但建议放置接地垫，以防止术中电流通过系统，并尽可能将其远离 VNS 发生器[172]。

总结

神经系统疾病在儿童时期很常见。随着许多重度残疾儿童的寿命在延长，他们的医疗和社会需求也变得日益复杂。外科医生和麻醉医生在治疗过程中面临挑战，包括知情同意、麻醉并发症以及远期预后的相关问题。在准备充分的情况下提供良好的基本神经病学和儿科护理，包括父母与患儿的日常医生保持密切联系，是有效管理的关键。

（林育南 译，刘敬臣 校，宋兴荣 上官王宁 审）

精选文献

Dubowitz V, Sewry CA. *Muscle Biopsy: A Practical Approach*. 3rd ed. Philadelphia: WB Saunders; 2007.

This textbook provides a comprehensive review of neuromuscular conditions and associated pathology in children.

Forsyth R, Newton R. *Paediatric Neurology (Oxford Specialist Handbooks in Paediatrics)*. 2nd ed. Oxford, UK: Oxford University Press; 2012.

An excellent handbook for practical management and up-to-date information on a wide range of topics.

Hoffmann GF, Johannes Zschocke J, Nyhan WL. *Inherited Metabolic Disease: A Clinical Approach*. Berlin: Springer-Verlag; 2010.

This textbook provides an excellent review of an extremely complex subject.

Klinger W, Lehmann-Horn F, Jurgat-Rott K. Complications of anaesthesia in neuromuscular disorders. *Neuromuscul Disord*. 2005;15:195–206.

The article reviews the topic for anesthesiologists.

Neuromuscular Disease Center, Washington University at St. Louis, St. Louis. Available at: http://neuromuscular.wustl.edu. Accessed June 2016.

This is a web-based review of all childhood neuromuscular disorders.

Swainman KF, Ashwal S., Ferraro DM, Schor NF. *Swaiman's Paediatric Neurology. Principles and Practice*. 5th ed. Philadelphia: WB Saunders; 2012.

This is an up-to-date, comprehensive textbook that is a well-illustrated, extensively referenced and searchable online text.

参考文献

第25章 外科、麻醉和未成熟大脑

ANDREAS W. LOEPKE, ANDREW J. DAVIDSON

每年有成千上万的小儿需要接受麻醉和手术[1]。在围手术期,他们会接触到许多可能干扰大脑正常发育的应激源。疼痛、应激、炎症、缺氧和缺血都会对未成熟的中枢神经系统(central nervous system, CNS)产生不利影响。而近期的动物研究发现,镇静药和麻醉药-用来减轻疼痛和应激的药物-本身即可能导致结构和功能异常,对大脑发育产生不利影响。事实上,这一现象是目前麻醉学基础研究中最受关注的领域之一,也是备受争议的一个话题(图 25-1)。迄今为止,有超过 400 项动物研究探讨了麻醉药对发育中大脑的影响。但是,将实验室发现转化到人类的临床环境却非常复杂。

最初,人类流行病学研究发现,儿童期全麻手术与随后的神经发育异常之间存在复杂的联系。有些研究发现,早期接受全麻下手术的儿童更易发生学习障碍,而另一些研究则未得出这样的结果。虽然手术与并发症可能影响大脑发育,但越来越多的实验数据显示,未接受手术的麻醉暴露也可产生不良影响,这迫使临床医师们开始考虑麻醉药物在这一现象中也发挥作用的可能性。然而,与动物实验的不确定性类似,对人类数据的解读也存在很多实质性的限制。

由于麻醉药物在一定条件下可能具有器官保护作用,并且确实可以减轻由于炎症反应、缺氧缺血或围手术期可能发生的其他伤害对大脑的损伤,这使有关麻醉药物对发育期大脑长期影响的讨论变得更为复杂。

目前麻醉对人类神经发育的影响还没有任何明确的结论。本章概述了目前关于镇静药、麻醉药和镇痛药对未成熟大脑影响的实验室和临床研究结果。

背景

大约 170 年前,William T. G. Morton 在西半球的马萨诸塞州总医院(Massachusetts General Hospital)成功地进行了一次公开演示,手术过程中使用药物引起了可逆性昏迷。在目睹了 Morton 的演示后,Oliver Wendell Holmes 称这一现象为"麻醉(anesthesia)"。"anesthesia"源自希腊语单词 an-(没有)和 aisthēsisi(感觉)。麻醉的出现立即使外科手术发生了革命性变化。Morton 墓碑上的铭文写着:"吸入麻醉的发明者和发现者:在他之前,所有的外科手术都是痛苦的,自他之后,手术中的疼痛得以避免和消除,从此,科学战胜了疼

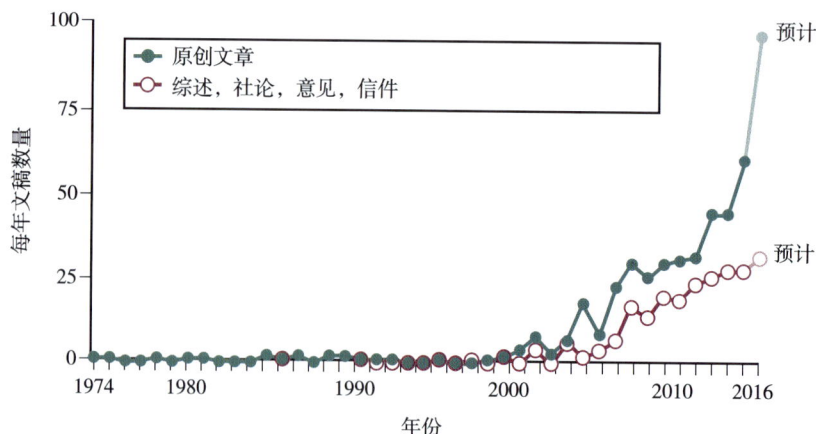

图 25-1 麻醉对未成熟动物影响的研究是目前麻醉学最热门、也是争论最激烈的领域之一。1974—2016 年，每年发表的原创文章（实心圆圈）及综述，社论，意见，信件（空心圆圈）如图示，摘自 Pubmed 数据库，检索词为"麻醉或麻醉药或异氟烷或七氟烷或地氟烷或氟烷或安氟烷或氯胺酮或巴比妥类或戊巴比妥或苯巴比妥或咪达唑仑或丙泊酚或右美托咪定或氙气"和"细胞毒性或细胞凋亡"和"神经元或大脑"（摘自 Lin EP, Lee J-R, Lee CS, et al. Do anesthetics harm the developing human brain? An integrative analysis of animal and human studies. *Neurotoxicol Teratol* 2017；60：117-128）

痛"，这段描述是麻醉学对医学领域产生巨大积极影响的有力证明。全身麻醉使得外科手术更易操作，这一技术迅速普及到世界各地。根据最新估算，全球每年超过 2.3 亿不同年龄患者在麻醉下接受各类外科手术[3]。而麻醉这一积极影响目前正受到麻醉药可能对正常大脑发育产生不良影响的考验。在开始使用麻醉药的第一个世纪，对于全身麻醉药还存在很大顾虑，因为它自身可燃、对血流动力学和呼吸都可能产生不良影响。因此，直到 25～30 年前，由于担忧心脏抑制和血流动力学不稳定性，全身麻醉药一直很少用于重症新生儿。围手术期用药方案通常仅限于使用肌松药和氧化亚氮（N_2O）。然而，由于认识到未处理的疼痛会对发育期的大脑产生不利影响，即使在早产儿中也能观察到对疼痛刺激产生的剧烈应激反应，而现代麻醉药和镇痛药可以在不显著影响血流动力学的情况下消除这些反应，在过去的三十年里，儿科麻醉为重症新生儿在越来越多的创伤性手术中创造了意识消失、无痛和肌肉松弛的手术条件。这些外科干预拯救了无数生命，也保存了这一脆弱群体的生活质量。一直以来，强效全麻引起的意识丧失被认为是暂时性的，麻醉苏醒后没有严重的长期不良反应。而这一观点正在受到严重质疑，新生动物在麻醉过程中和麻醉后即刻可观察到结构异常，这些动物在成年后存在长期认知障碍，在一些年幼时接受过麻醉的儿童身上也观察到了这一现象。

正常大脑发育

要研究麻醉对大脑发育的影响，就应该考虑到大脑正常发育的自然过程。人类大脑在围生期前后经历了复杂而漫长的过程，神经细胞数量、突触和连接大量增长。在生命早期细胞数量和连接大量扩张，在随后的正常大脑发育过程中又发生大量退化。这些扩张和退化过程使大脑得以充分发育并最终可以执行任务，如说话、走路、阅读、写作、计算、获得社交技能、完善精细运动的灵活性，以及完成复杂的功能，包括学习、抽象思维，以及计划和执行长期目标。

为了适应这些功能，人类大脑最初在子宫内和产后早期就经历了体积和细胞数量的迅速增长，随后逐渐削减，最终形成到成人期由 1 000 亿神经元组成的有效网络。出生时未成熟的大脑体积约是成年大脑的 1/3，出生后第一年重量就增加了一倍，到六岁时达到了成年大脑体积的 90%[4]。这一急剧增长是神经元和神经连接迅速增长的结果。事实上，在发育期生成的神经元只有不到一半可以存活到成年[5,6]，多半的神经元在争夺有限营养成分的竞争中失败，通过程序性细胞死亡而消除[7]。

大脑发育早期，未成熟的神经元数量迅速增长，随后通过突触形成了充足的连接。根据大脑区域的不同，突触密度在 3～15 月龄婴幼儿中达到最大，在青少年期到成年时，将逐渐减少大概一半[8]。被电信号和化学信号持续激活的神经连接保存下来，而那些没有或者很少受到激活的连接将会消失。轴突逐渐被少突胶质细胞包裹形成髓鞘，中枢神经系统随之成熟。

总之，大脑结构在早期发育中发生迅猛而显著的变化。神经元密度在胎儿期达到最大，多余的神经元通过细胞凋亡或程序性细胞死亡而消除，这一变化主要发生在子宫内、新生儿期和整个婴儿期[9]。树突和突触的快速生长出现在婴儿期和儿童早期，不需要的树突和突触会被修整，这一过程则主要发生在儿童晚期和青少年期[8-9]。

虽然在大脑不同区域这些过程的发生阶段略有不同，但出生后的前几年却是整个中枢神经系统发育的关键时期。近期的动物研究发现，在这一时期暴露于麻醉药或镇静药，正常的神经元发育、大脑结构和相应的功能可能会受到干扰。虽然麻醉药具有遗忘、镇痛和肌肉松弛等治疗特性的确切分子机制尚不完全清楚，但由于其与各种离子通道，如钠、钙、钾离子通道，以及多个细胞膜蛋白，包括氨酪酸

25

（γ-aminobutyric acid，GABA）、甘氨酸、谷氨酸（N-methyl-D-aspartate，NMDA）、乙酰胆碱和5-羟色胺受体系统等，均发生相互作用；可以想象，它可能通过干扰大脑发育关键时期的重要过程而造成永久性损伤。事实上，GABA和NMDA受体都在营养信号转导和调节神经元成熟和程序性细胞死亡中发挥着重要作用。例如在大脑发育早期，GABA介导细胞增殖、神经母细胞迁移和树突成熟[10]。同样，发育性NMDA受体刺激直接促进某些神经元的存活和成熟[11,12]。因此，作为这些受体的调节剂，似乎有理由相信麻醉药物可能会干扰这些关键的发育过程。

麻醉暴露对发育期大脑的影响

早在半个多世纪之前，人们就开始关注到小儿全身麻醉后神经功能异常，当时在耳鼻喉科手术中使用乙醚、环丙烷或氯乙烷麻醉后，观察到了术后行为改变[13]。但这些异常被认为是心理性的，因为术前及时使用镇静药物可以减轻这些异常[13,14]。大约20年后，对麻醉药长期影响的研究重点转向动物模型，以模拟怀孕医护人员的职业暴露[15-18]。在整个孕期慢性暴露于亚麻醉剂量氟烷的啮齿类新生小鼠中，观察到突触发育迟缓和行为异常。然而，直到一项开创性的研究观察到新生幼鼠长期接触氯胺酮后出现了广泛的神经元退化，人们才对麻醉药对儿童大脑发育的影响产生了兴趣[19]。这一新发现引起了大量述评、综述，以及400多篇关于当前临床上几乎所有镇静药和麻醉药物对各种未成熟动物的大脑结构和/或功能影响的报道[20-67]。（图25-1）然而，如果不考虑阿片类镇痛药对发育中大脑的影响，任何关于药物暴露影响的讨论都是不完整的[56,57]。因此，本章节主要探讨镇静药、麻醉药和镇痛药在未成熟大脑中触发的特定细胞效应。

细胞凋亡

未成熟动物暴露于镇静药或麻醉药后广泛出现的细胞凋亡，是研究最深入的不良结构性改变。虽然在整个发育期，神经元凋亡会消除大脑中约50%～75%的神经元，这一自然过程在任何特定时间点只影响一小部分细胞。短暂的暴露于麻醉药或镇静药，却可显著增加神经元凋亡的数量（图25-2）。一些研究表明，与对照组相比，新生大鼠使用复合麻醉药后，退化的神经元密度增加了68倍，目前尚不清楚退化的神经元在总神经元中所占比例。新生小鼠暴露于临床剂量的异氟烷6h，触发2%的浅皮质神经元发生细胞凋亡，对该年龄段大脑区域产生实质性影响。正常情况下，在未麻醉的幼崽中该区域只有不到0.1%的神经元发生生理性的细胞凋亡[69]。细胞死亡的确切机制和选择性仍不清楚，因为与死亡神经元有连接的邻近细胞看似未受影响（图25-3）。离体和在体实验观察到多种镇静药和麻醉药均可导致细胞凋亡增多，包括水合氯醛、氯硝西泮、地西泮、咪达唑仑、氧化亚氮、地氟烷、氟烷、异氟烷、七氟烷、氯胺酮、戊巴比妥、苯巴比妥、丙泊酚和氙，以及各种阿片类受体激动剂，而涉及的动物物种包括果蝇、线虫、鸡、大鼠、小鼠、豚鼠、小猪和恒河猴（E表25-1）。通过选择性染色如铜银染色和Fluoro-Jade（EMD Millipore，Billerica，MA）染色已经证实，活化的caspase 3染色阳性神经元发生细胞死亡，而caspase 3是凋亡级联反应的核心执行酶。

细胞凋亡是一种内在的、消耗能量的过程，需要一种叫胱天蛋白酶（caspase）的级联酶。细胞凋亡在物种间高度保守，最终导致细胞自我毁灭和消亡，即使在生理条件下，当细胞功能出现冗余或者对机体有潜在危害时均会发生[242]。它涉及细胞的有序分裂，包括染色质聚集、核质和胞质凝聚，胞质和核质分裂为凋亡体，随后被吞噬，而不出现扩散的炎

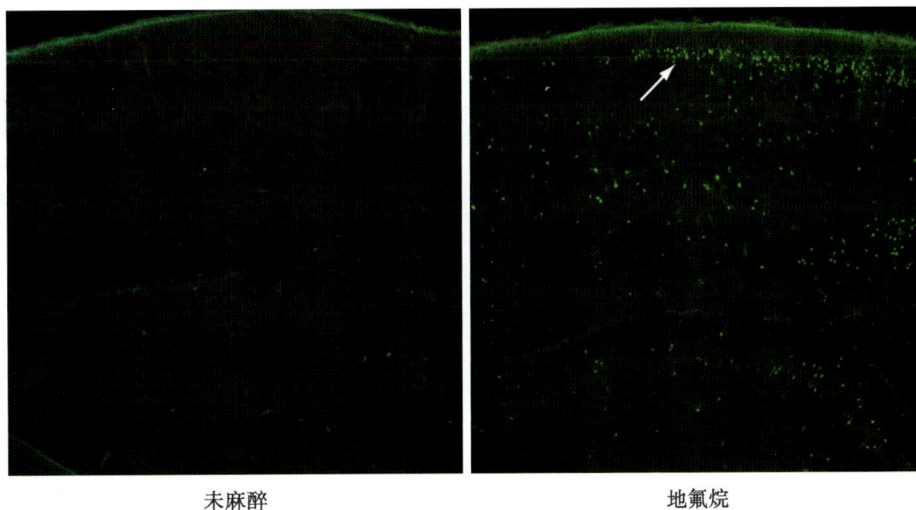

未麻醉　　　　　　　　　　　地氟烷

图25-2　长时间麻醉暴露导致发育期动物大脑广泛细胞凋亡。图为7～8日龄小鼠分别接触等效麻醉剂量7.4%地氟烷、1.5%异氟烷、2.9%七氟烷6h，氧浓度为30%，以及没有麻醉置于室内空气中的禁食小鼠（未麻醉组）脑组织切片的典型显微照片。这些麻醉药物剂量为每种药物0.6倍的最低肺泡有效浓度。箭头所指为新皮质Ⅱ/Ⅲ层细胞发生细胞凋亡后被凋亡标记物活化胱天蛋白酶3所标记（亮绿色）的显影。标尺=500μm（摘自Istaphanous GK，Howard J，Nan X，et al. Comparison of the neuroapoptotic properties of equipotent anesthetic concentrations of desflurane，isoflurane，or sevoflurane in neonatal mice. *Anesthesiology* 2011；114：578-587）

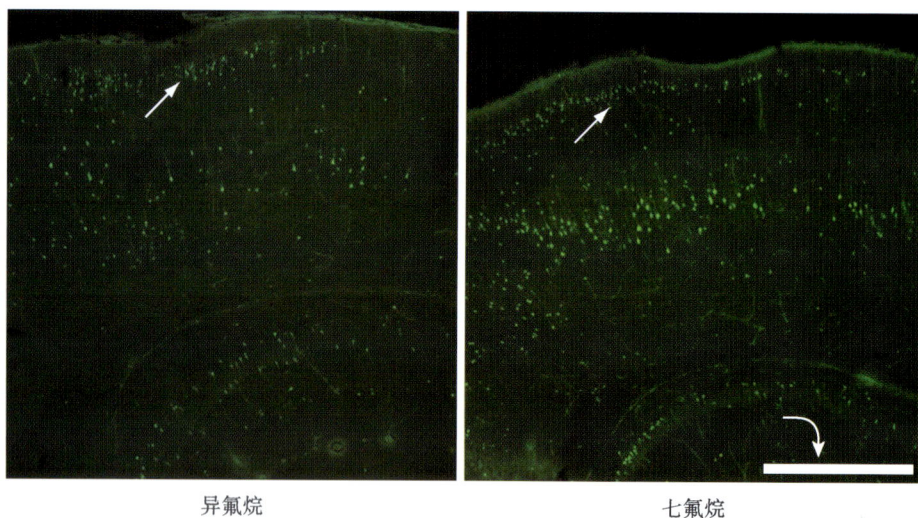

异氟烷   七氟烷

图 25-2（续）

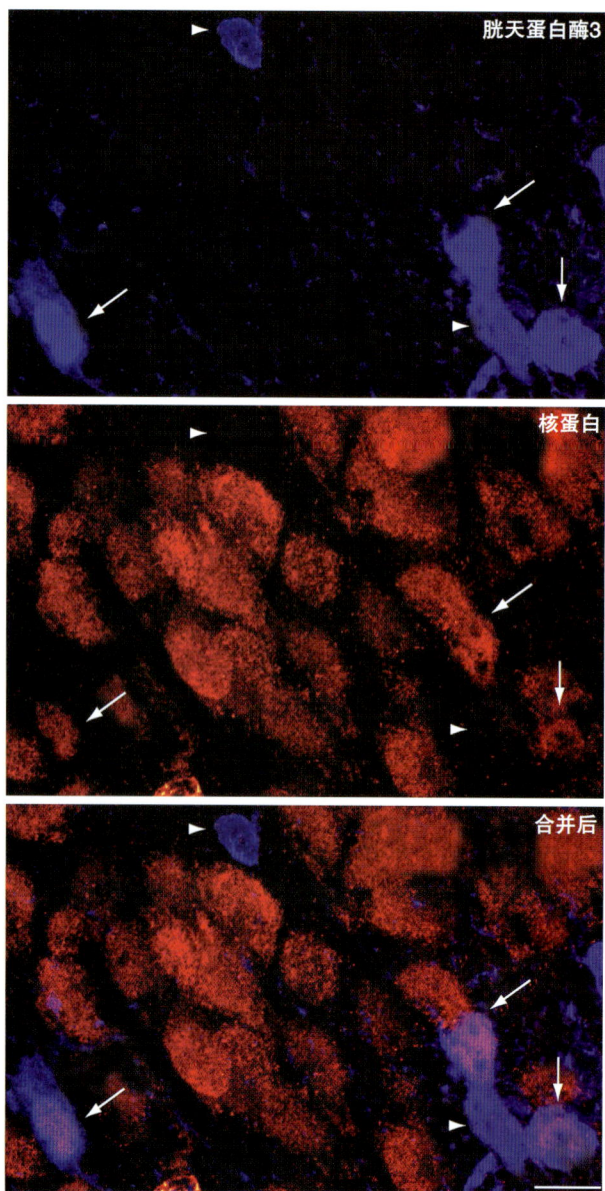

图 25-3 麻醉暴露后发生凋亡的神经元似乎被未受影响的细胞所包围。图为一只 7 日龄小鼠暴露于 1.5% 异氟烷 6h 后的典型显微照片，显示凋亡的新皮质细胞被标记物激活的胱天蛋白酶 3 染色（蓝色，上图），被神经元标记物核蛋白染色（红色，中图），两种染色的合并成像（下图）。大部分死亡细胞为有丝分裂后的神经元，如下图中被激活的胱天蛋白酶 3 和核蛋白共同染色的紫色细胞（箭头），而一些细胞仅被激活的胱天蛋白酶 3 染色，核蛋白染色阴性（三角尖）。重要的是，受到麻醉诱导的神经凋亡作用影响的细胞被大量看似未受影响的神经元所包围。标尺 = 100μm（图片由 Loepke 实验室提供）

E 表 25-1　早期接受麻醉后对结构和神经认知影响的典型临床前研究

麻醉药物	剂量和时间	动物，年龄	病理学	研究
丁丙诺啡	每天 1.5mg/kg，给雌亲	大鼠，E7～21 或 P10	纹状体神经生长因子下降	Wu 等[70]
水合氯醛	50～300mg/kg×1	小鼠，P5	神经凋亡增加，锂剂可缓解	Cattano 等[71]
氯硝西泮	0.5～4mg/kg×1	大鼠，P7	神经变性增加	Bittigau 等[72]
氯硝西泮	0.5～4mg/kg×1	大鼠，P7	神经变性增加	Ikonomidou 等[73]
地氟烷	7%，30～120min	大鼠，P16	不增加神经退行性变或树突分支的总体变化，树突棘增加	Briner 等[74]
地氟烷	12%，6h	小鼠，皮质神经元培养	未增加促凋亡因子的表达，无活性氧蓄积，无凋亡通路激活	Zhang 等[75]
地氟烷	7.4%，6h	小鼠，P7～P8	与未麻醉相比，神经凋亡增加，异氟烷或七氟烷的麻醉剂量相似	Istaphanous 等[76]
地氟烷	8%，6h	小鼠，P6	神经凋亡增加，与七氟烷和异氟烷相比，长期记忆功能受损	Kodama 等[77]
地氟烷	9%，每天 2h，3 天	小鼠，P6～P8	炎症标志物和成年后的学习障碍未增加	Shen 等[78]
右美托咪定	1～75μg/kg，3 次	大鼠，P7	神经凋亡未增加	Sanders 等[79]
右美托咪定	25μg/g 每 2h，3 次	大鼠，P7	皮质区神经凋亡未增加	Sanders 等[80]
右美托咪定	75μg/kg 腹腔内一次，或 25μg/kg 每 2h，3 次	大鼠，P7	海马区神经凋亡未增加，右美托咪定可减轻异氟烷诱导的神经凋亡	Li 等[81]
右美托咪定	5 或 10μg/kg，一次	大鼠，P7	成年早期海马突触功能无变化	Tachibana 等[82]
右美托咪定	给雌亲，3 或 30μg/（kg·h），共 12h	猕猴，E120	两种剂量下额叶皮质神经凋亡都很少	Koo 等[83]
右美托咪定	25μg/（kg·d），共 3 次	大鼠，P7～P9	海马区神经凋亡未增加，成年后学习和记忆无变化	Duan 等[84]
右美托咪定	75μg/kg 一次，或 25μg/kg，3 次	大鼠，P7	海马区未观察到凋亡增加	Li 等[81]
右美托咪定	75μg/kg 一次	大鼠，P7	海马区的神经凋亡无明显增加	Liao 等[85]
右美托咪定	30μg/kg 或 45μg/kg，每 90min 一次，共 6 次	大鼠，P7	体感皮质和丘脑细胞变性和凋亡，而非边缘丘脑	Pancaro 等[86]
地西泮	10～30mg/kg，一次	大鼠，P7	神经退行性变增加	Ikonomidou 等[73]
地西泮	5～30mg/kg，一次	大鼠，P7	10mg/kg 以上可致神经退行性变增加，可被氟马西尼拮抗	Bittigau 等[72]
地西泮	5mg/kg，一次	小鼠，P10	皮质的神经退行性变无增加，丘脑中变性增加，无后续的行为或学习缺陷	Fredriksson 等[87]
地西泮	20mg/kg，P6 和 P8	大鼠，P6 和 P8	抑制神经发生	Stefovska 等[88]
安氟烷	2%～4%，30min	小鼠，产前 E6～E17	成年后学习损伤	Chalon 等[89]
芬太尼	50μg/（kg·h），共 72h	大鼠，P14	幼年和成年动物对吗啡的镇痛敏感性下降	Thornton 等[90]
芬太尼	0.1μg/kg、1μg/kg，或 10μg/kg，共 3 次	小鼠，P4P5	最大剂量时明显加重鹅膏蕈氨酸诱导的白质损伤	Laudenbach 等[91]
芬太尼	30μg/kg 加 15μg/（kg·h），共 4h	猪，P5	神经元凋亡轻微增加，与对照组无统计学差异	Rizzi 等[92]
芬太尼	90μg/kg，一次	雄性大鼠，P14	成年后早期测试，出现长期焦虑样行为	Medeiros 等[93]
氟烷	10ppm，40h/周	大鼠，怀孕到 P60	学习缺陷和突触密度下降	Quimby 等[15]
氟烷	10ppm，40h/周	大鼠，怀孕到 P60	视觉和空间学习任务缺陷	Quimby 等[16]
氟烷	2.5%，2h	大鼠，产前，E3、E10 或 E17	E3 和 E10 测试中，成年动物迷宫测试错误更多，E17 没有	Smith 等[94]

E 表 25-1　早期接受麻醉后对结构和神经认知影响的典型临床前研究（续）

麻醉药物	剂量和时间	动物，年龄	病理学	研究
氟烷	50～200ppm，持续	大鼠，怀孕至 P28	剂量依赖性脑突触密度下降	Uemura 等[17]
氟烷	25～100ppm，持续	大鼠，怀孕至 P60	顶端和基底部突触长度和数量下降	Uemura 等[18]
氟烷	25～100ppm，持续	大鼠，怀孕至 P60	突触密度降低，无学习障碍	Uemura 等[95]
氟烷	1%～2%，30min	小鼠，产前，E6～E17	成年后学习障碍	Chalon 等[89]
海洛因	给雌亲 10mg/（kg·d）	小鼠，E8～E18	成年时过度活跃和空间学习障碍	Yanai 等[96]
海洛因	给雌亲 10mg/（kg·d）	小鼠，E9～E18	幼年动物神经元凋亡增加，空间学习和记忆受损	Wang 等[97]
海洛因	500μg/ml	大鼠 E16～E17，皮质神经元培养	神经元活性降低，细胞凋亡增加和 DNA 片段化	Cunha-Oliveira 等[98]
异氟烷	0.2～0.3mmol/L	小鼠，P14 和 P60 海马切片	与年龄较大的动物相比，P14 切片中的突触传递阻滞更为明显	Simon 等[99]
异氟烷+氧化亚氮+咪达唑仑	0.75%+75%+9mg/kg，6h	大鼠，P7	神经元凋亡和神经退行性变增加，成年学习障碍	Jevtovic-Todorovic 等[100]
异氟烷	0.75%～1.5%，6h	大鼠，P7	神经退行性变性增加	Jevtovic-Todorovic 等[100]
异氟烷+咪达唑仑+硫喷妥钠	给母羊 1.5%，4h，+1mg/kg+7mg/kg	羊，产前 E120	麻醉后 6 天时检测神经凋亡无增加	McClaine 等[101]
异氟烷+氧化亚氮+咪达唑仑	0.75%+75%+9mg/kg，2～6h	大鼠，P1～P14	P7 暴露后神经凋亡增加，P1～P3，或 P10～P14 则没有	Yon 等[102]
异氟烷+氧化亚氮+咪达唑仑	0.55%+75%+1mg/kg，4h	猪，P5	大脑皮质中神经退行性变性增加	Rizzi 等[92]
异氟烷	1.5%，1～5h	大鼠，器官切片培养	仅在暴露 5h 后出现神经退行性变	Wise-Faberowski 等[103]
异氟烷	2.4%，24h	大鼠，皮质初级神经元培养	细胞凋亡增加	Wei 等[104]
异氟烷+氧化亚氮+咪达唑仑	0.75%+75%+9mg/kg，2～6h	大鼠，P7	神经凋亡增加，可被雌二醇减轻	Lu 等[105]
异氟烷+氧化亚氮+咪达唑仑	0.75%+75%+9mg/kg，6h	大鼠，P7	神经凋亡增加，可被褪黑素减轻	Yon 等[106]
异氟烷	0.75%，4h	小鼠，P5	神经凋亡增加，可被毛果芸香碱减轻	Olney 等[107]
异氟烷	0.75%，6h	大鼠，P7，和小鼠海马器官切片	神经凋亡增加，可被 N_2O 加剧，氙气减轻	Ma 等[108]
异氟烷	2.4%，24h	大鼠，皮质初级神经元培养	细胞退行性变增加，可被预处理的异氟烷或氟烷阻滞	Wei 等[109]
异氟烷	1.3%，6h	大鼠，产前 E21	幼年动物的神经凋亡减少，无学习障碍，记忆力提高	Li 等[110]
异氟烷+氧化亚氮+咪达唑仑	0.75%+75%+9mg/kg，6h	大鼠，P7	成年大脑多区域神经元密度降低	Nikizad 等[111]
异氟烷+氧化亚氮+咪达唑仑	0.55%+75%+1mg/kg，4h	豚鼠，产前 E20～E50	E35 和 E40 神经凋亡增加，成年神经元密度降低，E50 后或芬太尼对照组则没有	Rizzi 等[112]
异氟烷	0.75% 4h，1.5% 2h，或 2%1h	小鼠，P5～P7	神经凋亡增加	Johnson 等[113]
异氟烷+氧化亚氮	0.75%+75%，6h	大鼠，P7	脊髓神经凋亡增加	Sanders 等[114]
异氟烷	无固定剂量	小鼠，P4	神经凋亡增加，可被低温缓解	Olney 等[115]
异氟烷+氧化亚氮	0.55%+75% 或分别 2～8h	大鼠，P7	暴露 6h 或以上，神经凋亡和神经变性增加，可被左旋肉碱缓解，但分别给予两种药物不引起增加	Zou 等[116]
异氟烷	1%～2%，10min	小鼠，P0	新生儿和青少年期身体协调和成年的学习障碍；海马细胞数量和体积减小，雄性更为明显	Rothstein 等[117]

E 表 25-1　早期接受麻醉后对结构和神经认知影响的典型临床前研究（续）

麻醉药物	剂量和时间	动物, 年龄	病理学	研究
异氟烷	1.2%, 12h	大鼠, 皮质初级神经元培养	细胞毒性增加, 被 xestospongin C 缓解	Wang 等[118]
异氟烷	0.75%, 6h	大鼠, P7	神经凋亡增加, 短期记忆无影响, 有长期记忆障碍, 可被右美托咪定缓解	Sanders 等[79]
异氟烷	0.75%, 6h	小鼠, P8 海马器官切片	神经凋亡增加, 可被右美托咪定缓解, 不可被加巴嗪逆转	Sanders 等[79]
异氟烷	0.75%, 6h	大鼠, P7	皮质神经凋亡增加, 合并用右美托咪定时可减少	Sanders 等[80]
异氟烷	1.5%, 6h	小鼠, P7	暴露后早期神经变性增加, 无成年学习障碍, 无成年神经元密度降低	Loepke 等[119]
异氟烷	1MAC, 1～4h	大鼠, P7	暴露 2h 以上, 非 1h, 出现广泛大脑细胞死亡; 仅在暴露超过 4h 才出现成年神经认知缺陷	Stratmann 等[120]
异氟烷	1MAC, 4h	大鼠, P7	祖细胞增殖降低, 成年时恐惧性条件反射和记忆障碍	Stratmann 等[121]
异氟烷	3.4%, 4h	大鼠, 祖神经元培养, 培养 2～12 周在 P2 收获	无神经变性或胱天蛋白酶 3 或 7 激活, 胱天蛋白酶 9 减少, 抑制增殖, 神经元优先分化	Stratmann 等[120]
异氟烷	1.4%	大鼠, 皮质和海马神经元培养, P1 收获, DIC5	神经凋亡增加, 突触的树突和数量减少, 可被 tPA 或 p75[NTR] 抑制剂缓解	Head 等[122]
异氟烷 + 氧化亚氮 + 咪达唑仑	0.75%+75%+9mg/kg, 6h	大鼠, P7	治疗后 2 周, 海马下脚突触密度降低	Lunardi 等[123]
异氟烷	1.6%, 5h	恒河猴, P5	新皮质中神经元细胞凋亡增加和白质中未成熟的少突胶质细胞增加	Olney 等[124]
异氟烷	给雌亲 1.3% 或 3%, 1h	大鼠, P21	较低剂量时, 神经凋亡或血浆内 S100β 浓度没有增加, 但大剂量时两者均增加	Wang 等[125]
异氟烷	1.7%, 35min, 共 4 天	大鼠, P14 和小鼠 P14	海马神经细胞即刻死亡未增加, 成年简单任务学习无障碍, 成年时复杂的学习和认知任务障碍	Zhu 等[126]
异氟烷	1.6%, 5h	恒河猴, P5	新皮质细胞凋亡增加	Brambrink 等[127]
异氟烷	1.5%, 30～120min	大鼠, P16	神经变性或树突分支总变化无增加, 树突棘数量增加	Briner 等[74]
异氟烷	0.75%, 6h	小鼠, P7	暴露后即刻, 神经凋亡和血浆内 S100β 浓度升高, 长期学习和记忆测试无障碍	Liang 等[128]
异氟烷	2%, 2h 和 / 或腹腔内注射咖啡因 80mg/kg	小鼠, P4	咖啡因使神经凋亡增加, 比异氟烷暴露后的严重, 联合用药凋亡增加	Yuede 等[129]
异氟烷	1.5%, 6h	小鼠, P7～P8	与未麻醉相比, 神经凋亡增加, 但程度与等麻醉剂量的地氟烷或七氟烷相似	Istaphanous 等[76]
异氟烷	2%, 每个时间点, 90min	小鼠, P10, P20, P30, P60 和 P90	成年无行为或认知异常	Kulak 等[130]
异氟烷 + 氧化亚氮	0.75% 异氟烷 +70% 氧化亚氮, 6h	大鼠, P7	神经凋亡增加, 认知功能随之改变, 可被氙气预处理改善	Shu 等[131]
异氟烷 + 氧化亚氮	0.75% 异氟烷 +70% 氧化亚氮, 6h	大鼠, 海马器官切片培养	神经凋亡增加, 可被氙气预处理改善	Shu 等[131]
异氟烷 + 氧化亚氮 + 咪达唑仑	0.55%+75%+1mg/kg, 4h	猪, P5	与对照组或芬太尼对照组相比, 大脑皮质神经凋亡增加	Rizzi 等[92]

E 表 25-1　早期接受麻醉后对结构和神经认知影响的典型临床前研究（续）

麻醉药物	剂量和时间	动物,年龄	病理学	研究
异氟烷	3%,24h	大鼠,星状胶质细胞培养	未成熟胶质细胞生长受损,延缓胶质细胞成熟,但不影响总肌动蛋白或 GFAP 水平	Lunardi 等[132]
异氟烷	1.5% 诱导 +1% 持续 1h	小鼠,1 个月	躯体感觉皮质中树突丝状足消失,但树突棘密度无影响	Yang 等[133]
异氟烷	0.7%,1.4%,或 2.8%,6h	大鼠,胚胎神经元干细胞	对神经干细胞活力无影响。两种大剂量可抑制细胞增殖	Culley 等[134]
异氟烷	1.5% 或 5%,6~12h	小鼠,皮质神经元培养	即使增加了临床剂量的一氧化二氮或氯胺酮,也未观察到细胞毒性	Campbell 等[135]
异氟烷	1.4%,从 15min 到 4h	小鼠,初级神经元培养和海马切片培养	增加细胞凋亡和细胞骨架不稳定性	Lemkuil 等[136]
异氟烷 + 鞘内注射丁哌卡因	1%,1h 或者 6h	大鼠,P7,P14,P21	暴露 6h 后大脑和脊髓内神经凋亡增加,但暴露 1h 不增加;成年时自发性运动表现完整	Yahalom 等[137]
异氟烷和 / 或氧化亚氮	1% 和 / 或 70%,8h	恒河猴,P5~P6	单独使用一种药时未观察到神经凋亡,联合使用时神经凋亡增加	Zou 等[138]
异氟烷 + 氧化亚氮 + 咪达唑仑	0.75%+75%+9mg/kg,6h	大鼠,P7	线粒体的结构完整性增加和损伤,小脑内的密度降低,自噬活动增加	Sanchez 等[139]
异氟烷 + 氧化亚氮	0.75% 异氟烷 +70% 氧化亚氮,6h	大鼠,P7	神经凋亡增加,随后认知功能改变,氙气预处理可改善	Shu 等[140]
异氟烷	0.7% 到 1.5% 滴定吸入,5h	恒河猴,P6	广泛的神经元和少突胶质细胞凋亡(前脑所有髓化少突胶质细胞的 6.3%)	Brambrink 等[141]
异氟烷	1.5%,6h	小鼠,P7	与对照组中 0.1% 的神经元发生自然凋亡相比,暴露后的视觉皮质浅层经量化后有大约 3% 的细胞发生凋亡	Istaphanous 等[69]
异氟烷	2%,6h	小鼠,P6	神经凋亡增加,但未观察到长期记忆损伤	Kodama 等[77]
异氟烷	1.5%,6h	小鼠,P7,P21,或 P49	所有年龄段嗅球细胞凋亡增加,两个较大年龄点齿状回细胞凋亡增加,<15 天的神经元特别脆弱	Hofacer 等[142]
异氟烷	给雌亲 1%~1.5% 滴定吸入,5h	恒河猴,E120	神经凋亡增加,主要在小脑、尾状核、壳核和杏仁核,以及弥漫的少突胶质细胞凋亡	Creeley 等[143]
异氟烷	0.75%,6h	大鼠,P7	海马神经元凋亡,作用可被右美托咪定剂量依赖性抑制	Li 等[81]
异氟烷	0.75%,6h	大鼠,P7	海马神经元凋亡增加,合并使用右美托咪定可抑制此作用	Liao 等[85]
异氟烷	1.5%,6h	小鼠,P7,P21,或 P49	暴露期间年龄相关的大脑区域神经凋亡程度不同;持续神经退化的区域可在成年期持续易感	Deng 等[144]
异氟烷	1.5%,6h	大鼠,P7	凋亡标记物胱天蛋白酶 3 在皮质和海马内密度升高,在 P6 吸入 1.5% 异氟烷 30min 预处理,可改善该作用	Peng 等[145]
异氟烷	2%,1h	小鼠,P7	视网膜内核层细胞凋亡增加	Cheng 等[146]
异氟烷	1.5%~3% 滴定,5h	恒河猴,P6	神经凋亡和少突胶质细胞凋亡增加,可被锂剂改善	Noguchi 等[147]
氯胺酮	20mg/kg,7 次	大鼠,P7	神经退行性变增加	Ikonomidou 等[19]
氯胺酮	25~75mg/kg,1~7 次	大鼠,P7	仅在重复给 7 次 25mg/kg 剂量后神经退行性变增加	Hayashi 等[148]

25

E 表 25-1　早期接受麻醉后对结构和神经认知影响的典型临床前研究（续）

麻醉药物	剂量和时间	动物，年龄	病理学	研究
氯胺酮	50mg/kg，1 次	小鼠，P10	皮质神经退行性变，活性降低或升高，成年时习惯异常	Fredriksson 等[149]
氯胺酮	50mg/kg，1 次	小鼠，P10	神经退行性变，合用地西泮进一步加重	Fredriksson 等[150]
氯胺酮	50mg/kg，1 次	小鼠，P10	神经退化，成年时记忆任务受损	Fredriksson 等[150]
氯胺酮	10～25mg/kg，1～7 次	大鼠，P7	最大剂量时观察到神经退行性变，血浆浓度是人体内麻醉时的 7 倍	Scallet 等[151]
氯胺酮	1.25～40mg/kg，1 次	小鼠，P7	剂量为 5mg/kg 或更大时出现神经退行性变，处理后 7 天未观察到总的神经行为异常	Rudin 等[152]
氯胺酮	0.1～20μmol/L，6～48h	大鼠，前脑神经培养	长时间大剂量给药后 DNA 碎片增加	Wang 等[153]
氯胺酮	10～40mg/kg，1 次	小鼠，P7	剂量为 20mg/kg 或以上时出现神经退行性变增加，联合使用咪达唑仑进一步加重	Young 等[154]
氯胺酮	1～20μmol/L，2～24h	恒河猴，前脑神经培养	长时间大剂量给药后 DNA 碎片增加，线粒体功能降低	Wang 等[155]
氯胺酮	0.01～40μg/ml，1～48h	大鼠，GABA 能神经培养	长期暴露后，神经元细胞减少，树突长度和分支减少	Vutskits 等[156]
氯胺酮	100μmol/L，48h	大鼠，皮质神经培养	细胞凋亡增加，此作用可被 NMDA、IGF-1、阿特波龙或 iodoindirubin 改善	Takadera 等[157]
氯胺酮	0.1～30μmol/L，24h	大鼠，皮质神经培养	细胞生存能力降低，DNA 碎片增加，可被重组人促红素改善	Shang 等[158]
氯胺酮	20～50mg/（kg·h），24h	恒河猴，E122，P5，或 P35	在两个较小年龄组神经退行性变增加，氯胺酮的血浆浓度高于人类	Slicker 等[159]
氯胺酮	1～100μg/ml，1～24h（译者注：原文误作 10～10μg/ml）	大鼠，GABA 能神经培养	高浓度或长时间暴露可出现神经细胞损失	Vutskits 等[160]
氯胺酮	2.5mg/kg，每天两次，共 4 天	大鼠，P1～P4	轻微的神经退行性变，但氯胺酮可改善疼痛诱导的神经变性和随后的学习障碍	Anand 等[161]
氯胺酮	25mg/kg，1 次	小鼠，P10	神经退行性变没有增加，但合并使用硫喷托纳或丙泊酚可加重随后的学习障碍	Fredriksson 等[162]
氯胺酮	1～20μmol/L，24h	大鼠，前脑神经培养	大剂量给药后，DNA 碎片增加，此作用可被硝基吲唑阻滞	Wang 等[163]
氯胺酮	5～25mg/kg，一次	小鼠，P10	发育表达蛋白水平呈剂量依赖性改变，成年期行为异常	Viberg 等[164]
氯胺酮	2.5mg/kg，两次，共 4 天	大鼠，P1～P4	神经元细胞死亡无增加，成年期学习和探索行为无改变，可改善疼痛诱导的神经退行性变和行为异常	Rovnaghi 等[165]
氯胺酮	20mg，6 次	大鼠，P7	暴露后 1～3 天后体重减轻，观察到最早 4 天内自发行为没有异常	Boctor 等[166]
氯胺酮	30mg/kg+15mg/kg，每 90min 1 次，共两次	小鼠，P15～P90	神经退行性变无增加，在 P20 或更小时暴露出现树突棘发育损伤	Vutskits 等[167]
氯胺酮	40mg/kg	小鼠，P5	神经凋亡增加，可被并用锂剂改善	Straiko 等[168]
氯胺酮	5～20mg/kg，1～6 次	大鼠，P7	重复 6 次 20mg/kg 药物后方观察到凋亡和神经退行性变性增加	Zou 等[169]

E 表 25-1　早期接受麻醉后对结构和神经认知影响的典型临床前研究（续）

麻醉药物	剂量和时间	动物，年龄	病理学	研究
氯胺酮	20mg/kg，7 次	大鼠，P7	凋亡和神经退行性变增加，大脑重量减轻，BDNF 和 TrkBcDNA 增加	Ibla 等[170]
氯胺酮	20~50mg/kg，每小时，3~25h	恒河猴，P5~P6	9h 或更长的暴露后方在新皮质观察到神经元变性，大脑更深区域无变性	Zou 等[171]
氯胺酮	30mg/kg+15mg/kg，每 90min 1 次，共 2 次	小鼠，P15	体感皮质和海马区的树突棘密度增加，棘突尖端直径减小	De Roo 等[172]
氯胺酮	100mg/（kg·d），共 5 天	小鼠，P8~P12	暴露后即刻，树突棘成熟受损，两周内消退	Tan 等[173]
氯胺酮或（s）-氯胺酮	1~8mmol/L 或 0.6~4mmol/L，24h	人，神经母细胞瘤细胞	凋亡增加，但用（s）氯胺酮的细胞死亡减少至少 80%	Braun 等[174]
氯胺酮	5~20mg/kg，5 次	大鼠，P7	新皮质和丘脑内的神经凋亡增加，细胞周期蛋白增加	Soriano 等[175]
氯胺酮	0.1~1 000μmol/L，6~48h 内	大鼠，皮质神经元培养	胱天蛋白酶 3 和细胞周期蛋白表达增加	Soriano 等[175]
氯胺酮	20mg/kg 每两小时，共 6h	大鼠，P7	额叶皮质中神经退行性增加	Shi 等[176]
氯胺酮	3~15mg/kg，L_4~L_5（译者注：此处应该是 L_5，应该没有 L_6）脊髓鞘内注射	大鼠，P3，P7 或 P21	在 P3 时，给药后神经元细胞死亡增加，随后的脊髓功能改变，P7 或 P21 时没有	Walker 等[177]
氯胺酮	20mg/kg 单次 +20~50mg/（kg·h），共 24h	恒河猴，P5~P6	美国毒理学研究中心的操作性测试组合和动机表现降低	Paule 等[178]
氯胺酮+芬太尼	20mg/kg+90μg/kg	大鼠，P14	长期活动亢进和行为改变，表现焦虑的水平低	Madeiros 等[179]
氯胺酮	20mg/kg 每 2h，共 6 次	大鼠，P7	成年期观察到额叶皮质放射性示踪剂的蓄积更多，细胞死亡增多	Zhang 等[180]
氯胺酮+甲苯噻嗪	42.5mg/kg+4.3mg/kg 每 90min，共 3 次	小鼠，1 个月	体感皮质内树突丝状足形成持续增加，对树突棘的密度没有影响	Yang 等[133]
氯胺酮	100μmol/L，1mmol/L，或 3mmol/L	小鼠，皮质神经元培养	仅在 1mmol/L 或更大剂量时观察到细胞毒性	Campbell 等[135]
氯胺酮	给雌亲 18.4~86.5mg/kg 每小时，共 5h	恒河猴，E120	神经凋亡增加，特别是在小脑，尾壳核和伏核内	Brambrink 等[181]
氯胺酮	18.4~56mg/（kg·h），共 5h	恒河猴，P6	神经凋亡增加，特别是在基底核和丘脑	Brambrink 等[181]
氯胺酮	75mg/（kg·d），共 3 次	大鼠，P7~P9	海马内凋亡的神经元增多，成年时学习和记忆受损，两种作用均可被右美托咪定改善	Duan 等[84]
氯胺酮	给雌亲 20~50mg/（kg·h），12h	猕猴，E120	额叶皮质神经凋亡	Koo 等[83]
氯胺酮	1~500μM，24h	大鼠，神经干细胞培养	暴露于临床相关剂量时，未观察到 DNA 的氧化损伤，线粒体毒性，或增殖受损。神经分化的数量减少	Slicker 等[182]
氯胺酮	20mg/kg 每 90min，共 6 次	大鼠，P7	丘脑边缘有明显细胞退行性变和凋亡，但体感皮质或丘脑内未观察到	Pancaro 等[86]
美沙酮	给雌亲 10mg/（kg·d）	大鼠，E5~E21	青少年的大脑单胺减少，成年时的高反应性	Rech 等[183]
美沙酮	给雌亲 10~15mg/（kg·d）	大鼠，E8~E21	青少年动物使用惊觉反射测试的兴奋性升高	Hutchings 等[184]

25

E 表 25-1　早期接受麻醉后对结构和神经认知影响的典型临床前研究（续）

麻醉药物	剂量和时间	动物，年龄	病理学	研究
美沙酮	给雌亲 9mg/（kg·d）	大鼠，E7～E21	雄性青少年海马中去甲肾上腺素活性	Robinson 等[185]
美沙酮	9mg/（kg·d）	大鼠，P1～P10	雄性青少年额叶中多巴胺能神经元活性降低	Robinson 等[185]
美沙酮	给雌亲 9mg/（kg·d）	大鼠，E7～E21	神经生长因子减少，胆碱能神经元活性破坏	Robinson 等[186]
美沙酮	给雌亲 9mg/（kg·d）	大鼠，E7～E21 或 P10	纹状体中的神经生长因子减少	Wu 等[70]
咪达唑仑	9mg/kg，一次	大鼠，P7	神经退行性变性未增加	Jevtovic-Todorovic 等[100]
咪达唑仑	9mg/kg，一次	小鼠，P7	神经凋亡增加	Young 等[154]
咪达唑仑	9mg/kg，一次	小鼠，P5	神经凋亡增加	Olney 等[107]
咪达唑仑	3～9mg/kg，一次	大鼠，P1～P14	神经凋亡无增加	Yon 等[102]
咪达唑仑	0.25～25μg/ml	大鼠，GABA 能神经元培养	神经元存活无影响	Vutskits 等[187]
咪达唑仑	每 90min，25mg/kg+15mg/kg，共 2 次	小鼠，P15～P90	在 P20 或更小时暴露，不增加神经退行性变，树突棘发育障碍	Vutskits 等[167]
咪达唑仑	每 90min，25mg/kg+15mg/kg，共 2 次	小鼠，P15	体感皮质和海马区的树突棘密度增加，棘突尖端直径减小	De Roo 等[172]
咪达唑仑	50mg/kg	小鼠，P10	成年时无学习和记忆障碍	Xu 等[188]
咪达唑仑	50mg/（kg·d），共 5 天	小鼠，P8～P12	暴露即刻树突棘成熟受损，2 周内消退	Tan 等[173]
咪达唑仑	腹腔内注射 25mg/kg，6h	大鼠，P5 或 P15	在两个年龄点均出现大脑内侧前额叶的细胞凋亡增加，没有长期可检测到的神经元密度降低	Osterop 等[189]
吗啡	10mg/（kg·d）	大鼠，E7～P5	μ-阿片样受体密度发生性别和区域特异性改变，神经元密度降低，树突生长减少，可被羟吗啡酮部分逆转	Hammer 等[190]
吗啡	5mg/（kg·d）	大鼠，P1～P4	暴露后纹状体内 μ-阿片样受体密度降低	Temple 等[191]
吗啡	除了 E11 10mg/（kg·d）外，雌亲给 20mg/（kg·d）	大鼠，E11～E18	成年时 μ-阿片样受体密度降低	Rimanoczy 等[192]
吗啡	1μmol/L，1～2 天	小鼠，P5～P6，小脑神经元前体细胞培养	DNA 合成显著减少，对细胞存活无影响	Hauser 等[193]
吗啡	给雌亲 5mg/kg 三次，随后 10mg/kg 一天 2 次	大鼠，E11～E18	成年时空间学习障碍	Slamberova 等[194]
吗啡	20mg/kg	小鼠，P4～P5	星形细胞 DNA 合成被抑制	Stiene-Martin 等[195]
吗啡	1～100μmol/L，5 天	人体，GW16～22 胎儿小胶质细胞、星形胶质和神经元培养	暴露 2 天后神经元凋亡逐渐增加，小胶质细胞在暴露 3 天后，但对星形细胞无影响。凋亡可被纳洛酮阻滞	Hu 等[196]
吗啡	给雌亲每天 2mg/kg，每天逐渐增加 2mg/kg	大鼠，E0～P21	成年早期空间学习障碍	Yang 等[197]
吗啡	20mg/（kg·d）	鸡，E12～E16	长期信息记忆障碍	Che 等[198]
吗啡	2mg/（kg·d）	大鼠，P3～P7	成年认知功能障碍	McPherson 等[199]
吗啡	0.5mg/kg，1mg/kg 或 3mg/kg	大鼠，P7	吗啡注射后数日对疼痛刺激的疼痛行为增加	Zissen 等[200]
吗啡	15μmol/L，7 天	小鼠，E16 海马神经元培养	凋亡证据，神经元密度降低	Svensson 等[201]

E 表 25-1　早期接受麻醉后对结构和神经认知影响的典型临床前研究（续）

麻醉药物	剂量和时间	动物，年龄	病理学	研究
吗啡	4mg/（kg·d）	小鼠，P5～P9	成年时奖励介导的学习障碍	Boasen 等[202]
吗啡	给雌亲 5mg/kg，3 次，之后 10mg/（kg·d）2 次	大鼠，E11～E18	青少年突触可塑性降低，学习障碍	Niu 等[203]
吗啡	给雌亲每天 2mg/kg，之后每天逐渐增加 2mg/kg，直至最大 14mg/（kg·d）	大鼠，E0～P21	成年时学习任务的表现下降	Lin 等[204]
吗啡	每天 5μg/kg，共 8 天	大鼠，P8～P14	整个成年期的疼痛反应增强，该作用可被氯胺酮阻滞	Rozisky 等[205]
吗啡	10mg/kg，一次	大鼠，P7 或 P15	内侧前额叶皮质的深层神经元凋亡未增加	Massa 等[206]
吗啡	10mg/（kg·d），2 次，共 14 天	大鼠，P1～14	温度刺激阈值的长期降低和暂时的学习障碍	Craig 等[207]
氧化亚氮（高压）	50%～150%，2～6h	大鼠，P7	神经退行性变无增加	Jevtovic-Todorovic 等[100]
氧化亚氮（高压）	50%～150%，2～6h	大鼠，P1～14	神经凋亡无增加	Yon 等[102]
氧化亚氮	75%，6h	大鼠，P7，和小鼠海马器官切片	大鼠的神经凋亡未增加，小鼠们的神经凋亡增加	Ma 等[108]
苯巴比妥	5～10mg/kg，1 次	大鼠，P7	神经退行性变增加	Bittigau 等[72]
苯巴比妥	0.5μg/ml，5μg/ml，或 50μg/ml	大鼠，PC12，嗜铬细胞瘤细胞培养	可剂量依赖性地抑制缺糖缺氧触发的细胞凋亡	Morimoto 等[208]
苯巴比妥	10～20mg/kg	大鼠，P7	空间学习障碍；但在暴露过程中观察到高碳酸血症和缺氧现象	Tachibana 等[209]
苯巴比妥	40～100mg/kg	大鼠，P7	细胞凋亡增加，可被 β-雌二醇改善	Bittigau 等[72]
苯巴比妥	50mg/kg	大鼠，P7	细胞凋亡增加，可被 β-雌二醇改善	Asimiadou 等[210]
苯巴比妥	30mg/kg，2 次	小鼠，P6	大脑蛋白表达的长期改变	Kim 等[211]
苯巴比妥	75mg/kg	大鼠，P7～P8	神经凋亡增加，被拉莫三嗪增强	Katz 等[212]
苯巴比妥	25mg/kg	小鼠，P0	新生儿和青少年身体协调障碍，成年学习障碍；海马细胞数量和体积减小，雄性更明显	Rothstein 等[117]
苯巴比妥	50mg/kg（P6），40mg/kg（P8）	大鼠，P7 和 P8	神经形成被抑制	Stefovska 等[88]
丙泊酚	0.5～10μg/ml，共 8h	大鼠，GABA 能神经元培养	大剂量暴露后出现剂量依赖性的 GABA 能酶 GAD 降低	Honegger 等[213]
丙泊酚	10～100μg/ml，2h 到 10 天	大鼠，游离神经细胞培养 P1 或 P7	大剂量使 P1 中神经元细胞死亡增多，没有证据表明 P7 中海马器官切片内有神经毒性作用	Spahr-Schopfer 等[214]
丙泊酚	1～50μg/ml	大鼠，GABA 能神经元培养	最大剂量时神经元细胞死亡增加，最小剂量时树突发育改变	Vutskits 等[187]
丙泊酚	5～500μg/ml，2～24h	鸡，神经元移植培养	剂量依赖性神经突生长锥塌陷	Al-Jahdari 等[215]
丙泊酚	10～60mg/kg，1 次	小鼠，P10	最大剂量时神经退行性变性增加	Fredriksson 等[162]
丙泊酚	25～300mg/kg，1 次	小鼠，P5～P7	剂量高于 50mg/kg 时神经凋亡增加	Cattano 等[216]
丙泊酚+芬太尼	6mg/（kg·h）+10μg/（kg·h），共 24h	猪，P0	神经退行性变无增加	Gressens 等[217]
丙泊酚	5μmol/L，5h	大鼠，海马神经元培养	神经凋亡增加	Kahraman 等[218]
丙泊酚	每 90min，50mg/kg+25mg/kg，2 次	小鼠，P15～P90	P20 或更小年龄时暴露，神经退行性变无增加，树突棘发育障碍	Vutskits 等[167]
丙泊酚	25mg/kg	大鼠，P7	神经凋亡增加，神经生长因子降低	Pesic 等[219]

E 表 25-1 早期接受麻醉后对结构和神经认知影响的典型临床前研究（续）

麻醉药物	剂量和时间	动物，年龄	病理学	研究
丙泊酚	50～100mg/kg	小鼠，P5	神经凋亡增加，可被并用锂剂改善	Straiko 等[168]
丙泊酚	0.01～1mg/ml，3～48h	大鼠，皮质初级神经元培养，在 E18 收获	暴露 6h 最大剂量可改善细胞活性，但暴露 12h 以上可降低细胞活性	Berns 等[220]
丙泊酚	每 90min 30mg/kg，共3 次	大鼠，P6	一部分大脑区域的神经退行性变增加，特别是在丘脑和下丘脑，成年动物出现轻微神经损伤	Bercker 等[221]
丙泊酚	每 90min，50mg/kg+25mg/kg，共 2 次	小鼠，P15	体感皮质和海马内的树突棘密度增加，棘突尖端直径减小	De Roo 等[172]
丙泊酚	40mg/（kg·h）+20mg/（kg·h），共 6h	大鼠，P5，P10，P15，P20，或 P30	P5 和 P10 之间暴露，树突棘密度降低，但在 P15～P30 之间密度增加	Briner 等[272]
丙泊酚	10mg/kg 或 60mg/kg	小鼠，P10	BDNF 减少，成年时自发行为无改变，但成年时地西泮的镇静作用减弱	Ponten 等[223]
丙泊酚	50mg/kg，7 天	大鼠，P7～P14	神经凋亡无增加，仅在低氧时出现	Tu 等[224]
丙泊酚	100mg/kg，1 次	小鼠，P5	海马神经凋亡增加	Pearn 等[225]
丙泊酚	3μmol/L，6h	小鼠，神经元培养，P1～P3，DIC 5～7 时收获	被 p75 神经营养素受体激活介导，神经凋亡增加	Pearn 等[225]
丙泊酚	300～450μg/（kg·min），5h	恒河猴，E120 或 P6	少突胶质细胞和神经元的细胞凋亡；胎儿暴露时神经凋亡主要发生在皮质下和尾侧区，新生儿期发生在新皮质区	Creeley 等[226]
丙泊酚	0.9～50μg/ml，1～48h	大鼠，海马星形细胞培养	剂量依赖性的凋亡增加和星形细胞存活能力降低	Sun 等[227]
丙泊酚		大鼠，E20	神经凋亡增加，随之发生学习障碍，可被合用右美托咪定改善	Li 等[228]
七氟烷	4%，24h	大鼠，皮质初级神经元培养	凋亡无增加	Wei 等[104]
七氟烷	2%，12h	大鼠，皮质初级神经元培养	细胞毒性无增加	Wang 等[118]
七氟烷	1.7%，2h	小鼠，P7	神经凋亡增加	Zhang 等[229]
七氟烷	3%，6h	小鼠，P6	神经凋亡增加，成年时条件化恐惧反应和社交互动障碍	Satomoto 等[230]
七氟烷	4% 或 8%，分别 12h 或 6h	大鼠，皮质初级神经元培养，E18	与无处理对照组相比，细胞活性无改变	Berns 等[231]
七氟烷	3%～5%，6h	大鼠，P6	暴露后即刻神经退行性变无增加，无长期神经功能障碍	Bercker 等[221]
七氟烷	2.1%，0～6h	大鼠，P4～P8	暴露期间癫痫发作，合用布美他尼可部分阻滞神经凋亡	Edwards 等[232]
七氟烷	2.5%，30～120min	大鼠，P16	神经退行性变性或树突分支总数改变未增加，树突棘数量增加	Briner 等[24]
七氟烷	1.1%，6h	小鼠，P7	暴露即刻神经凋亡增加，学习和记忆测试无长期异常	Liang 等[128]
七氟烷	2.1% 或 3%，2h 或 6h	小鼠，P6	暴露时间更长可增加神经凋亡，更短则不会。基因改变的老年痴呆病鼠更易感	Lu 等[233]
七氟烷	2.9%，6h	小鼠，P7～P8	与未麻醉相比，神经凋亡增加，但与等麻醉量的地氟烷或异氟烷程度相似	Istaphanous 等[76]
七氟烷	3.8%，6h	小鼠，P6	神经凋亡增加，程度低于地氟烷和异氟烷，长期记忆功能障碍	Kodama 等[77]
七氟烷	1MAC，4h	大鼠，P7	记忆障碍，可被丰富环境所改善	Shih 等[234]
七氟烷	3%，每天 2h，共 3 次	小鼠，P6～P8	即刻发生神经炎性反应和随后的认知障碍增加，可被丰富环境或抗感染治疗（酮咯酸）改善	Shen 等[76]

25

E表25-1　早期接受麻醉后对结构和神经认知影响的典型临床前研究（续）

麻醉药物	剂量和时间	动物，年龄	病理学	研究
七氟烷	1.2%，6h	大鼠，P7	海马内神经凋亡无增加	Li 等[81]
七氟烷	2.5%～3.5%，6h	小鼠，P6～P7	暴露即刻神经凋亡和长期的记忆障碍；随后的社会行为、焦虑水平和发声功能正常	Chung 等[235]
七氟烷	2%～2.5% 4h，3 次	恒河猴，P6～P28	婴幼儿时反复给药可使青少年期焦虑行为夸大	Raper 等[236]
七氟烷	2.5%，9h	恒河猴，P5～P6	神经元退行性变增加	Liu 等[237]
七氟烷	2%～2.5%，4h，3 次	恒河猴，产后 6 周暴露 3 次	对婴幼儿的母性行为无变化	Raper 等[238]
舒芬太尼	2μg/kg，3 次	小鼠，P4 和 P5	鹅膏蕈氨酸诱导的大脑白质损伤无加剧	Laudenbach 等[91]
硫喷妥钠	5～25mg/kg，1 次	小鼠，P10	自身不引起神经退行性变增加，但联用氯胺酮时可加重学习障碍	Fredriksson 等[162]
氙气	75%，6h	大鼠，P7 和小鼠海马器官切片	神经凋亡无增加	Ma 等[108]
氙气	70%，4h	小鼠，P7	神经凋亡增加，但可降低异氟烷诱导的神经凋亡	Cattano 等[239]
氙气	50%，24h+ 芬太尼注射	猪，P0	未检测到神经凋亡	Sabir 等[240]
氙气	0.75、1 或 2MAC，6h	大鼠，海马切片培养	两个大剂量可增加在 CA1，CA3 和齿状回中的细胞死亡	Brosnan 等[241]

症反应。这与坏死时的特征形成对比，如缺血时，包括能量衰竭、细胞肿胀、细胞膜崩裂、细胞质内容物释放到细胞外，随后出现炎症反应[242]。然而，细胞死亡的过程，如凋亡、坏死和自噬之间似乎存在着大量重叠和共同的通路，这些过程在以前被认为是完全独立的[243]。细胞凋亡，也被称为细胞自杀或程序性细胞死亡，在组织稳态、内分泌依赖性组织萎缩和正常的胚胎发生（如心脏成形、蝌蚪变形为两栖动物时尾部组织消融，或手指和脚趾间充质的消除）过程中广泛存在。同样，在啮齿动物、非人类的灵长类动物和人类的正常大脑发育过程中，脑细胞产生过多，也会在正常大脑成熟的过程中大量清除[5,6]。这种生理性的细胞凋亡对于建立正常的大脑结构和功能至关重要，这一过程的任何破坏都可能导致严重的脑部畸形和胎死宫内。处于发育过程中的大脑，细胞凋亡可由病理性、外部因素引起，如缺氧和缺血[245]。目前尚不清楚麻醉诱导的神经细胞凋亡是加速生理性细胞凋亡，还是像病理性凋亡那样，消除了不该死亡的细胞。

动物实验已初步确定了由很多麻醉药引起的神经元死亡具有一个狭窄的易感窗，如 NMDA 拮抗剂氯胺酮、GABA 激动剂异氟烷或酒精（NMDA 拮抗剂和 GABA 激动剂）。氯胺酮诱导的神经元死亡在 5～7 日龄的新生啮齿动物或出生不足 6 天的猴子中最为明显[19,73,159]。同样，在长期接触异氟烷后，3～10 日龄的啮齿动物的皮质、丘脑和杏仁核的神经元凋亡显著增多，但在 1 日龄或超过 10 日龄的啮齿动物中，细胞死亡很少[102]。来自本文作者之一的实验室的数据对麻醉诱导的神经细胞凋亡局限于较窄的时间段这一观点提出了质疑。在小鼠中，长时间暴露于异氟烷后，新生动物的皮质和海马区出现相似的神经元凋亡现象，但在大脑持续保留神经发生的区域，如齿状回和嗅球，其易感性将延续至成年[144]。这一发现也可以通过这样一个事实来解释：在细胞发育到 14 天之前，神经元特别容易受到诱导的细胞凋亡的影响，因此可以预测在动物的整个生命周期中，若神经发生部位存在这一特定时间段的神经元，则同样容易受到影响[142]。然而令人奇怪的是，有研究显示，产前大鼠在宫内暴露于临床剂量的异氟烷实际上可以减少生理性凋亡，并改善随后的记忆力[110]，而只有超过临床剂量的异氟烷在相同条件下才能诱导神经元凋亡[125]。在未成熟动物模型中，长期阿片类药物暴露可导致长期神经变性[98,97,246]，近期一项研究在新生大鼠短暂接触吗啡后，并未立即导致神经元细胞死亡[206]。因此还需要更多研究来进一步阐明导致细胞死亡的暴露时间，以及麻醉药和镇痛药对脑部结构完整性的不同影响。

脑细胞长期存活能力、神经功能和行为

要回答麻醉药是否仅加速自然凋亡或导致病理性凋亡这一重要问题，必须对新生儿期接触麻醉药的成年动物进行长期的神经元密度和神经功能评估。如果接触麻醉药或镇痛药只是暂时加速生理性凋亡，那么成年时应可观察到正常的细胞密度和功能。反过来，如在早期接触麻醉药后出现永久性神经细胞缺失和长期的神经认知障碍，则提示麻醉药诱导的神经元凋亡可能是病理性的，且机体无法通过暴露后神经细胞的可塑性和修复功能来弥补新生细胞的缺失。为了解决这些问题，很多研究对新生儿期暴露于麻醉的动物在成年后进行了神经功能检测、行为评价和/或神经元密度测量。而这些研究结果并不一致。很多研究报道了在新生儿期暴露于安氟烷、氟烷、异氟烷、七氟烷、丙泊酚或氯胺酮，或异氟烷、氧化亚氮和咪达唑仑联合使用后，可观察到长期神经

认知或行为异常。然而重要的是，这些研究中很多只在某些特定的测试或者系列神经认知中的某些项目观察到异常，而很多其他神经认知功能依然完好无损。例如，新生大鼠暴露于咪达唑仑、异氟烷和氧化亚氮 6h 后，幼龄成年鼠和老年鼠在水迷宫中的学习能力有短暂减弱，而同一群大鼠，在其他行为和学习测试中，包括听觉惊吓反应、感觉运动测试、开放环境中的自发行为和在径向臂迷宫中的学习和记忆都没有受损[100]。与之相似，7 日龄大鼠暴露于最低肺泡有效浓度（1MAC）的异氟烷 4h 后，在两个时间点观察到长期记忆力减弱，而在其他间点以及其他学习和记忆测试中并未观察到异常[121]。因此，这些短暂和局限性学习缺陷的重要性仍不明确。与人类相似，啮齿动物和灵长类动物在学习任务中的表现很大程度上依赖于母亲行为和养育条件，这也是神经认知测试中的重要混杂因素[119, 247-249]。此外，在神经认知测试中另一个明显且重要的因素是，比较各组动物时，如何验证相似程度的动机。比如，恒河猴早期暴露于氯胺酮镇静 24h 后，他们执行学习和记忆任务的动机降低，同时它们在这些测试中的表现也受到影响[178]。

未成熟动物长期使用阿片类药物后，也有研究发现了学习能力长期受损的证据[197-199, 202-204]，在生命早期接触到吗啡、芬太尼、海洛因或美沙酮的动物，在成年后对疼痛的反应会发生变化。

相反，其他几项研究则未发现暴露于咪达唑仑、异氟烷、七氟烷或氯胺酮后会出现神经功能异常，即使是对新生动物进行复杂的神经功能测试也是如此。仍需确定的是，这些结果的不同是否由于麻醉药物的剂量、暴露时间、物种或者暴露和进行评估的时机不同而导致的。有趣的是，异氟烷持续暴露超过 2h 才能导致神经元凋亡，而持续暴露 4h 以上才能导致长期神经功能异常[120]。在另一项研究中，新生小鼠暴露于异氟烷 6h 后即可导致明确的细胞凋亡，但在成年后经复杂神经功能测试并不存在长期损伤[119]。此外，在本研究中还发现，与未接受过麻醉的同窝幼崽相比，接受过麻醉的小鼠成年后在出现过细胞凋亡的脑区域中并未观察到神经元密度降低[119]。21 日龄的小鼠暴露于异氟烷 6h 后不久就出现大量细胞凋亡，但随后并未观察到齿状回颗粒细胞的减少[250]。这些发现可能提示异氟烷只加速生理性细胞凋亡，或者发育中的大脑自身可塑性和修复能力可以弥补早期出现的病理性损伤。与此不同，相同年龄的大鼠在新生期暴露于异氟烷、氧化亚氮和咪达唑仑后，可观察到大鼠成年后出现神经元永久性减少和神经功能异常，这提示麻醉药物的特定组合（异氟烷单独与联合用药）或物种之间的差异（小鼠与大鼠）可能影响新生儿期的神经细胞凋亡与长期功能和神经元密度之间的关系[111]。或者，这些相互矛盾的研究结果可以用不同的实验环境来解释，因为神经认知测试很难在实验室之间转换[251]。另一种解释是，新生儿期细胞凋亡与成年期神经认知功能并无因果关系，这就像二氧化碳诱导非麻醉新生大鼠产生高碳酸血症后即刻就能观察到大量细胞凋亡，但并没有长期神经功能后遗症[121]。

对神经和胶质生成的影响

新生神经元，或者神经发生，以及新的星形细胞 - 胶质细胞的发生在子宫内或刚出生时的未成熟大脑里最为活跃。因此，很多研究针对麻醉暴露，主要是异氟烷探讨对祖细胞存活率和神经发生率的影响。虽然异氟烷在体外研究中并不杀死神经祖细胞，但接触 3.4% 异氟烷 4h 后神经元增殖率降低，选择性神经元死亡增加[252]。暴露于 2.8% 异氟烷 6h 不影响神经元干细胞活性，而更大剂量则抑制细胞增殖，这与之前研究结果一致[134]。在新生小鼠体内进行的研究，经 6h 异氟烷暴露后，并未发现齿状回的星形胶质祖细胞出现明显死亡，而更多的成熟神经母细胞填充了大量麻醉诱导后凋亡的细胞[142]。另一方面，吗啡并未影响小鼠小脑神经前体细胞培养中的细胞存活，尽管接触会减少 DNA 合成[193]。

暴露于 3% 异氟烷 24h，培养的未成熟星形胶质细胞的生长受到抑制，成熟延迟，即使在这样的极端暴露下，细胞活性并未受到影响[132]。在一项人类胎儿细胞培养的研究中，吗啡虽然增加了神经元和小胶质细胞的凋亡，但对星形胶质细胞没有影响[196]。

树突结构的改变

婴儿期的未成熟大脑积累了过多的神经元连接，出生后第一年，树突和突触结构的数量急剧减少。很多研究检测了丙泊酚、异氟烷、七氟烷、地氟烷、咪达唑仑和氯胺酮等多种麻醉药对树突和突触结构的影响。这些研究的共同结论是麻醉药可影响树突和突触的密度，这些影响的方向，不论增加还是减少树突的数量，都取决于动物接触麻醉药的年龄，也即取决于大脑发育的状态。小型啮齿动物在出生 2 周内，接触麻醉药可导致树突和突触密度的减少，而在该年龄之后接触麻醉药，树突数量则增加[123, 222]。其他研究表明，这种不同效应可能与 GABA 从兴奋到抑制的成熟转换有关，在这一转换过程中，钾 - 氯离子协同转运蛋白从不成熟的 NKCC1 转换为成熟的 KCC2。然而，这些树突改变的持久性仍然存在很多争议，有些研究观察到出生后早期暴露于氯胺酮、咪达唑仑或异氟烷仅存在暂时效应[133, 173]。

营养因子减少

新生动物接受异氟烷或丙泊酚麻醉时，会出现脑源性神经营养因子（brain-derived neurotrophic factor, BDNF）降低[105, 122, 223]，这一因子是神经元存活、生长和分化所必需的蛋白质。其细胞机制包括组织纤维蛋白酶原激活物和纤维蛋白酶减少，而这些可以使 BDNF 前体变为 BDNF。相应地，在新生小鼠中，异氟烷可触发前 BDNF/p75[NTR]（p75 神经营养素受体）复合物介导的细胞凋亡[122]。相似的是，出生后早期持续接触阿片类受体激动剂，可影响未成熟大脑神经生长因子的水平[70, 186]。

线粒体变性

在异氟烷、氧化亚氮和咪达唑仑暴露 6h 后，7 日龄大鼠的海马椎体细胞内线粒体出现超微结构异常[139]。形态计量学分析显示，线粒体增大，结构完整性受损，密度下降，表明用药后出现了持久性线粒体损伤[253, 254]。另外，电子显微镜下的超微结构检查显示，自噬行为增加，这是细胞死亡的一种形式[139]。

异常再启细胞周期

氯胺酮诱导未成熟大鼠有丝分裂后的神经元再次进入细胞周期[175]。这可能是细胞凋亡的触发因素之一，因为有丝分裂后的神经元失去了神经元祖细胞在增殖过程中进入细胞周期的能力，在被迫重新进入细胞周期时，会发生程序性细胞死亡。

细胞骨架失稳

细胞骨架结构的完整性是正常神经元形态和功能的关键。肌动蛋白是所有真核细胞细胞骨架的主要成分之一，参与重要细胞过程，包括细胞信号传递、运动和分裂。它对树突形成也很重要。异氟烷可使神经元和星形胶质细胞中的肌动蛋白解聚，引发细胞骨架失稳，破坏星形胶质细胞的分化和成熟，以及神经元凋亡[132, 136]。

对发育期脊髓的影响

大多数动物研究的重点是全身麻醉药和镇静药对发育期大脑的影响。然而，麻醉药对脊髓发育的影响也同样重要。一项研究观察到 7 日龄的大鼠暴露于 0.75% 异氟烷及 75% 氧化亚氮后，脊髓内神经凋亡增加[114]。在类似的模型中，接触 1% 异氟烷 6h 后，脑和脊髓的神经变性增加，但在麻醉后 1h 或脊髓内使用丁哌卡因后变性并不增加[137]。鞘内注射氯胺酮也可引起 3 日龄大鼠发育期脊髓出现神经凋亡，而对 7 日龄大鼠则没有影响。不含防腐剂的氯胺酮可导致脊髓功能的长期改变和步态紊乱，而另一项研究中，即使鞘内使用大剂量吗啡也未出现脊髓毒性的迹象[255]。

神经毒性的可能机制

麻醉药和镇静药物对未成熟大脑和脊髓产生影响的确切机制尚不清楚。阐明这些机制对建立这些研究结果与小儿麻醉和新生儿危重症治疗药物的相关性至关重要，必要时还可制订相应的干预措施。目前，总体假设是麻醉药和镇静药干扰正常 GABA 和 NMDA 受体介导活性，即意识消失、遗忘和无体动的可能靶点[256]，这也是哺乳类动物中枢神经系统发育所必需的受体[11, 257]。GABA 受体激动剂和/或 NMDA 受体拮抗剂可能在神经元发育的易损期引起异常神经元抑制，触发易感神经元凋亡，进而导致成年后神经认知功能障碍和神经元密度降低[24, 62, 100, 111]。其他证据显示，氯胺酮阻断 NMDA 受体后可能导致 NMDA 受体上调，在停用麻醉药后，内源性谷氨酸作用于大量上调的受体，使得神经元更易发生兴奋性毒性损伤[155, 159]。然而多项观察结果都与这两种假设部分矛盾，神经细胞死亡出现在接触麻醉药时，而不仅仅在停药之后。此外，多种有轻微 NMDA 受体作用的麻醉药，如丙泊酚和巴比妥类药，都具有很强的神经毒性，而 NMDA 受体拮抗剂氙气的神经毒性作用则有限，因此将受体上调作为麻醉药神经毒性的唯一机制值得怀疑。另一种假说是异常神经元抑制是发育期神经元凋亡的主要触发因素，兴奋 GABA 受体确实可以抑制成熟大脑的神经元活性，但在发育期神经元中具有兴奋作用[258]，这与抑制假说存在矛盾。未成熟神经元中细胞内氯离子（Cl^-）浓度是高的，因此 GABA 介导 Cl^- 通道开放时离子外流，细胞膜去极化。另一方面成熟神经元细胞内 Cl^- 浓度则是低的，当麻醉药物开放成熟神经元 Cl^- 通道时离子内流，细胞膜超极化。细胞 Cl^- 梯度的逆转，是由于未成熟大脑中的 Na^+-K^+-$2Cl^-$ 协同转运蛋白 1（NKCC1）转变为成熟大脑内的 K^+-Cl^- 协同转运蛋白 2（KCC2）[259]。沿着这条主线，研究发现七氟烷麻醉对新生大鼠有兴奋作用，可导致癫痫发作[232]。新生大鼠在体和离体研究均发现，异氟烷可导致内质网过度释放 Ca^{2+}，以及 1，4，5-三磷酸肌醇受体（InsP3Rs）过度激活[260]。类似的机制可能与麻醉后 β-淀粉样蛋白升高有关，这一蛋白被认为与阿尔茨海默病相关[261]。虽然氙气和低体温可导致神经元抑制，但它们并没有因为叠加的抑制作用而加速异氟烷诱导的神经元细胞死亡，反而使细胞死亡显著减少[108, 115, 239]。

重要的是，有证据表明三种等效浓度的吸入麻醉药物可导致类似的细胞凋亡，这提示决定细胞毒性的是麻醉深度而不是特定剂量或药物的呼气末浓度[76]。但是，其他研究并未将麻醉药与凋亡机制联系起来。具体来说，消旋氯胺酮和（S）-氯胺酮都通过阻断 NMDA 受体发挥麻醉作用，但在体外试验中，与等效剂量的消旋氯胺酮相比，（S）-氯胺酮诱导的细胞死亡减少 80%[174]。此外，同时给予 GABA 受体拮抗剂 gabazine，并不能减轻 GABA 受体激动剂异氟烷诱导的神经细胞凋亡，而给予 α_2-受体激动剂右美托咪定却可以使凋亡减少[79]。观察麻醉药诱导的小鼠树突细胞形态学改变的研究表明，麻醉药诱导的神经活性降低可能并没有神经元兴奋和抑制间的平衡被破坏那么重要[74, 172]。神经元抑制和结构性异常之间本来被认为可能存在着某种因果关系，但在大脑发育机制研究中，河鲀毒素同时阻滞兴奋和抑制活动时，并不会导致突触发生过程中的结构改变；而单独使用一种 GABA 激动剂或 NMDA 拮抗剂确实可影响突触发生[172]。

目前尚不清楚细胞毒性是否与麻醉药本身、麻醉药代谢产物或在小型啮齿动物中观察到的麻醉期间的生理紊乱有关[119, 121, 262]。高碳酸血症可触发广泛的神经元凋亡，即使是未经麻醉的新生大鼠暴露于高二氧化碳分压时也是如此。然而，高碳酸血症引起的细胞凋亡与异氟烷诱导的神经变性在数量上难以区分，但只有异氟烷处理过的动物，在成年后发现有神经认知功能的障碍[124]。但是，在非人类的灵长目动物中观察到广泛神经变性凋亡时，通常对实验动物进行了气管插管和机械通气，二氧化碳分压控制在正常范围，表明代谢性紊乱并不能用于解释未成熟动物中观察到的结构性异常。最后，神经变性实验模型提示有丝分裂后神经元细胞重新进入细胞周期，导致细胞死亡。氯胺酮暴露可诱发细胞周期异常再启动，导致发育中的大鼠脑内细胞凋亡[175]。然而，暴露后即刻神经元变性与随后观察到的成年期认知障碍间的因果关系尚未确定。

具体麻醉药和镇静药物

为了简要概述现有的实验室数据，我们分别回顾了每一类麻醉药的作用。尽管一些麻醉药，如氯胺酮和异氟烷，在发育中的大脑中的影响已被广泛研究，但另一些麻醉药，如氙气和地氟烷,尚未深入研究。然而目前的数据显示,所有常规使用的麻醉药都在一定程度上产生不利影响(E 表 25-1)。在查阅现有的动物文献时,很重要的一点是要认识到吸入麻醉药的效力,以 MAC 值(浓度测量)衡量,在很大程度上是可跨物种比较的,而静脉注射(IV)药物的剂量则不能,即以体重为基础的剂量相对于浓度来说有很大差异。大多数以体重为基础的静脉注射药物要在动物中起到镇静或麻醉作用时,通常是人类等效剂量的 6~10 倍。由于在大多数新生动物模型中使用了不同的给药途径,通常依赖于皮下(SC)和腹腔内(IP)注射,而不是口服或者静脉注射的途径,导致给药剂量更为复杂。然而,这些不同物种间药效学差异对大脑结构和功能结果可能的重要性尚未得到充分解决。

氯胺酮

该领域研究最多的静脉麻醉药是氯胺酮,一种 NMDA 受体拮抗剂,它也可以和其他细胞膜上的蛋白,如毒蕈碱、烟碱和阿片类受体以及电压门控钙离子通道产生相互作用。氯胺酮镇痛作用强,具有分离麻醉和血流动力学相对稳定等特点,这使其成为儿科操作镇静以及需要维持血流动力学稳定时麻醉诱导的常用药物,广泛用于重症先天性心脏病、肺动脉高压等患儿[263-265]。但在大约 17 年前的一项创新研究发现,反复在腹腔内注射氯胺酮可导致新生大鼠的脑内出现广泛细胞凋亡[19]。给 7 日龄大鼠多次注射 20mg/kg 的氯胺酮,每次间隔 9h,与对照组相比,氯胺酮组在不同脑区域内的神经元变性增加了 3~31 倍。这使得人们猜测这些改变可能导致了随后出现的神经精神紊乱[19]。这些关于氯胺酮的初步发现在 50 多个小型啮齿动物和非人类灵长类动物的活体和体外研究中均得到了证实(E 表 25-1)。其中几项研究已确定神经变性与药物的剂量、注射次数、动物种类和暴露时的年龄相关。对于新生大鼠,腹腔内单次注射剂量 75mg/kg 或者多次腹腔内注射 17mg/kg,每小时一次,持续 6h,并不产生神经毒性[148]。相比之下,皮下单次注射 20~50mg/kg[150,154],或腹腔内重复注射 20~25mg/kg 的氯胺酮 6~7 次,均可导致新生大鼠脑内发生细胞凋亡[19,148,151,169,170]。虽然这些啮齿动物使用的剂量是人类临床使用和实测血药浓度的 7 倍[151],但基于体重计算时小动物对静脉麻醉药的需求量更大(请参阅后面的章节"动物研究和物种间比较的重要评估"),这些剂量是对动物产生镇静作用所需要的。此外,联合使用咪达唑仑、地西泮、丙泊酚或硫喷妥钠可加重氯胺酮导致的神经元损伤[150,154,162]。小鼠、大鼠和非人类灵长类动物研究表明,氯胺酮诱导的神经毒性在出生后很短的一段时间最为明显,对小型啮齿动物是生后 3~7 天,对非人类灵长类动物猴子是 35 天[19,159]。而除了神经元凋亡,用氯胺酮麻醉的小型啮齿动物和非人类的灵长类动物,都在远期出现了学习能力受损[87,149,178]。

总之,氯胺酮是研究最多的麻醉药,就其神经毒性而言,已被多次证明可导致广泛的细胞凋亡(与其他麻醉药物合用时效应更明显),早期接触过的动物在成年后神经功能受损。重要的是,在非人类灵长类动物中也出现了远期学习障碍,这是最接近人类的动物模型,尽管该动物模型是给予 24h 静脉注射药物暴露[178]。这一暴露时间远远超过了人类使用的

大多数麻醉药[178]。此外,尚不清楚观察到的学习障碍是否与执行学习任务的动机减少有关,这种动机减少已在接受过暴露的动物中得到证实[178]。

吸入麻醉药

另一类最常被研究的麻醉药是吸入麻醉药(E 表 25-1)。地氟烷、七氟烷、异氟烷和氟烷通过对 GABA 受体的激动作用发挥其麻醉作用,但对甘氨酸、NMDA、乙酰胆碱、血清素(5-HT$_3$)、氨甲基膦酸(AMPA)和红藻氨酸受体也有不同程度的作用。GABA 在成人中枢神经系统中是主要的抑制性神经递质,但在发育的大脑中却具有兴奋性[259],如前所述,这可能与神经毒性有关。大多数吸入麻醉药的研究通常是单独使用异氟烷或者再联合使用咪达唑仑和氧化亚氮。这种 GABA 激动剂和 NMDA 拮抗剂的联合使用已多次发现可导致新生动物的广泛脑细胞变性[100,102,105,106]。除了即刻对大脑结构产生有害影响,在早期接触过这种联合麻醉的大鼠成年后会出现长期的空间学习任务异常和神经元细胞密度的降低[100,111]。新生大鼠暴露于单纯的 1MAC 异氟烷 4h,可在大鼠成年后观察到神经认知障碍[120,121],而让新生小鼠暴露于 0.6MAC 的异氟烷 6h,可观察到即刻的广泛神经元变性,但成年后并未出现神经认知的障碍或者神经元密度的降低[119,128]。这些不一致的结果提出了一个问题,即新生动物麻醉后出现的神经元凋亡是否与成年后的长期行为和学习异常有关呢?事实上,将 7 日龄大鼠暴露于二氧化碳或异氟烷 4h,可观察到相同程度的神经变性,而只有暴露于麻醉药的大鼠观察到了长期神经认知的损伤[121]。重要的是,新生恒河猴暴露于 0.75%~1.5% 异氟烷 5h 后出现了广泛的神经元细胞死亡[127],而这一物种的长期神经学研究尚无结果发表。

七氟烷在新生小鼠中诱导的广泛神经凋亡与异氟烷相似[76,128,230],但其对长期学习和行为学影响则不一致[77,128,230]。至今为止,对地氟烷关于这一方面的研究很少。地氟烷可导致 7 日龄小鼠发生与年龄和物种相依赖的神经细胞死亡,但对 16 日龄的小鼠无影响[74,76]。

很多研究试图比较吸入麻醉药的神经毒性。新生小鼠持续吸入等效麻醉浓度 0.6MAC 的地氟烷、异氟烷或七氟烷 6h,可导致大脑新皮质浅层出现相同程度的神经元变性,该脑区在这个模型中受到显著影响[76]。与这些结果不同,新生小鼠暴露于更低浓度的七氟烷后即刻神经元损伤比暴露于异氟烷组的要少,而两组小鼠成年后均未出现神经认知障碍[128]。另一项在小鼠中的研究显示,地氟烷造成的损伤比异氟烷或七氟烷更严重,神经变性程度相当,但只在地氟烷组观察到长期神经损伤[77]。这些研究结果存在差异的意义尚不清楚,但可能与评估脑损伤的方法学差异有关。然而重要的是,这些相互矛盾的结果意味着不能做出某一种吸入麻醉药优于另一种的任何临床推荐。

虽然氟烷和安氟烷在临床麻醉中已不常用,但这两种药也被发现可导致大脑异常。这些麻醉药最初在长期慢性职业性暴露的妊娠期大鼠模型上进行过研究,发现可导致突触发生延迟、行为和学习异常[15-18,89]。

综上所述,吸入麻醉药是儿科麻醉中最常使用的麻醉药

之一,对其神经毒性作用已进行过广泛研究。在包括非人类灵长类动物在内的多种动物模型中,都发现了即刻出现的广泛细胞凋亡。然而,早期暴露于麻醉的动物在成年后神经功能损伤却并不一致,事实上,在有些研究中甚至完全没有出现神经功能损伤。因此,长期的学习障碍与新生儿期神经细胞凋亡并未令人信服地联系在一起。而灵长类动物在生命早期吸入麻醉后的长期神经认知转归的研究结果尚未发表。

氧化亚氮

氧化亚氮是一种 NMDA 拮抗剂,是目前仍在临床使用的最古老的麻醉药,尽管它的麻醉效力较低(成人 MAC 值为 115%),需要与其他麻醉药物共同使用才能提供手术所需的麻醉。在此基础上的麻醉联合用药通常包括 GABA 激动剂咪达唑仑,以及 GABA 激动/NMDA 拮抗剂异氟烷。在大鼠中,单独使用氧化亚氮并不能导致神经元凋亡[100, 102, 108],而在一项离体研究中,它可以导致小鼠海马切片中出现神经元细胞死亡[108]。当联合使用其他麻醉药时,氧化亚氮会加重异氟烷导致的神经元细胞死亡,与异氟烷和咪达唑仑联合使用时,可导致大鼠神经系统的长期异常[100]。

氙气

作为一种稀有、无色无味的惰性气体,氙气虽然有 NMDA 拮抗特性,但由于和其他吸入麻醉药相比价格昂贵,并未在临床上获得广泛应用[260]。氙气的麻醉效力相对较低,成人 MAC 值在 65% 到 70% 之间[267, 268],但由于其在血中的溶解度极低,可以快速诱导和苏醒[269]。已有两项活体研究观察了氙气对神经元凋亡的影响,结果稍有差异。吸入 75% 的氙气 6h 并不导致 7 日龄大鼠发生神经元凋亡[108],而吸入 70% 氙气 4h 却可以增加 7 日龄小鼠神经凋亡[239]。有趣的是,这两项研究均发现氙气可以降低异氟烷麻醉所诱导的神经变性[108, 239],推测这种现象可能与某种机制有关(见下文)。一项观察氙气对神经元活性影响的研究发现,暴露在高于 0.75MAC 氙气 6h 后,培养的海马切片出现了神经元细胞死亡[241]。同样的实验条件下,异氟烷预处理可以减少 1MAC 氙气导致的神经元细胞死亡[241],这再次证实了一个令人困惑的现象,即麻醉药物的联合使用既可能加剧也可能改善各自引发的神经毒性作用。

苯二氮䓬类药物

苯二氮䓬类药,如氯硝西泮、地西泮和咪达唑仑,已有研究探讨了这些药物单独使用或联合使用时对未成熟大脑的影响。这些 GABA 激动剂是最常用于缓解幼儿和儿童围手术期焦虑的药物,也经常用于重症监护室内的早产儿。研究发现反复暴露可增加小动物模型中的神经元变性,且与剂量、脑区域、物种和年龄相关。6h 内多次注射咪达唑仑可增加新生大鼠的神经元细胞死亡,而单次腹腔内注射地西泮 5mg/kg 或咪达唑仑 9mg/kg 则没有影响[72, 100]。皮下注射地西泮 5mg/kg 可使小鼠某些大脑区域出现神经元细胞死亡,但不引起成年后的学习障碍[87]。在这些研究中,地西泮引起的神经凋亡可被其他联合使用的镇静药物明显增强,如氯胺酮[87]。新生大鼠中观察到的神经凋亡剂量依赖性明显,给予

地西泮 10mg/kg 或更高剂量时才会出现损伤[72, 73],而在一项研究中发现这一损伤可被苯二氮䓬拮抗剂氟马西尼所预防[72]。有两项研究发现,使用地西泮或咪达唑仑镇静的新生小鼠成年后并未观察到神经认知学习障碍[87, 188]。因此,尚不清楚是否因为剂量或者物种等因素导致了这些结果的不同。

水合氯醛

水合氯醛是一种酒精的氯化产物,具有 GABA 激动剂和 NMDA 拮抗剂的双重作用,在儿科的临床应用已被巴比妥类和苯二氮䓬类药物所取代。但仍用于一些影像检查的镇静,剂量可高达 120mg/kg[270],一项动物实验研究了其神经毒性。初步结果表明当使用 100mg/kg 或更大剂量水合氯醛时,可导致未成熟幼鼠的大脑皮质和尾壳核复合体中神经细胞凋亡[71]。而成年小鼠的神经功能转归还未进行研究。

巴比妥类药

巴比妥类药物主要通过 GABA 受体发挥作用,但也对烟碱乙酰胆碱、AMPA 和红藻氨酸受体发挥作用。皮下注射 25mg/kg 硫喷妥钠并不会导致新生小鼠出现细胞凋亡,但当 5mg/kg 硫喷妥钠联合 25mg/kg 氯胺酮皮下注射时,则可出现神经元变性,并有长期学习记忆障碍[162]。戊巴比妥和苯巴比妥可诱导小鼠和大鼠出现神经变性。此外,新生儿期接触了这些镇静剂,可观察到远期大脑内蛋白表达变化和学习记忆异常[117, 209, 211],但在一项研究中,这些长期改变被部分归因于新生儿期镇静状态下发生的缺氧和高碳酸血症[209]。有趣的是,雌二醇被证实可减弱苯巴比妥所诱导的神经细胞凋亡[72, 210]。

丙泊酚

丙泊酚主要是作为 GABA 和甘氨酸受体激动剂发挥作用,但也轻微作用于烟碱、AMPA 和 NMDA 受体。其神经毒性在离体和在体实验中都进行过深入研究。在新生啮齿动物中,使用丙泊酚单次剂量 >50mg/kg(皮下或腹腔内注射)或者每小时使用 >20mg/kg 重复注射 4~5 次,可明确导致神经凋亡[162, 168, 216, 221]。有趣的是,锂剂可阻止丙泊酚诱导的新生小鼠神经细胞凋亡[168]。然而,在使用丙泊酚[6mg/(kg·h)]和芬太尼[10μg/(kg·h)]静脉麻醉 24h 后,在猪模型中未观察到细胞凋亡的证据。除了明显的神经元细胞死亡,丙泊酚还可降低氨基丁酸能酶、谷氨酸脱氢酶的活性[213],减少神经生长因子[219, 223],在组织培养中导致神经轴突生长圆锥萎陷[215]。此外,丙泊酚还可改变发育中大鼠的树突棘结构,但这取决于麻醉暴露时的年龄[222]。特殊的是,如果在出生后第一周内接触麻醉药,树突棘密度降低,而如果在出生后第三周接触麻醉药,树突棘的密度则是增加的。这些差异的机制难以捉摸[222]。暴露 5h 后,丙泊酚还可导致胎儿和新生恒河猴出现显著神经元和少突胶质细胞变性和凋亡[226]。因此,文献综述的共识是,丙泊酚依赖于剂量和暴露时间,可显著影响发育期动物大脑。

右美托咪定

与其他麻醉药和镇静药不同,右美托咪定作为镇静药

和麻醉药,并不作用于 GABA、NMDA 或阿片样受体,而是与 α_2 肾上腺素受体的突触前相互作用。鉴于这种不同的作用机制,以及所有作用于 GABA 或 NMDA 受体的麻醉药均被发现对发育期大脑有影响,右美托咪定可能不会引起神经认知功能障碍,人们寄希望它能成为一种可使用的替代镇静药。很多初步研究检测了啮齿类和猴类使用右美托咪定后的脑部结构,发现没有或仅有轻微神经变性[79-85,228]。但有一项研究发现,长时间暴露于右美托咪定可增加神经细胞凋亡,但发生凋亡的区域与易受氯胺酮诱导的凋亡区域不同[86]。此外,右美托咪定已发现可减少甚至改善异氟烷、七氟烷、氯胺酮或丙泊酚诱导的脑结构或长期认知异常[79-81,84,228]。这些结果清楚表明,需要对右美托咪定和标准麻醉方案进行更深入比较,并特别注意镇静水平的可比性。

阿片类镇痛药

由于目前使用的全身麻醉药物都可显著改变发育期大脑的结构,阿片类药物作为一种可以减少麻醉药需求量的镇痛药,有可能减少麻醉药对发育期大脑的影响。到目前为止,只有一项研究比较了阿片类药物与吸入麻醉药的神经毒性。新生小猪,机械通气下静脉注射芬太尼 30μg/kg,随后以 15μg(kg·h)速率持续输注 4h,与给予咪达唑仑 1mg/kg,随后 4h 吸入 0.55% 异氟烷复合 75% 氧化亚氮的平衡麻醉相比,在很多大脑区域内的神经凋亡都减少[92]。这些初步发现令人鼓舞,尽管未来的阿片类药物的神经毒性研究还需要包括可导致遗忘的辅助用药,因为临床麻醉期间期望产生遗忘作用。但对于新生儿和小婴儿是否也需要和成人相同程度的遗忘仍是个争论激烈的话题[271,272]。最后,在比较不同方案(如静脉和吸入麻醉药)对神经毒性的影响时,使用等效麻醉药的剂量至关重要。

在推荐阿片类药物作为临床实践的替代策略之前,需要阐明阿片类药物对未成熟大脑的长期影响。与 GABA 和 NMDA 受体类似,阿片类受体也与早期大脑的发育和突触发生密切相关[273,274],这使得阿片类药物可能在突触形成的关键时期影响大脑发育。此外,新生儿反复暴露可能改变远期阿片类受体构成。围生期暴露于吗啡和海洛因等 μ 受体激动剂,可导致神经元细胞死亡增加和神经元密度降低,在长期暴露于 μ 受体激动剂的未成熟动物中也观察到同样结果[98,125,246]。在生命早期,长期使用丁丙诺啡和美沙酮治疗可减少未成熟大脑中神经生长因子的密度[70,186]。此外,围生期接触吗啡可导致 μ-阿片受体密度即刻和永久性降低,并可能与小动物长期记忆和认知功能损伤[194,197-199,202-204],以及远期对疼痛刺激产生过度伤害性反应有关[200,205]。兴奋 κ-受体可增强促凋亡药物引起的神经元细胞死亡[275]。大剂量芬太尼可显著增加谷氨酸过度刺激导致的小鼠大脑白质受损的程度[91]。然而,对 7 日龄或 15 日龄的大鼠单次注射高达 10mg/kg 的吗啡,并未影响其生存及其内侧前额叶皮质中神经元的树突分化[206]。动物研究的数据表明,围生期长期接触阿片类镇痛药可能导致发育期大脑的结构和长期功能改变,并可能增强促凋亡刺激的作用,但短暂或单次接触则可能不会。这些数据支持进一步研究阿片类镇痛药和麻醉药在发育期大脑中的相互作用。

暴露时间、剂量和麻醉药合用

与阿片类镇痛药类似,麻醉暴露对发育的影响似乎取决于吸入麻醉药的剂量和/或麻醉时间,静脉麻醉药则取决于剂量、给药途径和给药次数(如暴露时间)。此外,通常几种麻醉药和镇静药合用与单一药物相比,可引起更多神经细胞凋亡和长期认知改变。例如,在新生大鼠中,咪达唑仑、氧化亚氮和异氟烷合用比单纯的异氟烷相比,会引起更严重的神经细胞凋亡,即使后者吸入的浓度更高,也是如此[100]。有关氯胺酮的研究中,氯胺酮神经变性的影响可被硫喷妥钠或丙泊酚增强[162]。联合使用 GABA 激动剂和 NMDA 拮抗剂的影响也可增强。这支持了更深层次的麻醉可增加神经凋亡的观点。然而,联合使用氙气和右美托咪定两种麻醉药,或在手术治疗前使用异氟烷(所有这些方法均可减轻异氟烷导致的神经毒性[79,108,239]),在一定程度上与这一假说矛盾。由于肌松药不能透过完整的血脑屏障,不太可能对神经转归产生影响,但目前尚无相关的研究。此外,局部麻醉药的毒性研究还只局限于发育期脊髓,尚未涉及发育期大脑。如果为了减少对全身麻醉药的需求而在婴幼儿中扩大局麻技术的使用,则相关的研究应引起更多的重视。

未经治疗的疼痛和应激的伤害作用

鉴于有证据表明麻醉药和镇痛药对发育期大脑可产生不利影响,且目前没有完全无细胞毒性的麻醉药物,如果减少甚至不用可能有毒性的药物,其代价则是让患儿在手术过程中经历疼痛和应激。这种方法不仅是不道德的,而且动物和临床研究的实际情况表明,反复出现的应激和痛苦经历也会对正在发育的大脑产生不利影响。根据损伤的类型和严重程度,新生啮齿动物受到有害刺激与随后出现的痛觉过敏和痛觉减退有关[276]。在人类新生儿中,反复出现的皮肤损伤(如抽血等)会导致长期局部感觉神经过敏[277]。在未成熟动物中,除了这些局部反应外,早期经受反复炎症性疼痛会导致成年后痛觉过敏和后角灰质痛觉回路的长期改变[278]。在幼年大鼠爪子上反复引起注射痛,可导致全身痛觉过敏[276]。除了疼痛处理和感觉认知的改变,新生儿期发生反复或持续疼痛,成年后可发生行为和认知功能的改变,疼痛阈值下降,并在远期易发生应激、焦虑障碍或慢性疼痛综合征[161,279-282]。

除了疼痛刺激,早期的不良情绪体验还会导致动物长期的异常,如抑制性神经系统失调[283]、痛觉系统正常发育损伤、长期行为改变[284],以及长期学习障碍[202]。因此,胎儿、新生儿和婴儿在没有充分麻醉和镇痛的情况下,遭受创伤性操作相关的疼痛和应激,也可能面临长期不良后果的风险。

因此,在一些动物研究中发现,提前给予镇痛药和镇静剂,如吗啡或氯胺酮,可改善新生儿疼痛带来的不利影响[161,202,282]。单纯疼痛刺激,或给没有疼痛的新生小鼠使用 5 天吗啡,均可导致成年后出现奖赏行为损伤,而有疼痛刺激时给予镇痛药并不导致行为异常[202]。

临床报告还表明,人类新生儿和婴幼儿可对围手术期应激和疼痛刺激产生大量代谢和内分泌反应,包括儿茶酚胺、皮质醇、β-内啡肽、胰岛素、高血糖素和生长激素水平升高[285-287]。这些指标，如皮质醇，可在干预后一年多仍保持升高，这种变化可能是早期经历多次痛苦手术累积的应激结果[288]。吸入麻醉药、阿片类镇痛药，以及局部麻醉药可抑制术中应激反应，改善术后转归[286, 289, 290]。此外，足够深度的围手术期麻醉可减少其他并发症的发生率，如脓毒血症和弥散性血管内凝血的发生率，进而降低总的死亡率[291]。即使是创伤较小的操作，如给男孩进行没有镇痛的包皮环切术，也能增强他在以后生活中对疼痛刺激的反应（如疫苗接种）[292]。相反，局麻或区域麻醉下进行包皮环切术不仅能减轻手术过程中即刻的激素应激反应[293]，还能减轻疼痛诱导的长期痛觉过敏[292]。对于早产儿，生命早期经受疼痛刺激也与随后的认知和运动功能下降相关[294]。在一项回顾性研究中，与足月儿相比，出生时胎龄低于 32 周的儿童，出生时没有明显新生儿脑损伤或重要感觉神经损伤，从出生到足月，刺破皮肤的操作次数越多（包括扎足跟、肌内注射、放置胸腔管和放置中心静脉导管），在 1 岁时认知和运动发育越差（使用 Bayley 婴儿发育量表第Ⅱ版进行评估）。重要的是，比较疾病严重程度、吗啡使用时间和产后使用地塞米松的情况后发现，出生时的胎龄与不良认知或运动转归并无明显相关。这些结果表明，反复疼痛相关的应激反应，而不是早产，是改变神经发育转归原因之一[294]。虽然本研究并未观察疼痛刺激时给予麻醉药物或镇痛药物对远期转归的影响，一项小型回顾性研究显示疼痛刺激时给予麻醉药物可改善转归[295]。在该研究中，与全麻下进行疝复位相比，在没有麻醉下进行疝复位的婴儿遭受的疼痛刺激，可导致更多严重不良事件，如肠缺血、需全肠外营养和非计划再次手术[295]。令人惊讶的是，尽管脆弱的新生儿经历了大量痛苦和充满应激的操作，数据表明大多数操作并没有得到充分的镇痛或麻醉[296]。在临床实践中，作为认知障碍的潜在基础，麻醉暴露与不充分麻醉或镇痛之间的相对影响仍有待进一步探讨。

总之，来自动物和人类的数据均令人信服地证明，在生命早期经历的未得到充分治疗的疼痛相关应激对发育期神经系统不利，镇痛和/或麻醉药物可减轻未予处理的疼痛导致的退行性变，并改善预后。然而，如果麻醉药在避免疼痛刺激不利影响的同时，自身也具有细胞毒性，那么关键问题是其他辅助药物能否减轻这些不良作用。

可能的缓解措施

尽管在新生动物中观察到麻醉诱导的神经毒性，转化到人类的相关性尚不明确，多项基础研究已经开始探讨减轻麻醉药和镇静药不良作用的策略，这可能与临床实践密切相关。这些保护性策略，有的针对麻醉后即刻观察到的结构影响，如神经元细胞死亡，也有的针对长期影响，如神经认知和学习障碍。重要的是，多数动物实验在麻醉前即刻或麻醉期间使用辅助药物，维持足够的麻醉和镇痛水平，从而避免了未予处理的疼痛造成的不利影响。

镇静药右美托咪定和麻醉药氙气本身具有部分神经毒性，但似乎能显著减少异氟烷诱导的神经细胞凋亡[79-81, 84, 108, 228, 239]。联合使用右美托咪定还可防止大鼠在暴露于异氟烷 6h 后出现长期记忆障碍[79]。有趣的是，在活体或体外研究中，短暂

异氟烷预处理可保护机体免受长时间暴露于相同药物后出现的不利影响[109, 145]。在体外研究中，三磷酸肌醇受体拮抗剂 xestospongin C、组织纤溶酶原激活剂、纤溶酶原、神经营养受体 p75NTR 或 RhoA 受体抑制剂，以及预防细胞骨架解聚的 jasplakinolide 或 TAT-Pep5 均可显著减少异氟烷诱导的神经凋亡[118, 122, 136]。此外，左旋肉碱可减少 7 日龄大鼠暴露于异氟烷和氧化亚氮 6h 后的神经元细胞凋亡[116]。此外，补充天然产生的激素 β-雌二醇或褪黑素可避免长时间暴露于咪达唑仑、异氟烷和氧化亚氮后对神经元存活的不利影响[102, 105]。相似的是，联合使用 β-雌二醇可显著减少苯巴比妥诱导的神经元凋亡[72, 210]。相反，使用拮抗剂加巴嗪阻滞 GABA 受体并未发现可改善异氟烷诱导的神经变性[79]。另一方面，基于新生小鼠的初步研究成果，毛果芸香碱减少了 GABA 激动剂异氟烷和咪达唑仑诱导的神经凋亡，同时也增加了 NMDA 拮抗剂苯环己哌啶给药后的损伤[107]。来自同一实验室的初步数据表明，目标脑温度低于 30℃的全身低体温可保护暴露于 0.75% 异氟烷或腹腔内使用 40mg/kg 氯胺酮 4h 的新生小鼠免于发生神经凋亡[43, 115]。另一种疗法也已在小鼠和非人类的灵长类动物身上获得验证，在使用氯胺酮、丙泊酚或异氟烷时加用锂剂，可以消除麻醉诱导的皮质和尾壳核复合体的神经凋亡[147, 168]。

由于麻醉药在人类身上是否具有神经毒性及其严重程度尚不明确，在儿科推荐任何保护性策略均不成熟。此外，这些药物和干预措施对人类新生儿和婴幼儿的安全性尚未明确。比如，组织纤溶酶原激活剂和纤溶酶会促进纤溶，在创伤性外科操作中并不作为一线疗法。性激素 β-雌二醇对青春期前的男孩并不适用。由于在一些动物实验中观察到毛果芸香碱的致惊厥作用，其在幼儿中的安全性受到限制[297, 298]。锂剂被注明对人类胎儿有害，并可能导致幼儿的神经认知障碍[299-301]。而全身体温低于 30℃在临床并不可行，因为即使是轻微的围手术期低体温，至少在成人，都会导致很多并发症，包括失血和输血需求增加、心肌病变、麻醉后恢复和住院时间延长、寒冷不适，及外科伤口感染风险增加[302]。因此，低体温治疗麻醉诱导的神经毒性不太可能在日常儿科麻醉中发挥实质性作用，但可能在先天性心脏病婴儿行低温心肺转流手术中发挥作用。遗憾的是，后者往往在麻醉暴露前就表现出神经认知异常，这混淆了麻醉药的潜在作用。氙气的稀缺性使其成为一种非常昂贵的辅助药或麻醉药，而右美托咪定在临床广泛使用，儿科麻醉医生对它越来越熟悉，在进一步研究保护策略时更具吸引力。

麻醉药的神经保护作用

关于麻醉药物对发育期大脑不利影响的任何讨论，都由于其潜在的保护作用而变得更加复杂。由于大脑对缺血的耐受能力有限，即使是相对短暂的缺氧或脑血流量不足均可导致神经损伤和长期神经功能障碍。重要的是，动物研究已反复证实麻醉药物在脑缺氧缺血过程中的保护作用，尽管这些研究大多是在成年动物身上进行，保护作用的时长也存在争议[306]。在未成熟的动物模型中，麻醉药也被发现可以减少神经损伤，改善脑缺血后的功能转归[67]。地氟烷可减轻新

生猪模型中低温心肺转流和深低温停循环过程中发生的神经元细胞死亡和早期神经功能障碍[307,308]。缺氧缺血前异氟烷预处理可保护新生大鼠和小鼠的大脑，提高存活率[309-311]。在体外研究中，氙气和七氟烷均可在缺氧缺血过程中保护未成熟大脑[312]。此外，七氟烷与亚低温联合应用可在缺氧缺血过程中保护新生小鼠的脑结构和功能[313]。这些在未成熟动物中的发现表明，在神经损伤风险较大的临床情况下，如体外循环、神经外科手术或围手术期发生心搏骤停，危重患儿可以从麻醉的保护作用中受益；因此在当前制订儿科麻醉方案时，应对麻醉药物的保护作用和理论上存在的神经毒性进行权衡。

动物研究和种间比较的严格评估

为了确定动物研究结果是否能指导临床实践，评估动物研究在多大程度上可代表患儿的围手术期经历是至关重要的。

迄今为止，没有一种动物模型可以涵盖外科手术过程中人体生理和病理生理学的所有方面。由于人类中枢神经系统的发育时间比任何其他物种都长，因此在动物中建立发育期的人类大脑的潜在易感期模型非常复杂。然而，人类的神经认知功能比低等动物复杂很多，因此任何潜在的神经损伤都可能对如此复杂的系统产生更大的影响。

暴露时间

为引起毒性效应，很多动物研究的麻醉时间为 1～31.5h（图 25-4）。大多数动物研究暴露时间为 6h，这远远超过了大多数常规儿科手术的平均麻醉暴露时间[2]。然而，将麻醉时间作为受试者寿命的一个节段，从而将小鼠的 6h 等同于人类的 2 周或更长时间的方法可能过于简单化。当考虑到可能发生在细胞水平的损伤时，预期寿命甚至神经发育的相对持续时间可能都不直接相关。然而，损伤程度和功能影响可能与整个大脑发育的持续时间有关，尽管麻醉诱导的神经退行性变的机制还不清楚。由于人类大脑发育的速度比其他任何物种都要慢很多，相似的暴露时间可能会导致不同物种间在易感性和暴露后的修复能力上存在差异。例如，大鼠的大脑在 20 日龄时达到成年的大小，恒河猴是 3 岁，黑猩猩是 7 岁，而人类则是 15 岁[4,320,321]。在发育过程中暴露在麻醉

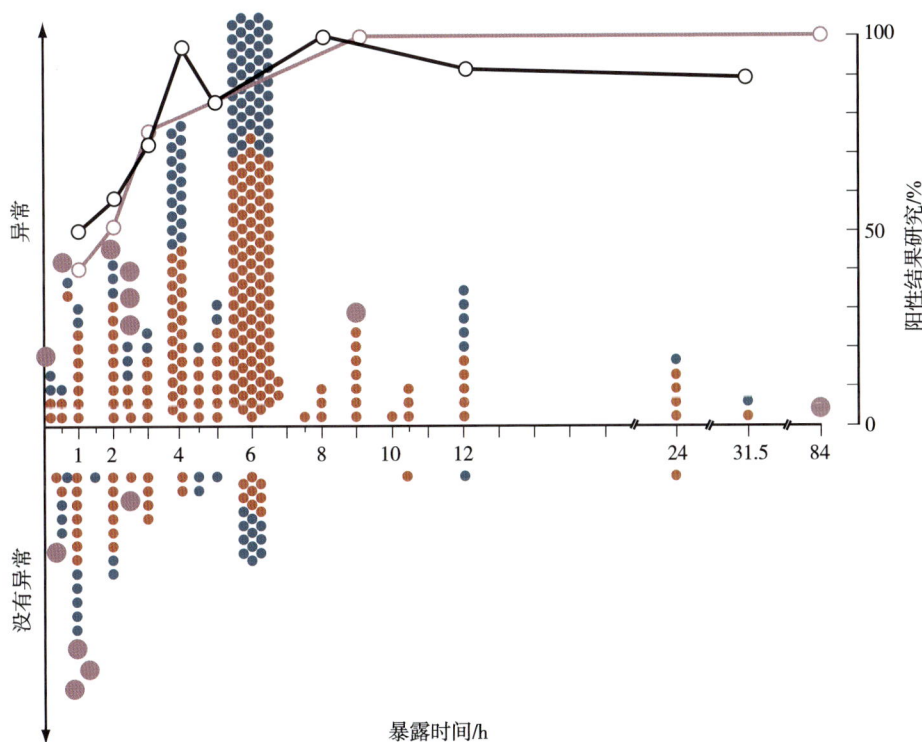

图 25-4　大多数麻醉暴露对脑结构和功能影响的活体动物研究中，暴露时间明显长于临床实践。然而，在动物和人类研究中，长时间暴露会倾向于更多阳性结果。图为动物研究中，各种剂量麻醉药物在不同暴露时间下，大脑结构（实心红色圈）或认知转归（实心蓝色圈）出现的阳性（水平线以上）和阴性结果（水平线下）。实心紫色圈代表人类临床研究中长期认知转归异常（水平线以上）或没有异常（水平线下）。暴露时间为所有报告的麻醉总时长，包括单次或累计时间，或根据注射时间表估算的暴露时间，范围从10min 到 31.5h。为便于分析，对结构性转归和功能性转归进行分别记录，若两项结果均被报告，且结构和功能性结果方向不一致，则用两个圈表示。图线表示动物（黑色）和人类（紫色）研究中阳性结果占比；空心圆圈表示从特定数据点到下一个较低数据点，各暴露时间的阳性研究百分比。注意，在动物和人类所有暴露时间中，阳性结果都超过了阴性结果的数量，但人类研究只有 40% 发现麻醉暴露 1h 以内会导致认知功能障碍（摘自 Lin EP, Lee J-R, Lee CS, et al. Do anesthetics harm the developing human brain? An integrative analysis of animal and human studies. *Neurotoxicol Teratol* 2017；60：117-128）

下的时间越长,对总的发育和成熟的影响越大。同样,考虑到发育中大脑的可塑性,可以想象,生长速度越慢的大脑有更多的时间进行修复[322,323]。相反,在复杂的机体中,如人类,在发育过程中,关键区域或关键时期即使是相对很小的损伤也可能对长期的认知和执行功能产生深远的影响。因此,与处于简单认知水平的动物相比,儿童较短时间暴露于麻醉也可能产生认知改变。

麻醉药物剂量

与人类临床常用的剂量相比,动物根据体重要给予更大剂量的注射麻醉药物,有时剂量会大出几个数量级。在讨论这些剂量与儿科麻醉的相关性时,需要了解,小型动物与大型动物或人类相比,需要更大剂量的静脉麻醉药才可产生无体动。这一差异很大程度上可以解释为,与人类相比,动物

体型更小,代谢率更高,生理周期更短[324]。使用一种异速生长标定法,将物种间差异考虑在内,估算给动物注射与人类相当的剂量,对于猴子、大鼠和小鼠分别为人类的3倍、6倍和12倍(见第7章)[324,325]。然而用于研究麻醉毒性的药物通常仍超过异速标定法计算的剂量,并没有一个明确的安全范围(图25-5)。以氯胺酮为例,使用异速标定后的剂量,小型啮齿动物和猴子体内的药物血浆浓度大约是人类临床中观察到的3~10倍[151,159]。这可能表明,大剂量注射麻醉药导致的神经毒性作用,如氯胺酮,只有在其麻醉和毒性作用是基于相同分子机制前提下才能直接适用于人类,而这一分子机制仍有待验证。否则,动物研究将使受试者暴露于更高血浆浓度的麻醉药物,导致潜在的神经毒性,而这一浓度却远高于人类麻醉期间的浓度,从而导致实验室研究高估了静脉麻醉药的神经毒性作用。

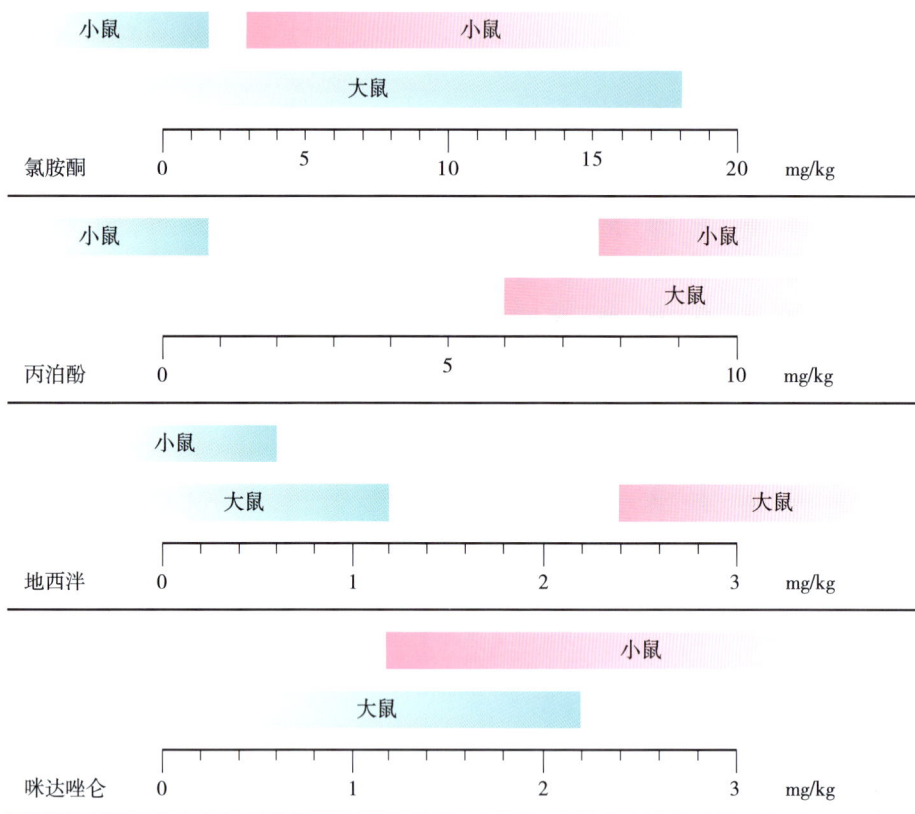

图 25-5　注射性麻醉药对发育期动物神经退行性变的影响都有剂量依赖性。蓝色为不引起大鼠和小鼠神经退行性变的麻醉药剂量;粉色为引起动物退行性变的剂量。图中仅包括给单次注射剂量麻醉药的研究,动物使用的剂量已通过异速生长法转换为儿童剂量,计算方法基于文献325。神经毒性数据来自文献19、72、73、87、100、148、151、154、159、162、171和219

另一方面,吸入麻醉药使动物无体动的剂量与临床剂量更接近。此外,与人体麻醉相似,吸入麻醉药的效力随着受试者的年龄增长而增加,因此在年龄更小的动物上需要更大剂量[76,262,326],这可能意味着使用吸入麻醉药的实验室数据临床适用性更大。

实验室与临床条件

实验室动物研究与人类临床实践中另一项重要区别,在于人类存在更多的并发症和潜在疾病,群体存在遗传多样

性,并且在外科手术时更易发生应激和疼痛。很少有实验室研究会关注手术应激和疼痛对麻醉诱导的神经毒性的影响。当用夹尾或注射腐蚀性物质来模拟手术应激时,研究结果各不相同;一项研究报告疼痛刺激对麻醉诱导的凋亡没有影响[234],而另一项研究则报告疼痛刺激可增加麻醉诱导的神经凋亡[140]。相反,疼痛引起的神经退行性变性可通过联合使用小剂量镇痛药或镇静剂得到改善[161,202]。因此,目前尚不清楚围手术期有害刺激是进一步增加了麻醉诱导的毒性作用,还是这两种有害作用相互抵消。

小型啮齿动物麻醉暴露期间代谢和呼吸参数的研究发现多种明显异常，如严重高碳酸血症、代谢性酸中毒和低血糖，这在儿科麻醉中并不常见[119, 121, 262]。气管插管和机械通气并不能完全消除啮齿动物的所有异常[262]。与儿科麻醉形成鲜明对比的是，即使在间断给予疼痛刺激[121]的情况下，临床麻醉剂量超过4h，对多达20%的小型啮齿动物来说也是致命的[119]。然而，越来越多来自非人类灵长类动物研究的证据表明，动物即使在气管插管、机械通气、生命体征严密监测、麻醉暴露期间没有死亡的情况下，仍可观察到与啮齿动物相当的神经元损伤[141, 181, 226]，这提示小型动物研究中生理条件的不足并不能排除其与人类之间潜在的生物学关联性。此外，麻醉后的饲养条件对脑损伤后的修复机制也有着深刻影响。与啮齿动物传统的裸笼式环境相比，环境强化和锻炼可显著增加啮齿动物的神经发生，因此可能有助于麻醉后重塑和修复[327, 328]。相比之下，儿童在他们正常的"丰富"环境中面临日常认知挑战，与普通实验室动物的环境有很大不同[92, 127, 159, 178]，有可能减弱麻醉对人体神经认知功能的影响。最近的动物研究印证了这一点，丰富环境可逆转长时间或反复麻醉药暴露对大鼠神经功能的不利影响[234, 329]。这些研究表明，神经行为转归取决于很多因素，麻醉仅是影响发育期大脑的重要事件之一。

大脑发育比较

将任何动物数据转换为人类临床实践的一个主要挑战，是如何在模型物种和儿童之间恰当匹配大脑发育阶段。这些有关比较的讨论，让人想起关于"狗的1年相当于人的7年"的陈词滥调。早期的动物研究表明，麻醉诱导的结构异常在非常明确的早期发育阶段最为明显，如小型啮齿动物的皮质和丘脑的神经凋亡在3～10日龄达到顶峰[19, 102]，恒河猴则在妊娠120天到出生后6天之间，为评估这些动物数据在人类中的适用性，并充分设计临床研究，需要适当确定人类大脑发育的相应阶段。

然而，哺乳类动物大脑结构和发育，无论程度还是时间，都存在很大差异。小型啮齿动物，如小鼠和大鼠，大脑表面光滑（或无脑回），而人类和猴子的大脑则有明显的裂隙，脑回表面有脑回和脑沟。人类和其他动物之间，大脑的总体容量和神经元数量都存在数量级差异；成熟人类大脑包含有大约860亿个神经元，而恒河猴有60亿个，成年小鼠有7000万个神经元[330]。其他重要物种差异还包括关键发育事件的发生时间和持续时间。啮齿动物为晚成物种，意味着其大脑发育相当多的步骤发生在出生后2～3周内，而猴子和人类的很多关键发育过程则发生在母体子宫内[314]。考虑到这些实质性差异，很难明确将动物的特定年龄阶段关联到人类身上。早期的研究基于简单的物种比较，将小型啮齿动物的出生后第1周，也就是大多数脑区对麻醉引起的神经凋亡易感的峰值期，等同于人类从妊娠晚期到出生后3年的时间跨度[4, 24, 315]。然而，近年来使用计算机模型估算出7日龄大鼠或小鼠的大脑成熟度更接近于妊娠晚期人类胎儿，而5～6日龄未成熟恒河猴大脑更接近于出生后的人类大脑（图25-6）[316-318, 331]。根据这些模型，出生后第10天到第14天的大鼠或小鼠大脑才达到初生人类婴儿的大脑成熟度（在线计算http://www.translatingtime.net，2016年10月访问）。一般来说，大多数活体实验室研究都是在发育阶段对动物进行研究，相当于极不成熟的人类大脑（图25-7）。重要

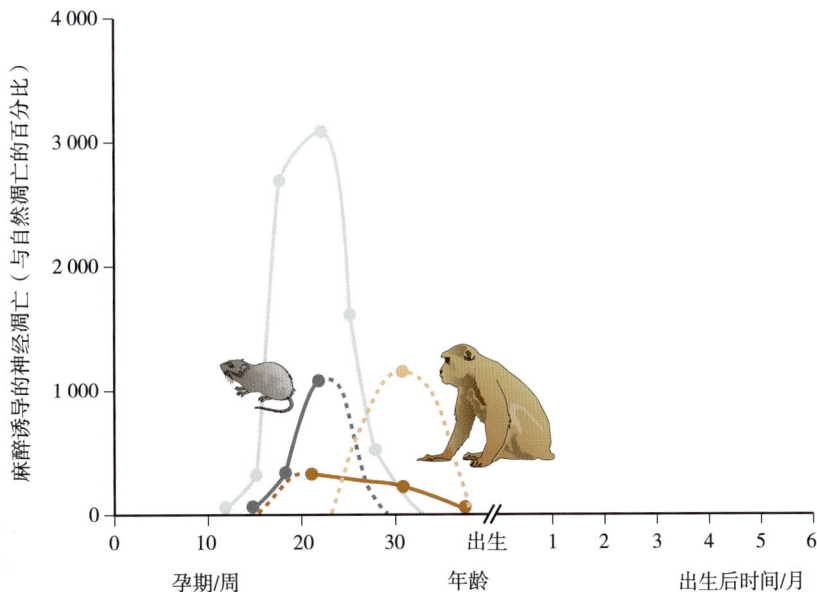

图25-6 麻醉暴露后神经元凋亡程度高度依赖于麻醉时动物的年龄。图示未成熟大鼠（黑灰）和年幼猕猴（黑棕）暴露于异氟烷/氧化亚氮麻醉时，增加的细胞凋亡与自然凋亡的比例，以及长时间暴露于氯胺酮的未成熟大鼠（亮灰）和猕猴（棕褐色）增加的细胞凋亡与自然凋亡的比例。实线连接可用的数据点，虚线则连接可用数据的推断趋势。神经毒性数据来自文献19、105、127和159。为推断人类潜在麻醉易感年龄，动物大脑不同的成熟程度已转化为人类相应的大脑发育阶段，绘制了每个数据点人类的相对年龄，数学模型见文献317、318和331，可在线计算出结果http://www.translatingtime.net（计算于2016年5月）

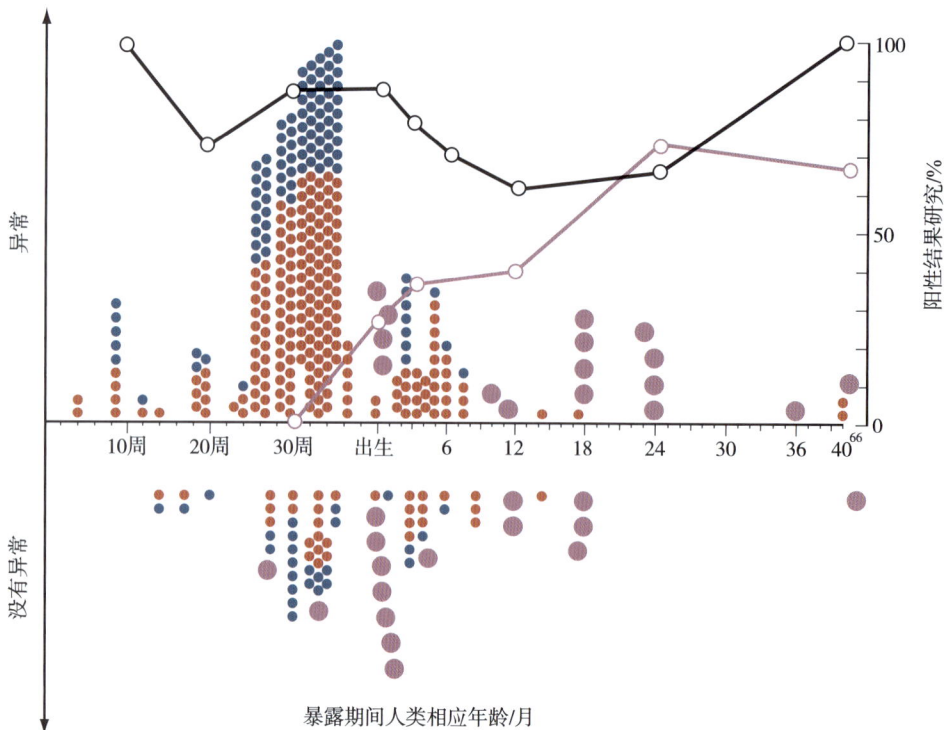

图 25-7   大多数麻醉暴露对脑结构和功能影响的活体动物研究中动物大脑的发育程度相当于人类早产儿的水平。在所有时间点,阴性结果均未超过阳性结果研究数量,这意味着不能明确在哪个年龄段中麻醉药不引起异常。各种剂量麻醉药对实验动物,在相应人类大脑成熟程度的不同年龄下,对大脑结构(实心红色圈)或认知转归(实心蓝色圈)影响的阳性结果(水平线上)和阴性结果(水平线下)。实心紫色圈表示人类长期认知转归的研究。使用计算机神经发育模型,将动物暴露时的年龄转换为人类大脑发育的相应年龄(http://www.translatingtime.net,“全脑”的“神经发生”,2016 年 10 月 6 日计算)。为便于分析,将不同麻醉药物方案,或相同麻醉药多次暴露方案,拆分为单项研究。在不同年龄反复暴露,则取人类等效年龄的平均值。图线为动物(黑色)和人类(紫色)研究中阳性结果占比;空心圆圈表示从特定数据点到下一个较低数据点之间各年龄阶段阳性结果研究占比。注意,动物实验从怀孕到人类等效 40 月龄,阳性结果研究数量都超过阴性结果数量,而人类在 12~24 月龄才出现这种情况(摘自 Lin EP, Lee J-R, Lee CS, et al. Do anesthetics harm the developing human brain? An integrative analysis of animal and human studies. *Neurotoxicol Teratol* 2017;60:117-128)

的是,总体而言,动物数据不能清楚确定麻醉药物不产生不利影响的“安全”年龄。

有趣的是,有限的人类数据表明,大脑发育在出生后最易受到麻醉或镇静药物影响,而动物研究,包括最近一项非人类灵长类研究显示[141],模拟未成熟儿大脑时,药物暴露可引起更大程度的神经凋亡。然而,人类和非人类灵长动物在大脑发育方面存在巨大差异。一般来说,与包括灵长类动物在内的其他模型动物相比,人类的发育速度要慢很多,发育阶段可长出 50%。即使是在细胞水平上,人类和其他动物之间也存在显著差异;小鼠大脑皮质神经发生的细胞周期约为 17h,而猕猴为 28h,人类则为 36h[323]。所有这些差异均表明,将麻醉药物对其他动物发育期大脑的作用直接等同于人类临床并不可取。因此,在接受动物实验结果之前,必须在临床研究中仔细观察麻醉药的潜在长期影响。

神经行为或认知转归评价

将动物的神经发育结果转化到人类是困难的。人类的认知能力包括强大的学习能力、抽象思维能力、解决复杂数学方程的能力,甚至发明和操作复杂机械的能力。认知是一个复杂的过程,包括感知、注意、动机、工作记忆、长期记忆、执行能力、语言和社会认知等多种多样的过程。这些大脑功能很难在动物身上建模[319]。因此,有必要批判性地评估所有试图模拟人类认知能力的动物模型。此外,评估试图模拟人类大脑发育关键时期模型的有效性也很重要。目前对发育期暴露后神经认知功能的评估,主要依赖于对早期有暴露史的成年动物进行的海马依赖实验。然而,目前还不清楚这些区域是否与麻醉儿童受影响的区域一致。受麻醉影响最大的区域可能取决于大脑的发育状态,因此麻醉暴露的影响随机体的年龄而变化[92,181]。因此,随后发生的神经行为异常,可能因麻醉时的年龄而变化。

然而,这类讨论并没有完全否定小动物研究的结果,而是严格限制了研究结果在临床实践中的普遍适用性。已有多个大动物的模型采用气管插管和机械通气,与临床儿科麻醉更为接近[92,127,141,181]。但这些大动物的模型中,麻醉暴露时仅进行一些如夹持皮肤等的轻微刺激,并未包括外科手术刺激[92,127,159,178]。

暴露于麻醉和手术儿童的长期转归

将动物研究数据转化为人类婴幼儿临床麻醉是困难的，这使得获得儿童早期接受正常麻醉后是否出现神经功能异常的临床证据更为重要。遗憾的是，这一问题并不容易回答。

通过对手术队列报告的转归进行分析，有证据显示儿童早期在麻醉下进行手术与随后的神经发育异常有一定关联[39]。一些人类的队列研究表明，新生儿期进行重大手术与神经发育不良之间存在联系[332]。例如，与一般人群相比，出生时患有食管闭锁的儿童智商（IQ）较低，更易发生抑郁、情感和行为异常[333]。先天性膈疝修补术后的患儿神经后遗症发生率较高[334]。与对照组相比，进行开腹手术的极早产、低体重新生儿神经发育转归更差[335]。一项队列研究表明，与健康或者接受过非外科性重大治疗的婴幼儿相比，接受过重大手术的患儿在学校内的表现较差[336]。一项针对426名出生时体重低于1 000g的婴儿进行的吲哚美辛治疗的随机研究中，接受手术的110名儿童有53%出现神经功能异常，而接受药物治疗的316名儿童中有34%出现了神经功能异常[337]。一项极低体重早产儿研究发现，与未行手术患儿相比，接受过手术的患儿在5岁时IQ更低，感觉神经障碍发生率更高[338]。

这些研究都包括重要混杂因素，如先天性畸形或者早产，这些可能会增加非手术和麻醉引起的神经发育不良的风险。大量先天性心脏病的患儿术前即存在脑损伤和白质损伤[339-343]。此外，手术本身也可导致围手术期神经体液和炎症反应，以及重大手术可引起血流动力学不稳，这些均可导致不良转归。与对照组相比，外科手术组患儿病情可能更重。此外，选择偏倚也可导致病情较重的患儿接受手术治疗，而病情较轻的患儿接受药物治疗。因此，尽管这些研究表明一些患儿接受重大手术后神经发育不良的风险增加，但没有一项研究提供确凿的证据表明，手术甚至麻醉就是神经发育不良风险增加的原因。

最近的几项队列研究和一项随机对照研究主要关注麻醉对早期接受过手术的健康儿童的影响。Wilder和同事们建立了一个以人群为基础的回顾性出生队列，研究了4岁前接受的麻醉暴露与随后发生学习障碍之间的关联[344]。使用回归法计算麻醉暴露的危险比（hazard ratios，HR）作为学习障碍的预测因子，根据出生时的胎龄、性别和出生体重进行调整。5 357名队列观察对象中，593名在4岁前接受过全身麻醉。与未行麻醉的对象相比，接受单次麻醉并不会增加学习障碍的风险[HR 1.0；95%置信区间CI（0.79, 1.27）]。然而，接受两次独立麻醉的患儿学习障碍的风险增加[HR 1.59, 95%CI（1.06, 2.37）]，接受3次或者3次以上独立麻醉的患儿风险更高[HR 2.60, 95%CI（1.60, 4.24）]。在根据美国麻醉医师协会分级ASA进行调整后，学习障碍和多次麻醉之间的关系仍然存在。学习障碍的风险随着麻醉时间延长而增加。但此项研究也存在几个局限性。该研究报告了1976—1982年间的麻醉，最常用的麻醉药物为氟烷和氧化亚氮，没有一个儿童在麻醉期间进行了脉搏血氧饱和度和呼末二氧化碳监测。无法确定这些儿童有多少在麻醉期间发生了过度通气或低氧合。此外，孕妇的分娩史未进行描述（如使用镁剂可导致神经凋亡或有神经保护作用）。最后的分析中，三种不同的学习障碍相对均衡，而这些学习障碍仅在老师或家长要求时才进行测试，并未在所有儿童中进行检查。这些问题都限制了这些数据的外部有效性。

为了减少混杂因素的影响，利用同一人群的回顾性出生队列，对同一组人群采用匹配队列设计进行了更深入研究[345]。研究者将350名2岁前接受麻醉的患儿与700名未接受麻醉的儿童进行匹配。这种匹配是基于多项已知的学习障碍风险因素：性别、母亲的教育程度、出生体重和出生时的孕周。关注的转归包括学习障碍、情感或行为异常以及对个体化教育需求和团体管理成就测验。在分析中，对疾病负担进行了调整。主要的发现是接受两次或更多次（非单次）麻醉的儿童发生学习障碍的风险增加[HR 2.12, 95%CI（1.26, 3.54）]，针对语言和语言障碍的个体化教育项目的需求也在增加。但针对情感或行为异常的项目需求未增加。研究人员还发现，多次接受麻醉和数学成绩低之间存在关联。对该研究的评价与之前同一机构进行的研究相同[344]。

为研究围生期在剖宫产术中接受全身麻醉和随后学习障碍之间的关联[346]，将193名全身麻醉下行剖宫产娩出的儿童，与304名区域麻醉下剖宫产出的儿童，以及4 823名未接受麻醉经阴道产出的儿童相比较。通过校正性别、出生体重、出生时胎龄、4岁前接受麻醉的年龄和母亲的教育程度，分析分娩方式与学习障碍之间的关联。发生学习障碍的风险在无麻醉自然分娩和全身麻醉下剖宫产的儿童间相似，而区域麻醉下剖宫产的儿童发生学习障碍的风险比无麻醉自然分娩的儿童的低[HR 0.64, 95%CI（0.44, 0.92），P=0.017]。结果表明，分娩过程中短暂的全身麻醉与随后的学习障碍无关，而区域麻醉的风险低于无麻醉组的原因尚不清楚，这提示可能存在大量混杂因素的影响。为了研究区域麻醉有保护作用的可能性，研究者随后对无全身麻醉经阴道分娩的区域麻醉组和未行区域麻醉组进行了比较，发现学习障碍的风险没有区别[347]。使用相同的流行病学队列，相同的研究小组发现，与未行麻醉或仅接受一次麻醉的儿童相比，多次接受麻醉及手术的儿童注意缺陷伴多动障碍的发病率更高[348]。

一项小型初步研究（314名患儿）观察接受泌尿手术的儿童手术年龄与神经行为转归（使用儿童行为量表进行测试）的相关性[349]，发现手术时机与神经行为转归间并无关联。

另一项使用纽约州医疗记录的回顾性队列研究匹配对比了383名3岁前接受疝修补术的患儿与5 050名未进行腹股沟疝修补术的儿童[350]。在对性别、年龄和出生时的复杂情况（如出生低体重）进行校正后，行疝修补术的儿童日后被诊断为发育或行为异常的可能性是正常儿童的两倍多[HR 2.3, 95%CI（1.3～4.1）]。

为了减少环境混淆作用，研究者接着使用纽约州医疗记录建立了一项回顾性兄弟姐妹出生队列[351]。他们再次评估了3岁前接受麻醉的儿童与随后发生发育或行为异常的风险之间的关联。共有10 450名兄弟姐妹入组，其中304名儿童在3岁前接受手术，术前并无行为或发育异常的病史，10 146名儿童未行手术。接受麻醉与随后的发育或行为异常之间的关联通过比例危害模型和配对分析进行评估。和他们之前的研究一样，研究结果发现有证据表明手术和神经发育不良之间存在关联。发育或行为异常的发病率，在接受手术的儿童中为每 1 000 人年有 128.2 例，而在未行手术的儿童中为每 1 000 人年 56.3 例。当使用性别、与生育相关的并发症病史及兄弟姐妹状态评级进行校正后，相关性依然存在；与麻醉相关的发育或行为异常的 HR 估计为 1.6［95%CI（1.4,1.8）］。风险值从接受一次手术 1.1［95%CI（0.8,1.4）］增加到两次手术 2.9［95%CI（2.5,3.1）］，三次或以上手术 4.0［95%CI（3.5,4.5）］。可用于配对分析的兄弟姐妹数量相对较少。仅有 138 对。在配对研究中，没有证据表明手术与不良预后存在关联，相对风险为 0.9［95%CI（0.6,1.4）］；但是研究的样本量小可能限制这项研究的把握度。

比兄弟姐妹更合适的研究对象是同卵双胞胎，可进一步减少环境和遗传的影响。为进行此类研究，Bartels 和同事们调查了 1 143 对同卵双胞胎在 3 岁前接受麻醉与学习成绩之间的关系[352]。同卵双胞胎中，麻醉暴露不同（双胞胎中一个接受麻醉，另一个未接受），学习成绩相同。这意味着手术和麻醉可能不是学习成绩差的原因。有趣的是，麻醉暴露不同双胞胎组和同时接受麻醉暴露双胞胎组，学习成绩都比均未接受麻醉双胞胎组差。这一发现意味着可能存在一种未知的遗传因素，同时增加了需要手术和学习成绩差的风险。

加拿大西部复杂儿科治疗随访组发布了一项前瞻性随访研究的结果，研究对象是在 2003 年 4 月至 2006 年 12 月间，随访观察的 95 名 2 岁前在亚伯达省儿童医院接受先天性心脏病矫治术的患儿[353]。对发育迟缓进行多元回归分析发现，只有术后通气支持的天数和较大年龄进行手术与明显发育迟缓相关。没有证据表明镇静与明显的发育迟缓有关。然而，在研究中使用的两个神经认知功能评估工具，不能使认知和运动评分作为连续变量进行分析，这可能需要更为敏感的方法来测量细微损害。

Hansen 和同事们使用了一个庞大的丹麦出生队列，来比较 2 689 名在婴儿期进行腹股沟疝修补术的儿童和 14 575 名普通人群中随机抽取的年龄匹配的样本儿童的学习成绩[354]。做过疝修补术的儿童在学校的成绩较差，但对可能的混杂变量进行校准后，没有证据表明外科手术与学习成绩之间有关联。一项在爱荷华进行的类似的、但样本量较小的研究中，研究者回顾了婴儿期做过手术的 287 名儿童的学习成绩，发现有手术史的儿童成绩略低于普通人群。然而，有 12% 的儿童的成绩处于普通人群 5% 最低分区间。而 58 名没有神经发育不良危险因素的儿童测试成绩并不低于人群的平均水平，但仍有 14% 的分数在人群 5% 最低分区间内。这些结果表明，有一部分人群可能对麻醉手术特别易感。

两项类似的基于群体的加拿大队列研究调查了儿童手术与早期发育指数（EDI）间的关系。EDI 是针对准备入学的测试。103 项问答由老师在儿童 5 岁时完成。它包括五个领域：身体健康与幸福、社交知识与能力、情感健康与成熟度、语言与认知发展、以及沟通技能和常识。两项研究均评估了外科手术与 EDI 之间的关系。28 366 名手术后进行 EDI[356] 测试的儿童，对比了 5 5 910 名未行手术但匹配了出生胎龄、出生时母亲年龄、农村环境、性别、出生年和季度，且排除了已知的身体残疾可导致发育受损的人群和已诊断存在行为、学习或发育异常的儿童。试验的主要结果定义为易感性（在任何领域得分均在最低的 10% 内）。对原住民身份、年龄和家庭收

入进行了校准调整。手术组的易感性略有增加：7 259/28 366（25.6%），对照组为 13 957/55 910（25%）［比值比 OR1.05,95%CI（1.01,0.08）］。有趣的是，手术时年龄＜2 岁的儿童易感性增加［OR1.05,95%CI（1.01,1.10）］，而年龄＞2 岁的儿童的比值比并未增加［OR1.04,95%CI（.98,1.10）0］。并无证据表明多次手术的儿童易感性更高。在另一项研究中纳入 4 470 名 4 岁前在曼尼托巴省进行手术的儿童，与出生胎龄、母亲生育年龄、农村环境、家庭收入、性别和出生年度相匹配的 13 586 名儿童进行比较[357]。研究排除了所有诊断发育异常的儿童。在分析中，研究者调整了福利状况、怀孕年龄、日期、母亲生育年龄、孩子年龄和霍普金斯资源利用值。和安大略的研究一样，这些研究发现，接受过手术的儿童和未接受过手术的儿童相比，表现较差。然而，此项研究中表现较差的领域与安大略的研究中的并不一致。和安大略的研究一样，约翰霍普金斯大学的研究发现，2 岁以后接受手术与学习差有关联，但没有证据表明 2 岁以前进行手术有任何影响。研究者还发现，没有证据表明与只进行过一次手术的人群相比，接受多次手术的人群风险更大。虽然这两项研究的结果与非人类研究的结果不一致，提示年幼儿童风险更大，年长儿接受暴露可能对脆弱的神经网络产生更严重影响，这些神经网络与后期测试表现有关。另外，这些队列研究中发现的关联可能由于动物研究中观察到的神经毒性以外的影响因素所致。

上述研究依赖于对学习或行为异常的诊断或学习成绩作为结果的测量标准。虽然日常活动也很重要，但这些测量对其不敏感，可能错过特定神经发育方面的更多细微损伤[358]。很多研究使用了更为详细的神经心理学测试。

很多研究使用西澳大利亚怀孕队列（Raine）观察手术和神经发育结果之间的关系。在一项分析中，研究者发现与未接受过麻醉的儿童相比，在 3 岁前接受过一种或多种麻醉药的 10 岁儿童的语言和抽象推理能力缺陷之间存在关联。调整混杂因素后，3 岁前接受任何麻醉药的受试者，与未暴露对照组相比，均可将语言基础临床评估（Clinical Evaluation of Language Fundamentals、CELF-3）测试发现的接受、表达或总体语言障碍，以及抽象推理（Raven 彩色渐进矩阵测试）障碍风险，增加到 1.7～2.1 倍，而其他测试，如词汇、行为和运动功能，则不受影响[359]。

同一组作者进行了随后的分析，比较了神经心理测试结果、第九版国际疾病分类（ICD-9）编码的诊断和学术表现等多种结果指标[360]。在 781 名进行了所有测试的儿童中，211 名在 3 岁前接受过麻醉药。与未暴露组儿童相比，接受麻醉的儿童神经心理语言评估方面发生缺陷的风险增加，ICD-9 编码诊断的语言或认知异常的风险增加。然而，他们并未表现出较差的学习成绩。这一发现凸显将学习成绩作为评估神经发育转归的局限性。在较大年龄（3～5 岁和 5～10 岁）接受麻醉的儿童的子集中，除了 3～5 岁时麻醉的儿童在运动能力测试中分数较差，未观察到其他任何神经心理测试的缺陷与麻醉暴露有关联[360]。

另一项大型研究建立了 5～18 岁儿童队列，使用磁共振成像（MRI）观察语言发育[361]。该队列排除了所有包含任何神经发育不良转归危险因素的儿童。在此队列中，研究者将 53 名在 4 岁前进行手术的儿童与 53 名未接受手术的儿童进

行了匹配,包括年龄、性别和社会经济地位。所有的儿童均接受一系列神经心理测试和脑部磁共振检查。接受手术的儿童在听力理解和操作智商方面得分较低。接受手术的儿童在丘脑或压后皮质区的灰质密度并不降低,这与啮齿动物中观察到结果不一致,但其枕叶皮质和小脑皮质的灰质体积下降,并与较低的操作智商有关。

在动物研究中也发现在全麻后可发生认知记忆能力缺陷。认知是建立在回忆和熟悉的基础上。为了测试人类是否也存在类似的记忆缺陷,研究者对 28 名 6～11 岁在婴儿期接受过麻醉的儿童进行研究,与年龄和性别相匹配的 28 名对照组进行比较[362]。他们发现,接受过麻醉的儿童回忆测试得分较低,但智商、行为和熟悉方面的测试得分相似。

最重要的队列研究是儿科麻醉和神经发育评估(PANDA)研究[363]。在这项双向队列研究中,105 名 8～15 岁、在 3 岁前接受了腹股沟疝修补术的儿童,与 105 名年龄相仿但在生命早期未进行手术的兄弟姐妹进行比较。受试者接受一系列经充分验证的神经心理学测试。测试方法的选择是基于测试本身的心理测量属性及其与动物实验和前期队列研究发现的相关性。主要观察指标是全量表 IQ。麻醉暴露时间中位数为 80min。没有证据表明任何项目的智商存在差异。在暴露队列中,全量表 IQ 为 111,操作 IQ 为 108,语言 IQ 为 111,而在未暴露的兄弟姐妹中,全量表 IQ 为 111,操作 IQ 为 107,语言 IQ 为 111。暴露组与未暴露兄弟姐妹组的全量表 IQ 的平均分差异为 0.2[95%CI(−2.6, 2.9)],操作 IQ 差异为 0.5[95%CI(−2.7, 3.7)],语言 IQ 差异为 −0.5[95%CI(−3.2, 2.2)]。也没有证据表明,包括记忆和学习、运动和处理速度、视觉空间能力、注意力、执行能力或语言等次要结果方面存在差异,然而,在调整了性别后,暴露组儿童在某些行为方面得分较低。对麻醉暴露年龄和暴露时长进行亚组分析时发现,这两项变量对结果没有影响,但这些分析的效力有限。这项研究是迄今为止最严格的队列研究,提供了强有力的证据证明,儿童早期接受 1h 以内的麻醉不太可能在年长后导致明显的认知障碍。

队列研究本身容易受到混杂因素的限制。研究结果的分析调整永远不能完全消除除麻醉以外的其他可能相关因素的影响。只有随机试验能可靠降低混杂因素。但随机试验显然很难执行,因为不可能对儿童进行随机的麻醉和不麻醉。但可以对两种不同麻醉方式进行随机分组。到目前为止,全身麻醉与脊髓麻醉的比较(GAS)是唯一一项研究了婴儿期不同麻醉方式对神经发育结果影响的随机试验[364]。在 GAS 研究中,722 名校正胎龄<60 周的婴儿随机分为清醒区域麻醉组(几乎全是脊髓麻醉)或七氟烷全身麻醉组进行腹股沟疝修补术。本研究中全身麻醉中七氟烷的暴露时间中位数为 54min。脊髓麻醉失败率为 19%,失访率为 14%。主要观察结果为 5 岁时进行第三版韦氏学前和小学智力量表(WPPSI-Ⅲ)测试分数。这些数据将在 2018 年公布。2 岁时进行 Bayley-Ⅲ认知量表的评分作为预先指定的次要观察结果,这些结果已发表。Bayley-Ⅲ量表包括五个方面:认知、语言、运动、社会情感和适应行为。强有力的证据表明,所有方面的得分相同。经多重替代符合方案集分析,经胎龄调整后的认知综合评分平均差异(清醒区域-全身

麻醉)为 0.17[95%CI(−2.3, 2.64)]。这一差异在预先确定的等值范围(5 分)内。语言差异为 1.15[95%CI(−1.59, 3.88)],运动差异为 0.60[95%CI(−1.77, 2.97)],社会情感差异为 1.0[95%CI(−3.12, 5.13)],适应行为差异为 −0.89[95%CI(−3.52, 1.73)]。结果在意向治疗和完整病例的分析中是相似的,意味着脊髓麻醉失败和失随访并不影响最终结果。但此项研究存在三个重要局限:第一,相对较短的麻醉暴露时间(54min),第二,2 岁时进行的 Bayley 量表对更高级执行能力和记忆力不敏感,第三,仅使用了一种麻醉药物[365]。因此,未来的研究需要解决这些局限。

暴露于手术室外麻醉的转归

手术室并不是唯一一与麻醉药神经毒性有关的地方。氯胺酮和苯二氮䓬类药在急救室、新生儿和儿科重症监护室中经常使用。这些药物被长期使用,从理论上来说可能增加神经毒性风险[55,57]。

遗憾的是,在重症监护室的患者中,要确认任何神经毒性的临床相关性甚至比在手术室更难。可用来观察的儿童总数较少,儿科中的往往是一类特殊异质类群体,最重要的是,除了接受麻醉,他们往往还有多种明显的混杂因素,可严重影响对不良后果的解读。迄今为止,多种证据表明,在这一类群体中,接受麻醉或镇静药物与更差的神经功能预后有关。一项摘要研究发现,有一些证据表明长期使用咪达唑仑的新生儿短期预后较差[366]。相反,另一项研究[使用 Etude EPIdémiologique sur les Petits Ages GEstationnels(EPIPAGE)队列]在校准了疾病的严重程度后发现,没有证据表明长期镇静与不良的神经结果之间存在关联[367]。在这项研究中,很多儿童使用阿片类药物来镇静,而不是苯二氮䓬类药。且该研究效力不能检测 10% 以下的差异。

现有临床研究的局限性

麻醉后神经行为转归的临床数据难以解释存在多种原因,早期的临床研究得出的结果相互矛盾也不足为奇。由于这些回顾性研究的特性,其中一些研究需要在数学上进行调整,如对混杂变量进行多元回归分析。这将结果局限在已知的或怀疑的变量中,而不能发现也许更为重要的未知变量。

流行病学研究通常不能将手术效应或手术需求与潜在的麻醉效应分开。如前所述,手术本身可能导致明显的神经体液应激和/或炎症反应,这些反应除了可影响围手术期代谢、血流动力学和呼吸事件外,还可影响神经认知转归。多项流行病学研究的数据采集都发生在连续脉搏血氧饱和度和二氧化碳监测成为常规监测之前,且当时多使用氟烷等可严重影响心血管的吸入麻醉药[344,345]。使用二氧化碳和脉搏氧饱和度的前瞻性研究已经发现,高风险人群(<2 岁)低氧合、高碳酸血症和低碳酸血症的发生率更高[368-370]。

在生命早期接受手术或诊断性操作的儿童可能更易合并染色体和遗传异常或早产等情况,这些均与异常的神经行为转归有关。如有发绀型先天性心脏病的患儿,在进行任何手术或麻醉干预之前,往往已经出现神经认知发育异常,有些患

儿的脑容量更小[303]。需要麻醉下进行手术或诊断性操作的适应证，如损伤或感染，本身即可增加麻醉组中神经发育异常的发生率[303]。另一方面，有一种观点认为，对于本身神经发育存在潜在不良影响的患儿，由于没有施行应该需要的手术而可能被纳入未麻醉组，从而掩盖了麻醉潜在的毒性作用[59]。

使回顾性数据的解读进一步复杂化的是麻醉暴露与神经评估之间的时间间隔。对学龄儿童进行神经评估的优势在于，在前瞻性和回顾性研究中，与2岁以下的儿童进行的神经行为测试相比，学龄儿童的测试更为准确，且预测价值更大[371]。然而，特别是在回顾性研究中，受试者不能充分对照，手术和神经认知评估之间的巨大时间差可能会给研究带来更多的"噪声"，因为其他环境因素对大脑发育的负面影响可随着时间而增加，或者相反，修复机制和可塑性的积极作用也可影响神经系统的转归。

目前的动物研究没有提供足够的证据指明大脑最脆弱的区域，神经认知易受影响的个别领域，以及人类大脑可能对麻醉药物的神经毒性最易感的特定年龄。

即使在动物研究文献中，对于能够引起长期损伤的麻醉暴露时间也没有形成共识。虽然麻醉暴露时间在动物生命中的占比可能比人类的大很多，但在细胞水平上，更相似的暴露时长可触发细胞凋亡。然而，人类的细胞周期和大脑发育周期都比啮齿动物的要长。因此，在长时间的麻醉暴露后，人类发生的麻醉诱导的细胞凋亡增加也是合理的，且在功能上没有啮齿动物在相同时间内发生的细胞凋亡的增多那么严重。同样，不同物种间的可塑性和恢复能力也可能不同。一方面，可以说人类的发育时期比动物的长，因此可能有更多的时间来恢复，但另一方面，这也可能将人类的潜在的易感期延长到青春期。此外，人类的发育和随后的认知形成远比动物复杂，因此人类也可能更易受到伤害，甚至在神经退行性变性的程度低于实验室研究中观察到的程度下也是如此。与在其他时期受到的损伤相比，发育关键时期受到的损伤可能进一步放大影响[314,372]。因此，那些发现没有证据证明短时间麻醉暴露有影响的研究可能不适用于所有麻醉实践。

随着孩子的成长，他们会掌握更多的技能和能力，更多维的心理测试可评估更复杂的神经行为项目。然而，我们目前仍不完全确定哪些是麻醉暴露后需要检测的特定项目，这使人类队列研究结果解读更为复杂。这些研究中大多使用了综合分数，如IQ分数或平均学习成绩。这些结果可能忽略了局限于某些特定神经行为方面的细微影响。同样，发育延迟或行为异常的诊断也可能忽略了某些特定区域的细微变化。反过来，大量更为详细的测试更可能发现纯属偶然的关联。

人类的易感期，如果存在的话，尚未被明确证实。动物数据似乎表明，麻醉暴露与怀孕期间或婴儿早期最为相关，但某些持续进行神经发生的脑区域，麻醉易感期可能会超出婴儿和幼儿期。这些不确定性不仅使已发表的研究解读更为复杂，也使未来前瞻性研究设计更为困难。

最后，麻醉可能的神经保护作用也使这个难题更加复杂。接受手术的婴儿如在术中发生重大不良事件，如心搏骤停，不管是否暴露于麻醉，术后通常都会出现神经系统异常。若手术过程顺利，术后的神经异常通常被认为是麻醉的神经毒性作用。然而，因为麻醉药物也有可能、至少部分地，对手术和

疼痛有害的代谢、免疫和体液反应产生保护作用[286]，另一种解释可能是，麻醉药物不足、术后未充分镇痛或未控制的炎症反应可能是流行病学研究中观察到的神经发育异常的罪魁祸首。麻醉药也可能在重要的不利环境下起到保护作用，但在没有恶性刺激的情况下可能有害，如在小手术中导致损伤，但在大手术中减轻伤害，如体外循环下复杂的先心病手术。

总之，越来越多的证据表明，健康婴儿暴露于1h以内的麻醉，麻醉暴露与神经行为不良预后没有关联。这与动物实验是一致的，暴露于1h或更短时间的麻醉后，动物没有出现大脑结构异常或功能缺陷。然而，值得注意的是，越长时间的暴露（长达数小时），在临床前研究中越容易导致缺陷。由于尚无人类暴露于数小时麻醉对神经行为产生影响的报道，这在未来应进行重点研究。然而，由于麻醉药的毒性剂量阈值尚不确定，最易感年龄信息不充分，最应检测的神经行为项目也不明确，要收集麻醉药对发育期大脑产生不利影响的确切证据仍将充满挑战。另外，队列研究中发现的麻醉暴露与学习障碍之间相关性可能是错误的，因为选择需要早期进行手术的儿童存在抽样偏倚，而且无法区分麻醉与手术以及相关并发症的影响。

未来研究方向

更多的动物研究将继续提供关于麻醉药神经毒性的机制和易感性信息。了解这些机制对将动物实验结果转化为临床应用至关重要。此外，未来的动物实验还可帮助确定哪些神经行为方面的转归最有可能受到影响。这将有助于更好设计人类临床试验。如果发现神经毒性具有临床意义，动物研究有助于制订预防策略。

未来还需进行更多的人体临床研究。队列研究可更好地识别出风险最高的儿童，并更好地定义神经行为改变特征[373]。未来的队列研究应集中在多次或长期接触麻醉的人群。由于存在多种混杂因素，队列研究仍然很难确定不良转归是由于手术、并发症还是麻醉暴露所致。找到在特定人群中不存在神经功能异常的证据，使人们感到安心，相信动物模型基础研究缺乏直接临床相关性；但有一点需要注意，这些发现还不能普遍适用于所有临床情况。

为了确切回答这一重要的健康问题，临床研究可提供最有力证据。然而，这样的试验很难实施，因为不可能将患者随机分为麻醉组和不麻醉组。但随机选择麻醉药物或方法是可行的，如区域麻醉和全身麻醉等。发现一种适用于长时间手术的"无毒"麻醉药将是一项挑战。大剂量阿片类药物，单独或合用α_2-肾上腺素受体激动剂，有可能成为一种可行的无毒麻醉药用于临床研究。一项国际合作项目，瑞芬太尼-右美托咪定替代技术研究（Trial of an alternative technique of Remifentanil and Dexmedetomidine，T-REX），目的是研究一种下腹部/下肢手术婴儿麻醉替代方案，包括右美托咪定、瑞芬太尼和罗哌卡因或丁哌卡因骶管麻醉（http://clinicaltrials.gov/ct2/show/NCT02353182）。该研究目前已成功纳入60例患者。在撰写本文时，该研究正在进行可行性和安全性分析。

即使发现麻醉诱导的神经凋亡与临床无关，仍需要认识到新生儿重大手术与神经行为异常之间存在很强的联系。

这样，问题就变成了还有哪些因素可能导致不良转归，以及麻醉医生在围手术期可采取哪些干预措施来改善预后。

临床实践的建议

现有的基础研究结果还不能为临床儿科麻醉实践提供明确建议。如前所述，大量实验室研究明确发现了麻醉暴露对动物发育期大脑的不利影响，包括非人类灵长类动物在高度模拟临床情景下实施的麻醉。虽然不应轻易忽视这些结果，但从动物转化为人类仍存在重大问题。儿童流行病学研究结果相互矛盾；但越来越多的证据表明单次短时间接触麻醉不会引起严重的神经发育问题。然而，如前所述，总体上还没有长时间暴露对神经系统影响的报道，有关多次暴露的证据混杂因素很多，质量很差。

一项名为SmartTots的美国FDA和国际麻醉研究协会（International Anesthesia Research Society，IARS）合作项目，发表了一份共识声明（http://smarttots.org/about/consensus-statemnt/），得到了很多儿科麻醉协会的认可。声明写道：

"麻醉药物对幼儿的影响尚不清楚；然而，一些但不是所有的研究显示，在动物身上出现的类似问题也可能发生在婴幼儿身上。重要的是应认识到，儿童中的研究表明类似的缺陷可能发生。这些针对儿童的研究存在一定局限性，使专家们无法判断不利影响是由麻醉药物所致，还是手术或相关疾病等其他因素所致。由于没有足够的信息说明麻醉药物对幼儿大脑的影响，目前仍无法判断使用这些药物是否存在风险，如果有风险，该风险是否大于手术、操作或检查带来的获益。"

声明还建议医护人员考虑：

"很明显，所有不能延迟的外科手术、操作或检查，都离不开麻醉。对于需要麻醉的手术操作时机，应在操作前与医疗团队的所有成员及家属或监护人一起讨论。择期手术操作的好处应与麻醉和手术相关的所有风险进行权衡。"

建议患儿父母：

"与孩子的初级保健医生、外科医生/操作医生和麻醉医生讨论拟行手术操作的时机。麻醉药对您孩子大脑发育的未知风险应与取消或延迟必要的手术可能带来的潜在危害进行权衡。"

儿科手术很少是完全择期的，新生儿可能需要手术来挽救生命，如重症先天性心脏病、坏死性小肠结肠炎或先天性膈疝。因此，延迟手术很难做到。延迟手术本身也存在问题，动物实验并没有明确提供易感期或安全期相关数据来指导延迟时间。延迟真正的择期手术可能是合理的；但这仅占儿科手术的一小部分。

大量文献表明，新生儿麻醉期间呼吸和心血管并发症风险增加，这影响该人群麻醉技术和药物的选择。如果因为顾虑麻醉药的神经毒性作用而改变临床实践，从而增加了心血管或呼吸并发症的风险，将是很不明智的。同样，必须强调，麻醉和镇痛不足与不良神经转归明确相关。

最后，在与家长、儿科医生和外科医生讨论麻醉风险和益处时，麻醉医生应慎重，不要引起不必要的恐慌，同时也应认真对待潜在的毒性问题，不要草率地忽视父母的担忧。

（张弦 译，潘守东 校，宋兴荣　上官王宁 审）

精选文献

Davidson AJ, Disma N, de Graaff JC, et al. Neurodevelopmental outcome at 2 years of age after general anaesthesia and awake-regional anaesthesia in infancy (GAS): an international multicentre, randomised controlled trial. *Lancet*. 2016;387:239-250.
The first human randomized trial to examine neurotoxicity comparing infants having awake regional or sevoflurane anesthesia; the authors found no evidence of a difference in neurodevelopmental outcome measured at 2 years of age.

Deng M, Hofacer RD, Jiang C, et al. Brain regional vulnerability to anaesthesia-induced neuronal cell death shifts with age during exposure and extends into adulthood for some regions. *Br J Anaesth*. 2014;113(3):443-451.
This animal study demonstrates that anesthesia-induced neuronal cell death varies by brain region, dependent on the age during exposure, and extends into adulthood in brain regions with ongoing neurogenesis.

Hofacer RD, Deng M, Ward CG, et al. Cell age-specific vulnerability of neurons to anesthetic toxicity. *Ann Neurol*. 2013;73(6):695-704.
This animal study supports the hypothesis that anesthesia-induced neurodegeneration is dependent on the age of the neuron, rather than the age of the animal, by demonstrating that 2-week-old neurons were most vulnerable to apoptosis during anesthetic exposure.

Ikonomidou C, Bosch F, Miksa M, et al. Blockade of NMDA receptors and apoptotic neurodegeneration in the developing brain. *Science*. 1999;283:70-74.
This paper represents the first study to examine the effects of anesthetic exposure early in life on brain structure, demonstrating widespread neuronal degeneration following repeated administration of ketamine in newborn rats.

Istaphanous GK, Howard J, Nan X, et al. Comparison of the neuro-apoptotic properties of equipotent anesthetic concentrations of desflurane, isoflurane, or sevoflurane in neonatal mice. *Anesthesiology*. 2011;114:578-587.
This is the first study in animals to compare the neurodegenerative properties of equipotent doses of the three contemporary inhaled anesthetics with each other, finding no advantage of using one agent over another in regards to the degree of apoptotic neuronal cell death caused during exposure.

Jevtovic-Todorovic V, Hartman RE, Izumi Y, et al. Early exposure to common anesthetic agents causes widespread neurodegeneration in the developing rat brain and persistent learning deficits. *J Neurosci*. 2003;23:876-882.
This is a seminal study into the brain structural and long-term functional effects of a combined exposure to isoflurane, nitrous oxide, and midazolam in newborn rats, showing both increased neuroapoptosis immediately following exposure and long-term learning impairment.

Paule MG, Li M, Allen RR, et al. Ketamine anesthesia during the first week of life can cause long-lasting cognitive deficits in rhesus monkeys. *Neurotoxicol Teratol*. 2011;33:220-230.
This is the first study in nonhuman primates to link a prolonged exposure to ketamine very early in life to long-term neurobehavioral abnormalities.

Sun LS, Li G, Miller TL, et al. Association between a single general anesthesia exposure before age 36 months and neurocognitive outcomes in later childhood. *JAMA*. 2016;315:2312-2320.
This is the most definitive cohort study that compared children aged 5 to 8 years who had hernia repair before the age of 3 years with their siblings and found no evidence of a difference across a battery of neuropsychologic tests.

Wilder RT, Flick RP, Sprung J, et al. Early exposure to anesthesia and learning disabilities in a population-based birth cohort. *Anesthesiology*. 2009;110:796-804.
The authors provide one of the earliest epidemiologic studies to suggest an association between repeated exposure to surgery with anesthesia early in life to long-term neurobehavioral abnormalities in children.

参考文献

第26章 小儿神经外科手术麻醉

CRAIG D. MCCLAIN, SULPICIO G. SORIANO

需要神经外科手术的儿童给儿科麻醉医生带来了独特的挑战。除了要处理一般小儿麻醉中的共同问题外,麻醉医生还必须考虑到麻醉对神经系统疾病患儿正在发育的中枢神经系统(central nervous system, CNS)的影响。本章节对麻醉下进行神经外科手术患儿的中枢神经系统年龄依赖性生理学进行了论述,并且阐述了小儿在神经外科手术麻醉过程中,麻醉医生面临的一些特殊情况的处理方法。

病理生理学

颅内结构

颅骨可以比作一个坚固的容器,其内容物几乎不可压缩。在一般情况下,脑组织及其组织间液(80%)、脑脊液(cerebrospinal fluid, CSF, 10%)和血液(10%)占据颅内的主要空间。在病理状态下,如:水肿、肿瘤、血肿或脓肿,这些空间占位病变会使上述比例发生改变。19世纪创立的Monro-Kellie学阐述了颅内总容积恒定这一观点。某一组织容量的增加必定会伴随其他组织相应体积的减少,除非颅骨可以扩张来容纳更大的空间。在婴幼儿中颅内容积的逐渐增长,如缓慢生长的肿瘤或脑积水,可以通过前囟和颅缝开放的顺应性来补偿,从而导致头围增加[1]。但如果在颅内压急剧大幅增加情况下,甚至前囟已经开放的患儿也可以发生脑疝。在非紧急的情况下,脑组织可以通过细胞脱水和减少组织间液来补偿颅内容物病理性的体积增加[2-4]。

在正常情况下,CSF处在吸收与产生的动态平衡状态。成人CSF产生率约为0.35ml/min或500ml/天[5]。正常成年人CSF为100~150ml,分布于脑组织和蛛网膜下腔。小儿CSF相对较少,但CSF产生率与成人相似。

脑脊液的产生仅受颅内压(intracranial pressure, ICP)改变的轻微影响,而且在脑积水患儿中通常不会发生变化[6]。有些药物,包括乙酰唑胺、呋塞米和类皮质激素,在短暂降低CSF产生方面有一定效果[1,7,8]。CSF产生率和血清渗透压逆相关,渗透压升高导致脑脊液产量下降。脉络丛乳头状瘤引起CSF产生过多虽然罕见,但是在儿童期发生的可能性更高。

CSF的吸收机制尚不清楚,但蛛网膜绒毛似乎是脑脊液重吸收到静脉系统的重要部位。蛛网膜下腔和矢状窦间的单向瓣膜在压力梯度为5mmHg时才可开放。一些重吸收可以发生在脊髓蛛网膜下腔和脑室的室管膜内膜中。重吸收随ICP的增加而增加。然而,由于蛛网膜绒毛受阻或CSF流动受到诸如颅内出血、感染、肿瘤和先天性畸形等病理过程的干扰,CSF的吸收会减少[9,10]。

颅内压

ICP增高引起脑缺血进而导致继发性脑损伤,最终可形成脑疝。当ICP增高以及脑灌注压(cerebral perfusion pressure, CPP)降低时缺血便会发生。随着脑血流和营养物质供给的减少,会出现细胞损伤和凋亡,导致细胞内外水分增加并且进一步使ICP增高。当ICP增高,CPP降低,脑组织开始水肿和细胞凋亡就会随之而来(图26-1)[11]。

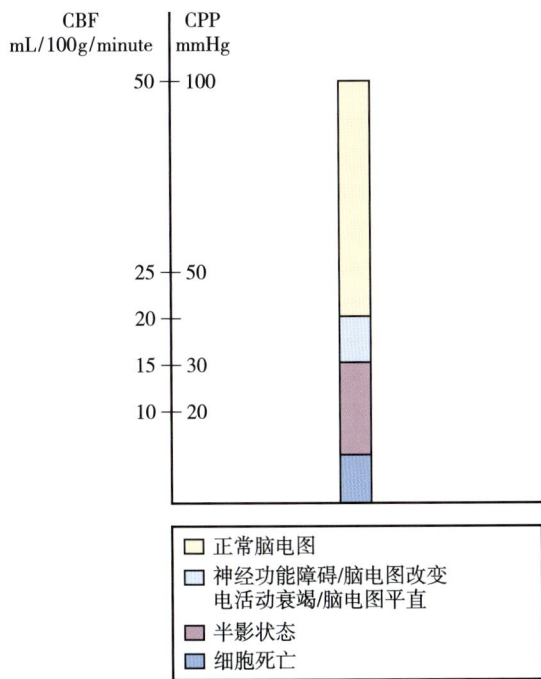

图 26-1　脑血流（CBF）、脑灌注压（CPP）和脑缺血。CBF 和 CPP 的变化影响神经元突触功能和细胞完整性。当 CBF 降低到每分钟 15～20ml/100g 时，脑电图（EEG）提示出现明显的神经元功能障碍。在每分钟 15ml/100g 时，EEG 基本程水平，电活动停止，失去功能。在每分钟每 100g 中为 6～15ml 时，发生半影状态，此时仅有维持细胞完整的能量，而提供给突触功能的能量不足。如果这种低流量的 CBF 持续超过一个难以被定义但关键的时期，神经元便无法存活。在每分钟低于 6ml/100g 时，没有能量来维持细胞膜的完整性。在这个阶段，如果不及时恢复灌注，梗死就会发生

脑疝并发症

　　存在数种脑疝并发症。最常见的是小脑幕切迹疝，颞叶钩从幕上移动到幕下腔，压迫第三脑神经和脑干可致瞳孔扩张、偏瘫和意识丧失的特殊征象。如果这种压迫不能迅速缓解，就会发生呼吸停止、心动过缓和死亡。

　　小脑疝时，小脑扁桃体通过枕骨大孔从后颅窝疝出至颈部脊髓间隙。这会导致 CSF 循环受阻，最终导致脑积水。脑干受压可导致心脏呼吸衰竭和死亡。

颅内压增高的症状

　　小儿颅内压增高的临床症状多样。尽管 ICP 增高，但是视盘水肿、瞳孔扩大、高血压和心动过缓可以不出现，或者当 ICP 正常时反而会出现上述症状[9,12]。当与 ICP 增高相关时，这些症状常延迟出现同时也是一种危险迹象[13]。慢性 ICP 增高通常表现为头痛、躁动和呕吐，尤其多发生在清晨。即使是因颅内高压死亡的患儿也可能不发生视盘水肿[14]。对疼痛刺激的运动反应异常和意识水平的降低经常与 ICP 增高有关。计算机断层扫描（computed tomography，CT）或磁共振成像（magnetic resonance imaging，MRI）可以显示出微小或闭塞的脑室、基底池、脑积水、颅内肿物和中线位移。当 ICP 增高与闭合性颅脑损伤、脑病和脑炎相关时，常发生弥漫性脑水肿。

颅内压监测

　　成人 ICP 监测技术已成功应用于小儿[15-17]。有创监测技术比无创监测技术更加准确[18]。普遍认为脑室导管是最准确可靠的测量方法，可以获取 CSF 用于诊断和指导治疗。脑室内导管的主要风险是感染和出血，虽然少见，但可致严重的并发症。在患儿有严重的脑水肿和脑室变小的情况下，这些导管在最需要的时刻很难准确地置入。与脑室内导管相比，蛛网膜下腔螺栓在脑室闭塞的情况下也可放置。这一操作对脑组织损伤小，引起感染和出血的风险小。主要的缺点是蛛网膜下腔螺栓会低估 ICP 数值，尤其是远离置入位置的区域，并且在颅骨较薄的婴儿中难以固定。

　　不需要通过液面的硬膜外监测装置可以通过导管置入到硬膜外腔，这样可以避免 CSF 污染的风险和液体依赖系统的局限性[19,20]。大多数的硬膜外监测系统与脑室内测量值相关性良好，但其在置入后无法重新校准。硬膜外监测也能安全无创地应用于前囟开放的婴儿，以反映 ICP 的变化。带有独立传感器的光纤导管也可用来测量脑室内、蛛网膜下腔或脑实质内的 ICP。这些监测仪避免了外部体液充满传感器的问题，但像硬膜外传感器一样，在置入后不能重新校准。

　　正常小儿 ICP＜15mmHg。足月新生儿正常 ICP 为 2～6mmHg，早产儿甚至更低。有颅内病变但 ICP 值正常的患儿偶尔会出现压力波，这被认为是异常情况。前囟扩张的患儿，尽管颅内病变过程严重，但 ICP 可正常，持续增加的头围是首发的临床症状。尤其当病程进展缓慢时，并不会出现前囟膨出。

颅内顺应性

　　ICP 的绝对值并不表示有多少可能的代偿。如果 ICP 显著增加，代偿机制就会失效。尽管 ICP 在正常范围，也可处在病理状态。颅内的顺应性（如压力的改变与容量的改变相关）是个有价值的概念。图 26-2 为颅内容物体积增加与 ICP 关系示意图。内容物体积增加的时间和相关结构的大小决定了曲线的形状。在正常的颅内容积点（图中点 1）ICP 低，但顺应性大，而且在容量小幅增加的情况下依然如此。如果内容物体积迅速增加，将代偿能力就会被超过，其

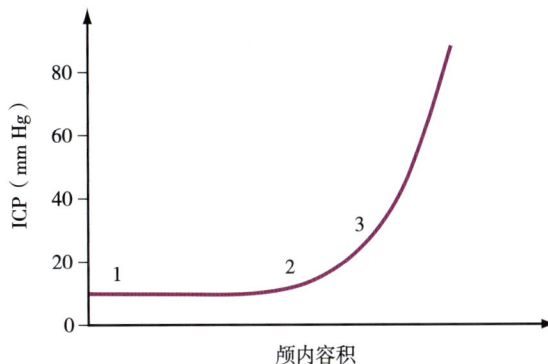

图 26-2　根据颅内压（ICP）与颅内容积对比关系所绘制的理想颅内顺应性曲线

进一步的增加会表现为压力的增加。此种情况可以发生在 ICP 仍在正常范围时，但此时顺应性变小（点 2）。如果 ICP 持续增高，内容物体积进一步扩张可致 ICP 急速上升（点 3）。在临床实践中，脑室切开术置入的导管或 ICP 对外部刺激的反应（如气管吸引、咳嗽、躁动）可以用来评估颅内顺应性。

与成人相比，小儿的一些生理和结构因素，如脑含水量高、CSF 容量低、脑组织占颅内容量比例高，导致其颅内顺应性相对较小[2]。当 ICP 发生同样的相对升高时，小儿比成人更容易发生脑疝。然而婴儿在面对 ICP 缓慢增加时，因前囟和颅缝的开放，使其拥有更大的颅内顺应性。

脑血容量和脑血流量

除了 CSF，脑血容量（cerebral blood volume，CBV）是另一个影响 ICP 代偿机制的因素。虽然 CBV 仅占颅内空间的 10%，但麻醉或者监护室的操作常能引起与动态血容量相关的变化发生。与其他血管床一样，大部分颅内血液都处在低压、高容量的静脉系统中。颅内容量的增加最初是通过 CBV 的减少来应对的。这种反应在脑积水的婴儿中很明显，他们的静脉血从颅内血管转移到颅外血管，使头皮血管扩张[21]。

在正常成人中，CBF 约为每分钟每 100g 脑组织 55ml[22-24]。对于一个重量只占体重 2% 的器官来说，这几乎占到了心排血量的 15%。小儿 CBF 的估算不一致。正常清醒小儿的 CBF 约为每分钟 100ml/100g 脑组织，占心排血量的 25%[25,26]。新生儿和早产儿 CBF 低于儿童和成人，约为每分钟 40ml/100g 脑组织[27,28]。对于小儿，睡眠状态和喂养可能使 CBF 做出调整[29]。

当需要在镇静和全身麻醉下施行操作时，了解新生儿、婴儿和其他儿童的 CBF 特点是能安全管理这些易受伤害患儿的基础。最近的研究重点是聚焦于寻找患儿接受全身麻醉时有助于维持合适 CBF 的因素。传统理论会关注多种因素，如平均动脉压（mean arterial pressure，MAP）、$PaCO_2$ 等，这些构成了 CBF 的维持和自我调节的基础。这些概念依然是神经生理学的关键基础，但麻醉工作者也有责任具备更广泛的理解力，且有方法来理解 CBF 的概念。CBF 的调节最好理解为不同生理系统之间的联系。这些系统有呼吸系统，心血管自主系统，神经系统和内分泌系统、代谢过程和颅内环境本身[30]。依据上述方法，CBF 由一个综合的过程来调节，这一过程包括呼吸气体交换、血流动力学参数和它们在脑血管阻力上的影响。成人中，对氧消耗的脑代谢率（cerebral metabolic rate for oxygen consumption，CMR_{O2}）是每分钟 3.5～4.5ml O_2/100g，小儿的脑代谢率更高[25]。全身麻醉减少 CMR_{O2} 多达 50%[31]。CBF 和 CMR_{O2} 的关联可能是由局部氢离子浓度对脑血管的影响介导的。导致酸中毒的情况（如低氧血症、高碳酸血症、缺血）使脑血管扩张，这就增加了 CBF 和 CBV。脑代谢的降低同样会减少 CBF 和 CBV。当自我调节能力受损时，CBF 是由代谢需求以外的因素决定的。若 CBF 超过代谢需求，灌注过剩或高氧血症就会发生。许多药物直接作用于脑血管系统来改变 CBF 和 CBV。

脑灌注压

脑灌注压（CPP）是对大脑循环充分性的一种有用和实用的评估指标，因为 CBF 既不容易也没广泛地被测量。CPP 被定义为整个脑组织的压力梯度，是脑组织入口处的体循环 MAP 与出口处压力（如中心静脉压 central venous pressure，CVP）的差值。当 ICP 超过 CVP 时，在 CPP 计算中 ICP 取代 CVP。在小儿仰卧位，平均 CPP 是 MAP 与平均 ICP 的差值（CPP=MAP－ICP）。如果大脑和心脏处在不同高度，所有的压力都应以头部水平为参考（如外耳道）。

全身麻醉下脑灌注变化使新生儿和婴儿麻醉成为一项特别具有挑战性的工作。新生儿围手术期的发病率和死亡率高。近期对暴露于全身麻醉药物可能导致神经认知不良后果的担忧，已发展成旨在优化全身麻醉下新生儿的生理管理而做出更大的努力（见第 25 章）。以改善新生儿麻醉管理为目的，部分努力已经聚焦在理解适当脑灌注的意义上，这不奇怪。其中的问题包括难以准确测量血压，不具备适当的血流动力学目标知识，维持上述正常血流动力学范围和血流动力学目标的同时避免低碳酸血症[32,33]。

脑血管自主调节

血压的影响

经典理论认为，成人 CBF 在 50～150mmHg 的 MAP 范围内保持相对稳定（图 26-3）。越来越多的证据表明，在这个 MAP 范围内，血流是恒定的概念不一定准确。对恒定血流的解释是这些研究局限性的结果，包括测量方法和由这些方法所做出的假设（如经颅多普勒，transcranial Doppler，TCD 和被测量的血管直径保持不变这一假设），药物对 CBF 的操控（对脑血管张力的影响尚不清楚，也存在争议），以及药物控制血压时 $PaCO_2$ 变化的混杂效应[30]。尽管这些数据存在局限，作为临床医生，我们仍然依赖已发表的证据来优化麻醉下患者的管理。了解这些新概念有助于理解那些有关在麻醉下维持 CBF 的陈旧的、也许是过于基础的观点。

尽管 MAP 或 ICP 发生变化，仍然可以把自主调节看作

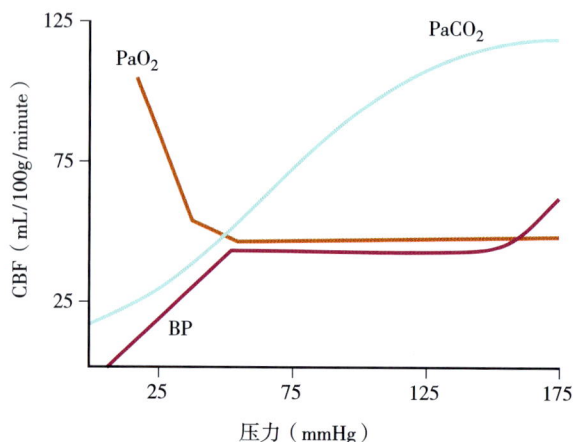

图 26-3　正常脑组织中 BP、PaO_2、$PaCO_2$ 变化对 CBF 的影响（摘自 Shapiro HM. Intracranial hypertension: therapeutic and anesthetic considerations. *Anesthesiology* 1975；43：447）

26

是一种使脑灌注保持相对稳定的机制。最近有证据表明，MAP 和 CBF 之间的这种关系可能比最初假设的更为被动。事实上，与较低的 MAP 值相比，更严格的自主调节发生在更高的 MAP 值时[34]。尽管关于这种调节的确切机制和确切位置仍有相当大的争议，但可以肯定血管阻力的自主和肌源性控制介导了这种自主调节。当 CPP 降低时，脑血管扩张以维持 CBF，从而增加 CBV。当 CPP 增加时，脑血管发生收缩，以减少 CBV 维持 CBF。当 ICP 和 CVP 较低时，MAP 通常近似 CPP。在自主调节的范围之外，CBF 更加与血压相关。而慢性高血压会使自主调节的上下限增加。大脑的自主调节可因酸中毒、药物、肿瘤、脑水肿和血管畸形而减弱和消除，即使在远离病变的部位[22]。

正常婴儿和小儿的自主调节极限尚不清楚，但自主调节的绝对值可能低于成人[35]。虽然成人自主调节的下限约为 MAP 50mmHg，但该压力值可能高于新生儿。与成熟动物相比，新生动物在较低的血压范围内显示出完善的自主调节机制[36]。在七氟烷麻醉下，直到 MAP 降低到 38mmHg 时才可使 6 个月以下小儿的 CBF 流速下降[37]。这项研究未被重复验证，所以应该带着怀疑一切的态度来看待这个结果。在危重患者中，大脑的自主调节甚至可能失能[38]。

氧含量的影响

氧张力在很广的范围内变化时 CBF 均可保持恒定。当 PaO_2 下降到 50mmHg 以下，CBF 在成年人中呈指数增长；如 PaO_2 为 15mmHg 时，与正常相比 CBF 可以翻倍（图 26-3）[39]。当颅内顺应性降低时，CBV 增加可导致 ICP 增高；新生儿 PaO_2 的下限可能更低。氧气输送比实际 PaO_2 更重要。有证据表明，高浓度氧可降低 CBF。Kety 和 Schmidt[40] 指出成年人吸入 100% 氧气时，CBF 下降 10% 但有报道发现新生儿会下降 33%[41]。然而有报道称，七氟烷麻醉时 MAP 的下降可导致近红外光谱（near-infrared spectroscopy，NIRS）测量区域的脑氧饱和度上升[42]。这进一步证实了不同的生理系统具有复杂的相互作用从而引起 CBF 的调节。

二氧化碳含量的影响

$PaCO_2$ 分压与 CBF 为线性关系（图 26-3）。成人 $PaCO_2$ 每增加 1mmHg，会使 CBF 增加约每分钟 $2ml/100g$[40]。$PaCO_2$ 变化对 CBF 的直接影响以及其对 CBV 的影响是过度通气降低 ICP 的基础。尽管新生儿与成人的界限不同，但同样会存在 $PaCO_2$ 增加导致 CBF 增加的机制。在羔羊和猴研究却发现 CBF 似乎不随 $PaCO_2$ 的降低而改变[43]。没有数据表明 $PaCO_2$ 对婴幼儿 CBF 影响的下限。同样，关于脑损伤和危重患儿脑血管对过度通气的反应程度和持续时间也知之甚少。中度过度通气可用于快速降低 ICP，但有研究显示可使脑灌注受损患儿的脑缺血症状恶化[44-46]。

脑组织损伤区的 CBF 自主调节功能受损[47]。缺血区的血管容易导致缺氧、高碳酸血症和酸中毒，这些都是血管舒张的强有力刺激因素导致脑血管张力最大限度地降低或血管舒缩麻痹。小而局限的损伤可能损害远离损伤区域的血管自主调节功能[22]。在脑组织损伤的患儿中，自主调节障碍的程度是多变的。

麻醉管理

术前评估

病史

第 4 章讨论了婴幼儿术前评估。计划进行神经外科手术的患儿在出现症状之前可能是健康的，或许存在从出生开始的发育迟缓，或者存在神经肌肉功能受损。麻醉方案，包括术后护理，需要考虑到每个患儿的具体问题和疾病状态。

应对有食物药物过敏史、湿疹或哮喘史的患儿提出警示，他们可能会对神经放射治疗中常用的造影剂产生不良反应。应特别注意乳胶制品过敏引起的症状，例如吹玩具气球后的嘴唇肿胀，或牙医把橡皮障塞进口腔后的舌头肿胀，因为有报道称，一些接受过多次手术的患儿出现了乳胶过敏反应，尤其是那些脑膜脊髓膨出的患儿[48]。对水果过敏（如猕猴桃、香蕉、牛油果、草莓等）也可能对乳胶过敏的小儿[49]。

小儿疾病和神经病变症状的并存可能影响麻醉的实施。对于存在与颅内病变相关的长期呕吐、遗尿和食欲减退的情况，应及时评估液体补充和电解质情况。尿崩症或抗利尿激素分泌紊乱常见。通常不会得到使用阿司匹林或含阿司匹林的药物治疗头痛或呼吸道感染的病史，但这些信息对术中和术后出血有重要影响。颅内肿瘤患儿常使用糖皮质激素，在围手术期应继续使用并给予追加剂量。抗惊厥药物的治疗浓度应在术前确认并在术中维持。长期服用抗惊厥药物的患儿可能会出现毒性反应，尤其是在癫痫难以控制的情况下，常表现为血液系统或肝功能异常，或两者并存。长期抗惊厥治疗的患儿对药物的代谢能力增强，需要增加术中镇静剂、非去极化肌松药和阿片类药物剂量（见第 7 章和第 24 章）[50-52]。

体格检查

体格检查应包含简短的神经学评估，包括意识水平、运动和感觉功能、正常和病理反射、脑神经完整性、颅内高压的体征和症状。检查瞳孔大小和反应性可发现瞳孔大小不等。术前呼吸功能评估应包括呼吸运动减弱、受损的吞咽功能以及活动性肺部疾病（如吸入性肺炎）的迹象。因为乙酰胆碱受体的上调可能导致在给予琥珀酰胆碱后突然出现高钾血症，并诱导受影响肢体对非去极化肌肉松弛剂产生耐药性，所以术前应记录肌肉萎缩和无力的情况[53]。

实验室检查和影像学评估

除较小的手术外，实验室检查应包括血细胞比容测定。任何重大手术都应进行血型鉴定和交叉配血。其他检查的需要应根据个人情况而定，如凝血指标的评估、血清电解质水平和渗透压、血尿素氮和肌酐、动脉血气分析、胸片或心电图（electrolyte，ECG）。如果最近没有对长期服用抗惊厥药物的患儿进行过检查评估，那么应行肝功能和血液检查。通常神经外科医生会取得详细的神经放射学检查结果，麻醉医生应该对其进行评估。例如，麻醉医生应该知道哪些脑室 - 腹腔分流术后的患儿有"裂隙脑室综合征"，因为这些患儿在围手术期存在特殊的危险（见"脑积水"）。放射学检查时所需镇静剂的剂量信息对制订麻醉诱导方案有帮助。神经生理学检查，包括 EEG 和诱发电位，可为术中和术后评估的比较提供基线。

术前用药

神经外科患儿到达术前区域之前通常不给予镇静，到达之后可以在直接监护下用药物滴定达到预期效果。阿片类药物常因可能导致恶心或呼吸抑制在术前停用，尤其是 ICP 升高的患儿，且单一应用镇静剂通常就足以缓解焦虑。在父母在场的情况下使用镇静剂，可使分离和诱导过程顺利。咪达唑仑（0.5～1.0mg/kg）口服，通常需要 10～20min 才能生效。对有静脉置管的患儿，可以静脉追加咪达唑仑（0.05mg/kg）。

监测

小儿神经外科麻醉的监测至少需要听诊（心前区或食管）、心电图、脉搏氧、血压、二氧化碳和血压监测。神经肌肉阻滞监测同样重要，但如果应用于已经失去神经功能的肢体，神经刺激仪的监测数据会不准确。建议对开颅手术患儿使用心前区多普勒超声，尤其是在头高位时，因为相对较大的头部尺寸会增加患儿发生空气栓塞的风险。ICP 监测装置的适应证与成人相同。术中脑电图和电生理监测需要神经外科医生、麻醉医生和神经生理医生之间的密切配合。在长时间的手术过程中，如预期大量失血使用利尿剂或渗透压制剂时，应测量尿量。

开颅手术应建立动脉置管，以应对可能发生的紧急且严重的血流动力学变化。不应因患儿体格小而拒绝应用有创监测，实际上应采取更加积极的监测方法。正压通气时异常动脉压力波形的改变通常是血容量不足和需要补液的重要提示（图 12-10）。动脉置管可经皮放置于桡动脉、足背动脉甚至胫后动脉，很少需要手术切开放置。如果头部和心脏位置不同，则动脉换能器应在头部位置调零，以便准确评估 CPP。外眼角或外耳道与脑室间孔的水平相当，两者都是一个方便的定位标志。在出生后的最初几天，可进行脐动脉和脐静脉置管。考虑到潜在的严重并发症，一旦建立了替代通路，这些导管就应该停止使用。即使最小的婴儿也可以使用 Seldinger 技术建立经皮中心静脉置管（如颈内静脉、股静脉、锁骨下静脉）（见第 49 章）。然而，在小儿神经外科手术时，应行颈静脉以外的部位进行穿刺，如股静脉，从而避免导管留置状态下头低脚高位和意外穿刺到颈动脉及血肿形成的风险，这些均可影响 CBF 和颅内静脉回流。如果 ICP 正常，锁骨下静脉是一个合适的选择。肘前静脉置管可提供中心静脉通路，但在较小患儿中，将导管穿入右心房入口在技术上存在困难。外周静脉建立困难的小患儿在考虑到有可能出现快速大量出血的时候，最常见的方法是股静脉置入一个管径粗的单腔导管。在大多数神经外科手术中，麻醉医生通常应用股静脉置管。多腔中心静脉导管不适合快速输血。手术后应尽快拔除所有中心导管，以降低静脉血栓形成的风险。

诱导

颅内高压患儿诱导过程中的主要目标是尽量减少 ICP

的严重升高和血压降低。大多数静脉类药物降低 $CMRO_2$ 和 CBF，从而降低 ICP[55]。硫喷妥钠（4～8mg/kg）曾是神经外科麻醉的常规诱导药物。然而目前在美国已经无法得到，在其他国家仍然可以。在美国，丙泊酚已经成为大多数小儿静脉诱导药物的首选。丙泊酚（2～4mg/kg）具有类似的脑生理作用和止吐作用，止吐效果通常与漫长的手术无关。依托咪酯是一种神经保护药物，可用于维持血流动力学稳定[56-58]。应避免使用氯胺酮，因为已知它可以增加大脑代谢、CBF 和 ICP。据报道给予氯胺酮后，婴儿和脑积水患儿的 ICP 会突然升高[59,60]。

诱导过程中降低 ICP 的其他措施包括控制性过度通气和给予阿片类药物（如芬太尼、瑞芬太尼或舒芬太尼），以及放置喉镜和插管前追加镇静药物。利多卡因（1.5mg/kg）放置喉镜前静脉注射可以抑制 ICP 增加[61]。

七氟烷已取代氟烷作为吸入诱导药物，因为它起效更快，患儿可接受，血流动力学稳定。与异氟烷的脑生理作用类似，过度通气时应用七氟烷可以抑制单用吸入麻醉药引起脑血管舒张导致 ICP 增加的作用[62-64]。七氟烷比氟烷更少引起心肌抑制是其额外的一个优点[65]。如前所述，七氟烷麻醉在降低 MAP 的同时，也可致局部脑氧合增加[42]。然而，当七氟烷结合过度通气时，脑电图会显示癫痫样活动。这种情况甚至可能发生在没有临床发作病史的患儿身上（见第 7 章）[66]。

临床上常见的情况是，一个患有颅内肿瘤合并颅内顺应性中度减低的不合作患儿，表现激动且抗拒与父母分离。一些临床医生会争论说，哭闹、激动的患儿表现出对 ICP 增高的耐受性，静脉诱导会更安全。幸运的是（针对麻醉医生而非患儿），患有严重颅内高压的患儿通常会存在意识水平较低的情况，在必要时更容易进行静脉穿刺置管。

气道管理和插管

必须有效并顺利地进行气道管理，以避免低氧血症、高碳酸血症、及咳嗽的影响导致 ICP 增加。插管前给予阿片类药物和追加镇静药物可改善肺顺应性，可使放置喉镜和插管引起的 ICP 的增加降至最低。

口腔或鼻腔插管均可。当需要术后带管时，经鼻气管插管具有增加稳定性和舒适度的优点。经鼻气管插管通常用于俯卧位患儿（如后颅窝开颅）、手术过程中无法建立气道和低龄患儿。经鼻气管插管还具有降低术中导管打折风险的优点，尤其是在需要较小型号气管插管的幼儿俯卧位时。对于颈部弯曲的俯卧患者来说，鼻咽入路的角度比口腔入路的角度更柔和。在这个位置，导管的方向需朝向下巴，这对避免鼻翼受到过大且长时间的压力和鼻翼缺血性坏死至关重要。

经鼻气管插管的禁忌证包括后鼻孔狭窄、可能的颅底骨折、经蝶窦手术和鼻窦炎。如果计划经鼻气管插管，最好用局部血管收缩剂进行鼻腔准备，同时要意识到经鼻给予血管收缩药会引起全身血压升高。滴几滴 0.25% 去氧肾上腺素或羟甲唑啉在棉签上，并将其涂于鼻腔黏膜上可防止使用过量，并有助于测量麻醉诱导时鼻腔通道的通畅程度。使用红色橡胶导管或非乳胶鼻通气道［Robertazzi 鼻咽导管（Rusch

鼻导管，Teleflex，Morrisville，NC）]轻轻地扩张鼻孔，可将鼻出血的风险降到最低[67]。应避免直接向鼻孔喷洒 0.25% 去氧肾上腺素，因为有报道称，在刚出生的新生儿中会出现致命的心肺损害。无论选择哪一种插管方式，都要小心保护气管导管，因为俯卧位并头固定的患儿或者气道通路受限的患儿在术中脱管可能会导致灾难性后果。

在长时间的神经外科和颅面部重建联合术中，气管导管可以缝合到鼻中隔或固定在牙龈上。插管后插入经鼻胃管或经口胃管，对胃进行减压，排出胃内容物；在术中打开胃管并随重力引流，可以防止无囊气管导管周围漏气时，正压气体在胃里的积聚。闭上患儿的双眼，用眼药膏润滑并敷以大而透明的防水敷料。

神经肌肉阻滞药

琥珀酰胆碱起效快，作用时间短，常用于饱胃患儿气管插管。插管剂量为静脉注射 1～2mg/kg，肌内注射 4～5mg/kg[69]。在小儿使用琥珀酰胆碱之前应使用阿托品（0.01～0.02mg/kg）以防止心动过缓。琥珀酰胆碱不会显著增加人体的 ICP[70]，并且任何影响都可以通过非去极化肌肉松弛剂预处理来最小化[71]。但联合使用非去极化肌肉松弛剂可能会使琥珀酰胆碱的作用降低，即使琥珀酰胆碱的剂量增加。与多种因素相关的去神经损伤存在时，琥珀酰胆碱可引起危及生命的高钾血症，此时禁用琥珀酰胆碱，包括严重的头部外伤、挤压伤、烧伤、脊髓功能障碍、脑炎、多发性硬化症、肌营养不良、卒中或破伤风[72]，但琥珀酰胆碱对脑瘫患儿血清钾浓度无影响[73]。

作为另外一种选择，非去极化的肌肉松弛剂如罗库溴铵、顺阿曲库铵或维库溴铵均可使用，但比琥珀酰胆碱起效慢。然而，当罗库溴铵的剂量足够大时（1.2mg/kg），作用开始接近琥珀酰胆碱，约 1min 内达到同等插管条件[74]。

手术体位

在小儿神经外科麻醉中，体位是一个特别重要的考虑因素。伴有 ICP 升高的患儿应以头高位转运到术前等候区和手术室，这样可使大脑静脉回流最大化。

患儿进入手术室后，神经外科医生和麻醉医生必须恰当管理。对于婴幼儿，气管导管的轻微移位都可导致脱管或支气管内插管。在较长的手术中，对麻醉医生来说能够直观地检查气管导管和监护线路连接情况，以及必要时可行气管导管内吸引是很重要的。恰当的利用手术无菌巾和光源，术者通常可以制作出一个"隧道"来确保对气道的观察。除了非常年幼的患儿外，均放置于 Mayfield 头部支架上。应调整导管的方向远离鼻孔的位置以消除对鼻子的压力和避免缺血的风险，尤其是在手术需要持续数小时的情况下更应如此。新生儿和小婴儿的颅骨很薄，所以通常避免使用头部针式固定系统。作为替代，可为这些患儿选择各种各样的非针式头枕。在这种情况下应使用适当的头垫（图 26-4，图 26-5）。过度的头部弯曲可导致后颅窝病变患儿脑干受压，如肿块病变或阿诺尔德 - 基亚里综合征（Arnold-Chiari syndrome，小脑扁桃体下疝畸形）。过度弯曲还可引起高段颈髓缺血及气管导管打折和阻塞[75]。

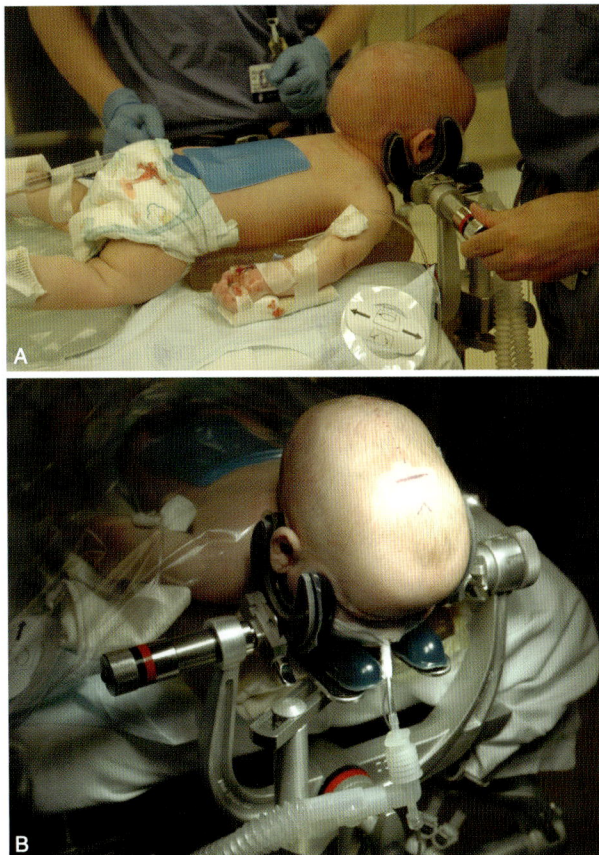

图 26-4　A. 患儿术前俯卧位。虽然颅缝早闭矫正术需要过度的头部伸展位，但固定头部的设备与俯卧开颅手术相同。B. 这种特殊的头架使用硅胶垫来支撑下颌、耳朵和前额

四肢应垫好护垫，并固定在自然位（即手掌呈仰卧位或自然位，以免尺神经受压）。重要的是避免牵拉周围神经，避免因直接接触手术器械如支架、接地线等手术附件而造成皮肤和软组织压伤（图 26-5）。同样重要的是，要确保麻醉医生直接看到的肢体（如在手术床对面位置的肢体），不能从手术床上掉下来，尤其在手术床旋转的情况下也是如此。在年长和青少年患儿接受长时间手术时，应考虑使用弹力袜或充气长筒袜预防深静脉血栓形成[76,77]。

俯卧位

俯卧位常用于后颅窝和脊髓手术。躯干应得到支撑，以确保腹壁运动自如，因为腹内压力增加可能影响通气，导致腔静脉受压，并增加硬膜外静脉压力和增加出血量。要做到这一点，最简单的方法是把硅胶卷或卷好的毯子侧放在患儿胸部的两侧，从肩膀一直延伸到骨盆。大一点的患儿有时需要在骨盆下单独放一个硅胶卷或卷毯。这些卷垫不能压住弯曲的髋部和压迫股神经或生殖器。卷垫所处的部位也应使心前多普勒监测仪可以轻松且在无过度施压的情况下放置在胸前部。

头部位置取决于手术。如果手术仅限于脊柱下段，可以旋转头部并用头垫支撑，注意避免直接压迫眼睛和鼻子，并保持耳郭平整。后颅窝手术时通常将头部悬吊在头钉上，以保持头部的中心对齐和最大屈曲体位。对于婴幼儿来说，当

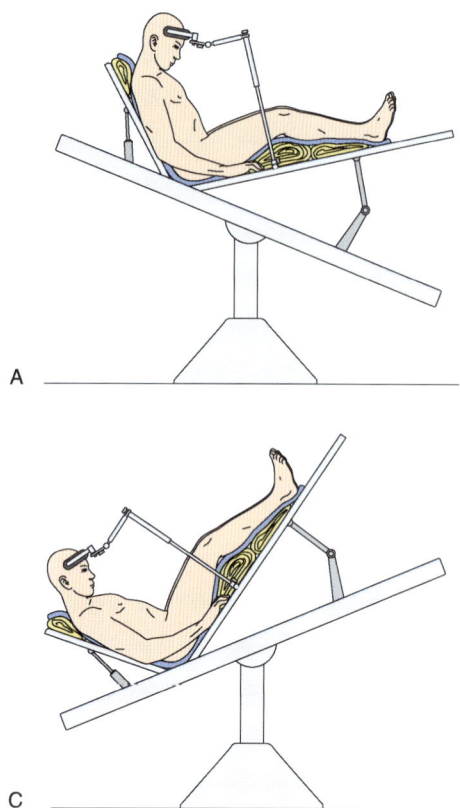

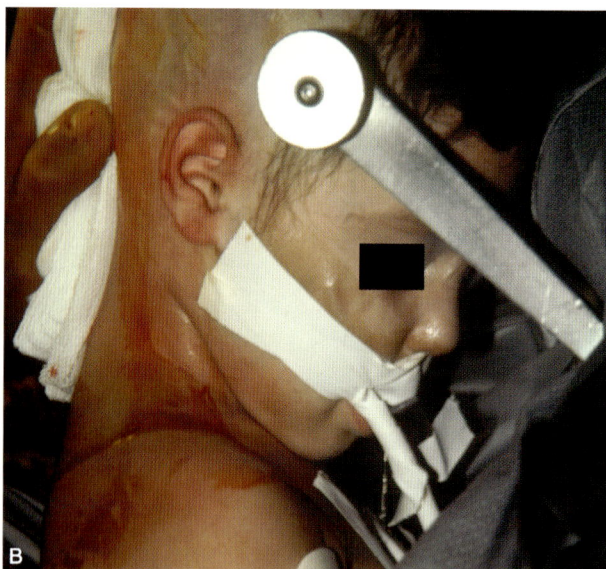

图 26-5   在改良标准端坐位下复苏。正常的手术体位(A 和 B)与复苏体位(C)比较,通过对手术床的一次控制,就可以快速改变手术体位

颅骨太薄无法固定时,可选择小脑头架。在这种情况下,患儿的前额和脸颊放在一个填充良好的头部支架上,眼睛在马蹄形支架的中心而不受压(图 26-4)。确保气管导管深度正确(胶带固定后),在患儿俯卧时避免导管进入一侧主支气管。在患儿俯卧之前,可以通过将患儿的头部最大限度地弯曲到胸部,并听诊两侧肺通气呼吸音的均等程度来确认。用于固定其他管路(如胃部、食管)的胶带应与固定气管导管的胶带分开,这样,如果其他导管意外脱出,就不会发生术中脱管。应该制订一个紧急方案,当出现突发情况时,立即使患儿转为仰卧位[78]。

长期俯卧位的患儿可能会出现明显的气道水肿。因为会导致舌头水肿,最好避免使用口腔通气道。可以在侧切牙之间置入一卷折叠的纱布卷取而代之,以防止挤压舌头。如果术中使用皮质运动电位作为神经刺激可引起患儿咬舌,导致裂伤流血,采取后一种纱布卷的做法则必不可少。在罕见的情况下,如耗时较长的手术中出现严重的面部肿胀,需要预防性的术后带管。术后视力下降与俯卧位长时间脊柱手术和大量失血有关[79]。在患儿俯卧位时需要确保,避免对眼球的直接压迫,分期手术以缩短手术时间,避免过度的术中补液以维持血流动力学稳定[80]。

改良侧卧位

脑室-腹腔分流术中的导管置入或调整操作需要将患儿从仰卧位旋转到半侧位。这是通过在患儿的腋下放置一个卷垫来实现的(以防止臂丛损伤)。膝盖应被支持在一个稍微弯曲的位置,脚踝垫上衬垫。这种体位也用于颞部和顶部的开颅手术。

端坐位

端坐位在目前小儿神经外科手术中使用较少,而且很少用于 3 岁以下患儿。然而这种体位可用于病态肥胖的患儿,他们因为过高的胸内和腹部压力不能耐受俯卧位。端坐位时必须注意预防低血压和空气栓塞。下肢应用弹力绷带包裹。头部必须小心弯曲,以免气管内导管打折,或使其进入支气管位置,或避免下颌挤压到胸部,因为这会阻碍舌头的静脉和淋巴回流。屈曲还可导致脑干或颈椎脊髓缺血,或两者均会出现。与俯卧位一样,经鼻气管插管因其更安全也经常使用。患儿的上肢被放置在膝盖上。降低头部位置的控制杆应便于麻醉医生使用,不受各种电线和铺巾的阻挡(图 26-5)。

局部麻醉

为起到止痛效果,局部麻醉应在切皮前皮下注射,局部麻醉药物中含有肾上腺素以减少皮肤失血。若使用 0.25%丁哌卡因和 1∶200 000 肾上腺素,剂量应限制在 0.5ml/kg。当需要较大的药物容积时,可用生理盐水稀释。这种稀释后的溶液仍然可以使血管收缩,术后可延长感觉阻滞时间。眶上和滑车上神经阻滞可以提供从前额到枕中部冠状区部分的镇痛作用[81]。枕大神经阻滞提供从枕后到枕中部冠状区的镇痛作用,而眶上神经阻滞可以提供前额区域(译者注:原书为枕前,是错误的表述)的镇痛作用(图 42-9,图 42-10)[82,83]。

全身麻醉的维持

小儿神经外科的大多数治疗和许多诊断程序都需要全身麻醉。若考虑到颅内高压的情况,则应控制通气。虽然自主呼吸是脑干功能的另一种指征,但控制通气的安全性优点通常远胜过自主呼吸的缺点(如通气不足、增加空气栓塞的可能性)。

全麻的维持可以使用吸入麻醉药、静脉药物或这些药物的组合来完成。最理想的麻醉药物是可以减少 ICP 和 $CMRO_2$ 并维持 CPP(表 26-1)。常用的吸入麻醉药对 CBF 和 $CMRO_2$ 的影响不同,通常是增加 CBF 而减少 $CMRO_2$。所有强效的吸入麻醉药都可使脑血管扩张,增加 CBF 和 ICP。低浓度异氟烷、七氟烷或地氟烷,同时与通气结合维持正常二氧化碳浓度,可以使其对 CBF 和 ICP 的影响最小化[62,63,84]。异氟烷常作为神经外科手术麻醉的维持吸入药。与其他几种吸入麻醉药不同,在两倍 MAC 浓度下,异氟烷可诱导出与等电位 EEG 相关麻醉水平的同时,仍可维持血流动力学稳定。当安氟烷与过度通气复合使用时,可导致癫痫发作,所以不再使用[85]。其他研究也表明七氟烷和过度通气也有类似的作用,但其临床意义尚不明确[86]。

表 26-1 常用麻醉药物的神经生理学效应

药物	MAP	CBF	CPP	ICP	CMRO2	CSF 产生	CSF 吸收	SSEP 幅度	SSEP 潜伏期
氧化亚氮	0-↓	↑↑↑	↓	↑↑↑	↓↑	↑↓	↓↑	↓	↑-0
吸入性麻醉药									
氟烷	↓↓	↑↑↑	↑↑	↑↑	↓↓	↓↓	0-↓	↓	↑
安氟烷	↓↓	↑↑	↑↑	↑↑	↓↓	↓↓	↑	↓	↑
异氟烷	↓↓	↑	↑	↑	↓↓↓	↓↓	↑	↓	↑
七氟烷	↓↓	↑	↑	↑	↓↓	↓	↑	↓	↑
地氟烷	↓↓	↑↑	↑	↑	↓↓	↓	↑	↓	↑
镇静药物									
硫喷妥钠	↓↓	↓↓↓	↑↑↑	↓↓↓	↑↑↑	↑↓		↓	↑
丙泊酚	↓↓↓	↓↓↓	↓↓	↓↓	↓↓↓	↑↓		↑	0-↑
依托咪酯	0-↓	↓↓↓	↓↓	↓↓	↓↓↓	↑↓		↑	↑
氯胺酮	↓↓	↑↑↑	↑↑	↑↑	↑			↑	0
苯二氮䓬类	0-↓	↓↓	↑	0-↓	↓↓	N/A	↑	↓	0-↑
阿片类	0-↓	↑↓	↑	0-↓	↓			↑	↓
氟哌利多	↓↓	N/A	↑	↓	0-↓	N/A	N/A	N/A	N/A

箭头数量是指对所注参数的影响程度。例如,异氟烷比阿片类药物更能降低 $CMRO_2$。在上下箭头所指的表格中,表示关于药物效果的报道相互矛盾。CBF 脑血流;$CMRO_2$ 脑氧代谢率;CPP 脑灌注压力;CSF 脑脊液;ICP 颅内压;MAP 平均动脉压;N/A 不适用;SSEP 躯体感觉诱发电位;↑增加;↓下降;0 没有变化。

颅内神经外科手术中常规应用氧化亚氮在医生中存在争议。反对者指出,接受神经外科手术的人群本就有更高的术后恶心和呕吐(postoperative nausea and vomiting, PONV)风险,而应用氧化亚氮会进一步增加 PONV 的风险[87]。支持者引用的研究证明氧化亚氮不会增加 PONV 的风险[88]。氧化亚氮可通过脑血管舒张作用,以剂量依赖的方式增加人体 CBF[89,90]。CBF 的增加会导致 ICP 增加,如果患儿颅内顺应性已经降低,ICP 的增加则是有害的[91]。特别是当氧化亚氮吸入浓度超过 50% 时,还可以抑制躯体感觉和运动诱发电位[92-94]。动物实验数据表明,氧化亚氮可以抵消硫喷妥钠对脑缺血模型的保护作用[95]。

支持在颅内手术中使用氧化亚氮的研究者引用了长期跟踪的安全性记录。目前还没有关于人类使用或不使用氧化亚氮存在差异的研究结果。通常在颅内手术结束后立即进行神经评估是非常有临床意义的,一些医生更喜欢使用氧化亚氮来帮助实现这一目标。研究表明,在颅内手术过程中,将氧化亚氮与其他药物进行多种组合使用是安全的[96]。

然而如果患儿在过去几周内做过开颅手术,因为在之前的神经外科手术后,空气会在头部停留很长时间,此时是使用氧化亚氮的相对禁忌[97]。

芬太尼易于滴定,副作用最小,常作为基础阿片类药物来使用。常用负荷剂量是 $5\sim10\mu g/kg$,每小时 $2\sim5\mu g/kg$ 通常是合适的维持剂量,要意识到在成人芬太尼输注 2h 后,其时量相关半衰期会显著增加。逐渐增加负荷剂量可以避免包括低血压在内的副作用。临床医生通常使用其他阿片类药物,如瑞芬太尼和舒芬太尼。当需要手术结束快速苏醒时,全凭静脉麻醉(TIVA)普遍会使用丙泊酚和瑞芬太尼(见第 8 章)。应注意丙泊酚的时量相关半衰期随时间而延长,在年龄较小的婴儿和儿童中尤为明显。相比之下,瑞芬太尼的时量相关半衰期不随时间及患儿(包括新生儿)的年龄而改变。右美托咪定是 α_2-受体激动类镇静剂,因其苏醒平稳和对神经的保护作用,也用于小儿神经生理监测、清醒开颅[100-103]。如果外科医生希望术中及时唤醒以确保中枢神经系统完好性,用药时就必须了解这些静脉麻醉药的药代动力学特点和不足之处。

凋亡性神经变性

一些研究人员已经证明,在未成熟啮齿动物和恒河猴中枢神经系统中,常用的麻醉药物会加速程序性细胞死亡(即细胞凋亡)[104-106]。这一实验室观察结果引发了一场关于麻醉新生儿的激烈争论[107-110],并已延伸到新闻媒体[111]。虽然这些实验范例已经得出了一些令人惊叹的发现,但将这些数据外推到麻醉人类新生儿的实践中是值得怀疑的(见第25章)。

动物和体外研究在实验模型、药物剂量或浓度、暴露时间(绝对暴露时间和与人类暴露时间相比)、缺乏手术刺激、发育年龄和发育阶段等方面都有明显的局限性。可检测到的临床指标或综合征与新生儿早期麻醉暴露无关,这些新生儿在出生时或在出生后前几年大脑快速发育(即突触发生)阶段接受过手术和麻醉。在唯一的灵长类动物研究中,连续注射氯胺酮3h后的细胞凋亡程度与对照组相似,但明显低于持续注射24h的凋亡程度[106]。而发生这种情况时,血液中的氯胺酮浓度比婴儿单次使用氯胺酮后的浓度高10倍至数百倍。这些发现表明,在该模型中,氯胺酮相关神经退行性变是一种时间依赖、剂量依赖的现象,其在人类新生儿中的界限尚未确定。

尽管早产与并存的先天畸形存在混淆影响,但一些特征性的综合征显然与母亲饮酒和服用抗惊厥药物有关。神经认知结果存在差异[105,112]。大多数新生儿和婴儿手术紧急,麻醉监护是手术安全进行的必要条件。几项回顾性数据库研究表明,接受多次麻醉与学习障碍和认知功能障碍有关,但这些患儿中的大多数是在脉搏血氧饱和度和呼气末二氧化碳监测检测成为标准监护之前接受麻醉的。未被发觉的低氧血症或过度通气导致CBF降低可能是原因之一。同样不清楚的是,在4岁以下需要进行多次手术的患儿,是否可能存在神经认知发育问题,而这些问题是否与需要手术的病变有关,是否与麻醉药物的暴露完全无关[110,113,114]。一项回顾性研究指出,在随访评估中,没有证据表明,在接受不同的全麻和手术的同卵双胞胎有显示出认知功能障碍[115]。

最近有两项重要的、精心设计的研究发表,该研究观察了全身麻醉对婴儿的影响。其中第一项研究是全麻与椎管内麻醉(GAS)研究,是一项国际性、多中心、随机研究,研究对象是需要腹股沟疝修补术的婴儿(孕后年龄<60周,出生时>26周)。将婴儿随机分为七氟烷全麻组和清醒区域阻滞麻醉组(即脊髓麻醉)。两岁时评估神经认知结果。研究人员从中期分析中得出结论,与接受清醒区域阻滞麻醉的婴儿相比,使用七氟烷(≤1h)进行短暂全身麻醉不会增加神经发育不良的风险[116]。

第二项具有里程碑意义的研究发表于2016年-儿科麻醉与神经发育评估(PANDA)研究。这项多中心队列交叉研究调查了美国四所大学儿科三级护理医院的双胞胎配对人群。研究人员对36个月内的双胞胎进行了研究,其中一名没有其他疾病的健康患儿在3岁之前接受了20~240min的单次全身麻醉。与未手术的双胞胎之一小儿相比,手术患儿在各种神经认知发展评分指标上没有统计学差异。作者的结论是,在3岁之前只接受过一次全身麻醉的健康小儿中,

测量到的神经认知能力与未接受过麻醉的小儿相比,没有统计学上的显著差异[117]。

另外,两项针对小儿的大规模人口研究利用早期开发的工具对5~6岁小儿进行测试[118,119]。两项研究中超过32 000名麻醉暴露的患儿与70 000名未暴露的小儿相比较。研究结果显示,麻醉对2岁以下小儿的单次或多次麻醉暴露均无影响,而两项研究的结果均显示,在手术时,2岁以上小儿的认知和一般语言能力均会有轻微损害。

越来越多的证据支持这样一种观点,即某些麻醉药物对各种新生动物的发育中的大脑有害。来自上述研究的证据表明,在发育中的人类新生儿中,短时间、单次全身麻醉并不会增加不良神经认知结局的风险。尽管如此,这个问题还远没有得到明确的答案。多次暴露的神经认知影响和严重多系统疾病对这些预后的调制作用尚不清楚。因此,这仍然是一个非常有趣和值得研究的领域。

血液和液体管理

在神经外科手术中绝大多数出血会被手术敷料吸收,并且麻醉医生很难观察到外科手术视野,所以出血量很难准确估计。如果所有吸引出的血液都被收集到麻醉医生可以观察到的且有刻度的容器中,以及手术间顶部的摄像机可以一直提供手术现场的视野,那么准确性可以得到提高。在手术开始时,头皮被切开和较大骨瓣移除时出血量通常最多。

第9章和第12章讨论了液体和血液制品的管理。潜在的病理过程、创伤或手术破坏血脑屏障,易使神经外科患者发生脑水肿,静脉输液过量可加重脑水肿。神经外科麻醉期间静脉输液管理影响脑灌注、脑水肿、水和钠稳态以及血糖浓度。

在大多数情况下,没有计划性输血,旨在避免应用血液制品的相关风险。补液常用晶体溶液,由于乳酸林格液渗透压为273mol/L(人体正常值为285~290mol/L),因此并不认为它是真正的等渗溶液。因不希望降低血浆渗透压,可选择略高渗(308mol/L)的生理盐水溶液。然而,大量生理盐水的快速输注与高氯非阴离子间隙代谢性酸中毒有关[120]。这种酸中毒的临床意义尚不清楚。如果手术中需要大量输液,将乳酸林格液与生理盐水交替使用,可以将高钠血症和酸中毒的风险降到最低,且避免低渗。

使用渗透和袢利尿药来脱水是一种有效减轻脑水肿的策略,并能提供一个最佳的外科视野。然而可能引起低血压和反弹效应。由于外周血管扩张,快速给予高渗溶液可引起强烈而短暂的低血压[121]。在神经外科手术过程中,通常不需要含葡萄糖的溶液,因为在平稳的神经外科麻醉期间,即使是在没有静脉注射葡萄糖的情况下,患儿也能很好地维持血糖浓度。然而,当有低血糖风险时,就应关注葡萄糖溶液的使用,如糖尿病患儿、接受高营养饮食的患儿、早产儿和足月新生儿、营养不良或身体虚弱的患儿。在这种情况下,葡萄糖溶液应以维持率或略低于维持率进行输注(通过恒定的输液泵),并应在整个手术过程中定期监测血糖浓度。脑缺血时更大的脑梗死面积与高血糖的潜在联系(即血糖值>250mg/dl)尤其值得关注[122]。

精心管理液体和血液制品以减少脑水肿是小儿神经外

科麻醉的基础。虽然脑出血罕见，但当它发生时，就会是紧急和灾难性的。所有患儿都应该有安全可靠大口径的静脉通路，血液制品和加热装置都应备好。

体温控制

头部占婴儿体表面积很大比例，所以婴儿在神经外科手术过程中特别容易散热。虽然在神经外科手术中适当的低体温可能有助于降低 $CMRO_2$，但从患儿被带进手术室的那一刻起就应该注意保持正常体温。在患儿进入手术室之前，应提高室温。红外线暖灯对婴儿有帮助，暖毯对体重不足 10kg 的婴儿有帮助。充气式升温装置仍然是保持婴幼儿体温的最有效手段[123]。

静脉气栓

静脉气栓（venous air embolism，VAE）是颅内手术过程中的一个潜在危险。手术部位和心脏之间的压力梯度越大，有临床意义的空气进入中央循环的可能性就越大[124]。例如，当手术部位远高于心脏（如坐式开颅术）或当 CVP 较低（如颅面部手术期间的急性失血），均有利于 VAE 的出现。颅内手术需要特别的关注，因为颅内静脉窦有硬膜附着，会阻碍静脉萎陷。神经外科手术过程中其他可能的空气进入的部位包括骨、桥静脉和脊髓硬膜外静脉。当 VAE 发生时，应该遵循的程序是识别出问题，阻止空气进一步进入，同时进行循环支持。因 VAE 的后果可危及生命，所以了解其病因、预防和治疗至关重要。

当空气进入中心循环时，可在右心房或右心室流出道积聚。心排血量可能会减少，这取决于气栓的大小。如果有足够的空气进入循环，右心室前负荷降低且右心后负荷急剧增加，可导致肺心病，左心室前负荷急剧降低，最终导致心血管系统衰竭。一项对狗的研究表明，仅 1ml/kg 的空气就能使肺动脉压力增加 200%～300%[125]。心内分流，如卵圆孔未闭、房间隔缺损或室间隔缺损等先天性心脏缺损，可使空气进入包括冠状动脉和大脑在内的全身循环。因为许多健康的婴儿和儿童存在潜在的心内分流，发生 VAE 的风险更大。如果在大的空气栓塞后急性发展为肺高压，其临床意义重大。一些临床医生建议，坐位开颅患儿，应考虑在术前检查超声心动图已明确卵圆孔未闭的情况；另一些人则认为卵圆孔未闭是坐位手术的绝对禁忌[126,127]。

虽然 VAE 的发病率在坐位中最高，但侧卧位、仰卧位和俯卧位并不是没有危险。尽管大多数 VAE 发生时无临床后遗症状，但在颅缝早闭的开颅手术中可观察到 VAE 的存在，即使是在手术床水平位的情况下也是如此，而当手术涉及内镜下的条状颅骨切除术时，VAE 很少出现。小儿在坐位枕下开颅手术中 VAE 的发生率与成人无显著差异，但小儿低血压发生率较高，空气吸入中心（血管内）的可能性较小[130]。

有几种方法可以检测 VAE。根据研究结果，检测心脏内空气的敏感度的顺序如下，经静脉的心脏内的超声心动图（0.15ml/kg）>经食管超声心动图（0.19ml/kg）=心前区多普勒探头（0.24ml/kg）>肺动脉压力（0.61ml/kg）=呼气末二氧化碳分压（0.63ml/kg）=动脉氧分压>动脉平均压（1.16ml/kg）=动脉二氧化碳分压[131,132]。经静脉心内超声心动图在心脏消融

术或卵圆孔封堵器介入术中常用来引导导管，但在小儿麻醉中具有侵入性且不常使用。传统意义上，将胸前多普勒探头置于右胸骨边界的第四或第五肋间可最佳位置监测右心音，尽管有证据表明，将多普勒探头置于左胸骨旁边界可能至少与右胸骨边界同样敏感（图 26-6）[133,134]。在静脉导管中快速注入几毫升生理盐水后，通过听诊声音的特征变化，以此来确定多普勒探头的适当位置。因经胸多普勒超声价格低廉、使用方便、友好、无创等特点，其应用价值尤为突出。虽然经胸或经食管超声心动图是检测小气栓最特异的方法，但在术中应用不易，尤其是在小儿神经外科手术中[126,135,136]。

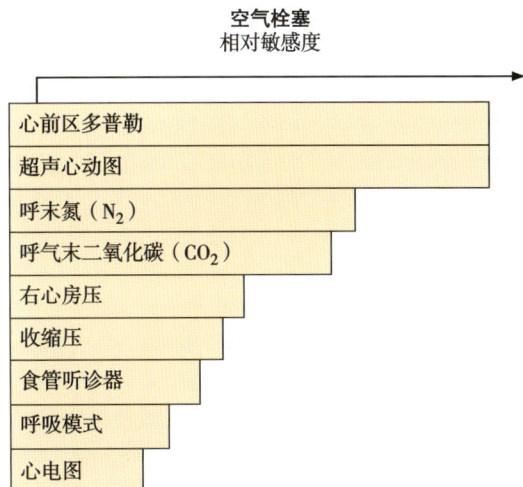

空气栓塞
相对敏感度

- 心前区多普勒
- 超声心动图
- 呼末氮（N_2）
- 呼气末二氧化碳（CO_2）
- 右心房压
- 收缩压
- 食管听诊器
- 呼吸模式
- 心电图

图 26-6 空气栓塞监测方式的相对敏感性

在神经外科手术过程中，监测呼气末气体分压非常重要。VAE 发生时，由于空气阻塞血液通过肺循环而导致通气灌注失调，无效腔通气增加，呼气末 CO_2 分压（$ETCO_2$）突然降低，补体活化导致肺间质水肿、中性粒细胞浸润和肺损伤（图 26-7）[131]。尽管 $ETCO_2$ 的敏感性已被其他方法所超越（图 26-6），但在诊断大量 VAE 时，$ETCO_2$ 仍然是一种经济有效的方法。在连续监测过程中，呼气末氮分压的升高是气栓形成的特异标志。虽然呼气末氮分压的增加比 $ETCO_2$ 的减少稍微敏感一些，但在实际应用中，大多数红外分析仪都无法检测到，而且通常幅度很小，很难检测到。

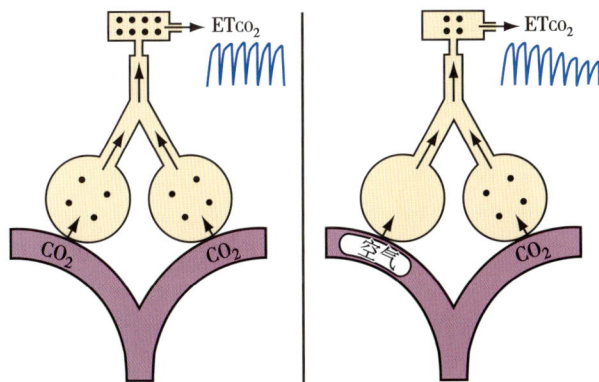

图 26-7 空气栓塞后呼气末二氧化碳（$ETCO_2$）减少的机制（蒙 J. Drummond，MD 惠赠）

检测 VAE 敏感性较低或侵入性较强的方法包括心电图变化、心率变化、全身血压下降、右心房和肺动脉压升高。栓子形成后（30s 内）右心房和肺动脉压力迅速增加。这些压力增加的幅度与栓塞的大小有关，尽管监测和诊断并不能单纯依靠这些发现。

一旦怀疑或诊断出 VAE，外科医生和麻醉医生必须立即采取措施，防止空气继续进入而导致的血流动力学恶化。外科医生应立即用生理盐水冲洗这块区域，并在暴露的骨边缘涂上骨蜡。麻醉医生应停止氧化亚氮的使用，将患儿置于头低脚高体位。头低脚高体位可以增加脑静脉压力、阻止空气进入、增加患儿外周静脉回流、增加全身血压。为了增加大脑静脉压力而阻断颈内静脉的操作应非常小心。呼气末正压的应用增加了 CVP，但也降低了心脏充盈压、心排血量和血压；过度的增加呼气末正压的做法通常是没有根据的。有可能会需要胸部按压、升压药物和积极的液体复苏。

除非进入大量的空气，否则从中心静脉导管吸出空气很少成功。当患儿需要坐位手术或预期大量失血时，中心静脉置管是必要的，应该尝试把导管的尖端置于上腔静脉和右心房的交界处，此处是抽取进入空气的最佳位置。中心静脉导管在估计维持循环血容量，迅速管理液体和必要时给予复苏药物方面更加重要。中心静脉导管靠近心脏的位置可以通过以下方法来确定：X 线片、CVP 监测或借助心电图监测（如导管尖端上的导联形成双相 P 波）。通过使用经静脉心内超声心动图探头正确放置多孔中心静脉导管，可以提高空气吸入的阈值[131]。建议使用软硅胶导管是因为在小儿术后，导管尖端对心脏的侵蚀可导致致命性的心脏压塞[137,138]。

苏醒

在神经外科手术中，保护大脑是一个主要的关注点（表 26-2）。苏醒和拔管应平稳和可控，以防止 ICP 和动脉压力的波动。为避免苏醒期呕吐，建议采用多种止吐方法[140]。尽管采用了上述方法，术后恶心呕吐的发生率仍然很高，这可能与以下几个因素有关：脑脊液中的血液是一种强有力的催吐剂，常用于治疗术后疼痛的阿片类药物，头痛本身可促使呕吐。

拔管前给予利多卡因（1.0～1.5mg/kg）可能有助于抑制咳嗽和对气管导管的耐受，尽管芬太尼有同样效果，但镇静效果较弱。拉贝洛尔，一种 α 和 β-肾上腺素能阻滞剂，在苏醒急性期可以逐步递增用量来控制血压，但对于手术期间接受了足够剂量阿片类药物的患儿来说，这几乎没有必要。对于青少年，必要时静脉注射拉贝洛尔（0.1～0.4mg/kg，每 5～10min 注射一次，直到达到预期效果），但通常无须在术后重复。在成人颅内手术后高血压的控制方面，艾司洛尔和拉贝洛尔一样有效[141]。然而因婴儿和较小患儿的心排血量取决于心率，所以应用艾司洛尔应谨慎。目前还没有研究评估艾司洛尔在小儿中的应用。右美托咪定有助于患儿平稳苏醒，同时仍可评估患儿的神经状态。

神经肌肉阻滞应在药理学上予以拮抗逆转，因为即使是最轻微的肌松残余患儿也难以耐受，并可能干扰神经检查。在拔管前需要足够的自主呼吸和氧合以及清醒的精神状态。如果术后可能出现颅内高压，或者患儿不符合拔管的呼吸或

表 26-2　神经保护的策略	
目标	避免脑水肿
	避免脑缺氧
	避免脑灌注不足
	避免脑代谢亢进
	避免神经元膜损伤
策略	
床头在 30 度的中线位	在维持 CPP 的同时增加脑静脉回流
糖皮质激素	可改善脊髓损伤的预后、减少肿瘤患儿血管源性脑水肿
	稳定神经元膜
	清除自由基
控制通气	将 $PaCO_2$ 维持在正常到略低水平：防止脑血管舒张和 ICP 升高
肌肉松弛	避免咳嗽，紧张，患儿运动，和其他原因增加 ICP
脑室引流	减少 ICP
降压药物	防止进一步的脑水肿、缺血和脑出血，重度低血压可显著降低 CPP
抗惊厥药物	预防癫痫发作和 ICP 升高
降低体温	降低 $CMRO_2$ 和 CMRglu 的消耗
巴比妥药物	细胞膜稳定作用，降低 CBF 和 $CMRO_2$

CBF，脑血流；CMRglu，脑葡萄糖代谢率；$CMRO_2$，脑氧代谢率；CPP，脑灌注压；$PaCO_2$，动脉二氧化碳分压。

神经学标准，应保留气管导管，给予镇静，并将患儿送往重症监护病房。

手术后应即刻让患儿保持充分的警醒，以便反复进行神经学检查，以评估恢复情况并察觉病情恶化。无意识的患儿可以进行侵入性 ICP 监测。CT 扫描可以帮助评估 ICP 增高或精神状态恶化的原因。

开颅后疼痛通常不严重，但可以逐渐增加阿片类药物剂量。酮咯酸对血小板功能有影响，在术后早期最好避免使用。对乙酰氨基酚可口服、直肠或静脉注射以减轻疼痛[142]。

尿崩症或抗利尿激素分泌不当可使术后液体和电解质的管理复杂化，特别是当手术位于下丘脑和垂体区域时（见第 27 章）。在这种情况下，仔细观察液体状态和反复化验、检查，评估血液和尿液渗透压以及钠水平是很重要的。发生尿崩症时，可连续输注稀释的血管升压素（每小时 0.001～0.01U/kg）治疗[143]。在这种情况下，必须避免输入大量低渗液体，因为它们可能会迅速降低血清钠浓度和渗透压。如果生理盐水在严格限制的容量下输注，抗利尿激素水溶液可以控制尿崩症患儿的电解质和体液平衡，直到他们恢复经口补液。届时鼻内或口服去氨加压素（DDAVP）可被替代。当垂体区域（如颅咽管瘤切除期间）手术后发生尿崩症时，尿崩症可能只是暂时的；反复评估抗利尿激素的需求量很重要。

便携式脑电图和诱发听觉、躯体感觉，以及不太常见的视觉电位可有助于评估处于深度镇静或瘫痪状态的患儿。在能够管理患儿的重症监护病房进行观察，对预防或早期发现和治疗术后并发症至关重要。CT 和/或 MRI 通常在开

颅手术后 1 天或 2 天后进行，如果神经功能恶化，则应更早进行。

特殊情况

创伤

头部创伤

创伤是导致小儿死亡的主要原因，其中头部创伤占其中的绝大部分，并可导致残疾[144-146]。尽管家庭暴力与运动相关的头部创伤在小儿中也很常见，但机动车事故仍是头部创伤最常见的可预防原因（图 39-1）。此外，在青少年中，斗殴和自杀所导致的头部创伤也越来越常见。

小儿头部创伤在初始评估时可能表现为轻微的神经异常，随后表现为颅内压升高和逐渐进展的神经功能障碍；后两者进展缓慢，因为脑损伤分两个阶段。原发创伤为撞击时对颅骨、神经组织和脉管系统造成的生物力学损伤；继发性创伤是由原发创伤病理改变引起的实质损伤。这些改变可能由低血压、缺氧、脑水肿或颅内高压引起。虽然预防原发伤的问题必须在社会政策层面中解决，例如通过安全带法、预防运动损伤和家庭暴力立法，但麻醉医生有助于预防或减少二次创伤（见第 39 章）。

小儿和成人的中枢神经系统损伤机制存在显著差异。虽然颅内血肿（即硬膜外、硬膜下或实质内）在成人很常见，但在小儿较少见。相比之下，钝性头部创伤后的弥漫性脑水肿在小儿比在成人中更为常见[147]。

头皮创伤

小儿最常见的头部创伤之一是头皮裂伤。虽然其中的大多数可以在急诊室进行处理，但严重的创伤可能需要手术室提供制动条件和舒适的环境。小儿可因头皮创伤而失去相当数量的血液，因为与成人相比，小儿有更大的心排血量部分用于供应头部。年龄＜1 岁的婴儿可因单独的皮下血肿失血而导致血流动力学不稳定，因此闭合性头皮创伤时，麻醉诱导前应评估和治疗血容量不足。此外，必须考虑合并颅内或其他损伤，因此可能需要进行术前 CT 扫描。

颅骨骨折

颅骨骨折在小儿头部创伤中十分常见。其中大多数是线性骨折，并不需要手术治疗。这些骨折的风险主要是在于造成骨折的外力可能会损伤下方脑组织和脉管系统。大血管（如脑膜中动脉）或者大的硬脑膜窦上的线性骨折可导致颅内出血。大多数患儿在颅骨骨折后病情平稳。少数患者会进展为需要手术治疗的软脑膜囊肿或生长性骨折。在没有重大创伤的情况下，应该严重怀疑多发颅骨骨折是由于儿童虐待造成的（图 39-2），这也被称为非偶然性创伤。

凹陷性颅骨骨折通常需要手术修复。它们甚至可能并不伴有头皮裂伤。然而，颅骨内板发生位移所需的力比产生简单线性骨折所需的力更大，并且更可能伴有潜在的下层组织损伤。所有凹陷性骨折中约有 1/3 是单纯性的，1/3 合并有硬脑膜撕裂，其余 1/3 合并有皮质撕裂。皮质损伤的程度是并发症率和死亡率的主要决定因素。通常在损伤后需尽快进行手术清创和复原凹陷颅骨（图 26-8A）。

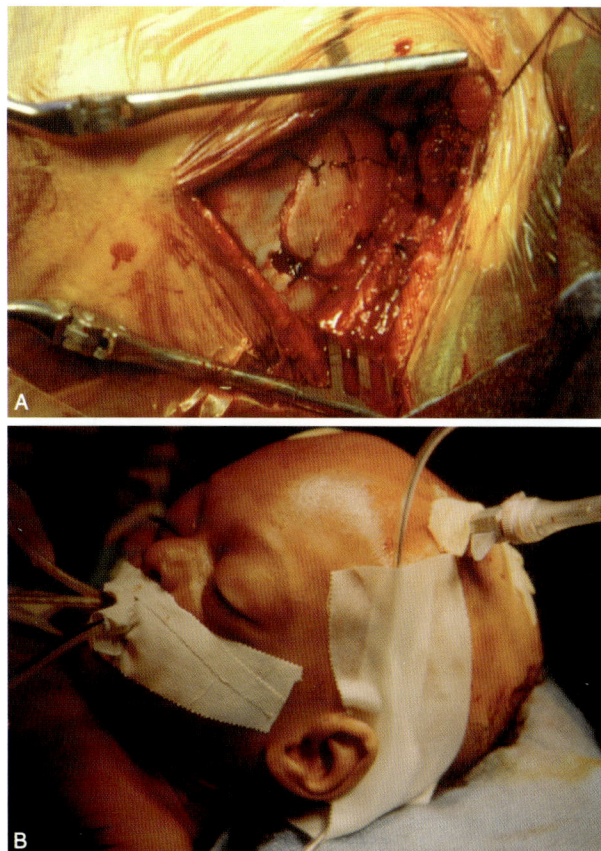

图 26-8　A. 此种凹陷性颅骨骨折需要手术干预。B. 严重头部创伤的儿童（此病例为摇晃综合征婴儿）可能会出现明显的颅内压升高

头颅基底骨折在小儿中较少见。尽管一定的外力导致了骨折，但这类骨折通常具有良好的预后并且很少需要外科手术治疗。在精神状态改变，癫痫发作或需手术的外伤患儿诊疗中，应考虑发生基底颅骨骨折的可能性。相关征象包括眶周瘀斑（"浣熊眼"，raccoon eyes）、耳后瘀斑（Battle 征）（图 39-2B）、鼓室积血、清亮的鼻漏或耳漏。除非绝对必要（如下颌缝线固定），最好避免经鼻插管或鼻胃管置管，以防管道误经颅骨骨折进入颅腔[148-150]。头颅基底骨折的并发症包括脑脊液漏引起的脑膜炎、脑神经损伤和嗅觉缺失。

硬膜外血肿

硬膜外血肿最常见于颞顶叶区，是由脑膜中动脉破裂出血所致。由于静脉窦出血，它们也可能发生在后颅窝部位。硬膜外血肿不一定与上覆的颅骨骨折有关。成人的典型临床表现为起初意识丧失和之后神经功能恶化之间的"中间清醒期"。婴儿和儿童在受伤后的早期阶段可能不会表现出精神状态改变。然而随着血肿扩大，可能表现为意识丧失、偏瘫和瞳孔扩大。一旦达到累积效应，这种恶化可能进展非常迅速。应立即行手术清除血肿，治疗延误可能导致病情进一步恶化。一旦疑似诊断，应立即开始使用降低颅内压的药物，同时立即进行手术修复（图 26-8B）。虽然病情恶化通常提示伴有潜在的脑损伤或治疗时间过长,但患儿在出血后一般恢复良好。

硬膜下血肿

硬膜下血肿通常与直接实质性挫伤或静脉血管撕裂引起的皮质损伤有关。急性硬膜下血肿几乎都是由创伤造成也经常由虐待造成,例如剧烈晃动低龄儿童,特别是那些年龄<1岁的幼儿。当幼儿被剧烈摇晃时可导致显著的神经元破坏以及皮质桥接静脉撕裂从而造成硬膜下血肿,发生摇晃婴儿综合征。这些婴儿脑损伤可伴有呼吸暂停进而造成缺氧损伤。

在出生后的最初几小时内偶尔会因产伤形成硬膜下血肿。这种情况下需要考虑维生素 K 缺乏、先天性凝血功能障碍和弥散性血管内凝血可能。外力造成的直接冲击、血管撕裂,抑或是脑组织和上覆硬脑膜的创伤性分离是硬膜外血肿产生的条件。其术后病程通常包括脑水肿、未控制的颅内高压和持续的神经功能缺损。婴儿期也可能发生慢性硬膜下血肿或积液,尽管这些患儿通常不会出现急性症状,但通常可以通过易激惹、呕吐或头围增加进行诊断。慢性硬膜下血肿可因不断增大而导致颅内压缓慢但显著增加。虽然有时会进行开颅手术进行治疗,但大多数患儿可以通过血肿引流或分流手术达到治疗目的。

脑内血肿

所幸脑内血肿很少见,但预后通常不佳。小儿深部实质性血肿通常由皮质挫伤进展而来,并伴有严重神经损伤。很少一部分的局部血肿可以通过手术清除以降低颅内压力。但通常由于担心损伤有活性的脑组织而不选择手术清除实质性血肿。预防性给予抗惊厥药物,此外在损伤后的最初阶段应避免使用任何抗凝药物(包括酮咯酸)。

脊髓损伤

尽管单纯性颈椎损伤在儿童中并不常见,但严重的头部创伤患者应考虑伴随颈椎损伤[154,155]。脊柱损伤的原因与特定的年龄段具有相关性。在大龄儿童和青少年中,由于机动车事故造成损伤最多,而婴儿和幼儿最常见的原因是产伤和摔伤[156]。脊髓损伤本身可能由各种类型的力引起,包括过度弯曲、过度伸展、旋转、垂直压缩、弯曲旋转和剪切。损伤可能涉及骨组织、韧带、软骨、血管、脊髓神经组织及连接结构。儿童脊柱的生物力学和功能解剖取决于儿童的年龄。年龄较大的儿童和青少年更容易损伤脊柱胸腰段,而婴幼儿更容易损伤颈部高位区域,特别是寰枢椎区域。因婴幼儿较细且柔韧的颈部肌肉支撑着比例大而重的头部,寰枕部是两部分的轴点,这部分颈椎具有非常大的损伤风险。寰枕关节脱位是主要的损伤类型,可使患儿神经受到损伤,但不一定导致死亡。

与脑损伤一样,脊髓损伤的发生分两个阶段。原发损伤是由生物力学力和直接撞击脊髓的骨碎片引起,继发损伤由原发损伤的病理改变引起的后遗症,其中包括由于压迫皮质、低血压或缺氧引起的水肿或缺血。对不稳定性骨折的患儿进行不恰当的操作会加剧原发性和继发性损伤。麻醉

医生为颈椎损伤可能的患儿诊治的过程中,应该注意脊髓损伤患儿的普通颈椎 X 线片通常不能提示脊髓损伤。这些损伤被称为没有放射学异常的脊髓损伤(spinal cord injuries without radiologic abnormality, SCIWORA)[157]。颈椎损伤通常很难识别,可以通过齿状突位移或 X 线片上的椎前肿胀来帮助识别。因此当外伤患儿怀疑脊髓损伤时,应行 CT 扫描辅助诊断。确定脊髓损伤可能的患儿生命体征平稳后,应尽快进行上述检查。在脊髓损伤排除诊断前,须持续密切监护患儿的呼吸道和心肺功能。有时与脑创伤相同,SCIWORA 的神经功能障碍可延迟发生[158]。

呼吸衰竭是单纯性颈椎损伤后最常见的死亡原因。创伤程度决定了受损程度。膈神经主要来源于 C_4,同时包括部分 C_3 和 C_5 的神经纤维。C_5 处的病变可保留部分膈肌神经支配,损伤膈部和肋间辅助肌群的功能。C_6 和 T_7 之间的损伤可保留膈肌神经支配,损伤了辅助呼吸肌的功能。

由于肺活量减少、无效腔增加、分泌物潴留和呼吸肌疲劳,颈椎损伤患儿可迅速进展为呼吸衰竭。所致的缺氧和高碳酸血症加重了脑和脊髓的继发性损伤。相关的胸部创伤可能进一步影响呼吸系统,导致肺挫伤、气胸或胃内容物误吸。

气道管理对避免缺氧,保证通气,保护神经功能和预防脊髓损伤进一步加重至关重要(图 39-5～图 39-7)。头部和颈部必须立即固定,同时可能需要行四肢制动。准备各种型号的气管导管和喉镜片,以及紧急气管切开术的相关设备和人员。通过纤维支气管镜或其他方式建立更安全的气道前,插入喉罩可保证紧急通气[159-164]。小型纤维支气管镜(2.2mm 直径)可以通过婴儿型号的气管导管。环甲膜穿刺导丝引导逆行插管可能适用于年龄较大的儿童或青少年(见第 14 章)。对于生命体征不稳定的婴幼儿,如通过常规手段无法确保气道建立时最好建立紧急有创气道。环甲膜切开术可以作为一种临时手段(图 14-25～图 14-27)[165],在气管切开所需设备和人员准备完毕前保障氧合(虽然通气并不充分)。因为婴幼儿紧急外科气道的建立十分困难,即使对于经验丰富且技术娴熟的医生来说,也极具挑战。

严重的头部创伤或其他损伤引起的低血容量可能导致血流动力学不稳定。应首先排除如长骨骨折和腹部创伤导致的其他部位出血。脊髓休克患儿可表现为血管舒缩功能丧失或心脏神经功能丧失,并伴有心动过缓和心肌收缩力下降,需要进行静脉补液,并应用血管升压药物。

使用大剂量类固醇治疗脊髓损伤目前仍存在争议。由于相关并发症增加以及疗效尚不明确,许多临床机构已经不作为常规应用。尽管成人和小儿相关研究的数据较少,但在创伤初期,脊髓损伤患者通常会尽早应用糖皮质激素以期减少神经损伤。最常用的药物是甲泼尼龙,在创伤后15min 内应用 30mg/kg,然后在接下来的 23h 内,每小时输注 5.4mg/kg[166,167]。甲泼尼龙被认为可以通过多种机制发挥作用,其中包括改善脊髓血流量、减少花生四烯酸生成以及调节局部组织的免疫应答。一些证据表明在脊髓损伤后使用 GM_1 神经节苷脂的同时是否合用甲泼尼龙,都可以减少神经脱髓鞘,并促进神经功能恢复[169-175]。

如果脊髓损伤超过 24h,应避免使用琥珀酰胆碱,因其

可导致高钾血症[116]。颈部或高位胸椎病变后自主神经反射亢进可能导致生理变化,引起严重且危及生命的血管舒缩功能异常,并伴有高血压和心律失常[177,178]。

开颅手术

肿瘤

脑肿瘤是小儿最常见的实体肿瘤,仅次于白血病成为最常见的儿童恶性肿瘤[179,180]。在美国,每年约有 1 500～2 000 名儿童被诊断出新发脑肿瘤。与成人不同,小儿脑肿瘤大多数在后颅窝幕下,包括髓母细胞瘤、小脑星形细胞瘤、脑干胶质瘤和第四脑室的室管膜瘤。由于后颅窝肿瘤通常阻碍脑脊液循环,因此肿瘤早期就可出现 ICP 升高,症状和体征包括清晨呕吐、烦躁或嗜睡,脑神经麻痹和共济失调也十分常见,呼吸及心律失常通常发生较晚。如需进行放射学评估或放射治疗可能需要镇静或全身麻醉辅助。

后颅窝肿瘤切除手术的麻醉具有诸多挑战。尽管有一些神经外科医生采取侧卧位或坐位,但大多数手术通常采用俯卧位。并且在任何体位下,头颈部都会弯曲,因此必须确保气管导管的位置合适并且通畅。当患儿俯卧位使用头架时,如遇气管导管脱落,则可使用喉罩建立紧急通气气道。

在手术探查过程中可能会发生心律失常和急性血压波动,尤其是在处理脑干或灌洗时(图 26-9)。应密切监测心电图和动脉波形。手术操作对呼吸功能的影响可能因肌松药(NMBD)和机械通气所掩盖。即使颅内压轻度升高,颅内顺应性也可能降低,这是为了防止颅内压进一步增加的防御机制。如果颅内压明显增加或急剧恶化,可在切除肿瘤之前置入脑室导管。空气栓塞作为一种可能的严重并发症,并不会因为采用俯卧位或侧卧位而消除,通常将头抬高 10°～20°以改善脑静脉回流。在婴幼儿中,由于头部体积相对躯干较大,更加凸显了这个问题。

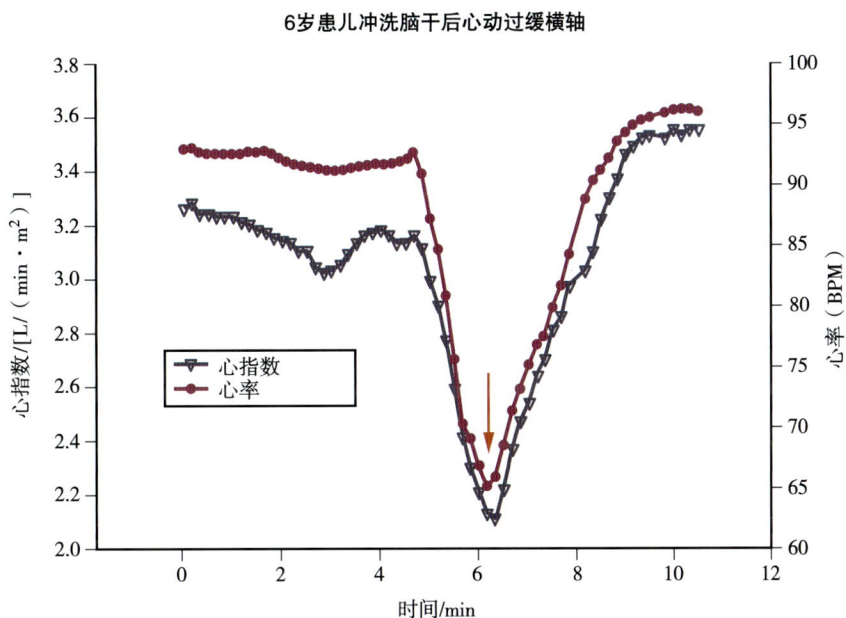

图 26-9　该图为应用连续无创心排血量监测 6 岁患儿脑干冲洗后显著心动过缓和心指数降低。一旦外科医生停止冲洗并给予阿托品,心率和心脏指数即可恢复(蒙 Charles J Coté MD 惠赠)

中脑幕上肿瘤包括颅咽管瘤、视神经胶质瘤、垂体腺瘤和下丘脑肿瘤,约占颅内肿瘤的 15%。大龄患儿的下丘脑肿瘤(即错构瘤、神经胶质瘤和畸胎瘤)经常表现为性早熟。颅咽管瘤是儿童和青少年中最常见的鞍区肿瘤,可能与下丘脑和垂体功能障碍有关,临床症状通常表现为生长障碍、视力障碍和内分泌异常。

应该寻找甲状腺功能减退的症状和体征,并检测甲状腺功能。通常使用糖皮质激素替代治疗(即地塞米松或氢化可的松),因为这类患儿下丘脑 - 垂体 - 肾上腺轴的完整性可能并不确定。术前可能发生尿崩症,这同时也是常见的术后问题。术前通过采集病史通常可以获得提示,特别是出现夜间饮水增多及遗尿时。监测血清电解质及渗透压、尿比重和尿量也有助于诊断,因为高钠血症和血清高渗以及尿液稀释是尿崩症典型症状。如果术前未出现尿崩症,通常手术期间就

不会出现而直到术后才会发生,因为即使下丘脑 - 垂体束在术中受损,脑垂体后叶中仍有足够的抗利尿激素储备能够运作数小时。

术后尿崩症的特征是突然大量增加的稀释尿同时伴有血清钠浓度和渗透压的增加。目前尿崩症的术中和术后管理流程已经制订(见第 9 章和第 27 章)[143]。术后几天如未发现抗利尿激素活性恢复,补液方案未随之调整,可能导致尿量明显减少、水中毒、癫痫发作甚至脑水肿。

经蝶手术通常仅在患有垂体腺瘤的患儿及年龄较大的儿童中进行。应该和其他中脑肿瘤手术一样,密切监测生命体征及血管通路。通常采用经口插管,为外科医生进入鼻咽部提供最佳条件,如果出现意外的大出血,应该作好紧急开颅手术的准备。由于一般此类手术结束时插入了鼻塞,所以在气管拔管之前,应确保患儿完全清醒。

视神经通路的胶质瘤在神经纤维瘤患儿中发病率增加，临床症状可以表现为视野变化和突眼，颅内压升高和下丘脑功能障碍通常出现较晚。神经纤维瘤富含血管，麻醉医生应提前作好大量出血的准备。

小儿颅内肿瘤中约25%涉及大脑半球。主要包括星形细胞瘤、少突胶质细胞瘤、室管膜瘤和胶质母细胞瘤。神经系统症状通常包括癫痫或局限性功能损伤。如果出现了运动功能障碍，应避免使用琥珀酰胆碱，因其可能导致突发的严重高钾血症。在接受长期抗惊厥药物治疗的患儿中，非去极化肌松药和阿片类药物的代谢可能增快。脉络丛乳头状瘤比较罕见，最常见于3岁以下小儿；通常来源于侧脑室的脉络丛，由于脑脊液产生增多和回流受阻，早期即可发生脑积水。脑积水通常需要手术治疗。当病变位于运动或感觉带附近时，可以使用一种相位反转的特殊类型体感诱发电位监测来描绘病变位置。如拟行皮质刺激来帮助识别运动区域，则必须减少肌松药用量并且调整麻醉方案以实现未麻痹下的制动。

立体定向活检或开颅术需要特别关注气道通畅的问题。新型头部支架具有可调节的前部结构，更加便于通气道建立（E图26-1），非常适合应用于立体定向神经外科。在使用头架之前对患儿实施麻醉可更加舒适、无不适体验，为了达到这一目的，麻醉医生必须在放射环境中实施麻醉诱导，然后将患儿从CT扫描室转运到手术室。用于安装和拆除头架的扳手应始终用胶带固定在头架上，以便在需要紧急拆除头架时（如在运输过程中）可以方便使用。

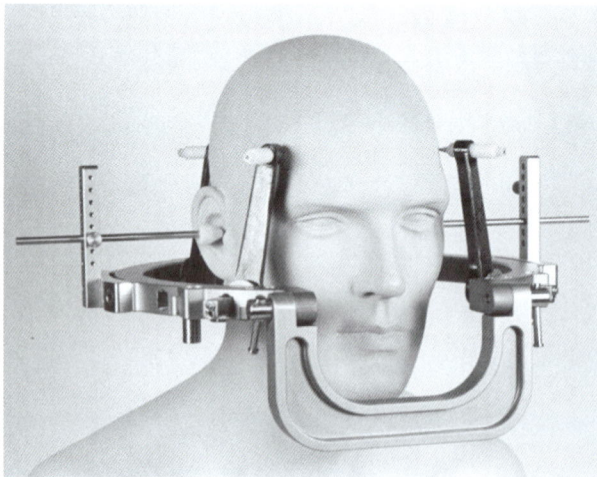

E图26-1　改良的Brown-Roberts-Wells立体定向头架（Radionics，Burlington，MA）具有可调节前部结构，更加便于通气道建立（摘自Stokes MA，Soriano SG，Tarbell NJ，et al. Anesthesia for stereotactic radiosurgery in children. *J Neurosurg Anesthesiol.* 1995；7：100-108）

血管畸形

动静脉畸形

动静脉畸形包括大动脉供血血管、扩张的交通支和混有动脉血的回流静脉，特别是那些涉及大脑后动脉和Galen静脉的严重畸形可能表现为新生儿充血性心力衰竭（即高输出性心力衰竭，通常伴有肺动脉高压）。凝血因子和血小板消耗可能使临床情况进一步复杂化。这种类型的动静脉畸形预后一般很差。由于中脑导水管的堵塞，Galen静脉的囊性扩张可能在婴幼儿时期表现为脑积水。不产生充血性心力衰竭的畸形通常无临床表现，除非引起癫痫发作、卒中，或者交通支血管急性破裂导致蛛网膜下腔或脑内出血[188]。颅内出血是该类患儿中最常见的临床表现，相关死亡率约为25%。

治疗手段通常包括栓塞、深部畸形的放射治疗、手术切除（通常为比较表浅的畸形），或者联合应用以上治疗手段。最新的研究结果推荐外科手术治疗。手术操作可能需要多方位协同合作以及较长时间的麻醉支持。但如果有残余的动静脉畸形，手术时间的额外延长和手术在不同部位间的转换是值得的，这样可以获得良好的结局并且避免再次开颅手术治疗。据文献报道，使用脑血管造影术辅助紧急开颅闭塞术的术后闭塞率为100%。

选择性栓塞手术需要全身麻醉。中等程度的过度通气可以增强异常血管的可视化效果并且不影响血管收缩。麻醉医生应该了解手术所使用的栓塞剂类型及其可能并发症，常规进行抗惊厥治疗。伴有心力衰竭的新生儿可能正在使用正性肌力药物，应考虑出血风险，特别是股动脉穿刺部位出血（不能持续肉眼观察到）。已经处于高输出性心力衰竭的年幼患儿可能由于使用大量造影剂造成液体超负荷所。如果术中发生血管破裂，麻醉医生应该作好行紧急开颅手术的准备。

动脉瘤

颅内动脉瘤最常见于动脉壁的先天性畸形。主动脉缩窄或多囊肾病的患儿颅内动脉瘤发病率增加。通常在童年时期不出现症状，儿童时期发生的大多数破裂都是致命的，在既往体健的年轻人中经常突然发生蛛网膜下腔或脑出血。当技术上允许时，手术结扎或夹闭为可能的治疗方法[185]。

小儿血管畸形和动脉瘤的切除手术对于麻醉提出了特殊的挑战，特别是如果诊断既往已经发生颅内出血的患儿。应在手术开始前核对血液制品并备用在手术室内。在进行任何侵入性操作之前，应确保足够的麻醉深度以防止急性高血压。麻醉诱导后，建立适宜的静脉通路对于紧急大量出血至关重要，应保证血液加温装置、快速输液装置可随时使用。

在某些情况下，控制性降压可在短时间内降低异常血管的张力，提高手术操作的安全性，具有一定的价值[186]。但目前特别是在小儿中，尚不能评估控制性降压的获益与风险（见第12章）。控制性降压一般不用于颅内压升高的患儿，因其导致的脑灌注压降低可能造成颅内缺血及颅内压进一步升高。尽管可接受性低血压的绝对范围尚无定论，但一般认为婴儿的平均动脉压应该高于40mmHg，大龄儿童平均动脉压高于50mmHg，青少年的中心动脉压高于55mmHg。在手术结束时，关闭硬脑膜之前，血压应恢复正常水平，以便检查手术部位的出血情况。

苏醒期保证血流动力学稳定至关重要，以避免拔管时出现猛烈屈曲、呛咳、挣扎和高血压。通常动脉瘤夹闭的情况下，术后需要稍微升高血压以尽量减少血管痉挛的风险，但过度高压可导致术后出血风险。动静脉畸形切除后，术后可能会出现与脑水肿相关的严重并发症，伴有颅内压增加或出血。这种灌注压突然升高可能是由于之前动静脉畸形部位周围区域充血所致,这些区域血管持续性舒缩麻痹,血管不能收缩。目前针对这一并发症的治疗存在争议,但通常包括降低颅内压(如使用利尿剂、中度过度通气、抬高头部),以及中等程度的控制性降压(同时维持一定的脑灌注压)和适度低温。当手术完成时,患儿应该能够配合神经系统检查并且在重症监护病房中密切监控血压。

烟雾病

烟雾病是一种进行性、甚至可能危及生命的异常颅内血管闭塞,主要发生在 Willis 环周围的颈内动脉[188]。大脑底部出现了异常的血管网络,并且在血管造影中可以显影为细小血管的疾病,最初由日本人命名为 moyamoya 病,可以翻译为"烟雾"(图 26-10A)。先天性烟雾病可累及全身的脉管系统,包括肺血管、冠状动脉和肾血管,其中肾动脉异常是血管造影最常见到的病变。获得性烟雾病(即烟雾综合征)可能与脑膜炎、神经纤维瘤病、慢性炎症、结缔组织病、某些血液系统疾病、唐氏综合征或颅内放射接触史有关[188]。一些伴有神经系统症状的镰刀型红细胞贫血患儿也可能发生烟雾病[189]。烟雾病似乎在日本儿童中更为常见。由其所导致的颅内动脉瘤在小儿很罕见,但可在超过 10% 的成人患者中发病,并且可以在脑电图检查中观察到异常。

烟雾病通常临床表现为短暂性脑缺血发作,进而发展为卒中和稳定性神经功能缺损。过度通气可能会诱发短暂性脑缺血发作[190]。如果病情得不到及时有效的治疗,病发率和死亡率都会很高。相关的治疗措施包括抗血小板治疗(如阿司匹林)或钙通道阻滞剂。最常见的小儿外科手术治疗方式是软脑膜血管修复,将头皮动脉(通常是颞浅动脉)直接缝合到大脑的软脑膜表面以增强血管生成(图 26-10B)[191]。

对呼气末二氧化碳密切持续监测是麻醉管理的关键[192]。烟雾病患儿双侧脑供血流减少,过度通气可导致局部缺血,引起脑电图和神经系统异常[193]。在整个手术过程中特别是麻醉诱导期间必须保持血压稳定。充分补液以及维持基础血压至关重要。大多数手术患儿在手术前一天晚上建立静脉通路,并预先给予维持液量的 1.5 倍补液以避免在围手术期发生脱水。手术过程中持续脑电图监测可有助于检测并辅助治疗脑缺血,这种缺血可能是由于手术操作引起的脑血管收缩所致[194]。在围手术期应保温,尤其是在手术结束时以避免术后寒战和异常应激。与大多数神经外科手术一样,烟雾病手术麻醉需要保证拔管平稳、避免高血压或哭闹的发生。尽管关于术中和术后并发症的相关文献研究较少,但大多数术后并发症(如卒中)与脱水和哭闹(即过度通气)事件相关[195]。在此类手术经验丰富的医疗机构进行治疗通常具有更好的疗效[196],因为患者数量较多的医疗机构可为患有烟雾病的患儿提供更好的护理、拥有较低死亡率。特别是对于接受手术血运重建的患者优势显著。

癫痫手术

癫痫是儿童时期最常见的神经系统疾病之一。尽管新的药物和治疗方案不断出现,但药物难治性癫痫发作的患病率仍然很高。神经影像学、功能性 MRI 和脑电图监测方面的进展为一些药物难治性癫痫患儿提供了解剖学治疗靶

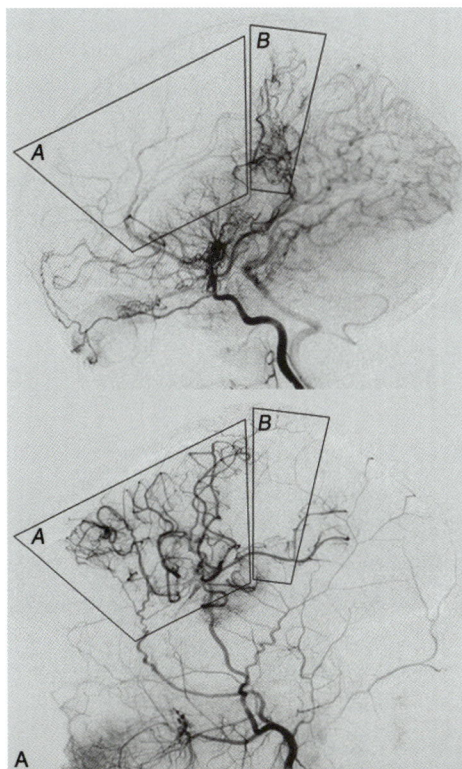

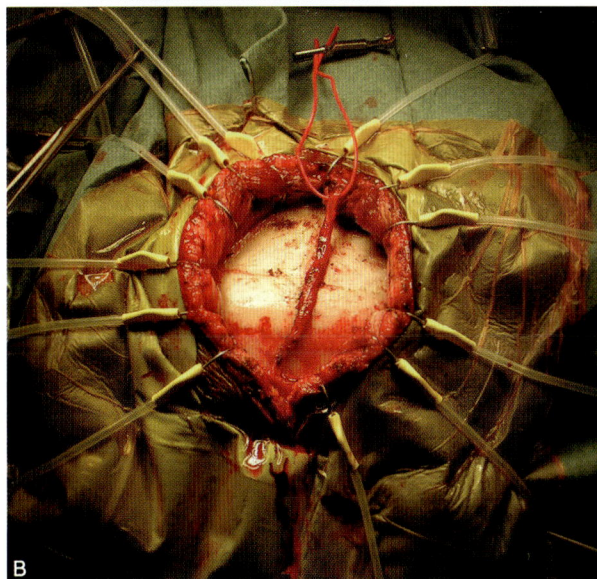

图 26-10　烟雾病。A. 上方的血管造影片展示的是软脑膜血管修复之前患有烟雾病患儿颈内动脉灌注模式。区域 A 显示的是由于疾病导致的大脑中动脉充盈不良。B 区显示的是特征性的朦胧侧支或烟雾状血管。下方血管造影片来自同一患儿,为软脑膜血管修复术后。颞浅动脉注射造影后获得血管造影,A 区大脑中动脉充盈良好,区域 B 未从大脑中动脉获得血供。B. 软脑膜血管修复术。准备将颞浅动脉缝合到大脑皮质的软骨膜上。在开颅后,可以将该动脉直接缝合到下面的软脑膜上,以改善到大脑皮质缺血区域的血流灌注

点[197]。小儿神经外科利用这些技术进展大大改善了癫痫婴幼儿的预后[198]。

接受外科手术治疗的癫痫患儿常服用抗惊厥药物,可能会产生严重的副作用,包括血液功能异常,如凝血异常、红细胞或白细胞生成抑制、血小板数量减少[199]。其他问题

可能由肝功能异常导致。应在术前测量抗惊厥药血药浓度。许多抗惊厥药会加快非去极化肌松药和阿片类药物的代谢,外科手术过程中这些药物的需要量可能增加,增加药量可高达 50%。术前评估还应检测导致癫痫发作的潜在疾病以及由进行性神经功能障碍引起的损伤。

癫痫病灶切除术中的关键是避免损伤维持生命活动的脑组织,如运动、感觉、言语和记忆(所谓的发作起始区皮质),特别是当致痫灶与控制这些功能的皮质区域相邻。如果可以在外科手术过程中,接受手术的青少年和成人能够持续配合评估,则可协助确定切除皮质的安全范围。清醒开颅手术通常需要在特定的青少年人群中进行。清醒开颅术包括各种各样的监测手段,其共同目标是进行术中评估和反馈,以确保在手术切除过程中不伤害发作起始区皮质。

手术人群的选择具有一定的个体性差异,大多数 12 岁以下的儿童和许多青少年都不能忍受清醒开颅手术,但是合适的受选患儿往往可以获得很大收益。手术开始前,麻醉医生应该与患儿和其父母进行详细的沟通以确定是否合适清醒手术。

在整个手术的过程中,从切口线路布置开始,到局部浸润麻醉,开放颅骨和硬脑膜,以及切除病变部位,患儿需要始终保持完全清醒或给予最低程度的镇静麻醉。这种特殊的方法需要患儿非常积极地配合。在麻醉过程中可以选择使用短效镇静药和镇痛药,如丙泊酚与芬太尼或瑞芬太尼,滴定给药诱导意识丧失但保留自主呼吸,以便进行局部麻醉药注射,置入动脉监测导管,放置固定头钉架,随后开放颅骨[200]。在手术切除病变的过程中,患儿可以随时被唤醒。也可以重新开始使用镇静药物和阿片类药物进行开颅手术。

一些麻醉医生选择使用睡眠 - 唤醒 - 睡眠方案。它包括诱导全身麻醉和使用声门上通气装置(即喉罩气道)。施行全身麻醉用于线路布置、头钉架放置以及开放颅骨和硬脑膜。然后唤醒患儿,去除声门上气道,辅助外科医生进行病变切除。在切除结束时,再次诱导进入全身麻醉状态并重新插入声门上气道以关闭硬脑膜、颅骨和头皮。睡眠 - 唤醒 - 睡眠方案有几个缺点,主要问题之一是诱导和唤醒期间的气道管理。患儿头部固定在头架,如果在固定状态时咳嗽或咳痰,可能会发生颈椎损伤或头皮撕裂伤。对于在保留自主呼吸的,应用吸入麻醉药包括使用氧化亚氮的全麻患儿,脑肿胀也是需要考虑的问题。

无论选择何种麻醉方案,麻醉医生都必须与患儿对术中需要其配合的问题进行良好及深入的沟通[201]。术前应决定患儿是否适合进行清醒下开颅手术。目前还没有随机对照试验比较各种方案之间安全性或有效性的差异。

年龄较小的(<12 岁)或任何年龄的不能配合手术的患儿都不能采取这种麻醉方案,需要全程麻醉。在这些情况下,术中电生理学检查,如体感诱发电位、脑电图和运动刺激,有助于辅助定位和监测计划切除部位的功能。如需进行脑电图监测,应调整麻醉方案使脑电图信号最大化。如果计划进行直接皮质运动刺激,必须停用肌松药。有时很难在术中识别癫痫发作灶,这种情况下可以通过过度通气或小剂量戊巴比妥(0.25~0.5mg/kg)降低癫痫发作阈值并诱发 EEG 癫痫发作活动[202,203]。

对于一些难以确定全身性癫痫发作起源部位的患儿,可以使用直接脑电图(E 图 26-2)完成颅内脑电图监测("网格和条带")。在全身麻醉下进行开颅术后,将引线置于皮质表面。在这些操作过程中,术中脑电图监测受到限制,以确保所有导联功能正常;在接下来的几天内对癫痫发作进行持续监测以确认合适的切除灶。术后应对手术患儿密切监护,因为颅内电极可能会引起一些并发症。开颅手术后引线可以在头骨中存留长达 3 周[97],这些患儿的后续手术(如后续的癫痫发作灶切除术,直接脑电图导联去除术)麻醉中,开放硬脑膜前,不应使用氧化亚氮,防止发生张力性颅腔积气。

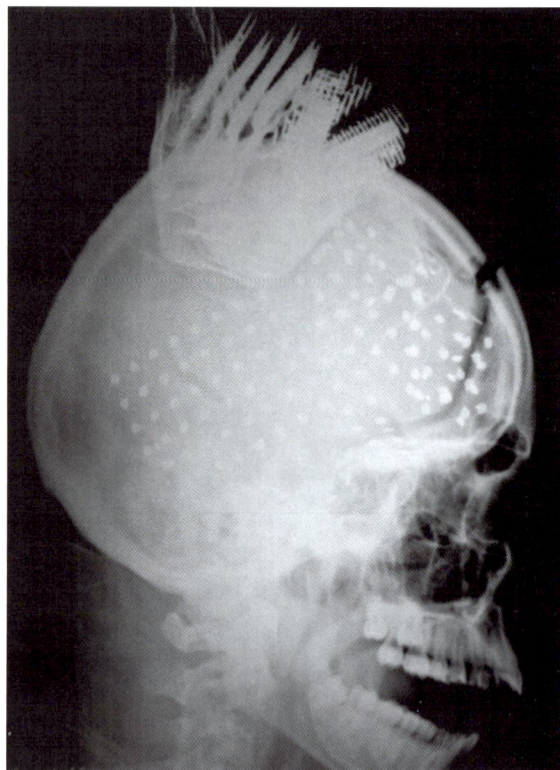

E 图 26-2   放置了颅内脑电网格的患儿颅骨 X 线片

术中 MRI(iMRI)的发展对癫痫的外科治疗提供了很大的帮助,研究人员目前也对致力于进一步的研发具有很大的兴趣。这项技术可以协助各种神经外科手术,并获得非常良好的效果。由于其可以辅助识别局灶性病变,因此非常适用于癫痫手术。成人患者的相关文献有证据支持在癫痫手术中使用 iMRI 可以在安全范围内增大癫痫灶切除体积,从而改善术后效果[204]。回顾性分析研究中发现在脑膜周围皮质发育不良和异位症切除术中应用 iMRI 与常规手术方法相比,iMRI 增加总切除率,并且术后无癫痫发作。此外,术中使用 iMRI 可以减少术后神经功能损伤[205],并且在接受局灶性皮质发育不良切除手术的患儿中发现了相似的结果[206]。

当无法进行病变局灶性切除时,可以尝试进行颞叶切除术或胼胝体切除术。然而在接受手术的患儿特别是行完整胼胝体切除术术后的前几天,通常表现为嗜睡,这种嗜睡症状也可以发生在放入了多个硬膜下条状电极的患儿身上。偶尔,年幼患儿会施行大脑半球切除术,因为他们的癫痫发作是由于异常大脑半球已经像偏瘫患者一样发生了严重功能障碍。对于麻醉医生来说这可能是一种具有挑战性的病例,因为术中可能会发生大出血(约为血容量的一半甚至几倍)[207]。大脑半球异常通常在患儿很小的时候就已经发生,另一半球代偿了一部分功能。在这些情况下,必须建立大口径静脉通路以便于快速输注血制品、晶体溶液和药物。常规监测动脉压,许多麻醉医生也同时监测中心静脉压力。

迷走神经刺激器的发展也一直推动着癫痫的治疗进展。虽然其确切的作用机制尚不清楚,但它似乎可抑制脑干或皮质水平的癫痫发作[208,209]。已成为一种使用广泛的治疗手段,患儿能够从中获益,并且对许多因顽固性癫痫发作致残的患儿副作用最小。目前正在进行大型随机对照研究以确定迷走神经刺激的总体疗效,相关的儿科研究发表很少,但据估计可以改善60%~70%癫痫发作,并且在改善跌倒发作方面取得了不错的结果[210,211]。

迷走神经刺激器是类似于心脏起搏器的可编程装置,放置在皮下左前胸壁下方。在左迷走神经周围植入的双极铂刺激电极线圈通过皮下隧道线连接到发生器,设备每5min自动激活30s。尽管以这种方式刺激迷走神经可能会影响声带功能,但突发性心动过缓或其他副作用并不常见[212]。当装有迷走神经刺激器的患儿进行后续手术治疗时,可以停用刺激器。采用全身麻醉方式,防止声带反复活动。

近一段时间开展的脑深部癫痫灶(如下丘脑错构瘤)消融术是将激光导管立体定位器放置到相关病变部位,并在MR引导下进行实时热消融。这种所谓的激光诱导热疗(LITT)投入临床应用多年,但在小儿神经外科治疗中的应用是新的尝试。该技术为既往认为外科治疗危险性高、无法手术切除的病变提供了治疗可能。有证据表明其在儿科治疗中特别是对于癫痫手术,具有一定的疗效和安全性[213,214]。

脑积水

脑积水是一类脑脊液产生和吸收失调的状态,导致颅内脑脊液增多。它可由多种病理过程引起,其中包括蛛网膜囊肿(E图26-3)。除少数脑脊液产生过多的情况外,例如脉络丛乳头状瘤,大多数脑积水是由某种类型的阻塞或脑脊液吸收障碍引起的。病因包括新生儿脑室内或蛛网膜下腔出血、先天畸形(如导水管狭窄)、外伤、感染或肿瘤,尤其是后颅窝肿瘤。根据脑脊液对脊髓的灌注程度,脑积水可分为非阻塞性/交通性或阻塞性/非交通性脑积水。

儿童未经治疗的脑积水通常伴随颅内高压或颅内顺应性降低。颅内顺应性降低程度与急性脑积水发展进程是影响脑积水症状和严重程度的两个因素。如果婴儿脑积水进展缓慢,颅腔扩张,大脑皮质外膜向外伸展,直至发生严重的颅骨扩大(通常伴有不可逆的神经损伤)。然而如果颅骨融合或颅腔不能足够快地扩张,神经症状和其他临床症状会立刻出现,患儿可能逐渐嗜睡,并出现呕吐、脑神经功能障碍(即落日征,setting sun sign)、心动过缓、脑疝和死亡。

除非脑积水的病因能得到明确的治疗,否则治疗通常需要外科放置颅外分流管。大多数引流管将脑脊液从侧脑室引流至腹腔[即脑室腹腔(VP)分流]。偶尔由于腹腔吸收

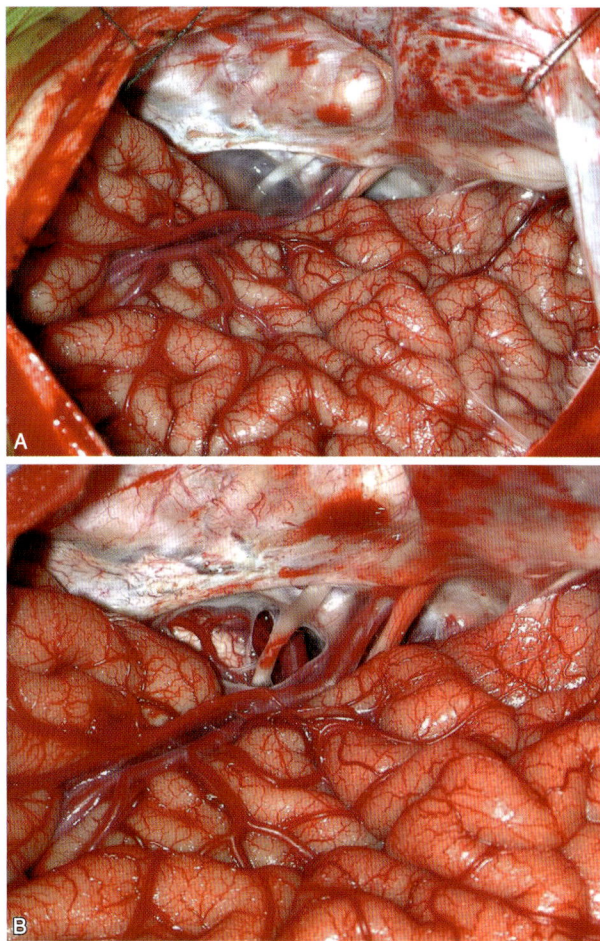

E 图 26-3　蛛网膜囊肿可引起脑积水。A. 在减压之前,囊肿包块明显。B. 囊肿开窗后,脑脊液可以从囊肿内部引流至脑脊液循环中,症状得到缓解

脑脊液的功能障碍,须将引流管的远端放置在右心房或胸腔中。新型引流装置带有可编程的阀门,从而减少了引流管的修复需要[215]。

通过颅骨钻孔使用经皮神经内窥软镜为颅外分流放置提供了新的替代方案[216,217]。在这些手术中,可以通过人工制造一个脑室连通孔以绕过阻塞处(如导水管狭窄)。通过使用神经内镜插入的钝探针将脑脊液从一个区域引流向另一个区域。脑室造口术的常见位置在透明隔(允许以侧脑室来连接)或通过第三脑室底部进入相邻脑脊液池。手术中,当基底动脉或其分支损伤或神经损伤等并发症发生时可能危及生命,麻醉医生该为手术期间行紧急开颅手术作好准备。如果通过内镜注入过量的冷灌注溶液或大量出血时,可能发生血流动力学波动。随着内镜技术的普及,麻醉医生必须了解内镜下神经外科手术的独特风险[218]。

脑积水患儿的麻醉方案应关注在控制颅内压并尽快缓解梗阻。颅内压升高的患儿通常伴有呕吐和误吸的风险,此时应快速诱导行气管插管。麻醉过程中通常避免使用氯胺酮,因为它可能引起颅内压突然升高[219]。然而也有一些证据表明氯胺酮可以抑制部分患儿的颅内压升高[202,221]。在婴儿中,脑积水通常导致头皮静脉扩张,如有必要,扩张静脉可用于麻醉诱导。如果无法建立静脉通路,尽管不太理想,

也可以选择使用七氟烷和轻压环状软骨进行诱导[222]。这种方法可以使静脉扩张以便于建立静脉通路。静脉开放置管后，患儿可被麻醉，进行肺部通气，行气管插管，减少或停用吸入麻醉药。在脑室分流管远端的放置过程中，应时刻预防静脉空气栓塞的发生。应仔细观察患儿术后状态，因为精神状态改变和腹膜切口可能增加开始喂食后的误吸风险。可以通过头部神经阻滞行术后镇痛（图 42-9～图 42-11）。

麻醉医生应该熟悉一些分流手术的特殊情况。当发生引流管感染的患儿，通常会移除整个引流装置并重新进行脑室外引流。在用抗生素抗感染治疗几天后，再次手术放入新的引流装置。当外部引流管就位时，手术医生必须避免移动脑室引流管，排水袋相对于患儿头部的高度也不应发生改变，以避免颅内压的突然变化。如果突然降低开放的引流袋可以迅速从头部虹吸脑脊液，导致脑室塌陷和皮质静脉破裂。当从担架上转移带有脑脊液引流管的患儿至手术台时，最好短暂夹闭脑室造口管。

麻醉医生也应该了解狭窄脑室综合征（图 26-11）。这种情况在有脑脊液分流的患儿中发生率为 5%～10%，脑脊液过度引流和狭小纵向侧脑室相关。这种综合征的患儿没有足够容量的颅内脑脊液代偿脑外或颅内血容量的改变。CT 扫描发现这种情况时，应引起特别注意。在术中和术后避免给予过量或低渗静脉补液，最大限度地减少脑肿胀。有些这类患儿无法适应健康儿童能够轻易承受的情况。已有在平稳的外科手术后发生脑疝的报道[54]。

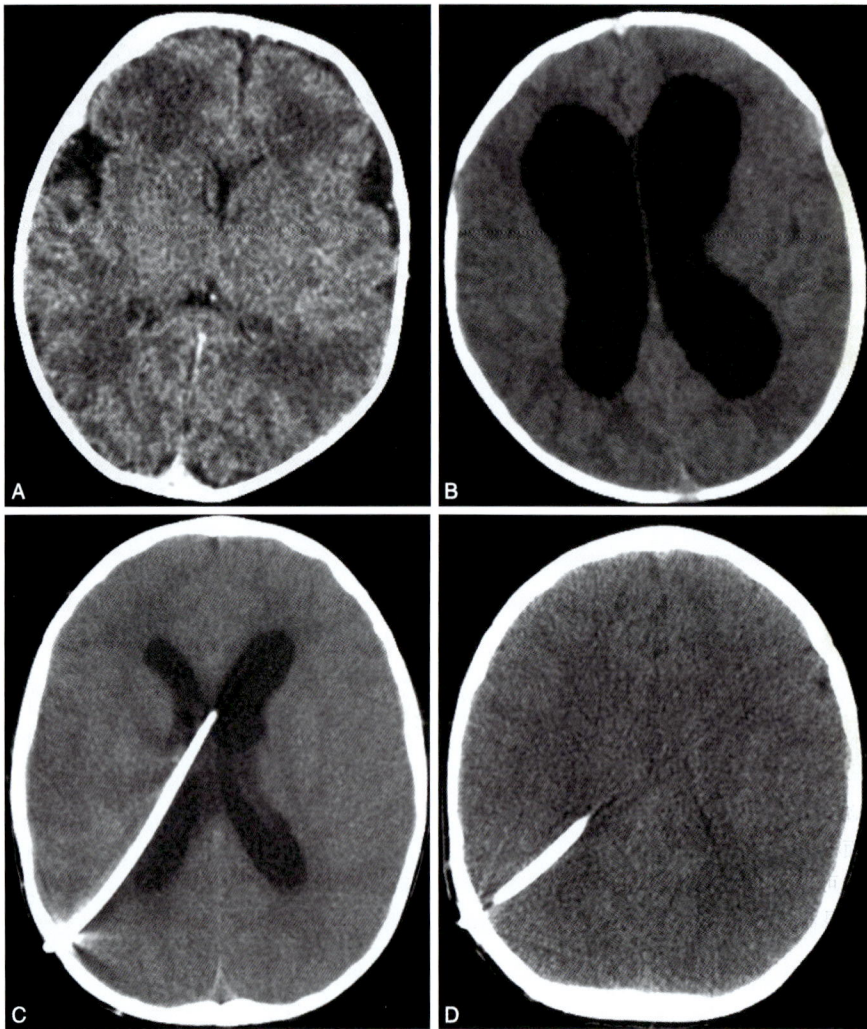

图 26-11　正常大小的小儿脑室（A），未治疗的脑积水（B），脑室引流术治疗后的脑积水（C）和用脑室引流术治疗脑积水引起的脑室狭窄（D）的断层扫描图像（蒙 Ellen Grant M. D. 惠赠）

先天性畸形

先天性中枢神经系统畸形通常表现为中线结构缺陷。畸形可能发生在沿神经轴分布的任何地方，包括头部（即脑膨出）（图 26-12A）或脊柱（即脑膜脊髓膨出）（图 26-12B）。结构缺损可能相对较小，仅影响浅表骨和膜结构，也可能发生大范围神经组织畸形。

脑疝

脑疝可发生在从枕骨到额叶区域的任何地方。如果疝突出于筛状板，外观可能被误认为鼻息肉。疝出物很少出现被脑脊液填充且体积与头部本身一样大的情况（图 26-12A）。大型疝可能对气管插管提出挑战。术中可能发生严重失血，尤其是涉及静脉窦时，应确保足够的静脉补液，并准备随时

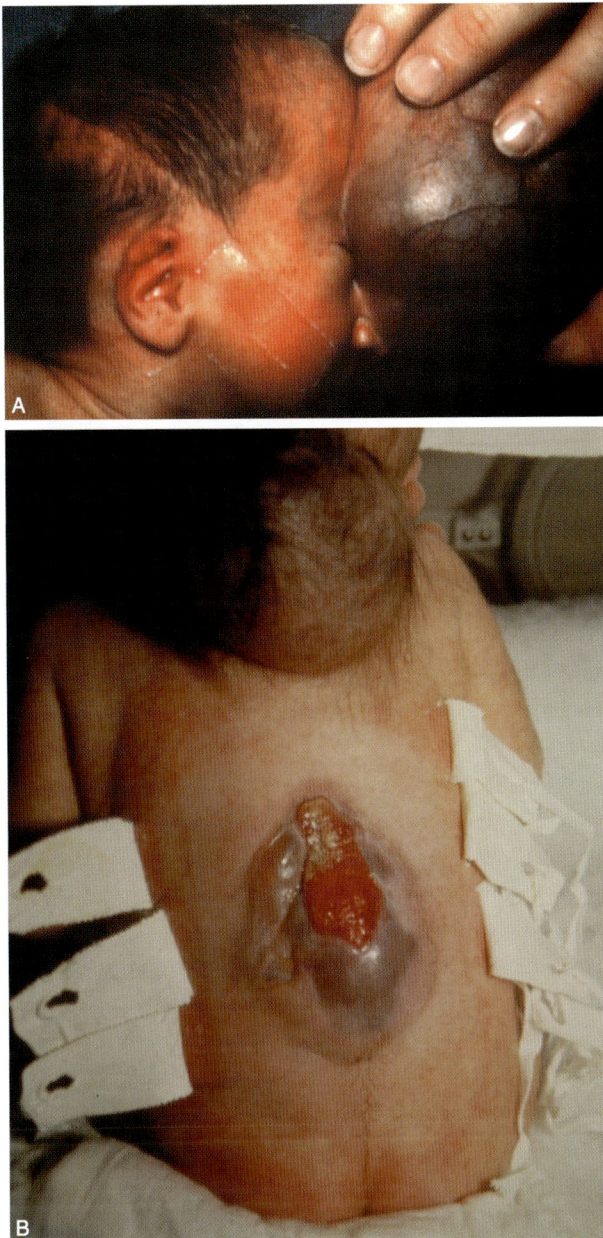

图 26-12　A 患有前脑膨出的婴儿；B. 患有后部脑膨出和脊髓脊膜膨出缺陷的婴儿。大面积膨出区域暴露使该患儿容易发生脱水。麻醉诱导和插管时的体位可能较为困难；应该做好在手术矫正过程中出现大量出血和脑脊液显著流失的准备

输注血液制品。如果预期血流动力学不稳定，应监测动脉血压。

脊柱发育缺陷

　　脊柱缺陷也称为脊柱裂。脑膜膨出是一种含有脑脊液没有脊髓组织的病变。当疝出物包括神经组织时，该缺陷被称为脑膜 - 脊髓膨出（meningo-myelocele）。开放的神经组织被称为脊柱裂（rachischisis）。Ⅱ型 Chiari 畸形通常并存脑积水。

　　大多数患有脑膜脊髓膨出的儿童在出生后的最初 24h 内需首次手术闭合缺损，以尽量减少感染风险。现在许多家长选择在患儿出生时进行修复，因为这种缺陷很容易通过产

前超声检查确诊。许多神经外科医生选择在初次手术时行脑室 - 腹腔分流术，或者也可以在随后几天放入引流管，如果在出生时没有脑积水征象则可以推迟分流。

　　麻醉医生需要考虑手术诱导时新生儿的体位。大多数情况下，气管插管可以在婴儿仰卧位进行，其背部的未受影响部分可以用毛巾（或环形圈）支撑，因此对脑膜疝的影响不大。而对于大型脊柱裂，偶尔需要将婴儿置于左侧卧位以进行诱导和气管插管。气管插管时很少使用琥珀酰胆碱，尽管因为发育缺陷在妊娠早期发生并且与神经肌肉支配无关，琥珀酰胆碱并不会造成高钾血症。对于发育缺陷较大或者伴有大量脑积水的婴儿，气道管理、面罩给氧和插管都可能出现困难。在这种情况下，在预充氧和给予阿托品之后，镇静下行"清醒"插管可能是最安全的诱导方案。修复较大缺陷手术中，应用皮瓣覆盖缺损时可能发生大量出血。

　　脊柱发育缺陷的患儿通常伴有乳胶过敏且过敏反应危险度高[48]。这可能由于经历了频繁膀胱导尿和多次（通常超过 5 次）外科手术，在其过程中反复接触乳胶产品，且乳胶直接接触黏膜表面。这些患儿在出生后应该在无乳胶的环境中进行护理，尽量减少过敏机会[224]。如果在手术过程中出现过敏反应的症状和体征，应怀疑乳胶过敏可能。疑似过敏反应应根据需要应用 1～10μg/kg 剂量的肾上腺素静脉注射。许多医院用非乳胶替代品取代了大部分或全部含乳胶的用品，围手术期乳胶过敏反应明显减少甚至完全消除[255]。乳胶过敏的儿童表现出与某些抗生素和食物，特别是热带水果，如鳄梨、猕猴桃和香蕉的交叉过敏反应[226, 227]。

　　术后应仔细评估患儿的呼吸状况。在麻醉恢复期可以进行脉搏氧饱和度测定，因为患儿在皮肤闭合后可能会出现呼吸困难，并且当脊柱发育缺陷与 Chiari 畸形共存时，缺氧和高碳酸血症的通气反射可能会减弱或消失[228]。宫内手术一直被认为是一种可以降低因脊髓发育不良所导致损害的方法[229-231]。

Chiari 畸形

　　Chiari 畸形有几种类型（表 26-3）。阿诺尔德 - 基亚里综合征（Arnold-Chiari syndrome，小脑扁桃体下疝畸形）（Ⅱ型）通常发生在脊髓发育不良的患儿。这种畸形包括后颅窝和高位颈椎的骨性异常，伴有小脑蚓部、第四脑室和枕骨大孔平面下方的下部脑干向尾部移位，可压迫颈椎脊髓索（图 26-13，图 26-14）。阿诺尔德 - 基亚里综合征（Arnold-Chiari

表 26-3　Chiari 畸形的类型	
Ⅰ型	位于枕骨大孔平面下方的小脑扁桃体向骶尾部移位
Ⅱ型（Arnold-Chiari；与脊髓脊膜膨出相关）	枕骨大孔平面下小脑蚓部，第四脑室和下脑干向尾侧移位 具有特征性发育不良的扭结脑干，伸长的第四脑室，喙状四叠板，发育不全的小脑幕和小后颅窝，多发纤维化，中间体的扩大
Ⅲ型	小脑和脑干向骶尾移位成高位颈椎脑膜膨出
Ⅳ型	小脑发育不全

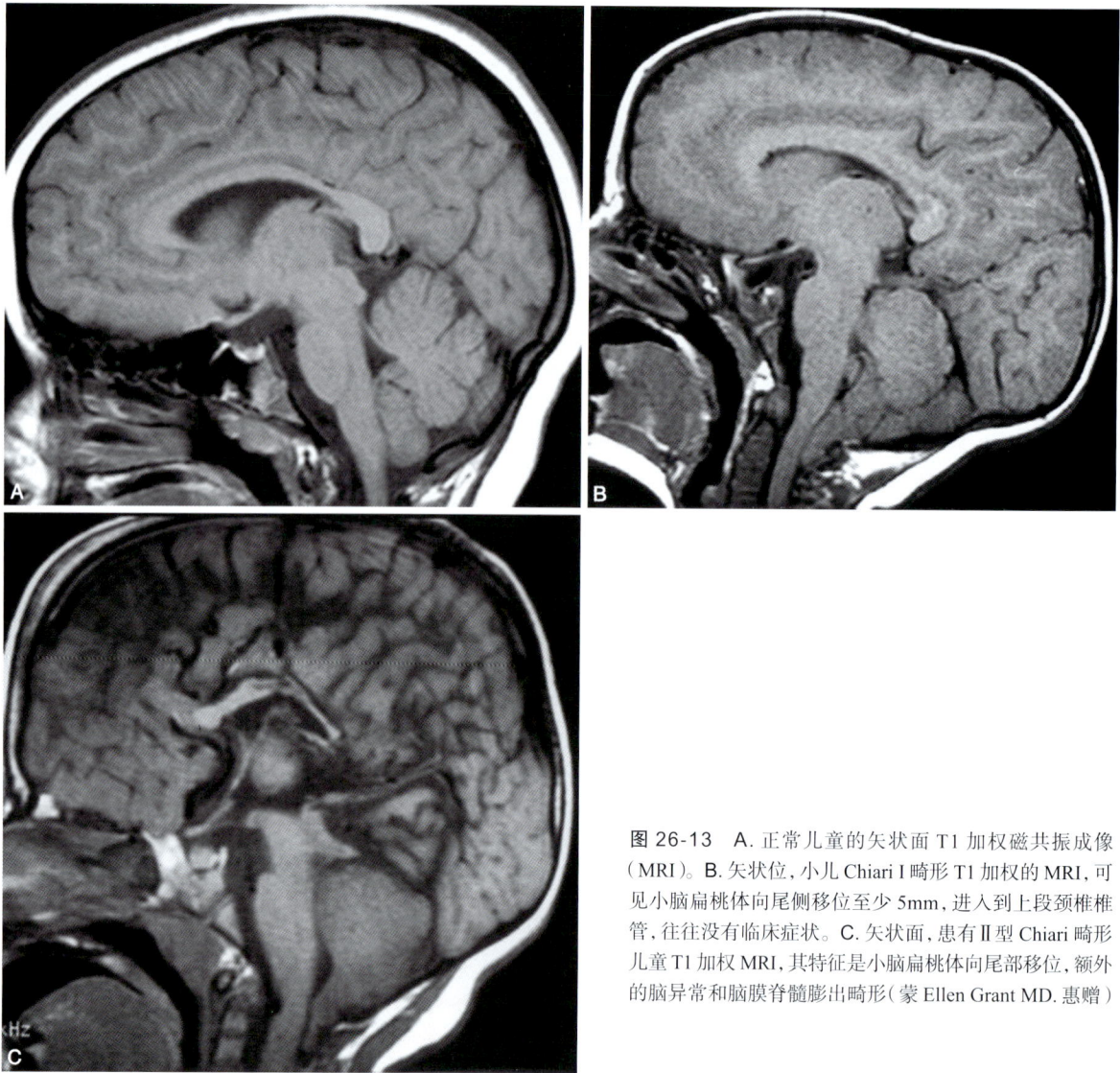

图 26-13　A. 正常儿童的矢状面 T1 加权磁共振成像（MRI）。B. 矢状位，小儿 Chiari I 畸形 T1 加权的 MRI，可见小脑扁桃体向尾侧移位至少 5mm，进入到上段颈椎椎管，往往没有临床症状。C. 矢状面，患有 Ⅱ 型 Chiari 畸形儿童 T1 加权 MRI，其特征是小脑扁桃体向尾部移位，额外的脑异常和脑膜脊髓膨出畸形（蒙 Ellen Grant MD. 惠赠）

syndrome，小脑扁桃体下疝畸形）临床可表现为喘鸣、呼吸窘迫、呼吸暂停、吞咽异常及误吸、角弓反张和脑神经缺损导致的声带麻痹，并且上述症状通常可在婴儿期出现。患有声带麻痹或呕吐反射减弱的患儿可能需要气管切开和胃造口术以保障通气，并最大限度地减少慢性误吸。由于脑神经和脑干功能障碍，任何年龄的患儿都可对缺氧和高碳酸血症有异常反应[228,232]。极度头部屈曲可能导致一些无症状患儿发生脑干压迫。

其他脊柱缺陷

　　其他脊柱异常（如脂质脑膜膨出、脂质脊髓膨出、脊髓纵裂、皮样束带）可表现为脊髓栓系。通常在腰下部出现皮肤缺损，出现硬脊膜窦道或脂质脑膜膨出。脊柱缺陷可能伴有中线毛簇，皮肤凹陷或脂肪垫。临床症状可能包括如厕训练或行走发生异常，或大龄儿童反应背部疼痛。在出生后即修复脑膜脊髓膨出的患儿，在生长过程中也可能出现脊髓栓系中上行神经功能缺损。通过 MRI 检测可以很容易早期明确脊髓栓系诊断。预防性外科手术非常常见。

　　手术解除脊髓栓系的麻醉管理通常需要使用神经刺激器、直肠肌电图或测压法监测支配下肢、肠道和膀胱的神经。在术中评估之前，应排除肌松药的干扰。

神经放射学方法

　　许多神经放射学设备应用于小儿。应用神经诊断设备时（如 CT，MRI）的麻醉方案将在其他章节讨论（见第 46 和第 48 章），这里主要介绍一些治疗性神经放射学设备。

　　为了改善颅内手术过程中的术中导航，在 20 世纪 90 年代中期引入了 iMRI 概念。该技术包括设计时需满足 MRI 检查需求的手术室套件（E 图 26-4）。这同时也对神经外科医生和麻醉医生提出了特殊挑战[234-238]。与诊断性 MRI 扫描时的麻醉一样，需要使用特殊监护仪、输液泵和对 MRI 安全或满足 MRI 条件的麻醉机。在这种环境中进行外科手术具有一定的挑战性，特别是这些手术通常需要数小时，可能发生大量失血，而且与患儿的接触受到严重限制。常规手术室中使用一些监测设备（如心前区多普勒超声检查，中心温度探头，液体加温器）由于不能满足 MRI 环境条件而不能使

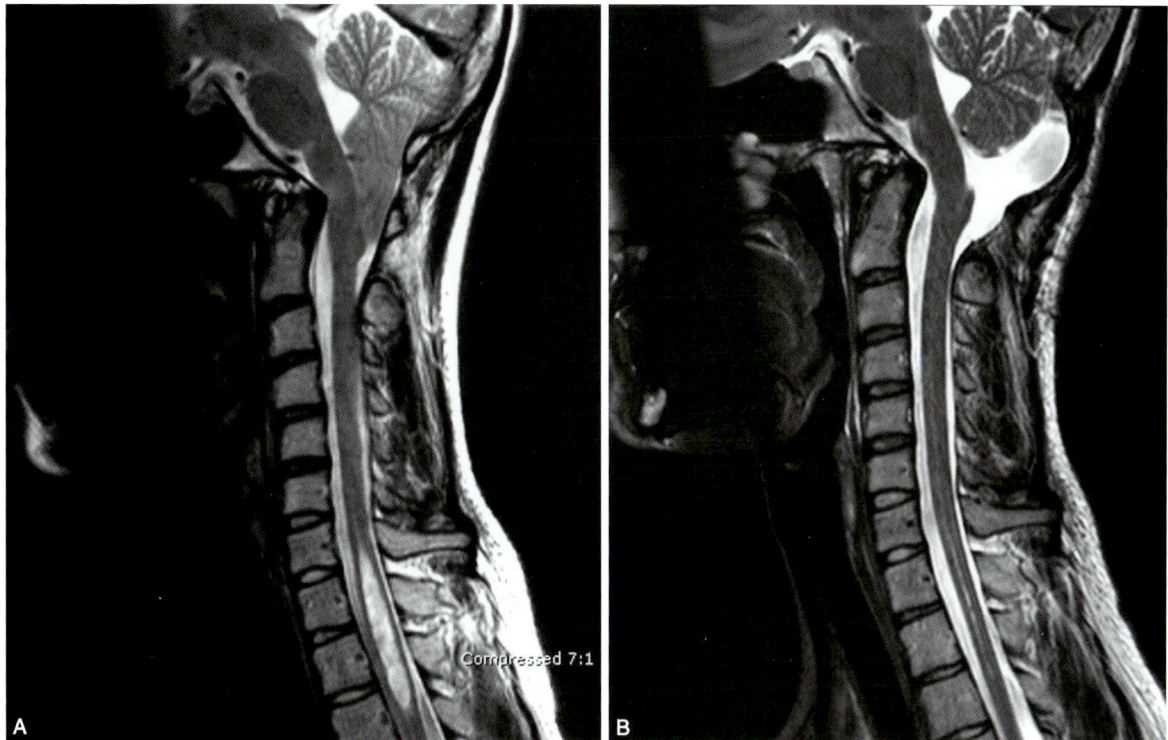

图 26-14　图像显示的是后颅窝减压手术前后颅骨受累的情况。A. 小脑扁桃体向下突出。B. 后颅窝减压术后小脑扁桃体下疝消失

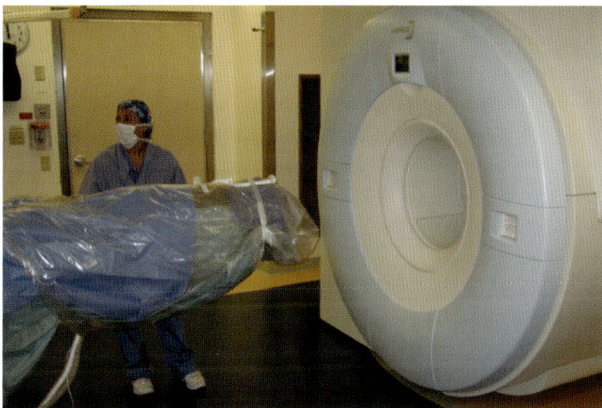

E 图 26-4　术中磁共振（MRI）成像单元。准备进行开颅肿瘤切除术的患儿进行术中 MRI 检查以评估所需的切除范围。该患儿目前进行的是开颅手术。手术区域在透明塑料盖布下确保无菌。1.5 特斯拉的 MRI 单元延患儿身体移动，并且在成像过程中将完全覆盖患儿的头部。术中扫描提供的信息有助于指导术中决策，例如如果发现残留肿瘤则需要继续切除。尽管该技术代表了术中导航的进步，但是在高强度磁场环境中，为神经外科手术患儿实施麻醉具有很大的技术难度

用。然而在这些 MRI 手术室中，已经有许多患儿安全地进行了神经外科手术，并且相匹配手术的设备正在迅速发展。

（高铮铮 译，张建敏 校，宋兴荣 上官王宁 审）

精选文献

Coles JP, Fryer TD, Coleman MR, et al. Hyperventilation following head injury: effect on ischemic burden and cerebral oxidative metabolism. *Crit Care Med.* 2007;35:568-578.

Hyperventilation has a detrimental effect on brain tissue at risk after head injury. The authors refute the often-taught dogma regarding routine hyperventilation, especially after a traumatic brain injury. This article and several others on the same subject should give the anesthesiologist pause when hyperventilating children with intracranial pathology.

Cox RG, Levy R, Hamilton MG, et al. Anesthesia can be safely provided for children in a high-field intraoperative magnetic resonance imaging environment. *Paediatr Anaesth.* 2011;21:454-458.

This case series demonstrates the safety of intraoperative MRI for neurosurgical procedures in children. As this technology becomes more prevalent, pediatric neuroanesthesiologists need to be aware of the challenges in caring for patients in this unique environment.

Davidson AJ, Disma N, deGraff JC, et al. Neurodevelopmental outcome at 2 years of age after general anesthesia and awake-regional anaesthesia in infancy (GAS): an international multicenter, randomized controlled trial. *Lancet.* 2016;387:239-250.

This study and that by Sun et al. (see later) represent the current best knowledge regarding concerns of anesthetic exposure in children. Both studies demonstrated no difference in neurocognitive outcomes between the general anesthesia groups and controls. They both conclude that a single, relatively brief general anesthetic does not appear to put a child at risk of adverse neurocognitive outcomes. Both of these studies will continue to be cited and discussed frequently. It is important for pediatric anesthesiologists to be familiar with them.

Jevtovic-Todorovic V, Hartman RE, Izumi Y, et al. Early exposure to common anesthetic agents causes widespread neurodegeneration in the developing rat brain and persistent learning deficits. *J Neurosci.* 2003;23:876-882.

This extremely important paper addresses the controversies surrounding the use of common anesthetic agents in neonates. The authors present compelling animal data showing that commonly used anesthetic agents such as isoflurane cause histologically evident neurodegeneration and cause behavioral and cognition problems. This reference is commonly cited when this discussion arises. However, directly extrapolating these data to the practice of anesthetizing neonates is questionable, especially in light of recently published studies. This is an issue that will require much more research to clearly define.

Lassen NA, Christensen MS. Physiology of cerebral blood flow. *Br J Anaesth.* 1976;48:719-734.

This classic review article discusses the various physiologic mechanisms of control of cerebral blood flow.

Pollack IF. Brain tumors in children. *N Engl J Med*. 1994;331:1500-1507.

Although this review is from the 1990s, it provides a comprehensive overview of the epidemiology of pediatric brain tumors and treatment approaches. Knowledge of various treatment approaches to different histologic types of tumors can inform the anesthesiologist about the extent of the process behind the procedure and how aggressive the surgery needs to be to achieve a desired outcome.

Reasoner DK, Todd MM, Scamman FL, Warner DS. The incidence of pneumocephalus after supratentorial craniotomy: observations on the disappearance of intracranial air. *Anesthesiology*. 1994;80:1008-1012.

This well-conceived study evaluates the length of time pneumocephalus persists after supratentorial craniotomy. The take-home message is that air persists in the head for several weeks after craniotomy, and care should be taken not to exacerbate the situation during subsequent administration of anesthetics. Nitrous oxide should be avoided in these children, because tension pneumocephalus could develop.

Sun LS, Li G, Miller TLK, et al.

See annotation for the article by Davidson AJ et al. earlier in this list.

Willie CK, Tzeng YC, Fisher JA, Ainslie PN. Integrative regulation of human brain blood flow. *J Physiol*. 2014;592(5):841-859.

This is a well-referenced review article that condenses current evidence on the regulation of cerebral blood flow in humans. It makes a compelling argument that our current understanding is overly simplistic and argues that we really should be thinking about CBF regulation in terms of a multisystem approach. Finally, the authors make the point that we should rethink concepts of such tight control of CBF (autoregulation) over a variety of parameters including mean arterial pressure.

参考文献

第27章 内分泌学精要

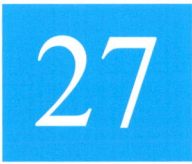

ELLIOT J. KRANE，ERINN T. RHODES，REBECCA E. CLAURE，ECHO ROWE，
JOSEPH I. WOLFSDORF

27

糖尿病

世界范围内小儿1型糖尿病发病率逐年增加[1-3]，虽然2型糖尿病在小儿中不常见，但其发生率也在增加[4-5]。胰岛素泵的使用和各种混合胰岛素方案的使用增加了糖尿病小儿围手术期管理的复杂性。设计一个恰当的围手术期管理方案时，麻醉医生必须仔细考虑疾病的病理生理、每一个患儿特定的糖尿病治疗方案、血糖控制、拟行手术以及预期的术后进程。标准化的围手术期糖尿病管理能够改善预后[6-9]且不会显著增加花费[8]；本节阐述了几项糖尿病患儿围手术期管理的指南和研究，并列举了一些临床案例[10-16]。

小儿糖尿病分型和流行病学

糖尿病类型很多，其中1型糖尿病和2型糖尿病最为常见（表27-1）[17,18]。1型糖尿病的特征是免疫介导的胰腺β细胞破坏[18]，从而导致胰岛素的绝对缺乏。相反，2型糖尿病是以胰岛素抵抗和相对的胰岛素缺乏为特征[17,18]。2型糖

尿病的患儿大都伴有超重，并且1级或者2级亲属患有2型糖尿病[17]。然而较高的小儿肥胖发生率[19]使得1型和2型糖尿病之间的区别变得模糊。有2型糖尿病表现的儿童可能存在胰腺自身免疫[20-23]，大约35%需要外源性胰岛素的糖尿病患儿在诊断时是超重或肥胖[24,25]。这些数据与美国儿童超重和肥胖的发生率一致[19]。

其他类型的糖尿病较少见（表27-1）。单基因糖尿病，旧称青少年型糖尿病（maturity-onset diabetes of the young, MODY），在小儿糖尿病患者群中约占2%~3%，随着治疗水平的提高，囊性纤维化相关糖尿病患儿在大型儿科医疗中心的糖尿病患者中占比虽然较小，但意义重大。当糖尿病合并有遗传综合征和/或其他内分泌疾病如肾上腺功能不全时，有必要对围手术期治疗方案进行额外修正（详见下文）。

尽管世界各地1型糖尿病的发病率差异很大[26]，但总体发病率在逐年增加[27]。青少年糖尿病研究（SEARCH for Diabetes in Youth Study, SEARCH）始于2000年，此项研究提供了美国低于20岁的青少年1型和2型糖尿病的发病

表27-1　罕见糖尿病的分型
β细胞功能的遗传缺陷
单基因糖尿病（旧称青少年型糖尿病，MODY）
永久的青少年型糖尿病
线粒体疾病
胰腺外分泌疾病
囊性纤维化相关性糖尿病
药物性糖尿病
类固醇
化疗药物
遗传综合征
普拉德-威利综合征（Prader-Willi syndrome）
Down综合征
特纳综合征（Turner syndrome）
Wolfram综合征
内分泌病
自身免疫性多腺体综合征
库欣综合征

表27-2　胰岛素制剂的分类（根据其药物代谢）

胰岛素类型	起效时间/h	达峰时间/h	持续时间/h
速效[b]			
赖脯胰岛素（humalog）[c]	<0.25	0.5～2.5	≤5
门冬胰岛素（novolog）[c]	<0.25	1～3	3～5
赖谷胰岛素（apidra）[c]	<0.25	0.5～1.5	3～5
短效[b]			
常规胰岛素（可溶）	0.5～1	2～4	5～8
中效和长效[b]			
精蛋白胰岛素（isophane）	1～2	2～8	14～24
甘精胰岛素（lantus）[c]	2～4	没有峰值	20～24
地特胰岛素（levemir）[c]	1～2	3～9	24
德谷胰岛素（tresiba）[c]	1～2	没有峰值	>42

[a] 起效时间、达峰时间、持续时间不同患者间是不同的，同时受多种因素的影响，包括剂量、注射的部位和深度、稀释、温度和其他因素。

[b] 中效和速效胰岛素的预混组合是可用的，其药效学特征具有反映两种胰岛素成分的双峰模式。

[c] 胰岛素类似物是通过改变人体胰岛素分子的氨基酸序列而形成的。

率和患病率最广泛的评估[28-32]。1型糖尿病是美国青少年中最常见的糖尿病类型，非西班牙裔白人青年患病率最高（2.55‰）[4]。肥胖的流行导致了美国2型糖尿病的小儿发病率和患病率进行性增加[4]。SEARCH研究表明，10～19岁的青少年2型糖尿病患病率从非西班牙裔白人青年的0.17‰到美国原住青少年的1.20‰不等，发病率从每年3.7/100 000（非西班牙裔白人青年）到27.7/100 000（美国原住民青少年）之间不等[4,31-33]。同时也注意到世界其他地区2型糖尿病的发病率和患病率也在增加[5,34-40]。

综合管理原则

理解胰岛素制剂和降糖药的药代动力学和药效动力学对制订合适的围手术期方案十分重要。

1型糖尿病常常需要补充胰岛素。然而，越来越多的胰岛素制剂（表27-2）和输注系统可供选择[41]。最简单的治疗方案是每天注射两到三次胰岛素。将中效胰岛素[如中性鱼精蛋白胰岛素（neutral protamine Hagedorn，NPH）]和/或精蛋白锌胰岛素[如地特胰岛素（Levemir）或甘精胰岛素（Lantus）]与短效或速效胰岛素[如门冬胰岛素（NovoLog）、赖脯胰岛素（Humalog）或赖谷胰岛素（Apidra）]联合使用，从而控制膳食血糖。混合胰岛素治疗方案使用频率更高，通常由甘精胰岛素（一种精蛋白锌胰岛素）和快速作用的胰岛素组成。甘精胰岛素提供相对恒定的24h基础胰岛素浓度，没有明显的峰值，模拟基础胰岛素分泌[42]。一些研究已经表明，与使用中效胰岛素和胰岛素相比[43]，这种方案能更好地控制血糖，尽管理想的1型糖尿病患儿胰岛素治疗方案存在地区差异[44-46]。另外一种精蛋白锌胰岛素-地特胰岛素（insulin detemir），可用于强化胰岛素治疗方案，能产生比中效胰岛素[47-49]和甘精胰岛素[47]更可靠的降糖效果。最新的精蛋白锌胰岛素-德谷胰岛素（Tresiba）在世界很多地区[50]

用于成年糖尿病患者，近期已被美国FDA批准用于小儿和青少年[51,52]。

一些1型糖尿病患儿使用胰岛素泵[46,53,54]。该设备能够以基础速率持续进行胰岛素皮下输注（通常是速效胰岛素，见表27-2），进餐或者吃零食时，能够追加快速作用胰岛素作为补充。在经过适当选择的患儿中，胰岛素泵治疗效果优于注射治疗[55-59]。标准的胰岛素制剂是100U，也就是每毫升有100单位的胰岛素。然而，年龄特别小的1型糖尿病患儿需要使用稀释的胰岛素（如10U）来准确地控制剂量[60-62]。患有1型糖尿病的学龄前儿童尤其是刚学走路的孩子，应该特别指导和教育他们使用稀释的胰岛素。

大多2型糖尿病患儿使用胰岛素和/或二甲双胍，这是美国唯一一个被允许用于糖尿病患儿的口服降糖药[63-65]。二甲双胍的主要作用是降低肝脏葡萄糖产生，其次是增加外周组织对胰岛素的敏感性。其他用于青少年的口服降糖药物包括磺酰脲类药物，可促进胰岛素分泌；噻唑烷二酮类，可增加肌肉和脂肪组织对胰岛素的敏感性[66,67]。营养治疗在2型糖尿病患儿管理中必不可少[65]。青少年和青年2型糖尿病治疗研究（Treatment Options for Type 2Diabetes in Adolescents and Youth，TODAY）[68,69]评估了10～17岁之间2型糖尿病患者最佳的治疗方案。在TODAY研究中，约50%的小儿和青少年单用二甲双胍能实现持久的血糖控制。追加罗格列酮而不是生活方式干预优于单用二甲双胍。

其他用于治疗成人2型糖尿病的药物也逐渐用于小儿，尽管没有任何一种药物在美国获得批准[70,71]。肠促胰岛素是餐后释放的胃肠激素，包括葡萄糖依赖的胰岛素性多肽和高血糖素样肽-1（glucagon-like peptide-1，GLP-1），其刺激胰岛素分泌，对正常葡萄糖耐量十分重要[72]。GLP-1是通过

G 蛋白偶联受体促进葡萄糖依赖的胰岛素分泌,抑制高血糖素的分泌,减慢胃排空,从而减少食物摄入[70,73]。艾塞那肽(exenatide)是一种 GLP-1 受体激动剂,广泛用于服用二甲双胍和/或磺酰脲类药物的 2 型成年糖尿病患者的辅助治疗[74]。二肽基肽酶-IV(降解 GLP-1 的酶)的抑制剂[75],也越来越多地用于治疗 2 型成年糖尿病患者,但并没有允许用于小儿。醋酸普兰林肽(symlin)是一种合成的淀粉样受体激动剂,可作为 1 型或 2 型成人糖尿病胰岛素治疗的辅助药物[76-79]。它是由胰岛细胞分泌的一种含 37 个多肽的胰岛激素,与胰岛素共同分泌[70],具有延缓胃排空、抑制高血糖素分泌和调节饱腹感的作用[70]。

对手术的代谢反应

任何一种创伤尤其是手术,均会引起复杂的神经内分泌应激反应,包括抑制胰岛素分泌,增加负调节激素(通常被称为应激激素)产生,尤其是皮质醇和儿茶酚胺[80,81]。胰岛素是主要促进合成代谢的激素,促进肌肉和脂肪组织摄取葡萄糖,同时抑制肝脏产生葡萄糖(糖原分解和糖异生)[82]。负调节激素包括肾上腺素、高血糖素、皮质醇和生长激素,通过:①肝糖原分解和糖异生;②脂解作用和生酮作用;③抑制肌肉和脂肪组织摄取和利用糖分来增加血糖浓度,从而发挥相反作用,产生胰岛素抵抗[83-85]。高血糖素是由胰腺 α 细胞分泌,抑制胰岛素分泌,同时刺激肝糖原分解、糖异生和生酮作用[82,83]。肾上腺素作用于 β_2 和 α_2 肾上腺受体,促进高血糖素产生,增加糖原分解和糖异生,促进脂解作用,降低胰岛素分泌,降低胰岛素敏感组织对葡萄糖的利用[82]。皮质醇促进糖异生、蛋白质水解、脂类分解、降低糖的利用[83,86]。生长激素增加糖的产生,降低糖的利用,加速脂类分解[87]。促炎性细胞因子会进一步刺激负调节激素的分泌,改变胰岛素受体信号[85]。这些改变增加了分解代谢,如增加肝脏葡萄糖的产生,蛋白质和脂肪的分解。糖尿病患者有绝对或者相对的胰岛素缺乏,由手术创伤导致的分解代谢增加能够导致显著的高血糖甚至是糖尿病酮症酸中毒[88]。手术前长时间禁食可能会加剧这些代谢效应。

对麻醉的代谢反应

尽管足够的镇痛对减少手术引起的神经内分泌应激反应至关重要,但是一些麻醉药物可能会导致围手术期高血糖[10,89]。吸入麻醉药,如异氟烷和七氟烷,通过抑制胰岛素分泌导致高血糖[90-92];葡萄糖摄取利用受损和葡萄糖产生增加导致血糖升高[89]。相反,硬膜外麻醉可以通过抑制内源性葡萄糖的产生[89]来抑制这种血糖升高效应[93,94]。相似地,静脉使用阿片类药物可以减少内源性葡萄糖的产生,但同时降低葡萄糖清除[89],通过两者效应中和而减轻手术引起的高血糖反应[89,95,96]。虽然这些差异很值得考虑,但麻醉本身对代谢的影响与手术的直接作用相比微不足道[10]。

高血糖的不良后果

高血糖阻碍胶原蛋白产生使伤口愈合延迟,降低手术切口的抗拉强度[97]。高血糖对中性粒细胞的功能有不良影响,降低其趋化、吞噬和杀菌作用[98-101]。家兔的实验研究表明

高血糖的这些作用能够部分被胰岛素对血糖的独立作用所逆转[102]。然而,包括降低死亡率在内的强化胰岛素治疗的总体好处主要得益于对正常血糖的维持,而胰岛素对血糖的独立作用微弱且仅在特定器官显现[102]。

几项儿科临床试验研究探究了非糖尿病患儿术后是否需要用静脉胰岛素维持血糖正常[103-106]。结果显示,除非结合持续的血糖监测,否则这种方法会增加严重低血糖的风险[105]。多数已发表的资料表明对于心脏手术患儿,不推荐严密控制血糖作为标准的治疗[107],因为严密控制血糖并没有明显改变感染率、死亡率、住院时间和器官功能衰竭。与之类似,在一项包括 35 个医疗中心的危重患儿的研究,剔除了心脏术后患者,均未观察到严密控制血糖的好处以及可能的坏处[107]。

成人糖尿病患者的临床研究并不一贯认同围手术期血糖控制和短期感染风险或死亡之间存在联系[108,109]。然而,多项关于成人糖尿病手术患者的研究表明,术后高血糖和感染并发症之间存在联系[110,111]。一项 meta 分析表明外科重症监护病房(ICU)患者受益于强化胰岛素治疗,然而其他重症监护病房(intensive care units, ICU)的患者并非如此[112]。这些结果混淆了危重和非危重患者的特定血糖目标和降血糖控制到目标值的意义。最近的一项共识建议[113],大多数 ICU 重症患者应输注胰岛素来控制高血糖,使初始血糖值不高于 180mg/dl。一旦开始静脉胰岛素治疗,血糖浓度应该控制在 140~180mg/dl 之间。没有前瞻性的随机对照研究形成非危重患者胰岛素治疗指南。安全的前提下,这些患者餐前血糖应低于 140mg/dl,随机血糖低于 180mg/dl。为了避免低血糖,当血糖浓度低于 100mg/dl 时,需要再次评估胰岛素方案。当血糖浓度低于 70mg/dl 时,胰岛素方案需要修改,除非低血糖很容易用其他原因解释(如没有进食)[113]。该血糖控制目标获得内分泌学会临床实践指南和 2014 年国际儿童和青少年糖尿病临床学会(International Society for Pediatric and Adolescent Diabetes, ISPAD)实践共识指南的推荐,用于非危重高血糖住院患者[114]和拟行手术的糖尿病儿童和青少年的血糖管理[16]。

在 20 世纪 80 年代和 20 世纪 90 年代,严格控制糖尿病手术患者血糖的宗旨取代了"让他们保持甜蜜"的理念,但近年来因为互相矛盾的证据存在,糖尿病患者的围手术期血糖控制变得有争议且悬而未决。一项系统回顾研究推断,没有足够的资料能够为门诊糖尿病手术患者提供目标血糖控制的最佳策略或方案[115]。对于亚专科患者,如心脏、神经外科和实体器官移植外科患者的血糖控制建议,仍需要进行更多的研究,必须强调的是,很少有已发表的专门针对儿童的研究和荟萃分析。

术前评估

在可行的情况下,糖尿病患儿达到代谢稳定[即没有酮症、血清电解质正常、糖化血红蛋白(glycated hemoglobin, HbA1c)值在所有年龄组接近推荐目标范围<7.5%]之前,不应进行择期手术(图 27-1)[116]。更为严格的目标是在不出现低血糖的情况下,建议青壮年将 HbA1c 控制在<7% 以内[116];类似的目标也适用于 2 型糖尿病患者[17]。代谢控制

需要手术的糖尿病儿童：
➢ 胰岛素治疗的1型糖尿病
➢ 口服药物或者胰岛素治疗的2型糖尿病

⬇

术前评估时间表：
至少术前10天进行临床和内分泌评估

⬇

术前医学评估及糖尿病控制评价：

■ 评估血糖控制、电解质水平、酮体（血和尿液中）糖化血红蛋白
■ 根据需要调整糖尿病治疗，优化血糖控制
■ 需要时是进行其他检查（心电图、胸片、肾功能）
■ 把手术安排在当天的首台
■ 与麻醉医生讨论

⬇

代谢控制可接受吗？

■ 没有酮尿症和酮血症
■ 血清电解质正常
■ 糖化血红蛋白在目标范围

<18岁：<7.5%
≥18岁：<7%
2型糖尿病：<7%

不能 →

手术能推迟吗？

能 ↑

病人终止临床实践指南
取消手术并转诊患儿至内分泌科

不能 ↓

咨询内分泌科医生

能 ↓

基于患儿标准治疗方案的术前管理：

■ 预混胰岛素方案（定义见图例），详见图27-2
■ 使用甘精胰岛素或者地特胰岛素的基础剂量胰岛素方案，详见图27-3
■ 胰岛素泵，详见图27-4
■ 2型糖尿病口服药物或者使用胰岛素，详见图27-6

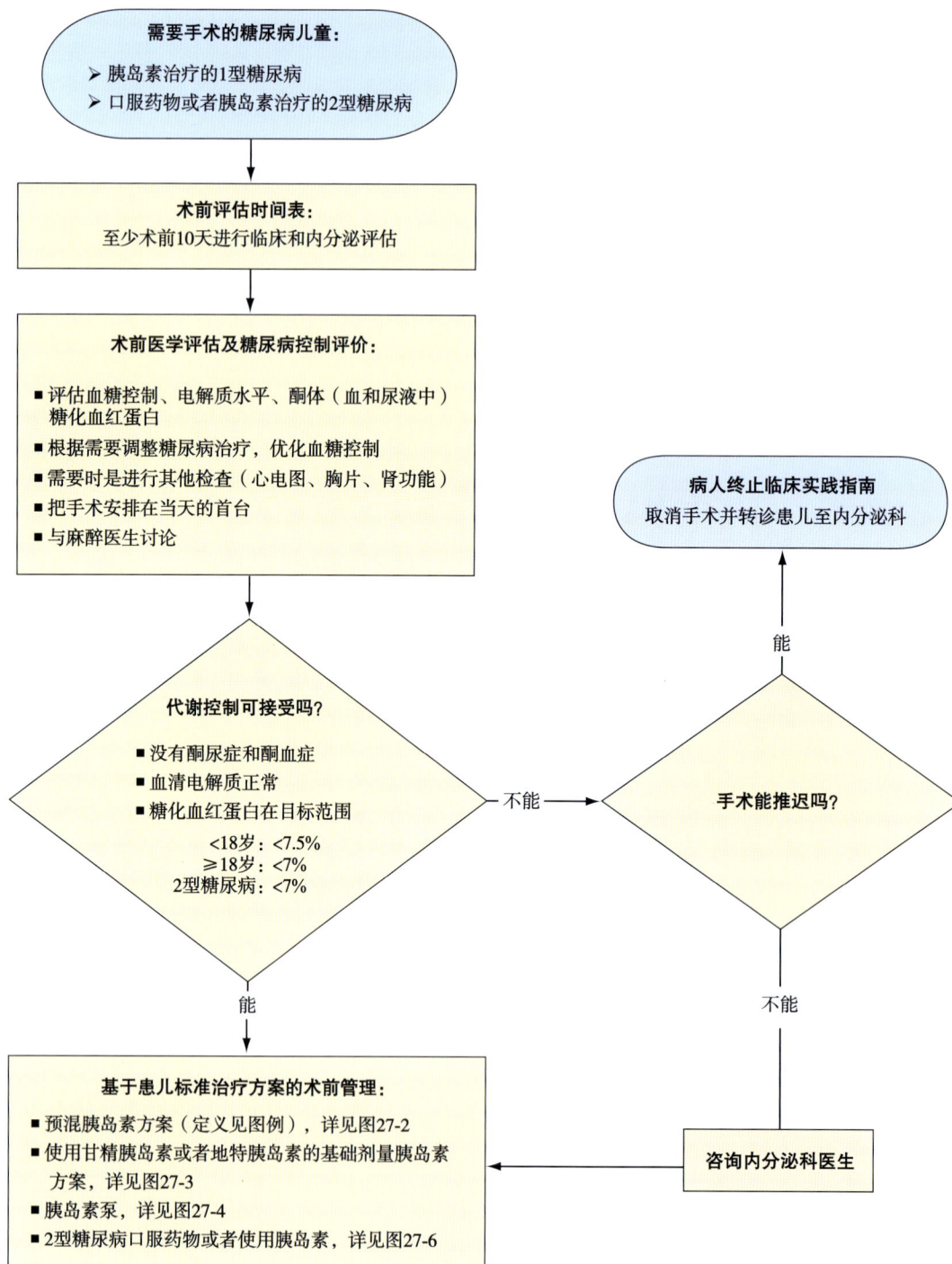

图 27-1   糖尿病围手术期管理的临床实践指南。预混胰岛素方案是指每天多次注射具有中效胰岛素（如中性鱼精蛋白胰岛素）和快速或短效胰岛素（常规胰岛素，赖脯胰岛素，门冬胰岛素或者赖谷胰岛素）。ECG，心电图（改编自 Rhodes ET，Ferrari LR，Wolfsdorf JI. Perioperative management of pediatric surgical patients with diabetes mellitus. *Anesth Analg.* 2005；101：986-999）

情况的评估应至少安排在术前 10 天进行(图 27-1)。如果代谢控制不佳应尽可能推迟手术。内分泌科和麻醉科医生均应参与评估[117]。如有可能,应将糖尿病患儿的手术安排为早晨第一台以避免长时间禁食,易于调整糖尿病治疗方案。急诊手术(如创伤或急性手术状况)的患儿需要多学科的术前评估,包括内分泌科和麻醉科的合作参与。即使代谢控制很差,手术也常常不能延迟,例如患儿需要行急诊手术,但他处于糖尿病酮症酸中毒阶段。会对这些患儿的术中管理产生影响;稍后在"特殊手术情况"下描述。

术前管理

在需要糖尿病患儿禁食的外科手术或诊断性检查之前、期间和之后,糖尿病的控制方案应该以维持血糖接近正常为目标,即血糖浓度在 100~200mg/dl 之间。这个范围内的血糖降低了镇静患儿发生渗透性利尿、脱水、电解质失衡、代谢性酸中毒、感染和低血糖的风险,尽管他们可能无法与医护员沟通。患儿不需要在手术前一天入院,而是在手术或检查诊疗当天清晨入院。父母应在术前和手术当天收到明确的书面指导,指导如何调整孩子的糖尿病治疗方案。入院时应评估代谢控制情况,包括测定术前血糖浓度。手术当天上午,除非血糖浓度超过 250mg/dl,否则不应使用速效或短效胰岛素。然而如果术前代谢状况需要优化,建议小儿[10]和成人患者在术前进行住院调整[83]。如果手术因任何原因推迟,必须经常监测血糖,以防止围手术期低血糖或高血糖。

如果血糖超过 250mg/dl,且在前 3h 内没有使用速效胰岛素,则使用保守剂量的速效胰岛素(如赖脯胰岛素、门冬胰岛素或赖谷胰岛素)来恢复血糖接近正常。这是通过使用小儿常用的胰岛素"校正因子"来实现的,该因子指的是使用 1 个单位速效胰岛素后预期的血糖浓度下降值。这可以用"1 500 法则"来计算:用 1 500 除以小儿日常胰岛素的总剂量(total daily dose, TDD)。例如,如果一个儿童每天接受 30 单位的胰岛素,那么这个儿童的"校正因子"就是 1 500÷30=50。在本例中,1 单位速效胰岛素可使儿童的血糖浓度降低约 50mg/dl。也有其他各种校正因子,包括"1 500 法则"的短效胰岛素和"1 800 法则"的速效胰岛素,如赖脯胰岛素[118, 119]。为简单起见,由于手术应激引起的胰岛素抵抗,"1 500 法则"适用于这种情况,即使速效胰岛素也是如此。然后计算出一个合适的胰岛素校正剂量使血糖恢复接近正常,麻醉医生应该把目标血糖浓度调整至 150mg/dl。

使用"校正因子"而不是滑动量表来管理高血糖儿童,并将血糖浓度恢复到 150mg/dl。例如,如果患儿校正因子为 1 单位速效胰岛素,使血糖浓度降低 50mg/dl,当前血糖值为 300mg/dl,将血糖浓度从 300mg/dl 降至 150mg/dl,需要总剂量为(300~150)/50 或 3 个单位的胰岛素。在手术开始时,可以皮下注射"校正"剂量胰岛素(使用速效胰岛素),术中需要静脉注射胰岛素的患儿也可以静脉注射短效(常规)胰岛素。对于不需要胰岛素治疗的 2 型糖尿病患儿(根据定义,有胰岛素抵抗的除外),可以皮下注射 0.1U/kg 速效胰岛素,以纠正血糖浓度>250mg/dl 的情况。

更详细的术前建议必须根据患儿个体化的常规治疗方案。对于大多数糖尿病患儿来说,接受门诊小手术者围手术期可以皮下注射胰岛素。在成年人,特别是 2 型糖尿病患者中,虽然不是所有人都喜欢[120],但这种做法很普遍[117]。一些医生甚至在儿童门诊小手术中也经常推荐注射胰岛素[10]。几份报告显示,围手术期胰岛素持续静脉输注比皮下注射能更好地控制血糖[12, 121, 122]。然而,这些研究是在速效胰岛素使用之前进行的,皮下注射这些胰岛素[123],其快速和可重复的效果可能更接近于静脉滴定短效胰岛素。皮下注射赖脯胰岛素对儿童单纯糖尿病酮症酸中毒的治疗效果与静脉注射胰岛素相同[124]。无论糖尿病的管理策略是什么,最重要的是麻醉科和内分泌科之间的协调,并及时明确地向家庭传达对儿童糖尿病治疗方案的调整。

预混胰岛素治疗方案是指每天注射 2~3 次中效胰岛素(精蛋白胰岛素)和快速或短效胰岛素的混合剂。对于使用该方案的患儿,应在手术当天上午给予通常剂量 50% 的精蛋白胰岛素(图 27-2)。对于使用含有速效胰岛素和一天一次甘精胰岛素或者一天一次到两次的地特胰岛素的患儿,手术当天上午需要根据患儿前一天晚上使用的方案和胰岛素类型使用一次基础剂量(图 27-3)。例如,如果甘精胰岛素或地特胰岛素通常只在每天早上使用一次,则必须在手术当天早上使用全部剂量,以防止高血糖和酮症。

使用胰岛素泵治疗的患儿的血糖管理取决于手术时间长短(图 27-4)。预计持续 2h 或更短的小手术,患儿可以继续按常规使用胰岛素泵。然而,这种治疗方法需要麻醉医生熟悉并自如地在手术室使用这些胰岛素泵。其他的方案包括将胰岛素泵更改为静脉注射胰岛素或皮下注射甘精胰岛素[83]。对于预计持续时间超过 2h 的手术,患儿应过渡到静脉注射胰岛素,下文将继续讨论。

大手术和静脉胰岛素注射

需要做大手术的患儿,特别是预计手术时间超过 2h 的患儿,静脉注射胰岛素应作为糖尿病围手术期管理计划的首选(图 27-5)。对小儿[12]和成人[6]的研究表明,静脉注射胰岛素控制血糖优于皮下注射。这些患儿应该使用术前他们常用的胰岛素泵剂量。在手术当天的早晨,以维持速率开始静脉输注含一半 5% 葡萄糖的生理盐水,同时也要输注胰岛素来调节葡萄糖的输注从而将血糖维持在 100~200mg/dl 之间(图 27-5)。根据体重控制液体的输注速率:在 2~4h 的手术中输注 20~40ml/kg 乳酸林格液,术后如果患者保持禁食,每一个 10kg 体重分别输注 2ml/kg、1ml/kg、0.5ml/kg 的乳酸林格液(见第 9 章)。胰岛素剂量随患儿发育状况而改变;青春期前的小儿比青春期小儿对胰岛素更敏感[125]。患有 1 型糖尿病的青春期前患儿,缓解期(蜜月期)之后,胰岛素的需求量通常是 0.6~0.8U/(kg·d),然而在青春期,需求量是 1~1.5U/(kg·d)[126, 127]。患有 2 型糖尿病的儿童需要更高剂量的胰岛素,因为其存在胰岛素抵抗。如果血糖<140mg/dl,胰岛素输注的起始速率为 0.025U/(kg·h);如果血糖在 140~220mg/dl 之间,胰岛素输注的起始速率为 0.05U/(kg·h);如果血糖在 220~270mg/dl 之间,胰岛素输注的起始速率为 0.075U/(kg·h);如果血糖高于 270mg/dl,胰岛素输注的起始速率为 0.1U/(kg·h)[16]。仅胰岛素可用于静脉输注。

```
        ┌─────────────────┐
        │  使用预混胰岛素方案  │
        │  治疗的糖尿病儿童   │
        └─────────────────┘
                 │
                 ▼
          ◇───────────────◇                    ┌──────────────────┐
         ╱                 ╲        否          │ 见图27-5，术中需要注射 │
        ◇  预期手术操作≤2个小时吗? ◇ ─────────────→│  胰岛素的糖尿病儿童   │
         ╲                 ╱                    └──────────────────┘
          ◇───────────────◇
                 │
                 │ 是
                 ▼
   ┌──────────────────────────────────────────┐
   │ 术前一天:                                  │
   │ 使用常用剂量的快速或短效胰岛素和中效胰岛素         │
   └──────────────────────────────────────────┘
                 │
                 ▼
   ┌──────────────────────────────────────────┐
   │ 手术当天:                                  │
   │ • 快速或速效胰岛素（普通胰岛素、赖脯胰岛素、        │
   │   门冬胰岛素、赖谷胰岛素）                      │
   │ • 使用上午常用剂量一半（50%）的中效胰岛素（NPH）   │
   │ • 早餐禁食                                  │
   │ • 如果是门诊病人，儿童应该早上到医院              │
   │ • 应该安排当天的首台手术                       │
   │ • 应有的实验室检查: 血糖、血电解质和血尿酮体        │
   │ • 如果出现中度或者重度酮尿或者血液中β-羟丁酸        │
   │   浓度>0.6mmol/L，应该咨询内分泌科医生          │
   └──────────────────────────────────────────┘
                 │
                 ▼
          ◇───────────────◇
    是   ╱                 ╲    否
  ┌─────◇   患儿血糖≤250mg/dl  ◇─────┐
  │      ╲                 ╱        │
  │       ◇───────────────◇         │
  ▼                                 ▼
┌────────┐          ┌──────────────────────────────────┐
│ 见图27-7 │          │ • 如在过去3小时内没有使用速效胰岛素，请使用 │
└────────┘          │   速效胰岛素（如皮下注射赖脯胰岛素，使用儿童 │
                    │   "校正因子"，详见图27-2）            │
                    │ • 纠正儿童的血糖至150mg/dL            │
                    └──────────────────────────────────┘
```

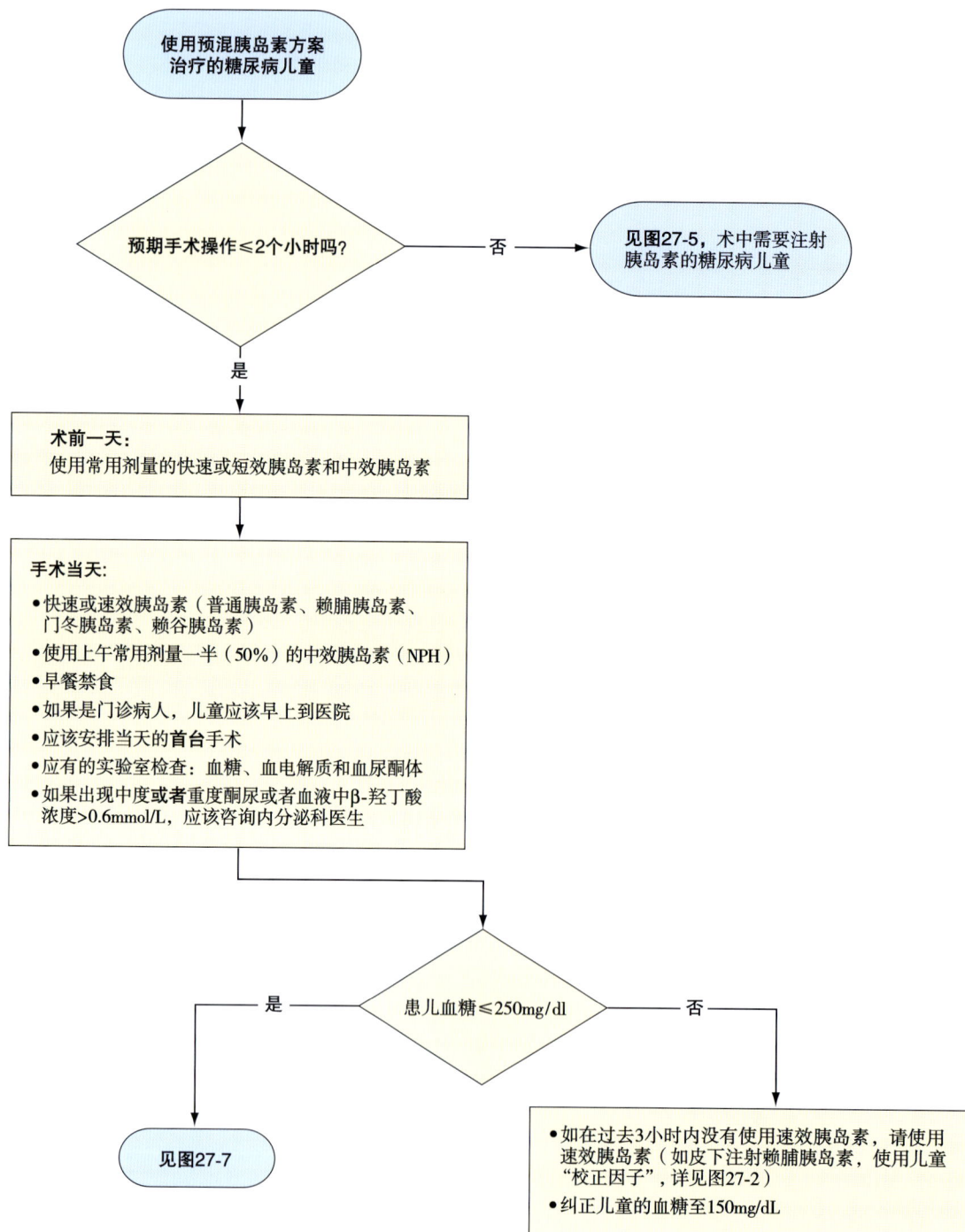

图27-2   使用预混胰岛素方案治疗的糖尿病儿童的术前管理。胰岛素"校正因子"的计算如下:

1. 用1 500除以儿童每日总剂量(total daily dose, TDD)。

2. 如每日剂量不同(如使用滑动胰岛素注射法)，则使用过去一周的平均每日剂量来确定TDD。

3. 例如: 如果TDD=50单位，则胰岛素校正因子为1单位赖脯胰岛素，可降低血糖30mg/dl。

NPH，精蛋白胰岛素; SC，皮下（改编自 Rhodes ET, Ferrari LR, Wolfsdorf JI. Perioperative management of pediatric surgical patients with diabetes mellitus. *Anesth Analg.* 2005; 101: 986-999 ）

27

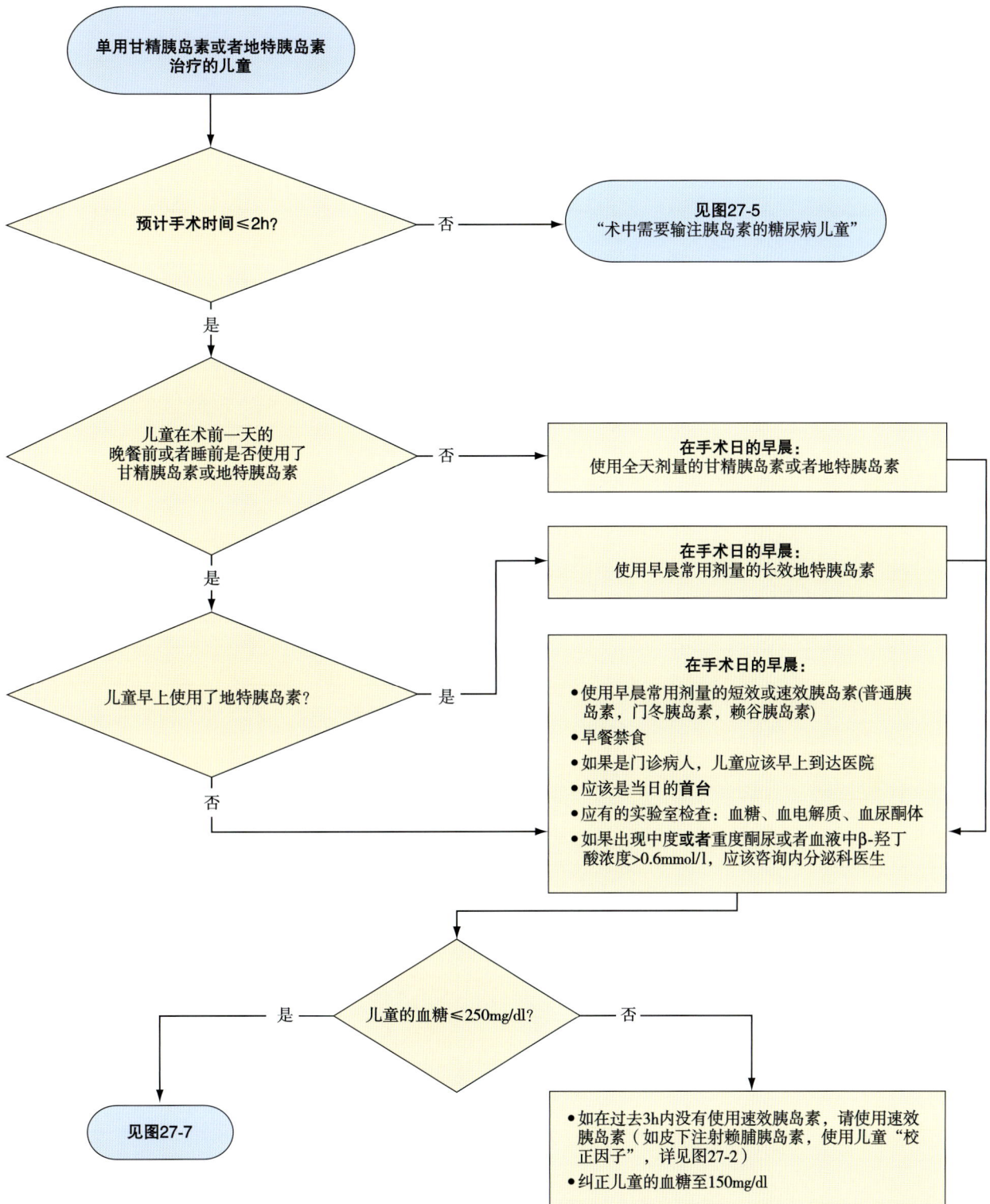

图 27-3　单用甘精胰岛素或者地特胰岛素治疗的糖尿病儿童术前管理。注意甘精胰岛素和地特胰岛素不能与其他胰岛素混合使用。SC，皮下（改编自 Rhodes ET，Ferrari LR，Wolfsdorf JI. Perioperative management of pediatric surgical patients with diabetes mellitus. *Anesth Analg.* 2005；101：986-999）

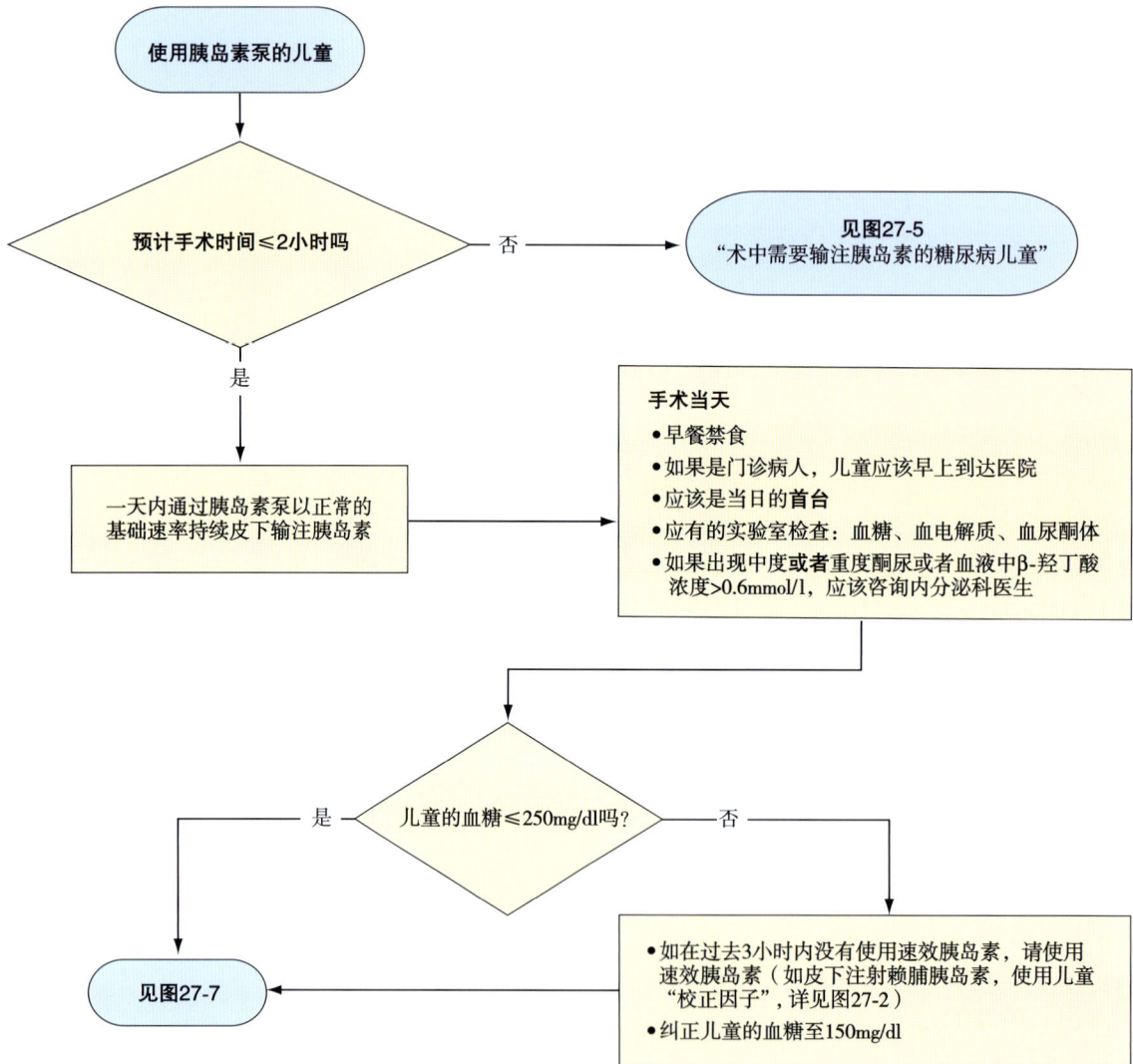

图 27-4 使用皮下胰岛素泵治疗的糖尿病儿童的术前管理。SC, 皮下 (改编自 Rhodes ET, Ferrari LR, Wolfsdorf JI. Perioperative management of pediatric surgical patients with diabetes mellitus. *Anesth Analg.* 2005; 101 [4]: 986-999)

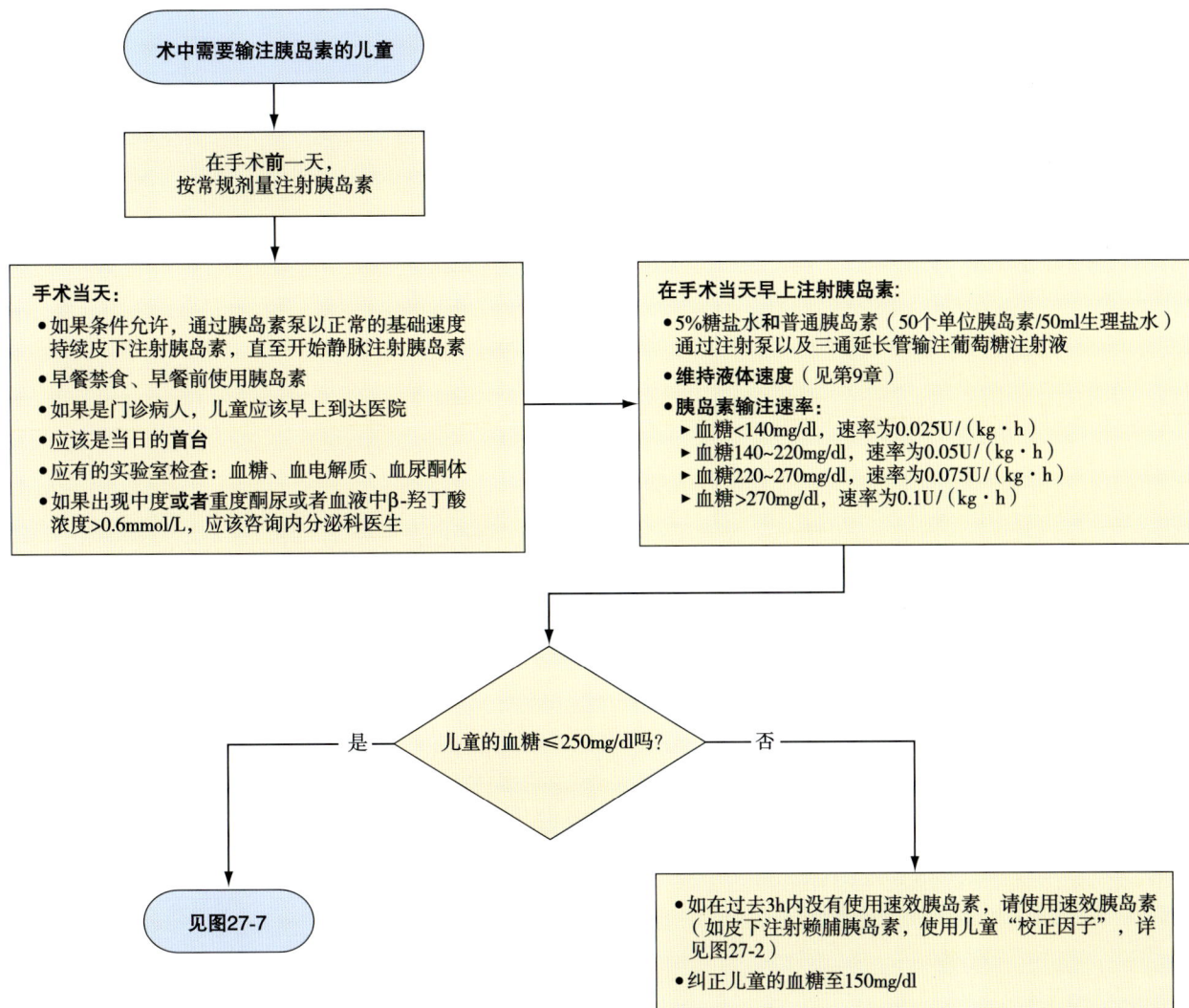

图 27-5 术中需要输注胰岛素的糖尿病儿童的术前管理。IV, 静脉; NS, 生理盐水; SC, 皮下(改编自 Rhodes ET, Ferrari LR, Wolfsdorf JI. Perioperative management of pediatric surgical patients with diabetes mellitus. *Anesth Analg.* 2005; 101[4]: 986-999)

2型糖尿病术前管理的特别注意事项

2型糖尿病患儿可能需要胰岛素或几种口服降糖药中的一种(图27-6)。二甲双胍因为其作用持续时间长,存在乳酸酸中毒、脱水、低氧血症以及低组织灌注的风险,大手术(如预期时间超过2h)术前24h停用[128-131]。对于小手术,预期时间短于2h,二甲双胍手术当天停用[16]。类似地,其他口服药物,磺酰脲类和噻唑烷二酮类,手术当天早晨停用。图27-6概括了使用混合或者单一胰岛素方案的2型糖尿病患儿的其他建议。2型糖尿病患儿胰岛素治疗方案或口服降糖药的调整,应在咨询内分泌或糖尿病专家后做出。

术中管理

术中和术后的胰岛素和液体管理方案取决于手术的持续时间。如果手术很简短(如≤1h),并且预期儿童在术后不久就能喝水,则没有必要静脉输注含葡萄糖的液体。如果禁食时间长,则应按前面所述的维持速度开始静脉输液(图27-7)。术中维持性输液应替换为类似的含葡萄糖溶液。用适当的等

渗溶液(如乳酸林格液或生理盐水)代替因血液或其他体液损失而引起的无感损失和血管内容积。

尽管有些方案在维持静脉输液中加入氯化钾[10,83,117],但一般应避免这种做法,因为在液体复苏时可能会无意中使用大量的钾。在血钾正常和糖尿病控制良好的情况下,接受简短手术的患儿发生低钾血症的风险很小。接受较长时间手术或紧急手术的患者,代谢失偿可能性较大,需要术中对电解质进行评估,并适当调整静脉输液的电解质成分。所有患儿都应该每小时测量一次血糖浓度,并根据需要调整胰岛素或葡萄糖以保持血糖在100~200mg/dl的目标范围内。如果血糖超过250mg/dl,还应测量尿液或血液中的酮体(图27-7)。无论是提高持续胰岛素输注的速度,还是皮下注射速效胰岛素类药物,都可用于纠正术中高血糖。不推荐术中静脉注射胰岛素,因为这会导致血清胰岛素浓度快速升高,但由于胰岛素的半衰期较短(约5min),对血糖浓度仅产生短暂的影响。相反,皮下注射速效胰岛素类药物具有典型的和可重复的药理特征。

```
┌─────────────────────────┐                          ┌─────────────────────────┐
│  使用口服药物和/或胰岛素治疗的  │                          │      见图27-5          │
│     2型糖尿病儿童            │                          │ "术中需要输注胰岛素的糖尿病儿童" │
└─────────────────────────┘                          └─────────────────────────┘
            │                                                      ↑
            ▼                                                      │
      ◇ 预计手术时间≤2h? ◇ ───否──────────────────►  ┌──────────────────────────┐
            │                                      │ ■ 如果可行，术前24h停用二甲双胍  │
            是                                      │ ■ 如果可行，在手术当天服用其他   │
            │                                      │    口服降糖药                │
            ▼                                      └──────────────────────────┘
```

◇ 儿童使用胰岛素? ◇ ──是──► ◇ 混合或者单一胰岛素治疗方案 ◇ ──是──►
            │   │
            否   否
            │   ▼
            │   ┌────────────────────┐
            │   │ 与内分泌科讨论治疗方案   │
            │   └────────────────────┘

手术当天：
- 使用二甲双胍，磺酰脲类药物（格列吡嗪、格列本脲）
- 停用噻唑烷二酮类胰岛素增敏剂（罗格列酮和吡格列酮）
- 咨询内分泌科医生有关任何其他口服降糖药
- 早餐禁食
- 如果是门诊病人，儿童应该早上到达医院
- 应该是当日的首台
- 应有的实验室检查：血糖、血电解质、血尿酮体
- 如果出现中度**或者**重度酮尿或者血液中 β -羟丁酸浓度>0.6mmol/L，应该咨询内分泌科医生

术前一天：
- 使用常用胰岛素剂量

手术当天：
- 使用早晨常用中效胰岛素（精蛋白胰岛素）剂量的50%或者全部长效胰岛素（地特胰岛素或者甘精胰岛素）
- 使用快速或者短效胰岛素（普通胰岛素、赖脯胰岛素、门冬胰岛素、赖谷胰岛素）

◇ 儿童的血糖≤250mg/dl? ◇ ──是──► ┌──────────┐
            │   │ 见图27-7 │
            否   └──────────┘
            ▼

- 如在过去3h内没有使用速效胰岛素，请使用速效胰岛素（如皮下注射赖脯胰岛素，使用儿童"校正因子"，详见图27-2）
- 纠正儿童的血糖至150mg/dl
- 对于不经常使用胰岛素的儿童，应使用速效胰岛素（如赖脯胰岛素）0.1U/kg皮下注射，目标是将儿童血糖降至100~200mg/dl

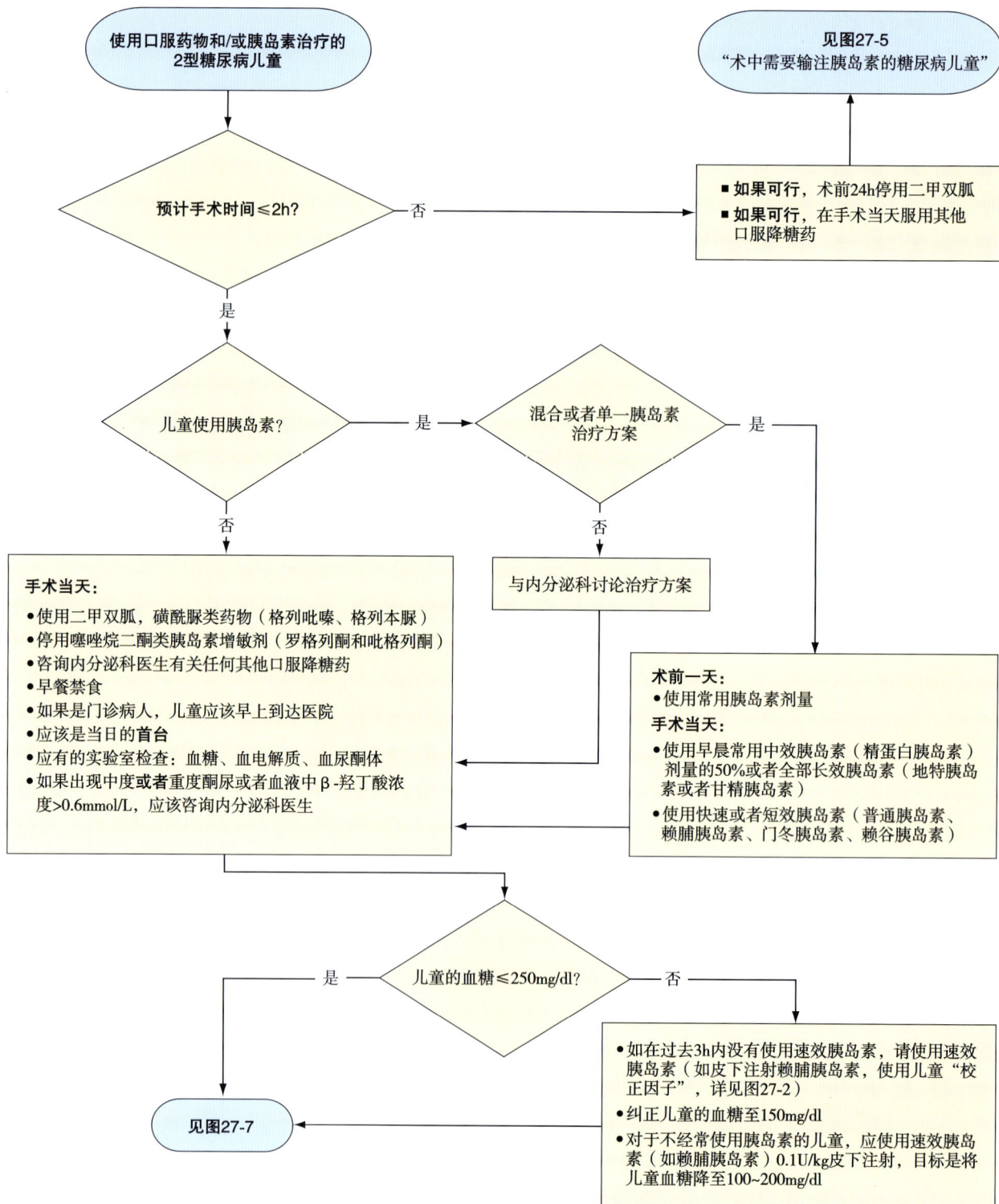

图 27-6 使用口服药物和或者胰岛素治疗 2 型糖尿病儿童的术前管理。NPH，精蛋白胰岛素；SC，皮下（改编自 Rhodes ET，Ferrari LR，Wolfsdorf JI. Perioperative management of pediatric surgical patients with diabetes mellitus. Anesth Analg. 2005；101［4］：986-999）

27

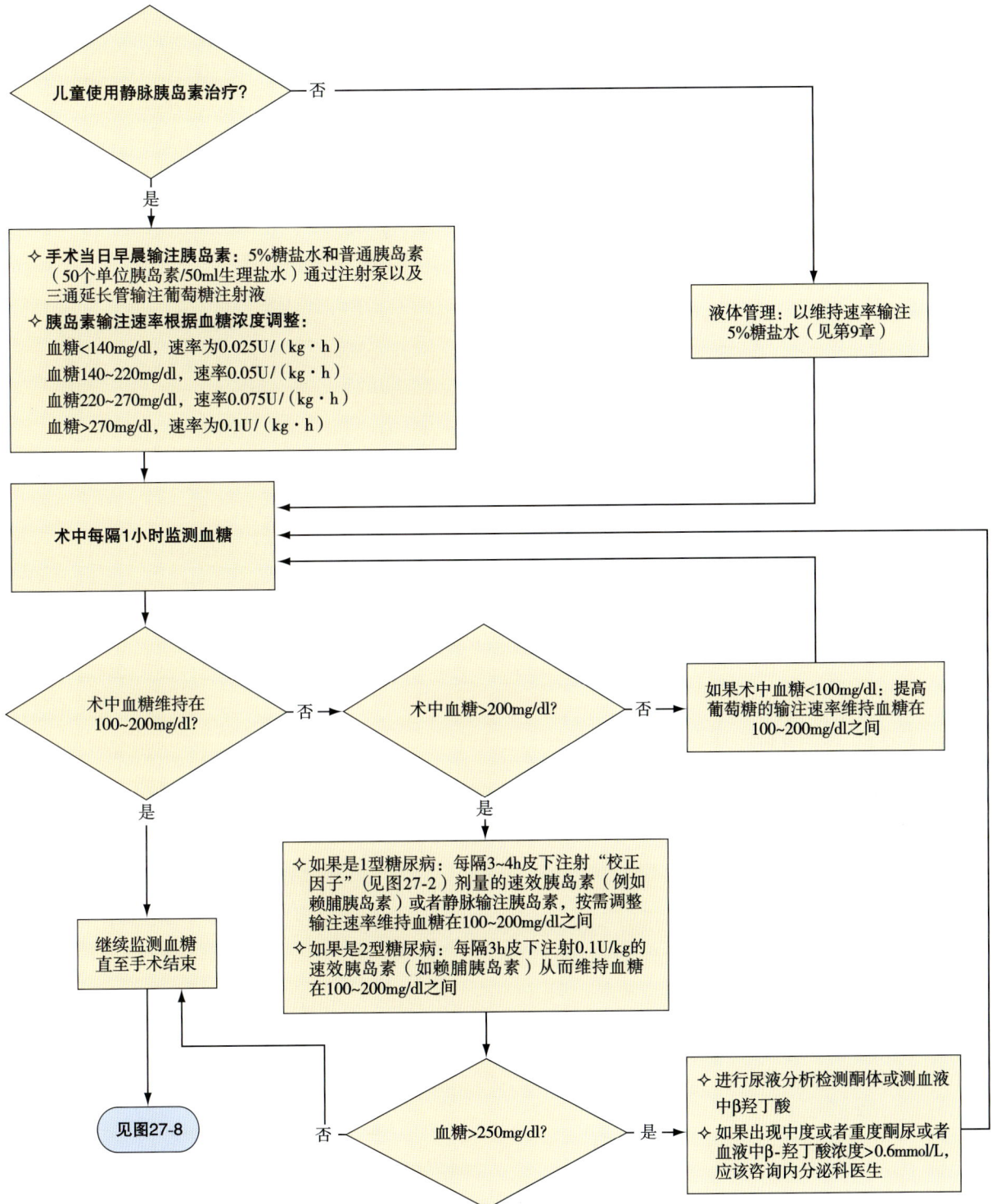

图 27-7　糖尿病儿童的术中管理。管理目标是血糖浓度正常（100～200mg/dl）。液体管理方案见 611 页及第 9 章。IV，静脉；NS，生理盐水；SC，皮下；UA，尿液分析（改编自 Rhodes ET, Ferrari LR, Wolfsdorf JI. Perioperative management of pediatric surgical patients with diabetes mellitus. Anesth Analg. 2005；101［4］：986-999）

术后管理

一旦患儿能够恢复正常饮食和饮水,就可以重新采用包括胰岛素和/或口服药物在内的日常糖尿病治疗方案,并停止葡萄糖输注(图 27-8)。这种方法的一个例外是服用二甲双胍治疗的 2 型糖尿病患儿,二甲双胍应在停用 48h 后且肾功能正常才能恢复使用。在恢复进食之前应该继续静脉输注葡萄糖和电解质溶液。维持血糖 100~200mg/dl 之间的目标范围时,静脉注射短效胰岛素(胰岛素)或间歇性皮下注射速效胰岛素,不应超过每 3h 一次。经常性的血糖监测和血尿酮体的检测很有必要,因为手术创伤、缺乏活动、疼痛、焦虑、恶心和/或呕吐的影响各不相同,同时药物摄入量不足,药物以及术后感染的影响也不相同。在出院时,应就这些问题向患儿及其父母或监护人提供适当的指导。

如果可能的话,那些手术后在医院过夜的住院患者应该在与内分泌科协商后共同管理,以协调适当的时间确定随后的胰岛素剂量。

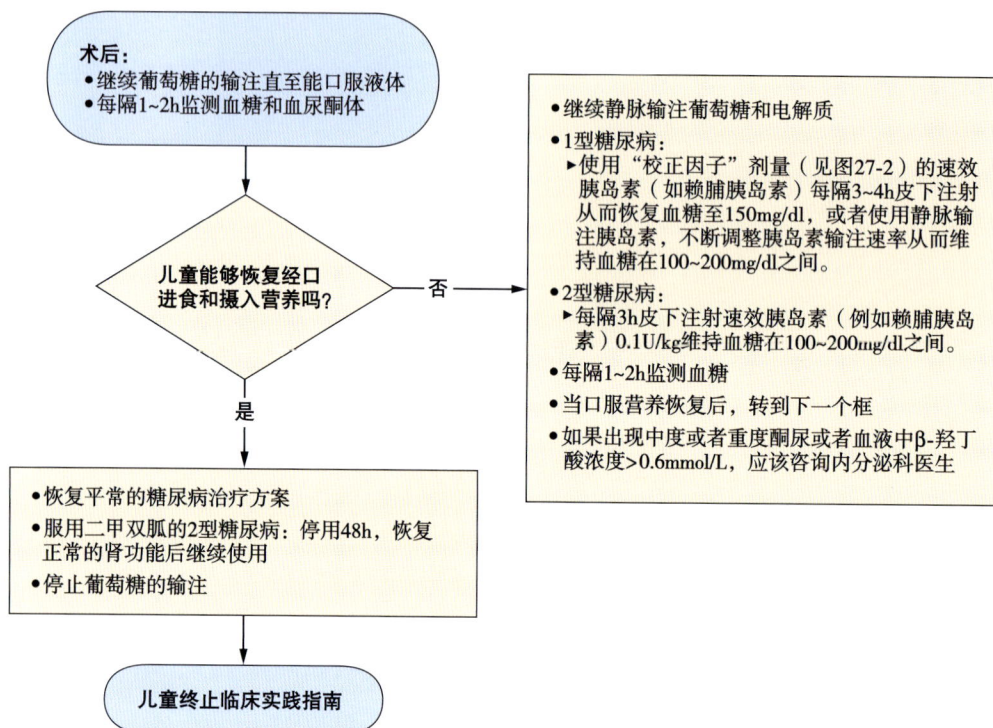

图 27-8　糖尿病儿童的术中管理。IV,静脉;PO,术后;SC,皮下(改编自 Rhodes ET, Ferrari LR, Wolfsdorf JI. Perioperative management of pediatric surgical patients with diabetes mellitus. Anesth Analg. 2005;101[4]:986-999)

特殊的手术情况

需要进行紧急手术的糖尿病患儿必须进行全面的临床和生化评估。需要手术的疾病状况往往可能已经导致了代谢紊乱,除非需要立即进行手术,否则必须首先纠正和稳定代谢情况。这些患儿经常处于脱水状态;除了使用胰岛素,补液和补充电解质也是解决代谢紊乱和恢复正常的肾小球滤过和肾功能的关键。大多数情况下,需要行急诊手术的患儿,如前所述(图 27-5)应该静脉输注胰岛素。糖尿病酮症酸中毒的患儿需要麻醉科和内分泌科的密切配合。

尿崩症

需要接受神经外科手术的脑垂体或垂体附近的肿瘤,特别是颅咽管瘤的患儿,通常需要治疗尿崩症(diabetes insipidus, DI),已知 DI 需要进行麻醉来实施手术或放射治疗的患儿也一样。这些患儿的围手术期处理需要仔细注意液体和电解质的平衡,以防止水中毒、脱水和电解质紊乱。

中枢性 DI(也称为神经垂体性、神经源性 DI 或加压素敏感 DI)是由于抗利尿激素缺乏而引起的。精氨酸升压素通过刺激肾实质细胞上的 V2 受体来促进水重吸收,从而产生抗利尿作用[132]。中枢性 DI 可由血管升压素基因结构紊乱;意外或手术对加压素神经元产生的损伤;先天性下丘脑或垂体解剖缺陷;肿瘤;浸润性、自身免疫性和感染性疾病影响加压素神经元或纤维束;加压素的代谢增加等因素引起。大约 50% 的中枢性 DI 患儿病因不明。

神经外科尿崩症的诊断:三相反应

区分术后急性中枢性尿崩症(DI)引起的多尿[>2L/(m²·d)]和手术期间盐和液体利尿引起的多尿是十分重要的。在这两种情况下,患儿都有大量尿液[超过 200ml/(m²·h)]。尿崩症患者血清渗透压升高,同时伴有尿液稀释不当(低渗透压),但在患儿排泄过多的盐和水时血液渗透压是正常的。溶质利尿时,尿渗透压通常>300mOsm/kg,恰与尿崩症的稀释尿特性相反。认真检查术中和术后记录,仔细

27

评估床旁容量状态（颈静脉扩张，毛细血管充盈），有助于区分这两种情形。

特别有趣的是神经外科手术后经常观察到的垂体后叶加压素分泌的三期模式，这种模式受垂体视上束影响[133]。短暂的初始阶段的尿崩症可在术后持续 12h 至 2 天。这可能是由于局部水肿干扰正常的加压素分泌。如果有明显的血管升压素分泌细胞受损，从受损的神经元中释放储存的血管升压素会导致第二阶段的水肿。抗利尿激素分泌不当的症状（syndrome of inappropriate antidiuretic hormone secretion, SIADH）可能持续 10 天。最后，如果超过 90% 的加压素细胞被破坏，进入第三个阶段，永久性神经源性 DI。第二阶段明显的 SIADH 预示着第三阶段出现永久的尿崩症。在垂体后叶加压素和皮质醇缺乏的患儿中（如颅咽管瘤神经外科治疗后合并的前、后垂体功能减退），DI 的症状可能被掩盖，因为缺乏皮质醇会损害肾脏自由水的清除。糖皮质激素治疗可能导致多尿，导致诊断为 DI（图 27-9）。

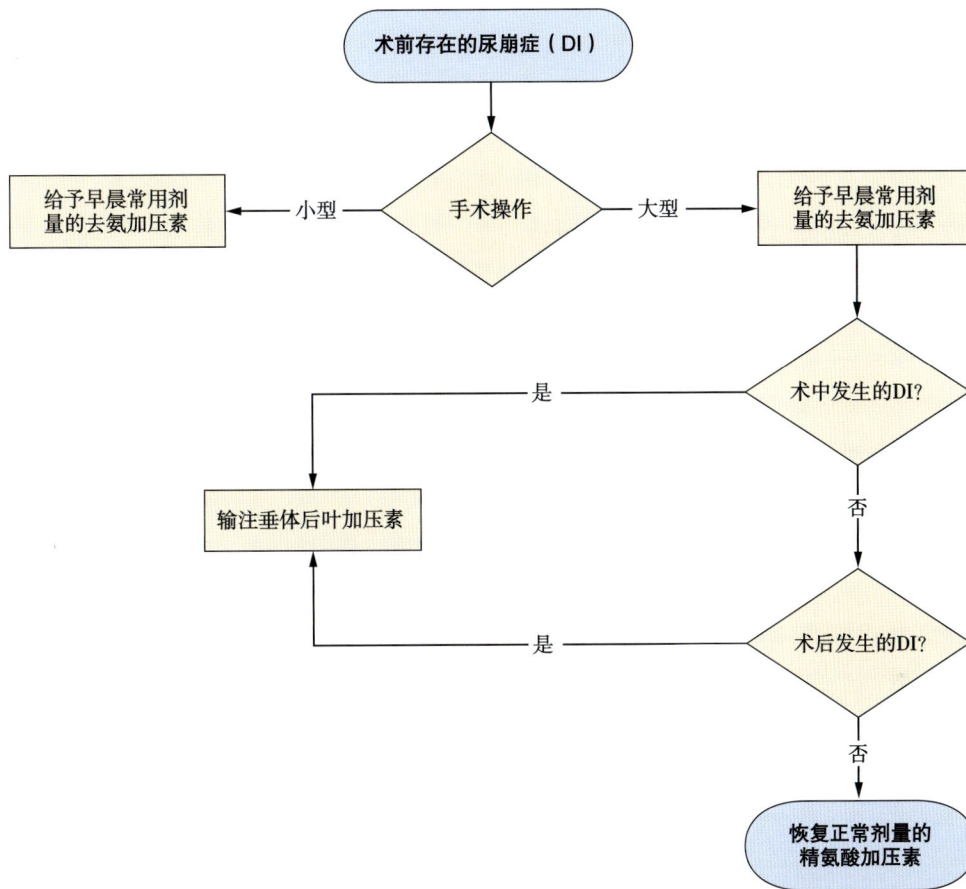

图 27-9　尿崩症的围手术期处理

小型手术的围手术期管理

尿崩症患儿拟择期行小手术 - 也就是没有明显血液丢失，术后也无须进一步的禁食及液体转移（如鼓膜切开术、放射成像、周围矫形术）——其治疗方案不同于大手术。大手术有失血和液体转移，术后液体摄入恢复延迟（图 27-9）。

麻醉下接受微小手术的患儿应按早晨常用剂量服用去氨加压素（DDAVP）（表 27-3）。麻醉方法应该更根据手术操作制订［如磁共振成像（MRI）使用静脉镇静，扁桃体切除术使用气管插管全身麻醉］。不需要放置动脉导管和导尿管，在 PACU 进行复苏。一旦早晨使用了去氨加压素，术中和术后液体速率应该限制为每 24h 1L/m²，从而与水分丢失以及尿液排出相匹配。一旦患儿苏醒，就可以口服液体。尽管现代的 PACU 通常不再要求患者在出院前能成功地摄入液体，但对 DI 患儿的出院应推迟到患儿能够自由口服液体并且不

呕吐为止。后续剂量的 DDAVP 应根据患儿通常的术前计划使用。

大型手术围手术期管理

大型外科手术被定义为一项可能导致大量失血的手术；术中或术后血流动力学、神经学或呼吸不稳定；进入体腔（如开颅手术、腹部手术、胸外科手术）；颅面或气道手术；大骨科手术（如脊柱手术、肿瘤切除或截肢、较大骨切开术）；以及/或手术后液体自由摄入恢复延迟。DI 患儿手术应该被安排在当天的首台。在手术前一天，接受 DDAVP 治疗的患儿应使用日常早晨剂量，但仅为晚上或睡前剂量的 50%（图 27-9）。手术当天的早晨，应该继续使用 DDAVP。接受大手术的患儿应在常规监护下接受全身麻醉，并且适时插入动脉导管和导尿管，手术后应住进高级护理机构（如 ICU）。中心静脉导管用于监测中心静脉压力，不仅只用于 DI 的管理，在术后也是

表27-3 治疗中枢性尿崩症的药物	
醋酸去氨加压素 100μg，200μg 的药片；10μg/0.1ml 的喷鼻剂；10μg/0.1ml 的喷鼻剂每次喷雾只能提供 10μg（0.1ml）的固定剂量	
口服	剂量：每 8～12h，100～400μg
	口服剂量是鼻内剂量的 10～20 倍
	起效时间：约 1h
	持续时间：6～8h；剂量依赖性（0.4μg 抗利尿作用可持续 12h）
鼻内使用	剂量：每 12～24h，10～20μg
	起效时间：1h 内
	维持时间：5～21h
加压素（20u/ml；0.5ml、1ml 和 10ml 的小瓶）。用生理盐水或 5% 葡萄糖水稀释	
静脉使用	剂量：1.5mU/（kg·h）；滴定量每小时增加 0.5mU/（kg·h），直至目标尿量<2ml/（kg·h）
	起效：快速；持续输注 15min 内效果最佳
	维持：手术结束 20min 内停止静脉注射

有用的。

在手术开始时，输注抗利尿激素[可用 20U/ml 的抗利尿激素，1ml 小瓶，稀释至 20U/1 000ml，最终浓度为 20mU/ml，起始浓度为 1.5mU/（kg·h），合 0.001 5U/（kg·h）]。静脉输液使用含 5% 葡萄糖的生理盐水，每 24h 输入 1L/m²，以达到近似的未察觉液体损失和常规的尿量。也可以使用额外的静脉盐水、等渗液体或血液制品来补充手术中的血液和液体损失，以抵消第三间隙的液体损失，保持血流动力学稳定。应持续地监测液体的摄入和排出，并经常测量血清钠浓度，以确保液体平衡。使用加压素的患儿，不应常规放尿。由于高浓度的原尿稀释不当导致加压素的意外过量使用，会引起严重的腹部绞痛、腹泻、呕吐，以及由于血管升压素与胃肠道和血管平滑肌 V1 受体的作用而导致肠道缺血。

新发糖尿病的围手术期诊断

新发的术中或术后 DI 的诊断依据是临床症状和实验室检查结果，包括血清钠浓度>145mmol/L、多尿[>4ml/（kg·h）]持续 30min 以上、血浆渗透压增高（>300mOsm/kg）同时伴有低渗尿（<300mOsm/kg），并且排除糖尿、使用利尿剂或甘露醇等导致多尿的可能原因。

当发生 DI 时，以 1.5mU/（kg·h）[0.001 5U/（kg·h）]的起始速率输注水合加压素（20U/1 000ml）；因为水合加压素血浆半衰期短暂（约 10～20min），每 30min 增加一次输液速度，直到尿量减少到每小时 2ml/kg 以下，说明已达到抗利尿的效果。一旦尿量低于每小时 2ml/kg，加压素输注可以维持恒定的速率。

静脉滴注 DDAVP 不能用于术后中枢性 DI 的紧急处理，因为它与水合加压素相比没有任何优势，因为其半衰期（8～12h）较水合加压素长，并且增加了水中毒的风险，不能用于剂量滴定。

术后管理

DI 患儿在大手术后应在 ICU 进行监护。在术中和术后密切监测液体出入量、血清电解质和渗透压（必要时每小时监测一次）。在达到稳定之前，留置导尿管以辨别术后是否发生尿潴留和少尿。从术中开始输注加压素一直持续到 ICU。补液不根据尿量调整；但是，持续补充液体亏损并使血压得以维持，直到明确确定抗利尿药剂量（尿量<2ml/kg·h）。抗利尿剂已达最大剂量的患者，总的液体（口服和静脉）不应超过无感丢失和尿量之和（即约每 24h1L/m²）。术后合适的维持性输液一般为含等量 5% 葡萄糖的生理盐水溶液，加入 0～40mEq/L 氯化钾（取决于血清钾浓度）。失血应适当用生理盐水、5% 白蛋白或血液制品补足。

以 1.5mU/（kg·h）的剂量输注水合加压素可使血液中的加压素浓度达到超常水平 10pg/ml，是达到完全抗利尿活性所需的两倍[134]。开始输注后的 2h 内加压素的作用达到最大[134]。

在非经蝶窦的下丘脑手术后，有时需要更大初始浓度的加压素治疗急性 DI。这可能是由于从受损的下丘脑神经垂体系统中释放出一种与加压素有关的物质，该物质拮抗正常的加压素活性[135]。应避免较高速率输注血管升压素，因为其血浆浓度超过 1 000pg/ml 时，可能导致皮肤坏死[136]、横纹肌溶解[136,137]和心律失常[137]。

出 ICU 后的管理

神经外科术后使用抗利尿激素治疗的 DI 患儿，应尽早将静脉输液改为口服补液。完整的口渴机制和自由饮水，患者将能更好地调节血液渗透压。一旦恢复饮水且无恶心和呕吐（通常在术后第二天早上），应停止加压素输注；停止所有静脉输液并自由口服液体以避免医源性液体超载。对已存在 DI 的患儿或者新发 DI 的患儿重新使用 DDAVP（鼻用或口服）（表 27-3）。

抗利尿激素异常分泌综合征

抗利尿激素异常分泌综合征（syndrome of inappropriate antidiuretic hormone secretion，SIADH）是由于无法排泄游离水而引起的，其特征是低钠血症、低血浆渗透压（<275mOsm/kg）、尿液浓度异常（>100mOsm/kg）、在无水肿和容量耗竭、肾及肾上腺功能正常的情况下出现尿钠增多[138-140]。SIADH 的稀释性低钠血症是血浆抗利尿激素（ADH，也称为精氨酸升压素）相对于血浆渗透压的不适当升高而继发的[140]。

SIADH 的主要病因有神经和精神疾病、肺部疾病和干预、恶性肿瘤、手术和药物治疗（表 27-4）[139-142]。导致 SIADH 的药物能刺激 ADH 的释放，增强 ADH 的效应，并且作用类似于 ADH[139]。虽然 ADH 的分泌妨碍了水的排出，但其他调节体液量和钠平衡的机制（肾素-血管紧张素-醛固酮系统和心房钠尿肽）仍然完好无损。容量扩张激活利钠机制（降低近端小管钠的再吸收和醛固酮的产生），导致钠和水的排泄从而维持容量稳定。慢性的 SIADH，钠流失比水潴留更为突出。严重的低钠血症会因为水沿着渗透梯度进入

27

表 27-4 抗利尿激素异常分泌综合征的病因

中枢神经系统疾病
- 头部创伤
- 脑肿瘤
- 脑积水
- 蛛网膜下腔出血
- 卒中
- 感染（脑膜炎、脑炎、脑肿瘤、AIDS）
- 急性精神病

药物
- 加压素、去氨加压素
- 卡马西平、氧化卡马西平
- 环磷酰胺
- 长春新碱
- 顺铂
- 吩噻嗪类药物
- 5-羟色胺再摄取抑制剂
- 三环类抗抑郁药
- 单胺氧化酶抑制剂
- 亚甲基二氧甲基苯丙胺
- 尼古丁

大手术
- 大型腹部或者胸部手术
- 脑垂体手术
- 疼痛
- 严重的恶心

肺部疾病
- 肺炎、肺结核
- 哮喘
- 肺不张
- 气胸
- 急性呼吸功能衰竭
- 正压通气

肿瘤
- 肺部、胃肠道或者泌尿生殖道肿瘤
- 胸腺瘤
- 白血病
- 淋巴瘤
- 肉瘤
- 其他肿瘤

其他
- 先天的

遗传的 SIADH
- 抗利尿激素-2 受体基因的功能获得突变

细胞内从而增加细胞的体积，为了恢复细胞体积，细胞内钾和其他溶质的可能会随之丢失。

SIADH 引起的低钠血症可导致临床症状。术后不适当输液可加重 SIADH 引起的低钠血症[142,143]。症状性

低钠血症的临床表现主要是神经功能方面。早期症状包括头痛、恶心、呕吐、虚弱、神志不清、意识改变和嗜睡。晚期症状包括癫痫、昏迷、去皮质强直和死亡[144]。症状的严重程度与血清钠的绝对浓度（大多数血清钠水平 > 125mEq/L 的患者无症状）及其下降速度有关，尤其是当每小时下降 > 0.5mEq/L 时。小儿患低钠血症性脑病的风险比成人更大，因为小儿的大脑与颅骨的比值更大，这限制了大脑的扩展空间[144,145]。

围手术期管理

SIADH 的许多原因是暂时性的，一旦基础条件得到纠正，它们就会自动解除。治疗 SIADH 主要依靠限制水分（即维持每日水摄入量少于每日失水量）。如果稀释性低钠血症是轻微和无症状的，不需要治疗。在成人中，中度和重度低钠血症（血清钠 ≤ 130mEq/L）均会增加死亡率[146,147]。

应立即用高渗盐水（3%）治疗低钠性脑病。对于轻度至中度症状者，脑疝的风险较低，治疗可使用 3% 盐水，以每小时 0.5～2ml/kg 速率输注[148]。对于严重症状者，治疗包括在 10min 内单次使用 2ml/kg 剂量的 3% 盐水（最多 100ml）[144,145,148]。此方案可以重复 1～2 次，直到症状改善，目标是在头 1～2h 内将血清钠浓度提高 5～6mEq/L。低钠血症持续时间越长，血清钠浓度越低，过度纠正低钠血症对脑损伤的影响越大。慢性低钠血症的矫治过度会导致渗透性脱髓鞘（脑桥中央髓鞘溶解）引起严重、永久性甚至致命的神经并发症[144,145,149]。建议低钠血症纠正的安全速度为每 24h 6～15mEq/L[145,148,150-152]。当血清钠绝对浓度达到 120～125mEq/L 时，停止高渗盐水输注。高渗盐水通常与呋塞米联合使用，以限制治疗引起的细胞外液容量增加[151]。此后，治疗应包括限制液体。

甲状腺疾病

甲状腺素在儿童的代谢、生长发育中起着重要作用[153]。甲状腺从胚胎咽底沿甲状舌管向下到其在颈前的最终位置。甲状腺素的产生受下丘脑-垂体-甲状腺轴的控制。产生两种主要甲状腺素，甲状腺素（T_4）和三碘甲状腺原氨酸（T_3）。虽然 T_4 是主要的循环甲状腺素，但 T_3 是主要的生理活性甲状腺素，它主要由 T_4 在外周转化形成。血清 T_4 和 T_3 浓度依次通过负反馈调节下丘脑促甲状腺素释放素（TRH）和垂体前叶促甲状腺素（TSH）的分泌。甲状腺素通过载体蛋白在血液中运输，包括甲状腺素结合球蛋白（80% 结合）、前白蛋白（10%～15% 结合）和白蛋白（5%～10% 结合）。与蛋白结合的 T_4 和 T_3 不具有生物学活性。只有 0.03% 的循环 T_4 和 0.3% 的循环 T_3 是未结合和有活性的[154]。

甲状腺功能减退

分类和流行病学

甲状腺功能减退是小儿最常见的甲状腺疾病，其范围从亚临床到显性疾病不等。亚临床甲状腺功能减退的特点是 TSH 轻度升高，T_4 和 T_3 浓度正常[155]。通常为自限性疾病，进展到明显的甲状腺功能减退的速度较慢，尽管关于亚临床

甲状腺功能减退治疗的共识仍存在争议[156-158]。碘缺乏仍然是全球甲状腺功能减退的首要原因[159]。然而在美国以及碘摄入量充足的其他地区，原发性甲状腺功能减退最常见的原因是先天性甲状腺功能减退和桥本甲状腺炎[153]。原发性甲状腺功能减退的其他不常见的原因包括病态甲状腺功能正常综合征、继发于药物治疗的甲状腺功能减退（硫代酰胺、锂、胺碘酮）及甲状腺或颈部的放射治疗或手术。甲状腺功能减退也可由脑垂体或下丘脑的疾病引起。

甲状腺功能的生化检测

一般测定血清中 TSH、T_4 和游离 T_4 可以初步评估甲状腺功能。游离 T_4 优于总 T_4，因为其消除了蛋白结合变化的影响。TSH 是一种诊断原发性甲状腺疾病的敏感测试，其变化通常在 T_4 和 T_3 总水平发生明显变化之前。原发性甲状腺功能减退患者血清 TSH 升高，总 T_4 和游离 T_4 降低。如果总 T_4 水平降低，但游离 T_4 和 TSH 值不变，甲状腺素结合球蛋白（TBG）缺乏是最有可能的诊断。TBG 缺乏不需要治疗，因为这些人游离 T_4 的浓度和临床甲状腺功能正常。如果下丘脑 - 垂体轴不完整，如第二级或第三级（中央）甲状腺功能减退，诊断和治疗依据血清 T_4 水平及临床症状和体征。

临床表现

由于甲状腺素影响所有代谢活性细胞，激素缺乏导致广泛的系统异常。小儿甲状腺功能减退的典型症状包括身材矮小、疲劳、体重增加、皮肤干燥、脱发、面部粗糙、声音嘶哑和便秘。黏液水肿昏迷是甲状腺功能减退的一种严重表现，可发生在甲状腺功能严重减退的个体暴露于外部压力时，如感染、创伤、麻醉或低温[160]。黏液水肿昏迷可导致严重的危及生命的低氧血症和血流动力学不稳定[160-163]。黏液水肿昏迷在成人中很少见，在小儿中更少见，只有两例报道的病例[163-164]。

新生儿甲状腺功能减退

先天性甲状腺功能减退仍然是最常见的可预防的智力障碍原因，体重在 2kg 以下或 4.5kg 以上的新生儿患这种疾病的风险增加[153,165]。甲状腺发育不良占大多数，而甲状腺内分泌障碍和继发性甲状腺功能减退所占比例较小[153,166]。由于母体甲状腺素经胎盘进入胎儿体内，因此大多数新生儿在围生期没有甲状腺功能减退的典型症状或体征，有必要通过新生儿筛查来诊断先天性甲状腺功能减退[153]。筛查项目可以检测 T_4、TSH 或两者均检测。早期发现和实施甲状腺替代治疗是避免永久性神经后遗症的关键。在没有筛查项目的美国，先天性甲状腺功能减退的典型症状出现在出生后的前 3 个月。典型表现包括巨大体型、囟门增大、舌大、面部粗糙、声音嘶哑、脐疝、便秘、体温过低、活动减少和新生儿黄疸（图 27-10）[153]。一般来说，在新生儿早期接受充分甲状腺替代治疗的儿童能进行正常的生活[167]。

治疗

甲状腺替代治疗的目标是使 T_4 在 1～2 周内、TSH 在 4

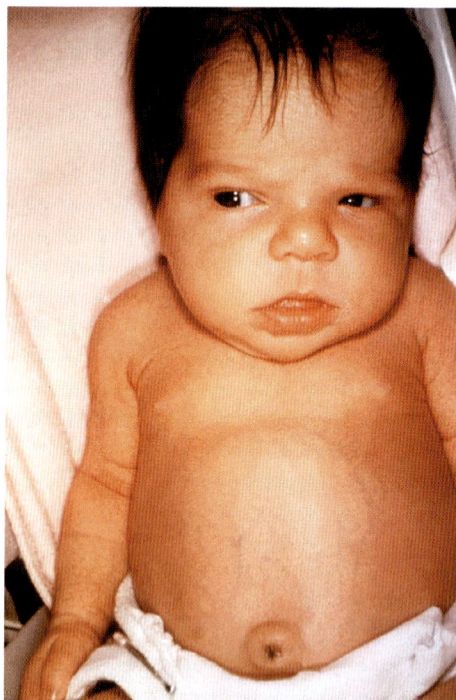

图 27-10　先天性甲状腺功能减退的婴儿

周内达到正常水平[168]，逆转由甲状腺功能减退引起的代谢紊乱。一般情况下，每日左甲状腺素（LT_4）替代治疗一周内可使 T_4 浓度恢复正常，但 TSH 水平恢复正常的速度较慢，超过 4～6 周[169]。初始 LT_4 的适宜剂量随年龄和疾病状态而变化。对新生儿来说，起始剂量是每天 10～15μg/kg[153,168]，年龄较大的儿童和青少年，替代治疗剂量远远大于传统的每天 2～6μg/kg[153]。在患有急性甲状腺功能减退的健康儿童中（如甲状腺切除术后），可以立即开始完全 LT_4 替代治疗。

有严重慢性甲状腺功能减退的患儿，建议每隔几周缓慢使用少量的 LT_4，因为给予全部剂量的甲状腺素时，这些患儿有产生副作用（头痛、失眠、极度活跃、假性脑瘤）的风险[153,170]。剂量稳定后，儿童和青少年应继续定期进行临床检查和 TSH 监测，因为青春期和怀孕期间剂量要求增加[171,172]。必要时，可从非肠道途径进行甲状腺替代治疗。LT_4 的静脉注射剂量约为口服剂量的一半，每日一次。

术前管理

由于甲状腺素在调节代谢方面起着关键作用，小儿在进行择期手术前甲状腺功能应在临床和生化上达到正常。已知甲状腺功能减退的患儿应在手术前进行甲状腺功能检查。应详细了解既往甲状腺疾病病史、头颈部放疗、放射性碘治疗、甲状腺手术和甲状腺疾病家族史[173]。大多数并发症发生在未识别的甲状腺功能减退患者中[174]。此外，有自身免疫性疾病（如 1 型糖尿病和腹腔疾病）和遗传性疾病（如 21 三体综合征和特纳综合征）的患儿，患原发性甲状腺功能减退的风险更高，如果有症状，应进行筛查[153,175-177]。

亚临床或轻度甲状腺功能减退患儿常常需要施行急诊

手术且不能耽搁。甲状腺替代治疗的开始与延续可以和门诊环境下使用相同的方案。这类患儿围手术期风险的增加程度极小，但应尽量减少术前镇静，因为这些患者对阿片类药物和苯二氮䓬类药物非常敏感[178,179]。对于中度至重度甲状腺功能减退的患儿，应尽可能推迟手术，直到甲状腺素浓度在替代治疗中恢复正常。这些患儿存在着心功能下降、对高碳酸血症和低氧反应异常、胃排空延迟、低体温和对麻醉药物敏感性增加等问题[174,178-181]。当需要行紧急手术时，围手术期应给予静脉注射 LT4 治疗使并发症降至最少[117,173,179]。由于这些患儿也可能合并肾上腺功能不全，甲状腺替代治疗时可能引发肾上腺危象，因此也应给予使用糖皮质激素[174,179]。这一方法的一个例外是正在接受心血管手术或心导管治疗的患儿，因为甲状腺功能的迅速提升会增加心肌耗氧量，从而导致或恶化不稳定的冠脉综合征。数项针对成人的研究表明，没有进行甲状腺替代治疗的心脏病患者，在手术时并未出现不良后果[117,173,182]。因此，心血管疾病患儿术后可开始甲状腺替代治疗；然而，许多内分泌学家建议与心脏病专家协商后从最小剂量的 T4 开始[179]。

正常甲状腺病态综合征

正常甲状腺病态综合征，甲状腺检测结果异常发生在非甲状腺疾病（如危重疾病）的情况下。在应激或疾病期间，T3 向代谢不活跃形式（反向 T3）的转化增加。病情较重时，可降低 T4 及游离 T4 水平。TSH 水平也可能由于下丘脑 - 垂体轴功能障碍而降低[153]。如果 TSH 值没有增加，则认为个体甲状腺功能正常。关于使用 T4 或 T3 治疗正常甲状腺病态综合征的获益存在争议[153,183-185]。

甲状腺功能亢进

分类和流行病学

甲状腺功能亢进症是一种由循环系统中甲状腺素过量引起的疾病，它会增加周围组织的代谢活性。几乎所有甲状腺功能亢进患儿的血清中 TSH 浓度都受到抑制，是由 T4 和 T3 浓度增加引起的负反馈所致。显性甲状腺功能亢进的特点是生化检查和临床均有异常表现。亚临床甲状腺功能亢进的患儿 TSH 浓度下降，但通常没有症状[186,187]。

小儿甲状腺功能亢进的发生率低于甲状腺功能减退，而且几乎都是由格雷夫斯病（Graves disease）引起。小儿甲状腺毒症的其他原因包括自身免疫性甲状腺炎（桥本甲状腺炎）、自主功能甲状腺结节、甲状腺感染、碘诱导甲状腺功能亢进、分泌 TSH 的垂体腺瘤、甲状腺素摄入[188-190]。甲状腺功能亢进症可能与 McCune-Albright 综合征（骨纤维发育不良、咖啡 - 金 - 莱皮肤斑点、性早熟三合征）有关[190,191]。一种罕见的甲状腺疾病是甲状腺素抵抗，它类似于甲状腺功能亢进患者 T4 和 T3 水平的升高。然而，与小儿甲状腺毒症的其他原因不同，甲状腺素抵抗不应该用抗甲状腺药物治疗[192,193]。

格雷夫斯病

格雷夫斯病是小儿甲状腺功能亢进最常见的病因。格雷夫斯病的发病机制尚不清楚，但认为是遗传、免疫和环境因素相互作用的结果[189,194]。格雷夫斯病在患有其他自身免疫性疾病的小儿中更为常见，如特纳综合征、三体综合征或者迪格奥尔格综合征（DiGeorge syndrome）[195]。在格雷夫斯病中，免疫系统产生针对 TSH 受体的抗体。这些抗体结合并刺激甲状腺滤泡细胞上的 TSH 受体，导致甲状腺素的过度合成和分泌。大多数格雷夫斯病患儿有光滑的弥漫性甲状腺肿、眼部症状以及与甲状腺毒症相关的全身症状和体征[189]。由于很少有小儿格雷夫斯病进入自动缓解期，因此需要甲状腺功能亢进的治疗。目前的治疗选择包括抗甲状腺药物、放射性碘治疗或手术切除甲状腺[189,194,196]。虽然几乎所有给予抗甲状腺药物治疗的患儿都会进入缓解期，但不良反应相当常见（见后续讨论），大多数接受 2～3 年治疗的患儿在停止治疗后不久就复发[197,198]。放射性消融疗效通常是确定的，而且风险比手术小[199]。

甲状腺炎

甲状腺炎一词是用来描述一组导致甲状腺炎症的异质性疾病，随后释放预先形成的甲状腺素。桥本甲状腺炎是小儿最常见的甲状腺炎[190]。起始的炎症过程导致短暂的甲状腺功能亢进，但是症状持续约 8 周，直到预先储存的甲状腺素耗尽。因此，大多数桥本甲状腺炎患儿存在甲状腺肿，但无症状[153]。在一些患儿中，存在刺激甲状腺滤泡细胞上 TSH 受体的抗体，通过持续分泌甲状腺素延长甲状腺功能亢进期[200]。在短暂的甲状腺功能亢进期间有症状的患儿，应该使用 β- 肾上腺素受体阻滞剂来控制症状。对有促 TSH 受体抗体的患儿来说，除给予 β- 肾上腺素受体阻滞剂外，还需要服用抗甲状腺药物，因为甲状腺素在不断产生[200]。有些患儿在康复期后由于甲状腺淋巴细胞浸润和甲状腺组织的破坏而出现甲状腺功能减退。

甲状腺炎也可表现为腺体的疼痛性炎症和继发于细菌或病毒感染的发热。流感嗜血杆菌、A 群链球菌和葡萄球菌是急性感染性甲状腺炎最常见的病因，可并发甲状腺皮肤瘘[201]。甲状腺病毒感染没有那么严重。由于难以区分细菌和病毒感染，所有的感染性甲状腺炎病例均需使用抗生素治疗。不建议使用抗甲状腺药物治疗，但如果患儿有症状，应该使用 β- 肾上腺素受体阻滞剂。

临床表现

无论甲状腺功能亢进的病因是什么，患儿所经历的大多数症状都是相同的。甲状腺功能亢进的典型症状和体征包括甲状腺肿、心动过速、心悸、呼吸困难、疲劳、近端肌肉无力、震颤、反应敏捷、热耐受不良、失眠、紧张、排便频率增加以及食欲正常或增加时体重减轻[189,194]。许多甲状腺功能亢进的患儿注意力无法集中，导致学习成绩不佳，最初可能被误认为患有注意力缺陷多动障碍。其他与长期甲状腺功能亢进相关的疾病包括生长加速和骨骺成熟的进展、青春期延迟和月经不规律[189,202]。

格雷夫斯病的患儿可能出现其他自身免疫性表现，如眼病。胫骨前黏液水肿和皮肤病变很少见于小儿[195]。格雷夫斯病眼球受累的特点是眶后组织和眼外肌的炎症和水肿，导致眼球突出和眼部肌肉功能受损。患有格雷夫斯眼病（Graves ophthalmopathy）的患儿常因眼睑收缩而抱怨眼睛刺激或眼干，眼睑收缩是由于眼部肌肉肾上腺素能增强而引起的眼球突出和凝视（图 27-11）。如果不治疗，可能会出现角膜溃疡并导致不可逆的眼睛损伤，包括失明。一旦甲状腺功能亢进得到治疗，眼睑收缩和"肾上腺素能凝视"会迅速消退，但格雷夫斯眼病的突眼通常只会持续或轻微消退[189,196,203]。

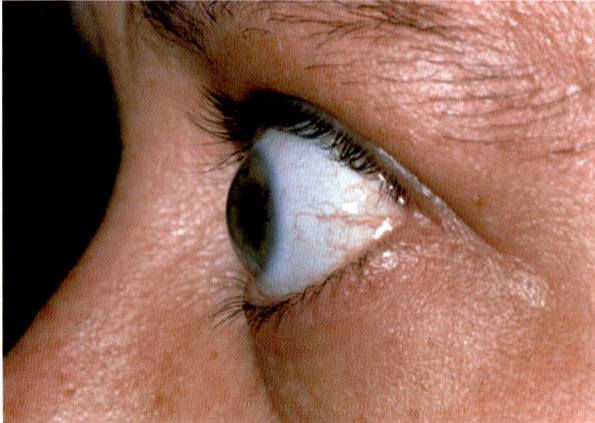

图 27-11　格雷夫斯病儿童眼球突出症

治疗

由于抗甲状腺药物治疗是格雷夫斯病治疗方案中侵入性最小的一种，因此它们仍然是小儿治疗的首选，尽管只有 25%～40% 格雷夫斯病患儿将随着治疗进入缓解期[189,195]。格雷夫斯病治疗后缓解的有利预测因素包括甲状腺小、诊断时病情较轻、年龄较大、青春期后状态、TSH 受体的抗体随时间下降、有其他自身免疫性疾病，且治疗时间超过 2 年[189,194]。甲巯咪唑是治疗小儿格雷夫斯病的首选药物。接受硫代酰胺治疗的患儿，有 14%～25% 出现轻微副作用，包括恶心、皮疹、关节痛、肌痛、胃肠问题和中性粒细胞减少症。严重不良反应发生率低于 2%，包括粒细胞缺乏症、肝炎、肝功能衰竭、血管炎合并狼疮样综合征和重症多形红斑（Stevens-Johnson syndrome）。丙硫脲嘧啶不再推荐用于治疗小儿格雷夫斯病，因为存在不可接受的肝毒性和肝衰竭风险[189,195]。

放射性碘疗法适用于经抗甲状腺药物治疗后没有缓解或复发的青少年，或对药物产生严重不良反应或不符合药物使用要求的青少年。它也用于需要立即明确治疗的患儿。几项纵向研究表明，如果使用适当剂量的放射性碘，小儿罹患甲状腺癌的风险不会增加[189,195]。

甲状腺切除术只适用于甲状腺肿大、药物治疗失败、严

重眼部疾病或放射性碘治疗反应较差的儿童和青少年。需要有经验的外科医生进行手术，因为手术可能导致严重的并发症，包括出血、暂时性或永久性甲状旁腺功能减退和声带麻痹[189,195]。

围手术期管理

术前患儿甲状腺功能应纠正到正常或只是轻度甲状腺功能减退，以使并发症降至最低并避免甲状腺危象的发生。要考虑和仔细评估大的甲状腺肿导致气道狭窄的可能性。

对于甲状腺功能亢进的患儿，应推迟手术直到甲状腺素浓度恢复正常。如果需要紧急手术，术前患者的精心准备至关重要，包括应用抗甲状腺药物、碘、β-肾上腺素受体阻滞剂和糖皮质激素[179,205]。未控制的甲状腺功能亢进可以通过口服碘剂（碘化钾溶液或饱和碘化钾溶液）阻断甲状腺进一步释放甲状腺素[179,205]。过量碘会暂时抑制甲状腺素的释放（Wolff-Chaikoff 效应）[205]。甲氧咪唑治疗前不应使用碘，因为它可能会在一开始增加甲状腺素的释放量[179,205]。

甲状腺功能亢进未经治疗或者治疗不足能导致甲状腺危象，住院患者的发生率为 0.1/100 000～3/1 000 000[206]。甲状腺危象通常是由第二次叠加的打击所致，如感染、创伤、手术或糖尿病酮症酸中毒[205]。甲状腺危象可能很难与急性恶性高热（MH）相鉴别[207,208]。然而与 MH 相比，甲状腺危象的起病更为多变（通常是术后 6～18h 隐匿性起病，虽然在手术过程中可能会迅速发展），它引起的代谢性酸中毒较 MH 轻，血清肌酸激酶（creatine phosphokinase, CPK）保持不变。由于血清 CPK 在 MH 反应后 12～18h 达到高峰，因此是区分甲状腺功能亢进和 MH 一个较晚的信号。如果疾病表现很难区分 MH（这两种疾病均会出现心动过速、僵硬和发热），应谨慎地静脉给予丹曲林钠 2.5mg/kg[209]。然而如果使用丹曲林后高代谢的迹象减弱，并不能得出该反应是 MH 的结论，因为丹曲林也能减弱甲状腺危象导致的高代谢表现[208]。鉴别诊断还包括抗精神病药恶性综合征和嗜铬细胞瘤[179]。

甲状腺危象是一种内分泌急症，积极的治疗对避免死亡至关重要[161,188,207]。未经治疗的甲状腺危象的死亡率为 10%～30%[177,210]。甲状腺危象的推荐治疗仍然是一个多种药物的综合治疗方法以便①阻止甲状腺素的产生和释放；②防止 T_4 向 T_3 转化；③拮抗甲状腺素的外周效应（肾上腺素能）；④通过支持治疗控制全身紊乱（表 27-5）[162,196,205,211-215]。药物治疗包括非肠道使用 β-肾上腺素受体阻滞剂、甲巯咪唑或丙硫氧嘧啶糖、皮质激素（减少 T_4 向 T_3 的转化和预防相对肾上腺功能不全）和退烧药（如对乙酰氨基酚）[179,204,207]。

表 27-5　甲状腺功能亢进危象的治疗

药物分类	推荐药物	起始剂量	作用机制
碘	碘化钾（SSKI，碘化钾的饱和溶液）	每 6h 口服 3～5 滴	阻断腺体中甲状腺素释放
	卢戈溶液	每 6～8h 口服 4～8 滴	阻断腺体中甲状腺素释放
β-肾上腺素受体阻滞剂	普萘洛尔	婴儿：2mg/(kg·d)分成每 8～12h 使用	β 肾上腺素受体阻滞
		儿童：每 6～8h 口服 10～40mg	降低 T_4 向 T_3 转化
	艾司洛尔	100～200μg/(kg·min)静脉输注	β 肾上腺素受体阻滞；降低 T_4 向 T_3 转化

表 27-5　甲状腺功能亢进危象的治疗（续）

药物分类	推荐药物	起始剂量	作用机制
硫代酰胺	甲巯咪唑	0.4mg/（kg·d）分成每 8～12h 口服	抑制新的激素合成
	丙硫氧嘧啶	5～10mg/（kg·d）分成每 8h 口服	抑制新的激素合成；降低 T_4 向 T_3 的转化
支持治疗	静脉输液	20～40ml/kg 生理盐水	补充因发热、出汗、呕吐和腹泻而增加的无感损失
	降温毯、冰袋	退热	
	对乙酰氨基酚	**2～12 岁儿童**：每 6h 15mg/kg 或者每 4h 12.5mg/kg；最大日剂量为 75mg/（kg·d） **>12 岁的青少年**： <50kg：每 6h 15mg/kg 或者每 4h 12.5mg/kg；最大单次剂量：75mg/（kg·d）（≤4g/d） ≥50kg：每 6h 1 000mg 或者每 4h 650mg；最大单次剂量 1 000mg/次；最大日剂量：4g/d	
	氢化可的松	每 8h 静脉输注 2mg/kg（最大单次剂量 100mg）	减少 T_4 向 T_3 的转化，提高血管舒缩稳定性

甲状旁腺和钙紊乱

钙稳态生理学

　　四个甲状旁腺通常呈两对位于甲状腺背侧的上、下极，下极偶异位于颈部或胸部其他部位。当血清中游离钙降低时，甲状旁腺激素（parathyroid hormone，PTH）由分泌颗粒释放。它的分泌受到高磷血症、严重的低镁血症或高镁血症或、增加的 1, 25-二羟维生素 D（骨化三醇）等抑制。甲状旁腺上的钙敏感受体调节 PTH 的释放，PTH 主要有三种增加血清钙的方式：①增加肾小管对钙的重吸收，降低磷酸盐的重吸收；②上调破骨细胞介导的骨钙、磷酸盐释放；③肾脏将 25-羟基维生素 D 转化为活性代谢物-骨化三醇。反过来，骨化三醇增加胃肠道对钙和磷酸盐的吸收，对骨骼有直接释放钙的作用。降钙素由甲状腺 C 细胞分泌，通过自身的 G 蛋白偶联受体发挥降钙作用。

低钙血症

新生儿低血钙

　　由于早产、围生期应激/窒息和母体糖尿病引起的新生儿低钙血症很常见，但通常是短暂的[216, 217]。不太常见的原因包括母体甲状腺功能亢进、新生儿暂时性甲状旁腺功能低下、维生素 D 缺乏、过量利尿或磷酸盐过量以及先天性甲状旁腺功能低下[217]。在美国，无论婴儿的饮食摄入量如何，母亲缺乏维生素 D 仍然是婴儿低钙血症的一个原因[218, 219]。

　　先天性甲状旁腺功能低下最常见的原因是 DiGeorge 序列征（也称为腭心面综合征或 22q11.2 缺失）[216, 217]。DiGeorge 序列征中甲状旁腺发育不全的程度是可变的，因此低钙血症可能出现在婴儿期、儿童期或应激期[216]。先天性甲状旁腺功能低下的其他原因包括孤立性甲状旁腺功能低下、高钙尿血钙过低、线粒体疾病（Kearns-Sayre 综合征、线粒体脑病）和代谢综合征（Kenny-Caffey 综合征）[216, 217, 220]。PTH 或 PTH 抵抗（假性甲状旁腺功能低下）会导致新生儿高磷血症，超出新生儿的正常范围，而维生素 D 缺乏或抵抗与低至正常的血清磷酸盐浓度有关。

儿童低钙血症

　　儿童低钙血症的病因包括甲状旁腺功能减退（先天性和获得性）、对 PTH 反应不敏感（假性甲状旁腺功能减退）、维生素 D 补充或代谢紊乱、钙/磷/镁紊乱[216, 221, 222]。获得性甲状旁腺功能低下可以由甲状旁腺浸润性疾病（血红蛋白沉着病、威尔逊症（Wilson disease）、肉芽肿病或转移癌）、自身免疫性甲状旁腺功能低下（1 型多腺性自身免疫性疾病），或甲状腺或甲状旁腺手术后并发症等引起。

　　1 型多腺性自身免疫疾病主要表现为皮肤黏膜念珠菌病、甲状旁腺功能低下和肾上腺功能不全[216, 221, 223]。经常出现指甲的外胚层营养不良，这导致了该综合征的另一个名称——自身免疫性多内分泌病-念珠菌病-外胚层营养不良（autoimmune polyendocrinopathy-candidiasis-ectodermal dystrophy, APECED）[221, 223]。

　　婴幼儿持续性低钙血症可有多种表现，包括进食不良、口周麻木、感觉异常、喉痉挛、手足抽搐、癫痫、心肌功能障碍和肌病。低钙血症的初始评估，不论年龄，需包括测定血清钙、磷酸盐、镁、碱性磷酸酶、肌酐、PTH、25-羟基维生素 D 和 1, 25-二羟维生素 D，加上尿液中的钙、磷酸盐和肌酐。急性低钙血症的治疗包括静脉注射钙剂，随后口服钙补充剂，必要时口服补充 25-羟维生素和骨化三醇[219]而不是合成的 PTH。因为可能发生骨肉瘤，最初禁止小儿使用 PTH[224]。PTH 现在被用作骨化三醇的替代品，因为在成人和小儿中广泛使用未显示风险增加[221, 224-226]。

围手术期管理

　　低钙血症通常经静脉注射氯化钙或葡萄糖酸钙进行纠正，需要频繁地测定血清钙离子浓度来指导治疗（见第 12 章）。钙盐释放游离钙离子，应该通过中心静脉导管给药。因其高渗性和电离钙浓度的增加会导致强烈的局部血管收缩，如果通过一个存在渗漏的外周静脉给药，会导致皮肤和皮下组织坏死，受影响的肢体可能出现坏疽。术后患儿能耐受口服后，静脉补钙可转为口服补钙。

高钙血症

高钙血症在小儿中不常见[227, 228]。甲状旁腺导致高钙血症的原因包括新生儿甲状旁腺功能亢进（hyperparathyroidism，HPT）、原发性甲状旁腺功能亢进、甲状旁腺增生、家族性低钙尿高钙血症（家族性良性高钙血症）、罕见的甲状旁腺癌[229]。新生儿 HPT 通常是对母体低钙血症的一种适应。在儿童和青少年中，65% 的 HPT 可能是由于单一的甲状旁腺瘤，对血清钙水平的增加没有反应[227]。

甲状旁腺增生见于家族性甲状旁腺功能亢进，包括 1 型多发性内分泌肿瘤（multiple endocrine neoplasia type 1，MEN1），其中 HPT 是主要表现形式[227, 230, 231]。MEN1 也与胰腺和垂体肿瘤有关[230, 231]。MEN2A 中 HPT 是一种不常见的表现，其中甲状腺髓样癌和嗜铬细胞瘤会发生[232]。钙敏感受体基因的突变导致家族性低钙尿高钙血症（家族性良性高钙血症）患者血清钙含量较高，这是一种良性的罕见诊断[233, 234]。这种钙敏感受体基因突变也可导致危及生命的新生儿严重 HPT[227]。继发性 HPT 的钙水平相对正常，这是一种常见于儿童的现象，伴有肾衰竭、肾小管酸中毒和低磷血症性佝偻病[235]。

当出现高钙血症时，鉴别诊断包括 Williams 综合征（15% 的病例出现高钙血症）、维生素 A 中毒、维生素 D 中毒、低磷酸酯酶症、肉芽肿性疾病、皮下脂肪坏死、卧床不起、相关药物治疗（噻嗪类利尿剂，锂，茶碱）[227, 236]。实体肿瘤可分泌更多的甲状旁腺激素相关蛋白（parathyroid hormone-related protein，PTHrP）。部分肿瘤，如白血病、淋巴瘤等，可能释放过多的细胞因子和破骨细胞活化因子导致高钙血症，从而辅助肿瘤诊断[237, 238]。

高钙血症的症状和体征通常是非特异性的，如恶心、呕吐、发育不良、易怒、多尿、便秘和疲劳。高钙血症的初步实验室检查内容与前面所述的低钙血症的检查内容相似[239]。

不明原因的高钙血症的评估检查包括对 MEN 综合征需进行额外的激素或基因检测、对恶性肿瘤进行 PTHrP 检测、血液化验以发现肿瘤标志物、骨髓活检和相关影像学检查。当发现 HPT 时，超声有助于评估甲状旁腺，但 MRI 扫描更加精确，特别是用于定位异位甲状旁腺组织时[240]。

围手术期管理

急性高钙血症的治疗从停用或尽量减少任何来源的钙开始（肠内 / 肠外喂养，全肠外营养）。患儿应积极补充等渗液体。可以使用袢利尿剂如呋塞米，增加尿钙的排出[241]。降钙素抑制骨质吸收，降低钙浓度，尽管在 1 或 2 天内可发生快速耐受[227]。二膦酸盐，如帕米膦酸盐，是骨质吸收的有效抑制剂。小儿首选帕米膦酸盐；单次给药可迅速降低血清钙浓度，效果可持续 2～4 周[227, 241]。糖皮质激素也可使用，因为它们抑制了 1, 25-二羟维生素 D_3 的合成。原发性 HPT 的最终治疗方法是甲状旁腺切除术[227, 240-242]。甲状旁腺切除术后的急性处理需要仔细监测和补充钙，可能还需要使用骨化三醇治疗持续性低钙血症。在单纯的甲状旁腺增生、MEN 综合征或继发性 HPT 中，外科医生可能会选择在前臂保留一部分甲状旁腺腺体，以避免难以处理的永久性甲状旁腺功能减退。

肾上腺疾病

生理

肾上腺类固醇激素的合成始于作为前体物质的胆固醇，生成三种类固醇激素：盐皮质激素、糖皮质激素和性激素（雄激素前体）[243]。参与肾上腺（或性腺）激素生成的酶大部分是细胞色素 P450 酶系。肾上腺皮质由三个区域组成：外层的球状带专一合成盐皮质激素，基因定位于 *CYP11B2*。由于 *CYP17* 基因的局部表达，束状带和网状带合成糖皮质激素和雄激素[244]。皮质醇是糖皮质激素通路的最终产物，是下丘脑 - 垂体 - 肾上腺轴的主要调节因子，其中下丘脑促肾上腺皮质激素释放激素调节垂体促肾上腺皮质激素（adrenocorti¬cotropic hormone，ACTH）的分泌和下游肾上腺激素的产生。ACTH 的释放遵循一个日变化的模式，在凌晨 4 点到 8 点达到峰值，最重要的是，对创伤、急性疾病、高热和低血糖的反应显著增加。

盐皮质激素的产生主要由肾素 - 血管紧张素系统控制，由肝脏分泌的血管紧张肽原被肾素裂解为血管紧张素 I，然后转化为血管紧张素 II[245]。盐皮质激素通路也对 ACTH 起反应，已证实外生 ACTH 刺激几分钟之内所有的盐皮质激素前体和最终产品醛固酮都会增加。然而，垂体功能减退不导致盐皮质激素缺乏，因为完整的肾素血管紧张素系统独立地刺激醛固酮合成。而 ACTH 缺乏的患者可能出现低钠血症（糖皮质激素是排泄自由水所必需的）和低血压。肾上腺不能释放足够数量的糖皮质激素的另外一个后果是由于皮质醇增强血管对儿茶酚胺的反应性和促肌内收缩活性方面的作用[246]。糖皮质激素最致命的潜在后果是原发性肾上腺功能不全和下丘脑 - 垂体缺陷，需要儿科医生、内分泌医生、外科医生或麻醉医生高度警惕。当任何有关下丘脑 - 垂体 - 肾上腺轴问题出现时，尤其是围手术期，需要谨慎地补充外源性糖皮质激素[247]。

肾上腺功能不全的病因

原发性肾上腺功能不全通常由于患者出现体重减轻、恶心呕吐、食欲缺乏等症状而得到怀疑，尤其是继发于 ACTH（浓度非常高）交叉刺激促黑素细胞激素受体从而导致的特征性皮肤色素沉着。原发性肾上腺功能不全在有先进的卫生保健系统的美国并不常见，因为结核病等传染病已较少流行，但肾上腺出血仍然会导致肾上腺衰竭[249]。自身免疫性肾上腺功能不全，有时是多发内分泌病综合征的一部分，现在是最常见的原因，包括糖皮质激素和盐皮质激素缺乏症。糖皮质激素缺乏伴或不伴盐皮质激素缺乏是先天性肾上腺增生的特征[250]。引起肾上腺功能不全的罕见疾病有肾上腺营养不良、先天性肾上腺发育不良、X 连锁肾上腺发育不良和 ACTH 受体缺陷[252]。

先天性或后天的下丘脑或垂体损伤可导致 ACTH 缺乏。一般来说，这些病变会引起其他垂体分泌激素不足，特别是生长激素或 TSH 缺乏；孤立的 ACTH 缺乏是罕见的。生长激素和 ACTH 缺乏症均可导致婴儿低血糖。导致 ACTH 缺乏的中枢神经系统畸形通常可以通过 MRI 检测到。一个显著的中枢神经系统畸形是视中隔发育不良[31,253-255]，可能合并有一系列的中线缺陷，如透明隔缺失或发育不全、视神经发育不全，但孤立性的垂体不发育或发育不全更为常见。导致垂体功能低下的获得性病变包括脑积水、脑膜炎、浸润性疾病[256]和肿瘤，如颅咽管瘤或组织细胞增多症 X[257]。肿瘤切除，尤其是颅咽管瘤、头颅照射和化疗，可导致多种垂体激素缺乏，疾病往往是经过多年的进展[168]。

肾上腺皮质功能不全的检测

血清皮质醇浓度遵循一个昼夜变化的模式，在 ACTH 增长期间，皮质醇浓度在清晨达到峰值，在晚上逐渐下降。尽管早晨血清皮质醇的浓度如果<5μg/dl 是低于正常值，并提示有肾上腺功能不全，但它可能难以解释一个随机皮质醇浓度的意义。在一天的任何其他时间浓度降低是没有意义的，不应该用来测试肾上腺功能。相比之下，通过获得随机血清样本来证实原发性盐皮质激素缺乏症的实验室结果显示，尽管血浆肾素活性显著增加，但醛固酮浓度较低。

原发性肾上腺功能不全可用两种方法进行有效评估[258]：要么同时测定血清皮质醇和血浆 ACTH 浓度，要么用外源性 ACTH 刺激肾上腺[促肾上腺皮质激素（cortrosyn），ACTH 的生物活性片段，包含前 24 个氨基酸]。血浆 ACTH 浓度明显升高是原发性肾上腺功能不全的确切证据，但采血本身的应激可使其浓度适度升高。因此检测血浆中 ACTH 浓度的血液标本应通过留置的导管获得从而避免假阳性。

下丘脑-垂体功能不全更难以评估。ACTH 水平的完全缺失，如垂体切除或破坏的明显情况，最终导致肾上腺萎缩和对促肾上腺皮质激素刺激完全无反应，维持糖皮质激素的替代十分必要。然而，对 ACTH 的"充分"反应只意味着促肾上腺皮质激素的分泌，但并不保证在应激的情况下 ACTH 有正常的分泌高峰。因此，任何中枢神经系统损伤，可能导致下丘脑-垂体-肾上腺轴缺陷的患者都应该接受应激剂量的糖皮质激素治疗（见后面的讨论）。实际上，接受促肾上腺皮质激素治疗后皮质醇值 10～20μg/dl 的高危患儿需要补充应激剂量，而<10μg/dl 表明需要长期替代治疗[258,259]。

肾上腺功能不全的围手术期管理

糖皮质激素的剂量

内源性皮质醇分泌量为每天 6～8mg/m²。因为一小部分口服皮质醇会被肝脏降解，所以典型的口服替代剂量是每天 10～12mg/m²。氢化可的松的替代剂量取决于年龄和体型，但一般对于患有慢性肾上腺功能不全的青少年，每次口服 5～7.5mg，每天 2～3 次。不需要剂量监测，但应根据年龄跟踪患儿的生长速度。共存或孤立的盐皮质激素缺乏症，替代疗法使用氟氢可的松，每日口服约 0.1mg，与体型无关，需要间断监测血压和血浆肾素活性。当糖皮质激素治疗

的主要目的不是替代而是抑制 ACTH 分泌时，如先天性肾上腺增生，每日氢化可的松的剂量一般为 15～20mg/m²，监测血清中 17-羟基黄体酮、雄烯二酮、硫酸脱氢表雄酮，睾酮指导治疗。氢化可的松的替代品包括泼尼松，它的药效是氢化可的松的 4～5 倍。地塞米松的药效是氢化可的松的 30～40 倍，但它没有盐皮质激素的活性，而且副作用更大，如骨质疏松和股骨头无菌性坏死，因此不应用于长期常规替代治疗。单剂量地塞米松不会导致股骨头无菌性坏死。

根据疾病或创伤的严重程度，传统的应激糖皮质激素使用量是患者通常替代剂量的 3～10 倍，尽管这一做法没有相应的证据基础[260]。短期使用过量的糖皮质激素风险很小。并发疾病或者发热（>38℃）患儿，推荐接受口服 3～5 倍的常规口服维持剂量，行大手术、危重疾病或在重大紧急情况下的儿童，推荐接受口服 5～10 倍的常规口服维持剂量。对于需要应激糖皮质激素治疗但不使用门诊类固醇或无法口服药物的患儿，我们建议使用注射用皮质醇（可溶性类固醇），与恶心、呕吐、腹泻或发热（>38℃）相关的疾病，使用剂量为每 12h 0.5mg/kg，围手术期、重症监护或有急诊适应者使用量为每 6h 0.5～1mg/kg，最长达 72h[261]。

医源性肾上腺抑制和萎缩

控制自身免疫性疾病、抑制移植排斥反应和控制炎症过程需要长期使用较大剂量的外源性糖皮质激素。医源性肾上腺抑制取决于使用糖皮质激素的时间和剂量。高剂量类固醇持续 7～10 天不能抑制下丘脑-垂体-肾上腺轴。持续 3～6 周的肾上腺抑制治疗需要超过 1～2 周的时间使下丘脑-垂体-肾上腺轴恢复。长期高剂量治疗可能需要 6～9 个月的时间才能完全恢复下丘脑-垂体-肾上腺功能，在此期间需要逐渐减少激素使用。减量结束时，应进行重复促肾上腺皮质激素刺激试验以确定肾上腺功能恢复，减量期间任何的重复创伤或疾病均需短期应激治疗。

糖皮质激素减量有两层含义。消化科医生、风湿科医生、肾内科医生和肿瘤科医生对泼尼松治疗的减药速度，以及外科医生对地塞米松治疗的减药速度，完全取决于他们对免疫或炎症过程的评估。只要糖皮质激素剂量超过替代剂量，无论剂量大小，下丘脑-垂体-肾上腺轴持续受到抑制。只有当类固醇剂量逐渐减少到每日替代剂量（约 10mg/m² 氢化可的松，2mg/m² 泼尼松，或<0.5mg/m² 地塞米松），内分泌才开始逐渐减少。此时，泼尼松应改为氢化可的松，以便在恢复下丘脑-垂体-肾上腺轴功能的同时，解除从替代治疗逐渐减量剂量。在围手术期，如果在类固醇逐渐减少期间对下丘脑-垂体-肾上腺轴的完整性有任何担忧，应给予类固醇（表 27-6）。

表 27-6 类固醇剂量和当量比

类固醇	相对的抗炎强度	相对的盐皮质激素强度	每日替代剂量/mg·m⁻²
氢化可的松	1	2	10
可的松	0.8	2	12
泼尼松	4	1	2.5
泼尼松龙	5	1	2
地塞米松	20～30	0	<0.5

皮质醇增多症（库欣综合征）

过多的皮质醇，不论是外源性还是内源性，都会导致肌肉耗损、躯干肥胖、满月脸、高血压、高血糖、骨质疏松和生长减速[262,263]。医源性皮质醇增多在儿科中很常见[264]，而库欣病或综合征很少见[265]。库欣病是指垂体腺瘤分泌的 ACTH 增多。库欣综合征是指糖皮质激素分泌过多的其他症状，包括异位分泌 ACTH 肿瘤[266]和分泌皮质醇的肾上腺肿瘤[267]。肾上腺肿瘤（腺瘤或癌）是儿童皮质醇增多症的最可能的原因。这些肿瘤可以分泌任何类固醇和常见的共分泌雄激素的混合物，导致女性男性化[268]。单侧分泌糖皮质激素的肿瘤通常会导致下丘脑 - 垂体 - 肾上腺轴抑制，需要在切除后小心地减少氢化可的松的替代量，以恢复对侧肾上腺的正常皮质醇生成[269]。

对于有症状的皮质醇增多症患儿（不仅仅是肥胖），筛查测试包括夜间小剂量地塞米松抑制试验，24h 尿游离皮质醇和肌酐以及夜间唾液皮质醇浓度的测量[270]。如果筛查试验提示诊断为皮质醇增多症，应测量其他肾上腺激素以及进行肾上腺的 CT 或者 MRI 检查。单纯糖皮质激素作用的青少年中，促肾上腺皮质激素释放激素（CRH）刺激试验或大剂量地塞米松抑制试验结果可疑[271]，提示垂体 ACTH 分泌腺瘤（库欣病），需进行垂体 MRI 检查[272]。由于垂体腺瘤很小，可能需要双侧下岩窦取样来定位腺瘤[273]。

皮质醇增多症的围手术期管理

库欣病和库欣综合征需要手术治疗[274,275]。除了辅助管理继发性症状，如肥胖及其伴随的气道问题、高血压、皮肤和骨质疏松外，没有其他的麻醉注意事项。

嗜铬细胞瘤

嗜铬细胞瘤和副神经节瘤是一种罕见的神经内分泌肿瘤，起源于神经嵴细胞。它们可以发生在从头盖骨底部到骨盆副神经节所在的任何地方[276,277]。功能性肿瘤产生儿茶酚胺，被称为嗜铬细胞瘤。这些肿瘤的名称来源于铬盐能将嗜铬颗粒蛋白 A 免疫染色为暗灰棕色[278]。

病因学

近 80% 的功能性副神经节肿瘤发生在肾上腺髓质，被称为嗜铬细胞瘤。20% 的病例发生于肾上腺外的副神经节组织。嗜铬细胞瘤在普通人群中的总发病率估计约为每年每百万人中有 0.3 例[278]。约 10%～20% 的嗜铬细胞瘤在儿童时期被诊断，发病时平均年龄为 11 岁[276,278]。大数据显示，小儿副神经节肿瘤在儿童期以男性为主，而在生育年龄期转变为女性为主，其净效应在性别中是均等分布的[279]。与成人相比，小儿嗜铬细胞瘤多为良性、双侧、多发和肾上腺外[278]。

虽然只有 5%～10% 的小儿副神经节肿瘤是恶性的，可广泛转移到骨骼、肺、淋巴结和肝脏[276,277]。欧洲国家嗜铬细胞瘤 - 副神经节瘤登记处报告，在 18 岁以前确诊的患者中，多达 80% 的人有一种已知易感基因发生了种系突变[280]。迄今为止，至少有 10 个易感基因突变与嗜铬细胞瘤相关的癌症综合征有关，如希佩尔 - 林道综合征（von Hippel-Lindau，VHL）、2 型多发性内分泌肿瘤（multiple endocrine neoplasia，MEN）、1 型神经纤维瘤病、副神经节综合征 1～4 型和家族性嗜铬细胞瘤综合征[280,281]。此外，结节性硬化症和卡尼三联征也与嗜铬细胞瘤有关。

临床表现

小儿副神经节肿瘤的临床表现差异很大，可能是由于儿茶酚胺分泌或质量效应所致。肿瘤也可以是偶然的影像学检查发现，或者是筛查遗传综合征中的一部分[278]。功能性嗜铬细胞瘤和副神经节瘤可分泌不同的儿茶酚胺，包括肾上腺素、去甲肾上腺素和多巴胺。去甲肾上腺素是主要的分泌激素，而只有 10%～20% 的肿瘤分泌肾上腺素和多巴胺。然而，循环中儿茶酚胺浓度与症状之间没有直接关系。

高血压是患儿最典型的症状，但它可能是持续性的，而不是像成年人是阵发性的[282]，通常与主要分泌多巴胺的肿瘤无关。患儿的另一种常见症状是经常性的间歇性头痛，常伴有恶心和呕吐。其他症状包括体重减轻、多尿、视觉障碍和焦虑[283]。分泌肾上腺素的肿瘤虽然极为罕见，但由于持续高浓度儿茶酚胺导致的血管内容积减少和心肌抑制，实际上可表现为循环休克。

诊断

由于嗜铬细胞瘤漏诊的后果严重，应对任何表现出嗜铬细胞瘤或其他副神经节肿瘤症状的患儿进行检查。副神经节瘤可能被误认为是更常见的神经母细胞瘤，因为它们的位置和分泌的香草扁桃酸和纯香草酸相似[279]。初步筛查应包括生化检测过量的儿茶酚胺，然后进行影像学检查，以确定可疑的儿茶酚胺分泌肿块的解剖位置。传统上，儿茶酚胺及其代谢产物通常在收集的 24h 尿液中测量；然而这对小儿来说往往是困难的。血浆游离的变肾上腺素（变肾上腺素和去甲变肾上腺素）由肿瘤产生和分泌，与肿瘤或交感神经反应引起的儿茶酚胺释放无关[284]。液相色谱 - 质谱法联用技术检测血浆游离变肾上腺素和去甲变肾上腺素的灵敏度已达到 98%[285]。

一旦生化诊断性试验表明患有副神经节瘤或嗜铬细胞瘤，需要额外的成像来定位肿块。小儿中最常见的位置是在腹部，肾上腺以内和肾上腺以外。CT 和 MRI 均可定位这些肿瘤[286]；辐射暴露和可能需要全身麻醉等因素可能会影响使用哪种技术，这取决于患儿的年龄。尽管两者在区分直径 <1cm 的嗜铬细胞瘤和其他腹腔内病变方面都有局限性，用这两种技术定位嗜铬细胞瘤的准确性是相似的[286]。另一种成像检测技术，[131]I- 间碘苄胍（metaiodobenzylguanidine，MIBG），可以帮助识别肾上腺外的小肿瘤以及转移性疾病[287]。

术前管理

一旦嗜铬细胞瘤或副神经节瘤的诊断确立，通常需要额外的病情检查作为手术前的医学治疗。一些基本的实验室结果可以帮助检测远处受累的器官。例如，醛固酮增多症会出现低钾血症，或者总钙和离子钙水平异常表明甲状旁腺受累，提示 2 型多发性内分泌肿瘤综合征。过量的儿茶酚胺也会增加空腹血糖浓度或导致糖耐量异常。循环中儿茶酚胺浓度长期升高，不仅会导致血管收缩和相对低血容量，还会导致心肌病、充血性心力衰竭和心律失常。因此术前需要评估心电图和超声心动图[286]。

手术切除嗜铬细胞瘤几乎总是在适当了解患儿的状况后、医疗条件稳定、肿瘤的位置明确、已实施治疗性的 α-肾上腺受体阻滞剂的情况下择期进行。术前使用 α-肾上腺受体阻滞剂是嗜铬细胞瘤切除术成功的关键，可以使围手术期并发症从 60% 降至 30%[288]。与年龄相应的正常血压，其他症状如心悸和头痛缓解，表明阻滞有效。必须强调的是在使用 α-肾上腺受体阻滞剂之前不能单独使用 β-肾上腺受体阻滞剂；否则会导致突发性全身高血压，导致急性心力衰竭、急性冠脉事件、卒中甚至死亡。仅仅当建立很稳固的 α-肾上腺受体阻滞的情况下才能开始使用 β-肾上腺受体阻滞剂来控制反射性的心动过速和心律失常[278]。

术前准备最常见的是非竞争性 α-肾上腺受体阻滞剂-酚苄明。酚苄明不可逆转地使 α-肾上腺素受体烷基化，从而降低 α-肾上腺受体介导的术中血压升高。酚苄明可口服也可静脉注射[281]。有效口服剂量通常为每天 0.25～1.0mg/kg 分次服用。在最初的起始剂量之后，每 2～3 天逐渐增加药物剂量（由于药物的半衰期长）直到达到有效的 α-肾上腺能阻滞使患儿血压正常[276]。这可能需要每天 2mg/kg 的剂量，并需要几周的治疗才能明确恰当的剂量[278,231]。

口服酚苄明的生物利用度仅为 20%～30%，24h 起效[281]。此外静脉使用酚苄明能更快速和可靠地阻滞 α1-受体，尽管这需要密切监测外周血管舒张和血压下降幅度，特别是在血容量相对减少的情况下。酚苄明的作用终止只有通过合成新的 α-肾上腺素受体。酚苄明不可逆转的阻滞 α-肾上腺素受体带来的缺点是切除肿瘤后出现反应性低血压，对增加外周血管阻力的措施有抵抗作用。酚妥拉明是另外一种可选择的药物，因为它比酚苄明半衰期更短，并且其阻滞作用是可逆的。钙通道阻滞剂也可以帮助纠正血压同时更少出现直立性变化，尽管这在成年人中更常见。

麻醉关注点

分泌儿茶酚胺的肿瘤切除是麻醉实践中最具挑战性和罕见的病例之一。根据肿瘤的位置、大小和外科医生的喜好，手术方式可以选择开放、也可以选择腹腔镜。主要的目标和挑战是在肿瘤切除前和切除后保持血流动力学稳定。这需要术前仔细计划并预测术中变化。考虑到这些患者的高风险，理想的手术切除应该在有此类病例经验的中心进行[289]。

进入手术室前确保充分的 α-肾上腺受体阻滞是维持血压正常和扩大收缩的血管容积的关键[289]。放置有创监测装置或麻醉诱导前缓解焦虑对维持循环稳态和减轻可能引发儿茶酚胺激增的任何应激源都很重要。如果可行，在全身麻醉诱导前，应进行有创性监测，如动脉置管。中心静脉导管通常用于液体管理、监测和输注血管活性药物，包括血管扩张剂和血管收缩剂。对于心肌功能障碍的患者，无创连续心排血量评估、肺动脉导管或经食管超声心动图对调整术中管

理是必要的。

全麻诱导和插管的目的是消除血流动力学应激。根据患者的年龄，这可以通过静脉或吸入麻醉药来完成。应避免使用可能引起组胺释放和拟交感的药物，如氯胺酮、吗啡、类箭毒肌肉阻滞剂和哌替啶。有人认为琥珀胆碱可能通过刺激交感神经节或神经束而引起交感反应，因此一般也应避免使用琥珀酰胆碱，尽管目前很少在小儿麻醉中使用琥珀酰胆碱[290]。只有在达到足够的麻醉深度后，才应尝试置入气道装置，一些辅助药物例如利多卡因静脉注射可能有好处[289]。维库溴铵或罗库溴铵是首选的神经肌肉阻滞剂，因为它们没有自主效应和组胺释放效应[291]。

尽管进行了 α-肾上腺受体阻滞，术中也会发生高血压，特别是在触及肿瘤操作时。控制血压的措施包括增加吸入麻醉药的吸入浓度、输注硝普钠、静脉注射硫酸镁[290]，在难治性高血压病例中，尼卡地平和非诺多巴胺已被成功使用[292]。术中也可发生心动过速；首选 β-肾上腺受体阻滞剂艾司洛尔来控制心率因为其持续时间较短。

一旦肿瘤血管被结扎还可能会出现突然低血压，由于突然去除了儿茶酚胺的来源以及酚苄明不可逆转的 α-肾上腺受体的阻滞作用。再加上血浆容量浓缩，失血和麻醉剂的扩管作用，可能会导致严重和持续的低血压[289]。术后低血压可能持续数天直至新的 α-肾上腺素受体合成。可能需要通过扩张容量和升压药物（如肾上腺素、去甲肾上腺素和血管升压素）的支持治疗[289,290]。需要在 ICU 进行术后管理。

最后，当去除了儿茶酚胺的来源和共存的相对过多的血浆胰岛素水平时，可能会发生反应性低血糖；因此，应经常测量血糖浓度直到稳定。如果已施行双侧肾上腺切除术，应立即咨询内分泌科医生，并更换类固醇药物[289]。

（方攀攀 译，刘学胜 校，宋兴荣 上官王宁 审）

精选文献

Baylis PH. The syndrome of inappropriate antidiuretic hormone secretion. *Int J Biochem Cell Biol*. 2003;35:1495-1499.

The author reviews the cardinal diagnostic criteria, clinical features, and pathophysiology of SIADH, which develops because of persistent detectable or elevated plasma arginine vasopressin concentrations in the presence of continued fluid intake. Inappropriate infusion of hypotonic fluids in the postoperative state is a common cause. For symptomatic patients with chronic SIADH, the mainstay of therapy is fluid restriction.

Cameron FJ, Wherrett DK. Care of diabetes in children and adolescents: controversies, changes, and consensus. *Lancet*. 2015;385(9982):2096-2106.

A clinically focused, up-to-date review of epidemiology, pathophysiology, diagnosis, and management of diabetes in children and adolescents.

Copeland KC, Silverstein J, Moore KR, et al. Management of newly diagnosed type 2 diabetes mellitus (T2DM) in children and adolescents. *Pediatrics*. 2013;131(2):364-382.

This consensus statement provides guidance on the diagnosis and management of youth with type 2 diabetes.

LaFranchi S. Congenital hypothyroidism: etiologies, diagnosis, and management. *Thyroid*. 1999;9:735-740.

LaFranchi thoroughly reviews thyroid development and hypothyroidism in this article. He includes both embryologic and molecular defects of hypothyroidism.

Lenders JW, Eisenhofer G, Mannelli M, Pacak K. Phaeochromocytoma. *Lancet*. 2005;366:665-675.

Pheochromocytoma is a rare and dangerous disorder with many hidden problems that may complicate anesthesia. This review provides a single but most

thorough analysis of the basic science and practical clinical issues needed to safely anesthetize children with this disorder and to anticipate and minimize complications and risks.

Nadeau KJ, Anderson BJ, Berg EG, et al. Youth-onset type 2 diabetes consensus report: current status, challenges, and priorities. *Diabetes Care.* 2016;39(9):1635-1642.

This report characterizes type 2 diabetes in children, describes differences between childhood and adult type 2 diabetes, describes treatment options, and describes challenges to and approaches for new therapies.

Oiso Y, Robertson GL, Nørgaard JP, Juul KV. Clinical review: treatment of neurohypophyseal diabetes insipidus. *J Clin Endocrinol Metab.* 2013;98:3958-3967.

This review summarizes information about the safety and efficacy of treatments for the types of diabetes insipidus caused by a primary deficiency of vasopressin.

Rhodes ET, Gong C, Edge JA, et al. ISPAD Clinical Practice Consensus Guidelines 2014. Management of children and adolescents with diabetes requiring surgery. *Pediatr Diabetes.* 2014;15(suppl 20):224-231.

The authors review the perioperative management of type 1 and type 2 diabetes mellitus in children who are surgical patients.

Rivkees SA. The treatment of Graves' disease in children. *J Pediatr Endocrinol Metab.* 2006;19:1095-1111.

This article reviews the pathophysiology of hyperthyroidism with particular focus on Graves disease. Rivkees outlines current treatment options for hyperthyroidism, including medical, surgical, and radioiodine ablation.

Sarlis NJ, Gourgiotis L. Thyroid emergencies. *Rev Endocr Metab Disord.* 2003;4:129-136.

A concise review article on the presentation and management of extreme thyroid disorders, myxedema coma, and thyrotoxic storm.

Seckl JR, Dunger DB, Lightman SL. Neurohypophyseal peptide function during early postoperative diabetes insipidus. *Brain.* 1987;110: 737-746.

Neurohypophyseal function, including serial measurements of plasma and urinary arginine vasopressin (AVP) and the AVP prohormone/carrier peptide neurophysin I concentrations, was investigated in 11 children undergoing pituitary or suprasellar surgery. The authors conclude that early postoperative diabetes insipidus is not a result of decreased levels of circulating AVP but may be related to the release of biologically inactive precursors from the damaged neurohypophysis. These may lead to renal refractoriness to AVP.

Silverstein J, Klingensmith G, Copeland K, et al. Care of children and adolescents with type 1 diabetes: a statement of the American Diabetes Association. *Diabetes Care.* 2005;28:186-212.

This statement provides a comprehensive review of the diagnosis of diabetes, management of type 1 diabetes, and acute and chronic complications of type 1 diabetes.

Sterns RH, Riggs JE, Schochet SS Jr. Osmotic demyelination syndrome following correction of hyponatremia. *N Engl J Med.* 1986;314: 1535-1542.

This is a description of eight patients who developed a neurologic syndrome with clinical or pathologic findings typical of central pontine myelinolysis, which developed after they presented with severe hyponatremia. Each patient's condition worsened after relatively rapid correction of hyponatremia (>12 mmol of sodium per liter per day). The data suggest that the neurologic sequelae were associated with correction of hyponatremia by more than 12 mmol/L per day. When correction proceeded more slowly, patients had uneventful recoveries. Osmotic demyelination syndrome is a preventable complication of overly rapid correction of chronic hyponatremia.

TODAY Study Group, Zeitler P, Hirst K, et al. A clinical trial to maintain glycemic control in youth with type 2 diabetes. *N Engl J Med.* 2012;366(24):2247-2256.

This is the primary report of the TODAY Study, a randomized trial of 699 adolescents with type 2 diabetes. The study found that monotherapy with metformin was associated with durable glycemic control in approximately half of children and adolescents with type 2 diabetes. The addition of rosiglitazone, but not an intensive lifestyle intervention, was superior to metformin alone.

Wolfsdorf JI, Allgrove J, Craig ME, et al. ISPAD Clinical Practice Consensus Guidelines 2014. Diabetic ketoacidosis and hyperglycemic hyperosmolar state. *Pediatr Diabetes.* 2014;15(suppl 20):154-179.

The authors review the pathophysiology of diabetic ketoacidosis in childhood and discuss currently recommended treatment protocols. Current concepts regarding cerebral edema are presented, as are strategies for prediction and prevention of diabetic ketoacidosis.

参考文献

第28章　肾脏病学精要

28

DELBERT R. WIGFALL, JOHN W. FOREMAN, WARWICK A. AMES

<table>
<tr><td>肾脏生理学</td><td>药物治疗</td></tr>
<tr><td>　水和电解质</td><td>术中管理</td></tr>
<tr><td>　酸碱平衡</td><td>　肾脏保护策略</td></tr>
<tr><td>疾病状态</td><td>　血管通路</td></tr>
<tr><td>　急性肾衰竭和急性肾损伤</td><td>　环境</td></tr>
<tr><td>　慢性肾衰竭</td><td>　液体和血液制品</td></tr>
<tr><td>肾功能不全患儿的术前准备</td><td>　麻醉药物</td></tr>
<tr><td>　术前实验室检查</td><td>　术后关注点</td></tr>
<tr><td>　围手术期透析</td><td>参考文献</td></tr>
</table>

麻醉医生经常会遇到急性肾损伤(acute kidney injury, AKI)或肾衰竭的患儿。肾脏疾病要求麻醉医生对液体平衡、酸碱平衡、电解质管理、麻醉药物的选择以及潜在的并发症保持警惕。这就需要详细了解肾脏的排泄和液体平衡功能，特别是在新生儿和年龄较小的儿童中。如果不进行积极的管理，围手术期肾功能不全可恶化为肾衰竭或多器官系统衰竭，导致发病率和死亡率显著增加。麻醉实施者必须了解肾脏疾病患儿的肾脏生理、合适的术前准备、术中管理及术后护理。

肾脏生理学

肾脏的基本功能是维持水和电解质的平衡与代谢。这个紧密调控过程的第一步就是产生来源于肾血浆的肾小球滤过液。肾小球滤过率(glomerular filtration rate, GRF)依赖于肾血流量(renal blood flow, RBF)，后者取决于收缩压和循环血容量。肾脏是人体单位重量(每克)血流灌注最丰富的器官。通过调节其血管阻力，肾脏在较宽的血压波动范围内维持其血流量占心排血量的20%~30%。多种激素在这种自身调节中发挥作用，包括血管扩张剂(如前列腺素 E 和 I_2，多巴胺和氧化亚氮)和血管收缩剂(如血管紧张素Ⅱ、血栓素、肾上腺素受体激动剂和内皮素)。充血性心力衰竭和容量不足会严重限制肾脏的自身调节能力。

当根据体表面积(body surface area, BSA)校正后或按异速生长理论测算(见第 7 章)时，RBF 和 GFR 在出生后的头 2 周内增加两倍，且持续稳定增长直至 2 岁时达到成人水平(图 7-11，图 7-12)[1-2]。RBF 的增加在时间上与心排血量的增加和肾血管阻力的降低平行一致。出生时的 GFR 和最初几年的增长率与新生儿出生时的胎龄相关。例如，妊娠 28 周出生的新生儿 GFR(使用 BSA 或异速生长校正)是足月儿的一半(图 7-11，图 7-12)[3]。GFR 可通过以下公式，根据血肌酐和患儿身高进行估算：

$$GFR[ml/(min\cdot1.73m^2)]=身高(cm)\times k/血肌酐$$

在等式中，k 是随年龄变化的常数；婴幼儿为 0.413，儿童为 0.55，青春期男孩为 0.7。血肌酐，尤其是出生后第 1 天，其值反映的是母体血肌酐水平，因此在出生后至少 2 天内不能用于预测新生儿肾功能[6]。

水和电解质

肾脏调节全身钠平衡并维持正常的细胞外液和循环血容量。成人肾脏每天可滤过 25 000mmol 的钠，但是经过肾单位高效的重吸收后，最终排出体外的不到 1%。其中近端小管重吸收滤过钠的 50%~70%，髓袢升支约 25%，远端肾单位占 10%。肾素、血管紧张素Ⅱ、醛固酮、心房钠尿肽(atrial natriuretic peptide, ANP)及循环血容量的变化，都有助于维持钠的平衡[8]。

机体通过改变精氨酸升压素(arginine vasopressin, AVP)的释放和口渴感调节血浆渗透压[9-11]。AVP 也称抗利尿激素,在下丘脑合成并储存于垂体后叶,随着血浆渗透压的升高而释放。AVP 也会因循环血容量的减少和低血压发生反应性释放,对包括恶心、呕吐、阿片类药物、炎症和外科手术等均会做出反应性释放。AVP 与集合管中的受体结合,使肾小管对水的通透性增加,导致水的重吸收增加和尿液浓缩。与年长儿相比,新生儿保存或排出水的能力较差,这使得液体和容量的管理成为麻醉医生对这一年幼患儿群体进行管理的重要任务[12]。

血钾的调节由肾脏控制且依赖于血浆醛固酮的浓度,醛固酮与远端肾单位细胞上的受体结合,可促进钾分泌至尿液中。与成人相比,新生儿排钾效率很低,因此新生儿血清钾浓度的正常范围更大;正常值见表 28-1。钾的调节受酸碱状态的影响;在碱中毒的情况下钾的排出增加,反之,在酸中毒时排出减少。高钾血症和低钾血症的原因分别见表 28-2 和表 28-3。

表 28-1　血清钾的正常值	
年龄	血清钾范围/(mmol/L)
0 个月～1 个月	4.0～6.0
1 个月～2 岁	4.0～5.5
2～17 岁	3.8～5.0
>18 岁	3.2～4.8

表 28-2　高钾血症的原因
跨细胞转移
酸中毒
β- 肾上腺素受体阻滞剂
胰岛素缺乏症
烧伤
肿瘤溶解综合征
横纹肌溶解症
琥珀胆碱
排出减少
肾衰竭
保钾利尿剂
环孢素
非甾体抗炎药
血管紧张素转换酶抑制剂
盐皮质激素缺乏症
肾上腺皮质功能不全
先天性肾上腺皮质增生
低肾素性醛固酮减少症
原发性盐皮质激素缺乏症
盐皮质激素抵抗
早熟
梗阻性尿路疾病
假性醛固酮减少症
摄入增加
补钾,口服或静脉注射
输血
含钾抗生素

表 28-3　低钾血症的原因
跨细胞转移
胰岛素
β- 肾上腺素受体激动剂
排出增加
呕吐
腹泻
胃肠减压
轻泻剂
利尿剂
顺铂
两性霉素 B
肾小管酸中毒
巴特综合征
糖皮质激素
摄入减少
营养不良
神经性食欲减退

酸碱平衡

肾脏参与酸碱平衡的调节和对疾病的应激反应。它会重吸收几乎所有近端小管中滤过的碳酸氢盐,并再生出与正常食物分解(尤其是蛋白质)和骨形成过程中产生的酸性物质中和而消耗的碳酸氢盐(HCO_3^-)。再生的新碳酸氢盐是远端肾单位细胞的产物,是其通过碳酸酐酶分解由水(H_2O)和二氧化碳(CO_2)形成的碳酸(H_2CO_3)而产生的。分解过程中产生的质子(H^+)则被泵入集合管中,与集合管细胞中氨基酸(主要是谷氨酰胺)分解代谢产生的磷酸氢盐(HPO_4^{2-})或氨(NH_3)结合。

与年长儿和成人(pH=7.39;血浆碳酸氢盐 =24～28mmol/L)相比,婴幼儿,尤其是新生儿,血液呈轻度酸性(pH=7.37),血浆碳酸氢盐浓度也更低(22mmol/L)[14]。血浆 HCO_3^- 浓度降低是肾脏对 HCO_3^- 重吸收的阈值降低或不完全重吸收的结果。新生儿虽可维持酸碱平衡,但对酸负荷的反应能力有限[15]。早产儿尤其如此。

疾病状态

小儿与成人肾病的病因和差异有本质上的不同。根据病因的不同,管理可能有所不同。成人肾脏疾病通常是由长期的糖尿病或高血压导致,并伴有心血管功能的损害。小儿也可能因镰状细胞病或系统性红斑狼疮等疾病导致肾衰竭,但心血管功能的损害则要小得多。

急性肾衰竭和急性肾损伤

急性肾衰竭(acute renal failure, ARF)或急性肾功能不全是指肾脏清除含氮废物(如尿素和肌酐)的能力突然恶化,同时排泄其他溶质并保持正常水平衡的能力丧失,从而导致急性肾功能不全的临床表现:水肿、高血压、高钾血症和尿毒症。

急性肾损伤(acute kidney injury, AKI)几乎取代了传统

术语急性肾衰竭（ARF），后者被用来指那些急需透析的患者。随着认识到即使血肌酐适度增加也与死亡率的显著增加相关，GFR 急剧下降的临床范围也变得更宽。GFR 的轻微恶化和肾损伤可在肾损害的临床定义中找到，该定义允许进行早期检测和干预，并使用 AKI 替代 ARF。ARF 最好限用于那些同时需要肾脏替代治疗的 AKI 患者。一部分 AKI 的预后可通过 RIFLE 标准进行评估，该标准包括三种严重程度（即肾功能障碍危险、肾损伤和肾衰竭）和两种临床结局（肾功能丧失和终末期肾病）（表 28-4）。

表28-4　肾衰竭和肾损伤的 RIFLE 分类

RIFLE 标准	GFR 标准	尿量标准	
肾功能障碍危险	Cr×1.5 或 GRF 下降 >25%	UOP <0.5ml/（kg·h）>6h	高灵敏度
肾损伤	Cr×2 或 GRF 下降 >50%	UOP <0.5ml/（kg·h）>12h	
肾衰竭	Cr×3 或 GRF 下降 >75% 或 Cr>4mg/dl 急性升高 >0.5mg/dl	UOP <0.3ml/（kg·h）>24h 或无尿 >12h	
肾功能丧失	持续肾功衰竭：肾功能彻底丧失 >4 周		高特异性
ESKD	终末期肾病 >3 个月		

Cr，肌酐；ESKD，终末期肾病；GFR，肾小球滤过率；RIFLE，肾功能障碍危险、肾损伤、肾衰竭、肾功能丧失和终末期肾病；UOP，尿量。

改编自 Bellomo R, Ronco C, Kellum JA, Mehta RL, Palevsky P. Acute Dialysis Quality Initiative Workgroup. Acute renal failure-definition, outcome measures, animal models, fluid therapy and information technology needs: the Second International Consensus Conference of the Acute Dialysis Quality Initiative (ADQI) Group. *Crit Care*. 2004; 8: R204-R212.

ARF 经常被错误地与急性肾小管坏死（acute tubular necrosis, ATN）混用，而后者通常是指在缺血性或肾毒性事件后数分钟乃至数天内肾功能的快速恶化。虽然急性肾小管坏死是 ARF 的重要原因，但不是唯一的原因，且这些术语不是同义词。就本章而言，AKI 是指以前称为 ARF 的疾病。

病因学和病理生理学

AKI 通常是源于多因素的，或者是几种不同损伤的结果。了解其病因和病理生理对治疗 AKI 至关重要。AKI 的病因各不相同，但可大致分类如下（表 28-5）：

- 肾前性，说明是肾脏灌注不良的原因
- 肾性，说明是肾脏本身的疾病或损害的原因
- 肾后性，说明是尿液排出障碍的原因

肾前性 AKI 占大多数（高达 70%）。它们经常是由于细胞外液大量丢失引起的，如胃肠炎、烧伤、大出血或过度利尿，以及心力衰竭和脓毒症。这种情况的共同特征是肾灌注减少。RBF 减少时，代偿性增加信号传入，使 GFR 减少，水钠潴留增加。以上一系列病理生理变化的结果是尿量的急剧减少，经常导致少尿和/或）无尿。如果能早期发现潜在问题并积极治疗，则可能避免进行性肾功能不全。非甾体抗炎药，血管紧张素转化酶（angiotensin-converting enzyme, ACE）抑制剂和血管紧张素受体阻滞剂可通过进一步降低肾小球毛细血管压和 GFR，从而加重肾前性氮质血症[17]。

肾实质疾病或肾损伤占 AKI 突发病例的 20%～30%。在婴幼儿中，常见原因包括出生窒息、败血症和心脏手术。在年长儿中，AKI 的重要原因包括创伤、败血症和溶血性尿毒症综合征。长期肾前性氮质血症可导致明显的肾损伤。同样，血栓或血管炎引起的肾内血流阻塞可能导致肾衰竭。氨基糖苷类、两性霉素 B 或其他肾毒性药物（包括放射性造影剂）可引起过敏反应导致肾小管或肾间质损伤诱发 AKI，比如常见的青霉素过敏。急性肾小球肾炎是儿童 AKI 的另一个病因；很少有肾盂肾炎能导致 AKI。

AKI 的其余病因是由尿路梗阻引起的。这类患者在所有 AKI 病例中的占比不到 10%，梗阻可涉及双侧肾脏。突发无尿表明 AKI 为肾后性。梗阻可发生在肾脏的集合系统（肾内）、输尿管或尿道（肾外）内。肿瘤溶解综合征可伴有尿酸结晶、肌红蛋白尿、血红蛋白尿或阿昔洛韦和西多福韦等药物的沉积，从而发生肾内梗阻。肾外梗阻可由结石阻塞或淋巴结、肿瘤压迫输尿管所致。与其他原因的 AKI 一样，及时识别和适当干预以缓解梗阻可促进肾功能的完全恢复和

表28-5　急性肾衰竭的原因

肾前性肾衰竭	肾性肾衰竭	肾后性肾衰竭
低血容量	急性肾小球肾炎	梗阻
失血	感染后	内部（由糖尿病、镰状细胞病或镇痛剂肾病引起的肾乳头坏死）
胃肠道、肾脏途径丢失	膜性增生性肾小球肾炎	
重分布（烧伤、手术后）	急进性肾小球肾炎	肾内异常、输尿管梗阻、膀胱或尿道梗阻
	系统性疾病（如 HUS、DIC、SLE）致肾小球肾炎	外部（肿瘤压迫、淋巴结肿大）
低血压	急性间质性肾炎	
休克	药物诱导的过敏反应（青霉素）	
血管扩张剂	感染	
有效血流量降低	肾小管疾病	
低心排血量	ATN（缺血性、肾毒性）	
肝硬化	管内阻塞（尿酸、草酸盐）	
肾病综合征		

表28-5 急性肾衰竭的原因（续）

肾前性肾衰竭	肾性肾衰竭	肾后性肾衰竭
肾灌注不足	皮质坏死	
使用 ACE 抑制剂	革兰氏阴性杆菌败血症	
NSAID	大出血	
肝肾综合征	休克	
血管闭塞	急性肾衰竭	
血栓栓塞	毒素	
主动脉夹层	有机溶剂	
肾静脉血栓形成（脱水、高凝状	重金属	
态、肿瘤）	杀虫剂	
	血红蛋白	
	肌红蛋白	
	慢性肾衰竭	
	慢性间质性肾炎	
	慢性肾小球肾炎	
	慢性肾小球硬化	
	肾钙质沉积症	
	梗阻性尿路疾病	
	高血压病	

ACE，血管紧张素转化酶；ATN，急性肾小管坏死；DIC，弥散性血管内凝血；HUS，溶血性尿毒症综合征；NSAID，非甾体抗炎药物；SLE，系统性红斑狼疮。

避免肾功能的永久性下降。

　　AKI 的确切病理生理学仍不清楚，但有几个因素已经明确[18]。在 AKI 早期，严重的肾血管收缩会降低 GFR（图 28-1）。已知增加肾血管收缩的因素包括肾素 - 血管紧张素系统和肾上腺素能系统的活性增强，及内皮功能紊乱伴随的内皮素释放增加和氧化亚氮合成减少。然而，针对肾内血管的舒张治疗，如前列腺素和多巴胺的输注、ACE 抑制剂、钙通道阻滞剂和内皮素受体拮抗剂，并不能明显逆转已发生的 AKI[19]。

　　AKI 发病机制中另一个因素是肾小管细胞损伤，是肾毒性药物直接作用或缺血性损伤的结果（图 28-2）。细胞损伤导致刷状缘脱落，细胞肿胀，线粒体聚集，细胞结构破坏，丧失与基底膜的黏附力，脱落入管腔[20]。这些变化在缺血的几分

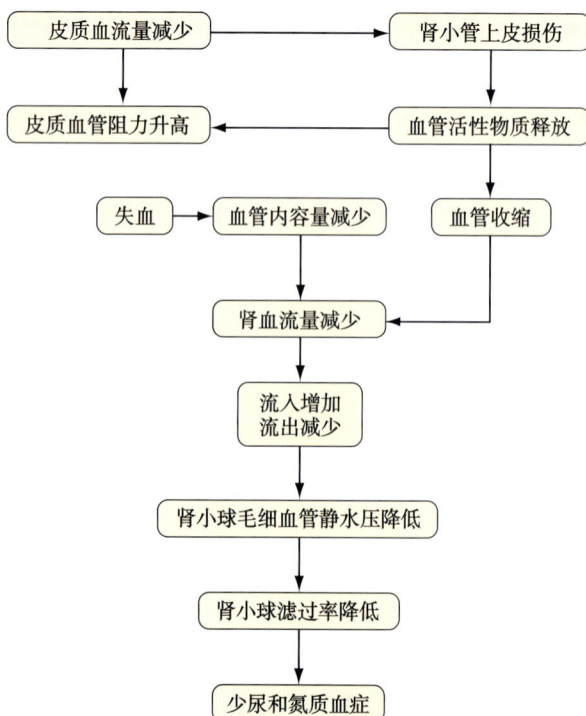

图 28-1 血流动力学因素在急性肾衰竭发病机制中的作用

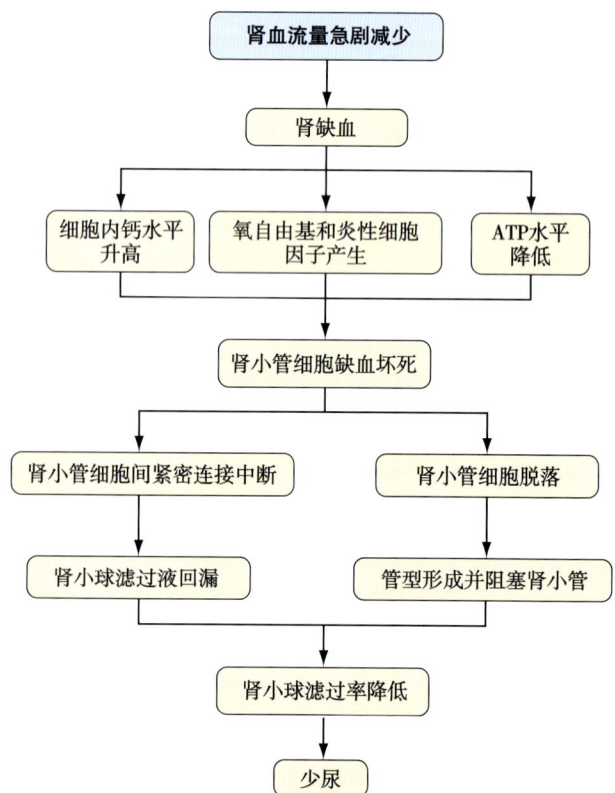

图 28-2 急性肾衰竭发病机制中特异性损伤对肾单位的影响。ATP，三磷酸腺苷

钟内发生,通过阻塞小管腔而导致 GFR 降低[21]。这些细胞变化使滤液能够漏回管周血,减少溶质的排泄和降低有效 GFR。

AKI 中的一些细胞功能紊乱,例如 ATP 浓度降低[21]、活性氧分子损伤细胞膜[22] 及膜磷脂代谢改变引发细胞内钙浓度增加,导致细胞死亡。活性氧分子还刺激细胞因子和趋化因子的产生,在细胞损伤和血管收缩中发挥作用。

肾缺血再灌注损伤中募集的中性粒细胞介导实质性肾损害[23]。再灌注损伤增加内皮细胞上的细胞内黏附分子 1(intracellular adhesion molecule 1,ICAM-1),促进循环中性粒细胞的黏附,并最终渗入实质。然后,中性粒细胞释放活性氧分子、弹性蛋白酶、蛋白酶和其他导致组织进一步损伤的酶。

诊断程序

全面的病史询问和体格检查对判断 AKI 的可能原因有重要作用。对小儿 AKI 的初步实验室检查应包括血清尿素、肌酐、电解质和尿液分析测定。一般肾前性氮质血症的血尿素氮(blood urea nitrogen,BUN)与肌酐的比率超过 20。在肾实质功能障碍的病例中,这个比率接近 10。血尿和蛋白尿持续存在于 AKI 中,与病因无关,但是尿沉渣中存在细胞管型,特别是红细胞管型时,提示肾小球肾炎。颗粒管型与肾前性氮质血症有关。

区分肾前性氮质血症与缺血或肾毒素导致的肾衰竭的一项试验即钠排泄分数(FE_{Na})。FE_{Na} 使用以下等式计算:

$$FE_{Na}=[(U_{Na} \times S_{Cr})/(S_{Na} \times U_{Cr})] \times 100\%$$

U_{Na} 和 S_{Na} 分别代表尿钠和血钠浓度,U_{Cr} 和 S_{Cr} 分别代表尿肌酐和血肌酐浓度。在肾前性氮质血症中,成人和儿童的 FE_{Na} 通常 <1%,婴儿 <2.5%。由缺血和肾毒素而非急性肾小球肾炎导致的 AKI,FE_{Na} 一般超过 1%。利尿剂的使用可能会干扰对该试验结果的解释。

AKI 患儿的初步影像学评估是超声检查。肾脏超声不依赖于肾功能,且可以通过显示尿路的扩张来了解肾脏解剖结构、肾实质密度变化和可能的流出道梗阻。肾血管多普勒超声检查可提供血流信息。进一步的放射学检查,如排尿期膀胱尿道造影、放射性核素肾扫描、动态功能磁共振成像和腹部计算机断层扫描(CT),在条件选择合适的患儿中也能获得重要信息。

治疗干预

对 AKI 患儿的治疗干预应针对根本原因,以改善肾功能和尿流量。由低血容量引起的 AKI 儿童应在 30~60min 内用至少 20ml/kg 生理盐水或平衡盐溶液进行液体复苏。对于严重低血压的患儿,另一选择是胶体液。由低血容量引起的少尿患儿一般在 4~6h 内尿量开始增多。有报道支持在 AKI 中使用低剂量多巴胺。最近的一项临床试验表明,多巴胺可以改善极低出生体重新生儿的尿量[24]。

利尿剂常用于治疗少尿的 AKI。甘露醇、呋塞米和其他袢利尿剂可以改善 AKI 的理论原因有以下几个。首先,利尿剂可以将少尿的 AKI 转化为非少尿的 AKI。其次,袢利尿剂减少髓袢中的主动转运,这可能保护低灌注区域的细胞。然而,甘露醇和袢利尿剂都不能预测 AKI 少尿患者将转变为多

尿患者。利尿剂尚未在临床研究中显示出可影响肾功能恢复、透析需要或 AKI 患者的生存[25-26]。利尿剂应只有在循环血容量充分恢复后才能使用,并且如果早期没有反应,应停止使用。

多巴胺已被广泛用于防治 AKI。在小剂量[0.5~2.0μg/(kg·min)]时,多巴胺通过激动多巴胺受体增加肾血浆流量、GFR 和钠排泄。超过 3μg/(kg·min)的输注速率时,激动全身动脉血管上的 α 肾上腺素受体,引起血管收缩;激动心脏 $β_1$ 肾上腺素受体,增加心肌收缩力、心率和心脏指数;激动全身动脉血管 $β_2$ 肾上腺素受体,引起血管扩张。一项包含 24 项研究和 854 名成年患者的荟萃分析结果显示,多巴胺不能预防肾衰竭,不能改变透析需要或死亡率。一项对 328 名重症成人患者的低剂量多巴胺随机临床试验中发现,多巴胺并未改变肾衰竭的持续时间或严重程度、透析需要或死亡率[27]。从这些数据来看,并不支持 AKI 患者常规使用低剂量多巴胺。

其他几种用于 AKI 实验模型研究的药物,都未在临床取得成功。ANP 通过增加肾灌注压和钠排泄来增加 AKI 动物模型的 GFR。一项初步研究表明,ANP 对 AKI 患者有一定益处[28],尤其是对少尿 AKI 患者[29],然而随后对 222 名少尿 AKI 患者进行的研究并未发现 ANP 组和安慰剂组之间的透析需要或死亡率的差异[30]。胰岛素样生长因子 1 对 AKI 动物模型的治疗是有益的,其机制可能是通过促进细胞再生发挥作用。然而,在一项 AKI 成人患者的多中心、安慰剂对照试验发现,胰岛素样生长因子 1 不能加速康复,不能降低透析需求或改变死亡率[31]。甲状腺素缩短了实验性 AKI 的病程,但对肾衰竭的持续时间没有影响,且实际上死亡率增加了三倍(通过抑制促甲状腺素)[32]。

严重 AKI 的患者通过透析这种肾脏替代治疗维持生命。开始透析治疗的适应证是持续的高钾血症、利尿剂难以控制的容量超负荷、严重的代谢性酸中毒及有明显体征和症状的尿毒症,例如心包炎和脑病。尽管并未被证明可改变预后,许多肾病专家建议,如果 BUN 值到达 100mg/dl 就要透析或甚至更早开始透析,特别是在少尿患者中。一项回顾性研究比较了成人患者早期(BUN<60mg/dl)与晚期(BUN>60mg/dl)开始透析,结果显示早期开始透析可提高生存率[33]。然而,透析开始的时间仍是一个有待解决的问题。

有三种肾功能替代策略可用于重症患儿和成人:血液透析、腹膜透析和各种连续替代疗法,如连续静脉血液过滤(continuous venovenous hemofiltration,CVVH),连续静脉血液透析(continuous venovenous hemodialysis,CVVHD)和连续静脉血液透析过滤(continuous venovenous hemodiafiltration,CVVHDF)。没有某一项策略被证明优于其他策略。然而在个别患儿中,其中一种策略可能比其他策略更实用。在婴儿和血流动力学不稳定的患儿中,血液透析在技术上比腹膜透析更困难。与血液透析相比,连续替代疗法似乎较少发生血流动力学不稳定,并能取得比腹膜透析更可预测的溶质和水分去除效果。血液透析和连续替代疗法需要大口径血管通路以实现支持这些策略所必需的大血流量。

虽然这三种策略在技术上有所不同,但它们的原理相似(图 28-3)。它们都是去除含氮废物(即尿素)、过多的水和溶质,尤其是钾。都是将小儿循环中的血液通过半透膜,从而将

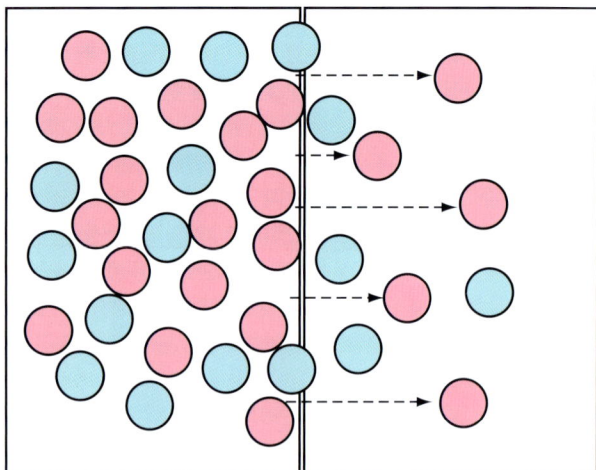

图 28-3   透析原理溶质(粉色圆圈)顺浓度梯度(即扩散)从血液移动到透析液(虚线箭头)。水的被动运动(蓝圈)是为了保持合适的渗透压。溶质和水(即超滤)的流量可通过增加渗透压(即腹膜透析液中的葡萄糖)或流体静压(在血液透析中由机械产生的跨膜压)来增大

血液与盐溶液(即透析液)在对侧半透膜表面上分开。溶质透过膜是通过扩散(即溶质顺浓度梯度移动穿过膜)和超滤(即渗透压或流体静压)的运动形式进行的。水和溶质废物的去除率取决于膜的特性(即孔径和选择性),扩散和超滤[34]。

对用于血液透析和血液滤过的特定透析器,膜的渗透特性和表面积是已知的。腹膜在腹膜透析中被用作透析膜并且在物理特性上保持不变,但透析液组合物的变化和透析液暴露于腹膜的时间长短改变了溶质和水的去除量。在所有类型的小儿肾脏替代疗法中,治疗措施都应遵循个体化原则。

血液透析

血液透析对 AKI 非常有效,是快速清除毒素的最佳方式,例如药物过量或其他摄入以及因中毒或先天性疾病产生的代谢毒素。血液透析非常有效,可将 BUN 降低 60%～70%,使血钾浓度正常化,并在 3～4h 内去除相当于体重 5%～10% 的液体。为实现此目的,需要大口径静脉通路以提供快速血流[5～10ml/(kg·min)]。在婴幼儿中是将双腔导管插入锁骨下静脉、颈内静脉或股静脉来实现的。在小婴儿中,可能需要放置在不同部位的两个单腔导管来引出和回输血液。极少数情况下,将一根单腔导管同时用于血液的引出和回输。现代血液透析机具有的微处理器可以精确测量去除的液体量,并反馈给麻醉医生。

血液透析常需给予肝素进行全身抗凝,其抗凝效果可通过激活全血凝固时间(activated clotting time, ACT)来监测。对于有明显出血倾向的患儿,通过用快速血流和生理盐水反复冲洗血液回路的方法,可以不使用抗凝剂进行血液透析。然而,血凝块一般形成于回路内,随后消失于体外血中。

除出血风险外,血液透析还有其他一些不良反应,其中最常见的是低血压。这往往是由于过度积极地去除液体造成的,也可能是由于败血症或血液中细胞因子和自体因子从血液透析过滤器表面透过而引起的。肌肉痉挛、头痛、恶心呕吐也常有报道。血液透析的一个更严重的并发症是平衡失调综合征,其与溶质从血流中过快去除,而血流与组织特别是与大脑之间溶质的平衡缓慢有关。这可导致脑水肿,表

现为头痛、抽搐、癫痫发作或昏迷。平衡失调综合征常见于首次接受透析的患儿,可通过开始之初的短时多次透析来避免,特别是当 BUN 浓度大幅增加时。透析导管的感染是另一个常见问题,可以通过使用无菌技术将其发生率降至最低。

腹膜透析

腹膜透析作为小儿肾脏替代疗法的历史由来已久[35]。它相对简单且易于操作,即使在小婴儿中也是如此,并且一般不会有血流动力学不稳定。虽然不如血液透析有效,但如果连续进行以控制溶质和水平衡,也可获得最佳结果。腹膜透析包括将透析液注入腹膜一段时间,然后排出透析液并用新鲜的透析液替换。由于透析液中有高浓度葡萄糖,该循环通过扩散的方式去除废物,通过超滤排出水。腹膜透析的效率取决于每个循环注入的透析液的量和每天的循环次数。大多数急性肾衰竭患儿的腹膜透析需要每次 5～30ml/kg 透析液停留 1～2h。慢性肾衰竭患儿的治疗时间更长,透析液腹膜停留时间更长。通过改变透析液中葡萄糖的浓度可以控制去除的液体量。短时间腹膜透析可以用无隧道导管完成,但如果需要超过 3～5 天的透析,最好使用皮下隧道带套囊导管,以降低腹膜炎的风险。

腹膜透析的主要并发症是与导管有关的感染和机械问题。常见的导管引流不畅,一般是由于导管内纤维蛋白堵塞或网膜、肠管覆盖导管入口造成的。导管可能在腹壁插入处泄漏。疝气,尤其是男孩的腹股沟疝,可能是由于注入透析液后腹压增加所致。由于市面上的透析液中钠浓度相对较低(130mmol/L),婴儿可能会出现轻度低钠血症。不常见但严重的并发症包括导管插入导致的肠管损伤和腹腔内出血及腹膜炎。

慢性肾衰竭

大量肾实质功能丧失,导致剩余肾组织的滤过代偿性增加[36]。例如,在单侧肾切除术后的最初 48h 内,GFR 明显增加,并且有对侧肾脏肥大的证据。至 2～4 周时,GFR 已恢复到正常的 80%,并且没有肾功能障碍的临床证据。随着肾单位损失 50%～75%,残余功能增加至正常的 50%～80%,且一般几乎没有临床肾功能不全的证据。当残余肾功能降至正常的 30%～50% 时,术语慢性肾功能不全即可适用。此时,急性疾病和其他应激状态可能导致酸中毒、高钾血症和脱水。只有当残余肾功能降至低于正常的 30% 时才使用术语慢性肾衰竭。此时,电解质紊乱开始出现,更重要的是,肾脏调节容量状态和电解质浓度波动的能力受限。术语尿毒症是指慢性肾衰竭导致的食欲减退、恶心、倦怠和嗜睡的症状。除非进行透析治疗或肾移植,否则尿毒症最终会导致死亡。启动透析或肾移植被称为终末期肾病治疗。

慢性肾功能不全和慢性肾衰竭都属于广义慢性肾病(CKD)的不同阶段。虽然这些阶段是通过对肾功能的连续测量(即 GFR)进行分类来定义的,因此在某种程度上是随意的,但它们确实为肾病的评估和管理提供了基础。以下是 CKD 的六个阶段:

第一阶段:GFR 正常[>90ml/(min·1.73m²)],但可能有慢性肾病的证据,包括尿液异常、高血压或肾脏超声异常。

第二阶段:GFR 为 60～89ml/(min·1.73m²),表明轻度

肾损伤和 GFR 轻度下降。

第三阶段:GFR 为 $30\sim59\mathrm{ml}/(\mathrm{min\cdot1.73m^2})$,GFR 中度下降。

第四阶段:GFR 为 $15\sim29\mathrm{ml}/(\mathrm{min\cdot1.73m^2})$,GFR 严重下降,常伴有电解质或代谢紊乱。

第五阶段:GFR$<15\sim29\mathrm{ml}/(\mathrm{min\cdot1.73m^2})$,表明肾衰竭需要肾脏替代治疗。

第六阶段:患者正在进行透析或是移植受体。

尽管高达 90% 的肾功能丧失,但钠稳态通常在慢性肾衰竭中能得到很好的维持。随着 GFR 的大幅下降,肾脏通过将 FE_{Na} 从 <1% 增加至 25%~30% 来维持正常的血清钠,主要是通过降低远端小管对钠的重吸收。与这种适应相关的一些激素包括醛固酮、ANP 和一种非特异性抑制 Na^+/K^+-ATP 酶的利钠激素。随着慢性肾衰竭,肾脏会丧失处理 1~250mmol/$(\mathrm{m^2\cdot d})$ 的大范围钠摄入量的能力。相反,肾脏或许只能处理 50~100mmol/$(\mathrm{m^2\cdot d})$ 的小范围钠摄入量。有可能将钠的这种强制性排泄减少到 5~20mmol/$(\mathrm{m^2\cdot d})$,尽管它可能仅在缓慢减少钠摄入后数周才会发生。某些患有肾脏疾病的儿童,特别是那些有尿路梗阻性疾病或肾小管间质性疾病的患儿,可能无法适应减少的钠摄入量并出现失盐性肾病。这些患儿容易因限盐而脱水,可能需要补充盐以确保正常生长。在其他人中,常规饮食可能导致钠潴留、容量超负荷和高血压;钠摄入量必须个体化,以适应每个患儿。

水平衡也受慢性肾衰竭的影响。严格的总滤过量限制了肾脏排泄自由水的能力。肾脏的浓缩能力受到影响,限制了其产生最大浓度或稀释尿液的能力。如果水负荷超过肾脏的清除能力,这些限制可能导致水潴留和低钠血症或脱水。治疗慢性肾衰竭患儿时必须考虑这些限制,特别是当术前禁水时。

在慢性肾衰竭患者中,血清钾浓度通常保持正常,直至 GFR 低于正常的 10% 时。钾排泄通常发生在远端肾单位。然而,随着钾摄入量的增加或肾实质的减少,Na^+/K^+ 酶在剩余集合管中增加;这在一定程度上是每个肾单位钾排泄增加的原因。在尿毒症动物中,钾从肾小管中的排出速度是非尿毒症动物的 6 倍,钾滤过负荷是后者的 1.5 倍。在醛固酮缺乏的情况下可发生部分适应,但醛固酮在维持正常钾稳态中起重要作用。低肾素性醛固酮减少症或醛固酮拮抗剂螺内酯治疗的患儿出现高钾血症证明了这一点。

大约 13% 的膳食钾经结肠排出。通过醛固酮激活结肠 Na^+/K^+-ATP 酶,这个比例可以增加到 50%。另一个在适应急性钾负荷中起重要作用的机制是钾从细胞外重新分配到细胞内,这取决于胰岛素、儿茶酚胺类 β-肾上腺素受体激动剂、醛固酮和 pH。尽管尿毒症患者存在全身钾缺乏,但细胞对钾的摄取受损。这导致尿毒症患者对急性钾负荷的不耐受,即使其有能力排泄钾负荷。

高钾血症是慢性肾衰竭的主要问题[37]。高钾血症可由外源性钾摄入过多引起,但也可由禁食或酸中毒引起,在这种情况下,钾的来源是细胞内。特殊情况下,当患儿在手术前已经禁食,则可通过注射葡萄糖和胰岛素来改善。可导致肾衰竭患者高钾血症的药物包括螺内酯、β-肾上腺素能阻滞剂和 ACE 抑制剂。当慢性肾衰竭患儿出现临床意义上的高钾血症时,一线治疗是用外源性钙稳定心肌,然后用胰岛素和葡萄糖将钾重新分配到细胞内。为提供相同剂量的离子钙,葡萄糖酸钙的剂量(以 mg/kg 为单位)应为氯化钙的三倍。所有钙剂最好都通过中心静脉输注,因为钙输注会刺激外周静脉且如果发生外渗则可能导致皮肤坏死。通过透析或聚磺苯乙烯从体内去钾,可以实现更高效的高钾血症纠正。在使用 8 倍于通常治疗哮喘剂量时,雾化沙丁胺醇可以有效地重新分配细胞内钾离子,而给予碳酸氢钠($NaHCO_3$)则无效(表 28-6)。相反,在没有钾摄入受限、碱中毒或利尿剂治疗的情况下,明显的低钾血症是不常见的。

表28-6　高钾血症的治疗

治疗	剂量
稳定心肌	
钙和碳酸氢钠	10% 葡萄糖酸钙 30~100mg/kg IV 或 10% 氯化钙 10~33mg/kg IV 碳酸氢钠 1mmol/kg IV 如果酸中毒
钾转移到细胞内	
过度通气	
胰岛素和葡萄糖	胰岛素:0.1~0.3U/kg 或 0.1U/(kg·h)输注 葡萄糖:D50 1~2ml/kg 或 D25 2~4ml/kg IV 或 D5 1~2ml/(kg·h)[1]
沙丁胺醇	沙丁胺醇 2.5~5mg/ml 雾化
降低全身钾	
聚磺苯乙烯	每 4h PO 或 PR 1g/kg 至 40g
呋塞米(利尿剂)	0.5mg/kg 至 40mg

D,葡萄糖;IV,静脉注射;PO,口服;PR,灌肠。

代谢性酸中毒常见于慢性肾衰竭患者[38]。中度肾功能不全时,代谢性酸中毒的类型是非阴离子间隙酸中毒,但在严重肾功能不全中,代谢性酸中毒是阴离子间隙酸中毒,这是因为存在过量的磷酸盐、硫酸盐和有机酸。慢性肾衰竭中代谢性酸中毒的主要原因是剩余的近端肾小管不能增加氨的分泌以弥补肾实质泌氨功能的丧失。肾脏无法产生 1~3mmol/$(\mathrm{kg\cdot d})$ 的新碳酸氢盐,而这对于补偿因缓冲内源性酸而损失的碳酸氢盐是必需的。以往的研究表明慢性肾衰竭中近端肾小管对碳酸氢盐的重吸收减少有重要作用。虽然这可能发生在容量超负荷,严重的继发性甲状旁腺功能亢进和如 Fanconi 综合征等疾病的情况下,但在慢性肾衰竭中,它不是酸中毒的主要原因。除严重的磷酸盐损耗外,作为可滴定酸的磷酸盐排泄减少一般不会导致代谢性酸中毒。

继发性甲状旁腺功能亢进是慢性肾衰竭最早的表现之一[39]。继发性甲状旁腺功能亢进是由于在中度肾功能不全患者血清钙和磷浓度正常情况下,1,25-$(OH)_2$-维生素 D(即 1,25-二羟维生素 D_3 或骨化三醇)形成不足而导致的。随着肾功能不全加重,经常发生明显的低钙血症和高磷血症。低血钙症是由于缺乏 1,25-$(OH)_2$-维生素 D 导致胃肠道钙吸收减少所致。由于对甲状旁腺激素的抵抗,骨中钙的释放减少。高磷血症可导致钙和磷酸盐在软组织沉积。

肾脏通过调节其排泄，在维持磷酸盐稳态中起着关键作用。在 GFR 正常的情况下，肾脏排出磷酸盐滤过负荷的 5%～15%，而在慢性肾衰竭中，肾脏可以将其磷酸盐的排泄率增加至 60%～80%。通过这种适应，肾脏能够在慢性肾衰竭中维持磷酸盐平衡，但只发生在血清磷酸盐浓度增加时。更重要的是，衰竭的肾脏没有储备在磷酸盐负荷增加时相应地增加其排泄。有慢性肾衰竭的患儿，如使用含磷酸盐的灌肠剂，则可能发生磷酸盐负荷过重，导致危及生命的高磷血症和低钙血症。

血液学问题

贫血是慢性肾衰竭最常见的表现之一。慢性肾衰竭的贫血是红细胞生成障碍、溶血和出血的结果。其中，红细胞生成障碍是最重要的，通常是重组人促红素缺乏造成的。重组人促红素由肾皮质的管周细胞合成和分泌，组织氧合降低可刺激其产生。它作用于红细胞系爆裂形成单位和红细胞系集落形成单位的受体。随着肾实质的减少，重组人促红素的分泌对缺氧的反应不足，从而导致贫血。当血细胞比容降至 30% 以下时，慢性肾衰竭患儿可立即接受重组人促红素（50～150U/kg，IV，每周 3 次）治疗[40-41]。当血细胞比容升至 36% 时，剂量保持在 75U/kg 左右，给药次数相同。重组人促红素也可以每周仅皮下注射一次，不需要静脉注射。超过 150U/kg 的大剂量重组人促红素能比小剂量更快地增加血细胞比容，但两种疗法都需要 4～8 周才能达到 33% 到 36% 的目标血细胞比容。计划接受重组人促红素治疗的患儿应提前 2～3 周开始口服铁、维生素 C（胃肠道吸收铁的辅助因子）和叶酸，确保足够的铁和叶酸储备，以促进红细胞生成。重组人促红素治疗失败的最常见原因是缺铁。目前的建议旨在维持血清铁蛋白浓度超过 250ng/ml 且运铁蛋白饱和度＞25%。重组人促红素不能增加或维持血细胞比容的其他原因有隐性感染、溶血、铝超载、严重甲状旁腺功能亢进和隐性出血。重组人促红素治疗的并发症包括高血压恶化和增加聚四氟乙烯血管移植物血栓形成的可能性。

慢性肾衰竭的另一个主要的血液学问题是出血。这种终末期尿毒症患儿典型且致命的并发症，是由于血小板功能障碍（其凝血曲线和血小板计数正常）引起的。慢性肾衰竭患儿血小板功能障碍的最佳指标是出血时间延长。血小板功能障碍是由于尿毒症环境造成的很难描述的异常情况所导致，致使血小板输注无效。透析可改善血小板功能障碍，输血或重组人促红素治疗也同样可改善血细胞比容。术前静脉注射醋酸去氨加压素（1-deamino-8-D-arginine vasopressin, DDAVP）（0.3μg/kg）可改善尿毒症患儿的出血时间。

心血管并发症

高血压是慢性肾衰竭最常见的并发症之一，并显著影响患儿的死亡率。其原因是多因素的，包括容量超负荷和激素异常，如肾素分泌增加，是潜在的肾功能紊乱造成的结果。在接受透析的患儿中，液体超负荷是透析期间液体移除不充分的结果。超滤的目的是去除足够的盐和水以达到适合每个患儿的干重。干重是指儿童没有液体超负荷的体征，但低于该体重的儿童会有低血压。对容量超负荷的最初反应是增加心排血量。之后，心排血量恢复正常，但由于外周血管收缩，外周阻力增加，导致高血压。这些患儿可能没有其他液体超负荷的体征，如水肿，但随着总体盐和水含量的减少，血压可以用很少或不要降压药物控制。

在其他儿童中，先天性肾脏发育异常在高血压中起主要作用。口服降压药通常可有效控制严重的难治性高血压，但在某些情况下，可能需要双侧肾切除术来控制高血压。在这些引起小儿高血压的机制中，对肾素分泌增加最为明确。肾素激活血管紧张素 I 的生成，然后血管紧张素 I 转化为血管紧张素 II，血管紧张素 II 是一种强大的血管收缩剂。患有肾素依赖性高血压的儿童仅通过盐和水的去除对血压的控制反应差，但对 ACE 抑制剂如卡托普利反应良好。

心血管疾病是长期透析患者（包括儿童）死亡的最常见原因[42]。有慢性肾衰竭的患儿可能出现心包、心肌、心脏瓣膜和冠状动脉病变。心包炎一度被认为是尿毒症终末期的一个标志，但有 15% 正在接受透析的患儿会发生心包炎，可能有症状或无临床症状。在没有接受透析的尿毒症患者中，强化透析通常可使心包炎在 2 周内恢复。有些患儿需要外科手术，如心包穿刺术、心包置管引流术或开窗引流术、心包切除术。

左心衰竭也是慢性肾衰竭的常见并发症。在老年患者中，冠脉疾病可能导致心功能障碍，严重限制心排出量。分别增加前负荷和后负荷的液体超载和高血压是心力衰竭的重要原因。通过适当的液体管理和降压药物，可以控制这些病理因素。贫血则是另一个可以通过使用重组人促红素来控制的因素。与慢性肾衰竭相关的一系列代谢异常，例如继发性甲状旁腺功能亢进，电解质紊乱和酸碱失衡，以及非特异性尿毒症毒素蓄积，都会导致心肌功能异常。

慢性肾衰竭的病因

慢性肾功能不全和衰竭的原因可与年龄相关（表28-7）。

表28-7　慢性肾衰竭的病因及相关综合征

婴儿期（先天异常）	儿童期	青春期
梨状腹综合征	发育异常	局灶性节段性肾小球硬化
先天性尿路梗阻	发育不良	膜增生性肾小球肾炎
后尿道瓣膜	常染色体显性多囊性肾病	继发性肾小球肾炎
多囊性肾发育障碍	反流性肾病	系统性红斑狼疮
发育不良	尿路梗阻	镰状细胞病
常染色体隐性多囊性肾病	局灶性节段性肾小球硬化	HIV 相关性肾病
反流性肾病	膜增生性肾小球肾炎	糖尿病血管炎 溶血性尿毒症综合征 过敏性紫癜 间质性肾炎 恶性肿瘤

HIV，人类免疫缺陷病毒；PKD，多囊性肾病。

婴儿早期常见的慢性肾衰竭主要源自先天性异常或围生期窒息。在儿童后期，肾衰竭可由发育不良或后天性损害引起，而在青春期肾功能恶化可与获得性疾病、显性遗传性疾病或由其他疾病（如系统性红斑狼疮、镰状细胞病）及其治疗引起的继发性病变有关。

肾功能不全患儿的术前准备

小儿肾脏疾病是影响围手术期死亡率的重要因素，因而也影响全身麻醉的实施[43-45]。这些患儿的术前准备在很大程度上取决于肾功能不全所处的阶段和严重程度。无论小儿患有 CKD、AKI、是否接受过肾脏移植，或者是否容易发生术中肾脏损伤，术前和围手术期麻醉实施方法都需作出改变。

CKD 是一种多系统疾病，需要进行详细全面的术前评估。这些患儿可能是少尿并有液体超负荷或者多尿并容易脱水。电解质紊乱和酸碱失衡是可以预料的常见现象。腔室分布容积和蛋白结合的变化导致药物的药代动力学改变。高血压可能由于液体超负荷，肾衰竭的肾素排泄加重或慢性肾病常见的自主神经过度兴奋引起的。通常情况下，这些患儿有正色素性正细胞性贫血（由于重组人促红素水平降低）和尿毒症导致的血小板功能障碍。在终末期肾病中常见的腹水可增加围手术期误吸和肺不张的风险。患儿可能有继发于血清尿素浓度升高引发的脑病，并可能有癫痫发作。总之，CKD 可能只是综合征的一部分，对麻醉而言还有其他重要影响。因此，应在术前访视时仔细了解肾病的类型及其并发症，以预测麻醉期间的潜在风险。

围手术期肾功能障碍也可能发生在任何肾功能正常并且经历围手术期肾损伤的小儿。体外循环（cardiopulmonary bypass，CPB）后的 AKI 是众所周知的并发症发病和死亡原因。发病机制不仅仅是灌注不足的结果，而是 CPB 相关损伤、氧化应激和全身炎症反应激活的相互作用[46]。已有肾功能不全会增加这种风险，需要采取预防措施来维持肾脏灌注。相关的风险因素包括血管收缩导致的血容量不足，给予肾脏毒性药物如造影剂，涉及动脉血管交叉钳夹、肾缺血和炎症的病例中的栓塞事件。

考虑相关风险很重要，因为围手术期肾衰竭与 60%～90% 的死亡率有关。因此，避免可能加重已有肾功能障碍的因素至关重要[47-48]。在成人患者中，1% 的普外科手术术后发生 AKI[49]；风险最大的人是老年男性（≥56 岁）。虽然这些数据可能不能直接适用于小儿，但有充血性心力衰竭、高血压、术前肾功能不全或腹水的小儿患 AKI 的风险也可能增加。识别有风险的患者并非小事，因为术后 AKI 会增加术后死亡率。

术前实验室检查

在过去几年中，已不流行小儿常规术前血液检查。尽管如此，对肾功能不全的患儿还是应该进行几项术前实验室检查。要求医务人员确定并存疾病的严重性并提供可与术中和术后实验室结果进行比较的基础值，以确保进行适当的肾保护治疗。

一般广泛认可的标准是，术前应进行全血细胞计数、BUN、电解质、肌酐和凝血检查。如果有高血压病史，应行心电图检查；如果怀疑有心包积液和/或心肌病，则应行超声心动图检查。

已知肾衰竭的患儿，尤其是那些肾功能明显降低且接受透析的患儿，需要进行术前血清电解质分析。肾衰竭患儿常出现血钾浓度异常；可接受的限度取决于当地实验室标准，患儿的酸碱状态以及钾浓度随时间的变化趋势。与急性起病相比，慢性低钾血症或高钾血症状态不太可能引起心脏表现。急性低钾血症可降低心律失常阈值并增加心脏兴奋性；急性高钾血症可能导致危及生命的心律失常。有慢性肾衰竭且血清钾浓度长期在 5.5～6.0mmol/L 的患儿不需要纠正高钾血症，而血钾浓度急性增加超过 5.5mmol/L 的患儿则需要在手术和麻醉前进行干预。在确定机体血钾浓度时，必须考虑到酸中毒的存在，pH 每降低 0.1，急性酸中毒即以 0.5mmol/L 的速率促进细胞外高钾血症。有几种治疗高钾血症的方法，且已在前文讨论过（表 28-6）。最理想方法就是通过使用透析或聚磺苯乙烯从体内除去钾来实现高钾血症的纠正。除了输注葡萄糖和胰岛素之外，手术室的紧急处理还包括过度通气、雾化沙丁胺醇和钙剂。

低镁血症同样会使患儿易于发生室上性和室性心律失常，应该在术前予以纠正。高镁血症或低磷血症可能导致肌力下降并加强神经肌肉阻滞药物（neuromuscular blocking drugs，NMBD）的作用。给予钙剂有助于治疗高钾血症或高镁血症。

血红蛋白、血细胞比容和血小板计数应该是术前评估的一部分。血红蛋白水平应在手术 24h 内测量，如果血红蛋白不稳定，则应在手术当天早晨测量。当血红蛋白浓度低于 11g/dl 时，成年肾衰竭患者的发病率和死亡率增加[43、51]。这些可能是贫血对左心室肥大发生率的影响；对小儿来说，这种关系可能并不成立。重组人促红素通过将血红蛋白增加到正常值来降低左心室肥大导致心脏损害的风险[52-53]。如果血细胞比容超过 25%，一般不需要输血。

虽然肾衰竭的患儿血小板计数一般是正常的，但并不能揭示血小板功能障碍的情况。评价慢性肾衰竭患儿血小板功能障碍的最佳指标是出血时间延长。凝血功能障碍的体征如瘀点应警示医生患者的血小板功能障碍。血小板功能障碍不一定随血小板输注而改善。透析、红细胞输注和重组人促红素可改善血小板功能障碍。去氨加压素（0.3μg/kg，IV 持续 15～20min）可以改善尿毒症患儿的出血时间，且在手术前 1h 给予可将低血压的发生降至最低。它释放内皮血管性血友病因子/Ⅷ因子复合物并改善血小板功能达 6～12h。

根据肾衰竭的程度和怀疑心脏受累的情况，额外的检查可能包括心电图、胸片和超声心动图。这些检查可以帮助向医务人员提供确定左心室肥大、心律失常和心包积液存在与否的证据。

肾功能测定主要包括肾脏的 GFR 和肾小管功能（稀释能力）。尿素和肌酐是传统的肾功能指标，血浆尿素是一个非常简单的整体肾功能指标。肌酐是由肌肉不断产生的，可以用来指导评估 GFR，但缺乏敏感性和特异性。最近，其他内源性[胱抑素 C、β-微球蛋白（β-trace protein，BTP）]和外源性(菊粉、碘海醇)生物标志物被用于术中损伤后 AKI 的诊断。新分子,如中性粒细胞明胶酶相关脂质运载蛋白(neutrophil gelatinase-associated lipocalin, NGAL),肾损伤分子-1(kidney injury molecule-1, KIM-1)和轴突导向因子-1(netrin-1),只是等待临床验证的众多新的生物标志物中的一小部分[54-57]。

成人患者文献中越来越多的证据表明,特定的生物标志物(如内源性哇巴因,一种肾上腺应激激素)可以预测心脏手术患者的 AKI,然而迄今为止,尚无小儿的类似证据出现[58]。

围手术期透析

对有肾衰竭的患儿,透析可预防高钾血症并去除多余水分。然而,过多或过量透析可能导致电解质紊乱和血容量不足。因此,应该与小儿肾病专家共同讨论透析治疗的时机或需要。理想情况下,接受间歇性血液透析的肾衰竭患儿应在手术前一天进行透析,而不是在手术当天进行透析,以优化其液体和电解质状况,并最大限度地减少因急性体液转移带来的低血压、低钾血症和抗凝问题。为了降低残余肝素的影响,透析和手术之间的间隔应为 4~6h。如果急需手术,可以在没有肝素的情况下进行血液透析。

需要腹膜透析的患儿可以进行透析直至手术当天。考虑患儿的肺功能肯定能够耐受腹胀增加时,应恢复腹膜透析。建议咨询小儿肾病专家,以便在手术前优化患儿的临床状态,并安排适当的腹膜透析时间。

药物治疗

肾衰竭的患儿可能需要在围手术期调整药物。这些药物通常包括降压药,尽管进行择期手术时中度高血压或许是可以接受的,但理想情况下应在手术前控制严重或不稳定的高血压。麻醉诱导可能会导致慢性高血压患儿出现低血压,但使用平衡盐溶液预充可能会减轻此影响。成人在手术当天服用 ACE 抑制剂控制血压,与麻醉诱导时的低血压和心搏骤停存在时间关系[59]。与诱导前停药超过 10h 的患者相比,麻醉诱导 10h 内才停用 ACE 抑制剂的患者中度低血压的发生率显著增加[59]。另有成人研究和专家建议,尽管低血压很容易管理,尤其是在全凭静脉麻醉期间,但还是应在手术前一天停用 ACE 抑制剂,以防止麻醉诱导后出现低血压[60-62]。所有其他降压药、免疫抑制剂和类固醇都应继续使用。大多数其他药物应停用,直到术后能被恢复使用。对于有胃食管反流的患者,可能需要进行预防性抗酸治疗。将苯二氮䓬类药物如咪达唑仑作为术前用药可能有很好的效果。

最后,要了解患儿每日的液体量,包括出量和入量,这一点很重要。如果进行最后一次透析,那么应该记录手术当天患儿的干重和实际体重。肾小管疾病、尿路梗阻或发育不良/发育异常的肾脏可能有顽固性多尿,如果长期限制口服(NPO),则有脱水的风险。可以遵循标准的禁食禁饮时间,包括在手术前 2h 喝清饮料,有助于防止脱水和减轻焦虑。或者,对于住院患者,当患儿为 NPO 时,应维持静脉输液。

术中管理

肾脏保护策略

慢性肾衰竭患儿经常出现严重的内科问题,使麻醉复杂化[63-64]。这些问题主要源于液体和电解质异常,慢性肾衰竭的并发症,如贫血和高血压,以及肾衰竭患儿麻醉药的药代动力学差异。保护肾功能的最重要策略是优化血流动力学和血管内容量,避免或谨慎使用肾毒性药物(如某些抗生素、造影剂和非甾体抗炎药)。在注射造影剂之前,给予等渗盐水(与低渗盐水相比)和提前静脉注射碳酸氢钠都可防止造影剂肾病[65-66]。

在成人心血管手术期间通过滴定胰岛素进行严格的血糖控制与需要肾脏替代疗法的 AKI 发病率降低有关[65]。在小儿中可能并非如此,高胰岛素血症性低血糖在危重病患儿中更为人们所担忧,而高血糖症实际上耐受性更好[67]。

多巴胺长期以来被认为对肾脏有保护作用,但传统的观点现在认为它的实际效果是多样的,很难预测。非诺多泮是一种选择性的多巴胺 1 受体激动剂,可增加 GFR,而不会发生使用多巴胺引起的高血压。它可产生比多巴胺更显著的肌酐清除效果,因此可能会有肾保护作用。尽管已经推荐了几种经验性的围手术期肾脏保护措施,但 Cochrane 的一篇综述得出结论,在围手术期没有任何干预措施(无论是药物干预还是其他干预措施)能够保护肾脏[68]。

对于 AKI 且尿量少的患儿,使用利尿剂增加 RBF 并冲洗肾小管是很有吸引力的。然而,在肾病患儿中使用利尿剂可能会导致低血容量和肾灌注降低,从而使肾衰竭更加恶化[69]。

血管通路

除常规监测外,应认真考虑动脉通路的必要性,因其可能会影响将来的分流部位。动脉通路有助于监测围手术期可能不稳定的血压、测定血气和电解质。然而,中心静脉通路可以实现这些共同的目标,也可以监测容量状态(因为对这些患儿来说,尿量是一个很差的肾灌注指标),但安全可靠的静脉通路可确保包括钙剂和血管活性药物的有效输注,并可避免危及将来的动脉通路。必须监测和纠正血清钾浓度,以避免心律失常或传导问题。

环境

谨慎小心的定位和无菌技术对肾性骨营养不良患儿血管通路的建立是至关重要的。应注意避免体温过低。维持正常体温的策略,包括提高室温和使用充气暖风毯。

液体和血液制品

对于肾功能不全的患儿,液体管理需要兼顾平衡。患儿必须接受充分的液体治疗,以防止肾脏受损的进一步恶化。有肾衰竭和高血压病史的患儿有低血压和高血压的危险,需要一定程度的液体复苏以维持稳定。然而,他们也可能有伴随低渗透压的低蛋白血症,使他们面临肺水肿的危险。理想情况下,如果患儿血容量正常,则基于典型的外科液体管理的标准液体疗法是首选。所有无尿患儿和门诊患儿必须避免液体超负荷。尽管常识和多年的实践表明，生理盐水比乳酸林格溶液更可取，因为后者含钾，但是一系列接受肾移植的成年患者的情况显示，19% 的静脉输注生理盐水的患者钾浓度为 6mEq/L，31% 的患者出现代谢性酸中毒，均需临床干预，而与之相较，使用乳酸林格溶液的患者未出现血钾浓度异常和代谢性酸中毒[70]。对于肾衰竭的患儿，应考虑使用乳酸林格液或类似的平衡盐溶液。

关于胶体液与晶体液的争论不断，而肾功能是一个重要的争论节点。虽然白蛋白可用于肾病儿童，但它与生理盐水相比优势不大。另一方面，羟乙基淀粉可能导致凝血功能障碍和肾功能不全。在 2013 年的一篇 Cochrane 综述中报道，研究人员并没有发现胶体液比晶体液更具优势的证据[71]。

有严重肾衰竭的患儿围手术期出血的风险更大。因此，应密切监测血红蛋白浓度。出血是终末期尿毒症患儿的一种典型且致命的并发症，是由于血小板功能障碍（而其凝血曲线和血小板计数正常）引起的。可根据手术损伤选用血液和成分输注，并保持血红蛋白浓度 >11g/dl。由于凝血功能检查可能不能反映血小板功能障碍患儿的真实凝血状况，因此应根据临床需要给予可能有效缓解手术渗血或隐性出血的其他药物。

麻醉药物

在肾衰竭患儿中，麻醉药和围手术期药物的药代和药效动力学可能会发生改变。最可能受影响的药物是那些依赖肾脏排泄的药物，如亲水性、高度电离的药物。重复给予主要依赖肾脏排泄来消除的药物，需要比其他药物更长的间隔时间或更小的给药剂量。主要依赖于肾脏消除的常用围手术期药物如青霉素、头孢菌素类抗生素、氨基糖苷类抗生素、万古霉素和地高辛。

麻醉药应根据具体情况和患儿做到个体化用药。例如，单次给药的作用持续时间更多地取决于再分布而不是消除。如果药物分布容积不变，单次给药剂量应不变。仅部分依赖于肾脏清除的药物（如罗库溴铵或维库溴铵）在大剂量或短时间输注时具有正常的作用持续时间。许多麻醉药部分依赖于肾脏清除，包括泮库溴铵、维库溴铵、罗库溴铵、阿托品、格隆溴铵和新斯的明。

只要患儿血容量正常，明确诱导药物的药代和药效动力学，就可以安全地进行麻醉诱导。在肾病患儿中，麻醉药物可能会受贫血、酸中毒和低蛋白血症导致药物结合改变的影响。降压药如 ACE 抑制剂，特别是与利尿剂联合使用，可能会导致麻醉诱导时出现严重的低血压[72]。

双频指数和临床指标显示，成年肾衰患者进入催眠状态的丙泊酚麻醉诱导剂量明显大于无肾病患者[73]。这是由于肾衰竭患者的分布容积较大，与之前硫喷妥钠的研究相一致[74]。贫血是另一个原因。它可能间接导致更大的血浆容量和更大的心排血量。注射丙泊酚时，其药动学（主要是清除率）或药效学参数方面没有显著差异[75]。也有一些证据表明，丙泊酚与七氟烷相比，可能具有肾保护作用，因为丙泊酚能够减轻术中促炎介质的升高[46]。

关于使用吸入麻醉药诱导造成小儿肾损害的证据不足。对于成人麻醉维持，地氟烷和异氟烷不会进一步损害肾病

的患者的肾功能[76]。低流量七氟烷麻醉与化合物 A 的呼吸回路浓度增加有关，化合物 A 对大鼠有肾毒性，但对人无肾毒性[77-79]。在肾功能正常的成人中，低流量七氟烷麻醉与轻度、短暂性蛋白尿有关，但 BUN、肌酐水平或肌酐清除率无变化[79]。对于肾功能不全的成人，低流量七氟烷在肾功能方面与低流量异氟烷一样安全[78]。总的来说，七氟烷在肾病患者中被认为是安全的，但最好避免低流量。由于地氟烷在体内的代谢率（0.2%）最低，因此即使在非常低的流量（1L/min）下，地氟烷也可首选。

NMBD 经过多年的发展，为患有肾脏疾病的儿童提供了一种可供选择的肌肉松弛剂。慢性肾衰竭的患儿可能存在自主神经病变，并伴有胃排空延迟，使他们处于误吸的危险之中。在选择 NMBD 进行气道管理时，除了考虑对肾脏的影响之外，还应该考虑可能的误吸。肾衰竭患儿常避免使用琥珀酰胆碱，因为众所周知其可致高血钾。然而，琥珀酰胆碱增加肾衰竭患者的血钾浓度并不会超过肾功能正常患者的增加量（0.5~0.8mEq/L），除非存在周围神经病变[80-81]。肾衰竭患者血钾浓度长期升高，说明细胞内和细胞外钾浓度处于平衡状态。其结果是，琥珀酰胆碱给药后血钾浓度通常升高 0.5~1mEq/L，尽管钾的绝对浓度高，但没有临床表现。与此相反，急性高钾血症患者的细胞内和细胞外钾浓度不平衡，致使这些患儿给予琥珀酰胆碱后易发室性心律失常。在后一种情况下，琥珀酰胆碱是相对禁忌证，而在前一种情况下，琥珀酰胆碱不是禁忌证。

NMBD 对肾功能不全患儿的药效学值得考虑。肾衰竭患儿罗库溴铵起效时间（>2min）明显长于对照组（1.5min）。这种差异是因为更大的分布容积，血清白蛋白浓度降低，及服用降压药的肾衰竭患儿可能心排血量降低。当需要快速顺序诱导插管且禁止使用琥珀酰胆碱时，必须考虑肾衰竭患儿罗库溴铵起效较慢。另一方面，罗库溴铵对肾功能正常和终末期肾病患儿的作用时间相似[82]；两组都以 0.3mg/kg 剂量给药，恢复 4 个成串刺激比至 70% 的时间为 29min。这并不奇怪，因为罗库溴铵的排泄主要是通过胆道，而不是通过肾脏。

对于肾功能不全的患儿来说，如阿曲库铵和顺式阿曲库铵等 NMBD 是理想的选择，因为它们的排泄完全不依赖于肾脏。尽管这两种药物都通过血浆酯酶和霍夫曼消除降解，但仍应进行神经肌肉阻滞的监测[83]。因此，在适当的监测和剂量下，阿曲库铵、顺式阿曲库铵、维库溴铵和罗库溴铵均为肾病患儿可接受的 NMBD，并能在单次给药后提供可靠的作用时间。

如果发生神经肌肉阻滞时间延长，应排除高镁血症。在这种情况下，钙或许有助于对抗神经肌肉阻滞。新斯的明的消除可能比阿托品或格隆溴铵的消除时间长，毒蕈碱效应，如心动过缓、分泌物增多或支气管痉挛理论上可能发生在术后拮抗后。

舒更葡糖钠是一种选择性的氨基甾类 NMBD 如罗库溴铵和维库溴铵的螯合剂。它完全经肾排泄与消除，半衰期约 100min。如别处所讨论的，罗库溴铵几乎完全在肾脏中代谢，但当它与舒更葡糖钠螯合时，它既会失活又可有效地从循环中清除；罗库溴铵-舒更葡糖钠复合体即被肾脏清除。

因此,应特别考虑肾衰竭患者[84]。轻度到中度肾功能不全患者的舒更葡糖钠剂量与肾功能正常患者相同;不建议对严重肾衰竭患者使用舒更葡糖钠[85]。对于肾功能正常的患者,给予舒更葡糖钠后约25min即可使罗库溴铵的肌松恢复。由于目前尚无肾衰竭患者的肌松恢复数据,因此应慎重考虑使用舒更葡糖钠。

瑞芬太尼可能是肾功能不全患儿术中维持用阿片类药物的首选,因为它通过非特异性血液和组织酯酶迅速代谢。瑞芬太尼在肾脏疾病患者体内的药代和药效动力学没有改变,但瑞芬太尼的主要代谢产物消除减少[86-87],这与临床疾病无关。其他阿片类药物的剂量应减少30%～50%,以避免慢性肾衰竭患儿出现呼吸抑制。吗啡和哌替啶的活性代谢产物(不再推荐给小儿治疗寒战以外的疾病)同样可以在肾衰竭患者体内蓄积,而芬太尼和舒芬太尼的代谢产物则不会。可能需要透析来清除这些活性代谢产物[88]。因此,当没有瑞芬太尼时,可选用后一类阿片类药物[89-93]。纳洛酮对阿片类药物的持续拮抗作用有望用于肾衰竭患者。

右美托咪定是一种α$_2$-肾上腺素受体激动剂,通过抑制抗利尿激素分泌而具有利尿作用。GFR和肾血流量增加,从而使尿量增加。有人主张用它来预防造影剂引起的肾病,除此之外,它还被证明具有抗炎作用。已经证明,它可以降低促炎因子的水平,如肿瘤坏死因子-α(TNF-α),并促进蛋白合成,如骨形态发生蛋白-7(BMP-7),被认为可用于预防败血症诱导的AKI[94]。这种用法的临床疗效尚未确定,但右美托咪定与成人败血症患者和小儿先天性心脏病手术后短期死亡率的改善有关。虽然它在肝脏中代谢,但肾排泄的代谢产物都不具有活性。因此,右美托咪定的肾保护作用可能使其成为易患AKI儿童的合理镇静和麻醉选择,从而进一步增加其在肾病患儿中应用的吸引力[95-96]。

苏醒延迟、呕吐和误吸、高血压、呼吸抑制和肺水肿是麻醉时应该预见到的潜在问题。组织损伤、分解代谢、输血和酸中毒是引起高钾血症常见原因。慢性肾衰竭患儿经常有慢性代谢性酸中毒,缓冲储备有限。出现中度高碳酸血症可导致显著的酸中毒和高钾血症。手术后应注意患儿的液体需要量,尽量减少容量超负荷和肺水肿。

在许多情况下,区域麻醉是替代或辅助全身麻醉的可行方法。麻醉医生在开始任何椎管内神经阻滞前必须特别注意凝血功能检查和凝血障碍的症状,因为血小板功能异常会使肾衰竭患者面临硬膜外血肿的风险。

术后关注点

肾病患儿的术后监护必须考虑肾功能水平、贫血和并存的高血压。对于排泄盐和水能力有限的患儿,必须注意术后液体的输注速度和输注量,同时要考虑术中输液量和手术损失量。肾功能不全、肾病综合征或肾小管疾病(特别是浓缩功能障碍的患儿)的患儿,一般液体用量接近预期的输入量加生理需要量。液体量需要根据第三间隙液、继续损失量以及血液和血液制品的用量进行调整。

对于患有已知肾脏疾病的患儿,必须注意确定需要在术后立即恢复使用的药物。长期服用降压药的患儿在清醒后即可恢复口服药物。术后可能需要静脉注射药物治疗单纯性高血压发作。评估疼痛和焦虑对血压升高的影响是很重要的,以免过度治疗。

由于组织缺血损伤,术后早期代谢性酸中毒和高钾血症有可能恶化。对于肾衰竭患儿,在术中和术后仔细监测电解质可防止意外情况发生。当慢性肾衰竭患儿出现临床意义上的高钾血症时,必须进行治疗(表28-6)。

急性高血压可采用多种方式包括静脉和口服药物治疗(表28-8)[97]。有症状的急性高血压的治疗目标应直指血压的快速正常化。在查明病因之前,必须进行迅速有效的治疗。在急性高血压的发病机制中,血压变化率与其绝对值一样重要。血压本身可能不是临床情况严重程度和需要静脉用药治疗的决定因素。积极静脉用药治疗的决定应基于血压绝对值和定义为紧急情况的临床表现。最常选择的药物是有效的血管扩张剂,如肼屈嗪、氯甲苄噻嗪或硝普钠,尽管硝普钠现在很少使用。尼卡地平和拉贝洛尔已代替硝普钠成为治疗儿童急性高血压的一线药物,它们具有可静脉注射、安全和起效快的优点。

血液透析或腹膜透析可在术后第一天安全地恢复,除了那些为更紧急的治疗而在手术中放置透析通路的患儿。这

表28-8　恶性高血压的处理		
药物	剂量	副作用
硝普钠	1～10μg/(kg·min)IV	可能的氰化物和硫氰酸盐毒性,严重低血压
依那普利[a]	0.01～0.06mg/kg IV 6h	新生儿开始15min 低血压、血管性水肿、过敏反应、血清肌酐升高 避免血浆肾素水平升高、AKI和CKD
拉贝洛尔	0.1～0.4mg/(kg·h)或 每10min0.2～1mg/kg IV(最大40mg)	心动过缓 对有低血压危险的头部受伤儿童要谨慎
尼卡地平	0.5～5μg/(kg·min)IV(最大20mg/h)	严重低血压 如果通过外周静脉注射,可能导致浅表血栓性静脉炎
肼屈嗪	0.1～0.5mg/kg IV 或 IM,6h 静脉注射不超过2mg	
艾司洛尔	100～500μg/kg IV 持续2min 负荷量 50～100μg/(kg·min)至300μg/(kg·min)	心动过缓 严重低血压

[a] 静脉注射血管紧张素转换酶抑制剂。

IV,静脉注射;AKI,急性肾损伤;CKD,慢性肾病。

28

些患儿的肾脏替代治疗的时机必须在与小儿肾脏病专家协商后确定。

任何患儿在麻醉后恢复室表现出神志混乱或镇静延长，都应考虑尿毒症脑病发生的可能。在进一步的检查期间，这些患儿应被转移到重症监护室进行监测、维持病情稳定和气道管理。

通过仔细地术前评估和病史回顾，许多术后并发症是可以预见和避免的。要在整个围手术期内高度警惕，让肾病患儿得到安全地治疗。

（李强 译，胡华琨 校，宋兴荣　上官王宁 审）

精选文献

Driessen JJ, Robertson EN, Van Egmond J, Booij LH. Time-course of action of rocuronium 0.3 mg/kg in children with and without end-stage renal failure. *Paediatr Anaesth*. 2002;12:507-510.

This study is one of the few that has specifically considered children with renal disease. It describes the differences in onset and issues related to recovery for agents used in children with renal disease.

Kheterpal S, Trember KK, Heung M, et al. Development and validation of an acute kidney injury risk index for patients undergoing general surgery: results from a national data set. *Anesthesiology*. 2009;110:505-515.

This study is significant because it looks at patients with acute kidney injury undergoing surgery.

Petroni KC, Cohen NH. Continuous renal replacement therapy: anesthetic implications. *Anesth Analg*. 2002;94:1288-1297.

This article provides the anesthesiologist with a working knowledge of the various types of dialysis and how to manage the use of continuous renal replacement therapy in the perioperative period.

Sear JW. Kidney dysfunction in the postoperative period. *Br J Anaesth*. 2005;95:20-32.

This article reviews the significance of renal dysfunction and the associated morbidity and mortality in the perioperative period. It discusses the causes of renal dysfunction and the prevention and treatment of postoperative renal impairment.

Zaccharias M, Gilmore ICS, Herbison GP, et al. Interventions for protecting renal function in the perioperative period. *Cochrane Database Syst Rev*. 2008;(4):CD003590.

This work reports the evidence for interventions that are successful for protecting the kidney in the perioperative period.

参考文献

第29章　普通腹部和泌尿外科手术

TOM G. HANSEN, STEEN W. HENNEBERG, JERROLD LERMAN

29

腹部和泌尿外科手术麻醉在小儿麻醉医生的麻醉工作中占很大比例。随着腹腔镜手术的增加，这一领域的手术正在迅速发展，包括机器人辅助手术[1]。本章主要讨论与腹部和泌尿外科手术相关的具体问题，尤其关注低龄小儿。婴儿幽门环肌切开术和其他新生儿腹部手术的处理将在第37章讨论。

腹部手术的一般原则

"饱胃"：胃内容物误吸的风险

许多腹部手术都是急诊手术，需要进行快速麻醉诱导，同时保护气道避免出现反流和肺部误吸。坚持择期手术的禁食指南并不能确保急腹症患儿的胃是不含液体和固体空腹状态。与小儿急诊的胃排空有关的唯一指标是最后一次进食与发生病理事件或创伤之间的时间间隔[2]。然而，遭受创伤后并没有一个确切的禁食时间能保证无任何反流和误吸的风险。肠鸣音的存在或消失也不能预测胃排空或反

流的风险。一些急腹症患儿在术前行腹部超声检查和/或CT前，通过口服造影剂可以使医生能够观察胃内容物并估计其容积，但这些影像学工具并不能可靠地估计胃内容物的体积[3,4]。事实上，即使在这些检查中没有发现胃内容物，也不能排除呕吐和反流的风险。因此，没有证据表明为了排空胃而推迟手术会降低反流的风险；实际上，因为推迟了急腹症迫切需要的外科治疗，故推迟手术可能增加并发症的风险。

快速顺序诱导

快速顺序诱导（rapid-sequence induction，RSI）推荐用于饱胃患儿以迅速确保其气道安全。尽管没有证据基础，但这种方法的目的是尽量降低误吸的风险。其策略是预先确定小儿的药物剂量，并准备好所有需要的气道设备（与年龄-型号相符）。按快速顺序给予预先确定的药物剂量，当肌肉松弛后行气管插管并将套囊（如果有使用）充气。虽然在最近的 Cochrane 回顾中，没有一个随机试验比较了成人和儿童

29

患者在静脉或吸入快速顺序诱导（RSI）中，进行环状软骨后反流和误吸发生率的变化情况，仍有许多临床医生在实施 RSI 时会压迫环状软骨以封闭食管腔[5]。最近，一项试验比较了 95 例有误吸风险成人（肥胖，患糖尿病或胃食管反流）的择期手术，在麻醉诱导时压迫和不压迫环状软骨其气管内出现微吸入物的情况。结果发现两组微吸入物出现的频次并无差异[6]。虽然仍缺乏以大样本人群为基数的临床研究，这个未经证实、理论上可行但实际又有并发症的做法，即小儿 RSI 时行环状软骨压迫，在预防小儿肺误吸的作用方面已深受质疑[6]。在北爱尔兰，只有 74% 的麻醉医生为计划进行阑尾切除术的小儿实施 RSI，78% 的美国麻醉医生将其用于幽门肌切开术，83% 的英国麻醉医生将其用于 2h 以内进食且近期使用过阿片类药物的前臂骨折[8-10]。在两项调查中，美国和英国分别有 16% 和 28% 的麻醉医生报告指出，虽然应用了压迫环状软骨行 RSI，但许多饱胃患儿仍然出现了胃反流；其中一些患儿出现严重损伤甚至死亡[9,11]。

尽管仍缺乏对饱胃患儿行 RSI 有效性的证据支持，我们仍然建议对大多数有误吸风险的小儿采用这种方法。RSI 期间的环状软骨压迫是否对防止反流有实质性的作用尚不清楚。基于来自非随机对照研究的证据，最近的一项 Cochrane 回顾推断，环状软骨压迫可能不是安全实施 RSI 的必要条件[5]。作者认为，应鼓励精心设计并合理实施的随机对照试验来评估婴幼儿行环状软骨压迫的安全性和有效性；然而，由于肺误吸的发生率非常低，因此需要成千上万的病例才能确定一个实质性的结果，而且这样的试验很可能不会轻易得到机构审查委员会的批准[5]。

在大多数情况下，RSI 的并发症是由于 RSI 实施不当（如过度的环状软骨压迫扭曲了呼吸道的解剖结构[12]，导致气道安全保障出现困难）或者选择患者不当所导致的（那些已知的困难气道患者，必须使用更多的评估方法优先考虑可能发生的误吸）。

由于多方面原因，婴儿和低龄儿童的 RSI 需要有比年龄较大儿童和成人更多的计划。首先，应该使用一个单独的冲洗注射器，将诱导药物注入患儿的静脉，以确保快速给药。由于起效迅速，琥珀酰胆碱可用于 RSI 气管插管。因为有了能快速起效的中效 NMBD，加上对未确诊神经肌肉疾病患儿（尤其是 8 岁以下的男性）使用琥珀酰胆碱后高钾血症风险的担忧，使琥珀酰胆碱在择期手术中的使用显著减少。随着小儿的快速肌肉松弛药从琥珀酰胆碱向非去极化 NMBD 的转变，由此带来的不能插管和长时间肌肉松弛或许会造成严重的、可能危及生命的问题。然而，由于具有与琥珀酰胆碱相媲美的效果，罗库溴铵（1.2mg/kg）已成为琥珀酰胆碱的安全替代品[13-15]。其次，预充氧对婴儿和儿童来说通常很困难，因为他们通常对使用密闭面罩进行充分的肺部去氮过程抗拒。在诱导后和气管插管前不能进行肺部通气，可能会导致婴幼儿以及那些患有上呼吸道感染或其他原因导致氧气储备受限的患儿，比年龄较大的小儿更快地缺氧[16,17]。在喉镜暴露和气管插管过程中，当氧饱和度降到 95% 时，即应开始使用纯氧型面罩通气，以提高随之进一步的氧饱和度降低。第三，对婴儿和儿童实施环状软骨压迫来闭合食

管的力应用不合理，可致使喉镜暴露声门时视野扭曲，而且可能根本不能闭合食管腔，如果过度使用暴力，还可能使气管腔变形[7,12,18]。例如，对于 5 岁以下的小儿，仅 10N 的力就会改变环状软骨环的形状，使管腔缩小 50%[12]。有效的环状软骨压迫可闭合小儿的食管，并可进行球囊 - 面罩通气（bag-and-mask ventilation），吸气峰压最大可达到 40cmH$_2$O 而无胃胀气，这被称为改良的 RSI[19]。因此，如果第一次气管插管失败，或者在喉镜暴露声门时出现氧饱和度下降，适当进行环状软骨压迫有助于气囊-面罩通气以恢复氧合，而又不增加反流的风险。已推荐使用第三种低充气压力的技术，即可控的 RSI 技术（controlled RSI technique）[20,21]。最近一项对英国成人麻醉医生调查显示，RSI 的实施存在很大的变异性，促使人们呼吁基于证据基础的婴幼儿快速顺序诱导指南的出现[22]。

术前留置鼻胃管的适应证

虽然没有公开的术前放置鼻胃管的指南，然而对于有肠道梗阻（如肠梗阻、幽门梗阻）或有误吸风险的患儿，术前插入胃管促进胃肠液体排出是合理的。在术前插入鼻胃管时，患儿可能会感到不适，但这必须与胃肠减压的需要和减少麻醉诱导时反流的风险进行权衡。对于其他的适应证，可以在气管插管后置入鼻胃管。需要注意的是，鼻胃管的存在可能会降低食管下段括约肌张力，增加反流的风险，并降低清除食管远端反流的胃内容物的能力[23,24]。因此，麻醉医生面临着一个两难问题，即在麻醉诱导时是否要移除诱导前放置的鼻胃管。在麻醉诱导前吸引鼻胃管后取出鼻胃管可能是合理的，因为即使环状软骨压迫得当，仍不清楚其是否可以阻止胃内容物沿着鼻胃管所形成的路径流出。需要进一步指出的是，即使有一个放置正确的鼻胃管，也不能保证胃被完全排空。

液体平衡

多数急腹症与大量的体液转移有关，主要表现为脱水、电解质丢失、液体转移至第三间隙和低血容量。在大多数情况下，在麻醉和手术前必须纠正这些紊乱。但是，当大量肠管发生绞窄和缺血时，大量的液体可能被隔离在肠管内。在这些情况下，应该怀疑低血容量并启动复苏，因为麻醉是快速诱导。在一些择期病例（如因炎症性肠病而行肠切除）中，液体和电解质复苏应成为常规的关注重点，因为小儿在手术时可能没有得到充分的液体和电解质补充。

迄今为止，已发表的研究显示，用晶体液还是胶体液进行复苏，双方观点均衡[25]。对于小儿来说，最初的液体复苏通常使用平衡盐溶液。最近的 Cochrane 综述得出结论，使用钠离子浓度与血浆相似的等渗性静脉输液可减少低钠血症的风险[26]。尽管胶体可能使组织更少水肿，所需的灌注量更少，但其较高的费用限制了常规使用。事实上，甚至有人质疑胶体在脓毒症患者中的应用是否合理[27]。

绞窄或缺血性肠病和败血症的潜在可能

当肠道有潜在缺血和/或坏死时，麻醉和手术的需求就变得更加迫切。例如，如果怀疑有肠扭转，必须立即手术；

否则,该患儿将面临因大面积肠坏死而需要切除坏死肠管和随之而来的短肠综合征(伴随终身的严重医学难题,甚至可导致死亡)的风险。即使患儿远未达到最佳复苏状态,也必须进行麻醉诱导和维持,此时应使用可维持循环稳定的麻醉药,同时纠正脱水(或低血容量)和电解质失衡。这种情况在患有嵌顿性腹股沟疝的患儿中不那么严重,虽然如此,手术也应尽快进行避免延误。

缺血的肠管可释放大量的介质,这些介质可导致严重的血流动力学不稳定。有急腹症的患儿应始终被视为有细菌易位和发生败血症的危险。那些明显有脓毒症的患儿通常很容易被发现,并且可能已经被送进了儿科重症监护室。但初期或早期败血症患儿可能不会有明显的症状,因此应积极寻找败血症的迹象。如果出现或怀疑有败血症,应立即使用(最好在麻醉和手术前使用)适当的静脉抗生素。败血症或败血症前期,患儿的循环会非常不稳定,可能需要给予正性肌力药物和/或血管活性药物。麻醉诱导后血管交感神经张力会立即减弱,导致突发血流动力学不稳定。因此,当肠道出现缺血时,麻醉医生必须在不过度抑制循环的情况下维持麻醉,并用适当的液体对患儿进行紧急复苏,纠正电解质紊乱,尤其是潜在的高钾血症,并根据需要考虑使用正性肌力药物和/或血管活性药物。需要注意的是,当缺血肠管突然得到再灌注或紧急打开腹腔后,血流动力学不稳定可能会急剧恶化。在这种情况下,与外科医生密切沟通是至关重要的。此外,脓毒症引起的急性肺损伤可能降低肺顺应性。因此,麻醉医生需要准备有创监测(动脉和中心静脉测压)以及使用能够提供较高呼气末正压通气(positive end-expiratory pressure, PEEP)的呼吸机。

腹腔间隔室综合征

急腹症的进程可导致严重的腹内压(intraabdominal pressure, IAP)升高[28]。如果 IAP 升高到腹腔内器官毛细血管灌注压力以上,就会发生腹腔间隔室综合征(intraabdominal compartment syndrome)。器官灌注受损,可能会出现缺血和/或坏死。在这种情况下,最常受累的器官是肠、肾脏和肝脏。腹腔间隔室综合征在小儿中的发生率低于成人[29]。腹腔间隔室综合征的病因包括烧伤、体外膜肺[30]、腹裂或脐膨出的封闭术(见第 37 章)[31]、腹部创伤[32,33]、腹部手术以及许多其他腹腔内病变[34],包括坏死性小肠结肠炎(necrotizing enterocolitis)、巨结肠性小肠结肠炎(Hirschsprung enterocolitis)、肠穿孔、膈疝和 Wilms 肿瘤[30,35,36]。肠灌注不良可引起肠梗阻、细菌易位、乳酸堆积,并产生引起血流动力学不稳定的介质。IAP 升高可降低肝血流量,影响肝功能[31],主要表现为乳酸代谢障碍、药物代谢障碍[37,38],严重时可导致凝血因子合成障碍。由于压力也传递到腹膜后间隙,肾功能可能受损,导致少尿或无尿,进而减少药物的排泄[35]。此外,腹部内容物的向头侧移位和膈肌活动受限可严重影响通气[39]。

如果怀疑有急性腹腔间隔室综合征,则应监测 IAP,以防止压力超过 20~25mmHg 的临界值。IAP 可通过鼻胃管或膀胱导管间接测量[40]。有人认为,当膀胱压力超过 10~12mmHg 时,即可定义为腹腔间隔室综合征[41,42]。当有以下

三种情况存在时,应考虑腹腔间隔室综合征的诊断:①严重腹胀;②膀胱压力升高和吸气压力峰值升高;③有肝、肾、心功能障碍[36,43,44]。

罹患急性腹腔间隔室综合征的患儿往往血流动力学不稳定。虽然开腹减压可以立即使 IAP 恢复正常,但缺血组织的再灌注几乎总是释放出大量的生物活性物质,导致严重的低血压。这些物质也可能导致急性肾衰竭,并引起 DIC。与脓毒症一样,麻醉医生必须作好充分的准备来应对这些挑战:确保手术室内有血液制品,并在麻醉诱导前准备好血管升压药。一些患儿将需要补片行腹部成形术,以作为临时措施保护腹部器官,这需要延迟关闭前腹壁[36,43]。

术前实验室检查

大多数短小的择期手术(如脐疝或腹股沟疝修补术)除了基本病史和体格检查外,不需要其他术前检查。许多医疗中心要求初潮来临后的女性在怀孕前需进行尿液(或血红蛋白)筛查(见第 4 章)。更复杂的择期手术病例可能需要其他的实验室检查,包括基础血液学筛查和电解质检测。

强烈建议重症患儿进行术前实验室检查。应评估肝肾功能、凝血功能和血清白蛋白浓度,并测定血型和完成交叉配血。对于脓毒症或有急性腹腔间隔室综合征的患儿,术前胸片可显示肺部受累的严重程度。如果怀疑有心功能障碍,可能需要超声心动图来评估心肌收缩力和容量状态。

监测要求

普通的择期手术患者很少需要超常规的监测设备。拟行大的腹腔手术的患儿,可能需要进行有创动脉压和中心静脉压监测。在手术开始前置入一个多腔的中心静脉管,这除了用于测量中心静脉压力外,还将有助于给予正性肌力药物和/或血管活性药物。我们强烈建议在超声引导下置入中心静脉导管[46]。这些管道在术后即刻采血、给药、持续评估血管内容量状态和肠外营养方面具有重要价值。经食管超声心动图、经食管多普勒或连续无创心排血量(CO)[47]评估可提供有价值的术中和术后有关患儿容量状况以及心脏收缩力的信息(见第 52 章)[48-58]。

使用带小儿尿比重计(即分度收集容器)的导尿管以测量准确的尿量,这对于大多数腹腔手术来说是一种有用的监测手段。保持稳定的每小时排尿量可以预防低血容量的发生,也可能预防氮质血症的发生(见"腹腔镜手术"一节,讨论 IAP 升高时排尿量的变化)。

在腹腔镜手术中,IAP 的监测是很重要的,尽管它在脐膨出和腹裂手术等腹部保持开放的手术中几乎没有价值。然而,一旦腹部闭合,IAP 提供了关于腹腔内器官(如肾脏)血流、循环稳定和呼吸窘迫的有价值的预后信息(见第 37 章)。

麻醉选择

麻醉医生可以使用个人偏好的麻醉技术来管理小儿择期和急诊腹腔手术。但是,需要仔细考虑与腹腔手术相关的气道管理问题。即使患儿没有增加反流和误吸的风险,如果外科医生把患儿置于头低脚高位,或者在腹腔镜手术中用二

氧化碳气腹，也会增加反流误吸风险。尤其令人担忧的是，当外科医生决定通过肠切开术直接排出肠道内的液体，或通过"挤奶"或反方向"剥离"肠道的方式将肠内容物通过鼻胃管排出来进行胃肠减压的时候，后一种方法会导致大量肠内容物反流，当反流量超过鼻胃管的引流能力时，可导致肺误吸[59]。因此在腹腔手术中不应使用喉罩通气；我们强烈建议在这些病例中应使用带套囊的气管导管。

区域麻醉技术对接受腹部手术的患儿是有用的辅助手段。那些接受过开腹手术的患者需要静脉注射阿片类药物，或使用连续硬膜外输注局部麻醉药（无论是否有阿片类药物）来管理围手术期疼痛（见第 44 章）。镇痛通常辅以非甾体抗炎药和/或对乙酰氨基酚。在大多数接受了腹腔镜手术的患儿中，可以通过在创口局部浸润麻醉药来实现充分的术后镇痛。然而由于膈下积气引起的肩痛可能需要静脉注射阿片类药物[60]；对于极度不稳定的患儿或脓毒症患者，不推荐使用椎管内麻醉，因为交感神经阻滞可能进一步加剧血流动力学不稳定，且置入的导管可能成为感染灶。

泌尿外科手术的一般原则

除了解除急性尿路梗阻（即超声引导下肾造口术或膀胱造口术）和睾丸扭转以外，大多数小儿泌尿外科手术都是择期手术。这些小儿在其他方面往往是健康的，或医疗状况稳定，只需要仔细询问病史、体格检查和回顾患儿的医疗记录即可。接受泌尿外科手术的患儿可能由于反复干预和手术部位的敏感性而出现情绪障碍，这就要求麻醉前后要特别注意患儿的心理健康。

据估计，在世界各地的医护人员、易感患者和普通人群中，发生乳胶过敏的概率分别为 9.7%、7.2% 和 4.3%。在 20世纪 90 年代[61]，有超过 70% 的神经管闭合不全患儿发生乳胶过敏，几年后，这一比例降到了 17% 以下；最近的证据表明，在非乳胶环境中，神经管闭合不全患儿的过敏患病率可能只有 3%[62]。事实上，乳胶过敏反应在慢性泌尿系统疾病的患儿中尤其值得关注[63-66]。在过去，有脊柱裂的小儿比没有脊柱裂的小儿更容易发生乳胶过敏[67-70]，因为前者在出生后早期就反复接触乳胶导尿管。所有先天性泌尿道畸形的患儿，从新生儿时期开始就通过黏膜反复接触乳胶，但直到最近才有报道他们有发生乳胶过敏的显著风险[71,72]。因此避免将这些患儿暴露于所有的乳胶产品，已经在很大程度上（但不是 100%）有效地减少了这类过敏的发生[62]。例外情况通常发生在使用乳胶产品的人不了解患儿有乳胶过敏，从而使患儿敏化或引发过敏反应。因此，强烈建议在这一人群中进行无乳胶管理[62,73-75]。

肾功能减退

患有慢性肾病的小儿肾功能受损，可能会影响药物的剂量和分布，并对心血管系统产生继发影响。在最严重的病例中，患儿可能需要透析来平衡液体和电解质。在肾脏疾病患儿中，通过咨询小儿肾病专家并检测血清肌酐、血尿素氮、钠和钾浓度来确定肾脏损害的程度是至关重要的（见第 28 章）。由于肾功能损害也可能影响凝血，如果预期会出现大量失血，

应在术前复查包括血小板计数在内的凝血指标。这些患儿容易出现体液超负荷，特别是那些无尿且依赖透析的患儿。除了与液体过量相关的临床症状外，测量患儿的体重并将其与本人的正常体重进行比较是评估患儿当前容量状态的一种简单方法。如果对心功能或容量状态仍有疑问，应进行超声心动图检查。慢性肾功能不全的患儿，即使在需要透析之前，其左心室功能也往往已经受损，因此术前应做超声心动图检查[76-80]。另外，心包积液也是一个需要注意的问题[77,81,82]。

对于接受透析的患儿，应记录最近一次的透析日期。水中毒和/或血容量过多和高钾血症应在术前通过透析纠正。虽然透析可以纠正这些异常，并可能暂时改善血小板功能（腹膜透析比血液透析有更稳定的改善），但最好在麻醉后的 12h 内避免透析，以防止出现相对低血容量，并让体液有足够的时间重新平衡（见第 28 章）[83,84]。透析后应评估血清电解质（特别是血钾）、血红蛋白或血细胞比容、肾功能（肌酐和血尿素氮）等实验室指标，以及患儿体重减轻的情况。对于接受血液透析的患儿，不应在动静脉瘘的同侧肢体建立静脉输液通路和测量血压。

全身性动脉高血压

全身性动脉高血压常见于成人肾功能不全，在小儿则不多见。尽管如此，仍有一些泌尿系统疾病的患儿进展为全身性动脉高血压，这与肾素-血管紧张素系统紊乱有关[85-88]。与成人一样，在麻醉诱导前控制全身性动脉高血压以避免血压的大幅波动是很重要的。然而与成人相比，高血容量是引起肾功能不全患儿发生高血压的一个重要原因，应在术前予以考虑和治疗。小儿和成人通常接受类似的抗高血压药物治疗（见第 28 章）[87,88]。除血管紧张素转换酶抑制剂 ACE 以外，所有药物治疗应持续至手术当天上午，以维持术中及术后血流动力学稳定。手术前 1 天应停用 ACE 药物，以避免术中低血压[89-91]；然而，停药也可能导致术后高血压反弹。如果不停用 ACE 药物，麻醉期间可能需要血管加压药来稳定血压[92]。由于难治性肾性高血压是肾切除的适应证，因此应预计并准备治疗血压的大幅度波动，包括手术第一阶段的严重高血压和移除病变肾脏时的严重低血压。因此，在小儿肾切除的早期，最好避免使用长效降压药。

糖皮质激素药物

患有肾病的小儿可能长期使用糖皮质激素作为其治疗的一部分（如有蛋白尿或曾接受过肾移植手术的患儿）。对于这样的病例，需要在手术期间给予一定剂量的注射用糖皮质激素，并持续补充，直到患儿通过肠道途径恢复正常的糖皮质激素药物治疗。在较复杂的情况下，有必要咨询小儿肾病或内分泌学家以优化糖皮质激素的补充，在较为简单的病例中，每天两到三次静脉注射 2.5mg/kg 氢化可的松通常已经足够（见第 27 章）。

感染或败血症

阻塞性尿路疾病或慢性肾功能不全增加尿路感染的风险。如果治疗得当，感染不应妨碍麻醉。然而，对于有明显

系统性疾病或败血症症状的患儿，麻醉和术后的治疗过程可能会比较困难。

监测要求

标准的无创监测能满足绝大多数泌尿外科手术的要求，因为它们均是小或中等手术（如包皮环切术、睾丸固定术、肾盂成形术和输尿管植入术）。接受阴茎手术的婴儿和儿童需要常规的麻醉护理，包括一个空气加热床垫，以防止手术持续时间超过 1h 所致的体温过低。但是要意识到这类手术中暴露的皮肤面积很小，患儿的体温往往会升高，因此需要密切监测其体温以避免过热。

行大手术的患儿，当伴随有肾功能减低、严重高血压、心功能障碍、败血症等问题时，需使用有创监测（可以使用动脉和中心静脉通路监测压力，并给予血管活性药物）。如果认为需要中心静脉导管，应评估患儿的凝血状态，因为其血小板功能可能受到严重损害。当存在或怀疑有凝血障碍时，超声引导提高了中心静脉导管置入的安全性（见第 49 章）。对于循环不稳定的患儿，应考虑使用更复杂的监测（如食管多普勒监测、经食管超声心动图或连续无创心排血量监测）（见第 52 章）[47]。

监测尿量很重要，尽管尿量也许不能反映肾功能。涉及膀胱的手术或无尿患儿的手术，部分或全部手术过程都无法监测尿量。因此，必须使用其他体液状态和灌注指标来进行相关监测。心率和收缩压是大多数小儿容量状态和灌注的可靠指标，如前所述，在特殊情况下可进行中心静脉压和有创动脉压监测。在输尿管再植和肾移植术后，外科医生可能会因为看到尿液流入膀胱而高兴，而不单纯是测量尿量。在这种情况下，用平衡盐溶液预充可能是有用的；有时还需要用到袢利尿剂。

腹腔镜手术

背景

虽然腹腔镜手术早在 80 多年前就开始使用，但直到最近 10～15 年，它在儿科手术中的作用才变得引人注目。这在很大程度上是受益于光学技术的进步和仪器的小型化。在所有年龄段的小儿中，越来越多的普外科和泌尿外科手术（包括阑尾切除术、胆囊切除术和脾脏切除术，以及那些用于治疗腹股沟疝和隐睾的手术）采用腹腔镜或应用机器人技术来完成（图 29-1～图 29-4）[93-101]。更为复杂的腹腔镜技术使复杂的外科手术得以实施，这些手术包括胃底折叠术、结肠切除术、肾盂成形术、肠穿透术以及切除包括肾脏和脾脏在内的大器官[99,102-105]。现在，技术的进步使腹腔镜手术得以用于新生儿和小婴儿，包括那些在一期或二期修复后出现左心发育不全综合征的患儿[101,106-108]。然而，必须指出的是，腹腔镜手术对发绀型心脏病的患儿所带来的巨大风险超过了其他大多数接受这种手术的群体。虽然有几份报告表明，婴儿和所有年龄段的小儿，在发绀型心脏病姑息性手术的所有阶段，能够耐受腹腔镜[108-110]，但对那些有 Fontan 生理学改变（Fontan physiology）的人来说，腹腔镜手术的风险是巨

大的。重要的是要理解在 Fontan 的生理改变中，肺血流是被动的，并且静脉回流减少（无论是由于胸内压增加还是头高位）或肺血管阻力增加（因为 CO_2 分压增加或分钟通气量减少）均可严重降低心排血量[111]。为腹腔镜手术建立气腹以及极端体位将增加 IAP 和动脉 CO_2 张力（增加肺动脉压），可减少静脉回流并增加 Fontan 患儿低心排出量的风险（见后

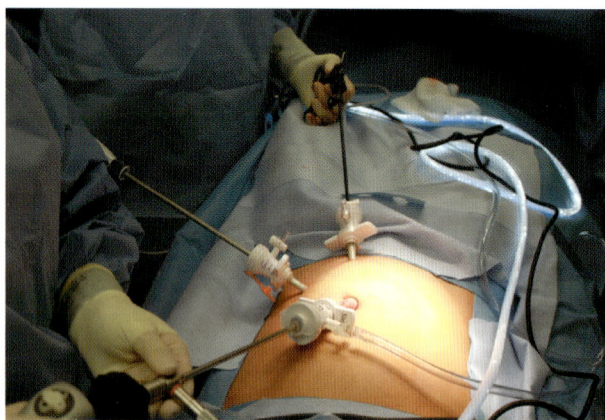

图 29-1   正在行腹腔镜阑尾切除术的患儿，作为多套管针腹腔镜手术的手术范例。手术切口共 3 处，包括 2 处前腹壁切口，1 处脐部切口。前两个套管针携带阑尾切除术所需的器械，而第三个套管针携带摄像机使操作可视化，供手术室的所有人员查看。所有的连接线都能在外科手术区域外大范围摆动

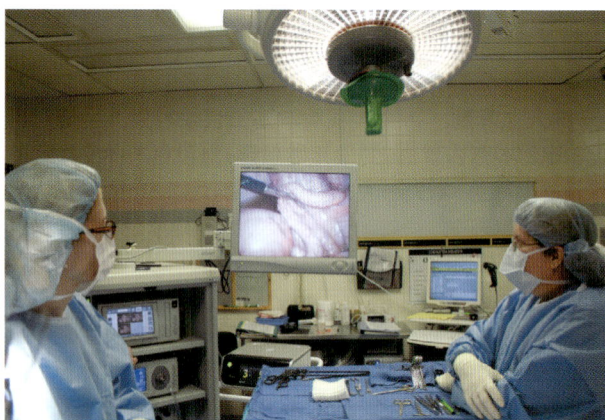

图 29-2   外科医生和洗手护士观察阑尾被抓持的手术室内的广角视图，图像显示在上方的显示屏上

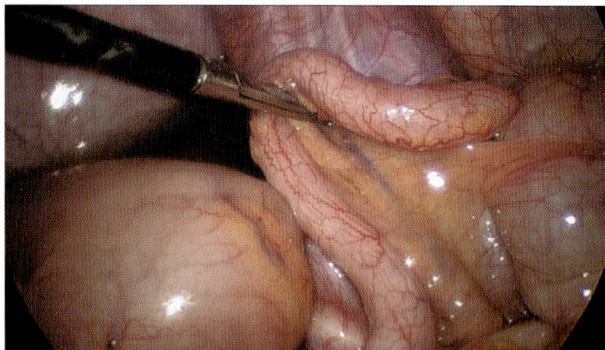

图 29-3   可见腹腔内发炎的阑尾已被移动。在结扎和移除阑尾之前，必须将腹膜附件从阑尾上剥离

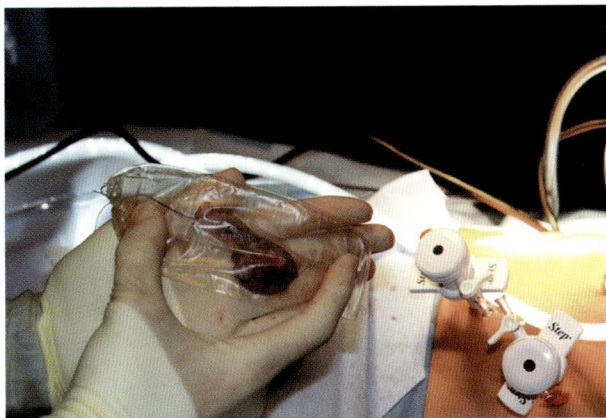

图 29-4 医生将阑尾结扎,套入一个塑料容器,然后通常通过套管针或切口部位取出,而不污染邻近组织。外科医生手中展示的是切除后的阑尾

面的讨论)。在腹腔镜手术期间成功管理这些患儿需要一个多学科团队,通过以下方法协同工作以提高患儿的预后:①术前优化患儿状况并识别各种心脏问题;②招募能够快速有效地完成手术的外科医生;③在整个手术过程中保持患儿处于仰卧位;④维持血碳酸正常;⑤根据需要用经食管超声探头监测患儿,以及使用动脉有创血压监测血气分析结果;⑥在腹部内充气时尽量使 IAP 最小(<8mmHg),这在外科手术上是可行的。在发绀性心脏病患儿(特别是有 Fontan 的患儿)能够在任何医疗中心常规进行腹腔镜手术之前,还需要进行更大规模的研究,除非有专门的团队来管理这些患儿。

腹腔镜手术与开腹手术相比有许多优点,包括麻醉后苏醒更快、活动能力恢复更快、出院更早、围手术期并发症更少[112-115]。

因为腹腔镜手术是将气体注入腹腔,使腹腔内器官可视化,所以上腹部手术应该使用鼻胃管或口胃管进行胃肠减压,而下腹部手术应该使用导尿管排空膀胱。通过一至三个直径为 3~10mm 的小切口置入曲卡(trocar),然后腹腔镜器械和摄像机通过曲鲁卡进入腹腔,手术方可进行。腹腔镜单点切口(laparo-endoscopic single-site, LESS)、单孔、单切口腹腔镜手术(single-incision laparoscopic surgery, SILS)、单切口多端口腹腔镜手术(single-incision multiport laparoscopy, SIMPL)或"肚脐"手术已经发展起来,所有的器械都要经过一个切口和一个大曲鲁卡(通常在脐内)(E 图 29-1~E 图 29-3)[116-120]。

气腹压是所有腹腔镜手术主要关注的问题。成人和新生猪的实验证据表明,心肺不良后果和潜在致命的栓塞风险直接与腹腔高压有关[121-122]。在婴儿和儿童中,最优的气腹压是能满足手术操作的最小压力。CO_2 应通过其中一个曲鲁卡充气,直到 IAP 达到 6~15mmHg。目前,大多数外科医生将新生儿和小婴儿的 IAP 限制在 6~8mmHg,而儿童则为 10~12mmHg[123]。通过间歇性地充入额外的 CO_2 气体,IAP 在整个手术中可维持平稳。虽然 CO_2 气体是最常用的,但其他许多气体的应用也已被研究(见后面的讨论)[124]。CO_2 是首选气体,因为它不助燃,在手术结束时能迅速从腹腔排出,而且不会膨胀成气泡或空隙[103,125,126]。

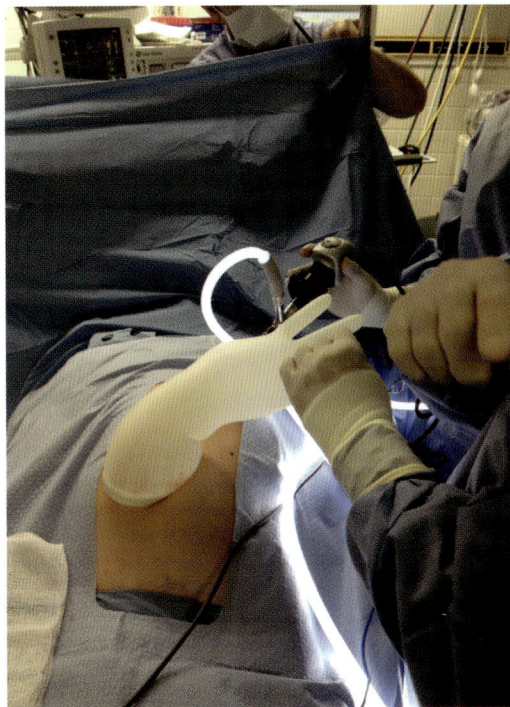

E 图 29-1 "穷人的"单切口多端口腹腔镜(SIMPL)设备。通过在脐上提起皮瓣,一个可拆卸的鞘进入腹膜腔,一旦腹腔打开,鞘就会被固定。在皮肤表面,有一个环可固定鞘,在鞘上固定着外科手套。将手套的指尖割破,插入气体注入器(充注二氧化碳气体)。然后腹膜腔膨胀到所需的压力。通过相邻的指尖,医生可操作摄像机和手术器械进行手术(蒙 Dr. K. Vali, Pediatric Surgery, Women and Children Hospital of Buffalo, Buffalo, NY 惠赠)

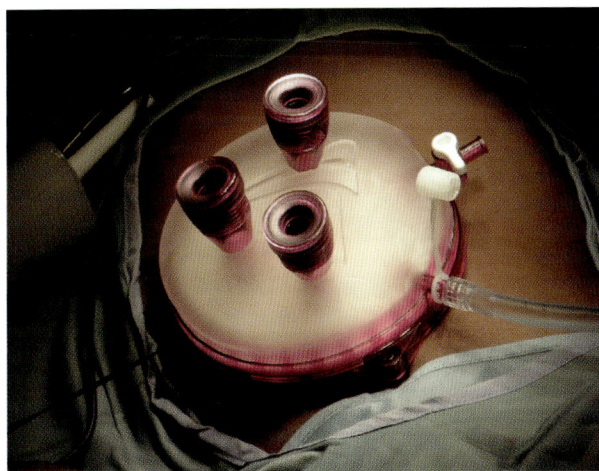

E 图 29-2 一种商业上可用的小儿单切口多端口腹腔镜(SIMPL)设备,通过在脐上提起的皮瓣插入鞘。端口和气体注入器安装在外部。更多有关信息,请参见 Chandler NM, Danielson PD. Single-incision laparoscopic cholecystectomy in children: a retrospective comparison with traditional laparoscopic cholecystectomy. *J Pediatric Surg.* 2011; 46(9): 1695-1699(蒙 Dr. K. Vali, Pediatric Surgery, Women and Children Hospital of Buffalo, Buffalo, NY 惠赠)

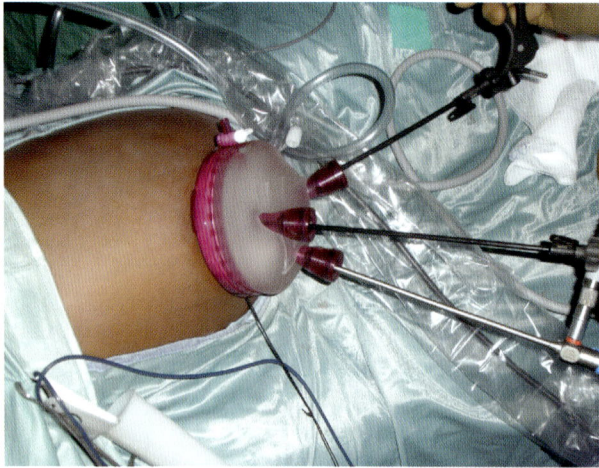

E 图 29-3　一种商业上可用的小儿单切口多端口腹腔镜（SIMPL）设备，通过该设备，摄像机和两个腹腔镜器械可以进入腹腔。这是通过脐这一个手术切口实现的。更多有关信息，请参见 Chandler NM, Danielson PD. Single-incision laparoscopic cholecystectomy in children: a retrospective comparison with traditional laparoscopic cholecystectomy. *J Pediatric Surg*. 2011; 46(9): 1695-1699（蒙 Dr. K. Vali, Pediatric Surgery, Women and Children Hospital of Buffalo, Buffalo, NY 惠赠）

气腹的不良影响

在腹腔镜手术过程中，增加 IAP 可能会导致一些物理化学副作用，包括心肺抑制、气胸或皮下气肿、由于气泄漏导致低体温、因气管分叉上移导致气管导管进入支气管，或因穿刺造成的损伤等。

二氧化碳

利用 CO_2 向腹膜内充气的主要缺点是其可从腹膜快速吸收，与较大的儿童相比，婴儿的 CO_2 的吸收和洗出速度更快，呼气末二氧化碳（$P_{ET}CO_2$）峰压更大[127, 128]。年龄与腹部 CO_2 吸收的速率呈负相关，这是由于与年龄较大的儿童相比，婴儿的腹膜较薄，腹腔脂肪堆积少[128, 129]。因为 CO_2 很容易被吸收，尤其是在婴儿中，所以 $P_{ET}CO_2$ 和 $PaCO_2$ 都可能比基线水平增加 20%～50%[104, 123, 125, 127, 130]。

由此导致的高碳酸血症，在持续时间超过 1h 的手术中更为常见，尤其对于新生儿来说，需要增加分钟通气量（50%～100%）来维持生理性 pH[103, 132]。在注入 CO_2 过程中，动脉 CO_2 分压与呼吸末 CO_2 分压（$PaCO_2$-$P_{ET}CO_2$）的差别常常增大[130, 132]。在一篇报道中，$PaCO_2$-$P_{ET}CO_2$ 的压力梯度在气腹前后从 5.7mmHg 增加到了 13.4mmHg[133]。需要注意的是，在新生儿和先天性发绀型心脏病患儿中，$P_{ET}CO_2$ 可能无法在充入 CO_2 的过程中可靠地反映 $PaCO_2$，使得一些专家推荐动脉血气监测来确认 $P_{ET}CO_2$ 测量的结果[130, 133, 134]。

$PaCO_2$ 增加也可能触发自主呼吸，从而影响手术操作。此外，它还可能引起交感反应，包括心率、血压和脑血流量的增加，以及突发室性心律失常，在使用七氟烷时这种情况却很少发生。在伴有突然发作的心动过速时，$P_{ET}CO_2$ 的突然升高也可能提示恶性高热。如果这个诊断很难确定或排除（恶性高热时的静脉 PvO_2<40mmHg，见第 41 章），也许有必要进行腹部放气，并确定那些提示有恶性高热的临床和实验

室检查异常是否好转[129, 138]。

气栓

在一些腹腔镜研究中已经报道了气栓的发生，虽然其中大多数病例并没有造成临床后果，但是在一些病例中出现了严重的心血管衰竭[139-141]。大多数人认为栓子是血管内的 CO_2 气泡，尽管有证据表明有些栓子含有氮或空气[142]。当 CO_2 的注入压力超过静脉压力时，可能发生血管内栓塞，导致 CO_2 气泡进入静脉循环，导致突发心血管衰竭[140]。连续的心前区多普勒检查或呼出的 CO_2 分压可以有效地检测气体栓子，虽然多普勒可能过于敏感，有许多假阳性结果。由于亚临床气体栓塞的症状较轻且无特异性，因此许多亚临床气体栓塞都未被发现[143]。然而，有右向左分流或潜在的右向左分流（如卵圆孔未闭）的患儿，易受到这些栓子对循环造成的影响。虽然 CO_2 可在血液中溶解并迅速缓冲，但 CO_2 栓子在血液中溶解缓慢，需要 2～3min 才能消失[144]。因此，在溶解前，大的栓子可能将在几分钟或更长时间内阻碍心脏中的血液流动。对于猪来说，能引起心血管衰竭的 CO_2 注入血液的最低速率为 1.2ml/(kg·min)[144]；而在人类中缺乏相关的数据。麻醉医生应注意易发生 CO_2 栓塞的高危情况（如腹部充气压力增高、低血容量、静脉压降低、自主呼吸和富含血管的实质器官切除），并随时与外科医生密切沟通。

一些研究人员认为，临床上重要的气体栓子实际上是氮气，而不是 CO_2[140]。暂时出现的栓子被认为是由 CO_2 组成的，而持续存在的栓子可能是氮气[140]。氮不溶于血液中（血液/气体分配系数为 0.014），这解释了为什么它能在血液中持久存在。这些栓子可能来自空气，或是在腹腔充气过程中存在或被曲鲁卡携带，随即被动进入被切断的血管，而这时 CO_2 气腹是加压的[140]。在循环中，这是一种罕见的气体来源，这可能部分解释了为什么在腹腔镜检查中发生的栓塞很少导致心血管不稳定和停搏。

与 CO_2 相比，在腹腔镜手术中应避免充注氧气、空气和氧化亚氮，因为它们都助燃。然而，在使用 66% 氧化亚氮对猪进行肺通气的腹腔镜检查过程中，将气腹重复放气可以防止氧化亚氮在腹腔内的浓度超过 10%[145]。在腹腔镜手术中，氧化亚氮仍然避免作为充气气体和辅助麻醉气体，因为如果循环中出现气栓，它也会膨胀成充满气体的腔[125]。在腹腔镜手术中使用它可能会扩张肠梗阻的肠道，模糊外科医生的视野，并加速所有 CO_2 栓塞的进展。

惰性气体氩和氦也是产生气腹的候选气体，因为它们不能被氧化（因此不能点燃），尽管它们比 CO_2 贵得多。当在猪中使用氩气建立气腹时，其发生栓塞的概率比 CO_2 高[146]。从理论上讲，氩和氦由于不溶于血液（氦的血液/气体溶解度为 0.007，氩的溶解度为 0.029），很可能会持续存在于血管系统中，因此如果栓塞进入血管系统，可能会造成严重的后遗症[103, 125, 126, 146]。

呼吸系统影响

随着腹腔内压力的增加，呼吸系统不良反应的发生率也会增加，尤其是 IAP>15cmH2O 时。IAP 增加的呼吸系统临床表现为膈肌向上移位，膈肌活动减小，肺和胸顺应性、肺活量、功能残气量和闭合气量均减少[147]。膈肌向上

29

移位将通气转移到肺的非依赖性部分,造成通气-灌注不匹配。小儿的功能残气量小,膈肌向上移位进一步压迫肺,造成小气道塌陷、通气-灌注不匹配,还可能导致低氧血症。腹腔充气后,肺力学的其他副作用还包括吸气压力峰值升高到27%,顺应性降低到39%[148]。身体过度倾斜(即过度头高位或头低位,通常是外科医生要求的[125, 149])加剧了这些生理变化。将小儿置于头低脚高位(即 Trendelenburg 体位),首先会降低17%的顺应性,其次,加上气腹使顺应性再降低了27%,这就要求机械通气的峰压值分别增加19%和32%[150]。在最近的一项研究中,使用压力控制和5cmH$_2$O 的 PEEP 对小儿进行肺通气,在 Trendelenburg 体位前建立气腹,12cmH$_2$O 的气腹压力即可使肺的动态顺应性和潮气量下降42%[151]。将 Trendelenburg 体位再增加20度,只能使这些值再减少10%。所有这些肺功能的变化都可以通过增加50%~100%的分钟通气量(频率和充气压力峰值)来抵消。腹腔镜手术后的肺功能恢复似乎比开放手术更容易[103]。

对呼吸系统的另一个担忧是,气腹和极端的 Trendelenburg 体位会使气管导管向剑突方向移动,可达1.2~2.7cm,可能会影响隆突或进入支气管[152]。随着这些变化,吸入氧浓度可能需要超过30%,配合 PEEP 才能恢复足够的氧合。氧饱和度持续下降5%与部分或间歇性支气管内插管有关[153]。

在腹腔镜手术中需要特别注意气道的安全。在上述情况下,带套囊的气管导管优于不带套囊的气管导管,以确保有效的肺泡通气[134],尽管喉罩和双管型声门上气道装置(Teleflex 医疗有限公司;Research Triangle Park, NC)也已被用于简单的腹腔镜手术,且无并发症[126, 154]。如果患儿已行气管切开术,手术前必须对气管切开部位周围的漏气情况进行评估,如果漏气过多,则应更换带套囊的气管切套管,或带套囊的气管导管。如果漏气不明显,那么即使在腹腔镜手术中 IAP 升高,通气也应足够。

过高的 IAP 可能导致气体穿过膈肌,引起纵隔气肿或气胸[126]。这种情况在食管裂孔疝手术和胃底折叠术中更为常见,在此过程中,游离食管可能为气体穿过膈肌提供通道。如果出现皮下气肿,应怀疑有纵隔气肿。如果手术创造了一个跨膈肌的通道,使 CO$_2$ 聚集在胸膜腔,由此造成的气胸可能产生心肺症状。如果在手术中或术后出现皮下气肿,或高度怀疑已形成气胸,应进行胸片检查。在婴儿和儿童的腹腔镜腹部手术中,压力和容量控制通气都可使用。在一项单中心随机研究中,两种通气策略加上5mmHg 的 PEEP,均可保持有效的通气和气体交换[155]。

为了避免气腹导致的心肺损害,有研究介绍了一种无气腹腹腔镜手术方法。这需要提起前腹壁来建立一个"腹腔内帐篷"[126, 156]。在儿科医学中实施这种方法一直相当缓慢,可能是由于对婴儿和儿童来说,技术困难且缺乏相应的器械。

心血管系统影响

气腹期间引起不良心血管反应的主要因素有三个:①IAP;②体位(即头高位);③神经体液性血管活性物质释放[126, 147, 156]。IAP 升高对静脉回流和心排出量有双相作用。对新生猪而言,IAP 超过20mmHg 时,心脏指数(CI)下降55%[126]。在动物模型中,IAP 升高的幅度决定了循环被抑制的程度[134, 157]。例如,IAP 在15mmHg 及以下时,内脏循环的血液被挤压,静脉回流增加,使得心排血量增加或没有变化。相比之下,IAP 在>15mmHg 时,下腔静脉受压,静脉回流减少,因此心排血量减少。在小儿中的研究有类似结果。当 IAP 超过12mmHg 时,心肌收缩力降低[158],静脉回流减少[125]。在婴儿和儿童中,注入 CO$_2$ 使 IAP 达10~13mmHg 时,CI 降低了约13%[159-161]。在婴儿和儿童的研究中,当 IAP 升高(10~12mmHg)时 CI 下降,当腹部放气时 CI 恢复到注入 CO$_2$ 前的值[158-160]。据报道,建立 CO$_2$ 气腹使 IAP 维持在10~12mmHg 的小儿,左心室收缩功能减弱,室间隔运动异常[158, 159]。在气腹期间,IAP 为10mmHg 或更低时,左心室工作、前负荷或后负荷的超声心动图指标未见明显变化[123]。当在腹腔镜下行胃底折叠术时,测量婴幼儿血流动力学标准指标发现,当 IAP≤10mmHg 时,心率、血压无明显变化,CI 略有升高[162, 163]。如果 IAP 维持在10mmHg 或更低,则在临床上对血流动力学(尤其是心排血量)的影响应是不明显的,因为静脉回流可能由于内脏床的血液移位而增强,且后负荷不会增加[125, 134, 162]。最重要的是,如果 IAP<5mmHg,婴儿在 CO$_2$ 气腹手术期间,CI 可维持稳定[162]。这些低充气压力通常用于手术中检查疝缺损的对侧。在腹腔镜手术中,身体的体位可能会增大心血管的变化。对于胃底折叠术来说,采用了过度的头高位(>20°倾斜)会降低静脉回流[149]。在成年猪中,腹腔镜下胃底折叠手术增加了胸膜和纵隔的压力,使得 IAP 为15mmHg 时其心排血量也降低[164]。这些心排血量的减少表现为低血压和缺氧发作。当小儿被置于过度的头高位时,他们会出现短暂的低血压和心动过缓,这些症状可以被液体负荷和阿托品快速逆转[165]。

持续监测 IAP 是必要的,以最大限度地减少腹腔镜手术对心肺功能的影响,并避免充气压力过大。在成人中,麻醉诱导、IAP 充气至14mmHg 并10°头高位,可使 CI 降低50%以上[166]。一些临床医生建议,小儿行腹腔镜手术过程中,IAP 最多为6~8mmHg,以限制其对心肺的不良影响[167],尽管大多数研究更支持压力在10~12mmHg[151, 157, 159, 168]。而对于新生儿和婴儿来说,最大的 IAP 不应超过6~8mmHg,以将对心肺的不良影响降到最低。根据目前的文献,如果保持足够的液体容量并避免心动过缓,那么在≤12mmHg 的压力下,腹部充气联合头高位对心血管的影响,很可能可以很好地耐受[165]。

中枢神经系统影响

如果计划对颅内压(intracranial pressure, ICP)升高或脑室-腹腔分流术(ventriculoperitoneal shunt)后的患儿行腹腔镜手术,必须仔细评估。将 IAP 升高、外周血管阻力增加、PaCO$_2$ 张力升高和 Trendelenburg 体位(如在下腹部手术中)结合起来,可能会显著增加 ICP。在成人长时间极度头低位(40°)的情况下,如在机器人辅助的骨盆手术中,脑组织氧饱和度保持得很好,近红外光谱可以证明这一点[169]。然而,在相似的手术条件下,眼压升高100%,可导致巩膜水肿和视力模糊[170]。与开腹手术相比,麻醉状态下行腹腔镜手术的小儿,充气后(IAP<15mmHg)的眼压增加了30%[171]。

应在手术前评估脑室-腹腔分流术的通畅性,以防止术中颅内压突然升高。如果 IAP 的升高足以减少脑脊液引流至腹腔，脑室系统顺应性降低患儿的 ICP 可能会持续显著增加。在这些患儿中，腹腔镜手术可能是相对禁忌证[149]。神经外科医生、普外科医生、麻醉医生和家属应该充分探讨这些风险。已行脑室-腹腔分流术的患儿在腹腔镜手术中表现出一系列的反应，从 ICP 的急剧增加到完全没有变化[147,172,173]。因此，提出了各种各样的办法。有些人主张在手术前将分流器外部化，并夹紧分流器的远端（位于腹腔内），以防止 CO₂ 逆行通过分流器或腹腔镜压力干扰分流阀，尽管这些阀门在 IAP 高达 80mmHg 时是稳定的[174]。另一种方法是当充注气体压力到 12mmHg 时，将分流器的尖端暂时隔离在 Endopouch 袋（Ethicon, Somerville, NJ）中，然后在手术结束时取出[175]。也有人不提倡将分流器外部化，因为有报道称存在后遗症，因此建议监测 ICP，以预防和检测 ICP 的增加，并进一步建议在腹腔镜手术期间回缩腹部组织[174]。对于外科医生来说，在这些小儿的腹腔镜手术中使用 SILS 方法可以降低分流器受损伤和感染的风险[176]。一项回顾性研究报告指出，与开放手术相比，分流术后的小儿行腹腔镜手术并没有增加感染的风险[174]。没有一种单一的策略可以为每个分流术后的小儿行腹腔镜手术提供最佳的麻醉管理方案。

肾脏功能和体液需求

IAP 升高会降低肾血流量、降低肾功能（肌酐清除率和肾小球滤过率）和减少尿量[134,147,177]。一项研究用近红外光谱检测了肾脏氧合情况，发现当使用年龄相适宜的 IAP（新生儿＜6mmHg，2～12 个月的婴儿＜8mmHg，1～2 岁的小儿＜10mmHg，2～8 岁的小儿＜12mmHg）时，没有证据表明存在肾血氧不足。同时，他们还报道了大脑氧饱和度增加（很可能是由于动脉二氧化碳增加导致的脑血流量增加）、心率和平均动脉压增加[178]。IAP 对肾功能和肾滤过的总体影响尚不清楚。在腹腔镜手术中，小儿的尿量在一定程度上随着年龄而变化：大一点的儿童出现少尿，1 岁以下的婴儿出现无尿[147,149,179]。肾功能不全和少尿的病因是多因素的，但包括 IAP 对肾灌注、抗利尿激素（ADH）、内皮素和氧化亚氮（NO）的直接和间接影响[147,180]。由于肾血流量减少、水的重吸收和尿量减少，ADH 浓度增加。IAP 增加肾内皮素（内皮素-1），导致肾静脉收缩，使肾血流量和尿量减少[147,180]。抑制内源性 NO 释放，可通过降低肾灌注、增加盐和水的吸收（如少尿）等多种机制加重气腹过程中的肾功能障碍[180]。理论上，给予 NO（如 L-精氨酸或非降压剂量的硝酸甘油）对患者进行预先干预，可以减轻气腹对肾功能的有害影响[180]。肾小管损伤并不导致与 IAP 升高相关的肾功能障碍[181]。对成人肾切除供者，整夜输注液体并在建立气腹前立即输注胶体，可减轻血流动力学不良影响，并降低肌酐清除率的变化幅度，而肌酐清除率的变化与 IAP 升高有关[182]。在小儿中没有相关的数据。

在腹腔镜手术期间应仔细监测液体管理。开放式腹部手术可能需要每小时 10～15ml/kg 的平衡盐溶液，以抵消大量肠道操作造成的第三间隙液体流失。虽然"第三间隙"的存在和处理是有争议的，但液体转移在概念上是确实的。然而在腹腔镜手术中，这类液体的需求减少，因为液体流失很少且肠道操作是微创的。事实上，必须小心避免液体超负荷。对于接受腹部手术的小儿，尿量常被作为前负荷的指标，但有 88% 的婴儿和 33% 的儿童在腹腔镜手术中出现无尿或少尿。因为这些问题在腹腔放气的几个小时内就能完全解决，所以对这些小儿来说，快速输液是不必要的，因为可能液体过量[179]。小儿在腹腔镜手术后短暂性少尿不应被视为即将发生肾功能障碍的早期指标。

疼痛管理

开放性普通及泌尿外科手术后疼痛主要由皮肤及肌肉切口引起。由于腹腔镜手术切口小，围手术期疼痛较开腹手术要小一些[183-185]。一项关于小儿腹腔镜抗反流手术后疼痛的系统回顾性分析显示，约 20% 的小儿有轻度至中度疼痛，4% 的小儿有严重疼痛[186]。腹腔内局部麻醉也被认为是一种减轻腹腔镜手术后疼痛的方法。最近在小儿中对这种方法的系统性回顾分析得出结论，尽管局部麻醉药的剂量受到小儿体重的限制，但这种方法还是有一些好处的，然而仍需要进行更多的研究来充分评估这种方法的有效性[187]。迄今为止，关于小儿腹腔镜手术后疼痛的研究还很少。

腹腔镜手术后的疼痛有多种来源，包括切口部位、腹部残留气体、膈肌的牵涉性疼痛和患者特殊体位的神经拉伤。腹腔镜手术结束时，应在切口周围浸润长效局麻药，防止术后切口疼痛。一些小儿在腹腔镜手术后出现疼痛，包括背部和肩部的疼痛。在这些情况下，包括对乙酰氨基酚、非甾体抗炎药和（不太常用的）阿片类药物在内的多模式疼痛治疗是有效的[104,105,126]。最近的证据表明，阑尾切除术的单孔多端口腹腔镜式比多端口系统的手术引起的疼痛更少[188]。

机器人辅助外科手术

机器人辅助手术在儿科手术和泌尿外科领域相对较新，仅有有限的公开经验，但自 20 世纪 90 年代末以来，机器人辅助手术已被广泛用于成人，以方便促进微创内镜手术。通过三维放大视图和反馈控制的人手增强运动，机器人辅助手术能够非常精细地操作手术器械，同时消除自然的人体震颤。它在小儿外科和泌尿外科领域具有广阔的发展前景[1,169,189-194]。

机器人手术最初是作为远程战场手术的工具引入的。它现在可以帮助儿外科医生进行复杂的手术，对非常小的手术目标的组织和器官损伤更少。目前可获得的大部分信息仅限于一种产品（达芬奇手术系统）和成人泌尿外科手术。然而，由于快速创新和设备的小型化，一些儿科中心已经开展机器人辅助腹腔镜手术，取得了良好的效果。表 29-1 总结了从麻醉医生的角度对这一相对较新方法的关注。大多数被发现的问题都与手术时间的延长和使用大角度的 Trendelenburg 体位有关，尽管很多手术都没有使用这种体位[169,189]。机器人辅助手术已发表的证据显示，其效果与小儿腹腔镜手术相当，这让许多人质疑这种新的、昂贵的手术冒险是否合理[195-197]。然而，在不久的将来，快速发展的技术为小儿的机器人辅助手术提供了巨大的机会，使手术能够在小而受限的空间里进行非常精细和具有技术性的操作[198]。

表 29-1　从麻醉医生的角度看当前机器人辅助手术的问题

依赖于极端的体位,如极端的 Trendelenburg 体位(由于缺乏足够的外科辅助以暴露于手术区域),可能导致:

颅内压、眼压增高,脑灌注受损

视神经或视网膜病变

头面部充血,气道水肿,声带麻痹,苏醒延迟

可能对经过腋窝的神经和神经丛的神经过度拉伸而造成损伤

截石位的时间延长导致小腿肌筋膜室综合征

施加更大的腹腔内压力的倾向

循环抑制和呼吸抑制

注入二氧化碳的相关并发症

握持器械或组织时缺乏触摸、牵引和压迫的感觉:

所有的操作都完全依赖于视觉

无法知道在非可视的区域发生了什么,从而导致明显的组织损伤

忽视明显出血或组织损伤的可能性

缺少机器人支架,易移动:

一旦固定,就很难改变机器人或孩子的位置

检查静脉通路和气道有困难

无限制和意想不到的手术方法

在不合适的角度探索新的手术方法和复杂的任务

更长的手术和调整时间,导致低体温和压力性溃疡

机器人和摄像臂的不可预测运动

打或压孩子的脸

组织化所有的导管和连接线,包括静脉导管和呼吸管道

在发生机械故障或重大事件时,需要紧急脱离机器人

特殊的普外科与泌尿外科情况

胃底折叠术

该手术适用于有胃液反流但药物治疗失败的患儿。它涉及松解食管周围的肌肉并在食管下括约肌的水平上围绕食管紧紧地缝合它们。这种手术需要全身麻醉和气管插管,通常采用腹腔镜手术,机器人辅助技术的应用也越来越多[199]。

需要行胃底折叠术的患儿往往有神经功能损伤(如脑瘫),才导致了食管运动障碍。这种运动障碍预示着食管反流,如果反流严重,可能导致反复的吸入性肺炎。如果药物和胃管治疗失败,应考虑行胃底折叠术。麻醉方面的考虑很少,因为手术与术后疼痛、大量液体转移或大量失血无关。在手术过程中,在食管内放置一个探条,可以让外科医生判断在食管周围的肌肉口径;如果没有探条,食管周围的肌肉可能会缝合过紧,导致食管阻塞。在操作探条时,必须小心以避免气管导管移位。在手术结束时,外科医生通常会要求通过胃管向胃内注入 50~60ml 的空气,以确保没有吻合口瘘。一般来说,有经验的外科医生能够在 1h 内完成手术,并发症发生率约为 10%,平均住院时间约为 1.6 天。术后疼痛通常容易控制;然而,开放式手术通常需要持续镇痛 2~3 天[200,201]。

漏斗胸

这是一种胸壁畸形,儿外科医生通常会进行矫正手术。纠正漏斗胸的经典方法是开放手术,即胸骨骨折,并切除多个肋软骨,然后用一根或两根不锈钢棒固定抬高胸骨。Nuss 手术是一种侵入性较低的技术[202,203],即用一个 U 型棒在盲探下穿过胸腔然后环抱胸骨下表面。横过胸部后,将 U 形棒翻转,在这个过程中将胸骨向前推而不会导致其骨折,从而避免由于移除肋软骨而形成连枷胸。现在这种手术已经优化,是使用胸腔镜在直视下穿过胸腔,以减少重要结构(如心脏或肺)穿孔的可能性[204-206]。虽然在直视下进行 Nuss 手术可以降低穿孔这种并发症的风险,但其仍有可能发生[207-209]。无论是盲探还是经胸腔镜的方法,都会引起明显的术后疼痛,可通过患者自控镇痛、胸段或腰段置入硬膜外导管和硬膜外给予吗啡进行治疗(见第 42~45 章)[210-212]。因为这些手术通常是在青少年中进行的,所以最好在青少年清醒但镇静的情况下进行胸段硬膜外麻醉。在不太成熟的青少年中,在醒着的时候置入硬膜外导管可能很困难。与标准的患者自控镇痛相比,胸段硬膜外麻醉是否能为该手术提供更好的镇痛效果尚不清楚[213]。应该注意的是,这些患儿将会在几年后回来拆除漏斗胸矫形棒。有时漏斗胸矫形棒会牢牢粘连在心包膜或肺上,从而导致拆除时突发严重的、灾难性的大血管或心脏腔室破裂[214]。谨慎的做法是建立足够的静脉通道,以便在发生灾难性失血时能够进行快速输液和输血。

包皮环切术

在全球范围内,男性包皮环切的比率为 40%,其中一半的手术是出于宗教或文化原因[215]。对新生儿、婴儿、儿童和成人的包皮环切术可在局部浸润、区域阻滞或全身麻醉下进行。包皮环切的适应证包括包茎、复发性龟头炎、宗教信仰和父母的意愿。麻醉方式优先选择吸入麻醉辅以局部麻醉。经典的包皮环切术包括包皮切除,电凝并缝合断端皮肤。手术时间一般在 1h 以内。麻醉方式和气道管理对围手术期预后无显著影响。包皮环切最常见的并发症是出血。

对于婴幼儿,包皮环切手术是在全身麻醉下进行的。多模式的镇痛方式包括:对乙酰氨基酚(如术前口服 10~15mg/kg 或直肠注射 30~40mg/kg)或注射 10~15mg/kg 静脉阿片类药物(如吗啡 0.05~0.1mg/kg),和/或不含肾上腺素的局麻药(阴茎背侧阻滞、骶管阻滞、皮下环状阻滞和外用利多卡因 - 普卡因乳膏[局麻药凝胶(EMLA)])(见第 42 章)[216]。在一项对照研究中,耻骨上阴茎阻滞比阴茎皮下环状阻滞具有更好的镇痛作用[217]。当将骶管阻滞与阴茎阻滞和静脉镇痛药进行比较时,Cochrane 综述得出结论,三种技术的镇痛补救和恶心呕吐的发生率相当,但由于样本数量少及实验方法落后的原因,其研究结果意义有限[218,219]。

尿道下裂和阴茎弯曲

这种先天畸形活产男婴中发生率为 1/250。通常单独出现不合并其他先天畸形。尿道下裂指尿道口位置不正:尿道不是开口于阴茎远端,而是沿着阴茎腹侧面开口于阴茎头附近到阴囊的任意地方(图 29-5)。尿道下裂绝大多数发

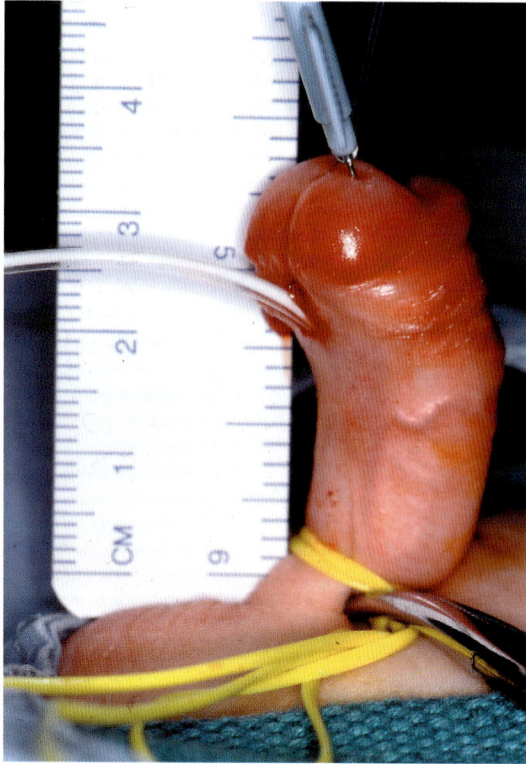

图 29-5　经典的尿道下裂。在手术矫正前,注射生理盐水行勃起试验(Courtesy Dr. P. Williot, Pediatric Urology, Women and Children's Hospital of Buffalo, Buffalo, NY)

生于远端,位于阴茎头或附近。15%~50% 的尿道下裂合并阴茎弯曲,8% 的病例合并隐睾。少数尿道下裂患儿的尿道开口远离阴茎头,位置涵盖阴囊(图 29-6;E 图 29-4 和 E 图 29-5)。

　　根据尿道下裂的严重程度,预计手术时间持续 1~4h。与泌尿科医生达成共识是很重要的,即区域阻滞适用于不同的手术范围:轻度尿道下裂修复(一期手术-尿道重建和阴茎成形术)或者 Mathieu 修复可行面罩、喉罩或气管导管进行气道管理。麻醉方法由麻醉医生决定;这些患儿都是门诊患者,可实施阴茎阻滞或单次骶管阻滞。对于需要较长时间手术的广泛尿道下裂患儿行喉罩或气管插管全身麻醉。他们可能要住院一到两晚,需要持续术后镇痛。对于后者,可在诱导后经骶管或腰部硬膜外置管,以减少术中麻醉药用量并提供术后镇痛。如果避免使用阿片类药物,仅用局麻药(如丁哌卡因 0.125%~0.175%)的骶管阻滞在拔除导管后不会导致排尿延迟。

隐睾和疝:腹股沟疝和脐疝

　　腹股沟疝、脐疝修补术和鞘膜积液是常见的外科手术。睾丸固定术是指将腹股沟管内或腹腔内(较少见)未下降的睾丸(图 29-7)固定于阴囊内。大约 33% 的早产男婴出生时有一个睾丸未下降,而足月男婴只有 3% 有这种情况。虽然隐睾的发生率在 3 个月时下降到 1%,但此后仍保持在 1%。隐睾通常是独立发生的,尽管它与许多疾病有关,包括普拉德-威利综合征(Prader-Willi syndrome)、努南综合征(Noonan syndrome)和泄殖腔外翻。

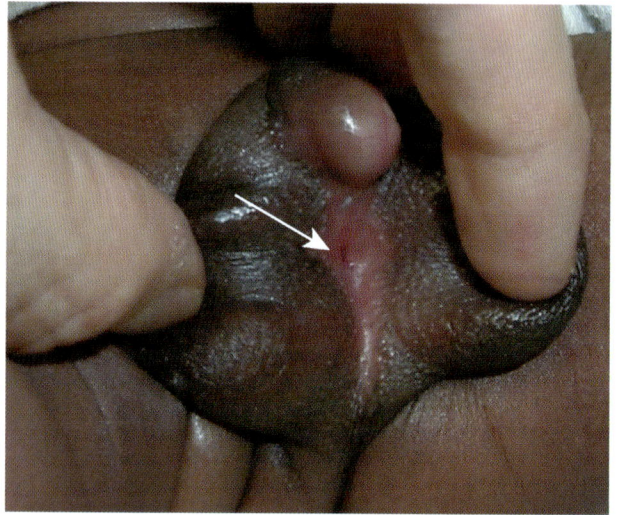

图 29-6　阴囊尿道下裂,阴囊中线有尿道开口(蒙 Dr. P. Williot, Pediatric Urology, Women and Children Hospital of Buffalo, Buffalo, NY 惠赠)

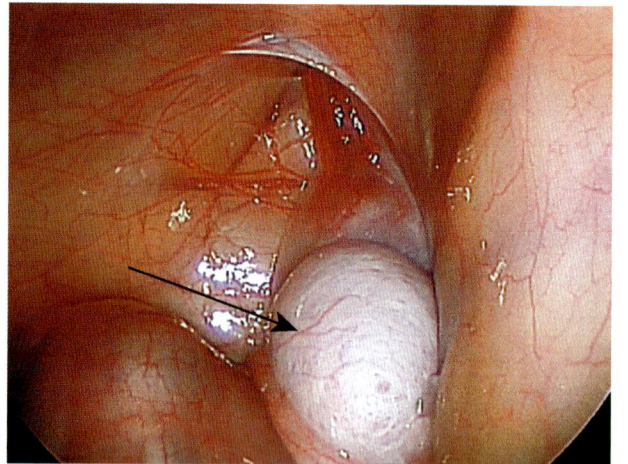

图 29-7　疝环内的腹内睾丸,在腹腔镜下发现一个未下降的睾丸(蒙 Dr. P. Williot, PediatricUrology, Women and Children Hospital of Buffalo, Buffalo, NY 惠赠)

　　根据体格检查,未下降的睾丸分类包括真性睾丸未下降、异位睾丸和睾丸回缩。睾丸回缩不是真正的睾丸未下降,因为它们可以通过按摩进入阴囊,不需要进一步治疗。在真性睾丸未下降时,必须确定睾丸的位置,然后松解并迁移固定于阴囊内,以确保其生存发育。未能将睾丸从腹股沟管或腹部迁移至阴囊,可能导致其萎缩、扭转、睾丸癌或疝。

　　小儿腹股沟疝是因先天性鞘状突未闭所致。在这种情况下,肠袢突出于内环,导致腹股沟区或阴囊隆起。这些突起可能会周期性出现,有时完全消退。阴囊内小的液体囊称为鞘膜积液,有时会被误认为是阴囊内的肠袢(E 图 29-6)。鞘膜积液的手术方法与腹股沟疝术式相同。如肠袢因嵌顿而不能自行从疝口回纳,则需要去急诊。外科医生通常需要手法复位以防肠梗阻。在这些病例中,根据是否存在持续或潜在的肠缺血,疝气修补术被安排为急诊或择期手术。在某些情况下,嵌顿的肠管不能回纳而被诊断为嵌顿疝或肠阻

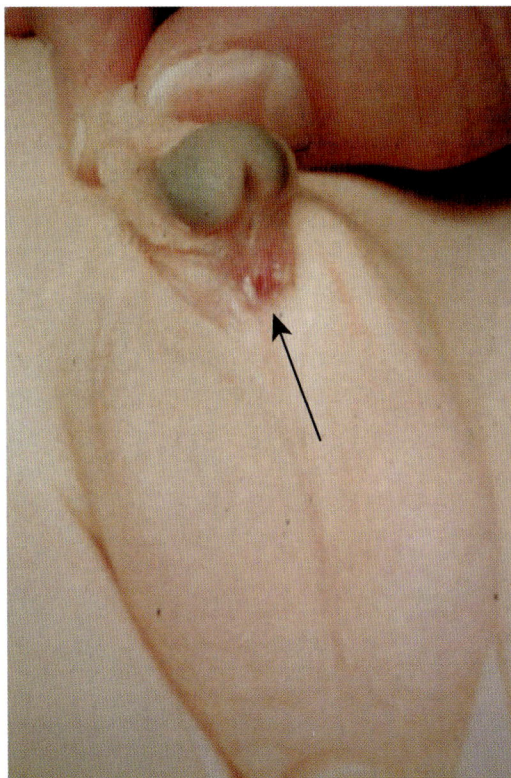

E 图 29-4　阴茎和阴囊融合处尿道开口的尿道下裂（蒙 Dr. P. Williot, PediatricUrology, Women and Children Hospital of Buffalo, Buffalo, NY 惠赠）

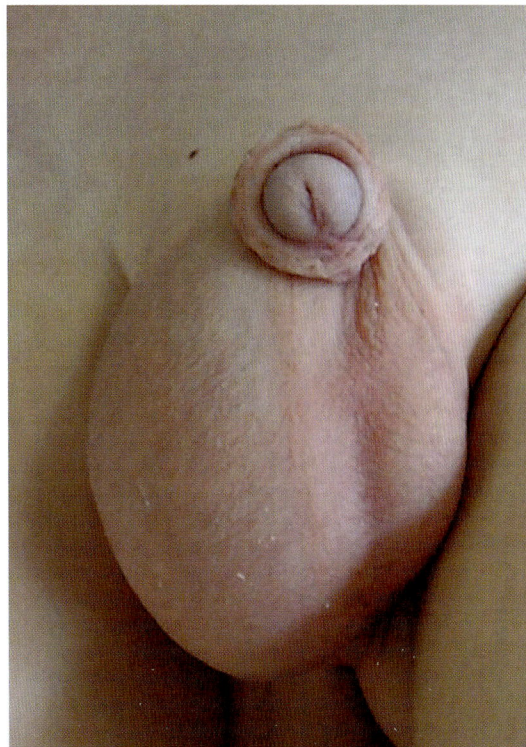

E 图 29-6　右侧阴囊积液, 可见右侧阴囊肿胀（蒙 Dr. P. Williot, Pediatric Urology, Womenand Children Hospital of Buffalo, Buffalo, NY 惠赠）

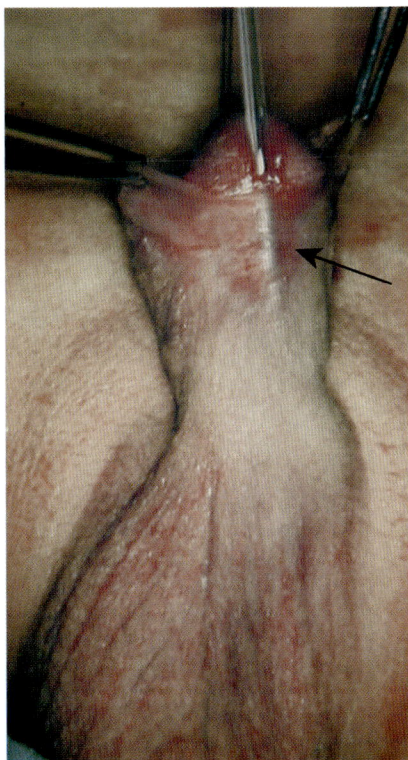

E 图 29-5　尿道发育不良、尿道下裂。尿道的组织为尿道下裂的矫正提供了足够的组织（蒙 Dr. P. Williot, Pediatric Urology, Womenand Children Hospital of Buffalo, Buffalo, NY 惠赠）

塞。嵌顿疝和肠梗阻是外科急症, 需要全身麻醉和肌松药来松解回纳嵌顿的肠管。因其急诊性质, 该手术需仔细询问从最后一餐到腹痛和肠梗阻发作的时间间隔。通常假设患儿为饱胃。在切开复位时, 如果肠内没有足够的血流灌注, 可能需要切除缺血或坏死的部分肠管。

隐睾和腹股沟疝的手术需要全身麻醉（面罩、喉罩或气管导管）和疼痛管理。当外科医生在术中操作包皮、疝囊或睾丸时, 如果麻醉深度不够, 可能会发生喉痉挛。静脉注射丙泊酚可使麻醉迅速加深；增加吸入麻醉药的浓度也可以加快麻醉气体的交换。如前所述, 多模式疼痛治疗可与区域阻滞联合使用。

经体表标志或超声引导的方法行区域阻滞（髂腹股沟、髂腹下、阴囊阻滞；骶管-硬膜外阻滞；或腹横平面阻滞）, 可用于睾丸固定术和疝气修补术（见第 42 章和第 43 章）[221]。

脐疝是一种前腹壁 1～5cm 的缺损（通常位于脐和胸骨剑突交界处的中点）, 并伴有间歇性的肠隆起。15% 的小儿有脐疝, 非洲裔小儿比欧洲裔小儿更常见, 男女比例相同。常见于早产和低体重儿。许多在出生后的第一年就会自然消退, 持续不消退的则需要手术闭合。如果缺损很小, 喉罩麻醉就足够在缝合双侧腹直肌时提供适宜的麻醉深度。如果缺损较大, 根据外科医生要求, 则需要气管插管和肌松。关闭脐疝时, 应用吸入麻醉或静脉注射丙泊酚（1～2mg/kg）保持深度麻醉, 通常可为大多数病例提供足够肌松以减少缝合张力。

睾丸扭转

在没有创伤的情况下，男性突然出现急性阴囊疼痛，需要立即进行检查，并进行手术来保留可能存活的睾丸。睾丸扭转急性发作的鉴别诊断（图 29-8）包括睾丸阑尾扭转、精索扭转、附睾炎和嵌顿疝。如果经多普勒超声证实或临床疑似诊断为睾丸扭转，在疼痛开始后 6h 内进行手术，多数睾丸可得到挽救[222]。如果在疼痛开始后 6～12h 进行手术，睾丸的存活率会下降到 50%。怀疑有急性睾丸扭转的小儿应被认为是"急腹症"，并假设为饱胃，需要 RSI 和气管插管。虽然麻醉诱导时疼痛剧烈，但扭转解除后疼痛减轻。因此，在手术结束时，许多类患儿不再有实质性的疼痛因而无须过度积极治疗。

后尿道瓣膜

后尿道瓣膜（posterior urethral valves, PUV）是尿道梗阻的一种，表现从轻微到严重不等。诊断通常是通过产前（最好是在妊娠 24 周时）超声发现膀胱扩张、输尿管扩张和肾积水。产前诊断的 PUV 病情往往更严重[223]。可通过宫内的囊泡羊水分流术对泌尿生殖系统进行减压。虽然建议应尽早进行干预以减少对肾功能的影响，但证据表明早期干预对预后并无明显影响，因为肾功能损伤可能在子宫内已经形成[224,225]。

出生后尿量不足或减少、尿潴留或尿线变细可能是瓣膜存在的唯一征象[226]。患儿可因先天性肾发育不良和尿道瓣膜梗阻导致肾功能不全。由于肾脏浓缩机制受损，这些患儿通常表现为多尿。因此，仔细监测尿量和平衡盐溶液输注的比例是必要的。需要行原发性瓣膜消融术为泌尿生殖系统减压。

以下被定为预测 PUV 患儿长期肾功能不良的指标，包括出生时肌酐值大于等于 0.8mg/dl、产前确诊、尿毒症前期、中度或重度肾积水和肾发育不良[223,227]。一项研究表明，低于 1mg/dl 的肌酐和膀胱功能障碍是长期肾功能障碍的唯一独立预测因子[228]。PUV 患儿计划行择期手术，麻醉方式为全身麻醉，麻

醉医生根据情况决定术中特殊管理，较少需要特别的考虑。

Prune-Belly 综合征

皱梅腹综合征（Prune-Belly syndrom）是一种主要发生于男性的疾病（占 97%），发病率为 1/40 000。患儿有一系列的表现，从死胎到足月新生儿，有多器官和染色体异常[227,229]。受影响的器官可能包括骨骼（先天性髋关节脱位和脊柱侧弯），占 50%；胃肠道（肠旋转和扭转不良），占 30%；先天性心脏病（法洛四联症和室间隔缺损），占 10%；以及染色体异常（18- 三体和 21- 三体综合征）。

在宫内，胎儿的腹部经常充满液体（在羊水过少的情况下），这些液体在出生时被吸收，形成典型的皱褶腹壁（图 29-9 和 E 图 29-7）。该综合征的病理生理尚不清楚，但研究发现，

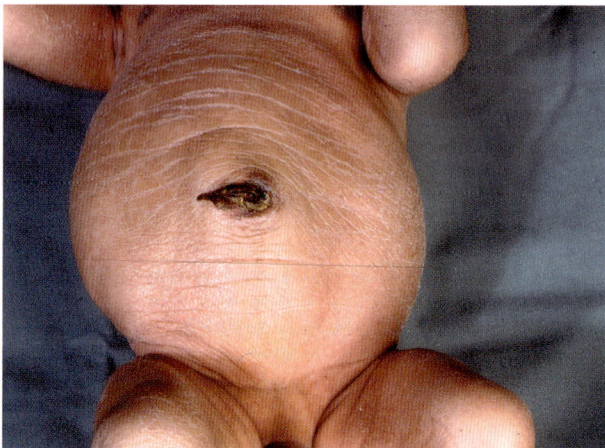

图 29-9　皱梅腹综合征。腹部扩张，肌肉无力；肌壁薄弱，腹部表面可见肠胀气（蒙 Dr. P. Williot, Pediatric Urology, Womenand Children Hospital of Buffalo, Buffalo, NY 惠赠）

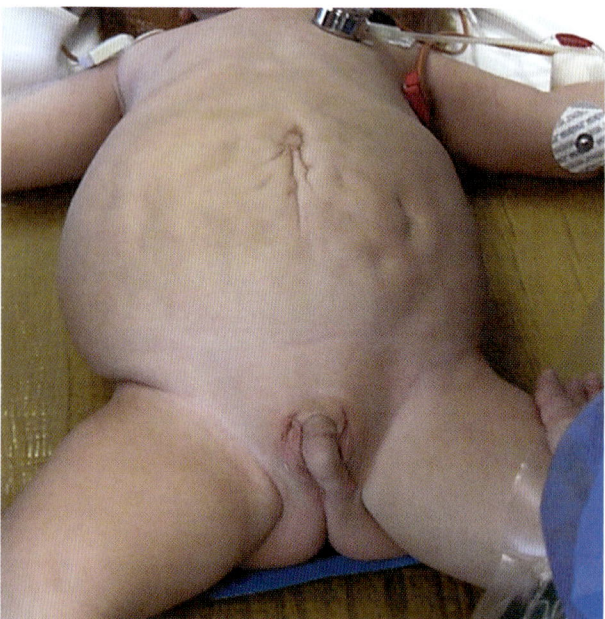

E 图 29-7　皱梅腹综合征患儿腹部膨大，腹肌无力。肌壁薄弱，在腹部表面可看见肠蠕动（蒙 Dr. P. Williot, Pediatric Urology, Womenand Children Hospital of Buffalo, Buffalo, NY 惠赠）

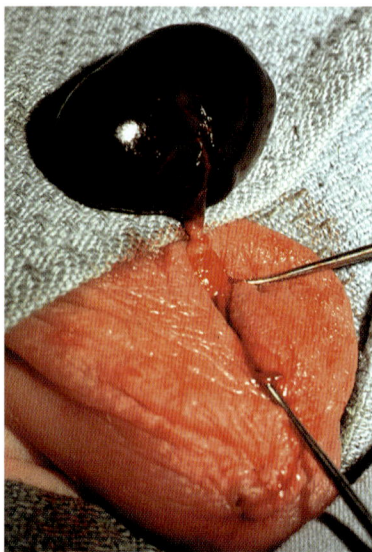

图 29-8　新生儿睾丸扭转（Courtesy Dr. Daniel P. Doody, MD, Pediatric Surgery, MassGeneral Hospital for Children, Boston）

宫内尿道梗阻导致尿道扩张（尿道扩张是常见的表现）合并膀胱扩张和腹水，导致腹部扩张。这最终导致 80% 的患儿表现为膀胱输尿管反流和输尿管扩张。

宫内腹部过度膨胀会导致腹肌无力，减弱小儿用力呼气和咳嗽清除分泌物的能力。因此，慢性吸入性肺炎可能导致早期死亡。一些研究认为积极进行干预，通过腹直肌折叠和肌肉转修复，薄弱的腹直肌可能会改善呼吸功能[230,231]，减轻背部劳损和疼痛，减少膀胱容量，防止脊柱侧弯[232]。然而，反对观点更倾向于在干预前观察患儿是否有反流和呼吸症状。控制喂养方式，预防胃肠反流疾病和便秘，使用抗生素治疗肺炎，这些都能利于患儿生长。术前必须积极治疗和彻底治愈肺炎。由于腹壁手术难度大，这些患儿在进食困难时一般避免使用经皮内镜胃镜管。患儿经常需要泌尿外科手术来治疗膀胱输尿管反流和进行睾丸固定术。尿道梗阻可能由前列腺内尿道的成角引起。

18- 三体综合征是第二常见的常染色体三体综合征，约 7 000 例活产儿中有 1 例发生，与皱梅腹综合征有关。与单纯的皱梅腹综合征相比，这些小儿中 60%～80% 是女性。18- 三体综合征的特征是严重的神经发育问题（包括小头畸形）、小下颌和 / 或下颌后缩、小口、耳朵异常等。事实上 95% 的胎儿死于宫内，只有 5%～10% 的患儿存活到 1 岁，只有 1% 的患儿活到 10 岁。死亡原因包括心脏异常（90% 患儿有室间隔缺损、瓣膜缺损、房间隔缺损、左心发育不良综合征、法洛四联症或其他心脏疾病）、肾脏异常、发育不良和呼吸暂停[234,235]。其他包括肺发育不良和胃肠道异常（包括脐膨出、回肠闭锁和食管闭锁）。

对于皱梅腹综合征的患儿，大多数手术都需要气管插管全身麻醉。由于腹肌强度的改变，建议进行控制性通气。气管插管后吸引肺部以评估分泌物的严重程度。手术期间应尽量少使用肌松药，最好在手术最后一小时内不使用肌松药，以确保小儿肌力恢复，在拔管后保持足够的潮气量。应谨慎使用阿片类药物减少呼吸抑制；由于患儿难以清除支气管内的分泌物，区域阻滞是首选。

输尿管再植术

膀胱输尿管反流是一种先天性疾病，小儿发生率为 0.5%～2%[237]。在美国白人小儿中发病率是非洲裔小儿的 10 倍，男性发病率更高，但 1 岁以下的女性发病率为男性 5～6 倍，红发小儿发病率更高[237]。这种疾病有遗传因素，34% 的兄弟姐妹受影响，尽管遗传方式尚不清楚。根据反流的严重程度，可能会引起周期性肾盂肾炎，导致肾瘢痕和肾功能下降。该病病理是一种解剖异常的输尿管插入膀胱，当膀胱充满和收缩时输尿管不能紧密闭合。膀胱尿道造影是诊断反流并评估其严重程度的决定性检查。轻度膀胱输尿管反流可日常使用抗生素直到小儿不再反流，然而严重的或发展为肾脏感染的需要抗生素治疗和手术矫正。经典的膀胱输尿管反流手术是将受累的输尿管重新植入膀胱壁，再造一个正常的肌瓣瓣膜[239]。手术行下腹部切口，时间为 2～4h。术后疼痛剧烈，需要通过骶管或硬膜外留置导管持续输注 2～3 天的局麻药。

近来，初步证据表明，不管有或没有机器人控制，腹腔镜技术可用于行输尿管再植术[239]，此方法的成功率高（＞90%）[240]，尽管手术时间超过开放术式的两倍，并且在小膀胱的患儿中发生了更多的并发症。

在过去的 20 年里，对外科手术替代的探索发现一系列化合物可以注入到输尿管终末黏膜下从而防止反流。最初使用的是聚四氟乙烯，但最近，更安全、更持久的聚合物组成的右旋异构体和透明质酸取代了 Teflon。通过这种方法，外科医生在膀胱内形成一个刚好低于输尿管开口的膨大以防止尿液回流（图 29-10，注射聚合物前后）。80%～100% 的 1～2 级反流的病例在 1 次注射后获得成功；85% 的 3～4 级反流的病例在第 2 次注射后获得成功（其中反流的程度与输尿管肾受累有关）[241]。虽然这个手术仍然需要全身麻醉，但它的优点远大于缺点，因为这个手术的时间很短（通常是 15～30min），避免了腹部切口，术后不会引起疼痛，而且可以作为门诊手术进行。但是由于远期预后和后遗症尚未明确，这项注射技术仍处于审视中。

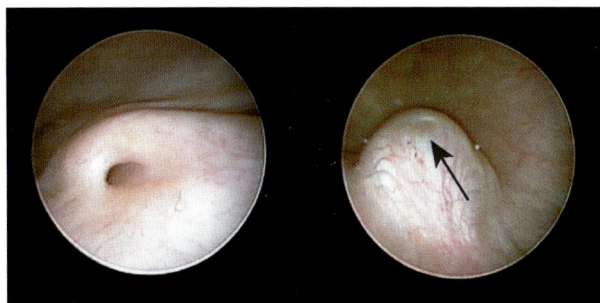

图 29-10　输尿管反流的患儿。注射前（左）膀胱口大开，无瓣膜防止尿液倒流至输尿管。将聚合物注射到膀胱黏膜下层，抬高一个突起来封闭输尿管口。注射后（右），膀胱开口为一个小凹出现在突起的顶部（箭头）（蒙 Dr. P. Williot, Pediatric Urology, Womenand Children Hospital of Buffalo, Buffalo, NY 惠赠）

肾盂成形术

新生儿输尿管肾盂结合部梗阻的发生率为 0.1%～0.2%，男性的发生率约为女性的两倍。肾盂成形术对包括因肾盂内（先天性）或外（主要血管）部因素压迫输尿管而进行的肾盂减压术。通常在产前诊断的肾盂扩张，在某些情况下可在宫内通过经皮肾造口术进行减压。输尿管狭窄常发生在肾盂输尿管出口的肾盂交界处。手术包括断开肾盂输尿管，重塑输尿管，然后重新接入肾脏。这种手术通常是在患者采取侧卧位或俯卧位时进行，手术时要将手术台折起。手术时间约 2h，成功率约 95%。解剖位置位于腹膜后，但切口常位于在肋缘下方。该手术可通过腹腔镜和机器人技术实施。

麻醉方面的考虑包括俯卧位或侧卧位（将手术台置于折刀卧位）、术后疼痛和足够的液体复苏。应在上肢建立静脉通路，以维持足够的心房充盈压力。如果手术台置于折刀位，测量患儿在折刀卧位前后的血压是非常重要的，因为静脉回流可能会严重受阻，需要减少折刀卧位的程度并进行液体复苏。留置高位腰部硬膜外导管或低位胸部硬膜外导管进行术后疼痛管理。在置入导管后立即使用 2% 利多卡因和

1∶20 000 的肾上腺素阻滞，之后可使用丁哌卡因或罗哌卡因硬膜外输注。

小儿腹腔镜肾盂成形术相对较新。在肾脏手术中，CO_2注入腹膜后腔以提供手术空间[243]。由于腹膜后间隙和腹腔内间隙的解剖学差异，可能需要更大的压力才能提供足够的手术视野。平均腹膜后压力为 12mmHg，可增加 $P_{ET}CO_2$ 和峰值吸气压力，降低血压[244]。早期证据表明腹腔镜手术的结果与开腹手术相似，尽管手术时间大约长 1/3[245,246]。这在一定程度上归因于该技术的学习曲线。有证据表明腹腔镜手术可以缩短住院时间，减少术后疼痛[115,246]（见之前关于腹腔镜手术后疼痛处理的讨论）。

肾切除术

小儿肾切除或部分肾切除的适应证包括无功能肾、多囊肾、尿石症、Wilms 或其他肿瘤、终末期肾衰竭（移植前或控制高血压）、溶血性尿毒症综合征和多囊肾。根据需要肾切除的小儿的病理类型，术前对其病史、体格检查和实验室检查进行全面评估。这些小儿因为慢性疾病，重组人促红素减少，因而经常贫血。如果患儿准备肾脏移植，肾脏科医生提出在这个时候应避免输血。如果时间足够且患者贫血，应在手术前 3～6 周开始口服硫酸亚铁和维生素 C（维生素 C 可增加肠道对硫酸亚铁的吸收），以增加血红蛋白浓度，特别是在计划补充重组人促红素的情况下。这些小儿通常体型较小，在准备麻醉设备时应考虑到这一点。

肾切除术通常采用腹膜后入路，患儿采用侧卧位并将手术台折刀。切口通常巨大，位于肋弓至第十二肋骨。如果计划开腹，可以放置硬膜外导管（见前章"肾盂成形术"）。然而，如果计划采用腹腔镜或机器人辅助方法，则不需要神经阻滞，但采用相同的手术方式。一项单中心的实验结果显示，小儿腹腔镜肾切除术的预后与开放手术类似[249]，但是最新的证据表明其疼痛更少，出院更早。

神经母细胞瘤

肾上腺位于腹膜后间隙，毗邻肾脏上极。肾上腺肿物可能是肿瘤、出血、感染或囊肿。肾上腺肿瘤可能来源于皮质（如腺瘤）或髓质（包括交感神经节，如神经母细胞瘤或神经节细胞瘤），肿瘤可能功能亢进或无功能。

神经母细胞瘤是小儿最常见的颅外实体瘤，占所有肿瘤的 10%，占所有肿瘤死亡率的 15%[250]。它是第二常见的腹部肿瘤，仅次于 Wilms 肿瘤。在美国，神经母细胞瘤的小儿发病率约为 1/100 000[251,252]，75% 发生于腹部，25% 发生于颈部至骨盆的交感神经节上。其中 1/3 的腹部肿瘤发生于肾上腺。发病年龄中位数为 2 岁，其中高达 90% 发生在 5 岁以下小儿中，无性别差异。在一些病例中，高达 50% 的病例发生在出生后首月，有些病例是通过产前诊断确诊；家族性神经母细胞瘤的报道少见[250]。然而，这些肿瘤可能与其他疾病有关，包括 Beckwith-Wiedemann 综合征、神经纤维瘤病、巨结肠疾病和中枢低通气综合征[250]。

大多数神经母细胞瘤最初因腹部可触及肿块而被发现。症状表现为对邻近器官或组织（肝脏、肾脏或脊柱）的局部压迫、肿瘤转移（淋巴结、骨髓、肝脏和皮肤），或表现为神经体液分泌过多[（儿茶酚胺（如系统性高血压），或血管活性肽（如腹泻）)][250]。超过 90% 的神经母细胞瘤患儿（>1 岁）尿儿茶酚胺增加。在少数情况下，偶然通过放射学或超声检查诊断。

肿瘤分期遵循两种方案[251]。国际神经母细胞瘤分期系统根据肿瘤可切除性、淋巴结累及和转移分期。然而，如果患者不适合外科手术，分期评分无意义。为了进一步进行肿瘤分期，开发了第二种评分系统——国际神经细胞瘤风险组分类系统，该系统仅基于术前的影像学检查结果。生存可能性取决于低得分、腹外（相对于腹腔内）原发肿瘤和低龄。治疗干预是根据肿瘤的分期和肿瘤的大小。具有良好的肿瘤生物学特性、无远处转移、年龄 <18 个月的患儿通常仅通过手术切除即可治愈。对于肿瘤生物学、转移程度较低、肿瘤体积较大且手术上可能存在挑战的患者，理想的治疗方法是结合化疗、放疗和/或骨髓移植，先减小肿瘤体积，然后再进行手术切除。由于局部浸润、肿瘤体积大、血管扩张等原因，生物学特性较差的患者面临手术切除的挑战。人们对肿瘤的减瘤治疗评价褒贬不一，低危患者的治疗效果较好，对高危患者效果较差[253]。预后不良的神经母细胞瘤最有希望的治疗方法包括肿瘤的分子谱分析[251]。治疗肿瘤后，18 个月以下的小儿长期生存率为 88%，18 个月至 12 岁小儿的长期生存率为 49%，12 岁及以上小儿的长期生存率为 10%[254]。术前评估需要全面的系统检查，尤其要关注与肿瘤相关的器官系统。这些肿瘤可能表现为一个巨大的腹腔内肿块，影响呼吸，最常见的表现为呼吸急促。分泌儿茶酚胺的肿瘤也可能出现慢性高血压。如果肿瘤在术前缩小，高血压会很大程度上得到缓解，但仍有 25% 的小儿（尿儿茶酚胺）在手术中发生高血压。对分泌儿茶酚胺的神经母细胞瘤的患儿，术前应阻滞 α 和 β 肾上腺素受体（见第 27 章），以避免操作肿瘤时引起血压波动[255]。血管活性肽引起的慢性腹泻不太常见，需要纠正可能的慢性脱水和电解质紊乱。

麻醉方案取决于手术的性质和范围。分泌儿茶酚胺的肿瘤、巨大肿瘤以及预计出血量巨大的手术，需采取气管插管和控制通气的全身麻醉并进行标准的麻醉监测。监测需要辅以有创性监测，包括动脉和中心静脉通路。预计大量失血将需要使用大口径上肢静脉通路，输血加温器和快速输血装置。目前还没有特定的麻醉方案推荐用于此类手术。

虽然通过阻滞 α 肾上腺素受体可控制血压，但操作和挤压肿瘤仍可能引起儿茶酚胺释放增加，需要术中使用抗高血压药物（见第 27 章）[255]。拉贝洛尔对小儿高血压神经母细胞瘤切除有效[255]；然而它可能会通过阻滞 β 肾上腺素受体引起小儿阵发性高血压和心力衰竭，因为拉贝洛尔对 β 肾上腺素受体阻滞占主导作用。

Wilms 肿瘤

肾脏肿瘤占小儿肿瘤的 2.5%～7%。Wilms 肿瘤是最常见的腹部肿瘤，15 岁以下小儿发病率为 1/10 000，是一岁以上小儿最常见的实性肾肿瘤[252,256]。这种肿瘤是由未成熟的实质肾组织（称为 Wilms 肿瘤细胞）引起的，通常位于肾脏的周围（与集合管相反），被假性包膜包裹。在切除前肿瘤较大，常常压迫邻近的肾实质（图 29-11）。组织学上，肿瘤通常包括三个不同的组织细胞系：上皮细胞、囊胚细胞和基质细

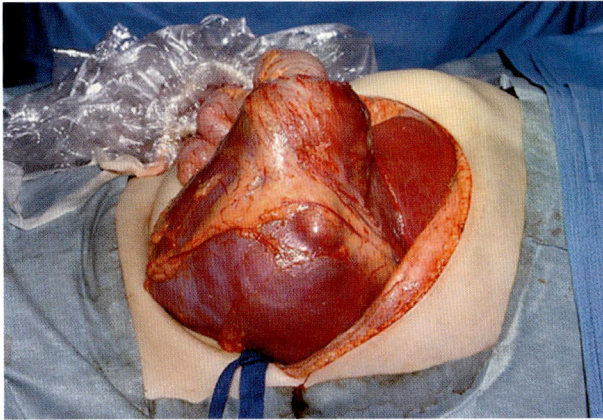

图 29-11　从腹部取出一 Wilms 肿瘤,肿瘤被包裹并与左肾相连(蒙 Daniel P. Doody, MD, Pediatric Surgery, Mass General Hospital for Children, Boston 惠赠)

胞[256]。存在间变性细胞(4% 的 Wilms 肿瘤),更具体地说,无论细胞在肿瘤中是局灶性还是弥漫性的,出现时的年龄越大,对化疗的反应越差,远期预后越差[256]。采用特定的多模式治疗方式,Wilms 肿瘤患儿的生存率在过去几十年中有了显著的提高,从30% 提高到90% 左右[257]。

80% 的 Wilms 肿瘤患儿年龄在 1～5 岁之间(多在 3～4 岁),无性别或种族特异性[252,256]。Wilms 肿瘤的表现与其他腹腔内肿瘤相似,体格检查时有肿块;大约 6% 是双侧的。在 12% 的小儿先天性异常合并 Wilms 肿瘤,尤其是泌尿生殖系统异常(5%)、偏侧肥大(2.5%)和无虹膜畸形(1%)[256]。许多遗传综合征与 Wilms 肿瘤相关(如脐膨出综合征、Fanconi 综合征和 18- 三体综合征)[252]。Wilms 肿瘤在马蹄肾患儿中发生的概率是正常肾患儿的两倍,在多囊性肾发育不良患儿中也更为常见。

大多数 Wilms 肿瘤患儿术前情况良好,仅表现包括体重减轻、食欲减退和不适;75%～90% 可触及腹部肿块。肾切除术前的实验室检查包括血常规、电解质、肾功能和凝血指标。肿瘤引起的重组人促红素增多可能导致红细胞增多;获得性血友病的病例少于 10%[252]。25% 患儿有镜下血尿,显性血尿少见[256],提示肿瘤侵犯了集合管。由于 25% 的高肾素血症患者存在系统性高血压。术前检查应包括影像学和超声检查,超声显示肾脏内高回声结构。手术前必须检查肿瘤同侧肾静脉和下腔静脉的毗邻关系,因为化疗可能导致肿瘤包绕静脉(图 27-12)[256]。磁共振成像和 CT 可判断肾脏肿瘤边界以及是否转移至肺或其他器官[252]。最新的放射学检查可决定是否需要额外的干预,包括超声心动图和肺扫描,判断是否存在心脏和肺肿瘤。如果使用了多柔比星和其他蒽环类化疗药物,特别需要超声心动图来评估心肌功能[252]。

Wilms 肿瘤患儿的麻醉方案与神经母细胞瘤患儿相似,无特定的麻醉方案。应考虑到大量和快速失血的可能性,要立即提供合适的血液制品。应进行有创性监测和大口径静脉穿刺(肿瘤侵犯或压迫下腔静脉的上端),并且准备血液加温器和快速输液装置。高血压(操作肿瘤所致)、凝血障碍(血管性血友病)、肿瘤侵及下腔静脉近端或右心房、肺肿瘤

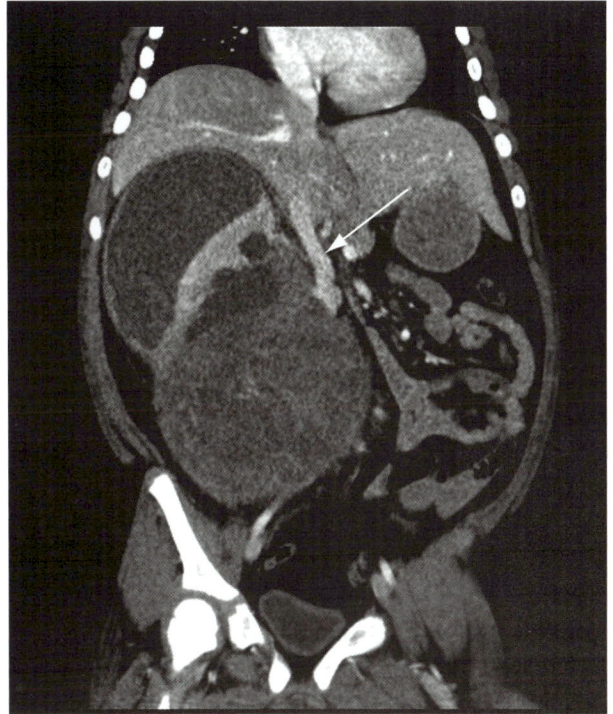

图 29-12　Wilms 肿瘤的 CT 冠状位扫描。巨大肿瘤包绕下腔静脉,仅可见进入肝脏时的下腔静脉上部(蒙 Daniel P. Doody, MD, Pediatric Surgery, Mass General Hospital for Children, Boston 惠赠)

栓塞、急性右心衰竭、术前或既往的化疗药物治疗都是麻醉过程中出现并发症的诱因[252]。这些药物可能损害肝功能或造血功能(放线菌素 D),引起抗利尿激素释放(长春新碱),或心肌损伤(蒽环类药物)(见第 11 章)[252]。术后疼痛可用静脉阿片类药物或区域麻醉,在放置硬膜外导管前必须排除凝血障碍的风险。

膀胱和泄殖腔外翻

膀胱外翻症是一种罕见的先天性泌尿生殖系统畸形,新生儿中发病率 1/50 000,男女比例为 2:1,在白种人中比非白种人常见[258,259]。胎儿发育过程中腹壁关闭失败,导致膀胱前壁和中线腹壁缺损。膀胱外翻可表现为一系列异常,包括耻骨联合增宽、生殖器异常,如尿道上裂、阴蒂裂和隐睾(图 29-13)。部分人认为膀胱和泄殖腔外露是独立存在的,而另外一些人认为它们都是连续形成的产前缺陷[260]。泄殖腔外翻包括膀胱外翻,加上脐膨出和椎体缺损,合并肛门闭锁。用超声技术产前诊断膀胱外翻有一定的难度,因此诊断依赖间接的征象(无膀胱充盈、低位脐、耻骨支扩大、小外生殖器或较低的腹部肿块),通常是在出生时发现腹壁缺陷与膀胱黏膜暴露而确诊(图 29-13)。

治疗目的是通过外科手术重建膀胱,同时保留功能,自主排尿和重建外观满意的外生殖器[261,262]。经筛选的婴儿,可行单次手术治疗[263]。但大多数需要分期手术修复膀胱、后尿道和腹壁[264]。此外,双侧髂截骨术可促进手术切口闭合,减轻中线软组织的张力,降低术后切口裂开的风险。

伤口裂开、膀胱脱垂、多次尝试膀胱闭合是导致膀胱生长受限和以后不能自主排尿的危险因素[265]。除了近期术后

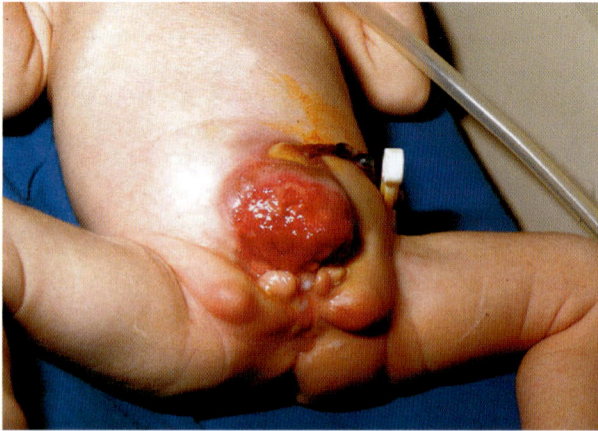

图 29-13 新生儿膀胱外翻。可见腹部前壁开放，膀胱突出，生殖器异常，臀部张开

并发症外，接受过膀胱外翻手术修复的小儿患肾、膀胱和结肠腺癌的风险更高[266]。如果使用乳胶制品，需要频繁导尿或重复手术的小儿，有发生乳胶过敏的风险[66]；幸运的是，大多数导尿管不含乳胶。

手术治疗时机通常选择在 6～12 月龄进行，并在 5 年内重建膀胱颈部，进行膀胱训练[264]。在初次修复手术后，小儿需制动 4～6 周[267]，使用带外固定架的改良 Buck 牵引术[268]或改良的 Bryant 牵引术，加上适宜的术后镇痛时，预后可能较好[269]。

术前应评估是否存在先天异常及其严重程度，特别是心脏的异常情况。可能存在肾功能不全和电解质紊乱的症状和体征。如果小儿肾功能不全，必须仔细考虑潜在肾毒性药物和麻醉药物的剂量和使用频率，尤其是水溶性药物。通常，手术是在仰卧位和截石位下进行的。手术时间通常较长，需要泌尿科和骨科的团队轮流进行手术，根据手术的不同阶段对患儿体位进行调整，因此需要对液体、失血量和体温进行管理。以确保最佳的平衡盐溶液，胶体和血液制品的围手术期输注策略，与手术团队沟通是至关重要的；术前计划包括多模式围手术期疼痛管理和预期术后通气支持是必要的[264]。进行标准监护后，可进行吸入或静脉麻醉诱导；诱导后，应开通至少一条大口径外周静脉通路。可以开通第二条静脉通路或留置中心静脉导管，可能的话进行动脉置管。一般来说，失血是缓慢而稳定的，但如果进行髂后截骨，失血会变得很快，需要积极的液体复苏和补充血液制品。在目标导向液体治疗过程中，动脉血压的搏动变化和一系列的实验室评估很有价值。合适的体位垫、液体加温器和主动空气加热系统应是标准配置。麻醉应根据患儿年龄和手术是一次性完成还是分阶段完成而调整。患儿术后直接转到小儿重症监护室进行复苏。

如果没有脊柱畸形，且导管置于手术区域外，通常会使用全麻复合硬膜外或骶管阻滞[270]。

吸入麻醉药和小剂量阿片类药物如瑞芬太尼可用于麻醉维持；通过硬膜外导管或骶管导管间断注射加或不加肾上腺素的丁哌卡因（0.5～1ml/kg），或连续输注丁哌卡因（0.125%～0.25%）或罗哌卡因（0.2%），可减少全麻药物的使用。麻醉诱导后，骶管或硬膜外镇痛通过将导管置于满足外科手术的平面来实现。在新生儿中，硬膜外注射丁哌卡因 0.2mg/（kg·h）可提供极好的镇痛效果（见下文），尽管丁哌卡因的血药浓度稳定地增加 2 天时间。导管可直接固定在皮肤上或通过硬膜外针开通隧道包埋在皮下[271]；持续输注局麻药，可维持数天镇痛并提供轻度运动阻滞以满足制动需求。然而必须注意避免局麻药中毒。由于新生儿血清蛋白浓度和代谢水平较低，其发生局麻药中毒的风险较高。在这个年龄段，白蛋白尤其是 α1-酸糖蛋白减少[272]，使蛋白结合减少和丁哌卡因和罗哌卡因游离增加。由于代谢途径不成熟，这种游离形式在新生儿体内代谢程度较低，增加了心脏和全身毒性的风险[273,274]。正因为如此，丁哌卡因或罗哌卡因的注射上限为 0.2mg/（kg·h）（48h），为 6 个月以上小儿使用量的一半，以尽量减少局麻药中毒的风险[275-277]。但是，（游离）血清丁哌卡因浓度难以测定，因此浓度 0.1% 利多卡因 0.8mg/（kg·h）或氯普鲁卡因可能更适用（见第 42 章和第 44 章）。

这种复杂手术的预后主要取决于外科医生。尿失禁、膀胱脱垂和尿道下裂的修复需要另外的泌尿外科手术。整个过程中肾功能常能够始终保持良好；据报道，一次性根治手术的并发症情况与分期手术相似，但通常伴有软组织缺损[273,274]。

小儿减肥手术

肥胖已成为全球公共健康的一大威胁（http://www.un.org/en/development/desa/population/pdf/com-mission/2010/keynote/popkin.pdf）。在过去几十年，小儿肥胖的患病率呈指数级增长，影响着每个国家。在美国，2 岁至 19 岁小儿肥胖的发生率从 1980 年的 7% 上升到 2010 年的 18%[279]；1/3 的美国小儿不是肥胖（BMI≥第 95 百分位数）就是超重（BMI 介于第 85～95 百分位数之间）（http://www.cdc.gov/obesity/data/childhood.html）[280]。肥胖的原因是多方面的：热量摄入过多、营养选择不当及缺乏锻炼。然而最近的证据表明，肥胖小儿在 5 岁之前就已经肥胖了，其根本原因可能源于婴儿期和儿童期[281]。此外，肥胖引起的严重并发症 - 例如动脉高血压、心血管疾病、脂肪肝、糖尿病、哮喘和阻塞性睡眠呼吸暂停综合征（OSA）- 在儿童早期就已经发现[279]，常作为成年期严重和难治性肥胖的先兆[283]。多项研究表明肥胖小儿的住院治疗/手术并发症增加[284]。因此肥胖的社会负担是巨大的（估计每年的医疗保健费用为 1 470 亿美元）[285]，主要由一些相关的并存疾病（如糖尿病、高血压、睡眠呼吸暂停和抑郁症）引起。如果不加以治疗，肥胖可能导致早逝[286,287]。

肥胖程度可以用几个指标来量化，最常用的是体重指数（BMI），定义为体重（kg）除以身高的平方（m²）。在成年人中，肥胖程度可以仅用 BMI 值来定义（表 29-2）。然而，小儿的肥胖程度较难量化，因为 BMI 和其他增长指标随年龄和性别呈非线性增长。因此，临床医生现在根据体重依赖的年龄和性别的增长图表来定义小儿的肥胖程度（表 29-2）。

表29-2 成人和小儿的体重指数		单位：kg/m²
肥胖的分类	成人（BMI）	小儿（BMI百分位数成长表）
正常体重	18.5～24.9	5～85
超重	25～29.9	85～95
肥胖	30～39.9	>95
严重肥胖	≥40	>120%的95百分位数

摘自 http://www.cdc.gov/obesity/childhood/basics.html and Pan L, Blanck HM, Sherry B, et al. Trends in the prevalence of extreme obesity among US preschool-aged children living in low-income families, 1998-2010. *JAMA*. 2012: 308(24); 2563-2565.288。

为了解决这些令人担忧的数据，肥胖外科手术已经成为帮助极端肥胖的青少年的一种手段，尤其是有减肥动机和心理准备的青少年[285,289]。减肥手术的目的是绕过小肠的一部分以减少热量吸收（Roux-en-Y手术），或尽量减小胃的大小[腹腔镜下袖状胃切除术（LSG）]。LSG已经取代了更为复杂的Roux-en-Y胃旁路手术，成为美国治疗肥胖症最常用的外科手术方法[291-294]。

青少年减肥手术的多学科方法

发展小儿肥胖外科手术的方法需要多学科团队合作，包括减肥外科医生、麻醉医生、内分泌科医生、胃肠外科医生、心脏科医生、肺科医生、心理学家、营养师和其他儿科专家[295,296]。只有那些有减肥动力并且在这个强化过程中表现出积极心理状态的小儿才被允许参加该项目。

麻醉对肥胖青少年的影响

肥胖与许多器官疾病有关，包括心血管疾病（高血压、血脂异常）[297]、呼吸系统疾病（哮喘和OSA）[298,299]、肾功能障碍[300]、内分泌疾病（糖尿病、代谢综合征）、肝功能障碍（非酒精性脂肪肝和非酒精性脂肪性肝炎）[301,302]。小儿肥胖与早期心血管病理改变有关。高血压在以前是肾病小儿中最常见，现在是肥胖小儿中越来越多见。肥胖小儿患高血压的风险是正常小儿的3倍，并且随着体重指数的增加而增加。5岁肥胖的小儿是心脏疾病的危险因素，包括高胆固醇血症、高血压和高胰岛素血症。LVH已出现在10岁以下的肥胖小儿中，在青少年肥胖手术中很常见。目前正在进行研究心脏结构和功能的变化是否可以随着体重减轻而逆转。

减肥手术的术前准备是一个复杂和持续的过程。在进行麻醉前，需要对这些器官系统进行全面彻底的术前检查检验。当检查完成时，小儿学习适当的营养和端正态度原则以实现和维持减肥是至关重要的。在评估主要器官系统和改善器官功能障碍后，应完成术前麻醉访视。在评估过程中，麻醉医生应回顾病史、体检和实验室结果，确保所有药物和干预措施[如持续正压通气（CPAP）装置]都符合常规，然后向患者和家属详细描述麻醉过程。虽然这些小儿看起来体型很大，但心理上还不成熟，非常焦虑。手术当天应进行抗焦虑药物治疗。在访视过程中，应对气道进行评估（见下文），如果发现有困难气道，应提供充足的气道设备。使用CPAP设备的小儿应在手术当天携带以备术后使用。对于已来月经的女性应进行常规禁食指导和尿妊娠试验检查。如

果小儿不能自行走到手术室，应按其体重分级使用合适的轮椅或担架。应检查上肢静脉通路，因为肥胖患者建立静脉通路较困难[303]。静脉探测仪或超声可能有助于建立静脉通路。在进行减肥手术之前，应准备大小合适的手术台。手术台是根据患者的体重分级的；对于正常体重患者，台子承重可高达227kg（500磅）或272kg（600磅），对于肥胖患者，最高可达454kg（1000磅）或544kg（1200磅）。在任何情况下都应该把患儿固定在手术台上，防止其从台上滚落。在患者躺在台上时，若解锁手术台的制动并移动手术台，即使小儿体重在手术台承重范围内，都可能会导致手术台翻倒。如果手术台未在正中位，当小儿位于与手术台平移方向相反位置，或者向手术台一个方向施加强力（http://www.apsf.org/newstters/html/2013/spring/07_tabletipdanger.htm），则更有可能发生这种情况。

为肥胖小儿设置合适的药物剂量需要了解可用于校正剂量的药量。总体重（total body weight, TBW）由两部分组成：无脂肪重量（fat-free mass, FFM）和含脂肪重量（fat mass, FM）。一般来说，前者是亲水药物分布的体积，后者是亲脂药物分布的体积。由于大多数药物同时具有亲脂性和亲水性，因此必须考虑每种药物（或类别）的药理学来确定其药代动力学特性。遗憾的是，用于肥胖小儿麻醉药物研究很少，因此缺乏基础药物剂量的证据。FFM是一种类似于去脂体重的测量方法，可认为是理想体重加上FM的物理和代谢所需的额外体重之和。后者主要来自增加的肌肉重量和血管丰富的器官重量（心脏、肝脏）和体液腔。随着TBW的增大，FM比例增大；FFM稳步上升，直至BMI为40kg/m²，后趋于平稳[304]。

小儿的理想体重（ideal body weight, IBW）可从表格、图表或简单的方程式中得到[305]。标准方程包括：

$$IBW=2× 年龄/岁 +9（年龄≤8岁）和$$
$$3× 年龄/岁（年龄>8岁）$$

去脂体重（LBW）可以用列线图或由一个简单的方程来估计：

$$LBW=IBW+0.3 × （TBW–IBW）$$

剂量的计算更加复杂，因为用于负荷量的计算，取决于分布容积，而维持剂量或输液速度改变又取决于清除率。大多数麻醉药是亲脂性的，理论上分布在TBW中。然而，麻醉诱导药物剂量并不完全基于TBW[306]。麻醉诱导药物分布在中央室和富含血管的器官（如大脑）。尽管这些药物是亲脂的，理想的诱导剂量依据是瞬时分配容积（Vd），比依据IBW或LBW更合理。LBW可能是丙泊酚用于麻醉诱导时剂量依据的一个很好的指标[308]，TBW更适合用于维持/输注时依据的指标[309]。

肥胖的其他需考虑的因素包括血浆蛋白、肝肾功能、细胞色素酶活性、一氧化碳和局部血流的变化[311]。肥胖可能损害器官功能；肥胖成人的右美托咪定清除率下降[309]。肥胖患者的药代动力学依赖于药物的理化特性。在肥胖患者中，如果药物Vd/TBW降低，那么药物不是脂肪分布的，应基于LBW或IBW计算药物的负荷剂量[304]。相反，如果

Vd/TBW 比率不变或增加，则药物主要是亲脂性的，应基于 TBW 计算剂量[312, 313]。对于药物的维持剂量，应根据其清除率而定。如果肥胖患者的清除率不变或下降，则剂量应以 LBW 或 IBW 计算，如果肥胖清除率升高，则维持剂量应以 TBW 计算。使用脑功能监测仪（如青少年的双谱指数）大大简化了丙泊酚输液剂量计算，使其达到目标效果。

关于麻醉药物在肥胖小儿中的药代动力学/药效学的研究报道有限[306, 314]。根据"现有"的最佳数据，麻醉诱导或维持剂量的总结见表 29-3[315]；随着更多的证据出现，药物剂量的依据不断更新。

表 29-3　肥胖儿童麻醉药物静脉用药剂量依据

药物	诱导剂量依据	维持剂量依据
硫喷妥钠	LBW	
丙泊酚	LBW	TBW
阿片类药物（芬太尼、阿芬太尼、舒芬太尼）	TBW	LBW
吗啡	IBW	IBW
瑞芬太尼	LBW	LBW
非去极化肌松药	IBW	IBW
琥珀酰胆碱	TBW	
舒更葡糖钠	TBW	

IBW，理想体重；LBW，去脂体重；TBW，总体重。

经允许摘自 Mortensen A, Lenz K, Abildstrøm H, Lauritsen TL. Anesthetizing the obese child. *Paediatr. Anaesth.* 2011; 21(6): 623-629。

低血-气溶解度的吸入性麻醉剂是理想用药。联合使用地氟烷或七氟烷与瑞芬太尼等药物可在该人群中实现快速的麻醉诱导和苏醒[316]。地氟烷在血液和组织中的溶解度较低，半衰期优于七氟烷；因此前者比后者更容易复苏，特别是在超过 2h 的手术，吸入麻醉药会在脂肪中积聚[317]。然而地氟烷比七氟烷更容易引起支气管收缩，因此在患有哮喘或吸烟的小儿中，使用有支气管扩张作用的七氟烷比地氟烷更好。

在气道管理方面应考虑几个基本原则。小儿存在腹围增大、潮气量小，仰卧位易使麻醉诱导后迅速去氧饱和。为了防止低氧，患者应在头高脚低位 25° 以上进行预充氧[318]，此举可在喉镜检查和气管插管前提供了充足的氧气储备，减轻低氧和降低肺不张的风险。观察声门时，应将头部在嗅探位置的高度加倍（正常距离为 7cm）至 14cm。通过结合倾斜位置与通常的头高度（7cm）来实现[319]。必须确保的最典型体位是耳朵的耳屏位于或高于胸骨切迹的嗅探位置，使肥胖小儿的喉部成功暴露[320]。如果耳屏没有高出胸骨切口，那么头部必须再抬高一点。大多数肥胖小儿通常不需要 RSI；有胃食管反流的患儿需通过药物控制。肥胖患者胃液量增加，但 pH 不增加[321]。因此如果误吸发生，肺炎的风险并不高于非肥胖患者。

对于肥胖小儿，特别是在腹腔镜手术期间，通气管理是一个挑战。腹腔镜手术对肺部的挑战是由于巨大的腹围压缩肺的基底部。增加吸入氧浓度可预防血红蛋白去饱和，但可能导致吸收性肺不张。在避免气压伤的同时，最佳的通气

策略包括低潮气量（根据 LBW，而不是 TBW）（6~8ml/kg）、周期性膨肺、PEEP（8~15mmHg）、维持正常碳酸水平或允许性高碳酸血症（尤其是在气腹期间）的呼吸频率及足够的吸入氧浓度以维持适宜的氧饱和度[322-324]。麻醉后通气方式对麻醉效果影响不大。在手术结束和拔管后，患儿应采取半卧位，面罩吸氧，前往恢复室途中继续监护。术后疼痛可采用间歇性静脉阿片类药物或患者自控镇痛。

OSAs 常见于病态肥胖小儿。许多人使用夜间 CPAP 设备，尽管肥胖青少年对这些设备的依从性较差[325]。已知阻塞性睡眠呼吸暂停综合征存在引起阿片类药物敏感性的风险，应减少阿片类药物剂量（常规剂量为 1/3~1/2）[326-328]。间歇性缺氧通常使手术后期复杂化。因此，患者应携带 CPAP 或鼻腔 CPAP 设备到医院进行术后使用。简单手术患儿可于术后第 3 天出院回家[329-331]。

胃旁路手术后使用药物的剂量的认知尚显不足[332, 333]。胃旁路手术后，无论是 Roux-en-Y 还是更流行的 LSG 手术，体重都会迅速下降。这常常可解决许多相关的并发症，如系统性高血压、糖尿病等。然而，未能在体重减轻的同时调整药物剂量，减少药物的胃停留时间，减少肠道细胞色素酶暴露（CYP3A4；例如，增加托伐他汀血药浓度），以及治疗相关疾病的同时可能导致药物过量和相关后果[333]。例如，Roux-en-Y 胃手术后，约 50% 的口服药物浓度-时间曲线下面积减小，25% 不变，25% 增大[334]。Roux-en-Y 术后口服吗啡，药代动力学显示术后两周内血液浓度显著升高，且持续至少 6 个月[335]。若不考虑并发症影响的药代动力学变化，可能会导致阿片类药物过量的风险加大。在一项荟萃分析中，术后和术前药物暴露率的范围从青霉素的 10 倍以上到苯妥英钠和氨苄西林的 33% 以下[333]。成人胃旁路手术后咪达唑仑的药代动力学在口服给药后产生了相似的生物利用度，但在旁路手术后一年有更大的清除率[336]。

目前，LSG 手术在美国的受欢迎程度已经超过了 Roux-en-Y 手术，包括在青春期的患儿。LSG 手术并不具有 Roux-en-Y 手术一样的胃排空程度，但 LSG 能减少食物胃停留时间和吸收。在临床实践建议出台之前，谨慎的做法是滴定法测量所有静脉药物的影响，尤其是在快速减肥期间，并使用治疗药物监测和个体临床反应来调整所有口服药物的剂量。

致谢

作者感谢 P. A. Lonnqvist，Yoichi Kondo，Yasuyuki Suzuki，Richard Banchs，Takako Tamura，Reiko Hayashi，and Katsuyuki Miyasaka 对这个章节的贡献。

（余高锋 译，宋兴荣 校，上官王宁 审）

精选文献

Alqahtani A, Elahmedi M, Al Qahtani AR. Laparoscopic sleeve gastrectomy in children younger than 14 years: refuting the concerns. *Ann Surg.* 2016;263(2):312-319.
This retrospective study compared the outcomes after laparoscopic sleeve gastrectomy in children younger than 14 years at the time of surgery with adolescents older than 14 years. The authors concluded that sleeve gastrectomy in children younger than 14 years is both safe and effective.
Kim PH, Patil MB, Kim SS, et al. Early comparison of nephrectomy options

29

in children (open, transperitoneal laparoscopic, laparo-endoscopic single site [LESS], and robotic surgery). *BJU Int*. 2012;109:910-915.

This up-to-date review provides comparative results of both laparoscopic techniques and robotic surgery in children.

Mortensen A, Lenz K, Abildstrøm H, Lauritsen TLB. Anesthetizing the obese child. *Paediatr Anaesth*. 2011;21(6):623-629.

This review presents the epidemiology, pathophysiology, and pharmacology of drugs used in obese children who require anesthesia.

Neira VM, Kovesi T, Guerra L, et al. The impact of pneumoperitoneum and Trendelenburg positioning on respiratory system mechanics during laparoscopic pelvic surgery in children: a prospective observational study. *Can J Anaesth*. 2015;62(7):798-806.

The authors investigated the physiologic impact of 12 mm Hg pneumoperitoneum followed by 20-degree Trendelenburg positioning. They found that both dynamic compliance and tidal volume (normalized to weight) decreased after insufflation of the pneurmoperitoneum (by 42%) but decreased only 10% further after 20-degree Trendelenburg positioning. These changes could be offset by increasing the peak inspiratory pressures during pressure-controlled ventilation with PEEP in children undergoing laparoscopic surgery.

Phillip-Hohne C. Anaesthesia in the obese child. *Best Pract Res Clin Anaesthesiol*. 2011;25(1):53-60.

This review highlights the epidemiology of obesity in children, physiologic changes, and anesthetic considerations.

Walker RW, Ravi R, Haylett K. Effect of cricoid force on airway calibre in children: a bronchoscopic assessment. *Br J Anaesth*. 2010;104(1):71-74.

This investigation documents the magnitude of the external force required to distort the cricoid ring from infants until adolescents. In infants, force as little as 5 N distorts the cricoid rings. The force required to distort the ring increases with age, reaching 15 to 25 N in adolescents.

参考文献

第30章 肝脏病学精要

JAMES E. SQUIRES，ROBERT H. SQUIRES，PETER J. DAVIS

解剖学

　　肝脏和胆道来源于妊娠第 3 周末到第 4 周初期的腹侧前肠内胚层。到第 6 周，胚胎时期的肝脏主要作为造血器官，而重要的生物功能，如糖酵解、胆汁酸合成、代谢产物处理，是通过胎儿胎盘循环由母体肝脏执行的。氧合血通过静脉导管从胎盘分流到右心房。此导管在胎儿出生后开始功能性关闭，到 2 周时高达 95% 的新生儿出现完全功能性关闭，不久即发生解剖关闭。

　　妊娠期肝酶和肝代谢的复杂变化反映了肝功能发育过程。在妊娠早期，肝脏是造血的主要部位。妊娠 5～6 周时，子宫内出现肝脏造血，接着出现蛋白质合成[1]。妊娠 10 周时，开始出现碳水化合物和脂类代谢，随后药物代谢开始。研究发现肝酶发育的几种模式和胎儿发育需求有关[2]。

　　分娩时，肝脏重量在 120～160g 之间，但在结构和生理上仍不成熟。肝内胆管系统的周围分支还需要 4～8 周才能在组织学上分辨出来。肝脏由八段组成，每段在结构上是独立的，有独立的肝动脉、门静脉、肝静脉和胆管。第 1 段是尾状叶。第 2、3、4 段构成肝左叶，其中第 2、3 段成左外侧叶。第 5、6、7 和 8 段构成肝右叶。

　　肝脏的血液供应有两个来源：一是来自门静脉，收集脾脏和肠系膜的血液；另一来自肝动脉，直接向胆管上皮和肝窦提供全身氧合血液。门静脉约占肝血流量的 70%。在肝窦中，肝动脉和门静脉血混合，混合血进入肝细胞、肝窦细胞和许多天然的免疫细胞中（如 Kupffer 细胞）。肝窦流入肝末梢静脉，最终合并形成左、右肝静脉。肝静脉在进入右心房前汇入下腔静脉。在任何给定时间，肝脏都含有大约 13% 的循环血容量。

　　在新生儿时期，肝功能不成熟，代谢和清除大部分外源性物质的能力低下。公认的影响药物清除的因素包括肝血流量、肝转运和肝酶系统的发育状况。仅仅根据肝脏大小并不能反映肝成熟度，因为和成人相比，胎儿和新生儿肝脏占体重比例更大（胎儿和新生儿占体重的 3.6%，成人占体重的 2.4%）[3]。新生儿肝脏的肝细胞数量比成人少将近 20%，而且这些细胞大小几乎是成人肝细胞的一半。这些结构特征在婴儿肝脏的功能缺陷中可能发挥一定的作用。快速的细胞生长和肝脏肥大持续到进入青年时期。

　　肝实质的结构单位是肝小叶，呈轴辐式结构，以中央静脉为中心，与包含胆管、门静脉分支、肝动脉的汇管区相连。当动静脉混合血从肝门进入中央静脉时，胆汁反方向流过胆小管，然后进入汇管区中的胆管。肝的功能单位是肝腺泡，它位于汇管区的中心，并在三个同心区域（即 Rappaport 区域）向外延伸至中央静脉（图 30-1）。中心区域（区域 1 和 2）在氧化过程中最活跃，而靠近中央静脉的末梢区域 3 依赖于糖酵解并且更容易受缺血和毒性损伤。

肝脏药物代谢的原理

　　脂溶性是许多麻醉药物的一个重要和期望的特征，允许药物以被动扩散方式通过细胞膜。亲脂性药物也很难排出。它们倾向于积聚在体内的脂肪中，然后慢慢从深层组织隔室回到循环血浆中。脂溶性化合物的肾脏和胆道排泄可导致它们在各自的膜上重新吸收。肝脏的一个主要作用是将脂溶性药物转化成水溶性化合物，成为易于排泄的代谢产物。这种生物转化的一个有趣例子是麻醉药物硫喷妥钠，如果不转化成亲脂性较低的化合物，它的血浆半衰期大约为 25 年[1]。

　　负责代谢外源性物质的肝酶主要是细胞色素 P-450（cytochrome P-450，CYP）家族。P 表示一种红色素，与血红素分子有关，并能吸收波长为 450nm 的光[4]。药物生物转化和代谢涉及的主要反应是羟基化和结合。羟基化是为结合准备代谢产物（即 Ⅰ 相反应）。CYP 酶家族主要负责 Ⅰ 相反应，最初认为它们在化学上与线粒体细胞色素相似（见第 7 章）。

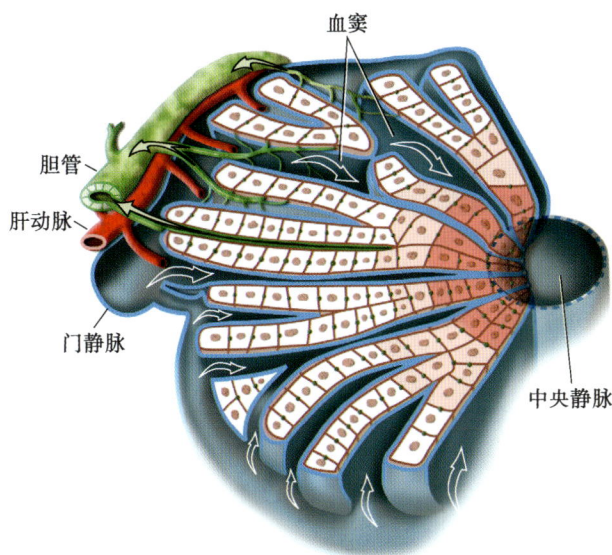

图 30-1　血液从肝动脉和门静脉流出沿窦状隙流向中央静脉。肝小叶由胆管、门静脉分支和肝动脉组成，肝小叶周围为 1 区（白色），随后为 2 区（粉红色）和 3 区（红色）。细胞色素 P-450 在 3 区表达较高，药物代谢范围更广（摘自 Oinonen T, Lindros KO: Zonation of hepatic cytochrome P-450expression and regulation. *Biochem J.* 1998；329：17-35）

I 相反应

CYP 酶可能是一种机制，通过这种机制，宿主能够保护自己免受从环境中摄入的毒素的伤害。参与肝脏药物代谢的大多数酶分为三个不同的家族：CYP1、CYP2 和 CYP3。每个家族进一步被划分为亚家族，亚家族用大写字母表示，并按发现的顺序进行编号。CYP 酶通常在不同物种间保存，但它们的调节和催化活性存在差异，突出了药物代谢实验分析的挑战性[4]。

遗传和非遗传因素对酶活性变异的影响见于所有 CYP 酶[5]。影响 CYP 变异的遗传因素包括特定的多态性、基因表达调控和性别[6]。例如，大约 5% 的白种人缺乏 CYP2D6 活性，这与一些药物的代谢改变有关[7]。CYP2D6 活性缺乏可增强如氟哌利多和美托洛尔药物的作用，因为它们需要 CYP2D6 酶来进行有效代谢，而可待因由 CYP2D6 代谢成吗啡，因此可待因在 CYP2D6 缺乏的患儿发挥不了镇痛作用[8]。此外，种族是影响 CYP 药代动力学的一个重要因素，人们已经意识到不同种族构成的人群之间存在显著差异[9-10]（见第 6 章）。

影响 CYP 活性的非遗传因素包括并发症情况、营养不良[11]和接触大量药物及天然化合物。许多药物可以抑制或刺激酶系统（表 30-1）[12]。当药物竞争同一种酶时，就会抑制 CYP。这种竞争在临床上的重要性取决于五个因素：特定 CYP 的相对数量、药物浓度、通过这个系统产生的药物代谢产物活性、药物清除中酶的重要性及药物疗效指标[4]。

CYP 表达增强发生在由多种化合物诱导的特定基因扩增转录之后。例如，利福平和苯妥英钠通过结合细胞溶质的人孕烯醇酮-X-受体（human pregnenolone-X-receptor, hPXR）或类固醇和外源性受体（steroid and xenobiotic receptor, SXR）诱导 CYP3A4[13]。受体激活后转移到细胞核中，接着结合 *CYP3A4* 基因的调控元件，并促进 CYP3A4 转录增加，

表 30-1　人体主要的肝细胞色素 P-450s

P-450	底物	抑制剂	激动剂
CYP1A2	咖啡因 氯氮平 雌二醇 茶碱	氟伏沙明 呋拉茶碱	奥美拉唑 烟草烟雾
CYP2A6	氟烷 尼古丁	甲氧沙林	
CYP2C8	罗格列酮 紫杉醇		苯妥英钠 利福平
CYP2C9	双氯芬酸 布洛芬 甲苯磺丁脲 华法林	磺胺苯吡唑	利福平 司可巴比妥
CYP2C19	奥美拉唑	氟伏沙明 酮康唑	
CYP2D6	可待因 氯奥沙普秦 地昔帕明 右美沙芬 恩卡尼 氟哌利多 美托洛尔	氟西汀 奎尼丁	
CYP2E1	对乙酰氨基酚 氟烷	戒酒硫	酒精 异烟肼
CYP3A4	环孢素 雌二醇 茚地那韦 洛伐他汀 咪达唑仑 硝苯地平 奎尼丁 多西他赛	地拉呋定 红霉素 葡萄柚汁 酮康唑 利托那韦 醋竹桃霉素	卡马西平 苯巴比妥 苯妥英钠 利福平 贯叶金丝桃 曲格列酮

改编自 Watkins PB: The role of cytochrome P450s in drug-induced liver disease. In: Kaplowitz N, Deleve LD, eds. Drug-Induced Liver Disease. *New York: Marcel Dekker*; 2003: 15-33。

然而这将增加中间产物的毒性，如红霉素或移植患者环孢素未达治疗量都会出现这种情况[14]。

细胞色素 P-450 活性

CYP 酶超家族根据序列同源性和酶底物特异性划分为亚家族。一个典型的例子是 CYP3A 亚家族，它们是异种生物代谢中参与最多的一类细胞色素；已确认的三种亚家族有 CYP3A4、CYP3A5 和 CYP3A7。CYP3A4 是人体肝脏中最丰富的单一酶，临床使用的药物约 50% 需要此酶代谢[15]。CYP3A5 常见于肾脏和肺，肝脏中少见。CYP3A7 是新生儿肝脏的主要亚型，但在出生后被 CYP3A4 取代。由于在异种生物肝生物转化中的重要作用，CYP3A4 酶家族被用于评估不同年龄和性别组的肝药物清除率。

CYP 酶的分布和活性会随着肝脏的生长和成熟发生变化（图 30-2）。CYP3A 家族在胎儿肝脏和出生后不久均匀分布于肝实质。然而在出生后的生长过程中，CYP3A 蛋白

代谢能力的变化

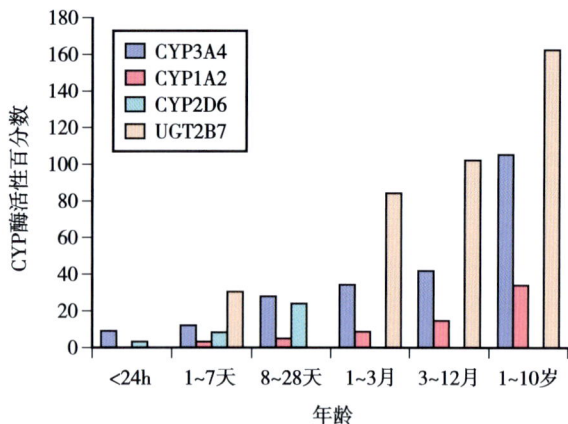

图 30-2　代谢能力的变化与 CYP 酶活性百分数（改编自 Kearns G, Abdel-Rahman SM, Alander SW, et al. Developmental pharmacology-drug disposition, action, and therapy in infants and children. *NEngl J Med.* 2003；349：1157-1167）

表达转移到腺泡门周区（即 Rappaport 区域 1）。到了成年，CYP2A 表达仅限于区域 1 和 2 肝细胞，区域 3 少见[16]。CYP 酶中有些亚家族的发育变化在生命的最初几周几乎可以忽略，如 CYP2C 和 CYP 3A3/4 亚家族[17-18]。CYP2D6 活性在足月时达成人水平；此后的变异性主要由遗传多态性决定[19]。

CYP 酶家族及亚家族活性的变化与药物清除有关。例如，咪达唑仑清除率与 CYP3A4 活性的变化相关，它在胎儿和新生儿肝脏清除率低，3 个月大时可达成人的清除率[20-21]。相反，CYP3A7 活性在出生后 1 周达到峰值，在出生后的第 1 年逐渐下降，到成年时达胎儿期活性的 10% 左右。总之，随着对 CYP 亚家族不断了解，生理学、发育学和生化知识的整合得到改进，从而设计更精确的药代动力学模型，为儿童提供最佳的给药方案[22]。

Ⅱ相反应

亲脂性化合物发生结合反应使得它们的水溶性增加以促进肾脏排泄[23-24]。与成人相比，婴儿的结合反应（即葡萄糖醛酸化、硫酸化、谷胱甘肽结合、乙酰化和甲基化）能力通常降低[25]。

葡萄糖醛酸化是一种以尿苷 5'-二磷酸葡萄糖醛酸基转移酶（uridine 5'-diphosphate，UGT）为催化剂的结合反应，这种酶来源于不同基因的蛋白质同化或单基因转录的选择性剪接[26]。UGT 酶负责几类药物的代谢，比如：酚类、雌激素类和阿片类（见第七章）[27]。与 CYP 酶一样，单个 UGT 酶具有底物特异性，可通过协同作用代谢单一化合物。由于 mRNA 转录产物减少，葡萄糖醛酸化反应在新生儿中不活跃[28]。因此，这一人群易于发生有毒药物积累（如氯霉素引起的灰婴综合征）[29]。在胎儿和出生后早期发育期间，肝 UGT 酶浓度降低。在 3 月龄时，UGT 酶的水平是成人的 25%[30]。

参与结合胆红素和乙烯基雌二醇的 UGT1A 酶，它的活性在胎儿时期是较低，但在出生后 3～6 个月上升到跟成人一样[31]。结合对乙酰氨基酚和萘普生的 UGT1A6 酶，它的活性在胎儿和新生儿时期是成人的 10%，并且在 6 月龄时仅达到成人的 50%[25]。UGT2B7 酶在 NSAID、纳洛酮、吗啡和劳拉西泮的代谢中具有活性。这种酶的活性在胎儿时期接近成人的 10% 到 20%，在 2 月龄时迅速增加到成人水平[32]。

硫酸化是由硫转移酶完成的，此酶属于细胞溶质酶家族，被分为两类：儿茶酚转移酶和苯酚硫转移酶。这些酶将来自 3'-磷酸腺苷 -5'-磷酸硫酯（3'-phosphoadenosine-5'-sulfophosphate，PAPS）的无机硫酸盐与含有功能羟基的化合物结合。胎儿时期儿茶酚转移酶比苯酚转移酶早出现，但在新生儿发育过程中它的活性出现降低。尽管特定的硫转移酶底物需要确定，但与成人相比，这些酶的活性在胎儿和新生儿中增加，理论上这个年龄段，硫酸化是一个有效的结合途径。有趣的是，随着肥胖人数增多，非酒精性脂肪肝患者的 UDP-UGT 和硫转移酶的表达和功能发生了改变[33]。

谷胱甘肽 S-转移酶（glutathione S-transferase，GST）使谷胱甘肽与大量的亲脂性和亲电子性化合物相结合。GST 家族由 5 个不同的群体组成，分别命名为 μ、α、θ、σ 和 π，它们来源于至少三个基因位点[34]。已经证实了这些酶的组织特异性表达，肝脏表达的蛋白质最多。这些酶的表达是随着时间而变化的，在妊娠 16～24 周，α 和 π 类酶表达增强，而在新生儿和成人肝脏中仅存在 α 类酶[35]。π 类酶在 6 个月大时从肝细胞位置消失，只能在胆小管上皮细胞中发现。这类酶的表达变化使我们理解临床相互作用具有很大挑战性[35]。

乙酰化反应由 N-乙酰转移酶（N-acetyltransferases，NAT）催化，将乙酰基从乙酰辅酶 A 转移到不同的底物上（如对氨基苯甲酸、对氨基水杨酸，普鲁卡因胺）。NAT1 和 NAT2 基因负责产生两种不同等位基因形式的特异性酶。尽管这两种酶具有 87% 的序列同源性，但它们具有不同的底物特异性[36]。这两种酶是细胞溶质酶，参与一些药物的生物转化和一些人类致癌物的生物活性激活。NAT1 存在于胎儿和出生后组织中，并是 1 岁以下儿童 N-乙酰转移酶底物代谢最多的酶。NAT2 主要位于肝脏，并在 1 岁以后成为主要的乙酰化剂。NAT2 具有酶动力学多态性，因此可区分缓慢或快速乙酰化能力的患者。<1 岁的婴儿通常乙酰化能力慢；随后出现的年龄依赖性改变导致个体化目标乙酰化状态[37]。基因表达为快速乙酰化的个体在 2～4 岁时表现出这一特征。

麻醉药

吸入麻醉药代谢

吸入麻醉药代谢少，仅 15% 到 20% 的氟烷进行生物转化。氟烷的代谢途径有氧化和还原反应，但主要是通过氧化生成一种活性中间体 - 三氟乙酰氯[38]，这种物质接着进行谷胱甘肽结合反应[39]。

异氟烷在一定程度上被 CYP2E1 酶代谢（0.2%）[40]。异氟烷在肝脏氧化后以无机氟化物和三氟醋酸的形式代谢[41]。地氟烷是挥发性麻醉药中代谢最少的（0.02%），约为异氟烷的 10%[42]。两者在肝脏中的代谢途径相似，它们的尿代谢产物都是三氟醋酸。

30

只有 2% 到 5% 的七氟烷在人体通过肝 CYP2E1 酶代谢，这和乙醚代谢一样[43]。七氟烷氧化后产生中间产物氟甲酰，这是一种高活性物质，被认为能产生肝脏蛋白加合物。二氧化碳和无机氟化物通过这种氧化机制释放出来，最终产生六氟异丙醇，接着经葡萄糖醛酸结合后经尿液排出体外（见第 7 章）[44]。

神经肌肉阻滞药

神经肌肉阻滞是通过去极化或非去极化神经肌肉阻滞药（NMBD）来实现的（见第 7 章）。唯一仍在使用的去极化药物是短效药物琥珀酰胆碱[45]。琥珀酰胆碱完全依靠肝脏合成的胆碱酯酶水解[46]。酶活性随年龄的变化而变化，但在肝病患者中活性降低，通常被用作肝预后的指标[47-48]。

非去极化 NMBD 分为氨基甾类（即哌库溴铵、潘库溴铵、维库溴铵和罗库溴铵）和苄异喹啉类（多沙氯铵、阿曲库铵和苯磺酸顺阿曲库按）。肾脏和肝脏疾病影响其安全性和疗效[49]。肝脏清除依赖于蛋白结合、肝脏血流和药物摄取。肝脏疾病患儿的药物分布量增加，导致其浓度降低。胆汁淤积性肝病（如胆道闭锁）患儿，肝脏对这类药物的摄取减少，从而导致血浆清除率下降，其作用时间延长[50-51]。使用剂量的约 75% 与血浆蛋白结合，其中大部分与白蛋白结合。尽管存在这些问题，但有肝病和白蛋白浓度相对低的患儿受这类药物副作用的影响较小[52]。

罗库溴铵和维库溴铵是同一类药物，但罗库溴铵起效更快。其他的氨基甾类药物主要经过肾脏排泄，而罗库溴铵和维库溴铵不同，只有 12%～22% 的罗库溴铵通过肾脏清除[53]。在肝病患者中，罗库溴铵的分布量比健康人增加了 33%[54]，胆汁淤积症患者中，重复使用罗库溴铵后，其持续时间延长，恢复慢[55]。在接受肝移植的患者中，与功能正常的同种异体和健康个体相比，患病肝脏的罗库溴铵清除率略有降低[56]。肝移植期间，罗库溴铵的需要量减少可能表明移植功能障碍[57]。

肝脏清除苄异喹啉类药物的机制尚不清楚，但研究表明肝功能不全会影响其作用效果。肝细胞损害的情况下，尽管胆汁分泌物的浓度增加，多库氯铵的药代动力学没有变化，但其恢复延长[58]。米库氯铵是 3 种立体异构体的混合物，现在美国已经无此药物。在肝病患者中，反式 - 反式和顺式 - 反式异构体的清除率降低[59]，而顺式 - 顺式异构体的清除率不变。在严重肝病患者中，血浆胆碱酯酶减少从而导致恢复时间延长[59]。在肝病患者中，顺式阿曲库铵的清除率降低，但其作用恢复及起效时间并未延长。无论病因如何，肝病患儿通常能耐受这类药物，且未观察到毒性反应[60]。

镇静药、阿片类药物和肝脏疾病

常用的镇静药咪达唑仑、丙泊酚和氯胺酮，它们通过氧化和结合进行肝脏代谢。这些药物都是脂溶性的，它们的作用效果因肝病而改变[61]。咪达唑仑的摄取率为 0.3～0.5，取决于肝血流和内在清除率。肝血流增加，咪达唑仑清除率则更高。与健康对照组相比，肝硬化患儿咪达唑仑的清除率减半，其半衰期相应增加一倍[62-63]。咪达唑仑 95% 到

97% 与白蛋白结合，在一些白蛋白浓度下降的疾病中，药物的游离部分显著增加，从而导致作用效果增强[29,64-65]。丙泊酚具有较高的内在清除率，血流变化决定清除率。虽然药物清除是通过 UGT 酶和 CYP 酶（CYP2B6、2C9、2A6）联合进行的，但是肝细胞损伤不会改变其药代动力学[66]。氯胺酮也具有很高的亲脂性，并在肝脏中代谢。然而，与其他药物不同，它是通过甲基化进行代谢，其清除率受肝功能不全的影响小[67]。

阿片类药物与其受体结合产生临床效果。阿片类药物血药浓度大，相应地其结合的受体数量更多，因而产生的作用更强。肝清除率和蛋白结合决定阿片类药物的血清浓度[68]。大多数阿片类药物在肝脏中被氧化。然而，吗啡和丁丙诺啡进行葡萄糖醛酸化反应，瑞芬太尼由血浆和组织酯酶代谢，此酶在足月新生儿就已成熟。肝病患者中，氧化阿片类药物的能力减弱，导致口服生物利用度增加，这是因为首过消除减少和药物清除率下降。尽管吗啡经葡萄糖醛酸化代谢，但其清除率也受到肝硬化的影响[69]。

一些肝脏摄取较高的药物，例如哌替啶、吗啡，它们的清除率取决于肝脏血流（即灌注限制性清除）[70-71]。肝清除率（Clearance，CL）是肝血流量（Q_H）和摄取率（E_H）的函数，反映了肝脏从循环中有效清除药物的能力：

$$CL_H = Q_H \times E_H$$

当药物的 $E_H > 0.7$ 时，如哌替啶、利多卡因和喷他佐辛，CL_H 接近 Q_H。一些改变肝血流的疾病，如肝硬化、门静脉血栓形成和门 - 腔静脉分流，阿片类药物清除率显著改变。E_H 低的药物，如地西泮、美沙酮和萘普生，其代谢不依赖于肝血流。肝脏的代谢活性和血浆蛋白结合率在很大程度上影响清除率。这些药物的肝清除率由下列方程式表示：

$$CL_H = CL_{INT} \times f_u$$

在这个公式中，f_u 表示药物为结合的部分，CL_{INT} 表示代谢活性。当 f_u 和美沙酮一样时（<0.1），清除率主要受酶容量降低的影响[68]。

阿片类药物的药理学受到肝脏疾病的影响。在肝病患者中，可待因的麻醉作用减弱，其麻醉作用是由去甲基化产物吗啡产生。肝病可影响葡萄糖醛酸化反应，从而降低清除率，延长吗啡的半衰期[72]。肝功能不全时，阿芬太尼的蛋白结合率和清除率降低[73-74]，而美沙酮的半衰期和分布容积却增加[75]。严重肝功能不全时，芬太尼、瑞芬太尼和舒芬太尼的药代动力学并没有变化[76-78]。由于肝功能不全的程度存在个体差异，因此这些药物的不良事件发生也不同。肝病患儿在服用阿片类药物时，需要密切观察。

麻醉药对肝细胞功能的影响

碳水化合物生成

葡萄糖的代谢受很多因素的影响，如：底物的利用度、葡萄糖进入细胞的速度、靶器官将葡萄糖转化为能量或利用它合成脂肪的能力。在健康个体中，全身葡萄糖主要由肝

脏生成,且肝脏产生葡萄糖受胰岛素直接和间接地密切调控[79]。胰岛素通过结合肝脏中的胰岛素受体直接抑制糖异生和糖原分解,从而减少肝葡萄糖的产生。在肝脏可利用的葡萄糖中,约50%经过糖酵解时转化为能量,30%到40%转化为脂肪储存,10%到20%转化为糖原[80]。麻醉药抑制肝细胞摄取葡萄糖的作用,这一作用被认为是麻醉药的抗胰岛素作用[81]。所有吸入麻醉药都表现出这种趋势,其中氟烷对血清葡萄糖的影响最大,异氟烷和七氟烷对其影响较小[82]。当吸入麻醉药为1~2个MAC时,可抑制高达50%的葡萄糖摄取。一系列综合因素(如麻醉、手术和创伤的应激)可增加血糖浓度,因此对于大多数接受择期手术的健康儿童来说,不再推荐含葡萄糖的静脉输液。

蛋白质合成

麻醉和手术对蛋白质合成和代谢的影响尚不清楚。白蛋白是人体的重要蛋白质,由肝脏合成,是一种可溶性单链多肽大分子蛋白,分子量为66kDa。人体每天合成6~12g的白蛋白,合成量可根据个人需要增加两到三倍。白蛋白作为一种结合和转运蛋白发挥作用,并起到维持胶体渗透压的作用。肝功能不全可能导致白蛋白和其他蛋白质合成减少。麻醉药也可能抑制蛋白质合成。乙醚对大鼠肝细胞蛋白质合成产生可逆性抑制作用[83],而氟烷和安氟烷则以剂量依赖性方式阻断蛋白质合成[84]。氟烷、七氟烷和安氟烷抑制蛋白质合成和分泌,这可能是肝细胞毒性损伤的早期指标。

胆红素代谢

胆红素是血红素代谢的最终产物,在脾脏和骨髓中被巨噬细胞转化为非结合胆红素,然后转运到肝脏中与血浆白蛋白结合。非结合胆红素通过胆汁酸和细菌内毒素被转运到肝细胞中。在肝细胞中,胆红素通过葡萄糖醛酸转移酶与葡萄糖醛酸、牛磺酸和葡萄糖(较少)结合。日尔贝综合征(Gilbert syndrome)临床上表现为葡糖醛酸转移酶缺乏的症状,克里格勒-纳贾尔综合征(Crigler-Najjar syndrome)(先天性葡萄糖醛酸转移酶缺乏症)Ⅰ型和Ⅱ型症状更严重。日尔贝综合征影响2%~13%的人群,这些人群往往因为应激或禁食导致非结合胆红素增加。有研究发现尽管术后会出现黄疸,但日尔贝综合征与围手术期的严重不良反应无关[85]。克里格勒-纳贾尔综合征患者通过某些方法得到安全治疗,如减少他们接触可能取代白蛋白中胆红素药物的机会,使用肝代谢最小的麻醉药物[86-87]。

肝脏毒性

术后常出现血清转氨酶浓度升高和胆红素升高至正常上限2倍的情况[88-89]。这些升高通常是自限性和无关紧要。然而,麻醉药可能导致严重的肝损伤[90-91]。由美国国立卫生研究院于2003年建立的药物诱导肝损伤网络(Drug-Induced Liver Injury Network, DILIN)已经并将继续标准化药物性肝损伤(drug-induced liver injury, DILI)的命名和因果关系评估[92-93]。当与外源性化合物接触,出现丙氨酸转氨酶(alanine aminotransferase, ALT)、天冬氨酸氨

基转移酶(aspartate aminotransferase, AST)、碱性磷酸酶、γ-谷氨酰转移酶(γ-glutamyl transferase, GGT)和胆红素的增加时,可诊断为DILI。损伤类型分为①肝细胞型,主要是ALT和AST水平升高;②胆汁淤积型,碱性磷酸酶、GGT和胆红素升高;③混合型,具有肝细胞和胆汁淤积型损伤的特点。DILIN最近分析得出结论,既往有肝病或伴随严重皮肤反应的患者因DILI死亡的发生率明显高于既往无病史的患者,这种现象并不是麻醉药物的特异性[93]。2012年4月,网站LiverTox(https://livertox.nlm.nih.gov)开始运行,这个网站是由美国国家糖尿病、消化和肾病研究所(National Institute of Diabetes and Digestive and Kidney Diseases, NIDDK)的肝病研究院、美国国立医学图书馆(National Library of Medicine, NLM)的专业信息服务处和美国国立卫生研究院合作创立的。这个网站的目的是提供最新、准确、易获取的信息,这些信息是关于由药物、草药和膳食补充剂引起的肝损伤的诊断、病因、频率、类型和治疗。

值得注意的是,尽管肝特异性酶的增加可能表明药物引起肝损伤,但它们实际上并不能反应肝功能。肝功能评估缺乏特异性的检查,但有些指标可提示肝功能不全,凝血酶原时间PT延长>15s,国际标准化比率INR>1.5,或者两者兼有。其他临床和生化指标,如低蛋白血症、低血糖和精神状态改变,可用于肝功能不全的评估,但这些情况也可由与肝功能无关的疾病产生,如营养不良、蛋白丢失性肠病或肾病、镇静止痛药物。很重要的是,在疑似药物性肝损伤(AST、ALT、胆红素等升高)的情况下,肝功能也要评估。

与麻醉性肝损伤发生率相关的另一混杂因素是儿童肥胖症的流行。与非酒精性脂肪性肝病和非酒精性脂肪性肝炎相关的疾病日益增加,这引起了人们的担忧,这些儿童患DILI的风险增加[94]。肥胖和高胆固醇血症可激发CYP2E1酶,其可促进肝损伤的发展[95]。

肝病患者围手术期注意事项

对确诊或疑似肝病的患者应对肝细胞、胆管损伤、凝血功能、腹水和肝性脑病进行评估。肝肺综合征和门脉性肺高压是慢性肝病患儿罕见但重要的并发症,两者可作为择期手术的相对或绝对禁忌证[96-97]。与慢性肝病患者相比,急性肝炎患者围手术期死亡率最高[96,98-99]。与外科手术有关的应激反应可降低门静脉血流量。肝病可减少肝动脉补偿门静脉的血流量,从而增加发生缺血损伤的风险。

肠外营养相关性肝病(parenteral nutrition-associated liver disease, PNALD)发生在需要肠外营养超过60天的患儿。短肠综合征患儿发生PNALD的风险最大。肝病患儿除肝门血流障碍外,还因接受了全肠外营养(total parenteral Nutrition, TPN),从而使围手术期发生血糖紊乱的风险增加[100-102]。围手术期反复监测血糖,同时调整葡萄糖输注,似乎成了监护治疗的标准,且和TPN减少的速度不同有关。对小儿麻醉研究小组成员进行的一项调查发现,大约50%的调查对象经常检测葡萄糖水平,每1~2h一次。同时还发现,其中

19% 的调查对象不再使用 TPN，且调整为使用含葡萄糖的液体，而 35% 的人将输液速度降低到维持速度的一半，33% 的人保持维持速度不变[103]。

（李强 译，胡华琨 校，宋兴荣　上官王宁 审）

精选文献

Bjorkman S. Prediction of drug disposition in infants and children by means of physiologically based pharmacokinetic (PBPK) modeling: theophylline and midazolam as model drugs. *Br J Clin Pharmacol.* 2004;59:691-704.

This paper attempts to generate data for an age group that provides significant challenges to study and examines two very different drugs. The predicted pharmacokinetics are then thoroughly compared with the adult literature, with very reassuring results.

Chalasani N, Bonkovsky HL, Fontana R, et al. Features and outcomes of 899 patients with drug-induced liver injury: the DILIN prospective study. *Gastroenterology.* 2015;148(7):1340-1352.e7.

This paper reports the first 1257 patients enrolled in this prospective observational longitudinal study. Mortality from DILI is significantly higher in individuals with preexisting liver disease or concomitant severe skin reactions compared with patients without. Further results from ongoing enrollment are awaited.

Kharasch ED, Hankins D, Mautz D, Thummel KE. Identification of the enzyme responsible for oxidative halothane metabolism: implication for prevention of halothane hepatitis. *Lancet.* 1996;347:1367-1371.

This paper outlines a rare but serious complication of the inhaled anesthetic and provides a mechanism for its toxicity. These researchers also tested the hypothesis that the involved cytochrome enzyme was cytochrome P-450 2E1 (CYP2E1).

Watkins PB. The role of cytochrome P450s in drug induced liver disease. In: Kaplowitz N, Deleve LD, eds. *Drug-Induced Liver Disease.* New York: Marcel Dekker; 2003:15-33.

This summary of cytochrome P-450 enzymes provides a thorough review of this complex enzyme system and demonstrates their role in toxin-mediated liver disease.

参考文献

第31章 器官移植

FRANKLYN P. CLADIS, BRIAN BLASIOLE, MARTIN B. ANIXTER, JAMES GORDON CAIN, PETER J. DAVIS

31

肝移植

1967年，Tom Starzl和他的同事完成了第一例成功的小儿肝移植手术。但肝移植的历史实际上可以追溯到1955年奥尔巴尼的Stuart Welch和加州大学洛杉矶分校的Jack Cannon。Welch首先描述了狗的辅助性肝移植，Cannon首次尝试狗的原位肝移植（orthotopic liver transplantation, OLT）。遗憾的是，没有一只狗在手术中存活下来[1]。随后Francis Moore和Tom Starzl继续从事狗模型的研究。从1958年到1959年，他们都成功地实施了肝移植，但所有的狗都在术后4~20天内因排斥反应死亡。这些实验狗的死亡突显了阻碍人类首次原位肝移植的障碍。

在动物实验的早期阶段，面临主要的障碍包括手术技术、器官保存及免疫抑制手段。实验者最初用乳酸林格液或生理盐水的冷冻电解质溶液保存肝脏，肝脏的保存时间仅为5~6h。1987年，威斯康星大学配制出了一种新的溶液，使肝脏的保存时间能增加到18~24h。而第三个障碍免疫抑制，则是导致实验狗死亡的最重要、最可能的原因。自从Medawar报道了免疫系统在器官排斥反应中的作用，此后若干次通过刻意削弱免疫系统，进而控制排斥反应的尝试均以失败告终[1a]。直到一个动物模型证明，联合使用硫唑嘌呤和泼尼松能够产生协同作用并改善排斥反应。这一组合首先被用于人体肾移植，随后被推广应用到肝移植中。

第一次人类肝移植是1963年在一个先天性胆道闭锁的3岁男性患儿身上进行的，该次尝试最终因术中静脉侧支严重出血而宣告失败。在其他三个不同的机构（丹佛、波士顿和巴黎）进行的另外六次尝试也产生了同样的结果。而尝试用凝血因子替代物和氨基己酸控制术中出血时，又会导致静脉旁路系统出现血栓和致命的肺栓塞。同样，免疫抑制不足也是这些死亡的重要原因。于是当时的研究者们自行暂停了研究。到1967年，Starzl最终通过引入抗淋巴细胞球蛋白以减少淋巴细胞，并联合使用硫唑嘌呤和泼尼松更好地抑制了免疫系统，从而成功地为1岁的肝母细胞瘤患儿进行了肝移植，使其存活了13个月[2]。

尽管第一次小儿肝移植取得了初步成功，但随后移植患者的1年生存率仍不足50%。随着1979年环孢素的引入，患者1年生存率提高到70%[3,4]。1989年他克莫司取代环孢素用于免疫抑制，患者1年存活率随之进一步提高到约80%。

流行病学与人口统计学

美国每年进行的肝移植数量逐年稳步增加（从 1988 年的每年 1 713 例增加到 2015 年的每年 7 127 例）。这一数据的增长主要是由成人肝移植数量增加导致的。1990 年小儿肝移植的数量为 513 例，2000 年增至 589 例，2015 年达到 580 例，在过去的 15 年间这一数据基本保持不变。1990 年至 2015 年小儿肝移植的数量增长仅为 13%，而同期成人的增长则为 200%（1990 年为 2 177 例，2015 年为 6 547 例）（器官共享联合网络[UNOS]科学注册处，2016 年；https：//www.unos.org/data/）。

小儿肝移植的适应证包括由胆汁淤积引起的急性或慢性肝衰竭、急性肝功能衰竭、代谢紊乱、肝硬化、肿瘤和其他结构或功能紊乱[如巴德-吉亚利综合征（Budd-Chiari syndrome）]等（表 31-1）。小儿肝移植最常见的原因是胆道闭锁继发的胆汁淤积性肝病[6,7]。尤多见于 1 岁以下患儿，可占其肝移植的 50% 以上。胆道闭锁一直是肝移植和胆汁淤积最常见的原因。但在过去 10 年中，继发于全肠外营养（total parenteral nutrition，TPN）的胆汁淤积性肝病变得更加突出，可占所有小儿肝移植的 4% 以上。紧随胆汁淤积性肝病之后，急性肝衰竭和代谢紊乱是小儿肝移植的第二大常见原因。历史上，常见的代谢性疾病依次是 α_1-抗胰蛋白酶缺乏症、酪氨酸血症、威尔逊病、草酸和糖原贮积症。然而现在肝移植最常见的代谢性疾病已经发生改变，枫糖浆尿症（maple syrup urine disease，MSUD）已成为目前最常见的代谢紊乱性肝移植指征，囊性纤维化位列第二[UNOS/ 器官采购和移植网络（OPTN）；https：//www.unos.org/data/]。

急性或暴发性肝衰竭的原因在大多数小儿患者中尚不清楚。近一半的婴儿和儿童急性肝功能衰竭可由病毒导致（肝炎病毒 A、B 或 C）。此外，对乙酰氨基酚是目前药物或毒素所致肝衰竭最常见的病因[8]。

小儿肝移植几乎没有绝对禁忌证。已经有患诸如肝细胞癌等肿瘤性疾病和感染 HIV 的小儿接受了移植。但是，对于细菌或真菌的急性感染期、患有转移性肿瘤及患有当下可能危及生命的严重疾病（如严重心肺疾病、败血症/败血症性休克）的患者通常不进行移植手术。

将可用的供体肝脏分配给适当的受者始终是一个有待商榷的问题。最初，肝移植候选者的优先顺序是依据由地理位置和 Child-Turcotte-Pugh（CTP）评分评出的患儿医学状况来确定。患者被列为状态 1、2a、2b 或 3。状态 1 患者获得最高优先权，其定义为急性肝衰竭少于 6 周或肝移植 1 周内失败。状态 2a、2b 和 3 由 CTP 评分和等待名单上的时间确定[9]。2002 年，UNOS/OPTN 肝病严重程度量表（Liver DiseaseSeverity Scale，LDSS）委员会为确定慢性肝病儿童死亡率预测因素做出了努力，推动了终末期肝病（model for end-stage liver disease，MELD）和小儿终末期肝病（pediatricend-stage liver disease，PELD）严重程度评分量表的实施[10]。PELD 评分包括年龄、生长障碍、血清白蛋白、胆红素和国际标准化比值（INR）等变量。PELD 最初适用于 18 岁以下的小儿，2005 年该标准被修改为适用于 12 岁及 12 岁

表 31-1　小儿肝病的初步诊断（1988—2015 年）

初步诊断	
总数	13 340
胆汁淤积	52.0%
胆道闭锁	
TPN 引起的胆汁淤积	
Alagille 综合征	
原发性硬化性胆管炎	
继发性胆汁性肝硬化	
家族性胆汁淤积症（拜勒症，其他）	
胆道发育不良	
原发性胆汁性肝硬化	
新生儿胆汁淤积症	
胆汁淤积的其他原因	
急性肝坏死	13.3%
新生儿肝炎	
药源性	
甲型肝炎	
乙型肝炎	
丙型肝炎	
未知病因	
肝坏死的其他原因	
代谢紊乱	12.9%
α_1-抗胰蛋白酶	
囊性纤维化	
威尔逊症（Wilson disease）	
酪氨酸血症	
草酸盐沉着症	
糖原贮积症	
枫糖尿症	
血红蛋白沉着症	
其他代谢紊乱	
肝硬化	8.0%
特发性	
自身免疫	
丙型肝炎	
慢性活动性肝炎	
乙型肝炎	
药物/毒素	
甲型肝炎	
联合暴露（酒精、甲肝、乙肝、丙肝）	
酒精性	
肝硬化的其他原因	
肝肿瘤	4.8%
肝母细胞瘤	
肝细胞癌	
血管内皮瘤	
良性肿瘤	
其他肿瘤	
其他	9%
先天性肝纤维化	
巴德-吉亚利综合征（Budd-Chiari syndrome）	
继发于非肝毒性的移植物抗宿主病	
创伤	
其他各种诊断	

以下的小儿,而 MELD 评分现在用于 13 岁或以上的小儿[11]。由于血清肌酐可以预测等待肝移植的成人患者死亡率,因此被纳入为 MELD 评分变量。然而在小儿患者中,它的作用却发生了变化,血清肌酐可预测肝移植后的存活率,但不能预测等待肝移植患儿的死亡率[12]。

随着新的 MELD/PELD 分配政策的实施,死亡肝脏捐赠者的分配也发生变化。在此政策之前,来自 18 岁以下捐赠者的器官只分配给小儿受者。根据新的政策,供体的器官首先被分配给当地一个 1 级小儿受者;如果没有,它将提供给该地区的下一个 1 级成人。如果没有 1 级成人可用,则可供死亡率>50% 的小儿患者使用。再往下可提供给死亡率超过 50% 的成人,仍不可行则所有的小儿患者都可优先于成人患者获得该肝脏。如果该地区没有合适的儿童受者,则向美国基金会提供捐献器官[9]。引入 MELD/PELD 评分可缩短移植等待时间。对 MELD/PELD 前后数据的分析表明,移植的中位时间(定义为半数新注册者接收器官的天数)从 2002 年的 981 天减少到了 2007 年的 361 天[11]。

接受尸体肝移植的患者,其存活率呈年龄依赖性变量。相对于年长儿而言,1 岁以下婴儿的 3 个月和 1 年存活率较低,分别为 88% 和 83%。但是如果婴儿受者在第一年存活下来,其继续存活的概率将会增加。事实上,1 岁以下婴儿的 5 年存活率最高(84%)、10 年存活率为 77%,1~5 岁儿童为 79%,6~11 岁儿童为 81%[11]。

活体和尸体肝移植的受者存活率也存在差异。接受活体肝移植患儿的 10 年生存率>90%,而接受尸体肝移植的患儿的 10 年生存率<90%[13]。除存活率外,还需要对患儿的其他结果进行评估(如生长和认知功能)[14]。

肝脏疾病的病理生理学

肝脏是唯一一个受损后能自我再生的器官。肝细胞破坏及之后的纤维化是终末期肝病病症和多器官受累的原因。肝损伤和肝细胞缺失,肝脏合成功能下降,从而导致凝血障碍、低胆固醇血症、低蛋白血症和脑病。肝细胞再生导致肝纤维化和门管三联体的破坏,增加肝脏血流的阻力并最终引发门静脉高压。肝病的许多特征性表现都源于门静脉高压,特别是静脉曲张(食管、肠道)、痔疮、腹水、自发性细菌性腹膜炎、伴有血小板减少的脾肿大和肝性脑病。

心脏因素

心脏功能异常是由于生理变化、先天性心脏缺陷和药物的毒副作用所引起。血管扩张引起心排出量(cardiacoutput,CO)代偿性增加,这种超动力循环是肝病患者心脏生理学改变的特征。血管扩张是伴随门静脉高压的高动力循环的核心,可能是由血管活性介质所介导。这些介质或肠道来源的"体液因子"(氧化亚氮 NO、肿瘤坏死因子 TNF-α、内源性大麻素)经过门脉系统的侧支,绕开肝脏解毒过程进入体循环系统[15]。同时,这类分流也存在于皮肤和肺部。肝病患者氧利用不良和心排血量增加可能导致混合静脉饱和度增加;由于耗氧量减少和动静脉分流性缺氧,可降低其动-静脉氧分压差。

与门静脉高压相关的心肌病在成人中已有很充分的描述,但在肝病患儿中没有很明显的特征。此外,肝病患儿可能患有其他原因的心肌病。先天性代谢异常和其他综合征与心肌病和心脏异常有关,如威尔逊病、草酸病、糖原贮积症Ⅲ型、酪氨酸血症和戈谢病(Gaucher disease)等[16]。在动物研究和小儿肝移植受者中发现,他克莫司和环孢素也与肥厚型心肌病有关。有研究指出接受他克莫司治疗的小儿肝移植患者心脏功能通常保存完好,但有证据表明这些患儿存在细微的心血管变化,而这些变化可使一小部分患者发展为肥厚型心肌病[21,22]。Alagille 病通常与先天性心脏病(congenital heart disease,CHD)有关,如肺动脉狭窄、缩窄、法洛四联症、房间隔缺损和室间隔缺损。心脏舒张功能障碍已被证实和移植后死亡率增加有关[23]。

成人酒精性肝病患者心电图(ECG,见第 16 章)的 QT 延长,这可能与心脏猝死有关。肝硬化大鼠心肌细胞中 K^+ 电流的降低是 QT 延长一种可能的机制。在肝衰竭患儿中,QTc 间期也有所增加。据报道,18% 的肝病儿童的 QTc 间期>450ms[25]。这些发现可能会增加室性心律失常的风险;然而,关于肝移植后针对其解决方法的数据存在矛盾[25,26]。非选择性 β-肾上腺素受体阻滞剂被证明能减少 QT 延长,但尚不清楚这是否能降低心律失常的风险或提高存活率[27,28]。尽管以前的数据表明,QT 延长不能预测存活率;但最近发现 QT 延长与更高的 PELD 评分和门静脉高压有关[29,30]。有慢性肝病和 QT 延长的患儿在等待移植时可能具有更高死亡率[31]。

呼吸系统因素

肝病的肺部特征是缺氧和肺动脉高压。缺氧可由多种原因引起,包括肝肺综合征(hepatopulmonary syndrome,HPS)、通气/血流比例失调和肝脾肿大或胸腔积液所致的肺不张。HPS 以肺内动静脉分流(由血管生成增加引起)和肺内血管扩张引起的缺氧为特点[32,33]。在存在肺血管扩张的情况下,若动脉低氧(PaO_2<70mmHg)或肺泡-肺动脉氧分压梯度增加>20mmHg 可诊断为 HPS。超声心动图或大颗粒聚合人血白蛋白显像扫描可以很好地发现肺内血管扩张[34]。HPS 在肝硬化成人的发生率至少为 15% 到 20%[35]。据报道,6 个月大的婴儿中也可能存在 HPS,在所有肝病患儿中 HPS 的发生率为 0.5% 到 20%。它似乎在胆道闭锁和多脾综合征患儿中更为常见[36,37]。当根据肝病的严重程度进行校正后,发现 HPS 并不影响死亡率[38]。值得注意的是肝硬化患儿脉搏氧饱和度正常也不能排除存在 HPS 的可能性。脉搏氧饱和度正常的患儿可能会表现出其他诊断标准(肺内血管扩张和肺泡动脉梯度>15mmHg),并且其病死率可能会更高[39]。

肝病导致的缺氧需靠长期吸氧治疗,肝移植可在根本上治愈缺氧。有病例系列报道了 7 名 HPS 患儿的移植成功案例,7 名患儿术后均从 HPS 中恢复,移植后纠正缺氧的平均时间为 24 周[40]。

WHO 将门肺动脉高压(portopulmonary hypertension,PPH)定义为在肺毛细血管楔压正常和门静脉压力增高的情况下,肺动脉压力>25mmHg[41]。成人肝硬化患者 PPH 的发病率为 0.2%~0.7%,要进行肝移植患者 PPH 的发病率为 3%~9%[42]。小儿患者中并不太明确该发病率,且数据来源仅限于病例报告和病例系列报道。来自病例系列和尸检数据的证据表明，门静脉高压患儿 PPH 的发病率为 0.5%～5%[43,44]。其症状和体征表现为新发心脏杂音、呼吸困难和晕厥。超声心动图能有效地诊断小儿和成人 PPH 患者的肺动脉高压[45]。PPH 的严重程度可用于预测患者死亡率，轻度 PPH 不增加成年患者肝移植期间死亡率，那些接受 OLT 的中度 PPH[肺动脉压（PAP）=35～45mmHg]患者死亡率为 50%，而重度 PPH（PAP＞50mmHg）的患者死亡率高达 100%[46]。

目前尚无明确的小儿 PPH 治疗指南。重点在于早期发现，所有接受肝移植患儿都应通过超声心动图评估是否存在 PPH[43,47]。如存在 PPH 需要行心导管以明确诊断，测量 PAP，并评估对 NO 和环氧前列腺素的反应。对治疗有反应的患儿可能是肝移植的候选者[48]，严重的 PPH 增加患者死亡风险，通常是肝移植的禁忌证。

神经系统因素

肝性脑病（hepatic encephalopathy，HE）是肝病的神经并发症，分为急性（见于暴发性肝衰竭）或慢性（见于慢性肝硬化或慢性门静脉高压）。在慢性肝病患儿中，有 50% 可能患有神经心理测试确诊的轻微脑病[49]。虽然病理生理学还不完全清楚，但脑水肿是急性和慢性 HE 的特征。急性 HE 脑水肿较严重，可导致颅内压（intracranial pressure，ICP）升高。血氨密切参与 HE 的发病机制，并可能通过引起星形胶质细胞膨胀而参与这一过程，并导致低级别脑水肿[50,51]。人体氨的两个主要来源是内源性蛋白质的分解代谢和外源性蛋白质的胃肠道吸收。肠道中含氮产物经细菌分解形成血氨，然后在门静脉循环中被吸收。增加血氨浓度的因素会加重 HE 的症状和体征，这些因素通常包括感染引起的分解代谢增加、高蛋白饮食引起的肠道吸收增加、便秘和胃肠道出血等。其他加剧 HE 的因素还包括苯二氮䓬类药物使用、低钠血症和炎性细胞因子等，它们最终可能通过共同的途径来加重脑水肿。

HE 管理应该从评估患儿、管理气道开始。3 级和 4 级患儿可能需要气管插管保护气道，以确保充分的氧合和通气。此外，HE 的治疗通常侧重于减少胃肠道氨的产生和吸收。乳果糖通常用于引起渗透性腹泻、酸化肠道，以截留氨气并减少吸收。新霉素和甲硝唑等抗生素已被用于杀死将含氮产物代谢成氨的胃肠道细菌。其他药物包括苯甲酸钠，它在肝脏中与氨化氨基酸（如甘氨酸）结合，以促进它们的排泄[52]。天冬氨酸鸟氨酸也可以为肝脏提供底物，以增强尿素循环和谷氨酰胺合成，并降低氨浓度。氟马西尼通过抑制内源性苯二氮䓬类和氨酪酸来减轻 HE 症状。然而在暴发性肝功能衰竭的情况下，接受 0.01mg/kg 氟马西尼治疗的患儿并未显示出这种益处[53]。

暴发性肝功能衰竭患者的 ICP 可能升高，增高的 ICP 是他们死亡的主要原因，也是肝移植的禁忌证之一。38%～81% 的暴发性肝衰竭患者存在颅内高压[54]，通常需要监测 3～4 级暴发性肝衰竭患者的颅内压。此外，这类患者有继发于凝血障碍的颅内出血风险。通过置换凝血因子、血小板及放置硬膜外而非硬膜下 ICP 监测可以降低这一风险[55]。对

ICP 升高患者的管理策略应集中于维持脑灌注压＞60mmHg 和 ICP＜20mmHg，通常包括气管插管和机械通气。患者的头部应居中，并稍抬至 30 度以利静脉引流。通气目标为在最低 PEEP 下 $PaCO_2$ 达到 30～35mmHg。降低 ICP 的治疗包括给予硫喷妥钠或丙泊酚，通过减少患者对刺激的反应，从而降低患者 ICP[56]。如果颅内压继续升高，可使用甘露醇。根据一项小型试验报道，14 例暴发性肝衰竭患者采用低体温治疗手段，将核心体温维持在 32℃至 33℃，可降低患者 ICP，但并不太清楚其是否能改善患者结局[57]。原位肝移植是根治急性或慢性 HE 患者的一种方法。

血液系统因素

在肝病患者中贫血较为常见，多是由于胃肠道出血、营养不良和肾衰竭导致的重组人促红素减少所致。门静脉高压可导致脾肿大，进而引发血小板脾内滞留和血小板减少。除了因子Ⅷ以外的所有凝血因子均在肝脏合成。当合成功能下降时，凝血因子的产生减少。胆汁盐的降低使得脂溶性维生素（A、D、E、K）的吸收减少，导致凝血因子Ⅱ、Ⅶ、Ⅸ和Ⅹ的缺乏，其结果是凝血酶原时间（PT）和部分凝血活酶时间（APTT）升高。急性或暴发性肝衰竭患者的血液系统特征与弥散性血管内凝血（DIC）相似。

泌尿系统临床表现

肾衰竭在急慢性肝病患者中也较常见，其原因是多因素的。肾衰竭可分为肾前性氮质血症、急性肾小管坏死（acute tubular necrosis，ATN）或肝肾综合征。低血容量引起的肾前性氮质血症继发于利尿剂治疗、胃肠道出血、内脏积水和败血症。ATN 的发生是由中心内脏池容量减少而引发的中心血容量降低及前列腺素合成减少所导致。肝肾综合征以肝衰竭和门静脉高压为特征。成人慢性肝病患者肝肾综合征的发病率约为 10%～15%。小儿患者发病率较低（5%），这可能反映出小儿缺乏诊断肝肾综合征的标准[58]。肝肾综合征继发于由肾素-血管紧张素、精氨酸升压素和交感神经系统激活引起肾血管紧张性收缩，这种激活是门静脉高压症患者内脏血管扩张的平衡反应[59]。肝肾综合征类似于肾前性氮质血症，血清肌酐升高，尿钠减少（U_{Na}＜10mm，钠排泄分数＜1%），但可通过其对补液试验缺乏反应这一特点进行甄别（见第 28 章）。肝肾综合征可按肾衰竭的进展速率分为两种类型。1 型患者预后差，其特点是肾衰竭进展迅速，在 2 周内血清肌酐增加 100%；通常发生在急性肝衰竭患者中。2 型进展数周至数月，通常发生在有慢性肝病的患儿中。无论哪种类型，肝肾综合征患者的预后都较差，死亡率为 80%～95%[58]。肝肾综合征的根治方法是肝移植，肾衰竭在移植新的肝脏之后可得到逆转[60]。

对于存在肝病伴发肾衰竭患者的主要治疗目标是排除可治疗和可逆的肾衰竭原因，如肾毒素（如非甾体抗炎药）、低血容量（如利尿剂、胃肠道出血）和败血症[如自发性细菌性腹膜炎（spontaneous bacterial peritonitis，SBP）]。所有具有肾毒性的药物都应该停用，应予患者进行补液治疗，最好采用胶体溶液。如果怀疑有败血症，应进行广泛的细菌培养，并开始使用无肾毒性的抗生素。

移植前肾功能可以预测成人行颈静脉肝内门腔静脉分流术和肝移植手术的死亡率。这凸显了肾功能的重要性，也解释了为什么血清肌酐可作为 MELD 量表评分项之一。先前存在的肾衰竭也是成人肝移植术后生存率的主要决定因素。移植前肾功能的改善可以改善移植患者的预后[61]。目前尚不清楚血清肌酐是否可作为肝病患儿死亡率的预测因素[12]。1 型肝肾综合征可通过消除可逆性原因来治疗，如移植前使用抗生素治疗自发性细菌性腹膜炎。危重患儿可能需要持续的肾脏替代治疗（持续的静脉血液滤过、持续的静脉血液透析滤过）和缩血管药物作为肝脏移植前的过渡手段[62]。

代谢因素

代谢紊乱包括葡萄糖、氨、电解质和酸碱紊乱。电解质异常包括低钠血症、低钾血症和高钾血症、低钙血症和低镁血症。暴发性肝衰竭或突然停止肠外营养的患者可能发生低血糖，但高血糖在术中和术后更常见。

术前评估

术前评估应从病史和体格检查开始，以明确肝衰竭的主要原因，并确定可能影响麻醉和手术计划的肝脏和非肝脏相关生理变化。全面的系统回顾可以发现围手术期的大部分问题（表 31-2）。

主要的心血管问题包括肝病引起的后天性心肌病和先天性代谢紊乱、先天性心脏缺陷和 QT 延长。除了心血管体检外，术前心脏评估应包括超声心动图和 12 导联心电图。

相关的肺部表现包括缺氧和 PPH。吸入空气和氧气后，根据血氧饱和度的变化可识别低氧患者及其对吸氧的反应。对于存在严重肺内分流的肝肺综合征患儿吸氧后其血氧饱和度不会发生显著增加。通过超声心动图和大颗粒聚合人血白蛋白显示肺内血管扩张也可用于诊断 HPS[34]。

通常可以通过超声心动图诊断 PPH（如果存在三尖瓣反流射流）。怀疑患有 PPH 的患者应进行心导管术，以确定肺动脉高压的严重程度，并评估对肺血管扩张剂（NO，环氧前列腺素）的反应。患有严重肺动脉高压（PAP＞50mmHg）的患儿围手术期死亡率增加，可能是肝移植的禁忌证[46]。

贫血和血小板减少在肝病患儿中较为常见，术前应行全血细胞计数检查。此外，由于肝脏的合成功能下降以及维生素 K 吸收减少，凝血因子Ⅱ、Ⅶ、Ⅸ和Ⅹ的浓度可能会降低。在开始手术前，还应检测 PT、PTT 和血小板计数。

肝病患者常伴有肾衰竭的发生，肾功能损害提示成人肝移植术后的存活率下降[63]。术前应行血尿素氮（BUN）和血清肌酐（SeCr）检测。

术前应评估患儿是否存在精神状态改变，尤其是对于急性肝衰竭的患儿。ICP 升高是一种常见并发症，也是暴发性肝衰竭患者死亡的常见原因。精神状态的改变可能是由肝性脑病引起的，因而血氨浓度也应作为术前评估的一部分。患有晚期 HE（3 级和 4 级）的患儿可能需要经口气管插管，保护其气道和机械通气以控制 $PaCO_2$ 水平。

术前应检查患者肝功能、钠、钾、钙、葡萄糖和白蛋白等实验室指标的基础值。低钠血症和低钾血症多继发于利尿剂治疗。患者可能因为输注了含枸橼酸盐的血液制品，通过

表 31-2　肝移植受者术前评估

病史和体格检查
肝衰竭病因
可识别的综合征和代谢紊乱
既往病史：非肝脏相关的药物问题（如哮喘）
既往手术史：胆肠吻合术（葛西），先前麻醉注意事项
用药史：利尿剂，乳果糖
过敏史
麻醉相关家族史
术前禁食

心血管
超声心动图：明确心肌病、肺动脉高压、先天性心脏缺陷、肺血管舒张
心电图：明确心律失常和 QT 间期延长

肺
氧饱和度（可能的活动脉血气）：评估缺氧及 A-a 梯度（HPS）
胸片：明确胸腔积液和中心线位置

血液学
全血细胞分析：评估贫血、白细胞增多/白细胞降低（脓毒症）
凝血酶原时间和部分凝血活酶时间
血小板计数
血栓弹力图

肾
血尿素氮
肌酐
碳酸氢盐：评估代谢性酸中毒程度

神经系统
评估急性/暴发性肝衰竭升高的颅内压
肝性脑病：血氨水平

电解质
Na^+/K^+：利尿剂继发的低钠血症和低钾血症
钙
白蛋白
镁
血糖

A-a 梯度，肺泡-动脉氧浓度梯度。

螯合作用引发继发性低钙血症。低血糖是由于肝功能衰竭和/或突然停止 TPN 导致的糖原消耗。

术前评估的一个关键部分是使患者（儿童或青少年）及其家庭为预期的风险、益处和临床过程作好准备。特别是危重患儿在术后不久可能会保持插管和机械通气，并可能出现明显的面部和四肢水肿。在手术结束时，疾病较轻或疾病未导致门静脉高压（如 MSUD）的婴儿和儿童可以拔除气管导管。同样，告知家属血管内导管的潜在数量和位置及其相关风险有助于他们做好术后探视的准备。术前知情同意还应讨论包括血液制品的使用以及长期卧床带来的风险（周围神

31

经损伤、枕性脱发）。

术中管理

要做到对小儿肝移植患者恰当的术中管理，需要理解手术和麻醉相关问题。众多因素会影响患者的生理情况，包括肝脏疾病的潜在病理生理学、手术以及对麻醉药物的反应。小儿原位肝移植的手术方法与成人相似，主要的区别是受者的体型较小。患儿可由于体型太小对手术造成一定的障碍，包括较小的血容量、更具挑战性的血管通路、供体移植物的尺寸限制、静脉-静脉旁路（veno-venous bypass，V-VBP）以及诸如肝动脉血栓形成等手术并发症。

麻醉管理始于彻底的术前评估，1岁以上小儿在术前可能会感到焦虑。他们可以通过静脉、口服、鼻腔或直肠预先术前给予类似咪达唑仑的抗焦虑药。需要注意的是肝性脑病患者不应预先给予咪达唑仑。

由于腹水导致的胃排空延迟、消化道出血、肝性脑病和大部分移植手术的非择期性，大多数患儿被认为是饱胃状态。唯一的例外可能是那些没有任何门静脉高压症状的"择期"移植[如克里格勒-纳贾尔综合征（Crigler-Najjar syndrome）或枫糖尿病]。被认为是饱胃的患者应接受快速顺序诱导。诱导剂应根据患者的情况个体化使用，依托咪酯（0.2~0.3mg/kg）、丙泊酚（2~4mg/kg）或氯胺酮（2mg/kg）是合适的药物选择。适用于快速顺序诱导的肌肉松弛剂包括琥珀酰胆碱和大剂量罗库溴铵[64]。术中行气管内插管维护患者气道安全。与未患病的儿童相比，由于胸腔积液和腹水引起的肺不张、手术牵引器置于腹壁和胸壁以及腹部的约束带，有些患儿可能需要更大的吸气压力才能在术中和术后获得足够的通气量；因此带套囊的气管导管更适合这些患儿。所有患儿都应使用PEEP通气。PEEP通气（10cmH$_2$O）对受者肝功能无不良影响[65]。

没有误吸风险的患儿可以使用七氟烷和氧化亚氮进行吸入诱导。麻醉诱导后不建议使用氧化亚氮维持麻醉，因为它可能使肠道扩张并加剧气体栓塞。麻醉维持通常采用吸入麻醉药、阿片类药物和神经肌肉阻滞药。异氟烷和七氟烷是常用的吸入麻醉药，因为它们容易获得，经肝脏代谢少，对肝脏的毒性作用极小[66,67]。地氟烷的肝脏代谢也非常少且十分安全，尽管有三份地氟烷暴露后引发肝毒性的病例报告[68]。在一项研究中，七氟烷较地氟烷提供了更稳定的血流动力学[69]。丙泊酚[含或不含瑞芬太尼，全凭静脉麻醉（TIVA），见第8章]也是肝移植期间维持麻醉的一种选择。作用时间相对较短，虽然经肝脏代谢是丙泊酚的主要代谢途径，但在肺、肾和肠中似乎也存在肝外代谢过程[70]。肌松可通过多种药物维持。罗库溴铵、维库溴铵、泮库溴铵、阿曲库铵和顺式阿曲库铵都已被报道。泮库溴铵具有心率加快、持续时间长、成本低等优点。泮库溴铵、罗库溴铵和维库溴铵部分经肝脏代谢（见第7章），这是它们在肝移植中应用的短板，但可以通过适当的监测和剂量调整来克服这一问题。在肝移植的无肝期，持续输注罗库溴铵、维库溴铵和泮库溴铵的剂量需减少，在再灌注后应恢复到初始输注速率[72]。无肝期对阿曲库铵的剂量要求无明显变化[73]。由于阿曲库铵或顺式阿曲库铵不依赖肝功能或肾功能来消除，因此可能是合并肝肾功能不全患者的理想选择。

肝脏代谢除瑞芬太尼外所有的阿片类药物，瑞芬太尼经血浆和组织中的酯酶代谢消除。大多数阿片类药物通过氧化的方式代谢；吗啡比较特殊，它通过葡萄糖醛酸化进行代谢[74]。有证据表明，在胆汁淤积和肝硬化患者中，阿芬太尼和芬太尼的半衰期和清除率并没有显著改变[75,76]。芬太尼、舒芬太尼、阿芬太尼和吗啡都已被报道可用于小儿肝移植。其中芬太尼最为常用，通常在诱导期间给予（2~10μg/kg）静脉推注，并以2~5μg/kg·h的速度维持输注至术毕。

血管通路对于液体复苏和监测非常重要。至少应放置两路外周静脉导管和一路中心静脉导管（central venous line，CVL），用于给药、输注血管升压素和评估容量复苏。中心静脉导管也可用于监测CVP的变化趋势并测量上腔静脉血氧饱和度（SvO$_2$的替代标志物）。较大的患儿可以耐受快速输注导管。肝移植期间失血量可能很大，预计可以达到0.5~25倍机体血容量（平均值=3.95倍血容量）[77]。液体加温器和输液设备（1级快速流体加热器）可用于在发生大量出血时进行容量复苏（见第12章和第52章）。早期型号的1级快速流体加热器的使用与大量空气栓塞的发生密切相关，但现在较新型号配备了空气检测器。在启动设备之前，需要从输液袋中排出所有空气[78]。Belmont快速输注系统不常规用于婴幼儿（见第52章）。复苏液的选择应限制在0.9%的生理盐水溶液和勃脉力。由于在无肝期乳酸盐不能被分解代谢，因此不推荐使用乳酸林格液。许多肝病患者存在低蛋白血症，输注5%白蛋白是一种较合适的纠正方式。需要注意的是，5%白蛋白是高渗性液体（含有高浓度钠离子），当给低钠血症患儿使用白蛋白时必须十分小心，因为它可能会过快地纠正低钠血症，并引起不利的脑压变化。

标准监测应包括心电图、脉搏血氧饱和度（上肢和下肢）、无创血压、有创动脉血压、中心静脉压和体温。其他常用于成人肝移植的高技术监测包括经食管超声心动图（transesophageal echocardiography，TEE）、连续心排血量（continuouscardiac cutput，CCO）导管、脑电双频指数（BIS）、静脉-静脉体外循环和一个以上的动脉导管。由于患儿的体型较小，这些监护仪在小儿中的使用存在局限性；经食管超声心动图、连续心排血量导管、脑电双频指数和静脉-静脉体外循环在美国小儿移植中心的使用率分别为0、7.7%、15.4%和7.7%[79]。最近开发的连续性无创或微创CO监护仪，如Cardiotronic ICON只需要四个心电图垫来评估生物阻抗的变化（经美国FDA批准用于新生儿）或小型食管多普勒监测仪（FDA批准用于体重3kg或以上的儿童），可能在将来具有重要价值（见第52章）[80,81]。

在肝移植过程中，血液系统和电解质浓度常发生变化，在整个过程中需要经常测量动脉血气、钠、钾、钙、镁、血红蛋白、血小板和凝血参数[凝血酶原时间、部分凝血激活酶时间、纤维蛋白原和D-二聚体、血栓弹力图（TEG）]。大多数中心使用便携式设备或手术室实验室来获取这些数据。凝血变量的评估可以通过血栓弹力图获得（E图31-1）。使用血栓弹力图进行即时检测可能会降低肝移植患者的输血需求[82,83]。然而，只有28%的美国移植中心使用血栓

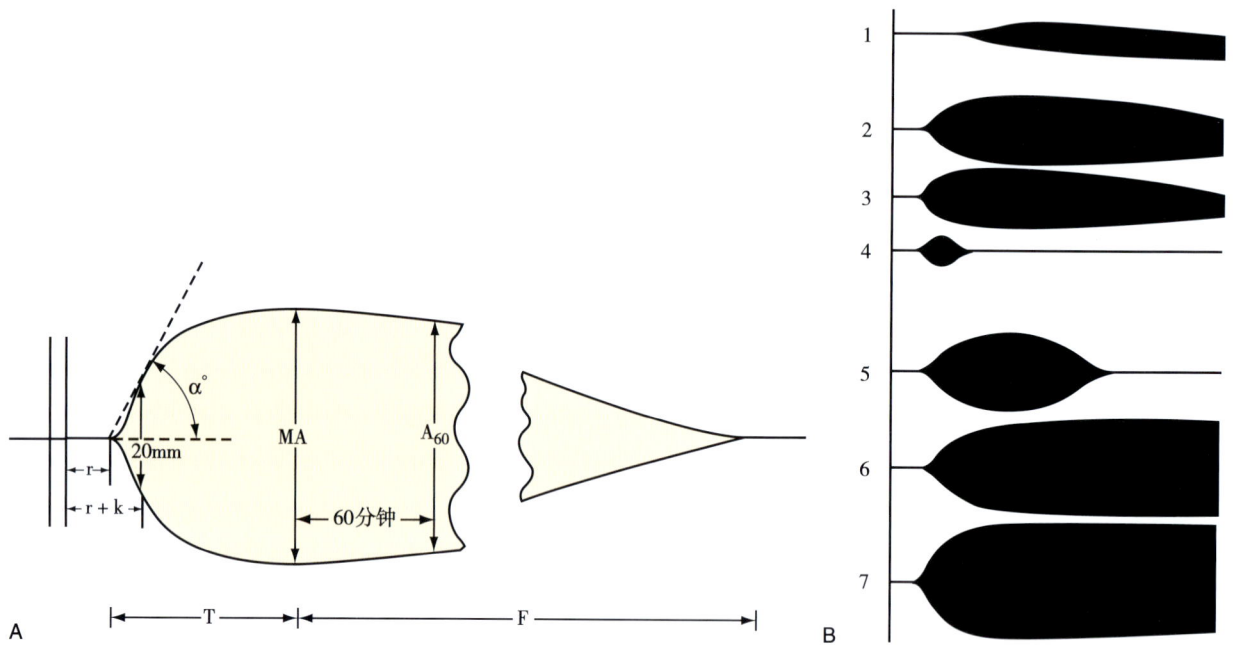

E 图 31-1   A. 血栓弹力图（TEG）测定的反应时间 r 为凝血开始启动时间，应为 6～8min。它表示凝血活酶形成的速度。这部分 TEG 时间的延长通常代表凝血因子缺乏，可通过补充新鲜冷冻血浆（FFP）进行治疗。凝血时间（r+k）是从 TEG 记录开始到产生 20mm 振幅之间的时间。它是测量固体凝块形成速度。凝块形成速率通过测量 α 角且正常值 >5°。α 角异常代表血小板功能、纤维蛋白原和内源性凝血途径，通常给予冷沉淀来校正 α 角异常。最大振幅（MA）最能反映血小板功能，正常值在 50～70mm 之间。B. 术前注意凝血异常。1：存在 r 时间的延长和 α 角以及 MA 的减小。2：第 1 阶段凝血功能得到改善，因为随着手术的进展，会使用新鲜冰冻血浆和血小板。注意 MA 和 r 时间以及 α 角的改善。3：TEG 显示手术第 2 阶段出现的持续性凝血障碍。注意 MA 的逐渐缩小和变细，提示可能存在纤维蛋白溶解。4：第 1 和第 2 阶段出现的纤维蛋白溶解的经典表现。5：纤维蛋白溶解对移植物再灌注的影响。注意，在这种情况下，形成的凝块在溶解发生之前需要更多的时间。6：经氨基己酸处理后的 TEG，显示纤维蛋白溶解阶段的显著改善。注意改善的 MA 和 r 时间，以及 α 角。7：最后的 TEG 显示正常的凝血曲线，代表移植肝功能正常，并继续给予凝血因子（摘自 Scott V, Davis PJ. Autologous transfusion in orthotopic liver transplantation. In: Salem MR, editor. Blood Conservation in the Surgical Patient. *Baltimore*: *Williams & Wilkins*; 1996: 340）

弹力图[79]。

肝移植过程中常常存在酸碱紊乱。伴有肾脏疾病的患儿可能由于碳酸氢盐消除增加而存在代谢性酸中毒。代谢性酸中毒一般出现在手术的分离期和无肝期，通常在再灌注即刻最为严重。乳酸和枸橼酸（来自血液制品）在无肝期不能代谢，导致酸中毒。阻断下腔静脉和主动脉的血管钳改变了流向肠道和下肢组织床的血流，也可能导致乳酸酸中毒的发生。一旦移植新肝开始发挥作用，随着乳酸和枸橼酸被代谢，机体可能出现代谢性碱中毒[77]。

在分离期和无肝期间，有几个原因可导致高血糖。当存在外源性来源或葡萄糖代谢改变，血清葡萄糖含量将增加。外源性葡萄糖来源包括来自血液制品的葡萄糖、含有葡萄糖的静脉液体以及来自肝移植供体的受损肝细胞[77,84]。通常葡萄糖浓度在再灌注后会立即升高。由于类固醇诱导的胰岛素抵抗，甲泼尼龙使用后可改变患者对葡萄糖的摄取。肝脏去神经支配可能导致术后期间胰岛素和葡萄糖清除率的改变，这可能解释了肝移植受者糖耐量受损和糖尿病的频繁发生的原因[85,86]。

体位对于防止软组织和周围神经损伤至关重要。应对所有四肢进行包裹覆盖，并且所有监护连接线都需要包裹以保护皮肤免受损伤。头部应该周期性地旋转和重新定位，以防止压力性溃疡和脱发的发生。为尽量减少周围神经病变的风险，上肢不应外展超过 90°，并且手腕不能因为动脉穿刺导管的存在而过度伸展。

手术技术

手术方法可分为四个阶段：无肝前期、无肝期、再灌注期和胆道重建期。

无肝前期（第 1 阶段）

原位肝移植最初被认为是"经典"的方法。将肝脏解剖至血管显露处，并将肝上和肝下静脉（vena cava, VC）与门静脉和肝动脉一起夹紧，肝脏被整体移除（图 31-1）。这种方法的缺点是腔静脉需要阻断和相关的前负荷减少。背驮式技术在 1989 年被描述并是小儿肝移植的首选方法，因为器官大小的选择更具灵活性，且只需要部分夹钳腔静脉[87,88]。将肝脏从下腔静脉、短肝静脉、门静脉以及左、右和中肝静脉分离。供体的肝下腔静脉被缝合，肝上腔静脉与天然肝静脉吻合（图 31-2，图 31-3）。这只需要部分阻断下腔静脉。对于不能耐受门静脉夹闭的患者，可以建立门静脉分流术（图 31-3）。通常，这些患者没有出现继发于门静脉高压症的侧支血流（如枫糖尿病）。

在肝脏切除期间出现的几种生理变化会影响麻醉管理。其中低血压较为常见，低血压可能由于心血管、血液和代谢系统的发生变化导致的。低血压最常见的原因包括继发于出血的血容量不足和第三间隙容量损失。使用枸橼酸盐血液制品进行复苏可导致低钙血症,并且手术操作可能导致下腔静脉或右心室的机械压迫。脆弱的侧支、先前手术(如 Kasai 手术)的粘连和凝血障碍均可导致术中出血[89]。对患者行血液保护,减少同种异体血液输注,在减少围手术期发病率(包括感染)、ICU 留置时间和住院时间方面具有显著益处[90]。维持低 CVP(比基线降低 30%)是减少术中失血的一种技术,正如在成人中所描述的那样。据报道,低 CVP 的好处是出血更少,进而降低同种异体血液需求,减少发病率[88]。一些研究还表明应用这种技术可降低总体发病率和

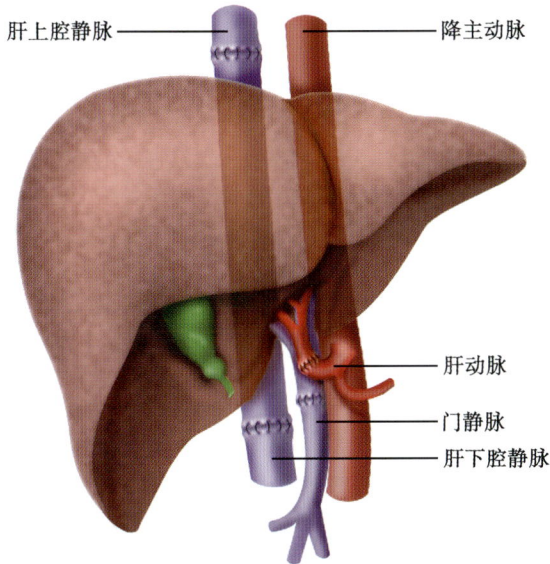

图 31-1 原位肝移植的经典方法。肝上、肝下吻合口可见缝合线(摘自 Starzl TE, Iwatsuki S, Van Theil DH, et al. Evolution of liver transplantation. *Hepatology* 1982; 2[5]: 614-636)

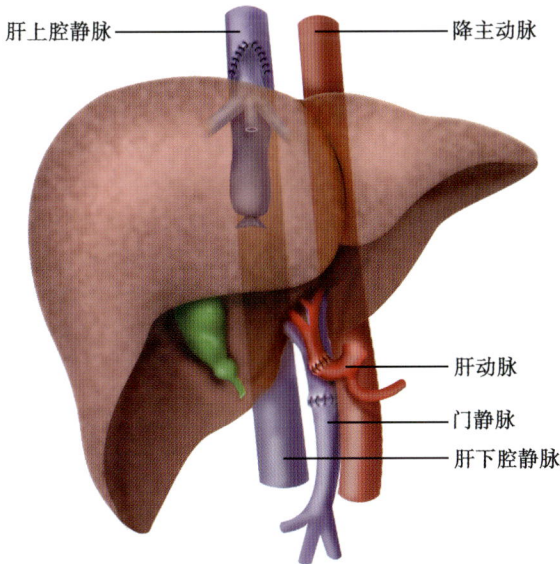

图 31-2 背驮式技术保留了肝下腔静脉,这是受者肝静脉成形后与供肝下腔静脉吻合后的肝移植物图像(供肝自身的肝下腔静脉被结扎)(摘自 Tzakis A, Todo S, Starzl TE. Orthotopic liver transplantation with preservation of the inferior vena cava. *Ann Surg.* 1989; 210[5]: 649-652)

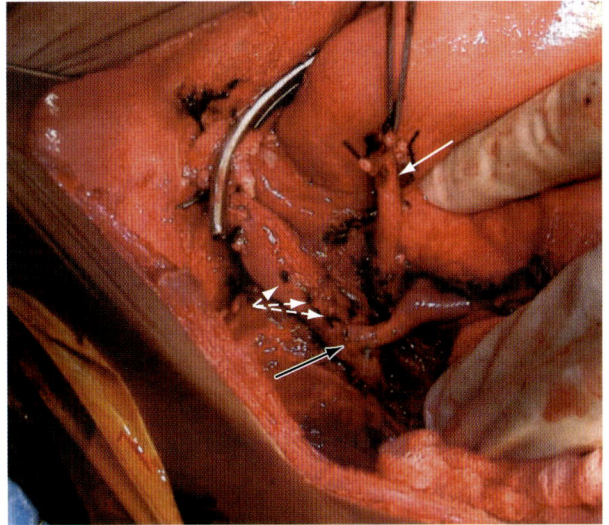

图 31-3 原有的肝脏被切除。右、中、左肝静脉均被夹子阻断。黑色箭头表示门 - 腔静脉分流。白色箭头表示肝动脉。白色虚线箭头表示肝短静脉(摘自 Kuo PC, Davis RD. Comprehensive Atlas of Transplantation. *Philadelphia: Lippincott Williams & Wilkins*; 2005: 132)

1 年的死亡率[91,92]。但是该技术存在一定争议,其潜在风险包括终末器官损伤,如肾脏或移植物衰竭[93]。该技术尚未在小儿肝移植人群中报道。

血液系统异常包括贫血、血小板减少、凝血因子缺乏和低纤维蛋白原[94]。在此阶段可出现进行性凝血障碍。通过血液制品进行容量复苏时可出现包括高钾血症、低钙血症、低镁血症和酸中毒在内的代谢紊乱。

无肝期(第 2 阶段)

肝静脉、肝动脉和门静脉阻断标志着无肝期的开始。受者肝脏的分离已经完成,器官也被移除。当肝静脉和门静脉重新开放,移植肝得到血液再灌注,这一阶段即告结束。

在这个阶段发生的心血管变化会导致低血压的出现。下腔静脉横向夹闭,减少了心脏的前负荷。在血流动力学方面,患者心排血量、CVP、肺动脉压下降,全身血管阻力增加[89]。该阶段应缓慢增加患者的前负荷,以维持平均动脉压和尽可能低的充盈压。过高的血容量可导致再灌注期间肝脏充血。此外,可能需要使用诸如多巴胺或肾上腺素等正性肌力药来维持平均动脉血压。门腔分流通过保留门静脉的前负荷,可以缓解部分血流动力学变化(如果计划静脉 - 静脉转流,则在此期间启动)。未被代谢的枸橼酸可螯合钙离子和镁离子,导致低钙血症和低镁血症。未被代谢的枸橼酸、乳酸和其他酸性物质可引起酸中毒。如果有明显的代谢性酸中毒可以使用碳酸氢盐,尽管没有证据表明这能改善预后[95]。事实上,再灌注过程中轻度代谢性酸中毒可能并不有害,因为它稍后会被枸橼酸代谢产生的碳酸氢盐所抵消。

一旦肝脏在手术区域复温,缺血时间就即开始。再灌注的时间尽量短,而且需要先采取适当的措施然后进行肝脏再灌注。血钾应低于正常值,血钙应高于正常值,血红蛋白保持在 9~10g/dl 之间。如果血钾含量>5mEq/L,则需要采取措施降低血钾含量。处理措施包括过度通气和给予碳酸氢

674 第六篇 腹部手术麻醉

钠（1～3mEq/kg）来提高血 pH。也可以使用葡萄糖和胰岛素以快速降低血钾浓度（见第 7 章和第 27 章）。排钾利尿剂如呋塞米（0.5～1mg/kg）也可以使用。在输血治疗过程中，使用新鲜血液或清洗过的红细胞可以最大限度地减少钾的增加。此外，可以使用 β2-受体激动剂降低血钾。再灌注时钙剂和肾上腺素应做到能随时使用。

再灌注期（第 3 阶段）

肝脏和门静脉吻合完成后，移植肝脏可得到血液再灌注。在重建肝血流量之前，先冲洗移植物以去除保存液，减少再灌注综合征。

由于心血管变化、血液系统改变和代谢紊乱，再灌注期间可以发生许多剧烈变化。再灌注综合征的特点是平均动脉压下降超过 30%[96]。可表现出心肌功能障碍、心律失常和出血。心肌功能障碍是由于 NO 和 TNF-α 的释放所致[97]。患者可能发生心血管衰竭而需要肾上腺素来纠正再灌注引发的血流动力学效应[96]。再灌注即刻呈出现高钾血症，可能引起室性心律失常[98]。高钾血症最初应用氯化钙（10～30mg/kg）治疗，以稳定心肌细胞膜；随后可以通过胰岛素和葡萄糖、过度通气、呋塞米、β2-受体激动剂和碳酸氢钠等方式降低血清钾浓度（见上一节）。保存液中钾含量的增加是引起高钾血症的原因。威斯康星大学研制的溶液是一种很常用的保存液，含有大量钾离子（120mmol/L）。组氨酸-色氨酸-酮戊二酸溶液于 1980 年作为心脏停搏液引入，其钾含量（10mmol/L）明显低于威斯康星大学溶液[99]。最近的一项研究比较了两种溶液，发现组氨酸-色氨酸-酮戊二酸溶液和威斯康星大学溶液的 1 个月和 1 年移植物存活率相等。用组氨酸-色氨酸酮戊二酸溶液可以降低黏度，并且更容易进入供肝的血管腔[100]。虽然高钾血症是再灌注即刻期的标志性电解质紊乱，但低钾血症在整个手术期间更为常见，并可能需要纠正[101]。

纤维蛋白溶解可发生在再灌注后，在一项研究中，60%的小儿和 80% 的成人发生了纤维蛋白溶解[102]。这是由于组织纤溶酶原激活物活性增加和纤维蛋白溶解抑制剂合成减少。肝素效应的发生来自移植物的内源性类肝素，保存液中的肝素和来自移植物吻合血管处内皮细胞组织纤溶酶原激活剂的释放。抗纤溶药物会减弱这一过程，但有人担心在接受肝移植的患儿中，抗纤溶药物可能与术中血栓事件（肝动脉和门静脉血栓形成）有关。小儿肝移植后可出现混合凝血图像，由于蛋白 C 和抗凝血酶Ⅲ的降低，可能出现高凝状态[103]。这可能导致肝动脉血栓形成[104-106]。目前提倡使用氨甲环酸、氨基己酸和其他方法来减少成人肝移植的输血需要，但没有小儿移植数据支持或反驳使用氨甲环酸或氨基己酸，而成人有小样本量的系列报道[107-109]。

胆管和肝动脉重建期（第 4 阶段）

最后一步是重建肝动脉血流和胆道系统。婴儿的肝动脉可能需要与肾下腹主动脉吻合。这需要暂时阻断腹主动脉。胆道重建是通过直接连接移植物和受者的胆总管或通过将移植物的共同管道连接到受者空肠的 Roux-en-Y 分支。

在胆道重建过程中，代谢和血液系统改变已被处理。当肝移植物开始起作用时，在前三个阶段给予的枸橼酸盐被

代谢，患者可能发展成代谢性碱中毒。在该阶段其中一个血流动力学目标是维持正常的 CVP。如果 CVP 升高（>8～10mmHg），则考虑肝移植物可能会充血而不能正常工作。肝动脉血栓形成的风险在 0 到 25% 之间，婴儿和儿童的风险更大[105,106]。如果将凝血酶原时间和部分凝血激活酶时间校正至正常值，则可能增加这种风险。此外，高血细胞比容引起的血液黏滞度升高可能增加肝动脉或门静脉血栓形成的风险。血细胞比容不需要校正到正常值；将血红蛋白浓度（原文：血细胞比容）维持在 8～9g/dl 是安全合理的。降低肝动脉血栓形成风险的外科技术包括使用肝素、葡萄糖酐、阿司匹林和前列地尔抗凝。

劈离式肝技术和活体肝移植

手术技术、组织保存和免疫抑制方面的进步提高了肝移植患者的存活率。结果是等待肝移植的患者越来越多，可用供体器官却没有增加。由于体型限制，小儿处于不利地位。有两种技术试图解决这些问题。1984 年，Bismuth 和 Houssin 将成人肝脏劈离一部分并将其移植到一个患儿身上[110]。这种技术并没有增加可用的移植供肝数量，因此大家正努力实施劈离式肝移植，以从一个成人供者那里获得两个移植物。最初的结果很差，患者并发症和死亡率增加[111,112]。随着该技术已经得到发展，如今与体外劈离（从供体中取出移植物后进行的劈离）相比，移植物在体内（在心脏跳动的供体中）劈离，可以减少冷缺血时间，促进肝脏边缘的止血，提高了患者和移植物的存活率[113]。患者的存活率在 20 世纪 90 年代从 60% 上升到 70%，在 2003 年从 80% 上升到 90%。在 1995 年至 2002 年间，共进行 218 例劈离式肝移植；患者 1 年总生存率为 81.7%，移植供肝总存活率为 75.8%。导致二次手术的外科并发症有出血（9.2%）、肠穿孔（8.3%）和胆道问题（7.5%）。肝动脉并发症发生率为 6.7%[113]。

活体肝移植在 1989 年首次被提出[114]。该技术的出现减少了等待肝移植患儿的死亡率。由于移植肝脏质量更好、缺血时间更短和免疫相容性更好，活体供体（特别是相关供体）有益于改善移植术后的结局。患者 1 年和 5 年生存率分别为 94% 和 92%[115]。活体肝移植中，供体的左肝部分切除用于小儿受者，右肝叶切除可用于成人受者。肝脏的再生能力使供体能够在没有肝功能不全的情况下再生肝脏。尽管这种技术对于受者是成功的，但捐赠者存在相当大的风险。并发症包括血液制品的暴露、短期和长期周围神经损伤、胆漏、腹壁缺损、胸腔积液、肺炎、肺栓塞和死亡[115,116]。

预后

小儿肝移植研究（studies of the pediatric liver transplant-ation，SPLIT）登记处于 1995 年启动，由来自美国和加拿大等国家的 38 个中心组成。这些中心在 2002 年贡献了 85% 的小儿肝脏移植。现在的移植手术存活率得到了进一步提高。过去，年龄＜1 岁被认为是增加死亡率的危险因素，但在过去 20 年中，2 岁以下与 2 岁以上患者之间几乎没有差别。男女性别之间也没有显著差异[114]。

对终末期肝病模型/小儿终末期肝病模型（MELD/PELD）数据的回顾表明，生存率也取决于术前 MELD/PELD

评分。与其他移植受者相比,分层至 1 级的患者其 1 年生存率较低(76% vs 87%)。MELD 评分较高(>35 分)的成人,其 1 年的患者和移植物存活率降低。PELD 评分较高的患儿 1 年生存率和移植物存活率呈下降趋势,但这种关联并没有统计学意义。总体 1 年生存率仍保持在 85% 以上[117]。接受肝移植患儿的认知结果似乎有所下降;长期的认知和学习缺陷持续存在,包括语言理解、工作记忆、数学计算和执行缺陷[118]。预测认知障碍的因素包括手术并发症和术中输血量[119]。但反过来,肝移植改善了一些患儿的整体功能[120]。

术后即刻护理

手术完成后,患儿被送入 ICU。在术后一段时期术前的病理改变大部分仍然存在。对于伴有基础心脏、肺和肾功能不全的患者管理将更加困难。

患者在肝移植后由于持续出血和第三间隙丢失而继续丢失血管内容量。需要补充这些丢失以维持正常的 CVP 和足够的尿量 0.5～1ml/(kg·h)。可使用不含乳酸盐的等渗溶液(0.9% 生理盐水溶液和晶体液)和白蛋白进行替代补液。由于有潜在心室功能障碍或 PPH 的患儿不能耐受容量超负荷,因此对于此类人群在补液时应特别注意。有一些证据表明成人患者容量超负荷是导致肝移植患者再次入 ICU 的原因[121]。然而,这必须与血容量不足的风险相权衡,低血容量可能导致肾衰竭并可能增加肝动脉血栓形成的风险。原先存在的肺动脉高压不会立即消散,既往使用前列腺素的患儿需要在手术室内继续输注,并持续至术后阶段。高血压在肝移植术后较常见,据报道多达 1/3 的患者术后存在高血压[122]。它通常与环孢素治疗或慢性肾病有关[123,124]。

几乎所有患儿在术后一段时期需要气管插管和机械通气;然而,一些中心在术后即刻给情况稳定的患儿拔除气管导管。早期拔管可能会降低发病率,提高移植物和受者的存活率[125]。目前尚不清楚术后再插管是否是不良结局的一种关联或原因。适合早期拔管(在手术室拔管)的患儿包括失血量少、血流动力学稳定、肺泡 - 动脉氧分压差<150mmHg以及无 HE[126]。有严重并发症(如呼吸功能不全和再次手术)的患儿术后很可能需要再次气管插管[127]。

术后机械通气可能更适用于接受了相对较大移植肝脏的年幼患儿和有基础肺病(HPS)的患儿。如移植后有腹水、肺水肿和胸腔积液(可能与术前门静脉高压的程度和持续时间有关),可能需要延长机械通气时间[128]。减少肺不张的措施包括使用 PEEP 进行正压通气。术后第 2 或第 3 天可能需要利尿剂治疗水肿和积液。有报道认为长期机械通气可能会对移植患者的血流动力学产生负面影响,并可能影响总体发病率和死亡率[129]。PEEP 水平升高可能加剧患者病死率。有作者建议尽早拔管,以减少肺部并发症的发生率,促进患者尽早转出 ICU[122]。

继发于肝肾综合征的肾衰竭通常在肝移植成功后得到缓解。术后即刻的目标是维持血容量正常,避免使用肾毒性药物,包括氨基糖苷类抗生素和免疫抑制剂,如环孢素和他克莫司。免疫抑制剂可能需要延迟至肾功能开始改善后才能使用。

肝移植后的神经系统并发症也很常见。在成年人群中,有 10%～30% 的患者存在这些并发症[130]。小儿患者的信息仍然缺乏。在成人,并发症表现为脑病、癫痫发作或昏迷。脑病和昏迷的原因包括药物(免疫抑制剂如他克莫司和 OKT3)、感染(脑膜炎和脑脓肿)、卒中(出血)和低钠血症伴脑桥中央髓鞘溶解症。引起癫痫发作最常见的原因是免疫抑制剂相关的药物不良反应[131]。低钠血症可导致神经系统并发症。对于低钠血症的纠正应缓慢进行,以尽量减少脑桥中央髓鞘溶解的风险。一般认为纠正不超过 0.5mEq L/h 是安全的。动物模型发现,如果纠正速度快于推荐速度,在纠正后 6h 内给予地塞米松可最大限度降低脑桥中央髓鞘溶解的风险[132]。

移植后发生的手术并发症包括血管并发症、急性排斥反应和感染;密切监测其发生对确保及时处理非常重要。血管并发症有肝动脉血栓形成、门静脉血栓形成、出血、肠穿孔等[122,133]。肝动脉血栓常可通过肝脏多普勒血流显像诊断。患者可接受阿司匹林、肝素、葡萄糖酐和前列地尔抗凝治疗,以降低血栓形成的风险[133]。感染在使用免疫抑制剂的移植患者中较为常见,并可导致严重的并发症。感染的主要来源可能是中心静脉通路、经皮导管引流和机械通气。有发热、肝酶增高者应怀疑急性排斥反应。通过组织学检查作出诊断[122]。

排斥反应是一种免疫反应,认识和控制这种免疫反应是移植医学的核心。最初控制免疫反应的方法是努力抑制受者的免疫系统。目前已经从免疫抑制转向免疫耐受。免疫耐受是指来自受者和供体的免疫细胞共存而不相互攻击[134]。使用免疫抑制药的目标是达到这种耐受状态。在这种免疫耐受状态下,仅需使用小剂量的免疫抑制剂控制排斥反应。减少免疫抑制的益处包括降低感染、高胆固醇血症、恶性肿瘤、高血压和糖尿病的风险。诱导耐受的方案包括在肝脏移植前将患者暴露于淋巴耗竭剂(抗淋巴抗体),如兔抗人胸腺细胞免疫球蛋白,以将抗供体应答降低至更可控的范围。允许从一种药物开始维持治疗(他克莫司),如有排斥反应的证据,可增加其他药物[135]。目前使用的免疫抑制剂包括钙调磷酸酶抑制剂,如他克莫司和环孢素,它们是治疗的主要药物。对于因毒性而不能耐受钙调磷酸酶抑制剂的患者,也可选用硫唑嘌呤或吗替麦考酚酯。钙调磷酸酶抑制药的不良反应包括高血压、震颤和肾衰竭。新的药物如抗重组人白介素 -2(IL-2)的单克隆抗体也在使用[136]。

长期问题

已行肝移植手术的患者由于各种原因(中心静脉导管放置、伤口冲洗、牙科康复、肠梗阻、胆管造影、胆道扩张、食管胃十二指肠镜检查)需要再次进行手术治疗时,需要重点关注的是免疫抑制剂的不良反应。由于大多数器官系统均受累,因此密切关注各系统的变化是非常重要的。

免疫抑制剂的心血管作用包括环孢素引发高血压和他克莫司导致心肌病(罕见)[19,137]。肾功能不全可继发于环孢素、利尿剂或高血压。有肾功能不全病史的患者术前应获得 BUN 和肌酐的基础值,需要调整或避免使用经肾脏清除的药物或其活性代谢物(如吗啡 6- 葡糖苷酸、氨基糖苷类)经肾脏消除的药物。肾衰竭可能伴随高钾血症,应在麻醉诱导前进行评估。

肝移植的小儿受者可有多种血液系统异常。硫唑嘌呤可引起贫血、白细胞减少和血小板减少。贫血的另一个原因包括未被意识到的类固醇诱导性溃疡引起的胃肠道出血。服用硫唑嘌呤的患者术前应进行全血细胞计数,特别是在可能涉及失血的情况下。

慢性类固醇暴露产生的内分泌影响包括糖尿病、生长迟缓和肾上腺功能不足。长期接受类固醇治疗的患者在围手术期需要应激剂量的类固醇(见第 27 章)。接受胰岛素治疗糖尿病患者,若出现低血糖或有发生低血糖的风险时,需要进行术中血糖监测和输注含葡萄糖的静脉液体。

大多数接受肝移植的患者经历过多次手术,可能有明显的术前焦虑。这些患者应接受抗焦虑治疗,以尽量减少焦虑水平,并降低发生术后行为改变的风险[138]。如果没有残存 HE 的证据,咪达唑仑是预防术前焦虑较适当和安全的药物。如果患儿移植肝脏功能正常且遵循禁饮禁食(NPO)指南,施行手术时可采用吸入麻醉诱导技术。因败血症、出血、脑病或拒绝住院的患儿应进行静脉麻醉诱导,并行气管插管确保气道安全。异氟烷、七氟烷和地氟烷可用于术中麻醉维持。

肾移植

小儿终末期肾病的病因与成人不同。成人的主要病因是糖尿病、高血压和多囊肾,而在小儿主要病因是先天梗阻性泌尿系统疾病、肾发育不良和获得性肾损伤如肾小球硬化[139]。美国每年大约实施 700～800 例小儿肾移植手术[140]。在过去的 40 年里,移植肾和患儿两者的存活率都有了显著的提高[139-142]。免疫抑制疗法的改进、手术技术的进步、供体选择的优化以及对小儿药物代谢动力学的进一步了解,都对提高患儿生存和生活质量作出了实质性的贡献。生存率的年龄相关性仍然存在,并且在移植的最初几年内变化不大。5 岁以下小儿的移植肾存活率较高,而青少年的移植肾存活率相对较低(图 31-4)[139]。活体来源(living-related donors, LD)的移植肾存活率似乎略高于死亡供体(deceased donors, DD):86% vs 83%。根据移植肾失功的多因素分析显示,危险因素包括黑人种族、既往移植史、超过 5 次输血和 HLA-B 配型错误(表 31-3)[141]。

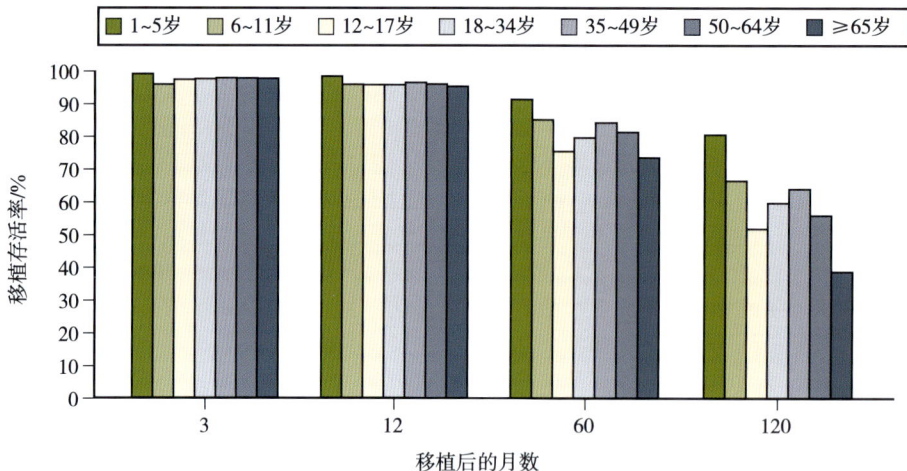

A　各年龄层患儿接受活体移植物的存活率

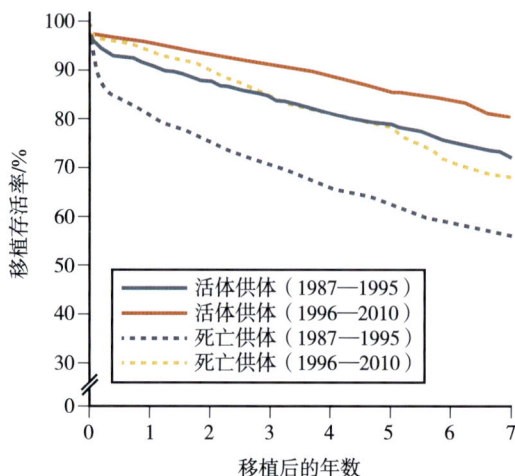

B　异体移植来源及年代移植后移植物存活率

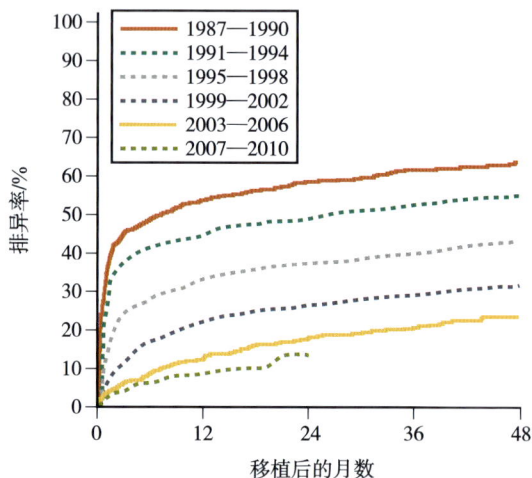

C　不同年代活体肾移植排异率

图 31-4　小儿移植物存活率和患儿肾移植后生存率。A. 根据肾移植时受者年龄划分的移植物存活率。B. 不同年代受者肾移植后移植物存活率。C. 不同年代活体肾移植排异率。

31

D 不同移植物来源及年代的患儿生存率

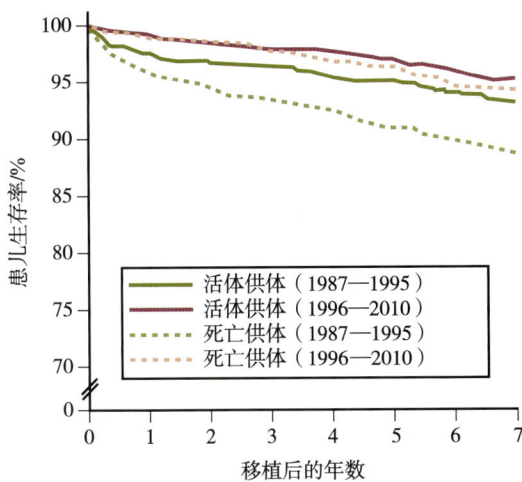

E 不同年代淋巴组织增生发生率

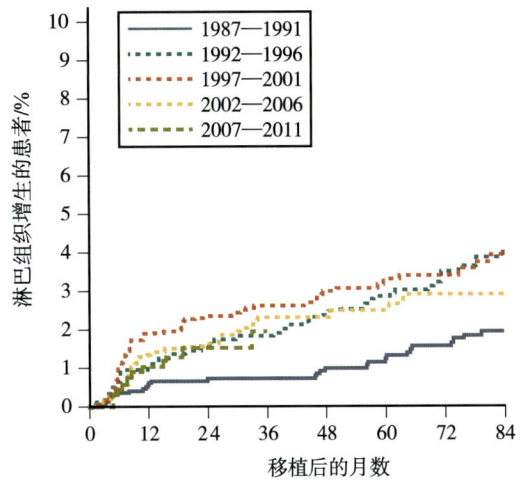

图31-4(续) D. 不同年代和移植物来源患儿生存率。E. 不同年代淋巴组织增生发生率。PTLD移植后淋巴组织增生性疾病(摘自 Dharnidharka VR, Fiorina P, Harmon WE. Kidney transplantation in children. *New Engl J Med*. 2014;371(6):549-558)

表31-3 肾移植存活率的多元模型

特点	对照组	参照组	活体肾		尸体肾	
			RH	P值	RH	P值
受者年龄	≥24个月	<24个月	1.23	0.069 8	0.67	0.003 6
移植史	有	无	1.50	<0.000 1	1.45	<0.000 1
免疫诱导治疗	有	无	0.84	0.005 1	0.92	0.140 5
输血史	>5	≤5	1.22	0.016 4	1.25	0.000 6
HLA-B 错配	0错配	1~2错配	1.32	0.018 3	1.15	0.017
HLA-DR 错配	0错配	1~2错配	0.82	0.053 2	1.13	0.033 3
受者种族	黑人	非黑人	1.94	<0.000 1	1.58	<0.000 1
透析史	有	无	1.16	0.037 5	1.23	0.032 6
冷缺血时间	>24h	≤24h	—	—	1.15	0.020 1
自体肾切除	无	有	0.86	0.026 4	0.92	0.233 5
性别	男	女	0.88	0.038 2	0.85	0.003 9
移植年代	1987~2010		0.95	<0.000 1	0.94	<0.000 1

RH,相对危险度,即两组危险度之比。

摘自 Smith JM, Martz K, Blydt-Hansen TD. Pediatric kidney transplant practice patterns and outcome benchmarks, 1987—2010: a report of the North American Pediatric Renal Trials and Collaborative Studies. *Pediatr Transplant*. 2013;17(2):149-157.

病理生理学

小儿肾脏疾病的病理生理学涉及心血管系统、血液系统和代谢系统三个方面的异常。心血管系统的病变包括高血压、冠状动脉疾病、血脂异常、左心室肥厚和舒张功能障碍[143-156]。患者肾功能不全,重组人促红素减少,常伴随发生贫血[157-159]。患儿生长迟缓被认为是由蛋白质和热量营养不良、生长激素抵抗、贫血、肾性骨病和慢性代谢性酸中毒共同造成的。而在某些情况下,用于治疗基础疾病的类固醇药物可能进一步加重生长迟缓。由于衰竭的肾脏丧失清除代谢产物和调节水电解质平衡的能力,患儿代谢异常和水电解质紊乱十分常见。高钾血症是终末期肾病潜在的危及生命的并发症。衰竭肾脏无法排泄酸性物质会导致代谢性酸中毒,并可进一步加剧高钾血症。肾性骨营养不良继发于甲状旁腺激素浓度升高和活性维生素 D 浓度降低。由于生长迟缓和营养不足在终末期肾病的患儿中很常见,所以认知功能和发育也可能受到损害[160-165]。

手术技巧

由于患儿的体格大小和先天性基础疾病,小儿受者的手术技术与成人不同。肾移植的手术入路方式包括腹膜内入路和腹膜外入路。对于年龄较小的患儿,腹膜外入路方式可能更难操作。切除自体肾组织可以同时进行,也可以(理想情况下)提前进行。对于多囊肾病、难以控制的高血压、尿路感染或伴有低白蛋白血症、营养不良和高凝状态的肾病综合征，可能需要行自体肾切除术[166-169]。移植时行自体肾切除术增加了手术时间和尸体移植肾的缺血时间，也是移植肾发生急性肾小管坏死的风险因素。

体重超过 20kg 的患儿，其手术方式与成人相似。采用右下象限切口，将肾置于髂窝内，其动静脉血管分别与髂总动静脉吻合[167,168]。这种腹膜外入路的优点是将来更容易对移植肾进行活检，并且在出现移植肾延迟性衰竭时能够恢复腹膜透析[139]。过去，对体重<20kg 的患儿肾移植供体只限于大小相配的器官。这些小体型的尸体供体肾在技术上存在挑战，有时会导致血管内血栓形成、急性排斥反应和移植肾失功[139,170-172]。目前成人大小的供肾可用于婴幼儿，手术方式可采用腹正中切口，游离盲肠和右半结肠，或者采用另一种方法——右下腹切口和腹膜外剥离。供体肾的动静脉既可与髂总动静脉吻合，也可直接与腹主动脉和下腔静脉吻合[167,168,173-177]。

麻醉管理

术前评估

移植前，患儿应维持血流动力学稳定，纠正水电解质紊乱。重要的是要评估患儿的排尿量（无尿、多尿），以便在术中开放供体器官血管之前给予适当的输液输注。活动性感染是移植的禁忌证；任何并发的全身性疾病都应该得到优化治疗。由于尸体器官获得的非预期性，许多等待接受尸体器官移植的患儿存在饱胃的可能，应该确定患儿的禁饮禁食情况。最后，应评估患儿对术前用药的需求，可给予口服或静脉注射抗焦虑药（咪达唑仑）处理。如果时间允许，患者可在围手术期接受免疫治疗，以便促进患儿对移植肾的免疫耐受[178]，同时潜在地延迟肾毒性钙调磷酸酶抑制剂的用药。输注诱导抗淋巴细胞抗体的药物[阿仑单抗（Campath）、抗淋巴细胞球蛋白（equine）（Atgam）和兔抗人胸腺细胞免疫球蛋白（thymoglobulin）]可引起细胞因子释放。这些细胞因子的副作用，包括发热、发冷、寒战和不适，经对乙酰氨基酚、糖皮质激素和苯海拉明预处理可以明显缓解这些副作用[178,179]。

麻醉诱导

麻醉诱导方式包括静脉诱导和吸入诱导。琥珀酰胆碱可在无高钾血症等禁忌证的情况下使用（见第 7 章）。不应当认为新的移植肾能即刻恢复肾功能。由于肾衰竭既影响蛋白结合率，又影响分布容积，因此麻醉药和辅助药物应按滴定方式给药直到发挥作用。优先选用那些不依赖器官消除的药物（顺式阿曲库铵、瑞芬太尼），不完全依赖肝脏代谢的药物（丙泊酚），代谢物无活性的药物（咪达唑仑、芬太尼），或不依赖于肾消除的药物（吗啡-6-葡糖苷酸）。应完全避免使用那些代谢产物通过肾脏消除或具有肾毒性的药物（即哌替啶）。虽然罗库溴铵经尿和胆汁排泄，但肾衰竭的患儿对该药的敏感性并没有增加。肾功能损害时，罗库溴铵的起效延迟，但作用持续时间与正常小儿差别不大[180]。

监护仪和输液通路

除了标准监护项目外，如有适应证，应在麻醉诱导后予

以放置有创动脉导管和中心静脉导管。静脉输液通路应满足机体三个间隙的补液需求量和长时间腹腔内手术时可能的潜在快速失血量，因为在此过程中外科医生将直接打开大血管。由于自体肾功能不全、移植肾与导尿管之间的离断和移植肾再灌注后的多尿等，尿量可能无法准确反映血管内容量状态[166,167]。体型较小的患儿将会是液体转移最严重且最容易发生移植肾低灌注的人群。此外，婴儿使用成人的供肾，会不成比例地分流婴儿的血容量和心排血量[166,167,181,182]，因此需要大量输液或输血保障移植肾充分灌注。术中、术后实施中心静脉压和有创动脉压监测都非常有价值[166,167,182]。

麻醉维持

全身麻醉复合区域阻滞技术已被广泛使用，但其需要较大的术中补液量且半数患儿需要额外的阿片类药物进行补救[183]。实际上，目前所有的麻醉药和麻醉辅助药的组合都已被使用。最常见的使用组合是阿片类药联合镇静催眠药，以此减少吸入麻醉药的需要量。长时间腹腔内手术应慎重使用氧化亚氮。一项纳入 240 例患儿的非随机、单中心研究报告显示，使用七氟烷和异氟烷麻醉的患儿，其肌酐值相差无几，但使用七氟烷的患儿血尿素值稍高，尿量也减少[184]。然而，目前还没有关于肾移植患儿使用七氟烷后的负面证据[184,185]。

麻醉管理应考虑到供体器官充分灌注时所必需的血流动力学条件。当自身器官和移植肾之间存在较大尺寸差异时，再灌注的最佳血流动力学条件则显得更为重要。这种极端情况可能发生在接受成人移植肾的婴儿中。小儿 CVP 的建议范围为 8～12cmH$_2$O 至 16～20cmH$_2$O[175,182]，大多数移植中心使用这个压力范围内的中间数[167]。一些笔者建议动脉收缩压超过 120mmHg[167]，平均动脉压高于 65～70mmHg[167,182]。在较小的患儿中，移植肾灌注所需的血液将占患儿总血容量的很大一部分[167,182,186]，肾动脉吻合时可能需要间断阻断或开放主动脉。因此，术中可能需要使用血制品、晶体和胶体来提高前负荷，并可能需要输注多巴胺以提高心排血量[167,186]，在血管吻合完成时给予呋塞米和甘露醇利尿。主动脉阻断开放后也需要给予碳酸氢钠，以纠正术中进一步加重的潜在酸中毒[166-168,187]。积极监测患儿的血气和电解质对于发现潜在的高钾血症至关重要。高钾血症可通过过度通气、钙剂和碳酸氢盐、葡萄糖和胰岛素以及 β-肾上腺素能药物进行治疗。最好避免输注血液制品，因为一生输血超过 5 次的患儿发生急性肾小管坏死的风险增加，但接受成人肾脏的患儿可能必需要输血。尽管在肾移植患儿的长期治疗中应避免贫血，但术后即刻的最佳血细胞比容尚未确定。

术后早期管理

术后早期，维持患儿血容量仍然很重要。多数患儿可在手术室内拔管。在幼儿中，充分灌注移植肾所需的复苏容量可能会妨碍早期拔管[168,175,182,183]。充足的血容量需要一直持续到术后，这时通常出现大量排尿[166-168,176,182]。预防移植肾灌注不足和之后潜在的急性肾小管坏死有助于预防急性排斥反应[171]，因为术后早期急性肾小管坏死是移植肾失功的主要风险因素[188,189]。即使在术后晚期，维持循环血容量依然十分重要。

长期需要关注的问题

目前在保护患儿的移植肾功能方面已经取得了很多成就。但遗憾的是，心血管疾病发病率、感染和恶性肿瘤是需要长期关注的主要问题。几乎一半的肾移植受者在移植肾还有功能的情况下死亡。

感染

逐渐提高的受者免疫耐受成功率使患儿易于发生机会性感染。术后前 5 个月之后，感染是比急性排斥反应更重要的住院原因。尤其是真菌感染，是移植肾失功的重要危险因素[189,190]。EB 病毒（Epstein-Barr virus）相关性腺扁桃体增生肥大在移植人群中很常见。一系列相关研究发现，16 例患者中就有 11 例发生该病[191]。EB 病毒相关性腺扁桃体增生肥大的危险因素包括年龄小和移植时血清学检查阴性[192,193]。EB 病毒感染导致的移植后淋巴细胞增殖性疾病（posttransplant lymphoproliferative disorder, PTLD）很常见，且较早发生于肾移植人群中（移植后第一个 5 年内发生率为 1%~2%），但该病并非再次移植的禁忌证[194-197]。

恶性肿瘤

恶性肿瘤是小儿肾移植后的主要问题。其恶性肿瘤的发生率估计是一般小儿人群的 10 倍。粗略估计其发生率约为 2.5%，自然状态下淋巴细胞增殖率超过 82%[142]。

总结

受许多因素的影响，肾移植患儿的麻醉管理可能十分复杂。移植前后都可能存在肾功能受损。由于肾功能受损导致的并发症很多，这种情况下可能需要改变麻醉方式。尽管肾移植患儿终身都将带病生存，但只要移植肾一直具有功能，就可使患者的身体功能、生长和发育接近正常。因此，肾移植患儿的最终管理目标是保护移植肾的功能，从而提高患儿的生活质量[198]。

心脏移植

1967 年，阿德里安·坎特罗维茨实施了第一例婴儿心脏移植手术[199]。从那时起，小儿心脏移植逐渐发展成熟，目前已成为对其他治疗无效的先天性心脏病和心力衰竭患儿的标准治疗方法。小儿心脏移植的适应证仍在不断改变，然而供体器官的获取仍然是其主要的限制因素[200,201]。免疫抑制治疗的进展以及对排斥反应认识的提高，使得移植物和患儿存活率提高，副作用减少，生活质量改善。遗憾的是，感染、排斥和移植后肿瘤仍然是死亡的主要原因。

人口统计学和流行病学

心脏移植是治疗多种原因引起的小儿心力衰竭的一种宝贵选择。小儿心脏移植受者的年龄分布在过去的 20 年中保持稳定，其中<1 岁的儿童受者大约有 24 例，1~5 岁的有 23 例，6~10 岁的有 15 例，11~17 岁的有 38 例（图 31-5）[202]。小儿心脏移植适应证因年龄而异。<1 岁的婴儿，心脏移植的主要适应证是严重的、先天性结构性心脏缺陷，次要适应证是心肌病[202]。心肌病是 1~17 岁儿童心脏移植最常见的适应证，而先天性心脏病的比例随着年龄的增加而减少[202]。

病理生理学

心脏移植患儿围手术期管理的关键是需要了解其基本的心脏解剖和病理生理学变化。许多患有先天性心脏病的移植受者合并潜在的病变，这些病变改变了体循环和肺循环之间的平衡。正常的麻醉管理引起的血流动力学改变可以从根本上打破这种平衡，从而导致受者病情的恶化。其他患者因其潜在心肌病或心脏结构缺陷而妨碍正常心肌功能，使其心排血量减少。

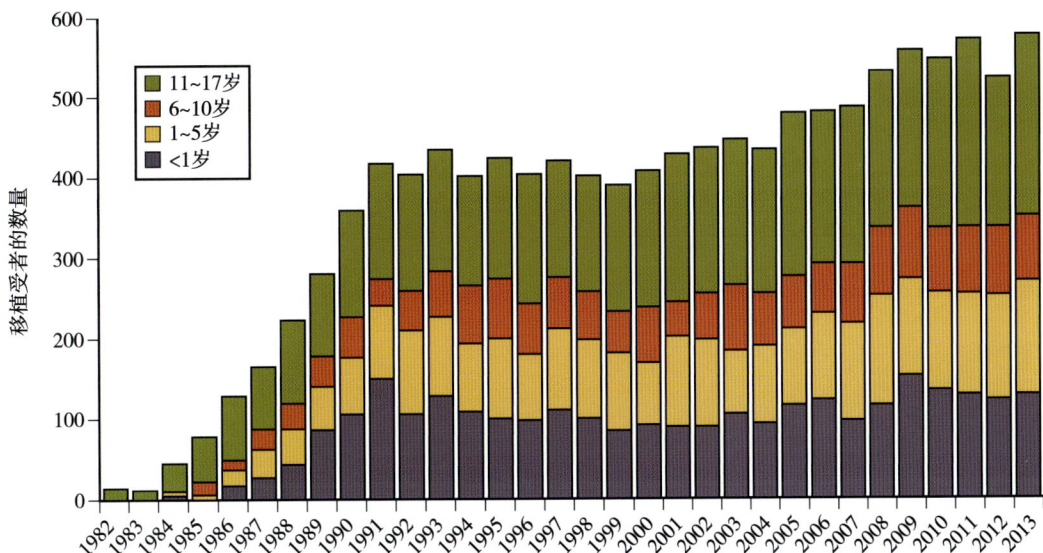

图 31-5　按移植年份划分的小儿心脏移植受者的年龄分布（图 1 摘自 Dipchand AI, Rossano JW, Edwards LB. The Registry of the International Society for Heart and Lung Transplantation: Eighteenth Official Pediatric Heart Transplantation Report-2015; focus theme: early graft failure. *J Heart Lung Transplant*. 2015; 34[10]: 1233-1243）

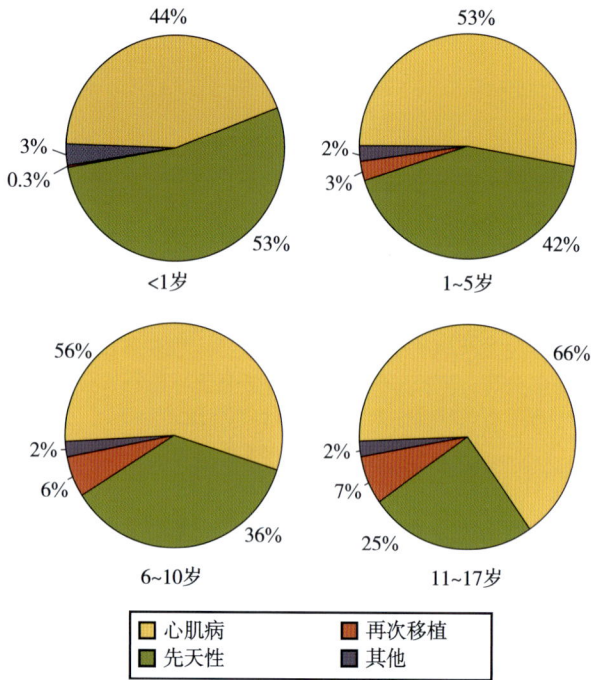

图 31-6　不同年龄组儿童心脏移植受者的诊断（图 3 摘自 Dipchand AI, Rossano JW, Edwards LB. The Registry of the International Society for Heart and Lung Transplantation：Eighteenth Official Pediatric Heart Transplantation Report-2015；focus theme：early graft failure. *J Heart Lung Transplant*. 2015；34[10]：1233-1243）

先天性心脏病

先天性心脏病患儿包括那些未姑息治疗的复杂病变、先天性心脏缺陷手术修复后的终末期心力衰竭、单心室病变（Fontan 型）姑息治疗失败的患儿以及左心发育不良综合征（hypoplastic left heart syndrome，HLHS）的新生儿。在美国进行大量心脏移植的中心（每年进行超过 10 例小儿心脏移植），这类患者的占比在不断增加[202]。接受移植的先心患者可能接受过外科手术姑息治疗，并获得了较好的早期结果。他们在后期可能存在继发于长期瓣膜反流的扩张型心肌病、心室流出道梗阻或心律失常。这些患儿中大多数有单心室生理，被认为是"失败的 Fontan"手术[203-207]。尽管在左心发育不良综合征或接受过心房转位手术的患儿中，已证明右心室能够充当为体循环心室，但这种体循环心室会随时间的推移而衰竭，发生收缩和舒张功能障碍。当这些患儿出现药物治疗无效的急性失代偿性心力衰竭，并不再适合进行其他修复性手术或姑息治疗时，就需要进行心脏移植。

扩张型心肌病

扩张型心肌病是小儿最常见的心肌病和心脏移植的原因。其病因学尚不明确，但主要原因包括感染、药物诱导、心肌缺血、代谢性疾病（脂肪酸、氨基酸、糖原和黏多糖代谢紊乱）或神经肌肉遗传性线粒体疾病[208,209]。扩张型心肌病以收缩功能障碍和心室扩张为特征，伴有充血性心力衰竭的体征和症状。预后不良的因素包括心肌病家族史、晕厥、室性心律失常、左室舒张末压>25mmHg、左室射血分数<30%。

肥厚型心肌病

肥厚型心肌病是一种左心室壁的向心性增厚，并非由下游阻塞引起，可导致左心室流出道静态和动态阻塞的疾病（见第 16 章）。巨大的室间隔突起可导致继发于二尖瓣瓣膜收缩期前向运动异常的二尖瓣关闭不全。大多数肥厚型心肌病为特发性（>70%），其余原因包括先天性代谢缺陷（如 Pompe 病）、畸形综合征（如 Noonan、Beckwith-Wiedemann 综合征）和小儿神经肌肉疾病[210]。婴儿期出现肥厚型心肌病的患者预后最差。如果有梗阻的迹象，超过 25% 的婴儿会存在充血性心力衰竭，症状表现为发育迟缓和喂养不耐受。猝死的危险因素包括有猝死家族史、显著向心性左室壁厚度、发病年龄和较小的心室 Z 评分[211-213]。移植的适应证是肥厚型心肌病进展为扩张型或限制型心肌病。

限制型心肌病

限制型心肌病是一种不常见的疾病，通常预后较差，与心肌膨胀有关，如糖原贮积症、淀粉样变性、黏多糖贮积症、血红蛋白沉着、镰状细胞病和结节病[214]。心肌膨胀导致舒张功能障碍和心每搏输出量减少。心内膜弹力纤维增生症也可引起限制性心肌病和肺血管阻力（PVR）增加[215,216]。PVR 的增加继发于左心室舒张末压的增加和相关的肺动脉压的增加。限制型心肌病诊断后生存率低，提示需早期考虑移植[217]。

二次移植

二次移植在小儿并不常见，仅占 2013 年所有移植的 3.6%[202]。二次移植的中位年龄为初次移植后 10 年[218]。心脏再次移植的适应证为至少有中度移植物血管病变，伴或不伴心室功能异常的患者[200]。与初次移植相比，二次移植总生存率较低[219]。

禁忌证

小儿心脏移植的禁忌证包括多发的严重先天异常、早产（<36 周）、低出生体重儿（<2kg）、异位性脊柱炎、弥漫性肺动脉发育不全、肺静脉发育不全、活动性恶性肿瘤、活动性感染、严重的代谢性疾病和不可逆的非心脏终末器官损害。有人认为这些是心脏移植的相对禁忌证，并非绝对禁忌证。因为心脏/肝脏，心脏/肺，心脏/肾脏联合移植并不罕见[220,221]。艾滋病治疗的进展已经引起了人们对于移植治疗 HIV 阳性患者的关注[200,222]。PVR 和潜在的可逆性 PVR 升高通常可用心导管术进行评估。虽然小儿成功心脏移植的 PVR 上限尚未确立，但大多数中心一般将移植限制在那些 PVR<6Wood U/m² 或经肺压力梯度为 15mmHg 或更低的患者身上[223]。一些中心接受了更高的 PVR 患者施行心脏移植；但是，据了解这样会加大因右心衰竭的而发生早期死亡的风险[224,225]。最后，妨碍术后正常护理的严重社会心理问题，可靠的看护人员缺乏，以及不稳定的家庭结构，都是影响是否提供移植作为治疗手段的关键因素。

等候名单及供体的选择

美国小儿心脏移植等候者的死亡率在 1999 年至 2006

年间为 17%[226]。婴儿的死亡率更高,其危险因素包括体重<3kg、高级有创性操作的生命支持和需要前列腺素输注的先心患儿[227]。2016 年 7 月,UNOS 和 OPTN 实施了几个试图减少等待时间和死亡率的举措,包括重新定义了用于小儿心脏病状态的 1A 和 1B 标准,以及 ABO 不相容(ABO-incompatible,ABOi)心脏移植的标准和分配优先级[228]。不成熟的婴儿免疫系统和 3~6 个月期间 ABO 抗体产生的缺乏为 ABOi 心脏移植提供了独特的机会。多项研究显示ABOi 与 ABO 兼容供体有相似的生存率和免疫豁免率[229]。在加拿大,ABOi 心脏移植成功地减少了移植等待期间的死亡率[230]。但在美国这一结果尚未记录在案[227,231]。为了增加婴儿捐赠心脏的利用率,UNOS/OPTN 对于在第二个生日之前注册的 1 岁或以上的处于 1A/1B 状态的患儿,将异血凝素从 1∶4 改为 1∶16 或更低。

小儿心脏移植供体的选择通常因为与供体死亡相关的社会因素而变得复杂。在以循环系统为标准来确定死亡后,捐赠频率虽然得到提升,但也造成大家对这种扩大供体池的机制的一些潜在争议[232,233]。供体的大小也是小儿心脏移植中需要考虑的重要因素。供体与受者重量比高达 3.0 的供体已被成功使用。与接受了供体/受者重量比例相当的患者相比,接受超大供体心脏的患儿在 ICU 呼吸机天数、心超评估的射血分数、胸部愈合能力或正性肌力支持的持续时间上没有差异[234]。相比于使用超大的供体器官,较小的供体器官与供体器官衰竭的发生率增加有关。受者肺血管阻力是选择合适供体的主要决定因素[235]。对于供体的心肌保护旨在最大限度缩短缺血时间。缺血时间为 6h 被认为是理想的,但小儿同种异体移植的缺血时间已延长至 8h,几乎没有不良后果[236,237]。

术前评估

需要对心脏同种异体移植受者进行全面的、多学科的评估以确定受者是否适合移植。该评估包括患儿是否合并潜在心肺、肝、肾、神经系统疾病,传染病,免疫系统状态,社会经济和心理社会功能(表 31-4)。评估心肺功能通常需要关注运动耐量、氧气需要量、利尿剂和正性肌力药的支持量、心电图检查、胸部 X 线片,超声心动图和 Holter 监测可能有助于发现胸腔或心包积液、传导紊乱、心脏功能异常和心律失常。放射性核素血管造影可用于发现具有复杂心脏形态患儿的左心室功能障碍。最终的移植前评估包括心脏导管置入术和心血管造影术。术前必须仔细评估受者的解剖学和血流动力学,因为这些因素可以影响术中麻醉管理、供体器官获取和受者移植手术。例如,对于未修复的 HLHS 患儿,供体获取团队必须取得供体的大部分主动脉以重建受者主动脉。肺血管阻力指数的测定(pulmonary vascularresistance index,PVRI),跨肺梯度(transpulmonary gradient,TPG)和肺血管床的药理学反应性对评估心脏移植的合适程度至关重要:

$$PVRI(U/m^2)=PAP(mmHg)-PAWP(mmHg)/CI(L/(min \cdot m^2))$$

$$TPG(mmHg)=PAP(mmHg)-PAWP(mmHg)$$

其中 PAP 是肺动脉压,PAWP 是肺动脉楔压,CI 是心脏指数。

表 31-4　常规心脏移植前评估

病史和体检

　　年龄,身高,体重,体表面积

　　诊断

　　病史

　　用药史

　　过敏史

　　免疫记录

实验室数据

　　肝肾功能研究

　　尿液分析

　　肾小球滤过率

　　凝血酶原时间/部分凝血活酶时间/INR,血小板计数

　　全血细胞计数与差异

　　PPD 皮肤试验

　　HIV,肝炎,巨细胞病毒,EB 病毒,弓形虫病,梅毒的血清学

　　ABO 血型

　　群体反应性抗体

心肌病检查

　　甲状腺功能研究

　　血乳酸,丙酮酸,氨,酰基肉碱含量

　　尿液中有机酸,酰基肉碱含量

　　骨骼肌活检

　　核型

心肺数据

　　心电图

　　胸部 X 线片

　　超声心动图

　　放射性核素血管造影

　　心导管检查

　　心内膜心肌活检

　　肺功能研究

　　氧耗量

社会心理评估

　　被虐待或被忽视史

　　父母药物滥用

　　护理人员的长期支持性护理和可靠性

　　可能的搬迁

所需咨询

　　牙科服务

　　社会服务

　　其他

INR,国际标准化比率;PPD,纯化蛋白衍生物。

摘自 Boucek MM, Shaddy RE: Pediatric heart transplantation. In: Allen HD, Gutgesell HP, Clark EB, et al, eds. Moss and Adams'Heart Disease in Infants, Children, and Adolescents Including the Fetus and Young Adult.6th ed. *Philadelphia: Lippincott Williams & Wilkins*; 2001:295-407.

心内膜心肌活检可以识别急性心肌炎和心肌浸润。肺功能检测可能在有慢性呼吸系统疾病的大龄患儿中存在价值。

实验室评估应包括血清电解质、全血细胞计数、凝血功能、病毒滴度检测（用于排除可能潜在的病毒感染，如巨细胞病毒和 EB 病毒），以及代谢或遗传检查。尽管 ABOi 的心脏移植在婴儿中越来越普遍，且该方式也适用于年龄较大患儿，但供体匹配还是基于 ABO 血型[238-241]。使用三倍体积血液置换也可以减少潜在的母体传递所形成的 ABO 抗体反应[242]。

受者的血液中抗体、随机献血者血清的抗体也需筛选，如果存在反应，则可以与供体进行血清交叉配型。群体反应性抗体是预先形成的循环人类白细胞抗原（human leukocyte antigen，HLA）同种抗体，在高滴度时与移植物存活时间降低有关[243-245]。先天性心脏病患儿在使用同种移植物材料和同源血液制品时，这些抗体滴度将会升高。如果可能，在移植前应避免使用血液制品。HLA 抗体分为补体结合抗体和非补体结合抗体，补体结合抗体更可能与急性同种异体移植抗体介导的排斥反应有关[246]。C1q 单抗原珠（C1q single-antigen bead，SAB）试验是一种只能检测补体结合抗体的有效手段[247]。C1q-SAB 阳性的供体特异性抗体的存在与抗体介导的排斥反应相关[248]。减少反应性抗体的治疗包括静脉注射免疫球蛋白、环磷酰胺和血浆置换术[249]。利妥昔单抗，抗 CD20 靶向 B 细胞抗体和针对浆细胞的蛋白酶体抑制剂 bortezomib，可用于减少循环抗体[250,251]。

从开始等待供体到实际手术的平均时间大约 3 个月，但根据患儿的年龄、血型和等待列表状态，其间隔时间会有所不同。UNOS 制订分配程序给病情最危重患儿以优先权（表 31-5）。状态 1A 的患者病情最重，主要是依赖连续机械通气支持、存在导管依赖性循环和需静脉使用正性肌力药的先天性心脏病患者，或任何需要机械循环支持装置辅助的患儿。状态 1B 的患儿为不符合状态 1A，但需输注一种或多种正性肌力药或 1 岁内被诊断为肥厚性或限制性心肌病。在等候名单上的患者，其医疗常规程序包括使用利尿剂、正性肌力药、治疗心律失常、吸氧或机械通气。β-肾上腺素受体阻滞剂（卡维地洛）可用于治疗有扩张型心肌病和慢性心力衰竭的患儿[252,253]。对于那些存在严重的房室增大、心律失常和低心排患儿可能需要全身抗凝以预防血栓形成和全身血管栓塞。植入式除颤器对那些大到可以使用这些设备的

儿童有效，而双心室起搏也显示出良好的前景[254,255]。

终末期心力衰竭患儿需要机械循环支持作为心脏移植的过渡（见第 21 章）。患儿需要从机械循环支持过渡到移植的比例从 2005 年的 22% 稳步增加至 2013 年的 34%[202]。但体外膜肺氧合（ECMO）对移植过渡期具有时间限制，而心室辅助装置（ventricular assist devices，VAD），如柏林心脏 EXCOR（柏林心脏有限公司，柏林，德国）在婴儿身上可使用更长时间，且并发症更少。柏林 EXCOR 监管的数据库显示其中位持续时间为 40 天，12 个月时存活率为 75%[256]。体内持续流量装置诸如 HeartMate II（Thoratec，Pleasanton，CA）和 HeartWare HVAD（HeartWare Systems，Framingham，MA）更适合用于青少年和年龄较大患儿。这些机械循环支持设备的使用提高了等待者的生存率；但是机械循环也会带来败血症、神经损伤、出血和血栓栓塞这些严重的并发症[257,258]。自 ECMO 过渡而来的移植患者，围手术期和移植后早期死亡率与 ECMO 的使用相关。使用诸如 VAD 之类的机械循环支持过渡的患儿与没有机械循环支持的移植患儿，其生存率相似[202,259]。

对于 1 岁以下的婴儿而言，先天性心脏病是心脏移植的主要指征，而其中大部分患儿都有 HLHS 症状。病情伊始，患儿必须连续输注前列腺素 E1 来维持动脉导管的通畅。之后如果找不到合适的供体器官，将会通过在动脉导管中置入支架以维持其畅通。改变经过房间隔缺损的血液流向也可以由心脏病介入专家来解决（见第 22 章）。如果全身血流和肺血流之间的平衡无法通过医学干预实现，肺动脉结扎可能是在等待捐献器官时、减少肺动脉血流过度循环所必需的方法。

手术技术

最初由 Lower 和 Shumway 设计的成人原位技术多年来在解剖简单的儿科病例中很流行[260]。这种技术通过保留受者较大体积的左右心房并与供体心脏左右心房吻合，避免了单独的腔静脉和肺静脉吻合。由此产生的心房由供体和受者共同组成，并可达到异步收缩。由于全心脏移植时心房对心排血量的贡献可能会增加，大多数中心已将其改良为"bicaval"技术，即使用标准的左心房吻合术[261-263]。这种技术能改善窦房结功能，减少三尖瓣反流，并提高运动耐量[264,265]。

先天性心脏病患儿的心脏移植可能需要更复杂的手术，包括大血管重建或静脉吻合的改变。供体获取团队了解受者的解剖结构和可能的获取需求是非常重要的，这些需求可能包括需要大段的主动脉、肺动脉和腔静脉。对于需要主动脉弓重建的 HLHS 患儿，深低温停循环可能是必要的[266,268]。

受者胸骨正中入路切开，主动脉和上下腔静脉插管后，开始心肺转流术（CPB）。术中可根据心脏解剖结构修改插管位置。阻断主动脉，主动脉和肺动脉都在半月瓣水平切开分离。上腔静脉和下腔静脉被切断，保留心房组织以利于吻合。保留房间沟，围绕左心房切开并移除受者心脏。将供体器官准备好并带到手术室。左心房首先完成吻合，然后进行主动脉吻合。将排气孔置于左心室腔中以进行减压。当腔静脉吻合完成时，排出空气，同时进行复温。肺动脉吻合完成后移除阻断钳，供体心脏开始血液再灌注。之后恢复通气，用 TEE 监

31

测心功能,当心功能恢复后停止心肺转流。放置心外膜起搏导线,放置纵隔引流管,关胸。

术中问题与管理

一些等待心脏移植的患儿可能血流动力学处于稳定状态并且长期居住在家中。对这些患儿来说,当有供体器官可用时,术前禁饮禁食状态可能成为一个问题。麻醉医生必须仔细衡量对患儿施行快速顺序诱导时,饱胃和非预料困难气道相关的潜在并发症两者的相对风险。同样的,也可能有一些小儿受者在寻求供体器官的同时,需要住院并且需要一系列旨在促进血流动力学稳定的治疗。这些患儿的心血管储备能力很差,麻醉药物、正压通气和手术应激经常导致血流动力学不稳定。麻醉药物准备应当包括用于围手术期心肌功能和血流动力学调控的各种药物能够随时可用。血管活性药物和正性肌力药,如肾上腺素、去氧肾上腺素、多巴胺、多巴酚丁胺、异丙肾上腺素、米力农、硝普钠和硝酸甘油均应做到随手即得[269]。对于有潜在先天性心脏病的患儿,麻醉医生需要了解该患儿潜在的病理生理学变化。CPB 前的麻醉管理类似于非移植心脏手术。对于终末期心肌功能不全的患儿,交感神经系统被慢性激活,心脏 β₁-受体下调,对 β-肾上腺素受体激动剂的反应受损[270]。肾脏灌注减少(过滤减少)刺激肾素-血管紧张素系统,导致血管收缩,静脉收缩和血管内容量增加。这些代偿性变化通过增加前负荷和后负荷进一步加剧充血性心力衰竭的发生。功能异常、扩张的心肌对前负荷、后负荷、心率和收缩力的变化非常敏感。收缩期和舒张期心肌功能均受损,需要较高的平均心房压力以保证足够的心室充盈度。心率增加导致舒张期充盈时间减少,由于收缩和舒张期心室功能不佳,心房压力增加和心房扩大,进而每搏输出量减少。前负荷储备减少,导致心排血量变得更依赖于心率。最后,后负荷的小幅增加导致收缩末期容量增加,每搏输出量减少,进一步减少心排血量,因此这些患儿对于心律失常的耐受性差。

协调受者和供体团队到达手术室,将供体器官的缺血时间维持在最短时间内。术前用药应在严密监护下进行,如果患儿术前吸氧,应持续吸氧到诱导前。在诱导前,连接心电图、无创血压计和脉搏血氧计等监测设备。由于低氧血症和高碳酸血症可能会改变肺血管阻力并进一步抑制心排血量,因此细致的气道管理至关重要。根据心脏病的性质和误吸的风险,麻醉药物的选择面很广。诱导后,有创监测与常规小儿心脏直视手术中使用的监测无差异。一些中心避免使用右颈内静脉置管,因为右侧颈内静脉可以反复进行移植后心内膜心肌活检。TEE 可用于评估移植心脏功能、机械收缩问题以及肺动脉高压情况。TEE 已在小儿患者中被证明其高效性及实用性[271]。许多有经验的移植中心不常规使用肺动脉导管,因为获得的信息价值不能保证避免额外的风险。对于经历过多次心脏手术的患儿,应解决再次手术的潜在风险,包括需要足够尺寸的人工血管导管、血液制品的可用性和手术室内的快速输血装置、不同插管部位的准备以及抗纤维蛋白溶解剂的使用。在心肺转流期间使用超滤可能有益于去除游离水分、浓缩红细胞和凝血因子以及调节炎性反应[272-277]。

麻醉药物维持通常使用阿片类药物、苯二氮䓬类药物、

异氟烷和非去极化神经肌肉阻滞药[269]。对于先天性心脏病患儿,如果保持心率在一定水平,这些麻醉药物的使用可以比某些吸入麻醉药能更好地维持心排血量[278]。在终止心肺转流的准备过程中,优化血流动力学至关重要。尽可能维持稳定的心脏节律和心率。其间可能需要静脉注射 β 肾上腺素能药物(如肾上腺素)或心外膜起搏维持心律。心率维持 120～150 次/min 是较适当范围。去神经支配的移植心脏不会以正常方式对低血压作出反应,所以间接作用于心脏的药物如阿托品、格隆溴铵或麻黄碱是无效的。如果需要变力性或变时性支持,则需要使用直接作用心脏的药物,如多巴胺、多巴酚丁胺、肾上腺素或异丙肾上腺素(表 31-6)[279]。一些患儿受益于血管扩张剂的输注以改善左室每搏输出量和心排血量[280]。使用正性肌力药物以便顺利使心肺转流停机并提供术后早期稳定的状态是很常见的手段,药物选择主要是基于肺循环和体循环血管阻力的平衡,以及心肌功能与血压和心排血量之间的平衡[269]。应管理机械通气以确保轻度呼吸性碱中毒和充足的氧合。应该消除可能增加肺血管阻力的因素,如低温、酸中毒、高碳酸血症、低氧血症、浅麻醉继发的肾上腺素能增强和红细胞增多症等。心肺转流前 PAP 增加的患儿对通气变化的反应显著高于 PAP 未增加患儿。此外,在发生低氧血症时有先天性心脏病及其相关肺动脉高压的患儿可能会因低氧血症而发展为严重的肺动脉高压[281-283]。供体右心室能够承受的后负荷变化范围很窄,这一点至关重要;如果用保守方法治疗肺动脉高压失败,则需要更积极的药物治疗。前列腺素、依前列醇、硝酸甘油、大剂量米力农、钙通道阻滞剂、西地那非和吸入 NO(iNO)均可有效治疗小儿肺动脉高压(见第 18 章)[284-296]。在极端情况下,可使用机械辅助装置或 ECMO(见第 21 章)[297,298]。

表 31-6　心脏移植后血管活性药物的性质

药物	外周血管收缩	心肌收缩力	外周血管舒张	变时效应	心律失常风险
异丙肾上腺素	0	++++	+++	++++	++++
多巴酚丁胺	0	+++	++	+	+
多巴胺	++	+++	+	+	+
肾上腺素	+++	++++	+	++	+++
米力农	0	+++	++	++	++
去甲肾上腺素	++++	+++	0	+	+
去氧肾上腺素	++++	0	0	0	0
血管升压素	++++	0	0	0	0

改编自 Costanzo MR, Dipchand A, Starling R, et al. The International Society of Heart and Lung Transplantation guidelines for the care of heart transplant recipients. *J Heart Lung Transplant*. 2010; 29(8): 914-956.

心律失常在心肺转流后较为常见,心律失常的有无取决于移植技术。心电图上可能存在两个独立的 P 波,一个来自受者窦房结,另一个来自供体窦房结。只有供体窦房结将脉冲传递到房室结并因此传递到心室才是有用的。最常见的心律失常是交界节律,强调直接作用的 β-肾上腺素受体激动剂和心外膜房室顺序起搏的实用性。这种失神经状态导致

压力感受器反射丧失,迫使心排血量主要依赖于静脉回流和循环儿茶酚胺量,因此不能对循环血容量和血压的变化作出急剧反应[299, 300]。

在 CPB 停止、血流动力学稳定和手术出血控制后,缓慢使用硫酸鱼精蛋白以逆转抗凝效果。鱼精蛋白给药后患儿出现低血压的危险因素包括女性、较大的鱼精蛋白剂量和较小的肝素剂量[301]。血液制品的使用应平衡用量与输注风险。显著的酸碱和电解质紊乱可能与大量输血有关。通过在输血前洗涤细胞可以减少这些干扰[302-304]。理想情况下,供体应行巨细胞病毒(CMV)筛查,即使 CMV 受者阴性也应行 CMV 筛查[305]。过滤白细胞可能降低输血接触 CMV 的风险[306, 307]。与心脏移植受者输血相关的另一个问题是输血相关移植物抗宿主病(transfusion associated graft-versus-host disease, TAGVHD)的风险。这是由于被输血患儿的体内无法抵抗输入血中的活性 T 淋巴细胞,通常见于新生儿、接受化疗的患者以及免疫功能低下的小儿[308, 309]。为了减少心脏移植受者发生 TAGVHD 的风险,一些中心通常在输血前用 γ-射线辐照细胞血液制品。在推荐剂量下,γ-射线对血小板,红细胞或粒细胞功能的不会产生显著影响,但可能会增加钾离子的浓度(见第 12 章)[310]。

从手术室运送患儿的过程与任何其他心脏直视手术一样。择期患者,如果移植心脏功能良好且血流动力学稳定,可以考虑在手术室内或到达 ICU 的几个小时内拔除气管导管。重要的是,这些患儿保持舒适,并可充分通气,以防止肺不张、低氧血症或高碳酸血症。因其可能会增加 PAP,从而使供体右心室疲劳。镇静剂如右美托咪定可以促进这些患儿的早期拔管[311]。除此以外的其他患儿可能,因为血流动力学不稳定或胸骨闭合延迟而需要镇静和机械通气,特别是供体-受者大小不匹配的情况下。

术后早期管理

术后早期管理的目标主要包括维持血流动力学稳定性。调整输注和容量需求以维持前负荷、后负荷、心排血量和外周血管灌注的最佳平衡。应注意保持正常的酸碱和电解质平衡。在一些患儿中,肺动脉高压仍然是一个严重的问题,并且需要使用镇静、通气、强心剂输注和肺血管扩张药以优化右心室功能。可能需要调整通气模式以降低平均胸内(气道)压力。右心室功能管理的其他方法如图 31-7 所示。肾功能不全仍然是心脏移植后发病率和死亡率的主要原因。UNOS 的数据显示,小儿心脏移植围手术期肾衰竭的发生率为 7%,患有移植后肾衰竭的儿童,其移植后存活率下降的风险很大[312]。发生移植后肾衰竭的风险因素包括使用 ECMO 以及等待移植过程中的机械通气和正性肌力药物支持。在移植期间放置的腹膜透析管有利于减少腹水并改善右心功能障碍和肾功能不全患者的呼吸力学。术后心律失常可能预示着排斥反应。

免疫抑制的诱导可以从糖皮质激素、抗胸腺细胞免疫球蛋白或 IL-2 受体拮抗剂开始。小儿移植患者的诱导疗法从 2004 年至 2009 年的 59% 增加到 2009 年至 2014 年 7 月的 68%,尽管没有证据支持在初次小儿心脏移植中通过免疫抑制诱导能改善移植物的存活率[202]。然而,已有报道发现对

群体反应性抗体超过 50% 或患有先心的移植受者来说,通过免疫抑制诱导可以改善生存率而受益[313]。维持治疗用药主要以医疗机构的经验和受者的临床特征为指导。维持治疗的目标是预防急性和慢性排斥反应,同时尽量减少免疫抑制所带来的不利影响。所有维持方案都涉及钙调磷酸酶抑制剂(比环孢素更常见的是他克莫司)以及抗增殖剂如硫唑嘌呤或吗替麦考酚酯(CellCept)。糖皮质激素也可使用,尽管大多数中心限制或避免长期使用。西罗莫司(西罗莫司)是一种大环内酯类抗生素,与钙调磷酸酶抑制剂起协同作用,可用于减少环孢素或他克莫司的剂量。西罗莫司也可抑制冠状动脉病变的过程[314]。

急性排斥反应的一线治疗是大剂量糖皮质激素。其他药物,包括单克隆和多克隆抗 T 淋巴细胞抗体,用于难治性或复发性严重急性排斥反应或伴有严重血流动力学损害的排斥反应。复发的中度排斥反应通常通过调整维持治疗剂量来控制[315]。

移植物衰竭仍然是移植后死亡的主要原因,移植后第一年的死亡风险最大(表 31-7)[202]。幸运的是,近年来早期排斥反应有所下降,从移植后第一年的 60% 下降到 40%[316]。一些研究表明,在 1 岁之前移植,可以防止急性排斥反应的发生,并在很大程度上摆脱排斥反应或者延长出现首次排斥反应的时间[317]。监测和诊断同种异体移植排斥反应仍然是一个难点。临床评估包括护理和父母对孩子的活动、食欲、恶心、呕吐、不适、静息心率高于正常 15～20 次/min 以及异位心律的记录。超声心动图在术后随访中起着非常重要的作用,尤其是新生儿。这些监测需要经常进行,特别是在移植后的最初几个月。左室舒张末期容积、左室后壁厚度和射血分数的急性变化是急性排斥反应的潜在征象[318]。心内膜心肌活检仍然是诊断急性心脏移植排斥反应的黄金标准。它为存在或不存在排斥反应提供了组织学依据,并允许更精确的滴定免疫抑制治疗,以避免仅基于临床和非侵入性检查而过量使用免疫抑制剂的不良影响。活检标本也可用于分析体液和血管内排异的迹象。检查活检标本,寻找移植物间质和血管周围组织淋巴细胞积聚的证据。在严重的细胞排斥反应中,心肌坏死和多形核细胞浸润。随着时间的推移,也有可能发展为慢性排斥,这主要是一种血管病变,涉及 IgG 和/或 IgM 与补体的结合的血管炎症[319]。这导致血管内弥漫性和向心性狭窄,影响中、远端冠状动脉,且通常无症状。尽管建议每年进行冠状动脉造影,但血管造影低估了加速移植物动脉硬化的风险。

存活率与生活质量

小儿心脏移植受者的存活率一直在提升。按小儿接受移植手术时的年龄进行分类,婴儿术后存活年数的中位数是 20.6 年,2～5 岁儿童术后存活中位年数为 17.2 年,6～10 岁儿童术后存活中位年数为 13.9 年,11～17 岁的青少年存活中位年数为 12.4 年(图 31-8[220])。移植手术后第一年的死亡率极高,因此一年后的存活中位数相对更好(图 31-9)。第一年里常见的致死原因包括移植物衰竭(28%)、多系统器官衰竭(16.6%)、急性排斥(12.2%)、脑血管事件(9.1%)以及非 CMV 感染(8.5%)(表 31-7)。移植十年后,多数病例死亡归

急性右心衰竭

| 优化前负荷 | 血流动力学不稳定
（低心排综合征） | 保持窦性心律及心房
心室的同步化 | 通气支持 |

| 容量超负荷状态下中度
逐步利尿目标：每日出
入量负0.5~1L | 急性右心室梗死或者
肺栓塞或者低容量状
态（考虑300~600ml
晶体液试验）（中断
如果未反应） | 心脏复律起搏器植入
（心房-心室）需要时
抗心律失常药物治疗 | 避免：吸气压>30mmHg
内源性PEEP
高碳酸血症
酸中毒缺氧 |

↓ 未反应

继续输注髓袢利尿剂和/
或联合使用利尿剂

↓

考虑连CVVH
或者超滤

↓

输血最小化

↓ 未反应（中间栏）

强心-血管收缩药	**优先使用**
多巴酚丁胺	血压正常
米力农	血压正常，长期β-受体阻滞剂治疗
多巴胺	低血压，无心动过速
去甲肾上腺素	低血压
去氧肾上腺素	低血压-心动过速
血管升压素	未反应的低血压
肾上腺素	根据血压
联合使用	

↓ 另需考虑

氧化亚氮试验（吸入）
或者前列腺素类药物

↓ 未反应

房间隔造口术
右心室辅助器械体外膜肺氧合

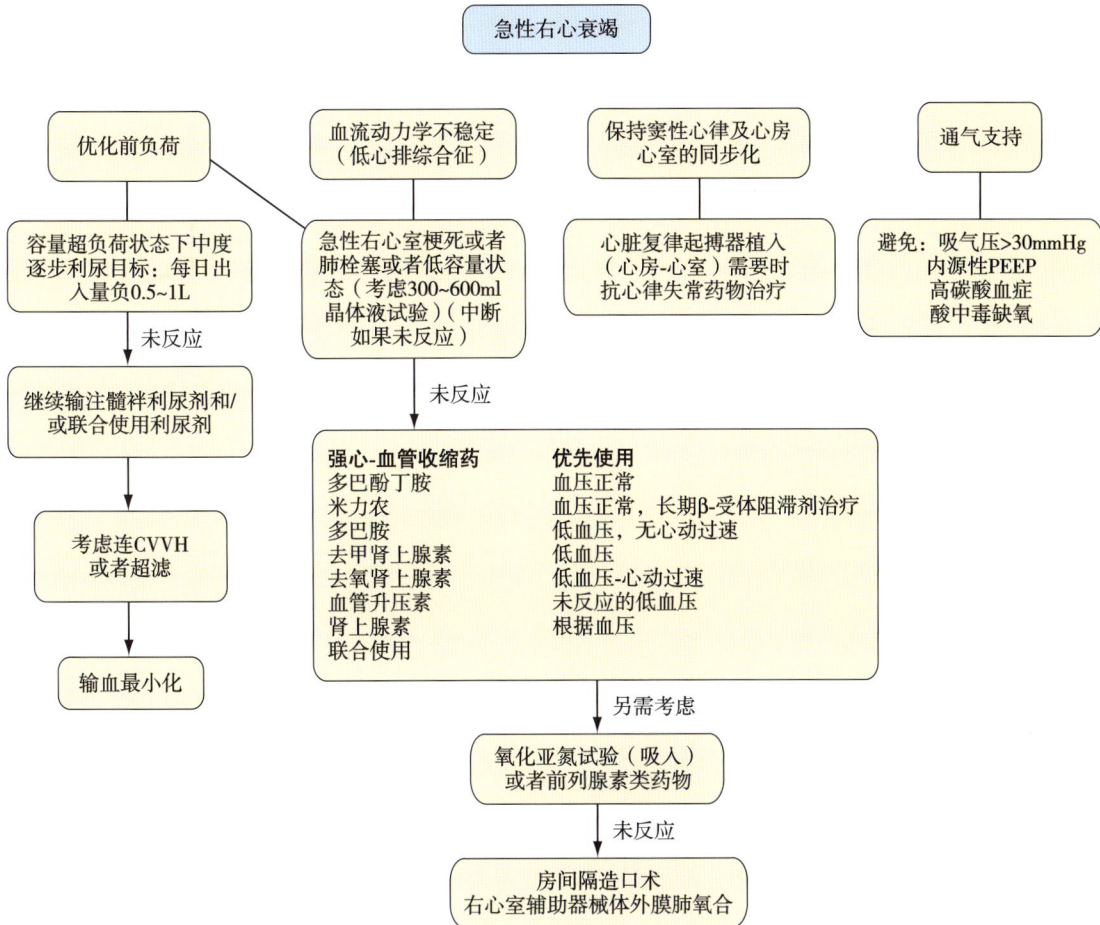

图 31-7　右心室功能障碍的管理。CVVH，连续性静 - 静脉血液滤过；（改编自 Haddad F，Hunt SA，Rosenthal DN，Murphy DJ. Right ventricular function in cardiovascular disease，part II：pathophysiology，clinical importance，and management of right ventricular failure. *Circulation* 2008；117：1717-1731，图 6）

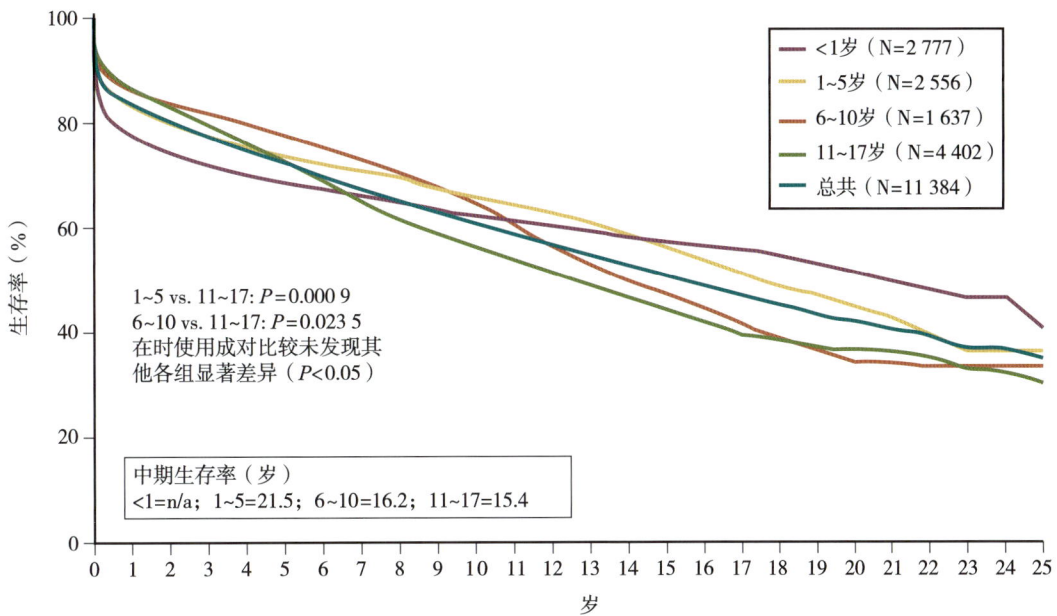

图 31-8　小儿心脏移植受者的存活曲线分析（Kaplan-Meier）。n/a，不可用（摘自 Dipchand AI，Rossano JW，Edwards LB. The Registry of the International Society for Heart and Lung Transplantation：Eighteenth Official Pediatric Heart Transplantation Report-2015；focus theme：early graft failure. *J Heart Lung Transplant*. 2015；34[10]：1233-1243，图 9）

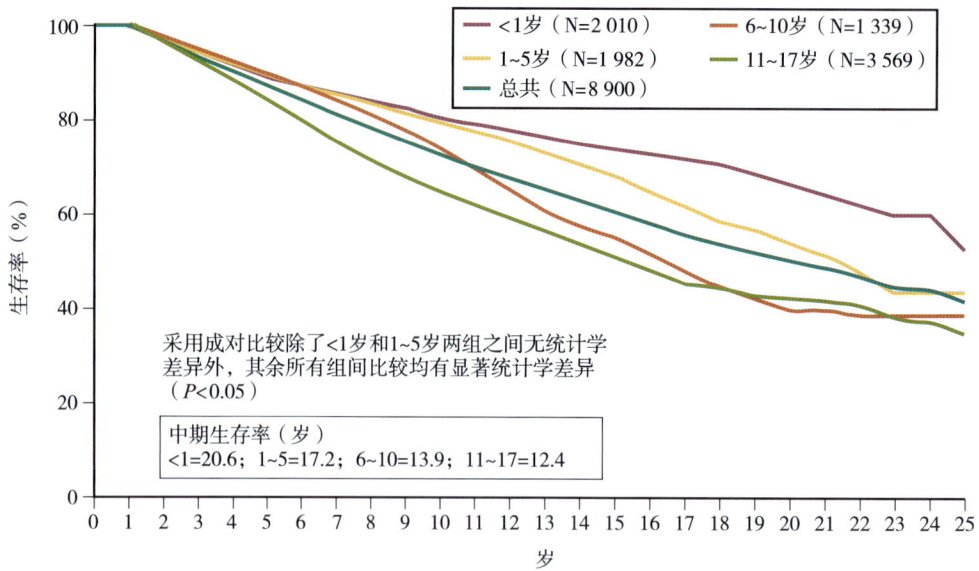

图 31-9　小儿心脏移植受者的条件生存曲线分析（Kaplan-Meier）（改编自 Dipchand AI，Rossano JW，Edwards LB. The Registry of the International Society for Heart and Lung Transplantation：Eighteenth Official Pediatric Heart Transplantation Report-2015；focus theme：early graft failure. *J Heart Lung Transplant*. 2015；34［10］：1233-1243，图 11）

表31-7　1年内死亡的危险因素：小儿心脏移植术（2002年1月至2015年12月）		
死亡原因	人数（493）	百分比/%
移植失败	138	28
多系统器官衰竭	82	16.6
急性排斥反应	60	12.2
脑血管事件	45	9.1
感染，非 CMV	42	8.5
技术性	20	8.5

CMV，巨细胞病毒。

改编自 Dipchand AI，Rossano JW，Edwards LB. The Registry of the International Society for Heart and Lung Transplantation：Eighteenth Official Pediatric Heart Transplantation Report-2015；focus theme：early graft failure. *J Heart Lung Transplant*. 2015；34（10）：1233-1243）。

因于移植物衰竭和冠脉病变。相较于心肌病的患儿，先天性心脏病的患儿术后有着更高的死亡风险（图 31-10）。移植一年后其他死亡风险因素包括再次移植、移植前 ECMO 支持和移植前透析[202]。

小儿心脏受者往往因非心脏手术重返手术室。手术前评估要求明白心脏移植的独有特征，比如它的去神经支配、血管病变风险（冠状动脉疾病）和心律失常[269]。免疫抑制剂与麻醉药物的互相作用，以及它们与高血压、肾脏功能失调的联系也是在考虑之中。药物和监护的选择应贴合患儿的个人需要，从而使麻醉死亡率达最小化。大多数情况下稳定的心脏移植患儿可以和正常同龄患儿一样，接受常规的非心脏外科手术（见第 23 章）。谨记，去神经的心脏，其反应机制是受损的，这一点很重要。同样，浅麻醉、血容量减少或者心肌收缩力导致的变化会延迟，直到体循环儿茶酚胺类能直

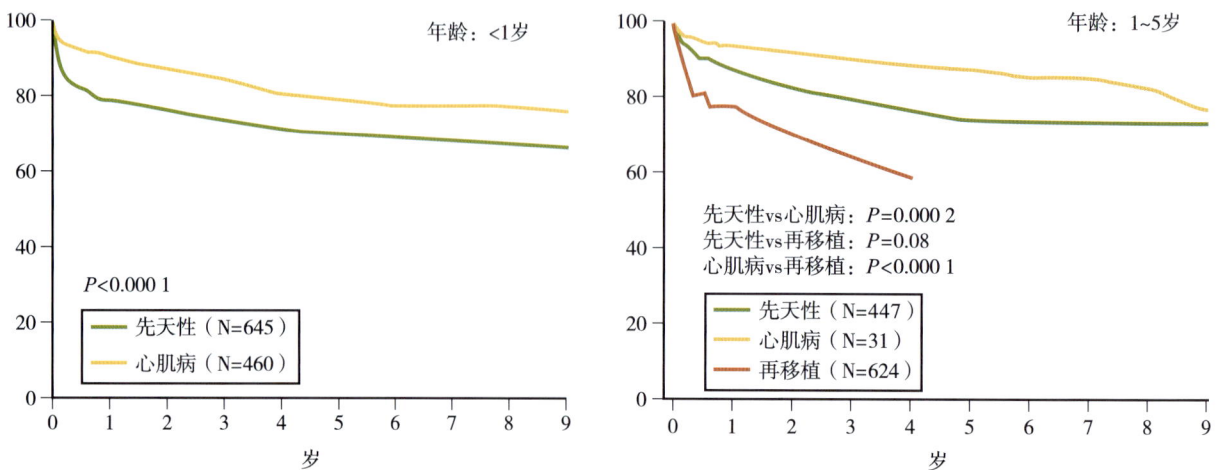

图 31-10　儿科心脏移植受者的诊断存活率（Kaplan-Meier）（摘自 Dipchand AI，Rossano JW，Edwards LB. The Registry of the International Society for Heart and Lung Transplantation：Eighteenth Official Pediatric Heart Transplantation Report-2015；focus theme：early graft failure. *J Heart Lung Transplant*. 2015；34［10］：1233-1243，图 12）

31

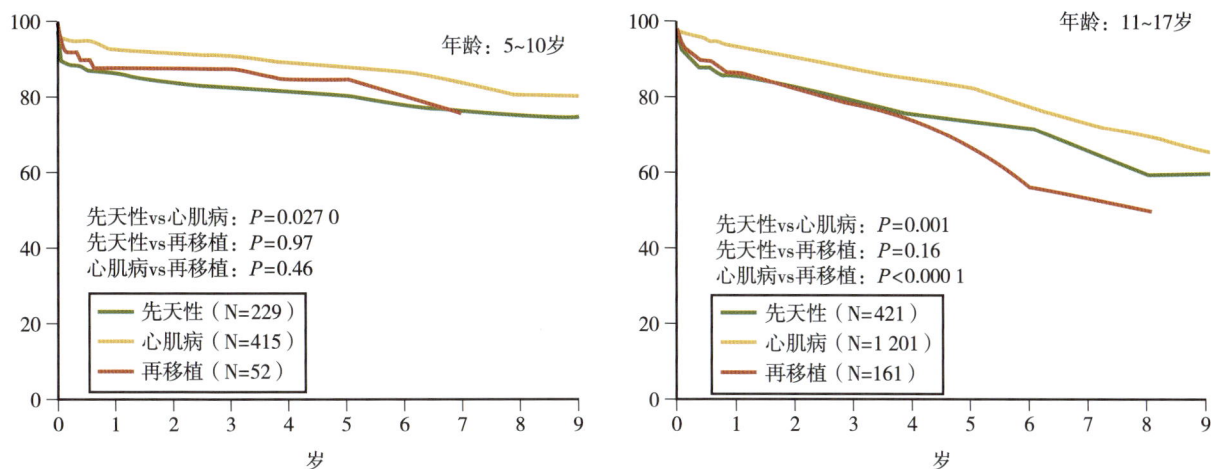

图 31-10(续)

接影响心脏的 β 感受器[320, 321]。随着心脏移植患者寿命的延长,冠状动脉血管病变的风险增加,冠脉缺血成为一个主要问题。因此,注意维持冠状动脉灌注至关重要。与所有免疫功能低下的患者一样,这些患儿易受感染,必须严格遵守无菌技术。

小儿肺移植和心肺联合移植

人口统计与流行病学

小儿肺移植和心肺联合移植的患者具有相似之处,并有许多共同的疾病管理过程。这些终末期肺和心肺疾病的患儿会经历各种围移植期干预,而且在麻醉监护的所有阶段都需要考虑周到。虽然第一次成人肺移植手术是在 1962 年进行,但 20 年后才出现小儿肺移植和心肺联合移植手术。20 世纪 80 年代初,外科技术和免疫抑制疗法的进步开启了肺移植的新纪元。进行肺移植和心肺联合移植来治疗终末期肺和心肺疾病的患儿成为一种广为接受的方法[322]。1985 年,匹兹堡儿童医院成功地实现了第一例小儿心肺联合移植手术。自 1988 年以来,美国已进行了约 199 次心肺联合移植。多伦多也于 1986 年开始小儿肺移植手术。自 1988 年以来,共进行了超过 1 800 例成人和小儿肺移植手术,其中 1 237 例在美国完成[323]。2015 年,23 家医院进行了 86 次小儿肺移植,5 个中心进行了 9 次心肺联合移植[324]。

已登记的所有等待器官移植的患者数量持续超过供体数量。与单独心脏移植的捐赠者相比,心肺与肺捐赠者的识别和管理更具选择性。肺供体的胸腔容量不应大于受者的胸腔容量,因为这种不匹配增加术后肺不张和移植肺感染的风险[325]。尽管器官捐献处于增长趋势,但供体供应不足仍是移植的最大障碍。多达 1/3 的患儿在接受肺移植前死亡。年龄在 12~17 岁之间的患儿死亡率最高,每 100 个等待移植的患儿中有 19.7 人死亡[326-328]。对于青少年而言,移植肺平均等待时间为 20 个月,对于 2 岁以下患儿平均等待时间则为 6~12 个月。

各种各样的方法,包括电视、广播和印刷广告,都被用来增加器官捐献。在美国,人们获得驾驶执照时,都可能会

宣布自己是潜在的捐赠者。当患者死亡且捐赠意愿未明时,一些州(如宾夕法尼亚州)要求护士询问患者家属是否同意捐献。捐赠的难度可能会随着教育水平的提升而降低。更多情况下,只有一个社会性事件的发生才会带来实质性的改变,比如尼古拉斯•格林的死,1999 年在意大利度假的一个 7 岁美国人尼古拉斯,因突发暴力袭击事件导致头部中枪,随后被宣布脑死亡。尼古拉斯的父母捐献了他的器官,拯救了 7 位意大利公民。在大众知晓这场悲剧以及器官捐赠之后,在意大利签署器官捐赠卡的数量较以往增加了四倍,捐赠的器官也是原来的三倍。和其他捐赠家庭一样,尼古拉斯的父亲在帮助他人时找到了安慰:“这个过程有一些安慰。它把一些东西放在天平的另一边。它永远不会把我儿子带回来,但它能在一定程度上缓解悲痛[329]。”

疾病的病理生理学

肺和心肺联合移植的适应证是严重的终末期肺病,即无其他有效药物治疗且预期寿命不到 18 个月。预期行肺移植患者的资格准则还包括对患儿的功能状态、血流动力学参数和潜在疾病的考虑。大多数小儿肺移植患者年龄在 11 岁至 17 岁之间,但仍有较小比例的 2 岁以下小儿[330]。肺囊性纤维化是年长患儿进行肺移植最常见的基础疾病。因肺囊性纤维化所实施的小儿肺移植占所有肺移植的近一半。95% 未移植的肺囊性纤维化患者最终将死于肺部疾病。肺囊性纤维化患者的预期存活率低于 50% 的因素包括 $FEV_1<30\%$、$PaO_2<55mmHg$、或 $PaCO_2>50mmHg$[331]。肺血管疾病几乎占剩余移植的 1/4。需要肺移植的婴儿通常合并有其他各种相对罕见的疾病,如肺表面活性物质 B 缺乏、原发性肺泡蛋白沉积或肺血管疾病(表 31-8)[332]。这些婴儿在移植时通常病情十分严重,并且往往需要气管插管行机械通气甚至需要 ECMO 支持[333, 334]。肺移植后死亡的独立风险因素包括再次移植、移植时机械通气[332]和先天性心脏病[335, 336]。肺移植的主要禁忌证有:①近两年出现的活动性恶性疾病;②严重的活动性感染(包括 HIV、乙型肝炎和丙型肝炎);③合并严重心脏病;④肝脏疾病或肾脏疾病(尽管这些患者

表31-8　按年龄分组的小儿肺移植适应证（2000年1月至2014年6月的移植）

诊断	<1岁 例(/%)	1～5岁 例(/%)	6～10岁 例(/%)	11～17岁 例(/%)
囊性纤维化	0(0)	5(5.7)	99(50.5)	726(69.1)
特发性肺动脉高压	7(13.0)	19(21.8)	20(10.2)	83(7.9)
闭塞性细支气管炎				
再移植	0(0)	4(4.6)	6(3.1)	33(3.1)
无移植	0(0)	8(9.2)	21(10.7)	48(4.6)
先天性心脏病	8(14.8)	7(8.0)	3(1.5)	8(0.8)
肺纤维化				
特发性的	4(7.4)	11(12.6)	8(4.1)	29(2.8)
其他	7(13.0)	10(11.5)	15(7.7)	28(2.7)
再移植，非闭塞性细支气管炎	0(0)	4(4.6)	3(1.5)	24(2.3)
间质性肺炎	0(0)	2(2.3)	2(1.0)	1(0.1)
肺血管病	2(3.7)	5(5.7)	2(1.0)	1(0.1)
艾森曼格综合征	0(0)	1(1.1)	1(0.5)	4(0.4)
表面活性物质蛋白B缺乏	11(20.4)	4(4.6)	0(0)	0(0)
COPD/肺气肿	0(0)	0(0)	0(0)	0(0)
支气管肺发育不良	4(7.4)	2(2.3)	1(0.5)	6(0.6)
支气管扩张	0(0)	0(0)	0(0)	14(1.3)
其他	11(20.4)	5(5.7)	12(6.1)	43(4.1)

COPD，慢性阻塞性肺疾病。

可能是多器官移植的候选对象）；⑤胶原血管疾病；⑥严重的不可逆神经损伤；⑦患者或其家属有着不良医疗依从性历史或严重精神疾病，这些会使患者无法获得有效的移植后护理。相对禁忌证包括：①显著的骨骼肌肉疾病；②有创通气；③非典型分枝杆菌或真菌的定植感染；④营养状况差（BMI在任一极端）；⑤难以减少对糖皮质激素的依赖。对于等待名单上每一个12岁及12岁以上的患者，都会计算一个肺分配评分（a lung allocation score）[337]。评分主要根据患者的年龄、潜在疾病、用力肺活量、功能状态和需氧量而定[338]。UNOS对器官分配的考虑中还包括ABO血型兼容以及捐赠者与受赠者之间的距离。

2012年，UNOS为12岁以下患儿颁行了新的分配制度。现在有两个不同的优先级别，疾病最严重的患儿被列为第1优先级。第1优先级的候选人条件包括：呼吸衰竭需要持续机械通气、FiO$_2$需>0.5以维持动脉血氧饱和度超过90%、动脉或毛细血管二氧化碳浓度超过50mmHg、静脉二氧化碳浓度超过56mmHg，或药物也难以纠正的严重肺动脉高压。不符合上述条件的患儿被列为第2优先级。捐献的肺首先分配给等待名单上等待时间最长、与捐赠者血型和尺寸相匹配的第1优先级候选人。如果没有合适的第1优先级候选者，则捐赠的肺将给予等待时间最长的第2优先级候选者。

供体来源包括脑死亡个体的器官、心脏停搏捐赠者（non-heart-beating donors，NHBD）和活体捐赠（LD）。捐赠者的护理是至关重要的。肺捐赠的供体插管时间应<5天，以此来降低肺损伤的风险，特别是呼吸机相关性肺炎。供体

应无活动性感染并且气道内无感染性分泌物。此外，当呼吸机参数设置为吸气压力<30cmH$_2$O，潮气量15ml/kg，PEEP为4的情况下，供体PaO$_2$在FIO$_2$为1.0时应>300mmHg，或FIO$_2$为0.4时应>100mmHg。考虑到肺捐赠和肺保护，供体维持在轻微低血容量状态，CVP范围在8～10mmHg之间。一旦获取，肺会被灌入防腐剂和前列腺素制剂。肺部被充气，气管紧闭以保持充气的状态。然后在4℃的温度下将器官运送给受者。理想的缺血时间是<8h，而最理想的时间则是<3～4h[339]。

用于肺移植的NHBD也是器官捐赠的另一个来源[340]；NHBD通常比传统的捐赠者年轻。11个中心已经进行了300多例成人和小儿可控的NHBD肺移植（供体来自ICU的患者）。一个中心已经完成了29例成人和小儿非可控的NHBD肺移植手术（ICU外的供体来源）[341]。

成人活体肺叶移植给小儿，提供了额外的器官供给来源的同时，也形成了择期移植手术[342,343]。固有尺寸不匹配限制了5岁及5岁以上小儿使用这种技术。一般来说，可从一个供体处获得左下肺叶，从另一个供体获得右下肺叶。获取技术类似于肺叶切除术；然而，获取的肺叶需要合适长度的支气管和足够长的血管蒂。供体的致病率很高[344]。

术前评估

列入肺移植等待名单的患儿需经过大量检查，包括胸片、肺功能测试、动脉血气、全部代谢检查、心电图和超声心动图。患有肺动脉高压或相关心脏缺陷的患儿也需要进行

心导管术,以更好地确定解剖结构和血流动力学特征,特别是肺血管阻力。

外科技术

接受 CPB 下双肺移植的患儿通常采用横断胸骨联合双侧前外侧开胸切口,即所谓的"蛤壳状"切口[345-347]。在建立 CPB 之前,要尽可能多地进行解剖游离。在不考虑气管狭窄的情况下,双侧支气管吻合可以产生更好的效果。由于支气管血液供应没有重建,最流行的技术是伸缩式吻合,其中较大的支气管在较小的支气管部分上收缩几厘米,同时支气管周围的组织包裹在吻合处,以此确保血液供应。如果使用较老式的端对端吻合技术,则需要在缝合线周围放置网膜包裹物。供肺的肺静脉成分包括一个可以直接缝合到受者左心房的心房瓣口,这样可以避免肺静脉狭窄的并发症。虽然选择供体肺时已经进行尺寸匹配,但有时供肺太大,全部使用会出现明显的肺不张区域。在这种情况下,需行肺减容术以切除肺不张的易发部位[348-351]。

为了防止残留的病变肺污染移植肺,单肺移植在小儿中并不常见,在肺囊性纤维化患儿中更应避免。如果对非囊性纤维化患儿进行单肺移植,则是移植病变最多的一侧。此外,如果出现肺气肿改变,则切除大部分肺气肿区域以降低供肺受压的风险。单肺移植通常在非体外循环的情况下进行。麻醉诱导后,进行单肺通气,开胸,暴露支气管和血管。然后由胸外科医生对移植肺的肺动脉进行闭塞实验,以评估患者在无 CPB 情况下对手术引发的血流动力学改变的耐受能力。假定患者能忍受试验,手术将继续切除患侧肺。供体肺首先将肺静脉心房瓣与原左心房连接,然后再重新吻合肺动脉。然后将两个支气管末端中较小的一端与另一端重叠,形成一个软骨环。然后轻轻地使肺膨胀。在左心房部分闭塞的情况下,肺血管内的空气通过肺动脉或心房袖口排出。一旦完成除气,供体肺的通气和灌注就都建立了。

手术中的问题及处理

需进行肺和心肺移植的患者通常病情危重。留给麻醉医生收集病史和进行术前评估的时间有限。尽管术前解除焦虑可能有益,但重要的是不能显著降低患儿呼吸驱动力,使低氧血症、高碳酸血症和右心衰竭症状恶化。常用的术前用药包括咪达唑仑、氯胺酮和右美托咪定。

移植前,患者通常处于"饱胃状态",这是因为他们被通知进行移植的时间和进行移植手术的时间间隔很短。在这种情况下,应使用快速顺序或改良快速顺序来进行麻醉诱导。一刀切(one-size-fits-all)的麻醉技术不适用于心肺和肺移植手术。可选择的诱导药物广泛,但必须考虑患儿并发症,如严重的右心功能不全,或存在除终末肺病外的其他先天性异常。

一旦建立标准监护,丙泊酚、依托咪酯、氯胺酮或吸入性麻醉药可单独或与麻醉性镇痛药、苯二氮䓬类联合作为主要诱导药物。氯胺酮似乎不会显著改变婴儿的肺血管阻力[352],可能被视为首选药物[352-355]。考虑到需要快速气管插管和控制气道,可使用相对快速起效的神经肌肉阻滞药剂,

其中大剂量罗库溴铵是最常用的选择[67]。许多围移植期麻醉药物的使用,重点集中在对于肺血管阻力的优化,特别是心肺移植的患者,以及有明显肺动脉高压和右心功能不全的患者。肺血管阻力的增加可能导致急性右心衰竭,导致心排血量的减少。右心压力可能增加,从而通过心脏内缺损部位发生明显的从右到左分流,并导致氧饱和度下降。

呼吸机参数的设置必须考虑基础疾病进程。通过更小的潮气量和更快的呼吸速率(允许在保持微小通气的同时降低峰值吸气压力和平台压)可以更好地治疗肺纤维化。相反,严重阻塞性疾病最好的治疗方法是减慢呼吸频率,延长呼气时间,这样可以防止肺的过度膨胀(自发性 PEEP,auto-PEEP)。PEEP 可能有助于改善氧合和通气,减少肺不张。如果严重阻塞性肺病患者在正压通气的情况下出现血流动力学衰竭,在分析其可能的原因时应立即考虑到动态性肺过度膨胀。动态性肺过度膨胀和 PEEP,通过增加胸腔内压力,都可能降低静脉回流并导致血流动力学受损,特别是在相对低血容量的患者中。只需将患者与呼吸机的连接断开并允许患者呼气,即可提供快速治疗。当重新进行通气时,必须注意留出足够的呼气时间。

麻醉维持通常采用平衡麻醉技术,一般以阿片类药物为主,辅以吸入麻醉药以确保避免术中知晓。单纯吸入麻醉药技术因其心血管抑制和血管扩张作用而不太常见。此外,吸入麻醉药抑制低氧性肺血管收缩,可能无法维持足够的氧合,所以不应在 CPB 肺移植中使用。区域阻滞也可考虑用于术中和术后护理。由于 CPB 的使用和全身性肝素化,术后用于缓解疼痛的胸段硬膜外导管通常在患者凝血功能正常时再放置。此外,麻醉医生通常在术前给予移植所需的抗生素和免疫抑制药物。许多移植中心使用免疫抑制诱导疗法,目前超过一半的受者接受了 IL-2 受体拮抗剂或细胞溶解术。

与成人最常用的非 CPB 技术相比,绝大多数的小儿肺移植都是在 CPB 的辅助下进行。造成这种区别的原因有多种,其中特别要考虑到两种最常见的小儿肺移植指征。例如,肺囊性纤维化患者在双侧序贯性肺移植过程中有明显的交叉污染供体肺的风险。同时切除两个肺可以降低污染的风险。小儿肺动脉高压患者往往过于不稳定,无法忍受单肺通气。此外,许多患儿体型太小而无法容纳双腔管,并且可能出现单肺通气困难。心肺转流可以解决这些问题,使外科医生能够获得一个平稳的手术野,即具有良好的暴露和可预测的血流动力学,从而加快吻合时间,减少整体缺血时间。

尽管如此,如果患者经历了单肺移植或非体外循环下序贯式双肺移植,需要持续保持警惕并重新评估患者的病情。这些患者病情很重,并且内环境极度紊乱。单肺通气常导致低氧血症和高碳酸血症。肺动脉阻断增加右心后负荷,另一侧肺出现高碳酸血症和低氧性肺动脉高压,可导致右心衰竭。肺血管扩张剂和正性肌力药物,如米力农、前列腺素和 NO,在维持足够的右心充盈压力的同时可减轻肺动脉高压。然而,持续性右心衰竭可能需要 CPB。如果患者能忍受肺动脉夹闭,当通过非通气肺的分流停止,灌注-通气不匹配减少时,气体交换通常会改善。

使用 CPB 的双侧序贯式肺移植不会产生这些问题。尽管如此，进行 CPB 还是要付出代价的。在 CPB 过程中，患者体温通常被降到 32℃，这就引起了与中度低体温相关的问题。由于再灌注损伤、肺水肿和肺顺应性降低，气体交换功能可能会恶化。CPB 也会导致炎症介质释放，导致移植肺的再灌注损伤。CPB 所需的全身肝素化增加了围手术期出血的风险和输血制品的需求。通常需要输注红细胞、血小板和凝血因子。纤维蛋白溶解药物可以在一定程度上减轻出血。

当在 CPB 下进行手术时，可用单腔气管导管进行气道管理。通常选择带套囊的气管导管能够提供更好的气道保护，并允许使用相对高的吸气压力对肺部进行有效通气。在极少数情况下，小儿肺移植手术不需要 CPB，而需要单肺通气。双腔管可用于年龄较大的患儿（见第 15 章）。如果使用双腔管，则需在手术结束时将其更换为单腔管，除非希望继续进行隔离肺通气或担心肺部污染。较小的患儿可以考虑使用支气管阻塞器或选择性插入单侧支气管。但这些选择就使得不能对患侧肺进行吸引。一旦患者完成气管插管，就要进行其他的有创监测，通常包括有创动脉测压和中心静脉置管，以及两个大口径静脉输液导管。一些移植中心会另外放置肺动脉导管或直接替换中心静脉导管。偶尔，外科医生会放置右心房导管。如果放置肺动脉导管，则必须在肺切除术前将其抽回肺动脉主干。随后放置 TEE 探头，以帮助评估残余心脏异常和心脏功能，特别是右心室功能，无论是对移植前还是在移植后的心脏评估都有用处[356]。

手术期出血常见于 CPB 后及术后即刻。广泛的肺-体循环侧支、肝功能不全引起的凝血障碍及既往手术或囊性纤维化造成的粘连，可能会使手术分离困难并导致出血。纤维蛋白溶解疗法已被证实能减少既往胸外科手术患者的出血[357]。

肺囊性纤维化的患者其肺部会均匀地被细菌聚集繁殖，因此，在取出原生肺后，用抗生素溶液冲洗气管残端，以减少移植肺的污染。虽然尽了最大努力，但这些患者偶尔还是会出现脓毒症或类似于感染性休克的综合征，这是由于在切除病肺的过程中释放了细菌和有毒介质。这些患者术后需要强化治疗，但多数情况下治疗效果不佳。

在第一个肺被植入后，允许少量血液灌注到肺动脉内，同时对第二个肺进行吻合，从而减少第一肺的缺血时间。在第二个肺被植入后，对肺进行通气以清除肺不张区域。移植后的通气策略是限制潮气量，以维持峰值吸气压力 <35cmH₂O，PEEP 在 5～10cmH₂O 范围内。在 CPB 终止前，经典的做法是通过正性肌力药增强心肌功能。有时，可能需要联合使用正性肌力药物、血管扩张药或血管加压药。一些移植中心常规使用 NO 和/或前列腺素 E1（PGE1）来降低肺静脉阻力，而另一些中心则只对合并有肺动脉高压的患者使用。手术室中可使用支气管镜检查支气管吻合部位的情况，而术后 24h 内进行肺灌注扫描检查支气管吻合部。

在心肺联合移植患者中，从 CPB 撤机开始与前述的心脏移植相似，仍然需要使用足够的液体和正性肌力药来支持失神经支配的心脏。与心脏移植患者相比，因为出血量增加，心肺联合移植患者可能需要更多的努力来维持足够的液体状态。由于广泛的侧支和支气管循环，这些患者的出血可能进一步加剧。对于这些患者可能需要输注血液制品。

急性移植物功能障碍可表现为 CPB 撤机后的持续性低氧血症。这可能是相对可逆的原因造成的，如通气不足、肺不张或右心室功能不全伴右至左分流；但较为严重的原因可能是再灌注损伤。在缺血和再灌注期间，肺很容易产生自由基和炎症介质。再灌注损伤与较长的缺血时间相关，在充分通气和无其他明确的低氧病因的情况下表现为低氧血症、气管内可见粉红色泡沫状分泌物，可能提示再灌注损伤。PGE 1 可降低再灌注损伤的风险和症状。最佳的通气策略旨在通过适当的呼气末正压和尽可能低的峰值吸气压力来维持氧合和通气。FiO₂ 的目标是使 PaO₂ 低于 120mmHg，以避免氧气毒性。NO 一种有效的平滑肌松弛剂，在预防性治疗中并没有被证明可以防止再灌注损伤。但是 20～60mg/L 的剂量范围内的 NO 已被证明对肺动脉和右心压增高伴低氧血症的患者有效[358-363]。吸入依前列醇也被证明是安全和有效的治疗肺动脉高压和再灌注损伤的方法[364]。有时，所有这些措施都无法充分恢复肺功能，也可使用 ECMO 以使供体肺恢复功能[365-368]。

术后早期管理

术后早期护理需要根据患儿的年龄、移植前的诊断和移植前的并发症来确定其个体化的护理方案。肺囊性纤维化的年长患儿通常需要给予数天的机械通气，其住在重症监护病房的时间平均不到 1 周[369]。拔管后，这些患者可能需要氧气辅助以进行运动疗法。非囊性纤维化婴儿和儿童通常在移植前病情较重，他们平均需要 3 周以上的机械通气及近 2 个月的重症监护[370]。年幼的移植患儿体型较小，通常其气道并发症的发生率较高，并且可能患有相关的先天性心脏缺陷。移植前严重肺动脉高压的患者术后常表现出明显的血流动力学紊乱。因此，这些患者在术后前 2 天仍需保留气管插管、维持镇静状态并给予肌松药。

移植后患者的咳嗽反射消失，支气管缝合线上黏液纤毛运输功能丧失，因而需要积极的 X 胸部理疗，以避免肺部充血而导致感染和呼吸衰竭。这些患者必须经常进行气管内吸痰，也可能需要进行治疗性支气管镜检查以清除肺内分泌物与黏液。除外肺部因素本身会引起的感染风险外，手术本身、留置导管和引流管也都会增加感染的风险。围手术期应予预防性抗生素治疗，包括抗病毒和抗真菌治疗。若供体或受者中存在潜在的真菌感染或病毒感染（如 CMV），预防性抗生素治疗更尤其重要[371]。

术后合理使用阿片类药物控制疼痛对于确保有效的肺内清洁至关重要。对于能够使用镇痛泵等自控装置的患者，可以考虑让其自行控制镇痛。也可以使用区域阻滞，但由于 CPB 中的全身肝素化，许多麻醉医生不愿意在 CPB 前放置硬膜外导管。如果需要区域阻滞，当患者的凝血状态恢复正常时，可在术后放置胸段硬膜外或椎旁导管。右美托咪啶也可用于辅助疼痛管理，通过提供对呼吸驱动影响最小的唤醒镇静，减少阿片类药物的使用量使患者获益。

术后长期管理

由于肺内皮细胞表面积很大，能够产生大量易受主要组织相容性抗原影响的免疫活性细胞，并能产生剧烈的淋巴细胞导向宿主反应,因而在肺移植和心肺联合移植的患者中,免疫抑制药物的应用需要量比其他器官移植患者更大。免疫抑制诱导用于一半以上的心肺和肺移植中心[372]。大多数移植中心使用持续的多种药物免疫抑制疗法[373]。国际小儿肺移植合作组织建议他克莫司、吗替麦考酚酯和泼尼松作为免疫抑制治疗的主要药物。最广泛使用的方案基于一种钙调磷酸酶抑制剂,联用一种细胞周期抑制剂及一种糖皮质激素。最常用的钙调磷酸酶抑制剂是环孢素和他克莫司。两者的作用相似,且都有显著的副作用。在预防闭塞性细支气管炎(BO)的发生方面,两种方法都没有明显的效果。他克莫司的主要副作用包括高血糖、脱发,可能导致肾功能损伤及增加 PTLD 风险。环孢素的主要副作用则包括高胆固醇血症、多毛症、牙龈增生和高血压。环孢素可延长阿曲库铵和维库溴铵的神经肌肉阻滞作用[374]。必须密切监测患者环孢素的血药浓度,尤其是在肺囊性纤维化患者中,这类患者对环孢素吸收变异明显。环孢素浓度的增加与中枢神经系统的副作用有关,如癫痫、头痛甚至卒中[375,376]。几乎所有的肺移植治疗方案中都包括类固醇。随着时间的推移,为了预防高血糖和骨质疏松症等并发症,类固醇剂量在逐渐减少,但在移植后 1 年和 5 年,几乎所有的肺移植患者都继续服用泼尼松。除钙调磷酸酶抑制剂和糖皮质激素外,治疗方案还包括细胞周期抑制剂。吗替麦考酚酯的使用正在增加,但到目前为止还没有明显的证据表明它比硫唑嘌呤更有益。硫唑嘌呤可延长琥珀酰胆碱的神经肌肉阻滞作用[374]。西罗莫司可以阻断 IL-2 诱导的 T 细胞增殖,因其阻碍伤口愈合、导致伤口开裂而无法作为首选药物,但可用于缝合伤口愈合后的闭塞性细支气管炎患者的补救治疗。

围手术期可能出现各种并发症(表 31-9)[377]。在接受长期免疫抑制治疗的患者中,超过 1/3 的患者在移植后第一年出现高血压。5 年后,这一数字几乎达到了所有幸存者的 3/4。此外,其中一些儿童,特别是接受他克莫司治疗的儿童,出现了肌酐清除率进行性降低的慢性肾功能不全。慢性肾病是小儿肺移植受者的主要并发症[378,379]。超过 1/3 的患者在移植后 7 年内出现一定程度的肾功能不全,偶尔甚至可

能会发展到需要透析和肾移植的程度。肾功能不全与死亡率增加有关[380]。

移植后气道并发症的出现可能是灾难性的[381]。尽管危及生命的支气管开裂并不常见,但仍然存在支气管狭窄和气管软化塌陷的问题[382,383]。支气管狭窄可能与吻合口的相对缺血、反复感染以及大剂量糖皮质激素使用有关。狭窄的初步治疗是球囊扩张,然而高达一半的支气管狭窄患者需要放置支气管支架。在年轻患者中,动力性气道梗阻可能是导致拔管困难的并发症。这种动力性气道阻塞通常是自限性的,随着时间的推移而逐渐改善,不需要干预。对移植后患者需要进行密切随访,观察是否有排斥、感染和 / 或闭塞性细支气管炎的迹象,并监测肺功能检查结果。移植后患者的麻醉药物选择必须个体化,应考虑到可能的并发症,如持续性右心功能不全、排除分泌物的能力下降以及特别注意任何可能穿过支气管缝合线的情况。行纤维支气管镜下支气管肺泡灌洗和经支气管活检是肺移植后患者需要麻醉最常见的适应证[384]。支气管镜检查应定期进行,通常每 3 个月一次,用以评估非常早期的病理变化。患儿施行纤维支气管镜检查最常在全身麻醉下进行。喉罩通气是首选的气道管理方式。喉罩气道内腔明显大于相应气管导管的管腔,可允许支气管镜医生使用更大的纤维支气管镜,有助于改善视野,改善抽吸,易于支气管肺泡灌洗,同时更利于经支气管活检获得足够的标本[385]。

急性排斥反应常见于移植后最初几个星期到几个月。虽然急性排斥反应通常无症状,但可能出现发热和呼吸困难。影像学表现可能包括肺部浸润性改变和胸腔积液。肺功能测试可能显示 FEV_1 降低、用力肺活量下降。可通过支气管镜检查、支气管肺泡灌洗和气管壁活检确诊。急性排斥反应分级为 A0~A4 级。A2 级及以上的患者需要加强免疫抑制治疗。慢性排斥反应的主要表现是闭塞性细支气管炎(BO)[386],在肺移植术后 5 年内的发生率高达 50%。BO 是移植第一年后的主要死亡原因。它表现为运动耐力和通气功能的逐渐恶化。BO 的特点是小气道纤维化和血管壁增厚。诊断的标准是 FEV_1 较先前的 FEV_1 降低[387]。已知 BO

表31-9 移植后 1 年、5 年和 7 年内小儿肺移植幸存者的累积发病率(随访 1994 年 4 月至 2014 年 6 月)

结局	已知回应总数/例	1 年内/%	已知回应总数/例	5 年内/%	已知回应总数/例	7 年内/%
高血压 [a]	765	41.4	229	67.7	—	—
肾功能障碍	795	9.4	247	29.6	138	42.8
肌酐(≤2.5mg/dl)		6.5		23.1		32.6
肌酐异常(>2.5mg/dl)		1.9		4.0		6.5
慢性透析		0.8		1.6		0.7
肾移植		0.3		0.8		2.9
高脂血症 [a]	781	5.1	231	17.7	—	—
糖尿病 [a]	797	21.3	250	35.2	—	—
闭塞性细支气管炎综合征	739	12.2	192	35.9	93	41.9

[a] 以上数据不适用于移植 7 年后的患儿。

Goldfarb SB, Benden C, Edwards LB, et al. The Registry of the International Society for Heart and Lung Transplantation: Eighteenth Official Pediatric Lung and Heart-Lung TransplantationReport-2015; Focus Theme: Early Graft Failure. *J Heart Lung Transplant*. 2015; 34(1): 1255-1263(表 4)。

的危险因素包括供体肺缺血时间延长、两次以上排斥反应发作以及年龄>3 岁[332]。遗憾的是,目前还没有持续可靠的 BO 治疗方法。各种免疫抑制药物的使用结果各不相同。主要治疗是免疫抑制预防急性排斥反应及及时治疗 CMV 感染。在严重的 BO 病例中,再移植是唯一的治疗选择。

移植后的血管并发症并不常见,但当它们确实发生时,最常见的原因是肺动脉或心房瓣内赘生物导致的继发性机械性血流阻塞,阻碍静脉回流。血管并发症可能难以与再灌注损伤区分,表现右心系统血量增多以及肺泡蛋白质沉积症伴随气管导管内出现粉红色泡沫状分泌物。肺动脉或静脉狭窄可在手术室或床边用 TEE 进行诊断,在某些情况下可能需要心导管检查。根据研究结果,患者可在心导管下或在手术期间放置支架以减轻狭窄。此外,移植肺没有淋巴管的再吻合,这种淋巴管引流的缺失增加了术后肺水肿的风险。肺泡壁水肿的增加和血管的逐渐充盈进一步降低移植后肺的顺应性[388]。

移植肺是去神经支配的,虽然这对气道反射、黏液纤毛运输和支气管反应性的影响很小[389],但更大的影响在于对呼吸中枢的刺激丧失反应,与呼吸辅助肌失去协调,这种不协调甚至可能肉眼可见。此外,患者在移植后早期经常表现出心动过缓,而晚期则趋向于交感神经紧张和心率加快[390]。

肺移植后,膈神经、喉返神经和迷走神经损伤很常见[391]。虽然膈神经损伤通常是暂时性的,但由此引起的膈肌麻痹可能导致需要长期机械通气,甚至考虑放置膈肌起搏器。喉返神经损伤发病率在每 10 例小儿肺移植患者中可达 1 例。左喉返神经诱发的声带麻痹最为常见,尽管大多数儿童最终可以康复[391]。

胃食管反流(gastroesophageal reflux disease,GERD)是一个值得注意的肺移植后问题,它是 BO 一个额外的危险因素[392,393]。迷走神经损伤可导致胃食管反流和胃轻瘫。这不仅反复发生吸入性肺炎导致移植肺衰竭,而且胃排空延迟导致患儿对免疫抑制药物的吸收变得不可靠。许多 GERD 患者需行 Nissen 胃底折叠术[394]。肺囊性纤维化患儿肺移植后肠梗阻的发生率很高(10%)。这些患儿可能需要胃造口术、空肠造口术或其他解决肠梗阻的手术[395]。

肺移植后排斥反应是常见的。年龄较大的儿童发生排斥反应的次数平均是婴儿的 10 多倍[317,391]。排斥的症状和体征均是非特异性的。

巨细胞病毒(CMV)是移植后患者最常见的感染之一,CMV 感染可能表现出轻微的症状,但可能进展为肺炎、胃肠道症状甚至是多器官衰竭的败血症综合征。CMV 与急性细胞排斥反应和慢性排斥反应均有关[396,397]。抗病毒药物能够降低这种感染的严重性[398]。如果供体或受者 CMV 阳性,通常需要考虑预防性抗生素治疗。肺囊性纤维化患儿术后感染铜绿假单胞菌或真菌的风险更大。

在移植后囊性纤维化的患儿中有许多恶性肿瘤的报道,其发病率高于同龄对照组,可能归因于免疫抑制治疗。肺和心肺联合移植患儿的 PTLD 发生率高于其他实质性器官移植患者,这也许是因为需要更高水平的免疫抑制治疗。即使在这组患儿中,肺囊性纤维化亚组移植后 PTLD 发生率也更高。PTLD 包括一组肿瘤,从 B 细胞增生到免疫母细胞淋巴瘤。据报道,PTLD 的死亡率高达 60%。其中一些死亡病例是由于通过减少免疫抑制疗法治疗 PTLD 导致的移植物衰竭所致。多达 25% 的肺囊性纤维化患儿罹患 PTLD。在大多数情况下,PTLD 与 EBV 感染相关,该病毒要么是免疫抑制下既往病毒的再感染,要么是来自供体肺的新感染。EBV 在移植前血清学呈阳性的患者中并不常见。而对于移植前血清学呈阴性的患者,EBV 相关疾病的发生率为 1/5。PTLD 可以通过临床症状、活检病理以及活检组织中存在的 EBV DNA 或 RNA 来诊断。PTLD 可表现出包括单核细胞增多症在内的多种非特异性症状,最常见的症状包括体温升高、淋巴结肿大和胃肠道症状等。大多数 PTLD 发生在移植后的第一年。EBV 感染同时激活体液和细胞免疫反应。在免疫缺陷患者中,正常免疫反应减弱,T 细胞和自然杀伤细胞的自然调节受损。移植后自然杀伤细胞功能受损可达数月,而预防移植排斥反应所需的免疫抑制则会损害 T 细胞免疫,并允许 EBV 感染的 B 细胞不受抑制地增殖。

治疗 PTLD 的方法是减少或停止免疫抑制治疗[399,400]。遗憾的是,免疫抑制治疗的减少或停用会使这些患儿面临移植器官衰竭的风险。其他有效的治疗手段包括局部切除病变、抗病毒治疗[401]、单克隆抗体[402]、干扰素[403,404]、免疫球蛋白和细胞毒性 T 淋巴细胞[405],化疗似乎疗效不佳且可能会降低患儿生存率[400]。

尽管可能发生心律失常,但在移植后相对罕见(<5%)且通常不需要治疗。与大面积左心房缝合线相关的房性心律失常是最先被报道的心律失常之一[406,407]。肺移植术后心律失常的类型包括功能性逸搏节律、非持续性室性心动过速、加速交界性心律、窦性心动过缓、非持续性室上性心动过速、异位性房性心动过速和二度心传导阻滞,一般均不需要治疗[408]。肺移植术后患儿的身高和体重均落后于同年龄组,其生长曲线介于年龄的 5% 和 10% 之间,总体生长率仅为预测值的 2/3。根据肺功能检查、放射学检查和组织学检查,移植肺在受者体内的生长似乎与受者的身高和体重相适应。肺功能储备[409]、气道大小[410]和肺泡绝对数量随着身高和体重的增加而增加,与正常对照组相当。此外,接受成熟活体的肺叶也会生长,移植的成熟肺叶会扩张并填满受者整个胸部。然而,在这些成熟的肺叶中,虽然气道看起来在增大,原有肺泡似乎在膨胀,而肺泡绝对数量没有增加。小儿肺移植术后第一年的存活率在过去 20 年中保持不变[411]。移植患儿 5 年生存率超过 50%,1 年和 3 年生存率分别为 75% 和 66%[372]。特发性肺动脉高压患儿的 1 年和 5 年生存率稍好,分别为 95% 和 61%,但其移植后的中位生存时间仍为 5.8 年(图 31-11)[412]。

婴儿的早期死亡率为 25%,移植前有明显肺动脉高压的患儿和接受再次移植的患儿其死亡率也高于平均水平。在所有年龄段中,超过一半的早期(第一个月)死亡是由原发性移植物衰竭导致的。晚期死亡的主要原因是感染、BO 和恶性肿瘤。在移植后 1 个月到 1 年内死亡的主要原因是非 CMV 感染;1~3 年内死亡的主要原因是 BO,其次是非 CMV 感染;3 年后,BO 是主要的死因,几乎占所有死亡的一半。大多数恶性肿瘤来自 PTLD。在那些存活下来的患儿中,超过 75% 的患者在移植后 1 年、3 年和 5 年的活动都受

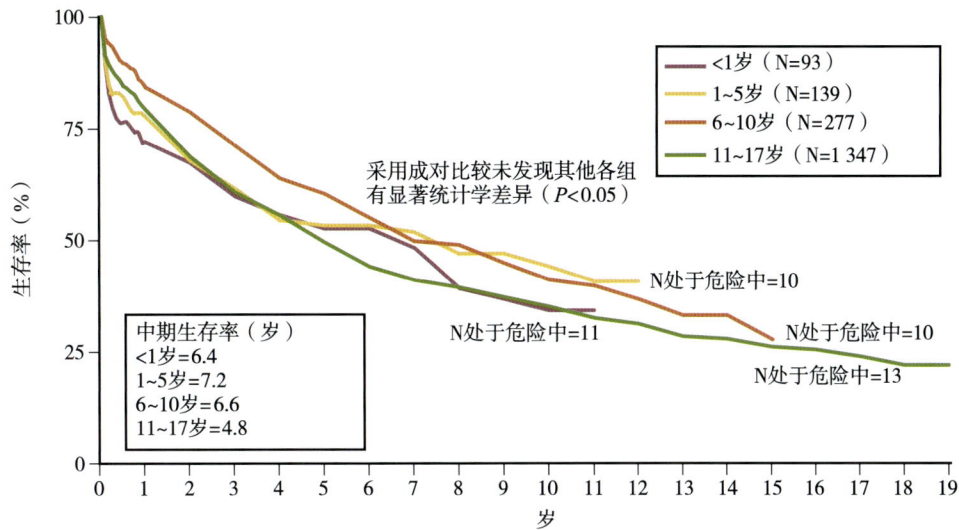

图 31-11　小儿肺移植。不同受者年龄组的 Kaplan-Meier 生存曲线分析。移植的数据时间范围为 1990 年 1 月 —2013 年 6 月（摘自 Goldfarb SB, Benden C, Edwards LB, et al. The registry of the international society for heart and lung transplantation：eighteenth official pediatric lung and heart-lung transplantation report-2015；Focus theme：early graft failure. *J Heart Lung Transplant*. 2015；34（10）：1255-1263，图 10）

到了最低程度的限制。

（蒋长青　译，潘志英　校，俞卫锋　上官王宁　审）

精选文献

Almond CS, Morales DL, Blackstone EH, et al. Berlin Heart EXCOR pediatric ventricular assist device for bridge to heart transplantation in US children. *Circulation*. 2013;127(16):1702-1711.

The use of ventricular assist devices as a bridge to transplantation has increased significantly over the past decade. The authors describe the overall Berlin Heart EXCOR experience in U.S. children and found that lower patient weight, reduced renal or hepatic function, and use of biventricular device support was associated with death. This paper provides important information in regard to predicting the risk profile when deciding to initiate mechanical support for a patient.

Dharnidharka VR, Fiorina P, Harmon WE. Kidney transplantation in children. *N Engl J Med*. 2014;371(6):549-558.

This review paper summarizes the latest surgical and immunologic advances in pediatric kidney transplantation. The paper includes outcome data of graft and patient survival broken down by patient age and era of time that the transplant was performed.

Henderson HT, Canter CE, Mahle WT, et al. ABO-incompatible heart transplantation: analysis of the Pediatric Heart Transplant Study (PHTS) database. *J Heart Lung Transplant*. 2012;31(2):173-179.

This paper demonstrated equal 1-year survival and rejection outcomes for ABO-incompatible and ABO-compatible heart transplant recipients by analyzing data from the Pediatric Heart Transplant Database. The results from this paper add to the favorable data collected from similar analyses suggesting that UNOS reevaluate the policy of giving priority of ABO-compatible over ABO-incompatible hearts, thus increasing organ availability to children.

Lee J, Yoo YJ, Lee JM, et al. Sevoflurane versus desflurane on the incidence of postreperfusion syndrome during living donor liver transplantation: a randomized controlled trial. *Transplantation*. 2016;100(3):600-606.

This prospective, randomized, controlled trial investigated postreperfusion syndrome and use of vasoactive agents in 62 adult liver transplant recipients receiving either sevoflurane or desflurane. There was significantly less postreperfusion syndrome (38% vs. 77%) and vasoactive agent (19% vs. 45%) use in adults receiving sevoflurane. There does not appear to be an advantage to using desflurane over sevoflurane during reperfusion.

Sorensen LG, Neighbors K, Martz K, et al. Longitudinal study of cognitive and academic outcomes after pediatric liver transplantation. *J Pediatr*. 2014;165(1):65-72.e2.

This is a prospective multicenter longitudinal study investigating intellect, academic performance, and executive function over time. Pediatric liver transplant recipients 2 or more years after liver transplant were evaluated at 5 to 6 years and 7 to 9 years. A pattern of cognitive and academic deficits were detected in patients that persisted over time. Factors that seemed to predict cognitive deficits included operative complications and intraoperative transfusion volume.

参考文献

第32章　骨科和脊柱外科手术

32

NIALL C. WILTON, BRIAN J. ANDERSON

　　骨科和脊柱外科手术的麻醉面临着许多挑战。小儿常并发影响心血管和呼吸功能的相关疾病。麻醉期间保持呼吸道通畅对一些患儿来说并非易事,例如有先天性多发性关节挛缩症的患儿[1],手术时间可能会延长,可能发生严重的失血,需要采取血液制品管理和减少输血的策略(见第12章)。造成骨科损伤的严重创伤常会伤及其他器官系统,这些可能不利于麻醉的管理(见第39章)。关于肺误吸的风险和必要的禁饮禁食时间,在轻微的创伤病例中,如单纯前臂骨折,仍然存在一定争议。长骨骨折患儿的脂肪栓塞并不常见,但是对于围手术期出现缺氧和意识变化的任何患儿都应该要考虑脂肪栓塞可能[2]。肿瘤手术可能因化疗、药物处置的改变或骨移植等因素而变得复杂,类似于整形和重建手术

(见第35章),同时术后可能需要复杂的疼痛管理(如幻痛、反射性交感神经营养不良)(见第45章)。有慢性疾病的患儿会面临反复的手术或诊断性操作。单一的不良经历可能会长期影响其对麻醉的态度。将患儿固定在手术台上需要特别关注,尤其是对于有肢体畸形和挛缩的患者。需要垫子、枕头和特殊框架等以防止为达到最佳手术体位而因意外压力缺血造成的损伤。石膏尤其是在臀部周围的应用,需要考虑肠道和膀胱的排便排尿功能,避免因压力或摩擦而导致皮肤破损,并可允许硬膜外导管的使用。四肢石膏架的术后管理必须考虑到由于石膏架限制或隔室病变引起筋膜间隙综合征的可能性。常用的神经阻滞可掩盖石膏模型或筋膜间隙综合征下的压力效应,但使用低剂量酰胺类局麻药的

硬膜外阻滞却不能掩盖压力下的不适[3,4]。术中温度调节可能受到止血带应用或疾病的影响（如成骨不全症、先天性多发性关节挛缩症）。在骨科手术中经常使用放射线；麻醉人员应采取预防措施防止过度辐射。

局麻（见第 42 章）可减少术中麻醉药用量，并提供术后镇痛。使用超声技术可以很好地定位神经组织从而提高阻滞成功率并减少局麻药的剂量（见第 43 章）[5,6]。这预示着对于单侧下肢手术越来越多地使用周围神经阻滞而不是中央阻滞。对乙酰氨基酚和非甾体抗炎药（NSAID）是治疗中度疼痛最常用的镇痛药。定期给予对乙酰氨基酚和 NSAID 可减少全身阿片类药物的使用量[7]。但 NSAID 可降低成骨细胞活性，并可能增加脊柱融合术后骨不连的发生率[8,9]。在能够进食之前，静脉注射对乙酰氨基酚非常有效，但是该药的静脉配方并非在所有美国都被准许使用[10]。肢体延长技术（如 Ilinzarov frame）引起的长期疼痛可能需要在出院后口服阿片类药物。

脊柱侧弯手术

前来做脊柱侧凸手术的患儿其疾病严重程度不同，从简单的青少年到严重的如患有神经肌肉疾病、呼吸衰竭和心脏问题的患者都包括其中。呈现的年龄范围也从婴儿期到青年期不等。脊柱侧凸手术的麻醉方法因个体患者的需求而异[11,12]。旨在最大限度地减少失血和输血需求的方法已经从低血压和血液稀释的极端发展到两者兼顾、更加平衡的方法，包括使用抗纤维蛋白溶解剂、术前自体输血准备以及术中自体血回收技术。随着使用体感诱发电位（somatosensory evoked potentials，SSEP）和运动诱发电位（motor evoked potentials，MEP）对神经传递进行更为精密的测量已成为监测标准，麻醉剂对复杂生理信号的影响变得越来越重要。

术语，历史和外科发展

早期的印度教文献（公元前 3500—前 1800 年）描述了克里希纳勋爵治疗一名女性，她的背部"有三处变形"[13]。术语脊柱侧凸（即弯曲）、脊柱后凸（即驼背）和脊柱前凸（即向后弯曲）起源于希腊医生盖伦。脊柱侧凸是脊柱的正常垂直线的横向偏差，当通过射线照片测量时，其 >10°。脊柱侧凸由脊柱的侧向弯曲和椎骨在弯曲内的旋转组成。脊柱前凸是指在矢状平面中脊柱向前部形成角度而脊柱后凸是指脊柱在侧面影像上评估时有脊柱向后部形成角度。曲线可以是简单或复杂的、可弯曲或僵硬的结构性的或非结构性的，主要弯曲最早出现并最常发生在胸椎和腰椎，次级（或补偿）弯曲则可出现在主要弯曲的上方或下方以维护身体的线性对位。各种弯曲类型的组合具有不同的病理生理学预后。

脊柱侧凸曲线的程度通常使用 Cobb 方法测量[14]，测量是从前后位 X 线片进行的，同时需要准确识别侧弯上下端椎骨，这些椎骨最严重地向侧弯的凹面倾斜。角度测量的 Cobb 方法如图 32-1 所示。

希波克拉底（大约公元前 400 年）开发的治疗方法主要依靠称为 scamnum[15] 的精密牵引床进行操纵和牵引。脊

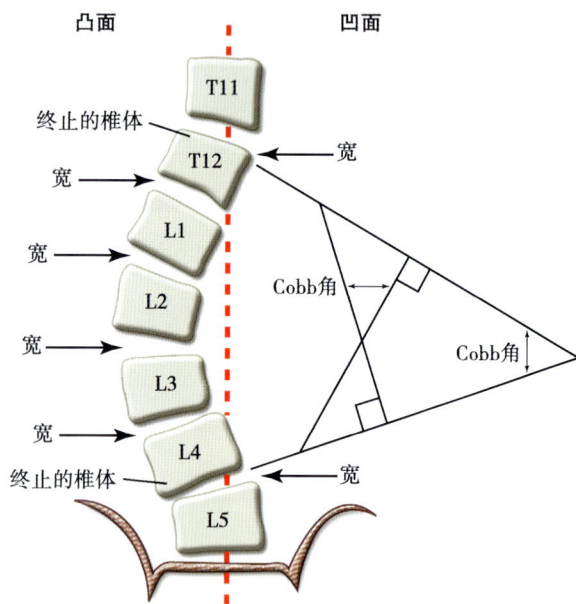

图 32-1　前后位脊柱 X 线图显示了脊柱侧凸曲度的 Cobb 测量方法

柱畸形的非手术治疗一直持续到 1839 年，尔后以皮下腱切断术和肌肉切开术形式进行的手术治疗是由法国外科医生 Jules Guerin 描述并报道的。

Russell Hibbs 在 1911 年首次报道采用脊柱后路融合术治疗结核性脊柱畸形[17]。最初的脊柱器械系统是 Harrington 固定杆系统[18]，这种技术的改进使节段固定和早期活动成为可能[19]，该系统治疗了侧方弯曲但未能解决校正轴性旋转。随后的发展允许使用 Cotrel-Dubousset 仪器通过悬臂操纵同时对这两种畸形进行校正[20]。

下一步的进展是应用椎弓根螺钉而不是钩子。它们最初被用作腰部侧弯的远端固定锚，并且被发现可以增强校正和稳定性，即使与钩子同时应用治疗更近端脊柱侧弯（即钉钩混合构造）[21]。椎弓根螺钉内固定技术用于全曲线矫正比钩子技术[22]、混合椎弓根螺钉及钩子技术[23] 能提供更好的矫正效果。由于担心椎弓根螺钉的位置问题，在有变形或骨质疏松脊柱的患儿中，通常使用层下聚酯带作为混合技术的一部分用于椎弓根螺钉置入术[24]，尽管聚酯带可能带来更多的神经系统并发症[25]。

分类

脊柱侧凸畸形的分类是不完美的，因为其所使用的系统是应用于临床而非基于病因的。大多数分类是基于手术并用于外科决策。侧弯可以基于发病年龄、相关病理学和侧弯的解剖学配置来描述，例如单侧弯、双侧弯或三侧弯；骨盆倾斜量；曲线的灵活性；和侧弯的三维（3D）分析[26]。可以预示麻醉风险的脊柱侧弯分类，特别是呼吸衰竭，将具有临床益处。5 岁以下患有早发性脊柱侧凸或独立性心脏病或肺部疾病的患儿其发生呼吸衰竭的风险增加，而青春期出现的特发性脊柱侧凸患儿的风险最小[27]。麻醉医生应该关注采用脊柱侧凸研究学会于 1973 年建议的分类（表 32-1）[28]。

表 32-1　脊柱侧弯的分类和相关的关键麻醉风险因子

分类	与脊柱侧弯手术相关的问题	用琥珀胆碱后钾增高	估计大的出血量	呼吸并发症和呼吸支持
特发性				
婴幼儿型<3岁	经常手术，体态小		✓	✓
青少年3~9岁				
青春期9~18岁	被患者认为是整形手术，期望完美的结果			
先天性				
骨异常	直角畸形，脊髓损伤高风险，生殖泌尿系畸形			
神经管缺损，脊髓脊膜膨出，脊柱裂，脊髓空洞症	乳胶过敏，压伤，脑积水，Arnold-Chiari/Chiari畸形（避免颈部伸展）			
神经肌肉型				
神经性				
上运动神经元-脑瘫，脑缺氧	上呼吸道阻塞，复发肺炎，术后疼痛管理	✓✓		✓✓
下运动神经元-脊髓灰质炎				
肌肉性				
进行性	心肌病，二尖瓣脱垂，传导异常	✓	✓✓	✓✓
Duchenne 肌肉萎缩症	心电异常	✓	✓	✓
脊髓肌肉萎缩症，面肩肱型肌肉萎缩	肥厚型心肌病	✓		
	心力衰竭			
其他		✓		
弗里德赖希(Fridrich)共济失调				
神经纤维瘤病	高血压，其他神经纤维瘤			
间充质				
马方综合征	二尖瓣和主动脉瓣反流			
黏多糖病（如 morquio 综合征）				
关节筋挛症	插管困难，严重筋挛		✓	
成骨不全	体态小			
创伤				
肿瘤				

✓，可能有麻醉风险，✓✓，麻醉风险发生概率非常大。

改编自 Goldstein LA, Waugh TR. Classification and terminology of scoliosis. *Clin Orthop Relat Res*. 1973; 93: 10-22。

Lenke 分类系统是在 2001 年开发的，用于特发性脊柱侧凸，它提供了一种对侧弯进行分类同时指导手术治疗[29]，外科医生越来越多地将其作为决策制订的一个组成部分[30]。包含在内固定和融合术中的主要弯曲和结构性小弯曲被用来进行分类，而非结构性小弯曲则排除在外。该系统由三个组成部分：曲线类型、腰椎修正器和胸廓矢状面修正器。由此产生的六种脊柱侧弯类型具有特定的放射学特征，将结构和非结构侧弯、近端胸椎、胸主干和胸腰椎/腰椎区域、侧弯数量、侧弯类型和主要结构侧弯部位关联起来如下：

1 型，胸部主干侧弯：单个；主要胸椎结构性侧弯

2 型，胸部双侧弯：两个；近端胸椎和胸部主干结构性侧弯

3 型，双大侧弯：两个；胸部主干（主要曲线）和胸腰椎/腰椎结构性侧弯

4 型，三个大侧弯：三个侧弯；所有三个结构性侧弯

5 型，胸腰椎/腰椎：单个；胸腰/腰结构性侧弯

6 型，胸腰椎/腰椎胸腰椎主干：两个；胸腰/腰椎（主要弯曲）和胸椎主干结构性侧弯

在类型 1~4 中，胸椎主干弯曲是主要弯曲，而在类型 5 和 6 中，胸腰椎/腰椎弯曲是主要弯曲。

病理生理学和疾病自然史

椎骨旋转和胸腔畸形通常伴随任何侧向弯曲。随着弯曲的进展，初始弯曲区域中的椎体将旋转到侧弯的凸面而棘突旋转到凹面。这种椎体旋转可以通过测量距离中线的椎弓根位置来确定（即 Moe 方法）[31]。椎体和椎间盘形成楔形外观，楔形顶点朝向凹面。在弯曲的凸面上，肋骨被向后推动，这使得胸腔变窄并导致特征性驼峰形成。在凹面上，相同的旋转会使肋骨横向受力，从而导致横向边缘的挤压（图 32-2）。这些变化导致愈发严重的限制性肺部缺陷。具体何时会成为一个问题，这取决于患儿的伴随病理情况。胸椎和腰椎区域是主要侧弯的最常见部位。在主要侧

弯位于腰部区域的患儿中，当尝试进行脊柱或硬膜外置管时，应考虑椎体的旋转和棘突，因为椎管多向侧弯的凸面方移位。

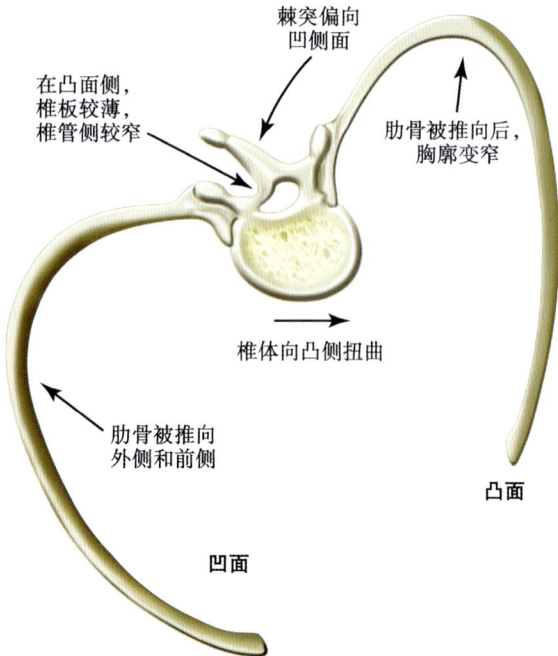

图 32-2 胸椎侧凸中椎体和肋骨的特征性扭曲（改编自 Kleim HA. Scoliosis. In: Ciba Foundation Symposium. Vol.1. Summit, NJ: Ciba; 1978: 609; Anesthesia for orthopaedic surgery. In: Gregory GA, ed. Pediatric Anesthesia.3rd ed. *Edinburgh: Churchill Livingstone*; 1994）

胸腔的物理扭曲导致肺容量和功能的限制。通气取决于胸廓的移动性、每个半胸的体积以及移动胸腔所需的肌肉力量和弹力。有特发性脊柱侧凸并且肺活量轻度下降的患儿，其 1s 时的用力呼气量（FEV$_1$）、气体传递系数（gas transfer factor）和最大静态呼气气道压力（PEmax）也降低（图 13-4 和表 13-2）。侧向弯曲和椎体旋转的主要畸形导致凹侧的肺能够达到接近正常的呼气末位置但不能达到吸气末端位置，而凸侧的肺达到正常的吸气末位置但无法达到正常的呼气末位置。凹侧在总肺容量中的贡献小于正常值，导致 PEmax 降低。同样，由于凸侧没有达到正常的呼气末位置，肋间肌和膈肌的效率会降低，导致最大静态吸气气道压力（PImax）降低，尽管这种降低可能不那么明显[32]。脊柱侧凸对呼吸功能的主要影响是机械性的，胸壁的解剖学变化导致运动受损和顺应性降低。当这些缺陷未得到治疗时，就将出现潜在的长期呼吸问题包括低氧血症、高碳血症、复发性肺部感染和肺动脉高压。

先天性、婴儿期和青少年脊柱侧凸：早发性脊柱侧凸

先天性脊柱异常是由于形成和细胞分裂失败而导致脊柱侧凸和脊柱后凸。半椎体畸形是最常见的异常类型，是由于"形成"失败而引发。完全分割的半椎体在脊柱快速生长期间（如生命的前 5 年）导致进行性畸形，在胸腰椎中可见最严重的畸形。先天性脊柱异常可能与肋骨、胸壁和半侧面部

肢体发育不良的畸形有关[33]。先天性脊柱侧凸患儿的泌尿系统风险为 25%，心脏异常风险为 10%。支撑或铸造技术对这种形式的脊柱侧凸无效。除了限制性损伤外，这些患儿可能有阻塞性肺病，这或许是由于脊柱旋转引起主干支气管压迫所导致[34]。这些患儿的手术选择包括原位融合、凸形半骺病、半椎体切除、生长干和垂直可扩展假体钛肋（vertical expandable prosthetic titanium rib, VEPTR）治疗[35]。尽管短期矫正很容易实现，但短胸椎甚至胸廓功能不全综合征（胸部不能支持正常呼吸和胸部生长）可以出现[36]。大约有一半的胸腔融合患儿和融合近端胸椎的患儿有限制性肺病（FEV$_1$<50%）[37]，可以使用 VEPTR 扩张胸膜成形术和稳定术进行治疗[38]。

婴儿和青少年脊柱侧凸是特发性脊柱侧凸的一部分，但在此考虑是因为它们的表现并且需要在早期进行治疗。婴儿脊柱侧凸占特发性脊柱侧凸的不到 1%，定义为出生至 3 岁之间出现脊柱侧凸[35]，通常发生在胸椎，曲线通常向左凸出。支架和系列石膏固定技术可以用于婴儿脊柱侧凸治疗；在 9 年的随访中可以看到一些病例取得了改善甚至痊愈[39]。

婴儿脊柱侧凸的治疗可以早在 4～5 个月大的时候开始，或者一旦确诊脊柱侧凸就开始治疗。身体石膏固定似乎对特定患儿很有用，例如那些脊柱曲线较小、更灵活的患儿，不过他们当中的很大一部分患儿其侧凸继续进展并需要二次治疗[40]。当侧弯达到 30 度时可考虑支架治疗[35]。在 20 个月之前开始石膏固定的更严重的弯曲（60°）也有治疗成功的报道[41]。在麻醉诱导后，将患儿放在框架上（首先由 Cotrel 和 Morel 报道[41a]），将骨盆固定到尾端的框架，并通过下颌带将头部系在头端。脊椎被轻度拉开，但主要的手法动作是通过肋骨使脊柱旋转（图 32-3A）。需要全身麻醉气管插管以便于固定患儿体位、拉伸脊柱和塑造身体模型。当模制铸件以矫正脊柱畸形时，经常发生血红蛋白去饱和，模具应用后可能发生低氧血症或呼吸困难。如果在术中使用正压通气，吸气末压力峰值（PIP）可能会加倍；这可以通过在固定的石膏上剪开一个窗口来部分改善[42]。

在使用和拧紧下颌固定带后，还需要口腔气道以防止气管导管被压缩（图 32-3A）。在石膏硬化后，将其切割并修剪以保持对脊柱有矫正作用的同时促进呼吸、胃肠功能和日常生活（图 32-3B）。颅骨牵引术可用于拉伸和改善弯曲，但感染发生率约为 50%[43]。少年特发性脊柱侧凸占特发性脊柱侧凸的 10%～15%，并被定义为 4～10 岁之间首次诊断的脊柱侧凸。大约 20% 的这些儿童和那些婴儿脊柱侧凸弯曲度>20% 的患者有潜在的脊柱疾病风险，最常见的是 ArnoldChiari 畸形和脊髓空洞症[44]。虽然可以使用固定架来控制这些弯曲，但在这组儿童中如果弯曲度超过 30% 几乎所有患儿都需要手术干预[45]。

生长杆可用于先天性、婴儿期或幼年性脊柱侧凸，以维持在初次手术时获得的矫正，同时允许脊柱继续生长。在最终融合之前需要几次操作/手术[46]。所有系统（即生长杆和 VEPTR）具有中等的并发症发生率（即杆断裂和钩位移）。VEPTR 系统用于校正该组中保守治疗不充分的大幅度脊柱弯曲患儿[47]。

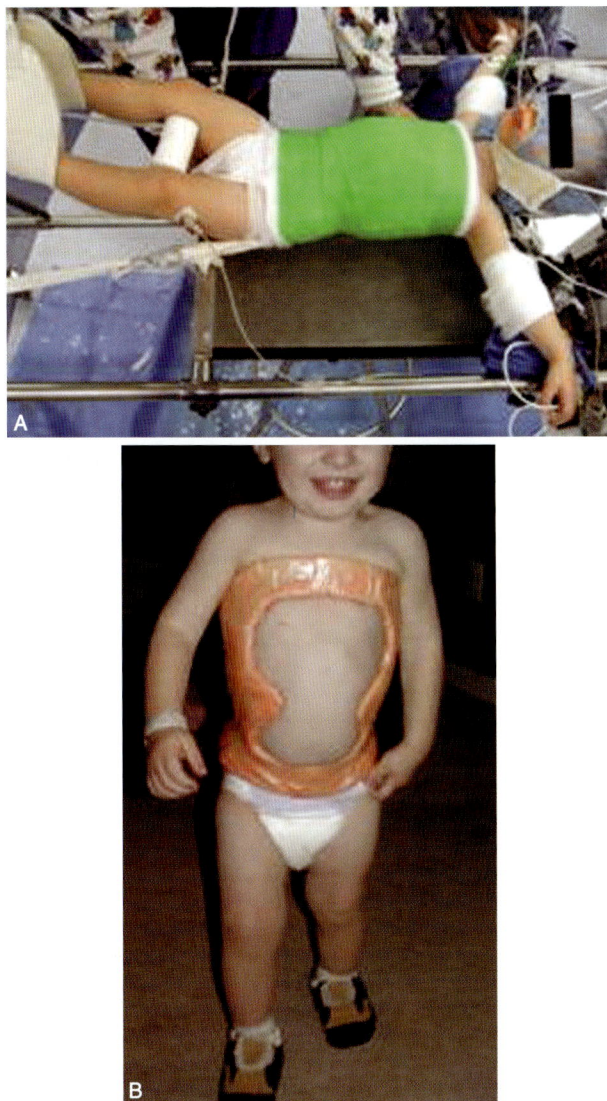

图 32-3　A. 通过重复石膏塑型可以实现婴儿和幼儿脊柱侧凸的非手术矫正。B. 切割和修剪固定的石膏允许纠正脊柱侧弯，并方便日常生活

特发性脊柱侧凸

尽管青少年特发性脊柱侧凸相对常见，但仅在早发（婴儿或幼年）特发性脊柱侧凸的患儿中出现危重症[48]。在 5 岁后发生脊柱侧凸的患者中，单纯呼吸衰竭很少作为手术的原因[27]。这可以通过这样一个事实来解释：在这个年龄段，呼吸道肺泡已经发育成熟[49,50]。

脊柱侧凸在生长突增时发生，发病年龄越早且在该过程开始时骨骼生长越不成熟，其预后越差。婴儿发作的特发性脊柱侧凸伴随着快速恶化的脊柱侧弯和肺功能的病例通常不适合手术。脊柱器械矫正和前部骨骺融合的治疗并不能防止畸形再次出现或肺功能下降[51]。

肺部损伤与胸椎弯曲的大小直接相关。脊柱侧凸的严重程度是肺功能受损最准确的预测指标[52]。胸椎弯曲的形态，主要侧弯中椎体的数量以及侧弯的刚性也与肺功能恶化有关[53]。传统观点认为，在曲线超过 60° 之前，对肺活量的影响很小。只有在胸椎侧凸超过 100° 后才发生临床相关

的呼吸功能降低[37]。然而，青少年特发性脊柱侧凸患儿的肺功能损害可能与脊柱侧凸的严重程度不成比例，因为它发生在侧弯达到 100° 之前。在胸椎侧弯超过 70° 后，用力肺活量（FVC）可能会低于正常值（<预测的 80%）；胸椎主干侧弯超过 60° 后，FEV_1 降至正常水平以下[38]。在胸椎侧弯 50°~70° 的患儿中，20% 有中度或重度肺功能损害（即预测的 <65%）（图 32-4A）[54]。那些患有胸椎性侧弯和后凸的儿童更有可能患中度或严重的肺部损伤；复杂弯曲在中度或重度肺部损害中的患病率较高，胸廓弯曲中的椎骨数量是呼吸功能受损最重要的预测指标（图 32-4）[55]。具有结构性头部胸廓弯曲的患儿，一个主要的胸廓跨越 8 个或更多椎体水平的弯曲，或胸椎性 hypokyphosis 中度至重度肺损伤的风险增加。有青少年特发性脊柱侧凸（adolescent idiopathic scoliosis, AIS）的患者通过支撑治疗可降低高风险弯曲的进展[56]，但与手术时较差的肺功能检查（PFT）结果相关[57]。

神经肌肉性脊柱侧凸

患有神经肌肉性脊柱侧凸的儿童除了机械扭曲外还具有肌肉功能恶化的负担。曲线凹面上的肋骨拥挤限制了胸壁扩张，坐姿限制了膈肌移动。这不可避免地导致脊柱侧弯和呼吸功能的更快速恶化。这些儿童同样也具备侧弯快速和不可预测恶化的潜在风险[39]。在尝试平衡手术风险与保守治疗时，重要的是要考虑特定神经肌肉疾病的自然史。

患有 Duchenne 型肌营养不良症（Duchenne muscular dystrophy, DMD）的儿童死亡发生之前将面临进行性肌肉无力和残疾率增加的状况，而这些往往在三十岁之后开始发生[58]。由于运动肌肉无力加重，这些患儿往往在 8~10 岁时的日常生活中就需要轮椅。然后脊柱侧凸在 13~15 岁之间的突发生长期间急剧恶化，使得难以或不可能独立地坐着。腰椎弯曲超过 35° 后，进一步发展变得不可避免[59]。正常咳嗽需要吸气量超过肺总容量的 60%，并且有效的声门闭合能产生有效的峰值气流（成人超过 160L/min）。用力的呼气流量减少通常与肺容量的减少成正比。随着肌肉无力的进展，患者首先开始在夜间出现通气不足。如果在此阶段没有提供夜间通气支持，将导致日间高碳酸血症[60]。

DMD 患儿的总体管理有两个显著变化：类固醇和早期夜间无创正压通气（nocturnal noninvasive positive-pressure ventilation, NPPV）的使用。在疾病的早期阶段进行类固醇治疗似乎可以在几年内减缓疾病的进展；使用泼尼松进行治疗可以使力量和功能稳定 6 个月至 2 年[61,62]。这可能会推迟患儿进行矫正手术的时间。早期采用夜间 NPPV 治疗夜间通气不足可提高生存率和生活质量。在约 15% 的 DMD 患者中发生临床上未预料到的夜间低通气，并且可以根据 PFT 结果（FVC<70% 和 FEV_1<65% 的预测值）和脊柱侧凸来预测。尽管采用 NPPV，那些夜间通气不足的患者仍有较多的气体潴留，肌肉力量下降，对健康状况的感觉更差[63]。

2007 年多学科"关于 Duchenne 肌肉萎缩症患者接受麻醉或镇静的呼吸和相关管理的共识声明"提出了建议，以

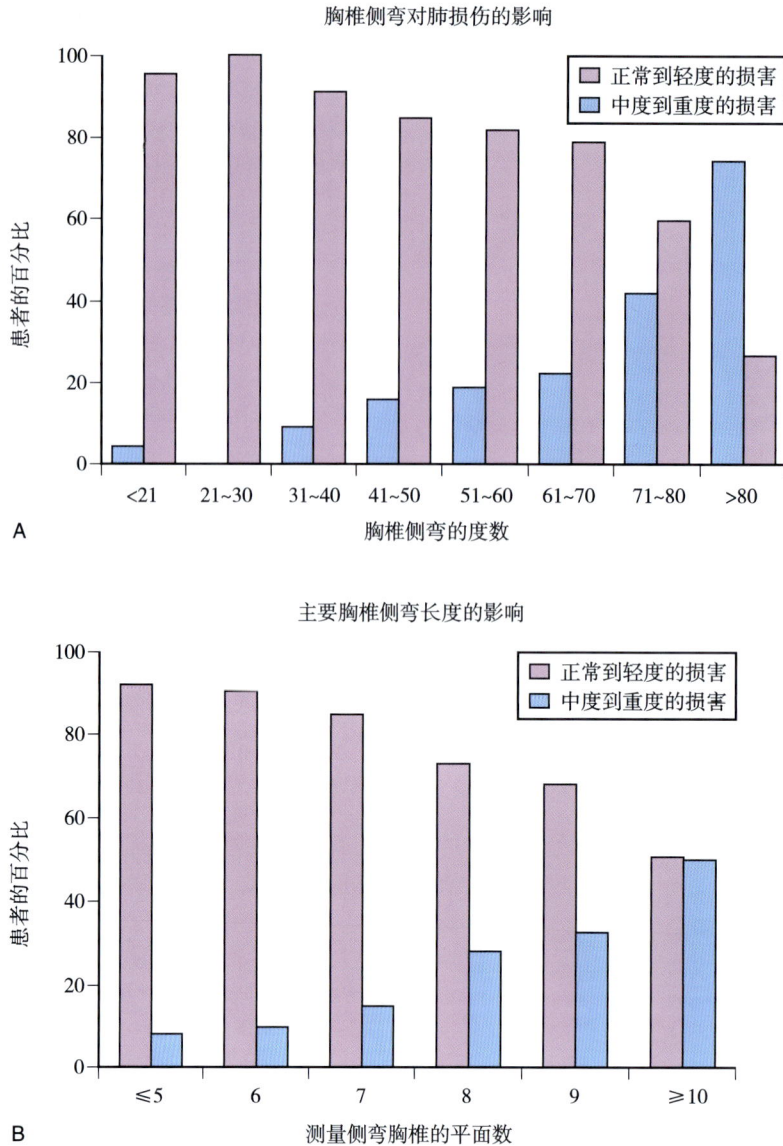

图 32-4   A. 条形图显示随着侧弯程度的增加，肺功能损害增加。B. 肺损伤随着胸廓侧弯长度的增加而增加（摘自 Newton PO, Faro FD, Gollogly S, et al. Results of preoperative pulmonary function testing of adolescents with idiopathic scoliosis. Astudy of six hundred and thirty-one patients. *J Bone Joint Surg Am*. 2005；87：1937-1946）

规范这些患者[64]以及其他神经肌肉患者的麻醉方法。其中最重要的建议如下：FVC＜50% 预测表明术后呼吸系统并发症增加；FVC＜30% 表明风险进一步增加。如果可能，PFT 应该是术前评估的一部分，并应包括 FVC、PImax、PEmax、峰值咳流、室内空气时 SpO_2 及 SpO_2 低于 95% 时的二氧化碳分压（$PaCO_2$）。如果 FVC 低于预测的 50%，则考虑术前训练和术后使用 NPPV，如果 FVC 低于 30%，则强烈考虑 NPPV。在咳嗽受损的患者中考虑术前训练和术后使用手动和机械辅助咳嗽。在年龄较大患儿中，这可以通过峰值咳流＜270L/min 或最大呼气压力＜60cmH₂O 来预测。当 FVC 低于 30% 时，强烈考虑计划在拔除气管插管时直接应用 NPPV。

扩张型心肌病发生在多达 90% 的 18 岁以上的 DMD 患者中，身体残疾的严重程度通常会掩盖心力衰竭的临床症状。心肌病占死亡病例的 20%，但是将来这一比例可能会增加，因

为 NPPV 的应用可以预防呼吸相关的死亡[62]（见第 23 章）。

外科手术干预下风险最小化和预后改善

术后早期呼吸功能及其他并发症

在脊柱侧凸手术后会发生类似于胸部和上腹部手术后的肺容量和流速的减少。FVC 和 FEV_1 在术后第 3 天降至最低点，在术后 7～10 天时约为术前值的 60%（图 32-5）。手术后 1～2 个月，肺功能接近基线值。这种减少的程度不受所进行的手术类型或脊柱侧凸是否具有特发性或神经肌肉原因的影响[65]。来自英国脊柱侧凸学会和脊柱侧凸研究学会的调查报告，每千例病例的死亡率为 1.5～1.9[66,67]，AIS 患儿的发生率较低（0.4/1 000），神经肌肉疾病发生率较高（3.6/1 000）。总体而言，患儿的深部感染发生率为 2.8%，永久性神经系统损伤发生率为 0.45%[66]。

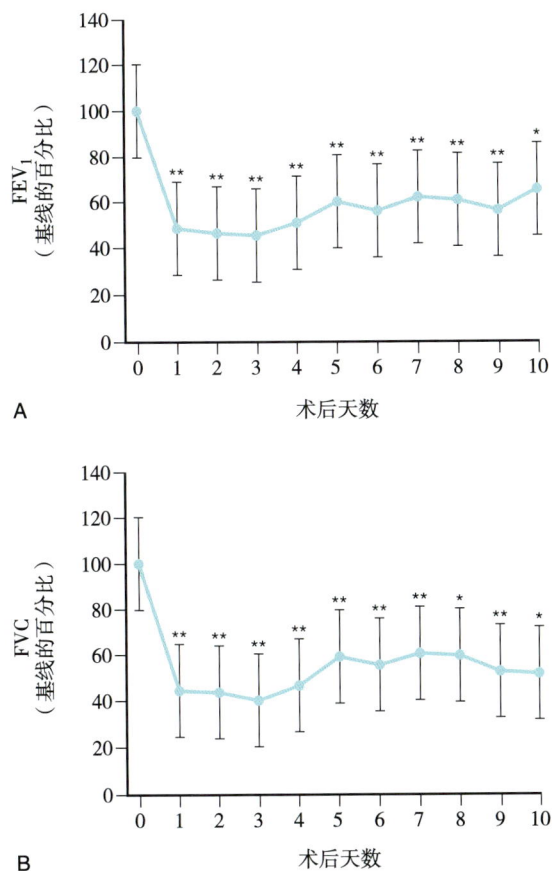

图 32-5　A. 脊柱侧凸手术后 10 天内 1s 用力呼气量（FEV₁）的变化。B. 脊柱侧凸手术后 10 天内用力肺活量（FVC）的变化（摘自 Yuan N, Fraire JA, Margetis MM, et al. The effect of scoliosis surgery on lung function in the immediate postoperative period. *Spine* 2005；30：2182-2185）

早发性脊柱侧凸

早发性脊柱侧凸（early-onset scoliosis, EOS）在未经治疗的情况下预后较差，重复脊柱延长术后的并发症发生率为 80%，死亡率为 18%[68]。减少手术干预次数的磁性生长杆，可能伴有较少的并发症和肺功能的改善[69]。

特发性脊柱侧凸

AIS 患儿的并发症并不常见，但体重指数的增加可以使术后不良事件呈 3 倍地增加。放置超过 13 个椎体矫形物和超过 6h 的手术时间都与住院时间增加相关。住院期间的任何并发症都与再入院有关；最常见的原因是手术部位感染（surgical site infection, SSI）[70]。与 AIS 相比，Scheuermann 脊柱后凸在术后主要并发症、手术部位感染和再次手术方面的风险都增加了 8～10 倍[71]。

神经肌肉脊柱侧凸

有神经肌肉疾病的患儿脊柱手术后更可能需要长时间的机械通气，因为术前呼吸功能受损更为严重[72]。肺活量和峰值流量的显著下降无疑与术后并发症的风险有关，但是要确定有限制性肺缺陷患者的麻醉何时不再安全仍然是一门不完善的科学。

现在已有用于协助呼吸功能受损患儿的术后呼吸管理设备。如果术前 FVC 低于 30%，应常规计划使用 NPPV 和咳嗽增强疗法。咳嗽增加可以通过手动提供过度充气和用力呼气，两者单独或一起使用，并通过机械吹气 - 排气（mechanical insufflation-exsuffation, MIE）治疗[73]。对舌头薄弱或肿大的患儿来说，如果呼出气流受到阻碍，MIE 的有效性则受到限制。

在矫正骨盆倾斜度时使用较新的椎弓根螺钉系统进行范围较小的手术减少了骨盆固定需要。这些操作限定于较小的手术范围，手术时间较短，对呼吸功能受损的患儿可能有益[74-77]。

AIS 手术后的呼吸系统并发症相对少见；然而，这些并发症在神经肌肉脊柱侧凸患儿中要高出五倍[78,79]。脊柱前路手术并发症的发生率高于后路脊柱融合术；有些人认为这是术后呼吸系统并发症的主要危险因素[79]。目前的椎弓根螺钉系统可能会减少对前路手术的需求，从而降低并发症的发生率[80]。

肺不张、肺浸润、血胸、气胸、胸腔积液和长时间插管的发生率最高，而肺炎、肺水肿和上呼吸道阻塞的发生率较低。当脊柱侧凸与发育迟缓有关时，这些问题变得更常见；脑瘫和弛缓性神经肌肉性脊柱侧凸患者的并发症发生率最高[78-81]。随着脊柱侧凸严重程度和呼吸系统损害程度的增加，呼吸系统并发症增加，但不同并发症发生率差异很大。神经肌肉性脊柱侧凸患儿的呼吸系统并发症发生率为 15%～30%[81-85]，相应死亡率较低。一项研究根据呼吸系统损害程度（FVC＜30%，FVC=30%～50%，FVC＞50%）分成三组，结果表明患儿总体并发症发生率为 31%，与呼吸系统损害程度无关[81]，这或许反映出现代管理技术的进步（表 32-2）。

表 32-2　肺部并发症发生率

用力肺活量	患者总数	肺部并发症的患者	肺炎	肺不张	气胸	呼吸机＞3 天
＜30%	18	6	3	0	1	2
30%～50%	18	7	3	1	0	4
＞50%	38	10	2	1	0	7

脑瘫患儿由于对肌肉控制不足而带来一些其他额外问题（如吞咽不协调、流涎过多、胃食管反流），而且有时因为发育迟缓而导致术后并发症发生率达 30%[82,83,86]。不能行走和侧弯＞60° 的患儿发生严重并发症的风险增加；不能行走的患者发生重大并发症的可能性几乎高出四倍[86]。脑瘫患者的胃肠动力障碍可在脊柱侧凸手术后加剧，并导致持续性呕吐和腹胀[87]。手术后多达 30% 的脑瘫患者可发生胰腺炎、胃肠道反流和反应性气道疾病患者发病率较高[88]。

手术部位感染

手术部位感染（surgical site infection, SSI）导致高发病率和高医疗成本。非特发性脊柱侧凸修复后的感染发生率要高得多，从 AIS 的 2.6% 增加到神经肌肉脊柱侧凸的 9.2%。最常见的病原体是金黄色葡萄球菌、凝固酶阴性葡萄球菌和铜绿假单胞菌[89]。神经肌肉性脊柱侧凸患儿中几乎有一半的感染至少含有一种革兰氏阴性菌。尽管如此，几乎没有证据支持静脉注射万古霉素或庆大霉素粉剂用于手术部位或者移植物[90]。更严重的侧弯、不能行走的状态和住院时间延长都会增加感染风险[91]。

长期变化

特发性脊柱侧凸

特发性脊柱侧凸矫正后，肺功能的改善并不明显。早期研究表明，脊柱融合可以稳定术前存在的呼吸功能障碍，但并不能提供任何改善[92]。某些特定亚组的患儿通过一些手术技术其肺功能可能会有所改善，但肺功能的恢复需要数月甚至数年才能显现。术前曲线<90度的患儿接受后路手术后，2年后肺活量增加略>10%，最大自主通气量和最大呼吸中流量都有所提高；而在接受前路手术的患者中没有出现这种改善[93]。用 Harrington 固定杆治疗特发性脊柱侧凸的患儿中肺活量仅有轻微改善[94]。

较新的椎体固定仪系统（如 Cotrel-Dubousset 仪器）允许对椎体节段进行重新准直和近似，从而进一步改善肺容量[95]。使用较新的仪器系统，在后路手术后 3 个月内肺功能可恢复到术前水平，并进一步改善并能维持两年[96]。与其他仪器技术相比，椎弓根螺钉在 AIS 中提供更好的侧弯矫正，2 年后肺功能有改善的趋势[23]。即使患儿的身高增加，通过 3D 计算机断层扫描测量的肺容量也没有改变，表明改善是由于胸的对称性而非静态效益[97,98]。10 年随访分析显示，在仅接受后路融合的患儿中，FVC（3.25L 至 3.65L）和 FEV_1（2.77L 至 3.10L）绝对增加，但预测值百分比没有变化。在同一分析中，胸壁被破坏的患者 10 年内 FVC 和 FEV_1 无变化，但预测 FVC（85% vs 79%）和 FEV_1 值显著下降（80% vs 76%）。

胸廓间断（如胸廓成形术或前胸廓切开术）与 3 个月时肺功能降低和总肺容量（TLC）及 FVC 降低 10%~20% 相关。这些数值在手术后 1~2 年内无法恢复到基线。用这种方法改善肺功能很少发生[48,49]。前路手术运用可视辅助胸腔镜（VATS）可以使 3 个月时肺部发病率降低和肺功能降低发生率减少。手术后一年，胸腔镜治疗儿童的数值恢复到基线水平，但接受开胸手术的患儿并没有（图 32-6）[100,101]。接

受 VATS 治疗的患者其 2 年和 5 年随访评估结果显示主要 Cobb 角的校正（分别为 56%±11% 和 52%±14%）或平均预测 TLC（95%±14% 和 91%±10%）无显著变化[102]。

改变手术技术可能会在未来对这些发现提出挑战，因为一些外科医生认为，用现代系统的前融合可以减少失血和输血从而得到短期效益。并且由于融合时间短，对胸椎后凸畸形维持更好，以及改善自发性腰椎侧弯的矫正效果，而带来长期益处。一项为期 2 年的术后研究得出结论：术后六个月，不管用于胸部侧弯的 VATS，还是腰胸侧弯的开胸手术，相比于后路脊柱融合，仅有轻度或者没有肺损伤，虽然 VATS 组有短期的肺功能下降[103]。

神经肌肉性脊柱侧凸

有神经肌肉疾病的患儿脊柱器械矫形后，脊柱侧凸角度和骨盆倾斜程度可以得到改善。患儿或看护人能够感受到其生活质量显著提高，特别是如果患儿从事先不能坐着到能够独立坐着的话[104-108]。几乎没有证据表明这组患儿的呼吸功能有任何改善，尽管不可避免的呼吸功能恶化因手术而可能会有一段时间的延迟甚至稳定[58,105,109]。其他研究者表示，与保守治疗的患者相比，5 年后呼吸功能无差异[107,110] 或手术后肺活量早期丧失，4 年内逐渐减少 25%，66% 的患儿需要机械呼吸辅助[106]。Cochrane 综述未能找到任何评估 DMD 患者脊柱侧凸手术有效性的数据，他们建议："患者应该也被告知脊柱侧凸手术后长期生存和呼吸功能的益处的不确定性[111]。"

然而，一些回顾性分析的结果值得被考虑。对脊柱手术和夜间通气后 DMD 患儿长期存活率的回顾表明，脊柱手术和通气支持患者的中位生存期为 30 年，而接受夜间通气支持的患者仅存活至 22.2 岁。尽管术后第一年平均肺活量从 1.4L 降至 1.13L，但仍发生了这一结果[112]。DMD 脊柱侧凸后路脊柱融合可以显著减慢呼吸功能下降的速度；手术前每年 4% 的比率降至术后每年 1.75%（8 年以上）[113]。在 14 例 DMD 患儿和 FVC 低于 30% 的研究中，FVC 的平均降低率为手术后每年 3.6%。大多数儿童和父母认为脊柱侧凸手术改善了他们的功能，坐姿和生活质量，并给予很高的满意度评分[114]。

脑瘫儿童的结果信息较少。尽管前面描述的并发症发生率很高，但手术被认为对患者的生活质量，整体功能以及父母和其他护理人员的护理便利产生了积极影响。椎弓根螺钉构建脊柱侧凸后的 3 年随访，将平均 Cobb 角度降低至 31 度，表明 42% 患儿的功能得到改善，大多数患儿改善了坐姿平衡和护理要求。并发症发生率为 32%；大多数是肺源性的，但最终是可逆转的。一项研究报告 56 例患者中有 2 例围手术期死亡和 1 例由螺钉撞击引起的短暂神经功能缺损[80]。

与需要前路和后路脊柱融合的神经肌肉疾病患儿的两步治疗相比，同日（一步）手术的发病率较低[116,117]。然而鉴于胸廓破坏后呼吸功能较差，在神经肌肉患者中避免前胸廓切开术似乎是合理的[96,100]。目前，神经肌肉脊柱侧凸患儿的椎弓根螺钉系统产生的结果与那些早期系统类似，但能够缩短手术时间，并减少失血量[75]。

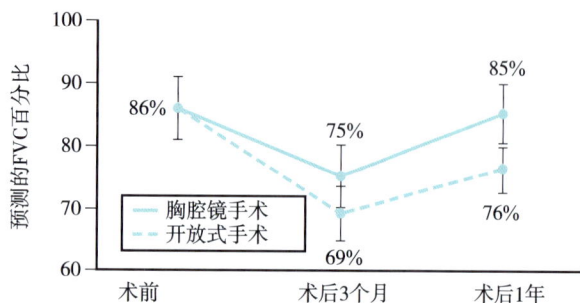

图 32-6 手术后第一年胸腔镜与开放式前路的用力肺活量（FVC）百分比的变化（摘自 Faro FD, Marks MC, Newton PO, Blanke K, Lenke LG. Perioperative changes in pulmonary function after anterior scoliosis instrumentation: thoracoscopic versus open approaches. *Spine* 2005; 30: 1058-1563）

手术中脊髓损伤

病因学

脊髓损伤可通过四种主要机制发生：手术暴露期间脊髓直接挫伤；钩、线或椎弓根螺钉导致的挫伤；通过固定杆或者环牵引而引起的牵张损伤；脊髓血流量减少[118]。硬膜外血肿应纳入术后发生神经损伤的鉴别诊断。最易受缺血性损伤的脊髓区域是运动通路，它是由单个脊髓前动脉供给血液。这是由椎骨、颈椎、肋间、腰椎和髂腰动脉产生的根管动脉以分段方式供血的。最大的神经根动脉是 Adamkiewicz 动脉，它起始在 T_8 和 L_4 之间。T_4 和 T_9 之间的区域容易发生缺血，因为该区域的血液供应最差[119]。截瘫是最令人担心的神经系统并发症，但部分脊髓损伤导致局部无力和麻木以及膀胱和肠道紊乱也被报道。

在脊柱手术中越来越多地使用椎弓根螺钉，这会增加个别神经根损伤的风险。一项包括 1 666 例共 4 570 枚椎弓根螺钉并发症的系统回顾性研究，在对患者术后进行全面检查的结果发现，椎弓根螺钉的总错位率由原来的 4% 增加到 16%[120]。11 例患者需要对错位螺钉进行重新修复手术，并且有一例存在暂时的神经系统并发症（即硬膜外血肿）。虽然报道有 6 例螺钉毗邻主动脉，但未报告任何血管损伤。

脊髓损伤的风险和脊髓监测

脊柱侧凸研究协会在调查特发性脊柱侧凸时显示：1975 年时其神经损伤的发生率为 0.72%[121]，而 2000 年时它已下降至 0.3%。所有的脊髓损伤都是不全性脊髓损伤[118]。侧弯曲度 >100° 的患者、先天性脊柱侧凸、脊柱后凸和后照射畸形似乎是并发症发生的最大风险。椎弓根螺钉的使用可能会增加即刻神经系统并发症的发生率。2007 年，1 301 名患者中报告了 9 例神经并发症，发生率为 0.69%；其中发生 3 次硬膜穿透，2 次由于椎弓根螺钉所致，均无后遗症；有 2 例神经根损伤和 4 例脊髓损伤，均在 3 个月内消退[122]。

对 19 360 例小儿脊柱侧凸患者的回顾性研究显示，特发性（6.3%）、先天性（10.6%）和神经肌肉（17.9%）脊柱侧凸的总体并发症发生率明显不同。神经功能缺损的分布不同，先天性病例的发生率最高（2%），神经肌肉（1.1%）和特发性脊柱侧凸的发生率较低（0.8%）[123]。神经肌肉和先天性脊柱侧凸的死亡率为 0.3%，特发性脊柱侧凸率为 0.02%。仅使用前螺钉构造（2%）或线性构造（1.7%）的新发神经缺损率高于椎弓根螺钉构造（0.7%）。高位腰椎滑脱手术似乎与神经功能缺损的特别高风险相关，发生率为 11.5%[124]。

监测脊髓功能以确保并发症发生率尽可能小。脊柱侧凸研究学会发表了一份立场声明，其结论是神经生理监测可以帮助早期发现并发症，并可能预防术后发病率。为了使任何监测技术有效，它需要具有足够的敏感性和特异性去立即识别真正的变化，同时保证结果的假阴性和假阳性都非常低，这样问题就可以被逆转或被阻止。认识到每个单一技术的局限性，现已发展出日益复杂的监测系统，以识别并将这种风险最小化。较早的测试，例如唤醒试验和踝关节克隆测试，已经在很大程度上被 SSEP、MEP 和触发肌电图（EMG）监测技术所取代。人们越来越多地认识到使用多模式方法的重要性[125-128]；E 表 32-1 总结了各种技术的功能和局限性。

E 表 32-1 脊柱手术中电生理检查

方式	解剖	没有涉及	麻醉关注	时间性	风险
唤醒试验	粗大运动功能	神经根，感觉	仅用短效麻醉药，应该用逆转药物	1 分，难重复	自动拔管，遗漏局部缺损，延迟警告
SSEP	上行通路；后柱本体感受和振动	局部运动传导路径损伤，神经根	肌肉松弛剂有帮助，挥发性麻醉药有抑制，平衡 <50%；没有剂量相关的巴比妥药物的抑制	3~5min 总和	遗漏局部运动和神经根损伤，总和过程中，延迟警告
tcMEP	下行通路的脊髓灰质前部；4%~5% 的皮质脊髓束中运动神经元池	感觉，复杂的运动	全静脉麻醉最佳，肌肉松弛受限（CAMP）	1 分，容易重复	患者动是个关注点
nMEP	整个脊髓并有逆行柱成分	神经根，可能不是真的运动数据	吸入麻醉药可以接受，但当记录 CMAP 时不用肌松药	1 分，容易重复	可能缺乏运动数据
sEMG	神经根：在选定的肌节评估	感觉，前下行运动传导路	不用肌松药，吸入麻醉药可以	持续	
tEMG	神经根：刺激源（椎弓根螺钉）到最终肌肉	感觉，前下行运动传导路	不用肌松药，吸入麻醉药可以	1 分，容易重复	患者动是个关注点

CMAP，复合运动动作电位；nMEP，神经源性（脊髓）运动诱发电位；sEMG，自发性肌电图；SSEP，体感诱发电位；tcMEP，经颅运动诱发电位；tEMG，触发肌电图。

改编自 Malhotra NR, Shaffrey CI. Intraoperative electrophysiological monitoring in spine surgery. *Spine* 2010；35：2167-2179。

脊髓功能的监测方法

唤醒试验

唤醒试验测量上肢和下肢的大运动功能[129]。该试验需要限制或逆转肌肉松弛并充分减少麻醉深度，以使患者在手术期间遵循命令；在能够紧握手的同时不能移动脚和脚趾表明脊髓存在问题。当唤醒试验被最初报道时，124 名患者中的 3 名被确定为没有运动并且从截瘫中被挽救[129]。主要的关切在于唤醒试验是在最大的脊柱侧弯被矫正后才进行，也就是说可能是在任何神经系统损伤发生后才进行的测试；然而据报道，在神经功能缺损发作后 3h 内移除或修改脊柱器械可以预防永久性神经系统后遗症[130]。不过唤醒试验不太可能检测到孤立的神经根损伤或感觉改变，并且仅限制于年龄到了合适阶段并能听从指令的患者。

随着 SSEP 和 MEP 监测的临床应用（图 32-7）建立，已没有理由在没有术中改变的情况下进行唤醒试验[131]。然而一些外科医生仍然认为唤醒试验是金标准，它可被用于确认 SSEP 或 MEP 监测所证实的变化[132]。与唤醒试验相关的风险包括缺乏神经根和感觉信息、意外拔管、仪器移位、术中知晓以及随后的心理因素创伤、空气栓塞和心肌缺血。如果计划进行唤醒试验，谨慎的做法是在术前访视期间告知患者，他们将在手术过程中被唤醒（但向他们保证他们不应该感到疼痛）并且伤口将充满盐水以减少空气栓塞的风险。

体感诱发电位

运动诱发电位

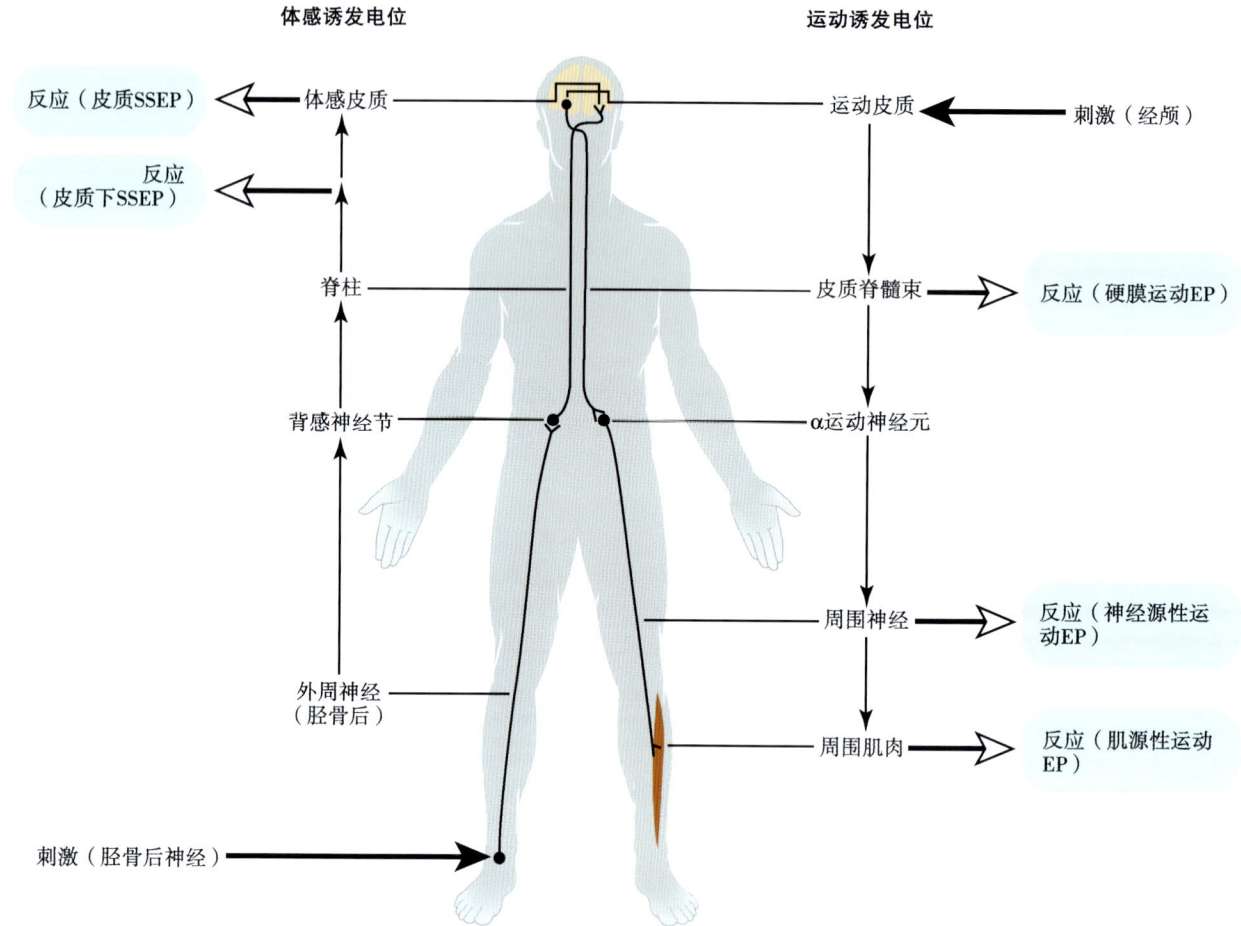

图 32-7　躯体感觉诱发电位（SSEP）和运动诱发电位（运动 EP）监测中涉及的传导路的比较（改编自 de Haan P, Kalkman CJ. Spinal cord monitoring: somatosensory-and motor-evoked potentials. *Anesthesiol Clin North Am*. 2001; 19: 923-945）

踝阵挛试验

踝阵挛试验使用的是在麻醉苏醒时意识恢复之前发生的阵挛。节律性肌肉收缩被认为是由脊柱反射恢复引起的，而较高的神经中枢仍然受到麻醉的抑制，脚踝振荡显示脊髓的完整性。而不能显示脚踝阵挛提示有脊髓损伤[133]。与唤醒试验一样，它是一种事后测试，而不是实时监测。然而在对超过 1 000 名接受脊柱手术的患者进行了回顾分析后发现，其中发生了 6 例术后神经功能缺损，该测试确定了所有神经损伤，但也有 3 个假阳性结果，灵敏度为 100%，特异性为 99.7%。相比之下，唤醒试验对 5 名患有缺陷的患者中的 4 名产生了假阴性结果[133]。

体感诱发电位

体感诱发电位（somatosensory evoked potentials, SSEP）

涉及刺激周围神经并使用头皮电极（即皮质 SSEP）测量对该刺激的反应[134, 135]。可通过把电极放置在硬膜外腔，棘突间韧带或棘突内的脊髓附近皮质下测量反应[136]。一个鼻内放置的咽部电极可以作为这些的替代品。皮质下诱发电位的优点是反应更稳定，可重复，并且不受麻醉药的干扰。

通过 SSEP 监测产生的信号从周围神经穿过神经根并向上移动到同侧背柱。然后脉冲在脑干水平交叉，并通过丘脑进入初级感觉皮质。高达 30% 的 AIS 患者可能有术前异常的 SSEP 信号[137]。

使用 SSEP 监测运动缺陷的基本原理是基于感觉束靠近脊髓运动束的事实。运动束的损伤间接影响感觉束并导致 SSEP 的变化。当脊髓功能受到显著损害时，SSEP 中的潜伏期和振幅通常会增加，最终会导致信号丢失。第一皮质峰值（P1）的潜伏期增加 10% 或峰值幅度（P1N1）减少 50% 构成干预的指征[138,139]。虽然 SSEP 信号主要通过感觉背柱监测传播，但它们是有效的[139]，而且 SSEP 监测可降低 50% 神经损伤的发生。

当 SSEP 保持不变时发生运动损伤是不寻常的，但是假阳性和假阴性的结果已经有报道[139,140]。监测仪可以检测到 70% 的术后并发症，但仍有 30% 未检测到（假阴性）。椎弓根螺钉错位可能导致 SSEP 监测无法检测到神经根病变[141]。有几例瘫痪病例报告也证实了 SSEP 监测的局限性。这些问题是由 SSEP 监测区域外发生的伤害引起的，而不是这种监测方式的失败。这些问题都促进了监测脊髓运动束方法的研发。对于脑瘫患者可以进行 SSEP 监测，而 MEP 监测可能不行[142]。

运动诱发电位

运动通路可以通过运动皮质的经颅刺激或通过脊髓刺激来激活。使用施加于头皮的电刺激或磁刺激实现经颅刺激。电刺激器最常用于脊柱手术，并通过使用螺旋形针，针或表面电极向头皮施加高压脉冲来操作。刺激脉冲可以作为单个刺激或短脉冲序列施加，脉冲序列之间具有间隔。由于兴奋性突触后电位的时间总和，多次刺激导致信号更强，变异性更小[143]。癫痫和服用诱发惊厥的药物被认为是运动诱发电位（motor evoked potentials，MEP）监测的相对禁忌证，因为担心因刺激所需的电流引起的长期癫痫发作会造成脑损伤[144,145]。毫不奇怪，MEP 可能难以记录和解释脑瘫患者，所以不该尝试用于癫痫发作的患儿。

MEP 监测对年幼小儿可能是个问题，尤其是年龄<6 岁或 7 岁的儿童[144,146]。除了时间总和之外，使用空间总和技术可使所有年龄段的成功率从 78% 提高到 98%。有研究报道，在 98% 的 6 岁以上患儿（111/113）和 86%（18/21）的 6 岁以下患儿（采用氯胺酮麻醉）中可以记录到可靠的 MEP[146]。年龄较小患儿需要更大的刺激电压和脉冲序列频率进行 MEP 监测，可能是因为中枢神经系统尚未发育成熟，特别是下行的皮质脊髓束[147]。

脊髓刺激是通过电学方式实现的，并且可以通过放置在脊髓头端外侧或内侧感兴趣区域的电极进行操作应用。通常用于脊髓刺激是单次刺激而不是短暂的脉冲[148]。这种方法在脊柱侧凸手术中并不常用。

可以在感兴趣区域的任何远端记录电反应。包括低位腰椎硬膜外腔（即硬膜外 MEP），周围神经（即神经源性 MEP）和使用复合肌肉动作电位（compound muscle action potential，CMAP）的外周肌（图 32-7）[149]。考虑所显示信息的准确性和对麻醉药物干扰的敏感性，每个记录部位都有其局限性。硬膜外 MEP 受神经肌肉阻滞药物的影响最小，但它们仅监测皮质脊髓束的传导并且没有提供关于前角灰质的信息[150]。与肌源性反应（即 CMAP）相比，它们对急性脊髓缺血的反应要慢得多[151]。神经源性 MEP 也对麻醉干扰有抵抗性，但似乎不能准确测量运动传导。用神经源性 MEP 观察到的大多数旋转引起的周围神经反应是以逆行方式穿过背柱发生的，且是感觉性而不是运动性的[152]。前路脊髓损伤已经被常规神经源性 MEP 得到证实[153]。经颅刺激后的 CMAP 被认为是完全由运动束传导产生，与硬膜外

MEP 不同，它们包括缺血敏感的前角 α 运动神经元[149]。这些反应对麻醉剂非常敏感。脊髓刺激后用 CMAP 获得的反应似乎也包含通过背柱传播的信号，这可能代表混合反应[154]。

MEP 监测的一个突出问题是在脊髓缺血中何时出现信号变化以及可以检测到多少信号变化。一些中心使用他们用于 SSEP 监测的相同标准，但其他中心需要更大程度的变化，例如减少 75% 的幅度[155]。在脊柱手术中使用经颅肌原性 MEP 监测作为唯一的监测器，如果六个位点之一的幅度减少 80% 被证明有脊髓缺血，其灵敏度为 1.0，特异性为 0.91[156]。在特发性脊柱侧凸患儿手术中，如果振幅降低 65%，确定将有术后运动缺陷（SSEP 改变仅确定 43%）[157]。另一种测量 MEP 的替代技术已经被报道，该技术首先确定产生一个反应的最小阈值，然后使用该阈值的显著增加来提示可能的问题[158]。但是该技术还缺乏数据的支持。

背侧柱可能会受到损伤，但不会涉及运动道[159]。SSEP 的不利变化偶尔在没有 MEP 变化的情况下发生[148,160]。基于这些报告，除了 SSEP 监测之外，还应该使用 MEP 监测而不是替代[128,161]。单独进行 SSEP 监测是否能够准确识别神经缺陷仍有争论，一些机构报告的敏感性为 95%，特异性为 99.8%，阳性可预测值为 95%，阴性预测值为 99.8%[162]。然而，与单独使用任何一种方式相比，实验证明多模式术中监测（SSEP 和 MEP 的组合）有更高的敏感度[163]。

触发肌电图技术

越来越多地使用椎弓根螺钉允许比早期技术更大的曲线和旋转矫正，但是具有直接神经根创伤的额外风险。使用单极针或双极手持刺激器触发的 EMG，阈值刺激水平超过 8mA 被认为是正常的，5～8mA 可能是异常，并且<5mA 就是病理性的，提示在螺钉和神经组织之间没有足够的空间[161]。在用于胸部侧弯时，这种技术需要监测腹直肌或肋间肌[164,165]。

术前评估和术后计划

呼吸评估和术后通气支持计划

术前肺部评估应确定术后呼吸危害风险增加的患者。由于患有特发性脊柱侧凸的患者通常肺功能受损较少，大多数研究都集中在非特发性患者身上[78]。术后肺部并发症的发生率与肺活量的减少有关[72,166,167]。肺活量低于预测值的 30%～35% 表示呼吸储备差，可能出现并发症，术后需要呼吸支持。许多具有这些低肺活量的患者无法有效咳嗽，使他们容易发生术后肺不张、肺炎和呼吸衰竭。

对肺活量低于 40% 的混合性疾病患者群（但神经肌肉疾病患者数量有限）的研究结果表明，尽管发生短期和中期肺部并发症，这些患者可以顺利出院回家，虽然有些仍然需要长期的术后通气支持[168,169]。这些研究中包括少部分肺活量小于预测值 25% 的患者，他们并没有比肺活量更大的患者出现更高的并发症。前路或前后联合入路增加了呼吸系统并发症的可能性，尤其是胸腔积液[168,169]。

神经肌肉性脊柱侧凸的患儿可能经常需要术后较长时间的呼吸支持[72,167]。这些患者也可能存在呼吸控制中枢异常和气道防御机制受损的风险。喉和咽部肌肉协调受损可

能导致吞咽受损和咳嗽不足，误吸风险增加。初步研究表明，由于肺活量下降至低于预期的 35%，大多数患者需要短暂的术后呼吸支持[101]。早期使用夜间 NPPV 并在术后使用 NPPV 可能会改变我们对此风险的看法，降低术后呼吸系统并发症的影响或降低其严重程度，同时允许患有严重呼吸障碍的小儿进行手术。脊柱侧凸手术可以成功地应用于肺活量低于预期 35% 的患者，进行通常不超过 24h 的有计划的呼吸支持，然后进行一段时间的无创通气（如双水平气道正压 BiPAP）[72,81,170,171]。在一项研究（n=30）中，无论 FVC 是否大于或 <30%，总体并发症发生率相似，平均住院时间约为 3 周（表 32-2）。两名患儿需要气管切开术，总肺部并发症发生率为 30%[171]；其他作者报告了类似的结果[81]。对于肺活量低于预测值 25% 的患儿，在脊柱稳定手术后数天内使用无创呼吸机支持的考虑似乎是合理的。平均 FVC 为预计 20% 的患儿已经成功地进行了短期的术后呼吸机支持，并在 48h 内过渡到 BiPAP（bilevel positive airway pressure，BiPAP）[172]。

患儿是否应该被拒绝手术需要考虑其个体因素。虽然样本量很小，但已有肺活量达到预测值 15%～20% 的患儿成功进行手术的案例报道[168-171]。虽然在这种肺功能情况下手术，结果不成功的风险可能增加，但个别情况可能证明风险是合理的。围手术期 NPPV 的成功引入可能会导致以前被认为不适合手术的患儿现在可以接受手术治疗，挑战既定的局限性[173]。

心血管评估

由于对疾病的理解、监测、麻醉和手术技术的改进，许多患有复杂心脏并发症的小儿可以成功地接受脊柱侧凸手术，预计应该有更多的输血需求。对于手术纠正后的先天性心脏缺陷的患儿，术前侧弯 >80 度是术后严重并发症的一个危险因素[174]。心脏仍有残留异常的患儿需要在重症监护病房和医院长期停留。单心室或 Fontan 生理学患者的发病率和死亡率都有所增加[175]。由于静脉压力高，出血增加几乎总是一个问题；常见情况下需要用强心剂加以支持，心律失常和胸腔积液都有可能发生[175]。

肌肉疾病可能会影响心肌和骨骼系统。DMD 患儿常在第二个十年中出现心肌病，因为该患儿在该年龄段常坐轮椅，使得心脏问题难以评估。窦性心动过速是一种早期表现。青少年早期心脏功能恶化[176]，超过 90% 的 DMD 青少年有亚临床或临床心脏受累[177]。超声心动图是术前评估脊柱侧凸手术患者的一个重要方面（见第 17 章和第 23 章）。心脏磁共振成像可能比超声心动图更好地评估 DMD 患儿[178]。

术后疼痛管理

脊柱侧凸手术术后会非常痛，常持续至少 3 天[179]。有效镇痛允许深呼吸，胸部理疗，早期下床和康复，从而最小化术后呼吸系统并发症。术后疼痛可通过全身或硬膜外镇痛药来控制。多模式方法可能是最有效的。

术中鞘内和静脉注射阿片类药

术中应用鞘内吗啡（2～5μg/kg）在脊柱融合术后的最

初 24h 内能够提供有效的镇痛作用[180,181]。鞘内吗啡也减少了术中所需的瑞芬太尼量，减少了瑞芬太尼停药时的疼痛[182,183]。但是，当使用瑞芬太尼作为麻醉技术的一部分时，围手术期给予静脉注射吗啡并没有产生任何可看到的益处[184]。

美沙酮（0.2mg/kg）在术后 36h 内可降低疼痛评分及吗啡类药的需要量，但在现代医学实践中似乎已被忽略[185]。该药用于成人脊柱手术，并且其在小儿中使用的报告正在增加[186,187]。建议在脊柱手术期间静脉推注（0.25mg/kg），然后持续输注 4h（0.1～0.15mg/（kg·h）），以维持足够的血浆浓度 24h[187]。

非甾体抗炎药

非甾体抗炎药（NSAID），除对乙酰氨基酚外，在动物模型中都会损害骨折的愈合[188]。环氧合酶-2（COX-2）活性在骨愈合中起重要作用，NSAID 的使用降低了成骨活性，可能增加脊柱融合术后骨不连的发生率[8,9]。对成骨活动的影响是剂量依赖性且是可逆性的[189]。类似的效果尚未在人类中得到证实，脊柱侧凸手术后这些药物的使用在世界不同地区有所不同[190]。尽管如此，基于动物试验的证据在脊柱侧凸手术后的前 3～5 天内，应谨慎使用 NSAID 并与外科医生协商[191]。

静脉全身镇痛

吗啡仍然是静脉全身镇痛方案的主要支柱。在手术后的最初 48h 内，需要每小时 20～40μg/kg 的吗啡输注。对神经发育迟缓患儿，在避免镇静的同时实现有效镇痛的平衡可能是困难的。如果要避免并发症，定期评估这些患儿很重要。患者自控镇痛（PCA）适用于 6～7 岁的儿童。它可以使用 20μg/kg 的典型负荷剂量和 5～10min 的锁定间隔。使用背景吗啡输注可能对某些患者有效，但存在争议[192,193]。我们倾向于使用每小时 5～10μg/kg 的夜间背景输注，但白天单独使用 PCA（见第 44 章）。添加对乙酰氨基酚可改善镇痛效果，但不会降低阿片类药物的需要量[194]。如果患儿太小或者不能使用 PCA，护士和父母控制镇痛泵是有效的[195]。与单独使用 PCA 吗啡或硬膜外吗啡相比，对特发性脊柱侧凸患者而言，鞘内注射吗啡加 PCA 似乎是提供有效镇痛和最小副作用的最佳组合[196]。PCA 的需求 / 提供率可预测阿片类药物增加的需求，>1.5 的比例预示着更大的疼痛评分，更多的阿片类药物相关的不良反应以及更长的住院时间；比率 >2.5 表明需要更换阿片类药物[197]。

低剂量氯胺酮输注（0.05～0.2mg/（kg·h））已作为吗啡输注或 PCA 的辅助手段，但其作用尚待讨论[198-203]。氯胺酮可作为麻醉技术的一部分在术中开始输注（初始输注量为 5μg/（kg·min），在手术结束时降至 2μg/（kg·min））以最大限度地减少高剂量瑞芬太尼输注后报告的痛觉过敏。术后 72h 氯胺酮输注并未降低吗啡用量或疼痛评分[204]。氯胺酮加入吗啡 PCA 产生了混合结果，尽管胸外科手术有明显有效的证据，但在骨科手术中没有明显的有益效果[205]。如果加入 PCA，吗啡 / 氯胺酮的最佳组合是 1∶1 的比例[201]。虽然脊柱侧凸是一种非常痛苦的手术，但氯胺酮要保守使用，仅用于那些有明显术前疼痛或耐吗啡疼痛的患者。

加巴喷丁和普瑞巴林可能对阿片类药物有一定的节省作用[206]，尽管对控制术后恶心和呕吐的效果有限[207]。研究期间给予加巴喷丁（15mg/kg，然后是 5mg/kg，每天 3 次，连续 3 天）的结果表明，吗啡用量减少约 30%，但吗啡的不良反应没有任何改善。仅在手术后早晨观察到疼痛缓解[208]。小型研究中统计学显著效应可能会高估加巴喷丁对术后疼痛的影响[209]。

硬膜外镇痛

使用单导管和双导管技术的连续硬膜外镇痛可以在脊柱手术后提供有效的镇痛[210]。使用丁哌卡因 - 芬太尼的单导管技术，在 $T_6 \sim T_7$ 置管，为平均 12 个平面的脊柱侧凸手术的患者提供镇痛类似于 PCA，但引起术后恶心、呕吐和瘙痒的概率更高。硬膜外组的肠鸣音恢复早，而液体摄入量和住院时间相似[211]。在接受 10 个节段的脊柱融合术患者中，丁哌卡因 - 吗啡组合用于硬膜外镇痛的报告也有类似结果。采用硬膜外技术的患者，全面饮食和出院时间比使用 PCA 技术的患者提前了半天[212]。对于平均 8.5 个节段的脊柱侧凸融合手术后硬膜外或 PCA 镇痛治疗的 600 多名患者的回顾性研究证实，确认了硬膜外镇痛的有效性。在该研究中，丁哌卡因 - 氢吗啡酮硬膜外联合用药能够有效控制疼痛，尽管它导致更多的并发症。呼吸抑制和短暂的神经系统改变是观察到的最常见的并发症。13% 的硬膜外导管患者需要停用硬膜外，最常见的是镇痛不全[213]。丁哌卡因和吗啡联合硬膜外的研究显示镇痛有效，但术后恶心，呕吐和瘙痒的发生率也高[214, 215]。

患者自控硬膜外镇痛（patient-controlled epidural analgesia, PCEA）已成功用于 5 岁以上的小儿骨科和开胸手术[216]。在脊柱侧凸手术中，PCEA 与丁哌卡因和氢吗啡酮的疼痛评分略优于 PCA，尽管前者失败率为 37%[217]。根据所涉脊柱节段的数量的多少，采用单管或双管的 PECA，联合丁哌卡因 - 芬太尼 - 可乐定溶液可有效控制疼痛，并发症发生率相对较低[218]。

通过使用适量芬太尼和可乐定与局部麻醉药的双硬膜外技术，可以改善疼痛控制和肠功能，减少不良反应[219]。双硬膜外技术使用位于上中胸段的上导管和上中腰椎的下导管[220, 221]。与单个硬膜外导管和吗啡 PCA 相比，这种技术改善了疼痛控制，胃肠道不良反应更少[210]。

麻醉和术中管理

体位和相关问题

必须对患者摆放适当的体位以避免肢体压力点受压损伤，调整肢体位置以防止神经损伤，并且让腹部不受压以防止静脉回流受阻。这通常通过使用 Relton-Hall 框架或类似结构来实现[222]。框架由四个带衬垫的支撑件组成，这些支撑件排列成 V 形，上部衬垫支撑胸廓，下部在髂前外棘处支撑髂前缘的骨盆带。不得将手臂从其自然位置外展或伸展超过 90°。手臂的重量均匀分布在前臂上，以避免对肘部尺神经造成压力。应在术前评估肩部运动范围，以便在麻醉期

间获得最佳体位。这可能对有严重畸形的患儿提出相当大的挑战，并且可能需要创造性地摆放体位。在一些医疗中心，乳头被透气胶膜覆盖，并且不会被直接受力。同样重要的是头部保持在中性位置，并且使压力均匀地分布在前额和面部之间，避免对眼球的直接压力。必须注意避免对膝盖施加任何直接压力，患者的体重应分布在整个下肢（图 32-8）。Reston 自黏泡沫可用于填充骨盆边缘和膝盖。

并非所有脊柱手术台和框架都以相同的方式影响心脏功能。有证据表明 Jackson 脊柱台或纵向支撑对心脏功能影响较小，而 Wilson 和 Andrews 框架可能对心脏功能产生负面影响[223]。但将患者置于 Jackson 床上后观察到，心脏指数平均下降 18.5%[0.5L, 95%CI（0.3, 0.7）]血压没有显著变化[224]。使用两个胸垫而不是单个垫与 Jackson 框架导致较小的平均和最大胸部压力，但代价是增加骨盆压力[225]。

俯卧位脊柱手术后视力丧失是一罕见、不可预测、灾难性的并发症。它的发生率最高达 0.2%，虽然大多数报告涉及成年患者，但是年龄较大的患儿也会发生[226, 227]。最常见的原因是缺血性视神经病变，但其原因仍然不明。大多数报告的特征是较长的手术时间（ >6h）和较多或不受控制的失血[228-231]。这种现象与眼球受压无关，通常没有任何其他缺血相关并发症的证据[231]。有些矛盾的报告认为它可能与低血压、控制性低血压、贫血、血液稀释、失血、头部旋转体位、糖尿病等问题有关[228, 231-233]。

体温调节

较长的准备时间和没穿衣服固定在脊柱框架上的患者很容易体温过低。低温可导致血流动力学不稳定和增加失血[234]。核心体温降低 2℃可使手术伤口感染增加 3 倍[235]。术前升温可减少患者在手术过程中低温近 2h 的时间，而不影响手术结束时的体温[236]。在患者准备手术时，应努力增加手术室的环境温度。如果在此期间室温保持在 24℃ 而不是通常的 18℃ 至 21℃，则可以将随后的低温降至最低[237]。患者在准备和摆放体位期间体温降低后，可能需要几个小时才能开始让核心体温开始恢复到正常。即使使用强风加热毯系统，因为只有少量的身体暴露在这些装置中，通常也很难恢复正常温度。可以将加热毯放置在框架下方，以便从下方和上方同时加热（图 32-8）。

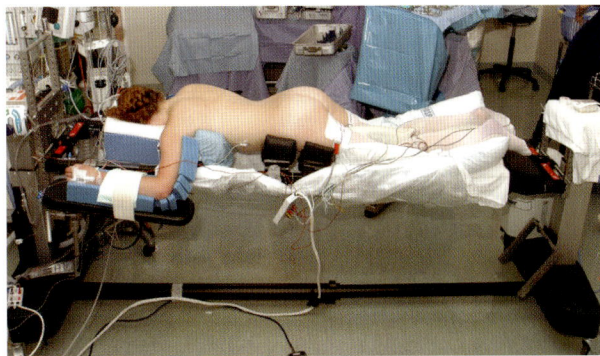

图 32-8　患者固定于 Orthopedic Systems Incorporated（OSI）Jackson 框架上，显示了受力点都是用泡沫、海绵来保护好，以及底架下的通风加热毯

患者监测

患者监测需要根据具体情况进行调整,但至少应记录脉搏血氧饱和度、ETCO$_2$、ECG、核心体温和尿量。在大多数情况下,由于大量失血、流体移位和心血管不稳定的风险,需要有创监测动脉血压和中心静脉压。在手术矫正期间,外科医生施加的外部压力可能影响心脏功能或心脏充盈。根据患者的体位将零点调整为脊柱水平,俯卧位时的中心静脉压测量也是准确有效的。具有显著脊柱后凸的患者静脉空气栓塞的风险增加,需要监测这种可能性。应考虑监测麻醉深度;特别是当 MEP 监测限制麻醉药物的浓度以及采用全凭静脉麻醉时。在摆放头部时应小心,因为当患者处于俯卧位数小时时,传感器对前额的压力可能导致红斑、局部肿胀和组织坏死;已有报道黏合剂引起的接触性皮炎[238]。混合性静脉氧张力趋势的监测可能有助于心肌受损的患儿。当术前发现或怀疑血流动力学损害时,经食管超声心动图可用于确定心室充盈和功能。

减少出血和降低输血需求

脊柱侧凸手术涉及在相当长的一段时间内暴露大的伤口。保持患者腹部自由不受压以避免静脉压迫,对于控制和最小化失血量非常重要。由于体位固定导致的腹内压增加可使术中失血加倍[239]。

后路脊柱融合手术中的失血往往比前路手术更多。这种损失可能因为对应于与后路融合的椎体数量相关。随着融合椎骨数量的增加,失血量增加。特发性脊柱侧凸患者的估计失血量(estimated blood loss, EBL)约为 750～1 500ml,或每个融合的椎骨段为 60～150ml。脑瘫患者的失血量为 1 300～2 200ml(每个椎节 100～190ml)。DMD 患儿经历最大的 EBL:2 500～4 000ml(每个椎骨水平 200～280ml)[240]。

神经肌肉脊柱侧凸患儿在术中表现出凝血酶原时间延长和因子Ⅶ活性降低,表明凝血因子的消耗和凝血因子的稀释增加了失血[241]。据推测 DMD 患儿在所有肌肉类型中都缺乏肌营养不良蛋白。血管平滑肌血管收缩反应不佳可能是失血增加的一个因素[242]。低温可通过降低血小板功能,降低凝血因子活性和减缓血管收缩来加剧失血[234]。

小儿对血液的不良反应似乎比成人更常见,以人为错误为最常见原因[243]。已采用多种技术来减少失血并尽量减少血液制品的应用(见第 12 章)。

控制性低血压技术

自从 30 多年前首次描述以来,控制性低血压一直被用于脊柱侧凸手术中以最大限度地减少失血。早期研究证实,控制性低血压可以使失血量减少超过 50%,血液置换需求相应减少,同样的手术时间也会缩短。神经节阻滞剂(即戊镓和三甲基吡啶)已被 β-肾上腺素受体阻滞剂、直接动脉血管扩张剂、钙通道阻滞剂和 α$_2$-肾上腺素受体激动剂取代。目前尚不确定血液减少是由于血压降低[244]还是心排血量减少造成的[245]。目标平均动脉压为 50～65mmHg。尽管这似乎是安全的,但是对于视神经、脑和脊髓缺血安全范围的担忧

减少了控制性低血压的使用,特别是对于持续时间长的手术。此外,有可能出现意外的低血容量性低血压时可能会加剧并使药物诱导的(受控的)低血压复杂化[246,247]。幸运的是,这些可怕的伴有或不伴有低血压的并发症发生率非常小。即使在脊柱侧凸手术期间使用控制性低血压麻醉,肾功能仍然良好[248,249]。由于考虑到这些问题以及伴随血液稀释的使用,通常很少运用极端程度的低血压。尽管已经在正颌和骨外科手术中被证实有明显益处,但支持脊柱侧凸手术中应用控制性低血压有益效果的可靠数据有限[250,251]。

在现代医学实践中,通常可以在不使用特定血管活性药物的情况下,通过使用瑞芬太尼输注滴定,实现中度低血压且良好控制心率[252]。虽然不被认为是降压药,但鞘内注射吗啡可减少失血和可以促进血压控制,特别是与瑞芬太尼输注联合应用。在 5μg/kg 的镇痛剂量下,已有报道可以使 EBL 从 41ml/kg 降低到 14ml/kg。使用这种技术,可以经常在没有任何其他药剂的情况下实现血压控制。使用低于 1.0 MAC 的吸入麻醉药加瑞芬太尼与可乐定(2μg/kg)的麻醉组合[253]可在大多数患者中提供控制性低血压,而无须其他药物。右美托咪定可用作控制血压技术的一部分[244,255]。它的使用导致平均血压为 66mmHg(与不使用相比减少 20%),失血量减少(782ml vs 465ml)且更少的患儿需要输血[256]。

短效钙通道阻滞剂已被用于脊柱侧凸手术患者的控制性低血压,尽管这些药物有效,但经验有限。与硝普钠相比,尼卡地平用于控制性低血压期间的失血量较少,尽管与前者相比血压恢复到基线的速度较慢(27min vs 7min)[257,258]。使用氯维地平并没有明显益处的证据,但可能与心率的增加有关[259]。如果要使用降压技术,有创动脉监测至关重要,中心静脉压导管置入对于安全实施麻醉有价值(见第 12 章)。

血液稀释

通过去除红细胞(抽取放血)并用晶体和胶体的组合来替换以降低血红蛋白浓度,意味着在给定的血液量损失情况下,较少的红细胞丢失(见第 12 章)。麻醉期间代谢率降低表明,如果维持正常血容量,在血红蛋白浓度降低的情况下,可以维持需要的氧气输送。

据估计,在血液稀释过程中必须至少有 2～3 个单位的血液被抽取(removed)以显著降低输血需求。成人患者的血液稀释模型表明,在输血需求减少之前,必须抽取多达 5 个单位的血液[260]。确定血液稀释程度和输血阈值可能很困难。在脊柱侧凸手术中,减少 30% 的初始血细胞容积比对于减少和最小化输血需求是有效的[261]。有人认为这种技术只能获得适度的益处[262]。控制性低血压麻醉、血液稀释和 W 自体血回输作为"无血手术"计划的一部分,同时结合重组人促红素和铁剂补充使用,使得手术的平均 EBL 为 855ml(平均自体血回输血液为 341ml),手术后血红蛋白平均降低 3.1g/dl[263]。

心动过速和血流动力学不稳定在血红蛋白浓度低于 7g/dl 时常见。在血红蛋白浓度<5g/dl 有心肌缺血的风险[264]。因为检测发绀需要 5g/dl 的去氧血红蛋白,所以在这种贫血水平不会出现发绀。诸如此类的极端血液稀释技术仅用于反对输血的患者。一份报告详述了脊柱侧凸手术中血液稀释

的患者,在没有先前存在心脏病的情况下,血红蛋白浓度为 3g/dl[265]。心排血量增加了 30% 以上,心率只有适度增加,血压也只有适度地下降[265]。尽管没有报告脑后遗症,但不推荐这种程度的极端血液稀释。

自体预献血

术前策略,包括血液先抽出(然后再输回)和术前红细胞增强,可单独使用或与术中技术一起使用,以减少对血液的暴露(见第 12 章)。在特发性脊柱侧凸手术中,自体预献血加上术中自体血回输和控制性低血压导致平均 EBL 为 1 055ml,避免输血,血细胞比容仅下降 10%,术前 35.6%,出院时 32.4%[266]。在自体献血的基础上,术前应用重组人促红素的优势包括更高的术前血红蛋白浓度和更少的捐献单位。它对血液使用的影响取决于总的失血量[267,268]。在患有神经肌肉性脊柱侧凸的儿童中,单独使用重组人促红素并不影响输血量,尽管治疗前患者的术前和出院血细胞比容较高[269]。

抗纤维蛋白溶解剂

在脊柱侧凸手术后使用合成抗纤维蛋白溶解剂来减少围手术期失血已经产生不同的结果。为了最有效,应在皮肤切口之前建立抗纤维蛋白溶解剂的有效血浆浓度(见第 20 章)。氨基己酸(amicar)在围手术期可以减少 25% 的 EBL[270]。主要归因于减少术后引流量[271]。相反,初始剂量的氨甲环酸(10mg/kg)随后输注每小时 1mg/kg 未能显著降低小样本中的失血量[272]。高剂量氨甲环酸(100mg/kg 负荷剂量,然后每小时输注 10mg/kg)可使失血量减少 40%,但不影响输血要求。继发性(神经肌肉)脊柱侧凸患者的事后分析显示失血和输血需求显著减少[273]。正确的氨甲环酸剂量仍然难以捉摸,但可能是之前报道的高剂量的一半[274]。

一个关于抑肽酶、氨甲环酸和氨基己酸对接受脊柱侧凸手术患儿失血和使用血液制品的荟萃分析显示,所有抗纤维蛋白溶解药物具有相似的效果,均可减少输血量[275]。抑肽酶、氨甲环酸和 ε-氨基酸用于主要儿科手术的相似荟萃分析显示,在脊柱侧凸手术中,与安慰剂相比,抑肽酶和氨甲环酸减少了失血量[385ml,95%CI(42,727)vs 682ml,95%CI(214,1 149)][276]。在所有手术中,两种药物也减少了红细胞输注。氨甲环酸被证明与抑肽酶同样有效。因在成人心脏手术后发病率和死亡率增加的报告后,许多国家已停用抑肽酶[277]。然而,在重新回顾证据之后,抑肽酶已在加拿大再次使用,因为发现之前报道是以超处方用药导致并发症发生的原因。美国也正在进行安全研究。与安慰剂相比[278]、使用氨基己酸可减少术中失血量(1 125ml vs 2 194ml),围手术期总失血量(1 805ml vs 3 055ml)和输血需求量(660ml vs 1 548ml)。一项涉及美国 37 家医院的多中心研究表明,在 AIS 患者中使用氨基己酸相对使用氨甲环酸比值比 OR(0.42)更低,但两种药物均未导致神经肌肉性脊柱侧凸患儿的比值比 OR 降低[279]。

减少失血可以减少手术时间和血液制品使用所造成的显著成本[280]。去氨加压素对减少与脊柱手术相关的失血无效。初始报告去氨加压素[281]有较好结果,但不能在特发性脊柱侧凸[282,283]或神经肌肉性脊柱侧凸患者中重复结果[284,285]。

术中自体血回输

术中自体血回输(如血液回收机)的使用决定取决于预期的失血量、患儿的大小、使用其他方法来减少出血量、输血要求 - 例如自体备血和血液稀释(见第 12 章)。在决定使用自体血回输技术时,了解所在医院特发性脊柱侧凸手术时失血情况非常重要。例如,在一个医疗机构中,通过使用自体预献血或适度的术中血液稀释,在不到 5% 的青少年特发性脊柱侧凸患者术中发现自体血回输是有益的[261]。然而,在另一个医疗机构当使用术中自体血回输时,同种异体输血率从 55% 降低到 18%。对于接受超过 6h 手术的患者,异体输血相对风险为 2.04,对于未接受自体血回输的患者,同种异体输血相对风险 RR 为 5.87[286]。当术中自体血回输与术前自体献血或术后采集和再输注相结合时,减少异体输血最有效[287]。

已有用于小儿自体血回输系统的小型离心杯(55~75ml)。这些系统有益于体重较小且出血量大于预期失血的患儿,例如经历广泛脊柱融合的神经肌肉脊柱侧凸患者[288,289]。在接受胸腰椎侧弯前路手术的患儿中,术中自体血回输使用将同种异体输血的比例从 39.4% 减少到 6.7%,平均术后血红蛋白值相似(10.2g/dl vs 9.6g/dl)[290]。

失血管理

无论是否给予重组人促红素,手术前自体预献血需要预约采血时间[291,292]。这可能是避免或尽量减少同种异体血液产品使用的最安全、最有效的方法[293]。预先采血对于 AIS 患者在接受脊柱侧凸手术矫正时,可有效减少血液损失。每位患者在手术前平均捐献 3.7 单位血液,97% 的青少年在手术期间和手术后避免使用同种异体血液[291]。另有报道,95% 的 AIS 患者仅通过使用术中自体血回输(输血的触发点为 7g/dl,没有预先的自体备血)同样有相似的结果,Hb 的平均下降为 4.1g/dl,术后第 2 天为最低点[294]。但是术前血型监测为交叉配血准备是需要的。

在脊柱侧凸手术期间监测失血是困难的。由于冲洗液、称重或估计纱布、棉垫上的血液、铺巾和手术衣的血液及伤口蒸发等等,出血估计常常不准确。

关于何时施用成分输血(即非红细胞血液成分)的决定通常基于临床判断。稀释性血小板减少只有在好几个血容量丢失后才会出现并取决于术前血小板计数(见第 12 章)。应在失去一个血容量后测量血小板浓度,并在此后定期进行测量。当仅使用浓缩红细胞代替失血时,凝血因子的稀释也可能导致手术出血。当失血超过一个血容量时,可能会延长凝血酶原时间和激活部分促凝血酶原激酶时间,此时应检查这些指标。这些凝血试验通常与出血增加无关,直至数值大于平均对照值的 1.5 倍,此时可以输入新鲜冷冻血浆来减少手术出血[295]。在丢失一个血容量后,无论是凝血是正常还是异常,血小板计数通常在正常范围内[255]。血液成分治疗应该基于异常凝血试验结果、不受控制的出血或手术区域没有正常凝血。在不受控制的出血发生之前,优先选用血液成分治疗进行干预。如果手术区域较低部位汇集的血液未能显示出凝血的迹象，那么应该用血液成分进行输血，从新鲜冷冻血浆开始，只有在这种方法无效时才给予血小板[295]。

大规模输血方案，预定比例的红细胞、血浆因子和血小板（通常以 1：1：1 的比例）在严重创伤的复苏阶段早期使用，可用于治疗不能控制的出血（见第 12 章）[296,297]。这些方案在创伤环境中降低发病率和死亡率的证据导致也在外科手术大出血中得到应用[298,299]。这些方案与常规方法相比，按比例增加凝血因子和血小板能够增加存活率[300]。但没有证据表明这种方法对于择期手术是有益的。

如果复苏需要多个血容量，血栓弹性图可用于改善血液制品的使用[298,300]。神经肌肉脊柱侧凸或脑瘫患者的脊柱侧凸手术，特别是那些考虑采用盆腔稳定和髂嵴移植物的严重复杂侧弯患者，需要满足这些标准。在这组患者中，早期使用大量输血方案，给予血液和凝血因子可能是有益的[301]。重组Ⅶa 因子可能是对血液成分替代疗法无反应的稀释性凝血病患者的有效治疗手段。小到 20μg/kg 剂量的重组Ⅶa 因子已有在脊柱手术中成功使用的报道[302-305]。

麻醉药对体感诱发电位和运动诱发电位的影响

麻醉药通过直接抑制突触传导通路或通过间接改变抑制和兴奋的平衡起作用[306,307]。突触的数量越多，监测的神经元途径越复杂，麻醉药对诱发电位的潜在影响越大。大多数麻醉药会降低振幅并增加 SSEP 和 MEP 的潜伏期。因此，皮质 SSEP 比脊髓或脑干测量的 SSEP 更敏感。MEP 在三个部位易受麻醉药的影响：运动皮质、前角细胞和神经肌肉接头。因此，使用外周肌肉检测（使用 CMAP）的经颅刺激最容易受到麻醉干扰。虽然吸入麻醉药和大多数静脉麻醉药显著抑制 SSEP 和 MEP，氯胺酮和依托咪酯似乎可以通过减弱抑制来增强两者的振幅[307]。

吸入麻醉药

吸入麻醉药引起剂量依赖性的 SSEP 和肌原性 MEP 抑制，尽管在等效浓度下 MEP 受到的影响程度大于 SSEP。这意味着虽然可以在 SSEP 监测期间使用吸入麻醉药，但是在 MEP 监测期间它们通常需要亚麻醉剂量（减少吸入麻醉药）。尽管可以检测到一些潜伏期的增加和幅度的减少，但使用不超过 1.0MAC 的异氟烷、七氟烷和地氟烷时，皮质 SSEP 和皮质下 SSEP 监测还是能够有效测量[308,309]。在基线确定后保持整个麻醉期间恒定的呼气末浓度是很重要的。在满足有效诱发电位监测的前提下，这几个吸入麻醉药的浓度要明显低于氟烷浓度[310]。

肌源性 MEP（即 CMAP）仅在低浓度的吸入麻醉药下可被记录。确切的浓度取决于所使用的系统，并且受到刺激中脉冲数量的极大影响。单脉冲经颅刺激可以在呼气末浓度小到 0.2MAC 时受到抑制，呼气末浓度小到 0.5MAC 可以消失[311-313]。这种抑制可以通过使用更高强度的刺激和多达 6 个脉冲的多脉冲刺激来部分克服。吸入麻醉药的浓度超过 0.5MAC，即使使用多脉冲刺激，越来越多的患者失去可记录的肌源性 MEP。当异氟烷呼气末浓度超过 0.75% 时，监测条件变得不可接受[314-318]。刺激强度和脉冲序列频率可能

是使用吸入麻醉药时成功监测肌原性 MEP 的决定因素。在开颅手术期间使用刺激皮质，CMAP 很容易在 1.0MAC 的异氟烷和七氟烷时被记录[319]。使用经颅刺激的七氟烷也证实了类似的结果[320]。关于地氟烷的信息很有限，虽然可引起剂量依赖性抑制，但在 0.5MAC，肌原性 MEP 已有成功的记录[318,321]。使用多脉冲刺激技术，在地氟烷或丙泊酚麻醉期间，术中记录 MEP 同样成功[322]。当 BIS 在 40～60 或浓度为 0.6～0.8MAC，地氟烷麻醉允许 MEP 监测[323,324]。当 BIS 无差异时，SSEP 的振幅或潜伏期与丙泊酚（150～300μg/（kg·min））相似[324]。低剂量的氟烷是丙泊酚的可行替代方案，患者可能苏醒得更快[324]。

氧化亚氮

氧化亚氮会降低皮质 SSEP 的振幅，但与其他吸入麻醉药的比较资料有限。氧化亚氮（0.5MAC）在相似的 MAC 下比异氟烷更大程度地抑制 SSEP[325]。同样，66% 的氧化亚氮比丙泊酚（6mg/（kg·h），100μg/（kg·min））更大程度地抑制 SSEP[326]。氧化亚氮抑制肌源性 MEP[309]。相对于其他吸入麻醉药的效果难以确定。氧化亚氮似乎影响 CMAP 振幅的程度低于异氟烷[327]。多脉冲刺激技术可以部分逆转氧化亚氮引起的振幅抑制。与用于维持目标浓度 3μg/ml 的丙泊酚输注相比，50% 氧化亚氮降低单次或成对刺激 CMAP 的程度较小[328]。当在目标浓度下加入 60% 氧化亚氮以降低丙泊酚剂量在 1μg/ml 时，用多脉冲经颅刺激可获得充分的 CMAP 监测[329]。相反，在各种不同的全凭静脉麻醉中加入氧化亚氮显著抑制了 CMAP，使得一些不能记录[330]。考虑到随着瑞芬太尼的广泛应用和氧化亚氮对 SSEP 和 MEP 信号的主要是负面影响的变化，在监测脊髓电位时最好避免使用后者。

丙泊酚

丙泊酚可降低皮质 SSEP 的振幅，但在麻醉剂量（每小时 6mg/kg；每分钟 100μg/kg）下，即使与氧化亚氮一起使用，也能记录到足够的信号[331]。与低剂量异氟烷和氧化亚氮联合或单独使用低剂量异氟烷或七氟烷相比。丙泊酚可更好地保留皮质 SSEP 振幅并提供更深层次的麻醉，脑电图的质量可以证实[322-334]。

丙泊酚抑制肌原性 MEP 的振幅。除了皮质效应外，它还能抑制脊髓灰质中 α 运动神经元的激活[335,336]。由于当药物终止时信号可快速改善，并且因为多脉冲刺激技术可以改善反应幅度，低剂量丙泊酚输注已成为 MEP 监测中麻醉方案的一部分[315,337]。丙泊酚，即使与氧化亚氮合用，也比异氟烷对多脉冲经颅 CMAP 的影响要小[315]。当使用四脉冲刺激序列时，丙泊酚（5mg/（kg·h），83μg/（kg·min））66% 氧化亚氮合用，在 75% 的患者中产生令人满意的 CMAP 记录。相比之下，使用 1.0MAC 异氟烷无法进行记录[316]。允许可接受的肌原性 MEP 记录的丙泊酚输注速率或目标浓度差异很大。用不同的佐剂（如阿片类药物、氯胺酮、氧化亚氮），神经肌肉阻滞程度和经颅脉率的效果也不一样。在目标浓度为 4μg/ml 或输注速度为 6mg/（kg·h）（100μg/（kg·min））和多脉冲刺激信号，监测效果常常让人满意[337-339]。在小

儿脊柱侧凸修复术中，靶控输注模型的效果不好。使用Paedfusor模型，测得的丙泊酚浓度几乎总是大于预测值（见第8章）[340]。由于MEP似乎对麻醉深度特别敏感，因此BIS监测仪与丙泊酚输注一起使用非常重要。

α₂-肾上腺素受体激动剂：可乐定和右美托咪定

α₂-肾上腺素受体激动剂的脑效应主要发生在蓝斑，而不像全身麻醉通过对突触通路广泛地抑制[341]。当与异氟烷联用时，可乐定在静脉注射剂量为2~5μg/kg时对皮质SSEP的影响很小[342-344]。鉴于其对SSEP缺乏影响及其可以减少吸入麻醉药和丙泊酚等的用量，似乎可以合理地考虑2~4μg/kg的可乐定作为麻醉方案的一部分[344-346]。右美托咪定对SSEP具有相似的好处[347,348]。

目前还没有关于可乐定对MEP影响的研究发表，但是一些文章报道了右美托咪定对MEP的影响，结果尚不一致[349-352]。右美托咪定与其他麻醉药一样，产生剂量依赖性的MEP抑制，解释这些信号取决于麻醉深度。这表明在记录MEP时应监测麻醉深度，以维持足够的麻醉以防止术中觉醒，并仍能确保有意义的MEP信号。当将右美托咪定加入丙泊酚输注时，它可以将BIS维持40~60的麻醉所需丙泊酚剂量减少50%以上，提供中度低血压，减少失血，并允许监测MEP和SSEP，但是延长唤醒时间[256]。在右美托咪定负荷剂量输注期间，MEP在一些患者中短暂下降，同时BIS从50降至30。然而，一旦维持输注，BIS会反弹至40以上。

我们观察到可乐定作为辅助剂具有类似的作用；如果可乐定给药速度过快，有时会发生MEP的暂时性降低，但如果BIS维持在50~60的范围内，则信号会改善。

阿片类药物

阿芬太尼、芬太尼、舒芬太尼和瑞芬太尼对SSEP和MEP信号的抑制作用很小[353,354]。在阿片类药物的剂量远远超过临床麻醉剂量时，药物会对CMAP产生剂量依赖性抑制[355,356]。比较阿芬太尼、芬太尼和舒芬太尼在足以抑制有害刺激剂量下对诱发电位的影响时，结果表明舒芬太尼的影响最小[355]。包括瑞芬太尼在内的类似研究显示，它对信号的抑制作用最小，在输注速度为0.6μg/(kg·min)时CMAP仍可测量到[356]。如果临床提示，更大的剂量也可以使用。

氯胺酮和依托咪酯

氯胺酮可增强皮质SSEP振幅，对皮质下和外周SSEP反应的影响极小[357]。当单次注射0.5mg/kg[358]或作为氧化亚氮-阿片类药物麻醉的补充给予中等持续剂量输注时（1~4mg/(kg·h)，17~83μg/(kg·min)）[358,359]，它对肌原性MEP反应的影响很小。实验表明S(+)-氯胺酮通过在脊髓α运动神经元或远端的外周机制调节CMAP[360]。氯胺酮(4μg/(kg·min))已和丙泊酚-瑞芬太尼联合成功用于脊柱侧凸矫正麻醉期间的MEP监测[146,361]。

虽然能够诱导全身麻醉，但依托咪酯对诱发电位的作用更像氯胺酮。它可以提高SSEP的质量并增强MEP的振幅[362]。与巴比妥类药物或丙泊酚相比，它对MEP仅有微小

的影响[335]。依托咪酯输注(10~35μg/(kg·min))可以产生足够的MEP监测信号[358,363]。关于依托咪酯输注引起肾上腺皮质抑制的关注，限制其广泛使用[364]。然而，推注剂量的依托咪酯可以短暂地抑制MEP[358]。正在研究一种新的依托咪酯类似物，其半衰期为几分钟，没有相关的肾上腺皮质抑制和无活性代谢物[365,366]；当市售时，该药物可作为丙泊酚的替代物。

咪达唑仑

静脉注射咪达唑仑(0.2mg/kg)可使SSEP振幅降低60%[367]。皮质下SSEP不会发生这种情况，其潜伏期略有增加，但振幅无变化[368]。咪达唑仑(0.5mg/kg)导致非人类灵长类动物的MEP显著下降，即使在唤醒过程中持续存在的[369]这一发现在人类研究中并不成立。与丙泊酚-氯胺酮或丙泊酚-阿芬太尼技术相比，咪达唑仑-氯胺酮输注技术不影响MEP振幅[330]。即使在足以产生麻醉剂量的情况下，咪达唑仑也未抑制肌源性MEP[356]。效果与依托咪酯相似[356]。

神经肌肉阻滞剂

神经肌肉阻滞药(NMBD)对SSEP几乎没有影响。因为对神经肌肉接头有影响，它们在肌原性MEP记录期间阻止或限制CMAP的记录。然而，部分神经肌肉阻滞通常在MEP监测期间使用，因为当需要通过提供足够的肌肉松弛来改善手术条件并且限制刺激期间的任何患者运动。部分肌肉松弛也可以减少由自发性肌肉运动引起的噪声。在手术过程中必须保持恒定的神经肌肉阻滞。许多医疗中心在气管插管、划皮开始和肌肉切开后避免使用神经肌肉阻滞药。

已经使用两种方法来评估用于MEP监测的神经肌肉阻滞程度。一种是在使用NMBD之前测量由单次超大刺激(T₁)产生的CMAP的幅度。当T₁维持在基线水平的20%和50%之间时，CMAP反应可以被监测到，这样就允许手术在一定程度的肌肉阻滞下实施[363,370]。另一种技术是基于四个成串刺激反应来调整神经肌肉阻滞。第四个肌颤搐(T₄)与第一个肌颤搐(T₁)的比较表明，当四种肌颤搐中的两个仍然存在时，可以接受CMAP监测[370-372]。因为不同的肌肉群对NMBD具有不同的敏感性，神经肌肉阻滞评估应在用于电生理监测的特定肌肉群中进行。术前神经肌肉功能障碍患者在部分神经肌肉阻滞后比术前运动功能正常的患者反应更大。在大多数这些患者中应该避免使用神经肌肉阻滞药[363]。

麻醉药物和技术的选择

麻醉的选择取决于患者的病理和手术的电生理监测类型。在世界范围内，MEP的使用显著增加，MEP技术也取得了明显进步。CMAP似乎可以为最大限度地降低脊髓损伤的风险提供了最有用的数据。

麻醉成功的关键是使用一种能够稳定浓度的催眠麻醉药物。吸入麻醉药(<1MAC)和丙泊酚(<6mg/(kg·h)，100μg/(kg·min))之间存在名义上的差异。接近1.0MAC

的吸入麻醉药浓度现在可以与多脉冲 MEP 监测系统兼容，这在几年前似乎不可能的。如果监测到的信号恶化，短效药物可提供更大的灵活性。瑞芬太尼输注的使用允许快速滴定镇痛，并对脊髓监测的影响很小。在 SSEP 监测和 MEP 监测期间，可乐定或右美托咪定可用于降低催眠药物的浓度，但也应监测麻醉深度。虽然丙泊酚输注似乎已成为一种流行的麻醉技术，但如果神经监测信号迅速恶化，需要更快地唤醒，则没有理由不使用相同麻醉效果剂量的地氟烷。

如果氯胺酮是作为麻醉主要成分的情况下则可以改善 MEP 监测，因为它可以更好地保留 MEP 信号并可以减少其他催眠药的使用剂量，但如果只是作为常规麻醉药辅助剂的低剂量氯胺酮则不然。如果用经过处理的脑电图监测来确定麻醉深度，氯胺酮的添加可能会增加它的读数，从而导致混淆[373, 374]。尽管催眠水平加深，但仍会出现这种情况[373]。NMBD 可改善 SSEP 监测，并可与 MEP 监测结合使用，这包括在前面所描述的限制。然而，即使在患有特发性脊柱侧凸的患者中，可以在初始肌肉切开后，在没有神经肌肉阻滞的情况下，仍可提供足够的手术条件。在没有肌肉松弛的情况下，在刺激期间发生肌肉收缩，包括咬肌的肌肉收缩。在这种情况下，谨慎的做法是经口气管插管时口腔内需要放置牙垫以防止导管阻塞或经鼻气管插管。

止血带

适应证和设计

止血带被罗马人用于控制截肢时的出血[375]。动脉止血带用于骨科手术以减少失血并提供良好的手术条件，用于静脉区域阻滞和交感神经切除术，以及用于局部恶性肿瘤治疗中的孤立肢体灌注[376]。

止血带这个词来源于法语动词 tourner，意思是"转"，指的是施加在绷带上的扭动或拧紧动作。1873 年，von Esmarch 介绍了一种扁平的橡皮绷带，反复缠绕在某一肢体上使用[375]。虽然这种橡皮绷带仍然用于使肢体止血，但是 1904 年由库欣推出的气动止血带已经取代了橡皮绷带以维持缺血。压缩氮气或空气用于充气。预设目标压力，并且补偿反馈机制在充气期间保持该压力。弯曲和更宽的止血带袖口设计适合锥形肢体，与标准袖口比，它可提供低的动脉闭塞压力[377]。在止血带应用之前使用于肢体的柔软敷料有助于防止皮肤受到挤压时可能出现的皱纹和水疱[378]。通过将手臂抬高 90° 或将腿抬高 45°，持续 5min，可以让血液充分回流[379, 380]。

生理学

缺血

缺血导致组织缺氧和酸中毒。与其相关变化的严重性和后果（如毛细血管通透性增加、凝血改变、细胞膜钠泵激活）取决于其组织类型、缺血持续时间和侧支循环。肌肉比神经更容易受到缺血性损伤。与止血带远端的肌肉相比，止血带下方肌肉的组织学变化更为明显。

再灌注

再灌注可去除有毒代谢物并恢复能量供应。当止血带突然松解时，缺血部位会突然释放出乳酸、肌酸激酶（即肌酸激酶）、钾（峰值增加 0.32mEq/L）和 CO_2（峰值增加 0.8～18mmHg）。在较长时间的缺血后代谢变化增加，但在 30min 内恢复到基线。肌肉损伤可能会释放肌红蛋白，肌红蛋白会聚集在肾脏的集合管中，导致肾衰竭。

止血带放气后的全身效应包括血容量重新灌注到肢体，血压暂时下降，而肢体缺血后反应性充血则加剧低血压。CO_2 的释放暂时性增加分钟呼吸量。CO_2 的快速增加也伴随着短暂的（8～10min）脑血容量增加，这可能影响颅内压升高的患者[376]。

止血带缺血 2～4h 后放气，肌肉和神经组织的微血管通透性增加。由内皮水肿和白细胞聚集引起的间质和细胞内水肿以及毛细血管闭塞可能需要数月才能消退。

缺血预处理

短暂的缺血然后再灌注使肌肉对随后的缺血更具抵抗力。缺血预处理可改善骨骼肌力、收缩力和性能，并减少骨骼肌的疲劳。这种预处理可以延长骨科和重建手术的时间[381]。

并发症

局部并发症

肌肉损伤

止血带下方肌肉的组织学变化发生在止血带 2h 后[200mmHg（26.7kPa）]，但止血带使用 4h 后远端缺血肌肉也会发生类似的变化。直接压力和机械变形导致袖带下肌肉损伤的严重程度增加[376]。变化包括血管周围空间炎性细胞数量的增加、局灶性纤维坏死和透明变性的迹象。

肌肉缺血、水肿和微血管充血的组合导致止血带后综合征：水肿、僵硬、苍白、无力但非瘫痪以及非麻醉下的肢体主观麻木。术后常用的石膏固定可能会掩盖这种综合征的真实发生率。恢复通常在 7 天内[382]。

神经损伤

止血带使用后神经损伤的原因可能是在袖带下直接压迫而不是缺血。止血带上下边缘的力量造成的伤害最大。Esmarch 绷带比气动止血带造成的伤害更大。上肢神经损伤的发生率（每 11 000 例患者 1 例）大于下肢（每 250 000 例患者 1 例）；桡神经是上肢最易受伤的神经，坐骨神经是下肢最易受伤的神经[383]。

血管损伤

动脉损伤在小儿患者中并不常见。具有动脉粥样硬化血管的成人容易动脉损伤。远端脉搏不足、毛细血管返回不良、股腘系统钙化或有关肢体血管手术病史的患者应避免使用止血带[384]。

皮肤安全

应用不当的止血带可能会出现压力坏死和摩擦灼伤，应常规使用某种形式的皮肤保护[385]。"肢体保护套"可以帮助减少皱纹、剪切和挤压软组织。化学灼伤可能是由于消毒皮肤制剂渗到止血带下，然后保留并压在皮肤上。

止血带疼痛

止血带引起模糊、钝性疼痛，在约 30min 后变得无法忍受[386]。这种疼痛伴随着心率和血压增加，全身麻醉和椎管内阻滞无法改善[386]。这种疼痛是通过无髓鞘 C 纤维传播的，而通常情况下它会被由有髓 A-δ 纤维传播的快速疼痛脉冲所抑制，但在止血带使用时，机械压缩会减少疼痛通过较大的 A-δ 纤维传播[387]。较窄的硅环止血带与较宽的止血带相比，可能会引起较轻的疼痛[388]。

全身并发症

温度调节

通过减少缺血肢体的热量损失以及减少从中央到外周缺血部位热量传递的结合，使得核心体温增加[389,390]。双侧止血带比单侧止血带更能使温度升高[390]。手术期间使用止血带的患儿不应在手术过程中积极地加温[390]。止血带放气后体热的再分布和低温静脉血从缺血区域流入体循环会降低核心体温，这可能会关闭体温调节血管舒张并降低皮肤表面温度[391]。

深静脉血栓形成和栓子

小儿止血带释放后栓子的发生率尚不清楚。止血带似乎对深静脉血栓形成没有影响，但止血带的释放可能与成人栓塞风险增加有关。一些临床医生建议在成人全关节成形术中使用肝素来预防栓子形成[392]，尽管这种做法在小儿中并不常见。一些外科医生在青少年中也使用这种疗法。

镰状细胞病

缺氧、酸中毒和循环停滞有助于易感个体的镰状细胞镰状化。然而，一些机构经常在有镰状细胞病的患儿中使用止血带，与此同时在整个手术期间能够维持正常的酸碱状态、补液和氧合[393,394]。每个病例必须单独评估，在出血控制和镰状细胞危象之间做出平衡（见第 10 章）。

药物效应

止血带充气后给予的抗生素不会在缺血肢体的血液和组织中产生有效浓度。在抗生素给药后，止血带的充气应至少延迟 5min[395,396]。止血带充气前给予的药物可以隔离在缺血肢体中，然后在止血带放气时重新释放到体循环中。抗生素效应取决于抗生素的隔离量、组织结合和抗生素的浓度-反应关系，尽管对麻醉中使用的大多数药物的影响很小。如果在止血带充气后给药，则可以减少分配体积，但血浆清除率不受影响。

推荐的止血带袖带压力

大多数临床医生将止血带充气的持续时间限制在最多 1.5～2h。诸如每小时释放止血带 10min、冷却受影响的肢体以及交替双袖带等技术可以降低受伤的风险[397]。止血带袖带下方发生的神经和肌肉损伤与气动压力有关。因此，应寻求维持缺血状况的最小压力。成人使用低血压麻醉技术来减少对高袖带充气压力的需求[398]，但是小儿似乎没有必要这样做。一项研究建议通过多普勒测量每个患儿的动脉闭塞压力，而研究发现止血带压力设定为 50mmHg 即可超过动脉闭塞压力值[399]。另一项研究，止血带压力设定为 20mmHg 也可超过动脉闭塞压，结果类似[400]。然而这些经验公式忽略了手术过程中出现的典型血压波动。最佳止血带压力可能是随全身血压波动而改变的压力[401]。建议上肢和下肢的最大平均压力为（173.4±11.6）mmHg（范围为 155～190mmHg）和（176.7±28.7）mmHg（范围为 140～250mmHg）。较宽的袖带每单位面积施加较小的力并降低局部后遗症的风险。对成人的建议表明，袖带应超过肢体周长 7～15cm。这在婴儿中很难实现，因为他们的近端肢体长度比成人要短，并且宽袖带可能会侵犯到手术区域。新型一次性窄弹性环状止血带可以改善较短的成人手术的驱血需求，但对伤害风险的担忧限制了它们在小儿中的使用[402]。

急性骨和关节感染

骨髓炎和脓毒性关节炎的主要治疗方法是抗生素和外科引流。这些感染的发病率正在增加，特别是在免疫受损的 HIV 感染患儿中。结核病仍然在许多发展中国家存在。如果发生严重的脓毒症症，已患其他基础疾病的患儿其医院获得性葡萄球菌病的死亡率[403]和健康儿童社区获得性疾病的死亡率[404-406]在 8%～47% 之间[407]。对常规抗生素有抗药性的分枝杆菌和葡萄球菌会增加发病率和死亡率。

病理生理学

金黄色葡萄球菌是最常见的病原体。骨髓炎在菌血症后发展，主要发生在青春期前儿童。正常骨骼对感染具有高度抵抗力，但是金黄色葡萄球菌通过表达骨基质成分的受体而黏附于骨，并且胶原结合黏附素的表达允许附着于软骨[408]。在微生物黏附于骨之后，它们表达对抗微生物的表型来抵抗抗生素治疗[408]。

生长板周围的干骺端是感染的主要区域。干骺端血流缓慢使小儿易患细菌感染，发育血管中的内皮间隙使细菌逃逸进入干骺端。随后的脓肿可以破损到关节或骨膜下。感染可能涉及邻近的组织平面，并且血源性扩散导致原发感染部位以外的多种病理过程。

化脓性关节炎在新生儿中更常见，因为干骺端血管将干骺端和骨骺相连在一起。在该年龄组中可能发生生长板和骨骺破坏。关节软骨损伤可归因于病原体和激活的中性粒细胞释放的蛋白水解酶。

临床表现

大多数患有葡萄球菌疾病的儿童出现肌肉骨骼症状和发热，但患有播散性疾病的儿童可能患有严重的脓毒症、肺部疾病和皮肤外病灶（4%～10%）[404,405]。一份报告发现，有一半的葡萄球菌感染皮外病灶在入院时未检出，1/3 的这些病变在尸检时被首次观察到[403]，并常有创伤史[404,405]。绝对多形核细胞计数＞10×10^9/L 或绝对计数＞0.5×10^9/L 或两者都有，与单个或多个未充分治疗的葡萄球菌感染部位的存在相关[403]。结核病如果在流行地区必须始终将其列入怀疑对象之一。

通过血液、骨骼或关节抽吸培养确认诊断。通常需要放射学程序（如平片、计算机断层扫描、磁共振成像、放射性核素扫描）来识别病灶，并且经常要求麻醉医生提供镇静[409]。

治疗选择

抗生素用药是主要的治疗方法。最初的抗生素选择取决于年龄和当地病原体和敏感性特征。应扩大抗生素治疗，以涵盖新生儿革兰氏阴性肠球菌和大龄儿童的链球菌。流感嗜血杆菌仍然是未接种疫区的病原体。对抗菌治疗反应差的急性骨髓炎的手术减压可以释放髓内或骨膜下脓液并导致临床预后改善。筋膜平面内的脓液也需要释放。在主要关节周围的软组织中由脓引起的静脉血栓形成与一系列的高死亡率相关[404]。确定和根除主要病灶可改善死亡率并降低复发率[410]。积极寻找病灶和感染灶并施行外科引流是必需的。

高效抗反转录病毒疗法（highly active antiretroviral therapy，HAART）已经积极改变了 HIV 病毒感染患儿的死亡率。然而，急性骨和关节感染仍然发生[411]，而且由于引起脂肪分布、脂质外形、葡萄糖浓度、机体稳态和骨转换的变化，这些药物可导致显著的发病率[412]。梗死可能取代感染，成为 HIV 患者发病率和死亡率的主要原因[412]。目前尚不确定是否应在急性骨髓炎期间继续使用 HAART。如果持续运用 HAART，在结核病治疗期间可能会出现细胞介导的免疫功能恶化[413]。HIV 病毒感染和结核病的结合在儿童中是致命的；抗结核治疗需要持续 12～18 个月。

麻醉注意事项

麻醉通常需要为以下操作提供镇静或麻醉：诊断检查、手术探查和释放脓液或固定病理性骨折、管理肺部并发症（如肋间胸腔引流术、胸膜固定术），用于长期抗生素治疗的中心静脉穿刺置管以及镇痛。

患有播散性葡萄球菌疾病的儿童可能患有多系统疾病并且需要增加补液容量、强心支持、正压通气、体外肾脏支持和凝血因子替代。而其他患者可能在麻醉诱导前临床表现稳定；小儿血容量不足的评估受制于评估者，但研究发现不同人员之间其评估的一致性为中度至较差[414]。在开始麻醉前需要静脉通路和补液以避免诱导后立即出现急剧的血压下降。在脓液的操作和引流期间细菌进入血液可引起进一步的失代偿。还应预料到由于凝血状态改变导致的过度出血。

在肩部或颈部存在脓毒性关节炎可能导致颈部韧带松弛，导致插管期间 $C_1～C_2$ 半脱位[415]。葡萄球菌性肺炎的气肿可在正压通气期间破裂。然而，由于喉痉挛、屏气、分泌物增加和支气管痉挛，自主呼吸可能难以实现。在这些患者中使用 NMBD 和正压通气，早期应用强心药物以支持心血管系统是一种更容易的选择。而急性气胸需要警惕。

心肌炎、心包炎和心包积液会损害心肌功能。据报道，有医院获得性金黄色葡萄球菌菌血症的患儿其感染性心内膜炎的患病率为 12%[416]。感染性心内膜炎常与先天性心脏病有关且需要多次血培养[416]。无心脏异常的社区获得性疾病患儿感染性心内膜炎的发病率较低[404]，但超声心动图应对有心脏病、有可疑临床表现、体温无法稳定或有长期菌血症但无明显感染源的患儿进行检查。

疼痛管理

吗啡和对乙酰氨基酚是常用于术后疼痛控制的镇痛药。随着我们对曲马多药代动力学了解的增加，它在小儿中的使用正在增加[417,418]。与阿片类药物相比，曲马多呼吸抑制和便秘的发生率低，使用控制较少，恶心和呕吐的发生率相似

（10%～40%），这使得它成为一种有吸引力的替代药物[419-421]。在有凝血功能紊乱、肾功能改变和需要 COX-2 介导骨生成的情况下，使用 NSAID 是相对禁忌的。

急性骨关节感染患儿的区域阻滞麻醉应用存在争议。目前还没有研究解决该人群中区域阻滞麻醉的风险 / 收益比。只有在没有出现凝血功能障碍、没有发热、抗生素治疗 24h 后的患儿中似乎可以考虑区域阻滞麻醉。

常见综合征

患有某些特定病症的儿童经常需要做骨科手术。这值得做一个详细的麻醉管理数据库。应该可以 24h 查询有关的麻醉和罕见儿科疾病的标准文本或电子信息。

脑瘫

临床特征

脑瘫是一个总称，描述了一组由于在发育的早期阶段发生的大脑损伤或异常引起的非进展性但经常变化的运动障碍综合征[422]。它是儿童期运动性残疾的主要原因，在发达国家，患病率约为每 1 000 名活产婴儿中 2 人患病[423]。

障碍包括认知障碍、感觉丧失（即视力和听力）、癫痫发作以及交流和行为障碍。脑瘫导致的系统性疾病影响胃肠道、呼吸道、泌尿道和骨科系统。脑瘫分为三大类：痉挛（70%）、运动障碍（10%）和共济失调（10%）。患有痉挛性脑瘫的儿童由于主要外周关节挛缩而通常需要骨科手术[424,425]。痉挛性双瘫和痉挛性偏瘫患儿术后功能改善优于痉挛性四肢瘫痪患儿[424]。

骨科注意事项

骨科手术只是旨在提高性能或改善护理便利性的一部分治疗方法[426]。包括骨科手术、物理和职业治疗、休闲疗法、矫形器和辅助器械在内的管理方法，可改善功能结果。医疗方式如肌内注射肉毒杆菌毒素和通过植入泵鞘内注射巴氯芬也可能有益[427]。选择性背根神经切断术已被用于控制痉挛状态[428,429]。

外科手术干预的适应证和时机各不相同。步态分析使第一次施行骨科手术的年龄得到提高，A 型肉毒毒素治疗可延迟并减少下肢外科手术的频率[430,431]。骨和软组织外科手术旨在延长或减弱痉挛的肌肉让与之对抗的肌肉有机会达到肌肉平衡。

麻醉注意事项

因前来做骨科手术的脑瘫患儿通常有手术室的经验。应该热心地对待他们，因为沟通障碍和感觉缺陷可能掩盖轻度受损或正常的智力。可以允许他们的父母或看护人陪同，在麻醉诱导时或者在恢复室给予术前用药。如果存在沟通问题，父母或看护人应在麻醉前后都出现[424,432]。这些患儿术后并发症的风险增加，这与其术前病情的严重程度相关[433]。与风险增加相关的术前风险因素包括 ASA 评分超过 2 级、癫痫发作史、上气道张力减退、普外科手术和成人患者[433]。

应在术前优化医疗状况（如癫痫发作控制、呼吸功能、

胃食管反流）。当麻醉和手术摆放体位时，必须考虑挛缩畸形、脊柱畸形、压力性溃疡和皮肤感染。营养状况不佳会影响术后伤口愈合和感染风险。同时服用药物可能会影响麻醉；丙戊酸钠可引起血小板功能障碍并影响药物代谢，抗惊厥药使用会增加对 NMBD 的抵抗力[434]。由于早期接触乳胶过敏原，应寻求乳胶过敏史[435]。

　　放置静脉导管可能困难。流涎、吞咽功能下降及胃管反流可能会阻止一部分麻醉医生对这些患儿进行吸入麻醉诱导，尽管没有证据表明静脉快速顺序诱导更安全。琥珀酰胆碱可以使用，因为这些患儿的肌肉从未失去过神经支配，它不会引起高钾血症。不能交流或不能语言表达的脑瘫患儿需要较少的丙泊酚就能获得与其他健康儿童相同的 BIS 值（即 35～45）[436]。脑瘫患儿的氟烷 MAC 降低 20%，无论他们是否服用抗惊厥药物（MAC 分别为 0.62 和 0.71）[437]。

　　由于下丘脑功能障碍，肌肉体积和脂肪沉积减少引起的温度调节紊乱，这类患儿术中体温过低很常见。从患儿进入手术室的那一刻开始，应积极注意室内温度。

　　广泛的石膏铸型是骨和软组织外科手术的重要组成部分。这些模型可能会掩盖失血，而石膏铸型内的肢体肿胀可能会导致挤压综合征。石膏夹板和髋关节固定夹与肠系膜闭塞和急性胃扩张有关。

　　疼痛和痉挛是术后的常见特点。当进行大的骨科手术时，硬膜外镇痛特别有价值。偶尔在多部位或多节段脊柱手术中需要上下两个硬膜外镇痛。尽管芬太尼组的呕吐发生率较高，但在硬膜外麻醉中加入芬太尼或可乐定而不是丁哌卡因可减少肌肉痉挛的发生率[438]。全身性苯二氮䓬类药物、巴氯芬、丹曲林和可乐定已被用于减少肌肉痉挛。选择性背根神经切断术与严重疼痛、肌肉痉挛和感觉迟钝有关。硬膜外和鞘内形式的吗啡以及静脉注射吗啡和咪达唑仑已用于控制这种疼痛[439]。可用需要口服苯二氮䓬类药物来降低肌肉痉挛的发生率和严重程度，但应谨慎与阿片类镇痛合并使用。

　　这些患儿的疼痛评估很困难，但有几种评分系统可供使用（见第 44 章）[440,441]。父母和看护人的意见在评估疼痛方面和鉴别其他因素中极为重要，例如对麻醉苏醒时出现的烦躁不安、体位不对、膀胱充盈或恶心。

脊柱裂

　　脊柱裂的特征在于椎骨和脊髓的发育异常，其可能与大脑、脑干和周围神经的变化有关。椎弓关节融合失败通常被称为脊柱裂。隐性脊柱裂是指当皮肤和软组织覆盖缺损的脊柱裂。显性脊柱裂用于描述与外部相通的病变，如脑膜膨出或脊髓脊膜膨出（每 1 000 活产中 1 例）。脊髓脊膜膨出囊包含神经根，其在病变水平以下没有功能。

临床特征

　　神经根功能障碍导致肌肉麻痹和神经源性肠和膀胱。由于导水管狭窄（Arnold-Chiari Ⅱ 型畸形），80% 的患儿有脑积水。诸如马蹄足和先天性髋关节脱位等骨骼异常很常见。脊柱侧凸可能由先天性椎体异常引起，或者更常见的是神经肌肉控制异常。癫痫和学习障碍也可能发生，但大多数患儿智力正常。

骨科注意事项

　　去神经支配导致肌肉不平衡，导致臀部、膝盖和足部发育异常。手术的目的是减少髋关节和膝关节以及足部的屈肌姿势。患有马蹄足、臀部半脱位或脊柱侧凸的儿童常常入院做骨科矫正手术。

麻醉注意事项

　　中枢神经系统感染的可能性决定了在出生后头几天内要关闭硬膜腔。随后的外科手术和导尿为乳胶过敏奠定了基础[442]。建议采用一级预防措施（即避免使用所有乳胶材料，并使用无乳胶手术室）预防乳胶过敏和过敏性休克[443]。

　　术前评估应包括运动和感觉缺陷、呼吸和肾功能及脑室腹腔分流的功能是否正常。在手术台上摆放体位可能需要额外的枕头来支撑挛缩的肢体。由于下肢的感觉减退，静脉置管时可以无痛。然而由于肢体使用范围有限，下肢的静脉通路通常较差。由于气管较短（36% 的儿童），支气管插管的风险增加[444]。脊柱后凸侧弯可能扭曲气管的解剖。肾功能不全可能决定肌松药的选择以及避免使用非甾体抗炎药。可以使用琥珀酰胆碱，因为它不会引起这些患儿的高钾血症[445]。对高碳酸血症的通气反应降低意味着这些患儿应该在恢复期给予密切观察。

成骨不全症

临床特征

　　成骨不全症（osteogenesis imperfecta，OI）是遗传决定的结缔组织疾病，其特征在于骨非常脆弱。疾病状态包括表型和基因型异常的遗传性疾病组，这些疾病是由编码 Ⅰ 型胶原蛋白的基因突变引起的[446]。疾病表现在主要基质蛋白是 Ⅰ 型胶原蛋白 - 主要在骨、牙本质、巩膜和韧带的组织中。肌肉骨骼表现的严重程度各不相同，从皱褶骨骼围生期致死形式，到中度畸形形态和骨折倾向，到无畸形、轻度骨质减少的临床沉默形式[446]。

　　分类（类型 Ⅰ 至 Ⅳ）基于骨折的时间或多种临床、遗传和放射学特征。Ⅰ 型最常见（每 30 000 活产中有 1 例），Ⅰ 型和 Ⅳ 型具有常染色体显性遗传模式。这些患儿在青春期有经典的蓝色巩膜、多发性骨折和传导性听力损失三联征。随着年龄的增长，出现下肢弓形腿、膝外翻、扁平足和脊柱侧凸。Ⅳ 型的特征在于骨质疏松症，导致骨脆软而没有 Ⅰ 型的许多其他特征。Ⅱ 型和 Ⅲ 型是更严重的 OI 形式，并且具有常染色体隐性遗传模式。分子遗传学研究已经鉴定出 COL1A1 和 COL1A2 基因的 150 多个突变，它们编码 Ⅰ 型前胶原。

骨科注意事项

　　治疗 OI 的目标是最大限度地发挥功能，最大限度地减少畸形和残疾，保持舒适，在日常生活中实现相对独立，并加强社会融合。物理治疗、康复和骨科手术是治疗中度和重度 OI 的主要手段[447]。使用抗吸收性双膦酸盐（如帕米膦酸盐）进行医学治疗可以减轻疼痛，降低骨折发生率并改善活动能力[448]。初步调查证明帕米膦酸盐的安全性，但缺乏长期随访数据,这对于制订科学的治疗指南十分必要[449]。长期静脉注射双膦酸盐治疗与腰椎、骨矿物质密度和椎体重塑的 z 评分较高相关,但长骨骨折率仍然很常见,大多数患者发生脊柱侧凸[450]。除了双膦酸盐以外的其他医学疗法,如生长激素和甲状旁腺激素,只能起很小的作用;基因治疗仍处于临床前研究的早期阶段[451,452]。

手术干预适用于功能受损的复发性骨折或畸形[446]。轻度至中度 I 型骨折采用与无 OI 患者相同的治疗方法。压裂的变形骨骼通常会在内部或外部提供支撑下重新排列。在选择各种治疗方式时,重要的是要考虑特定类型的 OI 的自然史,并设定现实的目标[453-457]。

麻醉考虑因素

与患有慢性残疾的其他儿童一样,患有 OI 的儿童是手术室的“常客”。频繁骨折引起的慢性疼痛使处理变得复杂;耳聋可能会妨碍沟通。术前评估以胸壁畸形为中心,因为它决定了限制性肺病的严重程度以及随后的心血管受害程度。还应评估颈部活动、张口和牙列情况。

摆体位、止血带应用、气道处理和使用血压袖带有可能存在进一步骨折的风险。对于一些患者,有创压力监测可能比血压袖带创伤小。如果使用无创血压监测,建议尽可能不频繁监测血压。喉罩气道可以避免面罩的压力。个人史可以帮助确定每个孩子的风险/收益比。琥珀酰胆碱有可能引起肌束收缩诱发骨折。

异常的体温平衡可能导致术中体温过高,严重的并伴有心动过速和代谢性酸中毒。这种反应与恶性高热的反应不同,因为没有呼吸性酸中毒和肌肉僵硬[458]。体表冷却通常可有效地恢复体温平衡状态。

Duchenne 型肌营养不良症

临床特征

Duchenne 型肌营养不良症(Duchenne muscular dystrophy,DMD)是最常见的进行性肌营养不良症。它是一种 X 染色体隐性遗传病,每 1 万名新生儿有 3 名发病(见第 24 章)。DMD 基因(位于 Xp21.2)编码一种大的肌膜蛋白-肌营养不良蛋白,与肌细胞膜完整性和信号转导相关。DMD 患者中抗肌萎缩蛋白缺失或功能缺失;男女都可以携带 DMD 突变,但女孩极少表现出这种疾病迹象。

患儿通常在学龄前出现蹒跚步态,后来出现腰椎前凸和爬楼梯困难。由于臀部近端无力,患儿使用他们的手臂协助站立(即 Gowers 标志)。远端肌肉如小腿,看上去肥大;疾病进展呈进行性的,随着年龄的增长肌肉无力增加。这些男孩经常在 10~11 岁之间成为坐轮椅的人。呼吸衰弱通常因脊柱侧凸加剧,因咽部受累吞咽分泌物困难并加剧,可在青少年晚期发展为终末期肺炎[459]。到青春期后期,大多数 DMD 儿童患有心脏病,无论是心电图异常、心律失常或心肌病。心肺功能衰竭导致的死亡通常发生在 30 岁之前,尽管呼吸支持可延长预期寿命。

DMD 不是一种静态疾病,而是随着年龄的增长而逐渐影响终末器官。在儿童早期,骨骼肌经常被分解代谢并变得

不稳定。在这些幼儿中使用琥珀酰胆碱和强效吸入麻醉药(特别是氟烷)等膜稳定药物可导致高钾血症、横纹肌溶解症和心搏骤停[460]。然而在儿童到达青春期后,大部分骨骼肌分解代谢已停止和膜稳定药物没有底物。大多数情况下,琥珀酰胆碱和强效吸入麻醉药可用于接受脊柱侧凸手术和器械治疗的 DMD 青少年[461],但通常建议使用其他麻醉技术(见第 24 章)。与其在儿童时期对心脏和平滑肌的非常有限的影响相反,在青春期,DMD 可能导致实质性和危及生命的心脏并发症。麻醉医生必须了解 DMD 随年龄的发展变化,并认识到在患有这种疾病的儿童和青少年中使用琥珀酰胆碱和吸入麻醉药可能产生的各种风险。

DMD 可影响心脏平滑肌。夜间氧饱和度降低和睡眠呼吸暂停导致肺动脉高压可能会影响右心室功能。窦性心动过速和心律失常可能发生在早年,但临床上明显的心肌病通常不会在 10 岁之前发生。1/3 的患儿有一定程度的智力障碍。

对于行走能力较差的男性学龄前儿童,应怀疑 DMD;测量高血清肌酐磷酸激酶浓度提供了筛选工具。类固醇越来越多地用于 DMD 的管理,因为它们似乎可通过减少蛋白质分解来增加肌肉质量[462]。

Becker 肌营养不良症(Becker muscular dystrophy,BMD)是一种较轻微的 DMD 形式,在青春期或青春期后期发病。临床表现各不相同,但即使是轻度或亚临床无力的青少年也会随着年龄增长而出现心肌病。心脏或呼吸衰竭导致的死亡通常不会发生在第四或第五个十年期。由于呼吸道护理的改善,扩张型心肌病已成为死亡的主要原因[463]。

BMD 是一种常染色体隐性遗传性肌病,也是由 DMD 基因(位于 Xp21.2)外显子 11~13 缺失引起的肌营养不良蛋白突变引起的[464]。抗肌萎缩蛋白在电压控制的氯离子通道 1(chloride channel 1,CLCN1)发挥作用。遗传分析是确认诊断的重要步骤。即使肌肉活检可能未能发现营养不良的证据,肌电图可能具有诊断价值。

对于麻醉医生而言,2/3 的轻度或亚临床 BMD 患者有右心室扩张的证据,1/3 有左心室功能障碍的证据[465]。脊柱侧凸手术前建议进行彻底的心脏评估(类似于 DMD)[463]。据报道,在 BMD 患者中出现了高热和心力衰竭,类似于吸入药物后横纹肌溶解的恶性高热和高钾血症[466,467]。因此,应避免使用吸入麻醉药和琥珀酰胆碱。尽管有这些报道,BMD 与恶性高热之间的关系仍不清楚。

骨科注意事项

骨科手术用于改善或维持行走和站立。早期治疗髋部和下肢挛缩可防止严重挛缩并延缓脊柱侧凸的进展[468]。旨在改善畸形并允许术后早期运动的技术包括皮下松解收缩的肌腱和经皮去除松质骨并矫正足部。保持直立姿势可以延长患者日常生活的能力[469]。可以纠正因肌肉不平衡或脊柱塌陷引起的脊柱畸形,以改善或保持坐姿。尽管受到质疑,脊柱融合术也可能降低呼吸功能恶化的速度[470]。

麻醉注意事项

呼吸和心血管损害在术前评估中占主导地位。肢体关

节的畸形和挛缩会妨碍建立静脉通路、施行局部麻醉技术以及摆放手术台上患者的体位。舌体肥大[471]可能引起插管困难。胃蠕动延迟，胃排空时间延长[472]。已有俯卧位进行脊柱内固定手术的患儿发生气管支气管树受压的报道[473]。这些患儿在手术过程中通常会出现更多的失血。确切原因尚不清楚，但可能是因为脂肪和结缔组织已经取代了肌肉，或者是因为血管异常[242]。

非去极化肌松药起效缓慢且作用持续时间延长[474-476]。所有 NMBD 均应通过周围神经刺激进行监测[477]。琥珀酰胆碱应属禁忌，因为存在高钾血症、肌肉僵硬、横纹肌溶解、肌红蛋白尿、心律失常和心搏骤停的风险。DMD 与恶性高热之间没有已知的联系[478,479]。恶性高热的主要候选基因（RYR1）位于 19 号染色体的长臂上，而 DMD 基因位于 X 染色体的短臂上[480]。虽然吸入麻醉药持续有在患有 DMD 的幼儿中使用，但在氟烷、异氟烷、地氟烷和七氟烷麻醉后已有在恢复室发生横纹肌溶解症和高钾血症的报道[481-485]。对于 DMD 幼儿，最好避免使用强效吸入麻醉药；相反，优先选择不会引发横纹肌溶解和高钾血症的替代麻醉药，如丙泊酚、氯胺酮、阿片类药物、α2- 肾上腺素受体激动剂和苯二氮䓬类药物[486]。氯胺酮辅助右美托咪定或丙泊酚已被证明可用于短程手术，如肌肉活检[487,488]。

由于脊柱后凸和肥胖，硬膜外区域阻滞可能在技术上更加困难。使用超声引导的周围神经阻滞可以改善神经阻滞质量并减少相关并发症[6]。阿片类药物在术后并非禁忌，但对于呼吸系统受损的患儿应谨慎使用。曲马多是一种有效的替代品。在大手术后或已经接受过夜间治疗的患者中，有时需要使用 BiPAP 或持续正压通气的无创通气支持。

先天性多发性关节痉挛症

临床特征

先天性多发性关节痉挛症（arthrogryposis multiplex congenita）是多发性、持续性的常伴有异常的肢体挛缩的综合征，包括腭裂、泌尿生殖系统缺陷、胃痉挛和心脏缺陷[489]。发病率为每 3 000 例新生儿 1 例。关节挛缩在出生时就存在，并且是在子宫内静止不动的结果，通常与神经源性异常或肌病有关[490]。这些患儿被比作"瘦的木制娃娃"，因为连接到受影响关节的肌肉是萎缩的，并且被纤维组织和脂肪替换[491]。也可能涉及颞下颌关节，导致张口受限（口过小）和小颌畸形。脊柱侧凸通常会进展。限制性肺病、肋骨畸形和肺发育不全易导致复发性胸部感染。

骨科注意事项

手术目的是改善功能。大多数手术涉及下肢和臀部的软组织、肌腱和截骨术[492]。上肢手术较少见。肘关节伸展挛缩使得无法到达口腔或执行必要的卫生。通过囊切开术被动肘屈曲或通过三头肌转移主动屈曲的改善，可以增加独立性和个人卫生。当涉及双臂时，可以考虑保持一只手臂弯曲以被动地或甚至主动地触及到头部和嘴部，并且可以使一只手臂延伸展于基本卫生保健[493]。

麻醉注意事项

先天性多发性关节痉挛症通常与其他可能使麻醉复杂化的综合征有关[489,494]。因为静脉往往很细且脆弱，所以静脉置管一般比较困难。关节的凹陷很难放置静脉置管。尽管使用超声可以提高股神经和坐骨神经阻滞的成功率，但区域阻滞也很困难[495]。将患者放在手术台上时必须十分小心，并保护覆盖膝关节的皮肤，以防止病理性骨折。

针对颞下颌关节受限和小颌畸形，这些患儿应进行困难气道评估[496-498]。颈部活动度严重下降，第一和第二颈椎的融合或发育不良可能使喉镜和气管插管进一步复杂化。气管插管可能随年龄增大变得更加困难。然而在婴儿期，评估张口度可能困难；可能需要将压舌板插入口中以确定下颌骨是否可以从上颌骨分开。

尽管从理论上来说，在有前角细胞病的情况下使用去极化肌肉松弛剂是有争议的，但在这些患儿中使用琥珀酰胆碱没有发生任何事故。应监测对非去极化肌松药的反应。

已经有报道在全身麻醉时出现高热和持续性心动过速[489,499-501]。这些症状与麻醉药无关，并且与恶性高热无关。在这种情况下，高热通常对简单的冷却技术反应较好。

肺功能障碍和对阿片类药物敏感性的增加，决定了术后需要有适当的监护。挛缩时可能难以实施区域阻滞麻醉，但如果成功，则可提供术中和术后镇痛[491]。使用超声引导技术可以提高区域阻滞的成功率。

（肖婷 译，屈双权 校，俞卫锋　上官王宁 审）

精选文献

Harper CM, Ambler G, Edge G. The prognostic value of preoperative predicted forced vital capacity in corrective spinal surgery for Duchenne's muscular dystrophy. *Anaesthesia.* 2004;59:1160-1162.

Performing scoliosis surgery on children with Duchenne muscular dystrophy who have a forced vital capacity (FVC) of 30% has been questioned because of the high incidence of postoperative pulmonary complications. This clinical paper demonstrated that with careful attention to detail, children with an FVC less than 30% can undergo scoliosis surgery with results similar to those with an FVC greater than 30%. Early extubation followed by the use of noninvasive ventilation was identified as key to reducing respiratory complications.

Holdefer RN, Furman M, Sangare Y, Slimp JC. A comparison of the effects of desflurane versus propofol on transcranial motor-evoked potentials in pediatric patients. *Childs Nerv Syst.* 2014;30:2103-2108.

Mackenzie WG, Matsumoto H, Williams BA, et al. Surgical site infection following spinal instrumentation for scoliosis: a multicenter analysis of rates, risk factors, and pathogens. *J Bone Joint Surg Am.* 2013;95:800-806.

This multicenter retrospective review of surgical site infections from pediatric hospitals in the United States demonstrated rates increasing from 2.6% in those with AIS to 9.2% in those with neuromuscular scoliosis (NMS). Almost all infections involving gram-negative organisms occurred in patients with NMS, and half of the infections in these patients contained at least one gram-negative organism. Whether targeted antimicrobial prophylaxis in these patients will reduce the high infection rate is currently unknown.

Malhotra NR, Shaffrey CI. Intraoperative electrophysiological monitoring in spine surgery. *Spine.* 2010;35:2167-2179.

The authors undertook a pooled data analysis to review intraoperative neuromonitoring changes that occur during the course of spine surgery, and they describe the appropriate application of this monitoring.

Martin DP, Bhalla T, Thung A, et al. A preliminary study of volatile agents or total intravenous anesthesia for neurophysiological monitoring during posterior spinal fusion in adolescents with idiopathic scoliosis. *Spine.* 2014;39:E1318-E1324.

These two studies demonstrate that adequate neurophysiologic status using SSEPs and MEPs during scoliosis surgery can be obtained with either a desflurane- or propofol-based anesthetic technique. Current prevailing opinion appears to favor a total IV anesthetic (propofol) technique, but desflurane is an acceptable alternative. Both studies used modest doses of either agent (0.6–0.8 MAC desflurane, propofol 150–300 μg/kg per minute) adjusted to keep the BSI between 40 and 60. Adequate SSEPs and MEPs were obtained in all patients, but a higher stimulating voltage was required in both papers when desflurane was used. A potential benefit of desflurane is a shorter wake-up time, which may be advantageous if signal changes are observed.

McLeod LM, French B, Flynn JM, et al. Antifibrinolytic use and blood transfusions in pediatric scoliosis surgeries performed at US children's hospitals. *J Spinal Disord Tech.* 2015;28:E460-E466.

This cohort of more than 4000 scoliosis surgeries from U.S. children's hospitals challenges the information from randomized clinical trials and systematic reviews suggesting antifibrinolytic use reduces the odds of transfusion. ε-Aminocaproic acid but not tranexamic acid was associated with lower odds of transfusion in AIS patients, whereas neither drug had benefits in those with NMS.

Yuan N, Fraire JA, Margetis MM, et al. The effect of scoliosis surgery on lung function in the immediate postoperative period. *Spine.* 2005;30:2182-2185.

This study clearly demonstrated the dramatic decrease in pulmonary function in the days after scoliosis surgery, readily explaining why children are at risk for pulmonary complications during this period. Pulmonary function tests (FEV_1, FVC, FEV_1/FVC, and $FEF_{25-75\%}$) were measured daily for 10 days after scoliosis repair. Results of pulmonary function tests decreased by up to 60% after surgery, with a nadir at 3 days. The FEV_1 and FVC values were still only at 60% of the preoperative values on the 10th postoperative day.

参考文献

第33章 耳鼻喉科手术

RAAFAT S. HANNALLAH, KAREN A. BROWN, SUSAN T. VERGHESE

耳鼻喉科手术是婴幼儿择期手术的一个重要组成部分。麻醉管理由儿科和麻醉医生提供,通常在门诊手术中心和手术室进行[1]。此外,麻醉医生经常需要帮助管理可能危及生命的小儿耳鼻喉科急症,包括喉头炎、异物吸入、气道创伤、细菌性气管炎以及(较少见的)急性会厌炎等引起的气道阻塞[2]。在择期和急症手术时,了解病理生理学、并提前与外科医生讨论麻醉计划非常必要,因为外科医生即将与麻醉医生频繁分享气道,此举确保了安全的麻醉管理,并为患儿和外科医生提供理想条件。

耳科手术麻醉

鼓膜切开和通气管置入术

慢性浆液性中耳炎在幼儿很常见,如果不治疗或处理不当,可能导致听力丧失和胆脂瘤形成。当保守治疗失败时,建议手术引流积聚的中耳液。鼓膜切开术是在鼓膜上形成一个开口,以利于积液可通过这个开口排出。如果只行鼓膜切开术,切口愈合时引流通路会阻塞,因此鼓膜切开术通常伴随着在鼓膜切口处放置一个小塑料管(圆环或T形管的一种变化),作为切口处的支架,促进中耳的持续引流,直到6～12个月管子自然挤出,或在适当的时候手术取出。

由于咽鼓管周围软骨和肌肉的相关异常,腭裂患儿的中耳疾病发生率高于无腭裂患儿。手术引流和通气管置入是治疗这些患儿慢性中耳炎的标准方法,通常在裂孔修复时进行。

大多数幼儿需要全身麻醉来实施鼓膜切开置管术,尽管

年龄较大的患儿偶尔可以耐受局部麻醉,即通过离子导入或注入EMLA乳膏(局部麻醉药的共晶混合物)来完成,EMLA乳膏保留在耳道中一小时、手术前吸出。

鼓膜切开置管术是一非常短小的手术,通常在门诊手术室通过面罩并保留自主呼吸下给予强效吸入麻醉药(如七氟烷)、氧气和氧化亚氮吸入后进行。当头部侧向旋转时,口咽通气道有助于维持气道通畅,同时麻醉医生将前臂放在桌子上,减少患者呼吸过程中的头部运动(手术显微镜会放大)。另外,轻柔的人工辅助呼吸也可以减少头部运动。有时,喉罩气道(Laryngeal mask, LMA)可用于预期手术时间较长的患儿(如耳道狭窄的患儿)或困难气道的患儿。大多数患儿可在没有静脉通路的情况下安全管理[3],但建议将静脉通路开放备用。尽管这种小手术预期持续时间很短,但一些患有严重潜在内科或外科疾病的患儿仍需要静脉输液。术前用药的效果持续时间常常超过了手术时间,因此经常被省略;但对于焦虑的患儿,术前使用镇静药或在父母在场时进行麻醉诱导有一定的好处。

在某些情况下,需要拔除保留的鼓室置管,这在手术室很容易做到,无须麻醉;然而一些硬质留置管需要全身麻醉才能取出。如果切口不能自发愈合,可能还需要在切口处贴上纸质补片或脂肪移植片,以刺激鼓膜愈合。麻醉用药与鼓室置管时相同,但最好避免氧化亚氮,以尽量减少移植物移位的可能(详见讨论)。

对于鼓膜切开术和置管后的不适,通常使用非甾体抗炎药(NSAID)如酮咯酸对乙酰氨基酚、或阿片类药物治疗。对乙酰氨基酚的推荐剂量为口服10～20mg/kg、直肠给药30～40mg/kg[4-6]以达到治疗血药浓度。口服对乙酰氨基酚的吸

收速度非常快,在几分钟内达到治疗血药浓度,而直肠给药吸收速度很慢,起效时间为 60～90min,达峰时间为 1～3h(图4-2,图33-1)[7-10],因此首选口服途径。

血浆浓度平均值

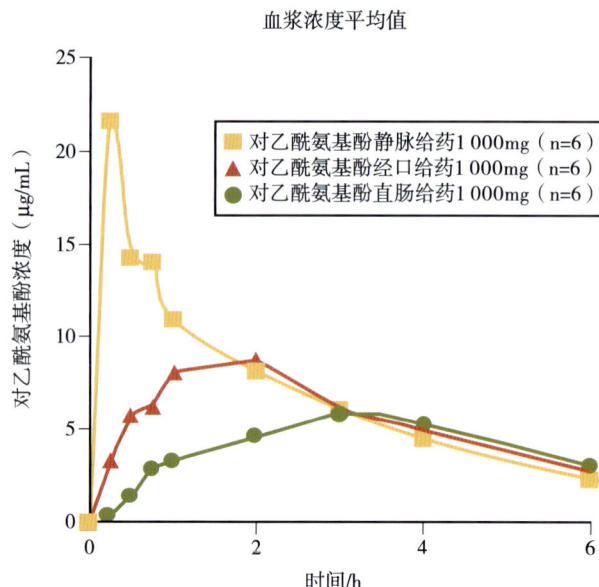

图 33-1　对乙酰氨基酚 1 000mg 不同途径给药:静脉,经口,直肠(分别经静脉,口服及灌肠)血浆浓度的变化。对乙酰氨基酚灌肠为标准的 1 000～1 300mg 剂量(线性药动学)[改编自 Singla NK, Parulan C, Samson R, et al. Plasmaand cerebrospinal fluid pharmacokinetic parameters after single-dose administration of intravenous, oral, or rectal acetaminophen. *Pain Pract*. 2012; 12(7): 523-532]

学龄前患儿进行鼓室切开置管术,如果只接受七氟烷而不用镇痛药,可能会出现苏醒期谵妄和术后躁动(见第 4 章)。疼痛可能是引起这些反应的原因之一,但其病因还不完全清楚。由于手术过程非常简单,通常不建立静脉通路。此时,经鼻给予芬太尼(1～2μg/kg)可提供镇痛作用,并减少苏醒期躁动的频率[11,12]。其他镇痛药,包括静脉或肌注酮咯酸(0.5～1mg/kg),或直肠用双氯芬酸、布托啡诺(25μg/kg)及右美托咪定(1～2μg/kg),均可减少开鼓室切开置管术后的疼痛[13-15]。但是较大剂量的右美托咪定(2μg/kg)显著延长了患儿在 PACU 的停留时间。一项关于双侧鼓室切开置管术的大型回顾性儿科研究发现,联合使用肌注芬太尼(1.5～2μg/kg)和酮咯酸(1mg/kg)与 PACU 内良好的镇痛效果显著相关,并减少了羟考酮的使用需要,且在临床上没有显著增加恢复时间或呕吐发生率。这种双重治疗在欧洲高加索、非洲裔或西班牙裔患儿中同样有效[16]。Arnold 神经传导阻滞也是一种合理的替代方法(见第 42 章)[17]。谵妄通常持续时间较短,约 10～20min。如果已解决了镇痛问题,此时可由母亲或护士进行安抚治疗(如拥抱),无须药物干预。自愿、而非强迫口服液体可降低术后恶心和呕吐(postoperative nausea and vomiting, PONV)的发生率[18]。

有慢性中耳炎的患儿经常有持续性鼻漏和反复上呼吸道感染(upper respiratory infection, URI)(见第 13 章)。根除中耳充血和改善积液引流往往能够解决伴随症状。轻度上呼吸道感染患儿围手术期并发症的发生率与无症状患儿相似,因此如果可以避免气管插管,急性、没有并发症的轻度 URI 的小手术患儿,围手术期并发症的发病率不会增加[19,20]。因鼻漏或反复出现的轻度呼吸道症状而取消手术通常并不合理,因为反复呼吸道感染和慢性耳道感染的恶性循环需要一次手术干预(如鼓膜切开术)来打破。建议有呼吸症状的患儿在全身麻醉诱导前测量脉搏血氧饱和度(SpO2),并在术后给 SpO2 低于 93% 的患儿吸氧[21]。

中耳乳突手术

鼓室成形术和乳突切除术是患儿最常见的两种主要耳外科手术。全身麻醉通常包括吸入麻醉药和静脉阿片类药。由于面神经靠近手术区域,因此必须对其进行外科识别和保护。为了确保能够在术中通过电刺激识别面神经,通常避免神经肌肉阻滞。如果必须使用神经肌肉阻滞药物(neuromuscular blocking drug, NMBD),则应给予小剂量来完成气管插管;如果使用 NMBD 进行维持,则对收缩反应的抑制不应超过 70%。

为了进入手术部位,可将患儿的头放在头枕上,头枕可以低于手术台放置。此外,为看清中耳解剖可能需要极端的横向旋转。麻醉医生和外科医生必须特别警惕,以确保神经、肌肉和骨骼结构不会因这种不寻常的体位而受损;胸锁乳突肌通常限制了头部侧向旋转的安全程度。可利用手术台的左右倾斜以最大限度地减少头部侧向旋转的需要,这是唐氏综合征患儿的一个重要考虑因素。唐氏综合征患儿颈椎韧带松弛、齿状突发育不全,易发生 C1～C2 半脱位;另外唐氏综合征或软骨发育不全的患儿中 15%～31% 有寰枢椎不稳定[22-25],对于此类患者,前后定位需要极为小心以避免受伤。

如何摆放手术台以提供合适的手术入路并容纳所有的手术设备,也是一项挑战。根据房间配置,手术台可旋转 90° 甚至 180°,远离麻醉机,需要使用超长的呼吸回路(图 33-2)。因此允许进行气道维护的通路很有限,必须非常小心地固定气管导管。必要时,手术铺巾时必须允许能立即进行气道维护。

中耳小结构手术时,出血必须保持在最低限度。维持相对的低血压(即平均动脉压比基线低 10%～25%)有助于减少出血,浓肾上腺素溶液(1:10 000)常用于鼓膜手术以促进血管收缩,但应密切注意肾上腺素剂量并预防心律失常和血压的大幅度波动。局部肾上腺素的最大剂量为 10μg/kg,30min 后可重复使用;或者可局部使用 0.05% 羟甲唑啉用于促进血管收缩。

中耳和鼻窦是充满空气、不可扩张的空腔,这些空腔内气体体积的增加会增加压力。氧化亚氮可沿浓度梯度扩散到充满空气的中耳空间,其扩散速度比氮气快,因为氧化亚氮的血中溶解度是氮气的 34 倍。中耳通过咽鼓管开口排气,咽鼓管的正常被动排气在 20～30cmH2O 的压力。氧化亚氮会增加中耳内的压力,当在 5min 内超过咽鼓管排出中耳的能力时,导致压力积聚[26]。如果在手术过程中咽鼓管的功能受损,中耳内的压力会进一步增加。中耳间歇性排气,带来中耳压力持续波动,导致鼓膜运动[27]。在更换鼓膜或

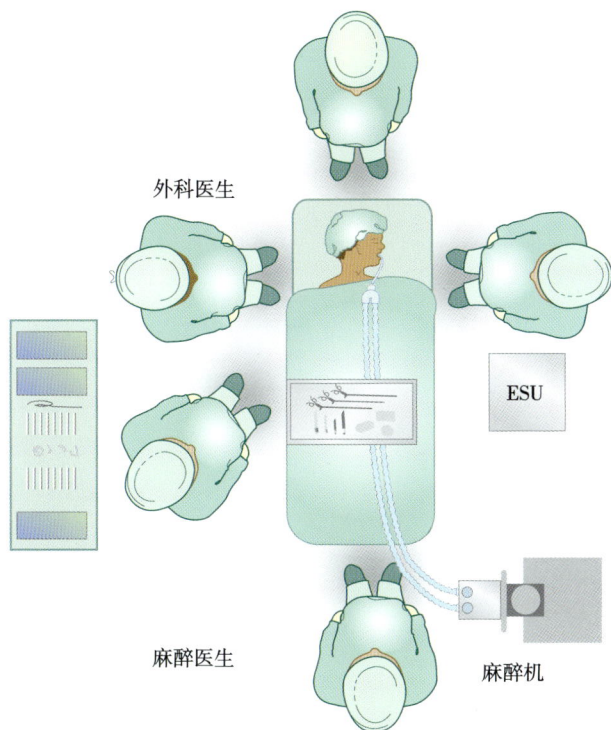

图33-2 耳部手术中,手术台旋转180°,麻醉机和麻醉医生远离患者。ESU,自动手术台

外科医生

ESU

麻醉医生

麻醉机

修补穿孔的过程中,使用鼓膜移植物前需停止氧化亚氮以降低压力相关位移的可能[28]。去除氧化亚氮不会显著增加患儿对较难溶的吸入麻醉药(地氟烷和七氟烷)的需求(最低肺泡有效浓度)[29]。停止氧化亚氮后,它会迅速重新吸收,在中耳形成一个空隙造成负压,这种负压可能导致浆液性中耳炎、中耳骨(尤其是镫骨)脱位,以及术后长达6周的听力损伤。使用氧化亚氮可能会增加术后恶心和呕吐(PONV)的发生率,这是恢复期间中耳压为负的直接结果。再次吸收氧化亚氮产生的负压通过在圆窗上产生牵引力来刺激前庭系统。尽管所有患儿都有PONV的风险,年龄较大的患儿和青少年的风险最大[30]。多模式预防性使用止吐药(如地塞米松和昂丹司琼)通常十分必要。耳大神经的局部浸润可提供与阿片类药物相当的疼痛缓解作用,并可降低阿片类药物引起呕吐的发生率(见第42章)[31]。

中耳乳突手术患儿苏醒期应力求平稳、安静。如果患儿在手术的最后15～20min内自主呼吸,吸入麻醉药浓度应大于MAC 1.3倍,并滴定阿片类药物以产生正常的缓慢呼吸,则可以完成深麻醉下气管拔管。对年龄>1岁的患儿轻柔吸引口咽部,或伴以静脉给予利多卡因(1～1.5mg/kg),可以最大限度地减少甚至防止气管导管拔出后的呛咳。另外,全凭静脉麻醉也可用于中耳手术,因为其避免了氧化亚氮的使用,减少了术后呕吐,并且出现谵妄的频率最小(见第8章)。

耳蜗植入物

1978年,澳大利亚研制出第一种多通道人工耳蜗。经过一系列临床试验,美国FDA于1985年批准在成人中使用澳大利亚人工耳蜗植入物,随后批准在最小6个月大的婴儿

和儿童中使用[32]。近年来人工耳蜗植入物继续发展,其适应证已经扩大。随着新生儿听力筛查项目的普及,大量的听力受损婴儿被发现。人工耳蜗植入早期干预的好处正在探索中。重度到完全听力损失的幼儿在人工耳蜗植入后,听力、言语和语言能力显著提高,其中更多的患儿在生命早期接受人工耳蜗植入后,可以拥有与年龄相适应的听力以及与同龄人正常交流的能力。经验表明,对6个月以上的婴儿进行人工耳蜗植入手术是安全的,前提是要特别注意该年龄组婴儿的生理和解剖差异。大多数接受手术的患儿除了耳聋外没有其他重大健康问题。然而最近的一次回顾性研究发现,40%的患儿合并有其他疾病,这些疾病被分为与耳聋相关的综合征、早产相关的问题、神经系统问题和心脏异常[33]。对于这些患儿来说,接受良好的术后护理和儿科重症监护病房(PICU)护理至关重要[34]。

手术需要对止血、软组织解剖和骨钻进行精细操作,因为骨出血很难控制,可能使手术结果复杂化。手术本身需要识别面部神经;因此,如果使用NMBD进行气管插管,应确保术后自主呼吸恢复良好并告知外科医生。人工耳蜗植入术后,外用语音处理器的安装对人工耳蜗的成功应用至关重要。然而由于沟通能力有限,这种装配过程可能很困难,尤其是在婴幼儿中。术中获得的电诱发镫骨反射阈值(evoked stapedial reflexes,ESRT)用于确定最大舒适度,即无疼痛时可承受的最大声音。它已被用于术后语音处理器的安装,但必须考虑麻醉药对阈值的影响。通过调节镇静药剂量、在ESRT测量期间达到较轻的催眠水平,可以获得更可靠的阈值[35]。增加吸入麻醉药的浓度会增加大多数患儿镫骨反射阈值,而丙泊酚和氧化亚氮对ESRT的影响最小。因此,全凭静脉麻醉(total intravenous anesthesia,TIVA)在一些国家很流行。右美托咪定可减少吸入麻醉药的需求,防止术中高血压(和出血),并确保平稳苏醒。总之,与外科医生和听力学家进行适当的沟通将有助于确保成功的结果。

虽然耳蜗植入物适用于重度感觉神经性或神经性耳聋的患儿,但许多传导性听力丧失的患儿因为耳朵引流或慢性感染的原因不能使用传统的助听器。此时,可以考虑选择骨锚定助听器(BAHA)。BAHA植入物是一种钛制装置,放置在耳后的头骨中,通过振动骨头将声音直接传到内耳。虽然大多数考虑使用BAHA的患儿年龄都超过5岁,但现在也有些婴儿可以适应。BAHA的手术和麻醉方法比人工耳蜗植入术挑战性低。

鼻科手术麻醉

患儿慢性鼻窦炎可由耐药细菌引起,通常采用广谱抗生素治疗。在一些有阻塞性腺样体垫的患儿中,腺样体切除术可以改善鼻窦炎的症状和体征。功能性鼻窦内镜手术(functional endoscopic sinus surgery,FESS)使用锋利的咬合器械和/或微清创器进行,已成为慢性鼻窦炎外科治疗的主要方法[36]。目前的技术旨在保持黏膜完整,防止额叶隐窝瘢痕形成。尽管存在争议,但目前还没有证据表明FESS会影响患儿的面部生长。麻醉医生需要注意的是,许多需要FESS的患儿有共存的医学问题,如哮喘和囊性纤维化,手术

前必须改善这些情况（见第 13 章）。

FESS 的一种替代疗法是单级气球治疗。这项技术使用球囊导管扩张上颌、额叶和蝶骨自然腔隙，无须切除骨骼或软组织[37]，可以减少出血和麻醉并发症。

麻醉管理通常需要气管插管来保证气道的安全；使用经口异形气管导管（如 RAE 管）可以确保固定在下颌骨上，方便 FESS 器械进入上颌骨和鼻窦。使用带套囊的气管导管尤其有利于消除气体泄漏，这种气体泄漏可能会使内镜仪器起雾。喉塞常用于吸收口咽中的血液，并限制气体在未充气的气管导管（endotracheal tube, ETT）周围逸出，在气管导管拔管前取出喉塞至关重要。有时，LMA 也可用于快速"二次查看"。

考虑到术中出血不可避免，而且会干扰手术野暴露，所以在手术前常使用血管收缩溶液填充鼻腔。常用的局部血管收缩药包括 0.025%～0.05% 氧甲基唑啉、0.25%～1% 去氧肾上腺素，以及较少使用的 4%～10% 可卡因。麻醉医生必须了解血管收缩药的类型和剂量，并确保使用的剂量不超过最大有效剂量。在黏膜或开放手术部位局部应用去氧肾上腺素或其他强效血管收缩药，可导致严重的高血压、反射性心动过缓甚至心搏骤停[38]。局部应用血管收缩药引起的高血压通常会自行消退，一般不需要积极治疗。在这些情况下，使用 β-肾上腺素能阻滞剂或钙通道阻滞剂来控制血压可降低心排血量，有报道可导致肺水肿和心搏骤停[38]。建议患儿初始局部使用去氧肾上腺素不应超过 20μg/kg[38]。

糖皮质激素，如静脉注射地塞米松（0.25～0.5mg/kg）常用于减轻肿胀和瘢痕。通常外科医生会在手术结束时留下可吸收的支架材料，如 Mero 胶。遗憾的是，这会干扰鼻腔呼吸，并可能增加苏醒期谵妄的发生率。因此，确保手术结束时充分镇痛和快速恢复意识的麻醉方法是可取的。研究人员发现，地氟烷、芬太尼和小剂量丙泊酚的组合在这方面效果良好，或可以使用纯 TIVA 技术（丙泊酚＋瑞芬太尼）或地氟烷＋瑞芬太尼，将瑞芬太尼的剂量调整到维持所需的平均动脉压。

单侧或双侧眶下神经传导阻滞也可通过口内或口外途径进行，以提供镇痛（见第 42 章）[39]。另一个需要关注的问题是，在哮喘和鼻息肉继发的鼻窦炎患儿中，应避免非甾体抗炎药[40,41]。

腺样体扁桃体切除术

腺样体扁桃体切除术是最古老的儿科手术之一，但其实施和实践仍在不断发展，在过去的十年中，出现了显著的变化。这些包括腺样体扁桃体切除术的适应证、术后入院的标准和术后镇痛的推荐方案。此外，美国耳鼻喉科头颈外科学会（American Academy of Otolaryngology-Head and Neck Surgery, AAO-HNS）不再建议在腺样体扁桃体切除手术中预防性使用抗生素[42-44]。

腺样体扁桃体切除术是全世界最常见的儿外科手术之一；八分之一的美国患儿将接受腺样体扁桃体切除术[45]。慢性或复发性扁桃体炎和阻塞性腺样体扁桃体增生是手术切除的主要指征（表 33-1）。在有足够的药物治疗情况下，仍

有扁桃体炎复发，或与扁桃体周围脓肿有关的急性或慢性气道阻塞危及呼吸时，需要外科治疗。口臭、持续性咽炎和颈淋巴结炎可能伴随慢性扁桃体炎。扁桃体增生可带来慢性气道阻塞，导致阻塞性睡眠呼吸暂停（obstructive sleep apnea syndrome, OSA）、发育不全、吞咽障碍、语言异常、肺动脉高压、右心衰竭，最终导致肺心病（图 33-3）。某些心脏损害的患儿可能有罹患扁桃体感染继发的复发性链球菌菌血症引起的心内膜炎的风险，需要预防性使用抗生素（见第 16 章）。

表 33-1　腺样体扁桃体切除术的适应证

感染

急性扁桃体炎或腺样体炎

复发性扁桃体炎或腺样体炎

慢性扁桃体炎或腺样体炎

扁桃体周脓肿

口臭

气道阻塞

鼻气道（腺样体）

咽部气道（扁桃体）

阻塞性睡眠呼吸暂停/睡眠呼吸紊乱

发绀

发育障碍

气道不畅所致肺心病

软组织肿块

扁桃体炎/腺样体

良性

恶性

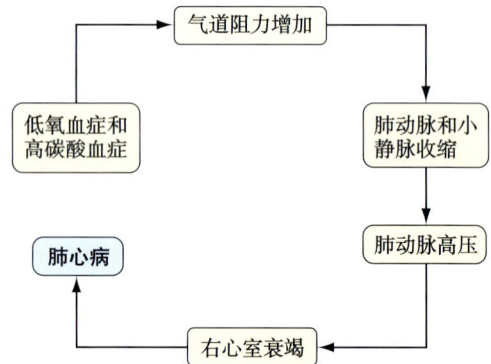

图 33-3　慢性扁桃体肥大患儿常伴有长期的低氧血症和高碳酸血症，进而导致肺动脉高压、右心室肥大和肺心病

腺样体切除术通常与扁桃体切除术同时进行，尽管在某些情况下只进行腺样体切除术。只单纯腺样体切除术的适应证包括慢性或复发性化脓性腺样体炎、继发于腺样体增生伴有渗出的复发性中耳炎和慢性鼻窦炎。严重的腺样体增生可导致鼻咽阻塞、强制经口呼吸、喂养不良导致的发育不全、言语障碍和睡眠呼吸障碍（sleep-disordered breathing, SDB）。长期鼻阻塞可导致口面部异常、上呼吸道变窄和牙齿异常（即腺样体面容或长脸综合征）。

腺样体扁桃体切除术的外科技术包括切除和圈套技术、冷刀和热刀解剖、抽吸、射频消融以及单极和双极电切术。与其他技术相比，电切术有两个优点，即术中失血少、术后出血风险低，尽管术后疼痛加剧、进食减少会部分抵消优点。

23 项回顾性研究（n=13 537 名患儿）的荟萃分析显示，腺样体扁桃体切除术后并发症的总发生率为 19%。呼吸系统受损是最常见的并发症（9.4%），其次是继发性出血（手术后 5～10 天）（2.6%）[46]。年龄对这些并发症有重要影响，年龄>10 岁的患儿更容易出现继发性出血，而年龄较小的患儿更容易出现进食减少和呼吸系统并发症。大多数 3 岁以下的患儿因阻塞性呼吸而接受腺样体扁桃体切除术后出现气道问题[47,48]。

腺样体扁桃体切除术后的手术并发症很少见，但包括悬雍垂切断、悬雍垂水肿、腭咽闭合不全和鼻咽部狭窄。寰枢椎半脱位表现为颈部疼痛和斜颈，下颌半脱位和髁状突骨折、颈淋巴结炎和颈部骨髓炎也有报道[49,50]。出血、烧伤和气道着火占与此手术相关的医疗事故索赔的 1/3 以上[51]。与腺样体扁桃体切除相关的死亡率，估计为 1/16 000～1/41 000[49,52,53]。喉痛、耳痛、呕吐、进食不足和脱水是常见的并发症。

术前评估

必须审查患儿的一般健康状况和手术适应证。在这些患儿中，URI 很常见，增加了呼吸系统受损和出血的风险，因此会干扰腺样体扁桃体切除术的时机[49,54-56]。肥胖患儿通常有 SDB，其术后出血的风险增加[57-62]。出血倾向的病史需要调查。干扰凝血的药物包括阿司匹林、非甾体抗炎药和丙戊酸，术前停用这些药物有时会出现问题，可能需要与神经学、心脏病学和血液学专家进行术前会诊讨论。

仔细的心肺病史和体格检查必不可少。慢性扁桃体肥大的患儿可能长期存在低氧血症和高碳酸血症，这可能导致肺心病（图 33-3）。应评估口咽，并对扁桃体大小进行分类（图 33-4）[63]。在一些医疗机构，在腺样体扁桃体切除术前，需要全血细胞计数和凝血常规检查。没有证据表明常规的术前凝血检查是有益的，除非有病史或存在凝血障碍[64,65]。手术适应证应在医疗手术计划中明确描述。

阻塞性睡眠呼吸暂停综合征患儿的特殊考虑

SDB 描述睡眠时的异常呼吸模式。这些异常模式包括阻塞性呼吸、打鼾、反常胸壁运动、呼吸用力增加、呼吸暂停、导致高碳酸血症的低通气及伴随觉醒时的饱和度降低。SDB 的范围从原发性"良性"打鼾到阻塞性睡眠呼吸暂停综合征（obstructive sleep apnea syndrome，OSAS）。患儿腺样体扁桃体切除术试验（Childhood Adenotonsillectomy Trial，CHAT）是一项随机对照试验，在 400 多名 OSAS 患儿中比较了观察等待 7 个月与早期腺样体扁桃体切除术，两组的主要结果、注意力和执行功能没有差异，然而腺样体扁桃体切除术组 79% 术后患儿的多导睡眠图、行为和生活质量指标等次要结果正常，而没有接受腺样体扁桃体切除术的患儿为 46%[45,66]。

在对患儿进行腺样体扁桃体切除术的术前评估过程中，最重要的任务是将有 OSAS 的患儿与孤立性阻塞性呼吸（如原发性打鼾）和慢性感染性扁桃体炎的患儿区分开来，因

扁桃体大小的标准化评估系统

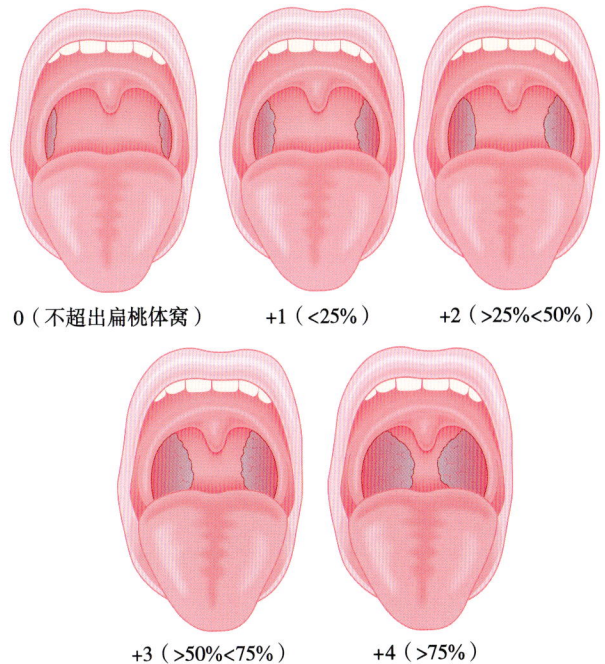

0（不超出扁桃体窝）　+1（<25%）　+2（>25%<50%）

+3（>50%<75%）　+4（>75%）

图 33-4　扁桃体大小分级有助于评估气道阻塞程度。儿童分为 3 级或以上（即超过 50% 的咽区被肥大的扁桃体所占据，在麻醉诱导过程中发生气道阻塞的风险增加（改编自 Brodsky L. Modern assessment of tonsils and adenoids. *Pediatr Clin North Am.* 1989; 36[5]: 1551-1569; 插图由 Jon S. Krasner 绘制）

为在腺样体扁桃体切除术后，前者出现围手术期呼吸系统不良事件（perioperative respiratory adverse events，PRAE），包括死亡的风险更大[67-72]。最近的几项研究报告了腺样体扁桃体切除术后患儿从监护环境出院（包括回家）后，出现了预期睡眠呼吸暂停导致的意外死亡[59,72,73]。对 3 项回顾性研究（n=371 名患儿）的荟萃分析显示，经多导睡眠图（polysomnography，PSG）标准证实的 OSA 患儿，与没有 OSA 的患儿相比，PRAE 概率增加了 5 倍。相比之下，他们术后出血的可能性较小[比值比 0.4，95%CI（0.2，0.7）][46]。

OSAS 包括一系列严重并发症，最极端的是包括了肺动脉和全身性高血压、肺心病、心室肥大、代谢综合征、神经认知功能障碍和危及生命的夜间低氧血症[74-77]。腺样体扁桃体切除术通常是 OSAS 的初步治疗，这些患儿中的大多数可能出现影响多器官系统的一系列疾病，发育成长受影响很常见；影响到下呼吸道的感染与慢性误吸有关[78]。

根据临床标准诊断患儿有 OSAS，需要保持高度警惕。临床标准并不总能区分患儿的原发打鼾和 OSAS[79]。亚裔和非裔美国人中 OSAS 的发病率更高[80,81]。与高加索和西班牙裔患儿相比，非裔美国人患儿在与睡眠相关的气道阻塞事件中血氧饱和度降低更严重[82]。肥胖患儿（BMI>95%）具有更多的 OSAS 和术后出血风险[59,73]。解剖特征可能是 OSAS 发病机制的基础；表 33-2 列出了易发生 OSAS 的常见医疗情况和综合征。患有急性危及生命事件（acute life-threatening event，ALTE）的婴儿在儿童期和青少年期 OSAS 的发病率更高[83-85]。

表33-2 患儿容易并发阻塞性呼吸暂停的疾病

颅面综合征
颅面狭窄症
阿佩尔综合征
普费弗综合征
特柯二氏综合征
吸气性气道阻塞综合征
戈尔登哈综合征
拉森综合征

颅底畸形
阿-基综合征
软骨发育不全
延髓空洞症

神经肌肉疾病
脑瘫

21三体综合征

渗透性障碍
黏多糖症
肢端肥大
肥胖
普拉德-威利综合征

颞下颌关节僵硬

应询问父母患儿是否有大声打鼾,是否可以通过关闭的门听到打鼾声,是否有喘息或呼吸暂停,是否有白天嗜睡、夜惊、夜间遗尿症、注意力缺陷障碍或不良的学校表现[62,86,87]。然而从人口统计学、父母报告及体格检查获得的临床特征,不能很好地确定OSAS的严重程度[88,89],父母报告的症状有很差的阳性预测值[90-94]。

虽然认识到OSAS在计划行腺样体扁桃体切除术的重要性,但那些不符合OSAS标准但又不具有那么严重SDB表现的患儿,如上气道阻力综合征(upper airway resistance syndrome, UARS)或阻塞性低通气,术后并发症风险也可能增加。针对这些患儿的围手术期指南在继续制订中[71,87,95,96]。

OSAS的特征性阻塞事件导致缺氧、高碳酸血症和睡眠中断的反复发作,这个三联征与严重OSAS的内科后遗症发展有关。OSAS的严重程度由睡眠期间阻塞性呼吸事件的频率和严重程度来评估;这两种情况最常发生在快速动眼(rapid eye movement, REM)睡眠期间,阻塞性事件的频率和严重程度在午夜后恶化[97-99]。

PSG是评价SDB的金标准诊断试验。PSG同时记录睡眠期间的脑电图、肌电图、心电图、脉搏血氧测定、气流和胸腹部运动(图33-5)。一些心肺研究将记录设备限制在脉搏血氧测定法,用传感器测量胸腹运动。小儿OSA的一个

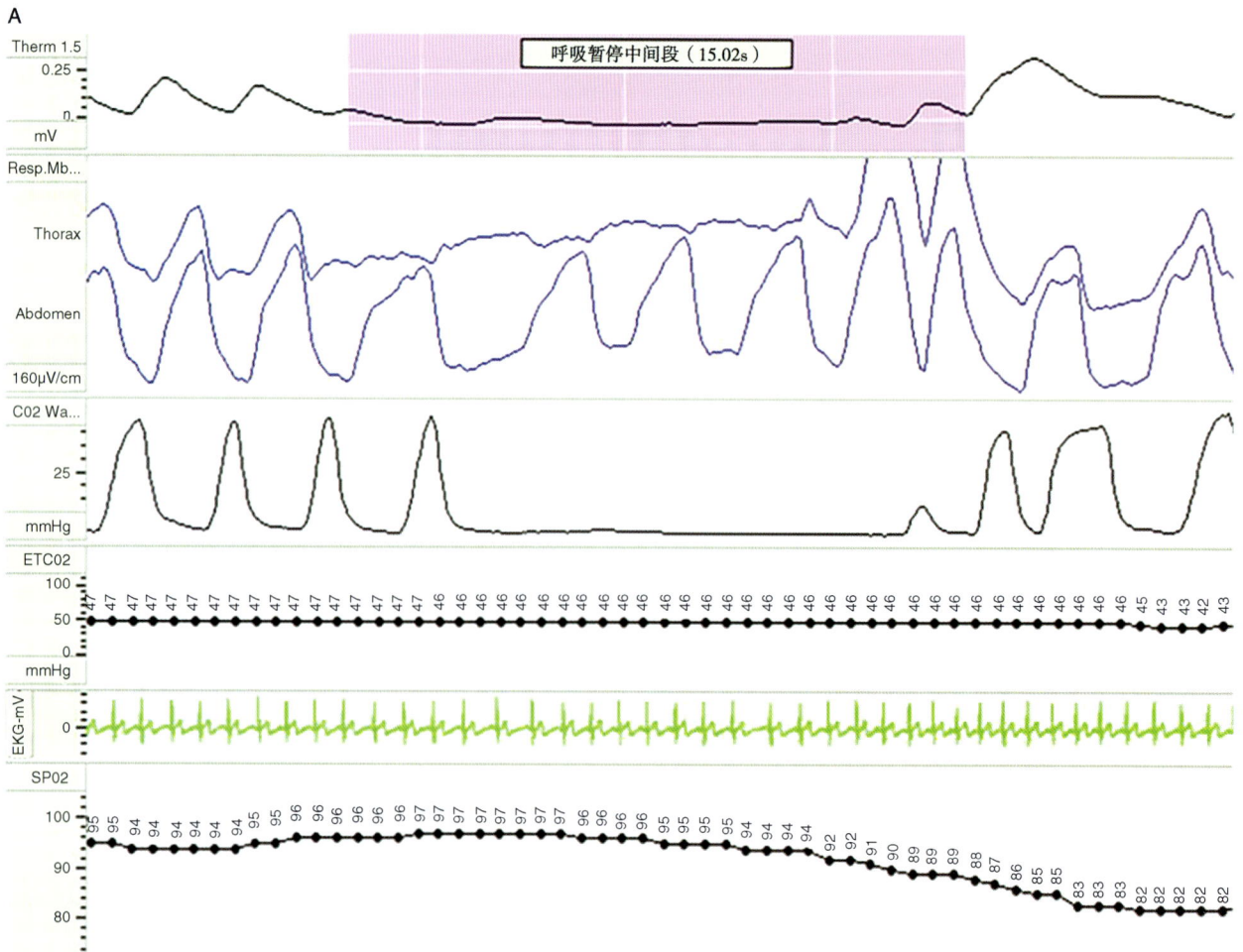

图33-5 典型的多导睡眠图记录展示了阻塞性呼吸暂停(A),呼吸浅慢(B)和呼吸暂停中间段(C)。摘自 chwengel DA, Sterni LM, Tunkel DE, Heitmiller ES. Perioperative management of children withobstructive sleep apnea. *Anesth Analg.* 2009;109[1]:60-75

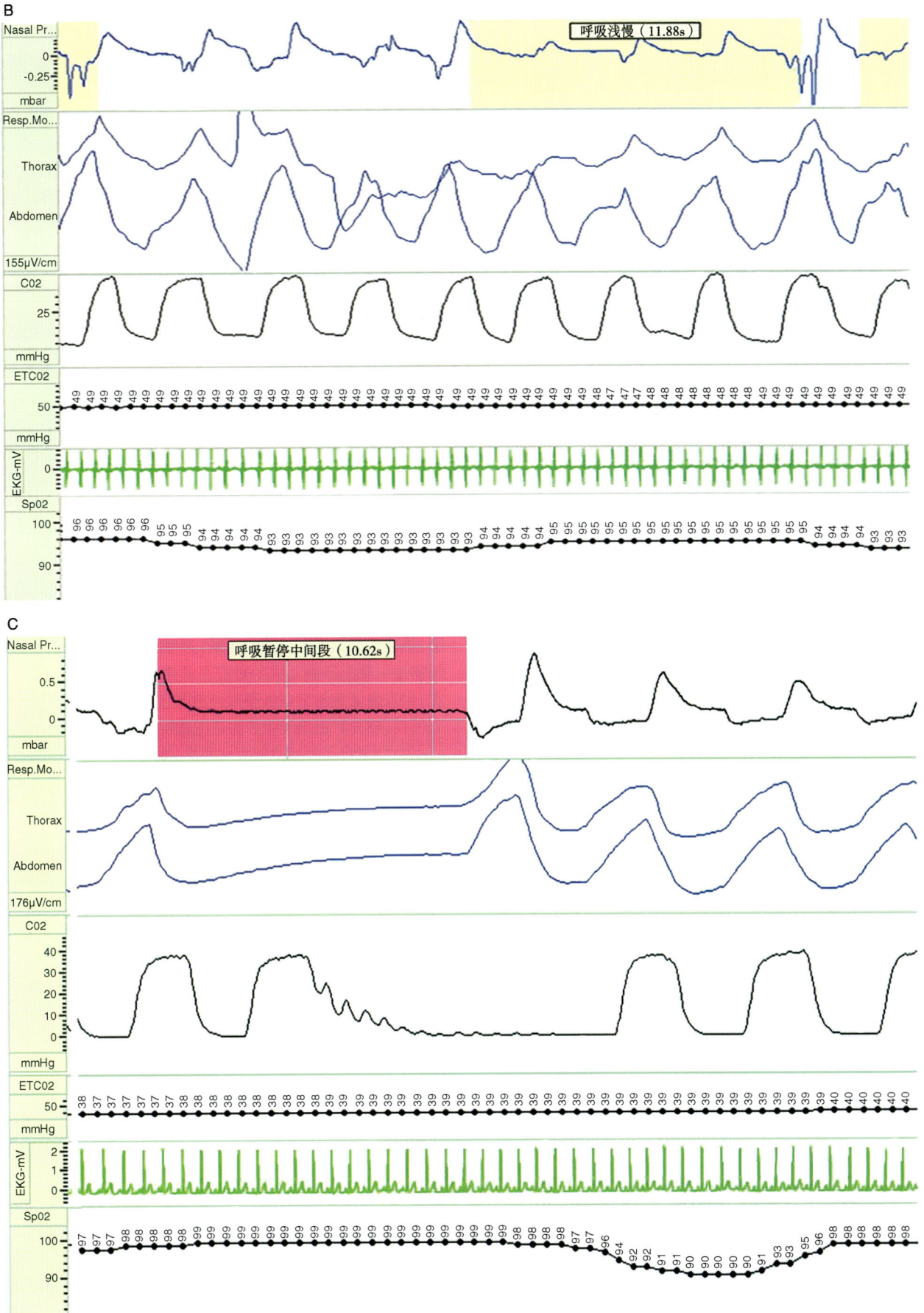

33

B

C

图 33-5（续）

常见定义是阻塞性呼吸,包括两次以上的阻塞性呼吸,不管呼吸暂停的持续时间如何[97]。阻塞性呼吸暂停指数 1 是小儿正常状态的临界值[100]。根据美国睡眠医学会小儿 OSAS 的诊断标准为:轻度定义为呼吸暂停指数>1<5 次/h;中度定义为呼吸暂停指数>5<10 次/h;重度定义为呼吸暂停指数≥10 次/h[71,76]。呼吸暂停被分为中枢性、阻塞性和混合性(图 33-5)。没有明显的呼吸用力定义为中枢性呼吸暂停。阻塞性呼吸暂停与明显的、经常是剧烈但无效的费力吸气有关,因为上呼吸道不通畅。当中枢性和阻塞性成分均存在,并且无有效呼吸中断时,诊断为混合性阻塞性呼吸暂停。

低通气定义为气流减少超过 50%[97]。呼吸暂停低通气指数(apnea hypoventilation index, AHI)是阻塞性呼吸暂停和低通气事件数量的总和,与呼吸干扰指数(Respiratory disturbance index, RDI)相似。PSG 研究还记录了低氧饱和度指数。

在 PSG 期间获得的指标可预测 PRAE 的风险;父母的详细病史记录也有助于评估可能存在风险的患儿(表 33-3)。每小时>20 个事件的 RDI 与诱导期的屏气有关,而>30 个事件的 RDI 与苏醒时的喉痉挛和缺氧有关[101]。在筛选多导睡眠图期间,每小时 10 个阻塞事件是严重 PRAE 的阈值[68]。术前 RDI 类似于 AHI,每小时>19 个事件,在长期随访中可预测持续性 OSAS[79,102,103]。

在北美,只有不到 10% 的小儿在腺样体扁桃体切除术前接受了 PSG 评估[104]。美国许多三级儿童医院没有统一的常规标准要求术前应行 PSG(图 33-6)[105]。他们认为 PSG 应保留给身体内科疾病状况复杂的患儿及评估腺样体扁桃体切除术后持续性 SDB,仍存在争议[106]。如果 PSG 不可用,或被认为成本过高,可考虑进行其他 OSAS 诊断测试。许多家长会录制音频和/或他们孩子睡觉时呼吸模式的录像带。这些记录的阳性和阴性预测值相当高[107,108]。尽管成人越来越多地使用家庭睡眠呼吸暂停测试,但目前还没有

相关小儿使用指南。Nap PSG 是一项简短的研究,在实验室记录白天小睡时的睡眠和呼吸情况。由于记录时间有限,而且可能没有快速动眼睡眠,因此最好将其视为筛查工具[109]。

表 33-3   患儿呼吸暂停综合征的临床诊断标准

1. 易诱发的体征
   a. 体重指数大于同年龄和同性别的 95%
   b. 存在影响气道通常的颅面异常
   c. 解剖性鼻塞
   d. 扁桃体几乎接触或接触中线
2. 睡眠时存在以下 2 项或 2 项以上明显气道阻塞史
   a. 响亮的鼾声(大到可以隔着门听到)
   b. 频繁打鼾
   c. 睡眠中观察到的呼吸暂停
   d. 经常从睡眠中醒来
   e. 睡眠时断断续续地发声
   f. 父母报告睡眠不宁、呼吸困难或睡眠时呼吸困难
   g. 有夜惊的孩子
   h. 孩子以不同寻常的姿势睡觉
   i. 新出现的夜间遗尿
3. 嗜睡(以下一种或多种)
   a. 家长或老师说孩子在白天看起来很困,很容易分心,过于好斗,或难以集中注意力
   b. 孩子常常难以在通常的觉醒时间被唤醒

注:以上症状和体征只要存在两种,则中度阻塞性睡眠呼吸暂停(OSA)的可能性很高。如果症状严重,则应被视为患有严重阻塞性睡眠呼吸暂停综合征。摘自美国麻醉医师协会表 1: an updated report by the American Society of Anesthesiologists Task Force on Perioperative Management of Patients with Obstructive Sleep Apnea. *Anesthesiology* 2014;120:268-286。

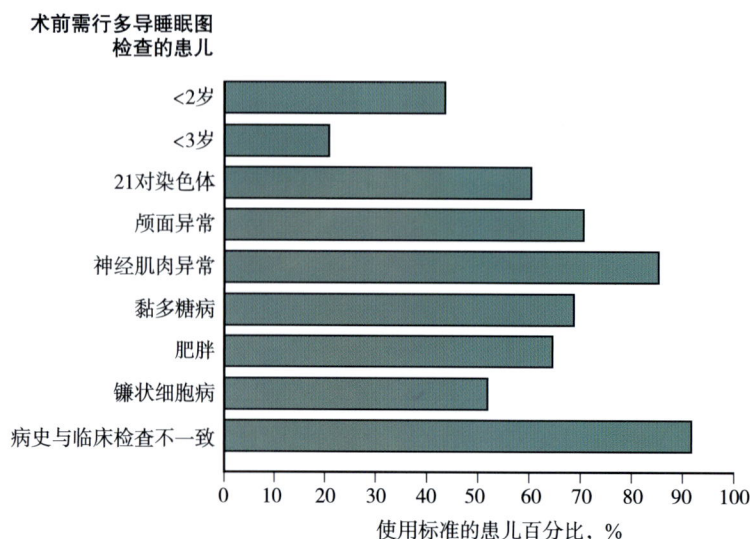

术前需行多导睡眠图检查的患儿

使用标准的患儿百分比,%

图 33-6   术前需行多导睡眠图检查的适应证。在腺样体扁桃体切除术前,需要进行多导睡眠描记术检查的患儿百分比(摘自 Nardone HC, McKee-Cole KM, Friedman NR. Current pediatric tertiary care admission practices following adenotonsillectomy. *JAMA Otolaryngol Head NeckSurg*. 2016;142[5]:452-456. doi:10.1001/jamaoto.2016.0051)

仅用血氧测定法进行睡眠评估提供了一种低成本、易于使用的 PSG 替代测试[104,110,111]。已公布的小儿标准数据表明,基线 SpO_2 的第 2.5 百分位数为 95%。最低血氧饱和度(nadir saturation,nSAT)是睡眠时记录的最低血氧饱和度,与 AHI 呈反比关系[102]。小儿的最低正常血氧饱和度为 92%[100,104,112];然而 <80% 的 nSAT 是对 PRAE 风险和阿片类药物敏感度的有力预测因子[67,70,113]。

一个常见的去饱和事件指数,氧去饱和指数(oxygen desaturation index,ODI),是从基线(ODI4)开始,SpO_2 减少的次数 ≥4%。在小儿,ODI4 的第 95 百分位数是每小时 2.2 次发作。ODI4 是一个敏感指标,用于评估长期预后随访中对腺样体扁桃体切除术的反应[104]。由于小儿的阻塞性呼吸事件通常发生在 REM 和第 2 阶段睡眠期间,去饱和事件往往以 60~90min 的间隔聚集。一组去饱和被定义为 10~30min 间隔内血氧饱和度下降(≥4%)5 次或更多[46]。在 6h 的夜间血氧饱和度记录中,至少 3 组、每次至少 3 次血氧饱和度下降到 90% 以下可诊断为 OSA:每小时一次 AHI>1 事件的阳性预测值为 97%;敏感性 40%。2 组以上的去饱和以及至少 1 次的 SpO_2 降低到 ≤90% 会增加该测量预测 OSA 的灵敏度到 80%。

McGill 血氧测定评分(McGill oximetry scoring,MOS)系统进一步分类了夜间低氧血症的严重程度(图 33-7)。MOS 与小儿腺样体扁桃体切除术后的 AHI 和 PRAE 风险相关。MOS4 定义为 SpO_2<80% 多于 3 次;相当于每小时 40 个事件的平均 AHI。采用标准阿片类药物方案治疗的 MOS4 患儿的主要 PRAE(包括再插管)风险为 20%~24%[114]。

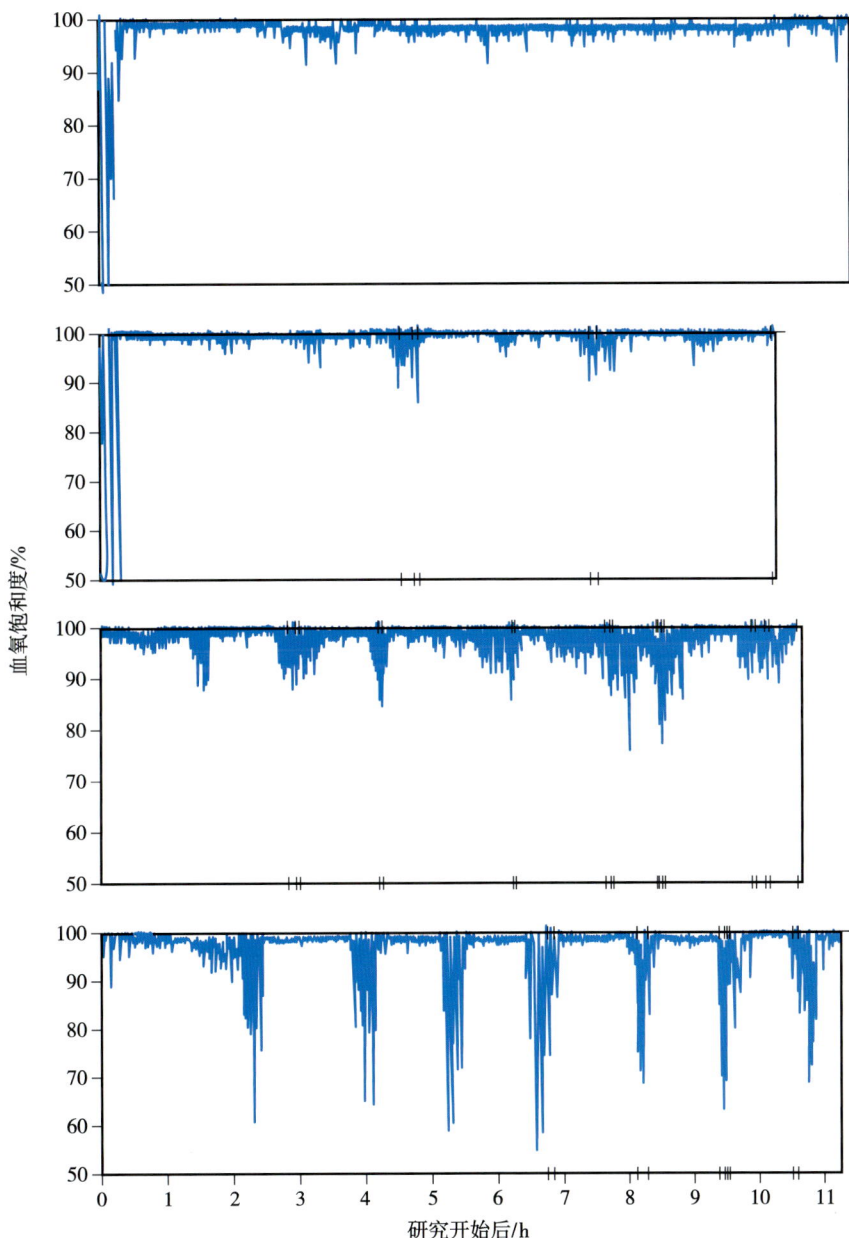

图 33-7　McGill 血氧饱和度从高到低分为 4 级,评分 2~4 是不正常的,提示至少三个指标不正常。SpO_2 高低决定了 McGill 血氧饱和度评分。McGill 血氧饱和度评分 2、3 和 4 分别对应于 SpO_2 低于 90%、低于 85% 和低于 80%[摘自 Nixon GM,Kermack AS,Davis GM,et al. Planning adenotonsillectomy in children with obstructive sleep apnea:the role of overnight oximetry. *Pediatrics* 2004;113(1Pt 1):e19-25]

这些发现至少在两个方面具有临床相关性：如果 OSAS 患儿术前 nSAT<85%，所需的吗啡（或吗啡等效药物）剂量是对照组所需剂量的一半（图 33-8）[115]。在美国儿科学会（American Academy of Pediatrics, AAP）和 AAO-HNS 学会更新的声明中，腺样体扁桃体切除术后患儿住院的标准是 nSAT<80%[43,44]。

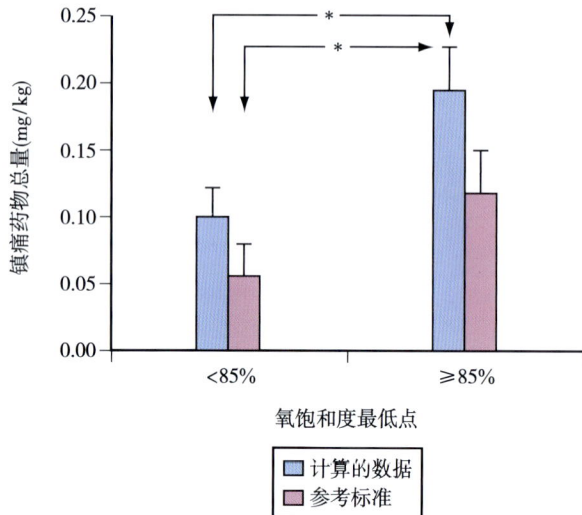

图 33-8　阻塞性睡眠呼吸暂停（OSA）患儿达到统一镇痛点所需吗啡总剂量。根据 OSA 的严重程度将儿童分为术前 SpO$_2$ 最低点<85% 或≥85% 的儿童。星号表示各组间的差异，P<0.05（摘自 Brown KA, Laferrière A, Lakheeram I, Moss IR. Recurrent hypoxemia in children is associated with increased analgesic sensitivity to opiates. Anesthesiology 2006；105[4]：665-669）

制订重症 OSAS 患儿围手术期医疗时，会诊很重要。与无 OSAS 的患儿相比，重度 OSAS 的患儿可能需要额外的术前测试。早晨采集的毛细血管血气样本可能显示碳酸氢盐浓度增加，与慢性呼吸性酸中毒一致；术前心电图或超声心动图可显示右心室肥大和／或肺动脉高压；胸片可显示下呼吸道疾病或心脏肥大。

在对 9 023 名平均年龄为 3.8 岁的小儿进行的一项 7 年期评估中，35 名（0.4%）小儿在 PSG 后 48h 内需要紧急进行扁桃体切除术[116]。对严重 OSAS 患者进行紧急扁桃体切除术与术后的呼吸系统发病率显著相关[69,116,117]。有时在清醒状态下，扁桃体肥大可能进展到危及上呼吸道功能。在某些情况下，气道梗阻和困难气道的麻醉考量可能会重叠，可能在插管或手术后发生阻塞性肺水肿。患儿睡眠时氧饱和度严重降低，阻塞指数高，二氧化碳滞留，可能需要在扁桃体切除术前后进入儿科重症监护室进行优化治疗[114,118]。

虽然腺样体扁桃体肥大是小儿 OSAS 的主要原因，但患有肥胖、唐氏综合征和颅面畸形等疾病的儿童可能会出现与扁桃体和腺样体无关的气道阻塞[119]。术前可能需要对这些气道进行诊断、评估，如 MRI 和睡眠内镜检查，需要使用七氟烷、丙泊酚、瑞芬太尼、右美托咪定和氯胺酮复合麻醉[119]。右美托咪定是 α- 肾上腺素受体激动剂，能模仿非快动眼睡眠，促进维持气道的开放。然而由于小儿阻塞性睡眠呼吸暂停主要发生在快动眼睡眠期间，右美托咪定可能无法复制自然睡眠期间的呼吸模式。

睡眠内镜，也称为药物诱发睡眠内镜（drug-induced sleep endoscopy，DISE），是一种使外科医生能够评估怀疑患有 OSAS 儿童气道阻塞程度的技术[121]。药物诱发睡眠内镜较为复杂，需要在仰卧位自主通气时，通过内镜评估气道阻塞程度。在鼻黏膜上给予利多卡因和羟甲唑啉可能有用。当使用药物诱发睡眠内镜的临床评价不显著或腺样体扁桃体切除术后 OSAS 持续存在时，应由经验丰富的耳鼻喉科医生和麻醉科医生进行诊断。一项回顾性研究表明，与单独使用丙泊酚或丙泊酚与七氟烷联合使用相比，使用右美托咪定和氯胺酮时，氧饱和度低于 85% 的发生率较低[121]。

麻醉管理与术后注意事项

腺样体扁桃体切除术的麻醉目标是：①提供一个平稳的无创麻醉诱导；②为外科医生提供最佳的手术条件；③按照规定建立静脉和药物治疗通路；④苏醒快，清醒的同时能够耐受人工气道。麻醉前评估需确定是否需要术前用药。尽管口服咪达唑仑氧饱和度下降是短暂和少见的（约1.5%），合并睡眠障碍（SDB）患儿术前用药时也应密切观察[122]。对于有严重阻塞性睡眠呼吸暂停综合征的患儿，术前用药建议使用短效、可逆的药物，并监测脉搏血氧饱和度[122]。

腺样体扁桃体切除术的麻醉技术多种多样，包括吸入或静脉麻醉的选择、气管插管或喉罩的选择及自主或控制通气的选择。接受腺样体扁桃体切除术的患儿比接受非气道手术的患儿更易出现气道高反应和喉痉挛。在目前应用的吸入麻醉药中，七氟烷提供了一种平稳的麻醉诱导。对于气管插管的患者来说，手术过程中使用地氟烷维持能够快速苏醒和恢复[123,124]。输注右美托咪定（1～2μg/kg、5～10min）联合吸入麻醉药可为腺样体扁桃体切除术提供满意的术中条件，并且不会严重影响血流动力学。然而临床经验以及最近的一项研究表明，更快的时间窗（0.49μg/kg、5s 以上）可能是安全的[125]。另外，一些研究人员也报道了单次静脉注射可乐定（1μg/kg）的良好效果[126]。

带套囊的气管插管在所有年龄段的小儿中都得到了越来越多的应用[127]，它能够防止漏气，避免分泌物和血液中产生干扰手术的气泡，减少麻醉气体的污染，并降低使用电刀时呼吸道起火的风险。

手术结束时口咽部可能有血液、分泌物、冲洗液，在麻醉苏醒前应由外科医生或麻醉医生小心吸出。外科医生在手术完成后经常在直视下放置胃管排空胃，但这并不会降低 PONV 的发生率[128]。

许多麻醉医生倾向于等到患儿完全清醒后再拔除气管插管，因为完整的气道和咽反射对于预防误吸、喉痉挛和气道阻塞至关重要[129]。然而在目前的外科手术（使用电灼）和麻醉技术（使用右美托咪定）中，经常选择小心的深镇静下拔管。深镇静下拔管和清醒拔管相比，拔管后需要正压通气、药物治疗、气道操作或其他器械的主要呼吸并发症发生率相似（约 11%）[130]。拔管时，一种常见的做法是将患儿置于侧卧位或扁桃体位，头部略向下，让血液和分泌物聚集在下侧面颊上从口中流出，而不是聚集在喉部。患儿术后应保持扁桃体体位,在转移至 PACU 时应仔细观察和监测。与仰卧位的患儿相比,侧位能增加上气道横截面积和上气道总容积[131]。

LMA 用于腺样体扁桃体切除术于 1990 年被提出的,但直到一种具有柔性螺旋金属增强产品的出现,才使其在腺样体扁桃体切除术中得到实际应用(E 图 33-1)[132,133]。LMA 相比于 ETT 的优势包括术后喘鸣和喉痉挛的发生率降低[134],但最近的证据对这些优势提出了质疑[135]。

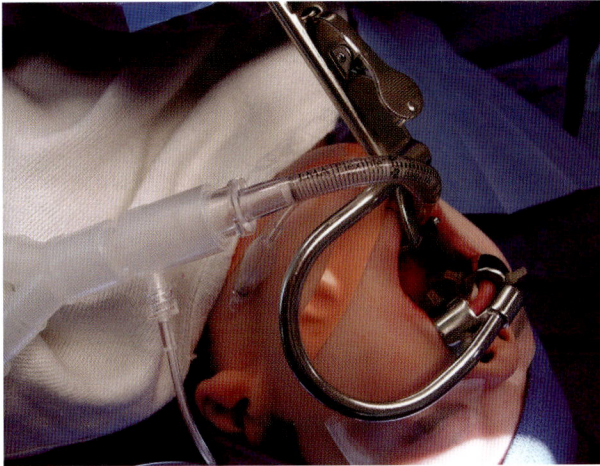

E 图 33-1　耳、鼻、喉手术气道

镇痛管理

患儿在腺样体扁桃体切除术后 7 天内会有明显的疼痛和严重的功能障碍[136,137]。单纯腺样体切除术后,疼痛恢复和日常活动的恢复要快得多[137]。手术操作对疼痛的恢复速度有很大的影响,因为术中电刀应用通常与更大的疼痛相关,这可能是由于热损伤增加引起[138-140],尽管这个观点仍有争议[141]。与传统的囊外切除术相比,囊内扁桃体切除术后疼痛和发病率均较低,且结果具有可比性[142-144];这项技术能提供一种替代方法,因疼痛减轻从而降低扁桃体切除术后呼吸暂停的风险。

扁桃体切除术中局部麻醉药渗入扁桃体窝可减轻术后疼痛,但疼痛缓解时间较短(E 图 33-2)。扁桃体窝局麻药浸润后发生危及生命的并发症包括颅内出血、延髓麻痹、颈深部脓肿、颈骨髓炎、脑桥髓梗死和心搏骤停。扁桃体窝局部麻醉的风险可能超过其潜在的好处,尤其是对缺乏经验的年轻医生[146,147]。

在过去十年中,围手术期镇痛的主要药物已经从阿片类药物转向非阿片类药物,包括右美托咪定、对乙酰氨基酚、非甾体抗炎药、地塞米松和氯胺酮。注射右美托咪定(2μg/kg 静脉注射 5~10min,然后每小时 0.7μg/kg)可以减少术后阿片类药物的需求[148]。大剂量右美托咪定(2μg/kg 或 4μg/kg)应用后,需应用阿片类药物的时间间隔增加,术后阿片类药物需求减少,然而患儿在 PACU 的停留时间明显延长[149]。

当使用电刀时,术中单一剂量的地塞米松可减少腺样体扁桃体切除术后的疼痛和水肿。这些剂量与减轻 PONV 的地塞米松剂量重叠。地塞米松(0.3~1mg/kg)给药与腺样体

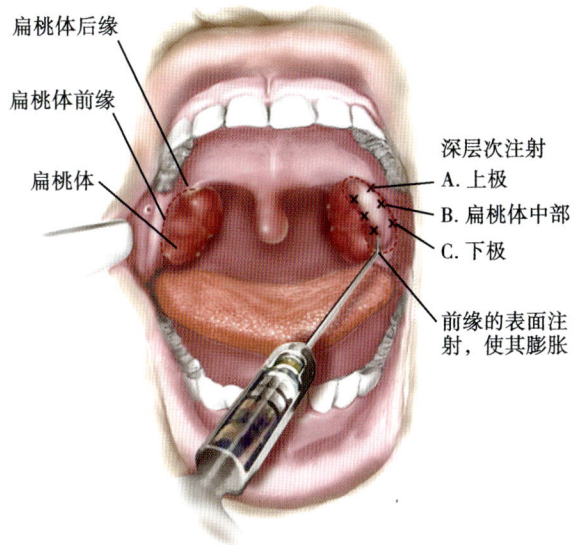

E 图 33-2　扁桃体局麻药物浸润

扁桃体切除术后父母和医生评定的疼痛评分降低有关(表 33-4)[139]。据报道与地塞米松联用时,吗啡的最小有效剂量为 0.5mg/kg[150]。在大多数美国医疗中心,腺样体扁桃体切除术中使用地塞米松仍然是常规。单剂量地塞米松与髋关节无菌性坏死或感染无关,但可诱发急性肿瘤溶解综合征[151-153]。

表 33-4　术中单次剂量地塞米松对儿童扁桃体切除术或腺样体扁桃体切除术后疼痛的影响:随机双盲对照研究

来源	例数	地塞米松剂量	电烧灼技术	对疼痛影响
Catlin and Grimes[154]	25	8mg/m²	否	无
Ohlms 等[155]	69	0.5mg/kg	否	无
Tom 等[156]	58	1.0mg/kg	是	减轻
April 等[157]	80	1.0mg/kg	是	无
Hanasono 等[139]	219	1.0mg/kg	是	减轻

摘自 Hanasono MM, Lalakea ML, Mikulec AA, et al. Perioperative steroids in tonsillectomy using electrocautery and sharp dissection techniques. *Arch Otolaryngol HeadNeck Surg*. 2004; 130(8): 917-921.

2008 年的一份研究报告显示,接受地塞米松治疗(最高为 0.5mg/kg,最大量 20mg)的患儿扁桃体切除术后出血增加[158]。一项对 31 934 名患儿的回顾性研究调查了手术当天单次静脉注射地塞米松或氢化可的松是否引起需要二次手术的扁桃体切除术后出血[159],研究结果发现接受类固醇治疗的患儿因二次出血的再手术率为 1.2%[调整后的比值比为 2.5,95%CI(1.5,4.2)],明显高于没有接受类固醇治疗的患儿(0.5%,$P<0.001$)[159]。这一发现在成人中并不存在。然而随后的几项研究驳斥了这些说法[160-164]。目前一致的意见是:一个单一剂量地塞米松不会引起严重的临床出血。尽管担心常规使用非甾体抗炎药进行腺样体扁桃体切除术可能会增加腺样体扁桃体切除术后出血的风险,但美国科学促进会(AAO-HNS)目前推荐使用非甾体抗炎药进行术后镇痛。一项对 4 800 多例患儿常规使用非甾体抗炎药双氯芬酸和布洛芬的研究显示,原发性出血率为 0.9%[167]。因为酮咯酸

对血小板功能的影响是可逆的,这种影响取决于酮咯酸是否在体内存在[168]。与阿司匹林对出血的作用不同,这些非甾体抗炎药的作用是短暂的。然而我们建议在手术中避免使用非甾体抗炎药,尤其是酮咯酸[169]。用于术后镇痛,应在止血完成后使用。一直服用阿司匹林的患儿使用布洛芬可导致扁桃体切除术后严重出血[170]。

最近的一篇述评建议,对于腺样体扁桃体切除术患者也许我们需要一个新的开始与一类新的止痛药物,如选择性环氧化酶-2(COX-2)抑制剂[171]。尽管在美国不可用,但帕瑞昔布是一种可减少促炎前列腺素的产生的选择性COX-2抑制剂,与非选择性非甾体抗炎药不同,它可避免血小板聚集、减轻支气管张力、保护胃黏膜完整性,并可减少补救性吗啡的需求,减少腺样体扁桃体切除术后呕吐的频率[172,173]。西乐葆(Celebrex)是一种COX-2在美国上市的药物,可以减少术后早期疼痛,并减少对补充止痛药的需求[173]。COX-2用于小儿腺样体扁桃体切除术需要更多的证据支持。

对乙酰氨基酚是小儿常用多模式镇痛方法的组成部分[174]。许多国家都有对乙酰氨基酚的静脉注射制剂,其理论上的优点是比口服和直肠途径更可预测(图33-1)。虽然血药浓度峰值较大,但静脉注射对乙酰氨基酚15mg/kg后镇痛时间小于经直肠给予对乙酰氨基酚40mg/kg后的镇痛时间[175]。关于静脉注射10倍剂量对乙酰氨基酚对婴儿造成近乎灾难性后果的报告应提醒临床医生注意这种药物可能

存在的致命剂量错误[176,177]。

出院后疼痛管理的策略因医生和机构而异。对乙酰氨基酚、地塞米松和布洛芬经常以不同的组合用药[178,179]。对乙酰氨基酚和非甾体抗炎药(如布洛芬和双氯芬酸)具有协同作用,联合使用使镇痛时间延长。可待因详见后述。羟考酮可用于年龄较大的儿童。在减轻疼痛强度方面,这些药物任何组合的预定剂量都比按需剂量更有效[180]。

术后恶心呕吐

腺样体扁桃体切除术后常见的并发症是呕吐和进食障碍。阿片类药物可增加PONV的发生率,2/3接受手术的患儿发生PONV[167,181-184]。丙泊酚[185,186]、昂丹司琼[187-189]和地塞米松[190,191]被广泛用于降低腺PONV的发生率。有研究报道,术中单一剂量的地塞米松可降低术后24h内的呕吐发生率[192];该研究中需要治疗的儿童只有4例,这意味着在手术患儿中每4例使用地塞米松可减少1例患儿发生PONV。此外,接受地塞米松治疗的患儿比接受安慰剂治疗的患儿更有可能在术后第1天进食软性饮食。鉴于单剂量地塞米松的止吐和减少吗啡用量的优点,以及其低成本和安全性,有证据表明常规使用地塞米松可降低小儿术后的发病率[139,192]。地塞米松的最小有效剂量仍不清楚,一项研究报告显示,在0.062 5～1.0mg/kg之间静脉注射地塞米松的患者术后呕吐、疼痛评分、第一次进食液体时间和第一次使用镇痛剂的时间没有差异(图33-9)[190]。

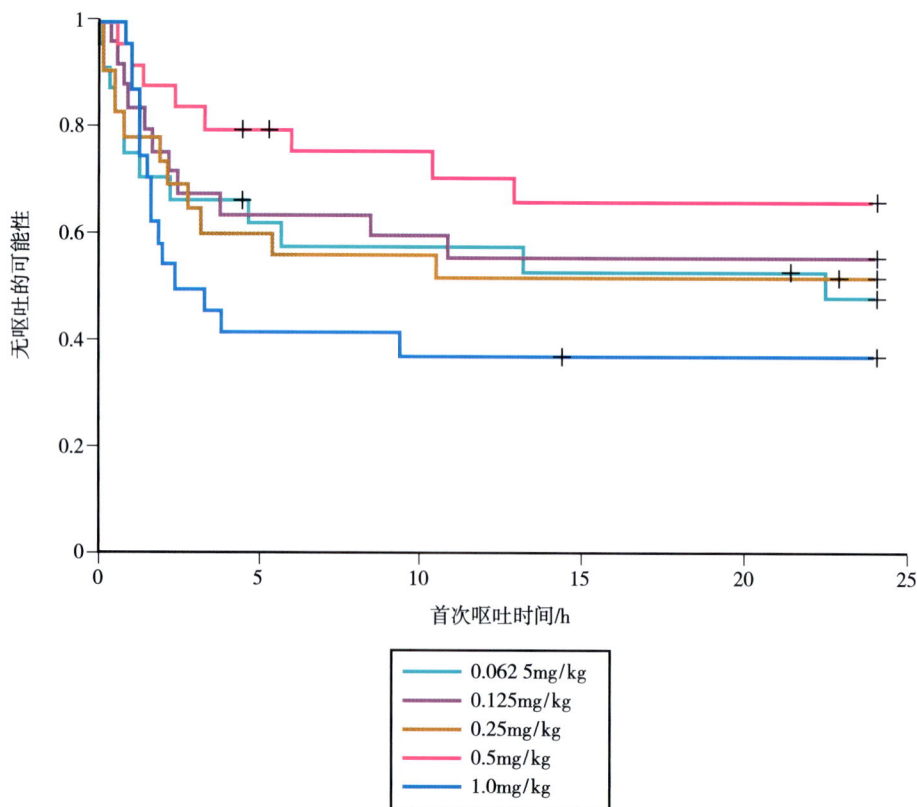

图33-9　地塞米松对预防扁桃体切除患儿呕吐无剂量递增反应。对首次呕吐发作的时间进行事件分析,标记表示没有全程随访的患者的截尾时间(n=13)。剂量水平间无显著性差异,P=0.28(Cox比例危险似然比检验)[经允许改编自 Kim MS, Coté CJ, Cristoloveanu C, et al. There is no dose-escalation response to dexamethasone[0.062 5-1.0mg/kg]in pediatric tonsillectomy or adenotonsillectomy patients for preventing vomiting, reducing pain, shortening time to first liquid intake, or the incidence of voice change. *Anesth Analg* 2007. 104(5): 1052-1058]

有些患儿出院后呕吐会持续数日。家庭使用口服昂丹司琼崩解片可防止腺样扁桃体切除术后3天内呕吐。针灸、按压合谷穴作为治疗建议也被采用,但结果各不相同[194-196]。

阻塞性睡眠呼吸暂停综合征儿童的特别注意事项

需要术前用药的OSA患者应密切观察。据报道在口服咪达唑仑0.5mg/kg的OSA患儿中,有1.5%的患儿出现了不需要干预的短暂氧饱和度降低,但该研究排除了严重OSAS患儿[122]。因此在对有严重OSAS的患儿进行药物治疗前,应谨慎行事。

麻醉诱导

与慢性扁桃体炎行腺样体扁桃体切除术的患儿相比,OSAS患儿在麻醉诱导过程中会出现更多的呼吸并发症,包括声门上梗阻和氧饱和度下降[46,101]。关于氟烷对猫上呼吸道肌肉组织易损性的报道[197],随后在人类的大多数麻醉药中都有报道,是指随着麻醉浓度的增加气道口径逐渐减小[198-202]。由于气道塌陷在诱导过程中发生在咽部气道的上2/3[201],气道阻塞可能需要托下颌、插入口咽或鼻咽通气道、应用持续气道正压(CPAP)。CPAP的应用增加了咽部气道的口径,起到了充气夹板的作用(图33-10)[203]同样重要的是CPAP增加了咽部气道的纵向张力,从而降低了上气道的塌陷(图14-10),增加了肺容积[204,205]。5~10cmH₂O CPAP显著增加咽气道的尺寸(图33-11)[206,207]。对于重度OSA的儿童,麻醉诱导前确保静脉通路,以便在发生气道梗阻或喉痉挛时快速使用肌松药或静脉药物。

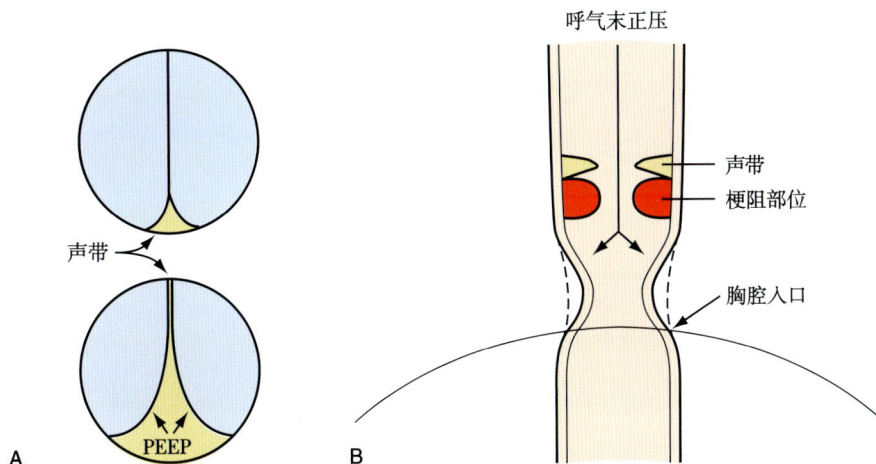

图33-10 当儿童因喉痉挛(A)或机械性梗阻(B)而导致上气道梗阻时,在自然呼吸过程中使用约10cmH₂O呼气末正压(PEEP)可减轻梗阻。PEEP有助于声带分开(A),气道打开(B中的虚线)(摘自Coté CJ. Pediatric anesthesia. In Miller RD, ed. *Miller Anesthesia.*8th ed. New York:Churchill Livingstone;2012)

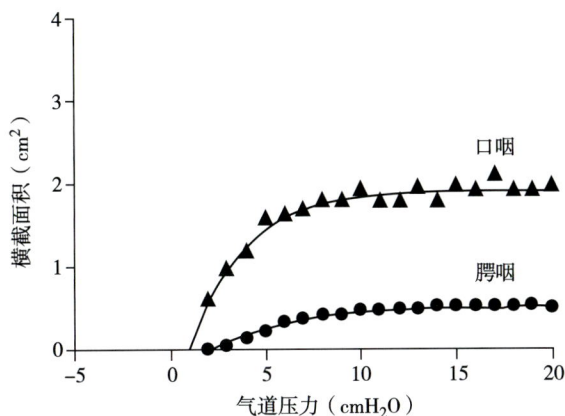

图33-11 气道压力与咽横截面积的关系。15~20cmH₂O使气道尺寸达到最大。在较低的气道压力(约5cmH₂O)下,气道压力的微小增加会对气道口径产生较大的影响(摘自Isono S,Tanaka A,Nishino T. Dynamic interaction between the tongue and soft palate during obstructive apnea in anesthetized patients with sleep-disordered breathing. *J Appl Physiol.* 2003;95[6]:2257-2264)

阻塞性睡眠呼吸暂停患儿的镇痛治疗

重度OSA的特点是在睡眠中反复出现缺氧和高碳酸血症。在动物模型中,发育过程中间歇性缺氧与脑干呼吸相关区域阿片μ受体密度增加有关。这种密度增加的细胞机制还有待阐明,但它可能代表了对周期性间歇性缺氧的适应性反应,这使得μ受体介导的阿片类呼吸效应占主导地位[208-211]。

重度OSAS的患儿夜间氧饱和度下降的严重程度与外源性阿片类药物的敏感性相关(图33-12)[115,212,213]。术前nSAT较低(<85%)的OSA患儿达到统一镇痛效果所需吗啡剂量(图33-8)低于术前nSAT≥85%的患者[115]。有严重OSAS且有夜间低氧血症的患儿,需要合适的OSA相关阿片类药物治疗方案。年龄越小,对阿片类药物的敏感性也越高。在对880名患儿(其中116名多导睡眠图证实OSA)的回顾性研究中,术中使用0.1mg/kg或更多吗啡当量的阿片类药物增加了术中呼吸并发症的风险[调整后的比值比为0.4,95%CI(0.2,0.8)][130]。严重OSA患儿围手术期使用阿片类药物一个不可预见的风险是,适合当年龄剂量的阿片类药物可能导致严重的呼吸抑制。在使用氟烷麻醉的重度OSAS患儿中,46%的患儿在单次静脉注射芬太尼(0.05μg/kg)后出现呼吸暂停,而对照组只有4%[214]。通过对暴露于间歇性缺氧的大鼠幼鼠中使用统一剂量的芬太尼所引起严重呼吸抑制的现象,支持这种对有OSAS的患儿使用芬太尼呼吸抑制作用敏感性增加的说法[215]。因此,在麻醉维持期间允许自

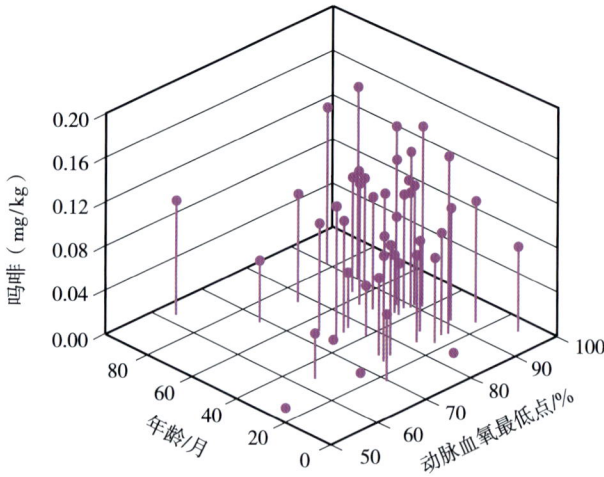

图 33-12　46 例正常儿童术前吗啡需求量、年龄与动脉血氧饱和度最低点的关系，支持这 46 个点的纵长与吗啡剂量成正比。前部的纵长比后部中的纵长短，说明这三个变量之间存在显著的相关性（摘自 Brown KA, Laferrière A, Moss IR. Recurrent hypoxemia in young children with obstructive sleep apnea is associated with reduced opioid requirements for analgesia. *Anesthesiology* 2004；100［4］：806-810）

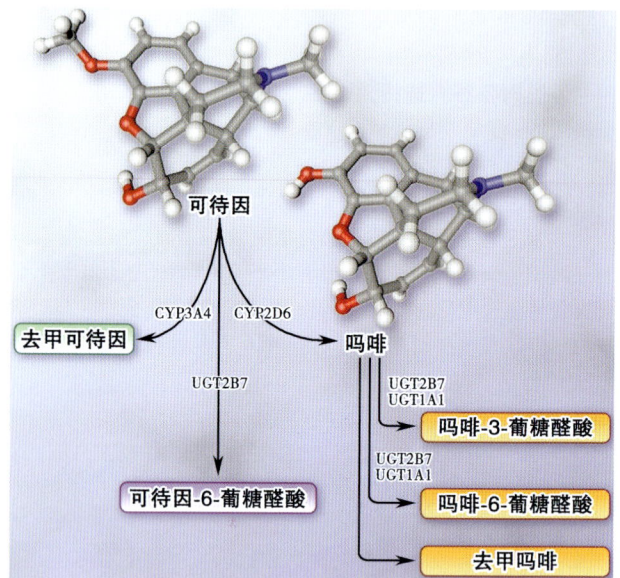

图 33-13　可待因代谢通路。CYP-2D6 通路负责将前药可待因转化为活性药物吗啡。CYP3A4，细胞色素 P450 3A4 酶；CYP2D6，细胞色素 P450 2D6 酶；UGT2B7，尿苷二磷酸葡糖醛酸转移酶 2B7；UGT1A1，尿苷二磷酸葡糖醛酸转移酶 1A1［摘自 Racoosin JA, Roberson DW, Pacanowski MA, Nielsen DR. New evidence about an old drug-risk with codeine after adenotonsillectomy. *NEngl J Med.* 2013；368（23）：2155-2157（June 6, 2013）已授权］

主呼吸，可以评估对小剂量阿片类镇痛药的反应[213,216]。通过这种方式，麻醉医生可以评估 OSAS 患儿对阿片类药物的敏感性，而控制呼吸下则不行。睡眠碎片化降低急性气道阻塞时的觉醒反应[217,218]。此外，在发育过程中暴露于间歇性缺氧与对缺氧的唤醒潜伏期增加有关[219-221]。作用在基底前脑水平的吗啡能延缓苏醒[222]。如果外源性阿片类药物对 OSA 患儿镇痛和呼吸作用的敏感性均有所增加，并延伸至觉醒机制，那么重度 OSA 患儿使用阿片类药物可能会进一步损害觉醒机制。这种敏感性的提高可能是导致出院后明显呼吸暂停死亡的一个因素[59,72,73,223]，导致患者转向非阿片类药物的术后镇痛方案[179,224,225]。

　　OSAS 围手术期管理指南表明[112]，可待因的使用存在问题。可待因是由细胞色素 P450 亚酶 CYP2D6 代谢为有镇痛活性吗啡代谢物的前体药物（图 33-13）。以前该药被认为是一种低风险的口服阿片类药物，常用于门诊。CYP2D6 基因表现出多态性，包括基因重复，导致超快代谢，对于像可待因这样的前药，会导致更多的吗啡形成[226]。可待因在能产生超快速代谢产物的成人和小儿中均有报道过，应用后发生呼吸骤停[227-229]。虽然超快速代谢基因型存在于 3% 的高加索人中，但它存在于 10% 到 30% 的阿拉伯和北非人口中。相比之下，几乎有 10% 的小儿缺乏 CYP2D6，这使得可待因成为一种无效的止痛药，因为可待因不能转化为吗啡。鉴于可待因代谢的广泛变异性及我们对每个小儿所携带的基因多态性缺乏了解，美国 FDA 最近要求所有含可待因产品的制造商在其产品的标签上添加一个黑箱警告，说明小儿扁桃体切除术或腺样体切除后使用可待因所造成的风险，在这些患者中可待因的应用受到限制[230,231]。2017 年 4 月 20 日，该警告改为 18 岁以下小儿扁桃体切除术使用禁忌。一种在家里管理小儿疼痛的方法是确定 2D6 基因分型。在一份报告中，600 多名镰状细胞病患儿因疼痛危象需要可待因治疗，那些 2D6 代谢异常快或代谢不良的患儿用可待因以外的镇痛剂治疗，其余患儿用可待因治疗，没有并发症出现[232]。对

于扁桃体切除术后的患儿，2D6 基因多态性也会影响氢可待因和氧可待因，从而使他们容易受到与可待因相同的风险。法国耳鼻喉科医师学会和瑞典耳鼻喉科为头颈外科制定了管理各自国家扁桃体切除术后疼痛的指南[225,233]。随着可待因的消亡，法国的指导方针将其术后疼痛治疗给予曲马多，其 2D6 的代谢被认为在镇痛效力上比可待因变化小；而瑞典的指导方针则采用了基于羟考酮和其他药物的疼痛管理策略。有些人提倡用口服吗啡来治疗小儿术后疼痛。小儿口服吗啡的药代动力学与成人口服吗啡的药代动力学有显著差异[234,235]。扁桃体切除术后口服吗啡补充非甾体抗炎药的初步研究表明，它并没有改善镇痛，却增加了血红蛋白去饱和等副作用[236,237]。在扁桃体切除术后患儿的最佳疼痛管理策略达成共识之前，还需要进一步地研究。

　　值得强调的一项重要观察是，有严重 OSAS 的患儿可能对阿片类药物的呼吸抑制作用非常敏感，因此起始剂量应该减少到常规起始剂量的 1/2～2/3，然后滴定至有效剂量。肥胖、非裔美国人和西班牙裔儿童的患病风险更高。两名患儿在扁桃体切除术后死于 PACU，可能是在苏醒期摘除监护仪后死亡的，另一名患儿死于医院病房，这三名患儿的报告强调了这个问题的严重性，以及为什么需要提高警惕[59]。

神经传导阻滞

　　阻断 OSAS 患儿支配上呼吸道扩张肌群的神经输入也是一个问题。据报道为防止扁桃体腺样体扁桃体切除术后疼痛，在扁桃体窝内浸润局部麻醉药后，出现了严重的危及生命的并发症，包括严重的上气道阻塞和肺水肿。OSA 患儿的咽部不仅更小[201,238]，而且更容易折叠，即使是在清醒状态下[139-241]。局部麻醉应用于 OSA 患儿的咽黏膜会降低咽部直径，从而影响气道通畅[242]。

阻塞性睡眠呼吸暂停患儿拔管策略及术后处理

　　强烈建议充分拮抗神经肌肉阻滞，因为在 PACU 中残留的神经肌肉阻滞会选择性地抑制与膈肌相关的上呼吸道扩张肌功能，促使咽部气道塌陷[243]。扁桃体切除术后使用阿托品和新斯的明拮抗神经肌肉阻滞，其 PONV 发生率低于使用格隆溴铵和新斯的明拮抗的情况[244]。

　　气管插管通常在患儿完全清醒的时候拔除，相关涉及最小限度刺激气道的技术已被提出[129]。尽管深镇静拔管或清醒拔管后主要呼吸并发症的发生率相似，但清醒拔管组中有较大比例的患儿经多导睡眠图证实 OSA[130]。有时候在拔管之前放置口咽或鼻咽通气道是有用的[95]。

　　其他几个因素可能增加 OSAS 患儿术后呼吸困难的风险。患有严重 OSA 的儿童，在早上进行的腺样体扁桃体切除术，其在 PACU 中进行治疗时去饱和的可能性比下午行手术的患儿低，原因尚不清楚[245]。阿托品和纳洛酮这两种药物有可能增强上呼吸道的功能。麻醉诱导后使用阿托品可降低术后呼吸道并发症的风险。可能与此相关的是，阻断大鼠舌下核中的毒蕈碱受体可以增强颏舌肌的活性[246]。阿片 μ 受体激动剂会抑制咽扩张肌，包括颏舌肌的活动[209,247-249]。鉴于外源性阿片类药物对严重 OSAS 患儿镇痛和呼吸作用的敏感

性均有所提高，咽肌组织也可能具有类似的敏感性。如果外源性阿片类药物相对过量，小剂量纳洛酮可减轻术后的上气道梗阻。

　　OSAS 患儿在术后即刻仍表现为阻塞性呼吸暂停和低氧。避免使用阿片类药物，或在术中和术后使用年龄和 OSAS 适当的阿片类药物方案（正常起始剂量的 1/3～1/2），可减少这些事件的发生频率。保证术后气道通畅的措施包括鼻部插入异型管、给予无创通气支持（如 CPAP）、再插管通气及使用支气管扩张剂、肾上腺素和氦氧混合气。双向气道正压或 CPAP 可能对伴有神经障碍的患儿有用[250]。然而，腺样体扁桃体切除术后鼻腔分泌物可能大量存在，限制了无创通气支持的有效性。对于有严重依赖上呼吸道肌肉功能的复杂内科疾病的患儿来说，延迟拔管是有益的。慢性上呼吸道梗阻的急性缓解会出现血管内液体渗出进入肺间质及非心源性肺水肿，可出现在术前、术中或术后。支持措施包括给氧、气管插管、呼气末正压机械通气和呋塞米[251-253]。

　　尽管切除了肥大的扁桃体和腺样体，OSAS 患儿在术后第一晚的睡眠中可继续表现出阻塞性呼吸暂停和低氧，严重 OSAS 患儿发生阻塞性呼吸暂停的频率和低氧的严重程度通常更大（图 33-14）[254,255]。这强调了让这些患儿接受术后连

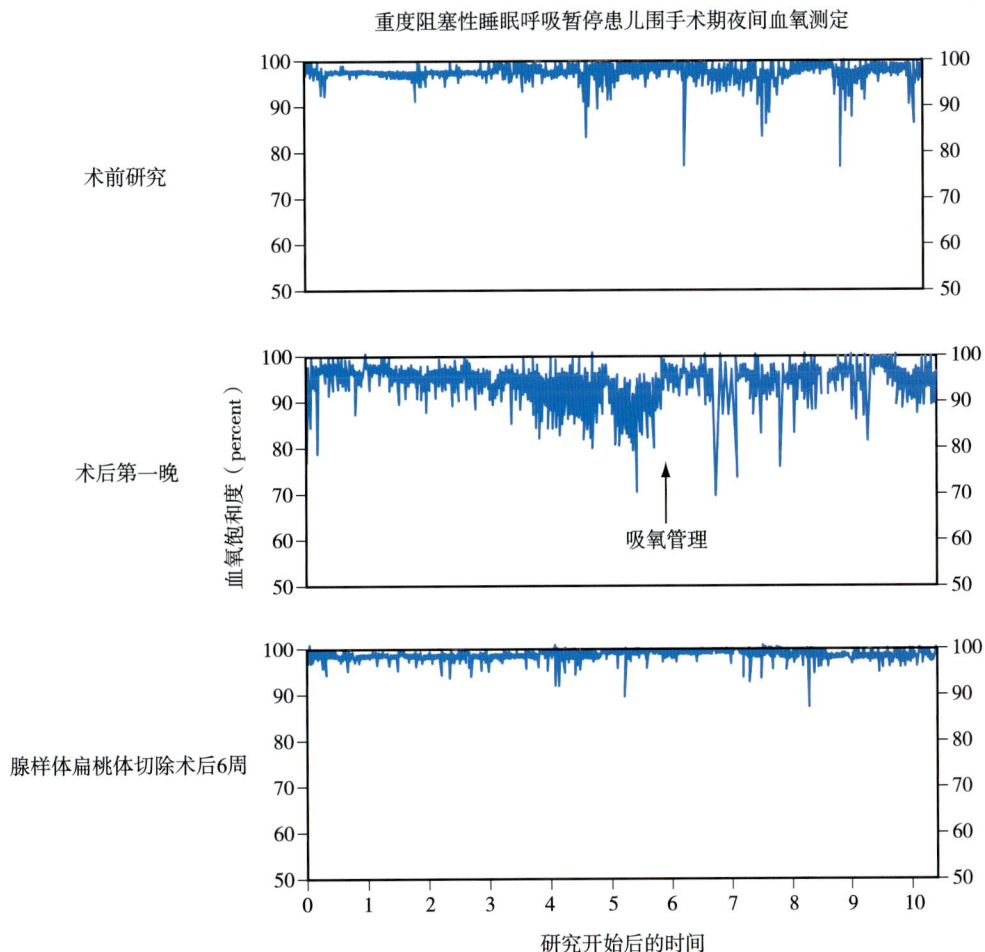

图 33-14　其他方面健康的重度 OSA 儿童三次血氧饱和度趋势记录。x 轴是从左边的就寝时间到右边的第二天早上醒来的时间。最上面是术前记录，显示了大量的低氧血症。中间的是腺样体扁桃体切除术后第一晚的记录。随着睡眠的开始，氧饱和度明显下降，在午夜之后进一步恶化。氧疗在午夜后进行（箭头）。最下方为腺样体扁桃体切除术后 6 周的记录，在正常范围内（摘自 Nixon GM, Kermack AS, McGregor CD, et al. Sleep and breathing on the first night after adenotonsillectomy for obstructive sleep apnea. *Pediatr Pulmonol*. 2005; 39[4]: 332-338）

续整夜监护的必要性。除了脉氧饱和度测量,常见的监测包括光体积描记术、经胸阻抗和二氧化碳描记术[254]。术后第一晚的大部分低氧事件是阻塞性呼吸暂停的结果。阻塞性呼吸作用可改变胸廓阻抗,这种监视的一个限制是,气道阻塞发生时会误将反常的胸壁运动监测为呼吸运动[256,257]。术后患儿对鼻导管二氧化碳监测的耐受性较差,鼻分泌物可能存在影响。经皮二氧化碳监测仪可能对嗜睡的儿童有

用。美国儿科学会(AAP)和美国耳鼻咽喉头颈外科学会(AAO-HNS)现在建议,腺样体扁桃切除术后呼吸暂停通气指数 AHI>24 次或每小时 AHI>10 次的儿童应该被送入医院。尽管有来自多个协会的明确指导方针,但当前在术后三级护理的实践显示,不同指导意见之间存在相当大的差异(图 33-15)[105]。

OSAS 患儿扁桃体切除术后 6 个月以上的长期随访表明,

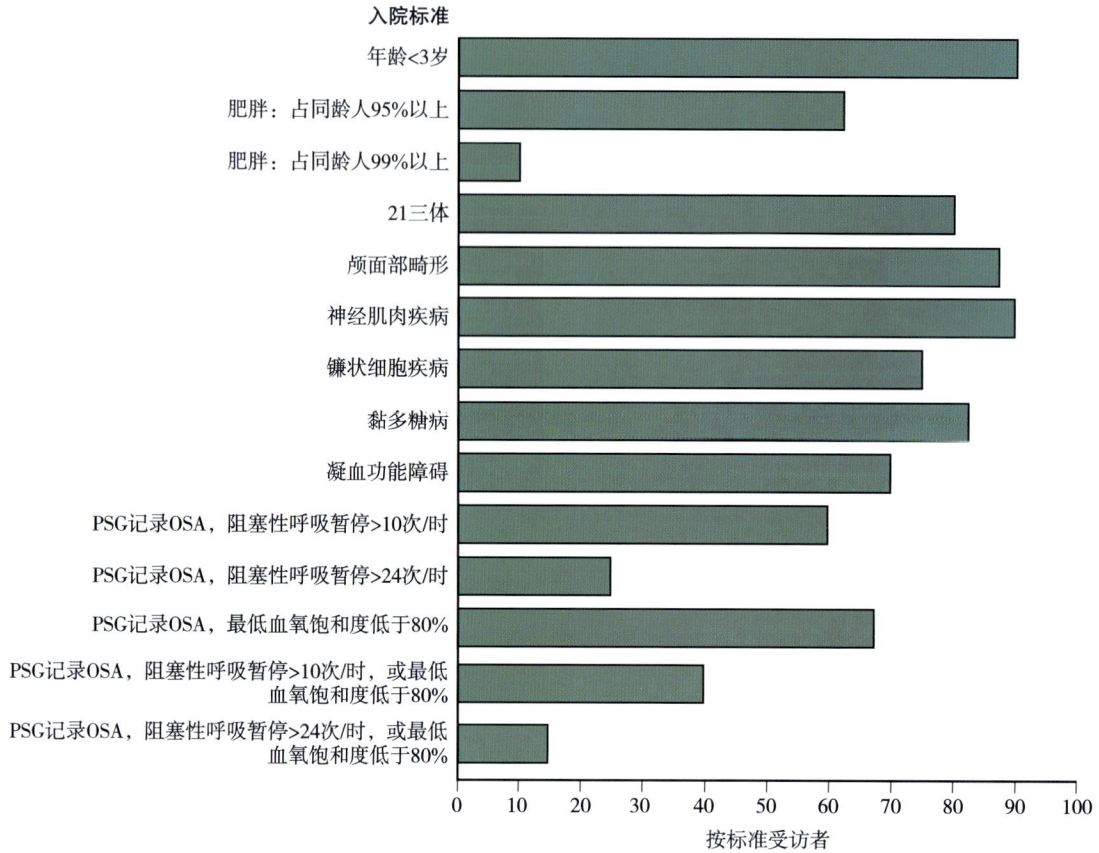

图 33-15　腺样体扁桃体切除术后的入院标准。来自三级儿童医院 72 个儿科耳鼻喉科的调查对象使用入院标准的百分比。令人惊讶的是,耳鼻喉科医生使用有记录的阻塞性睡眠呼吸暂停(OSA)和最高的呼吸暂停低通气指数(AHI)或低氧(<80%)标准的频率最低。BMI-体重指数,PSG-多导睡眠图(摘自 Nardone HC, McKee-Cole KM, Friedman NR. Current pediatric tertiary care admission practices following adenotonsillectomy. JAMA Otolaryngol *Head Neck Surg*. 2016; 142[5]: 452-456)

轻度 OSAS(AHI<10)的症状完全缓解,但高达 35% 的重度 OSAS(AHI>20)患者的症状持续存在[258-260]。此外最近的流行病学证据表明,在年龄较大的儿童(>7 岁)和肥胖儿童中,术后更可能存在残留的睡眠呼吸障碍(SDB)。也有研究表明,患有扁桃体大和 OSA 的肥胖儿童在术后会出现全身炎症性疾病的迹象[258,261]。

门诊腺样体扁桃体切除术出院标准

无 OSA 的患儿可以接受门诊手术,而有 OSAS 的患儿不应该进行门诊手术。美国耳鼻咽喉头颈外科学会(AAO-HNS)修订了小儿扁桃体切除术的临床实践指南,包括术后住院的适应证[42,87]。

在其他健康儿童中,手术指征为阻塞性呼吸暂停的呼吸事件最常促使其从门诊手术转变为住院手术[262]。在对 6 681 例病例的回顾性分析中,实施这些指南后,腺样体扁

桃体切除术后的总体计划外住院率从 2.4% 降至 1.4%[263],呼吸并发症从 9% 降至 0,出血并发症从 3% 降至 0。术后吗啡使用的减少与住院率从 8% 降低到 2.4% 有关。全身使用与年龄和 OSAS 相适应的阿片类药物方案可降低围手术期呼吸系统不良事件(PRAEs)的发生率,并缩短恢复时间[96]。

在北美,77% 的儿童接受腺样体扁桃体切除术的适应证是呼吸困难[262,265,266]。事实上只有不到 10% 的患儿在手术前接受了睡眠测试。挑战在于仅根据临床标准评估睡眠呼吸障碍(SDB)的严重程度[89]。不同的算法可用于指导 OSAS 患儿的处置及住院手术的适应证(图 33-16)[87,95,257]。由于严重 OSAS 患儿呼吸系统并发症的发生可能会延迟,因此 AAO-NHS、AAP 和美国麻醉学协会的实践指南均建议,监测环境下的出院标准应包括睡眠期间的 SpO_2 监测。一项对北美儿科三级中心的调查显示 73% 的中心遵守了

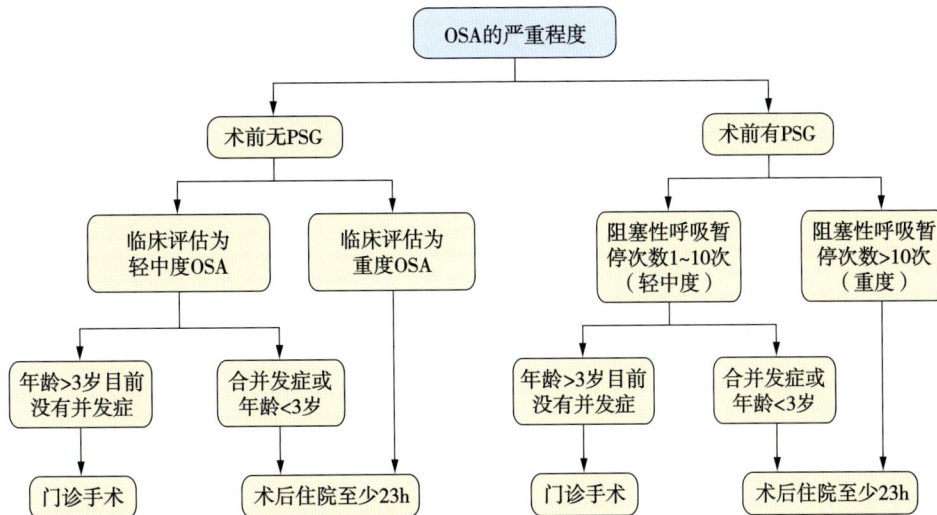

图 33-16　腺样体扁桃体切除术后儿童阻塞性睡眠呼吸暂停（OSA）的治疗途径。AHI-呼吸暂停低通气指数；PSG-多导睡眠图［摘自 Patino M, Sadhasivam S, Mahmoud M. Obstructive sleep apnoea in children：perioperative considerations. *Br J Anaesth*. 2013；111（Suppl 1）：i83-i95. 已授权］

这一建议，尽管 93% 的患儿最短观察时间的中位数只有 2h（图 33-17）[105]。这两小时的观察不能发现与睡眠有关的呼吸损害的延迟发作，这可能解释腺样体扁桃体切除术后明显的呼吸暂停导致的死亡[72,73]。表 33-5 为小儿择期扁桃体切除术的一般入院标准。

伴其他综合征 OSAS 儿童的特殊考虑

重度肥胖

肥胖儿童通常患有 SDB，而接受扁桃体切除手术的重度肥胖儿童比正常儿童有更高的发生率。重度肥胖儿童［体重指数（BMI）＞98 百分位数］PRAEs 的发生率几乎增加了 9 倍，出血发生率更高[59,73]，术后非计划入院率增加[267]。

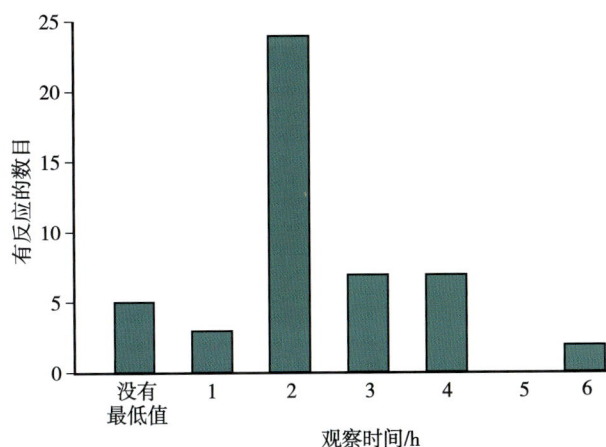

图 33-17　这是针对 72 家三级儿童医院的儿科耳鼻喉科的医生门诊腺样体扁桃体切除术后，患者出院回家前最短观察时间的一项调查（摘自 Nardone HC, McKee-Cole KM, Friedman NR. Current pediatric tertiary care admission practices following adenotonsillectomy. *JAMA Otolaryngol Head Neck Surg*. 2016；142［5］：452-456. doi：10.1001/jamaoto. 2016. 0051March 24，2016）

表 33-5　扁桃体和腺样体切除术后夜间入院的标准

- 阻塞性睡眠呼吸暂停
- 睡眠障碍
- ＜3 岁
- 头面部畸形，如唐氏综合征、特雷彻·柯林斯综合征（Treacher Collins syndrome）
- 家住在 1h 车程外
- 家庭环境不稳定，不能得到充分关注
- 术后问题，如发热、不能进水、持续性呕吐
- 疑似或确诊的凝血功能障碍
- 过度肥胖

摘自 Zalzal G：Personal communications，survey of major pediatric hospitals，2006。

唐氏综合征

唐氏综合征患儿 OSAS 的发生率可能高达 50%[104]。夜间血氧测定是首选的监测，因为这些患儿行 PSG 监测可能不合作。异常的 MOS 可以帮助鉴别患有严重 OSA 的儿童。然而患有唐氏综合征的儿童可能会出现中枢呼吸暂停指数升高和阻塞性 AHI 降低，但不伴有血氧饱和度下降，因此阴性 MOS 并不排除严重的 OSA。

Pierre Robin Sequence（PRS）

每 3 000～8 000 个活产儿中会出现 1 个 PRS。PRS 与小颌畸形、舌下垂、气道阻塞和出生后 24h 内喂养困难有关。手术治疗包括舌唇粘连、口底骨膜下松解、下颌牵张成骨。这些患儿的气道管理可能是一个重大挑战[268]。

通气控制异常

通常儿童 OSA 的血氧饱和度研究显示，SpO_2 下降常常超过 90%。在患有下呼吸道疾病（如细支气管炎）和通气控制异常的儿童中，SpO_2 的降低已有报道[269-271]。年幼的未被诊断为通气控制障碍的儿童可能也患有腺样体扁桃体肥大，低氧饱和度应引起进一步的研究。晚发性中枢低通气综合征、急发性肥胖、下丘脑低通气、自主功能障碍（rapid-onset obesity hypoventilation hypothalamic and autonomic dysfunction，ROHHAD）综合征、普拉德-威利综合征可能与腺样体扁桃体肥大有关。

扁桃体切除术后出血

扁桃体切除术后出血是一种外科急症。它发生在手术后 24h 内（原发性出血）或手术后 5～10 天覆盖扁桃体床的血痂收缩（继发性出血）。原发性出血是未能充分止血外科并发症，而继发性出血归因于非手术并发症，包括某些药物、出血素因素或感染。肥胖和年龄增长与门诊扁桃体切除术后出血的风险增加有关[58,59,73]。约 75% 的扁桃体术后出血发生在术后 6h 内。67% 的术后出血发生在扁桃体窝，27% 发生在鼻咽，7% 两者均有发生[272]。1.6% 的出血病例从门诊手术转为住院手术[262]。

在一项对 9 000 多例小儿腺样体扁桃体切除术的回顾性研究中，采用钝性和尖锐（冷）剥离术，术后出血发生率为 2.15%，其中 76% 发生在术后 6h 内[273]。对 4 800 例采用电灼（热）技术止血的小儿扁桃体切除术的统计研究中，则报道术后原发性出血率为 0.9%，其中 83% 出现在术后 4h 内。虽然有些人提倡缩短观察时间，但人们一致认为原发性出血的观察时间取决于手术技术：冷切术 6h，热切术 4h[167,272,273]。据报道，小儿扁桃体切除术当天静脉注射类固醇是严重出血需要再次手术的独立危险因素[159]。关于腺样体扁桃体切除术后出血发生率的预防性使用抗生素的建议指南仍然不清楚。回顾性分析的 5 359 例报告指出，术后出血的发生率从 1.4% 上升到 3.5%[95%CI（1.9%，5.1%）][274]。

在这种情况下，即使是经验丰富的小儿麻醉医生，麻醉的管理也可能是具有挑战性[275]。常常需要与焦虑的父母、心烦意乱的外科医生和一个胃里充满了血液、贫血、低血容量、受惊的患儿打交道。详细的原始手术麻醉记录将提供相关信息，包括任何现有的医疗条件、使用药物（如阿司匹林）、困难气道管理、粗略估计术中失血和流体补充，以及已知的出血的持续时间和呕吐物的容量。快速查阅既往史和检查将提供关于患儿当前状态的重要信息。有头晕病史和直立性低血压可能意味着循环血容量减少 20% 以上，诱导前需要积极的液体复苏和配血[276]。由于持续失血导致的心排血量下降，即使在没有严重低血压的情况下，扁桃体出血患儿也可能存在低血容量。如果失血严重，或者液体复苏不够充分，就会发生乳酸酸中毒和休克。

急性失血的代偿性反应是大量分泌儿茶酚胺，这导致外周血管收缩，延迟了清醒患儿低血压的出现。当麻醉引起的血管舒张发生时，可能发生严重的低血压。因此在麻醉诱导前，使用晶体（重复使用 20ml/kg 平衡盐溶液）或胶体进行充分的液体复苏是提高心排血量和实现血流动力学稳定的关键。进行血红蛋白或血细胞比容的测定，明确患儿的容量状况和液体复苏的类型。如果液体复苏后血红蛋白浓度降低，可能需要输血。然而输血很少是这些患儿血容量补充的主要解决方案。如果怀疑有严重的低血容量，或可能不能及时获取血液，在患儿到达手术室之前，应该通知获取两个

或更多单位的红细胞。如果患儿扁桃体切除术后出血，且没有发现出血血管，可能需要测量凝血酶原时间、部分凝血活酶时间、血小板计数和出血时间以排查出血原因。需要特别强调的是，患儿在进入手术室前必须进行充分的容量复苏。

扁桃体出血的患儿处于饱胃状态（胃里充满了被吞下的血液），同时可能还是低血容量。吐出鲜红色血液的患儿可能很快贫血，但出血可能通过压迫同侧的颈动脉而暂时得到控制。由于扁桃体床出血和咽部血栓，麻醉医生可能很难看到喉部。麻醉诱导前必须备好一个塑形上翘的气管导管、两套照明良好的喉镜片和把手及两根大口径吸痰管。患儿到达手术室即行常规监护，口咽部活动性出血的患儿应在左侧卧位时进行预充氧，头部朝下将血排出口中（图 33-18）。当进行快速顺序诱导时，应在患儿失去意识时由助手压迫环状软骨（Sellick 手法），以将血液误吸入肺部的风险降到最低[277]。然后将患儿转为仰卧位并气管插管，也可将患儿插管时置于左侧卧位。尽管这是普遍的做法，但是没有证据支持环状软骨按压下快速诱导会降低患儿饱腹症的误吸风险。将血液吸入肺部不会引起与酸性颗粒吸入相同的病理变化，除非吸入的血液影响肺氧合。在低血容量患儿中使用全诱导剂量的丙泊酚可能导致明显的低血压，减少这些诱导剂的剂量（如丙泊酚 1～2mg/kg），或使用氯胺酮（1～2mg/kg）或依托咪酯（0.2mg/kg），然后是阿托品（0.02mg/kg）和琥珀酰胆碱（1.5～2mg/kg）或罗库溴铵（1.2mg/kg）用于气管插管，有助于快速控制气道，而不会出现低血压。麻醉诱导后收缩压的变化可以反映患儿的容量状态。这些病例中谨慎推荐使用罗库溴铵代替琥珀酰胆碱，特别是在没有舒更葡糖钠的情况下。如果不能及时建立气道，患儿会因使用大剂量罗库溴铵而窒息。插管困难并伴有口咽部动脉出血，可迅速导致低氧性脑损伤。如有需要，应立即通知外科医生，以确保外科气道的安全。

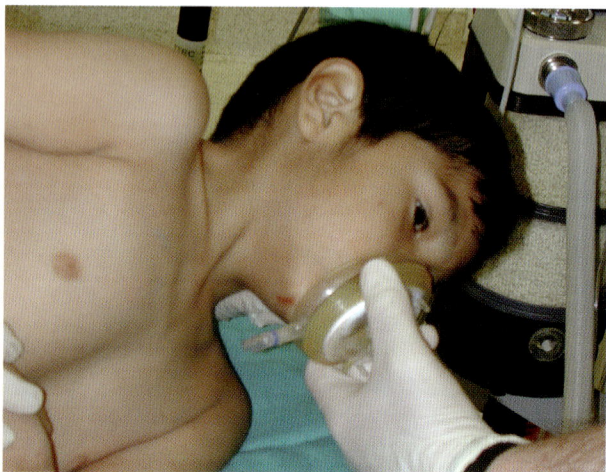

图 33-18　在麻醉诱导前，将患者置于侧位，以控制扁桃体切除术后出血

应使用带套囊的 ETT（按年龄或体重计算，比通常不带套囊的 ETT 小 0.5mm）和导丝，以快速建立气道，并尽可能减少误吸血液的机会。七氟烷或地氟烷浓度应根据氧 / 氧化

亚氮情况调整[123]，并辅以小剂量阿片类药物，如芬太尼(1～2μg/kg)[278]。这种方法将有助于术后迅速恢复。这些手术通常不会太疼，因为手术仅限于出血的部位。如果血压维持在正常范围内，就可以迅速控制扁桃体床的出血血管。因这类手术时间往往非常短，麻醉应制订相应的计划。手术后在直视下用大口径导管吸胃并不能保证胃空虚，因为很多血液可能会有凝结，而且血凝块往往太大而无法通过导管腔。建议预防性使用止吐药物治疗(如昂丹司琼0.1mg/kg，最大量4mg)。

术后最主要考虑的是当这些患儿完全清醒、能够控制气道反射时拔管。让患儿处于侧卧位时拔管可能是最安全的做法，可以将误吸的风险降到最低。如果有医学上的适应证可以用大剂量罗库溴铵(1.2mg/kg)代替琥珀酰胆碱，那么可能需要很长时间的代谢。舒更葡糖钠可及时逆转大剂量罗库溴铵引起的深度神经肌肉阻滞[279-281]。术后可重复测定血红蛋白水平。

扁桃体周围脓肿

扁桃体周围脓肿(扁桃体炎)会发生在年龄大一些的儿童和年轻人上，是耳鼻喉科医生治疗的最常见的颈深部间隙感染。感染起源于扁桃体，并扩散至扁桃体包膜与咽上缩肌之间的扁桃体间隙，通常进入扁桃体上极区软腭。细菌培养结果显示包括需氧菌，如化脓性链球菌、米勒链球菌、草绿色链球菌、β-溶血性链球菌、流感嗜血杆菌，以及厌氧菌，如梭形杆菌和普氏菌属[282]。

扁桃体周围脓肿临床表现为发热、咽部肿胀、咽喉痛、吞咽困难、吞咽疼痛，常伴有牙关紧闭。牙关紧闭是由于肿胀的扁桃体周围肿块压迫神经、翼状肌痉挛、颈面部肌肉发炎引起的。由于发热和持续的吞咽困难会导致脱水。

术前评估应仔细评估气道，特别要观察牙关紧闭的程度。应分析血液标本的白细胞总数和不同分型之间的差异，以确定对感染的反应，并应用合适的抗生素治疗。扁桃体区域的CT扫描将识别气道受压、损害及脓肿的扩散程度(图33-19)。经皮超声已越来越多地用于确诊[283]。

在等待培养结果的同时，治疗应从建立静脉通道、补充容量和适当的抗生素开始。大多数微生物包括厌氧菌对青霉素敏感，因此抗生素首选青霉素[282]。目前引流扁桃体周围脓肿的三种不同方法是针吸、切开引流和扁桃体脓肿切除术[284]。对大部分患儿采用全身麻醉、以切开引流的方式治疗扁桃体周围脓肿，但也有一些医疗中心成功地使用了中度至深度镇静[285]。如果脓肿小而局限，立即行扁桃体切除术。

这些患儿的麻醉管理可能具有挑战性。放喉镜及插管时应避免脓肿破裂及误吸脓性物质。虽然气道可能出现损害，但大多数扁桃体周围脓肿位于咽侧的固定位置，不影响面罩通气。可视下声带通常不会受损，因为病理改变是声门上的，位于喉部入口上方，尽管在喉镜检查中，右侧脓肿可能会妨碍舌体向左侧扫动。喉镜检查必须小心，以避免过度碰触喉部和周围结构。偶尔咽部肿胀导致正常解剖结构的变形及过多的分泌物可能会造成喉镜暴露困难和困难插管。对于任何困难气道的病例，均应准备好手术间，备好不同尺寸的气管插管、导丝、两套照明良好的喉镜、可视喉镜或其他先进的气道设备，以方便困难插管，并在强力吸引器上连

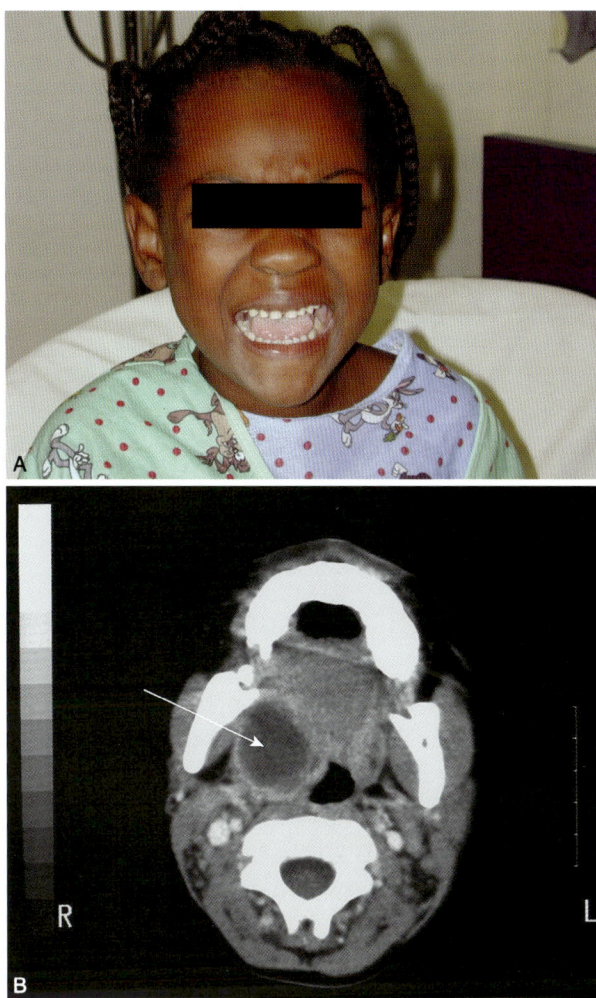

图33-19　A.扁桃体周围脓肿伴牙关紧闭症。B.口咽部的轴向增强CT显示左侧扁桃体区3cm大小环形增强低密度肿块(箭头所示)，典型的扁桃体脓肿

接一根扁桃体尖端吸引导管。麻醉诱导期间，当气道阻塞发生时外科医生必须在场，环甲膜切开术或气管切开术的设备必须随时可用。

这些患儿通常年龄较大，不需要术前镇静。如果出现牙关紧闭，应使用七氟烷和氧气进行吸入诱导，然后麻醉医生评估颞下颌关节的活动度。最好避免口咽通气道以免脓肿受到损伤。通常在麻醉达到一定深度后，清醒时的牙关紧闭就会松开。评估完成后，或如果有张口度较小，应给予短效肌松药(或丙泊酚)以帮助气管插管。另外，如果张口度较小，术前气道评估显示有气道结构受压较小，在充分预给氧后行快速顺序静脉诱导，可能是避免使用面罩诱导时对咽结构造成损伤的最佳方法，同时避免插入口咽气道导致的脓肿破裂[2]。

为了避免在插管和引流过程中误吸入脓性物质，建议使用带套囊的气管插管，并将患儿置于头低脚高位。在手术结束时，拔管时应保持患儿清醒，最好是侧卧位[2]。

内镜检查的麻醉

小儿硬支气管镜麻醉是一项重大挑战。患儿不仅气道

易受损,而且必须与外科医生共用气道。内镜医生和麻醉医生之间的持续沟通十分必要。一般来说,内镜麻醉的目标是镇痛、使患儿无意识、创造一个平静的外科操作空间[286]。在使用硬支气管镜器械时,咳嗽、痉挛或体动可能会给外科医生带来困难并损害患儿气道。手术结束时,患儿应尽快恢复意识,保持气道反射完整性,以保护建立的人工气道。本章首先概述麻醉管理的一般原则,特定疾病的要求将在相关副标题下讨论。

对于大多数患儿,在诱导前需要使用脉搏血氧计、血压袖带、心电图导线和听诊器。在支气管镜检查过程中,并不总是能够通过二氧化碳连续监测通气,特别是当 Hopkins 支气管镜处于最佳观察位置时。临床观察胸壁运动和使用听诊器十分有用。许多情况下当外科医生取下支气管镜时,可行间歇性的二氧化碳监测,虽然间歇性通气不可避免地会产生比正常情况下更高的二氧化碳,但在七氟烷或丙泊酚存在的情况下,一般都能很好地耐受。另一方面,缺氧不能接受,当患儿缺氧时手术应该停止。

在许多情况下,内镜医生更喜欢患儿在整个过程中保留自主呼吸,这允许观察呼吸过程中的动态变化。面罩吸入诱导需要氧气和吸入麻醉药,通常是七氟烷。氧化亚氮最初可以使用,如果饱和可加快诱导,然后在检查之前停用。一旦达到足够的麻醉深度,就建立静脉通路,增加麻醉深度。另一种选择是,在麻醉前已建立静脉通路的患儿中,麻醉可由睡眠剂量的丙泊酚静脉注射诱导,然后用吸入麻醉药进行面罩通气诱导。使用吸入麻醉药辅以少量丙泊酚的混合技术也很常见。

可以静脉注射一种止涎剂(阿托品或格隆溴铵)以减少可能影响支气管镜视野的分泌物。局部麻醉药物用于声带和声门下气道,可减少器械操作过程中咳嗽或呛咳的发生率,并允许患儿耐受较浅的麻醉深度。利多卡因是最常用的局部麻醉药,浓度常为 2%。利多卡因剂量应限制在 3～4mg/kg,分别应用在喉表面和气管表面,因为该药可通过气管黏膜快速吸收。重要的是要确定外科医生是否需要观察声带的运动,或评估气管或支气管的动力学,以便据此制订麻醉计划(在浅麻醉深度下保持自主呼吸或使用短效肌肉松弛剂消除呼吸运动)。

诊断性喉镜和支气管镜检查

虽然诊断性喉镜检查和支气管镜检查通常持续时间很短,但对于已经有气道损伤的小婴儿来说,麻醉管理可能具有挑战性。对婴儿和儿童的诊断性喉镜和支气管镜检查来说,由气流阻塞引起的喘鸣或呼吸杂音是一种常见的适应证。吸气相哮鸣音是由上呼吸道梗阻引起的,呼气相哮鸣音和呼气相延长是由下呼吸道阻塞引起的,双相期哮鸣音存在于气管中段病变(见第 13 章和第 14 章)。早产儿经长时间气管插管后可能出现声门下狭窄。

评估一个患有喘鸣症的小儿首先要全面了解病史,症状出现的年龄有助于提示病因。例如,喉气管软化和声带麻痹通常在出生时或出生后不久出现,而囊肿或肿块则在出生后出现(表 33-6)。应该统计使喘鸣变好或变差的体位信息,因为在诱导过程中,将患儿置于能帮助减少阻塞的体位是有益的。

表 33-6 喘鸣的原因
声门上气道
● 后鼻孔闭锁
● 囊肿
● 肿块
● 大扁桃体
● 大腺样体
● 颅面异常
● 异物
喉
● 喉软化
● 声带麻痹
● 血管瘤
● 囊肿
● 喉囊肿
● 喉蹼
● 感染(扁桃体炎、扁桃体周围脓肿)
● 异物
声门下气道
● 声门下狭窄
● 气管软化
● 气管蹼
● 血管环
● 异物
● 感染(格鲁布性喉头炎、会厌炎)
● 血管瘤

体格检查能够了解儿童、婴儿的一般情况及气道损害的程度。实验室检查包括胸片检查和钡餐检查,有助于明确可能压迫气管的病变。CT、MRI 和 X 线断层图像可能在个别的情况下有用,但不常规采用。

会厌过长导致的喉软化症是婴儿喘鸣最常见的原因,会厌向后脱垂、杓状软骨突出,在吸气时伴有赘余的杓状会厌皱襞脱出进入声门[287]。直接喉镜检查和硬性或软性支气管镜检查可得到最终诊断。

初诊通常在外科医生诊室进行,使用一个小型柔性纤维支气管镜通过鼻孔插入口咽部,以观察声带以及咽部结构运动。鼻咽局部使用利多卡因有助于鼻咽镜或支气管镜的通过。另一种选择是,检查可以在手术室内浅麻醉下保留自主呼吸的儿童中完成。患儿必须自主呼吸,这样声带才能自由活动。观察并记录声带运动后,可适当加深麻醉水平,通过声带置入硬支气管镜(或婴儿仅通过远处观察),评估声门下区、下段气管和支气管。

这些患儿的术前用药应个体化。婴儿应不给予术前药物直接带进手术室;如果术前用药过量,年龄较大的儿童可能会经历呼吸抑制和气道梗阻加重。

通常用七氟烷进行吸入麻醉诱导。如果允许的话,可以在起始阶段使用氧化亚氮来加速诱导,然后在检查前停止使用。由于七氟烷是相对不溶且很快被消除,因此在检查过程中会间歇性地中断通气。霍普金斯支气管镜会通过最小直径的支气管镜而阻止了通气充分,因此需要补充静脉药物,如丙泊酚(1mg/kg 给药或每分钟 50～100μg/kg 给药)以保持适当的麻醉深度。如果吸入技术是通过吹入法来实现的,则可以通过将吸入装置放在患儿口腔附近来尝试清除。

以丙泊酚为基础的 TIVA 技术的优势在于可在手术过程中持续进行，从而获得比吸入麻醉药和间歇通气更稳定的麻醉水平。丙泊酚可辅以小剂量（0.5～1.0mg/kg）氯胺酮以增强镇痛作用。阿片类药物也可以使用，但经常会导致呼吸暂停。右美托咪定单次静脉注射（0.5μg/kg）或低剂量输注也可减少阿片类药物的应用。

正确应用局部麻醉是支气管镜检查的关键。尽管局部麻醉剂用于喉部结构有助于患儿耐受手术，但它可能干扰对声带正常运动的评估。在完成咽镜或喉镜检查后，外科医生通常进行硬支气管镜检查。硬支气管镜的大小是指内径（ID），由于外径可能明显大于相同尺寸的气管插管，因此必须小心选择适当外径的支气管镜以免损坏喉部结构（表33-7）。硬性支气管镜的侧口可以通过一个软管与麻醉回路连接进而通气。对于固定的损害来说，这通常是最有用方法，因为减少了继发于运动导致的声带损伤的风险。对于非固定病变，如吸入异物及支气管软化或气管软化的评估，最好行自主通气、深度麻醉、声带和隆突的良好局部麻醉。在整个手术过程中，这些患儿应保持足够的氧合。

由于通气是间歇性的且有时不理想，因此建议在支气管镜检查期间使用 100% 氧气。在使用光学纤维镜对婴儿进行通气时，由于管腔部分阻塞，可能会遇到高阻力，尤其在使用 2.5、3.0 和 3.5mm 直径的支气管镜时。此时常采用增加新鲜气体流速、加大潮气量、提高吸气压力、增大吸入麻醉药（或静脉麻醉药物）浓度来补偿通气过程中支气管镜周围的泄漏和光学纤维镜放置时遇到的高阻力。高频手控通气对于获得足够的通气最为有效，但必须为胸部回弹提供足够的呼气时间；或外科医生可移除光学纤维镜，用拇指堵住支气管镜行几个完整周期的通气。在婴儿中可能只有纤维镜光源的空间，而没有通气通道；在这些情况下可通过鼻或口放

置一小管到下咽并吸入氧气，会延缓自发呼吸的患儿血氧开始降低的时间。如果发生血氧饱和度下降，外科医生必须停止操作并允许患儿在继续检查之前接受充分氧合。

在支气管镜检查结束时，外科医生通常希望可以确定喉的大小和气道狭窄的程度。可插入一个无套囊的 ETT 越过阻塞的气道最狭窄的部分，通过对气道施加 10～25cmH$_2$O 的正压，并用听诊器在胸骨上切迹处听诊 ETT 周围的漏气情况来评估气道。通过合适的 ETT 外径与患儿喉管内径进行比较，计算梗阻率。Ⅰ 级梗阻占气道面积的 50% 以上，Ⅱ 级为 51%～70%，Ⅲ 级＞70%（图 33-20）[288]。

支气管镜检查中另一种通气方法是高频喷射通气技术。其原理是通过一个固定在硬支气管镜上的 16 号套管，在最大压力为 344.7kPa 的情况下，通过手动减压阀向肺部间歇性地输送氧气[289]。目前的喷射通气设备包含可调压力的控制阀，允许降低压力峰值，通气压力应该从 68.9～103.4kPa 开

表 33-7　标准气管插管外径与硬支气管镜的比较

内径 /mm	外部直径 /mm	
	气管插管[a]	硬支气管镜[b]
2.0	2.9	
2.5	3.6	4.2
3.0	4.3	5.0
3.5	4.9	5.7
3.7（支气管镜）		6.3
4.0	5.6	6.7
5.0	6.9	7.8
6.0	8.2	8.2

[a]Mallinckrodt Medical, Inc., St. Louis, Missouri。
[b]Karl Storz Endoscopy-America, Inc., El Segundo, California。

通过气管内导管大小估测声门下狭窄百分比

A　年龄	ETT	2	2.5	3	3.5	4	4.5	5	5.5	6
早产体重<1 500g		40								
早产体重>1 500g		30								
0~3个月		48	26		没有梗阻					
3~9个月	管腔测不出	75		41	22					
9个月 to 2岁		80		38	20					
2岁		84	74	50	35	19				
4岁		86	78	45	32	17				
6岁		89	81	73		43	30	16		
	等级 Ⅳ	等级 Ⅲ			等级 Ⅱ		等级 Ⅰ			

图 33-20　A. 估计气道阻塞百分比的方法。在气管导管（ETT）顺利通过后，在麻醉回路 ETT 的连接处放置一个压力计。一个听诊器被放置在喉部，呼吸回路被慢慢加压。听诊漏气时的压力（10～25cmH$_2$O）与孩子的年龄和 ETT 的大小相匹配，以估计喉部狭窄的百分比（以表格中的数字表示）。横框表示儿童年龄相匹配的 ETT 大小。Ⅰ级，淡蓝绿色；Ⅱ级，中青色；Ⅲ级，暗绿色。

梗阻分级	From	To
等级 I	没有梗阻	50%梗阻
等级 II	51%梗阻	70%梗阻
等级 III	71%梗阻	99%梗阻
等级 IV	管腔测不出	

图 33-20（续）　B.声门下狭窄分类系统示意图。这张图是基于一家医疗机构的经验，没有描述 ETT 的制造商，所以使用的 ETT 的实际外径及内径是未知的。（Myer CM Ⅲ，O'Connor DM，Cotton RTProposed grading system for subglottic stenosis based on endotracheal tube sizes. *Ann Otol Rhinol Laryngol*. 1994；103［4］：319-323）

始增加，直到肉眼观察到足够的胸部运动。间歇气流是通过按下开关阀的杠杆来实现的。在 16 号套管的顶端喷放出的氧气会产生一种文丘里效应，将室内空气吸入支气管镜。这种喷射的氧气和室内空气的混合物直接使肺膨胀；呼气是被动的，取决于胸壁的回弹。虽然对经验丰富的医生来说，这项技术产生的氧合和通气都有效，但仍存在一些潜在的问题。由于潜在的高通气压力，会出现气胸、纵隔气肿和死亡[290]。呼吸道中的血液、传染性物质或颗粒物质可能因高压气流而被吹向支气管远端。在一些患儿中也有低氧血症的可能，因为高压氧气会吸入室内空气，从而稀释氧气浓度。

高频喷射通气也可用于上气道内镜检查和喉气管手术。呼气气流阻塞是一主要问题，依赖于硬质喉镜的良好定位。对于诸如气压伤、心包积气、二氧化碳潴留、坏死性气管支气管炎和胃破裂等并发症，需要严格的技术去避免[291]。

在手术过程中常静脉注射 0.3～0.5mg/kg 地塞米松，最大剂量为 10～20mg，以减少术后喉部肿胀和哮吼的发生。硬支气管镜检查结束时，在恢复过程中可以放置气管插管来控制气道，或如果通气充足且麻醉深度不过深，可以允许患儿通过面罩呼吸纯氧而苏醒。

喉软化症患儿接受声门上成形术治疗，在术中及术后都面临着特殊的挑战。最常见的手术方法是切除杓会厌襞或切除杓状软骨黏膜，这可以通过内镜在小号的气管插管周围进行，也可以在悬吊喉镜下进行手术切除。由于担心术后气道水肿、误吸或通气不足，这些患儿必须在 ICU 或有连续脉搏血氧仪监测的病床密切观察[292]。如果预期会有明显水肿，其中一些患儿可能需要留置 ETT 过夜。

上呼吸道梗阻

喉气管支气管炎（格鲁布性喉头炎）

格鲁布性喉头炎（哮吼）是一种综合征，表现为吸气性喘鸣、胸骨上窝、肋间隙和胸骨后凹陷、狂吠性咳嗽和喉部声门下区黏膜肿胀引起的声音嘶哑[2]。格鲁布性喉头炎的大多数病例表现为以下两种，痉挛性格鲁布性喉头炎和喉头气管支气管炎。大约有 3% 的喘鸣患儿被诊断为痉挛性格鲁布性喉头炎[293]。这些患儿在其他方面正常且无发热，只是表现为夜间发作的痉挛性咳嗽，类似于吠叫和高调喘鸣。该病为自限性。除了病毒之外，过敏和心理因素也被认为是导致这种疾病的原因。它不同于急性喉气管炎，因其不是真正的病毒感染而是对病毒抗原的过敏反应[294]。除了没有发热，痉挛性格鲁布性喉头炎特点是不伴有严重的喉炎，一般来说门诊患者所需要的就是支持治疗。

病毒性喉气管炎是迄今为止最常见的格鲁布性喉头炎。这种疾病逐渐发病，通常发生在幼儿的上呼吸道感染后，低热常见。对于有两次以上需要住院治疗的格鲁布性喉头炎发作患儿，应评估其是否因狭窄或囊肿导致声门下狭窄。以客观标准为基础的临床评分系统有助于跟踪疾病进展和判断治疗效果（表 33-8）[295]。

表 33-8　临床评分

	0	1	2
吸气相呼吸音	正常	尖锐的干啰音	延迟
喘鸣音	正常	吸气相	吸气相或呼气相
咳嗽	正常	嘶哑	犬吠声
呼吸动度	正常	张口、胸骨上凹陷	张口、胸骨上及肋间凹陷
面色苍白	正常	吸空气	吸 40% 氧气

摘自 Downes JJ，Raphaely RC. Pediatric intensive care. *Anesthesiology* 1975；43（22）：238-250。

颈部前后位 X 线片能确诊是否有异物进入气道（表 33-9），但需要颈部侧位 X 线片才能排除会厌炎[296]。病毒感染会影响喉部声门下区域，引起水肿。因此，格鲁布性喉头炎 X 线照片的特征性表现包括侧位片中上气管显影模糊，以及前后位 X 线片上类似教堂尖顶或锐利的铅笔标志的

表33-9　格鲁布性喉头炎和会厌炎的鉴别诊断

	格鲁布性喉头炎[a]	会厌炎
发病率	常见	不常见
梗阻位置	声门下	声门上
年龄	<3岁	3～6岁
病因	病毒	细菌
复发	可能(5%)	罕见
临床特点		
发病	逐渐进展	突发
发热	低热	高热
吞咽困难	无	显著
流涎	无	有
体位	半卧位	坐位
毒血症	无	有
咳嗽	犬吠声	通常无
声音	嘶哑	清晰至模糊
呼吸频率	快	正常或减慢
喉部触诊	硬	软
白细胞增多	+(淋巴细胞)	+++(中性粒细胞)
颈部X线	前后位:尖塔标志	侧位:拇指征
临床进程	长	短
治疗		
基础治疗	药物及支持治疗	保证气道安全为主
氧气及湿度	重要	无差别
容量补充	口服或静脉	静脉
肾上腺素	通常有效	无价值
糖皮质激素	有争议,通常会使用	不推荐
抗生素	不推荐	有效
气道支持	偶尔(<3%)	100%
首选气道	经鼻插管、气管切开(少见)	经鼻插管
拔管	4～7天	1～3天

[a]气道异物也应考虑。

摘自 Hannallah R. Epiglottitis. In: Stehling L, ed. Common Problems in Pediatric Anesthesia.2nd ed. *St. Louis*: *Mosby-Year Book*; 1992: 277-281。

声门下气道对称性变窄(图33-21,E图33-3)。颈部侧位片显示正常的声门上结构和正常的会厌阴影。

大多数情况下可以通过简单的保守措施迅速解决,如呼吸加湿空气或氧气。不到10%的病例因严重呼吸困难而需要住院治疗,而需要人工气道的患者则更少[287]。吸入加湿气体通常对改善呼吸窘迫有效,且可防止分泌物干燥;尽管冷雾疗法很受欢迎,但其没有证据支持[297]。氧气显然对预防或治疗低氧血症至关重要,低氧血症可能是由于分泌物积聚导致的通气-血流不匹配所致。雾化作用可防止气管分泌物增厚。

消旋肾上腺素是对这些患儿最有效的药物治疗,尽管盐酸肾上腺素也有效[298]。2.25%消旋肾上腺素用水或盐水稀释,并通过面罩间歇正压通气或雾化给予[299]。轻度到中度梗阻时可通过雾化给予消旋肾上腺素。该溶液是根据患儿体重(以千克为单位)用2ml盐水或无菌水稀释2.25%消旋肾上腺素(0.25ml 0～20kg、0.5ml 20～40kg、0.75ml>40kg)[300]而制备的。因为消旋肾上腺素的作用时间短,水肿会反复出现。因此需要每1～2h进行一次治疗,治疗后至少观察2h。消旋肾上腺素在许多国家已不再使用,盐酸肾上腺素(1/1 000)同样有效,1%浓度的溶液用量为0.5ml/kg(最大5ml)。

如果雾化肾上腺素治疗不成功,除了水肿,潜在的问题可能是由于细菌的重复感染(如细菌性气管炎)引发黏稠的、难以清除的分泌物[301, 302]。在这种情况下,如果患儿因增加的呼吸运动而筋疲力尽,则必须通过气管插管解除阻塞,吸出肺部痰液。临床上对小儿格鲁布性喉头炎呼吸疲劳的评估可能很困难。一种方法是,考虑在进行了雾化肾上腺素和类固醇治疗后呼吸空气SpO₂仍<90%的患儿中进行气管插管。喉气管支气管炎也是下呼吸道疾病。不能清除的分泌物会导致肺不张和动脉氧饱和度降低,通常需要通过气管插管吸出大量的黄色分泌物。

一个大型系列(在一年内连续收治了512例患儿)报告

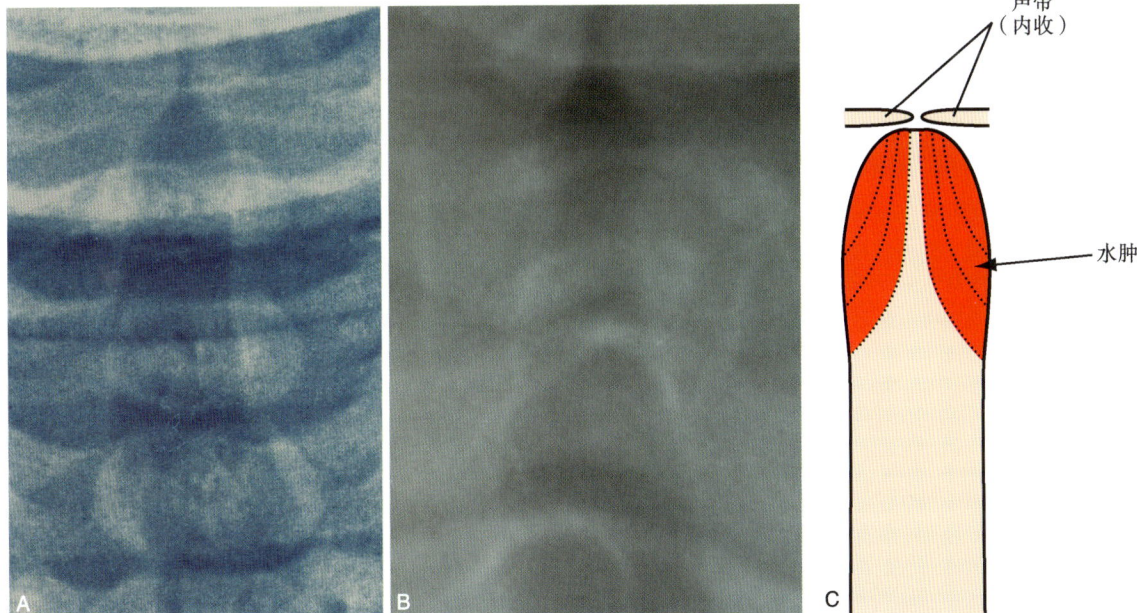

图33-21　A.正常上气道X线片(前后位图),声门下区域是圆形的。B.喉气管支气管炎(格鲁布性喉头炎)引起肿胀(水肿和炎症),使正常的声门下圆形区域消失,产生所谓的尖铅笔或尖塔征。C.图示声门下区逐渐肿胀,其他相关视图请参见E图31-3

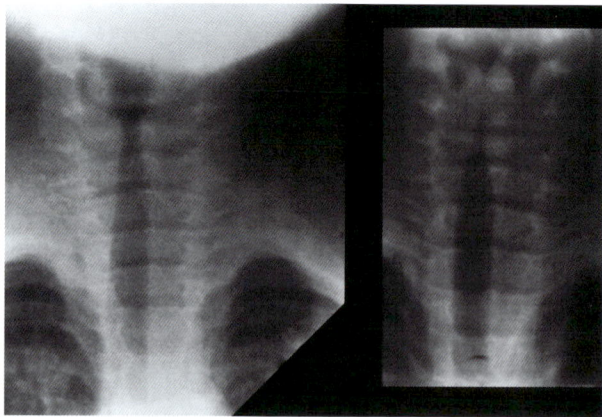

E 图 33-3   正常上呼吸道（左）和患有喉气管支气管炎和"尖塔"或"铅笔尖"标志（右）的儿童的附加视图（图 33-21）

称，约 6% 的患儿在入院时胸骨和胸部凹陷，对常规药物治疗没有反应，需要气管插管[303]。对重度会厌炎的患儿，应在可控麻醉条件下在手术室内行气管插管。为避免加重声门下水肿及引起声门下狭窄，所选的非套囊气管导管应至少比通常选择的尺寸小半号（内径 0.5-mm）[304-306]。已经被气管插管的患儿应进入 ICU，并提供吸除分泌物这一特殊护理。气管插管通常保留 2～4 天。

糖皮质激素治疗喉气管支气管炎已成为标准的治疗方法[307]。尽管缺乏关于中重度喉气管支气管炎患者病毒感染进展或继发细菌感染风险的大量研究[308]，但单次剂量糖皮质激素（静脉注射地塞米松 0.5～1mg/kg）的治疗似乎安全有效[309]。糖皮质激素应用后 12h 和 24h，临床症状能明显改善，并能降低气管插管率[310-312]。抗生素一般不用于治疗轻度的病毒性格鲁布性喉头炎。

患儿通常在 2～4 天内拔管。需要考虑的标准包括退烧、气管分泌物减少、分泌物性质变为稀水状及随着水肿消退在鼻气管导管周围出现可闻及的漏气。

急性会厌炎

虽然现在急性会厌炎很少见，但它可致命，因其可造成无诱因突然出现、完全的气道阻塞。急性会厌炎是一个临床和病理综合征，应该更准确地称为声门上炎，因为杓状软骨和杓会厌襞及会厌常受到影响。炎症性水肿使所有声门上结构水肿变硬。虽然感染的主要部位在口咽，但这种疾病也会引起全身毒血症。会厌炎可发生在任何年龄，最常见于 3～5 岁之间。以往经验中致病微生物常是 B 型流感嗜血杆菌[2, 313-315]。然而随着流感嗜血杆菌疫苗的广泛使用，小儿会厌炎在医疗发达的国家几乎消失[316, 317]。链球菌[318]、葡萄球菌[319]、念珠菌[320] 和其他真菌病原体[321] 已成为小儿这一罕见疾病的更常见原因[322]，尽管成人发病率并未大幅下降。应注意的是，疫苗可能会失效，或父母可能会拒绝对其小儿进行适当的免疫，从而导致对 B 型流感病毒的易感性[324, 325]。会厌炎越来越成为成人疾病[326]。

急性会厌炎发病通常突然，有短暂高热史、严重喉咙痛、吞咽困难。如果出现喘鸣音，常是吸气相；由于声门下结构常不受影响，很少或不会出现声音嘶哑。经常听到呼气项

鼾声，而不是吸气项喘鸣。患儿常表现出毒血症的症状，为了改善通过肿胀的会厌的气流，采取强迫体位，即身体前倾呈嗅探姿势（E 图 33-4）、嘴巴张开、舌头突出。患儿常因吞咽困难和疼痛而流口水。鼾声（SNORED）这个词常用于诊断的辅助记忆，即脓毒症（septi）、无咳嗽（no cough）、起病快（rapid onset）、呼气打鼾（expiratory snore）、流口水（drool）。

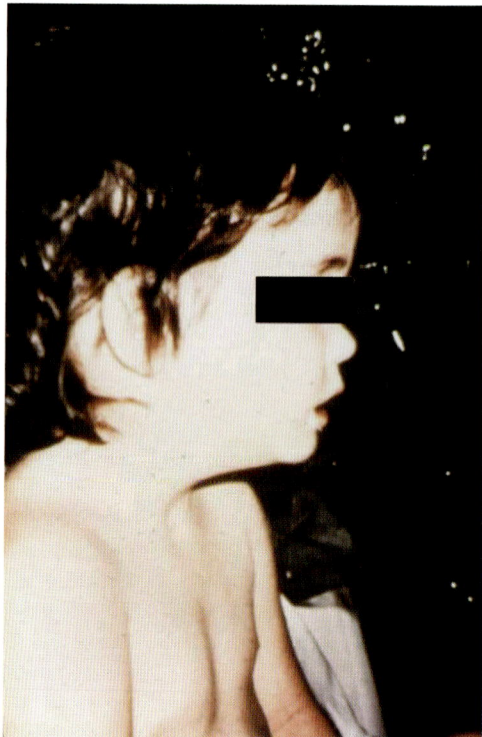

E 图 33-4   儿童会厌炎临床表现：直立坐姿、身体前倾、流涎

除高热外，全身性毒血症的其他症状可能包括心动过速、面色潮红和虚脱。呼吸常表现为缓慢和安静，以保证更舒适的呼吸。

急性会厌炎是一种临床诊断，在与有症状和体征的上呼吸道梗阻患儿鉴别诊断时必须突出特征。然而在一些病例早期，仅凭临床表现可能无法下结论。颈部侧位 X 线片常显示会厌杓以及会厌襞的肿胀（图 33-22 和 E 图 33-5）可以辅助诊断。会厌谷可能被覆盖，但声门下结构通常清晰。能够建立气道的医生应始终在场（尤其是在医院的偏远科室，如放射科），因为在放射检查过程中会出现完全气道梗阻，特别是当患儿被迫仰卧位时，这也是避免使用颈部侧位 X 线片进行上呼吸道梗阻鉴别诊断的原因之一。只有在有足够的设备和准备进行干预上呼吸道梗阻的工作人员的场所，才能尝试检查咽部和喉部；最理想的地方是手术室。治疗急性会厌炎最安全、最保守的方法是在确诊后立即建立人工气道，然后在确保气道安全的情况下，进行合适的抗生素和支持性治疗。患儿应始终保持坐姿，不能强迫仰卧位。急诊室里不应尝试检查喉部[2]。

患儿不应给予术前用药。相反他们该在平静和不受干扰的状态下被带到手术室。如果需要的话可让父母在场。手术室必须有能建立外科气道的设备和人员，准备好听诊器、指尖脉搏血氧监测和其他标准监测仪器。由氧气和七氟

33

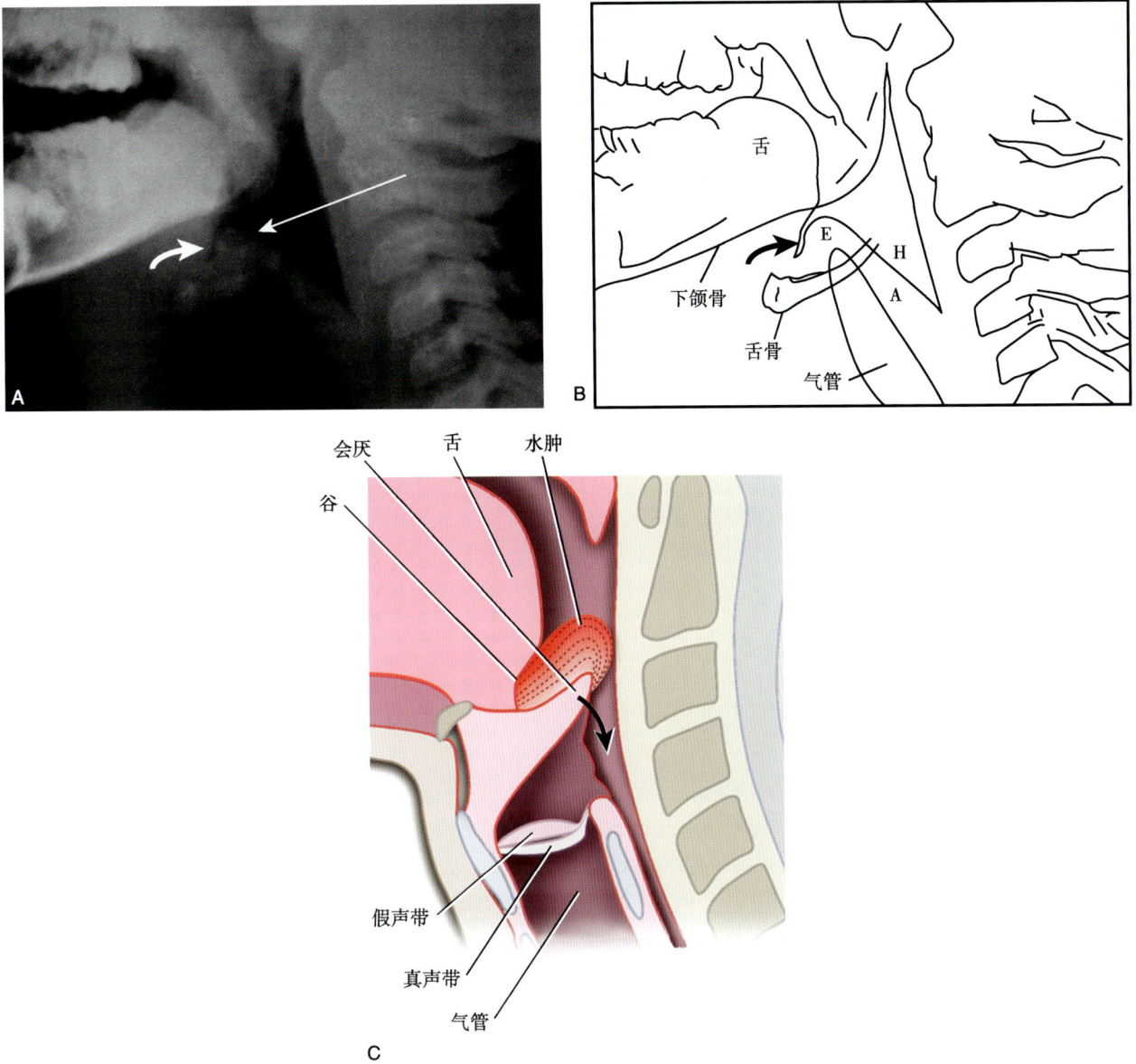

图 33-22 A. 会厌炎患儿颈部侧位 X 线片。箭头所示杓会厌劈明显增厚。B. A 的示意图。"A"代表杓会厌劈明显增厚；箭头所示会厌谷消失；"E"代表会厌肿胀；"H"代表下咽部膨胀。C. 会厌炎发病示意图，会厌舌面肿胀，会厌谷消失；会厌进行性肿胀引起声门活塞样阻塞（箭头所示），进一步了解参见 E 图 33-5

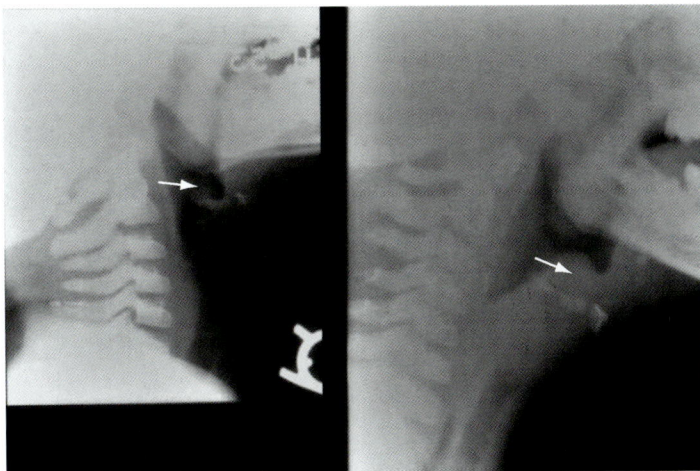

E 图 33-5　会厌炎患儿的 X 线片。箭头指向肿胀的会厌，即拇指征（图 33-22）

烷诱导,患儿保持坐位(有时父母可能需要坐在患儿旁边),在保持自主呼吸的情况下,将患儿轻轻放平。如果患儿情况严重,在温和的正压通气预充氧后,可以考虑清醒插管。

达到能够有创操作的麻醉阶段时建立静脉通路并固定,输注大量平衡盐溶液(20～40ml/kg),因为这些患儿常脱水,同时需要深度麻醉才能在保留自主呼吸下气管插管。一些麻醉医生会使用止涎剂以减少分泌物。会厌炎的特点是会咽部舌表面的进行性肿胀、分泌物聚集使会厌谷消失(图33-22)。在不损伤会厌的情况下观察声门开口,常可通过将喉镜片的尖端沿舌根中部推入会厌谷来完成,会厌谷通常会被肿胀的舌体所湮没(图33-22C)。提起舌根,不直接接触会厌,即可暴露声门。导丝辅助气管插管因提供了更高的硬度而常使用,便于通过部分阻塞的声门孔。气管导管的大小应该比同龄儿童正常所选择的导管尺寸小半号(内径0.5-mm)。选择一个小号的气管导管可降低黏膜压力性坏死的风险。图33-23显示了一个严重会厌病例(气道固定之前A和之后B)。首先经口插入细的气管导管,然后可用合适的经鼻气管插管代替。如果很难看到声门开口,那么就不应尝试鼻插管代替。经口插管可消除声门上水肿,改善声门开口的视野,便于放置经鼻气管插管。可以通过插管周围空气泄漏时的压力(20～25cmH_2O),确认选择合适尺寸的气管导管。由于会厌炎的气道阻塞是声门上而不是声门下,因此经鼻气管导管的大小通常是正常大小或比正常管号小半号。使用较大的气管导管是不必要的,因为可能会导致严重的喉部并发

症,如声门下狭窄。患儿应该能够通过导管周围呼吸,也能够通过导管呼吸。如果麻醉医生无法插管,则应使用硬支气管镜。如果这两种都失败,那么应该行气管切开术或环甲膜切开术(图14-25)[327,328]。

一旦确保气道安全,就可行咽部细菌培养和血液培养,且应该开始使用抗生素行积极的药物治疗。建议最初应用头孢菌素类[如头孢曲松50mg/(kg·d)][329-331]进行抗生素治疗,在诊断并进行及时的培养后立即使用首次剂量[2]。治疗的持续时间有争议,但至少3～5天的静脉注射抗生素及随后的口服药物治疗通常是最短的时限。不推荐使用类固醇激素。支持疗法包括静脉补液、气道护理、必要的镇静和对乙酰氨基酚退热。严重会厌炎患儿气管插管后可能会出现负压性肺水肿[251]。通常在开始治疗后的24～48h,当患儿恢复吞咽和退烧时,急性声门上水肿得到缓解,就可以准备气管拔管。

阻塞性喉乳头状瘤病

复发性呼吸道乳头状瘤病,又称青少年喉乳头状瘤病,是小儿喉及上呼吸道系统最常见的肿瘤。复发性呼吸道乳头状瘤病是由人乳头状瘤病毒(HPV)引起。尽管10%～25%的孕妇存在活跃或潜在的病毒感染,其新生儿发病率约为1/400[332]。这种疾病由HPV6和HPV11引起,不久的将来对母体接种疫苗可预防人乳头状瘤病毒6型、11型、16型和18型感染,其发病率可能会显著降低[333-336]。乳头状瘤通常见于喉、声带边缘、会厌、咽部或气管(图33-24)。如果不治疗,可能出现失语症、呼吸窘迫、声音嘶哑、喘鸣、右心室肥大和肺心病症状。

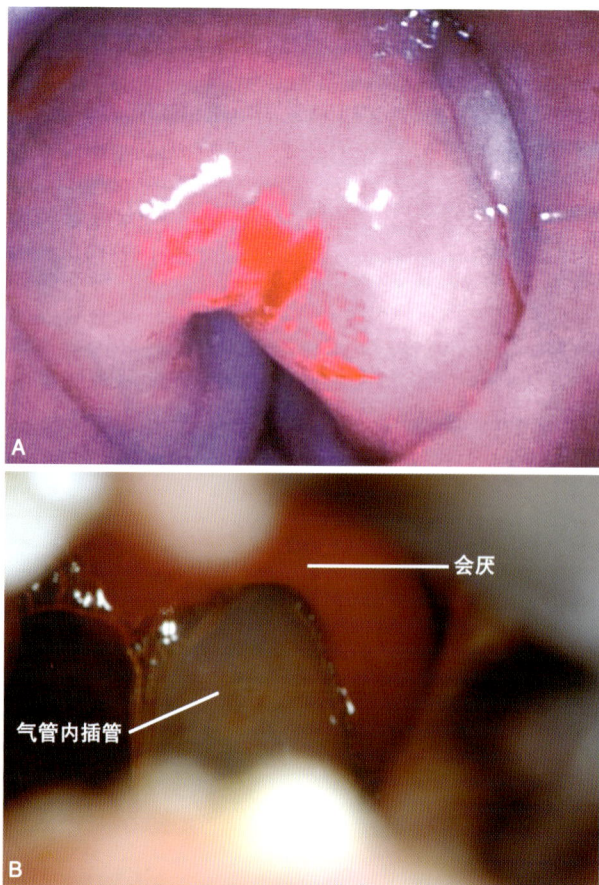

图33-23 急性会厌炎。A.整个上呼吸道发炎并会厌明显肿胀。B.气管内插管后照片

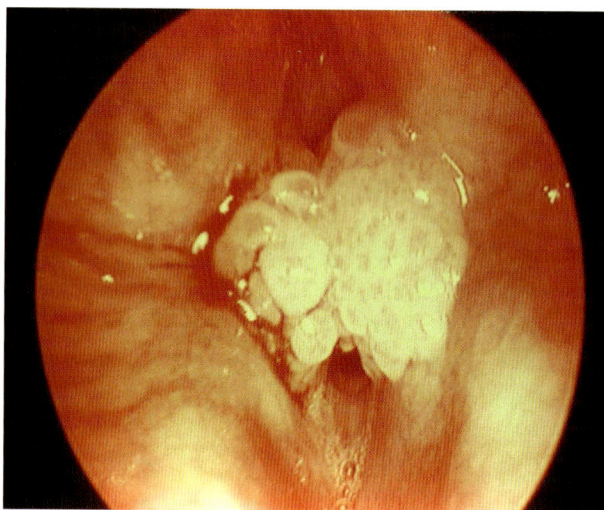

图33-24 巨大活动乳头状瘤阻塞喉部入口

目前的治疗方法主要是在显微镜下用二氧化碳激光切除乳头状瘤组织。另外,乳头状瘤也可在激光治疗前用超声显微电动吸切器或杯状钳行手术切除。局部应用丝裂霉素C(通常与去瘤程序结合使用)也被证实对抑制肿瘤有效。使用干扰素alfa-n1这种非手术治疗手段已在一部分患儿取得疗效[337]。治疗的主要目的是减少病变的体积,而同时不结疤及不会造成病变部位下黏膜的永久性损伤。

由于病变本身容易复发的特点,大多数患儿会频繁反复治疗。许多患儿可能需要每月定期复诊治疗以防止再发梗阻。如果这期检查中一些患儿错过了预定的治疗,或疾病进展加快,患儿将会表现出需要紧急行内镜切除的气道梗阻症状。在所有病例中,最重要的是要获得详细的现病史,包括询问在日常活动中声音变化或呼吸困难增加的情况,这可能表明气道阻塞正在进展中。

由于经常住院,这些患儿对围手术期的经历心理上变得异常敏感。如果气道阻塞程度很严重,且担心会影响自主呼吸,则通常避免术前用药。在某些情况下,当患儿极度焦虑和/或不安时,父母(或监护人)可以陪伴患儿进入手术室进行诱导,提供情感支持。

围手术期的管理很有挑战性,通常取决于气流阻塞的程度及乳头状瘤的类型和位置[338-341]。带蒂乳头状瘤可在某些特殊体位造成上呼吸道完全性阻塞。因此,慎重的做法是避免肌肉松弛,保持自主通气,直到麻醉医生检查气道后确认辅助或控制通气是可行的。这些患儿必须与预期会发生严重气道阻塞(如急性会厌炎)的患儿用同样的方式进行处置和监测。当麻醉诱导时,外科医生必须在场,手术室可提供处理完全气道梗阻的设备,包括硬性支气管镜和气管环状切开造口术器械。由于需要使用激光切除这些病变,与外科医生共享已经处于梗阻状态气道的问题变得更加严重。激光(light amplified by stimulated emission of radiation, LASER)由一端带有反射镜的管道组成,管道与反射镜之间有放大介质,以光的形式产生电子活动。二氧化碳激光仪目前临床应用最广泛,在喉或声带乳头状瘤、喉蹼、声门下组织和血管瘤切除等方面有着特殊的应用。激光非常适合于内镜手术,是因为激光束可被引导到内镜开放管下,并且是不可见的,因此在切除过程中为外科医生提供了对病变视野的无障碍观察。激光能量被组织中水分吸收,迅速升高其温度,使蛋白质变性,并导致目标组织汽化。激光束产生的热能在切除组织时烧灼毛细血管,因此出血非常少,术后也很少发生水肿。

这些特性使激光具有很高的特异性,但是它们也可能会发出错误的激光束对患儿或无保护措施的医护人员造成伤害[342]。激光辐射提高了吸收性材料的温度,因此易燃物体如外科手术用帷幕,必须远离激光束的路径。未受保护的外表,如皮肤可能会被烧损,必须加以防护。使用激光时,应使用湿毛巾覆盖面部和颈部皮肤,以避免偏斜光束造成烧伤。

这些患儿的麻醉方法取决于外科医生将使用何种式来切除病变。最基本的选择是插管和非插管技术。对于后一种方法,间歇性呼吸暂停与喷射通气是选择之一[290]。激光手术中使用的气管导管会影响手术的安全性,所有标准的聚氯乙烯气管导管都易燃,可通过激光束点燃和蒸发。尽管红色橡胶的气管导管不会蒸发,但当用金属线圈包裹时,它们会使激光束偏转。金属线圈只能沿着导管的管径一直延伸到套囊位置,因此激光可能会损坏声带以下的气管导管。与此同时,非乳胶类气管导管专门用于激光手术,有些设计成双的套囊,在外侧套囊被激光束损坏的情况下保护气道;另一些导管则有一种特殊的磨砂抛光,可有效使激光束沿其整个长度偏转。非反射可曲折金属气管导管和特别外包装的气管导管也被用于激光手术(图 33-25)。这些特殊气管导管的外径比相应的聚氯乙烯管大得多,特别是型号较小的导管,因此可能不适用于非常小的婴儿或气道严重狭窄的患儿。表 33-10 列出了与标准气管导管相比的各种特殊的气管

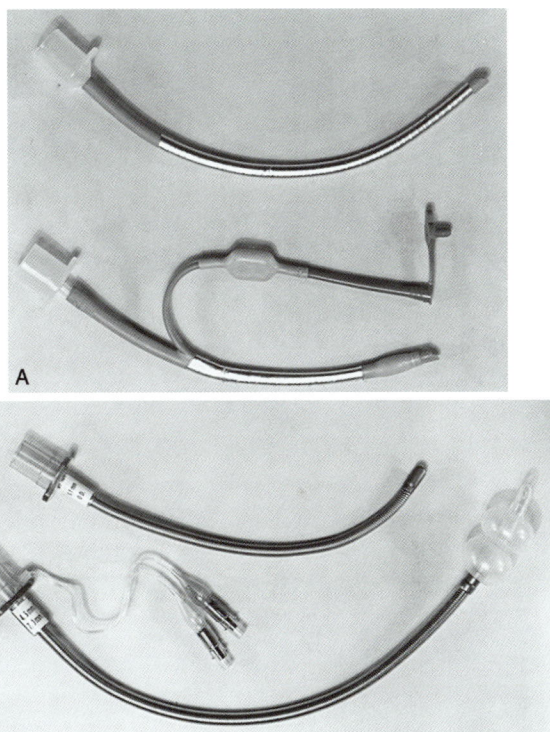

图 33-25　A.有套囊和无套囊的红色橡胶气管导管,表面经金属片包裹,可在激光气道手术中使用。请注意,这种带有金属片的气管导管没有得到美国 FDA 的批准。有套囊和无套囊的箔片包装激光管是可行的。B.几种型号的商用不锈钢激光气管内导管的例子。注意,这些设备的外径大于标准外径

表 33-10　标准气管导管的外径与激光手术专用气管导管外径比较

ID/mm	标准 ETT (不带套囊)	标准 ETT (带套囊)	Laser-Shield (带套囊)	Laser-Flex (不带套囊)	Laser-Flex (带套囊)	Lasertubus (双套囊)	Red Rubber(带套囊无铜包裹)
3.0	4.2	4.2		5.2			4.7
3.5	4.9	4.9		5.7			5.3
4.0	5.5	5.5	6.6	6.1		6.0	6.0
4.5	6.2	6.2	7.3		7.0		6.7
5.0	6.8	6.8	8.0		7.5	7.3	7.3
5.5	7.5	7.5	8.6		7.9		8.0
6.0	8.2	8.2	9.0		8.5	8.7	8.7

ETT,气管导管;ID内径。

导管。尽管这些气管导管有一些优势，但它们比金属线圈包裹的红色橡胶气管导管昂贵得多。应可以立即提供注射器或一袋（500 或 1 000ml）生理盐水，以在气道起火时冲洗点燃的组织。

一旦气道确保安全，可使用间歇性呼吸暂停、应用肌松药、全凭静脉麻醉和局部应用利多卡因的麻醉方法。在麻醉开始前，常应用抗胆碱药，如格隆溴铵，同时使用地塞米松 $[0.5mg/kg（最大剂量 10\sim20mg）]$ 以减少反复插管引起的黏膜水肿；然而该剂量的地塞米松应用是经验性的，无循证依据。麻醉通常是用氧气混合七氟烷诱导，随着麻醉深度增加，麻醉医生逐渐辅助手控通气。一旦建立静脉输液通道，麻醉将进一步加深，喉部用局部利多卡因（$3\sim4mg/kg$）进行表面麻醉。然后评估气道并进行气管插管。气管导管通常比适合同龄儿童的尺寸小一些，因为这些患儿中的大多数由于反复切除都有一定程度的喉部瘢痕，同时需要避免气管导管遮挡外科医生的视野及影响对病变部位的探查。如果外科医生计划采用非激光方法，可以通过先达到足够的麻醉深度，然后应用空气混合氧，将 FiO_2 降低到 30% 或更低，通过非常小的气管导管吸入麻醉药（通常是七氟烷）来维持自主通气。双腔中心静脉导管在此处的应用已有相关报道[343]。

尽管目的是在患儿仍有自主呼吸的情况下达到所需的麻醉深度，但在达到足够的麻醉深度以置入喉镜之前，往往会遇到部分气道梗阻。此时向前推下颌并施加正压通气在大多数情况下可保持气道通畅（见第 14 章）。如果遇到完全气道梗阻，可能需要单次静脉注射丙泊酚（$2\sim3mg/kg$）或短效 NMBD，立即进行喉镜置入和插管或允许外科医生进行硬性支气管镜检查。

一旦确定了气管导管的正确位置，就可以根据需要采用 TIVA 技术，可以给予 NMBD（如罗库溴铵），并开始应用丙泊酚（$200\sim300\mu g/(kg\cdot min)$）和芬太尼（$2\sim3\mu g/kg$）或瑞芬太尼（$0.1\sim0.25\mu g/(kg\cdot min)$ 或更多）持续输注。肌松药是取得手术视野相对不动的理想选择，建议使用神经肌肉阻滞监测仪来评估肌肉松弛程度。

无气管导管的间歇呼吸通气麻醉技术提供了最佳的喉部手术视野，并避免了激光束路径中存在易燃材料（如气管

导管）。将患儿置于悬吊喉镜的位置，用湿润的眼垫保护眼睛，显微镜和二氧化碳激光设备处于待机状态。随后取出气管导管，在反复呼吸暂停期间行手术切除。再插管时机取决于脉搏血氧仪所反映的氧合情况。外科医生在直视下可通过悬吊喉镜很容易行气管导管，然后对肺部行手控通气，将 SpO_2 和呼气末二氧化碳恢复到基线水平；达到要求后拔出气管导管，手术可以恢复。重复这个过程直到手术完成[2]。

喷射式呼吸机是避免气管插管、呼吸暂停技术的改进。手术用喉镜可装有吹入氧气的导管，通过这种方式，肺部被喷射式机输送压力间歇地充气。这种技术具双重优点，手术视野非常安静，因为大幅度的膈肌运动被消除而通气却不间断。然而和经声门入路相比，经气管喷射通气患儿发生气胸的风险更大[290]。过去由于喷射过程中吸气压力峰值过大，导致张力性气胸和纵隔气肿出现。最大吸气压力峰值不超过 15mmHg 大大降低了这一风险。对于病态肥胖患儿和有严重小气道疾病的患儿，这种技术可能难以有效地通气，应采用另一种方法[344]。此外，喷射通气理论上可以将乳头状瘤病毒播散到整个气管支气管上，尽管这种技术仍在继续使用。

手术完成后，重新插入气管导管并固定，直到患儿完全苏醒。为预防术后喉水肿，通常需要采取如吸入消旋肾上腺素和/或使用地塞米松等方法。

误吸异物

好奇心的驱使下，许多小儿会把一些小物体塞到身体的每个小孔里。插入鼻子或耳朵的物体通常是良性的，一旦接受麻醉后很容易取出来。小型纽扣式电池异物需要紧急取出，因为它们可能会造成广泛的局部损坏[345]。麻醉医生和内镜医生对于紧缩和可移动的异物面临着更大的挑战，因为必须始终考虑到误入呼吸道的危险[346]。

$1\sim3$ 岁幼儿最常见的是气管支气管异物误吸。大部分（95%）异物滞留在右主支气管[347]。进食或玩耍时有窒息史、持续咳嗽或喘息，对药物治疗无反应可能是唯一的表现。如果异物完全阻塞支气管或产生活塞现象，则可能会发生远端因气体潴留引起的极度膨胀；在呼气阶段过度膨胀的肺可能是胸部放射线检查中吸入异物的唯一迹象（图 33-26）。异物

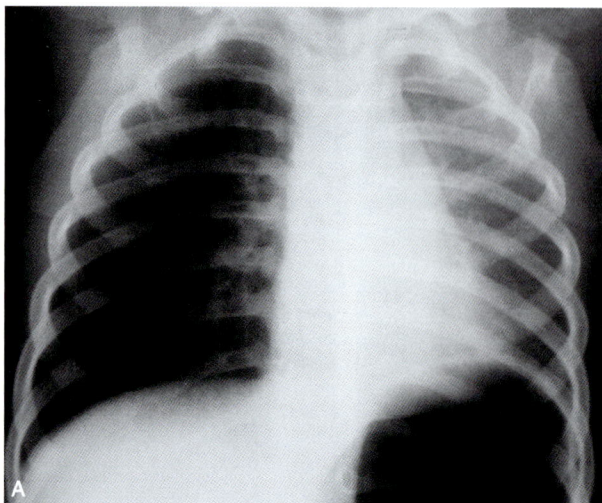

图 33-26　A.胸部呼气相 X 线片显示右肺明显膨胀，这是由气道异物的活瓣效应使空气滞留所致。在异物吸入后吸气时胸片显示正常。

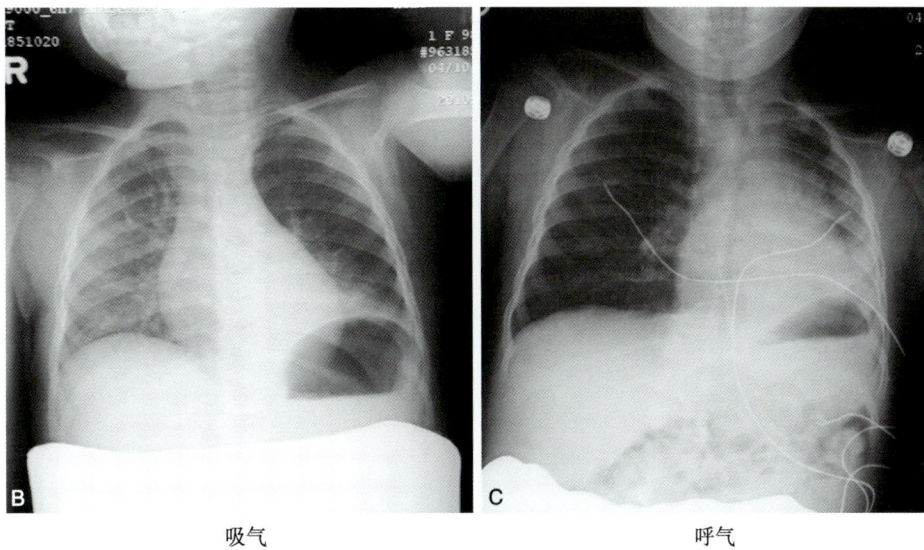

吸气   呼气

图 33-26(续) B. 右肺过度膨胀。C. 呼气时纵隔向左移位, 提示右侧主支气管有异物(X 线片由马萨诸塞州总医院儿科放射科 Sjirk J. Westra 医学博士提供)

卡在气道中越远, 就越容易观察到肺不张。

如果异物太大而不能通过隆突, 则异物会滞留在气管中 (＜5％)[348]。气管异物的体征可能包括伴有或无异常声音的类似铜质的咳嗽、双向喘鸣或完全气道阻塞(如喉异物)。任何尖锐物体, 或任何导致伴随发绀的急性上呼吸道梗阻和无法维持通气的异物, 都需要立刻取出。未煮熟的花生(油中含有不饱和的双键)应立即清除, 因为油会渗出并引起炎症反应, 这可能导致肺炎(图 33-27)[349]。相比之下, 煮熟的花生(油中含有饱和双键)可在肺部存在更长时间而不会引起严重的炎症反应。此外, 花生随着时间的推移会膨胀、破裂和碎裂, 使得 "整块" 的完整取出变得非常困难。大多数吸入异物的患儿不会出现发绀。然而如果患儿在吸入坚果后出现发绀现象, 很可能已经将异物吸入气管或双侧肺脏(如坚果破裂或多个坚果), 应立即进行评估。应该注意的是, 食管异物也可能压迫气管(图 33-28)。

这些患儿的麻醉处理取决于阻塞的水平、程度和持续时间。一个小儿在吃饭时或进食后吸入异物, 会额外增加饱胃的风险。在紧急情况下, 等待胃排空可能不合适甚至无效。静脉注射甲氧氯普胺(0.15mg/kg)可加速胃排空, 但不能保

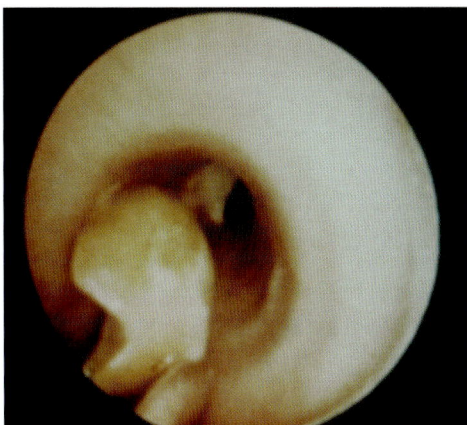

图 33-27 典型的支气管花生气管异物, 花生油刺激气管黏膜

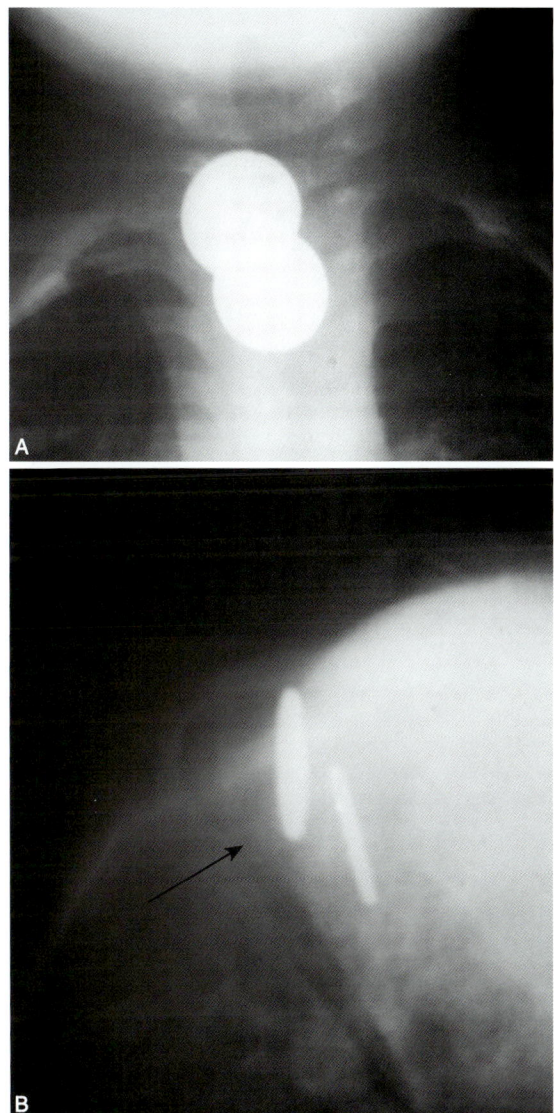

图 33-28 吞下两枚硬币的患儿的前后位(A)和侧位(B)颈部 X 线片。注意由食管内异物引起的气管压迫(箭头)

证胃已经排空[350]。如果时间允许，服用抗胆碱药可有助于减少分泌物。在讨论如何最好地麻醉一个有饱胃和吸入异物气道受损的患儿时，对气道的关注优先于饱胃，强烈推荐吸入麻醉诱导。

异物误吸患者麻醉管理中的一个主要争议是支气管镜检查时是控制通气还是允许自主呼吸[351, 352]。一些内镜医生更倾向于患儿有自主呼吸，这样他们可以从镜尾取下镜头，在气道中取出异物时使用一把大的抓取钳抓取出异物。七氟烷是这些患儿麻醉首选的吸入麻醉药，因为它能保持自主呼吸，不会触发上呼吸道反射，并保持血流动力学稳定[353]。麻醉方式常使用100%氧气和七氟烷，或基于丙泊酚的全凭静脉麻醉技术[2]。丙泊酚全凭静脉麻醉技术可使麻醉深度稳定，不受通气影响，也不会使手术人员不可避免地接触到从支气管镜周围气道中排出的废弃的麻醉气体。在某些情况下，可采用七氟烷联合氧气与丙泊酚或右美托咪定静脉注射的方法。由于异物的存在，这些患儿的气道往往变得非常敏感。局部应用利多卡因（3～4mg/kg）于喉部和气管黏膜之间，可用于抑制气道反射，防止咳嗽和支气管痉挛。

气管切开术

婴幼儿和儿童气管切开术通常是在建立气道后，按计划进行的一种选择性手术。计划的气管切开术的适应证包括需要长期的通气或相关损伤，如先天性或后天性声带麻痹、中央低通气综合征（Ondine curse）、颅面异常（如Pierre-Robin畸形）、持续性喉气管腔隙和先天性或后天性声门下狭窄[354]。通常这些患儿都会需要一段时间的观察，希望避免气管切开。然而持续低氧血症、高碳酸血症、自然气道无法消除的间歇性阻塞或拔管失败将迫使需要通过气管切开来保证气道安全。来自ICU的患儿有时需要气管切开术进行长期机械通气或吸出分泌物管理。还有一些患儿气道严重恶化，需要紧急进行气管切开术。

在这种情况下，行气管切开术之前外科医生通常希望对气道进行彻底检查（即诊断性喉镜检查和支气管镜检查）。这就要求拔出气管导管，用硬支气管镜检查气道，然后重新插管进行手术。喉镜检查、支气管镜检查和再次插管后，将患儿置于仰卧位，头部最大限度地仰起，头部固定于床头。最好是有一个单独的无菌的麻醉回路或延长管，以便于外科医生连接到新插入的气管切口插管。

麻醉通过自主呼吸吸入麻醉药维持，这样如果在任何时候气道受损，患儿仍能保持氧合。在整个手术过程中应给予100%氧，因为气道可能随时失控。但是，如果需要使用电凝，则应采取防火措施。静脉注射阿片类或局麻药浸润，或两者兼用于治疗术后疼痛。一个疼痛、哭闹的患儿会损害新建立的外科气道的完整性。

不能行气管插管的患儿可行镇静和局部麻醉的"清醒"气管切开术。氯胺酮是一个很有吸引力的替代品，但促进分泌物的分泌，可进一步损害已处于危险边缘的气道；抗胆碱药可减少分泌物。可通过面罩给予吸入麻醉药施行麻醉、但由于严重的声门下狭窄或无法通过直喉镜观察声带而不能行气管插管的患儿，可以通过自主通气和面罩或喉罩维持气道，直到获得安全的气道。

一旦进入气管，一部分排出的潮气量会通过切口流失，通气可能会不足，如保持自主呼吸就可避免这一问题。将ETT留在气管腔内但在气管切口附近撤回是谨慎的做法，以便在通过气管切口插管时遇到困难时可以很容易地推进ETT。一旦气管切开导管就位并确认通气，拔出ETT，无菌麻醉回路的远端连接到气管切开导管（和麻醉机的近端），缝合伤口。如果气管切开导管脱落或移除，气管切口将闭合，尝试重新插入可能会导致出血、产生假通道或气管壁损伤。气管切口由外科医生在手术结束时放置的内部牵引缝线识别（E 图 33-6）。外科医生将缝合线的外端向上拉，确定气管切口，打开气管切口，以便置入人工气道。患儿在潜在的救生缝线到位和它们的横向（右或左）正确识别之前，不应离开手术室。通过新的气管切口导管行纤维支气管镜检查，以确定气管切口导管尖端在隆突上方的适当位置，让患儿处于术后护理的位置。

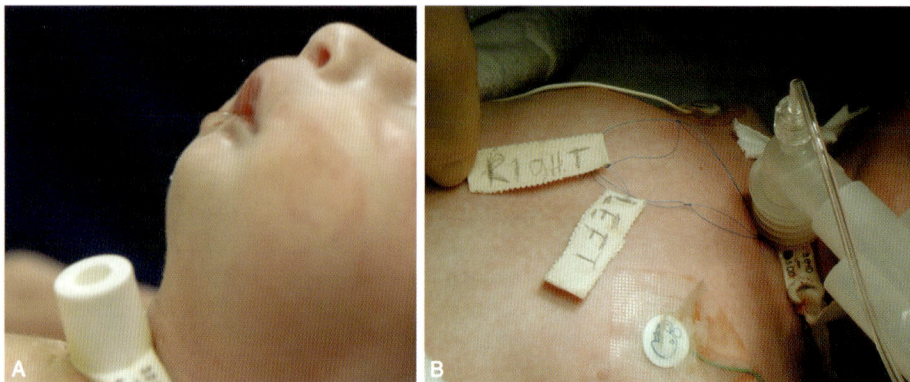

E 图 33-6 Pierre Robin 患儿气管切开术后气管导管照片（A）以及牵张缝合线（B），手术结束时这些缝合线由切口引出，并采用胶带加以识别和稳定

喉气管重建术

从外科医生和麻醉医生的角度来看，声门和声门下狭窄虽然很少见，但可能危及生命，且难以控制。先天性喉闭锁和先天性喉蹼可能不能存活，除非在出生时紧急行气管切开术。在产前诊断时，这种干预可在胎盘分离前进行，称为胎盘支持手术或宫内治疗（EXIT）手术（见第38章）。未识别的气管蹼可能导致婴儿在分娩后不久死亡。治疗取决于喉阻塞的严重程度，某些情况下严重到需要立即插管或气管切开（图38-13）。其他可能是试图气管插管解决另外相关的外科问题时偶然地发现[89,355]。大多数膜性病变都可在支气管镜下通过管腔或切口用手术刀或剪刀切开。薄的前部膜可用显微手术刀或二氧化碳激光通过显微内镜切口进行处理，为避免复发，应分别对每侧进行切除。麻醉处理与激光切除小儿喉乳头状瘤的方法相似。

后天性声门下狭窄通常是早产儿长期气管插管呼吸支持的后果，较大儿童往往是喉外伤引起。症状通常与气道、声音和进食有关，对于喉部损伤的情况，症状通常在2到4周后出现，进行性呼吸困难伴双相喘鸣、呼吸费力、缺氧和回缩非常典型。这些患儿通常有较长疗程的URI治疗的病史，颈部软组织放射线检查和CT将定位狭窄节段的确切位置和长度。由于胃食管和胃喉咽反流疾病被认为是导致声门下狭窄的发展和恶化的原因，这些情况必须排除，通常可放置24h食管pH探针来解决。然而最终完全评估狭窄需要直接内镜下观察喉部，在手术室进行硬镜和软镜的气道和食管内检查。由于气道直径很小，硬杆透镜望远镜和/或纤维支气管镜被用来观察阻塞处以上的喉和气管。然后气管插管，气管导管周围的漏气程度有助于确定狭窄程度（图33-20）。

这些婴儿的外科治疗须根据阻塞程度及具体情况进行个体化处理[356]。大多数中度或重度声门下狭窄的病例需要在第三气管环处或其下方进行气管切开术，以建立安全的气道。气管切开术的施行也有助于在随后手术中的气道管理。对于不太严重的病例，内镜下球囊扩张或二氧化碳激光内镜下瘢痕切除就已足够，然而该方法在严重病例中的应用有限。在某些情况下与喉部气管成形术相比，增加非计划紧急干预的风险甚至是有害的[357]。

更严重的喉狭窄病例需要外部重建。在许多可行的选择中，前环状分裂手术和喉气管重建术更为常用。采用气管内插管全麻行环状软骨裂手术，经鼻插入可能的最大气管导管，切开环状软骨，软骨环张开，在内腔中很容易看到气管导管。通常切口会扩大到包括近端两个气管环，甚至是甲状腺软骨的远端1/3（图33-29）。缝合线位于切开的环状软骨的两侧，皮肤松弛接近。在黏膜肿胀消退和裂环状软骨愈合的同时，作为夹板保留气管导管7天左右。通常不需要内镜检查，但拔管前应用类固醇激素。

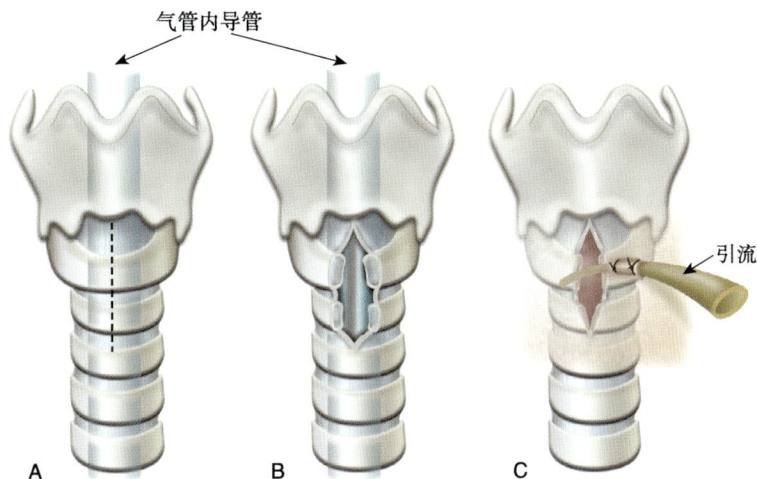

图33-29 环状软骨前面切开。经软骨和黏膜喉中线切开（A）后，环状软骨减压，气管内较粗的导管（ETT）位于切口远端（B），皮肤闭合不要太紧，并放置引流管（C）（摘自Zalzal GH, CottonRT. Glottic and subglottic stenosis. In: Cummings CE, ed. Cummings Otolaryngology Head & Neck Surgery.4th ed. *St. Louis*: *Mosby*; 2005: 2912-2924）

开放重建手术技术应尽可能在年轻的时候进行，以帮助患儿发展言语和语言技能。手术基本上结合了喉和环状软骨裂、软骨移植和支架的使用。

在喉气管重建手术中，患儿的体位是在肩膀下垫高，头部伸展。气管切口插管被一个通过声门的气管导管替代，以方便安全地管理气道。一个无菌、稍短、预成型的口腔RAE管是理想的且可安全固定。远端切割成适当的长度以避免插入支气管，然后缝合到颈部皮肤上。肋软骨移植较常见以适应预期的移植地点（前或后分裂）。除了声门下前部狭窄

外，几乎所有情况下的喉气管狭窄的修复都需要短暂的支架置入，以保持移植物的位置不变，并为重建区域提供支持。支架将抵消瘢痕挛缩，并为上皮覆盖气道管腔提供支架支撑。许多类型的支架已经被使用。T型管在成人中很流行，但在小儿中与更多的并发症和堵塞有关。手术时支架下端缝合到位。在切开缝合切口并重新置入导管后，支架最终通过内镜取出。

一期喉气管重建有时用于没有明显气道梗阻的患儿。根据移植物的类型，使用标准长度经鼻气管导管用于支撑移植

物 3～7 天。立即拔管和可能避免气管切开的优点使这种方法在合适的人选中具有吸引力（图 33-30）。在高分辨率成像（如 CT）的帮助下，创建特定于患者的三维（3D）打印模型的不断发展的技术，很可能会通过更精确地理解解剖结构来改变这些病例的处理方法（图 33-31）[358-362]。此外，3D 设计的外支架将为这些患儿提供一种全新的方法（图 33-31）。在这些病例中，麻醉方法的挑战是多方面的。患儿的一般情况可能并不完美，早产儿常出现。气道将与

外科医生共用，放置在声门中的气管导管需要间歇性地取出，以便进行外科手术和支架置入。保持一个不动的手术视野必不可少；软骨移植过程中应注意气胸的可能性。在 ICU 要确保支架或气管导管在单期喉气管重建的情况下不移位，不允许意外拔管；必须结合镇静技术和 / 或药物松弛。药物选择通常由每个 ICU 决定。和丙泊酚相比，右美托咪定镇静的优势是可以从短期镇静中快速苏醒[363,364]。

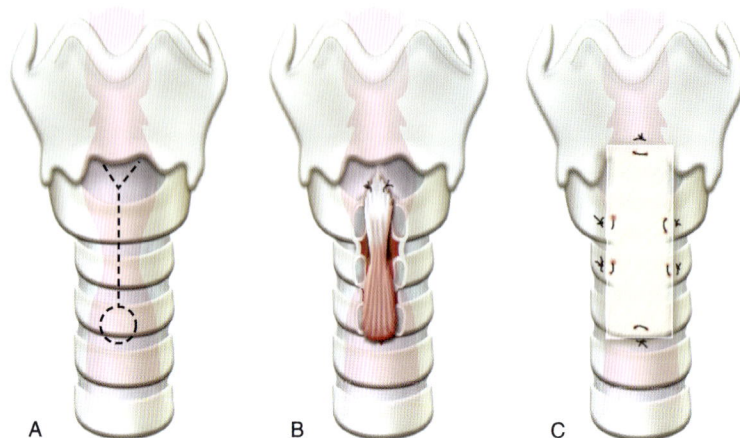

图 33-30 A. 喉气管切开术并前软骨移植术。B. 正中切开至甲状腺软骨，沿狭窄节段将腔内瘢痕和黏膜切除（C）。一块肋软骨被塑造成 "船" 的形状，并放置在软骨膜内衬面向内的位置（摘自 Zalzal GH，Cotton RT. Glottic and subglottic stenosis. In：Cummings CE, ed. *Cummings Otolaryngology Head & Neck Surgery*.4th ed. *St. Louis*：*Mosby*；2005：2912-2924）

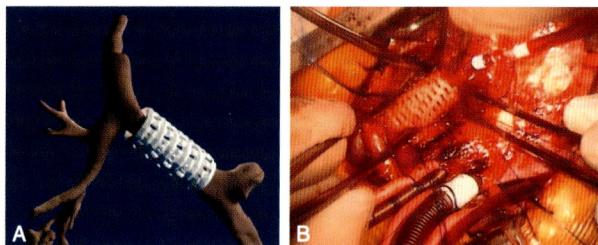

图 33-31 A. 三维打印的气道解剖模型，通过单独的气道夹板三维加强，清晰定义气道解剖适合于左主干支气管。B. 术中夹板放置于体外模型和患者左主干上的照片（摘自 Van Koevering KK, Hollister SJ, Green, GE. Advances in 3-dimensional printing in otolaryngology：a review. *JAMA Otolaryngol Head Neck Surg.* 2017；143[2]：178-183）

气管皮肤瘘

约 12% 气管切开术后患儿会存在气管皮肤瘘[365]，通常需要外科修复以去除瘘管，然后行缺损的初步缝合[366-368]。在某些情况下可通过简单的内镜下烧灼完成[369]。通常有一个初步的内镜评估气孔部位，清除残留肉芽组织，然后确定最佳的方法来闭合[370]。常采用多层缝合用于关闭瘘管[371,372]，也有建议直接缝合缺损的地方[373]。麻醉方法一般包括维持自主呼吸、避免拔管时咳嗽或挣扎。主要关注患儿咳嗽或挣扎时残余空气泄漏引起皮下气肿的可能[369,374-377]，该并发症可导致危及生命的气胸或纵隔气肿，可能在闭合后 7 天内发生[370]。一旦发生需要紧急拆开切口，重新气管切开、胸廓

造口术和 / 或心包引流术[378]。一些患儿可能需要术后机械通气，但大多数在拔管后接受观察并在手术结束后被送入医院。绝大多数患儿恢复非常平稳。

气道损伤

鼻部骨折常见于年龄较大的儿童和青少年[379]。它们可能是由直接命中（打斗）或事故造成。因为鼻腔黏膜血管很多，所以通常会吞咽大量的血液。在受伤后的 24～48h 内，通常认为胃里充满了血液。在这段时间内行快速顺序插管最为安全。然而鼻骨骨折闭合复位往往延迟几天，使肿胀消退；这时胃蠕动麻痹已经解决，可以考虑使用 LMA，操作更为简单。通常，外科医生会在原位行鼻腔填塞，并在鼻子上使用外部夹板；如果没有行喉部填塞，则应使用吸引器吸取喉咙和胃中可能在手术期间积聚的血液。只有当患儿清醒、配合并理解需要用嘴呼吸时，才应取出气管导管或 LMA；一个好斗、半清醒、不能通过鼻子呼吸的青少年患儿可能会伤害自己或他人。

小儿喉部和气管的闭合或开放性损伤可由自行车事故、摔倒、尖锐物体直接造成的创伤，且很少会造成 "晾衣绳" 损伤。小儿喉头位于下颌弓后的颈部位置更靠头侧，环状甲状软骨结构的柔韧性通常可以限制损伤程度，防止严重骨折[379]。然而喉气管气道的小尺寸和黏膜下组织松散附着在软骨膜上而引起的巨大软组织肿胀的可能性，使早期诊断和治疗变得至关重要。损伤范围从轻微的喉血肿到严重的喉

气管分离。这种极端且常常是致命的情况可能发生在"晾衣绳"损伤后，往往是与双边声带麻痹所导致的喉返神经损伤相关[380]。声音嘶哑、咳嗽、呼吸困难、咯血、声音变化提示喉部损伤。临床上皮下气肿、气胸和纵隔气肿表明喉气管的确切损伤。CT 是识别喉部损伤程度最合适的成像方式[381]。

面罩正压通气、过度咳嗽或挣扎可使皮下气肿恶化，并导致气道损伤进一步加重。应避免给予氧化亚氮、环甲膜按压、多次喉镜检查和插管尝试及盲插经鼻气管或鼻胃管，以防止黏膜撕裂造成进一步的损伤。如果患儿病情稳定，最好在气管插管前用纤维支气管镜观察气道。理想情况下，在手术室应用吸入麻醉药全麻诱导后保证气道安全，同时患儿保留自主呼吸。然而如果口腔和喉部有需要重建的大面积损伤，可能需要在损伤部位以下、局部麻醉或支气管镜下行气管切开术。

术后这些患儿需要在 ICU 进行治疗。其他并发症的解决，如皮下气肿、气胸或纵隔气肿将决定孩子的住院时间。术后镇痛必须仔细斟酌，考虑疼痛缓解的需要和充分的通气之间的平衡。

致谢

作者感谢 Lynne R. Ferrari，MD、Susan A. Vassallo，MD、LucindaL. Everett、Gennadiy Fuzaylov 和 I. David Todres 对本章所做出的贡献。

（王公明 译，张孟元 校，俞卫锋　上官王宁 审）

精选文献

American Society of Anesthesiologists. Practice guidelines for the perioperative management of patients with obstructive sleep apnea: an updated report by the American Society of Anesthesiologists Task Force on Perioperative Management of Patients with Obstructive Sleep Apnea. *Anesthesiology.* 2014;120(2):268-286.

A practice guideline by a panel of experts discussing different levels of evidence for guidelines has been updated with additional guidance for pediatric patients.

Brown KA, Laferrière A, Lakheeram I, Moss IR. Recurrent hypoxemia in children is associated with increased analgesic sensitivity to opiates. *Anesthesiology.* 2006;105(4):665-1283.

This study makes a clear case that younger children with OSA syndrome are at increased risk from opioid-induced respiratory depression; equal analgesia can be achieved with one-third to one-half the usual opioid dose.

Coté CJ, Posner KL, Domino KB. Death or neurologic injury following tonsillectomy in children with a focus on obstructive sleep apnea: Houston, we have a problem! *Anesth Analg.* 2014;118(6):1276-1283.

Results of a survey of members of the Society for Pediatric Anesthesia and the American Society of Anesthesiologists Closed Claims Project revealed at least 16 reports of deaths or neurologic injury after tonsillectomy owing to apparent apnea. Some of the risk factors are presented. The need to develop an improved safety net for these at-risk children is discussed.

Marcus CL, Brooks IJ, Draper KA, et al. Diagnosis and management of childhood obstructive sleep apnea syndrome. *Pediatrics.* 2012;130(3):576-584.

A comprehensive review from the American Academy of Pediatrics regarding assessment and management of children with OSA.

Nixon GM, Kermack AS, Davis GM, et al. Planning adenotonsillectomy in children with obstructive sleep apnea: the role of overnight oximetry. *Pediatrics.* 2004;113(1 Pt 1):e19-e25.

When a full sleep study in a sleep pathology laboratory is not possible, overnight oximetry can be a more practical approach.

Nixon GM, Kermack AS, McGregor CD, et al. Sleep and breathing on the first night after adenotonsillectomy for obstructive sleep apnea. *Pediatr Pulmonol.* 2005;39(4):332-338.

At-risk children become more hypoxemic on the first night after tonsillectomy than they were preoperatively. This study makes a compelling case for in-hospital monitoring postoperatively.

Patino M, Sadhasivam S, Mahmoud M. Obstructive sleep apnoea in children: perioperative considerations. *Br J Anaesth.* 2013;111(suppl 1):i83-i95.

This review focuses on the epidemiology, pathogenesis, and diagnosis of OSA, and the state of-the-art and future directions in the perioperative management of children with OSA.

Schwengel DA, Sterni LM, Tunkel DE. Heitmilller ES. Perioperative management of children with obstructive sleep apnea. *Anesth Analg.* 2009;109(1):60-75.

A review of the pathophysiology, current treatment options, and recognized approaches to perioperative management of pediatric OSA patients.

Tan GX, Tunkel DE. Control of pain after tonsillectomy in children—a review. *JAMA Otolaryngol Head Neck Surg.* 2017;143(9):937-942.

A recent review focusing on the risks of opioids in children with obstructive sleep apnea syndrome (OSAS) and the possible increases in post-tonsillectomy hemorrhage with the use of alternative nonsteroidal antiinflammatory drugs (NSAIDs).

Verghese ST, Hannallah RS. Pediatric otolaryngological emergencies. *Anesthesiol Clin North Am.* 2001;19(2):237-256.

A comprehensive review of pediatric airway emergencies.

参考文献

第34章　眼科手术

JOSEPH R. TOBIN, R. GREY WEAVER, JR.

婴幼儿在进行眼科择期手术前需要仔细地麻醉前评估。因为除了眼科疾病，婴幼儿可能还伴有其他系统性疾病。本章将总结回顾术前需要解决的基本问题和围手术期可能遇到的困难。

许多眼科疾病只能通过对合作的婴儿或儿童进行检查来确诊。麻醉状态下的检查（examination under anesthesia, EUA）对于许多疾病的准确诊断和评估至关重要，例如创伤、肿瘤、浸润性疾病、眼组织残缺、青光眼及其他视网膜血管病，渗出性视网膜病和色素失调症等。住院的早产儿通常需要一系列的 EUA 来监测早产儿视网膜病变（retinopathy of prematurity, ROP）的发展以及其对先前治疗的反应情况。这些检查通常在新生儿 ICU 或手术室内进行，且可能需要辅以镇静或全身麻醉[1]。住院的创伤患儿可能需要多次的 EUA 来监测青光眼或视网膜损伤病情的进展。麻醉下检查对于监测门诊患者视网膜母细胞瘤放射治疗的效果也很有必要。因此，麻醉医生为患儿进行眼科诊断和治疗提供了舒适的条件，其作为团队的成员发挥着不可或缺的作用。

为了确保最大的安全性，眼科相关的操作需要患儿在安静状态下进行，例如眼部开放性手术（白内障手术）、玻璃体切除、视网膜病变的激光或冷冻治疗、视网膜脱离修复、前房穿刺术和开放性眼外伤修复。患儿只有在进行无痛检查时才可能会配合一些其他的检查操作，但是由于眼部操作靠近气道，因此需要选择合适的麻醉方式以确保气道管理安全。

小儿眼科手术通常在全身麻醉或深度镇静下进行，而很少采用局麻或区域阻滞。大多数婴幼儿除了短暂的检查外，基本都无法配合眼科操作。尽管眼科医生在检查期间或许可以接受麻醉状态下患儿有轻微的体动，但是在眼科手术操作过程中还是应该尽可能避免不必要的头部或眼部运动。为术后镇痛而采取的区域阻滞（如球后神经阻滞，球周神经阻滞）很少在全麻之前进行操作[2]；在成人当中发生的区域阻滞的并发症也可能会发生在小儿身上[3,4]。

术前评估

要为患儿及家属提供舒适的围手术期环境[5,6]。获取所有团队成员对婴幼儿眼科手术麻醉注意事项的理解和支持[6]。做好术后恶心呕吐的预测和预防，以及对麻醉苏醒和术后镇痛的深入理解都是必不可少的[7]。

在进行眼科择期手术之前，患儿要接受全面系统检查，包括系统回顾、完整的既往病史、手术和麻醉史、目前的药物使用情况、过敏史和家族史[8]。因为许多眼科疾病通常与系统性疾病有关，因此麻醉医生要做好充分的术前评估和准备。

体格检查应当评估眼科情况是否影响气道管理及选择合适的面罩。如果患儿合并其他系统性疾病时，可能有面罩通气困难或困难插管的可能，应仔细做好术前气道评估及应对措施。在制订麻醉计划时，详细的心肺检查和神经系统检查十分必要。

需要手术的常见眼科疾病

常见的小儿眼科疾病和眼科手术操作在表中已列出（表 34-1）。诊断可能是单纯眼科疾病，也有可能是一系列复杂疾病诊断中的一项。许多患儿伴有其他系统性疾病，麻醉医生应该熟悉眼科问题在这些系统性疾病中的意义。

表 34-1　小儿常见的眼科手术
麻醉状态下的检查
斜视矫正术
早产儿视网膜病变：激光或冷冻治疗
上睑下垂修复术
白内障手术伴有或不伴有晶状体植入
角膜移植
眼部穿透性损伤评估
泪囊鼻腔造口术和泪囊膨出修复
眼球摘除术
眼眶蜂窝织炎减压
玻璃体切除

有些手术操作和检查在不置入人工气道的情况下就可以进行，尽管如此，在制订麻醉计划时，关于手术体位及可能的术中移动问题，与眼科医生的沟通是必要的。有些手术过程非常短暂，只需要诱导镇静通过面罩保留自主呼吸就可以进行，在探查时短暂移开面罩，可使眼科医生充分地探查双侧眼眶，眼睑和鼻泪管。凭借经验使用柔软的充气面罩充分贴合面部，既可以提供合适安全的麻醉，又可以减少麻醉气体泄漏对周围环境的污染。EUA 时间长短有时候并不确定，麻醉状态下有特殊情况或术式改变时可能需要置入人工气道以确保术中安全。

与眼科医生的沟通和灵活地改变麻醉计划非常必要，因为麻醉刚开始可能只是一个简单的 EUA 计划，单纯面罩吸入麻醉且没有静脉通路；但如果行矫正手术就应该置入喉罩（LMA）或气管插管以确保气道安全。通常需要建立静脉通路以便于注射药物，例如预防和治疗眼心反射（oculocardiac reflex，OCR）、术后镇痛、预防和治疗恶心呕吐[9]。

对于较短时间的操作，使用喉罩通常可满足全部眶周结构的探查。与面罩麻醉相比，使用 LMA 具有减少吸入麻醉药污染环境的优点。相对容易置入又能保证气道安全，同时又避免麻醉医生在手术部位附近固定面罩影响操作。与气管插管相比，LMA 不会明显增加心率、血压和眼压（IOP）[10]。

表 34-2 列出了和系统性疾病或综合征相关的常见的眼科表现。有些疾病在围手术期对心肺和中枢神经系统有显著的影响，因此应在麻醉前进行充分的评估（见第 4 章）。对进行检查和手术的早产儿必须给予适当的监测，以及时发现麻醉后的呼吸抑制[11,12]。

表 34-2　与系统性疾病或综合征相关的眼科表现	
系统性疾病或综合征	**眼部病症**
胎儿酒精综合征	斜视，视神经发育不全
半乳糖血症	新生儿白内障
黏多糖贮积症	累及角膜，可能需要移植
视网膜色素变性	心肌抑制
斯德奇 - 韦伯综合征（Sturge-Weber syndrome）	青光眼
早产儿	视网膜病变，斜视
法布里病（Fabry disease）	角膜混浊
泰 - 萨克斯病（Tay-Sachs disease）	黄斑樱桃红点
成骨不全	蓝色巩膜
颅面综合征[如克鲁宗综合征（Crouzon syndrome）]	眼球突出，斜视，青光眼
阿佩尔综合征[（Apert syndrome），Pfeiffer 综合征]	

系统性疾病相关的眼科表现

早产儿

早产儿在出生早期可能要进行许多外科手术。患有早产儿视网膜病变、先天性白内障和青光眼的婴儿即使体重不足 1 000g，也可能需要手术治疗。早产儿可能会伴有严重的系统性疾病。早产儿常见的并发症包括急性或慢性肺部疾病[13]、呼吸衰竭、肺动脉高压、先天性心脏病（未修复或行姑息手术）、伴或不伴梗阻性脑积水的脑室内出血[14]。

早产儿行急症手术或 1 岁以下的早产儿行择期手术时，围手术期并发症的风险要明显高于年长儿和成人[15]。加强气道管理、辅助通气和精准氧疗是麻醉顺利的关键[16]。已经行气管插管和机械通气的早产儿，麻醉医生应确认气管插管的位置，将患儿安全转运至手术室，同时应尽量避免暴露于高浓度氧之下。虽然对于氧疗的指标目前还没有统一[17]，但是与新生儿团队进行沟通往往有助于评估患儿先前的需氧量和当前的治疗目标（如白氧饱和度在 91%～95% 之间）[18,19]。由于大多数吸入麻醉药会抑制缺氧性肺血管收缩这一自我调节机制，因此可能需要提高吸入氧浓度来维持目标血氧饱和度。

高碳酸血症和低氧血症可能会增加脉络膜血容量从而升高眼压。应持续监测和调整二氧化碳分压（PCO_2）和氧分压（PO_2）。年龄越小，发生眼心反射的风险越高，在进行手术操作或任何牵拉眼外肌或压迫眼球的检查之前必须建立静脉通道。

极低出生体重儿需要几周的时间生长发育到体重接近 1 800g 才能在不需要环境温度调节的情况下保持体温。这些患儿通常需要一段时间的机械通气，在进行 EUA 或者 ROP 择期手术前可能需要维持吸氧[20]。许多患儿在新生儿 ICU 内行机械通气时便需要接受眼科检查[21]。在 ROP 手术治疗过程中（如激光或冷冻治疗）需要给予患儿麻醉以提供最佳的手术条件（图34-1）。围手术期呼吸暂停可能会妨碍气管拔管，因此术后需要加强监测[11,12]。

早产儿围手术期呼吸暂停已经被广泛报道[11,12,22]。无论患儿是住院还是在门诊行择期手术，术前评估应确定患儿呼吸暂停的模式和频率，然后再计划手术和麻醉。要明确当前使用的呼吸兴奋剂（如咖啡因或氨茶碱）和氧疗情况，是否正在使用呼吸暂停监测仪，还是已经停止使用？目前还没有统一制订管理这些情况的指南，但具有以下情况的患儿建议

继续使用氧维持治疗：孕周＜60周、曾出现呼吸暂停或心动过速、术后需监测心电监护和氧饱和度至少12h或持续监测直到他们不再出现呼吸暂停为止（见第4章）。全身麻醉和单纯镇静后，患儿出现呼吸暂停的风险会随着出生时孕龄增加和出生后孕周的增加而降低。呼吸暂停发生的风险与阿片类药物使用无关，多重影响因素包括全身或局部麻醉药的使用、早产儿中枢神经系统和呼吸中枢发育不成熟。必须采用灵活的术后呼吸机支持治疗策略，在术前要向患儿家属告知围手术期呼吸机支持治疗的可能性。

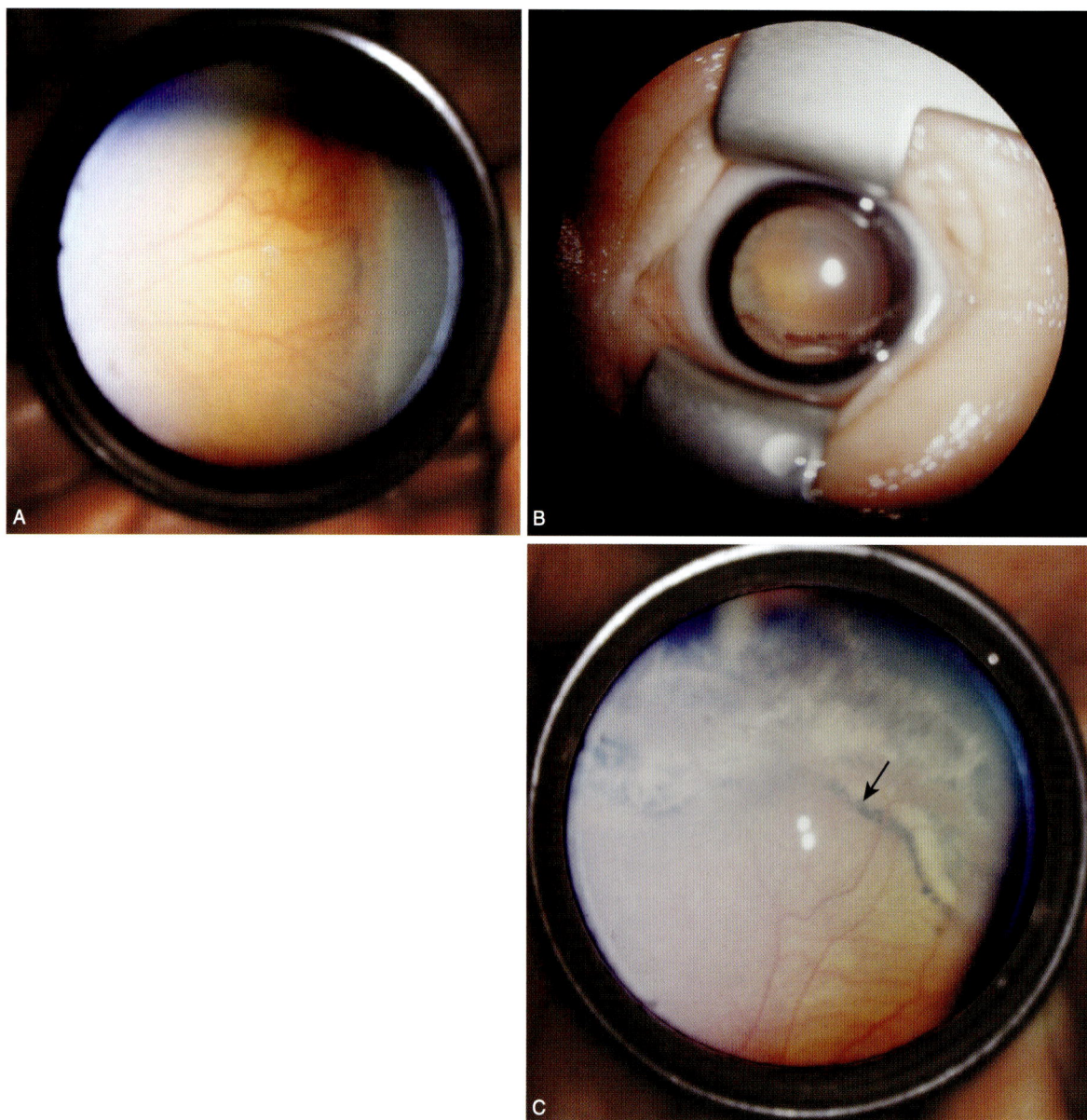

图34-1   A.早产儿三期视网膜病变伴有视网膜新生血管增殖需要手术治疗以阻止血管增生。B.早产儿视网膜病变引起的视网膜脱离。这种程度的损伤可能会导致永久性的视力损害。C.冷冻疗法之后的眼部表现。冷冻治疗会形成良好的组织瘢痕脊（箭头所示），以防止新生血管的进一步增长（在中间从左到右）

孕周＜52～60周的早产儿通常需行气管插管再行眼科手术（除非是时间非常短的麻醉下检查），因为早产儿呼吸系统发育不完善，对使用麻醉药物后的反应难以预测，手术结束麻醉药物停止后可能会出现呼吸功能的恢复延迟。如果

患儿术后呼吸功能恢复不稳定，应继续给予机械通气治疗，对于各种突发紧急状况要作好准备计划。眼科手术一般手术时间较短且出血较少，但要充分认识到全身麻醉之后的风险。在开始麻醉计划之前，应为早产儿提供可进行辅助通气

34

的ICU。

虽然早产儿发生慢性肺部疾病的情况很普遍,但随着肺表面活性物质的常规使用和呼吸机辅助通气治疗管理的进步,其影响有所降低。对于早产儿呼吸功能的长期影响包括反应性气道疾病、气管插管带管时间长,会造成声门下狭窄、持续几周甚至几年的氧疗引起的肺泡或肺间质性疾病[13]。许多麻醉药物会抑制缺氧性肺血管收缩的自我调节,因此应在围手术期增加患儿的供氧量。浅麻醉下行气管插管,或局部使用β-肾上腺素受体阻滞剂可能会加重反应性气道疾病,此时需要进一步地治疗以缓解缺氧和高碳酸血症。

除了评估气道和肺泡疾病外,麻醉医生还应明确患儿是否伴有肺动脉高压或右心室功能障碍[23]。作为治疗肺动脉高压的方法,有些患儿可能需要接受持续的氧疗(和/或肺表面活性物质治疗),这同时也降低了哭闹或睡觉时出现的间歇性低氧发作的风险。如果以前诊断过肺动脉高压,则需要对患儿进行重新评估。由于缺氧和高碳酸血症会加重肺动脉高压,因此需要行气管插管以确保控制通气和氧合。高碳酸血症的发展可能会加剧肺动脉高压,导致生理或解剖分流从而降低血氧饱和度。必须立即持续评估气道情况以排除是否由于呼吸系统疾病造成的全身性缺氧。

部分行眼科手术的患儿可能伴有先天性心脏病。动脉导管未闭可能不会自行关闭,也不会在给予环氧合酶抑制剂后关闭。这可能会导致持续的充血性衰竭,降低肺顺应性,且导致补液后并发症的发生。先天性心脏异常需要在择期手术前进行充分的评估。各种复杂的先天性心脏病会与多种麻醉药物之间有广泛的相互作用[24]。许多心脏疾病需要在眼科择期手术前行手术或姑息治疗(如体循环到肺循环分流)。体重不足2kg的患儿行先天性心脏病的矫正术时心肺转流过程会遇到很多困难。有时候在行先天性心脏病手术之前可能需要先对眼科情况进行一个紧急的评估(如先天性肿瘤、白内障、青光眼)。术前咨询小儿心脏科医生可以了解到患儿当前的心脏功能及与心脏发育异常相关心律失常的风险。在进行麻醉和手术之前,必须制订合理优化的麻醉计划。

脑室内出血是早产儿主要的发病和死亡原因[14]。梗阻性脑积水需要进行脑脊液分流术来减轻脑室内梗阻以治疗与之相关的颅内压升高。这些患儿中许多需要进行手术来修复由神经发育异常而引起的斜视。脑室腹腔分流管成功置入后,分流功能则可以被直接评价。麻醉医生应该评估患儿是否存在异常的大头畸形和囟门紧张或膨出。即使之前并不需要行脑室腹腔分流术,有些患儿出院后仍有可能出现梗阻性脑积水。术前评估应包括患儿当时的生长发育情况和神经系统状态。由于脑室内出血是长期慢性病,因此应详细了解患儿癫痫发作史以及所使用的抗癫痫药物。

早产儿和较小年龄患儿在麻醉状态下热量会迅速丢失,围手术期预防患儿体温过低非常重要。低体温会减慢许多药物的代谢,且会抑制早产儿的呼吸功能(见第37章)。

唐氏综合征

唐氏综合征(又称21-三体综合征)患儿常伴有眼科疾病,如新生儿白内障、严重的屈光不正(如远视和散光)、斜视、青光眼、圆锥角膜、鼻泪管堵塞和眼球震颤[25-27]。患有21-三体综合征的婴儿应在新生儿时期行眼科筛查,如果这些检查需要在麻醉下进行,麻醉医生应该充分考虑到与21-三体综合征相关的麻醉特点[28,29]。这些婴儿中几乎有一半出生时患有先天性心脏病,包括间隔缺损、完全性或部分性房室通道、法洛四联症、大动脉转位以及瓣膜关闭不全或狭窄。任何由左向右分流的儿童都可能发展为肺动脉高压,而21-三体综合征的患儿在年龄较小时就会出现不可逆的肺动脉高压。有报道表明这些患儿在进行七氟烷麻醉过程中会出现心动过速(25%~60%)和低血压(12%~73%)[30,31]。在制订麻醉计划前,应明确诊断患儿的心脏缺陷(见第16章和第18章)。

21-三体综合征的患儿通常还伴有气道异常,如鼻咽通气道狭窄、巨舌症、咽部张力减退、声门下狭窄以及阻塞性睡眠呼吸暂停。这些发育异常可能会导致慢性间歇性缺氧的发展,进一步加重肺动脉高压,因此应该考虑到这些患儿在全身麻醉后气道阻塞和缺氧会进一步加重[32]。

21-三体综合征的患儿均伴有生长发育迟缓。颈椎不稳定多见于C_1和C_2[33,34]。很少有报道称这些患儿在麻醉期间会出现颈椎的半脱位。尽管如此,麻醉医生和外科医生在行喉镜操作和手术操作时应尽量避免过度的颈部屈曲、伸展及左右旋转。当患儿清醒时,应对其颈部屈曲和伸展的运动范围进行评估,以及其手或脚在特定位置时是否伴有麻木或刺痛。应了解患儿既往脊柱和颈部的检查或手术史。尽管许多患儿在5岁之前已接受评估筛查,但对于无颈椎症状的21-三体综合征患儿是否常规进行放射检查目前还没有共识。

21-三体综合征患儿出生时可能伴有先天性甲状腺功能减退,也有可能随着年龄的增长而出现症状。如果小儿在体检时发现甲状腺肿或有与甲状腺功能减退一致的症状(如黄疸期延长、低体温、便秘、干性皮肤、巨舌症或相对心动过缓),在择期手术麻醉前应该常规进行甲状腺功能检测。这些患儿在行七氟烷麻醉期间可能发生交界性心动过缓[35]。心动过缓可能与隐性甲状腺功能减退有关。

奥尔波特综合征

奥尔波特综合征(Alport syndrome,家族性出血性肾炎)(又称遗传性进行性肾炎)是一组家族性的眼肾综合征,包括Lowe综合征(眼脑综合征)和家族性肾-视网膜营养不良。奥尔波特综合征临床主要表现为感觉神经性耳聋、进行性肾病和多种眼科疾病-包括白内障、视网膜脱离和圆锥角膜[36,37]。肌病和肾衰竭的进展是麻醉面临的主要问题。如果患儿伴有肌病,应尽量避免使用琥珀酰胆碱,以降低高钾血症和横纹肌溶解的风险。肾功能不全时尽量使用短效药物或不经过肾脏代谢的药物。

马方综合征、同型胱氨酸尿症、埃勒斯-当洛斯综合征

由于马方综合征、同型胱氨酸尿症、埃勒斯-当洛斯综合征(Ehlers-Danlos syndrome)具有相似的临床表现,因此放在一起讨论。这些综合征已可以从代谢和分子水平被清楚

的描述[38,38a]。这些综合征的主要临床表现为结缔组织病、关节松弛和心血管疾病。

马方综合征是由于原纤蛋白 1 基因缺陷引起的，影响弹性和非弹性的结缔组织。这些患儿发生视网膜脱离、晶状体脱位、青光眼和白内障的风险很高（E 图 34-1）[39]。他们可能伴有明显的肺（脊柱侧弯）或心血管问题[40]，包括主动脉瓣、二尖瓣或肺动脉瓣功能不全。术前心血管功能评估可以明确一些不可逆的心血管发育异常的进展情况。急性和慢性高血压的控制是预防主动脉夹层的关键。

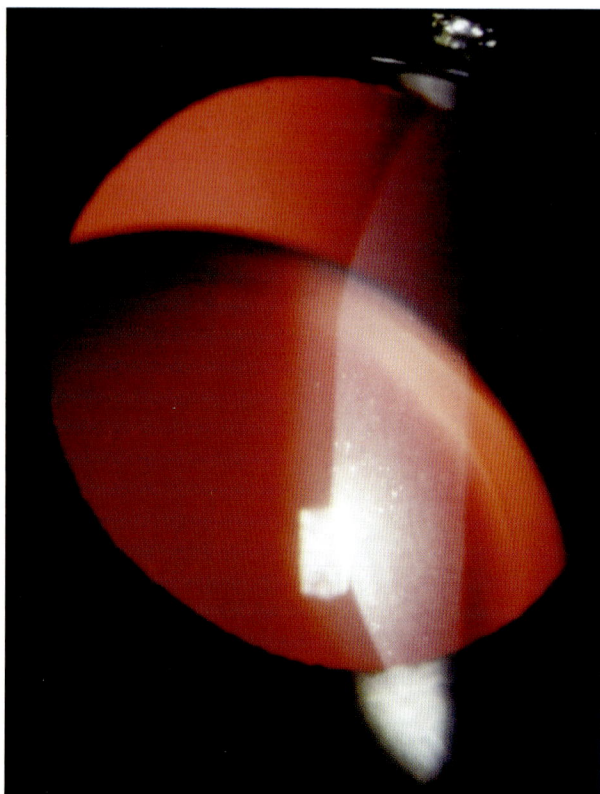

E 图 34-1　马方综合征患者由于结缔组织缺乏而造成的晶状体脱位可能需要手术修复。这张裂隙灯检查的照片显示，晶状体圆形外缘脱离了正常的位置。晶状体囊看起来是完整的

同型胱氨酸尿症至少有三种不同的生化缺陷型。含硫氨基酸的代谢酶缺乏导致中间代谢产物高半胱氨酸累积。这些儿童可患有白内障、视网膜变性、视神经萎缩、青光眼和晶状体脱位。包括冠状动脉疾病在内的心血管病在年龄很小时就会出现。由于血液系统处于高凝状态容易发生血栓栓塞现象[41]。应该避免使用 N$_2$O，因为它会抑制蛋氨酸合成酶，进一步减少同型半胱氨酸向蛋氨酸的转化。

埃勒斯 - 当洛斯综合征至少分为 10 型。并非所有的分型中都伴有严重的眼部问题。从麻醉医生的角度认为避免皮肤外伤很重要，因为这些患儿遇到轻微外伤就会出现出血，且伴有伤口愈合延迟。术前应对心脏功能损伤进行充分的评估。应尽量避免血压升高以减少动脉瘤破裂的风险。Ⅲ 型埃勒斯 - 当洛斯综合征患儿局麻药的持续时间可能低于正常患儿，因此应制订应急计划来解决这些情况的发生，例如球后阻滞或全身麻醉[42]。

黏多糖贮积症

黏多糖贮积症是一组因黏多糖降解酶缺乏，使酸性黏多糖不能完全降解的疾病。患有此病的儿童因为黏多糖聚积在机体不同组织，而造成不同程度的认知功能障碍、巨舌症、气道梗阻和颈椎不稳定。同时还会导致心脏和呼吸功能障碍、气道阻塞、角膜混浊和青光眼。

这些疾病的全身并发症十分凶险，即使是麻醉前经过充分准备，眼科手术过程中也可能会出现死亡[43]。如果面罩不合适、患儿存在气道梗阻及狭窄、会厌松弛、喉部暴露困难等问题，气道管理会非常困难[44]。侵入性的材料可以放置在喉部入口和气管中，喉罩对于这种特殊气道非常有用。气管插管可能需要使用先进的气道可视化管理技术，麻醉医生应该制订多个气道管理计划（见第 14 章）。在择期手术之前应常规进行心脏功能评估，评估心室功能和是否存在心律失常。由于黏多糖在皮下沉积会给静脉穿刺造成困难。

颅面畸形

颅面畸形主要表现为颅缝早闭和颌面中下部分发育不良[45]。阿佩尔综合征（Apcrt syndrome）和克鲁宗综合征（Crouzon syndrome）都是颅面部发育异常的疾病，但是只有前者存在并指（趾）（E 图 34-2）。这些综合征还存在眼部发育异常、严重的眼球突出，给面罩通气造成困难[46]。成纤维细胞生长因子受体 2 基因（FGFR2）的其他突变会导致 Antley-Bixler 综合征和 Pfeiffer 综合征。这些患儿可能发展为慢性的气道梗阻，有些患儿可能还有完整的气管环；术前应该提前考虑到可能存在气管狭窄，并准备出直径较小的气管导管。

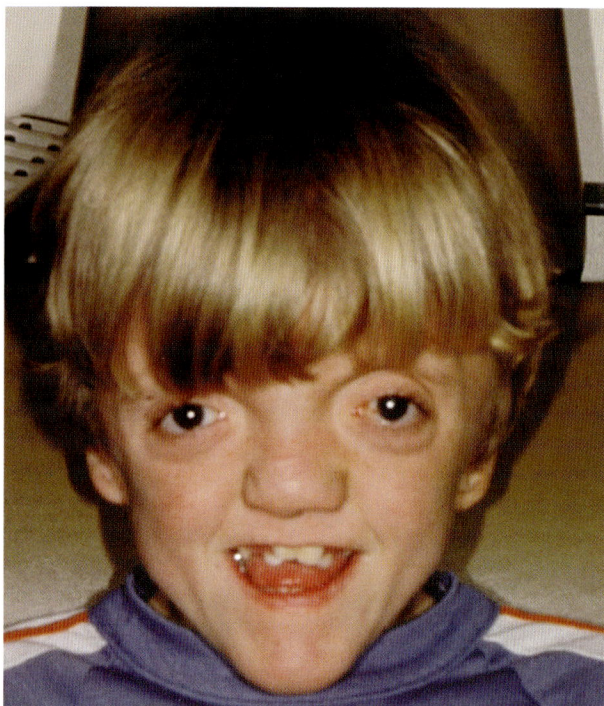

E 图 34-2　阿佩尔综合征的患儿会表现出眼距过宽、眼球突出和其他眼部病变。气道管理和静脉穿刺对于麻醉医生是一个挑战

面部和下颌骨生长不对称会导致张口度受限。患有戈尔登哈尔综合征（Goldenhar syndrome）（又称半侧面部肢体发育不良）、特雷彻·柯林斯综合征（Treacher Collins syndrome）及 Pierre Robin 综合征的儿童其，气道管理将是一个挑战（见第 14 章和 35 章）[46a]。存在颅缝早闭的儿童患有心脏病的风险增加，麻醉前应进行心脏功能评估[47]。神经系统异常和癫痫发作在这些患儿当中发病率很高。

斑痣性错构瘤病

斑痣性错构瘤病是一类涉及多种眼科病变的神经皮肤综合征。这些综合征包括神经纤维瘤病[48,49]、斯德奇-韦伯综合征（Sturge-Weber syndrome）[50]、结节性硬化症[51,52]、色素失调症和共济失调毛细血管扩张症。这些疾病都会涉及神经系统的异常改变。患儿可能还伴有生长发育迟缓、癫痫和明显的神经系统障碍。术前应该检测电解质和肝功能，详细了解抗惊厥药物的使用和效果，在围手术期继续服用这些药物。

眼的生理学

眼的生理学上的两个主要考虑因素是麻醉医生非常感兴趣的。首先是房水产生和循环的动力学及其对眼压（IOP）的影响，其次是眶周手术时可能出现的眼心反射。麻醉药物可能影响眼压。对于眼外伤的患儿，任何升高 IOP 的操作都可能引起眼内容物流失而导致不可逆转的视力丧失。

眼压

IOP 为眼球内容物作用于眼壁（如巩膜和结膜）超过大气的压力。正常 IOP 为 12～15mmHg，超过 20mmHg 就是异常。房水是一种透明的液体，由睫状体分泌，释放到前房，再穿过前房覆盖虹膜。同时房水还经小梁进入 Schlemm 管，排入至巩膜外进而进入体循环（图 34-2）。后房比前房的空间大，其内含有充满凝胶状混合液的玻璃体。巩膜和眼球包绕着眼内容物，受到眼眶的保护。但眼眶内容物可能会挤压眼球造成 IOP 相对升高，或改变房水流动而升高 IOP。如果房水引流受到阻碍就会导致房水在前房内聚积，从而引起 IOP 增加[53]。中心静脉压升高[如头低脚高位、咳嗽、瓦尔萨尔瓦动作（Valsalva maneuver）、极度紧张以及胸腔内压力增加]会减少房水引流，进一步引起 IOP 的增加。正常范围内的动脉压力改变不会直接影响 IOP。但是当动脉压升高超过正常范围，即收缩压增加超过 30% 时就会明显增加 IOP。

房水的形成可以由以下公式描述出来：

$$IOP=K\left[\left(OP_{aq}-OP_{pl}\right)+P_{c}\right]$$

其中 K 是房水流畅系数，OP_{aq} 是房水渗透压，OP_{pl} 是血浆渗透压，P_{c} 是毛细血管血压。这些变量是可以计算的，从而计算甘露醇用量以快速提高血浆渗透压降低 IOP。渗透压差提高，可以引流出房水，从而降低 IOP。

药物作用或代谢原因（如高碳酸血症、咳嗽、中心静脉压升高）增加脉络膜血容量引起脉络膜充血进而增加 IOP。正常情况下，IOP 可自我调节，但当存在眼外伤时，脉络膜充

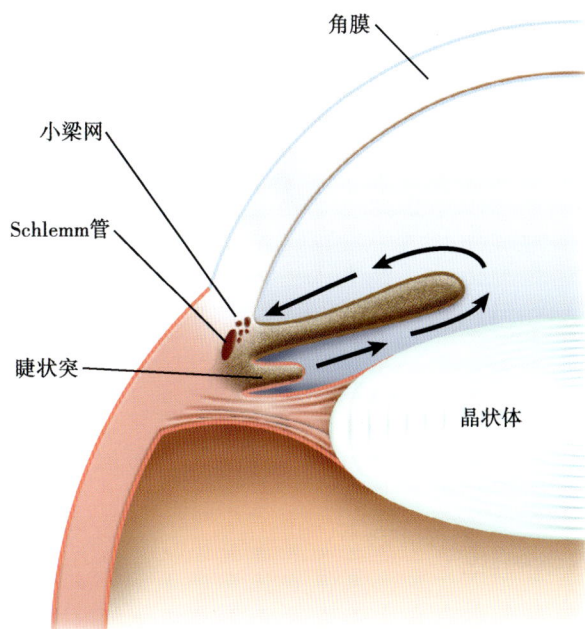

图 34-2　房水由睫状突生成，绕过虹膜经过晶状体进入前房。再经小梁网进入 Schlemm 管（如箭头所示），之后被引流入外周静脉系统。病理状态下静脉压升高、Schlemm 管阻塞或房水产生增多都会增加眼压

血就会导致眼内容物脱出。无论术前是否存在 IOP 升高的因素，麻醉医生在麻醉诱导和维持过程中都要尽可能维持患儿生理状态的平稳，以最大限度地减少 IOP 的增加。

先天性或创伤引起的青光眼需要治疗，以降低 IOP。如果眼压持续升高，视网膜的血流将受阻碍，可能导致视力损害。遗憾的是儿童期有很多原因会造成青光眼，高碳酸血症、缺氧、已知或可疑的药物（如琥珀酰胆碱，氯胺酮）会引起 IOP 升高，应该尽量避免或小心使用这些药物。减少患儿的焦虑和哭闹，避免中心静脉压增加也是重要的考虑因素。

琥珀酰胆碱对 IOP 的影响很明确[54,55]，会使 IOP 上升 6～10mmHg，这种作用在给药后 1min 内开始，大约持续 10min IOP 恢复正常。这种影响作用可能是由于以下四种机制：

- 琥珀酰胆碱会引起睫状肌麻痹，阻碍房水引流
- 眼外肌强直收缩
- 增加脉络膜血容量
- 眼眶平滑肌松弛，增加了眼球外部的压力

琥珀酰胆碱会使眼部肌肉产生持续性强直收缩，当存在眼外伤时会使眼内容物脱出[56]。IOP 增加是否导致眼内容物脱出与伤口的大小有关，较大的撕裂伤（>4mm）比较小的撕裂伤（<2mm）更容易引起眼内容物的脱出。一些麻醉医生仍然提倡预先非去极化肌松药给药（为常规插管剂量的 1/10）然后接着使用琥珀酰胆碱，以最大限度地降低开放性眼球损伤时发生误吸的风险。给予罗库溴铵（1.2mg/kg，IV）后 30s 内可以为眼外伤患儿提供最佳的插管条件，同时最大限度减少琥珀酰胆碱引起的 IOP 增加。舒更葡糖是一种新型神经肌肉阻断药拮抗剂，在欧洲已经使用了几年，现在被批准可以在美国使用；它可迅速逆转神经肌肉阻滞作用，避免了手

术结束时罗库溴铵的神经肌肉阻滞逆转困难,同时插管失败时可以迅速逆转肌松药的作用,使患儿恢复自主呼吸。

大多数全身麻醉药物会降低 IOP[57],尽管氯胺酮在一些研究中被证明会增加 IOP,而在另一些研究中又被报道可以降低 IOP,但这种效果可能归因于通气控制和由此产生的 $PaCO_2$ 变化,而不是药物本身[58-60]。当静脉穿刺难以操作或患儿心功能更适合使用氯胺酮时,患儿的整体安全性要比氯胺酮可能对 IOP 产生影响更值得优先考虑。

在眼球外部表面应用眼压测量仪进行 IOP 测量。眼压测量通常在全身麻醉下进行,以避免患儿挣扎或者不合作造成的测量值偏高。临界值测量时必须考虑到麻醉药物暂时性降低或升高 IOP 的可能性。

眼心反射

第一次报道眼心反射(OCR)是在 1908 年,在眼科手术和其他情况下出现[53]。牵拉眼外肌和上睑提肌、压迫刺激眼球或眼眶会触发信号传入至三叉神经,激活副交感神经,通过迷走神经这一传出神经,导致多种类型的心律失常(图 34-3A),其中包括窦性或交界性心动过缓、房室传导阻滞、二联律、多源性室性期前收缩或心搏骤停(图 34-3B)。使用局麻药施行球后神经阻滞,当有外界压力施加在眼球上时仍有可能触发三叉-迷走神经反射(或 OCR),局麻药并不能完全阻断进一步的手术刺激引起的 OCR。因此麻醉诱导时或眼部操作前静脉常规给予抗胆碱能药物,如静脉注射阿托品 20μg/kg 或格隆溴铵 10～20μg/kg。虽然这些药物并不能抑制心动过缓的发生,但两者都能降低心动过缓的严重程度和持续时间。抗胆碱能药物会引起散瞳,这并不会给眼科医生带来操作困扰,但其可能会轻度增加 IOP。

如果出现明显的心动过缓,麻醉医生应该要求外科医生暂停手术,解除眼外肌肉的牵拉或手术区域的操作。同时立即静脉注射阿托品 5～10μg/kg,通常可以中止眼心反射并恢

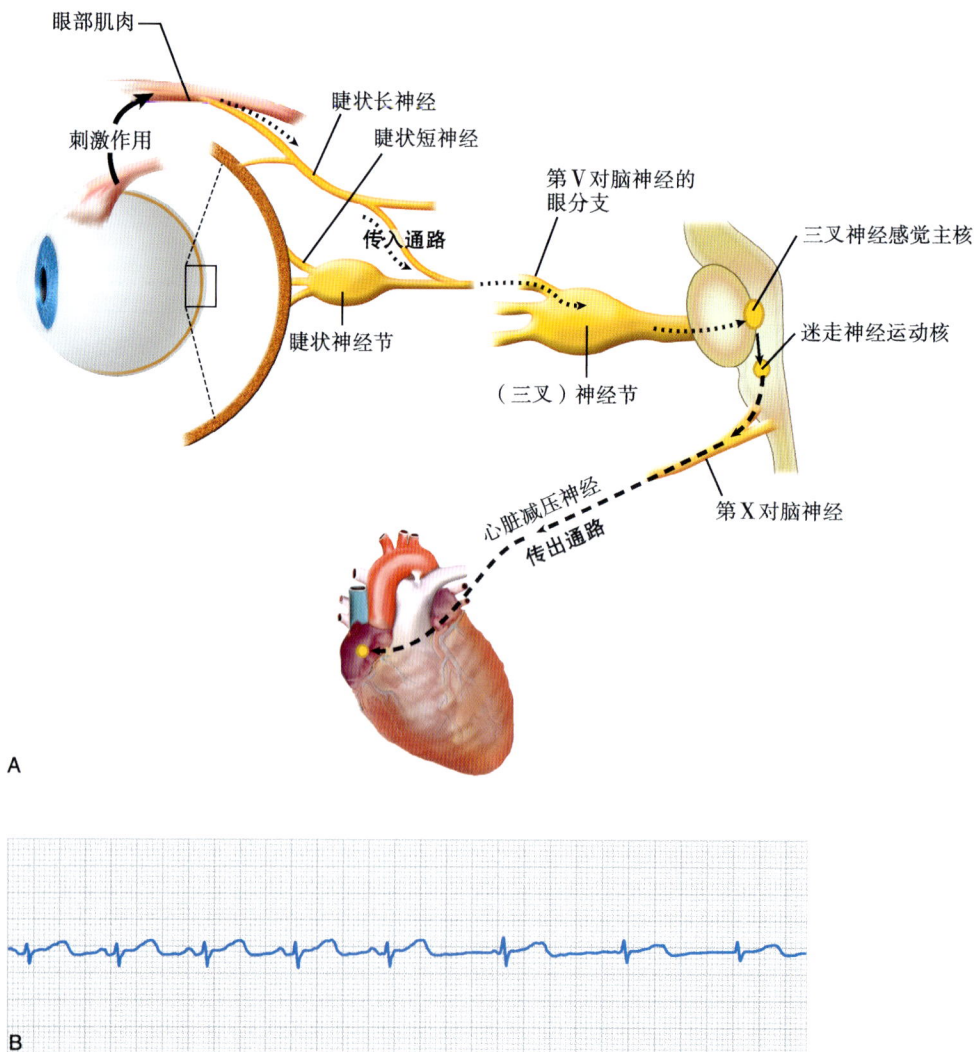

图 34-3　牵拉眼外肌会诱发眼心反射。A. 眼心反射的传入支包含长、短两条睫状神经,其突触为睫状神经节(点状箭头)。三叉神经的眼支(第 V 对脑神经)将神经冲动传导至三叉神经节,然后经反射弧继续传导至脑干第 V 对脑神经的感觉神经核。网状系统的神经纤维突触在迷走神经核(第 X 对脑神经)。迷走神经的传出纤维终止于心脏的窦房结(虚线箭头)。从迷走神经到窦房结的神经递质是乙酰胆碱,因此其反射通路可以被毒蕈碱受体阻滞药所阻断(即阿托品和格隆溴铵)。B. 心电图显示心脏节律由正常窦性节律转变成房室结性节律

复心率,但继续手术时可能还会再次出现心律失常。肾上腺素(1～10μg/kg)一般很少会被用到,但紧急情况下是很有效的抢救药。麻醉医生应确保充分的氧合和通气,因为高碳酸血症或缺氧可能会诱发或加重OCR。

其他减少OCR的方法还包括局部给予利多卡因[61]或静脉给予氯胺酮[62]。在一项四个对照组的研究中发现,给予氯胺酮基础麻醉[10～12mg/(kg·h)]发生OCR的概率比其他三组更低,而其他三组麻醉方法分别为:丙泊酚/阿芬太尼、七氟烷/N2O及氟烷/N2O[63]。分别使用七氟烷和地氟烷麻醉时,OCR的发生率相近[64]。

眼科用药及对全身系统的影响

眼局部用药通常直接滴到角膜或结膜囊内。这些药物大多需要几分钟到1h达到最佳效果,因此通常在麻醉诱导后不久就要给药。眼局部用药后经结膜和鼻黏膜吸收进入体循环,因此麻醉医生应该熟悉小儿眼科用药及其对相关系统可能产生的影响。因此一些眼科用药在用于小儿时需要稀释,以减少浓度过高引起的全身毒副作用。抗胆碱能药、拟交感神经药和抗组胺药可散大瞳孔,减少房水引流,从而引起IOP上升。表34-3列出了小儿眼科的常用药物。

表 34-3　眼科常用药

药物	适应证	副作用
胆碱能受体激动剂		
卡巴胆碱	引起缩瞳角膜水肿	视网膜脱离
毛果芸香碱	青光眼角膜水肿	视网膜脱离
胆碱酯酶抑制药		
毒扁豆碱	青光眼视网膜脱离	瞳孔缩小
碘磷灵	青光眼视网膜脱离	瞳孔缩小
毒蕈碱性受体拮抗药		
阿托品	睫状肌麻痹后检影光过敏	视力模糊,心率增加,口干
东莨菪碱	睫状肌麻痹后检影光过敏	视力模糊,心率增加,口干
后马托品	睫状肌麻痹后检影光过敏	视力模糊,心率增加,口干
盐酸环喷托酯	睫状肌麻痹后检影光过敏	视力模糊,心率增加,口干
托吡卡胺	睫状肌麻痹后检影光过敏	视力模糊,心率增加,口干
拟交感神经药		
肾上腺素异戊酯	青光眼光过敏	超敏反应
肾上腺素	青光眼光过敏	超敏反应
去氧肾上腺素	散瞳光过敏	超敏反应
安普尼定	青光眼光过敏	超敏反应
溴莫尼定	青光眼光过敏	超敏反应
丁卡因	局部麻醉瞳孔不等	角膜损伤,光过敏,超敏反应
羟化苯丙胺	青光眼瞳孔不等	光过敏,超敏反应
萘甲唑啉	解充血剂光过敏	超敏反应
四氢萘咪唑啉	解充血剂光过敏	超敏反应
α和β肾上腺素能阻滞剂		
达哌唑(α)	逆转瞳孔散大	结膜充血
倍他洛尔(选择性β1)	青光眼心动过缓	低血压
卡替洛尔(β)	青光眼心率血压降低	支气管痉挛
左布诺洛尔(β)	青光眼心率血压降低	支气管痉挛
美替洛尔(β)	青光眼心率血压降低	支气管痉挛
噻吗洛尔(β)	青光眼心率血压降低	支气管痉挛
重组单克隆抗体		
贝伐单抗	ROP,视网膜母细胞瘤,视网膜静脉血栓形成,糖尿病视网膜病变 药物诱导的眼部或全身副作用很小	

ROP,早产儿视网膜病。改编自 Brunton LL,Lazo,JS,Parker KL,eds. *Goodman and Gilman The Pharmacological Basis of Therapeutics*.11th ed. New York:McGraw-Hill;2006。

局部散瞳剂可以散大瞳孔。最常用的散瞳剂是去氧肾上腺素（浓度为 2.5%），它是一种 α_1-肾上腺素受体激动剂，用药后可以迅速被吸收，但是可能会引起小婴儿严重的高血压。如果发生严重的高血压，可能会继而出现反射性的心动过缓。

睫状肌麻痹剂也可以散大瞳孔，同时通过麻痹睫状肌调节麻痹。这样可以在间接检眼镜和巩膜压迫器下对视网膜进行评估，用来矫正被检患儿的屈光不正。这些药物是毒蕈碱胆碱能受体拮抗剂（即抗毒蕈碱药）。其中盐酸环喷托酯是一种强力的抗胆碱药，常用浓度为 0.5%，使用时可能会引起中枢神经毒性，表现为定向障碍、幻视和语无伦次。阿托品（常用浓度 0.5%～2.0%）和东莨菪碱（常用浓度 0.25%）也是睫状肌麻痹剂，可以用来散大瞳孔。托吡卡胺（常用浓度 0.5% 和 1.0%）很少用于小儿。当这些药物吸收进入体循环后，可能会引起抗毒蕈碱样和抗胆碱能样全身副作用，包括心动过速、口干、瞳孔散大、皮肤黏膜干燥、发热、激动和谵妄（E 图 34-3）。

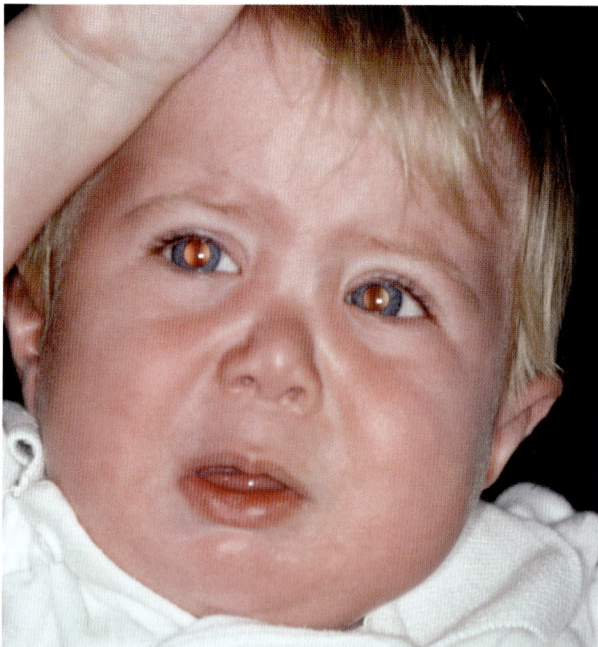

E 图 34-3　抗胆碱能药被吸收入体循环后可能会导致中毒反应，包括面部和全身红斑、心动过速、激动和谵妄。图中患儿盐酸环喷托酯吸收入血后表现出面部潮红

β 肾上腺素能阻滞剂（如噻吗洛尔和倍他洛尔）可以降低 IOP，用于治疗青光眼。如果此类药物吸收进入体循环，会引起系统性交感神经阻滞症状。β 肾上腺素能阻滞剂会诱发心动过缓、心力衰竭和支气管痉挛。如果出现可疑的副作用表现，即刻使用直接兴奋心脏的药物（肾上腺素）来拮抗 β 肾上腺素能阻滞剂的抑制作用，其效果要比使用间接兴奋心脏的药物（麻黄碱）更好。

小儿很少使用局部麻醉，除非是对非常配合的患儿进行眼压测量或局部清创缝合。丙美卡因和丁卡因（酯类局麻药）常用于表面麻醉，而利多卡因和丁哌卡因（或左旋丁哌卡因和罗哌卡因这些酰胺类局麻药）用于眼部阻滞。酯类局麻药的全身毒性较低，因为其可被血浆胆碱酯酶充分水解代谢。酰胺类局麻药容易引起全身毒性（如心律失常和惊厥），但是这些药物很少用于小儿麻醉。丁卡因很少用于小儿眼科麻醉，除非进行霍纳综合征（Horner syndrome）的检测或作为血管收缩剂在进行鼻腔或鼻黏膜手术时减少出血。

非甾体抗炎药（NSAID）可用于治疗眼部的某些炎症反应，但在围手术期很少用于小儿。一些 NSAID（如酮咯酸氨丁三醇和布洛芬）会引起眼科医生的关注，因为它们的抗凝作用可能会增加围手术期的局部出血。然而有五种非甾体抗炎药已经被批准用于眼部，包括双氯芬酸、溴芬酸、欧可芬、酮咯酸氨丁三醇和奈帕芬胺。双氯芬酸、溴芬酸和奈帕芬胺可用于治疗术后的炎症反应。酮咯酸氨丁三醇已被用于治疗白内障术后的黄斑水肿。

碘磷灵（即三甲胺基乙硫磷酰二乙酯碘化物）是一种胆碱酯酶抑制剂，其缩瞳作用强而持久，可以用于治疗青光眼。如果其被吸收进入全身循环，会抑制血浆胆碱酯酶，降低某些药物（如琥珀胆碱）的代谢，延长其作用时间。乙酰胆碱代谢减少会增强拟副交感神经作用，诱发心动过缓和支气管平滑肌痉挛，从而引起支气管痉挛。静脉注射碘解磷定［吡啶-2-甲醛肟碘甲（2-PAM）］可以拮抗碘磷灵的毒性，常用剂量为 25mg/kg。否则，其抑制胆碱酯酶活性的作用会持续 4～6 周。

毛果芸香碱是一种直接作用的胆碱能激动剂，目前已经取代碘磷灵常用于治疗青光眼。它通过多种作用机制促进房水外流，一旦被吸收入血会引起心动过缓。

许多人工晶体已经用于眼科手术当中。材料包括不可膨胀气体和可膨胀气体（如硫化六氟化物）、全氟化碳液体和硅凝胶。如果眼科医生计划在术中使用这些材料应该在术前告知麻醉医生。如果术中要注射硫化六氟化物或空气，应避免使用氧化亚氮。关于术中眼部气体的使用术前应充分告知患儿及家属，在气体吸收过程中患儿应佩戴警示手环，一般不超过 6～12 周，以避免这期间无意识地给患儿使用氧化亚氮。进行眼外伤清创缝合时，使用氧化亚氮会造成气体残留，使眼压增加，视网膜血流量减少。

贝伐单抗（一种重组单克隆抗体）是一种新型制剂，可抑制血管增生，目前可被用于治疗一些视网膜血管性疾病（如早产儿视网膜病变，视网膜母细胞瘤）[65-67]。在安全治疗剂量下，不需要麻醉医生太多干预。但是围手术期要加强患儿视力改变的监测。

急救手术、急诊手术和择期手术

在开放性眼外伤的麻醉处理中存在一个非常大的争议，就是因为饱胃患儿禁食时间的掌握所致手术时机的延误是否会增加眼内容物流失的危险[56]。为保证气道通气安全而进行负压吸引可能会引起 IOP 增加，导致眼内容物外流，因此进行操作前需要认真权衡利弊。这种争论很可能会继续下去，因为虽然这两种情况的发生率并不高，但是风险的确存在，只是证据研究起来比较困难，又或者是相关研究还没有被充分报道。

误吸在成人很少见，死亡率也很低。小儿择期手术的误吸发生率大约是 1/10 000，急症手术的发生率会更高一些；

第34章 眼科手术 761

而误吸所造成的死亡率低于 1/200 000[68-71]。在眼外伤麻醉时已经很少使用琥珀酰胆碱进行快诱导插管,因为它会明显升高眼压。给予大剂量罗库溴铵(1.2mg/kg)与给予琥珀酰胆碱效果一样,可以提供满意的插管条件[72],同时它阻滞眼外肌的神经肌肉接头降低 IOP 的优势。如果麻醉深度不够或表面麻醉不充分时进行气管插管,患儿出现咳嗽、呕吐或血压升高都会导致 IOP 升高。静脉给予利多卡因 1~2mg/kg 可减轻喉镜置入和气管插管时的血流动力学变化,但是这一做法并没有达成共识[73,74]。有一部分人认为预先给予阿片类药物(如给予舒芬太尼 0.05~0.15μg/kg、吗啡 0.03mg/kg 或瑞芬太尼 0.1μg/kg)也可以达到相似的效果。阿片类药物虽然可以抑制插管反应,但是它会诱发呕吐,间接增加瞬时 IOP。

静脉穿刺对于快诱导麻醉是必不可少的。在大多数情况下,眼外伤的患儿需要静脉立即(外伤后 6h 内)给予抗生素以预防眼内炎,否则治疗不及时眼部感染严重,可能会造成视力完全丧失。有时静脉通路无法建立,可以尝试其他的麻醉诱导方式。以下列出的方法中,最受欢迎的是超声引导:

- 局部麻醉后在超声引导下进行静脉置管
- 肌内注射氯胺酮(合并使用琥珀酰胆碱或罗库溴铵)
- 七氟烷或氟烷面罩诱导
- 中心静脉置管(如股静脉)
- 放置髓内输液针
- 直肠内给予美索比妥或氯胺酮

肌内注射琥珀酰胆碱增加 IOP 的作用要弱于静脉途径给予[75],但是肌内注射的吸收效果差别很大。虽然肌内注射琥珀酰胆碱(4~5mg/kg)会在 2~8min 内产生剂量依赖的肌松作用,但患儿在诱导过程中可能会因疼痛而哭闹,引起高血压或呕吐,这些表现都可能会增加 IOP。肌内注射药物之后,患儿的气道反射逐渐消失,因此在选择合适的方式建立安全气道时,要充分考虑到患儿存在饱胃误吸的风险。即使超声引导已经可以确保股静脉的穿刺置管,但是给非镇静或不合作的患儿进行中心静脉穿刺仍然具有挑战性,并且存在潜在的风险。

一些临床医生建议在外周静脉通道尚未建立的情况下放置髓内输液针进行麻醉诱导。即使在穿刺部位进行充分的局部麻醉,大多数意识清醒的患儿也难以忍受髓内输液针的置入,尽管穿刺置入的疼痛远远低于液体迅速输注时的疼痛。

饱胃情况下也有可能需要使用七氟烷面罩诱导麻醉,静脉穿刺和气道操作都需要在深麻醉下进行,因为浅麻醉下操作可能会诱发咳嗽和呕吐。麻醉后要立即进行静脉穿刺,如果穿刺失败需要肌内注射肌松药[76-78]。这种情况下,IOP 可能会升高,反流误吸也有可能会出现。通过直肠途径给予美索比妥(30mg/kg)只能用于婴儿镇静,年龄较大的患儿会排出部分药物产生麻醉不完善的可能[79]。由于直肠对于肌松药的吸收并不可靠,所以必须要通过静脉或肌内注射。

对于需要急症眼科手术的患儿,应选择快速且无痛的方法建立静脉通路(局部麻醉后超声引导)。在不造成患儿痛苦的情况下给患儿充分给氧去氮。如果没有合适的面罩进行紧密通气,不要强行将面罩压在患儿脸上,因为患儿挣扎抵抗时会引起 IOP 迅速升高。静脉麻醉诱导可以使用利

多卡因、丙泊酚和罗库溴铵。给药后 30~60s 或者在四个成串刺激的监测下,迅速进行气管插管,并吸引胃内容物。眼科医生也应该密切参与到麻醉诱导过程中。眼科医生可以借助金属或塑料防护物保护患儿的眼部,以避免进一步的损伤,同时在麻醉医生充分暴露气道后迅速地传递气管导管帮助麻醉医生迅速插管,这是一个非常重要的团队合作过程。

其他急症手术可能包括视网膜病变治疗或眼眶蜂窝织炎减压术。这些手术虽然是急症手术,但可允许有几个小时的禁食(NPO)时间。麻醉医生可以不用特别关注反流误吸的风险。但是有些眼科医生为了确保安全,仍然希望可以尽快手术。这种情况下麻醉诱导和维持过程是否使用琥珀酰胆碱没有明确规定。

大多数眼科手术都择期进行,可以允许麻醉医生进行常规的术前访视和制订麻醉计划。这样可以充分完整地收集患儿的病史,严格进行禁食,并且建立静脉通路。

麻醉诱导和维持

婴儿一般不需要术前给予镇静药,但一岁以后是否有必要给予术前药,麻醉医生和家属常需要充分地沟通。分离焦虑或诱导过程中的挣扎通常不会影响大多数眼科手术预后,但开放性眼外伤的患儿如果挣扎,会使眼部情况变得更糟。静脉注射丙泊酚、依托咪酯或氯胺酮可产生平稳的麻醉诱导,同样的,使用氧、氧化亚氮、七氟烷或氟烷的吸入诱导也可提供平稳诱导。如果在诱导过程中发生喉痉挛,应立即静脉给予丙泊酚 1~2mg/kg。在心动过缓发生之前,静脉或肌肉预先注射阿托品 20μg/kg。在静脉通路没有建立之前,肌内注射琥珀酰胆碱或罗库溴铵也可缓解喉痉挛[70-74,76-78,80-82]。气管插管时最好采用非去极化肌松药,以避免琥珀酰胆碱的升眼压作用。

其他的诱导方法包括肌内注射氯胺酮 4~10mg/kg,婴儿还可以使用直肠给予美索比妥 25~30mg/kg。氯胺酮可能会增加 IOP,但它已成功用于小儿眼科手术[62]。直肠给予美索比妥可提供 7~8min 的全身麻醉,但由于个体差异较大,且呼吸抑制时间长而受到限制(见第七章),目前已很少使用这一麻醉方法。

大多数新生儿眼科手术都选择全身麻醉气管插管,除非是时间非常短的 EUA 或鼻泪管探查。固定好气管插管后,为了手术需要,患儿及手术台可在安全状态下进行 90°~180° 的旋转。

为确保最佳的手术条件,手术过程中要尽量保持患儿不动。如果外科医生提出要求患儿不动,就应给予肌松药并行气管插管。可使用带套囊或不带套囊的 Ring-Adair-Elwyn 气管导管(Mallinckrodt, Inc. St. Louis, MO)或直气管导管。气管导管要安全固定以确保手术过程中不破坏无菌环境。麻醉医生如果需要管理气管导管和麻醉回路时,必须在不侵入手术场地的情况下进行。呼吸回路的延长管并没有明显增加无效腔,但 Y 型接头与患儿之间的连接处(与气管导管的连接处)会增加无效腔使 $PaCO_2$ 上升。

可通过多种方法进行麻醉维持。吸入七氟烷、异氟烷或地氟烷可提供良好的麻醉维持效果[64],且诱导和苏醒都很迅速。全凭静脉麻醉越来越受欢迎(见第 8 章),且可以减少术

后恶心呕吐的发生率。如果为了确保患儿没有体动而需要使用肌松药时，一般常规使用非去极化肌松药，并且在四个成串刺激的监测下确保适量的肌松药。如果使用阿片类药物缓解术后疼痛时，一定要仔细计算药物用量。

麻醉方法和手术方式会影响 PONV 的发生率。小儿斜视手术后 PONV 的发生率最高（45%～85%）[83,84]。通气方式不会改变 PONV 的发生率[85]。补充足量的平衡盐溶液（30ml/kg）以推迟术后进食时间可明显降低斜视手术后的 PONV[86]。斜视手术中避免使用阿片类药物可能也有效[87,88]。可使用一些非阿片类镇痛药，如对乙酰氨基酚[89]、双氯芬酸[90]和酮咯酸[87,88]。如果需要使用阿片类药物，最好使用短效药物，如瑞芬太尼、阿芬太尼或芬太尼。一些证据表明手术过程当中需要操作的眼外肌越多，或需要牵拉的特定肌肉（如下斜肌）越多，发生 PONV 的可能性越高，但是这些证据并没有被确切证实。

大量药物的使用会明显影响 PONV 的发生率[91]。术前给予苯二氮䓬类药物[92]、避免氧化亚氮的使用[93]、足量补充平衡盐溶液[86]、静脉丙泊酚麻醉[93,94]，给予可乐定[95]、5-HT$_3$ 受体拮抗剂[96-100]、茶苯海明[101,102]、甲氧氯普胺[100,103]或地塞米松[104-108]等药物；推迟术后进食时间，以上这些围手术期管理方法可以减少 PONV 的发生率。除外地塞米松，可乐定和 5-HT$_3$ 受体拮抗剂治疗 PONV 均与剂量相关[95,96,104]。传统的止吐药如氟哌利多可有效减少 PONV 的发生率[89,110-113]，但由于其镇静和延长 QT 间期的副作用[114]现在已很少使用，即使延长 QT 间期的副作用在小儿当中并不多见[115]。麻醉医生在斜视手术中采用多种方法预防和治疗 PONV[115]。常用的方法包括术前口服咪唑仑西泮、选择合适的麻醉方式、足量补液推迟进食、5-HT$_3$ 受体拮抗剂合用地塞米松。在接受斜视手术的患儿中，没有证据显示术后给予比术前给予5-HT$_3$ 受体拮抗剂更能预防 PONV[116]。但在先天性 QT 间期延长的患儿当中，5-HT$_3$ 受体拮抗剂会增加发生不良事件的风险[117]。在麻醉维持方法上一直有两方面的争论。加用预防治疗 PONV 药物的前提下，一些人认为应避免使用氧化亚氮，而选用丙泊酚静脉麻醉维持；而另一部分观点认为使用氧化亚氮等吸入麻醉维持效果会更好。

静脉补液可减少 PONV 的发生[118]。择期手术的患儿可在手术前 2h 饮用清饮料，从而缩短禁食时间。然而更重要的是要确定那些已经禁食很长时间的患儿及时静脉补充足量液体，重新恢复其循环容量，从而避免激活抗利尿激素和醛固酮可能导致的液体潴留。当使用平衡盐溶液时，应按照 20～30ml/kg 用量给患儿静脉补充循环容量，才能避免激活抗利尿激素和醛固酮通路。术后应该按术前用量的一半继续补充循环容量，即第一个 10kg 按每小时 2ml/kg 的需要量补充，第二个 10kg 按照 1ml/kg 的需要量补充，超过 20kg 按照 0.5ml/kg 的需要量补充，直到患儿可以通过口服补充[119-121]。与较低的补充量（10ml/kg）相比，在手术过程中大量补充平衡盐溶液（20～30ml/kg），PONV 的发生率会减少[86]。如果不会影响手术过程中的 IOP 增加，一般按照计算的全量补充液体。通过这种液体补充方式，并未发现患儿出现尿潴留或高血压，可能是因为小儿比成人更有效地再分配多余的液体[122]。但是如果手术时间超过 3h，则需要置入

尿管导尿，以减少尿潴留和膀胱过度扩张的风险。

手术结束后拮抗肌松药，停止麻醉维持，对患儿进行唤醒。一些麻醉医生选择深麻醉下拔管以减少拔管时的剧烈咳嗽造成的 IOP 增加[123]。另一部分麻醉医生会选择等到患儿完全苏醒、气道反射恢复后再进行气管拔管，即使可能会伴有咳嗽和 IOP 的增加。在大多数小儿眼科手术中，短时间的 IOP 上升并不会造成手术的影响，例如斜视纠正术、上睑下垂修复或 ROP 的治疗。术后可以使用局部麻醉、对乙酰氨基酚或阿片类药物进行适当的术后镇痛。非甾体类药物很少用于术后镇痛，因为医生担心其轻微的抗凝作用会造成围手术期伤口出血，但酮咯酸氨丁三醇在临床中有使用[87]。劳拉西泮也有一定的作用[92]。手术结束后，在患儿强烈要求喝水之前尽可能推迟液体的服用，以减少 PONV 的发生[109]。

眼科手术麻醉

斜视纠正术是常见的小儿眼科手术[99]。纠正手术通过分离、移动眼外肌，使其重新附着在眼球而使偏离的视轴恢复正常（图 34-4）。如果手术只移动一到两条肌肉，手术时间可能很短。给婴儿进行手术时，可以使用吸入或静脉诱导麻醉，肌松药可以使用非去极化肌松药。在小儿当中，斜视可能是单发疾病，也有可能是系统性疾病的眼部表现[124]。麻醉医生应该仔细询问患儿的出生史、早产史、中枢神经疾病、先天性综合征、并发肌病、循环系统以及呼吸系统并发症。考虑到可能会发生眼心反射，可以预防性静脉给予阿托品或格隆溴铵。PONV 很常见，可以通过多种方法预防和治疗（表 34-4）。

避免在小儿中常规使用琥珀酰胆碱；但是如果使用了琥珀酰胆碱，就必须告知手术医生，因其可能会影响眼球牵拉实验并改变既定手术计划[125]。麻醉诱导气管插管后，可以移动手术床位置，以便充分暴露眼眶内结构。通常使用异形气管导管并平置固定在下颌骨上[126]，并且远离手术区域。如果是眼外手术，可以保留自主呼吸，也可以通过呼吸机控制通气。如果是内眼手术或手术过程当中有特殊要求，就必须要采用呼吸机控制通气的方式。一些麻醉医生喜欢在斜视纠正术过程当中置入喉罩保留患儿自主呼吸[127]。斜视纠正术中，成人一般采用局部麻醉，而小儿一般采用全身麻醉。

前房穿刺术

在小儿中行前房穿刺术主要是用于评估葡萄膜炎、微生物感染[128]、白血病[129]和清除积液积血降低 IOP。由于手术

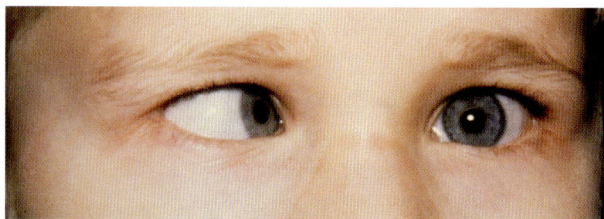

图 34-4　斜视纠正术是一种常见的小儿眼科手术。图中患儿表现出明显的右侧内斜视，需要手术矫正

表 34-4　预防和治疗术后恶心呕吐的策略

策略	药物和剂量
丁酰苯（多巴胺拮抗药）	氟哌利多（10～70μg/kg）
血清（5-HT₃受体拮抗剂）	昂丹司琼（0.1mg/kg）
	格雷司琼（10～40μg/kg）
	多拉司琼（0.35mg/kg）
丙泊酚全凭静脉麻醉	丙泊酚（每分钟100～175μg/kg）
局部麻醉药	利多卡因局部或全身用药（1～1.5mk/kg）
慎用阿片类药物麻醉或术后镇痛	丁哌卡因球后阻滞
其他药物	地塞米松（10～500μg/kg）；极量8mg
	茶苯海明（0.5～1mg/kg）
	甲氧氯普胺（0.15～0.25mg/kg）
	苯二氮䓬类药物（劳拉西泮，咪达唑仑）（10～100μg/kg）
	避免使用氧化亚氮（N₂O）
	避免使用阿片类药物
	酮咯酸（0.5mg/kg PO，IV，IM），对乙酰氨基酚（30～40mg/kg PR 或15mg/kg IV），双氯芬酸（1mg/kg PR），或短效阿片类药物（瑞芬太尼，阿芬太尼，芬太尼）
非药物疗法	静脉补液
	胃肠减压

IV，静脉注射；IM，肌内注射；PO，经口（口服）；PR，经直肠（栓剂）。

区域要求严格无菌，并且穿刺针头必须进入前房很小的目标区域内，因此患儿需要采用全身麻醉以确保手术过程当中患儿头部的稳定。

泪囊鼻腔造瘘术

许多婴儿出生时鼻泪管都是堵塞的（即先天性泪管狭窄）（图34-5和E图34-4）。如果保守治疗不能改善眼泪的引流，眼科医生需要扩张鼻泪管或使用金属探针进行穿刺疏通冲洗鼻泪管[130,131]。全麻诱导达到满意麻醉深度后，眼科医生完成手术操作大概只需要几分钟。为确保鼻泪管通畅，眼科医生将金属探针从鼻泪管开口送进，另一个探针从鼻腔送进，形成金属-金属连接[132]。除此之外，眼科医生可以向鼻泪管内注射荧光素，检测荧光素在鼻泪管内的导流。这两种方法中，荧光素或血液可能会流入咽喉部引发呼吸抑制或喉痉挛。为了避免喉痉挛发生，谨慎的做法是将手术台倾斜至5°～10°的垂头仰卧位，并在患儿肩膀下放置一个小卷，将液体引流远离咽喉部。医生需要在分泌物流出前从口咽和鼻咽内进行充分的吸引。麻醉方法可以采用面罩吸入麻

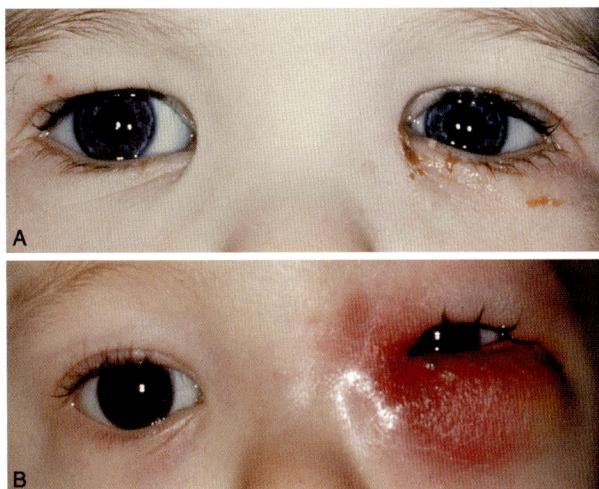

图 34-5　鼻泪管堵塞临床表现为不同程度的眼眶下炎症；A.轻度阻塞、轻微感染和黏液物质堆积。B.严重阻塞伴有眶周或眶前蜂窝织炎。两者都可能需要泪囊鼻腔造瘘术

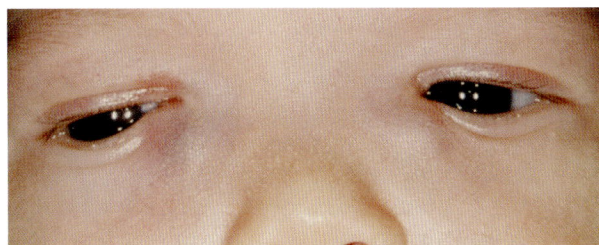

E 图 34-4　该患儿有双侧先天性泪囊突出（即鼻泪管黏液囊肿），需要手术治疗。手术时间要比单侧探查切开引流长很多，因此需要良好的气道管理和控制通气

醉，也可以采用静脉维持麻醉。患儿苏醒后，可给予对乙酰氨基酚或阿片类药物镇痛，必要时可以两者同时使用。

鼻内镜可用于治疗复杂的或者术后复发的泪囊鼻腔造瘘术[133,134]。使用鼻内镜进行手术的时间比较长，一般需要气管插管控制呼吸，以便手术医生进行操作，同时防止血液误吸造成气道问题，但是这种入路结果与外部入路的效果相似[135]。对于双侧堵塞的年长儿童，鼻内镜辅助可以增加远期的成功率[136]。

上睑下垂修复术

上睑下垂（即眼上睑下垂）是指眼睑的无力和下垂。上睑下垂的病因分为先天性或后天性，它可能与弱视或散光有关。如果婴儿期眼睑完全闭合，可能会诱发弱视，必须要尽快处理。大多数上睑下垂手术会在患儿年龄稍大一些时进行。需要详细询问和检查这些患儿的伴随疾病（如肌病、重症肌无力或恶性高热）[137]。手术过程需要患儿绝对不动，眼科医生需要尽可能地进行对称修复。

白内障手术

白内障是指眼部晶状体混浊（图34-6）。小儿白内障病因可能是先天性、创伤后或代谢异常[138]。先天性白内障应在出生后尽早手术，以便术后及时对视网膜进行光刺激[139]。

虽然手术可在门诊进行，但对既往早产儿和年龄较小的幼儿需要术后密切监测生命体征，及时发现麻醉引起的呼吸抑制或呼吸暂停。白内障可能与一些系统性疾病有关，人工晶状体植入可以改善患儿远期视力的预后[140]。详细检查患儿的伴随疾病，密切关注患儿的气道管理和呼吸循环系统异常。研究表明，Tenon 囊下神经阻滞用于术后镇痛，效果要比静脉注射芬太尼要好[141]。

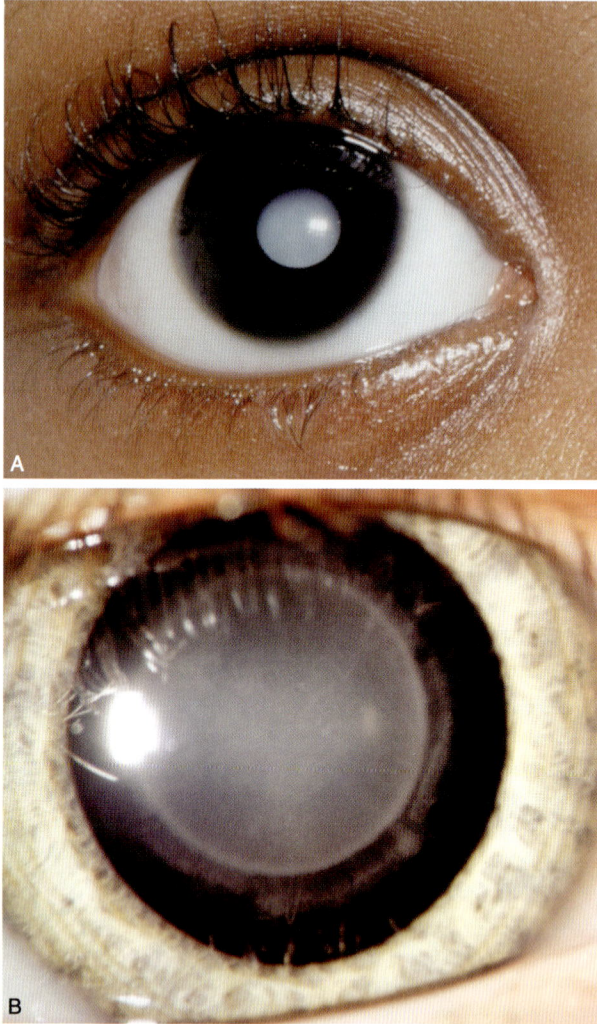

图 34-6 A. 有白内障需要进行手术的患儿缺乏正常的红光反射。B. 特写照片里显示的是核性白内障，可能与儿童先天的代谢异常有关。非视轴中央或眼球表面的白内障可能与创伤或遭受虐待有关

视网膜母细胞瘤

每年大约有 9 000 名小儿被诊断为视网膜母细胞瘤[142,143]。这是小儿最常见的原发性恶性肿瘤，目前认为可能与某些特定基因的突变有关。研究发现 13 号染色体 RB1 基因的缺失或变异导致了这一突变。该肿瘤具有很强的家族遗传性，可散发、单眼发病或双眼发病[144]。婴儿期最常见的表现是瞳孔对红光反射缺失[145]。治疗方法包括静脉化疗[146]、注射贝伐单抗[147,148]、眼动脉化疗、质子束放射治疗等多种治疗方法[149,150]。许多患儿经过质子束放射治疗后可保留部分视

力，且没有报道证明这一治疗会增加继发性恶性肿瘤的发生率[151]。这些患儿需要多次麻醉，进行评估、检查和治疗。因此可进行中心静脉穿刺，之后允许在丙泊酚深镇静保留自主呼吸的情况下进行 25～30 次的进一步治疗。伴有眼外疾病的患儿需要接受更大剂量的化疗，然后可进行摘除手术[152]。

眼球摘除术

当小儿患有眼内肿瘤（如视网膜母细胞瘤）（图 34-7）[153]、眼球外伤[154]、慢性或反复的眼部感染及已经在丧失视力、眼部出现疼痛的情况下，可能需要进行眼球摘除术。白瞳症是指瞳孔区失去了正常的黑色而呈现白色。鉴别诊断范围广泛，包括很多眼内肿瘤。其他引起白瞳症的疾病包括渗出性视网膜病、白内障、眼组织缺损和弓形虫感染。必要时需要切除整个眼球，且要凝固住所有出血点。手术过程中可能出现眼心反射，施行局部麻醉可能会有所改善。由于 PONV 很容易出现，因此常规给予止吐药。

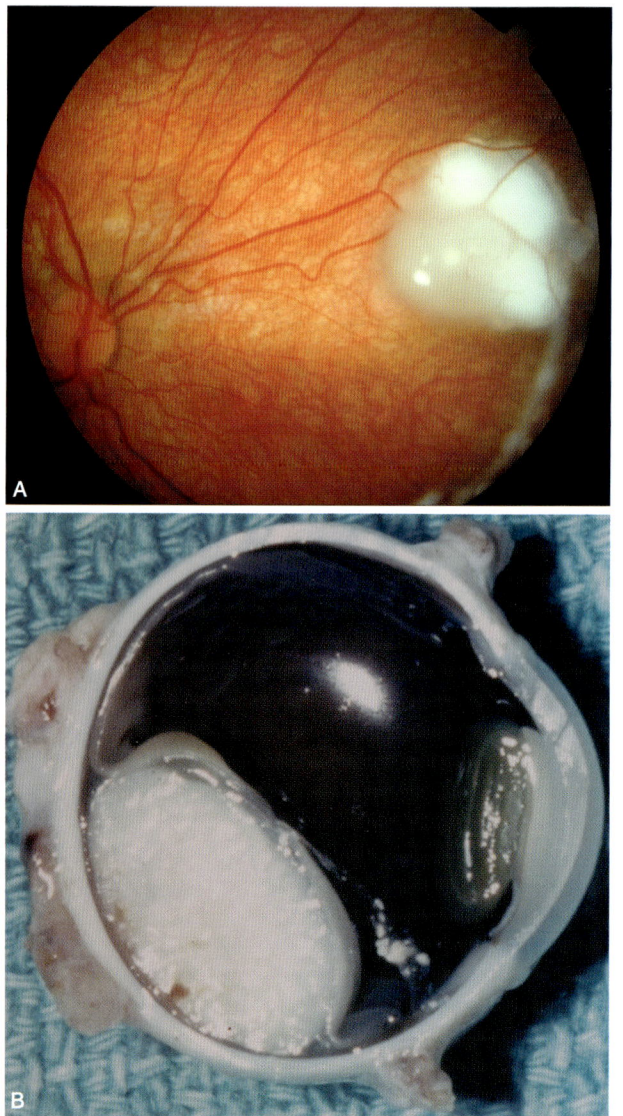

图 34-7 视网膜母细胞瘤是眼内肿瘤之一，可能需要手术摘除眼球。A. 视网膜母细胞瘤可以通过直接检眼镜检查看到。B. 视网膜母细胞瘤进行眼球摘除后的病理标本

玻璃体切除

一些由于非意外创伤或早产儿视网膜病变所造成的视网膜损伤或脱离可能需要行玻璃体切除[155]。所有因疑似遭到虐待而造成的急性闭合性头部损伤的患儿应常规进行眼科检查,并全面评估眼眶情况[156]。这些精细组织可能会出现病理改变,需要长期的随访或在紧急情况下给予药物或手术治疗。青光眼可能发生支撑组织撕裂所造成的前房积血或晶状体脱位与半脱位。早期诊断与及时的手术干预对患儿的预后很有好处。

早产儿视网膜病变治疗

早产儿可能存在多种眼部病理改变,其中最常见的是早产儿视网膜病变。经过大量的研究[20],多中心合作试验报告了他们的研究结果,提出了药物和手术治疗建议,其中包括玻璃体内注射贝伐单抗[157-166]。目前关于早产儿视网膜病变的发病机制还没有明确,但是与吸高浓度氧密切相关的这一理论已经讨论了超过40年。根据这一理论,在合理范围内开始控制新生儿吸入氧浓度范围[167-169],以降低新生儿全身麻醉状态下的氧化应激反应[170],减少氧对新生血管的影响。

最常用的干预手段是激光或冷冻疗法[157,158]。由于激光手术对精确性要求很高,因此需要麻醉医生给予肌松药行气管插管再进行手术。这样有利于手术医生操作时手术区域保持不动,同时也可以提供相对稳定的生理循环状态[171]。早产儿的并发症决定了是否术后可以立即拔管,很多早产儿都需要术后继续辅助通气,虽然可能只需要很短的时间或者只是为了过夜[172]。手术环境要保持温暖,减少新生儿的体温丢失。

(章艳君 译,李丽 校,俞卫锋 上官王宁 审)

精选文献

Cunningham AJ, Barry P. Intraocular pressure—physiology and implications for anaesthetic management. *Can Anaesth Soc J.* 1986;33:195-208.

This review elegantly details the physiology of intraocular pressure and conditions that may increase it. Structural, physiologic, and pharmacologic considerations are reviewed in detail.

Donahue SP. Clinical practice. Pediatric strabismus. *N Engl J Med.* 2007;356:1040-1047.

Strabismus is a common presenting condition requiring surgical therapy in children. Significant improvements in the detection and treatment of strabismus are reviewed. Surgical approaches and recent advances are presented.

Lewanda AF, Matisoff A, Revenis M, et al. Preoperative evaluation and comprehensive risk assessment for children with Down syndrome. *Pediatr Anesth.* 2016;26:356-362.

Children with Down syndrome have multiple systemic conditions of importance to the anesthesiologist. They are not exclusively of interest owing to CHD. Anesthesia-related complications occur more frequently in children with Down syndrome than other children presenting for noncardiac surgery, and prevention of complications is essential by means of thorough evaluation and planning, particularly appropriate consultation with cardiologists regarding residual or current CHD and the possibility of cervical spine instability.

Saugstad OD, Aune D. In search of the optimal oxygen saturation for extremely low birth weight infants: a systematic review and meta-analysis. *Neonatology.* 2011;100:1-8.

Advances in neonatology continue to reduce morbidity and mortality for these fragile children. Oxygen-saturation targeting is becoming a mainstream technique. This has implications for the management and oxygen support strategies for infants coming to the operating room for ocular and other surgical procedures. Because volatile anesthetics impair hypoxic pulmonary vasoconstriction, a supplemental oxygen requirement should be anticipated, but oxygen-saturation targets should be considered for optimal care.

Shen YD, Chen CY, Wu CH, et al. Dexamethasone, ondansetron, and their combination and postoperative nausea and vomiting in children undergoing strabismus surgery: a meta-analysis of randomized controlled trials. *Paediatr Anaesth.* 2014;24(5):490-498.

This metaanalysis examined 13 randomized controlled trials and found that PONV occurred in 68% of placebo-treated children compared with 34% of dexamethasone-treated children and 37% of ondansetron-treated children. The combination was significantly more effective at reducing PONV than either drug alone.

Stephen E, Dickson J, Kindley AD, et al. Surveillance of vision and ocular disorders in children with Down syndrome. *Dev Med Child Neurol.* 2007;49:513-515.

Children with Down syndrome have many different ocular disorders. In addition to the multiple systemic issues of concern for the anesthesiologist described in the chapter, this reference provides insight into the ocular diseases that may require surgical therapy.

参考文献

第35章　整形和重建手术

PAUL A. STRICKER, JOHN E. FIADJOE, JERROLD LERMAN

35

　　儿科整形手术适用于所有年龄段的儿童，甚至包括尚在子宫内的胎儿[1]。然而大多数接受整形和重建手术的儿童年龄在 2～9 岁，平均年龄为 5 岁。各种各样的颅面畸形、有限的医疗条件和需要外科手术治疗是这一儿童群体的特征。因此完善的术前评估、与内科和外科团队的沟通及对潜在并发症的预判和准备，对于确保患儿获得良好围手术期转归至关重要。由于许多手术都在头颈部操作，这就需要麻醉医师和外科医师之间进行密切的配合，全面了解手术过程有助于制订最佳的麻醉方案。在过去的 30 年里，在接受大型颅面外科手术的患儿中，主要并发症的发病率和死亡率分别从 16.5% 和 1.6%，下降到 0.1% 及以下[2]。

唇裂和腭裂

　　唇裂和腭裂是较常见的先天性畸形之一。据估计全世界新生儿唇腭裂的发病率约为 1/600[3,4]，男性多于女性；在亚洲和拉丁美洲地区更常见，而非洲地区的发病率最低，说明该畸形可能是环境和遗传因素共同影响的结果。父母职业，尤其如果父亲从事农业，会增加后代患唇腭裂的风险，而母亲的职业则不会增加这一风险[5]。叶酸代谢紊乱和母体同型半胱氨酸浓度增加也可能与该病的发生有关[6]。无论是否合并腭裂，唇裂都与 1、2、4、6、14、17、19 和 22 号染色体上的几个位点有关，这表明部分唇裂具有一定的遗传基础[7-10]。有三个基因与综合征性唇腭裂相关：T-box 转录因子-22、脊髓灰质炎病毒受体样-1 和干扰素调节因子-6（interferon regulatory factor-6, IRF6）。只在一小部分非综合征性唇腭裂中发现存在基因突变。

　　有 400 多种综合征与唇腭裂相关，比较常见的综合征见表 35-1。唇腭裂源于妊娠前 3 个月内胎儿上腭的生长缺陷。与超声相比，胎儿的磁共振成像（magnetic resonance imaging, MRI）可对上腭后部缺陷以及腭裂的横向宽度提供更高的分辨率，其诊断准确性也更高。MRI 还可通过对胎儿头面部骨骼生物特征发育的全面检查，从而早期发现潜在的相关综合征[11]。

表 35-1　与唇腭裂相关的常见综合征

Pierre Robin 序列征
Down 综合征
Klippel-Feil 综合征
特雷彻·柯林斯综合征（Treacher Collins syndrome）
腭心面综合征
胎儿酒精综合征
Nager 综合征
戈尔登哈尔综合征（Goldenhar syndrome）

　　原发性唇裂通常于患儿 2～3 月龄时行修补手术，而原发性腭裂常在患儿 6～10 月龄时手术。唇鼻二期修复手术常在儿童早期进行，腭裂二期修复和牙槽骨移植手术大约在 10 岁左右进行。鼻整形术和上颌截骨术可在 17～20 岁时进行。继发于解剖或神经功能障碍的腭咽功能不全可能需要咽成形术以改善言语发育，并防止进食期间的鼻腔反流。

麻醉注意事项

　　唇裂修补术常在患儿 2～3 月龄时进行，以便留给患儿足够的时间来发育，同时使相关的畸形更不明显。术前评估可能显示存在其他畸形，如 Pierre Robin 序列征（Pierre Robin sequence, PRS）患儿存在下颌骨发育不良（图 35-1、E 图 35-1）或 Klippel-Feil 综合征患儿存在颈部活动受限（E 图 35-2）[3]。PRS 的定义为小颌畸形、舌后坠（舌嵌入硬腭尾部）和出生后 24～48h 内的呼吸窘迫三联征。患儿是否存在其他畸形可能需要其他的临床或实验室检查。唇裂修补术通常失血很少，所以对于血细胞比容>30% 的患儿，不需要额外的术前实验室检查。对于血细胞比容<30% 的患儿，通常抽血进行血型和抗体筛查即可[12]。

　　唇腭裂患儿困难气道的发生率从 2.9% 到 23% 不等[13-17]。双侧唇腭裂患儿困难插管的发生率高于单侧唇腭裂患儿[15]。此外，小颌畸形是困难气道的独立预测因素。小颌畸形患儿直接喉镜检查困难的发生率约为 50%，而无此畸形的患儿直接喉镜检查困难的发生率仅为 4%。在婴幼儿中，小颌畸形可能很隐蔽，有时不易被发现。此外，双侧小耳畸形患儿插

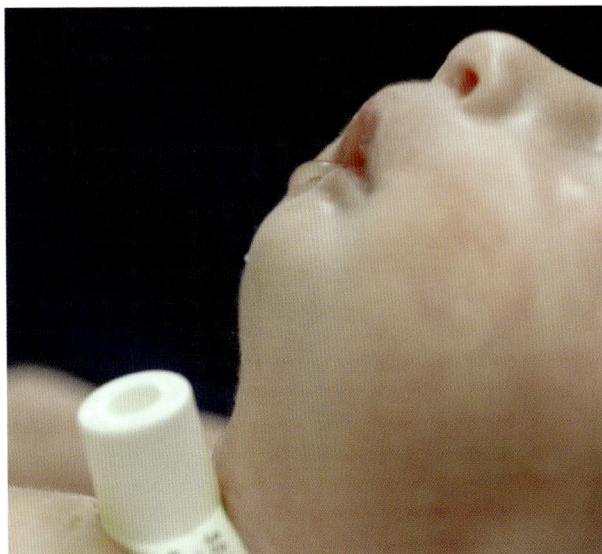

图 35-1　由于出生后第一个 24h 内出现呼吸困难而行气管切开术的 Pierre Robin 序列征患儿。下颌骨后缩常合并舌后坠，这可导致声门暴露更加困难

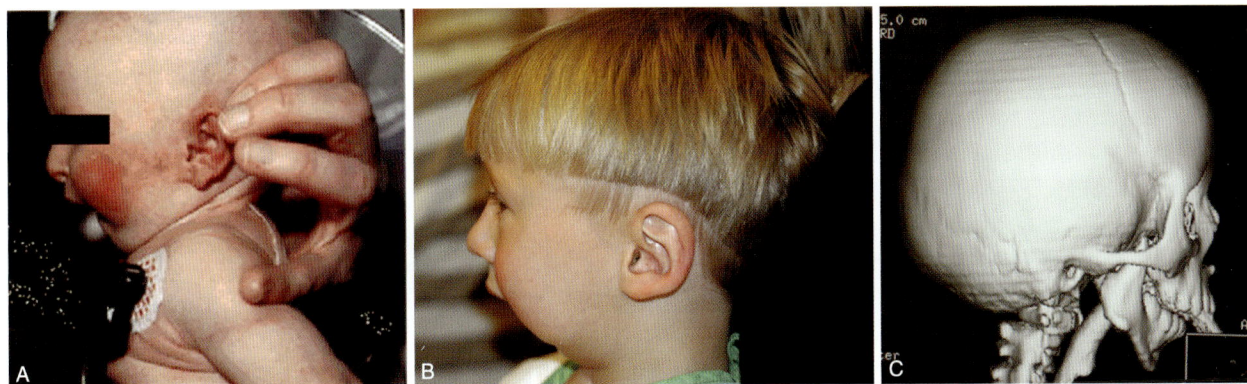

E 图 35-1　A. Pierre Robin 序列征患儿，下颌后缩非常明显。B. Pierre Robin 序列征的年长患儿，伴多年的下颌后缩。C. 下颌骨发育不良的三维磁共振颅骨重建影像

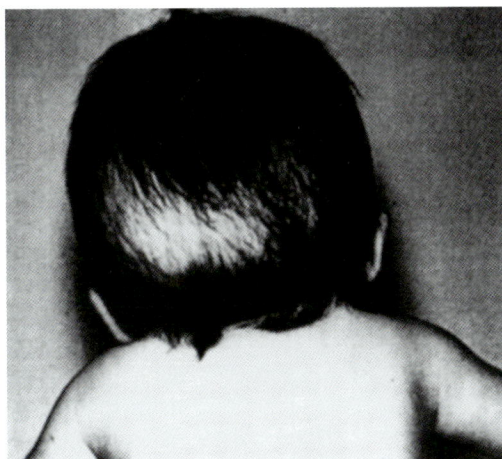

E 图 35-2　患有 Klippel-Feil 综合征的婴儿。该综合征患儿的颈部伸展受限，使喉镜检查和气管插管非常困难。Klippel-Feil 综合征患儿气道困难程度随年龄增长而增加

管困难的发生率为 42%，而单侧小耳畸形患儿插管困难的发生率为 2%。这提示如存在小耳畸形应对下颌骨进行更仔细地检查，以判断是否存在下颌骨发育不良，并且小耳畸形的存在可增加患半侧面部肢体发育不良或特雷彻·柯林斯综合征（Treacher Collins syndrome）的可能性[18]。单纯小颌畸形的插管（直接喉镜检查）困难程度随着年龄的增长而降低，而 6 个月以下的婴儿最易出现插管困难。这主要归因于下颌骨的快速生长，使得大多数患儿在 2 岁时下颌骨长度赶上上颌骨，从而两者对齐。仔细查阅患儿的既往麻醉记录能够预知可能存在的困难气道。一项二次研究报道，唇裂、无 PRS 的腭裂、唇腭裂及存在 PRS 的腭裂患儿发生插管困难的概率分别为 0、2.7%、10% 和 23%[17]。气道困难程度随早期气道及喂养问题增加而增加（P<0.000 1）。在单纯腭裂患儿中，腭裂较宽者更容易出现喉镜检查困难。

　　对唇腭裂患儿通过面罩进行吸入麻醉诱导通常并不复杂。喉镜检查应使用直喉镜片，经右侧舌旁入路（镜片置入

会厌谷,使舌体移至左侧)[19],注意避免将镜片滑入裂隙内(图 14-28)。如果存在下颌骨发育不良,可能需要辅以喉部按压使喉头进入视野。在一些医疗中心,会在 PRS 患儿出生后将其舌体缝合至下颌骨或下唇,以防止呼吸道阻塞。在这种情况下,舌体不能向左移动以显露声门。遇到这种情况,为方便喉镜检查,应首先在氯胺酮镇静下将舌体从下唇松解,然后再行直接喉镜检查;或首选直接喉镜检查以外的气道管理策略(如视频喉镜检查或通过声门上气道设备进行纤维支气管镜引导插管)可以避免这一问题,并且首次尝试的成功率可能更高(见第 14 章)[20]。

有多种气管导管可用在唇腭裂手术中以保护气道,但理想的气管导管可能还是经口 Ring-Adair-Elwyn(RAE)导管,它可以固定在下颌的中央,最大限度地方便手术进行。应该注意的是,有囊和无囊的预成形气管导管从弯曲点到导管前端的长度不等[21]。在相同内径下,对 7 种不同品牌的预成形气管导管进行了比较,从弯曲点到导管前端的距离,有囊经口气管导管大约 0~1cm 不等,而无囊经口气管导管大约从0~4cm 不等。更要注意的是,预成形经鼻气管导管的变异度甚至更大;有囊经鼻气管导管的长度从 0~5.5cm 不等,无囊经鼻气管导管的长度从 2~9cm 不等(从弯曲点到前端)。当用内径相同有囊预成形经口气管导管代替无囊预成形经口气管导管时,发生支气管内插管的风险为 0~27%,而用内径相同有囊预成形经鼻气管导管代替无囊预成形经鼻气管导管时,发生支气管内插管的风险增加到 50%~100%。因此,发生支气管内插管的风险因制造商而异,且用预成形经鼻气管导管比经口气管导管发生支气管内插管的风险更大。

喉部填塞通常会影响手术术野,但腭裂修补时通常不需要。术中常采用控制通气模式(约 1~2h)。麻醉维持可采用吸入麻醉药或静脉麻醉药复合短效阿片类药物如芬太尼(1~2μg/kg)来完成。双侧眶下神经传导阻滞可用于唇裂修补术的术后镇痛(图 42-12),该阻滞可减少患儿对阿片类药物和止吐药的需求,提高患儿的进食能力[22,23],增加患儿父母的满意度[24]。另有证据表明,眶下神经传导阻滞可降低苏醒期躁动的发生率[25]。联合使用眶下神经传导阻滞和鼻外侧神经传导阻滞是唇裂术后镇痛的另外一种选择[26]。

腭裂手术可使咽腔明显缩小,术后可能需要使用鼻咽通气道(通常由外科医生放置)来保持气道通畅,同时气道吸引时要确保不破坏修复部位(图 35-2、E 图 35-3A 和 B)。手术结束后,须在患儿上气道反射恢复并完全清醒后再拔除气管导管。由于受上气道狭窄、水肿、血液和残余麻醉作用的影响,这些患儿在拔管后即刻出现急性上气道阻塞的风险特别大[27-32]。因此,在患儿完全清醒后才拔管至关重要。术中使用地塞米松(0.5mg/kg)可减轻术后气道水肿。其他的并发症包括迟发性术后水肿和严重的皮下气肿[33]。此年龄段患儿呼吸道感染很常见。如果患儿存在呼吸道感染,应尽量推迟手术直到缓解。抗生素的使用可降低术后呼吸道并发症的发生率[34]。据统计,高达 23% 的腭裂修补患儿存在术后气道阻塞、低血氧饱和度、支气管痉挛、喉痉挛、再次插管和术后非计划性地进入 ICU 等气道不良事件[35];颅面综合征的存在、术前气道问题的病史、外科医生和麻醉医生的经验缺乏都与气道并发症显著相关。

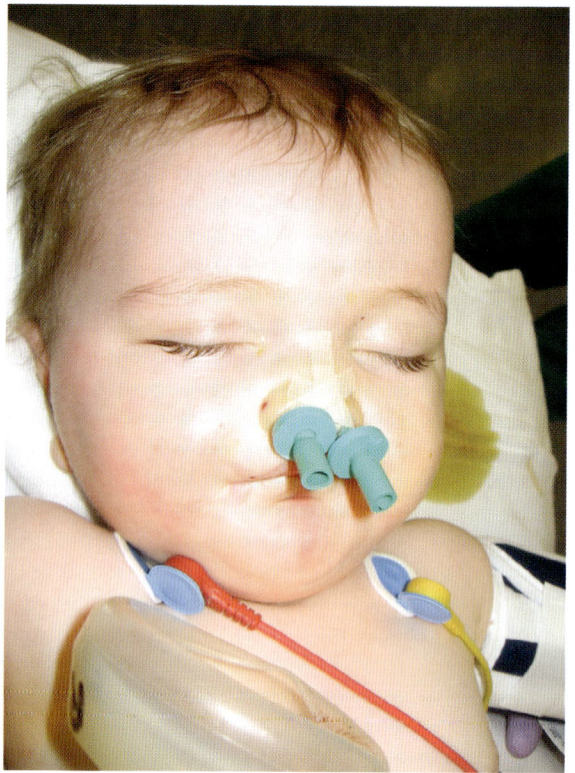

图 35-2　鼻咽通气道通常在腭裂修补术或咽成形术结束时放置,以确保呼吸道通畅

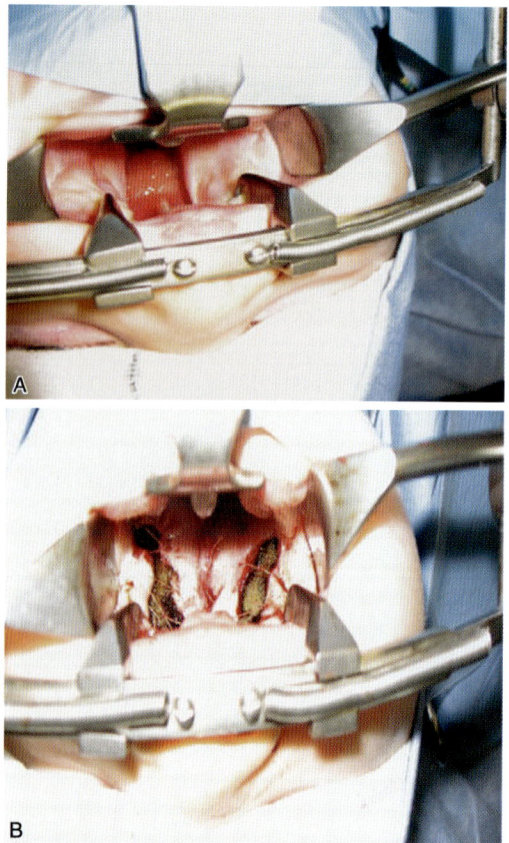

E 图 35-3　经口观察腭裂修补前(A)及修补后(B)。腭裂可以通过两侧的减张切口缝合。手术结束时口咽腔明显缩小。在手术前不能经口呼吸的患儿(如严重下颌骨短小的患儿)在手术结束后依赖未闭合的鼻腔进行通气

许多医疗中心术后都使用手臂约束带来防止缝合线断裂。在恢复期间需对这些患儿进行大约 48h 的上气道阻塞症状监测[27]。一旦患儿清醒，即可喂少量清亮液体。术后镇痛可联合使用阿片类药物和对乙酰氨基酚。术前经直肠使用对乙酰氨基酚并不能降低腭裂术后阿片类药物的需求，部分可归因于手术部位的局部渗出和直肠对乙酰氨基酚吸收缓慢且不稳定。然而某些情况下在这些患儿静脉使用对乙酰氨基酚可起到节约阿片类药物的作用[36,37]。术后使用长效局麻药行蝶腭神经节和眶下神经传导阻滞（见第 42 章，图 42-12）可防止唇腭裂术后疼痛[22]。腭神经传导阻滞（鼻腭神经传导阻滞、腭大神经传导阻滞和腭小神经传导阻滞）或双侧颧上神经传导阻滞可减轻术后疼痛，有利于早期进食[38,39]。

择期行选择性咽成形术的患儿通常为学龄期儿童，他们常在早期已行腭裂修补术。手术的主要目的是恢复腭咽的语言发育能力，可通过腭咽肌瓣成形术、咽后壁瓣成形术或软腭延长术（Furlow 反向双 Z-腭成形术）来实现。麻醉的目标和管理策略与前面讨论的腭裂修补术类似。

颅缝早闭

颅缝早闭是一种存在单条或多条颅缝过早闭合的先天性畸形，出生发病率大约 1∶3 000～1∶2 000，男性多于女性[40-42]。在胚胎学上，颅骨穹窿在妊娠 8 周后开始骨化，顶骨和额骨的融合通常在妊娠 7 个月时完成。出生后前外侧囟门在 3 月龄时闭合，后囟门在 3～6 月龄时闭合，前囟门在 9～18 月龄时闭合，后外侧囟门则在 2 岁时闭合。颅缝早闭可能是由于缺乏骨抑制信号所致。颅缝早闭可分为仅涉及单条颅缝的简单型（或非综合征型，占 60%～80%）和涉及两条或多条颅缝的复杂型（或综合征型，占 20%～30%），复杂型常具有多种临床表现特征且常与代谢性疾病相关（表 35-2）[41,43,44]。

在颅缝早闭的患儿中，颅缝的融合限制了颅骨向垂直于该颅缝方向的正常生长。颅骨穹窿的代偿性生长和扩张方向与受影响的颅缝平行，不同颅缝早闭具有不同的特征性颅骨畸形（图 35-3，E 图 35-4）[41]。单一颅缝早闭的发病率因所涉及的颅缝不同而不同：矢状缝早闭（50%）、冠状缝早闭（20%）、额缝早闭（10%）[43]。冠状缝早闭（尤其双侧冠状缝早闭）常与综合征性颅缝早闭有关。虽然约 80% 的颅缝早闭是孤立的缺陷，但其余 20% 涉及多条颅缝的畸形，与 400 多个综合征相关，临床表现多种多样（表 35-2）；更常见的需要行颅面重建术的综合征将在后面描述[41,43]。综合征性颅缝早闭通常与成纤维细胞生长因子受体（fibroblast growth factor receptor，FGFR）的基因缺陷有关，FGFR 参与骨和软骨的发育。

阿佩尔综合征在出生活婴中的发病率低于 1/100 000，尽管 10 号染色体上的 *FGFR2* 基因表现为常染色体显性遗传模式，但阿佩尔综合征通常为散在突变。该综合征患儿表现为三叶草样颅骨（颅缝早闭）、眶距增宽、突眼、中面部发育不良以及并指畸形（上肢或下肢）。颅内压（intracranial pressure，ICP）增高和阻塞性睡眠呼吸暂停 OSA 常使病情发

表 35-2	颅缝早闭的分类非综合征型（简单型）-80%：累及单一颅缝，孤立发病

综合征型 -20%：两条或两条以上的颅缝闭合，常伴有相关的其他临床表现。已报道有 150 多种综合征与颅缝早闭相关，较常见的综合征如下：

克鲁宗综合征（Crouzon syndrome）
阿佩尔综合征（Apert syndrome）
Pfeiffer 综合征
Saethre-Chotzen 综合征
Carpenter 综合征（II 型尖头多指并指畸形）
Muenke 综合征
Crouzonodermoskeletal 综合征
Shprintzen-Goldberg 综合征
Loeys-Dietz 综合征
Jackson-Weiss 综合征
Beare-Stevenson 综合征
Cole-Carpenter 综合征
Kleeblattschädel 综合征
成纤维细胞生长因子受体突变 1 型和 2 型
代谢性疾病或其他原因
佝偻病
骨代谢性疾病（低磷酸酯酶症）
软骨发育不全
早熟

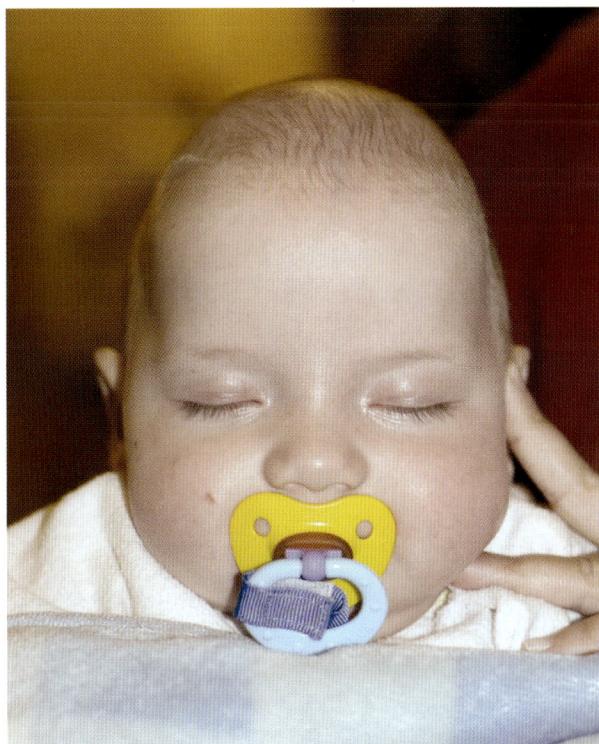

图 35-3 典型的颅缝早闭患儿。患儿的头部形状可能不能反映缺陷的严重程度。该畸形最容易通过三维磁共振成像重建进行诊断

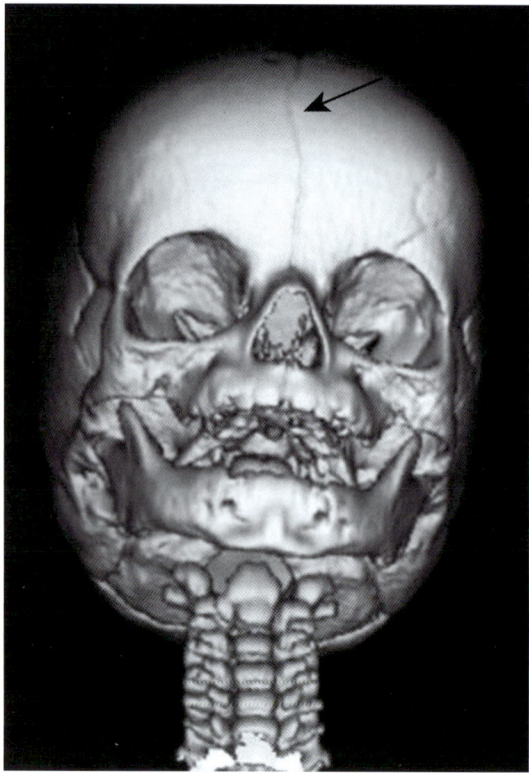

E 图 35-4　矢状缝早闭患儿的额部三维磁共振成像。颅骨中线矢状缝闭合（箭头）

展复杂化[45,46]。阿佩尔综合征患儿的智商发育是否正常尚不清楚；一项研究报告称，32% 的患儿智商高于 70[47]。颅面手术的时机可能会影响孩子的智商：一项研究显示，一岁以内接受手术的患儿中 50% 以上的患儿智商高于 70；一岁以后接受手术的患儿中只有 7% 的患儿智商高于 70[47]。另外两个预示着患儿智商指数增加的因素包括：无透明隔的缺陷和非机构性住址（即患儿有自己家庭住宅）。与之相反，最近的证据未能证实早期手术对患儿认知的发育会产生有益的影响。事实上，认知的发育与家庭环境和父母教育的质量有关，与颅面畸形和手术年龄无关[48]。

克鲁宗综合征（Crouzon syndrome）的表型与阿佩尔综合征相似，但有不同的眼科畸形（尤其是视神经萎缩发病率高达 20%），且没有手和足畸形（如并指畸形）[41,49]。50% 的克鲁宗综合征缺陷是偶发性突变，其余的具有家族性。与阿佩尔综合征的基因缺陷相同，克鲁宗综合征的基因缺陷也是位于 10 号染色体上的 FGFR2 基因。Pfeiffer 综合征的发病率大约 1/25 000。大多数病例是家族性的，为常染色体显性遗传模式，源于 10 号染色体上 FGFR1 和 FGFR2 基因缺陷，但仍有许多是散发性的。Pfeiffer 综合征的表型与阿佩尔综合征相似，但还包括拇指（趾）粗大、多指（趾），此外、还可能出现气管软骨袖套征。Pfeiffer 综合征患儿的智力正常。Carpenter 综合征常表现为颅缝早闭、并指畸形、先天性心脏病和肥胖等[50]。Carpenter 综合征患儿常存在认知障碍[50]。Muenke 综合征患儿认知障碍更常见，新生儿发病率约 1/30 000。它由 FGFR3 基因突变引起。Muenke 综合征患儿可有中面部发育不良、眶距增宽、斜视、发育迟缓和

智力障碍等表现[41]。Shprintzen-Goldberg 是一种相对较新但罕见的综合征，以颅缝早闭为特征，其表型类似于马方综合征。

颅骨穹窿重建术的手术指征包括 ICP 升高、严重突眼、OSA、颅面畸形和心理社会因素等。如果未及时矫正，畸形的颅骨可能会导致严重的神经系统后遗症，包括视力丧失和智力发育迟缓[51-63]。由于婴儿时期大脑的快速生长决定了颅骨的形状，所以在婴儿出生后的前几个月即可行手术矫正以达到最佳的美容效果。

颅骨穹窿重建术可能涉及颅骨的前面、后面或前后面均重建（全颅骨穹窿重建）[42]。矫正颅缝早闭可采用微创的方法，且这种方法会降低并发症发生率。外科矫正可采用开放的方式，先切开闭合的颅缝，然后行桶形截骨术，以松解邻近的颅骨，并使颅骨形状与随后的脑生长恢复正常（图 35-4 和 E 图 35-5）。该技术可用于 6 个月以下的患儿，一般认为它比全颅骨穹窿重建创伤小[64,65]。与开放手术相比，越来越多的婴儿早期采用内镜下带状颅骨切除术，其优点包括减少输血需求和缩短住院时间。内镜下带状颅骨切除术的主要缺点是术后需戴 4~6 个月的头盔，以促进颅骨形状的正常化[42]。弹簧辅助颅骨成形术是 6 个月以下婴儿的首选技术，手术沿融合矢状线进行中线截骨，并在截骨部位放置弹簧夹以增加双顶径。此手术可减少术中出血量，减少输血需求，缩短住院时间[66]。在一项单中心研究中，100 名患儿接受了弹簧辅助颅骨成形术，没有患儿输血，也没有患儿入住 ICU[67]。这种方法的主要缺点是需行二次手术移除弹簧夹。一项针对颅骨穹窿重建术、带状颅骨切除术和弹簧辅助颅骨成形术对非综合征性矢状缝早闭患儿转归的荟萃分析表明：采用颅骨穹窿重建术后的头指数（头颅最大横径/头颅最大前后径）优于带状颅骨切除术，虽然前者的手术方式所需手术时间更长、失血更多、ICU 停留时间更长，且成本高于其他两种方法（P<0.000 1）[68,69]。

越来越多的患儿使用颅骨穹窿牵张器来实现颅骨牵张成骨，从而治疗颅缝早闭综合征[70-72]。此手术过程包括颅骨切开（通常不行颅骨重建）并放置牵张器，这些牵张器在术

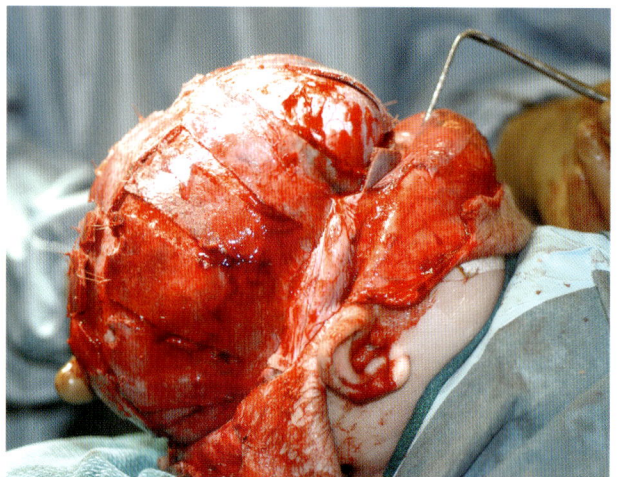

图 35-4　一例行带状颅骨切除全穹窿重建术治疗矢状缝早闭切口缝合前的患儿

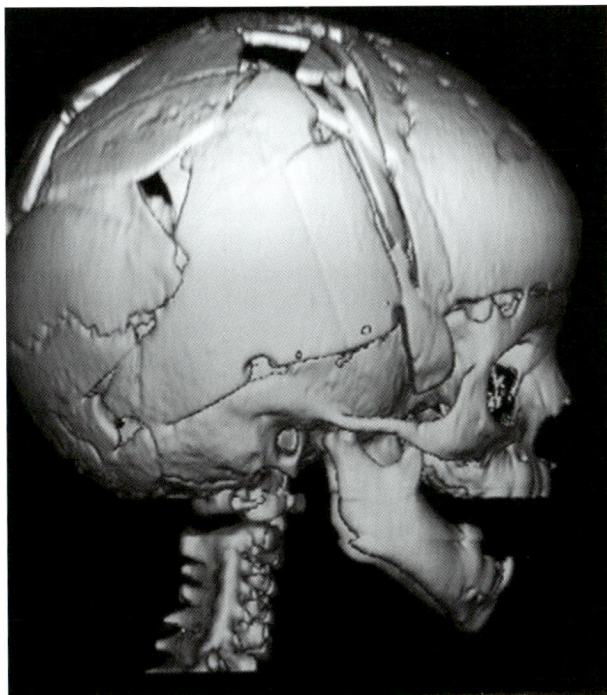

E 图 35-5 带状颅骨切除术后患儿的三维磁共振成像(图 35-4)。这种方法通常用于 6 个月以下的婴儿。为了保护脆弱的颅骨,手术后必须戴上防护头盔,直到颅骨重塑完成

后几天内通过旋转外置螺钉逐渐延长,直到目标颅骨穹窿扩张完成。与传统的颅骨穹窿重建相比,该方法具有手术时间短、颅骨穹窿扩张大的优点。接受此手术的患儿亦需二次手术取出牵张器。

对颅缝早闭患儿的术前评估应着重于气道管理、眼部保护和颅内压等方面。中面部发育不良的患儿需要特别注意的是患儿可能伴有 OSA(发生率 50%~70%),这主要由于鼻咽空间狭窄[46,73,74]。虽然有人建议颅面手术前行腺样体扁桃体切除术来治疗综合征性颅缝早闭患儿的 OSA,但这无论对气道内径还是气道塌陷倾向都没有改善。为改善 OSA,可能需要行中面部前移术,但即使这样,气道阻塞仍可能持续存在[46,73]。推荐术前行内镜检查术用于评估患儿中面部发育不良的严重程度,以及判断中面部前移后是否可能持续存在 OSA 的情况。如果患儿表现出严重的夜间低氧饱和度(SaO_2 最低点<85%),那么在围手术期应谨慎地滴定式地使用阿片类药物(见第 33 章)。存在夜间严重低氧饱和度的 OSA 患儿,对阿片类药物的需求量只有无夜间低氧饱和度患儿的一半,因此正常剂量的阿片类药物实际上在该群体中属相对过量[75]。接受阿片类药物治疗的患儿,其舌下神经核受到阿片类药物的直接影响,术后也可能发生上气道阻塞[76]。术前实验室检查应包括完整的血细胞计数、血型、抗体筛查和交叉配血等。许多中心还例行检查是否存在凝血异常,包括术前凝血酶原时间(prothrombin time,PT)和活化部分凝血活酶时间(activated partial thromboplastin time,APTT)。

术后疼痛一般不严重,并且可通过联合使用对乙酰氨基酚、NSAID 和静脉使用阿片类药物得到有效控制。阿片类药物仍然是疼痛治疗的主要药物,但如果存在 OSA,则需要

谨慎地滴定式使用。鉴于颅缝早闭的发病率较低,且对这些患儿的治疗存在较大差异,因此还需要多中心研究来共同制订此类患儿的最佳治疗策略[77]。

气道管理

细致的术前计划和气道评估至关重要,特别对已知或可能存在 OSA 的患儿[73]。应预计到中面部发育不良的患儿麻醉诱导后可能出现上呼吸道阻塞的风险。通常需采取托下颌/下颌半脱位技术或插入口咽通气道来进行处理。然而,有时由于难以获得良好的面罩密闭性,面罩通气也可能具有挑战性[78]。面部的外固定装置也可能对气道的管理带来挑战(E 图 35-6),因此必须制订最优方案并做好假如出现气道问题时的必要准备(如紧急移除外固定装置、钢丝钳等)。在这些情况下,喉罩是一个很有价值的救援工具,应该在麻醉诱导前就准备好。

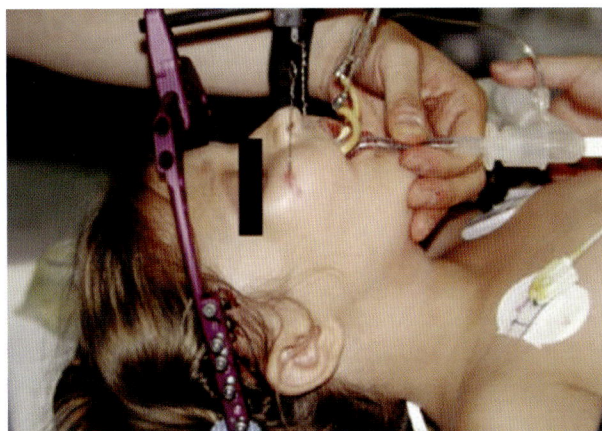

E 图 35-6 外固定装置对麻醉医生的气管插管提出了独特的挑战。必要时,为便于保护气道必须解除这些装置

大多数颅缝早闭患儿的下颌骨和颞下颌关节解剖正常,上气道内径正常,易于直接喉镜检查和气管插管。少数情况下,下颌骨发育不良可能使原本简单的喉镜检查和气管插管复杂化。颈部活动度异常也可能给喉镜检查和气管插管带来额外的挑战。

失血、凝血障碍和低钠血症

晶体液通常用于小到中度手术失血和液体转移的颅缝早闭手术。虽然乳酸林格液(或 Hartmann 溶液)在北美最常用,但有些人提倡使用生理盐水,因为它可能比乳酸林格液更不容易引起低钠血症和酸碱紊乱。然而,最近一项比较两种溶液的研究表明,在颅缝早闭患儿中,生理盐水溶液比乳酸林格溶液更容易诱发(代谢性)酸中毒[79]。此外,颅缝早闭手术中的低钠血症通常是轻度、自限性的,且无明显症状。大型成人队列研究的结果表明,输注生理盐水后高氯性代谢性酸中毒与主要并发症、发病率、死亡率和医疗资源消耗增加有关[80,81]。等张平衡溶液可能是晶体液的最佳选择。

颅缝早闭手术中可能会发生心搏骤停,这可能与突然大量失血或低估失血量有关[2,43,82,83]。虽然这些手术在硬膜外操作,但切开的头皮和颅骨会发生大量出血,尤其是在硬膜

静脉窦意外撕裂后。手术过程中失血可能很快，甚至可以用"进展性创伤"来表述。大量失血的风险和是否需要有创性监测主要取决于手术的类型[83]。那些行内镜下带状颅骨切除术、体重<5kg、内镜下矢状缝颅骨切除术、综合征性颅缝早闭及手术时年龄较小的患儿输血的可能性较大[84]。一些中心提倡在切皮时开始输血（尤其是婴儿），以防止血流动力学不稳定和快速输血的需要，但这必须取决于手术是开放式还是内镜式（见后面的讨论）。

为治疗大量和快速的失血，必须建立大口径外周静脉通路。中心静脉通路（图49-3，图49-4）通常只给那些很难获得足够的外周静脉通路的患儿放置，最常选用经颈内静脉放置，但总体上只有少数病例用于快速输血[85]。预防因高钾血症引起心搏骤停的重要策略包括输注采集7天以内的血液（见 Wake Up Safe; http://www.wakeupsafe.org/Hyperkalemia_statement.pdf? 201501300915; accessed January 7, 2015）；并且（最重要的）避免低血容量[86,87]。如果只有采集时间较长的血液可用，则应先将血液加温并通过外周静脉缓慢输注，以降低血液到达心房时出现高钾血症的风险[42]。由于大量的输液，以及手术单和手术衣上的失血量难以量化，评估正在进行的失血量常比较困难[88]。这类手术需要有创动脉血压监测和连续血气监测（图49-11）。术中应留置导尿管以监测尿量。

几种血液保护策略已经应用于该类手术，包括术前使用重组人促红素、急性等容血液稀释、使用抗纤维蛋白溶解药物和控制性低血压等（详细讨论见第12章）。但最重要的还是精细的手术操作和注意止血。用含肾上腺素（1:400 000）的稀溶液局部浸润可减少头皮切口出血。使用反向 Trendelenburg 体位可能有助于降低静脉压力和截骨部位的失血，但可能增加发生静脉空气栓塞的风险（报道的发生率为5%~80%；见后面的讨论）。因此，平卧位是首选。

重组人促红素（可优化术前血细胞比容）和血液回收机的双重血液保护减少了颅缝早闭手术患儿的输血量[89]。术前联合使用重组人促红素和元素铁[口服剂量4mg/（kg·d），最大剂量200mg/d，连续6周]可提高术前血细胞比容值，并可减少自体输血的需要[90,91]。如果铁储备受损，应在重组人促红素治疗前3周开始联合口服铁剂和维生素C（增加胃肠道吸收）[92]。目前这一技术很少使用，可能由于成本高，也可能源于对使用重组人促红素药物的黑框警告，给予黑框警告可能与接受这些药物的成年人发生主要并发症的概率增加有关。

几乎没有证据表明，自体输血可以降低颅缝早闭手术围手术期并发症的发生率[93,94]。虽然已有3个月大的婴儿行预先储血的报道，但这项技术的价值值得怀疑，且不应在这一群体中开展。相反应使用更简单、更经济的方法，例如外科手术中注意止血和使用抗纤维蛋白溶解药[95]。

急性等容性血液稀释需要大量的工作量，需在麻醉诱导后、手术开始前立即从患儿身上采集血液，然后用适量的晶体液或胶体（如5%白蛋白）替代。该技术已与其他技术相结合，特别是在颅缝早闭手术前联合使用重组人促红素以减少输血[96,97]。这项技术最大限度地预存血量，充其量也是极

其有限的[98]，尽管有一些有效的报告，由于该技术需要大量的工作且只能提供中等程度的血液预存，因此很少用于颅面手术。

在一项针对12个月以下婴儿的非随机研究中，比较了颅面手术中输注新鲜冰冻血浆（FFP）或5%白蛋白后凝血状态和凝血因子的情况[99]。研究发现，与输注5%白蛋白相比，术中输注FFP组术后APTT延长程度较低，且血浆凝血因子XI、XIII、抗凝血酶III因子浓度下降程度较低。纤维蛋白原浓度在输注FFP组保持稳定，而在输注5%白蛋白组下降。一种类似于救治创伤性大出血的止血复苏策略已被应用于小儿颅面外科。该方法中丢失的血液通过输注1:1比例的红细胞和FFP来补充。这种方法的核心原则是防止稀释性凝血障碍（见第12章）。在一个经常发生失血量超过全身循环血容量事件的中心，他们使用来自同一献血者的FFP和浓缩红细胞（packed red blood cells, PRBC）进行失血代替[100]；这项技术基本上消除了凝血障碍，减少了围手术期献血者的暴露，在预计出血量接近或超过循环血容量时有可能发挥最大作用。重组凝血因子VIIa已成功地用于婴儿颅面重建术中的顽固性出血，尽管这是一个孤立病例的极端情况[101]。

抗纤维蛋白溶解治疗可减少儿童颅缝早闭修复过程中的失血。氨甲环酸可减少患儿颅面外科的失血和输血[102,103]；推荐的给药方案为先给予负荷剂量10mg/kg，继之以5mg/（kg·h）连续输注。在颅面重建手术中，使用或不使用抗纤维蛋白溶解药物治疗的患儿不良事件的发生率相似，包括癫痫发作和血栓栓塞事件[104]。

另一种抗纤维蛋白溶解药是氨基己酸（ε-aminocaproic acid, EACA），它可有效地减少心脏和脊髓手术的术中出血。在观察性研究中，EACA的使用与颅缝早闭手术中失血和输血减少有关；但这些发现尚未在对照研究中得到证实[105,106]。接受颅面外科手术的婴儿负荷剂量为100mg/kg，继之以40mg/（kg·h）连续输注[107]。在最近一项单中心前瞻性研究中，120名接受颅缝早闭修复术的婴儿进行了血栓弹力图和血小板纤维蛋白原产物的检查，从而用来指导血液制品的输注[108]。研究采用多变量分析和受试者工作曲线评估四个参数：K-time>2:1，MA<55mm，α角<62°以及纤维蛋白产物<343，婴儿满足上述四个预测值则有92%的概率会失血超过60ml/kg，而未达到上述四个预测值的婴儿大约只有10%的概率失血会超过60ml/kg。

控制性降压的定义为平均动脉血压较基础值降低10%~20%，可减少术中出血量和手术时间[109]，尽管缺乏证明其在颅缝早闭手术中有效性和安全性的研究。婴儿安全的低血压的下限尚不清楚。很多种药物可用来控制性降压，包括吸入麻醉药、血管扩张药、β-肾上腺素受体阻滞药和瑞芬太尼等[109,110]。当使用控制性降压时，有创动脉压力监测必不可少；ICP升高时应谨慎使用控制性降压，因为存在降低脑灌注压力（等于MAP-ICP或CVP中两者数值较大者）的风险。如同时存在的贫血，则低血压时大脑和终末器官供氧不足的风险增加。当使用控制性降压时，应谨慎维持血容量和血碳酸正常（见第12章）。许多医生认为这项技术的潜在好处（减少失血、缩短手术时间）大于带来的风险（脑

缺血和不可逆性脑损伤、失明、终末器官的损伤）。有些人不采用控制性降压的方法，而是采用一种维持基础血压的策略，这种方法是通过调节麻醉药的用量而避免使血压高于基础值。

无论是单独还是联合使用，上述技术很少能避免颅面手术中的输血需求[97,111,112]。一个单中心的关于 60 名接受颅面手术患儿的回顾性研究表明，与对照组相比，术前使用铁剂和重组人促红素并配合使用血液回收机可使一半的患儿减少输血，住院时间缩短，并降低需要输血的最低血红蛋白浓度（＜7mg/dl）[113]。考虑到急性大量失血的可能性，使用大口径导管行静脉输液十分必要，且至少要交叉配型 2 个单位的 PRBC 并保证随时可用。静脉输液应通过液体加温器进行以防体温过低。维持正常体温可以维持凝血功能，理论上可以减少出血和输血相关的并发症[114]。根据成人数据，平均出血量为循环血容量的 1.4 倍并只输注 PRBC 和晶体液时，会发生可溶性凝血因子稀释性凝血障碍；平均出血量约为 2.3 倍循环血容量时可发生血小板减少（见第 12 章）[115]。根据所使用的血制品血量、预估失血量和手术创面的止血情况来估计出血量，这对于使用止血性血制品是有用的经验和临床指标。对国际标准化比值凝血酶原时间（INR）、APTT、血小板计数和纤维蛋白原浓度的系列测定以及血栓弹力图成像技术的使用，有助于识别凝血障碍并指导止血性血液制品的使用[108,116]。

经内镜颅缝早闭修复术已成为一种快速发展的手术方法，可减少出血和并发症发生率[117,118]。内镜下带状颅骨切除术中出血的独立危险因素包括低体重（＜5kg）、矢状缝手术（与矢状窦邻近有关）、综合征性颅缝早闭，以及早期手术等[84]。

低钠血症和脑盐消耗综合征与颅缝早闭的修复有关[119-123]。术中和术后低钠血症均有报道，后者发生率约 30%。在一项对腭裂和颅面手术数据库的回顾性研究中，术后低钠血症与术前 ICP 升高、失血及女性患者（术前 ICP 正常）有关[123]。输注低渗液体（5% 葡萄糖和 0.2% 或 0.5%NaCl）的患儿发生低钠血症的平均血钠浓度较输正常含钠液体（等渗液）的患儿明显降低[123]。建议围手术期使用平衡盐溶液以预防低钠血症的发生（见第 9 章）。

颅内压增高

早期手术治疗颅缝早闭常可预防 ICP 升高[44,45]。1/3 的颅面肌张力障碍综合征患儿和 15%～20% 的单颅缝早闭患儿会发生 ICP 升高（＞15mmHg）[124]。约 40%～50% 的颅缝早闭综合征患儿伴脑积水，尽管这可能很难与非进展性脑室肥大相鉴别[124-126]。手术时机的选择可能影响神经认知发育和智力发育，因为持续增高的 ICP 会损害神经认知发育和智力发育。伴有低氧血症和高碳酸血症的 OSA 可导致脑血容量增加，从而加重 ICP 升高[127]。未经治疗的颅内高压可导致视神经萎缩和视力损害[49,128]。因此，当术前或术后发现存在颅内压增高时，应考虑行脑室 - 腹腔分流术[126]；这种情况在克鲁宗综合征和 Pfeiffer 综合征中更为常见[126]。

对于有颅内高压症状的患儿，应遵循神经外科手术麻醉的基本原则，防止 ICP 进一步升高和脑灌注压降低非常重要（见第 26 章）。采取保护措施减弱喉镜检查和气管插管导致

的高血压反应是明智之举，包括使用短效阿片类药物、β- 肾上腺素受体阻滞药或采取上呼吸道局部麻醉。术中，麻醉医师在控制 ICP 方面将面临许多挑战。控制 ICP 的策略（特别当出现明显脑疝迹象时）包括轻度至中度过度通气（$P_{ET}CO_2$ 为 30～35mmHg），避免高血容量，必要时适当使用高渗盐水溶液（3%）、甘露醇、呋塞米和地塞米松等，以降低 ICP，减少脑容量，并促进脑组织收缩。尽管颅骨穹窿重建增加了颅内容积，降低了 ICP[129]，但即使在颅腔扩大手术成功后，患儿仍有 ICP 升高的风险，仍需要密切的眼科和临床随访[130,131]。

静脉空气栓塞

静脉空气栓塞（venous air embolism, VAE）可发生在任何手术过程中，只要手术部位高于心脏水平且未闭合的静脉暴露于大气压下[132-139]。据报道，儿童颅缝早闭修复术中 VAE 的发生率高达 83%[139]，尽管发生血流动力学显著改变的 VAE 比较罕见。内镜下颅骨切除术中静脉空气栓塞的发生率可能只有 2%[84]。手术失血所致的明显低血容量可导致全身和中心静脉压力降低，并导致右心房和手术部位之间压力差变大。这种变化增加了通过开放的硬脊膜窦或骨静脉窦进入空气的可能性[139,140]。如果进入的空气量足够大，可随之发生右心室流出道阻塞，导致急性右心衰竭和心血管系统衰竭。进入少量的空气可能导致心排血量减少、低血压，心肌或脑缺血[137]。在心血管系统衰竭前，可采用经食管超声心动图（记录右心室流出道是否存在空气）、心前区多普勒超声（连续风车样杂音）、$P_{ET}CO_2$（二氧化碳分压急剧减少）和氮监测（呼气时氮浓度突然增加）等方法识别 VAE，且他们之间的敏感性各不相同（图 26-6，图 26-7）[137,141-144]。将骨蜡涂于骨切口的边缘，减少或避免反向 Trendelenburg 位置，保持 5cmH_2O 的 PEEP 正压通气，确保正常有效血容量有助于预防 VAE 的发生。液体复苏、血管升压药和经右心抽吸空气可以防止 VAE 进一步发展为心血管系统衰竭[133,139,144]。

长时间手术

与所有持续数小时的手术一样，预防长时间麻醉相关的并发症至关重要[145]。长时间手术可能发生神经麻痹、皮肤压力性溃疡、眼部并发症、体温过低和酸中毒。小心地摆放患儿四肢，使用蛋笼式床垫或泡沫填充物，避免眼部受压（特别在手术需要俯卧时），可以避免大多数不良后果。对于突眼患儿如克鲁宗综合征，可能需要在涂上润滑剂后缝合眼睑，以防止角膜擦伤。前部缺血性视神经病变是发生在没有外部受压的眼睛一种罕见并发症，可导致术后短暂或永久性失明[146,147]。

体温过低是另一个主要的担忧，当采取适当的措施时，体温过低在很大程度上可以预防。易发生体温过低的因素包括手术中暴露皮肤面积大和静脉大量输注较冷的液体，预防的有效措施包括给手术室升温、使用充气式暖毯和辐射加热灯、保持患儿与周围环境隔离以及使用血液和静脉输液加热装置等。预防体温过低和减少失血和输血是预防围手术期代谢紊乱发生的关键因素[148]，即使是轻微的体温过低也会增加失血和输血的需求[149]。

眶距增宽症

　　眶距增宽这个术语描述了眼眶间距异常增宽。此畸形可能单独出现，也可能与其他先天性异常有关，如面裂和阿佩尔综合征（图 35-5）。手术修复包括通过颅下入路（保留眶顶完整）或颅内入路（通过前额行颅骨切除术）移动和重塑眼眶。此手术常在 5 岁以上患儿中进行，他们可能已经接受了几次的外科重建手术。手术操作眼球可能引起眼心反射，导致心动过缓或停搏，眼心反射也可能发生在中面部和正颌手术中（图 34-3A 和 B）[150]。这些心律失常通常不产生明显的血流动力学后果，并随着时间的推移而消失。通常由外科医生释放眼眶及眶周的压力、张力，使心率恢复正常。给予抗胆碱能药如阿托品（10～20μg/kg）或格隆溴铵（5～10μg/kg）可治疗血液流动明显改变的心动过缓，并预防后续心动过缓的发生。

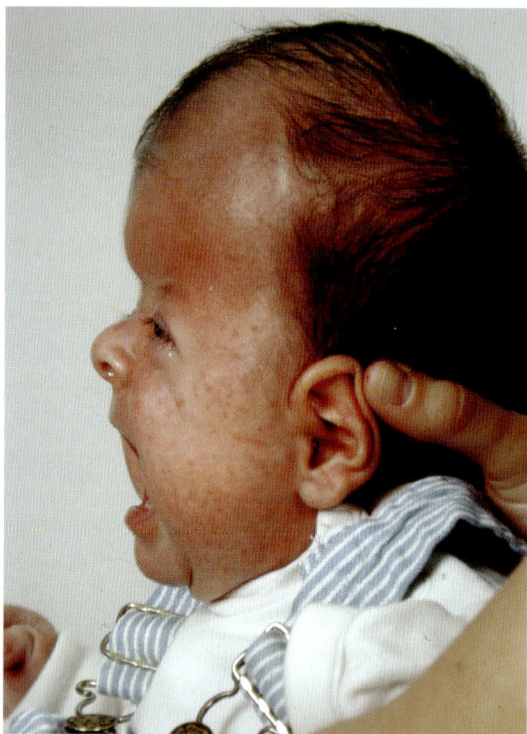

图 35-5　阿佩尔综合征的患儿。特征性体征包括突眼、三叶草样颅骨、上颌骨发育不良和并指［并指存在于阿佩尔综合征，但不存在于克鲁宗综合征］

　　静脉通路建立后，应使用预成形气管导管保护气道，气管导管固定后需要确认双侧呼吸音[21]。多重截骨可导致很严重的失血，因此，与颅缝早闭手术一样，应考虑采取减少使用同源异体血的方法。术中管理遵循颅缝早闭手术的原则。手术结束时拔管，患儿需在具备处理急性气道阻塞和监测神经状态能力的特护病房中监护过夜。

中面部手术

　　对于上颌骨发育不良的患儿，如克鲁宗综合征、阿佩尔综合征（图 35-5）和 Pfeiffer 综合征（E 图 35-7），通常需要中面部手术以改善面部外观[151-153]。尽管突眼、角膜溃疡、眼球

脱位、气道梗阻等并发症常需更早干预，但该类手术通常在患儿 5～7 岁时进行[153-156]。LeFort Ⅱ 手术与 LeFort Ⅲ 手术相似，不同之处在于其截骨术通过眶下缘垂直进行。因此鼻锥体和上颌作为一个整体向前移动。LeFort Ⅲ 截骨和整体前移术（图 35-6）存在其严重的潜在并发症，包括大量失血、气道梗阻、失明、脑脊液漏和感染等[145, 147, 157-159]。

　　此类患儿的麻醉关注点与眶距增宽和颅缝早闭的患儿相似。由于存在后鼻孔闭锁和中面部发育不良，阿佩尔综合征和克鲁宗综合征患儿常表现为完全或不完全鼻腔阻塞。因此，即使在放置口咽通气道的情况下，面罩吸入诱导也可能存在困难。然而，这类患儿的喉镜检查和气管插管通常并不复杂，术后机械通气时间可能需延长至面部及喉头水肿消退，因此需要认真选择气管导管直径。选择经口还是经鼻气管插管方案须在麻醉诱导前与外科医生进行协商决定。整个手术过程中可以使用经鼻气管插管，也可以在外科医生完成所有中面部截骨操作后，将经口气管插管换为经鼻气管插管[160]。进行换管操作时，麻醉医生需要穿无菌手术衣和戴

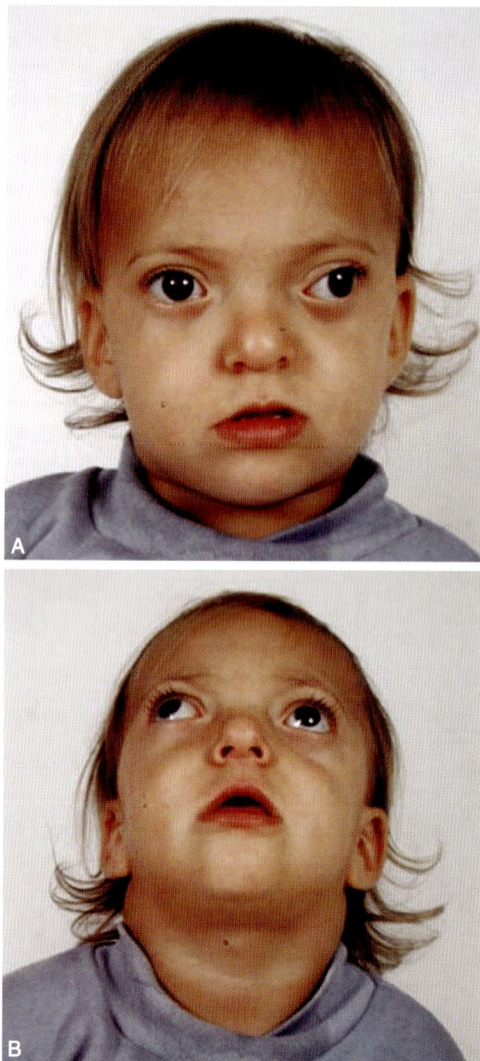

E 图 35-7　Pfeiffer 综合征患儿。通过前面观（A）和游泳者视角（B）可以说明 Pfeiffer 综合征患儿的许多特征，包括颅缝早闭、眼球突出、上颌发育不良以及手指畸形。这些患儿与阿佩尔综合征患儿相似，也具有多指畸形。导致这种缺陷的基因位于 8 号和 10 号染色体；患儿智力正常

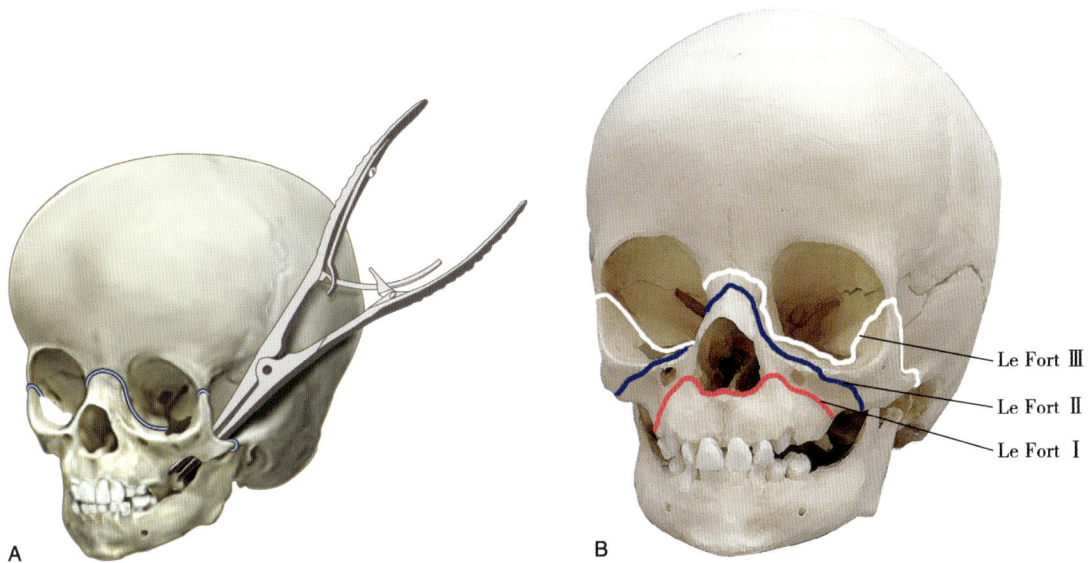

图 35-6 LeFort Ⅲ 截骨和整体前移术用以矫正中面部畸形。A. Le FortⅢ截骨术穿过鼻额骨交界处，穿过眶内侧壁和眼底，进入眶下裂。穿过额颧骨缝，翼颌交界处和颧弓切开以分离中面部。B. 整体前移术与LeFort Ⅲ 截骨术相似的，但是未移动鼻额骨交界处和额颧骨缝。该手术方式允许同时矫正眶上缘和中面部畸形，代价是术后并发症的发生率增加

无菌手套，应用无菌器械，包括喉镜、Magill 钳和气管交换导管（E 图 14-3）。由于下咽部出血和气道水肿，手术过程当中想要清楚看到声门可能比较困难。换管时，先将气管交换导管经一侧鼻孔，沿着经口气管导管进入气管，然后将经鼻气管导管尖端沿气管交换导管固定在声门口。随后拔出经口气管导管，将经鼻气管导管插入（必要时可顺时针或者逆时针旋转90° 以便于绕过声带和杓状软骨）且直视下通过声门[161, 162]。导管位置确定好后，取出交换导管，确认双肺呼吸音后，将经鼻导管缝合到鼻中隔上[21]。由于气管导管位置与手术术野接近，手术过程中有损伤气管导管的可能[163, 164]。需一直警惕并检查气管导管是否意外脱落或者损伤。麻醉医生必须随时准备应对突然的通气意外中断和重新气管插管。手术

后需放置胃管以防止胃扩张并减轻术后恶心呕吐的可能性。如果采用颌间固定法来固定面部骨骼和下颌骨，则应在旁边时刻准备钢丝钳。在 ICU 里，气管导管周围漏气音的出现是判断喉及声门周围水肿消退的重要指标，从而可以准备气管拔管[163]。术中出血量并不如颅缝早闭手术那么大。控制性降压有利于减少和防止上颌矫正术中输血的需求[165]。

半侧面部肢体发育不良、特雷彻·柯林斯综合征和戈尔登哈尔综合征

半侧面部肢体发育不良，又称为耳下颌骨发育障碍（图35-7），由第一、二鳃（或咽）弓畸形引起。这是唇腭裂之后

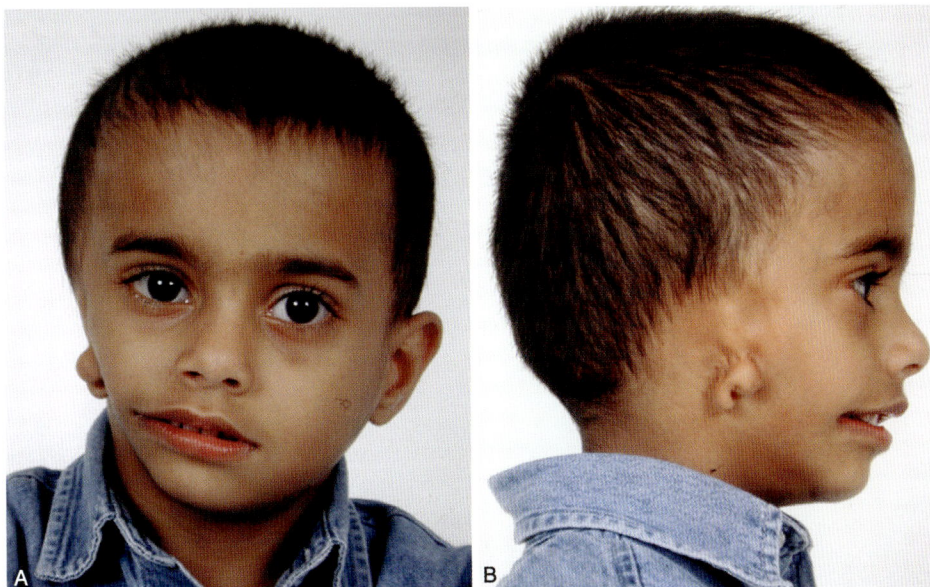

图 35-7 半侧面部肢体发育不良患儿的前面观（A）和侧面观（B）。侧面观时，小口畸形、小下颌畸形和眼畸形非常明显。这类患儿常表现为单侧或双侧面部发育不全，上颌骨和下颌骨发育不良，以及耳畸形

第二常见的面部畸形。这些畸形根据眼眶变形、下颌骨发育不良、耳异常、神经受累及软组织缺陷（orbital distortion, mandibular hypoplasia, ear anomaly, nerve involvement, and soft tissue deficiency, OMENS）进行分类[3, 166-169]。超声骨刀是利用超声波进行截骨，用在半侧面部肢体发育不良患儿行下颌骨牵张成骨术时是一项相对较新的技术[170]。涉及双侧下颌或颞下颌关节时，气道困难程度较只涉及单侧下颌时明显复杂得多。该畸形可能包括下颌骨发育不良、颞下颌关节发育障碍、腭裂、耳畸形、眼异常和面神经受损等。戈尔登哈尔综合征（Goldenhar syndrome）（图 35-8 和 E 图 35-8）是这类病症最常见的形式，该综合征患儿椎体畸形发生率为40%，先天性心脏病发生率为35%；由于中面部发育不良、张口不对称以及下颌后缩，这类患儿的气道管理非常复杂。总体而言，70% 的半侧面部肢体发育不良患儿气管插管比较容易，而 9% 的患儿气管插管非常困难[166]。相反，双侧下颌骨发育不良的患儿出现容易插管、困难插管和极度困难插管的概率各占 1/3[166]。该综合征相关的气道异常容易导致 OSA。

特雷彻·柯林斯综合征（E 图 35-9）中下颌骨发育不良、大口畸形、腭裂等颅面畸形常导致气道管理困难，且随着年龄的增长而增加[3, 166]。该综合征的其他临床特征包括颧弓发育不全、眼部异常（包括眼睑倾斜、眼睛缺失和下睑缺损）、小耳畸形、后鼻孔闭锁、心血管畸形和肾脏异常等。当由于下颌骨发育不良而导致上呼吸道梗阻时，下颌骨牵张成骨术是一种可行的手术方式。这种手术方式可在避免气管造口术和其他手术干预下，允许下颌骨继续生长。半侧面部肢体发育不良的患儿社会心理转归较差[171]。

气道管理

传统意义上讲，半侧面部肢体发育不良的患儿气道管理较为困难。在麻醉诱导（或使用镇静药、局部麻醉药进行镇静、清醒操作）之前，在手术间里准备好所有用于困难气道管理的设备至关重要（表 14-10）。对于婴儿或存在困难气道的

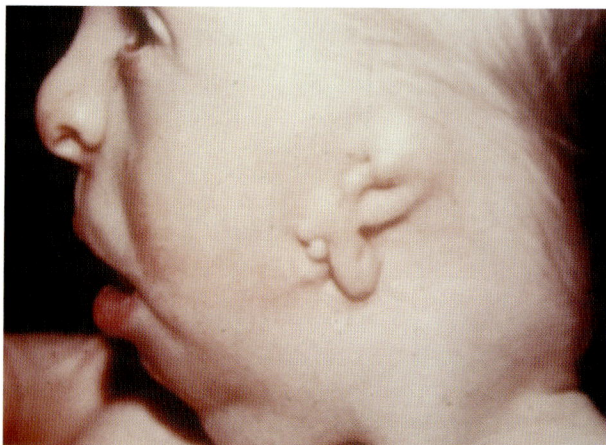

图 35-8   患戈尔登哈尔综合征的婴儿。戈尔登哈尔综合征是半侧面部肢体发育不良最常见的一种形式。单侧半侧面部肢体发育不良，气道管理和气管插管一般不困难，但有 1/3 的双侧小下颌畸形的患儿气道管理可能非常困难

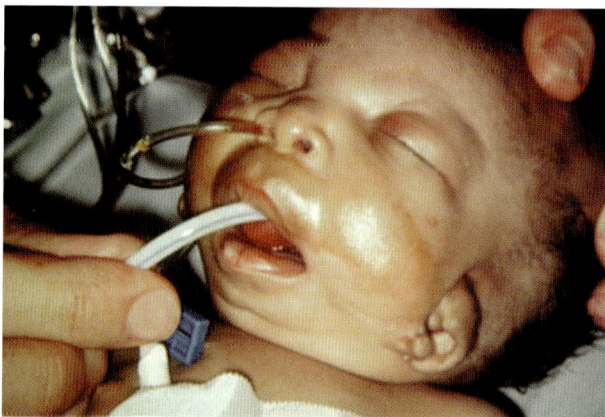

E 图 35-8   患戈尔登哈尔综合征的新生儿。注意其典型的耳畸形和小下颌畸形

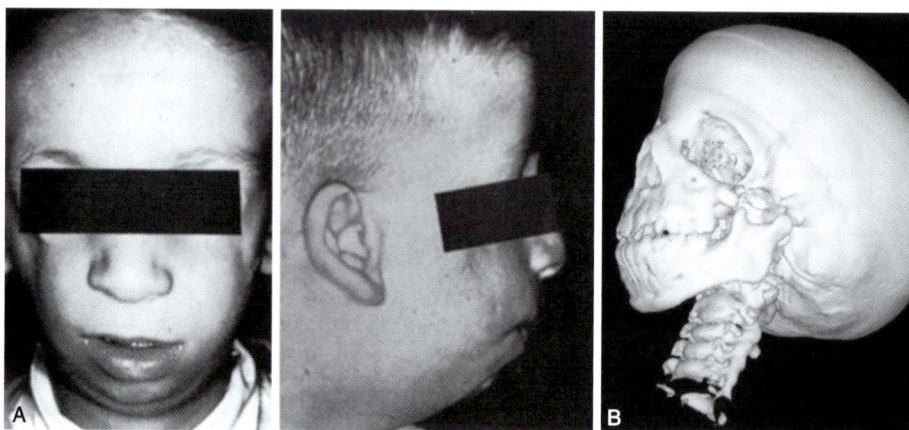

E 图 35-9   特雷彻·柯林斯综合征。A. 下颌骨发育不良，三角脸，耳发育不良。该综合征患儿的气道管理困难程度随年龄的增长而增加。特雷彻·柯林斯综合征患儿先天性心脏病也很常见。B. 磁共振三维重建成像。注意其下颌骨上升支缩短而使下颌倾斜。颞下颌关节畸形。

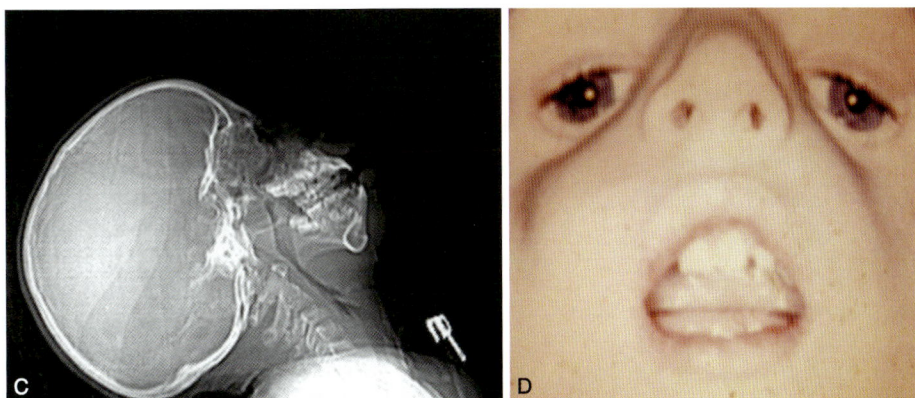

E 图 35-9（续） C.侧位片显示了小下颌畸形及舌后坠。D.中面部的特写

患儿，吸入诱导是最常用的方法。相比之下，在年长儿或青少年中，无论是吸入诱导还是静脉镇静（使用右美托咪定或丙泊酚）加局部麻醉均可用于气管插管。总之，制订好气道管理的首选和备选方案、备好实施这些方案的设备和人员是至关重要的。

困难气道的管理方法有很多，包括纤维支气管镜、GlideScope 可视喉镜（Verathon Inc.，Bothell，WA）、一次性 Airtraq 光学可视喉镜（Prodol Meditec S. A.，Vizcaya，Spain）、Truview 婴儿喉镜（Teleflex Medical，Netanya，Israel）、声门上气道设备以及其他设备（见第 14 章）[172]。一般采用双人诱导的方式，第一位麻醉医生应用喉镜检查时在喉部施压，使声门暴露最清楚，同时第二位麻醉医生在视野暴露充分时插入气管导管（图 35-9）[173]。第二位麻醉医师能协助进行更好的气道管理，既可观察患儿情况，又可协助提供更好的气道管理工具。

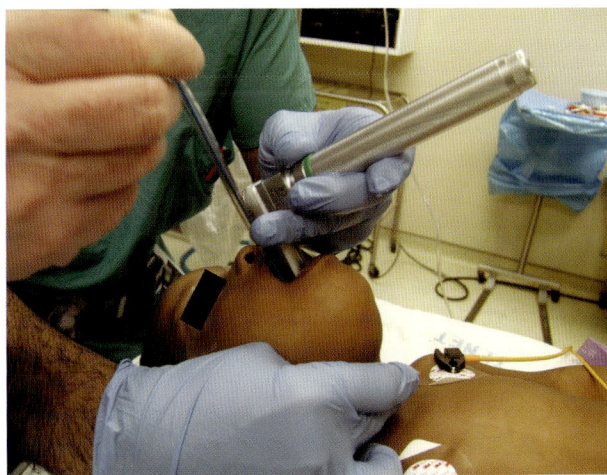

图 35-9 双人插管技术。检查者（第一个麻醉医生）置入喉镜，并在喉外侧按压喉部（戴手套的手）。看到声门后，插管者将头向左转并保持手的位置不变，这时站在检查者右侧的助手将气管导管插入声门[173]

通常可以行经口或者经鼻气管插管，这取决于手术部位。当使用经鼻气管插管时，将其缝合至鼻中隔或者粘贴在经苯甲酸处理过皮肤上面是比较安全的。经口插管可以将其固定在下颌骨或不易脱落的牙齿上。务必确保预成形气

管导管的尖端位于气管中段，因为在相同内径情况下，预成形有囊经鼻气管导管的尖端至弯曲点的长度超过预成形无囊的气管导管的长度，预成形经口气管导管也是如此，只是超过的程度略低[21]。在麻醉诱导过程中，喉罩可以非常有效地维持气道通畅，或作为引导，方便纤维支气管镜检查。

对于有上呼吸道梗阻和中面部发育不良且已行气管切开术的患儿，气管切开套管可以更换为带套囊的气管切开套管或手术时缝合在导管的合适位置。使用带套囊的气管造口套管可以隔离气道和消化道，实现控制通气，提供足够的 PEEP，并在长时间手术中预防肺不张。头颈位置的变化有可能引起气管导管移位，因此患儿摆好手术体位后，务必确认气管导管在位[21,174]。这对于需要颈部极度后仰的颅顶手术非常重要，导管移位也可能发生在眶上缘重建术中。在手术间里必须配备随时可用的气道管理设备和额外的气管导管。气管插管时记录气管插管周围漏气（带套囊的气管导管应抽气）至关重要，因为当术后出现气道水肿时，漏气试验常被用来决定合适的拔管时机。麻醉诱导时，OSA 合并中面部发育不良的患儿可能出现上呼吸道梗阻[73,78]。

正颌手术

正颌手术的适应证通常包括继发于上颌骨或下颌骨发育不良的咬合不正（如半侧面部肢体发育不良和特雷彻·柯林斯综合征）、肿瘤、创伤和颞下颌关节功能障碍等。上颌骨发育不良患儿行 LeFort I 手术是通过上颌横切口，促使上牙与下颌正常咬合。这类手术通常在青少年时期进行，因为只有上颌骨和下颌骨发育完成后才能进行。由于这一年龄组的患儿常出现术前焦虑，因此术前宣教与术前用药如口服咪达唑仑（0.3~0.5mg/kg，年长儿或青少年总量可达到 20mg 或静脉注射咪达唑仑 2~4mg）都是非常必要的。

气道管理是首要关注的问题，特别是有下颌骨发育不良或颞下颌关节功能障碍的患儿[3]。如果患儿的基础疾病为幼年型类风湿关节炎，则需高度怀疑存在寰枢椎关节不稳定的情况。如前所述，对可预见的困难气道，可在镇静配合局部麻醉或吸入麻醉诱导后保留自主呼吸的情况下，用纤维支气管镜插管，直至气管插管成功。对张口度足够的患儿可应用视频喉镜/间接喉镜进行气管插管，或喉罩引导下行纤维

支气管镜插管。这些技术都最适合经口气管插管；而正颌外科手术往往最好采取经鼻气管插管（预成形气管导管）。通常应用鼻中隔缝合的方法来小心地固定气管导管以防止术中意外拔出[21]。将鼻 RAE 管固定在前额使得导管鼻曲远离鼻翼，可以避免鼻翼的过度受压（可导致局部缺血）。LeFort I 截骨术的气管插管需要外科医生与麻醉医生密切沟通，因为一旦上颌骨切断后，经鼻气管导管可能会脱落。术中另一个潜在的并发症是上颌骨截骨时可能会意外切断气管导管。如果术后应用了上下颌固定装置，患儿在 ICU 监护的过程中，钢丝钳必须常备以便随时使用。

为减少术中出血，通常使用一系列药物进行控制性降压，包括吸入麻醉药、β-肾上腺素受体阻滞药和瑞芬太尼等。大量文献表明，在正颌外科手术当中，控制性降压对减少术中出血和提高手术视野的质量有效[165,175-184]。然而由于担心并发症，特别是失明，许多医生已经不再使用控制性降压。无论使用哪一种麻醉方法，有创血压监测都便于术中监测

血气和血细胞比容。很多情况下，轻度的低血压（收缩压 85～90mmHg）就足以提供最佳的手术条件，因此应避免更大程度的低血压。地塞米松（0.5mg/kg）可以减轻术后气道水肿[185]。患儿清醒并且保护性气道反射恢复后，拔除气管插管。患儿需在特护病房的监护下过夜，以便于一旦出现急性气道梗阻时紧急建立气道。有些情况下，上下颌固定术可能使用金属线和弹性绷带。如果需要紧急气道处理，需立即提供钢丝钳。

淋巴管瘤和血管瘤

淋巴管瘤是一种罕见的先天性淋巴系统畸形，新生儿发病率为 1/16 000，通常发生在腋下和颈部（图 35-10 和 E 图 35-10），其病理特点为包含多个含有淋巴液和血液的囊肿。（图 35-10B）。大多情况下淋巴管瘤在出生时就存在，尽管 80%～90% 都是在生后两年内才被诊断出来的。虽然大部

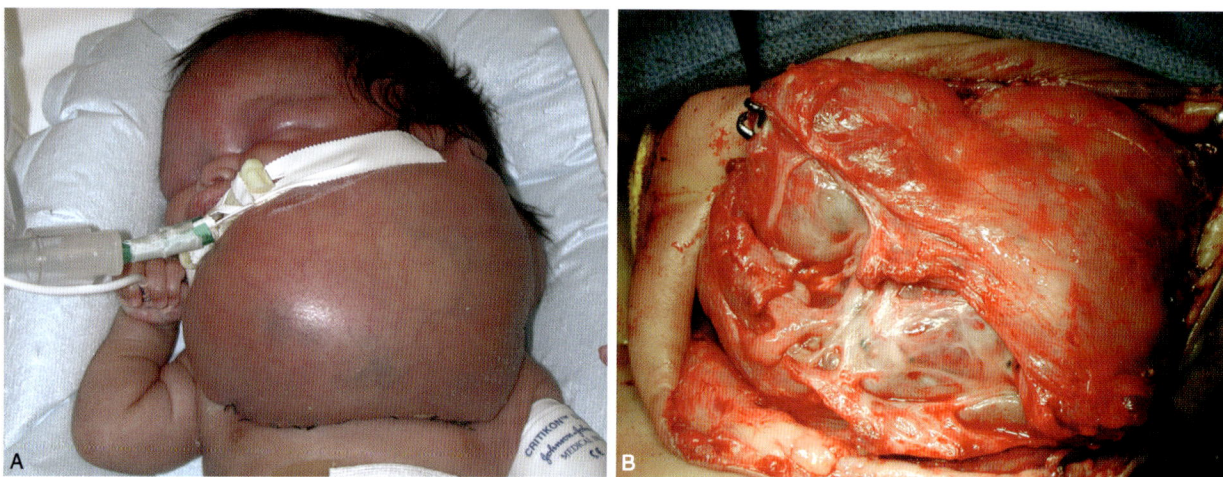

图 35-10　A. 淋巴管瘤。注意大部分瘤体在口外或喉外侧的，尽管可能延伸到舌或声门上区域造成直接喉镜置入困难。颈部表面的肿瘤可能由于血液或淋巴液的积聚而迅速扩张。如此大的肿瘤可能使其覆盖的皮肤张力增大。肿瘤的位置也可能妨碍行气管切开的可能性。B. 淋巴管瘤的大体病理状况包括多个囊腔的组合，其中可能含有淋巴液和血液。减压可能伴随着大量失血。由于残留的囊肿随着淋巴液和血液流入而重新肿胀时，则需要持续的囊肿减压

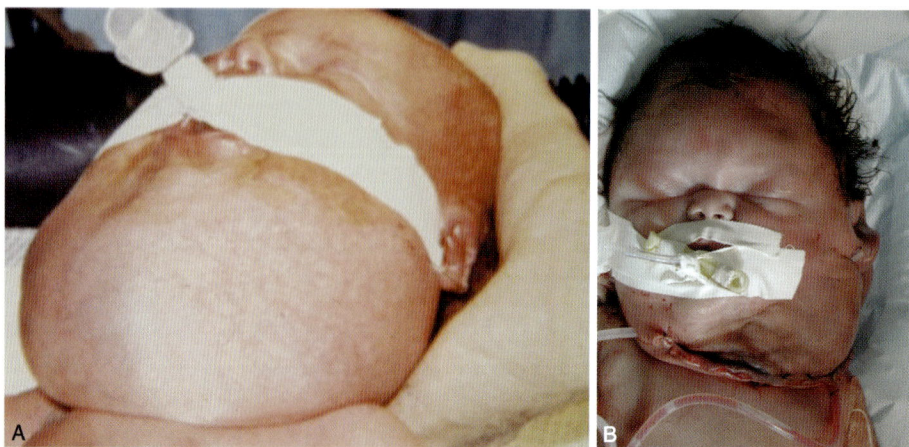

E 图 35-10　A. 巨大的淋巴管瘤。大部分的淋巴管瘤通常在口外或者喉外部；然而，肿瘤也可能延伸到舌或者声门上区域，使直接喉镜置入困难。这时进行直接喉镜检查和气管插管还是可能的。B. 淋巴管瘤减压术后可以立即恢复婴儿原来的气道（如果囊肿已经导致气道受损）和自然美观的外表。随着时间的推移，许多患儿的淋巴管瘤会自行消退

分病例需要采取反复吸引、硬化治疗或外科手术切除以减轻肿块，但其自然病程仍是自行消退（E 图 35-10B）[186-188]。有些淋巴管瘤可能与染色体异常有关，如努南综合征（Noonan syndrome）和特纳综合征（Turner syndrome），这种情况下麻醉管理应该参考这些基础的综合征；有些患儿在生后或出生后的几小时即需要紧急气管切开解决气道梗阻（见第 38 章）。术前评估阶段，应用影像学检查和评估气道，以便于观察声门上和声门下结构。若淋巴管瘤存在于上呼吸道，在麻醉诱导时可出现急性呼吸道梗阻。如果病变压迫致喉部扭曲变形，则可能需要在纤维支气管镜引导下气管插管，这时应该保留自主呼吸直至建立安全气道[189]。手术切除后的并发症包括喉水肿、气道梗阻、肺炎、面神经麻痹和感染等[186,187,190]。

　　血管瘤，又称青少年或婴儿型血管瘤，是婴儿时期最常见的良性肿瘤，婴儿发病率高达 10%[191]。大部分血管瘤并不复杂，无须治疗。其自然病程为在出生后的最初几个月内进入增殖期，随后进入时长不等的退化期。据估计，其以每年 10% 的速率退化。血管瘤可以影响所有的器官，当其病变影响到重要器官，如眼、耳、气道或肝脏时则需要进行干预[192]。<3 月龄的患儿，发生在声门下区域的血管瘤必须与非感染性哮喘进行鉴别诊断。出现在眼部和面部（图 35-11）的血管瘤通常可存在气道病变[193,194]。血管瘤可能出现在气道的任何一个部位，引起呼吸和喂养困难。气道血管瘤的切除手术通常在 1~11 月龄之间进行[195]。肢体血管瘤通常需要关注美观和出血的问题。极少数大血管瘤的患儿会出现高输出性心力衰竭。

　　血管瘤的治疗方法包括不做干预、全身糖皮质激素治疗、局部糖皮质激素注射、手术切除和激光消融等。普萘洛

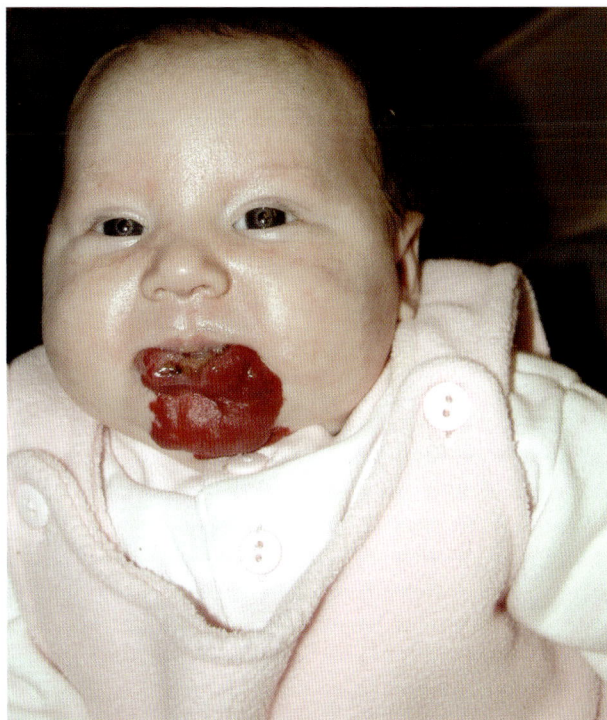

图 35-11　小儿面部血管瘤。血管瘤累及了下颌中间部分的皮肤，从下唇到下颌尖端。血管瘤的大小差异很大，如果肿瘤出血，血管瘤可能会迅速扩大

尔是一种新兴的血管瘤治疗方案[196-199]，似乎以多种方式作用于血管瘤干细胞，包括通过抑制腺苷酸环化酶介导的激酶途径，通过脂质生成促进细胞死亡，以及下调血管内皮生长因子途径等[200-202]；可以用于没有使用禁忌证的患儿，作为单一药物治疗时，剂量为 2mg/(kg·d)，分三次口服，或与泼尼松 3mg/(kg·d) 联合口服治疗，其中泼尼松在治疗 4~6 周后需逐渐减量。普萘洛尔减少了手术干预的需要，但需要 6 个月至 1 年的治疗[203]。手术治疗主要用于可切除的局部的浅表的血管瘤[192]。激光治疗浅表病变通常作为门诊手术进行[204]，应采取常规麻醉防范措施。与无须气道手术的血管瘤患儿相比，需要气道手术的血管瘤患儿需要更多的类固醇治疗，入院率和死亡率增加[195]。

　　动静脉畸形在出生时就存在，但可能多年来从未察觉，特别当它们位于颅内时。大的动静脉畸形可能导致高输出性心力衰竭，需要进行治疗干预。治疗方法包括化疗、糖皮质激素治疗、栓塞和手术切除等[205-207]。接受血管瘤切除的患儿在手术过程中通常需要输注血液制品，但血小板输注需谨慎，因为其在动静脉畸形部位内的积聚可能会使畸形体积增大[208]。因 NSAID 会影响血小板的功能，所以应避免使用。

Möbius 综合征

　　Möbius 综合征是一种罕见的神经系统疾病（1 000 000 例新生儿中有 2~20 例），其特征为先天性面神经（Ⅶ）和展神经（Ⅵ）麻痹，导致单侧或双侧面部无力和眼外肌运动缺陷（E 图 35-11），现在一般认为由后脑发育异常引起，因此主要病变位于脑干下段[209,210]。该病典型特征可能还包括其他脑神经麻痹，眼科异常，发育迟缓和各种颅面、肢体和肌肉骨骼畸形，这常导致其临床表现多种多样[211-215]。累及Ⅸ和Ⅹ脑神经时可导致咽喉功能障碍、吞咽困难、进食困难、口腔分泌物滞留和反复吸入性肺炎。合并小颌畸形、半侧面部肢体发育不良时，患儿开口度受限和其他口面异常可能导致气管插管困难[216]。其他相关异常包括胃食管反流、骨骼肌肌张力减退、先天性心脏病、脊柱异常和周围神经病变等。一般认为，Möbius 综合征相关的中枢性肺泡通气不足可能是继发于中脑呼吸中枢发育不良[217]。中枢性肺泡通气不足，复合上呼吸道张力减退以及镇静药、阿片类药物和麻醉药物的作用，可能导致术后呼吸系统并发症。继发于面神经麻痹的面部表情缺失，使得术后疼痛的评估困难[218]。Möbius 综合征患儿的麻醉计划必须根据综合征的临床表现个体化定制。据一个病例报告，一名 7 月龄患儿出现致命性恶性高热。由于没有其他的病例报道，很难判断恶性高热是否与 Möbius 综合征相关[219]。

　　Möbius 综合征患儿最常进行的外科手术是节段性股薄肌移植，手术是将股薄肌移植到面部并与面动脉和静脉建立血运[220]。股薄肌的运动神经支配需要功能正常的脑神经，例如三叉神经的咬肌分支。这种面部麻痹复活的目的是促进面部表情，并为下唇提供支撑，以减少流涎和改善言语[220]。麻醉注意事项包括长时间手术，避免神经肌肉阻滞以便于术中神经刺激，避免低碳酸血症、低体温和低血压以确保移

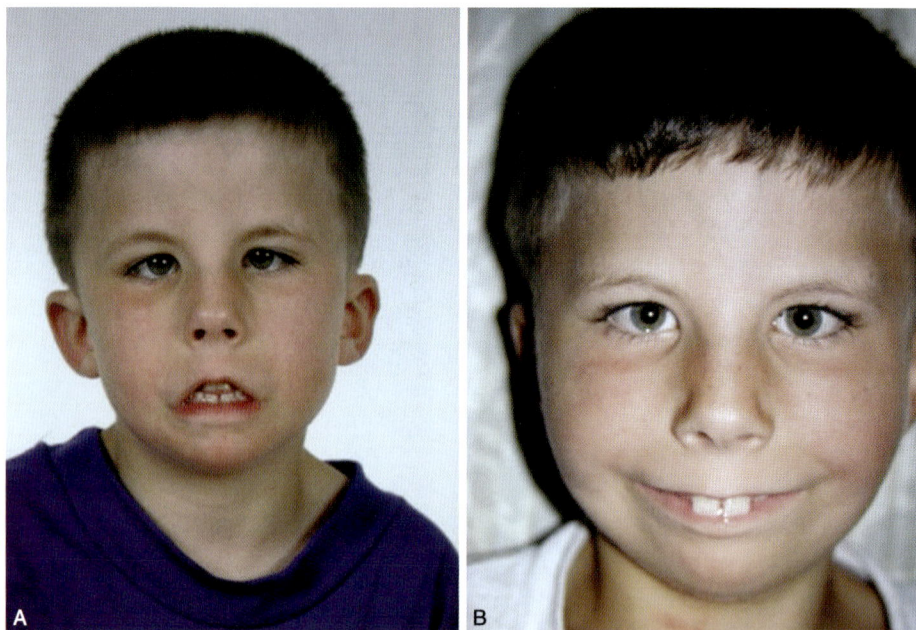

E 图 35-11   Möbius 综合征患儿。术前(A)和术后 1 年(B)的容貌。这些患儿缺乏面部表情肌,特别是
微笑的肌肉

植肌肉的灌注。最后的注意事项也适用于患者的术后管理。
Möbius 综合征患儿常进行的其他外科手术包括斜视手术和
矫形手术以改善肢体功能。

先天性口内纤维系带

先天性口内纤维系带(如翼状胬肉综合征和连颌畸形)
即使有先进的儿科光导纤维技术,也几乎不可能完全保证气
道安全。(E 图 35-12)连颌畸形由于上颌骨和下颌骨相连而
导致张口度下降,常为 Van der Woude 综合征和腘翼状胬肉
综合征表型的一部分[221]。这些患儿常常表现为气道不畅和
喂养困难。根据纤维系束的严重程度的不同,这些患儿的麻
醉管理可能存在严峻的挑战。在生后最初几天内的新生儿,
通过静脉注射氯胺酮,在保留自主呼吸的情况下,可能考虑

分离粘连。如果患儿还需要进行其他的手术治疗,这样则可
避免建立外科气道或者使气管插管更简便[221]。

口内肿瘤

口内肿瘤在儿童中比较罕见(E 图 35-13),但如果肿瘤
巨大,则可能在确保气道安全方面带来巨大挑战。巨大肿瘤
会给声门暴露带来巨大困难(E 图 35-14),并且增加术中出
血的风险。术前需要进行放射学检查,以确定上呼吸道的受
累程度以及声门上区域或鼻咽部是否能够通过纤维支气管
镜。如果肿瘤足够大以至于无法进行喉镜检查,则必须考虑
进行纤维支气管镜引导下经鼻插管。如果肿瘤可以切除,气
管切开术可能是一个备选方案。出血的风险取决于肿瘤的
血管分布以及是否累及舌体。如果可以分离肿瘤的供应血

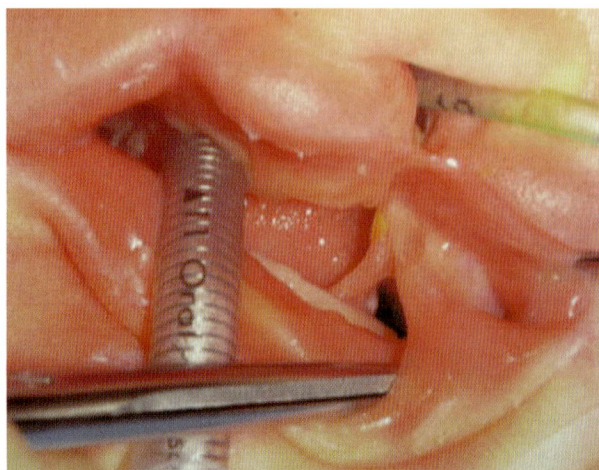

E 图 35-12   翼状胬肉综合征的新生儿经口气管插管。口内纤维
束可阻碍直接喉镜检查,需要使用先进的纤维支气管镜技术来保
证气道的安全

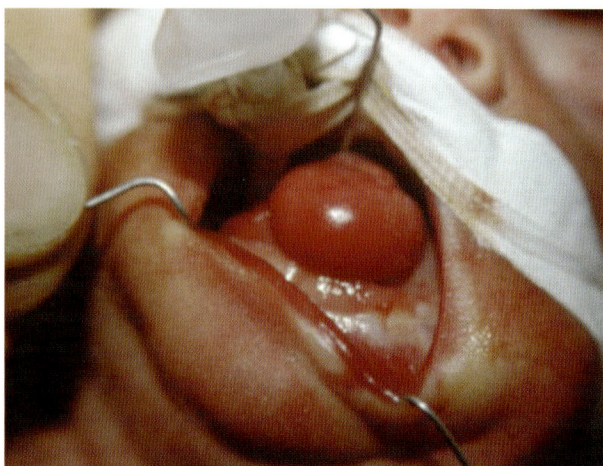

E 图 35-13   起源于舌的口内肿瘤,阻碍直接喉镜检查,如果肿瘤足
够大,便看不到喉部。这种情况下,直接喉镜检查时,应小心地将肿
瘤推向左侧。推动肿瘤的风险是出血

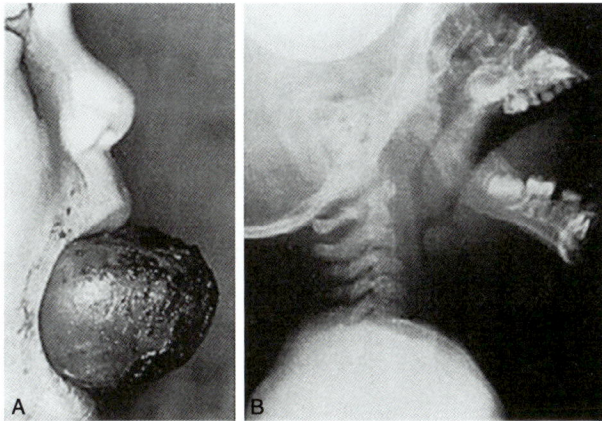

E 图 35-14 A.因血管瘤而导致舌体严重隆起的患儿。B.侧位片显示,患儿鼻咽和声门尚存一定间隙。这表明经鼻气管插管是可行的

管,应该容易控制出血。然而,如果肿瘤不能与舌体分离,只能通过在切除肿瘤之前夹住舌体(和舌动脉)来控制出血。这应该可以减少失血,并且允许进行创面止血。术后应保留气管插管,直至气道和舌的水肿均减轻。

臂丛神经手术

由于分娩损伤,臂丛神经损伤在出生的活婴中的发病率为 0.5‰~5‰[222,223]。Erb 麻痹主要累及 C_5、C_6 和 C_7 神经根损伤,而 Klumpke 麻痹主要累及 C_8 和 T_1 神经根[223]。完全的臂丛麻痹是最具破坏性的损伤,可以导致手臂连枷和感觉消失[223,224]。虽然 75% 的臂丛神经损伤在出生后的第一个月内自行愈合,但 25% 的臂丛神经损伤可导致永久性残疾和损伤[223,225-227]。如果患儿 3 月龄时运动功能仍没有改善,则需要进行手术干预[225,226]。2.4% 的新生儿期臂丛神经损伤可导致出现明显的临床症状的膈肌麻痹。在年幼时,膈肌麻痹需要在臂丛神经修复之前进行积极干预。臂丛神经手术要想成功,神经根不能完全从脊髓中撕脱。因此,需要详细的影像学检查来明确损伤的性质:脊髓神经根撕脱、神经鞘内神经的破坏,或神经和神经鞘的破坏。由于可能

发生不可逆的神经运动终板数量减少,因此通常在 12 月龄之前进行手术[222,225,226,228-230]。对存在眼球损伤和霍纳综合征(Horner syndrome)的患儿需在 3 月龄时行显微外科手术。手术的目的是改善功能,不要期望完全恢复;如果不干预,这些患儿将会发生严重的功能缺陷。相反,如果肱二头肌在 3 个月内恢复,则无须显微手术干预即可进行治疗[231]。治疗的选择包括神经瘤切除术神经移植[232]。神经移植正越来越多地用于治疗新生儿臂丛神经损伤。供体神经包括 C_4 的运动分支、肋间神经、第 XI 脑神经的下分支、胸神经和腓肠神经[233]。合成胶原神经导管已被批准为显微外科的神经引导通道,未来可能也是一种选择[234]。

术前行 MRI 检查,评估患儿骨和关节畸形可能需要在全身麻醉下进行。臂丛修复麻醉管理可能具有挑战性,因为静脉通路和监测(血压和脉搏血氧测定)的唯一肢体是对侧上肢。双下肢通常做手术准备并覆盖手术单,以方便修复时获取腓肠神经或其他供体神经。因为这些患儿通常为 9~12 月龄,皮下脂肪较多,使建立静脉通路更加困难。该手术通常需要 12h,因此必须考虑长时间麻醉的问题,摆好体位后要注意保护受压点。为便于术中行神经电生理监测,应避免使用肌松药[235]。留置导尿管对膀胱减压至关重要。除了短暂的手术刺激阶段,镇痛药的需求很少。瑞芬太尼可提供良好的术中镇痛,并可以快速调整麻醉深度。在这类长时间的手术中,维持正常体温和防止输液过量很重要。因为失血很少,维持液通常是足够的[222]。由于存在丙泊酚输注综合征和苏醒延迟的风险,不建议长时间输注丙泊酚。瑞芬太尼联合吸入麻醉或右美托咪定可能是更好的麻醉方案。术后镇痛要求很低,对乙酰氨基酚和 NSAID 通常能提供足够的术后镇痛。如果需要取副神经的下支进行重建,则需要肩部人字石膏固定以避免术后颈部突然移动[235]。

耳成形术

外耳横突畸形(通常称为"蝙蝠耳")常发生在高加索人群中,其发病率高达 5%(E 图 35-15)[236]。外耳横突畸形的患儿一般都是健康的,其中约 2/3 可能需经历手术和麻醉,

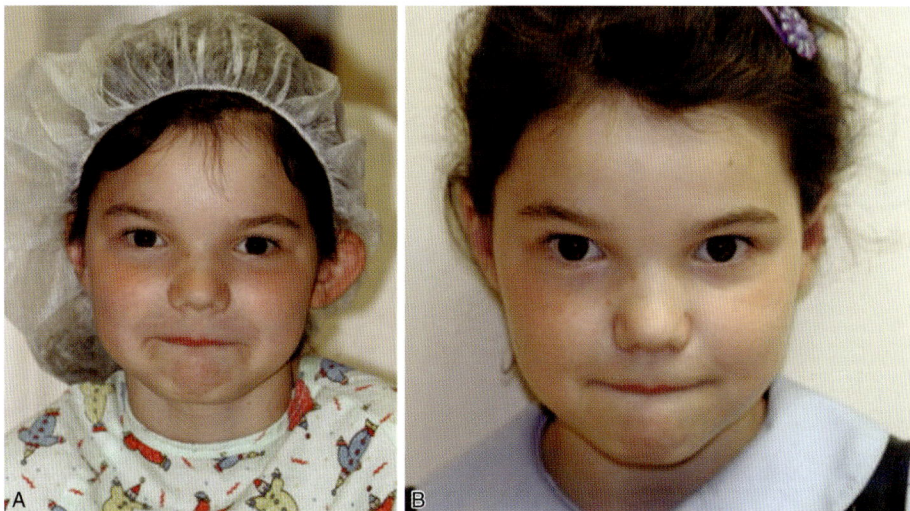

E 图 35-15 外耳横突畸形的女患儿术前(A)和术后(B)的容貌

包括在 8 岁之前表现出耳畸形时，行多模式矫治术[237]。年幼的患儿可能更需要全身麻醉，而 8 岁以上的患儿有时能忍受在局部麻醉或神经传导阻滞麻醉下进行手术[238]。目前，激光技术越来越多地被用于软骨重塑[239]。全身麻醉的主要并发症是术后恶心和呕吐，大约 80% 的患儿术后恶心和呕吐可持续 2 天[240]。术后联合药物治疗（昂丹司琼和地塞米松）、丙泊酚输注维持麻醉、避免外耳道和鼻甲填塞可减少术后恶心和呕吐[240,241]。为了给患儿提供最佳的手术方式和体位，可能需要使用预成形气管导管，如 RAE 管，但柔软的喉罩在机械通气或自主呼吸的患儿中也可以提供同样令人满意的条件[242]。局部麻醉（1% 利多卡因加 1∶100 000 肾上腺素，总量<10ml）可减弱手术刺激，降低术中对阿片类药物的需求。使用长效局部麻醉药联合神经传导阻滞、对乙酰氨基酚和 NSAID 可为大多数患儿提供足够的术后镇痛。这种多模式镇痛方法可以消除对阿片类药物的需求，从而降低术后恶心和呕吐的发生率[243]。

先天性手部畸形

　　先天性肢体畸形有广泛的表型。并指畸形可作为独立畸形（图 35-12 和 E 图 35-16）或作为某综合征的一部分发生，并指畸形最常见的原因是阿佩尔综合征和 Poland 综合征，且与骨骼畸形、胃肠道和心脏畸形有一定的相关性。肢体畸形男性比女性更常见，大约 50% 的畸形患儿的上肢和下肢都受到影响。如果畸形累及环指和小指或示指和拇指，则应早期分离，因为不同的纵向生长速度将导致畸形加重[244]。手术通

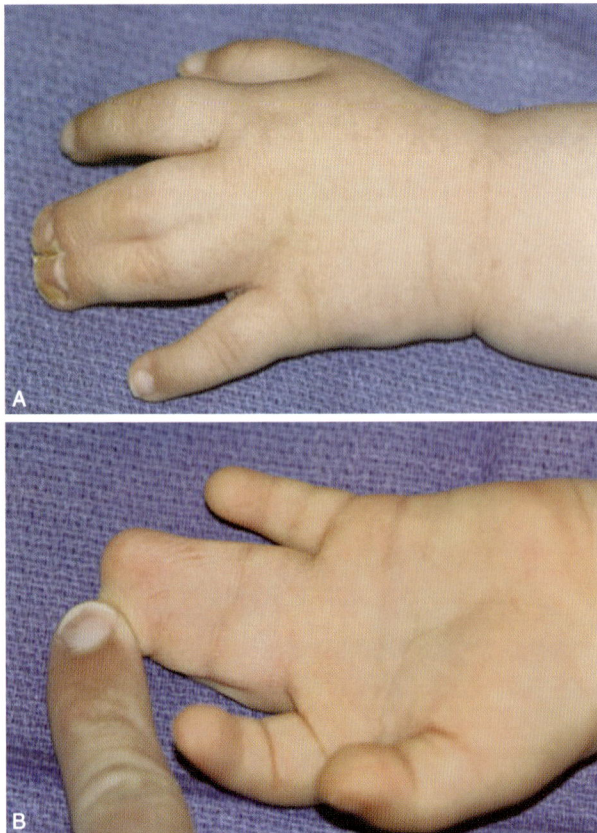

图 35-12　第一和第二指并指的婴儿：背侧观（A）和掌侧观（B）

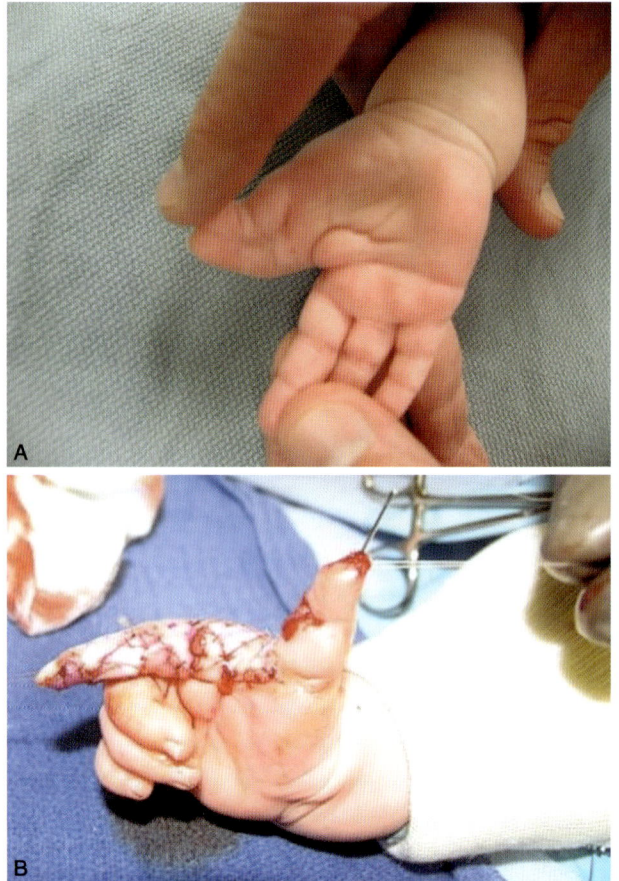

E 图 35-16　婴儿右手拇指和示指并指术前（A）和术后（B）的外观。应用 Z 形缝合松解后的手指表面的皮肤

常在 6～18 月龄时进行[245,246]。据报道，一例患有多指的患儿和 QT 间期延长有关联，在麻醉过程中出现了危及生命的心律失常[247]。Timothy 综合征是一种多系统畸形，具有心脏、面部、肢体及神经发育异常等特征[248]。

　　拇指重复畸形可以作为一种独立的畸形出现，新生儿发病率大约为 1/3 000。拇指发育不良与全身综合征有关，如心手综合征（Holt-Oram syndrome）；脊椎、肛门、心脏、气管、食管、肾脏、肢体（vertebral, anal, cardiac, tracheal, esophageal, renal, limb, VACTERL）异常；范科尼贫血（Fanconi anemia）；Nager 综合征和 thrombocytopenia-absent radius 综合征等[249]。由于可能并存心血管、神经和造血系统异常，因此对儿童进行全面的评估是必要的[249]。独立存在的拇指重复畸形，一般不需要进行基因检测。

组织扩张器植入术

　　组织扩张器植入术已成为治疗巨大先天性多毛色素痣（E 图 35-17）、血管瘤、脑膜脊髓膨出、腹壁缺损和广泛烧伤瘢痕二次重建的主要方式[250-258]。组织扩张器有效地允许移动扩张的部分并持久保留皮瓣的感觉，同时使供体部位坏死率最低[259]。组织扩张器由硅胶外壳组成，当放置在皮下后可通过连续注射盐水溶液得以伸展，或者在头皮下，通过在病变或缺损附近的正常组织中形成的切口进行连续注射

（图 35-13）[254,260]。渗透性组织扩张器因感染率低且成本低，已用于烧伤瘢痕、先天性痣、斑秃和足部畸形等的治疗。组织扩张至少需要两次外科手术：第一次扩张器置入，另一次在扩张完成时将其移除；一些患儿可能需要连续置入或置入多个扩张器[254]。头部和颈部区域的重建是一个特殊的挑战，因为需要在不影响口腔、视觉或气道的情况下进行扩张[261]。组织扩张的并发症包括感染、皮肤糜烂、渗漏、移位和皮瓣坏死等[257,262-265]。应当在扩张器置入和去除时给予围手术期抗生素，尽管它们预防感染的有效性尚未确定[252,257,259,263,264]。

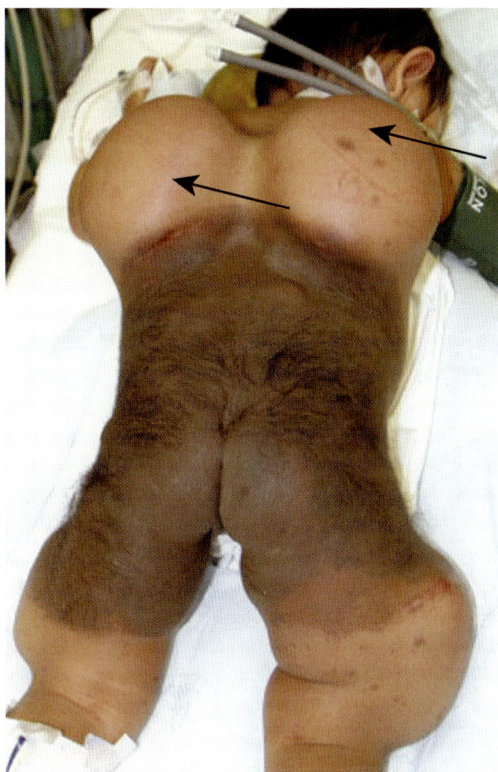

E 图 35-17 多毛痣可以覆盖大范围的皮肤，在此病例中，多毛痣从中背部延续到大腿两侧。为了切除覆盖皮肤的区域，组织扩张器被广泛应用。在此病例中，使用两个组织扩张器（箭头）来提供足够的额外皮肤，才能保证皮瓣能够覆盖切除区域

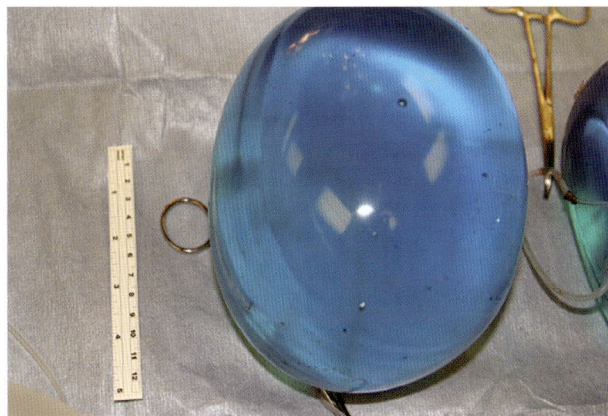

图 35-13 长约18cm 的组织扩张器。将这些扩张器以部分放气的状态置入，然后通过在数周的时间内逐渐注入盐水使其膨胀

多毛色素痣

先天性黑色素细胞痣的特征是大小、形状、表面结构和毛发各不相同。他们经常因为丑陋和有恶变可能而被切除。手术切除是常用的方式，但也可以采取皮肤移植和组织扩张器（E 图 35-17）[259]。色素痣的位置和大小决定了手术切除和麻醉的次数。如果涉及面部、头部或颈部，为方便手术操作，术前应与外科医生讨论气道管理方案（图 35-14）。

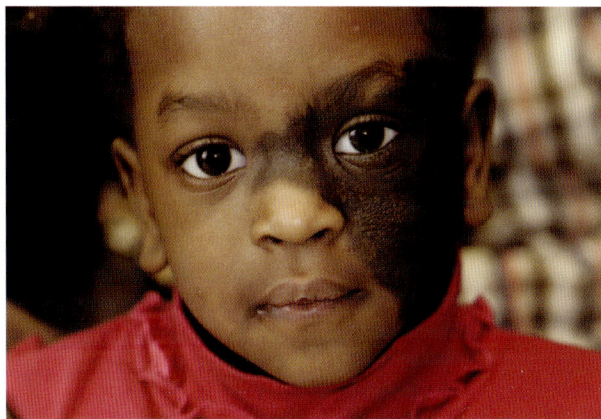

图 35-14 浓重的色素痣覆盖了从眉部到鼻梁，再到覆盖下颌骨的皮肤的侧面部。这些巨大的、影响容貌的色素痣必须分阶段切除

一般来说，这些患儿是健康的。对于合作和积极的患儿，可以使用非常稀释的长效局部麻醉药（如 0.08% 的罗哌卡因）与肾上腺素 1∶1 000 000 混合皮下输注以提供肿胀处的麻醉[266]。局部麻醉药通过 30 号针、以 120ml/h 的初始速度注入。皮肤变白可识别麻醉区域。该方法已成功应用于 7 岁及以上儿童[267]。为避免局部麻醉药中毒，应遵循局部麻醉药剂量指南（见第 42 章）。该病通常需要反复地重建手术，必要时应注意给予适当的术前用药（见第 4 章）。

整形美容手术

根据美国整形外科学会的数据，青少年最常见的整容美容手术是鼻部整形、男性乳房切除、耳部手术、激光脱毛、腿部静脉激光治疗和激光皮肤修复等[268]。隆胸和吸脂是最具争议性的整容美容手术，尽管这两种手术加起来只占这个年龄段整容手术的 5%。2011 年，在这个年龄组有 73% 的男性乳房切除术和 28% 的耳整形术[268]。隆胸手术在门诊进行[269]，这些患者一般都很健康。一般需要常规麻醉诱导与气管内插管，不需要额外的有创监测。该年龄组患者术后恶心和呕吐的风险可能会增加，多模式预防有益于控制这一风险。术后疼痛很常见，常需要服用阿片类药物或使用神经传导阻滞。

吸脂术常安排为门诊手术，尽管大范围的吸脂术可能需要住院过夜。大范围抽脂后的相关急性并发症包括瘙痒、瘀伤和肿胀、神经或重要器官受损、失血、脂肪或血液栓塞等。利多卡因毒性和手术部位的积液量与吸出脂肪量和治疗部位的数量成正比[270]。利多卡因的最大安全剂量为 28mg/kg（没有吸脂术）和 45mg/kg（吸脂术）；这种差异可能归因于吸

脂术过程中的延迟吸收[271]。然而，越来越多的外科医生使用丁哌卡因，尽管还没有足够临床研究来确定合适的剂量、最大剂量和安全性建议[272]。

创伤

相当大比例的儿童整形外科手术为外伤和急诊手术。手术包括简单撕裂伤的处理，动物咬伤，肌腱、神经和血管修复，断指（趾）和四肢的再植以及烧伤的处理等（见第 36 章）。能够配合且已禁食的轻微创伤患儿通常可以在局部麻醉下接受小手术，这通常由急诊室的整形外科医生进行。也可以根据本医疗机构已有的镇静方案辅助吸入氧化亚氮和氧气 50∶50 的混合气体（安桃乐气体）[273]、静脉注射小剂量苯二氮䓬类和阿片类药物（如咪达唑仑 50μg/kg 和芬太尼 0.5μg/kg）或氯胺酮（见第 48 章）。另外，对于小的外科手术行单次指神经传导阻滞也是安全有效的[274]。

因为儿童不能忍受长时间使用止血带，因此手指（足趾）和四肢广泛损伤的手术通常需要全身麻醉。创伤的严重程度和紧迫性决定了手术的时机。应遵循创伤儿童护理的一般原则（见第 39 章），特别注意识别更加危及生命的创伤。对于饱胃情况下的紧急手术，应注意预防胃内容物的误吸。对于术后镇痛，联合使用区域阻滞或全身使用镇痛药物通常是足够的。连续臂丛或其他神经传导阻滞可改善组织灌注[275]，并有利于术后物理治疗，比如断指再植术。连续神经传导阻滞可减弱与筋膜室综合征相关的体征，必须密切关注肢体的灌注。

致谢

感谢 Thomas Engelhardt，MD，PhD，FRCA、Mark W. Crawford，MBBS，FRCPC 和 Rajeev Subramanyam，MBBS，MD，DNB，MNAMS。同时感谢多伦多儿童医院的整形外科教授 R. Zuker，MD，FRCS，整形外科主任、副教授 C. Forrest，MD，FRCS 和纽约罗切斯特大学 Strong 纪念医院 Golisano 儿童医院儿科、神经外科和整形科副教授、唇腭裂和颅面中心主任 J. Girotto，MD 前期对本章节的贡献，为本章提供插图。

（赵龙德 译，费建 校，张建敏　俞卫锋 审）

精选文献

Antony AK, Sloan GM. Airway obstruction following palatoplasty: analysis of 247 consecutive operations. *Cleft Palate Craniofac J.* 2002;39(2):145-148.
Two hundred forty-seven children underwent palatoplasty, yielding a 6% incidence of perioperative airway obstruction. The airway obstruction occurred as late as 48 hours postoperatively. Of the 14 children with severe airway compromise, 12 required continued tracheal intubation, reintubation, and tracheostomy. Of these 14 children (93%), 13 had coexisting craniofacial abnormalities, with 7 having Pierre Robin sequence.

Faberowski LW, Black S, Mickle JP. Incidence of venous air embolism during craniectomy for craniosynostosis repair. *Anesthesiology.* 2000;92(1):20-23.
This case series of 23 children undergoing craniosynostosis reported an 83% incidence of venous air embolism using precordial Doppler monitoring. Although cardiovascular collapse did not occur, 32% developed hypotension. Detection and early intervention are important strategies to prevent cardiovascular collapse associated with this type of surgery.

Goobie SM, Haas T. Bleeding management for pediatric craniotomies and craniofacial surgery. *Paediatr Anaesth.* 2014;24(7):678-689.
This review summarizes patient blood conservation techniques and their application in pediatric craniofacial surgery and in children undergoing craniotomies. The management of massive blood loss and North American and European guidelines for transfusion management are discussed.

Goobie SM, Meier PM, Pereira LM, et al. Efficacy of tranexamic acid in pediatric craniosynostosis surgery: a double-blind, placebo-controlled trial. *Anesthesiology.* 2011;114(4):862-871.
This randomized, placebo-controlled trial examined the effects of tranexamic acid on blood loss during reconstructive craniosynostosis surgery. Both blood loss and blood transfusion requirements were significantly reduced, by almost 50%.

Jackson O, Basta M, Sonnad S, et al. Perioperative risk factors for adverse airway events in patients undergoing cleft palate repair. *Cleft Palate Craniofac J.* 2013;50(3):330-336.
Three hundred children younger than 2 years of age undergoing primary cleft palate repair using the modified Furlow technique were reviewed for the occurrence of perioperative adverse airway events. Adverse airway events occurred in 23% of patients overall. Airway complications were more likely in children with a craniofacial syndrome, preoperative airway problems, and with less experienced providers.

Lavoie J. Blood transfusion risks and alternative strategies in pediatric patients. *Paediatr Anaesth.* 2011;21(1):14-24.
This review summarizes blood conservation modalities such as acute normovolemic hemodilution, hypervolemic hemodilution, deliberate hypotension, antifibrinolytics, intraoperative blood salvage, and autologous blood donation. The transfusion triggers and algorithms and the current literature in blood transfusion alternatives are discussed.

Meier PM, Goobie SM, DiNardo JA, et al. Endoscopic strip craniectomy in early infancy: the initial five years of anesthesia experience. *Anesth Analg.* 2011;112(2):407-414.
This retrospective chart review studied 100 infants ranging from 4 to 34 weeks of age (weight: 3.2-10.1 kg) who underwent single and multiple endoscopic strip craniectomies. Four infants had a craniofacial syndrome; 87 infants underwent single and 13 multiple craniectomy. The risk factors for bleeding are identified, along with an emphasis on venous air embolism, intensive care unit admissions, and reoperation.

Nargozian C. The airway in patients with craniofacial abnormalities. *Paediatr Anaesth.* 2004;14(12):53-59.
This review summarizes the salient features and airway implications of the major craniofacial disorders that affect children, including Pierre Robin sequence, Treacher Collins syndrome, Goldenhar syndrome, and Klippel-Feil syndrome. The anatomic pathology is very well described, and the clinical implications of the pathologic condition are thoroughly discussed.

参考文献

第36章 烧伤

ERIK S. SHANK, CHARLES J. COTÉ, J.A. JEEVENDRA MARTYN

在美国,每年有数百万的人接受烧伤治疗,其中接受住院治疗的数十万人有着极高的死亡率[1-3]。美国国家烧伤数据库报告在2014年的一篇综述总结了过去10年的数据(2003—2013年)[4]。191 848例患者的总死亡率逐年下降,其中包括男性患者(3.4%~2.7%)和女性患者(4.6%~3.3%)。<5岁的小儿患者数占到了总患者人数的19%(27 379例),其中最常发生烧伤的地点是在家中(73%)。小儿烧伤患者的种族分布为:高加索裔59%、非洲裔20%、拉美裔14%、亚裔2.4%及其他种族5%。引起小儿烧伤最常见的原因是沸水烫伤和接触高温物体。吸入性伤害占到小儿烧伤人数的5.4%。大约1 861例被怀疑和虐待小孩有关。死亡率差异较大:烧伤面积<10%的患者死亡率为0.6%,而烧伤面积>90%的患者死亡率高达84%。据估算,每年在美国有200 000小儿在急诊室接受烧伤治疗,大部分小儿未满6岁[4,5]。只有当小儿的监护人充分理解烧伤相关的病理生理和药理异常,才能更好地配合烧伤小儿的治疗[6,7]。这些异常包括代谢异常、神经体液反应、大量的体液重分布、脓毒症和大量组织破坏导致的系统性影响。本章将讨论病理生理、抢救的首次评估及小儿烧伤的麻醉药及疼痛管理。本章的一些处理原则是基于40多年处理小儿烧伤的经验,另外一些则是改良自成年人烧伤处理原则。

2015年,大约有486 000人被烧伤,其中15 000人是接受住院治疗的小儿烧伤[1]。在过去的几十年中,烧伤的死亡率在稳步下降,这要归功于不懈努力的医院烧伤中心在手术技术上的提高和更安全的麻醉管理[8,9]。但每年仍然有1 100例小儿死于烧伤(http://burninjuryguide.com/burn-statistics/)。虽然事故预防措施轻微降低了小儿总烧伤人数[12],比如安装烟雾报警器,但这并没有降低与火焰有关的小儿烧伤,因为很多火焰相关的小儿烧伤是由于小儿玩火柴导致的[10,11]。

病理生理

皮肤的热力损伤破坏了重要的热调节屏障、细菌屏障以及液体和离子平衡[13]。即使是局限性的小范围烧伤都可以引起广泛和严重的系统性反应,从而影响全身多个系统[6]。烧伤区域释放的介质(补体、花生四烯酸代谢产物、细胞因子和氧游离基)激活局部和系统性的炎症反应[7,14]。异常的细胞因子含量可以反映损伤的严重性,这些异常可能在损伤后持续数年[15-19]。在烧伤后常可以测到内毒素的存在,内毒素和烧伤面积相关,是患者发生多脏器衰竭,甚至死亡的预测性指标[20]。小儿的临床症状和病理改变都相对较严重,遗憾的是,由于小儿有较高的体表面积/体重比,导致小儿的损伤经常被低估[21,22]。

受伤后,大量的液体从血管内重分布到烧伤组织和非烧伤区域,造成血液浓缩[6,23]。虽然有大量的液体流失,体循环血压还是可以通过儿茶酚胺和抗利尿激素引起的血管收缩来维持[24]。在中等面积和大面积(40%体表面积)烧伤后的前4天,2倍于血浆含量白蛋白会通过伤口丢失。除了烧伤造成的直接影响(血栓、毛细血管通透性增高),在损伤的远端也会出现血管完整性的改变,造成广泛的水肿[25],包括威胁生命的肺水肿。

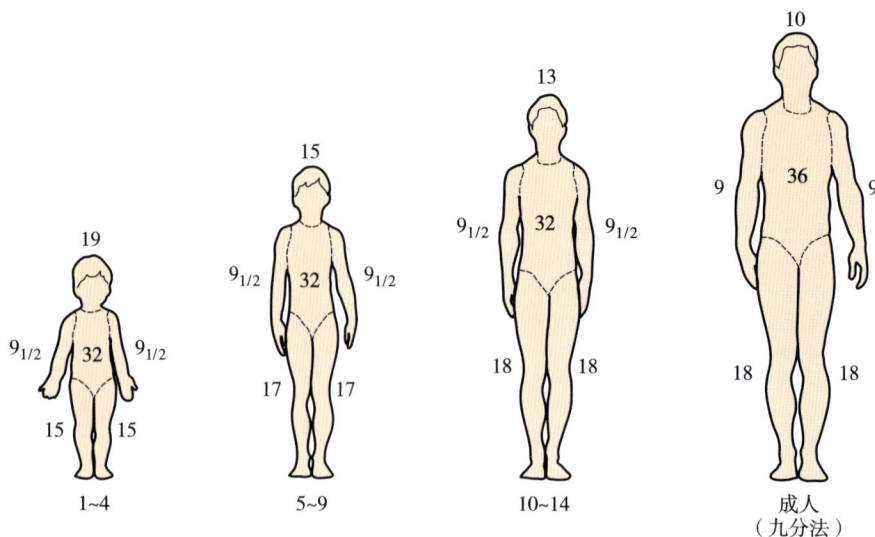

图 36-1 根据患者的年龄段计算各部位体表烧伤面积的占比。请注意，婴幼儿的头部和面部所占的体表面积较大。（来自 Carvajal HF, Goldman AS. Burns. In: Vaughan VC III, McKay RJ, Nelson WE, eds. Nelson's Textbook of Pediatrics. Philadelphia: WB Saunders; 1975: 281）

一项 821 例小儿患者的回顾性研究显示，当有 3 个或多个器官衰竭时有非常高的死亡率。呼吸衰竭一般在前 5 天发生，心脏和肾衰竭在前 3 周发生，还有肝衰竭，这些都会延长患者住院时间[26]。

心脏

在损伤发生后，心排血量立即显著下降[27,28]。这与循环血量的快速下降和胸腹表面烧伤造成的严重压缩效应损害静脉回流相关[29]。即使有血容量的补充和足够的心脏充盈压，心排血量仍然因为心肌抑制而下降，循环中的心肌抑制因子包括白介素、肿瘤坏死因子、改变的 β 肾上腺受体调节[30]及氧自由基，这些多存在于严重的三度烧伤患者[31-34]。经食管心脏彩超可在早期给予有帮助的指导性支持治疗[35]。我们的经验表明急性烧伤的小儿经常需要强心剂的支持来对抗心功能抑制的急性期；强心剂提高心排血量的同时避免了容量的超负荷。下降的心排血量也可能由革兰氏阴性菌引起的脓毒症或者进行性低血容量引起。

小儿在烧伤后 3～5 天可发展为超代谢状态。这种状态下心排血量可以增加两到三倍，持续数周到数月，持续时间取决于受伤程度及伤口愈合所需要的时间；在体表烧伤面积达到 40% 及以上的患者中，心率、心排血量、心指数和心率血压乘积等指标的增高时间可持续两年[36]。一些小儿发展为可逆转的心肌病[37]。在这段超代谢状态下，可发生高血压，高血压的产生可能与疼痛控制不足有关。但是，介导高血压的因子也是引起间歇性和持续高血压的原因，如儿茶酚胺、心房肽、肾素血管紧张素、内皮素-1、血管紧张素和其他因子[38-42]。烧伤伤口的闭合会降低代谢需求，同时降低心排血量[43,44]。因为普萘洛尔可降低心脏做功和系统性炎症反应，一些小儿会受益于普萘洛尔的治疗，但对死亡率没有任何影响[45-47]。普萘洛尔虽然被广泛运用于小儿和成人来缓解超代谢反应，但是关于剂量的使用并没有随机研究和专家共识的支持[48]。

肺

从上呼吸道到终末肺泡可能被损害而降低肺功能[49,50]。上呼吸道是非常好的热交换组织，它可以加热冷空气、降低热空气温度。在密闭空间里（如房子和汽车火灾），地面两尺以上的空气可能达到 538℃（1 000℉）；此时吸入热空气可导致咽喉部结构的严重热力损伤，特别是对于声门以上的组织[51]。这些热力损伤引起喉部和隆突以上气管结构发生严重水肿。热力损伤也会破坏有纤毛的近端支气管上皮和黏膜。吸入有毒气体，例如燃烧塑料释放的二氧化氮、二氧化硫进入气道后，结合气道中水分子形成硝酸和硫酸，会损伤远端支气管和肺泡组织。这些酸性气体和光气作为小气化分子，可以穿透气管支气管树，损伤肺泡膜和上皮活性物质[52]。所以上呼吸道损伤经常是热力性损害，而下呼吸道损害一般是化学性和毒性损害。羊毛和棉花爆炸形成的醛类，10mg/L 的低浓度就可以引起咳嗽和呼吸暂停，降低呼吸频率和呼吸深度，最终导致肺水肿[53,54]。合成物的爆炸（隔热层、墙嵌板），特别是在密闭空间的大火，可以释放氢氰酸[55]，导致组织毒性低氧的产生甚至死亡[56]，和一氧化碳中毒引起的死亡类似[57]。吸入氢氰酸造成的立即死亡通常不容易被及时辨认[58,59]。在这种情况下，在怀疑氰化物中毒发生时一些医学中心推荐使用羟钴胺，尽管羟钴胺如何发挥作用的机制尚不明确[60-63]。

肺吸入损伤的总效应表现为坏死性支气管炎、支气管肿胀、肺泡破坏、蛋白渗出、表面活性物质丢失、保护性支气管壁丢失、纤毛功能丢失和支气管痉挛，这些所有症状都和支气管肺炎的发生发展相关（图 36-2，图 36-3）[49]。吸入颗粒性物质（烟、煤烟）和下呼吸道水肿也造成呼吸道的机械性阻塞。支气管水肿和肺毛细血管内皮完整性的破坏降低了肺的顺应性。胸部的环形烧伤可能会产生止血带效应，降低胸壁顺应性；这种情况下，在入院之前进行除痂术可能是救命的[29,64]。所有这些损伤都会导致通气 - 血流异常和右向左的肺内分流，以及低氧血症和高碳酸血症。在成年人中，氧合指数（PaO_2/F_1O_2）和基础碳氧血红蛋白（COHb）可以作为死亡率的预测指标[65]。有医疗中心报道，用高频震荡通气法可以提高小儿早期的氧合[66]；使用体外膜肺氧合的效果不一，对预后没有明显的提高[67]。

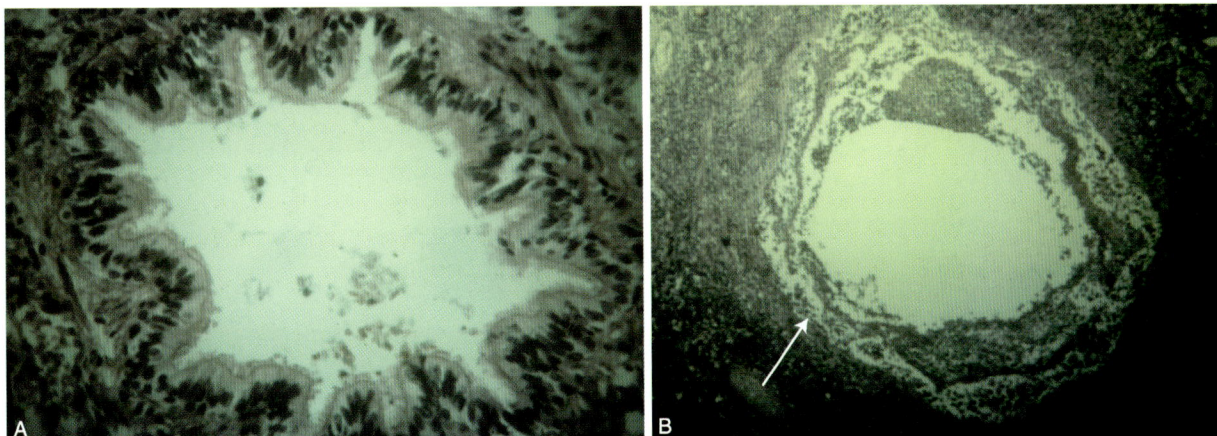

图 36-2　A. 正常支气管横截面。注意有纤毛的上皮质。B. 来自死于吸入损伤的小儿的远端支气管横截面。注意增厚的支气管壁，大量的炎性渗出，脱落的黏膜（箭头）和纤毛柱状上皮的破坏

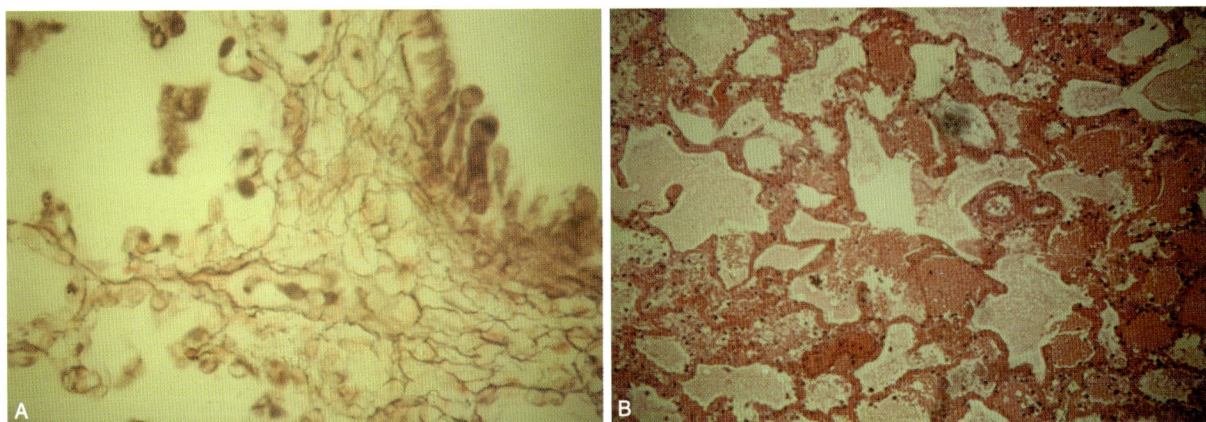

图 36-3　A. 正常肺泡。B. 吸入性肺泡损伤和有毒气体有关，例如二氧化氮和二氧化硫，它们被带到远端气管支气管树和呼出的水结合，产生硝酸和硫酸，从而导致肺充血、肺泡损伤和透明膜形成

　　一项小儿临床试验显示，吸入肝素和乙酰半胱氨酸可以降低气道上皮的脱落和黏液的阻塞[68]。但是随后也有结论相反的研究发表[69,70]。一氧化碳吸入可进一步降低血红蛋白的携氧能力和氧释放到组织的能力。一氧化碳也会损伤细胞使用氧的能力（细胞呼吸）。严重的烟吸入发生时可能在外部没有可见的损害[58,59,71]，而发现烟吸入的线索仅是烧焦的鼻毛或鼻通道。蒸汽吸入也可以导致声门上水肿，表现的症状是和会厌炎相似的水肿，而非感染症状[72]。

　　降低的心排血量也可以导致低氧血症。所以对于动脉氧饱和度低下的纠正需要从肺内和肺外因素着手[25,73]，包括心排血量、静脉氧含量和氧饱和度及分流分数[27]。总的来看，吸入性损伤的存在会降低幸存者的预后，使表皮烧伤患者死亡率翻倍[52]；有报道称小儿死亡率大约在 16%[74]。

肾脏

　　烧伤后不久就可能出现肾功能异常，主要是由肌球蛋白尿和血红蛋白尿导致，其中也有低氧血症、低血压或吸入性毒物的影响，最终导致急性肾小管坏死[75]。肌红蛋白血症在电击伤后最为常见[76,77]，血红蛋白血症在体表烧伤面积 ＞40% 的患者中较为常见。儿茶酚胺、血管紧张素和血管升压素增高，释放的血管活性肽如内皮素 -1，引起系统性的血管收缩，进一步加重肾功能异常[78-81]。液体潴留常发生于烧伤后的第 3～5 天，一般后续需要利尿药物治疗。在烧伤后的 3～7 天随着心排血量和代谢率的升高，肾小球滤过率会出现短暂升高，这时会影响很多抗生素和其他药物的肾脏清除效率，之后肾小球滤过率在烧伤后迅速下降[82-87]。体表烧伤面积 ＞40% 的小儿会出现肾小管功能异常，不能浓缩尿液[24]。即使在高渗透压状态，抗利尿效应也不会出现，这提示肾脏对抗利尿激素和醛固酮反应迟钝。所以即使在低容量时，也可能出现充足的尿量[88]。小儿经常出现间断性和持续性高血压，一部分由升高的儿茶酚胺和肾素引起[89,90]；对于这些小儿，也许会用到普萘洛尔进行治疗。

肝脏

在烧伤后的早期，肝脏可能因低氧血症、吸入或吸收化学毒素造成的低灌注、低血容量或低血压而导致损伤[91,92]。当充沛的循环再次建立的时候，再灌注损伤可损伤肝脏。肝功能不全还可由药物毒性、脓毒症、超代谢状态或输血造成[19]。成年人和动物模型的研究发现，烧伤后的超代谢状态下肝血流增高，蛋白合成和分解增加，肝脏糖异生增加[93]。持续升高的肝脏血流会输送更多的药物到肝脏。这与药物诱导的酶活性增加共同作用，可增快药物的清除[94]。尽管所有的动物实验都提示烧伤后药物清除率会下降，但对于肝代谢的药物临床研究，甚至同一种药的结果都与动物实验矛盾[95-100]。烧伤的严重性、受伤后的时间、给予药物的效应及药物蛋白结合率的改变和分布容积的改变，这些都有可能造成有关药物半衰期研究结果不一致的现象。脓毒症发生时肝糖异生和丙氨酸摄取都急剧下降，但肝脏血流和耗氧仍然增加[91,101]。也有肝脏发生脂肪浸润的报道[102]。

中枢神经系统

吸入神经毒性化学物质或缺氧性脑病会损害中枢神经系统，除此之外，脓毒症、低钠血症和低血容量也可导致中枢神经系统损害[103]。中枢神经功能失调包括幻觉、性格改变、谵妄、癫痫、异常神经症状和昏迷[104]。这些症状可由烧伤本身造成，也可由镇静剂、焦虑缓解药物和镇痛药造成[105]。这些症状通常在几周内会消失。中枢神经系统递质的异常介导了严重烧伤引起的食欲减退[106]。在烧伤初期，要重视脑水肿和脑压增高发生的可能性，当其发生时需要立即采用降脑压的措施。对于低钠血症的急速纠正也可能造成大脑损伤[107]。

血液

烧伤同样损害造血系统。当发生液体重分布和血浆内蛋白含量改变造成血液浓缩时，血液黏滞度升高[108]。微血管溶血性贫血是常有的症状[109]。红系干细胞的抑制物可导致贫血，但贫血患者对重组人促红素的反应仍然正常[110]。红细胞半衰期下降和入院后多次抽血检查也会促进贫血的发生[111,112]。对于重组人促红素是否对烧伤的小儿适用尚无定论[113-116]。一项成年人研究显示，使用重组人促红素并不能降低死亡率和对输血的依赖[117]。但越来越多的证据显示，系统性或局部给予重组人促红素可促进皮肤和烧伤伤口的愈合[118-121]。

在烧伤早期，大量的血小板聚集和血小板肺里滞留造成血小板减少症，在烧伤后第三天血小板降到最低值。在烧伤后的第10天到14天，血小板数开始上升。对于烧伤患者，血小板减少症持续的时间越长，血小板低值越小，都与脓毒症和死亡率增加有关[122,123]。一些患者血小板减少症持续时间可长达数月[112,122]。还可能出现持续3~5天的血液中纤维蛋白分解物的增加（弥散性血管内凝血指标）[85]。在没有脓毒症发生的严重烧伤患者中，其前3个月的凝血因子V、Ⅶ、Ⅷ和纤维蛋白原可比基础值增加数倍[124,125]。血小板增

多症的小儿（>1 000×10⁹/L）随后发生脓毒症时，血小板数量会出现急剧下降。所以如果发现小儿出现突然血小板减少症，要及时评估脓毒症发生的可能性[122,123,126]。同样纤维蛋白原浓度的大幅变化（2g/dl）也可发生[127]，虽然这并不能预测血栓事件的发生与否。

胃肠道

热力损伤导致的胃蠕动减弱和肠梗阻会使胃肠道功能迅速降低[128]。为了防止呼吸道误吸的发生，应让患儿排空胃并给予预防胃溃疡的药物。烧伤后的48h到72h，当水肿消退后，胃肠道功能常都可以恢复。这时应采用肠道营养给患者提供能量，可降低超代谢反应、减轻糖异生和应激性胃溃疡情况的发生[108,129-132]。早期肠道营养可减轻肠道肌肉的退化、降低细菌穿透肠黏膜的可能，且降低了患者的死亡率[133-136]。

对于肠道营养不耐受的小儿应当采用静脉营养[129,132,137,138]。压力型胃溃疡（Curling溃疡）在任何程度的烧伤都可发生，且可致命，因为系统性低灌注得以改善，以及早期进食和较好的胃酸控制，使得危重患者的发病率有所下降[139]。对小儿和成人烧伤患者及重症监护患者的前瞻性研究表明，常规剂量的西咪替丁或雷尼替丁不足以保护重症患者免受胃酸增高的影响[83,84]。药物需求增加是由于其药代动力学改变[83]。因此为了防止应激性溃疡，应需要经常进食，且在耐受时应经常使用抗酸剂，再结合更高剂量或更频繁地使用H_2受体拮抗剂（或质子泵抑制剂）[83,108,128,140]。

内分泌

内分泌对急性热力损伤的反应涉及多个脏器系统。可以引起内分泌反应的刺激包括热力损伤本身、烧伤类型（烫伤 vs 火焰伤）和液体转移及重症下的应激反应[141,142]。这个过程中会有一些激素（T3、脱氢异雄酮和雄激素）水平的下降和一些激素（抗利尿激素、儿茶酚胺、肾素、Ⅱ型血管紧张素和糖皮质激素）水平的升高[143]。合成类雄激素（如氧美雄诺龙）的补充治疗可缩短住院时间，提高肌肉体重占比，提高肌肉蛋白含量[144]，增加肝脏蛋白合成[145,146]。一个五年的追踪研究发现，氧雄龙治疗的小儿身高更高、骨矿物质含量多、有更好的心功能及肌肉力量，长期治疗没有发现副作用[147]。烧伤后的血糖控制可能较差，这与增加的糖皮质激素水平和胰岛素抵抗有关，异常的血糖可在烧伤后持续3年[148-151]。对高血糖严格控制可提高线粒体氧化能力[152]、降低蛋白降解再利用[153]、降低尿路感染率、提高重症患者的生存率。尽管对于生存率的提高仅有一个研究支持[154,155]。对血糖的控制，同时也要注意低血糖发生的可能性，低血糖与死亡率增高相关[153,156]。好的血糖控制降低了低灌注造成脑损伤的风险（见第26和39章）。一研究小组推荐目标血糖为130mg/dl[155]。阻断肾素血管紧张素系统可以提高烧伤后对胰岛素的反应[45-47,157]。

皮肤

严重的多层皮肤组织破坏让身体失去调节体温、保存液体和电解质、阻止细菌侵犯的能力[158]。因为小儿有更高的

体表面积/体重,更容易出现体温过低的情况。所以对于小儿,要尽量多地覆盖身体部分、增加环境温度、使用加热器或塑料布裹四肢、隔热毯、人工鼻(内置加湿和热交换功能)和热空气加热毯。影响皮肤的晚期并发症包括进行性的瘢痕形成易形成行动受限的挛缩[29,159]。表面涂抹抗生素和抗菌治疗可有效预防伤口脓毒症[160-165]。越来越多的证据和调查显示,干细胞治疗可提高伤口的愈合并减少瘢痕的形成[166-174]。

代谢

广泛烧伤后导致代谢改变[175]。葡萄糖、脂肪和蛋白质的高利用率(尤其是肌肉分解[176])造成对氧需求上升和产生更多的二氧化碳[a]。这些代谢改变涉及很多因子,例如白介素-1、肿瘤坏死因子、儿茶酚胺、前列腺素类及其他应激激素[2,184]。中枢介导和脓毒症介导的体温过热也会增加氧耗和二氧化碳的生成。这些代谢异常甚至在烧伤创面完全闭合后仍可能持续存在,此时代谢需求已降低[b]。静脉营养,尤其是葡萄糖浓度增加时会增加二氧化碳的生成,导致通气需求增加[137]。机械通气时必须补偿氧气需求量[186]和二氧化

碳生成的增加,治疗发热也可降低代谢需求[187]。

钙稳态

离子钙浓度在急性烧伤患者中急剧下降。钙和镁代谢异常,包括急性和恢复期甲状旁腺功能低下,可能在受伤后数周内持续存在(E 图 36-1)[188,189]。骨吸收增加、骨钙摄取失败、维生素 D 含量低、烧伤的皮肤中脱氢胆固醇转化为维生素 D 的转化率明显降低,导致骨密度降低[190-192]。帕米磷酸二钠是抑制骨重吸收的药物,在烧伤小儿使用可保存骨含量,降低肌肉蛋白的分解再利用[193-195]。低磷血症和高镁血症在急性损伤恢复后期逐步恢复正常。严重烧伤患者中,钙和无机磷酸盐间通常没有相互联系。因此补充钙疗法极为重要,特别是在需要快速进行术中胶体和新鲜冷冻血浆(FFP)输注的情况下,因为离子化低钙血症会严重损害心血管稳态。相比间歇性大剂量,多次小剂量补充钙更加安全有效(图 12-8,图 12-9)[196]。5mg/kg 氯化钙或 15mg/kg 葡萄糖酸钙以相等的速率电离,使血清钙浓度等效增加。在烧伤中和恢复期,强烈推荐大剂量维生素 D 补充以抵消 7-脱氢胆固醇向维生素原 D_3 的转化[197-199]。

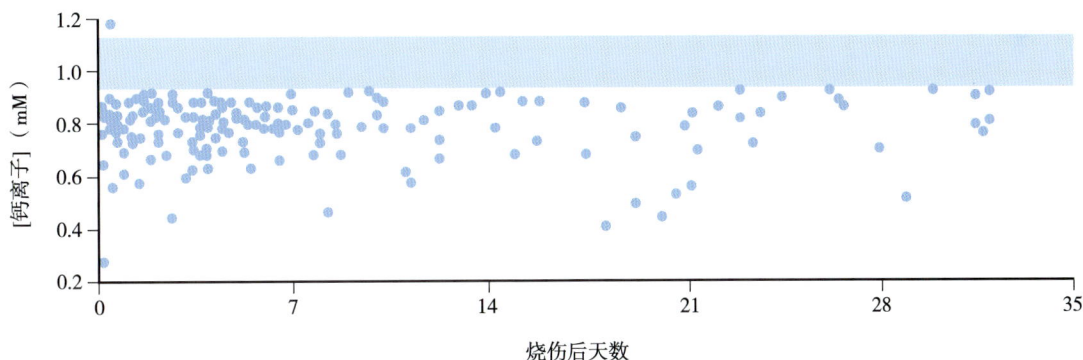

E 图 36-1　烧伤小儿和成年人在烧伤后前 35 天的离子钙水平。注意,许多测量值是异常低的。蓝色阴影区域是正常值的范围(摘自 Szyfelbein SK, Drop LJ, Martyn JA. Persistent ionized hypocalcemia during resuscitation and recovery phases of body burns. *Crit Care Med.* 1981;9[6]:454-458)

神经精神

身体创伤不是小儿烧伤患者承受的唯一创伤,心理创伤及其相关的长期影响也很常见[200,201]。大量的急性烧伤小儿及其父母都出现急性应激或发展为创伤后应激障碍[200-204]。危险因素包括烧伤面积、疼痛程度、脉率和父母因素[205]。氟西汀或丙咪嗪可缓解这些应激障碍[206-208],尽管一项随机分组研究发现这些药物没有效果[209]。另一研究发现利培酮在减轻压力症状方面具有价值[210]。小儿烧伤患者注意力缺陷障碍的发生率增加,可能由于冲动引起[211,212]。另一个担忧的是烧伤后儿童快速眼动时间明显降低而致睡眠效率下降,该现象可持续几年,需要咨询睡眠医生的意见[213]。唑吡坦是一种治疗睡眠碎片化和失眠症的药物,一项关于其药代动力学的研究发现,大面积烧伤小儿需要更大的剂量和更高的用药频率[214]。再者,烧伤后的肥胖小儿有严重的阻塞性睡眠呼吸暂停、异常的呼吸紊乱指数、间歇性的氧饱和度下降和呼吸暂停风险[215]。此外,烧伤小儿家庭的正常心理支持体系可能被破坏,甚至烧伤前就存在[216-218]。

药理学

烧伤引起很多生理学的改变,并因此影响了药代动力学和药效学。在低血容量期间,药物的摄取和清除都会因器官灌注受损而下降[2,94-97,219]。超代谢状态时由于酶诱导作用和血流量的增加[a],循环中清除药物的器官(如肝和肾)的活性增强。大量水肿和经伤口流失的药物都会增加药物的分布容积[226]。

很多药物都是血浆蛋白高度结合的,使得只有一小部分药物能发挥作用。在烧伤后,作为两个主要的结合蛋白,α_1-酸性糖蛋白升高而白蛋白降低;这些改变对于未结合血浆蛋白的那部分药物影响巨大[94,223,227]。如吗啡和哌替啶的清除率提高或减弱取决于烧伤面积;与中度烧伤相比,大面积烧伤后吗啡或哌替啶的清除率有降低的趋势。总的来说,烧伤小儿的药物清除比普通小儿更迅速[96-98,226,228,229]。同样的,关于劳拉西泮和地西泮的药代动力学研究发现,前者的清除率增加,而后者清除率下降[99,100],小面积烧伤的小儿口

服氯胺酮,尽管其胃吸收过程延迟,但清除率未改变[230]。

证据显示,烧伤及其并发症和激素反应会影响很多组织里的各种受体数量[99,106,219,223,231-238]。因此对肾上腺素能和胆碱能受体的药物反应异常的研究并不令人惊讶,这些报道包括神经肌肉连接处对琥珀酰胆碱敏感性的改变,肺循环对多巴胺的敏感性增加,非去极化神经肌肉阻断药敏感性降低[94,231,233-235,239-241]。烧伤还会引起磺胺类抗生素、地西泮和西咪替丁药代动力学和药效改变。烧伤引起的这些改变使得患者对药物的临床反应变得不可预测。所以药物的临床效应应该被密切监控,血浆浓度、蛋白结合和清除率都应经常检查[83,86,94,242-246]。右美托咪定(见讨论)的药效学在烧伤小儿中也会改变,由于其已知的α₂ₐ-肾上腺素受体激动剂的降压作用,因此特别注意限制剂量并确保血容量正常,可将血流动力学的影响降至最低[247]。

复苏和初步评估

烧伤小儿的复苏需要通畅和稳定的气道,保持足够的氧供、灌注和循环血量,还必须考虑相关损伤的诊断和评估。

气道和氧合

每一个烧伤患者,尤其是吸入性损伤者,都必须考虑是否有低氧血症和CO暴露。所以在送医运输和入院时,在评估CO中毒和肺损伤严重性之前(见后面的讨论),需强制高浓度氧吸入[246]。小儿吸入烟、火焰、高热空气、有毒气体或蒸汽都会致气道和肺泡的直接损伤[b];小儿在密闭的空间(房间、汽车内)被烧伤,或口腔和鼻可见热力损伤和碳化物质,此时吸入性损伤的可能性很大[258,276]。嘴唇、鼻、舌头、咽部、声门和声门下水肿都是常见的引起上呼吸道阻塞的原因,该情况下的呼吸道阻塞可视为巨舌、会厌炎、巨悬雍垂和喉气管支气管炎的一个综合效应。在烧伤后数小时内快速形成的水肿可持续数天并导致呼吸道开放程度下降,所以任何插管的延迟都会危及生命。因此在任何严重面部烧伤或怀疑肺部烧伤和上呼吸道吸入损伤的情况下,都应进行预防性插管。死亡率与是否存在吸入性损伤有关[71,74,265-275,277]。

小儿的呼吸道管理一般都在全身麻醉下进行。我们的早期临床经验显示,气管插管就算留置几周也比气管切开的风险要低[278,279]。对于热力损伤的小儿,气管切开有着极高的死亡率;在一小儿相关研究中显示,死亡率接近100%[280]。近年来因高品质抗生素的使用,对于预期需要长时间通气支持的小儿,还应做气管切开术。尽管对北美烧伤中心的一项审查发现,在烧伤儿童中行气管切开术的做法各不相同[281]。一些报道称,尽早进行气管切开术可降低声门下狭窄的风险[282,283]。气管切开的时间和烧伤体表面积(BSA)有关,而与年龄无关[284]。当需要早期气道管理时,最好采用带套囊气管导管以提供高峰值的吸气压力,减少因需要而更换导管[285]。带套囊气管导管的灵活性在水肿消退后得以体现,适宜于日常使用,并也允许小范围的高碳酸血症以减少气压伤[286]。带有一个较薄材质的远端套囊的气管插管可降低气道损伤的可能性(图14-15,图14-17),但在烧伤病房炎热的环境下,导管可能会扭结[287-293]。

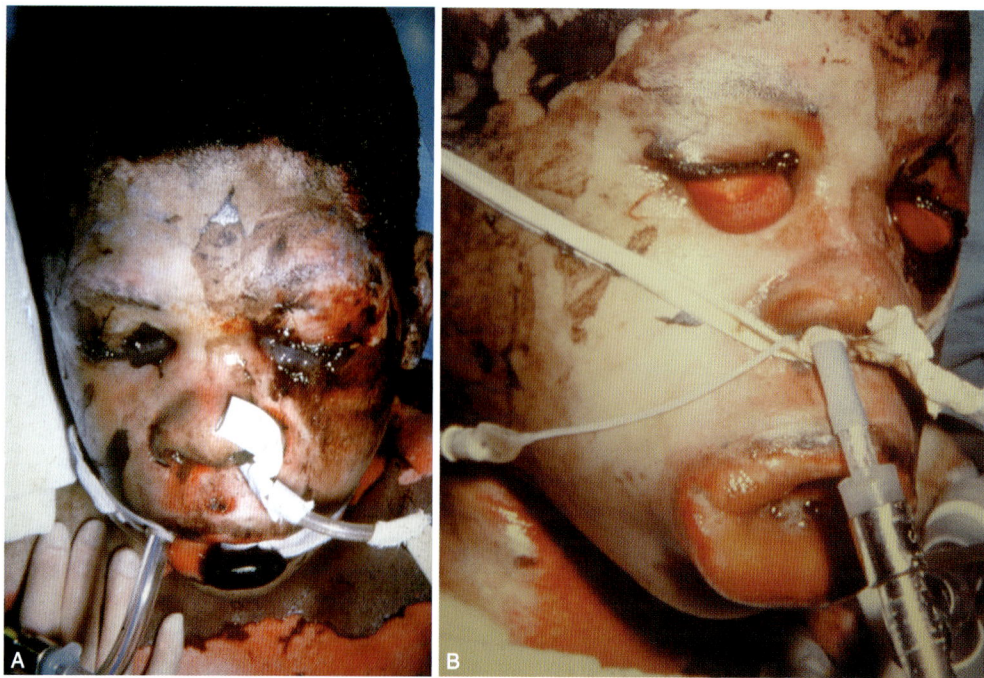

图36-4　A. 一个在密闭空间遭受面部烧伤的小儿。注意其早期发生的面部水肿。B. 几个小时以后,广泛水肿形成,延伸到口咽、喉和气管(与巨舌症、会厌炎和喉气管支气管炎的组合症状相似)。早期预防性插管对任何面部烧伤患者,或者任何有潜在吸入性损伤的小儿都是必需的。注意带套囊气管内插管选择经鼻置入,它的固定是用的布基胶带而非黏性胶带

一氧化碳和氰化物中毒

大多数烟吸入患者都会一氧化碳中毒。对碳氧血红蛋白（COHb）的直接测量对指导治疗非常重要，对 COHb 浓度的估算基于氧饱和度或动脉氧含量的测量。患者呼吸正常空气时，COHb 的半衰期大约是 5h；但当纯氧呼吸时，半衰期降到 90min[294,295]。立即给予氧气以获得最大氧分压非常重要，也可以使用正压通气[296-298]和高压氧（见讨论）。

由于 COHb 产生，标准的脉搏氧饱和度仪无法准确监测 CO 中毒患者的血氧饱和度，导致氧饱和度高估；光电探测器会误认为 COHb 是携氧血红蛋白[299-301]。8 波长的脉搏氧饱和度仪可测量 COHb 和高铁血红蛋白，但传感器非常昂贵[302-305]。一项研究对比 Rad-57 和 COHb 监测技术，纳入了 1 363 例患者，发现假阳性率为 9%、假阴性率为 18%；作者认为 8 波长的脉搏氧测量较标准的 COHb 检测方法测出的数据波动较大且价值低，不应当用于患者的管理决策[306]。需要注意的是，新生儿和婴儿因有胎儿血红蛋白的存在，导致 COHb 的假性增高[307,308]。

COHb 是由 CO 结合亚铁红血素的铁离子产生的。CO 与血红蛋白的结合速率比氧更慢，但结合力是氧的 200 倍[309,310]。吸入 1% 的 CO 两分钟就可使 COHb 达到 30%（E 图 36-2）[311]。CO 的毒性是基于其造成组织、器官和细胞层面的缺氧。在组织中，它降低氧与血红蛋白的结合能力；在细胞中，它降低氧与呼吸链中细胞色素酶的结合能力。只需要非常小的剂量，COHb 就可使氧离曲线左移（E 图 36-3），降低血红蛋白释放氧的能力[53,246,296,310-314]。如当含有 40% 的 COHb 时，将使携氧能力从 20ml/100g 血红蛋白降低至 12ml/100g 血红蛋白，同时使氧离曲线左移，进一步损害输氧能力。

对于高压氧（hyperbaric oxygenation，HBO）作为烧伤患者的辅助疗法仍有争议[108,315-319]。一篇 Cochrane 的综述表明，

碳氧血红蛋白 vs. 吸入一氧化碳

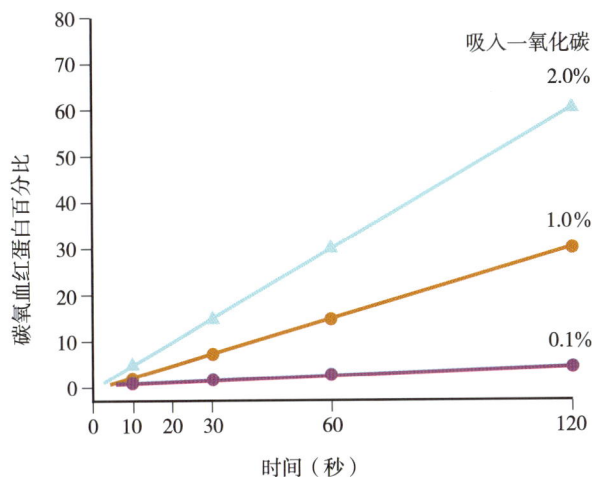

E 图 36-2 注意在吸入 1% 的一氧化碳时，快速升高的碳氧血红蛋白值

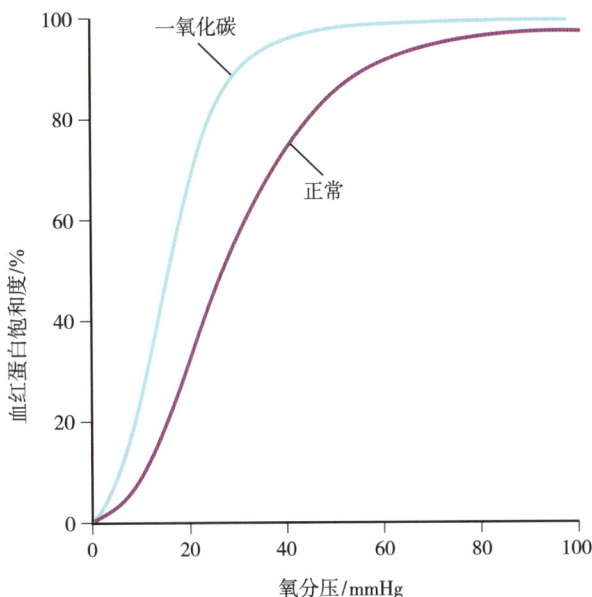

E 图 36-3 一氧化碳中毒使血红蛋白氧离曲线改变。氧离曲线的形态发生了改变且发生了左移。所以导致能输送进入组织的氧气更少，在组织中氧气和血红蛋白结合得更紧密[改编自 Douglas CG, Haldane JS, Haldane JBS. The laws of combination of hemoglobin with carbon monoxide and oxygen. *J Physiol*. 1912;44（4）:275-304]

尚没有足够的数据证明 HBO 可减少不良神经结局，对于其在 CO 中毒治疗中扮演的角色也还需更多的研究来说明[320]。高压氧最常用的适应证是 CO 中毒的烧伤小儿[53,321-325]。暴露于高剂量 CO 的小儿有发生急性和迟发型神经后遗症的风险。尽管影像学研究提示这是潜在的、可逆的脱髓鞘过程，但神经后遗症的病理生理机制尚不明确[326,327]。HBO 是否能减少 CO 中毒烧伤小儿迟发型神经后遗症发生率及严重程度是一个重要的临床问题。这个问题难以解决，原因是迟发型后遗症的发生率不清楚，由于血清 COHb 与 CO 暴露程度之间的相关性较差，很难确定 CO 中毒的严重程度[328,329]。一项研究表明，长时间的意识丧失和通气治疗是后期神经后遗症的主要预测指标[330]。另一项研究表明入院时血乳酸水平增高可用于评估意识丧失的时间[331]。一些临床工作者认为有过意识丧失的病史提示曾用过严重的 CO 暴露，急需治疗[330-335]。但是对此展开的随机队列研究不多，而且一些结论相互矛盾[336,337]。HBO 存在治疗费用高、不便捷、有风险等问题，所以用于 CO 中毒烧伤小儿的治疗还有争议[325,338]。一项研究描述了多患者群体中 HBO 的并发症：呕吐（6%）、癫痫（5%）、需要镇静剂或行动限制的躁动（2%）、心律失常或心搏骤停（2%）、低血压（2%）、张力性气胸（1%）[325]。在重症患者中，并发症的发生率更高[339]。

迟发型神经精神后遗症的严重程度和出现时的 COHb 浓度似乎没有关联[340]。迟发型后遗症包括头疼、易怒、性格改变、意识模糊、记忆丢失和严重运动障碍，通常会报告几天无症状的间隔期。延迟的 HBO 治疗可以减轻症状，75% 患者的迟发型后遗症症状一般会在一年内痊愈[332,341-346]。虽然支持 HBO 治疗这些并发症的数据不强[336,337,347-352]，但鉴于这些后遗症的严重性，我们仍不能忽视这些治疗的意义[317,318,353,354]。

对有证据显示或严重怀疑严重 CO 中毒的烧伤小儿, 接受 HBO 治疗需具备以下条件: 血流动力学稳定、无须持续的液体复苏、没有喘鸣或呼吸受阻、不需要进行转院运输。

氰化物毒性也是吸入性烧伤的一个并发症[355]。氰化物中毒确认后, 应立即单独或联合使用维生素 B_{12} 或硫代硫酸钠治疗 (见第 12 章)[57,356]。也已证明, HBO 治疗可促进氰化物从组织中移出并进入血液, 有促进治疗作用[355], 但其运用还需研究支持。

循环的充盈性

用于确定补液的各种公式都是估算值, 常需要根据临床和实验室指标来进行修正 a。运用最广泛的补液方案是 Parkland(Baxter)和 Brooke 公式。两个公式都可以估算复苏需要的补液量和每天的正常维持补液量。这些公式对年纪稍大的小儿的补液抢救非常有帮助, 但是应用在 10kg 以下婴儿时易出现较大的低估。对于这些婴儿, 应该估算正常每小时维持液体量, 然后把它加到 Parkland(Baxter)和 Brooke 公式中去[2,369]。另一个方法是, 抢救用的晶体液量可以改为每 24h 输入 6ml/kg × 烧伤表面积百分数的液体[370,371]。所有的公式和指南中的补液量都需要根据每一个小儿的反应进行调节 (表 36-1)[7]。液体平衡最重要的指标仍然是较好的尿量 (每小时 0.5~1ml/kg)。

表 36-1 Parkland and Brooke 配方

配方	补液治疗		
	晶体液/ (ml/kg)	胶体/ (ml/kg)	
Parkland	4.0	+0	× 烧伤百分比 × 体重(kg)
Brooke	0.45	+1.5	× 烧伤百分比 × 体重(kg)

注意: 配方计算出的一半液体量需要在前 8h 输入, 余下的液体量在之后的 16h 内输入。<10kg 的婴儿可能需要更多的液体 (见文字)。

目标导向补液治疗, 使用无创或微小侵入性的监测对调整补液量十分有益。正在研制的非侵入性持续性心排血量监护仪将很快被用于烧伤患者的补液和正性肌力药的使用管理。这些装置带有使用呼出二氧化碳重吸入的 Fick 计算器、食管多普勒、脉搏轮廓分析、胸阻抗和生物电抗[373-381]。我们正在研究食管多普勒监护仪(esophageal Doppler monitors, EDM)在烧伤患儿的使用(E 图 36-4)。该仪器已被 FDA 认证, 适用于 3kg 及以上体重的小儿。EDM 通过放置在食管中的一个软的多普勒探头, 在第五胸椎水平探测降主动脉的血流速度, 基于血流速度和动脉直径(基于年龄、体重、身高的标准图)计算出心排血量。该技术的优点是可用于胸部和颈部烧伤的小儿, 从而避免使用其他需要放置皮肤电极的设备(生物阻抗和生物电抗需要)。其中一个较新的装置-ICON 已获 FDA 认证并可适用于新生儿, 可用于未气管插管的和左颈左胸未受伤的婴儿和小儿。

水肿的程度取决于所用复苏液体的成分和容量。因此, 在一些烧伤中心的早期抢救中使用胶体或高渗盐溶液(有或没有白蛋白), 据称这些改良配方对小儿和老年人特别有效,

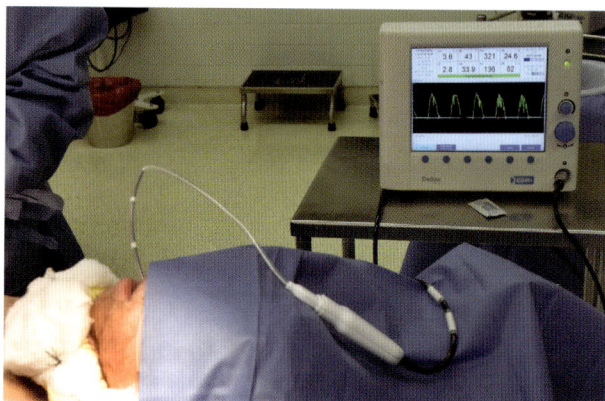

E 图 36-4 此图展示了持续监测心排血量的食管多普勒易于放置。特别是针对严重烧伤插管的小儿, 一般不能使用黏于皮肤表面的电极。图展示的是食管多普勒监控放置于一个 8 岁、41kg 的男孩, 男孩大概有 40% 的皮肤面积被烧伤, 但没有伤及颈部。监控显示了心排血量(cardiac output, CO)、心脏指数(cardiac index, CI)和心博量/心博量指数(stroke volume/stroke volume index, SV/SVI)。如果知道动脉血压和中心静脉压, 仪器可以计算出全身血管阻力(systemic vascular resistance, SVR)

导致较少的组织水肿 b。在一篇囊括了使用高渗盐溶液的 15 项的研究中, Cochrane 综述发现, 尽管不能改变总的发病率和死亡率, 但复苏所需的静脉输液量较少, 钠离子浓度较高[384]。对烧伤小儿是否应该常规提倡高渗盐溶液还需要做进一步的研究支持[385]。

一些烧伤单位在实践中越来越多地使用胶体(通常 5% 白蛋白)来进行液体复苏, 这种做法常用在严重烧伤小儿的早期复苏中[386-388]。但对于胶体的使用方案还没有共识[383]。在严重烧伤小儿中, 入院后我们立即使用维持速率输入 5% 白蛋白, 给予的量和计算中的晶体液需求量相同, 首先持续给予白蛋白 48h, 之后再慢慢减少晶体液用量。

烧伤患者可能会有高渗透高糖非酮症昏迷(严重脱水、明显的高血糖症、高血浆渗透压、昏迷, 但没有酮酸中毒), 因为其死亡率极高, 应极力避免此症[357]。特别是在最初的容量复苏过程中始终限制含葡萄糖溶液应用, 在此期间应经常测量血清葡萄糖浓度。我们建议胰岛素的用量是维持目标血糖在 130mg/dl[155]。

小儿的总体概貌和他(她)的感觉对复苏治疗的有效性有重要的指导意义。此外, 尿量对确定是否需要额外输液的有用指标, 但要注意的是抗利尿激素分泌可能会增加且肾小管功能障碍可能存在[24,220]。必须提供足够的灌注和液体支持来保护肾脏功能[2,385]。严重烧伤患者出现肾衰竭将是致命的[26]。但是太过于激进的补液方案会诱发肺水肿和组织水肿, 所以烧伤小儿的容量恢复后需要小心调整替代循环血量的液体量。令人满意的液体复苏常用终点包括心率、体动脉压、尿量、中心静脉压(central venous pressure, CVP)、动脉氧含量和 pH。心脏超声对重症患者很有帮助, 但如前所述, 对于是否需要使用血管加压药物或额外的液体补充, 连续监测心排血量的方法较单纯的临床评估可提供更好的目标导向液体复苏指导。

小儿通过烧伤表面每天液体蒸发丢失超过 4 000ml/m², 相比之下成年人只有 2 500ml/m²[362]。同时对每平方米的烧

伤面积,每天会有 2 500~4 000kcal 的热量丢失。尽量减少能量消耗的同时提供能量补充是降低身体组织分解代谢的唯一方法。小儿容易发热,尤其是烧伤后没有皮肤保护,小儿会发生严重的温度调节紊乱。在手术室和 ICU,维持正常体温都极其重要。这些措施在初期的容量复苏和在手术室移除敷料进行检查和切除时尤其重要(图 36-5)。

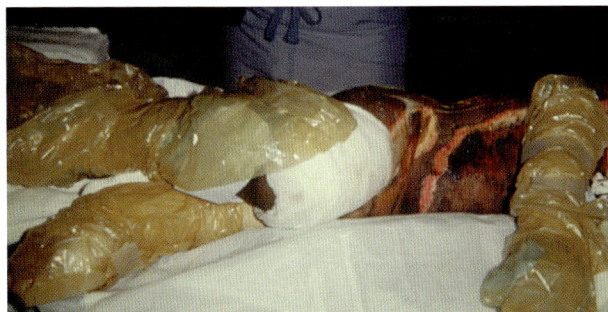

图 36-5 严重烧伤的小儿需要保暖,用无菌的塑料袋包裹四肢。盖住头部也是保温的重要方法

相关损伤

在烧伤创面液体复苏的初期评估和早期阶段,相关损伤可能会被漏诊,如张力性气胸、肝脾破裂、长骨骨折、头部损伤。在最初的复苏过程中,特别是从紧急医疗人员和家属那里获取详细的历史记录,并进行仔细的体格检查,这是必不可少的;因为此类伤害可能会加重或被增加的复苏液需求所掩盖或隐藏。烧伤类型(如爆炸、电击)可能会引发相关伤害(如弹片伤口)的问题。

环形烧伤

胸部、腹部和四肢周向烧伤可以直接造成心血管和呼吸系统的不良反应[2, 29, 159, 262]。胸部环形烧伤可限制自主呼吸,使胸壁顺应性降低而导致呼吸衰竭;随着气道闭塞和肺不张的产生,功能性残气量降低而引起严重的低氧血症[53, 159, 249-253, 256-263, 389]。胸部和腹部深度环形烧伤可增加胸腔和腹腔内压,不仅限制胸腔和膈肌运动、减少静脉回流而进一步降低已经下降的心排血量(图 36-6)[29, 159, 262]。发生这种情况时,肺外和肺内因素均可导致动脉氧饱和度的下降[73]。

受伤组织的水肿还可产生严重的压迫力从而限制或阻断了烧伤肢体的血供,这会导致肢体缺血;如果治疗不及时,可导致部分或者全部截肢。对于胸腹和四肢的环形烧伤必须马上进行除痂术,因为受损的血流动力学和呼吸功能可在几小时内导致不可逆性损伤。因为全厚皮质的烧伤往往已经破坏了皮肤神经,因此除痂术往往无须全身麻醉就可实施。需要大量液体复苏的小儿可能会发生腹部间隔综合征。为了检测到所有的间隔综合征发生,一些烧伤中心推荐常规检测膀胱压力[389, 390]。

电灼伤

电灼伤通常发生在家庭中(电线和插座)和非家庭环境下的高压电流(输电线和照明设施)。小儿经常用嘴咬

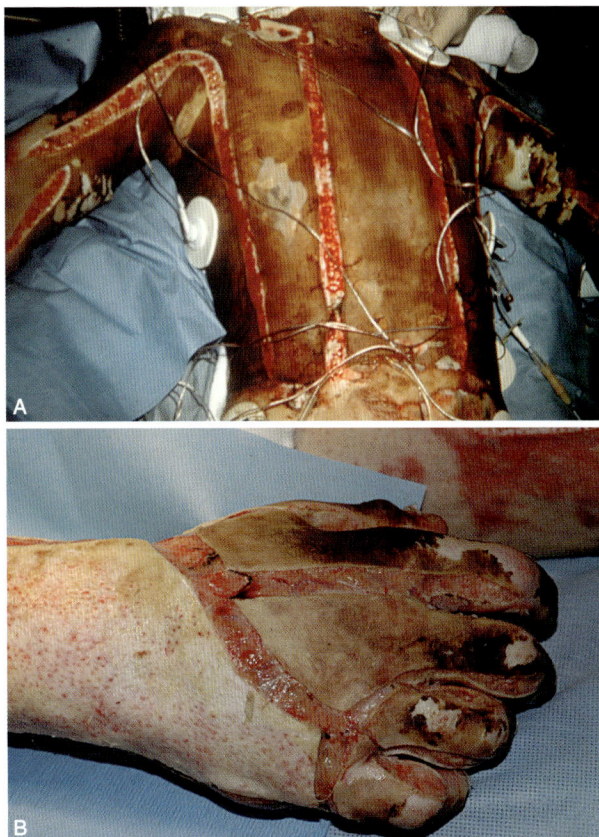

图 36-6 A. 环形烧伤产生的缩窄痂和皮下水肿造成止血带效应,严重损害了呼吸功能。间隔较大分布的除痂术的切口线提示了缩窄的严重性。B. 相同的效应也发生在环形烧伤的肢体。早期除痂术可帮助保持肢体正常血供,避免截肢

住接线板的一段,用手去拉另一端,尝试拔出接线板而造成口腔周围和舌的烧伤[5, 76, 391, 392]。高压电损伤通常会导致截肢,而其他损伤不能立即观察到[393-396]。这种损伤的程度无法预测。表面损伤通常很小,但潜在的组织损伤和坏死很严重。这样的损伤是电击伤害和热伤害结合造成的[396, 397]。患者常有并发的损伤,如椎体或长骨骨折、气管破裂、心肌损伤或多处挫伤。即使是因为低电压受伤的孩子,也会发生心脏传导异常[394]。电灼伤的小儿在入院时可能处于昏迷或者持续癫痫发作状态,骨骼附近的肌肉组织比表层肌肉受伤更严重,因为骨骼导电性差,在大电流通过时导致附近热量升高,从而对周围的肌肉造成损害。需要尽早行筋膜切开术用于保护肢体的血供(图 36-7)。肌肉坏死需要在受伤第一天接受全身麻醉,因为此时液体转移、高钾血症、肌红蛋白尿等症状最为严重;大量的肌肉坏死和溶血可导致高钾血症、肌红蛋白尿和血红蛋白尿。当发生肌红蛋白尿和血红蛋白尿时,需要使用大量液体和甘露醇输入来保证持续的尿量(>1ml/(kg·h))[398, 399]。碱化尿液可防止这些蛋白沉积于肾小管。电灼伤患者的随访常发现不可预测的后遗症,可能在数月或者数年后才出现。这些损伤可能发生在急性疾病过程中没有出现异常的器官或区域;这些最常见的晚期并发症包括神经系统功能障碍、眼部损害、胃肠道受损、口腔周围缩窄、心电图改变和迟发型大血管出血[397, 399]。

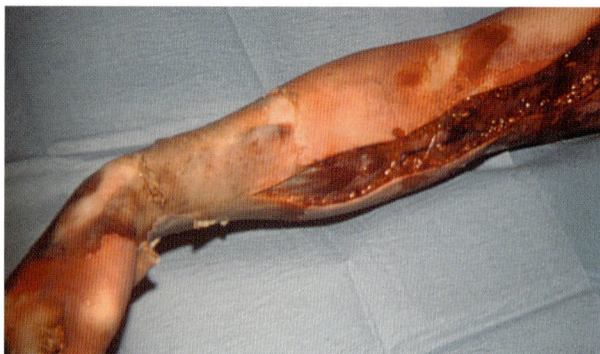

图 36-7 电烧伤会沿神经血管结构分布,会有一个入口伤和一个出口伤。皮肤可能看起来正常,但是皮下的结构可能已发生严重损伤。这些小儿需要筋膜切开术而不是简单的除痂术来保持深部结构的正常血供。总的来说,筋膜切开术需要在受伤后第一天实施,确保达到最好的保存组织的效果

麻醉管理指南

重度热力损伤小儿的麻醉管理始于首次复苏,而重建手术的需要而持续很多年[400]。掌握和理解烧伤病理生理的知识,有助于麻醉医生制订合理的麻醉管理,识别和治疗由烧伤或治疗引起的并发症(表36-2)[2,13,23,401]。

接受烧伤创面切除术和植皮手术的小儿需要在生理和心理两个层面着手准备,且手术室必须配备专用设备。未行手术清创且烧伤一周或更长时间的儿童必须视为败血症。一些儿童在烧伤创面切除过程中常表现出严重的心血管不稳定,可能是由于急性菌血症引起的,在这种情况下,诱导麻醉前给予多巴胺、肾上腺素或去甲肾上腺素输注十分有益。

父母、护士、医生和有专业素养的心理医生需要提供心理支持。麻醉医生需要理解严重烧伤患儿的家人承受着巨大的心理压力和内疚感,这些压力可能表现为对医生、护士和其他烧伤团队成员的愤怒;父母会因为孩子遭受如此毁灭性伤害而感到愤怒,偶尔会发泄他们的怒火和沮丧。所以整个烧伤管理团队要理解父母的这类行为反应,尽可能花多的时间聆听父母的担忧,向父母表达团队会竭尽全力给小儿提供最好的治疗。应指定特定的护士和医生与家人进行沟通,以免因多种来源的不同信息而引起对患者治疗问题的误解和困惑。麻醉团队在解释麻醉风险的同时,必须强调加强的监测及麻醉团队在确保其孩子健康方面所起的核心作用。

表 36-2 烧伤的系统性影响

系统	早期影响	晚期影响
心血管	CO↓:由降低的血容量和心肌抑制因子引起	CO↑:脓毒症引起 CO↑:大于基础值2倍到3倍,持续数月(超代谢状态) 血管活性物质,例如肾素,造成的高血压
肺	上呼吸道阻塞:水肿引起 下呼吸道阻塞:水肿,支气管痉挛,颗粒物质,气道黏膜脱落引起 功能残气量↓ 肺顺应性↓ 胸廓顺应性↓	支气管肺炎 气管狭窄,声带肉芽肿 胸廓顺应性↓
肾	GFR↓:循环血量下降引起 肌红蛋白尿 血红蛋白尿 肾小管功能异常	GFR↑:CO上升引起 肾小管功能异常
肝	肝功能↓:循环血量下降,缺氧,肝毒性物质引起	肝炎 ↑肝功能:超代谢状态,肝酶诱导,CO增加引起 ↓肝功能:脓毒症,药物相互作用
造血	血小板↓ 纤维蛋白分解物↑,消耗性凝血病,贫血	↑血小板 ↑凝血因子
神经	脑病 癫痫 ICP↑	脑病 癫痫 ICU精神错乱
皮肤	热量↑,液体,电解质丢失	挛缩,瘢痕形成,静脉通道建立困难,插管困难
代谢	离子钙↓	耗氧量↑ 二氧化碳生成↑ 离子钙↓
药代动力学	分布容积改变 蛋白结合改变 药代动力学改变 药效学改变	阿片类、镇静剂的耐受,酶诱导,作用受体药物相互作用改变

↓,降低。↑,增加。AIDS,获得性免疫缺陷综合征。CO,心排血量。FRC,功能性残气量。GFR,肾小球滤过率。ICP,颅内压。ICU,重症监护室。

尤其应该强调最大限度降低小儿生理和心理痛苦的方法,包括运送到手术室、术中和术后。

不论是镇静以行更换敷料或麻醉以行手术之前,对严重烧伤小儿实行 8h 或更长时间的经口禁食(NPO),都会严重影响热量的摄入,因此我们推荐使用持续经口或经鼻肠营养。小儿可在镇静或诱导前 4h 接受营养输入,不必担心明显的胃残余物反流。一些团队会在整个围手术期都给予肠营养,只是需要放一个鼻胃管来监测胃中是否有食物,如果在胃中检测到了食物,肠营养会被终止;手术后几乎可以立即恢复自主饮食。烧伤面积较大的小儿可能因肠内营养的终止而很快产生负氮平衡,短期使用蛋白质的静脉营养是合理且安全的[402]。

将孩子移到手术室之前,必须有足够的镇静和镇痛作用。静脉输入芬太尼和咪达唑仑可较好提供镇痛和遗忘。药物剂量不应基于没有热损伤的儿童使用的标准剂量,因为烧伤患儿对大多数阿片类药物和镇静剂会很快发生耐受,因此随着时间的增加,会需要增大剂量来达到满意的临床效果[403,404]。镇静剂或阿片类药物的剂量应滴定,以便仔细地观察和监护其在儿童中的作用。烧伤超过体表面积 25% 以上的小儿,每小时需要 1~3mg/kg 的吗啡和咪达唑仑,以提供满意的麻醉和镇静效果,这并不罕见。但是我们相信,阿片药物节减技术,如在使用如此大剂量之前,应先进行局部麻醉和右美托咪定输注。

在麻醉诱导前、镇静期间和之后及运输之前,应对血容量的纠正而需要大量补液。对于大面积烧伤的小儿难以在术前建立有效的静脉通路,我们同时使用表面麻醉药膏和无针头的皮下局部麻醉药以使该过程无痛、无应激。

最大限度降低热量丢失,保持正常体温非常重要。由于通过开放性伤口而导致大量的蒸发热损失,可能难以实现。在需要广泛切除的手术中,手术室的温度一般会维持在 37℃(98.6℉)[184]。不论是在运输中还是在手术室都要注意使热量损失最小。多重毯子或热力反射罩很有帮助,还需要一些特殊器材,如保温毯、辐射加热器、血液加热器、热/湿交换器和强制热风加热器。也可简单地用无菌塑料袋包裹四肢,隔热材料或塑料盖住头部即可有效降低热量和水分丢失(图 36-5)。尽管热的手术室环境让医务人员很不舒服,但保持孩子的体温对于维持正常的血凝、减少能量的丢失非常重要。节约的每一卡路里能量都会用于组织修复。

对失血和液体转移的充分监测包括动脉和中心静脉置管、尿管、心电图、脉搏氧饱和度监测仪、二氧化碳分析仪及食管听诊器。某些小儿可能需要连续无创心排血量监测。安全的静脉输注途径至关重要。如果存在快速失血的可能性,多腔导管因其高流动阻力而可能不够用,快速输注装置可能特别有用(见第 52 章)[405-407]。除了颈内静脉和锁骨下静脉,股静脉是置管的另一个选择(见第 49 章)。还需要无菌的插管喉镜、气管导管、气道和血压袖带。

大多数小儿可在麻醉诱导后建立有创动脉压和中心静脉压监测。只要不存在低血容量,小儿对逐步增量的丙泊酚、硫喷妥钠(如果有的话)或氯胺酮都可以很好地耐受(效果产生可以用外侧眼球震颤来界定)。和无烧伤的小儿相比,急性烧伤恢复后有很长一段时间的小儿,需要硫喷妥钠剂量增加 40% 才能消除角膜反射(E 图 36-5)[408]。我们的经

验表明丙泊酚的临床反应发生右移(译者注:对照血药浓度曲线,说明用药量增加),但缺乏临床研究支持。如果血管内容量不能确定或麻醉前必须置入侵入性监测导管,则有时应首选氯胺酮,反复使用氯胺酮也会产生耐受[409]。针对术后需要呼吸支持的小儿,大剂量芬太尼或吗啡结合氧化亚氮也是一种可行的麻醉方式。通常需要根据使用吸入麻醉至临床效果、阿片类镇痛药作为补充。对有气道损伤的小儿最好行缓慢吸入诱导,以免心血管抑制[410]。手术室应该有一个带有合适的先进呼吸处理装置的困难气道推车。

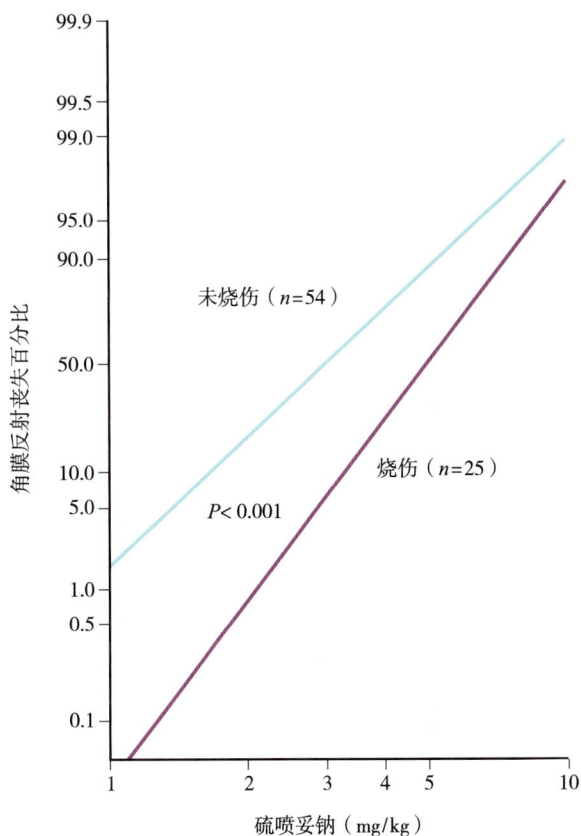

E 图 36-5 在使用硫喷妥钠时,烧伤和未烧伤小儿发生角膜反射丧失的百分比对比。注意严重右移的剂量效应曲线(摘自 Coté CJ, Petkau AJ. Thiopental requirements may be increased in children reanesthetized at least one year after recovery from extensive thermal injury. *Anesth Analg.* 1985;64:1156-1160)

琥珀酰胆碱对烧伤小儿禁止使用,因为其可造成肌肉致命性的钾外流[231,234,237]。但在烧伤后 24h 内,琥珀酰胆碱不会诱发高钾血症反应。异常反应首次出现是在烧伤后的 24h 到 48h 内,发生时间也可能有不定期延长。因为琥珀酰胆碱诱发高钾血症的时间节点不明,我们建议大面积烧伤面积(>40% 的 BSA)的小儿至少在 1 年半内禁用琥珀酰胆碱。有报道称,最小为 9% 烧伤面积的患者也发生过高钾血症反应。之所以出现这种异常反应,是因为整个肌肉膜(而不只是肌神经节)都被乙酰胆碱受体占据。烧伤患者的肌肉组织还会呈现出对非去极化肌肉松弛剂(NMBD)的抵抗[234,411]。我们观察到有一小儿在烧伤后的 463 天还有显著的 NMBD 抵抗。这种反应间接提示在烧伤的急性损伤阶段之后,高钾血症反应可能持续很长时间[412]。所以非去极化 NMBD 是

烧伤小儿的首选肌松药。

早期研究显示,烧伤面积>25%的患儿需要抑制肌颤搐的右旋筒箭毒碱总剂量和其血浆浓度,是非烧伤患儿的3~5倍[94,219,222,234,244,245]。尽管右旋筒箭毒碱已不被使用,类似现象也在当下使用的 NMBD 中被观察到(图36-8)。如果需要快速插管或让小儿肺快速通气,可使用大剂量罗库溴铵(1.2~1.5mg/kg),因1.2mg/kg 可能无法为快速插管提供足够的条件,所以需要较大剂量(图36-9)[413]。即使使用大剂量

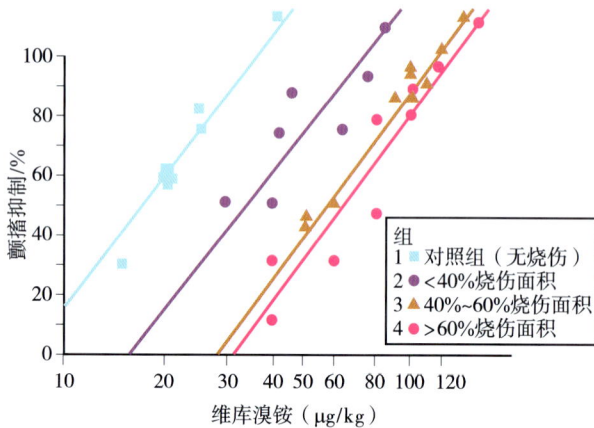

图36-8　维库溴铵在对照组和烧伤小儿的剂量和颤搐抑制对数。在急性损伤下,维库溴铵的有效剂量随着烧伤面积的增大而增大。曲线的斜率没有变化,但是截距都有显著的不同(P<0.01)。实心方块:无烧伤小儿。紫圆圈:<40% 烧伤面积的小儿。三角形:40%~60% 烧伤面积的小儿。粉红圆圈:>60% 烧伤面积的小儿(摘自 Mills AK, Martyn JA. Neuromuscular blockade with vecuronium in paediatric patients with burn injury. *Br J Clin Pharm.* 1989;28[2]:155-159)

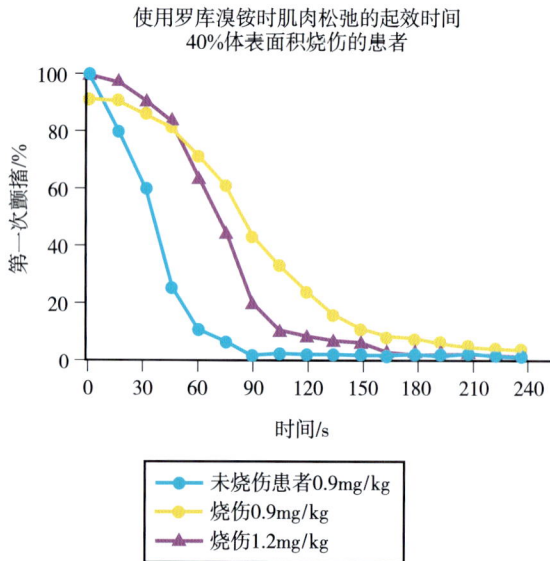

使用罗库溴铵时肌肉松弛的起效时间
40%体表面积烧伤的患者

图36-9　在烧伤成年人(40% 体表面积烧伤)中的罗库溴铵剂量递增研究显示出对神经肌肉阻滞发生的严重抵抗(4 个成串刺激引起的第一次颤搐)。较高剂量可使发生的时间缩短。但是1.2mg/kg 的剂量在2min 以内不能达到完全的肌肉松弛。这些数据提示,如果严重烧伤患者需要快速顺序诱导,可能需要更大的剂量缩短肌松所需要的时间(改编自 Han TH, Kim HS, Bae JY, et al. Neuromuscular pharmacodynamics of rocuronium in patients with major burns. *Anesth Analg.* 2004;99[2]:386-392)

罗库溴铵,其起效时间也比非烧伤小儿更长[414]。但神经肌肉阻断药的药物逆转在烧伤患儿中并无特殊问题。

烧伤小儿可以从神经肌肉阻滞中恢复,即使药物血浆浓度可以抑制 100% 的非烧伤小儿的肌肉颤搐。关于非去极化 NMBD 的研究表明低敏感度和烧伤的严重程度正相关(r=0.88)[245,415-417]。右旋筒箭毒碱的蛋白结合和药代动力学研究表明蛋白结合率和药代动力学与其需求剂量的增大无关[94,219,222,234]。乙酰胆碱受体在连接处和连接处外区域表达的增加及这些受体对 NMBD 亲和力的改变是对非去极化 NMBD 需求剂量增大的主要原因[233,239,411]。

对麻醉的维持通常由氧化亚氮、氧气、NMBD、阿片类药或吸入麻醉药来完成。所有的强效麻醉药都可以安全地在小儿烧伤中使用。七氟烷具有平稳吸入诱导的优势,异氟烷、地氟烷和氟烷可用于麻醉维持。没有证据显示反复使用氟烷会引起小儿烧伤患者的肝毒性。所有麻醉药都会引起剂量相关的心排血量抑制。在危重小儿里,需要的麻醉药剂量会大幅降低,而对 NMBD 的需求不会降低。在此种情况下,小儿对大剂量芬太尼-氧气-氧化亚氮/空气麻醉耐受较好。氯胺酮在特定环境下会被选择使用,比如在接受新鲜的面部移植物后我们尽量避免对气道干预、短小的手术和不能张嘴接受标准喉镜插管的小儿。氯胺酮可与咪达唑仑联合用于拔管前的镇静。E 图36-6 展示了用气道交换导管对严重面部烧伤的小儿进行拔管、以防拔管失败情况下还可以重新插管。一些烧伤中心使用氯胺酮作为单一的麻醉药且效果非常好[418]。大剂量氯胺酮产生的术后长时间镇痛和嗜睡在有些特定情况下可能是有益的,比如术后躁动可能使面部移植的新鲜皮肤脱落[419],但太长时间嗜睡会延迟肠内营养的使用。小剂量氯胺酮有节省阿片类药物效应,而应在术后使用[420,421]。氯胺酮单独或与丙泊酚合用于烧伤覆料的更换[418,422]。右美托咪定的新兴经验证明,其在降低阿片类药物耐受性和剂量递增方面的安全性和有效性[423]。

吸入氧浓度需要根据动脉血气和血氧饱和度来调节。脉搏氧饱和度不能在硝酸银覆盖的组织上正常工作,所以需要刮净指甲、清洁皮肤,使其可正常传导和接收来自脉搏氧饱和度测量仪的光线[424,425]。脉搏氧饱和度监测探头甚至可在烧焦的手指上工作,但如果小儿的手指是肿胀或有严重的血管收缩,则需要选用其他部位,如耳垂、鼻中隔或舌头;我们已经发现用舌头非常有效[312]。可以很容易对防止电流泄漏的密封血氧仪探头进行修改(E 图36-7)[426,427]。反射式血氧饱和度监测仪在小儿烧伤的监护上也有重要价值[428,429]。

与健康小儿相比,烧伤小儿代谢率增加导致二氧化碳生成的增加,吸入性肺损伤通常需要更高的肺泡通气量。在整个麻醉过程中,必须尽早并经常评估血气分析。持续监测呼气末二氧化碳很重要,但应注意严重肺损伤时,因分流和无效腔通气,导致动脉二氧化碳和呼气末二氧化碳值存在很大差异。基于这些原因,呼气末二氧化碳监测仪应该被用作一个趋势判断和断开警报,在评估与动脉血气值的相关性之前,不应依靠它来调整和评估通气。气管导管应该用气管切开术使用的胶带进行固定,因为常规的黏性胶带不贴合烧伤组织和湿的敷料。心电图电极也不能黏附,所以在小儿麻醉后会被放置到身体的下垂部分,或缝到或用订书钉钉在

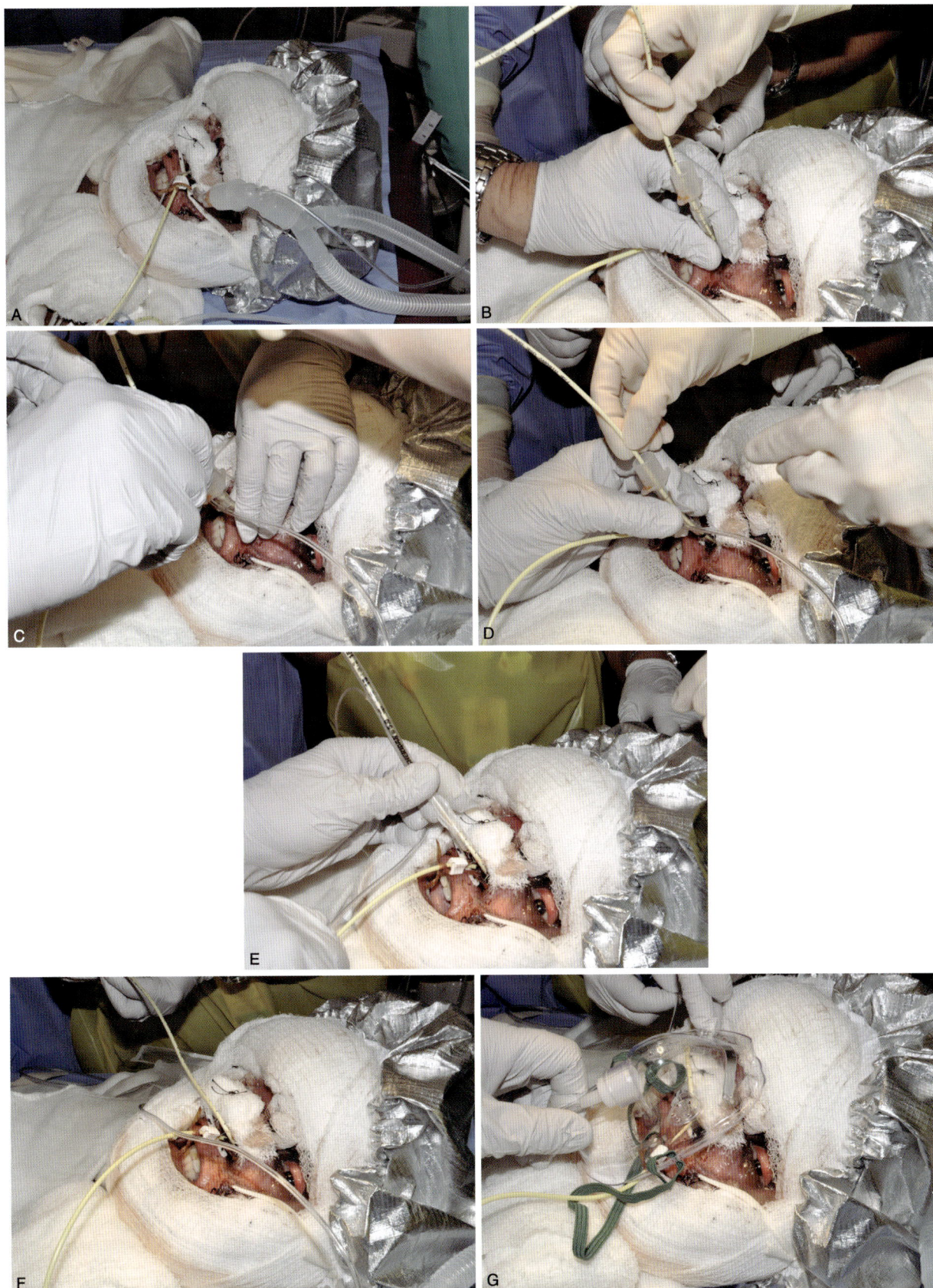

E 图 36-6　A.严重面部烧伤但没有肺损伤的小儿需要尝试拔管。只能经鼻气管插管。所以决定使用一个导管交换器，它可以允许继续输氧及在没有纤维镜下引导重新插管。小儿使用咪达唑仑和氯胺酮达到中等程度的镇静，以维持自主呼吸。B.在给予气管利多卡因之后，先给予 100% 氧，然后在气管导管中放入气道交换导管（Rapi-Fit，Cook Medical，Bloomington，IN）。C、D、E.去除固定气管导管的气管切开术胶带后，缓慢拔出气管导管。F.拔出了气管导管后，气道交换导管被留在里面，患儿可以自主呼吸。G.戴上氧气面罩，在确保呼吸稳定和呼吸道氧气摄入正常后，气道交换导管被拔出，患儿被送回 ICU

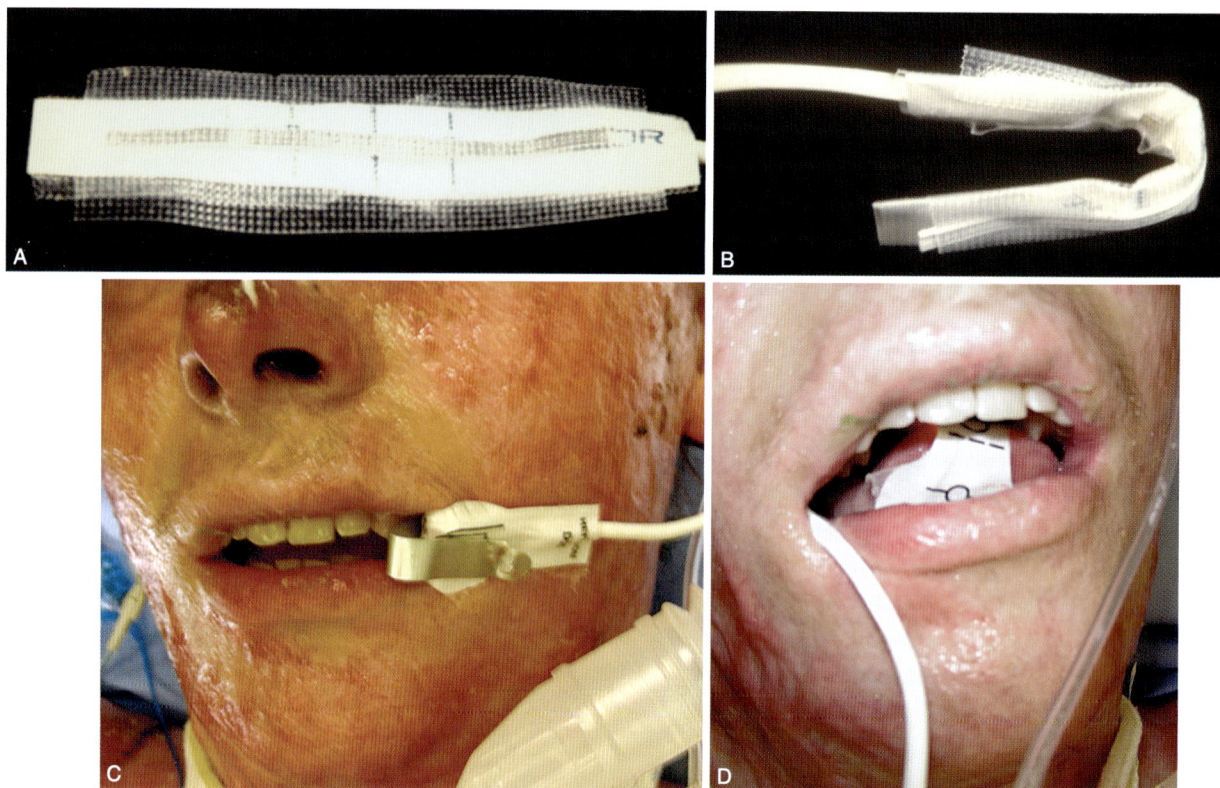

E 图 36-7   当小儿有严重的血管收缩或者周围血供不足,脉搏氧饱和度监测探头可用纸包裹有延展性的金属转换器,手术室面罩在背后(A),把它做成马蹄形(B)。注意胶布不要阻挡到传输或能接收光的模块,然后把氧饱和度监测探头放在面颊边(C)或者舌头上(D)。(注意:制造商没有认可这种修改。一个密封的探头比标准探头更好,因为它可以防止黏附,也降低了漏电的可能性)

皮肤上。必须采取标准措施(包括在可能的情况下使用眼药膏和闭上眼睑)保护角膜免于干燥及为防止神经受压而放置四肢。

在术中最应当关切的是监测及纠正小儿的失血量。基于这个原因,侵入性血管内监测非常重要。在每次的烧伤切除术中,小儿可能会丢失 1~3 个血容量(这完全取决于外科医生)[430]。所以熟悉烧伤切除的手术方法十分必要。沿切线切除(图 36-10)相比于沿筋膜切除,儿童丢失的血液可能多 3~5 倍。用稀释后的肾上腺素(500μg/L 溶于正常生理盐水)皮下注射于取材和伤口切除处,可显著降低手术失血(图 36-11)[431]。我们机构使用 1∶2 000 000 含肾上腺素液体(0.5μg/ml)。大剂量肾上腺素耐受性好、出血明显减少。在一项纳入 25 例小儿进行的广泛分层切除术的系列研究中,我们曾使用过总计(25±3)μg/kg 的肾上腺素,且无并发症发生[431];每 20min 最多可注射 10μg/kg 肾上腺素[238]。需要注意的一点是,有些中心用电子泵注射稀释的肾上腺素盐水,这些设备已与诸如急性肺水肿和腕管综合征等并发症相关,表明用手注射可能更安全[432]。如果外科医生注射了过多的冲洗液和肿胀液以利于皮肤的收紧,那么直到术后几个小时液体过量才会显现;我们观察到有很多婴儿(<10kg)后来发生了肺水肿。所以注射的液体也应算进静脉给入的液体量。由于血液和体液丢失很难估算,关于循环血量的其他指标必须严密监测,如尿量、中心静脉压、动脉压、动脉压力波形(图 12-10)。

尽早切除全层烧伤可提高了生存率并缩短了住院时间[433-435]。过去我们常观察到每 1% 的体表面积切除和植皮,就会有 5% 的血容量丢失[436,437]。这种大量失血是死亡率和费用昂贵的主要来源[438,439]。近期,在切除术应用有效的血液保护技术急剧降低了术中失血量。这些技术包括:①术前有清晰的切除计划;②在充气止血带下进行全部肢体的切除,在止血带充气前对肢体进行驱血,在止血带放气前用止血的敷料包裹四肢(肾上腺素 / 盐水浸泡的敷料);③用电刀电凝术行所有筋膜切除术;④在严重的伤口充血发生前,尽可能快地行分层切除;⑤在痂下肾上腺素冲洗后实施

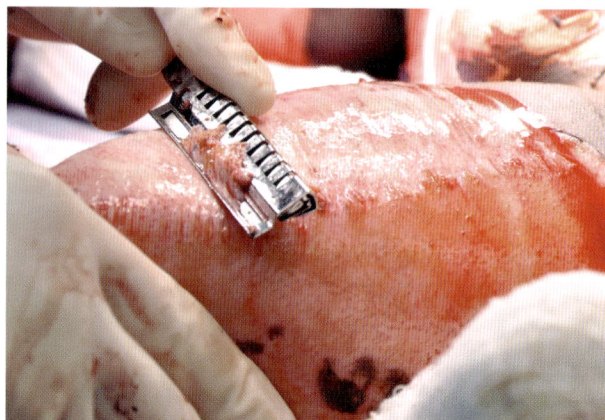

图 36-10   切向皮肤切除术,切去多层薄烧伤组织区域,直至可见的血管床出现,此时会有明显的出血。这种切除术会减少瘢痕组织形成,因为大部分的脂肪组织都被完整保留下来。但这也显著增加了出血量

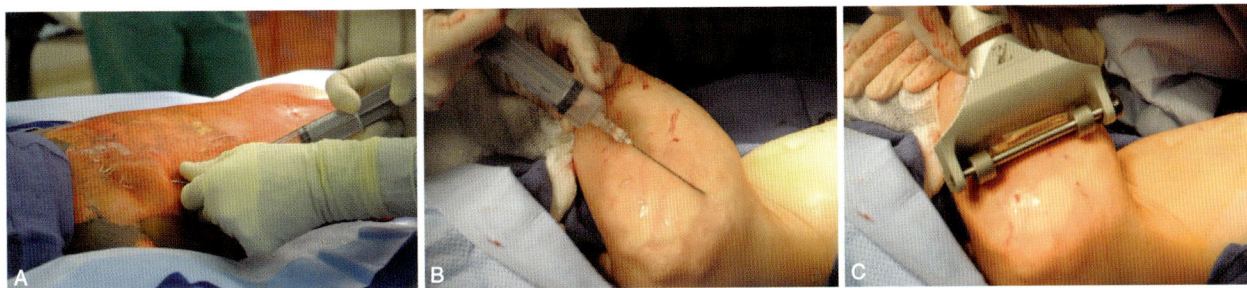

图 36-11 A. 在待切除组织处，皮下注射生理盐水稀释的低浓度肾上腺素（0.5μg/ml）。B. 注意取材处皮肤在注射肾上腺素后变白。这会大量减少取材处皮肤和伤口切除处的出血。应当注意的是，当大量液体注射到一个小患者体内，吸收的延迟会导致液体过量。C. 由于肿胀溶液导致的血管收缩，皮肤采集过程中出血很少

躯干的分层切除；⑥维持正常体温，主要通过维持一个高温手术间实现［37℃（98.6°F）］；⑦在取材区域皮下注射盐水稀释的肾上腺素（加或不加于哌卡因）[440]。基于术前和术后的血细胞压积和已知的输血量，可计算出每 1% 的体表面积切除大概要损失 0.98%±0.19% 的血容量，这大约是早期类似切除的 1/5 [441,442]。

慢性离子型低钙血症在热力损伤中很常见[188]。在快速输入枸橼酸血制品时，强烈推荐预防性、间歇性给予氯化钙和葡萄糖酸钙[443-446]。一些小儿在快速输入新鲜冷冻血浆时，会发生电-机械分离或心搏骤停。这种现象促成了一项队列研究，发现在以 1ml/（kg·min）或更高速率输入冷冻新鲜血浆时，血浆钙浓度显著下降（图 12-9）[446]；有趣的是，不良的心血管反应与冷冻新鲜血浆输入速率和血浆钙离子浓度之间没有相关性；而在仔细回顾了之前的心搏骤停病例后发现，所有的小儿都使用了氟烷麻醉，而该队列研究中都采用"平衡"技术麻醉。由于所有的吸入性药物都会部分通过钙通道阻滞效应而抑制心脏功能，突然的枸橼酸盐引起的离子钙突然下降会加重心脏功能障碍。实际上我们实验室的研究已经发现了这种关联[25,446,447]。

在快速输入血浆或者枸橼酸全血的过程中，尤其是婴儿，需要补充外源性钙离子（见第 12 章）[446]。我们的临床经验是，如果没有外源性钙的输入，通过中心静脉导管给予新鲜血浆冷冻或枸橼酸全血时更容易导致严重的低血压、心动过缓和电机械分离。我们的经验是，通过周围静脉输入枸橼酸血制品、新鲜冰冻血浆或全血更安全，快速输入红细胞制品并不会引起低钙血症；但是如果钙与这些血制品在同一个输液管输入体内，会促使血栓形成。我们推荐从另外一条输液管或最好从中心静脉快速输入外源性钙。

特殊考虑因素

药理学反应

一般来说，烧伤小儿需要的所有静脉注射药物的剂量都比正常剂量大，包括抗生素、神经肌肉阻滞药、阿片类药物、苯二氮䓬类。因为 β 肾上腺素受体与配体的亲和力下降、第二信使含量下降[238]，因此心血管对儿茶酚胺的反应会降低，所以需要大于标准剂量才能达到所需的临床反应。对急性烧伤小儿的药代动力学研究显示，抗生素之所以需要更大的剂量是因为其通过烧伤创面渗漏、快速的尿液排出及分布容

积改变[55]。烧伤面积＞30%BSA 的热力损伤会使乙酰胆碱受体上调，导致对神经肌肉阻滞药的抵抗[232-234,236-239,448]。对镇静药和阿片类药物的耐受性也会增加。成年烧伤患者血液中游离的地西泮（具有药理活性）比未烧伤成年人要多，游离地西泮的清除率也会降低；虽然血液中有药理活性的地西泮很高，清除率也更低，对地西泮耐受的增加提示了受体也存在对地西泮的抵抗，就如同神经肌肉连接处对神经肌肉阻滞药的抵抗[99]。在阿片类药物中也能观察到相似的耐受现象。患者对神经肌肉阻滞药和麻醉药的抵抗会持续很长一段时间，这点必须牢记，应时刻根据患者的反应调整药量[94,242,408,412]。总的来说，小儿烧伤患者存在很多药代动力学和药效动力学的改变，再者这些小儿经常需要同时服用多种药物，所以可能存在药物的相互作用、协同作用和拮抗作用；在这种情况下特别重要的是 H₂ 受体拮抗剂，它通常在烧伤小儿中使用，且已知能抑制很多其他药物的清除率（见第 7 章）。

高铁血红蛋白血症

高铁血红蛋白血症是一个不太常见但非常重要的引起术中发绀和低氧血症的原因。覆盖在烧伤伤口上的硝酸银敷料可被一些革兰氏阴性菌把硝酸盐还原为亚硝酸盐，亚硝酸盐入血以后将血红蛋白转化为高铁血红蛋白[160,161,357]。高铁血红蛋白的携氧能力差，并增加了血中正常血红蛋白对氧的亲和力，从而进一步损害了氧的释放，导致氧离曲线 P50 曲线左移。所以高铁血红蛋白应该作为发绀的一项鉴别诊断。每分升血液中存在 5g 无氧血红蛋白时就会引起可见的发绀，与每分升血液存在 1.5g 到 2g 高铁血红蛋白引起的皮肤颜色相似。当血液中含有 10% 的高铁血红蛋白时，就算血液中氧分压很高，血也会变成暗红色或棕色，即使患者在吸入空气时发生剧烈躁动也并不改变血液颜色。监测时会发现氧饱和度降低，但是氧饱和度的降低会产生一个假性升高的结果[300,301]。治疗方案包括去除毒性物质，输入亚甲蓝（2mg/kg）和吸入高浓度氧气。其他引起高铁血红蛋白的原因包括过量的 EMLA 膏（局部麻醉药的共熔混合物）或用于烧伤伤口瘙痒的苯佐卡因乳膏[449,450]。

气管导管尺寸

因为烧伤小儿经常接受多次麻醉手术，必须特别注意气管导管类型和尺寸。如前所述，优选带套囊的气管导管。每

次麻醉记录应该记录气管导管的尺寸、套囊注气量和发生漏气的套囊周气压。通常要注意的是,随着时间的流逝,需求直径较小的气管导管的情况较常见,提示可能会发生会厌下损伤(狭窄、肉芽肿、息肉),出现这种情况时应行支气管镜探查。当使用氧化亚氮时,虽然微套囊比常规气管导管具有更大的安全裕度(见第 14 章),但在术中还是应检查套囊压力,以免对气管黏膜过度压迫。我们通常将套囊充气到可以控制通气的最小压力,并定期检查套囊压力。

呼吸道管理

儿科烧伤患者可能会遇到特别困难的气道挑战,大多是由于气道外因素引起的,如颞下颌关节限制、热力损伤引起的巨舌症和颈部挛缩[13,410];也可能是由于声门和呼吸道受到的直接热力损伤或吸入性损伤。对呼吸道损伤展开详细的病史询问和体格检查非常重要,若有在密闭空间中的火灾受害者、声变化、喘鸣和嘶哑等可能是建立气道困难的重要预测指标。

当我们确保可以使用面罩维持呼吸时,经常会采用纤维支气管镜插管,也适用于“苏醒”但已镇静的自主呼吸小儿。最近我们对有自主呼吸的小儿单独使用右美托咪定作为纤维支气管下插管时的镇静剂,发现右美托咪定可提供相对稳定的血流动力学、不产生呼吸抑制;当自主呼吸丧失而且非常致命时,它是非常好的镇静剂。

这些孩子常通过手动撑开舌头(尤其是有巨舌时)、穿过舌头的缝线和提升下颌来辅助行纤维支气管镜下的气管插管(图 36-12);如果难以抓住舌头,对舌尖或缠在舌头上的

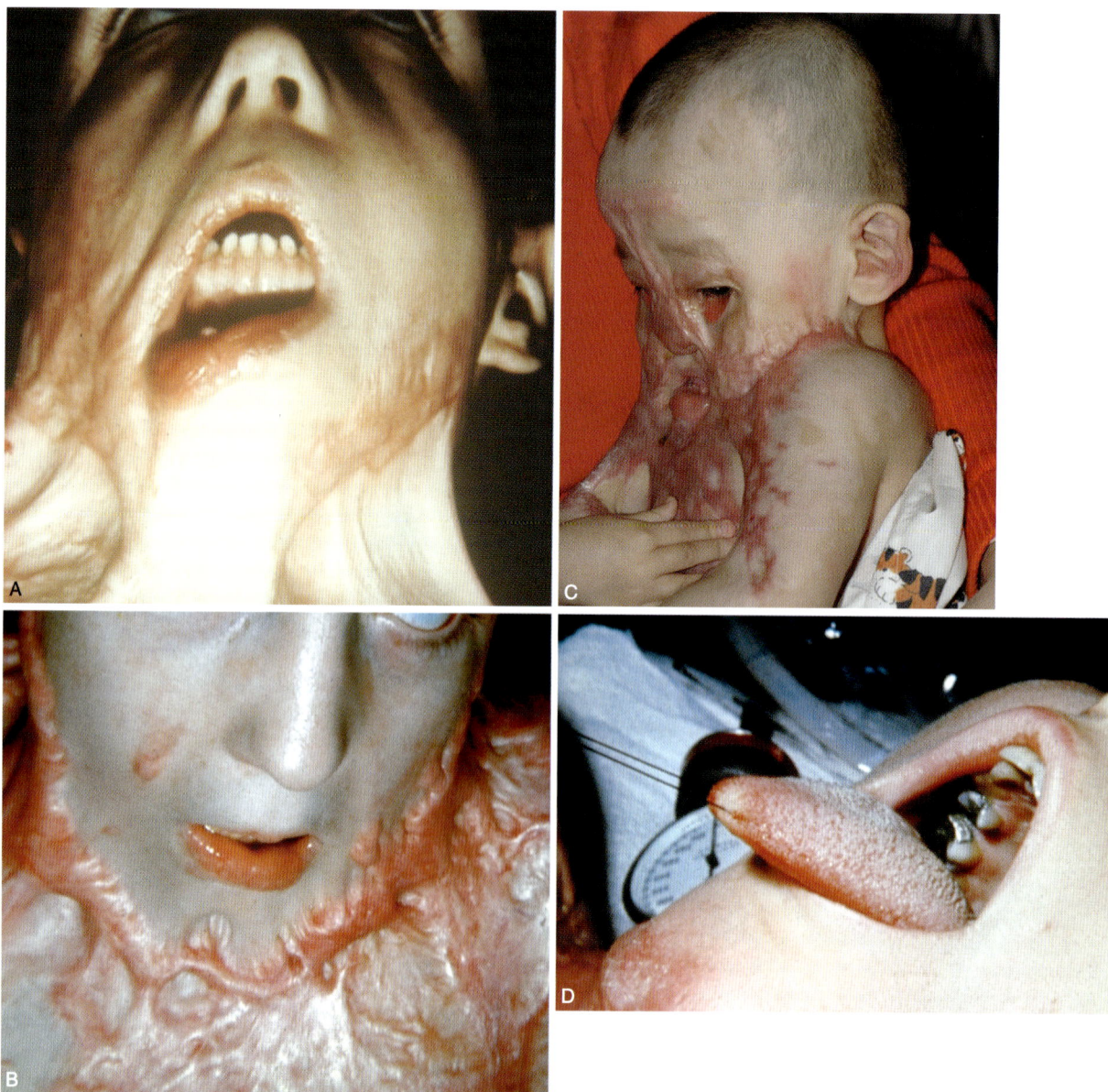

图 36-12　A. 未得到充分治疗的面部烧伤小儿。注意皮肤的挛缩已经造成整个面部的扭曲,导致右眼无法闭合。B. 未得到充分治疗的颈部烧伤小儿。注意她的颌部和胸骨已经融合,导致很难对呼吸道进行管理。C. 急性烧伤导致无法管理呼吸道的另一个极端案例。为了安全解除她颈部的挛缩,用了体外膜肺氧合来给氧。这个小儿无法闭眼。D. 一些颈部烧伤的小儿只能通过拉舌头的方式来使呼吸道暴露[O 型丝线缝合,对舌尖进行抽吸或者用镊子夹住(图 14-29)]以便于拉舌和喉头

纱布施加抽吸或轻轻地向前拉以方便声门的暴露（图 36-12D 和图 14-29）[451]。如果将支气管镜引导穿过已经就位并用于使肺通气的喉罩气道（LMA），有时则更容易进行引导插管，这对由于吸入性损伤造成口周水肿的患者尤其有帮助。

除了直接喉镜，纤维支气管插管和 LMA 协助下插管，GlideScope 可视喉镜也非常有效。其他的技术，包括逆向导丝技术和光杖插管技术，都很难运用于颈部严重烧伤和挛缩的小儿。在这些小儿身上，外科医生会在氯胺酮的镇静和自主通气下解除挛缩来改善呼吸道，然后就可对呼吸道直接或间接地使用以上设备（见第 14 章）。在头颈部烧伤小儿的呼吸道管理中，详细介绍了我们用于保护气道的成功策略，详细方法请在此处引用的文献中查看[452]。

静脉营养

烧伤小儿经常需要静脉营养液[129,453]。这些营养液在手术中也应持续输入。由于麻醉期间代谢率通常会降低，我们一般会降低输入速率到 1/2 或 2/3。这些液体应该用恒定输注泵输入以避免输入过多或不足。如果静脉营养液必须终止（如需要输血时），需要监测血糖浓度。如果输入突然中断且没有其他含糖液体作为补充，可能出现危险的反跳性低血糖症。还应注意静脉营养和药物、输血和其他输入液体的相容性问题。

超声引导下建立血管通道、局部镇痛和心血管系统评估

高分辨率便携式超声对小儿烧伤患者极其有用。我们通常使用超声作为建立血管通道、局部镇痛和心肺诊断的辅助手段。在手术室细致可控的条件下放置中心静脉导管和动脉导管，急性机械性并发症和深静脉血栓的发生率更低（1%），即使对多次置管、烧伤后和长期卧床导致的高凝状态的小儿都有效果[454]。超声不仅有助于快速建立动脉和

静脉通路，也可以诊断栓塞的血管、降低建立血管通道的无效尝试次数[455]。超声还有助于确定置管的位置，如我们用超声协助放置经外周静脉穿刺的中心静脉导管（peripherally inserted central catheters，PICC），再把探头放到颈内静脉确认 PICC 没有往头部走，再扫描锁骨下静脉，确保放置到了正确位置。

超声引导的局部麻醉对接受重建手术的小儿也是一种有价值的方法。一般来说，小儿在重建手术后最常见的抱怨大多涉及移植取材处的疼痛。在过去 10 年中，我们用超声引导阻滞取材处神经，有时使用导管来延长术后镇痛时间以改善患儿术后体验。这些阻滞包括躯干痛觉阻滞需要的腹横平面阻滞，可使用一次性注射或置导管阻滞（E 图 36-8）；我们还发现其他一些有用的阻滞方法，包括股外侧皮神经和髂筋膜（图 36-13），可以阻滞绝大多数常见的供区：大腿外侧或下腹部。超声技术较传统的盲法技术大大提高了成功率

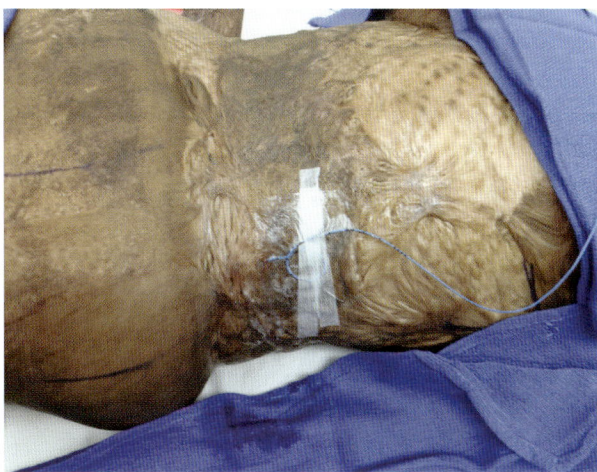

E 图 36-8　腹横平面阻滞（TAP）经常被用于腹部/盆腔手术。在烧伤小儿中，其用于减弱腹部皮肤供区引起的躯干疼痛。阻滞可以放置 TAP 阻滞导管并持续输入局部麻醉药来维持阻滞

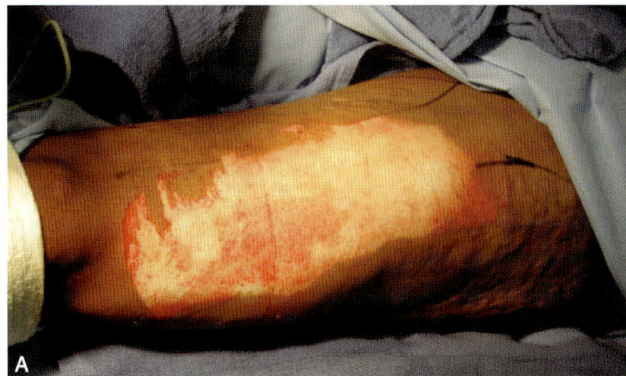

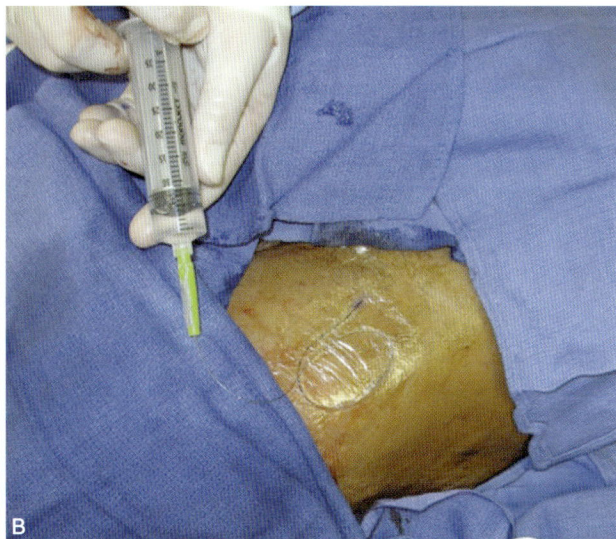

图 36-13　A. 大腿经常被用作供区。这个病例中，采用了股外侧皮神经单次阻滞作为术后镇痛。B. 髂筋膜阻滞不仅覆盖了股外侧皮神经分布区（大腿外侧），也覆盖大腿前侧和内侧的感觉区（股神经和闭孔神经）。在这个病例中，患者的小腿在图片左侧，下腹部在右侧。一根导管放置在股骨皱褶上方可以进行 2～4 天低剂量局部麻醉药输入。注意导管被一个线圈固定

和可靠性[456,457]。我们的经验认为,相比于供区的局部麻醉,股外侧皮神经和髂筋膜阻滞能提供供区更好的疼痛控制;若放置导管可提供更长的镇痛时间。我们通常放置髂筋膜导管,因为相比股外侧皮神经置管,髂筋膜置管更容易、学习记忆曲线更快[458,459]。

超声是烧伤手术中快速评估术中心脏功能的手段之一。在解除一个烧伤患者自发性气胸时,我们用实时超声作为快速可靠的指标监控肺组织是否再次膨胀(胸膜滑动征的再次出现)[460-462];也可以在术中监控血流动力学指标。我们用创伤/重症护理检查的床旁评估(bedside assessment for trauma/critical care,BEAT)作为快速容量评估的手段[463,464]。我们有时也可用超声扫描膀胱以快速评估尿量并避免放置尿管。

苏醒

在术后即刻,即使没有寒战,耗氧量也会增多[43]。如果氧债发生(代谢性酸中毒),应当采取适当手段予以纠正。还应考虑是否存在严重的疼痛。因为药物耐受性增加,镇痛药应增大剂量。但保持通畅的呼吸道和充足的空气交换是首要任务。手术结束时评估气道漏失压力很重要,烧伤小儿的

呼吸道通畅程度呈动态变化,可能手术刚开始时气道水肿很轻微,但手术结束时会有严重的水肿导致不能拔管。

疼痛管理和术后护理

围手术期和ICU里,对烧伤疼痛的治疗仍是一项挑战。我们的经验是疼痛程度和热力烧伤面积呈正相关。在这些小儿身上进行的每一个操作,包括换敷料、切除和移植、理疗、称重和管线放置都可能引起疼痛。

烧伤疼痛管理的一个挑战是因为热力损伤存在生理和心理双重伤害。除了对疼痛感受器的刺激和其他引起疼痛的机制,还存在患者对治疗的预期,焦虑和害怕。有证据表明,对一些特殊治疗有技巧的沟通和解释是必要的,且可减低镇痛药的需求[403,465-467]。

用阿片类药物进行疼痛管理的理论发展很快。20年前大家非常担心阿片类药物治疗疼痛产生的成瘾性,但没有报道显示小儿采用阿片类药物治疗后发生成瘾性,而且成年人也显示成瘾率很低[468-472]。这让阿片类药物的剂量使用变得比较宽松。烧伤小儿在恢复期接受高于1～3mg/(kg·h)的静脉吗啡治疗的情况都很常见。当热力损伤伤口闭合后,对阿片类药物的需求大幅降低(图36-14)。

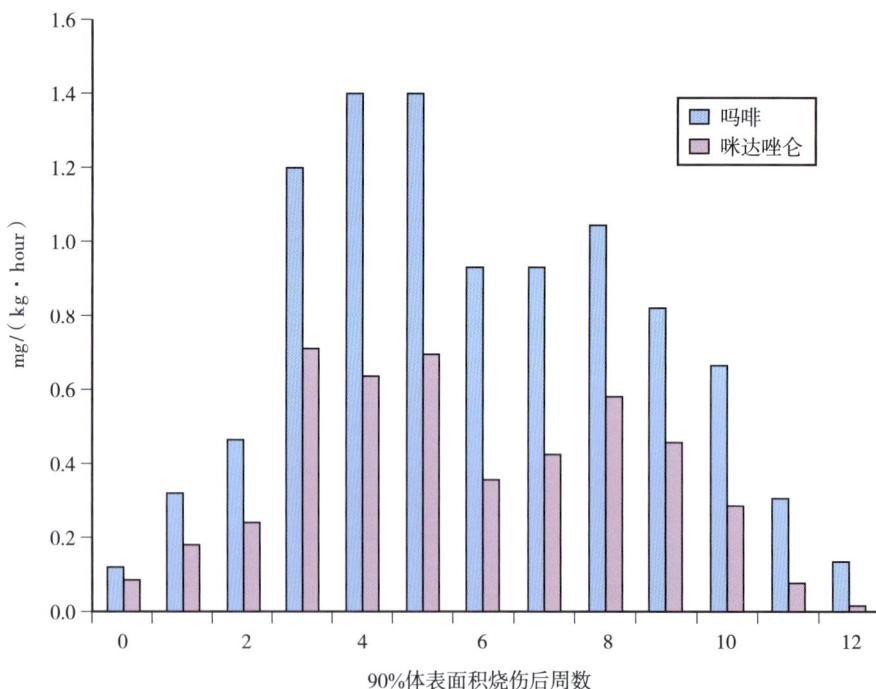

图36-14　一个16岁男孩遭受90%的体表面积烧伤后吗啡和咪达唑仑的需求量。注意对镇痛和镇静需求在前4周到5周快速的上升,然后在伤口成功接收植皮后快速下降

尽管没有发现小儿烧伤后使用阿片类药物成瘾,这类药物可能对烧伤小儿有不利影响。动物研究提示,热力烧伤本身可造成痛觉高敏状态导致吗啡的效力降低(可能是脊髓 μ 受体下调引起)和 N-甲基-D-天冬氨酸(NMDA 受体)的增加。烧伤引起的 NMDA 受体上调可能为氯胺酮的广泛使用提供了依据。阿片类药物可能增加疼痛的敏感度。在小鼠模型中,吗啡下调脊髓内 μ 阿片受体,损伤脊髓抑制性中间神经元[471,472]。在同样的模型中,阿片类药物可导致烧伤后

免疫抑制[473]。在大鼠幼鼠模型中发现,当联合使用咪达唑仑时,动物会出现阿片类药物耐受和阿片类药物引起的极度活跃行为。现在咪达唑仑在临床上经常被用作一种联合治疗,这使得这项研究结果有重要意义[474]。这些阿片类药物潜在的不利影响促使人们研究替代性镇痛药,例如右美托咪定[475-481]、加巴喷丁[482]及直到最近退出市场的 COX-2 抑制剂[483-485]。

右美托咪定是口服 α₂-肾上腺素受体激动剂,有较好的

镇静和抗焦虑效果。它降低了成人术后对阿片类药物的需求[476-480,486]。也在烧伤小儿身上成功用于镇静[423,475]，尽管右美托咪定的剂量可能比未烧伤的成年人或未烧伤的儿童的需要求量大[475]，但对烧伤小儿无明显的镇痛效果[487]。在一项关于急性烧伤小儿使用右美托咪定的队列研究中[488]，先给予一个初始剂量（10min 内输入 1μg/kg），然后逐渐增大剂量（0.7μg/（kg·h）到 2.2μg/（kg·h））[475]，未发现任何心脏阻滞、心动过缓和其他心律失常，但是注意到在给予初始剂量后，出现一个持续和显著的平均动脉压下降（平均动脉压改变了 30%）（图 36-15）。这个现象在所有年龄段都有出现（2~18 岁），尽管平均动脉压的下降与烧伤面积、时间或中心静脉压没有关联。基于以上现象，我们现在不会再给负荷量。尽管应该推注大剂量，但在开始使用右美托咪定之前，建议使用 10ml/kg 或更多的平衡盐溶液或温和的升压药。其他关于烧伤小儿使用右美托咪定镇静后心血管稳定性的回顾性研究显示，不给负荷量的右美托咪定治疗组血压

很稳定[423]。右美托咪定的药代动力学在未烧伤的小儿和成人中是相似的，但在烧伤小儿和成人是否相似还没有相关报道[489-491]。右美托咪定和咪达唑仑都可和氯胺酮联合使用于小儿烧伤换敷料行镇静和镇痛。右美托咪定和咪达唑仑相比，两者都很有效，但是右美托咪定-氯胺酮组镇静效果更好、不稳定血流动力学较少[492]。右美托咪定还可鼻内给药用于焦虑小儿的术前用药[493]，有作者认为右美托咪定（2μg/kg）鼻内给药的术前用药，比口服咪达唑仑（0.5mg/kg）具有更快的、诱导术前睡眠的效果，且与咪达唑仑具有相同的诱导条件和快速苏醒。我们的经验显示，绝大多数小儿宁愿接受咪达唑仑较苦的口感，也会选择口服咪达唑仑而不选用鼻内给予右美托咪定。另外一项限制右美托咪定使用的是它昂贵的费用（一小瓶 100μg：44 美元）。一项成年人研究显示，静脉输入和鼻内给予右美托咪定有相似的药效反应，但是静脉输入能使血药浓度更早达到峰值[494]。鼻内给药的生物利用度为 65%（在 35% 到 93% 之间浮动）。

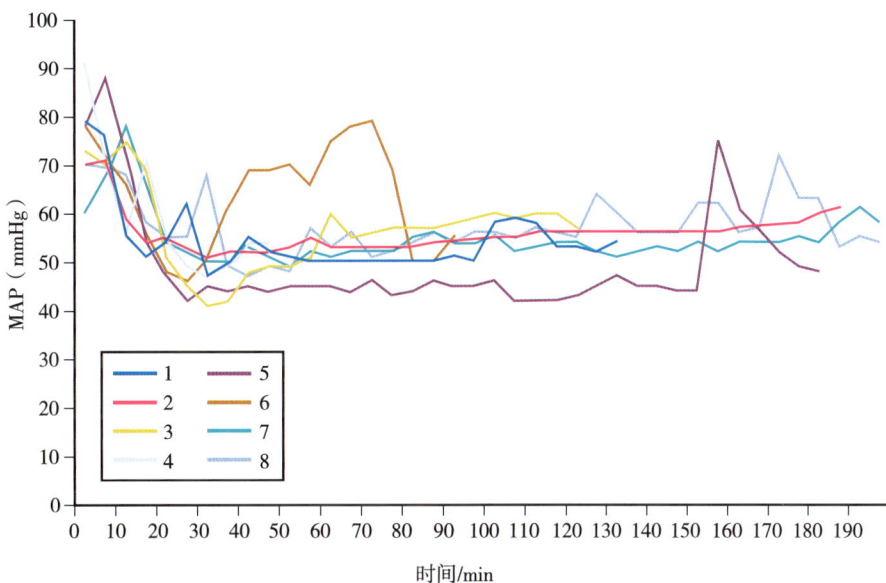

图 36-15　8 个急性烧伤小儿患者在给予初始剂量右美托咪定后平均动脉压（MAP）的改变。注意：由于观察到这些现象，我们现在避免使用初始剂量。但是如果需要使用初始剂量，我们建议先扩容（≥10ml/kg 的平衡溶液）或给予温和的升压药（摘自 Shank ES, Sheridan RL, Ryan CM, Keaney TJ, Martyn JA. Hemodynamic responses to dexmedetomidine in critically injured intubated pediatric burned patients: a preliminary study. *J Burn Care Res*. 2013; 34[3]: 311-317)

更换敷料有时是一项巨大的镇痛挑战。因为非常痛，这种基础痛感的增加非常迅速，并且孩子会预期即将到来的疼痛。处理这种疼痛的策略包括增加阿片类药物、苯二氮䓬类药物、氯胺酮[418]、鼻内芬太尼[495]、瑞芬太尼[496]、沉浸式虚拟现实[497,498]和音乐疗法[499]。小儿的疼痛管理取决于其生理和药物学因素，还有心理状态；遗憾的是，一些小儿对药物耐受性极高，作者观察到对一个青少年给予 100μg/kg 的芬太尼的初始剂量并未引起呼吸抑制，也没有达到镇痛的效果（CJC）。

如果控制不当，疼痛和焦虑会造成不良的心理[205,500,501]和生理反应[20]。高达 30% 的严重烧伤患者会发生创伤后应

激障碍[204,502,503]，这与他们的受伤及治疗有关，尤其是疼痛和焦虑没有得到充分控制时。对疼痛和焦虑的管理不善将导致儿童产生不适程度，可能由以下情形造成：药物选择不统一，不常见的药物的使用剂量不一致，医护人员对小儿身体不适的不同的耐受程度，床旁对小儿心理压力处理的意见分歧。

为了解决这个问题，医疗机构应制订一套关于疼痛和焦虑管理的指南，常规用于治疗烧伤小儿[504-507]。本章作者已经制订了一套自己的指南并已沿用数年，总结在表 36-3 中[404]。这种指南的理想特征应包括：①在特定烧伤病房，针对广泛年龄段和损伤剧烈程度的安全性和有效性；

②明确建议药物选择、剂量和剂量递增信息；③有限的药物及配方，使员工熟悉；④对疼痛和焦虑有定期的评估，针对剂量调整的药物干预指南。本章作者发现这些指南对不同严重程度的损伤和不同年龄段的小儿都非常有效，尤其是大面积烧伤小儿常需要药物剂量的大幅增加。需要根据小儿需求及时调整药量。小儿拔管前应调整背景用药以产生与气道保护一致的作用。在小儿接受阿片类和苯二氮䓬类药物治疗时也能进行安全地拔管。最后，作者强调的是所有镇痛药和抗焦虑药中最有效的就是快速、确切的伤口闭合。

表36-3 疼痛治疗计划

临床状态	背景焦虑	背景疼痛	手术性焦虑	手术性疼痛	转入下一级临床状态
机械通气的急性烧伤	咪达唑仑输入	吗啡输入	咪达唑仑按需静脉输入	吗啡按需静脉输入	每天减少10%到20%输入量，然后用非机械通气的急性烧伤指南替代
非机械通气的急性烧伤	预定的口服劳拉西泮	排定的肠吗啡	咪达唑仑按需口服或静脉输入	吗啡按需口服或静脉输入	每天减少10%到20%的预定药物量，然后用慢性急性烧伤指南替代
慢性急性烧伤	预定的口服劳拉西泮	排定的肠吗啡	咪达唑仑口服剂量	吗啡口服剂量	每天减少10%到20%的预定药物量和初始药量直至降到门诊患者需求，给予止瘙痒药物
整形修复手术患者	预定的口服劳拉西泮预定的口服吗啡	预定的硫酸吗啡	咪达唑仑口服剂量	吗啡口服剂量	降低预定药物量和初始药量直至降到门诊患者需求

随着时间的增加会发生对阿片类药物的耐受。药物耐受的存在需要纳入考量，以使患者在恢复过程中有足够的镇痛。经常看到小儿接受一个2h手术时，刚开始会接受1mg/kg的吗啡治疗，不仅为拔管做准备，且还需要增加额外的阿片类药以满足术后镇痛的需要。芬太尼也有相似的用药趋势[226]。所以药物排除和降解速率的增加会降低一些阿片类药物的效果。随着孩子的康复，痛苦的刺激逐渐减轻，阿片类药物的需求量逐渐减少。这是一个非常长的过程，所以不用担心戒断效应发生。麻醉医生在热力损伤的疼痛治疗中发挥关键作用，并且在精通药理学、药代动力学和药效学基础上是小儿治疗的重要资源（见第43章，44章和45章）。

总结

烧伤小儿的治疗需要有详尽的知识，这些知识包括烧伤在早期和晚期对各系统的影响，如呼吸、心脏、肾脏、中枢神经、肝、胃肠道、造血和代谢系统。安全的麻醉需要对麻醉药的药代动力学和药效学有足够的认识，还有对大量输血造成的一系列问题的理解。最后，需要再次强调的是，对这些遭受毁灭性伤害的小儿，足够的镇痛、镇静和心理健康的关心都非常重要，对这些因素的掌握将会有利于得到一个成功的治疗结果。

感谢

我们感谢 S. K. Szyfelbein 之前为此章做出的贡献。

（刘新浩 译，杜桂芝 校，张建敏 俞卫锋 李军 审）

精选文献

Caruso TJ, Janik LS, Fuzaylov G. Airway management of recovered pediatric patients with severe head and neck burns: a review. *Paediatr Anaesth*. 2012;22(5):462-468.

Pediatric airways in burned children may present some of the greatest airway challenges for the anesthesiologist. This is a useful review of some of these challenges and the techniques used to meet them.

Han T, Kim H, Bae J, et al. Neuromuscular pharmacodynamics of rocuronium in patients with major burns. *Anesth Analg*. 2004;99(2):386-392.

Currently, rocuronium is the fastest-acting nondepolarizing muscle relaxant available. This paper discusses its pharmacodynamics in burn patients and in particular describes both delayed onset and resistance in burned adults with doses as great as 1.2 mg/kg.

Shank ES, Martyn JA, Donelan MB, et al. Ultrasound-guided regional anesthesia for pediatric burn reconstructive surgery: a prospective study. *J Burn Care Res*. 2016;37(3):e213-e237.

This is the first randomized, prospective study in pediatric burn patients demonstrating the efficacy of peripheral regional nerve blocks—especially in patients with continuous indwelling catheters—in the postoperative analgesic management of reconstructive surgery. This study suggests that regional anesthesia should be used for most reconstructive surgeries to minimize narcotics and optimize analgesia.

Song L, Wang S, Zuo Y, et al. Midazolam exacerbates morphine tolerance and morphine-induced hyperactive behaviors in young rats with burn injury. *Brain Res*. 2014;1564:52-61.

This animal study demonstrated that the coadministration of midazolam and morphine did exacerbate morphine tolerance and hyperactive behavior. It appears the morphine tolerance is mediated through a spinal NMDA/protein kinase C mechanism. Since it is very common to sedate pediatric burn-injured patients in the intensive care unit with both midazolam and morphine, this study may have important implications for this population.

参考文献

第37章　超早产儿和常见新生儿急诊

JAMES P. SPAETH, JENNIFER E. LAM

37

　　早产儿指是在妊娠 37 周之前出生的婴儿。按体重可分为低出生体重儿(low-birth-weight, LBW, <2 500g)、极低出生体重儿(very low-birth-weight, VLBW, <1 500g)和超低出生体重儿(extremely low-birth-weight, ELBW, <1 000g)。或按胎龄可以分为中至晚期早产儿(32~37 周)、极早产儿(28~32 周)和超早产儿(<28 周)。新生儿是指出生后 28 天内的婴儿。"早产儿"通常指的是婴儿群体,而不是新生儿,因为早产儿的孕周可能很短(如 24 周),因此,即使末次月经胎龄(postmenstrual age, PMA)为 37 周,他们也只不过是出生后 13 周的婴儿(24+13=37)。这些婴儿应该同时标注孕周(即出生时的周龄)和产后周龄(如出生后周龄)。目前使用的受孕后周龄(postconception age, PCA)或 PMA(比 PCA 约大 10 天)有助于定义生理过程的成熟程度。

　　与 30 年前相比,早产儿的发病率和死亡率显著下降,尤其是超低出生体重儿[1-3]。这种下降是许多因素综合作用的结果,包括孕妇胎儿专用药物和新生儿护理病房的发展,产前给予糖皮质激素,出生后早期使用表面活性剂,增加剖宫产,实施减少肺损伤的策略,如减少产房插管和增加持续正压通气(CPAP)的应用[1,2]。

　　虽然存活率和无病生存率继续上升,但在过去 20 年,这一趋势已趋于平稳。护理费用不断上升,外科手术的数量和这些婴儿所需的专门护理的需求也在增加。本章的第一部分将重点关注极低出生体重儿和超低出生体重儿(也称为超早产儿),并讨论发育生理学及其对麻醉管理的影响。

麻醉相关的早产儿生理学

呼吸系统

气道

解剖差异和呼吸做功

　　儿童气道的解剖学差异详见第 14 章;早产儿气道有一些独特的挑战必须加以考虑。超早产儿的小气道容易发生堵塞和通气困难。通气阻力与上呼吸道半径的 5 次方和第五级支气管分支下的气道半径的 4 次方成反比(图 14-7)。因此,对超早产儿(气道内径不到 2.5mm 或 3mm)来说,插入气管内导管(endotracheal tube, ETT)的阻力和呼吸功要比较大的婴儿(气道内径 4mm)、儿童(气道内径 5mm)或成人(气道内径 7mm)大得多(图 37-1)。

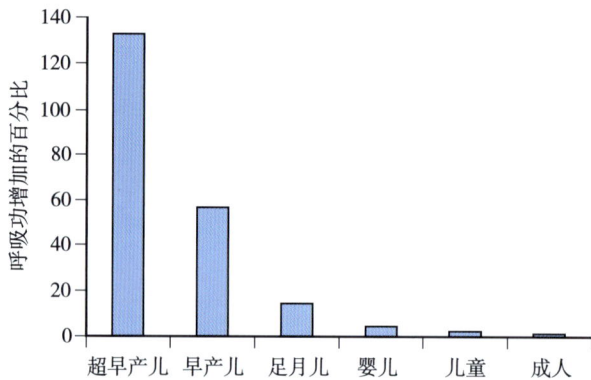

图 37-1　超低出生体重婴儿（＜1 000g）、早产儿（1 500g）、足月婴儿、儿童和成人放置适当大小的气管内插管后呼吸功的变化（详见上文描述）〔经允许改编自 Spaeth JP, O'Hara IB, Kurth CD. Anesthesia for the micropremie. *Semin Perinatol*. 1998; 22 (5): 390-401〕

表 37-1　婴儿和成人肺功能			
参数	婴儿	成人	婴儿/成人
氧耗/〔ml/（kg·min）〕	5～8	2～3	2
呼吸频率/（次/min）	40～60	12	3～5
潮气量/〔ml/（kg·min）〕	6～8	7	1.0
肺总量/（ml/kg）	53	85	0.6
气道直径/mm			
气管	5	14～16	0.3
支气管	4	11～14	0.3
细支气管	0.1	0.2	0.5

数据来自 Polgar G, Weng TR. The functional development of the respiratory system: from the period of gestation to adulthood. *Am Rev Respir Dis*. 1979; 120 (3): 625-695。

同样地，对于超早产儿来说，分泌物、血液或打折引起的气管导管部分阻塞会在更大程度上增加呼吸功。因此，全身麻醉常常需要放置 ETT 以确保气道通畅，并提供辅助通气以克服增加的呼吸功。

导致气道狭窄的疾病，如声门下狭窄、气管狭窄、气管支气管软化等，多发生在超早产儿，而这些疾病引起的气道直径的减小又进一步增加了气流阻力和呼吸功。声门下狭窄需要放置一个比原本应该放置的气管导管更小的导管，进一步增加了气流阻力。虽然靠近隆突的气管狭窄可能不需要更小的导管，但它仍然增加了从狭窄远端到气管内导管的气道阻力。气管支气管软化使胸腔内气道在呼气时塌陷，也会增加阻力和呼吸功（图 14-10，图 33-10）。

呼气末正压（PEEP）或 CPAP 有助于打开气道。麻醉期间的机械通气而不是自主呼吸，可以防止由于呼吸做功增加产生的呼吸肌疲劳，维持通气和氧合。在麻醉期间，使用较小的吸呼比可以防止空气滞留和肺的过度膨胀。

新生儿的心肺系统需要提供足够的氧来维持高代谢率。新生儿的平均耗氧量为 5～8ml/kg，而成人只有 2～3ml/kg（表 37-1）；早产儿耗氧量是成人耗氧量的近 3 倍。这种巨大的耗氧量正好解释了在低通气时新生儿血氧分压会快速下降。虽然成人的通气气体交换量比新生儿大近 10 倍，但两者的潮气量相对于体重的比值大致相等（6ml/kg）。增加新生儿呼吸频率有助于排出其较高代谢过程产生的二氧化碳；新生儿在围生期肺泡通气约为每分钟 130ml/kg，而成人为每分钟 60ml/kg。

肺

肺气体交换

未成熟肺的结构和功能易发生肺泡塌陷和缺氧。早产儿的肺泡主要由厚壁且充满液体的囊腔组成，这些囊腔缺乏表面活性物质，最初扩张时需要更大的压力。II 型肺泡细胞在妊娠 23～24 周时开始产生肺表面活性物质，但在妊娠 36 周之前，肺表面活性物质的浓度往往不足。这些因素可导致发生呼吸窘迫综合征（respiratory distress syndrome, RDS），使肺容量和肺顺应性下降，肺内分流增加，通气血流比例失衡。它的临床特征是在出生后不久就会出现呼吸费力、鼻部扩张和胸部凹陷。麻醉本身也可以导致肺容量下降和通气血流比例失衡。肺组织结构不成熟、疾病和麻醉对肺功能的影响都会增加手术和麻醉期间缺氧的风险。

新生儿肺不张也可能由导致肺容积降低的解剖因素引起。例如，新生儿相对较大的腹部使膈肌向头端移位，使闭合容积位于补呼气量内（图 2-5）。此外，面罩辅助通气过度导致胃胀气引起的腹内压增加，腹裂或脐膨出的修复过程时的肠移位，手术回纳或操作腹内容物，这些都会使婴儿的闭合容量位于补呼气量内。由此导致的肺不张和肺内分流可能会需要联合控制通气和 PEEP 使关闭的肺泡打开来改善氧合，促进排空胃，或需要改变手术操作。

超早产儿的肺对容量伤特别敏感。机械性肺损伤不再被认为是由于使用高吸气峰值压力引起的，而是与吸气末肺容积增加与频繁的肺泡塌陷和重新打开有关。采用小潮气量（4～6ml/kg）、较快呼吸频率、合适 PEEP 的通气策略可以防止肺泡塌陷，并且允许性高碳酸血症可降低早产儿肺损伤[4]。允许性高碳酸血症〔$PaCO_2$ 45～55mmHg〕可缩短辅助通气时间、降低支气管肺发育不良（bronchopulmonary dysplasia, BPD）的发生率，且不会增加神经发育不良的结果[5]。

支气管肺发育不良

BPD 是一种重要的早产儿慢性肺疾病，定义为出生后需要给予氧疗且超过 28 天[6-8]。传统意义上讲，BPD 与早产儿吸入高浓度氧和接受机械通气治疗有关，后者会引起肺损伤导致的细胞因子活化增加。其他增加 BPD 发病风险的因素包括绒毛膜羊膜炎和持续存在有血流动力学意义的动脉导管未闭（PDA）[9]。

肺泡形成始于妊娠 36 周左右。因此，早产儿的肺损伤中断了肺的成熟，使得病变肺较正常肺组织大但肺泡数目却少。BPD 患儿肺发育不足使肺气体交换的表面积减少，从而增加了氧的需求量。此外，一些 BPD 患儿肺顺应性降低，气道阻力增加，因此肺时间常数延长。一些严重 BPD 患儿肺周围血管有异常的肌化，导致肺动脉高压和右室肥厚。

有一些措施可以防止 BPD 的发生。包括产前给予母亲糖皮质激素和产后早期给予婴儿糖皮质激素、外源性表面活性剂治疗及特定的通气策略，如早期积极使用 CPAP 而不是插管正压通气。现有的治疗通常需要通气和药物治疗[10]。如果可能的话，通气的目的应该是避免插管，以及对那些插管的患儿使用允许性高碳酸血症和较小的潮气量。BPD 患儿常给予利尿剂治疗，以减少肺泡和间质水肿。由于长期利尿治疗可能存在代谢异常，呋塞米引起的高钙尿可导致部分婴儿继发性甲状旁腺功能亢进和肾钙质沉着症；氢氯噻嗪和螺内酯产生的代谢异常较轻。支气管扩张剂如氨茶碱、沙丁胺醇或异丙托品可能有助于降低某些 BPD 患儿的气道阻力，尽管还存在争议[7]。最后，大剂量类固醇，特别是地塞米松，可以使一些患有严重 BPD 的婴儿得到缓解，而这些 BPD 是其他药物和呼吸机治疗无法治愈的[11,12]。然而，在一些小孩，地塞米松可能引起全身性高血压、高血糖、肥厚型心肌病及神经和肺发育的改变[13,14]。

基于辅助供氧和／或正压通气或鼻 CPAP 需求的 BPD 严重程度指数已经被开发出来，并被证明可以识别早产儿肺和神经发育不良后果的风险谱[15]（表 37-2）。虽然这一严重程度指数还未在有麻醉风险的情况下进行研究，但经验表明，这些需要辅助供氧、气道正压或需药物治疗气道反应的婴儿围手术期发生肺部并发症的风险更大。麻醉目标包括用最低的吸入氧浓度和潮气量保证合适的动脉血氧饱和度（arterial oxygen saturation, SaO$_2$ 90%～94%）和通气（PaCO$_2$ 50～55mmHg）。使用较小的潮气量可降低气胸和间质性肺气肿形成的风险。术前评估 BPD 患儿需要非常仔细了解病史和进行体格检查，尤其是肺部和心血管系统。

表 37-2　支气管肺发育不良的严重程度分级诊断	
孕周龄	<32 周
评价时间点	PMA 36 周或出院回家
	需要 >21% 的氧疗超过 28 天
轻度	吸空气
中度	需要 <30% 的氧
重度	需要 ≥30% 的氧和／或正压通气或经鼻持续气道正压

摘自 Ehrenkranz RA, Walsh MC, Vohr BR, et al. Validation of the National Institutes of Health consensus definition of bronchopulmonary dysplasia. *Pediatrics*. 2005; 116(6): 1353-1360。

氧过多

早产儿视网膜病变（retinopathy of prematurity, ROP）和 BPD 等一些与早产相关的疾病与新生儿时期曾给予辅助供氧（高氧）有关。高氧引起的氧中毒导致活性氧中间体形成，后者损害细胞内大分子，导致细胞死亡。氧自由基的形成也促进广泛的炎症反应，导致继发性组织损伤和细胞死亡。氧诱导的血管内皮生长因子（vascular endothelial growth factor, VEGF）信号紊乱与异常血管生成有关；在 ROP 和 BPD 中均可检测到[8]。

早产儿的最佳氧饱和度还存在争议[16-20]。美国的 SUPPORT 试验（Surfactant, Positive Pressure, and Pulse Oximetry Randomized Trial），英国、澳大利亚和新西兰的 BOOST II 试验（Benefits of Oxygen Saturation Targeting）两项研究表明，与氧饱和度维持在 91%～95% 相比，氧饱和度维持在 85%～89% 之间可以使 ROP 的发生率减少但死亡率增加[21,22]。然而，COT（Canadian Oxygen Trial）和 BOOST-NZ（BOOST New Zealand）试验发现，这两个氧饱和度范围在死亡或致残方面没有显著差异[23,24]。

最近的证据表明，随着年龄增长，目标氧饱和度也会增加，所以更合适分级的方法是根据胎龄而不是针对单一目标的一般方法[20]。例如，一项研究表明，33 周以下的婴儿应该将目标氧饱和度设定在 83% 到 89%，而 33～36 周的婴儿目标氧饱和度为 90% 到 94%[20]。然而，分级方法里最佳氧饱和度范围也存在争议。由于死亡率可能增加，大多数医生使用 91%～95% 作为目标氧饱和度范围。

呼吸控制

超早产儿对缺氧具有双相通气反应。刚开始缺氧时通气增加，但几分钟后，通气减少，可能出现呼吸暂停[25]。超早产儿对 CO$_2$ 的反应降低，缺氧进一步减弱了这种反应[26,27]。麻醉药物可以同时抑制低氧和高碳酸血症的通气反应。低氧和高碳酸血症通常在麻醉开始和复苏过程中因呼吸暂停和通气不足引起。因此，由于麻醉的影响和不成熟的呼吸控制系统（图 14-11）的联合作用，加上肋间肌和膈肌不成熟，增加了术后缺氧、高碳酸血症和呼吸暂停的风险[28,29]。（图 4-8，图 4-9）

室息发作常见于超早产儿，但随着 PCA 的增加而减少[30]。PCA 是怀孕年龄和出生后年龄之和。呼吸暂停通常包括呼吸停止（中枢性呼吸暂停）和／或未能保持呼吸道通畅（阻塞性呼吸暂停）。中枢性呼吸暂停是呼吸中枢输出减少的结果，可能是由氧合突然变化、肺力学、脑出血、体温过低或气道刺激引起的。呼吸暂停也可能在没有诱因的情况下发生（如特发性呼吸暂停）。与无呼吸暂停的早产儿相比，有呼吸暂停的早产儿在应对高碳酸血症时不会增加通气，从而使呼吸恢复延迟，延长了呼吸暂停发作的时间[31]。在阻塞性呼吸暂停期间，由于咽部肌肉不协调，气道在下咽部和喉部阻塞。麻醉药物可进一步降低咽部肌肉张力，促使麻醉恢复过程中发生气道阻塞。在麻醉的影响和不成熟的呼吸系统双重作用下，使超早产儿在麻醉恢复期间很长一段时间内处于中枢和阻塞性呼吸暂停的危险之中。

不足为奇的是，呼吸暂停通常发生在早产儿麻醉和手术后[32,33]。与早产儿呼吸暂停一样，术后呼吸暂停可能是中枢性、阻塞性或混合性[34]。术后呼吸暂停通常指长时间呼吸暂停（>15s）或短时呼吸暂停伴心动过缓（心率≤80 次/min）。术后呼吸暂停通常为数几分钟内的成串发作，在这些发作之间有几分钟的正常呼吸。心动过缓可能与呼吸暂停伴随发生，通常在呼吸暂停的前期，它并不是对缺氧的反应，而可能是迷走神经介导的反应。动脉氧饱和度降低通常发生在呼吸暂停之后，尽管许多呼吸暂停发作可能没有任何相关的饱和度降低。与中枢性呼吸暂停相比，阻塞性呼吸暂停时动脉氧饱和度降低更严重[34]。

术后呼吸暂停的发生率取决于 PCA、血细胞比容和手术方式（图 37-2；见图 4-7 和 E 图 4-5）[32-35]。最显著的危险因素是胎龄：胎龄越小，风险越大；超早产儿术后呼吸暂停发生率＞50%[32,33]。即使没有早产的呼吸暂停史，超早产儿也可能在术后发生呼吸暂停[32]。早产儿术后呼吸暂停事件的发生率初次降低约在 PCA 44 周之后，第二次显著降低在 PCA 60 周，此时约接近足月婴儿的水平[32]。因此，大多数中心都采取了此种原则，即当早产儿 PCA＜60 周时，需要对麻醉后的无窒息事件连续监测 12h。许多地方都对这些婴儿进行夜间监护。对于特定胎龄的患儿，贫血（血细胞比容＜30%）和较早的怀孕年龄增加了呼吸暂停的风险[33,35]。

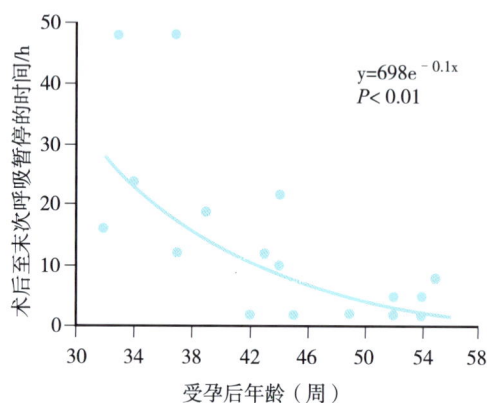

图 37-2　早产儿麻醉结束距离术后最后一次呼吸暂停的时间（r^2=0.49）［经允许改编自 Kurth CD, Spitzer AR, Broennle AM, et al. Postoperative apnea in preterm infants. *Anesthesiology*. 1987；66（4）：483-488］

术后呼吸暂停通常开始发生于麻醉恢复期 1h 内[32]。在超早产儿中，尽管麻醉药已消除，但术后 48h 内仍可继续发生（图 37-2）。事实上，在使用地氟烷或七氟烷为基础的麻醉药后，甚至在不使用全麻药物的情况下进行局部麻醉的手术后，也可能发生术后呼吸暂停[36-39]。虽然椎管内麻醉可以降低在 PACU 30min 内呼吸暂停的发生率，但延迟性呼吸暂停的发生率与全身麻醉后相同。与外周手术如腹股沟疝修补术相比，呼吸暂停在大手术如剖腹手术后更常见。这些观察结果表明，手术和术后疼痛的神经激素反应可能在术后呼吸暂停的发生中起重要作用。

术后呼吸暂停的处理包括心脏呼吸功能监护和脉搏血氧仪的密切监护观察，静脉注射甲基黄嘌呤类，如咖啡因和茶碱（表 37-3），预防/治疗贫血或低血容量。咖啡因常比茶碱更受欢迎，因为它有更长的半衰期，因此需要更少的剂量（E 图 4-6），其肠内吸收更可靠，副作用更少（心动过速和喂养不耐受），且一般不需要血清药物监测。负荷剂量为 10mg/kg（静脉或口服），每日维持剂量为 2.5～5mg/kg[40]。也可静脉应用氨茶碱 5～10mg/kg（茶碱的前药）。在早产新生儿中，阿片类药物会加重呼吸暂停，如果可能的话，建议避免使用阿片类药物。改变头部位置、插入口腔通气道或将婴儿摆放成俯卧位通常可以改善阻塞性呼吸暂停。如果这些措施失败，术后几天可能需经鼻持续正压通气、高流量鼻导管吸氧或气管插管机械通气[32]。

表 37-3　婴儿呼吸暂停主要分类	
原因	处理
中枢性	增加 O_2 输送 增加吸入 O_2 分数 增加血细胞比容（？） 黄嘌呤衍生物：茶碱、咖啡因
梗阻性	颈部伸展 俯卧或侧卧位 气道 经鼻持续气道正压

心血管系统

未成熟与成年心脏

由于一些原因，在麻醉和手术过程中，超早产儿比足月儿更容易发生心血管衰竭。胎儿心脏与婴儿心脏的不同之处在于，它有更多的结缔组织，而协调的收缩成分少，并且对细胞外钙浓度的依赖增加。此外，顺应性较差的胎儿心脏 Frank-Starling 曲线更平坦（图 18-3，图 18-4），由于 β 肾上腺素刺激已经达到近最大限度，从而对儿茶酚胺不太敏感（见第 18 章）[41,42]。因此，与足月新生儿相比，超早产儿的心排血量更多地依赖心率。对于超早产儿，同样的静息心率增加所引起的心排血量增加也不及婴儿或儿童。此外，琥珀酰胆碱或其代谢物（琥珀酰单胆碱）和合成阿片类药物引起的迷走神经反射可能导致心动过缓。这些心脏反射可以被泮库溴铵或阿托品的抗迷走作用抵消[43,44]。

超早产儿公斤体重的血容量较大，但绝对血容量较小（表 37-4）。因此，手术中相对较少的失血都会导致低血容量、低血压和休克。由于超早产儿自我调节尚未发育完全，心率可能不会随着低血容量而升高，少量的失血就可能会降低大脑和心脏的血供和氧供[45]。麻醉降低了超早产儿的压力感受器反射，进一步限制了对低血容量的代偿能力[46]。有限的心室每搏量储备、较快的心率、小的血容量、有限的自我调节，这些因素结合在一起，使超早产儿在大手术中容易循环衰竭。

表 37-4　超早产儿、早产儿、足月新生儿、婴儿的循环血量			
	血容量/（ml/kg）	体重/kg	总血容量/ml	失血 25ml 占总血容量的比值/%
超早产儿	110	1	110	23
早产儿	100	1.75	175	14
足月新生儿	90	3	270	9
婴儿	80	10	800	3
儿童	70	20	1 400	2

从胎儿循环到新生儿循环的转变

子宫内气体交换不需要肺，因为胎盘有气体交换的功能。胎儿的循环模式由平行工作的心房和心室构成（图 18-2）。胎儿右心室输出量的 10% 可能通过肺循环[47]。大部分血液从下肢回流，部分脐静脉血供进入肺动脉，随后经动脉导管

（ductus arteriosus, DA）进入全身循环（见第 16 章和第 18 章；图 18-1）。上腔静脉血液通过卵圆孔（foramen ovale, FO）进入左心房，随后进入全身循环。随着肺的扩张和第一次呼吸时氧含量的增加，肺血管阻力降低，流向肺的血流量增加，新的通气与血液灌注相匹配[47,48]。氧含量的增加和前列腺素 E_2 的血管松弛作用的消失被认为是动脉导管关闭的原因。任何增加肺血管阻力的因素（如缺氧、高碳酸血症、酸中毒和体温过低）都可能导致血液循环恢复到胎儿的循环模式，未经氧合的血从右心通过未闭的卵圆孔或动脉导管分流到左心[49-51]。这种右到左的分流，在一定程度上解释了为什么有些婴儿在严重的氧饱和度减少后，即使在 100% 氧的通气条件下，仍然存在低氧血症。

动脉导管未闭

除了肺通气，胎盘前列腺素的消退和在出生时血管活性物质的释放会引起动脉导管在出生后 12～24h 内收缩，产生功能性关闭，在 2～3 周内解剖关闭。在足月儿中，分娩时 PDA 的发生率为 1/2 000，但在超早产儿中则高达 60%，且发病率随着胎龄的降低而增加[52,53]。它被认为是由于导管内平滑肌细胞不成熟和收缩失败，以及肺不成熟（肺负责前列腺素的代谢）所导致的。

随着出生时全身血管阻力的增加和肺血管阻力的降低，PDA 常导致明显的左向右分流，引起肺血流量过多、充血性心力衰竭和呼吸衰竭。舒张期血液流入肺动脉导致脉压增大（由于舒张期血压较低）和冠状动脉缺血的风险。在患有 RDS 或持续性肺动脉高压的新生儿中，可经 PDA 产生右向左分流，导致发绀。反常栓塞是 PDA 和卵圆孔未闭（patent foramen ovale, PFO）可能引起的另一个问题[51]。限制液体入量和利尿通常用于治疗通过 PDA 左向右分流引起的充血性心力衰竭，这会进一步增加手术期间低血压的风险。使用非甾体抗炎药物来关闭 PDA 也会导致肾脏损害[54,55]。

持续性肺动脉高压和吸入氧化亚氮

新生儿持续性肺动脉高压（persistent pulmonary hypertension, PPHN）和难治性低氧血症的发生率约占活产新生儿的 2/1 000[56,57]。在没有其他先天性心脏病的情况下，当经 PDA 和 / 或 PFO 存在右向左分流时，诊断为 PPHN。右到左分流是由于出生时肺血管阻力（pulmonary vascular resistance, PVR）未能降低，从而阻止了胎儿肺血流模式向新生儿的转换。PPHN 的确切病因尚不清楚，但已被归因于多种因素，包括肺动脉血管的肌化增加、内皮细胞 NO 释放受损、血管收缩剂（如内皮素 -1）的生成增多以及血管内皮生长因子（VEGF）受损[58]。它可能与导致围生期呼吸窘迫的因素有关（胎粪吸入、败血症、窒息），也可能是特发性的，但很少是遗传性的[59]。

严重缺氧的新生儿应怀疑 PPHN 的发生，尽管机械通气的吸入氧分数（FiO_2）已增加，但这些新生儿插管后氧饱和度并没有显著增加。插管前血氧饱和度较导管后增大支持 PPHN 的诊断，因为它反映了存在经 PDA 右向左分流的未经氧合的血。超声心动图可排除先天性心脏缺损作为肺动脉高压和 / 或右 / 左分流的原因或诱发因素。由于 PPHN 的发病

率和死亡率高，可伴有神经发育迟缓、脑瘫、耳聋、失明及时诊断和治疗是十分必要的[60,61]。早产儿往往结局更差，PPHN 更严重，需要体外膜肺氧合（ECMO）的支持比足月新生儿更早和更频繁[62]。

美国心脏协会和美国胸科学会已经发布了 PPHN 的诊断和治疗指南。治疗策略旨在维持足够的全身血压，最大限度地供氧，并优化呼吸机管理以保护肺容量和肺功能。维持正常的肺扩张是机械通气的目标[62]。必须注意避免肺过度膨胀，因其可增加 PVR。在严重的肺实质病，如胎粪吸入，其中气道相关疾病可导致肺不张和肺内分流，此时可使用 PEEP 和外源性肺表面活性物质复张肺泡。虽然吸入 O_2 可有效扩张血管，但肺血管的最大扩张是通过相对较低水平的 O_2 来实现的，而高氧可加重肺损伤。基于这些原因，增加 FiO_2 通常并不能改善 PPHN 中的气体交换。酸中毒会引起肺血管收缩，因此 PPHN 患者应避免发生酸中毒。这导致了过去通过肺过度通气或输注碳酸氢钠来诱发碱血症这一做法。然而，没有证据表明这种做法有任何长期益处，而且已被证明会增加肺血管张力，并导致神经发育的异常[62,63]。对于患有严重持续低氧血症或血流动力学功能失代偿的婴儿，应考虑使用 ECMO。

吸入一氧化氮（iNO）是一种用于治疗 PPHN 的选择性肺血管扩张剂。NO 通常由内皮细胞产生，扩散到平滑肌细胞，增加环磷鸟苷（cGMP）水平，cGMP 再通过调节细胞内钙水平和血管舒缩蛋白功能而导致血管舒张（图 37-3）。iNO 可降低 PVR，限制肺血右向左分流，增加全身氧分压，减少肺动脉高压新生儿对 ECMO 支持的需要[62-65]。然而，并非所有婴儿都对 iNO 有反应，研究未能证明 iNO 可以降低死亡率、住院时间或神经发育异常的风险[62,63,66]。与足月新生儿相比，iNO 在合并有低氧呼吸衰竭和肺动脉高压的超早产儿中的疗效尚不清楚[62-64]。即使在足月新生儿中，合并有先天性膈疝（congenital diaphragmatic hernia, CDH）对 iNO 的反应不佳[63,67]。

给予 iNO 时，最佳初始剂量为 20mg/L（图 37-4）。>20mg/L 的起始剂量对于改善氧需没有任何优势。此外，长期使用超过 20ppm 的剂量可能会产生高铁血红蛋白血症和 / 或二氧化氮。如果使用高浓度的 iNO 需要监测高铁血红蛋白水平。图 37-4 描述了 iNO 的治疗和撤除法则。撤除 iNO 时必须仔细缓慢，以避免反弹性的肺动脉高压。如果撤除过程的任何阶段氧需求量增加，就应该停止撤除，一旦氧需求量稳定下来就应该继续撤除。一些在撤除期间发生低氧血症的患儿，给予磷酸二酯酶抑制剂可能会有益，如西地那非或米力农。西地那非是一种选择性降低肺血管阻力的磷酸二酯酶 -5 抑制剂。虽然美国 FDA 在 2012 年发布了一个黑框警告，禁止儿童长期使用西地那非，但它仍被推荐用于 iNO 难以治疗的 PPHN。它可以口服或静脉注射。当存在左心室功能障碍时，米力农也可用于治疗 PPHN 患儿。前列环素 I_2（如静脉注射前列环素或口服、静脉注射、皮下注射环磷酰胺）已被用于治疗 PPHN（以及 iNO 耐药的 PPHN）；然而它的半衰期非常短（5min），需要永久性血管通路才能持续给药[56,57]。治疗过程有任何的中断都会迅速导致严重的肺动脉高压反弹，并带来许多不良反应。吸入前列环素 I_2 类

A

内皮细胞

NO   前列环素   内皮素

ET-B

ET-B

ET-A

鸟苷酸环化酶   腺苷酸环化酶

PDE 5   cGMP   cAMP   PDE 3

Ca++

平滑肌细胞   SR

西地那非   米力龙

B

临床诊断 → 新生儿持续性肺动脉高压（PPHN） ← PPHN的超声心动图证据

鉴别发绀或
不稳定的低氧血症

肺复张优化
如果存在肺实质疾病使用
PEEP/MAP和表面活性剂

吸入NO（iNO）
氧合指数（OI）>15~25

无器质性心脏病

PaO2/FiO2增加
≥20mmHg

是的-完全反应   没有-部分或无反应

在耐受范围内撤掉氧气，
使PaO2维持在60到80mmHg
（SpO2 90%~97%）

优化通气/血流动力学
改善氧合的措施：快速补液，
多巴胺，去甲肾上腺素/肾上
腺素，西地那非，米力农等

FiO2<0.6和PaO2>60mmHg
或SpO2>90%

每4小时降低iNO 5ppm直至
iNO=5ppm，然后每4小时降
低iNO 1ppm直至停止

恢复之前的iNO剂量，情
况稳定时考虑撤掉NO

SpO2和PaO2
无改善

撤离成功
SpO2和PaO2稳定FiO2不
再增加或增加<0.15

撤离失败
SpO2下降>5%并且需要
FiO2增加>0.15

终止iNO

对于严重的血流动力学不稳定，低氧血症迅速恶
化，内科治疗反应差和/或 OI>30（转移到ECMO
中心），或OI>40（启动ECMO）应考虑ECMO
（或转移到ECMO中心）

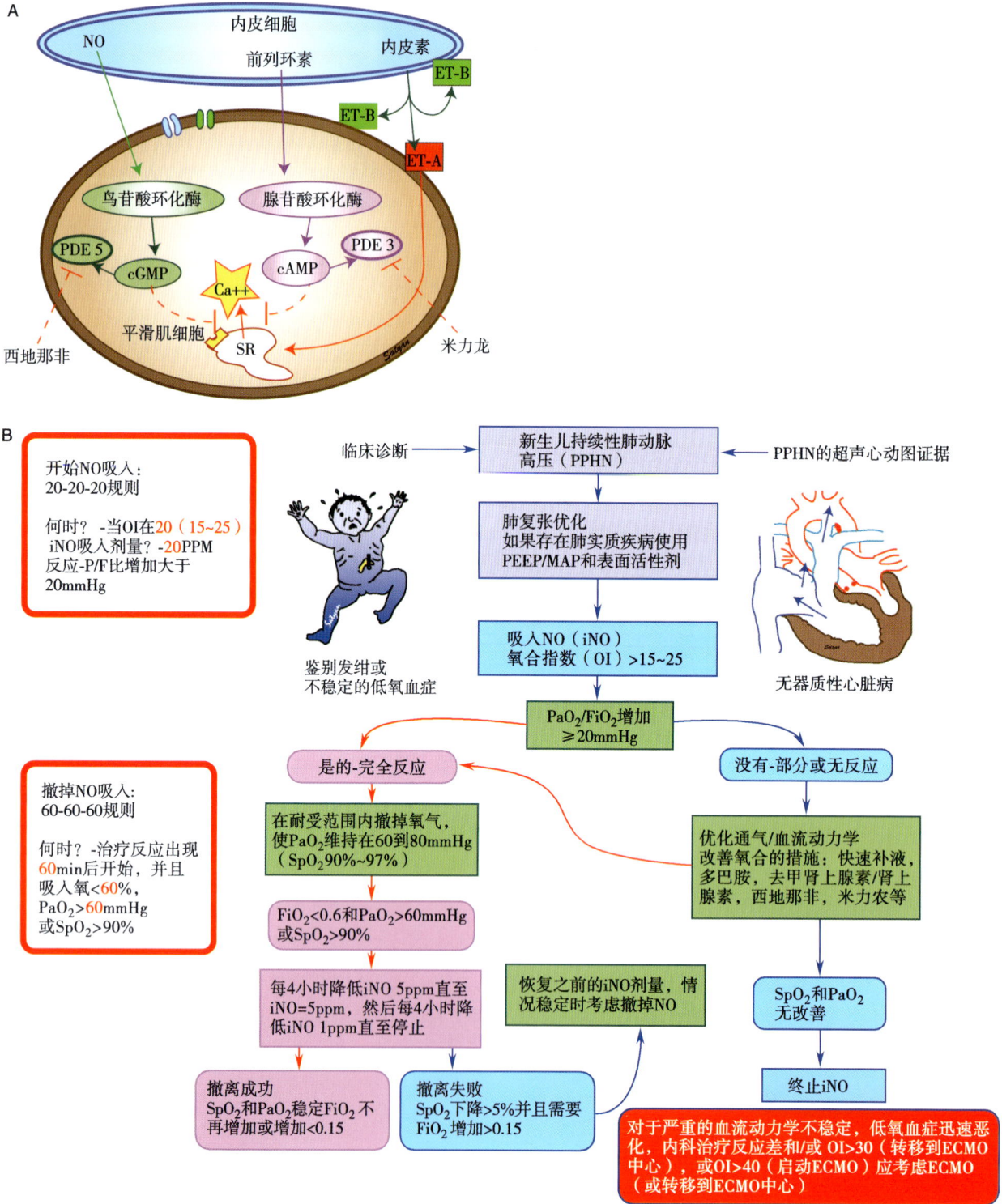

图 37-3   A. 内皮细胞氧化亚氮合酶（nitric oxide synthase, NOS）产生的 NO 扩散至紧邻的平滑肌细胞，与可溶性鸟苷环化酶相互作用，增加
环磷酸鸟苷（cGMP）浓度，引起血管舒张。特异性磷酸二酯酶（PDE）对 cGMP 的代谢降低了 NO 的作用。B. PPHN 的处理算法。ECMO，
体外膜氧合；FiO2，吸入氧分数；OI，氧合指数；P/F，动脉氧分压/吸入氧分压；PaO2，动脉氧分压；PEEP，呼气末正压；SpO2 脉搏氧饱和度

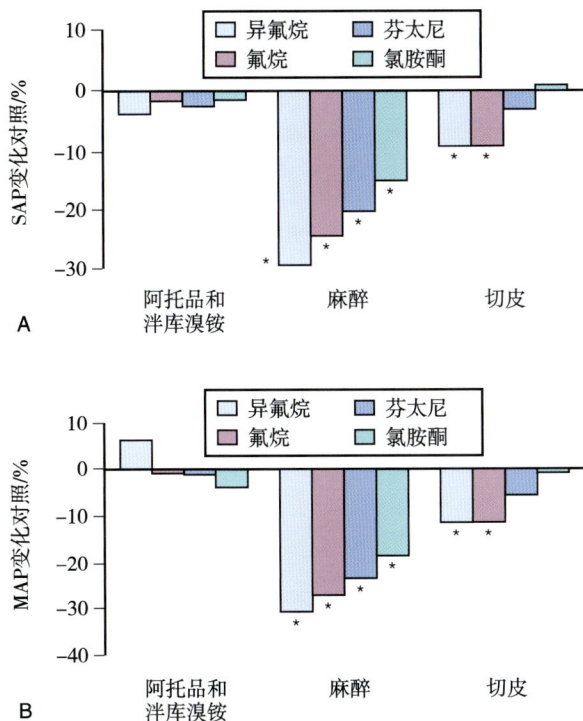

图 37-4　A. 异氟烷、氟烷、芬太尼或氯胺酮麻醉后及手术切皮后早产儿体动脉收缩压（SAP）的变化。B. 异氟烷、氟烷、芬太尼或氯胺酮麻醉后及手术切皮后早产儿平均动脉压（MAP）的变化。[Cardiovascular changes in preterm neonates receiving isoflurane, halothane, fentanyl, and ketamine. *Anesthesiology.* 1986；64（2）：238-242]

似物（如伊洛前列素）和内皮素受体拮抗剂（如博森坦）也可用于 iNO 难治性 PPHN 的治疗。

神经发育

未成熟的大脑

中枢神经系统（central nervous system，CNS）在出生时发育不完全。中枢神经系统各脑区在妊娠期的不同时期发育；因此，早产对中枢神经系统的影响取决于出生时的胎龄以及心血管系统、呼吸系统和其他的产后应激因素的严重程度。超早产儿大脑中最易受损伤的区域是脑室周围白质[65]。白质由前少突胶质细胞、星形胶质细胞和神经元轴突组成。在妊娠第二阶段的晚期（24～27 周），前少突胶质细胞和星形胶质细胞大量繁殖，大部分皮质和皮质下结构开始发育[65]。脑室周围白质由皮质表面穿通的动脉和从 Willis 环穿通的豆纹动脉供血。在这一时期，脑室周围白质作为一个"分水岭区"特别容易受到神经损伤，在低血压、心排血量减少、低氧血症和低碳血症时易发生灌注不良和缺氧缺血性损伤。

负责痛觉的神经通路在妊娠第一、第二和第三阶段发育（见第 2、44 和 45 章）[66]。在妊娠早期，周围感觉受体和脊髓反射弧成熟，对非伤害性刺激产生"撤回反射"。妊娠 19 周时背根神经节出现传递痛觉的神经元，妊娠 20～24 周时丘脑传入神经元到达皮质下板和皮质板。然而，直到妊娠的第三个孕期的早期（29 周），丘脑和躯体感觉皮质之间

的通路才开始起作用。关于痛觉知觉和痛觉记忆发生的确切胎龄存在很大争议[68,69]。尽管临床意义尚未明确，但对疼痛和应激的激素反应可能在新生儿中被夸大了[70,71]。然而，对于超早产儿还是应对手术进行麻醉，并提供术后疼痛管理。

葡萄糖和大脑

因为新生儿大脑重量占体重的比例更大，所以其大脑需要更大比例的葡萄糖。多种动物模型和临床研究表明，高血糖在全身性和局灶性缺血期间比脑缺血或低氧性缺血事件以及在心脏手术期间发生深低温心搏骤停时，对成人大脑是有害的[72]。

相比之下，新生儿高血糖似乎可以保护大脑免受缺血性损伤，或者至少比低血糖的危害小[73,74]。在新生大鼠和猪的缺氧缺血模型中观察到，葡萄糖浓度越高，脑损伤越小。导致新生儿和成人之间存在这一明显不同的结果有许多机制[75]。已知相对轻微的低血糖会对早产儿的大脑造成损害[76]。患有危重症的超早产儿尤其容易发生低血糖，因为他们的葡萄糖储存很有限，并且以无氧代谢方式消耗葡萄糖。因此，在麻醉过程中，使用含葡萄糖的液体（应用输液泵严格控制速度，以使血糖波动最小）和密切监测血糖浓度是至关重要的。手术期间轻度或中度高血糖的最佳治疗方法是降低含葡萄糖溶液的输注速度，不使用胰岛素，因为它有引起低血糖的风险。

早产的并发症

尽管超早产儿死亡率下降，但长期神经和发育障碍仍然很常见，包括脑瘫、认知缺陷、行为异常及听力和视力障碍[65,77]。在一项对超低出生体重婴儿的研究中，只有 25%的婴儿在 5 岁时被归类为"正常发育"。20% 的儿童表现出严重的残疾[77]。MRI 已经确认了这些婴儿的一系列异常。最常见的异常是脑室周围脑白质 T2 加权成像呈现弥漫性高信号。弥散加权成像显示表观弥散系数值增加，表明含水量增加，白质成熟延迟，提示脑室周围白质存在缺血再灌注损伤，由此激活小胶质细胞，破坏前少突胶质细胞[65,78]。前少突胶质细胞的损伤会损害脑白质轴突的髓鞘化，并导致许多精细运动、语言和认知障碍。在 MRI 上，基底神经节、胼胝体、杏仁核和海马区的组织体积减小，并与较低的整体、语言和表现智商得分相关[79]。总的来说，这些 MRI 发现表明，大脑不同区域在发育过程中对损伤的易感性不同，这些损伤会导致长期的特定神经认知功能紊乱。

脑室内出血

脑室内出血发生在多达 1/3 的超早产儿。虽然脑室内出血的发生率与血压波动之间存在关联，但很难确定两者之间的因果关系。颅部超声确定脑室内出血的严重程度分级如下：

- 1 级：仅限于基质出血
- 2 级：脑室系统出血
- 3 级：脑室系统出血，并伴脑室扩张
- 4 级：脑实质出血。

虽然发生 3 级或 4 级脑室内出血的超早产儿更有可能

出现严重的长期神经认知后遗症,但即使是具有 1 级和 2 级脑室内出血的超早产儿,与没有脑室内出血的婴儿相比,其神经发育结果也比较差[79-81]。脑室内出血的发病最早可以发生在出生的第一天。危险因素包括胎儿窘迫、阴道分娩、Apgar 评分降低、代谢性酸中毒、严重的高碳酸血症和需要机械通气[82,83]。迟发的脑室内出血出现在出生后数天至数周,其诱因包括呼吸窘迫综合征、癫痫、气胸、低氧血症、酸中毒、严重高碳酸血症和使用血管升压素[82,84]。缺乏自我调节导致脑血流量、脑血容量、脑静脉压力的快速波动,以及脆弱的脑血管,似乎参与了脑室内出血的发展[45,84,85]。产前应用糖皮质激素或吲哚美辛可以降低脑室内出血发生率和严重程度[86]。吲哚美辛有助于降低缺氧引起的充血反应,改善大脑的自我调节,促进生发基质微血管的成熟。虽然吲哚美辛可以降低脑室内出血的发生率和严重程度,但没有证据表明远期的结果得到改善[86,87]。糖皮质激素对胎儿的脑血流量产生缩血管作用,保护胎儿在休息时不受脑室内出血的影响,当存在引起血管舒张(如高碳酸血症)的因素时,糖皮质激素可显著降低脑室内出血[88]。

体温调节

超早产儿对低温很敏感。热量丢失有四种可能的途径:辐射(39%)、对流(34%)、蒸发(24%)和传导(3%)。在超早产儿中,由于表皮角蛋白含量较低,蒸发热损失和无感液体丢失增加[89]。传导和对流引起的热量丢失也增加,因为超早产儿几乎没有皮下脂肪并且体表面积/质量比较大。超早产儿的体温调节没有发育完善。即使足月的新生儿也不会寒战或出汗,而是依赖于非寒战的产热。超早产儿依赖于棕色脂肪细胞的非寒战产热(直到妊娠 26～30 周才会发育)减少,皮肤血流的调节效率也降低[90,91]。麻醉期间应采取措施尽量减少辐射和对流引起的热量丢失,在新生儿入室前将手术室加热至 26.7～29.4℃,在转运过程中尽量减少对流引起的热量丢失,如使用恒温箱或保温毯。维持正常体温和给超早产儿加热最有效的方法是风暖加温。其他可能有助于维持正常体温的措施包括在手术台上使用加热毯以减少传导热丢失,使用头顶的热灯以减少辐射热丢失,以及保持皮肤干燥以减少蒸发热丢失。减少热损失的其他策略包括在呼吸回路中使用气体湿化、覆盖头部、静脉输液和灌洗液加温。应仔细监测体温,因为婴儿容易保温过度。

肾脏及代谢功能

肾功能

肾脏在出生时没有发育完全[92]。足月新生儿肾小球滤过率(GFR)只有正常成人的 30%,因为其肾单位较少和肾小球体积较小[93-96]。事实上,GFR 到大约 1 岁时就会达到正常的成人值(图 7-11,图 7-12)。母体子宫的肌酐经胎盘转移至新生儿会增加其出生后最初几天的肌酐水平[97]。血肌酐浓度的基线值随着早产程度的增加而增加,并且由于与足月婴儿相比肾功能不成熟和肌酐清除率较低,这会一直持续到约 3 周大[98]。这些因素影响新生儿体内许多药物

的代谢。青霉素、庆大霉素和泮库溴铵等神经肌肉阻滞剂的肾脏排泄可能会延长,导致药效持续时间延长或血药浓度升高。这在给超早产儿用药时显得尤为重要。因此,使用不依赖肾功能排泄的神经肌肉阻滞剂是最有利的(如顺阿曲库铵)。

由于近端肾小管对钠和水的再吸收减少,以及影响肾小管钠转运的激素受体减少,早产儿很容易发生低钠血症。多达 1/3 的超早产儿新生儿会出现低钠血症[95]。患儿危重时,经常评估血清中钠的浓度和游离水的需要量是很重要的。血清钾浓度的增加发生在早产儿出生后的最初几天。增加的原因是因为钾从细胞内转移到细胞外[96]。随着胎龄和出生体重的下降,增加会更明显[99]。心排血量和尿量的减少可能进一步增加血清钾浓度,易诱发心律失常[100]。

新生儿体内总含水量高于婴幼儿、儿童和成人。足月婴儿水含量占体重的 70%(图 7-7 和图 7-8)[101]。到 6～12 个月大时,水含量占体重的 50%～60%。早产儿的水含量占体重的 75% 到 85%。一般来说,新生儿的胎龄越小,水含量就越大。

新生儿体内总含水量、肾脏成熟度和血清蛋白浓度的差异影响许多药物的体积分布。由于局限于细胞外液的药物分布容积增加,某些药物(如神经肌肉阻滞剂、氨基糖苷)在新生儿单位体重的初始计量可能大于成年人,才能达到所需的血药浓度。相反,由于肾功能不成熟,这些药物给药的时间间隔必须增加。

液体管理

新生儿液体维持的基本原则与大龄儿童和成人相似。高度可变的体液组成、肾脏成熟程度、血管内液体状态的神经内分泌调节、以及随年龄增加的无感失水、使精确估计新生儿的液体需求具有挑战性[102,103]。在手术中很难确定尿量及其浓度,而且可能与容量的相关性欠佳。此外,早产儿的血压和心率可能与血管内容积状态无关,麻醉药可能会掩盖随着血管内容量变化而发生的微小心血管变化。手术室环境中容易发生隐性液体丢失增加,需要对静脉输液进行准确的滴定。先天性异常(如腹裂、脐膨出)由于黏膜表面暴露较大而明显增加无感液体丢失。使用湿化的混合气体可以减少通过呼吸道的隐性液体丢失。然而,术中过多地给予液体会导致肺部并发症和第三间隙液体增加。建议使用容积控制的设备进行液体管理,如精密输液套件或静脉输液泵,以确保准确的液体输注。

钙平衡

在妊娠晚期,钙通过胎盘从母体传递给胎儿,导致胎儿高钙血症。出生时血清钙浓度因突然脱离母体而降低,并在 2 天时达到最低点。到第三天,由于甲状旁腺激素的分泌、饮食钙的摄入、肾对钙的再吸收、骨骼钙的储存和维生素 D 的摄入,使足月新生儿的血清钙浓度恢复正常[104]。

早产婴儿由于未能从母体获得钙,出生后低钙血症的风险更大。此外,早产儿还由于低白蛋白血症(降低血清钙但不降低离子钙)、经口摄入有限、甲状旁腺激素分泌和对其反

应受损、降钙素水平升高，以及由于肾钠排泄增加致尿量增加，而引起低钙血症。近 40% 的重症新生儿也会出现低钙血症[105-107]。后者低钙血症的原因包括甲状旁腺激素不足和对甲状旁腺激素的外周抵抗，钙补充不足，以及使用含枸橼酸的血液制品、碳酸氢盐或利尿剂（如呋塞米）引起的钙代谢改变。

钙在血清中以三种形式存在：蛋白结合、与碳酸氢盐、磷酸盐和枸橼酸盐螯合、游离钙或离子钙（ionized calcium, iCa^{2+}）。离子钙为生理活性组分；然而，血清总钙与离子钙之间并不总是有明确的关系。在早产儿和危重新生儿中它与低白蛋白血症或酸碱紊乱的相关性较差。低钙血症是指足月婴儿血清总钙浓度低于 8mg/dl（2mmol/L）。早产儿血清总钙浓度低于 7mg/dl（1.75mmol/L）。在足月儿和早产儿如离子钙 <4mg/dl（1mmol/L），均诊断为低钙血症。

低钙血症可能无症状或伴有非特异性症状，如神经肌肉兴奋性增加（肌阵挛性抽搐、过度惊恐或癫痫发作）、心动过速、QT 间期延长和心脏收缩力下降。低钙血症的诊断取决于血清总钙和离子钙浓度水平。新生儿低钙血症是迪格奥尔格综合征（DiGeorge syndrome）（染色体 22q11.2 缺失）的一个特征，也称为腭心面综合征，主要特征为甲状旁腺发育不全或缺失。该综合征还包括面部特征异常、心脏缺陷、胸腺发育不良和腭裂。

有症状的低钙血症可以给予葡萄糖酸钙 90mg/kg 或氯化钙 30mg/kg[108]，在 5～10min 内缓慢静脉注射，同时监测心电图，因为随着血清钙浓度的迅速升高，可能会出现缓慢性心律失常[104]。静脉注射部位也必须密切监测，防止葡萄糖酸钙渗出，因为它可能导致组织坏死和皮下钙化沉积。如果使用氯化钙，应该通过中心静脉输注[104]。如果使用脐静脉导管，必须注意确保导管尖端位于下腔静脉，因为直接输入门静脉系统会导致肝坏死。葡萄糖酸钙的维持剂量是每天 80mg/kg 维持 48h，随后每天 40mg/kg 维持 24h，然后停止输注。应监测临床反应及血清离子钙浓度。在低镁血症的情况下，低钙血症的治疗效果差。在这种情况下，应肠外补充镁和钙，并且治疗低钙血症的潜在原因[105]。持续低钙血症需要测定镁、磷、甲状旁腺激素和维生素 D 的浓度。

葡萄糖平衡

在妊娠早期，胎儿肝脏开始储存糖原，而葡萄糖的持续供应是从母体通过胎盘转运至胎儿。在妊娠晚期，胎儿的骨骼和心肌，以及肾脏、肠道和大脑，也开始储存糖原。出生时，新生儿的葡萄糖浓度在 1～2h 内迅速下降到 30mg/dl，刺激糖原分解和糖异生[109,110]。到 12h，葡萄糖的变化通常在 >45mg/dl 的水平保持稳定[109,110]。早产儿容易低血糖，这是因为血糖调节机制不成熟、糖原储存水平降低、能量需求增加和脂肪储存有限（可作为替代能源的游离脂肪酸和酮体减少）[109]。禁食时间过长的足月婴儿、小胎龄婴儿和糖尿病母亲的婴儿也容易发生低血糖。

低血糖的定义在不同的文献和医疗机构之间也有所不同。足月新生儿低血糖的定义是出生后 24h 内血糖浓度低于 40mg/dl，36h 时血糖浓度低于 60mg/dl。在早产儿或有低血糖风险的婴儿中，在 24h 内低血糖的阈值为 <45mg/dl，>24h 时 <50mg/dl[109,111]。低血糖的症状和体征往往是非特异性的，许多症状在麻醉下会被掩盖[109,112]。低血糖可表现为呼吸窘迫、呼吸暂停、发绀、癫痫发作、震颤、高声喊叫、易怒、四肢无力、嗜睡、翻白眼、进食差、体温不稳定和出汗[112,113]。

负荷量 0.25～0.5g/kg（1～2ml/kg D$_{25}$W 或 2.5～5ml/kg D$_{10}$W）和增加基础葡萄糖输注量是谨慎治疗低血糖的措施。足月婴儿需要 5～8mg/(kg·min) 的葡萄糖输注，以防止低血糖。然而，早产儿和小胎龄婴儿需要更多的葡萄糖，因此需要 8～10mg/(kg·min) 的输注速度。重新评估治疗后的血糖浓度，以确定治疗的有效性是非常重要的。无后续持续输注的单次葡萄糖注射可刺激胰岛素的产生，从而又恢复到低血糖状态。

接受外科手术的婴儿通常需要较少的葡萄糖补充[114]。这种需求的减少可能是由于激素的反应，由于儿茶酚胺的释放超过了胰岛素的活性而降低了葡萄糖的摄取，以及由于麻醉剂的作用而代谢需求降低[70,71,115]。尽管如此，使用恒定输注设备输注含糖溶液是很重要的，以避免血糖浓度的大幅波动，并监测危重新生儿的血糖浓度。其他的液体补充如第三间隙的丢失量、失血和液体不足等，应该是无糖的，以避免高血糖[114]。如果输注速度突然降低，经全肠外营养葡萄糖治疗的婴儿可能会出现严重的低血糖；因此，在手术期间继续输注葡萄糖溶液（可能以稍微降低的速度）并检查血糖浓度是很重要的。

胃肠道及肝功能

胎儿胃肠道的解剖结构在妊娠中期形成；然而，胃肠道的功能成熟到妊娠后期才开始，并在出生后继续。例如，与成人相比，新生儿胃排空时间较长，食管下括约肌功能低下，即使是足月新生儿，胃内容物反流也很常见。

然而，早产儿由于在出生时胃肠道系统不成熟而容易发生多种并发症。在妊娠 29～32 周期间，肠蠕动显著增加，并受到肠内喂养的刺激。足月婴儿通常在 48h 内排出胎粪；不到 50% 的超早产儿会在这段时间内排出胎粪，并且可能会推迟几天甚至几周。肠道运动对于减少有害细菌在胃肠道内的定植时间也很重要[116]。细菌生长时间的增加，加上杀菌性胃液和胰腺分泌物的减少以及不成熟的胃肠道免疫防御系统，使超早产儿处于感染和坏死性小肠结肠炎（necrotizing enterocolitis, NEC）发生的危险之中。肠道喂养可以增加早产儿的肠动力。然而，关于开始肠道喂养的最佳时间和哪种营养类型是最好的尚存在争议（母乳、捐助母乳或各种配方奶粉）[117-119]。虽然早产儿对于早期喂食高渗食物或营养喂养（每日 <10～20ml/kg）可以很好地耐受，但是早产儿的进食量和频率应逐渐增加，以防止喂养不耐受[117,120]。最近的一项 Cochrane 综述未能将早期营养喂养与超早产儿坏死性小肠结肠炎或其他肠道问题的发生联系起来[118,119,121]。

新生儿的肝代谢不成熟，尤其是早产儿。药物代谢缓慢可能的原因是酶促反应不成熟，肝合成蛋白减少，肝灌注相对较低（药物输送到肝脏较少）。任何进一步损害肝血流量的因素(如腹腔内压升高)都可能对因血流减少而肝脏清除受限的药物产生严重的不良影响[122]。因此,需要谨慎地滴定地给予这些药物(如阿片类药物、丙泊酚),以优化治疗效果和防止毒性作用。正如对肾功能不成熟的考虑,使用不需要肝脏代谢的神经肌肉阻滞剂是有利的(如顺阿曲库铵)。在手术过程中使用瑞芬太尼,然后在手术结束时使用小剂量长效阿片类药物或局部阻滞,可能有助于早期拔管。

此外,与足月新生儿相比,白蛋白合成减少降低了白蛋白浓度,使与白蛋白高度结合的麻醉药的游离(非结合)浓度增加。血清未结合胆红素的浓度增加会增加患核黄疸的风险,特别是在有早产、低氧血症、酸中毒以及血清蛋白浓度较低的婴儿中[123,124]。高蛋白结合药物如呋喃半胺、磺胺类药物、头孢曲松和苯甲醇(在许多药物如地西泮中作为防腐剂)可能取代胆红素并增加发生核黄疸的可能性[123]。超早产儿对自发性肝出血也有特别的风险[125,126]。这种情况在坏死性小肠结肠炎开腹手术中最常见,与大的静脉液体复苏有关,很难通过手术控制。一例病例报道描述了在其他血液制品输注用于止血失败后使用重组因子Ⅶa成功地阻止肝出血[127]。

血液系统功能

足月新生儿出生时平均血红蛋白浓度为16.8g/dl。血红蛋白的增加是由于胎儿血红蛋白在妊娠中晚期的生成增加,以及在妊娠34~36周期间母体血红蛋白的产生增加。这为新生儿的生理性贫血作好了准备。由于出生时胎儿血红蛋白水平下降和重组人促红素水平上升缓慢,新生儿在出生8~12周期间会出现生理性贫血。妊娠17周时,肾脏开始合成重组人促红素;然而,直到30周左右,产量才会显著增加。在出生时,由于较高浓度的氧,重组人促红素的产生在开始时降低,随后由于新生儿贫血而受到刺激开始升高。因此,有几个原因使早产儿在出生时更易患贫血(平均血红蛋白9.4g/dl),且贫血通常发生得更早,比足月新生儿更明显(平均血红蛋白11.0g/dl)[128]。由于胎儿血红蛋白对2,3-二磷酸甘油酸(2,3-DPG)的亲和力降低,导致氧-血红蛋白解离曲线向左移动,这在早产儿中也更为明显,进一步导致贫血。

超早产儿的理想血细胞比容仍存在争议。在低氧饱和度和心排血量的超早产儿中,通过维持44%~48%的血细胞比容,可以最大限度地提高组织供氧量。在一项对体重在500g至1 300g之间的新生儿进行的开放性输血与限制性输血的随机研究中,限制性输血组发生脑实质内出血、脑室周围白质软化和呼吸暂停的频率更高[129,130]。超早产儿输血的风险必须与改善供氧和减少医疗并发症的好处相平衡。

血小板减少(血小板数<150 000/mm³)发生在多达70%的超早产儿中[131]。虽然血小板减少的病因常常未知,但病理生理过程如败血症、弥散性血管内凝血和坏死性小肠结肠炎是常见的病因。除了血小板减少外,由于毛细血管脆性增加和维生素K依赖性凝血因子浓度降低,早产儿出血的风险也会增加。术前评估应包括最近的血小板计数和凝血功能,大手术是否配备了血小板、新鲜冰冻血浆和/或冷沉淀。

麻醉药和新生儿/早产儿

麻醉药和未成熟的大脑

对未成熟动物的研究表明,麻醉药既具有神经保护作用,又具有神经毒性。吸入麻醉药对新生猪和大鼠的缺氧缺血性损伤具有保护作用[132-134]。吸入麻醉药必须在缺血事件发生之前和发生期间以1个MAC吸入,才能有保护效应。因此,对于有脑缺血风险的手术,使用吸入麻醉可能比静脉注射麻醉有一定的优势。心脏手术、置入脑室分流器和Galen静脉栓塞术都属于早产儿中有脑缺血风险的手术。七氟烷在早产儿中的MAC值尚未建立,遗憾的是,许多患病的早产儿甚至不能耐受浓度适中的强效麻醉药物。

尤其值得关注的是,在未成熟的大鼠和包括灵长类动物在内的其他动物中,长期暴露于常用的麻醉药物如异氟烷、氯胺酮和咪达唑仑,会在大脑的许多区域诱导细胞凋亡(见第25章)[135,136]。如果这种现象适用于人类,早产儿可能比足月婴儿更容易受到麻醉药神经毒性的影响。

一个令人困惑的因素是,神经退行性变和凋亡是成熟胎儿大脑的正常发育现象。此外,麻醉引起的新生动物神经元死亡可能不会直接转化为长期的神经系统异常。事实上,有证据表明,七氟烷引起的认知损伤,以新生啮齿动物短期记忆缺失的形式出现,可以通过后期的运动锻炼来抵消[137]。此外,不成熟的动物在没有麻醉的情况下经历痛苦的手术,会导致神经元退化[138,139]。接受麻醉和镇静治疗的早产儿的发病率和死亡率比不接受麻醉和镇静治疗的早产儿低[140]。奇怪的是,在新生大鼠中,手术和麻醉联合比单独手术或者麻醉会产生更多的凋亡,这表明在这个模型中,麻醉药物既不能保护神经,也不能抵消手术的凋亡作用[141]。总之,吸入麻醉药物、氯胺酮和苯二氮䓬类药物引起的神经退行性变取决于发育年龄、脑区和暴露时间。根据动物模型,暴露于混有N_2O的高浓度吸入麻醉药物和咪达唑仑数小时的超早产儿和暴露于麻醉不足的外科手术的超早产儿,都有潜在风险。因此,对于手术,我们目前的方法是尽可能使用低浓度的吸入麻醉药物、肌肉松弛剂、阿片类药物(如瑞芬太尼)和区域阻滞麻醉。

ICU中的镇静药物长时间应用更需要注意,尽管一项研究发现没有证据表明在出生后的前6周进行先天性心脏病修复的儿童中,术前、术中和术后应用镇静药和/或镇痛药的剂量和时间与主要的不良发育预后相关[142]。

吸入麻醉药

MAC定义了吸入麻醉药的最小肺泡浓度,在这个浓度下,50%的患者对皮肤切割痛发生回缩反应。这就可以比较等效剂量的不同吸入麻醉药在同等剂量下的效果。超早产儿(<32周受孕后年龄)异氟烷的MAC值比足月新生儿的MAC值低约20%(图7-17),在等效剂量的异氟烷(1MAC)麻醉时,各年龄组收缩压下降程度类似,为20%~30%[143]。七氟烷全身麻醉诱导和苏醒均迅速。地氟烷禁用于麻醉诱导,但通过气管插管广泛用于麻醉维持。然而,地氟烷比异

氟烷或七氟烷的气道刺激性更强,因此不建议严重支气管肺发育不良的婴儿使用地氟烷。地氟烷、七氟烷和异氟烷可通过降低全身血管阻力和抑制心肌,剂量依赖性地降低动脉血压。心肌抑制的可能机制在于早产儿尤其是重症新生儿的基线离子钙浓度较低[106,107]。早产儿可能更容易受到吸入麻醉药心脏抑制的影响,因为吸入麻醉药阻断钙通道[144],而新生儿心脏收缩力在很大程度上依赖于血浆离子钙[145](见第7章)。

N₂O 没有常规用于在超早产儿,原因如下。第一,N₂O 的吸入浓度必须在 50% 到 75% 之间,才可以降低其他麻醉药的 MAC;因此,在超早产儿中的作用是有限的(经常需要补充氧)。第二,由于 N₂O 的血、气溶解度,N₂O 迅速进入含气空腔;因此不能用于肠梗阻、坏死性肠炎、间质性肺气肿或气胸的婴儿,这些是超早产儿的常见病[146]。第三,在新生大鼠和幼鼠中,N₂O 没有表现出抗伤害作用,这与它在青春期大鼠和成年大鼠中的抗伤害作用形成了对比[147]。这一发现需要在人类中进行验证。

静脉麻醉药

静脉药物包括阿片类药物、苯二氮䓬类药物、巴比妥类药物、丙泊酚、氯胺酮和右美托咪定。芬太尼具有镇痛、镇静作用;但并不能可靠地产生遗忘和使意识消失,而且就其本身而言,也不认为是儿童或成人的一种麻醉药物。尽管如此,在早产儿中使用芬太尼作为麻醉药物是合理的,因为即使意识和记忆发生的年龄仍不清楚,但对于早产儿而言,他们被认为是先天性记忆遗忘的。早产儿(<1 500g)静脉应用芬太尼(30～50μg/kg)和泮库溴铵进行 PDA 结扎,其血流动力学相当稳定,血压下降只有 5%[148]。芬太尼 10～12.5μg/kg 联合一种肌肉松弛药可维持长达 75min 的稳定的血流动力学用于新生儿接受各种胸和腹部手术[149]。切皮时未发生高血压和心动过速,提示此剂量的芬太尼提供了足够的手术镇痛药物浓度。

芬太尼的药物动力学(30μg/kg)在早产儿可产生长达 120min 的恒定的血浆浓度,表明清除率降低[150]。芬太尼的消除半衰期在早产儿中为 6～32h,大于在儿童和成人观察到的 2～3h 的半衰期[150]。芬太尼的清除率在第 25 周为每公斤体重 7ml/min,第 30 周为每公斤体重 10ml/min,第 35 周为每公斤体重 12ml/min[151]。这些研究表明,与成人相比,早产儿芬太尼的半衰期和分布容积增加,清除率降低[122]。这些变化可解释为不成熟的 CYP450 3A4(主要负责清除的酶)(参见章节 6 和 7)。在一些腹内压增加的婴儿(腹裂或脐疝修复后),芬太尼的消除半衰期大于其他相同年龄婴儿的 1.5～3 倍[122]。虽然血液异常分布于富含 CYP450 3A4 活性集中区域之外和肝功能下降可能对于芬太尼清除具有更重要的作用,但芬太尼清除受影响也可能是由于腹腔内压升高导致肝血流量减少所致[122,152]。与成人相比,增加的分布容积使初始血浆浓降低[122]。这些药物动力学的差异,加上易于发生呼吸暂停,将延长镇痛和呼吸抑制,增加术后呼吸暂停的风险,延缓意识恢复。在超早产儿,应用大剂量芬太尼后可能需要机械通气数天。

同样,与儿童和成人相比,早产儿吗啡的半衰期明显延长[153-156]。吗啡的半衰期在超早产儿中从 6h 到 16h 不等,而成人的半衰期为 2～4h。吗啡的清除率(标准化为 70kg 体重)在 23～35 周末次月经年龄开始,随周龄的增加而增加,并在 50 周末次月经年龄达到成熟期清除率的 50%,在 80 周末次月经年龄时达到成熟期清除率[154]。活性水溶性代谢物吗啡 -6- 葡醛内酯也因肾功能不成熟而清除降低[157]。与大剂量吗啡相比,我们更倾向于芬太尼用于麻醉,因为后者有较少的血流动力学副作用[151,156]。

瑞芬太尼可迅速被血浆和组织酯酶灭活,由于其半衰期短,可持续输注。瑞芬太尼的半衰期为 3～4min,成人与婴幼儿相似,与输注时长无关[158]。一项多中心研究比较氟烷和瑞芬太尼麻醉维持在婴儿幽门环肌切开术中的结果显示,两种方法在术中血流动力学稳定性相似,但与氟烷相比,瑞芬太尼出现"新发呼吸暂停"明显较少[159,160]。有趣的是,对于 2 岁以下的婴儿和儿童,瑞芬太尼的清除速度最快,因此术中较强的阿片类药物效果在停止输注后可迅速消散[161]。瑞芬太尼用于 400～580g 婴儿的麻醉,具有良好的血流动力学稳定性[162,163]。一项对早产儿脐血进行的研究发现,早产儿的非特异性酯酶活性与足月婴儿相当,这表明早产儿应该能够快速代谢瑞芬太尼[164]。如果要进行瑞芬太尼输注入,最好使用稀释到 5μg/ml 的浓度,连接在最靠近静脉的位置进行持续输注和恒速调节。

氯胺酮是一种苯环己哌啶衍生物,与吸入药物和其他静脉类药物相比,它具有若干优点。可提供镇痛,遗忘和意识消失,对心血管功能的抑制最小(图 37-4)[165]。然而,氯胺酮麻醉抑制通气和气道反射,这容易导致气道阻塞,呼吸暂停和胃内容物误吸。因此,我们建议在超早产儿手术中使用氯胺酮时要进行气管内插管。在短小的手术中,可用氯胺酮静脉麻醉而不进行气管内插管[166]。

其他静脉注射药物包括硫喷妥钠、丙泊酚和苯二氮䓬类药。这些药物会使意识消失,但镇痛效果不如氯胺酮。硫喷妥钠是一种短效巴比妥酸盐,主要用于麻醉诱导。与婴儿相比,超早产儿诱导所需硫喷妥钠更少(分别为 2～3mg/kg 和 5～6mg/kg),这一关系与异氟烷 MAC 类似[167]。在过去,我们只在神经外科手术颅内压增高的婴儿中使用硫喷妥钠。然而,硫喷妥钠在美国已不再供应。丙泊酚主要用于诱导麻醉,并已在很大程度上取代了硫喷妥钠。在新生儿麻醉诱导中使用丙泊酚需要注意。有几篇报道强调了丙泊酚(1～3mg/kg)静脉单次注射后,本来稳定婴儿会出现与缺氧相关的长时间低血压和低心排。这些反应背后的机制仍不清楚,尽管全身血管舒张和急性肺动脉高压使婴儿转向持续性胎儿循环的可能性仍然很大[168,169]。我们的经验是持续输注丙泊酚(每分钟 50～200μg/kg)复合芬太尼镇痛可用于超早产儿麻醉。可以准确进行小容量液体输注的微量泵的使用是至关重要。这些小婴儿的丙泊酚输注速度必须谨慎设定,并与另一医疗人员再次核对,以避免过量引起不良事件[170]。与足月婴儿相比,超早产儿丙泊酚麻醉恢复较慢,因为超早产儿药物重分布的脂肪和肌肉组织较少,而且清除药物的能力也较差。在儿科 ICU,已有丙泊酚输注涉及的意外死亡(丙泊酚输注综合征)[171]。在对早产儿长期使用丙泊酚的安全性进行明确之前,应考虑其他替代方案用于长时间镇静。

苯二氮䓬类药物,如咪达唑仑和地西泮,已用于新生儿重症监护室(NICU)的镇静。与硫喷妥钠和丙泊酚一样,这些药物不提供镇痛作用,不建议单独用于手术麻醉。但是苯二氮䓬类和阿片类药物的联合应用可为手术提供完善的麻醉。与新生儿或婴儿相比,超早产儿的咪达唑仑清除率明显降低,肝功能下降时,其清除率将进一步延长[172]。咪达唑仑可引起早产儿全身低血压,抑制通气和损害气道反射。与芬太尼联用时,咪达唑仑引起更明显的低血压;因此,当同时给药时,两种药物必须从小剂量滴定[173]。一项研究指出,在早产儿单次应用 0.1mg/kg 咪达唑仑后,动脉压降低了8%~23%[174]。

区域麻醉

区域麻醉(见第 42 章)在早产儿中是可行的,优点在于避免了镇静药物、吸入药和阿片类药物导致的呼吸暂停、心动过缓和低血压。然而,与全身麻醉相比,区域麻醉的优越性和不良事件的减少在这一人群中的证据存在争议[175]。新生儿脊髓圆锥较成人延伸至脊柱更低节段;但是,足月和早产儿的位置似乎没有显著差异(图 42-3),因此,在这个年龄段一般建议从 $L_{4\sim5}$ 或 $L_5\sim S_1$ 间隙进行腰椎穿刺[176]。由于婴儿脑脊液的分布容积较大(E 图 42-3),髓鞘和神经根表面积相对增大、心排血量增加引起脊髓的血流量相应增加,因此每公斤体重需要较大剂量的局麻药。另外,局麻药从脑脊液中的分布、摄取和消除更快,这也缩短了它们的作用持续时间。局部麻醉药的辅助用药,如可乐定,可能会延长阻滞时间,但也会增加镇静、心动过缓、呼吸暂停和低血压的风险。这些辅助药物在这个年龄段的最佳剂量、使用时间和副作用都存在争议[177]。

新生儿外科急诊

新生儿急诊可以出现在任何时候,包括出生后即刻或分娩后的几周内。值得庆幸的是,围产期医学的进步改善了危重新生儿的发病率和死亡率。尽管如此,无论是获得性还是先天性,这些紧急情况都可能真正危及生命,需要有专业技能的麻醉医生对新生儿生理学的细微差别了如指掌。本节的目的是描述常见的新生儿外科急诊和麻醉医师对这一特殊人群应有的重要考虑。

手术准备

"紧急"急诊

在过去,许多归为新生儿紧急情况的急诊往往在诊断后数小时内就被迅速送往医院。然而,随着新技术和医学的进步,以及更好的预后数据,立即进行外科干预并不总是必要的或可取的。在大多数情况下,还是有时间对婴儿进行内科优化,纠正任何血流动力学不稳定和/或代谢紊乱,尽管手术矫正的最佳时机并不总是十分明确,也必须根据具体情况确定[178-181]。

手术室环境

由于新生儿体温调节不成熟、效率低下,必须采取预防措施,防止新生儿体温丢失。将房间加热到 26.7~29.4℃,使用辐射加热设备、风暖加热毯、回路吸入气体湿化等有助于维持新生儿体温保持在中性温度范围(见第 52 章)[182-184]。其他用于防止体温丢失的方法包括使用头部覆盖、静脉液体和灌洗液使用前加温[185,186]。转运时也应采取预防措施,例如使用温箱、辐射台或可转运的加热垫。

监护

常规标准监测设备包括心电图仪、胸腔或食管听诊器、血压监测仪、温度探头、脉搏血氧计、呼气末二氧化碳($ETCO_2$)和试剂分析仪。脑近红外光谱(near-infrared spectroscopy, NIRS)在有心脏病变、重症监护和手术新生儿中的应用日益广泛(E 图 42-3)。无创连续心排血量监测在未来可能成为这些婴儿的常规监测(见第 52 章)[187,188]。

血氧饱和度

建议新生儿限制氧的使用,以保持脉搏血氧饱和度(SpO_2)在 83% 到 95% 之间以减少氧化应激[16-19]。然而,麻醉和手术中由于氧合受损的不良影响,如功能残气量(FRC)降低、通气血流不匹配和通气不足可能需要增加 FiO_2 的比例。也许更重要的是,许多新生儿急诊手术是胸腔或腹腔手术,由于肺复张手法的限制而进一步加重了氧合障碍。如果存在动脉导管未闭,建议放置导管前脉搏血氧计(右手)和导管后血氧计(左手或脚),以确定通过 PDA 的未氧合血的肺外分流严重程度。如果患者是右侧主动脉弓,应将脉搏血氧计放置在左手进行导管前监测,而不是右手。

呼气末二氧化碳

$ETCO_2$ 的测量已经被证明与 $PaCO_2$ 有很好的相关性,甚至在新生儿中也是如此[187,189-191]。然而,这些研究大多发生在 ICU 中,而不是在手术室中,手术室里的麻醉回路往往携带更多的无效腔量(VD)。无效腔的增加及新生儿的潮气量过小加剧了 $PaCO_2$–$ETCO_2$ 梯度,Enghoff 对 Bohr 方程的修正证明了这一点:

$$无效腔/潮气量 = (PaCO_2–ETCO_2)/PaCO_2$$

此外,有研究指出,在患有严重肺部疾病的新生儿中,PaO_2 与 FiO_2 的比值 <200 时,$PaCO_2$ 与 $ETCO_2$ 的相关性并不强[187]。接受急诊手术的新生儿可能存在一定程度的肺部疾病,其中大多数会出现较大的无效腔,对于这类新生儿,认识到 $ETCO_2$ 可能严重低估了真实的 $PaCO_2$ 是非常重要的。更准确地估计 $ETCO_2$ 浓度可以通过使用一种特殊的气管内管:其尖端有一个取样口(主流监测),或者通过在呼吸管路弯头处的 CO_2 取样口插入一根细导管使其进入气管导管的腔内[191-193]。限制无效腔量的措施包括从麻醉回路中去除弯头和尽可能缩短通气回路。

有创监测

在新生儿中,血压、心率和心音强度的变化是心功能、血管容量状态和麻醉深度的良好指标。有创监测不一定适用于所有病例。它们可能很难置入,导致不良事件,导致血细胞比容显著下降（从非常小的循环容量中多次抽取血液）。然而，如果预计会有大量的血液或液体丢失，或者由于心脏疾病的存在而使生理状况变得复杂，则需要使用中心静脉导管。同样，潜在严重心血管不稳定的新生儿都应该放置动脉导管以持续监测血压，并可提供动脉血样以测定血液 pH、葡萄糖和电解质浓度。某些新生儿在进入手术室时，已经放置了脐静脉和/或动脉导管；脐导管可在出生后 5～7 天内使用，很少在 7～10 天以后使用。高位脐动脉导管（膈以上）与低位（主动脉分叉上）相比并发症更少，如缺血、血栓形成和低血糖（图 49-9）[194]。脐静脉导管应位于下腔静脉与右心房的交界处（图 49-8）。如酚酞管位于门静脉系统内或楔入肝内，则不能准确反映 CVP，并可在高渗溶液输注时引起肝坏死。在使用这些导管之前，必须仔细检查每根导管的尖端位置。

呼吸机

如前所述，对新生儿过小的潮气量而言，麻醉回路的无效腔量常过大。此外，这些婴儿可能有内在的肺病变，当胸腔或腹腔手术压缩肺部时，这会使传统麻醉机的通气变得极其困难。在手术过程中，有必要对这些婴儿进行手控通气，尤其是使用原始的呼吸机时。在有限的情况下，让 ICU 带一个呼吸机到手术室用于手术期间通气可能是有益的，但这将不能使用吸入药物。

设备准备

麻醉医生需要对这些手术病例做好充分准备。即使在麻醉诱导或手术切口前，患病新生儿的血流动力学可能非常不稳定。表 37-5 列出了新生儿进行紧急麻醉的基本配备（图 37-5，图 37-6）。

表 37-5 新生儿急诊麻醉设备推荐

气道设备	手术室环境	药剂	静脉输液 a
吸痰管	室温（26.6～29.5℃）	气体	乳酸林格液
口咽通气道	风暖加温设备	空气/O_2/吸入 NO/吸入麻醉药	$D_{10}W$
面罩	加温毯	药物	生理盐水
呼吸回路	回路湿化器	静脉麻醉药	5% 白蛋白
1 号、2 号 Miller 喉镜片和喉镜柄	静脉输液加温设备	丙泊酚，氯胺酮	勃脉力
无套囊气管导管（ID2.5～4.0mm）	微量泵（液体、麻醉药、血管活性药）	肌松剂	
导芯		琥珀胆碱，顺式阿曲库铵，维库溴铵，泮库溴铵	
带套囊气管导管（ID3.0、3.5mm）		阿片类	
		芬太尼，吗啡，瑞芬太尼	
		局麻药	
		1.0% 丁卡因	
		0.25% 丁哌卡因	
		抢救药	
		阿托品，肾上腺素（1∶10 000），多巴胺，钙，碳酸氢钠，异丙肾上腺素	

ID，内径。NO，一氧化氮。
a 一些指南推荐麻醉维持应该用含 1% 葡萄糖的等渗液[301]。

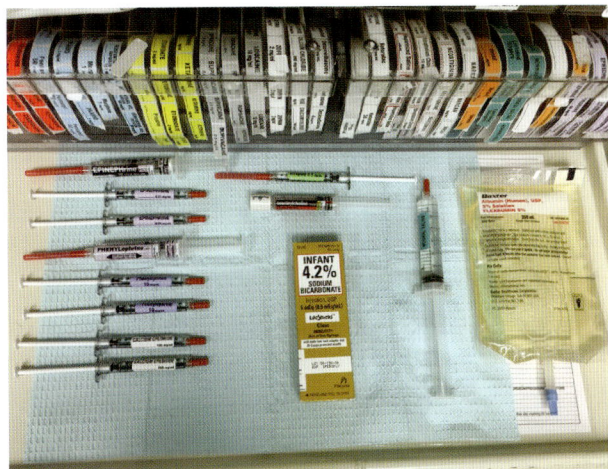

图 37-5 麻醉车上抢救药物放置的示例

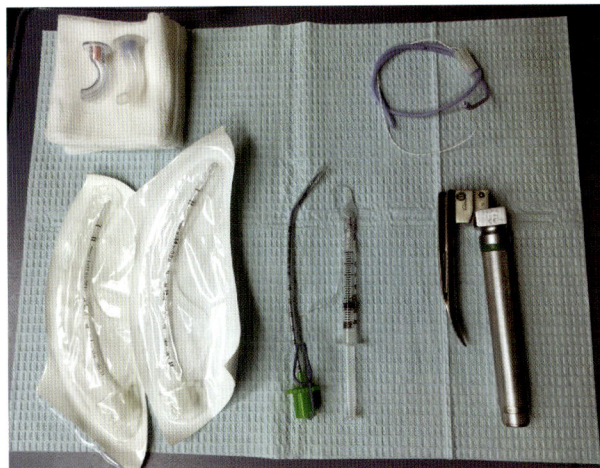

图 37-6 麻醉机上气道工具放置的示例

液体和用药

必须特别注意确保给药和液体的准确性。这些婴儿只需要大多数药瓶或安瓿里很小量的药物。因此，要么使用皮试注射器仔细测量非常小的药物量，要么稀释药瓶中的药物，以便准确测量所给药物的剂量。皮试注射器存在一些挑战，包括难以从注射器中去除气泡，以及注射的容量非常小。药物的量可能很小，甚至小于可来福接头或旋塞接头的容积，导致婴儿的实际给药量比预期的要少。稀释药物会带来剂量错误的风险，可导致给药剂量过高或过低。在所有情况下，谨慎的做法是与同事核实药物的剂量和稀释度，并进行仔细标注。为了确保药物不会丢失在无效腔中，在给药后，每个可来福接头或旋塞接头都应该用盐水冲管。所有的药物都应在离患者尽可能近的位置注入静脉套管，以减少将药物冲进儿童体内所需的液体量（图 52-2）。

在这些小婴儿要时刻注意液体过量。为了避免液体过多，所有静脉输液都应该通过微量泵输注。无控制的静脉注射是液体超负荷的危险因素，这可能导致动脉导管开放和充血性心力衰竭。最后，必须小心谨慎地排除静脉给药系统、溶液和药物中的气泡。关于输液泵和静脉无效腔管理对药物输送影响的进一步讨论见第 52 章（图 52-2 和图 52-3）[196,197]。

超早产儿的术中液体管理从继续输注 NICU 带来的液体开始；通常这是一种含钙和/或葡萄糖的溶液。另外，一些婴儿可能会带着高渗葡萄糖或葡萄糖（10%）肠外营养液。在这两种情况下，这些液体不应中断，而是继续以相同的速度（通过输液泵）或在整个手术过程中略少，以避免循环胰岛素浓度增加引起的反应性低血糖。没有证据表明这些液体在麻醉期间的最佳输注速度。如果没有注入任何液体，则可以每小时 4ml/kg 的速度开始输注平衡盐溶液（如乳酸林格液或 PlasmaLyte，勃脉力），并补充第三间隙损失（至少每小时 10ml/kg）和失血。如果没有注入葡萄糖溶液，则可以通过泵输注含有葡萄糖的平衡盐溶液。应定时监测血糖浓度避免低血糖。第三间隙的损失包括蒸发和血管渗漏，用平衡的盐溶液补充。

ICU 床旁手术

有时新生儿病情危重，向手术室转运可能危及生命。为了降低此类风险，许多医院现在婴儿床旁或 NICU 内的专门手术间内进行外科手术，尽量缩短转送时间并提供最佳的手术条件。床旁进行手术和麻醉管理有其挑战。难以快速接触患儿，光线不够理想，无菌条件低，监护有限（通常没有二氧化碳波形），即使 NICU 恒温箱通常有内置的辐射加热器，也无法控制室温。

为了适应工作环境需要计划和组织外科医生、新生儿医生以及 NICU 护士的协调沟通。如果要提供床旁麻醉，则应像手术室一样具备适当的静脉输液设备、泵、与电凝兼容的可以进行呼出二氧化碳监测的监护仪。

家属

麻醉、内科、外科、护理人员与患儿家长之间的密切互动可促进对医疗问题的有效沟通和有助于对家长的持续情感支持。早产婴儿的出生或足月婴儿的疾病往往不允许这些家庭有时间去对这种情况作感情上的准备或接受这样的情况。在进行积极的内科和外科干预时，父母有时感到被排除在婴儿治疗之外，并产生隔绝感和失去控制。危重婴儿的父母与医院工作人员之间建立融洽的关系，对于确保家长在这一令人极度焦虑的事件中获得足够的心理支持至关重要。

急诊手术

呼吸病理

呼吸系统的病变可分为大、小气道病变和肺实质病变。

气道畸形

气道手术具有特殊的手术挑战。麻醉医生和外科医生必须共用气道，例如将手术台旋转 90° 就会妨碍立即进入孩子的呼吸道。硬质支气管镜的气道刺激强，需要深度麻醉，这可能导致心脏和呼吸抑制。由于镜子周围的漏气，或进气口被移开，或在使用潜窥镜期间，会经常出现间歇性的通气不足。这些因素使得在使用吸入麻醉剂时很难维持足够的麻醉水平。更谨慎的做法可能是使用静脉麻醉药物，如丙泊酚或氯胺酮，间歇给药，或在较长时间的情况下进行持续输注并联合阿片类药物（见第 15 章和第 33 章）。

后鼻孔闭锁

后鼻孔闭锁是由于鼻颊膜的持续存在而导致鼻腔发育障碍而无法与鼻咽相通。发生在大约 1/7 000 的活产儿中，以女性为主[198]。后鼻孔闭锁常与其他先天性异常相关，如 CHARGE 综合征（眼组织缺损、心脏病、后鼻孔闭锁、生长迟滞、生殖器畸形、耳畸形）、Treacher-Collins、Pfeiffer 和 VATER（椎体缺损、肛门闭锁、气管食管瘘伴食管闭锁、桡侧肢体和肾脏畸形）[199,200]。单侧后鼻孔狭窄通常在儿童或成年后才诊断，其特征是单侧鼻腔通气和持续性鼻塞。然而，双侧狭窄被认为是一种外科急诊，因为新生儿必须进行鼻式呼吸。它们通常在出生后的最初几天内出现呼吸窘迫和发绀，在进食时可通过哭泣来缓解。其他诊断标准包括呼吸作响、进食困难、5/6F 导管无法通过鼻咽。确切的治疗包括内镜下经鼻入路（最常见）或经中隔入路（通常对于其他严重颅面部异常的患者）的持续性鼻颊膜穿孔[199,201]。鼻部支架置入术通常在手术结束后进行，支架放置大约 4 周。这些新生儿在麻醉诱导过程中可能出现气道阻塞，因此早期放置口咽通气道有助于气道管理。

喉部及气管上段阻塞

由于新生儿气道直径狭窄，即使是很小的阻塞也会引起气流阻力的明显增加，导致危及生命的呼吸窘迫。因此，及时识别和治疗喉部和气管上段异常，如喉蹼、先天性声门下狭窄和血管瘤，对于降低发病率/死亡率至关重要。（图 37-7，图 37-8）

由于气道阻力的增加与气道半径 4 次方成反比，因此需要辅助通气来克服呼吸功的显著增加。由于气道阻力增加而导致的时间常数越大，需要更长的呼气时间以避免气体滞

37

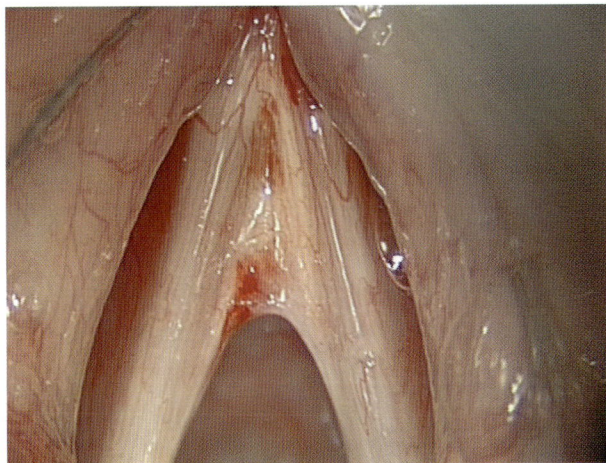

图 37-7　新生儿喉蹼（蒙 Dr. Christopher Hartnick 惠赠）

留。在最严重的阻塞情况下，气管插管难以通过狭窄提供足够的通气，必须在治疗前进行气管造口术。

蹼喉和气管蹼是由于妊娠早期喉未完全再通而形成的纤维膜，导致不同程度的气道阻塞和出生后不久的急性呼吸窘迫或喘鸣（图 37-7）[202,203]。如果这个气道缺陷没有在产前被发现，一些婴儿可能在出生时就会死于完全或接近完全的气管蹼。如果在子宫内已发现气管蹼，则子宫外产时手术（ex utero intrapartum treatment，EXIT）手术会是一种挽救生命的措施（见第 38 章）。在 65% 的病例中，声门前蹼伴随腭心面综合征（velocardiofacial）综合征［为 22q11.2 缺失或称为迪格奥尔格综合征（DiGeorge syndrome）］有关，许多病例还伴有声门下狭窄[203]。通过显微喉镜的内镜下蹼切除是首选的治疗方法。许多外科医生会选择在术后 24h 内继续维持气管插管，以使未愈合的边缘重新黏膜化。

先天性声门下狭窄是新生儿气管造口术最常见的适应

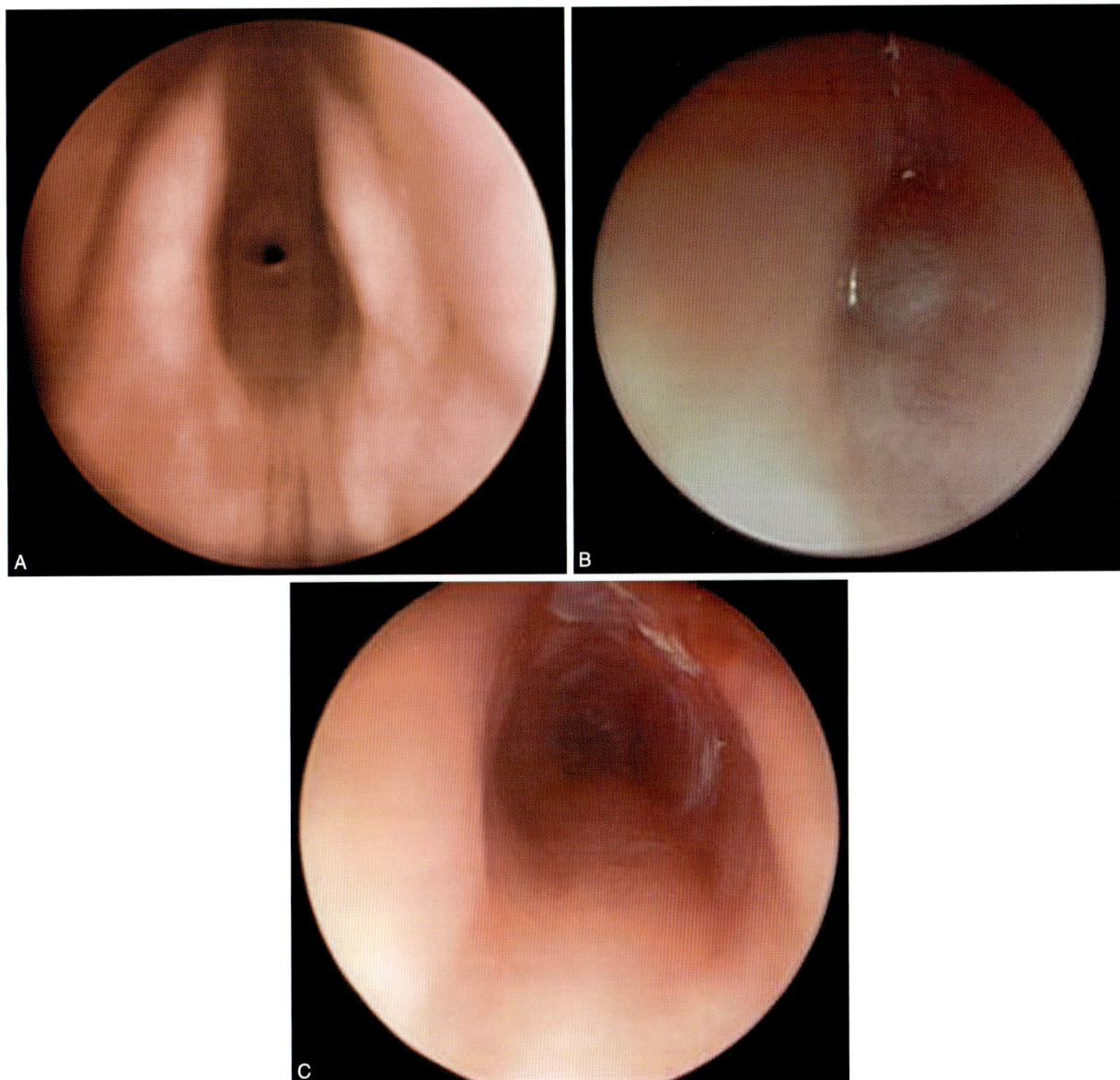

图 37-8　A. 先天性声门下狭窄在本质上通常是向心性狭窄，表现为吸气喘鸣。B. 气管血管瘤常与面部其他血管瘤合并，但也可能是孤立的病变。在这个例子中，气道几乎完全阻塞。B 和 C. 注意切除后气道的通畅程度（蒙 Dr. Christopher Hartnick 惠赠）

证[204]。它被认为是宫内环状软骨畸形的结果，或者在极少数情况下，由严重的胃食管反流、嗜酸性食管炎或感染所造成[203]。症状的严重程度和治疗方案与狭窄的程度有关。低级别狭窄可以通过内镜干预治疗，如球囊扩张和类固醇注射。而严重的狭窄需要更确切的外科修复。在过去，这些新生儿接受了长期的气管造口术，期望他们的能够经过后期发育而不再狭窄。目前的手术选择包括环状软骨切除术和喉气管成形术，涉及前路联合或不联合后路环状软骨分离、软骨移植（通常来自甲状腺或肋软骨），以扩大声门下腔。这可能包括或不包括在切口愈合过程中的临时气管造口（见第15章）[204]。

声门下血管瘤　婴幼儿血管瘤是最常见的血管肿瘤类型，影响了 4%～10% 的婴幼儿，也是最常见的累及儿童气道的肿瘤（图 37-8）[205,206]。其原因尚不清楚。任何患有皮肤血管瘤的儿童，尤其是面部 V3"胡须"分布的儿童，血管瘤可以发生在气道的任何位置，所以都应评估声门下血管瘤的伴发情况（20%～30% 的共同发生率）[205,207]。气道血管瘤也可能与 PHACES 综合征有关（颅后窝畸形、血管瘤、头颈部动脉病变、心脏畸形、眼畸形、胸骨裂或脐上疝）。症状包括呼吸窘迫和喘鸣，通常在出生后立即消失，但也可由于血管瘤在出生后 6～12 周的迅速增长而病情迅速发展。这种增生一直持续到约 12～18 月龄，然后血管瘤开始逐渐萎缩。一线药物治疗包括口服普萘洛尔，随后全身和局部注射类固醇。普萘洛尔可引起心动过缓、低血压、低血糖和高钾血症。手术选择包括激光治疗或开放切除，通常用于药物治疗失败后，持续性气道阻塞的患儿。激光治疗通过内镜入路直接喉镜下使用钇铝石榴石（yttrium-aluminum-garnet，YAG）激光或二极管激光，实现病灶组织消融。这种疗法只适用于较小的局限病灶。开放切除通过环状软骨周围气道前切口进行，这可能需要肋骨或甲状腺软骨移植来避免声门下狭窄。这些儿童在手术后仍需进行气管插管数天[203,205]。声门下血管瘤出血始终是一种可能性，并应该预料到，但是通过气管内插管可以很容易地进行压迫和通气。然而，当实施者不知道血管瘤的存在时，对病变的第一个识别可能是适当大小的气管导管周围没有漏气。

气管食管瘘/食管闭锁

气管食管瘘发生在 1/3 000 活产儿中，多为散发性、非综合征方式，无性别或种族偏好。这是由于在妊娠第四周至第五周左右，与气管从前肠底分离出现了错误。它们通常与其他先天性异常相关，尤其是与 VACTERL 相关（椎体畸形、肛门闭锁、先天性心脏病、气管食管瘘、肾脏畸形、肢体畸形）[208,209]。有两种主要的气管食管瘘（Gross 和 Vogt）分类系统，分别根据是否存在食管闭锁及气管与食管的连接发生在气管的相对位置（图 37-9A）（图 15-12）。最常见的类型（Gross C）由食管近端盲袋和远端位于隆突上方的气管食管瘘（80%～90% 的病例）组成。

气管食管瘘可在产前诊断为羊水过多（胎儿不能吞咽），胎儿胃泡小或无，和/或胎儿颈部的盲端上袋。婴儿出生后的早期体征和症状包括过多的唾液分泌、第一次进食时的窒息/咳嗽/反流导致发绀和/或呼吸窘迫，以及腹部膨胀（由于婴儿每次哭闹时胃里都会充气而导致，这也可挤压肺部，使呼吸困难）。可通过以下来鉴别气管食管瘘和食管闭锁：鼻胃管无法进入胃，X 线片显示食管近端扩张与远端胃有空气连通，CT 或支气管镜/食管镜直接观察（图 37-9B 和 C，E 图 37-1）（图 15-11）。

Waterston 和 Okamoto 的分类系统使用体重、先天性畸形和并发症来确定手术风险和指导计划。这有助于确定孩子是否应该进行更及时的手术矫正，或者矫正前应该进行更充分的病情稳定，还是需要更长期的分期修复。一般来说，手术前有足够的时间来稳定和优化婴儿状态。这包括建立静脉通路，纠正贫血和电解质失衡，检查血型和交叉配血，评估别的畸形（特别是心脏超声心动图），以及放置胃造口管的可能（可在局部麻醉下完成来进行胃排气）。

传统的手术修复方法是通过开胸、手动肺萎陷完成。然而，在过去的二十年中，胸腔镜手术已经变得越来越流行[210]。单肺通气不是必要的，因为低流量、低压力的胸腔内二氧化碳可被用来萎陷右肺，以改善手术视野。患者摆放成左侧卧位，进行右侧开胸以避开主动脉弓。麻醉医生放置鼻食管导管，帮助外科医生确定食管近端。首先结扎瘘管，以避免将空气进一步吸入胃中，然后进行食管端-端吻合术。

婴儿气道保护可采用数种方法。一种选择是保持婴儿自主呼吸。避免正压通气会减少进入胃的气体量和导致的通气受阻。这可以通过清醒插管、表面麻醉和/或镇静或吸入诱导来实现。然而，清醒的方式可能会带来创伤、操作困难，况且哭闹的婴儿会把更多的空气吸入胃里。新生儿吸入诱导药物可（但极少）引起严重的心血管系统不稳定。静脉诱导更快（哭泣更少），可能更稳定，可使用神经肌肉阻断药优化插管条件。正压通气通常可以成功，因为肺的顺应性大于膨胀的胃。温和的面罩通气与低峰值压力通气会减少进入胃的空气量。如果进行了胃造口术，可以使用 Fogarty 导管通过胃造口管逆行封堵瘘口[211]。

虽然通常不需要单肺通气，但气管内导管的末端必须位于隆突之上，但要远离瘘口的远端。这可以通过有意识地将气管内导管置于右主支气管中（斜面朝前，以堵住瘘口），然后非常缓慢地拔出气管内导管，同时听诊左胸，直到第一次听到呼吸声。纤维支气管镜也可用来引导气管内导管置入并确认正确的位置。气管内导管必须仔细固定，以防止向瘘口上方的意外移动。由于气管内导管内血和分泌物的不断产生，可能需要频繁地吸引。

在缺损矫正后，吸收性肺不张可能需要设定长的吸气时间通气以重新复张肺泡。早期拔管是可行的，因为它可以防止气管内导管对缝合线上的长时间压迫。然而许多外科医生要求术后仍需维持气管插管数天，因为紧急再插管时，气管导管的尖端可能会使已缝合的气管瘘口处穿孔，或用以预防肺炎和肺不张。气管导管在最初的高风险 24h 内可以提供吸引和肺复张。保持头在一个中立的位置而不引起食管吻合处牵拉十分重要[212]。硬膜外导管从骶管置入胸段，可以提供术后镇痛和有助于拔管成功（E 图 37-2）。胸膜腔内导管是开放手术后镇痛的另一种方法，但由于胸膜腔的快速吸收，可能会有局麻药中毒的风险（E 图 37-2）。

37

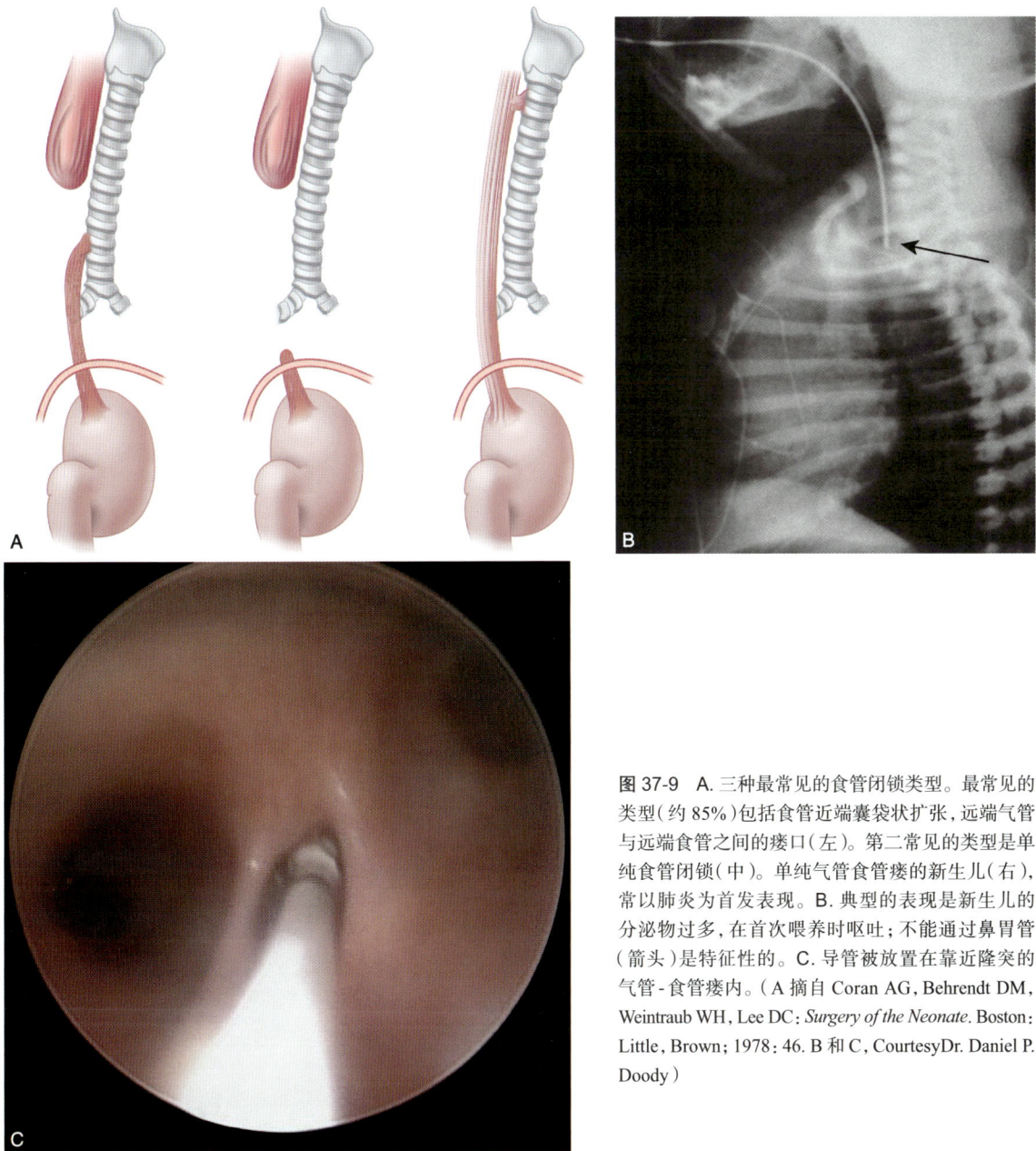

图 37-9　A. 三种最常见的食管闭锁类型。最常见的类型(约 85%)包括食管近端囊袋状扩张,远端气管与远端食管之间的瘘口(左)。第二常见的类型是单纯食管闭锁(中)。单纯气管食管瘘的新生儿(右),常以肺炎为首发表现。B. 典型的表现是新生儿的分泌物过多,在首次喂养时呕吐;不能通过鼻胃管(箭头)是特征性的。C. 导管被放置在靠近隆突的气管 - 食管瘘内。(A 摘自 Coran AG, Behrendt DM, Weintraub WH, Lee DC : Surgery of the Neonate. Boston : Little, Brown; 1978 : 46. B 和 C, CourtesyDr. Daniel P. Doody)

肺畸形

先天性膈疝

先天性膈疝的发病率为 1/5 000～1/2 500。发生于妊娠第八周左右,由于胸膜和腹膜管未能完全闭合,导致腹部器官疝入胸腔,从而限制正常肺生长。这不仅影响气道的分化,还影响肺血管的形成,导致支气管和肺泡的数量减少(气体交换表面积减少),以及肺动脉横截面积和分支数量减少,进而增加了肺血管阻力(PVR)和原发性肺动脉高压。异常的程度取决于在宫内疝发生的时间和胸腔内腹部内容物量。常累及同侧肺,但对侧也可累及。

最常见的先天性膈疝类型发生在 Bochdalek 后外侧孔(90%),也是最大的,并伴随程度最严重的肺发育不良;先天性膈疝发生在左侧的概率是右侧的 5 倍。患有 Bochdalek 疝

的新生儿很可能有其他先天缺陷,包括 20%～40% 先天性心脏缺陷和 5%～15% 染色体异常[213]。据报道,约 2% 的先天性膈疝存在 Morgagni 型缺损,通过食管裂孔发生。先天性膈疝伴随泌尿生殖系统和胃肠道畸形以及染色体异常,包括 13 三体、18 三体、四体和 12p 嵌合体。

产前诊断可通过超声发现羊水过多、胸腔内胃泡(胃在隔上)、纵隔向远离疝出部位移位(E 图 37-3)(图 15-10)[214]。预后不良的产前预测因素依赖于可观察到 / 预期的肺 / 头比值及是否存在异位于左侧胸腔的肝脏。肺 / 头比值<25% 与 25% 的生存率相关,而肺 / 头比值>45% 与 100% 的生存率相关[214, 215]。胸腹 X 线片显示的胸腔内肠祥和 / 或腹部器官及同侧肺压迫,有助于产后诊断。症状和体征与肺发育不良、肺过度膨胀的程度及可能存在的伴随缺陷有关。由于 PVR 的增加,可发生经未闭的卵圆孔和动脉导管的右向左分

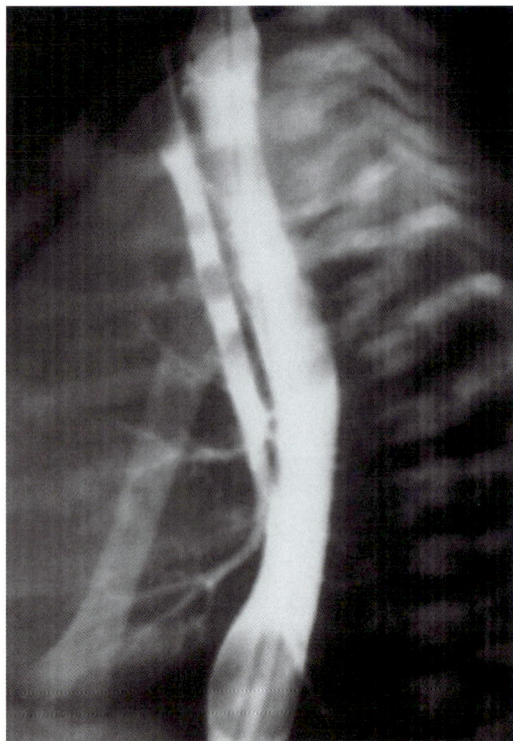

E 图 37-1 H 型气管食管瘘最常通过造影实验诊断，注意造影剂从食管进入气管支气管树（蒙 Dr. Daniel P. Doody 惠赠）

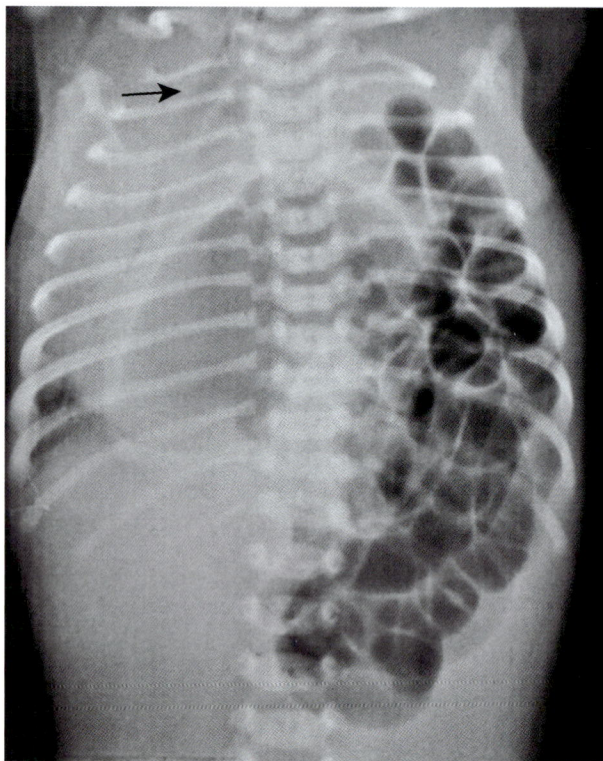

E 图 37-3 一例左侧先天性膈疝的新生儿胸片。注意气管和支气管向右侧移位（箭头）

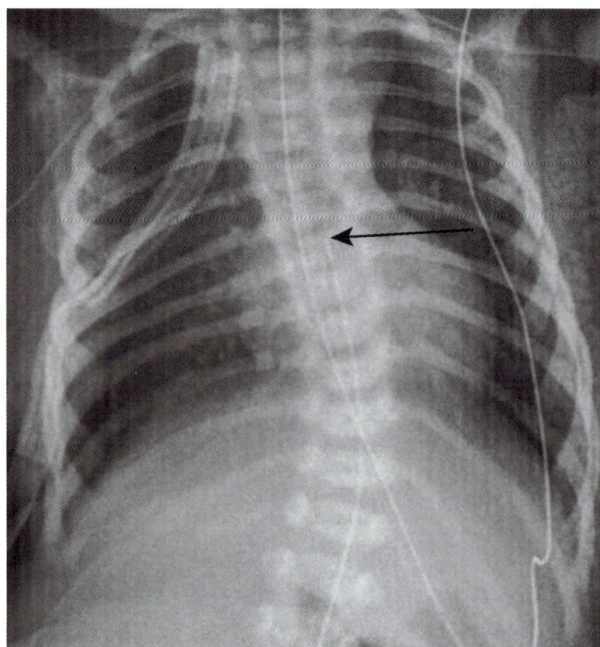

E 图 37-2 一些外科医生更倾向于在新生儿气管食管瘘修复后拔除气管导管。经骶管将导管置入至手术切口平面（箭头）并进行持续局麻药输注可以在提供有效镇痛的同时减少呼吸抑制的发生。值得注意的是，即使进行了这样的处理，一些婴儿仍可能需要重新插管以清除分泌物

流并伴随低氧血症。婴儿最常出现呼吸窘迫、心动过速、呼吸急促，并在分娩后不久出现发绀。内脏移位进入胸腔可引起舟状（凹）腹和桶状胸。胸部的肠鸣音相当少见。

急诊手术以闭合疝缺损曾是标准的治疗，因为过去普遍认为内脏疝出的减少可促进肺的生长，使肺恢复到正常的大小和功能。然而事实并非如此。对该缺陷的具体病理生理学的深入了解促进了新医学疗法的应用，并改变了开放手术修复的时机[216]。现如今重点在于稳定这些新生儿的病情，优化患儿术前状况，采取措施改善肺动脉高压，降低 PVR。根据需要进行呼吸支持，包括气管插管和轻柔的机械通气以避免气胸或气压伤[特别是在正常（对侧）肺]，如使用振荡器（用于高频通气）或 ECMO。如果患儿出生后早期即使采用常规通气策略仍持续缺氧和/或酸中毒，应以 ECMO 和/或 iNO 桥接通气和供氧。应避免将空气通过鼻胃管送入胃肠道，避免 CPAP 和长时间面罩通气，后者只会进一步压迫肺部。这些婴儿也可能需要心血管药物支持。手术时机是唯一可变的，但应根据婴儿的个人情况和医疗机构经验[217-220]。

开放式手术矫正是通过经腹入路完成的，通常可以进行一期闭合。如果缺损太大，可用人工组织闭合。在大多数情况下，当肠道回纳入腹腔时，腹部容纳空间都相对过小，其净效应是肺顺应性（在良好的肺）显著降低、饱和度降低和高碳酸血症。另一种方法是将内脏放在体外的筒袋中（Bentec Medical, Woodland, CA），直到腹腔生长到可以容纳为止。如果发生气胸，手术前可在对侧放置胸腔引流管。在过去的二十年中，胸腔镜手术已成功地应用于内科状况稳定的婴儿[216, 217]。

这种技术无须单肺通气，使用低流量、低压 CO_2 充气，可使肺塌陷并使疝出的内脏缓慢返回腹部。婴儿位于侧卧位，支撑上臂使之不干扰手术器械。如果儿童需要 ECMO，这两种技术均可以采用，但后者通常在 NICU 中进行[216,217]。需要 ECMO 的新生儿的手术时机仍存在争议。一些人认为手术应该在 ECMO 之前尽早进行，而另一些人则认为晚些再行手术更为可取。这些争论产生的原因是，在 ECMO 期间，抗凝可导致婴儿手术中出血过多。此外，一些中心提供先进的治疗方案，如胎儿的外科矫正手术[218,221]。在妊娠 25～28 周期间进行暂时性胎儿镜下气管堵塞，可防止富含表面活性剂的胎儿肺液体正常流出[222]。随后存留的液体使胎儿肺扩大，加速生长，并减少内脏疝出的肿块占位效应。

麻醉管理的目的在于避免容量创伤的有害影响（通过保持小潮气量和限制吸气峰压）和 PVR 增加的因素（低氧血症、酸中毒、低体温、高碳酸血症）。麻醉诱导前应放置鼻胃管，在诱导前清空胃，放置气管导管前在低吸气峰压下进行面罩通气。应该避免应用 N_2O，因为它会使充气空腔（肠）扩大和限制吸入的氧浓度。术后应维持气管插管。使用硬膜外导管或肋间神经阻滞（胸腔镜入路）有助于术后镇痛。

先天性肺畸形

先天性支气管及肺囊肿是由于妊娠早期腹面前肠和肺出芽的发育异常导致的[223]。这些囊肿可能位于纵隔中央，通过肿块占位效应造成阻塞[224]。它们也可能位于隆突，造成阻塞或通过球阀效应引起远端气体滞留。位于肺门、气管旁区或肺实质的病变可因感染和脓肿形成而导致慢性呼吸系统疾病[225,226]。有时在囊肿破裂后出血或肺支气管瘘形成时，先天性肺囊肿才被诊断[223,226]。对于有症状的囊肿，建议紧急开胸或胸腔镜手术切除，对于无症状的囊肿，建议在 3～6 个月大时进行手术切除，以促进肺的生长[227-229]。

因囊肿可能与气道相通，所以应为防止囊肿进一步扩大而制订麻醉计划。清醒（镇静）插管或吸入诱导后插管，随后维持自主呼吸通气（如果可能的话），直到打开胸腔，可降低囊肿突然扩大的潜在风险。如果需要辅助通气，应用低吸气峰值压力。如果囊肿是液性的或感染，选择性阻塞支气管可有助于保护未受影响的肺（见第 15 章）[230,231]。应避免无足够呼气时间的正压通气和使用 N_2O，以减少囊肿扩大的可能性。如果这些尝试都不成功，且囊肿扩大到阻塞气道或危及循环的程度，可进行穿刺吸引以缩小囊肿的大小、促进氧合和通气。如果这种方法不成功，为挽救生命可行紧急开胸术。

先天性肺叶性肺气肿，也称为先天性肺叶过度膨胀或婴儿肺叶性肺气肿，是一个或多个肺叶过度膨胀（图 37-10）（图 15-9）。发病率约为 1/2 万，男童好发（比例为 3∶1）。左上叶受累最多见（43%），其次为右中叶（32%）、右上叶（20%）、双侧受累（20%）。12%～14% 的病例伴有先天性心脏病或血管畸形[232]。确切的病因尚不清楚；但可能的原因是支气管软骨发育的中断导致支气管塌陷[233,234]。软骨支撑的缺乏引起球阀效应，从而导致肺过度膨胀，肺过度膨胀导致同侧或对侧胸内压升高和压迫性肺不张，导致纵隔移位和通气血流失调[232]。

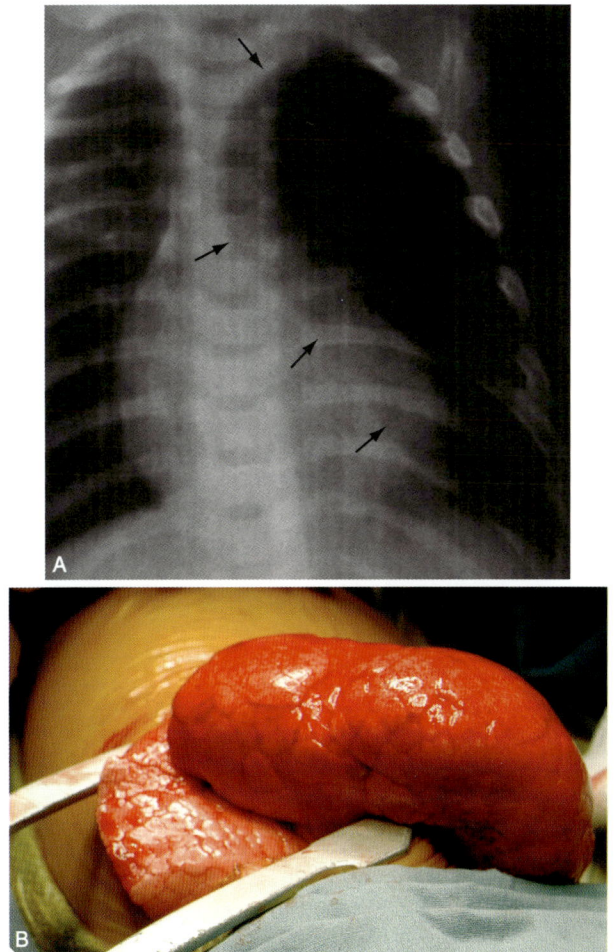

图 37-10　A. 一例先天性肺叶气肿患儿的 X 线片表现：左肺过度膨胀，向中线疝出（箭头），纵隔移位。B. 术中照片显示气肿肺叶经开胸切口膨出[摘自 Coté CJ. The anesthetic management of congenital lobar emphysema. *Anesthesiology*. 1978；49（4）：296-298]

通过开胸或胸腔镜手术切除受累肺段是确切的治疗方法。避免 N_2O 和正压通气可以防止气肿肺叶扩张而压缩正常的肺组织[235,236]。如果需要正压通气，则应使用低峰值压力和小潮气量。也有报道在单肺通气下切除受累肺叶。建议频繁气管内导管吸引；硬膜外导管从骶管穿入胸段可用于镇痛[232,234]。

胃肠道病理

梗阻性病变、肠道血液供应受损的病变或两者兼有是急诊胃肠道手术最常见的原因。

梗阻性病变的婴儿应以饱胃考虑，因为胃内液体潴留增加诱导期误吸的风险。在快速顺序诱导之前行胃内容物吸引（通常在仰卧位、右侧和左侧位置使用可以通气的引流导管），同时避免吸入 N_2O 以防肠道扩张。快速顺序诱导期间短暂呼吸暂停后的缺氧在新生儿比在大婴儿发生得更快[237]，应该强调氧预充和快速建立气道的重要性。一些专家提倡使用改良的快速顺序诱导技术，在气管插管前使用温和的面罩通气[238]。除非发生危及生命的器官血流损害，否则这些病变不需要立即手术矫正。在进行矫正手术之前，首要任务是纠正代谢紊乱并恢复血容量。

　　肠道血液供应障碍并出现缺血的婴儿非常危重。他们可能出现低血压、代谢异常特别是高钾血症、贫血、血小板减少。在这种情况下需要进行紧急手术,手术的目的是清除坏死组织、关闭穿孔、恢复肠道的正常灌注。应备好血液制品和抢救药品。必须建立良好的静脉通路,中心静脉导管可用于血管活性药物输注,动脉置管可用于密切监测血压。肠道血液供应受损的婴儿通常被认为是饱胃的,也要避免应用 N_2O。

梗阻性病变

肥厚性幽门狭窄

　　肥厚性幽门狭窄是由于幽门肌层肥大和增生引起的功能性胃流出道梗阻(图 37-11)。它发生在 1/500 的活产儿中,在第一胎出生的男婴中更为常见[239,240]。婴儿通常在 2～8 周龄出现长时间的非胆汁性喷射性呕吐,造成低血钾、低氯代谢性碱中毒;严重的病例可能发展为代谢性酸中毒。肾脏通过排泄碳酸氢盐代偿来维持正常的血液 pH。为了维持容量和保留钠离子,肾脏排出氢离子和钾离子以保持电荷中性。当尿液呈酸性而血液 pH 为碱性时,低血容量婴儿(长时间呕吐后)会出现反常性酸性尿。

　　由于这种急诊情况并不危及生命,应花时间纠正代谢紊乱,并确保适当的补液;这可能需要 24～48h。在考虑对这些婴儿进行麻醉前,应保证:皮肤弹性和尿量恢复[1～2ml/(kg·h)]、血清钠>130mEq/L、血钾>3.0mEq/L、血氯离子浓度>85mEq/L。诊断通常是通过超声或少见的钡吞和 X 线检查[241,242]。与过去相比,如今大多数婴儿很快就可诊断出幽门狭窄,严重的液体和电解质失衡已经很少见[243]。治疗方法为脐周切口或腹腔镜下幽门环肌切开术(E 图 37-4)[244]。腹腔镜手术可加快恢复经口喂养的时间,减少住院时间,并提供更好的腹部外观[245-247]。尽管没有足够的证据支持,一些人仍断言腹腔镜手术可能导致更高的穿孔率和胃梗阻的不完全缓解[248,249]。一项荟萃分析显示,切开组和腹腔镜组相比,切开不完全、黏膜穿孔和再手术的发生率无差异[250]。

　　对于胃流出道梗阻的婴儿,虽然有一些成功地行吸入诱导的案例,但是大多数专家还是提倡使用改良的快速顺序诱导和气管插管[251]。开腹手术或腹腔镜手术的时间都很短(30min),需要使用短效吸入麻醉(如地氟烷)和丙泊酚或肌肉松弛药物;后者在大多数情况下并非必须。由于术后疼痛强度很小,一般不需要阿片类药物。可在腔镜穿刺部位浸润局麻药和非阿片类药如对乙酰氨基酚或非甾体抗炎药来进行镇痛。具体的围手术期麻醉管理已在之前梗阻病变中进行了详细的阐述[245,246]。

十二指肠闭锁和胎粪性肠梗阻

　　十二指肠闭锁的确切病因尚不清楚。然而,由于其与其他多种先天性异常密切相关(50%～70%),也被认为发生在妊娠早期。它是引起肠道异常的较常见原因之一,发生在 1/6 000 活产婴儿中。大约 20% 到 30% 的新生儿也有 21 三体综合征,其中 25% 的婴儿有心脏畸形。产前可通过超声诊断,出生后可通过腹部 X 线诊断,表现为胃及十二指肠近端有液体/空气形成的"双泡"征,其余肠内无液体/空气(图

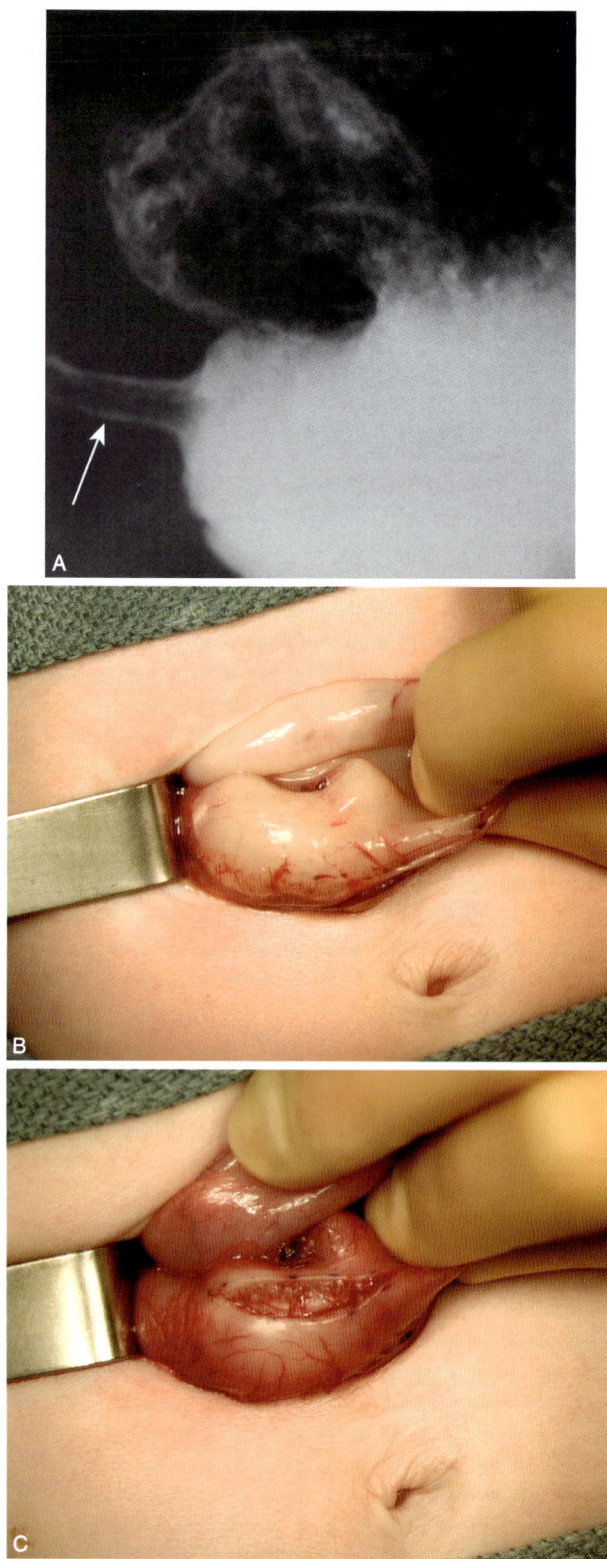

图 37-11　A. 一例婴儿幽门狭窄口服钡剂的腹部 X 线片表现:胃流出道高度梗阻,"一缕"钡剂通过幽门逸出(箭头)。B. 肥厚的幽门。C. 手术切开幽门肌解除梗阻(蒙 Dr. Daniel P. Doody 惠赠)

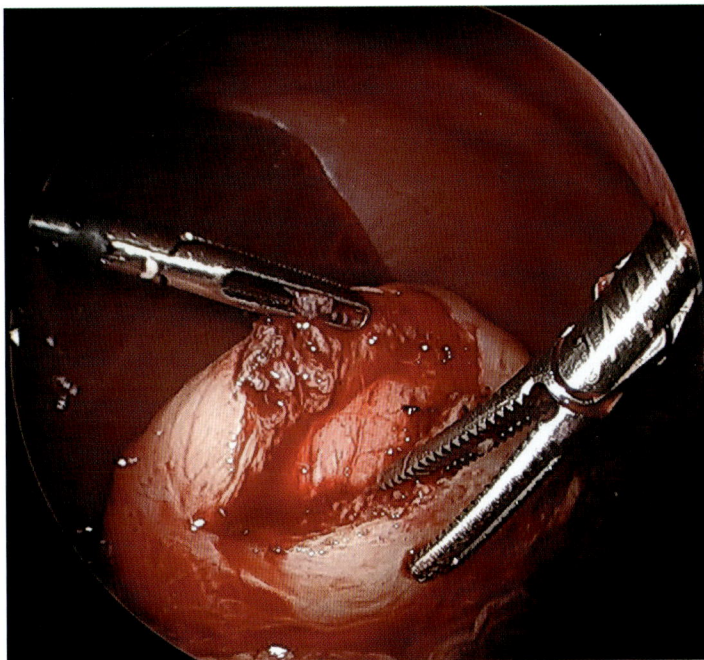

E 图 37-4　腹腔镜下幽门肌切开术

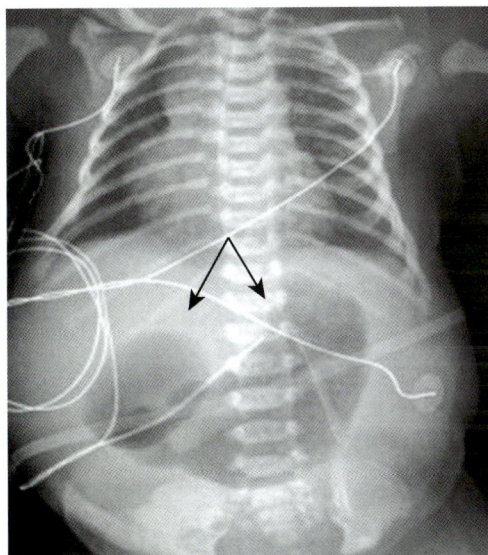

图 37-12　一例新生儿先天性十二指肠闭锁的腹部 X 线片表现：典型的双泡征（箭头）。注意：肠的其余部分没有空气，表明完全梗阻

37-12）[252]。十二指肠闭锁新生儿通常在出生后 24～48h 内开始出现胆汁性呕吐，导致脱水和电解质失衡。在内科治疗稳定后需行开腹或腹腔镜手术矫正。如果持续梗阻和需要长期全肠外营养（TPN），可以放置经外周置入的中心静脉导管（PICC）。

胎粪性肠梗阻是新生儿回肠末端胎粪浓缩所致的肠梗阻。大多数病例与囊性纤维化有关（囊性纤维化的新生儿中有 10%～15% 会出现胎粪性肠梗阻）[253]。在早产儿中也有此类的病例报道，尤其是那些出生体重很轻和出生体重极低的早产儿，被认为是由于肠道功能不成熟和运动障碍造成的[254]。在出生后 24h 未排出胎粪、腹胀和胆汁性呕吐支持

这一诊断。腹部 X 线片显示低位小肠梗阻，有大量充满空气的肠袢，右下腹部有气泡状气体与胎粪混合的肥皂泡效应。钡灌肠常可见结肠较小。初始治疗首选保守治疗，包括进行直肠刺激：N-乙酰半胱氨酸（N-acetylcysteine，NAC）或甘油、造影剂或泛影葡胺灌肠，或通过鼻胃管给予泛影葡胺或 NAC[252,254]。高渗灌肠可引起血容量显著变化，导致低血容量和电解质失衡。保守治疗失败、肠梗阻持续的新生儿则需要外科手术进行疏通。

肛门闭锁

肛门闭锁的病因尚不清楚，但被认为发生于妊娠 5～7 周之间。其发病率为 1/5 000 新生儿，男婴更为普遍。也是 VACTERL 联合征的部分表现。肛门闭锁通常是通过初次体检或在出生后 48h 内未排便来诊断的。较轻的病例可以行会阴肛门成形术治疗，但较复杂的病例需要先进行暂时性结肠造瘘术，然后进行更确切的矫治，如结肠牵引或后矢状面肛门成形术。

肠道血供障碍

腹股沟疝

妊娠最后几周鞘状突闭合失败可导致腹腔和性腺结构经腹股沟管突出。大多数腹股沟疝在出生后 6 个月内出现，发生于 1%～5% 的足月婴儿和儿童及 30% 的早产儿。男孩更为常见。婴儿 60% 的疝发生在右侧，30% 发生在左侧，10% 双侧受累。临床表现为腹股沟或阴囊区可见或可触及的隆起，在哭泣或紧张时突出，在休息时通常减少。

不能自行消退的疝需行手术矫正以防嵌顿或绞窄的风险，也可在门诊患者行亚急诊半择期手术。当疝内容物被嵌顿或绞窄时，就有缺血坏死的危险，这是急诊手术的指征。婴儿的择期手术修复可在全身麻醉或区域麻醉（骶管阻滞或腰麻）下进行。PCA＜60 周的早产儿在出院前应观察 24h 以

防呼吸暂停的发生。对于嵌顿性或绞窄性疝的麻醉管理应按照前述的缺血性损伤进行。

坏死性小肠结肠炎

坏死性小肠结肠炎（necrotizing enterocolitis，NEC）是一种可导致肠坏死的多因素疾病，是新生儿死亡的首要原因。发生于 5% 到 11% 的早产儿和低出生体重婴儿，死亡率为 10% 到 50%[255-257]。其发病机制尚不完全清楚，但被认为是由于肠黏膜炎症反应不平衡、抗生素和喂养对正常肠道菌群的改变和肠黏膜屏障发育不完全导致肠壁破坏和肠坏死[255,256,258]。除了早产，NEC 还与低心排血量、缺氧、PDA、感染、红细胞输血和肠内喂养（尤其是配方奶喂养的新生儿）有关[259,260]。事实上，现在推崇母乳为预防早产儿 NEC 的首选策略[261]。

NEC 可潜伏发病或迅速进展到多系统器官功能衰竭或死亡。尽管最近的证据表明特定的生物标志物有助于早期诊断（粪便钙保护素和 S100A12、血清脂肪酸结合蛋白质和尿液生物标志物），其早期症状往往非特异，包括体温不稳定、喂养量不足或呕吐、嗜睡、呼吸暂停、心动过缓、轻度腹胀和血便[262]。心动过速、低灌注/低血压、代谢性酸中毒、血小板减少、腹部压痛和腹膜炎见于较晚、较严重的病例[255,259]。腹部 X 线检查可提示最初的肠壁增厚、肠管扩张和随后的肠壁积气（肠内积气）和肝胆道或门静脉系统积气（图 37-13）。发现腹腔内有游离气体（气腹），应立即进行手术干预（图 37-14）。

最初采取保守治疗，包括使新生儿禁饮食（nil per os，NPO）、应用广谱抗生素、和持续胃肠减压。同时也需要支持治疗以纠正代谢和血液异常，也包括液体复苏。如果保守治疗失败或出现坏死或内脏穿孔的迹象，则应进行剖腹探查切除坏死肠段（图 37-15）。这些婴儿病情危重，及时的术前准备至关重要。NEC 易导致低血容量、循环和呼吸衰竭、毛细血管渗漏综合征、弥散性血管内凝血和低血糖，这些婴儿可

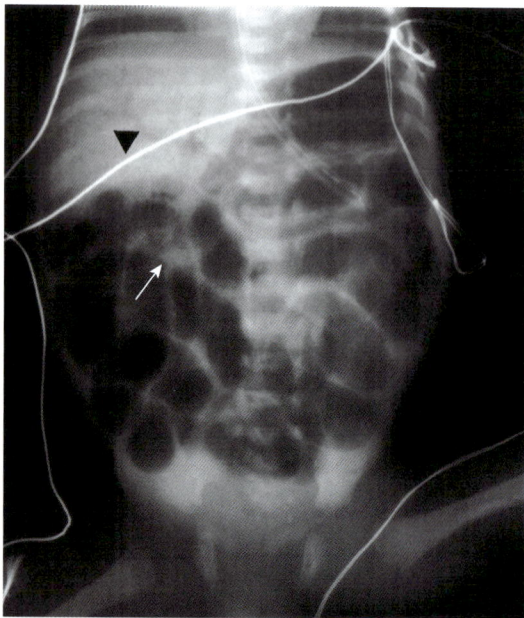

图 37-14　早期坏死性小肠结肠炎伴肠穿孔。注意，穿孔是早期诊断的，有腹膜污染，但没有出现肠坏死。这种类型的穿孔通常预后较好

出现败血症表现，且第三间隙的损伤导致容量丢失而需要大量的液体补充。由于第三间隙丢失，通常需要大量 5% 白蛋白来维持血管内的容量（可超过 1 个血液容量）。几乎总需要血小板和新鲜冰冻血浆输注。高钾血症合并肾衰竭也很常见。通常需要中心静脉通路来应用强心药（多巴胺/肾上腺素或两者联合）。

脐膨出和腹壁裂

腹壁缺陷可导致器官疝出和其血供受损、肠梗阻及新生儿大血管内液体缺失。表 37-6 总结了脐膨出与腹壁裂的区别。

表 37-6　脐膨出与腹壁裂比较

比较因素	脐膨出	腹壁裂
原因	肠道从卵黄囊向腹腔迁移失败	脐肠系膜动脉闭塞
部位	脐带内	脐带周围
伴随损伤	Beckwith-Wiedemann 综合征（巨舌症，巨人症，低血糖，高黏度）、先天性心脏病、膀胱外翻的	肠外露、炎症、水肿、扩张和缩短

脐膨出是由于在妊娠期，胎儿肠道从卵黄囊向腹腔内迁移失败所致（图 37-16A）[263,264]。其发生率为 1/5 000 新生儿[265]。婴儿脐膨出可伴随遗传、心脏、泌尿系（膀胱外翻，图 37-16B）、代谢异常（如 Beckwith-Wiedemann 综合征，表现为内脏肥大、巨舌、低血糖、多囊症）[266]。疝出的内脏从脐部突出，并被膜性囊所覆盖。肠的形态和功能正常。

腹壁裂发生于妊娠期，是由大网膜-肠系膜动脉闭锁所致[264,267]。其发生率为 1/2 000 新生儿，常不伴随其他先天异常[265]。疝出的内脏和肠位于脐周，右侧多见，在宫内暴露于羊水，分娩后暴露于空气中，从而导致炎症、水肿和肠的扩张、缩短和肠功能异常（图 37-16C）[268,269]。

对这些新生儿手术修复前的处理旨在维持疝出内脏的灌注，和通过黏膜表面覆盖无菌、盐水浸润的敷料来减少暴露脏器的液体流失。塑料膜有助于减少蒸发导致的容量丢

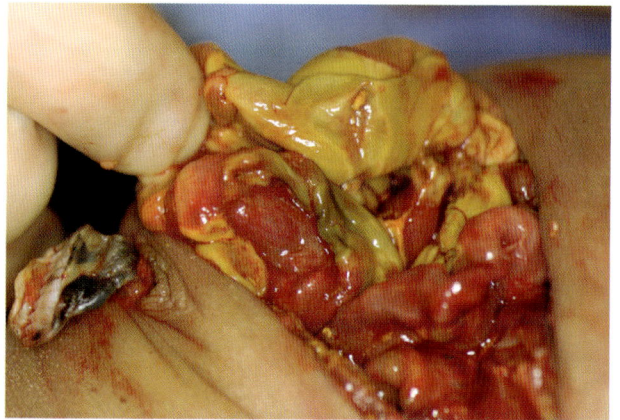

图 37-13　一位患有坏死性小肠结肠炎的新生儿腹部 X 线片显示全肠扩张（肠梗阻），左上象限有少量积气小肠（箭头），以及气体描绘的肝内门静脉（箭头）（蒙 Dr. Sjirk J. Westra 惠赠）

37

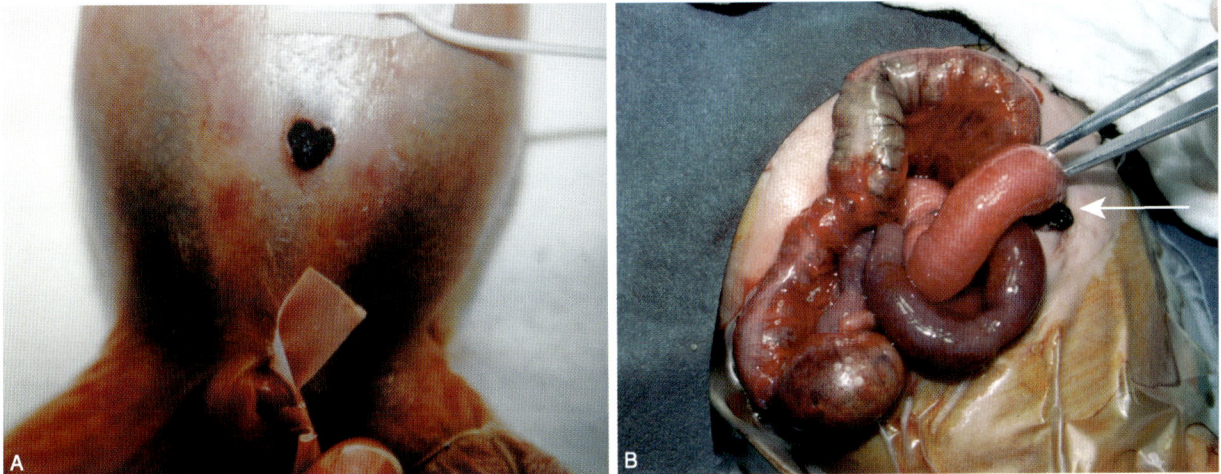

图 37-15　一个患有严重的坏死性小肠结肠炎和肠坏死的早产儿。A. 腹部变色与肠坏死一致。B. 坏死性小肠结肠炎伴有肠段坏死（上）和腹部有游离粪便（箭头）。这些婴儿经常有肠穿孔和肠或肝出血。他们可能有严重的低血压，需要血管升压素支持和大量的容量需求。此外，由于出血和弥散性血管内凝血障碍，这些婴儿通常需要输血、血小板和新鲜冷冻血浆。一些医生也提倡应用维生素 K（蒙 Dr. Daniel P. Doody 惠赠）

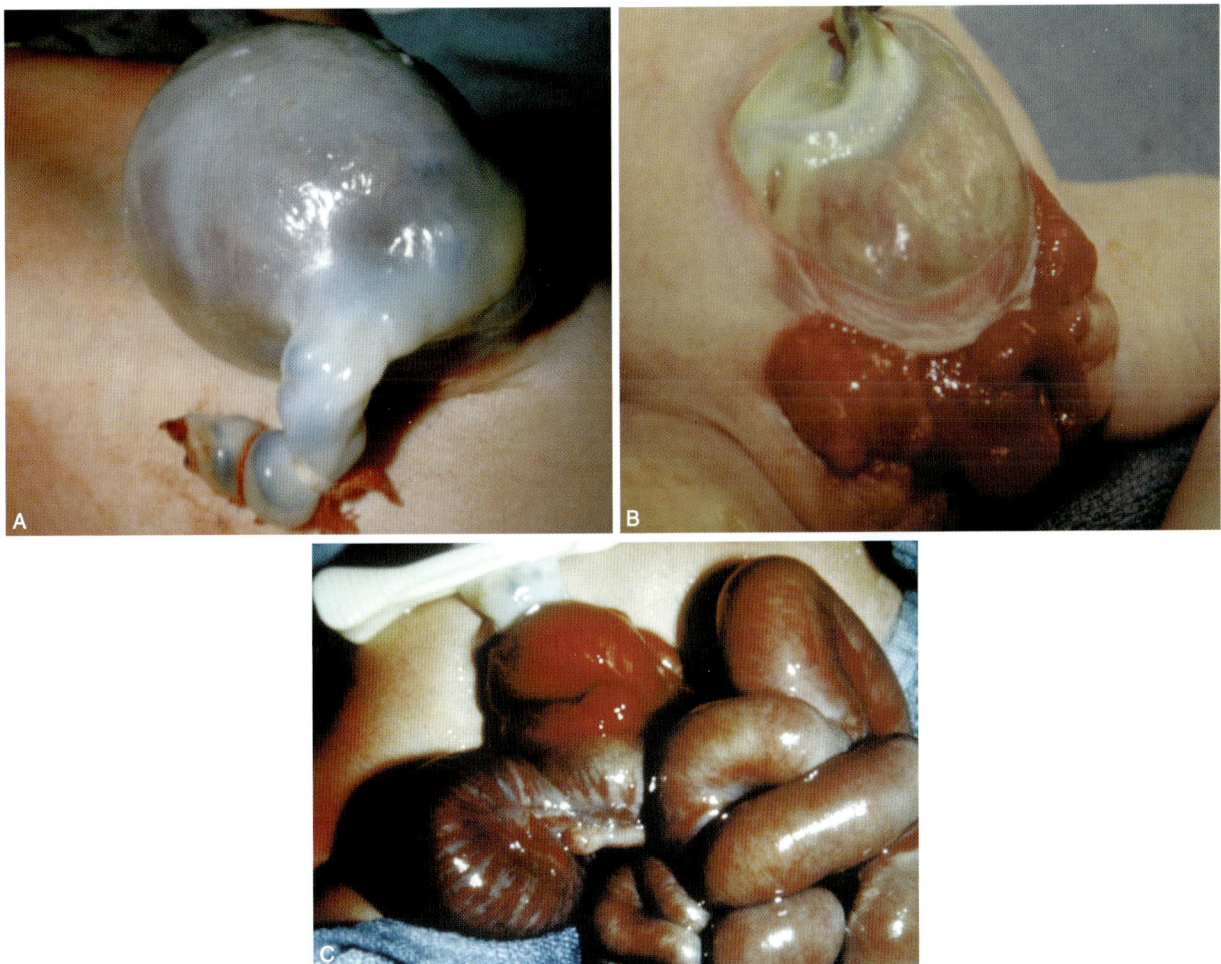

图 37-16　A. 脐膨出被膜性囊覆盖；缺陷出现在脐部。B. 脐膨出伴膀胱外翻。C. 腹壁裂；注意没有膜囊。与脐膨出相反，腹壁裂畸形是脐周异常

失和低体温倾向,这对腹壁裂更为有效。这些缺陷表现为一系列病理改变,需要对相关异常、血容量状态和液体丢失进行个体化评估[270]。如果难以完全还纳,则分步还纳[271,272]。以硅胶袋覆盖腹部内容物,随后逐步缩小硅胶袋从而使腹腔逐渐适应体积的增加,而不会严重影响通气或器官灌注[273,274]。关闭腹壁裂时应用组织扩张器和植皮也可能很必要。

麻醉管理的目标在于持续的液体复苏和防止体温过低。一期腹腔关闭可能导致腹腔内压显著升高(E 图 37-5)。可通过 CVP 导管或胃管监测腹腔内压力。一期闭合后如胃内压超过 20mmHg,可能导致腹部缺血和紧急二次手术[275]。腹腔内压升高可降低器官灌注及通气储备,包括肠、肾、肝的灌注及继发性器官功能受损,可导致药物代谢的显著改变和药物作用延长[122];出现肠道水肿,肾脏充血可导致尿量减少;下肢静脉回流也可减少导致下肢充血和发绀。下肢血压和脉搏血氧饱和度的测定可与上肢不同。膈肌功能明显下降,双肺下叶不张,可发生呼吸衰竭[276]。

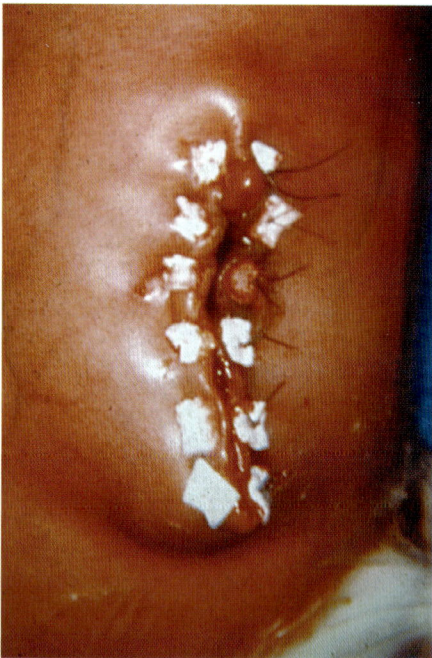

E 图 37-5　关闭巨大脐膨出或腹壁裂可能导致的腹部切口张力过高,这就要求婴儿在修复术后气管插管维持相对高的呼气末峰值压力;这些患者可能由于肝肾血流量受损而导致药物清除减少,并可能出现心脏静脉回流受损

肠旋转不良和中肠扭转

肠旋转不良和中肠扭转是由于肠道从卵黄囊回到腹部时发生异常迁移或不完全旋转而造成[277]。每 1/500 新生儿会发生旋转不良和中肠扭转,30%~60% 受影响的患者有伴随的先天性异常。肠系膜周围肠的旋转可导致右上腹回盲瓣位置异常,造成供血血管扭曲或受压。如果发育过程中发生旋转不良,便会形成肠段闭锁。如果血管扭曲或压迫发生在肠正常发育后,则可能会导致肠坏死。

这些婴儿表现为胆汁性呕吐、腹部胀痛、腹围增大;血便是不好的预兆,可出现低血压、低血容量和电解质异常。手术推迟可能导致整个小肠坏死,因此不应由于正进行液体

和电解质的复苏而延迟手术矫治。这是一个明确的新生儿急诊,所以手术应该尽快地与正在进行的围手术期复苏同时实施。

先天性巨结肠

先天性巨结肠是指结肠内副交感神经节细胞(Auerbach 和 Meissner 丛)缺如[278,279],这一缺陷造成了不同长度的非蠕动段、肛门直肠括约肌张力性收缩和胎粪排出延迟。功能性梗阻发生在受影响节段的水平。其发病率为 1/6 000,以男性为主,在早产儿中相对少见。大约 60% 的患者会有伴发畸形。

先天性巨结肠患儿的症状与肠梗阻一致,如胆汁性呕吐和腹胀。然而,肠道有时会膨胀到血液供应不足的程度,导致穿孔。如果不加以治疗,肠道细菌可能侵入肠壁并进入血流,导致毒性巨结肠(图 37-17)。这些婴儿病情危重,可能需要大量的容量补充和血管升压素支持。手术矫治取决于肠道的累及程度,包括直肠肛管肌瘤切除术、黏膜切除、结肠造瘘改道和经肛门牵引。

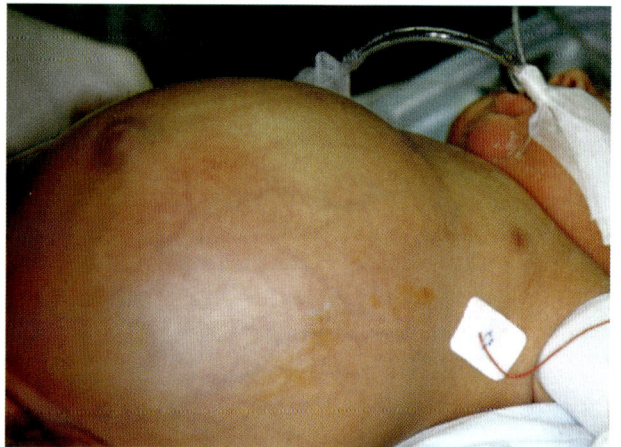

图 37-17　毒性巨结肠导致严重腹胀、体液需求和脓毒症。所以这些婴儿因为误吸风险增高和腹压增加,在气道管理中需要特别注意

动脉导管未闭结扎术

对于动脉导管未闭(PDA)是否应该进行治疗,如果进行治疗,治疗的时间及药物和外科治疗的优点等仍存在争议[280-282]。这些争议来源于几项试验的结果,这些试验未能显示早期 PDA 关闭对早产儿结局有显著好处[282]。虽然 PDA 有可能与新生儿的发病率有关,但它不是一个致病因素。药物治疗包括使用环氧化酶抑制剂,如吲哚美辛或布洛芬。与早产儿相比,吲哚美辛治疗不太可能关闭超早产儿的 PDA,而且更可能产生并发症,包括血小板减少、肾衰竭、低钠血症和肠穿孔[283]。布洛芬对超早产儿中 PDA 的闭合同样有效,可降低肾衰竭的发生率[284]。PDA 关闭的可能性和不良反应的可能性与血浆非甾体抗炎药物浓度有关。标准剂量达到的浓度随末次月经年龄而改变,因为清除率随 PMA 而增加;在文献中未解释清除率随年龄的变化会导致混淆[285,286]。最近,对乙酰氨基酚已被用于那些环氧化酶抑制剂治疗失败或有这些药物禁忌证的婴儿同样有效,尽管还需要进一步的疗效证据[282,285]。如果由经验丰富的团队进行手术结扎 PDA,

术中主要并发症的发生率较低[287]。然而,多达1/3的早产儿在 PDA 结扎后出现严重的心血管不稳定,称为结扎后心脏综合征(postligation cardiac syndrome, PLCS)。PLCS 是由于左心室后负荷突然增加与前负荷降低,导致低心排血量、低血压和心肌功能障碍[281,282,288]。此外,一些研究表明,手术结扎后患慢性肺病、早产儿视网膜病和神经感觉障碍的风险增加[281,289]。

PDA 的手术结扎可在手术室或 NICU(通常为超早产儿和 ELBW 新生儿保留)进行。通过左开胸和手工萎陷肺来实现。主动脉和肺动脉位于 PDA 附近;因此手术过程中可能会突然和意外发生严重的出血。血制品应随时备好。此外,由于 PDA 的直径可能与主动脉相同甚至更大,因此可能很难将 PDA 与主动脉区分开。监测右臂(导管前)和右脚(导管后)的血压和脉搏血氧饱和度将有助于外科医生确定正确的结扎血管。导管后血氧饱和度的降低表明主动脉被阻断,而血氧饱和度和 ETCO$_2$ 的降低则表明肺动脉被阻断。一个成功的 PDA 结扎会导致平均动脉压"重置",因为舒张压升高,而无脉搏血氧降低。

经导管 PDA 封堵可以通过线圈或封堵器在导管室完成,可作为外科结扎的替代方法,也有相似的效果(见第22章)。封堵器封堵与外科手术一样,只有在保守治疗和药物尝试失败后才会进行。在过去,早产儿的血管尺寸太小,足够大的鞘难以植入而阻碍了封堵器的使用。然而在过去5到10年里取得的进展已经生产出了能够用于体重不足1kg婴儿经导管封堵器。在某些情况下,甚至可以在床旁行心脏超声引导下应用。除了避免手术修复的并发症外,经导管入路的呼吸功能恢复更快。其最常见的并发症包括股动脉血栓形成、左肺动脉狭窄和主动脉缩窄[53,290-293]。

早产儿视网膜病变

早产儿视网膜病变(ROP)如果未纠正就会导致失明。ROP 的具体原因仍然不明。但其相关因素包括早产、低出生体重、氧疗、出生后低血压、应用表面活性剂或者强心药及需要机械通气。这被认为是由于早产导致的血管发生因子如 VEGF 引起的调节异常,而发生未证实的新生血管化,最终由于氧诱导的视网膜血管收缩和内皮细胞死亡而引发 ROP[296,297]。其发生率随胎龄的降低而增加。ROP 可通过冷冻治疗、激光光凝、巩膜屈曲手术和/或玻璃体切除来治疗。

冷冻治疗包括在纤维血管嵴前的无血管视网膜直接显像下应用冷冻探头;需要在全身麻醉下的手术室进行。二极管激光光凝通常在 NICU 的床边进行。对于中度 ROP,激光光凝已被证明与冷冻治疗一样有效,也最为常用,源于其全身副作用明显减少,眼部组织受到的创伤更小,晚期并发症的发生率也比冷冻治疗低。激光光凝可在单独表面麻醉或

复合静脉镇静或全身麻醉下进行。然而单独局部心肺并发症的发生率要高于镇静或全身麻醉[294];手术通常需要10~30min,每隔几周就要进行一个系列的治疗。麻醉的目标在于提供眼部镇痛和防止眼睛和头部运动。PCA<32周的小儿大多数并不活跃,因此单独表面麻醉就可保持静止不动。

巩膜弯曲手术和玻璃体切除用于较严重的 ROP,由于早期发现和激光光凝治疗可防止 ROP 进展为严重疾病,因此较少使用。这种手术通常在6个月到1岁的大婴儿中进行,需要全身麻醉。

最新的治疗方式包括玻璃体内注射贝伐单抗,这是一种旨在降低 VEGF 的重组人源化单克隆抗体。结果令人鼓舞;然而需要更多的数据来确定其安全性和有效性[296,298,299]。

如前所述,最佳氧饱和度目标仍存在争议。应尽量避免高氧浓度,建议目标范围为91%~95%。然而,值得注意的是,ROP 在患有发绀性心脏病和从未接触过氧气的婴儿中也有报道;因此,高氧浓度只是与 ROP 相关的一个因素(见第34章)[298,300]。

(镇路明 译,吕建瑞 校,张建敏 俞卫锋 李军 审)

精选文献

Kamata M, Cartabuke RS, Tobias JD. Perioperative care of infants with pyloric stenosis. *Paediatr Anaesth.* 2015;25(12):1193-1206.
This article reviewed the current techniques in use for the perioperative management of infants with pyloric stenosis. They conclude that the optimal approach to airway management is not known, and several different techniques may be used, such as rapid-sequence induction or modified rapid sequence with gentle mask ventilation.
Sola A, Golombek SG, Montes Bueno MT, et al. Safe oxygen saturation targeting and monitoring in preterm infants: can we avoid hypoxia and hyperoxia? *Acta Paediatr.* 2014;103(10):1009-1018.
This study sought to define a more targeted range of oxygen saturations in premature infants to reduce morbidity and mortality. They concluded that there was an increase in mortality with reduced oxygen saturations, yet a greater morbidity with hyperoxia in the higher ranges, leading them to recommend a broader range of intermediate targets.
Stoll BJ, Hansen NI, Bell E, et al. Trends in care practices, morbidity, and mortality of extremely preterm neonates, 1993–2012. *JAMA.* 2015;314(10):1039-1051.
This prospective study of more than 34,000 premature infants born at the Neonatal Research Network centers looked at maternal and neonatal care, morbidities, and survival. They concluded that over the past 20 years there have been several advances in maternal and neonatal care that have contributed to improved outcomes.

参考文献

胎儿干预的产生引入了手术矫正或改善子宫内已知的先天性缺陷的概念。随着产前成像技术和外科技术的提高，胎儿干预的内容已发展到包括与宫内死亡及具有显著产后发病率相关的疾病。胎儿干预的目标是提高胎儿正常发育的概率，且将出生后相关疾病的发病率降到最低[1]。胎儿干预技术的进展也使得明显增加孕产妇风险的开放性宫内干预手术，逐渐地发展成为经皮或胎儿镜手术，从而改善孕产妇风险/受益比，同时减少了与开放性手术相关的术后子宫收缩。

胎儿手术通常需要麻醉医生同时照顾两个或者更多的患者，他们往往是独立的，甚至有时他们的需求是相互矛盾的。首先是孕产妇，她可以表达她的不适，可以直接监测，且容易给药。第二（可能是第三）是胎儿。对后者，疼痛的监测仅取决于间接性证据，监测手段有限，管理药物更是复杂，且手术和发育早期的用药有可能对其产生长期的影响。麻醉医生必须在确保孕产妇和胎儿血流动力学稳定的情况下，实施母体和胎儿两者的麻醉和镇痛；且必须准备好抢救复苏的方案，以防胎儿在干预期间出现问题。

母体和胎儿的麻醉选择

母体

胎儿干预已经在各种麻醉技术下成功地实施；孕产妇

和胎儿的麻醉需求都必须考虑,事实上这两者会有很大的差异。一些内镜干预情况下,手术涉及部位没有神经支配;因此,胎儿可能感觉不到有害刺激,其麻醉要求可能是最低的。然而,让胎儿保持不动仍是手术安全和成功的必要条件。其他干预可能需要将针头插入胎儿体内,这可能引起有害刺激甚至疼痛。开放性手术可以产生明显的伤害性刺激。除了手术的需求,每位孕产妇和胎儿都会有独特的生理、药理、和病理生理学特征;麻醉医生必须评估每种麻醉技术的利弊,并选择最安全的方法[2]。

局部麻醉(区域阻滞)

局部麻醉似乎仅用于经皮穿刺置入套管针。其最明显的优势是孕产妇较安全,因为其没有接受静脉药物注射(intravenous,IV)。这种技术的缺点包括未麻醉未肌松的胎儿受伤风险增加,缺乏胎儿镇痛,没有松弛子宫。接受宫缩抑制治疗,或羊水过多和有子宫收缩的孕产妇用这种方法,可能会有加剧子宫收缩的风险。

监测下麻醉管理(monitored anesthesia care,MAC)

静脉镇静包括给予母体苯二氮草类药物、阿片类药物,偶尔还有小剂量的安眠药。其优点包括可以通过经胎盘转移的药物对胎儿提供麻醉和镇痛,同时减轻孕产妇的焦虑和痛苦。根据给药的数量和作用,在这种镇静下,母体气道未受到保护,可能会增加其误吸的风险;这种技术下子宫也没有松弛。

区域椎管内阻滞

椎管内技术(腰麻、硬膜外麻醉或腰硬联合麻醉)已被用于胎儿镜手术,而对开放性手术实施很少有不复合全身麻醉。对于绝大多数的子宫内的外科操作,均需要达到T4水平的感觉神经阻滞。椎管内技术既不能使子宫松弛,也不能给胎儿镇痛或麻醉。

区域神经阻滞复合镇静

在区域麻醉中复合静脉镇静,可以通过药物经胎盘转移,对胎儿提供镇痛或麻醉。虽然接受区域麻醉的孕产妇可以静脉注射芬太尼、丙泊酚和苯二氮草类药物,但会导致母体心动过缓、呼吸抑制和肺部误吸的风险增加。T_4水平感觉神经阻滞的要求还可能引起孕产妇呼吸力学的改变。此外,交感神经阻滞的水平通常比感觉神经阻滞高2~6个节段[3]。因此,T_4水平感觉阻滞可能完全抑制心脏加速纤维(T_1~T_4);严重的心动过缓和心搏骤停已有报道[4-6]。在此前提下静脉给予具有迷走神经兴奋特性的药物,会增加显著性心动过缓的风险[7]。

全身麻醉

大剂量吸入麻醉药行全身麻醉(一般为地氟烷)能提供母体和胎儿的麻醉,及剂量依赖性的子宫松弛,甚至对因提前宫缩而行宫缩抑制治疗的患者亦有效[8-11]。必须注意,提供足够的子宫松弛所需要的母体麻醉深度可能引起孕产妇低血压,从而导致子宫胎盘功能不全和胎儿心血管功能不全。必须特别关注的是要将母体的血压维持在正常或者稍高范围[12]。

合并输注瑞芬太尼和丙泊酚可以减少吸入麻醉药所需浓度,而不影响子宫松弛。这种方案可避免孕产妇低血压和伴随的胎儿抑制[13]。复合用药的另一个好处可能是瑞芬太尼和丙泊酚对胎儿麻醉的贡献,因为两者都容易透过胎盘而不发生已知的胎盘血流量减少[14]。

区域麻醉联合全身麻醉

区域麻醉联合全身麻醉通常用于开放性手术,也可用于计划子宫外置入安全套管针的前置胎盘手术患者。除了提供前面所列的区域麻醉和全身麻醉的优势,这种方法还可以提供术后镇痛[15]。在这类患者中,置入套管针的操作空间通常较小,需要子宫外置或极端侧卧位。子宫外置所需的手术切口比标准剖宫产手术更大,这得益于硬膜外麻醉的优势。然而,术中的获益(如减少吸入麻醉药的需求)可能被需要提供足够子宫松弛的需求所抵消。

胎儿

不包含吸入麻醉药的母体麻醉技术可能无法提供胎儿足够的镇痛和或麻醉。然而,胎儿镇痛和麻醉也可以通过直接对胎儿使用麻醉药和镇痛药来完成。可采用的方法包括经胎盘给药、直接肌内注射、直接血管内和羊膜腔内给药;每一种给药途径都有其优缺点,这些特点可能会对整体麻醉效果产生直接影响。

经胎盘途径

许多胎儿干预(开放或内镜)使用经胎盘给药以提供对母体和胎儿的麻醉及镇痛(表38-1)。许多(但不是全部)药物都能遵循菲克(Fick)被动扩散定律透过胎盘(图38-1)。药物脂溶性、母体和胎儿血液 pH、电离度、蛋白结合率、灌注、胎盘面积和厚度及药物浓度,是影响药物经胎盘扩散程度的因素[16]。这种方法最明显的缺点是母体必须接触胎儿所接受的每一种药物,且通常是高浓度的,以确保胎儿能获得足够的药物浓度。此外,如果胎儿血流量减少,药物摄入可能会受到影响。这意味着麻醉和镇痛的成功在于胎儿获得的药物剂量,以及从母体给药到胎儿干预手术开始所允许的时间间隔。所有吸入性麻醉药都能透过胎盘屏障,但胎儿的摄取速度比母体慢[16]。然而,这方面因素会被胎儿麻醉较小的 MAC 所抵消,使胎儿的麻醉起效时间与母体相似[2]。胎儿麻醉对降低胎儿的应激反应也很重要,应激反应可以通过促进儿茶酚胺的释放,减少胎盘血流量和加重胎儿呼吸困难[17-20]。

肌内注射途径

肌内注射包括在超声引导下将针头插入胎儿肢体或臀部。与脐带注射不同,肌内注射对胎儿的伤害刺激会激发胎儿的应激反应。虽然肌内注射的出血风险小于血管内注射,但针刺本身仍存在出血和受伤的风险。此外,如果胎儿已经处于应激状态,血液将从肌肉转移(给药部位)而流向胎儿的心脏和大脑。在这种情况下,可能无法估计药物从肌注

表 38-1　常见麻醉药物的胎盘转移 [a]	
不转移的药物	**可转移的药物**
格隆溴铵	阿托品
所有神经肌肉阻滞药	麻黄碱
胰岛素	艾司洛尔，拉贝洛尔
肝素	苯二氮䓬类
	丙泊酚
	氯胺酮
	阿片类药物 [b]
	吸入麻醉药
	局麻药 [c]

[a] 转移的主要机制是大部分脂溶性非离子化的低分子量（<500D）物质的被动扩散。大量流动，胞饮作用，和通过绒毛间隙转移是可靠转移中可忽略不计部分。

[b] 硬膜外或蛛网膜下腔的阿片类药物，在较小程度上，通常对新生儿影响最小。

[c] 胎儿酸中毒会导致较高的胎儿/母体局麻药比率，因为氢离子与非离子化形式局麻药的结合会导致胎儿循环中药物摄取增加。

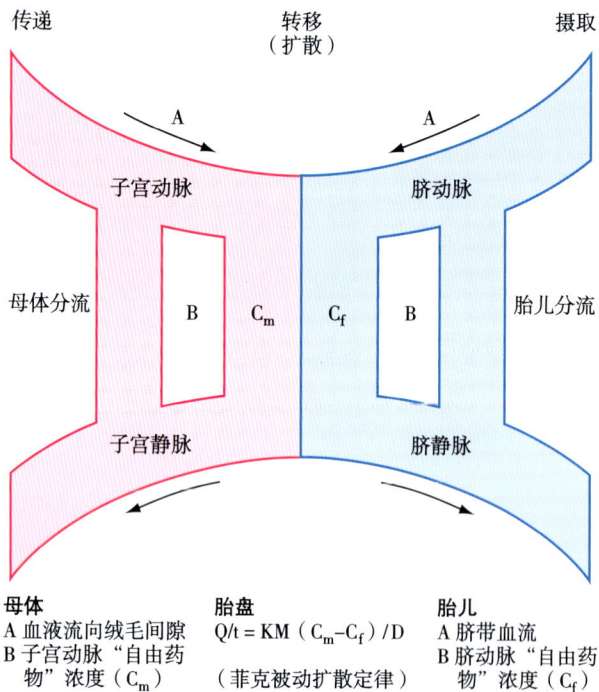

图 38-1　菲克被动扩散定律在绒毛间隙（IVS）的描述。D，膜厚度；K，药物扩散常数；M，膜表面积；Q/t，扩散速率

点吸收的时程。

血管内途径

胎儿血管内给药可确保药物的即时输送，不需要额外的剂量计算，因为胎盘灌注不会改变剂量。血管内给药可根据具体的干预要求通过脐带（不受神经支配）、较大的胎儿静脉（如肝静脉）或心内通路来完成[21]。经脐静脉给药的一个优点是能在手术伤害产生之前提供镇痛。神经肌肉阻滞药、镇痛药、迷走神经抑制剂及复苏药物都可确保立即进入胎儿血

液循环。当外周血流发生改变（即"中心保留效应"），分配到潜在肌内注射区域的血液减少时，该方法也是有用的。

建立胎儿血管内通路需要在胎儿体内插入针管，通常是在不经母体注射镇静剂的情况下进行的。针可能会伤害正在活动的胎儿，还存在胎儿、脐带和胎盘出血的风险。无法控制的出血会影响手术视野，并将胎儿和孕产妇置于危险之中，因为可能需要行开放的子宫切开术来控制出血。建立脐带血管通路也可能导致血管痉挛，存在影响胎儿灌注的风险。

经羊膜腔途径

羊膜腔内给予芬太尼、舒芬太尼、甲状腺素、血管升压素和地高辛已在大型妊娠动物模型中安全使用，在母体身上只检测到极少量的药物[22,23]。如果这种给药方式的安全性和有效性在人体试验中得到证实，那么羊膜腔内给药可能成为胎儿给药的首选方式；但目前这种方式不是常规临床实践的一部分。

胎儿发育

肺发育病理

在胎儿干预的背景下，有两个导致呼吸系统疾病的重要因素需要考虑：羊水不足和早产儿。在这两种情况下，伤害发生时肺所处的发育阶段对于评估发病可能的程度至关重要。羊水缺乏可能是产前羊膜破裂（prelabor premature rupture of the amniotic membranes，PPROM）所致，这可能是自发性的，或是医源性诱导的直接创伤或是由子宫感染引起的。羊水少也可能是继发于胎儿尿量减少，而尿量减少的原因为肾功能不全（如伴有肾发育不全或尿路梗阻）或继发于胎盘功能不全的生长受限。羊水缺乏可导致肺发育不全。一般来说，肺功能不全的可能性与胎膜破裂时的胎龄、长分娩潜伏时间、残留的羊水量呈负相关[24-26]。如果 PPROM 在妊娠 24 周后发生，风险就相对较小[27]，有报告称，在 26 周之前发生 PPROM 的胎儿中，有 27% 的胎儿被证实有肺发育不全[28]。相比之下，在妊娠不足 25 周的胎儿中，伴有严重羊水过少且在 PPROM 后持续 2 周以上者，预计新生儿死亡率超过 90%[29]。

对绵羊的研究表明，羊水过少会导致脊柱弯曲、压迫腹部内容物、使横膈上抬，从而压迫发育中的肺部[30]。肺部和羊膜腔之间压力梯度的增加，导致了通过气管的肺液减少，阻碍肺部扩张[30]。气道中产生的肺液被认为是发育中肺的支架[31]。通常情况下它通过气管排出、被咽下或被排入羊膜腔。气管结扎会导致肺增生[32]，如果一侧主支气管结扎，则同侧肺增生[33]。动物羊水引流实验已被证明会导致肺发育不良[34]，之后恢复羊水可预防肺发育不良的发生[35]。有证据支持，在人类胎膜破后，用羊膜腔灌注术维持胎儿周围的液体量，有助于改善肺发育[29,36]。

肺表面活性物质是 II 型肺泡细胞分泌的磷脂复合物，它能减少肺表面的空气张力，从而预防肺部在低容积时的塌陷。糖皮质激素、甲状腺素和 β-肾上腺素能激动剂可刺激表

38

面活性剂合成。肺表面活性物质首次在肺部检测到是在妊娠 23 周左右，但达到无须辅助通气的成熟水平大约要到妊娠 34 周。肺成熟度可以经羊膜腔穿刺术，检测卵磷脂/鞘磷脂比率，或者最近采用的板层小体计数来进行评估[37]。给予母体糖皮质激素可以促进肺表面活性物质的合成[38]。

胎儿心血管发育

胎儿循环和出生后循环间的差异很复杂（图 38-2）。在胎儿循环中，含氧血液通过脐静脉和静脉导管（绕过肝脏）从胎盘回流进入右心房。在 20 周时，30% 的脐静脉回流[40~60ml/（kg·min）]通过静脉导管分流[39]，这种分流在妊娠中期随着肝血流量的增加而减少，所以那时仅有 20% 的脐静脉回流[<20ml/（kg·min）]通过静脉导管分流（图 18-1，图 18-2）[39]。缺氧和出血增加了肝脏的阻力，更大比例的血通过静脉导管向大脑和心脏分流[40]。灌注肝脏的血流经静脉导管汇入下腔静脉时，其氧饱和度降低了 15%。然而这种缺氧血液的动能较小，经右心房流入右心室的速度较慢[40]。来自静脉导管的高速的氧合血优先经卵圆孔进入左心，通过主动脉弓流向发育中的头部和上半身。因此卵圆孔的存在是必要的。随脐带静脉从胎盘回流的血液的氧饱和度为 80%~85%。尽管这些血流进入右心房，但确实会发生一些混合，导致升主动脉中血液的氧饱和度为 65%。然而，左心

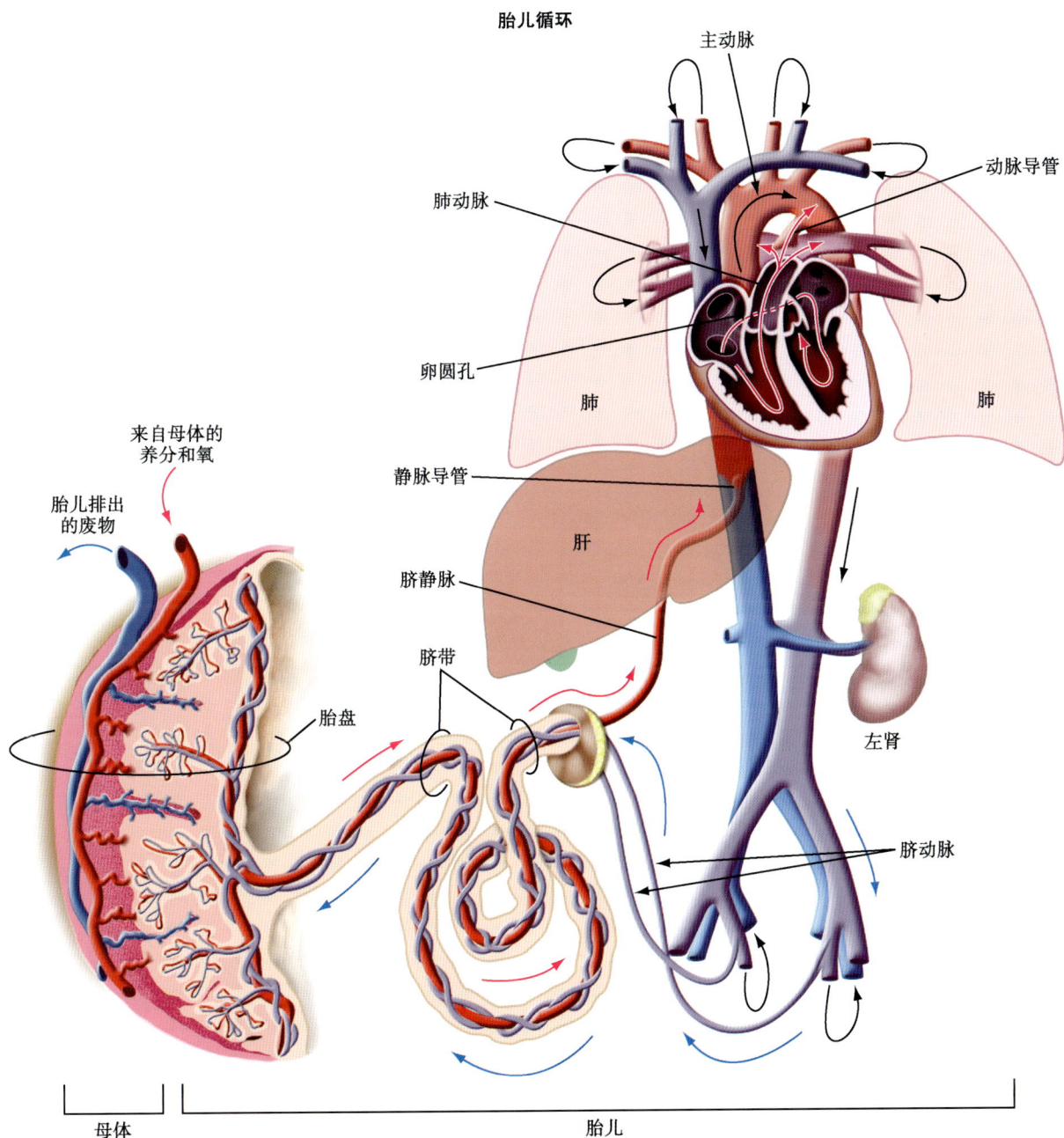

图 38-2　胎儿循环。红色箭头表示含氧血液的流动，蓝色箭头表示乏氧血液的流动。黑色箭头指明了血流方向，表示血液从体循环通过毛细血管膜再返回体循环。底纹（从红色到紫色到蓝色）表示血液在该部位上的相对氧合，从充氧到去氧。注意当静脉导管将含氧血从胎盘输送到胎儿体循环时，胎儿主动脉内的血液会因为分流、消耗及从胎儿肺循环中回流的乏氧血而逐渐去氧合

室的血液的氧饱和度还是比右心室高 15%～20%。右心室大部分的缺氧血液绕过高阻力的肺血管系统进入动脉导管，从那里的降主动脉向下半身供血，或通过脐动脉用于胎盘复氧。分娩后两个心室功能是连续的，而在出生之前它们的功能是并行的。因此他们的输出不必相等，事实上也确实不等。在妊娠晚期，右心有更大的输出量，多普勒超声检查显示右心的每搏输出量比左心大 28%[39,39]。

在迷走神经和交感神经及循环中的儿茶酚胺的共同作用下，胎儿心率(fetal heart rate,FHR)维持在窦房结固有的节律之上[41-43]。随着心脏的发育，每搏输出量增加，FHR 在整个妊娠过程中逐渐下降[44,45]。妊娠晚期的低氧应激会产生反射性心动过缓，随后几分钟出现正常心率或心动过速。引起心动过缓的化学感受器已在切除颈动脉窦神经的羊身上得到证实[46]。随后的心动过速是血浆儿茶酚胺增加引起β-肾上腺素激动的结果[47]。出血也会导致 FHR 的增加，这可能是通过压力感受器反射起作用的。

胎儿的心排血量很大程度上取决于心率[48]。人类胎儿左右心室的总输出量是每分钟 450ml/kg[48]。在发育过程中，胎儿增加每搏量的能力受限于较小的有效收缩组织比例，以及由于相对降低的 β-肾上腺素受体密度和交感神经激动未成熟所致的增加心率能力不足。如果出血导致血容量减少，心脏不能通过增加每搏输出量来代偿，或者相反，如果容量增加，心脏亦不能扩张，导致心脏的做功降低（虽然第二个影响会因巨大的、相对顺应性较大的胎盘循环大幅度降低）。因此，胎儿增加心脏输出量的唯一方法就是增加心率。尽管受这种体内平衡的限制，胎儿还是能够承受大量出血。研究表明，胎羊在急性丢失血容量的 20% 后，可以很快恢复动脉血压和心率，且无明显的酸碱失衡[49]。即使失血 40%，胎羊的血压在 2min 内可恢复正常，心率在 35min 内可恢复正常[50]。血管再分布之后氧会被确保输送到大脑和心脏（中心保留效应），血容量可从胎盘及血管外间隙得到补充，40% 的失血量将在 30min 内被纠正[50]。若出现酸血症则表明胎儿无法代偿；酸中毒使氧解离曲线向右移动，从而减少胎儿血红蛋白氧合，增加氧从血红蛋白的解离。在窒息期间，流向脑干的血流增加超过 100%，但供应大脑半球的血流仅为 60%[51]。

胎儿氧合

胎儿处于 PaO_2 约为成年人 1/4 的低氧张力环境中。脐静脉血的最大 PaO_2 约为 30mmHg。胎儿血红蛋白与氧的亲和力，在子宫内主要通过两个因素进行调节：胎儿血红蛋白和 2,3-二磷酸甘油酸(2,3-DPG)。胎儿血红蛋白(血红蛋白 F)的存在使得血红蛋白氧解离曲线左移，从而增加其与氧的亲和力。此外，2,3-DPG 的存在可能使血红蛋白氧解离曲线右移，使胎儿血红蛋白对氧的亲和力下降，氧与血红蛋白解离。然而，与成人血红蛋白相比，2,3-DPG 在胎儿血红蛋白中似乎只发挥了约 40% 的影响，从而保持了氧血红蛋白解离曲线的净左移。因此，对于任何确定的 PaO_2，胎儿对氧的亲和力均大于母体。P50（血红蛋白氧饱和度为 50% 时的 PaO_2）成人约为 27mmHg，胎儿约为 20mmHg。随着妊娠的进展，2,3-DPG 的浓度增加，血红蛋白 A 的浓

度也增加[52]；更高的血红蛋白浓度(18g/dl)使总携氧能力更强。

胎儿组织的氧供应取决于许多因素(表 38-2)。首先，母体必须氧供充分。

表 38-2 胎儿组织血流和氧合受损的原因

子宫胎盘血流/氧合受损的原因	脐带血流/胎儿循环再分配受损的原因
母体氧合和血红蛋白浓度降低	脐血管痉挛
母体出血	胎儿心排血量降低
主动脉腔静脉受压	胎儿出血/血红蛋白浓度下降
减少子宫血流量的药物	胎儿体温过低
子宫创伤	子宫胎盘血流/氧合受损
子宫收缩	脐带扭转
胎盘功能不全(PET,IUGR)	
羊水过多：压力效应	
母体儿茶酚胺的产生增加子宫-胎盘血管的阻力	胎儿儿茶酚胺的产生增加胎儿-胎盘血管的阻力

IUGR，胎儿宫内生长受限；PET，先兆子痫。

其次，必须有足够的含氧血液进入子宫胎盘循环。这部分血流量可能会因孕产妇出血（母体血容量减少）而减少，或是下腔静脉受压（静脉回流减少）导致子宫静脉压升高引起的子宫灌注减少而减少[15]。此外，主动脉受压可减少子宫动脉血流，因此必须注意将母体置于防止主动脉受压的体位，无论是将手术床向左倾斜 15°，或将患者转向左侧卧位，然后将她转回到 15° 左倾位[53,54]。在绵羊中，子宫切开术的手术切口本身使得子宫胎盘血流减少 73%，而子宫入路的胎儿镜手术无此影响[35]。

即使子宫循环充足，胎儿组织氧合仍然依赖于子宫胎盘血流和脐静脉血流量。必须注意不要通过过度牵引拉或扭转脐带来阻断脐血管血流，这可能会导致血管痉挛。脐血管收缩也可以作为胎儿应激反应的一部分，是胎儿应激激素释放的结果（图 38-3）。羊水量的增多增加了羊膜的压力并影响子宫胎盘的灌注[56,57]。手术刺激引起胎儿儿茶酚胺产生的激增，胎盘血管阻力可能增加，使得胎儿心脏后负荷增加[58]。幸运的是，动物研究表明，只有当子宫胎盘灌注减少 50% 或以上时，才会出现对胎儿动脉血气的不良影响[59]。

吸入麻醉药可能导致母体血管舒张，因此，在理论上可能会导致或加剧现有的胎儿缺氧。对麻醉药在缺氧胎羊的研究表明，异氟烷可加剧先前存在的酸中毒[60]，也会减弱胎儿缺氧时的血管再分布反应，但这可以通过减少脑氧需求来抵消，净效应是脑氧供需平衡不受影响。然而，β-肾上腺素能阻滞剂会使胎儿不太能应对窒息。与对照组相比，这些胎儿的心率、脑血流量和心排血量增加较小，从酸中毒中恢复的速度也更慢[61]。

中枢与周围神经系统的发育

大脑和脊髓的发育在孕后 3 周即已开始，至妊娠中期，脊髓大部分已形成。大约从第 4 周开始，神经嵴细胞向外迁

38

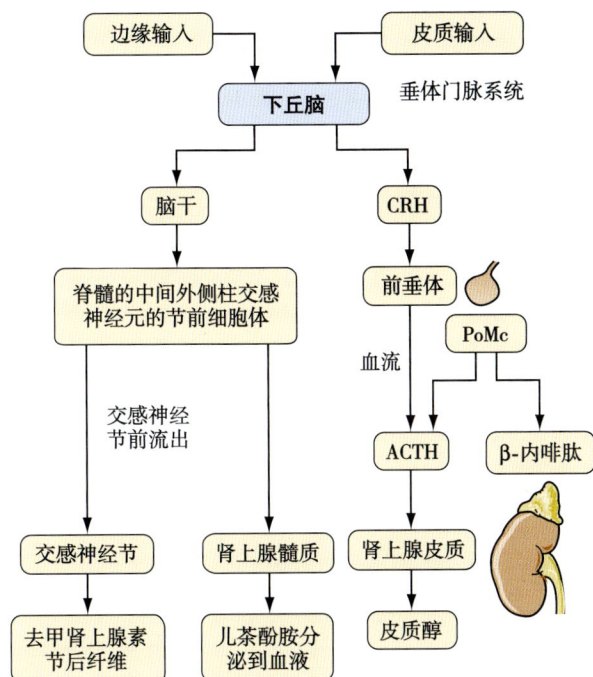

图 38-3　人类胎儿对压力的内分泌反应。ACTH，促肾上腺皮质激素；CRH，促肾上腺皮质激素释放激素；PoMc，阿片 - 促黑素细胞皮质素原

移形成周围神经，1 周以后它们之间的第一个突触形成[62]。脊髓内的突触从妊娠 8 周开始发育，表明最早的脊髓反射可能在这个时期出现。神经元的发育在妊娠 8~18 周到达高峰。第一个神经元和神经胶质细胞在脑室区（上皮质）发育，新形成的神经元沿着脑室区以波浪式向外迁移形成新皮质。突触生成发生在神经增殖之后，首先是外围结构，然后约从妊娠 20 周开始为中心结构，这个过程部分取决于感觉的刺激[63]。

痛觉器官的发育与中枢神经系统的发育并行。痛觉的第一个基本要求是存在感觉感受器，大约在妊娠 7 周时它们在口周区域开始发育。大约从妊娠 11 周起，以此为起点它们在脸的其他部分、手掌表面和脚掌处开始发育。到 20 周的时候，它们就出现在所有的皮肤和黏膜表面[64]。痛觉器官最初参与了脊髓水平的局部反射运动，不伴较高级的皮质整合。当这些反射反应变得更复杂时，他们反过来通过脑干来调节其他一些反应，比如增加心率和血压。然而，这种对有害刺激的反应没有被证明涉及皮质，因此，认为不存在有意识的知觉。胎儿意识本身很复杂，无论是生理上还是哲学上，对此的讨论超出了本章的范围。但是，有一个共识是大脑皮质中必须存在电活动才能产生意识[65]。由此看来，意识并非随时可以被"开启"的，它的演变是一个渐进的过程，被喻为"调光开关"，很难将胎儿意识归因于任何一个特定的发育时期。

编程效应

考虑到有害刺激对发育中胎儿的影响和胎儿麻醉和镇痛的原理，我们不仅要考虑缓解可能的疼痛的人道主义需求，也要考虑在发育早期受到的手术应激是否可能导致生理

学上的永久性改变。这个概念被称为编程，定义为"在关键、敏感时期的刺激或伤害对结构、生理和代谢产生永久性影响的过程"[65,66]。大鼠和非人类灵长动物的研究显示，产前受到刺激的动物幼崽的海马和下丘脑的糖皮质激素受体的数量永久性减少。这减弱了负反馈反应，导致幼崽中基础和应激诱导的皮质醇浓度增加，这将持续到成年期。此外行为改变，例如不良的应对行为，也有被观察到[66]。

胎儿监测

任何胎儿干预的目标都是在维持胎儿血流动力学稳定的同时，避免胎儿缺氧和低体温，确保胎儿健康。了解和处理胎儿对麻醉和手术的生理反应至关重要，以避免应激对受累胎儿的已知的有害影响。但是，监测胎儿的最佳方法是有限的，术中和术后持续监测胎儿生命体征的技术仍处于发展阶段。

许多外科手术都不需要行子宫切开术，因此胎儿仍然在子宫内，直接监测通常是不可能的。即使对那些部分娩出接受侵入性手术的胎儿，监测也只能是间歇性的，且通常并不可靠，因为胎儿在手术过程中必须保持在液体环境中。这些阻碍使得难以直接使用现有的监护仪。目前评估胎儿健康的方法包括 FHR 监测、直接测量胎儿血气、胎儿心电图、胎儿脉搏血氧饱和度（fetal pulse oximetry，FPO）、胎儿超声心动图和胎儿脑血流多普勒超声检查。

胎儿心率监测在胎儿干预中的应用

目前，用多普勒超声检查进行胎儿心率监测是分娩时评估胎儿健康的标准。FHR 监测也在胎儿干预的围受术期使用。在母体麻醉诱导之前记录 FHR①作为基线用于对照，②让围生期医生、外科医生和麻醉医生确认胎儿是稳定的。FHR 可以通过胎儿超声心动图进行术中连续监测，在开放性病例中可进行脐带间断性触诊。最常用的诱导麻醉剂（丙泊酚和硫喷妥钠）可快速穿过胎盘，因此也可迅速达到胎儿麻醉的适当剂量[67,68]。吸入麻醉药也能穿过胎盘[69]，但它们在胎儿中的摄取比在母体中慢得多[10,70]。这些麻醉药物会降低 FHR 和 FHR 的变异性。虽然如果 FHR 在相应胎龄的正常范围内令人放心，但胎儿心动过缓是胎儿窘迫的一个可靠的指标，需要立即处理。

随着微创胎儿内镜手术的出现，监测方面的新问题浮出水面。手术团队已经可以不直接接触胎儿，目前已用于胎儿镜手术的套管针无法使用无线电探针。目前，胎儿镜或心脏介入使用直接可视化的胎儿超声心动图，可以准确评估 FHR。虽然这非常有益，但是胎儿超声心动图的连续使用需要有经验的超声医生在手术区域进行操作。

胎儿血液采样在胎儿干预中的应用

在开放性干预期间如果怀疑胎儿受到伤害，可以从毛细血管、外周静脉、中心静脉或脐带血管穿刺获得胎儿血液。由于血管细小且组织脆弱，胎儿血管通路难以建立。脐带血管穿刺可能引起脐带痉挛、血肿，甚至胎儿死亡，因此脐带操作应该作为没有其他方法可选时的最后选择。在内镜介

入期间，通过穿刺脐带血管可以获得胎儿循环血样。对于大多数胎儿心脏介入治疗，针和/或导管直接穿过胎儿心肌进入心脏，允许进行血样的采集；由于胎儿循环血容量较小，因此只能抽取极少量的样本。

胎儿心电图

一些研究组使用胎儿心电图分析，来判断时间间隔（PR和RR间期）和信号形态（T/QRS比）的变化是否与胎儿或新生儿的预后相关。对动物和人类的研究表明，在正常情况下，PR间期和FHR之间存在负相关：当FHR减慢时，PR间期延长，而随着FHR的增加，PR间期缩短。但在酸中毒婴儿中呈相反关系[71-77]。猜测可能是胎儿受损期间窦房结和房室结的反应不同[75]。轻度低氧血症时可引起肾上腺素水平升高，从而增加FHR并缩短PR间期。然而，随着低氧血症时间的延长，氧依赖性的窦房结钙通道表现出对肾上腺素的敏感性降低，从而降低FHR。房室结的快钠通道不受减少的氧供影响，而肾上腺素水平增加会缩短PR间期。最终使得PR间期和FHR之间的关系从负相关变为正相关[75,74]。对这种关系的评估可分为短期和长期两种[75,76]。短期评估或传导指数在短期内可以是间歇性正向的，无不良预后。但是，长时间的正传导指数（>20min）与胎儿酸血症风险增加有关[77]。

胎儿脉搏氧饱和度

标准脉搏血氧仪是利用光透过血管床发生透射和吸收后到达对面组织上的光电探测器上来测量的。然而，反射血氧法的发展允许经放置于相邻的皮肤表面的发光二极管来测量氧饱和度，其吸收是由散射回组织表面的光决定的[78,79]；任何减少胎儿血管搏动的状况（如低血压、血管收缩、休克或强烈的子宫收缩）都会使血氧饱和度读数不准确[80]。因为血氧仪必须直接接触胎儿皮肤表面，任何妨碍光线传输或皮肤黏附的情况（如胎儿或母体的运动、胎儿皮脂、胎头水肿）都会对血氧仪的信号质量和精度产生影响[81-85]。血氧饱和度的读数也因传感器位置不同而存在差异；一些研究发现，与氧传感器置于胎儿头部相比，置于胎儿臀部时的氧饱和度基线值较低[86-89]。

735~890nm波长系统的研发（与旧的660~890nm系统相比）提高了胎儿动脉血氧饱和度（$FSaO_2$）监测的准确性[90]。当$FSaO_2$在正常范围的30%~70%，即处于氧-血红蛋白解离曲线的中间时，pH或氧分压的小幅度变化均会对$FSaO_2$产生较大影响[91]。FPO还可以识别酸中毒胎儿。氢离子和2,3-DPG浓度的增加都会导致氧解离曲线的右移（玻尔效应），使得慢性酸中毒或低氧血症的胎儿$FSaO_2$降低，尽管这时期PO_2在正常范围内[91]。

近红外光谱

近红外光谱是一种连续测量组织混合血氧饱和度的监测方法。这种方法使用的光学探针可用于评估650~1000nm范围的波长，该方法可以提供数厘米深的组织的有关数据，因此对评估脑的氧合非常有用，也可以通过母体腹壁非侵入性地检测胎儿组织氧合的变化，这已在羊模型中得

到实施[92]。虽然这种监测技术还未在临床胎儿手术中获得广泛应用，但在动物模型的胎儿手术中，近红外光谱检测已经显示与脐静脉氧合密切相关[93]。

胎儿超声心动图

当技术上可行时，胎儿超声心动图可用于评估胎儿心肌收缩力、心功能、心率、血管内容量和羊水量。我们也使用超声心动图在EXIT（子宫外产时处理技术）术中来确认气管导管放置的合适位置[94]（见后面的讨论）；操作时可将无菌套放置在超声检查仪的探头上，然后放在胎儿胸腔上。

胎儿脑血流的多普勒超声检查

产前多普勒超声检查对宫内生长受限的胎儿循环的研究，推测缺氧后发生了代偿性再分配，通过增加胎儿和胎盘的外周血管阻力，代偿性降低胎儿大脑的外周血管阻力，产生脑保留效应[95]。产时多普勒超声检查和FPO验证了在分娩中动脉低氧血症（$FSaO_2$<30%，持续5min或更长时间）时，确实存在脑保留效应，表现为胎儿大脑中动脉平均血流速度增加[96]。对大脑中动脉搏动指数在胎儿采血、输液、分流器置入、组织活检和卵巢囊肿抽吸等微创手术中的应用的初步研究，已经证实接受创伤性手术的胎儿有着明显的脑血流动力学反应（大脑中动脉搏动指数降低）。而在经无神经支配的胎盘索处进行手术的胎儿中，没有观察到这种反应[97]。

虽然尚未被提倡作为常规的产时管理，但有人建议，结合动脉血氧饱和度降低和脑血流量增加可提示产程处于危险阶段。胎儿循环的重新分配不是无限制的保护机制，持续性的脑缺氧使脑血管舒张功能障碍，将对胎儿造成灾难性的后果[98]。

妊娠的生理影响

呼吸和气道方面注意事项

母体和胎儿代谢需求的增加，以及解剖和激素的影响，共同解释了母体肺生理的变化（表38-3）。怀孕可导致母体耗氧量和每分通气量逐渐增加，同时余气量和功能残气量减少[99]。在孕产妇全身麻醉期间，代谢需求的增加和解剖改变对孕产妇和胎儿胎盘获得足够的氧合和灌注孕产妇造成了挑战。在呼吸暂停或通气不足时，孕产妇易快速发展为缺氧和高碳酸血症。即使进行充分的预充氧，呼吸暂停的麻醉孕产妇PaO_2的下降速度，比非妊娠妇女每分钟要快约8mmHg[100]。由于怀孕期间缓冲能力下降，在困难气道情况下，缺氧会迅速发展为酸中毒。肺部氧储量的减少和氧耗量的增加使孕产妇比非妊娠妇女更容易受到气道管理不善的影响。

并非所有怀孕的生理变化都变现为对麻醉有害。例如，吸入麻醉药的诱导和起效比在非妊娠妇女中快，因为肺泡通气增加合并功能残气量减少，加快了吸氧排氮和吸入麻醉药肺泡浓度达到平衡的速度[101]；但更快的诱导，加上降低的MAC值，使孕产妇相对更易发生麻醉剂过量和严重低血压[102]。

表38-3　孕期呼吸系统改变的麻醉注意事项

功能残气量减少
　快速脱氮
　呼吸暂停时极易缺氧
　吸入麻醉药诱导和起效更快
耗氧量增加
　呼吸暂停时极易缺氧
呼吸道黏膜毛细血管充盈
　上呼吸道容易受伤、出血和阻塞
　喉水肿增加插管困难的概率
$PaCO_2$ 降低，无 $PETCO_2$-$PaCO_2$ 梯度
　二氧化碳分析仪读数与 $PaCO_2$ 相似
　过度通气可能导致子宫血流减少

$PETCO_2$，呼气末二氧化碳压力。

心血管方面注意事项

　　怀孕期间心血管功能会适当增加以满足母体增加的代谢和氧合需求（表38-4）。心排血量在孕早期末时增加35%～40%，并在整个孕中期持续稳定增加，直到达到比非妊娠妇女高50%的水平[103]。孕中期末，与孕前值相比，心率增加15%～25%，每搏输出量增加25%～30%，之后这两个值都保持在稳定水平直到胎儿足月[104,105]。主动脉受妊娠子宫压迫，可使心排血量减少30%～50%；坐位或半卧位时影响较小。因此母体的体位是造成低血压和影响胎儿健康的主要因素[106]。

表38-4　孕期心血管系统改变的麻醉注意事项

主动脉受压
　仰卧位导致心排血量下降
　可能导致仰卧位低血压综合征
　主要通过子宫左移或右移来预防
胶体渗透压降低
　孕产妇患肺水肿的风险更大
母体血容量增加
　孕产妇比非孕产妇耐受更多的失血
　大量失血会发展为低血压和酸中毒

　　母体的血流量和血压直接与胎儿的胎盘灌注相关，子宫血流量约占母体心排血量的10%。必须通过子宫的左移或右移来预防主动脉受压。因为通常需要大剂量的吸入麻醉药在胎儿干预期间松弛子宫，所以及时治疗低血压至关重要。母体血压的降低最终会减少胎盘和胎儿的血流量，因为子宫胎盘的血流量非自我调节。在不存在禁忌证时，单次给予麻黄碱（5～10mg，IV）或去氧肾上腺素（50～100μg，IV），能有效治疗母体的低血压。

　　密切关注孕产妇的容量状况很重要；明显的容量过负荷、孕期胶体渗透压下降及使用宫缩抑制剂（如镁或β-肾上腺素受体激动剂）都可能增加孕产妇肺水肿概率。

中枢和周围神经系统

　　妊娠介导的镇痛受脊髓阿片类镇痛通路和外周过程改变，包括卵巢性激素（雌激素和孕激素）的作用和子宫传入神经传递的影响。人们认为妊娠介导的镇痛增加了女性在分娩前孕后期的疼痛阈值[108,109]。孕产妇对许多麻醉药的作用更敏感，腰麻和硬膜外麻醉时局麻药需求量小，吸入麻醉药用量也比非妊娠人群少。妊娠期女性吸入麻醉药的MAC值约比非妊娠女性低30%；但最近有证据表明，吸入麻醉药的镇静作用在妊娠和非妊娠女性中是相似的[110]。一方面要避免术中苏醒，另一方面要考虑子宫松弛及防止对新生儿的抑制，因此吸入麻醉药的浓度需要仔细控制[111]。

妊娠的药理学影响

　　妊娠的生理变化改变了许多麻醉药的药代动力学和药效学。体内水和脂肪组织增加和血浆蛋白浓度减少，会改变药物分布容积。增加的肾血流量和肾小球滤过率可增强经肾脏排泄药物的消除；一些经肝脏代谢的药物在孕期会受到类固醇激素的竞争性抑制，而其他药物可能因基础代谢率增加而有更大的清除率。因此，给药必须考虑母体-胎盘-胎儿的药代动力学。大多数药物可在一定程度上穿过胎盘，转移的比例随着妊娠时间的增加而增加。胎儿血浆蛋白结合减少，产生相对较高浓度的游离药物（即未结合的，并可透过生物膜）[112]。尽管早在16周即检测到胎儿肝脏的氧化和还原反应，但酶的浓度和反应速率很低，使胎儿暴露于药物的时间比母体更长[113]。妊娠早期，药物排泄的主要方式是通过血液流向胎盘，但是随着后来胎儿肾脏的成熟，排泄途径变为药物转化为水溶性药物和代谢物排入羊水。然而羊水可作为药物的储存池，药物可以被重新吸收[112]。

诱导

　　妊娠会增加孕产妇对诱导药物的敏感性[114]。丙泊酚对新生儿影响极小，已安全地用于剖宫产的麻醉诱导，剂量为2mg/kg[115]。氯胺酮也被用作选择性剖宫产孕产妇的独立诱导剂；氯胺酮（1.5mg/kg）不会影响孕产妇的意识或对分娩时的新生儿产生抑制使孕产妇在分娩后第一个24h需要较少的镇痛药[116]。据推测氯胺酮的镇痛作用可能会降低疼痛通路的敏感性，并将其益处延长至术后。诱导药物可降低怀孕大鼠离体子宫肌层的自发性子宫收缩，但只在其浓度大于临床产科实践时发生[117]。

神经肌肉阻滞药

　　虽然血清胆碱酯酶活性在孕期降低了30%，但给予1mg/kg剂量的琥珀胆碱的恢复时间没有延长[118]。由于琥珀胆碱脂溶性差和高度电离，其胎盘转移会受限[119]。同样，尽管血浆胆碱酯酶活性下降，顺阿曲库铵已在没有常规的新斯的明拮抗下可安全用于剖宫产手术[120]。孕产妇可能对非去极化肌松药的作用更敏感，与非妊娠对照组患者相比，维库溴铵给药后起效更快，神经肌肉阻滞恢复延迟。

　　维库溴铵的作用时间延长在分娩4天后的女性中也有报告[121]；足月孕产妇和产后女性中维库溴铵的临床作用时间是

非孕产妇的两倍[122]。然而，在一项研究中，在给予 0.2mg/kg 顺阿曲库铵后即刻插管的产后女性和非妊娠女性比较，产后女性中的平均起效时间和恢复时间明显较短[123]。非去极化肌松药对子宫松弛没有影响，且作为季铵盐，不透过胎盘。

吸入麻醉药

孕妇对吸入麻醉药的麻醉作用较敏感（MAC 比非妊娠女性减少约 30%）[124]。这可能会导致在胎儿手术期间产生比预计更深的麻醉，及产生与母体心脏抑制和低血压有关的药物相对过量。然而最新的证据表明，用脑电图双频指数监测仪检测到的七氟烷的催眠效应，在孕产妇和非孕产妇中是相似的[110]。这两组之间的 MAC 差异可能反映对脊髓伤害性反应的不同，而并非中枢催眠作用不同。

所有吸入麻醉药都会快速穿过胎盘，但是它们在胎儿中摄取比在母体慢得多[125, 126]。小剂量（1.0MAC）异氟烷或氟烷麻醉时，两者都没有对孕产妇脉率、心排血量和酸碱状态及胎儿脉率、酸碱状态和血氧饱和度产生明显的影响[127]。在中等深度（1.5MAC）异氟烷或氟烷麻醉时，母体动脉压和心排血量下降，子宫血管扩张，但子宫胎盘灌注仍能维持；胎儿氧合和剩余碱也得以维持。但是，吸入麻醉药的浓度超过 2.0MAC 时，尽管子宫血管舒张，但孕产妇的低血压减少了子宫胎盘的灌注，导致胎儿缺氧和酸中毒。吸入麻醉药会产生剂量依赖性的子宫松弛效应[128]。在 0.5MAC 异氟烷麻醉时，子宫收缩力减少 20%，而在 1.5MAC 时，收缩力减少 60%[129]。七氟烷也会产生剂量依赖性抑制子宫肌肉收缩，>3.5MAC 时子宫收缩力完全消失[130]。因此在需要深度子宫松弛而使用高浓度的吸入麻醉剂时，一般需要气管插管和积极使用血管加压药物。

胎儿术前评估

所有胎儿畸形的产前成像，包括受累的解剖区域、与正常结构的关系及气管位置都需要明确，以便设计最合适的手术和麻醉干预措施。术前胎儿超声检查和 MRI 的准确性和质量至关重要，因为一些病变，尤其是肺部病变可能在子宫内自发性消退，不准确的诊断可能导致不理想或不适当的干预；此外也可以获得非常有价值的信息，有助于特定治疗的决策过程，如腹水、积液、纵隔移位、肺发育不全、病变侵犯、气道受累和潜在的气管扭曲，或胸腔内肿块压迫。术前成像还可以确定可能严重改变胎儿心肺生理的其他预期的解剖改变（如纵隔移位和已知与胎儿前负荷相关的潜在变化）。连续放射检查还可以监测某些肿物的生长、水肿的发展及对治疗药物的反应（如经胎盘给予地高辛）。明显的胎儿心室功能障碍或心力衰竭提醒麻醉医生注意在胎儿干预期间可能发生胎儿心搏骤停。其他可能使潜在的胎儿干预无效的先天性畸形也可以被检测到。

此外，必须在术前获得胎儿染色体核型，以诊断与胎儿发病率或死亡率显著相关的遗传性疾病，这些疾病会妨碍进一步的干预。手术干预前通过超声检查估计胎儿体重，以准备胎儿用药的单位剂量。以前曾尝试的胎儿干预应被评估，包括干预的次数、胎儿对手术的耐受性、胎儿症状的暂时逆转、胎儿存在的心脏功能障碍及干预失败的原因。假设是胎儿存在水肿，任何治疗这种病症的尝试都应该有记录，包括地高辛治疗的有效性、给药的总剂量、给药方法和治疗反应。

母体的评估

详细的病史和体格检查至关重要，特别是气道评估。有关胎儿病理生理的细节及其对母体继发性疾病的影响都应该处理。伴有显著羊水过多和早产相关性收缩的患者，在子宫操作过程中早产和胎膜破裂的风险增加。尽管经历多次羊膜切除术，羊水过多的患者需要更多的术中保胎治疗及更高浓度的吸入麻醉药以松弛子宫并确保可耐受手术。

胎儿水肿的存在应提醒医生注意孕产妇镜像综合征的可能性。镜像综合征是指与各种胎儿畸形相关特征性的母体病理生理变化，包括非免疫性水肿、葡萄胎妊娠、先天性囊性腺瘤样畸形（congenital cystic adenomatoid malformation，CCAM）和骶尾部畸胎瘤（sacrococcygeal teratoma，SCT）。且通常存在羊水过多和胎盘肥大。虽然这种情况的病因尚不清楚，最终结果是母体伴有高血压和全身水肿的高动力状态[131]。呼吸功能不全或肺水肿可能会进展，需要迅速积极地治疗。如果是早产性子宫收缩进展，治疗方案可能受限制，因为宫缩抑制剂可大大加剧呼吸功能失代偿。治疗的目标是孕产妇支持治疗；即使纠正潜在的胎儿病理状态也不能完全解决孕产妇的异常。娩出胎儿是唯一可完全扭转这种母体病理过程的可靠方法。

麻醉医生应该明确检查是否存在胎盘肥大；胎盘血流增加可能改变母体和胎儿的药物治疗，因为药物代谢可能会增加。胎盘肥大的存在也可能增加术中急性大量出血的风险。术前应准备好母体快速液体复苏的策略。一些文献报道了在子宫切开术的切口，胎盘边缘无意中被包裹，导致的急性大出血伴子宫的完全松弛[132,133]。此时必须立即手术控制出血，应用血制品对母体复苏，且立即给予不会增加胎盘血管阻力的血管加压药。

宫缩抑制剂和抗分娩药

宫缩和早产可在预计时间前几天发生。幸运的是，很多情况下，分娩可推迟到 32 周以后，也给了胎儿从手术打击中恢复的时间并使肺部成熟。然而，对于许多女性来说，手术诱发的早产宫缩的发作预示着早产和分娩，最好的情况是消除了手术的积极效果，最坏的情况则以流产告终。虽然大多数需要胎儿手术的女性在手术后都可以成功地避免立即分娩，但目前用于安胎的药物无法有效预防早产和分娩。早产仍然是限制胎儿手术成功的最常见并发症。

分娩中的激素受体

肾上腺素能激素系统在子宫肌层的活动中起着非常重要的作用；已在子宫中发现多种类型的肾上腺素受体（图 38-4）。刺激 α-肾上腺素受体可导致子宫的收缩频率和强度增加，而 β_2-肾上腺素受体的激活会产生子宫肌层松弛[134]。此外，子

38

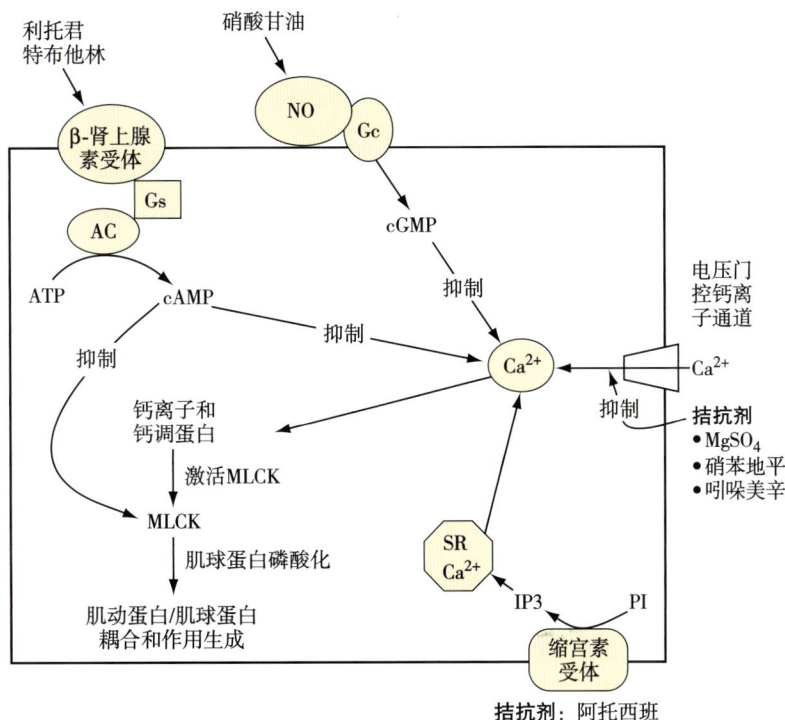

图 38-4　子宫收缩的生化及其抑制作用。AC，腺苷酸环化酶；ATP，腺苷三磷酸；cAMP，环腺苷酸；cGMP，环磷酸鸟苷；Gc，G 蛋白 c；Gs，G 蛋白 s；IP3，三磷酸肌醇；MLCK，肌球蛋白轻链激酶；PI，磷脂酰肌醇；SR，肌质网

宫内负责激活子宫收缩的内源性缩宫素受体密度较高。前列腺素也在调节子宫肌张力方面发挥着重要作用，通常前列腺素在他们发挥作用的区域或附近生成，包括引起子宫收缩和抑制宫缩的前列腺素；子宫和母体缩宫前列腺素的平衡被认为在足月和早产的分娩中具有重要作用。前列腺素，尤其是前列腺素 E_2，是各阶段自然分娩的重要成分[135]。

急性早产的治疗

非甾体抗炎药

非甾体抗炎药（NSAID）会阻止环加氧酶作用，阻止前列腺素的形成。吲哚美辛的体外研究发现其对整个肌层活力有持续抑制或完全阻止的作用。

拟 β- 肾上腺素能药物

目前，只有选择性 β_2- 肾上腺素受体药物常规用于急性早产。大多数副作用来自他们缺乏纯特异性 - 即同时激动 β_1- 和 β_2- 肾上腺素受体。副作用包括胎儿心动过速，母体震颤、心悸、心动过速、血压下降或升高、嗜睡、困倦、酮症酸中毒和肺水肿。肺水肿发生率高达 5%，特别是当这些药物与其他宫缩抑制剂（如镁）一起使用时[136]。因为拟 β- 肾上腺素能药物是非特异性受体激动剂，大剂量时可以激活 α- 肾上腺素受体，促进子宫收缩，导致治疗失败。

镁

镁可与钙竞争跨膜通道进入细胞[137]。因为子宫肌层的收缩取决于钙的储存，所以细胞内转运的减少降低了肌动蛋白和肌球蛋白复合物的活性，导致子宫松弛。

NO 供体

硝酸甘油是一种有效的子宫松弛药，在特定情况下使用可以迅速松弛子宫（如取出残留的胎盘和子宫内翻）。在怀孕的绵羊中，硝酸甘油可使母体平均动脉压降低、心率增加、而不影响子宫血流量[138]。在胎儿手术期间，硝酸甘油已被用于放松子宫肌层并阻止突破性宫缩。其副作用包括孕产妇低血压、心动过速、头痛、快速耐受反应及孕产妇肺水肿的发病率升高[139]。

钙通道阻滞剂

钙通道阻滞剂比拟 β- 肾上腺素能药物具有更好的耐受性。在推迟分娩方面，硝苯地平可能比 β_2- 肾上腺素能激动剂更有效，特别是对那些胎膜完整的女性[140]。接受过钙通道阻滞剂的女性所生的新生儿，呼吸窘迫、坏死性小肠结肠炎和脑室内出血的发生率较低[141]。其最严重的不良反应是孕产妇低血压；另外需要避免钙通道阻滞剂和硫酸镁的合用。

疼痛控制

胎儿术后的疼痛控制是宫缩抑制疗法的重要组成部分，因为充分的镇痛被认为可以避免因应激诱导产生的激素而诱发的早产。手术应激引起促肾上腺皮质激素的释放，使得皮质醇的生成增加；相应的，皮质醇的增多导致了胎盘的有害变化，胎儿雌激素和前列腺素的生成增多，促使子宫活动增加。

宫缩抑制治疗的胎儿并发症

虽然通常没有母体那么严重，但宫缩抑制剂在胎儿也可以引起一系列不良反应。拟交感神经药通过 β- 肾上腺素受体的作用导致胎儿心动过速[142]。虽然环加氧酶抑制剂比其他宫缩抑制剂在延迟分娩方面更有效[143]，但胎儿少尿和动脉导管收缩的不良反应限制了它们的长期使用[144]，然而短期使用后，这些不良反应在停止治疗后 72h 内可完全消失[144]。在小于妊娠 30 周娩出的婴儿中，长期使用吲哚美辛与肾脏功能障碍、坏死性小肠结肠炎、颅内出血和动脉导管未闭的发病率增加相关[145]。硫酸镁可降低胎心变异性[139]并抑制胎儿右心室功能[146]。因为这种药物能迅速穿过胎盘，但经胎儿肾脏排泄的速度比经孕产妇肾脏的要慢，所以担心其胎儿毒性可能会导致呼吸系统和中枢神经系统的抑制[147]。氧化亚氮供体，例如硝酸甘油，似乎对胎儿的影响很小[11]。

术后肺水肿

非心源性肺水肿是已知的安胎并发症。大多数情况下，产科肺水肿是静水压力增加的结果，可以通过使用利尿剂、停止使用宫缩抑制剂和限制输液迅速消退。一项研究观察到肺水肿的患病率为 0.5%，但这一比率在胎儿手术的患者中增加到 23%；93% 的肺水肿患者需要重症监护，20% 需要气管插管[139]。据推测，术中广泛的子宫操作可能会导致增加肺血管系统通透性的介质释放。与肺水肿最相关的是拟 β- 肾上腺素能药物。另一项重要的观察是，与接受其他宫缩抑制剂的患者相比，接受硝酸甘油治疗的患者已被证实有更显著的肺水肿（低氧血症更严重，恢复时间更长，胸部 X 线片更糟糕，复合肺损伤评分更高）[139]。

先天性囊性腺瘤样畸形：开放性手术

先天性囊性腺瘤样畸形 CCAM 是胎儿需要行开放性手术的典型例子。在宫外生存之前就存在肺部肿块的胎儿往往有一系列复杂的先天性畸形。在早产胎儿干预出现前，对胎儿肺部肿块处理的选择有限，包括：①评估肺部成熟度后，一旦确定胎儿存活率，尽管存在需要急诊产后复苏的可能，仍可分娩，②经胎盘地高辛疗法，以治疗严重的心功能障碍[148,149]，③如果考虑胎儿不能存活，则终止妊娠（图 38-5）。胎儿的肿瘤经一系列超声图像记录，显示在子宫内有消退的，允许保留胎儿至足月妊娠。大多数肺部肿块较小，或子宫内肿块消退良好的婴儿，可以正常分娩并在新生儿期进行切除[145]。然而一部分胎儿的肺部肿块会生长，最终影响正常肺发育。这些胎儿的治疗方案包括囊肿抽吸、胸腔穿刺、应用双 J 支架的永久性胸腔引流和子宫内肺部肿块切除术[145,150,151]。所有治疗方案都旨在减小肺部肿块，保障剩余的胎肺发育。

肺的先天性囊性腺瘤样畸形

肺的 CCAM 由肺组织的囊性肿块和支气管结构组成，两者都不参与气体交换[152,153]，可能是肺发育不全的一种形式[154]。CCAM 可以压迫周围的肺组织并阻碍正常肺的发育，导致肺发育不全[155]。在所有胎儿肺部肿块中，CCAM 是与胎儿水肿最为相关的病变，胎儿水肿通常是胎儿患病的

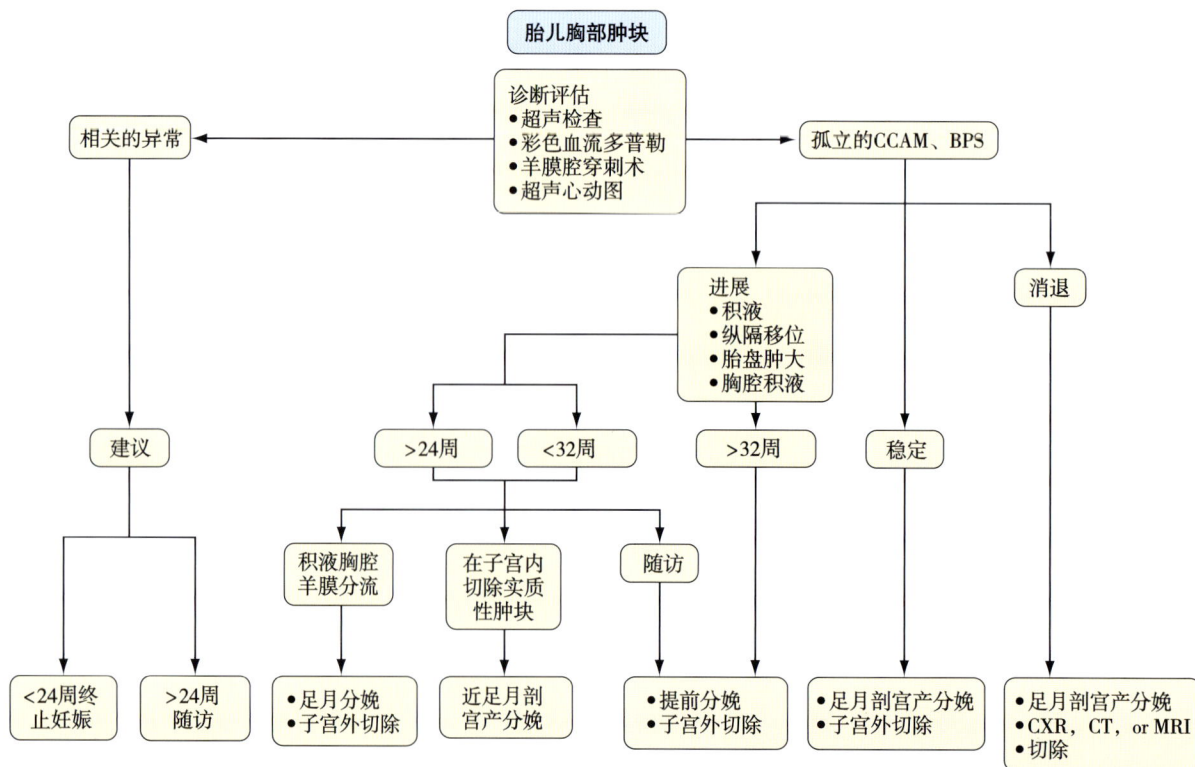

图 38-5　胎儿胸部肿块管理流程。BPS，支气管肺综合征；CCAM，先天性囊性腺瘤样畸形；CT，计算机断层扫描；CXR，胸片；MRI，磁共振成像（Myers LB, Bulich LA, eds. Anesthesia for Fetal Intervention and Surgery. Philadelphia：BC Decker；2005）

38

先兆。虽然水肿确切的发展机制尚不清楚,但有人认为它是继发于胸内肿块压迫心脏或者静脉腔[156,157]。这种情况与胎儿液体不平衡有关,这导致胎儿的液体积累,造成胎儿间质和全身水分增加,心包和胸腔积液、腹水、全身水肿、羊水过多或胎盘增厚[158,159]。

由于胎肺是维持羊水平衡的重要器官,因此胎儿肺部异常本身就会导致过多的液体积聚。胎儿平均大约产生300ml/d或约4ml/(kg·h)的肺液[160]和约700ml/d的尿量,并吞下约700ml/d的羊水。剩余的300ml/d的羊水被认为是通过绒毛膜从羊膜排出的。CCAM可能阻塞食管影响胎儿吞咽,因此破坏正常的液体平衡。胎儿的吞咽是羊水返回胎儿血管腔隙的主要途径。第二种可能性是分泌过多或来自CCAM本身的液体渗出。

管理

专家们对被诊断为CCAM病变的胎儿制订了胎儿外科手术管理指南;总体预后取决于肺部肿块的大小和是否存在继发性的生理紊乱[145]。特别要注意有水肿征象的胎儿,尤其是那些<32孕周的胎儿[150]。虽然这些结论主要基于CCAM婴儿的管理经验,但将这种经验扩展到管理其他肺部病变的胎儿或许是可行的。治疗的主要目标是缩少病变大小,使胎儿肺部有机会正常发育。

手术室准备

与所有其他类型的胎儿干预一样,应该在麻醉诱导前进行超声检查来评估胎儿的健康状态,并估计胎儿体重。除了正常的麻醉前准备清单,额外的孕产妇呼吸道设备、复苏药物和宫缩抑制剂应该准备好并立即可用。必须确认有可用的母亲血型的浓缩红细胞(PRBC),以及用于胎儿的辐照O型洗涤浓缩红细胞,分为50ml等分试样。手术室温度应该至少上升到26.7℃(80℉),以防止胎儿在胸廓切开期间因部分暴露而体温过低。用于胎儿的复苏药物(阿托品10~20μg/kg,肾上腺素1~10μg/kg),以及肌松药(如维库溴铵0.2mg/kg或泮库溴铵0.1mg/kg),和芬太尼(10μg/kg)需在无菌条件下准备,使它们在手术期间可用[51]。快速输注温热的等渗盐溶液用于补偿胎儿肺切除术中的羊水丢失,准备好可进入手术区域的无菌管道系统。带有无菌延长线的脉搏血氧仪可置于胎儿的上肢。

诱导

这些病例的母体麻醉的首选方法是气管插管全身麻醉和神经肌肉阻滞。在进入手术室之前需要建立静脉通路并给予镇静。如果孕妇在分娩之前未使用吲哚美辛(50mg直肠栓剂)安胎,则一般在全麻诱导后给药。吲哚美辛与镁合用于术后安胎,但在术中并未发挥显著的宫缩抑制作用。标准监护后,可以置入腰椎硬膜外导管用于术后疼痛管理。除了试验剂量,大多数医生避免通过硬膜外导管追加局麻药,直到胎儿干预完成。这样做是为避免母体可能因硬膜外相关的交感神经抑制使平均动脉压降低。将母体置于子宫位移位置,预充氧,用诱导剂琥珀胆碱(随后是短效的非去极化肌松药)和快速起效的阿片类药物进行快速顺序诱导。麻

醉维持用所选吸入麻醉药的1MAC(因迅速恢复子宫张力需要,通常是七氟烷或地氟烷),氧浓度100%(瑞芬太尼和丙泊酚可作为辅助药物),而超声检查可绘制出关于胎盘和胎儿的表面解剖结构,以及确认麻醉后的胎儿健康状态。开放两根大口径的外周静脉通路,动脉置管,留置导尿管和鼻胃管。由于孕产妇麻醉诱导与标准剖宫产相同,因此在吸入麻醉药(或吸入复合等效静脉麻醉药)增加至2~3MAC前并非必须进行有创血压监测。术中通过连续胎儿超声心动图监测胎儿的血流动力学(心率、右心室收缩力)[51]。

或者,如果预计麻醉诱导与子宫切开术的时隔较长,有报道称在吸入麻醉药(尤其是地氟烷)浓度高时,用静脉麻醉药(通常为丙泊酚和瑞芬太尼)替代或联合使用可以减少胎儿心脏酸中毒[160]。过去,在子宫切开前,需重新吸入高浓度的吸入麻醉药以确保子宫充分松弛。另一种方法是用全静脉麻醉技术,包括瑞芬太尼、N₂O、咪达唑仑作为全身麻醉药,静脉注射硝酸甘油松弛子宫[12-14,161]。瑞芬太尼能自由地穿过胎盘,在腰硬联合麻醉时,也可作为稳定胎儿的药物使用[162]。

维持

从历史上看,剖宫产前吸入麻醉药的浓度(以地氟烷为代表)会增加到2MAC以确保子宫肌层松弛和抑制宫缩[51,163]。然而,如前所述[12-14],最近的趋势是减少高浓度吸入麻醉药的使用,用瑞芬太尼和丙泊酚输注来替代以达到相似的目标。在任何一种情况下,都可以实现满意的子宫松弛,但这些技术可能会不同程度地降低母体动脉血压、子宫胎盘灌注和胎儿氧合,可能需要升压支持治疗[51,164]。虽然在母体吸入氧浓度为100%的情况下,胎儿PaO₂只有小幅度增加,但这种小幅增加可能是有益的。而且,因需子宫松弛而增加吸入麻醉药浓度,意味着只给予增加子宫松弛的药物[165]。鉴于N₂O对子宫张力没有任何可测量的影响,因此对手术没有直接益处,最好是舍去而使用100%氧。但是,从麻醉药处方中去除N₂O,会导致术中知晓发生率的增加,这应该预防和避免[166]。孕产妇的血碳酸正常(PaCO₂为31~33mmHg)是生理目标[158],因为孕产妇过度通气可能导致胎儿PaO₂的降低[167,168]。有人提出,事实上,孕产妇高碳酸血症可以增加胎儿的PaO₂[169]。然而,此时,将这些结论外推到胎儿干预案例中需谨慎行事。

当已从短效非去极化肌松药中恢复时,应根据需求给予额外剂量。如果术前已使用宫缩抑制剂,且在关腹期间与预期要给的硫酸镁合用,则最好避免使用长效肌松药,确保神经肌阻滞可以在手术结束时被拮抗。

密切关注母体血压对确保足够的子宫血流和子宫灌注至关重要;可静脉注射麻黄碱或去氧肾上腺素以维持母体的收缩压在平均清醒值的110%。除非失血过多,总静脉输入量需限制,以尽量减少孕产妇术后肺水肿的风险[170]。

一旦子宫完全暴露,外科医生须评估子宫张力。因为没有客观评估子宫松弛程度的方法,所以仍旧以外科触诊为标准。根据需要调整吸入麻醉药的浓度,随后输注大剂量的硝酸甘油降低子宫张力。在子宫完全松弛前,尝试任何手术操作都可能会增加子宫血管阻力,减少子宫灌注,将胎儿置于

缺氧的风险中。

在充分的子宫松弛后,放置两条与预设切口位置平行的缝合线,经此子宫切开,并贯穿子宫壁的全层。置入一个子宫止血吻合器。一旦吻合器放置后,羊膜即固定在子宫壁上,能有效减少孕产妇的大出血。但是,如果吻合器不工作或子宫切口处覆有胎盘边缘,则可能会出现明显的出血。

干预

胎儿半胸和上肢通过子宫切开术娩出。温暖的液体从大流量的液体加温仪持续注入子宫腔补偿羊水的流失,为胎儿提供热中性环境,并防止脐带扭转或拉伸。限制子宫切口的大小有助于防止胎儿的体液丢失、子宫出血和术后子宫收缩。一旦胎儿半胸和上肢已经娩出进入手术区域,经暴露的胎儿肩膀单次肌注给予芬太尼(5～20μg/kg)、阿托品(20μg/kg)和肌松药(通常为维库溴铵 0.2mg/kg 或泮库溴铵0.1mg/kg)[51]。芬太尼用于术中和术后胎儿镇痛并抑制胎儿应激反应,阿托品消除了胎儿手术操作期间预期的心动过缓反应,肌松药会确保胎儿在术中保持不动。虽然胎儿已通过母体胎盘转移的吸入麻醉药接受了麻醉,这些额外肌内注射的药物能加强麻醉并确保了开胸前的胎儿镇痛。

脉搏血氧仪探头可以应用于暴露的胎儿肢体末端。胎儿超声心动图提供有关 FHR 和心室充盈的信息,这对那些预计有失血的胎儿手术特别有用(图 38-6)。胎儿肺部病变,特别是由多种组织类型组成,可能具有非常不规则的血管供应和明显的胎儿出血可能。外露上肢上的直接血管通路允许必要时的立即复苏和血液管理。即使是单一的手术操作也可能导致血流动力学不稳定,需要紧急复苏。这可能是继发于纵隔扭转而导致的心脏前负荷突然丧失。

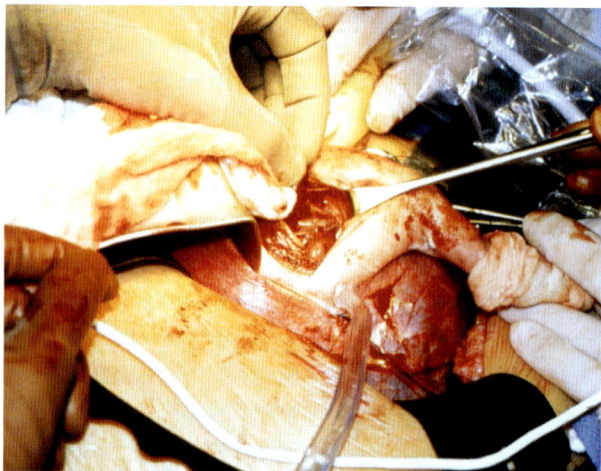

图 38-6　子宫内开胸术中一个 22 周胎儿切除先天性囊性腺瘤样畸形后的情况(蒙 N. Scott Adzick,MD,Children Hospital of Philadelphia 惠赠)

术中胎儿复苏

胎儿心动过缓(胎儿心率＜100 次/min)通常是由于心排血量减少的低灌注、脐带扭转或手术操作,但也可能是子宫血管阻力增加或未发现的肿瘤部位出血。其他预期的手

术相关并发症包括经肿瘤出血、体温过低、脱水、和非计划胎儿娩出。尽管识别和纠正了诱发因素,胎儿可能仍然会发生严重的心动过缓,需要复苏。应该尽可能增加胎儿灌注并确保足够的胎儿血管内容积。策略包括保证母体吸入氧浓度为 100%,将母体平均动脉压增加至高于清醒值的 15%～25% 以上,增加吸入麻醉药的浓度以最大限度地减少子宫血管的阻力,补充温热的乳酸林格液确保足够的宫内容量。通过超声检查鉴定没有发生脐带扭曲或扭转对避免不幸事件发生至关重要。此外可能还需要药物的支持。在没有胎儿血管内通路的情况下,可肌内注射肾上腺素(1～2μg/kg)和阿托品(20μg/kg),必要时可重复给药。如果有血管内通路可用,药物复苏应通过此途径进行以保证立即生效。另外,在严重的胎儿血容量不足的情况下,可以通过上肢血管内途径或经皮超声引导下建立的脐静脉途径输血(5～10ml/kg 辐照 O 型洗涤悬浮红细胞)。

闭合

一旦肺部病变被切除并且确认胎儿健康状况良好,胎儿应被放回宫内环境并且缝合子宫切开术切口。切口的两层应逐层对应缝合,从而最大限度地降低术后羊水渗漏和子宫壁裂开的风险(图 38-7)。在缝合期间保持子宫完全松弛很重要,因为对子宫的操作可以改变血流并将胎儿置于灌注不足的风险之中。在子宫缝合最后完成之前,需通过超声检查评估羊膜腔内的容积,并用温热的乳酸林格盐溶液来补偿存在的缺失。

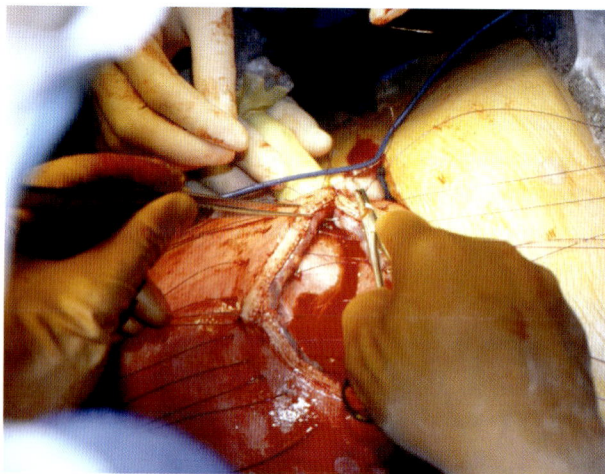

图 38-7　关闭子宫切开术切口(蒙 N. Scott Adzick,MD,Children Hospital of Philadelphia 惠赠)

一旦子宫切口闭合,外科医生就开始缝合孕产妇腹壁。这时,可给予硫酸镁负荷剂量(6g),静脉注射 20min 以上,然后术后持续输注(3g/h)。当吸入麻醉药减少或停止时,可通过硬膜外导管给予局麻药(0.25% 丁哌卡因 15～20ml)和阿片类药物(如芬太尼 1～2μg/kg)。由于硫酸镁会增强肌松药的作用,因此需要密切关注神经肌肉阻滞的程度。一旦满足拔管标准,立即拔除气管导管。

术后管理

一旦手术完成,孕产妇应该由经验丰富的人员监护,并

38

配以必要的设备,以便能立即解决可能发生的任何并发症。术后应即刻进行超声检查,并在随后的一周内经常监测胎儿血流动力学的稳定性。子宫测力计可以评估子宫活动和兴奋程度,用于指导抗宫缩治疗。

严重的术后并发症包括早产、肺水肿、羊水渗漏、伤口血肿、感染和胎儿死亡[15,51,158,171-173]。几乎所有患者都经历过术后立即发生的过早的子宫收缩,因此需要连续输注硫酸镁,直到早产风险明显降低。在某些情况下,可能需要额外的宫缩抑制剂。尽管进行了最大限度的抗宫缩治疗,持续的子宫兴奋仍可能会导致早产。羊水渗漏可导致羊水过少,羊水容量明显减少可能需要替代治疗。在难治性病例中,孕产妇可能需要返回手术室重新打开子宫切开术的切口。

开放性胎儿手术术后胎儿死亡的病因,通常是继发于主要并发症(参见前面的讨论)。因此,要尽量减少和及时治疗术后并发症,确保对胎儿的干预有效,并为足月妊娠的成功提供环境。手术应激及疼痛可导致母体和胎儿皮质醇和炎性细胞因子的释放,进而可能导致子宫过早成熟和收缩[174]。母体疼痛控制可以通过患者自控镇痛和硬膜外或脊髓镇痛。硬膜外镇痛的一个缺点是全身阿片类药物的浓度减少,因此很少能转移到胎儿用于术后镇痛。孕产妇静脉镇痛提高了胎儿镇痛的可能性。然而,静脉镇痛不能可靠地预防母体的应激反应。为了解决这个问题,硬膜外镇痛的最佳选择可能是降低局麻药的浓度,辅以脂溶性阿片类药物如芬太尼(如0.05% 丁哌卡因和 10μg/ml 芬太尼)[171]。

适合开放性手术的其他疾病

肺隔离症

肺隔离症,又称支气管肺隔离症,辅助肺或支气管肺前肠畸形,占先天性肺部疾病的 0.5%～6%(活产婴儿的 0.15% 和 1.7%)[33-35]。肺隔离症含有无功能的肺组织,不能与正常的气管支气管树连通,因此不参与气体交换。肺隔离症可以通过调查其血液供应与 CCAM 鉴别。与肺隔离症不同,CCAM 的血供和静脉回流均通过肺循环。肺隔离症可合并多发畸形,最常见的是膈疝。如果不在子宫内治疗,这些病变常常在新生儿期表现为呼吸窘迫,或在较大儿童中表现为慢性呼吸道感染。

支气管囊肿及混合或复合肺部病变

支气管囊肿是一种胚胎畸形,为支气管肺前肠畸形的一种类型[156]。这些囊肿被认为是在妊娠第 4 周和第 8 周之间原始支气管树的异常萌发造成的,在个体发育的早期阶段出现了异常的肺部发育[175]。在大多数情况下,支气管囊肿在出生后的最初几个月是无症状的。值得注意的例外是纵隔囊肿通常有喘鸣表现。

虽然在子宫内,并发症发生的可能性较之前描述的其他胎儿肺部病变小,但这些病变有引起危及生命的产后并发症的倾向,因此在整个产前阶段都需要密切关注。用间歇或持续囊肿引流进行胎儿干预可以预防继发性疾病;最终的胎儿开胸手术也已经很成功[176]。

骶尾部畸胎瘤

骶尾部畸胎瘤(SCT)(图 38-8)是最常见的先天性新生儿肿瘤之一(1/40 000 活产儿)[177]。通常发现有来自三个主要胚层的各种组织,并且肿瘤大小差异很大[178,179]。大多数SCT 长在外部,通常自会阴区突出。大部分包括实质和囊性成分,只有 15% 是完全囊性的[180,181]。虽然 SCT 通常是良性的,但在特定病例中,可因肿瘤的肿块效应和大量的血供而导致继发性病变[182]。若肿瘤较小,通常在分娩后选择合适的时机完成手术切除。在极端情况下,肿瘤可导致胎儿充血心力衰竭(通常是高心排血量型衰竭),如果不进行任何治疗,甚至会导致胎儿死亡[131]。死亡通常是由于肿瘤体增大伴有羊水过多导致的早产和分娩,最终的存活依赖于胎儿肺的成熟度。肿瘤内大出血伴胎儿失血可能是子宫内自发的,或者由早产和分娩诱发的。对那些出现明显继发性疾病(如积水)的胎儿,产前干预是必要的,包括宫内输血或胎儿手术。

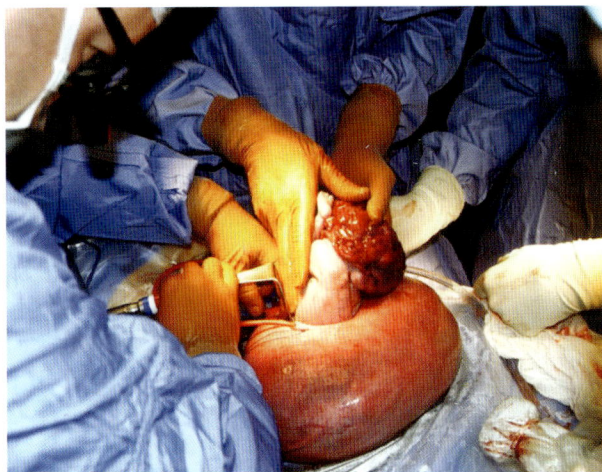

图 38-8　子宫内胎儿骶尾部畸胎瘤切除术前的 22 周的胎儿(蒙 N. Scott Adzick, MD, Children Hospital of Philadelphia 惠赠)

左心发育不良综合征:经皮和胎儿镜手术方法

很多种先天性心脏病(CHD)可以考虑行胎儿干预。迄今为止,研究最多的缺陷包括严重的主动脉瓣狭窄伴进行性左心发育不良综合征(hypoplastic left heart syndrome,HLHS),和室间隔完整的肺动脉瓣闭锁伴进行性右心发育不良综合征[183-187]。HLHS 和严重的主动脉瓣狭窄伴有严重受限或完整的卵圆孔,与新生儿高死亡率和远期预后不良有关。产前缓解左房压和肺动脉高压可能促进正常肺血管和实质发育,改善短期和远期预后。胎儿球囊房间隔造口术、激光穿孔和胎儿房间隔支架植入,是当前用于胎儿治疗的选择[188]。

胎儿心脏介入的基本原理

大多数 CHD 可以在婴儿期安全修复,具有很高的手术成功率和良好的远期预后。对于这些缺陷,子宫内干预是不需要的；并且对于许多缺陷，子宫内干预在技术上不可行（如大动脉转位的 switch 手术）。对于其他缺陷，手术矫正本身不可行，只能选择分期的外科姑息治疗，这通常与外科发病率和死亡率相关[183,189,190]。因此，实施任何胎儿干预的风险，必须与在新生儿期行手术矫正特定心脏缺陷带来的改善预后的潜在益处作权衡。对某些类型的 CHD 产前干预的目标是逆转病理过程，以期保持心脏的结构和功能，从而避免严重的产后疾病。产前干预的第二个目标是改变疾病的严重程度，改善产后手术的预后。

可接受子宫内修复的缺陷

某些 CHD 导致血流异常，通常是继发于瓣膜狭窄或反流。不管病因如何，其最终结果往往是心室发育异常[3]。一些病例报告描述了在怀孕期间因通过心腔的血流量减少，疾病从瓣膜狭窄到心室发育不全的进程[128,191,192]。据推测，子宫内瓣膜狭窄的缓解可以逆转其向心室发育不全进展的过程。在这些情况下，可能存在一个可以挽救心室发育的窗口期。因为大多数常规产前超声检查都是在妊娠 16～24 周之间进行，所以产前干预的窗口期可能在妊娠 20～26 周之间。

迄今为止，最适合矫正的缺陷是严重的主动脉狭窄伴左心发育不良综合征[128,191-193]。没有产前干预，严重的主动脉瓣狭窄可导致明显的左心室功能障碍，左心血流量减少，左心室发育停止，心室纤维组织增生，随后，发展为 HLHS。可以经皮进行超声引导下的主动脉瓣扩张。通过腹部切口暴露子宫，需要确定理想的胎儿定位，胎盘位置或母体状态，以便获得进入胎儿胸部的理想路径。这些手术已经在母体区域和全身麻醉下实施，尽管全身麻醉通常更易于获得理想的子宫松弛和胎儿麻醉状态。初步结果前景广阔，但有必要进行更大规模的前瞻性研究，以确定其远期预后[48]。

胎儿心脏介入的技术问题

胎儿的开放性心脏手术目前在技术上还不可行[94-198]。在人类中，迄今为止已有的手术报道均为尝试在超声引导下经皮或经子宫路径进入胎儿心脏[185-187]。虽然子宫切开术可以提供更直接的胎儿通路（如股动脉、脐或颈动脉通路），但孕产妇的发病率会显著增加，还会发生术后早产。瓣膜成形术后，胎儿心室愈合需要时间。因此任何大大增加早产可能性的手术都有可能是适得其反的。

虽然最初的经皮胎儿心脏瓣膜成形术仅对母亲进行了镇静处理[185,186]，但最新的外科技术已发展为提供母体和胎儿的镇痛和麻醉[199]。母亲通常接受全身麻醉。超声检查确认胎盘位置后，用 22 号腰椎穿刺针穿刺孕产妇腹部和子宫。给胎儿肌内注射芬太尼、阿托品和肌松药。随后将 19 号针头置入胎儿胸腔，获得进入胎儿心脏的通路。导丝通过针管，小的冠状动脉球囊导管穿过导丝，并通过狭窄的瓣膜或闭锁的隔膜，然后打开导管球囊，并用多普勒超声确认血流（图 38-9）。这项技术在某些特殊情况下有所改良，如行剖腹手术暴露子宫。使用这种技术，可以获得更好的超声图像和理想的胎儿定位，以获得进入胎儿胸腔的最佳通路。

母亲的麻醉管理

胎儿心脏介入治疗是通过经皮技术或剖腹手术直接暴露子宫实施的。手术方法将根据孕产妇状态、胎盘位置（靠前或靠后）和胎儿位置进行调整。对于侵入性较小的经皮方式，首选对母亲实施区域麻醉复合静脉镇静，因其符合母体血流动力学的特征。但是，必须牢记，虽然给予母体的镇静剂可经胎盘转移使胎儿镇静，但在大多数情况下，仍不能保证胎儿麻醉或固定不动，仍需要向胎儿直接给药。过多的胎动会导致大多数心脏介入无法进行，甚至对胎儿和孕产妇都有危险。

接受硬膜外麻醉的患者需要更多的静脉液体输注，但需要较少的阿片类药物。胎儿手术过程中给予大量的晶体液和宫缩抑制剂，增加了母体肺水肿的风险[139,170]。椎管内麻醉（如腰麻，硬膜外和腰硬联合麻醉）已用于其他经皮和胎儿镜手术，需要 T_4 水平的感觉阻滞。椎管内麻醉不会使子宫松弛，也不会对胎儿产生镇痛和镇静作用，除非孕产妇静脉补充镇痛药和镇静剂（如芬太尼，苯二氮䓬类药物，丙泊酚）或直接对胎儿给药。如果高度怀疑需要进行剖腹手术，在麻醉诱导前可经椎管内途径给予孕产妇吗啡，可以缓解术后疼痛并抑制术后子宫肌层的收缩[191,192]。

胎儿的麻醉管理

在经皮和胎儿镜干预的麻醉中，胎儿心脏介入是一个重要的部分，对麻醉医生提出了独特的挑战。因器官系统不成熟加合并潜在的心脏异常，胎儿的麻醉风险相当大。不像成年人和年长儿童，胎儿心排血量大多取决于心率而不是每搏量。因为胎儿心肌收缩力可能已最大限度地被激活了，所以胎儿增加每搏量的能力有限。因此，伴有先天性心脏病或心力衰竭表现（即水肿）的胎儿会表现出更明显的生理限制，似乎是合理的。值得注意的是，麻醉诱导所致的收缩力下降，及在结构受损的心脏内进行心内导管操作，可导致胎儿血压降低、心动过缓，并最终导致心脏衰竭和死亡。人们普遍认为，在等效麻醉药浓度下，与年长儿童相比，新生儿对异氟烷和氟烷表现出更大程度的血压降低[200,201]。因为在大多数心脏介入治疗中，不允许胎儿直接暴露，因此术中监测仅限于超声心动图。超声科医生在放置心内探针和导管球囊充气期间需持续监测胎心。连续超声心动图也可用于测量胎心、收缩力和容量状态。

经皮介入术中的胎儿复苏

如果胎儿心动过缓（心率<100 次 /min）或心室功能显著降低，要立即进行复苏。由于胎儿的直接血管通路可能不能立即建立，可以使用其他几种治疗方式。心内膜和肌内注射给予肾上腺素（1～2μg/kg）可用于治疗严重的持续性心动过缓。其他改善子宫灌注从而改善胎儿氧合的措施，包括增加容量负荷和麻黄碱或去氧肾上腺素，将母体平均动脉压增加至高于清醒值的 15%～25%，并通过确保足够的子宫松弛来降低子宫血管阻力。有时，心脏压塞可能会使心脏功能受损，如果希望胎儿存活，必须行积液针刺引流。如果胎儿超声心动图显示心室容量减少，可以予辐照 O 型洗涤浓缩红细

38

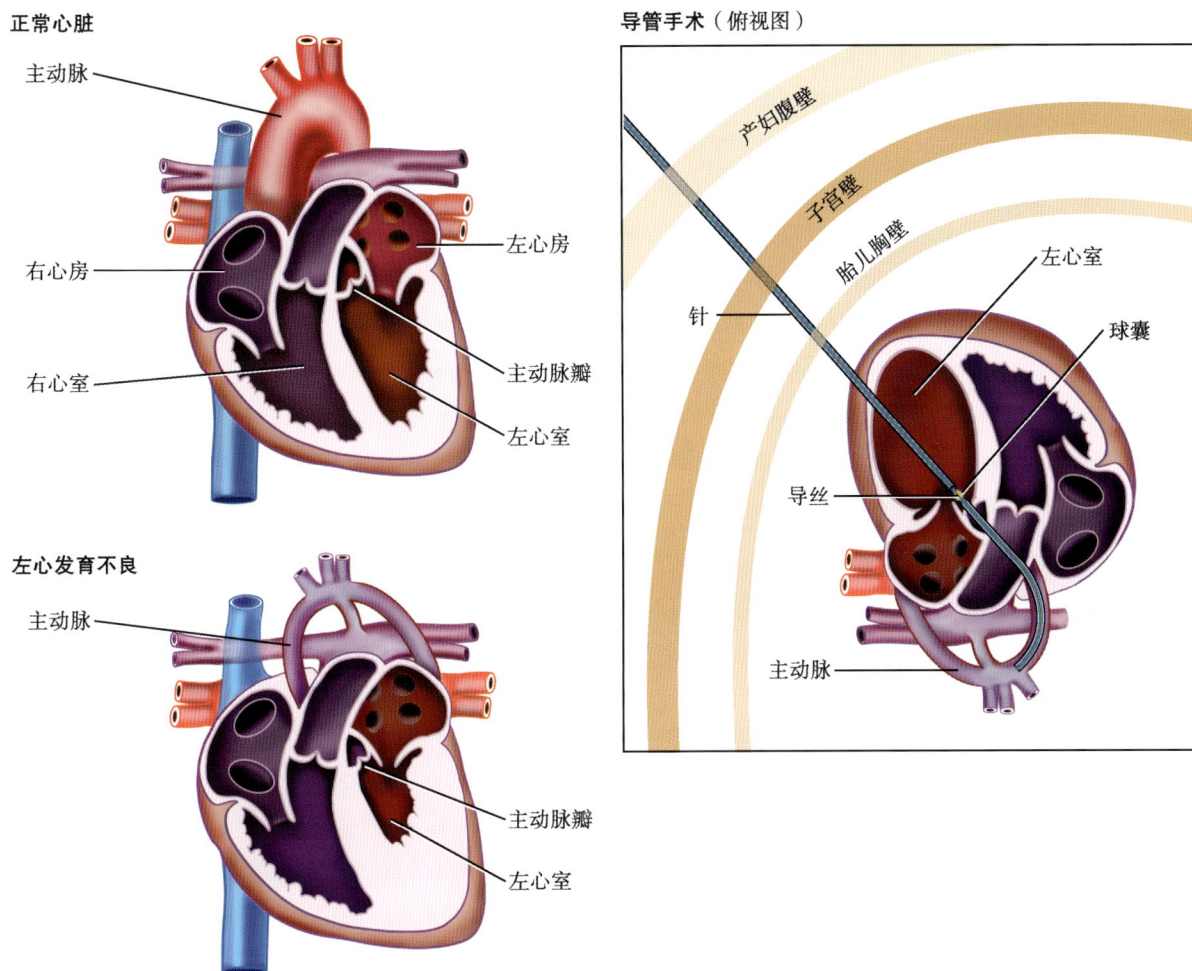

图 38-9　主动脉瓣狭窄伴左心发育不良综合征的胎儿行球囊扩张术（*Dream Magazine*, Spring/Summer 2002. Boston：Children Hospital Boston；2002：20）

胞（5～10ml/kg）进行心内输血。

术后考虑因素

　　胎儿术后需要间断性超声检查监测。胎儿镜手术后过早宫缩和分娩的发生率比开放性子宫切开术后的要低[37,38]。胎儿镜干预手术似乎也降低了抗宫缩的需求和早产率[38]。［如果发生早产，由于这些胎儿很多是低孕龄（通常妊娠＜24周）且伴有严重的心脏病，被认为是不能存活的］

适合宫腔镜手术的其他疾病

双胎输血综合征

　　双胎输血综合征（twin-twin transfusion syndrome，TTTS）是一种严重的并发症，在单卵单绒毛膜双胎妊娠中的发生率为 10%～15%[202]。虽然所有单绒毛膜双胎妊娠有一个或多个胎盘血管网，但 TTTS 是单绒毛膜双胎儿间循环不平衡的一种病理形式[203]。由于这种不平衡产生了胎儿间的输血网，从一个胎儿（供血儿）到另一个胎儿（受血儿）（图 38-10）。症状迅速出现，在双胞胎供血儿中，出现血容量不足、少尿、羊水过少和生长迟缓；反过来，双胞胎受血儿出现高血容量、

多尿、羊水过多和循环系统容量超负荷的症状，导致充血性心力衰竭[202-206]。在严重情况下，未经治疗的 TTTS 可能导致胎儿宫内死亡和流产。即使有 TTTS 的双胞胎存活下来，继发性神经系统和肺部疾病的发病率仍然很高。

　　胎儿镜下对 TTTS 相关吻合血管的激光光凝术是基于三个基本假设：①该综合征发生在单绒毛膜妊娠胎儿之间血管吻合的情况下；②阻断这些血管可以阻止病理生理过程；③两者深层和表层的吻合可以在胎盘表面被阻断[207]。胎儿镜下激光手术闭塞表面吻合血管，报告的存活率为 55%～83%，存活者中神经系统并发症发生率也有所降低（5%）[202,204]。

　　关于胎儿镜激光消融的麻醉技术的报道较少。该手术已经在局麻、全麻、硬膜外、腰硬联合麻醉下实施[8,208-210]。可能影响麻醉的因素包括①计划的手术方法和转为开放性胎儿手术的概率；②手术对受神经支配的胎儿组织干扰的可能性；③孕产妇的选择倾向；④既往子宫活动史。胎儿镜激光光凝术的手术方式取决于①胎盘的位置（靠前与靠后），②胎儿的位置，③套管针插入的可能区域[211]。

双侧逆行动脉灌注

　　双侧逆行动脉灌注（twin reversed arterial perfusion，TRAP）

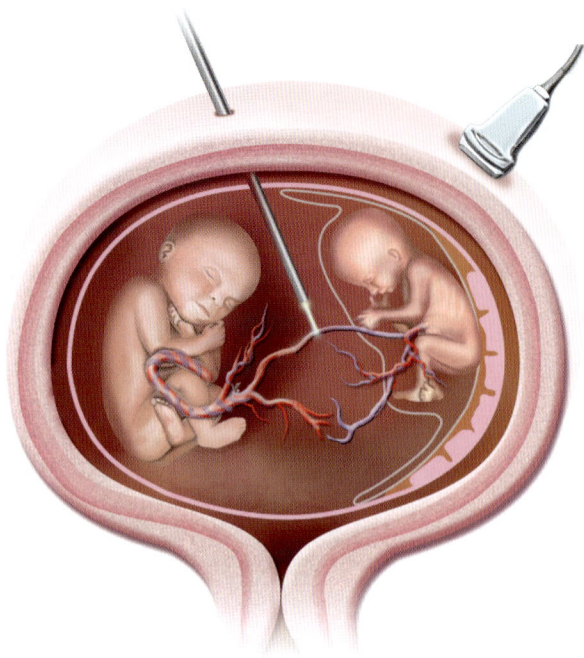

图 38-10   逆向动脉灌注的双胞胎脐带结扎示意图（蒙 T. M. Crombleholme, MD 惠赠）

是几种不同情况下的常见病理生理改变，这些情况均为双胎妊娠，其中一个双胞胎是正常的，另一个表现出多系统畸形，包括先天性无脑畸形或无心畸形。具有血流动力学优势的双胞胎被称为"泵"双胞胎，逆行灌注缺氧血液给另一个双胞胎，即"受体双胞胎"。术语"逆行灌注"用于描述这种情况，因为血液通过脐动脉进入无心或无脑双胞胎，再通过脐静脉流出。这最终使正常或"泵"双胞胎在血流动力学上处于不利地位，因为这个正常的双胞胎的心排血量要供给自身和无法存活的兄弟姐妹。这种异常使泵双胞胎有心脏超负荷和充血性心力衰竭的风险，并通常伴有肝脾肿大。

TRAP 的围生期并发症严重程度不一，据报道，妊娠期未经治疗的泵双胞胎的死亡率为 39%～59%[212]。治疗方案包括观察、地高辛和吲哚美辛的药物治疗、选择性分娩、用线圈阻断脐带和胎儿镜脐带结扎。虽然所有内镜手术的主要目的都是阻断脐带血流向非存活双胞胎，但这种侵入性技术通常用于药物治疗失败之后或存活的双胞胎有心力衰竭迹象时[213,214]。

针刺吸引和放置引流

多种胎儿疾病可以从子宫内针刺吸引或放置引流中受益。这些疾病包括后尿道瓣膜、中脑导水管狭窄、胎儿胸腔积液、卵巢囊肿和胎儿腹水。已尝试各种分流以提供长期减压，但效果不一[209]。

EXIT 手术

子宫外产时处理，或 EXIT 手术，最初是指产前诊断为严重先天性膈疝并已在子宫内应用气管夹的胎儿、逆转气管

阻塞的方法[215]。虽然这些婴儿的发病率与那些接受常规治疗的婴儿相比，没有降低，但这种新技术为伴有各种潜在致命性疾病的胎儿提供了一种新的治疗选择。产前成像的发展和产前超声检查的广泛运用，增加了对潜在的致命性胎儿结构畸形的诊断率，对围生期管理和预后产生直接影响。

也被称为 OOPS 手术（胎盘支持的产时胎儿手术）[216]的 EXIT 手术允许用控制性分娩和产时评估策略治疗某些危及生命的疾病。通过保持只有部分娩出的婴儿的子宫胎盘循环，给对婴儿存活至关重要的手术提供关键的时机。这些手术包括直接喉镜检查、支气管镜检查、气管插管、气管造口术、肿瘤减压和切除术，以及在将整个婴儿从腹部取出和夹闭脐带前行 ECMO 置管（图 38-11）。这样，处于危险中的婴儿的持续氧合得以维持，从而提高整体存活率。EXIT 手术现在用于那些产前成像提示用常规治疗方法存活率非常低的婴儿。这个群体包括已知气管阻塞和其他危及生命的气道异常的胎儿，以及可能需要 ECMO 支持的胎儿（即 CHD 和膈疝）。

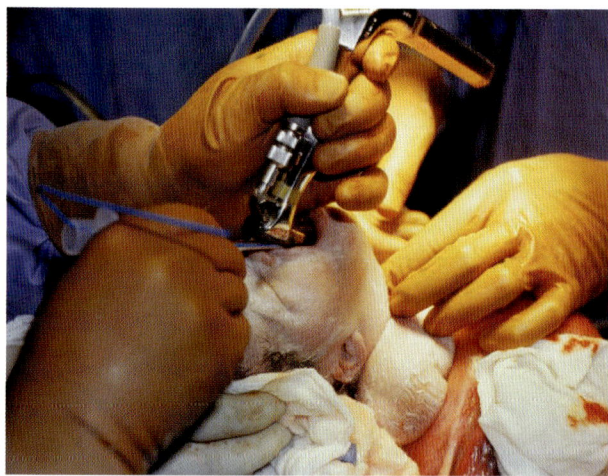

图 38-11   子宫外产时处理中的硬性支气管镜检查（蒙 N. Scott Adzick, MD, Children Hospital of Philadelphia 惠赠）

然而，与许多其他胎儿干预不同，有计划的婴儿分娩是这些干预措施的最终结果。这个独特的差异导致孕产妇发病率显著增加，因为这些手术需要完全放松子宫，可能发生严重的孕产妇出血[132]。需要熟知 EXIT 手术、胎儿的病理生理和妊娠对麻醉的直接影响，以将孕产妇和胎儿的发病率和死亡率降到最低。

适合 EXIT 手术的胎儿疾病

颈部畸胎瘤

颈部畸胎瘤很罕见（每 20 000～40 000 活产儿 1 例），可以从乳突向下延伸至胸骨切迹下方和斜方肌后方，也可以侵入口底并延伸到前纵隔。很多产前诊断出的较大畸胎瘤会导致孕产妇羊水过多，这是继发于食管受肿瘤压迫和胎儿吞咽受损。这些肿瘤大多数是良性的，与其相关的大量死亡是由于胎儿气道受压且分娩后难以建立通畅气道（图 38-12）[94]。患有颈部畸胎瘤的新生儿，30% 死于分娩后不久

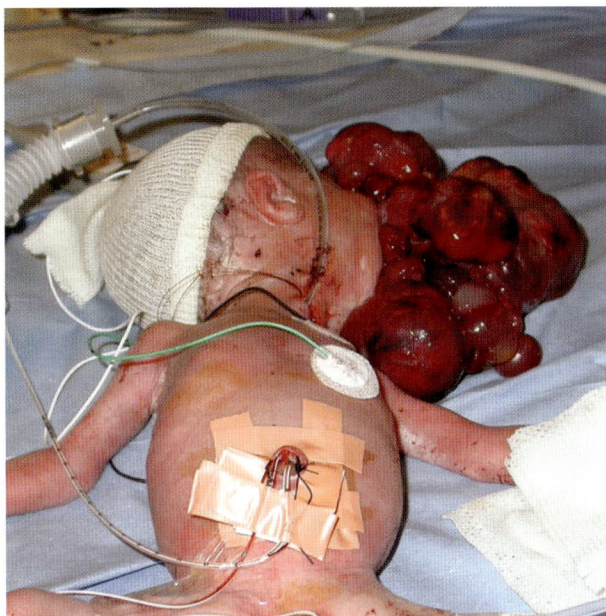

图 38-12　伴有巨大口咽颈部畸胎瘤的新生儿，在子宫外产后立即进行确保呼吸道通畅的处理。随后在邻近手术室立即切除畸胎瘤

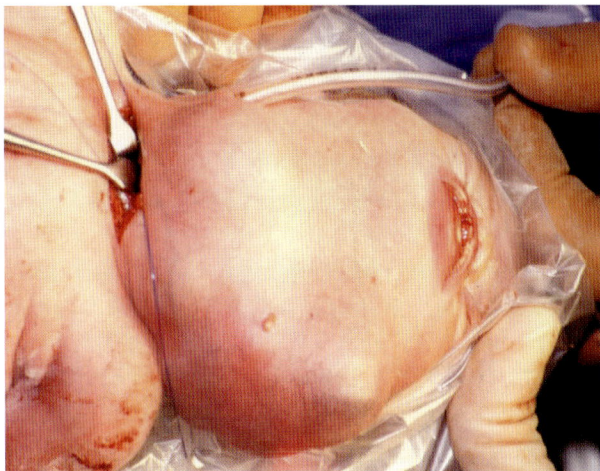

图 38-13　在分娩前接受子宫外产时建立外科气道处理的胎儿（伴有囊性水瘤）（蒙 N. Scott Adzick，MD，Children Hospital of Philadelphia 惠赠）

的气道阻塞[217,214]；对于未在产前诊断出肿瘤的婴儿，死亡率更高[133,159]。此外，一些较大的肿瘤可能干扰正常的分娩方式，急需改变对母体的处理，使母体面临更大的风险[94,218]。

至今，对于在子宫内存活下来的患有颈部畸胎瘤婴儿的治疗方案的选择也是有限的。治疗标准包括在各种气道管理下择期剖宫产，包括建立外科气道。即使可以立即获得技能熟练的人员的帮助，结果也往往令人沮丧[94,159,217]。尽管确保了呼吸道通畅，但进行此操作需要紧急的时间，而这往往是以牺牲新生儿氧合为代价的。随着 EXIT 手术的引入，给定位气管提供了宝贵的时间，在夹闭脐带之前建立明确的气道，从而维持胎儿持续的氧合，减少发病率和死亡率。

囊性水瘤

囊性水瘤是由于在胎儿发育早期，颈部淋巴囊未能发育为淋巴系统，导致血管内皮囊腔的形成，最终压迫周围的正常结构。这个压迫可能导致胎儿水肿，包括皮肤水肿，腹水，胸膜或心包积液（图 38-13）[133,159]。在孤立性的颈部囊性水瘤且无水肿征象的婴儿中，出生时或之后不久的气道受损是主要的治疗问题；这些婴儿是 EXIT 手术的合适人选。

先天性高位气道阻塞综合征

先天性高位气道阻塞综合征（congenital high airway obstruction syndrome，CHAOS）是一种临床综合征，由肺部强回声、扁平或倒置的横膈、扩张的气管支气管树、腹水和非免疫性水肿（包括胎儿腹水，胎盘肿大，胸膜或心包积液）构成[219-221]。气道阻塞可能是因为喉部闭锁、喉部囊肿或气管闭锁引起的。CHAOS 的产前诊断需要超声提供完全或近完全的上气道阻塞的证据。大多数诊断结果表明疾病是由增加的气管内压力和继发于肺部积液的气管支气管扩张所致。心脏的改变包括细长的心脏外观，中隔移位，及缩小、

被压缩的心腔[159]。

目前尚无最佳的 CHAOS 胎儿的管理指南。在诊断为 CHAOS 且无积水的妊娠晚期胎儿中，很可能也存在不完全的气道梗阻，因此管理的目的是在完全分娩前建立气道，这部分胎儿可能会受益于 EXIT 手术。而对于在妊娠中期诊断为 CHAOS，以及那些被证实具有完全性气道梗阻和/或非免疫性水肿的胎儿而言，都面临着两难的境地，因为目前没有足够的数据来确定对于他们的最佳治疗方案。

先天性甲状腺肿

先天性甲状腺肿与胎儿甲状腺功能减退、甲状腺功能正常或甲状腺功能亢进有关。伴甲状腺功能减退的胎儿甲状腺肿几乎总是与来自母亲胎盘的促甲状腺免疫球蛋白 G 抗体有关，这些抗体存在于 90% 患格雷夫斯病（Graves disease）的女性中。这些抗体水平可能不能反映母体的甲状腺状态，使患有格雷夫斯病的女性的胎儿都增加了患甲状腺肿的风险。不太常见的原因包括碘缺乏、碘中毒、先天性甲状腺素合成代谢紊乱或下丘脑-垂体甲状腺功能减退。

胎儿甲状腺功能亢进的超声表现包括心脏肥大、心动过速或胎儿非免疫性水肿。胎儿甲状腺功能减退可能与胎儿心脏扩大和传导阻滞有关。需要胎儿血液采样来确定胎儿甲状腺状态[159,223,224]。所有甲状腺肿胎儿在分娩后都有可能立即出现明显的气道受压。在严重的情况下，甚至有经验的产房人员也无法保证能迅速确保呼吸道通畅。这些婴儿可能能从 EXIT 手术中受益；它可以给识别和保护受损的气道提供时间。

EXIT 到 ECMO

除气道管理外，EXIT 手术可考虑用于脱离子宫胎盘支持后预计会引起严重的心脏或肺部损害的病例。预计在出生时需要紧急 ECMO 的 CHD 的胎儿和预后不良的先天性膈疝胎儿可能受益于“EXIT 到 ECMO”策略[132,225]。正在接受这个手术的新生儿通过 EXIT 手术部分娩出，在保持子宫胎盘灌注的情况下，插入动脉和静脉导管。先天性膈疝仍然是

可考虑实施 EXIT 到 ECMO 策略的最常见的疾病,但这种技术也已被用于患有在常规分娩后几乎肯定马上出现心肺衰竭的其他疾病的新生儿。

术中注意事项

由产科医生、儿外科医生、超声科医生、麻醉医生、新生儿科医生、洗手护士和技术人员组成的多学科团队,在各自的专业领域提供专业的帮助,有助于整个手术的成功。在计划立即进行外科干预的病例中(如颈部肿块切除术),应准备好一间相邻的手术室,配备好相应的人员。在手术开始之前,整个团队召开会议,以明确个人角色并讨论任何存在的疑虑或问题。这也是提出任何临床变化的一个很好的机会,可以是在影像学上的发现或胎儿位置,或其他可能改变手术计划的因素。

子宫松弛和灌注

为了保持胎盘界面的母体 - 胎儿气体交换,确保胎儿氧合,避免危及生命的低氧血症,在整个胎儿子宫胎盘支持期间确保子宫完全松弛至关重要。影响子宫血流的因素包括但不限于:麻醉诱导剂、母体过度通气、母体低血压、母体儿茶酚胺释放及其他可以引起去甲肾上腺素能作用和子宫张力升高的原因。任何子宫血管阻力的增加都会减少子宫灌注,如同子宫收缩时一样。在所有确保 EXIT 手术完全成功的因素中,使子宫血管阻力最小化是最重要的,因为子宫血流减少会导致胎儿低氧血症、酸中毒,并可能导致胎儿死亡[51]。

外科手术

已行子宫切开并止血后,胎儿的头部、颈部和肩部会被娩出。因为这些手术中许多都涉及巨大的颈部肿块,因此需要一个很大的子宫切口使胎儿部分娩出而不对肿块或胎儿造成伤害。此外,如果在这个时候发生子宫收缩,可能会造成胎儿意外排出,阻断胎儿胎盘单位,从而严重危害胎儿的存活。在一些情况下,胎儿的肢体可能被娩出用以放置脉搏血氧仪探头并获得静脉通路[174,226]。尽管大多数情况下,胎儿可以通过母体吸入麻醉药的胎盘转移获得麻醉,但仍需给予额外的镇痛药和麻醉药(如芬太尼,阿托品,肌松药)。额外的药物可经上肢单次肌内注射,或者可在超声引导下于子宫切开术前给药。早期给药的优点是增加了胎儿经肌内注射吸收的时间。如果外周静脉通路可以建立,可通过这种途径给药。

建立胎儿气道

目前大多数 EXIT 手术都是为了在分娩前进入受损的胎儿气道;成功与否取决于详细的术前评估和精心准备[227,228]。部分气管可能完全受压和扭曲,所以即使成功插管也可能导致无法进行足够的通气。因此,大多数外科医生用直接喉镜和硬性支气管镜来检查胎儿气道的状态。有报告称,在一组病例中,用常规方法成功气管插管的占 77%[132]。在那些无法气管插管的病例中,一旦确定气管,就可行外科气管切开术。可以通过术前影像学检查来进行气管定位,通常是依据相对固定的外部解剖标志来确定气管位置。温和的外科触诊也有助于识别气管环软骨[229]。对前面的方法失败的

病例,将无菌探针直接插入手术切口行超声检查也有助于定位气管。确定气管环后,可以将气管导管穿过胎儿软组织隧道直接进入气管,或借助经皮穿刺技术逆行插入导丝来建立气道。通过颈部切口暴露的气管,可通过临时气管切开术切开,允许饲管或导丝通过气管到达口或鼻。然后将气管导管连接到导丝,再将其拉到适当的位置。将气管导管安全地缝合在口腔后,气管切口就可以关闭了。

无论用什么方法来确保气道通畅,麻醉医生必须准备好控制胎儿的通气。在某些机构中,麻醉医生可以刷手,在手术区域承担这一责任。在其他机构中,其中一位外科医生或新生儿科医生将担任这样的角色。也有一些原因会使得充分通气难以实现。某些类型的肿瘤,特别是颈部畸胎瘤,可能会向气管内分泌黏液,这必须在通气前积极清除。只要气道分泌物被充分地清除,可通过气管导管给予表面活性剂,减少预期的气道阻力。提供表面活性剂有两个主要原因:首先,大多数存在这些病变的婴儿接受治疗是在足月前进行的,他们的肺部发育(考虑到孕周和潜在的病理生理)被认为是不正常的;其次,黏稠的分泌物和为积极清除它们所需的灌洗可能会干扰正常的表面活性物质的分层和功能,这表明在肺通气之前给予表面活性剂可能是有益的。这些操作会使胎儿血氧饱和度增加至 90% 以上。如果未达到,则应该重新检查气管导管的位置,用无菌听诊器听诊肺部。超声检查空气支气管征的存在也可用于确认气管插管成功。通常在无菌杰克逊 - 里斯(Jackson-Rees)环路的辅助下进行通气。当充分通气后,胎儿就可以分娩了。

母婴分娩管理

在夹闭脐带和分娩之前,外科和麻醉团队之间的协调对预防子宫无力和孕产妇大出血至关重要。因为宫缩抑制剂的减少,无论是使用了吸入麻醉药还是静脉麻醉药物,都会使子宫血管阻力增加,减少胎儿的氧合,宫缩抑制的逆转一定不能发生在脐带夹闭前。但是,在夹闭过程中,需要给接近全量的宫缩抑制逆转剂以限制子宫出血。使用低溶解度的吸入麻醉药(如地氟烷)可获得最佳效果。当脐带被夹住时,立即停用麻醉药,单次推注缩宫素,然后持续注并根据子宫的反应滴定。(如在 500ml 生理盐水中加入 40U 缩宫素,30min 给完,然后在 8h 内给 20U)。额外的子宫收缩药物可能是必要的,如果发生不受控制的孕产妇出血,必须立即使用[230]。这些药物包括甲麦角新碱、卡前列素和碳酸钙。对孕产妇大出血的预估很重要,如果发生不受控制的持续性出血,合适的静脉通路(如快速输液导管,导管鞘)和快速输液装置给予血制品输注,可以挽救生命。在不受控制的出血的情况下,尽管进行了最大限度的药物治疗,但还是可能需要进行子宫切开术。当母体止血成功,子宫张力恢复,胎盘娩出后,假如其血流动力学稳定,可以给予低剂量吸入麻醉药和 N_2O。

应该为新生儿建立一个由新生儿科医生、麻醉医生和护士组成的独立团队,因为可能需要特殊的药物、血液制品和血管通路。分娩后必须通过简短的体格检查,尽快确认双侧呼吸音和血流动力学的稳定性。在某些情况下,可能计划立即进行外科手术干预,当孕产妇关腹后,需要有邻近手术室和完全独立的麻醉、外科、护理团队。

术后注意事项

从 EXIT 手术中恢复的孕产妇与那些接受标准剖宫分娩的孕产妇不同。潜在的术后并发症包括伤口裂开、感染、出血和尿潴留[132]。尽管在 EXIT 手术中每次都试图将子宫切开术的切口置于子宫下段位置，但那些前置胎盘的患者可能需要不同区域的子宫切口，最终使得这些患者在随后的怀孕中子宫破裂的风险增加。医务人员也应该考虑这样一个事实：不像标准剖宫产，这种情况下，父母在分娩后不能立即与新生儿互动，甚至不能探视他们。因为这些新生儿中很多立即接受了外科干预，父母第一眼看到的孩子将是带有气管插管，镇静监护下，保留有创导管，肿胀、面容扭曲的。持续的情感支持、社会服务和教育将有助于缓解这种转变。

干预行动以防止非生命威胁性疾病：脊髓脊膜膨出

目前，几乎所有的人类胎儿干预都是为了防止某些几乎确定的继发于已知先天性缺陷或病理生理过程的胎儿死亡。脊髓脊膜膨出（myelomeningocele, MMC）是第一个在子宫内治疗的非致命性出生缺陷。MMC 的发病率为每年 0.5～1/1 000 活婴，受人口和地理影响略有不同[231-233]。至少 75% 患病的个体可以进入成年早期；大多数的死亡发生在婴儿期和学龄前，继发于呼吸和神经系统的并发症[234]。早期胎儿干预存在巨大风险。许多患有 MMC 的婴儿可能会由于宫内干预而早产，进一步增加了已患病婴儿的风险[233]。一些人认为，因为 MMC 是一种非致命性缺陷，宫内干预可降低继发性疾病发病率，但这不足以证明与此手术相关的显著孕产妇发病率或胎儿死亡率是合理的。但是，与 MMC 相关的高发病率，结合动物研究的有前景的结果，促成了对这种疾病的产前干预。最初的人类结果显示出一些对继发性疾病的改善[333,235,236]。对脊髓脊膜膨出的治疗研究（或 MOMS 试验）显示，与分娩后再接受治疗的婴儿相比，在胎儿干预组，在 30 个月时，放置脑脊液分流器的需求减少，运动功能改善（如早期的行走）。尽管如此，也有显著的孕产妇和胎儿的发病率的报道。

未来展望

随着外科和麻醉技术及科技的进步，在妊娠中期的胎儿干预取得了重大发展，从仅对危及生命的胎儿病理过程的治疗，发展到对不一定危及生命但会带来严重功能丧失的产后疾病的胎儿疾病的治疗。然而，这些获益必须与麻醉胎儿远期神经认知功能障碍的可能性相平衡，尤其是那些接受产前修复的非危及生命的畸形胎儿，在啮齿动物和其他动物中已经证实但尚未在人类中观察到[238-242]。

麻醉医生面临的特殊挑战是要研发可提供选择性胎儿麻醉和镇痛的方法，和有针对性的子宫松弛技术，以便为实行胎儿干预的所有患者提供更安全的、个性化定制的麻醉计划。此外，技术和科技将加强保胎治疗，延缓 PPROM 和早产，将增加胎儿在子宫内愈合和成熟的时间，同时降低母亲术后肺水肿的发生率。最后，改进的胎儿监测将有助于麻醉医生为子宫内和术后阶段的胎儿提供更好的监护。随着这些进步，提供胎儿麻醉可能成为小儿外科和麻醉实践更为常规的一部分，这为实践和研究带来新的机会的同时，也带来了新问题。

（沈伟清 译，胡智勇 校，张建敏　俞卫锋 审）

精选文献

Boat A, Mahmoud M, Michelfelder EC, et al. Supplementing desflurane with intravenous anesthesia reduces fetal cardiac dysfunction during open fetal surgery. *Paediatr Anaesth.* 2010;20(5):748-756.

In a retrospective study, Boat and colleagues found that early institution of high concentrations of volatile agents for extended periods before hysterotomy resulted in the development of intraoperative fetal bradycardia, most notably when desflurane was used as the maintenance agent. Based on their findings, they suggest alternative utilization of supplemental IV anesthesia with propofol and remifentanil until just before the hysterotomy incision is made, at which point high volatile-anesthetic concentrations may be used to achieve the desired uterine relaxation.

Fink RJ, Allen TK, Habib AS. Remifentanil for fetal immobilization and analgesia during the ex utero intrapartum treatment procedure under combined spinal-epidural anaesthesia. *Br J Anaesth.* 2011;106(6):851-855.

The authors report three cases of ex utero intrapartum treatment performed under neuraxial anesthesia, with maternal administration of remifentanil used to provide fetal immobilization and analgesia via placental transfer. No clinically significant maternal sedation or respiratory depression were observed. In all cases, the authors argue, remifentanil provided adequate fetal immobilization and obviated the need to administer other analgesics or NMBDs.

Ngamprasertwong P, Michelfelder EC, Arbabi S, et al. Anesthetic techniques for fetal surgery: Effects of maternal anesthesia on intraoperative fetal outcomes in the sheep model. *Anesthesiology.* 2013;118(4):796-808.

Using an instrumented mid-gestational ewe model, the authors compared maternal and fetal hemodynamics, acid-base status, and left ventricular function in the setting of both high-dose desflurane anesthesia and lower-dose desflurane anesthesia with supplemental infusions of propofol and remifentanil. In this crossover design study, high-dose desflurane resulted in more maternal hypotension, reduced uterine blood flow, and greater fetal acidosis when compared with the lower-dose desflurane/intravenous agent technique.

Ngan Kee WD, Khaw KS, Tan PE, et al. Placental transfer and fetal metabolic effects of phenylephrine and ephedrine during spinal anesthesia for cesarean delivery. *Anesthesiology.* 2009;111(3):506-512.

The authors randomly assigned 104 healthy parturients undergoing elective cesarean section under spinal anesthesia to receive infusions of either phenylephrine or ephedrine, titrated to maintain approximate baseline systolic blood pressure. The authors found that, although ephedrine crosses the placenta to a greater extent and undergoes less early metabolism (or redistribution) in the fetus compared with phenylephrine, its associated increased fetal concentrations of lactate, glucose, and catecholamines may favor phenylephrine as the preferred vasopressor for such indications, despite historical evidence suggesting uteroplacental blood flow may be better maintained with ephedrine.

Tran KM, Maxwell LG, Cohen DE, et al. Quantification of serum fentanyl concentrations from umbilical cord blood during ex utero intrapartum therapy. *Anesth Analg.* 2012;114(6):1265-1267.

The authors quantified the concentration of fentanyl in umbilical vein blood drawn following IM injection from 13 human fetal subjects undergoing EXIT procedures. The median dose of fentanyl was 60 μg (range, 45-65 μg) for fetuses with a mean weight at delivery of 3000 g. The median time between IM administration and collection of the sample was 37 minutes (range, 5-86 minutes). Fentanyl was detected in all of the samples, with a median serum concentration of 14.0 ng/mL (range, 4.3-64.0 ng/mL).

参考文献

第39章 创伤

DAVID A. YOUNG, DAVID E. WESSON

　　麻醉医师通常救治不同复杂程度创伤的患儿，范围从上臂骨折的大龄儿童到患有危及生命的硬膜外血肿的婴儿。对创伤患儿从院前急救医疗服务（emergency medical services，EMS）开始，到急诊科、手术室、麻醉后复苏室（PACU）和重症监护室（ICU）应具有连续性。除院前急救外，麻醉医师参与创伤患儿的所有救治过程。麻醉医师应熟悉这些流程并贯彻实施到围手术期。妥善管理创伤患儿可能很复杂，但可以通过多学科合作结合标准化的初步评估和处理流程快速完成[1]。麻醉医师为创伤患儿提供紧急救治，手术干预也需要麻醉医师的充分参与。此外，在许多医疗机构，麻醉医师还建立紧急气道和进行重症监护管理。麻醉医师拥有气道管理、通气、血流动力学复苏、代谢管理和疼痛控制方面的专业技能，这些技能对于创伤患儿的救治十分重要。尽管近年来，创伤患儿的总体死亡率大幅下降，但意外伤害仍然是美国儿童死亡和致残的主要原因[2]。创伤也成为世界各地儿童最常见的公共卫生威胁[3]。

　　本章回顾了麻醉医师对创伤患儿管理的主要原则。由美国外科医师学会创伤委员会制订[4]的高级创伤生命支持（advanced trauma life support，ATLS）计划已被广泛接受，本章主要讨论其主要原则。管理儿童创伤患者的其他指南包括儿科高级生命支持（advanced pediatric life support，APLS）指南，该课程由美国儿科学会和美国急诊医师学会制订[5]。本章讨论的许多正在研究中的题目，包括液体复苏、颈椎评估和院前气管插管，是目前认为最有效的急救策略。

儿童创伤流行病学

　　创伤是美国1岁以上儿童最常见的死亡原因[6]；车祸是全球青少年的主要死亡原因[7]。美国每年约有20 000名儿童死于创伤。大多数儿童创伤都是由机动车事故（死亡的主要原因）、跌落、故意伤害、溺水和烫伤造成的。流行病学显示创伤持续增长已成为世界儿童重大健康威胁。表39-1列出了2013年美国儿童因创伤引起死亡的死亡率[2]。机动车事故是美国儿童健康的主要威胁。这促使研究人员制订了加强预防策略的方法[8-10]。意外伤害始终是1岁以上儿童死亡的主要原因[11]。

表39-1 美国儿童创伤死亡率（2013年）[a]

死亡原因	年龄/岁				整体（1~19）
	1~4	5~9	10~14	15~19	
意外/事故	8.3	3.6	3.8	17.3	8.3
袭击/谋杀	2.1	0.6	0.7	6.6	2.6
有意/自残或自杀			1.9	8.3	2.7

[a] The death rate is per 100 000 population within each specified age group. Modified from Osterman MJ, Kochanek KD, MacDorman MF, et al. Annual summary of vital statistics: 2012-2013. *Pediatrics* 2015; 135(6): 1115-1125.

　　儿童和成人的受伤机制及其相应的治疗方案不同[12]。颅脑损伤是儿童死亡的主要原因。与成人相比儿童头部的比例更大（也较重）可以解释这一现象。胸部损伤是儿童创伤患者的第二大死亡原因。由于缺乏骨钙化和存在软骨成分，导致肋骨柔韧性增加，儿童可能会在没有肋骨骨折等明显外部体征的情况下，出现严重的胸腔和上腹部损伤。腹部闭合性损伤常常可以通过保守治疗密切观察，无须手术干预。穿透性腹部损伤通常需要手术探查。然而，在血流动力学稳定的儿童中，使用腹腔镜探查来代替剖腹探查可评估和修复多种腹部创伤[13]。

故意伤害

　　故意伤害，也被称为摇晃婴儿综合征或虐待儿童，在全世界持续增加。虽然美国每年有 300 万份故意伤害的报告，但大多数专家认为报告数不及实际例数的 1/3[14,15]。年龄小的儿童，特别是婴儿，最容易受到虐待（图 39-1）。对于故意伤害的上报制订了严格的法律。这些法律旨在帮助医疗服务工作者上报疑似受到虐待的患儿，同时惩罚瞒报或者忽视虐待患儿的医疗服务工作者。参与儿童救治的每一位医生，包括麻醉医师，都有责任了解所有婴儿和儿童被故意伤害的可能性，并向有关当局报告所有可疑的观察结果[16]。

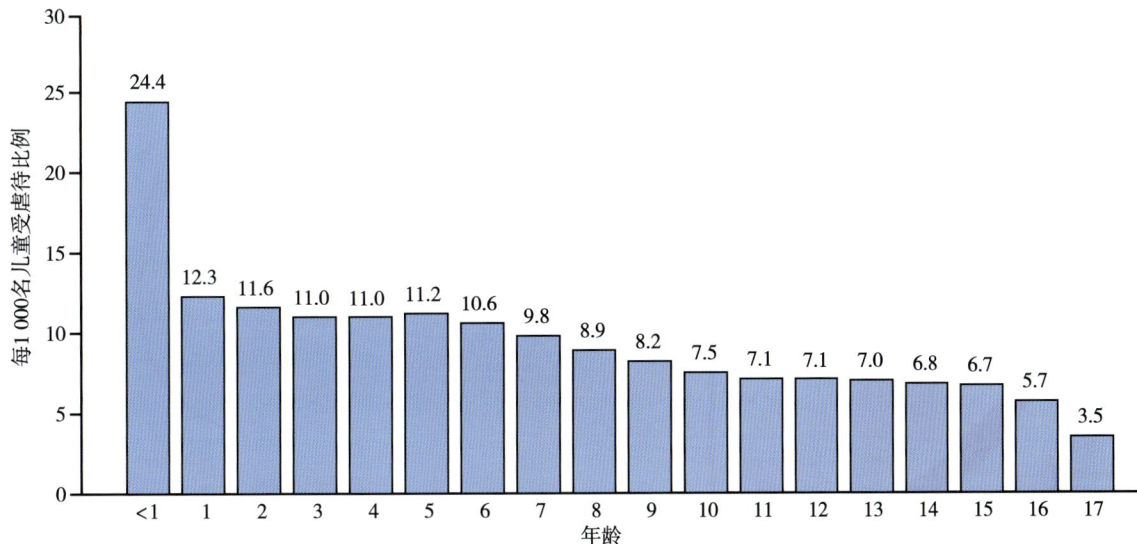

图 39-1　按年龄组划分的每 1 000 名儿童的虐待率。最年幼的儿童，尤其是婴儿，最容易受到虐待［摘自 the U. S. Department of Health and Human Services, Administration for Children and Families, Administration on Children, Youth, and Families, Children Bureau; Child Maltreatment 2014. Available at https：//www.acf.hhs.gov/sites/default/files/cb/cm2014.pdf#page=65（accessed June 2017）］

　　故意伤害的特征，包括体征与受伤程度不一和延迟就医的病史[17,18]。与遭受意外创伤的儿童相比，经历故意伤害的儿童受伤更严重[19,20]。如果病史可疑，应考虑故意伤害的可能性。眼底检查可能会发现视网膜出血或视神经盘水肿，分别表明头部剧烈摇晃或颅内压（ICP）升高。皮肤检查可能会发现处于不同愈合阶段的瘀伤、烧伤或其他损伤（图 39-2）。

骨骼检查可能会发现多处不同时间出现的骨折，通常发生在长骨干骺端。在特殊场合，之前在父母或护理者陪同下保持沉默的孩子，会向手术室或康复室工作人员透露有关他或她受伤事件的详细信息。应详细记录这些报告并将其传达给相关人员。经受虐待的孩子往往害怕痛苦的手术，在这些环境中，需要格外地体贴与宽慰。

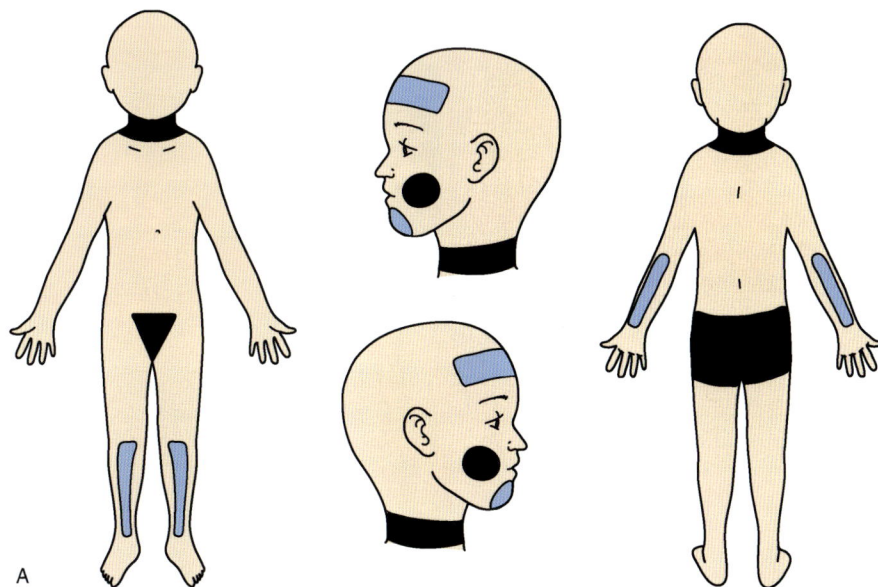

图 39-2　图中展示常见的虐待儿童的例子，也被称为故意伤害。A. 儿童身上瘀伤的典型区域。蓝色区域表示常见的出现瘀伤的区域。黑色区域是不正常的瘀伤区域。黑色区域的任何瘀伤都必须考虑到故意伤害的可能性

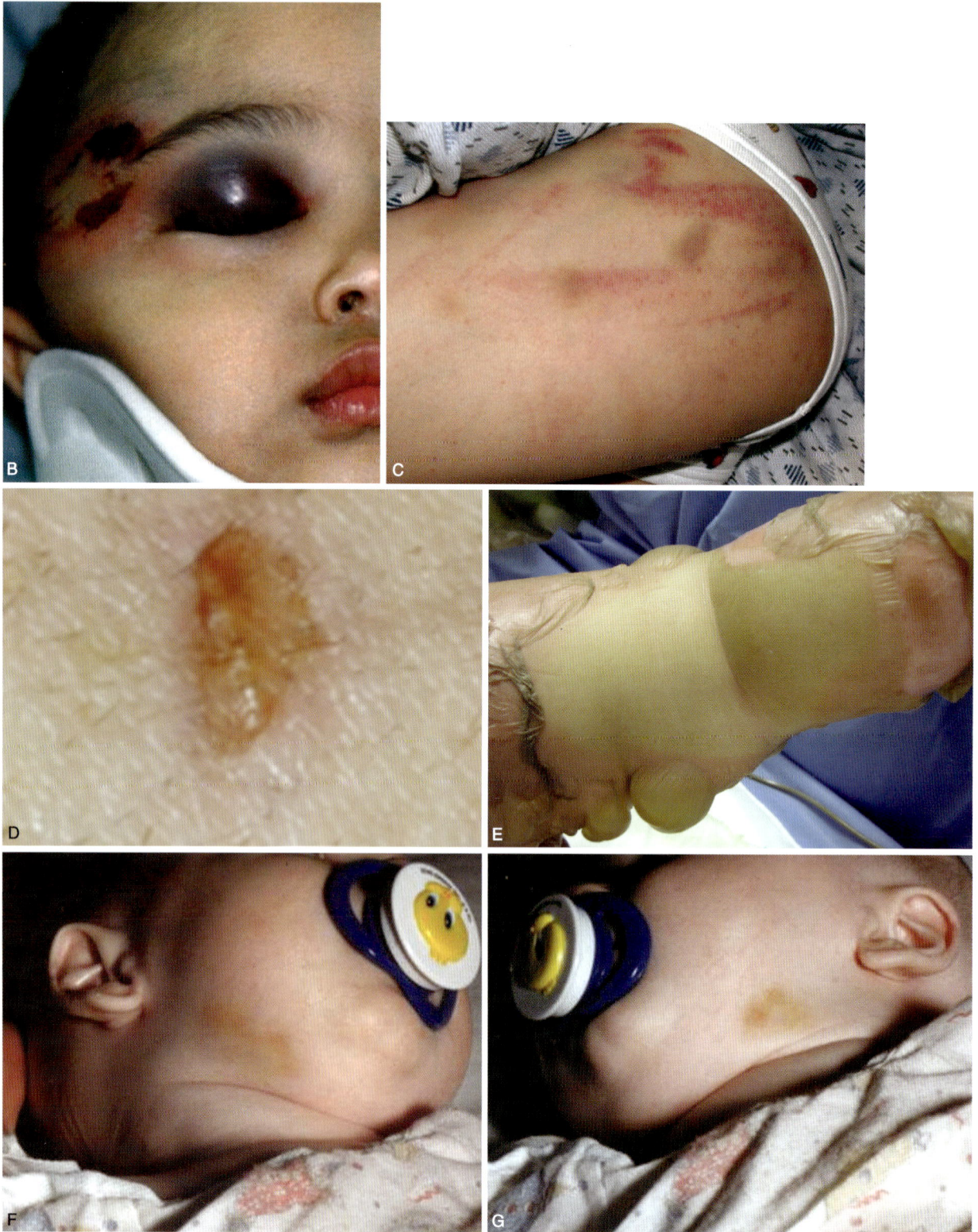

图 39-2(续)　B.有明显颌面外伤的孩子。C.皮带抽打伤加上其他瘀伤。D.香烟烧伤。E.浸泡烧伤；请注意没有累及腘窝，这是典型的故意伤害。F、G.面部瘀伤。

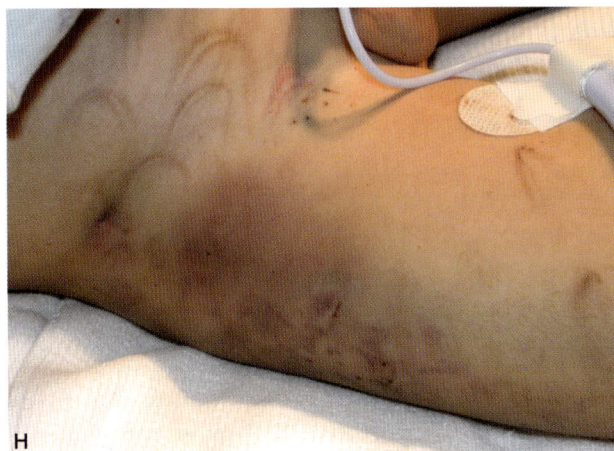

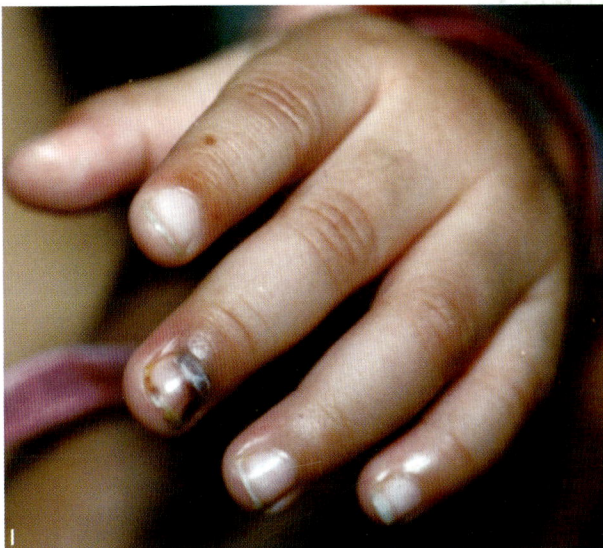

图 39-2（续）　H.电线抽打损伤。I.婴儿不正常的手指损伤（照片由几位来自不同机构的儿童维权者提供）

麻醉医师遇到疑似故意伤害受害者时，需要对儿童的状态进行一次客观地评估[21]。医生、护士和其他提供初步复苏的医务人员，可能将重点放在治疗危及生命的伤害。与事件相关的最初病历资料可能是不准确的或虚构的。麻醉医师在术前的详细评估，可以提供故意伤害的第一个客观证据。虐待的迹象也许不易察觉，可能包括父母不配合围手术期评估，或是不合理地拒绝进行必要的手术[22,23]。

儿童创伤患者的院前救治

创伤系统

儿童创伤系统的发展显著改善了创伤患儿的治疗效果和生活质量[24,25]。美国等国家的创伤系统理念类似于军事化流程，院前救护人员，比如急救队员第一个到达现场进行快速评估，与医疗机构建立无线电联系，并尽快将儿童运送至创伤中心[26]。这种尽量缩短现场时间并强调迅速送至最近的创伤中心的理念被称为"快速转运"。

在加拿大部分地区和几个欧洲国家，受伤儿童的初始复苏通常由医生进行，这些医生负责在现场对儿童进行评估，确保气道安全，启动复苏措施以维持血流动力学稳定，再将儿童运送至适当的创伤中心。进行上述治疗措施可能增加现场的时间。这种方法被称为"就地抢救"。作为大规模伤亡灾难管理计划的一部分，该系统的许多方面都被整合到现有的美国创伤系统中[27,28]。理想的方法是尽量减少现场时间，并在前往医院的途中进行复苏[29]。

为儿童创伤患者制订系统的救治流程至关重要。其中包括获取适当年龄和体型的设备。Broselow 和 Luten 发明了一个系统，为年龄和体重未知的创伤患儿提供即时参考，以确定适当大小的设备和药物剂量（https://www.ebroselow.com/php/static/home.php）[30-33]。将可折叠的彩色编码带放在患儿身旁，患儿的身长与卷尺正面和背面的彩色面板相匹配（E 图 39-1 和图 39-2）。颜色面板提供基于体重的药物剂量，

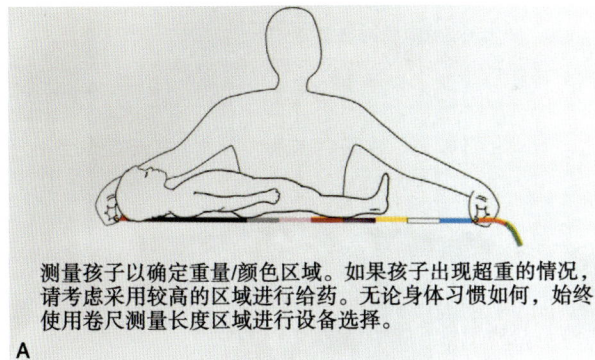

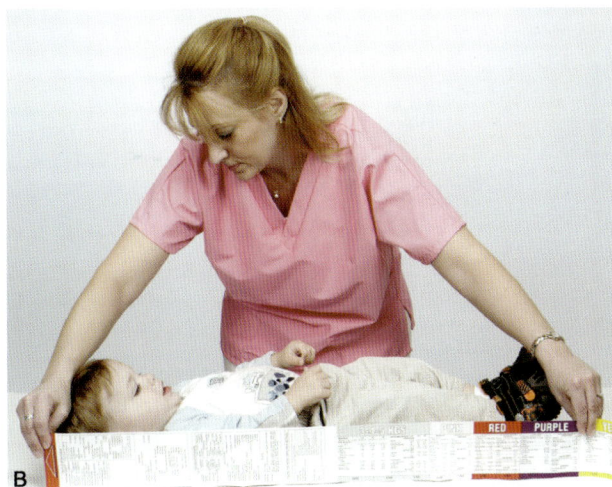

测量孩子以确定重量/颜色区域。如果孩子出现超重的情况，请考虑采用较高的区域进行给药。无论身体习惯如何，始终使用卷尺测量长度区域进行设备选择。

E 图 39-1　A. Broselow 带是一种带有颜色编码的折叠卡片，根据身长将儿童分配到八个颜色区域中对应的区域，其中包含用于创伤复苏的药物剂量和设备信息。B. 如果孩子超重，仅考虑使用大一个色号的药物剂量而设备仍按身高选择（蒙 James Broselow 和 Robert Luten 惠赠）

和气管导管尺寸与喉镜片尺寸等其他信息（E 图 39-2）。相应的彩色编码带标志对应儿童的体重 / 身高。相应的彩色编码急救车包含大小合适的气道设备、气管导管、注射器、静脉套管针和其他用品（E 图 39-3）。该系统旨在最大限度地

减少延误、避免用药错误和设备错误。

在过去二十年中，院前急救医务工作者对儿童创伤患者进行复苏的能力取得了巨大的进步。这一进步的部分原因在于创伤系统的发展和创伤中心的建立，以便为院前急救医

BLUE			
癫痫发作		**输液**	
劳拉西泮	2mg	扩容	
地西泮IV	4.2mg	晶体液（NS or LR）	420ml
地西泮-直肠给药	10mg	胶体液/血液	210ml
苯巴比妥 Load	420mg	维持	
苯妥英钠 Load	420mg	D5W+1/2 NS+20meq KCI/L	63ml/HR
氟磷妥英 Load	420mg-PE		
过量用药			
葡萄糖	10.5g		
纳洛酮	2mg	维持输液：根据	
氟马西尼	0.2mg	JCAHO美国患者	
高血糖素	1mg	安全目标3b-"规	
活性炭	21g	则第6条"输液应	
颅内高压		转换为标准	
甘露醇	21g	浓度。	
呋塞米	21mg		
装备			
E.T. 管道	5.5 Uncuffed	O₂MASK	Pediatric NRB
E.T. 插入长度	16.5cm	*ETCO₂	成人
探针	10 French	*导尿管	10~12 French
吸引管	10 French	*胸导管	24~32 French
喉镜	2直 or 弯	鼻胃管	12~14 French
BVM	儿童	血管通路	18~20Ga
口咽通气道	70mm	骨内通路	15Ga
*鼻咽通气道	24 French	无创袖带	儿童
*LMA	2~2.5	*可能不包括在组织者系统中	

A

BLUE			
复苏		**快速气管插管**	
肾上腺素（1:10 000）	0.21mg（2.1ml）		
肾上腺素 ET（1:1 000）	2.1mg（2.1ml）	阿托品	0.42mg
阿托品（0.1mg/ml）	0.42mg（4.2ml）	泮/维库溴铵	
阿托品 ET（0.4mg/ml）	1mg（2.5ml）	（解除肌束震颤药物）	0.2mg
碳酸氢钠	21mEq	利多卡因	32mg
利多卡因	20mg	芬太尼	63mcg
利多卡因 ET	40~60mgs	**诱导剂**	
除颤剂量		依托咪酯	6.3mg
2J/kg	40J	氯胺酮	42mg
4J/kg	80J	丙泊酚	6.3mg
4~10J/kg	80J~200J	Propofol	63mg
心脏复律		**肌松药**	
1st/2nd剂量	20J/40J	琥珀胆碱	40mg
腺苷		泮库溴铵	4.2mg
首剂量	2.1mg	维库溴铵	4.2mg
2次剂量，如果需要	4.2mg	罗库溴铵	21mg
胺碘酮	105mg	**维持**	
氯化钙	420mg	泮库溴铵/维库溴铵	2.1mg
硫酸镁	1 050mg	劳拉西泮	1mg

B

E 图 39-2　列出了基于儿童身高的估计药物剂量（表 B）复苏，快速顺序插管，诱导药物和（表 A）癫痫发作和过量用药的治疗以及设备大小。ETCO₂，呼气末二氧化碳；IV，静脉注射给药；O₂Mask，氧气面罩（蒙 James Broselow 和 Robert Luten 惠赠）

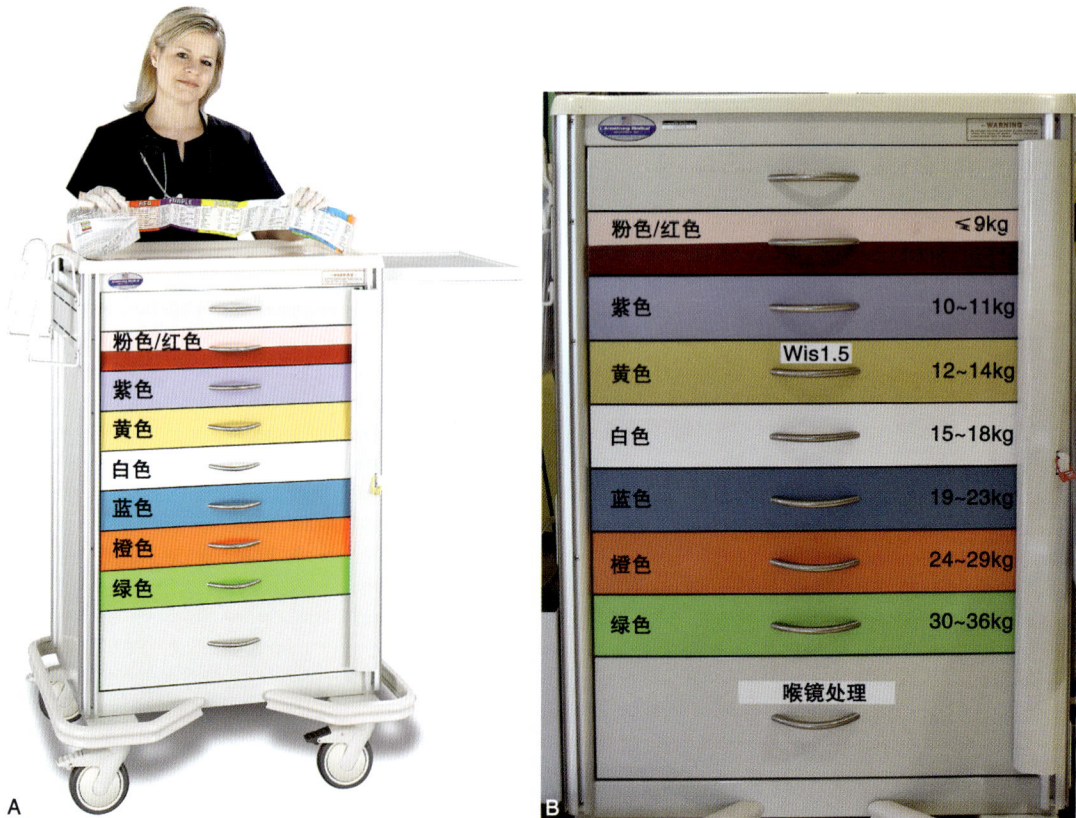

E 图 39-3　A. 基于 Broselow 带类别的彩色编码供应车，包含复苏设备和药物（从上到下的抽屉）。B. 彩色编码抽屉包含静脉注射设备，限速器，输液器，各种用于抽取药物的注射器，和身高对应的气管导管，口咽和鼻咽通气道，吸痰管和胃管。如果孩子超重，建议向上移动一个尺码（蒙 James Broselow 和 Robert Luten 惠赠）

务工作者提供更有效的医疗指导。如果院前救护人员直接向负责的医院人员反馈有关儿童创伤的详细信息,就可以优化对创伤患儿的序贯治疗。这些信息可能包括损伤机制、创伤的范围、事件发生的时间、意识丧失情况、预计失血量、给予的治疗(如静脉通路、气道管理)以及可疑的损伤情况。

随着创伤系统的发展,和急诊患儿数量增加,对儿童创伤患者的有效分类变得越来越重要。照顾创伤儿童需要许多医务人员和资源,包括手术室和许多辅助科室,如影像科和输血科[34]。不合理的分诊可能会浪费宝贵的时间和资源,如果无视创伤患儿的严重程度,都送往创伤中心,将会影响最有需要的患儿的救治。相反,未能识别需要转运的患儿,

可能会导致病情加重及本可避免的死亡[35-37]。

格拉斯哥昏迷量表(Glasgow Coma Scale,GCS)和儿童改良 GCS(表 39-2)是最常见的评估神经损伤严重程度的量表。GCS 评分范围为 3~15,用于量化睁眼反应、言语反应和运动功能;GCS 评分为 8 分或以下意味着严重的神经损伤且需要开放高级气道。儿童创伤评分(pediatric trauma score,PTS)的制订是为了对受伤儿童进行初步评估和分类,将其受伤的总体严重程度进行划分(表 39-3)。随着创伤系统的成熟和院前急救人员在评估和现场急救方面的经验不断丰富,GCS 和 PTS 已成为评估患儿是否需要转运到创伤中心的有效量表[38,39]。

表 39-2 儿童改良格拉斯哥昏迷量表

反应类型	分数 [a]	年龄相关反应	
		>1 岁	<1 岁
睁眼反应	4	自发	自发
	3	语言刺激	声音刺激
	2	疼痛刺激	疼痛刺激
	1	刺激无反应	刺激无反应
		>1 岁	<1 岁
运动反应	6	遵循指令	自发
	5	因局部疼痛运动	因局部疼痛运动
	4	因疼痛而回缩	因疼痛而回缩
	3	因疼痛而屈曲(去皮质强直)	因疼痛而屈曲(去皮质强直)
	2	因疼痛而伸展(去大脑强直)	因疼痛而伸展(去大脑强直)
	1	无运动反应	无运动反应

		>5 岁	2~5 岁	0~2 岁
语言反应	5	注意力集中且可以交谈	适当的词或短语	适当的牙牙学语与低声说话
	4	混乱的谈话	胡言乱语	哭泣,可安慰
	3	胡言乱语	持续哭泣或因疼痛而尖叫	持续哭泣或因疼痛而尖叫
	2	语言难以理解	对疼痛的咕哝或呻吟	对疼痛的咕哝或呻吟
	1	无语言反应	无语言反应	无语言反应

[a] GCS 总分通过三个部分的得分相加计算,以预测神经损伤的程度:严重,<9;中度,9~12;轻度,13~15。改编自 James HE, Trauner DA. The Glasgow Coma Scale. In: James HE, Anas NG, Perkin RM, eds. *Brain Insults in Infants and Children*. Orlando: Grune & Stratton; 1985; 179-182。

表 39-3 小儿创伤评分

指标	评分			
	+2	+1	−1	总计 [a]
大小(重量)	>20kg	10~20kg	<10kg	
气道	正常	可维持	不可维持	
收缩压	>90mmHg	50~90mmHg	<50mmHg	
中枢神经系统	清醒	迟钝或丧失意识	昏迷	
开放性伤口	无	轻微	严重或穿透性损伤或烧伤	
骨骼创伤	无	闭合性骨折	开放性或多发伤	

[a] 儿科创伤评分(PTS)是所有 6 个类别的总和。评分:轻伤,12(最大);重伤,<7;致命,−6(最小)。

院前气道管理

在院前环境中提供有效的气道管理面临许多挑战,包括难以接近患儿、没有可用药物、恶劣天气、面部创伤以及诸如救护车内的条件有限。几项关于成人院前气管插管的研究报告显示,困难气管插管发生率增加[40],需要多次尝试[41],并且存在误入食管的情况。包括麻醉医师在内的所有级别的医务工作者均会出现上述情况[42],尽管与其他医务工作者相比,麻醉医师在进行气管插管时成功率更高,并发症更少[43-45]。

儿童院前气道建立失败,可能是由于培训、经验、设备和环境问题等综合因素。院前气道建立失败的原因在很大程度上是由于操作人员培训不到位,缺乏专业经验所造成的。大多数院前急救人员,在儿童气道管理、声门上气道装置置入和气管插管方面接受的专业培训很少[46]。这些医务人员可能没有机会获得或保持必要的技能。随着时间的推移,儿童气管插管所需的专业操作能力逐渐下降,这可能导致儿童气管插管相关并发症和失败率的增加[47]。

院前急救时是否进行气管插管对患儿预后影响不大[48]。例如,2015年美国心脏学会儿科高级生命支持(pediatric advanced life support, PALS)指南指出,"在院外复苏期间,球囊面罩通气短时间内比气管导管通气更有效,也可能更安全"[49]。指南进一步指出,"成功进行气管插管,并尽可能少发生并发症的可能性,与手术室和现场的培训时间和经验有关"[50]。但是,如果进行气管插管,强烈建议使用二氧化碳监测装置。现行的PALS指南规定:"如果可行,建议在所有情况下,包括在医院内或转运期间,采用呼出二氧化碳监测(二氧化碳波形或比色法),以确认新生儿、婴儿和儿童的呼吸节律"(E图39-4)。因此,许多EMS机构制订了针对儿童创伤患者"快速转运"理念的政策,如果转运时间短,且球囊面

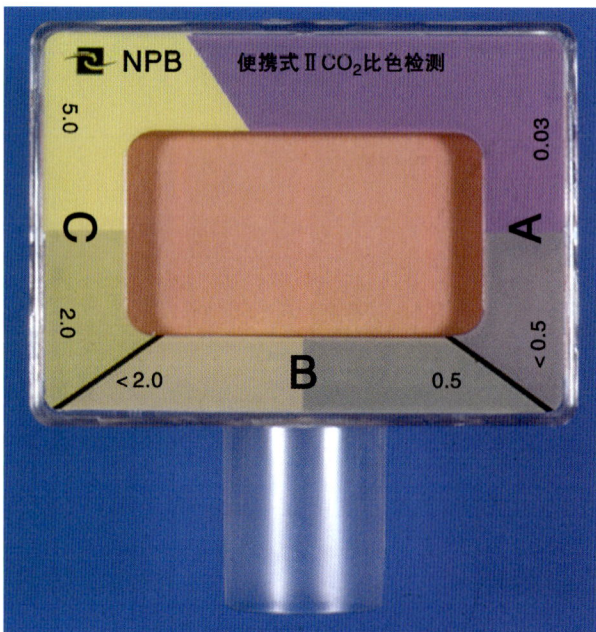

E 图 39-4 通过测量呼出的二氧化碳,可以确认气管插管的放置是否正确。当无法使用二氧化碳比色仪时,可使用便携式二氧化碳比色监测装置,例如体重超过15kg的患者使用的Easy CapⅡ或体重1～15kg的儿童使用的Pedi Cap

罩通气有效,则避免气管插管。一些研究人员还质疑,对于需要正压通气的患儿,院前气管插管是否是最好的策略。儿童创伤患者极少需要气管插管,这阻碍了急救医疗队成员技能的保持。多项关于成人的研究证实,接受院前气管插管的患者与接受标准球囊面罩通气的患者相比,死亡率会增加或神经系统预后恶化[51,52]。一些针对儿童的研究也报告了院前气管插管相关的并发症发生率增加[53-56],尤其是婴儿[48]。

对于成人和儿童创伤患者,有使用替代气道装置的趋势。在已使用的设备中,声门上气道装置的易于使用性及高可靠性已经得到了证实。尽管这些装置无法保护气道免受反流和误吸的影响,在转运过程中传统球囊面罩通气不足时,声门上气道装置可以提供足够的氧合和通气。一项对成人和儿童院前气道替代装置的Mata分析表明,在麻醉医师和非专业人员的手中,置入喉罩(LMAS)成功率很高(成功率96%),而在非临床医生的手中,置入喉罩(LMAS)的成功率则稍低(83%)[57]。然而,没有证据证明LMA在儿童创伤中被使用,仅可做抢救使用。

儿童创伤患者急诊评估与管理

麻醉医师应该熟悉急诊科儿童创伤患者的初始管理,因为他们可能需要协助急诊气道管理并进行围手术期管理。初步诊断和基本护理的快速建立对于创伤患者在急诊的管理至关重要[58]。大多数创伤中心使用多层次评估系统,包括初步评估及复苏和二次评估,然后进行专业治疗[1]。

如果麻醉医师了解儿童创伤患者在急诊室接受的常规治疗,则可以提供更有效的术中管理。在最初的复苏过程中,医务人员应尽可能尝试从父母、院前急救人员和患儿处获取病史。病史应该常规包括关于药物的过敏史、用药史以及意识丧失情况、预计失血量、到达急诊室前接受的治疗。

根据ATLS计划,对创伤患者的评估分为三个步骤进行:初步评估,二次评估,专业治疗[4]。对所有创伤患者的初始评估始于基本检查。基本检查的顺序可以记为"ABCDE":气道(A)、呼吸(B)、循环(C)、神经功能障碍(D)和暴露或环境(E)。许多创伤中心拥有足够的人员和设备来同时进行多项检查,并有足够的空间同时容纳多名患者。在这种情况下,初步和二次评估可以同时进行,也就是说,当进行初步评估时(如容量复苏),二次评估(如抽取血样)可以同时进行。

初步评估应从评估气道开始。应评估气道(A)是否通畅,如果怀疑患者气梗阻,应用推下颌法开放气道。应保持颈椎的固定。应评估儿童的呼吸(B)和通气,如果不能充分氧合,应立即进行干预。外周或大动脉的搏动、血压、感觉平面和皮肤灌注来评估循环(C)。通过直接压迫来控制外部出血也是循环评估的一部分。通过检查患儿的神经系统损伤,并通常使用神经系统评分系统(如GCS)来评估神经功能障碍(D)。GCS评分为8分或以下,意味着严重的颅脑损伤(表39-2),强烈建议立即行气管插管(颈椎固定)(见附录)。儿童全身暴露(E)对于完整体格检查至关重要。环境(E)应包括一个在儿童到达前准备好的加热治疗区,并应确保环境安全(即需要化学清除污染)。表39-4按从上到下的顺序列出了ATLS主要检查的优先顺序。

表39-4 高级创伤生命支持,初步检查管理优先事项	
优先级别	管理
最高	气道和颈椎固定
	呼吸和通气
	循环和出血控制
	脑功能和神经系统状态
最低	暴露和环境

需要格外强调合适和安全气道重要性。所有创伤患者最初应吸入纯氧。对意识尚清但气道安全不能保证的严重创伤患儿应采用快速顺序诱导(rapid sequence induction, RSI)技术,必要时可进行环状软骨压迫,并给予适当的药物。当怀疑颅内压升高时,应采取措施防止插管时颅内压升高。无论气管插管的地点或方法,气管导管的正确位置和通畅必须在儿童气道插管完成时及在到达急诊室时尽快确认[59]。验证气管插管正确位置包括胸部听诊,直接喉镜检查,确认气管导管深度,以及监测呼气末二氧化碳。所有的儿童都应该进行连续血压、心电图和血氧饱和度监测。

休克最常见于低血容量创伤患者。心源性休克可能与胸部创伤或先天性心血管疾病有关,在儿童中罕见。应尝试开放两条适合年龄的大口径静脉输液通路;如果包括股静脉在内两条通路开放失败,则需要开放骨内通路(见第49章)[60]。对于低血容量患儿,单次给予20ml/kg等渗晶体液,如乳酸林格液或生理盐水。可根据需要重复给予,以使血压稳定在正常范围内。当等渗晶体液量超过40~60ml/kg但血压仍不稳定时,应考虑使用血液制品。通常避免使用含葡萄糖的溶液(在没有低血糖的情况下),因为它们可能导致高血糖,并可能加重神经系统损伤。

对于主要发生在腹部的创伤性损伤,应优先开放上肢通路。对于创伤性胸部损伤,应该在上肢和下肢放置导管,以防止右心房上下的大血管损伤。

初步评估和复苏完成后,开始进行二次评估。二次评估是一次全面的体格检查,旨在确定初次评估时未发现的其他损伤。在这个阶段,连续监测生命体征至关重要。如果在二次评估期间出现生命体征不稳定,则应再次进行初步评估和复苏。头部检查应包括视诊、触诊、瞳孔大小和对光反应以及眼底检查。应详细评估颈椎、胸部和腹部。胸部检查应包括视诊有无伤口,触诊,以及听诊双侧呼吸音。还应仔细检查腹部的压痛、肌紧张和外伤情况(如枪伤)。对儿童来说,腹腔脏器损伤的体征可能不明显,特别是镇静或合并颅脑损伤的患儿。应检查四肢是否有压痛、瘀伤、畸形和血管损伤。

诊断试验在二次评估期间完成[61,62]。影像学检查,包括头、颈、胸、腹和骨盆的计算机断层扫描(CT),结合创伤重点超声检查(focused abdominal sonography for trauma, FAST)检查,用于检测腹水,也可用于识别其他危及生命的病变,如气胸[63]或心包积液。在二次评估期间,也可进行胸部和四肢的X线片检查。实验室检查包括血细胞计数、电解质和交叉配血。如果积极进行复苏后,患者情况仍然不稳定,应考虑紧急转移到手术室进行手术探查。待患儿生命体征平稳,并明确所有的伤情后,就可以制订进一步的治疗计划。患儿经急诊可入住重症监护室、急诊抢救室、留观室,出院并进行门诊随访或转至手术室。

儿童创伤患者的麻醉管理

在诊治儿童创伤患者时,麻醉医师、外科医生及其他医务人员应充分协作。这种协作可以优化对可疑损伤的快速识别,以便麻醉医师能够更有效地预测出血量、生理变化和手术方式。通过对患儿初步评估和治疗的了解,麻醉医师可以识别可能未被诊断的损伤,并预测围手术期可能发生的情况[6]。

儿童创伤患者的诊断和治疗方法取决于紧急程度。图39-3展示了儿童创伤患者诊治的优先顺序。对于需要立即进行外科手术的重症和低血压患儿,复苏和麻醉需同时进

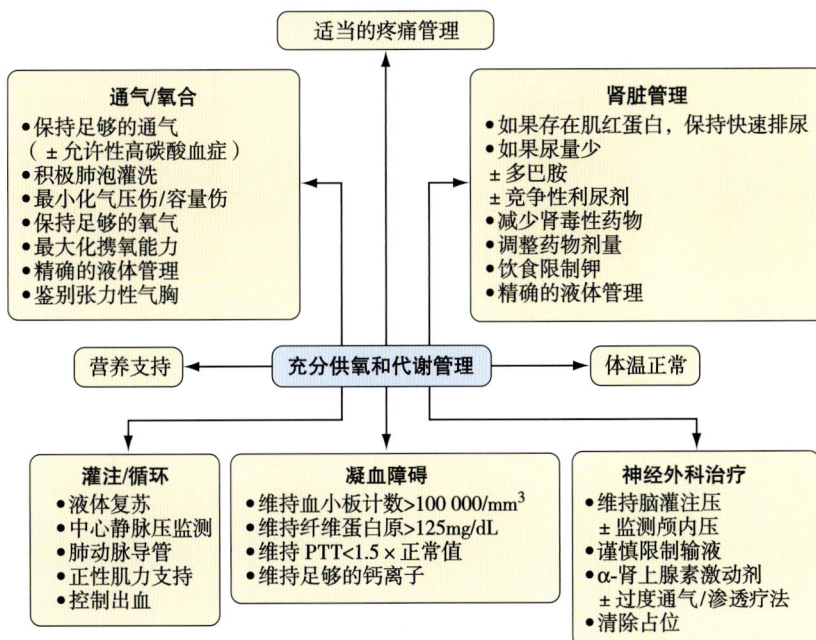

图39-3 儿童创伤患者诊治流程图。主要目标是给氧,适当通气,保证重要器官灌注,维持常温至亚低温,肾和神经功能的稳定,纠正凝血功能,避免容量超负荷,以及代谢所需能量供应。PPT,部分凝血酶原时间(改编自 Todres ID, Fugate JH, eds. Critical Care of Infants and Children. Boston: Little, Brown; 1996:17)

行。表 39-5 列出了救治儿童创伤患者需要的设备。基本原则包括建立和保护气道,充分通气,并通过液体、血液制品和血管活性药物维持血流动力学稳定。对于危重患儿,建议建立大口径的静脉通路;这可能需要血管切开或放置骨内针(图 49-6,图 49-7)用于液体复苏。麻醉药物应谨慎使用,仔细滴定剂量以维持血流动力学稳定。

表 39-5　儿科创伤患者复苏推荐设备

气道设备

各种型号面罩,气管导管,导管芯,喉镜,口咽通气道,鼻咽通气道和声门上气道装置

能够提供>90%氧气浓度的自充气供氧装置

麻醉机

各种型号的困难气道设备,包括纤维支气管镜、视频喉镜和环甲膜切开套件

吸引器

监护设备

各种型号无创血压袖带

脉氧仪

心电图

呼气末二氧化碳监测

体温计

直接动脉压和中心静脉压的传感器和监测器

手术器械

气管造口包

开胸包,开腹包,开颅包

血管探查包

抢救车(密码)备用状态

血管通路设备

套管针、输液器和输血器

床旁超声

骨内输液装置

药物

麻醉药

血管活性药物

其他设备和附件

基本的防护工具(如手套、口罩、护目镜)

输液泵和压力袋

外部加温装置

血液升温装置

药物标志和剂量表

对于需要急诊手术、气道未建立且无困难气道的患儿,麻醉诱导前应预充氧,然后静脉注射药物,并使用 RSI 技术。如果患儿存在低血容量,那么麻醉诱导之前,需快速给予等渗晶体液(20ml/kg)以维持循环稳定。如果怀疑存在颈椎损伤(见于大多数创伤患者),那么在气道建立和转运过程中,医生还应将颈椎固定在一条直线上(图 39-4)[64]。动脉和中心静脉的放置应根据具体情况进行选择。麻醉医师应警惕可能在手术室发现未诊断的损伤。对于重症患儿,应立即进行手术;基本的监护可能仅包括无创血压、脉搏血氧饱和度、

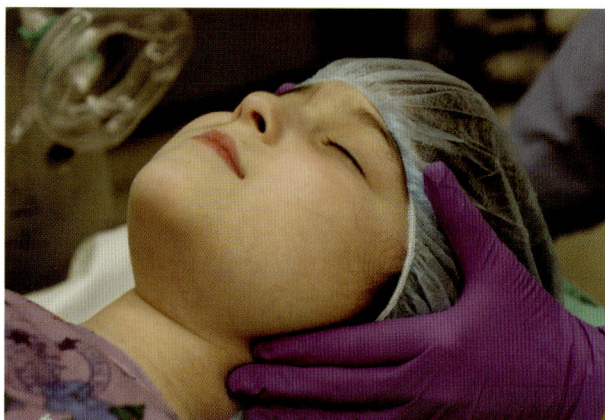

图 39-4　在气管插管期间必须保持颈椎稳定。已知或疑似颈椎损伤需要建立气道的儿童,应在颈椎固定情况下进行插管。插管时,应由专人固定头部和颈部。插管是首选途径。应该在喉镜检查之前,进行颈椎固定,以使头部稳定,防止头部左右旋转、弯曲或伸展

呼气末二氧化碳和心电图。

在条件允许的情况下,可以建立动脉和中心静脉导管监测血流动力学(见第 49 章)。在某些情况下,创伤患儿建立有创动脉是有益的,包括需要血气分析和频繁抽取血标本化验者(严重出血或代谢紊乱)、血流动力学不稳定者、以及需要迅速调节血压者。在已经或预期失血严重的情况下,建立大口径静脉通路比建立动脉通路更为重要。可以延迟中心静脉的建立,直到血流动力学稳定,因为通常可以快速建立外周静脉,并提供有效的液体复苏。可疑颈椎损伤的创伤患儿建立中心静脉时应避免旋转颈部。应选择其他部位建立中心静脉。

在氧合、通气和循环稳定后,麻醉医师需要解决其他问题。如果诱导时无法给予足够剂量的麻醉药物,可在血流动力学稳定后逐步增加剂量。成人严重创伤患者的相关研究表明,术中知晓很常见。可以推测儿童也存在类似的风险[65-67]。强烈建议静脉注射咪达唑仑[68],尽管单次剂量可能不足以使之产生遗忘,并可能导致血流动力学波动。如果吸入麻醉药影响血流动力学,麻醉医师给予氯胺酮(根据血流动力学滴定),或全静脉麻醉技术(如大剂量的芬太尼和苯二氮䓬类药物和血管活性药物输注)。

维持体温是创伤麻醉管理的一个重要原则。严重创伤患儿到达急诊室之前常常伴有低体温,尤其是烧伤患者。低温可能加重神经肌肉阻滞,加剧凝血功能障碍,并导致苏醒延迟。中度低温(34.5℃)可能对创伤性颅脑损伤的患儿有保护作用这一论点[69]证据不足[70, 71]。应该在到达急诊室时立即采取升温措施。包括加热所有静脉注射液和血液制品,使用空气加热装置和热辐射灯,用温毯包裹头部和四肢,以及提高手术室的温度。理想情况下,应在患儿到达手术室之前提升温度,以尽量减少辐射热量损失。

儿童创伤的特点和机制与成人不同。儿童腹部创伤比胸部创伤更常见,钝性创伤比穿透性创伤更常见。在胸部创伤中,血胸和气胸十分常见,穿刺减压及放置胸腔引流管可能挽救张力性气胸患儿的生命。张力性气胸患儿进行正压通气前,应穿刺减压或放置胸腔引流管。因为肋骨骨折的发生率低于成人[72],胸部损伤常常被忽视。

颅脑损伤是儿童创伤死亡的最常见原因[73]。尽管成人和儿童多发伤患者颅脑损伤的处理原则相似，但仍有一些差异值得关注。与成人不同，新生儿及婴儿的颅内出血可导致低血容量性休克，因为头部在身体中所占比例较大，且富含血管的器官在婴幼儿心排血量中所占比例较大。儿童开放的囟门使颅脑顺应性增加，出血量增多。同时，开放的囟门也是一种保护，防止早期颅内压升高。对于神经外科急症患儿来说，一个关键目标是维持血流动力学的稳定性，以保持脑灌注压，并避免继发性颅脑损伤。怀疑颅内出血的儿童存在颅内压升高的风险。对颅内出血引起颅内压增高的紧急治疗包括：过度通气、静脉注射高渗液体（如高渗盐水或甘露醇）、脑脊液引流、抬高床头和手术切除颅内血肿[74, 75]。

术前评估

医疗保健方面的进步使受伤前有并发症的创伤患儿增加。例如，创伤患儿可能是一个先天性心脏病术后的孩子。对于严重创伤患儿，既往患有哮喘、发育迟缓、癫痫、肥胖、阻塞性睡眠呼吸暂停综合征以及由不良的家庭环境导致的心理问题等疾病。在制订麻醉方案及围手术期护理时要考虑这些问题。

急诊手术可能使患儿及其父母恐惧和焦虑[76]。事件的突发性使患儿及家庭几乎没有时间考虑如何应对危机，并且常常限制麻醉医师与患儿及父母建立融洽关系。因此冷静且可靠的麻醉医师对各方都是有利的。

如果儿童病情允许，术前评估应尽可能完善。生命体征应保持稳定，并与年龄相符。意识状态、尿量、皮肤灌注和生命体征可用于评估患儿术前的容量状态。应完成全面的气道评估，包括颈椎评估。记录既往内科疾病、手术史、用药史和过敏史。在进入手术室之前，应明确患儿受伤情况及所接受的治疗。对液体管理的关注有助于估计术前容量状态，并有助于术中液体管理。评估应包括实验室检查，如血红蛋白、电解质、凝血功能和动脉血气结果。还应获得影像学检查结果，包括 X 线平片和 CT 扫描。表 39-6 列出了儿童创伤患者在术前评估时需要重点关注的项目。

表 39-6 儿科创伤患者术前评估注意事项

生命体征
气道/颈椎评估
计划外科手术
已知损伤
入院后治疗
相关实验室/影像学结果
既往病史/手术史/家族史
过敏/目前用药
禁食时间

有证据表明，接受急诊手术患儿的胃内容物多于择期手术的患儿[77, 78]。在紧急情况下，胃内容物的多少（以 mg/kg 为单位）部分取决于最后一次进食和受伤之间的时间间隔[78]。这些数据有一定的参考价值，但麻醉医师应将创伤患儿视为饱胃，并采取适当措施降低胃内容物误吸入肺的风险[79-82]。可以使用 H_2 受体阻断剂、甲氧氯普胺和抑酸剂，尽管其在这种情况下的使用没有证据可供参考。

必要时可静脉给予术前药物。苯二氮䓬类药物，例如咪达唑仑，有助于减少术前焦虑。如果疼痛明显、血流动力学稳定且无气道梗阻的患儿，阿片类药物可能是有益的。除氯胺酮外，麻醉药物很少会引起大量分泌物，诱导前使用抗胆碱药应有适应证。为减轻疼痛或控制焦虑而进行的术前用药必须考虑其不良反应，包括呼吸抑制、镇静过度或血流动力学波动。

颈椎评估

儿童颈椎损伤发生率低于成人，通常发生在不同的脊髓节段[83]。儿童颈椎损伤平面往往高于成人，通常在 C_3 或以上。颈椎假性半脱位在儿童患者中十分常见，但这是一种常见的良性现象。颈椎假性半脱位通常发生在 C_2 在 C_3 上向前移位。医生可能需要区分创伤儿童假性半脱位和真正的颈椎损伤[84]。将患儿的头部置于嗅物位，并再次拍 X 线平片可排除假性半脱位；通过这种操作减少了假性半脱位的误诊。对于年龄较大的儿童，齿状突张口位也可用于评估高位颈椎损伤。如果患儿颈椎压痛阳性，或感觉神经功能减退，或出现神经功能缺损，需怀疑颈椎损伤，制动颈椎，并请神经外科会诊。

儿童颈椎损伤的发生率低于成人，因为儿童的脊柱弹性和活动度大，其未完全钙化的椎骨因轻微创伤而骨折可能性小。然而，当孩子坠落或与机动车撞击时，脊柱受伤的风险增加[8]。任何可疑颈椎损伤的患儿，都应采取保护措施（如放置颈托）。在尝试进行气管插管时，应始终保持颈椎固定（图 39-4）。颈椎骨折患儿的插管可能需要多达四个人：一个人固定颈椎，第二个人进行气管插管，第三个人进行环状软骨加压、握住气管插管，或抬下颌，第四个人进行药物治疗（图 39-5）。

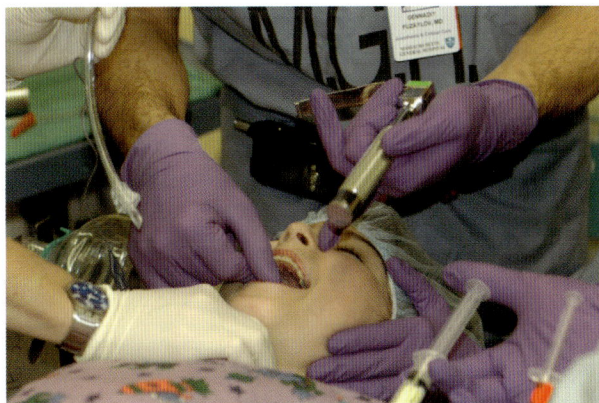

图 39-5 颈椎骨折儿童患者的插管可能需要多达四个人：一个人固定颈椎，第二个人进行气管插管，第三个人进行环状软骨加压，握住气管插管，或抬下颌，第四个人进行药物治疗

颈椎平片难以获得 C_6 以下颈椎和齿状突的完整图像。随着 CT 技术的进步，越来越快速和精确的成像，使大多数中心已经用 CT 扫描取代 X 线平片评估创伤患儿的颈椎。美

国外科医师学会更新了 ATLS 指南,指出可以用颈部 CT 扫描取代颈椎 X 线片。一项研究中用 CT 扫描取代平片使颈椎骨折诊断率增加一倍[85]。

仅通过平片检查很难排除儿童脊髓损伤,高达 50% 的脊髓损伤,平片没有阳性结果。据估计,有 25%~50% 的脊髓损伤儿童无影像学异常(spinal cord injury without radiographic abnormality, SCIWORA)[86,87]。这些病例可能反映 X 线检查或 CT 扫描无法发现韧带损伤;然而,这种韧带损伤可以使用 MRI 来观察,这检查可能需要麻醉辅助完成,并且由于患儿状态不稳定,需要推迟进行。

影像学必须与体格检查结合用于评估颈椎,但仅在诊断影像学研究的基础上,不能除外颈椎损伤[88,89]。影像学检查[90]与体格检查均阴性,亦不能排除颈椎损伤,术中和术后应继续妥善固定脊柱。如果患儿没有意识、淡漠,有神经功能缺损、颈部中线压痛或有疼痛、感觉分离,不能认为颈椎没有问题。如果术后颈椎损伤不能除外,应考虑在患儿血流动力学稳定后行颈椎 MRI 检查。

气道管理

接受急诊手术的患儿被认为处于饱腹状态。受伤前进食[79],胃酸分泌增加,疼痛、创伤以及之前的阿片类药物引起的胃排空延迟,使患儿通常处于饱胃状态。许多专家建议使用 RSI 技术来确保气道安全,以最大限度地降低胃内容物吸入肺部的风险。然而,这种方法缺乏循证医学的支持[91]。麻醉医师必须权衡 RSI 技术与其他气道管理技术的风险。RSI 可能导致呼吸暂停期间无法插管,以及氧饱和度快速降低[92]。必须权衡使用这种方法的风险与降低肺吸入风险的益处。使用 RSI 技术的前提是麻醉医师已经完成了气道评估,并预测不是困难插管,并且将面罩通气以及环状软骨压迫作为备用措施[93]。

在手术室,麻醉诱导取决于患儿的受伤情况、送达时的状况、气道是否安全以及预测的气道困难。初始气道管理的最常见方法是采取 RSI 技术[94,95]。深昏迷、心搏骤停或可疑气道困难的患儿可以采用清醒插管。药物的选择取决于个体情况(如颅脑损伤,血容量不足,琥珀胆碱的禁忌证)和麻醉医师的偏好。表 39-7 列出了进行 RSI 时常用麻醉药物的剂量、优缺点。图 39-6 给出了不合并颅脑损伤的多发伤患儿气道管理的流程图。图 39-7 概述了包括合并颅脑损伤的多发伤患儿气道管理的流程图。

在进行 RSI 之前,麻醉医师必须确保有合适的工具并且

表 39-7　儿童创伤患者快速顺序诱导(RSI)常用药物、剂量、优缺点

药物	静脉注射剂量/(mg/kg)	优点	缺点
阿托品	0.01~0.02	减弱迷走神经反应	皮肤发红,心动过速,轻度高热;可能出现镇静/激动
格隆溴铵	0.01	减弱迷走神经反应和抗痉挛;抑制镇静/激动	比阿托品作用时间长
利多卡因	1~1.5	降低对插管时反应	导致大剂量中毒(如>5mg/kg)
芬太尼	0.001~0.003	镇痛和降低对插管时反应	可引起心动过缓、胸壁和声门僵硬
咪达唑仑	0.05~0.2	镇静、健忘、抗焦虑增加癫痫发作阈值,减少呼吸抑制	在低血容量患者中与阿片类药物联合使用可引起低血压;偶尔会引起反常躁动
氯胺酮	1~2	拟交感神经药,怀疑有低血容量时使用,支气管舒张	增加口腔分泌物(给予阿托品或格隆溴铵以减少分泌物),如果 PaCO$_2$ 过高可能会增加颅内压,如果儿茶酚胺耗尽则可能导致低血压,引起眼球震颤
丙泊酚	1~3	镇静催眠,一些神经保护特性,止吐,降低颅内压	可能导致低血压,尤其是低血容量时;注射痛
依托咪酯	0.2~0.3	血流动力学稳定,神经保护,用于血容量不足和心脏不稳定的患者	可能的肾上腺抑制;注射痛
罗库溴铵	0.6~1.2	起效快/持续时间长(高剂量),降低迷走神经张力;琥珀胆碱替代品	中长效,持续时间取决于剂量
琥珀酰胆碱	1~2(先于阿托品或格隆溴铵)	起效快,持续时间极短	如果之前没有抗胆碱药,可能导致心动过缓;可能导致易感儿童的高钾血症、恶性高热和横纹肌溶解症(肌肉营养不良、挤压损伤、长期制动、烧伤、腹部脓毒症和上下运动神经元损伤);可能增加颅内、眼内和胃内压力
舒更葡糖	2~16	拮抗罗库溴铵或维库溴铵	常见的不良反应包括恶心,呕吐,头痛;心动过缓,过敏反应和凝血功能异常;不适用于严重肾衰竭的患者
	2	至少 2 次收缩,4 个成串刺激(TOF)	
	4	至少 1~2 次强直后计数,但没有抽搐到 TOF	
	16	没有抽搐,包括强直情况出现;使用 1.2mg/kg 罗库溴铵后迅速(约3min)拮抗神经肌肉阻滞	

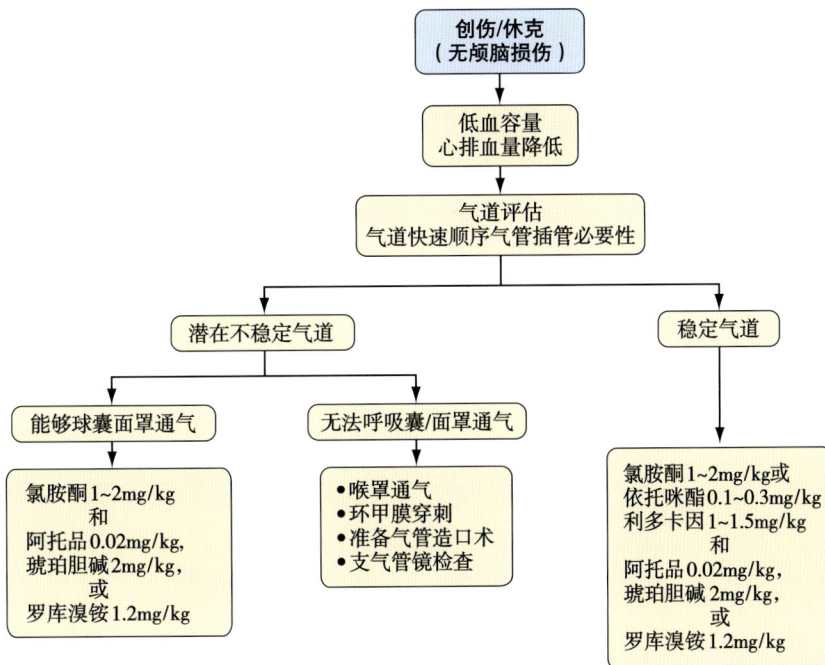

图 39-6 针对不合并颅脑损伤的多发伤患儿气道管理的流程。药物的选择和气道管理技术应根据每位患者的具体情况个性化(改编自 Todres ID, Fugate JH, eds. *Critical Care of Infants and Children*. Boston: Little, Brown; 1996: 36)

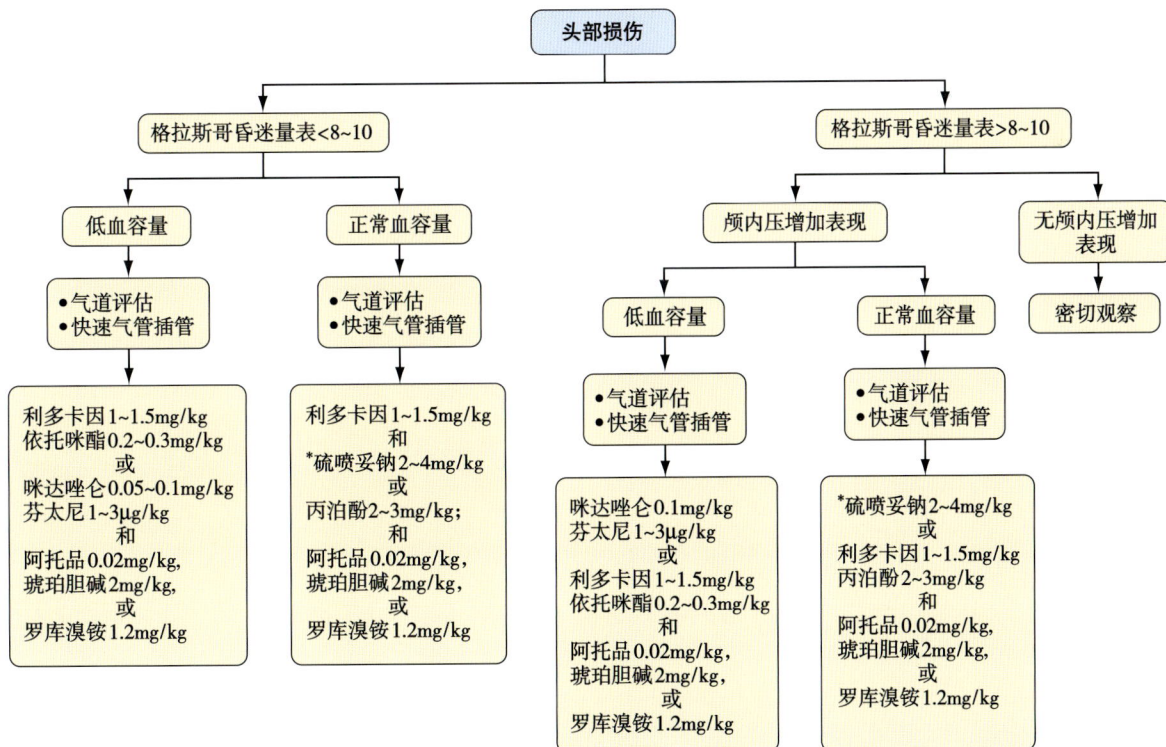

图 39-7 针对合并颅脑损伤的多发伤患儿气道管理的流程。药物的选择和气道管理技术应个体化。GCS, 格拉斯哥昏迷量表评分; ICP, 颅内压。*硫喷妥钠在美国已不再使用(改编自 Todres ID, Fugate JH, eds. *Critical Care of Infants and Children*. Boston: Little, Brown; 1996: 36)

处于备用状态，包括喉镜、吸引器、密闭麻醉回路、麻醉机、监护仪、适当尺寸的气管导管、导丝和备用工具，如适当大小的声门上气道工具。如果预计插管困难，准备视频喉镜。在有 Sugammadex（2～16mg/kg，静脉注射）的情况下，如果出现无法插管或无法通气的情况，可以使用大剂量罗库溴铵（1.2mg/kg）进行 RSI[96]。所有监护必须连接完好，至少应在诱导前使用脉搏血氧仪和血压袖带，尽管在诱导前躁动和不配合的患儿的监护数据不一定准确。

在开放静脉通路后，患儿通过几次呼吸（如果并且允许），用纯氧进行充氧去氮。对成年患者的研究表明，用纯氧进行 4 次深呼吸后，氧饱和度可维持在 95% 以上 6min[97]。尽管没有类似的研究，但婴幼儿通过气管导管吸入纯氧后 PaO$_2$ 下降[98]、SaO$_2$ 下降到了 95%[99] 和呼吸暂停的速度比年长儿童和成人更快[100]。对于不配合的患儿，让其面部附近含有高流量纯氧可提高 PaO$_2$。预氧合不能强制清醒患儿使用面罩；这可能导致焦虑增加、耗氧量增加，使预充氧效果不佳。术前分次给予镇静药物（如静脉注射咪达唑仑 0.05～0.1mg/kg）可缓解诱导前的恐惧和焦虑。在 RSI 期间使用的所有药物都应准备好并贴上标签，同时根据儿童的体重和血流动力学状态预先计算剂量。

RSI 技术包括纯氧预氧合和环状软骨加压，然后静脉给予诱导药物[（如氯胺酮（2mg/kg）、依托咪酯（0.2～0.3mg/kg）、丙泊酚（1～3mg/kg）和阿托品（20μg/kg）]，如果选择肌松药，则为琥珀胆碱（2mg/kg）或大剂量罗库溴铵（1.2mg/kg）。随后进行喉镜检查和气管插管。建议诱导前给予 1mg/kg 利多卡因静脉注射以减轻丙泊酚或依托咪酯引起的注射痛及减轻气管插管引起的血流动力学波动。"经典" RSI 避免气管插管前正压通气，许多年幼患儿使用"改良" RSI，在插管前可使用手动低压通气。RSI 时大多数创伤患儿需要颈椎固定（图 39-4），并且需要一名助手专门在喉镜检查期间固定颈椎（图 39-5）。

RSI 对于患有心血管疾病（低血容量症或先天性心脏病）的儿童来说，可能存在相当大的风险。诱导时难以根据患儿的需要选择合适的药物剂量，因为它可能导致由于心肌抑制和血管舒张引发的严重低血压。

对疑似患有血容量不足的儿童给予静脉诱导时，可减少丙泊酚剂量（如 1mg/kg）或使用对心肌抑制作用小的药物（如依托咪酯、氯胺酮）。相反，由于在气管插管期间（如长时间直接喉镜检查）剂量不足，也可能出现严重的高血压和心动过速。

琥珀胆碱因其起效快、作用时间短，是 RSI 首选的肌松药。一项系统回顾得出结论，与使用 <1.2mg/kg 剂量的罗库溴铵相比，琥珀胆碱可创造更好的插管条件[101]。大剂量罗库溴铵也可以有效地用于儿童 RSI[102]。如果婴幼儿使用大剂量罗库溴铵（如 1.2mg/kg），TOF 恢复到 25% 的时间平均约为 45min，但最长可达 75min[102]。罗库溴铵的作用持续时间可能超过手术时长。此外，如果儿童无法插管或充分通气，这种情况可能会危及生命。在这些情况下，使用大剂量的舒更葡糖（8～16mg/kg）[103] 可缩短神经肌肉阻滞的持续时间，但麻醉医师也应了解相关超敏反应发生的报道（表 39-7）[104]。在儿童择期气管插管中，常规

使用琥珀胆碱有助于减少神经肌肉阻滞的持续时间。由于高钾血症引起的心律失常和心搏骤停的报道，麻醉医师常规使用琥珀胆碱进行儿童择期气管插管不再流行，因此，美国 FDA 发布有关琥珀胆碱在择期手术中应用的黑框警告[105]。许多因高钾血症导致心搏骤停的男童，随后被诊断出患有各种形式的肌营养不良症[主要是进行性假肥大性肌营养不良（Duchenne muscular dystrophy，迪谢内肌营养不良），8 岁或以下男孩的临床症状可能很少见）]（见第 7 章和第 24 章）。每当考虑使用琥珀胆碱时，必须确保立即静脉注射氯化钙或葡萄糖酸钙，以对抗高钾血症对于心脏的影响。

对于因面部、喉部或胸部创伤而疑似通气困难的儿童，可能需要建立确定的气道。如果预期困难插管或通气，应考虑采用其他气管插管方法[106,107]。这种情况下，确保气道安全的紧迫性高于肺吸入胃内容物的风险。这些病例通常进行清醒插管，通常包括局部麻醉和镇静结合以下气道管理技术：

- 直接喉镜检查或硬支气管镜检查
- 使用纤维支气管镜（fiberoptic bronchoscope，FOB）或视频喉镜检查
- 声门上气道装置辅助气管插管，必要时使用 FOB
- 局麻气管造口术

在非紧急情况下，使用 FOB 插管是困难气道管理的金标准。FOB 是一种有效技术，尤其适用于张口度受限，颈部活动受限的患儿（常见于颈椎固定的创伤患者），或是患有相关先天性综合征，导致患儿直接喉镜置入困难或不能置入[108,109]。视频喉镜也是一种有效的替代方案。这些替代方法是有利的，因为它们的主要目标是保留自主呼吸，维持口咽反射以在发生胃反流时防止误吸，并允许在气道无法建立的情况下中止操作（见第 14 章）。然而，实施这些气道技术对于年龄较小，气道解剖结构严重扭曲，以及咽部有大量分泌物（如血液）的患儿可能比较困难。在气道建立期间，镇静深度接近全身麻醉水平，可产生明显的呼吸抑制和气道梗阻。

对可疑困难气道的患儿，可经面罩吸入七氟烷，并轻压环状软骨。在达到麻醉深度并且保留自主呼吸情况下使用前面提到的任一方法建立气道。除了使用吸入麻醉之外，全凭静脉麻醉（TIVA）可以与丙泊酚、右美托咪定等药物一起使用，保留自主呼吸进行气管插管。或者输注氯胺酮可以提供镇静和镇痛，同时保留自主呼吸，可能需要格隆溴铵来减少口腔分泌物。

在紧急情况下，美国麻醉医师协会的困难气道指南，推荐使用直接放置声门上气道工具（如 LMA）[110]。LMA 不能保护气道免受胃内容物误吸，但它可以用作导管，以辅助插管或引导纤维支气管镜进入，并建立充分的氧合和通气[111]。1～5 号的 LMA ProSeal 带有改良的通气口和引流管，可以通过促进胃内容物的排空，比早期 LMA 密闭性更好，提高了通气的安全性[112,113]。Fastrach LMA 是另一种声门上设备，在不能直接看到声门时适用。该装置的设计目的是可通过喉罩进行气管插管[114]。但是 Fastrach LMA 仅适用于体重超过 30kg 的儿童[115]。

环状软骨压迫

环状软骨压迫，由 Sellick 在他 1961 年的开创性报告中介绍 RSI[116]，并描述了这个操作中头部和颈部的位置。在最初的描述中，Sellick 手法是在患者处于仰卧位时进行的，颈部完全伸展，头部略后仰，移除鼻胃管（如果有）。颈椎下方垫支撑物，在环状软骨压迫期间保持颈部的支撑作用。助手用拇指和示指固定并压迫环状软骨。从患儿意识消失开始压迫直至气管导管套囊充盈。

在目前的操作中，头部和颈部的位置往往不再像 Sellick 所描述的那样。尽管 Sellick 的初步证据表明这一技术对阻止反流非常有效，但没有随机对照试验证实其在防止误吸方面的有效性或优越性[117,118]。最近一项对于成人患者的系统回顾[119]认为环状软骨压迫不能有效防止反流。影像学证据表明，由于椎体的不对称，食管不完全在椎体的上方，环状软骨压迫可能不会完全使食管闭塞[120]。与成人相比，儿童应用环状压迫可能导致食管横向移位[121]。Sellick 从未描述压迫食管所需的压力，30～40N（相当于质量为 3～4kg）的压力足以压迫成人食管。在一项关于儿童所需压力的研究中，研究人员确定，只需 5N 的力会使体重<5kg 的婴儿气道变形，而只有 12N 的力会使 15 岁的青少年气道变形[122]。这就提出了一个问题，在不使气道变形的情况下，需要多大的力量才能有效地阻止反流。

许多进行环状软骨压迫的助手力量不足[123]，位置偏移[124]，或施力过大压迫气道，使气管插管更加困难。在 2 周至 8 岁儿童身上正确地持续进行环状软骨压迫，最高充气压力为 40cmH$_2$O 时不会导致空气泄漏到胃部[125]。

在儿童中由于压迫所需的压力过高，人们对环状软骨压迫的应用持怀疑态度。然而，在当前医疗环境中，许多医生认为他们有义务执行此项操作。一项调查的结果表明，即使71% 的人不相信环状软骨压力会阻止反流，90% 的人还是会在肺部吸入风险增加时使用环状软骨压迫[126]。

容量管理

更深入地理解应激反应的机制，尤其是导致脓毒症和促炎细胞因子持续增加的因素，有助于重新确定急救复苏的近期和长期目标，以及对不稳定创伤患者的进一步治疗[127]。复苏最初的定义是通过恢复足够的循环容量保证红细胞携氧，但目前已经演变为恢复内环境的稳态。初步的重点是稳定循环，并积极纠正代谢紊乱。参与严重创伤患儿复苏的麻醉医师应关注这些初步的血流动力学目标。

在严重创伤患儿的初步复苏过程中，维持血容量是首要任务。如果不需要立即在手术室进行手术，建议在麻醉诱导前尽可能地补足血容量。轻度到中度液体不足可以用等渗晶体液代替。重度的血容量不足或持续出血时，可以考虑用5% 白蛋白等胶体或浓缩红细胞扩容。如果时间允许，应使用交叉匹配的血液制品，初始剂量为 10ml/kg 浓缩红细胞。对于特定类型的非交叉配血输血，输血反应的发生率非常低可完成交叉配血前使用[128]。在需要立即输血的紧急情况下，如果尚未确定儿童的 ABO 血型，则应给予 O 型阴性红细胞。血流动力学不稳定和活动性出血的成人创伤患者的治疗原则强调快速转移至特定的医疗机构，进行损伤控制手术，使用晶体液作为首选，并经验性输注 1∶1∶1 的血红细胞、血浆和血小板[129]。然而，儿童创伤患者复苏的最佳液体管理方案尚不明确（见第 12 章）[130]。

危及生命的出血通常是由胸腹腔内实质脏器或主要血管结构的大面积破坏引起的。外部出血，通常来自腹股沟、颈部、头皮。复苏过程中最重要的是补充足够的红细胞和循环容量，以促进有效的组织灌注和氧合。对美国儿童创伤登记研究的第二和第三期中的 103 434 例病例的分析表明，大量出血患儿相对少见[131]。持续大量出血的儿童通常在现场死亡。

有大量证据表明，大量输血方案（massive transfusion protocols，MTP）的使用可以降低死亡率，并减少血液制品的总体使用量[132,133]。这一改善可能是与急救期间人为因素有关[134]，如尽可能改善凝血功能[135]，和减少血液制品延迟输送[136,137]。已制订出几种用于儿童的 MTP（E 图 12-1 和第 12 章）。

使用大量晶体液的容量复苏，使出血引起的红细胞稀释进一步加剧。过度的液体复苏可能会因突然增加收缩压、破坏受损血管中的血栓而加重出血。这一理论的临床证据仅限于对成人穿透性创伤和择期心脏手术的评估，强调必须在恢复足够的外周灌注与避免大量液体超负荷之间保持适当的平衡[138,139]。对创伤儿童进行有效的循环复苏需要结合临床指标，预期生理变化，手术方式，参与患儿救治的所有专业医师共同协商。在不考虑凝血状态、电解质变化或严重纤维蛋白原消耗的情况下进行大量输血可能会产生凝血功能障碍。不合理或不充分的晶体液输注可能会使受损器官的局部毛细血管渗漏恶化，并使肺和脑的毛细血管渗漏更加严重。据推测，创伤性损伤后全身炎症介质的浓度增加。血清分泌性磷脂酶 A$_2$ 水平升高[140]。创伤后血浆高迁移率族蛋白 1（high-mobility group box 1，HMGB1）水平也有增加，但尚未确定与患者预后的明显相关性[141]。

儿童创伤患者往往没有心血管病，因此救治比成人容易。然而短暂的心肌缺血会迅速降低心脏的收缩力。在大量或持续出血引起的心血管塌陷的情况下，可能迅速导致心力衰竭和外周低灌注。大量出血复苏后长期处于低心排血量的患儿，可能需要正性肌力药物以维持足够的灌注。患儿心肌损伤的标准不容易量化，尤其是在发生心律失常或难治性低血压的情况下[142,143]根据患儿的损伤机制，怀疑心肌损伤时，可给予预处理。

目前关于创伤患儿液体复苏的液体种类和给药方案的研究正在进行；在不久的将来，无创连续心排血量监测可以指导液体复苏和正性肌力药物的使用[144]（见第 52 章和图 52-9）。一些研究评估了高渗生理盐水作为复苏液体的使用以及对创伤性颅脑损伤的治疗[145-147]；由于没有证据证明某种液体是最佳的，目前无法给出使用建议[148-150]。然而，对于存在出血导致的血容量不足且接受等渗晶体液的患儿，可能首先考虑采用乳酸林格液进行复苏，因为它的 pH 为 6.5，而生理盐水的 pH 为 5.0；也可考虑使用平衡晶体液 plasmalyte，因为它的 pH 为 7.4。容量复苏期间的重要原则是立即控制出血点，输注红细胞以确保足够的携氧能力，以及维持有效循环容量以保证组织微灌注。

血管通路

作为创伤患儿最初救治中最重要的优先事项之一,建立血管通路通常被忽视。在某些情况下,低血容量的患儿开放两条大口径静脉输液通路非常困难。有时候,患儿到达急诊室时无静脉通路。在急诊室或手术室,通过外周静脉穿刺(图 49-1)或者股静脉穿刺,可建立足够的静脉通路。这两种方法能够成功实现快速建立血管通路而不需要有创操作。使用 Seldinger 技术(图 49-2)经皮股静脉插管的成功率很高,很少需要使用造口术。如果患儿严重失血,并且股静脉穿刺不成功,通过腹股沟韧带下方 1cm 的切口暴露大隐静脉进行切开。这不仅快速建立大口径静脉通路,也有助于放置股动脉导管进行连续监测。

超声引导下的血管穿刺技术也可用于在外周和中心放置动静脉导管[151,152]。许多创伤中心在复苏期间,不再常规使用锁骨下或颈内静脉。建立气道者会妨碍进行颈部穿刺,同样,作为标准院前救治流程的一部分,颈托也应该放置在此处。在初次评估期间,一个或一组人员应该完全集中精力确保血管通路的完好。

骨内输注装置越来越多地用于不能建立静脉通路的成人和儿童[153],尤其是在院前救治时[154]。在儿童中,骨内针通常置于胫骨平台内侧至胫骨粗隆,膝关节下方约 3～5cm。这通常在多次尝试静脉穿刺失败后插入(见第 49 章和图 49-6,图 49-7)。骨内通路可以输注所有药物、晶体液和血液制品[155]。骨内通路应尽快被有效可靠的静脉通路取代。EZ-IO 是一种骨内输液装置,其工作原理类似于电池驱动的钻头,操作起来相对简单,并且并发症少(图 49-7)[156,157]。

损伤控制外科

与无法控制的出血相关的创伤患儿通常需要紧急手术干预。在许多创伤中心,这些血流动力学不稳定的儿童最初遵循损伤控制外科理念进行治疗[158],前提是通过腹腔填塞和快速缝合来快速控制腹腔出血,可以在患儿进行确定性修复手术之前,进行更有效的复苏。

在过去十年中,使用损伤控制手术而非进行确定性手术,已将复苏的重点从简单的循环容量管理转移到需要立即调整与应激反应相关的全身代谢紊乱管理[159]。急性腹部包扎和覆盖避免出现腹腔间室综合征,允许对受伤组织进行重新评估,并且可以冲洗污染的腹腔。尽管有人担心这种方法可能过度使用,但与腹腔间室综合征对呼吸和循环的影响相比[160],开腹探查的风险更小。损伤控制外科通过让不稳定的患儿在更可控的情况下接受全面的复苏,在特定情况下可以挽救患儿生命[161]。

疼痛管理

由创伤引起的急性疼痛,是儿童最常见的不良经历之一[162]。一些医生担心,如果治疗创伤引起的疼痛,可能会掩盖受伤的症状。从经验上看,成年人受伤后往往给予镇痛[163]。许多医生拒绝给予镇痛,尤其是阿片类药物,因为担心与阿片类药物相关的不良反应的发生,包括呼吸抑制或低血压。所有用于儿童镇痛和镇静的药物都会产生明显的不良反应;然而,小心滴定以达到预期的效果,以及严密地监护可以确保用药安全。

通过使用非药物和药物治疗,可以控制创伤患儿的急性疼痛。非药物干预措施包括鼓励安慰、分散注意力、催眠疗法、针灸、按摩和抚触,以及引导性想象[164]。药物治疗包括用于轻度至中度疼痛的口服和静脉注射对乙酰氨基酚和非甾体抗炎药[165],中度至重度疼痛的口服和静脉注射阿片类药物[166]。

创伤患儿到达急诊室时常常伴随着疼痛。对于病情不稳定的和有神经功能障碍的患儿,必须谨慎使用阿片类药物。在许多情况下,病情稳定的患儿使用阿片类药物镇痛是合理的。对于可能存在低血容量的患儿不含组胺释放的阿片类物质(如芬太尼)优于那些释放组胺(如吗啡)的阿片类物质。芬太尼应以小增量(如 0.5～1.0μg/kg)滴定,以降低呼吸抑制和副作用(如胸壁或声门僵硬)的风险。

在最初没有静脉或骨内通路的情况下,可以经鼻给药。在建立其他给药途径之前,或小手术室代替静脉给药(即急诊科的骨折复位),可以使用该途径。常用的有吗啡[167]、舒芬太尼、氯胺酮和芬太尼[168]。改进的经鼻给药系统提供准确的给药途径,并扩大药物选择范围(如酮咯酸[169])。复合用药效果优于单一用药。含有两种药物的镇痛方案可以通过增强镇痛效果,同时减少不良反应[170]。

在许多情况下,区域麻醉可用于在急诊室提供镇痛,作为合作或年长儿童的基本麻醉,以避免全身麻醉的风险,如吸入性肺炎等,以及作为全身麻醉后的术后镇痛[171,172]。例如,股骨中段骨折患儿的镇痛,可以通过传统的股神经阻滞或髂筋膜阻滞,减轻股骨端和股四头肌痉挛引起的疼痛(见第 42 和 43 章)。同样,经腋入路或锁骨上入路的臂丛神经阻滞也可用于前臂骨折的患儿[173]。椎管内麻醉,如硬膜外麻醉,除外禁忌证后可用于胸腹部严重创伤的患儿,包括肋骨骨折[174]。建议与外科医生沟通相关信息,以便在进行感觉和运动检查以及给予镇痛药物时考虑到区域麻醉的影响。

儿童创伤未来发展方向

创伤已被公认为一个重大的公共卫生威胁,已有许多举措来预防创伤、管理伤员以及建立创伤救治系统。在临床管理、系统开发、患者安全和伤害预防等方面值得进一步研究[175-177]。

预防和公共教育是儿童创伤研究的重要领域。在公众教育方面已经取得了很大进展,避免了许多伤害发生,但是仍然有许多因素破坏了儿童健康成长的安全和自然的环境。Robert Wood Johnson 基金会赞助建立的儿童无伤害联盟,使预防和公共教育取得了巨大进步[178-180]。该联盟已发展成为一个由全国 30 多个机构组成的网络,每个机构都侧重于加强公共教育的特定领域,以改善儿童的成长环境。尽管没有完全安全的环境,但持续有效的公众宣传活动可以降低全世界儿童创伤的风险[181,182]。

随着从液体复苏到代谢管理的转变，人们越来越关注反映损伤严重程度和预后的组织特异性生物标志物[183,184]。通过对生物标志物进行常规检测，反映代谢紊乱的程度或内环境稳态的恢复情况，可以改善复苏效果。许多研究都集中于识别反映外伤性脑损伤识别和严重程度的生物学标志[185]。

血容量不足、凝血功能障碍、低体温和酸中毒的发生与发病率和死亡率的增加有关。为了解决这些问题，研究人员始终不断地努力[186]，最有意义的是损伤控制外科的进展。越来越多的实验动物证据表明，在快速和可控的情况下，诱导低温具有细胞保护作用[69,187-189]。然而，最近的一项 Meta 分析发现，对于创伤性颅脑损伤的患儿不能从低温治疗中获益[190]。这是一个必须从基础科学实验室的动物观察过渡到精心设计、涉及院前医务人员和完善创伤救治流程的随机对照临床研究。最近还有证据表明，大量出血的患儿可通过使用抗纤维蛋白溶解药（如氨甲环酸）来减缓早期死亡[191-193]。在创伤发生后的 3h 内输注氨甲环酸，特别是在低收入到中等收入的国家，可能极大改善预后。然而，没有足够的证据推荐颅脑损伤患儿使用抗纤维蛋白溶解药[194]，尽管临床研究表明，成人创伤患者早期使用氨甲环酸可降低死亡率[195]。需要随机、对照研究证实抗纤维蛋白溶解药可预防创伤患儿的早期死亡。

总结

创伤仍然是 1 岁以上儿童最常见的死亡原因。与成人相比，儿童患者存在独特的创伤机制，因此需要专业的知识和麻醉管理。麻醉医师在儿童创伤患者的围手术期管理中承担着重要角色。他们在急诊室进行气道管理，在手术室进行围手术期管理，在重症监护室提供镇静和镇痛。从急救复苏到最终治疗的过渡应该是一个无缝的连续过程，以求快速识别威胁生命的损伤，维持内环境稳定，对损伤进行确定性治疗，以及有效的康复训练。

创伤患儿的救治是团队协作的完美典范，它需要周密的协调和严格遵循诊疗规范。在多学科协作和综合护理方面投入必要的时间，将明显降低患儿死亡率，提高患儿的生活质量。

致谢

我们感谢 J. Tepas，MD 和 H. DeSoto，MD 前期对本章节的贡献。

（王袁 译，王海英 校，张建敏　俞卫锋 审）

精选文献

Bhalla T, Dewhirst E, Sawardekar A, et al. Perioperative management of the pediatric patient with traumatic brain injury. *Paediatr Anaesth*. 2012;22(7):627-640.

This review presents the current evidence-based medicine regarding the perioperative care of pediatric patients with traumatic brain injury including initial stabilization, airway management, intraoperative mechanical ventilation, hemodynamic support, administration of blood products, and choice of anesthetic technique.

De Ross AL, Vane DW. Early evaluation and resuscitation of the pediatric trauma patient. *Semin Pediatr Surg*. 2004;13:74-79.

This review article focuses on the initial management of the pediatric trauma patient.

Jagannathan N, Ramsey MA, White MC, Sohn L. An update on newer pediatric supraglottic airways with recommendations for clinical use. *Paediatr Anaesth*. 2015;25(4):334-345.

This review presents the current literature on pediatric supraglottic airways and provides recommendations for their use in various clinical scenarios.

Ross AK. Pediatric trauma. Anesthesia management. *Anesthesiol Clin North Am*. 2001;19:309-337.

This article reviews the perioperative implications for managing pediatric trauma patients.

Suresh S, Birmingham PK, Kozlowski RJ. Pediatric pain management. *Anesthesiol Clin*. 2012;30(1):101-117.

This review discusses a comprehensive strategy for the acute pain management in infants, children, and adolescents using regional anesthesia.

参考文献

第40章 心肺复苏

SANDEEP GANGADHARAN, POOJA NAWATHE, CHARLES L. SCHLEIEN

40

小儿麻醉医师必须时刻准备去复苏抢救在常规择期手术麻醉期间、高危手术期间、或在手术室外实施麻醉过程中出现心脏停搏的患儿，或者作为一名"抢救团队"的核心成员参与心肺复苏。本章节的目的是让小儿麻醉医师对心肺脑复苏生理机制和目前推荐的复苏策略有一个深入的了解。

历史背景

1814年，美国动物慈善协会（Humane Society）以诗歌的形式描述了抢救溺水者的过程做法，包括其后的口对口复苏[1]：

紧闭口鼻
从另一风箱轻轻地吹
纯净的空气因此以稳定的力量输送
让无活力的肺再次活跃起来
如果找不到风箱或发现太晚
让善良的心灵驱动用口充气
然后向下，轻轻按压胸部
让膨胀的空气向上

100多年前，医生成功地对在手术过程中因氯仿麻醉导致心脏停搏的两名患儿（8岁和13岁）进行了胸外心脏按压[2]。1904年，Crile在狗实验中证实了体外心脏按压可维持血液循环[3]。

在很多报道证实口对口人工呼吸（抢救过程中）是有效的之后，1958年[4-6]，美国科学院/美国研究理事会（National Academy of Sciences National Research Council）建议所有需要紧急通气的患者首选的抢救方法是头部尽可能后仰，并进行口对口人工呼吸。1960年，在行人工通气时，胸外心脏按压的有效性使其作为一个复苏技术被重新应用[7]。麻醉期间许多患者会发生心脏停搏。在此研究之前，来自心脏搭桥手术的经验证实开胸心脏按压是有效的，从而被视为心脏复苏的公认技术。1947年，人类首次成功地进行了胸内除颤[8]。1956年，首次成功地进行了胸外除颤[9]。

院内心跳呼吸骤停的流行病学、预防及预后

2009年，一份关于3 342名患儿心脏停搏事件的报告被提交到美国心肺循环登记处（National Registry of Cardiopulmonary Circulation），其中分娩室或 NICU 内的心脏停搏患儿除外[10]。结果表明，73% 心脏停搏发生在 ICU，7% 在普通住院区，11% 发生在急诊室，3% 发生在手术室和麻醉苏醒室[11-14]。患儿自主循环恢复率（return of spontaneous circulation，ROSC）为 65%，24h 存活率为 47%，30% 的患儿可存活出院。另有大型住院患儿心脏停搏系列报告称，心脏停搏患儿存活出院率为 14%～44%，其中存活患儿 44% 来自小儿心脏 ICU。另一项关于住院患儿心脏停搏的多中心队列研究报道称[15]，在 353 名心脏停搏患儿中 48.7% 可存活出院。在所有心脏停搏患儿中，与死亡患儿相比，存活患儿体温和 pH 均升高，血清乳酸浓度降低。死亡患儿在心脏停搏前可能已经气管插管或在心脏停搏期间接受碳酸氢钠、钙剂和血管升压素等药物治疗。在这项研究中，心肺复苏（cardiopulmonary resuscitation，CPR）可降低患儿死亡率。一项回顾性研究，纳入了 1997—2012 年 29 000 多例院内心脏停搏患者，发现出院存活率由 1997 年的 49% 上升到 2012 年的 60%，总的出院存活率为 54%[16]。男性、新生儿和婴幼儿、非裔美国儿童、大城市地区的儿童以及平均收入较低家庭中的孩子住院期间心脏停搏发生率较高。青少年、非裔美国人和西班牙裔儿童以及大都市地区的儿童心脏停搏后的存活率较低。

提高患者住院质量和以患者安全为中心的原则是目前公认的可能预防心脏停搏事件发生及降低其风险的策略。快速反应小组和早期危险筛查评分已成为降低心脏停搏发生率的主要手段[17-20]。麻醉医生首先用风险分级工具对患者发病率和死亡率进行评估，如 ASA 分级和气道可视化评分方法[21]。这些分级和评估能帮助高危患者制订麻醉计划[22-27]。此外，麻醉医生应评估患者的潜在风险，并与外科和相关专业的医生密切协商。多学科专家会诊可提高患有罕见慢性疾病、综合征和代谢性疾病患儿的存活率，因为他们有丰富的临床经验能够为患儿提供安全有效的治疗。如果患儿病情复杂，在制订麻醉计划之前，可能需要多学科的会诊。手术医生和麻醉医生需要让患者知晓手术和麻醉计划以及潜在的风险，并且给予治疗慢性病的方案。

心脏停搏的诊断

当患儿在手术室内发生心脏停搏，电子监护设备通常会发出警报提示麻醉医生患儿发生或即将发生心脏停搏。心电图（electrocardiogram，ECG）可显示异常心律，如心室纤颤（ventricular fibrillation，VF）、无脉性电活动（pulseless electrical activity，PEA）和心脏停搏。ETCO2 急剧降低反映出由于心排血量减少所导致的 CO2 向肺部输送减少。另外，因缺少搏动血流脉搏血氧饱和度波形会发生异常。尽管监护仪能提供重要信息，但是心脏停搏仍然取决于在意识丧失和呼吸停止的情况下，通过触诊无法触及大动脉（如颈动脉、股动脉或肱动脉）的搏动而得到确诊。

在心肺复苏早期，应对诱发心脏停搏的病因进行判断。血气分析和血清电解质浓度的测定（最好是床旁检测）可能有助于确定心脏停搏的病因。在很多情况下，如果诱发心脏停搏的病因不能确定和纠正，复苏很难成功。需要有针对性地进行体格检查和病史采集，判断诱发心脏停搏的病因。如果不存在，应给患者连接心电监护仪进行心电监测。在手术中发生停搏，外科医生可能会提供诊断线索，如失血过多、大血管受压、静脉回心血量减少、手术操作（如牵拉腹膜导致严重的迷走神经性心动过缓或心搏停止）或空气栓塞。设备故障也是经常引起心脏停搏的潜在因素。

心肺复苏的机制

心肺复苏应遵循气道、呼吸、循环（ABC）的顺序，但心室纤颤或无脉性室速患儿应立刻接受电除颤，开放气道应放在第二位。心肺复苏应持续进行直到准备进行电除颤。

气道

气管插管前，将患儿的头调整到合适位置并托起下颌，采用呼吸囊 - 面罩（bag-valve-mask，BVM）对患儿气道进行管理。气管插管是控制气道最佳和最有效的通气方法，但缺乏经验的人可因多次尝试气管插管导致气道严重损伤，增加"无流量"（即无心肺复苏）的持续时间。

在没有建立人工气道和不能正确上抬下颌的患儿，BVM 通气可能会导致胃膨胀，引起胃内容物反流误吸[28]。腹胀（胃和肠道）会影响患儿的氧合，因此当胃过度膨胀时，应将其排空。有研究报道，在心肺复苏失败案例中，胃内容物反流误吸占 28%[29]。因此原因以及气压伤和容量伤的风险，应避免过大的通气压力。判断双肺有效通气的最好的方法是观察双侧胸廓起伏和听诊呼吸音而不是设定一个大的通气压力。对于气道管理方面缺乏经验的人可以通过放置声门上气道工具，如喉罩（laryngeal mask airway，LMA）进行有效的气道管理。

如果专业人员和设备都具备，应尽快进行气管插管。一些医疗中心主张直接放置喉罩，因为喉镜直视下气管插管可能会耽误时间并且其操作有一定的技术难度。但是在小儿心脏停搏的抢救中这种做法并未得到广泛的应用[30,31]。ETCO2 是确定气管导管正确位置的一种有价值的方法。在没有二氧化碳波形监测的情况下，可随时使用 ETCO2 比色装置（图 39-4）。然而需要注意的是，只有在有效肺循环存在的情况下 ETCO2 监测才有意义，如果颜色未变化可能提示气管导管位置不当，胸外按压无效导致肺血流量不足或大量肺栓塞。选择适合小儿体重的 ETCO2 比色装置也很重要，因为成人装置可能无法检测到二氧化碳，导致施救者将一个成功插管错误判断为是不成功的。

呼吸

对所有住院患者，人工通气设备应时刻准备好。麻醉医生需要熟练掌握医院内不同地方的通气设备，因为这些紧急通气支持设备可能与手术室的标准设备不同。麻醉医生擅长气道管理，但在心脏停搏的情况下，必须注重基础理论知识，记住"没有胸廓运动，就没有呼吸"。虽然面罩和小儿面部之间密闭性好，但也存在 BVM 通气胸廓没有起伏的情况，首要原因是上呼吸道梗阻，不论由解剖异常或气管异物、双侧张力性气胸，或严重的支气管痉挛引起。

过度通气在心肺复苏过程中是常见的，可导致胸内压高于正常值，使静脉回心血量减少，降低心排血量[32]。心脏呼吸骤停期间，因为心排血量和输送到肺部二氧化碳均降低，小于正常值的每分钟通气量可能更合适。在人工气道没有建立前，如果只有一个施救者，每 30 次胸外按压需进行 2 次人工呼吸。如果有两个施救者，每 15 次胸外按压需进行 2 次人工呼吸。一旦建立人工气道，快速胸外按压期间，应持续 8～10 次/min 的通气频率（表 40-1）。

表 40-1 小儿心肺复苏期间的通气和胸部按压频率（所有年龄段）			
	呼吸	胸部按压频率	备注
面罩 - 呼吸囊呼吸器	15 次胸外按压进行 2 次通气，（如果只有一个施救者，则实施 30 次胸外按压行 2 次通气）	100 次/min	如果胃过度膨胀而影响通气，应进行胃肠减压
气管内插管	8～10 次/min	100 次/min	通气期间不要暂停按压

循环

心脏停搏期间，胸外按压是维持儿童重要器官血流灌注唯一的"泵"；因此，高质量的胸外按压至关重要。高质量胸外按压的关键步骤包括：①足够的频率（每分钟按压 100 次）；②足够的胸外按压深度（胸部前后径的 1/3 到二分之一）；③两次按压之间应使胸壁完全回弹至原有状态；④尽量避免中断胸外按压过程；⑤在足够坚硬的表面上进行有效的胸外按压[33]。心肺复苏成功的关键是：用力快速按压，胸部充分回弹，减少不必要的按压中断。需要注意的是，心肺复苏过程中胸部不充分回弹可导致胸内压升高，静脉回流减少冠状动脉和脑灌注压降低[34]。

对年龄<6 个月的婴儿，进行胸外按压的施救者应将手轻柔地环绕小儿胸部。胸外按压应采用环抱法；两拇指按压胸骨，双手环抱胸廓支撑背部（图 40-1）。对于较大的婴儿，可采用双指法按压；对于儿童，可使用一只或两只手，这取决于儿童和救援者（手）的大小[34]。无论采用哪种方法，都必须集中精力保持有效按压并尽量减少中断的次数[35]。除胸外环抱法心外按压，其他按压均使用背板。高质量的胸外按压会使施救者很快感到疲劳。为了确保高质量的心肺复苏，施救者应每 2min 轮换一次，防止因施救者疲劳而降低按压质量和频率[34]。

血液循环的机制

胸外按压可通过两种机制来产生心脏的泵血功能：心泵机制和胸泵机制。心泵机制是指心脏在胸骨和脊柱之间被挤压，血液从心脏被挤出。心室受压时房室瓣膜关闭，血液顺向流出心脏。两次按压间期，心室压力低于心房压力，房室瓣膜打开，血液充盈心室。这一系列过程类似于正常的心脏周期。虽然大多数胸腔闭式心脏按压产生心输出的主要机制可能不是心泵机制，但已确定在某些特定的临床情况下

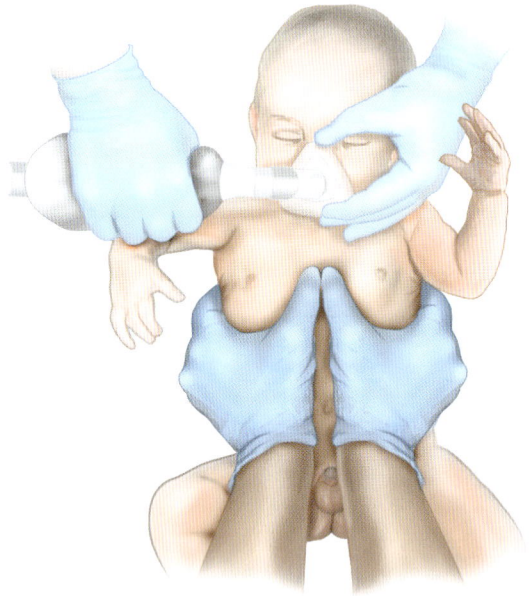

图 40-1   新生儿环抱法胸外心脏按压法；拇指放在乳头连线下一指宽的位置（改编自 Todres ID, Rogers MC. Methods of external cardiac massage in the newborn infant. *J Pediatr.* 1975; 86: 781-782）

主要是心泵机制产生作用。例如，一个更小的、顺应性更好的胸壁可能允许更直接的心脏按压（图 40-2）。胸外按压时增加按压力量同时会增加心脏压迫和心室排空。

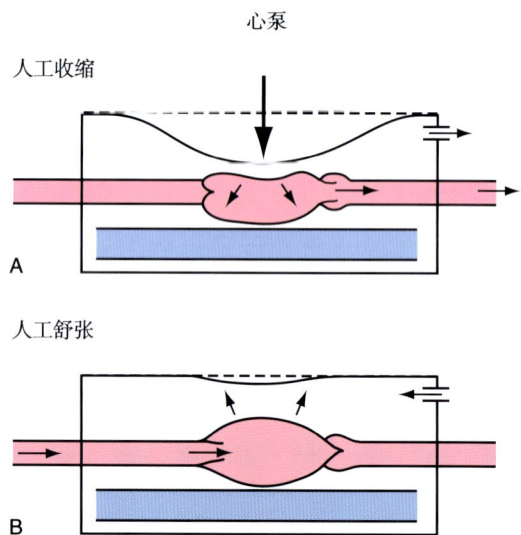

图 40-2   A. 心泵机制：心脏在胸骨和脊柱之间被挤压，即人工收缩。B. 按压的放松，人为地造成心脏舒张（摘自 Babbs CF. New versus old theories of blood flow during CPR. *Crit Care Med.* 1980; 8: 191-195; ©by Williams & Wilkins）

一些观察研究结果显示心肺复苏时产生心排血量的主要机制不是心泵机制。血管造影显示，单次胸外按压，血液从腔静脉经右心进入肺动脉，从肺静脉经左心进入主动脉[36,37]。超声心动图显示，射血时房室瓣膜开放[36,38,39]。胸外按压期间，如果房室瓣膜没有关闭，那么心泵机制不会产生血液的顺向流动。

胸泵机制是心肺复苏期间产生心排血量的第二种机制。1976 年，心脏造影期间几名 VF 患者通过反复咳嗽产生了足够的血流，并且能维持意识[40]。咳嗽引起胸内压升高产生前进血流，而无直接心脏按压。胸泵机制的描述：心脏作为血液循环的输送管道。心肺复苏的按压阶段，胸内压大于胸外压，此时血液流出胸腔，静脉瓣膜阻止血液大量逆流（图 40-3）。实验和临床研究证实此两种机制在婴幼儿心肺复苏中共存。

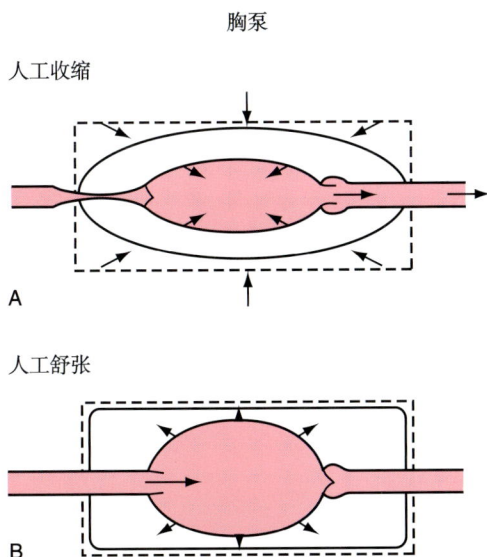

图 40-3　A. 胸泵机制：通过胸外按压使胸内压增加来产生血液流动（也就是说心脏是一个被动导管）。B. 按压的放松，人为地造成心脏舒张（摘自 Babbs CF. New versus old theories of blood flow during CPR. *Crit Care Med.* 1980；8：191-195；©by Williams & Wilkins）

频率和按压下冲时间比

建议所有小儿胸外按压频率为每分钟 100 次，需要注意的是，应尽量减少胸外按压中断次数，并确保足够的按压深度。这一频率可最大限度地发挥胸泵和心泵的泵血功能。

按压下冲时间比（duty cycle）指胸外按压时间占心脏按压周期的比例。如果血流是由心脏直接压迫产生的，那么按压的力量决定了每搏量。延长按压时间（增加按压时间比）并超过整个心室射血所需的时间，不会增加每搏量。所以每次按压心排血是固定的，因此增加按压频率能增加心排血量。如果血流是由胸泵机制产生的，那么射出的血液来自胸腔的容量血管。胸泵机制是通过增加按压力量或按压下冲时间比来增加心排血量，但一定的按压频率在变化范围内，改变按压频率不会影响血流量[41]。

在动物模型中，最佳按压频率和按压下冲时间比之间产生了相互矛盾的结果。然而，在传统的心肺复苏过程中，每分钟 100 次的频率既能满足那些主张快速按压，也能满足那些支持长按压下冲时间比的。进行快速胸外按压，很容易增加按压时间比[42,43]。

除颤和心脏复律

VF 或无脉性室速患儿需要立即除颤，不要因建立气道

而耽误时间。

电除颤

电击，或称为电除颤，是治疗 VF 和无脉性室速的方法。不要因建立气道而耽误除颤，因为延长纤颤时间会影响正常心律的恢复。临界心肌同时去极化和持续收缩可终止 VF[44]。假如心肌氧合良好且酸碱状态相对平衡，心肌可自发地、协调地恢复收缩功能。药物治疗是除颤的辅助治疗，不能单纯依靠药物来终止 VF。

目前很多医院仍然应用单相阻尼正弦波的老式除颤器（图 40-4A）。这种类型的除颤器只能提供单向电流，且电流逐渐降低为零。相比之下，新一代的双相波除颤器在一个周期内能够输送正反两个方向的电流（图 40-4B）。与单相波除颤器相比，双相波除颤器终止成人 VF 更有效，因此建议尽可能使用双相波除颤器。1 岁至 8 岁的患儿在除颤过程中应使用小儿衰减器垫或小儿模式下的自动体外除颤器（automated external defibrillator, AED），如果不具备（标准除颤器也没有），可以使用未调整的 AED。

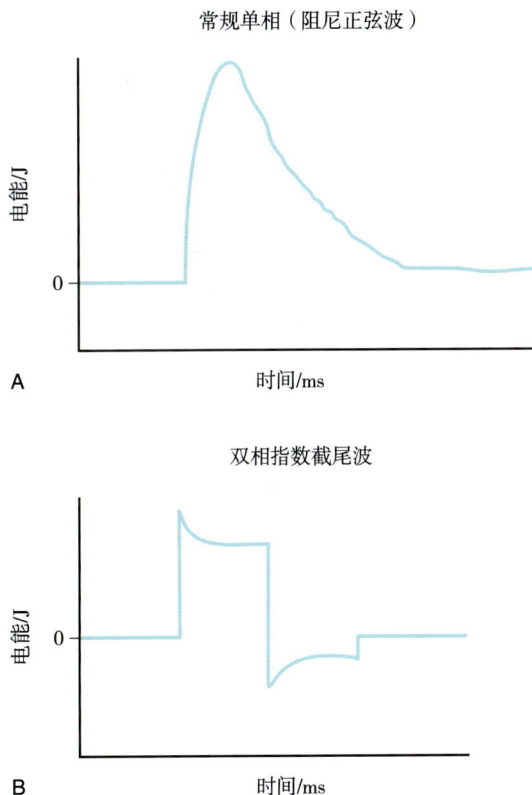

常规单相（阻尼正弦波）

双相指数截尾波

图 40-4　常规单相（A）和双相指数截尾波（B）除颤期间的能量传递

大多数成人病例中以最短时间进行电击除颤时，能量为 100～200J 即可成功[45,46]。除颤的目的是将最小的电能输送到临界心室肌，同时避免电流过大引起心脏损伤。

预测除颤是否成功的最可靠指标是首次除颤前的纤颤持续时间[47]。酸中毒和低氧血症会降低除颤成功率[47]。

儿童除颤的实践

选择合适的电极板尺寸和放置正确的位置是除颤成功

的关键。应选择适合儿童的最大尺寸电极板，因为较大尺寸电极板可降低电流密度，减轻心肌损伤。一般来说，体重超过10kg的小儿应选择成人电极板，体重低于10kg的婴幼儿应选择婴幼儿电极板。电极板的受力也很重要。整个电极板如果不能牢固地贴在胸壁上，增加的密度电流将被输送到一个很小的接触点上。两电极板应放在胸壁上，使大部分心肌位于两板之间。将一个电极板放于锁骨下胸骨右上方，另一个电极板放于左侧乳头左下方。右位心的小儿，电极板放置的位置应该相反。另一种方法是将一个电极板放于左心前上方，另一个电极板放于两侧肩胛骨之间。

电极板和胸壁之间可涂抹凝胶、电极膏或电极糊。与电极糊相比，电极膏在除颤时产生的电阻小。电流沿电阻最小的路径传导，因此一定小心两个电极板的表面物质之间不应有接触。这点对于婴儿尤其重要，因其电极板间距较小。如果电极板之间有凝胶相连，则会产生短路，流向心脏的电流会减少。裸露的金属电极板会有电弧产生的风险，除颤时会发生严重的皮肤烧伤。如果有条件，最好使用自黏垫。

过去，曾有除颤器电极使用不当产生火花引发着火，因此可移动氧气源应与小儿保持至少1m的距离。但使用自黏垫可降低发生着火的风险，允许在除颤期间保持鼻导管或吸氧面罩的位置。无须将呼吸机与小儿气管插管断开，但如果断开，则应关闭新鲜气流。

对VF或无脉性室速的住院患儿，要尽快地准备除颤，进行高质量CPR直到除颤仪准备好放电。初次除颤能量为2J/kg（图40-5），除颤后，立即行CPR，完成5个循环（2min）。如果初次除颤没有恢复窦性节律，立即二次除颤效果差。继续行CPR可能比二次除颤有效，它可以恢复冠脉血流，增加除颤成功率。缩短胸外按压和除颤之间的时间以及除颤和除颤后行CPR之间的时间是非常重要的[35]。在行二次除颤前，应行CPR 2min，二次除颤能量是初次的两倍（4J/kg）[35]。

如果二次除颤后VF或无脉性室速仍持续存在，应给予标准剂量的肾上腺素（心脏停搏期间可3~5min重复给予）。继续行CPR 2min后，再次进行除颤，随后静脉给予胺碘酮（5mg/kg）或利多卡因（1mg/kg），之后再除颤。二次除颤之后，再除颤无须再增加能量。然而，有报道称使用超过4J/kg、最大能量不超过10J/kg或成人能量而成功除颤的案例，同时很小或几乎没有不良后遗症[35]。这种状况有时也发生于一个固定能量的除颤器，如成人AED，被应用于幼儿除颤。

开胸除颤

手术室内胸腔已被打开患者或者心脏病术后容易开胸患者，应行开胸除颤治疗VF，使用体内电极板直接放置在心脏表面。成人电极板直径是6cm，小儿4cm，婴幼儿是2cm。手柄应是绝缘的。一个电极板放于左心室背面，另一个放于心脏前表面右心室上面。小儿初始能量是5J，成人是20J。

自动体外除颤

如今，院外成人复苏的标准治疗是自动体外除颤，并且可以用于>1岁的患儿[34,35]。如果有的话，自动体外除颤用于1~8岁患儿应该采用小儿衰减器垫或者小儿模式，

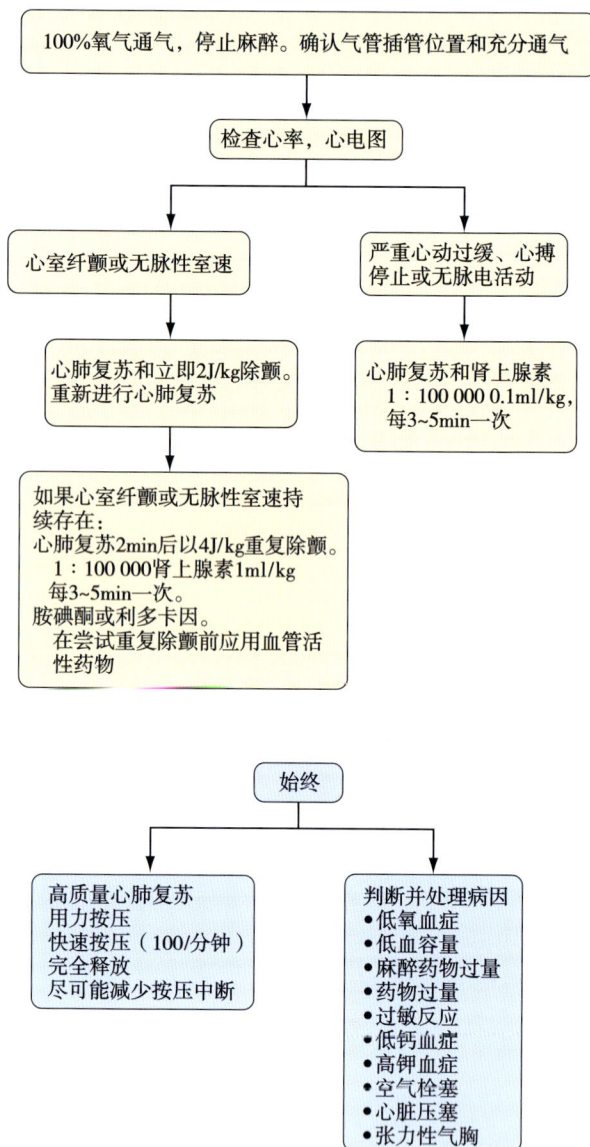

图40-5　手术室内急性心功能不全的诊断和治疗方法

但是如果没有（标准除颤器同样也没有），应使用非校正的AED。

经皮心脏起搏

在缺乏原位起搏线或经静脉起搏或经食管起搏导管的情况下，经皮心脏起搏（transcutaneous cardiac pacing，TCP）可以暂时应用于心脏停搏或严重的心动过缓患儿。经皮心脏起搏主要用于有起搏或传导异常的患儿，能够改善心功能。TCP对窦性心动过缓、高度房室传导阻滞和每搏量足够的慢心室率治疗效果显著。长时间心脏停搏的患儿应用TCP治疗效果差，因为这种情况下通常只有心电活动而无心肌机械收缩，甚至延误干扰其他复苏治疗。

安装起搏器时，一个电极放于胸骨左前缘，另一个放于后面左肩胛骨稍下方。婴幼儿和儿童可以用小的电极，体重>15kg的儿童可用成人的电极。心脏起搏器应连接ECG，选择按需型模式、非同步模式或选择年龄相适应的心率。开

启起搏器,调节刺激输出为零,然后渐渐增加直到能够监测到心电捕捉为止。心电捕捉后,必须确定是否产生动脉搏动。如果没有,开始其他的复苏措施。

TCP 最严重的并发症是室性心律失常,幸运的是非常罕见,并且可以通过按需调节模式来防止。电极下还常见短暂的轻度皮疹。使用较大电极,40ms 脉搏持续时间和最小的有效捕捉刺激能够使骨骼肌收缩降到最低。在进行除颤或复律时,电极板要距离起搏电极 2~3cm,以防形成电弧。

心肺复苏期间的血管通路和监测

血管通路和液体管理

CPR 成功的关键之一是及早建立给予液体和药物的通路。如果静脉通路无法迅速建立,可以应用骨内和气管插管内通路(见第 49 章和图 49-6)。

静脉通路

许多住院期间心脏停搏的患儿本身已经建立了静脉通路。对于即将要发生心脏停搏且没有静脉通路的患儿,应当迅速建立外周静脉通路。静脉通路如果短时间内无法建立,可以进行骨穿刺建立通路。对于没有静脉通路的心脏停搏的幼儿,应当迅速建立骨内通路,避免因反复静脉穿刺而耽误抢救时间。

骨内通路

心肺复苏期间所有的药物和液体包括全血,都可以经骨内通路给予。尽管骨内注射碳酸氢钠后酸碱分析不够准确,但却能获得原始血样。紧急情况下其他通路不能建立时,可以暂时选择骨内通路。>10 岁的儿童和成人其骨皮质厚,穿刺困难。尽管如此,穿刺成功率为 50%[48]。

目前建立骨内通路技术已相当成熟,只需要一根骨穿针,如果没有,一根标准的 16 号或 18 号针头,带针芯的腰穿针或骨髓穿刺针均可,在胫骨前表面 1~2cm,胫骨结节内侧 1cm 处垂直入,避免损伤骺板(图 49-6,图 49-7)。当穿刺针穿过骨皮质进入髓腔时会有一个突然的落空感。如果穿刺针在没有其他支撑的情况下保持垂直,说明已经进入髓腔,否则还在皮下组织内。如果出现了暗褐色液体且没有明显渗透到皮下,说明针头已进入髓腔。骨内注射引起的并发症发生率很低[49],尽管这些并发症中包括骨髓炎、脂肪和骨髓栓塞、骨筋膜隔室综合征。为了避免并发症发生,应尽快建立静脉通路。骨内给药后药物浓度和起效时间与静脉给药基本相似[50]。EZ-IO 系统可以快速建立骨内通路的方法(图 49-7)。

气管内给药

在无其他通路的情况下,包括利多卡因、阿托品、纳洛酮和肾上腺素这些药物可以经气管内插管给药,但碳酸氢钠和氯化钙不能经气管内插管给药[51、52]。相同剂量下,比如肾上腺素或利多卡因,经气管内插管给药其药物浓度峰值要低于静脉给药。麻醉状态下从犬的气管内给予肾上腺素后,药物浓度峰值仅为静脉给药后药物浓度峰值的 10%[53]。对于心动过缓或者无脉心脏停搏患者,建议经气管内给予肾上腺素的剂量是经静脉或者骨内给药量的 10 倍,或 0.1mg/kg。

经气管内给药,药物液量和稀释程度十分重要。给予大量液体,可能会改变甚至破坏肺表面活性物,导致肺不张。经气管内给予总的液体量,儿童不过 10ml,新生儿和婴幼儿不超过 5ml[54]。然而,为了能通过气管导管末端到达能够快速吸收区域,必须要有足够的药物液量。深部肺组织能加速药物吸收进入体循环,可以插入一根能到达支气管树的导管进行肺内给药。与静脉给药相比,经气管内导管给药比如利多卡因、肾上腺素和阿托品,其持续时间长,可能与肺组织吸收慢以及药物剂量大有关[53]。

心肺复苏期间的监测

心脏停搏期间基本的临床检查至关重要。人工通气时仔细观察双侧胸廓起伏,听诊双肺呼吸音是否正常对称。另外,在胸外按压期间,按压深度和施救者手的位置要通过触诊大动脉来进行反复评估。动脉触诊对于胸外按压期间有无脉搏和评估是否有足够的血流都是必要的。给予血管收缩药物肾上腺素后,触摸外周脉搏可能不够准确,应该触摸大的动脉血管比如肱动脉、股动脉或者颈总动脉。

动脉穿刺置管对于评估动脉血压是非常有价值的监测。CPR 期间应特别关注舒张压,它关系到冠状动脉的血流灌注情况。另外,动脉置管可以反复地抽取血样进行血气分析和检测 pH。CPR 期间使用脉搏氧饱和度仪能够反映氧饱和程度情况,其波形可以评估心排血量情况。ECG 能提示电解质紊乱和判断心电变化。

复苏过程中 ETCO₂ 监测可提供非常重要的信息。二氧化碳波形能够确定气管导管正确位置、监测 CPR 的质量、提供早期 ROSC 信息[55]。因为呼出的 CO_2 依赖肺血流,所以 ETCO₂ 能提示胸外按压产生足够的心排血量。心排血量增加,ETCO₂ 升高,ETCO₂ 与动脉 CO_2 差值变小[56]。在动物实验模型中,CPR 期间 ETCO₂ 与冠脉血流和 ROSC 呈正相关[57、58]。给予肾上腺素后因增加了肺内分流,在充分胸外按压情况下,ETCO₂ 会出现短暂的降低。国际复苏联络委员会(International Liaison Committee on Resuscitation,ILCOR)认为低 ETCO₂ 值与低生存率相关。但是并没有足够的数据来支持或者否定特定的 ETCO₂ 阈值能够预测成人心脏停搏预后[59]。ETCO₂ 监测能够评估胸外按压质量,但没有儿科相关证据证实其能改善小儿心脏停搏预后[60]。不管怎样,我们还是强烈建议将 ETCO₂ 用于监测胸外按压质量。

CPR 期间应全程监测体温。低体温是心脏停搏的一个原因,伴有低体温的小儿复苏必须持续进行直到核心温度超过 35℃(95℉)。玻璃温度计测量温度价值不高。需反复监测不同部位的核心温度(直肠,膀胱,食管,腋下和鼓膜),避免被某个局部温度值误导,因为 CPR 期间局部体温因局部血流变化而改变。心脏停搏期间体温过高应积极治疗,因为复苏后体温过高与儿童预后不良有关。数据显示诱导低体温对成人心脏停搏复苏后、围生期缺氧和再灌注损伤有益,但近期有证据证明 36℃的体温要优于 33℃。最近有关小儿心搏骤停后给予治疗性低温(therapeutic hypothermia after pediatric cardiac arrest,THAPCA)的研究表明,与治疗性正常体温比较,治疗性低体温在一年内改善功能预后方面没有明显优势[65]。

心肺复苏期间的药物治疗

α 与 β 肾上腺素能激动剂

1963 年,首次描述闭胸 CPR 后的仅仅 3 年,早期肾上腺素给药能够提高犬类心脏停搏实验模型 CPR 的成功率[66]。另外,使用 α 肾上腺素能激动药能增加主动脉舒张压从而提高复苏成功率。证据表明复苏期间血管升压药如肾上腺素是有效的,其能增加外周血管紧张度,增加冠脉灌注压力。α 与 β 肾上腺素能激动药在复苏期间的作用已经被广泛研究。在犬类心脏停搏模型中,研究发现单纯给予纯 β-肾上腺素受体激动剂和 α 肾上腺素能拮抗药,复苏成功率仅为 27%;而单纯给予纯 α 肾上腺素能激动药和 β 肾上腺素能拮抗药,复苏成功率为 100%。其他研究表明,肾上腺素的 α 肾上腺素效能可导致除心脏和大脑外身体所有器官阻力血管的紧张收缩[67]。CPR 期间心排血量低,但是非重要器官血管的广泛收缩能产生足够灌注压,使血流量到达大脑和心脏[67-69]。

CPR 期间肾上腺素能够增加主动脉舒张压,维持冠脉血流,增加复苏成功率[70,71]。尽管 β 肾上腺素能激动药也可以增加有自主心律的心肌收缩力,但同时也增加了心肌内壁压力和血管阻力,进而降低了心肌内血流量[72]。β 肾上腺素能激动药的变力性和变时性增加了心肌耗氧,当冠脉血流不足时还会增加缺血性损伤。

任何能引起全身动脉血管收缩的药物,都能增加主动脉舒张压,可用于心脏复苏。例如,纯 α 肾上腺素能激动药可代替肾上腺素用于 CPR。在动物实验模型 CPR 中,应用去氧肾上腺素和甲氧明,发现其复苏成功率等同于肾上腺素。两者都能够增加缺血心肌的氧供,理论上其优势超过 α 和 β 肾上腺素能激动药肾上腺素。这些激动药还包括其他的已经成功应用于复苏治疗的血管收缩药如血管升压素。

纯 α 肾上腺素能激动药在 CPR 期间的优势被很多学者质疑。尽管 β 肾上腺素能激动药的变时性和变力性会恶化血流动力学甚至导致 VF,但是当自主心室收缩达到协调时,却能够增加心率和心肌收缩力,增加心排血量。

肾上腺素

肾上腺素是兼有 α 和 β 肾上腺素能激动特性的内源性儿茶酚胺。β 肾上腺素能可增加体循环(收缩压和舒张压)和肺循环血管阻力。舒张压增加能直接增加冠脉压,进而增加冠脉血流,提高 ROSC 的可能性[70,71]。β 肾上腺素能效能可增加心肌收缩力,增快心率,舒张骨骼肌血管床平滑肌和支气管平滑肌。肾上腺素也可以使细颤转变为粗颤,提高除颤成功率[73]。

大剂量应用肾上腺素可能是有害的,因为能增加氧耗,加重心肌缺血损伤,还可以导致复苏后心动过速,高血压和肺水肿。肾上腺素可以引起肺血流重新分配导致缺氧和增

大肺泡无效腔[56,74]。过量的肾上腺素也可以引起外周血管长时间收缩,导致机体器官再灌注损伤,尤其肾脏和胃肠道。

住院期间心脏停搏患儿避免常规应用大剂量肾上腺素。小儿住院期间发生心脏停搏,如果应用初始标准剂量肾上腺素治疗无效,则不建议大剂量再次应用。与给予标准剂量肾上腺素的患儿比较,给予大剂量肾上腺素患儿 24h 内生存率降低。没有足够的证据表明给予院外患儿大剂量肾上腺素后,其生存率降低[75]。尽管如此,大剂量的肾上腺素可以用于特殊情况(β-肾上腺素受体阻滞剂过量),尤其是在施行高质量的胸外按压时以及多次给予标准剂量的肾上腺素后舒张压仍旧很低时。

血管升压素

血管升压素是一种长效的内源性激素,可引起血管收缩(V1 受体)和肾小管对水重吸收(V2 受体)。在心脏停搏实验模型中,发现血管升压素能增加心脏和大脑血流量;与肾上腺素比较,还能提高长期生存率[76,77]。在一项肾上腺素和血管升压素用于院外顽固性 VF 的成人随机试验中,研究发现血管升压素可增加 ROSC 率[78]。在院内成人心脏停搏的研究中发现,在生存出院率方面肾上腺素和血管升压素相似[79]。最近的一项荟萃分析没有确定血管升压素是完全有益或有害[80]。

在持续 VF 的幼猪实验模型中,发现与各自单独应用相比较,肾上腺素和血管升压素联合应用可以更显著增加左心室血量。单用血管升压素和两者联合应用脑血流量的增加明显多于单用肾上腺素[81]。通过对比发现,在窒息导致的幼猪心脏停搏模型中,应用肾上腺素比应用血管升压素 ROSC 效果更好[82]。小儿系列研究和报道证实[83]血管升压素或者其长效类似物特利加压素对治疗顽固性心脏停搏可能有效[84,85]。在 2009 年的美国心肺复苏登记(National Registry of Cardiopulmonary Resuscitation,NRCPR)会议上,认为血管升压素可降低 ROSC,但没有足够证据证明其能降低 24h 生存率和出院率。推荐血管升压素常规用于心脏停搏的证据不充分[35]。

阿托品

阿托品是副交感神经抑制药,可阻断心脏毒蕈碱样受体的胆碱能刺激,提高窦房结律,缩短房室结传导时间,还能激活异位起搏点。阿托品对体循环血管阻力、心肌灌注压和心肌收缩力影响小[86]。

阿托品可治疗因心动过缓导致的低血压、Ⅱ度和Ⅲ度传导阻滞和缓慢自主心室律。目前阿托品不再推荐用于心搏停止或 PEA[87]。阿托品对副交感神经过度兴奋特别有效。但对于小儿因心脏停搏或心动过缓导致的有症状的严重低血压,肾上腺素应为一线用药,阿托品为二线用药。

紧急气管插管前阿托品用药最小推荐剂量是 0.02mg/kg[60]。在有关小儿研究中已经确定阿托品最小剂量为 0.1mg,但是缺乏证据支持[88,89]。在幼儿和儿童阿托品没有最小剂量[90]。阿托品可以通过任意通路给予,包括静脉、骨内、气管内、肌内和皮下注射。静脉注射后 30s 内起效,最大峰效应在 1~2min 内。成人推荐剂量每 3~5min 可重复给予 0.5mg,直到

获得满意心率,最大剂量为 3mg。

碳酸氢钠

CPR 期间是否常规应用碳酸氢钠一直存在争论,并且它仍然属于美国心脏学会推荐等级里面的不确定级。酸中毒可以抑制心肌功能,延长舒张期去极化,抑制自主心脏活动,降低 VF 的电阈值和降低心脏对儿茶酚胺的敏感性[91-93]。酸中毒也可以舒张全身血管,减弱外周血管对儿茶酚胺的缩血管作用[94],这些作用与在 CPR 期间所期望的血管反应相反。小儿肺血管床活性高,酸中毒可引起肺动脉高压。即使轻微的酸中毒纠正也有助于肺血管阻力增高的患儿的复苏。重度酸中毒可增加装有人工心脏起搏器小儿的心肌刺激阈值[95]。碳酸氢钠也可以治疗三环抗抑郁药过量、高钾血症、高镁血症和钠通道阻断剂中毒。

碳酸氢钠潜在的不良反应包括代谢性碱中毒、高碳酸血症、高钠血症和血液高渗透压。在一项多中心队列研究中,发现使用碳酸氢钠增加了院内心脏停搏患儿的死亡率[15]。碱中毒可以使氧解离曲线左移,当氧供减少时,阻碍氧气从血红蛋白释放到组织[96]。碱中毒还可以促使钾离子进入细胞,增加钙离子与蛋白结合,导致低钾和低钙血症。CPR 期间静脉系统包括冠状静脉窦会出现明显的高碳酸血症酸中毒,给予碳酸氢钠可能会加重酸中毒[97]。心脏停搏期间心肌细胞酸中毒与心肌收缩力降低有关[93]。高钠血症和血液高渗透压通过增加微血管间质水肿,降低组织灌注。

给予碳酸氢钠后的反常细胞内酸中毒,是由于 CO_2 迅速进入细胞,氢离子缓慢排出细胞。然而在一项缺氧性酸中毒新生兔子复苏中,发现给予碳酸氢钠后通过磁共振波谱法检测动脉血和脑细胞内 pH 都升高[98,99]。同样在一项大鼠研究中,通过极端的高碳酸血症方式导致脑细胞严重酸中毒,期间脑细胞内三磷腺苷浓度没有改变[99]。在一项独居动物实验研究中,长时间行 CPR 期间给予碳酸氢钠可以减慢动脉血和大脑 pH 的降低速率,说明 CPR 期间血脑 pH 梯度一直存在[100]。碳酸氢钠的潜在不良反应导致了其只能应用于如前所述的特殊情况中。

钙剂

CPR 期间某些特殊情况才是钙剂的适应证,比如低钙血症、高钾血症、高镁血症和钙通道阻滞剂过量。钙剂的限制使用是基于这样的可能性,就是外源性钙可加重缺血再灌注损伤。脑缺血时钙离子通过电压依赖性钙通道和激动剂(如 NMDA)依赖性钙通道导致细胞内钙超载。钙在许多器官细胞死亡过程中扮演着重要角色,可能是通过激活细胞内酶例如氧化亚氮合酶、磷脂酶 A 和 C 等导致细胞死亡[101]。

钙离子在心肌细胞兴奋 - 收缩偶联中发挥着核心作用。心脏停搏期间,它可以增强心室收缩力和提高心室自律性。离子型低钙血症可降低心功能和外周血管对儿茶酚胺的敏感性[102,103]。严重的离子型低钙血症已经在院外成人心脏停搏[103]和长时间 CPR 的动物模型中被证实[104]。应该尽早及时识别和处理小儿离子性低钙血症。总钙型低钙血症和离子型低钙血症均可出现在小儿慢性或急性疾病,大量快速输

注血制品(尤其是全血和新鲜冰冻血浆,图 12-9)可导致离子型低钙血症,原因是枸橼酸盐或者其他保存液能够迅速结合钙。离子型低钙血症是引起手术室内心脏停搏的一个原因,如果出现应当立即给予氯化钙或者葡萄糖酸钙进行治疗(附录 12 和图 12-8,图 12-9)。低钙血症的严重程度取决于输入血制品的速度和容量以及小儿的肝肾功能情况。麻醉期间小儿输注新鲜冰冻血浆,当输注速度超过每分钟 1ml/kg 时可引起钙离子浓度降低[105]。

小儿复苏期间氯化钙的给予剂量为 20mg/kg,葡萄糖酸钙的剂量为 60mg/kg,两者最大剂量为 2g。氯化钙和葡萄糖酸钙都能增加钙离子浓度,两者效果相同(图 12-8)。应选择粗而流畅的静脉通路缓慢给予钙剂,最好是中心静脉导管注射[106,107]。注射速度过快会引起心动过缓、心脏传导阻滞或者心室停顿。钙剂渗入皮下组织可引起严重的组织坏死。钙剂不建议应用于心跳呼吸骤停的小儿,除非是由于低钙血症、钙离子阻滞剂过量、高镁血症和高血钾所致(等级 III,证据水平 B 级)。心脏停搏期间,常规应用钙剂无益甚至有害[95,108]。

葡萄糖

CPR 期间除非存在低血糖,应限制葡萄糖的应用,因为缺血期间或缺血后高血糖会对大脑产生有害影响。大脑高血糖可通过无氧代谢增加乳酸产生,加剧缺血性大脑损伤。大脑缺血时,在正常血糖情况下乳酸浓度能达到一个稳定水平。高血糖环境下,大脑缺血期间乳酸浓度会持续升高[109]。

临床研究证实心脏停搏后初始血浆血糖浓度与神经功能恢复有直接关系[110-113],高血糖浓度可能会引起严重的神经损伤[111]。复苏后给予葡萄糖可能会加重缺血缺氧,因此维持血糖在正常范围内十分必要。目前还需要进一步探讨心脏停搏后严格控制血糖浓度所带来的益处是否超过导致医源性低血糖发生的风险。有些小儿包括早产儿和体弱小儿内源性葡萄糖储备低,当遇到应激例如手术刺激时,容易发生低血糖。心脏停搏期间床旁检测血糖浓度很重要,血糖未达到控制点之前需要给予葡萄糖。纠正低血糖常规给予葡萄糖剂量为婴儿 0.5g/kg,等同于 10% 葡萄糖 5ml/kg,年长儿童为 50% 葡萄糖 1ml/kg。50% 葡萄糖的渗透压大约为 2 700mOsm/L,可引起新生儿和婴幼儿脑室内出血,因此推荐稀释后应用。

胺碘酮

多项研究证实胺碘酮在治疗成人顽固性快速心律失常方面要比利多卡因有效,已应用于心脏停搏的治疗。与利多卡因相比较,胺碘酮可以增加院外发生顽固性心室纤颤患者的存活入院率[114]。

早期报道小儿口服胺碘酮是有效的,但最近的案例报道和描述性个案系列报道称胺碘酮在小儿应限制使用[115-117]。尽管如此,现在胺碘酮已广泛应用于不需要复苏的小儿心律失常,就短期安全性而言是有效的。

胺碘酮的药理作用较为复杂,是广谱抗心律失常药。胺碘酮属于 Vaughn Williams III 类抗心律失常药,可阻断三磷腺苷敏感性外向钾通道,延长动作电位和有效不应期。胺碘酮

需要在细胞内聚集，才能产生这种效应。静脉给予负荷剂量胺碘酮后产生抗心律失常作用是通过非竞争性的阻滞 α 及 β 肾上腺素受体和钙通道，引起钠离子内流，降低窦房结自律性，减慢传导速度，增加房室有效不应期。胺碘酮通过阻滞 α 肾上腺素受体引起血管舒张从而增加冠脉血流。胺碘酮口服吸收差，紧急情况下需要静脉给予负荷剂量。胺碘酮需要 1～3 周时间才能在细胞内达到一定浓度并完全阻滞钾通道，充分发挥抗心动过速作用。

静脉给予胺碘酮经常发生低血压，可能限制了它的应用，但其水溶剂很少发生低血压[118]。胺碘酮对血流动力学总的影响依赖于其对心率的控制，心脏功能和血管舒张之间的平衡。小儿胺碘酮的推荐剂量基于有限的临床研究，从成人剂量推算过来：对于危及生命的心律失常静脉注射剂量 5mg/kg。如果必要可以重复给予以控制心律失常。如果心律失常有可能复发，给予负荷剂量后静脉可持续输注 10～20mg/(kg·d)。胺碘酮的给予速度尚未定论，在成人，药物一旦被稀释就需要静脉推注。最好在 20～60min 内给予，防止血管剧烈扩张。我们建议缓慢（2～3min）静脉注射胺碘酮治疗无脉性室速和 VF，直到心律失常得到控制，剩余剂量缓慢（10min 内）注射。小儿剂量为每 5min 静脉注射 1mg/kg，不能超过 5mg/kg。<12 个月的婴幼儿适合应用小批量给药注射技术。

有报道胺碘酮可导致尖端扭转性心律失常，因此应避免与其他延长 QT 间期的药物复合应用，以及在低血镁和其他易患尖端扭转性心律失常的电解质紊乱情况下应用。胺碘酮可导致严重的心动过缓和心脏传导阻滞，尤其是术后，建议这种情况下安装心室起搏导线。胺碘酮和吸入麻醉药都能延长 QT 间期，但是缺乏研究来评估其对吸入麻醉下小儿室性心动过速的治疗情况。在这些情况下要警惕副作用的发生。

长期用药患者非心脏不良反应常见[120]。间质性肺炎是合并肺部疾病患者用药时常见的严重不良反应[121]。儿童的发病率尚不清楚。一种极少见类似于急性呼吸窘迫综合征的疾病，在婴幼儿和成人最初治疗期间均有报道。如果出现了肺部疾病，应尽早停用药物[122]。长期应用胺碘酮还会出现甲状腺功能减退、肝损伤、光过敏和角膜混浊等不良反应[120]。

2005 年和 2010 年的儿科高级生命支持指南建议胺碘酮替代利多卡因治疗 VF 和无脉性室速。互相矛盾的是，有研究表明，对于 ROSC，利多卡因优于胺碘酮，还发现应用两种药物后患者存活出院方面无差异[123]。因此，2015 年的儿童心搏骤停流程图中就建议更改为两种药物都可以用于顽固性 VF 和无脉性室速[60]。

利多卡因

利多卡因是ⅠB 类抗心律失常药物，通过降低起搏部位的自律性来预防或终止异位病变导致的室性心律失常。利多卡因通过降低动作电位时程和浦肯野纤维的传导速度，增加浦肯野纤维的有效不应期和减少不均匀性收缩来终止复发性室性心律失常。利多卡因不影响房室结的传导时间，因此对于房性或者房室交接性心律失常无效。利多卡因不会影响健康成人的心率和血压。对有心脏疾病的患者，静脉注射利多卡因可能会导致心室功能的轻微下降。

心功能和肝功能正常的小儿，利多卡因初始剂量为静脉注射 1mg/kg，然后静脉持续输注 10～50μg/(kg·min)。如果心律失常复发，再次给予相同剂量。心排血量严重降低的患儿，利多卡因剂量不超过 0.75mg/kg，然后持续输注 10～20μg/(kg·min)。伴有肝脏疾病或者肝血流量降低的患儿，药物剂量应减少 50%。尽管肾功能不全的患儿对利多卡因的药代动力学无影响，但是长时间输注可能会产生毒性代谢物（单乙基甘氨酸二酯）的聚集和影响钠通道。低蛋白血症患儿游离药物含量增加，所以应减少剂量。

当血浆利多卡因浓度超过 7～8μg/kg 时，会发生毒性反应，包括惊厥、精神障碍、嗜睡、感觉异常、定向障碍、躁动、耳鸣、肌肉痉挛和呼吸暂停。利多卡因导致惊厥的治疗药物是苯二氮䓬类药物（咪达唑仑和劳拉西泮）和苯巴比妥类药物（苯巴比妥，长期治疗可增加利多卡因在肝脏的代谢）[124]。已有报道，利多卡因可引起严重的窦性心动过缓[125]，使Ⅱ度房室传导阻滞转变为完全性房室传导阻滞。

特殊环境下的心脏停搏

围手术期心脏停搏

儿科围手术期心搏骤停登记（Pediatric Perioperative Cardiac Arrest registry）已经对与麻醉和手术相关的心脏停搏发生率，原因和风险因素进行评估[126,127]。心血管因素是导致心脏停搏最常见的原因（占 41%），大量失血导致的低血容量和输注库血导致的高血钾是最常见的明确的心血管因素。呼吸系统因素引起心脏停搏占 27%，喉痉挛导致的气道梗阻是主要原因。放置中心静脉导管导致的血管损伤是技术设备相关导致心脏停搏最常见原因。麻醉期间不同阶段引起心脏停搏的病因可能会发生变化。

在手术室内，由于专业人员能够及时发现，并且监测设备、复苏设备和药物能得到及时应用，心脏停搏复苏成功率很高。在手术室内无论何时发生心脏停搏，都应该迅速判断引起骤停的环境因素。心脏停搏环境因素可能会对寻找病因提供线索，如应用琥珀胆碱或者快速输血导致的高血钾，快速输注新鲜冰冻血浆或者大量输血导致的低血钙，ETCO2 突然降低提示空气、血凝块或者肿瘤细胞栓塞。引起心动过缓的一些重要因素，首先是低氧血症，其次是麻醉药过量（绝对或相对过量），第三是手术或气道操作导致的迷走神经反射。不管心动过缓的原因是什么，首先给予 100% 氧气吸入和足够的通气。由于反射引起的心动过缓，首选阿托品。但在某些特殊情况下，无论什么原因，首选肾上腺素而不是阿托品。当存在低血压或低心排血量时，应该迅速静脉补液，给予血管活性药和高质量的胸外按压，使药物得到循环，达到临床期待效果。一旦开始胸外按压，就应该按照美国心脏学会指南进行 CPR，包括肾上腺素用药频率。图 40-5 是一个关于手术室内急性心功能不全的诊断和治疗方法的流程图。

高钾血症

高钾血症可以导致小儿心脏停搏，通过病史、骤停前的

ECG改变(图9-7)或者初步的化验结果进行判断。高钾血症作为一个心脏停搏因素要时刻保持高度警惕,因为需要特殊治疗。进行常规复苏同时也要积极拮抗导致心肌细胞急性损伤的血浆高钾状态,重新建立窦房结节律。葡萄糖酸钙和氯化钙通过升高阈电位、重新建立阈电位与静息电位之间的电位差,缩短心肌细胞的去极化,拮抗高钾血症对心肌细胞膜的影响。碳酸氢钠和过度通气都可以升高血浆pH,促使钾离子从细胞外移到细胞内。胰岛素(复合葡萄糖)也可以促进钾离子进入细胞内(胰岛素0.1U/kg加葡萄糖0.5g/kg;25%葡萄糖2ml/kg)。治疗期间血浆钾离子浓度需要随时地检测,最好应用床旁检测。以上为促进钾离子进入细胞内的治疗,还需要进行将钾离子排出体外(呋塞米,血液透析和聚磺苯乙烯)的治疗(见第28章,表28-6)。

过敏反应

过敏反应很少见,但通常可复发,导致心脏停搏。典型的过敏反应可以通过皮肤(潮红、苍白和荨麻疹)、呼吸系统(气道水肿,梗阻和支气管痉挛)和心血管系统三种症状得到诊断。过敏反应在内源性儿茶酚胺降低的情况下可能特别严重,比如正使用β-肾上腺素受体阻滞剂或接受腰麻或硬膜外麻醉的小儿。

过敏反应患儿复苏依赖于解除气道梗阻补充血容量和维持血管张力。轻度过敏反应的患儿(出现轻度支气管痉挛和低血压),静脉注射肾上腺素1~2μg/kg,可重复给予直到症状消失。过敏反应导致小儿心脏停搏时,肾上腺素剂量为10μg/kg或0.01ml/kg静脉注射或者皮下给予(浓度1:1 000)。过敏性休克患儿的血管内严重衰竭,需要快速、大量的液体复苏(20ml/kg平衡盐溶液)。另外常规复苏用药包括抗组胺药和糖皮质激素,例如苯海拉明(苯海拉明)-剂量为1mg/kg和甲泼尼龙(甲泼尼龙)-剂量为2mg/kg。吸入支气管扩张药如沙丁胺醇可以解除支气管痉挛。如果发生严重的气道梗阻,气管内插管甚至环甲膜切开变得困难甚至不可能。因此,在过敏反应发生早期需要熟练的专业人员保障气道安全。

室上性心动过速

室上性心动过速(supraventricular tachycardia,SVT)是婴儿和儿童常见的心律失常,无心脏疾病的患儿围手术期并不常见[128]。SVT可能与严重循环衰竭和心脏停搏有关。治疗SVT取决于患儿血流动力学状态,如果出现循环不稳定,应该立即给予同步电复律,首次能量为0.5J/kg。如果已建立静脉通路,在准备电复律同时给予腺苷。但不应为了建立静脉通路而耽搁电复律。

腺苷是治疗SVT的药物之一,儿童潜在机制涉及房室结折返回路。腺苷可引起短暂的房室结传导阻滞和终止其折返。腺苷初始计量为0.1mg/kg,由于其被红细胞腺苷脱氨酶迅速代谢,半衰期仅为10s,所以需要静脉快速注射,中心静脉给药是最合适的。在外周静脉给药时,给药后立即快速推注10ml生理盐水。如果未中断折返通路,再次给予腺苷0.2~0.4mg/kg。新生儿可以给予较小的初始剂量,为0.05mg/kg,每次增加0.05mg/kg,直到心律失常终止,腺苷最

大剂量为0.3mg/kg[129]。当发生SVT且对血流动力学无影响时,可以尝试迷走神经刺激来逆转心律失常,例如冰水浸泡脸。如果无效,需要给予腺苷。要注意去神经的移植心脏对AV阻滞非常敏感,腺苷只需要给予正常推荐量的一半即可。

其他治疗SVT的药物发生不良反应的概率比腺苷高。地高辛是无效的且会引起频发心律失常。维拉帕米避免应用于婴幼儿,因为它与充血性心力衰竭和负性变力作用导致的心脏停搏有关[130]。氟卡尼对治疗SVT有效,但却有很多心脏和非心脏不良反应[131],主要用于血流动力学不稳定的SVT。其他治疗药物包括β-肾上腺素受体阻滞剂,依酚氯铵和α-肾上腺素受体激动剂。尽管接受了药物治疗,但如果SVT持续存在,而且血流动力学趋向不稳定,应立即行电复律治疗。

无脉性电活动

无脉性电活动(PEA)是指有组织的心电活动,但无明显的脉搏或有效心肌收缩,不包括室性心动过速和心室纤颤。PEA可自发地出现在心脏停搏后或作为与治疗心脏停搏有关的干扰心律出现。引起PEA的病因分为主要(心脏)和次要(非心脏)病因。主要PEA病因与心脏停搏有关,是由于心肌能量储备耗尽所致,对药物治疗反应差。肾上腺素、阿托品、钙剂和碳酸氢钠是治疗主要PEA病因的药物。

引起PEA的次要病因通常就是要记住4个H和4个T:低血容量、低氧血症、低温和低或高电解质紊乱(高钾血症,低钙血症);张力性气胸、心脏压塞、血栓栓塞和药物中毒(麻醉药过量)。对导致继发性PEA的基础病因进行处理,通常可以复苏成功。当导致PEA的病因不明确,患儿用药无反应时,建议用注射器针头刺入胸膜腔处理气胸或者针头刺入心包腔处理心脏压塞。

辅助心肺复苏技术

开胸心肺复苏术

开胸心脏按压尽管已经被胸外CPR所代替,但在手术室和ICU中一直起积极作用,尤其在开胸手术中。与胸外CPR比较,开胸CPR可进一步增加心排血量和重要器官的血流量。开胸CPR期间,胸腔内、右心房和颅内压力轻度增加,利于升高冠脉和脑灌注压,增加心肌和大脑血流量[132,133,134]。

通常在手术室和ICU,对于近期接受过胸骨切开术患儿来说,开胸CPR要优于胸外CPR。当胸外CPR失败时,小儿开胸CPR也是可行的,在这种情况下也可以接受这种方法,但却存在争议。有研究表明,胸外CPR失败后早期行开胸CPR,可以改善预后[135-137]。胸外CPR实施15min后,开胸CPR能够显著升高冠状动脉压力,提高复苏成功率[138]。

体外膜肺氧合

对于难治性小儿心脏停搏,当停搏的主要诱因可逆且无血流(无心肺复苏的心脏停搏)时间很短时,可考虑体外心肺转流术(CPB)[139,140]。这种治疗取决于机构快速组织

体外循环的能力。有些患儿行 CPR 超过 50min 后行体外心肺转流术，发现幸存患儿神经功能恢复良好。院内患儿行 CPR 10min 甚至更长时间后紧急实施 ECMO，与传统 CPR 失败相比，可以提高患儿存活出院率和改善神经功能康复[141]。CPB 技术例如 ECMO 需要专业技术支持和熟练度，但可以在为此而设立的医院中迅速实施。然而，缺乏正式的快速调动 ECMO 团队并不妨碍使用 ECMO 对先天性心脏病患儿进行复苏，而且还取得了良好的效果[142]。

主动按压-减压 CPR

主动按压-减压 CPR 是指当胸外按压处于放松阶段时，用手握吸引装置负压拽拉胸部。在动物和人 CPR 期间，这种技术可以提高血管压力和分钟通气量[143-147]。这种技术对血流动力学的益处在于在减压阶段产生的胸腔内负压增加静脉血回流。应用此技术需要增加吸气阻抗的装置，血管压力和血流也会随之增加[148]。这项技术在成人的有效性显示有提高生存率的迹象，缺乏改善入院前患病者的神经功能的证据[149-151]。然而，大规模试验并没有证实其能够提高院内或院外心脏停搏患者的生存率，没有任何一个亚组研究证实主动按压-减压 CPR 是有效性的[152 154]。应用此技术可能增加了肋骨和胸骨骨折的发生率[155]。

复苏后稳定（心脏停搏复苏后治疗）

复苏后治疗的目标是防止器官再次损伤，恢复神经功能，诊断和治疗病因，防止骤停再次发生。在充足的氧供下，呼吸支持应在维持足够的氧供情况下尽可能减少氧损伤。吸入氧浓度应当限制在维持足够的氧饱和度时的最小浓度。严密监测通气，以防高碳酸血症和低碳酸血症的不利影响。

心脏停搏后恢复损伤神经功能已经成为许多研究的目标。对于院外成人 VF 和新生儿窒息[64]，治疗性低体温是有益的。然而在一项回顾性研究中，低体温治疗既不支持也不反对[156]。在成人，目标温度 36℃ 比 33℃ 所产生的疗效要高。相似的结果在小儿中也有报道[157]。治疗性低温对一年内有良好功能预后的幸存儿没有明显益处[65]。

2015 年 AHA 小儿高级生命支持指南更新[60]

已建立人工气道的患儿行心肺复苏时，建议应用 $ETCO_2$ 监测来判断胸外按压的质量。应该把 $ETCO_2$ 监测作为患者麻醉常规监测，这对围手术期医生尤为重要。胸外按压时重点关注按压深度和频率，并且胸廓要充分回弹。在心脏按压过程中，按压者容易发生疲劳影响按压速度和质量，如果出现，应该立即替换（每 2min）。不应该在持续胸外按压 2min 内判断是否 ROSC，否则会影响按压质量。胸外按压 2min 后再判断 ROSC。

（刘祥　张琦 译，石磊 校，上官王宁　俞卫锋 审）

精选文献

American Heart Association. American Heart Association guidelines for cardiopulmonary resuscitation and emergency cardiovascular care. *Circulation.* 2015;132(8 suppl 2):S526-S542.[60]

This publication provides comprehensive guidelines for pediatric and adult advanced life support, with comprehensive references.

Nadkarni VM, Larkin GL, Peberdy MA, et al. First documented rhythm and clinical outcome from in-hospital cardiac arrest among children and adults. *JAMA.* 2006;295:50-297.

In this multicenter registry of in-hospital cardiac arrest, the first documented pulseless arrest rhythm was typically asystole or pulseless electrical activity in both children and adults. Because of improved survival after asystole and pulseless electrical activity, children had better outcomes than adults despite fewer cardiac arrests resulting from ventricular fibrillation or pulseless ventricular tachycardia.

Perondi M, Reis A, Paiva E, et al. A comparison of high-dose and standard-dose epinephrine in children with cardiac arrest. *N Engl J Med.* 2004;350:1722-1730.

This blinded, randomized controlled trial compared high-dose and standard-dose epinephrine as rescue therapy in children with in-hospital cardiac arrest. No benefit of high-dose epinephrine was detected. The data suggest that high-dose therapy may be more deleterious than standard-dose therapy.

参考文献

第41章　恶性高热

JERROLD LERMAN, JEROME PARNESS

恶性高热(malignant hyperthermia, MH)是一种骨骼肌的药物遗传学疾病,在诱发麻醉药作用下出现一系列致命的代谢反应。主要诱因为吸入麻醉药和琥珀酰胆碱,通过诱导肌细胞内 Ca^{2+} 的不可控释放,导致骨骼肌持续收缩产生代谢亢进反应,表现为高碳酸血症、过度通气、心动过速,如无早期处理,发展为代谢和呼吸混合性酸中毒。急性反应通常伴随孤立的肌肉痉挛(如颞下颌关节中的咬肌)或全身肌肉痉挛(如主要外周肌群的持续收缩)。

1960年 Denborough 和 Lovell 首次报道了恶性高热。一名 21 岁腿部骨折的男子因家人在麻醉中死亡曾犹豫是否要在全身麻醉下进行手术治疗[1]。该男子接受氟烷麻醉后 10min,出现血流动力学不稳定包括低血压、心动过速,而且皮肤花斑触摸发烫。钠石灰罐发热并因失效而更换。终止麻醉、采用冰袋降温,治疗后完全康复。术后检查未发现任何已知的异常,但是追溯其家族史发现 10 名有血缘关系的亲属之前死于乙醚麻醉,显示恶性高热呈常染色体显性遗传模式。后来该患者在脊麻下再次手术没有出现异常[2]。随后的研究确定这种疾病为可能致命的家族性疾病[3,4]。1967年,在加拿大多伦多举行第一届关于这种疾病的国际会议上,将其命名为恶性高热。

恶性高热发病率在成人为 1/50 000~1/100 000,儿童为 1/3 000~1/15 000[5,6],具有地区差异性,在丹麦,每 16 000 例成人麻醉出现 1 例恶性高热,吸入麻醉药与琥珀酰胆碱合用时每 4 200 名成人出现 1 例恶性高热[7]。最近一项纽约州急诊中心出院诊断回顾性研究表示 MH 的发病率为 1:500 000[8],美国一家儿科医院的调查显示氟烷时代儿童 MH 发病率为 1/20 000~1/40 000,几乎是之前报道的一半[9]。暴发性 MH 非常罕见(定义为体温迅速升高,危及

生命的代谢异常,心律失常及血清肌酸激酶增高),丹麦每 250 000 例全身麻醉出现 1 例暴发性 MH,英国每 200 000 例全身麻醉出现 1 例[10]。丹麦的研究发现无论是否合并使用吸入或静脉麻醉,接受琥珀酰胆碱的小儿咬肌痉挛的发病率为 1/12 000[7]。人口统计学数据表明儿童 MH 的发病率或疑似发病率高于成人,应用琥珀酰胆碱的患儿发病率更高。

基因检测已经广泛应用于诊断恶性高热[11]。基于基因检测恶性高热发病率为 1/8 500~1/3 000,另外有一些评估 MH 发病率高达 1/400[11]。儿童阶段恶性高热发病率最高(52% 的恶性高热发生在儿童阶段),3 岁时达到高峰。确诊的最小的恶性高热患者是 2 月龄。另外,一例新生儿通过临产孕妇脐带血基因检测发现具有恶性高热相关的基因突变(G2434R),该孕妇有相同的基因突变[13]。

在过去的二十年里,许多人认为 MH 的发生率已经下降,但是具有争议[14]。原因有两个:①已经确定恶性高热易感的家族,术前会引起外科和麻醉医生的特别注意,②由于高钾血症性心搏骤停等罕见并发症,琥珀酰胆碱的使用急剧减少。美国针对使用琥珀酰胆碱后出现的高钾血症性心搏骤停,对儿童麻醉常规应用琥珀酰胆碱提出了黑匣子警告,特别是 <8 岁可能患有未被识别的肌营养不良症或其他肌病的男性儿童[15,16]。

所有吸入麻醉药(氙气除外)和琥珀酰胆碱均可引发易感者恶性高热反应[17-23];静脉麻醉药和局麻药均不会诱发。美国恶性高热协会提供了一份诱发和非诱发恶性高热的药物清单(MHAUS; http://www.mhaus.org/)。

恶性高热的致死率已经从 20 世纪 60 年代的 80% 下降为近期的 1.4%(图 41-1)[14,24-26]。住院患者的数据分析显示,儿童恶性高热的死亡率为 0.7%,是成人的 1/20(14%)。总体

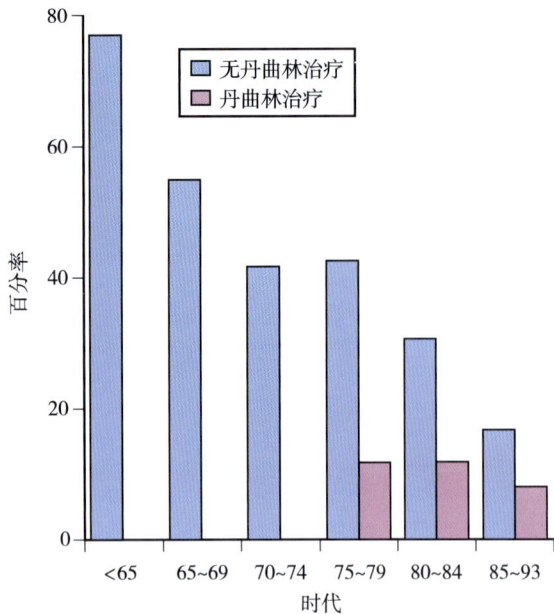

图 41-1　恶性高热随时间推移的死亡率趋势图。蓝色表示来自 361 名患者的数据，红色代表 142 名患者的数据。用丹曲林治疗后死亡率显著下降（改编自 StrazisKP，FoxAW. Malignanthyperthermia: areviewofpublishedcases. *Anesth. Analg.* 1993；77［2］：297-304）

死亡率的下降可能与以下因素有关：MH 疑似病例诊断更加准确，常规监测二氧化碳和脉搏血氧饱和度，急性恶性高热反应的早期症状和体征的识别[27,28]，对于恶性高热机制更深入的认识以及丹曲林的广泛应用[29]。

临床表现

　　MH 最常见的表现是吸入麻醉药引起的代谢亢进反应，包括或不包括使用琥珀酰胆碱（表 41-1）。呼气末二氧化碳急剧升高是最早的临床特征，无法通过控制呼吸或自主呼吸增加每分钟通气量而下降[25,30]。其他非特异性的早期征象包括心动过速和高血压等血流动力学不稳定征象。严重的咬肌痉挛是指口腔无法插入喉镜，下颌强直，即使给以琥珀酰胆碱后肌松监测仪上也没有明显的变化，强烈暗示恶性高热的可能性（图 41-2）。严重咬肌痉挛的鉴别诊断包括存在超速多态性假性胆碱酯酶-C5（E Cynthiana 或 Neitlich）变异（见第 6、7 章），即终止琥珀酰胆碱的作用比通常更快[31]。活体肌肉组织活检测试显示，出现下颌强直的患儿 MH 易感的发生率为 28%～50%，鉴别诊断见（表 41-2）[32-34]。广泛的肌肉强直是由于骨骼肌肌浆中的 Ca^{2+} 浓度过度累积导致肌肉持续收缩所致[30]。甚至出现在使用非去极化肌松药过程中。

　　高热通常是晚期表现，由于骨骼肌有氧和无氧代谢活动增加，皮肤发烫。多数情况下大肌肉群如腓肠肌或大腿肌肉僵硬，伴随着 CO_2 产生增多（MH 最早出现的征象），糖原分解和糖酵解显著增加造成乳酸堆积（即混合性呼吸和代谢性酸中毒）[35,36]。在机体无法承受超负荷有氧代谢之前如果急性 MH 能够早期被诊断和治疗，动脉血气可能只表现为单纯呼吸性酸中毒，这就使 MH 的诊断变得困难（表 41-3）。混合静脉或外周静脉血气分析可以帮助确定代谢亢进的存

表 41-1　恶性高热相关临床发现和实验室检查

临床发现	实验室检查
心动过速，呼吸急促，和高血压	
高二氧化碳血症（$ETCO_2$）	$PaCO_2$ 增加
每分钟通气量增加	酸中毒（混合性呼吸性和代谢性酸中毒）
血氧饱和度下降	相对缺氧，肺泡 - 动脉血氧分压差增加
广泛肌强直（非去极化肌松药无效）	高钾血症 肌酸激酶增加（晚期出现） 血乳酸浓度增加
皮肤斑点	
高热（晚期）	
心律失常（高钾血症所致：室性期前收缩，室性心动过速，心室纤颤）	
可乐色尿（晚期）	肌红蛋白尿，肌红蛋白血症
弥散性血管内凝血（晚期）	凝血异常

　　$ETCO_2$，呼气末二氧化碳；$PaCO_2$，动脉二氧化碳分压（摘自美国恶性高热协会的数据。可在 http://www.mhaus.org 上获取）。

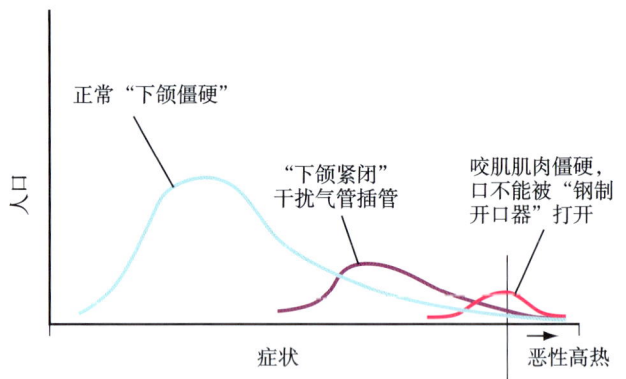

图 41-2　咬肌对琥珀酰胆碱的反应，从不会干扰气管插管的轻微的下颌僵硬到咬肌肌肉痉挛导致口腔无法用"钢制开口器"打开的。后一种反应可能与 MH 高度相关。即使无法张开嘴，因其他肌肉是放松的，仍然可以通过氧气袋和面罩进行通气

表 41-2　下颌活动受限鉴别诊断

颞下颌关节紊乱：先天性，炎症 / 感染，创伤，肿瘤，胶原血管疾病（类风湿关节炎）

肌肉疾病：恶性高热，Duchenne 肌肉疾病或 Becker 肌肉疾病，先天性肌强直

integumentary disease（囊性病）：炎症或感染性疾病，肿瘤，辐射效应，胶原血管疾病（硬皮病）

神经损伤

琥珀酰胆碱的超快速代谢产物［Neitlich 或 ECynthiana（C5 酶）假性胆碱酯酶的变体］（见第 6 和第 7 章）

琥珀酰胆碱无效

表 41-3 小儿恶性高热早期动脉血气数据

数据	测量时间			
	08:52	08:59	09:05	09:27
pH[a]	7.34	7.03	7.29	7.39
PCO_2/mmHg	46.3	109.4	47.9	42.7
PO_2/mmHg	236	159	589	635
碱剩余	−1	−2	−3	1
/(mmol/L)	25.1	29	23.1	25.6

[a] 注意表 41-3 表中所示患者为单纯性呼吸性酸中毒。08:59—09:05 应用丹曲林后 PCO_2 迅速下降。PCO_2:动脉血二氧化碳分压;PO_2:动脉血氧分压。

在,包括 CO_2 分压增加、氧饱和度下降、耗氧量增加($\dot{V}O_2 <$ 40mmHg,增加氧浓度预期 $\dot{V}O_2 > 60$mmHg)和乳酸浓度增加等高代谢表现。

如果未经处理,暴发性 MH 患者体温可以每 10min 增加 1℃的速度迅速升高[30]。有一个病例报道,体温在 18min 内达到 43.8℃(110.8℉)[37]。还会出现严重高碳酸血症和心动过速、严重缺氧、皮肤斑驳、严重的代谢性酸中毒、横纹肌溶解、凝血功能障碍,如无丹曲林可出现高钾血症、血流动力学不稳定和室性心律失常。其中难治室性心律失常、肺水肿、弥散性血管内凝血、脑缺氧水肿及由于肌红蛋白沉积在肾小管中导致的肾衰竭可能导致死亡。

在丹曲林未被发现可以治疗 MH 之前,急性 MH 的治疗主要是对症处理。包括碳酸氢盐治疗酸中毒,胰岛素和葡萄糖治疗高钾血症,冰盐水洗胃,输注冰盐水溶液,输注普鲁卡因胺(后来被证明无效)。这些干预措施将 MH 的死亡率降至 50%,丹曲林的应用将 MH 死亡率降至 1.4%~2.9%[38,39]。

MH 临床表现各不相同(表 41-1),可能是暴发性或迟发性,并不是所有的 MH 的典型特征立即出现,可在术中或术后出现,虽然术后的发生率仅约 2%[30,40]。迄今的报道中 MH 最晚发生在术后 11h。但是根据北美恶性高热登记处的数据,未发现麻醉后 40min 以后发作的病例[40,41]。恶性高热易感(MH-susceptible, MHS)患者在吸入麻醉药的存在下发展为 MH 的可能性无法预知,50% 的易感个体在 MH 被诱发之前曾经接触过两种或两种以上全身麻醉药[25,42]。仅有 6.5% 的原发病患报告了 MH 的家族史或个人史[42]。因此,阴性的个人史、家族史并不足以得出儿童不易受 MH 影响的结论。MH 的鉴别诊断见(表 41-4),以提供正确的治疗。

MH 临床表现的多变性和缺乏特异性,确定诊断可能很困难。针对临床诊断需要,一个回顾性的、多变量的临床评分量表开发出来用以辅助 MH 临床诊断[43]。该评分量表旨在明确咖啡因氟烷收缩试验(caffeine halothane contracture test, CHCT)阳性结果的临界值。该分级标准并不能用作手术室临床指南,也不建议按照这个量表进行指导治疗。量表繁琐且不适合非专业医生,但是可为临床医生提供有用的指导。E 表 41-1A 和 41-1B 提供了帮助临床医生识别 MH 反应的依据。

表 41-4 恶性高热鉴别诊断

诊断	鉴别特征
甲状腺功能亢进	血气异常进展缓慢;肌酸激酶不会显著升高;对丹曲林治疗无效
脓毒血症	早期血气正常,代谢性酸中毒出现较晚,肌酸激酶正常
嗜铬细胞瘤	血压波动幅度大,无高碳酸血症,低血容量
转移性类癌	潮红,腹泻,低血压
可待因中毒	发热,肌肉僵硬,与抗精神病药恶性综合征类似的横纹肌溶解
热卒中	与恶性高热类似,但发生在手术室外
咬肌肌肉痉挛	可由恶性高热所致;恶性高热全身肌肉痉挛比单独的咬肌痉挛更有可能出现
抗精神病药恶性综合征	与 MH 相似,但病程可长达数周,通常与使用抗精神病药有关
5-羟色胺毒性	症状类似 MH 和 MHS,通常与使用提升情绪的药物有关(如 5-羟色胺再摄取抑制剂)
非恶性高热综合征	只报道过一次,与使用芬太尼有关的严重高热

E 表 41-1A 恶性高热分级评分临床标准

项目	指标	评分
肌肉强直	广泛肌强直	15
	咬肌痉挛	15
肌溶解	应用琥珀酰胆碱后肌酸激酶>20 000IU	15
	未应用琥珀胆碱后肌酸激酶>10 000IU	15
	围手术期可乐色尿液	10
	尿血红蛋白>60μg/L	5
	血肌红蛋白>170μg/L	5
	血液、血浆或血清 K^+>6mEq/L,无肾病	3
呼吸性酸中毒	控制性通气时 $P_{ET}CO_2$>55mmHg	15
	控制性通气时 $PaCO_2$>60mmHg	15
	自主呼吸时 $PaCO_2$>65mmHg	15
	术中高碳酸血症,主麻医生判断决定	15
	术中呼吸过速	15
体温升高	术中迅速增加	10
	术中体温>38.8℃(101.8℉)	15
心脏受累	术中心动过速	3
	室性心动过速或心室纤颤	3
家族史	一级亲属阳性家族史	15
	远亲阳性家族史	5
其他	动脉碱剩余>−8mEq/L	10
	动脉 pH<7.25	10
	静脉应用丹曲林后恶性高热症状迅速缓解	5
	家族史+肌酸激酶升高之外的一指标	10
	肌酸激酶升高以及 MH 家族史	10

E 表 41-B 恶性高热临床分级评分量表

评分	分级	可能性
0	1	极不可能
3～9	2	不可能
10～19	3	可能性小
20～34	4	有可能
35～49	5	很有可能
≥50	6	几乎确定

摘自 Larach MG, Localio AR, Allen GC, et al. A clinical grading scale to predict malignant hyperthermia susceptibility. *Anesthesiology*. 1994; 80: 771-779。

患者评估和准备

最佳治疗始于预防和麻醉前准备。疑似病例准确的家族史或直系亲属在全身麻醉期间出现不正常的反应，包括术后非预期地进入 ICU 或全身麻醉期间及之后立即出现无法解释的死亡应该引起外科医生和麻醉医生对 MH 或其他与麻醉有关的问题的考虑。领养、人工授精、卵子捐赠等情况下可能无法追踪明确的家族史。麻醉医生必须敏感且果断地判断出监护人与患儿之间真实的遗传关系。获得准确的家族史可能存在一些问题。例如，一个被领养的患儿死于琥珀酰胆碱导致的高钾性心搏骤停，父母在术前评估时否认家族成员有麻醉问题和肌肉疾病史，事件发生后，父母才透露患儿是被领养的，患儿的亲叔叔患有肌营养不良症。

如果麻醉医生被告知患儿直系亲属患有 MH 或与 MH 高度一致的肌病，最首要的是尽量减少儿童在手术或术后康复期间接触吸入麻醉药[44-47]。有充足的证据表明应激本身就可以诱发 MH 反应，除了轻微手术外（如鼓膜切开术和置管术），术前应常规应用抗焦虑药如咪达唑仑。MH 患者使用非诱发麻醉药物诱发 MH 的概率很低，不推荐预防性应用丹曲林[48-50]。MH 患者应首选无诱发作用的全凭静脉麻醉（TIVA）或区域麻醉，在极少数情况下必须使用诱发药物时（非常少），应高度警惕并做好治疗急性 MH 的准备。实际上，即使是急性会厌炎也可采用全凭静脉麻醉而非吸入麻醉维持气道[48,49,51]。当对 MH 易感儿童进行全身麻醉前，必须处理麻醉工作以避免接触诱发药物。第一，琥珀酰胆碱应放置在不容易拿到的位置，以免误用。第二，拿掉麻醉机上的蒸发器，蒸发器即使在关闭状态也可泄漏微量吸入麻醉药，如不能拿掉用胶带固定到关闭位置以免意外打开[52]。第三，更换二氧化碳吸收剂，安装新的呼吸回路和螺纹管并进行冲洗[52-54]。第四，为消除吸入麻醉药物，许多临床医生遵循以 10L/ 分的氧气冲洗麻醉工作站 10～20min 的流程[55]。然而，以这样一种方式将麻醉药物浓度降低到 MH 无法诱发的阈值 10mg/L 以下[56]，并非适用于所有麻醉工作站。较新的麻醉工作站，结构上更加复杂，更可能包含由塑料制成的内部工作部件，塑料可以"储存"吸入麻醉药[57]。因此高流量的新鲜气流冲洗时间（表 41-5）以及

是否需要更换已被药物污染的内部组件由麻醉工作站的类型不同而有差异。对于一些麻醉工作站，要冲洗 60min 以上才能到安全阈值[55,57-59]。为使麻醉药物浓度低于 10mg/L，Dräger Primus、Fabius 和 Zeus 麻醉机的呼吸机隔膜和集成呼吸系统应更换为高压灭菌组件，然后以 10L/min 的新鲜气流冲洗 20min[58,59]。表 41-5 列出了不同麻醉工作站在不更换组件时所需的冲洗时间[55,57,59-61]。数据说明旧的麻醉工作站冲洗方案并不适合新的工作站。制订一个简单的流程或者干预措施，能够可以在所有麻醉工作站中使得吸入麻醉药物浓度持续<10mg/L 显得更为重要，因为目前没有可用的麻醉气体分析仪能够测量吸入麻醉药已被有效清除，浓度<10mg/L。

表 41-5 不同麻醉工作站冲洗吸入麻醉药至 10mg/L 所需时间/min

Datex-Ohmeda-GE 麻醉工作站	时间/min	其他麻醉工作站	时间/min
Modulus 1[a]	5～15	Narkomed[a]（Dräger）	20
Excel 210	7	Dräger Primus[a,b]	39～70
AS/3[c]	30	Dräger Fabius GS[a]	104
Aestiva（sevoflurane）[d]	22	Dräger Zeus[b,e]	35～85
Aisys（sevoflurane）[d]	25	Kion[f]（Siemens）	>25
Avance[b]	39	Perseus[b]（Dräger）	15
		Felix AInOC[b]（Taema, Air Liquide）	135
		Flow-i[b]（Maquet）	46
		Leon[b]（Heinen+ Löwenstein GmBH）	106

[a]Kim TW, Nemergut ME. Preparation of modern anesthesia workstations for malignant hyperthermia-susceptible patients: a review of past and present practice. Anesthesiology 2011; 114: 205-212。

[b]Cottron N, Larcher C, Sommet A, et al. The sevoflurane washout profile of seven recent anesthesia workstations for malignant hyperthermia-susceptible adults and infants: a bench test study. Anesth Analg. 2014: 119; 67-75。

[c]Schonell LHB, Sims C, Bulsara M. Preparing a new generation anaesthetic machine for patients susceptible to malignant hyperthermia. Anaesth Intens Care. 2003: 31; 58-62。

[d]Sabouri AS, Lerman J, Heard C. Effects of fresh gas flow, tidal volume, and charcoal filters on the washout of sevoflurane from the Datex Ohmeda（GE）Aisys, Aestiva/5 and Excel 210 SE anesthesia workstations. Can J Anesth. 2014: 61; 935-942。

[e]Shanahan H, O'Donoghue R, O'Kelly P, Synnott A, O'Rourke J. Preparation of the Drager Fabius CE and Drager Zeus anaesthetic machines for patients susceptible to malignant hyperthermia. Eur J Anaesthesiol 2012; 29: 229-234。

[f]Petroz GC, Lerman J. Preparation of the Siemens KION anesthetic machine for patients susceptible to malignant hyperthermia. Anesthesiology. 2002; 96（4）: 941-946。

麻醉工作站被 10L/min 空气和氧气混合物冲洗干净后，大多数麻醉医生会在麻醉过程中减低新鲜气体流量。但事实证明当新鲜气体流量减低时，吸入麻醉药的浓度激增（≥50mg/L），反弹的幅度直接取决于新鲜气体流量[60,62]。减低新鲜气体流量会使患者暴露在可能诱发 MH 的吸入麻醉药浓度下，虽然还没有因为减低新鲜气体流量使用（＞10L/min）而发生 MH 反应的报告。为了避免混乱，需要有效的可靠的干预措施，以防止患者暴露在被污染的麻醉工作站。

安装在呼气和吸气回路端的活性炭过滤器可以在几分钟内将吸入麻醉药的浓度降低至 5mg/L 以下[63]。这些过滤器成对出售。制造商建议急性 MH 发作期将过滤器接入吸气和呼气回路的阀门远端较合理。然而，当只有麻醉机被吸入麻醉药污染时（如对择期 MH 病例，在麻醉工作站高流量新鲜气流冲洗之后），我们的做法是，就在吸气端使用一个过滤器，60～90min 后更换新的一个，因为旧的过滤器可能已经工作失效[63]。另一种替换方法是更换呼吸回路和二氧化碳吸收器，然后接入过滤器到吸气端。

日间手术已经迅速扩展至大多数小儿外科患者。因此有 MH 个人史或家族史的患儿接受无 MH 诱发的麻醉，手术当天出院的安全性引起了人们的关注。研究表明 MH 患儿接受无诱发麻醉后发生 MH 的概率极低[48-50]，术后在医院内监测 MH 反应的时间从 6h 下降至＜2h[64-66]。对于 MHS 儿童，应向父母提供 MH 反应的症状和体征的书面说明以及随时都可以联系到的麻醉医生的电话号码，以获得建议和进一步治疗方案。家属应该联系麻醉医生而不是去医院急诊科，因为急诊医师可能不熟悉 MH，尤其是儿童 MH。另外，轻度发热时可以口服退热药（如对乙酰氨基酚），如果热度下降，说明发热不是由 MH 引起，如果使用对乙酰氨基酚和物理降温后，发热仍然存在，并伴有心动过速和呼吸急促，应通知麻醉医生并将患儿送至医院。

监护

二氧化碳波形图和脉搏血氧饱和度是监测 MH 反应早期征兆的关键，所有接受全身麻醉的小儿，无论手术时间长短都需要监测。根据美国麻醉医师协会的基本麻醉监测标准，行全身麻醉的儿童体温有可能波动时均应监测体温，该标准最近一次更新是在 2015 年。建议监测腋温而不是核心温度，因为腋窝区域的静脉引流可以反映胸肩胛带大肌群的持续收缩导致的代谢增加。虽然多数研究认为体温升高是 MH 反应的晚期征兆，但回顾性研究表明，在不断发展的 MH 反应中早期就有可能出现体温升高[42,67]。此外，MH 的死亡回顾性研究数据表明，如果没有测量核心温度，MH 的死亡风险增加 14 倍，体温每增加 2℃，并发症的风险增加 2.9 倍[38]。证据表明皮温计可能无法真实反映 MH 发作期间的体温变化[42]。

诊断

因为 MH 是一种代谢亢进反应（二氧化碳生成和氧耗量增加），导致大量的二氧化碳被释放到循环中，$PaCO_2$ 迅速增加，保留自主呼吸的患儿呼吸频率增加，心排血量增加，心率加快（E 图 41-1）。自主呼吸的患者这种高代谢反应的第一个临床症状是高碳酸血症、窦性心动过速和呼吸急促（表 41-1）[42]。在对北美 MH 登记处的 264 名儿童的回顾性研究中发现，MH 反映的最常见表现为窦性心动过速（73%）、高碳酸血症（69%），多数出现在青少年[68]。一半以下的患儿出现发热（48%）[68]。青少年中更常见的是较高的体温和高血钾浓度，而较年幼的儿童（＜2 岁）中存在高的乳酸和较高肌酸激酶[68]。无论自主呼吸还是控制呼吸，$PETCO_2$ 持续不断升高是 MH 反应的最早表现。当 $PETCO_2$ 和心率同时增加时，临床医生应该考虑持续 MH 的可能（图 41-3）。突发心搏骤停是一种非常罕见的 MH 表现，提示除 MH 以外可能并存其他疾病过程，如患有诊断未明的肌病的男性患儿使用琥珀酰胆碱后出现急性横纹肌溶解和高钾血症。

如果 MH 反应出现的体征是非特异性的，也可能提示为其他疾病状态或设备问题。MH 反应的最早征象 $ETCO_2$ 的增加，可能由二氧化碳平衡方程中的三个因素中的一个或多个导致：

$$PCO_2=(VCO_2/V_A)+FiCO_2 \qquad 方程式 41-1$$

循环系统 PCO_2 取决于 CO_2 的产生（VCO_2），CO_2 的消除（V_A）和吸入 CO_2 的浓度（$FiCO_2$）。PCO_2 增高的鉴别诊断可以通过分析 VCO_2、V_A、$FiCO_2$ 三个因素中的每一个来查找原因。CO_2 的产生增加的原因有发热、MH、甲状腺危象和败血症。腔镜手术可导致诊断更加复杂[69,70]。麻醉过深、支气管痉挛、支气管插管、气管导管弯曲打折、呼吸回路漏气均可导致 V_A 下降。呼气阀漏气、外源性 CO_2 源、低新鲜气流导致部分或无呼吸循环气流、过期的 CO_2 吸收剂均可导致 $FiCO_2$ 增加。初步评估应包括快速评估呼吸回路的密闭性，双侧呼吸音的存在和是否有喘息音，以及检查 CO_2 吸收剂。

气道阻塞，甲状腺危象和败血症所致的代谢亢进导致的 $ETCO_2$ 增加可以通过轻至中度过度通气很快纠正。而 MH 期间很难通过过度通气将 $ETCO_2$ 降至正常[28]。大量的二氧化碳导致二氧化碳吸收剂迅速耗竭，吸收容器发热。可以通过肌肉强直、重度代谢性酸中毒和高肌酸激酶（CK）浓度，对丹曲林的反应来鉴别 MH 和甲状腺危象。

麻醉过浅可导致手术患儿心动过速和支气管痉挛。但是，健康的 7 岁儿童心率从 120 次/min 突然增加到 180 次/min（或成人 70 次/min 增加至 120 次/分钟）提示可能存在其他病理过程。体温升高也可导致心动过速，应注意鉴别诊断。与败血症或病毒感染有关的发热通常起病缓慢，而 MH 反应的发热通常发生很快，应注意鉴别诊断医源性外部发热和 MH 反应（表 41-4）。地氟烷和异氟烷（而非七氟烷）吸入浓度的快速增加可导致基于交感神经的心动过速，但 $ETCO_2$ 保持不变，因此不伴有 $ETCO_2$ 变化的心动过速应排除 MH[71,72]。在吸入麻醉药中，氟烷最有可能诱发 MH 反应，并且是 CHCT 的最佳鉴别者。安氟烷不太可能诱发 MH，七氟烷和异氟烷可能诱发，氙气不会诱发 MH 反应[23,56,73-75]。如果已经排除这些因素且麻醉加深（使用丙泊酚用或用阿片

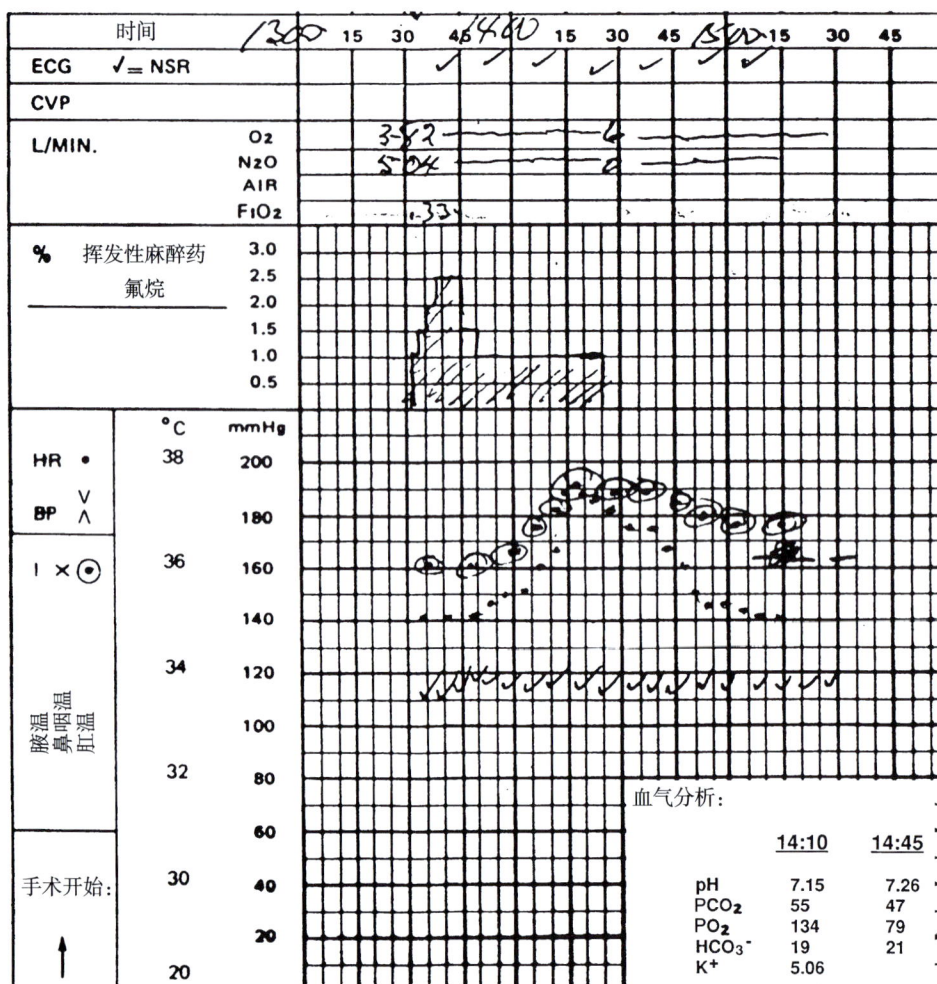

E 图 41-1　一名 5 岁儿童接受上睑下垂手术时出现了恶性高热反应。在用氟烷吸入诱导并建立静脉通路后，通过吸入诱导和自主呼吸维持麻醉。氟烷麻醉 30min 后，心率从 140 次/min 增加到 190 次/min，体温从 36℃增加到 37.5℃。动脉血气显示出混合性代谢和呼吸性酸中毒。在氟烷麻醉 55min 后，停止麻醉，并给予 100% 氧气和丹曲林 2.5mg/kg，IV。生命体征在 25min 内恢复正常。在麻醉诱导后 75min，酸中毒缓解。BP，血压；CVP，中心静脉压；HR，心率

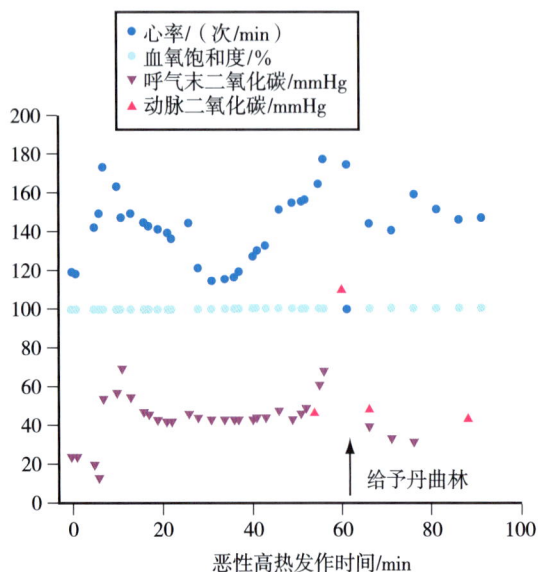

图 41-3　恶性高热发作期间丹曲林对生理参数的影响。使用 2.5mg/kg 丹曲林后（箭头所示）动脉和呼气末二氧化碳分压明显下降（蒙 Steven C. Hall，MD 惠赠）

类药物）无法减轻症状,应同时分析静脉和动脉血气,以确定患者是否有代谢亢进。

横纹肌溶解症可发生在急性 MH 反应期间,但与麻醉诱导的横纹肌溶解症(anesthesia-induced rhabdomyolysis, AIR)相比,通常发生在 MH 反应不完全治疗的后期。AIR 通常在

未确诊肌病患儿[如进行性假肥大性肌营养不良(Duchenne muscular dystrophy,迪谢内肌营养不良)症]伴有或没有吸入麻醉药时给予琥珀酰胆碱后出现[76]。MH 和 AIR 鉴别见表 41-6。注意 MH 很少只表现出横纹肌溶解,且与 AIR 相比,丹曲林治疗有效。

表 41-6　恶性高热与麻醉所致横纹肌溶解鉴别

		麻醉所致横纹肌溶解	恶性高热
早期征象	临床表现		肌强直咬肌痉挛
	心电图	T 波高尖 心动过缓,心律失常,± 心搏骤停	
	氧饱和度 气道气体检测	心搏骤停前正常	降低 ETCO₂ 升高 氧耗增加ª
	血气分析	显著高钾血症 肌酸激酶升高	高钾血症
后期征象		酸中毒	酸中毒
		ETCO₂ 升高	体温升高
		± 体温升高(少见)	肌红蛋白血症/尿素
		肌红蛋白血症/尿素	室性心律失常
		肌酸激酶＞1 000/μl(可升高至＞40 000)	心搏骤停 出血征象
出现时间(除非已经应用琥珀酰胆碱)ᵇ		可以在任何时间,特别是麻醉后或在复苏室内	任何时间
治疗		心肺复苏 停止吸入麻醉药 降低血钾 "清洁"氧气源	停止吸入麻醉药 丹曲林 "清洁"氧气源

ETCO₂,呼气末二氧化碳。

ª 不改变新鲜气流时,吸入氧与呼出氧浓度差值增加。

ᵇ 如果已经应用琥珀酰胆碱,恶性高热或麻醉所致横纹肌溶解可急剧发生。

Gray RM. Anesthesia-induced rhabdomyolysis or malignant hyperthermia: is defining the crisis important? Paediatr Anaesth. 2017; 27(5): 490-493。

手术麻醉患儿轻中度且逐渐的体温升高可见于覆盖物过多、室温过高、双侧肢体止血带、用塑料封闭包裹。但是,突然出现的高热提示可能同时合并致命的病理过程,应查明原因(表 41-4)[77-80]。

管理,易感筛查和咨询

管理

急性 MH 反应的处理是麻醉危机资源管理(anesthetic crisis resource management, ACRM)建立的模型案例。应对 MH 反应的各方面的决策过程需要良好的沟通和人力资源合理分工,确保预后良好[81]。由于 MH 非常罕见,可以在模拟场景中训练紧急情况下的应变处理(见第 53 章)。

如果麻醉医生怀疑患儿出现 MH,应立即停止吸入麻醉药,以纯氧冲洗呼吸回路(≥10L/分钟),通知外科医生,如果手术无法中止,应尽快完成。更换全新的呼吸回路,

接入活性炭过滤器(E 图 41-2)。活性炭可以防止患儿被麻醉工作站中残留的吸入麻醉药污染,也防止麻醉工作站被麻醉过的患儿污染[63]。辅助人员迅速将丹曲林送进手术室(见后文)(表 41-7)。增加每分钟通气量控制 PaCO₂ 和 ETCO₂。

应立即更改为全凭静脉麻醉,如果没有使用活性炭过滤器,使用未污染的外部氧气源过度通气,无气管插管者立即进行气管插管,机械控制通气以达到正常的 ETCO₂。

由于丹曲林不溶于水,已有一些方法提高丹曲林溶解度。目前的配方为冻干黄色粉末状(E 图 41-3),含有甘露醇和碱性成分,可加速丹曲林溶解(表 41-8)。温水可加速溶解[82]。丹曲林加入水后 60s 内溶解为橙色,用力摇晃可以加速溶解。溶解的溶液应立即抽出并尽快静脉注射。由于溶液偏碱性,为避免静脉炎应选大静脉给药,溶液外渗可导致组织坏死,长时间持续输注可导致血栓性静脉炎或大小静脉血栓形成[83-85]。有些人建议成人先给予负荷量,之后连续

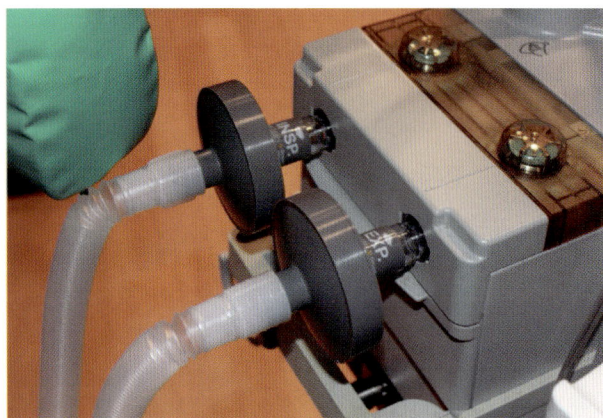

E 图 41-2 急性 MH 发作时活性炭过滤器应安装在呼吸回路的吸入和呼出回路，降低麻醉工作站中吸入麻醉药的浓度。如果无法更换麻醉机，对于可疑 MH 患者，也可在术前将过滤器安装在呼吸回路中。对于可疑 MH 者，可能仅需在吸入回路安装活性炭过滤器。这些过滤器在几分钟内即可生效，并将吸入麻醉药浓度降至 2～3mg/L，远低于触发 MH 反应的理论阈值

表 41-7 小儿恶性高热急救车

液体

3L 冷生理盐水或乳酸林格液

数量	药品	浓度	容量
	丹曲林静脉用		
36	丹曲林或 Revonto（表 41-8）	20mg 溶解于 60ml 灭菌注射用水（0.33mg/ml）	1 瓶
3	丹曲林钠	250mg 溶解于 5ml 灭菌注射用水（50mg/ml）	1 瓶
25	灭菌注射用水		100ml
4	碳酸氢钠	1mEq/ml	50ml 1 瓶
2	50% 葡萄糖	500mg/ml	50ml 1 瓶
1	常规胰岛素	100 单位 /ml	10ml 1 瓶
2	葡萄糖酸钙或氯化钙（10%）		10ml
3	利多卡因（2%）[a]	20mg/ml	5ml
10	20g 和 22g 静脉针		
10	18g 和 20g 针		

[a] 如果存在宽 QRS 波群，避免使用利多卡因。
尽可能早期应用活性炭过滤器。

注射小剂量丹曲林，这种应用的风险 / 效益比在成人和儿童中尚未得到证实[86]。2014 年美国批准的新型纳米晶体液丹曲林钠可以更高的浓度迅速溶解（5ml 无菌水，250mg/5ml）。（http：//www.ryanodex.com/wp-content/uploads/2014/09/ryanodex-mh-white-paper.pdf）[87,88]。这种制剂比标准制剂含有更多丹曲林（250mg vs 20mg）和更少的甘露醇（125mg vs 3g）（表 41-8），且每瓶只需 5ml 灭菌注射用水溶解[88]。初步证据表明丹曲林钠可以更加迅速地（较小的 Tmax）达到峰值血药浓度（Cmax）[89]。丹曲林的保质期为 3 年，而丹曲林钠的保质期仅为 2 年[88]。表 41-8 比较了丹曲林的三种现有制剂。

静脉应用丹曲林的药代动力学特点已在 2～7 岁的 MHS

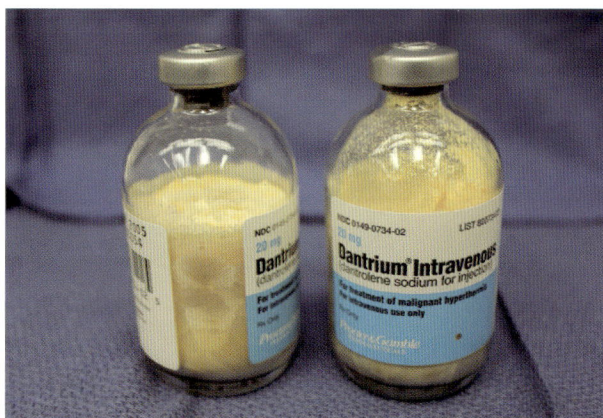

E 图 41-3 丹曲林静脉制剂。呈冻干粉状用于储存，性质稳定。每瓶含有 20mg 丹曲林。60ml 灭菌注射用水溶解后呈橙色溶液。摇动瓶子或使用温水可以加速溶解。应尽快给予 2.5mg/kg 的初始剂量。如果反应没有减弱，丹曲林 1mg/kg 静脉注射直至反应停止

表 41-8 静脉用丹曲林三种制剂的特点

	Dantrium	Revonto	Ryanodex
每瓶剂量 /mg	20	20	250
溶解后体积 /ml	60	60	5
甘露醇含量 /mg	3 000	3 000	125
溶解时间 /s	20 或溶剂变清亮 [a]	20 或溶剂变清亮 [a]	＜10
	摇晃至溶液呈均匀的橙色，给药前检查瓶内是否有颗粒状物质和变色		
溶液 pH	9.5	9.5	10.3
MHAUS 推荐应用瓶数 / 瓶（70kg 患者）	36	36	3（相当于 720mg 丹曲林
保质期 /年	3	3	2
购买成本 / 美元（批发价）	4 028	3 192	8 280

数据总结部分来自 Cleveland Clinic Clinical Rx Forum, 2016：4（5）；4-5。

儿童进行研究[90]。以 2.5mg/kg 的负荷剂量给药时作用时间是 6h（血药浓度≥3μg/ml）（图 41-4）[90]。根据这些药代动力学数据，负荷剂量后 6h 重复负荷剂量的一半，丹曲林的治疗血药浓度将维持 15h，可以预防 MH 复发[90]。

在出现 MH 反应后尽可能快地给予 2.5mg/kg 的初始剂量丹曲林可以控制大多数 MH 反应（图 41-3）[91]。用药延迟增加治疗失败和死亡的可能[42]。一个 70kg 的患者，初始需要 8 瓶丹曲林或 1 瓶丹曲林钠。由于成功终止 MH 反应的可能性取决于给药的速度，尽管价格贵且半衰期短，我们仍然建议使用丹曲林钠。应用丹曲林后数分钟起效，表现为 ETCO₂、心率和呼吸频率显著降低（图 41-3）。如果在 3～5min 没有反应，重复给予初始剂量，直至临床症状和体征开始缓解。临床治疗的目标包括高碳酸血症、呼吸急促和心动

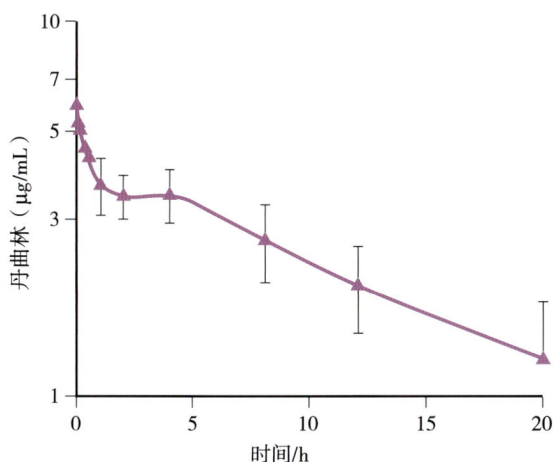

图 41-4　小儿丹曲林的药代动力学（Lerman J，McLeod ME，Strong HA. Pharmacokinetics of intravenous dantrolene in children. *Anesthesiology* 1989；70［4］：625-629）

过速的消退，肌强直缓解，尿量恢复，意识恢复，血气异常和电解质紊乱纠正。如果症状未完全缓解，应继续给予丹曲林直到 MH 反应症状和体征消失或者重新评估诊断的准确性[91]。治疗急性 MH 反应丹曲林的剂量无上限。少数情况下丹曲林的累积剂量高达 40mg/kg[92]。丹曲林具有相当有效的肌肉松弛作用，患儿可能需要控制呼吸（特别是患有气道疾患的儿童）。

虽然丹曲林可有效终止急性 MH 反应，这种效果可能会随着丹曲林血液浓度的下降而减弱，MH 复发率高达 20%，与之相关几个的预测因素，包括肌肉的类型和较长的麻醉开始诱导与 MH 发作之间的时间间隔[93]。然而，MH 首次复发可在丹曲林治疗成功后的任何时间，最长可达 36h[94]。在 MH 反应发生后的第 2~3 天内，必须始终考虑复发的可能性。MH 复发无法预测，因此所有 MH 反应的患儿治疗后必须被收治入儿科 ICU 或接受监护的病床直至 MH 反应消退且代谢指标恢复正常维持 2~3 天。MHAUS 建议 MH 反应后的 24~48h，每 6h 静脉注射 1mg/kg 丹曲林以预防复发。虽然这个剂量符合儿童药代动力学，但没有数据支持丹曲林预防 MH 复发的有效性，该建议是出于经验[90]。我们建议 MH 反应后 48h 内每 30min 进行肌张力检查，重复实验室监测（如血气分析），监测生命体征，特别是心率、呼吸频率和 ETCO2。一旦复发，应继续给予丹曲林直至 MH 反应再次消除为止。

目前尚无丹曲林急性中毒的报道，但丹曲林可引起一些副作用，包括骨骼肌无力（15%）、静脉炎（9%）和胃肠不适（4.3%）[84]。有 3.8% 接受丹曲林治疗的患者出现呼吸衰竭，但是无法判断是由于 MH 反应所致还是丹曲林本身所致[84]。丹曲林外渗至皮下可导致组织坏死[88]。新斯的明无法逆转丹曲林的作用，因为丹曲林在细胞内起作用，而新斯的明作用于神经肌肉接头处（见丹曲林的分子机制部分）。建议不再需要丹曲林之前要控制呼吸（静脉镇静），术前口服丹曲林无法预防 MH 反应，且引起一系列不良反应，包括骨骼肌无力、发音障碍、流涎和复视[48]。因此不建议术前预防性应用[48]。长期应用治疗慢性骨骼肌痉挛的药物可导致肝功能不全和致命性肝炎，其发生率分别为 1% 和 0.1%[95]。

鉴于 MH 的风险，一旦全部必要的血液化验和实验室检测收集完毕，在确诊 MH 之前应用丹曲林治疗似乎没什么坏处，因为早期治疗可降低死亡率和发病率（图 41-1）[42]。体温每增加 2℃，MH 反应的并发症发生率增加 3 倍；发生 MH 反应后，每延迟 30min 静脉应用丹曲林，并发症发生率增加 1.6 倍[42]。MH 反应期间发生心搏骤停和死亡的风险与肌肉类型、较长的麻醉诱导开始与最大值 ETCO2 出现之间的时间间隔相关[26]。在对疑似 MH 反应治疗时，应继续考虑其他可能的诊断（表 41-4）。对丹曲林治疗有效并不是 MH 的特异性表现。

可以采取适度的外部降温措施来控制温度快速升高，但绝对禁止冰块直接接触皮肤，因为可导致组织冻伤和皮肤血管收缩，后者会进一步减少热量散失，加速酸中毒。避免过度降温（体温低于 38.5℃不需要继续外部物理降温），特别是应用丹曲林后。旧的丹曲林制剂含有 0.375g/ 千克的甘露醇，因此 MH 反应期间应始终保留导尿以识别肌红蛋白尿并促进膀胱排空。

静脉给予负荷剂量的丹曲林之前应先获得初步的实验室评估，包括动脉和静脉血气、电解质、血糖、尿素氮、肌酐和包含血小板的全血细胞计数、凝血酶原和部分促凝血酶原激酶时间、肌酸激酶浓度、血清和尿液中的肌红蛋白水平。肌酸激酶浓度在 MH 反应发作后 12~24h 才能达到峰值，一旦怀疑存在 MH 反应，立即获取基础血样。此外，应注意肌肉分解所致高钾血症及急性肾衰竭。动脉有创血压有助于连续监测血压，动脉血气、电解质和肌酸激酶测定。

MH 反应早期可出现致命性的单纯呼吸性酸中毒，随后可能出现混合性代谢／呼吸性酸中毒。代谢性酸中毒者静脉给予碳酸氢钠处理（最初 1~2mEq/kg），任何发生急性酸中毒的患儿都应如此治疗，后续治疗根据 pH 和 BE 值调整，尽管给予过度通气，但如果高碳酸血症持续存在，应重新考虑碳酸氢钠的使用，因为可能会增加。由于急性 MH 发作与儿茶酚胺应激、血流动力学不稳定，尤其是心律失常相关联，可能会发展到需要按照高级心脏生命支持的流程来进行处理。治疗 MH 时绝对禁止应用钙通道阻滞剂，因为同时应用丹曲林时可导致心血管衰竭或急性高钾血症[96-98]。MH 患者由于横纹肌溶解和酸中毒，急性高钾血症很常见。立即应用胰岛素和葡萄糖联合外源性静脉注射钙（见第 9 章）。目前没有证据表明在这种情况下使用钙会加剧 MH 反应，但它可以有效地对抗高钾血症对心脏的影响[99,100]。

急性危象处理后，迟发性的并发症，包括严重的横纹肌溶解，都有可能发生。连续监测血清肌酸激酶浓度很重要，当肌酸激酶浓度＞10 000IU 或尿肌红蛋白浓度增加时碱化尿液，应用甘露醇促进利尿（＞2ml/（kg·h））以防止肌红蛋白在肾小管中沉积导致急性肾衰竭。与横纹肌溶解相关的大量输液需求以及水肿可导致筋膜室综合征，这个需要立即手术治疗。

急性 MH 发生后，其他器官系统功能可能会受到影响。急性发作后 12~36h 肝功能指标通常会升高；一些肝酶指标，包括乳酸脱氢酶、天冬氨酸氨基转移酶和谷丙转氨酶，也可以来自肌肉。肌酸激酶增加超过 10 000IU 强烈表明存在严重的急性肌肉疾病。伴随 γ- 谷氨酰转移酶和胆红素的增加表明肝脏受累。弥散性血管内凝血是多系统器官衰竭的一部分,提示预后不良[101],应连续进行凝血监测以指导治疗。

如果需要,可在 MHAUS 网站(www.mhaus.org/)上获取 MH 处理方法。建议在 MH 推车和手术室每个房间附有 MH 处理方案,手术室的工作人员进行治疗 MH 演练(参见文章后附录"恶性高热的紧急治疗指南"和 ExpertConsult.com)。如果患者的症状确信为 MH 反应,监护人可以呼叫 MH 紧急响应电话(1-800-644-9737),美国之外的美国可呼叫 001-1-315-464-7079,与 24h 在线的经验丰富的麻醉医生协商治疗方案。强烈推荐患儿的麻醉人员和术后护理人员填写麻醉不良代谢反应(AMRA)表格。这些表格可以下载(www.mhreg.org),由热线顾问发送,或通过 MHAUS 官方邮件获取,北美恶性高热登记处(NAMHR)和 MHAUS 可以从表格中获取更多 MH 危机的可变性数据和治疗效果数据。因为麻醉医生在管理这些患者方面起主导作用,应大力鼓励家属在离开医院前进行 MedicAlert 识别注册(www.medicalert.org),以提供重要的健康信息,如"恶性高热易感,避免吸入麻醉药和琥珀酰胆碱。"

由应激触发的恶性高热

1974 年,Wingard 描述了一个与麻醉和手术无关、而是由运动和情绪诱发的发热和猝死案例的 MHS 家族。他认为 MH 是人类应激综合征的一部分[102]。同样,猪 MH 模型,也称为猪应激综合征,最初被描述为用火车、汽车或卡车运输且被紧捆的猪出现的一种清醒的、由应激引起的综合征[103]。中暑引起的 MH 病例的反应已有报道[104,10,5]。热 - 应激诱发的 MH 也是易感动物模型的特征表现[106-108]。一名 12 岁运动诱发的 MH 男孩,此前他在全身麻醉下进行肱骨骨折手术期间疑似发生 MH,幸存下来。手术后 8 个月,男孩在踢足球时突然出现高热,循环衰竭,最终死亡。尸检 DNA 检测显示,这名儿童和他幸存的父亲体内存在与 MH 相关的 RyR1 突变[109]。越来越多应激引起的 MH 病例被报道,并通过基因检测和体外收缩试验(in vitro contracture testing,IVCT)得到证实[110,111]。

利用体外 CHCT 筛查中暑患者和运动后痉挛或横纹肌溶解症中 MH 疑似病例,明确了一些患者的 MH 易感性的实验室诊断[45,112-115]。虽然有实验室证据表明劳力性中暑和 MH 在骨骼肌代谢方面有相似之处[116],并且 MH 基因敲入模型小鼠表现出环境热诱发 MH[67],但是迄今为止,几乎没有证据能够证明两者之间除了临床表现上的相似之外还有别的联系[45]。因此,丹曲林无法有效地治疗中暑[117]。但是 MH 易感者更容易发生中暑,因此,对劳力性中暑患儿进行 MH 易感性测试可能是有益的[118]。

据报道 MH 易感者接受非触发性麻醉时很少发生 MH 反应[49,119,120]。在 2 214 例进行肌肉活检的 MH 易感性患者中,1 082 例患者呈阳性,其中 5 例(0.46%)在 PACU 内出现 MH 反应。活检阴性患者均未发生 MH 反应。MH 易感个体在非触发环境中发生 MH 的概率非常低,目前还不清楚这是由应激引起的,还是吸入的微量麻醉剂浓度引起的。据报道,MH 患者体外循环复温期间即便接受非触发性麻醉也会出现大量横纹肌溶解[119,120]。这些反应可能由应激所致,但缺乏证据。

后续咨询

理想状态下,恶性高热患儿治疗后,麻醉医师应安排患儿和一级亲属至 MH 诊断活检中心。因为只有在 MH 诊断活检中心才可以对成人进行 CHCT。CHCT 是唯一一个可产生真阴性的诊断试验(而非 MHS)[121],但 CHCT 的敏感度及准确度均<100%。假阴性结果也可能出现,但是很少[122]。当我们重新回顾一小部分 MH 肌肉活检阴性患儿的麻醉管理时,发现他们中有一半以上接受了吸入麻醉药,尽管在麻醉的时候其余患者的活检结果可能尚不知道,因为他们使用了非 MH 诱发麻醉剂[123]。

由于青春期前儿童没有可供参考的肌肉活检数据,因此在该年龄组中不进行收缩测试。相反,对于可疑恶性高热的青春期前儿童,应佩戴 MedicAlert 手圈,并告知其父母进行活检的必要性。可以考虑在儿童到达青春期后进行肌肉活检。

许多可疑恶性高热患者 CHCT 检验呈阴性。对于 CHCT 阴性但出现恶性高热症状的患者,应让擅长肌病的神经科医生进一步排除隐匿性肌病,或考虑其他诊断(表 41-4)。怀疑恶性高热易感者应该接受 CHCT 试验,血缘亲属也应该进行相应的评估和咨询。

CHCT 强阳性患者应该进一步进行 RyR1 基因检测,因为约 60% 的 MH 发作患者其家庭成员有 RyR1 基因突变(相反,约 40% 的基因检测阴性者临床 MH 阳性)。但是,如果既没有出现恶性高热反应也没有阳性 CHCT 结果,单纯 RyR1 基因突变目前无法诊断 MH[124]。如果在 RyR1 中发现 MH 相关突变(后面讨论),一级亲属有类似缺陷的概率为 50%。基因检测由从血液中获得 DNA 标本进行,无须前往 MH 诊断活检中心或进行肌肉活检。亲属的基因检测可以通过初级保健医生或麻醉医生进行,这一过程将简化对家庭的评估。未检测出 RyR1 突变(图 41-4)不等于排除 MHS,因为不止一个基因突变与 MHS 相关,但并非所有致病基因突变都被知晓。

基因检测和咨询可以由麻醉医生或初级保健医生安排预约,匹兹堡大学的遗传学和基因组学医疗中心是其中一个,在检测 ryanodine 受体(RyR1)基因突变用于诊断 MHS 方面具有丰富的经验,中心当前筛选 RyR1 基因组包含了致病性 MH 突变的 12 个外显子(外显子 6、9、11、14、17、39、40、44、45、46、101 和 102)。Prevention Genetics 是私人商业公司也提供 RyR1 检测(www.preventiongenetics.com),筛选 MH 突变,实验室采用双层检测方法,第一层涉及外显子 2、6、8、9、11、12、14、15、17、39、40、41、44~47、95 和 100~104 的双向测序,这 22 个外显子包含了 MH 和核心疾病的 RyR1 基因致病突变基因(欧洲恶性高热学组,www.emhg.org/genetics/)。如果第一层检测未能提供信息,第二层检测将涉及组成人类 RyR1 基因组 106 个外显子中剩余的 84 个外显子。Prevention Genetics 公司只为医生提供信息,不提

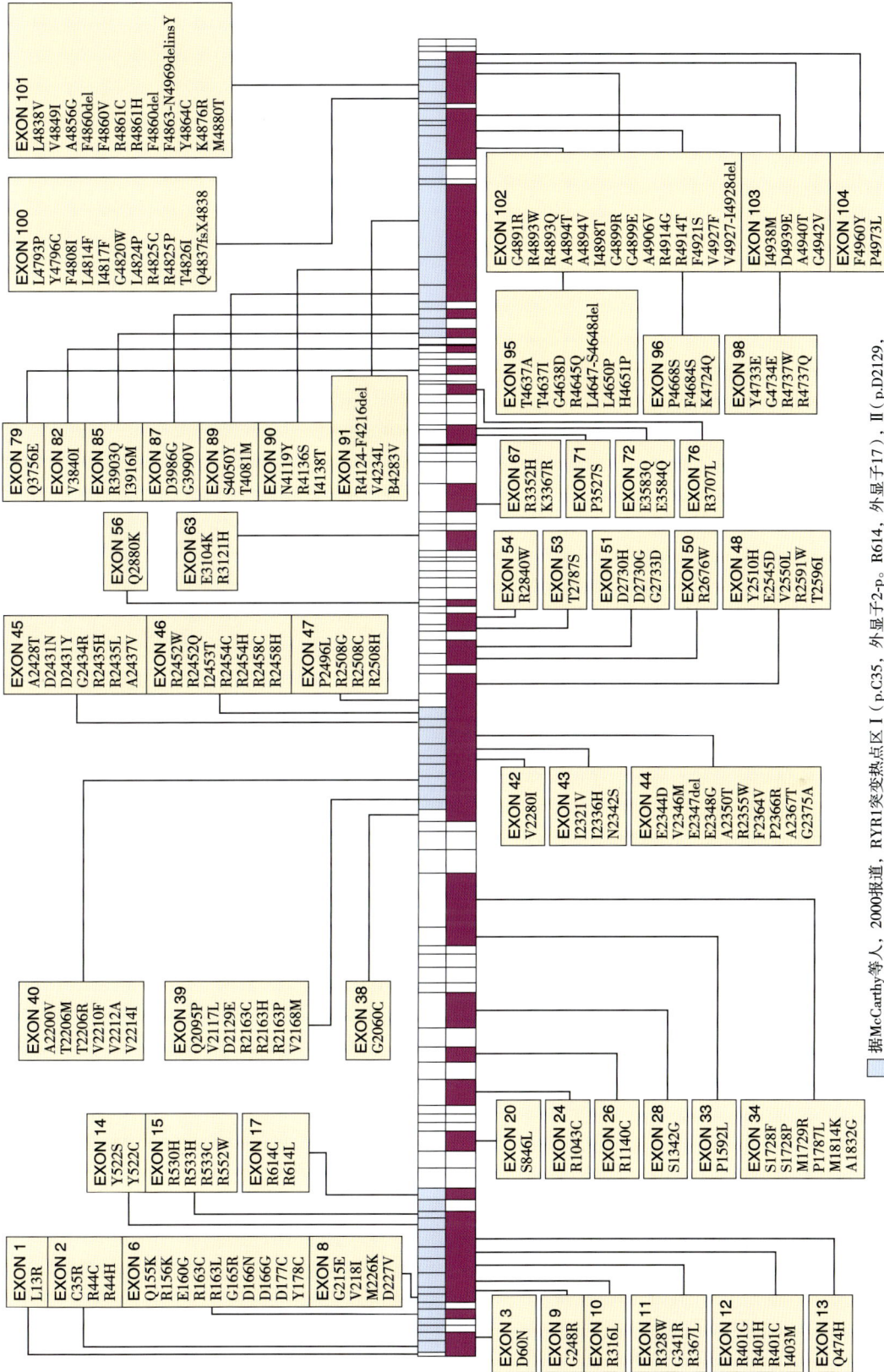

E 图 41-4　已知 RYR1 基因上与恶性高热和中央核心疾病相关突变体的分布，由 106 个外显子组成。目前突变子的分布范围超过了 McCathy 及其同事首次描述的该基因所假定的突变点区域（摘自 Robinson R, Carperter D, Shaw MA, et al. Mutations in RYR1 in malignant hyperthermia and central core disease. Hum Mutat 2006; 27［10］: 977-989; McCathy TV, Quane KA, Lynch PJ. Ryanodie receptor mutatons in malignant hyperthermia and central core disease. Hum Mutat. 2000; 15［5］: 410-447.）

据 McCathy 等人，2000 报道，RYR1 突变热点区 I（p.C35、外显子2-p。R614、外显子17），II（p.D2129，外显子39-p.R2458、外显子46）和 III（p.I3916、外显子85-p.G4942、外显子103）

RYR1 突变的实际分布，个人交流和英国恶性低温患者的突变点分析汇编供患者或家庭咨询。

随着 DNA 测序更加自动化,成本降低,许多私营公司逐渐开始检测包括 MH 的全部人类遗传疾病和易感性,我们不知道这些筛选的可靠性。如果没有发现致病性 *RyR1* 突变的原因,则不能再从基因测试中确定易感性,因为不止一个突变基因与 MH 有关。

遗传学

人类的 MH 遵循常染色体显性遗传,具有不完全外显率和可变表达性[30,125,126]。不完全外显率意味着 MH 易感的患者比单纯的常染色体显性遗传预测得要少。可变表达性意味着尽管存在易感性的基因突变,并不意味着患者在暴露于触发剂时一定会发生 MH 反应。北美恶性高热登记处(NAMHR)一名患者在 MH 发作前曾接受过 30 次麻醉[42]。另外一名患者在筛选家系时通过体外收缩实验被证实 MH 易感,但后来无意间接受了异氟烷和琥珀酰胆碱麻醉,却没有诱发 MH 反应[127]。但是 MH 一旦被诱发,患者每次暴露于触发剂时必会出现 MH。

MH 反应的分子细胞学基础尚不清楚。狗[128]和马[129]的 MH 易感性遗传呈常染色体显性遗传模式,但猪呈隐性遗传模式[130],这表明其他遗传和表观遗传因素可能同时影响 MH 易感性的程度和发生时间。

寻找 MH 易感基因的首次突破是在猪上偶然发现类似 MH 综合征[131,132]。接受氟烷和琥珀酰胆碱或仅用氟烷麻醉时,有些猪会发生具其所有特征的 MH 反应(E 图 41-5)。在过去 50 年,猪模型成为研究 MH 生理学、遗传学、药理学的主要模型。第二件具有里程碑意义的偶然发现是南非麻醉医生 G. G. Harrison 成功在猪 MH 模型上测试了丹曲林的作用[133,134]。此后丹曲林成功治疗了一名 MH 患者[135]。关于 G. G. Harrison 发现丹曲林的采访可以从美国麻醉医师协会伍德图书馆 - 博物馆获得(www.woodlibrarymuseum.org/Library/media)。最令人惊讶的发现之一是,世界各地的 6 个不同品种的猪对吸入麻醉药和琥珀酰胆碱具有相同的 MH 敏感性。所有反应都可用丹曲林成功治疗,所有都呈常染色体隐性遗传模式。目前认为 MH 与人肌质网(SR)Ca^{2+} 大量释放导致肌浆内 Ca^{2+} 不受控制地增加有关[136,137]。兴奋 -Ca^{2+}- 释放耦联(excitation-Ca^{2+}-release coupling,ECRC)是骨骼肌兴奋收缩耦联的一部分,生理学基础已经得到了广泛的研究。

20 世纪 80 年代中期,在肌质网膜上发现一个大通道,因其可以结合植物毒素 ryanodine 被称作 *RYR1*,它具有 Ca^{2+} 通道的属性[138-140]。1988 年发现这种 SR 膜上主要的 Ca^{2+} 释放通道具有缝隙连接通道属性[141],因此 *RYR1* 被认为可能是引起 MH 的基因突变位点之一。不到一年,骨骼肌上 *RYR1* 互补 DNA(cDNA)被成功克隆[142],1990 年发现人和猪常染色体 19q12~13.2 葡萄糖磷酸异构酶基因位点上有突变,表明两物种 MH 都是由于同源性基因突变[143]所致。同时,对 8 个家庭进行基因连锁分析显示 *RYR* 的突变决定了 MH 易感性[144]。克隆 *RYR1* 两年后,6 个 MH 易感猪的品种中都发现了该通道相同的单个氨基酸突变[145]。

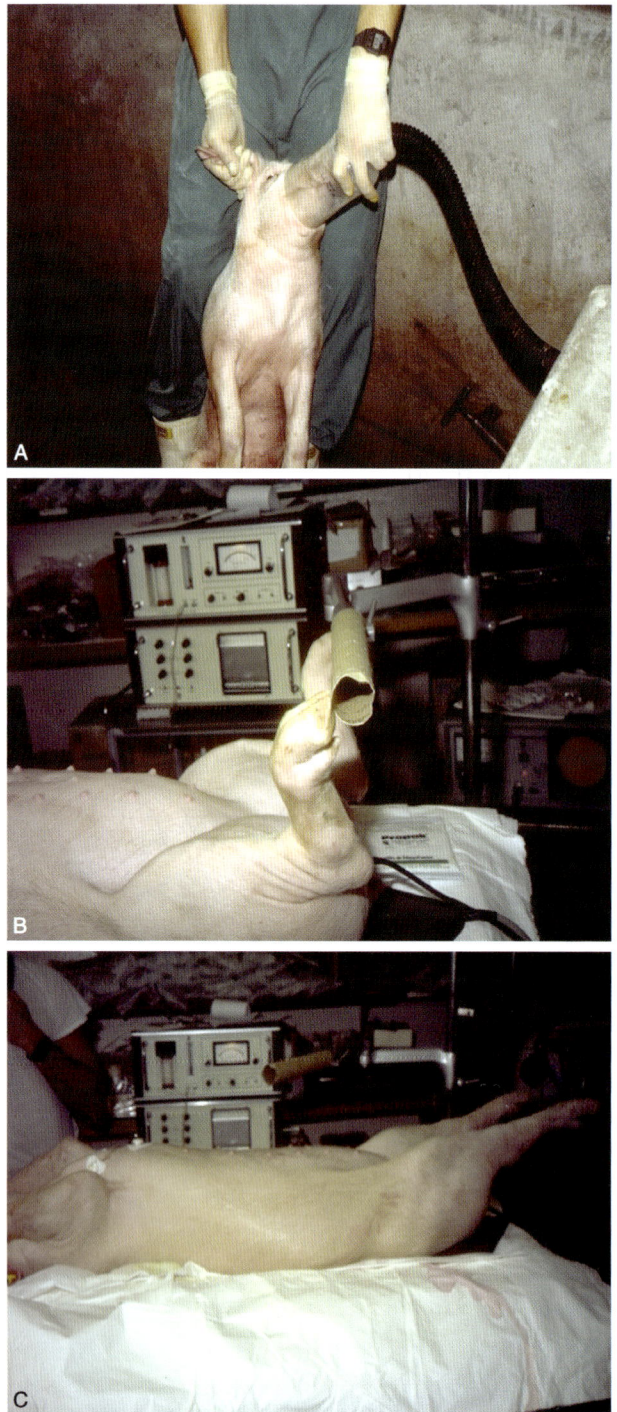

E 图 41-5　A. 恶性高热易感的长白猪面罩七氟烷诱导。B. 恶性高热发作前。C. MH 发作时猪的四肢变强直

详细的基因分析显示 MH 易感与染色体 19q12~13.2 有关,位于人类 *RYR1* 基因(19q13.1)。*RYR1* 代表恶性高热易感性 1 型的位点[125,146,147](表 41-9)。在 *RYR1* 中发现 400 多个变异(ClinVar-National Center for Biotechnology Information;http://www.ncbi.nlm.nih.gov/clinvar/),只有大约 30 个被证明会导致 MH(www.emhg.org 提供已知 *RYR1* 致病突变的全面列表),*RYR1* 突变占 MHS 个体的 50%~70%。并非所有 MH 易感家族均有这些染色体异常(表 41-8),表明

表41-9 恶性高热基因

名称	染色体位点	基因
RYR1（骨骼肌）（曾被命名为恶性高热易感 1 型）	19q13.1	RYR1
恶性高热易感 2 型	17q11.2-q24	MHS2
恶性高热易感 4 型	3q13.2	MHS4
钙通道，电压依赖性，L 型，α-1S 亚基[原恶性高热易感 5型（MHS5）]	1q32	CACNA1S
恶性高热易感 6 型	5p	MHS6

恶性高热具有基因异质性。

与 MHS 有关的第二种基因突变为负责编码骨骼肌二氢嘧啶受体 L 型钙通道的 α₁ 亚单位的 CACNA1S 基因，该基因突变占 MHS 个体的 1%，又被称作 MHS5。

其他还有一些尚未确定的基因突变与 MHS 有关，其中包括 MHS2，与北美染色体 17q11.2-q24 有关；位于染色体 7q21-q22 的 MHS3 基因以及位于 5p 上的 MHS6 基因[11]。

基因沉默现象使 MH 基因测试变得更加复杂。这种现象模仿杂合个体中的隐性突变，只允许表达受影响的等位基因，同时沉默另一个正常的等位基因[148]。因为 MH 是常染色体显性遗传，MH 触发变异的潜在机制与受影响基因特异性沉默有关。在多次接触吸入麻醉药或琥珀酰胆碱后基因可从沉默状态转为释放状态，从而允许恶性高热发生。这可能是对遗传学，连锁分析和特质表达性之间不一致的解释。

虽然人类 MH 的遗传被描述为常染色体显性遗传，但只有少数人 RYR1 突变属于等位纯合子[149-150]，多数属于两个不同 RYR1 基因突变的内部杂合子，或在 RYR1 中含有一个突变，在其他 MH 易感基因有第二个突变的复合杂合子[151]。令人惊讶的是，这些受影响的个体中，没有肌病的报道。

生理学

正常骨骼肌兴奋-收缩耦联

触发兴奋-收缩耦联的神经化学信号始于骨骼肌烟碱突触的运动神经元轴突末端释放乙酰胆碱，导致肌膜的去极化。肌膜去极化是通过表面膜的特殊内陷形成的横管（T管）传递到肌细胞内部的（图 41-5），T 管膜镶嵌着骨骼肌同种型电压依赖性 Ca²⁺ 通道，属二氢吡啶受体（dihydropyridine receptors，DHPR）。在骨骼肌中，该通道的作用并不是去极化时运输 Ca²⁺，而是肌纤维膜电压传感器。

骨骼肌细胞去极化，通道电荷跨 T 管移动，导致二氢吡啶受体构象变化。T 管周围分布着专门存储细胞内 Ca²⁺ 的细胞器（如 SR），其内部含有 Ca²⁺ 存储蛋白-肌钙集蛋白，可以调节 RYR1 通道的开放[152]。与 T 管相对排列的 SR 连接膜的表面分布着规则排列的 RYR1 受体蛋白，与 DHPR 紧密相邻。DHPR 和 RyR1 受体蛋白以一种独特的方式相互重叠，每一个 RYR1 有四个 DHPR（四分体），所有的 RYR1 都缺少一个四分体（图 41-6）[153]。去极化后 DHPR 与 RYR1 相互作用，RYR1 通道开放，Ca²⁺ 释放到肌浆中。DHPR 和 RYR1 之间的通信可以引发两者的相互调节[154, 155]。

静息状态下肌钙蛋白复合物的肌钙蛋白 C 亚基与原肌球蛋白结合，抑制肌球蛋白和肌动蛋白相互作用维持肌肉松弛。Ca²⁺ 与肌钙蛋白 C 亚基结合导致肌钙蛋白复合物构象改变，远离原肌球蛋白，沿着肌动蛋白丝旋转使肌球蛋白头部与纤维蛋白相互作用，在肌球蛋白 ATP 酶作用下发生纤维缩短和肌肉收缩。当 SR 膜结合 Ca²⁺ATP 酶将游离肌浆 Ca²⁺ 转运回 SR 时肌肉放松，这是一种耗能的反应，驱动肌浆中 Ca²⁺ 浓度下降到静息水平。去除了结合 Ca²⁺ 的肌钙蛋白 I 向后移动以阻止肌球蛋白与肌动蛋白的相互作用，从而防止肌肉收缩并诱导其松弛。虽然对这一过程的复杂性的详细描述超出了本章的范围，但对兴奋-收缩耦联的复习确实有用[156, 157]。

恶性高热的病理生理学

MH 的病理生理学进展已在其他的研究中得到详细的描述[158-161]。简而言之，在细胞层面，MH 是以吸入麻醉药诱导，不受控制的肌浆内 Ca²⁺ 水平增加[162, 163]，随后出现高代谢症状和临床症状[164]（图 41-6）。通过直接测定麻醉诱发 MH 的猪肌浆内 Ca²⁺ 的浓度及 MHS 猪分离出来的肌质网 Ca²⁺ 释放敏感性增加证实了肌浆内 Ca²⁺ 浓度增加[136, 137, 165, 166]。另外，Mg²⁺ 的能力有很大的丧失，Mg²⁺ 是天然的抑制性二价阳离子，与 Ca²⁺ 竞争 RyR1 上的结合位点，以抑制 MHS 骨骼肌中 Ca²⁺ 释放[167-169]。从 MHS 猪分离的 RyR1 呈现更大的开放概率，对 Ca²⁺ 的激活更高的敏感性，对 Ca²⁺ 失活的敏感性降低，并且降低 Mg²⁺ 的抑制作用。结果，受影响的 RyR1 通道在开放状态的时间更长，在关闭状态的时间更短[170-174]。这种机制可能是 RyR1 通道对挥发性麻醉药以及 MHS 骨骼肌肌浆内 Ca²⁺ 增加的高敏感性的原因。

大概是因为人类 MHS 的遗传异质性，类似的 MHSRyR1 单通道 Ca²⁺ 反应性的研究出现较多模棱两可的结果[175]。在一个单独的个体内，RyR1 通道本应该由四个相同的亚基组成，但是也可出现变异，即杂合性，由 0~4 个 MHS 亚基与野生型亚基和正常 RyR1 亚基组成。当检查从杂合子中分离出来的群体通道中的单个通道时，可出现比纯合、近亲繁殖的猪 MH 模型更广泛的通道反应。

一些实验室报告了含有两种已知 MH 相关 RYR1 突变之一的敲入小鼠：Tyr522Ser 和 Arg163Cys[107, 108]。与猪模型相比，和它们的 MHS 人类对应物一样，敲入 MH 小鼠是杂合的。他们的纯合子同窝小鼠在第 17 天死于子宫内。这些杂合小鼠变得僵硬，出现高热和高代谢反应，在暴露于吸入麻醉药后死亡或热应激死亡，并对丹曲林治疗有效。它们对 RYR1 激动剂咖啡因、4-氯间甲酚和钾去极化更加敏感，和人类 MHS 和一样，它们的肌肉对 Mg²⁺ 的抑制不太敏感，并且具有比野生型动物更高的静息 Ca²⁺ 浓度。这些实验动物表现出的 MH 生理学特征与人类非常相似，对未来 MH 病理生理学的研究非常重要。

MH 的发展似乎需要某种形式的神经信号输入肌肉，因为猪 MH 模型硬膜外麻醉完全抑制 MH 的表达[176]。然

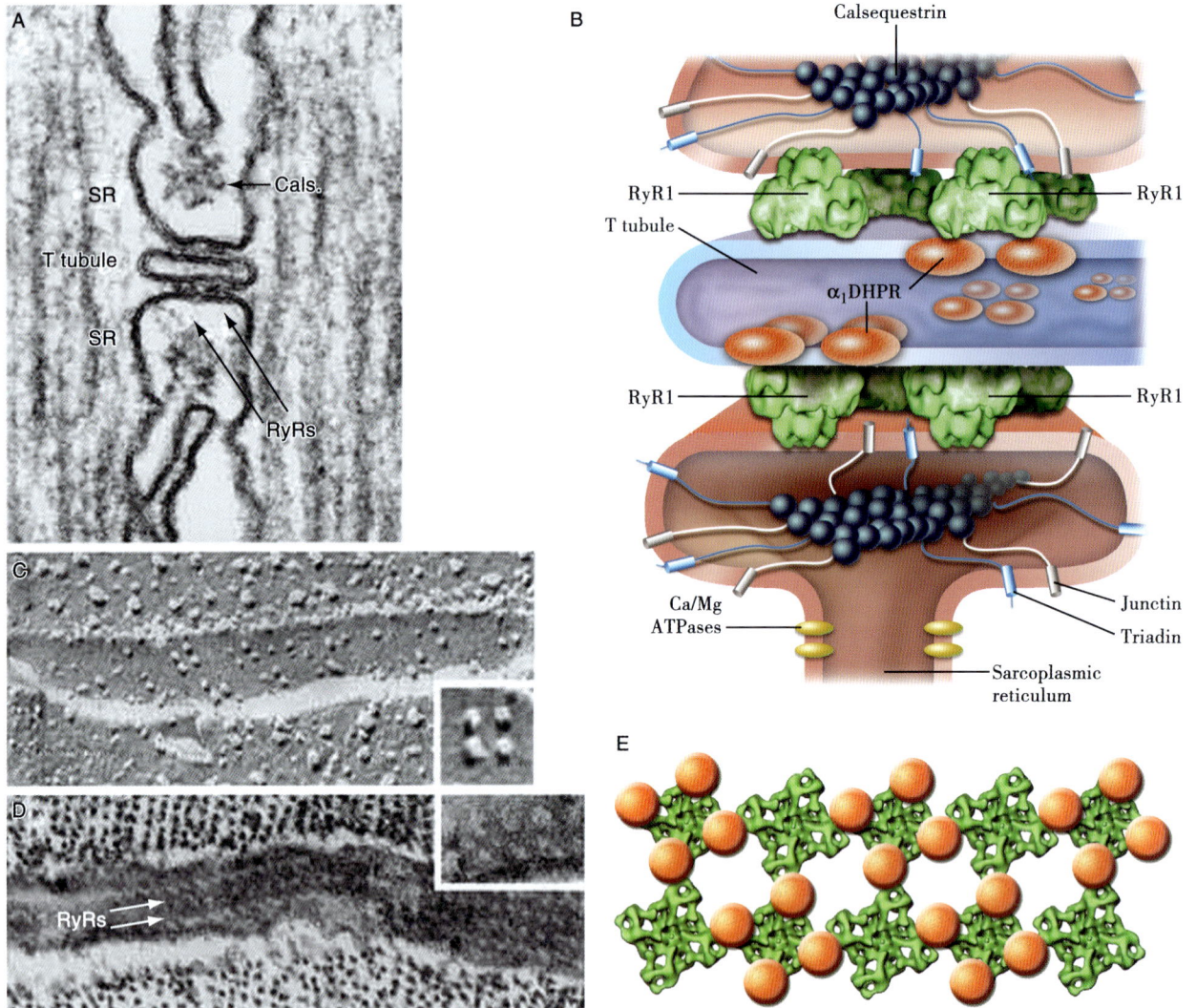

图 41-5　成年人骨骼肌纤维钙释放单位。在成年人骨骼肌中，钙释放单位呈三联体结构连接，包含两个肌质网与一个 T 管。A. 薄片电子显微镜下蟾鱼游泳肌细胞的三联体结构，显示了肌质网钙离子释放通道（*RyR1*）与肌浆网钙离子存储蛋白，肌钙集蛋白。B. 骨骼肌细胞三联体结构三维重建图显示了 *RyR1*，二氢吡啶受体肌钙集蛋白，三联体，连接以及 Ca^{2+}/Mg^{2+}-ATP 酶的超微结构定位。注意 DHPR 位于 T 管膜上，属于膜内蛋白，薄片电子显微镜下无法看到，T 管的冷冻破裂复制品可以看到（图 C）。C. DHPR 呈四联体结构，由四个受体组成，与 *RyR1* 亚基连接（图 B 和 E）。D. 蟾鱼游泳肌细胞三联体结构，平行于三联体交界面的部分清晰可见 RyR 脚阵列（白色箭头）；双脚接触分子的角落（插图）。E. 模型总结了图 C 和图 D。RyR（绿色）排成两行（很少三行），DHPR（橙色）呈四分体结构，与 RyR 受体交替连接。T 管在 B 中显示为蓝色，并 SR 两部分之间（图 A）（A，Courtesy Clara Franzini-Armstrong；B，courtesy T. Wagenknecht；from Protasi F. Structural interaction between RYRs and DHPRs in calcium release units of cardiac and skeletal muscle cells. *Front Bio sci*. 2002；7：d650-d658）

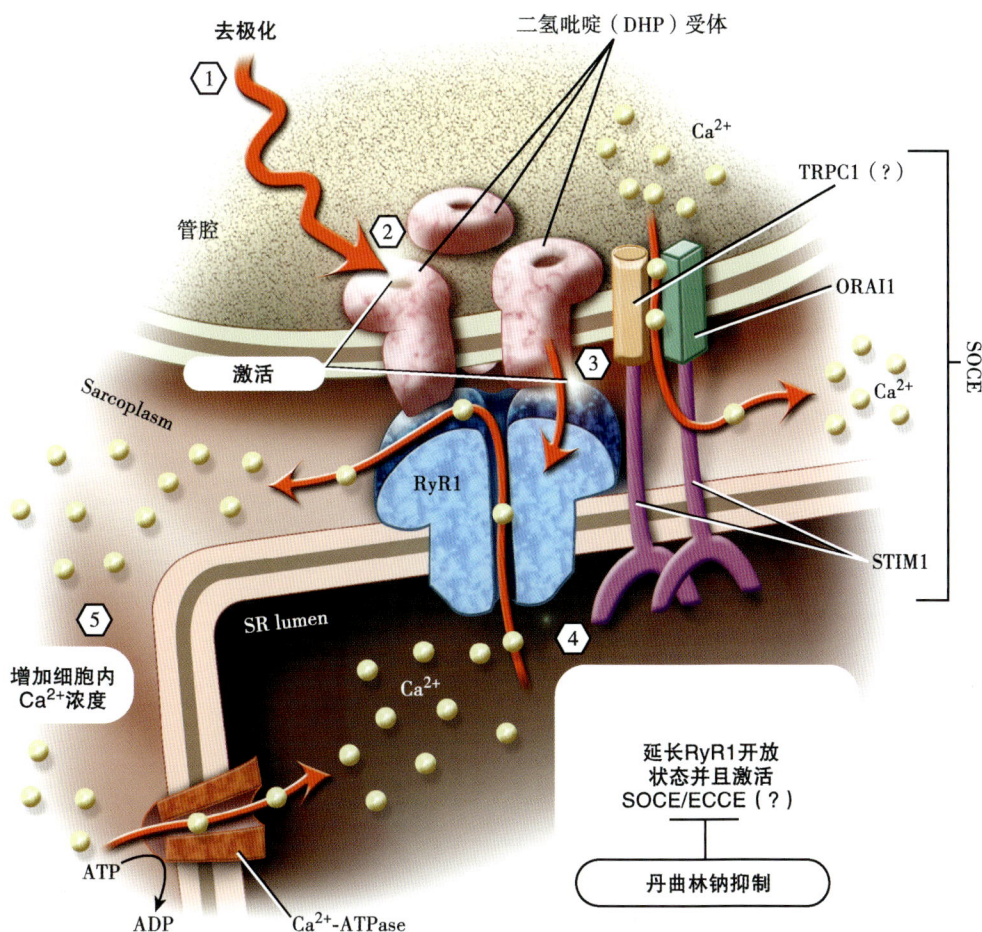

图 41-6 恶性高热（MH）的已知病理生理学示意图。*RYR1* 或二氢吡啶（DHP）受体突变具有遗传易感性的患者暴露于麻醉触发剂可导致 MH。通常，肌肉细胞去极化（1）由 DHP 受体（2）感测，其通过直接物理连接（3）发信号通知 *RYR1* 通道打开。传统观点认为 MH 的发生源自 *RYR1* 在挥发性麻醉剂存在下更容易且更持久地开放（4），允许肌浆中 Ca^{2+} 浓度持续升高（5）超过肌质网 Ca^{2+} 再摄取 Ca^{2+}/Mg^{2+}-ATP 酶的活性。导致肌肉持续收缩，无法控制的有氧和无氧代谢，最终导致呼吸性和代谢性酸中毒，临床表现为肌肉僵硬和体温过高。腺苷三磷酸（ATP）耗尽引起广泛的肌纤维缺氧，导致细胞死亡和横纹肌溶解。横纹肌溶解症表现为高钾血症和肌红蛋白尿，血清肌酸激酶水平升高。丹曲林钠与 *RYR1* 结合，可能有利于封闭 *RYR1* 并阻止钙不受抑制地流入肌细胞。钙库调控的钙内流（store-operated Ca^{2+} entry, SOCE）对肌质 Ca^{2+} 通量的影响及丹曲林对恶性高热的抑制作用表明，SOCE 和 / 或兴奋耦联 Ca^{2+} 内流（excitation-coupled Ca^{2+} entry, ECCE）可能是 MH 的发生可能与重要组成。丹曲林可能抑制 SOCE 或 ECCE。TRPC1，ORAI1 和 STIM1 是参与钙转运的蛋白质。ADP，腺苷二磷酸；SR，肌质网（改编自 Litman RS, Rosenberg H. Malignant hyperthermia: update on susceptibility testing. *JAMA* 2005; 293[23]: 2918-2924）

而，在这个模型中，使用氟烷前使用竞争性的、非去极化的烟碱性胆碱能受体拮抗剂如 D- 筒箭毒碱、泮库溴铵和维库溴铵完全抑制骨骼肌的神经输入不会抑制 MH[177,178]。这些结果表明，中枢神经系统在 MH 的发生起着重要作用，通过交感神经或神经内分泌轴，而不是直接刺激骨骼肌。该理论与前面描述的一种清醒的、由应激引起的 MH 事件一致。

丹曲林的分子机制和生理效应

　　丹曲林是一种乙内酰脲衍生物，最初是为了检测一系列替代呋喃衍生物的肌肉松弛药性能而合成的[179]。与骨骼肌松弛剂不同，丹曲林影响骨骼肌的内在特性而不影响中枢神经系统、神经肌肉传导、肌膜电学特性、T 管和四个成串刺激。丹曲林作用于细胞内部[180]（图 41-8），间接证据证明丹曲林干扰骨骼肌细胞内部 Ca^{2+} 流动[181-183]，直接地观测可知丹曲林抑制 Ca^{2+} 从肌质网的释放速度及释放量，但未全部抑制。随后有研究证实了丹曲林抑制 MHS 猪模型离体肌质网膜 Ca^{2+} 的释放[165,186,187]，但对 Ca^{2+} 的再摄取无影响[188,189]。

　　丹曲林作用靶点被证实在肌质网 Ca^{2+} 释放，之后多次尝试研究肌质网内丹曲林的结合物都告以失败，主要因为对像丹曲林一样的疏水药物进行详细的药理学受体分析非常困难[90,191]。1995 年，放射性标记的丹曲林推动了猪骨骼肌肌质网内丹曲林特异性结合位点的分析[192]。丹曲林不完全性地抑制骨骼肌中 *RYR1* 依赖的细胞 Ca^{2+} 通量，但不影响 *RYR1* 通道活性及运输 Ca^{2+} 的能力[193]。奇怪的是，在大

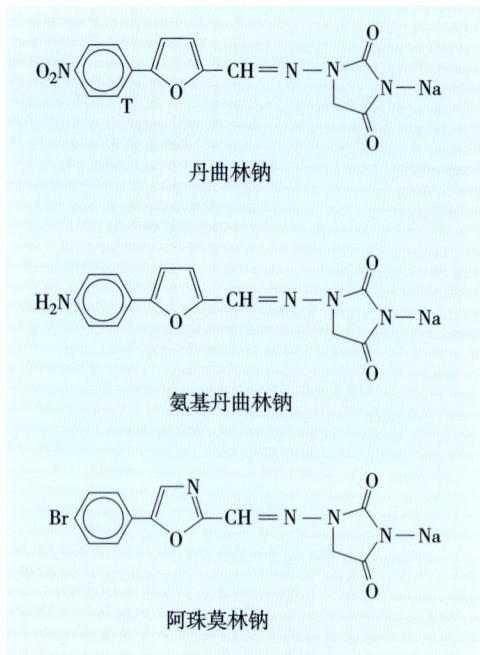

图 41-7　丹曲林及其同系物。丹曲林和阿珠莫林是等效药物，但阿珠莫林更易溶于水。只有丹曲林被美国 FDA 批准用于治疗恶性高热。氨基丹曲林钠是一种活性很差的同源物，表明药物结构的微小变化可以导致药物活性的巨大变化（改编自 Parness J, Palnitkar SS. Identification of dantrolene binding sites in porcine skeletal muscle sarcoplasmic reticulum. *J Biol Chem*. 1995；270［31］：18465-18472）

多数体外研究中，丹曲林被证明在通过嵌入脂质双层膜的单个 *RYR* 来减少 Ca^{2+} 释放方面是无效的[194]。这种体内和体外研究的不一致归因于丹曲林的作用共同依赖于足够浓度的两种钙调蛋白[195]，钙调蛋白与 RYR 和 Mg^{2+} 结合，而 Mg^{2+} 的积累来自 MH 反应过程中腺苷三磷酸镁（MgATP）的水解[196]。

　　第二个生理过程称为钙库调控的钙内流（store-operated Ca^{2+}Entry，SOCE），细胞内 Ca^{2+} 浓度提高，导致骨骼肌细胞内 *RYR1* 通道开放[197-199]。SOCE 是一个过程，通过这个过程，SR 钙离子大量流失后，从细胞外环境补充钙离子的存储[200]。对丹曲林的水溶性同系物 Azumolene 的研究表明，Azumolene 抑制骨骼肌 *RYR1* 依赖的 SOCE，而不是 $SRCa^{2+}$ 的释放[201]。但是这些研究结果仍然存在问题，兴奋-收缩耦联，实验操作和细胞内 Ca^{2+} 增加导致的 MH 是由 RyR1 依赖性 Ca^{2+} 释放造成或 *RYR1* 依赖性 Ca^{2+} 内流造成，还是两者共同作用？

　　研究表明丹曲林兴奋-耦联 Ca^{2+} 内流（excitation-coupled Ca^{2+}entry，ECCE）在 MH 骨骼肌细胞更容易被激活[202-205]。ECCE 与 SOCE 的不同之处在于它不需要耗尽 $SRCa^{2+}$ 储存而是通过骨骼肌细胞膜的高频电刺激而激活。ECCE 和 SOCE 涉及 Ca^{2+} 内流而非 Ca^{2+} 释放，为 MH 的病理生理学研究提供了新思路（图 41-6）。

　　阐明 MH 的病理生理学及丹曲林的作用机制从根本上改变了我们对肌肉的病理生理学理解。随着未来科学研究的继续进步，MH 的病理生理学机制，治疗及检测将会更加明确。

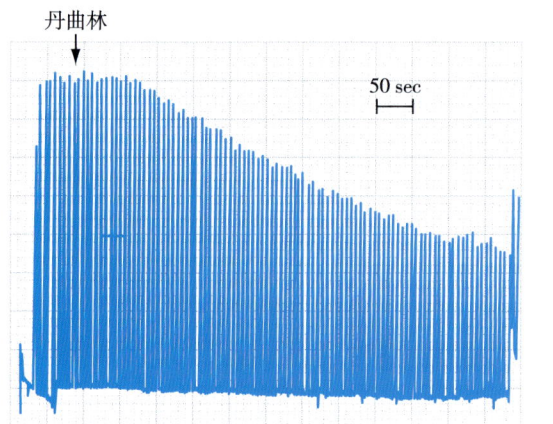

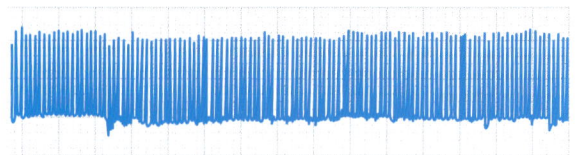

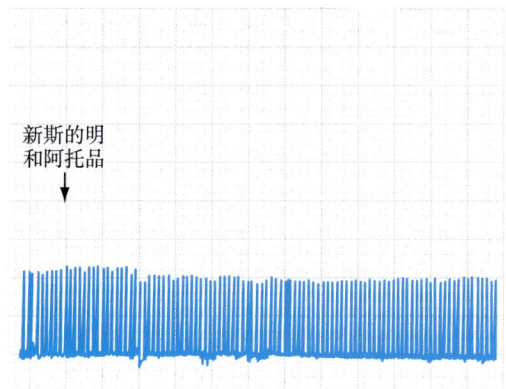

图 41-8　给予静脉注射丹曲林（2 4mg/kg）的儿童的术中肌电图。应用丹曲林后肌张力下降约 75%，但新斯的明没有逆转，表明丹曲林的作用靶点不在神经肌肉接头

实验室诊断

收缩试验

　　确诊人体 MH 易感的标准是体外收缩试验，取活体人股外侧肌肌纤维，将其悬于生理溶液中保持其活性。将肌肉组织的一端连接到应变仪上，测定不同浓度氟烷和 / 或咖啡因作用下肌肉张力的变化。该测试是基于从 MHS 患者分离的新鲜肌肉在体外接触氟烷或咖啡因时表现异常的观察（图 41-9）[206-209]。目前广泛应用的两种收缩试验包括：北美 MH 研究组（North American Malignant Hyperthermia Group，NAMHG）的咖啡因 - 氟烷骨骼肌收缩试验（CHCT）和欧洲 MH 研究组（European Malignant Hyperthermia Group，EMHG）的体外收缩试验（IVCT）。NAMHG 测试测量单独肌束对 3% 氟烷或咖啡因浓度增量增加的反应[24,210,211]。对氟烷或咖啡因试验中任一试验阳性即诊断为 MH 易感者，均阴性诊断为非 MH 易感者。EMHG 测试氟烷浓度逐渐增加

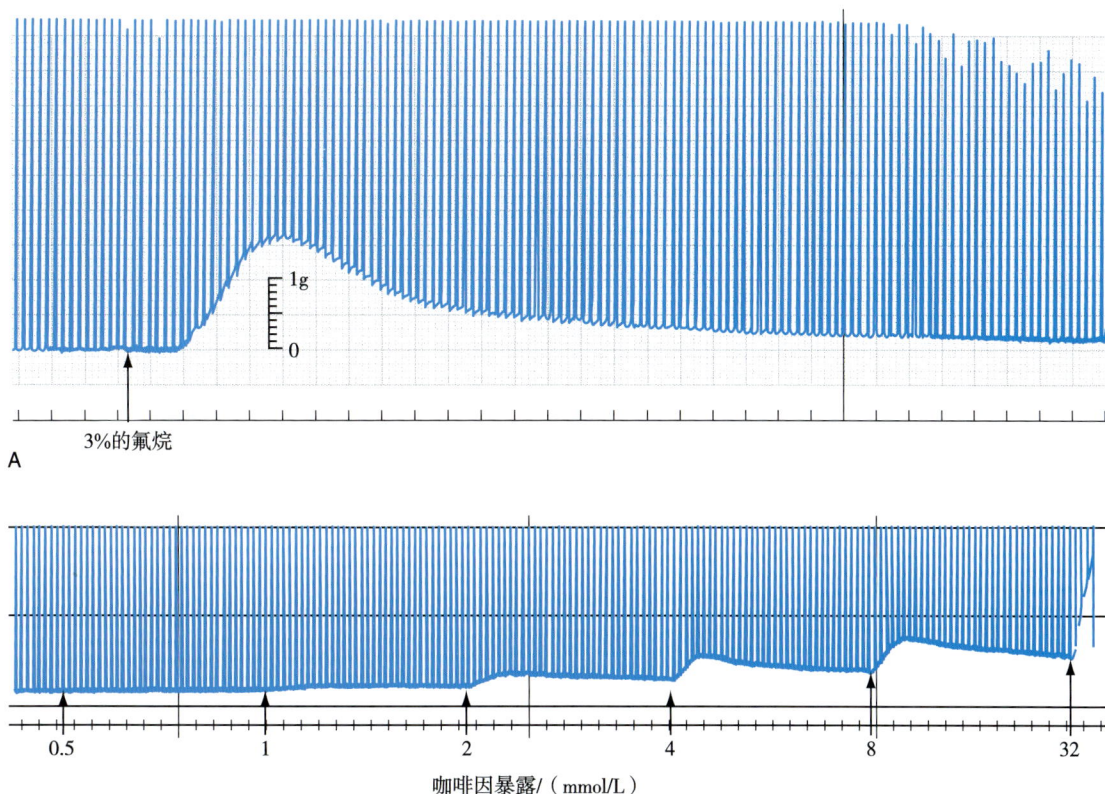

图 41-9　咖啡因 - 氟烷收缩试验。A. 对 3% 氟烷的异常（阳性）反应。每个小格代表 0-1g 的张力。图示的收缩反应是 1.6g。对 3% 氟烷的正常反应是 0.7g。暴露于氟烷后，加入 32mmol/L 的咖啡因以确定最大反应。B. 对咖啡因的异常（阳性）反应。咖啡因暴露增加到 0.5、1.0、2.0、4.0、8.0 和 32mmol/L 持续 4min。2mmol/L 或更低浓度的咖啡因收缩反应超过 0.3g 表示易感（改编自 Rosenberg H，Antognini JF，Muldoon S. Testing for malignant hyperthermia. *Anesthesiology* 2002；96[1]：232-237）

至 2%，咖啡因浓度逐渐增加，对氟烷试验和咖啡因试验均阳性诊断为 MH 易感者，仅氟烷试验阳性者诊断为氟烷可疑 MH，仅咖啡因试验阳性者诊断为咖啡因可疑 MH[212-214]。

尽管 EMHG 方案与 NAMHG 方案相比可以防止过多的假阳性和假阴性结果，但总体结果是有可比性的[215]。EMHG 试验的敏感性和特异性分别为 99% 和 94%[213]，而 NAMHG 试验敏感性和特异性分别为 97% 和 78%[216]。NAMHG 方案不那么具体，往往会过度诊断 MH 易感性，漏诊者非常少。在收缩测试中存在一些假阳性结果的事实表明，其他不一定与 MH 一致的肌病组织的肌肉组织也能够对氟烷和咖啡因暴露产生异常反应。在 MH 家族中，IVCT 的结果与 *RYR1* 中 MH 突变的存在可能不一致，因此，在不携带 MH 突变的家族成员中，3.1% 到 19.4% 的人 IVCT 试验结果是阳性[97,213]，这表明可能还有其他因素，在这些个体中，IVCT 结果呈阳性，但这并不一定意味着他们是 MHS。

基因检测

北美的两个实验室可以检查 *RYR1* 基因诊断 MH 易感性。任何医生都可以开处方进行 *RYR1* 基因测试来检测 MH 的敏感性，或者填写申请表并送血进行基因测试。然而，基因检测阳性的可能性取决于体外 CHCT 的结果，因为 MH 的临床症状是非特异性的，目前的基因检测显示，约 60% 的 CHCT 阳性患者的基因检测结果也呈阳性，而那些没有

CHCT 阳性结果的患者中，只有 20% 的人的基因结果是阳性的[97]。因此，阴性基因筛选检测阴性不能排除 MH 易感，但基因筛选阳性可用于追踪家庭血统。

鉴别诊断

肌病综合征

各种肌病与恶性高热易感之间的关系尚不清楚，关于 MH 触发剂后发生的临床事件的生化、病理生理学特征存在很多争议[217,218]。临床事件是否代表 MH，这些事件是否与肌病细胞膜的不稳定性以及随之而来的肌细胞破坏和细胞内蛋白质的释放有关，高热反应是否与这些暴露相关？恶性高热和肌病都可能导致肌酸激酶水平升高、高钾血症、肌红蛋白血症和肌红蛋白尿，但恶性高热是细胞能量和热量产生过度所致，肌病是细胞破坏所致与细胞代谢不正常无关。先天性肌病中，中央核肌病、多轴空病及 King Denborough 综合征是唯一已知与 MH 有明确关系的肌病[219,220]（见第 24 章）。

恶性高热类似综合征

小儿糖尿病

糖尿病有两个致命性并发症：糖尿病酮症酸中毒

（diabetic ketoacidosis，DKA）和高血糖高渗性非酮症综合征（hyperglycemic hyperosmotic nonketotic syndrome，HHNS）[221-224]。DKA 与 1 型糖尿病有关，通常表现为恶心，呕吐，脱水，但无脑水肿时休克和昏迷不常见（1%～2%）。发热很少见，多是由潜在感染所致。HHNS 通常与 2 型糖尿病有关，表现为多尿，烦渴和嗜睡，死亡率高达 12%～46%，DKA 的死亡率相对较低（2%～10%），可能是因为大多数 HHNS 病例发生在合并多种其他疾病的成年人。75 岁以上、渗透压值>350mOsm/L 者 HHNS 的死亡率最高。美国儿童 HHNS 的发病率一直在迅速增加，似乎与儿童肥胖的增加有关。但儿童 HHNS 仍是罕见的，发热多提示合并潜在感染。

以糖尿病为背景的新型恶性高热样综合征（malignant hyperthermia-like syndrome，MHLS）：美国三家三级医院中六名患有糖尿病的 14～18 岁青少年男孩[225]，因出现了昏迷、发热、横纹肌溶解和严重的心血管不稳定的一系列症状被命名为新型恶性高热样综合征。六名患儿中五名患有肥胖症，五名患有黑棘皮病，四人是非裔美国人，四人死亡。随后又有两例患儿：一名患儿因过快地校正血浆渗透压而出现脑水肿和心血管衰竭在入院后 14h 死亡。第二名患儿接受丹曲林治疗，虽然由于横纹肌溶解症，左上肢出现骨筋膜隔室综合征，但经治疗后完全恢复[226]。对幸存者进行了代谢异常测试，发现短链酰基辅酶 A（酰基辅酶 A）脱氢缺乏。

研究人员建议任何出现 HHNS 和 MHLS 症状的人应尽快用丹曲林治疗，并用胰岛素和液体以适当的速度纠正血浆渗透压。10 年前类似病例报道中描述了一例与 DKA 相关的暴发性 MH 患者，经过丹曲林和其他治疗后存活[227]。虽然很难确定丹曲林在消除对骨骼肌有害影响和挽救 MHLS 危重患者方面的疗效，在数据能够告诉我们这种药物在 MHLS 中的真实疗效之前，立即使用丹曲林治疗似乎是明智的。

脂肪酸代谢紊乱

越来越多的报道记录了横纹肌溶解症患者存在脂肪酸代谢紊乱，在某些方面类似清醒 MH。疾病起因于负责脂肪酸代谢的酶基因突变。这些疾病是由负责各种脂肪酸代谢的酶的突变引起的，这些酶在葡萄糖利用率降低时（如应激），负责确保线粒体有足够的能量底物。与线粒体肌病不同，两者由完全不同的分子缺陷引起，后者属线粒体呼吸链中蛋白质发生突变（见第 24 章）。横纹肌溶解症和脂肪酸代谢紊乱与 MH 之间并无联系，但是有报道称卡泥汀棕榈酰转移酶Ⅱ与横纹肌溶解和心搏骤停有关[228-230]。

各种形式的酰基辅酶 A 脱氢酶缺乏症（特长链，长链，中链和短链形式）会导致不同类型的肌病，可有严重的临床症状，包括低血糖和横纹肌溶解症伴随多器官功能障碍，其中一些酶缺乏患者在应激、特别热和大量运动后诱发临床症状出现[231,232]。可在儿童早期、青春期晚期或成年早期出现临床症状，常见于军人或参与剧烈运动的人[232]。特长链的酰基辅酶 A 脱氢酶缺乏的患者可出现急性高碳酸血症和呼吸衰竭[333]。丹曲林已成功治疗 1 例特长链酰基辅酶 A 脱氢酶缺乏患者复发性横纹肌溶解症[234]。虽然在这方面缺乏证据，对这些急性横纹肌溶解症患者是有用的。

儿童可能在没有诊断出先天性脂肪酸代谢紊乱的情况

下就进行手术，并在手术中出现横纹肌溶解，这与暴发性 MH 反应的某些方面类似。这可能是先天性脂肪酸代谢紊乱患儿的首发症状。术前血清肌酸激酶和尿酸水平升高可由亚临床横纹肌溶解所致，提示先天性代谢异常或肌病[235]。但这些并不是麻醉前的常规检测。围手术期禁食、恐惧、疾病状态和其他原因引起的应激反应可导致代谢失偿和低血糖。因此建议小儿术前静脉补充葡萄糖 - 电解质溶液。少数报道称吸入麻醉药可导致横纹肌溶解，导致一些麻醉医生不愿意使用吸入麻醉药[236,237]。然而，接受手术的先天脂肪酸代谢紊乱患者的数量可能远远大于因使用吸入麻醉药而发生不良结果报告的数量。因为这些患者对应激的反应有很大的不同，所以大多数人能很好耐受麻醉剂。现有证据表明，在这些儿童中，任何一种特殊麻醉剂的围手术期风险都不会更大。

如果临床医生选择避免吸入麻醉药，可以选择区域麻醉和全凭静脉麻醉。小儿四肢手术可以选择静脉麻醉复合区域阻滞[213]，以丙泊酚为基础的全凭静脉麻醉通常可以应用于小儿（见第 8 章）[23]。

丙泊酚输注综合征是指长时间输注丙泊酚引起的罕见的致命性的一系列综合征。临床表现为高脂血症，肝脏肿大，严重代谢性酸中毒，横纹肌溶解，肌红蛋白尿和心力衰竭[239-241]。在这种综合征中，特殊脂肪酸大量增加（丙二酰肉碱和 C5- 酰基肉碱），长链脂肪酸进入线粒体障碍，导致线粒体呼吸衰竭[242]。另外有研究认为丙泊酚输注综合征可能与中链酰基辅酶 A 脱氢酶缺乏有关，尽管这还没有得到证实[239]。丙泊酚会损害脂肪酸的吸收和氧化，这一观点增加了对脂肪酸代谢缺陷患者使用丙泊酚可能引发代谢危机的可能性，虽然这从未被证实过。在缺乏足够的碳水化合物摄入的情况下输注丙泊酚的脂质负荷会使卡尼汀缺乏作为丙泊酚输注综合征的模型[243]。此外，丙泊酚本身已被证明可以抑制线粒体呼吸，这可能加剧了脂肪酸氧化不足的影响[239]。在这些儿童中，丙泊酚的使用可能与引发代谢危机的不明确风险有关。如果他们的代谢异常是亚临床的，对这种罕见病的诊断并没有一个简单、廉价的术前筛查工具。即使这个孩子被诊断为脂肪酸氧化缺陷的一个亚群，也不可能在术前预测哪些孩子对丙泊酚是敏感的，及其敏感程度。

其他 TIVA 方案可能考虑包括氯胺酮、右美托咪定、苯二氮䓬类和阿片类药物，术前与家长、儿童和外科医生的讨论围手术期横纹肌溶解和类 MH 反应的风险。

抗精神病药恶性综合征

抗精神病药恶性综合征（NMS）是一系列与使用抗精神病药（0.1%～2.5%）相关的罕见的危及生命的综合征，表现为慢性发热、肌强直、意识改变、长期的植物神经不稳定[244]。实验室检查可见肌酸激酶升高、白细胞增多、转氨酶增加、血清铁或钾浓度降低[244]。NMS 与 MH 症状及体征相似，鉴别困难，但 NMS 与使用抗精神病药有关，MH 与吸入麻醉药和琥珀酰胆碱有关。

与小儿 NMS 相关的代表药包括阻断所有多巴胺 D2 受体的抗精神病药（高效抗精神病药，如氟哌利多；非典型抗精神病药，如替沃噻吨；低效 D2 受体拮抗剂，如甲氧氯普胺；

三环类抗抑郁药），停用抗帕金森的药物也可导致 NMS。虽然这一症状被归因于中枢多巴胺的缺乏，但也有人提出了其他病理生理机制来解释许多不能被多巴胺缺乏所解释的临床发现。

NMS 的治疗包括早期识别，停用抗精神病药，维持水电解质平衡及加强护理[244]。药物治疗包括多巴胺激动剂溴隐亭和丹曲林，尽管丹曲林的使用存在争议。虽然丹曲林被列入精神病学教科书治疗 NMS 的一线药物，除一例病例报道外，目前尚没有证据证明其有效性[244-246]。

有相当一部分儿童需要服用抗精神病药，在这个群体中，NMS 仍然是一个问题，尽管有新药出现。儿科患者服用抗精神病药物在围手术期充满了潜在的诊断难题，例如，一份报告描述了患有严重脑瘫和癫痫症的儿童的术后 NMS，没有服用过任何神经地西泮药，但丹曲林成功治疗了三次[247]，这是 NMS 还是轻度 MH？答案仍不清楚。

总结

儿科麻醉中的许多临床情况可能与 MH 相似，需要敏锐地诊断。并非所有在吸入麻醉下出现的代谢综合征都是 MH，而且并非所有对丹曲林都有效的代谢综合征都是 MH。

（朱昌娥 译，魏嵘 校，上官王宁 俞卫锋 审）

精选文献

Hopkins PM. Malignant hyperthermia: pharmacology of triggering. *Br J Anaesth*. 2011;107(1):48-56.
Excellent review of the ability of all drugs used in the anesthetic pharmacopaeia and their capacity to trigger MH.
Hopkins PM, Rüffert H, Snoeck MM, et al. European Malignant Hyper-thermia Group guidelines for investigation of malignant hyperthermia susceptibility. *Br J Anaesth*. 2015;115(4):531-539.
A European consensus protocol for the laboratory diagnosis of malignant hyper-thermia susceptibility. The new guidelines contain a narrative commentary that describes development, changes to previously published protocols and guidelines, and recommendations for patient referral criteria and clinical interpretation of laboratory findings.
Lerman J, McLeod ME, Strong HA. Pharmacokinetics of intravenous dantrolene in children. *Anesthesiology*. 1989;70(4):625-629.
The paper describes the pharmacokinetics of dantrolene in children.
Litman RS, Rosenberg H. Malignant hyperthermia: update on susceptibility testing. *JAMA*. 2005;293(23):2918-2924.
The authors offer an excellent, understandable review of the clinical pathophysiology and testing strategies for malignant hyperthermia.
Robinson R, Carpenter D, Shaw MA, et al. Mutations in RyR1 in malignant hyperthermia and central core disease. *Hum Mutat*. 2006;27(10):977-989.
This comprehensive clinical and genetic review of malignant hyperthermia (MH) and central core disease (CCD) compares data from the United States and the United Kingdom and shows that hot spots of mutations in RyR1 may be population specific. Combined data show that there are many mutations outside of the hot-spot regions. Some mutations are concordant for both MH and CCD, and some are not.
Rosenberg H, Pollock N, Schiemann A, et al. Malignant hyperthermia: a review. *Orphanet J Rare Dis*. 2015;10:93.
This article is a comprehensive review of all aspects of MH, including the clinical diagnosis, management as well as the preparations of dantrolene, genetics and ongoing controversies related to associated medical disorders.
Rossi AE, Dirksen RT. Sarcoplasmic reticulum: the dynamic calcium governor of muscle. *Muscle Nerve*. 2006;33:715-731.
The article reviews the molecular pathophysiology of malignant hyperthermia and central core disease.

参考文献

第42章　局部麻醉

SANTHANAM SURESH, DAVID M. POLANER, CHARLES J. COTÉ

42

　　在过去二十年里,小儿局部麻醉技术的应用显著增加[1-9]。对于小儿患者,局部麻醉最常与全身麻醉复合应用,在某些情况下局部麻醉技术也可单独使用。除了中枢神经轴索阻滞,外周神经阻滞的使用也越来越多;高分辨率便携式超声成像开创了确保这些阻滞方法安全有效的新纪元。解剖结构的超声可视化使针或导管放置更加精确,保证药物注射到正确的位置,并减少达到神经阻滞效果所需药物的容积,减少局麻药中毒的可能性(见第43章)[10]。超声引导技术也促进了众多神经阻滞的实施,包括躯干部神经阻滞,不同路径的臂丛神经阻滞(锁骨上和锁骨下阻滞)和一些下肢神经阻滞(大腿中部大隐和内收肌管阻滞);否则仅通过体表标志或神经刺激仪,这些神经阻滞在小儿患者中不能准确、安全地进行。最近几次关于小儿区域阻滞的大规模研究认为外周神经阻滞在小儿麻醉中的重要性越来越突出;另外,来自儿科局部麻醉网(Pediatric Regional Anesthesia Network, PRAN)的数据提示,超声引导技术的使用增加可能,至少部分推动了这一趋势[11,12]。神经阻滞与全身麻醉复合应用时,可获得无痛苏醒和术后镇痛且无胃肠道外应用阿片类药物的不良副作用(见第43章)[13]。神经阻滞带来的好处对新生儿、早产儿、患有肺囊性纤维化和其他疾病的小儿尤其重要,他们容易受到阿片类药物不良反应的影响。还有证据表明局部麻醉可以改善小儿胸科手术以及上腹部手术后的肺功能[14-17]。最后,近年来"日间手术"病例数量的大幅增加使局

部麻醉优势显现,如苏醒迅速,更好地术后镇痛,无意识及感觉改变,无阿片类药物引起的恶心或呕吐。然而,这些技术安全有效地应用于小儿,有赖于阻滞部位局部解剖学以及局麻药药理学的发展。尽管越来越多的证据和共识提出,与体表标志技术相比,超声引导技术在外周神经阻滞的安全性和精确性方面有很多优势[18,19],本章仍将重点介绍基于体表标志的技术,以供没有超声成像仪器者学习。超声技术将在第43章中描述。本章还将重点讨论可用于小儿的各种神经阻滞技术以及神经轴索麻醉的局麻药的共性问题。

局麻药的药理学和药代动力学

　　临床应用的局部麻醉药(简称局麻药)主要分为两类——是酰胺类和酯类(表42-1,原文942页)。酰胺类局麻药通过肝脏中的细胞色素酶P450降解,而酯类局麻药主要通过血浆中胆碱酯酶解离。这些降解途径解释了局麻药间分布和代谢的差异,特别是新生儿与成人之间的差异。

酰胺类

　　用于小儿的酰胺类局麻药主要有利多卡因、丁哌卡因(以及其异构体左旋丁哌卡因)和罗哌卡因。药物的选择通常取决于期望的神经阻滞起效速度和作用持续时间,但是在小婴儿和儿童患者中药物的选择也与其潜在毒性有关。与

表 42-1　常用局麻药	
酯类	酰胺类
普鲁卡因	利多卡因
丁卡因	甲哌卡因
2-氯普鲁卡因	丁哌卡因
	左旋丁哌卡因
	罗哌卡因
	依替卡因

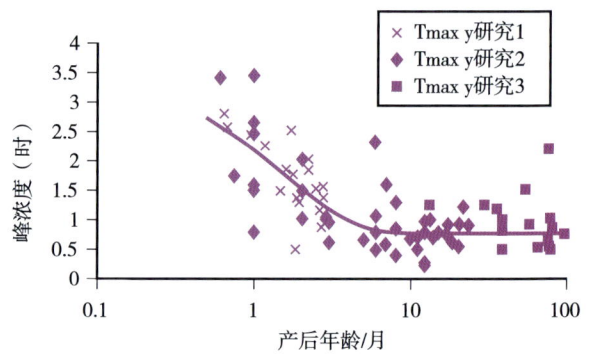

E 图 42-1　半对数图在 2mg/kg 左旋丁哌卡因的剂量下，个体性预测出生不同年龄达峰（T_{max}）时间的半对数图。实线表示 T_{max} 与出生后年龄的非线性关系。改编自 Chalkiadis GA, Anderson BJ. Age and size are the major covariates for prediction of levobupivacaine clearance in children. *Paediatr Anaesth*. 2006；16［3］：275-282

成人肝脏相比，新生儿肝脏中酶代谢和生物转化药物的活性有限（见第 7 章和图 7-11）。氧化还原药物的功能特别不成熟[23-30]。新生儿不能代谢甲哌卡因，其中大部分未改变而经尿液排出[31-37]。出生时共轭反应受限，直到大约 6～12 月龄才达到成人水平[25-28, 33]。

　　婴儿的硬膜外腔与成人不同，血管分布较多，脂肪较少，且局麻药的表面吸收较少。解剖学有研究表明硬膜外脂肪外观呈海绵状和凝胶状，个体脂肪球之间有清晰的空间。随着年龄的增长，脂肪变得更加紧密和纤维状。左旋丁哌卡因的硬膜外吸收半衰期从出生后 1 个月（postnatal age, PNA）的 0.36h 减少至出生后 6 个月的 0.14h（E-3-1）。于是，结合清除率减少（通过细胞色素 P450，CYP3A4），达到血浆峰值浓度的时间（T_{max}）从 1 个月（PNA）的 2.2h 减少至 6 个月的 0.75h（成熟值的 80%）[39]。

　　年龄较大小儿的局麻药的药代动力学也与成年人不同。小儿酰胺类局麻药稳态分布容积（steady-state volume of distribution, V_{dss}）大于成人，但清除率（Cl）相似[40-42]。因消除半衰期（$T_{1/2}$）与表观分布容积和清除有关。

$$T_{1/2}=(0.693 \times V_{dss})/Cl$$

　　较大的 V_{dss} 直接延长了消除半衰期。然而，连续输注酰胺类局麻药时，清除率决定了 V_{dss}；新生儿的清除减少意味着重复使用和连续输注将导致局麻药的积累（E 图 42-1）[43-45]。当这类小儿术后镇痛需长期应用酰胺类局麻药时，必须降低输注速率和浓度。

　　成人和儿童的药代动力学的进一步区别在于，药代动力学差异可能会因神经阻滞的位置和类型而放大。小儿肋间神经阻滞后局麻药血浆浓度达峰时间快于成人，但骶管阻滞的达峰时间相似（利多卡因和丁哌卡因约 30min）[40, 46, 47]。体重<15kg 的小儿髂腹股沟神经阻滞时，如果用量超过 1.25mg/kg，则可能会产生丁哌卡因中毒[48]。

丁哌卡因

　　丁哌卡因可能仍然是一些机构中婴儿和儿童区域阻滞最常用的酰胺类局麻药，尽管罗哌卡因（以及加拿大和欧洲的左旋丁哌卡因）的使用越来越多。单次给予丁哌卡因时，镇痛时间可达 4h，但在小婴儿中，其作用时间略短。使用的浓度取决于注入部位，所需的阻滞强度，药物的毒性阈值和合用其他局麻药时的剂量限制，如由外科医生局部浸润或静脉注射（IV）或外用喉气管内表麻给予的利多卡因，外周神经阻滞最常用的浓度为 0.25%，连续硬膜外给药时浓度降低

至 0.062 5% 到 0.1% 的范围。0.5% 浓度很少用于小儿，虽然它可能用于外周神经阻滞，因为这时无须连续给药，不存在药物累积，给药剂量足够小不需要考虑药物中毒。更高的浓度会增加运动神经阻滞的强度，这也可能是某些临床情况所需要的。

　　丁哌卡因与血浆蛋白特别是 α_1- 酸性糖蛋白高度结合。它是左旋和右旋对映体的外消旋混合物；*L*- 异构体生物活性具有临床效果，*d*- 异构体与毒性相关。左旋丁哌卡因是丁哌卡因的 *l*- 对映体，保留了作为外消旋制剂的阻滞功效和作用时间（在绵羊模型和成人志愿者中都有证明），但心脏毒性和中枢神经毒性的风险降低了 30%[49-50]。虽然因其低毒性特征左旋丁哌卡因使用广泛，但目前在美国尚不可使用[51]。

　　几种试验性制剂有望延长局麻药的镇痛时间，减少其潜在的毒性[52-54]。生物蚀解胶囊微球丁哌卡因[55]用于外周神经阻滞时，根据微球体配方的不同可持续释放局麻药需要数小时到数天，从而产生较长时间的镇痛作用[56]。向微球中加入地塞米松可以延长高达 13 倍的阻滞时间，且动物研究发现血浆丁哌卡因浓度远低于毒性阈值[57]。未发现局部不良反应。已经研发出几种不同的制剂，包括合成生物蚀解胶囊微球，蛋白质 - 脂质 - 糖球和脂质球[58-60]。第一代制剂（Exparel, Pacira Pharmaceuticals, Inc., Parsippany, NJ）已被美国 FDA 批准用于 18 岁及以上患者的局部浸润麻醉（未批准用于外周神经阻滞）；毒理学研究表明，由于药物速度缓慢，中毒风险较低[52, 61-63]。然而，几项成人研究（无小儿资料）发现镇痛作用的实际持续时间仅比丁哌卡因复合肾上腺素略微延长[64]。尽管如此，长时间的局部麻醉作用对于那些需要长时间镇痛但又不能留置局麻药导管的患者特别有用。

　　我们似乎仍在等待显著提高临床有效性的制剂。新作用机制的更有前景的新药可能即将面世。I 型钠通道阻滞剂如 neosaxitoxin 具有低毒性和高效性，目前正在进行早期临床试验（见第 44 章）[65-67]。其可能的应用范围包括肋骨骨折后的肋间神经阻滞、日间手术后镇痛、以及那些留置硬膜外导管增加感染风险的小儿。

罗哌卡因

罗哌卡因是一种酰胺类局麻药。像左旋丁哌卡因一样是一种 *l*- 对映体,与丁哌卡因相比,心脏毒性和神经系统毒性降低[68]。50% 动物致死剂量(LD$_{50}$)大于丁哌卡因。应用于不同成熟度的大鼠股神经阻滞时,等效价剂量的罗哌卡因耐受性比丁哌卡因高 3 倍[69]。与其他等效镇痛作用的局麻药相比,罗哌卡因产生运动阻滞的强度较小,尽管这方面的数据结果存在争议[70]。一些研究报告表明,与丁哌卡因比较,罗哌卡因的运动神经阻滞微弱,也有其他研究报告指出,运动和感觉神经阻滞无差异。低浓度应用时,罗哌卡因比丁哌卡因对 Aβ 和 C 纤维产生更强的阻滞,从机制上正是两者阻滞效果的差异[71]。然而,大部分幼小动物的数据不支持两者之间存在感觉运动神经阻滞较大差异。与成人数据不同,少数婴儿和儿童临床研究结果表明儿童不存在运动感觉神经阻滞差异[69,72]。婴儿和儿童的临床研究提示,罗哌卡因镇痛持续时间较长,尽管使用药效减弱的溶液[72-74]。虽然只有有限的数据,对儿童来说,毒性的降低使罗哌卡因在这个年龄段成为一种有吸引力的药物。罗哌卡因具有潜在的血管收缩特性;因此它不能制作为含肾上腺素的溶液。大多数临床研究使用 0.2% 溶液(2mg/ml);药物注射容量与丁哌卡因相似,但取决于阻滞的类型和儿童的年龄大小。我们通常使用 0.1% 浓度与阿片类药物复合应用于连续椎管内术后镇痛,而 0.2% 浓度可用于胸段硬膜外输注和外周、丛神经阻滞。

利多卡因

与丁哌卡因和罗哌卡因相比,利多卡因的作用持续时间相对较短;它很少单次给药应用于小儿局部麻醉中,效果持久对于术后镇痛通常是一个优先的考虑。但是,它可以通过导管持续输注产生有效的连续神经阻滞,尽管这种情况下,罗哌卡因、左旋丁哌卡因和丁哌卡因更为常用。体外实验表明,在不成熟的神经系统中,利多卡因比其他局麻药可能具有更大的潜在神经毒性潜力,虽然这些发现的临床意义仍不清楚,也未经证实[75]。

酯类

酯类局麻药的药代动力学也受到血浆蛋白量和活性的影响。与成人相比,新生儿脐血中的血浆假胆碱酯酶活性较低;因此酯类麻醉药血浆半衰期为延长[76]。尽管婴儿的消除半衰期延长,2,3-氯普鲁卡因已被推荐用于新生儿区域神经阻滞,尤其是持续硬膜外和神经丛阻滞[77,78]。有限的数据表明,2,3-氯普鲁卡因应用于这些情况时是安全的,1.5% 浓度使用数小时后不会发生毒性累积。

新生儿体内另一套活性相对较低的酶系统是高铁血红蛋白还原酶,负责维持血红蛋白处于能够结合和输送氧气的低价状态。丙胺卡因经肝脏代谢产生邻甲苯胺,从而产生高铁血红蛋白血症,使红细胞携氧能力下降。新生儿体内高铁血红蛋白还原酶活性下降,胎儿血红蛋白氧化敏感性增加,所以丙胺卡因可能不适用于新生儿。虽然丙胺卡因在美国不再用于局部注射,但它仍是一种常用透皮局麻药 EMLA 乳膏(局麻药的低共熔混合物)的成分之一。新生儿中 EMLA 乳膏使用的总剂量和表面积必须严格控制,因为已有使用后出现高铁血红蛋白血症的报道(见第 7 章)。即使是婴幼儿也不是没有增加毒性的危险,所以必须仔细计算剂量[80]。其他局麻药,特别是外用局麻药,如苯佐卡因,因为同样的机制此对婴儿有高铁血红蛋白血症的风险[81]。EMLA 乳膏应适量用于正常完整皮肤[82]。(0～3 个月或体重<5kg,最大使用剂量为 1g,最大应用表面积大约 10cm^2;3～12 个月,>5kg,最大使用剂量为 2g,最大应用表面积为 20cm^2;1～6 岁,>10kg,最大使用剂量为 10g,最大应用表面积约 100cm^2;7～12 岁并且>20kg,最大使用剂量为 20g,最大应用表面积约 200cm^2)。如果 EMLA 乳膏应用于黏膜表面(如阴茎龟头)时,必须减少剂量。除去乳膏后作用持续 1～2h。不良反应包括皮肤烫白、红斑、瘙痒、皮疹和高铁血红蛋白血症。用于 1 个月以下的儿童时,应严格注意 EMLA 乳膏的量和应用表面积。婴幼儿接受可能诱发高铁血红蛋白血症的药物,如苯妥英、苯巴比妥和磺胺类药物时风险可能会增加,需很谨慎。此药禁用于先天性或特发性高铁血红蛋白血症儿童。表麻药丁卡因与 EMLA 相比,镇痛起效更快,穿透皮肤深度增加,并且皮肤血管收缩最小化[83]。与 EMLA 乳膏相比,利多卡因的离子导入也可以产生优良的透皮镇痛作用,起效(10min)更快和皮肤穿透深度也更大[83]。

局麻药的毒性

除了不常见的一些效应,例如产生高铁血红蛋白血症,局麻药的主要毒性作用表现在心血管系统和中枢神经系统(CNS)。局麻药容易穿过血脑屏障而引起 CNS 功能改变。可以观察到一系列症状随着血浆局麻药浓度升高而逐渐加重,虽然这种现象在婴儿和儿童中可能并不明显。由于丁哌卡因的心脏毒性阈值较小,婴儿和儿童可能几乎同时发生心脏和 CNS 毒性,心脏毒性甚至可能出现在 CNS 毒性之前。在术中使用时,全身麻醉药可能会掩盖丁哌卡因的早期毒性表现和 CNS 毒性症状,不易发觉丁哌卡因的毒性,直至破坏性心血管效应的显现[84]。

在清醒患者中,最早出现局麻醉毒性的迹象是外周感觉异常而不是 CNS 症状,这是因为局麻药在组织中高浓度。外周感觉异常之后是中枢神经系统前驱症状头晕,随后进展为视觉和听觉的干扰,例如聚焦困难和耳鸣。此时中枢神经系统毒性的客观表现是颤抖,言语不清,肌肉抽搐。当局麻药血药浓度继续增加时,可引起 CNS 兴奋,导致全身性癫痫发作。局麻药浓度进一步增加会抑制中枢神经系统,伴随呼吸抑制甚至呼吸停止。在成年人中,心血管毒性通常发生在 CNS 毒性之后。此时全身血压下降是因为①外周血管扩张、②直接心肌抑制,导致进行性心动过缓。最终可能导致心搏骤停。大剂量丁哌卡因特别是当使用含肾上腺素的溶液会产生室性心律失常,如室性心动过速,以及心肌缺血性改变如 T 波高尖和 ST 段抬高。丁哌卡因对心肌中快速钠通道、钙和慢钾通道有特别强烈的亲和力。这些解释了为什么丁哌卡因中毒儿童复苏如此困难[85-87]。钠通道的特异选择性开放状态尚未得到证实。还有证据表明缓慢或"闪烁"钾通道可能在丁哌卡因中毒中起重要作用[88]。

用丁哌卡因和肾上腺素进行血管内注射时,无 CNS 毒性症状的情况下,ECG 会出现特征变化。图 42-1 显示在意外静脉注射含和不含肾上腺素(阳性试验剂量)的丁哌卡因期间追踪获得的 ECG。即使小剂量肾上腺素如 1～2μg/kg制备成 1:200 000 溶液复合 0.25% 丁哌卡因应用时也会出现 T 波高尖,ST 段抬高,特别是在侧胸部的导联中[89-91]。当

心电图效应在丁哌卡因、丁哌卡因和肾上腺素、单独使用肾上腺素这几组中进行比较发现,肾上腺素的存在可导致心电图改变(1min 时 T 波高尖),动脉压增高和心率增快[92]。但是应该注意到这一点,T 波的这些变化与年龄相关,超过 8岁后上述反应减弱。这些数据表明在试验剂量给药期间仔细观察 ECG 可能是儿童吸入麻醉过程中意外静脉注射丁哌卡因的敏感指标(见后面的管理技术)[93]。

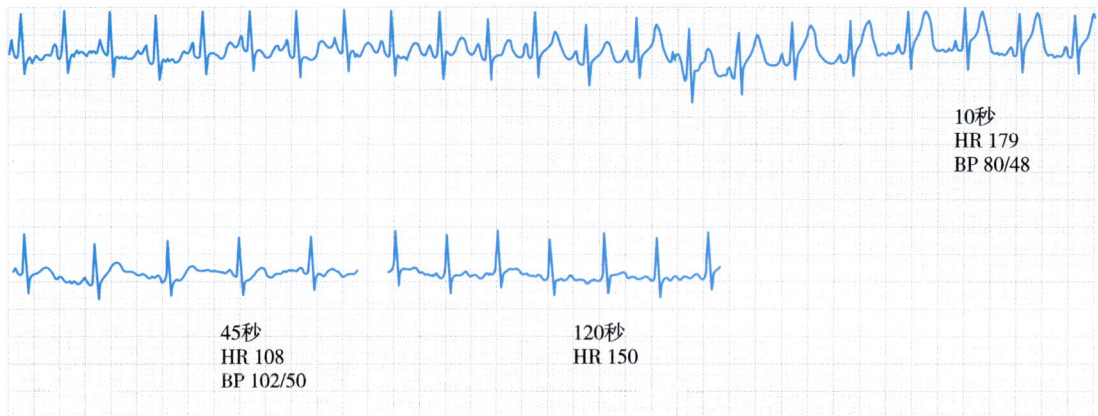

图 42-1　与静脉注射丁哌卡因和肾上腺素 1:200 000 相关的心电图改变。注意在第 10s 时 T 波高度显著增加。BP,血压;HR,心率。摘自:Freid EB, Bailey AG, Valley RD. Electrocardiographic and hemodynamic changes associated with unintentional intravascular injection of bupivacaine with epinephrine in children. *Anesthesiology* 1993;79[2]:394-398

血浆蛋白结合率是决定局麻药毒性最重要的药理学因素,特别是对于酰胺类,因为此类药物的游离(未结合)部分会产生毒性。血浆蛋白浓度降低导致更多药物处于未结合的活性形式,出现中毒的可能性更大(见第 7 章)。新生儿的 α_1-酸性糖蛋白浓度低于年长婴儿和儿童,导致新生儿临床上酰胺类局麻药游离比例更大。与成人相比,新生儿和婴儿中游离利多卡因和丁哌卡因的浓度高归因于 α_1 酸性糖蛋白水平以及这些药物的主要结合蛋白的降低[43,94-98]。目前的数据表明,6 个月以下婴儿的血浆游离药物浓度可能高出青少年的 30%,早产儿中更甚[99]。α_1-酸性糖蛋白是一种急性期反应物,手术后浓度增加。择期手术婴儿中 α_1-酸性糖蛋白的浓度低于急诊手术[100]。目前尚不清楚这些增加的 α_1-酸性糖蛋白浓度是否足以为围手术期丁哌卡因累积毒性的风险提供保护作用。蛋白结合率的降低在连续输注局麻药的新生儿中尤为重要,因为清除率降低利于药物积累和游离药物浓度的升高[101,102]。

利多卡因抑制人类新生儿心血管和呼吸系统的血浆浓度大约是成人中引起类似毒性的一半[103]。相比之下,2 日龄比 2 周或 2 个月大的豚鼠更不易受丁哌卡因的毒性作用影响,即使是 2 日龄豚鼠的血液中利多卡因浓度更高[84]。有关丁哌卡因和罗哌卡因的毒性的数据表明,婴儿、青少年与成年大鼠毒性是相似的。但是,年幼的狗对过量服用丁哌卡因引起的癫痫发作和心脏毒性的阈值均有降低[104]。因为物种差异在毒性研究中很重要,很难预测哪项研究代表人类新生儿[105]。关于丁哌卡因毒性血浆阈值的年龄依赖性差异,缺乏人类研究。与成人相同的丁哌卡因血浆浓度在婴儿人类中有癫痫发作和心脏毒性的报道。而一些动物研究的数据表明年幼的儿童中

酰胺类分布容积较大可以预防丁哌卡因毒性,大型回顾性数据分析接受硬膜外输注的婴儿,提示这些研究结果可能不适用于人类婴儿,特别是在连续输注或重复给药期间。当前关于婴儿早期药代动力学和药效学差异的数据建议在婴儿中使用局麻药时需谨慎。一些研究报道指出,婴儿和儿童可能会因硬膜外注射丁哌卡因而产生全身毒性,包括心律失常、癫痫发作和心血管抑制[43,101,106-108]。必须要特别注意局麻药的施用总剂量、给药速度、注射部位、以及使用血管收缩剂后局麻药摄取率的减少。当术后连续局部麻醉技术或手术时间较长时反复给予局麻药时显得特别重要。

我们建议不管给予 6 个月以下婴儿单次还是连续输注应用丁哌卡因和利多卡因时,其剂量均应减少约 30% 以降低中毒风险。同时,最大丁哌卡因输注速率不超过每小时 0.3mg/kg[44]。这些建议特别适用于术后镇痛连续输注丁哌卡因时,同样也适用于较长外科手术中局麻药大剂量单注射、重复注射和持续输注的情况。

局麻药外消旋混合物中的 d-立体异构体(或对映体)也可能是心脏和中枢神经系统的毒性的主要因素[87]。如前所述,如成年人和实验动物研究表明,与丁哌卡因外消旋混合物相比,罗哌卡因和左旋丁哌卡因(l-对映体)毒性降低[88]。这可能部分归因于心脏和 CNS 组织对 l-对映体的亲和力降低。左旋丁哌卡因和罗哌卡因应用于临床可能有助于减少局麻药中毒。

毒性的预防

关于婴儿和儿童的局部神经阻滞、局麻药的血药浓度以及使用剂量的研究较少。大多数剂量是从成人研究中推广

而来。表 42-2 列出了局麻药的最大推荐剂量，以及大致作用持续时间。为避免过量使用和可能的毒性作用，在研究明确儿童使用时局麻药对特定神经阻滞的药代动力学和药效学之前，应严格按照指南执行。如前所述，在年龄<6 个月的婴儿中，应减少所用剂量的 30%。

表 42-2　常用局麻药的最大推荐剂量和作用时间

局麻药	最大剂量/(mg/kg)[a]	作用时间/min[b]
普鲁卡因	10	60～90
2-氯普鲁卡因	20	30～60
丁卡因	1.5	180～600
利多卡因	7	90～200
甲哌卡因	7	120～240
丁哌卡因	2.5	180～600
罗哌卡因	3	120～240

[a] 局麻药的最大剂量。酰胺类局麻药用于<6 个月小婴儿中时剂量应减少 30%。当利多卡因血管内用药（如静脉局部麻醉）时，应将其剂量减少至 3～5mg/kg；没必要在静脉局部麻醉时应用长效局麻药，这种操作比较危险。

[b] 作用时间取决于浓度、总剂量、注射部位以及小儿的年龄。

局麻药的毒性反应与以下几点相关：①局麻药的给药总量；②给药部位；③摄取率；④毒性阈值的药理学改变；⑤给药技术；⑥局麻药的降解率，代谢率和排泄率；⑦儿童的酸碱状态[109-114]。因此对所给药物特定剂量限制的建议（包括那些作者）既过于简单又容易产生误导[115]。因为多种因素影响未结合局麻药最终浓度，并且没有明确和全面的数据，所以给予保守剂量仍然是常用的谨慎做法。

药物总剂量

局麻药的剂量应根据孩子的年龄、身体状况、麻醉区域和矫正体重确定。例如患有充血性心脏病的重病儿童，因心排血量减少以及肝血流量减少，而对酰胺类局麻药的代谢能力下降。同样，对于明显肥胖的孩子，不能仅仅根据体重而给予更大的剂量。如果特定手术需要较大容量局麻药，则应稀释浓度局麻药以避免超过最大推荐安全剂量。需基于孩子的瘦体重（如一个 20kg 的孩子可以接受高达 50mg 的丁哌卡因）计算剂量。一个简单的近似丁哌卡因用量为 1ml/kg（0.25% 丁哌卡因），对于 6 个月以内的婴儿用量减少大约 1/3。

注射部位

将相同剂量局麻药注入血管较多的区域会导致血液浓度高于注入血管较少的区域。成人中，区域阻滞后局麻药的摄取顺序（即局麻药最大血液浓度从最大到最大）如下①肋间神经阻滞，②骶管阻滞，③硬膜外阻滞，④臂丛神经和股骨-坐骨神经阻滞[116]。ICEBlock 可帮助记忆这些：

I=肋间

C=尾部

E=硬膜外麻醉

Block=外周神经阻滞

需要进行研究以确定此顺序是否适用于儿童。在疝修补术腹股沟神经阻滞中，仅使用推荐剂量的一半，0.5% 丁哌卡因不含肾上腺素，1.25mg/kg，体重<15kg 儿童的血药浓度是体重较大儿童的两倍[48]。但是，较大儿童髂筋膜阻滞产生丁哌卡因血药浓度，在可接受的安全范围内[117]。新生儿接受 0.125% 丁哌卡因 1ml/kg 腹横平面阻滞时，阻滞后 30min 出现最大血药浓度 0.38μg/ml；为毒性阈值 1.5～2.0μg/L 的 1/5～1/4[118]。在疝修补术中伤口局部浸润与局麻药血液浓度升高尚未发现有相关性[119]，但神经外科手术中头皮浸润时可能会导致血药浓度相对较高[120]。腰麻后局麻药的血药浓度非常低，甚至在新生儿中也是如此[98]。

局麻药的摄取率取决于注射部位的血管分布。血流灌注增多会增加摄入量，而灌注降低会减少摄取[121]。儿童摄取速率通常比成人更快。一般来说，在局麻药中加入血管收缩剂可收缩血管减少吸收率并延长阻滞的持续时间。在成年人中当复合强效局麻药使用时，肾上腺素的剂量通常要限制使用，因为有诱发心律失常的风险。如果肾上腺素与酯类麻醉药复合应用则没有增加心律失常的风险。例如，在成人用氟烷麻醉时，最大推荐肾上腺素的剂量为 1.0～1.5μg/kg。然而在儿童，大剂量的肾上腺素可能是安全的[122-124]。我们在儿童中用过高达 10μg/kg 的肾上腺素，最大值剂量为 250μg，在氟烷麻醉期间无心律失常的证据，目前来看，使用吸入麻醉剂时，应用这些剂量的肾上腺素可能更安全，不会兴奋心肌出现心律失常作用。肾上腺素浓度不应该超过 1：100 000，通常使用 1：200 000 或更小的浓度。快速转换局麻药浓度和各种稀释液中的肾上腺素量在表 42-3、表 42-4 中列出。肾上腺素禁用于一些末端动脉血管收缩可导致组织坏死的阻滞，例如手指和阴茎阻滞，虽然这种传统实践最近受到了挑战，但仍处于前瞻性研究的阶段[125-127]。

表 42-3　肾上腺素稀释比例以及 μg/ml 的换算

肾上腺素稀释比例	μg/ml
1：100 000	10
1：200 000	5
1：400 000	2.5
1：800 000	1.25

表 42-4　局麻药浓度以及 mg/ml 的换算

浓度/%	mg/ml
3	30
2.5	25
2	20
1	10
0.5	5
0.25	2.5
0.125	1.25

中毒阈值的变化

地西泮或咪达唑仑等药物可增加癫痫发作阈值（即 CNS 毒性的阈值），可以成为局部麻醉的有效辅助手段。术前用药地西泮（0.15～0.3mg/kg）可以减轻孩子的焦虑，也可为局麻药过量时 CNS 中毒时提供些保护作用[128]。虽然地西泮不再常见于围手术期儿童临床应用，动物模型证据和相当多的人体临床经验表明，咪达唑仑在终止癫痫发作方面也是有效的。但是，动物数据表明，复合应用地西泮时，丁哌卡因在小鼠血清和心脏组织中的消除率减少[130]。这种效应并不是蛋白质结合变化的结果[131]。尚不清楚是否所有药物都是如此，或者人类中情况也如此。用苯二氮䓬类药物预先给药可预防 CNS 毒性的表现，但心血管的阈值毒性却未改变。因此，在苯二氮䓬类预先给药后，可能会发生无 CNS 中毒警告性心血管系统衰竭，因为 CNS 毒性的症状可能会减弱。因为大多数儿童局部麻醉管理在全身麻醉诱导后实施（除外在前早产儿的一些阻滞中），所以大多数情况下这种效应无实际意义。

给药技术

无论何时进行局部麻醉操作，麻醉医生都需准备好不良反应和复苏所需用品，包括药物，吸引装备和气道设备等必须随时可用。注射针头或导管放置到位，给药之前必须始终回抽检查是否有血，以确定针头是否在动脉或静脉内。观察针或导管的被动血液回流比主动回抽血液似乎更为可取，因为血管，比如硬膜外静脉丛等，其血管壁较薄，在施加负压时容易塌陷。所以无法吸出血液并不是针头或导管不在血管中的绝对证据。出于这个原因，需要预先用较小容量局麻药复合血管内注射标记物，例如浓度为 1∶200 000 的肾上腺素，观察 ECG 30～60s。来自清醒成年人的数据显示，血管内给药 1min 时心率会增加[133]。然而，当药物是在全身麻醉期间给药时，其检测是否血管内注射的功效可能降低很多。在氟烷麻醉期间，静脉注射 0.5μg/kg 肾上腺素后，只有 73% 的儿童心率加快，提示血管内注射的这种标记并不完全可靠[136]。在注射试验剂量之前几分钟给予阿托品，阳性反应率增加至 92%，提示迷走神经张力和麻醉剂交感神经反射的钝化作用导致试验剂量的敏感性降低。异氟烷麻醉期间，试验剂量具有相似的局限性[135]。用七氟烷时，如果心率增加 10 次/min 为阳性，肾上腺素使用剂量超过的 0.5μg/kg 话，则在 100% 的儿童反应为阳性；如果使用 0.25μg/kg 肾上腺素，则有 85% 儿童为阳性结果[136]。在所有儿童中，两种剂量的肾上腺素进行血管内注射时，T 波幅度变化都是局麻药血管内给药的可靠指标（图 42-1）。该研究对所有儿童都给予阿托品预处理。全身麻醉中不使用阿托品时，试验剂量溶液中肾上腺素剂量增加至 1.0μg/kg 或增加浓度到 1∶100 000 是否提高心率反应的敏感性尚不清楚。注射试验剂量后 60s 内，收缩压升高超过 10%，表明血压升高可能是吸入麻醉全麻维持下肾上腺素入血管的一个更敏感指标。ST 段和 T 波的变化似乎也是局麻药误入血管的敏感指标。观察心电图变化是丁哌卡因和肾上腺素注射入血管内的一个非常敏感指标。97% 的婴儿和儿童接受静脉注射丁哌卡因和肾上腺素后出现心电图改变[90]。这些研究未证实使用阿托品预处理对心率影响的效果。然而在丙泊酚和瑞芬太尼全凭静脉麻醉（TIVA）维持期间，却有截然不同的结果报道。一项儿童 TIVA 期间接受静脉注射丁哌卡因与肾上腺素治疗的前瞻性研究发现，T 波改变与吸入麻醉维持时不一致，并且不能作为血管内注射的可靠指标[115]。只有血压（特别是舒张压）与吸入麻醉维持时的结果一致，是可靠的血管内注射标志物，在 TIVA 期间，所有患者血压升高都超过 10%。

尽管没有一种试验剂量方案是绝对可靠的，试验剂量阴性结果的解读困难促成了欧洲局部麻醉和疼痛治疗学会（European Society of Regional Anaesthesia and Pain Therapy，ESRA）/美国局部麻醉和疼痛医学协会（American Society of Regional Anesthesia and Pain Medicine，ASRA）相关实践咨询的发布，可参考使用[137]，在给予治疗剂量的局麻药之前，特别是如果阻滞的解剖位置在血管附近，使用含肾上腺素的试验给药似乎是最谨慎的方法[136]。通过导管连续注射之前，应重复给予试验剂量。如果药物注射可以使用超声实时显示，则可能不需要试验剂量，因为药物的实际注射位置可以实时观看到，但这也可能不是绝对可靠的。如果患儿接受的是一般吸入麻醉，应该在注射试验剂量后仔细观察心率、血压和 ST 段的变化[93]。阿托品预处理（10μg/kg）可能会增加误入血管注射的检出率。此外，注射速度也可能是毒性产生的一个因素。如果部分或完全注射入血管内，缓慢注射可能不会超过毒性阈值，然而快速注射则可能超过。因此缓慢、逐步增加局麻药注射剂量（超过几分钟）可能会进一步增加区域阻滞的安全性，尽管短时间内重复注射也可能导致毒性反应。

局麻药全身毒性的治疗

局麻药过量毒性反应的治疗需要对前面描述的体征和症状进行了解。局麻药的全身毒性（local anesthetic systemic toxicity，LAST）的迹象，包括灾难性的心血管事件，都可能被全身麻醉掩盖。实际上，吸入麻醉剂可能会提高惊厥的阈值，从而延迟毒性的发觉，直至发生心血管系统衰竭。甚至在未经麻醉的儿童中，从前驱症状到心血管衰竭的进展也可能非常迅速，甚至在一些病例可能需要直接启动心肺复苏治疗以重建循环和正常心脏节律，包括及时进行胸外按压，同时准备好明确的治疗。同往常一样，初始管理应包括建立和维持畅通的气道并提供充足的氧气。及时给予改变惊厥发作阈值的 CNS 抑制剂可以预防惊厥发作。给予咪达唑仑（0.05～0.2mg/kg，IV），硫喷妥钠（2～3mg/kg，IV）或丙泊酚（1～3mg/kg，IV）可有效预防或终止惊厥发作；然而，后两种药物也是强效的心肌抑制剂，应谨慎使用。如果存在惊厥发作并且气道安全无法保证，可以给予琥珀酰胆碱或其他肌松药以助于气管插管但不能防止惊厥发作。然而，需要谨记的是，惊厥发作的急性并发症就是导致气道问题（缺氧和误吸），确保气道通畅应优先于惊厥发作电活动的控制。高碳酸血症加剧了中枢神经系统兴奋性的增高；因此，给予惊厥发作的患儿适当过度通气非常重要。所有这些干预措施坚决不能取代或延迟给予脂肪乳剂，直接治疗局麻药毒性，应

42

在进行这些治疗的同时寻求帮助。实际上,两个病例报告表明脂肪乳剂在逆转无心血管衰竭的 LASTCNS 症状方面,可能是首选的一线治疗[138,139]。

LAST 治疗的进展促使大量酰胺类局麻药误入血管内后心血管系统衰竭的干预措施发生了巨大变化。静脉注射脂肪乳剂已经证实对丁哌卡因和罗哌卡因毒性引起心搏骤停的复苏有效。在犬的一项实验报道中,局麻药中毒心搏骤停,给予脂肪乳剂,经过 10min 的胸外按压后成功复苏。尽管接受 20% 脂肪乳剂输注组的犬 100% 复苏成功,但接受盐水溶液输注的对照组无一例存活。组织浓度和反应之间的明确相关性已建立[144]。脂肪乳剂效果优于肾上腺素,肾上腺素在丁哌卡因毒性大鼠模型中恢复代谢和恢复血流动力学指标方面不比对照组好。这些动物研究结果得到了所有酰胺类局麻药误入血管后几项临床心搏骤停抢救报告的证实[143-146]。脂肪乳剂治疗丁哌卡因中毒的作用机制尚不完全清楚,但离体大鼠心脏的研究结果表明,脂肪乳剂处理可将丁哌卡因从心肌中洗脱并加速丁哌卡因引发的心力衰竭的恢复[147]。与更为常规的抗心律失常药物相比,这种"脂质沉降"假说提出了一种新的作用机制,治疗效果似乎也更好。脂肪乳剂浓度与心肌丁哌卡因浓度呈负相关(脂质浓度越高,降低心肌内的丁哌卡因浓度就越有效)表明这种脂质沉积假说是正确的。此外,一项针对乳猪的研究表明,在给予脂肪乳剂的前提下,心搏骤停初始阶段给予肾上腺素实际上可能会损害脂肪乳剂的复苏产生,阻止对治疗的持续反应,单用脂肪乳剂治疗较肾上腺素治疗和脂肪乳剂加肾上腺素治疗效果好[148]。

成人和相关试验文献报道表明,1ml/kg20% 脂肪乳剂给药时间应超过 1min,每 3～5min 重复一次,最多 3ml/kg,后续维持输注速率为每分钟 0.25ml/kg 直到血液循环恢复[149,150]。几个儿科事件报道,通过这种干预取得了成功,其用药剂量范围与成人报道的相似[144,151,152]。但是,有一份关于在儿童中使用过量脂肪乳剂的报告,这提醒我们儿童输注脂肪乳剂时应注意速率[153]。虽然儿童中脂肪乳剂的剂量仍然具有推测性,并没有研究证实,但成人指南可有效用于儿童。共识指出,进行局部麻醉时,20% 脂肪乳剂应在随手可拿到的位置,以备发生心脏毒性时快速治疗。虽然丙泊酚中含有脂肪乳剂,但对 LAST 患者进行复苏时并不建议丙泊酚替代脂肪乳剂,因丙泊酚制剂中的脂肪乳剂混合有丙泊酚,可能抑制心肌,对复苏不利。

因为心血管系统毒性的初始阶段包括外周血管扩张,支持治疗应包括静脉液体输注(等渗晶体液 10～20ml/kg),必要时滴定外周血管收缩剂,如去氧肾上腺素(初始速率为每分钟 0.1μg/kg),将血管张力和全身血压维持在可接受的范围内。当毒性进展到心血管衰竭,可发生严重心肌收缩力减弱,随后出现心律失常。在犬中,超声心动图显示,收缩功能降低发生在心律失常之前。许多毒性反应是自限性的,因为局麻药可在体内重新分配,血浆浓度会迅速下降。然而目前所有数据强烈建议,除标准心肺复苏方法外,脂肪乳剂输注应作为下一步的一线治疗;详见末页的推荐疗法。到目前为止,还没有及时输注脂肪乳剂治疗失败的案例报道。

局麻药的超敏反应

局麻药的超敏反应很少见[154-156]。酯类局麻药可代谢为对氨基苯甲酸,是该类药物引起过敏的主要原因。然而对磺胺类药物、亚硫酸盐或噻嗪类利尿剂敏感的儿童,这些药物可能会引起过敏现象[157,158]。在酰胺局麻药中,只有一例真正的过敏反应被记录在案。这些药物可能含有防腐剂,对羟基苯甲酸甲酯、对氨基苯甲酸敏感的人可产生过敏反应[158,159]。如有疑问,必须排除局麻药过敏。详细的方案见相关章节描述[160]。

全麻下患者的神经阻滞

尽管在成人文献中已经提到了对无意识患者施行神经阻滞有神经损伤风险的担忧,但这完全是基于个案报告,小儿麻醉的标准监护已经很早就开始应用于麻醉状态下施行区域阻滞的患儿。这种方法的安全性现在已经得到了来自 PRAN 的一项大型前瞻性研究证实,这是一项在 50 000 多个儿童区域阻滞中进行的随机队列[161]。这是全麻下儿童局部麻醉并发症的唯一的前瞻性调查,研究人员没有发现任何严重的并发症。全身麻醉下儿童区域阻滞和清醒或镇静儿童一样安全,全麻患儿术后神经系统症状发生率为 0.93/1 000[95% CI(0.7,1.2)],镇静和清醒的患儿中 6.82/1 000[95%CI(4.2,10.5)]。该作者的结论指出为全麻患儿进行神经阻滞是安全的,仍应作为标准的治疗方法,那些基于个别病例报道而提出的禁忌使用的建议是缺乏支持的。这些结论得到了 ASRA 和 ESRA 联合共识声明 B2 级证据的进一步支持[137]。

设备

超声的应用

最近人们对小儿超声引导外周神经阻滞产生了极大的兴趣[162]。高分辨率便携式超声机器已越来越普遍,并且已经彻底改变了小儿局部麻醉的临床操作。许多人认为已是大多数外周神经阻滞的新标准[19]。最近有证据表明,超声引导可提高尤其是年幼儿童外周神经阻滞的成功率,降低疼痛评分,延长阻滞持续时间,缩短阻滞操作时间和减少穿刺次数[19]。虽然这种方法需要复杂且昂贵的设备,也需要获得新技能,但很可能在小儿区域神经阻滞中占有至关重要的作用,这是因为大部分阻滞过程是在全麻下进行的。这些设备的成本 - 获益是合理的,因为它们可用于外周阻滞和动脉导管的置入。神经的直视化可以易化局麻药的正确注入,也可能减少成功阻滞所需要的局麻药总剂量。使用超声势在必行,因为超声能够扫描表面,而小儿的大部分神经通常离皮肤仅几毫米。超声引导外周神经阻滞的更深入讨论详见第 43 章。因为并不是每一位从业者都能用到超声,本章将对体表标志和神经刺激仪进行完整的讨论。

神经刺激仪的应用

使用周围神经刺激仪是一种定位被阻滞神经的可选择的安全和有效方法。尽管超声越来越多地应用于外周神经阻滞的实施,在无超声可用或者神经刺激器联合使用超声,特别是在当联合使用时无超声成像或成像效果不好的情况下，一些麻醉医师仍然会直接使用神经刺激仪来确定针头的位置。神经刺激仪不是解剖学知识的替代品，但而是无意识或不合作的深度镇静患儿神经阻滞操作的重要辅助工具。它避免了寻找异感或纯粹依赖于解剖学标志。当针靠近神经时，非绝缘针尖端发出的微小电流可刺激神经并产生运动反应。神经刺激仪如 E 图 42-2 所示放置在患儿身边。阴极（阴性极）电缆一端连接到神经刺激仪的低输出端，另一端通过无菌鳄鱼夹连接到 Teflon 绝缘针近端（非绝缘）柄，或者连接到专门设计阻滞针远离患儿另一端的插件引线。阳极（正极引线）电缆连接刺激器的高输出一端和患儿，远离阻滞部位，通过心电图电极连接到另一端[163,164]。针头在适当的解剖学方向上前进，当它到达正确的位置时，将神经刺激仪调

整到大约 0.5mA，以 1 秒间隔的单脉冲输出进行重复刺激。这样的情况下局部肌肉收缩应该最小，虽然可能出现直接的肌肉刺激，但必须与神经刺激区别开来。被阻滞神经的支配区域能观察到适当程度的肌肉收缩。当非绝缘针尖端接近神经时，肌肉收缩强度会增加，当针尖从神经移开时强度变弱。应将电流减少到大约 0.2mA，持续引发易于察觉的肌肉收缩，以确保针尖正确定位。需要指出的是，注射非常少量局麻药就会消除或急剧减弱由神经刺激仪低电流引发的反应，因此应在注射药物前优化针头位置。桡、正中、尺和肌皮神经刺激后的反应，如图 42-2 所示。

　　绝缘硬膜外导管也可以向头侧置入到腹部和胸部水平，然后在使用低电流刺激运动感觉神经观察异常反应下以确定导管尖端的皮肤水平[166]。

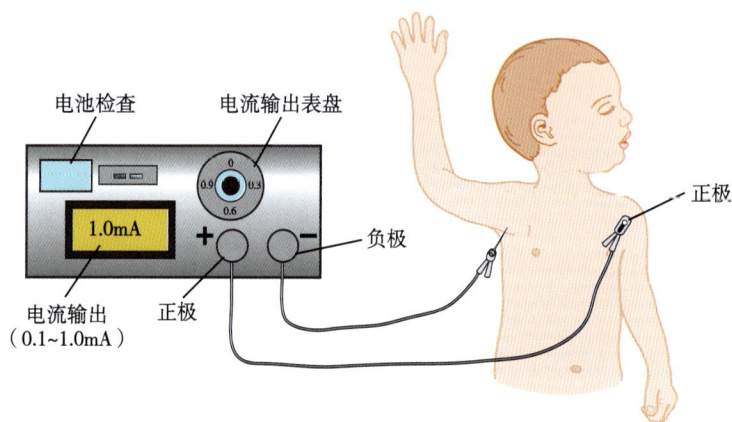

E 图 42-2　应该使用神经刺激仪来定位麻醉状态小儿的神经；清醒和镇静的小儿中，应避免感觉异常的找寻。在这个例子中，从腋下找寻臂丛。注意，引发适当肌肉反应的神经刺激电流是 0.5mA，电流为 0.2mA 仍继续有反应

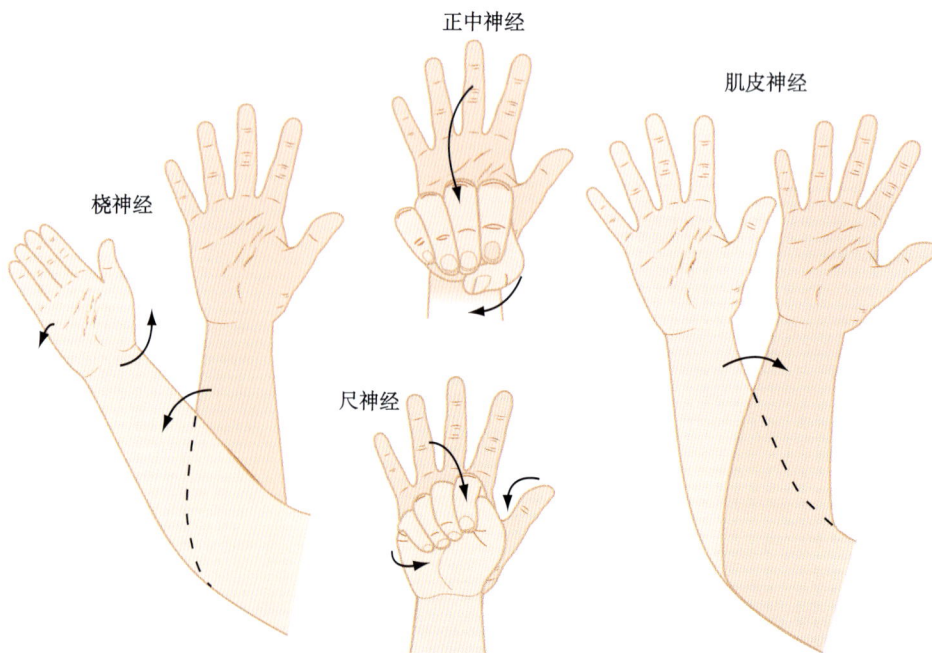

图 42-2　四种特定神经刺激后指、腕部、肘的特征性反应运动。改编自 Cousins MJ, Bridenbaugh PO, editors. *Neural Blockade in Clinical Anesthesia and Management of Pain*. 2nded. Philadelphia：JB Lippincott；1988：406.

具体操作

中枢神经轴索阻滞

解剖和生理学考量

小儿和成人之间的一些解剖学和生理学差异影响对局部麻醉的实施。新生儿和婴儿的圆锥(脊髓末端)位于 L_3 椎骨水平,这比成人更靠近尾部[166a]。因为脊柱骨骼和脊髓之间生长速度的差异,直到大约 1 岁(图 42-3)的时候圆锥才能达到成人水平 L_1。因此新生儿和婴儿腰椎蛛网膜下腔阻滞的穿刺部位应在 L_4~L_5 或 L_5~S_1 间隙进行,以避免穿刺针损伤脊髓。脊椎板在此年龄时钙化不良,因此正中入路优于旁正中入路,因为旁正中入路针容易在椎板中"走失"。另一个解剖学差异在骶骨。在新生儿中,骶骨比成年人更窄更平坦(图 42-3)。从骶管到蛛网膜下腔的方法比成年人更直接,更易穿透硬膜,所以新生儿骶尾部阻滞时,针头不得进入较深[167]。深骶窝的存在可能与脊柱分化有关,大大增加了穿破硬膜的概率。因此,这些小儿可能禁用骶管阻滞。

在新生儿中,皮肤到蛛网膜下腔的距离很短(约 1.4cm),并随着年龄而逐渐增大(图 42-4)[168]。婴儿和儿童比成人黄韧带更薄密度更低,硬膜外导管置入期间对于不熟练的操作者来说更难检测到硬膜外针,意外穿破硬脑膜的风险更

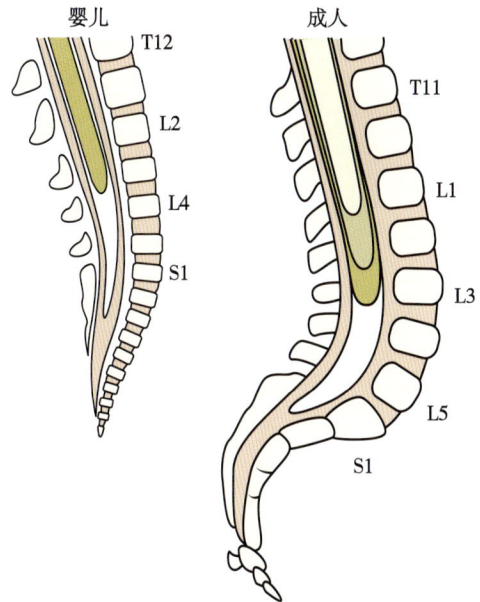

图 42-3 成人和儿童的解剖学差异影响脊髓麻醉和硬膜外麻醉的实施;婴儿(左侧)的骶椎与成人(右侧)相比,较平坦也较窄。应注意一点,新生儿的脊髓终止于 L_3,直到大约 1 岁时才能达到成人水平(L_1~L_2)。随年龄增长,脊髓相对于成人的位置在右侧以不同色调的黄色描绘出来,颜色最深的是新生儿脊髓形态,颜色最浅的是最终的成人形态

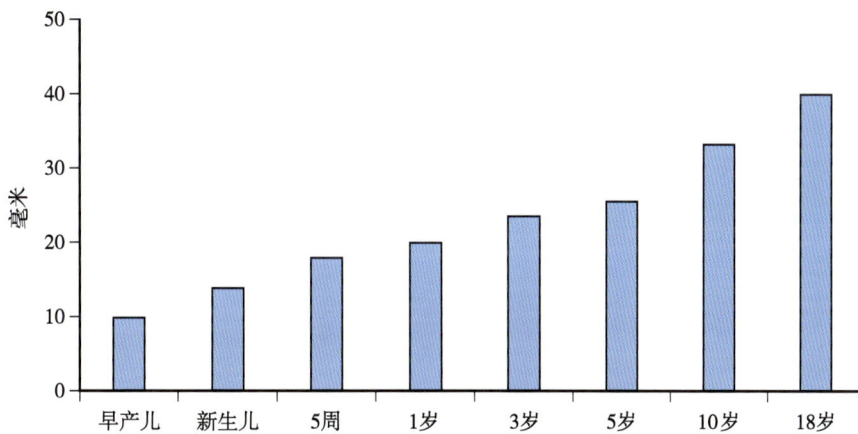

图 42-4 不同年龄皮肤到蛛网膜下腔的距离。摘自 Bonadio WA, Smith DS, Metrou M, et al. Estimating lumbar puncture depth in children. *N Engl J Med.* 1988;319(14):952-953;Kosaka Y, Sato K, Kawaguchi R.(Distance from the skin to the epidural space in children.)*Masui* 1974;23(9):874-875(in Japanese);Lau HP.(The distance from the skin to the epidural space in a Chinese patient population.)*Ma Tsui Hsueh Tsa Chi* 1989;27:261-264

大。婴幼儿脑脊液(cerebrospinal fluid,CSF)体积占体重的百分比比成年人更高(E 图 42-3),虽然这方面研究有限[169-173]。这一发现可能部分地解释了新生儿和幼儿蛛网膜下腔阻滞麻醉时,需要的局麻药剂量相对较大。婴儿和儿童的脑脊液循环速率也比成人更大,部分解释了婴儿和儿童中不管何种药物应用于蛛网膜下腔阻滞时,持续时间都明显缩短。需要特别注意这些解剖学差异,以实现成功和简单的脊髓或硬膜外麻醉。

与年龄较大的小儿及成人相比,婴幼儿蛛网膜下腔和硬膜外阻滞的特点是血流动力学稳定,即使阻滞水平达到上胸部皮区[174,175]。通过光谱分析表明心率变异较少、心率保持不变,因为副交感神经调节心率的作用在接受腰麻的婴儿中似乎减弱。这种减弱的迷走神经张力允许心率补偿外周血管张力的任何变化,与其他影响因素相比,这可能是保持血流动力学稳定性的最重要因素,例如婴儿相对较小的下肢静脉的容量和静息交感神经外周血管张力的相对缺乏[177]。腰

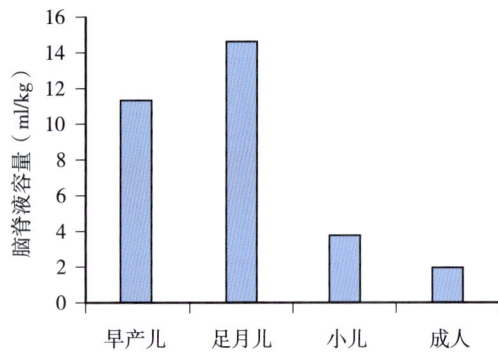

E 图 42-3 相对于体重和年龄的近似脑脊液（CSF）量。请注意，早产和足月婴儿的 CSF 要比儿童或者成人大得多；这可能部分地解释了婴儿中达到成功蛛网膜下腔阻滞时需要的局麻药剂量（mg/kg）增加。摘自 Lups S, Haan AMFH, Bailey P. *The Cerebrospinal Fluid*. Amsterdam: Elsevier; 1954; Cutler RWP, Spertell RB. Formation and absorption of cerebrospinal fluid in man. Brain 1968; 91(4): 707-720; Otila E. Studies on the cerebrospinal fluid in premature infants. *Acta Paediatr.* 1948; 35(Suppl 7): 9-100; Kruse F. Cerebrale krankheiten *des* kindesalters in typischen encephalogrammen. Ergeb Inn Med Kinderheilkd 1930; 37: 333-464; Samson K. Der normale Liquor cerebrospinalis im ersten Lebenstrimenon. Gesamte Neurol Psychiat. 1930; 128: 494-503

麻的非常高平面可引起显著的心动过缓，可能需要用迷走神经阻断治疗[178]。尽管如此，数据显示，婴儿至少在某些条件下，血管床的血管阻力和血流量会出现改变。在接受等比重丁哌卡因腰麻的早产儿中，脑血流量随着全身血压的下降而下降，虽然测量基线血压的情况尚不清楚[179]。在一项使用区域温度变化作为交感神经活动代表标志的研究中，蛛网膜下腔阻滞期间肢体温度升高，而躯干温度不变，血压变化不大[180]。据我们的临床经验，包括佛蒙特大学在内其他医院的新生儿腰麻经验数据库表明，蛛网膜下腔阻滞后，婴儿没有出现有临床意义的全身血压变化。

中枢神经轴索阻滞可减弱肋间肌力而影响胸壁和膈肌的呼吸力学。这可能与婴儿和幼儿胸壁顺应性较强特别相关，因为肋骨骨化程度最小[181]。相对于成年人，婴儿更多地依赖于膈肌运动保持潮气量。胸壁矛盾运动——也就是肋缘的向内位移，即使在没有气道阻塞的情况下，可以在健康深睡眠中的婴儿吸气时发生。在快速眼动（REM）和深度睡眠期间，胸壁矛盾运动随着膈肌偏移力量的增加而增加[182]。同样，在氟烷麻醉下，肋间肌力的抑制导致婴儿在自主呼吸时肋骨支架对通气的贡献降低。采用呼吸感应体积描记法对接受腰麻治疗疝气，而且其麻醉平面达到上胸段（$T_2 \sim T_4$）运动阻滞的 7 例早产儿的肋骨支架和膈肌对呼吸的贡献进行观察研究[181]，结果发现肋骨支架下段部分的向外运动减少且超过一半的婴儿出现反常运动。通过腹部移位估计，膈肌对呼吸的贡献在所有婴儿中都增加。这表明呼吸工作负荷从胸腔转移至膈肌以补偿肋间肌肉对呼吸贡献的减少。其他因素，如膈肌相对于胸壁的适应性改变，重叠区域大小发生相应改变（膈肌前膜的一部分贴在肋骨壁上），也可能有所贡献。这些测量值是与腰麻给药前每个婴儿的基础测量值进行的比较，但如果在深度睡眠期间对

未麻醉的婴儿进行测量，这些结果是否会有所不同还不得而知。很可能婴儿对这些影响已经很好地耐受，在绝大多数婴儿中膈肌补偿肋间肌对呼吸运动贡献减少的功能是完善的。

上腹部和胸部手术可通过神经抑制膈肌功能引起术后呼吸的变化[184-186]。诱导这种抑制的传入途径推测是由胸壁和腹壁引起，也可能是膈肌本身，虽然还未最终确定[187]。与盛行的观念相反，疼痛本身并不是术后呼吸功能障碍的主要原因。许多研究表明，阿片类药物无论是非消化道给药或是中枢神经系统给药，对术后呼吸功能的影响有限[188-190]。另一方面，区域阻滞被证实可以改善术后呼吸功能参数[17,185,191]。这些数据表明局部麻醉在缓解术后膈肌功能障碍方面有重要作用。虽然这种改善的机制被认为是由于阻断了假定的抑制性神经通路，但其他数据表明呼吸力学的改变，尤其是横膈膜静止长度增加至其控制值，并将工作负荷从胸腔转移至横膈膜，这种机制可能在呼吸功能改善方面发挥更大的作用[16]。这些数据也表明局部麻醉对术后呼吸功能的有益作用，其中部分可能与运动神经阻滞程度相关。目前尚不清楚术前给予区域阻滞在增强呼吸功能方面是否优于术后给予区域阻滞，正如"超前镇痛"中假设的一样。

脊髓麻醉（腰麻）

自 1900 年至 1910 年首次报道发表以来，腰麻已成功应用于儿童[192-195]。早产儿在麻醉后又观察到呼吸暂停，使得腰麻在婴儿中的应用得到复兴，尤其是 20 世纪后期应用于疝气麻醉[196,197]。腰麻甚至已经用于脊髓脊膜膨出修复术，通过将丁卡因直接注射到囊中并根据需要通过外科医生直接施用丁卡因[198]。它也成功用于婴儿各种其他外科手术[198-201]。

自 20 世纪 80 年代初以来，人们已经认识到早产儿全身麻醉后围手术期有很大风险发生呼吸暂停[202-204]。麻醉后呼吸暂停的原因尚不清楚。已经提出腰麻作为替代全身麻醉的方案来减少围手术期呼吸暂停的发生率。然而，当腰麻辅助应用氯胺酮时，术后呼吸暂停的发生率甚至高于全身麻醉[205]。除了几篇回顾性报告外，对接受腰麻的婴儿进行前瞻性分析，表明与全身麻醉相比几乎没有麻醉后呼吸暂停的发作[197,205]。虽然大多数这些研究缺乏术前和术后肺功能图来控制基线呼吸暂停和心动过缓，一项前瞻性调查研究比较接受腰麻的新生儿术前和术后肺功能图时，证实其心率和血氧饱和度并没有变化[206]。然而，与腰麻组相比，全身麻醉婴儿组术后血氧饱和度降低和心率减慢，这种改变比术前观察到的更严重。这些事件并不总与中枢性呼吸暂停相关（定义为没有可观察到的胸壁运动，呼吸停止持续 10s 以上）。这些数据表明，腰麻后出现呼吸暂停的几个病例报道，即使在没有麻醉和手术的情况下其呼吸暂停也有可能发生过，但人们不能完全否认，它们可能确实是由麻醉剂或手术本身的应激引起的。尽管这项研究的数据具有说服力，但我们仍须谨慎，不应改变术后对于这些婴儿的常规监测。最近的一项前瞻性研究，以呼吸暂停作为次要结果指标，结果表明，腰麻相较于全身麻醉，早期呼吸暂停的频率（麻醉结束后 30min）减少，但并不是完全没有，而两组晚期呼吸暂停

（最多 12h）的频率相似[207]。但是，这些数据应用于非早产儿时应非常谨慎，数据基于间歇性观察到的呼吸暂停而不是记录的监测呼吸暂停（即没有术后肺功能图），然后呼吸暂停的总体报告频率低于之前研究的报告频率。直到有更多婴儿的研究可以区分哪些标准可定义具有较小呼吸暂停风险的群体，所有孕周<60 周的前早产儿，无论麻醉技术如何，都应该同等对待[208-211]。但是，目前可用的最佳数据表明当能提供完善的操作条件时，区域性麻醉都优先推荐用于前早产儿。

在早产儿下肢和腹部手术中也有报道使用硬膜外麻醉的、连续硬膜外麻醉，甚至连续腰麻，用于时间超过"单次注射"腰麻持续时间的手术也有被报道，是单次腰麻的替代方案，可以实现与之相同的目标。必须认识到骶管连续硬膜外阻滞带来的 LAST 风险；有人建议在这种情况下，2,3-氯普鲁卡因可能是最谨慎的药物选择[212]。对于心脏手术，丁卡因的高位腰麻（2.4mg/kg）已用于动脉导管结扎。因为婴儿的腰麻血流动力学稳定性，所以一直被认为是先天性心脏病患儿心导管检查理想的麻醉，辅助使用少量全麻药，已经应用于心脏手术[199,213-216]。术前无气管插管的婴儿术后成功立即拔管。大多数儿童术中血流动力学稳定，无须使用正性肌力药。已有一系列婴儿因腹裂闭合，及幽门切开而使用腰麻的相关报道[201,213]。

关于全身麻醉药对婴儿神经精神发育不良可能影响的担忧，增加了人们对腰麻应用于婴儿甚至足月婴儿的兴趣。最近的研究包括一项大型随机对照研究表明，操作时间持续 1h 或更短时，腰麻和全身麻醉之间神经精神发育结局没有差异（见第 25 章）[217,218]。

当实现有效阻滞[38,210,219-222]时，大多数新生儿由于传入神经阻滞而入睡，从外周减少对网状激活系统的感觉输入而导致的清醒程度降低，此机制在动物模型中使用光谱边缘频率分析得以证实[223]。使用双频谱指数和光谱边缘频率分析测量无辅助用药腰麻婴幼儿的镇静水平[224]。研究人员发现 30min 后，双频指数从 97 降至 66.5，频谱边缘频率从 26.1 降至 9.9。这些数据表明区域阻滞的镇静是真实的生理现象，利于腰麻期间婴儿的管理。他们还建议如果对这些婴儿施用镇静剂，应考虑使用略小于平时的剂量，避免过度用药。

技术

连接常规监测（心电图、血压袖带、脉搏血氧仪、和心前听诊器），将小儿放在坐位或侧卧位。对于新生儿和婴儿，请注意必须采取措施、以避免颈部过度弯曲，因为这样的体位可能阻塞气道（图 42-5A）[225,226]。坐位时 CSF 静水压力增加，可能有助于识别蛛网膜穿刺成功，从而脑脊液从穿刺针流出。皮肤浸润微量 1% 利多卡因（<0.2ml 就足够了；作者使用胰岛素注射器和 30 号针头）；或者，脊髓穿刺前至少 1h，将少量的 EMLA 或其他经皮局部麻醉霜涂抹于婴儿腰椎穿刺区域。使用正中入路法进行腰椎穿刺，使用 22 号或较小的 3.8cm 探针式脊柱针（图 42-5B 和 C）。因为进入蛛网膜下腔到针尾出现脑脊液会有延迟，所以我们不经常使用 25 号腰穿针。这种延迟可能使辨别已经进入蛛网膜下腔变得困难。Whitacre、Sprotte、Marx 和其他"铅笔尖"针可供儿科选择[227,228]。腰椎穿刺仅在 $L_4 \sim$

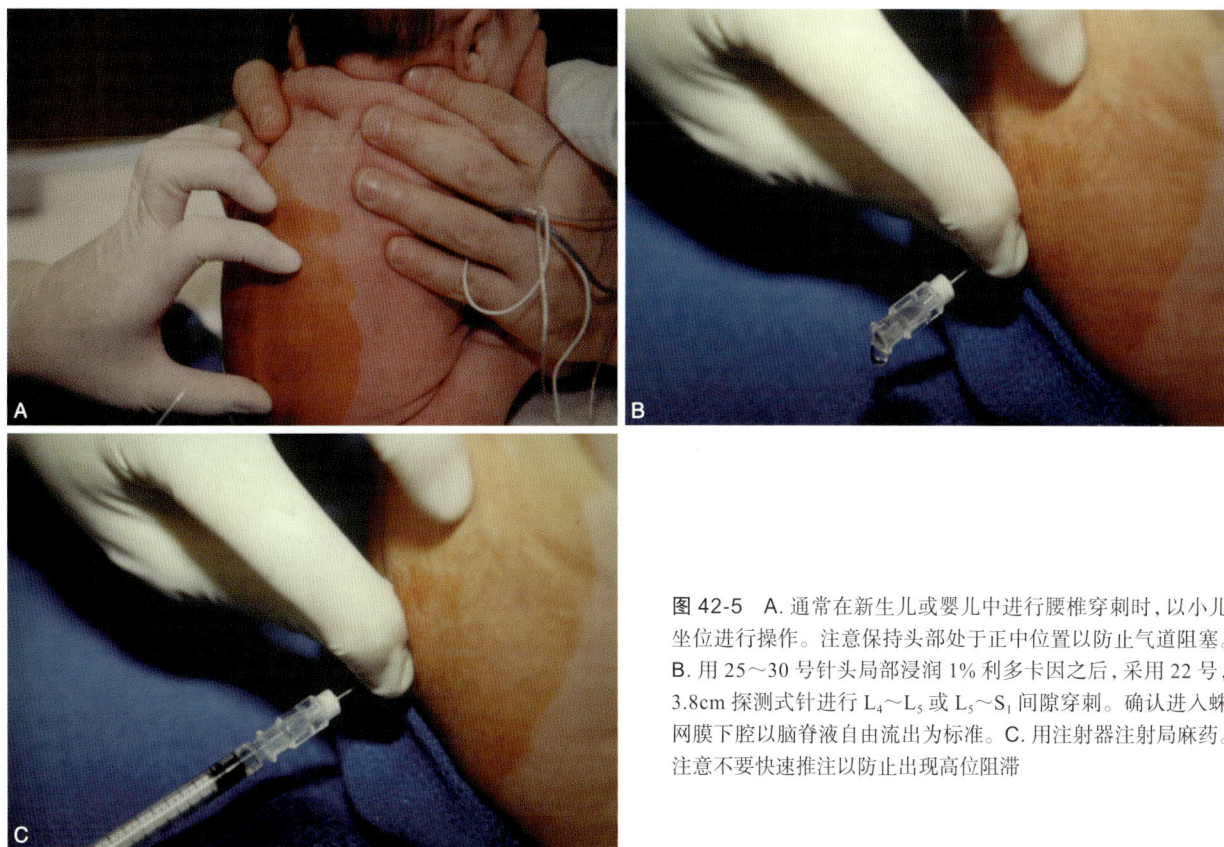

图 42-5 A. 通常在新生儿或婴儿中进行腰椎穿刺时，以小儿坐位进行操作。注意保持头部处于正中位置以防止气道阻塞。B. 用 25～30 号针头局部浸润 1% 利多卡因之后，采用 22 号，3.8cm 探测式针进行 $L_4 \sim L_5$ 或 $L_5 \sim S_1$ 间隙穿刺。确认进入蛛网膜下腔以脑脊液自由流出为标准。C. 用注射器注射局麻药。注意不要快速推注以防止出现高位阻滞

L$_5$ 或 L$_5$～S$_1$ 间隙实施，原因如前所述。<60 孕周的婴儿蛛网膜下腔距皮肤约 1.5cm（图 42-4）；必须小心不要太过深以致穿透蛛网膜下腔[168]。找到蛛网膜下腔时，慢慢给予局麻药。结束后随即将孩子放置于仰卧位。一旦阻滞到位，应保持孩子完全水平的状态以防止局麻药向头侧扩散。阻滞后如果快速抬腿，可能会发生"全脊麻"（图 42-6A 和 B）[229]。最好通过保持身体在同一个水平面上抬起婴儿或者只是简单地滚动婴儿以贴上电刀的接地垫，或者如果大腿前部有足够的空间和肌肉，也可以将垫子贴在大腿前部。阻滞后禁止腿部抬高至躯干上方，因为这可能产生高位脊髓阻滞。

因为腰麻后婴儿可保持良好的血流动力学稳定性，一些儿科麻醉医师提倡下肢镇痛开始后开通静脉通路。尽管腰麻对婴儿来说是相对安全的，但如果发生"全脊麻"并需要气管插管以控制气道，或必须给予复苏药物时，那么在腰麻前有静脉通路就显得很重要。此外，如果静脉通路开通困难，寻找静脉就会损失宝贵的手术时间和腰麻时间。我们发现将脉搏血氧仪放置于一条腿的脚趾，血压袖带放在另一侧的大腿，可保证新生儿的外科手术过程不受干扰（如腹股沟 herniorrhaphy）（E 图 42-4）。

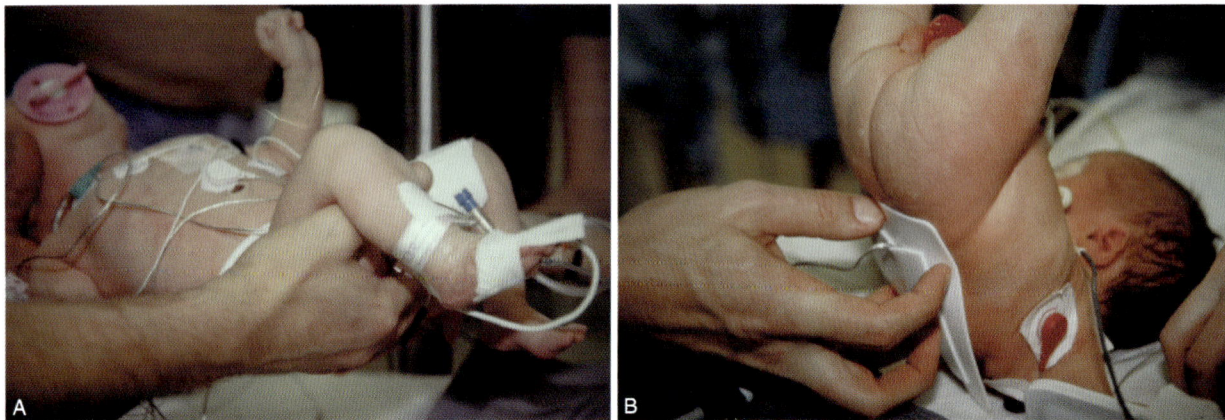

图 42-6　A. 放置电极板的正确方法；保持身体在同一个水平面上抬起婴儿或只是简单地在长轴移动婴儿以防止高位腰的出现。B. 蛛网膜下腔给予局麻药后，放置电极板的错误方法；一定不能如图片一样将腿抬高，这样很容易出现高位腰甚至全脊麻

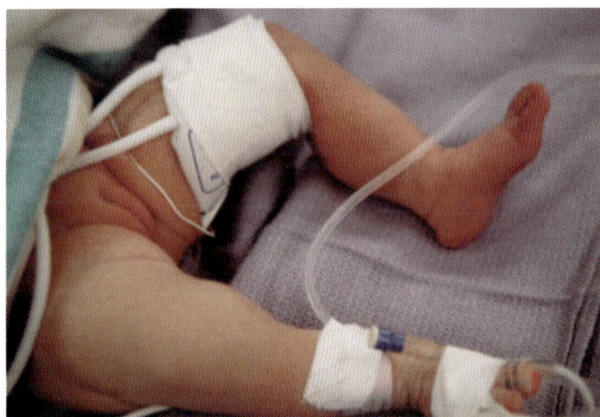

E 图 42-4　在腰麻期间，将静脉留置针和血氧探头放在一条腿上，将血压袖带绑至另一条腿上，以确保婴儿不受干扰

因为额外使用镇静剂相关的麻醉后发作性呼吸暂停发生率至少与全身麻醉相同，因此我们尽量避免使用所有镇静剂特别是氯胺酮[205]。大多数新生儿一旦被阻滞就会入睡。用 50% 葡萄糖浸泡的奶嘴也可以帮助婴儿保持安静不动。在许多情况下，特别是在最刺激的手术阶段，如当牵引力应用于疝囊和腹膜时，需要温和的抚慰。在切开疝囊时，尤其重要的是婴儿要保持安静，不要压住疝囊，以避免疝囊撕裂和腹部内容物通过开放疝口挤出来。如果婴儿在这种情况下变得焦躁不安，需要通过面罩进行吸入麻醉直到刺激消

退，保证手术顺利进行。

药物选择

新生儿和婴儿

新生儿腰麻所需的局麻药按比例剂量远大于成人所需。以每千克为基础计算时，新生儿的药物需求量比成人高 5～10 倍才能达到和成人类似的皮区阻滞效果。此外，相对较大的剂量在新生儿中，其持续时间却仅是成人的 1/3 至 1/2。这可能是由于新生儿每公斤脑脊液容积更大以及脑脊液更新速度更快。通常用于新生儿和婴儿腰麻的药物有丁卡因、丁哌卡因和利多卡因[169,230-234]。高比重丁哌卡因（0.75mg/kg，8.25% 葡萄糖中含 0.75% 丁哌卡因）、等比重丁哌卡因（0.5～1.0mg/kg，0.5% 溶液）或高比重丁卡因[0.75～1.0mg/kg（等体积丁卡因 1.0%）]通常使用含有 0.01ml/kg 肾上腺素（1：100 000）的 10% 葡萄糖可达到足够的阻滞水平和持续时间。也有报道可采用等比重左旋丁哌卡因（1mg/kg 的 0.5% 左旋丁哌卡因）[235]。尽管丁哌卡因的等比重溶液较之高比重溶液的药物作用持续时间稍长，两者与丁卡因的作用持续时间相似[233,234,236]。肾上腺素可使丁卡因阻滞持续时间延长 30% 以上[237]，但不会延长丁哌卡因的阻滞时间。可以通过采用胰岛素注射器或微量玻璃注射器将 1：1 000 肾上腺素溶液吸入其中，并推掉溶液，仅在针头中留下残留量的肾上腺素"冲洗液"。这些剂量通常为腹股沟疝修补术提供足够的镇痛作用，运动阻滞时间为 70～90min，皮区阻滞水平可达中上胸部区域。对涉及下肢持续时间有限的手术，可以使用较小

剂量（0.5～0.6mg/kg）。一项有关剂量范围的研究报道指出，加入可乐定（1μg/kg）可将阻滞时间从 67min（普通丁哌卡因）延长至 111min[238]。然而，使用较大剂量的可乐定（2μg/kg）会引起短暂的低血压和呼吸暂停，这需要用咖啡因进行治疗。虽然利多卡因（2mg/kg）可用于短时间阻滞，但是有效阻滞持续时间仅约 30min，例如用于下肢肌肉活检。鉴于对蛛网膜下腔内利多卡因的担忧，我们不再推荐其用于婴儿[239-241]。表 42-5 提供了常用的新生儿和婴儿腰麻局麻药的剂量总结。

表42-5 用于新生儿和婴儿腰麻的药物

麻醉药物	常规剂量/（mg/kg）	范围/（mg/kg）
1% 丁卡因至 10% 葡萄糖中	0.75	0.75～1
0.5% 丁哌卡因（等比重）	0.8	0.5～1
0.75% 丁哌卡因至 8.25% 葡萄糖中	0.75	0.5～1

儿童

因为腰麻在婴儿期之后不太常用，所以关于局麻药用于儿童腰麻的信息很少。当儿童需要区域阻滞技术时，硬膜外或骶管阻滞复合"浅"全麻通常是可取的。对于腰麻，0.3～0.5mg/kg 丁哌卡因（5mg/ml 浓度）可用于 2 个月至 12 岁年龄的儿童[228]。0.3～0.4mg/kg 剂量的高比重丁卡因可用于 12 周至 2 岁儿童的腰麻，0.2～0.3mg/kg 剂量的高比重丁卡因可用于 2 岁以上儿童[242-244]。这些有限的数据表明腰麻剂量需求随着年龄的增长而减少。因为关于此年龄段麻醉药物剂量和阻滞高度的数据很少，应谨慎使用这些数值作为合适剂量参考点，并采用临床经验决定剂量。

并发症

腰麻的并发症包括阻滞失败、全脊麻、硬脑膜穿刺后头痛、腰背痛、神经系统疾病后遗症及采用非细针蛛网膜下腔穿刺导致的表皮样肿瘤风险[227-229, 245-250, 251]。

虽然在婴儿腰麻中并不常见，但是阻滞失败是任何区域阻滞技术都可能出现的。一项关于全麻与腰麻对比研究（general anesthesia compared to spinal anesthesia study, GAS）报道指出，不到 10% 的试验患者需要从腰麻改为全麻，只有 6.8% 的患者需要短暂镇静。然而，腰麻的整体失败率为 19%[207, 211, 235]。

关于新生儿全脊麻的报道，虽然心动过缓应该首先出现，但全脊麻最常表现为全身血压或心率无变化的呼吸暂停，应该积极治疗可能发生的心排血量减少[172, 229, 252]。全脊麻可发生在使用剂量低至 0.6mg/kg 的丁卡因后[229]。改变体位，特别是抬高下半身高于头部或胸部，可能是高位脊髓麻醉发生的最常见原因。局麻药的给药速度似乎不影响成人的腰麻平面，但是没有关于新生儿和婴儿的相似研究[253]。使用相对大口径的针头（22 号）、使用高注射压力的胰岛素注射器，还有狭小的椎间隙，这些因素结合起来可能使得注射速率是影响新生儿和婴儿麻醉平面的一个重要因素，因为会产生非计划的喷沫。我们已经观察到这种快速给药的并发症。管理包括辅助或控制通气，直到自主呼吸恢复。

虽然硬脑膜穿刺后头痛的发生率在婴幼儿不明，但是婴幼儿硬脑膜穿刺后头痛的发生率似乎不常见。早期有报告指出 2～17 岁儿童使用 20～22 号的针头进行穿刺后头痛发生率大约在 2%[244]。然而，没有提供关于头痛和年龄分布的细节。其他研究报告 2 个月到近 10 岁不等年龄的儿童头痛发生率为 5%，但是依然没有年龄分布[227, 228]。一项关于儿科肿瘤患者接受诊断或用 20 号针头腰椎穿刺治疗的研究指出，<13 岁的儿童硬脑膜穿刺后头痛的发生率相对罕见[246]。在大多数情况下，头痛轻微并且能自发缓解。关于幼儿硬脑膜穿刺后头痛发生率很低的原因还不完全清楚。一些可能的原因包括 CSF 压力降低[247]，CSF 产生率增加、激素随年龄而变化[246]。随着更多的儿科局部麻醉设备变得容易可用，我们期望细针的应用（如 Whitacre、Marx 或 Sprotte 针）将变得更加平常并将进一步减少这种已经很低的头痛发病率。

腰背痛在成人全身和局部麻醉术后经常发生。通常认为，随着腰麻后肌肉和韧带的松弛，正常腰椎前凸曲线扁平化会导致腰背痛。儿童的发病率不明。神经系统后遗症在腰麻非常罕见。没有腰麻引起的永久性神经损伤文献，但是缺乏针对儿童的可靠数据。在佛蒙特大学医学中心连续进行的 1 700 多例腰麻中，没有发现这种情况，同样在另一大型系列中，来自瓦加奈德儿童医疗中心（佩塔提克瓦，以色列），或者在 PRAN 数据库中也没有发现这种情况。

硬膜外麻醉

由骶尾部、腰部或胸部入路的硬膜外麻醉可用于和腰麻相同类型的外科手术及适应证。然而，其最常见的适应证是为了增强全身麻醉和用于术后疼痛管理。术后硬膜外输注的细节将在第 44 章中讨论。

骶管麻醉

尽管随着对腰椎和胸椎硬膜外技术的熟悉和外周神经阻滞的增加，骶管麻醉的使用会减少，但骶管麻醉仍然是儿童使用频率最高的局部麻醉技术。虽然硬膜外在 1933 年第一次被描述[254]，直到 20 世纪 60 年代早期，骶管麻醉才获得普及[244-269]。导管材料的改进、儿童型号的针和导管的出现，以及对全麻局部镇痛的有益性认知增加，均促进了这一技术在儿童的应用。骶管麻醉对儿童的安全性获得了当之无愧的良好声誉。在一个前瞻性队列研究中，PRAN 研究者在对 18 000 多名儿童进行骶管阻滞之后没有发现任何后遗症[270]。

技术

将患儿放置于侧卧位或者俯卧位，髂前上棘下方垫一小卷，当检查者将手指由内侧向外侧方向移动时，骶骨裂孔的角最容易被触及为两个相距约 0.5～1.0cm 的骨脊（图 42-7A）。当骶角不明显或不易被看到时，可以通过触摸中线的 L_4～L_5 椎间隙然后触诊并向尾部移动，直至到达骶骨裂孔来定位该位置。因为骶骨和尾骨之间的空间可能被误认为是骶骨裂孔，后一种技术可能使得标志物的识别更容易。正确的位置通常（但不总是）位于臀部折痕的开始处。应使用 22 号的短斜面状针，因为长斜面针会增加血管内注射的风险[271]。一些医生认为，细针避免了将真皮带入骶管的可能性，而有些人则认为,如果用 18 号针刺破皮肤和皮下组织,再置入静脉导管而可不夹带真皮组织移位到蛛网膜下腔。还有一些人建议,如果使用静脉导管,应将斜面朝下插入,因为一旦到位,静脉导管从针头上轻松推进就表明已进入骶管,可降低置入血管内的风险。尽管套管从穿刺针上平滑且容易推进不是放置正确的完全可靠标志,但实际上这样做遇到困难或导管弯曲则表示针已经穿刺到骨或另一脊柱外结构。穿刺针首先以 45°~75° 的角度指向头侧,直到刺破骶尾韧带(图 42-7B)进入与硬膜外腔延续的骶管。如在到达骶尾韧带之前遇到骨,则应将针回撤 1~2mm,将针与皮肤的角度减小至约 30°,并将针再次沿头端前进直至刺穿骶尾韧带(图 42-7C)。随着针稍微前进,可能会遇到骨(骶骨的前表)。在进针前,针的方向应略微改变,平行于儿童背部平面。然后针头仅前进几毫米,应该进入骶管-硬膜外腔。不应该再向前推进针头,因为硬膜囊位于婴儿的相对尾部,可能距离韧带非常短[167,272]。

一旦确认既没有回吸有血也没有脑脊液,则给予试验剂量的局麻药。试验剂量后,如果既没有吸入麻醉期间 ECG 明显变化,又没有全凭静脉麻醉期间血压明显变化,则局麻药的剩余剂量应在 1~2min 内以缓慢注射,同时观察 ECG 以发现有无峰值 T 波和心率和/或血压的变化。即使是单次骶管麻醉,我们也强烈建议使用试验剂量。除了血管内注射的风险之外,穿刺针也可能误入骶骨的髓腔中。骨内注射药物会导致非常快地摄取,类似于直接静脉注射。笔者知道至少有一例因不使用试验剂量而出现这种并发症,最终导致循环衰竭。

对于短小的外科手术,该阻滞可以在手术开始之前进行,术后镇痛的持续时间并未显著减少[273]。这种方法可减少所需的全身麻醉药,从而恢复更快。此外,该阻滞有足够的时间"起效",可以提高无痛苏醒的概率。

置入导管用于连续骶管阻滞遵循类似的程序。首先,应通过测量从骶骨裂孔到导管尖端所在位置的距离来确定应置入骶管内的导管长度。使用 18 号静脉导管[274]或 18 号 Crawford 针进入硬膜外腔,而不是小规格的针或导管(图 42-7D)。因为不同静脉套管的内径变化,所以建议在刺穿骶尾囊之前应测试硬膜外导管是否容易穿过静脉套管。一旦进入硬膜外腔,静脉导管和针头就会前进几毫米,然后将导管从针头向前推进几毫米。静脉导管尖端是否位于硬膜外腔中可以通过注射少量盐水溶液时没有阻力、同时回抽时没有脑脊液或血液来确认。在注射给药过程中,抵触静脉导管尾

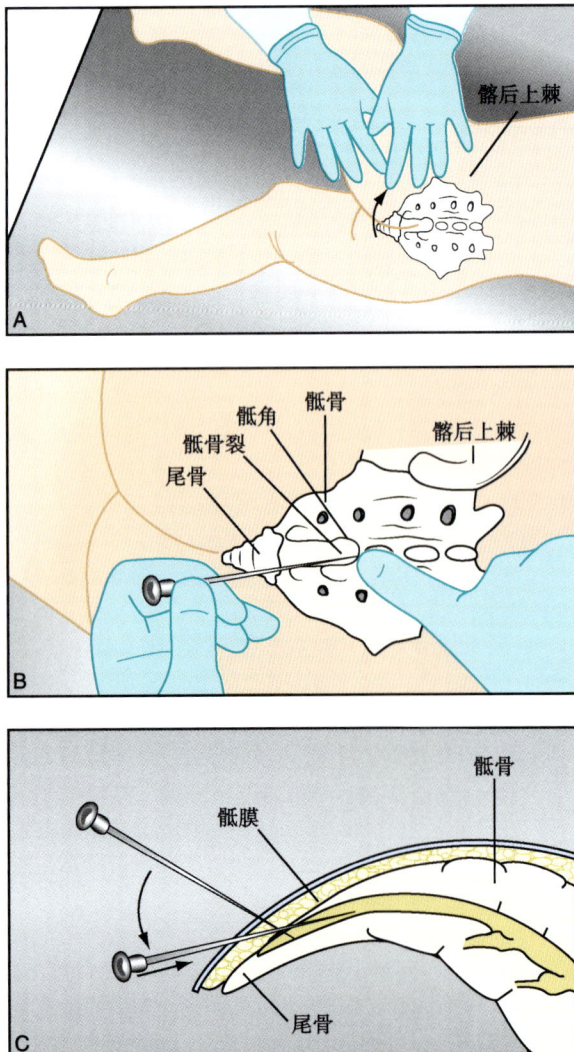

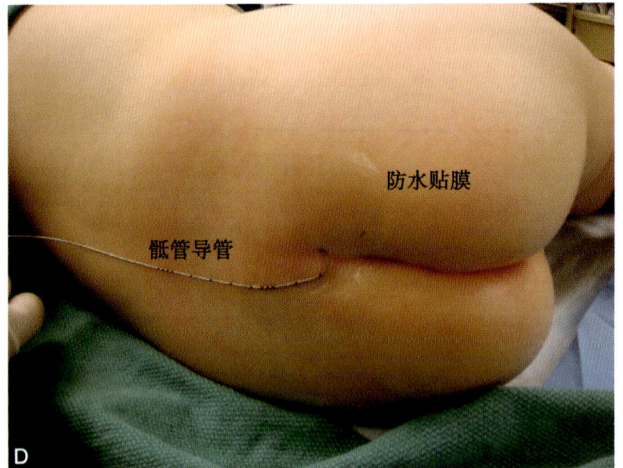

图 42-7 实施骶管阻滞。A. 将儿童置于侧卧位。B. 髂后上棘触诊骶骨;静脉注射针,静脉导管或适当大小的 Crawford 针以约 45° 的角度进针,直到针刺穿骶尾韧带时感觉到明显的"砰砰声"。C. 针与皮肤的角度减小以平行于骶骨,针或静脉内导管进入骶管。D. 如果使用连续技术,骶管导管前进至手术切口的中间水平(通常在 5 岁以下的儿童中容易通过)同时撤回导引针或导引管。导管用胶水和敷料固定

端，以感受导管前端的情况；注射局麻药时出现肿胀或充盈表明导管在皮下而不在硬膜外。也可以使用超声确认硬膜外腔内注射和套管位置[275]。硬膜外导管通过静脉导管隧道推进，静脉导管撤回。在确认既无血液也无脑脊液后，可以施用含有 1∶200 000 肾上腺素试验剂量的局麻药（参见前面）。每次经导管单次推注局麻药时应重复试验剂量。

　　尽管临床上并不怀疑存在导管错位，但对于年龄<5 岁的儿童，导管常可以推进到任何所需的水平，而不会出现脱离硬膜外、缠绕或打结，该现象已通过硬膜外造影得到证实[38,276]。因此当导管向头侧穿过多于几厘米时，应谨慎使用一些定位方法确定导管状况。当导管放置完成之后，手术室内进行硬膜外造影相对较为容易。注射微量体积（最大 0.5～2ml）的碘帕醇，并使用透视成像。

　　位于中线的特征性"起泡"图案可以明确位置正确（图 42-8）。除了确认导管位于硬膜外腔中以及导管尖端的位置之外，有对比度的扩散可以提示需要多少容量以覆盖所期望的阻滞皮区。除了硬膜外造影术，还有另外两种有用的定位技术。Tsui 刺激导管是一种在其未绝缘的近端具有电极的导管，当其连接到低压神经刺激仪时，会在导管尖端处的肌节中产生运动性抽搐。通过观察运动感觉异常向上移动到腿部、腹部和胸部，可以标记导管的前进。虽然超声也被用于显示硬膜外腔的导管，但是因为后脊柱的骨化，这种技术随着年龄的增长而变得更加困难，该技术在 6 个月以上的儿童中通常是不可能的[277,278]。对于体重<5kg 的婴儿，导管

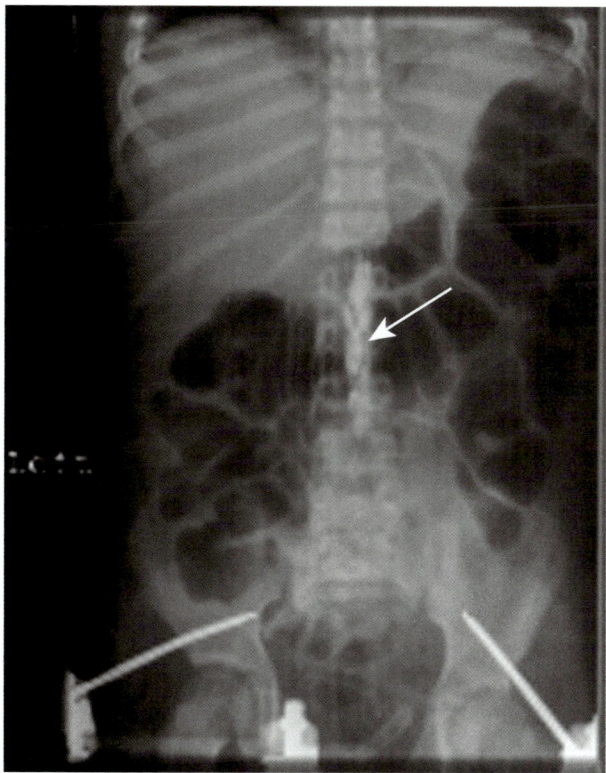

图 42-8　硬膜外造影，采用 0.5～2ml（最多）碘帕醇非离子造影剂，显示硬膜外腔中对比度的"起泡"外观（箭头）。注意对比度在由椎体界定的边界内的中心位置。有时，只能在硬膜外腔的一侧看到对比，中线有明显的分界线。这通常导致单侧阻滞，并且理论上是由阻碍硬膜外腔内局麻药的双侧扩散引起的

的成功推进可能不如较大年龄的儿童可靠，如酚酞管可透射线，可能还需要使用超声或刺激导管来确认导管尖端的正确位置[279]。虽然常规使用硬膜外造影不是标准做法，但硬膜外造影可用于导管打折或任何考虑导管位置是否正确的情况。我们通常努力将导管尖端放置于包围手术切口的皮区附近或中点处。该位置可同时为术中麻醉和术后持续输注镇痛管理提供更具体的给药部位，且有能够减少药物使用剂量的优点。如酚酞管不能轻易通过所需的水平，则应将导管退回几毫米，并使用定位技术确定其位置。导管永远不应该被迫或逆抗力前进。因此，当导管向头端穿过多于几厘米时，使用一些定位方法是明智的。

　　对尚未大便的患儿来说，骶管阻滞留置的导管沾染粪便的危险性增加，因此对留置导管的精心护理是必要的。我们的做法是使用 Mastisol 或安息香酊剂使得几层黏附的透明敷料固定导管，如 Tegaderm 或 OpSite，将敷料贴在臀部的折痕上。这种透明敷料可以直接观察穿刺点，这是最可能的感染部位（见后文）。一片单个黏合边缘的塑料盖布可以类似的方式仅在骶部固定到敷料的下边缘，这有助于防止直接弄脏敷料。如果有任何污染问题，应立即取出导管。

　　在 307 例新生儿骶管或硬膜外导管的观察性研究中，2.9% 的婴儿导管污染需要过早取出，导致总体并发症发生率为 13.3%[95%CI（9.8%，17.4%）]。导管故障是主要的并发症（4.8%）[280]。

腰部和胸部硬膜外麻醉

　　当手术区域涉及较高皮肤支配区时，可将硬膜外导管置于腰椎或胸椎间隙。优点包括粪便和尿液污染的风险较少，更接近所需的导管尖端位置，以及需要较小药物体积便可达到更靠近头部皮肤支配区域的效果（如果骶导管没有螺纹头部）。腰椎和胸椎硬膜外导管均可被经验丰富的麻醉医生安全地放置在已经麻醉的婴幼儿中[281]。

　　腰椎和胸椎硬膜外导管入技术与成人相似，但有几个重要区别（超声技术见第 43 章）。鉴于前面提到的关于腰麻的相同原因，正中入路最为常用。与年龄较大的儿童和成人相比，婴儿的黄韧带相当薄且密度较小。这使得对韧带之间的啮合识别更加困难，需要额外小心及更慢进针，多加注意进针通过以避免蛛网膜下腔穿刺。需要经验来感知幼儿组织平面特征中更细微的"感觉"差异。和稍大儿童和成人相比，婴幼儿的棘突方向与硬膜外腔呈稍稍垂直于背部的角度。阻力消失技术应该使用生理盐水，而不是空气。曾有几例在婴儿和儿童使用空气进行阻力消失测试时发生静脉气栓的报道[282-284]。另一种识别硬膜外腔的方法是将带有微量滴注或其他能自由流动液体的输注装置连接到硬膜外针，水滴回吸即确定进入硬膜外腔[285-287]。我们在婴儿和儿童中使用短（5cm）18 号 Tuohy 针和 20 或 21 号导管。短针使得比成人长针（9～10cm）更容易控制。根据我们的经验，24 号导管容易在皮肤下打结，导致注射时产生较高的阻力，而 20 或 21 号导管与之相比更少产生问题。可以使用专门针对婴儿和儿童的硬膜外套件，但除了替换较短的针头外，它们与成人套装相似。

药物选择

　　达到设定的皮肤支配水平所需的硬膜外阻滞药物剂量取

决于局麻药的容量（非浓度）及随年龄而变化的硬膜外腔体积。局麻药的容量越大，所达到的阻滞平面越高。在两项研究中，当使用超声检测从骶管硬膜外腔扩散局麻醉药时，达到相同的阻滞高度，硬膜外麻醉使用的局麻药与年龄成反比。例如，1 岁以下婴儿的局麻药最大脊柱平面比 1 岁以上婴儿的多 1～2 个平面[275,288]。然而，这种年龄对局麻药扩散的影响存在争议[288,289]。许多研究调查了儿童骶管麻醉的局麻药剂量。据报道，从 T₄ 到 T₁₀ 皮区水平阻滞的局麻药体积跨度为 5 倍。据我们的经验，每个皮区阻滞所需的局麻药剂量为 0.05ml/kg[261]。

因此，当我们希望在一个 10kg 的儿童中产生 T₁₀ 的皮区阻滞水平，我们将使用（0.05ml/kg/皮区）×（10kg）×（12 皮区）=6ml 的体积。

局部麻醉（通常 0.125% 丁哌卡因与 1：200 000 肾上腺素）通常只提供感觉阻滞和 T₄～T₆ 水平的最小运动阻滞；该剂量限制了 6 个月以上儿童的毒性可能性，并且适用于年龄较小的婴儿。如果预计重复剂量，或者在 6 个月以下的婴儿中，谨慎的做法是降低浓度或体积以避免累积风险。

在英国和澳大利亚使用的第三种简单的骶管阻滞方案是 Armitage[268]：腰骶部 0.5ml/kg，胸腰段 1ml/kg，胸部中段 1.25ml/kg。若总体积＜20ml，则使用 0.25% 丁哌卡因。若体积超过 20ml，则使用 0.19% 丁哌卡因。

由于阻滞水平取决于所用药物的体积，局麻药的浓度应基于所需的阻滞强度（术后镇痛强度较小，术中麻醉强度较大）和毒性风险。

连续硬膜外输注

尽管在较长外科手术中经常使用间断剂量的局麻药来维持硬膜外麻醉，但通常的做法是在手术期间即开始连续输注局麻药。假设输注速度合适，连续输注将阻滞保持在恒定水平，这避免了重复试验剂量的需要。

理论上讲，进入硬膜外导管的次数越少越能降低感染和意外注射错误药物的风险。需要严格注意每小时使用的总量（即药物浓度和输注速率）以排除药物潜在毒性剂量。我们建议术后输注速率遵循与术中相同的给药指南：初始阻滞后每小时最多 0.4mg/kg 丁哌卡因，对于 6 个月以下的婴儿，该剂量减少约 30%[44]。局麻药的浓度取决于儿童的年龄、外科手术过程及需要阻滞的区域范围。当小婴儿需要更完善的阻滞时，使用 2, 3-氯普鲁卡因可能有益，因为其通过酯解终止作用且与酰胺类局麻药相比具有最小的累积风险。更浓缩的溶液可以实现更完善的阻滞。酰胺类局麻药罗哌卡因和左旋丁哌卡因，均是左旋对映体且可降低毒性风险，可成功解决这些问题，并允许使用更浓缩的药溶液来产生更完善的阻滞，同时减少不良反应的可能性（见第 43 和 44 章）。在一项针对 1～9 岁儿童的研究中，发现以高达 0.4mg/（kg·h）的速度输注罗哌卡因，随后单次推注 2mg/kg 罗哌卡因导致血浆中未结合的罗哌卡因水平稳定，且均低于毒性阈值；清除率与年龄没有差异[290]。

硬膜外阿片类药物

硬膜外阿片类药物可安全地用于增强儿童术中麻醉，及提供术后镇痛。第 44 章详细讨论了它们的用途。如果预计在外科手术结束时拔除气管导管，必须考虑全身和中枢神经系统总阿片类药物的剂量以避免呼吸抑制。

辅助药物

已经有许多药物被用于硬膜外腔，以延长镇痛效果，改善镇痛质量，同时减少阿片类药物和局麻药的剂量，或者用具有较少副作用的药物代替局麻药或阿片类药物。然而，令人担忧的是，这些药物中的一些药物既没有经过彻底的神经毒性试验，也没有制备或标记用于椎管内使用[291]。在美国，硬膜外给药的唯一辅助药物是可乐定，一种 α₂-肾上腺素受体激动剂。可乐定延长硬膜外镇痛持续时间的作用在文献中仍存在争议。一些研究包括荟萃分析，通过首次补充镇痛药需要的时间来衡量，报告可乐定可将镇痛持续时间延长 2h[291-295]。其他研究发现镇痛持续时间并无显著增加，包括一次双盲随机试验[296,297]。在新生儿中，轴索神经阻滞中复合给予 2μg/kg 或更高剂量的可乐定有发生呼吸暂停的报道。据报道，在相同剂量的较大婴儿和儿童中硬膜外给予可乐定后，镇静作用增加。我们建议剂量为 1μg/kg，特别是在门诊患者中。

并发症

硬膜外麻醉或镇痛后的并发症包括因血管内或骨内注射、血肿、神经损伤和感染引起的心脏停搏。E 图 42-5 显示在实施骶管阻滞时穿刺针意外放置的位置。将局麻药注入硬膜外血管或骨内注射到骨髓腔中可导致局麻药的血液浓度快速增加和如前所述的毒性反应。穿刺针也可能穿过骶骨刺穿肠

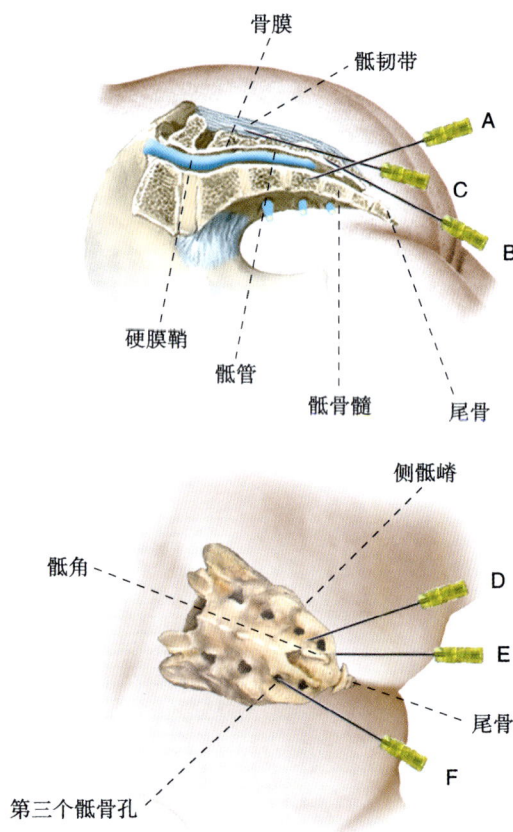

E 图 42-5　用于骶管阻滞麻醉时针尖和局麻药的错误位置。注意注射可以到骨髓（A）、骨膜下（B）、骶骨后韧带（C）、假 "陷阱" 间隙（D），进入前骶管壁并可能进入骨盆（E）或进入侧向孔（F），产生有限的阻滞。摘自 Cousins MJ, Bridenbaugh PO, eds. *Neural Blockade in Clinical Anesthesia and Management of Pain*. 2nd ed. Philadelphia：JB Lippincott；1988：378

管或盆腔器官,特别是在骶骨骨化不全的婴儿中。

现有几项大规模的前瞻性调查研究、观察儿童局部麻醉并发症发生率及其性质。来自英国和爱尔兰的前瞻性调查研究是迄今为止对儿童硬膜外麻醉并发症的最大和最谨慎描述的研究[298]。其在 5 年期间累计 10 633 例,并按严重程度和类型分类对所有并发症进行了审查。其中只有五例并发症被评为严重,并且只有一例,即错误用药的结果导致持久后遗症。法国儿科麻醉医师学会(ADARPEF)发表了一项关于儿童局麻药的后续前瞻性研究,他们报告了 10 098 例硬膜外阻滞,没有一个患儿存在永久性后遗症[75]。美国的 PRAN 协会报告了他们的第一个前瞻性队列的数据,其中累积了 9 073 个硬膜外和骶管阻滞:6 127 个单次注射(大多数为骶管)和 2 946 个连续骶管或硬膜外麻醉[11]。在这项研究中,没有任何并发症持续超过 3 个月。最常见的并发症是导管移位或术后连续阻滞时发生运行故障。随后一项对 18 650 例单次骶管麻醉的 PRAN 分析进一步支持骶管麻醉的安全性,其中并发症的总体发生率为 1.9%[95%CI(1.7%,2.1%)],无临时或永久性后遗症,统计为 0.005%[95%CI(0,0.03%)][270]。

感染是一个严重的问题,当其发生在蛛网膜下腔或硬膜外腔时[299]。一项关于 1 620 名 6 岁以上儿童的研究报告指出硬膜外脓肿的发生率为零[300]。导管保持在原位平均为 2 天(最多 8 天)。成人文献还表明感染是一种罕见的并发症[301,302]。然而,浅表和深部脓肿可能罕见有发生,尤其是那些接受长期输注的免疫缺陷综合征或癌症患儿[303]。硬膜外脓肿和脑膜炎是最严重的潜在并发症[299,304]。发生硬膜外脓肿就是外科急症,不治疗会导致永久性神经损伤。症状和体征(表 42-6)与硬膜外血肿的症状和体征相同,但也常常出现发热、红细胞沉降率增加和白细胞计数增加,可能需要手术引流。在英国的一项研究中,发现了三例严重感染(两例硬膜外脓肿和一例脑膜炎)。这些感染都与导管置入部位的感染有关。所有培养物都培养出金黄色葡萄球菌。据报道有 25 例局部感染,其中大多数是金黄色葡萄球菌,80% 与导管留置超过 48h 相关。值得注意的是,在导管置入部位形成的

一些局部感染仅在导管移除后几天才变得明显(图 44-9)。PRAN 数据中报告了类似的发现。在英国的研究中,有一例发展为硬膜外脓肿。尽管先前的病因被最常引用,但这些感染是否在导管在位时发生,导管移除后通过皮肤中的开放部位留下细菌或通过血液扩散尚未可知。使用尿布的婴儿和幼儿要对这些导管及其置入部位进行细致的管理。当儿童留置管放置数天时,导管置入部位偶尔会出现轻度红斑,这必须与蜂窝织炎区别开来(图 44-9)。多数情况下,这些浅表感染可通过移除导管和局部护理解决。有时,这些浅表感染可能需要全身性抗生素治疗。如果有任何关于该部位被感染的问题,应移除导管。一项研究对 170 例骶管导管(年龄 3±1 岁)和 40 例腰椎硬膜外导管(11±3 岁)的儿童进行了(3±1)天的前瞻性研究,未发生严重的系统性感染,但是 35% 的患者被检测到有细菌聚集生长(定植)[305]。这种细菌定植率在骶管(25%)和腰部硬膜外(23%)两种方法中相似。这些结果表明,定植不是感染的同义词,并且与腰椎硬膜外导管相比,骶管导管不一定具有更大的感染风险。将定植转变为感染的因素仍然未知。

硬膜外液从骶管导管置入部位漏出较常见,尤其是存在骶前水肿的情况下。如果儿童在留置硬膜外导管时出现不明原因的发热,应该去除导管,因为它可能导致感染或成为感染源(见第 44 章)。

硬膜外血肿也是硬膜外阻滞后的罕见并发症。其最佳的结果取决于快速诊断及时治疗和减压。其症状和体征见表 42-6。临床上存在的严重凝血病或血小板减少症是发生硬膜外血肿的主要风险因素,并且是中枢神经轴索阻滞的禁忌证。ASRA 已公布了抗凝患者神经阻滞的指导原则[306]。尤其值得注意的是,接受常规(未分离)肝素和低分子量肝素如依诺肝素患者的管理存在差异。表 42-7 显示了抗凝患者的管理指南[306]。

术后尿潴留与硬膜外麻醉和腰麻有关。在这方面,重要的是区分局麻药和中枢神经系统阿片类药物在阻滞中的作用。没有证据表明局麻药区域阻滞导致尿潴留,事实上,甚至有相反数据。一项关于婴儿和儿童接受腹股沟疝修补术或睾丸固定术的前瞻性研究中,外科医生实施的骶管阻滞组,髂腹股沟-髂腹下神经阻滞组,或由 1:200 000 肾上腺素(无局麻药)骶管注射对照组患者的术后排尿次数相似[307]。在一项关于 326 名接受腹股沟疝修补术和泌尿外科手术的儿童回顾性研究中,其中 237 例接受了骶管阻滞,66 例接受了外科医生的局部麻醉。两组的尿潴留发生率相似,手术类型是尿潴留的主要决定因素[308]。

然而,硬膜外和蛛网膜下腔使用阿片类药物与尿潴留的发生率增加有关。硬膜外吗啡的剂量为 70μg/kg(现在被认为是过量)与 50% 的尿潴留发生率相关联[309];70% 的尿潴留患者需要治疗。另一项研究报告,尽管大多数儿童患者有导尿管,但是骶管给予 33~100μg/kg 吗啡后,尿潴留发生率仍为 27%[310]。50μg/kg 二醋吗啡与 11% 尿潴留发生率有关[311]。33μg/kg 剂量的硬膜外吗啡是目前最常用的推荐方法。

来自大型前瞻性数据库的数据表明,硬膜外阻滞后神经损伤的发生率非常小,且轴索神经阻滞后的长期神经系统后遗症很少见。然而,基于这些研究只是在阻滞时间框架内报

表 42-6 硬膜外血肿和脓肿的体征和症状	
脓肿	血肿
发热	无热
± 白细胞升高	白细胞正常
± 沉降率增加	沉降率正常或轻度升高
± 白细胞偏移	
局部背痛	局部背痛
放射痛	放射痛
截瘫	截瘫
感觉缺失	感觉缺失
尿、粪潴留	尿、粪潴留
失禁	失禁
局部压痛	局部压痛
脊髓造影缺陷	脊髓造影缺陷

表 42-7　抗凝患者中使用局部麻醉的指南

药物（通用名）	剂量	最后剂量后导管留置的时间间隔	最近剂量后移除导管的时间间隔	移除导管后重新开始抗凝的时间间隔
依诺肝素钠[a]（治疗）	每天>60mg 或 1mg/kg bid 或 1.5mg/（kg·d）	24h	首次给药前应移除导管。如果给予药物，等待>24h	移除导管 2~4h 后
依诺肝素钠[a]（预防性）	每天≤60mg	12h	12h	2~4h
肝素 SCbid	5 000 单位 bid	没有重大风险		
肝素 SCbid	5 000 单位 tid 10 000 单位 tid	检查 PTT		
肝素 IV		2~4h，PTT<35s	2~4h，PTT<35s	2h
NSAID，ASA		无明显风险		
链激酶		10d	10d	不确定，至少 24h
华法林		3~5d，INR≤1.5	如果>24kg，检查 INR≤1.5	当天

[a] 低分子肝素注意事项：术后 6 至 8h 可开始预防性给药。治疗性给药或 bid 给药应在术后至少 24h 开始。在开始治疗之前，应拔除硬膜外导管。ASA，乙酰水杨酸；INR，国际标准化比率；IV，静脉注射；NSAID，非甾体抗炎药；PTT，部分凝血活酶时间；SC，皮下。改编自 guidelines of the Massachusetts General Hospital Department of Anesthesia, Critical Care and Pain Medicine, 2011.

告没有出现问题，而其之后的随访时间有限，因此这些结论必须有所考虑。一项针对 2 500 多例接受硬膜外阻滞的婴儿和儿童的前瞻性研究表明没有神经系统并发症的证据，但是对第一份 ADARPEF 数据的回顾性研究表明，5 000 例 3 个月以下婴儿中有 1 例患有 MRI 提示有脊髓缺血证据的神经系统并发症[106,312]。在该研究报告的五个病例中，其中有四个是采用空气阻力消失法确定硬膜外腔（在第五个案例中，该技术未被指定），由此作者得出结论，神经损伤的病因是空气栓塞。基于这些数据，强烈建议不要对婴儿和儿童使用空气来做阻力消失试验，而应使用生理盐水。但是，这种理由受到了质疑。一些专家提倡使用带气泡的生理盐水来做阻力消失试验[137]。在后续的 ADARPEF 研究中，没有神经损伤病例[75]。英国硬膜外麻醉协会在 10 633 例前瞻性儿童研究中发现 6 例神经损伤（1:1 770）。特别值得注意的是延迟损伤的识别，因为在阻滞导管放置 2 天后并没有发现任何神经损伤病例，并且在阻滞后 10 天内未进行任何诊断。所有儿童的症状在一年之内得以完全缓解。两名儿童被迫接受慢性疼痛服务和加巴喷丁治疗，一名儿童出现腓总神经损伤，这是由于手术期间腿部体位不正确造成的。根据我们的经验，一名腓总神经损伤后出现复杂性局部疼痛综合征症状的患儿在术后持续性运动阻滞，强调①早期识别运动阻滞性是手术后损伤可能的重要性；②体位和护理在预防压力性神经损伤中的重要性。在最初的 PRAN 数据队列中没有持续神经损伤的病例。在幼兔中，血压下降与利多卡因硬膜外麻醉相吻合，并用彩色微球检测到脊髓血流减少[313]。向局麻药中加入肾上腺素并未增加缺血的发生率。这些研究表明，在婴儿和儿童使用"联合技术"麻醉期间，维持足够的全身血流并迅速治疗低血压可能尤为重要。由于椎管内阻滞引起的血压变化在婴儿和幼儿中并不常见，这些患者的低血压最有可能是由于其他原因造成的，应该迅速评估血管内充盈压、正性肌力和全身麻醉深度。

外周神经阻滞

外周神经阻滞是全身麻醉的辅助方法且有助于术后镇痛。外周神经阻滞与中枢神经轴索阻滞的区别在于：

（1）阻滞区域明确；
（2）四肢无力等副作用小；
（3）局麻药用量少；
（4）无意外腰麻的危险；
（5）无尿潴留风险；
（6）外周神经阻滞可用于中枢神经轴阻滞无法达到的区域（如面部和头皮）。

多种类型的外周神经阻滞可用于小儿麻醉。每种类型的外周神经阻滞都在下文中描述（表 42-8；另见第 43 章）。

局麻药选择

用于小儿外周神经阻滞的局麻药包括利多卡因、甲哌卡因、丁哌卡因、左旋丁哌卡因和罗哌卡因。由于术后镇痛时间延长，与短效局麻药相比，长效局麻药在外周神经阻滞中的作用更大。利多卡因与丁哌卡因联合使用，有起效快和作用时间延长的优点。我们建议儿童在全麻镇静下实施外周神经阻滞。必须严格计算两种药物的准确剂量以避免局麻药中毒反应。或者加入碳酸氢钠[1mEq 碳酸盐/10ml 局麻药（利多卡因）]通过增加溶液的 pH 来加速起效时间[315-318]。这种方式能改变溶液的 pKa，增加溶液中局麻药物的活性阳离子形式[319]。由于随着时间的推移，局麻药会沉淀，其生物利用降低，因此，应在给药之前即刻才在局麻液中加入碳酸氢盐（应在碱化后 10min 内给药）[320]。在甲哌卡因、丁哌卡因、罗哌卡因等溶液内加入 0.1ml 8.4% 碳酸氢盐，可使这些局麻药在 10min 内沉淀[319,320]。所使用的药物总剂量不应超过局麻药允许的每公斤最大剂量（表 42-2）。加入肾上腺素（1:200 000）能降低局麻药的吸收入血量和毒性。在一些局麻药中加入肾上腺素可延长其作用时间。目前没有充分的研究能够提供应用于儿童的不同类型外周神经阻滞所需的局麻药的确切剂量（体积或浓度）。多数应用于儿童的阻滞都是基于成人阻滞的经验。根据每千克的体积和我们的经验推荐的常见外周神经阻滞的剂量（表 42-9）。

表 42-8　外周神经阻滞

头颈部

　眶上和滑车上神经

　眶下神经

　枕大神经

　耳大神经

胸壁

　肋间神经

上肢

　臂丛

　肘部阻滞（尺神经、桡神经和正中神经）

　腕部阻滞（尺神经、桡神经和正中神经）

　指神经

腹部和会阴部

　髂腹股沟神经

　阴茎神经

　腹直肌鞘

　下肢

　股神经

　股外侧皮神经

　髂筋膜

　坐骨神经

　传统后侧入路

　外侧入路（腘窝）

　踝关节

　趾神经

表 42-9　常见外周神经阻滞局部麻醉用量推荐

阻滞类型	剂量/(ml/kg)
头颈部神经阻滞	0.05
臂丛阻滞	0.2～0.3
髂腹股沟神经阻滞	0.075
直肠鞘阻滞	0.1
股神经阻滞	0.2～0.3
坐骨神经阻滞	0.2～0.3
指神经阻滞	0.05

头颈部阻滞

可以在全身麻醉下对儿童进行头颈部外周神经阻滞以缓解术后疼痛[321]。这些阻滞也可用于缓解患儿的慢性疼痛问题，例如头痛。在解剖学上，两个主要神经，即三叉神经的眼支（V_1）和颈丛 C_2 神经根的分支，支配面部和头皮的感觉（图 42-9）。

眶上和滑车上神经阻滞

解剖学

眶上和滑车上神经是三叉神经的眼神经（V_1）的末端分支。眶上神经，即 V_1 的末端分支，经眶上切迹（或眶上孔）出眶，分布于额顶部皮肤。滑车上神经经滑车上方从内眶出孔，分布于前额下部皮肤（图 42-10A）。这种联合阻滞可为接受额部开颅术儿童和接受额叶脑室-腹腔分流修复术儿童提供镇痛。该技术可作为重症新生儿的唯一麻醉方式[322]，也可用于切除头皮病变的儿童术后镇痛[323]。其主要优点是避免使用阿片类药物，从而促进早期出院。

方法

患儿仰卧，头部处于中立位。眶上缘内 1/3 处或在眉毛

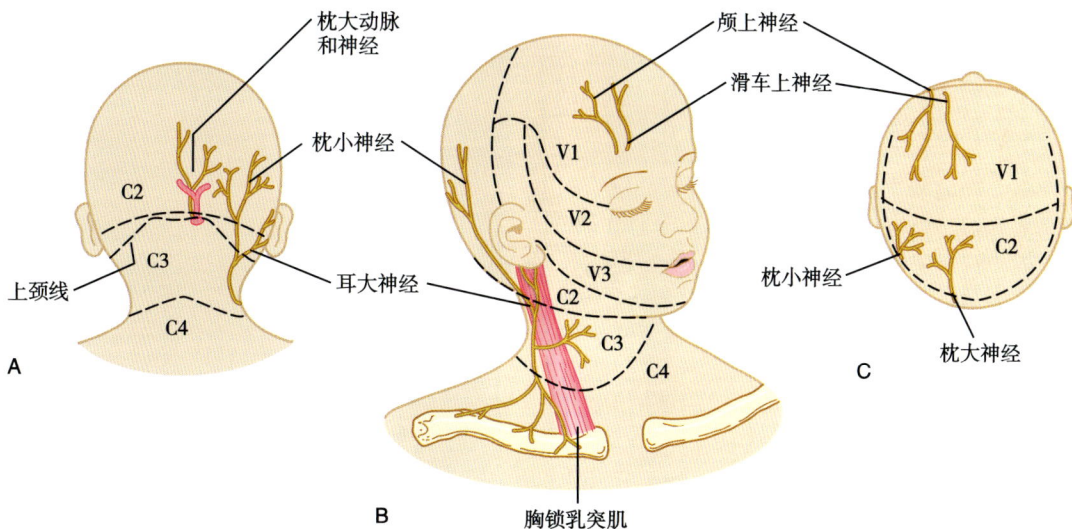

图 42-9　头颈部皮节神经支配。枕大神经和枕小神经的感觉和皮肤神经支配，支配头部前部的感觉神经和皮神经支配。注意：冠状缝前的感觉神经支配来自三叉神经的第一分支（眶上神经和滑车上神经），冠状缝的后方来自颈神经 C_2（枕大神经和枕小神经）的分支。可以单独或联合阻断这些神经，为各类手术提供术后镇痛，详情见正文。A. 后视图；B. 前外侧切面；C. 轴向视图；A，动脉；C_2、C_3、C_4，神经根的颈部感觉支；n，神经；SCM，胸锁乳突肌；V_1、V_2、V_3；三叉神经的分支。改编自 Brown DL, Wong GY. Occipital nerve block. In: Waldman S, Winnie AP, eds. Interventional Pain Management. Philadelphia: WB Saunders; 1996: 227

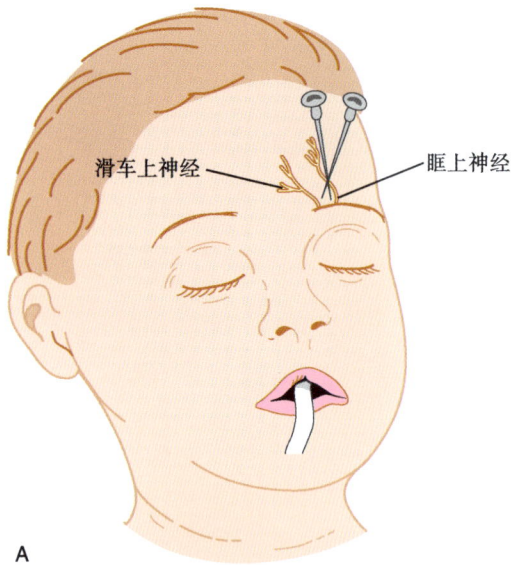

A

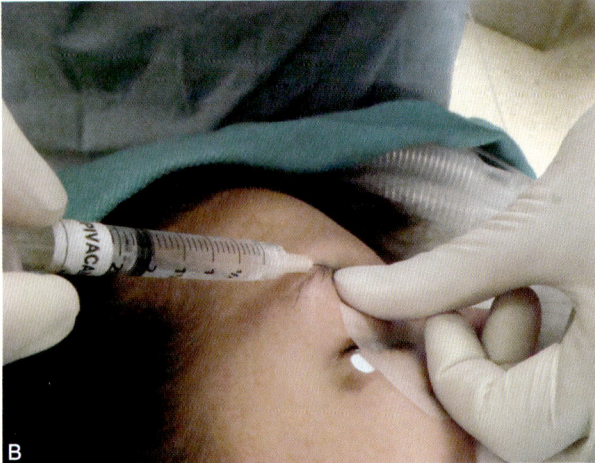

B

图 42-10　A.眶上、滑车上神经阻滞。从中线沿眉毛横向移动手指来触摸眶上切迹。B.将 27 号针垂直插入眶上切迹，回抽后注入丁哌卡因 1ml（0.25%，1∶200 000 肾上腺素）。为阻断滑车上神经，将针退至皮肤水平，后朝向鼻尖向内侧几毫米；注入丁哌卡因 1ml，（0.25%，1∶200 000 肾上腺素）。该阻滞为儿童额部开颅术或脑室-腹腔分流术提供了术后镇痛

冲间可触及眶上切迹（眶上切口通常与瞳孔成一条直线，眼睛位于中线位置）作为穿刺点。聚维酮碘或氯己定消毒皮肤，注意避免溶液溅入眼睛。用 27 号针垂直刺入切迹，注入 0.5～1ml 丁哌卡因（0.25%，肾上腺素 1∶200 000）注药前注意回抽，避免将局麻药误注入血管内。（图 42-10B）。阻断滑车上神经时，将针头退至皮肤水平，刺入鼻背根部与眉弓部交汇点，进针深度 1～1.5cm，注入 0.5～1ml 丁哌卡因射（0.25%，肾上腺素 1∶200 000）。

并发症

由于眼睑组织疏松，轻轻按压眶上区域可以防止局麻药扩散入眼睑和眶上组织，并能降低瘀斑和/或血肿的发生率。

枕大神经阻滞

枕大神经阻滞用于枕部疼痛的诊断和治疗。如果该技术用于枕神经痛的诊断，需进行仔细地病史和体格检查，

以排除引起头痛的其他病理原因，如颅后窝肿瘤和 Arnold-Chiari 畸形[324]。它还可用于接受颅后窝手术和后脑室-腹腔分流修复术儿童术后颅后窝区镇痛[325]。

解剖

颈神经支配后脑和颈部。C$_2$ 后支的皮支较粗大，在斜方肌的起点上项线下方浅出，伴枕动脉的分支上行，分布至枕部皮肤（图 42-11A）。在腱膜上方通过，神经变得略微低于上颈部线；在这里，它靠近枕骨动脉并位于枕骨动脉内侧。

方法

患儿取仰卧，头转向侧方或采取俯卧体位，确定乳突与寰枢关节连线或 C$_2$ 棘突与乳突后缘连线中点向上 1cm，触及枕动脉。枕动脉通常位于枕外隆凸至乳突连线的大约 1/3 处（图 42-11B）。皮下注射 2ml 丁哌卡因（0.25%，1∶200 000 肾上腺

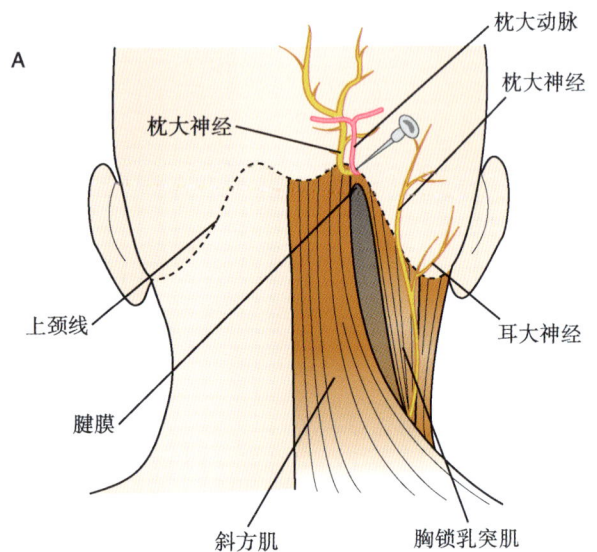

A

枕大动脉

枕大神经

枕大神经

耳大神经

上颈线

腱膜

斜方肌　　　胸锁乳突肌

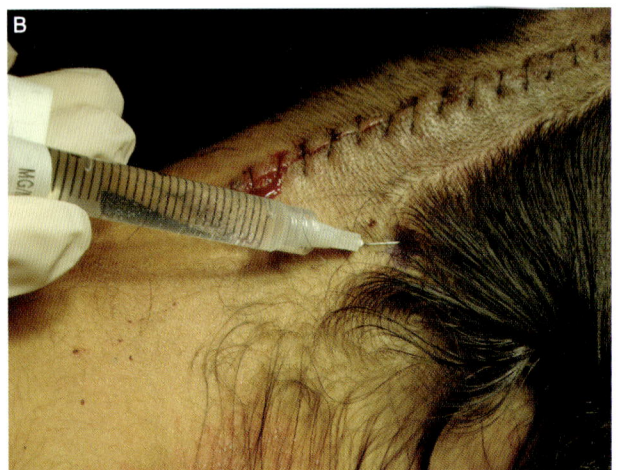

B

图 42-11　A.枕大神经及阻滞部位。B.仰卧位头部转向一侧或俯卧位，枕动脉可在颈部上线的水平上触诊。枕动脉位于枕外隆凸（虚线，A 部分）至上乳突连线距离的 1/3 左右。总皮下注射 2ml 丁哌卡因（0.25%，1∶200 000 肾上腺素），形成皮丘。增量注射和多次回抽可避免注入血管内。该阻滞可用于诊断枕神经痛，并作为儿童颅后窝肿瘤切除术或后脑室-腹腔分流术术后镇痛手段。a,动脉；n,神经。改编自 Brown DL, Wong GY. Occipital nerve block. In: Waldman S, Winnie AP, eds. Interventional Pain Management. Philadelphia: WB Saunders; 1996: 228

素）。目前超声引导下枕神经阻滞技术已应用于儿童[326]。

并发症

　　由于神经位置较浅,这种阻滞很少出现并发症。但是由于操作靠近椎管,特别是在该位置接受手术的儿童。因此,在注射局麻药时,必须保证针始终在皮下。在无超声或透视引导的帮助下,在 C_2 神经根处实施该阻滞非常困难,因其不能覆盖枕大神经的整个分布区。逐步增量注射和多次回抽可避免注入血管内。

眶下神经阻滞

解剖

　　眶下神经是三叉神经的第二个分支上颌神经的终支(图42-12A),是感觉神经纤维。经圆孔出颅,进入翼腭窝,通过眶下沟、眶下管,出眶下孔至上颌骨前部,分为四支:下眼睑,外鼻,内鼻和上唇。已用 CT 扫描研究了眶下孔的解剖位置:距中线的平均距离(以毫米为单位)=21.3+0.5× 年龄/岁[327,328]。眶下神经的分支分布于下睑、鼻及其前庭外侧下部、上唇、沿上唇黏膜和唇部。对于唇裂修复术后的上唇和唇部手术、鼻

再造手术(包括鼻中隔重建术和鼻成形术)以及鼻内镜鼻窦手术都是有效的[329-330]。可通过口内或口外途径实施。

口内途径

　　行眶下神经阻滞首选方法。眶下孔位于眶下切迹处。掀起口唇,用 27 号针穿过口腔黏膜,大致平行于上颌第二磨牙,穿过皮下,针尖朝向眶下孔。另一只手需要触摸眶下缘,触摸皮下针轨迹,以避免注射入眶内。针尖位于眶下孔水平,回抽后,注入 0.5～1.0ml 局麻药(图 42-12B)。注射丁哌卡因(0.25%,肾上腺素 1：200 000)可提供较长时间的术后镇痛效果。

口外途径

　　确定上颌骨眶下嵴,定位眶下孔。一根 27 号针与上颌骨成 45° 的角度刺入眶下孔(图 42-12C)。回抽后,注入0.5～1.0ml 丁哌卡因(0.25%,肾上腺素 1：200 000)。

并发症

　　由于组织疏松,在儿童可出现瘀斑和肿胀。应对眶下区施加压力,使注射液留在眶下孔内,防止局麻药进入眶周区,减少血肿或瘀斑发生的可能性。应注意避免直接注入眼眶

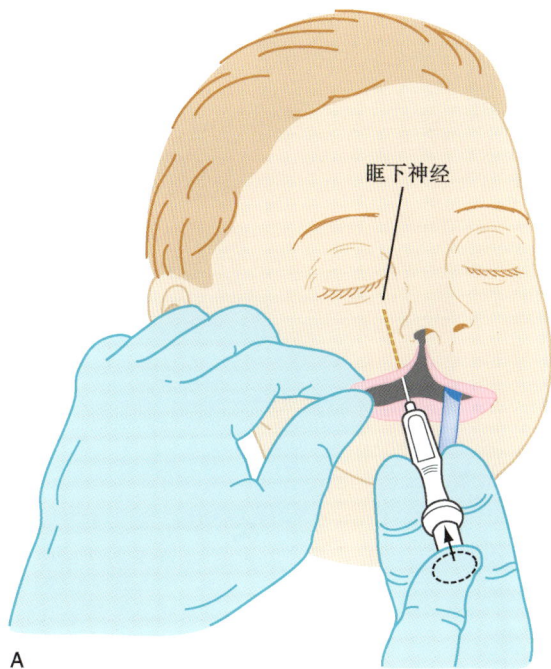

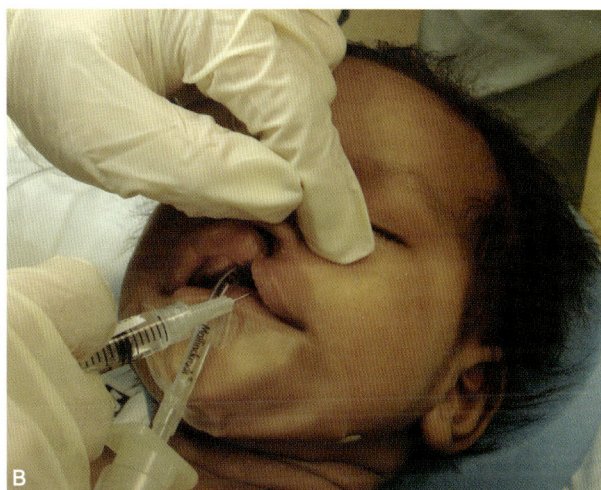

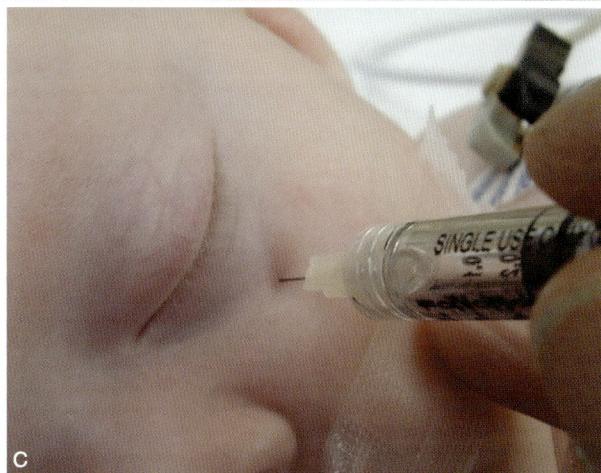

图 42-12　A. 眶下阻滞(口内途径):定位眶下孔:通过触摸眶下切迹(右侧)。B. 将唇向后折叠,将 27 号针穿过口腔黏膜,大致平行于上颌第二磨牙。针尖指向眶下孔。一根手指放在眶下孔上,以避免注入眼眶。回抽后注入 0.5～1.0ml 丁哌卡因(0.25%,1：200 000肾上腺素)(左侧阻滞)。C. 口外入境(左侧阻滞)。确定上颌骨眶下嵴,定位眶下孔。一根 27 号针与上颌骨成 45° 的角度刺入眶下孔,回抽后,注入 0.5～1.0ml 丁哌卡因(0.25%,肾上腺素 1：200 000)。该阻滞为接受上唇或唇裂修复术、鼻再造手术(如鼻成形术)和内镜鼻窦手术的儿童提供术后镇痛

或眼内。增量注射和多次回抽可避免注入血管内。这种阻滞用低剂量麻醉药物在婴儿和学步儿童实现麻醉效果。尽管没有随机对照试验证明使用佐剂可提高阻滞疗效，可乐定等其他药物可能有助于增强阻滞效果。

耳大神经阻滞

耳大神经系颈丛皮支的分支之一。此神经在胸锁乳突肌外面行向前上，至耳郭的皮肤，为乳突区和外耳提供感觉神经支配。Halstead 于 1884 年首次实施颈丛阻滞。该阻滞已用于小儿耳郭修补术及鼓膜乳突手术的术后镇痛[332,333]。我们发现耳大神经阻滞降低了恶心和呕吐的发生率，而恶心和呕吐是鼓膜乳突手术的主要并发症[333]。耳大神经阻滞有表面镇痛作用，无肌松作用，因此可用于术中镇痛。但在接受鼓膜乳突式手术的儿童术中需要进行面神经监测。

解剖

颈丛由颈神经 $C_2 \sim C_4$ 的前根和后根的前主要分支组成。耳大神经起自 C_3 颈神经，神经的解剖位置被描述为 McKinney 点[334]。耳大神经在环状软骨水平绕行于胸锁乳突肌的腹部，至乳突和外耳区域（图 42-13A）。

方法

儿童全身麻醉下确定环状软骨位置。从环状软骨上缘至胸锁乳突肌的后缘（麦金尼点）画一条线。丁哌卡因 2~3ml（0.25%，肾上腺素 1:200 000）在此点注射（图 42-13B）。

并发症

深部而非浅部注射可导致深部颈丛阻滞、霍纳综合征、膈神经阻滞或意外中枢神经轴阻滞的风险。注射处可见少量红斑。增量注射和多次回抽可避免注入血管内。

迷走神经耳支阻滞

迷走神经耳支提供躯体感觉纤维，支配分布于耳郭后面、耳道以及鼓膜的下部。迷走神经耳支阻滞为鼓膜切开置管术以及鼓室成形术提供镇痛。在一项随机对照试验中，鼻内芬太尼和迷走神经耳支阻滞可提供同等的镇痛效果，且无不良反应。

适应证

为鼓膜切开、导管放置以及鼓室成形术提供镇痛。

方法

在麻醉诱导后，当患儿转向一侧，清洁耳屏，将 30 号针头插入耳屏以刺穿软骨，回抽后注入 0.2ml 局麻药。轻轻按压以防术后出血。

并发症

虽然偶尔会有穿刺部位出血，但很少出现并发症，这可以通过轻轻按压来避免。

躯干神经阻滞

小儿躯干神经阻滞适用于各种不同的外科手术，最常用的是肋间神经阻滞[46]、髂腹股沟神经阻滞、阴茎神经阻滞、腹直肌鞘阻滞以及椎旁阻滞。

肋间神经阻滞

肋间神经阻滞有利于减少胸科手术后阿片类药物的需求量，优化呼吸动力学，鼓励早期活动[46,336,337]。其最主要

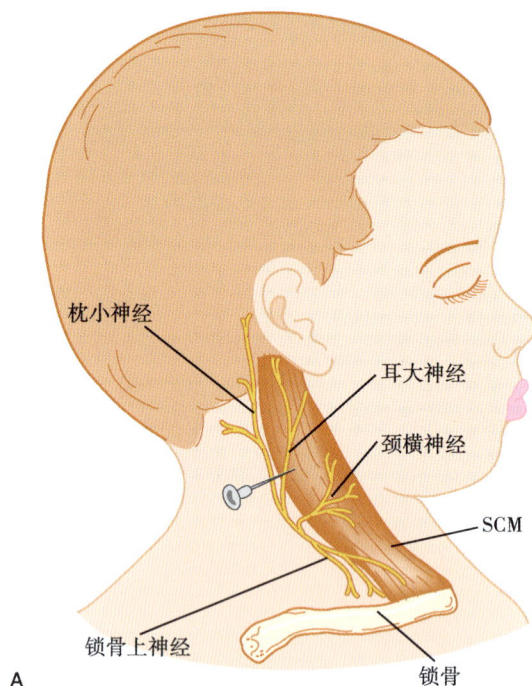

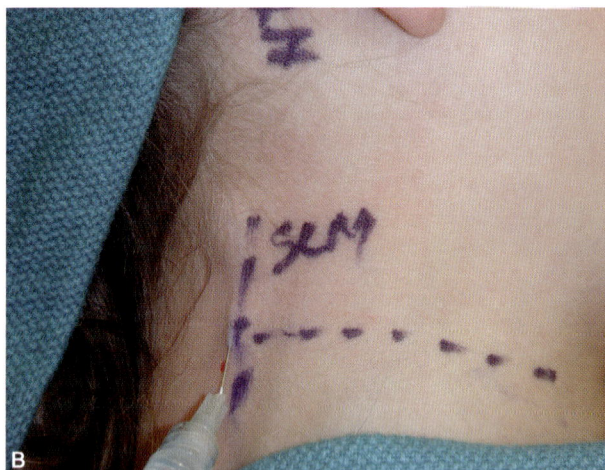

图 42-13　A. 耳大神经阻滞，定位环状软骨。B. 在环状软骨上缘外侧至胸锁乳突（SCM）后缘（麦金尼点）的连线，皮下注射丁哌卡因 2~3ml（0.25%，1:200 000 肾上腺素）。注射后轻轻按摩使局麻药在注射部位扩散。该阻滞用于儿童鼓膜乳突手术或耳郭成形术的术后镇痛。n，神经。改编自 Brown DL，ed. Atlas of Regional Anesthesia. Philadelphia：WB Saunders；1999：185

的缺点是镇痛持续时间有限。近年来，通常使用硬膜外阻滞做胸科手术的术后镇痛。缓释丁哌卡因微粒的发展和最近丁哌卡因脂质体的批准，此药可以显著延长镇痛时间，将来可能改变这个缺点[52,61-63,69,338]。尽管如此，在某些情况下肋间神经阻滞仍然有效，特别是对于不能行硬膜外置管的小儿。

在所有局部麻醉中局麻药在肋间神经阻滞后吸收最快，因为与其他局部阻滞相比，肋间神经阻滞后血浆局麻药浓度最高。而且小儿的血浆浓度上升得比成人快[339]。因此，需通过添加肾上腺素（1:200 000）来减慢局麻药的吸收。根据小儿的体重和需要阻滞的肋间神经数目，我们通常用

图中标注：枕小神经、耳大神经、颈横神经、SCM、锁骨上神经、锁骨

0.25% 丁哌卡因和肾上腺素混合液 1～5ml 来阻滞每一根肋间神经。丁哌卡因的最大用量是 2mg/kg，而 <6 个月的婴儿用量应减少 30%。用大容量低浓度的丁哌卡因行肋间神经阻滞，可降低全身毒性的风险。

解剖

肋间神经是由 T_1～T_{12} 前支组成，有 4 个分支，第一支是灰交通支，传入交感神经节；第二支后皮支，支配椎旁皮肤的感觉；第三支侧皮支向前到腋中线，然后发出前后皮下支；最后一支皮支延伸到胸腹正中线。硬脊膜和蛛网膜在出椎间孔时融合为神经外膜，这有可能导致行椎旁后路阻滞时发生蛛网膜下阻滞。

操作

穿刺点可以选在椎旁或者腋中线。穿刺点定位在肋骨下缘，移动皮肤至肋骨上方（图 42-14A），穿刺针垂直于肋骨表面的皮肤进入直到刺中肋骨（图 42-14B），然后让穿刺针随着皮肤回缩至距离肋骨下缘 2～3mm 处（图 42-14C）。这种方法可减少气胸发生的可能性，因为针刺到肋骨后再从肋骨下缘进入的深度小于肋骨的厚度，当针进入神经、血管鞘时会感觉到区别，回抽无血后注入适量的局麻药。最近，联合超声引导，在行肋间神经阻滞时胸膜清晰可见，可避免刺穿胸膜（E 图 42-6；图 43-11）。

并发症

据报道，成人肋间神经阻滞后气胸的发生率约为 0.07%[340]，而且，此项研究中大部分神经阻滞是由培训过的住院医生操作，如果发生的是少量气胸，吸氧可促进再吸收，仅在有呼吸困难时才放置胸导管。另一个更值得注意的并发症是局麻药吸收的毒性反应。使用少量低浓度的局麻药可降低达到血浆中毒浓度的风险。频繁回抽和间断增量注射可降低血管内注射的风险。第三个并发症是高位蛛网膜下腔阻滞，通常和椎旁后路穿刺有关。

腹股沟阻滞（髂腹股沟和髂腹下神经）

腹股沟阻滞有时可用于成人疝气修补术，作为切口局部麻醉的补充。然而，在小儿疝气手术中，全身麻醉几乎都联合腹股沟神经阻滞来管理术后疼痛（作为术后镇痛）。在腹股沟手术中这种阻滞和骶管麻醉一样有效[341,342]。髂腹股沟和髂腹下神经阻滞用于小儿腹股沟手术是非常成功的，而且相关并发症少，虽然可能有药物注入股动静脉和潜在股神经阻滞的并发症[343,344]。局麻药过量毒性反应的风险可能超过

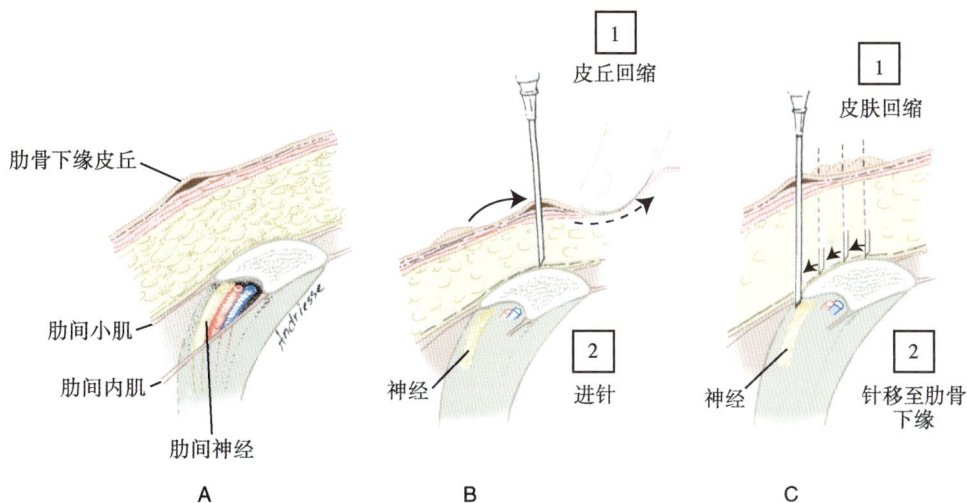

图 42-14　肋间阻滞。A. 在肋骨下缘处注射一个皮肤风团。B. 滑动皮肤风团至肋骨体上方进针刺到肋骨。C. 针随着皮肤回缩至肋骨下缘，回抽阴性后注入适量的局麻药。这种阻滞可用于开胸手术或放置胸管后的术后镇痛（E 图 42-6）

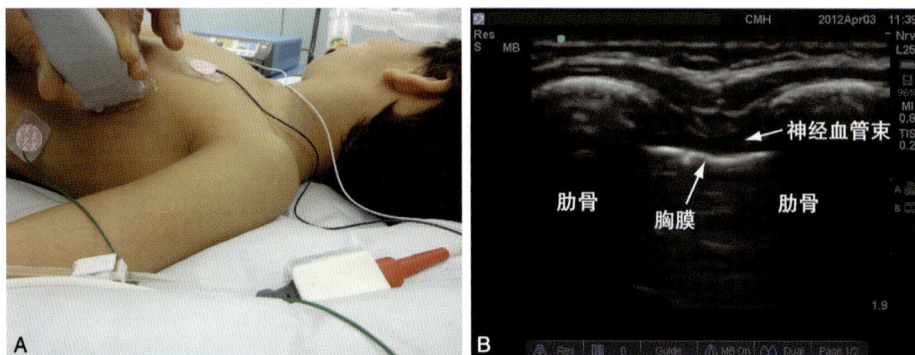

E 图 42-6　肋间神经阻滞。A. 线性超声探头垂直肋骨放置。B. 识别肋间内肌，采用平面外技术进针，回抽无异常后注入 2ml 局麻药。局麻药在肋间最内侧扩散意味着肋间神经的阻滞

已有的认知,而超声引导在充分镇痛的同时减少了局麻药的用量,因为药物被注射到最佳的位置[345]。这种阻滞可以(通常)和切口浸润麻醉相结合,超声的应用也可以避免肠穿孔(见第43章,图43-34,图43-35)[346]。

解剖

腹股沟区是由 T_{12} 和 L_1 发出的髂腹下和髂腹股沟神经支配的。这些神经位于髂前上棘的内上方,彼此靠得很近(图42-15A),在髂前上棘内侧穿过腹内斜肌2~3cm后位于腹内斜肌和腹外斜肌腱膜间,伴随精索(男性)达到外阴部。

操作

髂腹下、髂腹股沟神经阻滞可以在术前也可以在全麻结束前进行,如果用丁哌卡因则在阻滞后15min才能达到最佳麻醉效果,因此术前阻滞通常比术后阻滞效果更好。在切皮前阻滞也可提供预先镇痛,虽然此操作仍存在争议和混淆[347-350]。如果手术时长不超过1.5h,那么不管是术前或术后阻滞对术后镇痛的持续时间没有影响。用短斜面27号针以45°从脐与髂前上棘连线外1/4进针(10~15kg的小儿,从髂前上棘内上方1.0~1.5cm进针)。当针穿过腹内、外斜肌时(图42-15B),有两次突破感,有利于判断针的位置,在注射局麻药时要多次回抽。向脐、中线、腹股沟三个方向扇形分布共注射0.3ml/kg的局麻药,当针退到皮下时,注射0.5~1.0ml局麻药阻滞髂腹下神经。必须小心避免穿透腹膜,有报道称在盲穿时有发生过此并发症[346]。对于腹股沟疝修补、睾丸固定术或其他腹股沟区的手术,手术结束前,在切口局部注射局麻药,可起到有效的术后镇痛[342]。在计算最大局麻药量时,神经阻滞和切口浸润的局麻药量都应计算在内。需要重点注意的是,此种神经阻滞无法缓解阴囊手术的疼痛,因为阴囊是受生殖股神经支配的,因此需要外科医生行阴囊局部浸润才可以完全缓解睾丸固定术或其他阴囊手术后的疼痛。正如之前提及,超声引导技术可使其更易操作,并可以减少相关并发症的发生(E图42-7)[345]。

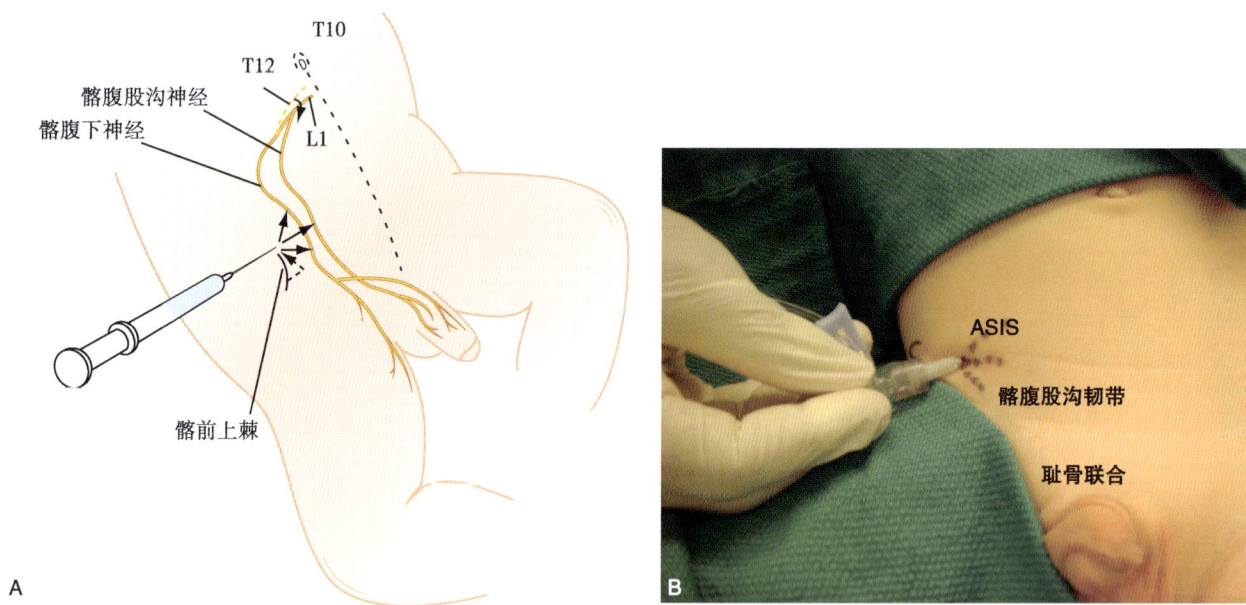

图42-15 髂腹股沟、髂腹下神经阻滞。A和B.穿刺点选在髂前上棘(ASIS)内上方1.0~1.5cm处(虚线),用22号穿刺针穿过腹外斜肌和腹内斜肌,针尖向上肩脐、腹中线和向下向腹股沟三个方向以扇形分布注射1.0~5.0ml局麻药(实线箭头),然后针移至皮下注射0.5~1.0ml局麻药阻滞髂腹下神经。这些神经阻滞可用于腹股沟疝修补术和睾丸固定术的术后镇痛(E图42-7)

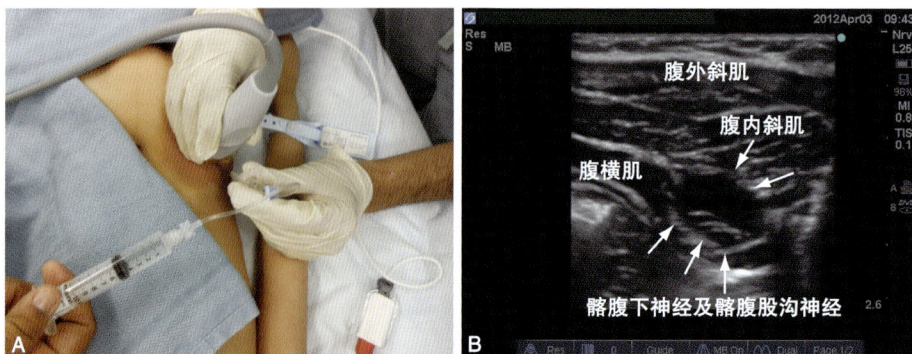

E图42-7 A.超声引导髂腹股沟神经阻滞:线性超声探头放置在髂嵴上方。(定位:胸廓的下方和大腿的上方)B.识别腹内斜肌和腹横肌,髂腹股沟神经和髂腹下神经走行在两肌肉之间,用平面内技术在神经周围注入0.1ml/kg的局麻药

并发症

并发症很少,小心不要刺入腹腔,频繁回抽可避免局麻药注入血管。

阴茎阻滞

阴茎阻滞用于包皮环切、尿道扩张和尿道下裂修补术的麻醉及术后镇痛。骶麻对阴茎近端或阴囊阴茎的尿道下裂修补术有优势,因为阴茎阻滞只能对阴茎末端 2/3 有止痛效果[265,351,352]。阴茎阻滞易达到很好的效果,常用的局麻药是丁哌卡因、左丁哌卡因和罗哌卡因,可延长作用时间。局麻药中避免加肾上腺素,因为阴茎背动脉是末梢动脉,肾上腺素会使动脉痉挛导致阴茎坏死。

解剖

阴茎神经来自阴部神经和盆神经丛(图 42-16A),两支阴茎背神经沿着阴茎背动脉走行,在耻骨联合水平分开至阴茎,支配阴茎的感觉。

操作

两种常用的阴茎阻滞技术是:①环状阻滞;②阴茎背神经阻滞。一项比较两种方法效果的调查研究显示环状阻滞的作用时间更长,虽然两种技术的镇痛效果优于丙胺卡因乳剂(EMLA 乳膏)表面阻滞[353]。环状阻滞是用 27 号针在绕阴茎根部环形穿刺回抽无血后注射无肾上腺素的局麻药,一个穿刺点,然后向每个方向刺入(图 42-16B)。另一种是阴茎背神经阻滞,用 27 号针在耻骨联合上方腹中线以 30°向尾端直接刺入 1cm 至阴茎筋膜(图 42-16C),回抽无血后缓慢注入 1～4ml 不含肾上腺素的局麻药,有伤及邻近神经血管的风险。

并发症

主要的并发症是减少器官的血流量。缩血管药如肾上腺素禁止在该阻滞中应用,注药后压迫可使血肿形成降至最低。注药过程中频繁回抽可避免注入血管。

腹直肌鞘阻滞

虽然该方法在近 20 年前就已报道过[354],但最近才广泛用于小儿的脐疝修补术[355-357]。腹直肌鞘包括胸椎肋间神经(T10),可以使用少量的局麻药在脐旁即可被阻滞。

操作

在脐两侧距中线约 1cm 的地方穿刺入腹直肌鞘(图 42-17)。当针穿过腹直肌前鞘时会感觉到突破感,穿过腹直肌到达腹直肌后鞘,回抽无血后注入 0.1ml/kg 局麻药。这对大

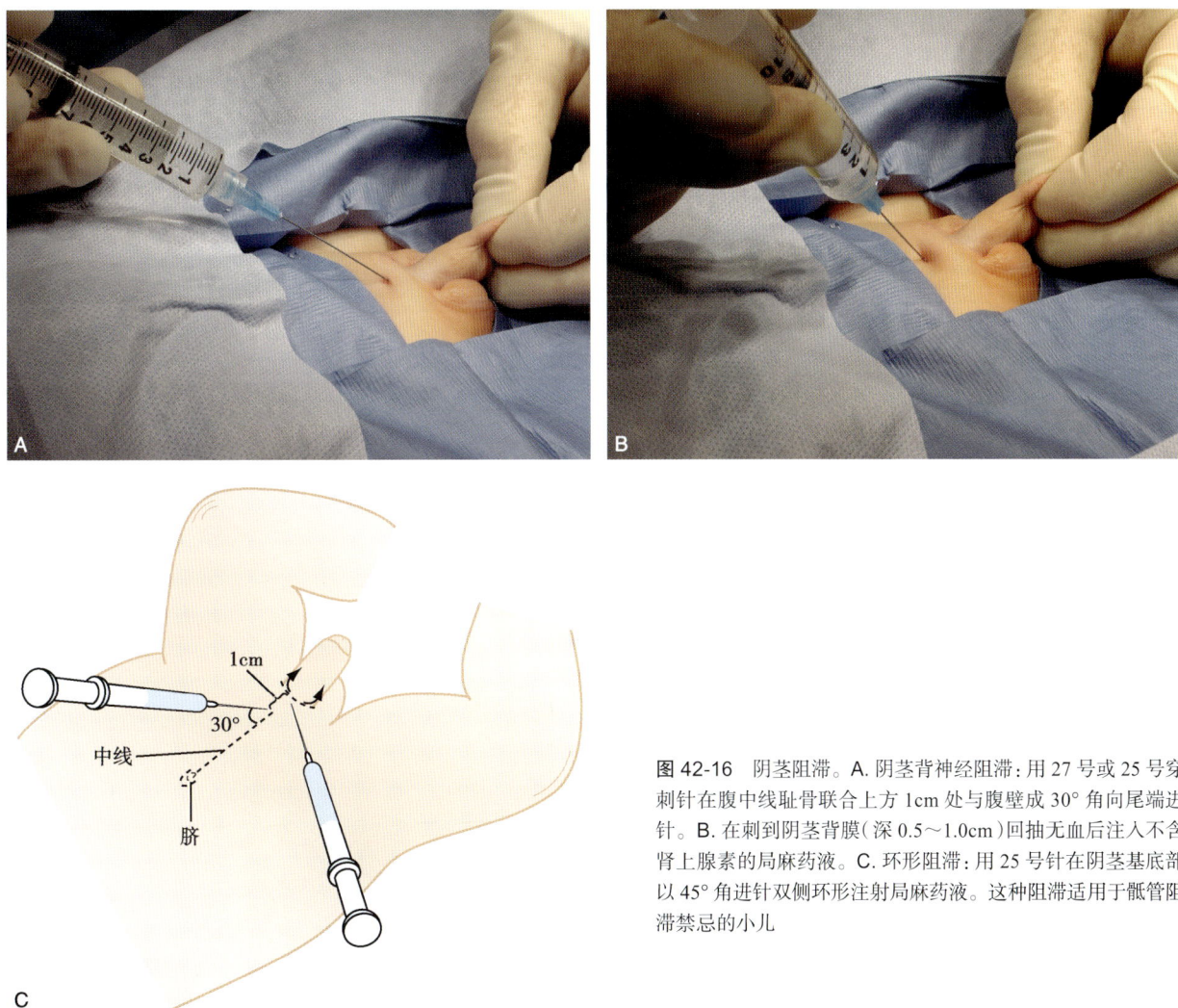

图 42-16 阴茎阻滞。A. 阴茎背神经阻滞:用 27 号或 25 号穿刺针在腹中线耻骨联合上方 1cm 处与腹壁成 30°角向尾端进针。B. 在刺到阴茎背膜(深 0.5～1.0cm)回抽无血后注入不含肾上腺素的局麻药液。C. 环形阻滞:用 25 号针在阴茎基底部以 45°角进针双侧环形注射局麻药液。这种阻滞适用于骶管阻滞禁忌的小儿

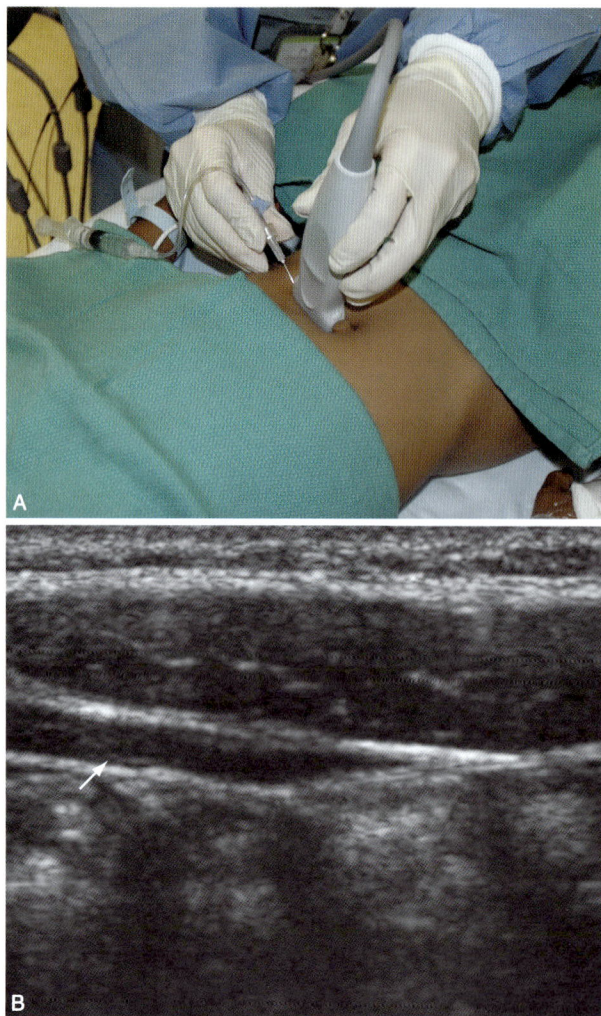

经束和肋间血管。因为胸膜和其他结构紧密黏合，所以椎旁间隙不像硬膜外间隙，只可看作是一个潜在间隙，很难进行经皮椎旁间隙置管。在腰部椎旁阻滞是可行的，但是每一个间隙都必须单独阻滞，因为在腰水平相邻的节段间不相通。

操作

三种方法可用于小儿椎旁阻滞，具体如下：

阻力消失法[359]：穿刺点选在棘突旁，垂直进针刺到横突，然后穿刺针（<1 岁的婴儿用 19～20 号，>1 岁的小儿用 18 号）移到横突下穿过肋横突韧带阻力消失到达椎旁间隙。或者穿刺针移到横突上方进入，不过在进入椎旁间隙之前这种方法有损伤肋骨颈的风险，偶尔不能到达椎旁间隙时，需调整针的方向。横突下入路简便有利。

一旦进入椎旁间隙，在仔细回抽无血液和空气后，可注入单次剂量，如果需要连续阻滞，可通过穿刺针放置导管，导管进入椎旁间隙 1～2cm。导管的成功置入首先需要穿刺

图 42-17　腹直肌鞘阻滞。腹直肌鞘环绕腹直肌的前面和后面。A.线性超声探头横向放置在脐的一侧，可识别腹直肌前鞘、腹直肌和腹直肌后鞘。B.用平面内技术，选择 27 号穿刺针穿过腹直肌前鞘和腹直肌到达腹直肌后鞘，然后注入 0.1ml/kg 局麻药（箭头）

部分脐部手术包括腹腔镜手术都有非常好的镇痛效果，也可使用超声施行该阻滞（图 42-17；第 43 章 E 图 43-3，E 图 43-4）。

椎旁阻滞

该阻滞方法在小儿中也得到了广泛运用。主要优点是局麻药聚集在椎旁间隙仅使偏侧一节或相近神经节段的感觉缺失（图 42-18）；主要适用于一侧胸部或腹部的手术。

解剖

椎旁间隙是一个三角楔形的区域，位于椎体外横突后（图 42-19），仅存在于 $T_{1\sim12}$，在 T_{12} 以下被起于椎体和横突的腰大肌隔断[359]。由于高位胸段椎旁阻滞可能导致霍纳综合征（Horner syndrome），表明这部分椎旁间隙向头端与颈部筋膜间隙相通。不同节段胸椎旁相通是局麻药在多个节段间扩散的基础（图 42-18）。椎旁间隙的内侧是椎体和椎间盘的侧缘，后面是横突和肋横突韧带，前面是胸膜壁层。从椎旁间隙穿行的结构有脊神经根、肋间神经、交感神

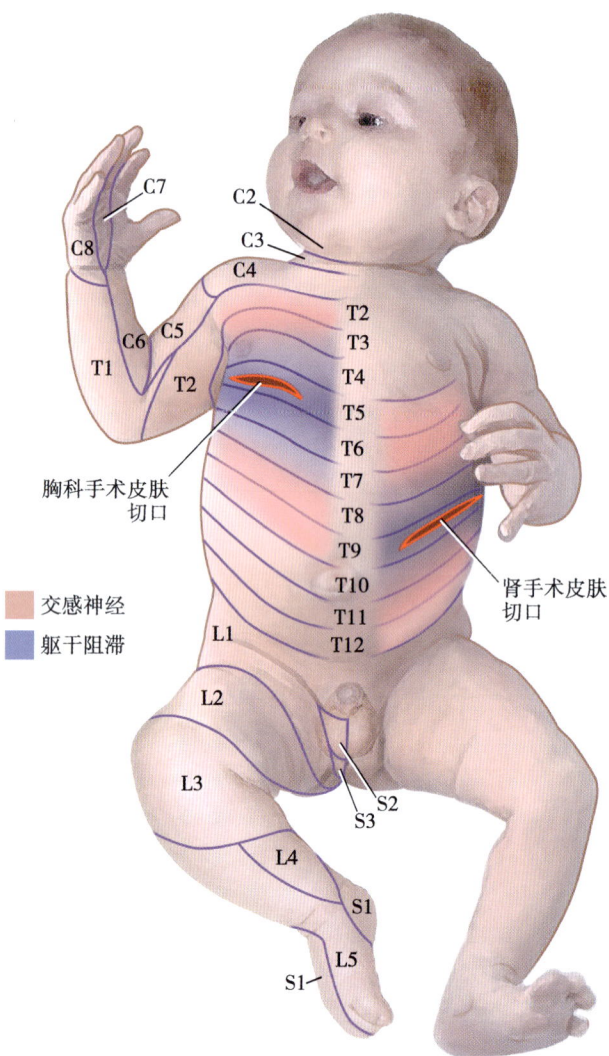

图 42-18　胸椎旁阻滞后躯干和交感阻滞的平面分布。蓝色区域是躯干阻滞的大概延伸范围，红色区域是交感阻滞的大概范围（详见正文）。摘自 Lönnqvist PA, Richardson J. Use of paravertebral blockade in children. *Tech Region Anesth Pain Manage*. 1999; 3(3): 184-188

42

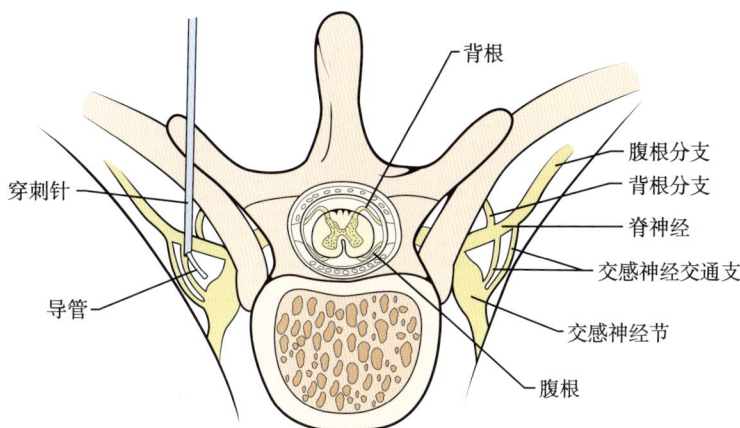

图 42-19　椎旁阻滞及穿刺针和导管正确位置的解剖关系图。摘自 Lönnqvist PA, Richardson J. *Use of paravertebral blockade in children*. *Tech Region Anesth Pain Manage*. 1999；3（3）：184-188

针成功到达椎旁间隙，偶尔需要注入单次剂量使椎旁间隙打开或创造一个空隙让导管置入。导管置入不应超过 1～2cm，更深的置入可导致导管经椎间孔进入椎管（导致节段性的硬膜外阻滞）或者进入肋间神经（产生仅仅一个节段的阻滞）。

从棘突到皮肤穿刺点的距离（棘突到椎旁间隙的距离）和皮肤到椎旁间隙的距离可以用下面的等式近似估计[360-361]：

$$棘突到椎旁间隙的距离（mm）=0.12×kg+10.2$$

$$皮肤到椎旁间隙的距离（mm）=0.53×kg+21.2$$

穿刺点的位置由外科手术部位决定，胸科手术最好选在 $T_{5\sim6}$ 水平，肾脏手术则选在 $T_{9\sim10}$ 水平。

神经刺激仪引导技术[362]：通过触诊来确定与特定节段相对应的椎间线，根据小儿的体重在椎间线旁开 1～2cm 作为穿刺点，选择合适长度的 21 号绝缘针，连接神经刺激仪（初始刺激电流：2.5～5mA，1Hz），垂直皮肤进针，出现椎旁肌收缩，继续进针到肋横突韧带时肌肉收缩消失，刺穿肋横突韧带可见相对应水平的肌肉收缩，然后调整针尖的位置使肌肉在刺激电流为 0.4～0.6mA 时依然收缩，此时注入需要剂量和容量的局麻药。在椎旁间隙调整针尖不是进出移动，而是以针为轴四周变换角度调整到针尖与神经最佳的位置。

超声辅助技术：运用超声确定横突的位置和椎旁间隙的深度，不管是阻力消失法还是神经刺激技术都有很大的帮助。

药物的选择

在回抽试验阴性和注射试验剂量给药后，对于学步阶段的儿童和较大儿童注射 0.5ml/kg 局麻药（0.25% 左丁哌卡因和 1∶200 000 肾上腺素，或 0.25% 丁哌卡因和 1∶200 000 肾上腺素，或 1% 利多卡因和 1∶200 000 肾上腺素）。药液上下扩散可覆盖至少 5 个节段。椎旁阻滞的典型分布是在躯干 $T_{4\sim12}$ 间移动的单侧痛觉缺失（图 42-18）。新生儿和婴儿可根据推荐剂量修改给药方案[363-365]，推荐的丁哌卡因剂量是有效的、可达合适的血浆浓度[363]。

并发症

用阻力消失法进行椎旁阻滞，成人和小儿总的失败率是近 10%，常见的并发症是低血压（5%；仅成人）、血管损伤（4%）、刺穿胸膜（1%）和气胸（0.5%）[366]。用神经刺激仪引导技术可使阻滞失败的发生率降低至＜5%，同时也可减少并发症的发生[362,367]。超声的使用则可进一步提高成功率并降低并发症。

上肢神经阻滞

臂丛神经阻滞

在臂丛阻滞的四种技术（腋路、锁骨下、锁骨上和肌间沟）中，腋路臂丛神经阻滞是在结合神经刺激或者体表标志时最常用于小儿的入路。其优点包括易于进针、经验丰富的医生操作成功率高，且并发症低。该阻滞方法也适用于饱胃患儿手部或者前臂的矫形或整形修复手术。饱胃患儿在深度镇静时发生胃内容物反流误吸的风险增加，且易发生血管内注射或药物过量。因为该阻滞方法实施时无须引出异感，可应用小儿术后疼痛的管理。当丁哌卡因的剂量＜2.5mg/kg 时，可避免局麻药毒性反应的发生。

随着超声技术的使用，锁骨下、锁骨上和肌间沟阻滞在很大程度上取代了腋路阻滞。如果在术后需要置入导管实施持续阻滞，锁骨下阻滞是首选入路。意外阻滞膈神经和喉返神经在幼儿臂丛神经阻滞时更为常见，尤其是实施肌间沟阻滞时，因为这些神经靠近注射部位。数据显示所有接受肌间沟阻滞的小儿都有一定程度的膈神经阻滞[371,372]。膈神经阻滞可能导致幼儿呼吸衰竭，因为幼儿的呼吸几乎完全依赖于膈肌。喉返神经阻滞会使声带麻痹并增加气道阻力。由于婴幼儿的肺尖更偏向前侧，其发生气胸的风险更高。与腋路阻滞相比，肌间沟阻滞发生全脊麻的风险更高。

解剖

臂丛由 C_5、C_6、C_7、C_8 和 T_1 神经组成，穿过锁骨和第一肋之间并延伸到腋窝。在这一位点，腋动脉被狭窄筋膜鞘包围，其前方是正中神经，后方是尺神经，后外侧是桡神经（图 42-20A）。小儿的腋动脉以及腋鞘可被触及。

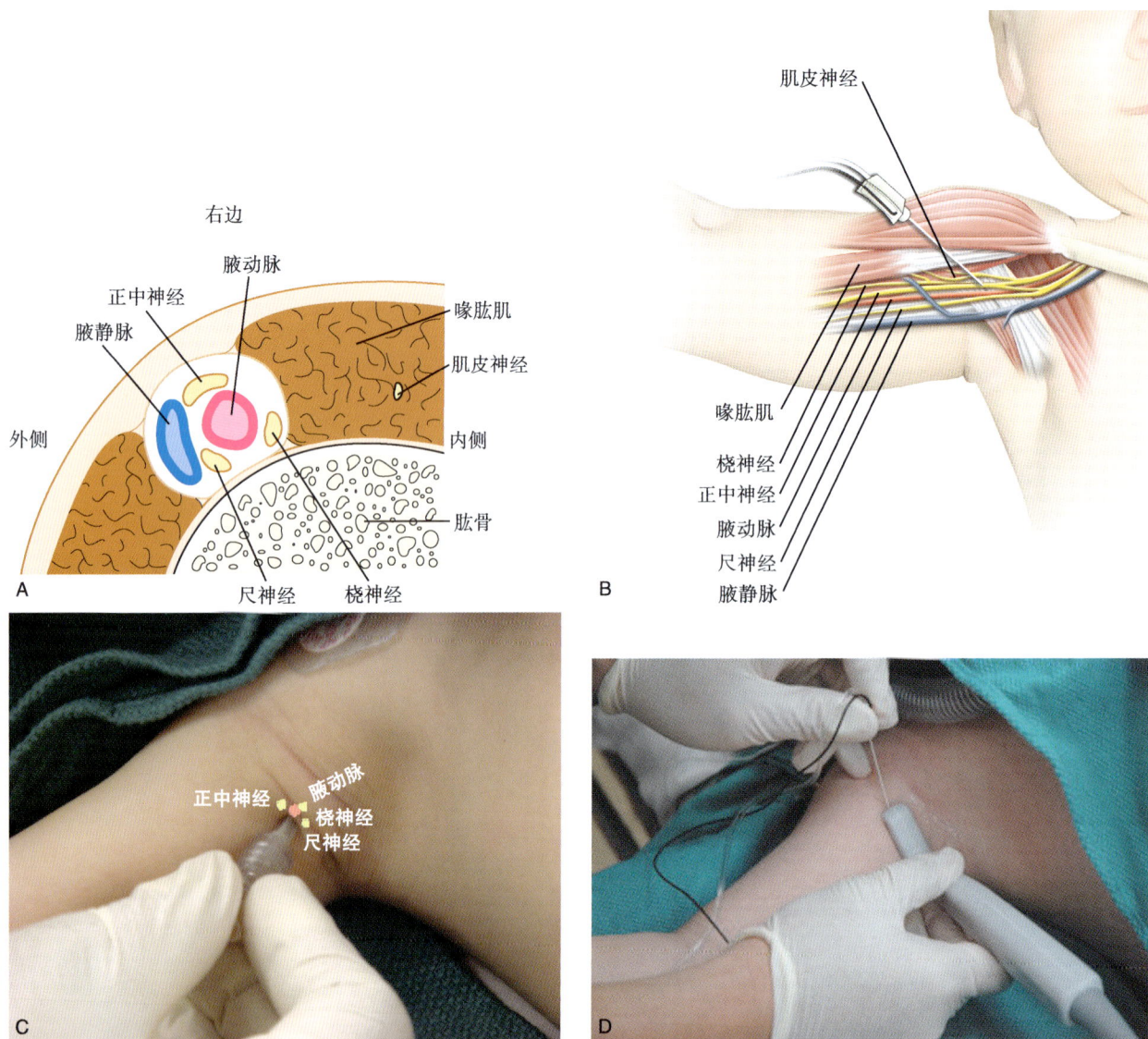

图 42-20　A 和 B. 臂丛神经的解剖关系。筋膜鞘包裹神经、腋动脉和腋静脉；肌皮神经位于喙肱肌内。在鞘内注射局麻药（腋动脉两侧）可达到满意的阻滞效果。有些人鞘内可能存在隔膜。C. 在手臂外展时，可在腋窝扪及腋动脉。在动脉搏动处进针可阻滞正中神经。继续进针至腋动脉下方，可阻滞尺神经。如果使用神经刺激仪，则可引出第五指的屈曲。为了阻滞动脉后方的桡神经，需要将针穿过动脉后方，同时频繁回抽避免误入血管。如果针遇到腋动脉，则继续进针，使其位于动脉后方，回抽无血。如果使用神经刺激仪，可以观察到肱二头肌屈曲。0.1～0.15ml/kg 局麻药量可达到满意的阻滞效果。如果在阻滞桡神经时遇到腋动脉，则给药后必须压迫动脉，避免血肿形成。D. 超声引导可增加腋窝入路阻滞的成功率。在腋下放置线性超声探头或曲面探头。使用平面内入路，可分别阻滞正中神经（位于动脉前方）、桡神经（位于腋动脉后）以及尺神经（位于动脉下方）。注射前小心回抽以避免血管内给药

操作

多种技术可用来确定针是否在腋鞘内。第一种方法是用针引出异感，但这种方法在儿科中很少应用，尤其是在幼儿以及麻醉下的小儿。使用神经刺激仪可以精确定位针在神经血管鞘中的位置，既不需要小儿的合作，也无须引出异感（图 42-2）。在瘦小的儿童中，喙肱肌的下方可触及脐带状样的腋鞘，可通过"感觉"将针置入鞘内。动脉穿透法也可用于定位[374]。无论何种方法，建议在针和注射器之间接上一小段延长管，便于精确置针、回抽和药物注射。

联合神经刺激仪实施腋路臂丛神经阻滞最好将手臂外展至 90°（E 图 42-2）。应注意不要过度外展手臂，导致腋动脉搏动减弱。在腋窝触及动脉搏动后，用一短斜针面的穿刺针进针（图 42-20B 和 C）。使用阈值＜0.2mA 的神经刺激仪刺激，可观察到桡骨、尺骨以及正中神经支配区域的肌肉运动（E 图 42-2）。在没有使用神经刺激仪的情况下，如果进针时感到突破感，说明针已穿破腋鞘。腋鞘可被每条神经分为多个筋膜室，限制局麻药在鞘内的扩散。虽然神经刺激仪引出的这三条神经支配区域的运动异感明显不同，同时也可在每个位点分次注射麻醉药，但是，在实际操作中，即使第一次注射局麻药的剂量非常少，在第二次和第三次注射时也很难找到运动异感。当然，也可选用动脉穿透技术，该方法直接穿透腋动脉，使局麻药在鞘内的两个位点浸润。在腋动脉搏动处进针，回抽见血，穿破动脉后壁。回抽无血，在动脉后面注射一半的局麻药剂量。退针，再次回抽无血，将剩余

的药量注射到动脉前壁。无论何种方法,均要反复回抽,确保针位于血管外。由于支配前臂桡侧感觉的肌皮神经较早离开腋鞘,因此肌皮神经阻滞不全发生率较高。一些医生建议在阻滞部位的远端应用止血带。该方法可促进局麻药在近端的扩散,增加肌皮神经阻滞的概率。此外,可通过喙肱肌注射 1～3ml(根据小儿大小决定)的局麻药阻滞肌皮神经。无论选择选用何种方法,都需要额外注射 1～3ml 局麻药以阻滞肋骨臂间神经及其与肌皮神经之间的联系。也可联合应用超声以及神经刺激仪,以提高神经束的定位(图 42-20D,图 43-16,图 43-21)[370]。

药物的选择

　　临床上常用的局麻药包括利多卡因和丁哌卡因(表 42-2)。与其他需要较大剂量局麻药的区域阻滞技术一样,加入左旋丁哌卡因和罗哌卡因可降低局麻药的毒性风险。为了延长术后镇痛时间,通常使用长效药物代替利多卡因。我们使用大容积(0.5ml/kg)、生理盐水稀释的局麻药以确保肌皮神经的阻滞,同时避免局麻药的毒性。丁哌卡因的用量不能超过最大允许剂量(2.5mg/kg)[375]。加入肾上腺素(1∶200 000)可减少血管对局麻药的吸收,并降低潜在毒性。在局麻药中加入碳酸氢钠(1mEq/10ml 局麻药),通过增加溶液的 pH 加快神经阻滞,该方法尤其适用于麻醉剂-肾上腺素混合液,因为该溶液 pH 较低。

并发症

　　臂丛所有的神经都位于神经血管束中,因此容易误入血管,在注射部位形成血肿。如果血肿太大,可能会压迫神经血管束,导致肢体缺血。因此在实施阻滞之前了解患儿的凝血状态非常重要。可通过逐步增加注射剂量和反复回抽避免误入血管。神经刺激仪可降低神经内注射的概率。医生在注射局麻药物之前一定要明确桡神经、正中神经和尺神经的功能活力。在确定神经的功能之后,神经阻滞可在恢复室实施。可通过简单的经验法则明确桡神经(拇指伸展),正中神经(拇指的近端指间关节的屈曲)和尺骨神经(剪刀手)。在注射局麻药前检查神经功能。

锁骨下入路

　　这种方法可有效阻滞臂丛神经,特别是对于骨折后外展疼痛的小儿。

　　以喙突作为体表标志,垂直进针至锁骨下臂丛神经[377]。对于术后需要持续给局麻药的小儿,我们也常规使用该入路。

操作

　　手臂外展时,可触及肩峰。喙突向下、靠内侧 2cm 作为进针点(图 42-21A)。在这一水平,胸膜通常不会受到影响。神经刺激仪的带套针可通过 1mA 的电流刺激神经。除了前臂屈曲外任何刺激反应均可作为臂丛刺激的阳性标志。前臂屈曲表示肌皮神经的刺激。阻滞臂丛时,针朝向内侧(图 42-21B)。超声引导下神经阻滞为首选方案(见第 43 章,图 43-17～图 43-19)。

并发症

　　有胸腔内注射和气胸的可能性,尤其是针朝向内侧时。由于臂丛近端接近锁骨下静脉和动脉,对于凝血异常的小儿禁止施行该操作。

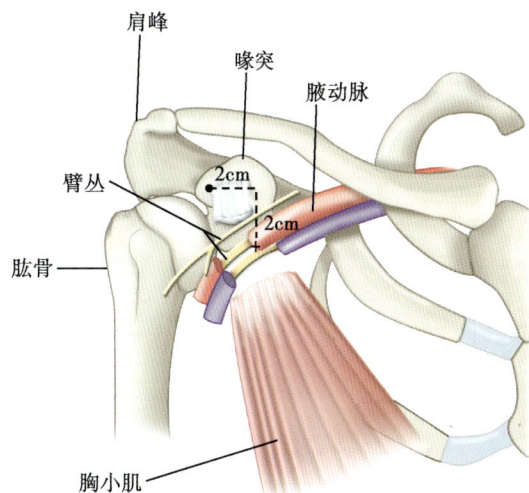

A

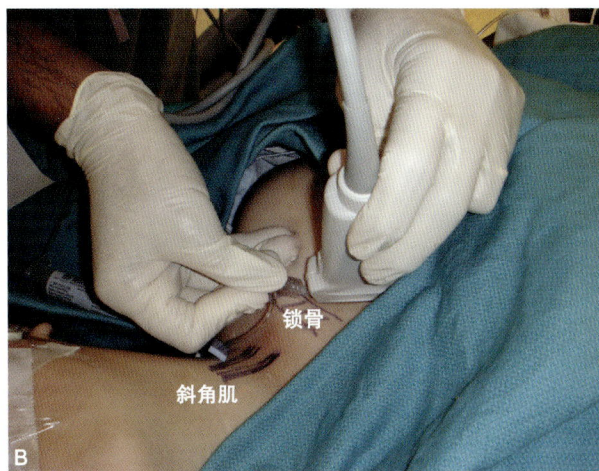

B

图 42-21　A. 锁骨下入路臂丛神经阻滞的解剖学标志。手臂外展,适用于骨折患儿。B. 手臂外展,触摸到喙突,向下向内 2cm 处作为进针点。使用神经刺激仪,在 1mA 刺激强度时找到神经,然后将电流降至 0.4mA。手部屈曲或伸展动作表示接近神经。抽吸后,注射 0.2ml/kg 局麻药。应用超声可提高阻滞成功率。改编自 Wilson JL, Brown DL, Wong GY, et al. Infraclavicular brachial plexus block: parasagittal anatomy important to the coracoid technique. *Anesth Analg.* 1998;87(4):870-873

锁骨上入路

　　这是一种简单易行的臂丛神经阻滞方法,尤其是在超声引导下。在没有超声引导的情况下,误入椎动脉的风险增加。对于绝大多数上臂和前臂手术均可应用该阻滞方法。由于颈胸膜靠近锁骨上神经丛,在实施该操作时需谨慎。整个臂丛,包括肌皮神经和腋神经均分布在动脉周围。

适应证

　　该阻滞方法适用于上臂手术的镇痛或麻醉。可单次注射或者置管。

操作

　　锁骨上神经丛位于锁骨上方、胸锁乳突肌中间。在锁骨上方,动脉搏动的旁侧,并靠近下缘前斜角肌进刺激针(1mA)。由于臂丛位置浅表,一旦刺破皮肤,就可以很容易地刺激神经丛。小儿手指或手臂的任何动作均可认为臂丛的刺激。将电流降至 0.4mA，如果仍能观察到刺激反应，则在回抽无血的情况下缓慢注射 0.15～0.2ml/kg 局麻药。

超声引导技术

是我们实施锁骨上臂丛神经阻滞的首选方法。我们使用线性或者凸阵探头，同时采用平面内技术进针。如果使用刺激针，则在观察到手部运动后进针。结合该技术，可将局麻药减少到 0.15～0.2ml/kg（图 42-22；见图 43-16）。

并发症

进针位置错误可导致胸膜刺破和血管内注射。

肌间沟入路

这种方法在小儿中并不常用。该方法的主要适应证是接受肩部手术的小儿；这种方法通常在年龄较大的青少年或年轻的成年人实施。

解剖

肌间沟是由前斜角肌和中斜角肌形成的一个间隙，位于胸锁乳突肌的外侧缘（图 42-22A）。靠上的三个神经根位置比较表浅，而较低的两个根处于较深的位置。在小儿中，较低的神经根接近胸膜，增加了气胸的风险。膈神经也靠近神经根部，在进行神经阻滞时可能会导致膈神经阻滞。因此，对患有肺部疾病的小儿应避免实施该阻滞方法。椎动脉靠近低位神经根（C_7），因此给药前一定要回抽，确保针不在血管内。

适应证

肩膀和上臂手术以及术后镇痛均可采用该方法。

传统技术

Dalens 团队报道了应用于儿科的肌间沟臂丛神经阻滞方法：头偏向对侧，以锁骨中点与 C_6 横截面连线的中下 1/3 点进针（图 42-22A）[378]。选择这个穿刺点的原因是为了避开

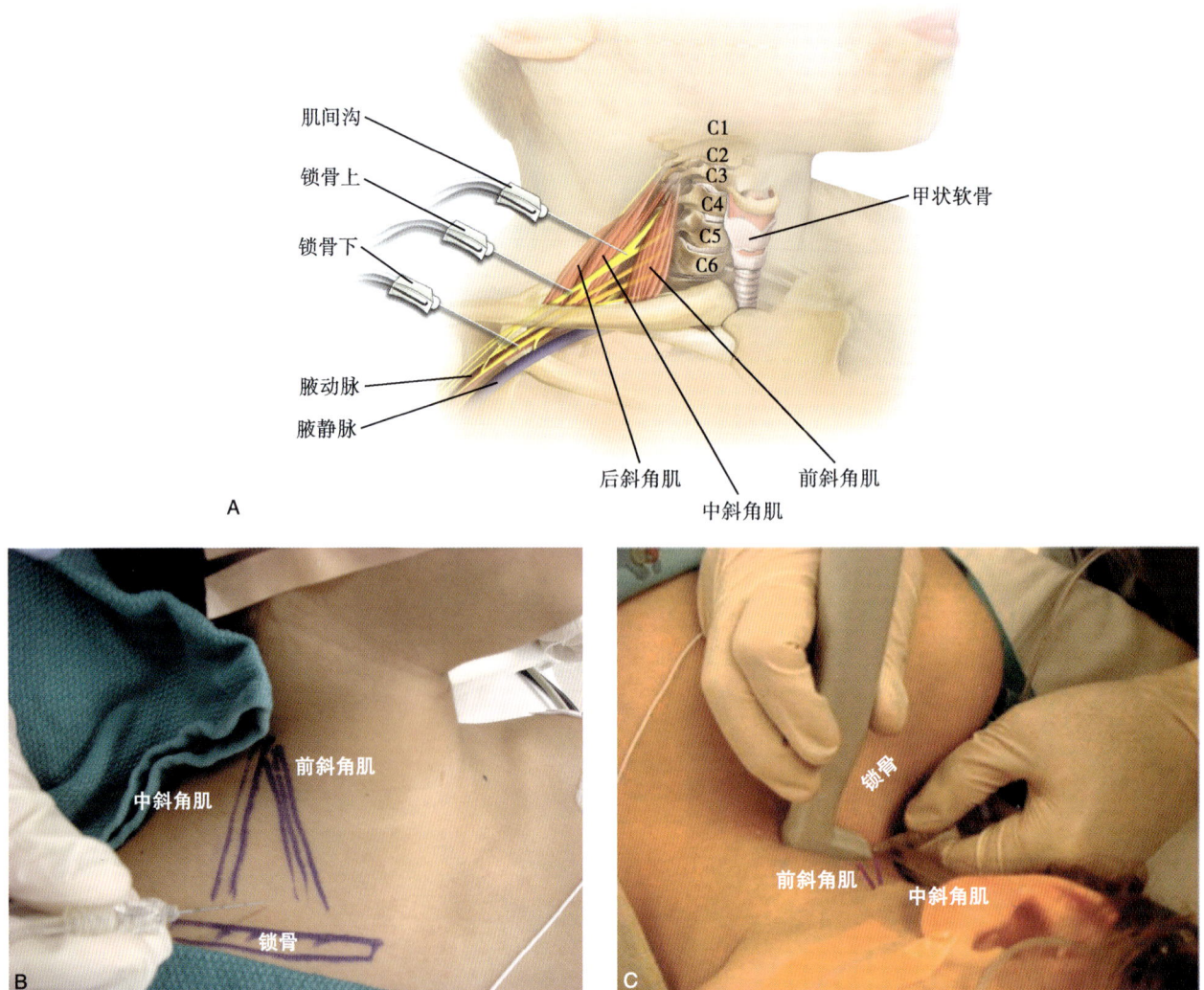

图 42-22　右侧锁骨上阻滞（体表标志技术）：锁骨上阻滞广泛应用于小儿手部和手肘手术。A. 神经丛位于颈动脉、斜角肌下缘和锁骨上之间。B. 在前斜角肌下缘进入刺激针，电流为 0.5mA。患者手指的任何动作（包括屈曲或伸展）表明针的定位正确。回抽避免血管内注射，注射 0.15ml/kg 局麻药。C. 锁骨上阻滞超声引导。将线性超声探头或曲面探头放置在胸骨上切迹旁侧和锁骨上方，确定颈动脉，锁骨上神经丛位于颈动脉周围。在探头平面内进针。局麻药将沿神经丛周围扩散

椎动脉和胸膜。垂直进针时,低位神经根(C_8 和 T_1)无法被阻滞或者大剂量局麻药才能成功阻滞。在这种情况下,超声引导下神经阻滞具有明显的优势,因为该方法可以安全地阻滞所有的神经根(C_8 和 T_1)。

超声引导技术(见第43章)

高频线性超声探头可观察小儿颈部的解剖结构。操作时,将小儿头部稍偏向对侧,探头朝向外侧。甲状腺和颈部区域的主要血管(颈动脉和颈内静脉)很容易识别。将探头沿胸锁乳突肌移动,直至到达其侧缘。同时,探头朝尾部方向移动,在前斜角肌和中斜角肌之间可清楚地观察到臂丛上部神经根($C_{5\sim7}$)。在很小的儿童,可同时看到臂丛所有的神经根($C_5\sim T_1$)。在超声探头上方颈部的切线方向进针。进针几毫米即可碰到 C_5 神经根,将针朝向 C_7 根部的侧面,确保颈部血管与针尖保持一定的距离。局麻药注入后,可在超声图像上观察到药物向 C_5 神经根扩散。当看到深部的神经根(C_8 和 T_1),可进一步进针注射,以满足阻滞要求。如果局麻药不能在内侧方向充分扩散,则将针退回至皮下,然后重新定位于后斜角肌间隙内侧 C_7 神经根区域。然而,在大多数情况下,局麻药可以充分扩散。局麻药的药量不应超过覆盖所有神经根表面的药量。因此,推荐一个特定的剂量不太合适。但是,一般情况下,通过肌间沟入路充分阻滞臂丛所需的局麻药量为 $0.15\sim0.25$ml/kg。

并发症

气胸、血管内注射以及膈神经阻滞均是这种阻滞方法的风险。

静脉局部麻醉

静脉局部麻醉首先由 August Bier 在 1908 年描述,并经常被称为 Bier 阻滞[379]。因为这种技术具有起效快,易于操作的特点,一直被提倡应用于小儿持续 $30\sim60$min 的上肢手术麻醉[380-382]。因为可能存在局麻药毒性风险,特别是如果止血带过早或无意中放气,所以一般只使用稀释的利多卡因($0.25\%\sim0.5\%$)。静脉局部麻醉对上肢骨折复位或大面积撕裂伤需要缝合的饱胃患儿来说是一个有用的阻滞方法。静脉局部麻醉也可用于慢性疼痛状态,包括儿童或青少年的 1 型复杂性局部疼痛综合征[383]。在局麻药注射之前,肢体的驱血操作或其他操作可能会导致骨折患儿过度疼痛。除此之外,在没有有效镇静的情况下,很多小儿难以忍受止血带所带来的不适。另一个不足是如果止血带阻断血流失败,可能导致局麻药毒性反应。因此严格注意:抬高肢体或对将要阻滞的肢体进行驱血操作;正确使用双气囊充气袖带;严格注意麻醉剂量;并且注意在注射局麻药后 30min 内止血带不要放气。以上这些操作对于避免严重并发症并保证成功阻滞非常重要。由于婴儿有毒性反应可能,所以这种阻滞不能适用于婴儿(<1 岁)。对于长期使用止血带禁忌的小儿来说,这项技术也不可取。

操作

在手背部建立一条静脉通路(将细的静脉套管针置入静脉)。在手臂上缠绕驱血绷带完成手臂驱血,如果不能忍受驱血操作的疼痛,也可直接将肢体抬高来驱血。一般将双气囊止血带的近心端充气至 $200\sim250$mmHg,也有些人建议将其充气至比小儿收缩压高 150mmHg 的压力。如果在手术操作过程中出现止血带疼痛,远心端部分的袖带先进行充气,随后将近心端袖带放气。止血带必须保持充气至少 30min,以防止利多卡因的快速静脉输注。止血带放气时最好是渐进式放气。由于止血带释放之后不会有阻滞效果残留,所以我们要考虑到追加镇痛药物(如静脉注射阿片类药物或者长效局麻药的局部浸润)。

药物的选择

由于阻滞的持续时间受止血带时间的限制以及长效药物具有更大的心脏毒性,我们选择使用不含防腐剂的 1ml/kg 利多卡因($0.25\%\sim0.5\%$),不加肾上腺素。极低剂量的非去极化神经肌肉阻滞药,如罗库溴铵(0.03mg/kg),可提高阻滞的质量[384-386]。

并发症

止血带的意外放气将导致局麻药进入血管中,因此我们只使用利多卡因等短效局麻物。由于具有心脏毒性风险,丁哌卡因不适用于该种阻滞。

肘部的外周神经阻滞

实施的手部镇痛和麻醉,相比在手腕处阻滞周围神经,阻滞肘部的周围神经并没有很大优势。因为前臂是由起源于上臂的肌皮神经分支支配。然而在某些情况下(如为了避免注射到手术区域或者感染区域),可以通过在肘部阻滞相应的神经来达到手部的麻醉。因为支配手部皮肤的神经起源于肘部。

桡神经

解剖

桡神经支配桡侧手背部和近桡侧的三个半手指的手背部分,肘部阻滞可用于动静脉瘘的麻醉,也可用于腋窝水平臂丛神经阻滞不全的补救。桡神经走行于肱骨外上髁的前部。

操作

标记髁间线。识别肱二头肌肌腱后,将 27 号穿刺针直接刺入肱骨外上髁骨性外侧缘,将 $2.0\sim5.0$ml(取决于小儿体重)丁哌卡因(0.25%,肾上腺素 1:200 000)注射到该区域(图 42-23B)。超声引导可以帮助确定前臂神经的确切位置(见第 43 章图 43-22,图 43-23)。

并发症

血管内注射和神经内注射是潜在并发症。用神经刺激仪或超声可以减少神经内注射。通过逐渐增加给药量和频繁抽吸可以避免血管内注射。

正中神经

解剖

正中神经供应桡侧手掌和桡侧三个半手指的手掌部分(图 42-23A)。正中神经在上臂内侧伴随肱动脉下行。起于肱动脉外侧缘,然后自肱动脉前方穿过,到肘部弯曲处时位于肱动脉内侧,走行于肱二头肌筋膜深处,肱肌浅表(肱二头肌和肱肌之间)。

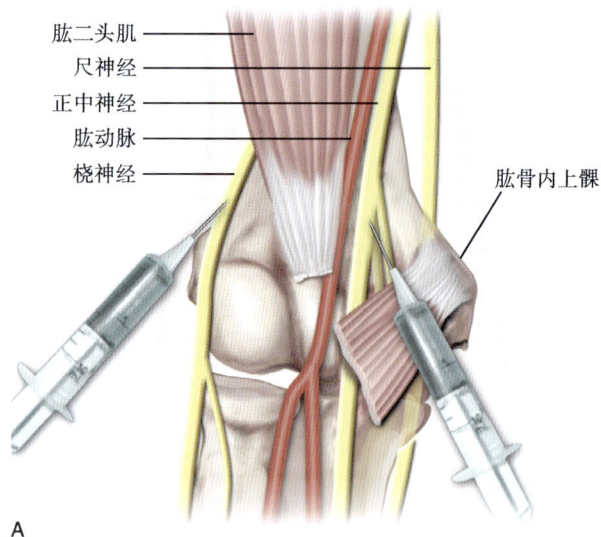

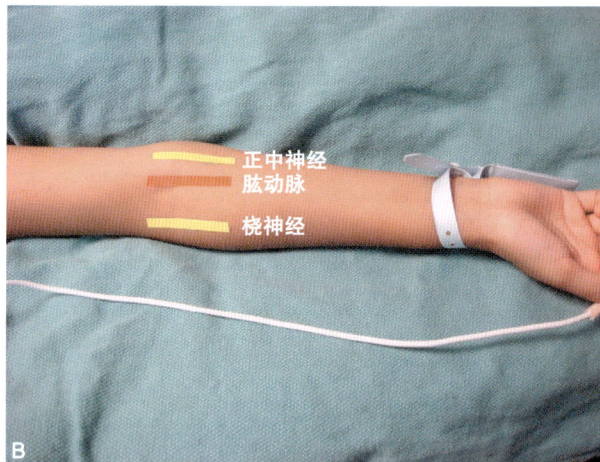

图 42-23　A.肘部周围神经解剖关系；B.桡神经阻滞：标记髁间线，识别肱二头肌肌腱后，将 27 号穿刺针刺入肱骨外上髁骨性外侧缘，将 2.0～5.0ml（取决于小儿体重）丁哌卡因（0.25%，肾上腺素 1：200 000）注射到该区域。为了阻滞正中神经，在肘横纹处触摸肱动脉，正中神经位于肱动脉内侧。嘱患者握拳，神经刺激仪可以帮助定位神经

操作

手臂外展，前臂后旋，在肱骨内上髁和肱骨外上髁之间标出髁间线，可触到肱动脉搏动（图 42-23A）。用 27 号穿刺针垂直皮肤从肱动脉内侧刺入，注射 2.0～5.0ml（取决于小儿体重）丁哌卡因（0.25%，肾上腺素 1：200 000）。由于动脉靠近神经，注意避免穿到动脉。如果触诊肱动脉困难，可在体表映射部位采用能产生 5mA 或更大电流的神经刺激探针来定位前臂的神经（图 42-43A）[387]。超声引导技术也可用于该神经阻滞（见第 43 章，图 43-22）。

并发症

血管内注射和神经内注射是潜在并发症。使用神经刺激仪可以防止意外的神经内注射。通过逐渐增加给药量和频繁的抽吸可以避免血管内注射。

尺神经

解剖

尺神经是一浅表神经，位于前臂和手的尺侧。尺神经是臂丛神经内侧束的终端延续，穿过内侧肌间隔，沿肱三头肌内侧头到达鹰嘴和肱骨内上髁之间的凹槽。该神经仅由皮肤和筋膜覆盖，很容易触及并阻滞（图 42-13，图 42-24）。

操作

小儿仰卧，肘部弯曲，触及肱骨内上髁和尺股沟（图 42-24）。将 27 号穿刺针沿神经线垂直皮肤进针。将 1～3ml（取决于小儿体重）丁哌卡因（0.25%，肾上腺素 1：200 000）注射至该区域。超声引导也可用于阻滞（第 43 章，图 43-22）。

并发症

血管内注射和神经内注射是潜在并发症。由于尺神经位置表浅，在尺神经区域刺穿皮肤后注射局麻药就能产生良好的阻滞效果。通过逐渐增加给药量和频繁的抽吸可以避免血管内注射。

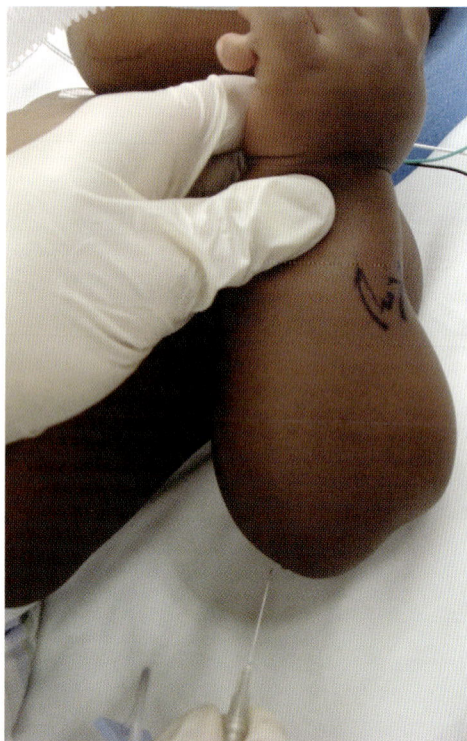

图 42-24　肘部尺神经的阻滞。触及鹰嘴，尺神经位于鹰嘴沟。抽吸后，注射 1～3ml 局麻药，注意不要将局麻药注射到鹰嘴沟深部，因为尺神经非常表浅，皮下注射即可被阻滞

腕部阻滞

在手腕部可以很容易实现正中神经，桡神经和尺神经阻滞。这些阻滞方法提供了非常好的镇痛效果，并且由于易于操作，故通常具有可预测的成功结果。

桡神经

桡神经的皮支支配手背桡侧和桡侧三个半手指的近端。

解剖

桡神经的浅表分支在肱桡肌深面沿着前臂的外侧边缘下行，在前臂的远端 1/3 处（腕上 7cm 处），自肱桡肌肌腱深面转至前臂背侧区，下行至手腕背侧，穿过深筋膜后分为两个分支：①外侧分支支配桡侧和拇指尖；②内侧分支和尺神经背侧分支相交通，然后分成指神经，支配拇指尺侧和示指桡侧。与尺神经交通的分支支配中指和无名指的毗邻部位（图 42-25A）。

操作

这其实是浅表神经终末分支的区域阻滞。麻醉前外展拇指以显露"解剖学鼻烟壶"，标记拇长伸肌腱和拇短

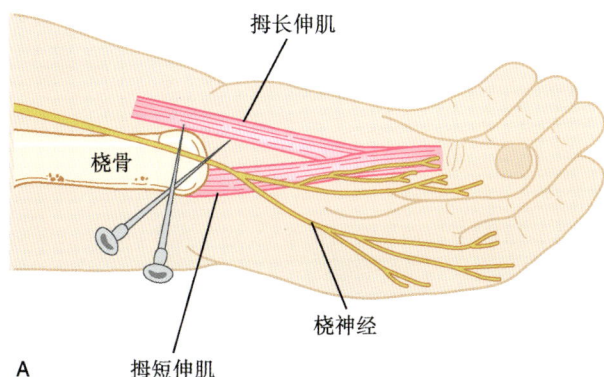

A

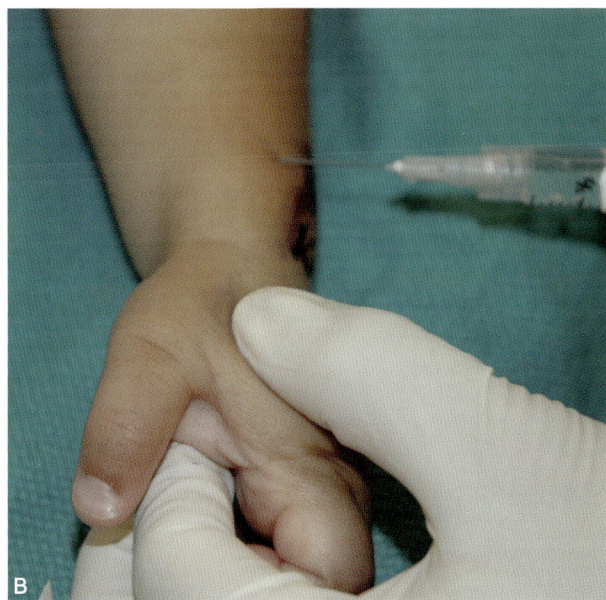

B

图 42-25　桡神经腕部阻滞。A. 这是桡神经末端分支的浅表阻滞。在麻醉开始之前，尝试通过伸展拇指使"解剖鼻烟壶"显著，标记拇长伸肌和拇短伸肌。B. 在拇长伸肌腱上方靠近背侧桡骨结节处刺入 27 号穿刺针，皮下注射 2.0ml 丁哌卡因（0.25%，肾上腺素 1：200 000）。尝试在解剖鼻烟壶中扇形注射麻醉药有助于使局麻药物覆盖桡神经。改编自 Raj P, Pai U. Techniques of nerve blocking. In: Raj P, ed. *Handbook of Regional Anesthesia*. New York: Churchill Livingstone; 1985: 185

伸肌肌腱。在拇长伸肌腱上方靠近背侧桡骨结节处刺入 27 号穿刺针，皮下注射 2.0ml 丁哌卡因（0.25%，肾上腺素 1：200 000）。在解剖鼻烟壶中扇形注射局麻药有助于使局麻药覆盖桡神经（图 42-28B）。

并发症

通过逐渐增加给药量和频繁抽吸可有效避免血管内注射。桡神经阻滞后偶尔会出现神经阻滞感觉迟钝，通常是自限性的。

正中神经

解剖

在手掌面，正中神经非常表浅，仅由皮肤和手掌腱膜覆盖，居拇长屈肌腱和示指指短屈肌腱之间，紧贴腕横韧带（屈肌支持带）深面。穿过腕横韧带后分为肌支和各指支。其中肌支支配鱼际肌，掌指神经支配拇指、示指、中指和无名指。这些神经均支配蚓状肌。

操作

嘱小儿弯曲手腕，识别掌长肌腱和桡侧腕屈肌肌腱，标记远端腕部的皮肤褶皱，将 27 号穿刺针在第二腕横纹（距青少年远端横纹约 1～1.5cm）处垂直皮肤刺入（青少年正中神经深度 <1cm，小儿更浅），将 1.0～2.0ml 的丁哌卡因（0.25%，肾上腺素 1：200 000）注射到该区域（图 42-26B）。如果小儿处于清醒状态，最好引出异感，因为穿刺针可能位于神经血管束前方。

并发症

注射前应反复抽吸以避免血管内注射。

尺神经

解剖

尺神经的手掌皮支起源于前臂中部附近，伴行尺动脉进入手掌（图 42-26A）。穿过腕横韧带到达手掌皮肤末端与正中神经的手掌分支相通，形成两支指背侧神经和一支掌部交通支。小指尺侧主要由正中神经支配，指支支配小指和无名指毗邻区域。尺神经的手掌部分或者末端部分与尺动脉一起伴行通过腕部的尺侧边缘。

操作

在腕部阻滞尺神经要比在肘部阻滞容易。尺神经位于靠近豌豆骨的尺侧腕屈肌肌腱深面。最好从肌腱的尺侧靠近神经。将 27 号穿刺针从豌豆骨向桡侧旁开大约 0.5cm 处进针，将 2.0～3.0ml 丁哌卡因（0.25%，肾上腺素 1：200 000）注射到该区域（图 42-26A）。

并发症

尺动脉走行靠近尺神经，应尽量避免血管内注射，通过频繁抽吸和逐渐增量给药量可以避免血管内注射。

手指神经阻滞

手指神经阻滞可用于需接受单根手指手术的小儿，以缓解疼痛。也可用于术后镇痛，例如扳机手的缓解，以及用于接受手指疣激光治疗的小儿的疼痛缓解。

解剖

通常指神经来源于正中神经和尺神经，然后在手掌中分成支配各手指的掌指神经。所有的掌指神经伴行掌指血管。正中神经在掌部发出三支：第一支又分为三支掌指神经支配拇指两侧，第二支支配示指和中指之间的部分，

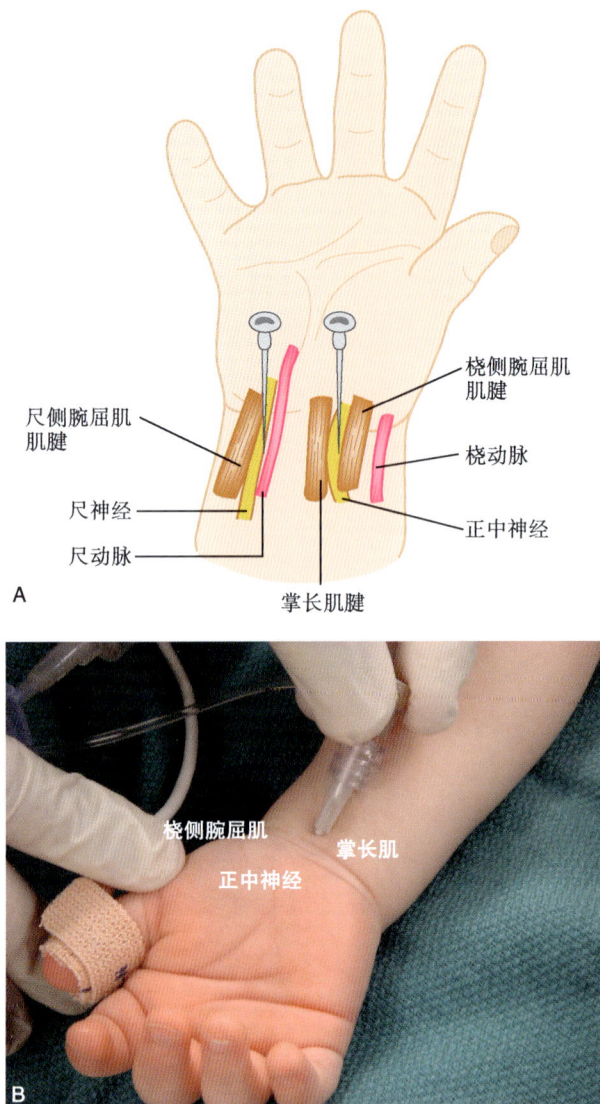

图 42-26 腕部阻滞：正中神经和尺神经。A. 正中神经：让小儿弯曲手腕对抗阻力，识别掌长肌肌腱和桡侧腕屈肌肌腱，标记远端腕部的皮肤横纹。B. 将 27 号穿刺针在第二腕横纹（距远端横纹约 1~1.5cm）处垂直皮肤刺入，将 1.0~2.0ml 丁哌卡因（0.25%，肾上腺素 1：200 000）注射到该区域。如果小儿处于苏醒状态，最好引出异感，因为穿刺针可能位于神经血管束前方，并且神经可能完全被遗漏。尺神经：识别尺侧腕屈肌肌腱，它靠近豌豆骨。将 27 号穿刺针从豌豆骨向桡侧旁开大约 0.5cm 处进针，将 2.0~3.0ml 丁哌卡因（0.25%，肾上腺素 1：200 000）注射到该区域（改编自 Raj P，Pai U. Techniques of nerve blocking. In：Raj P，ed. *Handbook of Regional Anesthesia*. New York：Churchill Livingstone；1985：185）

第三支与尺神经的分支相交通支配中指和无名指之间的部分。所有的指神经最后终止于两个分支：一个分支在指尖的皮肤，另一个在指甲下的组织。来源于桡神经和尺神经更细的指神经支配手指的背面，这些神经往往位于手指的背外侧面。有四支手背指神经：①拇指尺侧；②食示指桡侧；③示指和中指的毗邻部分；④中指和无名指的毗邻部分。

操作

阻滞指神经有两种操作。

对于拇指根部阻滞（图 42-27A 和 B），拇指伸展，在手掌表面，将一个 27 号穿刺针刺入示指和拇指之间的网状间隙，将针朝向网状间隙与手掌交界处进针约 1cm，将 0.5ml 不加肾上腺素的丁哌卡因注射到该区域。将第二个穿刺针插入拇指桡侧的鱼际，将 1.0ml 不含肾上腺素的丁哌卡因注射到该区域。如果小儿患有结缔组织病应谨慎处理，因为可能会导致急性的无法缓解的血管痉挛。

在掌指连接处，两个手指分叉区进行阻滞可完成相应手指的阻滞（图 42-27B 和 C）。手指伸展，将一个 27 号穿刺针刺入相邻两个掌指连接间隙处的皮肤约 3.0mm。将 1.0~2.0ml 不含肾上腺素的丁哌卡因注射到该区域，此操作可以从掌侧入路或背侧入路进行。

注意

阻滞指神经时避免使用血管收缩剂，因为这些神经位于末梢血管，肾上腺素可导致手指永久性损伤或坏死。当今可能兴起在指神经阻滞中使用稀释过的肾上腺素（1：200 000~1：100 000），因为使用含肾上腺素的麻醉药已经被用于近3 000 例指神经阻滞中，且没有产生后遗症[389]。

并发症

使用大剂量的局麻药是禁忌的，因为有血管损伤的可能性。通常避免使用血管收缩药，因为可能导致手指坏死。通过逐渐增加给药量或频繁抽吸可以避免血管内注射。

下肢神经阻滞

小儿下肢神经阻滞主要用于治疗术后疼痛和作为全身麻醉的辅助手段。考虑到下肢皮肤的感觉神经分布（图42-28），在单个神经阻滞下很少可以完成手术操作。然而，坐骨神经、股神经和股外侧皮神经阻滞的结合可以为特定的手术提供良好的术后镇痛和手术麻醉。通过一次性阻滞髂筋膜可以产生多神经阻滞。连续外周神经阻滞可延长术后镇痛的持续时间，且具有良好的安全性（https://www.asra.com/advisory-guidelines/article/1/anticoagulation-3rd-edition.ia）。外周神经阻滞综述统计报道，下肢神经占神经阻滞的 85%，并发症的发生率为 12.1%[95%CI（10.7%，13.5%）]，最常见的是导管功能障碍、阻滞失败、感染和血管内穿刺。没有关于持续神经系统问题或毒性的报道[390]。

坐骨神经阻滞
解剖

坐骨神经起源于 L_4 至 S_3 根部，穿过骨盆，并在臀大肌的下缘行至浅表，然后沿大腿后部下行，支配大腿后部以及膝盖以下的整个小腿和脚，而下肢内侧由股神经支配（图 42-28A）。虽然单一的坐骨神经阻滞很少用于外科手术，但可以与股神经阻滞结合用于膝盖以下的手术并且可以缓解术后疼痛。坐骨神经有多种阻滞方法[391]。在没有超声引导的情况下，所有神经阻滞都是在神经刺激仪引起足部的运动感觉异常的帮助下进行的，并且如果对轻度镇静的创伤患者进行神经阻滞，应选择能使小儿处于更好位置的方法。超声引导

42

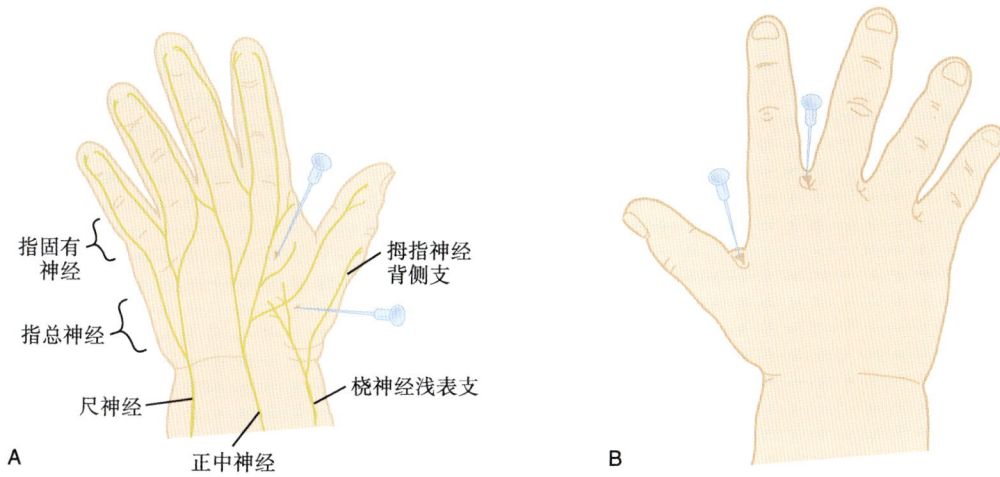

A

指固有
神经

指总神经

尺神经

正中神经

拇指神经
背侧支

桡神经浅表支

B

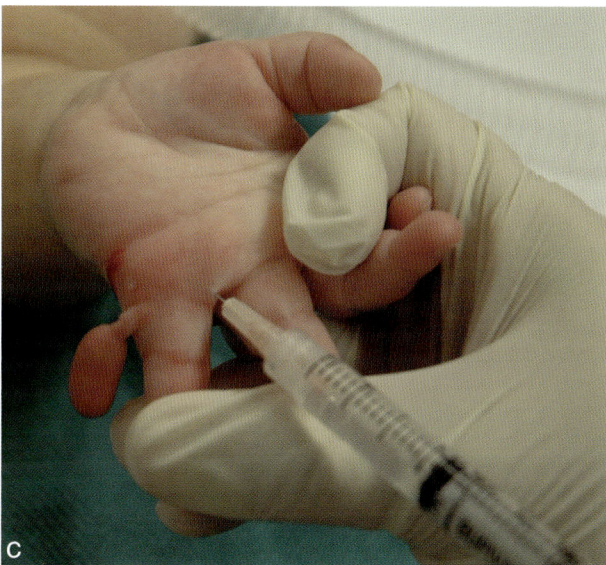

C

图 42-27 指神经阻滞。A. 拇指阻滞: 拇指伸展, 在手掌表面, 将27 号穿刺针插入示指和拇指之间的网状空隙。①将针朝向网状空隙与手掌的交界处刺入大约 1cm, 将 0.5ml 不加肾上腺素的丁哌卡因注射到该区域。将第二个穿刺针插入拇指桡侧的鱼际, 将 1.0ml不含肾上腺素的丁哌卡因注射到该区域。②如果小儿患有结缔组织病, 请谨慎处理, 因为可能会导致急性的无法缓解的血管痉挛。B. 其他手指的阻滞: 在掌指连接处, 两个手指分叉区进行阻滞可完成相应手指的阻滞(图 42-27B)。手指伸展, 将 27 号穿刺针插入相邻两个掌指连接间隙处皮肤约 3.0mm。将丁哌卡因(1.0~2.0ml不含肾上腺素)注射到该区域。C. 此操作可以从掌侧入路或背侧入路进行, 手指的任意两侧的网状组织都应被阻滞, 以便为每个待麻醉的手指提供镇痛作用

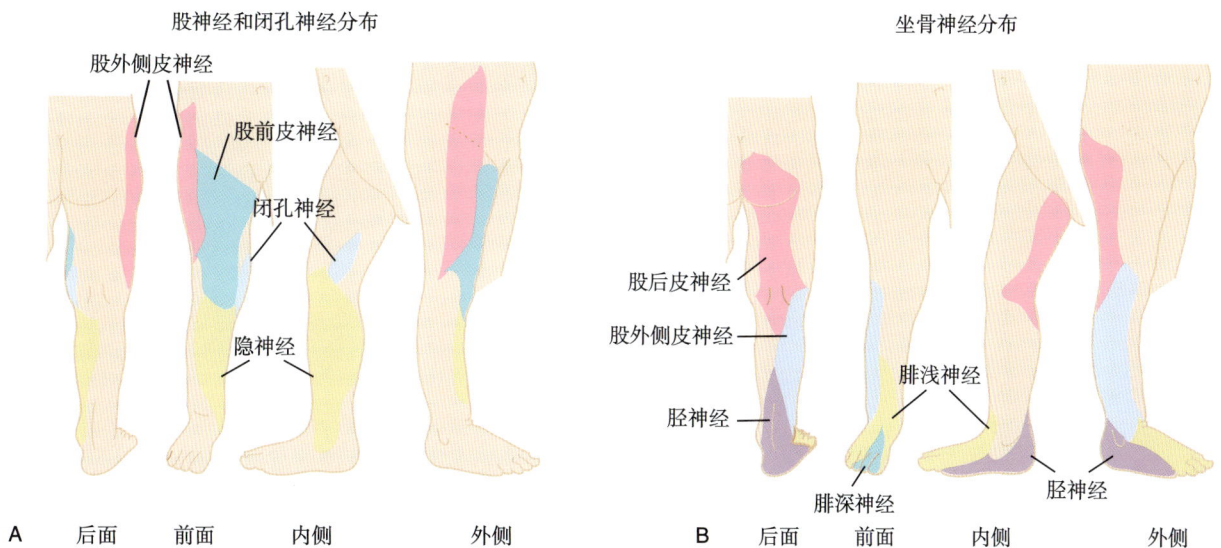

股神经和闭孔神经分布

股外侧皮神经

股前皮神经

闭孔神经

隐神经

A 后面 前面 内侧 外侧

坐骨神经分布

股后皮神经

股外侧皮神经

胫神经

腓浅神经

腓深神经

胫神经

B 后面 前面 内侧 外侧

图 42-28 展示了下肢的感觉神经支配。下肢的麻醉需要阻滞股神经(及其分支)(A)以及坐骨神经(B)

技术可改善神经阻滞的操作（见第 43 章）。新的侧入路腘窝神经阻滞方法已被提出。其优势是可以在仰卧位下进行神经阻滞。臀下股二头肌旁入路是另一种对小儿进行坐骨神经阻滞的简便方法[392]。

LABAT 入路（后入路）

小儿侧卧，非手术侧腿置于下方。阻滞侧腿屈曲，下方腿伸直（图 42-29A）。从髂后上棘至股骨大转子画一条线，另一条线从大转子到尾骨，自第一条线的中点作一条垂直线；它与第二条线交点即穿刺点（图 42-29B）。将 22 号绝缘针垂直于皮肤进入，直到触及骨头。针头可能穿过坐骨切迹而不会触及骨头或引起感觉异常。这时，改变进针方向，向头侧进针直到触及骨头。由中间向侧方扇形移动，逐步寻找运动感觉异常。

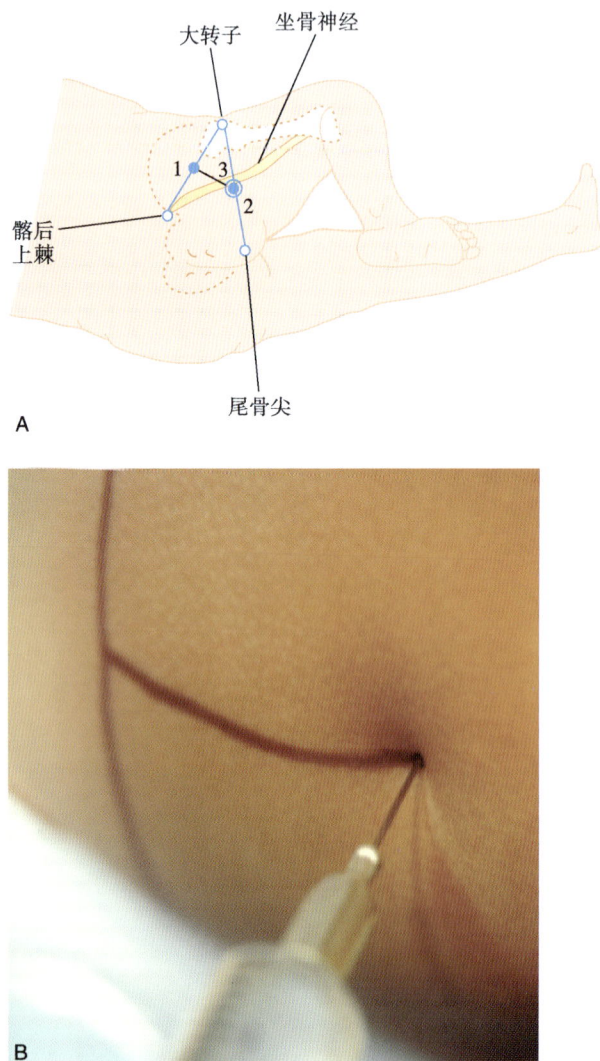

前入路

坐骨神经从臀大肌的下缘穿出，向下延伸至大腿，在其内侧和深处走行至股骨小转子（图 42-30A；见图 42-31，图 42-32）。当小儿处于仰卧位时，从髂前上棘到耻骨结节绘制一条线，于股骨大转子作一条平行线（图 42-30B），在第一条线的内侧 1/3 处作一条垂线与第二条线的相交点即穿刺点。垂直于皮肤进针直到触及骨头，然后略退针并且针头转向内侧继续进针，当针抵达股骨的内侧缘时，回抽无血方可注射。这种方法很有可能穿刺入股骨的血管，因此必须在增量注射之前反复回抽。如果针在肌肉或筋膜束中，则会感觉到注射阻力，在这种情况下，继续进针直到感觉到最小的注射阻力。运动感觉异常也是一个有效的指征。

对于上述两种方法，0.2ml/kg 丁哌卡因（0.25% 含肾上

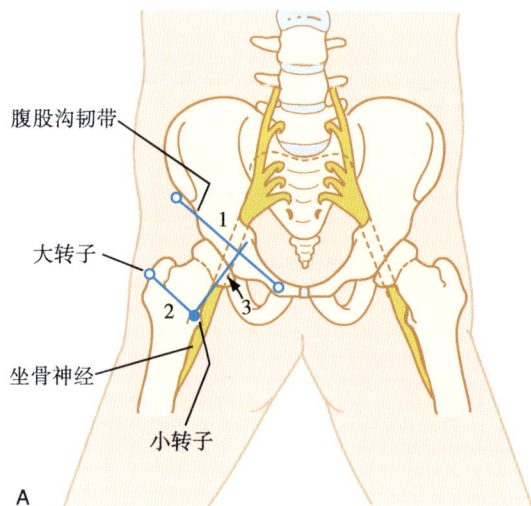

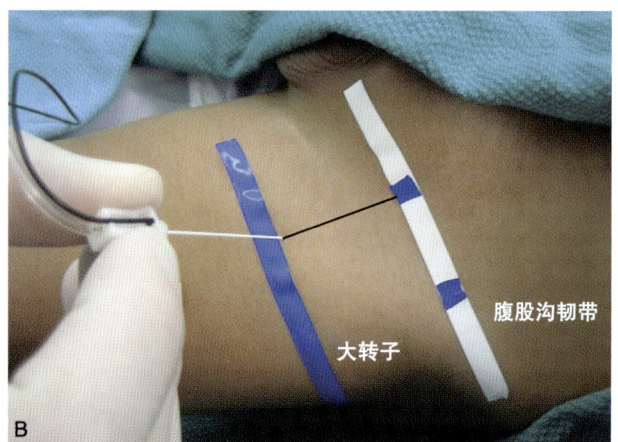

图 42-29　A. 坐骨神经阻滞（LABAT 入路）。患者位于侧卧位，伸展小腿，而要被阻滞的大腿弯曲；从股骨的大转子到髂后上棘画一条线（蓝线 1），从大转子到尾骨画第二条线（蓝线 2），自线 1 的中点作一条垂线（黑线 3），垂线与线 2 的相交点（环绕点）是穿刺点。B. 22 号针头垂直于皮肤前进，直至触及骨头，或者孩子清醒时会引起感觉异常。使用神经刺激仪会产生足的跖屈或背屈

图 42-30　A. 坐骨神经阻滞（前入路）。患者仰卧时，从髂前上棘到耻骨结节绘制一条线（线 1），于股骨大转子作一条平行线（线 2），在线 1 的 1/3 处绘制垂线（线 3）。B. 左侧坐骨神经阻滞。在线 2 和垂线的相交点（见 A，实心圆）进针，直到触及骨头。将针从股骨边缘重新引导至股骨的内侧缘，并且在负压回抽之后，确定是否容易注射。注射阻力较大时表明针在肌肉或筋膜束内，应继续进针，直到注射阻力最小或引起感觉异常为止

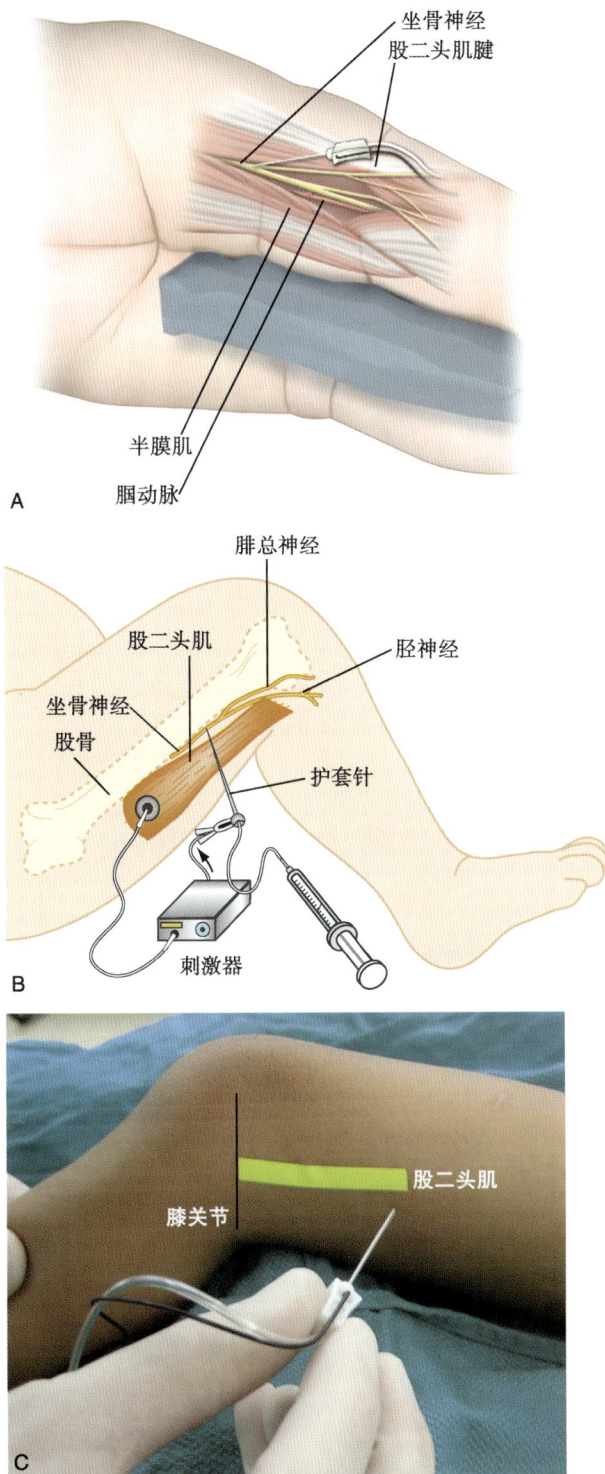

图 42-31　腘窝入路坐骨神经阻滞。A. 解剖。小腿放在枕头上抬高，触诊股二头肌肌腱，将肌腱向近端延伸 3～5cm。B. 在向头侧成角的水平平面中将 22 号绝缘针插入肌腱的前面。将神经刺激仪连接到针头并且进行低压刺激（0.2～0.5mV），观察足的跖屈或背屈。注射 1.0ml 丁哌卡因（0.25% 含 1∶200 000 肾上腺素）的试验剂量，颤触即停止，这证明针的正确放置。C. 然后再注入 5～10ml 的局麻药

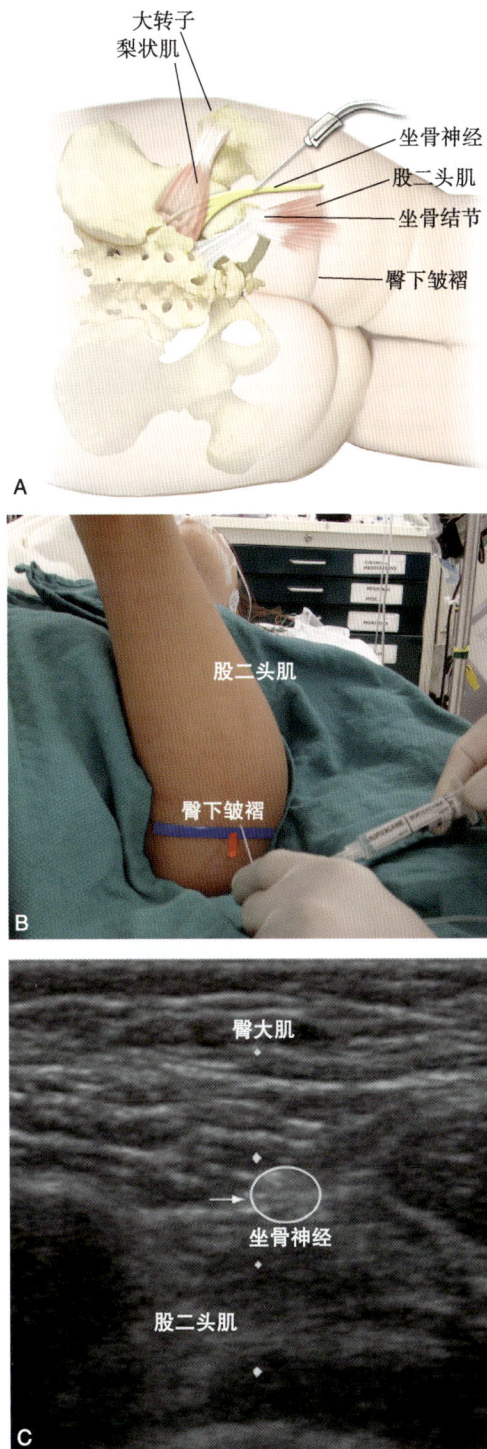

图 42-32　A. 臀下副二头肌入路（臀横纹下入路）的神经阻滞图。B. 在俯卧位或仰卧位识别臀部皱褶（左腿），识别股二头肌（远端部分未示出）并向头侧延伸至臀部皱褶。在臀部褶皱水平沿着股二头肌内侧缘（蓝线）插入刺激针；在 0.5mA 的刺激下，足的跖屈或背伸或内收或外翻提示针的位置。在回抽以排除血管内注药后，注入 0.2ml/kg 局麻药来充分阻滞坐骨神经。C. 也可使用超声引导技术。线性超声探头沿着臀部皱褶即臀大肌下缘放置，识别股二头肌和半腱肌，坐骨神经呈高回声（箭头），神经在这个位置也可能是等回声的，这可能需要轻微旋转或移动超声探头以完全识别神经。使用平面内方法，进针接近坐骨神经。回抽无血后注入 0.2ml/kg 局麻药。"甜甜圈体征"被视为局麻药包围神经的标志

腺素 1 : 200 000)通常应用于 6 个月以上的小儿。如果坐骨神经阻滞与股神经阻滞联合使用，应考虑进一步稀释局麻药的浓度，将丁哌卡因的注射剂量限制在 2.5mg/kg[393]。

侧入路腘窝坐骨神经阻滞

这种坐骨神经阻滞的方法可以在仰卧位的小儿中进行[394]。该阻滞为接受足部和膝关节手术的小儿提供术后镇痛，例如接受马蹄足修复或三联关节固定术的小儿，特别是当与股神经阻滞结合时[395]，它具有保持肌腱功能，并且能早期用拐杖行走的优点。

解剖

腘窝为膝后区的菱形凹陷，外界为股二头肌，内界为半膜肌和半腱肌的肌腱，下界分别为腓肠肌内、外侧头。坐骨神经由 L_4 到 S_5 神经根组成，其支配膝关节以下的腿和足的所有区域，除了前内侧皮肤是由隐神经支配的。坐骨神经向下分为两支，较大的胫神经位于内侧，腓总神经位于外侧，两者与腘窝的顶点非常接近，并且在向下发出分支之前的几厘米的神经被封闭在结缔组织鞘中（图 42-31A）。

操作

全麻诱导后，小腿放在枕头上，触诊股二头肌肌腱。沿着肌腱向近端移动 3～5cm，在肌腱前方向头侧水平刺入 22 号绝缘针（图 42-31B）。将神经刺激仪与带鞘阻滞针连接，行低压电刺激（0.2～0.5mV），观察足的跖屈或背屈。注射 1ml 丁哌卡因（0.25% 含肾上腺素 1 : 200 000）的试验剂量，颤触即停止，证明针的放置正确（图 42-31C），然后再注射 5～10ml 局麻药。在成人研究中，已经提出坐骨神经阻滞比踝部阻滞或皮下浸润更持久，并且能提供良好的术后镇痛[394]。连续的导管技术可在术后为儿童提供有效的镇痛[396]。也可以应用超声引导技术（见第 43 章；图 42-30，图 43-31）。

并发症

必须避免神经内注射。使用低压神经刺激仪可确保正确放置针头。用这种方法很少见到针头误入血管。通过增量注射和频繁回抽可以避免血管内注药。

臀下股二头肌旁入路

这种方法是接近坐骨神经的一种简单入路[392]。与腘窝入路法相比，其可以阻滞股后侧皮神经。

操作

小儿在仰卧位或侧卧位进行此神经阻滞。触诊股二头肌腱，并向头侧追踪到臀部的远端褶皱（图 42-32A）。然后沿着股二头肌肌腱垂直于股骨干插入刺激针，直至颤搐出现（图 42-31B）。足部的内收或外翻是神经定位的合理反应。然后将 0.2ml/kg 局麻药注入该区域。超声引导法可以协助该阻滞（见第 43 章；图 42-30～图 42-32）[397]。

并发症

大部分小儿在行臀下股二头肌旁入路坐骨神经阻滞后可见深度运动阻滞。如果小儿出院回家，因运动功能不足应该谨慎。最近，我们在主要行下肢外科手术的住院小儿中使用连续导管法，效果非常好。

股神经阻滞

股神经阻滞特别适用于股骨干骨折的儿童，令其在搬运、转移、行影像学检查和其他操作时不会疼痛[399-401]。该阻滞提供镇痛并减轻骨折部位周围的肌肉痉挛。

解剖

股神经位于股动脉的外侧，深处是阔筋膜和髂筋膜（图 42-33A）。

操作

22 号钝头 B 型斜面针在股动脉搏动的外侧进针。阔筋膜和髂筋膜可以通过针穿过这些筋膜组织时独特的突破感来定位。在股动脉搏动外侧髂筋膜深面注射适当容量（5～10ml）的局麻药阻滞股神经。垂直于皮肤进针（图 42-33），只要穿透了两个筋膜平面，就不会再引起运动感觉异常。该阻滞有时可能会引起髂筋膜阻滞。通过反复回抽和增量注射可以避免局麻药误入股动脉。通过超声引导技术，可以轻易辨认出股神经并且阻滞该神经（见第 43 章，图 43-26）[397]。可以放置导管以在术后提供连续镇痛[399]。

并发症

由于股神经与股动脉十分接近，所以对于服用抗凝药或可能患有血液病的小儿，最好避免使用该方法，通过增量注射和频繁回抽可以避免血管内注药。

股外侧皮神经阻滞

解剖

股外侧皮神经起源于腰丛的 L_2 和 L_3 根部。它从腰肌外侧缘穿出，在髂筋膜下倾斜穿过，到达髂前上棘向内 1～2cm 处的大腿部（图 42-33A）。该神经支配大腿的外侧面。其中一个前分支形成髌丛的一部分，因而膝盖的局麻必须阻滞股外侧皮神经。该阻滞也可作为股神经和坐骨神经阻滞的辅助手段，可以缓解止血带疼痛。该方法也适用于作为供体部位的大腿外侧面的麻醉，如小面积植皮术、筋膜移植物或因肌肉疾病行肌肉活检[402, 403]。该神经阻滞也可用于诊断和治疗感觉异常性股痛，该病症导致沿着大腿外侧的慢性疼痛[404, 405]。在大多数情况下，髂筋膜阻滞会阻滞该神经以及股神经和闭孔神经，从而无须进行单独的股外侧皮神经阻滞。

操作

在髂前上棘向内侧和尾侧约 2cm 处定点（图 42-33C）。然后钝针刺入皮肤并且穿过筋膜。此时感觉到明显的突破感。当针刺穿阔筋膜以及髂筋膜时，可以感觉到两次不同的突破感，从而到达髂筋膜间隙。2～10ml 局麻药扇形分布，麻药剂量取决于小儿的年龄。超声引导技术可以使我们清楚地看到充满局麻药溶液的髂筋膜间隙。

并发症

很少见到与股外侧皮神经阻滞相关的并发症。但是，必须避免神经内注射，通过增量注射和频繁回抽可以避免血管内注药。

髂筋膜阻滞

这种阻滞特别适用于小儿单侧麻醉或下肢镇痛。据报道，该阻滞在成人中的有效性低于小儿[406]。通过单次注射局麻药可以阻滞股神经、股外侧皮神经和闭孔神经。

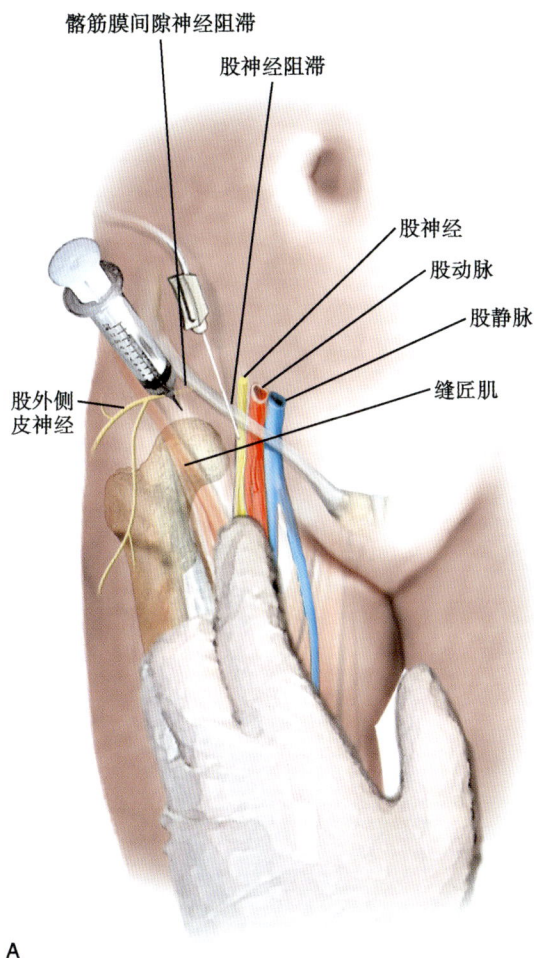

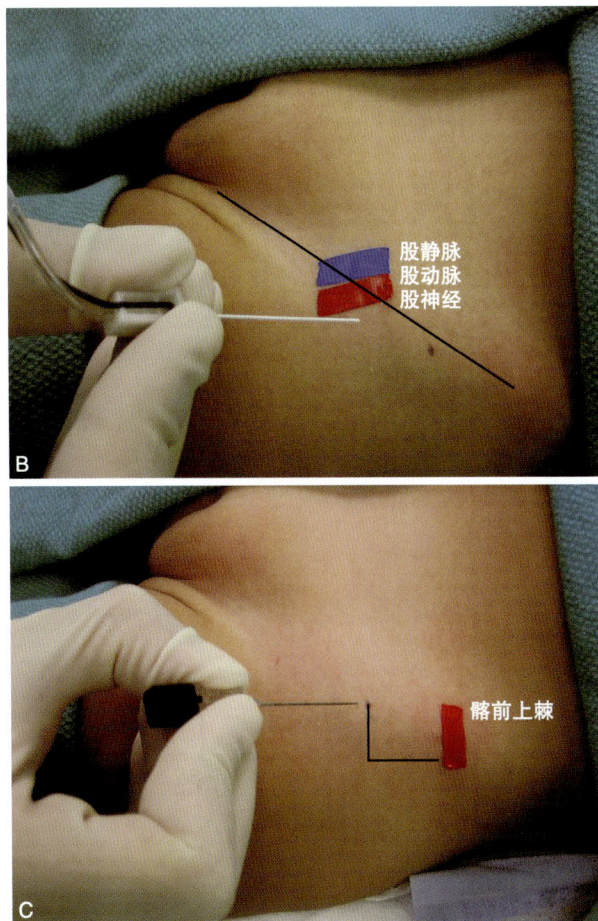

图 42-33　A. 右股神经阻滞和髂筋膜腔隙阻滞。股神经位于股动脉的外侧。施用适当剂量的局麻药,同时保持注药部位远端即腹股沟韧带正下方神经鞘的压力,迫使局麻药留在近端。B. 对于左股神经阻滞,穿刺点位于股动脉搏动的外侧。(黑线表示腹股沟韧带)。C. 在髂前上棘(ASIS)的内侧和尾侧 1～2cm 处注射 1.0～2.0ml 局麻药以阻滞左侧股外皮神经。使用尾针以便更好地感觉组织平面的"穿透感"。对于髂筋膜阻滞,注射点位于股神经阻滞部位的外侧,腹股沟韧带中外 1/3 处下方 1cm 处,在该位置注药可以将腔隙中的三个神经都浸润了,因此行单次注射即可达成神经阻滞

解剖

髂筋膜腔隙前方是髂筋膜,后方为髂肌,上至髂嵴以及深处与腰肌相连(图 42-33A)。它不需要针紧靠任何主要神经或血管就能产生阻滞。一项研究报告表明其成功率超过 90%,并且发现该方法在小儿中远远优于 Winnie 所描述的"三合一"神经阻滞[406]。

操作

在腹股沟韧带外 1/3 处下方约 1cm 处注射(图 42-33A)。当针以与皮肤约成 75° 的垂直角度插入时,感觉到两个特征性的突破感,因为针刺穿了阔筋膜,然后是髂筋膜。在阻滞针上连接充有液体的注射器并施加轻微的压力,当针进入髂筋膜间隙时会产生微小的阻力消失感,以此辅助完成阻滞。减小进针角度并朝向头部,并且逐渐注射局麻药,注射阻力逐渐变小。在注射期间和之后的短时间内向该部位施加一定的压力,并且通过按摩因局麻药的聚积而在腹股沟中产生的肿胀以促进药物向近端流动。通常选择长效局麻药以便术后可以提供较长时间的镇痛作用,例如丁哌卡因、罗哌卡因或左旋丁哌卡因。在大多数情况下,0.3～0.5ml/kg 的剂量足够。类似于股外侧皮神经阻滞的超声引导技术也可用于该阻滞。

并发症

由于充分阻滞所需的局麻药量较大,因此必须注意不要超过最大剂量。通过增量注射和频繁回抽可以避免血管内注药。

隐神经阻滞

隐神经是股神经的末端感觉分支,支配腿部和足部的内侧。因为其穿过收肌管,所以阻滞该神经能在膝关节手术后提供极好的镇痛效果,同时最大限度地减弱股神经阻滞引起的股四头肌无力[406a]。

解剖

隐神经位于缝匠肌下方,其外侧为股内侧肌,内侧为股动脉。在大腿中部内侧进针穿过缝匠肌,针尖穿过缝匠肌时会感觉到明显的落空感。

并发症

穿刺误入动脉。

踝部阻滞

脚踝处的足神经阻滞对于足部手术麻醉及其术后镇痛是有价值的。

解剖

在足背侧阻滞三个神经。腓深神经（L_4、L_5、S_1 和 S_2）支配大脚趾和第二脚趾之间的皮肤，该神经沿着腿的前内侧向下延伸至拇长伸肌，并且在胫前肌和胫前动脉的外侧走行。将 25 号针在足背踝关节横纹处刺入皮肤直至其触及胫骨（图 42-34A），注入 2～3ml 局麻药，然后在拔出针头时再注射一定量的局麻药。腓浅神经（L_4、L_5、S_1 和 S_2）支配足背的内侧和外侧，其在小腿前侧的远端 2/3 处穿出脚踝筋膜到达足外侧的皮下，在距骨关节上方，通过从胫骨前缘到外踝的皮下浸润麻醉来阻滞该神经。位于足背侧的最后一根神经是隐神经，它支配内踝上方的皮肤，在内踝水平处的大隐静脉周围行皮下浸润阻滞该神经。使用后入路法阻滞胫神经和腓肠神经。胫神经（L_4、L_5、S_1、S_2 和 S_3）位于胫后动脉的后方，分为两支足底内侧神经和足底外侧神经，它支配足底的皮肤和肌肉，在内踝水平后部进行阻滞。

操作

在不引起感觉异常和不使用神经刺激仪的情况下对镇静的小儿也能很好地进行脚踝阻滞。要对整个足部提供镇痛必须阻滞五个主要神经：①腓深神经；②腓浅神经；③隐神经；④胫神经；和⑤腓肠神经（图 42-34）。该操作方法与成人相同，应该注意的是，小儿远端神经的精确分布可能存在一些差异。将 25 号针头以 90° 角刺入胫骨后部，并指向胫后动脉的外侧，直至触及胫骨，在此处注入几毫升局麻药，并且在拔出针头时再注射几毫升。腓肠神经支配足跟，通过从跟腱到外踝的皮下浸润麻醉阻滞该神经（图 42-34B）。腓深神经位于拇长伸肌旁，通常可以通过触摸足背动脉来

定位，在拇长伸肌腱外侧进针，直至触及跖骨骨膜，稍退针回抽无血后，注入 2～3ml 局麻药。腓浅神经位于足背下，从外踝到拇长伸肌腱区域的浅表浸润阻滞了该神经的所有分支。

并发症

很少见到踝部神经阻滞的并发症。然而，应用血管收缩药，理论上会导致脚趾坏死。应注意避免在可能有下肢血液循环障碍的小儿中使用踝部阻滞[407]。

指（趾）神经阻滞：足部

这是一个容易施行的阻滞，并且适用于指甲和脚趾的外伤、嵌趾甲和疣的激光治疗的外科手术[388]。

解剖

趾神经来自胫神经的足底皮支。大脚趾固有趾神经穿过跗内侧关节后方的足底腱膜，支配大脚趾的内侧。三支常见的趾神经从足底腱膜的分裂之间穿过，并且分别分成两个固有趾神经。第一支支配大脚趾和第二脚趾的相邻区域，第二支支配第二和第三脚趾的相邻侧面，第三支支配第三个和第四个脚趾的相邻侧面。每支固有神经发出后终止于趾端的皮支和关节支。腓浅神经发出分支支配足背：①足背内侧皮神经分为两个分支，内支分布于大脚趾的内侧，外支分布于第二和第三脚趾相邻侧面；②足背中间皮神经，它沿足的外侧面走行，支配足背的外侧面并与腓肠神经连通。后者在足背外侧分为两支，其中一支支配第三和第四脚趾的相邻侧面，另一支支配第四和小脚趾的相邻侧面。

操作

由于表皮的厚度，最初置针时可能会有些困难。我们更喜欢从脚趾的趾间或背外侧接近神经。回抽避免误入血管后，注入不加肾上腺素的丁哌卡因（1～2ml）。对于脚趾血液循环障碍的儿童，避免应用该阻滞。

并发症

不可使用过多局麻药，因为这可能会导致血管受压和受损。并且应避免使用血管收缩剂，因为这可能导致脚趾坏死[389]。通过反复回抽和增量注射可以避免血管内注射。

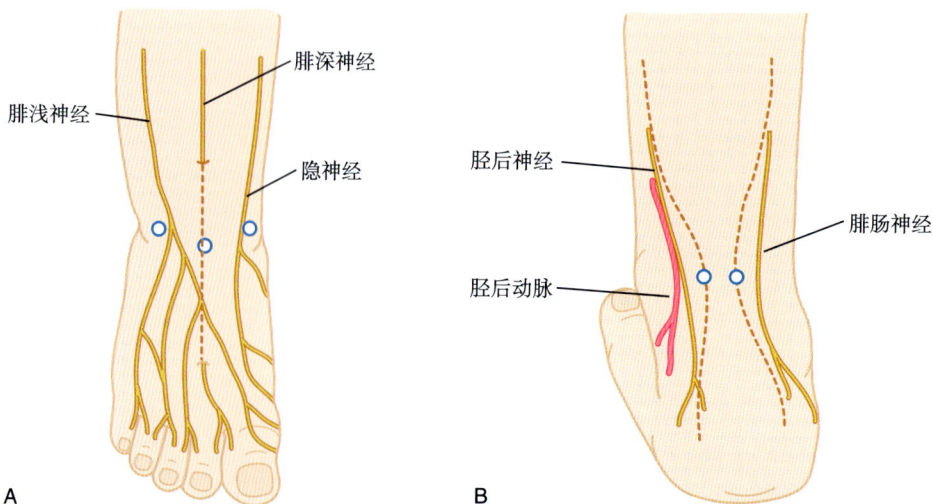

A

B

图 42-34 踝部阻滞。踝部阻滞通常需要阻滞五个单独的神经。在足背侧可以阻滞三个神经（A），跟腱两侧可以阻滞两个神经（B）。进针部位由圆圈表示

总结

　　大多数适合成人的局麻操作技术可用于小儿。虽然在大多数小儿中，除局部麻醉外，镇静或全身麻醉是必要的。但在某些新生儿中，局部麻醉通常被视作唯一的方法，并且可以降低早产儿麻醉后呼吸暂停的发生率。除了术中益处外，局部麻醉可以提供术后镇痛，并且可能改善小儿术后的呼吸功能。局部麻醉特别适用于门诊手术，可以快速产生术后镇痛，以及其副作用发生率低。然而，重要的是要认识到小儿特有的解剖学、生理学和药理学因素，这些会影响局部麻醉的性能和安全性。超声引导可以增加外周和中枢神经轴索阻滞的应用。连续导管技术还可以延长小儿术后镇痛时间，减少与阿片类药物使用相关的不良反应[408]。一旦理解了这些差异，局部麻醉可以安全有效地应用于各个年龄段的小儿，无论是作为唯一的麻醉方法还是作为全身麻醉的辅助手段，它都可以提供平稳的手术过程和无痛觉醒。

致谢

　　作者想要感谢 Per-Arne Lönnqvist，MD，DEAA，FRCA，PhD，他对本章的椎旁阻滞部分做出了巨大的贡献。

（居玲莎　袁静静 译，李丽伟 艾艳秋 校，
上官王宁　俞卫锋 审）

精选文献

de Queiroz Siqueira M, Chassard D, Musard H, et al. Resuscitation with lipid, epinephrine, or both in levobupivacaine-induced cardiac toxicity in newborn piglets. *Br J Anaesth*. 2014;112(4):729-734.

A laboratory study documenting both the efficacy of lipid emulsion in treating local anesthetic systemic toxicity in infancy, as well as the risk of adding the usual resuscitation doses of epinephrine in this condition. Lipid is more efficacious than epinephrine.

Polaner DM, Taenzer AH, Walker BJ, et al. Pediatric Regional Anesthesia Network (PRAN): a multi-institutional study of the use and incidence of complications of pediatric regional anesthesia. *Anesth Analg*. 2012;115(6):1353-1364.

The first paper from the Pediatric Regional Anesthetic Network, this is the most comprehensive prospective look at regional anesthesia practice in the United States. The PRAN database now contains 10 times this number of cases and still has documented similarly low numbers of adverse events.

Rosenberg PH, Veering BT, Urmey WF. Maximum recommended doses of local anesthetics: a multifactorial concept. *Reg Anesth Pain Med*. 2004;29(6):564-575, discussion 524.

A scientific and pharmacologic approach to local anesthetic toxicity that describes the important concept that a simple dose per kilogram is insufficient to determine how much drug is safe to administer.

Suresh S, Long J, Birmingham PK, De Oliveira GS Jr. Are caudal blocks for pain control safe in children? An analysis of 18,650 caudal blocks from the Pediatric Regional Anesthesia Network (PRAN) database. *Anesth Analg*. 2015;120(1):151-156.

Caudal block is still the most commonly performed regional anesthetic in children. This analysis demonstrates that it has a high degree of safety, but that one must be careful in choosing the dose.

Taenzer AH, Walker BJ, Bosenberg AT, et al. Asleep versus awake: does it matter? Pediatric regional block complications by patient state: a report from the Pediatric Regional Anesthesia Network. *Reg Anesth Pain Med*. 2014;39(4):279-283.

A landmark study that presents the first prospective data that administering regional blocks in children under general anesthesia does not increase risk. Previous admonitions about the risk of this practice were based on a few case reports. These data show that administering regional anesthesia in anesthetized pediatric patients is at least as safe, and possibly safer, than in awake or sedated children.

Walker BJ, Long JB, De Oliveira GS, et al. Peripheral nerve catheters in children: an analysis of safety and practice patterns from the pediatric regional anesthesia network (PRAN). *Br J Anaesth*. 2015;115(3):457-462.

Peripheral nerve catheters are being increasingly used for ambulatory surgery of the extremities. These catheters can be safely managed at home as long as well-designed follow-up systems are in place. Accidental catheter dislodgment remains the primary problem.

Williams RK, Adams DC, Aladjem EV, et al. The safety and efficacy of spinal anesthesia for surgery in infants: the Vermont Infant Spinal Registry. *Anesth Analg*. 2006;102(1):67-71.

This report from the world's largest database of spinal anesthetics in infants documents a high degree of safety and efficacy, although a minority of patients did require some brief supplementation with general anesthesia or sedation during highly stimulating portions of the operations. The success rate was very high.

参考文献

第43章 超声引导区域麻醉

MANOJ K. KARMAKAR, WING H. KWOK

外周神经阻滞常用于小儿围手术期麻醉或镇痛[1-3]。成功的神经阻滞取决于准确的穿刺针位置和注射局麻药至接近于目标神经且不造成神经或邻近结构损伤。外周神经阻滞并非没有风险,由于一般是在患儿麻醉以后实施神经阻滞操作,即使是对于经验丰富的麻醉医师来说,这也是一项挑战。过去麻醉医生依靠解剖定位[1-3]、突破筋膜[4]、阻力消失[5]、神经刺激[6]等方法来定位神经阻滞的进针点。解剖定位虽然提供了一定价值的提示,但只是替代标志,缺乏准确性[7],不同年龄的小儿之间存在差异,且在肥胖小儿中存在定位困难。神经刺激一直被视为判断神经位置的金标准,但是神经刺激也并不总是引出运动反应[8],并不能保证阻滞成功或预防并发症[9]。而且,这些方法都无法预测针尖位置的准确性,可能导致多次尝试调整针尖位置而增加患者痛苦,也可导致神经阻滞不全或阻滞失败。

各种影像学检查如 X 线[10]、计算机断层扫描(computed tomography, CT)[11]、磁共振成像(magnetic resonance imaging, MRI)[7]等可以帮助提高成人神经阻滞位置的准确性。然而,这些方法很少用于小儿,在手术室也不实用。使用超声(US)来引导外周和中枢神经阻滞提高了成人和小儿神经阻滞的准确性和安全性[12-21]。本章对小儿超声成像的基本原理和超声引导区域麻醉(US-guided regional anesthesia, USGRA)进行阐述。本章设定基于读者已经对小儿常用的解剖定位的神经阻滞技术有了基本了解(见第42章)。

超声用于区域神经阻滞的历史要追溯到 1978 年, La Grange 等应用多普勒血流成像仪定位锁骨下动脉和引导锁骨上臂丛神经阻滞[22]。1994 年, Kapral 等发表了第一篇关于超声可视化用于区域麻醉的报道。他们应用超声直视臂丛神经,在锁骨上臂丛神经阻滞过程中实时观察局麻药的扩散。如今,超声已广泛用于引导成人和小儿区域麻醉。超声技术的发展和高分辨率便携式超声仪的应用使小儿周围神经和中枢神经结构可视化,相当于移除了麻醉医师实施区域麻醉的障碍物。目前,数据证明超声可增加区域麻醉在小儿中应用的安全性和有效性[20,21,24]。

超声波原理

声音是一种机械能,它以交变压力波的形式在介质中传播,引起局部的压缩和稀薄(图43-1)。声音频率(f)是声源和粒子在运动介质中每秒振荡的周期数。用Hz(Hz,周期每秒)表示。声波以恒定的速度(v)对称地远离声源,v是声波在介质中的传播速度。波阵面之间的距离是声音的波长(λ)。因此,通过介质的声速可以表示为:

$$v=f\times\lambda$$

振幅是声波强度,单位是分贝(dB)。声音在介质中的传播速度取决于声阻抗,并由介质的刚度、弹性和密度等因素决定。这就解释了为什么声音在人体不同组织中传播速度不同(表43-1)。声音通过生物组织的平均传播速度为1 540m/s。如果已知超声信号返回换能器所用的时间,则可以计算出目标到换能器的距离(深度)。

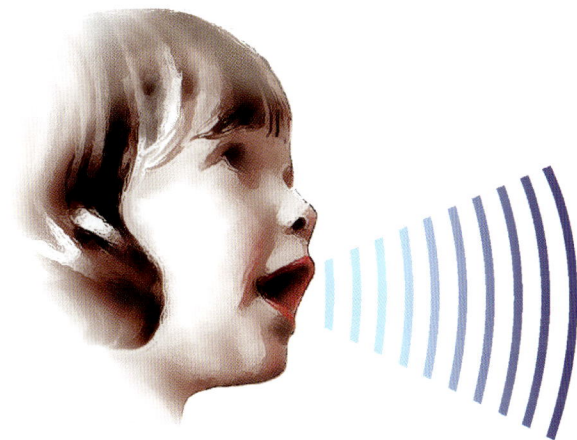

图43-1　声波

表43-1　声音在身体组织中的传播速度

组织	声音传播速度/(m/s)[a]
骨	4 080
肌肉	1 580
血液	1 570
肾脏	1 560
肝脏	1 550
软组织(平均)	1 540
水	1 480
脂肪	1 250
肺	600
空气	330

[a] 医学超声设备测量时基于假定平均传播速度1 540m/s。

人类的耳朵可以感知20~20 000Hz的声音。超声波是频率超过20 000Hz(20kHz)的一种声音。对于医学成像,超声波通常使用100万~1 500万 Hz[兆赫(MHz)]的频率,由换能器内的压电晶体(元件)产生。当电场作用于换能器元

件表面时,换能器会发生尺寸变化,从而产生振动和声音。该元件通常由脉冲交流电压驱动,产生超声波短脉冲并发射到躯体组织。在超声波产生的连续短脉冲之间,换能器不传输而是作为反射超声(即回声)能量的接收器。换能器传输的时间百分比称为占空比,通常<1%。因此,超声的换能器具有双重功能-既是发射器又是接收器。发出的超声信号穿过组织介质,当它遇到组织界面时就会被反射回来。超声在组织中的反射程度与两个组织界面间声阻抗(Z)的变化有关。反射回波由换能器检测并转换为电能然后由超声仪根据它们的强度进行加工,并在显示器上显示为圆点。每个点的亮度与回波信号的强度相对应。强烈的回声会产生明亮的白点,微弱的回声会产生灰色的点,无反射超声的解剖结构会出现黑点。显示器上点的位置表示接受回声的深度。当所有这些点组合在一起时它们就形成了扫描区域的完整图像[25-27]。

超声模式

B型超声(灰度)或二维超声

B型超声(灰度)或二维(2D)超声是最常用的超声模式。在这种模式下,回声被转换成一个点,点的灰度代表返回信号的振幅[25-27]。显示器上点的位置表示信号返回处的深度,它取决于超声信号往返的时间。一个平面上的多条扫描线被组合成一个二维灰度图像,然后连续显示一系列帧,给人一种匀速运动的印象,运动的质量取决于每秒显示的图像的数量,即帧速率。

M型超声(运动)

运动型超声或M型超声,超声波沿单条扫描线(样本线)定向,沿着这条扫描线的反射信号被转换成一个灰度值并显示在一个时间轴上。由于M型超声是沿着单一扫描线的超声信号产生,因此应该先使用2D模式了解人体此处的2D解剖。当需要时间分辨率如检查快速运动的目标时(如超声心动图中的二尖瓣),M型超声尤为重要[28]。

多普勒超声

多普勒超声(基于多普勒原理)检测发射的超声波及其回波之间的频率变化。它用于检测和测量血流量,主要反射物为红细胞[29-32]。有以下几种模式:

彩色多普勒测量和编码红细胞运动中发生的平均多普勒频移的方向和幅度,并将这些数据的彩色描述叠加到灰度图像上(图43-2A)。

能量彩色多普勒描述多普勒信号的振幅或功率(图43-2B)。识别小血管它可更敏感,可视化程度更高,只是以牺牲方向信息为代价。

脉冲多普勒允许采样点(or波门)被定位在一个灰度图像上可见的血管中,以时间函数绘制血流速度的全范围的频谱(图43-2C)。

超声仪

超声仪由以下几部分组成:一个显示器(显示临床图

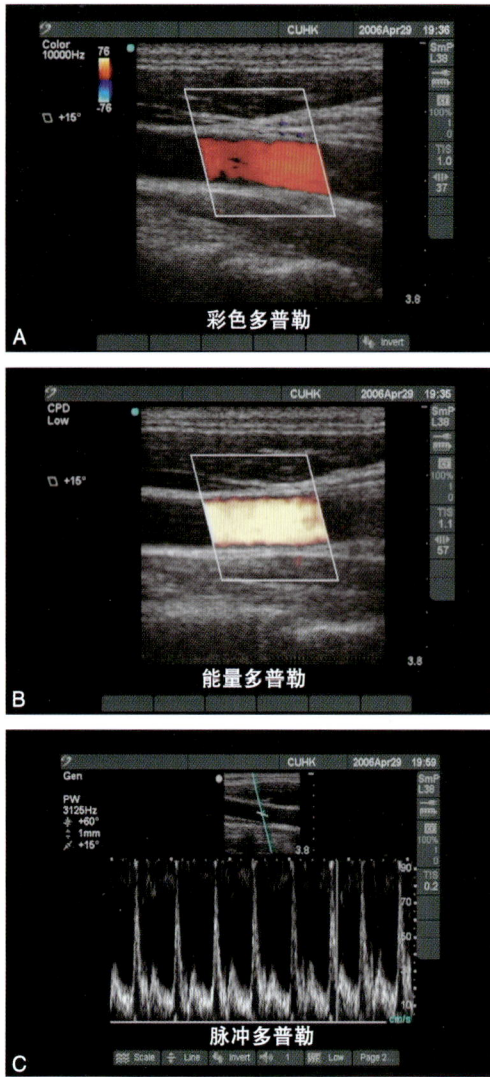

图43-2 多普勒超声。A.彩色多普勒。B.能量多普勒。C.脉冲多普勒

像)、超声元件(处理信号)、控制面板(包括旋钮和控件)、一个或多个换能器和数据存储设备[33-35]。麻醉医师第一次接触超声仪时,各种旋钮和控件可能让人感到困惑。然而,几种控件在大多数超声仪上都比较常用,清楚地了解其功能-也就是旋钮学(knobology)-对于获得最佳成像至关重要。

预设置

大多数超声仪都有预设置,这些预设置由工厂设置,以便于获得身体的特定部位或特定检查类型的最佳成像。可用的预设置类型包括微小结构、血管、乳房、神经、肌肉骨骼、腹部等。例如,如果选择微小结构预设置,超声仪就会认定操作者正在扫描较小的、相对表浅的组织结构,并自动调整深度、功率、焦距、增益和时间增益补偿(time-gain compensation, TGC),以实现表浅结构的最佳成像。一些超声仪还允许根据临床需求定制预设置。功率输出是超声换能器传输的能量值。在大多数机器中,功率不能由操作者调节,当选择一个特定的预设置时,功率已自动设置好。

频率

该控件是用来在一定范围内选择宽频换能器(即提供一定频率范围的换能器)所需的频率。在一些超声系统中,这是一个可用于优化图像的控件。在"Res"(分辨率)设置中,选择宽频传感器的最高频率;在"Pen"(穿透)设置中选择最低频率;在"Gen"(通用)设置中选择一个中频。

增益

增益控件调节回声信号的放大,用于优化超声图像(图43-3A)。降低增益产生较暗的图像(图43-3B),可隐藏次要部分。相反,过度的增益会产生过亮的图像,次要部分也会饱和(图43-3C)。一些超声有单独地控制整体增益和近场、远场的增益。"自动增益",即超声仪自动调节增益,在一些机器上也可用。

时间增益补偿(TGC)

超声的能量在通过组织时逐渐衰减。因此,信号从一定

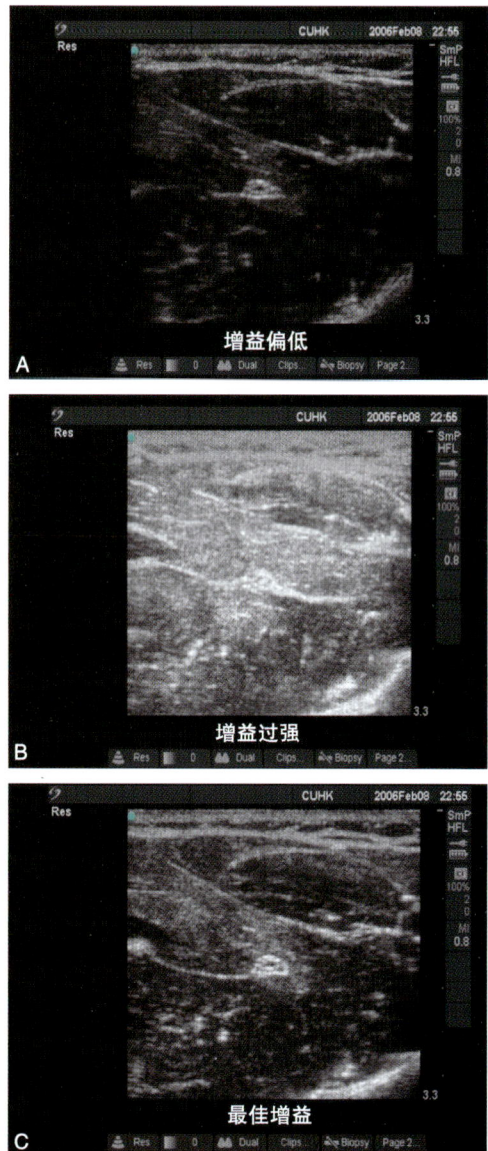

图43-3 前臂横位超声图。A.增益偏低。B.增益过强。C.最佳增益

深度的反射物返回时强度变弱。使用 TGC 方法或深度增益补偿（depth-gain compensation, DGC），通过选择性地放大更深处的回波，使不同深度的相似反射物在显示器上显示为等亮度的结构。TGC 在很大程度上是预置的，操作者可以根据需要进行优化调整。TGC 控件是在控制面板上以垂直方式排列的一系列滑块。每个滑块在特定的图像深度上调整返回的超声信号放大程度。

深度

根据目标位置、患者的体型或其他解剖因素，可能需要调整深度。不应选择大于所需要的深度，因为这样会降低图像的帧率和分辨率。

焦点（焦点区）

超声信号的焦点处于光束最窄处。这也是横向分辨率的最佳区域。因此，焦点应该放置在相关解剖结构所在的深度。在一些超声仪中，操作者可以选择多个焦点区，但可明显降低帧率，不应该常规使用。

冻结和解冻

"冻结"功能允许操作者锁定显示器上的静态图像。许多图像（通常 20 幅或更多）同时存储在内存中，这些存储的图像可以来回滚动。然后所选的静态图像可以用于注释、文档、存储、检查或教学。再次按下冻结按钮将解除冻结图像。

超声探头

探头既可以作为超声波信号的发射器又可以作为超声波信号的接收器[33-35]。目前使用的探头有三种（图 43-4）：

①在线性阵列探头中，压电晶体以线性方式排列，并按顺序发射产生平行的超声波光束，创建一个矩形的视场，视场宽度与探头的接触面积一样宽（图 43-4A）；②凸面阵列探头具有一个曲面，其视场比探头的轨迹更宽（图 43-4B），但随着扫描线的发散，远场的横向分辨率降低；③控阵探头面积小，但超声波波束通过电子控制产生足够宽的远场视野。超声波束实际上是从探头中的同一点发射出来的（图 43-4C）。相控阵探头通常用于经胸超声心动图。这些探头的接触面积足够小，适合放在肋骨之间，但仍然可以产生一个宽广的视野来成像心脏。超声探头通常是宽频的，可以提供一系列频率。例如，带有符号 HFL38/13-6 的探头表明它是一个高频宽频（6～13MHz）线性探头，占位面积为 38mm。需要注意探头的名称因超声设备的制造商不同而有所不同。

超声探头的选择

分辨率是区分两个相距很近的物体的能力。轴向分辨率是分辨伴随超声波束轴线上两个物体的能力，横向分辨率是分辨两个并排物体的能力。与低频超声相比，高频超声（6～13MHz）具有较高的轴向和横向分辨率，但穿透身体组织的深度不如低频超声。因此，高频超声用来成像表浅的结构，如肌间沟臂丛或锁骨上臂丛。较低频超声探头（5～10MHz）适合稍微深一点的结构，比如锁骨下臂丛。而低频超声探头（2～5MHz）用于成像深层结构，如腰丛或坐骨神经。宽频探头适用于单一换能器扫描广泛的深度范围。由于在新生儿、婴儿和幼儿中，区域阻滞是在相对较浅的深度进行，因此大多数手术使用高频线性阵列探头。无论是曲面还是线性外形，小型高频线性阵列探头（6～13MHz，25mm）都特别适合于幼儿。

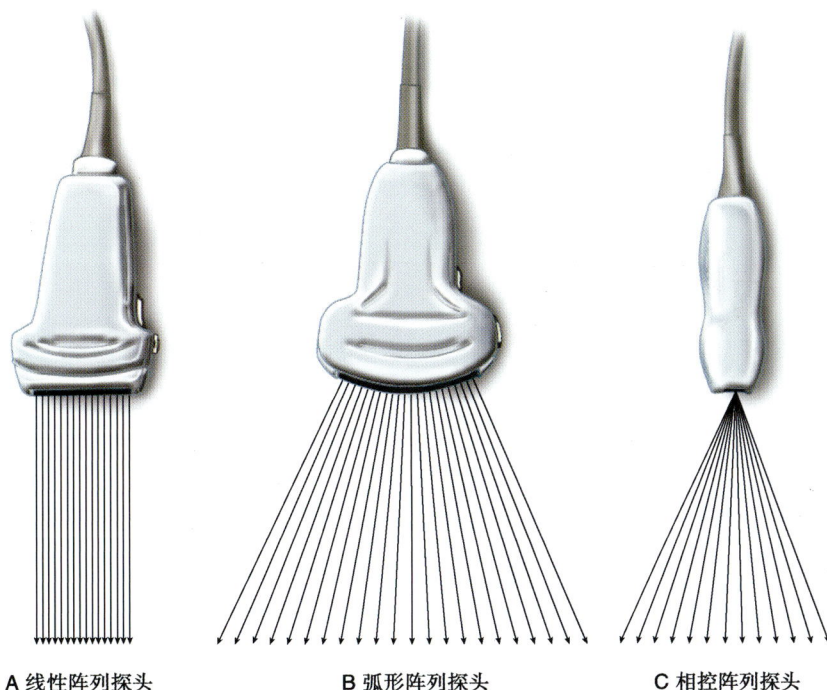

A 线性阵列探头　　　　　B 弧形阵列探头　　　　　C 相控阵列探头

图 43-4　图示不同类型的超声探头。注意超声波是如何从这些探头发射出来的

骨骼肌肉超声成像要点

扫描轴

在超声诊断中,常沿着横轴、纵轴(矢状)、斜轴或冠状轴上进行扫描。横向(轴向)扫描时,扫描传感器与目标成直角,显示结构的横断面(图 43-5A)。纵向扫描时传感器平行于目标长轴,并沿着目标长轴(如血管或神经)定向(图 43-5B)。在 USGRA 过程中,通常在横轴上进行超声扫描。神经、邻近的结构和局麻药的周围扩散在横轴上更容易观察。

探头与图像定位

超声图像必须正确定位才能在显示器上准确识别各种结构的解剖关系。为了便于实现这一点,所有的超声探头都有一个方向标记,通常由探头一侧的凹槽或脊表示,与显示器上的一个绿点(或图标)相对应。按照惯例,探头上的定位标记在进行纵向扫描时指向患者头部,横向扫描时指向患者右侧。这样,显示器左上角的定位标记始终表示纵向扫描时的头端和横向扫描时患者的右侧,显示器的顶部表示浅表结构,显示器的底部表示深层结构。

回声

常用于描述肌肉骨骼结构超声表现的一些术语(图 43-6):
回声:在灰色背景下的明亮的白色结构
反射:与回声结构同义
高回声:明亮的白色或比周围组织相比较亮的一种灰色阴影

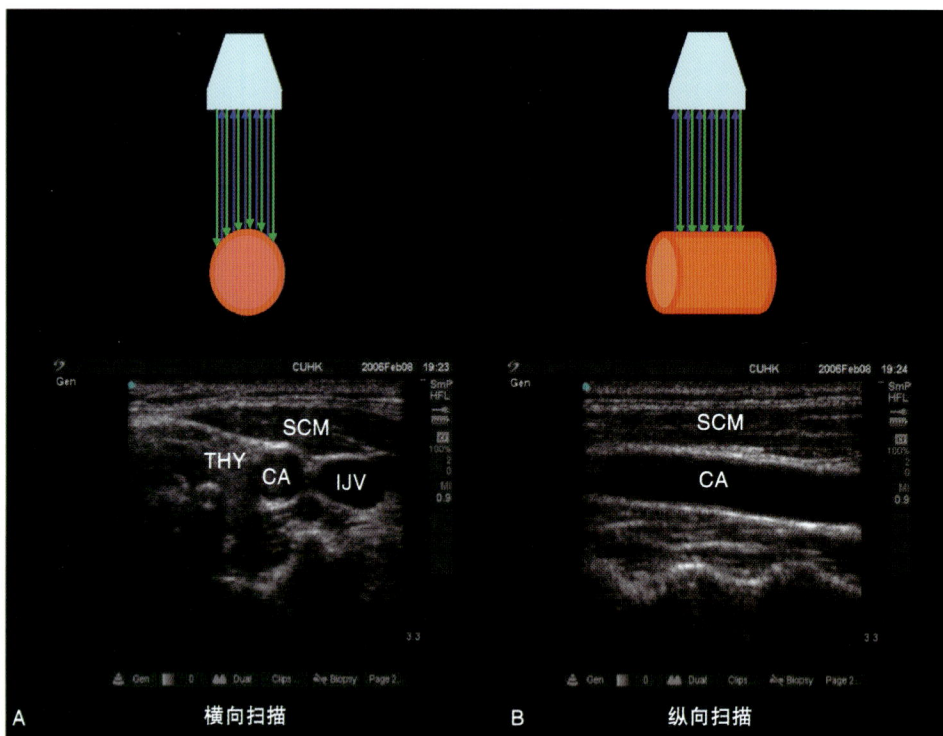

图 43-5　扫描轴。A. 横向扫描。B. 纵向扫描。CA, 颈动脉; IJV, 颈内静脉, SCM, 胸锁乳突肌, THY, 甲状腺

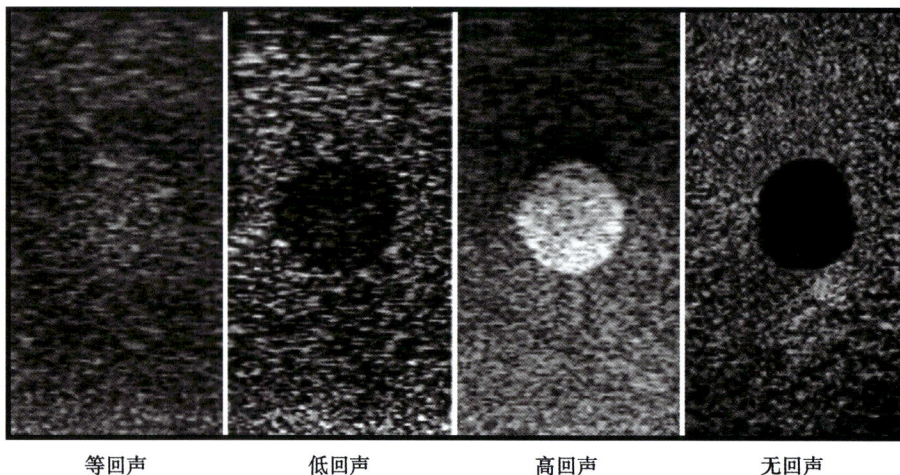

等回声　　　　低回声　　　　高回声　　　　无回声

图 43-6　图示显示各种组织的相对回声

低回声:较周围组织稍暗或暗色的灰色阴影

无回声:回声失落,因此是黑色的

介入轴

超声成像平面厚约1mm(图43-7),为了在超声成像时

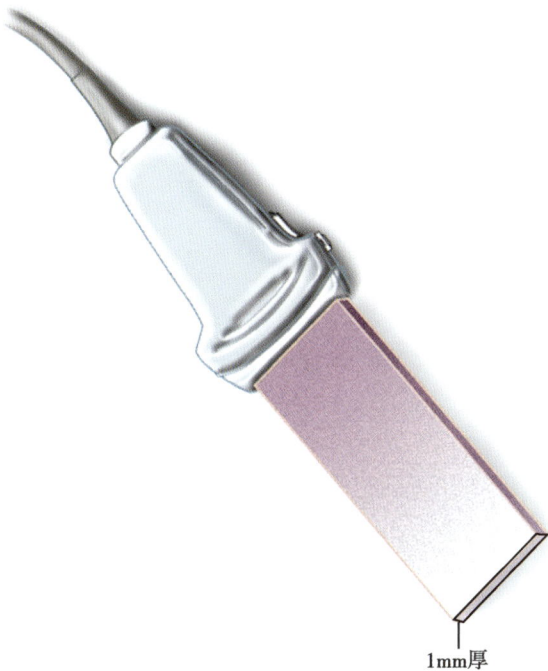

1mm厚

图43-7 超声成像平面。注意,超声束只有1mm厚,在超声引导下介入治疗时,要想针尖可见就必须使针尖位于成像平面内

看到针,针体必须位于这个狭窄的成像平面内。在USGRA操作时,阻滞针要么在超声波束平面外(平面外方法)(图43-8A),要么在超声波束平面的内部(平面内方法)(图43-8B)。平面外方法针插入短轴,最初在成像平面之外,因此针不可见。只有当针头穿过成像平面并在显示器上出现一个回波点时,才可见针尖位置(图43-8A)。关键要注意,该回声点可能只是针轴的横断面图像,因为它通过超声波束的平面,因此回声圆点可能不代表针的尖端。在平面内方法中,针沿着换能器的长轴插入成像平面中,因此针轴和针尖端均可见。

这两种方法都比较常用,且没有数据表明其中一种优于另一种方法。支持平面外方法的人在这一方法上取得了较大的成就[13,14,36],他们认为这种方法造成的针刺相关的创伤更小,因为针与目标之间的距离更短。然而,反对者担心在操作过程中无法清楚地看到针尖,也不能使用组织运动作为替代标记来定位针尖,可能会导致并发症。平面内方法可以更好地显示针体,但需要良好的手眼协调能力[37,38]。此外,也有人认为,平面内进针的方法会造成患者清醒后不适,因为平面内方法需要更长的针道。

针可见性

在超声(超声引导)过程中阻滞针可视化对于精准、安全、成功的操作至关重要。然而这常常受到探头远端反射超声信号散射的影响。有几个因素可以影响阻滞针的可见性[39-41]。针轴的长轴比短轴视觉效果好,针轴的可视性随插入角的陡度和针径的减小呈线性下降。针尖在长轴以较小的角度(<30°)插入或在短轴以较大角度(>60°)插入时,

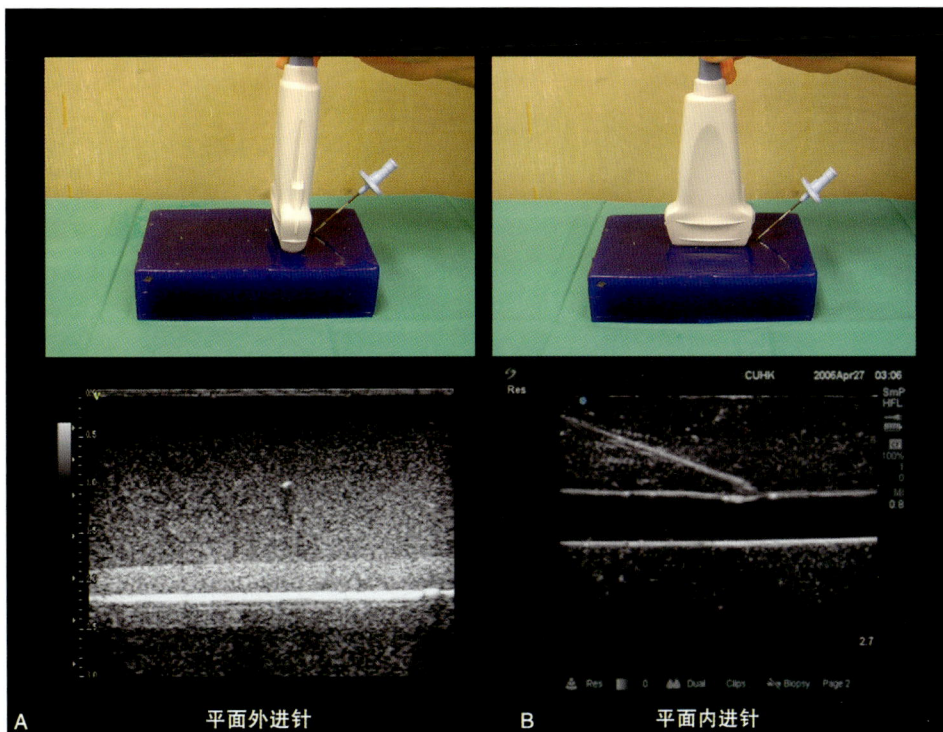

图43-8 干预轴。A.平面外以及B.平面内技术

针尖视觉效果较好。为了克服角度对针可见性的影响,一些超声仪允许操作者在针插入时将超声光束转向针("波束转向")。然而,这需要经验,而且依然可能降低针的可见性。制造商已经将微型玻璃珠或反射镜嵌入到阻滞针表面,或者用激光蚀刻阻滞针的针头以提高其可见性(回声针)[43-45]。

麻醉医生在成像平面上调整针的技能是影响针可视性的最重要因素,因为即使离开这个平面几毫米的偏差也会导致看不到针。即使再有经验,在富含脂肪组织的部位深处实施阻滞时,针尖的可见性也是问题。在这种情况下,轻轻摇动(快速的进出运动)针尖观察组织运动,或注射生理盐水或5%葡萄糖(0.5~1ml)观察组织膨胀,可以帮助定位针尖的

位置,当使用神经刺激时,5%的葡萄糖是后者的首选,因为5%葡萄糖不会增加运动反应所需的电流[46]。

各向异性

各向异性或角度依赖性是一个术语,用来描述结构的回声随超声波束的入射角度的变化而变化(图43-9)[47]。在扫描神经、肌肉和肌腱时经常可以看到。这是因为返回到探头的回波振幅随声波角度的变化而变化。当入射声束呈直角时,神经是最容易被看到的(图43-9A);远离垂线的角度的微小变化就能显著降低神经的回声(图43-9B)。因此,在URGRA过程中,传感器应该从一边倾斜到另一边,使各向异性最小化并优化神经的可视化[48]。

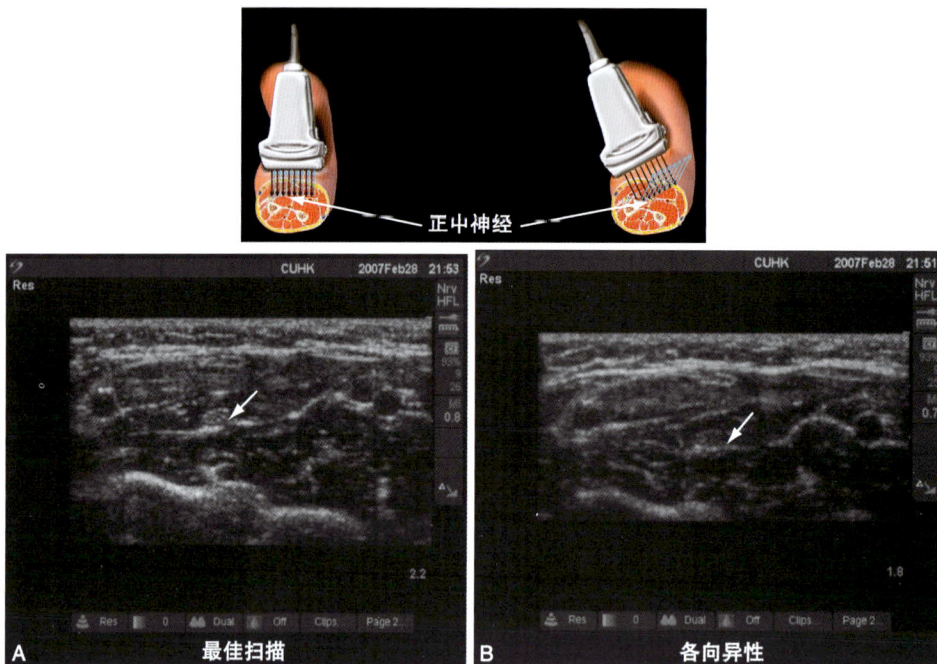

图43-9　各向异性。注意超声光束角度的微小变化是如何(A)影响前臂正中神经(白色箭头,B)的可见性

辨别神经、肌腱、肌肉、脂肪、骨、筋膜、血管和胸膜

神经

在横向扫描时,神经呈圆形、椭圆形、三角形、唇形甚至扁平形[49]。根据周围结构的不同,神经在运动过程中也呈现出不同的形状。扫描的神经和区域不同,神经的回声性也各不相同。神经通常呈高回声,在低回声肌肉的背景中较为突出(图43-10A)。但也可以是带高回声边缘的低回声(图43-10B)。常被描述成束状或蜂窝状的外观(内部有点状结构的回声,回声差的空间)(图43-10C)。纵向扫描时,周围神经的外观被比作"电车轨道",也就是说,在低回声空间背景下可以看到平行的高回声线(图43-10D)。

肌腱

在长轴扫描中,肌腱似乎有许多细的、平行高回声线,

这些线被细的低回声线(纤维状)分开[50]。与神经相比,肌腱有更多的高回声线,当相应的肌肉收缩或被动拉伸时肌肉比邻近的神经运动得更多。

肌肉

肌肉纤维呈低回声,但包裹整个肌肉(外膜)的结缔组织结构为高回声[51,52]。包裹单个肌束的肌束膜也有高回声。肌肉纤维汇聚成肌腱或腱膜。

脂肪

脂肪小叶呈圆形至卵圆形低回声结节,由细的高回声间隔分隔。脂肪往往分布表浅(皮下脂肪),可轻微压缩,横向和纵向扫描相似。

骨

骨反射了超声的大部分能量。因此,看起来很亮,在超声成像上有一个高回声边缘,在其远端有一个大的无回声阴

43

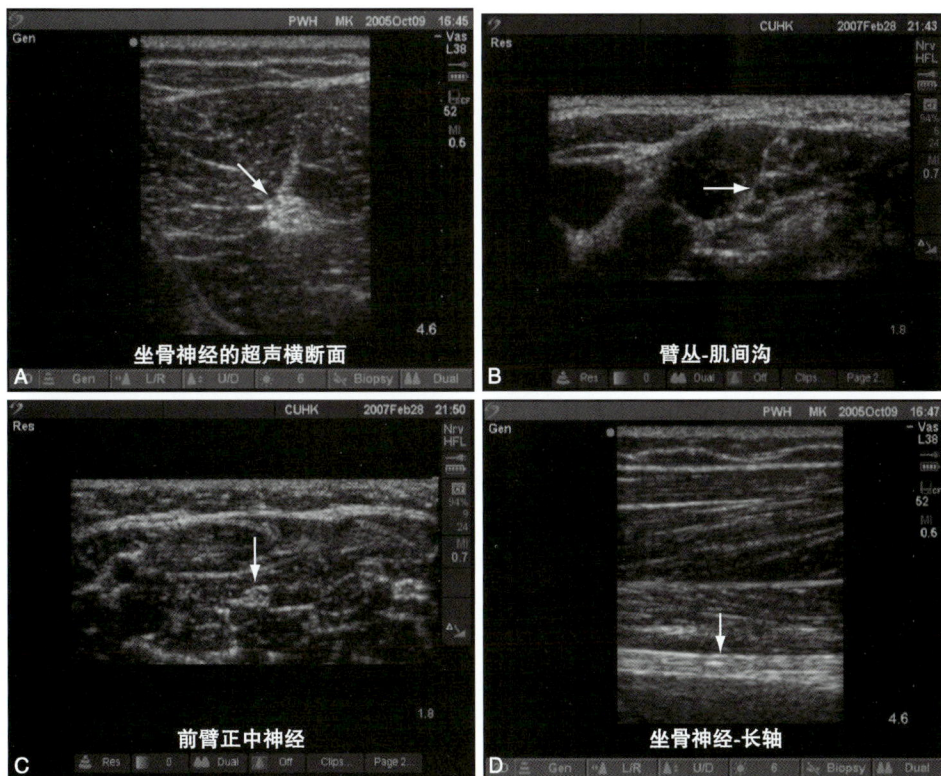

图 43-10 周围神经的超声表现。A. 坐骨神经的超声横断面超声图；B. 臂丛-肌间沟的横断面声像图；C. 正中神经-前臂的横断面超声图；D. 坐骨神经-纵向超声图

影（声学阴影）（图 43-11）。

筋膜

筋膜、腹膜和腱膜在超声上表现为薄的高回声层。

血管

动脉搏动性强，不易压缩，无回声腔。静脉无搏动性，易压缩，无回声腔。彩色多普勒或能量多普勒模式也可以用来显示血流模式，区分动脉和静脉（图 43-2）。

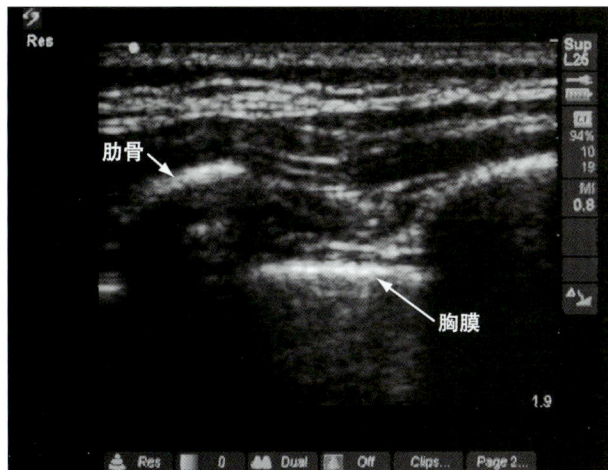

图 43-11 肋间隙的纵向超声图显示骨和胸膜的超声表现

胸膜

胸膜在超声上呈高回声线（图 43-11）[53-55]。在肋间隙扫描时，胸膜线位于稍低于高回声肋骨的位置。"彗星尾"伪影可能是由胸膜产生的一系列垂直线。在实时成像中，可以从彗星尾伪影（"肺滑动征"）的运动中看出顶叶和脏胸膜之间的肺滑动运动。

特殊技术

组织谐波成像

谐波一词指的是脉冲发射频率（也称为基频或第一谐波）的整数倍的频率。二次谐波的频率是基频的两倍。声音的非线性传播在组织中产生谐波[56-58]。组织谐波成像（tissue harmonic imaging，THI）是一种选择性显示组织界面反射的谐波信号的技术，这减少了图像的伪影，模糊度和杂波，提高了对比度的分辨率（图 43-12）。

复合成像

超声成像依赖于超声在组织界面的反射。并非所有组织都是良好的反射器，某些结构也会引起超声信号的散射。与反射信号不同，散射信号向四面八方辐射。因此，只有少量的能量被反射回换能器。超声信号的散射导致斑点伪像，也称为噪声，降低了图像的分辨率，使超声图像颗粒状或嘈杂。复合成像是一种通过降低对比度和噪声比来提高分辨率的技术[59]。来自换能器的超声光束由电子操纵,同样的结构从几个不同的角度成像。然后,对返回的回波信号进行实时同步滤波处理,生成低噪声或斑点并改进了清晰度的合成图像(图43-13)。

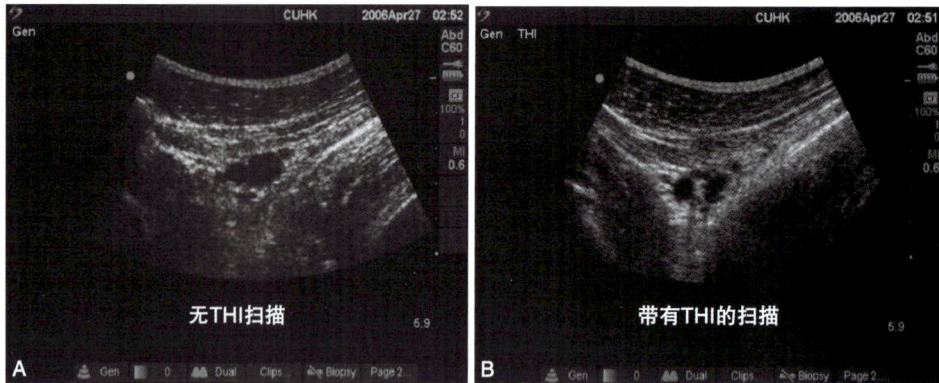

图43-12　组织谐波成像(THI)。锁骨下窝失状位超声图。A.常规扫描,B.带有 THI 的常规扫描

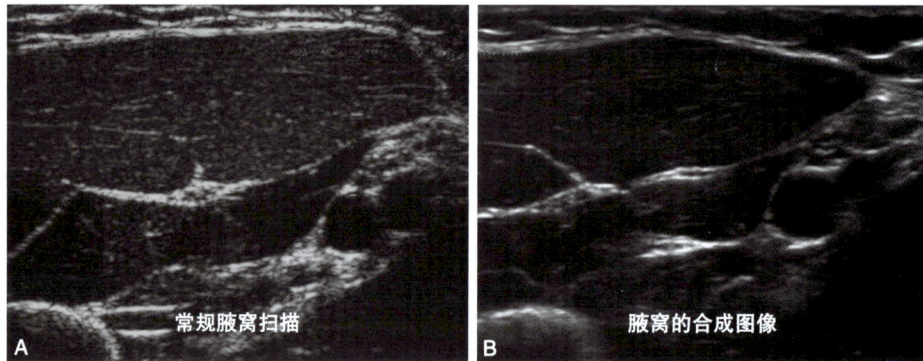

图43-13　复合图像。腋窝横向超声图。A.常规扫描,B.常规扫描复合成像

全景成像

B 型(2D)超声视野有限,只能看到大型结构的一小部分。全景成像,顾名思义,是一种可以扩大视野,使更大结构及其周围组织可以一起可视化的一种技术[60]。在全面扫描过程中,操作者缓慢地将超声传感器滑过感兴趣的区域,在运动过程中,从感兴趣区域的许多不同换能器位置获得多个图像。这些已存储的图像数据积累在一个大的缓冲区中,然后将其组合成全景图像(图43-14)。虽然它对注释、文档、

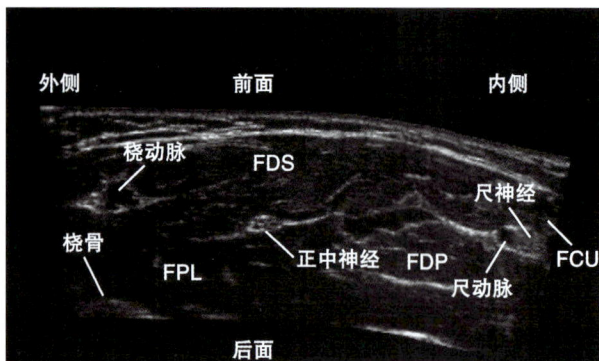

图43-14　全景成像。前臂横向全景扫描。FCU,尺侧腕屈肌;FDP,指深屈肌;FDS,指浅屈肌;FPL,拇长屈肌

教学和研究很有用,但在 USGRA 过程中很少用于小儿。

伪影

超声伪影是超声图像中可见的、与任何解剖结构都无关的结构[61]。超声仪在生成图像时有以下假定:

- 认为超声光束只沿直线传播,衰减速率恒定。
- 认为声音通过人体组织的平均速率是 1 540m/s。
- 认为超声束是非常薄的,所有的回声都来自它的中轴。
- 反射器的深度是通过超声信号往返时间来计算。

当这些假定中任何一个发生偏差时,超声仪都无法做出判断,这导致显示与实际产生回波的界面无关的回波,也就是说产生了一个伪影。有些伪影是不希望看到的,并且会干扰解读,而另一些伪影则有助于识别某些结构。认识到这一点从而避免误判十分必要。因此,当一个结构在超声检查中出现异常时,必须从两个层面进行检查以免造成错误的解释。真实的解剖结构可以在两个成像平面上看到,而伪影只能在一个平面上看到。

接触伪影

接触伪影是最常见的伪影,是皮肤和传感器之间发生声耦合损失时产生的伪影。可能是因为换能器没有接触皮肤,但更常见的是由于因为皮肤和换能器之间有气泡。因此,明智

的做法是涂抹适量的凝胶以排出皮肤和传感器之间的空气。

混响伪影

当超声在两个高度反射的表面之间反复反射时就会产生混响伪影，也称为重复回波[62]。返回到换能器的一些超声信号被反射回来，然后撞击原始界面并第二次反射回换能器。因此，第一个混响伪影和皮肤表面的距离是原始界面距离的两倍。还有可能看到第二个或第三个混响伪影。由于存在衰减，伪影的强度随着距离传感器的距离增加而减小。混响伪影在超声引导腋路臂丛神经阻滞过程中经常出现，尤其是当采用长轴进针时。

镜像伪影

镜像伪影是发生在高反射界面上的一种混响伪影[63]。第一幅图像显示在正确的位置，反射镜的另一侧由于镜面效果而产生虚假图像。

传播速度伪影

当超声声束通过的介质未达到 1 540m/s 的速度传播时，就会产生传播速度伪影，从而导致在显示器上表现为深度错误的回波。传播速度伪影的一个例子是"刺刀伪影"，有报道出现在超声引导下腋路臂丛神经阻滞时[64]。当针尖意外穿过腋动脉时，针体出现弯曲。这是因为血液（1 580m/s）和软组织（1 540m/s）的声速不同。

声影

声影发生在高度反射或衰减的表面（如骨）或金属植入物的无回声区域（图 43-11），对于区域麻醉的影响表现为阴影区域的组织无法成像。

扫描程序

在 USGRA 过程中，稳定地生成扫描区域的高质量图像对于安全性和成功率至关重要。没有最佳图像，就不能准确识别肌肉骨骼结构或精确地进行阻滞。我们发现，遵循"扫描程序"或一套简单可行的流程，对最佳成像非常重要；我们在表 43-2 中列出了需要遵循的简要流程。所建议的程序可能刚开始时觉得有些复杂，随着多次重复，这些步骤会逐渐内在化。将带有扫描程序的卡片挂在超声仪上可以帮助记忆这些步骤。

表 43-2　扫描程序
1. 打开超声仪
2. 选择一个扫描模式
3. 选择一个合适的探头
4. 调按房间里的灯光
5. 调整舒服的姿势
6. 使用适量的超声凝胶
7. 行探查扫描
8. 定位探头和图像
9. 选择合适的超声波设置（预设，宽频探头频率，深度，增益，焦点）
10. 在穿刺前，一旦获得最佳图像，标记探头位置

定位扫描

定位扫描或干预前扫描，顾名思义，是在干预前检查感兴趣的区域，这也被称为"映射扫描（mapping scan）"。在定位扫描过程中，执行表 43-2 中描述的第 8 步和第 9 步，可显示该区域的超声解剖，并对图像进行优化。一旦获得了目标结构的最佳图像并确定了最佳进针位置，建议将探头位置标记在患者皮肤上，以便于在无菌准备之后探头能放置到原来的位置。在定位扫描中诊断为解剖变异很常见[65]。操作者可以决定是否继续在原来的位置上进行神经阻滞，或选择更安全的替代方法或技术。这种对解剖变异的评估是使用超声进行区域麻醉的主要优势之一。

小儿超声引导神经阻滞的综合考虑

超声引导下神经阻滞的准备应始于术前访视，向家长充分说明该技术的优点和风险，更重要的是向家长说明存在阻滞失败的可能性。一旦失败，必须尽快准备好应急策略以便迅速改用全身麻醉或其他形式的术后镇痛。小儿的大多数区域麻醉操作是在麻醉后进行。然而，在合作的小儿或特殊情况下，如有困难气道的小儿或恶性高热倾向的小儿，可以在轻度镇静后进行阻滞。我们发现，可以比较容易地向 8 岁以上小儿解释操作过程。其中一些小儿甚至愿意保持清醒，希望能看到阻滞过程的超声图像。在操作前一个小时，将局麻药低熔混合物（eutectic mixture of local anesthetic，EMLA）恩纳乳膏涂抹在准备神经阻滞进针部位或建立静脉通路部位的皮肤上，有助于减轻针刺相关的疼痛。神经阻滞期间也可以由父母陪伴。对于大一点的孩子，通过播放器听他们自己喜欢的音乐或看视频是很有用的分散注意力的方法，可以使整个过程更愉悦。我们已经将一台 DVD 播放器连接到超声仪上，在操作过程中通过显示器播放电影或卡通片（E 图 43-1）。

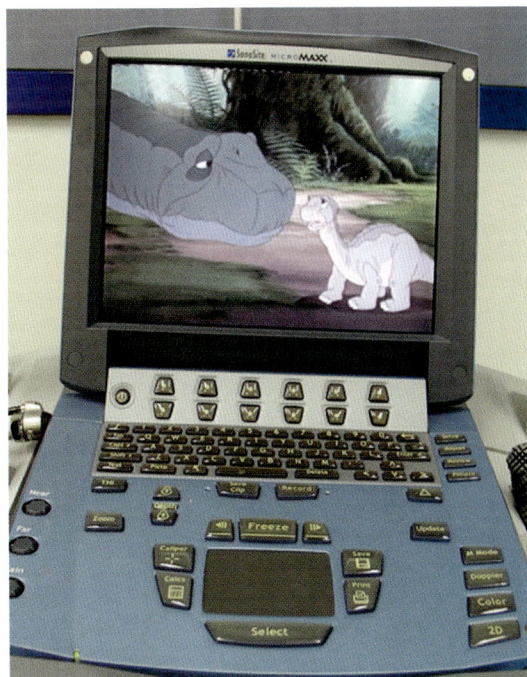

E 图 43-1　儿童在区域麻醉下接受手术时，超声仪的显示器被用来显示 DVD 播放器上的卡通片

在任何 USGRA 操作之前，都要建立静脉通道，应用标准监测，并准备适合小儿的设备和药物。严格遵守无菌操作，穿刺部位皮肤按照常规方式进行消毒。超声探头可放置在一个定制的无菌探头塑料薄膜内[66]。

成功的建议和技巧

某些步骤对于所有的超声引导程序都是通用的，如果遵循这些步骤可能会提高成功率。必须调暗房间里的灯光以避免强光或来自超声显示器的反射。操作者必须采取舒适的姿势（图 43-15）[67]。对于上肢的阻滞，操作者坐在小儿的同侧头端，超声仪直接放在前面。对于下肢神经阻滞，操作者站在患儿同侧，超声仪放在对侧。对于侧卧位的下肢或中枢神经阻滞，操作者坐在患儿身后，超声仪放置于前面，显示器在操作者视线范围内。由于幼儿的肌肉体积较小，神经较表浅，且很容易用高频线性探头观察到。探头的准确选择取决于扫描的区域，占据空间小的高频线性探头（6～13MHz，占位 25mm）特别适合于小儿。也可以选用 6～15MHz 宽频线性探头进行小儿大部分阻滞。对年龄较大的儿童，7～10MHz 的宽频线性阵列探头扫描深度的灵活性更大，可满足大部分的操作。低频（2～5MHz）凸面阵列探头

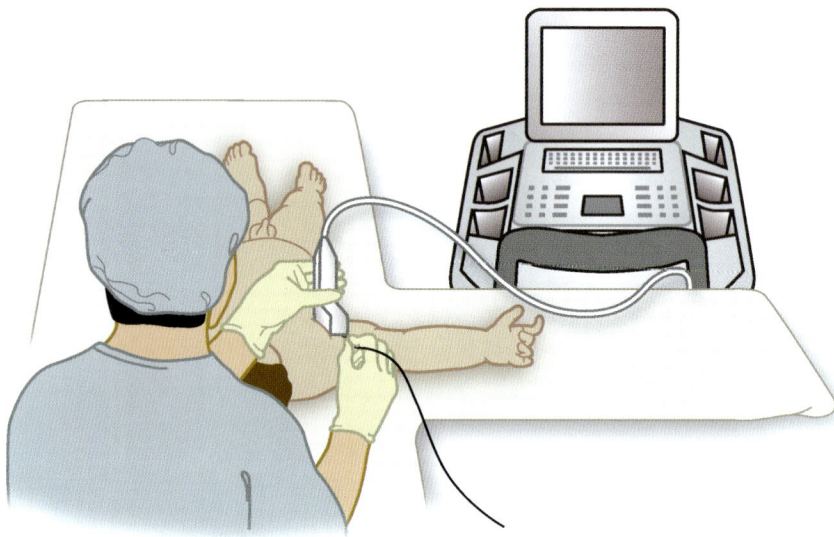

图 43-15　超声引导下区域麻醉过程中患儿、麻醉医师、超声仪的位置

很少用于小儿，但适用于年龄较大的儿童腰丛和坐骨神经等深部的结构成像。

为了提高灵巧性，用非惯用手持探头，用惯用手进行穿刺。即使是短时间内保持探头的稳定也有难度。我们发现，在阻滞时轻轻地将持有探头的手放在孩子身上有助于保持探头稳定（图 43-15）。保持探头和皮肤之间轻轻接触很重要，因为过大的压力会导致静脉塌陷或目标区域的解剖结构变形。一定要使用足量的超声凝胶以保持皮肤和探头之间足够的声学耦合，皮肤和探头之间有少量空气滞留也会产生伪影。我们对所有超声引导外周神经阻滞使用一次性无菌超声凝胶。在超声引导穿刺时，在某一时间点，要么必须移动探头，要么移动阻滞针，如果两者都在移动就不能将针保持在成像平面内，这是新手常犯的错误，将导致无法显示针的位置。如果针在超声图像中看不到，一个策略就是保持针不动而移动探头（滑动、倾斜或旋转），直至针在显示器上可见为止。然后将探头固定，并将针轻轻地向目标神经推进，使其保持在成像平面内。当进针角度较陡（＞60°）时，最好采用平面外的方法从短轴进针。然而，如果所有超声引导干预都采用平面内方法，我们采取的方法是在距探头边缘几厘米的位置进针，可以通过减小针与成像平面之间的角度来提高针的可见性。

因为气泡会降低图像的质量，必须避免在阻滞区域内注入空气。我们通常用生理盐水或局麻药润湿阻滞针并在阻滞前排出空气。让助手协助注射。当针尖接近目标神经时，助手轻轻地回抽，避免意外穿刺入血管内。由于小血管容易塌陷，助手必须避免造成过大的负压。在针和注射器之间连接一个短的延长管可以使操作者在助手推注时保持针的稳定[68]。我们通常在注射局麻药之前先用 0.5～1ml 的盐水或 5% 葡萄糖（神经刺激时也可使用）[46]测试一下，并实时观察注射药液的扩散分布。未能在超声图像中看到注射药物说明针尖不在成像平面上，或者发生了血管内注射，要排除这种可能，针尖重新定位并观察到注射物扩散之前不应再进行注射。

辅助设备

大多数外周神经单次阻滞可以用标准短斜面针进行阻滞，首选回声增强，因为回声增强使针更容易识别。对于年龄较大的儿童，22 号针头是一个不错的选择。大多数阻滞针也允许使用周围神经刺激联合超声引导。也可以在超声引导下留置导管。一个适当大小的标准连续外周神经阻滞套件（带回声增强引导针的刺激导管）也可以用于导管放置。

43

特定的超声引导神经阻滞

上肢神经阻滞

锁骨上臂丛神经阻滞

　　由于担心穿破胸膜发生气胸，小儿很少使用锁骨上臂丛神经阻滞[69]。然而，超声引导锁骨上臂丛神经阻滞已经用于 6 岁以下的小儿[70]。即使臂丛和颈胸膜被清晰地显示，由于在锁骨上窝颈胸膜和臂丛之间的距离很近，这项技术应该由经验丰富的操作者来完成。将患儿的头置于头环上，稍微转向对侧，肩胛骨之间放置垫枕。进行右侧阻滞时，右利手的操作者站在或坐在患儿的头端，超声仪直接放在同一侧的前面（图 43-15）。左侧阻滞时，操作者和超声仪的位置与之相反。在锁骨上窝，锁骨下动脉位于第一肋骨的顶部。臂丛的主干和分支位于锁骨下动脉的外侧和上部，走行在前斜角肌和中斜角肌之间（图 43-16）。采用线性探头（13～10Mmz）进行阻滞，凸面探头或具有小足迹（25mm）的线性阵列探头特别适合这种阻滞。

　　在探查扫描过程中，探头平行于锁骨和锁骨下动脉。在锁骨下动脉上部和外侧，臂丛的主干和分支图像类似一串葡萄（图 43-16）。颈部胸膜和肺位于第一肋骨深面，操作者应谨记，第一肋骨的声影可以干扰胸膜和肺的图像。从探头的长轴进针（平面内），从外侧到内侧方向，保持视野内可见胸膜。用生理盐水进行注射试验以确定最佳针位，然后按计算的局麻药剂量进行注射。

锁骨下臂丛神经阻滞

　　超声引导锁骨下臂丛神经阻滞在小儿仰卧位进行。可

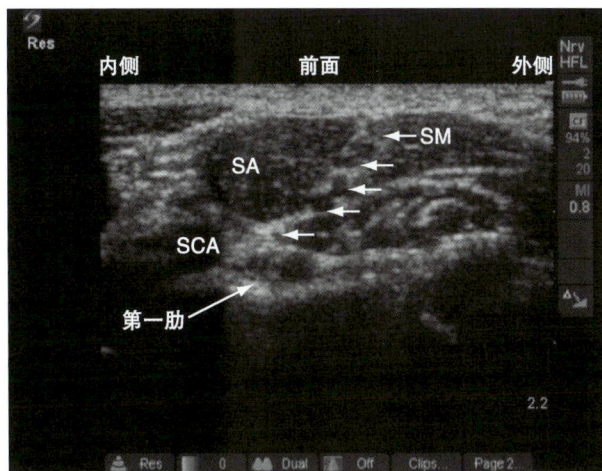

图 43-16　锁骨上窝臂丛的超声表现（白色箭头）。SA，前斜角肌；SCA，锁骨下动脉；SM，斜角肌

　　将小儿手臂置于躯干旁进行阻滞，但最好把上肢外展（与躯干呈 90°），可抬高锁骨的外侧部分，使锁骨下方有更多的空间放置探头。操作人员坐在患儿头端同侧，超声仪直接放在患儿面前。由于小儿锁骨下窝臂丛相对表浅，因此使用线性阵列探头（小儿 10～13MHz，年长儿童 7～10MHz）进行阻滞。探头于三角肌区域矢状位放置，喙突的内侧和下方，定位标记指向头端。

　　在探查扫描过程中，在胸大肌深处可以识别腋动脉的后半部分和腋静脉（图 43-17）。腋动脉位于静脉上方，臂丛在此处与腋动脉紧密相连。内束支位于腋动脉的尾部，常位于腋动脉和腋静脉之间，后束支和侧束支则分别位于动

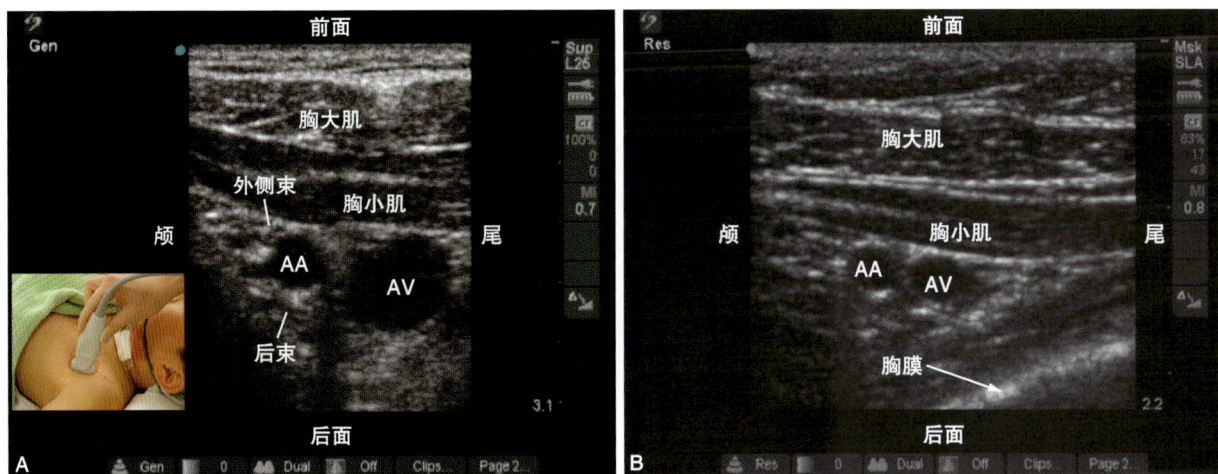

图 43-17　A. 左锁骨下窝矢状位超声图。B. 锁骨下矢状位超声图，探头置于正中。注意右下角的高回声胸膜（箭头）。AA，腋动脉；AV，腋静脉

脉的后部和头侧（图 43-17A）。尽管存在这种关系，但在大多数情况下，要在单个成像平面上识别臂丛的三条束支并不容易。如果探头在中间移动，通常能看到胸膜（图 43-17B）。在婴幼儿中，臂丛和胸膜之间的安全界限相对较小，如果在中间位置进行阻滞时风险较大。因此我们建议从侧面进行锁骨

下臂丛神经阻滞，此处超声影像上看不到胸膜。我们常进行臂丛三束神经多点阻滞，目的是在腋动脉周围产生一种环状的局麻药"甜甜圈征"（图 43-18），此征与成功的臂丛麻醉密切相关。该血管周围注射技术，将腋动脉的横切面想象成一个直观的时钟面，动脉前侧是 12 点钟位置，后侧是 6 点钟位置

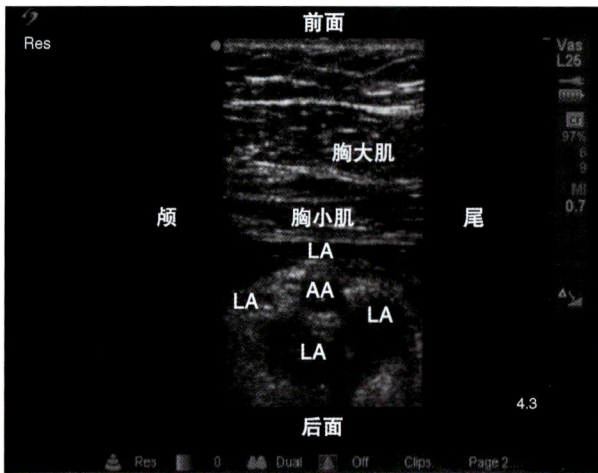

图 43-18　锁骨下臂丛神经阻滞。局麻药注射后锁骨下窝矢状位声像图显示局麻药向腋动脉周围扩散——"甜甜圈征"。AA，腋动脉，LA，局麻药，Pec，胸肌

（图 43-19）。从头部向尾部方向的平面内进针（图 43-19），在动脉的后侧（6 点钟位置）、外侧（9 点钟位置）和内侧（3 点钟位置）分别注射局麻药总量的 1/3[71-77]。由于此方法进针角度较陡，很少可以在超声图像上见到针，操作者须轻轻摇动针才能找到针尖。当针尖穿过胸小肌外膜时，可以感受到轻微的突破感。注射局麻药前，应先用 1ml 生理盐水进行注射试验，以确保注射针的最佳位置和注射物的分布情况（图 42-20）。

腋路臂丛神经阻滞

仰卧位超声引导腋路臂丛神经阻滞是小儿经典的区域阻滞方式[78-80]。手臂外展（90°）并外旋，使掌心向上。操作

者坐在患儿同侧的头端，超声仪直接放在前面（图 43-15）。由于臂丛神经在腋窝位置相对表浅，选用高频线性阵列探头（6～13MHz）。在探查扫描时，探头置于胸大肌外侧缘下方，其定位标记指向外侧（图 43-20）。显示器上的图像是腋窝结构的横向扫描图。图中的血管搏动是腋动脉，腋静脉在腋动脉的内侧，通常可看到不止一条静脉（图 43-20）。

在这个层面上，臂丛的三支神经（正中神经、尺神经和桡神经）紧邻腋动脉。成人手臂外展外旋时，正中神经位于腋动脉的前外侧或前侧（97.9%），尺神经位于腋动脉的前内侧（91.3%），桡神经位于腋动脉的后侧（89.9%）[81]（图 43-21）[82,83]。为了准确识别三支神经，需沿着神经的走行向远端追踪。肌皮神经通常在喙肱肌和肱二头肌之间或在喙肱肌下面走行。偶尔，肌皮神经可能紧邻着正中神经走行，在正中神经周围进行局麻药注射可能影响到肌皮神经。正中神经的形状随着走行变化，可能是卵圆形、圆形、椭圆形甚至三角形。

镇静或麻醉中的小儿行臂丛神经阻滞，我们多选择平面内进针。从手臂的外侧向内侧进针，使其位于超声成像平面内。当针尖穿过肱二头肌外膜进入包有血管神经束的筋膜时，常常能感觉到轻微的突破感。常需要多点注射来阻滞正中神经、桡神经和尺神经。目的是在动脉周围产生一种坏状的局麻药扩散（超声图像中的"甜甜圈征"）。局麻药应该注射在腋动脉的前方（12 点钟位置）、后方（6 点钟位置）、外侧（9 点钟位置）。然后识别并给予几毫升局麻药选择性地阻断肌皮神经。我们发现这是一种简单、安全、有效的小儿臂丛神经阻滞方法（见第 42 章标记图 42-19）。

选择性上肢神经阻滞

选择性上肢神经阻滞可用于补救腋路臂丛神经阻滞不

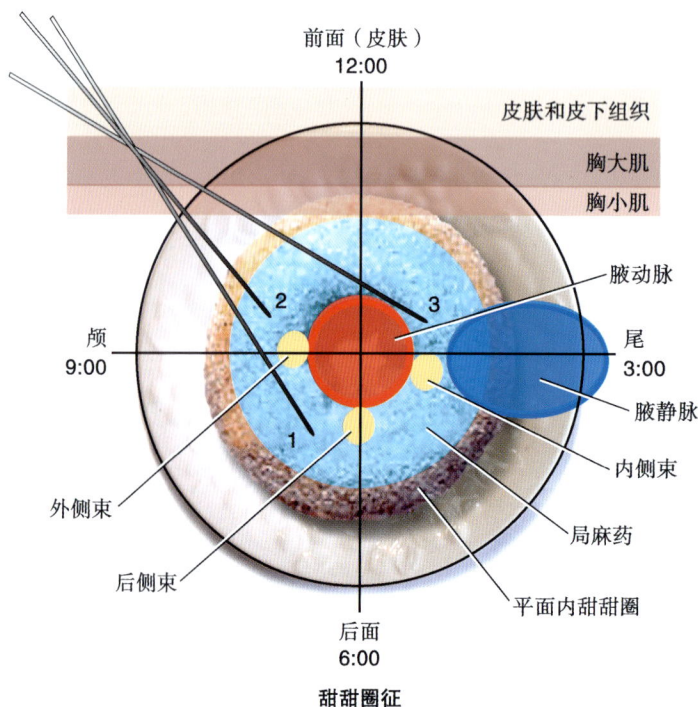

图 43-19　锁骨下臂丛神经阻滞（与钟表方向一致）。图示臂丛的位置和局麻药注射的位置：①后束，②外侧束，③内侧束

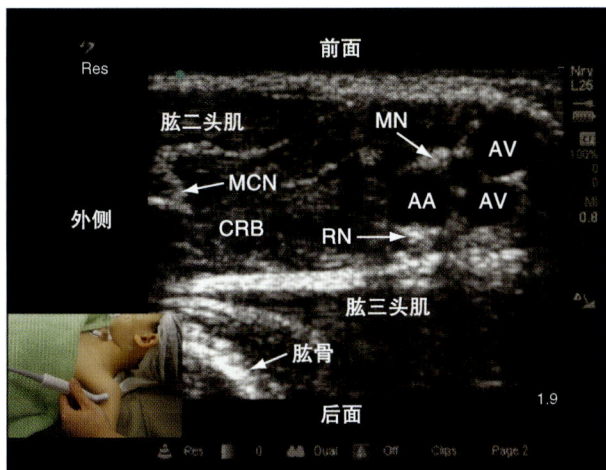

图 43-20　左侧腋窝横位超声图。AA，腋动脉；AV，腋静脉；CRB，喙肱肌；MCN，肌皮神经；MN，正中神经；Res，分辨率；RN，桡神经

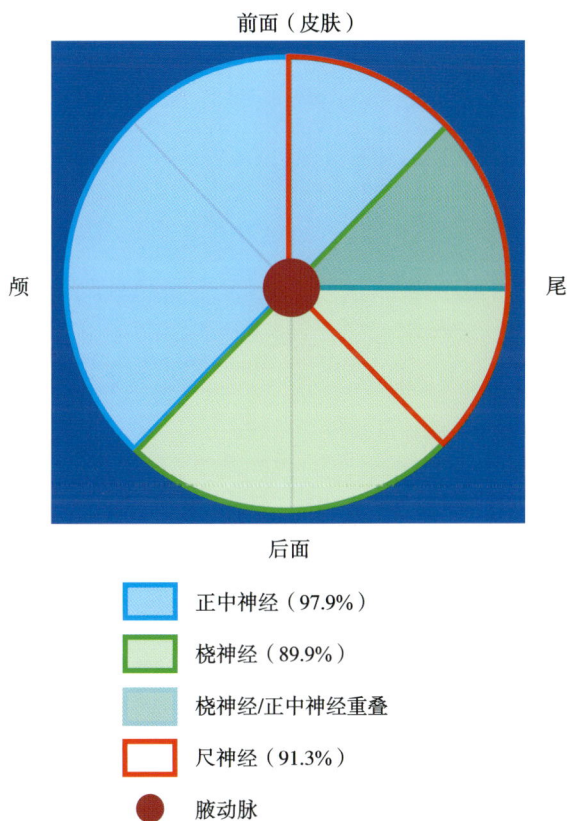

图 43-21　横断面超声显示腋窝处臂丛的三支主要神经(正中神经、桡神经和尺神经)相对于腋动脉的位置示意图

全或部分阻滞，或提供特定皮肤区域的镇痛或麻醉[84]。已成功地用于急诊科的疼痛治疗和手外伤相关的疼痛干预[85]。对接受日间手部手术的小儿也可采用超声引导特异性神经阻滞。该技术可用短效局麻药如利多卡因，或使用长效局麻药(如丁哌卡因和罗哌卡因)阻滞前臂神经(如正中神经或尺神经阻滞，根据所涉及的皮肤节段而定)与腋路臂丛神经阻滞复合麻醉。由于利多卡因作用时间较丁哌卡因或罗哌卡因短，患儿术后肘关节运动功能恢复较快(2～4h)，同时达

到远端神经阻滞的持久术后镇痛效果。上肢所有的主要神经(正中神经、尺神经和桡神经)都可以用高频线性阵列探头(10～13MHz)识别，仅需要1～2ml局麻药，我们可以选择性地阻滞不同部位的神经。在一项关于成人的研究中，使用1%甲哌卡因阻滞前臂神经的平均95%有效剂量(ED95)只有0.7ml[86]。我们多采用平面内进针技术和短斜面神经阻滞针。

正中神经

正中神经在上臂与肱动脉毗邻且伴随走行。近端在肱动脉外侧，在上臂中部穿过正中继而沿肘关节远端的内侧走行。在肘窝正中神经位于肱动脉内侧，走行于肱二头肌腱膜后和肱肌之间(图 43-22A)。在前臂，正中神经位于指浅屈肌深面和指深屈肌表面(图 43-22B)，并与骨间前动脉分支中动脉伴行，偶尔可以在超声图像上观察到后者的搏动。正中神经下行至手腕附近变得更加表浅，位于桡腕屈肌腱(外侧)和指浅屈肌(内侧)之间，也可能与掌长肌腱重叠。由于正中神经在此处比较表浅，神经和肌腱很难区分，我们更多选择在前臂中部进行正中神经阻滞，可以清晰辨认正中神经(图 42-25 解剖定位技术)。

尺神经

在近端，尺神经从肱动脉的内侧延伸至肱骨中部水平，或深入喙肱肌，穿过内侧肌间隔进入手臂后侧。在肘部，尺神经穿过上髁内侧进入尺神经沟。虽然尺神经在尺神经沟表面可以触到，但由于骨骼结构和接触伪影，超声往往不容易看到。尺神经随后进入前臂近端，在指深屈肌(后)和指浅屈肌(外侧)之间走行，在前臂远端与尺动脉伴行(外侧)(图 43-22B)。靠近手腕处，尺神经位于尺侧腕屈肌的外侧。尺动脉可以作为定位尺神经的标志。一旦确定了动脉的位置，向后追踪便可找到尺神经，在远离动脉处注射局麻药(图 42-25 解剖定位技术)[87]。

桡神经

桡神经在近端位于肱动脉后方，从动脉处分叉伴随肱深动脉进入手臂背面的桡神经沟(螺旋状)。桡神经在前臂远端穿过外侧肌间隔进入前部。在肘前窝，桡神经位于肱二头肌肌腱外侧，肱肌(内侧)、肱桡肌(外侧)和长桡腕伸肌(外侧)之间的肌间隙中(图 43-23)。桡神经在外上髁水平发出后骨间神经(桡神经的深支)，穿过旋后肌离开肘窝。在前臂，桡神经(桡神经浅支)作为一种皮神经支配手背的桡侧及拇指和示指背侧表面的近端。最好在肘窝其分支前进行桡神经阻滞(图 42-22 解剖定位技术)[84]。

下肢神经阻滞

腰丛阻滞

腰丛由前四支腰神经腹侧支联合组成。腰丛也接受来自第12胸神经或第5腰神经的侧支。成人腰丛位于腰大肌的前部肌肉之间，前方起源于椎体的前外侧和椎间盘，后者起源于横突的前表面。在肌内平面注射局麻药，也称为腰大

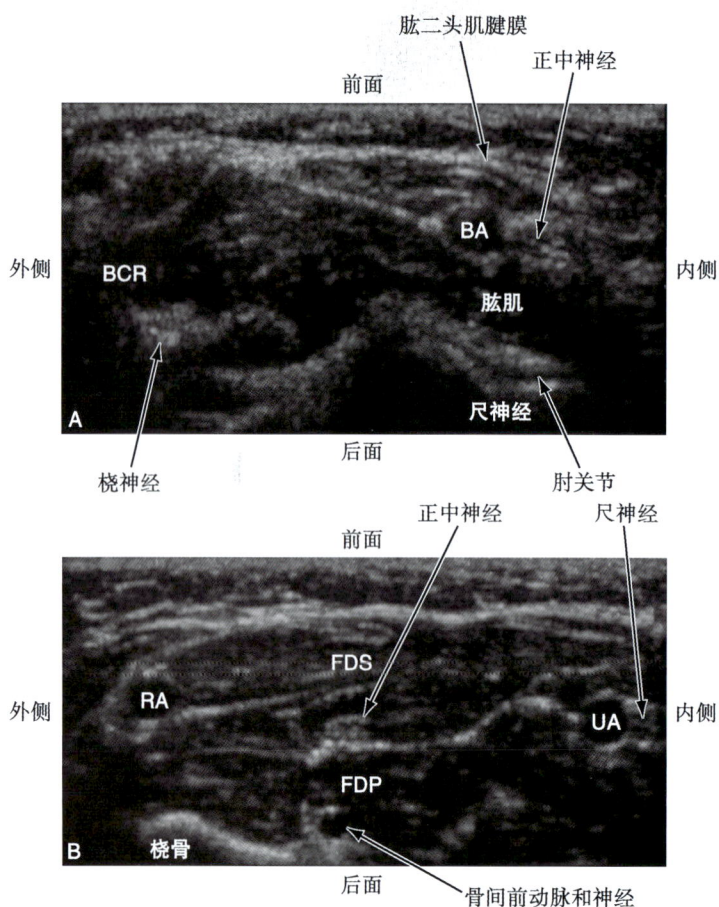

图 43-22　A.肘窝横位超声图。B.前臂横位超声图。BA，肱动脉，BCR，肱桡肌；FDP，指深屈肌，FDS，指浅屈肌；RA，桡动脉，UA，尺动脉

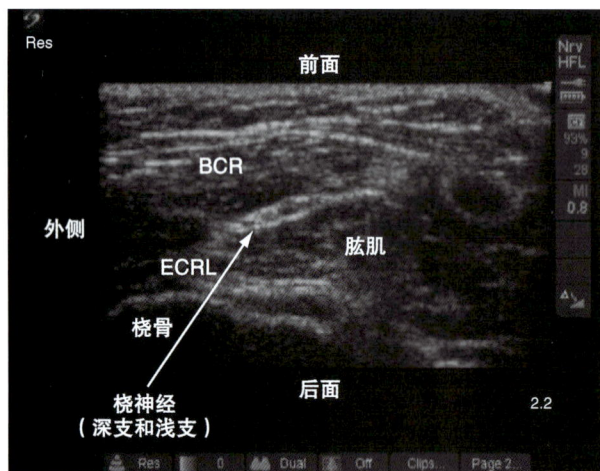

图 43-23　手臂的横位超声图，肘部的正上方，显示桡神经。BCR，肱桡肌；ECRL，桡骨腕伸肌

肌间室，可产生同侧腰丛阻滞。

　　腰丛的超声扫描可以在 $L_{3\sim4}$ 椎体水平的横轴或矢状轴进行。患儿取侧卧位，阻滞侧向上，臀部和膝关节弯曲。对于幼儿来说，线性阵列探头（5～10MHz）可满足成像，对于较大的儿童（>6～8 岁）则需要凸阵探头（5～8MHz 或 2～5MHz）。

　　横向扫描时，超声探头位于腰椎外侧约 2～3cm 处，$L_{3\sim4}$ 椎体水平，定位标记指向外侧。我们也倾向于将探头稍微向中线对齐，即腰椎旁正中斜横向扫描（paramedian oblique transverse scan，PMOTS）[88-92]。同样，在腰椎旁区域 PMOTS 中，超声束在横突水平（transverse process，TP）（PMOTS-TP，图 43-24A）受超声波影响，也可通过相邻的两个横突之间的间隙[即横突间隙（the intertransverse space，ITS）]产生 PMOT-ITS 扫描（图 43-24B）。在典型的腰椎旁 PMOTS-ITS 图像中，可清晰看到竖脊肌、椎体、腰大肌、腰方肌和椎体外侧表面（图 43-24B），椎体前方也可见下腔静脉（右侧）和主动脉（左侧）。肾脏的下极毗邻腰方肌和腰大肌表面，位于腹膜后间隙呈椭圆形结构，可随呼吸运动。并非所有患者的腰丛都是超声可见，腰丛的超声图像为椭圆形高回声，位于腰大肌后部靠近椎间扎处（图 43-24B）。相反，由于在 PMOTS-TP 过程中，横突的声影掩盖了腰大肌后部和椎间孔附近的区域，在这个超声扫描窗中很少可以看到腰丛（图 43-24A）。因此，如果在超声引导腰丛阻滞时进行横向扫描时，我们建议选择 PMOTS-ITS[91-92]。

　　对于腰椎旁区域的矢状扫描，超声探头应平行于腰椎，置于腰椎外侧 2～3cm 处，其定位标记指向头端。在腰椎旁区域典型的矢状位超声图像中，L_2、L_3 和 L_4 横突及它们的

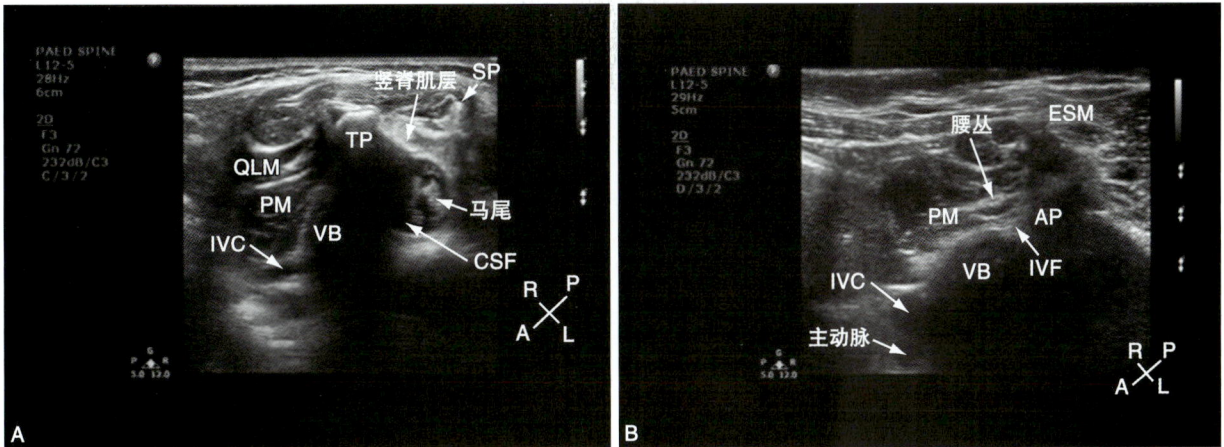

图 43-24　A. 11 个月大的婴儿右侧腰椎椎旁区横突水平斜位扫描（PMOTS-TP）。注意横突（TP）的声学阴影是如何遮挡腰大肌（PM）的后部，以及如何通过层间间隙看到部分椎管和椎管结构（硬脑膜，鞘内空间和马尾）。B. 14 个月大的儿童右侧椎旁斜位横位扫描（PMOTS-ITS）。注意椎间孔（IVF）、关节突（AP）和腰大肌后部的腰丛。A，前面；CSF，脑脊液；ESM，竖脊肌；IVC，下腔静脉；L，左；P，后面；PM，腰大肌；QLM，腰方肌；R，右侧；SP，棘突；VB，椎体

声影构成所谓的"三叉戟"图像（图 43-25）[93]。在横突之间可见低回声腰大肌，腰丛为肌肉后方高回声纵向条带。在没有三叉戟的情况下，探头横向扫描也可产生次优级的扫描成像，视野中可见肾下极，在小儿中肾下极可达到 L4～L5 水平。

一旦获得腰椎旁区域的最佳图像，便可从超声光束平面内进针。使用 PMOTS-ITS 时，针从探头的内侧插入，当使用矢状面扫描时，从探头的尾部进针。通过观察同侧股四头肌收缩，在超声引导下缓慢推进阻滞针至腰大肌后部，确定靠近腰丛的正确针尖位置。回抽阴性后注射适量局麻药，在约 2～3min 内注射完毕，同时对患者进行密切监护。

股神经阻滞

股神经是腰丛最大的分支，是大腿前方（伸肌）的主要神经，由 L2、L3 和 L4 脊神经根组成。股神经离开骨盆，在股动脉外侧、腹股沟韧带下方穿出。在大腿处，股神经位于髂肌和腰大肌之间的肌间沟中。采用高频（10～13MHz）线性阵列探头对股神经进行扫描。在横断面超声图上，股神经在股动脉外侧呈椭圆形或三角形高回声结构（图 43-26）。股神经明显具有各向异性，在扫描过程中可能需要倾斜或旋转换能器才能使其可视化。在幼儿中，由于很容易压迫股静脉，必须避免在扫描过程中施加过大的压力。

股神经阻滞可用于股骨骨折的术后镇痛。患儿取仰卧位，同侧下肢轻微外展外旋，膝关节也轻微屈曲。右利手操作者站在患儿右侧，超声仪直接放置在对面。对于左利手操作者，操作者和超声仪的位置正好与之相反。探头平行于腹股沟韧带下方进行探查扫描，可以确保股神经在分支前被扫描。一旦获得股神经的最佳图像，沿超声探头的长轴从外侧向内侧进针（平面内法），并指向股神经的外侧[48,94]。在注射局麻药之前，先用生理盐水进行试验注射，以确定阻滞针尖位于髂筋膜深处，并观察股神经周围注射药物的分布。

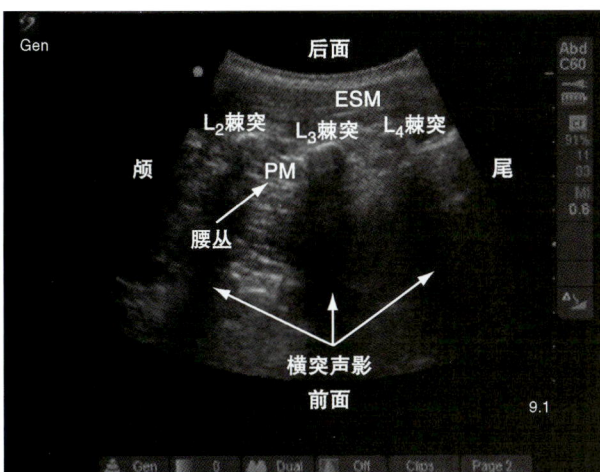

图 43-25　腰椎旁区域的纵向超声显示腰丛。ESM，竖脊肌；PM，腰大肌；TP，横突（三叉戟现象）

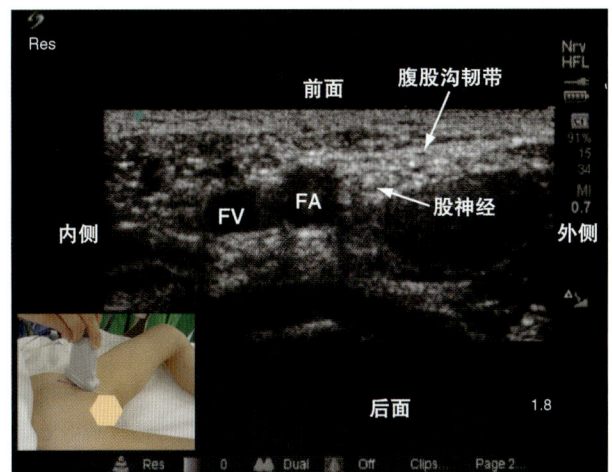

图 43-26　腹股沟区横位超声示股神经及其关系。FA，股动脉；FV，股静脉

收肌管隐神经阻滞

隐神经是股神经前段的一个分支，支配着小腿中部和趾以上内侧的皮肤。隐神经在大腿位于收肌管，局麻药注射到此肌间隙可产生隐神经阻滞。收肌管又名内收肌管或Hunter管，位于大腿中 1/3 内侧，从上面的股三角顶点延伸至下面的大内收肌。管的横断面呈三角形，前壁由股内侧肌构成，后壁或底由长收肌构成，内壁或顶由坚韧的纤维膜构成，浅面覆以缝匠肌（图 43-27）。收肌管内包括以下结构：股动脉、股静脉、隐神经、股内侧神经以及闭孔神经的两个分支。在管的上段，股静脉位于股动脉后方，管的下段，股静脉位于股动脉外侧。隐神经从管的外侧向内侧穿过股动脉[95-98]。

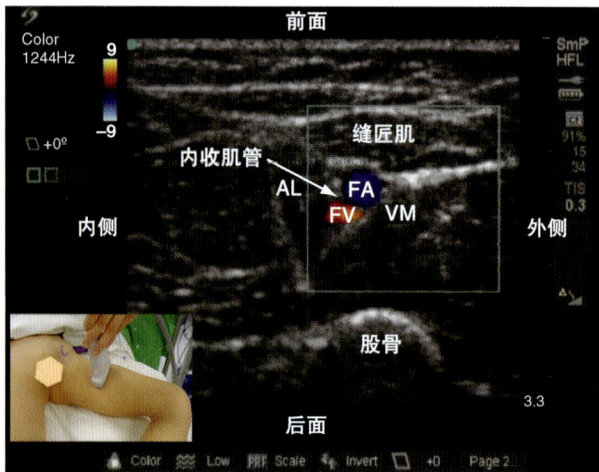

图 43-27　显示大腿内收肌管的横向声波图。AL，内收肌；FA，股动脉；FV，股静脉；VM，股内侧肌

小儿取仰卧位，采用高频（6~13MHz）线性阵列探头扫描收肌管隐神经。同侧下肢轻微外展和外旋，膝关节也轻微屈曲。右侧阻滞时，右利手操作者站在患儿右侧，而超声仪直接放于对面的前面。探头位于大腿中部 1/3 的横轴上，可在股内侧肌（紧邻股骨），内收肌和缝匠肌的外膜之间识别三角形的收肌管。股动脉搏动位于收肌管内股静脉前，隐神经位于股动脉前呈圆形或椭圆形高回声结构（12 点位置）。由于隐神经是细小神经，在小儿的超声影像上可能并不总能看到。然而，由于隐神经与股动脉在收肌管关系密切，收肌管内血管（动脉）周围注射可以产生隐神经阻滞。沿超声探头的长轴从内侧到外侧进针（平面内），指向股动脉的前面。用生理盐水（1ml）试验检测针尖是否在收肌管内，然后注射局麻药。

坐骨神经阻滞

坐骨神经是人体最大的混合神经，起源于腰骶神经丛（L_4、L_5、$S_{1~3}$）。支配股后部和膝以下的整个下肢，除了小腿和脚踝内侧的一小块皮肤由隐神经支配。坐骨神经阻滞常用于足部镇痛（足内翻）和小儿外科手术。几种不同的坐骨神经入路已被描述；大部分依赖体表解剖标志（前路，经臀，

臀下，外侧，臀后，大腿近端，腘窝）。已有超声引导坐骨神经阻滞相关报道[99-110]；髋关节手术（小儿少见）或需阻滞大腿后部皮神经时选择近端入路。由于坐骨神经阻滞最常用于小儿足部（足内翻）手术，通常首选远端入路腘窝坐骨神经阻滞（图 42-30 解剖定位技术）。

臀下间隙坐骨神经阻滞

坐骨神经位于梨状肌和上孖肌之间，它通过坐骨大孔离开骨盆，进入梨状肌下方的臀下间隙。然后向下延伸至坐骨背侧，在进入大转子和坐骨结节之间的间隙之前位于上孖肌、闭孔内肌肌腱、下孖肌和股方肌的背侧表面（在颅尾关系中），然后进入大腿的后侧肌群。臀大肌的前表面覆盖坐骨神经的上半部分，在靠近臀横纹处臀大肌下缘，坐骨神经位置比较表浅。在大转子和坐骨结节之间，坐骨神经位于臀下间隙，在臀大肌前面和股方肌后面之间的一个确切定位的解剖间隙（图 43-28）[99]。臀下间隙存在的其他结构包括大腿后皮肤神经、臀下血管和神经、股二头肌的短头和长头、坐骨神经的动脉和静脉，以及内侧回旋动脉的上升支（图 43-29）。局麻药注射入臀下间隙阻断坐骨神经和大腿后皮神经，可用于对大腿后部手术进行麻醉。臀下间隙超声引导坐骨神经阻滞在小儿侧卧位下进行。被麻醉的一侧置于最高位，臀部和膝盖屈曲（图 43-30）。操作者坐或站在孩子后面，超声仪放在前面。在幼儿中，线性阵列探头（5~10MHz）适用于坐骨神经成像；在 6~8 岁以上的小儿，也可以使用弯曲的线性阵列探头（5~8MHz 或 2~5MHz）（首选）成像坐骨神经，因所需扫描深度增加（由于肌肉体积增加）限制了线性阵列探头的视觉范围。

确认大转子和坐骨结节，在此两个标志之间画一条线。超声仪平行于此线放置，方向标记指向对大转子进行横向扫描坐骨神经和臀下间隙[99-101]，可获得坐骨神经在臀下间隙的最佳图像。在横切面上，可以看到臀下间隙是一个位于臀大肌和股方肌的低回声区（图 43-30）。从大转子横向延伸到坐骨结节内侧。臀下间隙在幼儿中不能很好成像，在臀下间隙（图 43-30）中间被附着物遮挡，如半膜肌、半腱肌、股二头肌至坐骨结节。在较大的儿童中更易看到坐骨神经呈椭圆形或三角形高回声结构，坐骨神经内侧可以看到臀下动脉搏动。

使用平面内技术从坐骨结节侧缓慢向坐骨侧进针[99,102]。一旦确认针尖到达臀下间隙，注射 1~2ml 生理盐水确认位置。观察臀下间隙的药物扩散（即臀大肌和股方肌外膜的分离（图 43-31）。如果生理盐水向后扩散到于臀大肌外膜，表明针不在臀下间隙，应重新定位并向前推进，直到注射盐水在臀下间隙可见典型的扩散。偶尔针尖穿过臀大肌的外膜进入臀下间隙时会感觉到轻微的突破感。然后将局麻药在 2~3min 内分次注射，同时观察坐骨神经周围局麻药的扩散。当进行连续坐骨神经阻滞时，也很容易将导管置入臀下间隙。因为把导管置入解剖间隙，导管也更容易留在原位（图 42-28~图 42-30，定位引导技术）。

腘窝坐骨神经阻滞

接受足部手术的小儿可以选择腘窝坐骨神经阻滞。腘窝是位于膝关节后方的菱形空间，位于股骨下方与胫骨上

43

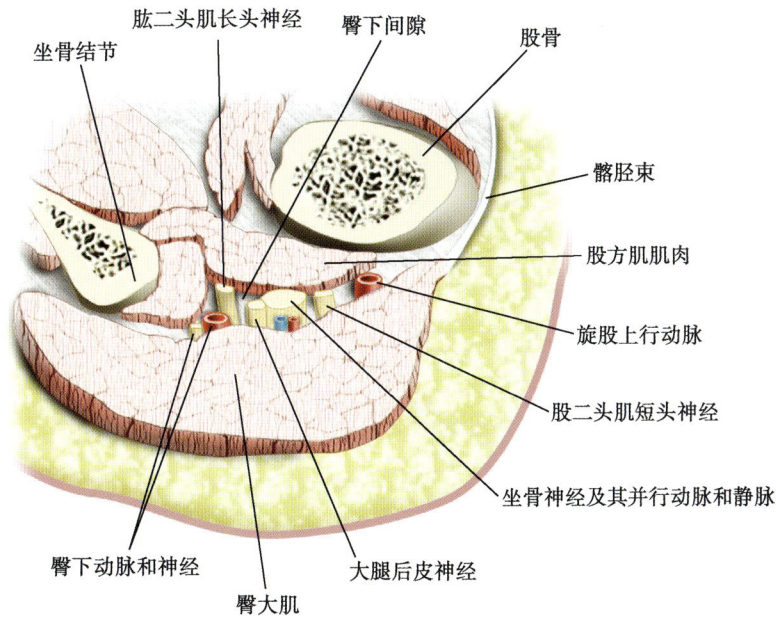

图 43-28 股方肌水平臀区域横切面示臀下间隙及其内容物

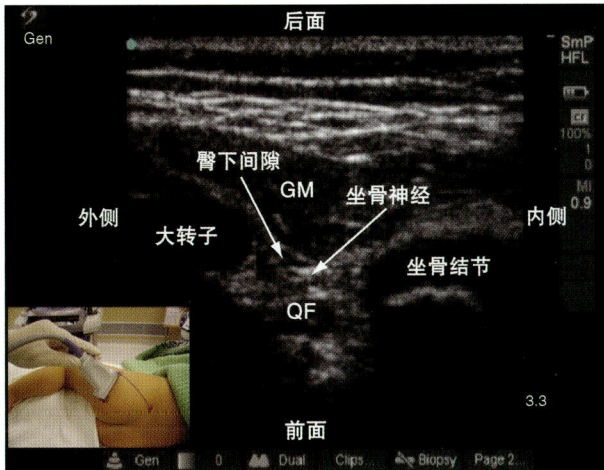

图 43-29 大转子和坐骨结节之间的横向超声图，显示臀大肌和股方肌高回声周围肌间的低回声臀下间隙。臀下间隙内侧的高回声结构为坐骨神经。GM，臀大肌；QF，股方肌

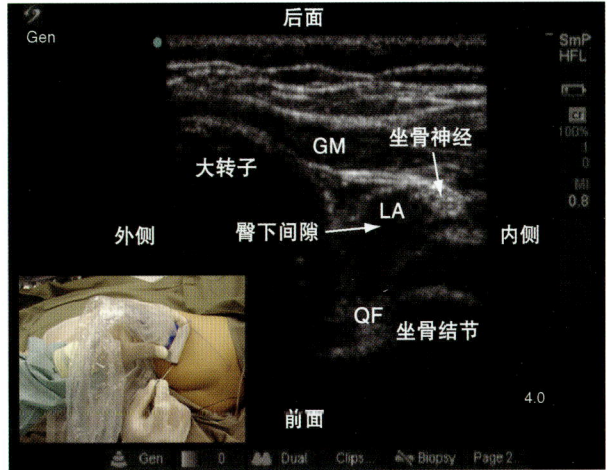

图 43-30 局麻药注射后臀下间隙坐骨神经的横向超声图。注意局麻药引起的臀下间隙的扩张和坐骨神经周围局麻药的分布。GM；臀大肌；LA，局麻药；QF，股方肌

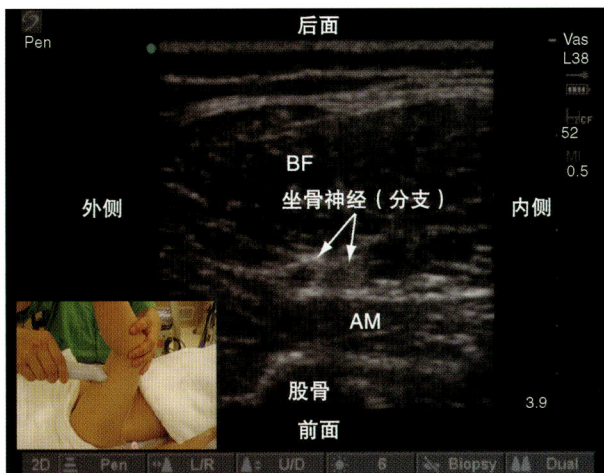

图 43-31 腘窝坐骨神经阻滞。腘窝顶端坐骨神经横切面声像图。AM，大内收肌；BF，股二头肌

部。上外侧连接股二头肌肌腱，上中部为半腱肌和半膜肌腱，下外侧连接腓肠肌的外侧头、中下部为腓肠肌内侧头。坐骨神经走行于臀部下缘大腿后部，垂直向下延伸到上顶点腘窝的三角形，在成人通常位于腘窝折痕上 3～7cm，分为胫神经和腓总神经[103-106]。坐骨神经开始分支可能发生在任何高于这个水平的位置。这也解释了使用神经刺激阻滞时，偶尔会有一些坐骨神经分支不能被阻滞。

尽管经典的腘窝坐骨神经阻滞是让患者取俯卧位，在小儿通常采取仰卧，让助手协助抬起下肢（图 43-32）。操作期间，操作者坐在阻滞同侧，面对患者头部，超声仪直接放在前面。在幼儿中，线性阵列探头（5～10MHz）足以成像坐骨神经。青少年或大腿肌肉发达的小儿，更适合选择弯曲线性阵列探头（5～8MHz）。探头置于横轴上的腘窝上三角（图 43-29），先从大腿中间扫描坐骨神经，然后追踪到腘窝。坐骨神经被视为圆形、高回声结构。坐骨神经分支为胫神经和腓总

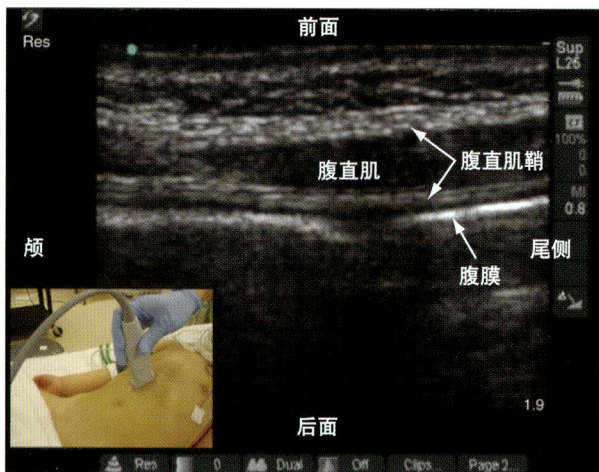

图 43-32　腹直肌的纵向声像图显示腹直肌前鞘和后鞘

神经的变异较大,但在小儿中可以显示。在腘窝和靠近腘窝的褶皱处,胫神经和腓总神经呈强回声,位于腘动脉上侧方。

使用平面内技术从大腿的侧面进针,朝向股二头肌肌腱(如果可以触及)前面。这将使针的方向与侧向接近位于腘窝的坐骨神经。针尖的精确位置取决于坐骨神经的最佳成像。在超声引导下,针逐渐向前移动,尖端位于坐骨神经后方。注射 1~2ml 生理盐水确认位置,之后注射局麻药计算剂量的一半。重新定位针尖至坐骨神经前,重复相同的注药过程。确保局麻药以最佳方式在坐骨神经周围扩散(图 42-30 定位引导技术)。

躯干阻滞

腹直肌鞘阻滞

腹直肌鞘阻滞是将局麻药注入腹直肌与腹直肌后鞘之间的潜在间隙,当肋间神经腹支穿过腹直肌支配中线两侧前腹壁皮肤时,这就产生了麻醉。由于第七和第八肋间神经也支配腹直肌运动神经,腹直肌鞘水平阻滞也会产生肌肉松弛。双侧腹直肌鞘阻滞常用于小儿经脐和脐旁疝气修补术的围手术期镇痛[108, 109]。我们还发现它对腹腔镜手术后的镇痛很有用,因为在这些手术中,穿刺点靠近中线。

腹直肌以两个肌腱从耻骨嵴外侧部分和耻骨前部韧带纤维垂直向上排列并通过剑突和第五、第六和第七肋软骨直到胸壁前部。腹直肌鞘前层由腹外斜肌腱膜、腹内斜肌腱膜和腹横肌腱膜形成,深面为腹横筋膜。在腹直肌下部,肋软骨和弓状线(或道格拉斯褶皱)下方,腹直肌后鞘不完整。两侧的腹直肌鞘在中线由一个缝(即白线)连接在一起,白线是由构成腹直肌鞘的三个腱膜的纤维融合而成。第 7 至第 12 肋间神经的腹侧支从肋间隙向前和向下穿入,通过前直肌鞘的后外侧面向前通过肌肉支配前腹壁皮肤。三条横向纤维带(腱状插入)一个在脐水平,一个在脐水平剑突的过程中,中间的一个在两者之间的中点,将直肌分成三个较小的部分。这些纤维带附着于前直肌鞘,仅穿过腹直肌的前半部分。在腹直肌和后腹直肌鞘之间存在一个潜在的空隙,该空隙从剑突至耻骨嵴相通。局麻药注射至该间隙可以在腹直肌鞘内上下扩散。

一种接触面积小的线性阵列探头(10~13MHz)(25mm)常用于小儿成像(图 43-32)。操作者站或坐在小儿的一侧,超声仪放于对侧。探头置于在脐和剑突之间的纵轴上。超声可见腹直肌前后鞘呈双层高回声亮线,其中的腹直肌呈低回声(图 43-32)。腹直肌后鞘深面为高回声的腹膜,其下方可见随呼吸而移动的肠管及典型的腹膜滑动运动和彗星尾伪影产生。在纵向声像图中也可以识别腹直肌纤维带(腱状插入)附着在腹直肌前鞘和腹直肌后鞘的前半部分[110-112]。在横切面超声图上可以辨认出白线,而在弓状线之下,腹直肌鞘的后部缺陷也容易被辨认出。

使用平面内技术朝向头端进针(图 43-33A 和 B)。当针尖的位置在腹直肌和腹直肌后鞘之间,注射生理盐水(1~2ml)确认其扩散以及间隙的扩大(图 43-33C 和 D)。肌肉内注射会产生阻力,而且很容易在声像图中被识别。应重新定位针尖位置。在脐正上方两侧进行双侧腹直肌鞘阻滞可用于脐疝手术[113]。对于脐疝手术,双侧腹直肌鞘阻滞可以就在脐部的两侧进行。

髂腹股沟和髂腹下神经阻滞

髂腹股沟和髂腹下神经阻滞用于腹股沟疝修补术、睾丸固定术或鞘膜积液术后镇痛。其镇痛作用相当于低位硬膜外镇痛,且不影响手术后排尿,使之成为门诊手术麻醉的理想选择。目前根据解剖学定位和异感进行阻滞,但存在高达 20% 到 30% 的失败率。此外,还可导致如股神经麻痹、盆腔血肿和肠穿孔等并发症[114]。通过比较超声引导与传统的解剖定位髂腹股沟和髂腹下神经阻滞,结果发现超声引导神经阻滞定位更准确,所需的局麻药更少,且成功率更高[115]。

髂腹股沟和髂腹下神经是起源于腰丛的 L_1 神经前支,也包括来自 T_{12} 脊神经。在髂前上棘(anterior superior iliac spine, ASIS)的上部,两支神经穿过腹横肌,位于腹内斜肌和腹横肌之间。髂腹股沟神经在髂嵴的前部穿过腹横肌,其腹侧分支横穿腹内斜肌及腹外斜肌支配皮肤感觉。髂腹下神经在髂嵴上方分为外侧皮支和前侧皮支,外侧皮支在髂嵴上方,穿过腹内斜肌和腹外斜肌后到达皮下,支配臀部外侧皮肤。髂腹股沟神经随着精索或腹股沟管圆韧带伴行并一起通过腹股沟皮下环浅出。其神经纤维分布于腹股沟管、大腿上内侧皮肤,在男性支配阴茎背部和阴囊上部皮肤,在女性支配阴阜和大阴唇皮肤。

线性阵列探头(10~13MHz)置于髂前上棘上方偏内侧,可较直观成像髂腹股沟和髂腹下神经[115-117],操作者站在同侧,超声仪放在正面对侧。探头靠近髂前上棘且平行于髂前上棘和脐连线(图 43-34),识别髂腹股沟和髂腹下神经。在腹内斜肌和腹横肌处有两个相邻的小圆形结构(图 43-34)。腹外斜肌通常被认为是进针通路的高回声无神经层。在腹横肌深面,可见腹膜和肠管(图 43-34)。

沿着超声探头长轴从内向外侧进针(图 43-35)。我们更喜欢这个进针方向是因为其有助于针头显影(平面内),如果无意中进针过深,可能会被髂骨阻挡,可降低发生肠穿孔等并发症的可能性。当针尖靠近两支神经时,注射 0.5~1ml 生理盐水溶液,通过观察腹内斜肌和腹横肌之间的间隙变宽来判断针尖的正确位置。随后注入计算剂量的长效局麻药(如

43

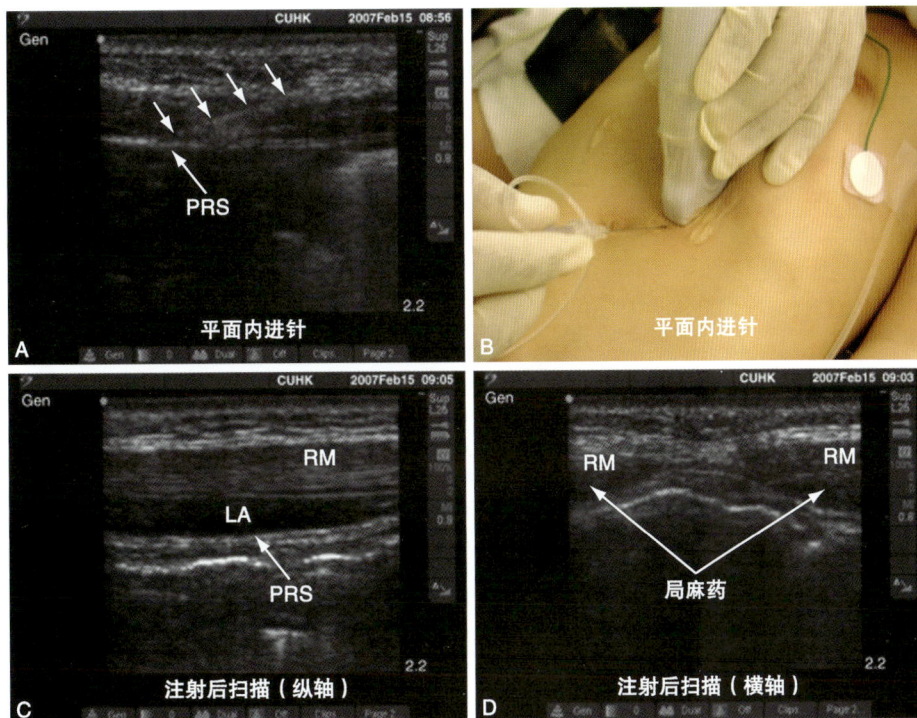

图43-33 腹直肌鞘阻滞。平面内进针技术。LA，局麻药；LS，纵向声像图；PRS，腹直肌后鞘；RM，腹直肌；TS，横向声像图

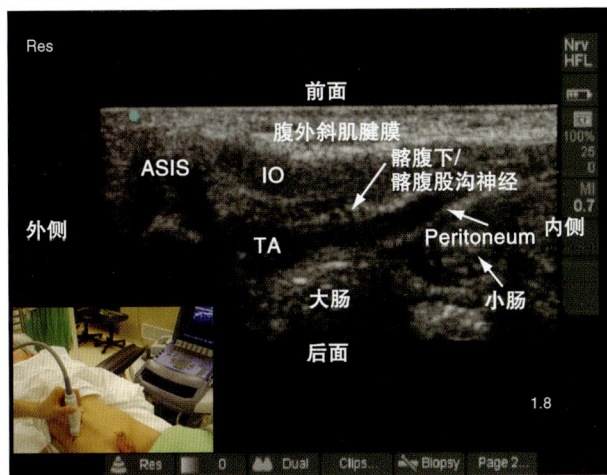

图43-34 腹股沟区横切面声像图显示髂腹股沟和髂腹下神经及其与腹部肌肉的关系。ASIS，髂前上棘；IO，腹内斜肌；TA，腹横肌

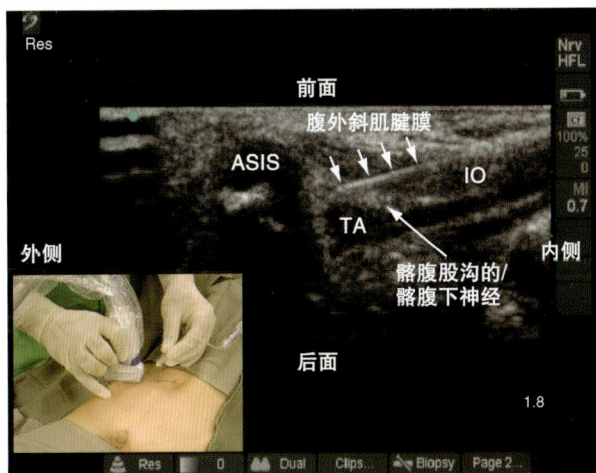

图43-35 髂腹股沟和髂腹下神经阻滞。平面内进针技术。ASIS，髂前上棘；IO腹内斜肌；TA，腹横肌

0.4ml/kg），观察局麻药向两支神经的扩散（有关解剖定位技术，见E图42-8B）。

腹横肌平面阻滞

腹壁的感觉由$T_7 \sim L_1$神经前支支配。$T_{7\sim9}$支配脐以上皮肤，T_{10}支配脐周围皮肤，T_{11}、T_{12}（肋下神经皮支）和L1（髂腹股沟神经和髂腹下神经）支配脐以下的皮肤。这些神经从内向下穿过腹内斜线和腹横肌之间的筋膜，也称为腹横肌平面（transversus abdominis plane，TAP）阻滞。外侧支在肋角处分出，在腋中线水平穿过表面覆盖的肌肉浅出。神经分支从腹横肌平面穿出至腹直肌，于腹壁向上延伸至腹壁外侧边

缘。通过前、中、中线入腹直肌鞘的侧缘和前方穿出腹直肌作为皮肤前支。胸腰椎外侧和前皮支神经支配中线到腋前线皮肤。当胸腰椎神经通过TAP时也发出神经纤维支配腹部肌肉组织。

局麻药注入TAP平面产生腹壁感觉运动阻滞（节段性）。TAP阻滞根据进针部位不同进行分类（即后路、侧路和肋下TAP）[118]。在下一节中，我们将一起讨论后路TAP及腰方肌阻滞。进行侧路TAP阻滞时，局麻药注射在髂嵴和肋缘之间腋中线水平；进行肋下TAP时，局麻药注入锁骨中线肋缘下方部位[119]。TAP阻滞产生单侧麻醉和镇痛；因此，它可用于不经过中线的单侧外科手术（如一侧睾丸固定术、疝气手

术、阑尾切除术）。手术切口位于中线或穿过中线的腹部手术可采用双侧 TAP 阻滞。这也是作者常用于腹腔镜手术的双侧 TAP[120-122]。然而，由于 TAP 阻滞不产生内脏镇痛，因此它们应该只作为围手术期多模式镇痛方案的一部分。在中枢神经轴阻滞存在禁忌时（如小儿存在凝血功能障碍或脊柱闭合不全），TAP 可以作为一种替代镇痛方案。

进行侧路 TAP 阻滞时，高频线性阵列探头（7～15MHz）置于沿中腋线的髂嵴和肋缘中间位置（图 43-36A）。对于婴幼儿，首选小面积的线性阵列探头（25mm）。操作员站在或坐在小儿一侧，超声仪置于对侧。在声像图上识别腹壁各层肌肉（图 43-36B）。从表面到深层，包括皮下组织和脂肪以及

三层腹部肌肉及其筋膜层（即分别为腹外斜肌、腹内斜肌和腹横肌）。腹横肌深部也可见低回声腹膜（图 43-36B）。沿超声探头中部进针（50mm）1～2cm 处。（图 43-36C）因为婴幼儿的腹壁相对较薄，避免意外深进针过深和内脏损伤，这是作者的做法，最初进针指向探头而不是前后方向。一旦针尖穿透皮肤和进入腹部肌肉，重新定向并在直视下缓慢进针通过腹外斜肌和腹内斜肌，最后到达腹内斜肌和腹横肌之间。注射盐水试验（1ml）确认针在腹横肌平面，可见低回声液体扩散。然后注射计算的长效局麻药剂量，同时实时观察药液的扩散。（图 43-36D）。

对于肋下 TAP，高频线性阵列探头（6～15MHz）直接置

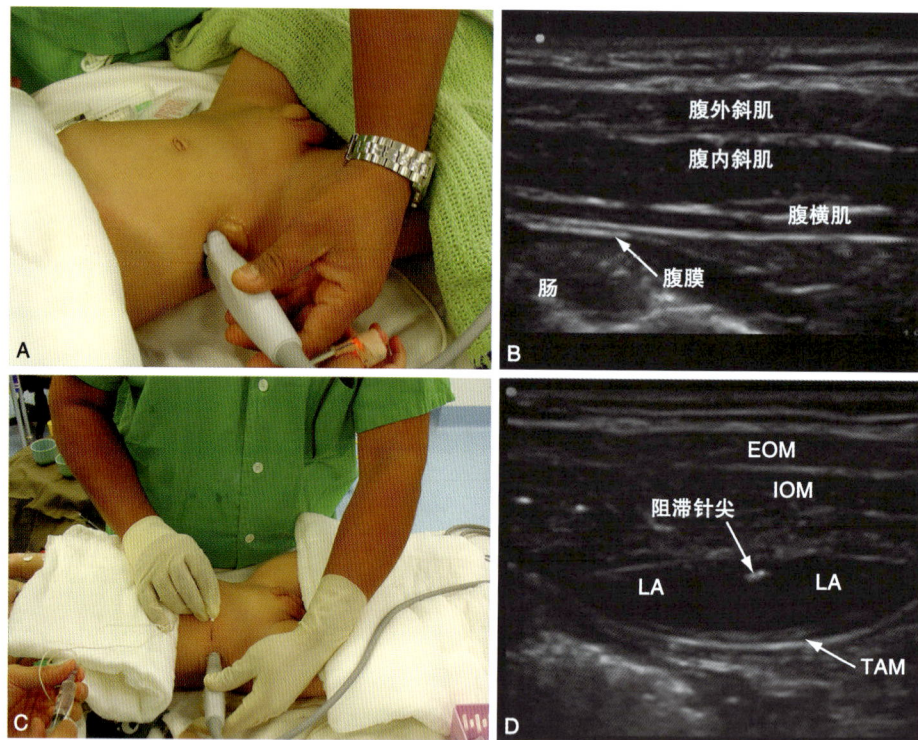

图 43-36　后路腹横腹平面（TAP）阻滞。A. 注意超声探头的位置置于沿腋中线的髂嵴和肋缘之间。B. 腹部的三层肌肉组织。C. 后路腹横腹平面（TAP）阻滞平面内进针。D. 注入局麻药后 TAP 扩散。LA，局麻药；EOM，腹外斜肌；IOM，腹内斜肌；TAM，腹横肌

于锁骨中线肋下边缘，超声平面内进针（50～80mm），从内侧到外侧直到尖端位于腹横肌平面。注射 1～2ml 生理盐水以确认针的位置。注射计算剂量的局麻药，当局麻药液分离 TAP 平面，阻滞针向后推进以促进局麻药的扩散。双侧肋下 TAP 可用于上腹部正中切口手术。目前，关于小儿使用肋下 TAP 的报道较少，在小儿中的作用还不确定。

腰方肌阻滞

腰方肌阻滞（quadratus lumborum block，QLB）是近期引进的一种腹壁区域阻滞，局麻药注入腹深筋膜（腹壁深部筋膜）和腰方肌的前外侧的筋膜平面（图 43-37）[123-127]。注射点接近于解剖定位技术的 Petit[128-129] 腰椎三角部位的 TAP 阻滞。文献已报道了几种超声引导的 QLB 阻滞技术，QLB-I、QLB-II 和肌肉内 QLB（图 43-38），但最佳技术或最佳注射部位目前尚不清楚[130-132]。

腹横筋膜与腰肌筋膜前层及腰肌筋膜（腰肌鞘）相连（图 43-37）。在 L_4 椎体的筋膜平面的边界，肋下神经（T_{12}）髂腹股沟神经（L_1）和髂腹下神经（L_1）神经前部紧邻腰方肌及大腿外侧股皮神经（L_2, L_3）。

目前小儿 QLB 的数据有限[124,125,127,133]，但成人的研究表明，QLB 可产生同侧多支胸腰椎神经阻滞。双侧单次注射 QLB（每侧 0.375% 罗哌卡因 20ml）可产生的冷觉消失（T_7～L_1）[134]，与双侧 TAP 阻滞类似（$T_{10～12}$）[130-132]。QLB 由于可在椎旁扩散，也可产生同侧的交感神经阻滞。因此 QLB 可能对交感神经支配的内脏疼痛有效。而一侧的 TAP 阻滞无此作用[134]。但是，由于双侧 QLB 在小儿腹部大手术的使用资料缺乏，暂不能提出任何建议。但 QLB 仍是一种有希望的围手术期疼痛管理技术。

小儿 QLB 可在侧卧或仰卧时进行（图 43-38）。横向位置更适合单侧 QLB 因为跨膜入路很容易进行，行双侧 QLB

43

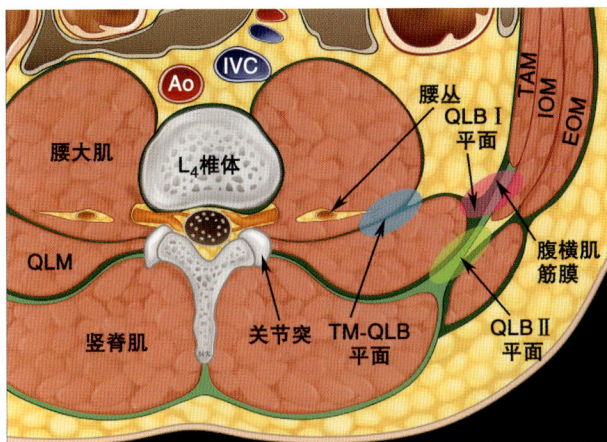

图 43-37　L₄ 水平的横截面解剖图显示腰方肌周围解剖结构。QLB Ⅰ 阻滞：在腰方肌的前外侧注入局麻药（粉红色区域）。QLB Ⅱ 阻滞：在腰方肌的后方注射（绿色区域）。QLB Ⅲ 阻滞，也称为跨肌肉阻滞 QLB（TM-QLB），将针穿过腰方肌，局麻药注入腰方肌和腰大肌之间（蓝色区域）。Ao，主动脉；EOM，腹外斜肌；IOM，腹内斜肌；IVC，下腔静脉；QLM，腰方肌；TAM，腹横肌

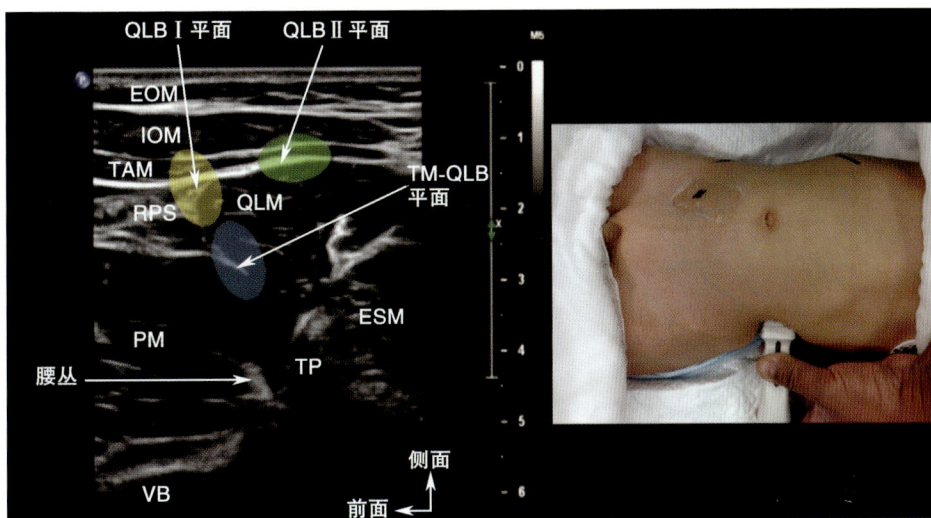

图 43-38　小儿腰方肌阻滞。注意超声探头在髂嵴正上方的后侧的放置。超声横切面显示相关的超声解剖以及在腰方肌阻滞期间局麻药注射的解剖平面图。EOM，腹外斜肌；ESM，竖脊肌；IOM，腹内斜肌；PM，腰大肌；QLM，腰方肌；RPS，腹膜后间隙；TAM，腹横肌；TM-QLB，跨腰方肌阻滞；TP，横突；VB，椎体

时小儿取仰卧位（图 43-38），显露肋缘和髂嵴之间的腹部皮肤，操作者站在一侧，超声以放在对侧。A 幼儿选择高频（8～13MHz）线性阵列探头；曲线阵列探头（1～5MHz）可产生更宽的视野，用于年长或肥胖的小儿。探头横向置于侧腹部髂嵴正上方。操作者轻轻地将探头向后滑动，在横切面声像图上鉴别椎体前外侧表面和横突。一旦定位横突并识别相关解剖结构，操作者稍微向后倾斜或滑动探头进行操作。通过 ITS 的横向扫描，横突消失，可见高回声的关节突出现。在横切面可见椎体和椎体横突出现相应声影的超回声结构（图 43-38）。在横突水平很容易确认腰大肌、腰方肌和竖脊肌。另外，向侧方扫描，在椎体前外侧可见下腔静脉（右）和主动脉（左）。三块肌肉围绕横突排列，也就是说，腰肌位于前方，竖脊肌位于后方，腰方肌位于顶端，像一个"三叶草"图案，三块肌肉分别代表三片叶子[135]。三块肌肉的前表面分别为腹外斜肌、腹内斜肌和腹横肌。在棘突平面，横突的不再可见，除了腰大肌外，也可见椎间孔及椎管（图 43-39）。

采用 22G（50～80mm）神经阻滞针从平面内进针。从前到后方向，针尖位于腰方肌前缘及其筋膜之间（QLB Ⅰ）（图 43-37～图 43-39）。注射 1～2ml 生理盐水确认针尖的

确切位置。观察药液在腰方肌的扩散情况（图 43-39）。回抽后，注射计算剂量的局麻药（如每侧 0.2～0.3ml/kg）。在超声定位过程中需谨慎鉴别肾的下极及腹腔的界限，避免针插入过深造成内脏损伤。

胸椎旁阻滞

胸椎旁阻滞（thoracic paravertebral block，TPVB）是将局麻药注入胸椎旁靠近椎间孔部位的一种阻滞。可产生同侧节段性躯体交感神经阻滞，用于缓解单侧源于胸部和腹部的术后疼痛。传统 TPVB 是采用体表解剖标志定位，或者在胸外科手术中直视下胸椎旁间隙（thoracic paravertebral space，TPVS）放置导管。目前尚缺乏小儿超声引导 TPVB 的数据[136-137]。以下介绍作者如何在婴幼儿及儿童进行实时超声引导平面内 TPVB 及椎旁导管置入[138-141]。

小儿超声引导 TPVB 常选择阻滞侧在上的侧卧位进行（图 43-40）。操作者坐或站在小儿的后面，超声仪放于对面前方。在大多数小儿，可以选择 15～6 或 8～13MHz 线性阵列探头进行椎旁结构的成像。然而，接触面更小的高频线性阵列探头对于新生儿和小婴儿更加适合。

胸椎旁区域可以在横断面或者矢状面成像。我们更倾向于选择横断面,超声波扫描通过连续成像三个相邻的部位来完成。在目标胸部水平(图 43-41)。三条横线中的每一条超声扫描窗口能产生非常清晰的声像图,反映不同的骨骼(图 43-42A-C)和肌肉组织。

横切面上超声波束显影同侧棘突、椎板、横突和肋骨(位置 1,图 43-42A),从内侧到外侧骨可见具有相应声影的结构清晰的高回声轮廓。这种超声波视窗本身不能显示椎旁结构,但是作为初步的超声窗口,随后可以容易显示椎体旁横突结构。从位置 1 轻轻地滑动或倾斜探头,直到肋骨阴影不再可见(位置 2)(图 43-41),椎板和横突的高回声轮廓开始出现(图 43-42B)。横突外侧可见高回声胸膜和肺,后部高回声肋间内膜(internal intercostal membrane, IICM),低回声三角区表示 TPVS 顶点介于两者之间(图 43-42B)。轻轻

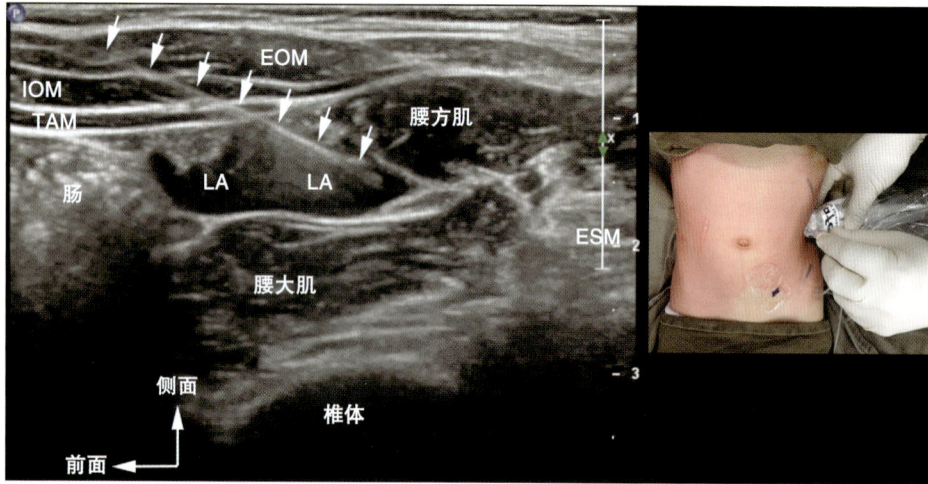

图 43-39　患者处于仰卧位时腰方肌阻滞Ⅱ。注意在平面内进针至筋膜平面,深至横筋膜和腰方肌前外侧面。EOM,腹外斜肌;ESM,竖脊肌;IOM,腹内斜肌;LA,局麻药;TAM,腹横肌

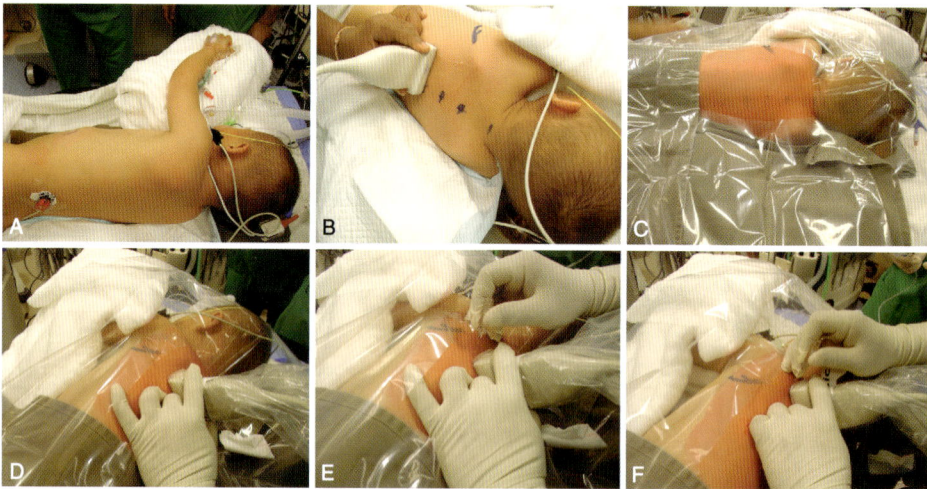

图 43-40　超声引导小儿胸椎旁阻滞。A. 小儿取侧卧位,阻滞一侧朝上。B. 使用13-8 兆赫线性阵列探头进行横向扫描。C. 无菌预防措施。D. 超声探头置于无菌套内。E. 平面内进针。F. 由助手注射局麻药

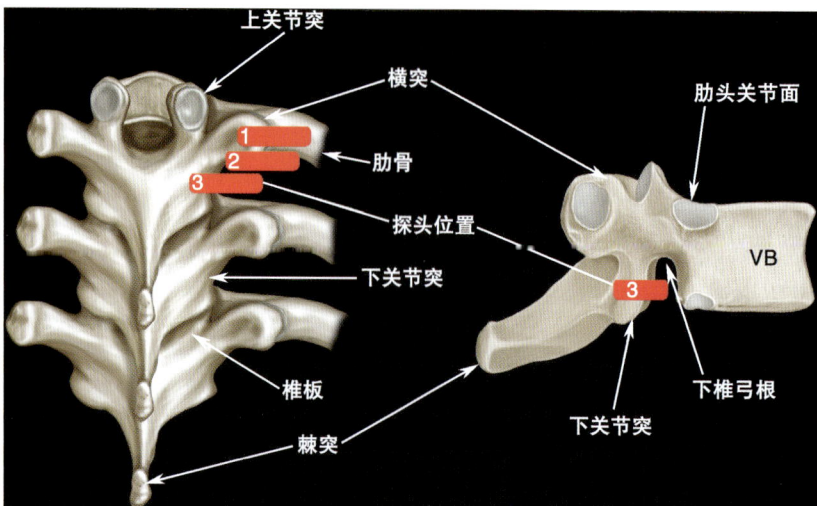

图 43-41　超声探头置于胸椎旁阻滞相关的椎旁区域三个相邻位置示意图。位置1,超声探头置于同侧棘突、椎板、横突和肋骨。位置2,超声探头置于同侧椎板和横突的上方。位置3,从位置2 超声探头轻轻地向后滑动或倾斜,直到观察到椎体的下关节突

43

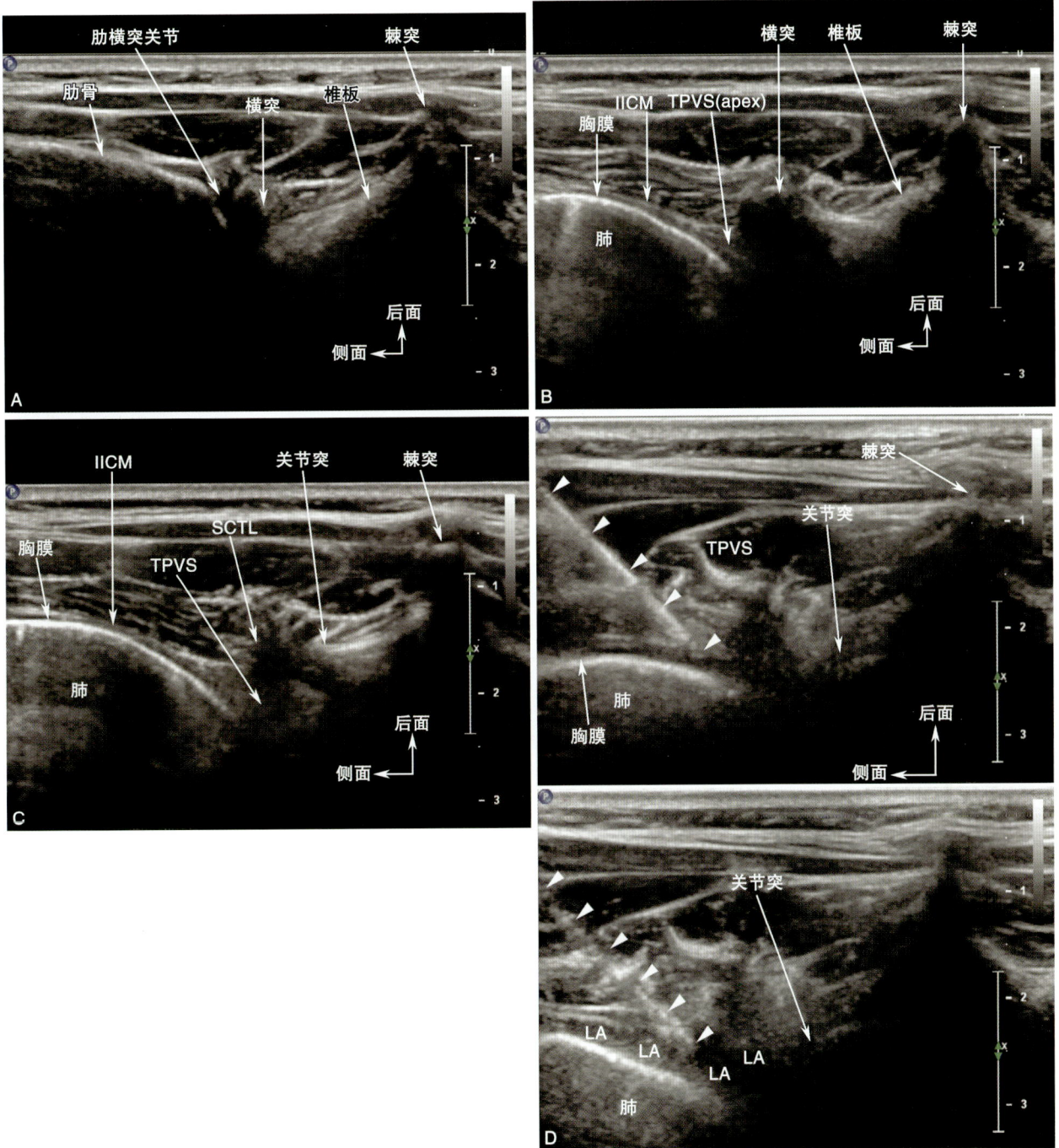

图 43-42 A.超声探头置于位置 1 的 T₅ 水平胸椎旁阻滞横切面图(图 43-41)。从内到外清晰显示同侧棘突、椎板,横突和肋骨的高回声轮廓及其相应的声影。B.超声探头置于位置 2 的 T₅ 水平胸椎旁阻滞区横切面图(图 43-41)。椎板,横突和肋骨的高回声轮廓及其相应的声影。C.超声探头置于位置 3 的 T₅ 水平胸椎旁阻滞区横切面图(图 43-41)。横突消失,中间可见高回声下关节突。可清晰显示胸椎旁间隙轮廓。D.超声引导平面内进针的关节突平面胸椎旁阻滞。箭头表示针的路径。注意顶叶胸膜的前移位和局麻药(LA)注射后椎旁间隙的扩散。IICM,肋间内膜;SCTL,肋横突上韧带;TPVS,胸椎旁间隙

地滑动或向尾侧倾斜超声探头（位置3）（图43-41），横突的声影消失，中间可见高回声的下关节突（图43-42C）。同时显示出上肋横韧带（superior costotransverse ligament, SCTL）、顶叶胸膜、肺和椎旁间隙的顶端部分。从侧面将SCTL延续至IICM也可以在一些小儿显示（图43-42C）。然而，因为横切面的声影不再可见，可以呈现整个TPV的轮廓（图43-42C）。也可以确认椎间孔的前内侧到下关节突的位置。

目前关于小儿超声引导TPVB的大部分数据是采用横切面，在横切水平上进行操作（位置2，图43-42B）[136-137]。尚缺乏关于超声横切面扫描窗在关节突层面上的应用。后者是我们首选的超声窗口用于超声引导TPVB期间的成像和进针，该视窗不仅显示了整个TPV，而且在进针过程也更少

遇到骨质。此外，还可以准确定位椎间孔的位置，即TPVB的"禁止通行区"（位置3）（图43-42C）。

对于超声引导胸椎旁阻滞，可获得横向靶位和关节突椎旁间隙（图43-42c）。从超声探头的侧面进针（50mm）并向椎旁间隙的顶端部分推进（图43-42D）。实时可见阻滞针位置，注射生理盐水（1ml）确认进入TPVS，也可通过椎体前移来确认针到达椎旁间隙。由于药液在椎旁间隙扩散，顶叶胸膜的回声增强（图43-42D）。在置管之前注入计算剂量的局麻药（如0.4ml/kg），如果需要持续胸椎旁神经阻滞，可以置入2cm以内长度的导管。该技术也可用于婴幼儿的和新生儿的超声引导TPVB（图43-43A和B）（图42-18，图42-19解剖定位技术）。

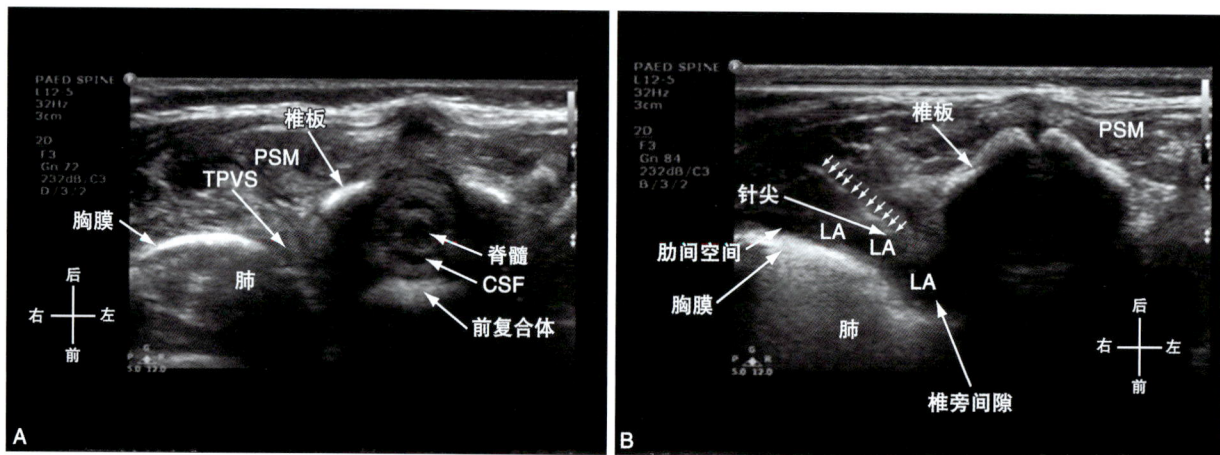

图43-43 A.横切面超声显示新生儿右胸椎旁区的超声解剖。注意前方胸膜高回声和胸膜后间隙顶端的胸椎旁低回声结构。同时也要注意脊柱后部不完全骨化导致的大的声窗，可以看到椎管内的神经结构。B.超声引导下新生儿右胸椎旁阻滞后的横切面声像图。注意右胸椎旁和肋间间隙的进针和局麻药（LA）扩散。CSF，脑脊液；PSM，脊旁肌；TPVS，胸椎旁间隙

中枢神经轴索阻滞

脊柱超声

自20世纪80年代初以来，脊柱超声检查被用作新生儿和疑似有脊柱闭合不全及脊柱肿瘤、血管畸形和创伤[142-147]。目前被认为是脊柱闭合不全的一线筛查试验，具有与磁共振相近的诊断敏感性。脊柱超声检查可用于新生儿和婴儿，主要是软骨性脊柱后段形成允许超声光束传输的声窗。随着年龄的增长，神经轴结构的整体可见度降低。在新生儿和<3个月的婴儿中最容易观察到神经轴结构。>6个月的幼儿脊柱后段逐渐骨化导致超声评估脊柱困难，除非小儿合并持续性脊柱后缺损。研究表明，更年长一点的小儿可以看到神经轴结构，尽管其清晰度有限。神经轴结构的整体可见度也随着脊柱的延伸而下降，骶骨层面的可见度最好，其次是腰部，然后是胸部水平。

在放射诊断学中，小儿脊柱超声检查经常取俯卧位，而处于麻醉状态的小儿通常取侧位。因为小儿的神经轴结构比较表浅，使用高频（5~10MHz）探头进行可比扇形探头产生更好的图像。扫描分为横向（轴向）和纵向，可（矢）状轴，通过中线或侧面（旁正中）平行于棘突进行操作。对年长的小儿来说，更适合旁正中扫描，因为避开了骨化的棘突对超

声波的传导。对于新生儿和幼儿，探头直接放在棘突上可以进行扫描椎管（即中纵向扫描）。大于该年龄组采用旁正中扫描提供最好的神经轴结构成像。

纵向超声检查，新生儿脊髓呈现一种低回声管状结构，具有高回声的前壁和后壁。一条可变强回声的细带，"中心回声复合体"（图43-44A）纵向延伸穿过脊髓中心，代表有髓腹侧白色连合和前中央裂的中间区域。这就是各段脊髓的特征"三重回声"（图43-44B）。脊髓直径各不相同，颈部和腰部区域最大，胸部区域最小。脊髓的前后部有两条清晰的线性结构，代表蛛网膜和硬膜层的高回声（图43-44A）。与硬膜相连的黄韧带在幼儿中也很容易看到，回声小于硬膜（图43-44B）。硬膜层向远端逐渐变细，在S2水平闭合鞘囊。硬膜外间隙为硬膜和黄韧带之间的低回声区，其间也可见动脉搏动。脑脊液（CSF）围绕着脊髓，在硬膜与脊髓之间形成一个无回声区（图43-44C）。椎体被视为脊髓前的回声结构。脊髓远端逐渐变细，在第一和第二腰椎的水平形成脊髓圆锥（图43-44D）。脊髓圆锥与终丝相连，终丝延伸以高回声结构进入骶管。它被马尾包围，看起来像多重平行的终丝周围的回声线（图43-45A）。终丝与马尾的区分有时会很困难。当小儿俯卧位时，马尾通常在椎管的前半部分，但在体位变动或哭闹时，马尾可在CSF内自由移动位

43

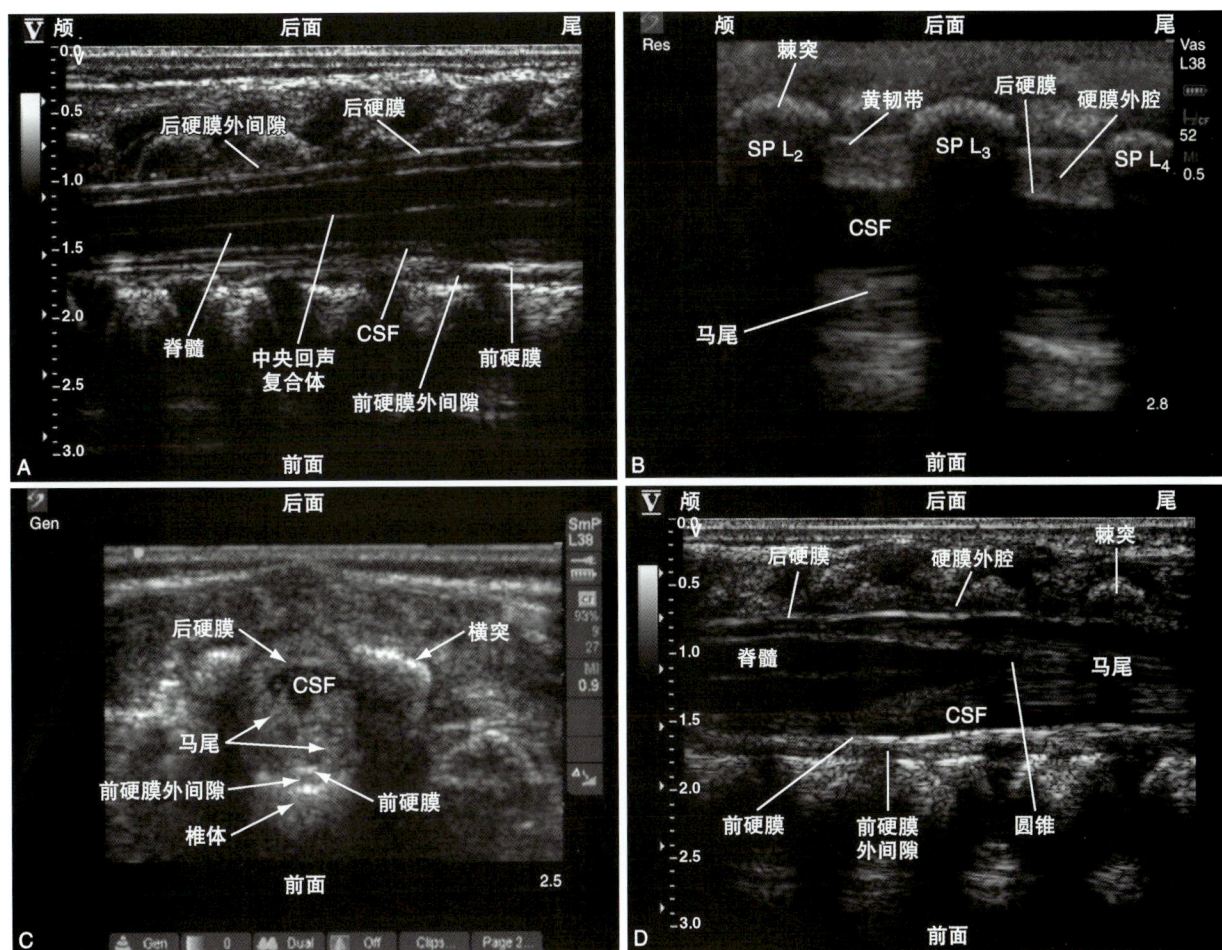

图 43-44　A.新生儿胸椎旁正中纵向声像图。B.新生儿正中纵向腰椎超声图。C.新生儿腰椎横切面马尾显示超声图。D.新生儿胸腰段脊柱旁正中显示脊髓终端的纵行超声图。CSF,脑脊液;SP L_2,L_2 棘突;SP L_3,L_3 棘突;SP L_4,L_4 棘突

置。在实时成像中常见脊髓轻微的前后运动叠加在动脉搏动上。

在横向(轴向)超声检查中,脊髓显示为圆形或椭圆形低回声结构,中心为高亮的回声复合物(图 43-45B)。脊髓被一侧的齿状韧带固定(图 43-45B),代表横向定向的、有回声的双层蛛网膜,部分胸椎管可见。成对(腹侧和背侧)神经根回声位于 L_2 水平以下。横向扫描显示在腰椎区域终丝被马尾神经根包围(图 43-45C)。蛛网膜-硬膜复合体呈强回声并形成腰部区域蛛网膜下腔前后缘(图 43-45C)。椎体是椎管前的高回声结构。椎弓也有回声并在前方投射出声影(图 43-45C)。超声显示椎旁肌肉呈低回声结构。

骶管麻醉

单次骶管硬膜外注射是最常用的小儿局部麻醉技术,常与全身麻醉联合应用于下胸部、腰和骶部手术[148-150]。有多种方法可用来进行骶管注射。到目前为止,通过穿刺针刺破骶髂韧带的突破感来确认进入骶管间隙,仍是小儿骶管穿刺最常用方法。然而,即使是经验丰富的人,也可能穿刺失败,且整体失败率介于 2.8%~11%。超声引导已经用于小儿骶管注射[151-153],通过在骶管中的实时超声引导,或观察生理盐水推注后的硬膜移位(1~10ml),可提供正确的穿刺针位置

或导管在骶管间隙的定位。

小儿麻醉后取侧卧位,膝盖和臀部屈曲。操作者坐或站在小儿后方,超声仪放在前面。使用线性阵列探头(10~13MHz)定位骶骨图像。具有宽接触面积的探头更适合,因为它允许单个视图中要检查的脊柱的长度较大。这个探头在横轴上直接放于骶角上方(图 43-46A)。在横切面上骶骨裂孔水平,骶角为位于中线两侧的两个倒 U 形超回声结构。连接两个骶角和深部皮肤和皮下组织是一个高回声带,即骶尾韧带(图 43-46A)。骶骨前韧带是另一个线性超声结构,代表骶骨的后表面。低回声区骶尾韧带和骶骨后表面之间是骶骨裂孔。两侧骶角和骶骨后表面产生的超声图像与青蛙的眼睛相似,所以被称为"青蛙眼征"。在骶骨、骶尾韧带、骶骨底部和骶骨裂孔的纵向超声图上清晰可见(图 43-46B)。在新生儿和幼儿中,可见含有脑脊液的硬膜囊尾端,在骶管中可见到前部和后部硬膜外充满脂肪的空间和马尾(图 43-46B)。

对于超声引导骶管注射,平面内或平面外技术均可以使用。我们更喜欢平面内,实时引导进针通过骶髂韧带进入骶管。进针过程中,穿刺针保持一定角度(大约20°),使其与骶骨后表面平行。针在骶管间隙的正确位置是客观地通过注射生理盐水溶液与实时观测硬膜移位来确认(图 43-47)。

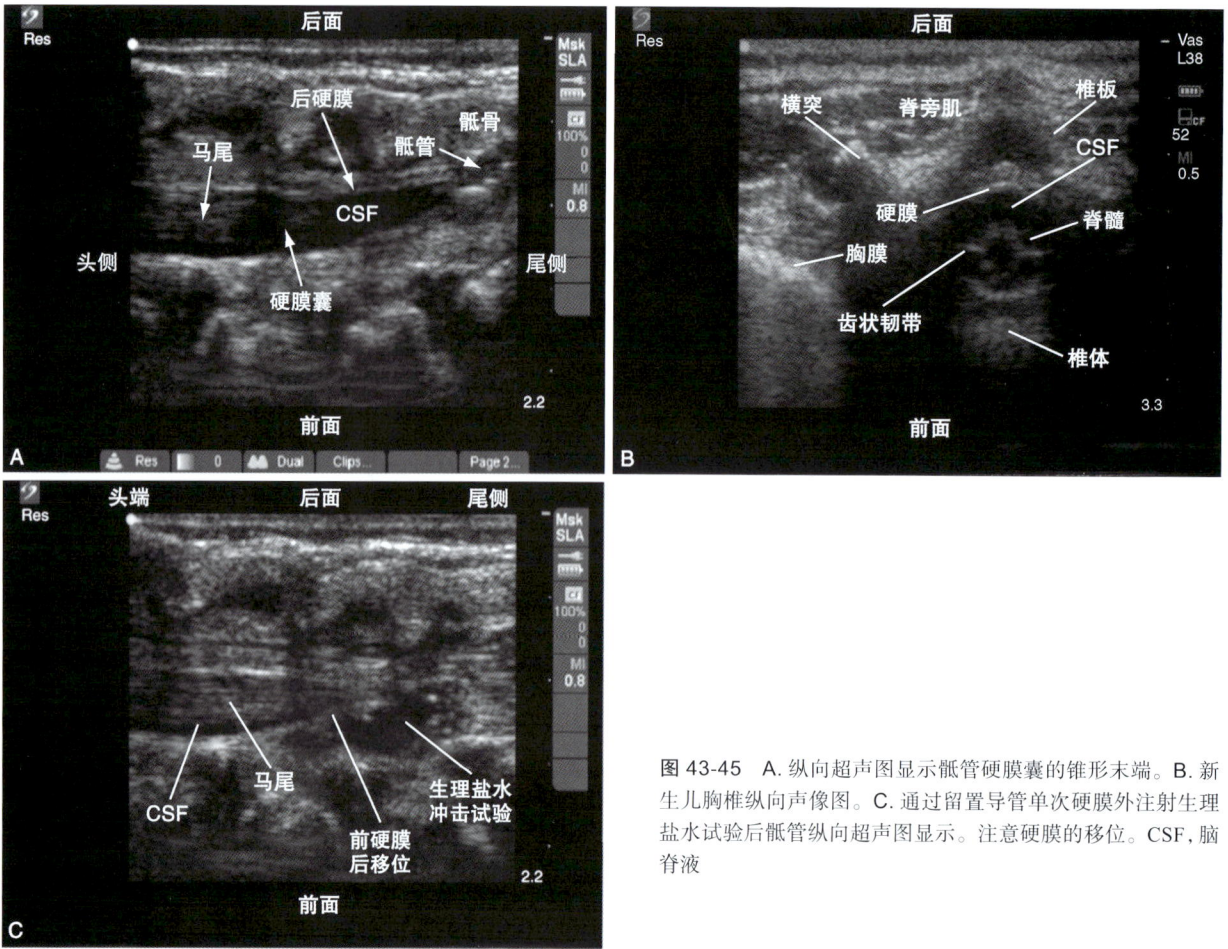

图 43-45 A.纵向超声图显示骶管硬膜囊的锥形末端。B.新生儿胸椎纵向声像图。C.通过留置导管单次硬膜外注射生理盐水试验后骶管纵向超声图显示。注意硬膜的移位。CSF,脑脊液

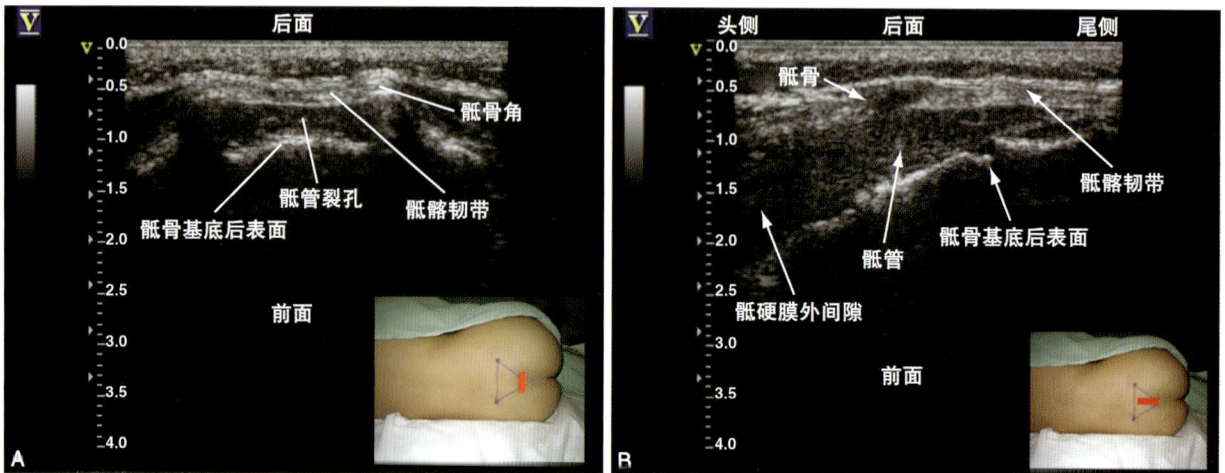

图 43-46 A.骶骨横切面声像图("蛙眼征")。B.骶骨纵向图

43

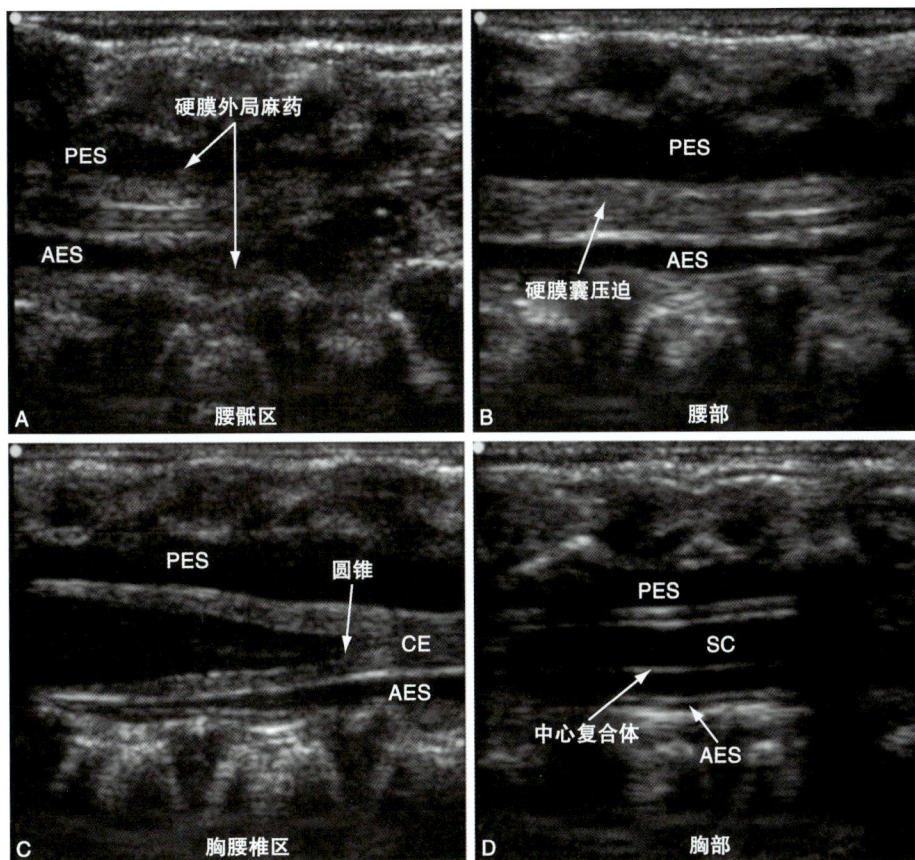

图 43-47　骶管硬膜外单次注射后的脊柱纵向超声图：A. 腰骶部，B. 腰椎，C. 胸腰段和 D. 胸部水平。注意前后硬膜的移位，硬膜外间隙的扩大，以及不同程度的硬膜囊压迫。AES，前硬膜外间隙；CE，马尾；PES，后硬膜外间隙；SC，脊髓

硬膜后部前移比硬膜前部后移更常见。如果超声未见硬膜移位图像，意味着针或导管不在正确的位置，或不在成像的平面上，也有可能针尖在血管内。应该拔出针重新穿刺直到出现典型的硬膜移位图像。然后注射计算剂量的局麻药。局麻药在硬膜外间隙向头侧扩散也可以实时显示[154]。有赖于注射的局麻药容量，硬膜外腔逐渐扩大，并导致硬膜囊受压（图 43-47）。这些变化可在骶管及腰、胸段看到。在某些情况下硬膜囊在骶骨和腰部几乎完全消失。因为硬膜囊的压缩和消失发生在尾部至颅骨方向，提示脑脊液存在净向颅骨移位。

超声引导小儿骶管注射有以下优点。安全、无创、无辐射、简单，而且操作速度快；它提供了实时简明的图像显示；而且，与神经刺激技术不同的是，不受肌松药或硬膜外局麻药的影响。此外，超声可以显示骶管的解剖位置，可以用来筛查可能存在脊柱裂的患儿。通过该检查，可以排除一些不适合进行骶管阻滞的小儿，避免相关的并发症发生（参见另外，图 42-6 和 E 图 42-6 中的解剖定位技术）。

硬膜外置管

经硬膜外留置导管持续硬膜外镇痛是一种小儿围手术期镇痛的成熟方法。阻力消失技术是最常用的判断硬膜外间隙的方法。虽然很受欢迎，这种技术依赖于操作者

的感觉，偶尔会导致硬膜穿破等严重的神经并发症（如脊髓损伤）。也有报道其他的判断硬膜外穿刺成功的替代方法，但没有得到广泛的认可。在超声引导下可以安全地进行小儿硬膜外置管[155-157]。与传统的阻力消失法相比，硬膜外置管采用阻力消失法结合超声引导，可减少穿刺过程中的骨质接触，缩短导管置入的时间。局麻药在硬膜外的扩散也可以实时可视化。此外，穿刺前可估计从皮肤到黄韧带、硬膜和硬膜外间隙的深度。然而，在超声引导下进行硬膜外置管需要两位麻醉医师熟悉小儿的硬膜外麻醉和小儿的脊柱超声检查。第一位麻醉医师在纵轴上进行扫描并保持一个稳定的成像，第二位麻醉医师从中线进针完成操作。通过对注入生理盐水的阻力消失法确认针进入硬膜外间隙。同时观察盐水注入后局部超声变化（即后硬膜，硬膜外间隙扩大，压迫硬膜囊）。小儿硬膜外置管是一个非常苛刻的操作，需要一定的技巧；应该仅由经过充分培训且在超声引导区域麻醉方面具备足够技能的专业人员执行。

硬膜外留置导管的评价

为了达到最佳的硬膜外麻醉或镇痛效果，硬膜外导管尖端必须位于正确的皮肤水平。这通常是通过腰或胸段直接将导管放置在所需的水平。即使采用这种方法，尤其是当使

用阻力消失法定位硬膜外间隙时，不能确定导管尖端的准确位置。硬膜外造影可以定位导管尖端位置，但该方法会使小儿承受造影剂过敏反应及辐射的风险（图 42-8）[158,159]。通过骶管可以将硬膜外导管置入到腰段或胸段硬膜外间隙。然而，在年龄>1 岁的小儿，甚至 6 个月以下的幼儿中，骶骨、腰椎甚至颈部导管都有可能被置入错误的位置。有报道采用显影导管可提高置管的成功率[160]。即使导管置入到胸段硬膜外间隙亦可以成功确定导管尖端的位置[158,159]。通过留置式硬膜外导管给予电神经刺激并观察肌强直收缩已被用于定位导管尖端的位置[161]。对经验丰富的操作者来说，采用该技术定位导管尖端位置的成功率为 89%。但是，如果已经使用了肌松药或硬膜外已经给予局麻药的情况下这种测试方法就不能被采用。硬膜外心电描记术（epidural electrocardiography）也可以用于定位胸段硬膜外导管的位置，且不受肌松药或硬膜外局麻药的影响[162]。这种方法依赖于把从特制的硬膜外导管头端记录的进化心电图（the evolving electrocardiogram）随着导管的置入而匹配到记录在目标椎体水平上的表面 ECG。然而，这种方法不具有特异性，因为只要皮下心电图电极相对于心脏在同一位置就会产生类似的心电图。

超声引导已被用来直接观察小儿硬膜外导管的位置（图 43-48）[163,164]。超声定位可以提供无创的导管留置期间的实时图像。然而，并非所有的硬膜外导管或其尖端都能被识别出来。使用超声在不同年龄的小儿可能会受到获得的声窗的限制。轻轻地抖动导管，观察硬膜外间隙的组织运动也被用来辅助硬膜外导管定位。注入生理盐水气泡有助于导管定位，但在注射液中使用空气会导致空气栓塞或局部阻塞。在 X 线引导下注入少量的造影剂可以定位导管尖端。因此仍建议观察替代标记，如硬膜外间隙、硬膜移位和硬膜囊的压缩，在注射盐水测试后，更有助于小儿硬膜外导管的准确定位。

超声成像的优点

超声引导区域麻醉阻滞具有以下优点。超声成像无创、使用简单、无辐射。在阻滞区域可以直接显示目标神经和周围组织结构，尤其适用于存在操作困难、解剖变异、肥胖或截肢的小儿，这些患儿肢体中诱发的运动反应不能被可视化。超声对幼儿也很有用，因为在这个年龄段，大部分区域麻醉需要在全麻下进行，因已经使用肌松药，而无法使用神经刺激器。超声引导也有助于确定最佳穿刺点和进针的最大安全深度，实时引导将针和针尖对准目标位置，避免意外血管或穿破胸膜，并能实时观察注射局麻药的扩散情况。总之，在清醒和镇静的小儿使用超声引导，也可有效减少穿刺次数，提高阻滞的舒适性且减少并发症，提高区域阻滞质量，提高成功率。证据（来自成人和儿童）表明，超声引导可有效提高周围神经和中枢神经轴阻滞的操作速度、减少患者阻滞时的不适感、降低局麻药的用量、加快感觉阻滞的起效时间，提高阻滞的质量，延长阻滞的时间。

教育和培训

学习神经阻滞技术需要时间和耐心。区域麻醉技术需要较高的手灵巧度和手眼协调能力将二维信息化为三维图像。此外，为了产生高质量的超声图像，麻醉医师必须还具备丰富的解剖学知识和物理原理以及肌肉骨骼成像知识。因此，如果打算进行超声引导神经阻滞，应该从通过参加课程或研讨会学习超声和超声引导知识[169-173]，并和已经具备这些技能的人一起工作。也可以从志愿者身上获得肌肉骨骼扫描的初步经验。或者使用超声模拟进行基本的训练。一旦掌握了基本技能，最好首先进行表浅的周围神经阻滞（如腋路臂丛阻滞，股神经、坐骨神经阻滞），即使是经验丰富的操作者，在尝试深部阻滞（如腰丛）之前仍然需要接受一定的指导。如果可能，建议在学习阶段使用周围神经刺激器联合超声引导进行神经阻滞。技术熟练以后，就有可能在没有神经刺激的情况下进行大多数操作。幸运的是，学习曲线很陡[174,175]，大多数麻醉医师能够很快获得所需的技能。最好是在成人或较大的儿童身上完善这些技术后，再对幼儿实施操作。

总结

超声引导区域麻醉是一种很有前途的、替代解剖标志引导的技术，并且几乎所有的儿童区域麻醉技术都可以在超声引导下进行。超声使得麻醉医师在神经阻滞操作期间实时可视目标神经及其周围结构。越来越多的证据支持对儿童区域麻醉常规使用超声。我们相信儿科麻醉医师可以掌握施行超声引导区域麻醉的必要技术并在临床应用这些技术。超声引导正迅速成为儿科区域麻醉的标准医疗技术[176]。

致谢

本章中的图、超声图像得到允许并拷贝自 http://www.aic.cuhk.edu.hk/usgraweb 网址。

（许爱军 译，罗爱林 校，上官王宁　俞卫锋 审）

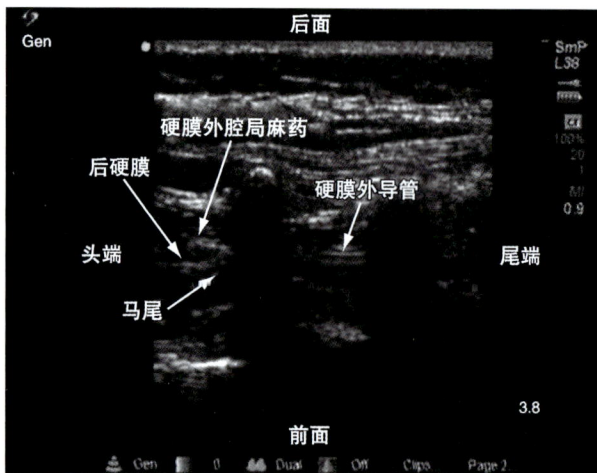

图 43-48　硬膜外留置导管的腰椎旁正中超声图

精选文献

Guay J, Suresh S, Kopp S. The use of ultrasound guidance for perioperative neuraxial and peripheral nerve blocks in children. *Cochrane Database Syst Rev.* 2016 19;(2):CD011436.

This is the most updated evidence-based review article to support the use of ultrasound guidance in neuraxial and peripheral nerve blocks for children.

Kapral S, Krafft P, Eibenberger K, et al. Ultrasound-guided supraclavicular approach for regional anesthesia of the brachial plexus. *Anesth Analg.* 1994;78(3):507-513.

In 1994, Kapral and colleagues, from Vienna, Austria, published the first randomized controlled study on direct sonographic visualization in regional anesthesia. They used ultrasound to directly visualize the brachial plexus and observe the spread of the local anesthetic in real time during supraclavicular brachial plexus block.

La Grange P, Foster PA, Pretorius LK. Application of the Doppler ultrasound bloodflow detector in supraclavicular brachial plexus block. *Br J Anaesth.* 1978;50(9):965-967.

In 1978, La Grange and associates were the first to describe the use of a Doppler flow detector to locate the subclavian artery and guide supraclavicular brachial plexus block.

Marhofer P, Frickey N. Ultrasonographic guidance in pediatric regional anesthesia Part I: theoretical background. *Pediatr Anesth.* 2006;16(10):1008-1018.

In this review article, Marhofer and Frickey, from Vienna, Austria, discuss the basic principles of ultrasound that are a prerequisite for the safe application of ultrasound for regional anesthesia in children.

参考文献

第44章　急性疼痛

44

BENJAMIN J. WALKER, DAVID M. POLANER, CHARLES B. BERDE

小儿的疼痛管理工作正在不断地提升。自20世纪80年代早期，临床医生已认识到新生儿和婴儿可感知疼痛并试图处理这些疼痛。已有研究表明未缓解疼痛的长期不良后果包括伤害性神经内分泌反应、进食规律的紊乱和睡眠周期的改变，以及在以后的疼痛体验中对疼痛的感知增加[1-3]。当对入院前后家长主要关注的问题进行调查时，足够的疼痛控制仅次于正确的诊断[4]。疼痛治疗的不足促使卫生保健研究与质量中心（Agency for Healthcare Research and Quality，AHRQ）和美国疼痛协会（American Pain Society，APS）创建指南，关节委员会（前关节委员会认证卫生保健机构）负责授权进一步强化小儿疼痛管理[5-7]。有效可靠的小儿疼痛评估方法和政府支持促进了将小儿患者纳入镇痛药物的临床试验中。许多儿童医院已致力于多学科团队治疗急慢性疼痛。区域镇痛技术使用的增加促进了记录操作方法和并发症的小儿区域麻醉网络的发展（Pediatric Regional Anesthesia Network，PRAN）。小儿急性疼痛管理技术的大幅扩展，小儿疼痛服务的建立、创新模式的研发和引入均证实了该领域在围手术期的重要性。

疼痛发育神经生物学

在人类中，从第二至第三孕期，疼痛传导通路在外周、脊髓、脑呈连续阶段发育。自孕26周起，孕晚期胎儿或早产儿已有足够成熟的外周和脊髓传入信号对组织损伤或炎症产生反应，包括躲避反射、自动觉醒和激素代谢应激反应。损伤或重复刺激后的反应改变也表明存在中枢敏化。通常早产儿躲避有害热刺激和机械刺激的阈值下降，且与周龄较大婴儿及儿童相比其下行抑制传导通路尚不成熟，而该通路

对疼痛反应的调节十分必要。引起低阈值反应的一个机制为低阈值的周围传入纤维同时投射至脊髓背角的浅层和深层，而在随后的发育中这些传入纤维仅投射至背角深层。绝大多数从外周到中枢神经系统（CNS）传导疼痛的神经通路在孕24周时出现并具有功能，尽管中枢连接特别是参与整合和感知意识痛的丘脑皮质束还未发育完全[8-10]。关于该类神经不成熟性的意义和作用至今仍存在争议。阿片类受体及其应答自出生即存在于脊髓，尽管脊髓神经胶质炎症的机制尚不成熟。因为这些机制是以环氧合酶（COX-1和COX-2）为主要支配作用，预示着非甾体抗炎药（NSAID）或COX抑制剂在早产儿或新生儿的作用效果可能有限或无镇痛作用，但对阿片类药物有反应。氨酪酸（GABA）受体及相关通路在镇痛和麻醉中起重要作用。根据发育阶段不同，氨酪酸可具有兴奋性或抑制性[11]。神经具有可塑性是婴儿的特征之一，它可能是一把"双刃剑"。动物模型和一些临床证据显示重复伤害性刺激可能导致对伤害性刺激敏感性增强和不良的行为后果[2, 12-16]。另一方面，与较大动物相比，幼崽期动物神经损伤可能引起较少的疼痛[15, 16]。在人类中，难产引起的肩部臂丛神经损伤极少引起慢性疼痛。这可能是由于在生长发育中同时存在易损期和快速恢复期，因此疼痛的结果在幼儿中可能不易预测。

研究人员检测了在伤害性刺激时反映皮质活跃度的指标包括近红外光谱[17]和脑电图[18]。应用近红外光谱技术，一侧后跟刺痛（为临床目的而实施）产生信号改变，提示对侧皮质激活[17-19]。尽管存在这些证据，被视为有意识痛苦的新生儿疼痛的性质仍然未知。其他研究人员在人和动物模型上寻找疼痛（治疗或未治疗）的长期后果。尽管这些研究人员试图纠正混淆因素，但在我们看来，对这些研究的解

释，特别是对人类研究的解释应相当谨慎。接受有痛治疗措施的新生儿通常病情较重，因此很难区分是疼痛本身的结果还是其他诸如未成熟、危重症（包括阵发性低氧或缺血）、躯体和社会接触剥夺及营养剥夺等其他因素引起的结果。许多临床医生和研究人员采纳的观点是在缺乏有关新生儿疼痛体验的本质和疼痛对长期生长发育潜在不良影响的更好证据之前，医护人员应提供镇痛而非拒绝镇痛。尽管这是一个很有说服力的观点，但强调以下三点仍十分重要：①现有研究很难显示在进行重症监护的新生儿中常规应用镇痛药物（如吗啡输注）对焦虑即刻行为指数（immediate behavioral indexes of distress）的作用；②在动物模型中重复或长期应用麻醉和镇静药对脑发育有害，这些动物研究和人类的关系目前尚不明确（见第 7 和 25 章）[12, 20-25]；③如后文所述，较年轻的机体对阿片类和苯二氮䓬类药物的产生耐受较年老的机体更快速，因此对耐受和戒断的管理已成为患有重症的新生儿、婴儿和儿童长期应用以上药物的一个几乎普遍的后果。

疼痛评估

疼痛研究国际协会（International Association for the Study of Pain, IASP）定义疼痛为一种与实质或潜在组织损伤有关的不愉快的感觉和情感体验。IASP 和其他机构承认对于不能进行语言交流包括尚未学会说话、不能用语言表达或认知损害的个体，不能排除其存在疼痛感知并需要适当疼痛管理的可能[26, 27]。表 44-1 从适合年龄、目标人群、应用的难易程度及实用性方面总结了不同的疼痛评估工具；常用量表将在后面详细讨论。

相关共识指南已经出版，其中包括了一些用于研究的合适工具推荐，这些推荐的研究工具方法很多都可以很简单地用于日常临床工作中[28]。但要强调的是当进行综合疼痛评估时疼痛强度只是诸多需要考虑的因素之一。其他重要转归包括功能恢复、患者满意度、不良反应、情感恢复和经济因素。修订的美国疼痛协会患者转归调查表（Revised American Pain Society Outcomes Questionnaire, APS-POQ-R）由 12 个有关多种疼痛转归的问题组成[29]。目前一项意在证实修订版本在儿童中的有效性的研究正在进行。尽管此表日常应用过于繁琐，但对于质量保证和研究十分有益。

自报告度量法

自报告度量法要求患者从 0（无疼痛）到 10（最大疼痛）量化疼痛严重程度，因为疼痛是主观体验，自报告最能准确反映急性疼痛。因为许多儿童缺乏使用此量表的认知能力，疼痛评估度量法开发出与生长发育相适应的自报告方法，行为-观察方法和生理-生物测量（表 44-1）。由于个体疼痛体验的多维度本质和自报告的复杂性和内在偏倚，单独应用单维度数字化量表反映疼痛过于简化[30-33]。因此不管应用何种测量方法，必须强调的是全面的疼痛评估不仅仅是应用数字量化疼痛的严重程度。评估疼痛对个体生活质量和恢复过程的影响，确定适当的治疗度量法和评价此项措施的有效性及副作用是疼痛评估和治疗策略的其他重要组成部分。

表 44-1 各年龄组适宜的疼痛评估法：自报告，观察/行为，认知损害

自报告方法	适宜年龄组	评价
面部疼痛量表	3～18 岁	应用简易快捷，在学龄儿童术后疼痛和癌痛中广泛应用
Oucher 疼痛量表	3～18 岁	≥3 岁图片形式；≥6 岁 0～10 数字量表；与其他面部量表相比临床应用度较低
曼彻斯特疼痛量表	3～18 岁	熊猫脸排除了性别和种族偏差；应用于急诊
电脑面部量表	4～18 岁	提供连续而非分类形式的选项；结构有效性好，与 Wong-Baker 相比，儿童更喜欢；但仍需进一步测试
悉尼动画面部表情量表（SAFE）	4～18 岁	动画版本的面部疼痛量表；被儿童评为最易应用量表；与其他量表相比并无心理测量上的优势
视觉模拟量表（VAS）	6～18 岁	应用简易快捷；需要次序，级别和顺序排列（放置或视觉排序能力）概念；广泛应用于不同场合；相比其他自报告方法更受≥8 岁儿童和青少年喜爱
数字评分量表（NRS）	7～18 岁	最简单，在临床和研究中应用最广泛
观察/行为测量		
舒适量表	0～18 岁	为应用于重症监护室而开发；对于机械通气和术后儿童十分有用
面部，腿，活动，哭泣，可安慰性（FLACC）	2 个月～7 岁	极好的实用性和心理测量质量；广泛应用于临床和研究；被翻译为除英语外的多种语言
东安大略儿童医院疼痛量表（CHEOPS）	1～7 岁	较好的心理测量特性；冗长且在不同类别中评分不同；繁琐；大量应用于临床和研究
认知损害儿童		
修订的 FLACC	所有年龄	可用于评价个体化的疼痛行为；较好的心理测量特性；与无交流儿童疼痛清单-术后版本（NCCPC-PV）和护士评估疼痛强度（NAPI）相比，具有最高的临床使用度
无交流儿童疼痛清单（NCCPC）	所有年龄	需要 5min 观察时间；综合全面但繁琐；应用于临床和研究
威斯康星大学疼痛量表	所有年龄	与其他临床评分系统相比，评分形式不一致，评分形式具有弹性但准确性有限
交流障碍儿童疼痛指示表	所有年龄	对在家中认知损害儿童的疼痛评估十分有益

在儿童应用数字化量表时,他们必须理解级别和顺序位置的概念,也就是他们必须能够识别不同尺寸的物体哪个更大,并把他们按从小到大的顺序排列。他们也必须能够将几何形状或数字排列成一排(顺序排列)。这些技能通常出现在 7 岁以后;因此应用图形化的面部展示代表不同程度疼痛表情的疼痛评估工具用于辅助儿童的疼痛自评。

面部疼痛量表

面部疼痛量表由一系列痛苦表情递增的面部线条图组成[34-39]。一些版本含有微笑表情的面部,但其他版本尤其是面部疼痛量表(faces pain scale)和面部疼痛量表-修订(faces pain scale-revised, FPS-R)在量表最后包含一个无表情面部代表"无疼痛"(图 44-1)[39,40]。与其他数字化量表不同,面部量表不要求级别或顺序的概念,因此可用于学龄前儿童。Wong-Baker 面部表情量表已经过大量研究,其有效性及可靠性在年龄为 3～18 岁的儿童中均得到证实。Wong-Baker 量表评分和其他诸如视觉模拟评分(visual analog scale, VAS)的面部量表及基于行为的护士评分均具有紧密的相关性[41-44]。数据显示在量表无疼痛端含有微笑表情的版本,如 Wong-Baker 量表可能高估疼痛,因为无疼痛儿童可能因其他原因情绪低落而不愿意选择微笑表情[39]。相比数字等级量表、图形排列量表和色彩模拟量表,儿童更愿意选择 Wong-Baker 量表[34,36,42,45]。总之,FPS-R 是有效性支持证据最多的面部量表[46]。IASP 在其网站上有数十种语言的 FPS-R(http://www.iasp-pain.org/education)。

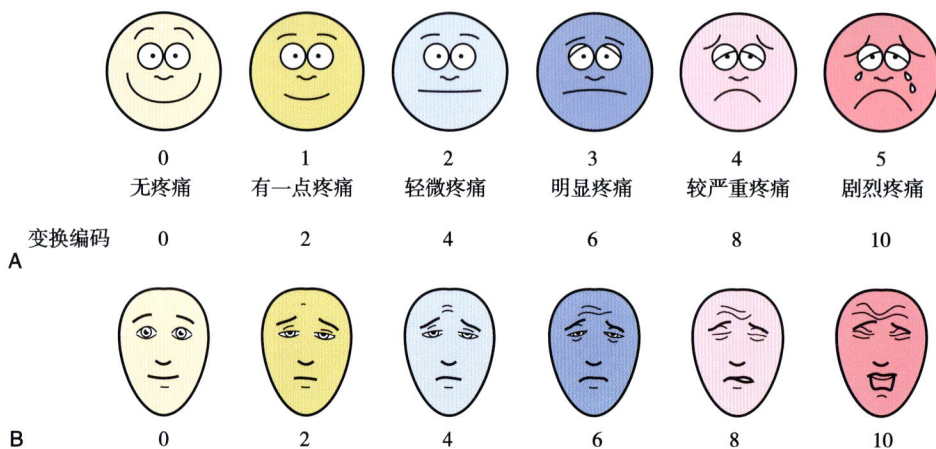

图 44-1 A.Wong-Baker 面部疼痛量表。B. Bieri 面部疼痛量表。[图 B 改编自 Bieri D, Reeve RA, Champion GD et al. The Faces Pain Scale for the self-assessment of the severity of pain experienced by children: development, initial validation, and preliminary investigation for ratio scale properties. *Pain* 1990; 41(2): 139-150]

数字量表

视觉模拟量表

视觉模拟量表(VAS)有几种不同版本,其组成包括水平和垂直线、代表疼痛极限的文字、分隔线及数字分值(图 44-2)。当应用垂直版本时,疼痛严重程度增加呈阶梯状。尽管 VAS、面部疼痛评分、Oucher(E 图 44-1)和 Oucher 的其他版本具有中-高度的相关性[47,48],使用者的年龄对 VAS 评分的影响仍具有争议。

数字等级量表

数字等级量表(numeric rating scale, NRS)是最简单常用的数字量表,在该量表中儿童将疼痛分为 0(无疼痛)到 10(最剧烈疼痛)等级。该量表的有效性已被证实,7～17 岁儿童的 NRS 和 FPS-R 评分与 9～17 岁儿童的 NRS 和 VAS 评分之间存在良好的相关性[49]。在儿童,NRS 也与可感知的镇痛需求、疼痛缓解和患者满意度具有良好的相关性[50]。应用数字量表的一个重要附加说明是明确儿童使用的评分范围。例如,在 0～100 的量表中,疼痛 9 分可能代表轻度疼痛和不需要治疗,而在 0～10 的量表中代表强烈疼痛需要积极治疗。

选择标准

为儿童选择自报告的方法需仔细考虑儿童年龄认知和生长发育阶段。图 44-3 描述了能够自行报告疼痛的不同年龄儿童的百分比和不同年龄段最适合的评分工具。不能用自报告工具的儿童可用简单的词语告知疼痛的强度例如"小""中等"和"大"。然而自报告方法受很多因素的影响,包括儿童过去的疼痛体验、对治疗的反应性、心理社会因素、家长的偏好和影响等。因此在许多病例中,行为观察结合自报告应用十分必要,尤其对于学龄前儿童。不管选择何种工具,在儿童的术前准备中向其介绍疼痛等级和评分工具的概念对评估术后疼痛帮助极大。

新型自报告方法

这些自报告方法应用一种分类格式,并且在完成疼痛严重程度的最终评估之前,不允许对静态面部的分级进行"微调"[51]。近年,人们对基于电脑的自报告评估方法产生兴趣,该类方法应用连续而非分类别的评价形式[52]。

电脑面部量表允许儿童调整一个卡通面部中嘴的形状从微笑到皱眉、同时调整眼睛从完全睁开到完全闭合[51,53]。

44

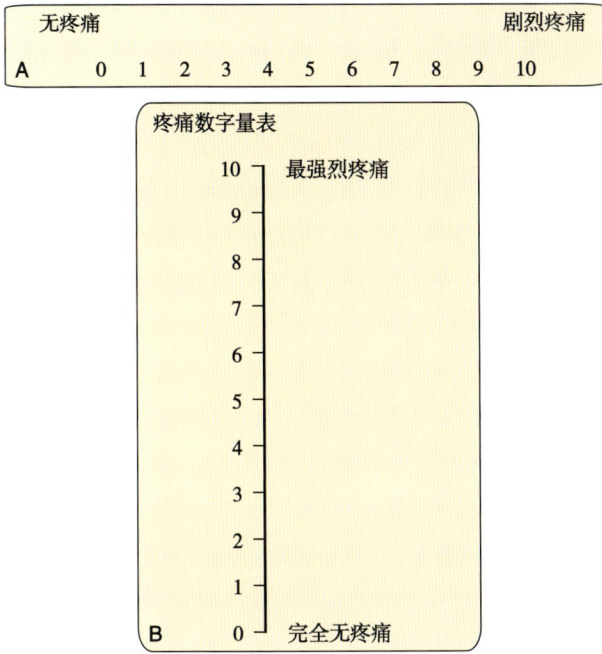

无疼痛　　　　　　　　　剧烈疼痛

A　　0　1　2　3　4　5　6　7　8　9　10

疼痛数字量表

10　最强烈疼痛

9

8

7

6

5

4

3

2

1

B　0　完全无疼痛

图44-2　数字自报告量表。A. 水平视觉模拟量表。B. 竖直视觉模拟量表

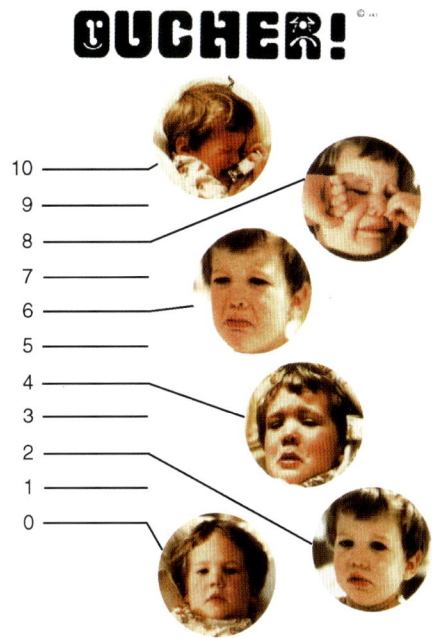

E图44-1　原始 Oucher 疼痛量表

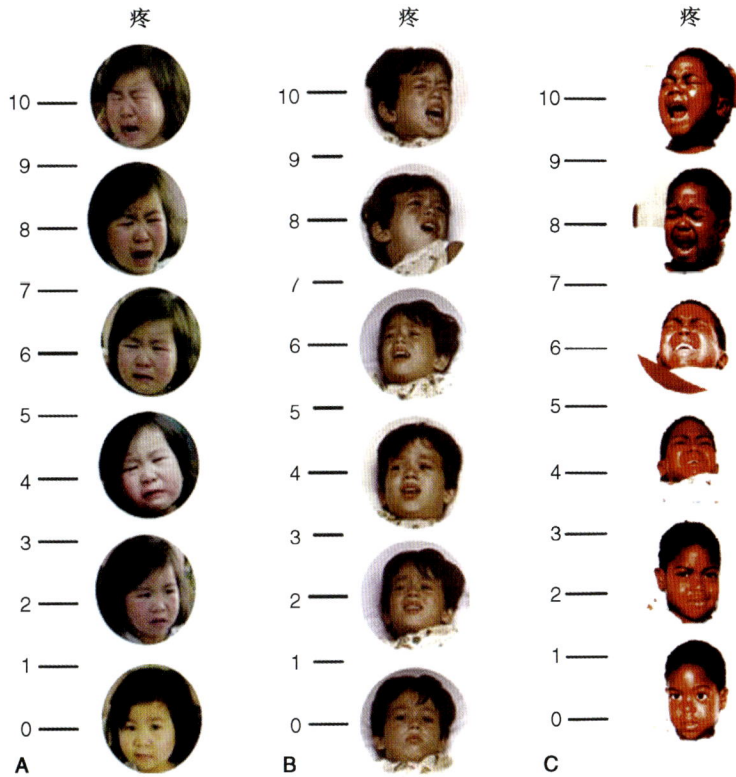

疼　　　　疼　　　　疼

10　　　10　　　10

9　　　　9　　　　9

8　　　　8　　　　8

7　　　　7　　　　7

6　　　　6　　　　6

5　　　　5　　　　5

4　　　　4　　　　4

3　　　　3　　　　3

2　　　　2　　　　2

1　　　　1　　　　1

0　　　　0　　　　0

A　　　　B　　　　C

E图44-2　不同种族的 Oucher 疼痛量表。A. 亚洲人。B. 西班牙裔。C. 非裔美国人

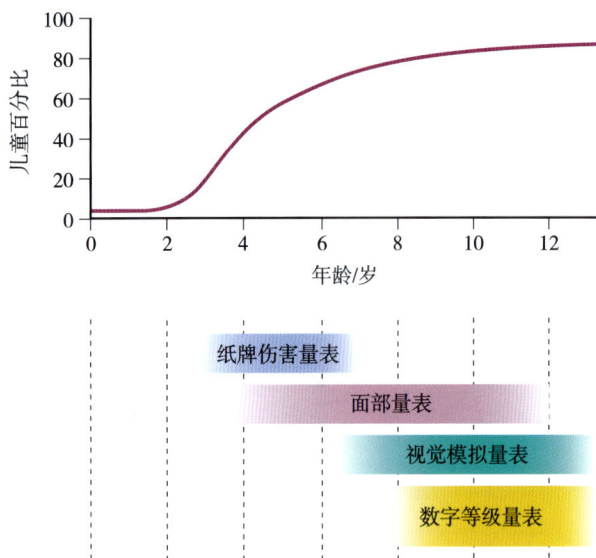

图 44-3　不同年龄组最适合的自报告工具。能自行报告疼痛的不同年龄儿童百分比显示在图中上半部分。图中下半部分显示不同年龄儿童较适宜的疼痛测量法

该量表的优势包括增加的敏感性（更广范围的面部选择）和计算机化的结果存储，且易于调取和演示数据。该量表在初步应用中显示了其有效性，儿童对该量表的喜爱程度超过Wong-Baker 面部量表[51]。

悉尼动画面部表情量表（Sydney Animated Facial Expression Scale, SAFE）是面部疼痛量表的动画版本[54]并由101 张面孔组成。应用该量表时，儿童点击电脑键盘上的左右箭头键，使一张面孔上的表情不断变化直至符合该儿童的疼痛强度（http：//www.Usask.ca/childpain/research/safe）。此时，点击记录 0～100 分间的一个分数。与其他量表相比，包括面部疼痛量表、色彩模拟量表和纸牌伤害量表，SAFE 量表是 4～16 岁儿童最容易使用的量表[55]，尽管它和其他量表相比并不具有心理测量上的优势。人们尚需要更多研究来明确该方法的作用。

观察-行为测量

尽管存在数个年龄适宜的自报告方法，但对于不能或不愿意自行报告的儿童，疼痛评估取决于对这些儿童行为的观察。有效、特异且敏感的预测镇痛需求的 5 种行为是面部表情、声音或哭声、腿部姿势、身体姿势和坐立不安[56]。这些行为的变化被用于数个观察性疼痛评估的方法中。表 44-2 描述了一些常用的观察性方法所包含的内容。行为列表提供了标注为存在或不存在的疼痛行为，评估即刻基于疼痛行为个数的疼痛程度的估计[57,58]。行为等级量表也同样包含每种行为的强度频率和持续时间的等级[59]。综合等级量表提供了观察者对于儿童疼痛的全面印象等级。

东安大略儿童医院疼痛量表

东安大略儿童医院疼痛量表（Children Hospital of Eastern Ontario Pain Scale, CHEOPS）是最简单的行为等级量表（表 44-3）[60]。它融合了 6 个类别的 0～2 分或 1～3 分的行为评分，总计 4～13 分的疼痛评分范围。评分≤6 表明无疼痛。该评分在急性疼痛和术后疼痛中的有效性和可靠性已得到很好的证实，与面部疼痛评分和 VAS 评分具有较好至极佳的相关性[48,61]。然而，完成评估所需的时间和CHEOPS 类别中评分的不一致性使该量表在忙碌的临床工作中显得过于繁琐和不实用。

面部、腿、活动、哭泣、可安慰性量表

面部、腿、活动、哭泣、可安慰性量表（Face, Legs, Activity, Cry, Consolability, FLACC）的开发是为了通过提供一个简单的框架来量化儿童疼痛行为，以改善现有行为疼痛评估方法的实用性[59]。该量表包括已被证实的与幼儿疼痛具有可靠相关性的 5 个类别的行为：面部表情、腿部活动、活动、哭泣和可安慰性（表 44-4）[56]。首字母缩写 FLACC 有助于记忆这些类别，每个类别评分范围为 0～2 分和总疼痛评分范围为 0～10 分。FLACC 工具已经过大量测试并具有较好的评估者可靠度，该量表在基于应用镇痛药前后疼痛评分的改变上具有极佳的有效性，并且与主观疼痛量表（Objective Pain Scale, OPS）、CHEOPS、儿童学龄前术前疼痛量表（TPPPS）有非常好的相关性，该量表与自报告疼痛评分中的面部疼痛量表也具有较好的相关性[59,61-63]。FLACC 量表已被翻译为数种语言包括西班牙语、汉语、瑞典语、法语、意大利语、葡萄牙语、挪威语和泰语。

舒适量表

舒适量表（表 44-5）为应用于 ICU 而设计，由 6 个行为指标和 2 个生理指标组成，每个包含 5 种反应类别，因此可

表 44-2　行为疼痛工具的内容有效性：疼痛评估工具的行为类别

FLACC	CHEOPS	OPS	TPPPS	Büttner/Finke
面部	面部表情		面部痛苦表情	面部表情
腿	腿部活动	活动		腿部姿势
活动	躯干活动	激惹	躯体疼痛表达	躯干姿势 烦躁不安
哭泣	哭泣	哭泣	语言疼痛表达	哭泣
可安慰性	抚摸伤口	血压		可安慰性
	疼痛语言报告	语言抱怨和肢体语言		

CHEOPS，东安大略儿童医院疼痛量表；FLACC，面部、腿、活动；OPS，客观疼痛量表；TPPPS，幼儿学前术前疼痛量表。

表 44-3　东安大略儿童医院疼痛量表（CHEOPS）[a]

项目	行为	评分	定义
哭泣	无哭泣	1	儿童无哭泣
	呻吟	2	儿童正在呻吟或安静无声的哭泣
	哭泣	2	儿童正在哭泣，但哭声轻柔或呜咽
	尖叫	3	儿童正在全力哭泣，哽咽，伴有抱怨或无抱怨
面部	平静	1	儿童有正常的面部表情
	痛苦	2	只在有消极表情时得分
	微笑	0	只在有积极表情时得分
儿童语言	无	1	儿童无交谈
	其他抱怨	1	儿童抱怨，但并不是抱怨疼痛，例如"我想见妈妈"或"我渴了"
	疼痛抱怨	2	儿童抱怨疼痛
	复合抱怨	2	儿童同时抱怨疼痛和其他事情，例如"我感到疼痛，我想要妈妈。"
	积极	0	儿童表达积极言论或谈论其他事情而没有抱怨
躯干	中立	1	身体（不包括四肢）处于休息；躯干无活动
	扭曲	2	身体以扭曲方式活动
	紧张	2	身体呈弓状或强直
	颤抖	2	身体颤动或不自主抖动
	直立	2	儿童处于垂直或直立体位
	被束缚	2	身体被束缚
触摸	无触摸	1	儿童无触摸或抓挠伤口
	可触及	2	儿童正在达到但未触摸伤口
	触摸	2	儿童正在轻柔触摸伤口或伤口周围
	抓挠	2	儿童正在用力抓挠伤口
	被束缚	2	儿童的手臂被束缚
腿部	中立	1	腿可以是任何姿势但都处在放松状态；包括轻柔滑动或不连续动作
	扭动/乱踢	2	腿部显著不适或不断活动和/或单脚或双脚乱踢
	交错/紧张	2	腿部紧张和/或用力蹬直腿部并保持该姿势
	站立	2	站立，蹲伏，或跪倒
	被束缚	2	儿童腿部正在被压住

[a] 推荐用于 1～7 岁儿童；评分 ≥6 分表明存在疼痛。

表 44-4　FLACC 行为疼痛评分

类别	评分		
	0	1	2
脸	无特定表情或微笑	偶尔表情痛苦或皱眉，孤僻，无兴趣	经常至持续皱眉，牙关紧缩，下颌颤抖
腿	正常姿势或放松	不舒适，躁动，紧张	乱踢，或腿交错
活动	静卧，正常姿势，活动自如	扭动，前后翻滚，紧张	弓状，强直，或颤动
哭泣	无哭泣（清醒或入睡）	呻吟或呜咽，偶尔抱怨	持续哭泣，尖叫或抽泣，频繁抱怨
可安慰性	愉快，放松	偶尔抚摸，拥抱或交谈能够安慰或转移注意力	难于安慰或抚慰

5 个类别分别为（F）面部；（L）腿；（A）活动；（C）哭泣；（C）可安慰性，每类别评分为 0～2 分，总分为 0～10 分。©2002, The Regents of the University of Michigan. All rights reserved.

表44-5　舒适量表

	1	2	3	4	5
警觉度	深睡眠	浅睡眠	困倦	完全清醒和警觉	高度警觉
平静或激惹	平静	轻度紧张	紧张	非常紧张	恐慌
呼吸反应	无咳嗽或自主呼吸	自主呼吸对机械通气几乎或完全无反应	偶尔咳嗽或对抗呼吸机	对抗呼吸机的主动呼吸和规律咳嗽	对抗呼吸机；咳嗽或窒息
身体活动	无活动	偶尔，轻微活动	频繁轻微活动	局限于四肢的剧烈活动	剧烈活动包括躯干和头部
血压	低于基础值	与基础值一致	非频繁地升高 15% 或更多（在观察期有 1～3 次）	频繁地升高 15% 或更多（>3 次）	持续升高 >15%
肌张力	肌肉完全放松，无肌紧张	减少的肌张力	正常肌张力	增加的肌张力和手脚趾弯曲	极度肌紧张和手脚趾弯曲
面部紧张度	面部肌肉完全放松	面部肌张力正常；无明显面部肌张力	某些面部肌肉的张力明显增加	整个面部肌肉张力明显	面部肌肉扭曲和痛苦
心率	低于基础值	与基础值一致	非频繁性的高于基础值的 15% 或更多	频繁高于基础值的 15% 或更多	持续高于基础值 15% 或更多

发现儿童痛苦的细微变化[64]。对 37 例机械通气婴儿的初步评估发现，舒适量表具有可接受的评价者间可信度，并与 VAS 评分有良好的相关性[64]。另一研究评价了舒适量表作为儿童胸腹术后疼痛评估工具的可靠性和有效性[65]。该研究发现除呼吸反应外，所有类别的评分者之间具有较好至极佳的一致性，而呼吸反应具有中度的一致性。另外，舒适量表与 VAS 疼痛评分的高度相关性支持将舒适量表作为术后疼痛评估工具应用于儿童。

对观察性的疼痛测量方法进行系统回顾后，推荐使用 FLACC 和 CHEOPS[60] 量表来评估与医疗操作相关的疼痛，使用 FLACC 来评估术后疼痛，使用舒适量表来评估危重监护室儿童疼痛[30]。尽管有广泛的科学支持使用行为工具，在一些儿童中，可能很难区分该行为是由疼痛引起还是由于其他痛苦来源引起[66]。因此准确的疼痛评估需要仔细考虑行为的相关背景，父母或照看者的意见作为替代措施可能很有价值，尽管有些父母在这种情况下可能失去客观性。同样，日常照看者对明显发育迟缓的大龄儿童的评估最为准确。当对痛苦的来源有疑问时，可适当使用止痛药试验，达到诊断性和治疗性的目的。

家长术后疼痛测量

家长术后疼痛测量（Parents' Postoperative Pain Measure，PPPM）是由 15 个回答是或否的问题组成的调查表，由家长或照看者完成。该表是为在没有专业医护人员参与的家中也能进行疼痛评估而设计的（E 表 44-1）。分数≥6 分提示存在临床显著疼痛。该工具对 2～12 岁的儿童有效[58,67]，也可用于研究和质量改进项目，特别是越来越多的手术是在非住院的情况下完成的[68]。

疼痛评估的局限性

目前人们仍不清楚如果将常规疼痛评估融入临床工作

E 表 44-1　家长的术后疼痛测量

你的孩子是否......[a]

比往常更多哀叹或抱怨？

比往常更容易哭泣？

比往常减少玩耍？

不做他（她）往常做的事？

比往常更担心？

比往常行动更安静？

比往常精力下降？

拒绝进食？

比往常进食量减少？

按住身体的疼痛部位？

避免碰触疼痛部位？

比往常更多地抱怨和呻吟？

脸色比往常更红？

更想要靠近你？

服用通常会拒绝的药物？

[a]≥6 个问题回答"是"表明存在显著的临床疼痛。

中是否能够改善患者的转归。一篇重要综述包含了 6 个阐述此问题的研究，发现 6 个研究中有 2 个研究显示当应用标准疼痛评估方法时儿童的疼痛强度减轻，还有 2 个研究显示疼痛强度无改变，另外 2 个研究显示在联合应用疼痛评估和疼痛管理干预后疼痛强度减轻[60]。调查疼痛评估长期益处的研究得出了相互矛盾的结果且大多数此类研究具有方法学上的欠缺[70,71]。人们需要更多的研究证实是否常规疼痛评估能够影响疼痛的转归。

尽管大量证据支持数字结构的疼痛评估工具的心理测量特性，但对临床相关疼痛评分的解读仍有大量的变异[33]。人们已经在努力寻找何种范围的疼痛评分与可感知的药物需求相关,以及何种程度的疼痛评分改变与可感知的疼痛加重或好转有关[50,72,73]。一个针对 6~16 岁住院儿童的调查发现,在范围为 0~6 分的面部疼痛量表中,中等疼痛分数 3 分与儿童可感知的药物需求有关[72]。其他研究还报道了在范围为 0~100mm 的 VAS 评分中,10mm 的改变是儿童在急诊室能够感知疼痛略微加重或缓解的最小差异[73]。术后,在范围为 0~10 分的 NRS 量表中,评分为 6 分的儿童可感知对镇痛药的需求,而评分为 3 分的儿童则感觉不需要治疗[50]。另外,如果 NRS 量表改变至少 1 分,儿童可感觉略微好转或加重。尽管有这些发现,但在与转归的相关性上评分仍有很大变异和交叉。

评估基于数字疼痛评分的疼痛治疗策略的有效性已产生相互矛盾的结果。一项研究报道了在儿童接受基于疼痛评分策略的术后疼痛治疗时,阿片类和非阿片类药物的处方量增加,非阿片类药物的使用量增加和疼痛评分减少[74]。接受基于该策略疼痛管理的儿童存在更多的恶心,但并无其他不良反应。相反,在成人接受基于数字疼痛评分治疗策略的疼痛管理时,其发生过度镇静的次数会增加 2 倍,阿片类药物相关不良事件增加 49%[75]。后一项研究突出显示了单独应用数字疼痛评分指导疼痛治疗决策时引起损害的可能。人们需要综合评估疼痛来指导治疗决策,其方法包括考虑儿童的自报告(可获得时),结合行为观察和总体临床情况[76]。

广泛采用疼痛评分作为第 5 生命体征导致了镇痛药和镇静剂的处方过量[77]。美国国家调查数据显示在 2015 年美国大约有 276 000 名青少年滥用处方类镇痛药,用量仅次于大麻。遗憾的是,青少年即使按照处方应用阿片类药物,该行为也是成年早期使用非医用阿片类药的独立风险因素[78]。成人数据显示许多患者在常规非住院治疗后仅应用了处方阿片类药物的一部分[79]。在本章节一名作者的机构里(BW),治疗改进数据显示在扁桃体切除术后儿童仅应用了阿片类药物处方量的 10%~20%,来自其他机构的数据同样显示了无论患者年龄或体重状况如何,阿片类药物的处方量均较大[80]。这些数据突出强调了对儿童特定手术后阿片类药物处方指南的需求,也同样强调了对患者及家人进行教育的重要性,包括处方阿片类药物合适的剂量、储存和处置。

认知损害患儿的特殊考虑

认知功能受损小儿经历疼痛的频率高于认知功能完好的小儿,原因在于该类儿童存在较多先天性疾病,例如强直、肌痉挛、需要辅助器材帮助站立或行走、需要手术治疗。的确,有 60% 的脑瘫患儿在 8 岁时需要接受骨科手术,其中很多儿童还需要重复手术[81]。但认知受损的儿童和成人镇痛药的用量均低于认知功能完好并具有同等疼痛程度的儿童[82,83]。对认知受损的儿童进行有效疼痛管理的障碍包括对于无法表达疼痛的儿童疼痛评估的复杂性,对于该类儿童痛觉改变或钝化的陈旧理念,有关安全有效的镇痛药物的证据有限以及过度关注阿片类药物的副作用尤其是呼吸抑制。尽管有证据表明当行患者自控镇痛(PCA)时,认知功能受损是需要补救干预的独立风险因素[84],但该情况也反映除外疼痛耐受和阿片类药物代谢的遗传差异,如何对这些患者进行深入评估仍是一种挑战。疼痛评估的难度导致临床药物试验大量排除了此类患者,导致我们有关如何有效管理该类患儿疼痛的知识缺失。一项针对治疗认知受损小儿的临床医生的调查显示,不充分的疼痛评估方法和评估者不充分的受训与知识是行有效疼痛管理的巨大障碍,尽管受访者相信认知功能受损小儿与认知完整小儿一样可感知同等程度的疼痛[85]。

修订的面部、腿、活动、哭泣、可安慰性(r-FLACC)观察工具

在认知功能受损的儿童中,FLACC 工具初始评估显示不同观察者独立评分与家长综合疼痛分级相关性良好[86]。尽管在面部、哭泣和可安慰性类别上观察者间测量的一致性在可接受范围内,但腿部和活动类别测量的一致性较差,可能是由于并存的运动损害,例如痉挛。因此人们修订了 FLACC 方法,纳入了与认知受损儿童疼痛最为一致的额外行为描述(表 44-6)[87]。当应用修订的 FLACC(r-FLACC)评估 52 名认知受损的小儿时,总 FLACC 评分及各类别评分的评估者可靠度有所改善。并且 r-FLACC、家长和儿童评分间良好的相关性支持其标准的有效性。应用阿片类药物后 r-FLACC 的评分降低支持该方法的结构有效性。r-FLACC 的实用性与护士评估疼痛强度(NAPI)和非沟通性儿童疼痛量表(NCCPC-PV)进行了比较(E 表 44-2 和表 44-3)[88]。应用这些工具来评分疼痛的临床医生认为其复杂性较低,并且 FLACC 和 NAPI 的相对优势和总体临床实用性大于 NCCPC-PV,说明这些工具可以容易地被应用于临床工作中。

表 44-6　用于认知损害时疼痛评估的修订版 r-FLACC

		0	1	2
面部		无特别表情或微笑	偶尔表情痛苦/皱眉;孤僻或无兴趣(伤心或忧虑)	持续痛苦表情或皱眉;频繁/持续下颌颤抖,牙关紧缩(愁苦面容,表达害怕或惊恐)
腿部		正常姿势或放松	不适,躁动,紧张(偶尔震颤)	踢动,或腿部交错(强直显著增加,持续颤抖或抽动)
活动		静卧,正常姿势,活动自如	扭动,前后翻滚[紧张轻度躁动(如头前后晃动、攻击行为);浅快呼吸,间断叹气]	弓状,强直,或抽动[严重躁动撞头;颤抖(无僵直);屏气,喘息或吸气增加;僵硬]
哭泣		无哭泣(清醒或入睡)	呻吟或呜咽,偶尔抱怨(偶尔言语或牢骚)	持续哭泣,尖叫,或抽泣;频繁抱怨(反复言语,持续抱怨)
可安慰性		满足,放松	可以被偶尔抚摸,拥抱和交谈缓解;转移注意力	难以安慰或抚慰(推开照料者,拒绝关心或安慰行为)

E 表 44-2　无交流小儿疼痛清单：术后版本

声音	社交
呻吟，哀号，呜咽（相当轻柔）	不合作；摇晃，易激惹，不高兴
哭泣（中等音量）	互动减少，孤僻
尖叫或喊叫（非常响亮）	寻求安慰或身体接触
有关疼痛的特殊声音或语言	难以转移；不能令其满意或被安抚
面部	**活动**
皱眉头	无活动，活动减少，安静；四处跳动，烦躁，坐立不安
眼睛的改变包括眯眼，双眼睁大，皱眉	
嘴闭起，无微笑	
缩唇，紧闭，噘嘴或颤抖	
牙关紧闭或咬牙，舌伸出	
躯体或肢体	**生理指标**
松软的	
僵硬，痉挛，紧张，强直；试图或触摸疼痛部位；保护，支持，防卫疼痛部位；	颤抖
畏惧或移除疼痛部位；以特殊的方式移动以显示疼痛	颜色改变，苍白；出汗；流泪
	大口呼吸，喘息，屏气

摘自 Breau LM，Finley GA，McGrath PJ，Camfield CS. Validation of the Non-communicating Children Pain Checklist-Postoperative Version. *Anesthesiology* 2002；96（3）：528-535。

E 表 44-3　交流受损小儿疼痛指标

1. 有或无眼泪的哭泣
2. 尖叫，喊叫，呻吟，抱怨
3. 困扰或愁苦面容
4. 身体出现僵直或紧张
5. 难以安抚或安慰
6. 抚摸时退缩或离开

摘自 Stallard P，Williams L，Velleman R，et al. The development and evaluation of the pain indicator for communicatively impaired children（PICIC）. *Pain* 2002（1-2）；98：145-149。

疼痛管理策略

疼痛是一种复杂的现象，是伤害性刺激经外周神经系统传入至脊髓和脑皮质。通过边缘系统、额叶和丘脑的多个突触，疼痛的感知又进一步受到情感、行为和过去疼痛体验的影响。由于疼痛机制的复杂性，疼痛的有效治疗需以疼痛通路中多个位置为靶点应用多模式治疗，如图 44-4 所示。多模式治疗包括许多非药物治疗技术，除药物干预外（见后文），这些技术更常用于简单的治疗过程（如舒适的体位、冷/振动、分散注意力）。这种方法的主要目标是将阿片类药物的需要量和阿片类相关副作用最小化。

应选择具有相加或协同作用以及不同不良反应类型的镇痛药，以便在提供足够镇痛的同时不良反应较少。在外周水平，疼痛的治疗包括应用局麻药、周围神经阻滞、NSAID、抗组胺药或阿片类药物。在脊髓水平，疼痛的治疗包括应用局麻药、椎管内阿片类药物、α₂肾上腺受体激动剂和氮甲基-D-天冬氨酸（NMDA）受体拮抗剂。最后，在皮质水平治疗可应用全身阿片类药物、α_2-肾上腺素受体激动剂、和电压门控钙离子通道 $\alpha_2\delta$ 蛋白（抗惊厥药物靶点）[89]。应用多模式镇痛可使大多数中重度疼痛得到很好的治疗。

术后疼痛管理策略是麻醉前计划不可或缺的一部分，以便取得患者对相应操作的知情同意，例如实施周围或区域神经阻滞（见第 42 和 43 章）。另外，对 PCA 操作的适当教育应该在术前开始。尽管一些不适在所难免，但与患儿进行一次将术后疼痛最小化的真诚探讨可以减少围手术期紧张。镇痛药物的选择需仔细考虑许多因素，包括手术操作的范围和需要、年龄和小儿的认知功能、小儿既往疼痛体验和对治疗的反应、可能改变对疼痛药物反应的潜在身体状况、和小儿及家庭的偏好。目标应该是让小儿在合理舒适的情况下从麻醉中苏醒过来，因为一般来说，在无痛的患儿中维持镇痛比在剧烈疼痛的患儿中实现镇痛要更容易。图 44-5 显示了小儿术后急性疼痛的评估和处理策略的流程图。

手术方面考虑

在选择镇痛方法前，尤其当计划应用区域技术时，麻醉医生应与手术团队讨论手术操作的范围和要求、特殊的术后问题。例如，放置硬膜外导管的位置和硬膜外用药的选择在垂直正中切口的儿童和耻骨上水平切口的儿童是不同的。在某些操作中，硬膜外导管可能进入到术野或术后导管所在部位可能被石膏或敷料覆盖。在这些病例中，导管应从皮下隧道绕过手术区域。另一选择是一个或多个硬膜外导管可由术者在手术结束时直视下放置（如脊椎融合术或选择性背角神经根切断术）[90]。术后疼痛的管理是通过导管输注局麻药和/或阿片类药物溶液[91]。某些手术后的疼痛性肌痉挛常可通过持续区域镇痛缓解[91-93]。这种痉挛缓解作用部分与阻滞强度有关，如果单独区域阻滞缓解不充分时可能需要补充口服或肠道外苯二氮䓬类药物。顽固性膀胱痉挛可能是某些手术术后难以处理的问题（如尿道再植术），NSAID（如酮咯酸）或抗胆碱类药可有效治疗该并发症[94]。膀胱内注射丁哌卡因也可用于治疗膀胱痉挛，尽管需要特别注意所用剂量以避免中毒反应[95,96]。在开胸和上腹部手术后硬膜外阻滞可能极易改变膈肌的机械运动。该作用可能是肋间肌运动阻滞和膈静息长度改变的结果，而并不只是可逆性膈肌抑制[97-100]。然而人们仍不确定是否全身单独应用阿片类药物或中枢神经鞘内阻滞镇痛减轻了术后膈肌抑制或显著改善术后肺功能[101,102]。然而有效的镇痛确实提高了儿童对深呼吸和早期活动等措施的依从性，从而降低了术后并发症的发生率[103]。

小儿年龄和认知能力

镇痛技术如局麻药切口浸润、周围神经阻滞或区域阻滞，可将阿片类药物的应用和中枢呼吸抑制最小化，因此可能是早产儿或有中枢呼吸驱动损伤的较小婴儿的理想镇痛方式[104,105]。对乙酰氨基酚是有用的辅助药物，因为在推荐剂量范围内应用时，有较大的治疗窗和较少的副作用。尽管

合理应用阿片类药物并不是禁忌证，但早产儿或月龄<1个月的足月儿在应用阿片类药物时仍需要细心观察和监测以便发现呼吸抑制[106]。<6个月的婴儿在应用局麻药时应更加注意药物剂量，因为蛋白结合率的下降可能增加局麻药中毒的风险[107]。

当较大婴儿或幼儿预期要经历中重度疼痛时，恢复进食后使用口服阿片类药物治疗应该可以获得足够的镇痛效果。另外，损伤范围较大的手术可能需要持续低剂量阿片类药物输注、护士控制镇痛（NCA）[108]或区域阻滞。非药物治疗手段包括分散注意力，如儿童生活疗法和家长安慰能增强镇痛效果。

与年幼小儿相比，学龄前和学龄儿童对术后体验有更大的恐惧和更好的理解。大多数认知健全的，年龄在7岁以上（包括7岁）的小儿能够理解PCA的概念，这能帮助小儿获得一种控制感，尤其在没有其他可控制的手段时[109]。这样的控制和依赖对于青少年可能更为重要；允许他们参与决策的制订可为任何镇痛措施的成功提供帮助[109]。区域阻滞技术在任何年龄组均可提供绝佳的镇痛效果，与全身阿片类药物（如恶心、呕吐、过度镇静、烦躁不安和呼吸抑制）相比，相

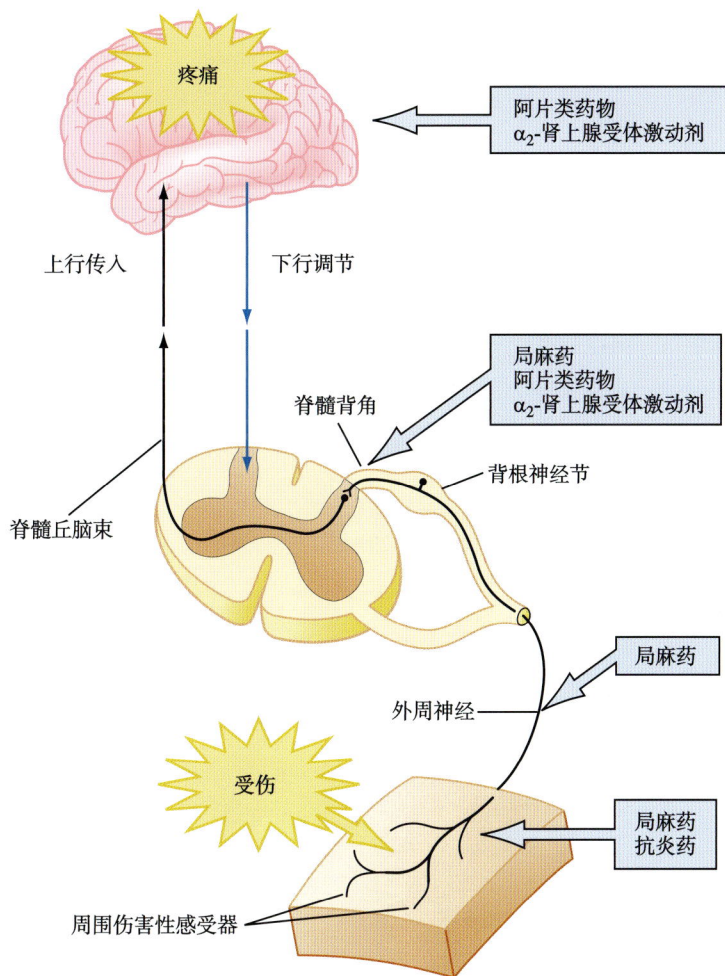

图 44-4　疼痛通路和多模式策略缓解疼痛的示意图（摘自 Kehlet H, Dahl JB. The value of "multimodal" or "balanced analgesia" in postoperative pain treatment. *Anesth Analg.* 1993；77：1049）

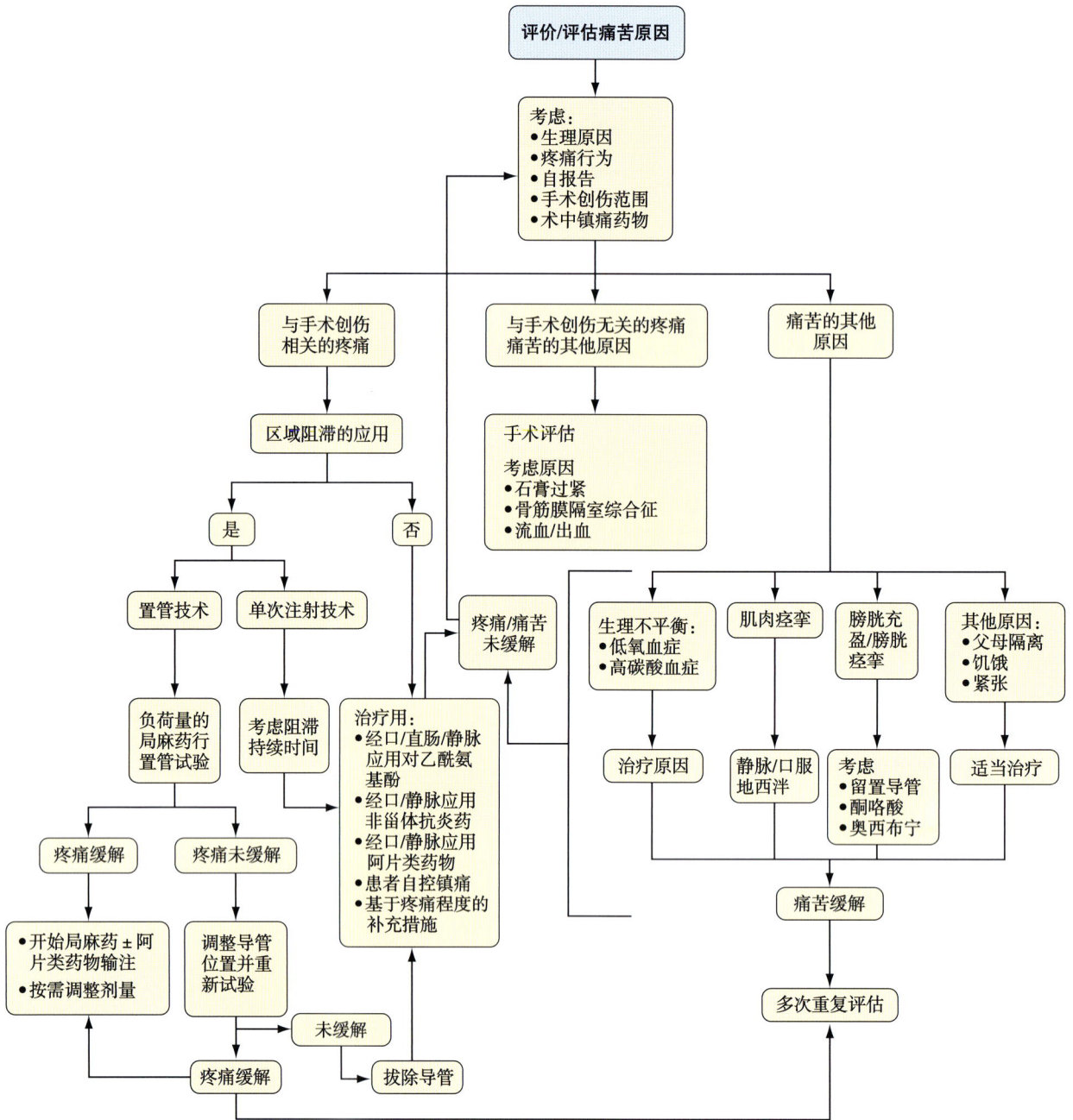

图44-5　小儿术后急性疼痛评估和处理流程图

关不良反应发生率降低。对有明显生长发育延迟的小儿，麻醉医生需要特殊考虑生理障碍和认知障碍，尽管在大多数情况下，药物的药理作用并没有改变。

不论小儿年龄大小，在选择一种疼痛处理方法时，麻醉医生都应该认真考虑详细的既往史，包括小儿既往疼痛经历、镇痛史、对治疗的反应和既往镇痛方法的不良反应。与存在慢性疼痛并因长期反复应用阿片类药物而耐受的小儿相比，未应用过阿片类药物的小儿在第一次手术后只在较短时间内需要较小剂量的阿片类药物。镇痛方法的选择也应根据特定小儿以往镇痛效果进行修改。随着基因检测应用的临床开展，确定目标基因多态性尤其是细胞色素 P450 酶系统可合理指导药物的选择和用量。

疼痛的药物治疗

非阿片类镇痛药

非阿片类镇痛药物可以作为轻度疼痛的单独用药，也可在中重度疼痛的多模式治疗中作为重要的辅助用药。尽管大多数非阿片类药物可产生剂量依赖性镇痛作用，但能达到的镇痛效果有限并具有药物"封顶"效应，也就是更大剂量的药物不能提供额外的镇痛。因此严重疼痛对单独应用此类药物具有抵抗力[110]。理想的情况是，非阿片类药物（表 44-7）作为基础计划用药应至少在术后最初几天应用，而阿片类药物在出现明显疼痛时临时应用（pro re nata, PRN）。

表 44-7 常用非阿片类镇痛药口服剂量指南

药物	体重<60kg 小儿个体剂量/(mg/kg)	体重≥60kg 小儿个体剂量/mg	剂量间隔/h	体重<60kg 小儿每日最大剂量/(mg/kg)	体重≥60kg 小儿每日最大剂量/mg
对乙酰氨基酚	10~15	650~1 000	4~6	75[a]	3 000
布洛芬	5~10	400~600	6	40	2 400
萘普生	5~6	250~375	12	10	1 000
双氯芬酸钠	1	50	8	3	150
酮咯酸[b]	0.5	30	6~8	2	120
曲马多	1~2	50	6	8	400

[a] 见文章中新年龄相关剂量。
[b] 酮咯酸应用最大量为 5 天或服药 20 次体重<60kg 小儿剂量达到每次 15mg，体重>60kg 小儿剂量达到每次 30mg。改编自 Berde CB, Sethna NF. Analgesics for the treatment of pain in children. *N Engl J Med.* 2002；347（14）：1094-1103；World Health Organization. *World Health Organization Guidelines on the Pharmacological Treatment of Persisting Pain in Children with Medical Illnesses.* WHO：Geneva，Switzerland；2012。

对乙酰氨基酚

对乙酰氨基酚是小儿最常用的非阿片类解热镇痛药。尽管经过多年研究，但该药主要的镇痛机制仍不清楚。其镇痛作用可能是通过阻断中心和外周前列腺素合成，减少 P 物质诱导的痛觉过敏和调节脊髓痛觉过敏 NO 的产生[111-113]。另外，对乙酰氨基酚可能通过激活下行 5-羟色胺（5-HT）通路产生镇痛作用[114-116]。我们推测其作用位点在过氧化物酶位点上抑制前列腺素 H_2 合成酶[115]。有效镇痛和解热的血清浓度为 5~20μg/ml[117-121]；目标作用位点（类似脑脊液）浓度为 10μg/ml 时能减少扁桃体切除术后 3.6/10 个疼痛单位[122]。通过任何途径给药的日总量由年龄和体重决定，但小儿不超过 75mg/kg，周龄 32~44 周的新生儿不超过 60mg/kg，28~32 周的早产儿不超过 40mg/kg。

推荐的口服剂量为每 4h，10mg/kg，或每 6h，15mg/kg，或每天总量为 60mg/kg，少于每天用量的上限 75mg/kg。对乙酰氨基酚具有较宽的安全范围，然而肝毒性反应在剂量仅稍高于推荐剂量时即可发生，表明在小儿中，对乙酰氨基酚治疗指数较窄[123,124]。由于这些报道和美国食品和药品应用专家组建议，制药商将每天的最大剂量减少到 3g。对乙酰氨基酚有多种制剂形式，单独或联合消肿剂使用，可口服用于治疗多种感冒，和阿片类药物联合应用治疗中重度疼痛。现

有超过 600 种非处方类含对乙酰氨基酚的药物，这增加了用药过量的风险，因为小儿可能服用多于一种含有该药的药物。医生需要经常回顾用药情况并教育家长以使过量的风险最小化。过去，小儿液剂型对乙酰氨基酚如婴儿滴液浓度大于糖浆浓度，导致剂量错误。因此，80mg/ml 浓度已被制药商从美国市场上撤出，并且液剂型药物浓度均标准化为 32mg/ml。如果按照 15mg/kg 的剂量应用，该浓度相当于大约 0.5ml/kg 的对乙酰氨基酚。在麻醉诱导前 90min 口服液剂型对乙酰氨基酚（以 40mg/kg 应用 50mg/ml 的糖浆，相当于 0.8ml/kg）胃液量和 pH 没有改变，因此该药可在术前应用。目前人们还不清楚这些结果是否适用于服用对乙酰氨基酚的时间可以更靠近诱导时间[125]。

静脉注射型对乙酰氨基酚（对乙酰氨基酚）在欧洲和澳大利亚已经应用多年并且已出现在美国市场。静脉注射型对乙酰氨基酚是 10mg/ml 的溶液，输注时间应该>15min，每 4h，12.5mg/kg 或每 6h，15mg/kg，每天总剂量上限是 75mg/kg（尽管在写作本书时，药品生产商仍用的推荐静脉注射剂量为每天 4g，与口服对乙酰氨基酚推荐量不同）。在 32~44 周的新生儿中，在 20mg/kg 的负荷量后应继续应用每 6h，10mg/kg（28~31 周为每 12h）[126]。每次静脉注射对乙酰氨基酚的剂量都应该适时地记载，避免多次应用后药物

过量；有一些较小婴儿在病房内接受大剂量对乙酰氨基酚静脉注射时出现明显剂量过量的病例[124,127-129]。对于早产儿和足月新生儿的推荐剂量仍是研究的活跃领域，一项研究显示体重而非是孕周或产后年龄是个体药代动力学较好的预测因子[130]。

应用对乙酰氨基酚后，镇痛作用在 15min 内起效，解热作用在 30min 内起效[131,132]。静脉注射的对乙酰氨基酚快速通过血脑屏障，5min 内在脑脊液中可被检测到，注射后 57min 内达到脑脊液峰浓度（经口和直肠用药为 2~3h）。这也解释了镇痛和解热快速起效的原因[133]。一个大规模多中心试验报道了在成人下肢关节置换术后，与安慰剂组相比，静脉注射 1mg 对乙酰氨基酚或 2g 丙帕他莫（相当于 1g 对乙酰氨基酚）可减少吗啡用量并提供较好的镇痛[134]。丙帕他莫组的局部皮肤反应和注射痛发生率高于对乙酰氨基酚组。一项随机对照试验显示行腺扁桃体切除术的小儿在麻醉诱导后，经直肠给予 40mg/kg 和静脉注射 15mg/kg 对乙酰氨基酚可在术后 6h 提供较好的镇痛[135]。这可能是由于直肠用药吸收缓慢，存在持续的有效浓度（图 4-2）[136]。与口服对乙酰氨基酚相比，行腭裂修补术的幼儿按计划应用口服或静脉注射对乙酰氨基酚，其术中阿片类需要量减少（由于不同的峰浓度时间），但术后阿片类的需要量无差别[137]。

然而经直肠给药后对乙酰氨基酚的吸收缓慢且不可预知，导致不同的血浆浓度和用药后 60~180min 达到峰浓度（图 4-2）[120,138,139]。来自同一组的研究人员的一系列试验显示了吸收的不可预知性，这些研究检测了在婴儿中行腹主动脉和胸科手术时，经直肠和静脉注射对乙酰氨基酚对阿片类药物的节省作用。在经直肠给药的研究中，无阿片类节省作用，对乙酰氨基酚血清浓度在患者之间存在 50 倍差异[140]。同一患者人群在后续研究中应用静脉注射对乙酰氨基酚，阿片类药物用量减少 60%，呼吸暂停发生率同样降低[141]。在行骨科手术的小儿中，经直肠应用 40mg/kg 负荷量的对乙酰氨基酚及之后每 6h，20mg/kg，在一半的患者中可产生 10~20μg/ml 的血清浓度且不伴有 24h 内蓄积[138]。该剂量组合是目前最常推荐的直肠给药方法，但需注意的是应用该组合可能导致每天 80mg/kg（或在第一天应用负荷剂量时达到 100mg/kg）的剂量。也有研究报道，与之前的设想相反，对乙酰氨基酚在大多数栓剂中分布相对均匀，这样使得它们被打开释放以获得所需要的剂量，尽管剂量的准确性是个问题[142]。

总而言之，对乙酰氨基酚具有阿片类药物节省作用并且几乎无不良反应，在剂量适宜时中毒的风险较低。当将起效时间不同考虑在内时，口服和静脉给药可产生等同的镇痛作用。因为吸收的不可预知性和有限的剂量选择，经直肠给药应是最后选择的途径。而资金因素限制了美国许多医院静脉应用对乙酰氨基酚[143]。

非甾体抗炎药（NSAID）

NSAID 可对由手术、损伤和疾病引起的轻中度疼痛产生较好的镇痛。其作用的主要机制是通过在 COX 位点抑制前列腺素 H_2 合成酶，引起在损伤组织处的前列腺素合成减少及减轻炎症级联反应。除了周围效应，NSAID 也具有

直接的脊髓作用，通过阻滞由活化的脊髓谷氨酸和 P 物质受体激活诱导的痛觉过敏反应[144]。额外的作用机制还包括减少白三烯的产生、5-HT 通路的活化、抑制兴奋性氨基酸、NMDA 介导的痛觉过敏和前列腺素合成的中枢抑制[145,146]。COX-1 酶存在于脑、胃肠道、肾和血小板并以结构性方式表达。它可保持胃黏膜的完整性和功能、血小板的凝集和肾灌注。COX-2 的表达由炎症或组织损伤诱导。选择性 COX-2 抑制剂减少炎症但对胃黏膜功能影响较小，对血小板凝集影响较小，因此副作用较少。然而，损伤肾灌注的作用与非选择性 COX 药物相比并无差别，因为 COX-2 在肾组织是以结构性方式表达并有可能参与前列腺素依赖的肾稳态调节过程[147]。肾毒性风险增加的原因包括低血容量、心力衰竭、已有肾功能不全或近期应用其他肾毒性药物。成人在长期和短期应用后血栓性心血管和 CNS 事件的报道导致罗非考昔和伐地考昔两种 COX-2 抑制剂从市场撤出[148,149]；目前人们还不清楚这些药物引起小儿血栓性事件的风险。大多数小儿研究评估了非选择性 COX 药物的应用。在成人研究中，与同等剂量的传统 NSAID 相比，COX-2 抑制剂通常但并非总是产生镇痛作用。

布洛芬是最古老的口服 NSAID，大量用于与手术、创伤、关节炎、经期绞痛和镰状细胞病有关的发热和疼痛的治疗。一项大规模随机对照双盲试验显示，与应用对乙酰氨基酚和可待因相比，在急诊室对肌肉骨骼创伤后小儿应用布洛芬，其 VAS 评分明显较低[150]。另外，与其他两组相比，应用布洛芬组有更多的小儿的 VAS 评分在 0~100mm 中低于 30 分。布洛芬的推荐剂量是每 6h，5~10mg/kg。与对乙酰氨基酚相同，布洛芬有多种剂型和浓度，使儿童存在用药过量的风险。对于儿科的使用，布洛芬有以下几种剂型：

- 浓缩滴液，1.25ml 含 50mg 布洛芬
- 口服悬液，5ml 含 100mg 布洛芬
- 咀嚼片或囊片，每片含布洛芬 100mg

双氯芬酸钠可为儿童小型手术提供有效镇痛。该药在美国仅有口服片剂，在其他一些国家有栓剂和可注射用药。双氯芬酸钠的小儿用量是每 8h 口服 1mg/kg，直肠 0.5mg/kg 和静脉 0.3mg/kg[151]。口服和直肠剂量的生物利用度分别为 0.36 和 0.35，混悬液、分散片和栓剂是 0.6。直肠应用双氯芬酸钠与口服肠溶性片相比，直肠用药相对生物利用度更大和峰浓度到达时间更早。在小儿行腹股沟疝修补术时，双氯芬酸钠的镇痛效果与骶管应用丁哌卡因或静脉注射酮咯酸的镇痛效果相同[153-155]。在接受扁桃体或腺扁桃体切除手术的小儿中，与对乙酰氨基酚相比，双氯芬酸钠可产生更好的镇痛效果及更少的阿片类补充剂量，恶心呕吐的发生率更低，开始进食时间更早[156,157]。尽管偶有病例报道在扁桃体切除术中接受双氯芬酸治疗与接受罂粟碱治疗的儿童相比，在恢复室内出血和躁动的发生率增加[158]，但系统评价回顾分析证实 NSAID 并不增加小儿需重返手术室的出血发生率。然而当研究不同 NSAID 的出血风险时，酮咯酸（而非其他 NSAID）与扁桃体切除术后出血明显增加有关[159,160]。总体上，与其他镇痛药相比，服用 NSAID 恶心呕吐发生率较低，表明其优势超过其不良影响。一项前瞻性随机研究，将 91 例具有睡眠呼吸障碍的小儿在扁桃体切除术后分到对乙酰

氨基酚联合布洛芬或吗啡镇痛组，术后第一天吗啡组去氧饱和（与术前水平相比）事件发生次数增加 4 倍，而在同一时间段布洛芬组去氧饱和事件发生次数则减少。总体上，吗啡组疼痛评分较低，但并不具有统计学差异。因初步结果和吗啡组患儿发生家中呼吸抑制并导致入住儿童重症监护室治疗，该研究被提早终止[161]。

酮咯酸、吲哚美辛和布洛芬是美国仅有的注射用 NSAID。吲哚美辛是最常用 NSAID，用于关闭早产儿未闭的动脉导管。注射型布洛芬在美国分为成人型和儿童型。酮洛芬、帕瑞昔布和双氯芬酸钠是其他注射型 NSAID，在除美国以外的其他国家使用。一项大规模多中心研究比较了 11 000 多例行大型手术的成人患者静脉注射酮咯酸、酮洛芬和双氯芬酸钠后发生严重不良事件的风险[162]。该结果表明，有 1.4% 的成人发生了严重不良事件，包括手术部位出血（1%）、死亡（0.17%）、严重过敏反应（0.12%）、肾衰竭（0.09%）和胃肠道出血（0.04%），组间结果无差异。目前儿童缺乏同样的大规模研究，但包含 161 名行扁桃体切除术的安慰剂对照研究发现静脉注射布洛芬具有阿片类药节省作用并且不增加出血[163]，与较大规模的综合研究结果相一致[160]。

在所有年龄的小儿中，酮咯酸提供的术后镇痛效果与阿片类药物相似[164-167]。酮咯酸的优点包括无阿片类药物的副作用（呼吸抑制、镇静、恶心、瘙痒），这使其成为治疗术后镇痛的理想选择。然而，和所有 NSAID 相同，酮咯酸具有引起血小板功能不全、胃肠道出血和肾功能不全的风险。在手术室或新生儿 ICU，18 例行痛操作的早产儿或足月儿应用酮咯酸（1mg/kg）后，疼痛评分减低（新生婴儿疼痛评分），无全身或局部出血和无血液系统、肝或肾脏并发症发生（值得注意的是该剂量是推荐剂量 0.5mg/kg 的 2 倍）。同样，37 例接受大型手术的婴儿和 6～18 个月的小儿在手术引流量，肾或肝功能检测和氧饱和度上均无不良反应发生[168]。在该试验中，患儿术后接受持续吗啡输注，混淆了对酮咯酸镇痛效果的评估。在单次剂量试验中，酮咯酸在婴儿和小儿（2～18 个月）中的药代动力学似乎是一致的，同时显示 S 对映体的清除相对较快，R 对映体的清除较慢[168,169]。最后，婴儿或小儿开胸心脏手术后，酮咯酸可用于补充阿片类药物的镇痛，不增加肾脏和出血并发症[170-172]。然而因酮咯酸能够减少肾血流，许多人推荐酮咯酸应用时间应限制在 48～72h，当需要应用超过 72h 时，应检测肾功能[168,169]。

NSAID 另一具有争议的方面是其在骨愈合中的作用和在行脊柱融合术的小儿中的应用。前列腺素在骨代谢中具有重要作用并显著影响骨吸收和形成；然而，前列腺素对骨形成具有主导作用。NSAID 抑制前列腺素形成，因此人们担心前列腺素的应用可能导致脊柱融合术后的不愈合。兔和一些成人的研究显示不愈合或假关节发生率增加，尤其在应用大剂量酮咯酸时更易发生[173,174]。然而，在术后即刻开始接受酮咯酸治疗的儿童和青少年，与未应用酮咯酸相比，脊柱弯曲、内固定物失效和假关节形成或需要再手术的发生率无差别[175-177]。值得注意的是，大多数小儿数据来自身体健康的特发性脊柱侧凸的小儿。静脉注射应用 NSAID 并无特殊优势。也没有证据表明静脉注射酮咯酸比口服或经直肠给药的其他 NSAID 在同等剂量（如等效的）下，具有更强

的镇痛效果[178]。

一项有关 NSAID 用于术后镇痛的 meta 分析包含了 27 个研究，其中 567 例儿童应用了 NSAID，418 例儿童未应用[179]。围手术期同时应用 NSAID 和阿片类药物减少了在 PACU 和术后 24h 的阿片类药物的用量，减轻了在 PACU 的疼痛强度，减少术后 24h 恶心呕吐（PONV）。尽管 NSAID 比对乙酰氨基酚对急性疼痛更加有效[180]，但模拟研究显示联合用药治疗延长了两者的镇痛时间[181]。许多研究也证明了在小儿中按计划联合治疗的好处，常产生较单独用药更好的效果[182,183]。因此，两种药是世界卫生组织小儿疼痛治疗指南的一部分[184]，是安全有效和阿片类药节省镇痛体系的基础。

曲马多

曲马多是合成的可待因类似物，以两种互补机制产生镇痛效果。其中一种代谢产物具有较弱的 μ 阿片受体亲和性，而无 δ 和 κ 受体亲和性。除了轻度阿片类作用，曲马多也可抑制 5-羟色胺和去甲肾上腺素的摄取。曲马多优于阿片类药物的方面包括呼吸抑制、镇静和恶心呕吐的发生率降低。然而，曲马多经 CYP2D6 途径代谢，"超代谢者（ultrametabolizer）"有可能产生大量具有效能的 O-去甲基盐酸曲马多，为一种 μ 受体亲和力是曲马多 200 倍的代谢产物[185,186]。口服曲马多的常见剂型是浓度为 100mg/ml 的糖浆，是一种极易因疏忽而服用过量的剂型。该浓缩剂量应以"滴"为单位应用，但有些人错误地以毫升应用该浓度药物导致过量。为防止这种用药过量，许多管理部门将口服曲马多的浓度限制为 5～10mg/ml。有报道应用 7～10mg/ml 的曲马多后发生中毒反应[187]。与曲马多应用有关的其他不良反应包括恶心呕吐（9%～10%）、瘙痒（7%）和红疹（4%）[188]。有报道显示曲马多可引起眩晕并与癫痫发生有关。在美国曲马多只有单独或对乙酰氨基酚相结合的片剂。然而在其他美国国家有液体剂型（见前文）即混悬液、和注射型溶液，允许更大范围剂量的使用。因此，曲马多有多种途径提供镇痛包括口服、直肠、静脉（包括 PCA 装置）、硬膜外阻滞和局部浸润镇痛。

曲马多用于小儿急诊手术术后疼痛的治疗，也可用于从静脉注射阿片类用药向口服镇痛药的过渡。一项研究比较了在小儿两种剂量（1mg/kg 和 2mg/kg 口服）的曲马多用于从吗啡 PCA 的过渡。接受 2mg/kg 的小儿需要较少的补充镇痛药物并且在不良反应的发生率上与接受 1mg/kg 的小儿相比无差别[188]。具有阻塞性呼吸睡眠暂停的小儿行扁桃体切除术时，静脉注射 2mg/kg 的曲马多与静脉注射 0.1mg/kg 的吗啡相比产生相同的镇痛和镇静效果，并且低氧和不良事件发生次数较少[189]。在接受疝修补术的小儿，曲马多可产生与髂腹股沟和髂腹下神经阻滞相似的镇痛作用[190]。然而曲马多组恶心呕吐的发生率较高。通过使用缓释口服制剂可以降低 PONV 的发生率；这可以降低早期峰值浓度，并保持持续的血浆浓度。在行房室隔缺损修补术的小儿，与接受吗啡 PCA 相比，曲马多 PCA 也可提供足够的镇痛并且镇静作用较轻，苏醒更早、拔管时间也更短[191]。

曲马多经神经轴途径应用同样有效。在行疝修补术

的小儿,与骶管应用吗啡(30μg/kg)相比,骶管应用曲马多(2mg/kg)可产生可靠的术后镇痛[192]。两组均有超过90%的小儿在术后24h不需要额外镇痛药物。然而目前还缺少严格的药物特异性神经毒性研究,因此在此类数据出现和证实之前尚不推荐经该途径用药。另一研究比较了扁桃体切除术小儿静脉应用或腺体周围浸润2mg/kg曲马多的镇痛效果[193]。两组在第一小时均有极佳的镇痛效果。然而,局部浸润组与静脉注射组相比,镇痛作用持续时间更长,需要更少补救剂量的对乙酰氨基酚。总体上,曲马多是具有中等效能的镇痛药物,不良反应发生率低,可单独用于小儿的轻中度疼痛或在重度疼痛时产生阿片类药节省作用。

氯胺酮

如今人们对应用氯胺酮的兴趣正逐年增加,氯胺酮是NMDA受体拮抗剂,用于治疗急慢性疼痛。其优势包括阿片类药节省作用、避免阿片类药耐受、防止中枢敏化和反复刺激后痛感增强、减轻阿片类药诱导的痛觉过敏并且因其本身镇痛特性可在多模式治疗中提供协同镇痛作用。有病例报道显示在由晚期癌症引起的小儿难治性疼痛中氯胺酮可减少阿片类药物用量,减少阿片类药不良反应,改善疼痛控制和功能,增加与家人互动能力[194-196]。氯胺酮作为同时具有镇痛和镇静作用的唯一药物也广泛用于烧伤治疗[197]。

评价氯胺酮单独或联合应用阿片类药治疗儿童术后急性疼痛的研究产生了模棱两可的结果。在一项研究中,行扁桃体切除术的小儿在诱导后或手术结束时静脉注射0.5mg/kg氯胺酮,与安慰剂组相比疼痛评分降低,且需要更少的补救镇痛药[198]。在该研究中所有小儿均接受了标准的镇痛治疗包括手术前直肠应用双氯芬酸钠和在术后特定时间间隔口服对乙酰氨基酚。另一研究报道了在小儿扁桃体切除术开始前给予负荷剂量和持续输注氯胺酮,较手术结束前给予单次负荷剂量氯胺酮减少了疼痛评分和补救镇痛药的使用[199]。在扁桃体切除术中肌内注射(肌注)0.5mg/kg的氯胺酮,与肌注0.1mg/kg吗啡作为唯一镇痛药物相比,可产生相同的镇痛效果即相同的镇痛评分和同等量的补救镇痛药[200]。其他研究没有发现在扁桃体切除术、泌尿手术和骨科手术中,氯胺酮与安慰剂组相比存在镇痛优势[201-204]。

一项包含35项随机对照研究的meta分析比较了567例在各种手术中以各种用药途径应用氯胺酮作为辅助镇痛药和418例未应用氯胺酮作为镇痛药的小儿病例[205],尽管氯胺酮的应用与PACU中疼痛强度的降低有关,并且减少了对非阿片类药物的需求,但并没有表现出阿片类药的节俭作用。一个包含37项研究的系统性分析中有4项小儿研究,2项研究显示了氯胺酮作为辅助镇痛药的有益效果,另2项研究则没有发现其优势[206]。目前研究者尚未得出有关氯胺酮作为辅助镇痛剂应用的结论。在所有过去的研究中,应用氯胺酮仅与少数轻度或自限性不良反应有关。在推荐常规应用前,尚需进一步研究评估低剂量氯胺酮对急性术后疼痛的作用。

加巴喷丁

加巴喷丁是一种抗惊厥药,但通过与突触前钙通道结合

调节谷氨酸和其他兴奋性神经递质的释放可产生镇痛作用。加巴喷丁有100mg、300mg、600mg、900mg片剂和50mg/ml口服液。尽管在慢性神经性疼痛中有大量研究,但也存在大量加巴喷丁对成人急性疼痛具有镇痛作用的研究[207],同时也可有效防止PONV[208]。但加巴喷丁在小儿急性疼痛中作用的研究较少,一项在行脊柱后融合术的小儿中进行的前瞻随机研究显示,当术前给予15mg/kg负荷剂量及每天3次5mg/kg的加巴喷丁后,术后早期吗啡用量显著减少[209]。另一仅术前单次应用加巴喷丁的研究未显示出阿片类药节省作用[210]。加巴喷丁不引起呼吸抑制,但镇静是其常见的副作用,当同时应用阿片类药物时可能混淆对患者的评估。

阿片类镇痛药

阿片类药物适用于手术或创伤后中重度疼痛、镰状细胞病等急性疼痛危象以及癌症等慢性疼痛情况。阿片类药物模拟内源性配体内啡肽的作用,通过结合位于脑、脊髓和周围神经细胞突触前和后位点的特定阿片受体发挥镇痛作用。在CNS中有4种阿片受体:μ、δ、κ和σ[211-213]。当这些受体被激活,它们能通过减少兴奋性神经递质从突触前端的释放而抑制神经元。μ受体可进一步分为μ1受体,与脊髓以上镇痛和生理依赖有关;μ2受体,与呼吸抑制、心动过缓、生理依赖和胃肠道运动障碍有关[214]。激活的κ受体可引起镇痛并且无呼吸抑制,然而激活σ受体可引起烦躁不安、心动过速、呼吸急促、高张力和瞳孔散大。δ受体调节μ受体活性。

作用于阿片类受体的药物可分为激动剂、拮抗剂、部分激动剂和混合激动-拮抗剂。激动剂是与受体结合并产生药理作用的神经递质。而拮抗剂是结合受体但不产生任何作用;然而通过占据受体,阻滞激动剂的作用。部分激动剂其内在活性降低并产生小于最大反应的作用。它们也可作为拮抗剂,因为它们阻滞了激动剂与受体的结合。混合的激动-拮抗剂在特定阿片受体可作为激动剂而在另一些受体作为拮抗剂。E表44-4描述了不同的阿片类受体、作用和受体相关的药物。最广泛应用于疼痛治疗的阿片类药物是μ受体激动剂,包括吗啡、氢吗啡酮、芬太尼类、美沙酮、氢可酮和羟考酮。在上述药物中,吗啡是最常用的治疗小儿中重度疼痛的一线阿片类药物,因此该药也是临床医生使用经验最多的药物。表44-8列举了相对效能和通常临床应用的阿片类药物的建议初始剂量。阿片类药物的发育药理学、PK和副作用将在第7章讨论。

给药技术

阿片类药物的血药浓度必须保持在治疗范围内,以提供有效镇痛和避免不良反应,例如过度镇静和呼吸抑制。阿片类药物的剂量和给药途径共同决定该药物在治疗窗口内维持血药浓度的同时使副作用最小化的能力。

口服应用

口服阿片类药物能够较好地适用于具有轻中度疼痛的小儿、日间手术小儿或作为局麻药的佐剂。对于接受区域麻醉的小儿,在阻滞作用消失前口服应用阿片类药物可提供平稳的过渡和更稳定满意的镇痛。在大多数病例中,小儿在重新进食后可更好地耐受口服阿片类药物。

44

E 表 44-4　阿片受体分类

受体	效果	激动剂	拮抗剂
Mu(μ)	$μ_1$：脊髓上镇痛，生理依赖 $μ_2$：低通气，心动过缓，生理依赖，欣快感，肠梗阻	吗啡，可待因，氢吗啡酮，芬太尼，舒芬太尼，阿芬太尼，哌替啶，美沙酮，瑞芬太尼	纳洛酮，喷他佐辛，纳布啡
delta(δ)	调节受体活性，弱镇痛，欣快感	脑啡肽	纳洛酮，甲硫脑啡肽
Kappa(κ)	镇痛，镇静，低通气，瞳孔缩小	强啡肽，喷他佐辛，布托啡诺，烯丙吗啡	纳洛酮
sigma(σ)	烦躁不安，高张力，心动过速，呼吸急促，瞳孔扩大	喷他佐辛，氯胺酮	纳洛酮

改编自 Stoelting RK. Opioid agonists and antagonists. In: Stoelting RK, ed. *Pharmacology and Physiology in Anesthetic Practice*. Philadelphia: JB Lippincott; 1991。

表 44-8　阿片类镇痛药：相对效能和初始剂量指南 [a]

药物	相对吗啡效能	口服剂量	静脉注射剂量	口服/静脉注射剂量比
吗啡	1	每 3～4h 0.3mg/kg 持续释放： 20～35kg：每 8～12h 10～15mg 35～50kg：每 8～12h 15～30mg	负荷量：每 2～4h 0.1mg/kg 持续输注：0.01～0.03mg/kg	1 : 3
氢吗啡酮	5～7	每 3～4h 0.04～0.08mg/kg	负荷量：每 2～4h 0.02mg/kg，持续输注：0.002～0.006mg/(kg·h)	1 : 4
芬太尼	80～100	NA	负荷剂量：每 30min～2h 0.5～1μg/kg 持续输注：0.5～2μg/(kg·h)	NA
可待因	0.1	每 4～6h 0.5～1mg/kg	NR	NA
氧可酮	1～1.5	每 4～6h 0.1～0.2mg/kg	NA	NA
氢可酮	1～1.5	每 4～6h 0.1～0.2mg/kg	NA	NA
美沙酮 [b]	1	每 6～12h 0.1～0.2mg/kg	每 6～12h 0.1mg/kg	1 : 2
纳布啡	0.8～1	NA	每 3～6h 50～100μg/kg	1 : 4～5

NA，无应用；NR，无推荐。

[a] 推荐剂量适用于＞6 个月的婴儿，对于较小婴儿减少初始剂量的 25% 并按需增加。

[b] 美沙酮半衰期长并可蓄积，能引起迟发镇静和呼吸抑制。如果镇静和呼吸抑制发生，应停止用药直至镇静作用消失。然后该药可从小剂量开始应用并延长应用时间的间隔。改编自 Berde CB, Sethna NF. Analgesics for the treatment of pain in children. *N Engl J Med*.2002；347 (14)：1094-1103。

氢可酮和羟考酮是两种最常见的处方口服阿片类药物。两者均有单独或联合对乙酰氨基酚的多种剂型。氢可酮和羟考酮也均有液剂型，方便婴儿或幼儿应用。羟考酮有 1mg/ml 和 20mg/ml 两种规格。1mg/ml 易于滴定和应用于婴儿，20mg/ml 应用于具有慢性疼痛的大龄儿童，很少应用于术后急性疼痛。尽管不同规格药物的使用剂量具有一定范围，但医生仍要注意开具处方的药物用量和药物的正确浓度避免潜在致死性过量。

如今市面上有许多同时含有口服阿片类和非阿片类佐剂如对乙酰氨基酚的复合药物。尽管这些复合药物的主要优势是减少所需的片剂数量，但该优势已被潜在的对乙酰氨基酚过量的缺点所超过，同时也导致了当计划的佐剂给药剂量产生最大阿片类药节省时，阿片类药物反而变成了次优用药（如需要时给药，PRN）。因此我们不鼓励应用复合药物，而提倡定期服用非阿片类药物，并根据需要辅助使用阿片类药物以缓解爆发痛。的确该策略是当今急性疼痛时阿片类用药的重要趋势，这可以减轻阿片类药物副作用和过度应用的问题。多模式镇痛方法最大限度地利用了非阿片类药物和阿片类药物的协同作用，可产生增强的镇痛效果和更少的副作用并减少阿片类药物的需要量[215-217]。尽管对婴儿和小儿随机对照研究仍十分有限，我们相信大多数证据和临床经验支持多模式策略，因其对小儿具有逻辑和临床上的益处，并应该是治疗大多数急性疼痛的主要方法。

值得注意的一个问题是许多口服阿片类药物（氧可酮、氢可酮、可待因）经 CYP2D6 通路进行代谢（见第 6 和第 7 章）。羟考酮和氢可酮具有内源性镇痛性质，但是可待因是前体药物需要经过去甲基作用转化为吗啡。显著的基因多态性能够影响这些药物（氧吗啡酮、氢吗啡酮和吗啡）活性代谢产物的相对产生量。CYP2D6 等位基因上功能性拷贝的个数不同可以导致某一个体代谢较差、快速或超代谢，这解释了不同个体对这些药物反应的显著多样性。可待因向吗啡的无效转换存在于高达 7%～10% 的白人儿童。另一方面，有 0.5% 的儿童存在其他多态性，导致可待因向吗啡的快速去甲基化，当这些具有多态性的儿童应用可待因时，将产生过量的吗啡和过度的镇静和呼吸抑制[186-218]。基因多态性在不同的种族中发生率不同，北非后裔发生率显著增加[219-223]。大量病例报道描述了超代谢者应用可待因后，发生严重甚至有时是致命的呼吸抑制，最常见于具有阻塞性睡眠呼吸暂停的小儿[186]。这些报道促使美国 FDA 发布可待因和曲马多在接受扁桃体切除术小儿应用的黑框警告（http：//www.fda.gov/downloads/Drugs/DrugSafety/UCM339116.pdf），并进一步禁止这些药物在＜18 岁的儿童中应用（https：//www.Fda.gov/Drugs/DrugSafety/ucm549679.htm）。为使发生可待因并发症的风险最小化，一家机构鉴定了具有 CYP2D6 多态性的儿童并限制了可待因在这些儿童中的应用，以排除可待因并发症的风险。

因此，由于同时具有在某些小儿缺少作用（差代谢者）和在另一些小儿中作用过度（超代谢者）的特点，我们强烈不支持应用可待因，除非已知基因多态性。另外值得注意的是可待因的活性代谢产物可经母乳分泌，已有报道显示经超代谢者母亲母乳喂养的新生儿发生阿片类药过量[224]，而母乳喂养期间母亲服用羟考酮婴儿镇静的发生率与服用可待因相同[225]。由于基因多态性，其他口服阿片类药物经 CYP2D6 代谢时也可导致严重和致命的并发症[185,226,227]。因此与可待因相同，所有阿片类药物包括羟考酮、氢可酮和曲马多均具有与基因多态性相关的类似并发症风险。作为一种选择，如果疼痛是中度或更低强度，可用其他类型镇痛药替代（如 NSAID、氯胺酮或右美托咪定）。

美沙酮是合成阿片类药物，在 1～18 岁儿童具有很长的排除半衰期和口服后较大的生物利用度（大约 80%）。口服或静脉注射美沙酮被认为是连续注射阿片类药物的一个很好的替代品，因为每隔 6～12h 重复给药可以获得相对稳定的血浆药物浓度[228]。尽管美沙酮最常应用于辅助阿片类耐受小儿的戒断治疗，但也推荐应用于术后镇痛和小儿从肠外到口服阿片类药物的过渡[229-231]。美沙酮具有糖浆剂型，因此在患有癌症、烧伤或其他严重疾病需要口服长效阿片类药物的小儿中十分有用。与其他持续释放型阿片类药物不同，口服美沙酮也相对低廉。值得注意的是，大多数缓释型阿片类药物被压碎后可导致它们变为迅速释放和相对短效的药物。美沙酮实际为复合镇痛药，是外消旋混合物。l-异构体是阿片类，而 d-异构体是兴奋性氨基酸受体 NMDA 亚组拮抗剂。NMDA 受体的作用使美沙酮在神经病理性疼痛治疗中具有独特的疗效。这种 NMDA 的阻断作用及受体介导的胞吞及蛋白激酶活化的差异性激活[232,233]，可能导致美沙酮与其他阿片类药物相比发生耐受的速度相对较慢。尽管美沙酮具有以上优点，仍需要仔细滴定和反复评估以避免迟发的过度镇静。对于美沙酮给药的这一挑战，部分由于其缓慢和广泛的可变清除率，以及其对 NMDA 的拮抗作用，在由其他药物过渡到美沙酮用药时产生不完全的交叉耐受。在未应用阿片的个体中，单次静脉注射吗啡大致相当于单次静脉注射美沙酮。尽管吗啡具有活性代谢产物，在未使用阿片类药物的个体中，较慢清除的美沙酮与吗啡相比，每日静脉注射美沙酮的需要量相当于吗啡的 1/3。然而在阿片显著耐受的情况下，如在晚期癌症和 ICU 的小儿中，美沙酮每日静脉注射量可能仅相当于吗啡每日精确静脉注射剂量的 1/10[121,228,234-236]。一个简便的基于网络的计算工具（http：//www.globalrph.com/narcoticonv.htm）可以合成以上和其他研究信息，用以帮助在未应用阿片和阿片耐受个体中阿片类药物的换算。在我们的临床工作中，这种计算工具十分

有用，尽管必须注意的是还没有儿童应用的独立评估。多种平台的手机应用程序同样可用。

静脉注射

按需（PRN）间断静脉注射、短或中等持续时间的阿片类药物无法达到稳定的血药浓度，并可能导致过度镇静和镇痛不足交替发生。然而该技术是大多数医疗中心治疗术后疼痛最常用的方法。解决此问题的部分方法是缩短阿片类给药的时间间隔（如每 2h），然后应用"反向-PRN"计划。在该计划中，药物按规定的间隔提供，但儿童可以选择接受也可以拒绝。医生应对儿童进行多次评估以达到在中重度疼痛发生前即开始用药的目标。应用长效阿片类药物，例如美沙酮，与短效阿片类药物相比可提供持续时间更长和更稳定的镇痛，接近持续输注的效果[237]。然而因美沙酮缓慢和多变的清除率，小心滴定剂量和多次评估小儿仍是必需的，或持续输注短效阿片类药物或 PCA 方法也值得考虑。

对于无法应用 PCA 的小儿，如婴儿、幼儿或具有认知功能障碍或身体残疾的小儿，持续静脉输注阿片类药物是治疗中重度疼痛的绝佳方式[238]。一旦阿片类药物血药浓度在初始负荷剂量后达到治疗血药浓度，持续输注能够保持该浓度且不引起显著波动；此外突发的剧烈疼痛时还需要静脉注射阿片类药物补救。然而，阿片类药物通过改变 CO_2 反应曲线、降低曲线斜率和减少低氧通气反应导致剂量依赖性呼吸抑制。术后早期镇静剂和镇痛剂的残存和协同作用进一步增加了阿片类诱导呼吸抑制的风险。这在早产儿和足月儿中尤其重要，因为阿片类药物和其他镇静药物存在年龄依赖性的清除和排出差异（见第 7 章）。尤其在应用持续阿片类药物输注时应尤为小心，因为剂量不当或清除时间延长可能导致药物蓄积，会增加小儿的危险。最近一项在英国和爱尔兰进行的有关 10 726 例阿片类药物持续输注的前瞻性审核中，永久性损害的总风险为每 10 000 例中 1 例，非永久性严重损害为每 383 例中 1 例，近一半的严重损害与呼吸抑制有关[239]。因此应根据小儿的年龄、并存疾病与临床情况小心选择持续输注的速率。另外，医生应该对使用阿片类药物的儿童进行监测、多次评估镇静深度和呼吸频率。镇静和呼吸过缓的发生是初发呼吸抑制最重要的临床指标，并应提醒护理人员和医生减少输注速率和进一步对小儿进行密切观察。我们大力推荐在持续输注阿片类药物时应用脉搏氧饱和度监测，尤其对从未应用过阿片类药物的小儿和其他呼吸抑制风险增加的小儿更应使用监测。静脉阿片类药物输注的另一方法是通过 PCA（见后文）。无论应用任何输注技术，医生都应谨慎检查镇痛泵的设置方法，避免错误。镇痛泵程序错误在英国发生了 17 例，全部来自同一医疗中心，虽然未引起严重损害，但具有引起严重损害的可能，这一现象体现了制度性的安全措施在防止患者损伤中的至关重要性[239]。

肌注及皮下注射给药

间断肌内（intramuscular，IM）和皮下（subcutaneous，SC）注射阿片类药物途径已被废除，因为会引起小儿的恐惧和不愉快，并且被认为比所需治疗的疼痛更加糟糕[240]。此外如果局部血流受损，该类途径将有摄取不可预测和不规律的缺点，并可产生宽泛的血浆浓度变异。保持平稳镇痛浓度的目标在这些应用途径中几乎不可能达到。一个重要的例外是

在缓解治疗中应用可持续输注的植入 SC 导管和 PCA。

肠外应用阿片类药物的选择

吗啡是最常用的术后镇痛药物，在所有年龄组小儿中均有广泛研究。在较大的腹部、胸及骨科手术后，与间断肌肉或静脉注射相比，持续吗啡输注可减少疼痛评分[241-243]。然而，其他研究者仅显示在 1～3 岁的小儿，持续吗啡输注与间断静脉注射相比可减少疼痛评分，但在 1 岁以内的婴儿则不具有此效应[244, 245]。类似地，阿片类镇痛药减轻手术应激对术后恢复的有益证据尚存在争议。人们在新生儿中发现开始持续输注阿片类药物后血清 β-内啡肽浓度显著降低[246]。在行机械通气的新生儿，开始吗啡和芬太尼输注后肾上腺素和去甲肾上腺素浓度降低[247]。然而 β-内啡肽降低只发生在使用芬太尼的小儿中。在 1～3 岁的小儿，吗啡持续输注对应激反应的效果与间断静脉注射吗啡的效果相当，持续输注组血糖浓度降低，表明该年龄组儿童仅应激反应中度减轻[244]。

几项研究描述了吗啡持续输注的 PK，并评估了吗啡对新生儿、婴儿和小儿各种手术后有关呼吸指数的药效学影响。在 14 个月至 17 岁行心脏手术的小儿中[248]，吗啡持续输注速率在每小时 10～50μg/kg 之间进行调整，以尽量减少不适并避免过度镇静。100μg/kg 吗啡的补充剂量用于突发剧烈疼痛，稳定状态的吗啡浓度在 4h 达到。那些能够自报告疼痛的小儿在吗啡浓度超过 12ng/ml 时自诉有较好的镇痛效果。持续输注吗啡 10～30μg/(kg·h) 产生平均血浆浓度在 10～22ng/ml 且呼吸抑制的发生率<2%（$PaCO_2$>50mmHg）。另外，吗啡持续输注速率为 10～30μg/(kg·h) 的小儿拔除气管导管后可自主呼吸，而那些从辅助通气脱机转为自主通气的小儿能够保持正常的 $PaCO_2$。另一方面，60%（5 例儿童中的 3 例）接受较大吗啡输注速率 40～50μg/(kg·h) 的小儿发生高碳酸血症（$PaCO_2$ 48～66mmHg）。同一研究者的后续研究评估了年龄在 2 天至 18 个月小儿应用吗啡后呼吸抑制的严重程度。当吗啡浓度超过 20ng/ml 时，70% 小儿出现呼吸抑制（$PaCO_2$>55mmHg 和/或 CO_2 反应曲线斜率降低），而当浓度<20ng/ml 时，呼吸抑制的发生率为 15%～28%[249]。研究者认为 20ng/ml 稳定状态的吗啡血药浓度是该年龄组呼吸抑制的临界浓度。

先前的研究表明，早产儿吗啡的清除率受损，随着产后胎龄的增长，清除率增加（图 7-11）[250]。另外，1～2 个月的足月婴儿的吗啡清除率受损，此时与年龄较大的儿童和成人相当[106, 251]。因此，早产儿、足月新生儿与年长小儿相比吗啡镇痛治疗窗狭窄。的确，这些早产儿和新生儿术后吗啡需要量减少，当接受持续输注或间断静脉注射时需要的吗啡补救药物较少[252]。因此医生应在监测下调整婴儿滴定吗啡剂量，并保持较低的持续输注速率。根据 PK 模型和吗啡清除预测，当吗啡输注范围在新生儿为 5μg/(kg·h) 至 1～3 岁小儿为 16μg/(kg·h) 时，目标吗啡浓度达到 10ng/ml（见第 7 章）[253]。另外，肾功能不全患者清除率减少导致其有效能的吗啡-6-葡糖苷代谢物蓄积，能够引起延迟的呼吸抑制，因此吗啡应该避免在这些患者中的应用[254]。

婴儿和儿童之间的药效学差异被认为是导致婴儿（与较大的儿童相比）对阿片类药物的呼吸抑制作用更敏感的机制。然而事实可能并非如此。尽管大鼠研究数据表明新生鼠脑内阿片浓度大于相同血清浓度的年长幼鼠[255]，但该发现并不能应用于人类。新生鼠具有相对不成熟的脑组织和远较人类婴儿通透性更高的血脑屏障。因此大鼠可能不是描述人类状态的合适模型[256]。似乎增加的敏感性部分与 PK 变异有关，在一些测量中可能与新生鼠减少的结合能力有关。

无论机制如何，呼吸抑制是任何途径应用吗啡后最可怕的不良反应。现有监测技术虽然很多，但也存在不足（见"PCA 应用中的小儿监测"一节）。<6 个月的新生儿和婴儿发生阿片类药诱导的呼吸抑制风险较大，因为早产儿和足月儿在刚出生及出生后前几个月对气道阻塞、低氧血症和高碳酸血症的反应尚不成熟（图 4-8，图 4-9）。的确在接受阿片类药物治疗术后疼痛的新生儿中，有 4.5% 的呼吸机脱机失败率和 14.5% 的呼吸暂停发生率（30s 或更长间歇），或在自主呼吸时发生严重的呼吸抑制[257]。另一持续 3 年的药物不良反应监测中，描述了 15 例年龄在 2 天至 17 岁的小儿发生阿片类药物诱导的呼吸抑制[258]。呼吸抑制在后一试验中被定义为呼吸暂停、低氧血症、发绀、呼吸频率显著减少和需要使用纳洛酮。尽管该研究因人群基数未知而不能定义呼吸抑制的发生率，但该研究找到了几个诱发因素包括年龄<1 岁（15 例儿童中的 7 例）、药物错误（包括处方和应用错误；15 例中的 6 例）、并存其他疾病（减少的呼吸储备，肝和/或肾损害）和共用镇静药。一项英国前瞻性研究发现有 14 例呼吸抑制（共 10 726 例持续输注，约 0.13%），其中 10 例为 NCA，2 例为持续输注和 2 例为 PCA[239]。一半病例的风险因素包括年龄过小和神经发育及呼吸、心脏疾病。与先前研究不同，在 110 例年龄>3 个月接受术后持续阿片输注的病例中，无呼吸抑制发生[259]。对该文献的解读认为混淆了不同的监测手段和不同的呼吸抑制定义。例如在后一项研究中，临床显著低氧血症的发生率是 4.5%，但该结果并没有被包含在呼吸抑制的定义中；此外该研究中小儿按小时监测呼吸频率，但并没有监测离开 PACU 后的血氧饱和度，因此减少了发现不易察觉的呼吸抑制的可能。总之，这些研究结果表明接受阿片类药物治疗的小儿应仔细监测呼吸抑制，适当的以年龄为基础减少用量，尤其对于年龄<6 个月的新生儿和较小婴儿。

阿片类药物治疗最常见的副作用是恶心呕吐。一项研究报道了在 80 例接受吗啡术后输注镇痛的小儿中 34 例发生了恶心呕吐（42.5%）。除了 2 例小儿需停止阿片类药物的输注外，其他所有小儿应用止吐药后治疗效果较好[259]。同样在该研究中，瘙痒和尿潴留的发生率均为 13%，烦躁的发生率为 7%。惊厥发生在 2 例新生儿中，他们接受了负荷剂量的吗啡和分别为 32μg/(kg·h) 及 40μg/(kg·h) 的持续输注，血清吗啡浓度分别是 61ng/ml 和 90ng/ml[260]。据报道，在接受术后吗啡注射的 1～15 岁儿童中，存在不规则的抽搐运动和 1 例全身性癫痫[241]。静脉注射 0.1～0.15mg/kg（100～150μg/kg）甲氧氯普胺是有效的止吐方法，但也可引起镇静和肌张力障碍。止吐药 5-羟色胺受体拮抗剂，如昂丹司琼和多拉司琼可显著减少低张力或动眼反应发生的风险，而这些不良反应常发生于应用吩噻嗪类、丁酰苯类和甲氧氯普胺等药物时。然而,一小部分应用 5-羟色胺拮抗剂的小儿发生头痛。微小剂量的纳洛酮输注 [0.25~1.0g/(kg·h)],可逆转阿片类药物应用后恶心和瘙痒的发生,而不影响镇痛效果和阿片类药总用量[261,262]。最近一项剂量递增的研究显示纳洛酮1~1.65μg/(kg·h)输注在减少并发症的发生上更有效并且不降低镇痛效果[262]。这些研究结果很有可能扩展到其他阿片类药物的应用途径中。

记录显示,超过 90% 的接受阿片类药物治疗的患者会出现阿片类药物介导的肠道功能紊乱。这是因为阿片类药物会阻碍肠道推进蠕动、抑制分泌、增加肠道内液体的重吸收、降低肠肌层神经丛内兴奋性和抑制性神经元的活动。肠功能紊乱表现为腹胀、肠道排空延迟以及便秘。在治疗早期就应当采取积极的预防措施,包括渗透性、润滑性或者刺激性致泻药物。一种新的选择性胃肠道外周 μ-阿片类受体拮抗剂甲基纳曲酮于 2008 年批准用于成人。尽管这种药剂在成人应用研究中的效果良好[263,264],但其在儿童中使用的病例却极为有限[265,266]。

对于血流动力学不稳定的儿童、外周血管张力不佳的患者和对吗啡导致的组胺释放不耐受的患者来说,芬太尼可以作为一种有效的吗啡替代品。另外,芬太尼镇痛作用起效迅速,这使得它成为了那些患有严重加剧性疼痛、需要紧急镇痛儿童的理想药物。芬太尼在肝脏中被代谢成为无活性的代谢产物-诺芬太尼,诺芬太尼经肾脏排泄。芬太尼的药效是吗啡的 80~100 倍。尽管芬太尼的清除半衰期明显短于吗啡,但它的时量相关半衰期在长期输注中因组织间储存量的增加而呈指数增长(参见第 7 章)。和吗啡一样,新生儿芬太尼的清除半衰期是成人的 2 倍,这使得新生儿相对于年长儿童有更大的药物剂量蓄积风险[267,268]。和吗啡类似,较小婴儿肝脏血流减少进一步降低芬太尼的清除。对于给定剂量的芬太尼,3 个月至 1 岁之间婴儿的血浆浓度低于年龄较大的儿童和成人[269]。这一发现与儿童芬太尼清除率几乎是新生儿的 2 倍相一致。在 18 天至 14 岁机械通气的儿童中,芬太尼的清除率与年龄有关,但变化很大,最慢的清除率发生在 6 个月以下的婴儿,最快的清除率发生在 6 个月至 6 岁之间的儿童[270]。芬太尼的清除率在早产儿较为缓慢,与出生后周龄相关[271]。

芬太尼会引起阿片类药物的所有不良反应,包括瘙痒、恶心、呕吐、便秘和镇静。然而呼吸抑制、胸壁和声门强直是最令人恐惧的不良反应。一项研究比较了足月、前早产儿和幼儿在腹部或胸部手术后每 2h 接受 2μg/kg 剂量芬太尼或每小时连续输注 1μg/kg 芬太尼的情况下呼吸抑制的发生率[272],最终由于在给药组需要干预的呼吸暂停发生率比连续输注组高出 6 倍(89% 比 14%),随机分组提前终止。另外 20 例儿童继续使用持续输注,该组呼吸暂停发生率为 25%。相反,在 1~12 个月大的婴儿和 1~5 岁的儿童中,芬太尼血浆浓度一定时,其呼吸抑制的发生率(基于经皮 $PaCO_2$ 测量和呼吸暂停的发生率)低于接受疝气修补或其他外周手术的成人[273]。前一研究中手术术式的不同和早产儿的纳入可能是两项研究中呼吸暂停发生率存在显著差异的原因。

尽管胸壁强直通常出现在快速给予大剂量芬太尼后,但也有报道称,一婴儿在小剂量持续输注芬太尼后出现胸壁强直。据报道,有 9% 的早产儿和足月新生儿因手术或围手术期镇痛在 2~3min 内平均接受 4.9μg/kg 芬太尼时出现胸壁强直[274]。在各个病例中,纳洛酮均逆转了胸壁强直。另据报道,一例产妇剖宫产手术前使用大剂量芬太尼后,其早产儿出现胸壁僵硬[275]。尽管纳洛酮治疗胸壁强直效果显著,但当出现氧饱和度快速降低的严重病例时可能需要使用肌松药和机械通气。

芬太尼给药需要持续增加输注速率以维持预期效果[276,277],并且在输注结束后阿片类戒断综合征的发生率较高[277,278],这些现象说明,婴儿和儿童持续输注芬太尼与药物快速耐受相关。阿片类药物戒断的发生率与给药总剂量和输液时间直接相关。研究显示,在 37 例新生儿中,有 21 例(57%)在体外膜肺期间连续输注芬太尼后发生医源性阿片类药物戒断综合征[277]。芬太尼累积剂量>1.6mg/kg 和持续 5 天以上的体外膜肺都是阿片类药物戒断综合征的预测因素。另一研究中,23 例 1 周至 22 个月大的小儿在机械通气治疗期间连续输注芬太尼,阿片类药物戒断发生率与先前的研究结果相似(57%)[278]。这项研究还发现,超过 50% 的戒断症状和芬太尼 5 天累积剂量达 1.5mg/kg 有关。此外,9 天内连续输注累积剂量达 2.5mg/kg 时 100% 出现戒断症状。最后,5 例机械通气婴儿停止芬太尼输注后出现运动障碍和易怒[279]。发生运动障碍的婴儿在芬太尼停药后均未再接受其他阿片类药物治疗,而在同一时期未出现戒断症状的 8 个对照组病例中,有 5 个接受了阿片类药物替代治疗。这些数据表明,与其他阿片类药物相比,芬太尼输注后阿片类药物戒断症状发生更早,频率更高。因此,谨慎起见,在血流动力学不稳定期间(如术后早期)使用芬太尼输注镇痛,而在小儿状态稳定后立即改为另一种阿片类药物(如吗啡)。需要芬太尼输注 5 天或更长时间的小儿应缓慢减量(如每 12h 减少 10%),或改为另一种非肠道或口服阿片类药物方案。

氢吗啡酮的作用范围类似于吗啡。成人阿片类药物等效数据表明它的效力是吗啡的 3.5~7 倍[280-283]。一项在骨髓移植后患有黏膜炎疼痛的儿童中进行的研究表明,吗啡与氢吗啡酮的 7:1 转换率将氢吗啡酮的需求低估了 27%[284]。这些数据表明,5:1 的转换率可能更合适,特别是对于患有慢性疼痛的儿童。尽管氢吗啡酮已广泛使用,但很少有研究评估其在儿童中的使用。一项小型儿童研究将患者随机分为吗啡或氢吗啡酮患者自控镇痛(5:1 比例),该试验显示两种药物的镇痛效果或副作用无差异[285]。一项成人的 meta 分析结果显示两种药物的镇痛效果和副作用相似[286]。总体而言,吗啡和氢吗啡酮的大多数作用效果非常相似。由于每种药物的副作用在个体患者中可能不同,因此对于出现严重吗啡副作用的儿童开具氢吗啡酮仍然是常见的做法(反之亦然)。与吗啡相比,氢吗啡酮可以更快地在效应部位达到半衡[286],因此与氢吗啡酮相比,吗啡理论上存在蓄积和使用后呼吸抑制的风险,但是检测该风险临床意义的必要大规模研究尚未完成。值得注意的是,氢吗啡酮-3-葡糖苷酸类似物在肾功能不全的临终患者中使用时出现剂量依赖性神经兴奋作用,但在儿童中无此类报道。因此,氢吗啡酮(或芬太尼或美沙酮)是肾病患者的首选[287]。虽然氢吗啡酮的活性葡糖苷酸代谢物通过肾脏清除,但对于肾衰竭患者被认为是中等风险,优于吗啡,但次于芬太尼和美沙酮。

哌替啶在临上应用多年[288,289],作用强度约为吗啡的十分之一。哌替啶活性代谢物诺美哌啶具有 CNS 兴奋性,在重复使用哌替啶后诺美哌啶的蓄积增加儿童癫痫发作的风险[290]。因此,哌替啶仅限用于术后寒战[291,292]或两性霉素后僵直的治疗。单次剂量的右美托咪定(0.5µg/kg)已成功用于治疗术后寒战,可能替代哌替啶的该作用[293]。尽管少数临床医生仍在短期内使用哌替啶进行操作性镇静和镇痛,但其他止痛药是更可取的选择。哌替啶不推荐用于患者自控镇痛或连续输注,并已从许多儿童医院的处方中集中删除。

患者自控镇痛

患者自控镇痛(patient control analgesia,PCA)于 1965 年首次在成人中进行研究。最初这种技术是作为疼痛的研究工具。到 20 世纪 70 年代早期,它被确认为是临床上治疗疼痛的绝佳手段,研究表明,与传统方法相比,PCA 在缓解疼痛方面使用阿片类药物剂量相对较小并且患者满意度更高[294]。然而,直到 20 世纪 80 年代后期才开始对儿童进行 PCA 研究[295]。从那时起,它便成为 6～7 岁儿童(取决于他们的理解水平)急性疼痛以及与癌症或镰状细胞病相关的慢性疼痛的阿片类药物给药的首选方法[284,295-298]。PCA 的主要优点是它可以让儿童根据疼痛程度来滴定镇痛药。目标是允许儿童在治疗范围内自主调节血浆阿片类药物浓度。大多数儿童能够在充分的疼痛缓解和药物的不良反应之间取得平衡。这种方法赋予儿童某种程度的自主权,这种自主权的给予是合理的,因为疼痛是完全的主观感受和个体体验,并且阿片类药物代谢和疼痛感知因人而异。它还减少了年龄较大的儿童和青少年关于缓解疼痛的担忧,因为他们可以控制疼痛,并且他们可以根据他们在特定时间内的疼痛程度调整阿片类药物的使用量,例如,在物理治疗前,去除导管或引流管前,更换敷料或下床前。此外,PCA 的使用避免了在标准"按需"给药的情况下静脉输注阿片类药物造成的输注延迟,并且允许更频繁地给予更小剂量的阿片类药物而不增加护理工作量。因此,PCA 可以提供更持久的疼痛缓解,减少阿片类药物的总剂量,从而减少不良反应,如镇静、恶心和呕吐。有报道显示,使用 PCA 的儿童与那些在疼痛时必须依靠护理人员施用镇痛药的儿童相比,镇痛效果更好,疼痛评分更低。PCA 的这些和其他好处已在医学文献[298-300]和媒体中广泛宣传[301]。然而,最近与 PCA 使用相关的风险也受到重视,这些风险会在后面讨论[302-304]。随着对这些风险的认识加深,目前建议对所有接受阿片类药物治疗的儿童进行仔细的剂量选择和监测,特别是那些接受持续输注和有特定危险因素的儿童[305]。

儿童培训是 PCA 的必要组成部分,因为成功使用 PCA 要求儿童和家庭都了解其工作原理[306]。说明书应该清楚说明儿童在任何感到疼痛的时候,镇痛泵都应该被启动,由于计算机的锁定间隔,儿童无法给自己"过量的药物",儿童不应该直至剧烈疼痛时才开始启动镇痛泵,也可以在预期疼痛刺激前给予一定剂量,例如下床活动或胸部理疗。最重要的是,PCA 并不是父母控制的镇痛,除非得到初级保健或疼痛科医师的特别授权,否则父母无权启动镇痛泵(参见本章后面的"护士/护理人员控制的镇痛"部分)[305]。

PCA 设备

PCA 设备是微处理机驱动的输液泵,通过 Y 管连接到儿童的静脉通路上。出于安全原因,静脉输液管应包含一个单向阀,以防止 PCA 药物回流到管道上或意外输注大剂量阿片类药物。或者,PCA 可以通过单独的静脉通路输注。这些镇痛泵允许对要施用的个体剂量,剂量之间的最小间隔时间(锁定间隔)和 4h 内的最大累积允许剂量进行编程。一些泵允许对每小时最大剂量进行编程。除需求剂量外,大多数泵还允许进行连续的背景输注剂量(continuous basal infusion,CBI)。所有 PCA 泵都应该有一个锁定机制,如果不使用钥匙,设置和药筒都不能更换,使设备几乎无法被改动。通过按下按钮,孩子能够自我管理预编程的剂量。泵上的液晶显示器显示编程的设置、累积剂量、输注剂量及按下按钮但没有药物输注的次数(因为在锁定间隔期间或达到了 4h 剂量极限)。该信息允许临床医生根据使用模式跟踪阿片类药物的使用并对 PCA 处方进行适当的更改。大多数 6～7 岁的儿童都可以自己按下按钮。通常,可以玩视频游戏的儿童具有按下按钮以实现期望的镇痛效果并且有效地使用 PCA 所需的认知技能。

药物选择和药物剂量

吗啡仍然是通过 PCA 输注的最常用的阿片类药物,尽管氢吗啡酮是有效的一线选择药物,特别是对于有肾病或不耐受吗啡的患者。芬太尼也可用于 PCA,但缺点是药物耐受出现较快。表 44-9 列出了未应用阿片类药物的儿童使用 PCA 输注阿片类药物的初始剂量。对阿片类药物耐受的儿童需要调整这些设置,同时要考虑先前的阿片类药物史和儿童在急性疼痛刺激前接受的阿片类药物剂量。事实上,一项研究报告称患有镰状细胞病的儿童通过 PCA 自行给予的吗啡剂量超过一般情况的 2 倍,需要更多的非阿片类佐剂镇痛药,报告的疼痛评分更高,并且腹腔镜胆囊切除术后患儿与非镰状细胞病患儿相比,在医院停留的时间延长了 2 倍[307]。

芬太尼 PCA 已成功成为癌症疼痛儿童的一线药物以及术后急性疼痛的二级药物[300,308];大多数不良反应,包括恶心和瘙痒都是轻微的,易于控制。然而报告显示,在接受 PCA 治疗的 212 例儿童中,呼吸暂停和低氧血症的总发生率

表44-9　患者自控镇痛剂量指南

药物	所需剂量/(µg/kg)	锁定间隔/min	持续基础输注/[µg/(kg·h)]	4h 限量/(µg/kg)
吗啡	10～30	8～15	0～20	250～400
氢吗啡酮	2～6	8～15	0～4	50～80
芬太尼	0.5	5～10	0～0.5	7～10

为 3.5%，其中 144 例患者接受了芬太尼治疗[300]。心脏手术后接受曲马多 PCA 治疗的儿童拔管时间较早、镇静程度较低、疼痛评分相似，且与接受吗啡 PCA 治疗的呕吐发生率相似[191]。曲马多的静脉注射制剂尚未在美国上市，但欧洲和中国的一些研究支持其在术后使用[191,309]。而关于氢吗啡酮 PCA 在慢性和急性疼痛中相对于吗啡 PCA 的优势则需要进一步研究。

镇痛泵参数设置

多数 PCA 泵具有 5 个调节参数：

- **负荷量**　PCA 持续给药剂量较小，在将 PCA 泵移交患儿前通常采用分次、剂量递增法给予吗啡 0.025～0.1mg/kg 以达到充分的镇痛效果。为避免药物过量，两次给药期间需要保证足够的时间间隔，使吗啡在下次给药前已经达到峰效应。如果在 PACU 即开始 PCA，给予负荷量前必须考虑术中阿片类药物用量。此外，负荷量需要通过 PCA 泵给予，使其包含在 4h 限量或每小时最大剂量内，如果采用阿片类药物静脉按需给药（PRN）方案后随即开始 PCA，则患儿可能因阿片类药物蓄积而存在过度镇静和呼吸抑制的风险。部分患儿可不必给予负荷量，例如在手术结束时已经给予阿片类药物治疗者，或患儿已在无痛、舒适状态下苏醒以及已经实施神经阻滞的情况下，均可在患儿苏醒后按需给药。
- **单次给药剂量**　是指患儿每次按压 PCA 泵注药按钮时给予的药物剂量，对于此前未应用过阿片类药物的患儿，吗啡单次给药剂量通常设置为 0.01～0.02mg/kg。
- **锁定时间**　应依据药物静脉注射的达峰时间设定，通常为 5～15min，以避免患儿在前次给药完全起效前再次注药。
- **持续背景输注**　对于择期手术吗啡的持续背景输注范围可设定为 0.00～0.02mg/(kg·h)（对于阿片类药物耐受者可增加剂量）。
- **每小时最大剂量或 4h 限量**　该参数可限制患儿的累积用药量，如果累积用药量达到该限值，患儿在 4h 内无法继续按压 PCA 泵注药按钮。4h 限量的设定增加了患儿在长时间疼痛和剧烈疼痛情况下用药的灵活性。对于未应用过阿片类药物的患儿，吗啡每小时最大剂量为 0.05～0.1mg/kg，4h 限量为 0.25～0.4mg/kg，具体可依据过去 24h 内平均每小时的吗啡用量来选择，对于术毕立即开始 PCA 的患儿可低于常规剂量。图 44-6 是 PCA 医嘱实例，包括药物选择、剂量和监测。

持续背景输注

PCA 时是否需要持续背景输注（CBI）阿片类药物以增强镇痛效果仍然存在争议。CBI 的主要优点是可以改善睡眠质量[310]，如图 44-7A 所示，CBI 可维持血浆阿片类药物浓度接近于镇痛水平。无 CBI 而单纯进行 PCA 的患儿可因剧烈疼痛无法入睡，同时需要多次用药才能获得满意的镇痛效果（图 44-7B）。因此，应用 CBI 有助于减少疼痛引起的夜间觉醒、改善休息或睡眠模式、减少阿片类药物总用量、降低不良反应的发生并且能够增强镇痛效果。然而，应用 CBI 在理论上具有一定弊端，即无论患儿镇静程度如何均接受固定剂量的阿片类药物。如果患儿处于过度镇静或嗜睡状态，则无法启动 PCA 泵注入额外药物。但如果 CBI

剂量不当，持续输入可能导致药物蓄积，进而发生通气不足（图 44-7C）[311]。此外，CBI 程序错误可能导致更为严重的不良事件发生，因为无论患儿的镇静水平如何，CBI 程序都会持续注入阿片类药物[309,312]。

成人患者应用 CBI 在增强镇痛效果方面并无优势，但显著增加阿片类药物不良反应的发生率，包括呼吸抑制[313-315]。然而小儿患者的相关研究却得出了矛盾结果[297,298,316-320]。对于年龄 7～19 岁骨科手术患者，应用 CBI 的 PCA 方案与单纯 PCA 或吗啡肌注相比，患者术后疼痛评分显著降低[298]，而吗啡用药量及不良反应的发生率无显著差异，无患者发生呼吸抑制。同时应用 CBI 的 PCA 患者满意度最高。在小儿腹部手术后的 48h，与单独 PCA 相比，应用 CBI 的 PCA 方案可产生相同的镇痛效果、睡眠改善，未见呼吸抑制或过度镇静的发生[297]。一项针对小儿脊柱融合术的研究发现，与单独应用 PCA/NCA 相比，应用 CBI 的 PCA/NCA 方案的患儿术后疼痛评分略有降低，但吗啡用药量和不良反应的发生率无显著差异[320]。相反，另有研究结果显示，应用 CBI 的 PCA 患儿术后疼痛评分与单独应用 PCA 者相似，但吗啡用药量和低氧血症的发生率显著增加[318,319]。随后又有研究发现，应用吗啡 4μg/(kg·h)CBI 的 PCA 患儿不良反应和低氧血症的发生率显著低于 10～20μg/(kg·h)CBI 的 PCA 患儿或单独应用 PCA 者，三组患儿疼痛评分无显著差异[317]，但两组应用 CBI 的 PCA 患儿夜间睡眠更好。

对上述研究进行的 meta 分析发现，应用 CBI 的 PCA 方案与单独 PCA 相比疼痛评分和阿片类药物用量没有差异。有 4 项研究观察了患儿的睡眠情况，其中 3 项研究发现 CBI 能够改善睡眠质量。患儿应用 CBI 后过度镇静（呼吸抑制风险的指标）的发生率为 4.6%，单独进行 PCA 患儿无过度镇静的发生，但差异没有统计学意义。总之，这些研究样本量小并且具有显著的异质性（证据级别低），因此仍需大样本随机对照试验以进一步验证[310]。

基于上述研究和以往经验，作者认为应用 CBI 的 PCA 方案对部分患儿有利，但需要根据手术大小和患儿的并发症慎重选择用药剂量，并且应密切监测以确保患儿安全。对于大多数癌痛患儿、抗癌治疗或骨髓移植引发黏膜炎患儿及镰状细胞病出现血管闭塞患儿应常规应用 CBI，较为合理的方案是：①夜间使用 CBI 以改善睡眠质量；②日间允许患者进行自我调节。因此作者建议，对于疼痛剧烈、创伤大的择期手术如脊柱侧凸矫正术、骨盆截骨术以及开胸手术，如果没有同时进行区域阻滞镇痛，则术后 24h 均常规应用 CBI，但出现嗜睡和通气不足的患儿除外。

护士/看护人控制镇痛（NCA/CCA）

对于年龄较小、躯体或认知功能受损的患儿，可由护士、父母或看护人（如祖父母）启动 PCA 泵进行控制镇痛[84,299,300,320,321]。基于大量文献及相关联合委员会和其他机构组织发布的政策声明，作者认为护士控制镇痛（nurse controlled analgesia，NCA）与非临床决策代理人控制镇痛的效果并无明显差别。在此，小儿"看护人"即为非临床决策代理人，主要包括父母以及其他家庭成员。一项纳入 12 例脊柱融合术患儿的小样本研究发现，NCA 可以达到充分的

	出生日期
小儿急性疼痛服务（APS） **患者自控镇痛原始医嘱**	姓名
	病例号

日期：＿＿＿＿＿＿＿＿＿＿＿＿＿＿＿ 时间：＿＿＿＿＿＿＿＿

记录人的缩写（首字母）：＿＿＿＿＿＿＿ 病区：＿＿＿＿＿＿

除非疼痛管理人员已下医嘱或告知，否则PCA期间不可应用其他阿片类药物或镇静药 请在停止PCA前呼叫疼痛管理人员，传呼号码 年龄：＿＿＿＿＿月/岁　　　体重：＿＿＿＿＿kg	镇痛模式：□ 单纯 □ PCA和持续输注 □ 护士控制镇痛 □ 持续输注 □ 其他：＿＿＿＿＿

药物选择	□ 吗啡		□ 氢吗啡酮		□ 芬太尼 ＿＿＿＿
药物浓度	□ 1mg/ml	□ 100μg/ml （3 000μg/30ml 用于≤10kg患者）	□ 0.5mg/ml（仅 用于需大量给药的 患者）	□ 100μg/ml （3 000μg/30ml）	20μg/ml
PCA的剂量	＿＿＿＿mg 0.01~0.03mg/kg	＿＿＿＿μg 10~30μg/kg	＿＿＿＿mg 0.002~0.006mg/kg	＿＿＿＿μg 2~6μg/kg	＿＿＿＿μg 0.2~0.5μg
锁定时间	＿＿＿分钟 8~15分钟	＿＿＿分钟 8~15分钟	＿＿＿分钟 8~15分钟	＿＿＿分钟 8~15分钟	＿＿＿分钟 8~15分钟
持续输注速度	＿＿＿mg/h 0.01~0.02mg/（kg·h）	＿＿＿μg/h 10~20μg/（kg·h）	＿＿＿mg/h 0.002~0.004mg/（kg·h）	＿＿＿μg/h 2~4μg/（kg·h）	＿＿＿/h 0.1~0.5μg/（kg·h）
4h限量	＿＿＿mg 0.25~0.4mg/kg	＿＿＿μg 250~400μg/kg	＿＿＿mg 0.05~0.08mg/kg	＿＿＿μg 50~80μg/kg	＿＿＿μg 7~10μg/kg
双人核查	根据医嘱对镇痛泵的设置进行双人核查。在PCA/硬膜外流程图上记录双人核查				
紧急措施	**镇静评分>2或呼吸频率 <＿＿＿＿＿： 　　停止PCA并呼叫疼痛管理人员 **镇静评分=4或呼吸频率 <＿＿＿＿＿： 　　停止PCA，给予纳洛酮，并**首先**立刻呼叫主管医生，然后呼叫疼痛管理人员 　　**纳洛酮剂量：** 　　低于10kg＿＿＿＿mg IV STAT（0.01mg/kg/每次剂量，最大剂量0.1mg），每2min重复给予1次×2 　　超过10kg 0.1mg IV STAT，每2min重复给予1次×2 对于血氧饱和度<＿＿＿＿：（需考虑基础血氧饱和度）　呼叫患者并鼓励患者深呼吸 　　通过面罩或鼻导管吸氧，呼叫主管医生和疼痛管理人员				
止痒药	□ 纳洛酮（纳尔坎）将0.25mg加入100ml生理盐水中（0.1ml/（kg·h）=0.25μg/（kg·h）），以0.1ml/（kg·h）的速度输入=＿＿ml/h或纳布啡0.05mg/kg=＿＿＿mg IV 4h 1次				
止吐药	□ 昂丹司琼＿＿＿mg IV 每6h按需给药0.1mg/（kg·d）（每次给予0.1mg/kg，最大剂量4mg）单次最大剂量：4mg □ 依照主管医生 □ 其他：＿＿＿＿＿＿＿＿＿				
其他	□ 其他：＿＿＿＿＿＿＿＿＿				

1. 监测：
　进行PCA时进行连续脉搏氧饱和度测定，患者下床活动时除外，与呼吸频率监测相同的频率记录脉搏氧饱和度读数、呼吸频率和镇静水平：
　　初始治疗：第1h每30min 1次，随后每2h 1次，24h后每4h 1次
　　转到新病区：第1h每30min 1次，随后每2h或4h 1次（取决于PCA治疗的开始时间）
　　随着负荷剂量的应用以及剂量、输注量和限量的增加：第1h每30min 1次，随后每2h或4h 1次（取决于PCA治疗的开始时间）
　　定期调整日/夜监测频率：如果PCA已进行24h以上，每4h 1次。
　疼痛评分：
　　每2h 1次，8h后每4h 1次。如果1h后疼痛无法控制，呼叫×××或××××
2. 急性疼痛服务（APS）护士可更改PCA医嘱，增加或减少泵设定值20%或停止输注。
3. 第2项中任何医嘱的更改都必须记录在随后的PCA记录中

口头　　□			
电话　　□ 开具医嘱人姓名/职务	执行医嘱人签名/职务	日期	时间
医生签名	医生 #	日期	时间

图 44-6　患者自控镇痛单样板。IV，静脉；PCA，自控镇痛（改编自 the University of Michigan Hospitals & Health Centers）

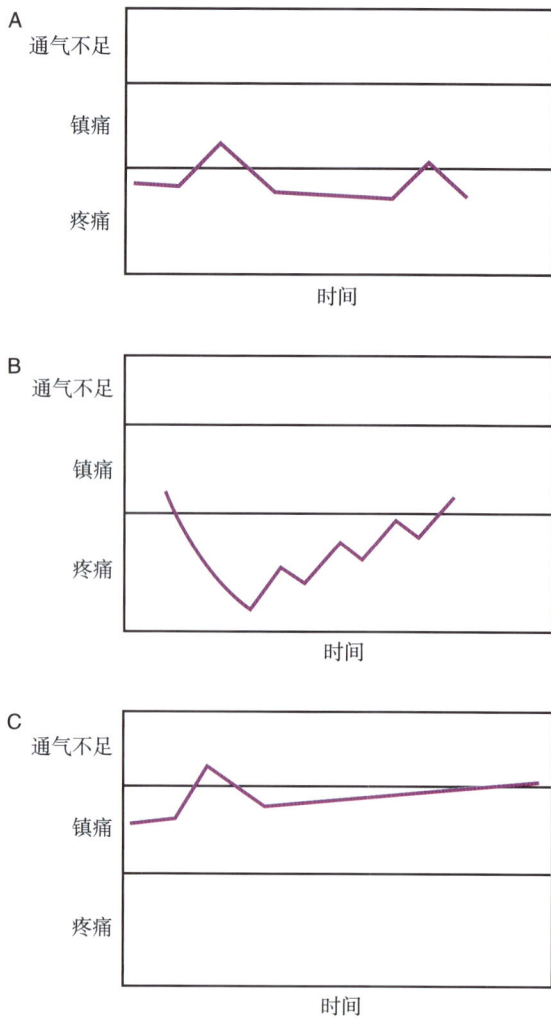

图 44-7　不同剂量持续背景输注（CBI）的患者自控镇痛（PCA）。A. 应用合适剂量 CBI 可在睡眠期间维持血浆阿片类药物浓度接近于镇痛水平，一旦患儿醒来并进行单次给药，血浆药物浓度迅速增加至镇痛水平；B. 未应用 CBI 而单独进行 PCA 单次给药患儿睡眠期间血浆药物浓度显著降低，疼痛时需要多次给药血浆药物浓度才可达到镇痛水平；C. 即使没有进行 PCA 单次给药，过大剂量 CBI 也会导致阿片类药物蓄积，最终出现通气不足（复制自：Berde CB, Solodiuk J. Multidisciplinary programs for management of acute and chronic pain in children. In: Schecter NL, Berde CB, Yaster M, eds. Pain in Infants, *Children and Adolescents*. 2nd ed. Philadelphia: Lippincott Williams and Wilkins; 2003: 476）

镇痛效果，父母和护士满意度高，无并发症发生[320]。与患儿独立进行的 PCA 相比，NCA 吗啡用药量更少，原因可能在于护士往往低估患儿的疼痛程度。在 212 例应用吗啡、芬太尼或氢吗啡酮进行 NCA/CCA 的小儿患者中，80% 以上的患儿镇痛效果满意，疼痛评分为 3/10 或 2/5 或更低[300]。但在控制镇痛第 1 天，8% 患儿出现瘙痒症状，15% 患儿发生呕吐。同时，有 9 例患儿（4.2%）由于以下原因需要给予纳洛酮治疗：包括呼吸暂停（n=4）、低氧血症（n=1）、过度镇静（n=3）或促使拔管（n=1）。这 9 例中的 6 例儿童患有严重的伴随疾病，其中有 5 例儿童服用了额外的镇静剂。因此，在进行 NCA/CCA 时必须进行严密监测以降低不良反应的风

险，同时利于早期干预。对于先前未应用阿片类药物的小儿患者，NCA 与 PCA 总体不良事件的发生率无显著差异（分别为 22% 和 24%）[84]。然而，独立进行 PCA 的小儿患者在出现不良反应时仅需简单干预，例如刺激、降低阿片类药物剂量或吸氧，而 NCA 患儿可能需要更为积极的干预措施，例如逆转阿片类药物作用、控制气道或护理升级。此外，认知功能减退和术后第 1 天的阿片类药物使用剂量是预测不良事件的独立因素。不良事件出现的平均时间是术后 16～27h，但有些事件可发生于术后第 3 天，这也意味着脉搏氧饱和度等监测应持续应用至 PCA 结束。一项针对癌症患儿的研究报道了 5 例呼吸和/或神经系统严重不良反应，其中 1 例患儿在进行 NCA/CCA 治疗的 576 天内始终需要应用纳洛酮治疗[321]。该研究中脉搏血氧饱和度监测仅由监测者自行决定何时应用，因此可能不利于某些患儿低氧血症的识别。此外，降低的不良事件发生率可以解释为，该研究中的大多数儿童并不是初次使用阿片类药物，并且可能已经出现阿片类药物耐受。一项针对 10 000 例 NCA 患儿的研究进一步证实了该镇痛方案的安全性和耐受性[108]。1 岁以下婴儿 NCA 的相关研究较少，在一项纳入近 800 例婴儿的研究中，应用芬太尼、吗啡或氢吗啡酮进行 NCA 均可产生相同的镇痛效果，但应用吗啡进行 NCA 的患儿紧急呼叫的频率显著多于芬太尼镇痛（共 39 次紧急呼叫）[322]，其中只有一次是由于呼吸暂停而发出的紧急呼叫。

出于安全考虑，必须指导除患儿以外的其他人员区分 PCA 泵注药按钮和不可随意操作的调节键。目前已经出现几例严重不良事件的报道，包括过度镇静、严重呼吸抑制、呼吸停止以及死亡，主要由于患儿父母、其他家庭成员或医护人员未经允许调节 PCA 泵所致[84, 323-326]。因此，由代理人进行的控制镇痛已经受到严格审查，联合会和安全用药行为协会（Institute for Safe Medication Practices, ISMP）已经对其安全性提出了质疑[327-329]。在 2004 年，联合会依据美国药典收到的 PCA 错误报告发布了一则危险事件警报。在 460 例导致患者死亡或不同程度伤害的错误中，15 例是由代理人实施的控制镇痛所致，其中 12 例为家庭成员，2 例为护士，1 例为药剂师[327]。在解读此类报告时，需要强调的是许多报告不引用分母数据，即 PCA 和 NCA/CCA 患者总数，因此很难确定其相对或绝对危险度。对控制镇痛相关风险的认识促使联合会和 ISMP 强烈建议，针对患儿以外的其他人员实施的控制镇痛应该制定具体策略和相关流程，并且严格遵守。该策略必须包含以下方面：

- 恰当选择小儿患者。许多儿科中心规定 CCA 仅用于慢性疼痛患儿的疼痛管理，包括姑息治疗及特殊情况下需经历多次或扩大手术治疗的患儿。而 NCA 正逐渐被全球的小儿中心广泛应用，只要进行密切观察，NCA 能够安全用于阿片类药物耐受和既往未应用过阿片类药物的患儿。
- 通过特定流程确定实施 CCA 的合适人选。
- 主治医师、疼痛管理小组、责任护士等医务人员需要对 CCA 的安全实施进行有效沟通。
- 对参与疼痛管理决策的医护人员进行培训。
- 对看护人进行培训，包括疼痛评估、阿片类药物不良反应的识别以及不能按压 PCA 注药按钮的情况（如患儿处于睡

44

眠或困倦状态），同时应告知看护人出现疑问时呼叫护士寻求帮助。

- 制订合理的监测方案，定期评估镇静深度、呼吸状态和疼痛程度。脉搏氧饱和度等监测设备需常规应用。必须强调的是，护士是镇痛管理安全性和有效性的主要责任人。

通过认真制订相关规范和流程、对医务人员和看护人进行必要培训、避免擅自增加用药剂量以及进行严密监测等手段，可能降低 PCA、NCA，尤其 CCA 不良事件的发生率。然而，还需进行大规模预后研究以验证其安全性和有效性。作者的观点是，对于不能独立进行 PCA 的小儿患者，NCA 可以作为一种安全且行之有效的阿片类药物镇痛方法。

PCA 相关风险和不良事件

PCA 有利于患者恢复，但成人 PCA 也可导致多种不良反应、不良事件和不良后果[302,303,324,330-333]。PCA 的某些不良反应可由阿片类药物或患者本身的并发症所致，然而多数 PCA 造成的有害影响是由人为失误（如处方、配药或给药错误）或设备故障所引起。如 E 表 44-5 所示，ISMP 确定了 PCA 出现错误的可能原因[328-330,334]。对 PCA 不良事件预防意识的提高促进了 PCA 泵的技术发展，主要针对 PCA 泵可能出现的程序性错误加以改进，现已开发出应用条形码注射器

E 表 44-5　患者自控镇痛的错误原因

错误分类	具体原因
患儿选择不当	早产儿和新生儿
	严重气道、神经系统或呼吸系统功能受损
患儿培训不足	不能识别 PCA 注药按钮
	与护士呼叫按钮混淆
未经授权激活PCA泵	父母或其他看护人未经允许按压 PCA 给药按钮
医护人员培训不足	PCA 泵程序设定知识掌握不全面
	不能识别过度镇静和/或呼吸抑制
处方错误	阿片类药物选择错误
	单位换算错误
	剂量错误：μg 和 mg 混淆、小数点错误
配药错误	配错药物或浓度
	标签错误
	处方抄写错误
PCA 泵程序错误	药物、浓度、设置错误
	未根据处方对 PCA 泵程序设置进行双人核查
未进行有效监测	监测频率不足
	未监测脉搏氧饱和度和呼气末二氧化碳
	未及时发现不良反应并及时干预
PCA 泵设计缺陷	默认阿片类药物浓度
	剂量单位：ml 与 mg
	给药按钮与护士呼叫按钮相似
	患儿接受 PCA 单次剂量时无声音提示
	PCA 启动前不提示检查所有设置

PCA，患者自控镇痛。

的 PCA 智能泵以及完整条形码阅读器，以防止出现药物浓度的程序性错误。"智能泵"的应用降低了普通 PCA 泵程序错误的风险[335]。小儿患者用药相关不良事件风险更高，主要原因是用药剂量计算错误（基于体重或体表面积计算用药剂量）以及患儿药代动力学的异常。然而，关于小儿患者 PCA 相关不良事件的数据十分有限[304,336-338]。据先前研究报道，PCA 患儿呼吸抑制的发生率为 0~25%[84,336,337,339,340]。这些研究确定了呼吸抑制的危险因素，包括阿片类药物累积用量、应用背景输注、联合应用镇静药物以及伴有肾衰竭或认知功能受损等并发症。基于 PCA 相关危险因素[341,342]，ISMP 等机构强调了对 PCA 患儿进行严密监测的重要性，并且对实施控制镇痛的小儿患者和相关人员必须进行有效培训[343]。

PCA 患儿的监测

ISMP 的建议是，医务人员应该确定患儿是否存在阿片类药物相关呼吸抑制的风险，同时进行必要的监测，但对于 PCA、NCA 或 CCA 的利弊以及特定监测方法的有效性尚未达成共识。目前广泛使用的监护设备中没有一种监护设备能够监测出所有情况下发生的呼吸抑制，因此护士仍然是监测的一线人员。全面的护理培训和标准化监测方案对于确保小儿患者 PCA（尤其应用 CBI 者）的安全性至关重要。

麻醉患者安全基金会（Anesthesia Patient Safety Foundation, APSF）提出，对 PCA、椎管内或其他肠外途径应用阿片类药物的小儿患者应进行连续呼吸功能监测，如脉搏氧饱和度和呼吸频率监测[344]。此外，APSF 建议实施有效的警报方法以确保临床医生能够及时处理阿片类药物引发的呼吸抑制，例如声音警报、中心呼叫或传呼机。上述策略对 PCA 相关不良事件发生率的影响需要进行深入调查。必须注意的是，只有患儿呼吸空气时脉搏氧饱和度才能有效用于通气不足的监测[345]。脉搏氧饱和度是监测氧合的一种有效方法，并非监测通气功能。补充氧的使用干扰了脉搏血氧饱和度监测发现呼吸抑制的能力，因为会延迟去饱和的发生[345,346]。任何需要吸氧的 PCA 患者均应额外采用其他监测方法以发现通气不足。此外，通过心电导联阻抗变化反映胸壁运动的呼吸监测方法不能发现上呼吸道的部分阻塞，也不能确保足够的通气。

对于成年患者进行阿片类药物 PCA 或操作性镇静/镇痛时，与脉搏氧饱和度或定期呼吸频率监测相比，经鼻导管或无创二氧化碳仪通过旁气流采样的 $ETCO_2$ 监测能够更早并更为有效地监测呼吸抑制的发生[347,348]。虽然目前缺少小儿患者 PCA 的同类数据，但已有研究发现对于操作性镇静的急诊或 ICU 小儿患者，脉搏氧饱和度、定期呼吸频率监测和/或临床检查无法发现的呼吸异常可被 $ETCO_2$ 监测所识别[349-352]。此外，在脉搏氧饱和度降低之前即可通过 $ETCO_2$ 异常及时监测到呼吸抑制的发生，因此，$ETCO_2$ 是呼吸功能异常最为有效的预测方法，可在第一时间提醒临床医生认真评估患儿，并适时调整阿片类药物剂量。然而在繁忙的实际工作中，很难确保小儿患者的二氧化碳采样管始终处于恰当位置，$ETCO_2$ 读数可受经口呼吸的影响出现误差，并且该方法也可出现假阳性和假阴性结果[353]。小儿患者对于声阻抗（通常置于颈部监测）的耐受性

明显优于经鼻二氧化碳监测[354]，并且在监测上呼吸道阻塞方面较胸壁阻抗更具优势。但声阻抗的敏感性并非100%，缺氧并不一定由呼吸频率降低所致[355]。

最新的PCA泵具备完整的集成系统，包含连续氧饱和度和ETCO$_2$监测模块[356]。部分PCA泵还可在氧饱和度和ETCO$_2$达到预先设定的阈值时关闭注药程序。PCA泵的新技术在降低小儿患者PCA相关不良事件方面所发挥的作用还需进一步的临床研究加以验证。电子监护设备在保证患者安全方面发挥重要作用，但目前应用的所有监护方法均不完善。此外，这些监护设备经常发出错误警报，不仅影响患儿和家长情绪，干扰其深度睡眠，还可降低护士的警惕性。虽然存在这些局限性，但电子医嘱输入的使用和专门的小儿疼痛管理小组的参与改善了常规监测效果，大大提高了早期发现不良事件的可能性。

区域阻滞和镇痛

应用局麻药进行术后镇痛具有很多优势，无论是否联合椎管内阿片类药物或其他辅助药。应用长效局麻药进行单次阻滞或通过导管和镇痛泵行连续周围神经阻滞可为门诊手术患儿提供良好镇痛，使患儿能够舒适出院。减少全身镇痛药的应用可以降低药物相关不良反应的发生（见第42和43章），对于无法耐受大剂量阿片类药物的小儿患者，区域阻滞可以提供极佳的镇痛效果。此类患儿包括部分新生儿，尤其是有呼吸暂停风险的早产儿和早产出生的婴儿、存在中枢性通气功能障碍及呼吸系统疾病或危险气道的患儿及镇静状态下容易出现呼吸道梗阻的小儿患者，例如患有阻塞性睡眠呼吸暂停者。下胸段硬膜外镇痛有助于腹部大手术患儿术后肠道功能恢复和正常喂养[358,359]。

区域阻滞几乎没有绝对禁忌证。但脊髓发育不良、骶骨发育不全和其他解剖异常，要么破坏硬膜外腔的正常结构或不能置入导管，可能无法进行骶管或硬膜外阻滞操作。然而，一项针对脊髓发育不良患儿的镇痛研究表明，在神经解剖异常以上节段置入硬膜外导管可以安全地实施硬膜外镇痛[360]。对于存在这些解剖异常的病例，建议预先咨询小儿区域麻醉专家，回顾影像学资料，并考虑是否需要经X线引导。若穿刺点存在感染或邻近感染部位则绝对不可进行穿刺和阻滞。对于烧伤患儿，只要置管部位远离烧伤区域（见第36章）即可进行连续区域镇痛，在烧伤部位或邻近烧伤部位置管，实施区域镇痛其潜在风险要大于益处。

脓毒症也存在类似问题，通常不建议对患有脓毒症的患儿进行骶管或硬膜外置管，以免在菌血症阶段将感染播散至硬膜外腔。周围神经、神经丛或胸膜腔置管可能不会导致感染播散，但对此缺乏数据支撑。凝血功能障碍和血小板减少症是区域阻滞的相对禁忌证，轻度凝血功能异常可以实施区域阻滞。为降低血肿形成的风险，在易按压部位（如下肢）进行穿刺置管更为安全，而应避免在无法按压部位操作，例如硬膜外腔和椎旁间隙。在某些特殊情况下，可在认真权衡利弊后于局部操作时输注新鲜冰冻血浆或血小板，暂时纠正凝血功能异常。局部麻醉、凝血功能障碍以及抗凝的相关问题是十分复杂的，美国和欧洲区域麻醉协会的专家共识组已经对成人开展了广泛调查。在缺乏小儿相关数据的情况下，作者建议临床医生也将这些针对成人的专家共识作为小儿区域麻醉的临时指南。在放置导管进行连续镇痛前，还必须考虑置管和拔管时机体的凝血功能状态。例如，对于1例术后需要进行抗凝治疗的患儿，除非导管拔除期间可以暂时停用抗凝，否则不能进行连续镇痛。

一些外科医生可能希望在四肢神经修复或翻修术后评估患者的运动或感觉功能，因此，制订术后区域镇痛计划前应先与外科医生商议。如果实施下肢手术，可以不使用局麻药，而是单纯应用阿片类药物或可乐定等辅助药进行连续骶管或腰段硬膜外镇痛，必要时可以应用极低浓度的局麻药（如0.05%～0.075%丁哌卡因或罗哌卡因），增强镇痛效果的同时不会显著影响肢体运动功能。

关于区域镇痛时机的选择（外科手术开始或结束时）目前没有达成共识。对于时间不超过1h的手术，在切皮前和在手术结束时实施单次骶管阻滞的持续时间基本相同。例如，分别于腹股沟疝修补术切皮前或术后进行骶管阻滞，从患者苏醒至首次要求应用镇痛药的时间十分接近[361]。对于长时间手术，可于患儿苏醒前再次进行骶管阻滞，或术前留置导管间断追加镇痛药（通常1.5h）。如果不足2h，可追加首次剂量的1/2，通常低浓度局麻药即可有效用于术后镇痛。研究表明，联合应用可乐定等辅助药可以延长椎管内或周围神经阻滞的作用时间（见下文讨论），对于长时间手术可增强切皮前单次阻滞在术中和术后的镇痛效果。对于四肢和肩部大手术，连续镇痛逐渐成为发展趋势。成人和小儿患者均可在神经丛或外周神经周围留置导管，持续数天输注局麻药以维持镇痛效果，具体内容在随后的连续阻滞部分有详细介绍[362,363]。

有证据表明，在手术开始时即进行预防性镇痛具有潜在优势[364]。超前镇痛或预防性镇痛已在基础研究中得以证明，但临床研究却得出了矛盾结果。例如，成人的初步研究发现，截肢前进行硬膜外阻滞可显著降低幻肢痛的发生率，然而随后的多项研究却没有完全得出一致结果[365-367]。同样，术中进行神经阻滞的小儿患者术后疼痛较单纯的全身麻醉者显著减轻，某些情况下镇痛的持续时间超过了药理学作用时间。然而一项针对腹股沟疝修补术的双盲研究发现，术前与术后实施的骶管阻滞在术后镇痛效果方面没有显著差异[368]。

理论上，在脊髓水平中断伤害性传入冲动可以减弱大脑皮质对疼痛刺激的感知，或可预先阻止脊髓过度兴奋和"激惹"的发生，从而减少神经传入和持续的术后疼痛[367,369-372]。然而逐渐明确的问题是，如果超前镇痛或预防性镇痛可以发挥有益作用，必须满足以下条件：对于疼痛刺激必须有足够的作用时间，镇痛效果必须持续至术后阶段，并且必须有效预防疼痛信号向中枢的传递。这三个条件提示，多模式镇痛可能是最佳方案。术前疼痛控制不良可引起中枢神经系统敏化，进而难以通过术中或术后干预有效控制疼痛[373]。此外，硬膜外应用阿片类药物可以降低成年患者术后炎症反应（如重组人白介素-2浓度），提示手术应激反应的减轻可以改善术后镇痛效果[374]。

应用局麻药进行切口浸润可在术后维持长时间的镇痛效果[375,376]，尤其联合应用其他区域麻醉技术时。这种简单有效的方法可以在任何外科手术之前或结束时应用。切口局部浸润的主要局限是目前应用的局麻药镇痛时间只有 4～6h，而术后疼痛通常会持续数天，因此连续应用 2～4 天更为合理。为此需要外科医生在缝合切口时留置一个多孔导管，便于术后持续注入局麻药[377]。现有几种"浸润导管"套装已应用于临床，在手术结束时可连接一次性输注泵，在患儿出院后的几天内持续向切口内输注局麻药。虽然该方法可有效用于术后镇痛，但临床医生应该警惕曾出现于成人患者的相关并发症[378]。需要注意的是：如果计划采用该方法实施术后镇痛，尤其用于开胸手术以及新生儿和小婴儿时，必须严格控制局麻药的浓度和输注速度（如丁哌卡因），避免局麻药过量[379]。

现已研制出可生物降解丁哌卡因微球或脂质体的实验制剂和市售脂质体混悬液。注射该混悬液后，微球缓慢释放丁哌卡因，根据药物剂量、配方和注射部位可维持周围神经阻滞 2～6 天[380-383]。最初临床医生对该缓释制剂用于成人患者术后镇痛投入了极大热情，但是通过临床观察发现，与传统丁哌卡因相比，该制剂并未显著延长患者的镇痛时间[384,385]。另有一种实验性方法是通过改良的神经毒素延长镇痛时间。作用于钠通道位点 1 的阻滞剂，如河豚毒素和新蛤蚌毒素在体外与钠通道具有很强的亲和力。河豚毒素和新蛤蚌毒素没有神经毒性，并且不会明显阻断心肌组织的钠通道[386]。在动物研究中发现，将此类毒素与丁哌卡因、肾上腺素或可乐定联合应用可显著延长神经阻滞时间并降低全身毒性。新蛤蚌毒素在动物实验中没有表现出心脏毒性，有望进一步用于临床研究加以验证[388,389]。

与椎管内镇痛相比，周围神经/神经丛阻滞的镇痛时间更长，可持续 8～12h，有时可超过 24h。在阻滞效果消退时，可根据小儿患者的手术性质改用非阿片类镇痛药，从而消除或减少阿片类药物用量及潜在的不良反应。接受门诊手术的患儿会在单次区域阻滞后出院，但是次日需要对患儿家属进行随访，以确认阻滞完全消退并且无相关并发症。尤其进行周围神经阻滞的患儿，必须进一步提醒患儿家长可能存在一定程度的运动阻滞，并且必须保护被阻滞的肢体免受伤害。如果下肢运动受限，必须协助患儿行走。区域麻醉和镇痛技术在第 42 章和第 43 章已详细讨论。

局麻药、辅助药种类和剂量的选择

低浓度长效局麻药如 0.125%～0.25% 丁哌卡因或 0.1%～0.2% 罗哌卡因最常用于区域阻滞。在欧洲和加拿大，还可应用左旋丁哌卡因，其毒性明显小于丁哌卡因（见第 42 章）。与丁哌卡因相比，罗哌卡因和左旋丁哌卡因均具有作用时间长和对运动阻滞程度轻的双重优势。通常在丁哌卡因中添加肾上腺素（1：200 000～1：400 000）以减少全身吸收并延长作用时间，但肾上腺素可直接收缩血管引起组织缺血，因此慎用于指（趾）或阴茎神经阻滞［需注意：指（趾）神经阻滞时避免应用肾上腺素是基于有限的历史证据（过去肾上腺素的浓度是 1：80 000，不是目前使用的 1：200 000），目前提倡应用肾上腺素者未发现肾上腺素导致的缺血并发症］[390-393]。在持续输注局麻药时添加肾上腺素可能没有任何优势，因为此时无须利用肾上腺素延长局麻药

的作用时间。

最初的研究发现，对于骶管阻滞，丁哌卡因最大限度阻滞感觉神经而不阻滞运动神经的最佳浓度是 0.125%[394]，但随后的研究证实其最佳浓度是 0.175%（0.25% 丁哌卡因 7ml 加 3ml 生理盐水）[395,396]。对于不会显著影响运动功能的神经阻滞可应用更高浓度的丁哌卡因（0.2%～0.25%），例如疝修补术后的髂腹股沟-髂腹下神经阻滞。

阻滞持续时间与局麻药总剂量密切相关。使用浓度较高的局麻药，如 0.5%，这在成人的实践中很常见，会产生一个比 0.25% 的等容量局麻药长 40% 的阻滞持续时间[397]。但这当然也将增加运动阻滞的发生率。必须权衡每一位患者运动阻滞的临床意义（如阻滞部位需要早期活动）与延长阻滞时间的益处（如阻滞效果持续至次日清晨而不是于午夜消退）。多数单次周围神经阻滞可以应用 0.2～0.3ml/kg 局麻药完成，因此只要总剂量低于极量 2.5mg/kg 即可（如浓度为 0.5% 的局麻药 0.5ml/kg）。0.5% 罗哌卡因联合地塞米松进行锁骨上臂丛神经阻滞或通过静脉途径联合应用地塞米松时，平均阻滞时间是 25h，可确保术后当晚具有良好的镇痛效果[398]。对于小儿周围神经阻滞可添加 α_2-肾上腺素受体激动剂以延长阻滞时间（9.75h vs 3.75h）[399]。Nuss 钢板置入术后进行胸段硬膜外镇痛时可通过增加局麻药浓度延长镇痛时间。由于肺的扩张通常依赖于膈肌收缩，因此椎管内镇痛引起运动阻滞的意义不大[100]。常用 0.2% 罗哌卡因联合阿片类药物或可乐定进行胸段硬膜外阻滞。

罗哌卡因是一种左旋-对映异构体酰胺类局麻药，广泛应用于小儿患者，尤其适用于新生儿和婴儿[400-403]。罗哌卡因对于成人和小儿患者的镇痛时间均与丁哌卡因相似，但丁哌卡因更易出现运动阻滞。一篇综述对 16 项小儿骶管阻滞的临床研究进行了总结分析，发现罗哌卡因和丁哌卡因用于骶管阻滞同样有效。其中，6 项研究发现罗哌卡因的运动阻滞明显少于丁哌卡因，8 项研究显示两者引起的运动阻滞无显著差别。两种局麻药引起运动阻滞的持续时间均较为短暂[404]。罗哌卡因的心脏毒性小于丁哌卡因，但在成人患者中其镇痛强度也较丁哌卡因弱[405]，通过增加罗哌卡因剂量可以获得同样的镇痛效果[406]。在引发呼吸暂停方面，幼鼠可耐受罗哌卡因的剂量是丁哌卡因的 1.5 倍。同样，罗哌卡因引起呼吸窘迫和惊厥发作的剂量更大[402]。相对于成年大鼠，这些差别在幼鼠中表现得更加明显。这些基础研究数据表明，对于成人和婴幼儿，罗哌卡因引起中枢神经系统毒性和心血管毒性的阈值增高了 20%～30%，但如果罗哌卡因的剂量超过毒性阈值仍可出现惊厥。虽然丁哌卡因和罗哌卡因推荐的极量相同［单次 2.5mg/kg，持续输注 0.4～0.5mg/（kg·h）］，但药代动力学模型提示，应用较大剂量罗哌卡因可能也是安全的[407]。因此，一些机构已将罗哌卡因的输注极量提高至 0.5mg/（kg·h）。

基于局麻药的安全性考虑，对于年龄<6 个月的婴儿优先选择分子结构为左旋对映异构体的局麻药——罗哌卡因，而不应首选外消旋混合物丁哌卡因[403,408]。另一种可选择用于持续输注的局麻药是氯普鲁卡因，因其可被血中假性胆碱酯酶快速水解，所以毒性较低。氯普鲁卡因对于婴儿具有很

好的安全性,可以输注较大容量以达到完善的阻滞效果,这也是将其用于腹部或开胸术后硬膜外镇痛的重要考虑因素。左旋丁哌卡因(丁哌卡因的左旋异构体)是另一种毒性较低的局麻药,药理特性与丁哌卡因相似,但毒性低于丁哌卡因[409-411]。在很多国家和地区,左旋丁哌卡因已逐渐开始替代丁哌卡因,但左旋丁哌卡因在美国很难获得[412]。

小儿患者可单独应用阿片类药物或联合局麻药进行硬膜外或鞘内镇痛。阿片类药物椎管内注射已经应用20多年,对于小儿患者镇痛效果确切。然而,椎管内注射阿片类药物具有延迟性呼吸抑制的风险,门诊患儿应避免使用以确保出院后患儿的安全(见下文)[413]。

骶管阻滞时可在局麻药中加入辅助药以延长感觉阻滞时间,然而辅助药的使用也存在一定争议。很多药物虽已用于硬膜外腔注射,但对其安全性和神经毒性只有限的实验证据支持,因此必须谨慎使用[414]。

现已证明可乐定没有神经毒性,0.5~2μg/kg的可乐定可使丁哌卡因骶管阻滞的镇痛时间延长约3h,对血流动力学无显著影响,并且镇静作用温和,不会延长苏醒时间[415-421]。虽然研究报道了可乐定的这些优势,但一项双盲研究发现,可乐定2μg/kg用于丁哌卡因骶管阻滞的辅助药时,通过静脉途径用药与通过骶管注射没有显著差异。另有研究显示,与单独使用丁哌卡因骶管阻滞相比,使用可乐定+丁哌卡因的骶管阻滞,镇痛持续时间和镇痛效果没有差异[422,423]。相反,另有研究表明,与静脉注射可乐定的儿童相比,可乐定与左旋丁哌卡因联合应用于骶管注射的患儿其镇痛药需求明显延迟,且疼痛评分显著降低,因此可乐定的作用部位可能位于脊髓[420,421,424]。与阿片类药物相比,骶管应用可乐定很少引起恶心、瘙痒、便秘和尿潴留,但是如果可乐定剂量超过1μg/kg,术后嗜睡或呼吸抑制的风险可能增加,尤其用于新生儿时[423,425-427]。婴儿可乐定的清除率约为年长儿的1/3[428]。一项meta分析提供的有力证据支持可乐定用于延长椎管内阻滞时间[429],但需要注意的是,对于门诊手术患儿尤其小婴儿,可乐定的剂量不能超过1μg/kg,以避免呼吸抑制的风险。另一种α2-肾上腺素受体激动剂右美托咪定,1μg/kg辅助用于骶管阻滞正日渐增加。据报道,右美托咪定可使感觉阻滞时间增加8.21h(95%CI 5.02,11.40)[430]。

地塞米松局部或全身用药可产生与可乐定相似的效果。骶管或静脉注射低塞米松0.5mg/kg均可增强骶管阻滞的镇痛效果并延长作用时间[431,432]。成人周围神经阻滞的相关研究数据也表明,局部和静脉应用地塞米松可产生同等效果[398]。然而局部应用任何一种辅助药均有神经毒性的风险,因此通过静脉途径用药以延长阻滞时间可能是最为安全的方法[433]。

不含防腐剂的氯胺酮也可单独或与丁哌卡因联合用于骶管阻滞。氯胺酮0.5mg/kg即可产生确切的镇痛效果,并且不会出现口服或静脉用药后不良的行为反应[434]。当与丁哌卡因联合应用时,镇痛时间接近24h[206,435,436]。(S)-(+)-氯胺酮骶管注射后的血药浓度与静脉注射基本相同,但镇痛时间显著延长[436]。一项临床研究提出氯胺酮作用于脊髓的特定部位,由于防腐剂具有神经毒性,因此只有不含防腐剂的氯胺酮才可应用[437,438]。在美国,不含防腐剂的氯胺酮目前还无法获得[417,439]。

进行区域阻滞时应首先计算局麻药的安全剂量,必要时调整局麻药的容量和浓度,避免局麻药过量导致毒性反应。多数周围神经阻滞可以应用局麻药0.2~0.3ml/kg,但单次骶管阻滞需局麻药0.75~1.25ml/kg。局麻药的容量越大,药物过量的风险越高,因此需要适当降低局麻药浓度,这对于婴儿的神经阻滞尤为重要。例如,体重为7kg的婴儿丁哌卡因允许的最大剂量是17.5mg(2.5mg/kg),如果使用浓度为0.25%局麻药,则用药的总容量不能超过7ml。对于6个月以下的婴儿,应适当限制局麻药用量,谨慎的方法是将允许的最大剂量降低25%~30%,尤其在给予单次剂量后需要进行持续输注的情况下。例如,体重4kg、2个月大的婴儿可以应用0.25%丁哌卡因2.7ml(6.6mg)。对于6个月以上的小儿,丁哌卡因和罗哌卡因单次最大剂量的简单算法是:0.25%局麻药1ml/kg或0.5%局麻药0.5ml/kg。通常情况下,应用0.5%局麻药几乎没有优势。使用不同浓度局麻药会增加剂量计算错误的可能性,为了避免此类错误出现,一些医院规定使用单一浓度局麻药进行局部浸润和推注,罗哌卡因为0.2%,丁哌卡因为0.25%。

阻滞技术

单次阻滞

很多情况下,选择单次阻滞主要是基于其简单性和作用持续时间考虑。椎管内阻滞和外周神经丛/神经阻滞都是有效的单次阻滞技术。在小儿区域麻醉中,骶管阻滞仍然是最常用方法,可有效用于下腹部和下肢镇痛,并且在大多数婴儿和小儿患者中易于操作(见第42章)。对于双侧下肢手术,骶管阻滞通常比双下肢神经阻滞更为合理。

超声的应用使小儿患者的神经丛和外周神经更易识别。虽然利用Teflon涂层的神经刺激针进行外周神经刺激仍然是有效的神经阻滞技术,但随着对超声技术的掌握和其优势的了解,外周神经刺激器的应用已逐渐减少[440]。为了精确地将阻滞针定位于目标区域并避免刺入邻近结构,操作者必须能够通过超声图像观察到阻滞针的轨迹,使针尖不会超出视野平面。超声的应用能否降低神经损伤的发生率尚不明确,但有证据表明,超声引导下神经阻滞产生有效阻滞所需的局麻药容量显著减少[441,442],且通过局麻药在神经或神经丛周围扩散的超声图像可确认阻滞成功。下肢神经阻滞常用于代替骶管阻滞(见第42和43章),主要缺点是需要进行多个阻滞(如股神经和坐骨神经阻滞)才可使镇痛区域覆盖整个下肢。下肢神经阻滞的镇痛区域可仅限于手术部位,但其镇痛时间显著延长,通常是骶管阻滞时间的2倍以上,并且可以避免椎管内阻滞一些潜在的不良影响,如尿潴留并需要留置导尿管,或意外出现的非手术肢体单侧阻滞。小儿股神经、坐骨神经和踝神经阻滞技术与成人相似,易于实施(见第42和43章)。上肢的区域阻滞包括肌间沟、锁骨上、锁骨下和腋窝臂丛神经阻滞,以及很少应用的臂或腕水平单个神经阻滞。与下肢神经阻滞不同,臂丛神经阻滞可麻醉整个上肢。对于胸部和上腹部手术,可以选择椎旁阻滞代替硬膜外阻滞。椎旁阻滞可用于范围局限的手术操作,如开胸肺组织活检或胸腔引流术,但阻滞时间仅有几个小时。超声引导下椎旁置管是一种新方法,适用于开胸和上腹部手术的持续输注。对于开胸手术,还可由外科医生进行肋间神经阻滞,风险较低,但作用持续时间短限制了其有效性。神经阻滞时通常在局麻药中加入肾上腺素以降低局麻药的吸收速度。对于手术范围广、预计术后疼痛时间长的手术,最好置入导管进行连续阻滞。

腹股沟疝修补术是小儿常见的门诊手术,髂腹股沟-髂腹下神经阻滞可以提供良好的术后镇痛效果(见第 42 章和第 43 章)。髂腹股沟-髂腹下神经阻滞效果与骶管阻滞相似,当联合应用丁哌卡因和肾上腺素时,镇痛时间至少持续 4h。一项随机双盲研究发现,对于睾丸固定术,髂腹股沟神经阻滞与阻滞平面达 T_{10} 水平的骶管阻滞同样有效[445]。然而作者认为,对于低龄儿童的睾丸固定术,若术中对精索和睾丸进行大量操作和牵引,则应用骶管阻滞进行术后镇痛更佳。阴茎神经阻滞可有效用于包皮环切术和简单的远端尿道下裂修复术。对于范围更广的阴茎手术,尤其是阴茎阴囊型尿道下裂修复术,则需进行骶管阻滞或阴部神经阻滞以达到充分的镇痛效果。

阿片类药物椎管内单次注射是另一种可以提供持久镇痛的方法,但必须对患者进行呼吸功能监测,因此只能用于住院患者。吗啡鞘内注射用于婴儿和儿童的术后镇痛已有数十年历史,单次注射产生的镇痛效果长达 24h[447,448]。只有不含防腐剂的药物制剂才可应用,因为防腐剂可能会导致中枢神经系统损伤。通常鞘内注射吗啡的剂量是 4～10μg/kg,由于吗啡具有亲水性,所以必须进行呼吸功能监测。除了呼吸抑制,吗啡鞘内注射还可引起皮肤瘙痒、恶心及尿潴留。吗啡鞘内注射是我们进行后路脊柱融合术最常用的术后镇痛方法,可由外科医生在直视下直接给予。据报道,在手术开始时给药可以减少术中失血量[449,450]。鞘内注射这种给药方法也已经开始在心脏手术前应用[451]。鞘内阿片类药物有效剂量约为硬膜外有效剂量的 1/10～1/5,并且作用时间显著延长,尤其应用吗啡时最为明显。因此,必须对患者持续监测 24h,或者在未使用纳洛酮的情况下,监测至呼吸功能基本正常。

连续阻滞

通过硬膜外腔或神经/神经丛周围置管可进行术后连续镇痛。导管通常可以留置 3 天,特殊情况下可留置更长时间,但此时感染的风险增加[452]。必要时,可将硬膜外导管理于皮下且原位留置 7 天以上[453,454],在姑息治疗患者中,导管留置时间更长,未见感染并发症[455]。对于开胸手术,还可于胸膜腔内、胸膜腔外和/或胸膜腔后置管进行术后镇痛[456]。根据以往的经验,胸膜腔内镇痛可以减少但不能完全消除对全身阿片类药物的需求,特别是在存在胸腔引流的情况下。有报道显示,胸膜腔内镇痛可导致局麻药毒性反应和惊厥发作[457],因此作者单位很少应用该技术。可以通过手术切口或经皮于胸膜腔外、肋间和椎旁留置导管实施连续镇痛。在成人研究和小儿小样本研究中,这些镇痛技术可在静息时提供很好的镇痛效果,但是在活动时镇痛效果不完善,对全身阿片类药物的需求显著增加。一些临床医生认为,这些镇痛技术与胸段硬膜外镇痛一样具备很多优点,同时可降低胸段

硬膜外镇痛的风险和不良反应。

连续区域阻滞是非常安全有效的镇痛方法,但与所有镇痛方法一样,必须进行严密监测以预防并发症的发生。神经/神经丛周围置管技术使小儿出院或离开日间手术室后仍可进行连续神经阻滞镇痛[362]。导管连接带有流量限制的弹性球囊输注泵,以恒定速度持续给予局麻药和其他药物(E 图 44-3)。这些装置可供患儿出院后在家中使用,通过将药物注入某一组织平面进行连续区域阻滞或连续周围神经阻滞。随着周围神经阻滞的逐渐开展,相信最终这些阻滞技术会比椎管内镇痛更加常用。

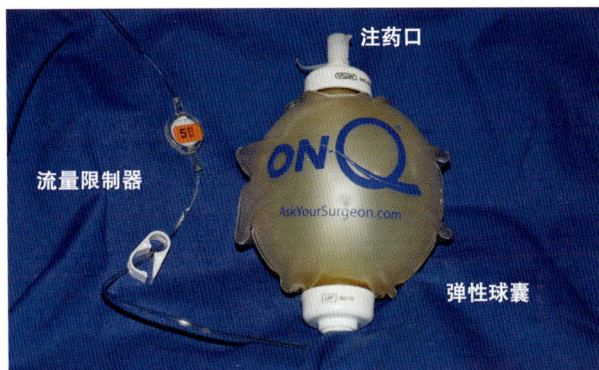

E 图 44-3 ON-Q 泵,一种用于连续区域阻滞的弹性输注装置。球囊内充满局麻药,通过流量限制器易于设定为所需流速,并且该装置仅供一次性使用

利用上述输注装置将局麻药注入切口处的皮下组织或手术区域内,可为成年和小儿患者提供持续镇痛效果。现有几种输注模式可供使用,包括定速、变速以及可进行单次推注的连续输注。低龄儿童易出现局麻药过量导致毒性反应的风险,因此后两种输注模式必须谨慎使用,通常选择定速输注。当门诊患儿进行连续周围神经/神经丛阻滞时,必须认真建立管理系统以便及时随访患儿,避免出现相关并发症,并尽早发现潜在的不良事件。为了确保患者在家中安全地进行连续镇痛,必须培训患者和其家属如何识别潜在并发症以及进行电话随访。在家中使用连续输注泵已有疑似局麻药过量的病例报道,但未导致严重不良事件的发生[458]。

骶管和硬膜外腔置管:凭借经验和合适的操作用具,临床医生可以对任何年龄的小儿进行胸段和腰段硬膜外穿刺置管,但对于婴幼儿需要进行专业培训。无论导管置入的深度如何,目标都应是尽可能使导管尖端靠近手术切口皮区的神经节段。对 6 岁以下患儿,小儿硬膜外穿刺置管经验较少的麻醉医生应考虑通过骶管途径置入导管。对于婴儿和 6 岁以下小儿,可顺利地将导管从骶管置入至胸椎水平[459],这可能是由于与年长儿童和成人相比,低龄儿童硬膜外腔的血管丛较不发达,脂肪更为致密和分散[459,460]。然而其他研究者认为,对于体重超过 10kg 的小儿,导管从骶管置入至胸椎水平的可靠性较低[461],原因是硬膜外腔内容物构成更为成熟,且小儿开始行走后腰椎前凸已经形成;随着年龄的增长,

硬膜外腔的脂肪组织失去了婴儿期所呈现的海绵凝胶状特点，并且脂肪细胞之间的间隙变得模糊[459,460]。由尼龙或聚酰胺制成的导管不易在皮下扭曲，且比聚四氟乙烯或其他材质的导管更容易置入；置管过程中如果遇到阻力，绝对不可继续置入。有报道显示，体重<3.5kg 的新生儿出现置管困难后发生导管返折、扭曲以及穿破硬膜[462]。如果将导管从骶管置入腰椎或胸椎水平，则应通过影像学或其他功能性评估并确认导管位置。

现可应用硬膜外腔造影确认导管尖端位置。对 20 例早产儿行硬膜外腔造影，发现 3 例早产儿(15%)硬膜外导管位置不当。最新数据表明，硬膜外导管位置异常在所有年龄段患者中均较为常见[463]。在 724 例硬膜外腔造影中，未预料的导管位置异常有 11 例(1.5%)，其中置入血管内 3 例，但给予试验量后得到阴性结果，置入蛛网膜下腔 2 例，但无脑脊液流出，置入腹腔 4 例及直肠和腰大肌间隙各 1 例。作者建议对所有硬膜外置管患者应行硬膜外腔造影，但这并不是当前的常规要求，还必须权衡小儿 X 线辐射的风险。如果需要阻滞特定的皮肤节段，应该考虑通过 X 线成像确认导管尖端位置，同时上述数据表明，当需要将导管向头侧置入更高节段时建议进行影像学定位。

超声是硬膜外腔造影的替代方法，尤其适用于体重不足 10kg 的婴儿。大多数手术室均有超声，且对小儿没有辐射。超声可以测量皮肤至黄韧带的距离，有利于置管，且可以通过超声图像确定导管位置。通常导管在超声下很难成像，但是注射局麻药时，很容易观察到局麻药扩散并伴有硬膜受压凹陷[464,465]。

确定导管位置的另一种方法是利用神经刺激导管进行，随着该导管向头侧深入，通过电流刺激实时监测导管尖端位置。如果没有神经刺激导管，可在普通导管内填充盐水代替，该方法要求利用盐水阻力消失法判断穿刺针抵达硬膜外腔，以避免硬膜外腔或导管-连接器-注射系统中出现气泡，阻碍电传导。无论应用哪种系统都不可使用神经肌肉阻滞剂，因其可消除神经刺激后的运动反应。导管连接神经刺激仪，当导管接近某一神经节段时，极低的刺激电流(约 6mA)即可引起相应神经根支配区的肌肉收缩，从而确定导管尖端位置。具体来说，当导管尖端位于 $L_5 \sim S_1$ 之间时，足和踝发生抽动；位于 $T_{12} \sim L_1$ 之间时，髋关节出现屈曲；位于 T_{12} 以上节段时，出现腹部肌肉收缩，无髋关节屈曲；位于中胸段时，肋间肌收缩。如果手指出现抽动，则意味着导管已接近 T_1 节段。神经刺激技术还可用于判定导管位置异常。当刺激电流<0.6mA 时，如果出现双侧肌肉收缩，通常意味着导管已进入蛛网膜下腔；当刺激电流<1mA 时，如果出现单侧局限性肌肉收缩，表明导管穿出椎间孔；如果刺激电流<1mA 并出现单侧广泛性肌肉收缩，则导管可能进入硬膜下腔；在未应用神经肌肉阻滞剂或无气泡的情况下，如果刺激电流超过 15mA 且没有出现肌肉收缩，通常表明导管不在硬膜外腔内(表 44-10)。因此，向头侧置管时利用其中一种定位方法即有助于避免术后阻滞失败或阻滞不全。

表 44-10　硬膜外导管尖端所处神经节段的评估

刺激电流/mA	神经节段	收缩部位
6	$L_5 \sim S_1$	足和踝
6	$T_{12} \sim L_1$	髋关节
6	T_{12} 以上	腹肌收缩，无髋关节屈曲
6	中胸段	肋间肌
6	T_1	手指
<0.6	蛛网膜下腔	双侧肌肉收缩
<1	神经根	单侧局限性肌肉收缩
<1	硬膜下腔	单侧广泛性肌肉收缩
15	非硬膜外腔	无肌肉收缩

硬膜外用药的选择取决于几个因素，包括手术部位、硬膜外导管尖端位置和患儿的危险因素。与亲水性阿片类药物如氢吗啡酮或吗啡相比，局麻药、亲脂性阿片类药物及可乐定在输注时不易向头侧分布。因此，置管时将导管尖端置入最佳位置可改善术后镇痛效果。针对成人患者的操作经验表明，当硬膜外导管尖端位于或略高于手术皮区的神经节段时，应用局麻药的镇痛效果最佳。患儿活动时该作用比静息时更为明显。由于神经根与脊髓背角之间的距离在上胸段和腰骶段有很大差别，因此与上胸部手术相比，硬膜外导管尖端略高于手术皮区的神经节段与腰骶部手术的镇痛效果更相关[468]。

在胸段硬膜外置管需要权衡利弊。但如酚酞管尖端处于腰、骶段水平而实施胸部或上腹部手术时，持续输注局麻药或联合应用亲脂性阿片类药物如芬太尼或舒芬太尼可能无效。局麻药允许的最大血浆浓度限制了局麻药的输注容量，因此在这种情况下，合理的替代方案是通过腰段或骶段硬膜外导管给予亲水性阿片类药物，如吗啡或氢吗啡酮。然而这一技术影响了局麻药的合理使用及多模式区域镇痛带来的优势。总之，作者不赞成通过腰段硬膜外导管实施胸段硬膜外镇痛。

硬膜外导管可于患儿清醒、镇静或麻醉状态下置入。对 PRAN 数据库的相关资料进行的一项前瞻性分析发现，经验丰富的临床医生对麻醉状态下的小儿患者实施硬膜外穿刺置管的风险并不比清醒的成年患者高(风险可能更低)，但也不清楚小儿是否可以准确表述感觉异常，或者区分硬膜外穿刺的不适感与更剧烈的异常疼痛[107,469,470]。有观点认为，胸段硬膜外穿刺置管比其他脊髓节段风险更高，但目前的研究数据并不支持这一观点。英国硬膜外麻醉审计报告表明，严重并发症(1 级)的发生与医生穿刺水平无关。总体而言，新生儿和婴儿胸段硬膜外麻醉所有相关并发症的风险更高，但其中有一半是非严重并发症(3 级)。并发症的风险可能与患者的年龄相关性更大，而不是穿刺水平[470]。在一份病例报告中，4 例硬膜外麻醉患儿出现神经系统并发症，其中 3 例硬膜外导管位于 T_{11} 以下节段[471]。因此，根据以往数据和经验，经过正规培训并具有相关经验的麻醉医生对麻醉状态下的小儿实施硬膜外置管是安全的，但需注意婴儿允许的误差范围明显小于成人和年长儿[107,470,472,473]。

利用透明密封敷料将骶尾部导管固定于皮肤非常重要，既可避免污染和导管移位，又有利于每日穿刺部位的检查。此外，安息香酊或其他黏合剂可降低导管或敷料移位的发生率。对于骶尾部导管，使用边缘带胶贴的塑料保护膜从臀肌皱褶处开始完全覆盖于敷料区域上，可避免敷料被小儿粪便污染。还有一种方法是将骶尾部导管向头侧埋入皮下，这样可降低导管移位的发生[454]。然而以上预防措施仍不可完全避免敷料脱落或置管部位被污染的可能，如果出现这些情况，安全起见应立即拔除导管。进行腰段或胸段硬膜外置管可远离尿布区域，从而进一步降低导管或穿刺部位污染的可能。

对硬膜外置管患儿的管理包括：认真协调监测方案、护理管理以及药物选择和剂量的医疗管理。与 PCA 或连续输注阿片类药物一样，医嘱应标准化并与护士协商后书写，以免发生误解（图 44-8）。由于对接受硬膜外阿片类药物治疗的儿童来说最敏感的监护仪是护士，而不是机械或电子设备，因此对护理人员的培训对确保患儿安全至关重要。护士还可评估镇痛效果，从而帮助调整药物剂量。疼痛管理小组每天至少检查一次置管部位，以确定敷料的完整性以及是否出现红斑或感染迹象（图 44-9）。当进行连续输注时，连接输注泵与硬膜外导管的管路上不应有任何注药口，并且应清晰标记为硬膜外导管，防止意外将静脉药物注入硬膜外腔。可对连续区域阻滞药物使用特殊颜色的管路和药盒。虽然与静脉 PCA 使用同样的输注泵，但是根据管路和药盒的颜色可立即确定输注泵的给药途径。

患者自控硬膜外镇痛（patient-controlled epidural analgesia，PCEA）由传统硬膜外镇痛和 PCA 两种镇痛方法演变而来[474]。基于传统 PCA 技术，PCEA 时持续输注硬膜外镇痛药物（常用阿片类药物或联合应用阿片类药物和局麻药），并且在需要时患儿能够自行给予补充剂量。PCEA 的背景输注剂量即可提供大部分镇痛作用，必要时患儿可以进行单次给药。必须强调的是与静脉单次给药相比，通过硬膜外给予单次剂量起效较慢，因此 PCEA 的锁定时间较 PCA 更长，通常是 15～30min[475,476]。进行 PCEA 时需考虑的因素包括患儿的监测条件和局麻药剂量。与静脉 PCA 和硬膜外镇痛相同，PCEA 也需对患儿进行严密监测。同时，必须认真计算局麻药的最大用量，并将患儿最大限度进行单次给药这种偶然情况也考虑在内。智能泵的应用有助于提升 PCEA 的安全性[477]。

药物和剂量的选择：局麻药、阿片类药及辅助药的应用已经在前面内容中详细阐述，本节主要讨论通过留置导管进行连续输注时药物选择的具体问题。许多药物已经单独或联合应用于术后连续硬膜外镇痛[421]，最常见的是局麻药与阿片类药物的联合应用，例如丁哌卡因与芬太尼联用，但目前可乐定的应用逐渐增加（表 44-11）。进行周围神经/神经丛连续阻滞时联合应用其他药物的效果并不明确，因此通常仅应用局麻药。

药物的选择取决于患儿年龄、生长发育情况以及手术种类，此外潜在的医疗条件也会影响某种药物的安全系数。以 ml/kg 为单位进行硬膜外给药时，硬膜外腔所需的局麻药容量随着年龄的增长而减少，因此年长儿和青少年每千克体重所需局麻药容量可能少于婴儿和低龄儿童。1 岁以上小儿连续输注罗哌卡因 0.4mg/（kg·h）72h，血中游离罗哌卡因浓度维持稳定，没有药物蓄积或毒性反应[478,479]。然而对于小婴儿或早产儿，酰胺类局麻药蓄积的风险及可能由此导致的毒性反应是尤其需要注意的问题[480,481]。新生儿对药物的蛋白结合率低，血中游离药物浓度增高，且对药物的代谢能力较弱，因此新生儿出现局麻药毒性反应的风险增加。婴儿和新生儿局麻药毒性反应可能比成人更难识别。因此，对于 6 个月以下的婴儿，作者建议罗哌卡因最大输注剂量为 0.2mg/（kg·h），该剂量可维持稳定的血浆药物浓度达 72h[482]。新生儿和小婴儿应用丁哌卡因可出现药物蓄积，并且对于该年龄段小儿的治疗指数低，因此一般不推荐使用丁哌卡因。在没有罗哌卡因的情况下，同样需要限制丁哌卡因的最大输注剂量，即 <0.2mg/（kg·h）[481,483]。向 PRAN 报道的 5 例局麻药毒性反应病例中，4 例发生于 3 个月或 3 个月以下的婴儿，进一步证明该年龄段的小儿是高风险人群[107]。当新生儿所需的镇痛区域范围较大时，安全的罗哌卡因输注剂量通常无法提供满意的镇痛效果，此时可以硬膜外输注酯类局麻药氯普鲁卡因代替[484,485]。虽然新生儿和小婴儿对酰胺类局麻药的清除速度缓慢，但对酯类局麻药氯普鲁卡因的清除速度极快，即使是早产儿，其消除半衰期也仅有几分钟[484]。因此输注较大剂量氯普鲁卡因出现全身毒性反应的风险较低。婴儿应用氯普鲁卡因发生毒性反应的病例报道很少见，由于其代谢迅速，毒性反应通常十分短暂（<1min），且具有自限性[486,487]。过去对氯普鲁卡因的主要顾虑是神经毒性的风险，实质上其神经毒性主要由制剂中的一系列防腐剂引起，包括偏亚硫酸甲酯、对羟基苯甲酸甲酯和乙二胺四醋酸，但目前应用的氯普鲁卡因不含防腐剂。浓度为 1%～1.5% 氯普鲁卡因硬膜外输注速度可设置为 0.2～0.8ml/（kg·h）。

如果在手术室内未给予硬膜外用药阻滞，则术后可以通过硬膜外导管给予局麻药（不含阿片类药物）。给予局麻药的容量是 0.5～1ml/kg，或者依据每一脊髓节段 0.05ml/kg 计算，利多卡因总剂量不超过 5mg/kg，丁哌卡因或罗哌卡因不超过 2.5mg/kg。一些临床医生也会给予负荷剂量的阿片类药物，例如 1～3μg/kg 氢吗啡酮。小儿丁哌卡因的输注速度不应超过 0.4mg/（kg·h），例如浓度为 0.1% 丁哌卡因 0.4ml/（kg·h），超过该剂量可能导致局麻药毒性反应[488]。如果开始硬膜外镇痛时仅应用 0.062 5%～0.125% 丁哌卡因持续输注，当输注速度达到 0.3～0.4ml/（kg·h）时仍出现镇痛不足，则不应进一步增加局麻药的输注速度或浓度。此时如果不能测到感觉阻滞平面，则应通过硬膜外腔造影或给予氯普鲁卡因/利多卡因试验剂量确认导管位置。如酚酞管位置正确，可以硬膜外联合应用阿片类药物或可乐定。在小儿进入 PACU 后或对导管位置存在疑虑时，必须立即确认硬膜外导管位置和功能是否正常。术中或术后给予酰胺类局麻药作为初始剂量并进行持续输注后，重复给予酰胺类局麻药单次剂量可能导致血浆药物浓度"阶梯状"增加，有局麻药全身毒性反应的风险。阿片类药物硬膜外或全身应用可以提供镇痛效果，但无法通过其应用确认硬膜外导管位置。因此，只要镇痛效果不明确时，必须确认导管位置。

对于大多数实施下腹部和下肢手术的患儿，通过腰段

患儿体重：_____ kg

过敏原：_____

连续区域镇痛（确定恰当方法）

☐ 骶管阻滞   ☐ 腰段硬膜外   ☐ 胸段硬膜外   ☐ 神经丛/周围神经置管（详细说明）

_____

导管置入深度是距离皮肤_____cm   硬膜外腔（腰段或胸段）距皮肤的距离是 _____ 厘米。

持续输注：

（单选）   ☐ 丁哌卡因   ☐ 罗哌卡因   ☐ 氯普鲁卡因

（浓度）   ☐ 0.075%   ☐ 0.1%   ☐ 0.2%   ☐ 1%（仅限氯普鲁卡因）

辅助药（仅限骶管和硬膜外阻滞）：

阿片类药物（单选）   ☐ 芬太尼   ☐ 氢吗啡酮   ☐ 吗啡

浓度（μg/mL）：   ☐ 1   ☐ 2   ☐ 3   ☐ 5（仅限氢吗啡酮和吗啡）   ☐ 7（仅限吗啡）

☐ 10（仅限吗啡）

☐ 可乐定   浓度（μg/mL）：   ☐ 0.5   ☐ 1

输注速度：   起始速度：_____ ml/h， 范围：_____ ~ _____ ml/h，   局麻药的最大剂量是 _____ mg/（kg·h），

阿片类药物的最大剂量是 _____ μg（kg·h）

区域麻醉/镇痛用药指南

	局麻药		阿片类药物			
	丁哌卡因或罗哌卡因	氯普鲁卡因	芬太尼	氢吗啡酮	吗啡	可乐定
浓度	0.05%~0.1%（0.5~1mg/mL）罗哌卡因的浓度可增加至0.2%	1%~1.5%（10~15mg/mL）	1~3μg/mL	3~7μg/mL	5~10μg/mL	0.5~1μg/mL
推荐剂量	6个月以下小儿：0.2mg/（kg·h）最大剂量：0.2mg/（kg·h）6个月以上小儿：0.2~0.4mg/（kg·h）最大剂量：0.4~0.5mg/（kg·h）	0.2~0.8mL/（kg·h）（新生儿）*	0.3~1μg/（kg·h）	1~2.5μg/（kg·h）	1~5μg/（kg·h）	0.1~0.2μg/（kg·h）

*注意，如果氯普鲁卡因的输注速率较快，必须按比例降低辅助药的浓度，以避免药物过量。

副作用的治疗：

呼吸抑制：RR<_____ 次/min时，立即停止硬膜外输注，并立刻呼叫急性疼痛管理人员。同时吸氧、确保呼吸道通畅，必要时辅助通气。

☐ 纳洛酮（纳尔坎）1μg/kg IV=_____ μg，必要时每分钟重复注射1次

恶心和呕吐：   ☐ 昂丹司琼0.1mg/kg（最大剂量4mg）=_____ mg IV q6h

☐ 甲氧氯普胺0.1mg/kg（最大剂量10mg）=_____ mg IV q6h

瘙痒：   ☐ 纳布啡0.05mg/kg=_____ mg IV q4h

☐ 出现上述任何一种情况，开始输注纳洛酮0.25μg/（kg·h）=_____ μg/h

辅助药物：   ☐ 对乙酰氨基酚10mg/kg PO q4h，24h后q4h prn

镇痛不足：   ☐ 吗啡0.05~0.1mg/kg IV=_____ mg q3~4h prn for pain

☐ 酮咯酸0.5mg/kg IV=_____ mg q6h prn for pain（≤50kg，最大剂量15mg；>50kg，最大剂量30mg）

肌肉痉挛：   ☐ 地西泮0.05~0.1mg/kg IV=_____ mg q6h prn

监测和所需用具：硬膜外应用阿片类药物时必须选择

☐ 连续脉搏氧饱和度和呼吸频率监测

☐ 氧气、气道管理用具和床旁吸引

护理医嘱：

VS：   ☐ q4h：体温，HR，RR，BP，疼痛评分

☐ 骶管或硬膜外阻滞平面

☐ SpO₂和镇静评分（应用阿片类药物时需要监测）。RR<_____ 次/min时，呼叫急性疼痛管理人员

☐ 记录Bromage评分q8h；低于4分时呼叫急性疼痛管理人员（应用局麻药时选择）

如出现任何疑问或问题，请呼叫急性疼痛管理人员，具体包括：积极干预后仍然存在镇痛不足、敷料松动或污染、导管脱落、镇静评分>3分、嗜睡、意识不清、躁动、头晕、耳鸣、低血压、心动过缓、体温>38.2℃；导管部位有炎症、压痛或肿胀；Bromage评分>0分。

维持静脉通路

下肢硬膜外或周围神经阻滞：仅可在主管医生允许以及Bromage评分为0分的情况下才可协助患者行走。垫起下肢，使足跟离开床面。

图 44-8 硬膜外镇痛医嘱实例。BP，血压；BPM，每分钟呼吸次数；HR，心率；RR，呼吸频率；PO，口服；prn，按需给药；SpO₂，脉搏氧饱和度；VS，重要体征（改编自 the University of Michigan Hospitals & Health Centers）

44

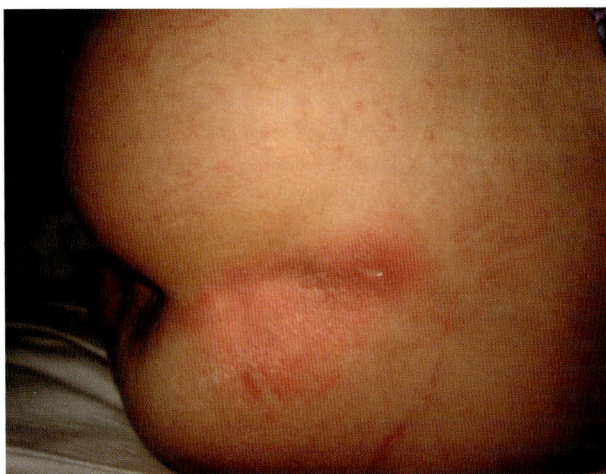

图 44-9　硬膜外导管置入部位的浅表皮肤感染。导管拔除后仅需进行局部皮肤护理

表 44-11 硬膜外常用药物			
	剂量范围	不良反应	备注
局麻药		运动阻滞	
丁哌卡因	$0.2\sim0.4mg/(kg\cdot h)$		<6 个月婴儿最大剂量为 $0.2mg/(kg\cdot h)$
罗哌卡因	$0.2\sim0.5mg/(kg\cdot h)$		左旋对映异构体；比外消旋酰胺类局麻药毒性低 20%~
左旋丁哌卡因	$0.2\sim0.5mg/(kg\cdot h)$		30%；<6 个月婴儿最大剂量为 $0.2mg/(kg\cdot h)$
氯普鲁卡因	1%~1.5%		
	$0.2\sim0.8ml/(kg\cdot h)$		
阿片类药物		呼吸抑制、镇静、瘙痒、尿潴留	
芬太尼	$0.3\sim1\mu g/(kg\cdot h)$		亲脂性；全身吸收率高
氢吗啡酮	$1\sim3\mu g/(kg\cdot h)$	延迟性呼吸抑制	亲水性；术后应用更广泛；氢吗啡酮比吗啡更易于向头
吗啡	$1\sim5\mu g/(kg\cdot h)$		侧扩散，因此应首选氢吗啡酮
辅助药			
可乐定	$0.1\sim0.2\mu g/(kg\cdot h)$	镇静、大剂量时出现呼吸抑制和低血压	新生儿应用大剂量时呼吸暂停的风险增加

硬膜外导管持续输注局麻药和阿片类药物可以提供足够的镇痛效果。例如，0.1% 丁哌卡因或罗哌卡因联合应用芬太尼 $2\sim3\mu g/ml$ 或氢吗啡酮 $3\sim5\mu g/ml$，输注速度 $0.2\sim0.4ml/(kg\cdot h)$。术中应用左旋丁哌卡因进行硬膜外阻滞后，术后单独给予芬太尼 $0.3\mu g/(kg\cdot h)$ 可达到 90% 的镇痛效果[489]。然而硬膜外给予芬太尼后的血浆药物浓度处于治疗水平，这也说明芬太尼主要通过全身吸收发挥治疗作用，这对于高度亲脂性药物来说并不意外[490]。因此，不建议通过硬膜外给予芬太尼进行术后镇痛。对于有呼吸暂停或通气不足风险的患儿，应谨慎通过硬膜外应用阿片类药物或应大幅度减量，例如先前早产出生的婴儿，伴有慢性呼吸衰竭、中枢性通气功能障碍或阻塞性睡眠呼吸暂停的小儿。小婴儿可以安全地应用局麻药和阿片类药物以及其他辅助药进行连续硬膜外镇痛，但是需要加强监测并且降低初始输注速度，原因在于：①药物清除率降低；②蛋白质结合率降低，游离血浆药物浓度可能增加；③根据疼痛评分调整剂量并不准确。一项随机双盲对照研究表明，与单独应用丁哌卡因相比，0.1% 丁哌卡因与 $1\mu g/ml$ 芬太尼联合用于 6 个月以下婴儿开胸术后硬膜外镇痛可以产生更好的镇痛效果，并且没有增加不良反应的发生率[491]。另有研究发现，对于开腹手术患儿应用较

高浓度局麻药进行硬膜外镇痛时[如 0.125% 丁哌卡因，输注速度 $0.3ml/(kg\cdot h)$]，硬膜外联合应用芬太尼没有明显优势[489,492]。作为辅助药应用的芬太尼可增加恶心呕吐的发生率[492]。在一些医疗中心，对 $3\sim6$ 个月以下的婴儿进行连续硬膜外镇痛，尤其是给予阿片类药物时，仅限于在重症监护病房使用。必要时也可给予对乙酰氨基酚或 NSAID 进行辅助镇痛。

对于开胸和上腹部手术，如酚酞管尖端位于胸段硬膜外水平，即可应用丁哌卡因或罗哌卡因联合芬太尼进行硬膜外镇痛[93,103,493-496]。胸段硬膜外腔的容积较腰段硬膜外腔小，因此胸段硬膜外镇痛时药物的输注速度需低于腰段硬膜外镇痛。一些年长儿和青少年可能需要适当提高镇痛药的输注速度才能获得足够范围的阻滞平面。此时应用氢吗啡酮具有一定优势，因为氢吗啡酮亲水性强，更易于扩散，因此需要广泛的阻滞平面时，最好选择氢吗啡酮进行连续硬膜外镇痛。成人氢吗啡酮与吗啡硬膜外应用的效价比为 $2:1\sim$ $3:1$，而静脉应用的效价比为 $5:1$[497]。当氢吗啡酮与局麻药联合用于连续腰段硬膜外镇痛时，含氢吗啡酮 $3\sim5\mu g/ml$ 的局麻药溶液最适用于两种药物混合输注。应用亲水性阿片类药物，尤其进行持续输注时，需要进行长期的密切观察

（见下文）。如果出现嗜睡、呼吸变浅或通气不足，必须立即停止给药，而不能单纯降低输注速率，直到这些作用消退并且进行恰当的治疗后才可继续输注（表44-12）。

辅助药可乐定可以通过硬膜外导管连续给予，通常联合或替代局麻药和阿片类药物应用，其主要的镇痛机制是通过激活 α-肾上腺素受体而实现。虽然硬膜外应用可乐定的镇痛效果较芬太尼等阿片类药物弱，但由于可乐定呼吸抑制、恶心和瘙痒等不良反应的发生率较低，有时也会替代阿片类药物进行椎管内镇痛[498-501]。三种药物联合应用时，每一种药物浓度均小于单独应用所需的药物浓度，因此该镇痛方案可在优化镇痛效果的同时降低不良反应的发生率，但目前尚未对此进行严格的对照研究。

风险和不良反应

区域阻滞的不良反应主要由阻滞技术（如穿刺置管）和镇痛药物（如局麻药、阿片类药物或其他辅助药）引起。3项大型前瞻性研究证实了局麻药用于小儿的安全性，相关并发症的发生率很低[470,472,502]。

应用低浓度局麻药进行术后镇痛不良反应的发生率低，并且很少出现运动阻滞，但有时即使应用 0.1% 丁哌卡因也可出现运动阻滞。如前所述，运动阻滞对于伴有肌无力的神经肌肉病变患儿十分危险，应进行严密观察防止肌无力症状加重。肌无力和运动阻滞可使患儿无法行走或行走困难，阻碍恢复，并且需要经常变动阻滞肢体位置，以免局部长期受压出现皮肤破溃或周围神经压迫性损伤。作者曾诊断 1 例由腓神经受压导致的复杂性区域疼痛综合征。所以，镇痛时应利用 Bromage 评分定期评估运动功能，避免出现运动阻滞（表44-13）。可每 8h 评估一次运动功能以及区域阻滞相关的其他重要体征。如果发生运动阻滞，临床医生应降低局麻药的浓度或输注速度，严格注意阻滞肢体的保护并经常变动阻滞肢体位置，必要时考虑停止连续镇痛直到运动功能恢复。连续硬膜外镇痛期间如果快速出现严重的运动阻滞，应立即警惕硬膜外导管有无进入蛛网膜下腔的可能。连续周围神经/神经丛阻滞镇痛可能比硬膜外镇痛更易发生运动阻滞，防治措施与硬膜外镇痛相同。患儿出院后如果需要继续进行连续周围神经阻滞，必须教会患儿家长如何应对运动阻滞以及保护肢体免受意外损伤。

表 44-12　硬膜外应用阿片类药物相关不良反应的治疗

不良反应	治疗	输注速度
瘙痒	纳洛酮 0.5～1μg/kg IV，或 0.25～1μg/(kg·h)持续输注	不变，或降低阿片类药物浓度，如果瘙痒无缓解则停止应用阿片类药物
	纳布啡 0.025～0.05mg/kg IV，每 6h 1 次	
恶心和呕吐	禁食 24h	降低阿片类药物浓度，或降低输注速度 10%～20%，如果恶心无缓解则停用阿片类药物
	纳洛酮 0.5μg/kg IV，或 0.25～1μg/(kg·h)持续输注	
	昂丹司琼 0.1mg/kg IV，最大剂量 4mg，每 6h 1 次	
	甲氧氯普胺 0.1～0.15mg/kg IV，每 6～8h 1 次	
尿潴留	导尿（单次；部分医院常规导尿）	降低阿片类药物浓度
	纳洛酮 0.5μg/kg IV，或 0.25～1μg/(kg·h)持续输注	
	留置导尿管	
呼吸抑制[a]；无法唤醒、低氧血症、高碳酸血症或呼吸暂停	面罩吸氧，必要时辅助通气；纳洛酮 5～10μg/kg IV；将患儿转入监护室，直到症状完全消失；考虑纳洛酮 0.25～1μg/(kg·h)持续输注	停止输注；考虑硬膜外导管进入蛛网膜下腔（回吸硬膜外导管）
	考虑纳洛酮 0.25～1μg/(kg·h)持续输注	

IV，静脉注射。

[a] 应用吗啡或氢吗啡酮时停止输注。

表 44-13　应用 Bromage 评分评估下肢运动功能

下肢运动情况	评分
运动功能正常，可以屈髋、屈膝、屈踝	0
不能屈髋（不能直腿抬高）	1
不能屈髋或屈膝	2
不能屈髋、屈膝或屈踝	3

[a] 存在 Bromage 替代评分方案，其范围是 1～4 分（有时表示为 Ⅰ～Ⅳ），直接对应于此表的 0～3 分。

已有关于婴儿和儿童丁哌卡因单次注射和连续输注的药代动力学研究[503]。小儿蛋白结合率低，血中游离丁哌卡因浓度增加，因此毒性反应的风险增高[504]。同时，新生儿和婴儿药物清除率低，容易出现丁哌卡因蓄积[483]。过量输注或血管内意外注射大剂量丁哌卡因后可出现惊厥和心搏骤停。应用低浓度局麻药可降低毒性反应的风险，但尚缺乏连续镇痛的相关数据。左旋-对映异构体酰胺类局麻药罗哌卡因和左旋丁哌卡因的毒性阈值较丁哌卡因高 30%，因此可以用于需要较高输注速度和长时间连续镇痛的小儿。在镇痛效果不佳时通常给予单次剂量以扩大阻滞平面，此时即使输注速度保持在推荐的范围内，单次剂量也可使血药浓度超过毒性阈值，因此存在一个"隐形"的风险。只要进行局麻药持续输注，护士和临床医生必须警惕局麻药毒性反应的发生，严密监测，从而可以尽早发现相关症状和体征。此外，如果出现毒性反应，必须熟悉脂肪乳的治疗方案，具体内容已在第42章详细讨论。

理论上长时间输注局麻药可出现快速耐药，但目前还未针对小儿进行系统研究。动物研究发现，痛觉过敏可促进快速耐药的发生，在脊髓水平阻断痛觉过敏能够有效预防快速耐药。连续硬膜外镇痛时联合应用阿片类药物或可乐定的基本原理就是为了降低快速耐药的发生率或严重程度。如第42章所述，在蛛网膜下腔或硬膜外阻滞期间，即使出现广泛的交感神经阻滞，6岁以下小儿的血流动力学仍可保持稳定。然而，学龄前儿童存在广泛的交感神经阻滞时，容易出现直立性低血压，因此，对连续硬膜外镇痛的学龄前儿童必须考虑这一点。硬膜外输注可乐定可能会促进直立性低血压的发生，应格外注意。

椎管内应用阿片类药物可产生良好的镇痛效果，但也具有一些潜在的不良反应，包括呼吸抑制、恶心、尿潴留和瘙痒，因此，一些临床医生更愿意选择应用其他辅助药[505]。治疗或预防不良反应的最有效方法是使用阿片受体拮抗剂或阿片受体激动-拮抗剂。该方法直接针对病因治疗而不是简单地对症处理。小剂量纳洛酮输注，已表明可有效用于小儿肠外途径应用阿片类药物的拮抗，也可有效治疗椎管内阿片类药物的不良反应，尽管目前缺乏小儿的相关数据[506-510]。纳洛酮的输注速度与PCA研究中的速度相同[261]，从 $0.25\mu g/(kg\cdot h)$ 开始，根据需要可增加至 $1\mu g/(kg\cdot h)$，该剂量不会影响镇痛效果[262]。

阿片类药物最危险的并发症是呼吸抑制。亲脂性阿片类药物芬太尼和舒芬太尼与邻近给药部位的脊髓胶状质内受体结合更强，药物向头侧扩散受限，主要经全身吸收，因此血药浓度更高，增加了呼吸抑制的风险。虽然亲水性阿片类药物氢吗啡酮和吗啡也可导致呼吸抑制，但只要应用安全剂量，呼吸抑制的发生率很低。然而，小儿硬膜外应用吗啡后发生呼吸抑制的文献报道也进一步证明了对患儿进行严密监测的重要性[413,511,512]。椎管内阿片药物即将过量的标志是镇静程度加深，呼吸深度和频率降低。小儿在呼吸频率降低之前经常出现潮气量减少，导致肺泡通气不足以及低氧和高碳酸血症[513]，因此不仅需要评估小儿的呼吸频率，呼吸深度的评估也必不可少。对于椎管内应用阿片类药物患者，监测时需要考虑的因素与全身用药者基本相同。如前所述，患儿吸氧时脉搏氧饱和度用于监测通气不足的敏感度下降，而 $ETCO_2$ 监测经常发出错误警报，患儿和家长不易接受。再次强调，没有任何一种监测设备可以替代医务人员的严密监测和临床评估。

出现过度镇静、呼吸变浅以及呼吸频率减慢时，应降低阿片类药物的输注速度，必要时，间断给予小剂量纳洛酮 $0.5\sim1\mu g/kg$，阿片类药物不良反应逆转后，开始持续输注纳洛酮 $0.25\sim1\mu g/(kg\cdot h)$。出现更为严重的呼吸抑制时，例如患儿无法唤醒以及呼吸暂停，必须更加积极地予以治疗。如果阿片药物输注剂量较为合理，但患儿突然出现呼吸抑制，应首先考虑硬膜外导管进入蛛网膜下腔的可能。只要椎管内应用阿片

类药物，患儿床边必须备好复苏用具以防出现呼吸抑制。建议将简易呼吸器、合适大小的面罩和通气道以及吸引装置等紧急用具置于患儿床边或编码车内，如有需要可在几秒内获取。同样，纳洛酮也需常规备好，直接取用。并且所有进行连续区域镇痛的小儿必须开放静脉通路，没有静脉输液时肝素封管。

瘙痒是椎管内应用阿片类药物最常见的不良反应，小儿的发生率为30%~70%，主要通过中枢机制引起，非组胺释放导致。因此，应用抗组胺药的效果较差，而小剂量阿片受体拮抗剂最为有效，如小剂量纳洛酮持续输注[262,506,507,509,510]。有临床医生发现，每 6h 按需给予纳布啡 25~50μg/kg 也可有效拮抗瘙痒症状[507,508]。然而，唯一一项纳布啡用于小儿患者的临床研究发现，纳布啡的疗效不比安慰剂更佳，其有效率为57%，而安慰剂为58%[514]。

全身或椎管内应用阿片类药物还可引起恶心和呕吐，吗啡比芬太尼更常见。但是术后24h内禁食的患儿即使通过骶管给予吗啡也不会出现严重呕吐[515]。与其他不良反应一样，恶心和呕吐也可应用纳洛酮或阿片受体激动-拮抗剂纳布啡治疗。一些止吐药如抗组胺药和丁酰苯类（氟哌利多）具有镇静作用，应谨慎使用。5-羟色胺受体拮抗剂昂丹司琼（0.1~0.15mg/kg，最大 4mg）或多拉司琼（0.35mg/kg，最大 12.5mg）可用于恶心和呕吐的治疗，并且没有镇静作用[516]。甲氧氯普胺 0.1~0.15mg/kg，每 6~8h 静脉注射 1 次可有效缓解恶心呕吐，镇静作用低于同类其他药物。对于需要治疗的严重不良反应，如果阻滞程度允许，谨慎的方法是通过降低硬膜外药物的输注速度或阿片类药物浓度缓解不良反应的发生。表 44-12 总结了硬膜外应用阿片类药物可能出现的不良反应和治疗方法。

尿潴留是椎管内应用阿片类药物较为常见的并发症。单次骶管阻滞的相关研究发现，单独应用局麻药时不会出现尿潴留，而联合应用芬太尼后才会出现该并发症[517]。阿片类药物以剂量依赖方式抑制膀胱逼尿肌收缩，该作用的持续时间可能比药物镇痛时间长几个小时[518,519]。尿潴留的处理方法包括留置导尿管和应用阿片受体拮抗剂[520]。

理论上，神经阻滞产生的镇痛效果可能会掩盖肢体筋膜间室综合征的临床表现，使其诊断延迟，但在多项研究中均未得到证实。相反，先前硬膜外或周围神经阻滞效果确切的患者出现的突发疼痛可能是筋膜间室综合征的前兆，因为用于术后镇痛的低浓度局麻药不足以消除由筋膜间室综合征引起的缺血性疼痛[524]。此外，硬膜外阻滞不能有效控制高压引起的不适，正如无痛分娩时产妇虽然没有疼痛，但能感知宫缩的压力。对于筋膜间室综合征高风险患儿，一旦出现突发疼痛，应高度警惕筋膜间室综合征的发生，在调整镇痛方案前立即进行紧急检查（见第30章）。

留置导管的相关并发症

导管相关的并发症较为常见，发生率约为 5%[452,502]。虽然不会引起严重后果，但如酚酞管不起作用，通常会导致持续输注过早中断，并依赖阿片类药物进行镇痛。出现镇痛不足时，必须立即检查患儿并复查操作记录和镇痛方案。对于能够充分配合的小儿，需要利用冷、热刺激确定阻滞平面。如果阻滞平面存在，则说明导管功能正常，但阻滞不全。一些小儿可能难以确定低浓度局麻药确切的阻滞平面，但如果

没有明显阻滞效果，则存在导管异常。如果操作过程中置管困难并且患儿全麻苏醒后疼痛剧烈，则很可能存在导管位置不当。此时，可利用硬膜外造影确定导管是否位于硬膜外腔。导管位置不当存在多种情况，可位于硬膜下腔、椎旁间隙、脊柱外的组织间隙甚至硬膜外血管内[463,525-527]。向导管内注射少量非离子造影剂后，可很容易通过X线片确定导管位置，或在手术室内通过X线透视观察。硬膜外腔内的造影剂位于脊柱中央，呈现典型的"泡状"影像（图44-10）。通过硬膜外造影证实（图44-11），一些患者硬膜外腔内存在中缝

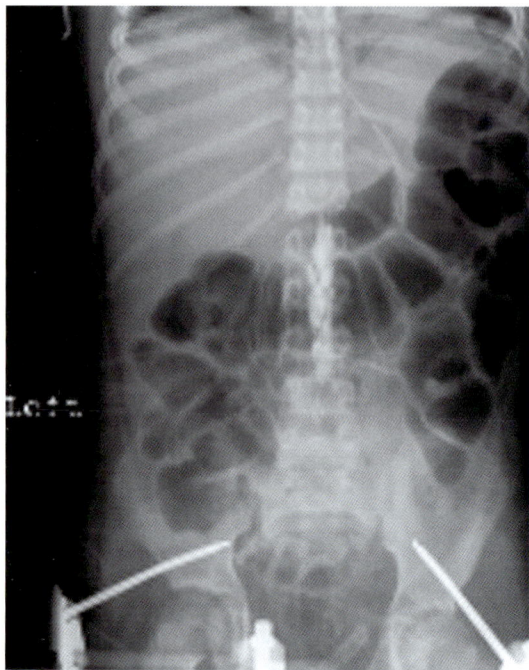

图 44-10   硬膜外腔造影显示造影剂位于脊柱中央，可能由于硬膜外腔脂肪和神经丛的存在而呈现典型的"泡状"影像

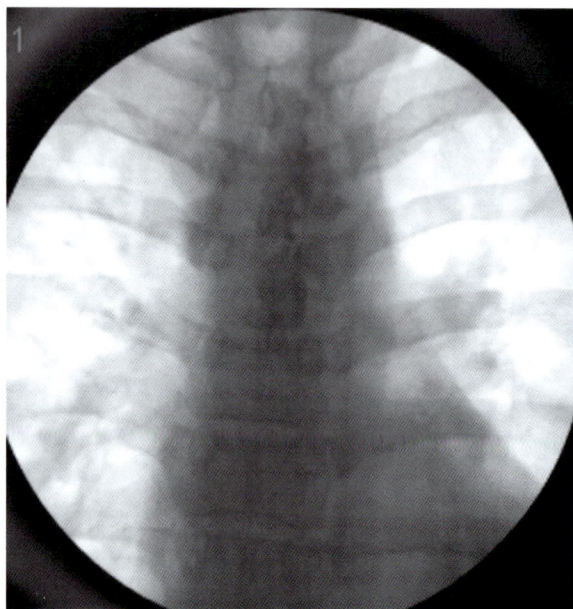

图 44-11   X线透视下可见硬膜外造影剂呈单侧扩散。在脊柱正中央存在一个边缘清晰的造影剂影像，将硬膜外腔由正中一分为二

结构，从而可以导致单侧节段性阻滞[528]。而出现单侧单个节段的阻滞平面则是导管进入椎间孔的特征性表现。在某些情况下，简单地将导管拔出1～2cm即可使导管回到硬膜外腔的恰当位置。"氯普鲁卡因试验"是确定硬膜外导管位置的一种功能学方法，其优点是既可快速提供有效镇痛，又可确认导管位置，具体方法见图44-12。

有时穿刺点的敷料下出现液体积聚，通常这些液体不是大家担心的脑脊液，而是水肿液，或是沿导管从皮下组织的皮肤孔中渗漏出的局麻药。局麻药溶液内葡萄糖和蛋白质检测为阴性，而脑脊液和水肿液内葡萄糖和蛋白质均为阳性。除了加强敷料外，通常不需要特殊处理。在术后第1天随着组织水肿的消退，液体渗出也会消失。在置管部位可用医用黏合剂减少导管周围的渗漏[529]。

应每日对穿刺点进行检查，以确定敷料完好及局部是否存在感染。感染并发症非常罕见，部分原因是局麻药本身具有一定的杀菌特性[530]。穿刺点处常存在表皮葡萄球菌和其他革兰氏阳性菌定植，但这与椎管内感染无显著关联[531,532]。英国硬膜外麻醉审计报告显示，在10 660例硬膜外穿刺置管病例中，3例出现深部组织感染，25例出现局部感染，并且单一机构的纵向研究也得出一致的结果[470,533]。将导管埋于皮下可降低细菌污染的风险，且导管可留置更长时间[454]。对局麻药溶液和输注系统进行的微生物学研究发现，导管相关的深部组织感染包括硬膜外脓肿可能主要由局部皮肤感染沿导管侵入或菌血症所致[534]。局部出现任何感染迹象都应立即拔除导管，避免硬膜外脓肿的发生[535]。硬膜外脓肿的早期症状包括发热、乏力和背痛，如果没有重视这些早期预警信号，随着脊髓压迫的发展，病程后期将出现特定的神经系统症状，如感觉异常和弛缓性麻痹，最终发展为痉挛状态。对发热和感染的患儿应进行个体化评估，明确发热原因时可以继续留置导管并定期进行观察和评估，但患儿出现严重败血症或发热原因不明时应将导管立即拔除。

连续神经丛阻滞

上肢和下肢神经丛均可进行连续阻滞。在很多情况下，单次神经丛阻滞即可维持长时间镇痛效果，无须留置导管，且联合地塞米松后，镇痛时间可进一步延长[398,536]。现有神经/神经丛置管专用套装可供使用，连续神经丛阻滞的解剖标志和操作技术与单次神经丛阻滞相同。置管后给予初始剂量，随后持续输注0.125%丁哌卡因或0.2%罗哌卡因0.1～0.2ml/（kg·h）。连续臂丛神经阻滞的并发症包括感染和神经损伤，但十分少见，并且在主要的小儿数据库中没有持续神经功能缺损的报道[452,458]。

可使用传统输注泵或一次性弹性球囊输注泵进行连续阻滞。对于住院患者最好选择传统输注泵，费用低而安全性高。一次性输注泵使患儿出院后仍可继续使用局麻药进行长期镇痛，最常应用0.2%罗哌卡因0.1～0.2ml/（kg·h）。每日电话或护士随访对于输注泵的安全性和有效性至关重要，可行走的周围神经阻滞镇痛已成为门诊患儿有效的镇痛方式[458]。外科医生也可在手术缝合时将带有多个侧孔的导管放置于筋膜层或创面内，从而可以在术后几天内进行连续镇痛。虽然小儿的数据非常有限，但该方法切实有效[377,537,538]。

氯普鲁卡因试验流程

氯普鲁卡因试验流程需一名麻醉医生在场进行监测和管理，以维持呼吸和循环系统稳定。

1. 浓度为3%氯普鲁卡因负荷量分5次给予，每间隔1~2min给予1/5（总时间>5~10min），具体剂量根据体重计算，大致如下（剂量可根据临床情况进行调整）：

体重	增量	总量
0~10kg	0.125mL/kg	0.6mL/kg
10~20kg	0.1mL/kg	0.5mL/kg
20~35kg	2.5mL（固定剂量）	12.5mL（固定剂量）
35~60kg	3mL（固定剂量）	15mL（固定剂量）
≥60kg	3.5mL（固定剂量）	17.5mL（固定剂量）

2. 如果患者出现明显的双下肢感觉或运动阻滞，或心率和血压明显降低（如心率下降30次/min，收缩压下降25mmHg）则停止继续给药。在大多数情况下进行该试验的主要原因是患者出现疼痛，所以在试验开始前都存在一定程度的心动过速和高血压。婴幼儿暂时停止哭泣不是需要停止该试验的特异性阳性反应。
3. 对于胸段硬膜外置管，氯普鲁卡因试验通常不会引起下肢感觉或运动阻滞，但心率和血压会出现显著降低，并且疼痛明显减轻。
4. 如果氯普鲁卡因试验阳性（即确认硬膜外导管位置正确），需要给予效果更好的局麻药以获得稳定的镇痛效果。由于氢吗啡酮亲水性强，易于从腰段硬膜外向头侧扩散至胸段硬膜外水平，**因此将局麻药由丁哌卡因-芬太尼改为丁哌卡因-氢吗啡酮联合应用，可为90%以上的患者提供稳定的镇痛效果。** 通常情况下，氢吗啡酮2μg/kg（0.002mg/kg）将在30min内完全起效。

如果氯普鲁卡因试验证实导管不在硬膜外腔，则需要根据临床的具体情况调整、拔除或重新置入硬膜外导管。

图 44-12　氯普鲁卡因试验确定硬膜外导管功能

目前，没有针对局麻药输注速度的相关研究，临床最常用的是通过弹性输注泵给予0.2%罗哌卡因2～5ml/(kg·h)。

拔除导管并过渡为口服镇痛药

理想的情况下，从连续区域阻滞过渡到口服镇痛药的过程中患儿疼痛不会加重，一旦事实证明口服给药为时过早，临床医生可以采取更为有效的镇痛方式。连续阻滞的持续时间在很大程度上取决于患儿的手术种类以及内科和/或手术因素。一些患儿在术后第2天清晨即可顺利过渡为口服给药，如施行简单的输尿管再植术患儿。对于疼痛剧烈的手术，如青少年漏斗胸Nuss钢板固定术，需要进行更长时间的连续镇痛。正常情况下，连续镇痛3天后再过渡为口服镇痛药最为有效。只要停止连续镇痛，应立即口服阿片类镇痛药如羟考酮。此外，患儿需预先口服非阿片类镇痛药如NSAID和对乙酰氨基酚，由此可确保阻滞消退前口服镇痛药已完全起效。导管必须在连续阻滞作用完全消失并且患儿口服镇痛药效果满意时才可拔除，因此，不能顺利过渡为口服镇痛药时可立即重新建立阻滞。

对于接受抗凝治疗的患儿，拔除硬膜外导管前需要进行慎重考虑。虽然目前缺乏小儿抗凝的相关数据，但普遍接受2010年美国区域麻醉和疼痛学会专家共识的指导意见[539]。报道中指出，"留置硬膜外导管期间，基于内科或外科适应证开始全身肝素治疗可增加导管拔除时硬膜外血肿的风险"（https://www.asra.com/advisory-guidelines/article/1/anticoagulation-3rd-edition）。具体建议是，对于接受皮下预防剂量肝素者拔除导管前停药4～6h，拔除导管后可立即开始肝素治疗；对于接受静脉治疗剂量肝素者拔除导管前停药2～4h，拔除导管1h后，可开始肝素治疗。分次或低分子量肝素治疗也存在出血风险，并且还涉及不同治疗方案（1日1次与1日2次）、不同药物以及无法通过常规凝血试验（凝血酶原时间和部分凝血活酶时间）评估抗凝程度等情况。专家共识建议，对于1日1次的治疗方案，应在最后1次应用低分子量肝素10～12h后拔除导管，拔除导管4h后才可恢复抗凝治疗。当应用1日2次的治疗方案时，不建议实施连续区域阻滞。许多国家国的医学协会也发布了循证医学指南，协助制定临床决策，并且美国区域麻醉和疼痛学会已经对此开发了一个智能手机应用程序。

认知功能受损患儿的疼痛管理

认知功能受损患儿的疼痛管理目标是尽量减少不适，最大限度增强镇痛效果，提高患儿生活质量。基于这些目标，患儿的疼痛管理计划应包括针对疼痛严重程度和病因的药理学和非药理学多模式治疗策略。世界卫生组织镇痛指南根据疼痛严重程度和持续时间制定了镇痛药使用的决策框架图。

阿片类镇痛药

认知功能受损患儿阿片类药物的应用受药物不良反应的限制，并且心肺功能下降及神经功能损害还可降低阿片类药物的安全性。有研究显示，认知功能受损是PCA/NCA不良事件的独立预测指标[84]。因此，必须认真权衡镇痛目标，同时尽量减少镇痛治疗相关不良事件的发生。对于中度至重度疼痛，非阿片类药物与阿片类药物联合应用是一个合理选择。认知功能受损患儿无法正常使用PCA泵，因此可以通过NCA/CCA给予少量阿片类药物，且不会显著增加护理工作量[540]。一项关于小儿术后NCA/CCA的研究显示，大多数进行基础输注复合额外单次给药的患儿疼痛评分较低，并且阿片类药物需求不太大[541]。其中，恶心呕吐和严重瘙痒的发生率分别为14%和32%，79%患儿需要吸氧，2.8%患儿需要纳洛酮治疗呼吸抑制。有2例患儿值得注意，其中1例吗啡的平均输注速度是0.045mg/（kg·h），且同时需要应用4种镇静剂，包括苯海拉明、地西泮、氟哌利多和水合氯醛，而另1例患儿吗啡的输注速度很小，未应用其他镇静剂，但基础输注的吗啡量即引起呼吸抑制的发生；2例患儿恢复良好，没有出现后遗症。因此，对于认知功能受损的患儿应用阿片类药物时同样需要定期评估疼痛程度、镇静深度和呼吸状态（连续脉搏氧饱和度和/或ETCO$_2$监测），以确保患儿的舒适度和安全性。

非阿片类镇痛药

为了增强镇痛效果同时降低阿片类药物需求，应联合应用非阿片类药物，如对乙酰氨基酚、NSAID或曲马多，口服或通过胃造口给药。术后尚不能进食的患儿静脉注射酮咯酸可提供良好的镇痛效果，但如果出现流血不止，必须警惕血小板功能障碍的发生。此外，还可联合应用α$_2$-肾上腺素受体激动剂可乐定，但可乐定具有镇静作用并可引起低血压。

肌肉痉挛和阵挛均可引起持续疼痛，但认知功能受损的患儿很难区分，且术后疼痛可能加剧，特别是骨科和神经外科手术。地西泮、巴氯芬和替扎尼定可有效用于术后急性疼痛性肌肉痉挛的治疗，但这些药物均有镇静作用，与阿片类药物联用时可对患者的评估造成一定干扰，尤其苯二氮䓬类药物还具有呼吸抑制作用，因此必须合理使用。

硬膜外和区域镇痛

硬膜外镇痛已成功用于下肢骨科手术、选择性脊神经背根切断术以及Nissen胃底折叠术的认知功能受损患儿[91,542]。其中一些患儿伴有肌肉挛缩和脊柱畸形，因此在技术上很难进行硬膜外置管。如果置管成功，硬膜外镇痛不仅可以提供良好的镇痛效果，还可减轻肌肉痉挛，提高患儿舒适度，而镇静和呼吸抑制的发生率很低。然而，一些患儿仍然会出现肌肉痉挛并且需要间断给予苯二氮䓬类药物。有研究比较了硬膜外镇痛和全身阿片类药物用于选择性脊神经背根切断术脑瘫患儿的镇痛效果[91,543]。硬膜外导管由神经外科医生在手术结束时于直视下置入，两项研究均显示硬膜外镇痛效果更佳。其中一项研究发现，硬膜外镇痛患儿脉搏氧饱和度较为稳定，因此术后可直接转回普通病房，而不是儿童ICU[543]。总之，硬膜外镇痛可安全用于认知功能受损的小儿患者。

对于实施骨科手术的脑瘫患儿，与单独应用口服镇痛药相比，切口局部连续镇痛可产生更好的镇痛效果，并且术后前2日口服镇痛药的需要量更少[537]。认知功能受损患儿周围神经/神经丛阻滞的相关数据有限，但经验表明，这两种阻滞方法可安全、有效用于这一患者群体，并且可降低对全身镇痛药的依赖及相关不良反应。

必须应用最新数据指导治疗计划和方案，包括对认知功能受损患儿进行定期评估和严密监测。此外，需要建立一个包括初级护理人员、疼痛科医生、心理医生、护士、康复医生以及职业治疗师在内的多学科疼痛管理团队，从而为这些特殊患儿提供专业护理。

总结

术后镇痛是小儿麻醉不可或缺的重要组成部分，现代的婴儿期和儿童期解剖学、生理学、药代动力学和药效学知识使麻醉医生可以安全有效地将先进的麻醉和镇痛技术应用于所有小儿患者。镇痛计划应遵循均衡原则，包括应用非阿片类镇痛药和区域麻醉技术，以达到减少阿片类药物用量和副作用的目的。合理应用这些方法的前提是，需要充分了解本章的相关技术以及实现多个医疗和护理学科在患儿评估和护理方面的协作。规范的小儿疼痛服务和受过正规培训的护理人员是急性疼痛管理成功的关键，这反过来又有望进一步改善小儿患者的临床护理。

（杨旺　邢喜春　译，李文志　校，

上官王宁　俞卫锋　审）

精选文献

Berde CB, Sethna NF. Analgesics for the treatment of pain in children. *N Engl J Med.* 2002;347(14):1094-1103.

This authoritative reference provides a succinct yet complete review of the pharmacology of effective analgesic regimens in children.

Llewellyn N, Moriarty A. The national pediatric epidural audit. *Paediatr Anaesth.* 2007;17(6):520-533.

The largest prospective study on epidural anesthesia to date followed patients into the postoperative period and highlights the incidence and nature of complications and adverse events, which were rare. This should be read in conjunction with the French study and the PRAN studies.

Lynn AM, Nespeca MK, Opheim KE, Slattery JT. Respiratory effects of intravenous morphine infusions in neonates, infants, and children after cardiac surgery. *Anesth Analg.* 1993;77(4):695-701.

This old but important study identified the threshold serum morphine concentration for respiratory depression in neonates, infants, and children receiving continuous morphine infusions following heart surgery to be 20 ng/mL and, as such, provides a framework to guide appropriate dosing of morphine in these populations. The authors recommended careful observation of all children receiving morphine because of the wide variability in the CO_2 response slope seen in their subjects.

Malviya S, Voepel-Lewis T, Burke C, et al. The revised FLACC observational pain tool: improved reliability and validity for pain assessment in children with cognitive impairment. *Pediatr Anesth.* 2006;16:258-265.

The FLACC tool was revised to incorporate behavioral descriptors consistently associated with pain in cognitively impaired children. This paper describes the development of the Revised Face, Legs, Activity, Cry, Consolability (r-FLACC) scale and demonstrates its reliability and validity in assessing pain in this vulnerable population.

Maxwell LG, Kaufmann SC, Bitzer S, et al. The effects of a small-dose naloxone infusion on opioid-induced side effects and analgesia in children and adolescents treated with intravenous patient-controlled analgesia: a double-blind, prospective, randomized, controlled study. *Anesth Analg.* 2005;100(4):953-958.

This study demonstrated that a low-dose naloxone infusion significantly reduced the incidence and severity of opioid-induced adverse effects, including pruritus and nausea, without affecting opioid-induced analgesia. These data address the important clinical problem of opioid-induced adverse effects that frequently limits the utility of opioids in the treatment of pain.

Michelet D, Andreu-Gallien J, Bensalah T, et al. A meta-analysis of the use of nonsteroidal anti-inflammatory drugs for pediatric postoperative pain. *Anesth Analg.* 2012;114(2):393-406.

This meta-analysis shows that perioperative NSAID administration reduces opioid consumption and PONV during the postoperative period in children. In 27 randomized controlled trials, perioperative administration of NSAIDs reduced opioid requirement in the postanesthesia care unit (PACU) and for the first 24 hours after surgery, decreased pain intensity in the PACU and PONV during the first 24 hours postoperatively. Results from this study suggest that multimodal analgesia should be used in an effort to reduce opioid consumption and adverse effects in children undergoing surgery.

Morton NS, Errera A. APA national audit of pediatric opioid infusions. *Paediatr Anaesth.* 2010;20(2):119-125.

This very large prospective audit of opioid infusions of all types (continuous, PCA, NCA) confirmed the safety of these techniques, but highlights the potential complications and pitfalls that are always present. Respiratory depression and pump programming errors each occurred in about 1 of 766 cases and 1 of 631 cases, respectively, and there was one permanent injury (1 of 10,000 cases).

Polaner DM, Taenzer AH, Walker BJ, et al. Pediatric regional anesthesia network: a multi-institutional study of the use and incidence of complications of pediatric regional anesthesia. *Anesth Analg.* 2012;115(6):1353-1364.

This is the first report from this network in the United States that prospectively examined the incidence of adverse events and complications in nearly 15,000 regional blocks in children. There were no permanent complications detected. PRAN now has over 140,000 cases accrued. These data provided similar results to those reported in the French study.[472]

Voepel-Lewis T, Burke CN, Jeffreys N, et al. Do 0-10 numeric rating scores translate into clinically meaningful pain measures for children? *Anesth Analg.* 2011;112(2):415-421.

This study provides important information regarding the clinical interpretation of NRS pain scores in children. Ten NRS scores were found to be reliably associated with the child's perceived need for medicine, perceived pain relief, and satisfaction with pain treatment. However, a significant overlap in scores associated with these outcomes suggests that the use of specific cutoff scores to guide treatment decisions would be inappropriate in children.

von Baeyer CL, Spagrud LJ. Systematic review of observational (behavioral) measures of pain for children and adolescents aged 3 to 18 years. *Pain.* 2007;127(1-2):140-150.

This is a comprehensive review of the numerous behavioral observational measures of pain for children and identifies the most appropriate tools for assessing pain in various settings, including the postoperative period and in critical care.

参考文献

45

第45章　慢性疼痛

ROBERT BAKER, ALEXANDRA SZABOVA, KENNETH GOLDSCHNEIDER

　　执业的儿科麻醉医生在以下三个方面参与慢性疼痛的治疗：接受手术、会诊或在急性疼痛治疗期间的儿童。在本章中，我们将重点介绍治疗慢性疼痛儿童的基本治疗方法，并提供指导去帮助那些需要帮助的儿童和同事。

儿童慢性疼痛

　　慢性疼痛影响着许多儿童[1]，据报道，到青少年中期多达50%的儿童出现背痛[2]，每周的腹痛发生率高达17%[3]，其他的情况如头痛、复杂性区域疼痛综合征（complex regional pain syndrome, CRPS）、纤维肌痛、四肢疼痛、胸痛和关节痛，也很常见，这些都可能对他们的生活质量产生实质性的影响[4-7]。

　　有几种慢性疾病与疼痛密切相关，同时使急慢性疼痛治疗的界限变得模糊，包括；镰状细胞病、囊性纤维化[8]、大疱性表皮松解症[9]和癌症。这些儿童需要长期住院，并且他们很痛苦。由于这些儿童在医院出现的疼痛，因此他们的药物治疗通常遵循的是基于急性疼痛管理模式。然而心理社会因素严重影响儿童应对疼痛的反应，并对儿童的痛苦产生不同的影响，这取决于个人和家庭因素[10,11]。综合小组将心理、儿童生活和物理治疗咨询纳入这些儿童制订的治疗计划中是可取的。每一种医疗的最终目标都是稳定儿童的病情并能使他们返回家庭。对许多人来说，痛苦的疾病和功能障碍是持续存在的，因此，需要制订与急性管理相结合的长期计划。

多学科研究

　　对患有慢性疼痛的儿童最有效的治疗模式是一个多学科参与制订协调护理计划的模式[4,12]。在门诊环境中，有疼痛医生、心理医生、护士和物理治疗师，有时神经科医生或理疗师可能会参与其中。当麻醉医生给出治疗慢性疼痛儿童的推荐方案时，应考虑利用这些学科的建议。对麻醉医生来说，提倡其他专业的参与可以促进儿童的康复，而不再仅仅是建议区域阻滞或药物治疗。

疼痛医师

　　在住院环境中咨询麻醉医生可能会因为以下三个原因之一而被要求提供治疗。首先，儿童可能需要区域神经阻滞，例如硬膜外类固醇注射用于磁共振成像证实的椎间盘源性疼痛或硬膜外导管放置辅助物理治疗。这种咨询最明确，符合区域麻醉基本原则。第二，长期使用阿片类药物或其他与麻醉剂或术后止痛药相互作用的药物的儿童，可能需要会诊。麻醉医生必须调查哪些慢性药物已被批准，并确定是否存在药物间的相互作用。与没有服用阿片类药物的患儿相比，长期服用阿片类药物的患儿在手术期间和术后对阿片类药物的需求可能不同。这种疼痛治疗方法是基础围手术期麻醉管理的延伸。第三，可以需要麻醉医生会诊以评估和诊断疼痛的来源。这个场景最复杂，需要详细的既往史和完整的体格检查。这些儿童通常需要多学科的护理，从最初的评估开始，一直延伸到治疗。

心理医生

　　疼痛不仅仅是一种物理现象。它会因压力、痛苦、家庭问题、社会紧张、焦虑和抑郁而加剧[7,13]。疼痛几乎可以破坏儿童和家庭生活的任何方面。家庭和学校问题会使痛苦

45

的状况恶化，大大降低儿童的功能水平。家庭总是卷入孩子的痛苦之中，所以应该包括在评估疼痛的过程中。

患儿家人对去看心理医生总是很担心，害怕被污蔑。需要强调的是，疼痛是儿童的主诉，无论是否存在一个组织器官原因，认识到这一点很重要。儿童应该被当作一个生理人对待，而不仅仅是身体痛苦的部分。应向儿童家人强调这些，以便开始解决痛苦问题。

心理治疗包括放松训练、生物反馈、催眠治疗、应对技巧训练和心理治疗。这些疗法统称为认知行为疗法，是慢性疼痛治疗的基石。针对儿童疼痛的父母和家庭方面的治疗包括行为干预（如分散注意力）的教学策略、活动节奏、始终如一的纪律、教练技能培训、压力管理，偶尔还有家庭治疗。

理疗师

理疗是评价和治疗慢性疼痛的重要组成部分。疼痛状态会导致肌肉力量和运动范围的丧失，从而影响人体的生物力学和日常功能。儿童可能会变得不适应，需要一个调整计划来恢复失去的力量和耐力。这些变化影响到原来的疼痛部位，并产生需要解决的继发性疼痛问题。

物理治疗可以使许多痛苦的情况受益（如肌筋膜疼痛通过伸展和运动范围锻炼而得到改善），并且是治疗其他病况（如 CRPS[14]）的基础。强调自力更生和对自己负责是照顾青少年的一个重要方面，然而如果没有结构化程序计划的支持，不能指望处于痛苦中的幼儿和年长儿童能在家里积极地工作；父母参与对年幼的儿童特别重要，但必须教导照料者鼓励和支持儿童，而不是让他们成为儿童的监工。

物理治疗提供的治疗包括伸展、强化和修复方案；运动距离练习和耐力训练也很重要；水疗法对于不能承受下肢重量或活动范围及力量有限的儿童非常有用。按摩、热和冷疗法也是有益的辅助手段以增加功能和加强其他物理治疗方式的效果。

经皮神经电刺激（transcutaneous electrical nerve stimulation, TENS）是一种有效[15]、低风险的镇痛疗法，通常由理疗师指导提供。TENS 是局部疼痛的最佳治疗方法，为便携式且很好使用，几乎没有不良影响，这使得它在学校里很有吸引力。由于随着 TENS 的长期使用会产生耐受性，因此儿童一次使用时间必须限制不超过 2h。可以休息一段时间然后重新启动它。

护士

疼痛护士在医院范围内对基层护士进行疼痛评估和治疗的教育中起着重要作用，包括硬膜外和患者自控镇痛泵的使用。在开始慢性疼痛计划时，招聘的第一批人员应该是一名高级实践护士，他们可以接受培训，进行初步评估和接受评估，并协助处理所有不需要医生直接介入的与疼痛相关的问题。

会诊

麻醉医生应该认识到他们的局限性，明智地使用会诊来帮助诊断病情和制订最佳的治疗方案。神经科医生通常精通头痛管理，熟悉用于神经病理性疼痛的药物；物理医学和康复专家可以帮助制订各种肌肉骨骼疼痛的治疗方案，并完成对痉挛的治疗。

常规管理方法

大多数患有慢性非癌症疼痛的儿童都是青少年，在他们的病史和体格检查方面应予特别考虑。因为他们介于童年和成年间，行为和情绪常出现广泛和频繁的波动。重要的是要直接解决这些问题，但也要让其父母在取得相关和完整的病史所需的范围内参与其中。临床医生不应该试图对青少年患者"冷淡"，因为青少年倾向于认为这种方法是屈尊的，且可能会产生消极反应。医生应该找出一个共同的兴趣点，并利用它来建立融洽的关系。

青少年往往有形象意识。他们可能会或不愿意讨论身体功能，如排便或月经，即使这些功能与问题直接相关。如果儿童似乎对被问到的问题感到不安，医生应该以直截了当的方式进行，承认他们的感受，并向他们保证必要的信息才能确保提供适当的护理。在与父母讨论这些患儿时，临床医生应该把他们称为"儿童和年轻人"，而不仅仅是"儿童"，因为即使是 12 岁和 13 岁的孩子也会认为他们不再是儿童了。

既往史

基本的既往史集中在疼痛的位置、持续时间、质量、强度、加重和减轻因素、相关症状、过去的治疗及已进行和由谁进行的测试。大约 8 岁以上儿童的疼痛强度通常用 0～10 的数值评分来评估，必须询问儿童当前的疼痛程度及疼痛的最佳和最严重程度，以了解疼痛的模式及何时达到高峰。性质描述包括燃烧痛、尖锐痛、酸痛、抽搐、刺痛、麻木、怪异和其他等，每一个都可能给出孩子所经历的疼痛类型的线索。奇怪的描述、灼伤和刺痛意味着神经病理性疼痛，尖锐痛、压痛和酸痛可能意味着骨骼或肌肉的原因，抽搐意味着血管成分，抽筋或疼痛以波浪的形式出现，通常意味着肌肉或空腔内脏痉挛。

慢性疼痛评估过程中的一个重要部分就是寻找有警示作用的危险信号，这些可能表明某一严重疾病的体征或症状。一些主要疼痛类型的警示症状和体征见表 45-1、表 45-2、表 45-3。例如，背痛伴下肢乏力、尿失禁的患儿，可能是脊髓栓系。头痛在早上更严重，并伴有呕吐，表示颅内压升高。背部疼痛，伴有疼痛放射至后腿，伴有踝关节痉挛，提示 S_1 神经根受压。一个完整的疼痛评估应包括详细的既往史如药物、过敏，家族史，和系统的全面检查。某些疼痛的情况，如偏头痛[16]、纤维肌痛[17]、肠易激综合征（irritable bowel syndrome, IBS）[18]、镰状细胞病，都有一定的遗传基础，了解家族史有助于做出正确的诊断。孩子有时会模仿一个家庭成员的行为，例如如果父母有"背痛"，儿童也可能抱怨背痛，这并不意味着儿童是在假装抱怨，而是简单地模仿他或她所理解的模型之后对疼痛的行为反应。治疗可以包括安慰、认知行为治疗和温和的物理治疗，以恢复儿童的功能能力，并帮助他或她解决任何潜在的问题。家族史和社会史在制订治疗计划时与一般病史、体格检查和相关检查相结合十分有用。

表45-1　腹痛的危险信号和体征
持续的右上或右下象限疼痛
吞咽困难
持续性或周期性呕吐
胃肠道出血
家族性的炎症性肠病、腹腔疾病或消化性溃疡
睡眠中疼醒
关节炎
夜间腹泻
线性生长减速
不自主的体重降低
青春期延迟
不明原因发热
肝脾肿大、肿块或肛周病变
胆汁性呕吐
胸椎角痛

表45-2　头痛的危险信号和体征
持续呕吐
局灶性神经体征
脑膜症
不明原因发热
颅内压增高
行为或精神状态改变
突然出现的剧烈头痛
晨间头痛
睡眠中疼醒

表45-3　背痛的危险信号和体征
不明原因发热
盗汗
体温降低
夜间疼痛
持续疼痛
肠道功能改变
尿潴留
腿神经功能改变：行走困难、脚下垂、虚弱、反射丧失、感觉变化

体格检查

体格检查应集中在感兴趣的领域，但简短的一般检查也很重要。全面筛查，包括神经学检查只需几分钟，且可以结合社会史进行。系统性疾病可能仅表现为局部疾病，如糖尿病可表现为腹痛，或白血病表现为局灶性骨痛。

在检查异性儿童时，医生应有与在场儿童相同性别的非家庭观察员。有些儿童对自己的身体非常敏感，可能会认为例行的检查侵犯了他们的隐私。偶尔有些儿童有被虐待的

经历，甚至可因一次标准的检查而感受到了进一步的创伤。医生可以演示可能让患儿感到不安的检查技术，如针刺检查需要一根针或尖锐的物体（用断裂的压舌板造出一个尖端来测试针刺，但看起来不像针），检查人员应先用该物体触碰自己的皮肤，以证明不会引起出血。儿童往往对深肌腱反射很着迷，并且通常对这种检查很感兴趣。患有慢性疼痛的儿童经常会做很多检查，做一些不同或有趣的事可以帮助他们接受当前的评估，增进亲密度。

辅助资料

当慢性疼痛患者到达疼痛诊所时，他们通常已经做了几次检查测试，这些检查数据应被全面回顾。在明确没有危及生命的疾病之后，重点应该从进一步的检查中转移出来，这往往是家庭和儿童难以接受的过渡，特别是在没有做出具体诊断解释疼痛的情况下。对于他们来说，接受疼痛本身就是疾病而不是尚未确诊疾病的观念是一个挑战。任何可能有助于解释疼痛或做出未被接受的诊断的研究都应被推荐。然而没有重点地进行化验和影像学检查会浪费资源，导致家庭在等待诊断的同时推迟治疗。在患者完全赞同治疗计划并积极参与治疗之前，儿童或青少年的疼痛将继续有增无减。

慢性疼痛状态

身体的任何部分都可能受到伤害疼痛，但实际上，几个诊断簇代表了大多数儿童的疼痛情况。疼痛的频率和强度可能是显著的，一项研究描述了一个小学和两个中学的749名儿童和青少年在过去3个月中的经历：关于他们经历过疼痛的患病率、特征、后果和引发因素相关慢性疼痛[19]，发现83%比例都经历过疼痛，疼痛的主要来源于头痛（60.5%）、腹痛（43.3%）、四肢疼痛（33.6%）、腰痛（30.2%），许多受试者报告了相关的睡眠问题，在有疼痛的人群中旷课率达到48.8%；患有疼痛的儿童和青少年均广泛接受治疗：50.9%儿童进入疼痛门诊，51.5%被应用了止痛药。

腹痛

腹痛是儿童痛苦的主要来源，引起焦虑，且需要大量的检查。这种疼痛情况以前被称为复发性腹痛，现在被描述为功能性胃肠疾病（functional gastrointestinal disorders，FGID）[20]。有主要类别的具体标准，因此FGID不再被视为排除性诊断。这种疼痛被认为是由肠神经系统和中枢神经系统间的异常相互作用引起的[21]。研究表明，中枢神经系统水平的外周敏化和传入神经信号的异常中枢处理在内脏痛觉过敏的病理生理中起着重要作用-内脏痛觉过敏是一种对腔内压力变化引起的疼痛的阈值降低的病变[22]。成人IBS患者[23]回肠和结肠中肥大细胞增多，用肥大细胞稳定剂治疗可改善这些患者的内脏超敏反应。病史和体格检查的重点是排除潜在疾病的警示体征和症状（表45-1）[20,24]。

FGID的多学科治疗包括药物治疗、心理干预和教育，这些往往需要持续进行。治疗计划最重要的方面是建立现实的目标，这往往意味着功能的恢复而不是完全消除疼痛。虽

然治疗的文献很少,但三环抗抑郁药,如阿米替林、去甲替林或多塞平等已被有效地用于治疗 FGID 相关疼痛。抗惊厥药也是有用,因为它们改变了神经传导和传递。抗酸剂、抗痉挛药、平滑肌松弛剂、泻药和止泻药可用于治疗。资料支持使用薄荷油胶囊治疗 IBS,尽管胃食管反流可能是一种限制性的不良反应[25]。益生菌也可能有助于控制 IBS 症状,包括腹痛[26]。有功能性肠紊乱的儿童可能会对生理刺激、伤害性压力刺激或心理刺激(如父母分离、焦虑)产生异常的肠道反应。儿童受益于认知行为治疗、应对技能发展、生物反馈、催眠和放松技术(表 45-4)[27,28]。

表 45-4　腹痛护理途径
评估
体格检查
医学行为评估
回顾记录、治疗、病史和物理发现
根据存在的危险信号,需要与儿科、外科和胃肠专家进行会诊;评估可包括:实验室检查、超声、CT 或 MRI、内镜检查、乳糖监测
功能性胃肠疾病的治疗
药物:三环抗抑郁药,考虑加巴喷丁、薄荷油
行为医学:对非药物治疗有重要和有效的作用,不强调监测和寻找有机诊断,将重点转移到治疗和改善功能
理疗:通常不涉及,如果是腹壁来源,可行 TENS
其他治疗:
除特殊情况外,阻滞很少使用。腹腔丛采用局部麻醉或者类固醇。若由腹壁触发,则硬膜外注射
针刺
催眠
冥想
饮食管理

头痛

头痛可分为原发性头痛或继发性头痛。原发性头痛包括偏头痛、紧张症、丛集性头痛和三叉神经痛头痛。继发性头痛可归因于头颈部创伤,肌肉痉挛,血管紊乱,非血管性颅内疾病,感染,眼、耳、颅、鼻窦、牙齿或口腔疾病,稳态紊乱,精神疾病。头痛是一种耐受性较差的慢性疼痛,与其他类型相比需要的药物用量更大。77 名长期头痛的儿童在确诊 20 年后被随访,27% 儿童头痛缓解,66% 儿童好转[29]。

偏头痛(尤其是没有先兆的偏头痛)和紧张性头痛是儿童最常见的头痛类型。据估计,3~7 岁儿童偏头痛患病率为 1%~3%,青少年患病率为 8%~23%[30]。在 4~7 岁之间男孩比女孩更容易发生,然后在 7~11 岁之间发病率持平。11 岁以后,患偏头痛的女孩是男孩的三倍[31]。在没有发现局灶性神经学的情况下,不推荐进行研究,然而医生必须警惕危险的迹象,这需要影像学和实验室检查,以排除潜在的疾病作为头痛的原因(表 45-2)。

偏头痛和慢性紧张性头痛有遗传成分;50%~77% 的偏头痛儿童有偏头痛家族史,尤其母亲罹患。已经建立家族性偏瘫性偏头痛非常清晰的遗传联系[16]。

经常头痛的儿童会因长期或反复使用过量止痛药而出现药物过度使用的头痛。理想情况下头痛药物每周使用不超过两到三次,以防止药物过度使用性头痛的发生。如果可能的话,患儿应该逐渐戒断止痛药。

偏头痛和紧张性头痛的治疗有很大的重叠。药理学干预可分为两类。首先,治疗的重点是治疗急性头痛。第二,对每月两次以上头痛的患者、严重发作的儿童和对药物反应不起作用的经常头痛的儿童进行预防性治疗(表 45-5)[32]。必要时改变生活方式的重要性再怎么强调也不为过。这些可能包括改善睡眠、增加有氧运动、限制咖啡因摄入、压力管理、注意补水和避免不吃饭。

表 45-5　头痛的护理路径
评估
体格检查
医学行为评估
颈部或者上背部颈部紧绷物理疗法
回顾记录、治疗、病史和物理发现
危险症状和体征提示及神经科会诊
治疗
治疗药物:三环抗抑郁药、托吡酯、曲唑酮、赛庚啶
行为药物:生物反馈、放松、应对和起搏技巧
理疗:肩部、后颈进行经皮神经电刺激疗法(TENS);伸展
其他疗法:
瑜伽
针刺
偶尔进行颈触发点注射或枕神经阻滞

终止头痛的尝试通常从使用 NSAID 开始,如果没有效果的话可考虑使用曲坦类药物。FDA 仅批准两种药物用于儿童[33]:6~17 岁的儿童使用利扎曲普坦,12~17 岁的儿童使用阿莫曲普坦。大多数情况下阿片类药物是不合适的。总的来说,随机对照儿科试验的缺乏使得基于循证医学的推荐没法实施。抗惊厥药物托吡酯是预防偏头痛的一种有潜力的药物[34-36];三环抗抑郁药如阿米替林,可能是有益的,特别是与认知行为疗法结合[37]。

大约 1/3 有频繁头痛的儿童和青少年中体内缺乏辅酶 Q10[38],相当数量的儿童和青少年在开始补充辅酶 Q10 后,头痛频率和严重程度都开始下降。

复杂性局部疼痛综合征

Ⅰ型和Ⅱ型复杂性局部疼痛综合征(CRPS)仅在Ⅱ型患者出现有记录的神经损伤(以前称为"烧灼痛")情况下才有区别。疼痛是一种强制性的特征,常伴随着痛觉或痛觉过敏,在某些时候(不一定是在诊断的时候)有水肿、皮肤血流量变化或疼痛区域的异常运动活动的证据。通常有运动障碍的特征,如震颤、肌张力障碍和虚弱,有时会导致关节活动能力的丧失。指甲和头发的生长也会受到影响。在过去有三个不同的阶段,然而它可能是表型亚型而不是分期[39]。

从临床的角度来看,典型的儿童 CRPS 患者年龄在 10 岁以上、白人、女性、非常活跃的家庭或来自活跃家庭的成功者、儿童或青少年表现出下肢疼痛[40]。临床观察表明 CRPS 在非裔美国人中罕见。CRPS 罕见于青春期前儿童,这暗示了它起因的一个发展方向。

有必要详细了解创伤的发病机制、体征和症状。检查者应特别注意是否存在疼痛、触摸痛、痛觉过敏和过度疼痛。在诊断的时候不一定出现水肿和颜色变化,但在既往史中常有这样的变化(图 45-1)。一项完整的神经学检查包括:测试肌肉力量、反射、感觉反应(如寒冷、触摸、针刺)、毛细填充、温度和色差。医生也应该寻找深部组织痛觉过敏。偶尔非侵入性或侵入性检测可能会有所帮助,但它并不敏感或特异。这些评估可包括神经传导速度肌电图(EMG/NCV)、量化感觉测试(QST)和量化催汗轴突反射试验(QSART),以检测小纤维功能障碍、热像图和骨扫描。交感神经节阻滞被认为不是必要的诊断,但是治疗方法的一部分。

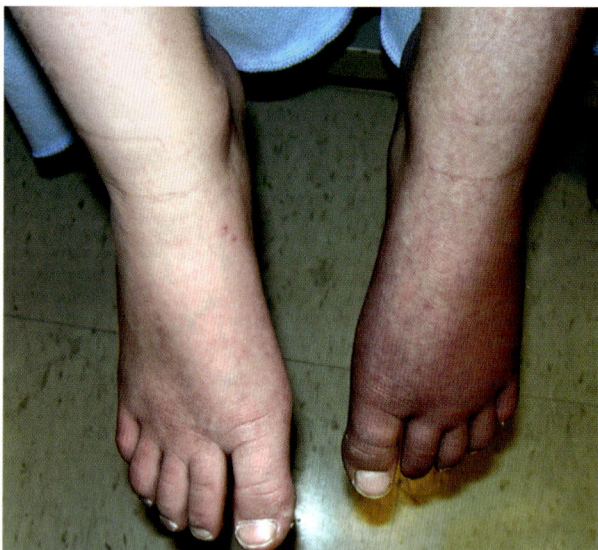

图 45-1　复杂性局部疼痛综合征涉及患者的左脚和脚踝,注意发绀和斑驳。患者湿冷,感觉超敏,左脚脚趾甲 3 个月未修剪过

CRPS 的治疗目标是功能的恢复。这看起来很简单,但在日常实践中可能是医生和患儿面临的最大挑战。CRPS 儿童的治疗方法是多学科的,重点是该疾病的社会心理和身体方面(表 45-6)。教育很重要,互联网上提供的信息无处不在,尽管它往往令人沮丧,不适用于患有 CRPS 的儿童。目前还没有一种单独的治疗技术对此有帮助。如果患儿对所选择的措施没有满意的反应,儿童和医生应该遵循一种流程、并每 4 周调整一次治疗策略。

CRPS 治疗的主要内容是物理治疗。然而疼痛可能是严重甚至是致残的,足以阻止儿童积极参与物理治疗方案。药理学治疗通常是为了促进物理治疗。治疗神经性疼痛的药物,如三环类抗抑郁药和抗惊厥药物已被频繁使用,尽管在儿童人群中这方面的证据有限。必须向患儿和家人强调,没有任何药物是有效的,药物的作用是让患儿充分参与物理治疗。

表 45-6　复杂性局部疼痛综合征的护理途径
评估
体格检查
医学行为评估
物理治疗评估
记录:治疗、病史、物理发现和 X 线研究回顾
治疗
治疗药物:三环抗抑郁药、加巴喷丁、奥卡西平
行为治疗:非常重要,尤其是在难治性病例中
理疗:激活、运动范围、脱敏、力量训练。结构化的家庭程序非常重要;可以使用经皮神经电刺激疗法(TENS)
其他治疗:
考虑手足局部静脉阻滞
考虑腰交感神经阻滞治疗复杂性局部疼痛综合征,尽管患者和家属竭力配合,但有时仍难治愈
考虑高位胸段硬膜外阻滞或者连续臂丛阻滞治疗上肢复杂性局部疼痛综合征

短期使用 NSAID 和阿片类药物直到一线药物生效是合理的。心理小组必须在整个治疗计划中发挥积极作用,积极解决社会心理问题。通过物理治疗、心理学和药物治疗,大多数儿童取得良好的效果和解除疾病。对于异常难治病例,由于多学科门诊就诊往往不充分,建议采用住院疼痛康复计划。

介入治疗在 CRPS 治疗中的作用是减轻疼痛,为儿童提供耐受和提高物理治疗水平的机会。交感神经阻滞在成人中被广泛使用于 CRPS 治疗,尽管一项系统回顾显示尚缺乏随机对照试验来证实该方法在短期和长期疼痛缓解中的有效性[41]。介入治疗是一把双刃剑,它代表了一种简单的解决方案,可使患儿失去在物理治疗中发挥作用的积极性;然而疼痛可能太严重,患儿不能接受物理治疗,从而加速功能的丧失。

有几种技术在儿科疼痛专家中很受欢迎。侵入性最小的是 TENS,通常是由理疗师提供。对于孤立的肢体 CRPS,可以给予实施静脉注射局麻药复合辅助药物(如可乐定、氯胺酮或酮咯酸)的静脉区域麻醉,尽管介入治疗并非没有争议[42]。静脉区域麻醉通常需要在全身麻醉或深度镇静下进行,因为在受影响的肢体放置静脉导管并膨胀充气止血带很难耐受。更具侵入性的替代方法包括放置腰交感神经丛导管(图 45-2)和在相关皮肤水平放置隧道式硬膜外导管[43],输注持续时间可以从 3~5 天至 4~6 周不等,这些操作需要大量的后勤支持。另一种方法是放置周围神经导管用以持续阻滞。脊髓刺激和鞘内给药很少用于小儿 CRPS,因为保守治疗的总体预后良好,以及由于骨骼的持续生长,在脊髓刺激的情况下可以改变感觉异常的面积。氯胺酮输注越来越多地被用于 CRPS,但这种治疗缺乏有质量的证据[44]。

分级运动表象(graded motor imagery, GMI)是一种新兴的治疗技术,由一套循序渐进的方法组成,包括左右侧肢体辨别练习、肢体活动表象和镜像疗法[45],其中有一些早期证据可供成人使用[46]。

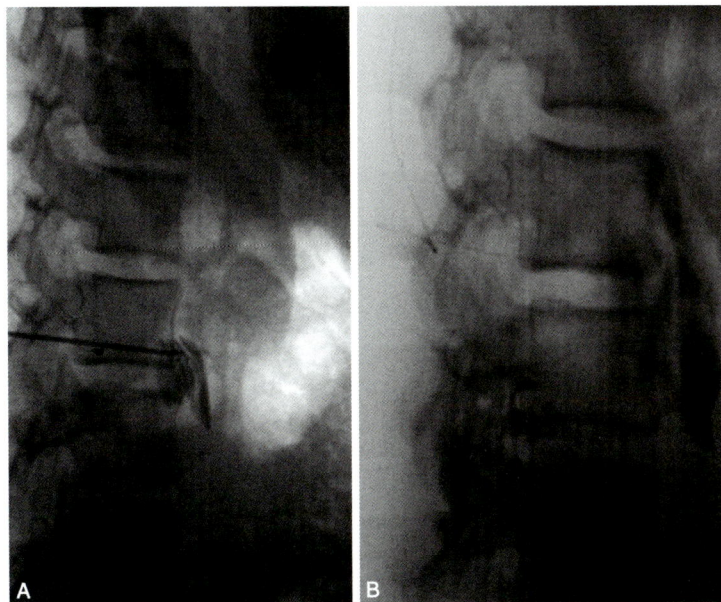

图 45-2　腰交感神经阻滞。A. 侧面看，Tuohy 针处于合适的位置。注意造影剂的扩散。
B. 染料由于通过导管注射局部麻醉剂而扩散和清除。导管是隧道式的，可以放置一个星期

骨骼肌肉和风湿性疼痛

　　肌肉骨骼痛是儿童和青少年公认的问题，腰痛普遍影响青少年[47-50]。儿童慢性肌骨骼痛最常见的原因是弥漫性特发性肌肉骨骼痛（幼年纤维肌痛）、慢性背痛、青少年特发性关节炎、CRPS（前面讨论过）和继发于关节高度活动的疼痛。虽然许多因素被归咎于肌肉骨骼疼痛（如沉重的背包、参加运动、久坐不动的生活方式、脊柱侧凸、增加的体重指数），只有少数已被证明有助于促进骨骼疼痛[47]。一项研究中超过一半的病例无法确定病因，只有少数儿童有潜在的疾病过程（如脊椎裂、感染、肿瘤、椎间盘问题）。放射学表现与疼痛相关性不佳。腰背痛的相关警示征象见表 45-3，评价和治疗儿童及青少年腰背痛的护理路径见表 45-7。

　　患有肌肉骨骼疼痛的儿童有一个特殊的群体是那些患有风湿病的儿童，大多数挂号就诊风湿科医生的儿童都报告有肌肉骨骼疼痛。只有少数人被诊断为真正的风湿病；青少年特发性关节炎是最常见的诊断。除了疼痛，这些疾病通常表现为晨僵、疲劳和睡眠问题。由于骨质疏松症，该过程可能进展并导致关节畸形和破坏，导致生长异常和功能障碍。该病的治疗可通过药物和非药物干预结合的措施。治疗的主要药物包括 NSAID、对乙酰氨基酚，且偶尔会给予阿片类药物以治疗严重的突发性疼痛。风湿科医生可能会开一些药物，如甲氨蝶呤、环磷酰胺或全身糖皮质激素以治疗严重的急性发作。通常使用夹板、物理治疗和心理干预，如认知行为疗法[51]。

　　患有 Ehles-Danlos 综合征（良性关节高移动综合征）和其他结缔组织疾病的儿童关节不稳定，由于反复脱臼和机械压力而变得非常痛苦。治疗过度活动性疼痛的主要方法是物理疗法，其重点是关节保护策略。目前已有特别的指南用以帮助不熟悉这种方法的理疗师[52]。此外，还应鼓励患者进行低影响的有氧运动（水上理疗、椭圆机、固定自行车）。

　　一些年轻女性出现疲劳、睡眠不良及多个部位出现疼痛或

表45-7　腰背痛护理途径
评估
体格检查
行为医学评估
物理治疗评估
记录、治疗、病史和体检结果的回顾
骨科专家的会诊；MRI 或 CT，如病史和检查结果所示
治疗
药物
三环类抗抑郁药
肌肉松弛药（如巴氯芬、环苯扎林）
抗惊厥药（如果是神经根成分）
NSAID 的选择
环氧合酶-2 抑制剂治疗胃肠道的出血问题
如果椎间盘疾病合并神经根疼痛，最多三次硬膜外类固醇注射可能是有帮助的
行为医学：生物反馈、应对技巧和放松疗法
物理治疗：
伸展运动，体位修复，全面修复和提升技术
限制卧床休息；恢复活动
经皮神经电刺激疗法（TENS）
锻炼计划
其他治疗
针灸
瑜伽
整脊疗法（老年患者，仅限于腰椎）
按摩
触发点的注射
针对特定适应证的其他疗法包括背部支撑，手术，双膦酸盐治疗

异常压痛。纤维肌痛在青少年中比预期更为常见,这是一个重要的问题。尽管仍然普遍检测,但美国风湿病学会不再认为存在压痛点是纤维肌痛的诊断标准。相反,较新的(2010 年)标准侧重于有描述疼痛的身体部位的数量、症状的严重程度和疼痛的长期持续时间。治疗包括教育、药物和一般的恢复性治疗,重点是要有氧恢复。传统上三环类抗抑郁药和环苯扎林是处方药;杜洛西汀和咪拉西泮在成人中有帮助[54,55]。和许多慢性疼痛情况一样,认知行为方法是治疗方案有价值的组成部分[56]。

　　肌肉骨骼痛是脑瘫儿童的一个特别困难的问题[57]。痉挛本身可能就很痛,而每天要做的伸展运动锻炼据报道对许多儿童来说很痛苦。一些患有脑瘫的儿童不会表达,使得评估变得更加困难。父母或监护人可以提供有关儿童在日常生活中如何表达痛苦和疼痛时如何表现。如果发现尿布存在破损,医生应该怀疑患儿有臀部或会阴区疼痛。进食后疼痛或有过困难大便史,可能是便秘引起的腹痛。需要仔细、有时是分阶段地检查。通过深思熟虑、带有经验性的治疗及明智合理地使用放射学和实验室评估方法通常可以带来正确的诊断(表 45-8)。

表 45-8　非语言患者的治疗方法

评估

体格检查

　　经常很棘手;慢慢完成

　　可能需要多次检查才能完成

　　检查时尽量隔离身体部位,避免全身影响

　　观察面部表情或声音以及家长对每次检查的反应

行为学评估: 通常不能完成

物理疗法评估: 通常从治疗中回顾记录、治疗、病史和体检结果

视频文档: 父母可能能够记录下疼痛行为,以供审查者查看

治疗

药物: 经常在平时服用多种药物,与其他医生协调很重要;在选择药物时应用一般原则;长效类阿片药物有时对难治性肌肉骨骼疼痛有益;注意进一步加重便秘

行为学疗法: 如果患者的认知能力太低,这种疗法通常是不可能完成的,但家庭有时会受益,因为他们照顾有多个医疗问题的儿童时承受巨大负担

物理疗法: 通常已经参与;如果没有,参与肌肉骨骼疼痛或帮助医生集中精力身体部位

其他疗法:

　　如果有多个部位发生疼痛,神经阻滞可以确定疼痛部位

　　很少有患儿必须被带到手术室注射瑞芬太尼以区别潜在的精神或行为疼痛现象与阿片反应的不同

　　后者可能对抗惊厥治疗有反应

　　鞘内巴氯芬(偶尔使用吗啡)对特定条件外科手术治疗

注意事项

疼痛部位通常定位不清

别忘了看耳朵

如果患者痉挛,强烈考虑髋关节病变(如半脱位、滑囊炎、感染)

便秘、胆囊疼痛和胃食管反流可能发生

这些患儿通常需要比表达清楚的患儿需要更多的检查

谨慎使用非甾体抗炎药,因为胃食管反流可能是一个问题,以及腹痛作为胃肠道副作用的信号难以区分

镰状细胞贫血、特征、变异

　　镰状细胞病是一种遗传性疾病,其特征是血红蛋白 S 异常(见第 10 章)。大约 8% 非裔美国人携带镰刀细胞 T 基因。纯合子型[镰状细胞病(HbSS)]表现为一种具有独特血管闭塞特征的溶血性贫血。杂合子型[镰状细胞特征(HbAS)]比较温和,表现为边缘性贫血,很少有血管闭塞的特征。镰状细胞/血红蛋白 C 病(HBSC)的临床表现与 HbSS 相似,但其血管闭塞期较少,且通常较轻。

　　从疼痛管理的角度来看,纯合子 HbSS 基因型表现为急性疼痛发作(如疼痛危象、血管阻塞发作、急性胸痛综合征),或表现为伴有急性加重期的潜在慢性疼痛(如缺血性坏死、椎体塌陷、关节受累)。治疗往往需要在血液科医生、心理医生和疼痛医生密切合作下采取多学科方法[58]。大多数发作可在家里用 NSAID 或对乙酰氨基酚,辅以阿片类药物或曲马多治疗[59]。严重病例儿童往往需要住院给予静脉注射阿片类药物治疗,尽管随着初步进程的改善,他们应该逐渐戒掉阿片类药。对于局部性、难以控制的疼痛或急性胸痛综合征,硬膜外镇痛可以提供很好的缓解;儿童很少需要使用吗啡或羟考酮的长效制剂来维持(表 45-9)。受累区域的痛觉过敏提示有周围神经或中枢神经过敏,尽管治疗神经性疾病药物的作用尚未明确。幸运的是,血液科医生使用羟基脲(增加血红蛋白 F 水平和降低 HbSS 的比例)对于血管阻塞发作的次数和强度具有积极的疗效[61]。

表 45-9　镰状细胞病的治疗方法

评估

体格检查

行为学评估: 紧急情况下可能仅限于社会支持

审查记录、治疗(阿片类药物的剂量)和既往治疗记录

血液学几乎直接参与,重点评估

血管阻塞性发作的治疗

药物: 阿片类(通常需要输液几天);非甾体抗炎药;考虑采用神经病药物治疗痛觉过敏

行为学疗法: 有帮助,尽管在紧急情况下学习技术可能很困难;但在生命早期引入这种模式可能会更有帮助

物理疗法: TENS 治疗局限性疼痛

其他疗法:

　　局部麻醉可能有帮助

　　强烈推荐胸段硬膜外治疗急性胸部危象

慢性病的治疗

药物治疗: 可能涉及慢性阿片类药物;否则会导致特定疼痛的治疗

行为医学: 根据特定的疼痛状况;早期介入可减少住院需求

物理治疗: 根据特定的疼痛状况;可能有关节、骨骼和来自复发性血管阻塞发作的解压问题

疼痛药物治疗

　　与成人相比,儿童的疼痛治疗研究较少;而儿童的很多疼痛药物治疗也同样如此。在缺乏美国 FDA 批准的适应证和试验数据的情况下,许多用于治疗慢性疼痛的药物超处方使用

十分常见。在这种情况下，选择某一种特定的药物治疗疼痛通常是基于从成人文献、专家共识、应用理论和临床判断中推断出来的。有三类药物可供考虑：非阿片类镇痛药（即 NSAID 和对乙酰氨基酚），阿片类镇痛药和一系列辅助镇痛药，包括抗惊厥药、抗抑郁药、肌肉松弛药、局部麻醉药、NMDA 受体拮抗剂、α_2-肾上腺素受体激动剂和糖皮质激素。

NSAID

NSAID 是一类温和镇痛药（水杨酸盐、丙酸衍生物、氧化剂、萘烷酮和芬酸酯），其作用机制是在前列腺素 H_2 合成酶的位点抑制 COX。COX 有两种亚型：COX-1 是合成型的，且总是存在；COX-2 在适当的条件下可诱导并在体内产生。NSAID 对 COX-1 或 COX-2 有不同的选择性；选择性 COX-2 抑制剂对诱导型 COX-2 有明显的抑制作用。选择性阻断的好处是降低胃肠道出血的风险。塞来昔布是美国唯一可使用的选择性 COX-2 抑制剂。NSAID 对肌肉骨骼疼痛有效，也可以作为偏头痛治疗失败时的一种治疗方法[62,63]。

NSAID 的镇痛和抗炎作用呈剂量依赖性，达到上限后增加剂量并无更多的益处。与阿片类药物不同，NSAID 不会引起任何身体的依赖或耐受。

NSAID 的用药选择是基于临床判断的经验性。如果患儿对某一类特定的 NSAID 药有良好的反应史，我们倾向于继续使用或调整剂量。如果反应不足，我们会选择不同的药物，直到找到一个有效的药物。对于有胃肠道副作用病史的患儿，我们会同时给予开具带有胃肠道保护作用的药物（如米索前列醇），添加 H_2 受体或质子泵抑制剂或选用选择性 COX-2 抑制剂。先前存在的肾脏疾病和功能障碍会减少实际或有效血管内容量，这类疾病的存在显著增加了 NSAID 肾毒性的风险。在这类儿童中，必须谨慎使用 NSAID。最近的研究强调了使用 NSAID 会增加心血管事件的风险。我们建议限制、短期、间歇使用[64,65]。

阿片类药物

目前的文献不支持长期使用阿片类药物治疗慢性非恶性疼痛。由于阿片类药物的使用、滥用和由阿片类药物引起死亡达到预警比例，医疗卫生机构、州和联邦当局加大了对阿片类药物处方的审查力度。监管则由医疗或药房委员会制定，并因州而异。临床实践因不同的执业医师和机构而不同。为了统一这一领域，一些专业协会和政府组织（如美国疼痛学会、美国疼痛管理学会 AAPM[66]和美国 CDC[67]）已经参与并出版了在非恶性疼痛中安全使用阿片类药物的循证指南。在儿科疼痛治疗中，青少年滥用药物和药物依赖是主要关注的问题。总的来说，为了确保阿片类药物合规和安全使用，一些工具已被推荐作为临床实践的一部分。我们使用一份管制药品协议，其中描述有一些约定的规则（如我们是唯一有权为患者开具阿片类药物的地方，丢失的处方将不会重新再开，我们将进行药物依从性筛选等等）。我们获得知情同意（在此期间，我们讨论长期使用阿片类药物的风险和药物相互作用的潜在风险）和一个标准的滥用风险评估工具[68]。药物滥用史（主要发生在青少年和年轻成年人中），家庭成员药物滥用，以及社会状况功能失调是开阿片类药物处方的危险

信号。在这些情况下，密切监测（每周或每两周就诊，而不是每月或每两个月就诊）和有限的药物用量是有必要的，但不总适用于住在较远的患儿。在这种情况下，我们会尽一切努力与当地家庭医生合作，延迟他们开药。此外，我们在电子病历中记录副作用、管理和治疗目标。这些工具被所有提供者用来为所有患者提供标准化的护理。州法律各不相同，提供者需要了解其特定州的法律。更多安全使用阿片类指南可以在 CDC 指南中找到[67]，尽管这些指南针对的是成人实践。

治疗儿童疼痛的阿片类药物几乎可以完全用于急性和癌症相关疼痛。然而存在一些有选择的慢性疼痛儿童，阿片类药物可改善其生活质量和功能，而不会使患者面临成瘾、耐受性和毒性的重大风险。几乎都是使用阿片类激动剂，激动拮抗剂受欢迎程度较低，因为当与纯激动剂同时使用时，会有产生封顶效应和突然出现戒断症状的可能性。我们通常在两种情况下使用阿片类药物。第一种情况是把阿片类药物作为一个过渡桥接，同时滴定其他类别的药物以达到效果，或采用物理治疗或干预以发挥其效果。第二种情况是在一些我们挑选的儿童中使用阿片类药物维持镇痛[如脑瘫儿童的慢性肌肉骨骼疼痛、神经肌肉疾病、幼年型类风湿关节炎或埃勒斯-当洛斯综合征（Ehlers-Danlos syndrome）、大疱性表皮松解症]。药物的滴定量递增以达到的最佳目标（尽管很少完成）包括止痛、改善功能和最小的不良反应。药物用量的逐步增加通常伴随着原发性疾病进程的恶化。长期使用后，常见的阿片类药物不良反应见表 45-10。吗啡、羟考酮和氢吗啡酮三者在给药途径（药片、糖浆）及即刻和缓释给药的可用性方面具有相同的灵活性。吗啡代谢活物（吗啡-3-葡糖醛酸和吗啡-6-葡糖醛酸）通过肾脏排泄，这与有肾功能不全的患儿病情存在相关联。在 2013 年 FDA 警告之后，可待因已经从许多儿童医院的处方药中被去除[69]。可待因是吗啡的前药，其代谢和疗效取决于患者的基因组成（见第 6 章和第 7 章）。如果没有药物遗传学的筛选，药物浓度可能不可预测，单次给药后，其范围可从无法检测到致死。越来越多的药物遗传学和基因组学的研究发现，我们越来越接近个性化的阿片类镇痛药选择[59]，倾向于有效性最大、不良反应最小[70,71]。

表45-10　长期使用阿片类药物的不良反应

随着耐受性的发展
认知障碍
瘙痒
瞳孔缩小
恶心
反应时间延长
呼吸抑制
镇静
尿潴留
没有耐受性
便秘
长期使用的副作用
性腺功能减退
免疫抑制

替代类阿片药物

有几类儿童，其发生止痛药相关严重并发症的风险会增加。例如，患有炎症性肠病(inflammatory bowel disease，IBD)的患儿面临着使用阿片类药物发生中毒性巨结肠的可能性；患有出血性疾病和 IBD 的儿童患溃疡风险和使用 NSAID 出血的风险增加，而患有胃肠道运动障碍的儿童可能会出现继发于阿片类激动剂的肠梗阻。在这种情况下，曲马多和布托啡诺是可替代的镇痛治疗用药。曲马多为中度疼痛提供镇痛，不会增加胃肠道出血或引起肠梗阻的风险。曲马多通过几种途径镇痛，包括弱 μ 受体阿片样激动作用及阻断中枢神经系统单胺类的再摄取(类似于抗抑郁药)。基于后一种作用，对于神经性疼痛曲马多是一种受欢迎的镇痛药，尤其是控制感觉异常、异常性疼痛和触摸引起的疼痛。尽管曲马多的耐药性或依赖性已经报道过，但产生耐药性或依赖性的可能性很小。虽然曲马多的阿片类性能较弱，但突然停药也会产生戒断症状。曲马多的常规剂量为 1mg/kg，每 6h 最高达 100mg(最大 400mg/d)。合并肾损害儿童(肌酐清除率<30ml/min)的剂量应减少 50%，肝损害儿童的剂量应减少25%。CYP450 2D6(CYP2D6)的药物遗传变异性会影响曲马多的清除率，这与可待因情况类似，由此导致 FDA 调查了儿童患者尤其是扁桃体切除术后患儿使用曲马多的安全问题[72]。其常见副作用包括恶心、呕吐、镇静、便秘、腹泻、头晕、头痛、癫痫和幻觉。罕见的副作用包括直立性低血压、晕厥、快速性心律失常、5-羟色胺综合征、癫痫发作阈值降低和 QT 间期延长。

布托啡诺是一种部分阿片类激动剂拮抗剂，效能大约是吗啡的 7～10 倍。它对运动的影响程度低于阿片类激动剂。布托啡诺可通过静脉注射和鼻内途径给药，但可能会引起烦躁。由于其部分激动剂的性质，其用药剂量表现出一个封顶效应。但布托啡诺可辅以阿片激动剂，用于治疗严重的暴发痛，而不会导致(理论上)戒断。经鼻吸收的布托啡诺优点是不经过胃肠道。通常剂量为 0.01mg/kg，最多静脉注射 1mg，通常根据需要每 3～4h 给予 0.5mg/kg。鼻制剂每喷雾提供 0.5mg，这限制了它在较小儿童中的使用。

他喷他多是一种新型阿片 μ 受体激动剂和去甲肾上腺素再摄取抑制剂。他喷他多与人体阿片 μ 受体结合的效力是吗啡的 18 倍，镇痛强度在动物模型中是吗啡的 2～3 倍。其阿片效应可以用纳洛酮逆转。他喷他多没有活性代谢物，已被批准用于糖尿病神经病变相关的慢性疼痛，这使得对于其他神经性疼痛是一个很好的治疗选择。在小儿尽管没有确定的证据，当其他阿片类药物无效时可使用他喷他多。呼吸道和胃肠道的副作用与阿片类药物相似。此外，与曲马多类似，他喷他多可以降低癫痫发作阈值，如果与其他 5-羟色胺能药物联合使用，可能会导致 5-羟色胺综合征。不建议将其与单胺氧化酶抑制剂合用。口服每 4～6h，一次剂量为 25～50mg，直接给药最高 600mg/d，缓释给药最高 500mg/d。

应特别注意美沙酮。除了作为一种阿片类激动剂，美沙酮在控制神经病理性疼痛方面也相当有效。然而使用时有一些重要的注意事项。由于它的半衰期较长，会增加药物蓄积、镇静过度和呼吸抑制的风险。参考书中提到的美沙酮与吗啡等价镇痛比为 1∶1，无意中会误导医生。阿片类药物转换的剂量越大，转化率的偏差就越大；在一项研究中，美沙酮/吗啡的转换率在 1∶14.3～1∶2.5 之间[73]。由于半衰期长，剂量调整的频率不应超过每 5 天一次。美沙酮的一个独特副作用是可能延长 QT 间期，增加心电图上复极的离散度[74]。由于复极分散时间<100ms，美沙酮不太可能触发尖端扭转，除非与其他延长 QTc 的药物一起使用。

长期阿片类药物暴露与手术

当手术室出现接受长期阿片类药物治疗的儿童，需要遵循几个简单的规则来确保围手术期管理的安全。应从整个用药史开始了解，包括用药剂量和用药频率。如果患者没有服用早晨剂量的阿片类药物，则应使用静脉注射替代该剂量，以避免停药。把家庭药物转换成等价吗啡剂量。家庭阿片类药物的每日剂量应作为基线，除基线外，还应通过口服或静脉注射(如果处于非口服状态)提供所有其他额外剂量。由于对阿片类药物的耐受性，可能需要更大的剂量。建议滴定阿片类药物剂量，以达到适当的镇痛水平。围手术期的阿片类药物用量可能是未接受长期阿片类药物治疗的患儿的 3 倍以上。在围手术期间过度使用阿片类药物会导致疼痛管理不善和戒断现象[75，76]。

辅助用药

抗惊厥药

20 世纪 60 年代以来抗惊厥药物已广泛应用于慢性疼痛药物治疗。然而儿童患者相关研究较缺乏。儿童抗惊厥药物的临床实践是从成人研究和最佳实践中推断出来的，并非来自随机临床试验。抗惊厥药通常被称为膜稳定剂，对神经受体、离子通道和神经传导有作用，调节兴奋性和抑制性神经递质及神经细胞激活的水平，对控制神经性疼痛最有效。第一代药物(如卡马西平)已大部分被副作用更少的第二代药物(如奥卡西平)所取代。

所有膜稳定剂都是通过逐渐滴定剂量以达到治疗效果。这种给药方法有两层目的：首先，通过培养儿童的耐受性(主要是镇静作用)以避免产生不良反应，其次，确定最小有效剂量。最初的治疗疗程通常持续 3～6 个月，之后再评估小儿的情况。在治疗结束时，患儿按照与滴定的相反顺序逐渐停止用药。尽管没有必要为了预防癫痫发作而缓慢减量停药，但快速停药可能会导致疼痛、睡眠或情绪紊乱。逐渐停药可以在疼痛复发时迅速重新恢复，但很少需要达到全量。达到控制症状的最低有效剂量后停止减量，并且让小儿继续服用药物 3～6 个月。尽管在儿童中使用抗惊厥药物治疗疼痛是一种原则外的用法，但这类药物仍是针对特定疼痛的主要治疗方法。药物的选择应当谨慎考虑并根据专家共识，因为缺乏随机对照试验(即使是成人)[77]。

加巴喷丁和普瑞巴林

加巴喷丁是一种具有复杂作用机制的抗惊厥药。它的名字是有歧义的；加巴喷丁并不作用于 GABA 能系统，它与电压依赖性钙通道的 α2-δ 亚单位结合，降低脊髓背角谷氨酸释放，导致 P 物质产生减少，α-氨基-3-羟基-5-甲基异噁唑-4-丙酸盐（AMPA）受体在去甲肾上腺素能突触上的活化降低，递质释放降低，神经元活性降低。加巴喷丁和普瑞巴林都有这种机制[76,78]。

加巴喷丁通常是治疗神经性疼痛的首选药物，如 CRPS，因其耐受性好、不良反应小和良好的临床经验，除了引起镇静作用外，它在儿童中的应用还可能导致水钠滞留、周围水肿和体重增加。青少年应用加巴喷丁会引起情绪波动、易怒和自杀。尽管存在这些顾虑，但在向儿童和父母详细解释加巴喷丁的疗效和副作用后仍经常被使用。目标剂量为每天35mg/kg，分三次口服，但每天 70mg/kg 也有可能。加巴喷丁的剂量在肝衰竭时不需要调整，因为它不经过肝脏代谢，但因其通过肾脏排出，因此对于肾功能受损的儿童给药间隔应该延长。普瑞巴林在化学结构上与加巴喷丁相似，但副作用较少，且其滴定计划明显更快。已被批准用于成人的疱疹后神经痛、糖尿病神经病变和纤维肌痛；儿童方面的用药经验正在研究。

托吡酯

研究表明托吡酯最适合治疗偏头痛，可应用于各种类型的神经性疼痛[35]；其独特的副作用是抑制食欲，这使得对于担心体重增加的神经性疼痛儿童来说，是一个很好的选择。托吡酯具有碳酸酐酶抑制作用，能引起有肾结石家族史的儿童代谢性酸中毒和肾结石。

奥卡西平

与卡马西平相比，奥卡西平属于治疗神经性疼痛的第二代药物。尽管很罕见，但奥卡西平和其他几种抗惊厥药都可以引发史蒂文斯-约翰逊综合征（Stevens-Johnson syndrome），低钠血症也可能发生，以及与其他抗惊厥药一样的副作用，如镇静、注意力不集中、共济失调和情绪不稳定。

卡马西平、丙戊酸和苯妥英

已有相关文献对卡马西平、丙戊酸和苯妥英治疗慢性疼痛的疗效进行了讨论[79]。卡马西平在治疗三叉神经痛、多发性硬化症痉挛和脊髓损伤方面已被证明有效（与替扎尼丁相比）。苯妥英单独或联合丁丙诺啡治疗癌症疼痛，能为 60% 以上患者提供良好的疼痛缓解。尽管苯妥英和卡马西平的使用有效，但由于肝肾毒性（有必要进行连续的实验室测试）、再生障碍性贫血、史蒂文-约翰逊综合征及不适当分泌抗利尿激素样症状综合征而受到限制。丙戊酸缺乏肾副作用，但可引起胰腺炎。

抗抑郁药

治疗慢性疼痛中使用了两大类抗抑郁药：三环类抗抑郁药（如阿米曲替林、去甲替林、脱甲丙咪嗪、多塞平、丙米嗪）和 5-羟色胺再摄取抑制剂。5-羟色胺再摄取抑制剂进一步分为选择性 5-羟色胺抑制剂（SSRI；如氟西汀、帕罗西汀）和 5-羟色胺-去甲肾上腺素再摄取抑制剂（SNRI；例如文拉法辛、度洛西汀、米那普仑）[80]。当给青少年和年轻人使用抗抑郁药时，需要警惕潜在的自杀意念和尝试的风险的增加。应详细告知患者和家属这种可能性，以确保他们在发生这种情况时与提供者进行沟通。谨慎的做法是，在开这类药物处方之前，将精神病并发症风险更大的患者交给心理学家进行评估。

三环类抗抑郁药

三环类抗抑郁药（tricyclic antidepressants，TCAS）治疗神经性疼痛的疗效已在荟萃分析中得到证实[80,81]，控制慢性疼痛所需的剂量常比治疗抑郁症所需的剂量少。TCAS 的不良反应是开处方的主要限制因素。与抗惊厥药一样，缓慢增加剂量可减少不良反应的发生。最常见的副作用是镇静过度，这通常有益于睡眠障碍患者。让患儿在睡前一小时服药，并在早上对其进行监测。如果存在残留镇静，则合理地减少服药或鼓励患者晚上早点服药。由于 TCAS 的抗胆碱作用，患者可能会出现口干、便秘、尿潴留或体重增加。

TCAS 延长了 QT 间期，可能导致致死性心律失常。在开始治疗之前，获取心脏症状和传导异常的既往史和家族史十分必要。此外，常规心电图有必要排除先天性长 QT 综合征。由于同时使用 SSRI、SNRI 或曲马多均可延长 QT 间期，降低癫痫发作儿童的癫痫发作阈值，并引起 5-羟色胺综合征，同时使用这些药物应非常小心。阿米替林和诺曲替林是最常用的 TCAS。两种药物的起始剂量均为 0.25mg/kg（夜间口服），可根据指征增加剂量，并在几周内耐受量增加至 0.75～1mg/kg。止痛效果首先出现在 1～3 周，同时具有抗抑郁效应。去甲替林是阿米替林的代谢产物，可止痛，但镇静作用较小；如果需要高剂量，建议定期监测心电图 QT 间期变化。

选择性 5-羟色胺和去甲肾上腺素再摄取抑制剂

选择性 5-羟色胺再摄取抑制剂（selective serotonin reuptake inhibitors，SSRI）和选择性去甲肾上腺素再摄取抑制剂（selective norepinephrine reuptake inhibitors，SNRI）治疗神经病理性和非神经病理性疼痛如纤维肌痛和下腰背痛的疗效不佳[82]。SSRI 似乎不起镇痛作用，SNRI 对成人纤维肌痛有些许的疗效[54,55,83,84]，但不是一线药物。小的不良反应很常见，但 FDA 提出一个黑框警告，就是对于年龄较大的青少年和年轻人有自杀意向的可能性[85]。两种药物用于儿童患者的处方最好留给那些经常开此类处方的医生，因为这类药的最佳剂量尚未确定，而且心理监测很重要。

肌肉松弛剂

肌肉松弛剂常被用作治疗肌筋膜疼痛患者药物（主要是 NSAID）的辅助用药。即使在成人，数据也很有限；但建议在成人肌肉骨骼疾病和与痉挛相关的神经系统疾病[86]及非特异性背痛中使用[87]。需要警惕的是对于关节运动过度的患者，肌肉松弛剂可以通过降低肌肉张力来促进关节半脱位，因此在这类小儿中应谨慎地使用。

环苯扎林

环苯扎林是一种中枢作用的肌肉松弛剂。其主要副作用是嗜睡、头晕和乏力。开始剂量为夜间口服 5mg，5～7 天后可增加至 10mg。

巴氯芬

巴氯芬是最强大的中枢肌肉松弛剂之一。与 GABA-B 受体亚型结合起作用，常用于痉挛（脑瘫或多发性硬化）的患者，也可用于肌筋膜疼痛。与环苯扎林或替扎尼丁相比，患儿的镇静副作用较少。开始的每日剂量是口服 10～15mg，分为每日两到三次。剂量每 3 天可增加 5mg。对于 7 岁或 7 岁以下的儿童，最大剂量 40mg/d；对于 8 岁以上的人，最大剂量为 60mg/d。巴氯芬是少数通过注射泵批准用于鞘内注射的药物之一，通常专门用于患有严重痉挛的儿童（如脑瘫、脊髓损伤）。

美索巴莫

美索巴莫是一种作用于中枢的骨骼肌松弛剂，作用机制尚不完全清楚。美索巴莫因其较低的镇静副作用而受欢迎，这使它成为阿片类药物安全的辅助用药，肠内或肠外用可治疗严重急性骨科手术后疼痛。美索巴莫适用于慢性肌肉骨骼疼痛和痉挛患儿的短期或间歇性用药。口服和静脉注射的剂量分别为 15mg/kg q6～8h 和长期使用 10mg/kg。对于肾和肝功能不全的患者应避免使用。

替扎尼定

替扎尼定是一种具有中枢作用的 α_2-肾上腺素激动剂，通过突触前抑制运动神经元从而减少痉挛发作。在结构上，替扎尼丁与可乐定相似，但其降血压作用只有可乐定的 1/50～1/10。与可乐定相似，替扎尼丁引起剂量相关镇静作用，与美索巴莫和巴氯芬相比更是如此。主要用于与多发性硬化和脊髓损伤相关的痉挛患儿，替扎尼定已在与肌肉强直相关的慢性肌肉骨骼疼痛中得到应用，常用剂量为 2～4mg 口服，通常在晚上以促进睡眠。

局部麻醉药、α_2-肾上腺素受体激动剂、外用制剂和 NMDA 受体拮抗剂

许多可用于治疗小儿慢性疼痛[88]，它们有一系列广泛的作用机制。口服具有局部麻醉特性的药物，如美西律和可乐定，已用于治疗 CRPS 患者的神经病理性疼痛。美西律和其他药物可口服，也可作为透皮贴剂，或在静脉局部麻醉时添加到局麻药中；使用这些药物的主要限制因素是其不良反应，包括低血压、镇静过度、心动过缓和恶心（尤其是美西律）。α_2-肾上腺素能激动剂的特性也是肌肉松弛剂替沙尼定作用机制的一部分。

辣椒素，从辣椒中提取，有助于治疗神经病理性疼痛，但使用时会引起烧灼感，因此它通常很难忍受。局部利多卡因贴片可有效控制疱疹后神经痛的症状，并可用于局部肌筋膜疼痛、痛觉过敏和其他神经病变条件下的异常疼痛[89]。成人的药代动力学研究发现，该途径用药时利多卡因的血药浓度很低，这表明其具有很高的安全性[90]，尽管在儿童中尚没有类似的研究。

NMDA 受体拮抗剂，如氯胺酮、金刚烷胺、右美沙芬，有证据支持其在神经病理性疼痛治疗中的功效。NMDA 受体拮抗剂也可能具有减少阿片类用药量的作用。氯胺酮广泛用于治疗慢性疼痛症状的一个重要限制因素是其潜在的精神药物副作用（详细回顾见参考文献 88）。

替代疗法

替代疗法长期以来一直吸引着患者。因为传统的医疗方法失败率很高，患者会持续寻找更好的治疗方法。许多类型的治疗方法被用于治疗慢性疼痛，包括按摩、瑜伽、草药制剂、太极、冥想、脊椎按摩和针灸。作为顾问，麻醉医生应考虑一些合适的治疗方法。经皮神经电刺激和生物反馈（biofeedback）已在前面讨论过。值得注意的是，支持这些干预措施有效性的证据微乎其微[91]，尽管它们的副作用风险很小，但在某些情况下除外。

针灸及其衍生物、针压法均起源于中国，是中医的重要组成部分（图 45-3）。在针灸中，身体的能量或气在人体经络中循环。经络与脉络是代表身体器官系统的通路，称为脏腑。对中医学来说，疼痛是由循环内这些通路中多种原因引起的气的变化而引发的。针灸已用于治疗许多急性和慢性疼痛。随机对照临床试验的数据尚不足以支持或反驳针灸的有效性[92]。

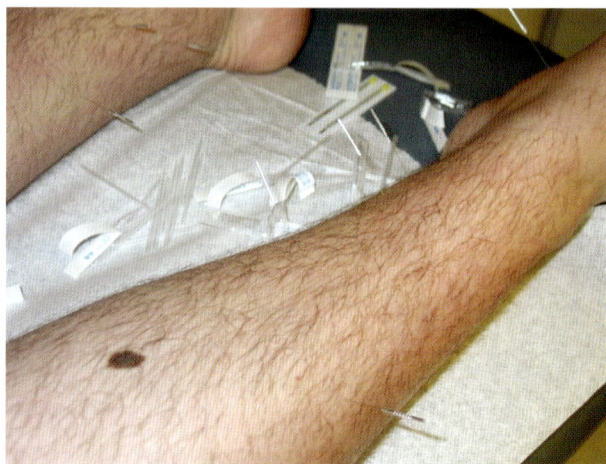

图 45-3　原位针刺

总结

儿科麻醉医生可能会被要求协助儿童或青少年慢性疼痛的治疗[93,94]。治疗的基本原则、详细的病史和重点的体格检查仍是评估的关键组成部分。第一步是确保儿童不能因疼痛（即确保安全）而造成身体伤害。第二步是进行针对性的诊断评估和确定治疗方案。除较简单的疼痛以外，其他疼痛都采用多学科的协同治疗。心理医生的参与是慢性疼痛管理的重要组成部分，心理治疗并不提示有精神疾病或装病，而是一种强大而有效的工具。物理治疗和合理使用药物会解决儿童中大多数慢性疼痛问题，偶尔使用介入疗法和阿片类药物也有必要，但如果以单一的方式看待这个问题，成功将会受到限制。许多患者受益于替代治疗方法，这些方法可谨慎地使用，以扩大那些可推荐的治疗范围。

（谷海飞 译，李超 校，上官王宁　俞卫锋 审）

精选文献

Brooks MR, Golianu B. Perioperative management of children with chronic pain. *Pediatr Anesth*. 2016;26:794-806.

Geary T, Negus A, Anderson BJ, Zernikow B. Perioperative management of the child taking long-term opioids. *Pediatr Anesth*. 2012;22:189-202.

These two articles outline some of the challenges that children suffering chronic pain present to anesthesiologists when they undergo surgical procedures. Management of these challenges is discussed.

Perquin CW, Hazebroek-Kampschreur AA, Hunfeld JA, et al. Pain in children and adolescents: a common experience. *Pain*. 2000;87:51-58.

This survey article describes the prevalence of chronic pain in children, which is a much more common problem than previously recorded in the general population.

Powers SW, Kashikar-Zuck SM, Allen JR, et al. Cognitive behavioral therapy plus amitriptyline for chronic migraine in children and adolescents: a randomized clinical trial. *JAMA*. 2013;310(24):2622-2630.

This article highlights the importance of the multimodal approach when caring for chronic pain patients; it supports the commonly held notion that medications work best when combined with psychological intervention.

Ripamonti C, Groff L, Brunelli C, et al. Switching from morphine to oral methadone in treating cancer pain: what is the equianalgesic dose ratio? *J Clin Oncol*. 1998;16:3216-3221.

This is an intriguing discussion about the conversion ratio between morphine and methadone. It explodes the commonly held belief (seen in so many opioid conversion tables) that the two opioids are equianalgesic.

Stanton-Hicks M, Baron R, Boas R, et al. Complex regional pain syndromes: guidelines for therapy. *Clin J Pain*. 1998;14:155-166.

The article outlines the multidisciplinary approach to complex regional pain syndromes (CRPS). Multidisciplinary treatment is not just for children with CRPS.

Turk DC. Clinical effectiveness and cost-effectiveness of treatments for patients with chronic pain. *Clin J Pain*. 2002;18:355-365.

The author takes a look at the big picture. Blocks make us money; comprehensive treatment makes patients better.

Wilder RT, Berde CB, Wolohan M, et al. Reflex dystrophy in children: clinical characteristics and follow-up of seventy patients. *J Bone Joint Surg Am*. 1992;74:910-919.

The classic paper describes complex regional pain syndrome in children, its treatment, and patient outcomes. Its observations hold up today.

Wolfe F, Clauw DJ, Fitzcharles MA, et al. The American College of Rheumatology preliminary diagnostic criteria for fibromyalgia and measurement of symptom severity. *Arthritis Care Res*. 2010;62(5):600-610.

Attempts to simplify the diagnosis of fibromyalgia, at the same time attempting to do away with the notoriously unreliable tender point examination-based criteria.

参考文献

第46章　手术室外麻醉

46

JOSEPH P. CRAVERO, MARY LANDRIGAN-OSSAR

不同医疗机构甚至不同麻醉医生之间在手术室(operating room, OR)外为儿童提供麻醉的方法[也称为"非手术室麻醉(non-operating room anesthesia, NORA)"或"手术室外麻醉"]存在很大差异。正由于这个特点,所以 NORA 的方法既不像手术室内提供的麻醉那样标准化,也没有很好的研究或报道。因此很难用循证的方法进行阐述。例如,虽然大多数麻醉医生对 2 岁的儿童行腹股沟疝修补术使用的麻醉方法一致,但在 MRI 扫描时使用的麻醉方法(所用药物、气道管理技术和常规监护面)存在很大差异。更令人疑惑的是,同一个 NORA 操作在某一医疗机构是在深度镇静下完成,而在另一个医疗机构则需气管插管全麻。还有,在某一医疗机构深度镇静是由麻醉医生施行,而在另一医疗机构则由麻醉医生以外的专职人员施行[1]。

讨论手术室外麻醉服务时还必须认识到,在操作过程中,某一儿童在某一时刻的镇静/麻醉深度往往是一种猜测。几乎任何涉及有痛或绝对制动的儿童操作都需要深度镇静或全身麻醉。而深度镇静或全身麻醉这两种状态之间的区别(根据疼痛刺激时有无体动反应来定义)往往并不是十分清楚[2]。对麻醉医生而言,这种差别更多的是语义上的,并无实际意义。在手术室外需进行深度镇静时,一般需要专业的麻醉医生提供相应医疗服务,反之亦然。最后,麻醉医生常常需在手术室外为行常规治疗的伴有严重并发症的患者提供麻醉服务。如果患儿的病情不复杂,多由其他的专职人员进行中/深度镇静。需要转诊给麻醉医生的病例,不同的机构有所不同,但普遍接受的病例包括以下[3]:

1. 极低龄儿,包括 2 个月以下的健康儿童;
2. 早产史(<32 周,出生时胎龄)和生后年龄<60 周;
3. 持续呼吸暂停和心动过缓史;
4. 颅面异常或任何已知困难的功能性或解剖性气道问题;
5. 发绀型先天性心脏病或心肌病;
6. 任何严重的并存疾病,ASA 分级达Ⅲ～Ⅳ级,如镰状细胞病或肌营养不良症;
7. 需要选择性控制气道(插管)或控制呼吸(如屏气)。

出于这些考虑,本章重点讨论手术室外由麻醉医生提供麻醉和深度镇静的相关具体问题。关于麻醉医生以外的专职人员进行的轻、中度和深度镇静及监护问题,将在第48章阐述。

标准和指南

手术室外麻醉的标准必须与手术室内相同。具体地说,无论监护地点在什么地方,医疗保障条件都必须强制执行联合委员会(Joint Commission, TJC)的医院参保标准。参保标准是基本原则,应向标准核查人员阐述清楚,这也是 2011 年 1 月发布的解释性指南的强制性要求,关于这些可在 http://www.cms.gov 上获取。该指南阐述了对镇静和麻醉从业者的培训、认证、监管以及对护理文书的一些具体要求。ASA 为各种记录单制订了模板，以便各医疗机构符合解释指南的标准。这些资源可以从 ASA 网站 http://www.asahq.org 下载（提供链接）。特别是涉及 NORA 的，有以下几个值得注意的模板，如下：

1. 麻醉前评估单、表格和注意事项。

使用首剂麻醉诱导药物前 48h 内，必须由有资质的医生对患者进行麻醉前评估，其中至少包括：①回顾病史，包括麻醉史、药物史和过敏史；②如有可能，进行面谈，了解患者的病情并对患者进行体格检查。此外，还有以下资料必须在麻醉前 48h 回顾和更新：

a. 标记麻醉风险。

b. 识别潜在的麻醉问题。

c. 其他麻醉前数据或资料，如有必要，参照麻醉前的标准做法（如应激测试）。

d. 制订患者麻醉计划，包括诱导、维持的药物和术后监护，以及向患者（父母）交代麻醉的利弊。

2. 术中记录单。术中记录必须包括标准参数和时间，同手术室内一样。换言之，在同一个机构的所有 NORA 场所均可进行术中电子信息记录。

3. 麻醉后评估单、注意事项、表格（模板）。

麻醉后评估必须在手术后 48h 内完成。完成评估的人不必是提供麻醉的人。麻醉后评估记录的内容包括以下几个方面：

a. 呼吸功能

b. 心血管功能

c. 精神状态

d. 体温

e. 疼痛

f. 恶心呕吐

g. 术后补水

NORA 服务必须符合前面提到的 TJC 标准，就如手术室内一样。由于各机构的 NORA 的组织方式不同，所以这具有一定的挑战性。这些部门如果需要麻醉服务就必须符合这些标准，且基础设施也要达到甚至超过这些标准，特别是要达到麻醉前评估和麻醉后随访的要求。

手术室外麻醉：结构布局方面

关于儿科手术室外麻醉的文献很少。根据儿科镇静研究联合会（Pediatric Sedation Research Consortium）提供的信息，一些医疗机构是通过手术室外麻醉中心提供这些服务，这些中心既可进行全身麻醉也可进行镇静[4]。其优势是在固定场所进行麻醉监护，且该场所配备麻醉所需的人员和设备。最理想的情况是，这些中心有可进行麻醉前评估、诱导区域、操作区域及恢复区域。而当设备（如磁共振扫描仪）不能带到镇静中心时，也可将患儿运送至离手术室外麻醉中心较远的地方。这种组织模式有许多优点。统一的环境，保证了设备及与患儿及其家属沟通的人员最大限度地统一，从而提高了安全性、效率、家长满意度和监护效果。提供 NORA 服务的专业团队或微体系的人员协调一致，通过可靠、高效、

反应迅速的操作流程，提供专业的服务，从而达到最好的结果。他们能够满足某一患儿的需求，并不断改进对下一个患儿的监护，创建一个便于工作的环境。NORA 服务微体系应由小儿麻醉医生、护理人员、技术人员和管理人员组成，他们熟悉手术室外服务并专注于这方面的监护[5,6]。当各成员掌握了专业知识并适应了手术室外的环境后，监护就可达到同质化且可重复，可减少与其他服务的混淆。这样的监护体系可以提高效率（减少麻醉和镇静失败的案例），并提高患者、家庭、工作人员的满意度[7-9]。

NORA 的另一种组织模式是利用标准的手术室日间病房的预约服务和 PACU 给予麻醉恢复，而在操作场所（如内镜检查室或血液肿瘤科）进行麻醉诱导和操作麻醉。这种组织模式利用现有的麻醉辅助服务，但几乎在操作前后均需转运患者。

最后，手术室外的麻醉服务可在需要操作监护的场所进行[如放射科或胃肠镜（gastrointestinal，GI）操作室]。在这些地方本身就有可用于预约和麻醉前评估室，而患儿的恢复可安排在操作室相邻的地方完成。在儿童医院这种结构布局最为常见，比如进行 MRI 扫描时，大量操作需在特定地点进行[10]。

人员要求

已证实经验不足或对设备/监护仪不熟悉、与团队成员沟通不畅、工作压力、注意力不集中/粗心大意和疲劳是麻醉相关不良事件的关键因素[11]。无论具体的组织方式如何，手术室外麻醉的环境和要求都是独特的。建立一个功能齐全又高效的麻醉微系统有几个共同点，这些共同点使监护的安全性和有效性最佳：

1. 麻醉医生应经常轮换来做手术室外麻醉服务，以便麻醉医生、麻醉辅助人员、呼吸治疗师、护士、患者护理技术员、生物医学工程师和儿童护工之间建立工作关系。而要建立熟悉的关系必须理解标准操作常规和方案且对服务目标达成共识。

2. 人员之间有效而高效的沟通是改善预后的关键。从逻辑上讲，监护团队的所有成员，包括负责监管的麻醉医生，都应该在最佳抢救时间内特别是在 3~4min 内为紧急状态下的患儿提供最佳的监护处理。必须建立明确的通信链，以便紧急状况下不会因为如何请求外部支援（主手术室的麻醉支援、医院的代码团队）而出现混乱。利用手机、互联网电话、"状态按钮"[12]，或其他设备优化 NORA 场所的通信通常很有帮助。

3. 各地点的辅助人员必须熟悉为患儿实施麻醉的要求和流程。

4. 设备和监测标准应与手术室一致。麻醉车、机器的准备和设置应尽可能与手术室内一样，尽最大可能地与最常见工作场所相似。在所有的手术室外场所，配备一套与手术室内同样补给频次和布局，且补给方便又安全的麻醉车至关重要，所有手术室外麻醉车应包括全套药品、静脉 IV 输液设备、液体和气道工具，如气管导管、喉罩气道 LMA、喉镜、口咽和鼻咽通气道、面罩以及吸引设备，且有各年龄段的型号。

5. 统筹安排手术室外麻醉资源是一项复杂且耗时的工作。因为某些操作的时长不确定。而且，所需的麻醉时间可能因患儿个体差异和相关的病理改变而不同。所以将 NORA 操作集中安排给某一个非常熟悉麻醉流程的人（或一小群人）可提高成功率。因为如此安排，便于操作者和麻醉医生建立联系，最大限度地加强沟通，从而最大限度地减少对人员配备或操作时间的误判。

6. 在手术室外实施麻醉时，最好规定麻醉医生与其他镇静/麻醉从业人员形成统一，这样在需要时便于将镇静失败的患儿的监护转换成麻醉监护[7,13]。

特定的环境要求

设备和监测标准必须与主手术室一致。ASA 要求偏远场所必须有两个氧源（最好一个中心供氧和一个备用氧气瓶）、吸引装置、麻醉机（若使用吸入麻醉剂）、一个麻醉废气系统、吸引器、一个可提供浓度为 90% 的氧气且可进行正压通气的手持式自动充气复苏皮囊、标准的监护仪和设备[10,14]及充足的电源插座、照明设备和空间。ASA 基本麻醉监测标准包括：

脉搏血氧仪，可听脉搏音和报警声；

充足的照明及患者的充分暴露，以便评估患者颜色；

有报警声的连续呼气末二氧化碳监测分析；

连续心电图（ECG）；

动脉血压和心率每 5min 一次或更短间隔；

温度监测仪，如果体温可能发生显著波动。

此外，进一步的补充调整也很重要（如镜柄和镜片等关键设备的备份）。在 MRI 室，配备可用于 MRI 室的喉镜片和镜柄、监控仪及便携式氧气罐至关重要。应仔细评估各地点的重要仪器设备，如墙壁式气源（O_2、N_2O 和空气）、吸引设备的位置和简易呼吸器，每个地方都必须有备用气体。若无中心供氧，则应使用 H 型钢瓶（6 600L）而不是较小的 E 罐（659L）（每次使用前应检查氧气储备）。所有用于监测和复苏的设备都应更新且与手术室使用的设备标准一样。

许多手术室外区域没有墙壁式吸引器，特别是在 MRI 环境中。兼容 MRI 的墙壁式吸引器并未广泛使用。在 MRI 室提供吸引的另一种方法是在室外安装一个带有 9.1m 吸引管的吸引器[15]。将吸引管穿过控制台墙上的孔进入 MRI 室内使用。

NORA 废气系统的安置位置应慎重考虑。当无法进行被动清除时，可利用墙壁式真空或墙壁吸引器进行主动清除。但应该配备一个专门处理废气的清除系统[16]。

必须根据手术室内的标准改造手术室外电路。具体地说，虽然插座一般都有连接地线，并且是医疗用的等级，但插头和插座的不兼容性或许是个问题。必须备有适配器和转换插头。尽管手术室外没有手术室内那么大的电击或触电风险，但务必记住，这些场所没有电源线路隔离监控器，即使电流泄漏过大，也不会报警。尽管"美国电路规范"不再要求在非易燃地提供麻醉的场所使用电源线路隔离监控器，但强烈推荐在有多个电源的场所使用它。为了确保患儿及医务人员的安全，生物医学工程师必须注意所有电器设备的安全维护。

由于手术室外麻醉的环境和运作模式独特，所以它就像另一种医学专业。还应注意的是，各专业的操作标准是根据其不同的操作目的而制订的，涉及的专业包括（但不限于）胃肠科、牙科、心脏科、肿瘤科、重症监护室、急诊科和放射科[8]。在这些环境下工作的麻醉人员需熟悉这些特定专业的标准，以便于开展服务，而这些标准发布在各专业组织的网站上。

手术室外区域的麻醉质量控制和预后

与手术室内一样，对 NORA 相关的重要临床并发症制订随访方案非常重要。各部门可设定自己的随访标准，但对某些事件需要进行全面的调查分析，例如[17]：

误吸事件；

因为镇静导致的非计划性住院（如持续呕吐、持续镇静状态、呼吸系统或心脏系统并发症）；

药物错误导致患者损害-或可能导致患者损害；

由于麻醉或镇静不足或出现问题，导致操作失败；

心血管系统或呼吸系统受损而需要外部支援或寻求帮助；

心搏骤停；

呼吸停止或需要气道开放支持。

多数机构选择对麻醉后持续恶心和呕吐或氧饱和度下降等情况进行随访[18]。无论质量改进（quality improvement，QI）委员会审查哪些数据，麻醉医生和麻醉辅助人员、护士和其他常规参与麻醉监护和支援的技术人员都应参与此过程。需特别注意的是，关于手术室外麻醉的病例，涉及该病例的各部门成员（而不只麻醉科）都应参加。质量改进委员会的会议时间取决于某一机构提供的非手术室麻醉病例的数量和严重程度。审查委员会会议不应仅仅是一个评估并发症的机会，还应该是一个交流想法、专业知识和信息的论坛，这可以促使患者监护体系的改进。

儿童手术室外操作和检查是麻醉还是镇静

麻醉医生有权决定对手术室外操作进行深度镇静还是麻醉。选择强效吸入麻醉剂加面罩吸氧进行深度镇静还是使用安全气道（气管导管或 LMA）进行全麻，取决于许多因素，包括患儿的合并症、操作类别以及麻醉者的经验和适应能力。有几篇综述探讨了这一问题。气道病变的患儿或早产或极低龄儿行 MRI 扫描时选择丙泊酚深度镇静安全而有效[19]。据报道，与 LMA 吸入麻醉相比，接受 MRI 扫描的一般健康儿童，使用丙泊酚深度镇静/麻醉加自然气道时，其不良事件发生率更低[20]。该报告还指出，与吸入麻醉相比，使用丙泊酚（单用）恢复更快。同样地，多个研究报告推荐丙泊酚镇静和气管插管全麻（GETA）技术可成功用于内镜检查[21,22]。另一项研究对胃肠镜操作时这两种方法进行了直接比较，发现丙泊酚镇静技术比吸入麻醉技术恢复得更快，躁动更少[23]。

无确切的证据表明一种方法优于另一种方法。因为据报道，这两种方法在手术室外均安全有效。有鉴于此，恰当的做法是仔细评估手术室外镇静/麻醉的性质,并考虑某一技术对各患者群体的所有可能影响,例如,如何使监护高效而有效?如何在控制疼痛和制动方面满足操作的要求?某种方法的镇静或麻醉的苏醒有多快?短期或远期并发症有何不同?只有经过仔细分析,才能对某一操作制订最佳方法[24]。

在手术室外为儿童进行全身麻醉时,必须仔细评估气管插管的利弊。LMA 在 MRI 或 CT 室有用,因为它在自主呼吸时可以使用,且可持续监测 $ETCO_2$,并可为有气道阻塞或因体位原因气道不能快速建立的儿童提供一个通畅的气道。使用 LMA 时,相对较低的吸入麻醉药即可维持,且可保留自主呼吸,在扫描结束后可迅速苏醒。置入 LMA 后,可持续输注丙泊酚或低剂量吸入剂维持(如在 50% N_2O/O_2 的情况下吸入七氟烷 1.5%)。LMA 可为支气管肺发育不良、囊性纤维化、严重哮喘或活动性呼吸问题的儿童提供合适的气道。与气管插管组相比,上呼吸道感染的患儿在使用 LMA 时轻度支气管痉挛、喉痉挛、屏气、脉搏氧饱和度下降(<90%)发生率更低[25,26]。同样,与气管插管相比,早期支气管肺发育不良的早产儿,使用 LMA 治疗早产儿视网膜病变时咳嗽、喘息更少,血流动力学更稳定。行玻璃体切除治疗早产儿视网膜病变时,使用 LMA 时,其术后出院时间明显短于气管插管[27]。而且拔除 LMA 的血流动力学比拔除气管导管更稳定,这对某些儿童可能特别有利[28]。

对健康儿童,深度镇静即可(如 MRI 扫描)。它通常包括丙泊酚输注、将上气道置于最佳位置(颈椎下垫一薄卷和颈部伸展)及无创性监测(经鼻腔二氧化碳测定和血氧测定、心电图和无创血压监测)[29]。做检查时大多数深度镇静的儿童不需要气道支持。但在某些情况下(如分泌物过多或阻塞性睡眠呼吸暂停),可以采用以下方法管理气道以解除阻塞:①重新调整头部和肩部位置;②插入口咽或鼻咽通气道[30,31];③若仍存在部分阻塞,则放置 LMA;④如果 LMA 不能提供足够的通气和氧合,则进行气管导管。

手术室外紧急情况管理与心肺骤停的后勤管理

尽管手术室内与手术室外的心跳呼吸骤停的实际治疗并无不同,但复苏时的后勤管理可能会经受一些意外因素的挑战,如人员不熟悉代码车的位置、环境不便于复苏、特定环境下(如 MRI 室)设备使用不安全。手术室外的所有人员都必须熟悉代码车的位置和操作方法,这一点至关重要。手术室外麻醉车和代码车应与全院及手术室的配置完全相同,全院的代码车应标准化,确保所有辅助人员都熟知关键物品的位置。如果代码车处于锁定状态,则钥匙或访问代码必须易于获取,且放在所有必要人员都知道的位置。用于胸外按压的硬板应随时可用。各手术室外场所都应该有一个确定的并经过演练的发送代码和召唤援助的常规流程。要确保收到代码的人员可达召唤位置。在流行门禁卡的时代,实现这一点很简单,但需事先完成。通过患者模拟演练来测试团队对危机事件的应急能力很有价值。在手术室外场所使用模拟器可以重现危机事件,评估监护团队和备用系统的复苏

能力。这一方法已经证明,救援人员复苏手术室外镇静或麻醉所致危机事件患儿的能力存在显著差异[32]。

MRI 扫描

在所有由麻醉医生提供监护的手术室外环境中,MRI 环境下的心肺复苏的挑战最大。根据磁场强度及患儿和医务人员承担的风险,MRI 环境分为四个区域,详见表 46-1。

表 46-1	美国放射学会关于 MRI 室的四个区域的划分	
ACR 区	**人员**	**危险**
Ⅰ区	一般人	可忽略不计
Ⅱ区	未经检测筛选的 MRI 患者	接近危险区
Ⅲ区	检测筛选过的 MRI 患者和工作人员	潜在的生物刺激干扰,接近磁场室
Ⅳ区	在特定有经验的 MRI 工作人员的直接监督下筛选过的 MRI 患者	生物刺激干扰,射频加热,抛射,冷却剂

ACR,美国放射学会;MRI,磁共振成像。

摘自 Kanal E, Barkovich AJ, Bell C, et al. ACR guidance document for safe MR practices: 2007. *AJR* 2007; 188: 1-27.

2009 年 ASA 发表了一份实践咨询报告[33,34]。该文件建议,在扫描仪区域内发生医疗紧急情况时,麻醉者应①启动心肺复苏,同时立即将患者从Ⅳ区移出;②呼救;③将患者转运至指定的 MRI 室附近的安全区域。此处应配备除颤器、监护仪、装有各种复苏药物、气道工具、氧气和吸引器的麻醉车。MRI 环境下特有的其他紧急情况包括扫描仪内"失超(quench)"[33,34]。当磁铁冷却液迅速沸腾使氮气从冷却池中逸出时,就会发生失超。因为磁体中的线圈不再超导而变为电阻,所以磁体的磁场迅速降低。除了遵循以上事件的应对原则外,编写咨询意见的 ASA 顾问一致认为,如果发生失超时,①应立即将儿童移出Ⅳ区;②立即吸氧;③限制应急人员进入Ⅳ区,因为发生失超后仍然存在强磁场。

手术室外场所的困难气道管理

手术室外潜在的困难气道分为两种情况:已知的困难气道和未识别的困难气道。关于这方面的同行评议文献很少,但从逻辑上讲,确认有潜在困难气道可能的患儿应安排在手术室内可控条件下建立气道。因为无论麻醉医生对手术室外环境的适应程度及熟悉程度如何,在偏远场所,应急人员和全套气道工具通常不易获取。需要注意的是,纤维支气管镜、光源以及大多数视频喉镜与 MRI 不兼容。Tru-MR 是一种兼容 MRI 环境的视频喉镜。在手术室使用这些替代装置更容易保证气道安全。因为在这种环境下,护理和麻醉辅助人员(技术员、其他麻醉医生和耳鼻喉科医生)随时可提供协助。近来,先进的视频喉镜的出现使软质纤维支气管镜引导插管不那么普遍[35]。但在手术室外场所,对任何已证实的或怀疑困难喉镜插管的儿童(在手术前和手术期间),这种设备应随时可用。气管插管完成后,患儿可以被安全地转运至手术室外场所进行后续的医疗。ASA 的 MRI 监护工作小组建

议,复杂的气道管理应该在Ⅳ区以外的可控环境中进行[34]。

更难的是未识别的困难气道[36],最好建立一个区域管理流程来处理这种情况。一旦出现这种情况,立即启动该流程。各部门都有其特定的设备、空间和人员。手术室外麻醉的主导者应该建立手术室外场所未预料的困难气道管理的区域流程。在某些情况下,这种流程可快速有效地将气道管理工具送至所需位置。在另外一些情况下,最好是用替代气道工具临时控制气道,然后将患儿转移至能以可控方式建立可靠气道的地方。因此,手术室外场所的麻醉车都应配备替代气道工如LMA。已证实不能通气或气管插管时,在采取更明确的措施前,LMA可提供挽救生命的临时气道[37,38]。

手术室外麻醉的具体场所

CT

CT存在电离辐射,能够为高密度结构(钙、铁、骨,对比增强血管和脑脊液)和低密度结构(氧、氮、空气中的碳、脂肪、脑脊液、肌肉、白质、灰质、含水的病变)的区别提供良好的鉴别诊断方法。一般现有的64位CT扫描仪的扫描时间较短,图像采集的实际成像时间为5~50s,许多儿童可以无须镇静或麻醉而接受CT检查。新一代的高速CT扫描仪只需0.3s就能获得图像,这将使更多的影像检查在无须镇静且辐射暴露更少的情况下便可获得[39]。需麻醉的患儿通常呼吸或心血管系统状况差或不稳定。不合作的患儿(认知障碍儿童和2~3岁以下的儿童)或需紧急行CT检查的患儿,通常也需要麻醉或镇静。紧急行CT的指征包括头部外伤、呼吸不稳定且需确定肺部病变、非预期的精神状态改变、肿瘤检查或确定放射治疗方案。对潜在的不稳定气道(周围脓肿、前纵隔肿块、颅面异常、气管食管瘘、无法控制的呕吐或胃食管反流),或在获取图像时需要屏气的(三维动态气道检

查)情况下就需要麻醉服务了(图46-1和图46-2)。一些CT室特别担心注射造影剂时患儿体动(由于剂量限制,不能重复注射造影剂),因此要求对所有不能确定保持不动的患儿进行麻醉。

唐氏综合征儿童有寰枢椎不稳的特殊风险,因此可能需要通过头部或颈部CT来评估颈部和颞下颌关节的解剖状况、有无复发性鼻窦炎或后鼻孔闭锁。尽管唐氏综合征儿童几乎不存在与麻醉相关的颈部并发症[37],但据报道,寰枢椎不稳的发生率从12%到32%不等[40]。这些患儿在入学或参加特奥会之前,都需要颈椎放射片。通常,父母知道这些检查的结果,并能将结果告知麻醉医生。但仅凭这些检查并不能向医生表明小儿是否存在脱位的风险[37]。而需通过神经系统的体征或症状(异常的宽步态、尿失禁、更为笨拙、行走疲劳、无意识抱怨、四肢刺痛、四肢无力或偏爱坐着的游戏)来预测脊柱是否处于危险状态。对于婴儿而言,这些症状可能很难评估。应通过婴幼儿生长发育标准(如爬行、坐、伸手够物体)进行评估。体征可能包括阵挛、反射亢进、四肢瘫痪、神经源性膀胱、偏瘫、共济失调和感觉丧失。X线片上寰枢椎不稳的小儿,如果没有任何不稳定的体征或症状,则患寰枢椎不稳的风险较低。配合的小儿可要求其进行完整的颈部弯曲和伸展动作,以确定是否疼痛及有无脊髓压迫所致的感觉或运动方面的表现。当患儿年龄小时,不能配合检查,或不确定有无寰枢椎不稳的病史时,最明智的做法是避免在CT扫描时颈部位置过度伸展,并与放射科同事就此问题进行沟通。

关于CT扫描,麻醉医生面临的最具争议的问题可能是口服造影剂问题。由于小儿腹膜后脂肪少,腹部成像时缺乏自然对比。所以常常需要摄入(口服或经鼻胃管)泛影酸(泛影葡胺)以显示胃肠道。口服造影剂有助于鉴别腹腔内脓肿、肿块、积液、肠损伤、胰腺损伤或其他创伤性损伤。用

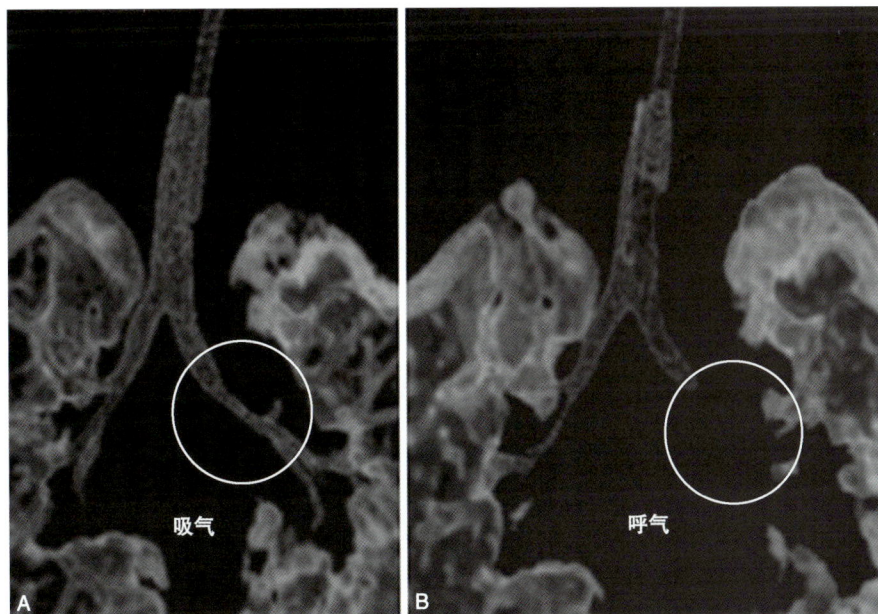

图46-1 三维动态CT扫描显示插管患儿左主支气管(圆圈)内径的变化吸气末(压力15~18mmHg)(A),呼气末(B)

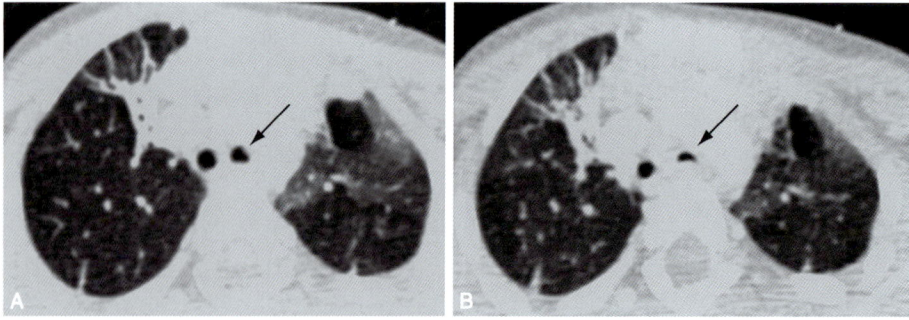

图 46-2 三维动态 CT 扫描证实左主支气管(箭头)内径的变化吸气时(A)呼气时(B)

3% 泛影葡胺稀释至 1∶1.5% 的浓度。由于 3% 泛影葡胺是高渗液(2 200μm/L),误吸后可引起肺水肿、肺炎、渗出甚至死亡。因此,建议行 CT 检查时浓度越低越好,这样即使误吸,危险性也小得多。口服造影剂的量很大。一般情况下,新生儿可用 60～90ml,1 个月至 1 岁的小儿最高可用 240ml。1～5 岁的小儿可用 240～360ml。为了增加成像效果,这些儿童需在摄入造影剂后的最佳时间窗内(通常是在服用造影剂后的 30min 到 1h)进行检查,而此时麻醉就存在风险。根据大多数禁食指南(nil per os,NPO),在服用泛影葡胺 1～2h 内进行麻醉或镇静不符合常规的 NPO 指南规定。而另一方面又必须要求当泛影葡胺仍在胃肠道时完成扫描。尽管摄入泛影葡胺的量可能很大,但此类小儿的误吸风险似乎并不明显,许多麻醉医生并未使用气管插管保护气道(图 46-3)。回顾小儿和成人的相关文献证实,在过去 35 年中(几十万次胃肠 CT 增强扫描),只有少数病例报告了泛影葡胺误吸导致吸入综合征,而所有这些病例都是患有肠梗阻或急腹症的高误吸风险患者[38,41,42]。

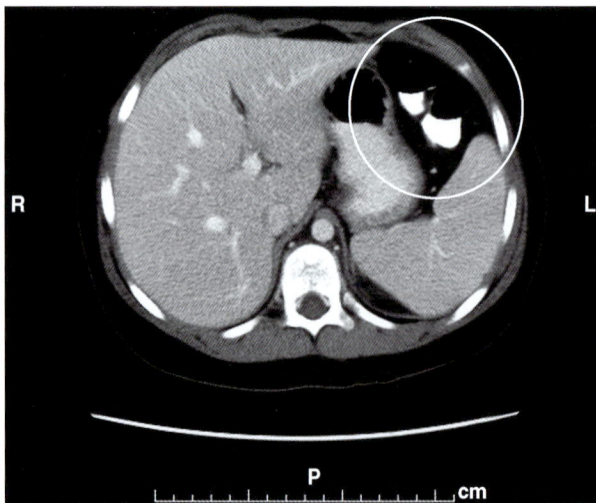

图 46-3 摄入泛影葡胺 4h 后,胃和小肠仍有口服造影剂。尽管 CT 扫描时胃内常有稀释了的泛影葡胺,但目前尚无病例报告证实肺的误吸风险增加

一些研究人员从不同的角度分析了误吸问题。一项对 50 名腹部钝性伤后接受口服造影剂的儿童进行的队列研究评估了吸入性肺炎或误吸相关的临床并发症的放射学证据[43]。一部分患儿接受了全身麻醉,其中一些人有神经功能

受损(包括几例颅内压增高的)。在这一高危的人群中,仅一名患儿在 CT 扫描后胸部 X 线片结果显示有误吸可能,尽管该患者并未出现肺部症状。另一项研究对 365 名接受深度镇静或全麻行腹部 CT 扫描的患儿的胃内容物的容量进行了评估。将 3ml 欧乃派克(omnipaque)稀释 50 倍至 150ml 给 1 岁以下的患儿口服,给青少年口服 600ml,从计划扫描前 2h 开始,到全身麻醉(n=207)或镇静(n=158)前 1h 结束,所有患者均按标准禁食时间要求进行择期扫描。作者发现,49% 接受胃造影的患者其胃内容物超过 0.4ml/kg[43](据报道灵长类动物的实际误吸阈值可能接近 0.8ml/kg[44]),2 例发生呕吐。在该项研究中,无一名患者出现有临床症状的误吸。使用稀释的泛影葡胺时,发生肺部误吸的相关风险似乎很小,即使患儿处于中深度镇静状态[45]。尽管有这些证据,但对此种情况的实际误吸率,还无强有力的队列研究。因此,对这些患儿的气道管理暂无确切可接受的标准。一些麻醉医生使用静脉或吸入进行麻醉诱导,但在麻醉维持期间不进行气管插管控制气道。另一些麻醉医生则进行快速顺序诱导和气管插管。麻醉医师之间缺乏共识及缺乏证据,因此无法对这些患儿的气道管理形成一个明确统一的建议。但对合并影响胃排空的肠道疾病的患儿最好使用快顺序诱导气管插管/全身麻醉这一常识趋于一致。

涉及气道成像的 CT 扫描也是麻醉医生需关注的问题[46]。按照传统来说,虽然这些扫描时间很短,但需要屏气才可获得足够清晰的有诊断意义的图像。使用或不使用肌肉松弛药的插管全麻,或者放置 LMA 进行中度过度通气加单次丙泊酚推注(当停止通气时可使呼吸暂停),都可获得适当的呼吸暂停。超快图像捕获功能的炫速 CT 技术的出现,很大程度上减少了这些检查过程中对屏气的需求,并可能进一步减少大多数 CT 检查中各年龄段的患儿对镇静或麻醉需求[39]。

核医学

核医学是最古老的功能成像技术之一,它有助于确定许多肿瘤的病变范围[47],还可用于检测难治性癫痫的癫痫灶,评估脑血管疾病(如烟雾病)及认知和行为障碍,以及检测和了解肾功能和肾脏疾病,如反流性和急性肾盂肾炎的检测[37]。核成像硬件的改进大大缩短了扫描时间,但尽管出现了二级发射和透射扫描以及联合 CT 成像,但某些扫描的时间仍可达到 2h 或更长时间。核医学成像设备不会释放电离辐射;相反,辐射源是在儿童体内,且量非常低。根据该检

查的特性,在扫描之前需要静脉通道注射核示踪剂,因此通常已建立静脉通道,可用于麻醉或镇静。许多核扫描还需排空膀胱,以免充盈的膀胱内高浓度示踪剂造成干扰。因此,通常需在麻醉诱导后置尿管,收集放射性尿液并做放射性安全处理。

单光子发射计算机断层成像(single-photon emission computed tomography, SPECT)扫描和正电子发射断层成像(positron emission tomography, PET)扫描,这两种核成像扫描涉及麻醉且存在特殊挑战。为获取最佳图像,这两种扫描可与 CT 扫描联合使用。SPECT 扫描使用单光子伽马发射放射性核素和旋转伽马相机生成三维大脑图像。SPECT 扫描包括使用放射性标记 ^{99m}Tc(半衰期为 6h),该核素有很高的首过摄取率且可根据局部脑血流的比例进入细胞内。因此这种扫描技术对定位癫痫灶非常有用。在这方面,它似乎和有创直接皮质定位一样精确[48]。临近癫痫发作时,注射放射性核素可标记出脑血流增加的区域并定位癫痫灶。应在癫痫发作的 1~6h 内注射示踪剂进行扫描。因为无法(准确地)预测癫痫发作的时间,所以从逻辑上讲,该技术很有难度。必须灵活安排麻醉,无论下一次发作是何时,都应在允许的时间内提供麻醉服务,以便完成检查。

PET 扫描是使用放射性核素示踪剂对代谢活动(如氧利用和糖代谢)的产物进行标记。放射性核素葡萄糖示踪剂对确定癫痫病灶或肿瘤复发可能有用[47,49,50]。与 SPECT 扫描不同,PET 扫描要求至少 2h 无癫痫发作,且需在注入示踪剂的 30~45min 后进行扫描。该扫描可门诊预约完成,但如果癫痫发作将会被取消。对于频繁癫痫发作的儿童,需要住院进行扫描,这可能非常难以安排,而且必须在神经科和麻醉科之间进行协调。

SPECT 和 PET 扫描技术都是非侵入性的,相关的噪声很少,也不像 MRI 那样存在电磁场相关的问题。但患者必须在特定的位置保持静止不动。因为探测器离他们的脸/头很近,所以不能利用数字电影来分散他们的注意力。如果患者清醒,虽然可以利用音乐,或者父母陪伴,但对于那些在扫描过程中不能在无威胁性环境中保持不动的患者,就需要麻醉/镇静。扫描时间从头部 PET/CT 的 10min 到身体的 SPECT 扫描的 2h 不等[47]。

立体定向放射治疗

立体定向放射治疗(伽马刀)是某些儿童恶性肿瘤(室管膜瘤、胶质细胞瘤)、血管畸形、听神经瘤和垂体腺瘤治疗方面的重大进步[51,52]。放射外科治疗尤其适用于大脑深部肿瘤或有重大手术风险部位的肿瘤(如语言、运动、小脑、脑干区)或以往治疗失败的复发性脑肿瘤的患儿。放射外科治疗主要照射靶目标,而对周围正常组织辐射暴露最小。当肿瘤体积较小(<14cm³)时,效果最佳[53]。

立体定向放射外科需要放射科、放射治疗科和麻醉科的相互协作。这一过程平均需要 9h,而最长可能需要 15h。早上在 CT 扫描仪中进行立体定向。全麻诱导气管插管后安置立体定向头架。一些年龄较大的儿童可忍受局麻下安置头架,但随后便会产生焦虑,因为头架的压迫感可导致焦虑、恶心或呕吐。绝大多数患儿在安置头架及随后的成像和手

术过程中需要全身麻醉。安好头架后,开锁和移除头架的钥匙应捆在框架上,以备紧急情况下(如呕吐、气道梗阻或气管导管意外脱出)移除头架。对于较小的儿童,从放射科转运至手术室的途中,经鼻插管可能更稳定。在安好头架及完成影像学检查后,将患儿(带气管导管、镇静状态下、有适当的监测)转移至 PACU,此时放射科医生和神经外科医生对此影像资料进行审阅,并制订放射外科手术计划。PACU 的停留时间可达 3~5h,在此期间,一直需要监测。

审阅完影像资料并制订好放射外科计划后,再将患儿转运至立体定向放射外科直线加速器内进行治疗。治疗室配有麻醉机和监护仪。为最大限度地减少医务人员的放射暴露,治疗期间仅患儿留在扫描区。可利用对准患儿和监护仪的摄像机对患儿进行远距离监测。治疗通常持续 1h 左右。

放射外科治疗完成后,将患儿送回 PACU,在可控情况下拔除气管导管。长时间麻醉肯定存在风险,因为需在不同地点多次转运患儿。据报道,在 65 例患儿的 68 次放射外科治疗中,发生了 4 例潜在的严重麻醉相关性事件[54]。全麻患儿的严重并发症包括头架内气管导管阻塞及长时间机械通气导致的肺不张。

放射治疗

小儿放射治疗是利用电离光子毁损淋巴瘤、急性白血病、肾母细胞瘤、视网膜母细胞瘤、中枢神经系统肿瘤等。三维成像的改进和计算能力的提升使得放射肿瘤学家能够根据肿瘤的形状确定辐射剂量,并将对周围组织的辐射降到最低[55]。组织吸收的能量是以灰度值(grays, Gy)为计量单位,Gy 取代了 rad。一个 Gy 等于 100rad。虽然大多数儿童接受标准的 X 线治疗,但某些特殊的病变可能对电子、质子或中子束的轰击治疗反应更好。无论治疗类型如何,麻醉医生关注的问题都是相同的[56]。放射治疗前通常需在模拟器内进行治疗方案讨论,以划定患儿处于此固定位置时需要治疗的区域。质子束治疗时,则在 CT 扫描仪内进行治疗方案讨论。用丙泊酚加(通常)自主气道进行镇静/麻醉后,给患儿头部戴上玻璃纤维固定面罩(图 46-4)。

这种头罩固定牢固,可确保患儿在治疗过程中不动,但需注意在确保合适的治疗窗的同时,要认真细致地安置面罩

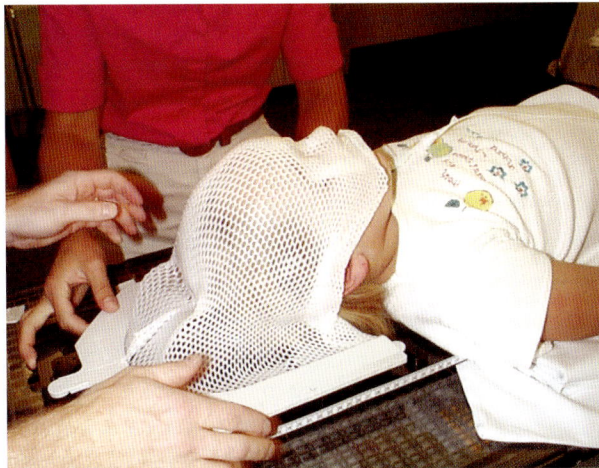

图 46-4 头戴玻璃纤维面罩的患儿进行脑部肿瘤的放射治疗

以获得最佳气道通畅性。一旦面罩安置好，就不能再使用口咽通气道或LMA了，因为这些操作将改变头部位置。

放射治疗涉及"分次"照射。通常需反复讨论。为精确定位恶性细胞，患儿在治疗过程中必须静止不动。放射治疗通常需将整个放射治疗过程分成每日一次或每日两次两种方案。一般来说，大多数治疗疗程在15～30min之间，进行模拟讨论可能长达2h，这取决于目标病灶的性质、位置或治疗区域。对脊柱转移瘤进行神经轴向治疗时，则可能需照射四个部位。仰卧位和俯卧位均可进行照射。将整个放射治疗过程分成每日疗程，以便在疗程之间，肿瘤缩小或被破坏时正常组织的修复。最好使用中心静脉通路管理这些患儿，以免反复静脉穿刺。如果无特别的气道异常，通常使用丙泊酚进行深度镇静（无论是否使用咪达唑仑进行预处理）[57]、鼻导管或面罩吸氧以及自主呼吸下的ETCO$_2$监测来进行麻醉管理。即使进行多次、频繁的治疗，也不会产生耐药问题[58]。令人惊讶的是，这些治疗并没有增加不良事件的发生率。一项对177名接受3 833次放射治疗患者的回顾性研究显示，并发症的发生率为1.3%[59]。这与接受丙泊酚基础麻醉的无癌症患儿的并发症发生率要低[60]。

右美托咪定镇静已用于放射治疗。但因其输注负荷量需要10min，且在目前已知剂量下需相对频繁重复给药，所以使用并不广泛[61]。氯胺酮0.5～0.8mg/kg单次静脉注射可提供有效镇静，但与丙泊酚相比，前者的半衰期更长，体动更频繁，出现不良反应（如呕吐）的概率也更高[62]。

视网膜母细胞瘤的放射治疗是个特例。对此种病例，治疗过程中眼睛必须完全静止不动，需要全身麻醉或深度丙泊酚镇静以确保适当的照射条件。而氯胺酮因其侧眼震颤作用，不合适使用[62]。

尽管治疗本身并不具有挑战性，但放射治疗的麻醉或镇静的后勤管理工作复杂；因为治疗期间只有患儿留在治疗室，所以必须通过视频观察进行监测。因此，放射治疗室需配备多台视频监视器，以便多角度观察患儿及监护仪。因需移动患儿以便从不同角度进行照射治疗，所以在安装监视器和电源线时，必须考虑到这一点。许多行脊柱照射的病例，需患儿头部与背部成特定角度地进行俯卧。通常需对头部位置进行多次调整以确保使用紧密固定面罩时的气道通畅，因此监测呼气末二氧化碳是必不可少的。大多数接受放射治疗的患儿同时也在接受化疗。随着治疗的推进，恶心、呕吐及由局部辐射效应和化疗引起的呼吸道疾病，使自然气道的自主通气状况恶化。与儿童肿瘤专家合作控制症状并尽可能按照拟定的治疗方案完成系列治疗至关重要，因为这对患儿的生存和最大限度地提高生活质量至关重要。

MRI

磁共振波谱（magnetic resonance spectroscopy，MRS）、磁共振血管造影（magnetic resonance angiography，MRA）和磁共振静脉造影（magnetic resonance venography，MRV）可评估肿瘤、非出血性创伤、血管、心脏、骨科（包括关节疾病、骨髓炎）、中枢神经系统和脊髓病变、颅面病变的情况，查明发育迟缓、行为障碍、癫痫、发育障碍、呼吸暂停、发绀、低血压的病因，以及对线粒体和代谢性疾病的检查[63-66]。MRA和

MRV对血管血流的评价特别有意义，在血管畸形、介入治疗、放射治疗的随访评估方面常可取代侵入性的血管造影[67,68]。因为这些检查的成像方式基本上是相同的，因此对麻醉或镇静方面的要求，与MRI相同。

大多数MRI系统都是将超导磁体安置在水平方向的孔腔内，以便磁场纵向指向患儿。磁体用液氦冷却至−268℃左右。扫描仪的磁场强度以特斯拉（tesla，T）为单位，其范围为0.5～3.0T。1.5-T磁铁相当于地球磁场的30 000倍。

MRI相关的安全问题非常重要。在美国放射学会的安全书中有一篇综述[69]。所有在MR环境中工作的人都应该熟知本文中的主要建议。

首先是铁磁性物体被吸到MRI扫描仪磁芯造成损伤的风险，这可能导致严重的并发症和死亡（图46-5）。在外加磁场的作用下，铁磁体可表现出其本身的磁场。内部磁场和外部磁场之间产生的吸引力可将铁磁物体吸至MRI扫描仪。据报告，因物体意外吸至MRI的磁芯造成的伤害事件（包括死亡）发生过多起。这些物体包括：麻醉车、金属风扇、脉氧仪、弹片、轮椅、打火机、听诊器、传呼机、助听器、吸尘器、计算器、发夹、氧气罐、假肢、铅笔、胰岛素泵、钥匙、手表、剪贴板、钢趾或钢制鞋、女性珠宝甚至一把隐藏的警用左轮手枪[70,71]。抛射可导致死亡。如当含铁氧气罐从呼吸治疗师的手中被吸走，可击碎正在扫描的患儿的头骨[71a]。所有便携式氧气罐需兼容MRI环境且麻醉车不准进入MRI室，这一点非常重要。现在许多MRI扫描室都有筛查方法，如一个小的手持磁铁来测试物体是否具有铁磁性，是否有被吸入磁芯的风险。

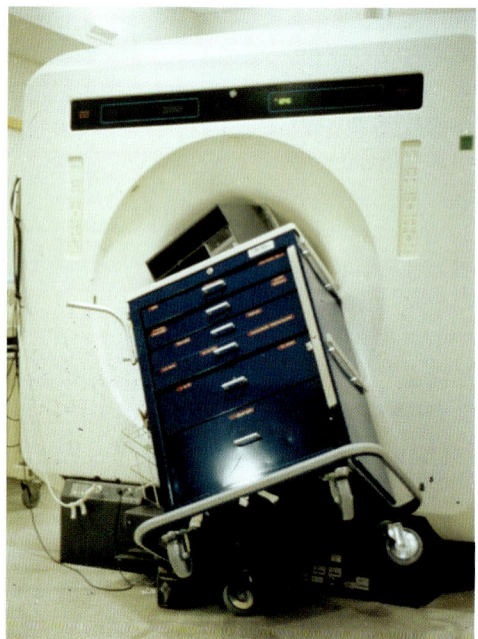

图46-5　不兼容的磁共振成像车无意中推入扫描室。为了解救手推车，磁芯必须失超，成本超过2万美元

和MRI扫描相关的其他主要潜在风险与植入设备（如心脏起搏器、脊髓刺激器、程控式脑室-腹腔分流器）有关，这些设备可能在MRI扫描仪的强磁场中发生故障，并可能

造成伤害。导致这些伤害最常见的原因是对患者筛选不当或不熟悉特定植入物的 MRI 兼容性。美国 FDA 有一套术语，用以指定在 MRI 环境中物体的安全度。MRI-safe 为在任何 MR 环境中无任何已知危险。MRI-Conditional 指的是可能安全也可能不安全的物体，具体取决于存在的特定条件。MRI-unsafe 指的是物体不应该被带入 MRI 环境中，因为它具有潜在的或现实的风险或危险。在进入Ⅳ区之前，应考虑一下所有物体或医疗设备，并做检查以确保安全。某些设备兼容 1.5T，但不兼容 3.0T。目前的 MRI 安全标准包括每次进入时，对所有人员、患者和/或家属进行磁性金属探测器检查。

患者或医务人员进入 MRI 室时，应对所有植入物仔细评估检查。网址 http://www.Mrisafety.com 可用于确定哪些物体是 MRI-safe 的。注意，不锈钢或外科用的不锈钢物体可能与外部磁场产生相互作用，可能导致平移力（吸引力）和旋转力（转矩）。应特别注意颅内动脉瘤夹（可能移动或移位）、血管支架、耳蜗和镫骨植入物、弹片、眶内金属体及假肢。事实上，一些眼妆和文身可能含有金属染料，可能导致皮肤、眼睛、眶周的炎症和灼伤[72-74]。对脆弱的患者，在进入 MRI 扫描仪前，应对气管切开套管进行检查。通常建议将患儿气管切开套管更换为带套囊气管导管进行 MRI 扫描，以确保扫描过程中气道的安全。目前，史密斯医疗公司（Minneapolis, MN）的小直径气管切开套管（Bivona）是 MRI-conditional（可在 www.Mrisafety.com 上查找兼容磁共振成像的物体，以确定其与磁共振成像的兼容性）。它们可以使用，但是其指示气囊（pilot balloon）在使用时需捆绑固定。

心脏起搏器的兼容性存在争议[75]。历来认为起搏器禁用于 MRI。大多数起搏器都有一个簧片继电器开关，暴露在强磁场中可激活，并将起搏器转换为同步模式。至少有两个已知的病例报道，安有起搏器的患者在 MRI 扫描仪中发生心搏骤停而死亡[76]。MRI 扫描仪中起搏器相关的不良事件包括心室纤颤、快速心房起搏、非同步起搏、起搏输出受抑、设备移位[77,78]。

但自 1996 年以来，起搏器电子设备的变化包括磁铁含量的降低和计算功能能力的提高。2004 年，一项研究报告称，56 例安有心脏起搏器的患者接受 62 次 MRI 检查后，起搏器功能没有变化或未出现不良后果。68 例患者在进行 1.5-TMRI 扫描仪扫描前将起搏器重新调整为非同步或按需模式，其结果相似。遗憾的是，安有心脏起搏器或植入除颤器的儿童接受 MRI 扫描的数据很少，尤其是有关 3.0-T 扫描仪的数据。一篇关于这一问题的大型文献综述（主要是成人数据），包含近 1 500 名患者，结果显示 82% 的患者在 MRI 成像扫描后起搏器功能没有显著变化[80]。在这项研究中，没有死亡或严重不良事件的报告。作者也赞同这样的观点：即 MRI 扫描只能在咨询专家后进行，而且（即使那样）只有在认为好处大于风险的情况下才能进行。

关于 MRI 还需考虑听力损害方面的问题。具体地说，当 MRI 扫描仪的梯度线圈内产生的电流导致梯度线圈振动时，就会产生巨大的敲击声和振动。在 1.5T 磁芯中产生的噪声从 65 分贝到 95 分贝。MRI 扫描后暂时性听力损害的事件已有报道[81]。该报道表明耳塞可以防止 MRI 引起的暂时性听力损害。根据这些数据，对接受 MRI 扫描的儿童常规使用耳塞或与 MRI 兼容的耳机。

婴幼儿镇静或麻醉期间的体温调节也是需要考虑的问题。为确保磁芯的正常功能，要求低温和特定湿度。这种条件会使患儿产生辐射性和对流性热量丢失，尤其在麻醉状态下抑制了内在的温度调节时。但另一方面，MRI 产生的射频辐射可被患儿吸收，这可能抵消此环境下的热量丢失。常用比吸收率（specific absorption rate, SAR）来评估射频加热的影响，其计量单位是每公斤瓦特（W/kg）。FDA 允许全身平均 SAR 为 0.4W/kg[82]。早期数据表明，在 1.5T 的 MRI 环境下持续时间 <1h，患儿的核心体温会升高 0.5℃[83,84]。应用很小的努力稍微预防被动热量损失的情况下，接受脑部 MRI 扫描的婴儿，在 1.5T 扫描仪下体温升高了 0.2℃，在 3T 扫描仪下体温升高了 0.5℃[85]。最近，一项对近 200 名行 MRI 扫描的患者进行的研究发现，52% 的患儿在 MRI 扫描后体温过低，没有一例体温过高[86]。鉴于 MRI 扫描仪的低温环境，似乎赞成在扫描仪内采取简单的干预措施（如覆盖暖和的毯子）来保温。

对 MRI 扫描仪内的监测仪器，聚焦加热仍然是一个值得关注的问题。例如，心电图导联线不应有磨损或暴露的电线。导体中的任何线圈或回路如心电图监护仪或脉氧仪（图 46-6）均可引起组织烧伤。MRI 后引起的Ⅰ度、Ⅱ度、Ⅲ度烧伤的病例均有报道[87]。为避免患者受伤，应采取以下预防措施：①避免在患儿和导体（心电监护或导联、体积描计导联线和指尖装置）之间形成传导回路。②成像时不要在磁芯中留下任何未连接的成像线圈；③防止所有暴露的导线或导体在扫描过程中接触患儿皮肤。

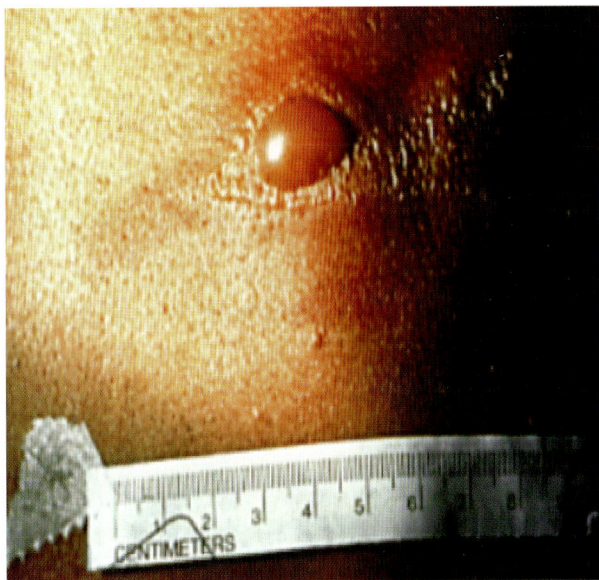

图 46-6　磁共振引起的破损的心电图导联线处的烧伤

许多 MRI 扫描需要造影剂。钆是 FDA 批准的造影剂，经血管内注射用于 MRI 增强。钆于 1998 年获批使用，在全身的正常和异常组织之间形成较大的对比。钆与螯合剂形成复合物，以便向细胞外转移，并通过肾脏排泄。与碘化造影剂不同，钆复合物无明显的渗透作用。在不良反应方面，钆制剂比碘制剂更安全。据报道,复合物很容易通过透析清除[88]。另一方面,FDA 最近的警告表明,含钆造影剂可能与中晚期肾病患者的肾源性系统纤维化或肾源性纤维化皮肤病有关。因此,FDA 建议,仅在必要时才给肾衰竭晚期的患儿使用钆。对这些患儿,进行 MRA 检查时,应考虑在给药后立即进行透析。钆的严重过敏反应或类过敏反应的发生率(0.01%~0.000 3%)低于碘基造影剂[89]。有证据表明反复扫描后进行尸检发现正常脑组织中齿状核和苍白球中钆的吸收和沉积增加,这引起人们对钆再度关注。由于缺乏长期的随访,这引起了安全方面的担忧,并使一些医疗中心从使用钆转变为使用钆特酸葡甲胺(dotarem)或其他造影剂。后一种造影剂可能不会在大脑中积聚,但这还需要继续研究[90-92]。

兼容磁共振成像的设备在持续发展与改进。现有多种与 MRI 兼容的麻醉机(带呼吸器)、监护仪(包括无线型号)和输液泵。但这些设备的成本很高。一台兼容磁共振成像的麻醉机大约需要 6 万到 8 万美元。兼容磁共振成像的监护仪价格高达 14 万美元,兼容的输液泵的价格在 12 000 美元到 18 000 美元之间。对某些医疗机构来说,这一费用可能难以承受,特别是在财力有限或对 MRI 的麻醉需求有限的情况下。如果患者数量不足或缺乏资金支持时,在无兼容 MRI 的全套设备时,可制订特殊的方案来实施麻醉。具体地来说,无兼容 MRI 的麻醉机时可采取下方式:机器放置在 MRI 室外,将 9.1m 长的呼吸管道穿过扫描器的墙壁与 MRI 室内的患儿连接。另外,静脉镇静或麻醉可以使用兼容 MRI 的输液泵,也可使用面罩或鼻导管进行吸氧。如果没有与兼容 MRI 的 ETCO₂ 监测仪,可使用类似的方法将传统的 CO₂ 监测仪放置在 MRI 室外[85]。如果要在没有兼容 MRI 的麻醉机的情况下进行 GETA(气管插管全麻)或 LMA,则需先在扫描仪外对患儿实施麻醉(将呼吸管道穿过控制台的墙壁,从入口处返回进入诱导区),并固定好气道,然后将患儿移入扫描仪。同样,如果使用丙泊酚镇静,丙泊酚输液泵也可以放置在扫描仪外面,并配备 9.1m 长的静脉输液管。确定输液泵在长管道的阻力下输注准确,以及管道的口径足够大不至于在所需长度下触发泵的高压报警,这些至关重要。MRI 室必须配备简易呼吸器或 Mapleson 回路,并直接连接扫描仪内的氧源,特别是当麻醉机离患儿较远时尤为重要。

应配备 MRI 环境下可安全使用的听诊器、管芯、喉镜和手电筒。如果没有,可以使用标准设备进行一些修改和测试。喉镜唯一不兼容 MRI 的组成部分通常是电池,用锂电池代替标准电池是一种简单、安全、廉价的替代方法,而不必购买市场上销售的兼容 MRI 的安全喉镜。在将任何设备引入 MRI 环境之前,应首先通过手持磁铁对其进行基本的安全检查,以确认其中没有铁质材料。在 MRI 安全专家做最后的安全检查后,再小心地将物品引入扫描仪(在患儿进入之前),以确保 MRI 室的安全。

患儿的麻醉管理在很大程度上取决于辅助人员配合情况和设备的便利性以及麻醉医生个人的业务能力及患儿的病史。在临床实践中,麻醉医生对麻醉药的选择存在很大差异。气道管理也包括 LMA、气管导管或自然气道(肩下垫一薄卷)。使用 LMA 或气管导管,吸入麻醉或静脉麻醉均可。利用自然气道时,通常仅使用静脉输注丙泊酚或右美托咪定进行镇静或麻醉[10,93-98]。对这两种药物进行直接比较的文献很少,但研究人员普遍发现,丙泊酚在单独使用或与其他药物联合使用时比右美托咪定更有效且更高效[29,99]。应监测 ETCO₂。经鼻监测时,一个鼻孔输送 O₂(2~4L/min),同时另一个鼻孔采集 CO₂ 气体(二氧化碳测定法),这种隔开的设计可对自主呼吸期间的呼吸情况进行持续评估。或者将氧气面罩与旁流型 CO₂ 监测仪一起放在鼻子或嘴附近。当患儿在扫描仪内出现呼吸问题时,不可能立即控制气道,因此,一些麻醉医生更喜欢对所有患儿都插入 LMA 或气管导管。大多数 LMA 是兼容 MRI 的,但头部或颈部成像时,应将指示气囊贴在管道上,因为它可能会产生成像伪影(图 46-7)。

很少有研究直接将控制气道的全麻与 MRI 中的静脉镇静或麻醉进行比较。一项对 200 名患儿进行的随机研究显示,两组的气道并发症无明显差异,但丙泊酚镇静组在扫描期间出现的停顿更多(因为体动等),但扫描后出现的兴奋现象更少[100]。为确保大多数患儿的 MRI 扫描不受干扰,丙泊酚的起始输注速率为 200~250μg/(kg·min),并在整个过程中保持着这一速率,或如前所述的逐渐降低速率[101]。对于较小的儿童(婴儿)和患有严重认知功能障碍的儿童,在 MRI 扫描过程中,输液速率可能需在 250μg/(kg·min)的基础上增加 20%~50% 以防止患儿体动。丙泊酚加瑞芬太尼的全凭静脉麻醉技术可以使镇静更平稳(见第 8 章)。其他研究表明,吸入麻醉下行 MRI 扫描后,会出现躁动[102]和长时间的恶心和呕吐[103]。某些 MRI 扫描(心脏、胸部或腹部)需要屏气才能获得合适的图像。此时有必要使用 LMA 或气管插管来控制气道。查阅文献发现,还没有足够的证据来推荐 MRI 扫描时该使用哪种特定的麻醉技术。因此,麻醉医生在选择麻醉技术时,仍必须考虑自己的工作环境和专业知识、扫描本身的要求以及特定患儿的并发症,尤其是对接受心脏 MRI 的儿童。

介入放射学

介入放射学(IR)已经有了很大的进步,越来越多地使用 IR 作为外科治疗方法的替代和补充[104]。尽管大多数患儿需在中度镇静甚至全身麻醉下完成手术,但许多 IR 手术是微创的,并不是特别痛苦。因为手术刺激程度、术后疼痛以及对呼吸暂停或定位的要求各不相同,所以熟悉 IR 手术及其对麻醉和术后管理的要求,对该区域的有效运作至关重要[105,106]。因为许多 IR 手术是急诊。所以在该区域工作的麻醉医生必须有良好的习惯,与 IR 小组相互平等地沟通,协调患者的分诊,并确保手术安全、迅速地进行。

安全辐射和对比反应

辐射安全是放射治疗中最需要关注的,但往往被麻醉医生低估[107]。在儿科,我们得益于"图像温和运动"("Image Gently" campaign)的帮助,以减少儿童患者的辐射剂量[108],但我们的终极责任是减少我们终身的电离辐射暴露,并使从业人员长期健康[109]。适当使用便携式铅防护罩、铅围裙

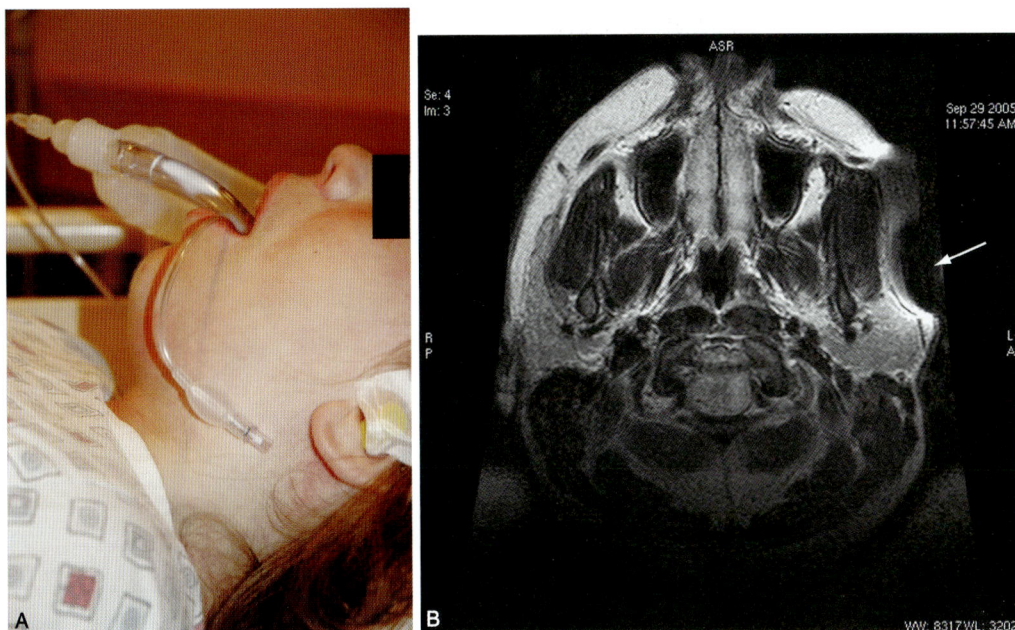

图46-7 A.喉罩气道指示气囊放在面部附近；这种放置方法可使MRI产生伪影。我们建议用胶带固定到Y形管道上。B.A图中的患者进行MRI扫描时，显示由指示气囊的铁质材料产生的伪影（箭头）

（最好是包绕式的）、甲状腺防护罩和铅眼镜至关重要。尽可能增加与辐射源的距离，当进行血管造影时，若情况允许，可离开房间。应佩戴便携式剂量器，并按照当地法规进行监测。

在介入放射治疗和心导管检查中使用血管内造影剂很普遍。麻醉医生必须意识到这些药物的风险和潜在的不良反应[110]。麻醉状态下的造影剂反应包括皮疹、支气管痉挛及可危及生命的全身性过敏反应[111]。随着低渗透压造影剂的出现，造影剂的急性反应（包括轻微反应和危及生命的反应）的发生率有所下降。据估计，目前约有1%到3%的患者会出现轻微反应。据估计，发生致命不良反应的风险为1：170 000次，比20世纪70年代1：30 000的有了很大的改善。这是由于使用了新的造影剂且对造影剂反应的认识和处理能力提高了。所有造影剂反应中最令人担心的是过敏性休克，其可能发生在注射造影剂后的1min至几个小时。尽管血管内造影剂的不良反应不可预测，但一些危险因素是可以确定的，患有过敏或遗传性过敏性疾病的患儿、哮喘患儿、有严重心血管疾病或副蛋白血症（paraproteinemia）的患儿及既往有造影剂反应的患儿发生不良反应的概率增加[112]。已确认造影剂反应风险增加的患儿应预先服用皮质醇类药物和抗组胺药[112,113]。在常规输注造影剂的场所应有识别和治疗造影剂反应的方案。

造影剂对肾功能的影响也必须考虑。造影剂引起肾脏损伤的机制复杂，而且也不是很清楚。肾小管的直接损伤和肾脏灌注不足似乎起了一定作用。值得注意的是，使用低渗和等渗造影剂有助于减少造影剂对肾脏的损害。但对于存在肾功能不全（血清肌酸≥1.5mg/dl）、糖尿病、脱水、心血管疾病、高血压和高尿酸血症的高危患者，必须保持良好的水合状态，并对肾功能进行仔细随访[115]。一些医疗机构于水化前和水化后给予静脉输注碱性液体方案。

诊断性血管造影

大脑或外周的诊断性血管造影需绝对制动。为了获取清晰的图像通常需间歇性屏气，这对儿科患者而言，就需使用气管插管全麻。年龄较大的患儿，若能按指令配合，可能只需极浅的镇静就可耐受简短的诊断血管造影，但应注意不要让他们不受控制或昏昏欲睡而无法配合完成屏气。诊断性血管造影，通常需要大约1h才能完成，并需要建立动脉通道（通常是股动脉）。一旦建立动脉通路，操作刺激就不强了。在这些情况下，应谨慎使用经口胃管和鼻胃管、食管听诊器和食管温度探头，因为它们可能在血管造影图像上形成伪影。建议与介入放射的护士和技术员协商，将管道和监护仪放在什么位置影响最小。一旦进入股动脉，患者必须静止不动，以减少鞘管处发生并发症的风险[116]。

脑血管造影可用于血管畸形或肿瘤切除、卒中、出血事件、血管疾病及不明原因的精神状态改变的检查与术后随访。高碳酸血症（ETCO2＞50mmHg）可促进血管扩张，便于导管进入脑血管且可使脑血管显示更清晰（E图46-1）。尽管MRA在持续改进，但经导管血管造影仍是确定脑内血管结构的金标准。

对所有检查潜在或确诊脉管疾病（如烟雾病）的患儿都应极其谨慎。在操作过程中应使用发生短暂性脑缺血发作和卒中的风险最小的麻醉药[94]。最好在诱导前静脉输注10ml/kg的液体以最大限度降低麻醉诱导时发生低血压（和潜在的脑缺血）的风险。在建立静脉通道前应使患儿镇静，以减少哭闹和过度通气，因为这可能导致脑缺血。轻柔地进行面罩吸入诱导，并密切关注血压。应谨慎维持血压，避免低血压，因为这可能使脑的灌注减少。一般很少需要使用血管活性药物，但应备好。对于这些短暂的手术，不必行有创动脉血压监测。应始终避免低碳酸血症。当血管痉挛或血管细小弯曲难以进入时，局部使用（通过导管）血管扩张剂，

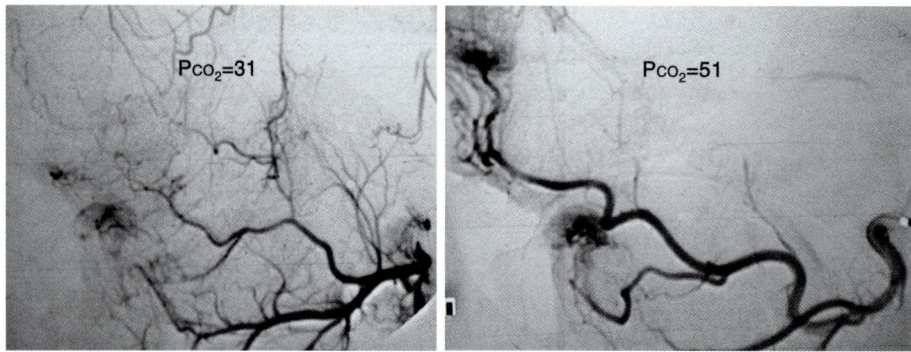

E 图 46-1　高碳酸血症对脑血管直径的影响；高碳酸血症有助于介入放射科医生将导管送入小血管（右）

如小剂量硝酸甘油或钙通道阻滞剂，便于显像和导管进入。既可直接扩张特定区域，又通常不会对血压产生有临床意义的全身影响。有一些具体的治疗方案可最大限度减少这些患儿围手术期发生卒中[95]。密切关注术后镇痛同样可改善预后（见第 24 章和第 26 章）。

外周诊断性血管造影并不常见，但在复杂的外科手术或骨科手术之前显示动脉解剖时有用。腹部和骨贫血管造影时需考虑一些特殊问题；N2O 可能扩散到肠道，引起靶血管扩张和潜在扭曲，所以应谨慎使用。此外，介入放射科医生可能会要求麻醉医生使用静脉高血糖素，通常以 0.25mg 为每次增加剂量。高血糖素减少肠蠕动，从而减少采集图像时的运动伪影。但它可能导致恶心、呕吐、高血糖、凝血因子功能受抑和电解质紊乱[93]，需要密切监测，特别是在新生儿和小婴儿。

栓塞性血管造影术

介入性血管造影术复杂且风险巨大。神经介入手术的适应证包括颅内血管畸形［如动静脉畸形（arteriovenous malformations，AVMS）、动静脉瘘或动脉瘤］的栓塞、肿瘤的动脉内靶向化疗以及 AVMS 和头颈部肿瘤的术前栓塞。这些手术最长需 10～12h，而且必须完全静止不动。如此长的时间，患者体位垫的安置和体位摆放必须小心，因为一旦插上气管导管，就不可能移动患者。

在颅内 AVMS 的治疗过程中，通常需要进行动脉血压监测。因为栓塞后流经 AVM 的血流发生改变，存在出血风险，所以应向放射科医生确认可接受的最高血压[119]。出于同样的原因，手术结束后立即进行严密的血压控制至关重要。本团队在介入放射治疗室拔管后立即输注小剂量右美托咪定取得了一定成功。对高血流量的 AVMS（如 Galen 静脉畸形）所致的心力衰竭的患儿[120]，在堵闭高血流量的 AVMS 后血流动力学将立即改善[121]。

建立良好的静脉通道用以补液是很有必要的，这类手术大量失血的可能性非常小。为了抵消造影剂的渗透性利尿作用，建议维持正常血容量乃至稍高的血容量[122]。应注意，为降低形成微血栓的风险，常通过股动脉鞘管持续输注肝素盐水，但这可能导致神经放射科医生为患者输注大量液体。

用于栓塞的物品很多，包括各种类型的胶水、金属线圈或聚乙烯醇颗粒[124]。应注意的是，如果使用酒精，可能会使患儿出现中毒（E 图 46-2）。栓塞 AVMS 后，可能影响周围正

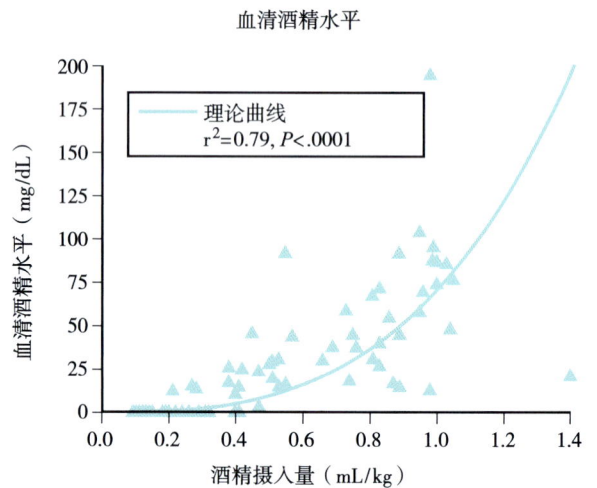

E 图 46-2　血清酒精水平与酒精用量呈正相关。来源自：Mason KP、Michna E、Zurakowski D、Koka BV、Burrows PE. Serum ethanol levels in children and adults after ethanol embolization or sclerotherapy for vascular anomalies. Radiology 2000; 217(1): 127-132

常脑组织的灌注，并使其功能丧失。有一些方法是在检查过程中（清醒时）评估成人患者的运动、语言或视觉功能，然后在最终堵闭侧支血管之前输注戊巴比妥镇静。但这要求患者清醒配合，且在儿童中这种方法描述极少[125, 126]。治疗儿童颅内 AVMS 的目标是消除病变。在我院，我们倾向于尽可能手术切除，通常为了便于定位和止血，在手术之前先进行栓塞[127, 128]。

动脉内注射化疗对麻醉医生提出了一些独特的挑战。治疗视网膜母细胞瘤时经眼动脉注射化疗药物发生支气管痉挛和心动过缓的风险非常大。通常在化疗前需给予药物如沙丁胺醇或抗胆碱药[129]。据报道，手术后会发生恶心和呕吐，因此推荐采取积极的止吐措施，以防止行股动脉穿刺的患儿出现呕吐。

因为多数情况下病变相当复杂，所以外周 AVMS 栓塞可能持续很长时间。与所有血管畸形一样，AVMS 特性是随时间推移而增长，在青春期生长加速；最后出现组织破坏和高输出量心力衰竭（E 图 46-3）。在这些微创手术中，虽然失血不多，但为了抵消造影剂的利尿作用和硬化剂的溶血效应，需要维持良好的水合（见后面的讨论）。虽然完全治愈的很少，但在一些病例中，栓塞联合手术切除可以控制 AVMS 的症状[131]。

出血的栓塞治疗在创伤病例中的成功记录很多，因为这

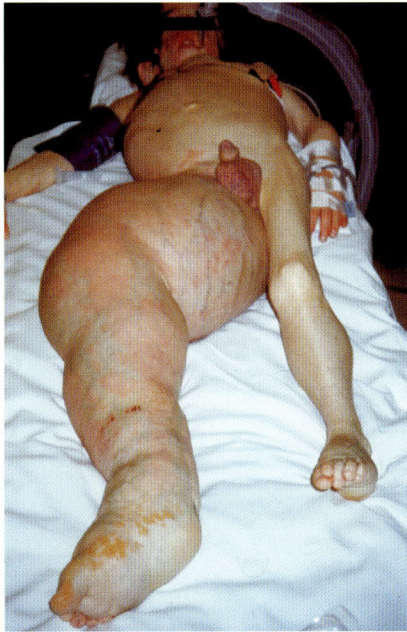

E 图 46-3　下肢动静脉畸形合并高输出性心力衰竭

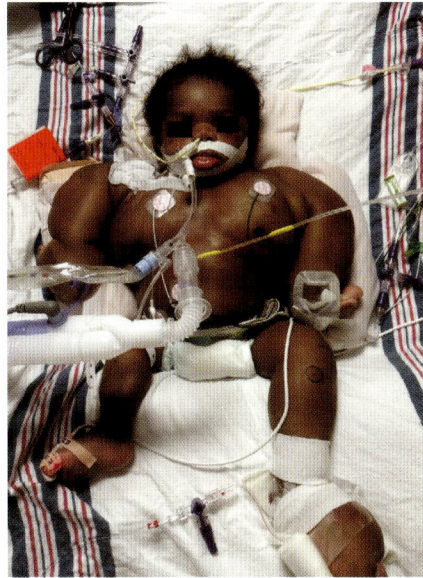

图 46-8　重度 CLOVES 综合征的新生儿，与 PIK3CA 相关的过度生长综合征[33]

种方法的不显性液体流失更少且不会中断压迫填塞[132]。栓塞能否成功的最重要的预测指标是栓塞前所需的输血量：需求越大预后越差。这些患儿的麻醉管理与大量输血的病例类似（见第 12 章）。

经导管的肺血管栓塞治疗咯血对麻醉医生提出了几个挑战。栓塞可短期控制咯血，甚至是大量咯血，但对囊性纤维化的病例，并不会影响整个疾病的进程[133]。大量咯血通常需要单肺通气和输血，而且在口腔持续出血的情况下确保气道安全也是一个挑战。对于较稳定的患者还有缓冲时间。一些研究报告表明，在囊性纤维化患者中，正压通气本身可能是有害的，建议顶多仅进行镇静[134]。还必须权衡处于呼吸衰竭状态的患儿在可能的长时间手术过程中能否平躺。建议对每位行支气管栓塞的患者及其家属明确沟通当发生不幸时的护理目标。

静脉和淋巴畸形的硬化治疗

出生后不久，儿童可能会出现由 PIK3CA 相关的过度生长综合征引起的血管畸形，如 CLOVES［congenital 先天性、lipomatous 脂肪性、overgrowth 过度生长、vascular malformations 血管畸形、epidermal nevi 表皮痣、spinal/skeletal anomalies and/or scoliosis 脊柱/骨骼异常和/或脊柱侧凸（图 46-8）］或

Klippel-Trenaunay[135]，或出生时就存在而没有识别出来，在以后的生活中出现的孤立病变。静脉畸形和淋巴管畸形通常分散且在出生时看不见。但随孩子的生长逐渐生长，在青春期迅速扩大并加速增长[136,137]。据一篇综述报道，只有 18% 的患者在 15 岁之前出现病变。可能激素水平的变化（怀孕、青春期）、创伤或其他刺激导致其快速增大。血管畸形可分为高流量病变和低流量病变，这取决于哪根血管受累。高血流病变可能包括动静脉瘘、一些大血管瘤和 AVMS 低血流病变包括静脉、淋巴管和毛细血管畸形（图 46-9）。大多数高流量和低流量血管畸形的主要治疗方法是化学硬化疗法，也可与手术切除联合；许多病变无法手术治疗或由于一期手术切除效果不佳[139,140]。

为保证静止不动，血管畸形患者的硬化治疗通常需要全身麻醉，特别是复杂的长时间的手术，因为这些手术需注射有潜在疼痛刺激的硬化剂。这些手术需要介入放射科医生和麻醉医生对安全的气道管理、术中和术后的监护和处置进行仔细的计划和讨论。

麻醉医生应熟悉用于硬化治疗的各种药物的作用机制和潜在风险（表 46-2）。所有硬化剂的作用机制是诱导局部组织反应，在理性情况下形成瘢痕封闭异常血管通道。所有硬化剂或多或少都可能出现疼痛和肿胀。酒精和十四烷基

表 46-2　治疗血管畸形的硬化剂				
药物	适应证	肿胀感	疼痛	并发症
十四烷基硫酸钠	LM，VM	中度	中度	血红蛋白尿皮肤起泡
酒精	LM，VM	显著	显著	恶心、血红蛋白尿、皮肤起泡、酒精中毒、神经损伤、心血管系统功能衰竭
多西环素	LM	显著	显著	最小
博莱霉素	LM，VM 主要是颈面部的	中度	中度	短暂发热，需警惕肺纤维化，但硬化治疗后从未报道过
OK-432	LM	显著	显著	未获 FDA 在美国使用

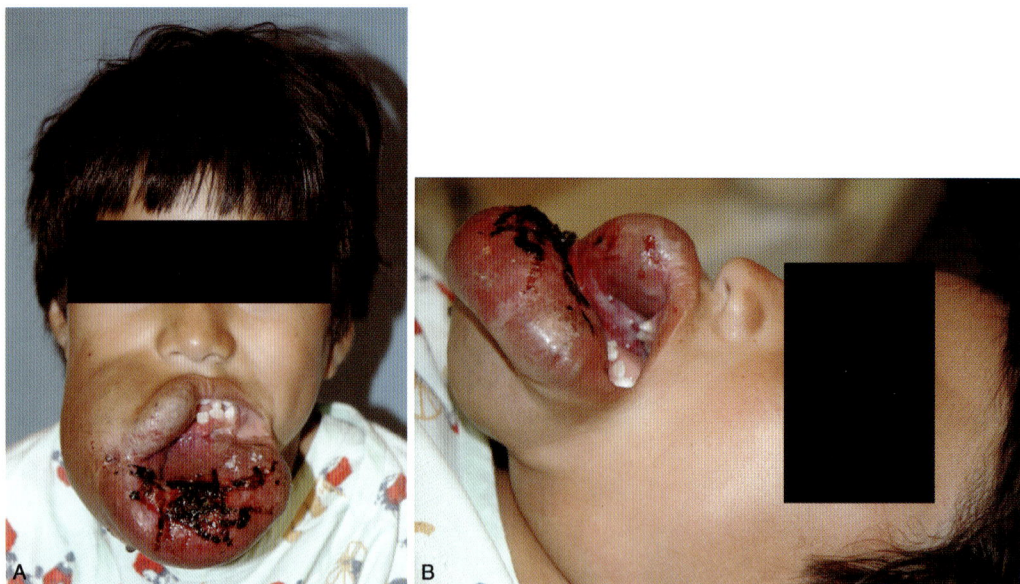

图 46-9   患者直立（A）和仰卧（B）时面部静脉畸形

硫酸钠进入血管床时会产生溶血反应，引起剂量依赖性血红蛋白尿。这可能导致肾损伤，需大量补液及碱化尿液以减轻对肾脏的损害（图 46-10）[141]。血红蛋白尿可能在手术结束时才出现，有时是在注射了大剂量硬化剂或释放止血带（如果使用）之后才出现。因为大剂量的酒精可能导致严重的并发症，所以许多医疗机构中不再将其作为主要药物使用[142]。最罕见但也是最严重的风险是心血管系统功能衰竭，而在此之前通常会出现低氧血症和心动过缓。据报道，大多数心血管系统功能衰竭的病例是下肢畸形[143]，在注射无水酒精后释放下肢止血带后出现。

导致血流停滞的血管畸形的患儿 - 特别是静脉畸形 - 可能之前即存在类似于弥散性血管内凝血的凝血功能紊乱[144]。

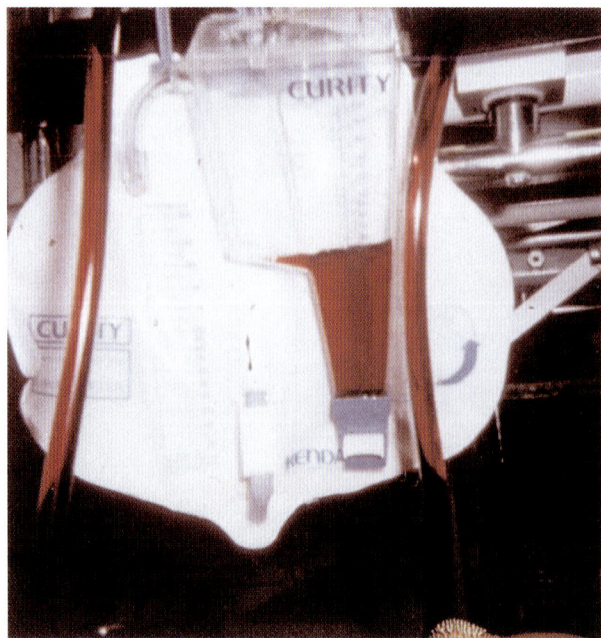

图 46-10   酒精栓塞后的血红蛋白尿

尤其是 PIK3A 相关的过度生长综合征的患者，该综合征的特点是静脉极度扩张，且血流缓慢。

实验室指标与先前存在的消耗性凝血功能障碍（特别是低纤维蛋白原）一致的患儿，术前及术后进行抗凝时应请血液科会诊，以减少围手术期灾难性血栓栓塞事件的发生[145]。

累及气道的血管畸形尤其具有挑战性（图 46-9）。手术前，麻醉医师和放射科医师应查阅影像学检查资料（最好是MRI）。如果存在任何涉及口咽部或鼻咽部的问题，在麻醉诱导前，必须请熟悉血管畸形的耳鼻喉科医生进行评估；鼻腔纤维内镜检查可提供非常有用的信息，且可在诊室内进行。大多数介入放射治疗室不在手术室内，如果存在很大的潜在气道损害，面罩通气困难，或插管失败，则应在手术室内安全建立气道后再转运至放射科。

如果预计硬化治疗后的水肿和血管充血涉及气道结构，则应经鼻插管，并持续保留插管 48h 或直至肿胀消退。经鼻插管可最大限度地降低气管导管脱出或提前拔管的风险。麻醉医生和放射科医生通常在查阅术前的 MRI 图像后确定术后是否继续保留气管插管。如果术后仍需继续保留气管插管，那么在 ICU 拔管前，应先确定气管导管套囊松气后导管周围有漏气或在床旁经鼻行纤维支气管镜检查评估可行后予以拔除气管。如果对气道的通畅性或自主性有任何疑问，则应带管将患儿转运至手术室且在耳鼻喉科医生在场的可控情况下拔除气管导管。

累及头部、颈部或气道结构的静脉畸形，通常会随着周围组织或瓦尔萨尔瓦动作（Valsalva maneuver）（如哭泣）而肿胀。拔管前，应将患儿头部抬高，以促进静脉回流，减少肿胀。拔管前应尽量减少咳嗽。在呼吸受损的情况下，患儿咳嗽、胸膜腔内压增加或使用辅助肌肉时，静脉畸形会扩大。再次插管时，按压环状软骨、头部伸展和面罩通气可进一步扩大畸形。如果畸形肿胀且坚实，那么面罩通气可能很困难，甚至不可能进行面罩通气。当脸颊、舌头、嘴唇、下巴或鼻孔肿胀时，密封面罩也非常困难。唇部和舌部的静脉畸形肿胀时呈蓝色，因此出现呼吸窘迫时很难评估低氧血症的程度。在这些情况下，因为所有密封面罩的动作都会增加静脉压力和肿胀，可能无法再次插管。当给口内或咽部畸形的患儿再插管时，应特别注意避免损伤畸形部位：即使是小伤口也能造成大量出血。在口咽部出血且无法面罩通气和/或插管的情况下，立即提供可替代的气道设备至关重要。声门上气道（supraglottic airway, SGA）设备，特别是那些具有高密闭压的设备，如 ProSeal 喉罩，可以挽救生命。SGA 插入正确且充气合适可以保护气道，更重要的是可以止血。然而，由于 SGA 位于声带上方，它不能阻止气道发生误吸。

内镜检查

婴幼儿和儿童的消化道内镜检查常需要深度镇静或全身麻醉。有多种镇静和麻醉方法用于简单的[146,147]和更复杂的操作，如异物取出，内镜逆行胰胆管造影术和经皮内镜胃造瘘术[148]。根据患儿的医疗状况、具体操作的风险以及预计的持续时间确定是进行深度镇静还是全身麻醉（有或没有气管插管）。对于行食管胃十二指肠镜检查的婴儿（<10kg），为防止内镜将气管平滑肌压向气管引起气道受压，通常需要气管插管。然而，对这一问题几乎没有确切的数据（很少有研究涉及<1 岁的婴儿）。在某些情况下，可给予置入 LMA 来确保气道安全，先将罩囊放气以便内镜通过，然后当内镜进入食管后重新充气。建议在手术过程中固定住气管导管或 LMA，以防内镜医生在操作时将其拔出。

可满足上、下消化道内镜检查要求的方法很多。尽管所有提供麻醉服务的场所必须符合 ASA 标准，但内镜检查室中的空气净化和通风可能并不符合标准，无法确保可安全地使用吸入麻醉药。在这种情况下，全凭静脉麻醉可以替代吸入麻醉[23,149,150]。在过去几年里，各种静脉麻醉药的联合使用已用于小儿胃肠镜的镇静和麻醉。一般来说，丙泊酚可以单独使用[151]，也可以与阿片类药物（芬太尼或瑞芬太尼）[22,152]或氯胺酮联合使用[153]。用丙泊酚或吸入麻醉药进行深度镇静或麻醉的预后相似[23]。但吸入麻醉苏醒时间更快，而丙泊酚谵妄的发生率更低，出院时间更短。

一旦内镜进入口腔后，进入气道的通道明显受到限制。胃镜检查时刺激最大的两个部位分别是内镜经过口腔时和经过幽门时。当内镜插入后，在不影响手术条件的情况下，通常可减少镇静或麻醉。为保证内镜顺利插入，可在口咽部喷洒局麻药以减少内镜通过时的不适感，并使用小剂量的丙泊酚防止咳嗽和呕吐。对于年龄较大的儿童，可在镇静前完成口咽部的局麻，且患儿可以自己摆放体位（侧位）。然后在孩子先前的体位下完成镇静。对未插管的病例，可在鼻孔或口腔附近（对那些不通过鼻子呼吸的人）放置 CO_2 取样鼻套管，既可供氧，又可监测呼吸。

上消化道内镜检查有呼吸暂停、喉痉挛、支气管痉挛和气道阻塞的风险。拔出内镜并用面罩进行正压通气可解决大部分问题[154]。极少数情况下，为完成手术或解决气道问题需要气管插管。在内镜镇静和麻醉中，已发表的根据年龄来确定具体麻醉方法的证据很少。根据经验，一些团队将 6 个月的婴儿作为气管插管全麻的年龄分界，因为这些患儿呼吸系统的并发症的发生率更高[146,147]。对这些婴儿，拔除气管导管时，要警惕胃内残留的空气影响通气，从而导致氧饱和度降低或在恢复室内无法脱氧。提醒内镜医生在拔出内镜前吸尽胃内所有空气很重要。

关于小儿胃肠镜检查的预后的大型研究报道很少。临床预后研究倡议（Clinical Outcomes Research Initiative, CORI）始于 1995 年，提议实行美国内镜操作注册登记。PEDS-CORI 是儿科的组成部分，始于 1999 年。2007 年的一份报告收集了 4 年多的时间内 13 个不同机构的 10 236 例儿科上消化道内镜检查的并发症[155]。总体而言，并发症（各种类型）的发生率为 2.3%，其中心肺系统并发症为 79.9%，胃肠道并发症为 18%，其他并发症（包括长时间镇静、药物反应、皮疹等）为 5.9%。不出所料，发生并发症的患儿年龄更小，ASA 分级更高。与静脉镇静组（3.7%）相比，全麻可降低总的并发症发生率（1.2%）。虽然这些数据不是对照的或随机的，但他们确实为手术室外小儿镇静相关的并发症提供了一些借鉴。对已结案的索赔案例的分析数据证实了小儿内镜操作相关的风险。有关手术室外麻醉的已结案的索赔案例中有一半涉及胃肠镜室，25% 涉及影像诊断科，25% 涉及心脏检查操作[156]。

总结

各领域技术的进步（如诊断成像、胃肠和介入放射学），使小儿手术室外麻醉的需求不断增加。随着手术室外小儿麻醉服务需求的不断扩大，越来越多地要求麻醉医生为这些场所提供麻醉服务。承担起这种责任并提供最有效的、最高效且最安全的手术室外麻醉与镇静，符合我们患者的利益和也符合我们自己的专业利益。与儿科麻醉监护的其他方面相比，与其他专家及麻醉科内部人员的沟通对于确保安全而有效的监护至关重要。各中心的麻醉配置和设备要求各不相同，应该对紧急情况进行模拟演练，使所有人员熟悉代码设备和紧急气道设备的位置。在手术室以外的区域提供麻醉服务既有回报也有挑战，应保证患儿得到与手术室内同等标准的监护。

致谢

我们要感谢 Charles J. Coté、Babu V. Koka 和 Keira Mason 对本章的前期贡献。

（李义辉 译，叶茂 校，上官王宁 俞卫锋 审）

精选文献

Coté CJ, Wilson S, American Academy of Pediatrics, American Academy of Pediatric Dentistry. Guidelines for monitoring and management of pediatric patients during and after sedation for diagnostic and therapeutic procedures. *Pediatrics*. 2016;138(1):pii: e20161212.

The most recent American Academy of Pediatrics sedation guideline, this is a landmark paper because it was jointly published by the American Academy of Pediatric Dentistry. Many new recommendations, including the use of capnography and Pediatric Advanced Life Support (PALS) training, have been added to improve the safety net of medical supervision during and after procedural sedation.

Cravero JP, Beach ML, Blike GT, et al. The incidence and nature of adverse events during pediatric sedation/anesthesia with propofol for procedures outside the operating room: a report from the Pediatric Sedation Research Consortium. *Anesth Analg.* 2009;108(3):795-804.

This is the largest study to date that examines the side effects and adverse events associated with the use of propofol for sedation of children during procedures outside the operating room.

Kanal E, Borgstede JP, Barkovich AJ, et al. American College of Radiology White Paper on MR Safety: 2004 update and revisions. *AJR Am J Roentgenol.* 2004;182(5):1111-1114.

Updated paper details the standards and recommendations for providing safe patient care in the MR environment.

Shellock FG, Crues JV. MR procedures: biologic effects, safety, and patient care. *Radiology.* 2004;232(3):635-652.

This detailed article reviews the biologic effects and important safety issues in delivering safe patient care in the MR environment.

参考文献

第47章　麻醉后恢复室和其他措施

ANDREAS H. TAENZER, JEANA E. HAVIDICH

与成人相比，儿童从麻醉中苏醒有着明显的不同。该过程是多方面的，取决于手术的性质、患者的特征和所实施的麻醉类型。在幼儿中，吸入麻醉药的苏醒可以非常迅速，原因为通气量增加、血管丰富区域血流量增加（见第 7 章）、全身肌肉和脂肪储存减少；同时由于婴儿的酶系统发育不成熟，清除率降低，静脉输注（IV）药物的苏醒可能会延迟。

需要注意的重要方面是，手术患儿术后阶段可能快速发生严重并发症。例如，与成人相比，新生儿、婴儿和幼儿心肺储备减少，导致气道阻塞或出血时生理功能恶化更快。因此儿科麻醉后恢复室护士和麻醉医生的警惕性和持续监测，对于合适的术后监护以及预防和治疗不良事件至关重要。在儿童的术后护理中，父母或主要照看者应被视为积极的合作伙伴。那些经常为儿童提供安慰和照看的人对儿童的幸福感是必不可少的。此外，他们应该能够提醒医疗专业人员注意儿童状况的变化，这些变化可能需要紧急医疗护理。

围手术期环境

精心设计、安全的围手术期环境对提高儿科麻醉和外科护理质量至关重要，这可以从几个著名的美国组织为围手术期儿童护理提供的建议中得到证实。美国儿科学会（American Academy of Pediatrics, AAP）在 2015 年制订了一份政策声明，描述了围手术期环境的关键要素[1]。这些建议侧重于患者护理设施和医疗政策，包括员工资格认证和必要的支持服务。本

章旨在补充儿科麻醉学会（Society for Pediatric Anesthesia, SPA）关于提供儿科麻醉护理的声明[2]。希望获得由美国外科医师学院（American College of Surgeons, ACS）儿童手术认证计划（Children Surgery Verification Program）认证的机构，必须包含一个指定的麻醉后恢复室（post anesthetic care unit, PACU），并配备有合适资质的工作人员和支持资源[3]。这些相关指南承认围手术期环境可能具有挑战性，医疗机构必须了解这些挑战，并准备好帮助儿童和家庭成度过这一艰难过程。这些政策和程序基于美国组织的建议，同时是在所有利益相关者（包括医生、护士、家庭成员和儿童生活专家）的参与下建立的，这为安全的、以患者和家庭为中心的围手术期环境奠定了基础。

理想的围手术期环境以患者和家庭为中心，结合了安全性、人体工程学和舒适性等多方面因素，适用于患者、家属和医院职工。家属和患者的体验从入院过程开始，最后以出院回家或回到医院病房结束。熟悉相关医护人员和环境可以培养信任和安慰，从而减轻患者和家属的压力。理想情况下，患儿应该在整个围手术期间被同一个医疗团队照看。例如，如果首诊护士照看 PACU 中的儿童和家庭，则儿童和家庭会受益。

保护隐私和避免噪声是患者和家庭经历的重要方面。能够与患儿共度时光而不被打扰是许多家庭喜欢的事情，有助减轻患儿应对陌生环境压力。大多 PACU 包含术前和术后护理隔间，类似典型儿童重症监护室（PICU）。

设备（表 47-1）和可用药物（表 47-2 和表 47-3）应标准

表47-1　基本床边设备

具有调节流量的氧气供应

氧气面罩和自主呼吸的面罩(各种尺寸)

给予沙丁胺醇和外消旋肾上腺素的氧气雾化器

听诊器

复苏袋,自动充气(急救设备)

正压通气的麻醉面罩(儿科尺寸:0、1、2、3;成人尺寸:小,中,大)

口腔呼吸道(尺寸00,0,1~5)

鼻腔气道(规格12F~36F)

吸引器和适当的吸引器导管(尺寸6.5F~14F);扁桃体型(Yankauer)附件

静脉注射(IV)设备:针头,注射器,生理盐水冲洗,酒精擦拭,聚维酮溶液,纱布垫,水凝胶伤口敷料(3M,明尼波利斯,明尼苏达州),止血带,胶带

非乳胶手套(各种尺寸)

脉搏血氧仪和传感器(尺寸合适,粘贴型,优选夹式)

心电图仪,显示器和电极

手动和自动血压测量装置

各种尺寸血压袖袋

表47-2　急救车紧急用品装备

用于复苏的认知辅助工具(基于体重的儿科高级生命支持卡)[如Broselow胶带(E图39-1~E图39-3)]

带镜片的喉镜:Miller 0、1、2、3;Macintosh 2、3、4;额外的喉镜灯泡和电池

气管插管,内径2~8mm;各种尺寸的有套囊和无套囊的气管插管

适用于每个气管内插管尺寸的管芯

气管插管套囊充气的注射器

呼气末二氧化碳监测仪或便携式检测仪

气管插管固定的胶带和液体黏合剂

静脉导管(14号),带3mm内径气管导管适配器,用于急诊环甲膜切开术(图14-25)

床边准备复苏氧气和面罩以及口咽通气道

鼻胃管

静脉输液,管道,滴注室

静脉插管用品,导管尺寸为24~14号

气管切开盘,气管切开包和缝合线

中心静脉导管穿刺套件(3F~7F,单腔和多腔)

用于吸引和密封的管和胸廓切开术组件

自动电动除颤器或除颤器(成人,儿童贴片)

心电图

压力传感器系统和监护仪

无菌手术衣,手套,口罩,毛巾

适当大小的儿科导尿管

心肺复苏的床板

表47-3　PACU药品配置

建议在急救车上使用的紧急药物

沙丁胺醇

胺碘酮

阿托品

氯化钙或葡萄糖酸盐

葡萄糖

苯海拉明

多巴胺

肾上腺素

依托咪酯

氟马西尼

呋塞米

氢化可的松,地塞米松,甲泼尼龙

利多卡因(静脉注射和外用)

纳洛酮

新斯的明

去甲肾上腺素

毒扁豆碱

普萘洛尔,阿替洛尔,艾司洛尔,拉贝洛尔

碳酸氢钠

硝普钠

琥珀胆碱和罗库溴铵

丙泊酚

维拉帕米

吸入:外消旋肾上腺素(2.25%,0.05ml/kg,常见于美国)或肾上腺素1:1 000(0.1%),0.5ml/kg,最多5ml

必须在锁下保管的药物[a]

地西泮

芬太尼

氯胺酮

哌替啶

咪达唑仑(静脉注射和口服)

吗啡

氯化钾

其他药物

对乙酰氨基酚(口服,直肠和静脉注射)

抗生素

止吐药(如5-HT3拮抗剂,异奥沙普秦,甲氧氯普胺)

丹曲林

地高辛

肝素

胰岛素

甘露醇

氯化钾

鱼精蛋白

酮咯酸

右美托咪定

舒更葡糖

[a] 可能需要替代的额外药物。

化,并与监护仪和医疗设施中其他设备(如 PICU)兼容。应为儿童提供诸如急救药卡的辅助工具[1]。重要的安全措施可降低紧急情况下发生药物错用风险。参考表可在入院时附在每个患儿床或图表上,以随时提供快速剂量推荐。电子记录应为儿童预先计算紧急药物剂量。

围手术期工作的护士、住院医生、专科医生、主治医师和其他人员必须有能力提供新生儿和儿科高级生命支持。模拟代码和增强沟通的团队培训已被证明可改善预后[4-6]。医院资格认证委员会以及要求 ACS 认证的机构通常需要组织儿科护理持续医学教育[3]。

运送到 PACU

PACU 位于手术室附近以减少运输镇静和/或重症患者所花费的时间。如果从远程运送镇静患者,则应沿着路线监测患者生命体征和潮气量。适当的气道设备和药物应随手可得。从手术室到 PACU 的运送应在培训过的专业人员监督下进行。运输前应检查气道、静脉和动脉管路、引流管和导尿管的安全和通畅性。儿童在运送过程中应被遮盖以保持正常体温,体面运送(如去除含血液和分泌物的衣服和床单)。

除非儿童清醒,保护性反射完整,或有特定禁忌证,否则将拔管患儿置于侧卧位(如扁桃体切除术恢复体位)较为合适,可使舌头远离喉部,分泌物和呕吐物流出口腔,而非进入喉部,不然可能导致气道阻塞或误吸。为评估通气情况并在患儿处于卧位时保持气道通畅,建议将拇指放在患儿前额伸展颈部,将手指(指尖是手部最敏感的部位)放在嘴(或鼻子)上以感觉呼气。心前区听诊器可用于听诊呼吸。如果患儿呼吸室内空气,脉搏血氧饱和度可作为粗略通气指标,因如果发生通气不足则氧饱和度会很快降低。然而,如果给患儿提供氧气,则在呼吸暂停的情况下可能相当长时间不会发生氧饱和度降低,因此应通过密切观察、心前区听诊器、二氧化碳波形图,或理想情况下通过以上组合监测通气。建议存在潜在不稳定状态儿童使用脉搏氧饱和仪、二氧化碳波形图、心电图(ECG)监护仪、血压袖带或动脉换能器运送。监测线、静脉滴注、输液泵和其他设备应在运输前标明并简化。存放气道设备和急救药物的急救箱有用,特别是当儿童被转运至医院偏远位置。

儿童经常在气管拔管刺激后清醒,随后可能在运送至PACU 或 PICU 过程中发生反应迟钝和气道阻塞。而且可能会在运送途中发生躁动不安。虽然导致不安原因很多,但应首先排除缺氧。儿童运送途中担架上护栏应始终抬起,枕头填充从而防止对儿童造成伤害。最重要的是,麻醉医生应该在整个转运过程中位于担架的头部,并保持对儿童和监护仪的高度警惕。

到达 PACU

手术室工作人员将患者从手术室内转运到 PACU 或 PICU 的护理是患者高质量护理的关键因素,值得高度重视。理想情况下,这是一个循序渐进的过程,遵循医院如下流程,即从手术室内开始,在手术结束前与接收单元沟通,向接收护理团队提供相关的患者信息及所需的非标准设备和药物。

到达 PACU 后,对儿童进行快速评估,确保儿童呼吸道通畅并且生命体征稳定。得到适当的评估患儿,记录入室心率、脉搏血氧饱和度、呼吸频率、血压和体温。按照适应证给予吸氧,同时要认识到在这种情况下监护仪监测通气不足的局限性。许多患儿拒绝将氧气面罩固定在脸上;漏斗型面罩或具有大流量的开口软管可能被接受(尽管不太理想)。在健康患儿中,如果其足够清醒以至于对面罩给氧反感,则不需要补充氧气(尽管低氧患儿不仅需要氧气,还需要建立专门气道)。

许多患者安全组织和医疗保健机构投入大量时间和资源来改进患者的转运过程,主要目标是提高安全性,提高护理质量,降低医疗保健成本。教育医护人员认识到其重要性,是实施有效转运护理的第一步;已有作者提出几种方案[4,7-12],包含检查表和流程标准交接。具有有效患者转运交接系统的医疗机构,此系统减少医疗错误数量并改善患者预后已有报道[6,13-16]。

将患者从手术室转运到 PACU 或 PICU 的过程中,外科医生、麻醉医生和参与儿童照看的重症监护医生应在场并积极参与。一些特殊情况,诸如语言障碍、发育迟缓或有家庭问题等,应传达给负责照看患儿的团队成员。由于不同医疗机构之间习惯不同,建议开展正式护理转运流程,重点关注患者护理关键方面,包括相关的患者信息和病史、外科手术、麻醉类型、气道管理、药物治疗(特别是抗生素和镇痛药)、输液、血流动力学、预估失血量、意外事件、预期的患者进展及在患者入院时需转发给父母或医院工作人员的信息。明确任何意外或严重事件,如意外困难气道、血流动力学不稳定或手术并发症。如果有局麻药连续输注(如硬膜外导管输注),应该交接输注的剂量、浓度、速率和最大输注速率。近期需完成的任务应与接收患者的护理团队讨论。利益相关方都应在交接结束时提出问题并确认移交信息。

麻醉医生团队必须留在患儿身边,直到患儿生命体征稳定,同时 PACU 或 PICU 医护人员开始承担其安全责任后再离开。在麻醉团队离开后,负责在 PACU 或 PICU 中照看儿童的医生名字必须清楚地标示出来,他们的联系方式(如呼机号码)必须提供给外科医生、麻醉医生、区域阻滞和疼痛服务人员。在几个层面上可能都存有障碍,导致不能有效的交接监护,了解这一点很重要。这些环境通常极为复杂,包括外部干扰、嘈杂的环境、情况转变及提供和接受照看儿童的护理人员个体在文化和优先事项上的差异[12,17-20]。

理想情况下,术后照看患儿的护士已经从术前的背景资料中对患儿及其家庭情况有所了解熟悉。重症患儿的护士/患者比例应为 1:1,常规病例为 1:2 或 1:3。据报道,护理人员的配备比例、护理监测技术和经过儿科培训的护理人员对 PACU 患者进行警觉的生命体征监测,能改善患者的预后[21-23]。将儿童从手术室转运过来之前,PACU 或 PICU 的人员和资源应配备到位。

所有儿童都应在 PACU 中持续监测,至少包括连续脉搏血氧饱和度、间歇性无创血压和温度监测。多数 PACU 进行心电图持续监测,虽然部分 PACU 仅对心脏病或复杂多脏器疾病的儿童监测心电图。苏醒期间,很多儿童都非常活跃以至于无法使监测设备维持在固定的位置。如果患儿没有低氧并且已足够清醒能自行取下监护仪设备,则他可能不再需要监护仪监测。如果患儿再进入睡眠状态,应重新使用脉搏血氧饱和度监测,特别是风险较大比如存在阻塞性睡眠呼吸暂停(obstructive sleep apnea, OSA)的患儿。对身体或精神受到刺激儿童,有必要限制灯光,直到他恢复方向感并清醒。

中枢神经系统

麻醉苏醒的药代动力学

麻醉苏醒是一个复杂的过程,取决于所用药物剂量和类型、患者的年龄和生理状况。儿童年龄对吸入麻醉药洗出的影响很小,对快速苏醒几乎没有影响,虽然年龄可能是1岁以下婴儿麻醉苏醒的一个影响因素[24]。然而对苏醒来说,与年龄相关的差异其总体临床意义是非常难以预测[25]。苏醒速度与麻醉持续时间密切相关。麻醉持续时间越长,组织腔室填充麻醉剂越多,清除麻醉剂所需时间越长。例如,30min七氟烷吸入麻醉的苏醒时间明显快于2h的吸入麻醉,而2h的吸入麻醉比8h的吸入麻醉苏醒要快多[26]。当吸入麻醉药的溶解度很小时(如地氟烷)、苏醒时间和麻醉持续时间的相关性就变得很小[27,28]。

静脉麻醉药物的苏醒速度与吸入麻醉药有显著差异。多项研究评估了静脉麻醉和吸入麻醉后患者苏醒的质量和速度[29,30]。对门诊手术,丙泊酚麻醉后苏醒速度与七氟烷麻醉相同,但躁动和疼痛行为明显减少[31]。丙泊酚复合瑞芬太尼[全凭静脉麻醉(TIVA);见第8章]与地氟烷吸入麻醉进行比较;苏醒速度和地氟烷+氧化亚氮吸入麻醉相同,恶心呕吐的发生率相当或降低,但躁动发生率明显降低。对门诊手术,丙泊酚麻醉苏醒速度与七氟烷相同,躁动和疼痛行为明显较少[32,33]。

尽管咪达唑仑很少用于麻醉维持,但在儿童麻醉诱导前期,常通过口服或静脉注射咪达唑仑用于抗焦虑和遗忘。有证据表明,对短小手术的麻醉来说,在吸入麻醉剂或丙泊酚麻醉前加用咪达唑仑会出现早期苏醒延迟。然而,这种延迟随麻醉持续时间的增加而减弱[34]。咪达唑仑术前用药不会影响术后谵妄发生率,但有报道可减少术后恶心和呕吐(PONV)[35-38]。手术结束时静脉注射咪达唑仑能减少谵妄发生率(见后文)。

苏醒期躁动或谵妄

苏醒期躁动是指包括谵妄、术后疼痛和行为障碍的一系列症状和体征。50多年前,苏醒期谵妄在一批术后患者中首次被描述[39]。从临床角度看,通常不可能区分单纯的躁动和谵妄,尽管后者意味着注意力受到干扰,且意识基线急剧变化[40]。尽管进行过大量的研究,有人认为没有眼神接触或对周围环境无反应的儿童更意味着发生术后谵妄[41],但苏醒期谵妄与术后疼痛的区分仍然困难。苏醒期谵妄通常表现为捶打,迷失方向,哭泣和尖叫。儿童无法辨认父母,熟悉的物体或周围环境,麻醉早期出现非理性的激惹性话语。儿童苏醒期谵妄发病率高于成人(约为30%~50%),尤其是2~6岁儿童[42,43]。尽管儿童苏醒期谵妄机制尚未完全阐明,但其前额和蓝斑核区域的脑电图与无谵妄的儿童相比明显不同[44,45],可能揭示了谵妄的原因。证据还表明顶叶皮质CNS代谢物差异可能导致谵妄;相对丙泊酚麻醉,儿童接受七氟烷麻醉后乳酸浓度和其他代谢产物明显增多,与小儿麻醉苏醒期谵妄(pediatric anesthesia emergence delirium, PAED)量表值成正比[46]。

已经开发几种量表评估苏醒期谵妄,然而只有一种PAED量表在麻醉术后谵妄评分被验证有效[47]。表47-4、表47-5提出两种用于评估儿童苏醒期谵妄的评分系统。在麻醉后使用PAED量表评估苏醒期谵妄,初步证据表明分值>10或可能>12与苏醒期谵妄水平一致[48,49]。在儿科PICU中,有证据表明PAED评分高于8可预测术后出现谵妄[50]。评估儿童术后谵妄的文献在一定程度上令人困惑,因为许多研究对疼痛未得到控制的儿童使用未经证实的量表,而将这种行为归因于谵妄、疼痛或两者同时存在。

我们对苏醒期谵妄的理解在不断发展。谵妄发生在外科手术后和无痛检查操作后,如MRI[41,42,51,52]。与苏醒期谵妄相关的因素包括年龄在2~6岁、使用难溶性吸入麻醉药(如七氟烷、地氟烷和异氟烷发生率≫TIVA>氟烷)[30,32,53,54]和术前精神状态。虽然有些人声称,在某些疼痛剧烈的手术后出现谵妄的发生率更高,但大多数情况下无法被证明,主要因为疼痛未得到控制,并使用了未经验证的谵妄测试方法[56]。其他一些不容易发生谵妄的可能因素包括麻醉后快速苏醒、较深的麻醉深度和术前焦虑(尽管最后一个因素存在争议)。苏醒期谵妄通常持续不到15~20min,如果儿童

表47-4　小儿麻醉谵妄量表(PAED量表)					
评分因素	评分				
	0	1	2	3	4
患儿与照看者进行目光接触	极其	非常	有一些	有一点	没有
患儿的行为是有目的的	极其	非常	有一些	有一点	没有
患儿意识到周围环境	极其	非常	有一些	有一点	没有
患儿不安	没有	有一点	有一些	非常	极其
患儿很伤心	没有	有一点	有一些	非常	极其
总得分[a]					

[a] 前期研究结果表明,小儿麻醉谵妄评分>10定义为谵妄,但总分>12分更具特异性。

改编自 Sikich N, Lerman J. Development and psychometric evaluation of the pediatric anesthesia emergence delirium scale. *Anesthesiology*, 2004;100:1138-1145。

表47-5　麻醉后行为评估量表

感知障碍（最高分3）[a]

0　无明显迹象

1　人格解体的感受（说情况不真实，评论"身体外"的感受）

2　视觉幻觉或误解（错误识别物体，如垃圾桶中的小便）

3　显然对外部现实感到困惑（误认自我或环境，例如在学校）

幻觉类型（最高分数6）[a]

0　无明显迹象

1　仅有幻听（回答未提出的问题）

2　视觉幻觉或误解（患儿只对可以看到的事物做出反应）

3　触觉，嗅觉（对他人感觉反应不明显，例如在腿上爬行的虫子）

精神运动行为（最大分数3）[a]

0　无明显的躁动

1　轻微的不安，颤抖或焦虑

2　适度兴奋，拉扯静脉输液管路

3　需要克制严重的骚动，好斗

[a] 较高的麻醉后行为评估得分与更大程度的麻醉后不适相关。

摘自 Przybylo HJ, Martini DR, Mazurek AJ, et al. Assessing behavior in children emerging form anaesthesia: can we apply psychiatric diagnostic techniques? *Pediatr Anesth* 2003; 13: 609-616。

不受干扰地待着或被父母抱着，通常可以自行消退，且不会复发[42]。

已经采用几种措施来预防苏醒期谵妄（表47-6），其中包括有效的局部镇痛、右美托咪定、阿片类药物、氯胺酮、褪黑素、咪达唑仑、镁和丙泊酚都被成功使用过[59-63]。芬太尼（2~2.5μg/kg 鼻内使用或 1~2μg/kg 静脉注射）可减少苏醒期谵妄的持续时间和强度，即使在没有疼痛刺激的情况下也是如此，这很可能跟它的镇痛作用有关[54]。在手术结束时预防性通过连续输注或推注（1~3mg/kg）给予丙泊酚有预防效果，但这些发现并未达成一致[49,65]。麻醉诱导时给予的丙泊酚剂量不能预防苏醒期谵妄的发生[66]。据报道，对预防苏醒期谵妄来说，TIVA 的使用优于吸入麻醉[30,32,53]。由于发生率低，不能用预防性治疗来防止谵妄。

苏醒期谵妄发生时，向那些试图安慰孩子而很快变得沮丧的父母解释其自限性非常重要。需要与父母讨论是否要用药终止谵妄或让它自愈。许多父母更愿意避免服用额外的药物，因为他们知道在几分钟后谵妄会自然消退，而且他们的孩子很快就会恢复正常的性格。进展期谵妄的治疗方法尚未得到广泛研究，但目前的策略包括丙泊酚 1~3mg/kg 静脉注射，芬太尼 1~2μg/kg，或右美托咪定 0.3μg/kg。大多数人使用初始小剂量直到滴定至有效剂量。

在等待谵妄减弱或干预药物影响消退时，患儿离开 PACU 的时间可能会延迟。对神志不清的孩子、手术部位或父母的伤害是一个问题，就像在伤口上拔出引流管、敷料或自行拔管一样。严重的苏醒期谵妄发生时，父母满意度会降低。虽然严重苏醒期谵妄的影响尚不完全清楚，但有证据表明，出现明显苏醒期谵妄的儿童的术后不良行为发生率更高[55]。

表47-6　苏醒期谵妄的预防措施

预防措施	时间点
丙泊酚（IV）	七氟烷后 3min，TIVA[31,67] 短暂输注 3mg/kg 以上，麻醉结束时单剂量[68]（1mg/kg IV）[61,63,65,69,70]
硫喷妥钠（IV）	诱导后，2~3mg/kg[71]
阿片类药物（IV）	芬太尼，瑞芬太尼[72]，舒芬太尼，阿芬太尼荟萃分析；纳布啡（0.1mg/kg）[73]
咪达唑仑（IV）（PO）	麻醉结束时 0.03~0.05mg/kg[74,75]，0.2~0.5mg/kg[76]；0.5mg/kg 父母陪伴时
α₂-受体激动剂（IV）	诱导时可乐定 2μg/kg[76,78,79]；苏醒期给予右美托咪定 0.3~1μg/kg[60,80-83]，右美托咪定荟萃分析显示有效[60,84] 右美托咪定 1μg/kg，然后 1μg/（kg·h）[85] 可乐定 1μg/kg[86]
氯胺酮（IV）	氯胺酮 1mg/kg，然后 1mg/（kg·h）[85] 或 0.25mg/kg[73]
褪黑激素（PO）	0.25mg/kg 或 0.5mg/kg 术前用药[87]
托烷司琼（IV）	诱导时为 0.1mg/kg[88]
硫酸镁（IV）	30mg/kg，然后每小时 10mg/kg[89]
区域阻滞	眶下阻滞[28,90]，髂筋膜阻滞[91]
针刺	手术期间双侧心脏 7 位点[92]

IV，静脉注射；PO，口服；TIVA，全凭静脉麻醉。

呼吸系统

拔管标准

在多数情况下，可在手术室中安全拔管。但是根据患儿的病情，可能需要在更适当的时间在 PACU 或 PICU 延迟拔管。普遍认为，存在饱胃的已全身麻醉患儿，有气道阻塞风险，困难气道的患儿，早产儿和其他易患呼吸暂停的婴儿应该在尝试清醒后拔管。除此之外，拔管时间取决于个人判断。例如，某些机构的做法是在患儿清醒并且能够睁眼和进行其他有目的的动作时拔除气管导管，而其他机构则是在患儿深麻醉时拔管。临床医生报告表明这两种方法都很少发生问题[93,94]。大多数临床医生都认为，这两种方法都优于浅麻醉下（第 2 阶段）拔除气管导管，因为浅麻醉同时又保护性反射抑制，更容易发生喉痉挛和呕吐。

在手术室或PACU拔管

拔管后应立即吸氧，密切观察患儿，确保通气，血氧饱和度和黏膜颜色正常，确认是否发生气道阻塞、喉痉挛或呕吐。在确认气道通畅以及充分氧合和通气之前，不应将儿童转运离开麻醉手术室。

对 PACU 中拔管儿童，呼吸功能不全是最令人担忧和最常见的并发症。呼吸功能不全约占麻醉苏醒期严重事件的 2/3[95]。呼吸功能不全可表现为呼吸困难，也可表现为焦虑、反应迟钝、心动过速、心动过缓、高血压、心律失常或癫痫发作，心搏骤停是一种晚期表现。当出现上述任何情况时，必须将呼吸功能不全视为根本原因。低氧血症、低通气和上呼吸道梗阻是 PACU 患儿最常见的三种呼吸不良事件。对于因肥胖和可能 OSA 而行扁桃体切除术后以及接受诊断性支气管镜检查的儿童尤其如此。

低氧血症

低氧血症可由通气不足、上呼吸道梗阻、支气管痉挛、误吸、肺水肿、气胸、肺不张等引起，极少数由阻塞性肺水肿、心脏分流或肺栓塞引起。全身麻醉苏醒期低氧或许发生得更快更严重，因为全身麻醉能够抑制缺氧和高碳酸血症对通气的驱动，降低功能残气量，改变缺氧性肺血管收缩。寒战可能进一步增加 2～5 倍的氧耗[96,97]，加剧血红蛋白去氧饱和。

与没有上呼吸道感染史的儿童相比，由于气道反应性增加，肺不张和分泌物增多，患有上呼吸道感染或处于恢复期的儿童术后血红蛋白低氧饱和更常见[98,99]。在新生儿中，缺氧使通气增加约 1min，随后即抑制呼吸驱动力（即呼吸频率和潮气量）[100]。对患有严重支气管肺发育不良的早产儿，对缺氧的正常通气反应延迟了数月，使其在围手术期有更高的低氧饱和度风险[101]。

通气不足

严重的通气不足会导致呼吸性酸中毒、低氧血症、二氧化碳麻醉和呼吸暂停。这可能由于通气驱动力低、肌无力或机械通气效果欠佳而引起通气不足。吸入麻醉药、阿片类药、苯二氮䓬类药和其他镇静药物（α_2-受体激动剂除外）剂量依赖性减少儿童通气驱动力。儿童可能存在术后通气不足的风险，尤其是有潜在呼吸障碍的儿童，如患呼吸暂停的早产儿（<60W 的早产儿）；有 CNS 损伤如头部损伤、卒中和颅内手术的患者，肥胖儿童和 OSA 的患儿。这些儿童可能需要在具有持续监测能力的环境中进行长期观察。

肌肉无力可能导致呼吸功能不全。原先存在的肌肉疾病（如肌营养不良症）和不充分的肌松药阻滞拮抗、电解质异常、神经系统疾病、药物、感染和内分泌疾病可能会损害呼吸动力而足以导致通气不足和呼吸功能不全。镇痛不足可导致胸廓紧绷，不敢呼吸并通气不足，可反过来增加通气-灌注不匹配并降低氧合。

呼吸道梗阻

PACU 最常见和最严重的问题之一是上呼吸道阻塞。先天性面部畸形（尤其是 21 三体、软骨发育不全和 Crouzon 病中的面部发育不全）和有 OSA 病史的肥胖儿童，其气道问题的一个特征就是气道阻塞。气道阻塞的临床标志包括脉搏氧饱和度降低、吸气性喘鸣、吸气性回缩和胸壁反常运动。常见的干预措施包括刺激儿童、改变体位、吸引、扪下颌、置入口咽/鼻咽通气道、应用 PEEP（图 33-10）。如果这些措施失败，则应考虑上下气道的通畅性，因为气体交换可能受到喉痉挛、声门下狭窄、水肿、支气管痉挛、肺不张或气道分泌物的影响。全身麻醉或神经肌肉阻滞后的未完全恢复、颈部伤口血肿（如甲状腺切除术后）和声带麻痹也可能导致上气道阻塞。如果上述任何一种操作都不能改善气道，则应使用面罩持续气道正压给氧，并给予必要的药物以完成气管插管。

复张性肺水肿是扁桃体切除术后急性上气道阻塞和慢性气道阻塞缓解的并发症。该机制是由于闭合的声门或阻塞的气道产生极端胸内负压及其突然释放，导致肺血流量急剧增加，从而导致非心源性或神经源性肺水肿。当发生长时间喉痉挛、气道阻塞或扁桃体切除术后出现严重缺氧，持续性呼吸急促或心动过速且患儿气道分泌物呈粉红色、泡沫状时，应该怀疑此并发症。非心源性肺水肿的治疗包括气管插管，PEEP 正压通气，100% 氧气以维持足够的氧张力，呋塞米和吗啡。呋塞米（0.5～1mg/kg）应立即通过静脉注射给药，因为它被认为是通过直接扩张静脉减少静脉回心血量而起作用[102-105]。

插管后出现喘鸣或声门下水肿，与气管插管创伤、气管导管大小不合适、多次气管插管、气管插管引起咳嗽、术中儿童体位改变、插管时间延长、手术时间、头颈部手术史、早产史（新生儿插管）、唐氏综合征或原先存在喘鸣[106,107]等因素有关。如果症状没有减轻，应当给予雾化肾上腺素（0.5mg/kg，最多 5mg，或 0.25～0.75ml 2.25% 外消旋肾上腺素），尽管其作用很短暂。反复使用肾上腺素可能会导致反弹性喉水肿[108]。如果使用雾化肾上腺素，则需要长时间观察，门诊患者可能需要留院或观察一段时间。类固醇（如地塞米松 0.6mg/kg）对减少黏膜水肿有效，但最大效应延迟（约 6h）。

呼吸费力

如果气道通畅，应该注意通气是否充分。残余神经肌肉阻滞可以通过观察（即患者能够抬起四肢抵抗重力或持续抬头的能力）和通过周围神经刺激器评估来定量诊断。根据严重程度和临床情况，可通过补充一定剂量的肌松拮抗剂或给予辅助通气治疗。如果呼吸频率缓慢，提示阿片类药物引起的呼吸抑制，滴定剂量的纳洛酮（0.01～0.1μg/kg）可逆转呼吸抑制，而不会引起急性焦虑、疼痛或肺水肿。如果纳洛酮有效，建议持续监测呼吸状态，因为纳洛酮的半衰期短，约为 20min。可肌内注射相同有效总剂量以防止阿片类物质引起呼吸抑制复发。或者可以用纳曲酮（Revex）替代，它是纳洛酮的类似物，用于逆转阿片类药物引起的呼吸抑制，半衰期为 10h（见第 48 章）。苯二氮䓬类残留镇静效应可以用氟马西尼拮抗，但可能需额外观察 2h，确保逆转后不会再次发生反应。

气道和肌力正常儿童可能因疼痛、绷带或石膏限制、腹胀、气胸、肺不张、吸入性肺炎或心源性或阻塞性肺水肿而呼吸困难。大多数情况下，重点关注病史和体格检查进行鉴别诊断，必要时进行包括胸部 X 线片、血气分析和可能的有创血流动力学监测在内的辅助检查，可确定根本原因并指导有效治疗。

从 PACU 离开的早产儿

早产儿（<37w 妊娠）在镇静和全身麻醉后有呼吸暂停的风险；然而，随着婴儿年龄增长，风险会降低[109-111]。有人提出了早产儿镇静或麻醉后的监测指南，但应注意的是，早

47

产儿和前早产儿被认为是一个具有各种并发症的异质群体，应该针对每位患者制订个体化监测的时间和程度[112-114]。然而，建议未患有贫血且未出现呼吸暂停的产后胎龄（PCA）55～60 周前早产儿，可进行较长时间观察，如果病情稳定，之后即可出院。<55 周，贫血患者（血细胞比容<30%）和呼吸暂停持续的前早产儿应住院接受监测[109, 114-116]。预防性给予咖啡因（10mg/kg IV）可降低高风险婴儿全身麻醉后呼吸暂停的风险，但不应取代术后监测[109, 112, 117, 118]。伴有贫血，或患有严重心肺或神经系统疾病的 PCA 55 周以下前早产儿，在全身麻醉、区域麻醉或镇静后，应入院接受监测至少12h，无呼吸暂停才可出院（见第 4 章）[112, 115, 117]。

有人提出，与全身麻醉患者相比，椎管内麻醉手术的早产儿发生不良事件风险较低；然而，应注意婴儿仍有晚期呼吸暂停的风险，而全身麻醉的患儿则有早期呼吸暂停的风险[119-122]。同样，据报道，骶管麻醉是早产儿接受疝气切除术有效替代腰麻的方法[123-127]。尽管证据表明区域麻醉后呼吸暂停的风险较低，且在一些机构并未发生手术当天出院后并发症，但没有足够的证据为这种做法提出普遍性的建议。我们的建议是，无论麻醉类型如何，都应将患儿收住入院并给予监测。

与早产儿相比，足月新生儿在全身麻醉后呼吸暂停和心动过缓的风险要低一些。对于可以施行门诊手术的婴儿，其最小 PCA 界定为 44～50 周的观点还有不同意见。虽然不是循证医学的建议，但许多儿童医院允许所有足月新生儿（<28 日龄）在全麻后给予过夜监测。所有存在窒息和心动过缓病史的足月婴儿或兄弟姐妹存在婴儿猝死综合征的患儿均需在全身麻醉后给予较长时间观察或过夜监测。

心血管系统

心动过缓

心动过缓是儿童最常见的心律失常，需要立即引起注意，因为与心排出量减少有关。除非有其他证明，否则引起婴儿和儿童心动过缓最常见的原因是低氧血症。心动过缓的其他可能原因包括迷走神经反应（如置入鼻胃管、喉镜检查）、药物（如新斯的明、β-肾上腺素受体阻滞剂、α₂-肾上腺素受体激动剂、阿片类药物如芬太尼）、颅内压增高和高位神经阻滞麻醉。儿童心动过缓的定义取决于患儿的年龄；随着年龄的增长，发病率下降（见第 2 章）。

治疗的关键在于纠正基础诱因，包括给氧和确保呼吸道通畅。心动过缓应立即给予氧疗，必要时应通气。如果干预措施没有立即恢复心率，应给予阿托品（0.02mg/kg）；如果在30s 内未观察到反应，需要给予肾上腺素（2～10μg/kg）。对症状性心动过缓（如低血压、意识水平降低），应立即给予肾上腺素。如对肾上腺素无反应，应进行胸外按压并遵循标准心肺复苏流程（见第 40 章）。

心动过速

心动过速是一种重要的术后体征，是几种疾病的标志性体征之一，例如心排出量或氧供应不足，对疼痛的反应或药物直接作用（如肾上腺素，阿托品）。心动过速可能发生在低氧血症、高碳酸血症、血容量不足、血容量过多、苏醒期谵妄、焦虑、败血症、发热、膀胱充盈及之前未被识别的心脏传导异常（见第 16 章和第 18 章）或心力衰竭。诊断心动过速的阈值随患儿年龄变化，随年龄的增长而降低。

治疗的关键在于纠正基础诱因。偶尔，患儿出现持续性心动过速，与前面描述的各种原因无关，常规治疗难以治愈。需进行心脏方面的会诊咨询以调查并确定不常见的原因，如异常传导系统或异位病灶，它们是室上性心动过速（supraventricular tachycardia, SVT）的诱因。室上性心动过速，其定义为婴儿心率超过 220 次/min，儿童超过 180 次/min，当没有其他症状时，可用腺苷治疗。然而，伴有低血压或意识水平降低的室上性心动过速可能需心脏复律。先前接受过心脏手术的儿童面临更大风险。

其他心律失常

除心动过缓和心动过速外，其他术后心律失常在儿童中少见。在 PACU 中可有孤立的室性期前收缩或房性期前收缩，除非有进展，否则并不重要。多源性室性期前收缩在儿童中不常见，它们可能是由于镇痛不足、心脏传导缺陷而发生，或极少情况下可能是恶性高热的先兆（见第 16、18 和 41章）、急性横纹肌溶解症伴高钾血症、疼痛治疗不足、先天性传导缺陷或结构性心脏缺陷，应检查患者的电解质和动脉血气状态。患有先天性心脏病的儿童应在 PACU 中进行持续ECG 监测（见第 16、18 章）；记录所有心律失常并咨询心脏病专家，可能是异位病灶发展的首发表现。

血压控制

低血压

麻醉医生应熟悉婴儿和儿童的正常血压范围（见第 2章）。使用适当大小的血压袖带进行测量；袖带的宽度应为上臂长度 2/3。尺寸不合适的袖带产生虚假读数。小袖带可能高估血压，大袖带可能低估血压。正确放置袖带对避免误差至关重要。

儿童低血压最常见原因是手术过程中血液和体液补充不足或持续失血导致的血容量不足。血容量不足的临床标志是低血压、心动过速、尿量<0.5ml/(kg·h)至 1ml/(kg·h)、毛细血管再充盈缓慢（>3s）及脉压变窄。如果血细胞比容足够，可用 10～20ml/kg 等渗晶体液或白蛋白输注治疗血容量不足，重复以上操作直到血压稳定。如血细胞比容不足，给予浓缩红细胞（packed red blood cells, PRBC）或全血输注。在这种情况下，提高儿童和成人血红蛋白 1g/dl 所需血量的粗略估计是 4ml/kg 悬浮红细胞或 6ml/kg 全血（见第 10 章和第 12 章）。为准确获得所需的血细胞比容，可运用如下公式估计 PRBC 体积:（目标血细胞比容-目前血细胞比容）× 估计血容量/PRBC 中的血细胞比容。

如果患儿对扩充血容量没有反应，需要考虑其他原因引起的低血压，例如隐匿性失血［如腹腔内、腹膜后、胸腔内（胸腔引流管阻塞）、心脏压塞］、败血症或其他疾病。任何影响静脉回流因素都可引起低血压，包括正压通气、自发

PEEP、张力性气胸、心脏压塞和下腔静脉受压。

高呼气末浓度的吸入麻醉药、局麻药或阿片类药物和苯二氮䓬类药物与阿片类药物间相互作用可通过血管舒张（即相对血容量不足）和直接心肌抑制产生低血压。但是，这些因素在 PACU 中很少发挥作用。罕见的原因包括过敏反应（如乳胶过敏、抗生素过敏）、输血反应、肾上腺皮质功能不全、全身炎症、感染、严重肝功能衰竭和抗高血压药、抗心律失常和抗惊厥药物。体温升高可能导致血管舒张和相对血容量不足。发热对代谢需求的增加可能损害已受损心肌。如果患儿到达 PACU 时持续依赖缩血管药维持，随后发生低血压，需要考虑机械设备原因，例如缩血管药输注中断或管路扭结、静脉输液通路中断、与输液泵连接断开或输液泵故障。

区域麻醉时交感神经阻滞引起的血管扩张偶尔会引起低血压，尤其是高平面阻滞和限制液体摄入。然而，对 6 岁以下儿童来说非常罕见。因为交感神经系统发育变化，大多数 6 岁以下儿童通常外周血管扩张，对区域阻滞进一步的血管扩张反应很小[128,129]。

心肌收缩力降低、心律失常、心肌病、钙通道阻滞剂、败血症、甲状腺功能减退、负性肌力药物和充血性心力衰竭是儿童低血压罕见原因。针对基础原因进行治疗，例如通过容量负荷纠正血容量不足，治疗过敏反应和败血症。心肌收缩力下降可通过利尿和减少后负荷的正性肌力药（如血管扩张药）来治疗。

高血压

儿童术后高血压不如低血压常见，通常是由于测量不准确或疼痛导致。血压袖带太小可能会高估血压，应是鉴别诊断中首要考虑的因素之一，特别是如果患儿没有与疼痛一致的其他症状。除疼痛外的致病因素还包括高血容量、既往高血压（如肾病）、膀胱扩张、高碳酸血症、低氧血症、躁动和谵妄、颅内压增高、外源性血管活性药物（如肾上腺素）。

肾脏系统

围手术期与肾脏系统相关的并发症很少见。尿量少（<0.5~1ml/（kg·h））的最可能原因是血容量不足（如术后低血压）。肾脏下游的机械性梗阻可能是由于直接的外科手术干预或尿管错位或功能失调（即血块或扭结）所致。如果患儿给予含有阿片类药物的区域麻醉（脊髓或硬膜外），同时没有放置导尿管，则可能需要给予放置 Foley 或直导尿管。对于施行大手术或患有全身炎症反应综合征的儿童，术后肾衰很少发生。筛查试验如血尿素氮、血清肌酐和尿液分析显示肾功能不全，应咨询儿科肾病专家（见第 28 章）。

胃肠道系统

术后恶心呕吐

术后恶心呕吐（PONV）是麻醉和手术最令人困扰的并发症之一。与成年人不同，大多数儿童对恶心并不熟悉，也从未有过恶心的经历，他们不太可能告知 PACU 的工作人员，他们感到恶心。在儿童中，呕吐和"腹痛"可能是胃肠不适的第一个也是唯一表现。在儿童中，PONV 发生率与年龄呈负相关[130]。幼儿发病率很低，在儿童时期随着年龄的增长而增加，青少年时期达到高峰且发病率超过成人[130,131]。

手术类型影响 PONV 的发生率，接受扁桃体切除术、斜视修复、疝修补、睾丸固定术、小耳畸形和中耳手术[130,132]的儿童 PONV 发生率最高。青春期前，PONV 发生率无性别差异，青春期后女孩发生率比男孩高[130]。PONV 的并发症包括误吸、脱水、电解质失衡、疲劳、伤口裂裂和食管撕裂。PONV 可产生心理效应，导致儿童和家长产生焦虑，拒绝进一步手术。由于延迟恢复和出院，增加医疗护理和再手术风险，PONV 可能会带来重大的经济负担。虽然这些问题很少危及生命，但造成 PACU 时间延长、计划外再入院和患者不满等严重影响[133]。

循证医学的管理共识

PONV 的管理较复杂，目前已制订许多治疗策略（图 47-1），在一项或多项研究中多数治疗策略被证明有效。然而，某些治疗方法是否优于其他治疗方法尚不明确，部分原因是研究设计缺陷，例如治疗剂量不当、样本量小或数据的观察和收集时期不同。一些研究仅在术后最初几小时监测 PONV，而另外的研究对儿童的监测则在术后 24~48h。为了理解这些相互矛盾的数据，提出基于共识的预防和管理 PONV 策略。这些指南建议，应首先判断如前所述的哪些儿童有较大风险发生 PONV，然后在该患者人群中实施预防措施。由于在儿童中可能很难识别恶心，研究经常将术后呕吐作为主要观察指标。

指南一致认为麻醉药物选择可影响儿童 PONV 发生率。对于手术相关的高恶心呕吐发生率研究显示，与吸入麻醉药相比，丙泊酚显著降低 PONV 发生率。同样，多模式联合的治疗策略比单一治疗策略更有效[138-140]。虽然有争议，但避免应用氧化亚氮可以防止 PONV 发展[33,138-141,142]。

其他减少 PONV 发生率的策略还包括应用能足够镇痛的最小剂量阿片类药物，尽量使用区域麻醉。全凭静脉麻醉能减少 PONV 的发生（第 8 章）。考虑使用非阿片类药物，例如对乙酰氨基酚、氯胺酮和酮咯酸。50~100μg/kg 昂丹司琼被广泛证实能减少早期和晚期 PONV 发生。合适的肠外补水和避免术后早期液体摄入可减少 PONV 的发生（见第 4 章）。

预防性治疗

昂丹司琼预防 PONV 已被广泛研究，结果表明 50~100μg/kg 剂量下能降低早期和晚期 PONV[134,143]。由于 5-HT3 受体拮抗剂作为一组药物，在防止呕吐而非恶心方面更高效，因此它们是儿童预防 PONV 的首选药物。地塞米松也能有效降低 PONV[134,140,142,144]。地塞米松单独使用或与其他止吐药物联合应用可将有效治疗时间延长至 24h。氟哌利多在被列入警告范畴之前，在美国也被推荐用于 PONV 的预防[145]。然而，从法律医学方面来看，它不再属于一级止吐药。氟哌利多通常低剂量应用，这样可减少锥体外系反应和镇静副作用。充分液体复苏也在预防 PONV 中发挥重要作用。在斜视矫正的儿童术中给予乳酸林格液 10ml/kg 与给予 30ml/kg

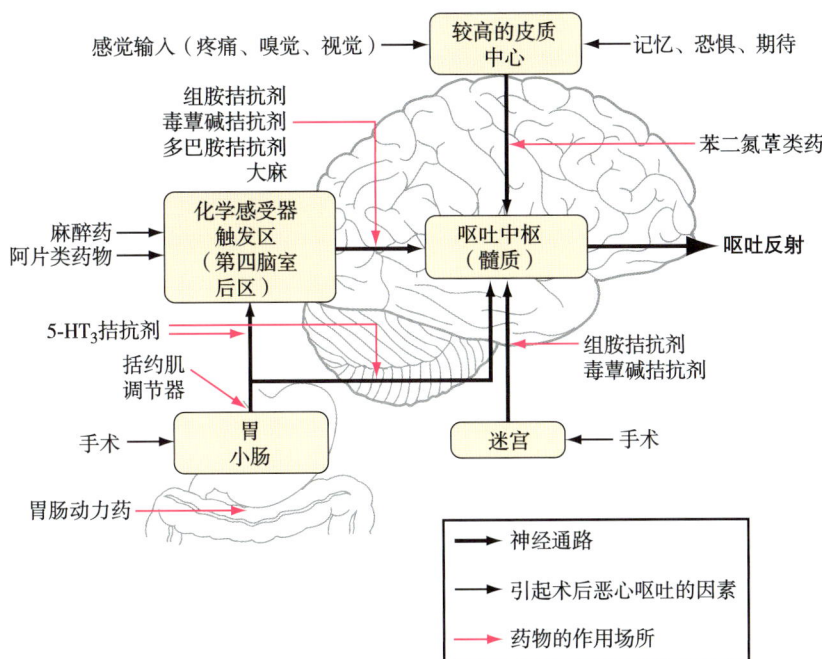

图 47-1　术后恶心呕吐(PONV)的治疗策略

的相比,前者恶心呕吐发生率更高(54% vs 22%)[138,146]。

对有中度或高度 PONV 风险儿童,最有效的预防策略是使用联合治疗,具体包括补液、5-HT$_3$ 受体拮抗剂和第二种药物如地塞米松。术后呕吐患儿应给予止吐抢救治疗。术后 6h 以上发生呕吐可使用除地塞米松和经皮东莨菪碱以外的其他药物治疗[134,147]。

其他治疗

已报道成功预防和治疗 PONV 的其他止吐技术包括针灸、电针、经皮神经电刺激和穴位刺激,然而,这些技术在儿童身上没有得到一致证明[148-153]。

术后护理和出院

PACU 的疼痛管理

第 44 章详细讨论术后急性疼痛的管理策略。儿童的疼痛程度(或痛觉)在 PACU 变化比在医院其他任何病房都迅速。对所有年龄段的儿童,包括发育障碍儿童,频繁和持续的疼痛评分十分必要。许多疼痛评估量表已被证实适用于儿童。比使用特异性量表更重要的是,评估标准应遵循简单一致的原则。例如,语言能力良好的患儿应鼓励他们使用自我报告量表(如 Oucher 量表)来描述他们的疼痛。幼儿或没有语言表达能力的儿童应使用客观的疼痛行为量表[如面部、腿部、活动、哭泣、安慰性(FLACC)量表]进行评估[155,156]。同样重要的是疼痛治疗方案的一致性,对同一程度疼痛的治疗不应因换班而异,也不应因护士的不同而异[157]。

与其他领域儿科疼痛控制一样,术后疼痛也建议采用多模式方法来管理。手术前家属、手术团队和麻醉团队应讨论疼痛管理方案。根据手术不同,该方案可能包括以下任意一项或全部:对乙酰氨基酚、非甾体类药物、局部麻醉、神经阻滞、区域麻醉、α$_2$-肾上腺素受体激动剂、阿片类药物、患者自控镇痛、患者自控硬膜外镇痛。

对乙酰氨基酚和非甾体类药物通过抑制前列腺素及其代谢产物发挥作用。这些药物大多口服的,应在术前或术中给予,以便在 PACU 发挥作用。如果偶尔在到达 PACU 前没有给予,应该注意。口服对乙酰氨基酚(15mg/kg)或布洛芬(10mg/kg),已经在多种手术被证实可减少 20%~30% 的阿片类药物需求量。在美国对乙酰氨基酚静脉应用可适用于 2 岁或更大的儿童,很可能成为 PACU 轻度至中度疼痛的一种受欢迎的镇痛药,且是一种节约阿片类药物用量的镇痛药[158]。对于体重不足 50kg 的患者,推荐剂量为每 6h 静脉注射 15mg/kg 的剂量,注射时间应>15min。自从 2002 年药物批准以来,欧盟进行了许多对丙帕他莫和对乙酰氨基酚静脉制剂的研究,尤其关注当使用 2 倍推荐剂量的反应。新生儿研究表明,静脉注射制剂在减少阿片类药物用量方面是安全有效的。然而,也有肝毒性报道[160-164]。几项随机、对照研究和荟萃分析表明,静脉给药对治疗成人和儿童轻度至中度疼痛或发热是有效的[165,166]。

对乙酰氨基酚也可以直肠给药,剂量为 35~45mg/kg,但由于药物吸收变异较大而且作用延迟(如直肠给药后达到药物峰值浓度的时间为 60~180min),这套用药方案不推荐在 PACU 应用[167]。根据直肠给药的药物动力学,推荐重复给药时间间隔应延长(6h),并且随后的剂量应减少(20mg/kg),使 24h 的总剂量不超过 100mg/kg[168]。对超过 24h 的对乙酰氨基酚直肠应用没有数据指导。如果儿童已经直肠给予对乙酰氨基酚,则应将首次口服剂量推迟到直肠给药后 6h。

酮咯酸可减少约 30% 阿片类药物需求,推荐剂量为每 6h 0.2~0.5mg/kg 静脉注射(体重<50kg 儿童最多为 15mg,>50kg 儿童最多为 30mg)[169]。术后有明显出血或肾功能不全史的儿童应谨慎使用。在儿童骨科手术使用酮咯酸有争议,有研究认为该药物与不良预后有关，包括增加出血和骨折不愈合，然而，其他研究人员表示，它不会对患者预后产生负面影响[170-173]。类似情况适用另一种静脉注射帕瑞昔布[174]。

阿片类药物可适用于任何手术之后即刻出现其他方法疗效不佳的中、重度疼痛。吗啡、芬太尼和氢吗啡酮在适当监测生命体征的 PACU 中对婴幼儿的安全使用有着悠久的历史[175]。哌替啶仅推荐用于治疗儿童寒战，因为它存在致癫痫代谢产物（如去甲哌替啶）而引起癫痫发作可能。阿片类药物初始剂量应根据体重、生理发育、目前的医疗或外科条件、联合用药和疼痛的严重程度调整。目标应该是有效和迅速地减轻疼痛，随后的药物剂量应根据机体对初始剂量反应进行调整。多次、小剂量、无效剂量的给药只会延长疼痛、压力和焦虑，而不会改善护理的安全性。须谨记，患者自控镇痛和患者自控硬膜外镇痛（见第 42 章和第 44 章）可在PACU 中使用，但任何一种干预措施都应在急性疼痛得到充分治疗后才开始。有 OSA 风险的儿童对阿片类药物敏感，必须将阿片类药物剂量减少 33%～50%。在这一人群中，必须始终维持脉搏血氧饱和度，在 PACU 曾经发生由于患者不适，使用镇静剂或阿片类药物治疗但未使用监测而发生死亡的案例（见第 33 章；图 33-7，图 33-8）[175a]。

区域镇痛是一种常见的儿童术中镇痛方式，进而在PACU 中应用（见第 42～44 章）。PACU 人员应具备评估区域阻滞是否充分的范围，熟悉泵的使用和程序。

术中应首先发现区域阻滞有效的证据，比如成功完成手术所需的麻醉用药减少。阻滞时加入亲水性阿片类药物或可乐定可在数小时内的一定程度上提升镇痛水平和持续时间；然而，需要阻滞远离手术切口多个神经节段时，不太可能持续很长时间。在硬膜外或蛛网膜下腔阻滞中添加阿片类药物会增加瘙痒、尿潴留和呕吐的风险，同样，硬膜外置管不能减轻诸如膀胱痉挛（胸神经支配）或插管后咽喉痛等内脏疼痛，必须通过其他措施加以控制。麻醉医师必须确认导管正确放置在硬膜外腔内。年龄较大的儿童可询问他们的感觉水平，使用冰或其他冷的感觉来确定交感神经阻滞平面。语言或发育障碍儿童需要一些其他客观指标确认。以往报道通过放置硬膜外导管时产生的神经电刺激来确定导管插入深度。现在已有文献报道使用超声检测硬膜外导管的位置[178-180]。最实用的方法是用放射学方法，通常使用适当造影剂确定导管尖端水平，以确保硬膜外导管的适当位置。少量（＜1ml）造影剂（如碘海醇注射液 180 或 240）可注入导管，同时通过 X 线片确定放置位置（图 42-7）[181]。

体温管理

文献证实低体温有害健康，并表明当儿童在体温正常的情况下送达 PACU 时，可以达到最佳预后。术中体温正常是维持术后正常体温的关键。低体温与不适、出血、感染、药物代谢改变、认知功能恢复有关，且低体温延长恢复时间。因为大约 90% 的热量是通过皮肤丢失，因此只有通过皮肤的热量交换才能为儿童提供足够保暖。大多数麻醉药物的血管舒张作用增强了这种加温效果。充气加热保温毯是维持儿童正常体温的唯一有效方法[186-188]。由于麻醉结束后血管收缩，术后使用这种保暖措施效果不如术中，且术后大部

分低体温造成的有害生理变化已发生。

婴儿和儿童可能会因过度积极的复温措施而烧伤[189-191]。不能说话的嗜睡儿童，以及由于疾病或使用区域麻醉而感觉减退的儿童更容易发生这种情况。

PACU 出室标准

苏醒程序和出室标准因机构而异。有些机构要求所有患者出室前由医生进行评估，但另一些机构仅在不符合常规出室标准时才要求进行评估。修订版 Aldrete 量表是最常用的出室情况评估系统，但具体标准取决于儿童在什么样的环境或情况下出室[192-194]。例如，一个有拔管后轻微哮喘或喘鸣的儿童，可在 PACU 出室后到儿科病房或 ICU 进行监护，但不能出室后由父母监护并经过 2h 的车程回家。表 47-7 总结儿童作为一般住院患者的出室标准。对于门诊患者，补充标准在表 47-8 中列出，此标准通常必须在出院前达到。

表 47-7　住院患者的出院标准

1. 恢复足以支持气体交换的气道和呼吸反射，并防止分泌物、呕吐物或血液吸入
2. 循环稳定，任何外科出血控制
3. 标准 1 和 2 中没有预期的不稳定性
4. 合理控制疼痛和呕吐
5. 阿片类药物或纳洛酮、氟马西尼给药后，适当观察一段时间（静脉注射纳洛酮后至少 60min，氟马西尼后 2h）
6. 除非转移到 ICU，否则恢复基线意识水平

表 47-8　门诊患者的出院标准

1. 心血管功能和呼吸道通畅令人满意和稳定
2. 患儿很易吵闹，保护性反应完好无损
3. 患儿可以说话（如果年龄合适）
4. 患儿可以独立坐起（如果年龄合适）
5. 对于非常年幼或残疾的儿童，无法达到预期的反应，除非要将儿童转移到另一个监护的地点，否则应该达到麻醉之前反应水平或尽可能接近该儿童正常水平
6. 足够的液体容量水平
7. 父母被允许带在未完全恢复步态的患儿（如果监督不当，必须告知家长患儿有受伤的风险）
8. 实现对疼痛控制，可通过口服途径充分镇痛
9. 实现对恶心和呕吐的控制，允许口服补液（参见文中的"出室标准"）

传统上，儿童首先被允许在第一阶段恢复室中恢复，直到呼吸稳定、意识恢复、基本运动恢复、生命体征平稳、在没有呼吸支持的情况下（除非原先需要）吸空气时脉搏氧饱和度值稳定（或位于基线水平）、疼痛控制良好，然后儿童可以转到护士／儿童比例较少的第二阶段恢复室进行更全面康复，直到满足充分补液、极少呕吐、伤口状况良好、生命体征稳定、有适当的活动和精神状态良好的标准。

要求儿童在第二阶段恢复室离开前能够进食、饮水及排尿，这明显延迟了出室时间。因此术中应努力维持液体平

衡,消除术后必须立即经口摄食的生理需要。术后维持液体应由等渗而非低渗溶液组成,以减少低钠血症风险(见第 9 章)[195-198]。除有尿潴留高危儿童(如尿潴留史、尿道手术史)外,几乎少有因排尿困难而再入院的问题。事实上,能够排尿这一要求已不再是规范化出室标准的一部分。只要没有在骶管阻滞药物中添加阿片类药物,接受骶管阻滞进行手术的儿童尿潴留风险同样较低[194]。

尽管目前关于各国康复流程的数据很少,但儿科门诊患者的康复似乎呈现出一种单阶段(快通道)康复趋势。该过程根据适当意识水平、机体活动、生命体征、呼吸状况和疼痛控制情况,允许选定的儿童绕过第一阶段的康复,直接进入第二阶段(表 47-9)。虽然在启动这一程序时必须注意疼痛控制等问题,这种方法已被证明是成功的,而且相当安全。

表 47-9　快速出院标准

标准	评分
意识水平	
警觉和定向	2
给予最小的刺激	1
仅对触觉刺激	0
体力活动	
能够根据命令移动四肢	2
肢体运动弱	1
无法自行移动四肢	0
血流动力学稳定性	
血压<基线 MAP 值的 15%	2
血压为基线 MAP 值的 15%~30%	1
血压>基线 MAP 值 30%	0
呼吸稳定性	
能够深呼吸	2
剧烈咳嗽	1
呼吸困难,咳嗽微弱	0
氧饱和状态	
呼吸室内空气保持>95% 的氧饱和度值	2
补充氧气(鼻塞)	1
补充氧气饱和度<90%	0
术后疼痛评估	
无或轻度不适	2
静脉镇痛药控制中度至重度疼痛	1
持续、剧烈的疼痛	0
术后呕吐症状	
没有或轻度恶心,没有活动性呕吐	2
短暂呕吐或干呕	1
持续、中度至重度恶心和呕吐	0
总分[a]	

[a] 儿童患者必须得分 14 才能绕过 1 期 PACU 直接进入接下来的治疗苏醒室。MAP,平均动脉压;PACU,麻醉后恢复室。

摘自 White PF, Song D. New criteria for fast-tracking after outpatient anesthesia: a comparison with the modified Aldrete scoring system. *Anesth Analg*, 1998; 88: 1069-1072。

PACU 之外的术后一般护理

正在使用阿片类药物的成年术后患者是住院患者中因呼吸抑制而抢救失败的高危人群[200];术后呼吸衰竭占所有住院患者安全事件约 11%,并在所有分类安全事件中其死亡率最高[202]。一项对成人非心脏手术患者连续进行脉搏血氧饱和度(SpO_2)监测研究发现,21% 的患者其 SpO_2 为 90% 时的平均持续时间≥10min/h,8% 的患者平均持续时间≥20min/h,8% 的患者 SpO_2<85% 平均持续时间≥5min/h。另有 3% 患者术后 SpO_2 低于 80% 持续 30min 或更长时间。以上风险促使麻醉患者安全基金会(the Anesthesia Patient Safety Foundation)提倡对所有术后给予阿片类药物的住院患者进行持续的电子生理监测[204]。虽然缺少针对儿童群体的数据或建议,但没有理由认为数据在儿童中存在差异。

既往对被认为有较高不良事件风险的儿童进行选择性监测("条件性监测"),由于并发症、外科手术或阿片类药物应用使得大多以失败告终。最近在药物基因组学和错误分析方面的研究提供了更多关于为什么"条件性监测"不足以解决这个问题的见解。临床医生已经意识到个体间对阿片类药物反应的差异性,药物基因组学的发展为这些差异提供了科学背景。FDA 已经禁止在扁桃体和腺样体切除术后的患者中使用可待因,这是由于细胞色素 P4502D6 中的单核苷酸多态性(SNP),导致吗啡超速代谢,使其转化率和血浆浓度更高。根据种族不同,超速代谢估计从 1% 到 29% 不等(见第 6 章和第 7 章)[205]。还有许多变异基因尚未被发现,但肯定会导致预料之外的不良事件。根据联合委员会的警示事件数据库(Joint Commission Sentinel Event Database)(2004—2011 年)显示,47% 的呼吸抑制事件是由于用药剂量错误,29% 与对患者的不当监护有关,11% 与过量用药、药物相互作用和药物不良反应等其他因素有关(http://www.jointcommission.org/assets/1/18/SEA_49_opioids_8_2_12_final.pdf,最终接收时间:2016/09/04)[206]。这些数据提供了一些关于风险分层和选择性个体监测失败原因的见解。今后通过编码药物及管理来减少用药错误,可将不良呼吸事件降到最低,并使选择性的监测成为未来可行的计划。

近十年来,已有一些非常成功的监测系统应用,通过使用基于 SpO_2 的监测,显著减少住院患者不良事件的发生。然而,对监测性管理的认识及将人群健康医学原则应用于医院病房的方法仍处于起步阶段[207-209]。Dartmouth 的一个研究小组在骨科的住院病房使用脉搏血氧监测系统,将意外 ICU 转诊减少 50%,快速反应的启动减少 65%。使用基于静态报警的心率和 SpO_2 阈值系统,通过呼叫系统将护理人员的注意力转向这些生理功能恶化的患者,从而促进早期干预[207]。自 2009 年以来,对普通护理病房的所有住院成人使用脉搏血氧仪进行常规监测成为 Dartmouth 机构的政策,这项政策在 2012 年应用到儿童。由于儿童心率的生理变化,在儿童中设置静态警报阈值触发比成人更复杂。表 47-10 显示 Dartmouth 儿童医院使用的报警阈值。应对报警疲劳和应该采取行动的事件报警的管理策略已在成人中描述,但它们同样适用于儿童[207, 208]。由于能够早期发现生理恶化,

表47-10　患者监视警报阈值		
年龄	心率/(次/min)	氧饱和度/%
0～6 个月	80～235	80
6～12 个月	70～220	80
1～5 岁	60～200	80
5～12 岁	55～180	80
>12 岁	50～140	80

基于脉搏血氧仪的系统，用于 Dartmouth 儿童医院。

Dartmouth 对儿童患者监测的应用已经减少快速反应小组的启动，这与成人中的结果类似。

警示监测的作用和重要性及儿科麻醉医生和 ICU 医生所需要的专业知识可能在未来进一步扩大。随着远程医疗迅速普及，对患儿的监测很可能不仅在住院护理环境中指数增长，且随着住院时间持续下降，还可能延伸到家庭环境中。

（杨晓玫 译，于金贵 校，上官王宁　俞卫锋 审）

精选文献

American Academy of Pediatrics Statement: Critical elements for the pediatric perioperative anesthesia environment. *Pediatrics.* 2015;136(6):1200-1205. doi:10.1542/peds.2015-3595.

Society for Pediatric Anesthesia Policy Statement on Provision of Pediatric Anesthesia Care. http://www.pedsanesthesia.org/about/society-for-pediatric-anesthesia-policy-statement-on-provision-of-pediatric-anesthesia-care/. Accessed April 16, 2016.

American College of Surgeons. Optimal Resources for Children's Surgical Care; 2015. https://www.facs.org/quality-programs/childrens-surgery-verification/standards.

The above citations outline the standards for the peroioperative care of children.

Anderson BJ, Woolard GA, Holford NH. Pharmacokinetics of rectal paracetamol after major surgery in children. *Paediatr Anaesth.* 1995;5: 237-242.

The authors conducted a pharmacokinetic study in 20 children from 12 months to 17 years of age and demonstrated that paracetamol reached therapeutic plasma concentrations 1 to 2 hours after administration at a dose of 40 mg/kg. Anderson's research group subsequently defined the use of paracetamol in various forms of administration (e.g., oral, rectal, intravenous) in children of all ages.

Boat AC, Spaeth JP. Handoff checklists improve the reliability of patient handoffs in the operating room and postanesthesia care unit. *Paediatr Anaesth.* 2013;23(7):647-654.

The authors demonstrate improvement in effective communication through the implementation of checklists in the postoperative period.

Choong K, Arora S, Cheng J, et al. Hypotonic versus isotonic maintenance fluids after surgery for children: a randomized controlled trial. *Pediatrics.* 2011;128:857-866.

This important paper addresses the issue of postoperative hyponatremia in children. The authors randomly assigned 258 children to two groups receiving isotonic or hypotonic maintenance solutions. Children in the isotonic group had hyponatremia at a rate of 22.7% (vs. 40.8%), with no increased risk for hypernatremia.

Coté CJ, Posner KL, Domino KB, Death or neurologic injury after tonsillectomy in children with a focus on obstructive sleep apnea: Houston, we have a problem! *Anesth Analg.* 2014;118(6):1276-1283.

This paper reported 16 children who died or suffered neurologic injury within 24 hours of their tonsillectomy. Thirteen died at home, one on the ward that evening, but most importantly two died in PACU after monitors were removed; one in his father's lap and the other in bed next to mom. These cases illustrate the insidious nature of OSA and why such children require the utmost attention to opioid dosing and monitoring with a need for postoperative admission and monitoring for those with severe OSA.

Coté CJ, Zaslavsky A, Downes JJ, et al. Postoperative apnea in former preterm infants after inguinal herniorrhaphy. A combined analysis. *Anesthesiology.* 1995;82(4):809-822.

Data presented by the authors are frequently used for admission requirements of formerly preterm neonates.

Cravero JP, Beach M, Thyr B, Whalen K. The effect of small dose fentanyl on the emergence characteristics of pediatric patients after sevoflurane anesthesia without surgery. *Anesth Analg.* 2003;97:364-367.

The authors performed a prospective, randomized, blinded trial in which they studied patients undergoing magnetic resonance imaging with general inhaled sevoflurane anesthesia through a laryngeal mask airway. They concluded that small doses of opioids decrease emergence agitation without increasing unwanted side effects.

Gan TJ, Diemunsch P, Habib AS, et al. Consensus guidelines for the management of postoperative nausea and vomiting. *Anesth Analg.* 2014;118(1):85-113.

The authors review the available literature concerning postoperative nausea and vomiting. They use strength of evidence criteria when possible and expert opinion when data are lacking.

Hicks CW, Rosen M, Hobson DB, et al. Improving safety and quality of care with enhanced teamwork through operating room briefings. *JAMA Surg.* 2014;149(8):863-868.

The authors describe methods to improve operating room communication and provide examples of successful methods.

Kain ZN, Caldwell-Andrews AA, Maranets I, et al. Preoperative anxiety and emergence delirium and postoperative maladaptive behaviors. *Anesth Analg.* 2004;99:1648-1654.

This study is extremely unusual in its ability to correlate perioperative anxiety with the incidence of emergence agitation. Preoperative anxiety is significantly related to the incidence of emergence agitation, and the incidence of agitation is related to the rate of postoperative maladaptive behaviors. This study argues strongly for identifying children at risk for emergence agitation and provides some evidence for why it is worth the effort to prevent or ameliorate this phenomenon.

McNicol ED, Tzortzopoulou A, Cepeda MS, et al. Single-dose intrave-nous paracetamol or propacetamol for prevention or treatment of postoperative pain: a systemic review and meta-analysis. *Br J Anaesth.* 2011;106:764-775.

The authors performed a meta-analysis of 36 randomized, controlled trials and 3896 patients to study the effect of a single, intravenous dose of acetaminophen. They found that 37% of patients with acute postoperative pain had pain relief for about 4 hours.

Taenzer AH, Pyke JB, McGrath SP. A review of current and emerging approaches to address failure-to-rescue. *Anesthesiology.* 2011;115(2): 421-431.

The authors describe and review the current state of failure-to-rescue for inpatients and discuss strategies to mitigate adverse events.

参考文献

第48章　手术室外诊断性和治疗性操作的镇静

JOSEPH P. CRAVERO, RICHARD F. KAPLAN, MARY LANDRIGAN-OSSAR,
CHARLES J. COTÉ

小儿镇静的演变和麻醉医生的作用

现今在医院就诊的儿童，可能比以往任何时候都更需要给予提供及时而有效的镇静。许多在手术前需要影像或侵入性检查的儿童不能耐受没有镇静下的操作。此外，患有神经系统疾病、消化系统疾病或肿瘤（医疗）疾病的儿童在一个疗程中需要多次经历可能不舒适的或侵入性的检查和治疗。在某些情况下，由于年龄、焦虑或发育迟缓，需要镇静。一个反应灵敏、方便的镇静服务，有助于以安全、有效和高效的方式完成这些检查操作，是功能性医院或卫生系统不可或缺的组成部分。

手术室外儿童的检查和治疗的镇静工作不断在发展。四十年前，首选的是不使用药物的身体约束的方法，在当今完全被镇静取代，这与在手术期间得到的重视和执行的安全标准是一样的[1-4]。同时，我们必须认识到，需要镇静的儿童数量超过小儿麻醉医生的提供能力，小儿麻醉医生需要与能够并愿意提供小儿操作性镇静的其他学科的医生和护士建立伙伴关系。此外，医疗费用压力要求对所提供的医疗服务的效率性等进行优化。尽管麻醉医生可能会发现镇静的实施具有一定的挑战性，但如果要改善全球儿童的整体护理水平，了解我们自己及合作伙伴镇静实践的状况、指南和组织问题是至关重要的。

在手术室（operating room, OR）外，对有痛操作（如骨髓穿刺、腰椎穿刺、小手术伤口的修复、动脉或静脉导管的置入、烧伤敷料更换、骨折复位、支气管镜检查和内镜检查等）进行的镇静或镇痛，应与在手术室内进行的手术一样得到重视，因为他们通常需要深度镇静或全身麻醉，尤其是6岁及以下儿童，以及有发育迟缓年龄的儿童。另外，接受诊断性检查[如计算机断层扫描（CT）、磁共振成像（MRI），正电子发射断层扫描（PET）、脑电图（EEG）、肌电图]和需要高剂量电离辐射的儿童，需要保持绝对静止不动（有时需要屏气），因此也要深度镇静或全身麻醉[5]。这些需要团队协作来保证安全，提供最佳的检查操作条件。

除了幼儿和发育障碍者，对于幽闭恐惧症患者，在封闭的空间内接受检查和治疗（如MRI扫描）时，即便是无发育迟缓的年长儿和青少年可能同样需要镇静。而其他操作，如性虐待后检查或导尿术，会比疼痛更令人不安，仍然需要镇静来控制焦虑和恐惧，如果在没有抗焦虑的情况下进行，最终会导致长期的情绪/心理伤害。此外，受父母焦虑、与父母分离以及手术疼痛（或预感的疼痛）等因素的影响，小儿的情绪状态可能变得糟糕（见第3章）。分散注意力、引导图像以及视频和音乐的使用在这方面已证明是有益的，尽管它们可能不足以提供完成全部流程所需的条件[6-10]。

在过去的10年中，用于诊断和治疗过程的镇静药物已增添很多，包括强效镇静催眠药、阿片类药物和分离麻醉药（dissociative agents）。什么医生可以使用这些药物以及和什么资质医生可以实施深度镇静/麻醉，一直存在争议。虽然，最终该如何实施这些镇静/镇痛治疗仍然存在争议，但明显的趋势是放开丙泊酚、右美托咪定、瑞芬太尼和氯胺酮等药物的使用[11]。这种变化的驱动力是对手术室外高效率镇静和镇痛的需求。压力也来自包括医院管理人员、保险公司、专科医生和患者的家庭等方面，因为镇静的失败和错过的预约均会显著增加医院成本，并让家长感到沮丧[12]。诊断或治疗操作过程中的镇静失败不再被接受，更强效的药物的使用降低了镇静不足发生的概率。所有这些因素都导致了儿科镇静的"专业化"，创建了儿科镇静服务，其中许多服务由儿科医生、院派医生（hospitalists）、急诊科医生、重症医生和牙科医生主导。许多资料显示，镇静在不断发展和变化中。2005年，对美国和加拿大116家儿童医院进行的一项小儿镇静调查报道[13]，仅由麻醉医师提供镇静的医院占 26%。同样，一项来自致力于改善儿科镇静的医院合作组织 - 儿科镇静研究联盟（Pediatric Sedation Research Consortium，PRSC）的研究指出，在参与机构的超过 100 000 例病例中，大多数镇静是由多学科整合在一起提供服务，而麻醉医师只参与其中的 19%[14]。在一项 50 000 例针对丙泊酚使用情况的队列研究中，PRSC 指出麻醉医师只参与了其中的 10%[15]。尽管镇静不断发展变化，但联邦政府和医院认证联合委员会（Joint Commission of Hospital Accreditation，JCAHO）仍要求麻醉医师对镇静实施进行监督[16]。为提供有效的监督作用，麻醉医师必须对这一动态实践领域所涉及的问题有充分的认识。本章的重点是目前诊断和治疗中镇静的定义，以及手术室外小儿镇静安全性相关的目标、风险和指南。

镇静深度

镇静水平的概念

部分组织机构已经对镇静水平进行了分类及定义[17-20]。美国儿科学会（American Academy of Pediatrics，AAP）、美国麻醉医师协会（American Society of Anesthesiologists，ASA）、JCAHO 和美国儿科牙科学会（American Academy of Pediatric Dentistry，AAPD）给出的定义是最常被引用并得到一致认可的立场声明[18,19,21-23]。这些组织定义操作性镇静和镇痛是

一个连续过程，包括最轻度镇静（抗焦虑）、中度镇静、深度镇静和全身麻醉这几个阶段（图 48-1）。以上定义是在认为儿童的镇静深度可以很容易过渡到另一个水平，且这个变化的迹象不易察觉的基础上提出的[24]。以下概念摘自 JCAHO（2010）[25]，与当前 AAP、AAPD 和 ASA 的观点[18,19,21]一致：

- 最小镇静（抗焦虑作用）：一种药物诱发的状态，患者能对语言指令有反应。虽然认知功能和协调性可能减低，但循环和呼吸功能不受影响。
- 中度镇静（以往称"清醒镇静"或镇静/镇痛）：药物引起的意识抑制，在此过程中，患者对伴或不伴有轻度触觉刺激的口头指令能够做出有目的的反应。不需要干预来保持呼吸道通畅，可保持自主呼吸。通常能维持心血管功能。
- 深度镇静：药物引起的意识抑制，此时患者不易被唤醒，而是在反复或疼痛的刺激后才能准确地作出反应（注意：对疼痛刺激的退避反射不能被视为有目的的反应）。独立维持呼吸稳态的能力可能受损。患者可能需要辅助以保持呼吸道通畅，自主通气可能不足。通常能维持心血管功能。
- 全身麻醉：药物作用后患者意识丧失，唤之不醒，对疼痛刺激无反应。不能独立维持呼吸稳态。由于患者自主呼吸或神经肌肉功能受抑制，通常需要气管插管并行正压通气辅助呼吸。此外，心血管功能可能受损。

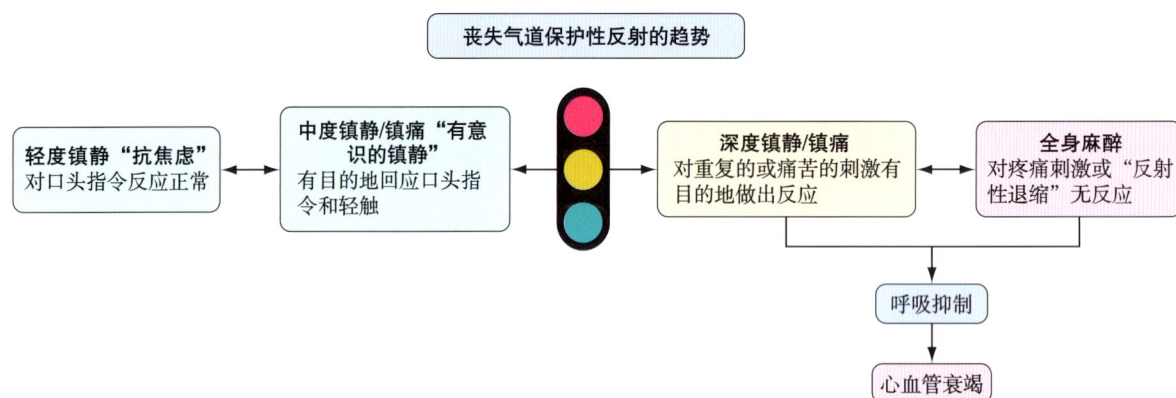

图 48-1　镇静程度连续过程。患者很容易从轻度镇静过渡到深度镇静或全身麻醉。医护人员必须作好准备，根据镇静的深度提高警惕和监测强度

在临床工作中，当患儿需要行引起疼痛（骨髓活检）或需要保持不动（MRI 扫描）的操作或检查时，深度镇静或全身麻醉才能达到控制疼痛或限制活动的目的。这些儿童的操作或检查很少在"中度镇静"下进行。经常中度镇静被不恰当地使用。很难依据患儿对刺激的反应来准确评估镇静的深度（图 48-2）。此外，当镇静的患儿出现反应时，对程度的评估也容易出现偏差。中度镇静时，患儿对触摸或用力推搡有相应的反应，表现为：简单的语言如"哎哟"、推开你的手或掀开被子，当没有类似的反应时说明患儿已到达了深度镇静，应加强监护[26-29]。但是不同镇静程度反应的差异没有得到足够的重视，导致了不恰当的镇静治疗。针对一家大型儿童医院的审查报告指出，只有 50%～75% 达到中度或深度镇

静的水平，12%～28% 是清醒状态，而 35% 的患儿达到全身麻醉[24]。

镇静评分系统

目前有几种评分系统可有效用于评估镇静及其深度。Ramsay 量表是 Ramsay 及其同事为监测安泰酮（alphaxalone-alphadolone）的镇静作用[30]于 1974 年描述报道的（表 48-1），仍是目前日常实践以及临床研究中应用最广的镇静评估和监测量表。它涵盖了镇静的连续状态，并没有明确区分不同镇静程度时的不同反应。修订后的 Ramsey 量表与 AAP 和 JCAHO 指南更为一致（表 48-2）[31]。评分 2～3 分是为无焦虑，4～5 分为中度镇静，6 分为深度镇静，7～8 分为全身麻醉。

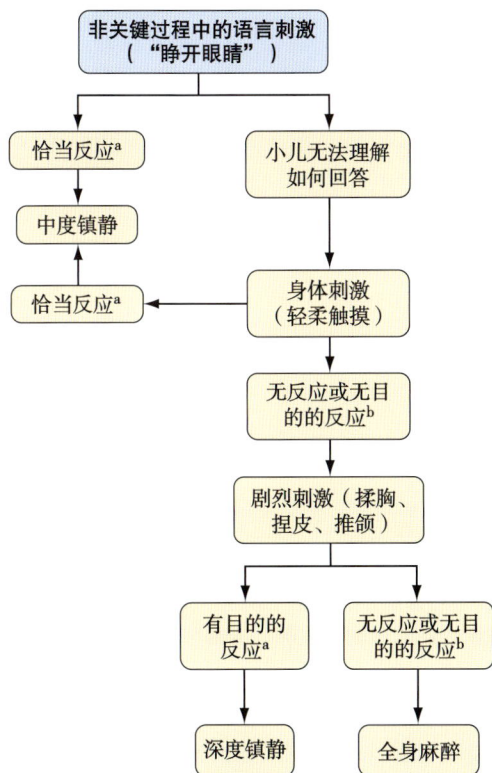

图48-2 必须持续评估小儿镇静深度和反应是否一致。如图所示，镇静是一个连续过程。注意，对声音或轻触有目的的反应与中度镇静是一致的。对疼痛有目的的反应与深度镇静是一致的。对疼痛的无目的反应与全身麻醉是一致的。然而，通过频繁刺激来评估镇静深度的方法往往达不到镇静的要求，除非检查不要求患者保持不动，否则起不到评估的作用。目前的镇静指南不采用该评估方法。
a 无目的的：睁开眼睛，对话，把你推开。b 无目的的：畏缩，耸肩，对疼痛的非特异性退缩

表48-1 Ramsay 镇静评分

水平	临床特征
1	患者清醒、焦虑、激动或不安
2	耐心清醒，合作，定向，宁静
3	患者嗜睡，对指令有反应
4	患者熟睡，对眉间叩击或响亮的听觉刺激反应敏捷
5	患者熟睡，对刺激的反应迟钝
6	患者对用力的指压或其他有害刺激无反应

OAA/S（observer assessment of alertness/sedation）量表[32]也是常用的镇静量表，其评分标准如下：①对摇晃无反应；②对轻微针刺有反应；③对大声呼唤名字有反应；④对正常音调呼喊名字表现为反应冷淡；⑤对正常音调呼喊名字反应迅速。这个量表没能对深度镇静进行明确的分类并区分有无意识的反应，从而限制了它的应用。更实用的临床量表是密歇根大学镇静量表（University of Michigan Sedation Scale，UMSS）[33]。它是已经过 OAA/S 量表和其他镇静量表验证的一个评估工具（表48-3）。该量表适用于评估有明显学习障碍和智力发育迟缓小儿的镇静程度[34]。它依据 AAP、ASA 和 JCAHO 的定义将患儿镇静水平进行分类。

表48-2 改良 Ramsay 镇静量表

评分	临床特征
1	清醒和警觉，极轻微或无认知障碍
2a	清醒但平静，对口头指令有目的的反应
3a	似乎睡着，对口头指令有目的的反应
4b	似乎睡着，对口头命令有目的的反应，但需要比平时更大的声音或轻拍眉间
5b	睡着，只对大声的口头命令或有力的叩击做出迟钝的反应
6c	睡眠，只对疼痛刺激才有缓慢的、有目的的反应
7d	睡眠，对疼痛刺激的反射性退缩（无目的反应）
8d	对包括疼痛在内的外部刺激没有反应

a 轻度镇静。
b 中度镇静。
c 深度镇静。
d 全身麻醉。

表48-3 University of Michigan 镇静量表（UMSS）

评分	临床特征
0	清醒和警觉
1	轻微镇静：疲倦/困倦，对口头谈话和/或声音的适当反应
2	中度镇静：嗜睡/睡眠，易被轻微的触觉刺激或简单的口头指令唤醒
3	深度镇静：深度睡眠，只有通过明显的身体刺激才能被唤醒
4	不清醒

这些根据对外界刺激的反应来评估镇静程度的评估量表需要在操作过程中对患儿进行间歇性刺激。但是，通过频繁针刺或其他刺激来评估诸如婴幼儿、发育迟缓儿童或需要限制体动的患儿的镇静深度是有悖于镇静的目的。指南的作者提到，镇静水平无须通过频繁刺激去检测。与评估反应性的镇静量表相比，关注操作流程中的患儿反应，尤其需要警惕无反应的患儿，对提高镇静安全性更有意义[12]。遗憾的是，不频繁的测试会使镇静提供者在患儿检查或介入操作的相当长一段时间内无法确定其镇静的深度。有些专家针对以上镇静量表提出意见，建议修订界定镇静分级并使用其他监测参数（如生理状态）来评估镇静水平[35]。还有人认为在镇静过程中任意时间对患儿状态进行计分的观察量表比刺激评估法更实用（表48-4）[36]。

多年来，无创镇静监护仪是准确监测及记录镇静深度的"关键利器"，无须刺激患儿或干扰操作进程。在过去15年中，已经开发了几种以连续且无刺激的方式评估镇静或麻醉深度的监护仪，包括脑电双频指数（BIS）监护仪、Narcotrend 监测仪、DanmeterAEP 监测仪/2、患者状态监测器、大脑状态监测仪及熵指数（GEHealthcareDatex-Ohmeda，Chicago，IL）。尽管这些监护都显示出一定的实用性，但应用最广泛（且研究最透彻）的是 BIS 监护，其使用特有方法将获取的脑电信号转换为 0～100 之间与镇静深度对应的读数。BIS 是通过收集大量的、使用各种麻醉药、镇痛药及镇静剂的成年志愿者 EEG 数据并加以处理，并使这些参数与 OAA/S 量表对

表 48-4　The Dartmouth 手术条件量表（DOCS）

患者状态			观察到的行为	
疼痛/压力	（0）	（1）	（2）	
	眼睛闭上或表情平静	鬼脸或皱眉	哭泣，啜泣，尖叫	
运动	（0）	（1）	（2）	（3）
	静止	随机小运动	主要有目的运动	抖动、踢、咬
意识	（0）	（−1）	（−2）	
	睁眼	上睑下垂、不协调、"嗜睡"	闭眼	
镇静副作用	（−1）	（−1）	（−1）	（−1）
	SpO$_2$<92%	打鼾	呼吸暂停>10s	BP 较基础值下降>50%

镇静期间的任何时间点，均可针对患者的这四个方面的临床特征进行评分。所有四个方面的评分之和用于确定镇静过程中任何离散点的 DOCS 评分。SpO$_2$，用脉搏血氧仪测定的血氧饱和度。

镇静深度的预测相一致[37]。清醒成人的 BIS 值范围为 95～100，轻度至中度镇静为 70～95，伴有低概率知晓的深度镇静为 60～70，全身麻醉为 40～60[38-40]。

关于 BIS 值与小儿镇静深度相关联的研究，尤其在区分中度和深度镇静方面，取得了不同程度的成功[41-44]。在某种程度上，有以下两个难点：①参考数据仅在成人中得到验证，②许多用于小儿麻醉及镇静药物相关的 BIS 监测尚未得到充分研究，甚至在成人中也是如此。关于小儿 BIS 监测的其他问题包括：

1. BIS 值没有年龄特异性，但在 1 岁以下的小儿中数据相对不准确[45,46]。

2. BIS 值在头的两侧会有差异。

3. 发育迟缓小儿的 BIS 值偏低[47]。

4. 由于氯胺酮的中枢兴奋作用，导致 BIS 值在使用氯胺酮镇静时不准确[48,49]。

5. 使用右美托咪定镇静期间 BIS 值不准确[50]。

最后，临床使用 BIS 监测仪时注意以下几点：

1. 很多操作中不宜使用，如 MRI 扫描。

2. BIS 不适用于涉及口腔及气道的操作与检查（内镜检查、牙科、支气管镜检查），因为监测仪会产生伪影或妨碍操作。

3. 头部周围的肌肉活动产生假象。总而言之，由于缺乏镇静水平的特异性，BIS 值可靠性低以及缺乏不同年龄组或特定药物的数据信息，目前不推荐 BIS 用于小儿镇静监测[39]。

其他镇静/麻醉深度监测仪也存在类似的局限性。尽管可能有助于某些特定情况或临床状况的监测，但不建议常规应用。

镇静深度与镇静风险

尽管镇静量表和镇静深度监测仪可将镇静深度量化，但却不能直接评估镇静对应的"风险"。虽然对刺激的不同反应可区分出镇静深度，但在小儿镇静，评估的重点不在于对刺激的反应情况，而是对气道的保护和维持能力[51,52]。实际上，每种镇静药或特定剂量的麻醉药在缓解疼痛的同时也可能引起气道梗阻或呼吸抑制。例如，丙泊酚是一种强效的镇静剂，无镇痛作用，但对气道张力及呼吸动力有显著影响[53]。相反，右美托咪定的镇静强度低于丙泊酚，但有一定的镇痛作用，且几乎不影响呼吸及气道形态。而氯胺酮可产生强效镇痛并减轻对外界刺激的反应，但即使在较大的剂量下也很少引起气道梗阻或呼吸抑制（表 48-5）[54]。

表 48-5　镇静药物对疼痛反应和气道保护不同效果的例子

对疼痛的反应不能预测气道是否维持通畅，所有药物都有区别

	对疼痛的反应	维持气道通畅
芬太尼	↓↓	↓
丙泊酚	±	↓
氯胺酮	↓	±
右美托咪定	↓	+

↓↓，疼痛反应大幅减少或对气道通畅有很大影响；↓，对疼痛的反应有所减少或对气道通畅有所影响；±，对疼痛的反应或对气道通畅的影响最小或没有影响；+，对气道通畅没有影响。

与镇静深度一样，患儿的自身状况也是发生气道相关不良事件的高危因素。例如，阻塞性睡眠呼吸暂停（obstructive sleep apnea，OSA）或肥胖的患儿在深度镇静期间比没有这些并发症的患儿更容易出现气道梗阻[55]。研究显示，早产史可增加与镇静相关不良事件的发生风险，而这种影响贯穿整个幼年期和青春期[56]。此外，其他合并症如先天性心脏病、气道解剖异常、下呼吸道疾病和上呼吸道感染会增加全身麻醉的风险，人们预计也会增加镇静的风险，尽管在这方面还没有专项研究。同样，操作本身也会增加小儿镇静的风险，支气管镜或上消化道内镜检查发生气道相关事件的风险远大于非侵入性诊断检查[57]。操作环境也会增加风险。与实施镇静的医生能位于患儿头侧维持气道且所有监护仪和急救设备均处于常规使用状态的环境相比，MRI 室的操作环境（扫描过程中观察者需远离患儿气道，禁用磁性物体）则困难得多。总之，在评估镇静风险时，必须考虑多方面的因素，包括预计的镇静水平、患儿的合并症、检查操作的类型以及操作的环境。

镇静的安全性也要关注合适的离院条件以及不同个体从镇静中恢复的细微差别。镇静后过早离院导致不良事件的发生已有报道，包括死亡事件[52]。这些事件的发生通常与使用作用时间较长的镇静药物（如水合氯醛）有关（图 48-3）[51]。

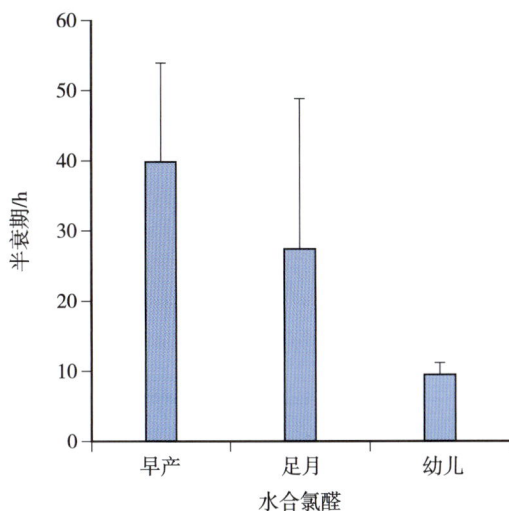

图 48-3 早产儿、足月儿和幼儿中水合氯醛活性代谢物三氯乙醇的 β- 消除半衰期。应注意所有年龄组的半衰期均延长且标准差很大。虽然通常认为水合氯醛是一种短效镇静剂，但其镇静作用时间非常长，术后的患儿在不受外界干扰的情况下很有可能再次进入镇静状态。正因如此，我们建议在出院前在术后恢复区进行较长时间的观察

考虑到这一点，应用简易"清醒维持"评分（婴幼儿在离院前必须在安静环境中保持至少 15～20min 的连续清醒状态），以确保超过 90% 的患儿意识恢复到基础水平，而按往常的离院标准，只有 55% 的小儿符合以上条件[58]。

指南

根据镇静深度的定义，多个组织制订了小儿镇静指南。医院实践委员会（the Committeeon Hospital Practice）和 AAP 麻醉学会于 1985 年提出了第一个镇静指南[59]。该指南率先强调了麻醉管理制度相关问题，如知情同意、镇静前适当禁食、生命体征监测和记录的频率、与年龄及体型大小相适应设备的备用状况、持续生理指标监测仪的应用（脉搏血氧测定）、必须具备的基础生命支持技能，同样，合理的复苏及离院流程也是强调内容之一。2002 年修订的多数相关指南[60]用术语"中度镇静"替换了易混淆的"清醒镇静"，2006 年 AAP 的指南再次进行了更新[18]。并强调更完善的镇静制度应包括以下内容：

- 在没有医疗安全保障的情况下，不给予镇静药物（即不在家中给予镇静药物）。
- 严格的镇静前评估，包括医学相关的既往史和手术条件评估。
- 详细询问可能影响药物代谢和延长镇静作用的营养品和其他药物的摄入史。
- 择期和急诊检查操作的禁食指南。对于那些因为急诊而没有禁食的患者，应该权衡镇静深度及相关风险的利弊。
- 重点评估气道，特别注意气道解剖结构异常和扁桃体肥大的情况。
- 了解镇静药物的药代动力学和药效学作用以及药物相互作用。
- 对实施镇静的医生进行气道管理方面的技能培训，以便进

行抢救。需要进行儿科高级生命支持（pediatric advanced life support, PALS）培训后才能实施深度镇静。

- 与体型大小和年龄相对应的人工气道、监测和复苏设备随手可取。
- 所有镇静操作需备好急救药物和拮抗剂。
- 有充足的医务人员参与并监护患儿。
- 术中和术后进行生命体征监测；建议使用二氧化碳描记图。
- 镇静前应暂停以执行"核查制度"。
- 离院前应经恢复室人员监护及评估，保障患儿恢复至基础水平。
- 对有共性的、潜在影响安全的事件应予追踪，并持续改进，例如缺氧事件、气道阻塞、喉痉挛、急诊入院、镇静不完全和用药不当。
- 模拟训练罕见不良事件的处理。
- 建议所有 6 岁以下的小儿都能在深度镇静的条件下进行有疼痛刺激或没有疼痛但时间较长的操作。

AAP 指南的最新版本于 2016 年发布[61]，其中对由儿科和牙科医生使用的镇静用相同的语言表述、相同的定义和相同的目标给予统一。新版本增加了有关呼吸监测的内容，尤其推荐在中度镇静时连续监测二氧化碳，而深度镇静时则应将连续二氧化碳监测列为管理常规，同时提供医学和牙科文献的最新信息，并列出提高安全性的方法（包括核查表、人体模拟训练）和文档的记录。其他重要的变更内容包括：负责镇静的医生必须具备处理小儿呼吸暂停、喉痉挛、气道阻塞并实施面罩通气的应急能力。除了需要具备以上技能，还要求实施深度镇静的医生能实施气管插管术及心肺复苏术。此外，参与中度或深度镇静的高年资观察员必须接受 PALS 培训，并能够协助处理任何紧急情况。与此同时新增了 3 个针对气道阻塞、喉痉挛和呼吸暂停处理方法的管理指南。

最新的指南进一步强调了以下内容：

- 患者评估。临床医生应熟悉患者既往镇静相关的治疗史。包括①主要脏器系统的异常；②既往镇静和全身麻醉的不良反应；③药物过敏、目前服药和药物间的相互作用；④口服药物的时间和性状；⑤吸烟、酒精或药物滥用史。重点应进行体格检查包括：生命体征、心肺听诊和气道评估。
- 术前准备。应告知患者并签署镇静知情同意书，包括其风险、获益、局限性和备选方案。根据 ASA 指南，在健康小儿进行择期检查前，应有足够的禁食时间待胃排空：服用清亮液体后至少 2h，母乳 4h，婴儿配方奶粉、非人乳和清淡饮食（干面包、不含奶的茶）6h，含脂肪食物 8h。如果遇到紧急情况、急诊或其他影响胃排空的情形，当要达到深度镇静时，必须考虑胃内容物误吸导致的潜在风险，需要延迟操作/检查或进行气道保护（如气管插管）。
- 意识水平的监测。在中度镇静期间，除了幼儿和发育迟缓、不合作的患儿，或者当反应监测会出现有害情况时，应常规监测患儿对口头指令的反应性。在深度镇静期间，应了解患儿对深度刺激的反应，以确保未进入全身麻醉的状态。
- 生命体征监测。所有接受镇静/镇痛治疗的患者应常规监

测脉搏血氧饱和度,并设置报警值。此外,应通过观察或听诊持续监测呼吸。以往主张对实施中度镇静的小儿进行呼气末二氧化碳(ETCO$_2$)监测,目前根据 AAP 指南,所有接受深度镇静的患者及中度镇静期间无法直接观察到通气情况的患者均应监测 ETCO$_2$。然而,值得注意的是,ASA 于 2012 年修订的基本监测标准中,已纳入中度和深度镇静的 ETCO$_2$ 监测[61,62]。此外,按指南推荐在实施镇静/镇痛前及其过程中应定时监测血压,除非监测干扰了操作过程(如小儿 MRI,血压袖带的刺激可干扰到轻度镇静的小儿)。所有深度镇静期间均应常规监测心电图(ECG),而中度镇静过程中,对合并有明显心血管疾病或检查中可能出现心律失常的患儿,也应进行 ECG 监测。

- 监测参数记录。对于中度和深度镇静,应评估并记录小儿的意识水平、呼吸状态和血流动力学变量,频率应与给予的药物类型和剂量、检查持续时间和小儿的当时的状况相称。至少应记录到以下几个时点:①检查开始前;②给予镇静剂后;③在检查过程中定时进行;④在恢复初期;⑤在出院前。如选择自动记录,应设置监护设备报警值,提醒医护团队及时关注患者的变化。

- 由经过规范培训且掌握技能的人员负责患者监护。在镇静/镇痛下的检查期间,除执业医生负责实行操作外,应有专人全程负责监护患儿。深度镇静期间,该人员不应担负其他工作。而在中度镇静期间,该监护人员需负责密切监护镇静中的患儿,当镇静/镇痛水平及生命体征稳定时,该人员可协助完成一些随时可以中断的工作。

- 人员培训。负责小儿镇静/镇痛的人员应了解所给药物的药理作用,以及阿片类和苯二氮䓬类药物拮抗剂的作用,并能识别其相关并发症。实施镇静/镇痛的过程中,至少保证在场的一位人员能成功建立人工气道并进行有效正压通气,同时掌握寻求援助的方法。

- 应急设备处于工作状态。当实施镇静/镇痛时,应备好药物拮抗剂以及年龄相适尺寸的设备,以保证建立人工气道实施正压通气时给氧。吸引器、高级气道装置及复苏药物应随手可取,并处于良好备用状态。实施深度镇静或对合并心血管疾病患者实施中度镇静时,应使除颤仪处于工作状态。

- 给氧设备。当实施镇静/镇痛时,应配备供氧设备。建议中度镇静时考虑给氧,深度镇静应将给氧列入管理规范,除非特殊小儿或检查有禁忌的情况。若镇静/镇痛期间预计或已出现低氧血症,应常规给氧。

- 镇静/止痛药的联合应用。镇静镇痛药物的联合使用可根据检查及患儿的情况进行。理想情况下,每种药物应达到其各自的预期效果(如联合使用镇痛药物可缓解疼痛;联合使用镇静药物可降低意识或减轻焦虑)。由于镇静镇痛药物的联合应用导致呼吸抑制和气道阻塞的发生率增加,因此适当降低每种药物剂量及持续监测呼吸功能十分必要(图 48-4)。

- 恢复期的管理。诊断及治疗性操作的镇静结束之后,应在配备专业医护人员及设备的区域对小儿进行观察,直至恢复至术前基础水平,且心肺功能受抑制的风险不再增加。

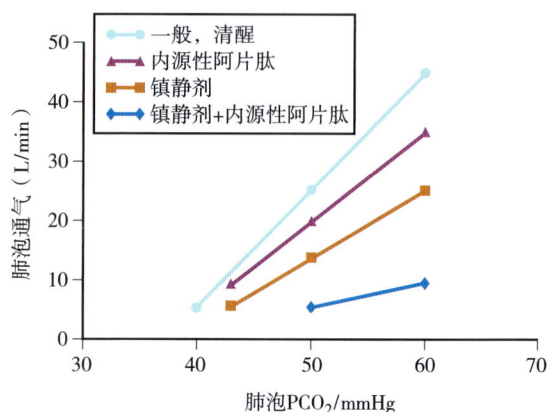

图 48-4　肺泡通气量和二氧化碳之间的关系用一系列曲线表示。每条曲线都有两个参数:x 轴截距和斜率。镇静剂和阿片类药物增加 x 截距,降低斜率。镇静剂和阿片类药物联合使用产生作用最强(摘自 Yaster M, Nichols DG, Deshpande JK, Wetzel RC. Midazolam-fentanyl intravenous sedation in children: case report of respiratory arrest. *Pediatrics* 1990; 86(3): 463-467)

应定期监测氧合情况,直至无低氧血症风险;应定期监测通气及循环功能,直至患儿达到离院标准。出院标准的制订应以尽可能减少出院患者出现中枢神经系统(CNS)或心肺功能抑制的风险为目的,而这些患者已经在恢复室经评估是符合出院条件的。

- 麻醉咨询的必要性。对有严重并发症的小儿,在接受镇静前应咨询相关的医学专家。至于咨询哪个学科的专家,取决于患儿的基础疾病情况和病情的缓急。当一个未经全麻管理培训的医生面对抵抗力严重下降或情况不稳定的小儿(如预计到的困难气道、重度阻塞性肺病或充血性心力衰竭)时,应咨询麻醉医生(表 48-6)。

ASA 也已经发布不少有关非麻醉专科医生实施镇静("practice guidelines for sedation and analgesia by non-anesthesiologists")的声明和指南。2002 年最新修订的"非麻醉医师镇静和镇痛实践指南"与 AAP 指南基本一致[63]。目前,ASA 已发布了 10 个不同的镇静相关声明,可通过其官方网站获取(http://www.asahq.org)。其中有部分特别提出了非麻醉医生实施中度和深度镇静以及使用丙泊酚等药物的相关问题。最明确的是 2010 年发布的"非麻醉专科医师实施深度镇静权限的声明"[64]。这些指南对实施镇静的非麻醉专科医生提出了要求,包括以下内容:

1. 在住院医师培训(2 年内)或研究生医学教育认证委员会的培训中,有规范的深度镇静管理培训;

2. 具备管理镇静患者的经验和能力;

3. 有处理超过 35 例以上患者的临床经验;

4. 掌握 ASA 指南的内容;

5. 参与高级心脏生命支持培训;

6. 进行医疗质量保证追踪。

而针对小儿患者的镇静监护需要单独的特别要求。但该声明中对这些要求的明确属性并没有具体说明,但建议儿童镇静训练应该超过基线能力。

其他组织也发布了相应的镇静指南及临床实践建议,值得关注的是美国急诊医生(American College of Emergency

表48-6 麻醉医师会诊指南

1. 内科问题

- ASA Ⅲ级或Ⅳ级
- 肺部：气道阻塞（扁桃体/腺样体）、大声打鼾、阻塞性睡眠呼吸暂停。哮喘控制不佳、先天性或获得性气道或面部异常［21-三体综合征、皮-罗综合征（Pierre Robin syndrome）、特雷彻·柯林斯综合征（Treacher Collins syndrome）（特-柯二氏综合征）、Crouzon病（库欣病）、气管软化］
- 病理性肥胖（≥2倍标准体重，BMI＞30kg/m²）
- 心血管：发绀、修补或未修补的先天性心脏病，伴有明显发绀或充血性心力衰竭症状
- 早产：实施镇静时孕龄不到60周
- 残余肺、心血管、胃肠道、神经系统问题
- 神经系统：发育障碍、癫痫控制不佳、中枢性呼吸暂停
- 胃肠道：未控制的胃食管反流
- 严重肝脏或肾脏疾病

2. 需要提供深度镇静检查的饱胃患者

- 应急措施

3. 特殊患者的管理

- 重度发育迟缓
- 不受控制的患者
- 严重多动症患儿（注意力集中障碍）（相反，这类患儿在术中或术后出现激惹的概率增大）

4. 镇静失败既往史

- 过度镇静（气道反射消失）
- 镇静不完全
- 镇静药物的过度（矛盾）反应

ASA，美国麻醉医师协会；BMI，体重指数。

Physicians，ACEP）的观点[65-69]。这些指南区别于AAP和ASA的指南有几个方面，其中包括关于镇静连续状态的定义。ACEP指南更倾向于使用"操作性镇静（procedural sedation）"并定义为"通过单独或联合使用镇静、镇痛和分离麻醉药，使患儿对操作或检查过程中的不适处于耐受状态，同时维持正常心肺功能的技术。"其目的是降低小儿的意识水平的同时又能"独立及持续地"保持气道通畅。2014年的新修订版提出以下几个建议[70]：

1. 对急诊科的成人或小儿，不能完全依据禁食时间而推迟镇静检查。实施镇静和镇痛时，术前禁食时间长短并未能明显降低呕吐或误吸的风险。

2. 对于在急诊科接受镇静/镇痛检查的患儿，二氧化碳监测作为一个临床工具可作为脉搏血氧饱和度的辅助，比脉搏血氧饱和度和/或单独临床评估能更早识别通气不足及呼吸暂停。

3. 在镇静和镇痛检查期间，除了实施镇静和镇痛的人员，护士或其他有资质的人员应在场持续观察和监护患者。在急诊科工作或咨询的医生应协调好镇静镇痛的检查流程及人员配备。

4. 在急诊科实施镇静镇痛时，氯胺酮和依托咪酯均可单独用于小儿，丙泊酚则可用于小儿及成人。丙泊酚与氯胺酮联合用药可为小儿及成人提供安全的镇静镇痛。

基于对镇静相关文献和专家共识的分析，ACEP对镇静前禁食时间提出了不同的临床实践建议。认为禁食时间应

依据检查的急缓以及计划实施的镇静深度而改变，但建议不少于3h。此外，执业医生可以指导并实施镇静，但对监护的人员并未明确说明。这是明显区别于AAP和ASA制定的标准指南之处[71]。

医院应制订符合JCAHO标准的镇静管理条例，该标准源自美国医疗保险和补助服务中心（Centers for Medicare & Medicaid Services，CMS）的健康和人类服务部（Department of Health and Human Services，DHHS）。这些条例与AAP/ASA指南一致，但对镇静服务质量的安全监管责任做出更明确的要求。按照指南的要求，虽然患者体质、耐受力、病史和检查部位的不同，但所有接受镇静患者的相关文件应包括病历记录（如病史、身体状况、术中情况和术后恢复的情况）、禁食方案和知情同意书的签署。同样，在同一家医院内对实施镇静的医护人员、监护设备及恢复室的设施应实行统一管理，未遵循管理要求的医院可能失去联邦资金的赞助。2011年新发布的CMS条例规定[16]，"麻醉科负责人"承担深度镇静的主要责任，多数情况下，这属于麻醉科主任的职权范围。然而许多小型或特殊医院并不设立这一职位，医院管理部门须指定一名有资质的医生来填补这个职位并履行职责（图48-5）。

应CMS要求，深度镇静应按麻醉管理条例实施并符合42CFR 482.52（a）的全身麻醉管理要求；而轻度和中度镇静只需符合镇痛/镇静管理规范，无须按全身麻醉管理。CMS认为，应设立麻醉管理机构来保证镇静治疗等麻醉相关医疗服务的可持续及稳定发展。麻醉资质的管理包括：①执业麻醉医生；②监管下的注册麻醉护士（certified registered nurse anesthetist，CRNA）或麻醉医生助理（anesthesiologist assistant，AA）；③内科或骨科医生（非麻醉专业医生）；④符合美国规定的能实施麻醉的牙科医生、口腔外科医生或足病专科医生。麻醉科主任对包括镇静在内的麻醉方案及质量进行审批及授权。各医院应依据镇静标准为接受镇静的患者制订个性化的治疗方案。但是，这些指南并没有规定方案的具体内容而是由各机构负责细化。这些方案应包括以下内容：

1. 应配备充足的有资质人员负责镇静的实施及监护。须有执业护士负责围手术期护理。

2. 从教育、训练和病情评估经验等方面考虑，必须涵盖以下内容：

a）镇静前对患者评估。

b）对中度及深度镇静包括过度镇静或超出预期镇静水平患者的救治，包括：

i）实施中度镇静时，团队中的人员能救治陷入深度镇静的患者，并有管理气道受阻、保证充分氧供及通气的能力。

ii）实施深度镇静时，团队中的人员能救治陷入全身麻醉的患者，并具备处理循环不稳定、气道受阻、氧合和通气不足的能力。

3. 适当的治疗和复苏设备。

4. 中度或深度镇静前必须遵循以下几点：

a. 评估患者的需求。

b. 制订术前宣教的计划。

c. 按指南要求，在术前进行安全核查。

d. 由执业临床医生制订镇静方案或对方案进行审批。

5. 术中和术后予适当的生命征监测，包括但不仅限于

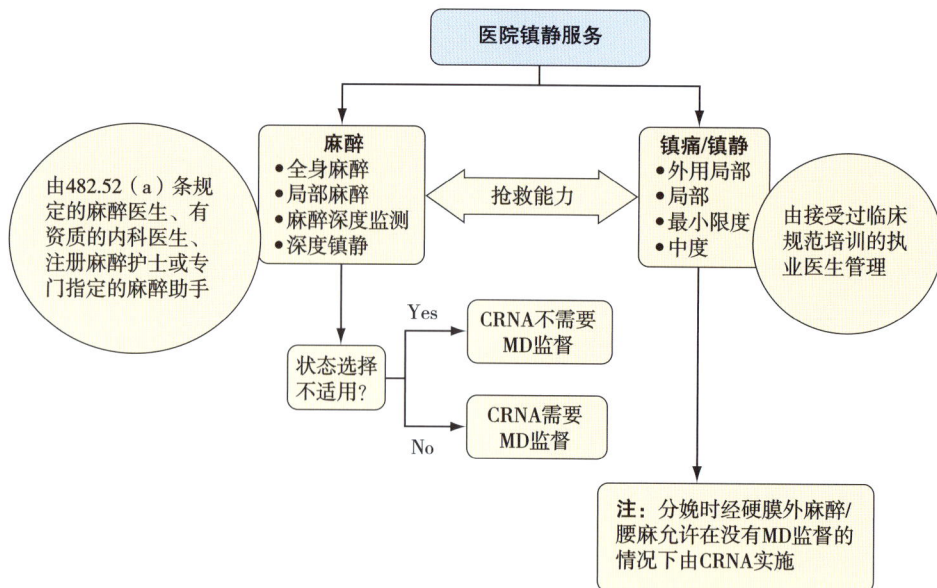

图 48-5　美国医疗保险在不同的"麻醉"分类下的"医院镇静服务"对深度镇静监督管理组织结构图。CRNA,注册麻醉护士;MD,医生

心率、脉搏血氧饱和度、呼吸频率、通气量、定时的血压监测,对合并严重心血管疾病、预计或已出现心律失常的患者进行心脏监护(通过 ECG 或心功能的持续监护)。

6. 术前、术中和术后的护理记录。

7. 镇静效果监督,尤其对中度或深度镇静期间出现的不良事件或趋势进行数据分析。

实际上,不同组织和政府部门出台的镇静标准及指南都非常相似。关键是负责监督和协调的麻醉医生必须熟悉各种指南并帮助同事按标准或者高于标准执行。

镇静目标

小儿镇静的目标与手术时麻醉相似[18,29]:

- 保障小儿的安全及权益。包括保持气道的通畅及心血管系统的稳定。
- 将不适感和疼痛降到最低。
- 控制焦虑,尽可能减少心理创伤。
- 限制体动,保证安全有效地完成操作检查。
- 能按照公认的离院标准,小儿恢复至安全脱离医疗监护的基础状态。

值得注意的是,大多数关于小儿镇静策略的文献只关注如何完成检查,而并未达到以上列举的全部目标。由于麻醉医生的职业优势,能更全面地认识镇静总体目标,且按手术室内的高标准执行。为此,小儿镇静协会的一份被医学会认可的关于镇静总体质量问题的实用性分析报告提出[72]:在保证"质量"的前提下,将有效、高效、家庭化、适时和公平性(除外安全性)列入镇静清单。

"安全"理念

小儿镇静的"安全性"是多因素的。尽管对患儿造成直接伤害的最大危险是气道相关不良事件的发生,但应考虑到其他的一些危险因素。

麻醉药(用于镇静或麻醉)对大脑发育、神经细胞凋亡和/或继续学习的能力及行为缺陷的影响日渐受到关注[73-79](见第 25 章)。美国 FDA 对该问题给予特别关注,在 2011年的时事评论中发布了警示,并在 2015 年基于对新生动物的研究中得出镇静和麻醉药对发育中的大脑存在不确定影响的结论再次发布了警示文件[80,81],但该研究在人类得到的证据支持力度却较弱(见第 25 章)。表面上看来,新生动物即使短暂暴露于麻醉状态,其认知能力也会受到不同程度的损害,但令人诧异的是,对于人类的研究却不一致,显示类似的损害很弱。关于小儿的麻醉一直存在争议,普遍认为,3 岁以内小儿选择麻醉时,应在推迟检查的风险及麻醉药物对人类大脑发育的影响之间进行权衡。2011 年 3 月10 日,FDA 咨询委员会向麻醉及生命维持药物咨询委员会(Anesthetic and Life Support Drugs Advisory Committee,ALSDAC)提出警告,不足 3 岁的小儿在实施单纯的诊疗操作时应避免使用麻醉药物[82]。

实施镇静的医生必须平衡镇静不足与镇静过度的风险。然而,与镇静不足相关的不良事件比镇静过度导致的风险更难追踪。有研究认为,伴有疼痛的诊疗经历与动物和小儿远期的不良行为有关。童年时期的疼痛经历与以后的疼痛反应过度及行为过激有关[83-85]。此外,麻醉后应激与严重的不良行为相关,这些影响甚至延续至麻醉后 2 周[86]。这些不良行为的发生率随着术前镇静的合理应用而降低。在儿科ICU,反复多次的侵入性操作也有类似不良行为的报道[87]。综上所述,这些数据表明,"少用镇静剂"并不是降低小儿镇静时发生各种潜在不良事件的方法。

过度镇静相关的风险及指标一直是研究的热门。2000年,美国的药典及儿科专家对来自 FDA 不良药物事件报告系统中 95 例镇静相关的死亡和危机事件进行回顾性调查[51],

结果显示，与药物的特异性相比，绝大多数的危机事件由操作者失误或缺乏强有力的抢救制度造成，是可以预防的。药物的相互影响是导致不良事件发生的常见诱因，其次是药物过量、监护不到位、心肺复苏不及时、镇静前评估不充分和提早离院脱离医疗监管。报告强调，大多数镇静并发症与气道不良事件有关（80%）；发展为心搏骤停的多数情况显示部分执业医师缺乏急救能力。在医院外诊所进行镇静时，急救计划及培训不足直接导致大量不应出现的严重并发症及死亡病例（60例发生死亡或神经损伤的病例中有29例行牙科操作治疗）。并发症的发生率与药物种类或给药途径无关，但3种或3种以上镇静药物（药物协同作用）联合使用时，并发症的发生率呈正相关性升高[52]。镇静安全性分析的另一种方法是对使用特定药物或技术的单一机构中的病例进行回顾。有关小儿镇静的文献包含了大量此类研究，但接受多种镇静药物治疗的患者数量相对较少（$n<200$）。几乎所有报告均得出以下结论：按所描述的方案均成功完成操作检查，无死亡率[88-100]。几乎从未见阴性结果发表。大部分回顾性分析得出一过性气道阻塞或脉搏血氧饱和度下降均有不同发生率的结论。总的来说，这些研究表明年龄较小、ASA分级越高及类似内镜和支气管镜检查的操作不良事件的发生率更高。一些老的研究，由于样本量的原因而限制了他们用于评价重大不良事件或危机事件的有效性，尽管最近的证据更令人振奋[101]。相应的，单中心研究虽能提供镇静技术方面的信息，但与多中心、综合研究和数据库相比，并不能为风险及结局相关性提供强有力的证据[99,102-104]。

模拟训练可用于检测执业医师诊断及处理小儿镇静期间小概率不良事件的应急水平以及急救系统的能力[105,106]。在一项研究中，设置了喉痉挛的模拟情景，生命体征可随处理情况发生改变，处理不恰当时可逐渐下降，但如果进行了有效的干预会逐渐改善。在3个不同的镇静场所对模拟情景进行录像，发现麻醉后恢复室中出现缺氧和低血压的情况持续不到90s，但在急诊科和放射科（CT扫描仪）却超过360s[107]。对模拟小概率不良事件的分析能识别医院内需要提高救治能力的区域及人员，有助于提高患者的安全性。

随着电子病历的出现和数据共享的发展，从大量小儿镇静病例中获取相关数据变为现实，从而增强对镇静不良事件类型及发生率的认识。PRSC是一个由超过30家北美机构组成并共享小儿镇静前瞻性数据的组织[14]。从患者数据统计、操作类型、镇静技术、结局及不良事件方面，对前30000份病例进行统计分析，结果如下：

- 无死亡病例，仅报告1例心搏骤停。
- 需要紧急镇静的情况少见，仅有1/1 500。
- 每200例镇静中有1例发生呕吐，包括1例误吸。
- 喉喘鸣、喉痉挛、哮喘和呼吸暂停的发生为400例操作中有1例。
- 需要建立人工气道或维持通气为每100例镇静中有1例[107]。

不良事件的危险因素包括年龄<3个月、ASA3级或以上、多种药物联合镇静。PRSC针对49 386例手术室外使用丙泊酚镇静和/或麻醉不良事件的发生率进行统计分析[15]，

不同学科的医生（包括麻醉医生、重症监护医生、急诊内科医生、儿科医生和放射科医生）使用丙泊酚进行镇静，均无死亡病例记录，其中2例患儿需行心肺复苏，4例患儿发生误吸。最主要的不良事件与气道相关，其中65例镇静中有1例发生与气道相关不良事件；70例患儿中有1例需要气道急救。每10 000例镇静/麻醉中，发生缺氧（脉搏血氧饱和度<90%，持续30s以上）有154次，发生中枢性呼吸暂停或阻塞有575次，急诊入院7次。当把所有不良事件的风险都考虑在内时，麻醉医生比其他医学专业人员报告的不良事件更少，比值为1.38[95%CI（1.21,1.57）][15]；仅对严重并发症进行统计分析时，不同的镇静医生之间无明显差异。作者认为，在有完善的镇静服务构架（即由训练有素的医师遵照AAP镇静指南实施镇静）下，使用丙泊酚镇静和/或麻醉时，可提供有效的镇静并将严重不良事件发生率控制在可接受（低）范围内。同时强调，镇静的安全性取决于快速安全地处理轻微问题事件的能力。

小儿镇静的培训及相关制度

培训对保障镇静安全至关重要。一个机构内通用的有关镇静的培训纲要，强调医生（和牙科医生）职责、护理职责、指南和药物的药理作用，应可以随时提供给所有参与照顾镇静儿童的个体。此类培训已将教学课程、视频、讲义、模拟情景和实操监督纳入项目。大多数机构采用计算机教学课程，内容包括医院制度、设备、人员、所用药物的药理学以及过度镇静的急救能力。计算机教学模块课程培训结束后，必须顺利通过测验考核。医院授权医护人员参与镇静管理前必须完成该课程培训，每两年应进行再次培训并通过考核。2016年AAP镇静指南要求，授权镇静治疗的人员应接受PALS或同级别的培训。但镇静资格认证所需的培训种类，进一步的相关信息却较少。小儿镇静研究机构的一项调查报告显示，有51%的机构提供针对镇静的特殊系列培训，而59%则依赖住院医师时的培训，49%通过实施具体的镇静例数达到培训的目的[108]。

专业组织也开始参与到镇静医生的培训当中。小儿镇静协会通过其官方网站提供大量小儿镇静的"初级"培训资料（http://www.pedsedation.org）。该组织还提供小儿镇静资质认证课程，该课程使用基于书面材料的知识测试（请参阅之前的讨论），并完成一整天的"镇静提供者课程"，包括讲座、互动课程以及人类-患者模拟课程（根据与儿童镇静不良事件相关的数据开发），以教授和测试核心能力。像这样的实战模拟课程已被证明能够促进镇静提供者的信心和感知能力，以照顾操作性镇静的儿童患者[109]。

培训时也要强调镇静实施的限度，必要时应转诊给麻醉医生。值得关注的是，使用镇静药物可能会使已存在的上呼吸道梗阻症状加重（表48-6）[51]。扁桃体和腺样体肥大常见于2~12岁儿童，与严重鼾症或OSA的发生有关。OSA在所有儿童中的发生率为1%~3%，青少年的发生率上升至12%，非洲裔美国儿童发生率为正常儿童的3倍，而肥胖儿童为正常儿童的5倍[110]。父母常反映孩子的鼾声响亮，然后出现"呼吸停止"。这类小儿如果需要镇静下实施检查操作，发生气道阻塞的风险增加，应转诊给气道方面的专家（如

麻醉医生、儿科重症监护医生、儿科急救内科专家）。这些患儿术后可能需要彻夜监护（见第4章和第33章）[63,111-113]。发育障碍患儿在镇静麻醉期间发生气道阻塞的风险增加，应加强关注[114]。表48-6列出了建议咨询麻醉医生或其他专家的相关问题。

护理在为儿童提供安全有效镇静方面的重要性怎么强调都不为过。护士处于保障镇静安全的"前线"，常常是镇静团队中规章制度依从性的监督者。他们的支持和教育是强制性的。此外，州政府对护士限制使用某些药物（如丙泊酚和氯胺酮）的管理必须加以考虑。质量改进是优化培训效果和确保镇静系统性运作的核心。内科和牙科的医务人员、护理部以及质量持续改进委员会可监督质量改进的执行情况。护理部及医务部监督资质认证及颁发培训证书。科室主任和护理主管有责任确保员工执行制度的依从性。最后，当违反镇静管理制度或发生危机事件时，应有分析报告，相应的制度委员会应审查每个事件并上报镇静委员会。委员会应对镇静中出现的问题寻找规律及原因（如评估不充分、监护不到位导致延迟诊断或不恰当的复苏流程）。对可能会导致相关制度修改的常见问题要进行追踪，例如镇静过程中需要面罩通气，出现呼吸暂停，急诊入院或镇静不足等，以防止更为严重的小概率不良事件发生（图48-6）。通过对危机事件的分析可以为不良事件的预防提出建议[115-117]。

文档记录

在同一个医疗机构内实施镇静可使用统一表格进行记录，从而实现统一诊疗并遵从镇静相关制度。镇静表格界面应该有序，更利于对医生的镇静临床实践的指导。严格按规定完成镇静记录，以确保符合医院相关制度要求（E图48-1）。随着现代电子病历的普及，可以从电子病历的其他区域收集患者基本情况、过敏史及并发症的数据信息，并在干预前和干预过程中自动记录生命体征。标准镇静电子记录文档应包括各种下拉菜单，允许镇静医生访问评估量表信息并自动输入生命体征。

根据镇静标准指南，设计有关镇静的表格应包含以下所有内容：

- 镇静前的职责。在此期间，注册护士负责评估小儿的学习

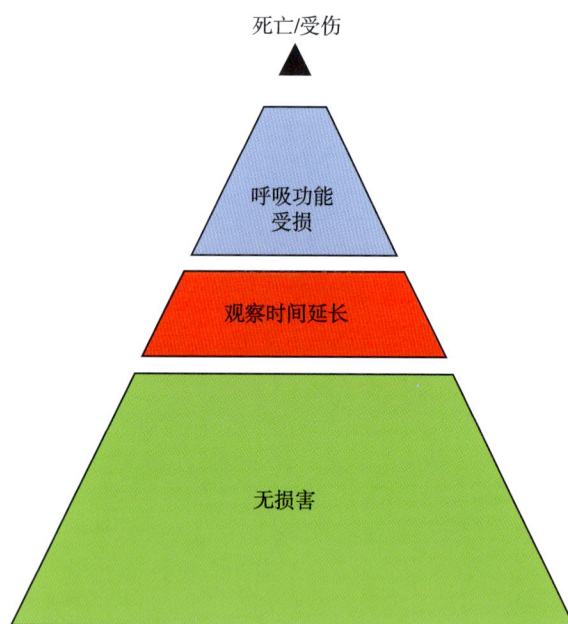

图48-6　镇静事故金字塔。大多数镇静不良事件不会导致伤害。少数不会导致伤害但需要长时间观察。需要人工干预的比例更小，通常与呼吸道相关（重新调整头部位置、抬下颌、氧气袋或面罩呼吸或插管）。极少数患者由于警惕性不高或治疗不及时导致受伤或死亡。后一种情况是罕见报道的类型，或未见于报道。已报道的案例可能仅占金字塔的尖端位置，这些事件可能预示一个正在发展的问题

能力、NPO（禁食）状态、过敏史、当前用药和既往史。执业医师通过重点评估气道情况以确定镇静计划，并签署知情同意书，评估ASA分级，并在术前再次评估患儿情况。

- 术前核查。在给予镇静药物前，应进行相关信息核查。核查内容应包括患者及操作信息的口头确认，知情同意书的核实，确认ASA分级和即将实施检查的名称及部位。未完成核查前，不得给予任何药物。E表格的优势在于促使执业医师在进行下一步镇静流程之前进行核查。
- 镇静期间。以时间为基准自动记录各种刺激所出现的反应，以及使用的监护类型，中度和深度镇静生命体征的记录频率。表48-7总结了镇静期间的监测、记录、人员和设备。

表48-7　不同程度镇静的监测、记录、人员和设备推荐方案		
	中度镇静	**深度镇静**
监测	脉搏血氧监测 建议心电监护 心率 血压 呼吸 建议监测二氧化碳	脉搏血氧监测 要求心电监护 心率 血压 呼吸 要求监测二氧化碳
记录	所有给药的名称、给药途径、部位、给药时间和剂量 持续监测氧饱和度、心率和通气（建议监测二氧化碳） 每10min记录一次参数	所有给药的名称、给药途径、部位、给药时间和剂量 持续监测氧饱和度、心率和通气（要求监测二氧化碳） 至少每5min记录一次参数
人员	接受小儿高级生命支持（PALS）培训并负责监测患者及随时中断任务并提供帮助的观察人员	在PALS中接受培训并能够协助处理任何紧急事件的独立观察员，其唯一职责是持续监测患者

表48-7　不同程度镇静的监测、记录、人员和设备推荐方案（续）

	中度镇静	深度镇静
医生责任	熟练抢救出现呼吸暂停、喉痉挛和/或气道阻塞的患儿，包括建立气道、吸出分泌物、提供CPAP、成功实施的正压面罩通气。建议至少有一名医生熟练地建立患儿静脉通路	熟练抢救出现呼吸暂停、喉痉挛和/或气道阻塞患儿，包括建立气道、吸出分泌物、提供CPAP、成功实施面罩正压通气、气管插管及心肺复苏；需要进行PALS培训。至少有一名熟练的医生可立即建立患儿静脉通路
设备	脉搏血氧监测仪、血压计、听诊器、二氧化碳监测救援车及设备立即可用，适当配备救援药品，合适年龄和大小的设备	脉搏血氧监测仪、血压计、听诊器、心电监护仪、二氧化碳监测救援车和设备立即可用，适当配备救援药品，合适年龄和大小的设备
其他设备	吸气设备 充足的氧源/供应	吸气设备 充足的氧源/供应
急救流程	推荐	推荐
专门的恢复区域：配备一辆急救车，配备急救药品和适合年龄和大小的设备，配备专门的急救人员和保证充足氧供	推荐。至少每10min记录一次生命体征，直到孩子开始苏醒，然后延长记录间隔	推荐。开始记录生命体征至少需要5min的间隔，直到孩子开始苏醒，然后记录间隔可以延长到10~15min

- 镇静后。针对镇静恢复后离院的标准、疼痛评分和患儿的安置以及出院宣教进行了详细说明。由执业医生和护士进行记录和签名确认。预留有额外的空间用于记录事件及用药情况。

最重要的是，纸质版和电子版均能显示镇静指南中的关键部分的内容，以便随时可以查看。这些包括疼痛评估量表，NPO指南变化，由有资质的独立镇静提供者在镇静前进行再次评估，以及阿片类药物医嘱的核对。表格还应显示镇静水平的定义、所需要的监护类型及监测频率。除了保证医院相关制度可供在线查看，还应保证镇静医生能获知患儿相关信息，以安全并成功地实施镇静。

镇静服务，不管它们是如何配置的，可能会发现创建关于镇静前评估、电话采访和镇静后随访的信息表是很有帮助的。以放射科护理数据库为例，包括电话预约信息、检查前指导、禁饮禁食指南、健康状况及检查后的电话回访信息，如E图48-2和E图48-3所示。小儿牙科电话预约和镇静后流程表分别如E图48-4和E图48-5所示。这些表格都有西班牙文版本，必要时可通过翻译获取信息。

特定的镇静技术

依据小儿门诊的检查操作需求及小儿和父母的焦虑程度，针对患儿的个体差异使用镇痛药、抗焦虑药或两者联合用药，可以制订特别的镇静治疗计划。心理干预[如电脑（iPad）游戏/电影、拥抱、父母的陪伴、保姆照料、温暖的毯子、柔和的安慰声音以及催眠]可有效减轻患儿焦虑和转移其注意力，这是镇静治疗计划中非常有用的辅助手段[6-10]。有时，仅通过分散患儿注意力即可完成简单的门诊检查操作。

许多小儿镇静镇痛的药物并未获得FDA许可即用于某些年龄段的小儿（如芬太尼用于<2岁小儿；吗啡用于<12岁小儿，丁哌卡因用于小于12岁患儿，丙泊酚用于<2个月幼儿，右美托咪定用于<18岁青少年）。尽管咪达唑仑获准用

于早产儿，但其拮抗剂氟马西尼尚未获得许可用于1岁以下小儿。未经FDA"许可"并不意味着不能使用该药物，只是由于生产商从未进行相关研究以获得FDA许可[26, 118-121]。多项立法的修改旨在促进儿童药物研究及更新儿童处方用药；然而，由于部分药物不再受专利保护，导致制药公司对用于儿童的药物研究缺乏积极性[122-124]。

仔细询问小儿术前用药史是很重要的，特别要注意小儿长期使用阿片类或苯二氮䓬类药物的既往史。一方面，阿片类或苯二氮䓬类药物的耐受性导致镇静药物的剂量需要明显增加才能达到目标镇静深度。另一方面，蛋白酶抑制剂（如奈非那韦、利托那韦、沙奎那韦）是细胞色素P450CYP3A代谢途径的强效抑制剂，该通路参与咪达唑仑等镇静药物的代谢，可能显著延长药物作用时间，并导致危及生命的呼吸抑制。红霉素和部分钙通道阻滞剂也可能抑制细胞色素P450CYP3A系统，延缓咪达唑仑的代谢[125-127]。

镇静药物可能与其他类型的药物存在明显的药物相互作用。右美托咪定不应与地高辛（或其他房室结传导阻滞剂）合用于婴幼儿，这可能导致严重的心动过缓[128]。尽管认为草药很少与其他药物产生强效的相互作用，但草药有可能增强或减弱镇静药物的活性[129-133]。草药[如贯叶连翘（圣约翰草）或紫锥菊]可能通过抑制细胞色素P450系统改变药物的代谢，最终延长药物作用时间和改变（增加或降低）血药浓度。卡瓦（Kava，胡椒提取物）可能增强镇静药物的作用，而缬草本身也可能产生镇静作用（E表4-4）[134]。

在制订门诊检查镇静的计划时，需要充分考虑镇静药物的种类与特点。每个病例中，门诊检查操作及患儿对镇痛和镇静需求不一，要求针对个体差异精确地选择合适的镇静类药物，最重要的考虑因素是该操作是否伴随严重疼痛，如伴随疼痛（如骨髓活检、中心静脉置管），则需要辅助某种形式的镇痛（使用局麻药物或全麻药物进行镇痛）来达成镇静计划的所有目标；若检查要求绝对镇静和限制体动（如MRI扫描、CT扫描），单纯的镇静往往是充分和可取的。

住院 / 门诊中度 / 深度镇静流程图
第 1 页，共 4 页

请勿在此处填写

镇静前需由注册护士完成口头病史采集					
体重 /kg	年龄：			主治医生：	
诊断					
项目					
禁食（NPO） （小时内）：	固体　　流质　　清亮液体				
预防措施：	□不接触乳胶　□隔离　□其他：				
过敏史：	药物：　　　　　　　　　　　　　　食物：				
疼痛等级：	部位：_____特征：□锐痛　□钝痛　□压痛　频率：□持续　□间歇　持续时间：_____□分钟　□小时　□周　□月　□年				

学习能力评估 （供门诊患者 使用）	学习障碍	Pt/ 家庭	学习障碍	Pt/ 家庭	宣教
	□无 : 准备学习	□　□	□文化 / 宗教	□　□	术前教育□
	□物理 / 视觉	□　□	□动力 / 敏捷	□　□	
	□神经 / 学习	□　□	□语言：_____	□　□ 需要翻译 □是 □否	

系统	诊断问题	体格评估（NL= 正常范围）
神经学	□无　□癫痫　□脑瘫（CP）　□运动异常　□发育迟缓 / 孤独症	□ NL
体温调节	□无　□发热　□慢性低体温　日期：　　　　时间：	
血液学	□无　□贫血　□SCD　　□近期化疗	□ NL
胃 / 肠	□无　□反流　□近期呕吐 / 腹泻　　　□肝病	□ NL
肌肉 / 骨骼 / 皮肤	□无　□皮疹	□ NL
社会心理	□无	□ NL
特殊需求	□无　□是（具体）	
疫情接触史	□无　□水痘　□结核　　□其他：　　　　时间：	
特殊用药	选择　□无　□是，MAR（明确）/ 治疗记录一览表　□是，列表如下：	
填表人	（注册护士）签名 / 职称：　　　　　　　日期：　　　　　时间：	

在镇静给药前，必须完成口头核查，且进行填写并签字

系统	诊断	体格评估（NL= 正常范围内）
气道	□无　□淤血　□打鼾　□近期 URI　□异常	□ NL
呼吸	□无　□哮喘 / 喘气　□窒息（呼吸暂停）　□家庭监护	□ NL
心血管	□无　□先天性缺损　□心律失常史	□ NL
既往史	H/O 个人或家族麻醉相关问题？□否　□是，请描述	
ASA 患者分级	□Ⅰ级：正常，健康　　　　　　□Ⅲ级：患有严重的系统性疾病 □Ⅱ级：有轻微的系统性疾病　　□Ⅳ级：有严重的系统性疾病，并对生命构成威胁	
镇静方案	除麻醉深度镇静服务 / 心导管介入 / 上消化道内镜检查 / 支气管镜检查需要进行深度镇静监测以外，建议所有检查操作在中度镇静的条件下实施。	
咨询（ASAⅢ+ Ⅳ级常规）	服务：　　　　MD（医生）姓名：　　　　意见：	
口头评估 / 重新评估	□评估核查。患者解除镇静 □按原计划实施前重新评估　□针对更改的计划进行重新评估（说明计划） 口述病史采集人员签名 / 职称：　　　　日期：　　　　时间：	
Ⅳ置管术（必 要时）	日期 / 时间 / 细节：　　　　Ⅳ置管部位：_____导管类型 / 大小：_____# 目的：_____□盐水封管　□见Ⅳ记录卡	

镇静前核查内容：核对知情同意书、患者信息、操作项目、ASA-PS 分级、评估和镇静前重新评估。

镇静前用药核对人员签名 / 职称：　　　　　　日期：　　　　　时间：

药剂科专为门诊患者 & EMTC 制订使用。住院患者的药物管理记录卡。

医嘱时间 / 名字缩写	医嘱剂量时间 / 名字缩写	护理剂量时间 / 名字缩写	执行时间 / 名字缩写	药物名称	mg/kg 或 μg/ kg（指定）	次数 /kg 体重 =mg/ kg 或 μg/kg 剂量	给药途径	浓度 /ml	总量
/	/	/	/		/kg	X　　kg=		/ml	ml
剂量核对			/		/kg	X　　kg=		/ml	ml
/	/	/	/		/kg	X　　kg=		/ml	ml
剂量核对			/		/kg	X　　kg=		/ml	ml
/	/	/	/		/kg	X　　kg=		/ml	ml
剂量核对			/		/kg	X　　kg=		/ml	ml
签名 / 职称 / 名字缩写		签名 / 职称 / 名字缩写			签名 / 职称 / 名字缩写			签名 / 职称 / 名字缩写	

E 图 48-1　医院镇静流程表示例（四页）（蒙 Children National Medical Center, Washington, DC 惠赠）

住院 / 门诊中度 / 深度镇静流程图
第 2 页, 共 4 页

评估事项
通过对刺激反应的评估, 确定引起反应所需最小刺激强度: **V**= 声音　**T**= 触摸　**P**= 疼痛: 恰当反应; **U**= 对疼痛刺激无反应或不适当的反应; **N**= 未完成 **2nd 流程表**
中度镇静: **HR, RR, SaO₂, Vent., Stim**(刺激), 反应和 **BP**(如果干扰操作, 可暂停 Stim 和 BP)。每 **15min** 记录一次。 深度镇静和 **ASA-PS** Ⅲ 或 Ⅳ 级患者: **HR, RR, SaO₂, Vent., Stim** 反应和 **BP.**(必要时 EKG 监测)。每 **5min** 记录一次。 默认监护报警范围: 脉搏血氧饱和度: 高 SaO₂=100; 低 SaO₂=94

请勿在此处填写

对象 *(年龄)	心率低限	心率高限	呼吸暂停延迟	呼吸频率低限	呼吸频率高限
新生儿(0~2 岁)	80	180	20s	20	60
小儿(2~10 岁)	60	150	20s	18	40
成人(>10 岁)	50	100	20s	12	30

评估 / 监护: 镇静 & 复苏

时间 / 名字缩写	HR	RR	BP	SaO₂	FiO₂	通气量充足 是 / 否	呼吸末 CO₂ 监测	刺激反应	心脏监护	维持自主呼吸	评估
/											镇静前评估(HR, RR, BP, SaO₂, 刺激反应)
/						□是 □否				□是 □否	
/						□是 □否				□是 □否	
/						□是 □否				□是 □否	
/						□是 □否				□是 □否	
/						□是 □否				□是 □否	
/						□是 □否				□是 □否	
/						□是 □否				□是 □否	
/						□是 □否				□是 □否	
/						□是 □否				□是 □否	
/						□是 □否				□是 □否	
/						□是 □否				□是 □否	
/						□是 □否				□是 □否	
/						□是 □否				□是 □否	
/						□是 □否				□是 □否	
/						□是 □否				□是 □否	
/						□是 □否				□是 □否	
/						□是 □否				□是 □否	

签名 / 职称 / 名字缩写:	签名职称 / 名字缩写:	签名 / 职称 / 名字缩写:

18407(Rev. 11/04)

* 18407 *

住院/门诊中度/深度镇静流程图
第3页,共4页

请勿在此处填写

时间/ 名字缩写	镇静恢复离院标准	标准(如果为"否",请详细描述)
/	生命体征随年龄增长而变化	□是 □否
/	呼吸窘迫表现	□是 □否
/	术后O_2需求程度≤镇静前水平	□是 □否
/	清醒&对指令有回应	□是 □否
/	说话/交流(与年龄相符)	□是 □否
/	坐、站/走(需要最低限度的协助)	□是 □否
/	可饮用清亮液体	□是 □否
/	无恶心现象&呕吐	□是 □否
/	疼痛等级评分:_____。评分≤镇静前疼痛评分	□是 □否
/	处置:□出院回家 □留院观察 □转至CNMC □转入院 □ETU □诊所 □_____ □转院_____ 陪同人:_____(负责人) 转运方式:□担架 □床 □WC □小儿车 □婴儿车/转运车 □父母抱来 □走路 □_____	
/	镇静后出院指导:□完成 □理解 □出院须知已交代&父母/监护人已收到	

出院日期:		出院时间:
口头对镇静患者进行离院评估医生(签名/职称/名字缩写)	镇静患者的护理人员(签名/职称/名字缩写)	确认已阅读说明(监护人签名)

时间/ 名字缩写	出院医嘱/带药(可选,必要时使用)
/	
/	
/	
/	
/	
/	
/	
/	
/	

签名/职称/名字缩写:	签名/职称/名字缩写:	签名/职称/名字缩写:

药剂科专为门诊患者&EMTC(治疗)制订使用。住院患者用药管理详细记录卡。

医嘱时间/ 名字缩写	医嘱剂量 时间/ 名字缩写	护理剂量 时间/ 名字缩写	执行时间/ 名字缩写	药物名称	mg/kg或µg/kg (指定)	次数/每kg体重= 剂量mg或者µg	给药途径	浓度/ml	总量
/	/	/	/		/kg	X kg=		/ml	ml
剂量核对	/				/kg	X kg=		/ml	ml
/	/	/	/		/kg	X kg=		/ml	ml
剂量核对	/				/kg	X kg=		/ml	ml
/	/	/	/		/kg	X kg=		/ml	ml
剂量核对	/				/kg	X kg=		/ml	ml

18407(Rev. 11/04)

18407

E 图48-1(续)

住院/门诊中度/深度镇静流程图
第4页,共4页

请勿在此处填写

48

选项: 客观疼痛评价表 - 评分标准 - 评分≥6的患者会给予镇痛药治疗。		
行为	得分	定义
血压(收缩压)=10% 术前	0	
>10%~20% 术前	1	
>20% 术前	2	
哭泣无哭泣	0	清醒无哭闹或睡着。
哭泣但可安抚	1	哭闹,可通过护士/父母抚触、安慰或怀抱控制。
哭泣且安抚无效	2	哭闹。安抚措施并不能控制。
运动无	0	睡着或者清醒时可躺着或安静地玩耍。
焦躁	1	患儿不能安静地坐着或躺着。频繁地改变体位,但没有自残的趋势。
躁动	2	患儿踢打和/或扭动。存在自残的趋势。需采取保护或限制的措施保障安全。
兴奋度睡着或安静	0	睡着或清醒时均保持安静。
轻度	1	紧张或声音颤抖。对答如流和/或安抚有效。
重度	2	不理智,睁大眼睛。或紧靠护士/父母。安抚无效。
语言评估或肢体语言		
睡眠或无疼痛状态(学话前儿童无特殊表述)	0	
轻度疼痛或无法定位(学话前儿童 - 手足蜷曲)	1	患儿表诉一般的不适感,但实际上无法描述疼痛的准确部位或轻微疼痛的状态。可能呈现双腿蜷曲,双臂环抱身体两侧的状态。
中度疼痛并能定位(学话前儿童 - 抱疼痛部位)	2	患儿表述疼痛强剧,并能指出或描述疼痛的具体部位。抱、护或按揉疼痛部位。婴幼儿则呈现抬腿,握拳的状态。

脸谱疼痛评定量表
(适用于3岁及以上)

0　2　4　6　8　10

10 9 8 7 6 5 4 3 2 1 0
Most Pain　　　　　　No Pain

数字疼痛评定量表:
(适用于年龄较大的儿童及青少年)

每张面部表情代表一个人的疼痛程度,不疼的时候是快乐的表情,感觉有点或者很疼的时候是痛苦的表情。

0 表示很快乐,感觉不疼
2 表示感觉有一点痛,
4 表示感觉有一些痛,
6 表示感觉更痛,
8 表示感觉强烈的疼痛,
10 表示感觉剧痛。

让对方选择最能表达自己感受的表情。

疼痛特征:
S= 锐痛
T= 搏动性疼痛
D= 钝痛

频率:
C- 持续
I- 间歇
O- 偶尔

疼痛干预:
PCA= 镇痛泵　　　MED= 药物治疗
POS= 改变体位
COM= 安慰措施

治疗效果:
N= 没有缓解
MI= 最小限度缓解(缓解时间<1h)
MO= 中度缓解(缓解时间<1~2h)
MA= 最大限度缓解(缓解时间<3~4h)

住院患者/门诊患者中度镇静流程说明

- 由实施检查操作的部门启动镇静流程
- 按流程要求填写完整,包括镇静医生签名、职称和记录人的签名。NPO指南:如不能满足 NPO 条件,则必须权衡操作的利弊及风险
- 必须在镇静用药之前重新进行口头评估患者
- 所有用药和评估项目需记录时间并在 "药物" 和 "评估" 栏目框中完善签名/职称/首字母缩写
- 住院患者的用药医嘱写在住院医嘱单上,抄录到详细记录卡上,再送到药房
- 门诊和 EMTC 患者的用药医嘱写在镇静流程表上
- 麻醉前药医嘱:须在医院政策监督下口头医嘱。在实施镇静前,须由两位注册护士或一位注册护士/口头(LIP)分别核对患者体重、计算剂量和记录用药总量/给药量
- 镇静前核查:实施镇静前须完成知情同意书核查,患者 ASA-PS 分级;评估/重新评估患者情况
- 需持续监测患者心率和 SaO₂,直到恢复至镇静前水平。发生深度镇静时需持续监测呼吸频率和心脏功能
- 每个评估框的内容须在适当的时间间隔内完成(见下表)
- PCT 和技术人员可以根据注册护士的指示获取和记录生命体征
- 定时评估(见下表)将持续进行,直到患者从镇静状态中完全苏醒,并恢复到镇静前的水平
- 诸如为保证操作不受干扰,将无法评估患者的情况记录下来(见词条中的 "N")
- 如果经评估患者发生深度镇静,则按以下处理:
需一名护理人员行床边观察,并作为其唯一的负责人持续监测患者。必要时应采取适当干预措施(如放置氧管,必要时辅助给氧等)。间隔每 5min 对患者进行评估并记录,直到患者过渡至中度镇静水平,此时可改为间隔每 15min 的记录频率(见下表)

镇静水平	不同镇静水平的特点	需要持续监控	全程监测频率
最小限度(抗焦虑)	• 焦虑减轻/消除的状态 • 认知功能和协调能力障碍 • 呼吸和心血管功能不受影响 • 无明显丧失保护性反射的风险	镇静药物或其他药物导致没有接受诊断性治疗操作且正在接受麻醉的患者暴露于心血管中,应针对这类患者进行心脏/呼吸和/或脉搏血氧饱和度的监测	(参见 CH PC#: TM: #:"急诊室监测患者心脏/呼吸和脉搏血氧饱和度)
中度(有意识)水合氯醛>或等于50mg/kg则认为是中度镇静	• 意识不清 • 对口头指令,伴或不伴随轻触刺 激均有目的性回应 • 无须干预的情况下维持气道通畅 • 保证足够的自主通气量 • 心血管功能维持稳定	通过直接可视化监测心率、SaO₂ 和通气;如果预计或发生明显的心血管疾病或心律失常,需要进行心脏功能监测	ASA Ⅰ & Ⅱ:每 15min(或需要更频繁的监测次数),直到恢复到镇静前水平 ASA Ⅲ, Ⅳ: 5min 后恢复到镇静前水平
深度	• 意识不清 • 患者不易唤醒 • 仅对反复疼痛刺激有反应 • 可能需要辅助维持气道通畅 • 自主通气量可能不足 • 心血管功能维持稳定	通过直接可视化或二氧化碳监测 HR、RR、SaO₂ 和潮气量;如果出现明显的心血管疾病或预期或检测到的心律失常,需监测心脏功能。心导管介入,上消化道内镜检查,支气管镜检查和麻醉服务中进行深度镇静	每 5min 监测一次,直至恢复到中度镇静水平
麻醉	• 意识丧失 • 即使疼痛刺激也不能唤醒 • 常需辅助维持患者气道通畅 • 由于自主呼吸或神经肌肉功能受抑制,导致自主通气功能障碍 • 可能需要正压通风 • 心血管功能可能受抑制	麻醉(第 6001 页)	根据麻醉条例

- 在停止监测/生命体征之前,患者必须符合所有 "镇静后离院标准"
- 经 LIP/注册护士评估后,镇静患者可以转移至院内的患者护理区。运送途中和运送后应继续监测和评估患者,直至符合镇静出院标准。注册护士或医生将继续进行适当的监测和评估
- 负责患者镇静复苏的护士/医生必须在相应处签字
- 父母/合法监护人必须在出院确认处签字,表明已收到并了解出院须知

18407(Rev. 11/04)

E 图 48-1(续)

小儿放射科镇静前的电话访问及评估

放射科 / 护理数据库

患者镇静电话访问表格

试图镇静前屏幕呼叫 : 72h_____　48h_____　24h_____
　　　　　　　　　（名字的缩写）　　　　　（名字的缩写）　　　　　（名字的缩写）

患者姓名 :_____　年龄 :_____　检查日期 :_____

诊断 :_____　受访者 :_____

关系 :_____　语言服务需要 :□_____　□语言服务联系

家庭电话 : #_____　工作电话 : #_____　手机号码 : #_____

检查类型 :_____　□单向研究　□双向研究

患者入院时间 :_____　预约检测时间 :_____

（ MRI 提前 1.5h , CT 镇静提前 1h , 腹部 CT 提前 2h ）

（ 星期四上午八时三十分镇静时点应于七时三十分到达 , 如不需镇静 , 则须于扫描前半小时到达 ）

- ● 术前指导 : 术后禁止食用固体食品和奶制品 :_____（ 检查前 8h ）。
- ● 清亮液体 (水 、电解质饮料和清亮果汁) 和母乳 , 直到_____（ 检查前 4h ）。
- ● 我们要求家长或合法监护人在场并签字。
- ● 需要安排您在检查和恢复阶段陪伴您的孩子。最少 3～4h。
  请注意 , 出于安全考虑 , 其他儿童不允许进入检查区域。

- ● 请记得带上您的保险卡 、转诊信和 / 或授权书。

仅限于住院患者 : 外周静脉 (PIV) 状态 :_____　预防措施 / 隔离 :_____　患者入室状态 :_____
需要家长在场和 / 或家长的电话 :_____

□ 如需查询检查结果 , 请致电 000-000-0000。
□ 有任何疑问 , 请致电 000-00000000。
□ 重新预约检查 , 请致电 000-000-0000。

填表人 :_____　日期 :_____
填表人 :_____　日期 :_____

镇静患者的禁食 (NPO) 指导时间

1. 检查前 8 小时 , 禁食固体 、配方奶粉及奶类制品。
2. 检查前 4 小时 , 禁饮清亮液体和母乳 (对于其他健康的患者 , 根据麻醉情况 , 清醒时间可以提前 2h)
3. MRI 检查前 1.5h 到达 , CT 检查前 1h 到达
** 鼓励家长在检查前 4h 给孩子喝清亮无渣的液体 , 尤其是婴幼儿

E 图 48.2　放射科样本 / 护理数据库患者镇静电话访问及评估表。PIV , 外周静脉通道 (蒙 Children National Medical Center , Washington , DC 惠赠)

当前健康历史

感冒症状,发热或皮疹＿＿＿＿＿＿＿＿　　慢性疼痛＿＿＿＿＿＿＿＿＿＿＿＿＿＿＿＿＿＿

有反流误吸、打鼾和 / 或呼吸暂停病史＿＿＿＿＿＿＿＿＿＿＿＿＿＿＿＿＿＿＿＿＿＿＿＿

镇静史＿＿＿＿＿＿时间＿＿＿＿＿具体药物＿＿＿＿＿＿＿＿＿＿＿＿＿＿＿＿＿＿＿＿＿＿

是否存在镇静并发症?＿＿＿＿＿＿＿＿＿＿＿＿＿＿＿＿＿＿＿＿＿＿＿＿＿＿＿＿＿＿＿＿

是否存在开通静脉通道困难病史?＿＿＿＿＿＿＿＿＿＿＿＿＿＿＿＿＿＿＿＿＿＿＿＿＿＿＿

是否存在发育迟缓、行为问题和 / 或孤独症史?＿＿＿＿＿＿＿＿＿＿＿＿＿＿＿＿＿＿＿＿＿

过敏史:**未知药物过敏反应**＿＿＿＿＿＿＿＿　乳胶＿＿＿＿＿＿＿＿　环境＿＿＿＿＿＿　食物＿＿＿＿＿＿

已明确的药物过敏＿＿＿＿＿＿＿＿＿＿　反应具体说明＿＿＿＿＿＿＿＿＿＿＿＿＿＿＿＿＿＿

当前用药?＿＿＿＿＿＿＿＿＿＿＿＿＿＿＿＿＿＿＿＿＿＿＿＿＿＿＿＿＿＿＿＿＿＿＿＿＿＿

(可用水送服)[来院前,必要时(PRN)可使用雾化器]

既往病史

早产(询问患者是否小于 1 岁)

妊娠周数＿＿＿＿＿患者住院时间＿＿＿＿＿气管插管史＿＿＿＿＿＿＿吸氧＿＿＿＿＿＿

呼吸暂停监测＿＿＿＿＿＿支气管肺发育不良病史＿＿＿＿＿＿＿＿

心脏功能试验

心脏杂音＿＿＿＿＿＿先天性心脏缺损＿＿＿＿＿＿＿＿＿＿＿＿＿＿＿＿＿＿＿＿＿＿＿＿

高血压＿＿＿＿＿＿是否咨询心脏科＿＿＿＿＿医生姓名＿＿＿＿＿最近就诊日期＿＿＿＿＿

(请携带最近的就诊病历)

呼吸疾病

哮喘＿＿＿＿＿上呼吸道感染＿＿＿＿＿＿肺炎＿＿＿＿＿肺结核＿＿＿＿＿＿水痘＿＿＿＿＿如果有,何时?＿＿＿＿＿＿

血液 / 肿瘤疾病

镰状细胞贫血[提醒家长在禁食(NPO)前增加患儿的液体摄入]

贫血＿＿＿＿＿貌病危?＿＿＿＿＿分型＿＿＿＿＿严重程度?＿＿＿＿＿是否治疗?＿＿＿＿＿

末次输血时间＿＿＿＿＿＿末次血红蛋白＿＿＿＿＿癌症＿＿＿＿＿艾滋病＿＿＿＿＿肝炎 / 凝血功能障碍＿＿＿＿＿

主管医生?＿＿＿＿＿＿末次就诊时间＿＿＿＿＿＿

(请携带最近的就诊病历)

神经肌肉疾病

脊柱裂＿＿＿＿＿脑瘫＿＿＿＿＿肌张力减退＿＿＿＿＿肌肉疾病＿＿＿＿＿

癫痫＿＿＿＿＿发育迟缓＿＿＿＿＿语言功能＿＿＿＿＿运动功能＿＿＿＿＿

肝脏疾病＿＿＿＿＿肾脏疾病＿＿＿＿＿胃肠疾病 / 泌尿生殖疾病＿＿＿＿＿超重＿＿＿＿＿糖尿病＿＿＿＿＿

如有明显的问题(CV, PULM, HEM/ONC),可向 EPRS 咨询并查找最新临床资讯
并告知麻醉医生。

□ **#EPRS 检查 / 评估**＿＿＿＿＿＿

检查后的电话回访

镇静类型＿＿＿＿＿＿致电 / 或留言＿＿＿＿＿＿日期:＿＿＿＿＿＿

回访者:＿＿＿＿＿(名字缩写)

这是一个电话回访。您觉得您的孩子在检查后有何异常反应?
您有什么疑问需要我们解答吗?

请拨打 000-000-0000 与放射科护士联系。
感谢您选择美国儿童医疗中心。

E 图 48.2(续)

诊断影像与放射科

出院信息表

使用以下药物为您的孩子提供镇静：

水合氯醛：_____　苯海拉明：_____　戊巴比妥钠：_____

咪达唑仑：_____　芬太尼：_____　由麻醉MD(医生)使用的丙泊酚：_____

出院前请与您的护士一起查看以下说明：

1）在镇静药物代谢完全之前，请务必帮助您的小孩行走、坐下或爬行，一直握住孩子的手或抱着孩子。

2）请勿让小孩独自行走、坐下或爬行。限制当日活动，鼓励较安静的活动。请勿玩耍带轮子的玩具，禁止游泳及户外活动。

3）务必让孩子远离家中危险物品或区域，如楼梯、家具、角落、浴缸。

4）逐渐增加孩子的饮食，从清亮流质饮食过渡至半流质，再过渡到固体。

5）孩子完全清醒前，请勿进食。

6）如果你的孩子在回家的路上睡着了，在车内请保持孩子的头部后仰或侧向一边，切勿头向前倾。如果你的孩子胃部不适，请将其侧卧。

如遇下列情况，请与儿童医院联系：

吞咽困难　　　头晕　　　恶心呕吐

7点到19点请致电000-000-0000联系放射科护士。

19点以后，请致电000-000-0000寻求帮助。

感谢您选择儿童美国医疗中心。护理人员将在下一个工作日进行电话回访。

E图48-3　供患儿的父母或监护人参考的诊断影像和放射科出院指导信息表示例（蒙Children National Medical Center, Washington, DC惠赠）

小儿牙科
牙科镇静治疗的术前指导

1. 什么是镇静？
你的孩子在接受牙科治疗前需要服用一种轻度镇静剂。该镇静剂可以通过口服溶液，或在预约治疗时间前半小时至一小时作为栓剂使用。

2. 病史及体格检查
你的孩子需要在预约成功后一个月内进行全面的体检。初级保健医生负责体检并妥善填写由我们提供的体检表格。家长负责把填妥的体检表格交回我科。如未填妥，将会取消预约。

3. 镇静治疗前需从半夜开始禁食固体食物
检查前4h可以给孩子饮用清亮的液体（苹果汁、水）。

4. 如果孩子患病
如果孩子出现任何感冒的迹象，如流鼻涕、咳嗽或鼻塞，请致电000-000-0000与诊所联系。如果孩子在镇静治疗后的三周内感染了麻疹、腮腺炎或水痘等传染性疾病，请致电我们。

5. 镇静治疗结束
镇静治疗后，家长应考虑到孩子仍处于嗜睡的状态，并需要陪护。家长应开车送患儿回家。计划有限的活动。在孩子能正常饮食前，建议先从水、清亮的液体和软的食物慢慢过渡。

6. 请按预约到达牙科诊所_____日期_____,_____
您必须在诊所内全程陪护孩子完成整个牙科治疗。

E图48-4　接受牙科镇静治疗患儿及父母或监护人的术前指导示例（蒙Children National Medical Center, Washington, DC惠赠）

牙科镇静治疗
术后指导

1. 观察
镇静完全恢复前需严密观察孩子。仔细观察孩子是否出现呼吸困难的迹象。

2. 饮食
在孩子有饥饿感和耐受正常饮食前，可以先饮用少量水及清亮液体（清汤，苏打水或果汁），或进食软的食物（Jell-O，sherbet）。切记此时孩子的嘴唇和舌头仍处于麻木状态，必须等麻木感消失后再允许进食。

3. 活动
治疗结束当天应该保持孩子处于相对安静的环境和保持休息。避免任何剧烈活动。第二日可恢复正常活动。

4. 药物处理
通常无须止痛药，但泰诺可用于缓解轻微不适。

5. 如出现以下情况，请致电牙科诊所 000-000-0000：
　a）体温超过 38.3℃；

　b）持续呕吐；

　c）持续的困倦或头晕；

　d）呼吸困难；

　e）异常出血；

　f）其他的问题。

您孩子的下次预约时间是：＿＿＿＿＿＿＿＿＿＿日期＿＿＿＿＿＿＿＿＿

E图48-5　接受牙科镇静治疗的儿童的父母或监护人术后指导示例（蒙 Children National Medical Center，Washington，DC 惠赠）

局麻药

局麻药在有创的检查操作的镇痛中扮演重要的角色，并极大程度地减少全身阿片类药物的用药量。与大多数药物不同，局麻药必须在其作用部位聚集才能产生镇痛效果。大多数神经阻滞和局部皮肤浸润，通过使用肾上腺素〔（1：200 000（5μg/ml）〕导致收缩血管来减少局麻药的吸收，以达到延长阻滞时间、减少出血并降低全身毒性的目的。同时，以往的观点认为，局麻药和肾上腺素联合用药不建议用于手指或阴茎。现在认为只要肾上腺素的浓度≤1/200 000，则联合用药是安全的[135-137]。局麻药应该在临用前配制并作好标签。注射器中配制的局麻药不应超过最大允许剂量（mg/kg），以使给药过量的风险降至最低（表 42-2）。支气管镜检查或胃肠镜检查前，口咽部或声门喷洒局部麻醉药是降低气道反应的有效措施。

镇静状态的小儿可通过皮下（subcutaneous，SC）浸润、局部阻滞、超声引导下神经阻滞和静脉局部麻醉的方式应用局部麻醉药物。在第 42、43 和 44 章节中就局麻药的使用及毒性反应的处理进行了探讨。局麻药的局部给药对计划镇静的患者是很有用的。EMLA 乳膏是含 2.5% 利多卡因和 2.5% 丙胺卡因两种局部麻醉药物的混合剂。外涂于皮肤 40～60min 后[138,139]，即可缓解切皮、静脉置管、腰椎穿刺和包皮环切术的疼痛[140-142]。使用 EMLA 乳膏时需要知道一些注意事项，如果给予剂量不当或经黏膜表面用药可导致丙胺卡因吸收过量，可能引发高铁血红蛋白血症[29]。体重＜10kg 小儿，EMLA 乳膏最大使用面积约为 100cm²；10～20kg 小儿，EMLA 乳膏最大使用面积约为 600cm²；

＞20kg 小儿，EMLA 乳膏最大使用面积约为 2 000cm²。EMLA 乳膏可引起皮肤变白和局部血管收缩，这会导致静脉穿刺困难。

其他局麻药物包括 ELA-Max 和 LMX4，两者均为含有 4% 利多卡因的脂类制剂，30min 内起效，渗透性略高于 EMLA 乳膏。S-Caine 是由 70mg 利多卡因和 70mg 丁卡因混合而成并带辅热的贴剂，外贴 20min 即可有效缓解静脉穿刺的疼痛。丁卡因乳膏（ametop）是含 4% 丁卡因（每克凝胶含 40mg 丁卡因碱基）的外用乳膏，能在 20～30min 内起效，且不引起血管收缩或其他后遗症，国外有售。一项系统性回顾调查发现，阿莫卡因与 EMLA 乳膏相比，在首次静脉穿刺中的镇痛作用较弱。

抗焦虑药和镇静药

水合氯醛历来是广泛使用的镇静药。它目前在美国还没有商业化的产品可用，但在国际上和美国少部分医院中，一直都在使用其合成品（表 48-8）[146-149]。水合氯醛最常应用于无痛诊断性检查的镇静，如脑电图、CT 或 MRI[148]。水合氯醛口服给药时，它会迅速而完全地被吸收。直肠给药则吸收不稳定，因此不推荐使用直肠给药。其镇静起效时间为 30～60min，作用持续时间约为 1h。虽然水合氯醛的应用历史悠久，但仍会导致呼吸抑制和气道阻塞。单独用药或与其他镇静药物联合使用可能会导致死亡，尤其是在无监护的情况下（如在车内）使用该药物更易导致死亡[51, 113, 150-153]。研究表明，该药物引起呼吸抑制的发生率为 0.6%，尤其是在较大剂量使用（75～100mg/kg）时[154]。水合氯醛在肝脏和红细

表48-8 小儿镇静方案

给药方案	剂量/给药途径	起效时间/min	持续作用时间/min	注释
戊巴比妥	4~6mg/kg IV 或 PO	IV：2~5 PO：20~60	IV：15~45 PO：60~240	安全用药历史悠久。起效缓慢。作用持续时间长。可能产生反向兴奋作用。丙戊酸和MAO抑制剂会延长该药物的消除半衰期。禁用于卟啉症患者
咪达唑仑	0.25~0.75mg/kg PO 0.05mg/kg IV 0.2mg/kg 鼻内 0.1~0.15mg/kg IM	15~30 1~3 10~15 10~15	60~90 60~90 45~60	易产生反向兴奋作用。经鼻给药刺激性大。与阿片类药物联合使用时，呼吸抑制发生风险增加；联合用药时可减少25%的咪达唑仑用药剂量。蛋白酶抑制剂会延长该药物的作用时间。拮抗剂：氟马西尼
水合氯醛	50~100mg/kg PO（最大剂量不超过2g）	30~60	60~120	尤其适用于未开通静脉通道的无痛影像学检查的患儿。但在1~2岁以上的患儿效果不确定。注意长时间镇静作用及矛盾反应。对于合并扁桃体肥大和解剖结构异常的患儿，已有呼吸抑制和阻塞相关病例报道。需要按镇静指南规范使用。用于新生儿时，消除半衰期显著延长。禁用于卟啉症患者
依托咪酯	0.1~0.4mg/kg IV	<1	5~15	没有镇痛效果。大剂量会导致全身麻醉、呼吸抑制和气道反射消失。可维持心血管功能稳定。应用于小儿的相关数据较少。可用于深度镇静/麻醉。没有特异性拮抗药物。引起肾上腺抑制长达12h以上
美索比妥	0.25~0.50mg/kg IV 20~25mg/kg 直肠给药 10mg/kg IM	<1 10~15 10~15	10~20 30~60 30~60	避免用于颞叶癫痫或卟啉症患者。静脉给药可迅速产生全身麻醉的作用。应避免直肠给药，因为可导致呼吸暂停频发。可用于深度镇静/麻醉。禁用于<3月大的儿童，精神病，口咽刺激，颅内压增高，头部损伤，青光眼
右美托咪啶	IV：1~2μg/kg 单次（10min以上）；持续输注：1~2μg/(kg·h)	10	临床作用时间0.5~1h；消除半衰期1.5~3h	模仿自然睡眠。快速推注可引起高血压。几乎不引起呼吸抑制。低血压和心动过缓的发生有剂量依赖性。使用洋地黄药物处理心动过缓应谨慎。使用格隆溴铵治疗心动过缓可能引起不明原因的持续性高血压
芬太尼联合丙泊酚	芬太尼1~2μg/kg IV，丙泊酚50~150mg/(kg·min)静脉持续输注	1~2	30~60	小儿可能会麻醉过快导致呼吸暂停。要求医生掌握高级气道管理技能，并具有相关的资质认证
咪达唑仑联合芬太尼	咪达唑仑0.02mg/kg IV，芬太尼1~2μg/kg	2~3	45~60	常用于有痛操作。警惕深度镇静/麻醉引起的呼吸暂停及缺氧。与苯二氮䓬类药物联合使用时，应减少芬太尼的剂量。复合蛋白酶抑制剂时，应减少联合用药的剂量
氯胺酮	3~4mg/kg IM 1~2mg/kg IV 4~6mg/kg PO	5 1 10~20	30~60 30~60 30~90	术后恶心呕吐常见。偶见喉痉挛，呼吸暂停，躁动，幻觉。咪达唑仑不能预防谵妄的发生。可用抗胆碱药物减少分泌物。大剂量用药可致全麻。用药期间可引起心动过速、高血压和支气管扩张。在危重患者使用可出现低血压。没有特异性拮抗剂。要求医生掌握高级气道管理技能，并有相应的资质认证
丙泊酚	单次IV 1~2mg/kg 持续输注50~250μg/(kg·min)	30s	停药后5~15min	可引起剂量依赖性的呼吸抑制。儿童使用时应采用深度镇静/麻醉。注射>5h可引起丙泊酚输液综合征。当用于线粒体肌病时要注意。注射痛由利多卡因静注缓解。需要先进的气道管理技能，并有相应的资格证书
瑞芬太尼	0.1~0.25μg/(kg·min)	1	10~15	浓度滴定困难，易导致呼吸暂停和全身麻醉。小儿相关应用研究较少。仅限麻醉医生使用
N₂O	浓度50%复合50%氧可达到最小限度的镇静；浓度70%用于中度镇静	<5	中断	需要专门的设备进行输送、监控和清除。单独使用（50%或更少氧气）或局部麻醉被认为是最小的镇静。更大浓度或添加其他镇静剂/止痛药需要最低限度的适度镇静指南。禁忌证包括呼吸衰竭、精神状态改变、中耳炎、肠梗阻和气胸。没有可用的拮抗剂
阿片类药物拮抗剂：纳洛酮	IV或IM最大剂量为2mg/kg，必要时每隔2min重复注射一次	1~2	IV：20~40 IM：60~90	特异性拮抗阿片类药物。不应用于常规逆转阿片类药物的作用。不良反应：恶心、呕吐、心动过速、高血压、谵妄、肺水肿。长时间使用阿片类药物后，给予拮抗剂可能出现急性戒断症状。小儿在静脉给药后间隔1h重复给药
苯二氮䓬类拮抗剂：氟马西尼	静脉0.01~0.02mg/kg。必要时可每隔1min重复注射一次，直到总剂量达1mg	1~2	30~60	苯二氮䓬类特异性拮抗剂。不能拮抗阿片类药物或其他镇静剂。使用拮抗剂后可在1h内再次出现镇静状态。拮抗后需进行长时间观察（2h）。不应用于常规的镇静拮抗。氟马西尼可能导致使用苯二氮䓬类药物控制癫痫发作或对苯二氮䓬类药物依赖的患儿病情发作或恶化

IV，静脉注射。

48

胞中代谢产生三氯乙醇而产生镇静作用[155]，在幼儿的半衰期为10h，足月儿为18h，早产儿为40h（图48-3）[156]。报道称有1/3使用水合氯醛镇静的小儿出现超过6h的激惹和躁动，其中有5%在术后2天仍未恢复至基础状态[58,157]！

　　苯二氮䓬类药物是一类具有抗惊厥作用的抗焦虑、遗忘、镇静催眠药，常用于小儿镇静。苯二氮䓬类药物在正常pH环境下的脂溶性高，能够使对中枢神经系统的作用快速起效。与地西泮不同，咪达唑仑可通过水溶性形式（pH 3.5）给药，显著降低注射疼痛和血栓性静脉炎的发生率[155]。然而，脂溶性低的药物可延迟药物向中枢神经系统的转运（咪达唑仑组的脑电图效应峰值为4.8min，地西泮组为1.6min；图48-7）[158,159]。苯二氮䓬类药物通过结合苯二氮䓬受体，调节脑内抑制性神经递质GABA的分泌而产生作用。在新生儿中，苯二氮䓬类药物的清除率降低，也可能与红霉素、西咪替丁或蛋白酶抑制剂使用时转氨酶代谢受抑制有关[126]。

　　当按推荐剂量给药时，使用苯二氮䓬类药物镇静的患者能够合作，但意识并未消失（轻度至中度镇静）。这种程度的镇静难以满足大多数介入性操作所需要的理想镇静条件，因此限制了该药物的广泛应用。苯二氮䓬类药物无镇痛作用，

达到EEG峰值作用时间

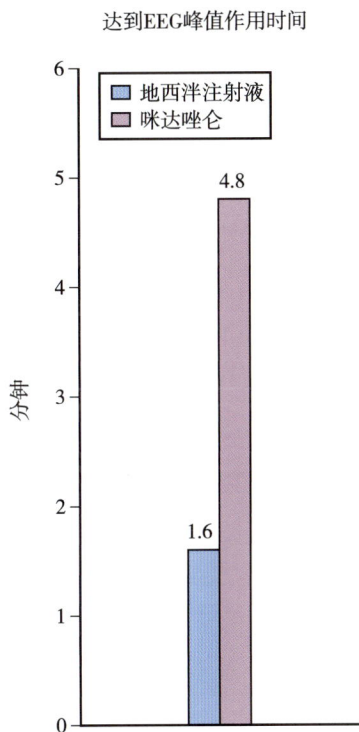

图48-7　地西泮与咪达唑仑对成人脑电图（EEG）峰值作用时间的比较。注意，静脉注射咪达唑仑后达到脑电图峰值的时间是静脉注射地西泮后的近三倍。这可能是脂溶性不同的原因；由于咪达唑仑的脂溶性较地西泮低，因此咪达唑仑不易透过血脑屏障。该观察结果的临床意义是，在静脉给予咪达唑仑后需要等待3～5min，以避免剂量叠加和药物效应过大（摘自Bührer M，Maitre PO，Crevoisier C，Stanski DR. Electroencephalographic effects of benzodiazepines：II. Pharmacodynamic modeling of the electroencephalographic effects of midazolam and diazepam. *Clin Pharmacol Ther*. 1990；48（5）：555-567）

有痛操作时必须复合镇痛类药物；另一方面，该类药物具有强效的顺行性遗忘作用，因此患儿可能会出现言语不清的表现[160,161]。相比于地西泮，咪达唑仑的作用时间及半衰期更短，更适用于小儿镇静[162-167]。咪达唑仑经静脉给药后的达峰时间为2～4min，持续作用时间为45～60min，可通过静脉、滴鼻、舌下、口服或直肠给药（表48-8）。已有报道称，咪达唑仑经鼻给药作用确切，但会导致鼻咽灼伤[168]，但是可预先经鼻给予利多卡因减少刺激[169]。直肠给药在未接受如厕训练的小儿中通常耐受良好，但直肠内直肠上静脉与直肠下静脉的吸收等多种因素可能会导致药物吸收变得不规则。

　　苯二氮䓬类药物可引起轻度的呼吸抑制和上呼吸道梗阻[170-172]，例如小剂量口服咪达唑仑（0.3mg/kg）可导致功能残气量下降6.5%和呼吸阻力增加7.4%[173]。尽管术前口服咪达唑仑（0.5mg/kg）极少会导致短暂的低氧现象[174]，但合并神经系统受损或OSA的小儿可能会出现明显的呼吸抑制。苯二氮䓬类药物与阿片类药物联合用药可产生"超相加作用"的呼吸抑制，联合用药产生的镇静作用远不止预期单独用药时镇静作用的简单叠加[175,176]。

　　约1%～15%的小儿在使用苯二氮䓬类药物镇静时可能出现反常的表现，如好斗而不是合作的状态，这一现象可能与年龄及个体差异相关。因此在给予苯二氮䓬类药物前应仔细询问患儿是否有过这类适得其反的反应病史。

　　氟马西尼是苯二氮䓬类受体特异性拮抗剂，可快速逆转苯二氮䓬类的镇静、矛盾反应和呼吸抑制的效应[177-181]。对癫痫发作或药物依赖而服用苯二氮䓬类药物的小儿给予氟马西尼，可迅速改善症状[182]。氟马西尼慎用于颅内压增高及服用降低癫痫发作阈值药物（如环孢素、茶碱和锂）的小儿。综上，不应将氟马西尼用于常规拮抗苯二氮䓬类药物的镇静效应，而应用于紧急情况下逆转呼吸抑制的效应。推荐剂量为10～200μg/（kg·min）静脉注射，最大极量1mg。氟马西尼的拮抗作用在用药后1～2min内起效，持续约1h。在应用氟马西尼1h后可能会再次出现镇静状态，所以使用氟马西尼拮抗的患儿都必须严密监护至少2h。需要注意的是，氟马西尼并不能拮抗阿片类药物引起的呼吸抑制[183]。

巴比妥类药物

　　戊巴比妥是一种中效巴比妥类药物，目前已很少使用，能够提供极好的镇静、催眠及遗忘作用，但无镇痛作用。其镇静的起效时间为3～5min，作用高峰约10min，持续时间为1～2h（或更长时间）。戊巴比妥很少引起呼吸道梗阻、一过性低氧和低血压[184,185]，但是可降低小儿疼痛阈值，因此最好避免在有创操作中使用。使用戊巴比妥药物后会出现恢复延迟，患儿长时间处于无抑制的状态，这可能导致复苏时间延长，在某些情况下，需要限制使用（表48-8）[147]。

阿片类药物

　　阿片类镇痛药单独使用时镇静作用较小，但是它们的使用对有痛的诊断性和治疗性操作至关重要。研究表明，阿片类镇痛药物具有一定程度的镇静作用，但其镇静作用不

能满足小儿检查的需求，因此常与镇静类药物联合使用（图48-1）[175, 186]。联合用药需慎用于合并上呼吸道梗阻的婴幼儿（如扁桃体和/或腺样体肥大、21-三体综合征、黏多糖贮积症）。

吗啡可作用于持续时间长的有创检查或术后镇痛[187]。吗啡可经口服给药（0.2～0.5mg/kg）、静脉注射[0.05～0.1mg/kg（最大给药量0.3mg/kg）]或肌内注射（0.1～0.2mg/kg），并可经鼻用二氢吗啡[188-190]。经口、静脉和肌内注射的药效达峰时间分别是60min、1～2min和10～30min。

芬太尼镇痛作用持续时间较短，是大多数小儿检查常选择的阿片类药物，可经静脉、鼻内或肌内注射给药[191-195]。芬太尼静脉给药的镇痛效果约是吗啡的50～100倍，且无遗忘作用。芬太尼的高脂溶性使其快速起效（起效时间约30s内），2～3min达到药效高峰。当给予小剂量芬太尼时，药效作用持续时间约20～40min，这可能是因为药物快速再分布至骨骼肌、脂肪组织及其他非活性部位。与吗啡不同的是，芬太尼的代谢物没有活性，常与短效抗焦虑药如咪达唑仑联合使用。芬太尼静脉注射给药的起始剂量一般为0.5～1.0μg/kg，连续静脉用药的剂量可每5～10min滴定一次，药物最大剂量不超过5.0μg/kg[196]。芬太尼经鼻内给药的剂量为1.5μg/kg，该方式适用于门诊检查镇静[191, 193-195]。当芬太尼仔细滴定并进行适当生命体征监测时，其不良反应很少。胸壁僵硬是神经中枢介导的芬太尼特殊不良反应，可影响患者自主呼吸，可用纳洛酮或肌松药拮抗，但是在镇静过程中较少发现[197-199]。芬太尼的其他不良反应包括心动过缓、烦躁不安、谵妄、恶心、呕吐、瘙痒、尿潴留、低血压和平滑肌痉挛。由于芬太尼的呼吸抑制比镇痛持续时间长，故手术结束后需常规监测患者生命体征（表48-8）。

瑞芬太尼是一种超短效、速效、强效的亲脂性阿片类药物，经血浆和组织的非特异性酯酶代谢，必须持续输注给药以维持血药浓度。瑞芬太尼的药物半衰期约为3～6min，不依赖于药物输注时间。麻醉医生常将瑞芬太尼应用于围手术期和门诊检查镇静的麻醉维持及ICU小儿的气管插管[200-205]。预计检查结束后会产生剧烈疼痛的患者，应在瑞芬太尼停止输注前给予另一种镇痛药。小儿在输注瑞芬太尼数小时后可能会产生一定程度的阿片类药物耐受性[206]。因此，在麻醉镇静复苏前，必须对术后疼痛程度进行预判并实施术后镇痛。研究表明，瑞芬太尼可以发生呼吸暂停、低氧血症、胸壁和声门强直等不良反应，因此不推荐单独用于小儿镇静（表48-8）[202, 204, 207]。瑞芬太尼可与丙泊酚联合用于全凭静脉麻醉和镇静（见第8章）。

阿片类拮抗剂可逆转阿片类药物的呼吸抑制及镇痛作用，当使用阿片类药物时应常规准备（表48-8）。纳洛酮是最常用的拮抗药[208]，可经静脉、肌内或皮下给药[209]。该药用于拮抗呼吸抑制的初始剂量为10μg/kg，间隔每2～3min滴定一次直至起效；用于拮抗呼吸停止剂量为10～100μg/kg，总量不超过2mg。快速逆转阿片类药物作用引起的不良反应包括恶心、呕吐、心动过速、高血压、谵妄和肺水肿[210-212]。长期接受阿片类药物治疗的小儿应给予小剂量阿片类拮抗剂，但应警惕引起戒断性癫痫发作、交感神经过度兴奋和谵妄的风险。单次静脉注射纳洛酮的小儿可能在1h后再次出现呼吸抑制。因此，推荐肌注与静脉给药相同的药物剂量，否则应在静脉注射纳洛酮后至少观察2h。与纳洛酮一样，纳美芬（revex）是μ受体拮抗剂和弱κ激动剂，半衰期（约10h）较纳洛酮长[213]。尽管小儿用药经验有限，但该药具有快速恢复的优势[214]。由于其半衰期相对较长，其作用时间较芬太尼长，因此能缓解疼痛长达数小时。

α₂-肾上腺素受体激动剂：右美托咪定

右美托咪定是具有高脂溶性、能快速通过血脑屏障的α₂-肾上腺素受体激动剂。其作用于中枢神经系统的机制是降低交感神经张力而激活延髓血管运动中枢的受体，还刺激中枢副交感神经兴奋，并减少脑干蓝斑的交感神经传导。脑干蓝斑的交感神经传出减少导致抑制性GABA神经元兴奋，产生镇静镇痛的作用[215]。目前，右美托咪定是获准FDA许可用于成人镇静的药物，但临床上超说明书用于小儿镇静。小儿镇静除静脉给药外，右美托咪定还可通过口服、滴鼻和肌内注射[216-220]。按临床推荐剂量使用时，右美托咪定较少影响呼吸并能模拟快速眼动睡眠[221-223]；快速静脉推注会引起一过性全身性高血压，因此初始负荷剂量必须缓慢输注10min，随后可连续输注。按推荐方式给药时，右美托咪定可剂量依赖性降低血压和心率，可能会导致严重心动过缓，应慎用于心动过缓、房室传导缺陷、低血压和心排血量下降的小儿[224-226]。对接受使用地高辛和β-肾上腺素受体阻滞剂，以及先前存有房室结传导延迟的婴幼儿来说，应用右美托咪定可导致严重的心动过缓[128]。在过去10年中，右美托咪定因其几乎不引起呼吸抑制而广泛应用于小儿镇静[227-230]。研究表明，右美托咪定不引起神经细胞凋亡，并具有神经保护功能[231-233]，因此右美托咪定在婴幼儿镇静的应用具有其独特的优势。静脉注射右美托咪定可在10min内达到镇静的效果，相对较快，半衰期为1.5～3h。右美托咪定对呼吸影响极小，可单独用于唐氏综合征及OSA患儿的无痛检查（如EEG、CT和MRI），还可与氯胺酮及丙泊酚联合用于有痛操作的镇静镇痛（如心导管介入和复杂局部疼痛综合征）[234, 235]。然而，右美托咪定具有抑制窦房结和房室结功能的作用，可能会增加心动过缓的风险，因此应慎用合并先天性心脏病的患儿[234-238]。通过MRI成像分析，右美托咪定（1～2μg/kg·h）对小儿上呼吸道形态[239, 240]的微小变化的影响与剂量-效应有关，对5个月至16岁的幼儿和小儿呼吸的影响极小，故右美托咪定常用于合并OSA患儿的镇静[239, 240]。

与其他镇静药物如依托咪酯或丙泊酚相比，右美托咪定具有中等效价的镇静作用，小儿的镇静有效剂量大于成人。许多研究已经观测接近100%成功完成需要镇静的检查和操作所需的右美托咪定的剂量。在给药剂量范围的上限，负荷剂量按3μg/kg静脉给药超过10min，然后按2μg/(kg·h)的速度泵注，可最大限度地减少MRI镇静检查中使用戊巴比妥（2.4%）进行镇静补救[241]。按以上剂量用药，所有患儿的平均动脉压均能维持平稳，脉搏血氧饱和度＞95%；然而，747（4%）例中有30例出现心动过缓，同时该调查中无不良事件发生，也无须采取任何治疗干预。当使用大剂量右美托咪定时，完全清醒所需时间也较长[242]。有研究报道。在使用格隆溴铵治疗右美托咪定引起的心动过缓时也应谨慎，按经典剂量 5μg/kg 给予格隆溴铵后发生严重持续性高血压（如 3 岁小儿的血压高达 161/113mmHg）[243]。另一种提高右美托咪定镇静成功率的使用方法是[244]，右美托咪定的负荷剂量按 1μg/kg 的速度输注 10min 以上，然后按 0.5μg/(kg·h) 的速度泵注，辅助 0.1mg/kg 咪达唑仑静推；经证实按该方案给药时，呼气末二氧化碳变化极小且对血流动力学影响甚微。有报道称丙泊酚与右美托咪定联合用药更高效且不良反应少[245]。其他研究报告将氯胺酮、丙泊酚和右美托咪定联合应用于心导管室的介入检查时，收效显著[246]。尽管没有明确数据支持右美托咪定发挥最大化镇静的推荐给药剂量，但联合用药方案提供了镇静完全且不良事件较少的最优组合方案。

氯胺酮

氯胺酮是少数能产生镇静、遗忘和镇痛的镇静药物之一，临床表现为患儿可以睁眼（通常伴有眼球水平震颤）但对疼痛无反应的"分离状态"。氯胺酮可维持心血管功能稳定，且对呼吸力学影响不明显，因此大多数患儿能够保持自主呼吸[247]。尽管氯胺酮不是一种新的药物，但在镇静方面的应用又有了复苏的迹象，尤其是门诊检查操作。因其麻醉镇静分离的特性，美国急诊医师学会的临床实践指南将氯胺酮的镇静作用归类为"分离性镇静"[248,249]。至今，这种重新分类尚未被 AAP、ASA、AAPD 或监管部门所承认[249-252]。

肌内注射或静脉注射氯胺酮（合或不合用咪达唑仑）经常用于门诊闭合性骨折复位和其他有创操作（表 48-8）[252-254]。对近期 41 篇文献进行系统性回顾分析，发现氯胺酮用于小儿门诊镇静（13 876 例镇静）的不良事件发生率低，最常见的不良事件为呕吐和激惹，发生率分别为 55/1 000 和 18/1 000 例镇静[255]，镇静中有 1.5% 出现缺氧，0.7% 出现呼吸暂停，1 000 例病例有 2.9 例发生喉痉挛，0 例发生误吸。一项针对门诊使用氯胺酮/咪达唑仑或吗啡/咪达唑仑进行检查镇静的 173 例 2 岁以下小儿的回顾性分析表明，大部分病例出现并发症的发生率为 6%，除 1 例外，其余均与氯胺酮/咪达唑仑有关；大多数为轻度（3 例出现低氧饱和度，4 例呕吐，1 例喘鸣，2 例镇静失败），仅有 1 例幼儿（2 月龄）发生心动过缓，需要行气管插管[256]。PRSC 的一项针对在放射科和镇静室接受氯胺酮镇静的前瞻性研究中提到，在超过 22 000 例小儿病例中（中位数年龄 5 岁，范围为<1 个月至 22 岁），7.3% 发生不良事件，1.8% 发生严重不良事件[257]，心搏骤停复苏成功 2 例，不良事件发生的高危因素包括心脏和胃肠道疾病、下呼吸道感染以及同时使用丙泊酚和抗胆碱能药物。

研究表明，胃肠镜检查患儿给予 1~3mg/kg 氯胺酮静脉注射，8.2% 出现一过性喉痉挛，4.1% 出现呕吐，2.4% 出现躁动，1.3% 出现部分气道梗阻，0.5% 出现呼吸暂停和呼吸抑制，0.3% 出现过度流涎[95]。氯胺酮的镇痛作用使其广泛应用于烧伤患者的换药。在一项研究中，氯胺酮镇静有 4.9% 出现不良结局，其中 2.9% 需要干预，有 8 起不良事件与气道相关[258]。氯胺酮镇静/镇痛具有悠久的安全用药历史，可能比其他镇静方案更具优势，尽管这些研究表明，即使应用氯胺酮镇静，也会发生潜在的危及生命的事件。氯胺酮会产生无意识体动，这限制其在要求患者完全固定的操作检查（如

应用于 MRI 扫描）中的应用。

氯胺酮临床应用有较多禁忌证。临床试验表明，在健康人类患者中，使用氯胺酮可增加健康志愿者的全部和局部的大脑血流[259]，因此在颅内压显著升高尤其是在没有控制呼吸的患儿中，应用氯胺酮是相对禁忌证。同样，氯胺酮禁用于颅脑损伤、开放性眼球损伤、高血压及精神病患者。氯胺酮虽不直接降低机械通气的驱动力，但可降低呼吸对高碳酸血症的敏感性；可诱发轻微、频繁的喉痉挛及咳嗽，可能需要明确的气道干预[260]。氯胺酮没有可选择的拮抗药物，复苏后明显呕吐和躁动的发生率高于其他镇静剂[255,260,261]。

氯胺酮的常规起始剂量[262]为 3~4mg/kg 肌内注射、0.25~1.0mg/kg 静脉注射和 4~6mg/kg 口服[263-265]。肌内注射后 2~5min 内起效，约 20min 达到峰值，持续时间为 30~120min。静脉注射后 1min 内起效，数分钟达到峰值，作用持续时间约为 15min。口服剂量 4~6mg/kg，通常与阿托品合用，30min 内起效，最长可持续作用 120min[29]。一项针对门诊氯胺酮剂量使用范围的研究发现，1.5~2mg/kg 静脉注射的剂量可提供分离镇静又能满足操作需要的条件[266]。在门诊使用氯胺酮镇静时，以往主张术后常规使用抗胆碱能药物[267]，但最近的研究表明氯胺酮镇静时不必使用抗胆碱能药物，抗胆碱能药物实际上还可能增加不良事件的发生率，但目前尚未清楚抗胆碱能药物如何增加不良事件发生率。

依托咪酯是羧基化咪唑类药物，主要用于麻醉诱导。其作用机制被认为是通过改变氯离子电导率，从而增强抑制性 GABA 神经传递起效。静脉注射依托咪酯 15~20s 后可使意识消失，体内快速重新分布，可在 5~10min 内恢复意识。依托咪酯在肝内水解为无活性代谢产物，大部分经尿液排出（90%）[155]。依托咪酯产生的镇静、抗焦虑及遗忘作用与巴比妥类和丙泊酚相似。其主要优点是对心血管无影响。尽管最终达到的镇静程度尚未明确，但通常表现出处于全身麻醉的状态，故该药物已用于成人和小儿镇静[91]。比较依托咪酯与戊巴比妥在 CT 检查镇静中的应用研究表明，戊巴比妥引起的不良事件（4.5%）较依托咪酯（0.9%）更常见[268]。比较依托咪酯联合芬太尼与氯胺酮联合咪达唑仑用于门诊小儿四肢骨折复位的研究发现，依托咪酯和芬太尼联合用药术后恢复更快，但在减少患儿可察觉的疼痛效果较差[269,270]。应用依托咪酯后会引起一过性肾上腺功能抑制，因此在急性疾病患儿中很少使用依托咪酯[271-275]。

丙泊酚广泛应用于小儿镇静和麻醉，起效时间在 30s 以内，无镇痛作用，但有止吐及止痒的效应。建议使用输液泵给药，小剂量丙泊酚[25~50μg/(kg·min)]可为成人患者提供中度镇静，而小儿则需要较大剂量[150~250μg/(kg·min)]。丙泊酚的不良反应包括静脉注射痛、唾液和气管支气管分泌物增加、肌颤、过敏反应和细菌污染。临床上可采取相关措施有效缓解注射痛，其中两种最有效的方法是预先吸入 N_2O，或给予 1mg/kg 利多卡因持续 1min 的迷你静脉局部麻醉（mini-Bierblock）[276,277]。丙泊酚引起的轻度低血压通常无临床意义。有研究报道，在持续输注丙泊酚（丙泊酚输注综合征）超过 48h，剂量超过 5mg/(kg·h)[83μg/(kg·min)]患儿中，出现致死性代谢性酸中毒、心肌衰竭和高脂血症，还有潜在的因

线粒体功能紊乱而导致病情加重的散发病例发生,而在某些病例中仅持续输注 5h 至 6h 就出现该情况[278-283]。

丙泊酚也是一种强效呼吸抑制剂,可导致呼吸暂停,约 8%~30% 患儿出现气道相关并发症[284]。105 例儿科 ICU 有创操作的患儿应用丙泊酚镇静[2.5~3mg/kg 静脉负荷剂量,输注速度高达 200μg/(kg·min)]后,21% 患儿需要重新调整体位保持气道通畅,17% 发生呼吸暂停,5% 发生低血压,其中 45% 的并发症需要进行干预[98]。对 113 例门诊患儿在给予芬太尼 1~2μg/kg 的基础上加用丙泊酚 4.5mg/kg[285],足以维持患儿在骨折复位过程中保持绝对不动,但是不良反应低氧的发生率为 21%,喉痉挛占 1%,需辅助给氧的比例为 25%。在一项针对非麻醉医生在骨髓穿刺、腰椎穿刺和食管镜检查中使用丙泊酚镇静并达到"不能唤醒"程度的有效剂量研究中,研究对象是 21 名年龄范围在 27 周至 18 岁的患儿,发现按 520μg/(kg·min)的剂量给予丙泊酚时,可产生 100% 镇静作用,且 BIS 值为 45 或更低(与全身麻醉一致)[286]。该研究中这些对刺激的反应、对气道的影响、丙泊酚的剂量及 BIS 水平超出了深度镇静的范围,而更符合全身麻醉的定义,同时也存在气道相关不良事件发生的风险。最近的一些针对大部分由内科医生(从事选择性镇静服务工作)参与的丙泊酚镇静的病例回顾分析表明,使用丙泊酚的严重不良结局较之前报道的少得多(且剂量更小)[15,104,287,288],在这些样本量超过 100 000 例的有关丙泊酚镇静的研究中发现,严重气道不良事件的发生率<2.5%[100,289]。

氯胺酮(10mg/ml)和丙泊酚(10mg/ml)的联合用药,即酮替酚,在门诊有创操作和肿瘤患者的镇静逐步增加。该联合用药按 0.5mg/kg 剂量递增给药,间隔约为 1min。针对两种药物的其他配比研究表明,短小检查(5~20min)应用消旋氯胺酮与丙泊酚联合用药的推荐比例是 1:3[296,297]。随着氯胺酮和丙泊酚联合用药的经验成熟,但由于前瞻性研究不足,未能很好地评估酮替酚的安全性及有效性。尚没有足够的研究证据支持酮替酚可作为常规药物使用[294]。

美索比妥是一种短效的氧化巴比妥类药物,代谢和再分布迅速,恢复时间短(表 48-8)[298],静脉注射的麻醉诱导剂量为 1~2mg/kg。已有报道称,美索比托有可能诱发呼吸暂停、呃逆和小儿颞叶癫痫[299]。肌内注射美索比妥的剂量为 8~10mg/kg,但是起效较慢[300],通常不推荐使用。直肠给予美索比妥[20~25mg/kg(溶于 100mg/ml 溶液)]可在 7~11min[301]内达到深度镇静,持续作用时间约 30~45min[302],直肠给药的吸收不稳定[303]。美索比妥的吸收变异度大、镇静可控性差及气道问题,限制了其在临床上的应用,更倾向于使用经其他途径给药的新药。美索比妥极易导致上呼吸道阻塞和呼吸暂停,因此只限于掌握高级气道管理技能的医务人员使用[304]。

N₂O 是一种强效吸入性镇痛药,可在 3~5min 内起效并达峰值,停药后迅速恢复至基础水平(表 48-8)。临床上已有不超过 50% N₂O 的预混罐(Entonox)。N₂O 可用于"最小限度的镇静",AAP 指南建议如下:

1. 仅可用于 ASA I 级或 II 级患者;

2. 推荐 N₂O 吸入浓度≤50%;

3. 吸入设备必须保证能提供 100% 浓度的纯氧,且氧浓度不得少于 25%;

4. 必须使用经校准的氧气分析仪。保证患儿在整个检查过程中能够进行语言交流。

虽然 50% 的 N₂O 混合氧气通常产生"最小"镇静作用,但任何镇静剂或催眠药的复合使用均可迅速地加深镇静,因此仍需要加强监测和提高警惕[152,170]。牙科医生常用 N₂O 进行镇静,近来的问卷调查结果显示,在培训期间大多数牙科医生使用 N₂O 镇静来给患者提供治疗[305,306],相关不良反应、药物相互作用及特别注意事项可见表 48-8。

小儿镇静的总结与展望

小儿镇静已经从一个只有少数拥护者和几乎没有正式组织的临床"孤儿"发展成为一个有明确标准和实践指南的组织。我们正处于这样一个时代,小儿患者及专业同行要求提供安全、高效及有效的小儿镇静服务。恰当地说,手术室外操作检查的镇静有望提供符合手术室标准的安全有效性。同时,麻醉医生必须认识到,其他从事镇静工作的小儿专家做了大量研究报告,从而提供有效的用药方案并取得了良好的治疗效果[227,307-315]。麻醉医生一直是镇静服务的"强有力的后盾",并负责最具挑战性的镇静病例,同时也认识到其他专业人员的能力。因此,麻醉医生应寻求与其他专科医生的合作,并协助他们探索最佳的镇静监护手段/用药方案,提供最佳镇静效果,为所有需要接受操作及检查的患者带来福音。

（王晓夏 译,冯继峰 校,上官王宁　俞卫锋 审）

精选文献

Coté CJ, Notterman DA, Karl HW, et al. Adverse sedation events in pediatrics: a critical incident analysis of contributory factors. *Pediatrics*. 2000;105(4 Pt 1):805-814.

Landmark study that collated severe adverse outcomes from multiple sources and allowed the identification of sedation practices that led to injury and death. In particular, it highlighted the need for appropriate personnel, monitors, and rescue capability to ensure safety.

Coté CJ, Wilson S, American Academy of Pediatrics, American Academy of Pediatric Dentistry. Guidelines for monitoring and management of pediatric patients before, during, and after sedation for diagnostic and therapeutic procedures: update 2016. *Pediatrics*. 2016;138(1).

These are the most recent American Academy of Pediatrics Sedation Guidelines that now require the use of capnography for all deeply sedated children and encourage its use for moderately sedated children. Important changes are that the responsible practitioner for moderate sedation must have the skills to rescue a child with apnea, laryngospasm, and airway obstruction, and perform successful bag-mask ventilation. The practitioner who practices deep sedation must have these same skills and be able to perform tracheal intubation and cardiopulmonary resuscitation.

Cravero JP, Beach M, Gallagher SM, et al. The incidence and nature of adverse events during pediatric sedation/anesthesia for procedures with propofol outside the operating room: report from the Pediatric Sedation Research Consortium. *Anesth Analg*. 2009;108(3):795-804.

A review of nearly 50,000 sedation encounters using propofol by a variety of sedation providers. The participating providers were highly trained members of organized sedation services with advanced airway education and ongoing quality improvement efforts. Adverse events and requirements for airway interventions are analyzed. The information is useful in understanding the critical competencies necessary for the safe use of this drug.

Cravero JP, Blike GT, Beach M, et al. Incidence and nature of adverse events during pediatric sedation/anesthesia for procedures outside the operating room: report from the Pediatric Sedation Research Consortium. *Pediatrics*. 2006;118(3):1087-1096.

A review of more than 30,000 sedation cases from the Pediatric Sedation Research Consortium. This study is useful as it supplements anecdotal information on sedation complications and aids in understanding the nature and frequency of adverse events in a large group of patients cared for by a variety of sedation providers.

参考文献

48

第49章　血管通路的开放

SAMUEL H. WALD, JULIANNE MENDOZA, FREDERICK G. MIHM,
CHARLES J. COTÉ

血管置管术是小儿麻醉和围手术期管理的重要手段。它是 20 世纪 50 年代被引入并常规使用的[1]。其适应证是建立给予液体、药物和血液制品的途径,监测心肺功能,以及提供用于实验室检测的血液标本。尽管建立血管通路有时可能非常困难,特别是在低龄或低体重的患儿中,但不应该由于操作者无法建立血管通路而拒绝手术,必要时应寻求会诊。无论操作人员还是相关人员都应佩戴手套,以保持清洁或无菌,并保护医护人员免于接触血液和锐器接触[2-6]。最新儿科围手术期心搏骤停的数据表明,缺乏良好的血管通路可能导致对液体丢失或失血的估计不足以及麻醉中小儿的液体或血液补充不足,因此应强调适当和充分的血管通路及监测的重要性[7,8]。

静脉置管术

外周静脉置管术

适应证

由于下列原因,几乎所有要进行麻醉的小儿都应建立经皮静脉注射(IV)通道[9,10]:

- 为术后疼痛管理提供途径。
- 便于给予药物、液体和电解质、葡萄糖和血液制品,包括复苏药物。
- 测量中心静脉压;该测量的准确性不是由置入导管的位置[11]而决定的,而是通过确保中心静脉和外周静脉是否直接连接决定的[9,12]。这可以通过持续深吸气或阻塞肢体静脉回流来进行评估,因为这两者都会导致外周阻力增加[11,13,14]。体温过低可能会影响这种测量的准确性[15]。

物品准备

- 酒精棉片或氯己定棉签

- 手套
- 止血带
- 纱布
- 透明敷贴
- 胶布
- 托手板

此外应考虑到静脉置管可能需要不含乳胶的设备。在置管困难的情况下,透照光源的使用可以提高导管置入的成功率[16]。超声检查也可有助于开放贵要静脉、头静脉及肱静脉通路[17-19]。最后,新的近红外和红外技术可用于识别外周静脉[20]。

实际操作建议

- 清醒时建立静脉通路可通过以下方法中一种或几种方法的组合实现良好的患者依从性:恩纳(EMLA)乳膏(2.5% 利多卡因和 2.5% 丙胺卡因)、利多卡因和丁卡因贴剂、利多卡因离子电渗法导入法、利多卡因局麻乳膏、丁卡因局麻乳膏(Ametop)、氯乙烷喷雾和/或操作前用镇痛药物[21-30]。
- 用盐水溶液预填充导管可减少静脉瓣张力,让血液回流更快。
- 可使用蝶翼型针穿刺用于麻醉诱导,在麻醉后置入适当尺寸的导管。
- 使用 T 型连接器,尽量减少冲洗静脉管路中药物所需的液体;这对婴儿尤为重要[31]。
- 应使用校准滴定管来限制总输液量,并提供一种在婴儿和幼儿中准确滴定液体的方法。
- 限流输液泵可用于早产儿和足月新生儿输液。
- 导管品牌、管道类型以及延长管和三通的使用可能导致流速发生显著变化(E 图 52-1,E 图 52-2)[32]。
- 静脉输液管中的单向阀可防止药物或输液回流。

- 对有气体栓塞风险的患儿使用空气过滤器。

并发症

血管置管失败所致的血肿通常不会导致严重后果。感染或血栓形成可通过加强无菌技术减少[33-35]。对 525 名患者的 642 根 Teflon 留置针置入进行的一项研究表明，小儿留置针置入发生并发症的风险非常小，并不会通过常规更换留置针而显著降低[36]。12 个月以下婴儿留置针的置入时间上限与置入部位、置管尺寸或品牌无关[37,38]。

皮肤蜕皮通常由含钙、钾的溶液或高渗溶液的皮下渗漏引起，可以通过在注射药物之前经常检查静脉管路以观察皮下组织是否肿胀来避免这种情况[39]。与不使用药物相比，药物的使用会增加皮下渗漏的风险；与 5% 或 10% 葡萄糖溶液相比，使用肠外营养溶液也会增加皮下渗漏的风险，但不同浓度（≤20mEq/L vs >20mEq/L）的含钾溶液的皮下渗漏风险没有差异。此外，使用重力控制输液器与普通输液器的皮下渗漏风险也没有差异[40]。没有足够数据支持常规使用肝素可以延长新生儿和小儿外周静脉导管的通畅性[41]。

外渗损伤的严重程度取决于许多因素，包括渗液 pH、渗透压、浓度、血管活性和细胞毒性。外渗损伤的治疗方法因损伤程度而异：停止输液、拔出静脉导管，同时尽可能多地排出外渗液、肢体抬高、加热或冷敷、生理盐水冲洗、局部治疗或注射（外用利多卡因、丙胺卡因、硝酸甘油、抗生素、皮下或皮内玻璃酸酶、酚妥拉明、硫代硫酸钠或地塞米松）、局部压力评估、焦痂切开术、某些情况下还应行皮肤移植[42-46]。

中心静脉压测量

小儿和成人的一些研究描述了外周静脉导管转换的静脉压与中心静脉压之间的合理相关性，这些研究包括重症患儿。低温（外周血管收缩）会降低此类测量的准确性，但了解外周静脉压力的转换对了解右心充盈压极有价值[9,10,15,47-49]。

在小儿建立大静脉通路

适应证

以下操作流程适用于任何可能发生大量快速出血的小儿：

- 常规消毒铺巾。
- 用小静脉导管（如 22 号）进行肘前、隐静脉或颈外静脉的标准静脉置管。
- 用一根细小有弹性的导丝（如 0.04cm）穿过静脉导管，取出导管，并用 11 号刀片在皮肤的导丝入口处做一个小切口。
- 将大一号的静脉导管穿过导丝以扩张静脉，留置导管，这种情况采用较为坚硬的静脉导管更加有效。另一种方法是使用肺动脉导管导引器中的小扩张器，鞘留在原位。移除导丝，插入大一号的导丝（0.06cm），移除导管（或管鞘），将较大的导丝留在静脉内。可以用更大的导管和导丝重复该过程，直到达到所需尺寸的套管或管鞘。还有一种方法是在静脉中留下逐渐变大的肺动脉导引鞘。这两种技术都提供了建立大口径静脉输注通路的快速方法。

快速输液导管和导引鞘

特殊快速容量导管（6F 及更大）允许用针或小静脉导管进行静脉穿刺，导丝通过，然后引入扩张器和鞘管，所需步骤更少。

静脉切开术

适应证

- 经皮静脉置管不成功。
- 经皮静脉置管不稳定。
- 所置静脉导管不能满足计划的外科手术。

常见的置入部位是内踝的大隐静脉和肘前窝的头静脉。此过程可能需要充足的时间才能完成，并且不适用于紧急情况[50]。

并发症

静脉切开感染率高，因此应仅在短期内使用。

大隐静脉置管术

大隐静脉通常是婴儿和小儿建立静脉通路的可靠部位，可以直视或使用"盲探"技术置入（图 49-1）。它始终位于足前部从外踝至内踝一指到一指半的地方。

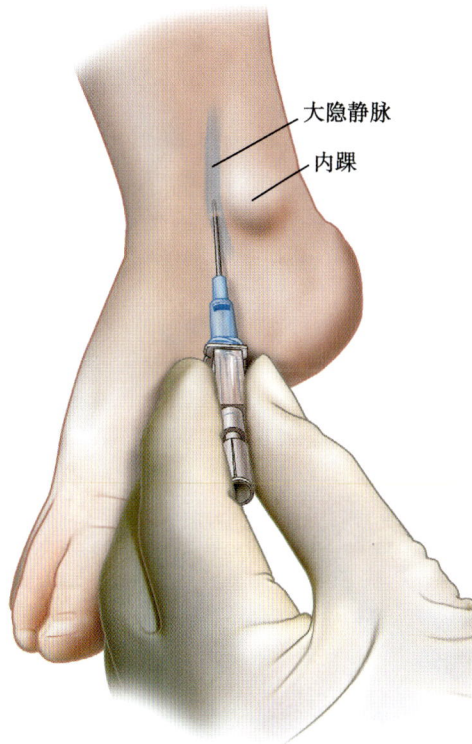

图 49-1　大隐静脉置管

1. 膝盖以下的下肢应用止血带后，常规消毒。
2. 大隐静脉有时可触及，有时不能，也可能直视下见不到。
3. 在选定的穿刺点齐内踝水平以 30° 角刺入皮肤，针尖朝向小腿的上 2/3。如果在穿刺时没有看到成功的迹象，则慢慢地回退针头，因为血液回流常发生在离开静脉时。

4. 如果第一次尝试不成功，则在同一穿刺点从内踝往外踝扇形探查，缓慢地推进和抽出导管直到见到回血。

5. 一旦看到回血，再轻轻推进整个套管针进入血管腔2～3mm，旋转导管并使针芯离开导管。

安全静脉留置针

在美国，联邦法律规定医疗保健人员可以使用可回缩针头或套管针，以减少针刺伤的可能性（表49-1）[51]。有研究表明，传统静脉留置针与此安全装置相比，大部分3岁以下小儿需要一个以上的安全留置针才能成功完成静脉输液。与传统的静脉留置针相比，使用可回缩的静脉留置针血液飞溅和溢出的发生率几乎相差四倍。当弹簧加载装置将针缩回安全装置的外壳时，会发生过量的血液飞溅。因此套管针本质上更安全，它不需要操作者的任何动作以保护针尖。需要注意的是尽管美国联邦法律规定可以使用这些设备，但是最终是否使用取决于医疗操作人员。因此静脉留置针的类型不应由医院决定，而应该由放置留置针的操作者决定。

表 49-1　静脉安全留置针的比较

安全机制	需操作者激活	可连接注射器	回血	体积较大	优点	缺点
可回缩针	是	否	是	是	回血通畅 用法类似于 非安全留置针	体积大 需要激活 不可连接注射器
钝针	否	是	否	否	被动动作 无须激发 可连接注射器	血液回流缓慢，撤回部分针头可见

中心静脉置管

适应证

- 当预估血管内容量发生剧烈变化时（如多发伤、肠梗阻、烧伤），可以提供一种安全的方法进行补液和输血。
- 需要监测心脏充盈压。
- 输注可能引起外周静脉硬化的药物和液体（如抗生素、血管活性药物或高营养液）。
- 需要提供血液进行实验室检测。
- 混合静脉血气分析，估计心排血量（Fick 原理）或测量心排血量（染料稀释法）。
- 需要从心脏抽吸空气栓子。

中心静脉置管的常见部位是颈外静脉、颈内静脉、锁骨下静脉、头臂静脉、婴儿和小儿的股静脉以及新生儿的脐静脉。存在出血倾向时，由于止血困难，操作者应谨慎地选用颈内静脉置管和锁骨下静脉置管。经皮入路的中心静脉置管的最佳技术是改良的 Seldinger 技术（图 49-2）[53, 54]。这种技术的优点是避免了静脉切开，只需一个薄壁的小号穿刺针穿刺，用导丝引导导管进入血管内，通过细小的静脉穿刺导入大的静脉导管，即使在全身肝素化之后也能最大限度地减少血肿形成，且通常在需要紧急静脉通路时可迅速完成。当中心静脉导管置入心脏时必须注意确保导管尖端位于上腔静脉和右心房的交界处，因为放置在其他位置时可造成心肌和大血管的穿孔以及触发室性心律失常[55]。

超声引导、压力波形分析或观察心电图可能有助于预防与中心导管放置相关的并发症[56, 57]。超声引导有助于导管成功置入颈内静脉[56]、锁骨下腋静脉[57]和锁骨下静脉[58, 59]。在对 18 项试验共 1 646 名婴儿、儿童和成人的荟萃分析中，二维超声引导比体表标志法获得更好的结果[60]。而另一项研究回顾了 5 434 例由训练有素的麻醉医生在同一医疗机构 22 年里应用体表标志法进行的中心静脉置管（其中 1/3 <1 岁），其中 95% 是颈内静脉，该回顾性研究显示成功率为99.5%。成功还取决于麻醉医生的经验和小儿的年龄：低年资医师和低龄儿的成功率较低[61]。与股静脉和锁骨下静脉相比，超声对颈内静脉置管的成功获益最大[60]。详见 43 章。

并发症

气胸、心律失常、血肿、出血、感染、血栓形成、误穿动脉、心脏压塞、空气栓塞、胸导管损伤、导管移位都是中心静脉置管可能引起的并发症。成人数据表明，选择最小型号的导管和左侧锁骨下静脉置管可将并发症的发生率降到最低，在小儿尚未进行类似的研究[62]。有报道称，在 289 例烧伤患儿的 1 056 次中心静脉置管中，留置导管少于 11 天时感染率在 2.0%～7.3% 之间，但在留置导管 12 天至 14 天的患儿中，感染率增加到 15.8%～37.5%。一项随机研究中，比较了 280 名小儿心脏手术患者颈内静脉和锁骨下静脉的置管成功率。研究发现虽然两种方法的成功率相似，但是锁骨下静脉置管的导管尖端细胞培养结果阳性率高于颈内静脉置管（分别为 22% 和 3.4%），且血液感染发生率亦高于颈内静脉置管（分别为 6.9% 和 0）[64]，两种置管方法首次尝试成功率相近（64% 和 69%）。然而，颈内静脉组的动脉误穿率高于锁骨下静脉组（分别为 8% 和 2%），但锁骨下静脉组的总体穿刺置管成功率（分别为 91% 对 82%）更高。此外，通过锁骨下静脉置管过程中，导管位置移位的频率更高（分别为 17% 对 1%）。在另一项研究中，在严格的手卫生后进行静脉穿刺，和导管相关的血源性感染显著降低[65]。

无菌技术

置入导管期间的污染可能导致导管细菌定植或感染。有证据表明，在置管过程中使用最高防护预防措施，包括使用无菌手、长袖隔离衣、全术野铺巾及口罩和帽子，可降低导管相关感染的风险[33, 35, 66, 67]。氯己定与聚维酮碘预防菌血症的疗效尚不清楚，氯己定在婴儿和小儿中的安全性尚未完全

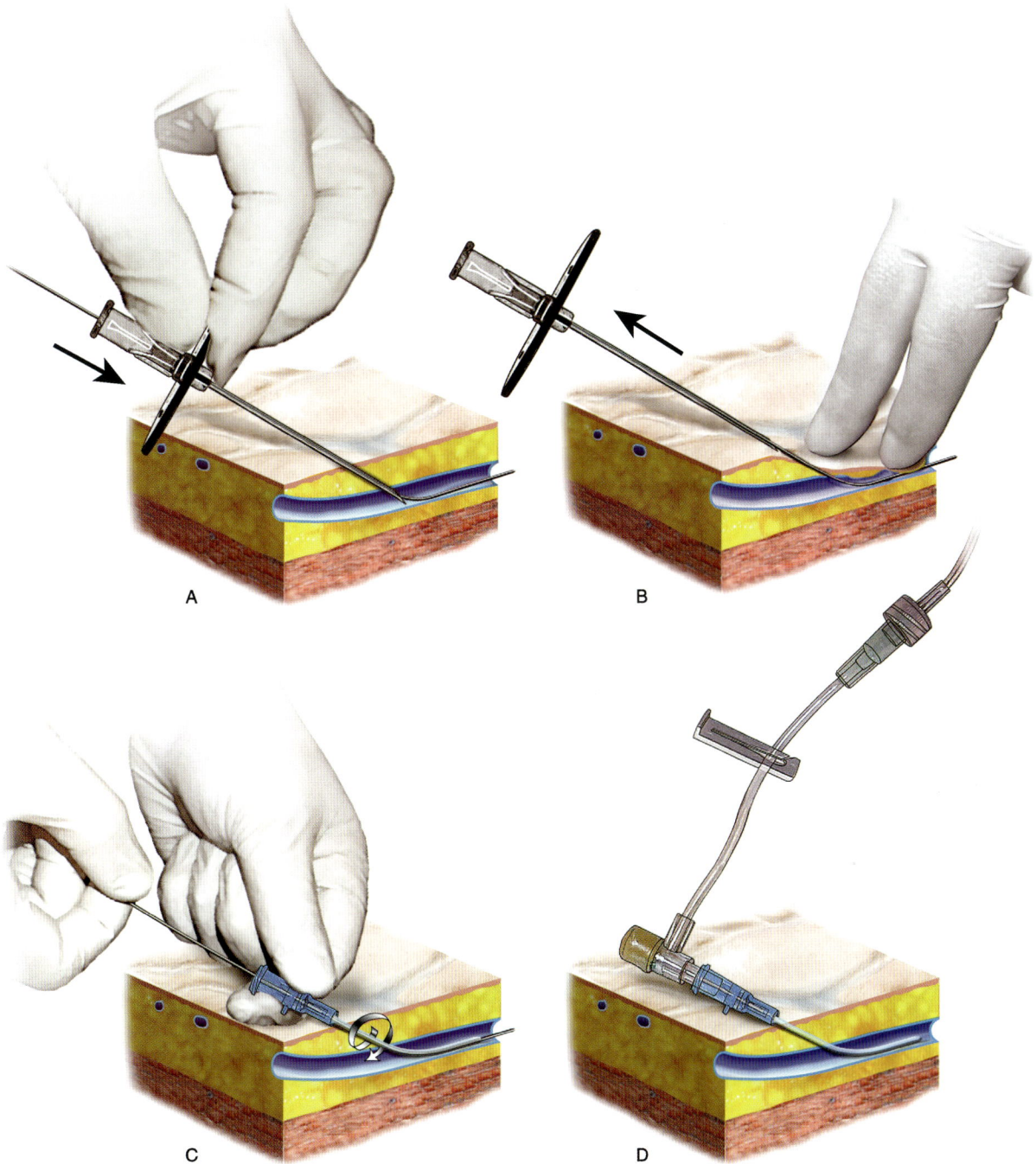

图 49-2　A. Seldinger 导管置入技术。将穿刺针置入目标血管中,导丝的柔性端顺利进入血管。B. 然后取出穿刺针,将导丝留在原位。C. 轻柔旋转导管直至进入血管内。D. 移除导丝,并将导管连接到适当的输液或监测装置。(Schwartz AJ, Coté CJ, Jobes DR, et al. Central venous catheterization in pediatrics. Scientific exhibit, American Society of Anesthesiologists, New Orleans, 1977)

确定[68]。对于年龄较大的婴儿和小儿,氯己定可能是安全有效的,但对于低体重新生儿,它可引起严重的局部接触性皮炎[69,70]。与聚维酮碘相比,氯己定在大龄儿童中的应用已被证明可降低导管相关感染的发生率[71,72]。在一项前瞻性的儿科重症监护病房(ICU)对照研究中,通过主动监测研究发现,和中心静脉导管相关的血液感染的独立危险因素是 ICU 中的中心静脉导管放置的时间、非手术的心脏患者、胃造口引流管、肠外营养、在 ICU 内置入中心静脉导管和输注红细胞[73]。

颈外静脉置管术

- 将患儿置于头低脚高位,头部向置管对侧倾斜45°。
- 在肩部下方放置枕头以伸展头部并完全暴露颈部。
- 在无菌条件下,根据图 49-2 所示的技术完成静脉穿刺和导管置入,J 型导丝通常有助于避开锁骨处的静脉丛[74,75]。
- 缝合固定导管,用无菌敷料密封。通常导管不会越过锁骨或进入腋静脉;且右侧颈外静脉置管更易成功[76,77]。如果使用较短的导管,输液和压力监测则依赖于头部的位置[78]。当头部侧向导管置入的对侧时,能保持最通畅的液体输注。这种静脉通道建立对于小儿外周静脉通路建立困难或者术中出现紧急情况需要额外建立静脉通路时颇有价值。

颈内静脉置管术

颈内静脉置管有许多方法和技术[79-82]。可采用由锁骨和胸锁乳突肌的两个肌腹形成的三角形的顶点作为穿刺点(图 49-4)。通过使用 Seldinger 技术,即使在新生儿中,首次尝试成功率接近 75%,在第二次尝试时成功率接近 90%~95%[53]。右侧置管可以确保了中心位置,因为右颈内静脉、上腔静脉和右心房基本呈直线(图 49-4)。左侧置管可能会导致胸导管损伤和气胸,因为左侧肺尖更靠近头部。另外,如果置入左侧的导管太短,则常发生尖端贴在上腔静脉壁上,并且可能损伤血管壁。图 49-3 列出了可避免血管穿孔的导管尖端的理想位置,以及可导致血管穿孔的导管尖端的位置。高入路法的主要优点是最常见的并发症(误入动脉,约 10%)很容易被识别,并且易于治疗。

在一项研究中,探讨了模拟瓦尔萨尔瓦动作(Valsalva maneuver)(维持 25mmHg 的吸气正压 10s)、按压肝区和头低脚高位三项其中一项或多项组合对右颈内静脉横截面积的影响。当三项操作同时进行时,右侧颈内静脉横截面积较基础值平均增大 17.4%±16.1%[83]。该操作的价值随着孩子的年龄而变化: 在 1~6 岁的儿童中影响最明显,在 12 个月以下的婴儿影响可忽略不计。而其对置管成功率的影响没有研究,但对较大的血管应可提高成功率[83]。一项对体重<5kg 的婴儿进行皮牵引的研究表明,对于婴幼儿使用胶带进行皮牵引结合超声引导可增加颈内静脉横截面积,并减少置管操作时间[84-86]。

操作方法

- 将小儿置于颈外静脉置管的体位,在背部中心下方垫上卷起的毛巾并使头部略转向穿刺的对侧;注意头部转向角度过大可能会压迫颈内静脉而使颈内静脉更靠近颈动脉。
- 定位由胸锁乳突肌的两条肌腹所形成的三角区域的顶点。这一点通常是颈外静脉穿过胸锁乳突肌的位置或乳突与胸骨切迹之间的中点。
- 触诊颈动脉。在颈动脉外侧,针头与皮肤呈 30° 角进针。如果颈内静脉表浅,进针角度可以更小。一边回抽,一边

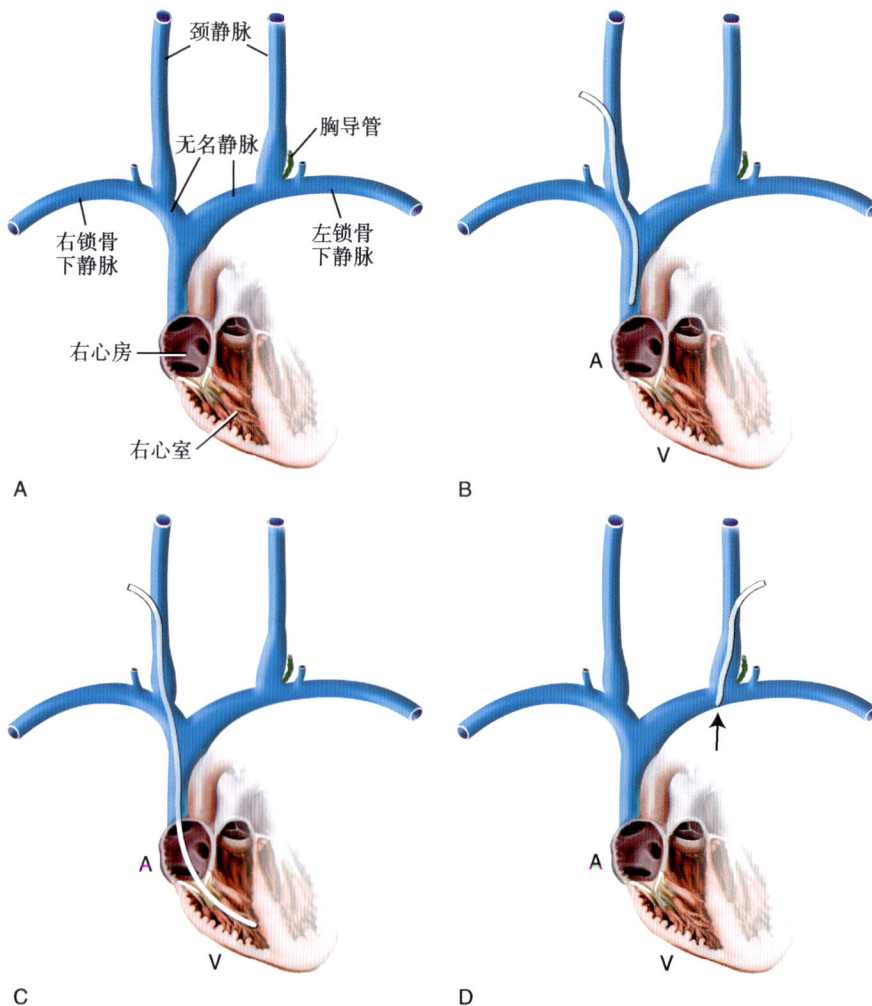

图 49-3   正确和不当的中心静脉压导管置入位置。A. 正常血管解剖结构。B. 右颈内静脉导管置入(即右心房上部或上腔静脉)的正确位置。C. 任何将导管置入右心室的位置都是危险和禁忌的。D. 左侧颈内静脉置入较短的导管可能会损伤无名静脉(箭头)

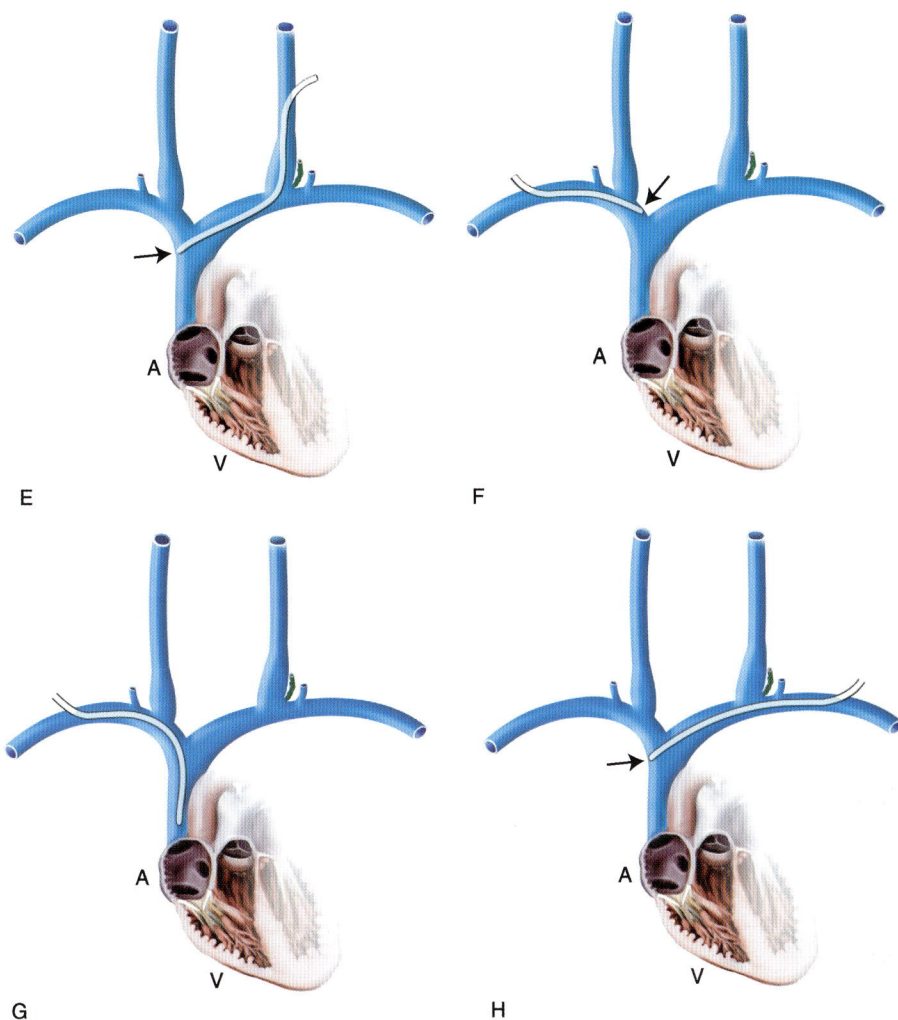

图 49-3（续）　E. 左侧颈内静脉导管置入达上腔静脉侧壁（箭头）可能会损伤上腔静脉，必须部分退出或继续将导管前置。F. 右锁骨下静脉置入较短导管可能会损伤无名静脉的侧壁（箭头）；该导管应该继续推进或退出。G. 右锁骨下静脉入路的正确路线。H. 左锁骨下静脉置入较短导管可能会损伤上腔静脉（箭头）；该导管应该推进或退出。A, 心房；V, 心室

向同侧乳头方向缓慢进针，进针深度不超过 2.5cm。如果没有回抽通畅的血液，则在保持回抽的同时缓慢退出针头。进针时血管可能被针头压缩，但在退针时则会伸直，即可获得回抽通畅的血液。

- 完成静脉穿刺后，小心取下注射器并封闭针的末端（以防止儿童自主呼吸时静脉吸入空气）直到置入柔性导丝（图 49-2）[54]。置入导丝的过程应该是通畅的。然而，如酚酞丝置入受阻，则表示针已经离开血管腔或其尖端靠在血管壁上。在这种情况下，应同时退出导丝和针头以避免割断导丝。如酚酞丝置入无阻碍，则如图 49-2，图 49-4 所示方法进行置管。应通过放射学方法确定导管尖端的位置，并根据需要进行重新定位以获得最佳位置（图 49-3）。
- 将导管缝合固定，并用无菌敷料覆盖封闭。

禁忌证

- 出血倾向（相对禁忌证），但在危及生命的紧急情况下，利

大于弊。
- 对侧气胸。
- 颅内压增高（头低脚高位以及置入的导管阻塞静脉可能会增高颅内压）；这是相对禁忌证，超声引导穿刺可以提供很大的帮助，这样可能不需要置头低足高位。
- 血管异常（如颈位主动脉弓）。

锁骨下静脉置管术

锁骨下静脉是中心静脉置管的常用部位[87,88]。据报道，即使在新生儿中成功率也超过 80%[89-91]。其优点包括体表标志固定，便于小儿进行长期管理和患者舒适度高。缺点是容易造成气胸和血胸[92,93]。如果选择此部位，我们建议在置管后和手术开始前拍摄胸片以排除术中难以辨识的张力性气胸。与其他技术相比，使用 Seldinger 技术（我们推荐）可以降低胸内结构损伤的发生率。与左侧颈内静脉置管一样，如果左锁骨下导管尖端靠近上腔静脉血管壁时，可能会损伤或穿透血管壁，导致血胸或胸腔积液（图 49-3H）。在一项研究中比较了 361 例成人患者肩关节中立位置与肩关节降低

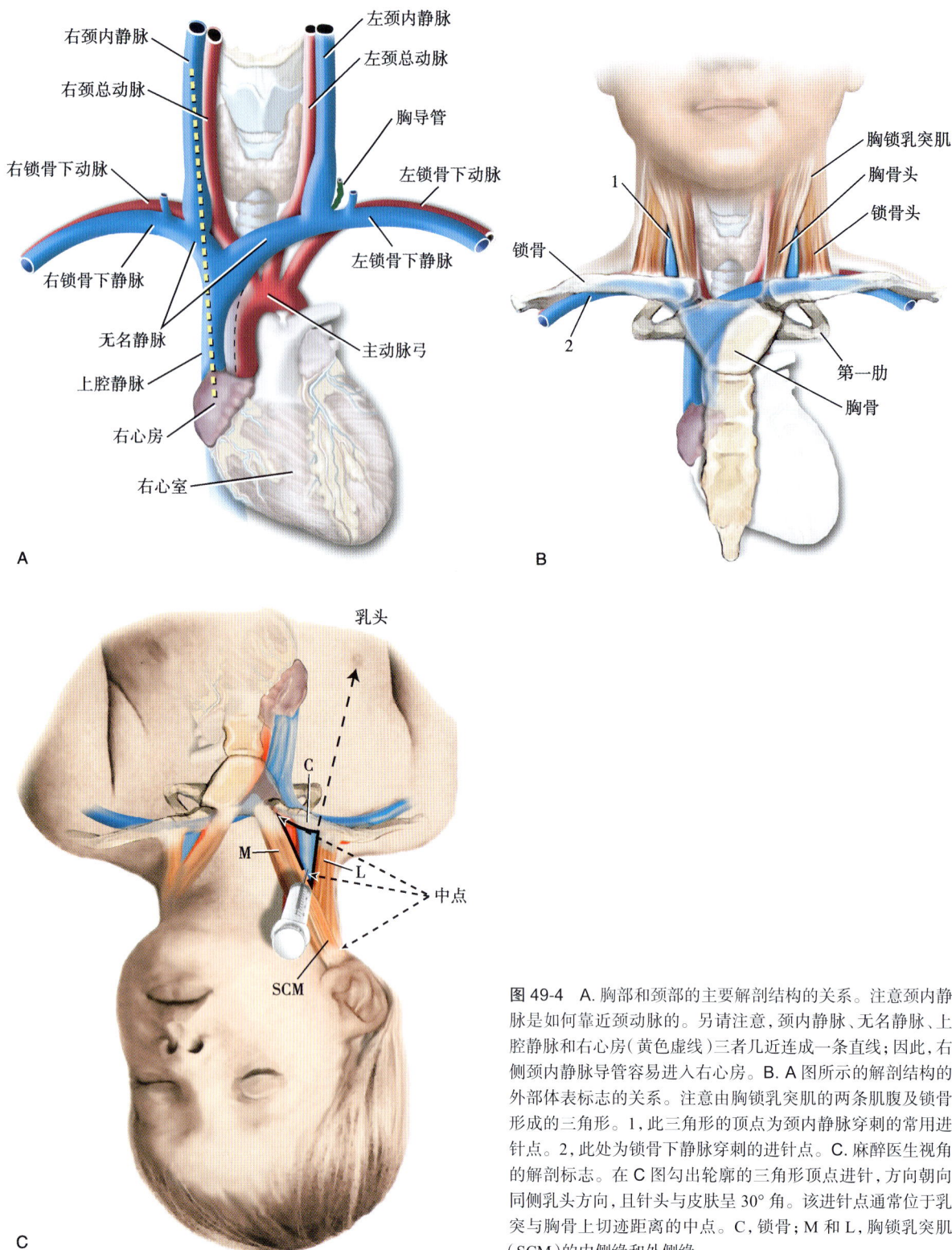

图49-4　A. 胸部和颈部的主要解剖结构的关系。注意颈内静脉是如何靠近颈动脉的。另请注意，颈内静脉、无名静脉、上腔静脉和右心房（黄色虚线）三者几近连成一条直线；因此，右侧颈内静脉导管容易进入右心房。B. A 图所示的解剖结构的外部体表标志的关系。注意由胸锁乳突肌的两条肌腹及锁骨形成的三角形。1，此三角形的顶点为颈内静脉穿刺的常用进针点。2，此处为锁骨下静脉穿刺的进针点。C. 麻醉医生视角的解剖标志。在 C 图勾出轮廓的三角形顶点进针，方向朝向同侧乳头方向，且针头与皮肤呈 30° 角。该进针点通常位于乳突与胸骨上切迹距离的中点。C，锁骨；M 和 L，胸锁乳突肌（SCM）的内侧缘和外侧缘

位置对锁骨下静脉置管的影响，其结果显示肩关节中立位置显著降低了导管尖端（置入同侧颈内静脉或头臂静脉）位置异常的发生率，损伤动脉或气胸的发生率无差异[94]。这种方法在小儿中应用仍有待检验。如前所述，静脉入路与导管尖端培养结果阳性率与血液感染的发生率有关。与锁骨下入路相比，颈内静脉入路方法的导管尖端培养结果阳性（22% vs 3.4%）和血流感染（6.9% vs 0）发生率更高[64]。重要的是，

尽管首次成功率无显著差异（64% vs 69%），颈内静脉入路时损伤动脉的发生率明显较大（8% vs 2%），但锁骨下入路时导管位置异常的发生率较大（17% vs 1%）。一项回顾了 13 个研究 2 360 例操作的 Cochrane 综述对比了在股静脉或者锁骨下静脉置管中运用超声引导法和体表标志法的差别，发现两者在并发症和成功率方面无差异，但是研究中并未区分不同临床医生的个体经验差异[95]。

操作方法

- 将小儿置于颈外静脉穿刺的体位,常规消毒铺巾。
- 在锁骨下,距胸锁关节 1/2～2/3 距离处,针尖朝向锁骨进针;当触及锁骨的下表面时,针头在回抽的同时改变方向指向胸骨上切迹继续前进。
- 一旦回抽血液通畅,按图 49-2 进行操作。如果不使用 Seldinger 技术,建议首先使用小号穿刺针定位锁骨下静脉。
- 将导管缝合固定,应用无菌敷料覆盖封闭。
- 如果对小儿实施控制通气,可以通过暂时停止通气,使在探测锁骨下静脉时使肺的顶端远离针尖,这样能降低气胸的风险。一旦顺利完成静脉穿刺,保持呼气末正压可降低空气栓塞的可能性。另一项研究使用经食管超声心动图探究了 2～5kg 婴儿的右锁骨下导管置入的最佳深度,发现距离位于上腔静脉和右心房交界处的导管尖端的导管长度最佳为 40～55mm[96]。并发症与颈内静脉置管相同。

头臂静脉置管术

头臂静脉穿刺的优点是远离胸腔内结构[97]。其主要的缺点是大量经此静脉置入的导管最终没有到达中心静脉,而被置入腋静脉或向上置入颈静脉(颈内静脉或颈外静脉)[98-100]。其他缺点包括手臂运动导致的导管移位以及感染发生率增加的可能。此通路常被放射科医生和儿科护士用于可长期使用的经外周静脉穿刺中心静脉导管(PICC)置入[101-103]。PICC 减少了外周静脉通路的需求及静脉采血次数,能显著改善小儿的护理和生活质量。一项对体重 0.7kg 至 10kg 的婴幼儿行超声引导下锁骨上入路头臂静脉穿刺的研究显示,其穿刺成功率为 98.9%,但在右侧比左侧需更多的穿刺次数[104]。尽管证据尚不充分,已发表的研究不推荐常规使用肝素预防导管血栓形成和导管阻塞[105]。

操作方法

1. 上臂消毒铺巾。

2. 头臂静脉置管既可以采用改良 Seldinger 技术(使用特殊的长导管和导丝来实现穿刺置管),也可直接通过穿刺针置入导管。如酚酞管进入静脉却无法向前推送,可以采取快速输液、使上臂伸向头侧、肩部向前移位可能有助于导管置入。如无法成功实施经皮穿刺技术,可直接行静脉切开术。

股静脉置管术

股静脉也是到达中心静脉的通路[106]。初学者选择此通路,超声引导穿刺优于盲探[107],但对于经验丰富的操作者来说,超声并不明显提高成功率[95]。导管须置入胸腔才能获得准确的心脏充盈压。即使导管尖端置于腹部,心脏充盈压与中心充盈压也具有相关性[108]。导管偶尔会误入椎静脉,可以通过侧位平片明确导管位置。此通路的优点在于股静脉粗大且远离重要的胸腔内结构(图 49-5)。其缺点包括难以将导管固定在患儿身上、屈膝时易使导管扭曲以及穿刺点难以维持无菌条件。在可以预料的快速大失血期间,如果没有其他静脉通路,短期股静脉置管可提供大口径静脉通路。出人意料的是,与其他置管部位相比,选择该部位置管与导

管相关性败血症的发生率增高无关[63,109]。如果下腔静脉血流需要中断,这个部位置管是不合适的(如:侵犯下腔静脉的 Wilms 肿瘤切除术、腹部外伤)。导管尖端应低于心房或膈肌水平,且高于肾静脉水平,以减少潜在的肾静脉血栓形成风险。研究发现在体重低于 1 000g 的婴儿中使用这种技术是安全的,但置入导管时应小心谨慎,以避免心脏穿孔[110]。

操作方法

- 双下肢屈曲呈 90° 角("蛙状位")(图 49-5B),腹股沟区常规消毒铺巾。在臀部下方放置卷形物体使臀部稍高,以提供最理想的穿刺条件。
- 在耻骨结节和髂前上棘连线的中点触诊股动脉搏动(图 49-5A)。

使用 Seldinger 技术,在股动脉内侧、腹股沟韧带下方 1～2cm 穿刺。如图 49-2 所示置入导管。同头臂静脉穿刺一样,需要特殊的长导管和导丝才能抵达中心静脉。和其他血管通路方法一样,超声引导对于穿刺非常有帮助[107,111-113]。

- 保护导管置入穿刺点(方法见颈内静脉置管术)。如果采用另一种穿刺技术(如套管针),需持续压迫置管部位,直到止血彻底。如果经皮穿刺技术不成功,可以在大隐静脉与股静脉交界处行大隐静脉切开置管术。

骨髓腔内输液

在低血容量小儿和青少年中,将静脉液体输入长骨骨髓腔是一种有效的容量复苏方法[114-121]。该方法能像外周静脉输液一样快速有效地将药物输送到中心循环[122]。对于急救医务人员,骨髓腔内输液也是特别有价值的紧急给药途径[123-125],它也是急诊科小儿创伤患者急救复苏的一个环节[118,126]。据报道,不到 1% 的患者出现蜂窝织炎、脓肿、骨折和骨髓炎等并发症。适当的置入技术使骨髓腔内输液不影响胫骨的后期生长[127-129],但骨骺愈合所需的时间尚不清楚[130]。骨髓穿刺针放错位置可能会引起骨筋膜隔室综合征。这些并发症在某种程度上与输注持续时间、潜在的医疗条件和无菌技术有关。该技术面临的主要难题在于没有合适的体表标志[131]以及穿刺针容易弯曲及被血凝块阻塞。这种技术用于紧急情况下,即几次尝试外周静脉或中心静脉穿刺置管失败("如果你不能迅速建立静脉通路"一般指三次尝试失败或 90s 内未能成功穿刺)[132,133]。穿刺位点包括胫骨上内侧胫骨粗隆的下方、胫骨下内侧略高于内踝处(避开生长板)、股骨下段和髂前嵴。一旦建立替代的静脉通路,即停止骨髓腔内输液。此技术已成功地用于烧伤患者的复苏[134,135]。骨折部位不应使用骨髓腔内输液方法。最新的、最完整的相关信息,请参考针对儿科患者麻醉护理的综述[136]。

操作方法

1. 触及胫骨结节。

2. 穿刺点定于胫骨内侧面,胫骨粗隆下内侧至少 1～2cm 处,因为此处的胫骨皮质较薄(图 49-6A)。

3. 使用带有管芯的专用短针,以指向足部 75° 的角度避开骨骺板刺入胫骨(图 49-6B 和 C)。也可以使用带管芯的脊

A

B

C

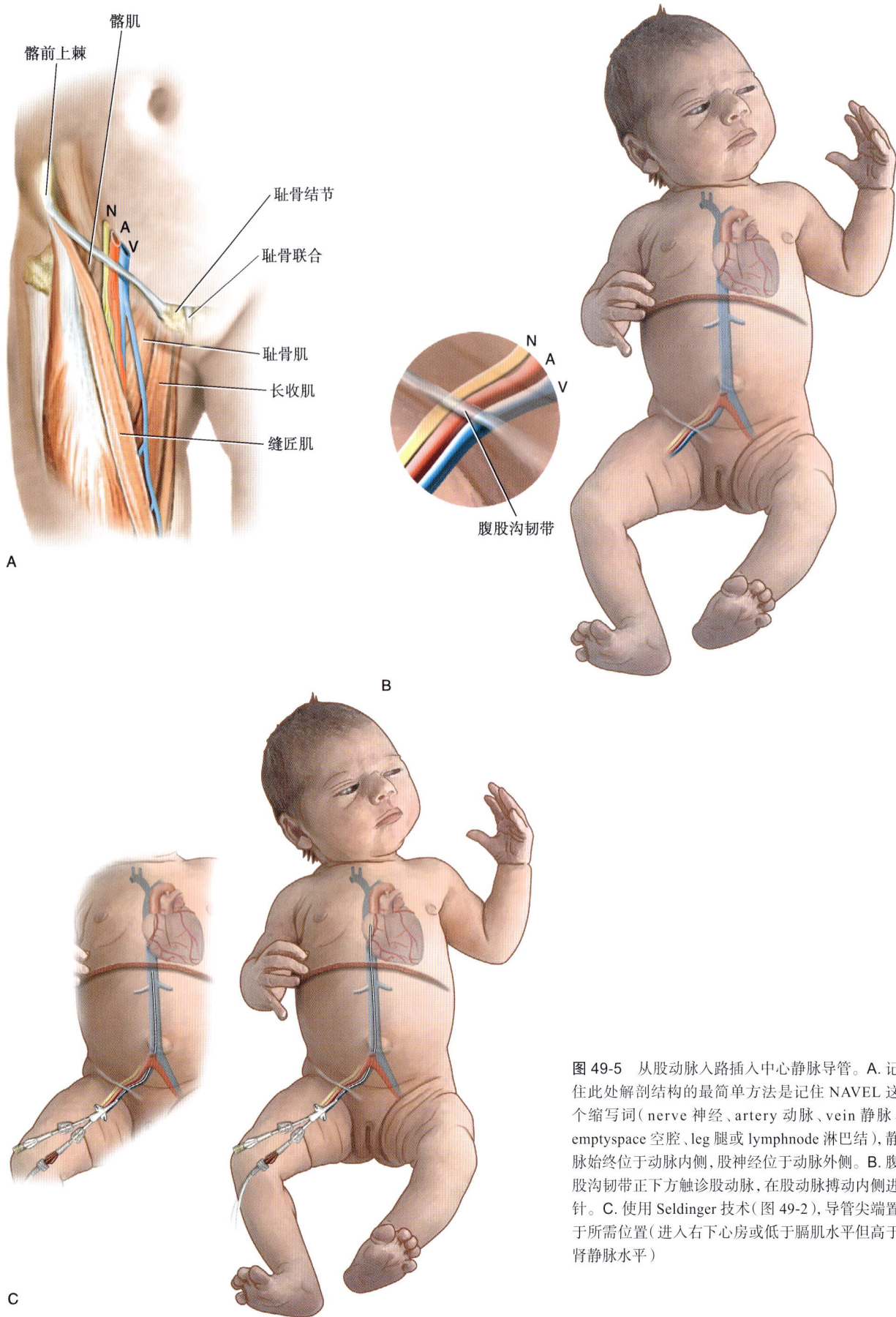

图 49-5　从股动脉入路插入中心静脉导管。A. 记住此处解剖结构的最简单方法是记住 NAVEL 这个缩写词（nerve 神经、artery 动脉、vein 静脉、emptyspace 空腔、leg 腿或 lymphnode 淋巴结），静脉始终位于动脉内侧，股神经位于动脉外侧。B. 腹股沟韧带正下方触诊股动脉，在股动脉搏动内侧进针。C. 使用 Seldinger 技术（图 49-2），导管尖端置于所需位置（进入右下心房或低于膈肌水平但高于肾静脉水平）

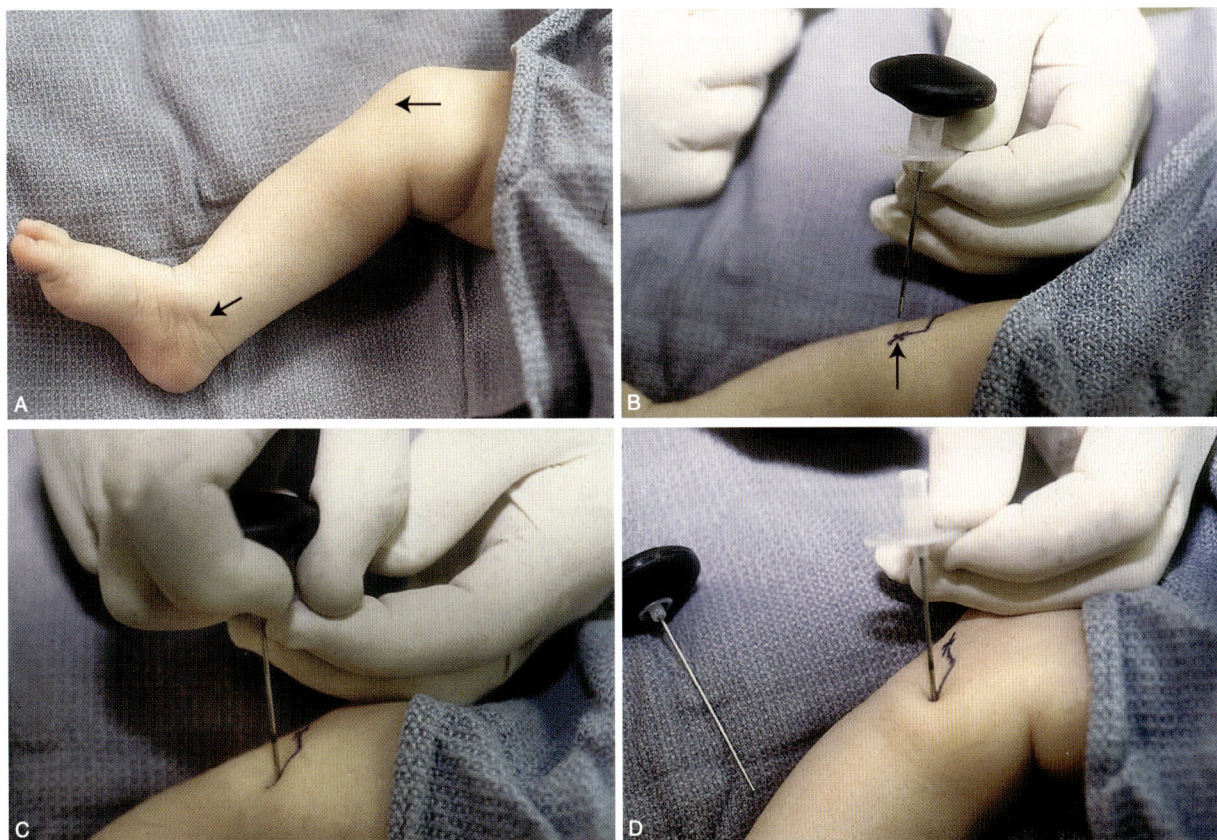

图 49-6　A. 骨髓穿刺针可以置入两个位置：胫骨结节下方 1~2cm 处或内踝内侧（箭头）。B 和 C. 腿部消毒，骨髓穿刺针刺破皮肤（注意胫骨结节与进针点之间的 X 标志）；朝尾部方向旋转前进。D. 移除管芯，输注所需液体

椎穿刺针。

4. 阻力消失则已经到达合适的位置，注意避免进针过深（即针尖穿入或穿出对侧骨皮质）。如果放置正确，针通常非常稳定。

5. 连接标准的静脉输液设备。液体输注应无阻力且无外渗（图 49-6D）。

EZ-IO 是一种机械手持、电池供电的髓内针置入装置，其工作方式与电钻非常相似（图 49-7）。几种尺寸的骨髓穿刺针（置入深度）可用于限制置入深度（由患者体重决定）；我们建议所有手术室和产前 ICU 都能立即配备该设备[137]，因为这是建立紧急骨内通路的最简单易行的方法（即使在院外场所）[138-143]。特别设计的静脉输液细管径适配器（已经预充静脉注射液）连接到套管针上，为药物、液体或血液输注提供确切的通道。

脐静脉置管术

适应证

脐静脉为新生儿恢复血容量及给予葡萄糖和药物提供进入中心循环的便捷通路。此技术盲穿置管后进行 X 线照相确认其位置是否正确。大部分导管最初是错位的，如果未被识别，可导致危及生命的并发症[144-148]。监测心电图的变化对导管位置的确认会有帮助（具体如下）。心电图（ECG）的形态改变与导管位置的关系如下：小的 QRS 波群表明导管位于膈肌下方；具有小 P 波的正常大小的 QRS 波群表面

导管位于胸腔水平的下腔静脉；高 P 波的出现表明导管位于右心房[144]。脐静脉置管也可用于换血和监测中心静脉压。

物品准备

- 脐动脉导管（3.5F 和 5F）
- 手术刀片及刀柄
- 操作弯钳
- 蚊式止血钳
- 脐带结扎带
- 手术剪
- 带针缝线（3~0 丝线）
- 消毒液（如聚维酮碘和酒精）
- 三通
- 10ml 注射器
- 无菌巾
- 每毫升含有 1~2 单位肝素的 10% 葡萄糖溶液，输液速度 1ml/h
- 校准的传感器/监护系统，用于中心静脉压监测

操作方法

- 脐部常规消毒铺巾；在脐上方约 1cm 处切断脐带。脐静脉口比两条脐动脉管强管腔大管壁薄（图 49-8）。
- 将导管充满肝素液，从距尖端 2cm 处轻轻将导管置入静脉。必要时，可用镊子辅助。脐带残端向尾侧牵引有助于

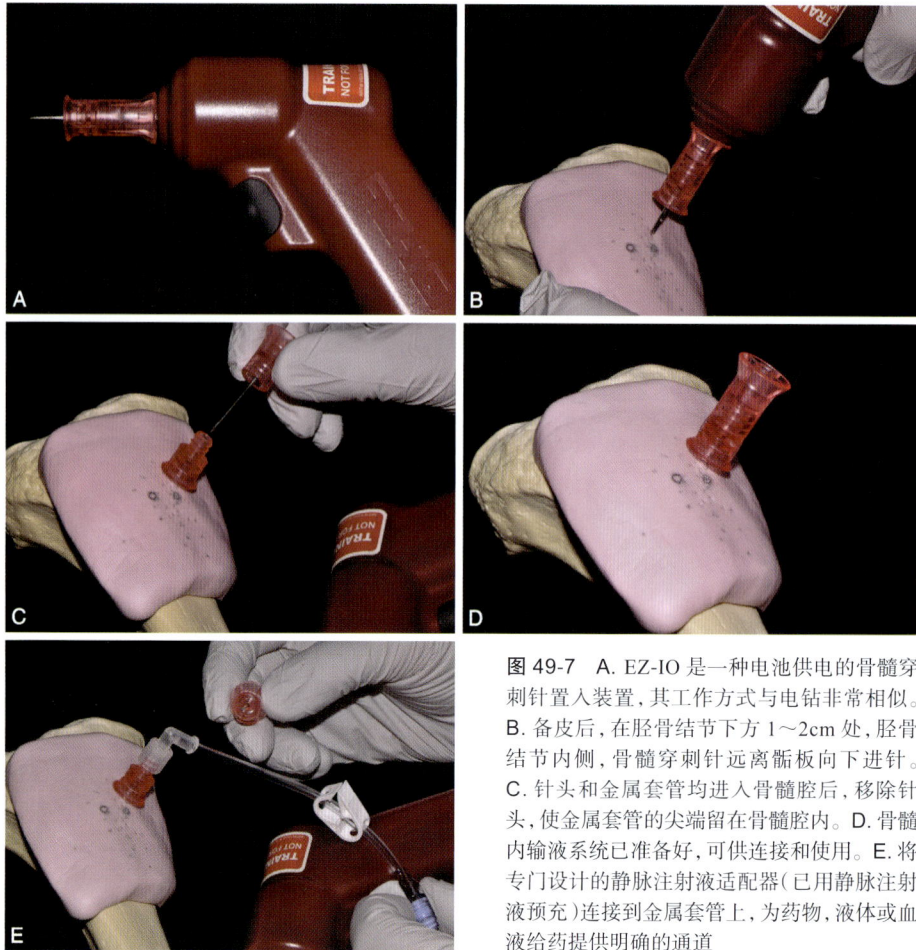

图 49-7　A. EZ-IO 是一种电池供电的骨髓穿刺针置入装置，其工作方式与电钻非常相似。B. 备皮后，在胫骨结节下方 1～2cm 处，胫骨结节内侧，骨髓穿刺针远离骺板向下进针。C. 针头和金属套管均进入骨髓腔后，移除针头，使金属套管的尖端留在骨髓腔内。D. 骨髓内输液系统已准备好，可供连接和使用。E. 将专门设计的静脉注射液适配器（已用静脉注射液预充）连接到金属套管上，为药物、液体或血液给药提供明确的通道

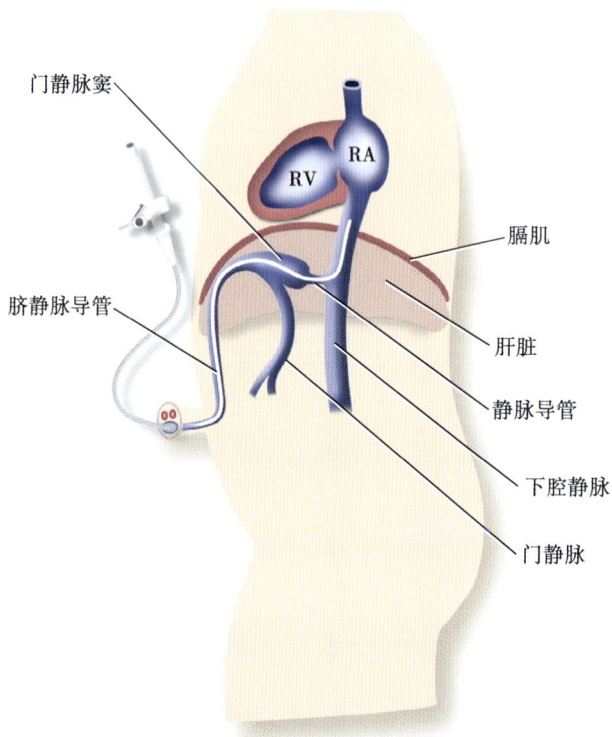

图 49-8　脐静脉导管插入术。脐静脉管腔大管壁薄，而脐动脉壁较厚，直径较小。脐带残端向尾部牵引有助于导管置入。在给予药物之前，导管应通过肝脏进入右心房（RA）内的中央循环。RA，右心房；RV，右心室

导管置入（图 49-8）。导管置入长度接近脐带残端和右心房之间的长度。血液回抽通畅。血液回抽不畅时考虑导管尖端贴在血管壁上或者导管腔内有血凝块。重要的是将导管的尖端放置在正确的位置 - 即在下腔静脉和右心房的交界处。X 线确认正确的导管位置。在导管置入过程中，ECG 的变化有助于导管更准确地放置在右心房内，但仅限于具有正常心电监护的新生儿[144]。有时导管可能没有穿过静脉导管并被楔入肝脏。此位置具有潜在的危险性，因为注射高渗性或硬化性溶液（钙、碳酸氢钠、25%～50% 葡萄糖）可能会导致门静脉坏死，从而引发肝硬化[148-150]。如果未能将导管置于中心静脉，也可短期使用低位置管，但置入的距离应该>3～4cm 或保证血液回抽通畅。

- 置管到位后缝合固定导管于腹壁，抗生素软膏覆盖置管部位。导管连接于持续输注系统。脐静脉置管适应证解除后，应尽快移除导管。并发症的发生与导管的留置时间相关[146, 148, 151]。

并发症

- 门静脉或肠系膜静脉血栓形成
- 感染（败血症）
- 心内膜炎
- 肺梗死（导管通过开放的卵圆孔误入肺静脉）
- 门脉硬化和继发的食管静脉曲张[153-156]
- 心脏压塞
- 肝脓肿和肝包膜下血肿[145, 158]

动脉置管技术

脐动脉

新生儿脐动脉是监测动脉血压、血气和 pH 最方便的部位，它提供了迅速恢复婴儿血容量以及快速补充葡萄糖和药物的紧急通路[159-162]，也可以持续的监测动脉血氧饱和度[163]。

物品准备

用于置管的设备与前面所述用于脐静脉置管相同。持续监测血压的设备。端孔导管相较侧孔导管血栓形成或引起相关缺血性事件发生率低[164]。

操作方法

- 常规消毒铺巾；在位于脐上约 1cm 处剪断脐带。识别两条脐动脉（图 49-9）。脐动脉断端壁厚，管径小，且通常处于痉挛状态。采取与脐静脉置管相同的方式进行脐动脉置管，不同的是需要向头侧牵拉脐残端来引导导管方向朝向尾端（图 49-9A）。导管经脐动脉进入髂腹下动脉后进入降主动脉。导管尖端的准确定位至关重要。导管置入太高，就会穿过动脉导管进入肺动脉，测得的血压和血气可能会对临床判断产生误导。应确保导管尖端在降主动脉（T_7～T_9）。早期的报道显示，导管位于膈肌及膈肌以上的头侧位

虽然较容易保持位置，但增加了婴儿肾或肠系膜血管栓塞的风险（图 49-9B）[165-168]。然而，一项 Cochrane 综述并不支持将导管尖端置于刚刚过降主动脉分叉的位置，即 L_3～L_5，（低于肾动脉和主动脉内脏分支的起点）（图 49-9A），而是推荐导管尖端置于偏头侧位[169]。导管尖端置入偏尾侧位的位置很难维持，可能滑入一侧髂动脉，导致组织缺血（图 49-9C）。

- 运用 X 线确定导管位置。导管正确定位后，连接持续输液泵，注入肝素化液体（10% 葡萄糖水或生理盐水溶液），缝合固定导管并使用抗生素软膏（同脐静脉置管）。一个关于肝素使用的 Cochrane 综述表明，与间断肝素化溶液冲管相比，连续输注小剂量肝素化液体（0.25U/ml）可降低导管堵塞的风险[170]。

并发症

仅将脐动脉作为血压监测和血气分析的通路，并保留其他通路用于葡萄糖和药物治疗，可将并发症降到最低。脑血流量的变化与脑室内出血有关，并且被证实可在脐动脉采血时发生；但低位的脐动脉导管采血很少发生脑血流的变化[171]。有文献证明脑室内出血的发生与年龄的相关性较与导管位置的相关性更强，而与低剂量肝素的使用无关[170, 172]。使用其他部位进行监测，可降低并发症的发生[173]。其他并发症如下：

- 导管接头意外断开或血管穿孔导致潜在失血的危险[174]。
- 血凝块逆行或更可能顺行阻塞血管，导致小肠、肾或下肢缺血或梗死（图 49-9C）[175]。
- 血管痉挛通常是暂时性的，可以通过拔除导管缓解。但是也有几例由于血管痉挛或栓塞引起弛缓性瘫痪的报道[176]。
- 患儿通常会面临患败血症的风险；因此，必须明确导管置入的适应证。应尽早拔除导管。一项系统评价研究未能确定预防性使用抗生素在减少导管相关感染中的作用[177]。
- 肾动脉栓塞引起的高血压可导致肾缺血和梗死[168, 178]。
- 可能会出现主动脉血栓[179]。

桡动脉

在大多数儿科机构，桡动脉置管是新生儿脐动脉置管可行的替代方法，且是婴儿及儿童动脉置管的基本部位。经皮桡动脉穿刺置管因其并发症最少，被广泛应用于临床[146, 180-185]。使用超声可以提高穿刺成功率[186]。经皮穿刺置管失败后，可行动脉切开置管术。唐氏综合征（21 三体综合征）患儿的桡侧血管发育异常（包括血管大小与位置，变异率为 16%～19%），导致动脉穿刺置管异常困难，有些唐氏综合征患儿只有一根单独的正中动脉[187, 188]。其他部位穿刺置管失败时，尺动脉也可作为动脉穿刺的一个替代部位。但为了保证手部足够的血供，如果同侧桡动脉已被穿刺过，应避免穿刺该侧尺动脉[189]。

适应证

桡动脉穿刺置管的适应证包括监测动脉血压、动脉血气与 pH。新生儿首选右侧桡动脉，因其可代表动脉导管前的血流。

A

B

C

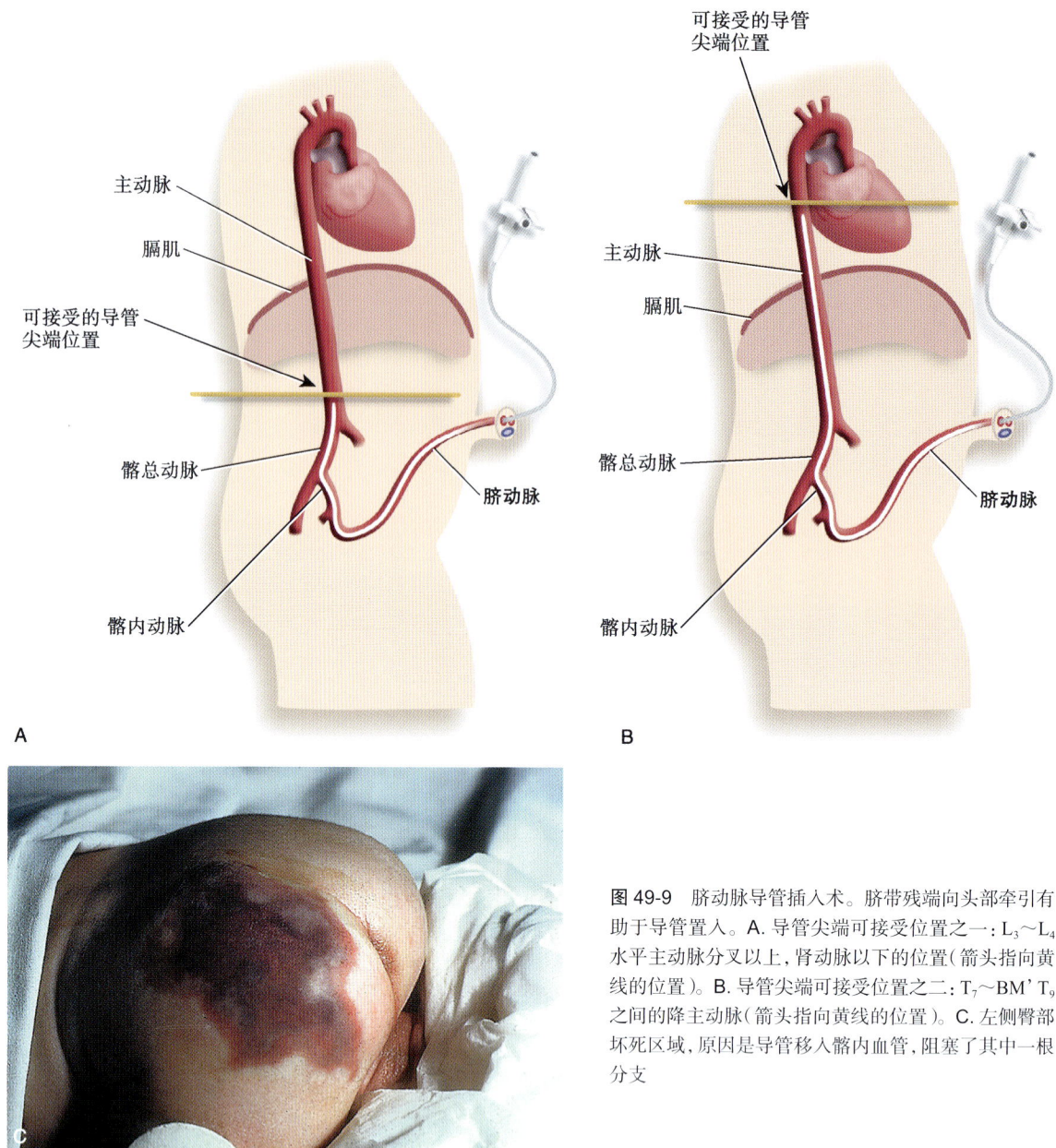

图 49-9   脐动脉导管插入术。脐带残端向头部牵引有助于导管置入。**A.** 导管尖端可接受位置之一：L₃～L₄水平主动脉分叉以上，肾动脉以下的位置（箭头指向黄线的位置）。**B.** 导管尖端可接受位置之二：T₇～BM' T₉之间的降主动脉（箭头指向黄线的位置）。**C.** 左侧臀部坏死区域，原因是导管移入髂内血管，阻塞了其中一根分支

操作方法

- 通过改良的 Allen 试验来确认尺动脉侧支循环是否丰富（图 49-10A）。通过观察手的颜色对血供进行判断。被试者被动握紧手部，在手腕处同时按压桡动脉和尺动脉（图 49-10B），松开对尺动脉的压迫，并记录手部由白变红（再灌注）的时间（图 49-10C）。如果桡动脉血流被阻断，整只手仍能得到充分的血流灌注，提示有丰富的侧支循环，可行桡动脉穿刺置管。Allen 试验的灵敏性为 73%，特异性为 97%[190-192]。由于 Allen 试验灵敏性较差，许多人不再使用 Allen 试验作为缺血的预测试验，当试验失败时仅仅不再进行尺动脉穿刺。

- 使用手板使腕部略微外展，避免过度拉伸正中神经，用胶布固定手掌，手指露在外面以便观察是否有由痉挛、血栓或空气引起的外周缺血性改变。

- 光纤光源指向手腕侧面或背侧可观察新生儿桡动脉的走向。多普勒仪器或可视化超声技术[186]的使用也有助于桡动脉穿刺成功[193,194]。

- 使用 20G 针头在桡动脉搏动最明显处破皮，进针点通常在近端第二腕横纹处。该步骤可减小皮肤阻力以利于后续置管，并可防止套管尖端在通过真皮时形成毛刺。可横向拉动表皮使皮肤产生缺口，以避免意外穿刺动脉发生。

- 使用 24 或 22G 套管针进行穿刺置管，15°～20° 角进针，可用直接穿刺法也可以用穿透法进行动脉置管（图 49-11A 至 C）。导丝（0.045cm）可辅助 22G 导管和 24G 截头导管置入。

- 连接 T 型管，持续输液泵以 1～2ml/h 的速率持续输注等渗盐溶液（1U/ml）（图 49-11D）。固定导管，连接压力传感器进行连续的血压监测。为保证血压测量准确，需校准压

由于这种取样方法维持了一个封闭系统,所以降低了感染的可能性。推注冲洗应非常短暂或持续缓慢输注,因长时间冲洗,晶体液可逆行至新生儿和婴儿的大脑并导致卒中。大量冲洗时如果出现气泡或血凝块,可能会导致严重不良后果。所有的动脉管道必须用清晰的标志物(红色胶带)标出,以避免意外输注高渗溶液和硬化剂。

并发症

1. 导管置入部位感染,可致败血症。
2. 动脉血栓形成。与置入的导管的尺寸、材质、穿刺技术及置管的持续时间有关。
3. 栓塞。血凝块或空气可能在手指处形成栓塞,导致小动脉痉挛或更严重的缺血性坏死。
4. 导管与输注系统连接断开。可导致危及生命的失血,对于婴儿尤其严重。
5. 缺血。如果发生缺血改变,应拔除桡动脉置管。
6. 血管痉挛。通常很短暂,但需要仔细观察。

上述描述的方法是在手腕腹侧的传统经皮桡动脉穿刺置管,手腕背侧鼻烟窝内的桡动脉也可作为穿刺替代位点[202]。为确保手充分的血流灌注,尝试桡动脉穿刺后,不应再在同侧行尺动脉穿刺置管。桡动脉穿刺置管的适应证应严格把握,并尽早拔除[165-168]。

腋动脉

虽然有报道当小儿桡动脉或下肢动脉穿刺失败时,可使用腋动脉进行穿刺,但几乎没有评估腋动脉穿刺风险和收益的相关研究发表。对 56 名成人外科 ICU 患者的 96 个动脉置管研究提示,导管相关感染随着置入时间的延长而增加[203]。腋动脉穿刺点感染率高于桡动脉和股动脉穿刺点。在儿科患者中,只有一份报告称对 16 名儿童的腋动脉监测无严重并发症[204]。这些患儿中有 7 例为新生儿,置管留置时间从 5 天至 15 天不等。在动脉导管留置时和拔除后,双侧手臂收缩压均没有差异。总之,强烈推荐使用超声引导技术,以尽量减少对周围结构(臂丛)的损伤。

颞动脉

当桡动脉曾穿刺置管或已不可用时,可选用颞动脉进行穿刺[205]。颞动脉穿刺的并发症之一为脑梗死,可能与空气或血凝块逆行有关[206]。此采样点的一个优点是它提供了动脉导管前血液的血气值。据我们的经验,颞动脉走行曲折,由此导致导管尖端紧贴动脉壁,从而导致血样难以抽取。

股动脉

婴幼儿和儿童股动脉穿刺置管有更大血管损伤的风险或血栓形成导致缺血的风险[207]。如果有其他穿刺部位,不推荐选择股动脉进行穿刺。在外周动脉穿刺置管不顺利,而又不能在没有创动脉监测的情况下(如烧伤患者、外周灌注不良的小儿或患有先天性心脏病的小儿)应使用股动脉进行穿刺。必须权衡远程并发症的可能性与由于不理想的监测而导致更大可能性的危及生命的并发症[208]。

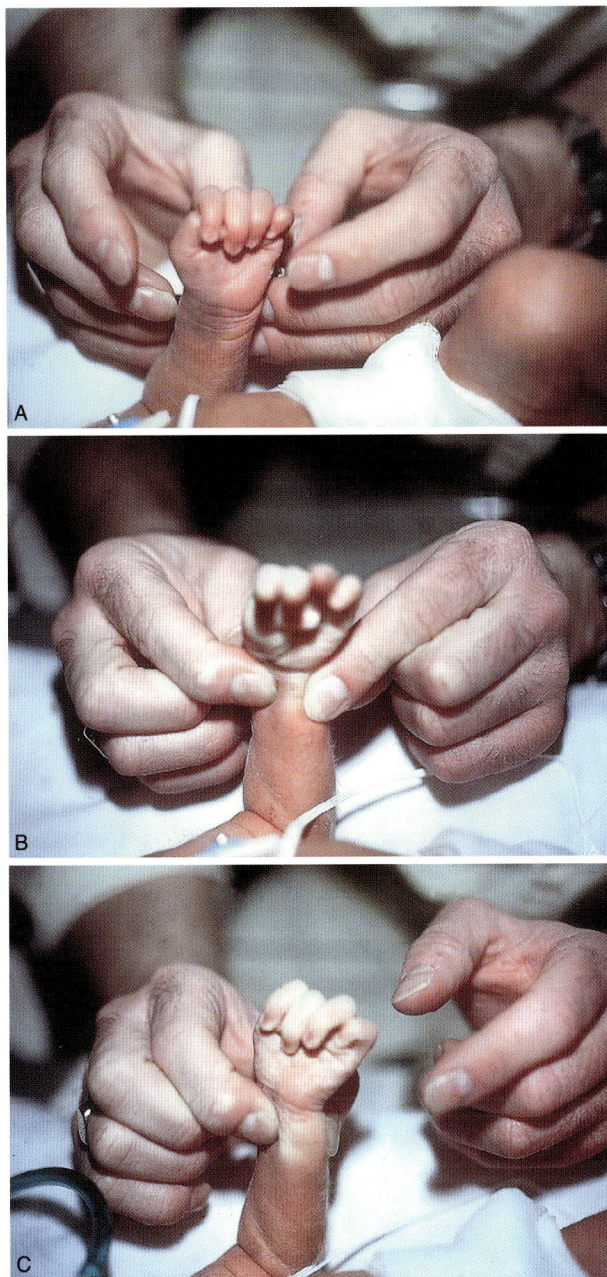

图 49-10　改良的 Allen 测试。A. 注意手的颜色和灌注。B. 首先握紧患儿手,同时压闭桡侧和尺侧的血管。C. 松开尺动脉,而桡动脉保持压闭。如果侧支循环和尺动脉血流足够,则手的颜色和灌注应迅速恢复。如果恢复不充分,则不能进行桡动脉插管

力传感器至新生儿或小儿心脏水平,并从装置中清除所有气泡,且新生儿或小儿与换能器之间的管道长度不能超过0.9m,以最大限度地减少监测管道造成的误差[195]。

● 夹闭 T 型管的远端,以聚维酮碘消毒 T 型管的注射口,注射器肝素润管后使用 22G 针头抽取 1ml 血样。此方法失血最小、操作步骤最少[180,196]。另一种方法是在三通上连接 3ml 注射器,吸取 2~3ml 血液,夹闭装置,然后如上所述从 T 型管中抽取血样。取样后打开三通,将抽出的血液推回体内,继续持续输液或冲洗 3ml 注射器,然后用注射器间断地手动冲洗系统,冲洗用注射器每 24h 更换一次。

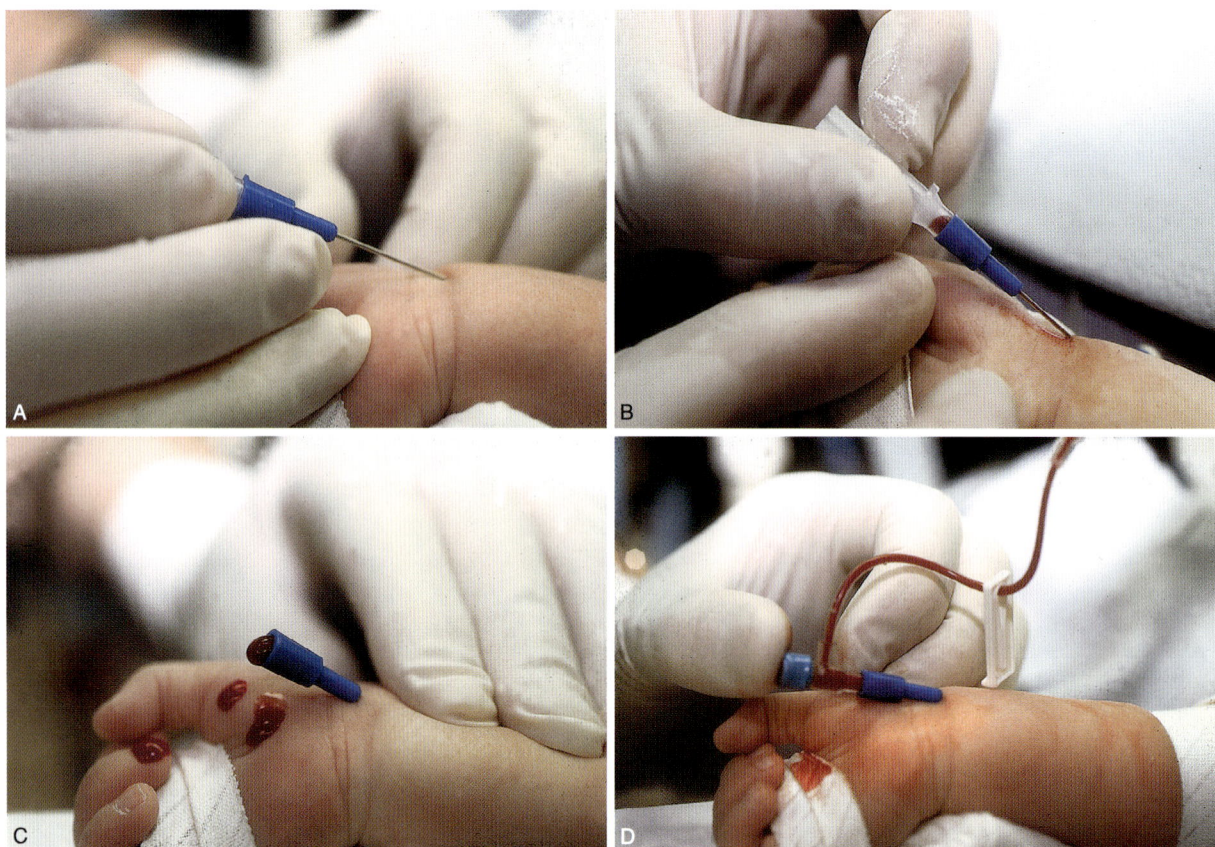

图 49-11　A.确定侧支循环良好后,触诊桡动脉并选择合适导管穿刺。B.注意到有血液回流后,将导管穿过针头置入动脉。C.若有血液脉冲式涌出,则说明导管在动脉内。D.连接有合适冲洗液的 T 型管;抽吸导管排气,继而轻轻推进冲洗液。涂抹抗生素软膏和安息香胶。注射口清晰标记为"动脉",以减少药物误入动脉的可能。首选螺口连接器,防止意外断开连接

操作方法

- 通过腹股沟触诊找到股动脉,可通过超声引导进行确认。在解剖学上,股动脉位于髂前上棘和耻骨结节之间(图 49-5)。
- 备皮后,常规消毒铺巾,在髂前上棘和耻骨结节连线下 1cm,股动脉搏动最明显处穿刺,用 Seldinger 技术置入型号合适的动脉导管。
- 置管后,连接导管与持续输注系统和压力传感器,将导管缝合固定于适当位置,用封闭敷料覆盖穿刺部位。由于穿刺部位可能被粪便和尿液污染,所以最后一步非常重要。

并发症

- 感染
- 血栓或气栓栓塞血管,导致下肢缺血性坏死。
- 动脉穿刺技术差,导致髋关节骨关节炎,股动脉严重创伤导致下肢坏疽,腹膜后血肿和动静脉瘘形成[209-211]。高达 24% 的小儿血栓形成且毫无解决办法,且大约 1% 的患儿可能由于血栓形成而导致腿部骨骼生长停滞[212,213]。
- 血管痉挛,通常是暂时的,但需要仔细观察。

足背和胫后动脉

没有更理想的穿刺部位时,足背和胫后动脉也是小儿动脉穿刺的备选部位。此穿刺位置也应检查侧支循环。超声引导有助于穿刺[214]。为了确保足够的侧支循环,如果在足部的一条动脉中进行置管,则不应对同侧另一条动脉进行操作。

操作方法

与桡动脉穿刺置管相同,在动脉搏动最强点进针。在穿刺前,了解足背和胫后动脉的解剖结构非常重要。如果不能进行经皮穿刺置管,可进行血管切开置管,其并发症与其他动脉置管相同。

(孙志鹏 译,钟良 审,蒋懿斐　俞卫锋 审)

精选文献

Camkiran Firat A, Zeyneloglu P, Ozkan M, Pirat A. A randomized controlled comparison of the internal jugular vein and the subclavian vein as access sites for central venous catheterization in pediatric cardiac surgery. *Pediatr Crit Care Med*. 2016;17:e413-e419.

This randomized, prospective study compared the success rate for placement of central venous catheters via the internal jugular route with subclavian routes in 280 children scheduled for cardiac surgery. There was no significant difference in the success rate at first attempt (64% vs. 69%), but the rate of arterial puncture was significantly higher in the internal jugular group (8% vs. 2%) and success rate overall was greater in the subclavian group (91% vs. 82%). However, catheter malposition was greater with the subclavian route (17% vs 1%). Overall, the risk of catheter-associated infection complications was greater with the internal jugular route (22% vs. 3.6%).

Carter JH, Langley JM, Kuhle S, Kirkland S. Risk factors for central venous catheter-associated bloodstream infection in pediatric patients: a cohort study. *Infect Control Hosp Epidemiol.* 2016;37(8):939-945.

This was a within-institution study reviewing their experience from 1995 to 2013 involving 5648 patients that revealed a central line–associated bloodstream infection rate of 3.87/1000 in-hospital line days. Over time there was an 84% reduction in these infections that was primarily related to a vigorous hand hygiene campaign.

Siddik-Sayyid SM, Aouad MT, Ibrahim MH, et al. Femoral arterial cannulation performed by residents: a comparison between ultrasound-guided and palpation technique in infants and children undergoing cardiac surgery. *Paediatr Anaesth.* 2016;26(8):823-830.

This was a randomized prospective study that compared ultrasound-guided with palpation-guided placement of femoral arterial lines in 106 pediatric patients. The number of successful cannulations of first attempt was greater in the ultrasound group (24/5 vs. 13/53), and the time to successful cannulation was also shorter (301 ± 234 seconds ± 420 ± 248 seconds). The ultrasound-guided technique when used by residents was superior to the palpation-guided technique.

49

参考文献

第50章　手术室内对于感染性疾病的考虑

ANDRE L. JAICHENCO, LUCIANA CAVALCANTI LIMA

目前的主要问题是大多数儿科医生并没有很好地了解围手术期相关的环境。同样，大多数的麻醉团队成员也没有很好地知晓初级医疗环境与儿科病房的环境。儿科患者在入院过程中可能多次面临这种情况，可能出现气道风险事件、呼吸和/或循环系统骤停、出血、年幼患儿或其家庭经历的严重焦虑及应激反应，还有感染的风险[1]。

长期以来麻醉医生一直是患者安全的守护者。21世纪的麻醉医生已经在预防医疗相关性感染（healthcare-associated infections，HAI），包括手术部位感染（surgical site infections，SSI）中承担了更多的职责，也就不足为奇了。麻醉实施者的工作在手术室的非无菌性环境中开展，而且经常要接触患者的腋部、鼻孔及咽部等污染概率高的部位。有两个已经被认识到，但很少开展的处理措施：术前麻醉医生对患者皮肤及其他细菌聚集区的消毒处理与手卫生[2]。

麻醉医生对细菌传播和感染率有影响，而且可以污染他们的手术室内工作环境，其中包括静脉管道的污染。如果没有强制措施，麻醉医生在一个病例中的手卫生频率少于一次/每小时。改善手卫生可以将工作区域或静脉通道的感染率由32%降至8%，这将明显减少HAI[3,4]。

感染的传播取决于三项相互影响因素：病原体、感染源与传播途径（图50-1）。理解每一项因素的特点，可以为麻醉医生提供保护易感患者与自己的措施，以避免感染的传播。

病原体的传播包括从麻醉医生到患者，以及从患者到医生[5]。此外，可能隐藏病原微生物的潮湿或干燥的有机材料，在医院中的很多地方也许能存活更长时间（表50-1）[6,7]；一些甚至能耐受常规的清洁和消毒措施[8]。从感染源到宿主的传播可能通过间接的不明显机制（如最常见的是通过手接触）。

病原体

感染源可以是任何能够引起感染的微生物。致病性是引起疾病的能力，包括毒性（感染严重性，由细菌并发症发生率与死亡率决定）和侵袭力（侵入组织的能力）。没有哪种微

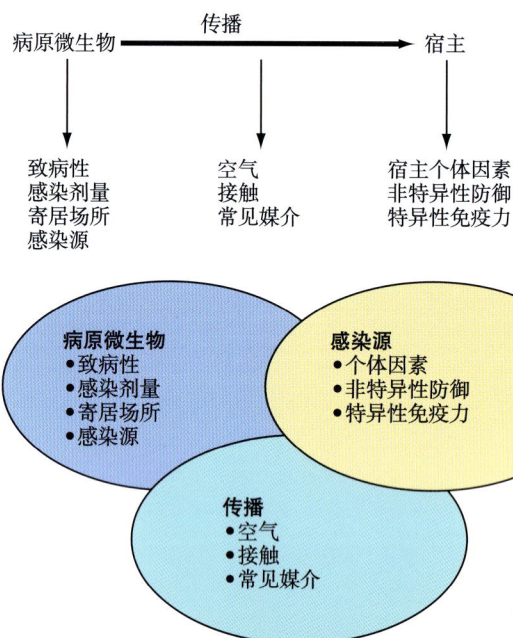

图50-1　感染链的要素

生物是完全无毒性的。一种微生物可能有非常低的毒性，但是如果宿主（如患者或医务人员）为高易感性，这种微生物带来的感染可能导致疾病。感染风险随着感染剂量（导致疾病的微生物数量）、寄居场所（微生物寄居与复制的地点）和感染源（直接或间接通过中间物质将感染传播给易感宿主的部位）的不同而增加。感染源可能是处于潜伏期的有症状或无症状的人类（如医务人员、儿童、访客、看护人员），微生物可以是暂时性或永久性定植（最常见的定植部位是皮肤、消化道和呼吸道）。

宿主

在感染链中易感宿主的出现是重要因素，它矛盾地来源

表 50-1 非医源性病原体与环境污染

病原体	环境污染类型	微生物存活时间
流感病毒	清扫后气溶胶；污染物	无孔表面 24~48h
副流感病毒	衣物与无孔表面	无孔表面 10h；衣物上 6h
诺如病毒	严重的环境污染，可能是气溶胶	粪便标本中≤14 天，地毯上≤12 天
乙型肝炎病毒	环境被血液污染	7 天
冠状病毒-SARS	可能来源于急诊科标本；快速传播事件	污染物和粪便标本中 24~72h
念珠菌	污染物污染	白念珠菌 3 天，近平滑念珠菌 14 天
难治性梭菌	严重的环境污染	医院地板上 5 个月
假单胞菌	下水管道污染	玻璃上 7h
鲍曼不动杆菌	严重的环境污染	层状塑料表面 33h
MRSA	严重污染的烧伤病房	干燥后≤9 周，层状塑料表面 2 天
VRE	严重的环境污染	工作环境表面≤58 天

MRSA，耐甲氧西林金黄色葡萄球菌；SARS，严重急性呼吸窘迫综合征；VRE，耐万古霉素的肠球菌。改编自 Hota B 的 Contamination, disinfection, and cross-colonization: are hospital surfaces reservoirs for nosocomial infection? *Clin Infect Dis.* 2004; 39 (8): 1182-1189。

于目前的医学治疗和技术的进步（如进行器官移植或化疗的儿童，或极端早产新生儿），以及合并免疫系统障碍性疾病的儿童（如 AIDS、结核、营养不良或烧伤）。使用喉镜后或来自外科伤口的微生物可以通过皮肤、黏膜、肺部、胃肠道、泌尿生殖道或静脉输液进入宿主。也可能因为使用切割性或刺穿性物品时的工作失误而造成微生物感染。感染的进展受到宿主防御机制的影响，可分为非特异性和特异性：

- 非特异性防御机制包括皮肤、黏膜、分泌物、排泄物、酶、炎症反应、基因因素、激素反应、营养状态、行为模式与并存的其他疾病。
- 在暴露于病原体（产生抗体）或通过抗体的胎盘转移后，可能产生特异性防御机制或免疫力。人为的保护可通过疫苗、类毒素或外源性给予免疫球蛋白而获得。

传播途径

微生物在医院环境中的传播通过多种不同的渠道，同样的微生物也可能通过一种以上的方式传播。在手术室中，三种主要的传播途径是通过空气、直接及间接接触传播。

空气传播

能够感染易感宿主的空气源传染病通过两种机制传播：飞沫和飞沫核。

飞沫

飞沫污染是微生物的直接传播，因为微生物从定植或感染的人体直接传播至宿主。通常发生于直径 >5μm 的颗粒，它们主要在喷嚏、咳嗽、谈话或一些操作如吸引、置入喉镜或气管镜时，从人体的口腔或鼻子排出（图 50-2）。已经感染的个体（感染源）排出的含有微生物的飞沫，前进了一段短的距离（通常不超过 60cm）并沉积在宿主的结膜或口腔、鼻腔黏膜时，飞沫传播即发生了。飞沫从感染源出来后，仅在短时间短距离内维持悬浮，但是可能受到温度、湿度、排出时的力量与气流的影响。较大颗粒接触上气道黏膜，而气溶胶可能侵入下气道[9,10]。当人体咳嗽时，呼气流速可能最高至 965km/h（600mph）[11]。然而，因为飞沫是相对大的，它们易于快速下降，在空气中仅在很短的时间内维持悬浮状态，因此不需要对手术室的空气进行特别的处理。飞沫来源的疾病包括流感、呼吸道合胞体病毒、严重急性呼吸窘迫综合征、白喉、流感嗜血杆菌、脑膜炎双球菌、腮腺炎，百日咳，鼻病毒，风疹和埃博拉。预防飞沫传播包括跟家属沟通关于感染的风险、单间隔离、外套、手套、面罩和眼睛防护。手术患者必须直接带至手术室，并在独立区域恢复。一些医疗处理措施（气管插管、拔管、双相气道压力（BiPAP）、持续气道正压（CPAP）、气管镜、痰液吸引、开放气道吸引）属于能够产生气溶胶的操作。当对患有飞沫传播性感染性疾病患者进行这些操作时，推荐采用最高级别的气道保护措施[10]。

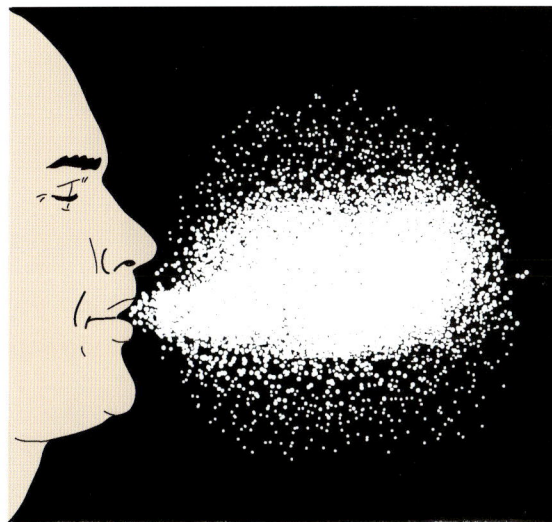

图 50-2 打喷嚏时飞沫排出（摘自 http://www.vaccineinformation. org/flu/photos.asp）

飞沫核

悬浮于空气中的飞沫蒸发时形成飞沫核。与飞沫不同，核的外层是干燥有机物，直径很小（1~5μm），可以无限期悬浮在空气中。这些核中包含的微生物根据环境条件不同（干燥的冷空气、很少或不暴露于阳光，这些有助于传播）可以被气流扩散至很远的距离[12]。飞沫停留在黏膜表面，而飞沫核通过吸入可以进入易感宿主。飞沫核导致的疾病包括结核、水痘、麻疹、带状疱疹、天花、SARS 和中东呼吸系统综合征[10]。

接触传播

在医院感染传播中,直接或间接接触是最有效和常见的方式。

直接接触

这种类型的疾病传播方式包括两个个体之间的直接身体接触。微生物从已被感染者或寄居者通过身体接触传播至易感宿主,可以从儿童至医务人员,或在职业操作中(如静脉置管、喉镜检查、烧伤伤口处理或吸引分泌物)从医务人员至儿童。手术室工作人员可能接触体液造成其皮肤污染,这是需要重视的问题,因为医务人员可能潜在暴露于未明确感染的患者,特别是携带乙型肝炎病毒(hepatitis B virus,HBV)、丙型肝炎病毒(hepatitis C virus,HCV)和人类免疫缺陷病毒(human immunodeficiency virus,HIV)。HBV 是一种传染性很强的病毒,仅需要少量血液($10^{-9} \sim 10^{-7}$ml)就可以传播疾病。麻醉医生和相关人员通过血液和唾液导致皮肤污染的发生率很高。一项研究在连续 7 个工作日中检测了 270 个麻醉操作,在 46 项操作中,35 个患者(14%)的血液污染了 65 名麻醉医生的皮肤。这些污染事件中 28 例(61%)发生于静脉置管时。已经被血液污染的麻醉医生中,65 人中的 5 人(8%)有手部皮肤的割伤[13]。这项观察的重要性在于,已经有医务人员的皮肤被 HIV 携带者的血液污染后[14]及 HBV 感染血液溅入眼睛后[15],血清指标转阳性的报道。疥疮、虱病和单纯性疱疹属于最常见的通过直接接触传播的疾病[16-23]。在与每一个患者接触前后认真洗手,常规使用保护措施如手套和护目镜,这些是保护我们自己的基本措施,即便在进行常规操作如建立静脉通路或置入喉镜时也应如此[4]。

间接接触

间接接触指微生物从感染源(有生命或无生命的)通过被体液污染的媒介(如中间物)传播至易感宿主的过程。表 50-2、表 50-3 列出了医务人员可能通过接触体液而罹患的疾病。传播媒介可能是未戴手套或为儿童进行医疗操作后没有洗手的医务人员的手[3,24-26]。这种类型的接触也可能来自

表50-2　体液及其传播的疾病

体液	传播的疾病
血液	HBV、HIV、HCV、CMV、EBV、NANBH
精液	HIV、HBV、CMV
阴道分泌物	HIV、HBV、CMV
唾液和痰液	HSV、TB、CMV、呼吸系统疾病
脑脊液	脑病病原体(表 50-5)、HIV
母乳	HIV、HBV、CMV
尿液	CMV、EBV、HBV
粪便与肠液	HAV、胃肠道疾病(表 50-5)

CMV,巨细胞病毒;EBV,EB 病毒;HAV,甲型肝炎病毒;HBV,乙型肝炎病毒;HCV,丙型肝炎病毒;HIV,人类免疫缺陷病毒;HSV,单纯疱疹病毒Ⅰ型和Ⅱ型;NANBH,非甲非乙型肝炎;TB,结核。改编自 Browne RA, Chernesky MA. Infectious diseases and the anaesthetist. *Can J Anesth.* 1988;35(6):655-665。

表50-3　手术室中可能发现的感染病原体

病毒性肝炎	病毒
甲型肝炎病毒	鼻病毒
乙型肝炎病毒	流感病毒
丙型肝炎病毒	副流感病毒
δ 型肝炎病毒	腺病毒
非甲非乙型肝炎	呼吸道合胞体病毒
HIV	麻疹
巨细胞病毒	风疹
EB 病毒	巨细胞病毒[a]
单纯疱疹病毒	**胃肠道**
呼吸系统细菌	病毒:甲型肝炎病毒,轮状病毒,腺病毒,肠病毒
链球菌	细菌:蓝氏贾第虫[a],隐孢子虫,等孢子虫[a]
肺炎球菌	真菌:假丝酵母[a]
脑膜炎球菌	**中枢神经系统**
白喉	病毒:HIV[a],单纯疱疹病毒[a],EB 病毒[a]
分枝杆菌[a]	寄生虫:弓形体[a]
军团杆菌[a]	真菌:隐球酵母
真菌	
假丝酵母[a]	
诺卡菌[a]	
隐球菌[a]	
寄生虫	
肺孢子虫[a]	

[a] 在免疫功能不全患者引起机会性感染,尤其是那些获得性免疫缺陷患者。经允许改编自 Browne RA, Chernesky MA. Infectious diseases and the anaesthetist. *Can J Anesth.* 1988;35(6):655-665。

接触了(戴或未戴手套)污染的监护仪或其他医疗设备[如血压袖带、听诊器、心电图导线或通气设施(呼吸器、螺纹管、Y 型管和活瓣)]的医务人员,这些设备在每次使用后没有被合理地清洗或消毒[27-29]。

细菌从患者传播至医务人员双手和医院环境的相关知识(图 50-3),促进了许多干预措施的推行,这已经降低了患者出现医疗相关感染的风险[30]。

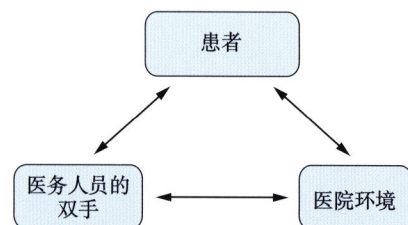

图 50-3　多药耐药病原体传播的流行病学[摘自 Munoz-Price LS, Weinstein RA. Fecal patina in the anesthesia work area. *Anesth Analg.* 2015;120(4):703-705]

有关耐万古霉素肠球菌的研究明确了 ICU 和普通病房中污染的多米诺骨牌效应:定植在患者胃肠道的耐万古霉素肠球菌传播至患者的皮肤、然后传播到患者的皮肤、医院环境、医护人员的手部,最终传播到其他患者。有肠道病原体的患者的皮肤污染,可以更形象地描述为患者的"粪便包膜"[31]也指"粪便外表",这种有肠道病原体的外层,不仅限

于患者的皮肤,也可以延伸至被患者和医务人员接触并污染过的周围环境表面。环境的污染是以目标为中心的模式从患者向外扩展,污染最重的地方最接近直肠内致病细菌的患者的直肠。这种患者身体表面的病原体与医院环境、医务人员双手之间的相互关系,形成了医院流行病学中传染控制策略发展的基础[30]。

麻醉医生工作区域经常遇到的革兰氏阴性细菌的传播动力学特征[32]是,这种传播遵循着与ICU和普通病房所见到的近似的流行病学模式:从患者到环境和医务人员的双手,然后至其他患者(图50-4)。在这篇研究中,医务人员的手作为感染传播源的可能性低于污染的环境和患者皮肤表面。这些发现对于病原体定植风险以及随后的医疗相关感染-例如手术部位感染有临床意义。这唤起了为实施麻醉人员制订和推行严格手卫生指南的必要,更重要的是需要进一步遵守手术室环境消毒规范(手术台次之间和最后的清洁),以及深入学习手术室和麻醉工作区域病原体传播的知识。这类学习都明确强调我们需要改进手术室和设备表面的清洁程序以降低感染风险。

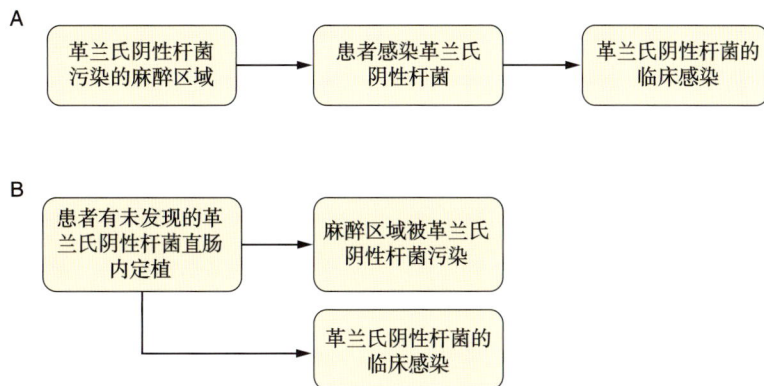

图50-4 麻醉工作区域培养的相同微生物导致随后临床感染的可能途径。A.污染的环境将患者暴露于革兰氏阴性杆菌,随后患者出现临床感染。B.未发现直肠内细菌定植的患者进行手术,其内源性革兰氏阴性杆菌污染了麻醉区域,随后同样的微生物导致临床感染。(数据来自 Loftus RW, Brown JR, Patel HM, et al. Transmission dynamics of gram-negative bacterial pathogens in the anesthesia work area. *Anesth Analg*. 2015; 120(4): 819-826)

也有一些报道显示,设备、污染物和药物(以丙泊酚为主)可导致医院获得性感染[20,33-51]。丙泊酚在手术室内和手术室外麻醉中广泛使用。这个镇静剂的成分中富含营养物质,因此推测丙泊酚能够增加静脉通路连接处的细菌污染,当持续用于麻醉时,可能影响静脉通路的安全性。静脉通路连接处的潜在细菌污染可因为使用丙泊酚而加重。连接处无效腔的细菌繁殖,因此丙泊酚可能增加术后感染风险[52]。其他可能促进感染的因素包括:

- 高达40%的麻醉设备(血压袖带、导线、脉搏氧探头、喉镜、监护仪、呼吸机设置区和水平与垂直表面)在直接或间接接触儿童后,在两次使用之间因为不充分的清洁措施,可能被血液污染[6,7,27,53,54]。
- 在一些医疗单位,重复使用之前没有被消毒的Bain回路,高达8%被污染了[55]。
- 安瓿开启时玻璃微粒可能污染注射器内抽取的物质,如果假定玻璃微粒表面的细菌进入了溶液中,因此就会影响其无菌性[56-58]。
- 静脉输液管道可能受到血液污染,以及来自抽取药物的注射器中的血液污染。管道或注射器中没有肉眼可见的血液流动时,污染也可能发生。重复使用注射器时单纯替换针头无法预防交叉感染;最基本的要求是不同患者中不能使用同一注射器[59]。
- 多次用玻璃或塑料注射器抽吸液体也可导致污染;因此推荐单次使用[59,60]。

- 一些药物剂型,尤其是丙泊酚,在一定条件下能支持细菌的生长。因此当把药物从容器中抽取至注射器中时,要非常注意无菌技术,注射器中的药物在4h内用完[61-65]。丙泊酚不能用于多个患者,因为可能交叉感染,尤其是不是所有国家都在丙泊酚乳剂中添加了抗菌剂[66,67]。
- 曾用于蛛网膜下腔或硬膜外腔麻醉的针头经检测发现有凝固酶阴性葡萄球菌(15.7%)、酵母(1.5%)、肠球菌(0.8%)、肺炎双球菌(0.8%)和微球菌(0.8%)污染,说明即使采用了标准的皮肤准备和消毒,针头也可能被污染[68]。现在还不清楚是否这些皮肤微生物能被传播,并在椎管内阻滞时导致感染。
- 在常规麻醉操作时,血液和唾液经常污染麻醉人员的皮肤[13]。
- 麻醉医生违反当前感染预防指南(如洗手、戴手套、外科面罩、防护镜、刷手或注射器重复使用)的事情频发[4]。麻醉人员清楚他们工作在一个有潜在感染风险的环境,但是通常他们不会采取有效的预防措施来降低他们自己和患者的感染风险(11%~99%)[27,69-71]。

割伤或刺伤事件

割伤和刺伤意外导致经皮肤感染是最有效的传播血源性病原体的方式。证据显示,这是HIV、HBV和HCV感染的主要渠道[72-74],特别是如果损伤由用来抽血或建立静脉通路的中空针头引起的[75,76]。超过20种其他的血源性病原体也通过这种方式传播,包括疱疹、疟疾和结核[77]。卫生保健人员暴露于血液和血源性病原体的风险要高于那些不在血液周围工作的人。经皮损伤或接触黏膜与不完整的皮肤,就可以暴露于感染的血液、组织,或其他有潜在感染性的体液。暴露后的感染风险取决于许多变量:暴露于大量血液或其他传染性液体,长时间或广泛地将破损皮肤或黏膜暴露于血液、其他感染性液体或实验室中的浓缩病毒,暴露于疾病进展期或 HIV 病毒滴度高的患者的血液,较深的经皮损伤,对感染源患者进行静脉或动脉的切开操作,由中空的充满血液的针头造成的损伤,以及暴露后的预防措施有限或延迟,这些都似乎增加感染风险。暴露后,感染风险因不同的血源性病原体而不同。对于 HBV,如果感染源患者有活动性 HBV 且医务人员没有免疫力,经皮损伤后的感染风险在 1%～30% 之间。如果感染源患者有活动性 HCV,经皮损伤后 HCV 传播的风险大约为 1.8%(范围 0～7%)。如果感染源患者有 HIV,经皮损伤后 HIV 的传播风险大约为 0.3%,黏膜暴露后的风险为 0.09%。破损皮肤暴露后的 HIV 传播风险还未确定,估计要低于黏膜暴露后的风险[78]。

　　没有 HBV 保护性抗体的麻醉工作者被传染这个疾病的风险较高[79,80]。这些感染概率强调了使用安全针头及采用无针头系统的必要,即便这些材料非常昂贵[81,82]。这也要求我们要小心处理处置针头和其他尖锐物品,使用可使意外针头刺伤发生率最小的特制锐器盒(如邮箱型的盒子,人的手无法进入垃圾区)[83-98]。美国 CDC 估计,在美国医院中每年大约发生 385 000 起医务人员割伤和刺伤事件;25% 发生于手术室内[77]。然而实际发生率可能更高,因为很多事件并未报告。麻醉医生中这些事件的分布见图 50-5A;这些事件与医务人员割伤和刺伤的相关性见图 50-5B。这种意外(如针头刺破、暴露于破损皮肤或黏膜)发生后,关于即刻的风险评估、感染源的疾病检测(病历调阅;通知患者发生了意外事件,征求其同意进行 HBV、HCV 和 HIV 血清学分析)、迅速启动正确的医务人员抗病毒治疗等,目前都有专门的指南[82]。建议尽可能多地获取患者的信息(如果患者知情):①采集患者血液标本用于判断潜在的病毒携带者(表 50-4);②向健康机构报告,立即获得预防与随访服务(表 50-5),尤其是 HIV 暴露后(表 50-6,表 50-7)。

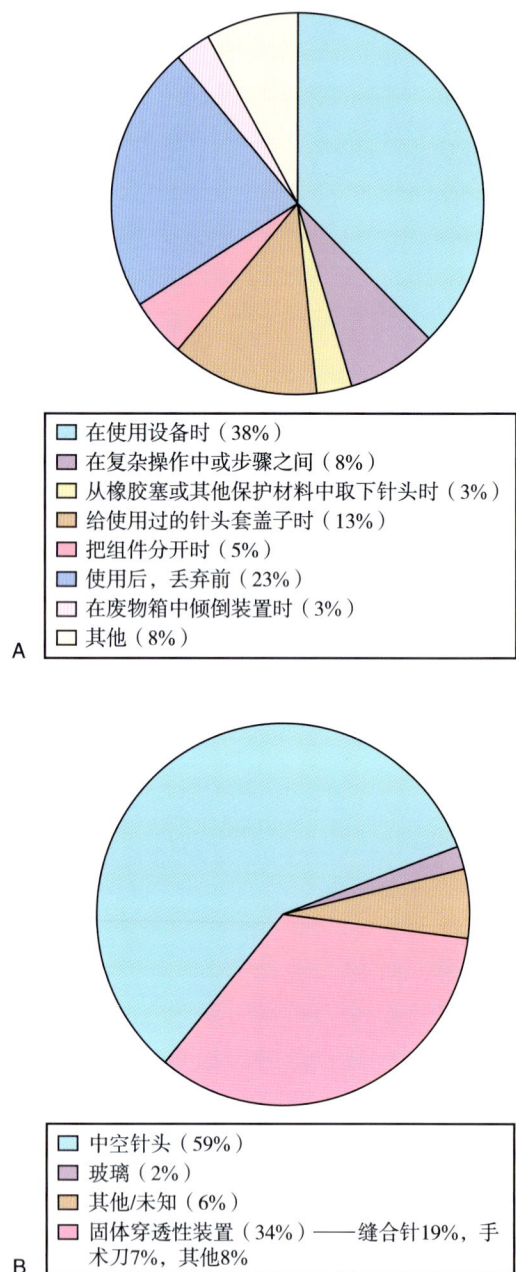

- 在使用设备时(38%)
- 在复杂操作中或步骤之间(8%)
- 从橡胶塞或其他保护材料中取下针头时(3%)
- 给使用过的针头套盖子时(13%)
- 把组件分开时(5%)
- 使用后,丢弃前(23%)
- 在废物箱中倾倒装置时(3%)
- 其他(8%)

A

- 中空针头(59%)
- 玻璃(2%)
- 其他/未知(6%)
- 固体穿透性装置(34%)——缝合针19%,手术刀7%,其他8%

B

图 50-5　A.因污染的切割性或刺穿性设备导致麻醉医生发生经皮损伤的比例分布。B.导致医务工作者经皮损伤的物品的比例分布

表 50-4　暴露后预防感染及感染传播的指导意见

暴露后预防步骤 1:处理暴露部位

- 使用皂液与水尽可能早地清洗暴露于有潜在传染性液体的部位
- 用水冲洗暴露后的黏膜
- 用水或生理盐水冲洗暴露后的眼睛
- 不要使用有腐蚀性的液体,或将抗菌剂或消毒剂注入伤口

暴露后预防步骤 2:报告和记录

- 暴露的日期与时间
- 事件的细节:暴露发生的地点与经过,医务人员身体的暴露部位;如果涉及锐器,器物的类型与品牌
- 暴露的细节:液体或物质的类型及量,暴露的严重性
- 记录下来暴露后咨询情况与管理计划

- 感染源的细节:是否知道来自哪个患者;感染物质是否含有 HIV、HBV 或 HCV;如果感染源是 HIV 患者,判断他的疾病阶段、CD4 细胞计数、HIV 病毒负荷、抗反转录病毒治疗史以及耐药信息
- 暴露的医务人员细节:乙型肝炎免疫史和免疫应答状态(HBsAb 滴度);如果需要的话,了解其他可能影响预防药物选择的医学信息;目前的用药情况,是否有药物过敏;是否是妊娠或哺乳期

暴露后预防步骤 3:评估暴露情况

- 根据接触的物质种类、途径、严重性及接触频率,应该评估是否有潜在的传染 HBV、HCV 或 HIV 的风险

50

表50-4　暴露后预防感染及感染传播的指导意见（续）

- 严重暴露于下列任何之一都可能有血源性病原体的传播风险，需要进一步评估：血液、精液、阴道分泌物、脑脊液、关节液、胸腔积液、腹水、心包液、羊水
- 没有血源性病原体的传播风险，除非肉眼可见被血液污染的体液包括：尿液、粪便、眼泪、唾液、胃分泌物或呕吐物、汗液、非化脓性痰液、鼻涕

暴露后预防步骤4：当暴露来源患者已知时，评估暴露来源

- 检测暴露来源患者 HBsAg、HCV 抗体和 HIV 抗体
  - 使用快速 HIV 抗体检测。如果条件具备，推荐使用第四代 HIV 抗原/抗体检测
  - 不推荐进行常规筛查 HIV 病毒负荷测定
  - 如果暴露来源患者没有被血源性病原体感染，就不必对医务人员进行随后的检测。遵循关于知情同意和保密性的州法规
- 不能被检测的患者，参考医学诊断、临床症状和风险行为病史

当暴露来源患者未知/不能被立即检测时：

- 评估高风险暴露的可能性：
  - 分析暴露场所中患者被血源性病原体感染的可能性：社区感染率是多少？诊所/医院是否接诊了大量的 HIV、HBV 或 HCV 感染或有风险的患者？
  - 是否怀疑 HIV 感染而患者不能被立即检测？
- 不要检测已经丢弃的针头的血源性病原体；这些结果的可靠性还不清楚

"窗口期"：

- 暴露来源患者如果有感染 HIV 的风险因素，但是其 HIV 抗体阴性，目前还没有文献报道这样的患者可以造成职业 HIV 传播
- 只有当暴露来源患者有风险因素且已经出现与急性 HIV 感染一致的症状时，才应该考虑暴露后预防

HBV，乙型肝炎病毒；HBsAg，乙型肝炎表面抗原；HCV，丙型肝炎病毒；HIV，人免疫缺陷病毒。

摘自 Mountain Plains AIDS Education and Training Center. PEP Steps, A Quick Guide to Postexposure Prophylaxis in the Health Care Setting（April 2006）；PEP Steps：A Quick Guide to Postexposure Prophylaxis in the Health Care Setting（March 2014）。

表50-5　职业暴露后评估随访必要性的影响因素

暴露类型

- 经皮损伤
- 黏膜暴露
- 破损皮肤暴露
- 咬伤事件双方任何一人有血液流出

液体/组织的类型与量

- 血液
- 含血液的液体
- 有潜在传染性的液体或组织
- 与浓缩病毒直接接触

暴露来源患者的感染状态

- HBsAg 检测是否阳性
- 如果患者 HCV 抗体阳性，考虑测定 HCV 病毒负荷
- 如果患者 HIV 抗体阳性，考虑进行 HIV 病毒负荷检测，并评估患者的临床状态

被暴露的医务人员的易感性

- 是否接种乙型肝炎疫苗和疫苗应答状态
- HBV、HCV 和 HIV 状态——HBsAb、抗 HCV 和 HIV 抗体的基础测定应该尽可能早地完成（最好在72h内）

暴露后预防与随访的可行性

- 暴露后预防应该在 2h 内启动
- 暴露后 24～36h 后启动预防，其有效性降低

用于评估的实验室检测

- 如果给暴露来源患者进行第4代 HIV 抗原/抗体组合检测，那么 HIV 随访检测可以在暴露后4个月内完成

HBV，乙型肝炎病毒；HBsAg，乙型肝炎表面抗原；HCV，丙型肝炎病毒；HIV，人免疫缺陷病毒。

摘自 Mountain Plains AIDS Education and Training Center. PEP Steps, A Quick Guide to Postexposure Prophylaxis in the Health Care Setting（April 2006）；PEP Steps：A Quick Guide to Postexposure Prophylaxis in the Health Care Setting（March 2014）。

表 50-6　经皮损伤 HIV 暴露后的预防推荐意见

暴露类型	暴露感染源的感染状态				
	HIV 阳性 1 类 [a]	HIV 阳性 2 类 [a]	患者的 HIV 状态未知 [b]	未知感染源 [c]	HIV 阴性
不太严重 [d]	推荐基础的 2 种药物 PEP	推荐扩展到 ≥3 种药物 PEP	通常不需要 PEP；但是如果患者有 HIV 风险因素 [f]，考虑基础的 2 种药物 PEP [e]	通常不需要 PEP；但是如果暴露环境中可能有 HIV 感染患者，考虑基础的 2 种药物 PEP [e]	不需要 PEP
更加严重 [g]	推荐扩展到 3 种药物 PEP	推荐扩展到 ≥3 种药物 PEP	通常不需要 PEP；但是如果患者有 HIV 风险因素 [f]，考虑基础的 2 种药物 PEP [e]	通常不需要 PEP；但是如果有可能暴露于 HIV 感染患者，考虑基础的 2 种药物 PEP [e]	不需要 PEP

HIV，人免疫缺陷病毒；PEP，暴露后预防。

[a] HIV 阳性 1 类：无症状的 HIV 感染或者已知的低病毒负荷（如 <1 500 核糖核酸拷贝 /ml）。HIV 阳性 2 类：有症状的 HIV 感染，AIDS 血清转化，或已知的高病毒负荷。如果担心药物耐受，应获得专家会诊。启动 PEP 应该延迟至专家会诊后。因为专家会诊本身不能代替面对面咨询，应该立即为感染源患者进行评估，对所有暴露者开始随访服务。

[b] 例如，已经死亡的感染源，无法获得标本用于 HIV 检测。

[c] 例如，来自锐器抛弃箱中的针头。

[d] 例如，实心针头或表皮损伤。

[e] 推荐 "考虑 PEP" 表明，PEP 是可选择的；开始 PEP 的决定应该根据被暴露者与主治医生之间的讨论，要考虑到 PEP 的风险与获益。

[f] 如果 PEP 开始实施了，后来感染源被检测为 HIV 阴性，PEP 应该停止。

[g] 例如，大口径的空心针头、深的穿刺伤、器具上可见血液或被用于患者动脉或静脉穿刺的针头所伤。

摘自 Centers for Disease Control and Prevention. Updated U. S. Public Health Service guidelines for the management of occupational exposures to HBV, HCV, and HIV and recommendations for postexposure prophylaxis. *MMWR Recommendations and Reports* 2001；50（RR11）：1-42. Availableathttp：//www.cdc.gov/mmwr/PDF/rr/rr5011.pdf。

表 50-7　黏膜和破损皮肤 [a] 暴露于 HIV 后的预防措施推荐

暴露类型	暴露感染源的感染状态				
	HIV 阳性 1 类 [b]	HIV 阳性 2 类 [c]	患者的 HIV 状态未知 [c]	未知感染源 [d]	HIV 阴性
小面积 [e]	考虑基础的 2 种药物 PEP [f]	推荐基础的 2 种药物 PEP	通常不需要 PEP [g]	通常不需要 PEP	不需要 PEP
大面积 [h]	推荐基础的 2 种药物 PEP	推荐扩展到 ≥3 种药物 PEP	通常不需要 PEP；但是如果患者有 HIV 风险因素 [g]，考虑基础的 2 种药物 PEP [f]	通常不需要 PEP；但是如果有可能暴露于 HIV 感染患者，考虑基础的 2 种药物 PEP [f]	不需要 PEP

PEP，暴露后预防。

[a] 皮肤暴露时，只有当证据显示皮肤完整性受到破坏时（如皮炎、擦伤或开放伤口），才建议进行随访。

[b] HIV 阳性 1 类：无症状的 HIV 感染或者已知的低病毒负荷（如 <1 500 核糖核酸拷贝 /ml）。HIV 阳性 2 类：有症状的 HIV 感染，获得性免疫缺陷综合征，急性血清转化，或已知的高病毒负荷。如果担心药物耐受，应获得专家会诊。启动 PEP 应该延迟至专家会诊后。因为专家会诊本身不能代替面对面咨询，应该立即为感染源患者进行评估，对所有暴露者开始随访服务。

[c] 例如，已经死亡的感染源，无法获得标本用于 HIV 检测。

[d] 例如，来自不适当处置的血液的泼溅。

[e] 例如，少数几滴。

[f] 推荐 "考虑 PEP" 表明，PEP 是可选择的；开始 PEP 的决定应该根据被暴露者与主治医生之间的讨论，要考虑到 PEP 的风险与获益。

[g] 如果 PEP 开始实施了，后来感染源被检测为 HIV 阴性，PEP 应该停止。

[h] 例如大量血液泼溅。

摘自 Centers for Disease Control and Prevention. Updated U. S. Public Health Service guidelines for the management of occupational exposures to HBV, HCV, and HIV and recommendations for postexposure prophylaxis. *MMWR Recommendations and Reports* 2001；50（RR11）：1-42. Availableathttp：//www.cdc.gov/mmwr/PDF/rr/rr5011.pdf。

医疗机构中预防感染传播的策略

　　医疗机构采取的措施，目的在于建立、贯彻和监督尤其是用于意外预防的策略和步骤，这对于降低和预防医疗中心感染性疾病的传播十分重要。为了这一目标，应该考虑如下几点[77, 99, 100]：

- 为了患者和医务工作者，在机构宗旨和安全流程推行中，

以感控为主要目标。

- 为执行这项工作提供充足的行政和经济支持。
- 为微生物实验室检测和推行感染尤其是术后感染监督计划，提供充足的行政和经济支持。
- 建立多学科跨部门团队（如包括团队管理者、流行病学专家、劳动卫生部门代表和受过质控培训的人员）来鉴定机构内的健康安全事件，分析趋势，评估预后，推行干预措

施,为组织内的其他成员制订推荐意见。

- 为建立和实施医务工作者、患者及其家庭的教育计划提供充足的行政和经济支持。这类教育的一个正面例子是,如阅读过CDC发布的预防HIV和HBV职业传播一般性指南的麻醉医生,在卫生实践方面做得更好[69]。
- 为医务人员提供甲型和乙型肝炎疫苗,并且记录已经获得了恰当的免疫反应。为那些没有获得免疫力而暴露的人员,提供甲型和乙型肝炎免疫球蛋白[8]。
- HIV暴露发生后,为员工提供咨询和暴露后预防的医疗服务[101]。
- 为医务工作者进行定期检测,以明确感染性疾病的免疫力,如结核、麻疹、流行性腮腺炎、风疹和水痘。没有免疫力的可能需要免疫接种。一些研究已经发现,与替换掉已经感染的医务人员所需的花费相比,预防免疫(为了预防疾病)的成本效益更高[73,102-107]。

手术室中预防感染传播的措施

预防空气来源病原体的传播

空气来源病原体可以通过手术室的加热、通风和空调系统传播。至关重要的是配备适当体系来:①去除污染的空气,②改进空气管理措施以保护易感医务工作者和儿童免于医源性空气来源病原体的感染,③使空气来源病原体传播至儿童的风险最小化。许多管理机构,如美国职业安全和健康学会,美国加热、制冷和空调工程师协会,CDC及美国建筑师学会,都已经制订了手术室通风系统的标准与指南。正如在任何其他环境中一样,手术室的通风是控制微生物污染物感染的重要因素。手术室中的大多数伤口污染来自患者皮肤菌群和手术室工作人员呼出气体微粒上的细菌。房间通风以四种方式影响这些空气微粒的分布:总通风量(稀释)、空气分布(气流方向)、房间增压(过滤屏障)和过滤(去除污染物)。当房间中的气流增加时,对空气微粒的稀释效应更明显。在这一现象中寻求平衡很重要,因为当增加的气流增加了气体交换效应时,出现的湍流会增加微生物在房间的分布。低速的单向气流使微生物在房间中的传播最小化。定向气流可以是向内的,从外面进入手术室(负压);或是向外的,从手术室到外面(正压)。负压通风系统用于院内感染性高的房间(如结核患者的隔离房间),正压通风用于保护性环境(如手术室和有免疫缺陷患者的房间)。目前大多数医院手术室被设计为高效微粒空气(high-efficiency particulate air,HEPA)过滤系统,以最大限度去除空气来源污染物。手术室通风系统除了维修时应该一直工作。在没有手术时,只要每个手术间维持正压,可以减少空气交换。空气从屋顶分布到每个手术间,向下运动至地面附近的一些废气排出管道。这种设计有助于保证稳定的清洁空气通过呼吸和工作区域。

室外新鲜空气的入口位置,美国建筑师学会有专门的指南,可以使来自排泄系统和有毒气体的污染最小化。更高的空气流速和更大的空气入口区有利于感染控制,但是这些措施对工作人员和患者的温感舒适度不利[108]。美国建筑师学会建议,屋顶高度在2.74米与3.66米之间的手术间,其

空气交换速度为20~25空气交换U/h(air changes per hour,ACH)。在手术室层流通气以进一步减少空气源感染的需求方面,工程师和医生之间存在一些争论。对气流进行精密的数学分析后发现,层流没有必要。临床研究已经明确。同样的,也不再推荐使用紫外线灯来清洁室内空气[109]。表50-8展示了2003年健康服务感染控制实践咨询委员会和CDC制订的手术室内通气系统规范的大致推荐意见[12]。患结核的儿童需要特殊考虑,因为分枝杆菌结核的职业传播风险很高[110,111],特别是出现多药耐药菌株后(表50-9)。一种简单的保护措施是在儿童进入手术室前将其隔离,以判断他们是否近期接触过感染性疾病如麻疹、流行性腮腺炎、风疹和水痘,因为这些疾病对医务人员和患者,尤其是有免疫缺陷的患者,可能会带来很高风险[73,106]。另外一种传播空气源病原体的潜在来源是通过麻醉回路,使用回路过滤器可以减少这种风险。但是,目前并没有使用这些设备的管理规范,因此使用现状变化多样[28,29,112-116]。

表50-8　手术室的通风系统规范

- 手术中人员的流动最小化。已经证实手术间空气中的微生物水平与房间内活动的人员数量直接成正比
- 维持湿度低于68%,并控制温度,以避免有利于细菌繁殖的环境条件
- 与走廊与周围区域相比较,将手术间内维持在正压水平,以防止微生物进入
- 为手术间提供至少每小时15个空气交换单位,其中20%应该是新鲜空气。空气应该通过HEPA过滤器再循环
- 空气应从屋顶进入,从地面水平排出

摘自Centers for Disease Control and Prevention. Updated U. S. Public Health Service guidelines for the management of occupational exposures to HBV, HCV, and HIV and recommendations for postexposure prophylaxis. *MMWR Recommendations and Reports* 2003; 52(RR10): 1-42. Availableathttp: //www.cdc.gov/mmwr/PDF/rr/rr5011.pdf。

标准预防

标准预防[117]是假定任何个人或患者是潜在被感染者或有微生物定植,微生物可能被传播而引起传染病。标准预防必须推行至所有患者,包括以下内容:

- 综合预防——血液和体液预防,用于减少血源性病原体的传播
- 身体部位隔离——目的在于减少病原体通过潮湿的身体部位的传播风险

标准预防用于减少所有的感染性媒介从一个人传播至另一人,因此保护医务人员和儿童免于暴露于最常见的微生物。任何接触了血液和体液、分泌物及排泄物(汗液除外)后,后者无论是否含有可见的血液;以及接触了破损皮肤、黏膜和明显被血液和/或体液沾染的完整皮肤后,应进行标准预防。预防是基本的。所有的医务人员应该熟悉标准预防:在诊疗患者之前与之后要频繁而充分地洗手;使用个人防护设备:手套、隔离衣、靴子、鞋套、眼罩、面罩和防护罩,这些应适用于患者的看护条件;当建立任何一种静脉或动脉

表50-9　有传染性结核患者的预防措施

遵照需要急诊手术的传染性结核患者的预防措施，类别ⅠB，ⅠC

- 在手术室中使用美国职业安全与健康学会认可的没有呼气阀门的N95呼吸器。类别ⅠC
- 在All房间或手术间内给予患者气管插管。如果在手术间中插管，不要开门，直到99%的经空气传播污染物被排出。类别ⅠB
- 当为确诊的或可疑的结核患者实施麻醉时，在麻醉回路与患者气道之间放置细菌过滤器，以防止结核分枝杆菌污染麻醉设备或进入环境空气中。类别ⅠB
- 在All房间拔除气管导管并让患者恢复。类别ⅠB
- 如果患者必须在手术间中拔管，给予过滤器足够时间清除空气中99%的经空气传播微粒，因为拔管时患者可能咳嗽。类别ⅠB

为需要手术的结核患者进行气管插管和拔管时，临时使用便携式、工业级的HEPA过滤器进行额外的空气清洁。类别Ⅱ

- 合理放置设备，以保证所有室内空气能够通过过滤器；咨询工程师以明确合理地摆放。类别Ⅱ
- 在手术中关闭便携式设备。类别Ⅱ
- 按照通气标准为手术间提供新鲜空气；便携式设备不能满足新鲜气体交换的数量所需。类别Ⅱ

如果可能，将结核患者安排至当天的最后一台手术，以给予最长时间保证经空气传播污染物的清除。类别Ⅱ

没有关于在层流房间进行骨科植入物手术的推荐意见。这是没有解决的问题

维持备用通气设备（如便携式风扇或过滤器）用于手术间的紧急通气，在恢复固定通气系统之前立即采取措施。类别ⅠB，ⅠC（AIA：5.1）

All，隔离空气传播；HEPA，高效微粒空气。

Centers for Disease Control and Prevention. Guidelines for environmental infection control in healthcare facilities: recommendations of CDC and the Healthcare Infection Control Practices Advisory Committee (HICPAC). 2003. http://apps.who.int/iris/bitstream/10665/44102/1/9789241597906_eng.pdf。

通路时，必须戴手套；使用锐器时要小心：提前计划（在安全的环境使用锐器，附近有锐器盒），使用后将刺伤保护底座上的锐器立即抛弃，不要清洁针头，必要时使用安全设备。所有的医务人员应该进行乙型肝炎疫苗免疫接种，完成接种程序后应该检测HBsAb反应，记录是否有足够保护力。以前没有接受乙型肝炎疫苗接种的员工，应该由雇主提供这项服务，并且不收取费用[118]。标准预防、微滴预防、空气源预防与接触预防的概述，可从网上查询[100,119-121]。

洗手

医务工作者总体的手卫生依从率仍然低于50%，而且麻醉工作人员被认为是尤其不愿意依从的人群（一项研究发现依从率只有23%）[122]。麻醉工作人员的细菌污染与静脉通路开关处的高风险细菌传播事件和术后30天感染直接相关[24]。

大部分手术部位感染由金黄色葡萄球菌引起。一些特定类型葡萄球菌在患者内或患者之间的传播，是引起手术部位感染和医疗相关性感染的主要原因[3,4,123]。即使不与实际感染有关，麻醉实施者手污染在肠球菌传播至工作站和患者群中的作用，也是需要关心的问题，因为微生物抗生素耐药率在增加，而且已经发现肠球菌正在成为一种更流行的病原体[3,124]。有两种方法可以采纳：改进患者所在环境的净化方法，更加有效和频繁地清洁医务人员的双手。手卫生是众所周知和有效地解决患者内与患者之间细菌传播问题的措施。按照目前世界卫生组织指南中的"5步"法洗手，能够明显减少医务人员手部和工作区域的污染。一项研究发现，仅仅20%的麻醉工作人员能完整地执行WHO的手卫生指南[125]，比例这么低的原因是他们没有意识到与环境接触前、与患者接触前都需要进行手卫生。一些认知因素可以降低这种知识不完备的风险，包括医务人员在接触环境后主动洗手，在诊疗患者时消毒环境，相信他们的行为可以影响同事，以及愿意遵守指南。这些结果说明，麻醉工作人员在手术中遵守手卫生的认识上仍存在不足[125]，尤其是与患者皮肤表面和周围环境接触后，这是两个最重要的术中细菌传播的来源。

洗手是最重要和最经济有效的预防儿童和医务人员医疗相关性感染的个体干预措施[126]。虽然Oliver Wendell Holmes[127]（1843）和Ignaz Semmelweis[128]（1846）分别认识到，从事尸检医生的手污染是链球菌引起产褥热传播的原因，但是手卫生在医疗行为中的重要性还没有被广泛接受。他们二人发现，在接生婴儿前洗手可以将感染传播的风险和母亲死亡率降低90%！遗憾的是，直到19世纪晚期Louis Pasteur[129]提出疾病的微生物理论，以及Robert Koch[130]发现导致炭疽的微生物（炭疽杆菌），洗手的科学依据才得以建立。超过一个半世纪后，有力证据已经显示医务人员是医院获得性感染的主要来源[3,24,131]，但是手卫生的平均频率随着采用的监督方法与监督实施的环境不同而波动。每小时洗手次数可能相差30倍。另一方面，每位医务人员需要进行手卫生的平均时机在医院病房之间也差别很大。例如，儿科病房的护士平均每个患者每小时的手卫生时机是8次，而ICU的护士平均是30次。在一些急性临床情景中，患者由几个医务人员同时照顾，通常每位医务人员为每个患者每小时的手卫生时机与PACU的患者一样多。手卫生时机的数量很大程度上取决于医疗过程[132]：改进诊疗流程可能减少不必要的接触，相应地改善手卫生时机。在11项观察性研究中，医务人员清洁手的持续时间也不同，平均6.6s至30s。其中的10项研究，手卫生方式是洗手，另外一项研究是搓手。除了洗手时间非常短之外，医务人员经常做不到清洁手部的所有皮肤和手指。因此每小时护理手卫生的次数可能会非常多，即便手卫生依从率高，但实施的清洁方法可能不是足够的。医务人员对推荐的手卫生步骤的依从率差别很大，在ICU、手术室和PACU，从难以接受的差（5%）到相对良好（89%），总体平均值38.7%[133-139]。一些研究者发现，在推行不同的干预措施后，依从性有改进；但是大多数研究仅有短期随访。没有多少研究发现了持续的提高。有一些医院层面的预警因素可以发现在常规诊疗中对推荐手卫生措施依从性差的情况。这些包括职业分工、医院病房、每周工作天数、诊疗类型和强度、每位患者每小时手卫生时机的次数要求。护士和周末的不依从率最低。与内科病

房相比，ICU 在进行有潜在细菌感染风险的操作时，以及当患者诊疗强度大时，不依从率更高。换句话说，对手卫生的要求越高，依从性越差。最差的依从率（36%）是在 ICU，那里对手卫生的需求更频繁（平均每个患者每小时 22 个时机）。最高依从率（59%）在儿科，那里的平均诊疗密度低于其他地方（平均是每个患者每小时 8 个时机）。这些结果说明，完全地依从指南是不现实的，在诊疗中采用简单的手卫生措施（尤其是酒精擦拭法）可能有助于提高对手卫生的依从性。

已知的手卫生实践指南依从障碍包括，手卫生消毒剂对皮肤的刺激性，没有手卫生条件，干扰医务人员与患者的关系，认为患者的需要优先于手卫生，戴手套，忘记了、不了解指南内容，没有足够的手卫生时间，工作负荷高、人员配备不足，缺少能够证明改善手卫生对医疗相关感染率有明确影响的科学信息。良好的手卫生实践障碍包括：缺少卫生指南知识，在进行患者诊疗中缺乏对手卫生时机的认识，没有意识到病原体交叉传播的风险。而且，即使监督者提示他们没有洗手时，一些医务人员还是认为必要时才会洗手。病原体通过手部传播的风险与儿童被接触的次数成正比[140]。表 50-10 归纳了洗手和消毒的适应证及其支持证据的力度。

表50-10　手卫生的适应证

1. 当肉眼可见变脏或被血液或其他体液（ⅠB）沾染或使用卫生间后（Ⅱ），用肥皂和水洗手

2. 如果强烈怀疑或证明接触了潜在产芽孢厌氧菌，包括艰难梭菌暴发，优先选择用肥皂和水洗手（ⅠB）

3. 如果手部没有肉眼可见的污染（ⅠA），下面 4（a）和 4（f）所列条款之外的所有其他临床情景中，优先选择酒精类手消剂用于常规手部消毒。没有酒精类手消剂，用肥皂与水洗手（ⅠB）

4. 进行手卫生
   - 接触患者前后（ⅠB）
   - 进行有创操作前，无论是否使用手套（ⅠB）
   - 与体液或排泄物、黏膜、破损皮肤或伤口敷料接触后（ⅠA）
   - 在处理同一个患者，从身体的污染区转移至另一个区域时（ⅠB）
   - 接触紧挨着患者的无生命物品表面和物品后（包括医疗设备）（ⅠB）
   - 摘掉无菌（Ⅱ）或非无菌手套后（ⅠB）

5. 在给予药物或准备食物前，用酒精类手消剂进行手卫生，或用普通肥皂或抗菌肥皂和水洗手（ⅠB）

6. 肥皂和酒精类手消剂不应该同时使用（Ⅱ）

类别ⅠA，强烈推荐执行，被设计合理的实验性、临床性或流行病学研究强烈支持。

类别ⅠB，强烈推荐执行，被一些实验性、临床性或流行病学研究和有力的理论原理支持。

类别ⅠC，联邦和/或州政府的规范或标准强制执行。

类别Ⅱ，建议执行，有提示意义的临床或流行病学研究、理论依据或专家共识支持。

改编自 WHO Guidelines on Hand Hygiene in Health Care: First Global Patient Safety Challenge Clean Care Is Safer Care. Geneva: World Health Organization; 2009。

外科医生手部准备的推荐意见如下：开始手部准备前去除戒指、手表和手链（Ⅱ）；禁止使用人造指甲（ⅠB）；水池应该设计为减少泼溅风险（Ⅱ）；如果手部有肉眼可见的沾染，在外科手部准备前用普通肥皂洗手（Ⅱ）；用指甲清洁器去除指甲下的杂物，最好在流动水下面（Ⅱ）；外科手准备不推荐使用刷子（ⅠB）；在戴无菌手套前，外科手消毒应该使用适宜的抗菌肥皂或适宜的酒精手消剂，推荐使用能够保证持久作用的产品（ⅠB）；如果无法保证手术间水的质量，进行外科手术、戴无菌手套前，推荐使用酒精手消剂用于外科手部消毒（Ⅱ）；使用抗菌肥皂进行外科手消毒时，按照制造厂家推荐的时间擦洗手部和前臂，通常需要 2～5min。更长的擦洗时间（如 10min）并不必要（ⅠB）；使用有持续活性的酒精手消剂时，擦洗时间遵照制造商的说明。产品仅用于干燥的双手（ⅠB）；不要将外科手擦洗和外科酒精手消剂手擦洗联合起来地序贯使用（Ⅱ）；当使用酒精手消剂时，在外科手准备操作中，要使用足量的产品将手部与前臂用消毒剂浸湿（ⅠB）；如推荐方法使用酒精手消剂后，在戴无菌手套前保证手部和前臂完全干燥（ⅠB）。

目前，酒精手消剂是唯一已知的可以快速有效地灭活手部多种有潜在危害的微生物的方法。WHO 基于下列因素推荐使用酒精手消剂：有证据支持，它的内在优势是起效快速、作用广谱的抗菌活性，同时产生对抗菌剂耐药的风险最小；适于在资源有限或偏远地区使用，不需要配备手卫生需要的水池或其他设备（包括清洁的水源、毛巾等等）；因为使用流程更快速、更便捷，能够促进手卫生依从性的改善；具有减少每年手卫生花费的经济益处，大概代表着医疗相关感染产生的额外费用的 1%；比其他产品更好接受和容忍，因此提高了安全性，副作用的风险最低[118]。

洗手后非常重要的是用适合的纸毛巾、热风或两者都用地将手部正确地擦干，因为如果手部是湿的，病原体从医务人员双手转移至患者的程度明显增加[141]。外科手消毒后，手术室最常使用消毒布毛巾来擦干湿润的双手。其他一些擦干的方法已经验证过没有明显的区别[118]。

细菌也可以从患者的湿润部位传播，例如腹股沟或腋窝，或者当医务人员打开注射用液体时，也可能沾湿他的双手。医疗机构制订成文的流程指南和步骤来支持对推荐的手卫生行为的依从性，这是很关键的。

手套

在诊疗儿童时戴清洁或无菌手套是减少医疗相关感染的有效方法。手套是感染的附加屏障，不应该代替正确的手卫生。假如在诊疗每个儿童后都更换手套，手套可以减少医务人员手部污染，进而避免病原体传播至其他儿童。此外，当使用手套与 CDC 的标准预防结合起来时，这可以保护医务人员避免暴露于血源性感染或经任何其他体液传播的感染，例如排泄物、分泌物（汗液除外）、黏膜和破损皮肤。检查手套是一次性使用的，通常不是无菌的。做外科操作要使用无菌的外科手套。一些非外科操作，如中心静脉置管，也需要使用外科手套。除了无菌性，这些手套具有厚度、弹性和强度等特点，与其他医疗手套不同。

在不需要使用手套的场合使用它们，意味着资源浪费，不会必然减少交叉传染。广泛地推荐使用手套已导致了非

常频繁和不适宜的使用。使用手套和脱去手套的建议见表50-11。需要和不需要使用手套的场景见图50-6。

　　根据 CDC/HICPAC 系统的分类法,使用手套的推荐意见等级如下[118,142,143]:

- 有可能接触血液或其他任何有潜在传染性的体液,如排泄物、分泌物(汗液除外),以及黏膜和破损皮肤时戴手套(ⅠC)。
- 为儿童提供诊疗后立即脱去手套。工作人员不应该戴同一副手套诊疗多个儿童,以及接触任何仪器、监护仪,甚至灯的开关表面。污染的手套可能将血液或其他体液传播至工作区物品表面,是肝炎传播的介质(ⅠB)[72]。
- 诊疗儿童时,如果必须从身体污染区换至洁净区,要更换手套(Ⅱ)。
- 脱去手套后立即进行手卫生措施,因为即使使用了手套,手部也可能通过手套中的小孔(微观的)而受到污染[131,144,145]。已经有报道,即便使用了手套,手部也有微生物污染及可能出现感染传播[146]。

表50-11　使用手套和脱去手套的建议
建议
使用手套
● 在无菌环境前
● 即使在无菌环境中,估计会接触血液或其他体液,包括接触非破损皮肤和黏膜
● 在谨慎接触建议时与患者接触(和患者附近的事物)
卸掉手套
● 手套破损后尽快(或怀疑其完整性时)
● 接触了血液、其他体液、破损皮肤和黏膜,并且结束后
● 与单一患者及其周围环境或患者污染的身体部位的接触结束后
● 有手卫生适应证时

摘自 WHO Guidelines on Hand Hygiene in Health Care. *First Global Patient Safety Challenge Clean Care Is Safer Care.* Geneva: World Health Organization; 2009。

建议使用无菌手套

任何外科操作;阴式分娩;有创性介入操作;建立血管通路(中心静脉);准备全胃肠外营养物和化疗药物

建议使用检查手套的临床场景

可能接触血液、体液、排泄物、分泌物和肉眼可见被体液沾染的物品时

与患者直接接触:接触血液;接触黏膜和破损皮肤;可能含有高传染性和危险性的微生物;流行病;紧急情况;静脉通路置入与拔除;抽血;静脉管路断开;直肠和阴道检查;吸引未封闭的气管导管系统

与患者间接接触:倾倒呕吐盆;处理/清洁仪器;处理废物;清理溅出的体液

不建议使用手套(有接触预警除外)

没有可能暴露于血液、体液或污染的环境

与患者直接接触:测血压、温度和脉搏;进行皮下或肌内注射;给患者洗澡和更衣;转运患者;处理患者的眼睛和耳朵(没有分泌物);没有血液渗漏时对任何静脉通路的操作

与患者间接接触:使用电话,书写患者病历;给予口服药物;分发或收集患者的餐盒;去除或更换患者的床单;放置无创通气设备和氧气管道;移动患者家具

图50-6　需要和不需要使用手套的场景。(改编自 *WHO Guidelines on Hand Hygiene in Health Care: First Global Patient Safety Challenge Clean Care Is Safer Care.* Geneva: World Health Organization; 2009)

- 采用正确的方法脱去手套(以避免污染的手套表面污染你的双手)。
- 酒精型消手剂按压器和清洁的手套盒(至少2种大小的)应该放置在每个患者诊疗区的附近(如在每一辆麻醉车、药品车上方,或在护士站)。
- 一次性手套不应该被清洗、消毒或灭菌(ⅠB)。如果手套被重复使用,应该有正确的处理方法保证手套的物理完整性和完全抗污染性(Ⅱ)。
- 无菌手套比清洁的一次性手套昂贵得多,仅应该在特定操作中使用,例如当手部与正常消毒的体表接触时,或当置入静脉导管或尿管时。清洁手套应该在其他任何操作中

使用,包括伤口换药。
- 当诊疗的儿童有乳胶过敏风险时,应该戴不含乳胶手套。

抗生素预防

　　手术的抗生素预防是降低术后感染风险的基本措施,麻醉团队在保证正确的给药时间上发挥核心作用[147,148]。围手术期给予抗生素的目的是使血浆和组织中的药物浓度超过那些最可能引起感染的微生物的最低抑菌浓度。这将降低术中污染的微生物负荷;并不需要覆盖所有可能的病原体,因为这可能导致耐药细菌繁殖。

　　预防儿童手术部位感染的预防用药指南的有效性,已经

50

有一些研究涉及。目前，有一些小儿外科手术人群特定亚群的抗生素预防使用指南，但是没有全球的推荐意见，已经有的指南大部分基于成人的研究或来自专家意见。一项回顾性研究提示，合理使用抗生素预防是一个至关重要的可改进的风险因素，可能是最容易受影响的因素。在适合的时间忘记给予正确剂量的抗生素，导致术后手术部位感染风险增加几乎 2 倍。在降低儿童术后伤口感染风险中，正确使用抗生素和剂量发挥重要作用。推荐意见是为成人（年龄≥19 岁）和儿童（年龄 1～18 岁）患者制订的。并没有为新生儿（早产和足月）制订的特殊指南（表 50-12）[149]。

抗生素的选择

　　虽然缺乏儿童特异性的预防用药数据，但是已经分析了一些特定手术中的数据。预防用抗生素的选择参考了成人指南，选择的药物是第一代和第二代头孢菌素，有文件记录 β 内酰胺过敏的患者可以使用万古霉素。虽然在小儿患者中已经有使用一种青霉素复合一种 β 内酰胺酶抑制剂，联合头孢唑林或万古霉素和庆大霉素的研究，但这些研究中的患者数量仍然太少。与成人类似，耐甲氧西林金黄色葡萄球菌（methicillin-resistant *S. aureus*，MRSA）高发的医疗机构常规围手术期抗生素预防中，支持万古霉素单独使用或与其他抗生素联合使用的证据很少。已知有 MRSA 定植的儿童，可以考虑使用万古霉素，它可以减少 MRSA 感染[150]。莫匹罗星对有 MRSA 定植的儿童有效，但是支持它围手术期使用的数据很有限[151,152]。大多数针对成人的推荐意见与小儿患者的相同。小儿患者使用剂量的推荐有限，是从成人数据中推测出来的；因此几乎所有的小儿推荐是根据专家意见。小儿的有效性数据很少。在儿童患者中不应该常规使用喹诺酮类用于手术预防用药，因为这类药物对儿童有潜在毒性。在切皮前 60min 内术前用药的相同原则，也适用于小儿患者。如果手术时间超过抗生素的两个半衰期，或者在术中有大量失血，就可能需要术中给予额外剂量的抗生素。与成人患者情况类似，单次剂量抗生素通常就足够了。如果抗生素预防用药在术后继续，无论是否有静脉内导管或引流管，药物使用时间应该少于 24h。大多数药物都有充分的药代动力学研究来指导儿童剂量，这个剂量保证足够的全身浓度，推测应该与成人一样有效。因此指南中的儿童剂量推荐主要根据药代动力学数据，并将成人的有效性数据推测至小儿患者。因为没有开展多少小儿手术患者的临床试验，因此这些推荐中无法给出证据强度标准。除少数例外情况（如氨基糖苷类剂量），小儿剂量应该不超过成人推荐剂量的最大值。通常，当儿童体重超过 40kg 时，按照 mg/kg 计算出来的剂量可能超过成人推荐剂量的最大值；因此成人剂量可以用于较大儿童[153]。

抗生素预防用药时机

　　美国医疗体系药剂师学会、美国传染病学会、外科感染学会和美国医疗保健流行病学学会联合推出了 2013 修订版预防用抗生素政策文件。相关内容如下：

　　成功的预防用药需要在污染发生前让抗生素作用于手术部位。因此，抗生素的给药时间应该保证切皮时和整个手

表 50-12　抗生素预防剂量推荐

抗生素	儿童推荐剂量[a]	推荐的再次给药间隔（从术前剂量开始），小时[b]
氨苄西林 - 舒巴坦	氨苄西林成分 50mg/kg（最大 3g）	2
氨苄西林	50mg/kg（最大 2g）	2
氨曲南	30mg/kg（最大 2g）	4
头孢唑林	30mg/kg（最大 2g，如果＞120kg，最大 3g）	4
头孢呋辛	50mg/kg（最大 1.5g）	4
头孢噻肟	50mg/kg（最大 1g）	3
头孢西丁	40mg/kg（最大 2g）	2
头孢替坦	40mg/kg（最大 2g）	6
头孢曲松钠	50～75mg/kg（最大 2g）	不适用
环丙沙星[c]	10mg/kg（最大 400mg）	不适用
克林霉素	10mg/kg（最大 900mg）	6
厄他培南	15mg/kg（最大 1g）	不适用
氟康唑	6mg/kg（最大 400mg）	不适用
庆大霉素[d]	2.5mg/kg，根据给药体重	不适用
左氧氟沙星[c]	10mg/kg（最大 500mg）	不适用
甲硝唑	15mg/kg（最大 500mg）体重＜1 200g 的新生儿应该给予单次剂量 7.5mg/kg	不适用
莫西沙星[c]	10mg/kg（最大 400mg）	不适用
哌拉西林 - 他唑巴坦	2～9 月龄婴儿：哌拉西林组分 80mg/kg（最大 3.375g）＞9 月龄且≤40kg 儿童：哌拉西林组分 100mg/kg	2
万古霉素	15mg/kg	不适用
结直肠手术口服抗生素预防（与肠道准备同时使用）		
以红霉素为基础	20mg/kg（最大 1g）	不适用
甲硝唑	15mg/kg（最大 1g）	不适用
新霉素	15mg/kg（最大 1g）	不适用

[a] 最大儿童剂量不应该超过常用的成人剂量。

[b] 在长时间手术前使用半衰期短的抗生素（如头孢唑林、头孢西丁），推荐在手术间中再次给药，间隔时间大约是肾功能正常患者药物半衰期的两倍。推荐给药间隔注明为"不适用"的是根据常规手术时间，如果手术时间异常延长，可能需要再次给药。

[c] 因为喹诺酮类与各个年龄段的肌腱炎 / 肌腱断裂风险增加有关，单次给予这类药物预防剂量通常是安全的。

[d] 通常，庆大霉素用于手术抗生素预防应该被限定在术前给予单次剂量。剂量要根据患者的真实体重。如果患者的真实体重超过理想体重 20%，给药体重应该按照后面的公式：给药体重 = 理想体重 +0.4（真实体重 – 理想体重）。

改编自 Bratzler DW, Dellinger EP, Olsen KM, et al. Clinical practice Guidelines for antimicrobial prophylaxis in surgery. *Am J Health Syst Pharm*. 2013；70（3）：195-283。

术中,血清和组织中的药物浓度超过手术相关微生物的最低抑菌浓度[154]。

现有证据显示,对于大多数 β- 内酰胺,切皮前 15～45min 给予单次剂量是理想的,可以保证在细菌开始繁殖时,组织液中的药物浓度最高(表 50-12)。因为肥胖患者中病原体从毛细血管扩散的距离更长,因此从理论上推测,这类患者的抗生素应该在切皮前 30min 或更早一些开始输注[155]。根据美国医疗体系药剂师学会指南,β- 内酰胺单次给予后应该每 1～2 个半衰期追加一次[154]。在儿童患者中使用手术部位感染预防清单,可以提高切皮前抗生素使用依从性,降低手术部位感染发生率[156]。

β- 内酰胺过敏

一些研究显示,抗生素的真实过敏率低于医疗文书中记载的情况[157]。使用头孢菌素预防用药的手术,对那些有 β- 内酰胺过敏风险的儿童,应该根据他们的病史或诊断性实验结果(如皮肤测试)给予替代抗生素。但是,有青霉素过敏记录的儿童,发生第一代头孢菌素严重过敏反应的概率非常低(但不是零)[158,159];而且,皮肤测试结果并不能可靠地预测那些有青霉素过敏记录的儿童出现头孢菌素不良反应的可能性[160-162]。没有任何证据显示青霉素与第二代、第三代头孢菌素之间存在交叉反应的风险。很大程度上,儿童病历中出现的对口服抗生素的过敏反应(皮疹、呕吐、胃肠道不适)是对抗生素中添加剂的反应,包括食品级染料、填充剂和其他化合物,或者是一种潜在感染的表现。严密监测下(和麻醉后)的儿童,静脉注射试验剂量的少量纯抗生素,可以判断儿童是否有抗生素过敏反应风险。在抗生素预防用药主要针对革兰氏阳性球菌的手术中,对 β- 内酰胺(头孢菌素)真正过敏的儿童应该使用万古霉素或克林霉素[163]。然而,对于那些表现为 IgE 介导的青霉素过敏(荨麻疹、血管性水肿、过敏反应、支气管痉挛)或严重的非 IgE 介导的反应[间质性肾炎、中毒性表皮坏死松解症、溶血性贫血或重症多形红斑(Stevens-Johnson syndrome)]的儿童,建议不要使用头孢唑林。当青霉素与头孢菌素的 R1 侧链近似时,会出现交叉敏感性,意外的是头孢唑林即使没有近似的 R1 侧链,也有交叉敏感。R1 侧链与青霉素近似的头孢菌素包括头孢氨苄、头孢克洛和头孢羟氨苄。使用侧链不相似的第一代或第二代头孢菌素,或者第三代及第四代头孢菌素的风险,“对于对青霉素、氨苄西林或阿莫西林有轻中度反应的患者而言,风险似乎很低。不确定是否有任何青霉素过敏反应史的患者,应该考虑不使用头孢唑林”[155]。

预防使用抗生素的适应证

手术伤口可以分为四类(表 50-13)。清洁污染手术已经开始使用抗生素预防术后感染。在清洁手术组,传统上抗生素预防仅限于有异物植入或那些手术部位感染后果严重的手术(如心脏手术或神经外科手术)。然而,有证据表明没有假体因素的手术出现术后感染的被低估了;预计有超过 50% 的并发症发生在患者出院后,因而没有被外科团队发现。因此抗生素预防也推荐于特定手术,例如疝修补术[164,165]。这些并发症的直接或间接花费可能不影响医院预算,但是代表

着整个社会的潜在费用。在污染或脏污手术中,细菌污染或感染在手术开始前已经发生,相应地术中给予抗生素是一种治疗,而不是预防手段。儿童使用抗生素不仅对目前治疗反应且对未来的治疗也有意义。因此所有医学专家要共同负责抗生素的合理使用。

表 50-13　伤口分类

伤口分类	描述
I 类 / 清洁	没有炎症反应的未感染伤口,不涉及呼吸道、消化道、生殖或未感染的泌尿道。清洁伤口首先是闭合和干燥的,必要时有闭合的引流管。如果满足条件,钝挫伤后的手术伤口可能属于这一类
II 类 / 清洁污染	在可控条件下、没有异常污染时,涉及呼吸道、消化道、泌尿生殖道的手术伤口。特定情况下,如果没有感染或手术不顺利,可包括胆道、阑尾、阴道和口咽部的手术
III 类 / 污染	开放的新鲜意外伤口;手术无菌技术有严重缺陷(如开胸心脏按压)或者胃肠道有明显溢出的;切口处有急性非化脓性炎症
IV 类 / 脏污 - 感染	有坏死组织的陈旧创伤伤口,以及现在有临床感染或脏器穿孔的伤口,说明在术前手术区域就已有引起术后感染的微生物

摘自 Neville HL, Lally KP. Pediatric surgical wound infections. *Semin Pediatr Infect Dis*. 2001;12:124-129。

即使是有效的流程,也需要对其接受程度的持续反馈和手术部位感染的结果[166]。没有哪个手术流程能代替医学专业人士的判断;临床推理必须结合个体情况。最后,有先天性心脏病的和那些做过先天性心脏病修补术的儿童,可能需要预防细菌性心内膜炎(表 16-2 和表 16-3)[167]。

(侯丽宏 译,董海龙 校,蒋懿斐　俞卫锋 审)

精选文献

Fernandez PG, Loftus RW, Dodds TM, et al. Hand hygiene knowledge and perceptions among anesthesia providers. *Anesth Analg*. 2015;120(4):837-843.

Anesthesiologists have long been patient safety advocates. It is not surprising that anesthesia providers have taken on increasing responsibility for preventing health care–associated infections. However, the overall hand hygiene compliance across health care providers remains less than 50%, with anesthesia providers identified as a particularly noncompliant group. In this paper, the authors identified risk factors for knowledge deficits among anesthesia providers and characterized anesthesia provider perceptions, attitudes, awareness of individual group performance, workload and type, and accessibility of hand hygiene agents.

Loftus RW, Brown JR, Koff MD, et al. Multiple reservoirs contribute to intraoperative bacterial transmission. *Anesth Analg*. 2012;114(6):1236-1248.

Bacterial cross-contamination is thought to play an important role in the development of health care–associated infections, but the relative importance of the known hospital bacterial reservoirs (health care providers' hands, patient, and environment, including health care equipment) in this process is unknown. A better understanding of how bacterial cross-contamination occurs can provide the basis for the development of evidence-based preventive measures. This paper examined the relative contributions of anesthesia providers' hands, the patient, and the patient environment to stopcock contamination.

Rizzo M. Striving to eliminate catheter-related bloodstream infections: a literature review of evidence-based strategies. *Semin Anesth Perioper Med Pain*. 2005;24(4):214-225.

This paper reviews and emphasizes the need for preventive measures that could help to avoid or reduce most nosocomial catheter-related infections. The use of evidence-based standardized protocols will result in "best practices" and markedly reduce such infections.

Sagoe-Moses CH, Pearson R, Perry J, Jagger J. Risks to health care workers in developing countries. *N Engl J Med.* 2001;345(7):538-541.

Protecting HCWs in developing countries from exposure to bloodborne pathogens will involve some cost. HCWs are a crucial resource in the health care systems of developing nations. In many countries, including those in sub-Saharan Africa, workers are at increased risk for preventable, life-threatening occupational infections. This paper expands on the need for improved support of HCWs

throughout the world with appropriate supplies of gloves, barriers, sharps disposal, and the need for accident education programs.

参考文献

第51章 发展中国家小儿麻醉的现状及特点

ADRIAN T. BÖSENBERG

发展中国家的人口数量持续增长,而在城市化的发达国家,世界人口分布的趋势为老龄化。儿童,包括战争留下的很多孤儿、有人类免疫缺陷病毒(human immunodeficiency virus, HIV)感染,以及女性儿童,在许多发展中国家中占比一半以上的人口。许多儿童因战争、HIV感染[1]和饥荒而成为孤儿,在这些国家的人口中占据了一半以上[2]。在15岁之前85%的儿童可能面临手术[3]。外科疾病的存在需要安全的麻醉[4,5],但是在发展中国家,安全的小儿麻醉[6]及重症监护[7-9]仍然面临严重挑战[10-12]。这些国家中,没有多少采用了世界卫生组织对于安全手术的指导意见。

贫穷、受教育程度低及卫生资源有限,是发展中国家的特点[5,6,13]。对这些国家的大多数政府而言,偿还债务、住房、教育、社会服务和卫生保健,是几乎无法实现的任务。世界上最贫穷的国家中,70%位于撒哈拉以南非洲,HIV、疟疾、塞卡病毒和结核肆虐,而且极度缺乏卫生保健服务[4,5]。

低收入国家的小儿麻醉尚没有跟上发达国家前进的步伐[4],他们也很少满足世界麻醉医师联合会(WFSA)所采纳的安全实施麻醉的国际标准[14-16]。在一项调查中,近13%的麻醉医生能够为儿童实施安全的麻醉[3]。因此,虽然预期值与现有的设施及质量相匹配,但是他们的围手术期死亡率和并发症发生率高于发达国家标准[5,17-21]。

本章概述了低收入国家中麻醉医生为儿童实施麻醉时所面临的部分挑战。不同国家存在不同的问题,需要不一样的解决方法。例如许多热带国家所面临的问题,与南太平洋上的热带岛国[22]或西印度群岛[23,24]、尼泊尔和阿富汗高地[26],或撒哈拉以南非洲的潮湿地区[2,3,19,21,27-30]是完全不同的。这些多样的环境使得我们只能做概括性介绍。这些地区的主要不同与医务人员、疾病的分布及性质、仪器设备条件,以及使用便宜、普通、也许是过时的药物且供应量不足有关[10,31]。

儿童

大部分发展中国家的儿童是环境的受害者:自然灾害、战争、难民、社会动荡[32]及经济危机等。对于他们而言,医疗看护或及时就医可能是遥不可及或并不存在[10,25,30,33,34]。对医疗问题的担心或难以理解,以及教育程度低,经常会导致他们就医延迟。很多时候,他们先求助于善意的传统医生,导致这些儿童经受了额外的风险,包括可能有肝肾毒性的药水或能导致小肠穿孔的灌肠剂[35]。当他们需要很远的路程才能到达医院时,会进一步延迟就医。如果最初的诊断不正确,通常只有当出现并发症时,才会求助于三级医院(图51-1)[10,30,36,37]。

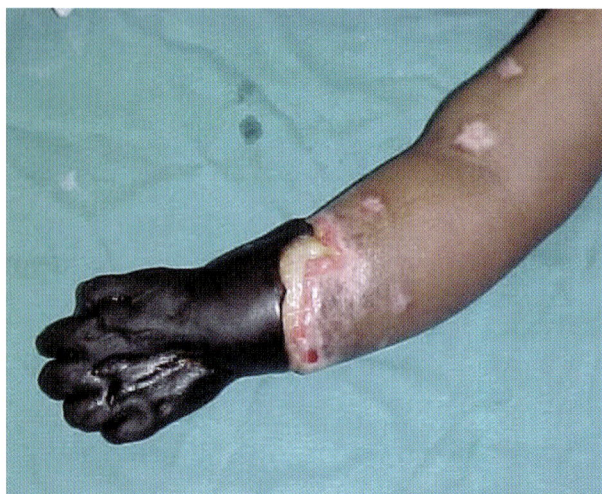

图51-1　手部周围坏疽。这个婴儿的重度脱水因严重胃肠炎所致。因延迟就医、高钠血症、使用草本药物和肺炎引起的脱水,是这种灾难性结局的常见原因

1102

51

一个典型的例子是急性阑尾炎，在发展中国家这是相对不常见的疾病，因此最初会怀疑引起肠道改变的许多其他原因[37,38]。大多数需要手术的儿童都有广泛性腹膜炎，穿孔也常见。在发展中国家，为有毒血症、酸中毒及脱水表现的儿童实施急诊麻醉，是令人紧张的挑战。

另一个例子是婴儿肥厚性幽门狭窄，这在发展中国家也不常见，因此更可能出现典型三联征（不含胆汁的呕吐、胃蠕动波及触及肿块）之外的其他症状。即便是可以信任的麻醉医生，因为无法获得实验室检查[2,13-15]，而且受限于所能使用的容量复苏液体，处理这些婴儿的极度代谢紊乱状态也是很有挑战的。

迷信在麻醉风险中也扮演了角色。例如，越南农村地区的人们认为，胃中空空地离世是不好的。父母们把手术看成巨大风险，因此他们会提前给孩子喂食。这种情况下，在麻醉诱导前放置经鼻胃管就是常规，虽然也不可能把胃中的固体食物完全排空[24]。

在部分发展中国家围生期死亡率比发达国家高 10 多倍[5,39-41]。常见原因是生育年龄早、母亲健康状况差、缺少适当的有质量的医疗服务。虽然能够挽救大多数婴儿的方法已经问世数十年，但是有 1/3 的妊娠女性仍然在孕期无法获得医疗服务，几乎有一半的孕妇在分娩时也无法获得医疗服务[30,34,41]。大多数产妇在家中或农村的医疗中心分娩[34]，那里缺乏或根本没有基本的新生儿复苏设备[30]。需要手术的产妇可能需要转院，但是几乎没有专业的转运团队。

战争

在一些医院，新生儿不是手术的对象，因为"他们总是会死"[42]；而在其他一些医院，新生儿在没有麻醉的状态下接受手术[23]，因为"这样更安全"，而且因为一些人总是相信新生儿感觉不到疼痛。当新生儿经历手术时，还存在一些额外的挑战，尤其在急诊手术时[23]。缺乏大小合适的设备[36]，即便在相对暖和的天气下，要维持患儿体温正常也是极度困难的。区域麻醉在新生儿麻醉中占据重要位置[30,36,43]，在一些中心可能是唯一的麻醉方法[34,44]。除了能够提供没有呼吸抑制的镇痛，在食管闭锁[45]、先天性膈疝[46]和腹壁缺损等疾病中，连续硬膜外镇痛可以减少术后呼吸支持的需要（图 51-2）。

遗憾的是，即使新生儿接受了娴熟的麻醉和手术也可能死亡，因为术后治疗不得当[44]。严重感染、脓毒症、呼吸功能不全和手术并发症是死亡和出现并发症的主要原因[30,34]。对于新生儿手术的良好预后至关重要[30,34,36]的是，高度专业的新生儿麻醉与外科处理[7,40-42]，在这里却是低优先级地位。

虽然疾病的主要关注点是感染和营养不良[4,5]，儿童创伤被重视的程度不够[30,36,47]。一些国家的社会经济的进步带来了新的危险，即更快、更强大的车辆，但缺乏必要的文明程度或道路规则。交通事故不可避免，但很难找到处理多发伤受害者的有效体系[36]。

甚至单纯的骨折也可能带来灾难性后果。传统正骨医生的不适当处理经常导致间隙综合征或坏疽[47]。尽管创伤对任何国家的经济的影响众所周知，但是对创伤预防措施的重视程度仍不够。许多发展中国家处于战争中，这导致了大

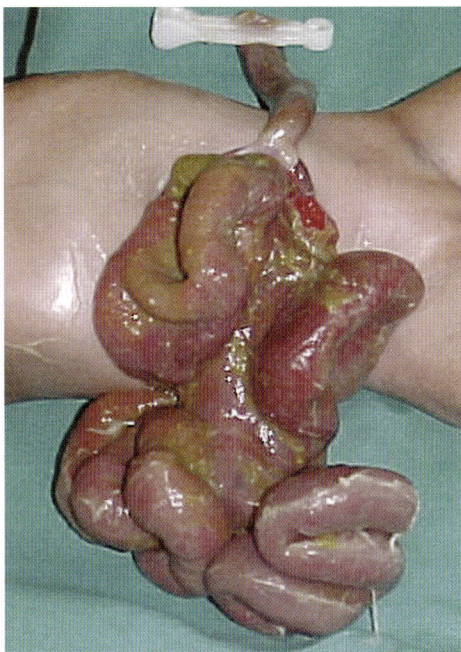

图 51-2　腹裂是发展中国家的主要疾病。因为设施缺乏，新生儿的预后很差。这种疾病在产前没有被诊断出来，患儿又延迟就医，这些都使治疗变得困难。不具备呼吸支持条件，只能制作一个临时的囊袋。遗憾的是，一周后患儿死于严重脓毒症

规模的儿童的创伤和伤害，这些儿童或者参与了战争，或者是无辜的受害者。

疼痛

发达国家的儿童疼痛管理模式，与那些资源有限的医生从业者的工作模式极大不同[52]。试图采用相似的标准是很困难的。无知、营养不良、认知发育差、不同的处理策略、海拔高度（即慢性缺氧）[53]与药物遗传学、文化和语言的差异，均使问题复杂化[54]。

发展中国家的儿童学会了应对很多不同的问题。作为贫穷、营养不良、暴力（战争、创伤、虐待）的受害者，他们对于疼痛的态度及疼痛的耐受性是很多样的。极度穷困背景的儿童似乎更加迟钝，甚至对严重疼痛也不在意。例如在心脏手术后，一些人仅需要非常少的镇痛药物，很容易被棒棒糖或游戏疗法所抚慰[33]。许多儿童在术后第一天可以从重症监护室走到普通病房。

对于极度穷困背景的儿童的疼痛评估是困难的[55]。许多有急性疼痛的儿童并没有面部表情变化。这是一种淡漠，还是仅仅是营养不良、缺少社会激励、病情严重，抑或是文化态度的反映？语言交流困难、文化障碍、信息沟通的意愿、情感表现力及对看护者的守旧态度，都可能加重这种困境。一些文化容易传达疼痛感，而其他的则认为，表现疼痛是不合时宜的。虽然具备很多疼痛评估工具，但在发展中国家很少使用[55-57]。

建立发展中国家的儿童疼痛治疗策略是很迫切的需要。当地的条件限定了它们的使用和适应性。简单的疼痛管理策略可以在风险最低的条件下产生最大获益，而能够提供更好获益的复杂技术，则要求有最低标准的监测和定期反

复评估以根据个体化需求滴定镇痛剂量。发展中国家很少具备这些设备和必要的人员。镇痛的最终选择由当地的经济条件或可用设备决定，而不是我们认为的什么是对儿童最好的。

人力资源

在发展中国家，麻醉并不受到重视，缺乏改善其基础资源的呼声。劳动力严重短缺是发展的屏障[5,8]。麻醉经常由不是医生的人员实施[3,6,58]，这一现状已经持续几十年。大多数麻醉药物由护士或不具备资质的人员给予，他们的医学背景薄弱，是在工作中被培训的[3,36]。在许多非洲[5,59]和亚洲国家[5,60]，医患比例通常太低，以至于不可能专门聘请一名医生来从事常规的麻醉工作[5,61,62]。薪酬水平也不足以吸引受过良好培训的有资质的医生来长期从事这项工作。为数不多的经过培训的医生移民到发达国家，以寻求更好的薪水、提高生活水平，这更加剧了人力资源的短缺[5,10,58,61-64]。

对于许多本科生而言，麻醉不是有吸引力的职业[63]，他们很少或没有接触过这门专业[64]。在一些国家，手术在没有麻醉的情况下实施[65]。没有多少发展中国家能够提供专门的麻醉医生，可能一些大医院除外。对非麻醉医生的监督也是不够的[66]，他们接触到教科书、期刊和其他医学文献的渠道有限。互联网资源非常重要，但是这依赖于可靠的电能、远程通信网络和计算机[67,68]。

除了上述问题，许多医生仅能为少数手术操作提供高质量麻醉，更没有多少医生接受过正规的小儿或新生儿麻醉培训。没有经过系统培训的麻醉医生面对儿童患者，尤其是新生儿和婴儿时会回避，因为他们感到有难度或胆怯。这是可以理解的，因为他们缺乏指导、患儿疾病严重、现有设备更适用于成人。所以，小儿麻醉医生就是那些对儿童有专门的兴趣，或者因为当天没有其他人可用，被指派做小儿麻醉的人。真正受过小儿麻醉培训的医生是一种奢侈品。

更积极的一面是，WHO 已经意识到手术是一种公共卫生事业，并开展了"安全手术挽救生命"运动[5,16,17,62,69]。WHO 强调，没有安全的麻醉就没有安全的手术[10,11,16,17]。培训儿科麻醉医生是一个缓慢的过程。希望 WFSA 专科医师计划[6,15,69-76]能像滚雪球般扩大，这样发展中国家的儿童手术患者将会受益。

病理学

在工业化国家少见的许多病理状态在发展中国家更多见，因为健康教育不足、营养不良、与牲畜密切接触、家中地面为土地，环境卫生差及水资源污染等（图 51-3）。世界范围普遍存在的并与麻醉医生工作相关的情况见下面章节。

人类免疫缺陷病毒感染和获得性免疫缺陷综合征

虽然世界范围决心在 2030 年前终止艾滋病（AIDS）的流行，但是估计目前有 3 760 万携带 HIV 的人生存，其中 1 900 万不知道他们自己携带 HIV 病毒。知道自己携带 HIV 的人群中仅有半数使用了抗逆转录病毒治疗。大多数病例

在发展中国家（90%），撒哈拉以南非洲地区（2 470 万）和东南亚（480 万）就占据了世界总病例数的 2/3。大约 8% 的患者是儿童（图 51-3A）[77]。自从 1981 年流行开始，有超过 3 500 万患者死于 HIV 相关性疾病；因此仅在撒哈拉以南非洲地区估计就有 1 500 万孤儿[77]。世界范围内，2016 年每天新增的 HIV 病毒感染儿童超过 500 名（较 2010 年每天 1 000 名有所减少），这些儿童的大多数在撒哈拉以南非洲地区[78]。不同国家 HIV 血清阳性的比例不同。在这种情况下，麻醉医生和外科医生[79]应该认为每一名患者是 HIV 阳性，直到明确不是[36]。

发达国家在减慢 HIV 传播方面已经取得了一些成功[79-85]，今天在撒哈拉以南非洲地区，知道自己感染了 HIV 的人群中，90% 已经接受了治疗，76% 使用了病毒抑制疗法。对于 HIV 感染的儿童的治疗，存在许多障碍[77]。他们的治疗滞后于成人，主要因为实施抗逆转录病毒治疗的人力资源和基础设施不足[86]，但是也与费用和缺少儿童药物剂型有关[82]。据估计仅有 25% 的 HIV 感染儿童接受了治疗[77]。

儿童通过母亲垂直传播（>90%）或被感染 HIV 的成人性侵（≈2%）而感染[87]。通过血液制品的传播也是一个风险，但是随着全球范围内以志愿者捐赠为趋势，以及更复杂的对捐献血液的检测工作，这种风险在降低。

垂直传播可以发生在子宫内、分娩时和产后。风险因素包括母体病毒负荷和母乳喂养[78,84]。数据显示，混合喂养（即母乳联合其他的口服食物和液体）的传播风险最高[88]。围生期传播率因普遍性的孕妇 HIV 筛查及使用抗逆转录病毒治疗（当母体健康需要时），或预防治疗、选择性剖宫产和避免母乳喂养而大大降低[78,84]。高效抗逆转录病毒治疗（highly active antiretroviral therapy，HAART）是一种三联的抗逆转录病毒治疗，已经将 HIV 从一种致死性疾病变为一种慢性疾病，降低了死亡率，改善了生存质量[84]。然而，这些措施都需要资源。

在实际操作中，很难将垂直传播感染 HIV 的婴儿与未被感染的区别开来，因为在低收入国家，鉴别主动性或被动性获得的抗体实际上是不可能的。HIV 阳性母亲生下的婴儿在最初 6~18 个月内，都会获得 HIV 抗体。被感染的婴儿中仅仅 30%~40% 会发展为 AIDS。因此出现 HIV 抗体并不是感染的可靠指标。更精密与昂贵的检测手段已经问世，但是还没有广泛使用。应该认为 HIV 阳性母亲生下的婴儿是被感染的，如果抗体持续超过 15 个月，就应该认定受到感染。

疾病的进展取决于传播模式，垂直传播获得的感染比其他形式更严重。没有治疗的 HIV 感染儿童，20%~30% 会在 1 年内出现严重免疫缺陷和 AIDS 的典型疾病，而另外 2/3 将出现缓慢进展的疾病。疾病的进程取决于许多因素，包括在子宫内的感染时间、病毒载量、母亲的疾病阶段，以及母亲是否接受了抗逆转录病毒治疗。对儿童的治疗依赖于临床分类、CD4 T 细胞计数、病毒载量和确诊时患儿年龄。根据目前的知识，HAART 治疗开始后，必须持续终身。这意味着坚持下来且要避免出现耐药性和 HIV 治疗的长期副作用，是一项巨大挑战。中低收入国家的儿童出现耐药性就必须采取新的治疗策略[82,85]。

51

2008年成人和儿童中HIV感染者的大致数据
总数: 3 340万 (3 110万~3 580万)

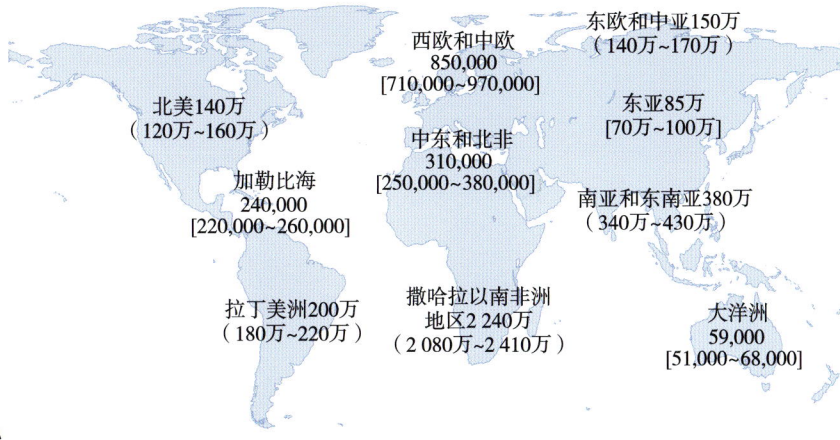

东欧和中亚150万
(140万~170万)

西欧和中欧
850,000
[710,000~970,000]

北美140万
(120万~160万)

东亚85万
[70万~100万]

中东和北非
310,000
[250,000~380,000]

加勒比海
240,000
[220,000~260,000]

南亚和东南亚380万
(340万~430万)

拉丁美洲200万
(180万~220万)

撒哈拉以南非洲
地区2 240万
(2 080万~2 410万)

大洋洲
59,000
[51,000~68,000]

A

2005年疟疾的大致发病率

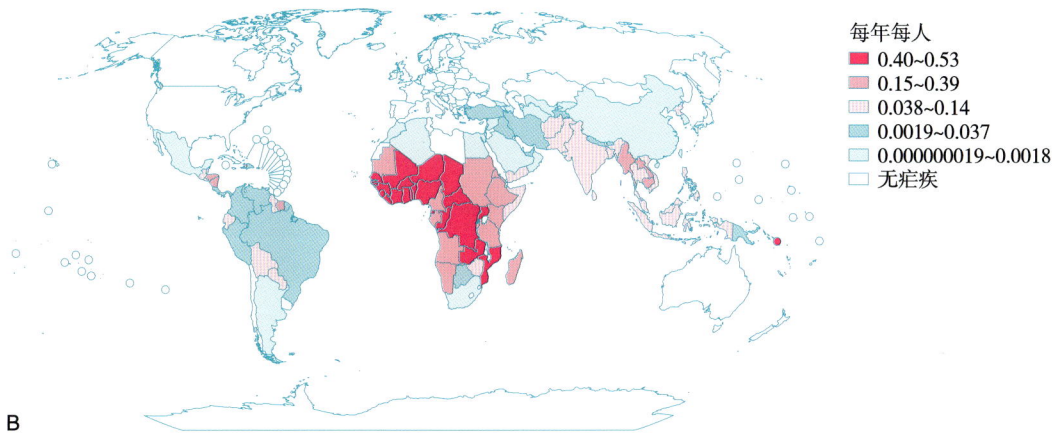

每年每人
■ 0.40~0.53
■ 0.15~0.39
■ 0.038~0.14
■ 0.0019~0.037
■ 0.000000019~0.0018
□ 无疟疾

B

2005年结核的大致发病率

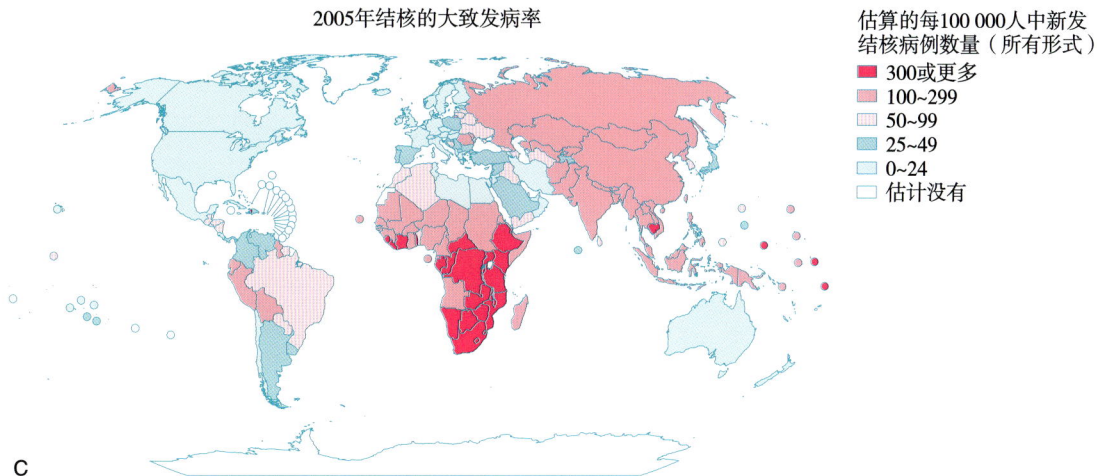

估算的每100 000人中新发
结核病例数量 (所有形式)
■ 300或更多
■ 100~299
■ 50~99
■ 25~49
□ 0~24
□ 估计没有

C

图 51-3　A. 人类免疫缺陷病毒感染和获得性免疫缺陷综合征 (HIV/AIDS) 的全球分布。发展中国家, 尤其是南撒哈拉非洲, 健康负担最重而资源最缺乏。B. 疟疾的全球分布与 HIV/AIDS 非常相似。即便是家庭成员献血, 这些地区的血液制品也有巨大的风险。C. 2005 年结核 (TB) 的全球分布。[A, 来源于《艾滋病疫情更新》, 第 66 页; 可在 http://data.unaids.org/pub/EpiReport/2006/2006_EpiUpdate_en.pdf (2017 年 9 月访问) 获取; B, 来源于世界疟疾报告。可在 http://www.rbm.who.int/wmr2005/html/map3.htm [2017 年 9 月访问] 获取; C, 来源于世界卫生组织 2006 年世界卫生报告。可在 http://www.who.int/whr/2006/en/ (2017 年 9 月访问) 获取]

婴儿与儿童 HIV 的临床表现取决于他们是否接受了抗逆转录病毒治疗[79,82,85]。大多数是没有症状的感染，临床表现可能很微妙，例如生长受限、淋巴结肿大、肝脾肿大、间质性肺炎、慢性腹泻或顽固性口腔鹅口疮。有一些人第一次出现生命威胁性疾病。在非洲以慢性腹泻、消耗、严重营养不良为主，但是在美国和欧洲全身性和肺部疾病更多见。复发性细菌感染、慢性腮腺肿大、淋巴细胞间质性肺炎以及早期出现进行性神经系统退化是 AIDS 儿童的特点。

肺部疾病仍然是发病与死亡的主要原因[89-91]。细菌性肺炎、病毒性肺炎和肺部结核常见，当合并 HIV 感染时，这些感染的病程更易暴发[92]。当 CD4T 细胞计数降低时，会发生急性条件性感染，包括卡氏肺孢子虫性肺炎、巨细胞病毒感染，和更典型的嗜血杆菌流感、肺炎双球菌肺炎和呼吸道合胞体病毒感染[89,90,92]。卡氏肺孢子虫性肺炎的典型表现是发热、呼吸急促、呼吸困难和明显的低氧血症，但是一些儿童的表现更加隐蔽，在有临床或影像学改变之前出现低氧[93]。

淋巴细胞间质性肺炎是一种缓慢进展的慢性肺部疾病，多在较大儿童出现，在 AIDS 患者可以导致发病隐袭的呼吸困难、咳嗽和慢性低氧，听诊正常，但是有肺部淋巴结增生。与成人的症状不同，儿童的淋巴细胞间质性肺炎可能引起急性呼吸功能衰竭，可以用激素和支气管扩张剂治疗。影响耳鼻喉医生[94]和牙科医生[95]的临床表现已经概述过。出现口腔炎和齿龈疾病时，对上呼吸道的管理可能困难。出现急性（如念珠菌感染）或慢性会厌炎（如淋巴样增生），坏死性喉气管炎，卡波西肉瘤（图 51-4）或喉乳头状瘤（图 51-5）时，气管插管可能会困难。这些可能同时出现的呼吸系统疾病，即便最有经验的小儿麻醉医生也会感到棘手（图 51-6）。

有 HIV 的儿童被诊断出心脏病的频率在增加。心脏病的发病原因是多因素的，包括肺动脉瓣关闭不全、贫血、营养缺乏、特定病毒感染和药物治疗。可出现左、右室功能不全、心律失常和心包积液，但是肺动脉高压少见[96]。HIV 可以直接感染心肌，导致较早出现的心电图改变和异常超声心动图，提示高动力性左心室功能不全或收缩力下降（如扩张型心肌病，心肌炎）。

胃肠道也经常受累[97]，尤其是那些生活在热带国家的儿童。受累儿童出现吸收障碍（即消瘦）、慢性复发性腹泻、吞咽困难、生长受限或肠道感染需要内镜诊断。从麻醉医生的角度，因为感染（如假丝酵母、巨细胞病毒）或药物（如齐多夫定）引起食管炎导致反流的风险增加。也可能出现假性延髓麻痹（中枢神经系统受累的表现）或食管狭窄。

恶心和呕吐可能有神经性、感染性或药物相关性原因。胰腺炎、淋巴瘤或平滑肌肉瘤可能延缓胃排空。肝脏肿大经常出现，但是严重的肝细胞功能障碍很少成为主要问题，除非患者有慢性肝炎（如乙型肝炎或丙型肝炎，巨细胞病毒感染）。胆汁淤积和转氨酶指标波动可能因 HIV 感染、营养不良或药物所致。理论上，抗逆转录病毒治疗引起的肝酶异常应该影响一些麻醉药物的代谢和药代动力学，但是目前缺乏有关这个问题的研究。

用来治疗 HIV 的药物在几个层次涉及药物的相互作用[98]。反转录酶抑制剂（如齐多夫定）由肾脏排泄，影响肾脏清除率的药物减少它的排泄。反转录酶抑制剂可以诱导 CYP3A4（奈韦拉平）或抑制 CYP3A4（如地拉夫定），影响其他药物的清除（如咪达唑仑、左布比卡因、氯胺酮、美沙酮）。蛋白酶抑制剂是 CYP3A 酶系统的抑制剂，是 P-糖蛋白转运蛋白的底物和抑制剂。华法林由 CYP2C9 代谢，同时使用华法林时，凝血状态可能因酶诱导剂（如利托那韦）或清除通路竞争剂（如依法韦仑，奈非那韦）而改变[99]。

蛋白酶抑制剂也可能抑制特定的 UGT 通路。这可以解释一些患者中胆红素浓度（即 UGT1A1 葡糖醛酸胆红素）升高的原因，但是 UGT1A6（即对乙酰氨基酚葡萄糖苷酸化）和 UGT2B7（即吗啡葡萄苷酸化）不受影响[100]。阿片类（如美沙酮）引起的胃动力改变降低一些反转录酶抑制剂的吸收。

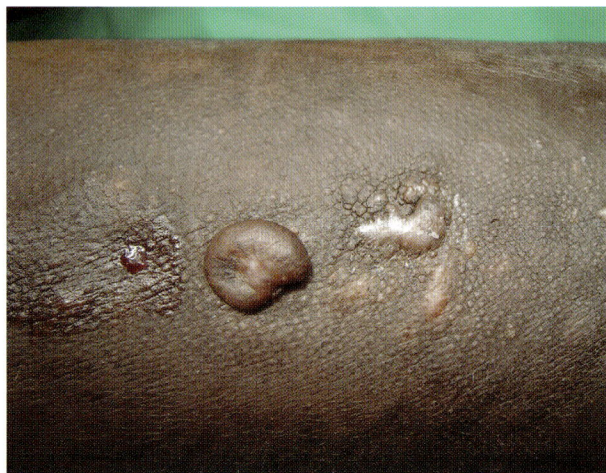

图 51-4　在发展中国家，HIV/AIDS 是持续增长的问题，尤其在撒哈拉以南非洲。这例 8 岁男孩的皮肤表现提示一种 AIDS 典型肿瘤：卡波西肉瘤

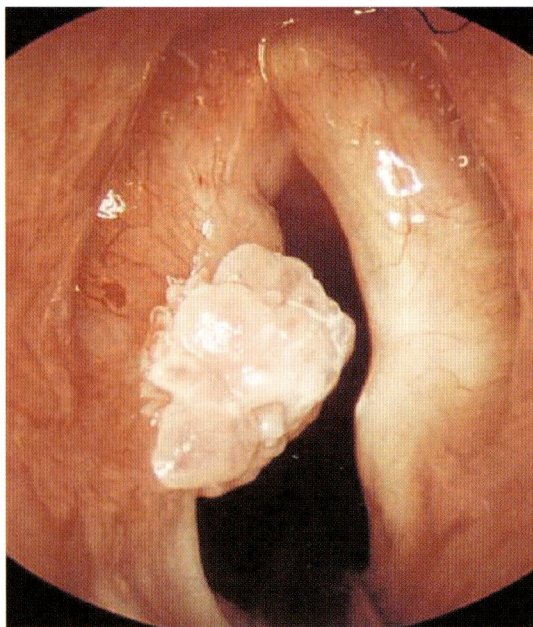

图 51-5　喉乳头状瘤病。乳头状瘤由人乳头状瘤病毒引起，在社会经济水平低的地区常见，2～5 岁年龄段儿童发病率最高。接触 HIV 的人群中，这个疾病的年龄分布有变化。即使在设备良好的医疗机构，为这些患儿实施麻醉也是具有挑战性的

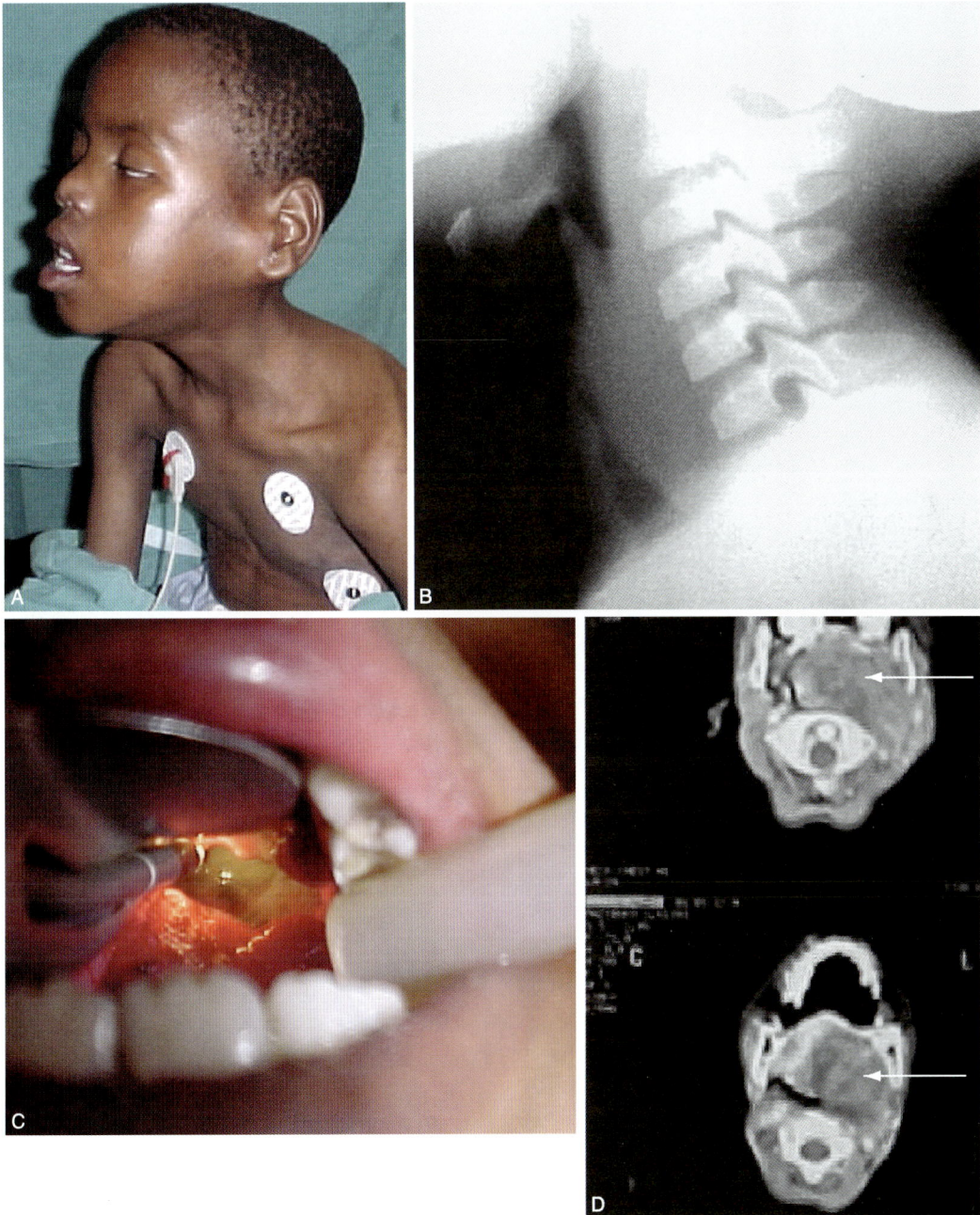

图 51-6　卡波西肉瘤是 AIDS 的特征。A. 以前认为儿童中 AIDS 罕见，但是以这个 12 岁的女孩为例，它可能在不同水平影响气道。她因三个部位：舌根、扁桃体和气管的卡波西肉瘤导致呼吸窘迫而出现明显的疲乏。她也有潜在的肺炎。明显的锁骨上窝凹陷提示上呼吸道梗阻。B. 在这张质量差的侧位颈部 X 线片中，可以看到舌根部、扁桃体和气管处的卡波西肉瘤，这提示在偏远地区面临的许多困难之一：缺少高质量的影像技术。C. 用喉镜检查在舌根与扁桃体处的卡波西肉瘤。D. CT 提示一个大的咽后卡波西肉瘤（箭头）阻塞了上气道。这些质量很差的扫描结果反映了经验不足的影像学医师使用发展中国家常见的低质量设备

HIV 是一种亲神经的病毒,对不成熟的大脑有毁灭性效应,这可进一步因免疫抑制所引发的机会感染或肿瘤而加重[101]。在大多数有症状的 HIV 感染儿童中观察到的神经系统损害,通常是进展性脑病,伴随发育迟缓、进行性运动功能障碍和行为改变。颅面部异形的特征已经被描述过。血液系统异常可表现出所有细胞系受抑制。原发性骨髓障碍、营养不良或药物可导致贫血,但是血小板减少可能反映一种自身免疫性疾病。

所有的麻醉操作都应该严格执行综合预防措施,麻醉一名 HIV 感染儿童时更应该采用额外措施。要预防麻醉回路的污染,推荐采用一次性设备、细菌过滤器和一次性回路。发展中国家的大多数医疗机构有费用限制,限制了一次性物品的使用。反复使用的设备应该根据生产厂家的说明进行清洗、消毒和灭菌,因为 HIV 对很多消毒剂敏感[102]。

结核

结核仍然是导致死亡和出现并发症的重要原因[36, 103-108]。儿童结核病的流行病学由风险因素如年龄、种族、移民、贫穷、人员拥挤和 HIV/AIDS 的流行性决定(图 51-3C)[107, 108];HIV 和结核形成一种危险的协同作用,因为抗结核药物和抗逆转录病毒药物的相互作用使其难于治疗[77, 104]。甚至卡介苗预防接种可能引起免疫功能受限的 HIV 患者出现严重并发症[104]。耐药结核的出现增加了医疗负担,对于普通的医务工作者,尤其是麻醉医生而言,是一种持续的危险。

原发结核感染通常在营养良好的有免疫力的儿童中,不引发临床疾病;然而再次激活的肺结核是一种慢性或亚急性疾病,可能为麻醉医生带来多种挑战,包括预防麻醉回路污染而导致的疾病传播,以及胸腔积液、肺空洞或支气管扩张的相关风险[91, 93]。纵隔和肺门淋巴结肿大可能严重影响气道通畅。

儿童中原发性肺结核及其并发症比成人常见。年幼儿童感染后,出现疾病进展导致肺外疾病的风险增加[107, 108]。结核分枝杆菌感染能导致身体任何器官出现有症状性疾病,通常是潜在感染灶的再次激活。最常见的再次激活部位是淋巴结、骨骼、关节和泌尿生殖道。少见一些的是,疾病累及胃肠道、腹膜、心包或皮肤。结核性脑膜炎和粟粒型结核在儿童中都更为常见,死亡率高[107]。考虑到结核儿童中的高 HIV 感染率,应该为所有患结核儿童进行 HIV 检测。反之,所有的 HIV 阳性儿童也应该检测是否存在结核。然而,年幼儿童中结核的诊断很困难,一直在研究负担得起的敏感度更高的测试方法[103]。

疟疾

疟疾(图 51-3B)是一种引起发热的、类似感冒的疾病,由四种疟原虫中的一种引起:恶性疟原虫、P. 疟原虫、卵形疟原虫和疟疾疟原虫。对疟疾的有效而安全的预防措施正变得越来越困难,因为引起最严重疾病的恶性疟原虫种属已经对氯喹广泛耐药,在一些地区对其他抗疟疾药物也耐药[108]。即使经过最佳治疗,严重疟疾的死亡率为 10%~25%[108-110]。

及时诊断和早期治疗是预后的重要决定因素。简单的疟疾通常表现为发热、头痛、头晕和关节痛。胃肠道症状可能为主,包括食欲缺乏、恶心、呕吐和腹部不适或阑尾炎样疼痛。在儿童中,疟疾可表现为急性、危及生命的病症或急性发作后进入慢性病程。急性表现包括三个彼此重叠的综合征:严重的潜在代谢性酸中毒(pH<7.3),通常是乳酸酸中毒,导致的呼吸衰竭;严重贫血(血红蛋白<5g/dl)同时有低血容量[111]和血小板减少;或脑型疟疾引发的神经系统受损[109-112]。60%~80% 的病例中,癫痫是重要的表现特征。难治性持续时间长的癫痫,和那些在抗疟疾治疗中出现的癫痫,是不好的预兆,通常与神经系统后遗症或死亡相关[111]。脑型疟也可表现为长时的癫痫发作后状态、癫痫持续状态、严重代谢性紊乱(如低血糖和代谢性酸中毒),或原发性神经系统综合征,范围从广泛性皮质受累到脑干异常。

慢性疟疾儿童生理上适应了低血红蛋白水平,但是当合并发热性疾病或手术时,可能迅速失代偿。严重贫血儿童的典型体格表现为呼吸窘迫和高动力循环状态。有代谢性酸中毒的儿童可以给予快速输血,因为他们大多数血管内容量不足。

虽然尚存争议,但是严重疟疾患者可以采用交换输血,尤其是那些有循环呼吸系统障碍、高疟原虫血症或脑型疟疾的患者。其基本原理是清除有害的原虫、毒素和细胞因子;降低原虫负荷;清除变型红细胞;恢复正常红细胞、血小板和其他凝血因子的数量[111]。遗憾的是,许多疟疾流行地区 HIV 的感染率也高,明显增加了血液输注的风险。

慢性复发性疟疾感染可能表现为脾大。这可以引起胃排空延迟,增加麻醉诱导时的误吸风险。脾脏可以急性增大或在咳嗽、呕吐或排便时自发破裂。心外按压时也有报道出现了脾脏破裂。在儿童疟疾可以引起血性腹泻,带来大量容量丢失,表现似痢疾。

心脏病

对于大多数发展中国家来说,儿童心脏病的治疗通常过于昂贵,逐渐增加的经济两极分化危及到本已具备的治疗条件[113, 114]。在北美,每个心脏中心服务 12 万人。而亚洲的每个中心服务 1 600 万人,非洲却高达 3 300 万人[61]。除了需要,没有多少第三世界的医疗机构能处理完所面临的病例数。除非一个家庭有经济条件去发达国家,否则仍然很难以诊断或治疗心脏疾病[33, 113-115]。医疗行动可能提供及时的帮助,但是它们对于发展中国家的作用是短暂而有潜在危害的。这些访问团体最终对已经存在的复杂的社会经济与社会政治问题的影响是有限的[114]。

在许多发展中国家,风湿性心脏病比先天性心脏病更常见[113-115],这反映的是贫穷、人口过多、营养不良和缺少抗生素等社会经济问题。儿童通常较晚表现出因反复感染及复合心内膜炎而出现危及生命的症状。心内膜炎诱发的急性病情恶化,可能是促使其寻找医学帮助的因素。瓣膜置换可以挽救生命,但是长期的抗凝治疗经常不可行。

先天性心脏病是另一种挑战,在发展中国家通常可以见到成人先天性心脏病患者。那些没有经过姑息或矫治手术而存活下来的人,可能表现出肺动脉高压或心内膜炎。完全矫治这些疾病通常不可行,姑息手术可能是更为有效的替代治疗。改善生活质量的成功的姑息手术,相对能更经济地实现[114]。

51

破伤风

破伤风的特征是发出痛苦的强直性肌肉痉挛、反射亢进和自主神经系统不稳定[116]。它由破伤风梭菌的外毒素引起,破伤风梭菌是一种总是存在于土壤和污染伤口中的微生物。虽然在发达国家很少见,在儿童不常规免疫的国家破伤风很常见。新生儿破伤风的死亡率很高,并且仍然在一些惯于把排泄物涂抹在脐带上止血的地区,仍然能见到。

这种疾病的临床表现不是组织有创性损伤的结果,而是由损伤部位产生的强效神经毒素破伤风痉挛毒素引起。损伤可能很轻微,甚至在就诊时没有发现有损伤。潜伏期与受伤部位与中枢神经系统之间的距离成反比。儿童通常在受伤 14 天内发病。

大多数病例的症状为牙关紧闭,持续发作可出现典型的冷笑面容(即痉笑)。胸背部肌肉持续收缩可出现角弓反张。坐立不安和易怒后可出现强直性痉挛,经常因小的刺激而触发(如触摸、噪声)。声门或喉痉挛可能导致猝死。晚期死亡可因院内感染、肾衰竭、心搏骤停或自主神经不稳定继发的脑出血所致[116]。

治疗包括伤口外科清创术、使用人破伤风免疫球蛋白、抗生素治疗和重症支持疗法。呼吸支持通常是必需的,因为频繁的痉挛损害了本就因镇静治疗而受限的通气功能。苯二氮䓬类和阿片类是治疗的主要用药,但是有许多不同的方案[116]。硫酸镁可以有效减少痉挛以及降低循环中的儿茶酚胺[117],而可乐定不能[118]。也应该考虑疼痛治疗,已经鼓励为这些儿童使用持续硬膜外镇痛。硬膜外镇痛的更多优势包括自主神经稳定性的良好控制,更早期从呼吸支持中脱离,以及可能减少并发症发生率[116]。从麻醉医生的角度,痉挛可以使用神经肌肉阻断剂控制,因为痉挛妨碍气管插管。

药物

偏远医疗机构的麻醉气体与药物供应不稳定、不可靠[3,8]。许多药物的费用,特别是那些用于现代麻醉的药物,已经惊人地增加至或超过大多数医疗预算。因此发展中国家的麻醉医生被迫使用便宜的麻醉剂或一般的药物。

氟烷和异氟烷是最广泛可用的吸入麻醉剂,氟烷仍是许多国家的主流吸入麻醉剂[2,3,10,31,119]。在发达国家,氟烷实际上已经从手术室中消失,已经被七氟烷和地氟烷所取代。因为对便宜药物如氟烷的需求已经下降,一些追求利益的厂商威胁要撤回这个药物。虽然这有商业贸易的成分,但是在发展中国家这些药物为成千上万患者提供麻醉服务[2],它们的消失可能是一种灾难。

氯胺酮可能是最常使用的静脉麻醉剂[3,65,119]。当单独用于短小手术、与神经肌肉阻断剂联合使用或作为大手术中全身麻醉的辅助药物时,氯胺酮使用简便、有效,并且相对安全。它应该与咪达唑仑合用,以减少其使用后出现的精神症状和噩梦。然而苯二氮䓬类并不总是可以得到。吗啡和其他阿片类药物可能在一些国家不允许使用,甚至在一些医疗机构中没有这些药物。必须清醒地看到,全世界中低收入国家吗啡消耗量仅占 6%,而这些国家养活着全世界 80% 的

人口[52]。

神经肌肉阻断剂的选择有限。通常可使用的药物是琥珀酰胆碱、加拉碘胺、箭毒、阿库氯铵和泮库溴铵,选择哪一种由是否具备这种药物或其拮抗剂决定。因为这个原因,神经肌肉阻断剂通常并不使用。

氧化亚氮的储存不稳定、运输费用高及预算有限等原因,所以被禁止使用[120,121]。当环境中氧气供应不稳定[121],很少有气体监测[25],碱石灰和压缩气瓶的供应也不稳定时,紧闭或半紧闭麻醉系统被认为是危险的。因此,无法利用低流量麻醉的潜在益处与节约费用的优点[121,122]。

区域麻醉在安全性、费用和即刻的术后镇痛作用等方面有许多优势[2,23,30,34,36,43,123-125]。发展中国家的儿童通常非常接受这种镇痛方式。然而,即便是在一些发达国家的医疗机构,给儿童实施区域麻醉似乎有普遍性的下降趋势[29,36]。可能的原因包括缺乏培训或专门的技术,害怕失败,不具备药物、一次性物品和其他辅助设备如超声。

即兴发挥可能是关键。在缺乏适宜设备时,可采用小儿硬膜外穿刺针应用于临床之前的技术穿刺硬膜外间隙。在新生儿和小婴儿,导管可以通过骶裂孔处的静脉留置针引导进入硬膜外腔[125]。当没有更加昂贵的绝缘针时,可以使用便宜的不绝缘针进行外周神经阻滞[126]。

血液安全

据估计非洲 70% 的输血是给予疟疾引起的严重贫血儿童。输血服务(如果有的话)的目的是保证足够的安全血液供应,提供救命性的服务[127-129]。发展中国家的患者,尤其是儿童,面临的最大风险是不安全的血液和血液制品[128-131]。

不足 30% 的发展中国家有全国性统一协调的输血服务。因为经济制约,许多国家并不做最基本的检测如 HIV 或乙型肝炎、丙型肝炎[131]。即便是最有限的检测,也将一个单位血液的基础费用增加一倍。据估计,全球每年大约有 600 万应该做却没有做的感染检测[131]。

许多国家仍然依赖于有偿献血者或家庭成员在术前来捐赠血液[131]。例如在阿根廷,高达 92% 的血液供应来自家庭成员。虽然是自愿的,巴基斯坦在过去 5 年志愿无偿血液捐献比例已经增加至 20%,在 2004 年家庭献血占 70%,有偿献血占血液捐献的 10%[129]。有关输血价值的公众教育是增加供应的关键[127,128]。通过 WHO 在过去 10 年世界范围的提高血液安全性的努力,自愿、无偿献血者的数量已经增加了许多。例如,中国的志愿血液捐献从 2000 年的全部献血量的 45% 增加至 2004 年的 90%。同样,玻利维亚的志愿、无偿血液捐献从 2002 年的 10% 增加至 2005 年的 50%。马来西亚、中国和印度在 2000 年已经实现了对捐赠血液进行 HIV 检测的 100% 覆盖率[130]。

任何系统都有风险[127,128]。家庭和有偿献血者可能隐瞒他们的健康状态和生活方式,这可能导致在不同方面的血液不安全性。家庭成员可能感受到献血的压力,而有偿献血者是被需求所引导,他们会隐瞒可能禁止其献血的健康状况的重要细节。商业化血浆产业和血液交易可能助长 HIV 的传播。例如在 1999 年,全球使用了 2 600 万升分离出来的血

浆[131]，主要来源于发展中国家的有偿献血。自愿的无偿献血者对他们的社会有更强的责任感，为了能持续提供安全血液，他们保持身体健康。南非自从建立国家血液服务以来，已经实现 100% 自愿无偿献血。非洲的成年人口 HIV 感染率接近 30%，但南非仅 0.02% 的常规献血者感染了 HIV。

考虑到许多发展中国家电力供应不可靠和难以预测的情况，所以血液储存困难。为避免传播疟疾、HIV 和其他感染性疾病的风险，应仅当绝对必需时才给予输血。考虑到血液输注的复杂性，使用提前采集的自体血液是一种选择[132,133]。在较贫困的国家，这样做也不实际，因为营养不良和慢性贫血常见。而且经常没有合适的设备，费用也不被接受。同样的，也没有适于儿童使用的术中自体血液回收和储存器。重组因子VII的使用越来越多，可以减少血液的使用[132]，但是在很多国家并不可行（费用问题）[133]。

设备

发展中国家许多医院的电力供应不可靠。一些医院，特别在农村地区，既没有电力线电力，也没有可靠的功能良好的备用发电器[3,4]。虽然在许多国家，重复使用一次性设备如气管导管被认为是正常的行为，但感控的一般条件如流动水、消毒剂或手套都不具备[2]。

为儿童，尤其是新生儿提供安全麻醉所需要的基本设备处于短缺状态[3,25,30,36]。大的中心以外的地方实际上没有新生儿或小儿用呼吸机[30]。小的静脉导管是一种奢侈品，头皮针仍在使用。电力供应不稳定的地方使用注射泵和其他控制仪器也不现实。可能有儿童的金属或塑料喉镜，但是没有妥善维护。电池供应可能不足，灯泡也不可靠。拥有型号齐全的小儿气管导管是一种奢侈的想法。小儿型号的喉罩通常没有。不是本地生产的静脉用液体价格非常昂贵，许多发展中国家没有本土的生产设备[10]。因此静脉输注液体的选择受限，且供应不足。

监测十分基础：心前区听诊器和一个手指放在脉搏上[2,11]。如果有的话可以使用心电图监测，但是依赖于持续的电力供应、备用电池和良好的维护。尺寸合适的血压袖带几乎没有。脉搏氧已经是最有用的监测，应该在所有开展小儿手术的医疗中心配备[2,25]。遗憾的是，这个理想距离现实很远，但是希望全球脉搏氧计划能够获得广泛的质量提升[17]。

发展中国家的麻醉机分为两类：现代的功能复杂机器和简单、低维护的设备。在艰苦环境中，慈善捐赠的电子仪器的作用有限。复杂的设备需要了解其使用方法，但是印成外文的操作手册并不实用。复杂设备需要持续维护，但是少有受过培训能够维修这类设备的人员。服务合同并不被认为可行。遗憾的是，这些设备第一次出现故障后，就经常被闲置了，因为不可能保证不再出故障，而他们认为故障的维修费用太昂贵。维护不好的设备很危险，在没有经过培训的人员手里有潜在的危及生命风险。

发展中国家麻醉设备的简便性和安全性一直是关键[2-4,134]。理想的情况是，一台适合的麻醉机应该价格不贵、功能多样、耐用、能够应对极端的天气条件；即使气源或电力供应中断的情况下，也能够工作；易于被受过有限培训的人掌握和操作；使用经济；易于被当地的技术条件维护[134-136]。最便宜、实用及最广泛使用的方法是吸入麻醉，通过 Epstein Macintosh Oxford（EMO）蒸发器或 Oxford 微型蒸发器实施。氧气浓缩器补充了氧气的输送，排除了使用昂贵氧气气缸的需要，在这些条件下氧气气缸减少的阀门经常出错或损坏。最适用的呼吸机是 Manley Multivent 呼吸机，它基本上类似于 Oxford 充气风箱（OIB）的机械版本，可以在气流抽吸型系统中使用[136]。

发展中国家使用的吸入麻醉的大致流程见图 51-7[134]，这是 1983 年由 Ezi-Ashi 及其同事最先使用的[122]。使用这个流程时，根据所具备的条件可以采用或修改 4 种不同的模式。当没有电力和压缩气体供应时，使用基础模式 A。这个装置包括低阻力蒸发器，通过活瓣与儿童相连，在室内空气作为驱动气源的条件下，发挥气流抽吸型系统的作用。自充气袋或手动风箱可以提供人工通气，同时蒸发器仍为气流抽吸型设备。模式 B 吸入气中是否增加低流量氧气取决于是否具备氧气瓶。给回路增加一段储气管可以在呼气时储存氧气，使氧气在下一次吸气时使用，实际上增加了它的经济性。

当有电力时（模式 C），麻醉设备的使用可以被扩展为，允许使用提供持续气流的空气压缩器（允许使用 Boyle 设备和增压蒸发器）、氧气浓缩器和呼吸机。当有氧化亚氮时（模式 D），发达国家有的各种吸入麻醉方式都可以使用。即便服务与供给短时中断，也可以从一种模式变为另一种，而不需要其他的麻醉设备。

在发达国家设备维护良好的精致的环境中舒适工作的麻醉医生，可能对这些技术没有兴趣。然而，它们的作用在一些环境中是必须的（如战争、自然灾难），在这种无法预料的事件面前，所有麻醉医生应该熟悉它们的功能。

气流抽吸型麻醉

气流抽吸型麻醉中使用大气为驱动气体来实施吸入麻醉。这个系统的基本特征包括一个在充分低阻力下校准的蒸发器（即 EMO 和 OMV），这样可以允许儿童自主呼吸的吸气相产生的负压抽吸室内空气通过蒸发器。正压通气可以通过自充气袋或风箱来实现，使用活瓣阻止气体混合物再次进入蒸发器，儿童呼吸回路中的单向活瓣引导呼出气进入大气，防止重复呼吸（见模式 A，图 51-7）。这种方式中，可以在没有压缩气体时实施麻醉。蒸发器中为补充氧气准备了入口，补充的氧气与氧气浓缩器或氧气瓶的氧气输出管道相连（见模式 B 和 C，图 51-7）。

EMO 和 OMV 是最常用的低阻力蒸发器。EMO 仅仅为乙醚校准，但是使用其他药物时也表现为线性。OMV 为很多药物校准[42,135-137]，除了没有温度补偿，在大多数条件下它的表现稳定。这两种蒸发器都已经在小儿麻醉中成功使用[33]，但是为了更好的安全性，建议将它们转换为 T 型管。

OMV 已经被评估为小儿麻醉的一种简单的气流抽吸型系统。Wilson 和 Bem[42]显示，当在气流抽吸型模式中使用自充气袋时，尽管蒸发器冷却，蒸发的效率更高。然而，新生儿或较弱婴儿的呼吸力量不足以支配自充气袋（如 Ambu

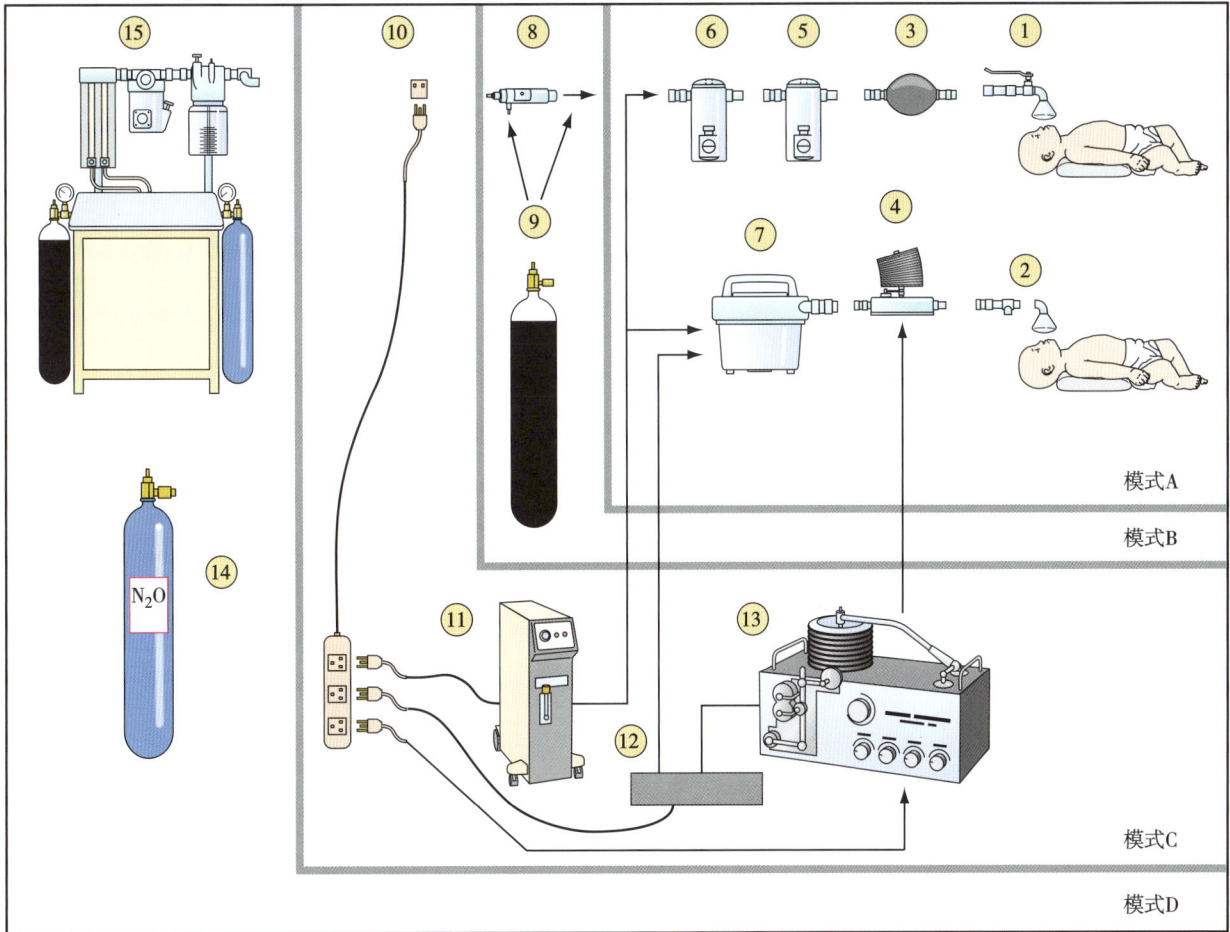

图 51-7　原理图显示根据现有资源使用麻醉系统。**模式 A** 用空气、自主通气或自充气袋提供基础吸入麻醉。需要蒸馏蒸发器。**模式 B** 提供充足氧气，但是需要具备氧气筒。可以使用集气型蒸发器。**模式 C** 需要电力来驱动氧气浓缩器、空气压缩机和呼吸机。机械呼吸机（如 Manley）不需要电源。**模式 D** 需要 Boyle 机器和氧化亚氮气瓶。1，有储气管和面罩的 T 型管。2，AmbuPedi 阀。3，自充气袋（Ambu）。4，Oxford 充气风箱（OIB）。5，Oxford 迷你氟烷蒸发器（OMV）。6，三氯乙烯 OMV。7，乙醚的 Epstein，Macintosh，Oxford（EMO）蒸发器。这些回路和手工呼吸机可相互替换，乙醚、氟烷和三氯乙烯可以单独使用或串联使用。8，Farman 夹带剂（8）和氧气瓶（9）可用来补充氧气，或者使用电源（10）与氧气浓缩器（11）、空气压缩器（12）或 Manley 呼吸机（13）。氧化亚氮（14）和 Boyle 设备（15）可使麻醉操作等同于发达国家中的情况

袋）的活瓣机制，就需要持续辅助通气，即使在可以刺激通气的乙醚存在时。

　　DiaMedica Therapeutics 公司将专门为一些没有氧气和电力供应的艰苦条件下设计使用的多种设备推向市场。包括一种使用气流抽吸的便携式麻醉机，重 9.5kg（图 51-8），可以在有或没有氧气的条件下使用，蒸发器可以使用氟烷、异氟烷或七氟烷（E 图 51-1）。它适用于自主和控制呼吸。这个便携式麻醉机可以使用便携式呼吸机（小儿或成人）（图 51-9），风箱的潮气量通过旋转螺旋来调节（E 图 51-2）。呼吸机配备了内置电池，充电后大约可以使用 100h，可以在 100/240V 电源或 12V 充电器中充电。这是气体驱动型呼吸机，可以使用氧气浓缩器；没有氧源时，便携式电池动力泵可以使用室内空气来驱动呼吸机。电池寿命大约 20h。完整体积的机器（Glostavent Helix，E 图 51-3）由四个部分组成：①低阻力气流抽吸型蒸发器，②气体驱动的呼吸机，③氧气浓缩器（E 图 51-4）和④有后备电池的电源供应（E 图 51-5）。

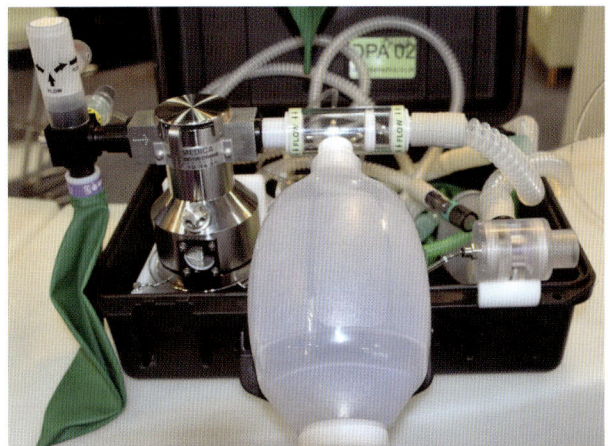

图 51-8　这个便携式气流抽吸型麻醉机重 9.5kg，有一个蒸发器可以输送氟烷、异氟烷或七氟烷，包装在一个防震防水的盒子（47cm×35cm×17cm）中。可以使用额外的氧气或室内空气工作。可以使用儿童或成人型便携式呼吸机（图 51-9）（经允许使用自 DiaMedica Ltd.，UK）

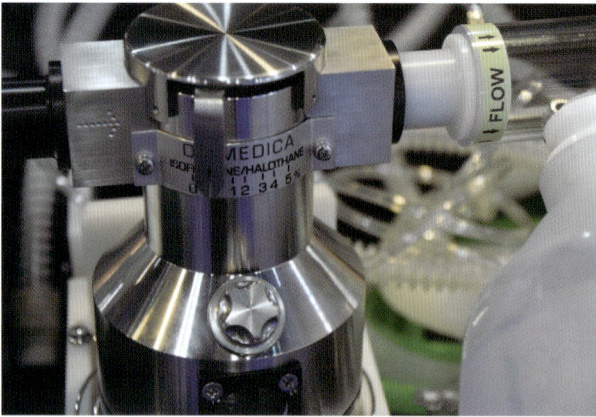

E 图 51-1　DiaMedica 气流抽吸型蒸发器的特写，它可以在自主或控制呼吸时使用氟烷、异氟烷或七氟烷，使用氧气或没有氧气时使用室内空气

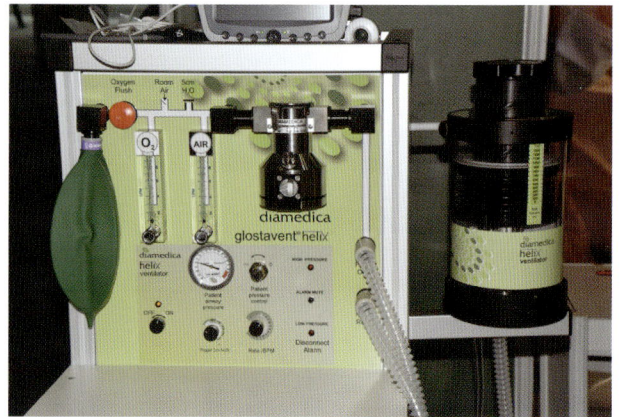

E 图 51-3　完整体积的 Glostavent Helix 机器有四个部分：①低阻力气流抽吸型蒸发器，②气体驱动的呼吸机，③氧气浓缩器和④有后备电池的电源供应，电池充电后大约可以使用 100h，可以在 100/240V 电源或 12V 充电器中充电。（请查看文本以获取更多详细信息）

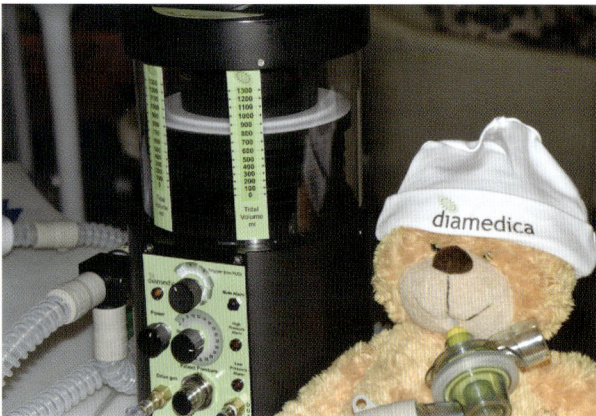

图 51-9　这是为儿童或成人使用的便携式麻醉呼吸机。风箱潮气量通过旋转螺旋来调节（E 图 51-2）。呼吸机配备了内置电池，充电后大约可以使用 100h，可以在 100/240V 电源或 12V 充电器中充电。这是气体驱动型呼吸机，可以使用氧气浓缩器；没有氧源时，便携式电池动力泵可以使用室内空气来驱动呼吸机。电池寿命大约 20h。（更多细节见文中链接。）（经允许使用自 DiaMedica Ltd., UK）

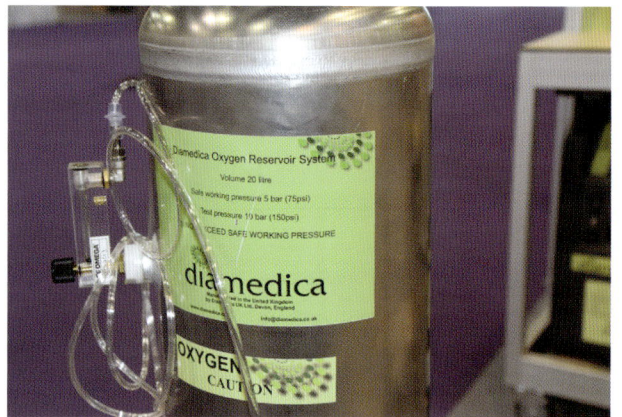

E 图 51-4　氧气浓缩器

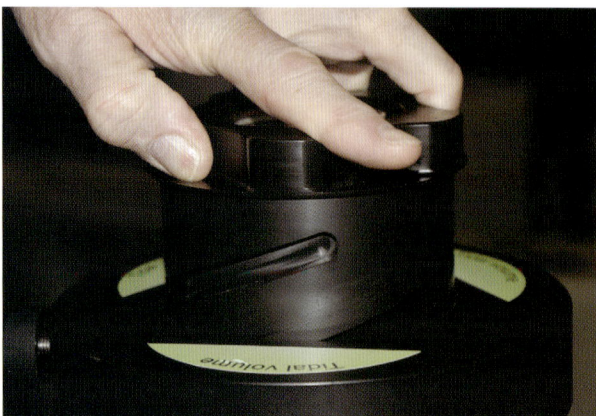

E 图 51-2　这张图片显示 DiaMedica 便携式儿童或成人呼吸机的潮气量通过简单的旋转风箱上部的螺旋来调节，它可以使用便携式蒸发器

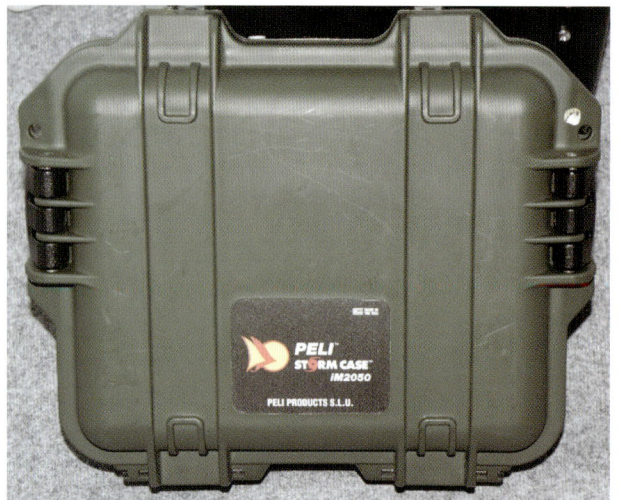

E 图 51-5　后备电池组，可以为呼吸机提供长达 20h 电力

氧气浓缩器

不依赖于压缩气体和电力来改善氧气供应,可以通过给气流抽吸型麻醉设备连接氧气浓缩器的方法来实现,这最初是由 Fenton 提出的[119]。维修的需求较低,大约使用 10 000h 后建议维护一下。它的益处是巨大的,但是可靠的电力供应是关键。

浓缩器的作用原理是使用压缩机将环境中的空气交替泵入两个容器之一,容器中有沸石颗粒分子筛,可逆地吸收压缩空气中的氮气[119,134,138]。操作简单,包括一个压缩机的开关键和一个输送 0~5L/min 氧气的流量控制旋钮。因为容器是自动交替使用,一个容器中的氧气可用时,另一个在制备,所以氧气流量不间断地持续。当氧气浓度低于 85% 时,氧气分析器上的报警灯会亮;当氧气浓度低于 70% 时,浓缩器自动关闭。这一动作由视觉和听觉警报通报,然后把空气作为废气排出。现代的机器相对安静一些。

浓缩器的氧气输出依赖于容器的体积、氧气的流入量、每分钟通气量和通气模式。在输出端加上死腔量(或氧气节约管)可以改善工作表现,流量在 1~5L/min 时无论什么通气模式,预测获得的氧气浓度超过 90%。当遗漏了死腔管时,发现氧气浓度低得多,且可预测性差[140]。能够使用浓缩器作为气体来源的呼吸机的例子(模式 C,图 51-7)见 E 图 51-6。如果把它们放置于手术室中,输入区免于接触污染物,因此氧气浓缩器的可能危害很少。电力中断或沸石容器故障,可以导致输出环境空气。输出端有细菌过滤器,联合使用无尘沸石,这应该能避免输出气体的污染。内置空气过滤器变脏后,可能产生氧气浓度降低,因此必须检查。氧气储存罐和增压泵可以保护电力供应中出现的问题。

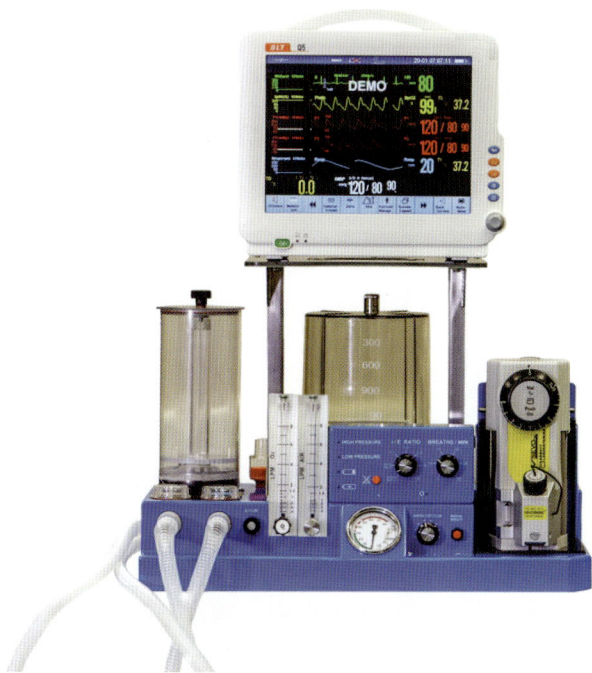

E 图 51-6　正在为发展中国家设计的 Hyvan 麻醉机(http://hyvan.co.nz/about/),可以使用管道氧气、氧气瓶、氧气浓缩器或空气压缩器来提供气源

援外医生

与生存环境相匹配的个性特质是去发展中国家工作的必要条件,这些特质包括对工作的极端热忱,与不同文化融合或至少产生共鸣的意愿,与有些受教育程度非常低的人群的相处或培训他们时的耐心,能够接受长时间文化隔离的能力,以及总是不断地去随机应变在不良环境中做到最好的能力[141-145]。那里不适合喜欢冒险的"莽撞型麻醉医生"[137,145]。

国际旅行,特别是访问许多发展中国家,需要认真地准备和计划,无论这个麻醉医生是志愿者组织的成员[33,143-146],或是单独旅行[144]。细节性建议[142-147]不在本章的范围之内,但是根据个人与同事的经历,给予一些概括性意见。不断变化的政治气候和国际卫生指南决定了签证和疫苗接种的要求。根据个人的医疗和免疫史、准备停留的时间和计划旅行路线,来寻求专业人士的建议以满足旅行者的需要。

身体上调整时差、高原反应和热浪与阳光暴露是必须的,还要适应当地的文化和饮食。在西方世界被认为是社会美学的事物,在其他一些国家可能是一种冒犯。一名翻译是重要的旅伴。无法理解语言或当地方言将援外麻醉医生置于不利位置,尤其是与儿童打交道时。儿童经常用微妙的方式表述他们的感觉,甚至有经验的翻译也可能不会表达。

医院环境可能令一些麻醉医生不安。与他们熟悉的整洁、充满儿童氛围的医院中的那种舒适感相比,访问者可能被发展中国家许多医院中相对破旧、简朴的外表所触动。建筑物可能自从开工起,就没有被粉刷外表;破碎的窗户玻璃是唯一的空调。儿童经常住在成人病房。

在手术室,访问者可能面对几乎无法辨识生产厂家的麻醉设备,或设备因为不标准的随意维修而处于损坏状态。可选择的药物是有限的,当地生产的非专利药的名字和静脉输注使用的液体都可能增加其困惑。手术安全是其次的问题。我们所了解的知情同意不可能实现,新来的医生也难以在家长不在场时辨认出一名儿童。当地或流动的外科医生可能建议给营养不良的儿童实施复杂手术,却不去考虑监测、输血、是否具备重症监护或在没有监测的条件下术后镇痛等问题。在这样的环境中,麻醉医生有责任仔细考虑风险和收益。

总结

在发展中国家实施安全麻醉总是充满挑战,尤其是为儿童麻醉时。这些挑战不同,明智的做法是应对那些意外情况,面对因饥荒、暴力、自然灾害和政治动荡而不断变化的环境时,具有随机应变的能力。

吸引受过良好培训的麻醉医生在发展中国家工作是困难的[5,15,62,70-73,144-148]。与志愿者医疗组织一起暂时驻留在很大程度上有一定吸引力,但是志愿者不愿意停留更长时间,更不用说永久。

提高发展中国家儿童麻醉的质量,我们可以做什么?WFSA 建立的小儿麻醉专科医师计划值得赞赏,但是它每年培训出来的医生有限[70,72,73]。如果要采取措施来解决已经发现的问题,调查其死亡率和并发症发生率是提高质量的第一步。在过去 10 年中,报道发展中国家患者预后的文章已经增加了[19-21]。购买了设备却无法保证后续的维护,这是一种浪费。即使被重复使用,一次性物品也属于短期使用物品。人力资源是必不可少的。

这个世界的不同地区可能出现不同的标准。这些标准并不一定是低级的,而是可能打开了接受新理念的大门[147]。不同医疗机构中操作的细微差别不可避免地存在,可能挑战一些小儿麻醉中的基本理念。安全的麻醉剂并不一定是最昂贵的那个。决定患者预后的通常不是我们使用的药物,而是我们使用药物时的技巧。永远不要背离这一信条"首先,不要造成伤害"。简单可能是关键,但是也不要使用双重标准。在英国、美国和澳大利亚随时间逐步形成的指南,可能在世界的许多地区并不可行[145],但是我们应该进行每一次尝试去实践发达国家建立的相同的处理标准。我们的儿童们值得拥有更多。

(侯丽宏 译,董海龙 校,蒋懿斐　俞卫锋 审)

精选文献

Chikumbanje S, Bell GT, Kapatuka K, Pollach G. Continuous flow using an entrainer and t-piece vs draw over apparatus for inhalational induction of anesthesia in children. *Paediatr Anaesth.* 2014;24(11):1169-1173.

There are few studies in modern literature that compare circuits that are no longer in use in developed countries. The authors in Malawi compare inhalation induction in children using a Farnham entrainer with the Ayres T-piece (Mapleson F) and a drawover system. There was no difference in oxygen saturation measured by oximetry (SpO₂) recordings, but induction times were slightly (but not clinically significant) longer with the drawover system.

Ekenze SO, Ajuzieogu OV, Nwomeh BC. Challenges of management and outcome of neonatal surgery in Africa: a systematic review. *Pediatr Surg Int.* 2016;32(3):291-299.

This study reviews publications on neonatal surgery from 11 countries in Africa over the past 20 years. Although the overall mortality rate has improved in the past decade, it remains high, around 30%. Although each country has its own problems, delayed presentation, inadequate facilities, a dearth of trained personnel, major neonatal surgery, and an absence of intensive care were the common denominators contributing to this poor outcome.

Hodges SC, Mijumbi C, Okello M, et al. Anaesthesia services in developing countries: defining the problems. *Anaesthesia.* 2007;62(1):4-11.

This paper identifies the difficulties of providing anesthesia in Uganda. The disturbing result was that only 23% of anesthesiologists have the facilities to provide safe anesthesia to adults, 13% for a child, and only 6% for cesarean section.

Walker IA, Merry AF, Wilson IH, et al. Global oximetry: an international anaesthesia quality improvement project. *Anaesthesia.* 2009;64(1):1051-1060.

This paper describes the initial quality assurance program for pulse oximetry in four pilot studies of pulse oximetry in Uganda, Vietnam, India, and the Philippines. The studies determined that formal training in pulse oximetry needed to be a central part of the WHO Safe Surgery Saves Lives project.

Walker IA, Newton M, Bosenberg AT. Improving surgical safety globally: pulse oximetry and the WHO Guidelines for Safe Surgery. *Paediatr Anaesth.* 2011;21(7):825-828.

This paper describes the fact that approximately 78,000 operating rooms worldwide lack pulse oximetry. It discusses the WHO Safe Surgery Saves Lives Program as well as the Global Pulse Oximetry Program.

Zoumenou E, Gbenou S, Assouto P, et al. Pediatric anesthesia in developing countries: experience in the two main university hospitals of Benin in West Africa. *Paediatr Anaesth.* 2010;20(8):741-747.

This article describes anesthesia in Benin. Cardiac arrests occurred at a rate of 156 per 10,000 cases with a mortality rate of approximately 60%, even in two university hospitals. The authors are to be congratulated for studying this issue to gain more financial support from their government for better equipment and monitoring.

参考文献

第52章 小儿专用设备

PATRICK A. ROSS，JERROLD LERMAN，CHARLES J. COTÉ

加热和冷却系统

设想一下手术服的设计。手术服作为保护患者的无菌屏障，它也必须是一个体液屏障以保护穿戴者。由于它是防水的，所以透气性很差，这样可以防止热量的丢失。外科医生总是想降低手术室内的温度以便可以忍受热度。然后我们需要考虑在凉爽的手术间内手术台上麻醉着的婴儿。从婴儿进入手术室的那一刻起，不是部分覆盖就是完全没有覆盖。婴儿具有很高的体表面积/体重比，主要通过两个机制散热：辐射和对流。手术室不像恒温箱那样将婴儿包裹在温暖、静止的空气中；相反，手术室的冷空气以层流的形式持续流动，以降低感染的风险。一旦麻醉诱导后，机体热量就从中央室通过扩张的血管重新分布到周围组织。此外，儿童输注的液体和呼吸的空气，以及接触的仪器都比体温低。特别是新生儿和婴儿，防止其核心温度下降所采取的措施有限，很容易受到热量损失的影响。

有几种方法可以抵消患儿的热损失。在患儿进入手术室之前，应将手术间加热（至>25℃）或尽可能提高温度，以尽量减少辐射和对流热损失。在解开儿童衣物之前，应该把儿童放在暖风毯上。最好是在整个手术过程中对吸入气体和静脉输液进行加热。

在某些情况下，需要人为地制造低体温。例如，低体温是体外循环的必要条件[1-2]，同时人们也在持续研究低体温对窒息后新生儿的益处[3-4]，尽管后者已经证明对心搏骤停或头部损伤后的患儿没有任何益处[5-6]。除这些特殊情况外，正常体温应是我们管理患儿的目标。轻度到中度低温可能导致婴儿呼吸暂停、药物的药代动力学改变、增加出血风险、增加手术部位感染[7]及其他并发症[8-9]。相反，通过主动增温导致的高热，可提高代谢率和心率，引起恶性高热、甲状腺毒症和其他代谢和药物相关疾病。因此除了那些非常简单的麻醉手术，应该为每个接受全身麻醉的患者提供维持正常体温和监测温度的措施。

婴儿和儿童通过四种机制失去热量：辐射（39%）、对流（34%）、蒸发（24%）和传导（3%）[10]。辐射是通过产生的电磁波将能量传递到固体表面，如冷的墙壁。对流是通过儿童周围的气体或液体传递能量。对流可以是被动的，如在静止的空气中，也可以是主动的，如当空气流过婴儿时。蒸发是液体转化为气体时热量的损失；通常以出汗形式，但也可能发生在大面积开放性伤口及清洁并消毒术野的溶液的蒸发。传导是能量从一个物体直接传递到另一个物体，它可以发生在固体、液体和气体中。根据其材质、对象是导体（金属）或绝缘体（气体）。

患者加温

暖风毯

暖风毯仍然是维持和提高手术室患儿体温最常见和最有效的方法之一。这些装置由一个中央单元组成，该中央单元调节空气温度，并迫使加热空气通过软管进入一次性穿孔毯子，该毯子可以放置在患儿的下方、顶部或头部周围。必须按照制造商的说明使用该装置，以将热伤害的风险降至最低[11-12]。该设备通过主动对流和塑料包装或毯子的组合，有效保持患儿的体温，消除辐射和蒸发热损失。人们担心这些设备会产生内部微生物聚集[13]，破坏手术室的层流气流[14-15]，并导致与植入材料有关的外科感染[14]。然而，虽然存在这些顾虑[16]，但在没有报告感染率增加的情况下，患儿应该继续使用暖风毯。尽管如此，一些外科医生还是倾向于在消毒完毕并覆盖好无菌单（如脑室-腹腔分流术）之后才开启暖风毯，这一做法已经应用于许多外科手术类型。一些暖风毯都以类似的方式运行。

保温毯

保温毯包括放置在患儿身下的循环水毯和可放置在患儿身下或身上面的电热毯。当把这些设备放在患儿身下时，这些设备可完全接触到患儿而不受阻碍，通过传导传递热量，而使热量损失降低到4%。加热毯与手术室内层流无关。通常情况下这些设备也可重复使用，但是需要进行擦拭消毒。由于这些设备与患儿直接接触，并且具有更高的热密度，因此必须小心避免高温环境下的表面烧伤。循环水毯包括 Blanketrol 和 Medi-Therm Ⅲ。

辐射台

架空辐射供暖装置，有时被称为"薯条灯"，虽然仍在新生儿重症监护治疗病房（NICU）中使用，并内置在许多 NICU 床上，但在引入暖风毯后已不太常用。这些装置利用婴儿身上的温度传感器向自动控制系统提供反馈，以调节热量输出。如果没有反馈系统或加热元件放在离新生儿很近的地方，新生儿和附近的工作人员有皮肤灼伤的危险。

被动式热湿交换器

热湿交换器（heat and moisture exchangers，HME）是连接在气管导管和呼吸机回路之间的反射式过滤器，用以保持儿童的温度和气道湿度。在正确的情况下，这些装置可以维持体温[17]，但不能提高体温。与气道回路中的加热加湿器相比，其保持温度的效果较差。即使是最小的热湿交换器也能增加气道的无效腔和阻力，特别是新生儿[18]，使二氧化碳描记图减弱直到无法描记。这些湿热交换器可有效防止与气道相连的设备受到污染，例如肺功能测试设备。

加热加湿器

加热加湿器或加热呼吸回路通常是在呼吸回路的一个管内加入密封加热导线，将无菌水引入回路，自动控制装置控制加热器保持温度。如果连接不正确，这些设备容易发生危险，如过热、冷凝、回路可压缩体积的变化、管路泄漏和阻塞。它们优于任何其他防止气道分泌物干燥的装置，并且普遍与 ICU 呼吸机一起使用。然而，由于在全球临床麻醉中循环呼吸回路取代了 Mapleson-F 回路（Jackson-Rees 对 the Ayre T 型管的改进），加热加湿器变得不合时宜，很难使其适应循环的呼吸回路。这些装置的额外成本和并发症也限制了它们的使用，除非麻醉时间延长。

液体和血液加热器

当快速大量静脉输液时，如果不使用液体加热器，患儿的体温可能会急剧下降。相反，当静脉输液保持低速时对患儿体温的影响会减弱。输注加温的静脉液体的一种方法就是在输注前对液体袋进行加热。这可通过已经在手术间内使用的加热毯或专门的加热器装置来实现，比如由 Enthermics 生产的静脉输液加热器。静脉输液袋应在一到两周内使用，以防止塑料袋降解。有人在微波炉内加热静脉输液袋，但不建议这样做，因为输液袋可能会出现热点、过热或容器降解。

一般来说，血液制品储存在冷藏箱中。当选择输注血液制品前应对其进行加热。目前市场上销售的液体加热器都可用来加热晶体液和血液制品。这些液体加热器的两个主要原理是水浴和干热。一级热线加热器（Level 1 Hotline，一级为品牌名称）是使用加热水浴和带有无菌内腔的专用管道的加热设备。温水在外腔循环以增加输液的温度。一级热线可以加热流速高达 83ml/min 的液体。干热设计使用标准Ⅳ管路或专用管组，它们通常与热交换器接触，因为金属的传导性能，热交换器通常由金属制成；当输液通过管路时，该装置加热管路和液体。这些设计在启动容量、流速、便携性和与患者之间的放置距离等方面存在差异。装置与患者之间的距离越大，液体到达患者之前就越冷。加压加温器和非加压加温器都能提供大流量的液体，这通常是创伤和移植手术所必需的。使用专利管组的非加压加热器包括 Enflow，其启动容量为 4ml，流速为 200ml/min；Medi-Temp，流速为

500ml/min；Ranger，流速为 500ml/min。适用于标准静脉输液管组的一些非加压加热器包括 Nuova/05 和 Astoflo Plus。对于大量输血应使用加压液体加热器。Belmont 快速注射器 RI-2 采用电磁感应加热，具有可选的储血罐，并采用快速滚筒泵注入加热后的液体。这种装置可以输送超过 750ml/min 的温血。一级的 h-1200 快速流动液体加热器使用铝制热交换器，逆流水浴，有两个液袋室，并使用加压空气压缩输液袋，以高达 600ml/min 的流速注入液体，尽管流速较高，但输液的温度不会变化（图 52-1）。这些装置的流速受静脉留置导管的尺寸和长度的限制，仅在较小程度上受患者体外输液管道长度的限制（E 图 52-1）。这些装置有集成的空气和压力检测器，如果检测到气泡会自动停止输液。即使使用了空气检测器，也必须消除输液袋中的所有空气，以避免将空气注入体内。

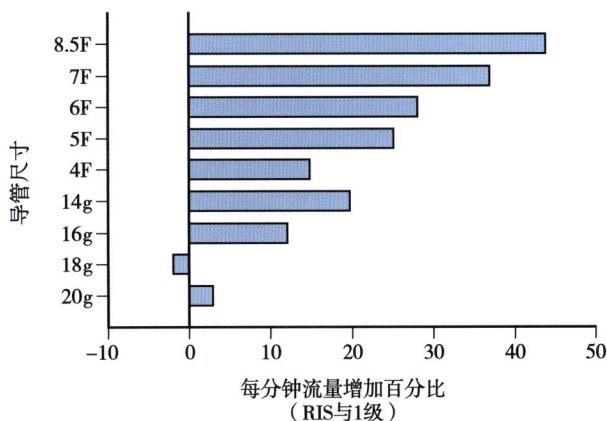

E 图 52-1 各种尺寸导管的快速输液系统（RIS）与一级输液系统比较的流量差异百分比。注意，随着导管的逐渐增大（16 号或更大），RIS 产生了更大的流量增量变化。Belmont 快速注射器系统应具有与 RIS 相似的性能特点（摘自 Barcelona SL，Vilich F，Coté CJ. A comparison of flow rates and warming capabilities of the Level 1 and Rapid Infusion System with various-size intravenous catheters. *Anesth Analg.* 2003；97[2]：358-363）

静脉治疗

在大多数接受择期手术的儿童中，通常在麻醉诱导后和气道操作之前进行静脉开放和固定。急诊手术常进行静脉诱导，并在气道操作及固定后建立额外的静脉通路。确定静脉治疗充分性的基础是泊肃叶定律，由层流方程表示如下：

$$Q=\frac{\pi R^4(P_2-P_1)}{8\eta L}$$

在这里，流体的体积流量（Q）与导管管腔半径（R）的四次方和管道之间的压差（P_2-P_1）直接相关，与流体黏度（η）和管道长度（L）成反比。增加导管的半径有一个指数效应（四次方）来增加流体流量。然而对于长导管，如中心静脉导管或经皮静脉中心导管（percutaneous intravenous central catheters，PICC），额外的长度和液体黏度（如从晶体液到压积红细胞）可显著增加对流动的阻力，从而显著降低液体流速，即使在流体袋加压的情况下。

500ml 液体袋的液体滴速范围为大微滴（10～20 滴/ml）至小微滴（60 滴/ml）。

微滴装置可能含有一种滴定管精细控制注入液体的体积，用来预防新生儿和婴儿静脉输液过量。延伸管可以是小口径、1～2ml 的启动容量或大口径、6～10ml 的启动容量。当必须进行液体复苏或输血时建议使用后者，因为后者影响血流阻力较小。小口径管道靠近留置针这一端通常带有"Y"形管，用于给婴儿注射药物但不需要伴随大量晶体液流入。对于大多数新生儿和婴儿，常使用 24 号留置针，尽管 22 号可以置入粗大静脉中如隐静脉。对于接受非复杂手术的幼儿和较大的儿童，首选 22 号留置针，对于较大的儿童以及成年人，通常放置 16～20 号或更粗的留置针。如果延长管的口径换成小口径，则必须小心使用，因为这可能限制快速输送流体的能力。使用三通可以不需要针头就将药物注入静

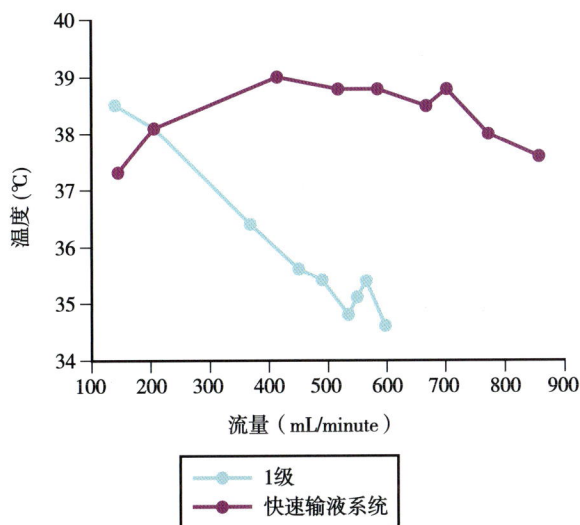

图 52-1 该图绘制了一级和快速输注系统（RIS）两次 2L 晶体液输注结束时液体的平均温度。请注意，两种装置的升温能力相同，流速为每分钟 200ml 或更低，但一级系统在较高流速下的升温能力明显较低。请注意，RIS 是 Belmont 快速注射器的前体，因此升温特性与 RIS 相似（摘自 Barcelona SL，Vilich F，Coté CJ. A comparison of flow rates and warming capabilities of the Level 1 and Rapid Infusion System with various-size intravenous catheters. *Anesth Analg.* 2003；97[2]：358-363）

防止暴露

遮盖患儿以减少辐射和对流热损失可以有效保持体温。用于食品的保鲜膜效果好、便宜、透明。因为婴儿头部所占的体表面积/体积比较大，所以覆盖婴儿头部是防止热量损失的重要策略。反射镀铝聚酯薄膜毯也非常有效，但更昂贵。在诱导和静脉注射过程中，使用毯子加热器和只露出患儿必须的一小部分，可以减少热量损失。在任何时候如果患儿必须暴露，提高手术室内空气温度是有效的，因为它减少了辐射和对流热的损失。在一项关于新生儿和母亲体温过低的研究中，23℃室温与 20℃室温（5% vs 19%）[19]相比，低体温的新生儿（<36℃）更少。一旦新生儿被遮盖后，便可以降低室温。

脉输液管。

　　液体可以通过重力流、机械泵或外部压力袋进行输注。添加 5μm 细菌过滤器可增加阻力并降低流速。此外，反流阀进一步增加了流动阻力。然而当注入液体或药物时，这些阀是必不可少的。因为如果反流阀不在管线上，这些可能会使连接的管道发生回流（未注意）。每个药物接入点（如三通或无针连接器）都是可以引入空气的场所；应注意所有婴儿和儿童的静脉输液接入点（如三通和 Luer 连接器）都可能进入空气。静脉输液的组成部分包括输液管、延长管、连接器和适合儿童自身大小和手术的输液方法，这些都是由个人偏好决定的。制造商之间存在细微差异，但表 52-1 列出了静脉导管和中心静脉导管的重力总流速；导管越大，流速越大（E 图 52-2）。这些信息也打印在导管包装上。

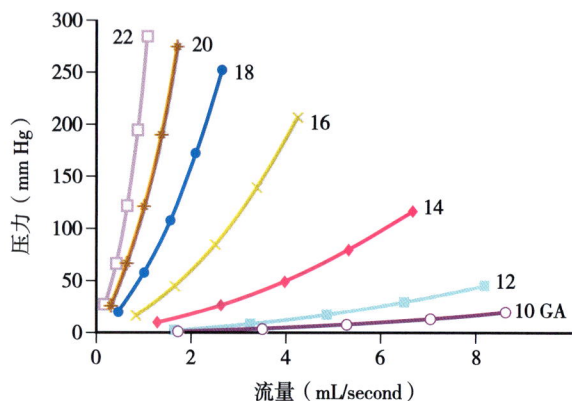

E 图 52-2　静脉导管的压力 - 流量关系。注意，压力 - 流量关系是非线性的；导管直径越小，阻力越大（摘自 Philip BK, Philip JH. Characteristics of flow in intravenous catheters. IEEE Trans Biomed Eng. 1986；33［5］：529-531）

维持液

　　对于有显著低血糖风险的新生儿和慢性病婴儿，应使用含葡萄糖的液体。如果儿童从新生儿重症监护室接受10% 葡萄糖或类似溶液，在无其他数据的情况下，麻醉期间应以相同的速度继续输注。如果葡萄糖输注速率降低，则应在麻醉期间定期测量血清葡萄糖浓度以排除低血糖的发生。为了防止液体超负荷，考虑使用输液泵来控制静脉输液，在留置针附近留一个三通来输液。有些人建议在静脉输液中使用过滤器以降低与输液污染（细菌、内毒素等）相关的新生儿发病率和死亡率。然而，一篇基于循证医学的综述报道认为，没有足够的证据来证明新生儿使用过滤器可以降低发病率和死亡率[20]。如果正在注射血管活性药物和维持液，并且存在另一条单独的静脉管路，应尽可能在单独管路的近患者端给药，以降低快速推注大剂量血管活性药物的风险。

复苏

　　如果预计需要大量液体行容量复苏，应使用可轻松置管的最大号的静脉留置针，试图放置过大的导管可能导致失败。最好选择 22 号导管行两个地方的穿刺，而不是用 18 或

表 52-1　不同规格及长度静脉导管的流量		
规格	长度 /cm	流速 /(ml/min)
外周静脉留置管		
24	1.9	20
22	2.5	37
20	2.5	63
20	2.9	61
20	4.7	54
18	2.9	95
18	4.7	87
16	2.9	193
16	4.5	185
14	5	295
中心静脉导管		
4F 双腔		
20		23
22		12
5F 双腔		
20		15
20		20
5F 三腔		
18		20
23		2
23		2
7F 三腔		
16		49
18		20
18		20
8F 心脏(10.1cm)[b]		133
经皮静脉中心导管(PICC)		
4F 单腔		21.2
5F 单腔		20
5F 双腔（ 每个管腔 ）		9.6
6F 双腔（ 每个管腔 ）		12.5

　　中心静脉导管的相关信息摘自 Cook Medical "Quick Reference Guide for Spectrum" 的章节（ https：//www.cookmedical.com/data/ resources/4%20CC-BM-ABRMQR-EN-201111.pdf ）。PICC 导管信息摘自 Bard Access Systems（ Salt Lake City, UT ）的 Power PICC 章节。

a 通过重力测量流速的标准是将静脉注射的晶体袋悬挂在测量高度上方 1 米处。

52

20 号导管失败后尝试多个穿刺点。表 52-1 表明, 较短的导管比较长的导管能提供更大的流速, 中心静脉导管(通常是较长的导管)由于其长度引起的阻力, 通常仅限于注入低流速的液体。由于 PICC 导管口径窄、长度过长, 因此不能用于复苏(也可能阻碍丙泊酚的快速注射), 见表 52-1。

用于输血或复苏的大口径管道具有最佳的流动特性。有多种方法可以提高静脉输液的流速, 包括使用放置在液体袋周围的加压袋, 集成电子输液泵, 使用一个大(60ml)注射器[21]和一个旋塞来创建一个推拉系统或大的预灌装注射器[22], 以及一个专门构建的设备, 如一级 H-1200 快速流动液体加热器(史密斯医疗公司)或贝尔蒙特快速注射器 RI-2(贝尔蒙特仪器, 贝尔里卡, 马萨诸塞州)。如果 20 号或更大的导管已经就位, 可将其更换为 Arrow 快速输液导管, 通常为 7F 或 8.5F(内径)、约 5cm 长的导管。使用市售的静脉泵将液体复苏限制在最大流速 999ml/h 或 16.6ml/min。如果使用压力输液袋, 应将静脉输液袋排尽气体, 以防止在输液袋排空时, 气体被泵入循环, 造成空气栓塞。

静脉输液的温度和黏度极大地影响输液速度。黏性较低的液体较黏性较高的液体(胶体液)输液速度更快。晶体液是黏性最小的液体, 其次是胶体、全血和悬浮红细胞。悬浮红细胞可用生理盐水稀释以降低黏度、改善流动特性、并降低快速输注时溶血的风险[23]。

全凭静脉麻醉和血管活性药物

如果需要全凭静脉麻醉(TIVA)或使用血管活性药物, 最好通过单独的静脉通路进行输注。给药的速度取决于输液管连接点的位置、导管中存在多少预充量及输液的速度(图 52-2)。泵上的载体溶液应以基线速率注入, 因为大多数血管活性药物都是以缓慢的输注速度被输注到输液管内。载体溶液应根据患儿的维持输液率进行调整, 其他静脉输液也应相应减少。与载体溶液一样, 多个三通并联后允许连接多路输注。图 52-3 显示了不同的多药物输注系统, 每个系统的预充容量略有不同, 从而影响药物输注的速度。许多医生将药物预充管道后启动微泵将液体输送到三通并联的末端。只要再溶液速率保持不变, 当药物直接连接到静脉输液管道时, 药物就可以立刻开始输注。在婴儿和幼儿中建立静脉输液通道是困难的, 当他们休克时则更加困难。当无法快速建立外周静脉通路且患儿病情危重时, 应考虑放置骨髓腔内置管(见第 49 章, 图 49-6, 图 49-7)。

鲁尔(Luer)接头

鲁尔接头允许将注射器和静脉输液管快速、安全地连接到导管上。这在手术室中有特别的意义, 因为动脉或静脉的通路远离护理者并隐藏在无菌单下。鲁尔接头也可以与硬膜外、脊髓和神经阻滞导管、鼻饲管、全肠外营养管甚至侧流二氧化碳监测器互换[24-26]。所有这些都有相同的 6 度鲁尔-洛克锥度(Luer-Lok taper)接头, 使它们可以相互连接[27]。这个通用的连接, 导致了意外地向硬膜外导管内注射不适用于硬膜外的药物[28-30]、鞘内注射非肠外化疗(长春新碱)(自 1968 年以来超过 30 次)[31]、静脉注射局部麻醉剂(如丁哌卡

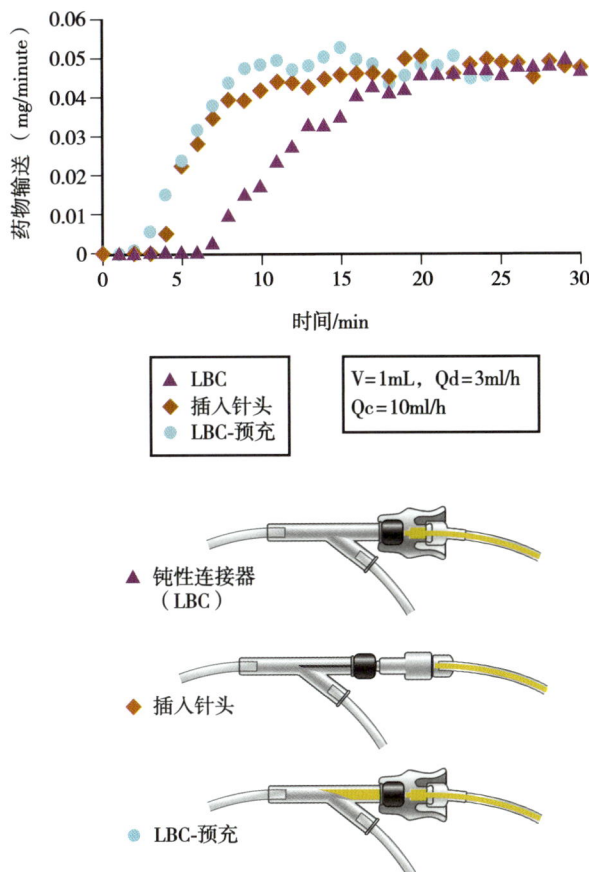

图 52-2　说明了从开始给药到稳定给药的时间延迟受注射口插入针头和注射口连接器(LBC)或"预充"注入口无效腔的影响, 如图。请注意, 当无效腔未灌充或针头未绕过注射口无效腔时, 真正开始给药的时间延迟了几分钟, 达到稳定给药速率的时间也可能延迟 10min 或更长(在本例中, 参数为: 载体溶液速率[Qc]10ml/h, 药流速[Qd]3ml/h, 无效腔容积[V]1ml)。这一概念对所有患者的药物输送都具有重要意义, 但对于婴儿和新生儿来说尤为重要, 因为在婴儿和新生儿中, 小剂量的药物可能被注入到相对较大的无效腔空间中, 在任何药物进入静脉输液流之前, 必须将其填满, 并且载体的小时速率较低(摘自 Lovich MA, Doles J, Peterfreund RA. The impact of carrier flow rate and infusion set dead-volume on the dynamics of intravenous drug delivery. *Anesth Analg.* 2005; 100[4]: 1048-1055)

因)[32-33], 血压袖带连接到 Hep-Lock 静脉输注装置(Baxter Healthcare)、饲管喂养物和母乳注入中心静脉导管[34], 导致显著的发病率和死亡率[35]。在所有导管汇集位置贴标签、颜色编码和警戒在一定程度上有效地降低了这一风险。然而为了正式解决这一风险, 2007 年召集了一个国际性的多学科小组, 起草了一个标准, 根据该标准对鲁尔接头进行修改, 以便为每种类型的鲁尔接头连接[如静脉注射、胃肠道、泌尿生殖系统、神经系统、麻醉呼吸回路和血流动力学监测(BP 袖口)]提供独特的鲁尔接头设计, 也可以防止用于不同用途的管道交叉连接[30,36]。经过几次迭代之后, 这次会议发布了 ISO-80369 标准, 该标准将被贯彻实施[37]。新标准将修改 6 度的鲁尔洛克锥度接头, 通过制造比标准尺寸大或小一些的非鲁尔接头, 以用于非静脉输注设备, 以避免不同用途管道的交叉连接。

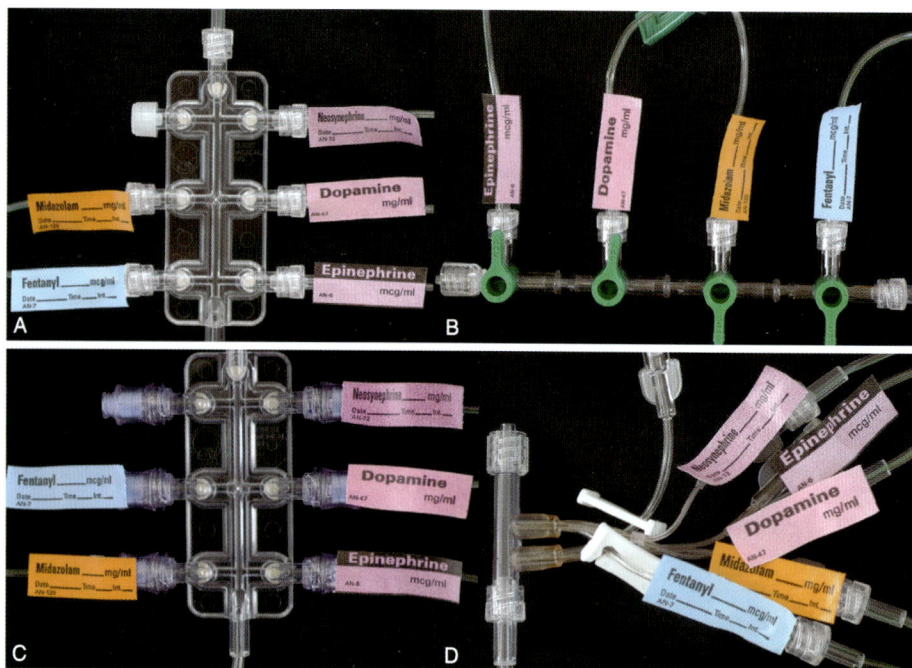

图 52-3　介绍了几种多种药物和液体给药系统。注意旋入式接头（A）、简易三通（B）、带单向阀的旋入式接头（C）和多头短管接头（D）之间死腔容积的巨大变化。为避免药物输送率的变化，建议在泵上使用专用载体溶液。为确保及时开始给药，必须采取以下步骤：（1）当每个死腔端口连接到给药总管时，必须冲洗每个死腔端口并用所需的输液灌注；（2）灌注后，将旋塞转到关闭位置或夹紧管子；（3）然后将系统的载体部分通过载体静脉输液或冲洗；和（4）系统仅通过载体与患者相连，确保持续向患者流动。当开始药物输注时，将三通转到打开位置或松开管道，并以所需速率打开每个药物输注泵。这可以确保不会意外地给药，并且通过预充输液管道系统的死腔使每种药物实际输注入人体的时间缩短。应记住，该系统应尽可能连接在靠近静脉留置针处，以避免因为需要预充多个药物管道和进入静脉之间的死腔而进一步延迟药物输送。为载体溶液使用泵也可以防止药物逆行输注

气道装置

面罩

透明一次性塑料（不含乳胶）面罩有多种尺寸，适用于所有年龄段的儿童，除了提供氧气，还可以用于吸入麻醉诱导和维持。这些充气软垫面罩，可以在衬垫内充气，取代了旧的 Rendell-Baker/Soucek 面罩 - 虽然有很小的死腔，但往往无法完全密封在一些患儿脸上。由于儿童面容形态的广泛变异性，尤其是综合征患者，麻醉医师应准备比儿童选择的尺寸更小和更大的充气软垫面罩。施麻醉者应该有能让面罩密闭覆盖在患儿脸上且死腔最少的技能。各生产厂家所生产的面罩有所不同；但是各品牌并没有哪一项突出的优点让我们更建议使用这一种而不是另一种。尽管大多数麻醉医师更喜欢给患儿提供香味（如西瓜或草莓润唇膏），让他或她选择自己最喜欢的味道并涂在面罩上，但是仍可以直接可以买到一些加入香味的面罩（水果味如草莓）。对于特定的适应证，也可提供专门带有内镜或纤支镜插管的内置端口的面罩（图 14-13）。

口咽通气道

口咽通气道是一种坚硬的非乳胶塑料，其尺寸从40mm（婴儿）到100mm（成人）不等。应认真选择适合儿童的口咽通气道，因为太小的口咽通气道会将舌头或会厌的后部推向声门开口，导致上气道阻塞。或者如果太大，口咽通气道可能会损坏喉部结构，导致肿胀和潜在的术后阻塞（图 14-13）。口腔通气道应始终位于中线，不要像成年人一样旋转，因为在每个年龄段，儿童都有一些松动的牙齿，还有一些容易掉下来。旋转坚硬的口咽通气道可能会松动一颗或多颗牙齿，可能导致吸入进肺。错置的口咽通气道会阻碍舌的静脉或淋巴引流，从而导致急性巨舌症[38]。急性巨舌症的其他原因包括咽腔填塞[39]、手术体位[40]和放置 TEE 探头。

鼻咽通气道

鼻咽通气道是减少或预防上呼吸道阻塞的附加辅助设备[41,42]。不含乳胶的鼻咽通气道其尺寸从 12F 到 36F 不等。把它们置入鼻腔内时要小心，因为它们可能会损伤黏膜或划开腺样体组织而导致出血。选择正确的鼻咽通气道尺寸非常重要，因为过大的鼻咽通气道会对鼻翼产生压力，从而导致损伤甚至鼻翼坏死。如果固定鼻咽通气道时发现鼻翼变白，那么它可能对鼻孔的直径来说太大了，应该换成直径较小的鼻咽通气道。一些鼻咽通气道有一个活动的翼缘，以防止它们插入太深。插入之前应该调整翼缘。正确的鼻咽通气道大小约为从鼻孔延伸至下颌角或耳垂的距离。在没有合适大小鼻咽通气道的情况下，可以将气管导管切到合适的

长度。值得注意的是,切断的气管导管比市售的鼻咽通气道更硬,且更容易产生损伤。用热水预热气管导管可以软化气管导管,降低黏膜损伤的风险。任何鼻咽通气道的管腔都是有限的,可能被分泌物和/或血液阻塞。因此,如果诊断为气道阻塞,应尽快拔除。

喉罩

可重复使用(经典)喉罩是 Dr. Archibald Brain 在 20 世纪 80 年代开发的声门上气道装置(supraglottic airway device, SGA)。尽管目前使用的大多数 SGA 是一次性使用的气道装置,市面上仍有可重复使用的 LMA。现在有几种不同类型的 LMA 可用,包括 LMA Unique(用于紧急使用)、LMA Flexible(柔软,颈部存在加强)、LMA ProSeal(有第二个引流胃内容物远离气道的通道)、LMA Supreme(内置牙垫的喉罩)。所有这些气道设备目前都可用,尽管在儿童中缺乏高质量的研究来比较他们的优缺点(除了经典的和 Proseal 喉罩)[43]。SGA 是一种救生气道装置,当面罩通气或气管插管困难或不可行时,应使用它来建立通气。这些装置通常很容易通过直接插入咽喉部来放置,尽管有些人喜欢在插入时将 LMA 旋转 90°[44]。有时,LMA 不会越过后咽,特别是当气囊已经放气时,如果 LMA 尖端在与之相邻的椎体的黏膜排列增加,就可能发生这种情况;或当 LMA 插入时,喉罩的尖端可能向后翻转,朝向鼻咽,从而阻止它顺利前进。在这两种情况下,为了推进 LMA,应该用手指抬起喉罩尖端,然后推进 LMA。应给喉罩气囊充气,直到在大约 16~20cm 的 H_2O 峰值吸气压力下听不到气体泄漏。这些气道可作为麻醉期间的唯一气道,或作为支气管镜或纤支镜插管的插入通道。在这些设备中,有几个制造商产品存在小到中等的差异(图 14-18~图 14-20)。对于正常气道的儿童来说,这些微小的差异可能无关紧要;有些特殊设计成可插管型喉罩。声门上装置可以有一个或两个腔。双腔 SGA 可盲探插入口咽,该产品有两个独立的套囊,可以充气以隔离气管(E 图 14-1, E 图 14-2)。双腔装置一般更多见于救生员在院外的实施抢救操作时,这里不作进一步讨论。一个经典的单腔 SGA 也很容易盲置入咽喉,并与喉形成非阻塞性的密封。单腔 SGA 具有多种附加功能和设计元素,如用于磁共振成像(MRI)的有色金属瓣膜;螺旋加强和灵活,包含一个热塑性套囊模具的气道;胃内容物引流管或引流点;可弯曲便于纤支镜插管;防止会厌阻塞管腔的内杆;专门设计用于方便气管插管盲插的装置;以及在正压通气时允许更大气道阻塞压力的缓冲。

从新生儿和婴儿(<5kg)到儿童和青少年(>70kg),所有年龄组均可使用 SGA。在大多数年龄组中,首次插入 LMA 的成功率非常高,尽管有些报告仅在新生儿和婴儿中获得中等成功率(80%)[45]。在大多数婴儿和儿童中,会厌位于 LMA 的喉罩内,没有上呼吸道阻塞的迹象[46,47]。对于新生儿和婴儿,麻醉医师应密切注意氧合和通气,因为气道可能突然受损,必须迅速采取抢救措施。

当 LMA 刚刚问世时,大多数麻醉医生只将其用于有自主呼吸的儿童。然而,最近许多人采用了成人的做法,使用 LMA 并采用低压容量支持和呼气末正压(PEEP),以尽量减少因 LMA 导致的死腔影响和相关高碳酸血症[48-50]。在幼儿中采用这种方法也取得了很好的成功。

气管插管

气管内插管(Endotracheal tube,ETT)的材质包括聚氯乙烯成分,经过植入物测试(根据兔子 Z79 标准),不可重复使用。ETT 内径(ID)尺寸范围为 2~10mm。虽然制造商之间的壁厚差异可能很小,但其变异性通常小于同龄儿童中上呼吸道解剖结构的变异性。其他的区别包括斜角、尖端设计和 Murphy 孔(眼)的存在。几十年来,采用无套囊的 ETT 一直是婴儿和 8 岁以下儿童麻醉的标准,但是在过去的 10~20 年里,随着有套囊的 ETT 的引入,出现了向有套囊的 ETT 的转变。临床中这一转变背后的原因包括:大容量、低压的套囊 ETT 的产生以减少手术室内的污染[51,52],通过减少新鲜气体流量而减少吸入麻醉药物使用[51],降低为了减少导管大量漏气而重新插管的可能性[53],以及 ICU 研究已经证明长时间使用有套囊气管插管的安全性[54,55]。然而,微套囊 ETT 完全为儿童重新设计了 ETT,引入了一个椭圆形的套囊,位于管的远端,一个更薄的柔软套囊,并移除了 Murphy 孔(图 14-15)。套囊位于 ETT 的远端,在低压(10~12cmH$_2$O)下可密闭,对 N$_2$O 可渗透。建议使用管轴上的标记使其与声带对齐以正确定位,而不是距下颌牙龈处的厘米数[56]。

已经形成几个公式来预测每个年龄组 ETT 的 ID。选择 ETT 直径最常用的标准是年龄。对于无套囊的 ETT,Cole 最初于 1957 年在法国导管规定中发布了他的公式[57],随后由 Morgan 和 Steward 于 1982 年修改为:

2 岁以上儿童无套囊导管(mmID)= 年龄(岁)/4+4

对于 2 岁以下的婴儿和儿童,大多数建议体重在 1 500g 以下婴儿选用 2.5mmID,体重在 1 500~3 000g 之间的婴儿为 3.0mmID,体重在 3 000g 及足月以上的婴儿为 3.5mmID[58]。

对于有套囊的 ETT,Khine 于 1997 年发表的正确尺寸为:

有囊导管(mmID)= 年龄(岁)/4+3[52]

对于 1 岁以上儿童,其他专家修改了 Khine 的公式为:

(mmID)= 年龄(岁)/4+3.5[60]

有套囊 ETT 的外径比无套囊 ETT 大 0.5mm。对于有套囊和无套囊的 ETT,可以选择使用修正的 Cole 公式作为初始 ETT 尺寸,无套囊 ETT 减 0.5 是有套囊 ETT 的尺寸。也有根据患儿的身高制订了选择 ETT 尺寸的公式[61,62]。基于年龄的公式较直接比较患儿的手指宽度更准确[63]。许多研究已经评估了这些公式的准确性,但这些没有意义,因为这应该被简单地视为选择正确 ETT 尺寸的起点。考虑到儿童的生理变异性,如果发现声门下狭窄或发现大气管,且预测的儿童年龄 ID 尺寸错误(表 14-2),更小和更大尺寸的 ETT 应该在手边可供随时使用。一些人主张在选择气管导管之前使用超声来评估气管尺寸,以提高预测 ETT 尺寸的准确性。

已经提出了一系列标准来确定儿童 ETT 的合适位置。

ETT 应该无阻力地通过声带和声门下空间。如果感觉到阻力，应使用直径小 0.5mm 的 ETT。一旦确定位置，许多人建议在 15~30mmH$_2$O 的峰值吸气压力之间听诊泄漏声。这一压力范围与大多数健康儿童通气的峰值压力一致，在保持黏膜灌注的同时避免大量气体泄漏和手术室污染[66]。测试漏气最简单方法是缓慢关闭可调限压阀，直到达到所需的压力，然后直接听或将听诊器放在喉上听诊。然而漏气试验受到许多因素干扰，包括患者的头部位置和使用神经肌肉阻滞剂[67]。尽管有以上建议，但几项研究表明，大的套囊压力并未导致拔管后的声门下损伤和喘鸣。如果使用有套囊的 ETT，在套囊未充气时存在大量漏气，则应向套囊中注入少量空气，直到漏气消失。如果使用 N$_2$O，它会扩散到套囊内并增加套囊容积（和压力）。有套囊 ETT 在套囊未充气时候就没有漏气与拔管后出现喘鸣相关[68]，应作为更换较小尺寸的 ETT 的依据。插管期间应定期监测套囊压力。

现有多种特殊的 ETT，包括用于单肺通气、异型气管导管、用于气道附近激光手术、用于气道手术的微喉管、钢丝加强导管、用于神经监测、带取样口和吸引口的导管（见第14、15 和 33 章）。预成形的口腔或鼻腔 RAE 导管可以避免外科医生在面部或口腔内工作时不会让 ETT 遮挡视线或被切开或打折的风险；在头部和颈部手术中很有用，可以使麻醉回路远离手术野。需要注意的是，预成形导管有一个特定的长度，这个长度是基于从平均儿童中预测出的 ETT 尺寸。固定 ETT，若使折角在嘴或鼻孔中，可能导致 ETT 尖端太浅或太深到支气管内，这取决于患儿的解剖结构。患儿处于手术位置时将 ETT 用胶带固定后必须特别注意呼吸音的对称。有套囊的鼻腔 RAE 导管内径从 5.0mm 开始，与非 RAE 导管相比较更难吸引，更容易弯折。有套囊的经口腔经鼻 RAEETT 的制造商将弯曲处到尖端的距离与相应直径的成人尺寸 ETT（而不是儿童）对齐，从而使从弯曲处到尖端的距离比儿童气道的距离长[69]。如果插入这种类型的经鼻和经口 ETT，直到弯曲处完全插入鼻孔或下唇，这可能导致支气管内插管。所以需要在贴胶带前稍微往回拉，当气管内的 ETT 尖端定位准确时，这些有套囊的 RAE 管的弯曲处可能位于手术区域，因此也存在导管弯折的风险（更深入的讨论见第 14 章）。

由于以上原因，在儿科 ICU 长期通气时，较小号的 ETT 并不总是合适的；在麻醉开始之前值得与 ICU 进行讨论。对于接受复杂颅面重建的儿童，术后其上呼吸道可能水肿，他们的气道应保持插管数天，并每天评估是否存在漏气。

气道激光手术会使患儿面临气道起火的危险。正常 ETT 的聚氯乙烯可能被激光损坏，导致黏膜损伤或气道起火。应尽可能降低吸入氧浓度减少 N$_2$O 使用，因为它们比空气更易燃。激光手术专用 ETT 的设计包括一个可弯曲的不锈钢体，一个包裹在铝材料中的硅胶 ETT，以及带有或不带有金属包裹的橡胶管。使用真正的天然橡胶可能会使一些对乳胶过敏的患者处于危险之中。以前有些机构用金属胶带包裹正常的 ETT 以降低对聚氯乙烯的损伤风险，但金属胶带的粗糙边缘可能会损伤黏膜。微喉 ETT 比常规 ETT 较长，有较大的套囊，为手术提供更多的气道内空间；例如一个尺寸为 5.0mm 内径的微喉 ETT 的长度和 7.0mm 内径的

ETT 一样；相对于气道阻力的有限增加，手术暴露的空间更大。增强型 ETT 在 ETT 的聚氯乙烯壁上有一个螺旋状的金属丝缠绕。它们通常用于 ETT 有打折风险的情况。应选择比预选稍小的 ETT，因为增强型 ETT 的外径大于同尺寸的标准 ETT。此外，需要一根导引丝引导气管插管通过声门。一旦位置适当，通常用牙垫来固定 ETT，防止患者咬管，避免了管腔的塌陷。另一种用于头颈部手术的 ETT 是肌电 E 图 TT，它允许在颈部解剖或甲状腺切除时对喉返神经进行神经监测[70]。这种特殊类型的 ETT 不适用于内径＜6.0mm 的尺寸。最后，有一种额外内腔的无套囊 ETT，允许监测气道压力或呼出气体。ETT 的开发旨在减少 ICU 儿童的呼吸机相关性肺炎。有这样的一种 ETT 有一个吸引口，允许持续吸引分泌物，而另一种锥形套囊 ETT 有利于阻止气管周围分泌物的细微吸入。然而，其有效性的证据仍然稀少[71,72]。

插管设备

喉镜

应备好全套尺寸的直型（Miller）和弧形（Macintosh or Mac）喉镜片以备随时使用。在典型的临床儿科麻醉中，在同一天同时使用 Miller 00 和 Mac 4 镜片十分正常。喉镜手柄有不同尺寸大小以满足儿童体质的差异。麻醉前应检查镜片和手柄的组合，备用镜片和手柄应立即可用；应储备额外的电池和灯泡。喉镜的光源随着时间的推移已经从一个由两个 D 号电池供电的镜片顶端或附近的简单灯泡转变为由可充电电池供电的光纤通道，在镜片顶端附近点亮一个氙气灯泡。后者提高了喉镜的亮度，降低了灯泡的变化频率；然而一旦亮度超过 700 勒克斯（Lux），视力似乎不会继续提高[73]。一次性喉镜手柄和镜片也已开发出来，可用于抢救药车、运输过程及高度传染性患者。在一些拥有大量设备的机构中，一次性设备的成本低于更换丢失或被盗手柄和镜片成本，如果只是偶尔使用，这种设备的价格可能具有成本效益。磁共振兼容喉镜也有，但非常昂贵。大多数标准喉镜手柄可用于 2-特斯拉的磁体中，但它们的使用仅限于 4 区磁芯的一侧。带有补充氧气通道的喉镜片是很有用的；这些会增加自主呼吸婴儿的耐缺氧时间（图 14-12）。在插管过程中增加鼻导管吸氧也证明了同样的效果。

手术室应配备装备所有必要设备的困难气道推车（表14-10）。这些推车应包含三种主要尺寸的纤维支气管镜及其他气道附件，如喉罩、导芯探条和使用棱镜、光棒或可视喉镜的间接喉镜（见第 14 章）。

吸引装置

吸引装置包括一个废物容器和一个控制吸引程度的调节器。虽然调节器可以提供低间歇抽吸，但麻醉系统通常不是这样设置的。如果对鼻饲管或胃管持续抽吸，可能会损伤胃黏膜。各种尺寸的通气管应可用于连续的胃引流。如果不能提供低间歇吸力，我们宁愿将这些管子的开口端密封在

52

手套中。带有拇指控制侧口的尺寸从 6F 到 14F 吸引管应可供气管插管内吸引使用。Yankauer 尖端抽吸装置有小和大两种尺寸，与拇指控制吸引管相比，在清除分泌物方面更有效。它们可以是金属或塑料；后一种材料能更好地减少损坏牙齿的风险。Yankauer 吸引装置不应插入口中中线处（因为患儿可能会咬住它，导致咬断或掉牙）。相反，这种装置应该插在牙齿和脸颊内侧之间，在臼齿或前磨牙的后面到达咽喉。小尺寸的 Yankauer 对婴儿很有效，可减少口咽的损害，但如果必须清除大量的分泌物，那么较大的 Yankauer 更有效。如果需要吸引非常大的容量（如胃出血），则应明智使用两个单独的抽吸装置和并行系统。

麻醉工作站

　　麻醉机是一种允许机械或电子控制气体浓度（氧气、N_2O 和空气）、麻醉气体浓度及人工或机械通气的装置。它也是一个符合人体工程学设计的工作站，包括存储设备；电脑或手绘图表的地方；用于药物和插管设备、患者和机器监控的工作台；带可调压力限制阀（adjustable pressure limit，APL）的人工通气用储气袋；清除麻醉气体和废气的方法；以及用于去除二氧化碳的吸收器。最好准备一个自充气式的呼吸球囊，以备发生电源故障或患者出现恶性高热时使用。麻醉机在提高手术室患者安全性方面具有独特的作用。现代机器不能输送低氧气体混合物；它们监测吸入和呼出的氧气和麻醉气体；使用指标系统防止气体管道连接错误；监测气道内压力和对高压、断开、高或低分钟通气和呼吸暂停的警报。目前麻醉系统的设计是一个奇迹，从过去的无重复呼吸的开放麻醉系统到现在是一条很长的路。开放式系统的典型例子是 Ayre T 型管，它使用一根简单的管道储气（图52-4）。对此类系统类型的修改产生了开放式呼吸回路，属于 Mapleson 分类的一部分（图 52-5）；每种装置的优缺点在其他地方进行了描述[76]。

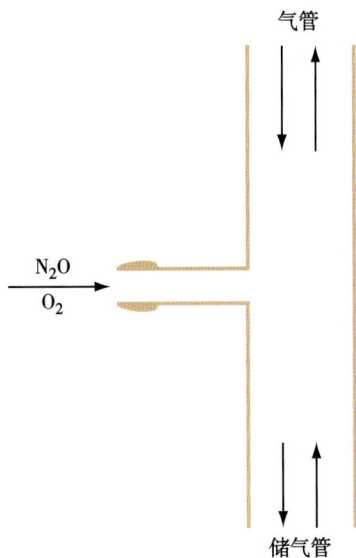

图 52-4　Ayre 描述的 T 型管［摘自 Ayre P. The T-piece technique. *Br J Anaesth*. 1956; 28(11): 520-523］

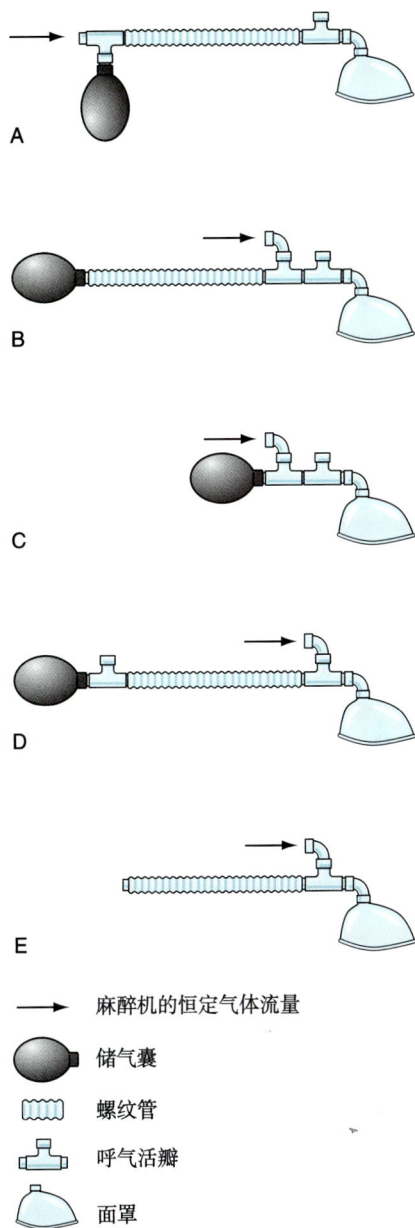

→　麻醉机的恒定气体流量
🫧　储气囊
▤　螺纹管
⊤　呼气活瓣
⌂　面罩

图 52-5　Mapleson 呼吸回路的种类。婴幼儿最常用的是 Mapleson D 回路（摘自 Mapleson WW. The elimination of rebreathing in various semi-closed anaesthetic systems. *Br J Anaesth*. 1954; 26[5]: 323-332）

　　Mapleson D 回路通常用于儿童从手术室到住院部之间的转运。该回路非常轻便，可在患者自主呼吸的同时方便地调节呼气末正压，并在控制通气时调节吸气压力峰值。回路需要给予三倍的每分通气量，以防止二氧化碳重复吸入。Mapleson D 回路允许儿童自主呼吸，无须额外工作即可启动气流；这与必须挤压以启动气流的自充气复苏球囊（如 Ambu 球囊）形成鲜明对比。然而在没有气流的情况下，Mapleson D 回路不能促进通气，因为它不是自动充气的。因此对于气管插管的儿童运输，建议使用 Mapleson D 回路，但也建议携带一个自充气复苏球囊以防气源发生故障时备用（如 Ambu 球囊）。

　　目前的麻醉机是单向半封闭回路，每分钟向循环呼吸回路中加入一定量的新鲜气体，并有去除二氧化碳的方法。这些系统比开放系统能降低麻醉气体污染环境，且比开放系统能更好地保持气道气体的温度和湿度。在下文中，我们描述了该系统的关键组成部分，并在适当时对儿科进行特别强调，包括清除系统、二氧化碳吸收、加湿和机械通气。

清除系统

清除系统是麻醉机的一个必要组成部分，用来防止麻醉废气的污染。清除系统可以是打开的，也可以是关闭的；废气的清除可以是主动的，也可以是被动的。开放式系统利用一个储气装置收集废气，然后从该装置主动吸入废气。这些开放系统中的储气装置与大气相通，从而避免正压或负压传递到气道。封闭系统未连接至手术间的大气，但是废气通过一系列阀门从机器和手术室排出。在封闭系统，清除可以通过主动抽吸方式进行，也可以依靠重于空气的麻醉气体和压力将废气通过被动方式进行清除。这些系统必须有正负压安全阀，以防止压力传递到气道。清除系统是减少手术室污染的必要和有用的手段[77]。此外，麻醉医师也应为减少手术室污染做出实质性贡献；在患者准备麻醉前，不增加新鲜气体流量，最好使用紧密的面罩，ETT 周围的漏气应是最小的，在断开麻醉回路以移动或定位儿童之前，应降低或关闭新鲜气体流量。

二氧化碳吸收

吸收二氧化碳或从呼吸回路中去除二氧化碳使重复吸入系统成为可能。这允许呼出气体和吸入麻醉药的重复吸入，它可减少浪费、手术室及环境污染、保持回路内的热量和湿度。所有吸收二氧化碳的材料都是与二氧化碳反应的化学物质，将其转化为稳定的化合物，硬化剂以防止罐堵塞，染料指示剂是识别吸收材料何时消耗和应更换指标。碱石灰是一种典型的二氧化碳吸收剂，含有约 80% 氢氧化钙[$Ca(OH)_2$]、15% 水（H_2O）、4% 氢氧化钠（NaOH）和 1% 氢氧化钾（KOH）。化学反应可以描述为一种具有金属氢氧化物的强碱，在有水的情况下起催化剂的作用，将二氧化碳转

化为碳酸钙。公式如下：

1. $CO_2 + H_2O \rightleftharpoons H_2CO_3$

2. $H_2CO_3 + 2NaOH$（或 KOH）$\rightleftharpoons Na_2CO_3$（或 K_2CO_3）$+ 2H_2O +$ 热能

3. Na_2CO_3（或 K_2CO_3）$+ Ca(OH)_2 \rightleftharpoons CaCO_3 + 2NaOH$（或 KOH）

当强效吸入麻醉药与这些吸收剂相互作用时，会发生一些后续反应；在干燥的碱石灰存在下，乙醚可降解为一氧化碳，七氟烷可与其形成复合物 A[78-82]-一种已知的会导致大鼠肾损伤的乙烯基化合物[83, 84]。在有利条件下，一氧化碳的生成顺序为：地氟烷＞异氟烷＞七氟烷＞氟烷[85]。吸收剂钡石灰含有氢氧化钡可导致极端的高温和着火。七氟烷与干燥的钡石灰会产生严重的放热反应，可导致急性呼吸窘迫综合征（ARDS）[86]、火灾[87]和爆炸[88, 89]（图 52-6）。一氧化碳中毒和火灾通常发生在周末过后的星期一早晨，在周末这段时间内，新鲜的气流通过没有储气囊的麻醉机，使吸收剂干燥。2004 年钡石灰退出市场，以防止额外的人身伤害；进一步的研究表明，干燥的碱石灰可以提高温度[90]。这些事件强调，我们必须保持警惕，每台麻醉之间必须关闭新鲜气流，确保回路中有储气囊，并用新鲜吸收剂替换干燥的二氧化碳吸收剂。对吸入麻醉药降解为一氧化碳和形成化合物 A[91, 92]的担忧导致了大量的二氧化碳吸收剂的研发，这些吸收剂不含强碱剂 NaOH 或 KOH，对乙醚麻醉药是惰性的。其中包括 Amsorb Plus、Lithely、Sodasorb LF 和 Yabashi Lime-f。也有含有少量 NaOH 的吸收剂，包括 Spherasorb 和 Drägersorb 800 Plus。此外，发生肾损伤的风险与复合物 A 的剂量有关，而不仅仅与七氟烷有关[93]。然而这一风险远低于最初的想法，现在可以用新的吸收剂消除[94-96]。为保守起见，美国 FDA 在 2010 年 1 月为七氟烷的处方信息建议："为了尽量减少复合物 A 的暴露，七氟烷在流量为 1 至＜2L/min 时的暴露量不应超过 2MAC·h。不建议新鲜气体流速＜1L/min"，在没有人报告复合物 A 有任何不良反应的情况下，尚不清楚是否有必要提出这一建议（见第 7 章）。

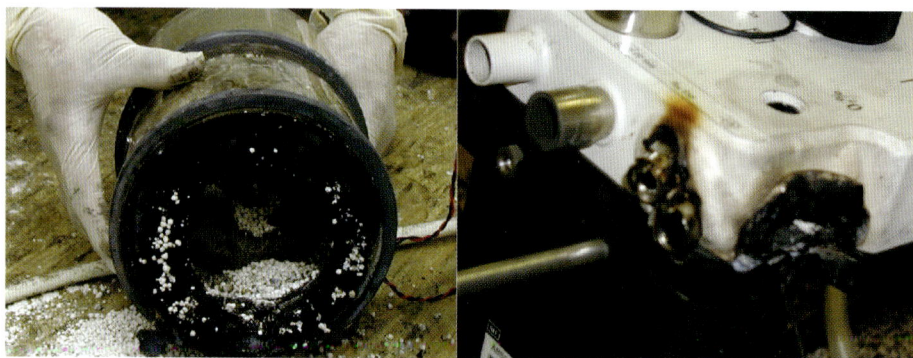

图 52-6　在麻醉机中七氟烷/钡石灰相互作用产生了火焰（蒙 Mr. A. Rich 惠赠）

二氧化碳吸收剂还必须包括颜色指示器以确定吸收剂的吸收能力何时耗尽。乙基酸是一种指示剂，当吸收剂的酸碱度降低时，它由无色变为紫色。暴露在荧光灯下可降低功能性乙基酸的浓度[97]。此外，如果消耗的吸收性材料在一段

时间内未使用，则颜色指示器可能恢复为白色或无色。当氢氧化钠或氢氧化钾在吸收性材料中再生，随后的 pH 增加时，就会发生这种情况。不含氢氧化钠或氢氧化钾的吸收剂不会发生这种情况。

加湿

氧气、N_2O 和来自风箱和连接管路的空气不含湿度,与患者相比为室温或低温。对吸入的气体加热和增湿有助于维持体温,防止分泌物干燥,改善黏膜纤毛功能[98,99],减少炎症反应[100]。

当从呼吸回路中除去二氧化碳时,放热反应会产生少量的热量。然而,产生的热量不足以维持儿童的体温。使用小的新鲜气流量相对于高新鲜流量会增加湿度[101]。然而,小的新鲜气体流量并不能充分增加湿度以保持黏液纤毛功能。此外,使用小流量和大流量新鲜气体时的气道温度没有差异[101]。临床医生可以选择使用热湿交换器(heat and moisture exchanger,HME)进行被动加湿。被动式 HME 有一个反射式过滤器或膜,在患者一侧的回路内保留热量和水分。HME 将吸入气体的温度和热量提高到接近生理水平的程度[102]。当 HME 与小流量新鲜气体结合使用时可获得最佳效果。使用 HME 的缺点是,如果不增加每分钟通气量,无效腔量和二氧化碳分压会增加[103]。回路内气体的加湿可以通过系统激活,该系统包括呼吸回路内的加热线或与呼吸回路相连的可加热的无菌水贮存器。这些系统在保持温度和湿度方面非常有效,但也有一些缺点。主动加湿系统容易在呼吸回路内部发生冷凝或"水珠",从而导致气道阻塞、二氧化碳气体取样管阻塞及气道压力和气流监测不准确。如果在执行机器检查时未连接在管道上且不温暖,主动加湿系统就会增加气流的阻力,并能改变顺应性和压缩容量。最后,如果主动加湿系统设置不正确或出现故障,它们可能过热并对气道和气管造成损害。是否使用主动或被动系统取决于患者的大小、病程持续时间和难以维持增加的每分钟通气量等因素。

机械通气

除了输送麻醉气体和氧气并消除二氧化碳外,麻醉工作站的主要目的之一是使肺部通气。在婴儿和儿童中这项任务更加复杂,因为在婴儿和儿童 20ml 的不准确度可能使潮气量增加一倍[104]。输出潮气量的决定因素包括麻醉呼吸回路的顺应性、新鲜气体流入、输出呼吸的方式、气体流动和呼吸回路的无效腔[105]。最新一代的麻醉机使用内部电子设备来处理除无效腔以外的所有这些部件,并补偿这些变量的变化以估计每分钟通气量[106]。

现代麻醉工作站的电子设备可以补偿输送气体和呼吸回路管道的顺应性和压缩量。呼吸回路可以是平行的,也可以是同轴的,可以是平滑的,或者是更常见的螺纹管。螺纹呼吸回路有多种尺寸以适应患者的体型,较大的管腔降低了对气流的阻力,但当压力作用于回路时,体积会增大更多。在现代麻醉工作站上可进行补偿校准,以适应在压力下回路膨胀时体积的变化。最近的证据表明,如果在开始机器检查之前如果螺纹管仍是皱褶的而未充分展开,顺应性会降低,补偿会被低估[107]。呼吸回路的末端应封闭,使用前应进行补偿试验;测量压力时工作站会增加封闭回路的体积。呼吸回路的顺应性系数会自动输入通风系统存储器用于补偿膨胀量,此测试只针对当前状态的回路。如果回路尺寸改变或

波纹回路长度改变,顺应性系数将不准确,因此传递的潮气量也会不准确。如果发生上述任何一种变化,应重复补偿测试,以确保显示的呼吸指数准确。

第一代麻醉呼吸机的一个问题是,改变新鲜气体流量可以改变输送到肺部的潮气量。预先设置的吸气时要输送进入呼吸机的风箱系统的气体容积,在容积控制模式时会比预期潮气量有增加或减少。最新一代的麻醉呼吸机没有这种限制[106]。实现这一目标的机制因制造商而异。一种设计是在吸气过程中加入一个阀门,关闭新鲜气体的流动。另一种设计是监测新鲜气体的流量,并调整风箱、活塞或涡轮中的容量以输送设定的潮气量。对整个麻醉工作站的气体流量非常精准地监测,使得这样的调整及回路补偿成为可能。无论是由气动、活塞还是涡轮进行通气,新一代麻醉机的通气系统均可以实时监控。

最新一代的麻醉机还提供多种机械通气模式。其中包括压力控制通气(pressure controlled ventilation,PCV)、容积控制通气(volume-controlled ventilation,VCV)和容积保证通气(volume-guaranteed ventilation,VGV)。这些模式可以设置为间歇机械通气(intermittent mechanical ventilation,IMV)或同步间歇机械通气(synchronized intermittent mechanical ventilation,SIMV),在这种模式中,患儿的自主呼吸可以触发呼吸机给予一次呼吸。此外,呼吸机可以提供高于呼气末正压(positive and expiratory pressure,PEEP)的压力支持。我们认为在日常临床麻醉中,PCV 是大多数婴幼儿机械通气的最佳模式。这种偏好可能是在过去呼吸机监测潮气量不太准确的时候形成的。然而,过去可以非常精确地测量压力。对于 PCV 模式,临床医师需设置吸气峰压(positive inspiratory pressure,PIP)水平、PEEP 水平、吸气:呼气(I:E)比值和呼吸频率。通气的充分性是通过观察胸廓起伏、听呼吸声、监测呼气末二氧化碳($ETCO_2$)和间歇性血气来确定。呼吸机提供的呼吸具有非常快的初始流量,随着目标压力的实现而降低,这被称为减速气流模式。气道内的压力在整个吸气过程中是恒定的,并形成一个方波。在 PCV 模式下,潮气量取决于呼吸机回路和呼吸系统的顺应性。这种通气模式的一个缺点是,随着顺应性的降低(如外科医生靠在婴儿的胸部),输送的潮气量降低。另一方面,在 VCV 模式下,临床医生需设置要输送的潮气量、PEEP 水平、呼吸频率和 I:E 比值。以上面提到的同样的方式确定通气的充分性。输送潮气量所需的吸气压力取决于呼吸机回路和呼吸系统的顺应性及呼吸的时间。吸气时间由呼吸频率和 I:E 比值决定。在 VCV 通气模式下,整个吸气周期中的气流速率是恒定的,形成一个方波。然而在整个吸气过程中气道内的压力是增加的。一些临床医生认为,持续的气流贯穿整个吸气过程可以防止肺不张;然而在我们看来,简单地设置一定水平的 PEEP 并在必要时应用肺泡复张手法似乎要容易得多。

这两种通气模式的实际区别在于,如果设置了峰值压力,则必须监测潮气量,如果顺应性发生变化,则必须调整峰值压力。如果设置潮气量,当顺应性变化时则必须监测压力并调整流量、吸气时间和吸气波形或潮气量。例如,在 PCV 模式下行腹腔镜手术,当腹腔充满二氧化碳时,潮气量减少,需增加压力或频率来维持相同的每分钟通气量。在

同一个病例中,在 VCV 模式下,通气压力升高,临床医生需要决定是否可以忍受压力增加,或者潮气量是否需要轻微减少。由于 PCV 和 VCV 模式之间的气流模式不同,达到与 VCV 模式相同的潮气量需要更大的压力。对于大多数肺功能正常的儿童来说,这种差异可以忽略不计。根据制造商的不同,VGV 通气模式有不同的名称。一些临床医师认为这种模式是 PCV 和 VCV 的典型通气策略。临床医生设定了所需的潮气量,而呼吸机监测几次呼吸后气道中的压力,并进行调整以达到所需的潮气量。然后以重复方式,呼吸机使用压力来达到设定的潮气量。目的是使用最小压力来输送设定的潮气量。所使用的气流模式是一个减速波形,整个吸气过程中的压力是恒定的。这似乎是两全其美,因为这种模式可以用于接受肌肉松弛剂或深度麻醉的儿童。然而当患者的肺顺应性迅速变化时,如咳嗽或呕吐,很难维持设定的潮气量。

急性肺损伤或急性呼吸窘迫综合征(ARDS)患儿的呼吸管理需要特殊的气压伤防护通气策略。最新一代的麻醉机可以精确测量和输送潮气量,达到 6~8ml/kg 的目标。与患者总人数相比,只有少数 ARDS 患儿会进手术室。因此以目前麻醉呼吸机的先进程度,将 ICU 呼吸机引入手术室可能没有显著的益处,即便是对呼吸依从性差的儿童。目前的麻醉设备包括 ICU 中常用的所有通气模式。此外,使用麻醉机的一个显著优势是能够通过吸入麻醉药快速加深麻醉深度。此外,如果将 APL 阀设置为与 PEEP 相同的数值,临床医生可以在机械通气和手通气之间来回切换,而不改变 PEEP。使用 ICU 呼吸机时,患者从机械通气切换到手控通气会中断;可能会丢失 PEEP,可能会减少肺复张。

最后,关于通气模式,新型麻醉机允许临床医师设置压力支持水平。当患者通过通气回路上的负压或改变气流触发呼吸时,压力支持提供额外的气道压力。触发敏感度可以调整,使大多数儿童能够启动压力支持。如果触发器设置得很低,则可能发生"自动循环"。当呼吸机回路内的压力或流量因 ETT 周围的漏气而发生变化或其他非患者启动机制,从而触发 PS 呼吸时,就会发生自动循环。这通常根据通气频率很快伴随潮气量很小可以确定。

压力支持通气有很多好处。对于没有使用神经肌肉阻滞药物的儿童,压力支持允许他们设置自己的呼吸频率。这使得临床医生可以使用呼吸频率作为麻醉深度以及阿片类疼痛药物浓度的监测方法。与自然通气相比,压力支持还可以在手术结束时提供更多的分钟通气,这可能会缩短苏醒的时间。如前所述,LMA 的尖端和柄可以增加婴儿和幼儿的机械性无效腔。有时,患者的潮气量可能很小以至于无法克服无效腔。使用压力支持和 PEEP 可以帮助患儿克服这个无效腔,保持正常的二氧化碳水平。

最新一代的麻醉呼吸机可以精确地提供预定的 PEEP 值。它们通常会中断新鲜气流,从而使潮气量既不随新鲜气流而改变,也不依赖于新鲜气流。在早期的麻醉机中,持续不断的新鲜气流会产生少量的 PEEP。在现有的呼吸机下,可以提供零 PEEP 麻醉。即使是少量的 PEEP 也没有好处的情况很少(可能在颅内压升高或单肺通气)。对于有足够血管内容量的儿童,即使高 PEEP 也不会降低其心排血量[108, 109]。临床医师应进行肺泡复张术,然后增加 PEEP 以保持肺泡开放,而不是增加氧气的吸入浓度,以应对氧饱和度的降低[110]。

麻醉机功能够监测气道内的压力和流量。此外,还能在呼吸回路的弯头处监测吸入和呼出的气体浓度。这些监护提高了患者的安全性,并提供了合适通气和麻醉深度的即时反馈。麻醉机可以检测到气道压力升高,提示气道阻塞或支气管痉挛、呼吸回路断开、呼吸暂停、压力高或低,以及通气不足、吸入氧浓度低、吸入麻醉药浓度高、二氧化碳重复吸入和呼气末二氧化碳过高。此外,连续的呼气末二氧化碳波形、压力-流速(P-F)和压力-容积环(P-V 环)可以提供大量有关呼吸系统的信息。最新一代的麻醉机还允许输入儿童的年龄和体重,从而可以在麻醉开始时根据儿童的年龄、体重和其他变量设置特定的警报(请参阅下文)。

监测气道气体的一个方面是必须用一个 Luer 接头将气体采样管紧密连接到麻醉机上。机械无效腔从麻醉机呼吸回路的 Y 型接头开始向远端延伸,这包括弯头本身、湿热交换器、柔软或可折叠气道接头及 LMA 的连接区域。所有这些物品都能显著增加儿童的无效腔。尽可能使用容量较小的物品,尤其对于新生儿和婴儿。

需要注意的是,麻醉机可以准确监测吸气和呼气量,但无法增加潮气量来补偿 ETT 周围的漏气。气管漏气严重时,可以用较大的潮气量来补偿。胸部起伏、呼吸音和呼气末二氧化碳数值和间断血气一样都必须监测。

设备车

使用可移动、可锁、多抽屉手推车存放各种类型和尺寸的物品对婴幼儿麻醉时很有帮助。抽屉应便于使用,气道设备、药品、静脉输液、监控设备、气道设备和吸痰管应分开放置在贴有适当标签的抽屉中。为了促进麻醉的有效和安全,明智的做法是分别设计和添加物品给每一辆车。由于儿科麻醉经常在手术室外进行,这些移动手推车简化了麻醉的安全操作,并确保在这些区域为各种年龄段的儿童提供所有必要的设备(表 52-2)。

表 52-2　儿科设备推车清单

	抽屉内容				抽屉内容		
抽屉 1	正常工作的喉镜手柄(2)			抽屉 1	1(2)		2(2)
	正常工作的喉镜片				2(2)		3(2)
	Miller	Macintosh	Wis-Hipple		3(2)		
	0(2)	1(2)	1$^1/_2$(2)		Magill 钳:1 儿童,1 成人		

表52-2 儿科设备推车清单（续）

抽屉内容		抽屉内容	
抽屉1	2.5cm宽胶带（4）	抽屉4	1%利多卡因（5）
	1.2cm宽防水胶带（4）		去氧肾上腺素（5）
	非乳胶材料止血带：		1:2 000新斯的明（10）
	1.9cm和0.6cm每种4个		麻黄碱（5）
	剪刀		阿托品（10）
	手电筒		异丙肾上腺素（1）
	额外的喉镜手柄电池		呋塞米（3）
抽屉2	面罩		1:1 000肾上腺素（10）
	新生儿（3）		琥珀胆碱（1）
	婴儿（3）		罗库溴铵（1）
	幼儿（3）		地塞米松4mg/ml（2）
	儿童（3）		多巴胺（2）
	青少年（3）		昂丹司琼（10）
	成年人（3）		丙泊酚（10）
	气管导管	抽屉5	儿科无套囊气管导管：
	3.5cm（5）		2.5（6）；3.0（6）；3.5（6）；4.0（6）；4.5（6）
	5.0cm（5）		5.0（6）；6.0（6）
	6.0cm（5）		儿科有套囊气管导管：
	7.0cm（5）		5.0（3）；5.5（3）
	8.0cm（5）		成人有套囊气管导管：
	9.0cm（5）		6.0；6.5；7.0各2根
抽屉3	纱布海绵（消毒和未消毒）		不同尺寸的导芯
	圆形双面胶贴纸	抽屉6	儿童和成人食管听诊器（6）
	橡皮筋		成人心电图片（10）
	自黏绷带		儿童心电图片（10）
	酒精棉签		6.5F吸痰管（6）；8F和14F各10个
	抗生素药膏		儿童和成人Yankauer吸引管（各10个）
	水溶性外科润滑剂	抽屉7	注射器：60ml（2）；20ml（6）；12ml（10）；6ml（10）；
	5%利多卡因软膏		3ml（20）；3ml（20）
	夹子		1ml注射器与27号针头（20）；
	安全别针		用于稀释药物的针头（18、20、22、25号）
	角膜润滑剂	抽屉8	静脉留置针：
	小儿血样管（蓝色、红色、紫色和绿色）		24号；22号；20号；18号；16号；14号
	眼罩		儿童静脉输液固定板：2个尺寸（4）
抽屉4	成人碳酸氢钠（2）		T-型连接管，三通，多通道连接管，Clave连接头
	8.4%儿童碳酸氢钠（2）		Luer连接器，小流量（0.5～1ml）给药延长管
	4.2%婴儿碳酸氢钠（2）	抽屉9	儿童和成人静脉输液器（6）
	利多卡因100mg（2）		儿科滴定管（2）
	50%葡萄糖（1）		静脉扩张装置（2）
	25%甘露醇（1）		乳酸林格溶液250ml 0.9%生理盐水溶液（5）
	苯海拉明50mg（2）		空气过滤器（6）
	10%氯化钙（4）		头带
	10%葡萄糖酸钙（4）		血压袖带（每个型号2），1成人听诊器
	无菌用水		婴幼儿血氧饱和度传感器

这仅是建议的设备车材料。每家医院应根据其特殊需求和便利性调整抽屉的顺序及其内容。

除颤仪和体外起搏器

每一个手术室应配备直流除颤仪。如果能量范围可以调整到适当的水平（如2J/kg），且可以配备有儿童手柄，则没有必要配备专门给儿童用的除颤仪。一个可以提供同步除颤能力的传感电路是很有必要的。在某些情况下，在儿童的胸和背或右胸和左胸使用一次电极板的体外除颤器可提高反应速度。这些电极板可以在麻醉诱导前用于高危儿童（如心脏手术、心肌病、房室传导缺陷）[64, 111-115]。允许体外心脏起搏的类似装置代表了高风险婴儿和儿童的重大进展（见第40章）[116-118]。

区域麻醉和血管置管的超声辅助

随着手术室中常备超声仪器，某些操作如中心静脉插管和局部神经阻滞可以使用超声辅助[119-122]。据报道，如果医生有经验，超声引导下血管置管（见第49章）[120, 123-126]和区域麻醉（见第42和43章）[119, 127-129]的成功率和安全性有所提高。

大多数麻醉医师会使用超声波获得二维（2D）图像，但可能不知道超声波机器的所有功能。新的机器可以让临床医生冻结图像、测量距离、放大一个区域、增加图像的增益、询问彩色多普勒信号、打印并可能传输图像。彩色多普勒可以将表示反射组织的速率的彩色编码反映在二维图像上。通常，当血流方向为远离传感器时，血流用红色表示；当血流方向为朝向传感器时，血流用蓝色表示。使用彩色多普勒可以提高动脉和静脉血管的识别，从而提高患者的安全性。打印或传输静态图像到病历的能力在将来很可能对区域麻醉的法医学鉴定资料很重要。

超声物理特性在某些方面有利于儿科患者。高频率探头提供更好的空间分辨率，但穿透深度有限，而低频率探头穿透强可识别较深的结构，但分辨率低。幼儿和婴儿拥有良好的声学窗和很容易被识别出来的结构，因为这些结构比成人更为表浅（见第42和43章）。使用超声波时很难看到针头[130]，因为它们不会进入与传感器平行的超声视场。针的角度越大，反射越少，因此超声波波形越小。此外，软组织是液体、脂肪、结缔组织和肌肉的混合体，每一种都有不同的阻抗，这使得区分针和背景材料变得困难。制造商已经用两种不同的方式来解决这个问题：增加针的回声和通过电子控制超声信号来增强针组织界面。制造商有 Havel Incorporated、Pajunk、B Braun Medical 和其他公司已经对针头的两侧进行了隔热处理，以增加其回声。有多家超声麻醉设备制造商增强了软件以提高我们可视化针头的能力。BK Ultrasound 称其功能为"X-Shine"；GE Healthcare 称其功能为 LOGIQ-e；Mindray Zonare 称其功能为"iNeedle"；Philips 称其功能为"可视化针头"；FujiFilm SonoSite 称其功能为"高级可视化针头"；Toshiba Medical Systems 称其功能为"活检增强自动模式（BEAM）"。每年在不同的医学会议上都有许多超声研讨会，培训从业者使用超声进行血管置管和区域麻醉。

监测设备

麻醉记录和药品条形码管理

自动化麻醉记录保存系统在临床麻醉中正迅速普及，很可能在不久的将来在所有麻醉地点（除了非常小的麻醉地点外）取代纸质记录。这些系统也被称为麻醉信息管理系统（Anesthesia Information Management Systems，AIMS）。对于许多机构来说，问题不在于是否要使用 AIMS，而在于要使用哪个系统，以及是否要切换到软件或供应商的较新版本。将 AIMS 融入临床的决定超出了本章的范围。这些系统很昂贵，需要大量的硬件和软件投资及维护合同，这些系统通常必须与医院范围内的电子病例系统（electronic health records，EHR）高效整合。因此，医院管理人员通常根据信息科和麻醉科的建议来决定购买哪些系统[131-133]。AIMS 可有效地取代纸质图表，减少麻醉医师的工作量，使他们能够专注于患者监护。理想的 AIMS 应整合麻醉机、监护仪、其他设备和电子病历系统的信息。其他功能包括自动计算输入、输出的累计总数和药物输注，记录是否符合法规要求，如"术前暂停确认（time-outs）"和"术前使用抗生素"的执行[134, 135]。这些功能是否会降低围手术期的发病率和死亡率还不清楚[136]。生理变量的自动记录可以提高数据的准确性，但也有可能出错[137, 138]。例如，开放静脉时绑止血带会影响脉搏血氧信号，电切和电凝可能会暂时干扰心电图和温度读数，动脉血压读数会因定期实验室指标检测的抽血而中断。这些值可以注释，但大多数麻醉采集系统不是错过就是忽略这些错误或缺失的读数，在电子记录中留下异常或缺失的数据。这些错误可能会产生医学法理上的影响及质控问题。

使用同一制造商的 AIMS 和 EHR 有许多原因。然而，这些系统中的许多都是由工程师而不是麻醉医师设计的，其用户界面和工作流程模式都很笨拙。这些系统的许多工作流程最初可能非常烦琐，并且与使用纸质记录有很大的不同。在购买这些系统之前，应在实际条件下对其进行评估以确定其适用性。就数据而言，人们可以从 AIMS 中提取信息的准确性直接反映在其输入的准确性上[137]。如果数据容易输入和直接从 EHR 和/或监护仪导出，则数据可能更准确。遗憾的是，大多数 AIMS 制造商都关心的是替换纸质记录、提供法规遵从性、与 HER 整合，而不是关注于研究或质量改进项目提取数据的需要。我们鼓励采用以 10s 为间隔记录心率、呼吸频率、呼出和吸入气体、二氧化碳和氧饱和度等生理数据的 AIMS，用于科研和法医证据。

药物治疗差错、条形码编码和一体化

最近对成人患者的研究[139]表明，手术室中药物治疗的差错很常见[140, 141]。药物治疗差错同样是临床儿科中的主要问题，也是唤醒安全质量改进活动的焦点之一[142]。包括错误的药物、错误的剂量、错误的用药途径和错误的患者信息。书写错误药物、给注射器贴错标签和写错浓度标签的人在给注射器贴上标签的过程为药物治疗差错提供了多种机会[143]。导致用药错误的药物治疗差错可以通过彩色标签减少（如肌松药为红色，阿片类为蓝色，诱导药物为黄色），

但先进的技术让我们可以考虑对特定药物实施条形码确认。这样的系统提供了注射器的准确标签（日期、时间、浓度和提供者的首字母），并在减少手术室内外的药物治疗差错方面取得了巨大成功[140, 144-148]。这项技术在儿科麻醉中还没有采用。在 2014 年的一项研究中[149]，全美 34 家儿童医院都没有使用条形码技术来识别药物。条形码标签可以很容易地整合到 AIMS；它们可用于给各个注射器贴上标签，并验证注射的药物是否正确。我们鼓励所有儿科麻醉医师采用这一安全功能，希望在不久的将来能够实现这一变革。

心前和食管听诊器

心前和食管听诊器为有经验的医生提供了检测心律失常、气管插管阻塞、喘息、气道阻塞、喉痉挛及血压较基线（心音变弱）下降等关键事件的机会。遗憾的是，在过去几十年中，使用心前听诊器用于手术室儿童的监测有所减少，这一趋势似乎在每一代麻醉医师中都在继续。这一问题的突出表现是，如果临床医生在培训期间不使用心前听诊器，那么他们在毕业后也不太可能使用。

心前听诊器用双面胶盘贴在皮肤上。它可以放在靠近心脏顶点的位置以便最好地听到心音，放在胸骨上切迹以便最好地听到心音和呼吸音的组合，或如果有可能无意中气管导管进入右主支气管，可放在左腋下听诊（如法洛四联症矫治术）。非金属听诊器可用于磁共振成像，但实际上相对于使用心前听诊器，麻醉医师更喜欢监测呼气末二氧化碳。

一次性食管听诊器，通常与温度探头结合使用，作为心胸监护仪已经取代了心区听诊。集成探头比单独的温度探头大，因此一般用于 2 岁及 2 岁以上儿童。探头顺着食管往下，直到听到心音最大化即位于心脏后方，该部位是理想的听诊位置。

心前听诊器和食管听诊器的几项技术进步已进入商业市场。这些监护仪的无线版本将音频信号转换成数字数据，这样"声音"就可以无线传输到麻醉医师佩戴的接收器上。这使得麻醉医师可以在手术室里走动，而不是被拴在短的听诊器上。心前听诊器和食管听诊器的一个重要优点在于它们能机械地传输声波，而且设备故障的可能性较小。即使与脉搏血氧测定法和二氧化碳描记法相结合使用时，听诊器也能极大保证患者有血压和心排血量。如果无创血压和脉搏血氧饱和度不正常，但患儿的心音很强，则前两个监测仪可能存在技术问题。但是，如果无创血压和脉搏血氧饱和度不正常，并且心音非常微弱，则可能会影响心脏输出，应立即集中注意力解决该问题，而不是排除监视器故障。

无创血压监测

无创血压监测是临床监护的主要手段。应提供适合不同年龄段的不同尺寸的血压袖带。血压袖带应覆盖上臂长度的 2/3 左右。许多医生建议在小腿和上臂使用同样尺寸的血压袖带，但几乎没有证据支持这一建议[150, 151]。有些人可能会选择在手臂无法测量的情况下用大腿测量血压，但这并不常见。由于动脉波形在全身的传播，与上臂的血压相比，小腿上获得的血压收缩压稍高，舒张压稍低[150, 152]。自动无创血压装置使用振荡方式检测血压。这些装置能够进行频繁和准确的测量。为防止对患者造成伤害，选择正确的无创血压袖带尺寸十分重要（新生儿、儿童、成人）。正确设置充气压力和放气时间的范围以确保不会造成静脉淤滞或神经压迫损伤。大多数设备都有两套连接管：一套用于儿童和成人，另一套用于新生儿。新生儿充气管有不同的接头和对应的 BP 袖带；它们不能与成人的互换。新生儿血压袖口的尺寸通常为 1~5，与婴儿体重（单位：kg）大致相同。需要注意的是，必须将监护仪设置为正确的患者和管道尺寸以便算法生成准确的信息。如果需要应提供备用设备，通过听诊获得血压。但如果无创血压信号丢失，应立即将信号丢失归因于低血压，并适当治疗（使用容量和/或血管加压剂），直到对设备进行评估。

心电图仪

心电图是临床监测的主要手段。对于儿童全身麻醉，心电图的三导联监测通常足以检测心律失常和基本心率。监视器应显示单个波形（通常为第二导联），通常不需要 ST 段分析。导联的典型位置是右肩白色导联、左肩黑色导联、左侧胸壁红色导联。红色导联放置在左下肢通常是不可行的。此外，根据手术区域的不同，导联的放置经常会发生轻微的变化。小儿心脏麻醉采用五导联心电图监测。五导联心电图提高了对心肌缺血的监测，通常监测三种波形。五导联心电图的导联位置与三导联相同，增加一根绿色导联在右侧胸壁和一根棕色导联在胸部右缘第四肋间（V_1）。

QRS 波的监测是自动的。如果存在，可在监视器上设置 QRS 音调的信号，使其来自心电图、脉搏血氧饱和度或动脉波形。选择 QRS 信号来源取决于手术类型，因为电刀干扰心电图信号。磁共振检查需要特殊的非金属心电图导联和监护仪。由于导线与患者接触不良会造成心电图监测的大多数问题，有时可用酒精清洗皮肤和放置新的电极片来改善。考虑到电刀和磁共振成像过程中的干扰，最好由脉氧仪提供心率信号。

氧气监测仪

每台现代麻醉机都内置了监测吸入氧浓度（FiO_2）的传感器。传感器还可以监测氧气管路中的压力下降，这是对故障安全装置的补充。有警报的氧气监测仪是防止输送低氧气体混合气体所必需的，但也可以将其设置为高 FiO_2 警报。FiO_2 低也有可能是闭环系统中使用空气 - 氧气混合气体行非常低流量麻醉的意外结果。但在有些情况下，低 FiO_2 是有益且可取的：①一些先天性心脏病患儿可能需要降低吸入氧浓度，以平衡肺和全身血流；②在气道手术中减少气道火灾的风险；③降低早产儿视网膜病变风险[153-155]（见第 34 章）。对于早产儿视网膜病变，重要的不是吸入氧浓度，而是儿童的动脉氧分压（PaO_2）。如果新生儿在其他方面安全，在不增加围手术期死亡率的情况下，通常做法是将吸入氧浓度降低到脉搏血氧饱和度（SpO_2）测量值介于 91% 和 95% 之间，将氧中毒风险降至最低（见第 37 章）。

温度监测仪

麻醉期间应监测儿童体温以防止低体温或高热。在儿科麻醉中，特别是新生儿和婴儿，低温是一个很常见的问题，目前在很大程度上可通过暖风机使用来解决。高热最常见的原因是医源性过热和在体温升高的情况下不能降低外源热源的温度。高热的其他原因包括恶性高热、甲状腺毒症、败血症、药物过量(可卡因、单胺氧化酶抑制剂和美哌替啶)，以及关节发育不全或成骨不全的儿童。在患有恶性高热的儿童中，发热是呼气末二氧化碳升高、呼吸急促和心动过速等其他因素导致的一种迟发症状。可以监测腋窝、鼻咽、食管、直肠、鼓膜和皮肤的温度，鼓膜或食管温度是中心温度最可靠的测量方法。直肠温度不可预测，因为探头的尖端可能会位于大便中，使真实体温得到缓冲。膀胱温度可以通过具有集成温度监测器的 Foley 导尿管测量，但这些导尿管的尺寸仅适用于年龄较大的儿童。众所周知，皮肤温度通常对体温的变化反应缓慢，对体温测量不准确。腋窝温度经常测量不准确，因为探头尖端不在腋窝内。在这种情况下，探头测量环境温度，可能是室内空气或暖风机(高达 43℃)的温度。腋温可能检测到恶性高热导致的体温升高，因为三角肌是最大的肌肉群，其静脉血可以通过腋下的探头来检测。

无创氧饱和度监测仪

脉搏血氧饱和度监测

脉搏血氧饱和度监测是儿科麻醉临床监测的主要方法，大多数机构强制要求在每种麻醉中常规使用。传感器通常放置在手指和脚趾上，但可应用于耳朵或其他身体部位。脉氧仪最初问世时，临床医生不是非常相信脉氧仪在检测氧饱和度方面可以优于临床判断[156,157]。而如今则已成为共识(E 图 52-3，E 图 52-4，E 图 52-5)。脉搏血氧监测仪通过红光(660nm)和红外光(930nm)的组织吸收率测定血红蛋白的动脉血氧饱和度(SaO$_2$)。两个传感器的存在使该设备能够识别与组织背景氧饱和度相反运动(动脉)的血液，波长的选择也是利用氧合血红蛋白和脱氧血红蛋白在这些不同频率下的光吸收差异。传感器仅在手指张开时通过检测手指的体积在收缩期增加来测量，因此该装置可将动脉和静脉血液分离，因此被称为"脉氧仪"。利用制造商专有的算法，将光吸收率转换为氧饱和度；也就是说，它们的 LED 灯和检测器的组合产生一定的比率或信号，且通过仪器自己的算法显示出饱和度值。这些算法是由成年志愿者在通过面罩接受低氧气混合气体的同时产生不同程度的低氧饱和度而产生的。使用 70% 及更高的动脉血氧饱和度值及其配对的脉搏血氧比值来校准算法。然而这些算法是以成人志愿者为研究对象创立的，然后应用于儿童。

那么脉氧仪的准确度如何？发表的最大样本量的研究比较了 SpO$_2$ 值和来自动脉的 SaO$_2$ 值，共有 225 名受试者和 1 980 个样本[158]。结果表明，SpO$_2$ 和 SaO$_2$ 之间的偏差或差异取决于饱和度的范围。SpO$_2$ 值在 90% 到 97% 之间，仅超过 SaO$_2$ 1%。然而<90% 的 SpO$_2$ 值，超过 SaO$_2$5%(随着 SpO$_2$ 的减少，差异更大)。对有一定程度肺损伤的儿童应调整呼吸机参数，使 SpO$_2$ 保持在 90% 以上。然而 SpO$_2$ 低于 90% 的婴儿和儿童的脉氧仪准确性(如在发绀性心脏病，喉痉挛中)更令人担忧，因为姑息性手术或急性事件期间干预的决定通常基于 SpO$_2$ 低于 90%。被研究过的主要品牌中，

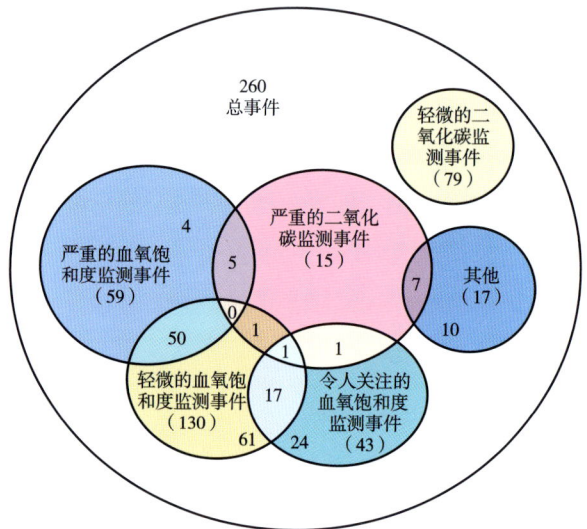

E 图 52-3　在所研究的 402 名患者中，共有 153 名患者出现 260 个问题。严重氧饱和度下降事件(SpO$_2$≤85%，持续时间≥30s)和严重的二氧化碳监测事件(食管插管、气管插管扭结、电路断开、意外拔管)都在粗体圆圈内。还提出了轻微氧饱和度下降(SpO$_2$≤95%，持续时间≥60s)和令人关注的事件(SpO$_2$≤85%，持续时间<30s)。轻微的二氧化碳监测事件是单纯的高碳酸血症(P$_{ET}$CO$_2$≥60mmHg，持续时间≥60s)或低碳酸血症(P$_{ET}$CO$_2$≤25mmHg，持续时间≥60s)。圆圈中列出了满足每个类别标准的事件总数。请注意，有些事件满足两个或多个类别的标准。P$_E$CO$_2$，呼气末二氧化碳；SpO$_2$，脉搏血氧饱和度(摘自 Coté CJ, Rolf N, Liu LM, et al. Asingle-blind study of combined pulse oximetry and capnography in children. *Anesthesiology*. 1991; 74[6]: 980-987)

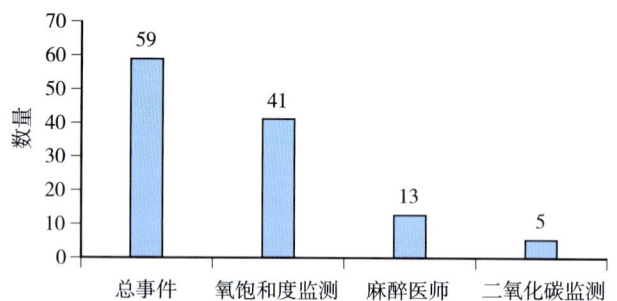

E 图 52-4　共观察到 59 个主要的饱和度下降事件。近 70% 的患者是首次用血氧饱和度监测仪诊断的，22% 是麻醉医师诊断的，只有 8% 的患者是呼气末二氧化碳监测诊断的。脉搏血氧饱和度监测是目前为止提供饱和度下降早期预警的更敏感的监测方法(摘自 Coté CJ, Rolf N, Liu LM, et al. Asingle-blind study of combined pulse oximetry and capnography in children. *Anesthesiology*. 1991; 74[6]: 980-987)

没有哪一个品牌比其他的品牌能够更精确地测量。

一些制造商用来提高脉氧仪信号精度的另一种技术是平均测量 5～10s。这样可以使监护仪更好地对产生的信号进行特征化并尽量减少伪差。在低氧或不饱和的情况下，临床医生必须理解这种平均值的意义。例如，在插管困难或喉痉挛的情况下，脉氧仪信号会滞后于低氧饱和事件。这也意味着在重新建立开放气道和通气后，饱和度改善的时间总是比预期的要长。一项对麻醉儿童持续心排血量的研究发现，

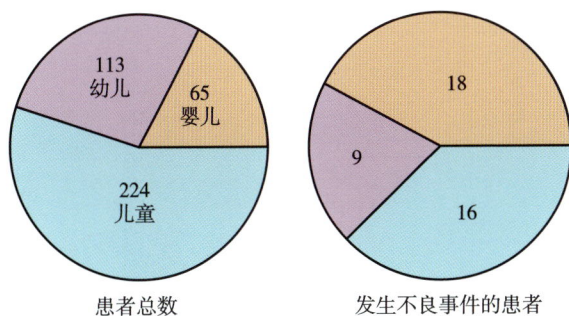

E 图 52-5 左边的饼图显示了 402 名受试者的年龄分布，右边的饼图显示了每一个类别的主要氧饱和下降事件的患者数量。注意，婴儿的发病率明显高于幼儿或儿童（P=0.001）（改编自 Coté CJ, Rolf N, Liu LM, et al. Asingle-blind study of combined pulse oximetry and capnography in children. *Anesthesiology*. 1994；74［6］：980-987）

随着低氧饱和更加严重，心搏指数降低，但伴随着心率的代偿性增加，心排血量保持不变；心动过缓似乎是心脏低氧血症的一个相对迟发的症状[159]。

制造商正在不断改进算法和设备，以消除运动、肤色较深、灌注不足、体温过低或环境光照增加可能产生的误差。改进的算法和滤波已经显著减少了运动误差。低灌注和低氧状态为脉氧仪技术提供了持续的挑战，一些制造商已经生产了特定的装置和传感器来解决这些问题。

脉氧仪制造商已经向两个不同的方向努力以提高其设备的精确度。Masimo 公司利用多波长技术开发了脉氧仪：Masimo Rainbow Pulse Co-oximeters 可提供更多超出氧饱和度的信息。额外波长的存在使血氧计能够提供血红蛋白、羧基血红蛋白和高铁血红蛋白的连续读数。对不同人群血红蛋白测量结果的验证进行了研究，取得了成功[160-164]。尽管这些设备可能不完全准确，但能够在手术过程中将其作为趋势监护来跟踪也是很不错的。另有一家脉氧仪制造商使用阻塞光谱法测量血红蛋白。该装置的准确性已在成人身上进行了研究，主要用于对献血者进行预筛选[165-168]。遗憾的是，可重复使用的传感器因尺寸大小而限制了在儿童中的使用。在急诊科引进无创测量碳氧血红蛋白和高铁血红蛋白的能力，使得筛查大量患者成为可能，同时应考虑到一些可能的错误。进一步的验证研究和改进算法正在进行中[163, 164, 169, 170]。

任何异常值及有正常结果（假阴性）的可疑临床情况应通过验证性试验进行评估。理论上，存在超出碳氧血红蛋白和高铁血红蛋白的异常血红蛋白会影响脉氧仪的准确性[171]，尽管最常见的异常血红蛋白（胎儿和镰刀细胞）对脉氧仪没有影响[172-174]。应该进一步指出，这些专门的血氧计探头非常昂贵（是普通探头的三到四倍），因此在儿科常规监护中的作用有限。另一个方向涉及信号处理，如 Massimo 称作的信号提取技术（signal extraction technology, SET）。对于一些制造商来说，脉氧仪波形或体积描记术（通常称为"pleth"）是程式化的，而不是动脉波形强度的实际反映。对于其他制造商来说，Pleth 反映了灌注的程度。吸气时静脉回流到心脏的量增加，呼气时静脉回流量减少，静脉回流随呼吸的周期性变化转化为动脉脉搏波高度的细微变化。当中心静脉充盈压降低（低血容量）或吸气力量显著增加（上气道阻塞）

时，这种效应（奇脉）更为明显。最新一代的脉氧仪有信号处理技术可以检测这些变化。低血容量、血管收缩和心排血量减少也可导致 Pleth 信号丢失[175, 176]。除了提供灌注的可视化指标，识别 Pleth 的处理过程还可用于估计呼吸频率。在 Masimo SET 基础上，Pleth 变异指数（pleth variability index, PVI）是预测接受液体治疗患者的心排血量的一种计算方法。虽然在这方面仍存在一些不确定性，但对 PVI 技术进行了研究，结果显示，在成人和儿童 PVI 技术是有前景的[177-179]。

Covidien 将其 Nellcor 脉氧仪转向不同的方向以提高其设备的精确度。Nellcor 利用 Oximax 技术在传感器上嵌入了一个数字存储芯片，而不是产生多个波长的光，该芯片包含该传感器的校准和操作特性，从而提高了精度。任何发光二极管产生的光波长都存在一定的变化；该芯片允许存储特定波长的信息并将其转发给设备以使用最精确的算法。Nellcor 脉氧仪具有呼吸频率监测功能，但它们似乎还没有评估液体反应性的算法。

此外，集成电路的小型化和制造也使脉氧仪的尺寸缩小到可以放在手指上。它们也被集成到许多手表和健身设备中。尽管还没有测试过这些设备的准确度，但许多制造商已经迅速将其推向市场。一些临床医生现正在使用这些设备进行短途运输到恢复室，这样不至于途中完全没有监护。这是否会改善临床预后，或者这些设备是否会取代主要制造商的产品，还有待确定。

反射式血氧饱和度测量仪

反射式血氧饱和度测定仪最初是为了在困难的临床条件下改善氧饱和度数据，例如灌注减少、运动状态及标准透射血氧饱和度探头的最佳位置可能不存在的条件下（如烧伤）。反射式血氧饱和度测定仪背后的技术涉及红外光和红外光的多个波长的发射，这些红光和红外光在距离同一探头传感器上的二极管一段距离的两个或多个光电探测器中被感应到（图 52-7）。这些装置测量反射光而不是透射光。用于制造这些血氧仪探头的技术允许在平坦的表面上使用，如前额和胎儿头皮上。前额在儿科麻醉医师中应用最多。一般来说，对反射式血氧饱和度测量仪的研究表明，当探头直接置于动脉和静脉上方时，这些装置更容易受到不稳定测量的影响[180, 181]。在前额使用反射式血氧饱和度测定仪的一些潜在优势包括：在灌注不良、运动不足的情况下其信号更好，以及比传统的外周血氧仪探头更快的反应时间[182, 183]。然而，可能存在的缺点包括信号丢失率高（没有可测量的信号）和准确性差，通常测量值低于手指传输的血氧饱和度，特别是在静脉充血的情况下（如垂头仰卧位或阻碍静脉回流的情况）。几项研究表明，与四肢脉搏血氧测定法和动脉血氧测定法相比，早产儿前额[184, 185]和胸部周围[186]同时测量的氧饱和度具有良好的相关性；这些研究也报告了明显的丢失率。

救生箱监测倡议

长期以来，我们认识到使用脉搏血氧测定技术提高了患者的安全性，在发达国家广泛使用脉搏血氧测定技术。遗憾的是，在发展中国家，全麻期间脉搏血氧测定的可用性无法

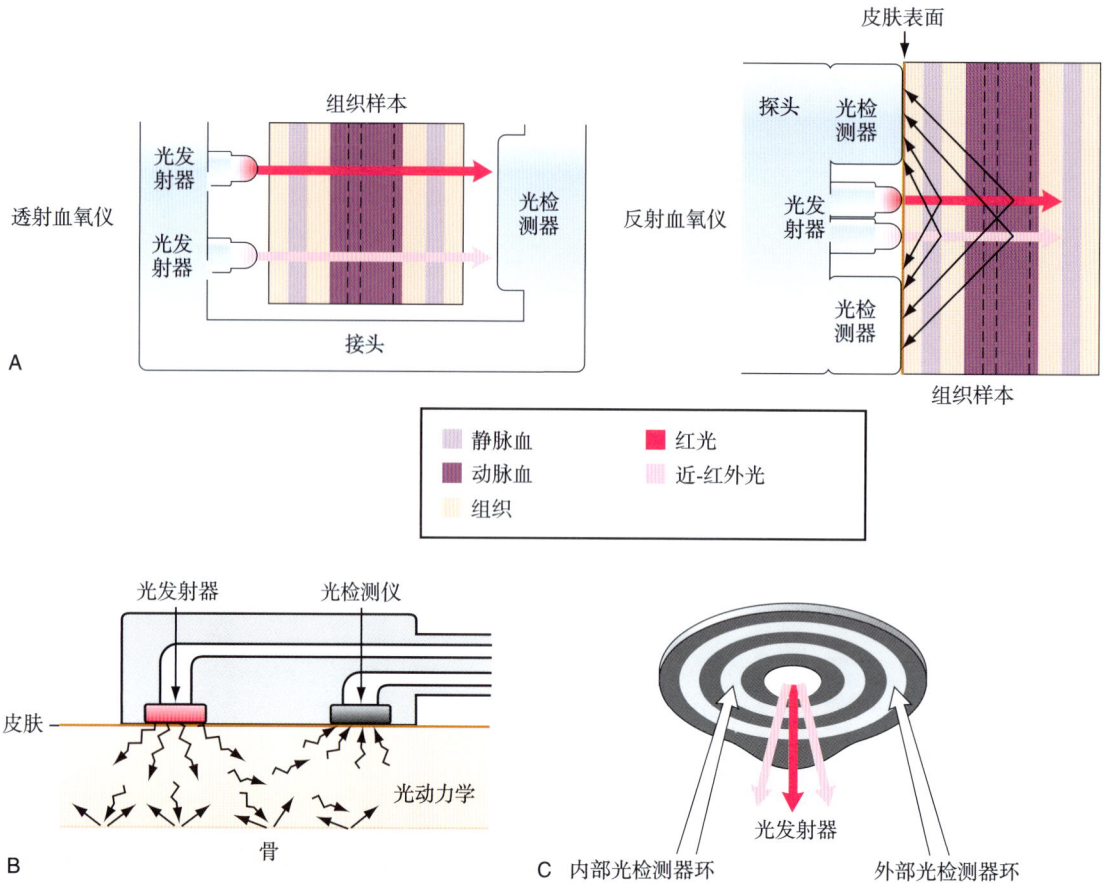

图 52-7　A. 常规透射脉冲氧化法与反射率氧化法的比较。请注意，在常规的氧饱和度测量中，光探测器位于手指的另一边，并检测通过手指传送的光。反射率氧化法光探测器位于光发射器的旁边并检测从组织中反射回来的光。B. 反射式血氧计的典型结构 C 设备中几个光探测器位于与光发射器不同的距离上。另外反射率血氧计可能在两个以上的波长内发出光，这是典型的常规传输脉冲血氧计（改编自 Kugelman A, Wasserman Y, Mor F, et al. Reflectance pulse oximetry from core body in neonates and infants: comparison to arterial blood oxygen saturation and to transmission pulse oximetry. J Perinatol. 2004; 24 [6]: 366-371; and Keogh BF, Kopotic RJ. Recent findings in the use of reflectance oximetry: a critical review. Curr Opin Anesth. 2005; 18 [6]: 649-654）

保证（见第 51 章）。事实上，据估计有 50 亿人无法接受安全的手术，其原因是全世界大约有 70 000 间手术室没有基本的麻醉设备，缺少 100 万名外科医师、麻醉医师和产科医师[187, 188]。麻醉相关死亡率是发达国家的 100~1 000 倍[189]。脉搏血氧测定现在是世界卫生组织安全手术拯救生命项目的一部分[190, 191]。救生箱基金会成立于 2011 年，是为发展中国家提供脉氧仪和教育的全球患者安全倡议[192]。该策略在健康志愿者中被证明是准确的[193]，它提高了数千人在麻醉下的安全性[189, 194, 195]。捐赠 250 美元给救生箱基金会购买一个捐赠设备，包括一个任何年龄段的通用探头、一个新生儿探头、一个多功能充电器和多语言教育 DVD；更多信息请访问 www.lifebox.org。

近红外光谱

近红外光谱（near-infrared spectroscopy，NIRS）是一种无创的光学技术，与脉冲血氧测定法具有相似之处，因为它通过生物组织利用 700~900nm 的近红外光的相对吸收率来测定组织氧合（E 图 52-6）。氧合血红蛋白和脱氧血红蛋白吸收不同频率的光，使用发射和检测不同频率近红外光的探头可用于估计组织氧合。在小儿麻醉中，该装置已广泛应用于先天性心脏手术后儿童"区域"脑氧饱和度（rSO$_2$）的监测[196-199]。在同一人群中也被用来检测肾灌注[200]，并被证明可以预测急性肾损伤的进展[201, 202]。NIRS 也被用于神经外科[203]、脊柱手术[204]、肾移植[205, 206] 及无组织皮瓣[207] 的缺血检测。NIRS 在 ICU 内[208]、脑损伤后[209] 和治疗性低温期间[210] 也有应用。脉搏血氧饱和度监测需要测量生物组织传输的总光的脉搏搏动（动脉）成分。由于 NIRS 不需要减去动脉成分，与脉搏血氧饱和度监测相比，信号强度超过 100 倍，且不受灌注不良的影响。NIRS 易受运动伪影和环境光噪声的影响，尽管软件算法已显著减少了这些误差源。放在患儿前额（或其他组织表面）上的探头测量探头下方组织中的氧合血红蛋白和脱氧血红蛋白的浓度。NIRS 装置在功能上测量了表层下组织中血液的氧化作用，包括小动脉、毛细血管和小静脉中的血液。大部分（约 85%）的信号源于小静脉；皮肤、骨骼和颅外血液只吸收有限量的光，这些光从信号中减去，对婴幼儿的测量没有显著影响。因此 NIRS 可测量静脉和动脉血液中的氧饱和度，并表示出血管和组织中的平均饱和度。在脑血氧测定中，组

52

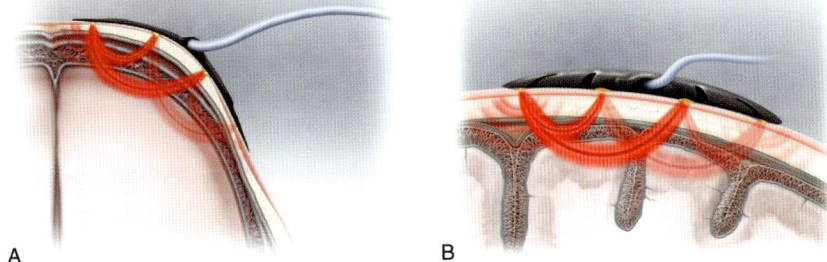

E 图 52-6　儿童近红外光谱的临床应用依赖于空间分辨率来提取表面组织测量值,从而分离出新生儿大脑皮质图像中的靶组织。测量的深度通过发光和光接收元件的间隔来解决。在这个图中,空间分辨率是红光在发光体和光接收器之间移动的弧线。注意短路径测量 A. 相当于间接组织,长路径测量。B. 相当于大脑皮质。由短路径返回的光从总返回光中扣除,从而隔离大脑皮质(蒙 Nonin Medical, Plymouth, MT 惠赠)

织中血液氧饱和度(即发送和发射探头之间)取决于影响氧转运的因素,包括脑血流($PaCO_2$)、血红蛋白饱和度、血红蛋白 - 氧结合亲和力、中心静脉压和氧动脉血氧饱和度。旨在改善氧气输送或降低脑氧合消耗的疗法可能会增加(rSO_2)[211]。

市场上有一些脑氧计:EQUANOX、Fore-Sight、INVOS、Niro-200NX。这些 NIRS 设备的性能已被审查[212];它们能检测到去饱和的发作,但准确性可能相差很大。反过来,它们可能更适合于监测大脑和组织氧合的趋势。已经有了一些新的发展,其中之一是诺宁医疗公司发布了他们的SenSmart,该产品在同一设备中整合了大脑和反射脉搏血氧仪。所有制造商现在都为婴儿和儿童提供传感器。正常局灶性脑氧饱和度(rSO_2)在 60%~80% 之间[213]。根据婴幼儿先天性心脏病的解剖学病变和动脉饱和情况,rSO_2 的变化范围有所不同[214,215]且这些价值可能会比健康的儿童少得多。在控制缺氧缺血状态下,在 40%~45% 的 rSO_2 范围内,脑电减慢,组织乳酸水平升高。rSO_2 在 30%~35% 范围内脑电图变平,如果脑缺血持续,则可能与组织梗死有关[216]。另一点需要强调的是,rSO_2 对脑氧饱和度有很大的影响,因此在稳态通气过程中,应该强调 rSO_2 值。这些设备需要在稳定状态下稳定一段时间才能准确,不能被认为是一个脉搏一个数字。

NIRS 技术具有很大的局限性。这些监测仪只测量探头下方组织的饱和度,这反映了局灶性组织氧合或缺血。如果探头放在额头上,它将反映额叶皮质的组织状态,而不可能反映大脑的其他区域。肾氧饱和度也是如此,肾脏是氧耗量最大的侧翼器官,该区域中的所有组织均对信号产生作用。因此不能将"肾"NIRS 的所有减少解释为反映全部急性肾损伤。最后一个问题仍然是 NIRS 监测。我们曾希望 NIRS 能为区域组织氧合提供实时指导,并允许研究干预措施改善氧合的有效性。研究表明饱和降低与结果之间存在潜在的关联[197,198,200-202]。然而将任何干预措施与成果联系起来的信息有限。正如最近的评论文章所建议的那样[217,218],需要进一步研究和改进 NIRS 技术,以阐明区域组织氧测定在儿科患者管理中的作用。

二氧化碳分析仪

主气流和旁气流分析仪

最常用的气体监测仪是红外 CO_2 监测仪。该监测仪特别适用于有关通气、肺泡二氧化碳清除、气道和呼吸机管理的教学。红外 CO_2 监测仪有两种结构,仅在 CO_2 分析的位置上有所不同:①旁气流分析仪,从麻醉回路吸入呼出气体并进行远程分析;②主气流分析仪,其中气体由位于呼吸回路弯头部附近的光学传感器进行分析。旁气流分析仪比主气流分析仪更轻且不麻烦,因为前者不需要插入呼吸电路的额外部件,通过插入弯头部呼吸回路的窄规柔性管吸入气体,但气体采样线和接头可能会被水或分泌物堵塞,需要更换部件。主气流分析仪不常被分泌物阻塞,但分析仪很重,如果使用小 ID 气管,光学传感器可能会扭曲气管而导致气道急性阻塞。目前大多数手术间的监测仪都采用旁气流采样,而大多数 ICU 监测仪采用主气流采样。目前的旁气流监测仪提高了精度,使气体采样率降低到 50ml/min,即使在较小的潮气量也具有很好的精度。

二氧化碳的存在是确保气管内插入气管的金标准。手术间里通常是通过呼气末二氧化碳图来实现,但在代码情况(呼出气简易监测器)下可观察石蕊变色而实现(E 图 39-4)。如果假定气管插管后未检测到呼出的二氧化碳,则必须假定气管导管在食管;或在代码情况下,应认为由于胸部按压不足而导致呼气中二氧化碳不足。还应该考虑的是,未检测到二氧化碳可能是由于设备故障,如采样管堵塞[218],或严重的支气管痉挛。然而谨慎的做法是首先用喉镜重新检查声门,以确定气管导管是否通过声门,如果是这样则考虑二氧化碳缺乏的其他原因。如果遇到插管困难,这将特别明智。另也有人在不重新检查气道的情况下拔除气管导管,用面罩做呼吸而重新评估情况。如果气管导管插入食管,二氧化碳图可能会在一次或两次的呼吸中出现。如果胃在气管插管前因为人工通气或哭泣而膨胀,或胃中有碳酸软饮料,则可在食管插管后立即检测到二氧化碳[219,220]。根据 NPO 指南后者应是非常罕见。如果在食管插管后检测到呼出的二氧化碳,二氧化碳峰值将很低,放置气管后随着连续呼吸,二氧化碳峰值将迅速降低。尽管超出了本章的范围,但应注意 ETCO₂ 值可作为有效心肺复苏的指标,并与结果相关[221-223]。

　　测定呼出的二氧化碳也有助于发现其他临床问题。临床上重要的空气栓塞会导致二氧化碳排泄量短暂而明显地减少,因为肺部有通气而无灌注,因此无效腔突然增加(见第 26 章,图 26-6,图 26-7)。定量测量可监测回路流量的变化、断开、气管导管扭结或意外拔管[224]。二氧化碳图也是显示急性恶性高热的最早临床症状和治疗效果(图 41-3)[224-226]。二氧化碳波形也可以帮助诊断其他类型的呼吸困难(图 52-8)[227]。支气管痉挛及对治疗的反应可通过 CO₂ 波形的变化来识别,支气管痉挛在呼气时会导致平台期的斜率增加,解痉后会使平台期恢复到水平(图 13-9)。一个低速记录器也允许趋势分析,我们已经发现,这在诊断回路小的泄漏、气管导管部分扭曲和再呼吸方面特别有用。在没有肺

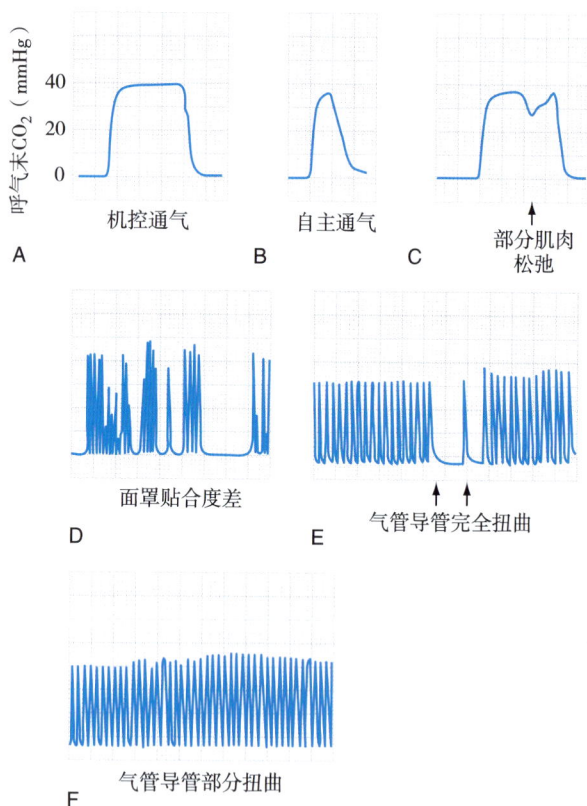

图 52-8　呼气末二氧化碳记录(A、B、C= 快速记录;D、E、F= 趋势记录)。A. 控制通气期间好的小肺泡气体采样,有一个长的肺泡平台期的正常波形。B. 呼吸频率快的自然通气,最小肺泡平台期。C. 肌肉松弛剂残余作用,注意吸气时波峰的变化,呼气时发生的变化。D. 面罩通气失败时的很多时段没有呼气末二氧化碳波形。E. 检测到无二氧化碳波形时可能发生了气管导管扭曲,呼吸通路断开,气管导管插入食管,短暂的呼吸暂停。F. 部分扭曲的气管内导管可能会导致二氧化碳值的缓慢变化;同样的情况也可能发生在支气管内插管、肺顺应性下降、呼吸通路漏气或代谢率增加。相反情况会发生在空气栓塞,低体温(代谢率降低)、肺顺应性增高、新鲜气体流量增加而未对呼吸机设置进行代偿性改变(摘自 Coté CJ, Liu LM, Szyfelbein SK, et al. Intraoperative events diagnosed by expired carbon dioxide monitoring in children. *Can Anaesth Soc J.* 1986;33[3 Pt 1]: 315-320)

分流的儿童中,动脉和肺泡 CO₂ 差值(PaCO₂ 和 P_ACO₂(如真实的呼气样品所反映)应在 2~3mmHg 之内。如果这种差值>5mmHg,且二氧化碳传感器已经过校准,那么就可以做出分流或分流严重的诊断。有严重肺部问题的儿童,如吸入性损伤,动脉和呼出二氧化碳值之间可能有较大的差异。这种情况下呼出的二氧化碳监测只能用于趋势和断开报警[228]。与使用面罩的气道管理相比,呼出的 CO₂ 将更准确地评估气管插管的儿童是否有足够的通气能力。然而,即使戴着面罩,也可确定是否存在支气管痉挛和气道阻塞。用 LMA 进行机械通气时 ETCO₂ 监测的准确性接近气管内导管[229]。

经皮二氧化碳测量

　　经皮二氧化碳分压(PtcCO₂)监测在早产儿和足月新生儿中的应用已有多年,但在儿科麻醉中从未得到广泛接受。监测仪包括加热元件和 Severinghaus 型 CO₂ 电极的变体,加热皮肤会增加毛细血管的血流量及 PCO₂ 和氧气,皮肤变得更易于渗透气体,且气体张力由传感器测量。CO₂ 是用电极感测到的 pH 变化计算而来,反过来,pH 与 CO₂ 变化的对数成正比。因为难以准备和安装传感器,准备皮肤,需要旋转传感器以防止烧伤,校准时间及对可靠性的担忧,经皮监测受到限制。新型经皮监测仪已经消除了一些早期的技术困难。这些较新的版本可限制温度,因此烧坏儿童的皮肤可能性不大;保持校准的间隔更长且更准确。一项研究报告了几种模型中动脉二氧化碳的可接受相关性[230]: Tina TCM3、TinaTCM3 和 SenTec。由于皮肤必须加热,局部新陈代谢增加,二氧化碳值比局部动脉值大,这些系统会对这一增加进行校正。

　　经皮监测最常用于插管的早产和小婴儿,因主气流 CO₂ 容器体积大大增加了这些小婴儿的无效腔。另一种使用经皮监测仪的情况是那些需要高频振荡通气的人,该情况无法监测 ETCO₂。也有一些临床条件下,ETCO₂ 的监测可能不准确,而经皮监测有所帮助,这些疾病包括:气管导管脱出、气体大量泄漏、呼吸频率高、与无效腔空间和/或右向左分流相关的严重心肺疾病及频繁运动的情况。PtcCO₂ 一个明显的缺点是缺乏对呼吸暂停和呼吸紊乱的监测能力[231]。PtcCO₂ 监测可在麻醉儿童严重肺部疾病或其他妨碍准确测量 ETCO₂ 的病理过程中起作用。当皮肤增厚或明显皮下水肿时,设备的工作效果不太好。这些设备也可监测镇静的非插管患者,鼻插管旁气流 CO₂ 监测将提供更多的呼吸暂停或阻塞的即时识别。

血容量丢失监测仪

　　密切观察手术野是最好的单次失血监测仪。在吸引管道前端安装一个小容积的弯管,对于幼儿失血量的量化尤其有用。外科海绵通常在手术结束后立即在秤上称重,假设 1g 重相当于 1ml 血液以评估海绵吸收的血液,这使海绵的蒸发损失最小化。床旁检测仪器,如 HemoCue 和 i-STAT 可快速评估血红蛋白值,但每一个都可能低估较低的血细胞比容。除了床旁检测仪器外,许多手术间还有血气分析仪,如 GEM Premier 3000 可提供血红蛋白测定。所有这些装置的准确度

很可能足以跟踪趋势并决定输血的必要性[232,233]，尤其是在面临持续失血时。一般来说，使用多波长脉冲血氧测定法行无创血红蛋白测量可能只对趋势监测有用[160-163]。总的来说，这些无创设备低估血红蛋白值，可能误差高达 1g/dl，从而限制了快速失血时这些设备的临床价值，因为在快速失血时，更精确的测量至关重要。

神经肌肉传递监测仪

当使用神经肌肉阻滞剂时，需要测量间接引起的肌抽搐反应（见第 7 章）。神经肌肉阻滞的残余或拮抗不完全是成年患者延迟离开手术室的常见原因，可能延长 PACU 的恢复时间，并在术后早期出现呼吸并发症[234-236]。证据证实，即使是经验丰富的麻醉医师也无法在没有其他监测的情况下准确地评估四个成串刺激（TOF）的递减情况。临床症状（如持续的头部抬起）在年幼的儿童中往往很难执行，但即使这样，他们也可能无法发现明显的残余阻滞，从而导致呼吸道并发症的潜在可能性[235,236]。在新生儿和婴儿中，髋关节弯曲与成人神经肌肉阻滞恢复的临床症状相似[237]。

有两种类型的神经肌肉监测设备可供临床使用：机械肌电图和加速度肌电图。机械肌电图模型使用恒流神经刺激。这些设备自我校准，然后提供一个持续的电刺激（30～70mA）到皮肤，不受其他影响。未能提供超强刺激可能会导致对抽搐抑制的高估。通常应在两次读数之间保持电源关闭，以避免长时间的继发伤害。加速度肌电图使用压电传感器来量化拇指的加速度（与力成比例），并将其转换为电信号。在已发表的文献中，对于这些装置中哪一种是最准确的存在有相当大的分歧[238-240]。基于加速度肌电图监测仪越来越普遍，一些人认为这比基于机械肌电图的 TOF 监测仪更精确。然而由于移位拇指的弧度很小，这些监测仪并不方便使用，且很难在婴儿身上使用。另一些人认为机械肌电图更准确，因为它受到外部干扰的影响较小，也就是说不会超出校准的范围[241]。机械肌电图目前是评估婴儿和儿童使用肌松药时，肌松程度的最简单和最有用的临床监测手段（E 图 7-14，E 图 7-15，E 图 7-17）。TOF 不需要肌力或基线测量，因为它只将第四个抽搐与自己的内部标准（第一个抽搐）进行比较[242]。该仪器还可用于与去极化肌松药一起使用，只监测第一抽搐幅度。在这种情况下，第一次和第四次抽搐之间的显著下降（>50%）表明出现Ⅱ期阻滞（E 图 7-15）[243]。

针电极不应用于儿童，因为可能导致出血、感染、烧伤或神经损伤；由于接触面有限和周围皮肤的电阻，电流密度可能非常高。专门设计的自黏电极是可用的，但它们往往不必要且昂贵，对婴儿和小孩来说太大。一个合理的选择是采用一对婴儿使用的心电图电极，监测位置的选择取决于手术的性质。最好一个选择运动神经靠近体表的部位，并可观察其相关肌肉群。最常见的部位是前臂的尺神经以观察拇指运动（短内收肌），这也是大多数研究报告的标准部位。量化其他运动神经的反应常不可靠。刺激面神经可导致假阳性反应，因为肌肉可被直接刺激从而导致肌松药过量。

脑电图处理监测仪

我们每天给儿童麻醉，通常使用区域麻醉作为全麻的补充。最理想状态是我们能够监测麻醉药物对大脑的影响以确保足够的麻醉深度。临床上，我们有独立的终点，如在麻醉下失去知觉或肢体运动，但我们更愿意使用监测仪来检查意识和其他大脑功能。因此作为麻醉医师，我们可以使用经过处理的脑电图（processed electroencephalogram，pEEG）来提供这些信息[244,245]。我们使用 pEEG 来减少显示的信息量，许多不同的设备可收集和呈现从脑电图到临床医生的信息，最常用的 pEEG 仪器是双频指数监测仪（BIS 脑监测系统）。利用 BIS 监测仪，在额头上放置一个传感器检测来自大脑额叶和额叶运动皮质的 EEG 信号，接收到的信息被转换成 0～100 之间的准数。100 值代表完全清醒的患者，0 表示脑电图沉默或完全（等电位）抑制。

就像脉搏血氧饱和度的算法一样，生成 BIS 值的算法也是专有的，且是基于成人的数据，而不是婴儿和儿童的数据。此外该算法是在异氟烷和丙泊酚麻醉下发展起来的，而不是七氟烷，后者具有不同于异氟烷的脑电图特征。虽然在儿童中有 BIS 传感器，但随着年龄和发育的变化，BIS 值在儿童中的可靠性受到质疑，特别在一岁以下婴儿[246-249]。儿童的 BIS 值受几个因素的影响，发育迟缓儿童的数值较低[250,251]；氟烷与七氟烷在等量 MAC 浓度下产生不同的值；当呼出七氟烷浓度>3% 时，pEEG 反而增加[252-254]。辅助性药物，如阿片类药物和苯二氮䓬类药物也有不同的作用。N_2O 不改变 BIS 值[257]，虽然它在一定程度上是不溶性吸入性麻醉药但可增强儿童 MAC，但 N_2O 也有实际上增加某些设备报告的数值。据报道，以右美托咪定为丙泊酚辅剂的意识丧失较单用丙泊酚的 BIS 值时更高[258]；氯胺酮也出乎意料地增加 BIS 值[259]。奇怪的是，肌松药也可直接干扰成年人的 BIS 值，应用琥珀酰胆碱和罗库溴铵都会立即使 BIS 值从 90 下降到 80 和 70，然后在大约 4min 后下降到 40 和 50，持续几秒到 10min 以上[260]。我们怀疑儿童也是如此。因此根据年龄和使用的麻醉药物，儿童的 pEEG 信号分布不同，这使得对度量的解释变得混乱，且不如成年人可靠。

其他几种 pEEG 监测仪也可在临床上使用[261]。Masimo 的 SedLine 脑功能监测仪将 pEEG 称为患者状态指数（PSI），SedLine EEG 传感器有四个主动导联，用于从左额叶和右额叶收集信息。显示器显示一个单一的准数、一个密度谱阵或右脑和左脑活动谱图及双侧脑电波形的四个通道。来自 Narcotrend 的 pEEG 监测仪显示原始脑电图，以字母 A-E 表示麻醉的阶段、准数和脑电图。通用电气反应和熵指数监测整合了额叶脑电图和肌电图信号以产生其价值。熵指数是脑电图和肌电图中不规则性的度量信号，麻醉时脑电图和运动活动减少，熵指数降低。

为了建议在大多数小儿麻醉病例中使用 pEEG 监测，我们必须能证明这种使用是可靠、可预测的，且与显著的益处或不良事件的减少有关。对儿童和成人的一些结果进行了研究。从理论上讲，BIS 监测可防止手术时麻醉过深，实质性的益处是缩短苏醒、拔管和 PACU 停留时间；此外可减少

PONV 及麻醉药的用量。鉴于麻醉结果与年龄有关的差异，成人研究也集中于减少精神错乱和认知下降的可能性[262]。或使用 BIS 监测将确保麻醉的足够深度以防止术中知晓。因此，一方面达到足够的麻醉深度，而另一方面可更快苏醒。BIS 监测已被用于减少成年人的苏醒时间[264]。尽管这被另一项研究否定[265]。在成年人中，BIS 监测可降低术后恶心呕吐[266]；还未对儿童行类似的研究。一项荟萃分析显示，成人门诊手术麻醉药物的消耗、术后恶心呕吐风险和 PACU 停留时间略有减少，但节省的成本不大于电极和监护仪[267]。另一影响 pEEG 监测显示是否有益的问题是麻醉药的类型；唯一一种可证明与麻醉深度有一致关系的药物是丙泊酚[268-271]。BIS 监测作为 TIVA 麻醉深度的监测有其最大的价值，目前还没有丙泊酚的呼气末麻醉药物浓度监测，尽管这可能在将来有所改变[272]。目前尚不清楚这是否适用于年幼儿童，但在需要运动诱发电位监测的情况下，对于接受脊柱内固定术的青少年来说无疑很有价值。

一些试验研究了使用脑电波监测来预防成人术中知晓的方法。B-AWARE 试验（2004 年）表明，在 BIS 监测下术中知晓下降[273]。B-Unaware 试验并没有显示出术中知晓风险的降低[274]。BIS 或麻醉气体减少明确召回临床试验（BAG-RECALL，2008 年）未能证实 BIS 防止术中知晓优于呼气末麻醉浓度[275]。密歇根州意识控制研究（MACS，2012 年）因无意义而停止[276]。TIVA 试验（2011 年）旨在证明吸入麻醉剂与 TIVA 之间的区别，可使用呼气末麻醉气体浓度合理监测麻醉深度；该试验的结论是，BIS 监测可预防 TIVA 期间的术中知晓[277]，对数据的二次分析表明，咪达唑仑对参与者有影响（B-Unaware and BAG-RECALL 试验中手术室内的遗忘）[278]。患者在医院等候区接受咪达唑仑治疗，大多数人不记得手术室内的事情。

关于麻醉儿童术中知晓风险的文献较少。2011 年，发表了对 5 项儿科队列研究的二级分析[279]，以调查术中知晓[280-284]，多变量回归分析显示，使用 N_2O 维持麻醉和使用气管导管与术中知晓独立相关，这两个奇怪的发现是因为前者会导致健忘症，后者一般伴随使用吸入麻醉药（在儿童麻醉中不常使用肌松药）。有趣的是，这些队列研究中的术中知晓发生率平均为 0.74%，发生率超过成人报告的 0.1% 到 0.2% 的几倍[285,286]。与经历术中知晓的成年人相比，虽然早期的队列研究中没有一个术中知晓儿童表达不适感，但在最近的第五次美国审计项目（the 5th National Audit Project，NAP5）中，50% 的儿童有不适[280,287-289]。迄今为止还没有证据表明，pEEG 监测会降低儿童术中知晓的发生率，一份报告指出 70% 的事件发生在麻醉深度可能尚未稳定的诱导期或苏醒期[289]。成人文献表明，对于那些有回忆高风险的患者（如创伤患者和需要全身麻醉的产科患者）来说，pEEG 监测仍可起作用。可以为在儿科中的使用提供一个案例，如青少年行后路脊柱融合术常使用全凭静脉麻醉，临床医生在手术过程中必须对其进行调整。在大多数情况下，这些患者未使用肌松药，但是因接受运动诱发电位监测就需要深度静脉麻醉以防止运动。手术结束后，除非据 pEEG 监测仪调整剂量，否则可能会因为大量输注丙泊酚而使恢复期延长。另外，可能需要调整麻醉剂量来进行唤醒测试，如果使用过量

的麻醉药物，这也可能会延长。使用 pEEG 监测或由有监测儿童经验的神经生理学家直接反馈可提供麻醉深度的指示。还有其他一些有可能的病例需考虑使用 pEEG 监测，如神经外科和耳鼻喉科手术。在某些手术将监护仪放置在前额可能会干扰手术部位或无菌准备。

最近的一篇社论列举了其他几个问题，在行 PEEG 监测后，需要更具体的结果来阐明对儿童的潜在益处[290]。目前的结果仅似乎集中在气管导管拔出时间、出 PACU 时间或不良事件的频率上。需要进行研究或治疗以预防极为罕见不良后果的患者数量非常庞大，这给进行此类研究带来了挑战。同样，如果希望在麻醉期间监测脑功能，我们可能更希望监测伤害感受指数[291]。目前可用的 pEEG 监测仅限于额叶脑电图和运动，不用于监测伤害感受。正在开发的新设备将能够监控整个大脑，但目前仍处于实验阶段。

连续心排血量监测

连续心排血量监测对于某些麻醉和危重的患者非常有价值。很多生理改变、病理生理变化、突发事件、外科干预都会影响心脏前负荷、后负荷、心排血量及心率，从而降低心肌收缩力和心排血量。现今医生们很少能通过无创手段来监测患儿心排血量和外周循环阻力[292-294]。新一代的监护仪极大程度地关注了儿童方面的监测，它能连续监测心排血量及心功能相关指数如每搏指数、心指数及心肌收缩力。理想的监测设备不论单次监测还是连续监测都应该与精准监测相差无几，同时它还应满足体积最小、非有创操作、价格便宜、便携且不用依赖操作者的技术和经验。另外理想监护仪的精准度不应受患儿的年龄和身高、生长发育、体位或监护仪模式（新生儿或青少年）的影响。现今大多数连续监测心排血量的监护仪都无法达到这种标准。

已发展了多种监测技术提高心排血量监测水平，这些技术首先满足于成人和市场需要，随后才应用于儿童。在某些情况下，这一点很容易实现，而在另一些情况下，因儿童的生理和大小相差甚远以致无法应用。现今有几种监测手段可以用来监测心排血量：指示剂稀释法、动脉波形监测评估、超声、直接或间接菲克法、生物阻抗变化法[295-299]。这些设备必须考虑与不同生长发育期的儿童相匹配、儿童范围内测量值的准确性、在手术室内使用的一体化。

在成人测量心排血量的金标准法是直接菲克（Fick）法，这种方法可直接测量的耗氧量（$\dot{V}O_2$），测量动脉血和静脉血氧饱和度分别计算出动脉血氧含量（C_aO_2）和静脉氧含量（C_vO_2），通过公式计算心排血量（CO）：

$$CO=\dot{V}O_2/(C_aO_2-C_vO_2)$$

床旁测量耗氧量非常困难。患者必须接受气管插管且还须确保气管导管周围不漏气。测量心排血量的第二个金标准法是肺动脉漂浮导管热稀释法（PAT），该法需要将导管从中心静脉通过右心房和右心室放置到肺动脉。该技术难点是导管的成功置入和高风险的并发症（栓塞、气胸、血胸、乳糜胸、心脏压塞），同时该技术也很少在 PICU 使用。儿科应用该技术仅限于心脏外科手术和心导管手术。由于这种测量技术很少在小儿患者应用，所以常用 PAT 提供的数据

与新方法所监测的心排血量的数据相比较。由于热稀释技术在小儿应用受限，已有大量研究探讨并对比了心排血量监测的不同新技术，但这些方法都不是测量的金标准。这些对比限制了新技术的准确性。对于应用于新生儿的设备，心排血量的准确性是通过动物实验来验证，该实验在动物肺动脉周围放置超声血流探针，这些探针非常准确且可重复进行评估。把这些源于动物模型的数据应用于人体是一个可怕的陷阱。由于这些限制，新设备在儿科应用往往是小样本，对于那些最有可能产生有价值的数据儿童并没有进行对比（如不同类型的休克：脓毒性、失血性、心源性）。

指示剂稀释法

这项技术基于 Stewart-Hamilton 方程，该方程是染料通过检测器时得到浓度 - 时间曲线下注入的染料量与面积的比率。这种设备采用漂浮导管原理来测心排血量。冷的生理盐水可作为指示剂，在距离最近的导管开口处注入生理盐水，导管尖端的热敏电阻来检测温度的变化。因为导管须被放入肺动脉中，所以这种设备是有创的。另外，每一次测量都需要注入 5～10ml 冷盐水并重复三次，由于重复测量导致液体过多，特别对于新生儿、婴儿和限制液体的患者更容易液体过量。另外一种消除或减少冷盐水溶液的方法是使用热丝而不是冷的液体。爱德华厂家已经生产了一种 Vigilance 监测仪并能持续监测心排血量且带热丝的导管；盐水注射被热丝取代，热丝测量是通过间歇地加热和制冷；这种导管也是以漂浮导管的方式来测量，然而最小的型号是 7.5F，因此该设备仅限于青少年和成人。

另一种减少液体注入的测量设备是 PiCCO 和 LiDCO，这些设备在校零时需使用盐水。PiCCO 在使用时需要中心静脉通路和动脉通路。冷的生理盐水从中心静脉端注入，然后从动脉端测量稀释曲线，这项技术被称为经肺热稀释法（transpulmonary thermodilution，TPTD），冷盐水测量之前经过右心、肺和左心。PiCCO 设备可通过动脉压波形连续监测心排血量（arterial pressure-based continuous cardiac output technique，APCCO）（后面章节有描述）。间歇注射冷盐水来校准 APCCO 测量值。与漂浮导管相比，TPTD 技术损伤更小，因为常使用股静脉通路和外周动脉通路，且不需要导管来贯穿心脏；另外置入动脉的导管既可以测压又可以监测心排血量。然而这种动脉导管需专门的生产厂家制造，此举增加了使用成本。与外周血管血流探针相比，TPTD 技术已在动物模型证实其高准确性，且能追踪心排血量的变化[300]。与直接菲克法比较，TPTD 技术较早在儿科领域得到了开展[301,302]。有研究证实 TPTD 技术可在由左向右分流的心脏测量心排血量。然而到目前为止，这一发现仅在动物上得到了验证[303,304]。尽管 PiCCO 导管并未出现患者相关事件，但在 2015 年 PiCCO 导管因达不到公司内部标准被召回。但直到撰写本书为止，制造商提供的有关 PiCCO 导管在线消息都是"针对美国以外的民众"。这些问题何时解决尚未更新。更为重要的是这种设备要求同时具备动脉和中心静脉通路，这对常规小儿外科手术来说不切实际。

LiDCO 设备是使用微量氯化锂作为间断测量心排血量的校准指示剂，同时用 APCCO 设备连续测量心排血量（后面章节描述）。LiDCO 设备用蠕动泵将血液抽取到锂传感器。然而如果患者因躁郁症正在服用锂剂往往会影响测量结果，此外含有铵离子的肌肉松弛剂也会被传感器检测出。生产厂家建议至少在使用肌肉松弛剂 15～30min 后，再使用 LiDCO 设备测量心排血量。更为重要的是，为了提高测量的准确性需在每一个呼吸周期采血三次（一次采血 3ml），从婴儿或儿童身上采取这样的血量是比较大的（研究最大允许出血量是 3% 人体血容量）。这种设备既需要有创操作又需要大容量的血标本。对于体重 <40kg 的患者，生产厂家不推荐使用 LiDCOplus 系统，并且 LiDCOrapid 系统未被批准使用于儿童患者。

另外还有一种应用指示剂稀释法监测心排血量但不同时包含 APCCO 的系统设备。该设备使用超声稀释法来测量心排血量。该系统采用体外特制的管道将患者的动脉和中心静脉连接起来，测量时候通过泵将动脉到静脉的血液循环到管道中，同时将一定量的温盐水注入患者体内，超声测量从动脉到静脉的管道血流。一定量的盐水会稀释从动脉到静脉管道中的血液从而改变超声信号的速度。超声依靠血红蛋白的浓度测得血流的流速是 1 560～1 590m/s，超声测得盐水的流速是 1 533m/s。两种液体不同流速的测量值生成了指示剂稀释曲线。给定的盐水推注以与 TPTD 测量相同的方式稀释，因为它横穿右心、肺和左心。这种设备的优点是用很少量的温盐水，降低了温度变化过大和容量过多的风险；另一个优点是该系统使用正常在位的中心静脉通路和动脉通路。该设备的准确性已在儿童得到证实[305-307]。由于超声稀释曲线的特征变化，该设备在心内分流患者的检测被证明也是准确的[152,304,307]。该设备仅限于有中心静脉导管和动脉导管的儿童，因此其使用受限仅在重症监护病房和手术室。

经外周动脉连续监测心排血量

这些设备也被称为基于动脉脉搏轮廓的 CO 测量方法。该设备基于 20 世纪 70 年代中期的著名物理学家 Karel H. Wesseling 所发现的公式[308]。该设备的原理是当心脏收缩的时候，心脏的每搏输出量（stroke volume，SV）的动脉压波会通过动脉树传输，然后可以用数学方法将来自动脉压的波形转换回计算出的 SV。计算时所涉及的公式或方程式须考虑患者的因素，例如患者主动脉和动脉可分配性及僵硬度。主动脉顺应性不仅随年龄变化，而且随血压变化；当动脉压力波形从主动脉传输到周围时也会发生变化；随着波形接近外周动脉，收缩压增加，舒张压降低，平均压力与主动脉保持大致相同。同时必须考虑非患者因素包括血管活性药物、患者体温和容量状态对血管张力的影响。从儿科的角度来看，我们必须考虑这些公式或运算是来源于成人，然后才应用于儿童。随着儿童的生长发育，特殊的生理变化很可能会改变其准确性和有效性。上面提到的 PiCCO™ 和 LiDCO™ 系统是通过 APCCO 来计算连续心排血量。对于 PiCCO™ 系统，有研究证实该设备用于儿童是精准的[309,310]，但是也有大量研究在证实该设备应用于儿童中的准确性[311]时发现，PiCCO™ 系统测量结果存在较大的个体间差异。由于这两种观点背道而驰，因此还需要进一步地研究来证明这种设备在儿童应用的准确性。LiDCO™ 设备将其 APCCO 监测方法称为 PulseCO，且其大多数研究都是在成年人身上进行的。只有一项儿科领域的研究证明，与 PAT 法相比，PulseCO 是准确的。

爱德华公司所生产的 FloTrac 设备不需要额外校准。该设备根据患者的性别、年龄、体重和身高等特征运用公式计算动脉顺应性和血管阻力。在成人已经有大量研究证实了该监测设备的准确性。一项关于儿童的对比研究得出结论：FloTrac™ 法与 PAT 法相比，前者在儿童中应用不够准确[313]。然而另一项研究证明它能够识别等容血液稀释过程中 SV 增加的变异，并通过补液来解决这一问题[314]；该研究受到一定的限制，因为它不是在手术期间进行的，而是在血液稀释过程中处于稳定状态而没有手术刺激。

根据动脉压力曲线计算 CO 的另一种方法称为压力记录分析方法（PRAM）。该方法在很高的频率（1 000Hz）下对压力波形进行采样，并用心动周期分析波形来计算心排血量。MOSTCARE 血流动力学监护仪就是这种设备，有研究证明它在儿童监测中是准确的[315-317]。该系统分析了收缩期和舒张期的动脉轮廓、双侧切迹的位置及整个动脉压力曲线下的面积。该设备仅需要一条动脉通路，因此是一种很有前景的微创 CO 监测手段。

超声监测心排血量

超声监测心排血量包括经胸二维超声估测主动脉瓣的大小和流量以确定 SV，经食管超声估测降主动脉血流速度，经胸连续多普勒测定主动脉瓣或肺动脉瓣速度以确定 SV。经胸二维超声心动图常用于满足临床需要，测量主动脉瓣面积，记录血流速度，并将其积分为速度时间积分（VTI）。瓣膜面积乘以速度时间积分是 SV，SV 乘以心率就是 CO。超声心动图估测 CO 作为一项技术已被广泛开展[318]，同时被认为是非常准确的，因此经常被用作与其他测量方法相比较的参考标准[315,319-323]。这项技术需要大量的专门知识，且只能间断应用。然而它提供了心脏结构和功能的更多细节，特别是在 ICU 和心脏手术间。

降主动脉的血流速度可用位于食管中段的超声探头来测量，探头一旦到位能产生最大量的多普勒信号；如果降主动脉的横截面积是从一张公式图中得到的，那么我们通过它可以知道流向下半身的 CO 值。流向上下半身的 CO 百分比可以通过计算校准后可计算出 SV 和 CO。另外，在不使用降主动脉横截面的情况下，可单独使用 VTI。设备 EDM+ 有一种专门用于 3kg 以上、50cm 以上、16 岁以下的儿童探头，这种测量方法已被证明是准确的[318,324,325]，同时它也能预测液体反应[326]。进一步的研究证明，测量降主动脉的血流速度可提高准确性。超声探头与降主动脉夹角的微小变化使 VTI 发生实质性改变。因此需要经常调整以改进测量。尺寸过大的探头难以长时间放置在小儿体内。另外食管中的鼻胃管可能会影响测量结果。尽管这项技术需要频繁地重新定位，且仅限于插管的儿童，但使用得当的话，这项技术还是很准确的。

还可以用连续波多普勒测量通过主动脉瓣或肺动脉瓣的血流流速，然后计算出速度时间积分（VTI）。超声心排血

量监测仪是一种便携式设备，使用小型连续多普勒探头通过主动脉瓣或肺动脉瓣测量速度时间积分 VTI；USCOM 软件使用患者的身高来根据超声心动图确定主动脉瓣或肺动脉瓣的面积。瓣膜面积乘以速度时间积分（VTI）可得到 SV 和 CO。动物实验证明该设备与超声流速探头相比具有更高的准确性[327]；另有研究证明与肺热稀释法相比，在心内分流儿童中使用并不准确[326]。我们的经验不同之处在于，我们发现与肺热稀释法相比，针对无房间隔或室间隔缺损的儿童该设备是准确的[328,329]。该技术简单易学，可多角度观察；然而该监测是间断性的，临床医生必须接近颈部或胸部。需要研究进一步证明 CO 的改变是否能被 USCOM 追踪观察。

直接或间接 Fick 法测量心排血量

心排血量（CO）可以用 Fick 法直接测出

心排血量（CO）= 氧耗量/（动脉氧含量 – 静脉氧含量）
氧耗量 =（氧饱和度 × 血红蛋白 ×1.34）+
（0.003× 动脉氧分压）

在心导管术中采动脉血和混合静脉血测血氧饱和度，可以用 Fick 法直接测出心排血量。然而在大多数导管手术室并不测量氧耗量。相反，他们用图表或公式来估测耗氧量[330,331]。氧耗量也可以通过呼吸质谱法仪来测量，结果更为精准，但呼吸质谱法仪非常昂贵并不能被广泛使用。氧气也可以用红外光气体分析仪来测量，如 Innovision 公司的 Innocor 监护仪。氧耗量可通过测量吸入和呼出氧之间的差异来计算。此外该种设备还有一个惰性气体再呼吸装置用来测定 CO。假如一个患者同时有动脉和静脉通路直接测量氧含量，则可以直接测量 CO；假如这个患者没有这些通路，则可以间接测量 CO。在惰性气体再呼吸试验中，患者从再呼吸袋中呼吸大约 5 次或 15s，呼吸袋中是已知、可测量的、起始浓度的氧化亚氮和六氟化硫，氧化亚氮被血液迅速吸收，其在袋中的减少率与流向肺的血流量成正比。流向肺的血流量是肺有效血流量，在没有明显肺内分流的情况下，血流量等于 CO；六氟化硫在血液中不被吸收，测量袋子中氧化亚氮浓度的变化以确定吸收到肺中氧化亚氮的体积。在 15kg 以上气管插管的儿童中，使用道格拉斯袋法[333]测定氧耗量与金标准测量法的结果有很好的相关性[334]。有学者发现尽管这种设备需要学习惰性气体再呼吸的技巧，但这种监测方法并不复杂。虽然该法氧化亚氮的用量非常小，但是对于近期手术中用过氧化亚氮的患者来说，这种测量方式不可取。此外该设备的无效腔量对婴儿和幼儿来说较大，有可能会限制小儿进行测试的能力。尽管这项技术是无创的，惰性气体再呼吸技术是间断的，同时患者已气管插管，这些条件限制了其使用。

CO 也可以用 Fick 法间接测量。在这种情况下，部分重复吸入 CO_2 替代氧气消耗。使用部分重复吸入的装置之一是无创心排血量（non-invasive cardiac output，NICO）监测系统，该设备由 1980 年末的诺医医疗系统公司生产。诺医现在是飞利浦 - 呼吸电子公司的子公司，其中一些技术已被纳入他们的 NM3 设备。简而言之，进入肺部的氧气量直接与

肺血流成正比,同样,从肺呼出的 CO_2 量与肺血流成正比;如果肺内分流受限,则肺血流量等于 CO。在用 NICO 设备行监测时会临时增加呼吸回路的无效腔量,此时 CO_2 的清除率($\Delta\dot{V}CO_2$)的发生变化,呼气末二氧化碳上升($P_{ET}CO_2$)。肺血流量可根据以下公式计算:

$$CO=\Delta\dot{V}CO_2/\Delta P_{ET}CO_2$$

最初的 NICO 使用的是一次性传感器,该传感器包括二氧化碳传感器和压差流量传感器。对 CO_2 清除率、$P_{ET}CO_2$、气体流量密切追踪并计算 CO。NICO 监测系统现仍在很多部门应用,但在市场上已无法购买。非常遗憾的是该技术只能用于插管行机械通气年龄较大的儿童[319,335]。NM3 设备可测量体积覆盖图并可用于计算 CO,但目前还无文献描述该技术在儿童应用的准确性,但它确实具有科学前景。

生物阻抗、心脏电生理学和生物反应性

胸电生物阻抗(thoracic electrical bioimpedance, TEB)是一种利用主动脉弓血流电导率的变化来测定 SV 和 CO 的方法。低幅、高频电流通过胸部可测得电阻,心动周期胸内主动脉体积的微小变化可导致电阻的变化。电阻随时间的变化通过公式计算可转换为对 SV 的测量。这些理论和技术已经发展几十年了,但存在的很多问题从而导致测量结果的不准确性。在生物阻抗测量方面现已有了明显的改进,被称为电测心术(或称电测速法)。电测心术可通过皮肤传感器将高频电流传送到胸部并测量阻抗的变化,该技术利用了心动周期间红细胞排列引起的胸阻抗差异,在心脏舒张期,心脏和主动脉中的红细胞排列是杂乱无章的(混乱定向),其电阻增高;在心脏收缩期,红细胞运动的排列是平行的(平行定向),其电阻降低。计算机算法求出主动脉内血液的峰值加速度、左室射血持续时间,然后求出血流速度,从而确定 SV 值。Osypka 医疗公司有两种通过电测法测量 CO 的产品。图标模型是一掌上、电池操控、便携式显示器,该模型结合了电测法,是一个完整的血流动力学监测系统;常见的设置是记录前 20 次心跳的平均每隔 10s 钟的测量值。该系统集脉搏血氧测定、无创 BP 等技术于一体,为研究提供数据存储。在一些使用 Icon 或 Aesculon 测量 CO 的研究中,后者被证明与 Fick 法、PAT 法相比是准确的,甚至在新生儿中也是如此[320,337-339]。患先天性心脏病行 Fonton 手术后的儿童,在手术间行全身麻醉时,无创心排血量监测仪 Aesculon 提供了非常有价值的临床信息[159,342]。该设备的独特价值在于它只需要四个标准的心电图电极,而不需要其他特殊设备(图 52-9,图 52-10)。这种设备已被证实甚至能在新生儿使用。

生物反应性是另一种无创监测 CO 的技术。该设备也通过电流穿过胸腔,评估心脏周期间当胸腔的电阻和电抗发生变化时所发生的相移。施加电流和测量电压之间的相移或时间延迟是由于胸部较大动脉跳动的血流引起的。相移用于估计 SV 值,从而估计 CO 值。猎豹医疗公司生产的 Nicom 监护仪准确性已在成人[343,344]和新生儿[322]中得到验证,但儿童试验仍有局限性。一研究表明[345],尽管 CO 的监测没有参考标准,但 CO 的监测值符合被研究患者的正常范围。对于 Nicom 是否能预测流体的反应性仍一直存在

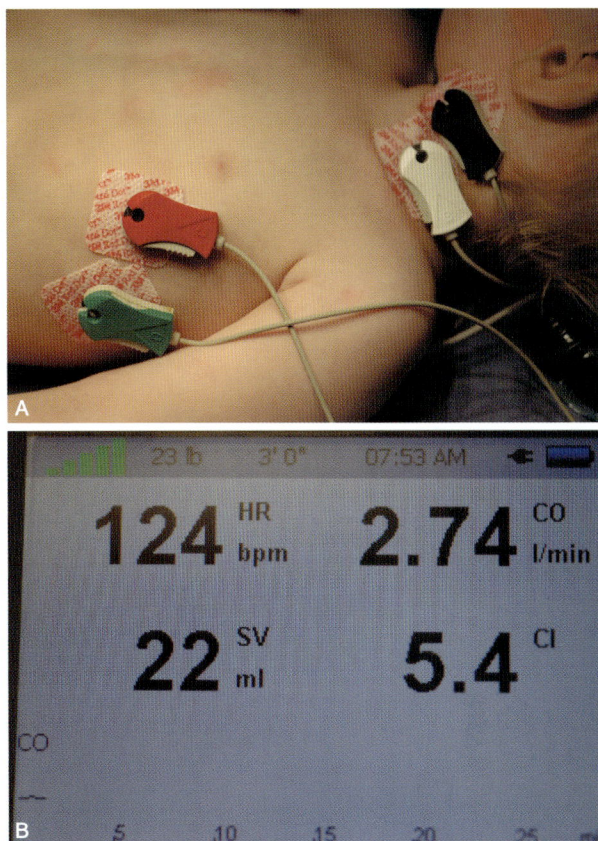

图 52-9 A.心排血量监测设备 A 唯一的附加材料是四个标准心电极(ECG)片,并按照生产厂家指示放置(成人:左侧剑突处两片,左颈动脉处两片;新生儿:左脸颊或左前额处一片,左颈动脉处一片,左侧剑突处一片,左下肢处一片)。B.连续电阻法估测心排血量,心指数,每搏量,每搏指数,通过量化与红细胞方向变化相关的阻抗变化而获得的其他各种参数。在舒张期时,红细胞排列方向混乱,但是在收缩期时,红细胞的排列方向与血流方向平行。因此胸电生物阻抗与胸主动脉血流的变化有关,四片心电极片连续心排血量实现了无创监测心排血量

争论[346-347]。尽管研究一直在进行,但这一设备没有获得批准用于儿童。

其他心排血量监测方法

许多其他的生理变量可通过前面讨论的技术来识别和测量。其中最容易被识别的是 SV 变异度(stroke volume variation, SVV)。几乎上述所有技术都可以测量或计算 SV。SV 在呼吸周期发生的变化是对血管内容量或容量反应性最好的监测指标。大量研究证明与中心静脉压相比,SVV 更能预测液体反应性。在成人已有大量研究如脓毒血症[348]、腹部大手术[349]、肾移植[350,351]、骨科大手术[352]等已证实了上述观点。只有主动脉血流峰值流速随呼吸速度的变化才能预测液体的反应性[353]。

对于急性呼吸衰竭患者,肺水肿可延长留管时间和恢复时间[354]。一些测量 CO 的设备可用来计算血管外肺水指数(extravascular lung water index, EVLWI),这是测量肺水肿的一种方法。一项儿童研究发现[355],入住 PICU 时增加的 EVLWI 可以预测机械通气的持续时间和生存率。

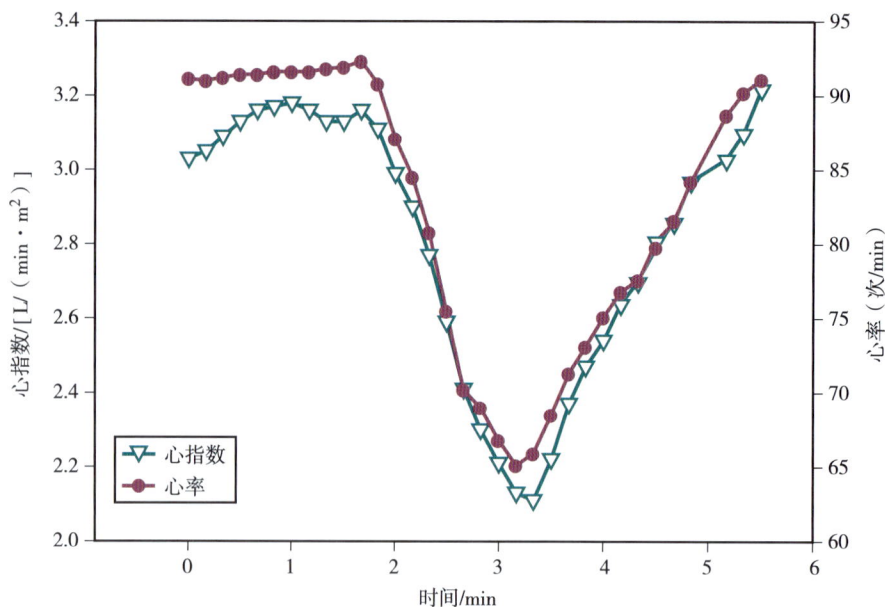

图 52-10   这张图描绘了一名 6 岁儿童接受后颅窝手术时的持续心脏指数与心率的关系。当手术中用未充分加热的盐水灌洗脑干时发生了心动过缓。图标记录平均前 20 次心跳的数据，每 10s 记录一次。这里显示的数据是记录每分钟 6 个值的平均值。在这个病例中我们让外科医生停止灌洗，并给予阿托品 0.02mg/kg，在阿托品生效时注意图标如何立即追踪心脏指数的提高

麻醉设备的购买

随着麻醉监测设备精度的提高和麻醉机对人体基础生理功能强大的支持，人们在决定购买设备时不再是凭直觉。一个基本的完整的购买麻醉设备的设想除了要求设备具有先进的机械原理，还应考虑其操作的基本流程，不同设备的优势及发生危险时应遵循的原则。很多医院现在都拥有专业的工程师队伍，他们有丰富的机械知识，对医院设备的采购、维护、使用具有丰富的临床经验，这支专业团队全程负责参与设备的购买、维护及使用安全。厂家都非常乐意推销其生产的设备，但是厂家的信息文献应从一个公正的来源获得，如 ECRI 出版的设备期刊健康设备。每一家医院都需要这种资质的认证。

另外一项有效的资质认证来自专科医院。不论这种资质是否已经在医学专业会议上或专业机构得到论证，专科医院的专家们之间通常愿意分享他们的使用经验。

以下为所用设备购买的实用性准则：

1. 新购买的设备接口应该是目前通用的。因为要首先考虑设备的兼容性，假如设备同时可在手术室、复苏室、儿科重症监护病房、新生儿重症监护病房兼用的话是可节约费用。另外考虑目前的设备怎样与记录系统或手术室的麻醉记录系统相连接。如果采购者将来有可能使用记录系统，能够更好地和采集系统连接的设备应是首先考虑被购买。另外一个需要认真考虑的问题是评估设备信息系统软件的升级能力和兼容性，这对于设备以后在使用过程中的安全性和耗材是必要的。

2. 确认销售厂家有固定生产产地。

3. 设备一定要在它即将投入使用的环境中，与将要使用它的人员一起进行测试。在销售人员展示中，那些看起来很有吸引力的功能可能在实际使用中并不能很好地发挥作用。同样重要的是，在不常用的情况下测试该设备以了解它的性能。在正常和非正常的情况下测试设备非常重要。必须考虑人为因素，例如设备在临床应用（即用户界面）操作简单容易，另外同样重要的是设备或产品的安全性。估测设备有可能发生的故障或导致故障发生的因素。一定要在即将使用的新环境中测试新设备，当将软件驱动程序连接到您工作站中的现有设备时，却很难测试出它们潜在的故障。

4. 除其设计用途外，不得将设备用于其他用途。

5. 让医院的专业工程师监测设备的安全性，特别是设备的电路泄漏和其他安全问题。

6. 考虑将来要如何维护设备，是由专业的工程师队伍对设备进行必要的校准、测试和修理，还是由本部门的一名成员承担这一责任？维护设备必须花费一定的费用；这通常是每年设备成本的 10% 左右。如果有可能的话，最好签订一份维修合同，要求销售公司确保未来零配件的可用性和随后的产品修改或设计进展与已购买设备的兼容性。

7. 考虑设备的一次性部件的成本和质量，这也会对产品的安全性和成本产生影响。

8. 如果两种设备不相上下，但其中一种有当地的服务机构，那可能是更好的选择。

9. 如果在特殊需要的区域获得认可，请尽可能附详细说明。例如如果监护仪只限于在手术间使用，那么它的强电源操作是合理的。相反，假如监护仪是在手术室之间或在手术室、麻醉恢复室、重症监护病房之间移动使用，那么它的内部必须有蓄电池。

需求的范围越精确，竞争对手的投标也就越准确。值得注意的是，无论是定期的预防性维修还是一些意料之外的维修，任何一款特殊的设备都有可能会被暂停使用。基于这种

情况，在这个控制成本的年代，却通常很难说服医院管理部门配置额外的备用设备。

（张明　杜文康 译，李超 校，蒋懿斐　俞卫锋 审）

精选文献

Burn SL, Chilton PJ, Gawande AA, Lilford RJ. Peri-operative pulse oximetry in low-income countries: a cost-effectiveness analysis. *Bull World Health Organ*. 2014;92(12):858-867.

Pulse oximeters are a cost-effective way to reduce the risk of anesthesia-related deaths in developing countries.

Duryea EL, Nelson DB, Wyckoff MH, et al. The impact of ambient operating room temperature on neonatal and maternal hypothermia and associated morbidities: a randomized controlled trial. *Am J Obstet Gynecol*. 2016;214(4):505.e1-505.e7.

An increase of 3°C in the OR temperature (20°C vs. 23°C) during cesarean delivery significantly reduced the number of infants that developed moderate to severe hypothermia. A small change in practice can have a dramatic effect on the temperature of infants during surgery.

Feldman JM. Optimal ventilation of the anesthetized pediatric patient. *Anesth Analg*. 2015;120(1):165-175.

This is an excellent review of the ability to provide mechanical ventilation with an anesthesia workstation.

Moler FW, Silverstein FS, Holubkov R, et al. Therapeutic hypothermia after out-of-hospital cardiac arrest in children. *N Engl J Med*. 2015;372(2):1898-1908.

The largest multicenter randomized pediatric study ever performed. Therapeutic hypothermia following out-of-hospital cardiac arrest did not confer a benefit in survival with a good functional outcome at the time point of 1 year.

Ross PA, Newth CJ, Khemani RG. Accuracy of pulse oximetry in children. *Pediatrics*. 2014;133(1):22-29.

Pulse oximeters are a monitor that we use every day. Many trainees do not know at what point the device becomes inaccurate.

Sutton RM, French B, Meaney PA, et al. Physiologic monitoring of CPR quality during adult cardiac arrest: a propensity-matched cohort study. *Resuscitation*. 2016;106:76-82.

The end-tidal CO_2 value can be an indicator of effective cardiopulmonary resuscitation and correlates with outcome.

参考文献

第53章　小儿麻醉的模拟训练

CHRISTINE L. MAI, DEMIAN SZYLD, JEFFREY B. COOPER

53

随着小儿麻醉领域亚专科化的增强,伴随而来的挑战需要高质量的教学和训练。小儿麻醉关注于细节、手术的多样性和技术的复杂程度,对于错误的可承受能力极低[1]。随着放射学技术的提高,对镇静的需求也增加,以及小儿ICU床旁手术的需求,给传统手术室外的非固定场所提供安全、高质量的医疗带来了挑战(见第46和48章)。在许多国家,三级儿科医疗服务机构越来越集中化,为了减少医务人员的疲劳和过度消耗,工作时间也会被相应的减少。结果却降低了那些非儿科专业的医务人员对复杂儿科疾病和急诊的接触机会。

围手术期小儿麻醉相关的发病率和死亡率与专科化水平呈负相关[2]。随着儿科麻醉的精细化和专科化程度的增高,麻醉医生需要面对持续不断的学习和掌握保证儿科麻醉安全和有效的专业知识的挑战,那么也对医学教育的基础设施提出了挑战[3]。模拟教学在过去的几十年里,为训练和评估提供了一种经验学习的模式,这种模式为面临的挑战提供了一种可行的方案[4-7]。这些进步为提高医学知识、沟通交流、常见和罕见病例的临床决策能力都提供了更多机会[8]。

传统的医学院校的教育强调的是基础科学的知识,而大部分临床训练以师徒带教的形式来教学[9]。医学教育在过去一直强调的是个体的知识和能力的获得,而不是强调临床实践和团队的有效合作。遗憾的是,一旦学生完成培训,对持续教育的需求水平在知识的结构性和正式程度都会有所下降。在过去的几十年,以提高患者安全和质量为目的的医学模拟训练得到了快速的进步和发展。发展医学领域的模拟训练的意向来源于历史上非医疗行业的工业模拟训练,例如,民用航空业、核能源产业和军事[10]。与医疗行业相似,这些行业与危险和复杂性相关,并且能从模拟训练中受益。在医学模拟训练中的许多概念,包括系统培训、场景演练、操作评估、情景意识和团队互动,都是从航空业和模拟飞行训练中演变而来。由于小儿麻醉中的危机情况相对少见且

不可预测性,所以麻醉医生、训练者和经验丰富的实践者都一样,希望有能力成功地应对这些情况,那么模拟训练就能够填补这些重要的知识空缺[11]。在本章节中,我们将通过描述模拟训练在基础和高级技能的学习和训练中的应用,并且对重要技术进行定义,使用视频的教学方式来回顾小儿麻醉中的模拟训练。

麻醉中以模拟训练为基础的教学

在1987年一篇关于麻醉训练的综述中,关于临床决策、危机管理和诊断决策的知识空缺是相对停滞不前的[12-14]。今天在复杂、快速更新和快节奏的手术室(OR)环境中,麻醉医生需要面对临床决策知识老化的挑战,特别是在鉴别与处理危机情况,及带领多学科团队合作时。为了解决这些问题,根据民用航空的模式-人员资源管理(crew resource management),麻醉危机资源管理(anesthesia crisis resource management, ACRM)项目得到了发展[13,14]。这些研究者建立了个体教育、团队领导能力、和有效沟通技巧的框架和课程。ACRM为麻醉培训者提供与民用航空相似的管理工具,能够通过提高决策和危机资源管理能力来提升行业的安全性。麻醉模拟人的更新和模拟OR环境的建立对于ACRM的实施和发展是非常重要的,因为培训者和实践者需要一个可以模拟各种场景的场所,包括诊断问题解决、纠正错误及通过训练和获得ACRM技能来改善不良的团队合作。

ACRM是早在20世纪20世纪80年代麻醉领域关于提高患者安全性运动的产物。在20世纪80年代后期,麻醉患者安全基金(Anesthesia Patient Safety Foundation, APSF)资助的一系列早期的患者模拟器(human patient simulators, HPS)形式的改进。由于APSF更进一步的开放和支持麻醉学成为模拟器应用和采纳的最前沿的专业学科,通过教育

强调患者安全的含义(住院医师第一次的临床操作在模拟人上进行)、训练(团队合作,危机事件的处理,情景意识)及科研(人体研究)[15]。今天,麻醉学的模拟训练是多方位的,不仅仅强调医学知识和技能的训练,而且强调 ACRM、灾害管理、汇报总结和患者安全。为维持协会认证麻醉医师的状态,美国麻醉学委员会(American Board of Anesthesiology,ABA)要求申请者完成麻醉学资格认证(Maintenance of Certification in Anesthesiology,MOCA)的项目。要达到MOCA,其中一项由美国麻醉医师协会(American Society of Anesthesiologists,ASA)通过、在模拟中心完成模拟基础的课程[5]。在一些机构,相似的模拟培训是作为执业和获得保险的一项基本条件。

什么是模拟训练?

模拟是一种能够替代或放大真实体验的技术,而这些指导性的体验来源于真实的场景。模拟是通过一系列多样的新兴技术实现的[10]。应用于医疗行业的模拟聚焦于临床工作者的教育和培训,教育强调知识,技能和对真实工作的介绍。培训强调实际需要实施的任务和工作。医疗行业中使用的"模拟器"是能够扮演模拟患者的角色,并且能够做出与模拟训练的参与者采取的措施适当的反应。在航空业,飞行员是坐在飞行模拟仓的驾驶座上,而医疗行业中的临床工作者则是在模拟的 OR、急诊病房或者住院楼层中参与模拟的临床场景,治疗模拟患者,经历危重或其他类型的具有挑战性的病例。

模拟中的参与者是"浸入"在某一项任务或需要完成必要的步骤来实现学习的目标。这些需要在一间普通的教室或者高度复制真实场景的环境中实施。如果是后者,参与者与其团队就进入一种"虚构的合约"中,指导者事先准备好能够参与的模拟场景,在这个场景中参与者需要治疗"患者",就像是治疗真实的患者。最为重要的是,创建和执行模拟环境者需要建立足够真实的场景让学习者能够感受到周围环境的真实性和做出适合的反应[16,17]。

模拟场景中的参与者经历的真实性有三个不同的方面:生理方面、概念方面和情感方面[16]。符合这三个方面的模拟场景更容易让人达成学习目标。符合具体学习目标的高度真实场景是确保学习者在精神和身体上投入的关键。模拟器(患者)的物理特性,比如体重、灵活性、张力、和颜色,对锻炼意识的感知和肌肉记忆有重要作用的。例如:头的重量和有效的实施喉镜操作所需要的张力对训练气管插管是非常有用的,那种橡胶感明显的假人皮肤则没有什么作用。概念的真实性方面则要求在场景中建立可观测到的因果关系,比如在呼吸暂停期间氧饱和度的下降和在给予液体治疗后低血压的纠正。高度的概念方面的真实性强调的是临床的合理性和决策的制订。最后,当参与者经历了熟悉的和真实的感知后,如"精神激励"、焦虑、压力、恐惧或激动,即可以得到精神和经历的真实体验。最终,模拟中的真实性被认为是"能够获得想象,触发生理方面的反应和加深巩固临床流程的执行。"[16]尽管真实性非常重要,有这样的观点"相对于真实场景的完美无瑕,更为重要的是学习。"[17]重点是建立能够帮助参与者学习的场景,而不是对真实场景完美无瑕的

模拟[17]。想要获得成功的模拟训练的项目,场景真实性的程度能充分满足学习的目标。

模拟训练中所使用的技术

专项任务训练器

专项任务训练器是设计让参与者练习临床技能和任务的模拟人体或模型(如缝合板、静脉臂、气道头颅)(图 53-1)。它们必须可靠、坚固,且有临床意义。通常是代表身体的某一部分而不是整个身体。尽管有许多是简单的针对某一项操作的学习和训练而设计的(如缝合技术、静脉穿刺、动脉置管、喉镜操作、环甲膜切开术或骨髓腔穿刺术),其中一些还整合了电脑、自动化界面和数码影像,提供更为精细的专项任务模拟器以适应更为复杂操作的学习和训练(如支气管镜和内镜、血管内导管操作或腹腔镜技能)。这些模型是特别针对有创、有风险和少见的操作(如紧急环甲膜切开术、经静脉起搏和心包穿刺)、复杂的精神运动的技能需要重复性的训练(如超声引导下的中心静脉穿刺置管或清醒纤维支气管镜插管),还有一些是安全的,但是会给学习者和患者或家人带来焦虑情绪的操作(如新生儿插管[18]、放置尿管、静脉穿刺或动脉穿刺)。在模拟环境中使用专项任务训练对重点的操作练习十分有益[19]。使用这些类型的训练器的课程设置应强调的是技能导向目标的不同水平,而不是某一个具体场景。例如:在专项任务训练器上进行环甲膜切开术的训练目标是操作本身,而不是具体的适应证(如水肿、烧伤、梗阻或出血)。关于可以在专项任务训练器上完成儿科的干预性操作包括腰穿、外周静脉置管、骨髓腔穿刺、喉镜的操作和气管插管、脐静脉和动脉的置管、和心肺复苏。在技能训练中,有强有力的证据证明基于模拟基础的技能训练能够改善患者的结局[6]。尽管在商业上已经有很多可供使用的针对有创操作专项任务训练器,模拟训练的指导人员和组织的专业人员经常会设计和生产"低成本"的模型来进行操作实践的学习,例如,在墨西哥的产科和新生儿的急诊管理[20]和非洲农村的产后出血的管理[21]。

人类患者模拟器

人类患者模拟器(Human Patient Simulators,HPS)是将代表人类身体的部分在假人上表现出来,通常由塑料和金属制成,并不具备骨骼的框架结构。尽管在 20 世纪 90 年代才开始流行,但是在 20 世纪 60 年代的南加州大学就研制出了第一代假人基础的模拟器(SimOne)并且在医学教育和训练中使用[22]。成人 HPS 在 20 世纪 90 年代就有可供商业使用的模型;第一个高度真实的儿科模拟器是在 1999 年引用的。METI PediaSIM 可模拟 5～7 岁年龄的儿童。在 2005 年,有两种完整婴儿的 HPS 模型可供使用:METI BabySIM 和 Laerdal SimBaby(图 53-2)。两个模型可展示标准生命体征和不同的气道特征(如舌头水肿和喉痉挛)、呼吸模式和呼吸音(如上气道梗阻导致的凹陷性体征、呼吸音[哮鸣音]、和气胸)、心血管特征(如心音和外周脉搏[减弱或消失])、和其他特征(如腹腔听诊音和腹胀、囟门膨出)。两个婴儿模拟器

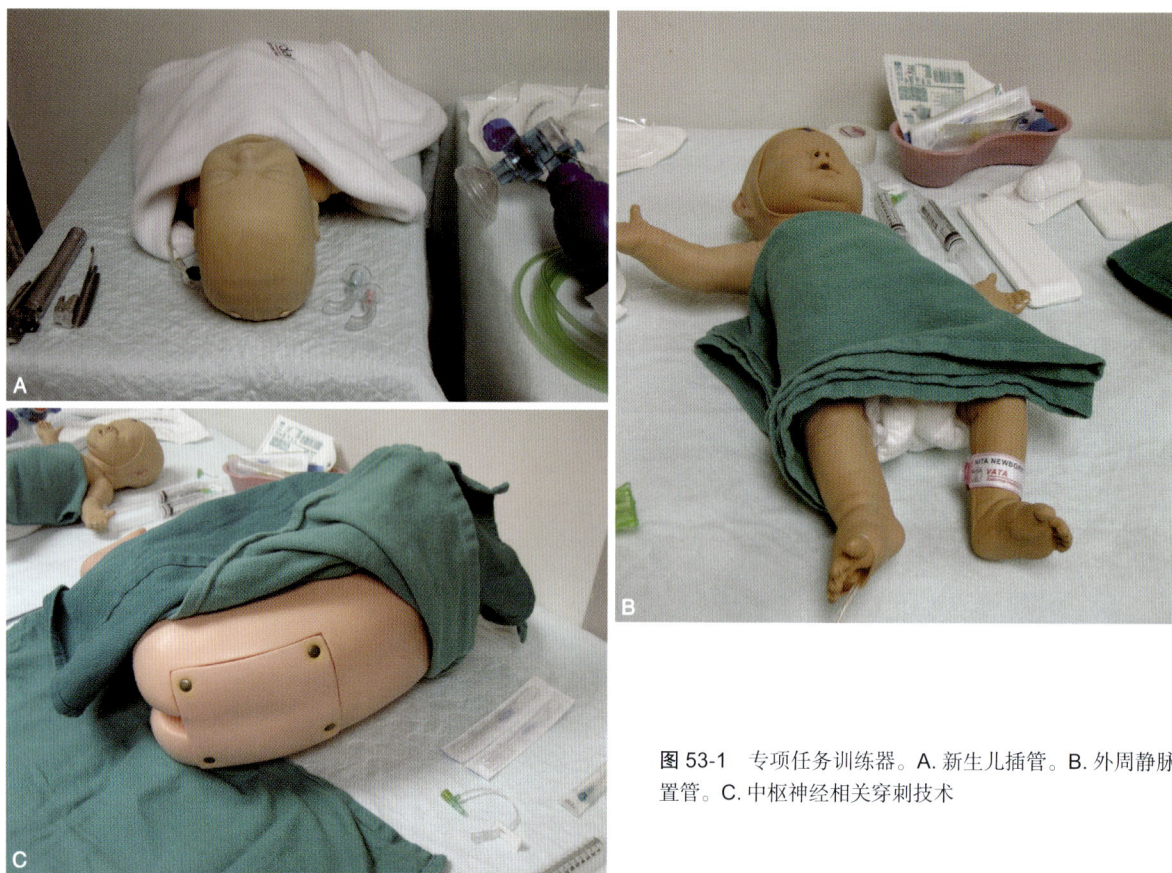

图 53-1　专项任务训练器。A. 新生儿插管。B. 外周静脉置管。C. 中枢神经相关穿刺技术

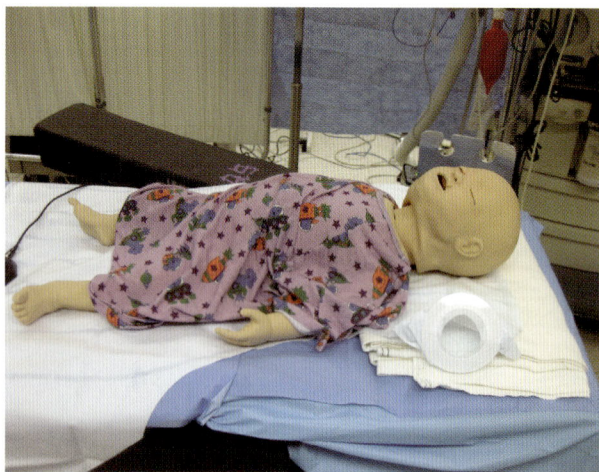

图 53-2　婴儿患者模拟器具有标准的生命体征、可变化气道模式（如舌肿胀、喉痉挛）、呼吸音（如收缩、喘息）、心血管特征（如触觉脉冲、心音）和其他方面的特征（如腹音、前囟凸起）

都可产生不同的可监测的生命体征，且允许不同程度的干预治疗（如气管插管、喉罩置入和鼻胃管置入、胸外按压、静脉和骨髓穿刺置管、胸腔穿刺术）[23]。在具备生物医学装备和医务人员小组的临床场所或模拟场所中加入 HPS，可提供高度的临床真实性，辅助参与者全身心的投入对模拟人的诊疗中。通常，为了达到持续学习和改进实践技能的目的，参与者在一名导师的要求下，回忆在模拟场景中所实施的操作，这个过程称为汇报总结（debriefing）。

标准患者

标准患者是经过训练后可以扮演患者及其病情（如症状和社交状况）并且可提供有用反馈信息的演员。使用标准患者通常在模拟场景的常见做法是侧重于询问病史、体检患者或是需要建立强烈情感经历的场景，如：陈述不幸的消息，或缓解家庭成员的悲伤情绪。儿科方面，演员更有可能扮演父母（如标准父母）和医疗成员（如标准护士），也有报道使用儿童演员，作为外貌年轻的能够扮演青春期儿童的演员的补充[25]。标准患者能做的不止这些，还可以扮演标准护士、手术医生，甚至住院医生以达到训练监管技能的目的。从 2005 年开始，美国医学执照考试（USMLE Step Ⅱ Clinical Skills）中必需的部分就包含了标准患者的课程。使用标准患者的考试并且根据他们的级别进行数据报告，被称作客观结构式临床考试（objective structured clinical exams, OSCE）。这在许多大学及研究生的医学教育项目很普遍。OSCE 自 2003 年以来也已纳入以色列麻醉学的国家委员会认证的考试[26]，英国皇家麻醉医师考试开展 OSCE 也已经接近 10 年[27]，在不远的将来也计划增加到 ADA 证书的课程中[28]。

混合模拟模式

混合模拟（hybrid simulation）是在一个场景中将上述任何一种模拟模式互相结合。例如：在模拟手术室的场景中，可用到三种模式的结合：①使用 HPS，以可测量和监测到的生理体征变化为形式的临床反馈来提供模拟场景中的患者；②允许切开和缝合组织的专项任务训练器进一步加强外科

53

技能训练；③经过训练的演员可扮演患者的父母和复苏时在场的家庭成员。混合模拟已成功地用于评估专业性、沟通交流和职业技能[29]。

混合学习（hybrid learning，另一个名称为 blended learning）是关于以网络为基础的合并物理技能的实践。一旦在模拟教育领域成熟之后，那么毋庸置疑的，模拟教育就不该采用单一的模式。将模拟训练整合到学习的课程之中是混合学习的方法之一。例如：临床医生在进行模拟训练的前几天可以先完成在线的课前练习，达到增强或激发相关知识的目的。接下来在模拟环境中进行模拟训练，就可以将新技术和相关知识整合为一体。这种模式允许参与者获得背景知识，从而帮助他们理解将要进行的模拟技能操作，当举行的模拟训练课程涉及很多临床工作者时，这种方法能够节约时间和资源。

基于可视化的模拟器：虚拟患者和浸入式环境

虚拟患者通常是在电脑里演示的二维影像替代物，能够帮助学习者在临床的场景中进行演练，或完成某一项任务，如采集患者病史的正确方式。当在不具备标准患者的情况下，还可以整合到 OSCE 的训练中。例如：美国心脏学会利用可视化模拟来指导和评估高级生命支持（ACLS）和儿科高级生命支持（PALS）中的知识[30]。

浸入式环境，例如第二生命、高级灾难管理模拟器和多用户的视觉模拟环境，这些具有交互作用的视觉模拟系统的设备已被用于灾难管理的教学[31-33]。其他的例子包括 Gas Man 应用于吸入麻醉药的摄取和分布的教学、模拟和实验[34]，针对区域阻滞的视觉模拟训练器[35]。尽管虚拟现实已经被应用于 ACLS 和 PALS 的教育中，但是在麻醉中的应用还处于新兴的阶段，还没有被广泛地编入教学大纲。美国麻醉医师协会最近已经开始关于基于可视化模拟器和虚拟现实的商业合作的研发，并作为附属物整合到物理的 CRM 和其他技能的训练中[36]。

模拟训练的场地

从 20 世纪 90 年代到 21 世纪前十年，模拟训练中心的

数量呈指数式增长。当然缺乏具体数字，但是在世界范围内有超过 1 000 个模拟中心被整合到医学院校和医院内部的住院医生培训中心[11]，还有护理院校和其他医疗健康相关行业[37]。不同模式的模拟训练中心包括：以医院为基础的，以医学院校为基础的，独立的模拟训练中心，和在真实临床场景内建立的就地模拟场地（图 53-3）。专用的模拟训练机构，不管以医疗机构为基础，还是独立的模拟训练机构，均以世界工业化的建设标准使用高科技的模拟设备，比如：模拟人、腹腔镜外科设备、自动化机器和可视听的实验设备。尽管模拟训练中心的成本高昂，并且需要强有力的人力资源去实施，但是有很多原因让模拟训练越来越容易接受以替代传统的临床教学模式（如患者的安全性、临床工作的高效性及传统学徒模式所缺少的统一教学课程体系）。在真实临床场景中建立的模拟场地涉及模拟设备的建立，导师和学员在真实环境中角色的建立，比如：OP、急诊室或 ICU。这种模式的益处是让学员感受到真实和熟悉的设备、工作人员和周围环境。这种模式的缺点包括场地的可选择性，根据不同场地所要求的设备无法统一，需要增加人力协调建立和再布置（表 53-1）。

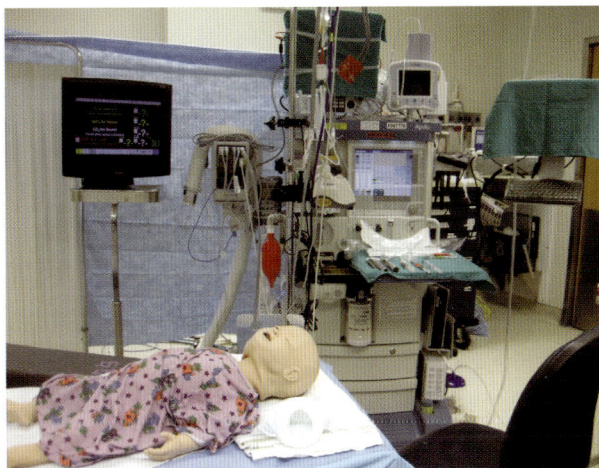

图 53-3　在手术室现场的患者模拟装置。在这种情况下，使用了人体患者模拟器

表 53-1　不同模拟训练场地的特点

		距离	特点	不足之处	组织管理
医院内模拟培训中心		优点：受训者可在临床工作任务之前、期间和之后进行训练，可提供其他项目和专业 缺点：有可能中断训练。模拟设备存在风险，药物可能泄露污染临床环境	多模式模拟训练（患者模拟器，专项任务训练器，混合） 医院名称，编号和基础设施得以保留	临床场景可能不会被准确地呈现（设备老旧，不是真实药物）	场地费高昂 设备和物资需要单独订制
独立模拟培训中心		优点：工作和学习环境可被很好地分开 缺点：环境和设备可能与临床实践有很大不同	音频和视频得以记录而不损害患者的隐私。具有重建不同临床环境的能力	根据多个医院系统所需的通用特征而模拟的教学可能与实际临床环境显著不同	必须有资金支持，工作人员有独立组织。可能需要付交通费。设备和供应链不容易获得
就地模拟培训中心		优点：受试者能够最短距离参与培训 缺点：干扰经常发生。家庭和其他专业人员可能会受到干扰或困扰。模拟设备存在风险，药物可能泄漏污染	能够在预期的环境中进行培训，从而能够评估系统级的安全特性。培训结果最适用于临床工作	病情严重和参与人过多可能导致培训取消。应急设备可能会停用（如恶性高热抢救车）。培训期间设备可能用于临床工作（支气管镜或可视喉镜）。难以获取录像并保证患者的隐私	设施成本低（如果不收费）。工作期间培训不需要加班需要划分时间和精力将一次性耗材、药物，和设备运送到培训地点

模拟训练在儿科围手术期教学中的应用

围手术期小儿心搏骤停是一灾难性事件。一旦发生，它会影响到患儿家庭和无数医疗工作者的人生。新生儿心搏骤停的发生率要高于大龄儿童，其死亡率也更高[38,39]。根据某机构的报告，心搏骤停的发生率从每 10 000 例小儿麻醉中的 1.4 例增加到 3.3～4.6 例[39-41]。在儿科领域，因围手术期心搏骤停很少发生，所以通常情况下是通过模拟假定场景来向儿科住院医生教授复苏技能[42-45]。此外，目前在麻醉训练中已经加入了模拟训练，以评估麻醉实习生在快速输血后[46]处理高钾血症及其导致的患者心室纤颤的能力[47]。新型的婴儿模拟器可模拟广泛的儿科病例场景，并在手术室或 ICU 进行现场模拟时实现可移动化和无线化。在儿科危重护理医学方面也开发了一些基于模拟的课程，包括先天性心脏手术后（使用三维打印心脏模型）[48]、心脏复苏技能[49-52]、新生儿复苏[53]及包括危重患者机械通气在内的特定危重护理方案[54]。在儿科 ICU[55]和小儿麻醉研究中心[56]的高仿真度多机构的模拟"新兵训练营"中，模拟训练对低发生率、高风险的病例进行了培训和管理。部分训练员可以教授气道管理技巧，如困难气道处理和新生儿插管[18]，以及区域麻醉技术[57-59]。高仿真度模拟训练已被用于专业间的健康教育，以提高患者的安全性，加强手术和麻醉小组的沟通，以及保证患者的安全交接[60]。

传统教学与模拟训练的比较

每个阶段水平的医学学习者（即本科生、医学生或医学院毕业后教育阶段）都是成人学习者。成人学习者是指在自己受教育的不同阶段，由于不同的原因，通过多种方法学习的人[61]。成人学习理论告诉我们，主动学习（通过模拟学习）是为动态多变的临床环境作好准备的有效途径[62]。帮助指导医学学习者的成人学习的五原则已经被详细描述过了[61-63]（表 53-2）。

表 53-2　适用于医学学习者的五项成人学习原则
1. 成年学习者需要知道他们为什么要学习
2. 成人学习者的动机是解决问题的需要
3. 成人学习者要尊重和借鉴以往的经验
4. 教育方法应与成人学习者的多样性和背景相适应
5. 成人学习者在过程中应保持积极性

传统医学教育强调学习和掌握基于课本阅读、讲座和小组讨论的认知技能。对医学知识的掌握评估主要依靠笔试或口试。其培训模式是孤立的，有时被描述为在一个"筒仓"内，一个静态环境中，护士和护士一起训练，医生和医生一起训练，药剂师和药剂师一起训练等等。采取的被动教学模式使对知识的存留和转化能力变弱。根据 Kolb 的经验学习理论，基于模拟训练的训练允许主动学习，从而使参与者沉浸在临床场景中，并且能够感受多学科之间的相互作用和交流对患者健康以及潜在预后的影响[64]。案例场景、模拟环境

和演员越真实，参与者就越能够沉浸在任务中并参与到临床场景中。这种面对真实的临床问题并以团队形式解决它的必要性为遵循模拟场景的教学提供了基础。

高仿真度模拟训练的几个方面

模拟训练要做到高度仿真需要大量的人力和准备。典型的模拟训练包括：一名团队领导、表演人员、高仿真人体模型、模拟室、视听设备、参与者和学习者，以及汇报员[65]。我们可以把团队的领导比作电影制作的导演。其负责案例场景的顺利执行，分配和委派角色给团队成员，指导不断在发展的情景（通常是从控制室），处理模拟训练过程中可能出现的意外问题和情况。此职位可能与"操作员"相同，也可能与"操作员"不同，后者负责在控制台的幕后操作人体模型。"演员们"或者是沉浸于模拟情景的参与者们（ESP；以前称为"同盟者"）负责创建有临床现实意义的案例。他们可以承担护士、医生、技术人员或管理人员等角色，以临床熟悉的方式帮助和指导其他参与者。演员们面临的挑战是保持他们模拟的角色性格，与参与者互动并指导他们，但不直接干预临床决策和管理。参与者与控制室人员之间使用无线音频设备进行通信，这样有助于指导演员的反应，并保持模拟场景概念的真实度和流畅性。在模拟环境中，照顾患者或领导临床小组的临床医生经常被称为"处于困境"，因为在这种情况下，临床医生预先制订并做出了影响患者情况的关键决定。在汇报期间，一位汇报者与团队合作，帮助将临床经验转化为一次学习机会。

理想情况下的模拟室是一种灵活的环境，如手术室、急诊科、产科病房、自助餐厅或其他公共场所，只要启动时有麻醉救援小组能够接应，其可以转换成一系列的患者护理环境。精心设计的场景、麻醉和用于日常工作的器具（如模拟血液和呕吐物）和外科设备，都可能使会创造出的场景非常真实。房间应配备医疗空气、氧气和真空吸引器，以运行高仿真人体模型并可供他们使用[65]。视听设备，如照相机和麦克风，可被有目的地安装起来，这样参与者就不会明显地注意到它们，以便在模拟训练中可以使参与者的行为及时得到报告和反馈。汇报员负责观察整个模拟场景，并在活动结束时以非权威性的、有组织的方式促进学习和讨论。汇报员确认了与课程学习目标相关的具有教育价值的元素，并为讨论这些学习要点提供了便利（如注意到沟通中断或情景意识丧失的地方）。

什么是汇报总结？

汇报总结是一种"在两人或两人以上的谈话中，通过回顾一个真实或模拟的事件，参与者分析他们的行动和互动、思考过程、心理运动和情绪状态，未来以改善继续维持良好的表现"[66]。汇报总结作为模拟训练中学习的过程，被认为是模拟教育中最重要的组成部分[67]。因此，它已经通过不同的时段（模拟期间或模拟过后）、促进对话技能、优化对话结构以及不同的流程要素（如模拟剧本、联合汇报人和模拟对话过程中视频的使用）而被运用于模拟训练[68]。汇报总结通

常在每次模拟进行后开始，有一种称为"暂停和讨论"的技术，即在场景中讲师在停顿期间插话[69]。许多模拟中心会提供音频和视频捕获机制，这可用于在汇报总结期间审查模拟场景的部分内容。汇报者可以向学员展示关键信息，说明不符合之处，并向可能专注于某项任务或行动的部分参与者提供对模拟情景的更全面认识。许多汇报者在汇报过程中通过使用视频使学员们看到他们可能没有机会经历但又期望看到的情况，这虽然减小了经历与理解之间的差距，但关于这种技术的具体价值的公开数据目前还是有限的[70]。

在医疗保健的模拟情景中有很多的报告方式和方法。一些已发表的汇报方法有结构化的和支持性的汇报[71]，团队GAINS[72]、PEARLS[73]、the SAiL Diamond[74]，以及带有良好判断力的汇报[75]。

在这里我们描述了本机构使用的方法：带着良好判断力的汇报。和大多数汇报方法一样，包括三个阶段：反应、理解和摘要总结[24,66,76]。其中，反应阶段包括邀请参与者分享他们的感受，让参与者吐槽和释放由于参与模拟所引起的高度情绪状态。汇报者带领小组描述案例事实，以确保每个人在解决学习目标之前都了解临床情况。理解阶段是内容最丰富、时间最长的阶段，旨在帮助参与者分析并应用所发生的情况，探索互动交流的更深层次的意义。这一阶段还包括讨论和教学，以帮助模拟情境参与者获得新的视角以及增加对团体动态变化和团队间沟通的洞察力。在模拟过程中吸取的经验教训可以推广应用到现实世界中，并为参与者将新知识转化到临床实践中作好准备。在总结阶段，参与者分享经验教训，包括个人和团体行为（积极和消极）、技能以及他们希望未来能够改进或继续保持的富有创造性的思维模式[24,66,76]。

一个有能力的汇报者需要经过培训和实践，才能获得传统医疗卫生教育计划中没有教授的独特技能。鼓励指导教师和促进者通过学习文献、正式课程和相关指导来了解有效汇报的原则。医疗卫生保健模拟报告评估（DASH）就是为评估和提高述职技能而开发的测试[77]。

使用模拟训练进行评估

虽然患者模拟器作为 CRM 和其他临床培训的核心组成部分已被广泛接受，但它们作为临床绩效评估工具的接受度和有效性尚未得到广泛的确立或验证。特别是，一些高级专业人员不愿意在模拟器环境中接受评估（如在重新认证的过程中）。然而，一些基于模拟器的绩效评估的评分系统已经开发出来，例如麻醉师的非技术技能（anaesthetists' non-technical skills, ANTS）系统[23,78]。尽管其有效性尚不严格（如基于培训与技能无差别地转化到临床中或患者治疗的改善之间的相关性），最近的研究表明，以模拟的评估为基础，能够以足够的可靠性来进行测试（如可以创建和实施可重复的情景，训练评分者重复打分，模拟关键的临床技能等）[79]。例如，哈佛麻醉住院医师技能评估小组创建了一个经过检验的基于模拟训练的评估工具，以在培训早期识别麻醉住院医师技能中的关键差距[80]。以模拟训练为基础的多情景模拟评估系统是有潜力去评估麻醉住院医师和儿科麻醉医师的

小儿麻醉技能情况的；然而，这还需要进一步对其有效性进行评估，包括其与直接反映临床技能的相关性，也需要去确立基于模拟训练的评估工具的真实效用性和有效性[81]。

模拟训练被广泛认为在提高临床技能方面要比传统师徒带教模式更安全。虽然目前还缺乏证据证明模拟训练的有效性以及与其效益相关的成本，但有大量文献记载了它的效用。一项荟萃分析已经确定了基于模拟训练的总体有效性[4]。此外，基于模拟训练的训练可以显示出更好的效果，特别是在提高心肺复苏后儿童生存率方面[82]。

应用模拟训练的挑战

虽然模拟训练中心在世界范围内日益流行，但在建立和维护模拟训练管理程序方面仍然存在许多挑战。在模拟训练方面受过训练的教育工作者很少，而学徒模式需要大量的时间和精力。此外，由于运作成本及临床实际工作及患者护理的高要求，是否有足够的教员编制课程并例行模拟病例方案，一直是一项挑战[83]。在一些还没有可能建立独立模拟训练中心的机构中，利用现有医院设施进行现场模拟，将旧设施改造成模拟室，或配备装有模拟设备的移动单元，都已成功实施。在英国和加拿大，都制订了儿科麻醉（MEPA）应急管理课程，国际中心可以通过模拟训练和远程医疗共享 60 多个案例情景来进行培训[84]。在缺乏资金、基础设施差和人力有限的美国，当地模拟中心的建设可能会受到阻碍，而这种"远距离模拟"的教学模式正好促进了世界范围内模拟教育知识和机会的共享[84]（https://mepa.org.uk/about-mepa/mepa-t/）。

模拟训练的未来

基于模拟训练的教育模式为麻醉住院医师培训课程的开发提供了许多机会，提供了创造性的策略，从而提高了罕见病例治疗的实践能力，加强了大规模伤亡培训的临床经验。虽然学徒模式和传统患者管理经验不太可能被取代，但基于模拟训练的培训方式可以帮助解决以系统为基础的问题，改进跨学科之间的团队培训，方便设施移动，并有利于适应新的设备和技术。自 2004 年以来，医疗模拟学会出现了越来越多将模拟技术用于教育、测试和医疗研究的教育工作者和研究人员。这个不断增长的国际化社团（2016 年拥有超过 3 000 名成员）是一个基础广泛、多学科、多专业的组织网络，将医生、护士和相关的卫生医疗专业人员与教育工作者和其他社会科学家以及工业界联系在一起[15]。美国医疗模拟学会和欧洲模拟医学应用学会等多个协会为模拟组织提供技术和政治方面的指导。还有许多地方和专业的模拟组织。此外，国际儿科模拟学会也已经召开会议超过八年（http://ipssglobal.org/）。

模拟训练对医疗管理的长期影响仍有待确定。但可以肯定的是，麻醉专业和其他专业的住院医师培训和技能维护将包含基于模拟训练的教育、培训、测试和研究。在以色列和英国，以模拟训练为基础的工作站被应用于美国麻醉委员会考试和麻醉相关的 OSCE 流程中[26,27]。美国麻醉学委员

会目前正计划到 2018 年将 OSCE 引入其执照考试中去[28]。尽管如此，未来的研究必须集中解决如何更好地利用模拟训练来改善医疗实际生活质量、患者安全性和长期预后等问题。

（黄磊 译，李超 校，蒋懿斐 俞卫锋 审）

精选文献

Andreatta P, Saxton E, Thompson M, Annich G. Simulation-based mock codes significantly correlate with improved pediatric patient cardiopulmonary arrest survival rates. *Pediatr Crit Care Med.* 2011;12(1):33-38.

This is a longitudinal, mixed-method research design to evaluate the viability and effectiveness of a simulation-based mock code program on patient outcomes as well as residents' confidence in performing resuscitations. The study suggests that a simulation-based mock code program may significantly benefit pediatric patient outcome as well as improve learner perceived value and increase learner confidence.

Blum RH, Boulet JR, Cooper JB, et al. Simulation-based assessment to identify critical gaps in safe anesthesia resident performance. *Anesthesiology.* 2014;120(1):129-141.

Valid methods are needed to identify anesthesia residents' performance gaps early in training. However, many assessment tools in medicine have not been properly validated. The authors designed and tested a behaviorally anchored scale used in simulation-based assessment, to identify high- and low-performing residents with regard to domains of concern to expert anesthesiology faculty. The study provides initial evidence to support the validity of a simulation-based performance assessment tool.

Fehr JJ, Boulet JR, Waldrop WB, et al. Simulation-based assessment of pediatric anesthesia skills. *Anesthesiology.* 2011;115(6):1308-1315.

The purpose of this study was to develop a set of relevant simulated pediatric perioperative scenarios and to determine their effectiveness in the assessment of anesthesia residents and fellows. The study showed that the simulation content was relevant and raters could reliably score the scenarios. This study has the potential to contribute to pediatric anesthesia performance assessment, but measures of validity are needed to establish the utility of this approach.

MaGaghie WC, Issenberg SB, Petrusa ER, Scalese RJ. A critical review of simulation-based medical education research: 2003-2009. *Med Educ.* 2010;44(1):50-63.

This review article presents a qualitative synthesis of historical and contemporary research on simulation-based medical education from 2003 to 2009.

Rudolph JW, Simon R, Dufresne RL, Raemer D. There's no such thing as "non-judgmental" debriefing: a theory and method for debriefing with good judgment. *Simul Healthc.* 2009;1:49-55.

The authors describe an approach to debriefing known as "debriefing with good judgment," which emphasizes disclosing instructors' judgment and eliciting trainees' assumptions about the situation and their reasoning for acting as they did. This approach draws on theory and empirical findings from a 35-year research program in the behavioral sciences on how to improve professional effectiveness through "reflective practice".

Weinstock PH, Kappus LJ, Kleinman ME, et al. Toward a new paradigm in hospital-based pediatric education: the development of an onsite simulator program. *Pediatr Crit Care Med.* 2005;6(6):635-641.

This is a descriptive study looking at how an onsite, comprehensive pediatric simulation program in the pediatric intensive care unit can serve as a cost-effective method to enhance the frequency and breadth of critical incident training and education.

参考文献

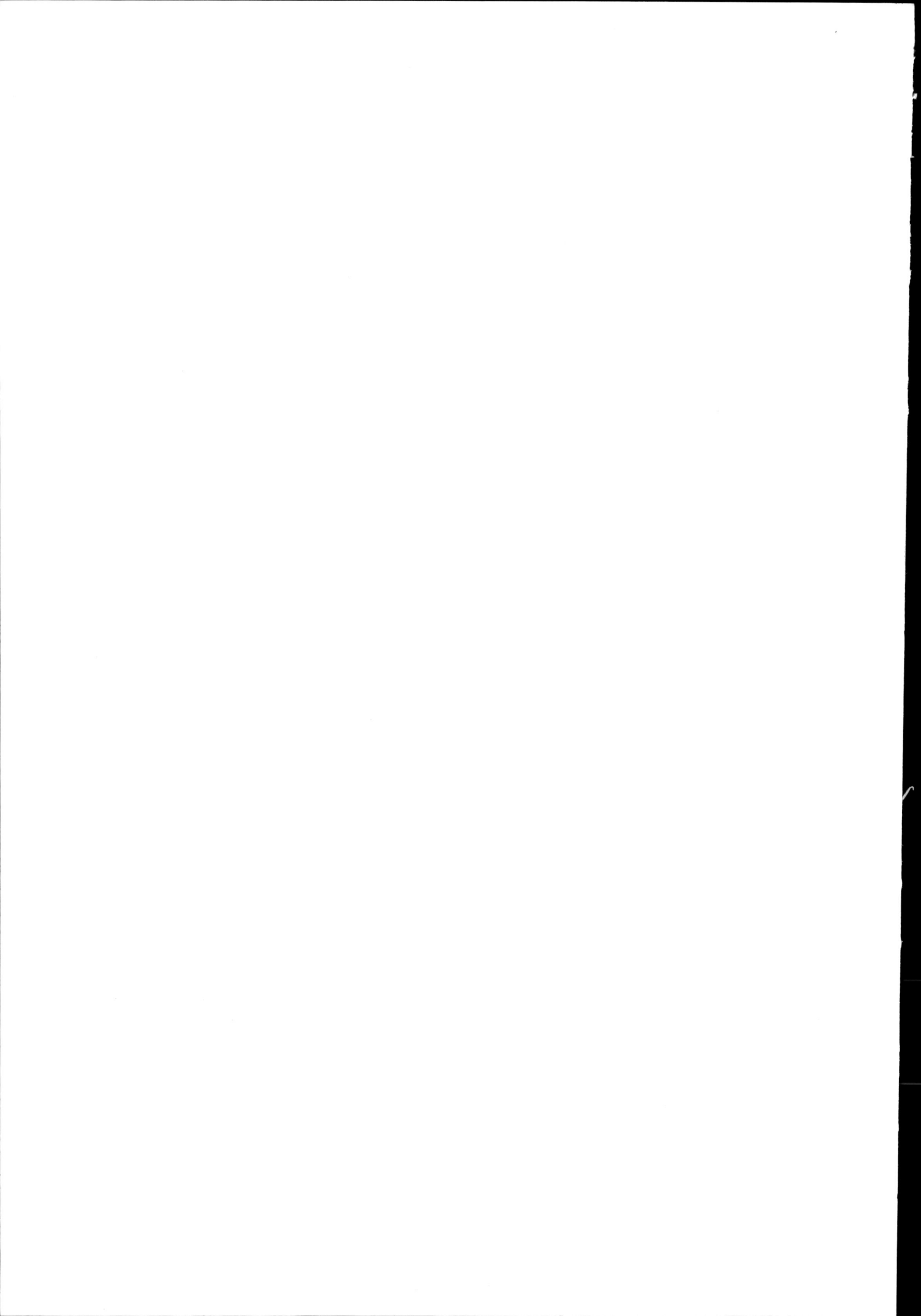